Band VI
Teil 2

Knochen – Gelenke Weichteile II

Herausgegeben von
W. Dihlmann und W. Frommhold

Bearbeitet von

H.-J. Albrecht
G. Bargon
D. Bartelt
K. Bohndorf
W. Dihlmann
H. H. Ellegast
J. Freyschmidt
G. Friedmann
P. Gerhardt
A. Giedion
D. Großner
M. Heller
D. Hempel
W. Holthusen

K. H. Jungbluth
J. Kolář
W. Lenz
G. Lingg
F. Majewski
J. Merk
J. D. Mulder
O. Pohlenz
S. Rampini
M. Reiser
B. Steinmann
A. Superti-Furga
K. H. Winker
C. J. Wirth

2248 teils farbige Abbildungen
59 Tabellen

1991
Georg Thieme Verlag Stuttgart · New York

CIP-Kurztitelaufnahme der Deutschen Bibliothek

Radiologische Diagnostik in Klinik und Praxis: in 6 Bd./
Schinz. Hrsg. von W. Frommhold ... –
Stuttgart; New York: Thieme
  Bis 6. Aufl. u. d. T.: Lehrbuch der Röntgendiagnostik
NE: Schinz, Hans R. [Begr.]; Frommhold, Walter [Hrsg.]

Bd. 6 – Teil 2: Knochen–Gelenke–Weichteile 2
hrsg. von W. Dihlmann und W. Frommhold.
Bearb. von H.-J. Albrecht ... –

7., neubearb. Aufl. – 1991.
NE: Dihlmann, Wolfgang [Hrsg.]; Albrecht, Hans-Jürgen [Bearb.]

Wichtiger Hinweis:

Wie jede Wissenschaft ist die Medizin ständigen Entwicklungen unterworfen. Forschung und klinische Erfahrung erweitern unsere Erkenntnisse, insbesondere was Behandlung und medikamentöse Therapie anbelangt. Soweit in diesem Werk eine Dosierung oder eine Applikation erwähnt wird, darf der Leser zwar darauf vertrauen, daß Autoren, Herausgeber und Verlag große Sorgfalt darauf verwandt haben, daß diese Angabe genau dem Wissensstand bei Fertigstellung des Werkes entspricht.
Für Angaben über Dosierungsanweisungen und Applikationsformen kann vom Verlag jedoch keine Gewähr übernommen werden. Jeder Benutzer ist angehalten, durch sorgfältige Prüfung der Beipackzettel der verwendeten Präparate und gegebenenfalls nach Konsultation eines Spezialisten festzustellen ob die dort gegebene Empfehlung für Dosierungen oder die Beachtung von Kontraindikationen gegenüber der Angabe in diesem Buch abweicht. Eine solche Prüfung ist besonders wichtig bei selten verwendeten Präparaten oder solchen, die neu auf den Markt gebracht worden sind. Jede Dosierung oder Applikation erfolgt auf eigene Gefahr des Benutzers. Autoren und Verlag appellieren an jeden Benutzer, ihm etwa auffallende Ungenauigkeiten dem Verlag mitzuteilen.

1. Auflage 1928	Die 6. Auflage erschien	1. englische Auflage 1951
2. Auflage 1928	unter dem Titel:	1. italienische Auflage 1951
3. Auflage 1932	Schinz, H. R., W. E. Baensch,	1. spanische Auflage 1953
4. Auflage 1938	W. Frommhold, R. Glauner,	1. französische Auflage 1956
5. Auflage 1952	E. Uehlinger, J. Wellauer:	2. englische Auflage 1968
6. Auflage 1979–1981	Lehrbuch der Röntgendiagnostik	2. spanische Auflage 1971
		2. italienische Auflage 1972

Geschützte Warennamen (Warenzeichen) werden *nicht* besonders kenntlich gemacht. Aus dem Fehlen eines solchen Hinweises kann also nicht geschlossen werden, daß es sich um einen freien Warennamen handele.

Das Werk, einschließlich aller seiner Teile, ist urheberrechtlich geschützt. Jede Verwertung außerhalb der engen Grenzen des Urheberrechtsgesetzes ist ohne Zustimmung des Verlages unzulässig und strafbar. Das gilt insbesondere für Vervielfältigungen, Übersetzungen, Mikroverfilmungen und die Einspeicherung und Verarbeitung in elektronischen Systemen.

© 1928, 1991 Georg Thieme Verlag, Rüdigerstraße 14, 7000 Stuttgart 30 – Printed in Germany
Satz: Konrad Triltsch GmbH, 8700 Würzburg (Lasercomp) – Druck: Karl Grammlich, Pliezhausen – Einband: Heinrich Koch, Tübingen

ISBN 3-13-615007-4   1 2 3 4 5 6

Anschriftenverzeichnis

Herausgeber

Dihlmann, W., Prof. Dr.
Chefarzt des Röntgeninstituts am Allgemeinen Krankenhaus Barmbek
Rübenkamp 148, 2000 Hamburg 60

Frommhold, W., Prof. Dr. Dres. h.c.
ehem. Direktor der Radiologischen Klinik der Universität Tübingen
Im Rotbad 23, 7400 Tübingen

Stender, H.-St., Prof. Dr.
ehem. Direktor der Abteilung Diagnostische Radiologie I
der Medizinischen Hochschule Hannover
Pregelweg 5, 3004 Isernhagen

Thurn, P., Prof. Dr.
ehem. Direktor der Radiologischen Klinik der Universität Bonn
Zedernweg 18, 5300 Bonn 1

Mitarbeiter

Albrecht, H.-J., Dr.
Chefarzt der Rheumaklinik Oberammergau
Hubertusstraße 40, 8103 Oberammergau

Bargon, G., Prof. Dr.
Ärztlicher Direktor der Abteilung für Röntgendiagnostik
Klinikum der Universität Ulm
Steinhövelstraße 9, 7900 Ulm

Bartelt, D., Dr.
Oberarzt des Albers-Schönberg-Instituts, Abteilung für Strahlendiagnostik
Allgemeines Krankenhaus St. Georg
Lohmühlenstraße 5, 2000 Hamburg 1

Bohndorf, K., Priv.-Doz. Dr.
Oberarzt der Klinik für Radiologische Diagnostik,
Klinikum der Rheinisch-Westfälischen Technischen Hochschule
Pauwelsstraße, 5100 Aachen

Dihlmann, W., Prof. Dr.
Chefarzt des Röntgeninstituts am Allgemeinen Krankenhaus Barmbek
Rübenkamp 148, 2000 Hamburg 60

Ellegast, H. H., Univ.-Prof. Dr.
Untersberganlage 295, A-5081 Anif

Freyschmidt, J., Prof. Dr.
Direktor des medizinischen Bereichs Röntgendiagnostik und
Nuklearmedizin an der Radiologischen Klinik am Zentralkrankenhaus
St.-Jürgen-Straße, 2800 Bremen 1

Friedmann, G., Prof. Dr.
Direktor des Radiologischen Instituts und Poliklinik der Universität Köln
Joseph-Stelzmann-Straße 9, 5000 Köln 41

Gerhardt, P., Prof. Dr. Dr. h. c.
  Direktor des Instituts für Röntgendiagnostik der Technischen Universität
  Klinikum rechts der Isar
  Ismaninger Straße 22, 8000 München 80

Giedion, A., Prof. Dr.
  Chefarzt der Röntgenabteilung der Universitäts-Kinderklinik
  Kinderspital Zürich
  Steinwiesstraße 75, CH-8032 Zürich

Großner, D., Prof. Dr.
  Abt. für Unfall- u. Wiederherstellungs-Chirurgie
  am Universitäts-Krankenhaus Eppendorf
  Martinistraße 52, 2000 Hamburg 20

Heller, M., Prof. Dr.
  Direktor der Klinik für radiologische Diagnostik der Universität Kiel
  Arnold-Heller-Straße 9, 2300 Kiel 1

Hempel, D., Dr.
  Ltd. Arzt der 2. Chirurgischen Abt. am Allgemeinen Krankenhaus Barmbek
  Rübenkamp 148, 2000 Hamburg 60

Holthusen, W., Dr.
  Bebelallee 61, 2000 Hamburg 60

Jungbluth, K.H., Prof. Dr.
  Direktor der Abt. für Unfall- u. Wiederherstellungs-Chirurgie
  am Universitäts-Krankenhaus Eppendorf
  Martinistraße 52, 2000 Hamburg 20

Kolář, J., Prof. Dr. Dr.
  Radiodiagnostische Klinik ILF
  Budinova 2, CS-180 81 Praha 8-Bulovka

Lenz, W., Prof. Dr. Dr. h.c.
  ehem. am Institut für Humangenetik der Universität Münster
  Vesaliusweg 12–14, 4400 Münster

Lingg, G., Dr.
  Chefarzt des Röntgeninstituts der Rheumakliniken
  Dr.-Alfons-Gamp-Straße 1–5, 6550 Bad Kreuznach

Majewski, F., Prof. Dr.
  Institut für Humangenetik und Anthropologie der Universität Düsseldorf
  Moorenstraße 5, 4000 Düsseldorf 1

Merk, J., Dr.
  Abteilung für Röntgendiagnostik
  Klinikum der Universität Ulm
  Steinhövelstraße 9, 7900 Ulm

Mulder, J.D., Prof. Dr.
  Academisch Ziekenhuis, Afdeling Radiologie
  Rijnsburger Weg 10, NL-2333 AA Leiden

Pohlenz, O., Dr.
  Ltd. Arzt des Albers-Schönberg-Instituts, Abteilung für Strahlendiagnostik
  Allgemeines Krankenhaus St. Georg
  Lohmühlenstraße 5, 2000 Hamburg 1

Rampini, S., Prof. Dr.
  ehem. Chefarzt der Kinderklinik, Stadtspital Triemli Zürich
  Kilchbergstraße 122, CH-8038 Zürich

Reiser, M., Prof. Dr.
Direktor der Radiologischen Klinik der Universität Bonn
Sigmund-Freud-Straße 25, 5300 Bonn 1

Steinmann, B., Prof. Dr.
Stoffwechselabteilung der Universitäts-Kinderklinik
Steinwiesstraße 75, CH-8032 Zürich

Superti-Furga, A., Dr.
Stoffwechselabteilung der Universitäts-Kinderklinik
Steinwiesstraße 75, CH-8032 Zürich

Winker, K. H., Priv.-Doz. Dr.
Oberarzt der BG-Unfallklinik
Schnarrenbergstraße 95, 7400 Tübingen

Wirth, C. J., Prof. Dr.
Ltd. Arzt der Orthopädischen Klinik der Medizinischen Hochschule Hannover
Klinik III im Annastift e.V.
Heimchenstraße 1–6, 3000 Hannover 61

Vorwort

Mit dem 2. Teil des VI. Bandes „Knochen – Gelenke – Weichteile" wird die 7. Auflage des Werkes „Radiologische Diagnostik in Klinik und Praxis" abgeschlossen. Die Aufgabe, eine Neuauflage des „SCHINZ" zu gestalten, war für die Herausgeber und Autoren eine Herausforderung, galt es doch eine Tradition fortzusetzen, die vor 63 Jahren mit dem einbändigen Werk von SCHINZ/BAENSCH/FRIEDL „Lehrbuch der Röntgendiagnostik" begonnen hatte.

Die gewaltigen Fortschritte der radiologischen Diagnostik gerade in den vergangenen 10 Jahren erforderten in allen Abschnitten eine völlige Neubearbeitung, häufig sogar eine Neuorientierung. Die konventionellen röntgenologischen Verfahren werden zunehmend ersetzt oder zumindest ergänzt durch neue bildgebende Methoden wie Sonographie, Computertomographie und Kernspintomographie. Durch die Einführung und ständige Weiterentwicklung interventioneller Verfahren wird schließlich der Weg geebnet von der rein diagnostischen zur therapeutischen Radiologie.

Das Inhaltsverzeichnis des nun vorliegenden, abschließenden Teilbandes spiegelt noch einmal diese stürmische Entwicklung wider: während bei den wichtigen Abschnitten über „Knochenbruch und Knochenbruchheilung", über „Osteopathien und Osteoarthropathien" und über die „Konstitutionell-genetischen Erkrankungen" noch die Diagnostik mit Röntgenstrahlen im Vordergrund steht, hat bei der Diagnostik von Weichteilerkrankungen bereits die Kernspintomographie weitaus größere Bedeutung erlangt.

Vergessen wir jedoch im Zeitalter der computergestützten und digitalisierten radiologischen Techniken nicht, daß auch die modernen bildgebenden Verfahren nur Befunde liefern. Die Diagnose jedoch erwächst erst aus dem Zusammenspiel mit den klinischen Ergebnissen und dem ärztlichen Wissen und Können.

Wenn der radiologisch interessierte Arzt in Klinik oder Praxis in seiner täglichen Arbeit in der nun vollständig vorliegenden „Radiologischen Diagnostik" stets Antwort auf seine Fragen zur Deutung der radiologischen Befunde findet und darüber hinaus Anregungen und Motivation für eine intensivere Beschäftigung mit der Radiologie erfährt, dann ist die Aufgabe erfüllt, die sich die Herausgeber gestellt hatten.

Herr Dr. h.c. GÜNTHER HAUFF und die Mitarbeiter des Georg Thieme Verlages haben mit Geduld und tätiger Hilfe auch die Fertigstellung dieses letzten Bandes begleitet. Ihnen gilt unser Dank.

Tübingen und Hamburg,　　　　　　　　　　　　　　　　*W. Frommhold*　　*W. Dihlmann*
im Sommer 1991

Inhaltsverzeichnis

Spezieller Teil
Fortsetzung zu Band VI/Teil 1

Knochenbruch und Knochenbruchheilung 1
D. Hempel

Vorbemerkungen 1
Mechanik der Knochenbrüche 3
    Gesunder Knochen 3
    Wachsendes Skelett 7
    Ermüdungsbrüche 11
    Bruch des kranken Knochens 17
Erscheinungsbild der Knochenbrüche
auf der Röntgenaufnahme 18
Röntgenbefund des Knochenbruches ... 22
Knochenheilung 32
    Primäre Knochenheilung 32
    Knochenheilung über Kallus 33
Knochenbruchbehandlung 35
    Konservative Knochenbruchbehandlung 36
    Operative Knochenbruchbehandlung .. 41
    Störungen der Bruchheilung 81

Osteotomien 101
D. Hempel

Literatur 110

Gelenkschäden 113

Verletzungen der Gelenke 113
D. Hempel

Weichteiltraumen der Gelenke 113
    Weichteiltraumen ohne Ligamentverletzungen 113
    Weichteiltraumen mit Ligamentverletzungen 113
Luxationen 114
Gelenkfrakturen 117
Luxationsfrakturen 122

Arthroplastik 139
D. Großner und K. H. Jungbluth

Allgemeines 139
Alloarthroplastik 141
Spezielles 148
    Schultergelenk 148
    Ellenbogengelenk 151
    Handgelenke 152
    Hüftgelenk 157
    Kniegelenk 159
    Oberes Sprunggelenk 166
    Ersatz von Knochenabschnitten nach
    Resektion 167
Literatur 168

Arthrodesen 172
K. H. Jungbluth und D. Großner

Allgemeines 172
Spezielles 173
    Wirbelsäule 173
    Halswirbelsäule 178
    Schultergelenk 180
    Ellenbogengelenk 181
    Hand 182
    Hüftgelenk 184
    Kniegelenk 187
    Oberes und unteres Sprunggelenk ... 189
Literatur 191

Knochentransplantation 193
K. H. Winker

Allgemeines 193
Osteogenese 193
Immunologie 194
Transplantatstruktur 194
Transplantatlager 195
Das autologe Knochentransplantat
und seine Gewinnung 195
Das homologe Knochentransplantat –
Knochenbank 195
Heterologe Transplantate 201
Anlagerung des Knochentransplantates .. 201
Einheilung des Knochentransplantates .. 202
Literatur 208

Osteopathien – Osteoarthropathien 209

Arthropathien bei Gicht und Pseudogicht (Chondrokalzinose) 209
W. Dihlmann

Literatur 226

Ochronose (Osteoarthropathia ochronotica) 227
G. Lingg

Literatur 237

Osteopathien und Osteoarthropathien bei Erkrankungen des Blutes einschließlich der Hämatopoese 238

Einleitung 238
H. H. Ellegast

Literatur 239

Osteomyelosklerose 239
H. H. Ellegast

Literatur 245

Osteopathien bei Anämien 246
    Hereditäre Erythrozytopathien 246
    A. Giedion

    Literatur 258

    Familiärer (kongenitaler) hämolytischer Ikterus 259
    H. H. Ellegast

    Literatur 260

    Andere Anämieformen 260
    H. H. Ellegast

    Literatur 260

Osteopathien bei Polyzythämie 261
H. H. Ellegast

Literatur 261

Osteopathien bei Leukosen 261
H. H. Ellegast

Literatur 266

Osteopathien bei paraproteinämischen Hämoblastosen 267
H. H. Ellegast

Plasmozytom 267
Morbus Waldenström 267
Literatur 267

Osteoarthropathien bei angeborenen Blutgerinnungsstörungen (Koagulopathien) . . 268
M. Reiser

Literatur 276

Osteopathien bei Erkrankungen des retikulohistiozytären Systems . . . 278
J. Freyschmidt

Lipidspeicherkrankheiten 278
Glykogenspeicherkrankheiten 283

Histiozytose 283
Mastozytose des Skeletts 297

Literatur 303

Neurogene (neuropathische) Osteoarthropathien 305
W. Dihlmann

Osteoarthropathie bei Tabes dorsalis . . . 306
Osteoarthropathie bei Syringomyelie . . . 309
Hereditäre neuropathische Osteoarthropathien 312
Neuropathische Osteoarthropathien bei Dysraphien 314
Diabetische Osteoarthropathie 314
Osteoarthropathien nach Verletzungen und Erkrankungen des Rückenmarks und peripherer Nerven 319
Infektiöse neuropathische Osteoarthropathien 321
Osteolysesyndrom 321

Literatur 322

Hämochromatoseosteoarthropathie . . 325
W. Dihlmann

Literatur 329

Amyloidosteoarthropathie 330
W. Dihlmann

Solitäre Amyloidgeschwülste 333

Literatur 334

Osteoarthropathie bei der Wilsonschen Krankheit 336
W. Dihlmann

Literatur 337

Metabolische Osteopathien 338
G. Bargon

Osteoporose 338
  Morbus Cushing und Kortikosteroidosteoporose 344
  Hypogonadismus 349
  Primäre Knochenmarkserkrankungen . . 350
  Inaktivitätsatrophie des Knochens . . . 351
  Idiopathische (kryptogenetische) Osteoporose 353
Osteomalazie 355
  Osteomalazie durch verminderte Kalzium- und/oder Phosphataufnahme 357
  Osteomalazie durch vermehrte Kalzium- und/oder Phosphatausscheidung 361
Dialyseosteopathie 364

Literatur 366

Hormonale Osteopathien 367
G. Bargon

Hyperpituitarismus 367
Hypopituitarismus 371
Hypogonadismus 372
Hyperthyreose 372
Hypothyreose 374
Osteopathien bei Funktionsstörungen
der Nebenschilddrüse 378
  Hyperparathyreoidismus 378
  Hypoparathyreoidismus 385
Literatur 387

Osteopathie bei Hypo- und Hypervitaminosen 389
G. Bargon

Vitamin A 389
  Vitamin-A-Hypovitaminose 389
  Vitamin-A-Hypervitaminose 390
Vitamin C 390
  Vitamin-C-Hypovitaminose 391
Vitamin D 393
  Hypervitaminose D 394
  Hypovitaminose D 395
  Genuine Vitamin-D-refraktäre Rachitis . 397
  Pseudomangelrachitis 398
  Vitamin-D-Mangel-Osteomalazie . . . 400
Literatur 400

Knochenveränderungen durch Zirkulationsstörungen, aseptische Osteonekrosen und Osteochondrosis dissecans 401
H. H. Ellegast

Zirkulatorische Knochenveränderungen . . 401
  Einleitung 401
  Hyperämie 401
  Ischämie 402
  Sudeck-Syndrom (Sudeck-Kienböcksche Knochendystrophie, posttraumatisches und nichttraumatisches algodystrophisches Syndrom, Reflexdystrophie) 416
  Blutungen 420
Aseptische Nekrosen in Epiphysen, Apophysen und kleinen Knochen 423
  Einleitung 423
  Genuine aseptische Knochennekrosen . 427
Osteochondrosis dissecans 458
  Beruflich bedingte Osteochondronekrosen 463
Literatur 463

Osteoarthropathia hypertrophicans ([Pierre] Marie-Bamberger-Syndrom) . 469
H. H. Ellegast und H.-J. Albrecht

Literatur 477

Osteopathien durch Nichtgebrauch und physikalische Schädigungen . . . 478
J. Kolář

Osteopathien durch Nichtgebrauch 478
Thermische Einflüsse 478
  Wärme- bzw. Hitzeeinwirkungen 478
  Kälteeinwirkung 483
Einfluß ionisierender Strahlen 484
  Externe Bestrahlung 486
  Innere Kontamination mit radioaktiven Stoffen 490
Unfälle durch elektrischen Strom 490
Schädigungen durch Ultraschall 493
Vibrationsbedingte Schäden 493
Druckabfallkrankheit (Barotrauma) . . . 494
Literatur 496

Exogene toxische Osteopathien 498
H. H. Ellegast

Durch Bleiaufnahme verursachte Knochenveränderungen 498
Durch Fluoraufnahme verursachte Knochenveränderungen (Fluorose) 499
Durch Phosphoraufnahme verursachte Knochenveränderungen 504
Seltene exogene toxische Osteopathien . . 505
  Wismut 505
  Kadmium 506
  Strontium 506
  Chrom 506
  Aluminium 506
  Weitere toxische Osteopathien 506
  Beryllium 507
  Hypervitaminotisch und medikamentös bedingte Knochenveränderungen 508
Literatur 510

Fibröse Dysplasie – Albright-Syndrom 513
W. Holthusen

Sonderformen der fibrösen Dysplasie
(assoziierte Anomalien) 520
  Assoziation mit endokrinen Störungen . 520
  Assoziation mit nichtendokrinen Affektionen 523
Radiologische Semiotik 523
Literatur 539

Ostitis deformans Paget
(Osteodystrophia deformans Paget) .. 543
M. Heller

Einleitung	543
Ätiologie	543
Epidemiologie	544
Anatomische Verteilung der Paget-Manifestationen	545
Pathologie und röntgenmorphologisches Korrelat	545
Radiologische Untersuchungsmethoden	546
Röntgenmorphologie	549
Komplikationen	570
Anmerkungen zur Klinik	571
Therapie	571
Literatur	572

Konstitutionell-genetische Skeletterkrankungen 575

Einleitung 575
A. Giedion

Literatur 577

Pariser Nomenklatur der konstitutionellen Knochenkrankheiten (Revision 1986) ... 578

Osteochondrodysplasien 581
A. Giedion

Wachstums- und Entwicklungsstörungen von Röhrenknochen und/oder der Wirbelsäule	581
A) Bei der Geburt manifest	581
a) Meist letal vor oder kurz nach der Geburt	581
Letale Skelettdysplasien	581
Andere frühletale Knochendysplasien	598
b) Gewöhnlich nicht letale Dysplasien	598
B) Im späteren Leben manifest	657
Anarchische Entwicklung von knorpeligen und bindegewebigen Skelettanteilen	709
Anomalien der Knochendichte, der kortikalen Struktur und/oder der metaphysären Modellierung	728

Literatur eingeordnet am Schluß des jeweiligen Textes

Dysostosen 797

Kraniofaziale Dysostosen	797
Spondylokostale Dysostosen	797

A. Giedion

Osteoonychodysostose 798
A. Giedion

Zerebrokostomandibuläres Syndrom ... 801
A. Giedion

Literatur eingeordnet am Schluß des jeweiligen Textes

Verschiedene Erkrankungen mit Knochenbeteiligung 802

Fibrodysplasia ossificans (congenita) progressiva 802
A. Giedion

Basalzellnävussyndrom 809
W. Lenz

Neurofibromatosen 810
A. Giedion

Skelettbefunde bei tuberöser Sklerose ... 821
W. Dihlmann

Polyzystische lipomembranöse Osteodysplasie mit Leukenzephalopathie (polyzystische Osteodysplasie mit progressiver Demenz) . 824
W. Dihlmann

Idiopathische Osteolysen 825
A. Giedion

Literatur eingeordnet am Schluß des jeweiligen Textes

Skelettmanifestationen von Stoffwechselerkrankungen 831

Heteroglykanosen 831
S. Rampini

Mukopolysaccharidosen	831
Kompressive Myelopathie bei den Mukopolysaccharidosen	863
Mukolipidosen und Oligosaccharidosen	868
Schädelcomputertomographie bei den Heteroglykanosen	888

Gangliosidosen 896
S. Rampini

GM$_1$-Gangliosidose Typ I	896
GM$_1$-Gangliosidose Typen II und III	897

Lipidosen 898
A. Giedion

  Gauchersche Krankheit 898

Niemann-Picksche Krankheit 902
A. Giedion

Homozystinurie 904
A. Giedion

Literatur eingeordnet am Schluß des jeweiligen Textes

Primäre Wachstumsstörungen 909

Primordialer Großwuchs 909
A. Giedion

    Marfan-Syndrom 909
    Kongenitale Arachnodaktylie mit
    Kontrakturen 912

Literatur 913

Intrauteriner Minderwuchs 914
F. Majewski

Literatur 929

Fehlbildungen der Gliedmaßen 935
W. Lenz und F. Majewski

Grundlagen der Klassifikation 935
Brachydaktylien 936
Syndaktylie 948
Polydaktylie 962
Oligodaktylien (Strahlendefekte) 984
Synostosen 1012

Literatur 1017

Lokalisierte Dysmorphien des Skeletts . 1033
P. Gerhardt und C. J. Wirth

Schultergürtel 1033
Ellenbogengelenk 1040
Handgelenk 1045
Becken 1050
Kniegelenk 1067
Unterschenkel 1073
Fuß 1076

Literatur 1082

Wachstums- und Reifungsstörungen des Skeletts 1084
G. Bargon und J. Merk

Klein- und Zwergwuchs 1084
    Genetisch bedingter Klein-
    und Zwergwuchs 1084
    Hormonell bedingter Zwergwuchs ... 1092
Riesenwuchs und eunuchoider Hochwuchs 1101
Pubertas praecox 1102
Pubertas tarda 1105

Literatur 1105

Erkrankungen der Weichteile .. 1107

Haut, Unterhaut, Faszien, Sehnen, Muskulatur 1107
O. Pohlenz und D. Bartelt

Pathologische Aufhellungen 1108
Verdichtungen der Weichteile 1118
Verkalkungen 1125
Verknöcherungen 1136
Fremdkörper 1144

Literatur 1149

Kernspintomographie peripherer Weichteile 1153
(einschließlich periartikulärer Weichteile)
K. Bohndorf und G. Friedmann

Technische Faktoren und Untersuchungs-
gang 1153
MRT normaler Gewebestrukturen 1153
MRT von Weichteiltumoren 1154
    Morphologie, Signal- und Relaxations-
    verhalten von Weichteiltumoren 1154
    Gelenktumoren 1156
    Verlaufskontrolle und Rezidivdiagnostik
    mittels MRT 1157
    Staging von Weichteiltumoren
    mittels MRT 1158
Entzündung der Weichteile 1159
    Abszeß und Empyem 1159
    Periartikuläre Weichteilveränderungen . 1160
Muskelerkrankungen 1160
Sportbedingte oder traumatische Weichteil-
verletzungen 1162
    Muskelverletzungen 1162
    Ligamentäre Verletzungen 1162

Literatur 1163

Sachverzeichnis (Teilband 1 und 2) ... 1164

Inhaltsübersicht

Band I/1	Allgemeine Grundlagen der radiologischen Diagnostik Spezielle radiologische Diagnostik: Hals, Mediastinum, Zwerchfell, Brustdrüse, kindlicher Thorax
Band I/2	Lunge, Pleura, Thoraxwand
Band II	Herz – Große Gefäße
Band III/1	Gastrointestinaltrakt I
Band III/2	Gastrointestinaltrakt II
Band IV	Harnsystem und männliche Genitalorgane, Nebennieren, Retroperitonealraum – Gynäkologie und Geburtshilfe – Lymphsystem
Band V/1	Schädel – Gehirn
Band V/2	Wirbelsäule – Rückenmark
Band VI/1	Knochen – Gelenke – Weichteile I
Band VI/2	Knochen – Gelenke – Weichteile II

Knochenbruch und Knochenbruchheilung

D. Hempel

Vorbemerkungen

Der Knochen ist dasjenige menschliche Gewebe, dessen Läsionen, seien es Verletzungen oder Erkrankungen sowie deren Heilungszustände, im Röntgenbild direkt sichtbar werden können. Es gelten dabei die von HEUCK (Bd. VI/1) gemachten Einschränkungen, so z.B., daß Demineralisationen erst eben noch sichtbare Veränderungen erzeugen, wenn sie ca. 15% vom Ausgangswert betragen.

Durch den Knochenbruch werden Veränderungen am Knochen und in den Weichteilen ausgelöst, die als „Frakturkrankheit" bezeichnet werden. Der auf dem Röntgenbild des Knochens sichtbare Ausdruck der Frakturkrankheit ist neben der sofort sichtbaren Kontinuitätsunterbrechung eine sekundäre Änderung des Mineralgehaltes des Knochens durch Atrophie, die generalisiert und auch lokalisiert beim Abbau von Bruchenden oder als Therapiefolge erkennbar wird. Wir sehen also auf der Röntgenaufnahme:

1. mechanisch bedingte Knochenveränderungen.

2. Knochenabbau an der Fraktur, Abräumung von nekrotischem Knochengewebe, Abrundung von Knochenspitzen, Verbreiterung von Spalten (das kann bedeuten, daß ursprünglich kaum sichtbare Fissuren ohne weitere Dislokation der Bruchenden nach etwa 14 Tagen besser sichtbar werden) (Abb. 1).

3. Fernwirkungen als Therapiefolgen, z.B. durch Ruhigstellung oder eingeschränkten Gebrauch der gebrochenen Gliedmaße, Demineralisierung des Knochens und lokale subchondrale Zystenbildungen auch an benachbarten Knochen.

4. Wiederaufbau von Knochengewebe an der Fraktur. Das Heilgewebe des Knochens, der Kallus, wird durch Mineralsalzeinlagerungen sichtbar. Das „Sichtbarwerden" des anfangs strahlentransparenten Kallus geht mit der Wiedergewinnung von Stabilität am Bruchspalt einher. Wir haben somit einen im Röntgenbild sichtbaren Maßstab für zurückgekehrte Stabilität, ohne allerdings aus dem Röntgenbild eine genaue mechanische Zuordnung machen zu können. Es ist viel Erfahrung zur Einschätzung der Kallusqualität im Röntgenbild notwendig.

5. Umbau der Reparaturzone zu „normalem Knochen" entsprechend den funktionellen Anforderungen. Das durch die Strahlenschwächung der Mineralsalze im Knochen auf dem Röntgenbild

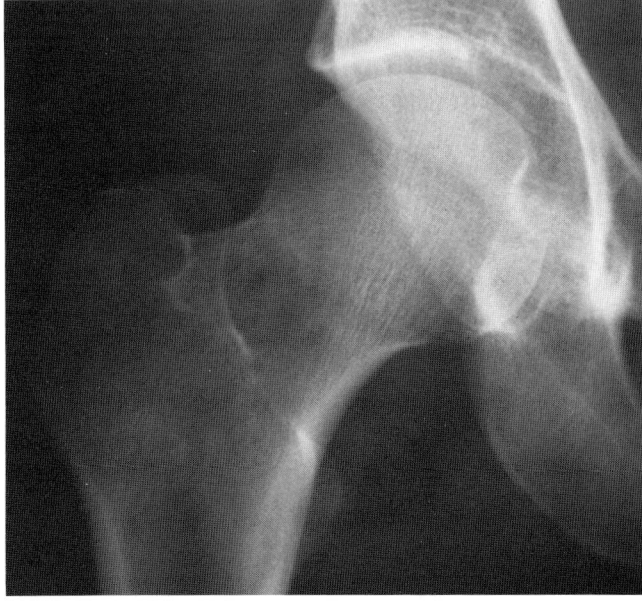

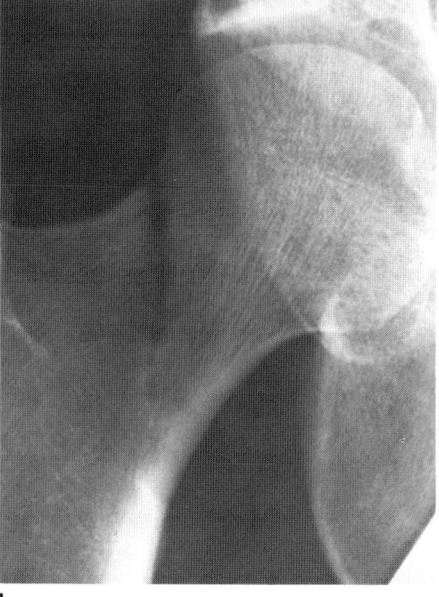

a

b

Abb. 1 a u. b Weiblich, 33 Jahre
a Sturz auf die rechte Hüfte. Primäres Röntgenbild ist eine Beckenübersichtsaufnahme. Kein Frakturverdacht
b 5 Wochen später ist durch Knochenresorption an einer Schenkelhalsfissur ein klaffender Bruchspalt deutlich geworden. a.-p.-Aufnahme

sichtbar gemachte Bild der Knochenarchitektur gibt uns jedoch nur einen Teilaspekt dieses Gewebes wieder. Die elastischen Strukturen wie kollagene Fasern, lebende Knochenzellen und Ernährungsstrukturen können, wenn überhaupt, nur als Negativ sichtbar werden. Die in den verschiedenen Altersstufen unterschiedlichen mechanischen Eigenschaften des Knochens werden auf dem Röntgenbild nur insoweit sichtbar, als sie die grobe Knochenarchitektur oder den Mineralgehalt des Knochens betreffen. Das Röntgenbild des greisen Knochens mit seiner Kalkarmut, der rarefizierten Spongiosaarchitektur und der Kompaktaverschmälerung unterscheidet sich vom jugendlichen Knochen, wenn man von den Epiphysenfugen einmal absieht; auch Funktionszustände des Knochens, die längere Zeit andauerten, spiegeln sich in seiner Form und damit auch im Röntgenbild wider. Ein Beispiel ist der Martinsche Versuch: Nach Segmentresektion aus der Tibia des Vierfüßlers kommt es zur Hyperplasie und Hypertrophie des verbleibenden „tragenden" Fibulaknochens. Eine klinische Nutzanwendung aus dieser experimentellen Erkenntnis ist die in der Unfallchirurgie bei großen Tibiadefekten, die anders nicht ersetzt werden können, gelegentlich ausgeführte Fibulapro-Tibia-Operation. Bei diesem Eingriff wird das proximale Tibiafragment mit der proximalen Fibula synthetisch versorgt, durch den Fibulaschaft der Defekt überbrückt und der Fibulaschaft wiederum mit dem distalen Tibiafragment verbunden. Durch die sich unter dem mechanischen Belastungsstreß entwickelnde Verdickung der Fibula kann die Fibula allmählich die Tibia ersetzen. Eine statische Belastung, die unterhalb der Schädigungsgrenze des Knochengewebes liegt, führt zur Anpassung an die Belastung. Ob diese Belastung durch einen Laminariastift vom Markraum aus im Sinne des Versuchs der Sprengung des Knochens einwirkt (BUSCH 1879) oder durch eine Blattfederaufbiegung (KÜNTSCHER 1941) oder durch eine Schraubenfederaufstauchung (MAATZ 1943), die Gewebsantwort bleibt immer dieselbe: es wird ein abstützender Mantelkallus gebildet. Die Anpassungsreaktion der Spongiosa ist der Übergang zu einem kortikalen Charakter des Knochens. Umgekehrt führt aber auch die Entlastung der Kompakta zu ihrer Spongiosierung. Unter einer Osteosyntheseplatte wird der kompakte Knochen in spongiösen Knochen umgebaut, da er an dieser Stelle dem normalen Belastungsstreß nicht ausgesetzt ist (UTHOFF u. DUBUC 1971). Diese Spongiosierung setzt die Festigkeit des Knochens erheblich herab. Die Nichtbeachtung dieser Tatsache führt in der Klinik der postoperativen Frakturbehandlung u. U. zum Knochenbruch. Aber auch ohne derartige Einflüsse auf den normalen Kraftfluß im belasteten Knochen durch Osteosynthesemittel kann die Anpassungsreaktion des lebenden Knochengewebes an eine längerdauernde unphysiologisch hohe Belastung zum Knochenbruch führen. Das geschieht, wenn eine zu starke Beanspruchung dem Knochen keine Zeit zur Anpassungsreaktion, d. h. zur Verstärkung der Strukturen läßt. Die durch Überlastung dieser Art entstehenden Frakturen werden als Ermüdungsbrüche bezeichnet. Es kann also ein Zuviel an Belastung genauso wie ein Zuwenig den Knochen bis zum Bruch schwächen.

Auch Entzündungen des Knochengewebes führen zu, im Röntgenbild sichtbaren, Veränderungen wie Demineralisation, Rarefizierung bis zur Auflösung der Knochenstrukturen, wie wir sie von anderen pathophysiologischen Abläufen her kennen, sowie zur Knochensequesterbildung. Diese Vorgänge gehen mit einer Schwächung der Knochenfestigkeit einher. Ist die Knochenentzündung bakteriell bedingt, so werden die im Röntgenbild sichtbaren Knochenveränderungen schon nach wenigen Wochen im gesamten Bereich der bakteriellen Entzündung auftreten. Grundsätzlich sehen hämatogen entstandene Knochenentzündungen bezüglich der einzelnen Komponenten gleich aus wie die traumatisch verursachten Osteomyelitiden. Exogene Osteomyelitiden sind in den meisten Fällen lokal begrenzt und nicht wie die hämatogenen über den ganzen Knochen ausgebreitet. Ein weiteres Kennzeichen der Entzündungsreaktion ist der dem Periost aufliegende Entzündungskallus. Wie der Frakturkallus wird er jedoch erst nach einiger Zeit nach Einlagerung von Mineralsalzen im Röntgenbild erkennbar. Die Reaktionsweise des Knochengewebes auf Reize verschiedener Art ist stereotyp. Auch die aseptische, chemisch induzierte Entzündung zeigt, wie bereits KÜNTSCHER nachwies, auf verschiedene Noxen, wie z. B. Krotonöl oder rostende Eisendrähte, immer die gleiche Reaktion als Reizantwort. Das bedeutet für die Interpretation der Röntgenbilder, daß es sehr schwierig bis unmöglich sein kann, die Ursache dieser Reizantwort vom Röntgenbild abzulesen. Dieser Tatsache muß bei der Befundung von Röntgenaufnahmen Rechnung getragen werden. Auch in der Traumatologie, bei der man noch am ehesten geneigt ist, von klaren Ursache-Wirkungs-Beziehungen auszugehen, wenn es sich um erkennbare Knochenkontinuitätstrennungen handelt, gehört zur Beurteilung unbedingt die Information über klinische Befunde usw. des Patienten.

Die verschiedenen Stadien der Knochenheilung können einerseits zwar auf dem Röntgenbild in der Regel deutlich unterschieden werden. Andererseits ist aber vom Röntgenbild weder eine Angabe über die genaue Zeitdauer vom Knochenbruch bis zur Anfertigung der jeweiligen Röntgenaufnahme, noch eine Beurteilung der Belastbarkeit des Kallusgewebes abzulesen. Daher wird eine klinisch verwertbare Interpretation des Röntgenbildes – wie sie der Kliniker erwartet – nur unter der oben genannten Voraussetzung der Verarbeitung klinischer Erkenntnisse zusammen mit der reinen Röntgenbildanalyse möglich.

Mechanik der Knochenbrüche

Gesunder Knochen

Der gesunde Knochen hat eine vom Lebensalter abhängige, in der Kindheit und Jugend größere und im Alter geringere Elastizität. Wirkt eine Kraft über die Grenze dieser Elastizität hinaus im Sinne einer Verformung des Knochens ein, kommt es zur Fraktur. Ist die einwirkende Kraft groß genug, einen „altersgemäß" stabilen Knochen zu zerbrechen, so wird von einer traumatischen Fraktur gesprochen. Die traumatische Fraktur wird von altersher als Knochenkontinuitätstrennung durch direkte oder indirekte momentane Gewalteinwirkung, die den gesunden Knochen zum Bruch bringt, definiert (nach HELFERICH 1901). Hierbei wurden und werden zwei Untergruppen unterschieden: die unvollständigen und die vollständigen Knochenbrüche.

Zu den unvollständigen Knochenbrüchen sind die Fissur und die Infraktion zu zählen. Die Fissur wird als ein Bruchspalt definiert, der ohne Veränderung der äußeren Knochenform den Knochen durchzieht. Bei der Infraktion kommt es lediglich zu einer Einknickung mit geringfügiger Veränderung der äußeren Knochenform.

Vollständige Knochenbrüche müssen definitionsgemäß neben der Kontinuitätstrennung eine im Röntgenbild sichtbare Veränderung der äußeren Knochenform aufweisen, die in der Klinik zu einer sicht- und fühlbaren Formveränderung geführt hat. Statische oder dynamische Kräfte können einzeln oder auch zusammen auf den Knochen einwirken, bis es zu einem Bruch kommt. Ein Beispiel für eine statische Krafteinwirkung bis zum Bruch durch Überschreiten der Elastizitätsgrenze ist der Biegungsbruch, der bei sehr langsam zunehmender Kraft entsteht. MAATZ (1979) bezeichnete den Schußbruch als den Prototyp des dynamischen Bruches, „bei dem ein kleines Projektil mit großer kinetischer Energie einen Skelettabschnitt trifft"

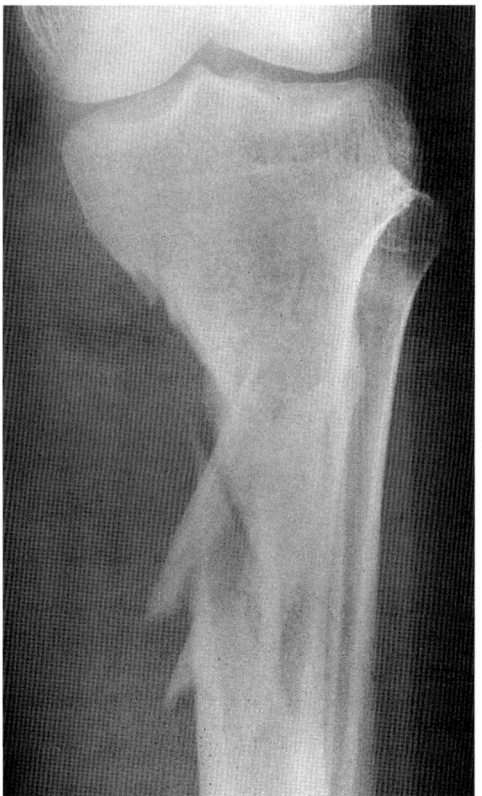 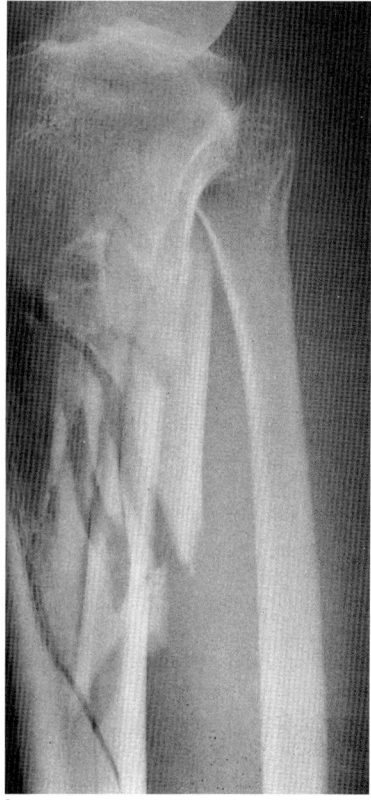

a b
Abb. 2 a u. b Männlich, 24 Jahre: proximaler Tibiatrümmerbruch durch direktes Trauma (Stoßstangenverletzung)

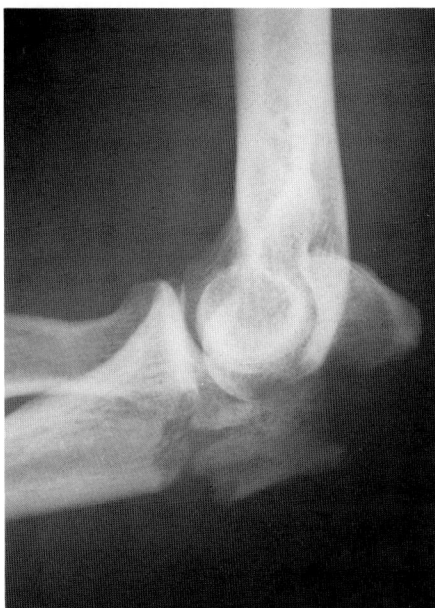

Abb. 3 Männlich, 52 Jahre: Olekranontrümmerbruch. Der Ellenhaken ist durch Muskelzug nach proximal disloziert

jedoch läßt das mehr oder weniger typische Bruchbild des Knochens einen Schluß auf den Entstehungsmechanismus, der zur Knochenkontinuitätstrennung führte, zu. Wir können dann nachvollziehen, ob es sich um eine direkte oder indirekte Krafteinwirkung von außerhalb des Körpers handelte. Als Beispiele seien der Biegungsbruch der Fingergrundglieder II und III beim Kegelsportler, der seine Finger nicht rechtzeitig aus den Grifflöchern der Bowlingkugel zog, und der Ausrißbruch eines Sehnenansatzes bei plötzlicher maximaler Muskelkontraktion (Abb. 4) sowie der Abriß der Spina iliaca anterior inferior beim Start eines meist jugendlichen Läufers; (Abb. 5). Maximale Muskelanspannung durch reflektorische Abwehrbewegungen führt natürlich keineswegs immer zu negativen Auswirkungen auf den Knochen, sondern kann häufig durch Abfederung der Bewegung den Knochenbruch verhindern. Als Beispiel soll einerseits der vorbereitete und daher muskulär abgefederte Sprung aus Höhen von 2 oder 3 m dienen. Auf der anderen Seite kann ein übersehener Kantstein von nur 15 cm Höhe bei völligem Ausbleiben der Muskelkontraktion zum Abfedern des Körpergewichts durch Stauchung der Wirbelsäule zum Wirbelkompressionsbruch führen. Die Knochenarchitektur ist auf die „typischen" Belastungen ausgerichtet. Wird der Knochen jedoch in einer „untypischen" Richtung belastet, so führen schon geringere Kräfte zum Bruch.

(analog Abb. 2). Nicht immer handelt es sich um von außen auf den Körper einwirkende unphysiologische Kräfte, die den Knochen zum Bruch bringen. Bei einer großen Zahl von Knochenbrüchen spielen die durch Muskelkontraktion entstehenden Kräfte eine entscheidende Rolle, und zwar sowohl für das Entstehen der Kontinuitätstrennung als auch für ihre spezielle Form (Abb. 3). Bei vielen Brüchen sind mehrere Faktoren und unterschiedliche Kraftvektoren, die in verschiedenen Richtungen auf den Knochen einwirken, beteiligt. Es kommt zu einer multifaktoriellen Bruchmechanik, die im Einzelfall nicht immer aus dem Röntgenbild des Knochenbruches abgeleitet werden kann. Oft

Die Biegungsbeanspruchung eines Röhrenknochens führt an der Konvexität des „gebogenen" Knochens zu einer Zugspannung und an der Konkavität zu einer Druckspannung. Die Zugspannung wird vom Knochengewebe schlechter toleriert als die Druckspannung. Es kommt zunächst zum Einriß des Gewebes an der Konvexität. Als zweiter Schritt tritt an der Konkavität durch übermäßigen Druck eine Fortsetzung der Bruchlinie

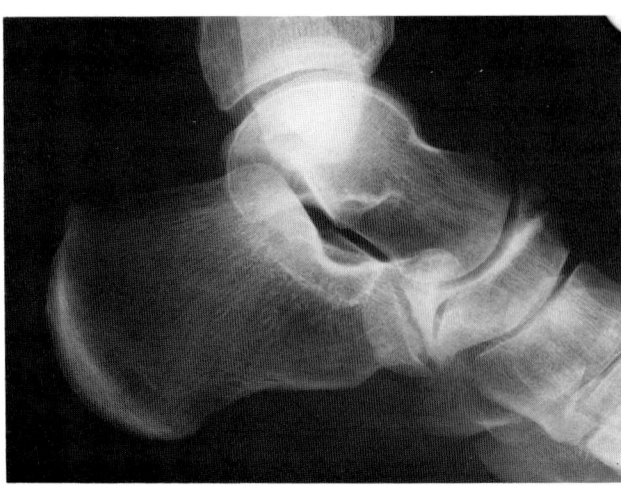

Abb. 4 Weiblich, 21 Jahre: Ausrißfraktur des Os naviculare. Der Bruch ist nur auf der seitlichen Aufnahme zu erkennen

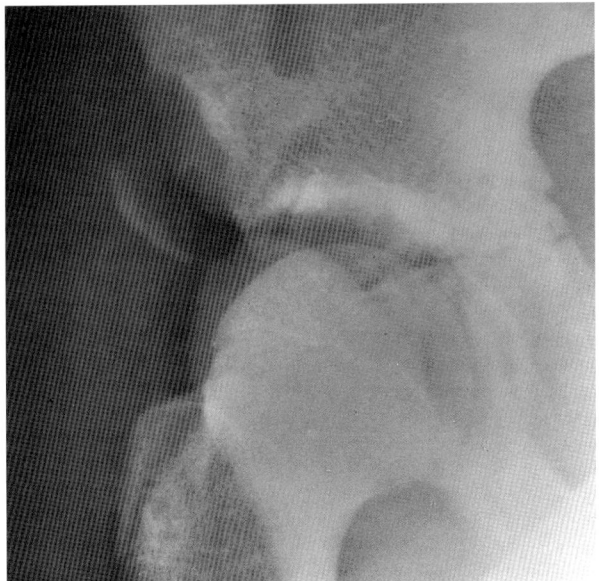

Abb. 5 Männlich, 13 Jahre: schalenförmige Ausrißfraktur, beim Fußballspiel nach kräftiger Beugung im Hüftgelenk mit gestrecktem Knie eingetreten

nach zwei Seiten auf, so daß ein im Röntgenbild sichtbares dreieckiges Knochenstück herausgesprengt wird (Abb. 6). Dieses Knochendreieck wird als Biegungskeil bezeichnet. Beim Vorliegen eines solchen Knochenbruches mit Biegungskeil läßt also die Form des Bruchlinienverlaufes einen Rückschluß auf die Richtung der einwirkenden Gewalt zu. Nicht immer wird ein vollständiger Biegungskeil herausgesprengt. In manchen Fällen verläuft zur einen Seite eine vollständige Bruchlinie, zur anderen Seite jedoch nur ein unvollständiger Bruch im Sinne der Fissur, die nicht immer im Röntgenbild zu erkennen ist. Wir haben dann das Bild eines kurzen Schrägbruches.

Wird der Röhrenknochen von einer starken dynamischen Kraft in 90 Grad zu seiner Längsachse getroffen, so kann ein Querbruch entstehen. Das ist besonders dann zu erwarten, wenn ein Teil des Knochenrohres einem Widerlager aufliegt.

Eine weitere mögliche Krafteinwirkung kann den Knochen im Sinne einer Verdrehung (Torsion) über seine Elastizitätsgrenze hinaus beanspruchen. Der Bruchlinienverlauf ist dann schraubenförmig. Wir sprechen vom Drehbruch oder Torsionsbruch. Wird die Femurrolle bei abgewinkeltem Kniegelenk einseitig sehr kräftig auf den Schienbeinkopf gestaucht, so kann ein Teil des Schienbeinkopfes abbrechen und, wie beim Einschlagen eines Meißels in einen Holzblock, vom Hauptknochen abgespalten werden. Ein solcher Bruch wird als Meißelbruch bezeichnet. Er ist besonders typisch am Radiusköpfchen zu beobachten.

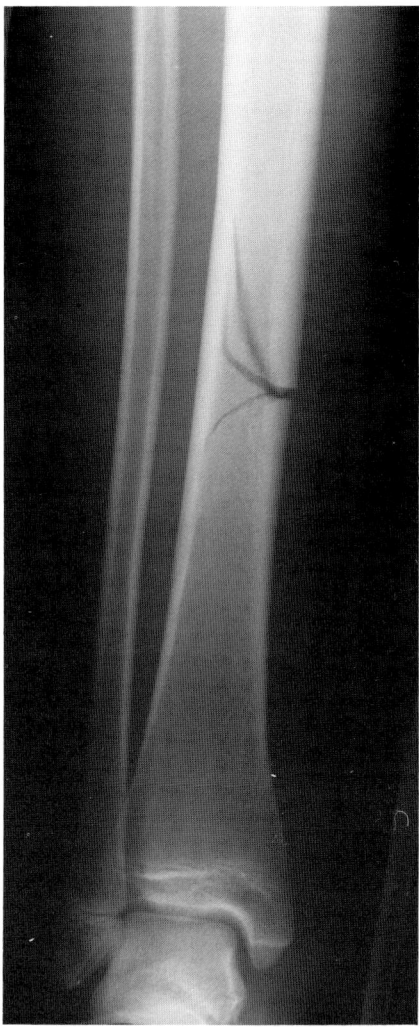

Abb. 6 Männlich, 16 Jahre: Tibiabruch mit Biegungskeil

Die maximale Körperbeugung, z. B. beim Sturz aus größerer Höhe auf die Füße oder das Gesäß, führt über eine asymmetrische Kompression von Wirbelkörpern zum Zusammenstauchen des spongiösen Knochengewebes und dann zu einem typischen Kompressionsbruch. Der Kompressionseffekt auf die Spongiosa ist sichtbar durch eine Verdichtung der Knochenstruktur im komprimierten Bereich.

Wird z. B. der Schädel komprimiert, so tritt beim Überschreiten der Elastizitätsgrenze ein typischer Bruch auf, der Berstungsbruch mit klaffenden Bruchlinien an denjenigen Stellen, welche der größten Zugspannung ausgesetzt sind.

Da durch die Bruchmechanik verschiedene „typische" Knochenbrüche entstehen, basiert eine Einteilungsmöglichkeit der Knochenbrüche auf der Auswertung der Bruchmechanik.

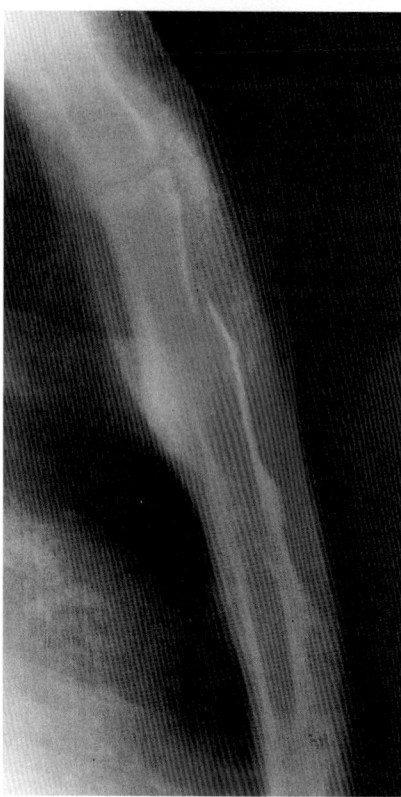

Abb. 7 Männlich, 61 Jahre: Sternumbruch mit „Weichteilzeichen" nur im Bruchbereich. Sternum seitlich röntgenuntersucht

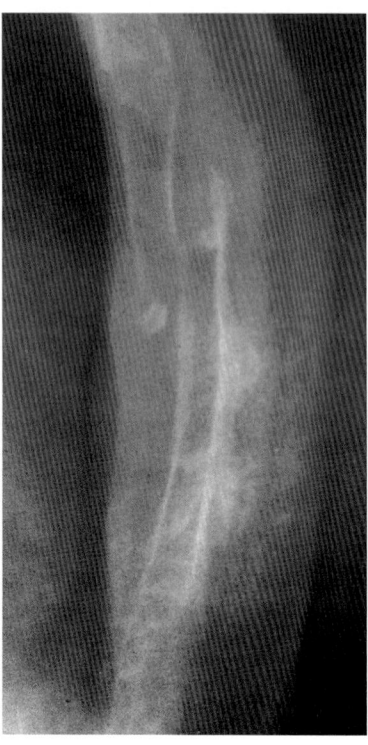

Abb. 8 Weiblich, 51 Jahre: Seitliche Röntgenaufnahme des Sternums. Sternumbruch mit Verschiebung um volle Knochenbreite. Hinter dem distalen Sternum hat sich ein ausgeprägtes retrosternales Hämatom entwickelt (Sicherheitsgurtverletzung)

Der Knochenaufbau als Röhren- oder Plattenknochen oder in der Form des Wirbelkörpers spielt zwangsläufig eine unterschiedliche Rolle bei der Mechanik der traumatischen Frakturen. Am Beispiel des Wirbelkörpers läßt sich sehr gut nachweisen, daß die Richtung der Krafteinwirkung entscheidend für die Frakturform ist. Man erkennt, daß selten Kräfte ausschließlich in einer Richtung auf den Knochen einwirken und wie beim Beispiel des Berstungsbruches durch axiale Krafteinwirkung eine klassische Fraktur erzeugen. Nicht genau in der Belastungsachse einwirkende Kräfte führen zu einseitig betonten Deformierungen wie bei der Hyperflexionsfraktur der Wirbelkörper, die auch noch unterschiedlich rechts- oder linksseitig stärker komprimiert sein können. Die komplizierteste Bruchmechanik weisen die Gelenkbrüche auf. Die mechanischen Bedingungen aus dem Zusammenwirken von Knochen, Bändern und Gelenkkapseln mit ihren unterschiedlichen mechanischen Festigkeiten und unterschiedlichem elastischen Verhalten treffen zusammen mit einer unendlichen Zahl verschiedener mechanischer Konstellationen aus Gelenkstellung und Einwirkungsrichtung der zum Knochenbruch führenden Kraft. Dennoch kommt es zu einigen – wie oben bereits angeführt – typischen Bruchverläufen wie dem Meißelbruch am Radiusköpfchen oder dem Spaltbruch im Schienbeinkopf. Die einseitig stärker fixierten Rippenknochen haben ihre eigene Bruchmechanik. Relativ selten ist ein dem Röhrenknochenbruch ähnlicher Biegungsbruch zu sehen. Häufiger läßt der Bruchlinienverlauf auf einen Schermechanismus schließen.

Flache Knochen (Skapula, Sternum) brechen meist unter der Einwirkung direkter Gewalt (Abb. 7 u. 8). Brustbeinbrüche zeigen im Röntgenbild oft den Zustand nach Einwirkung einer Scherkraft.

Die zum Knochenbruch führende Gewalteinwirkung kann auch durch krampfartige Muskelkontraktionen mit maximaler Muskelverkürzung erzeugt werden. Meistens werden gleichzeitig Agonisten und Antagonisten bei diesem Mechanismus tätig. Die so entstandenen Knochenbrüche sind unter dem Stichwort „Krampffrakturen" bekannt. Die häufigste Krampffraktur ist der Wirbelkompressionsbruch durch einen zerebralen Krampfanfall. Andere charakteristische Krampffrakturen sind Querfortsatzbrüche an den Lendenwirbeln, Humeruskopffrakturen und Schenkelhalsfrakturen. Die Tetanusimmunisierung hat – namentlich in Mitteleuropa – den Wundstarrkrampf zu einer sehr seltenen Krankheit werden lassen. Bricht die Krankheit jedoch aus, kommt es zu tonisch-klonischen Krämpfen, die häufig an verschiedenen Lokalisationen, jedoch bevorzugt an der Wirbelsäule, Krampffrakturen erzeugen. Nur durch

Abb. 9a u. b
Männlich, 13 Jahre
a Stauchungsbruch der distalen Radiusepiphysenfuge mit grünholzbruchartiger Aufwulstung des Radiusschaftes im seitlichen Strahlengang erkennbar (Pfeil). Linkes Handgelenk
b 9 Monate später, p.-a. Aufnahme zeigt Knochenheilung ohne Epiphysenschluß

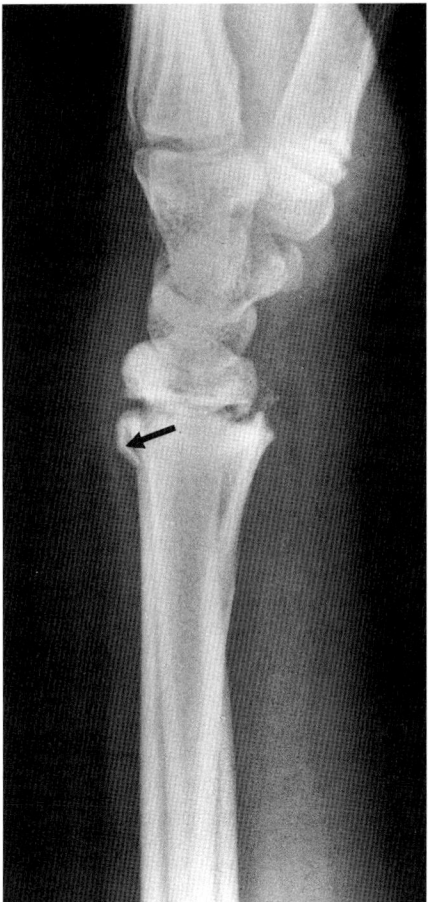
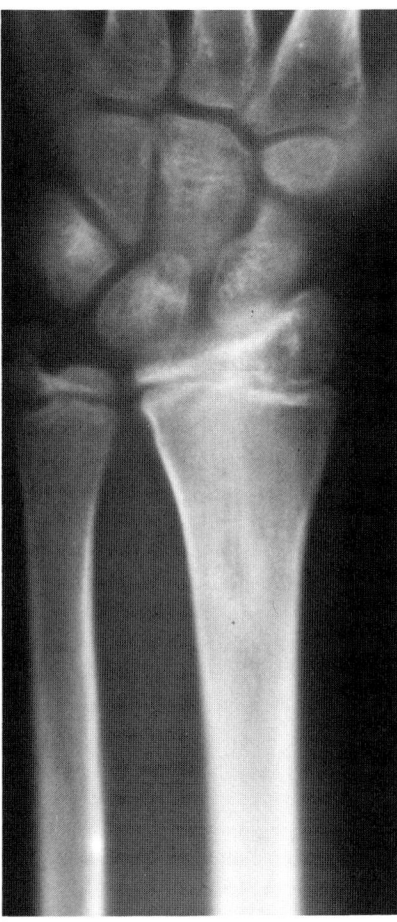

Muskelrelaxation und Dauerbeatmung ist diese „Nebenwirkung" des Tetanus zu verhindern. Ein ähnlicher Mechanismus liegt den Krampffrakturen nach Elektroschockbehandlung endogener Psychosen zugrunde. Da diese Therapieform jedoch weitgehend verlassen wurde oder aber nur noch unter prophylaktischer Muskelrelaxation angewandt wird, sind derart entstandene Krampffrakturen kaum noch zu beobachten.

Wachsendes Skelett

Der wachsende Knochen besitzt eine größere Elastizität als das Knochengewebe des Erwachsenen. Der Periostschlauch hat eine größere Dicke und ist ebenfalls elastischer als beim Erwachsenen. Wird ein kindlicher Knochen von einem indirekten Trauma über seine Elastizitätsgrenze hinaus im Sinne eines Biegungsbruches überbeansprucht, so wird das Knochengewebe ohne vollständige Durchtrennung geknickt. Der Periostschlauch wird an der Konvexität des Biegungsbruches gedehnt und auf der gegenüberliegenden Seite gestaucht und evtl. gefaltet, ohne daß es zu einer Kontinuitätstrennung kommt. Im Röntgenbild sieht ein solcher kindlicher Knochenbruch wie die Abknickung eines frischen Weidenzweiges aus. Das Knochengewebe scheint auf der Konkavität der Biegungsstelle wie gestaucht, und seine Kontinuität ist trotzdem auf der Seite der Zugbelastung nicht sichtbar getrennt (Abb. 9 u. 10). Die Bezeichnung „Grünholzbruch" hat sich für derartige Frakturen eingebürgert. Selbstverständlich kann eine größere auf den Knochen einwirkende Kraft, z. B. bei einem Abschertrauma, auch eine vollständige Kontinuitätstrennung am wachsenden Knochen herbeiführen.

Die zweite Besonderheit bei Brüchen am wachsenden Skelett entsteht durch Beteiligung der Wachstumsfugen (Epiphysenfugen) (Abb. 11–13). Dieser Knochenabschnitt ist mechanisch weniger widerstandsfähig und wird deshalb bei Brüchen verhältnismäßig oft mitverletzt. Zwar heilen die Brüche mit Epiphysenverletzung wie alle kindlichen Brüche schneller als beim Erwachsenenskelett, doch hat die Mitverletzung der Wachstumsfuge nicht selten eine ungünstige Prognose bezüglich des weiteren ungestörten lokalen Knochenwachstums des betroffenen Knochens. Damit besteht die

8 Knochenbruch und Knochenbruchheilung

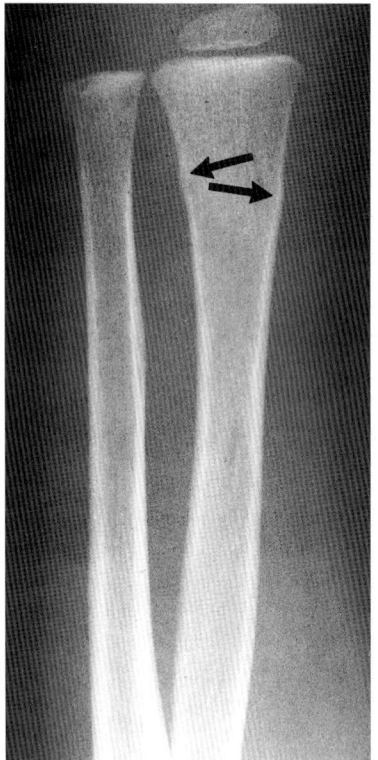

Abb. 10 Männlich, 3 Jahre. Grünholzfraktur im distalen Radiusschaft. Man erkennt die zarten, aber diagnostisch eindeutigen Wulstungen der Radiuskonturen (Pfeile)

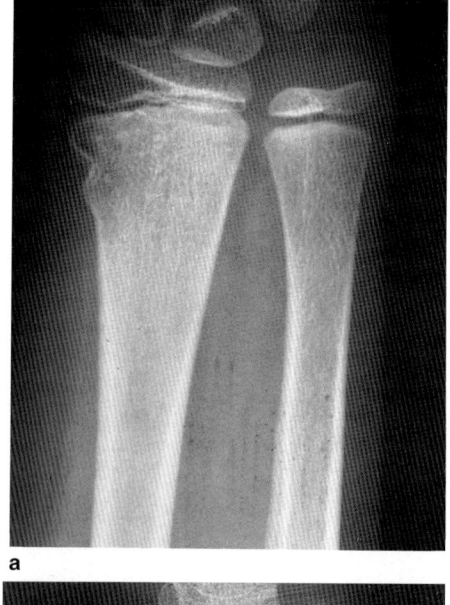

Abb. 12a u. b
Männlich, 12 Jahre: Crash-Fraktur der distalen Radiusepiphyse und Radiusgrünholzbruch mit Abknickung nach volar (Aitken-I-Fraktur)

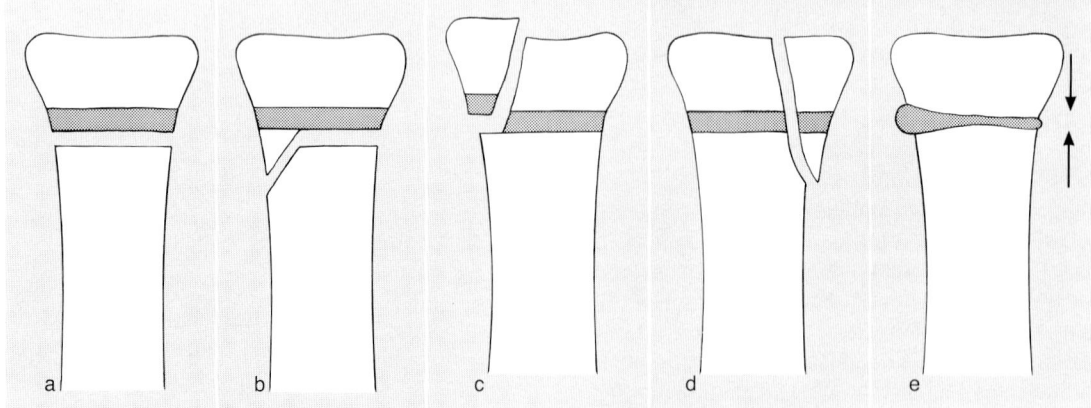

Abb. 11a–e Einteilung der Epiphysenverletzungen (nach *Aitken*)
a Trennung in der Epiphysenfuge
b Trennung in der Epiphysenfuge mit Frakturfortsetzung in die Diaphyse (Aitken I)
c Trennung der Epiphysenfuge und Frakturausläufer zum Gelenk (Aitken II)
d Fraktur vom Gelenk durch die Epiphysenfuge in die Diaphyse (Aitken III)
e Stauchung der Epiphysenfuge mit Zerstörung des Gewebes

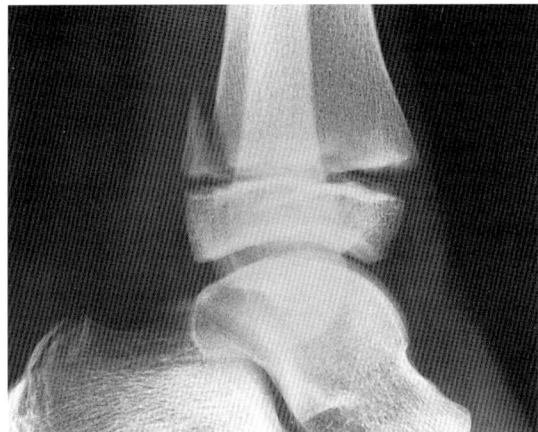

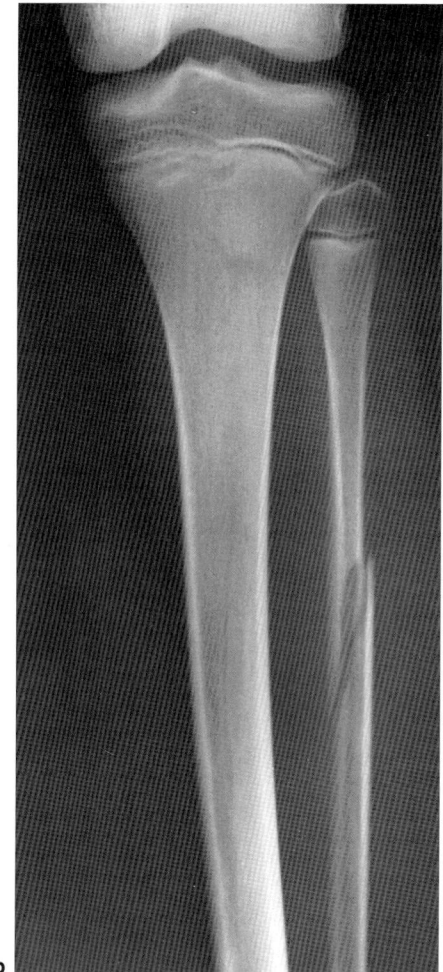

a
Abb. 13 a u. b   Männlich, 13 Jahre
a Epiphysenfraktur Typ Aitken I der distalen Tibiaepiphyse. Die Knochenverletzung ist nur im seitlichen Strahlengang sichtbar
b Gleichzeitig kam es zu einer Fibulaschaftfraktur an der proximalen Drittelgrenze wie bei einer Sprunggelenksluxationsfraktur Typ Weber C

Gefahr eines teilweisen oder manchmal auch vollständigen vorzeitigen Epiphysenschlusses und damit das Risiko von Verkrümmungen des betroffenen Knochens durch weiteres einseitiges Wachstum oder durch den völligen Wachstumsstopp am verletzten Knochenende (Abb. **14–16**).

Im Wachstumsalter und beim jungen Erwachsenen wird noch eine weitere Besonderheit nach Traumen an Röhrenknochen beobachtet: die Verbiegung des Knochens ohne sichtbare Fraktur. Der Knochen hat bei Überschreitung der elastischen Verformungsgrenze eine bleibende, d. h. eine „plastische Verformung" erfahren (Abb. **17**). Die Diagnose dieser Traumafolge ist praktisch nur auf dem Röntgenbild möglich und bei den Unterarmen und Unterschenkeln mit einiger Sicherheit zu stellen. Wenn einer der beiden Knochen des Unterarms oder Unterschenkels bricht und der andere sich plastisch verformt, ist die Diagnose der Knochenverbiegung nicht schwer. Bei Oberarm- oder Oberschenkelknochen oder den Röhrenknochen

b

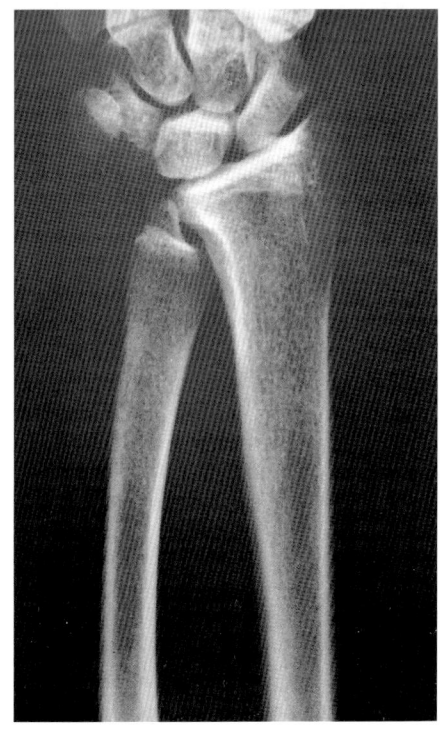

Abb. **14**   Weiblich, 20 Jahre: erheblicher Radiusvorschub nach Radiusfraktur als Kind

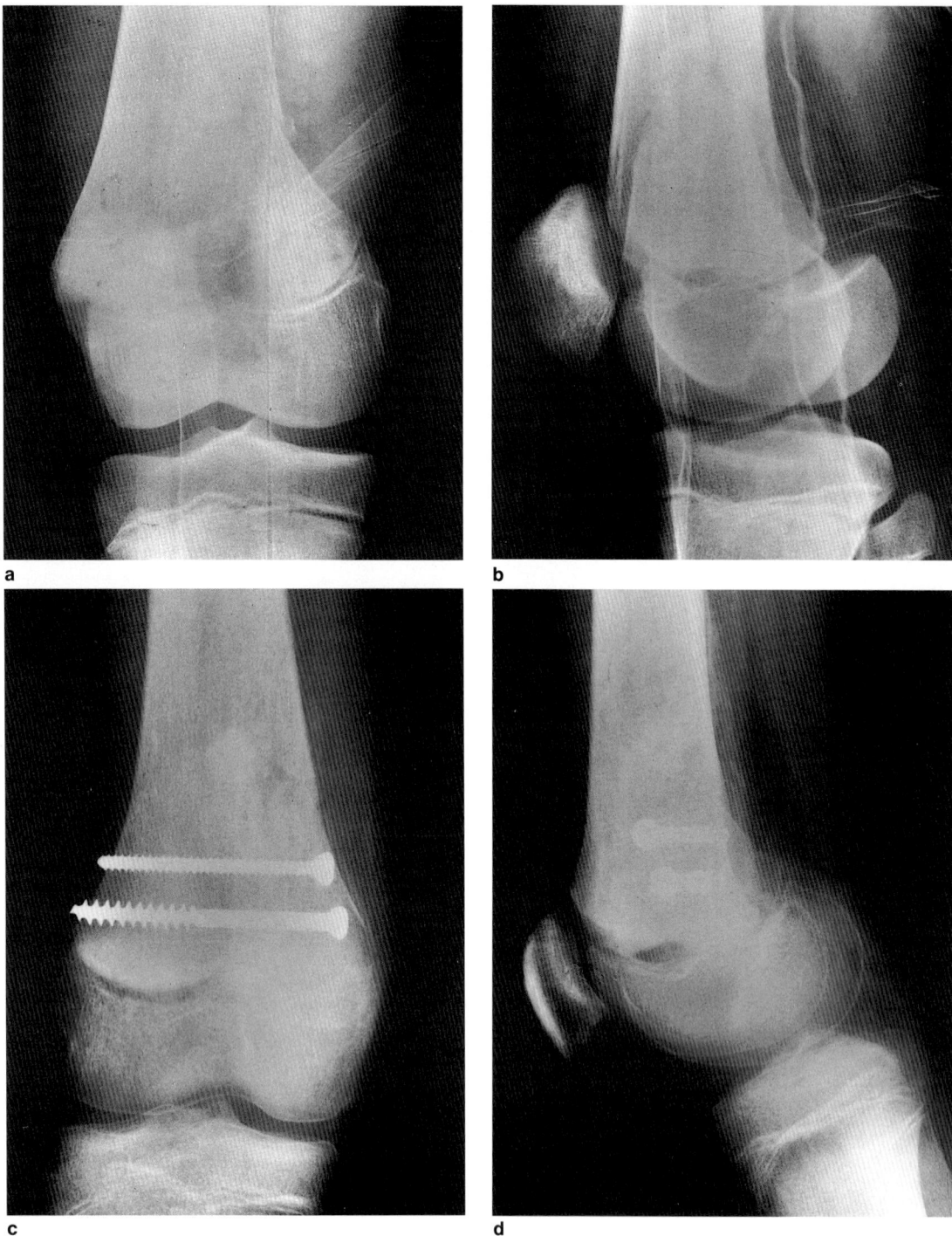

Abb. **15a–d** Männlich, 15 Jahre
a u. **b** Epiphysenfraktur der distalen Femurepiphyse (Typ Aitken I)

c u. **d** Zustand nach Osteosynthese mit zwei Schrauben und Knochenheilung. Posttraumatischer partieller Epiphysenschluß

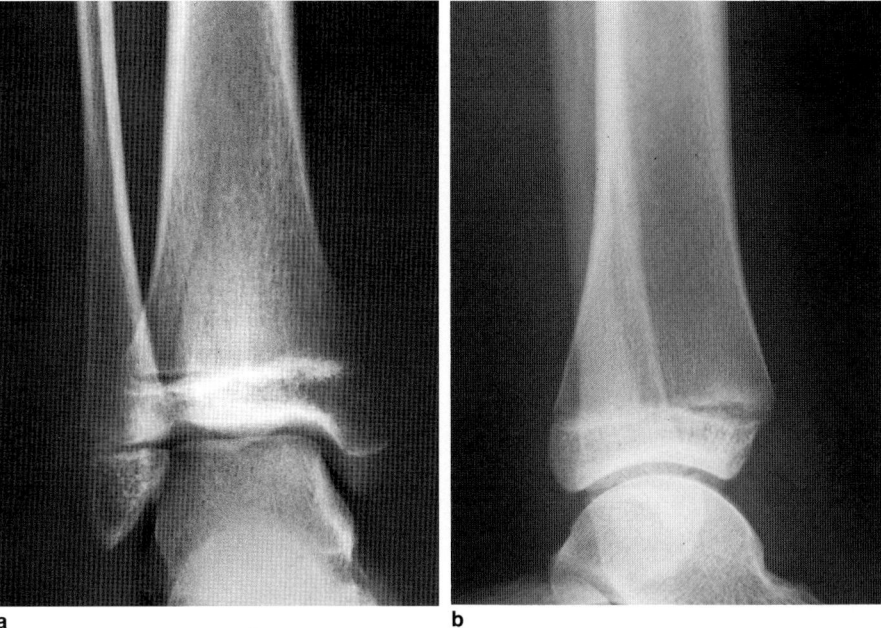

Abb. 16a u. b Weiblich, 12 Jahre: linkes oberes Sprunggelenk. Die a.-p. Aufnahme zeigt lediglich eine Längsfissur der distalen Tibia. Im seitlichen Strahlengang wird eine Fraktur nach Aitken I an der distalen Tibiaepiphyse sichtbar (s. vordere Stufe)

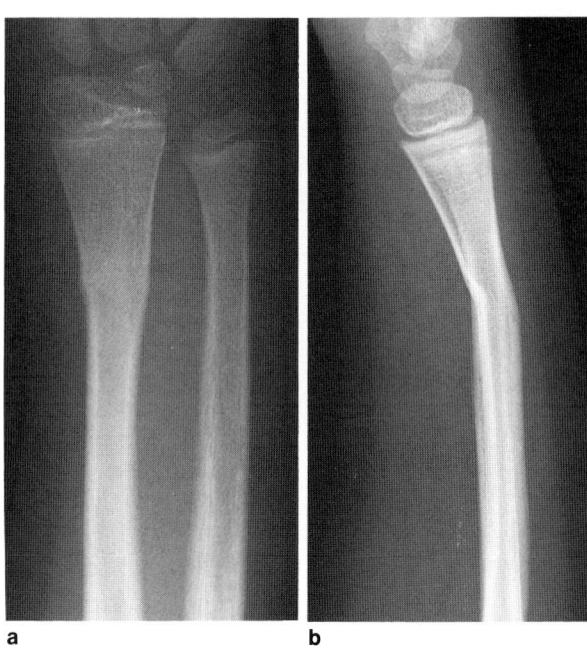

Abb. 17a u. b Männlich, 7 Jahre: Radiusgrünholzbruch und Verbiegung der Ulna um 10 Grad nach volar

an Hand und Fuß bedeutet auch die im Röntgenbild erkennbare einseitige Verkrümmung noch nicht, daß die sichere Diagnose der posttraumatischen Verkrümmung gestellt werden kann. Es müssen erst wenige Tage bis Wochen alte Voraufnahmen aus der Zeit vor dem Unfall in identischer Projektion zum Vergleich vorhanden sein, die keine Verbiegung zeigen. Die posttraumatische Knochenverbiegung ist eine sehr selten beobachtete Traumafolge, die erst in jüngerer Vergangenheit Aufmerksamkeit erregte. Der Versuch des vorsichtigen Geradebiegens kann erfolgreich sein. Bei sehr starker Verkrümmung ist evtl. auch die operative Korrektur angezeigt.

Ermüdungsbrüche

Die andauernde Überlastung eines gesunden Knochens innerhalb seiner Elastizitätsgrenzen führt zu einer „Zerrüttung" des Gewebes (MAATZ 1979) und als Folge zum Ermüdungsbruch (Abb. **18**).

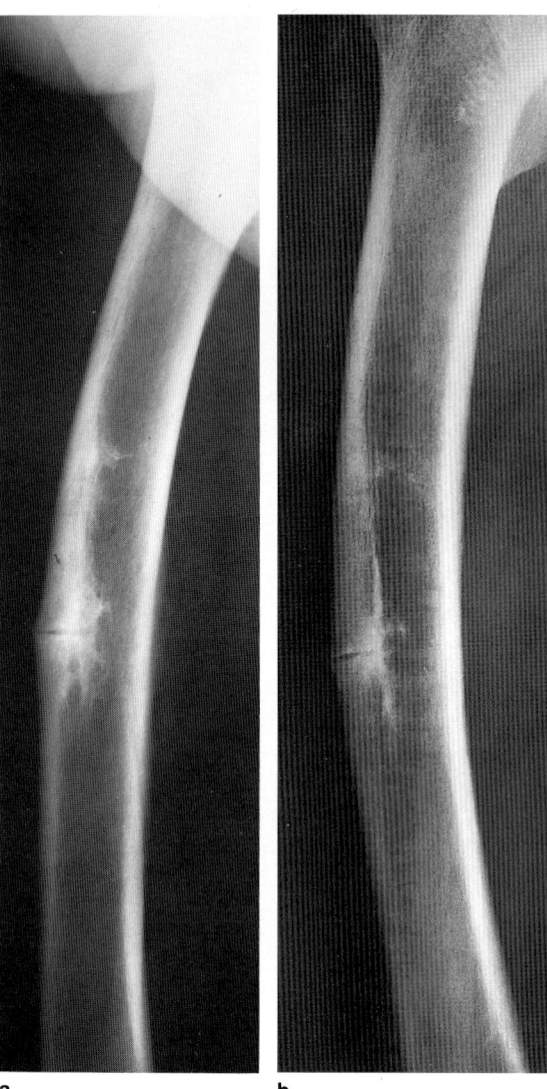

Abb. **18a–d** Weiblich, 75 Jahre
a u. b Die Femurdeformität mit Varuskrümmung und verstärkter Antekurvation führte am Krümmungsscheitelpunkt zum beginnenden Ermüdungsbruch

Die Größe der Überlast und die Dauer ihrer Einwirkung haben eine Anpassung des Knochengewebes im Sinne einer Streßreaktion mit Anbau von Knochengewebe nicht zugelassen (Abb. **19**). Der bekannteste Ermüdungsbruch am sonst gesunden Skelett ist die Fraktur am II. oder III. Metatarsalknochen. Da sie früher häufiger bei ungeübten Rekruten nach wiederholten längeren Märschen auftrat, erhielt sie den Namen Marschfraktur. Wir sehen heute diesen Metatarsalermüdungsbruch eher bei sehr hart trainierenden Leistungssportlern. Beispielsweise treten nach häufigem Hürdenlauftraining mit betont schnellem Wiederauftreten nach dem Überqueren der Hürde solche Ermüdungsbrüche der Metatarsalia II oder III auf. Eine heute nur noch sehr selten zu beobachtende Ermüdungsfraktur ist der Abbruch von Dornfortsätzen der oberen Brustwirbelsäule. Diese Ermüdungsfraktur trat gehäuft bei Arbeitern auf, die viel mit Schippen oder Spaten arbeiteten, und führte deshalb zur Bezeichnung Schipperfraktur. Ermüdungsbrüche treten an verschiedenen Knochen auf wie z. B. Tibia, Femur, Schenkelhals, Schambein oder Kalkaneus. Nicht selten sind Knochendeformitäten der prädisponierende Faktor, der zu einer Überlastung des Knochens am Scheitelpunkt einer Knochenverkrümmung schon bei normaler oder gering überhöhter Belastung führt. An der Außen-

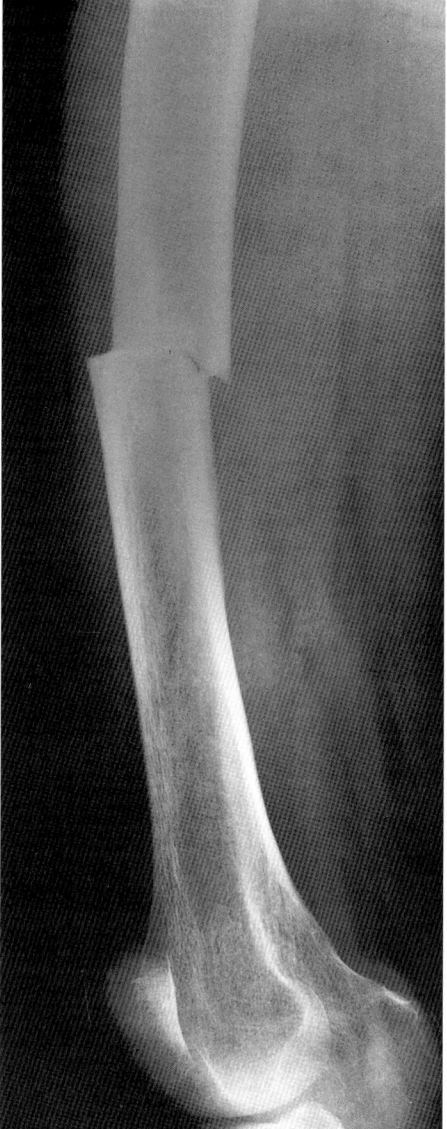
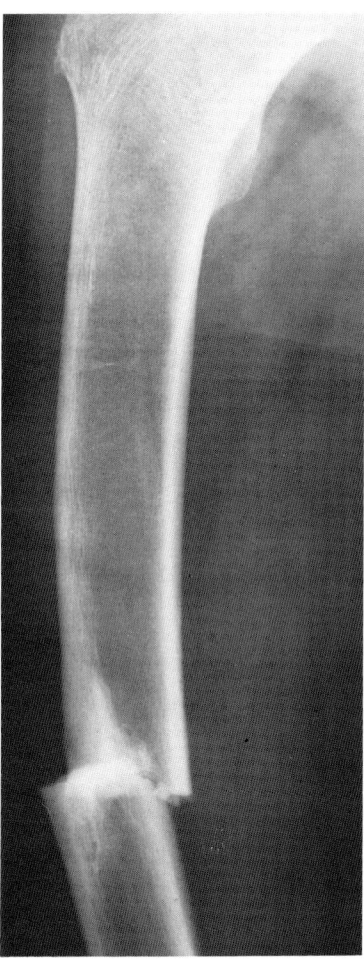

Abb. 18c u. d 3 Wochen später vollständige Femurfraktur. Der beginnende Ermüdungsbruch hatte als Kerbe gewirkt

seite der Verkrümmung, am Punkt der höchsten Zugspannung, beginnt der Knochen „einzureißen". Wird die Belastung nicht reduziert, kommt es durch die nun entstandene Kerbe zum völligen Durchbrechen des Knochens. Wir sehen Ermüdungsbrüche nach rachitischer Knochenverkrümmung heute nur noch selten. Die Verkrümmung der Tibia oder des Femurs bei Morbus Paget ist ein gelegentlich zu beobachtender prädisponierender Faktor für die Entstehung eines Ermüdungsbruches.

Eine Überlastung geringeren Ausmaßes, die längere Zeit, d.h. Wochen oder Monate, einwirkt und nicht groß genug für die Entstehung eines Ermüdungsbruches ist, läßt im Röntgenbild bandförmige, wie „radierte" Aufhellungen entstehen. Dieses Phänomen, nach dem Autor als Loosersche Umbauzone bezeichnet, ist noch nach Jahrzehnten an einer diskreten Sklerose zu erkennen und tritt am Scheitelpunkt von pathologischen Knochenkrümmungen, besonders bei Knochenerkrankungen (Morbus Paget, Rachitis, Osteomalazie), auf (Abb. 20 u. 21). Der lebende Knochen verhält sich einerseits entsprechend den Gesetzen der Kerbspannungslehre in der Festkörpermechanik und folgt andererseits bei geringerer Überlast soweit wie möglich der Anpassung auf einen funktionellen Streß.

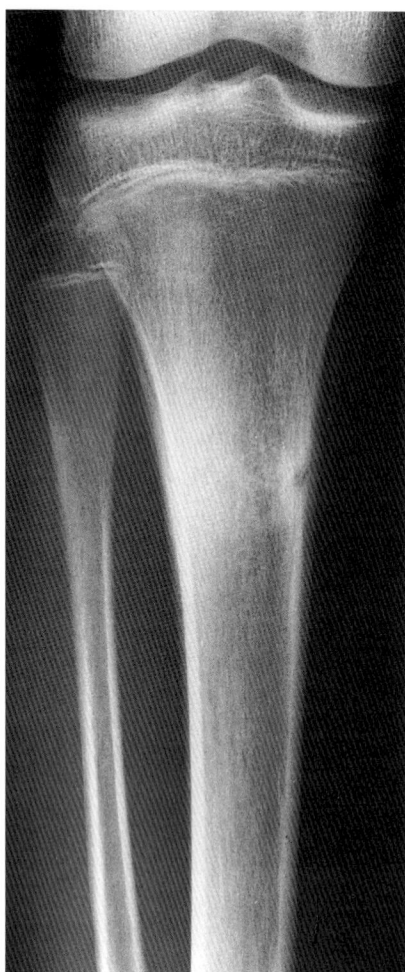
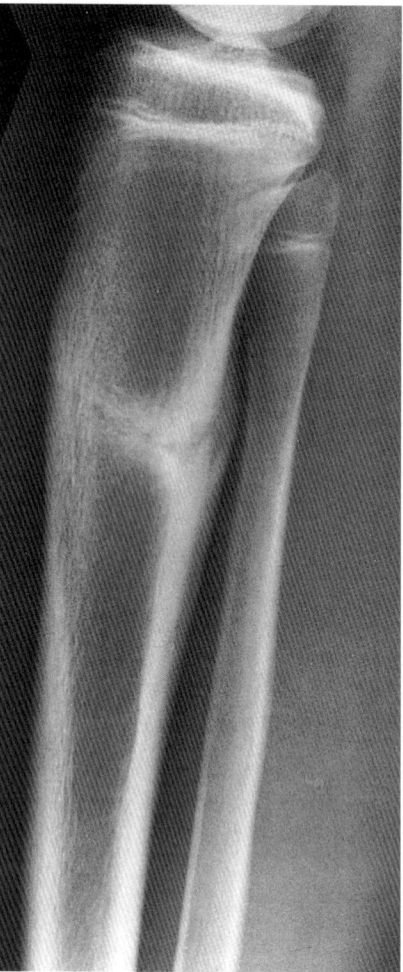

Abb. 19 a u. b
Männlich, 15 Jahre: nicht mehr frischer Tibiaermüdungsbruch rechts. Beginnende Knochenheilung

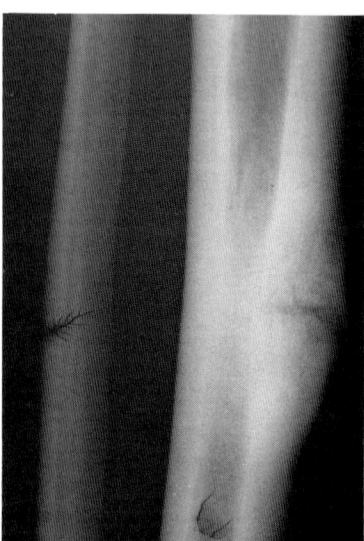
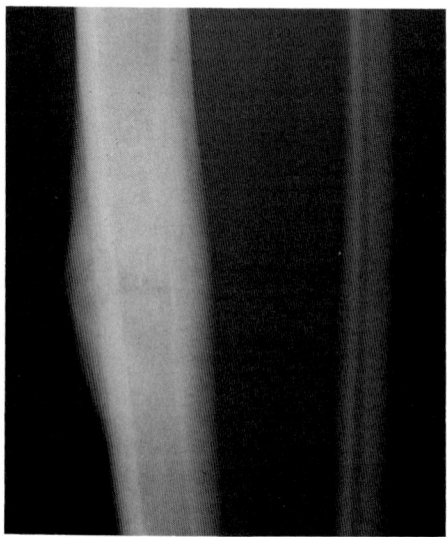

Abb. 20 a u. b
Weiblich, 21 Jahre: Tibiaermüdungsbruch 6 Monate nach Ausräumung eines Osteoidosteoms und Auffüllung des Defekts mit Eigenspongiosa

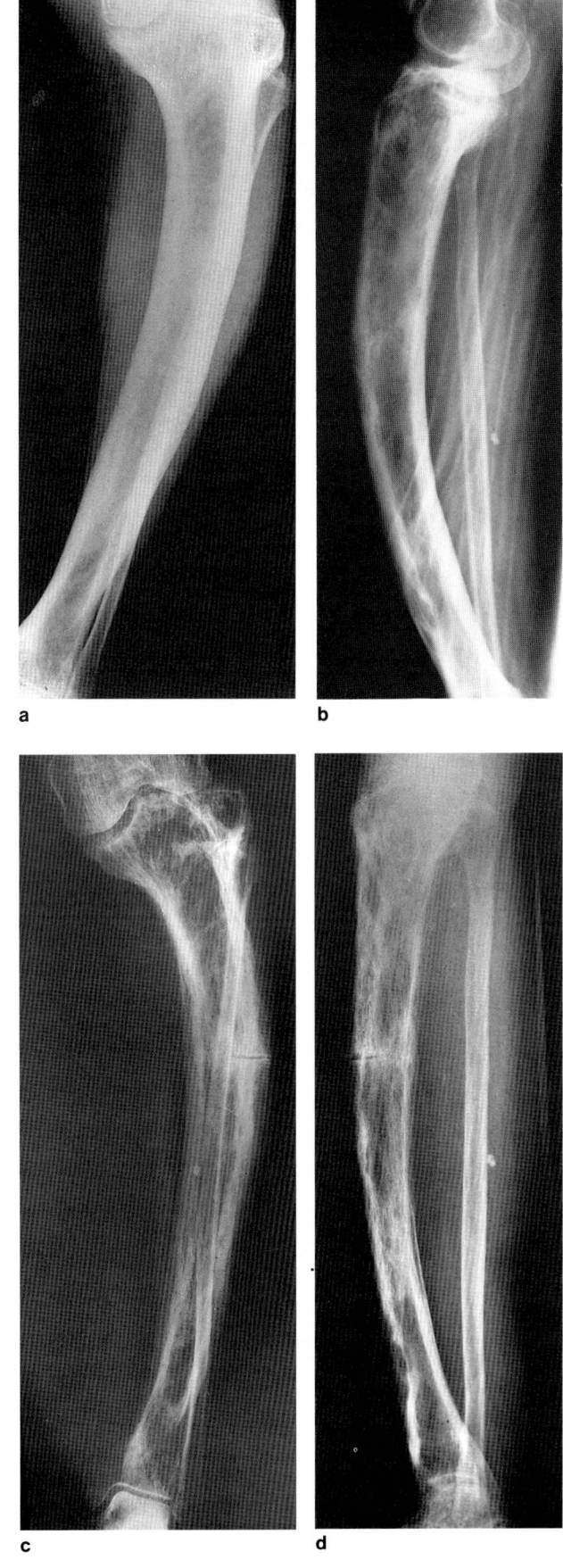

Abb. 21 a–f Weiblich, 79 Jahre
a u. b Nach Osteomyelitis in der Kindheit starke Deformierung der Tibia im Sinne der Antekurvation und Varusdeformität (sog. posttraumatischer pagetoider Umbau; gegen die Ostitis deformans Paget sprechen die wiederholt normalen Serumwerte der alkalischen Phosphatase und die Anamnese). Beginnende Ermüdungsfraktur am Scheitelpunkt der beiden Knochenverkrümmungen
c u. d 4 Wochen später. Trotz Ruhigstellung Zunahme des Bruchspaltes mit beginnender Randsklerosierung und Ausbildung einer durch die Tibia verlaufenden Fissur

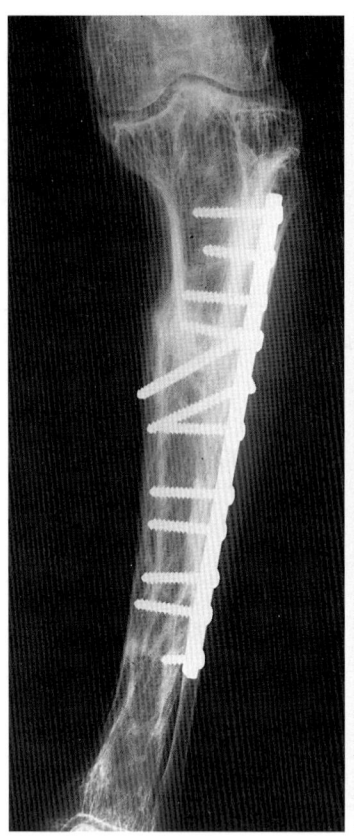
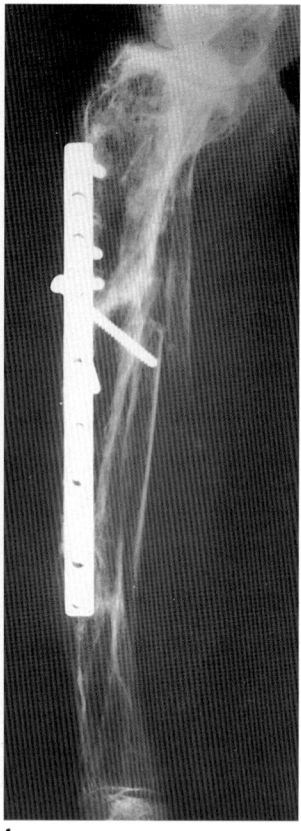

Abb. 21
e u. f 6½ Monate nach Korrekturosteotomie und Druckplattenosteosynthese. Die Fehlstellungen sind fast ausgeglichen. Die Fibulaosteotomie wurde nicht fixiert. Knochenheilung der Tibia

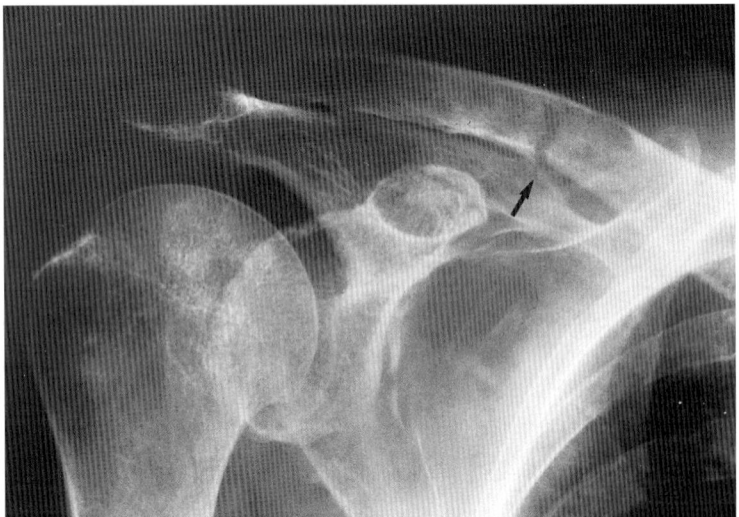
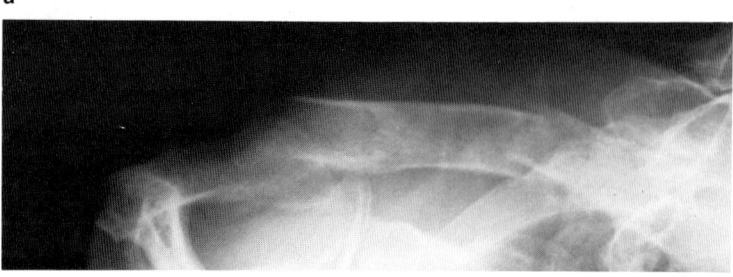

Abb. 22 a u. b
Weiblich, 74 Jahre: pathologische Klavikulafraktur (Pfeil) bei ausgedehnt in die Knochen metastasiertem Mammakarzinom

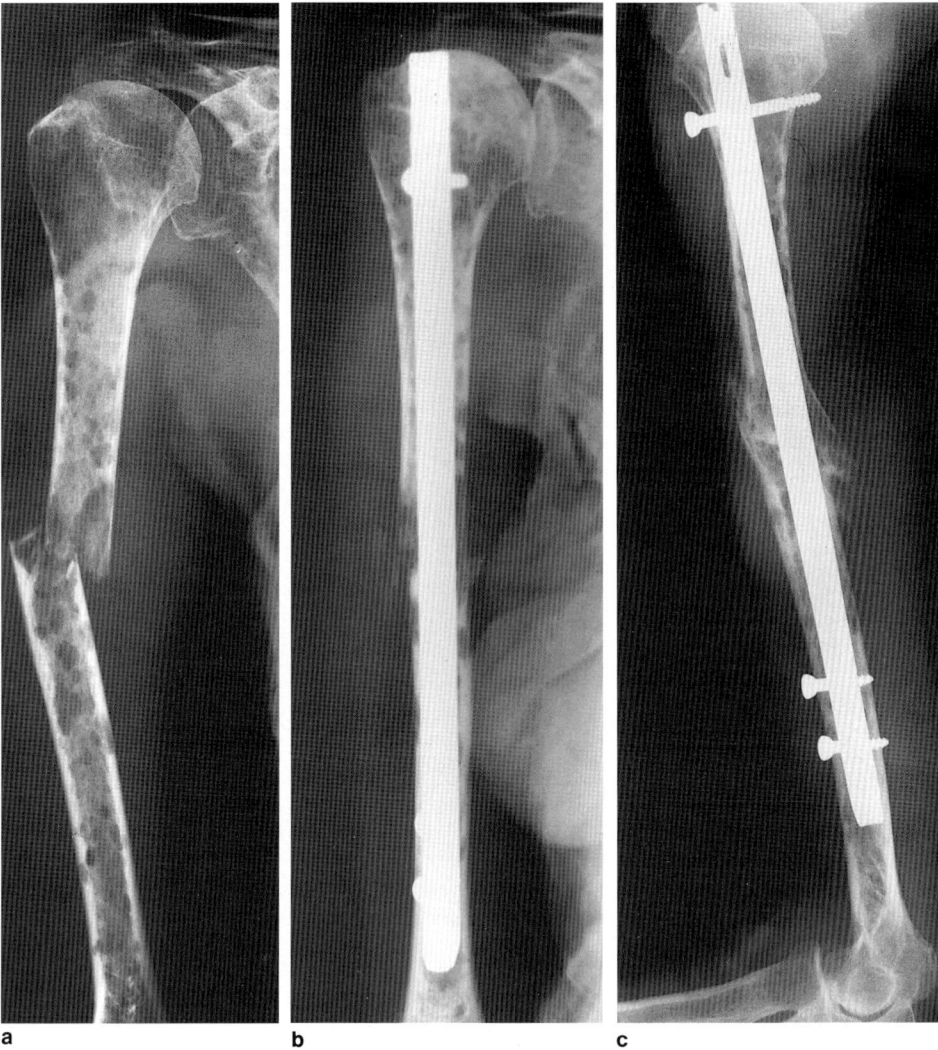

a b c
Abb. 23 a–c Weiblich, 89 Jahre
a Multiples Myelom mit diffuser Metastasierung, pathologische Humerusfraktur, rechter Humerus
b Nach Humerusverriegelungsnagel 10 Tage post op.
c 4 Monate nach Operation. Die Humerusfraktur ist knöchern verheilt trotz Fortschreitens des Tumorleidens. Die Patientin ist zum Zeitpunkt der Röntgenkontrolle in präfinalem Zustand. Die reparative Potenz des Knochengewebes nach Fraktur hat die destruktive Potenz des Tumors *lokal* überwunden

Bruch des kranken Knochens

Bereits im vorangegangenen Absatz wurde dargelegt, daß Knochenerkrankungen durch Formveränderung zu Knochenbrüchen führen können. Die generalisierte oder lokale Verringerung der Knochenfestigkeit kann schon beim Einwirken geringerer Kräfte, die einen gesunden Knochen nicht brechen würden, zur Fraktur führen. Diese Brüche werden pathologische Frakturen genannt. Am häufigsten sehen wir pathologische Frakturen, bei denen Knochenzysten, nichtossifizierende Knochenfibrome, gutartige oder bösartige Knochentumoren oder Osteolysen durch Tumormetastasen als Kerbe – also lokale Schwächung der Knochenstruktur – wirken und den Knochen schon bei geringsten Gewalteinwirkungen brechen lassen. Diese lokale Knochenschwächung kann so weit gehen, daß auch physiologische Belastungen zum Bruch führen. Diese Brüche werden Spontanfrakturen genannt (Abb. 22–24).

Knochenerkrankungen wie die Osteomyelitis oder die angeborene Osteogenesis imperfecta schwächen die Knochenfestigkeit so stark, daß pathologische Frakturen auftreten können, ohne daß wir auf dem Röntgenbild eine lokale „Kerbe" sehen (Abb. 25).

Der Übergang einer Looserschen Umbauzone beim Morbus Paget in einen Bruch, den wir auf-

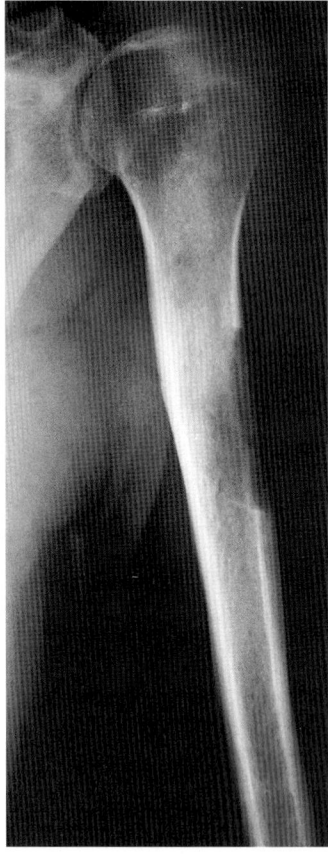 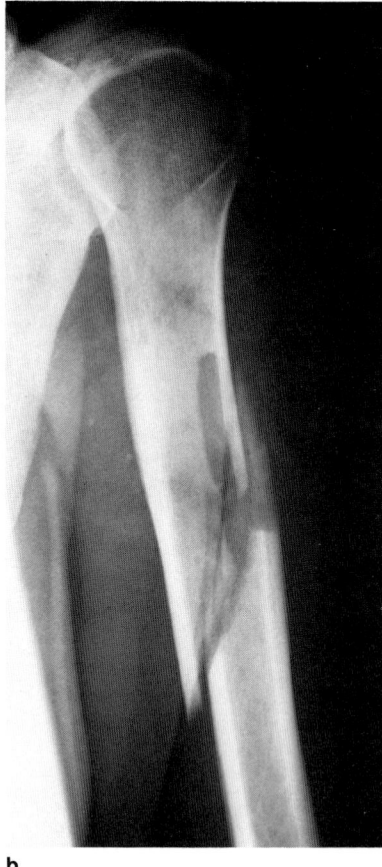 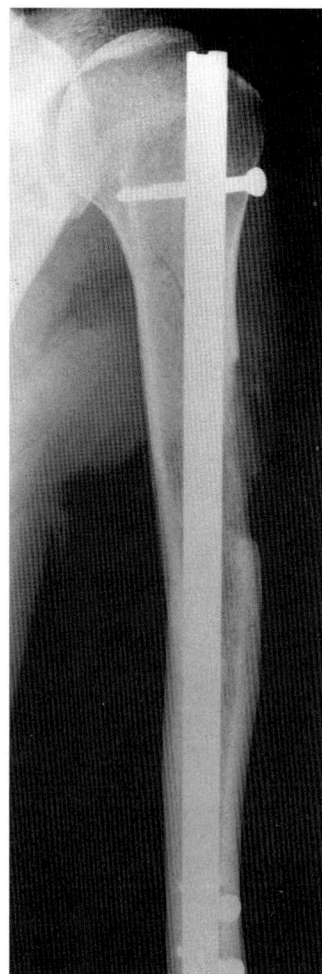

Abb. **24 a–c** Männlich, 37 Jahre
a Zustand nach Ausräumung eines Enchondroms aus dem proximalen Humerusschaft
b Pathologische Humerusfraktur im Bereich der „Kerbe" im Knochen nach Enchondromausräumung durch Aufstützen des Oberkörpers am Tisch
c Zustand nach Oberarmverriegelung der pathologischen Humerusfraktur

grund des Pathomechanismus Ermüdungsbruch nannten, bringt uns hier in Definitionsschwierigkeiten. Der bandförmige Knochenabbau wirkte sicher genauso als Kerbe im Knochen wie eine Karzinommetastase mit teilweiser Auflösung der Kortikalis, die bei geringer Gewalteinwirkung den Knochen brechen ließ. Der Unterschied liegt hier wohl mehr im Röntgenmorphologischen: Der Bruchverlauf des Ermüdungsbruches am Ort der Looserschen Umbauzone ist vorgegeben, während die metastasenbedingte Schwächung des Knochens die Bruchregion nur ungefähr vorherbestimmt.

Erscheinungsbild der Knochenbrüche auf der Röntgenaufnahme

Das Röntgenbild läßt uns nur die makroskopischen Folgen eines Knochenbruchs erkennen. Wir sehen Kontinuitätstrennungen, die mit Verschiebungen der Bruchstücke natürlich besser zu erkennen sind, als wenn es sich nur um einen Spalt oder einen Sprung (Fissur) im Knochen handelt.
Die zum Bruch des Knochens führenden Kräfte erzeugen im Bereich der Spannungsspitzen im Gewebe eine „Bruchregion" mit vom Hauptbruchspalt ausgehenden, in gesetzmäßiger Richtung verlaufenden feinsten Haarrissen, die nur unter dem Mikroskop sichtbar werden (SCHMIDT-NEUERBURG 1985). Bis zu einer Entfernung von etwa 1 cm vom Bruchspalt sind diese Haarrisse nachweisbar. Sie erklären uns Phänomene, die wir im Röntgenbild im Verlauf der Bruchheilung manchmal sehen

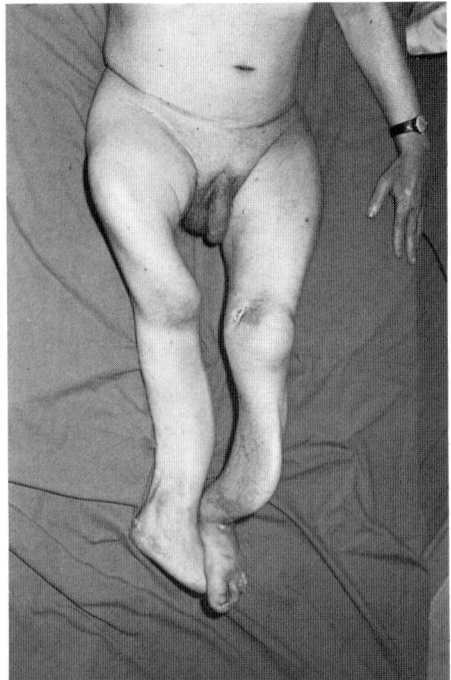

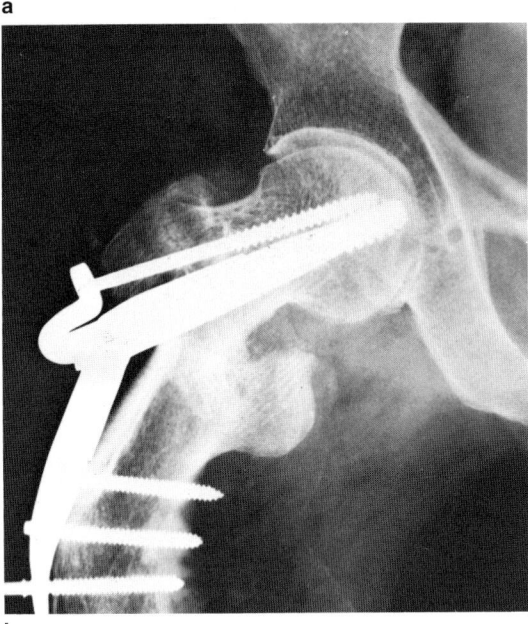

Abb. 25 a u. b Männlich, 52 Jahre
a Osteogenesis imperfecta. Die Beine sind nach multiplen Frakturen grotesk deformiert
b 1 Jahr nach pertrochantärer Femurfraktur, die nach Laschenverschraubung mit zusätzlicher Zugschraube knöchern verheilt ist

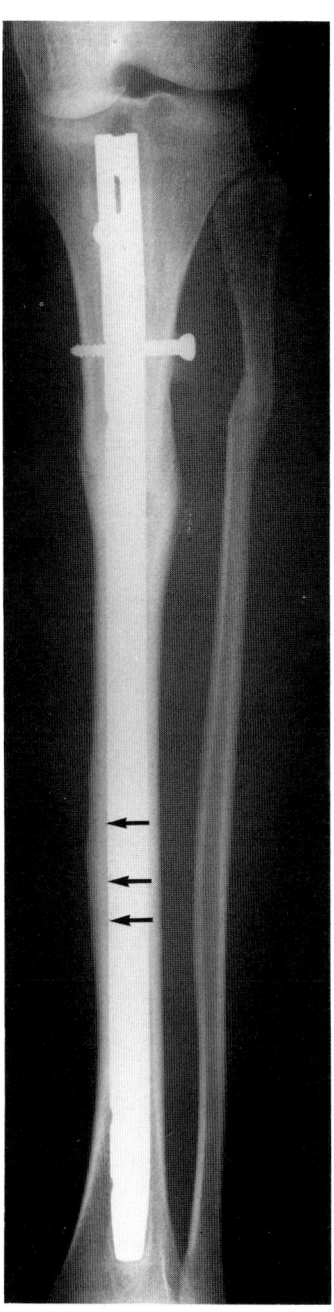

Abb. 26 Weiblich, 35 Jahre: 8 Monate nach Verriegelungsnagelung ist die Fraktur durchbaut. Über der distalen Drittelgrenze Kallusspindel (Pfeile) ohne *sichtbare* Fraktur. Offenbar waren unsichtbare Fissuren vorhanden, die den Kallus induzierten

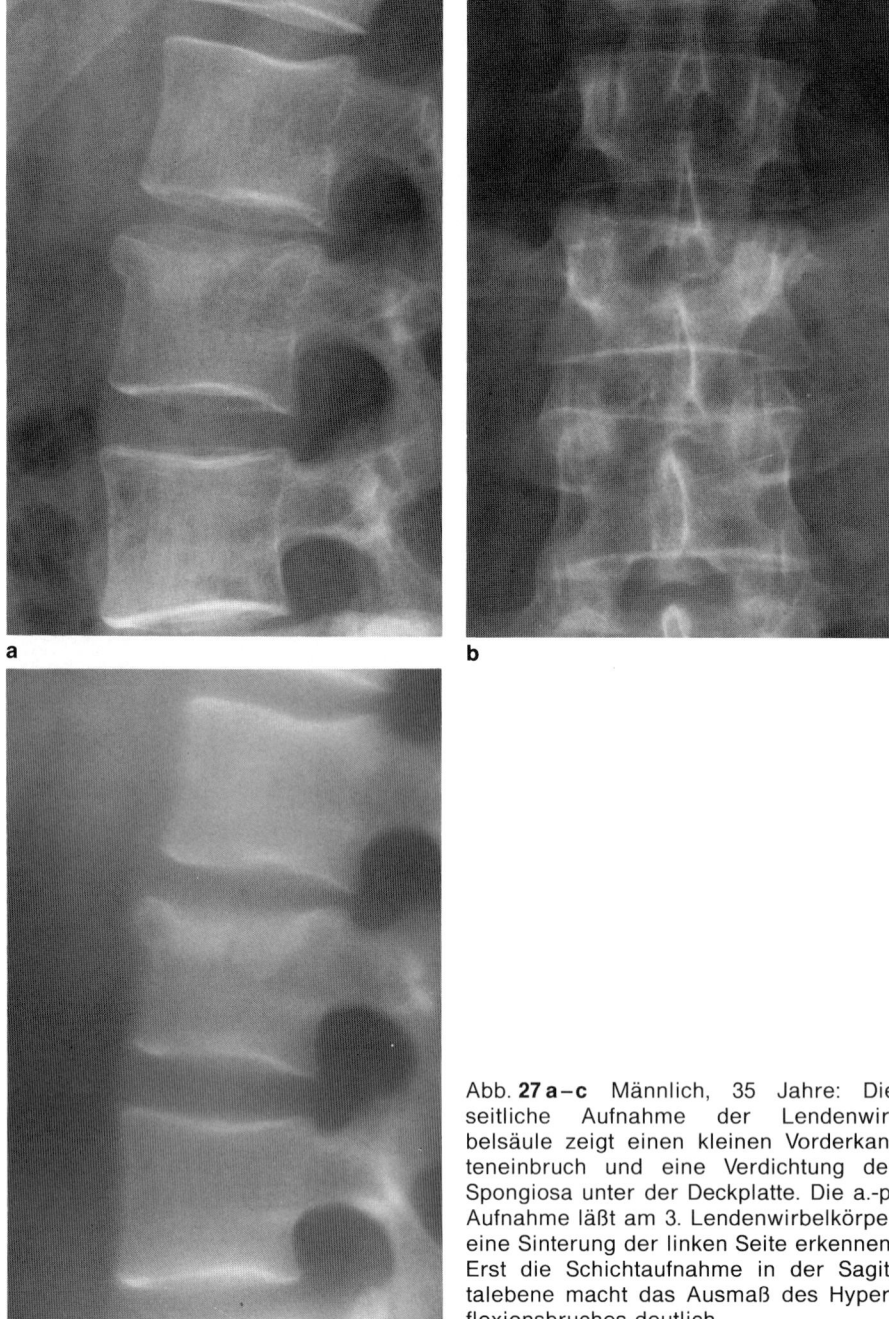

Abb. **27 a–c** Männlich, 35 Jahre: Die seitliche Aufnahme der Lendenwirbelsäule zeigt einen kleinen Vorderkanteneinbruch und eine Verdichtung der Spongiosa unter der Deckplatte. Die a.-p. Aufnahme läßt am 3. Lendenwirbelkörper eine Sinterung der linken Seite erkennen. Erst die Schichtaufnahme in der Sagittalebene macht das Ausmaß des Hyperflexionsbruches deutlich

können, ohne ihre Ursache zu erkennen. Die Ausbildung von Knochennekrosen im erweiterten Bruchbereich oder der bruchlinienferne Ansatzpunkt des Kallusgewebes können evtl. durch diese Erkenntnisse erklärt werden (Abb. **26**). Durch das Summationsbild des Knochengewebes auf der Röntgenaufnahme sind Bruchflächen und ihre Abbildung als „Bruchlinien" und sogar verschobene Brüche manchmal schwer zu beweisen. Daher ist immer anzustreben, den frakturverdächtigen Bereich des Skeletts in mindestens zwei Ebenen abzubilden. Oft ist das noch nicht aussagekräftig genug, um Fragen, die über das bloße „Fraktur: ja-nein?" hinausgehen, zu beantworten. Dann werden zusätzliche Röntgenaufnahmen, evtl. als Zieloder Schichtaufnahmen, notwendig (Abb. **27**). Besonders die Gelenkbereiche der Knochen mit ihrer spongiösen Knochenstruktur und der Schädel machen beim Bruchnachweis erfahrungsgemäß Schwierigkeiten. Bruchausdehnung und Verschie-

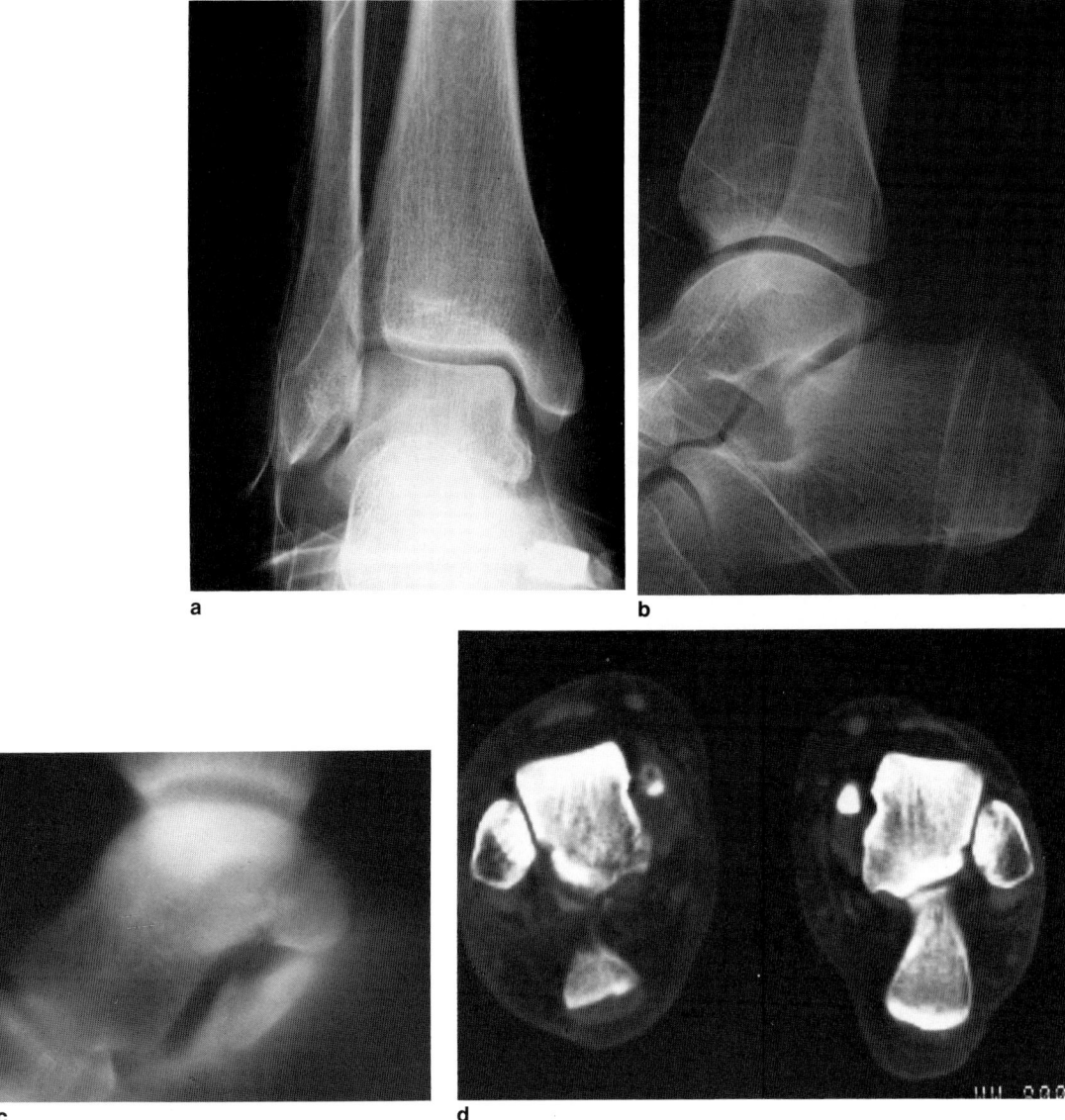

Abb. 28 a–d Weiblich, 51 Jahre: starke Gelenkschmerzen am oberen Sprunggelenk nach Supinationstrauma. Die Röntgenaufnahmen des oberen Sprunggelenks in der aufblasbaren Schiene geben keinen sicheren Frakturbefund. Die Patientin durfte nach 4wöchiger Gipsruhigstellung wieder belasten. Wegen fortbestehender heftiger Schmerzen wurde ein seitliches Tomogramm des oberen Sprunggelenks gemacht. Eindeutig ist der Abbruch des Processus posterior des Talus erkennbar. Nach weiterer 6wöchiger Ruhigstellung im Gips zeigt das Computertomogramm noch immer den Talusbruch.

bung der Bruchstücke bei Hüftgelenks- und Beckenbrüchen sind mit dem Computertomogramm in manchen Fällen besser zu beurteilen, da durch diese Technik auch die Bruchverschiebung in einem transversalen Schnitt sichtbar wird. Die konventionelle Tomographie kann zwar grundsätzlich diese Brüche nachweisen; bei der Interpretation der Bilder ist der Betrachter jedoch auf seine Fähigkeit zum räumlichen Denken angewiesen. Die unscharfen Abbildungskonturen und -strukturen der konventionellen Tomographie erschweren diesen geistigen Vorgang. Da die Art des Bruches der Ausgangspunkt für die vom Chirurgen für die Behandlung zu ziehenden Konsequenzen ist, kann die Frakturabbildung nicht scharf genug und in ihrer Lesbarkeit nicht einfach genug sein. Die Aussage wird dann von dem individuell sehr unterschiedlichen räumlichen Vorstellungsvermögen der Untersucher unabhängiger. Wenn bei negativem Röntgenbefund einschließlich tomographischer Darstellung und fortbestehendem klinischem Verdacht auf einen Knochenbruch dem Patienten aus allgemeinen Gründen z. Z. keine weiteren röntgendiagnostischen Maßnahmen zugemutet werden sollen oder können, muß nach Ablauf von höchstens 2–3 Wochen erneut röntgenuntersucht werden. Die physiologischen Abbauvorgänge am Bruchspalt führen zu einem Abbau von Knochengewebe mit abgestorbenen Osteozyten und Interzellularsubstanz – Abräumreaktion –, bevor der Bruchspalt vom Heilungsgewebe, dem Knochenkallus, überbrückt wird. Da nach 2–3 Wochen der Knochenabbau am Bruchspalt seinen Höhepunkt erreicht hat, werden feinste Frakturlinien, die sich bei der Erstuntersuchung dem Nachweis entzogen, durch Verbreiterung sichtbar (Abb. 28). Diese Röntgendiagnostik in zwei Schritten ist bei Hand- oder Fußwurzelknochenbrüchen manchmal notwendig. Besonders die Frakturen des Os scaphoideum bereiten nicht selten solche diagnostischen Schwierigkeiten, die nur durch Wiederholungsaufnahmen nach 2–3 Wochen überwunden werden können.

Röntgenbefund des Knochenbruches

Die beste Darstellung eines Knochenbruches wäre seine räumliche Abbildung. Sie würde auch am einfachsten die notwendigen therapeutischen Schlüsse erlauben. Leider steht diese Form der Abbildung für den klinischen Gebrauch nicht zur Verfügung; denn stereoskopische Röntgenaufnahmen werden routinemäßig nicht angefertigt, und die D3-Computertomographie hat nur begrenzte Indikationen. Der Befund des Arztes muß deshalb versuchen, den Mangel der flächenhaften Darstellung der räumlichen Situation durch präzise Beschreibung des Röntgenbildes und gleichzeitig phantasievolle, aber vorsichtige Interpretation des aus zwei oder mehr Richtungen abgebildeten Knochens auszugleichen.

Der klinische Alltag erfordert, daß der Knochenröntgenbefund mit der evtl. Bruchdiagnose sich bei Berücksichtigung der erforderlichen Genauigkeit dennoch kurzfaßt. Die Arbeitsteilung in der Medizin führt dabei für den befundenden Radiologen zu Problemen in der Verständigung mit dem Chirurgen, wenn ihm die chirurgische Denkweise und die Methodik der Bruchbehandlung mit ihren Problemen fremd sind. Da sich die Behandlungs-

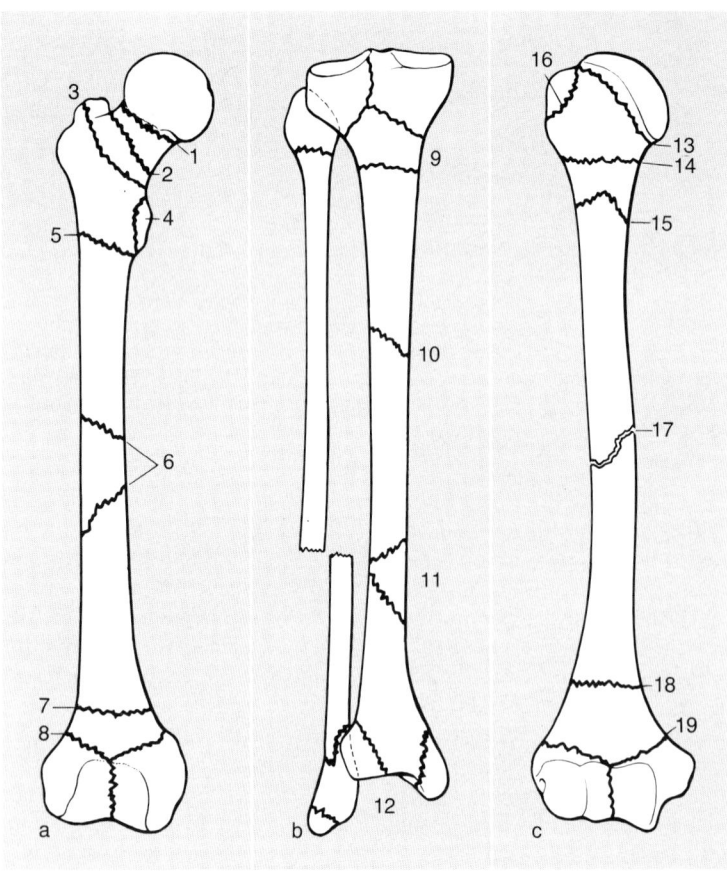

Abb. 29 a–c
Typische Frakturlokalisationen der großen Röhrenknochen mit Bezeichnung nach der Lokalisation

a Femur:
1 = subkapitaler oder medialer Schenkelhalsbruch
2 = lateraler Schenkelhalsbruch
3 = pertrochantärer Femurbruch
4 = Trochanter-minor-Bruch
5 = subtrochantärer Femurbruch
6 = Femurschaftbrüche
7 = suprakondylärer Femurbruch
8 = perkondylärer Femurbruch

b Unterschenkel:
9 = Tibiakopfbrüche, evtl. mit Fibulaköpfchenbruch
10 = Tibiaschaftbrüche
11 = Unterschenkelschaftbrüche
12 = Gelenk- bzw. gelenknahe Frakturen

c Humerus:
13 = am Collum anatomicum
14 = am Collum chirurgicum
15 = subkapitaler Humeruskopfbruch
16 = Abbruch des Tuberculum majus
17 = Humerusschaftbruch
18 = suprakondylärer Humerusbruch
19 = perkondylärer Humerusbruch

Röntgenbefund des Knochenbruches

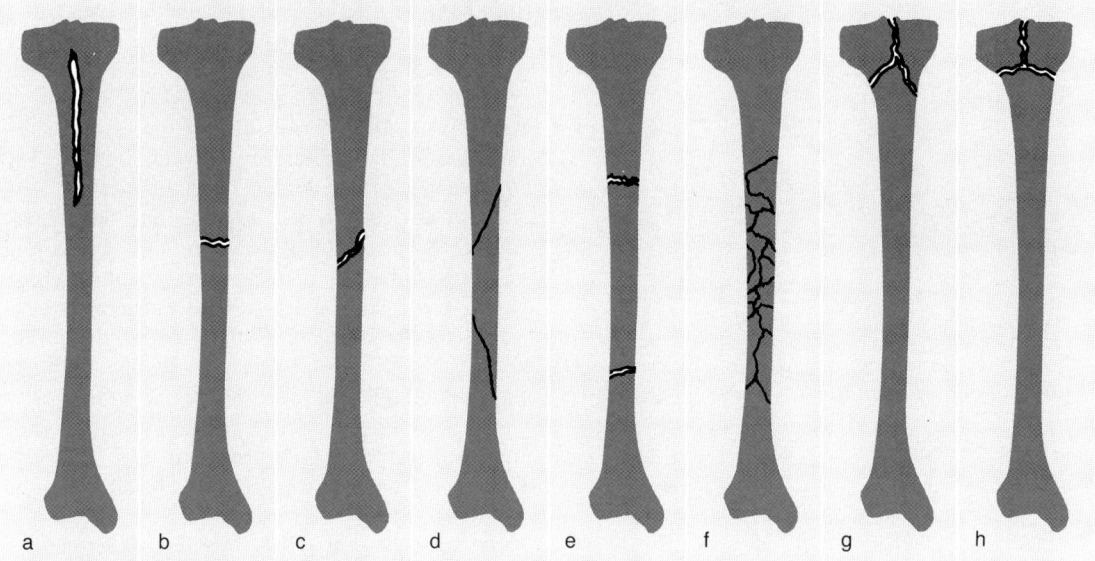

Abb. 30 a–h Typische Frakturen (Bezeichnung nach dem Frakturbild)
a Längsfissur
b Querfraktur
c Schrägfraktur
d Schraubenfraktur
e Stückfraktur
f Trümmerfraktur
g Y-Fraktur
h T-Fraktur

techniken wandeln, ist auch der Anspruch an Befunddetails Wandlungen unterworfen. Das Wesentliche des Knochenröntgenbefundes, die Beschreibung des Bruches, wird deshalb am besten in einer knappen Nomenklatur, die definierte Begriffe benutzt und diese mit genauen Achsen- und Winkelbeschreibungen kombiniert, ausgedrückt. Die wertende Beschreibung mit Ausdrücken wie „gut" oder „schlecht" gehört nicht in den Knochenbruch-Röntgenbefund. Diese Wertung ist ja auch kaum ohne vollständige Kenntnis des Patienten und seiner Situation möglich. Durch die zunehmende Verrechtlichung der Medizin können solche, wenn auch ganz anders gemeinten Befunde, als Wertung des Behandlungserfolges mißverstanden werden. Die Folge wäre im ungünstigen Falle eine Auseinandersetzung mit dem die Fraktur behandelnden Arzt oder mit dem Patienten. Zum Beispiel kann der mit Verschiebung um halbe Schaftbreite eingestauchte subkapitale Oberarmbruch klinisch zu einer funktionellen Wiederherstellung und völligen Gebrauchstüchtigkeit des Schultergelenkes und Armes führen, obwohl das Röntgenbild keine als „gut" zu bezeichnende Einrichtung des Bruches aufdeckt. Der Frakturröntgenbefund muß neben der Beschreibung des Knochenbruches die Richtung einer evtl. Verschiebung, die Winkelstellungen der Bruchstücke zueinander in allen Achsen und möglichst Aussagen über die Knochenqualitäten wie Mineralgehalt und spezifische Merkmale der Knochenarchitektur enthalten.

Die Nomenklatur der Knochenbrüche entstand nach verschiedenen Gesichtspunkten. Eine gebräuchliche und klare Nomenklatur beschreibt die Brüche nach ihrer Lokalisation am Skelettsystem (Abb. 29). Der oben bereits erwähnte subkapitale Oberarmbruch oder der Schaftbruch an der unteren Femurdrittelgrenze sind somit eindeutig lokalisiert. Eine weitere Nomenklatur benutzt den Bruchlinienverlauf zur Beschreibung: Quer-, Schräg-, Längs-, Schrauben-, Stück-, Trümmer-, Splitter-, Y- und T-Frakturen. Sie geben eine Beschreibung, die mit der angefügten Lokalisation des Bruches zusammen einen gut verständlichen Befund darstellt (Abb. 30). Bei manchen häufig vorkommenden Brüchen hat sich aus der lokalisationsbezogenen Nomenklatur ein eigenes Schema entwickelt, bei dem durch Hinzufügung einer Numerierung oder Gradeinteilung gleichzeitig spezifische Behandlungsprobleme berücksichtigt werden (Abb. 31–34). Die Einteilung der medialen Schenkelhalsfrakturen nach dem Verlauf der Hauptbruchlinie im Röntgenbild im Verhältnis zur Waagerechten enthält nach Pauwels eine Einteilung in Brüche, bei der entweder die auf die Bruchebene einwirkenden Kräfte der Bruchheilung förderlich oder teils förderlich, teils hinderlich oder – bei der dritten Gruppe – nur hinderlich sind. Die von Pauwels beschriebenen Brüche mit einem Winkel von 25 Grad zwischen Hauptbruchlinie und Waagerechter werden bei Belastung des gebrochenen Knochens stabilisiert. Diese mechanische Konstellation wird als Gruppe 1 bezeichnet. In der Gruppe 2 finden wir Brüche, bei der einerseits ein Teil der Belastung die Bruchenden als Kraftvektor

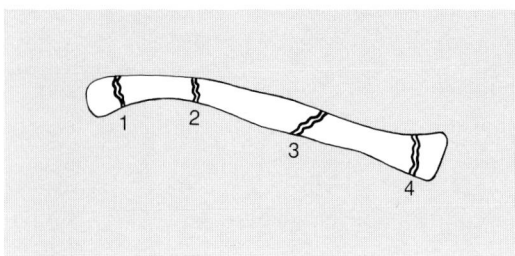

Abb. 31
Typische Frakturlokalisationen an der Klavikula
1 = Frakturen nahe dem akromialen Ende
2 = Frakturen an der schwächsten Stelle
3 = Frakturen an der Überkreuzung der I. Rippe (vgl. Abb. 32)
4 = Frakturen nahe dem Sternum

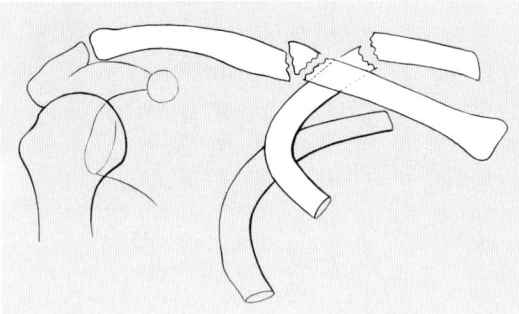

Abb. 32 Klavikulafraktur mit gleichzeitiger Fraktur der I. Rippe, die sozusagen ein Hypomochlion bildet, über dem die Klavikula brach, ehe sie selbst frakturierte (vgl. 3 in Abb. 31)

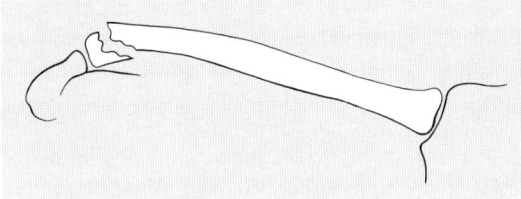

Abb. 33 Klavikulafraktur mit Sprengung der Bandverbindung zum Processus coracoideus

aufeinander preßt und ein anderer Kraftvektor im Sinne einer Scherkraft wirksam wird. Der Winkel zwischen Hauptbruchlinie und Waagerechter beträgt 40 Grad. Die Gruppe 3 umfaßt Brüche mit einem Winkel von 70 Grad zwischen Hauptbruchlinie und Waagerechter. Hier wirken nur noch heilungsverhindernde Kräfte ein. Es werden eine Scherkraft- und eine Zugkraftkomponente am Schenkelkopffragment wirksam. Die Zuordnung zu den Gruppen 1-3 erfolgt also nach unterschiedlichen biomechanischen Konstellationen, welche für die Behandlung von allergrößter Bedeutung sind (Abb. 35). Eine weitere geläufige Beschreibung leitet sich aus dem Bruchmechanismus her (Abb. 36). Beispielsweise entsteht die Meißelfraktur am Radiuskopf dadurch, daß die Kante des Capitulum humeri mit Gewalt auf das Radiusköpfchen prallt und wie mit einem Meißel ein Knochenstück abspaltet. Weitere derartige Bezeichnungen sind Stauchungs-, Dreh-, Biegungs-, Scher-, Berstungs-, Kompressions- und Impressionsbrüche. Das Röntgenbild des Drehbruches eines großen Röhrenknochens zeigt einen spiralförmigen Bruchlinienverlauf, der nach der Kenntnis der Frakturmechanik durch eine übermäßige Torsionsbelastung des Knochens entstanden ist. Der ausgesprengte Biegungskeil beim Biegungsbruch zeigt uns bei der Bildanalyse, auf welcher Seite des Knochens die größte Zugbelastung und wo die größte Druckbelastung durch Biegen des Knochens zu einem derartigen Bruch Anlaß gaben.

Ein ganz ähnlicher Bruchmechanismus liegt dem Berstungsbruch des Hirnschädels zugrunde. Die Impressionsfraktur der Schädelkalotte durch einen Schlag läßt nach dem Röntgenbefund Rückschlüsse auf die Richtung der einwirkenden Gewalt zu. Aus der Abbildung des Kompressionsbruches eines Wirbelkörpers können wir die Einwirkungsrichtung der schädigenden Kraft ebenfalls sehr genau ablesen.

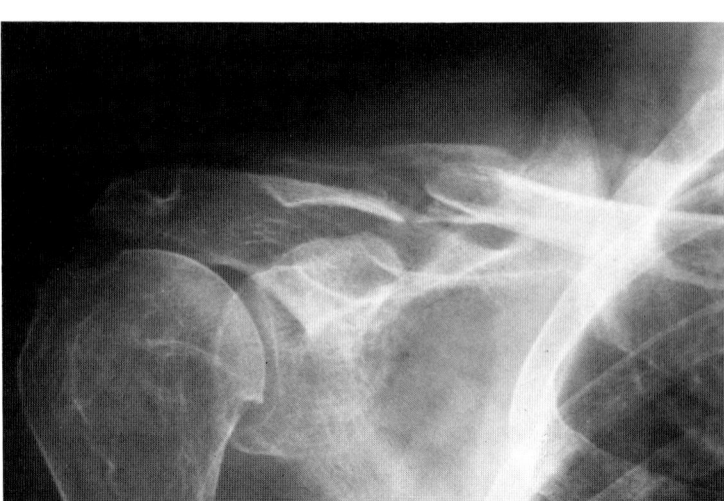

Abb. 34 Weiblich, 60 Jahre: Klavikulastückbruch rechts mit nur geringer Dislokation der Fragmente

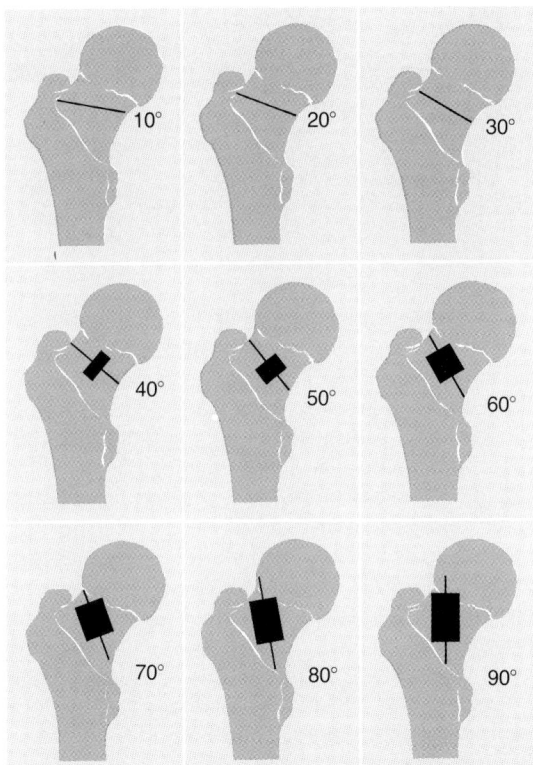

Abb. 35 Nach *Pauwels* bestimmt der Neigungswinkel der Fraktur die zur Heilung erforderliche Widerstandsfähigkeit des Knochenregenerates. Die verschieden starken Balken im Schenkelhals symbolisieren diese Kraft. Bis 30-Grad-Winkel des Bruchverlaufes im Verhältnis zur Waagerechten wird das Kopffragment praktisch direkt auf die distale Bruchebene gepreßt. Die Scherkräfte sind gering

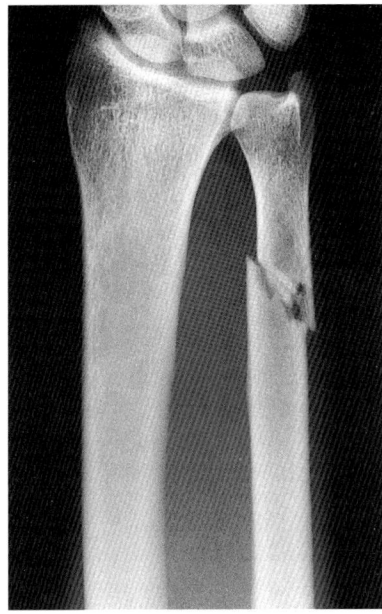

Abb. 36 Männlich, 31 Jahre: distale Ulnafraktur, kaum disloziert (Parierfraktur)

Abb. 37 a u. b Besondere Verrenkungsbrüche am Unterarm
a Monteggia-Fraktur: Radiusköpfchenluxation nach volar mit proximaler Ulnafraktur
b Radiusköpfchenluxation nach dorsal mit proximaler Ulnafraktur

Bei einer ganzen Anzahl von Knochenbrüchen hat sich die Bezeichnung mit einem Autorennamen als praktisch erwiesen, da eine Beschreibung des Bruches über Lokalisation und Entstehungsmechanismus zu sehr langen und umständlichen Namen führt. Als Beispiel soll der „proximale Ellenbruch mit Radiuskopfluxation nach volar" statt des heute allgemein gebräuchlichen Namens Monteggia-Fraktur nach dem Erstbeschreiber dienen (Abb. 37 u. 38). Andere Beispiele sind die Galeazzi-Fraktur, die Bennett-Fraktur oder die Colles-Fraktur. Ein Nachteil der Bruchbezeichnung mit einem Autorennamen ist, daß der befundende Arzt und der Leser des Befundes die mit diesem Eigennamen verbundene Bruchdefinition genau kennen müssen.

Ein Beispiel für eine rein deskriptive Benennung von Brüchen sind die Defektbrüche. Durch ein Rasanztrauma entsteht ein Knochenbruch mit Knochengewebsdefekt. Beim Schußbruch werden durch das Projektil Knochenfragmente aus dem

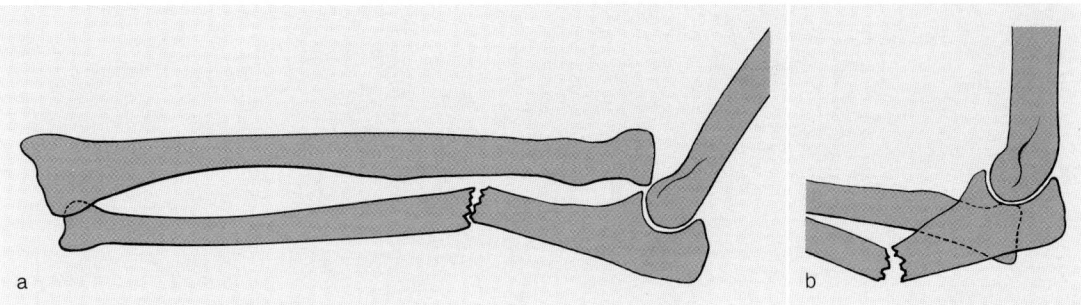

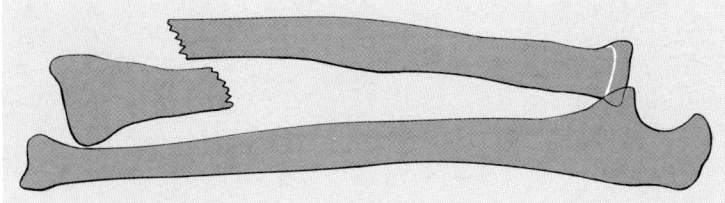

Abb. 38
Galeazzi-Fraktur: distale Radiusschaftfraktur und Luxation der Ulna nach distal

Körper herausgerissen, so daß ein Defekt entsteht. Ohne weitere Beschreibung ist ein solcher Begriff zu ungenau (Abb. 39).
Die Brüche an der Knöchelgabel des Unterschenkels geben uns zwei weitere Nomenklaturbeispiele, die sich aus den Behandlungsmöglichkeiten herleiten. Eine früher gebräuchliche Nomenklatur dieser Brüche bezieht sich auf den Unfallmechanismus und die daraus abgeleiteten Einrichtungsmanöver dieser Kombinationsverletzungen nach dem Radiologen LAUGE-HANSEN (1952). Er teilte die Brüche des oberen Sprunggelenkes in Abduktions- und Adduktionsfrakturen, evtl. kombiniert mit Pronation oder Supination, ein. Für die Einrichtung und konservative Behandlung dieser Brüche war diese Einteilung und Nomenklatur praktikabel. Der chirurgische Leitsatz für die Behandlung lautete: Die Reposition muß den gegenläufigen Mechanismus der Bruchentstehung vollführen.
Je genauer die Röntgenbildanalyse und anschließend der Einrichtungsvorgang diese Forderung erfüllen, desto besser ist der Erfolg einer Behandlungsmaßnahme. Da heute nur noch an wenigen Orten nach dieser Nomenklatur eingeteilt und entsprechend konservativ behandelt wird, soll hier nur eine kurze Beschreibung erfolgen. Bei der Supination wird die mediale Fußkante gehoben und die laterale gesenkt. Pronation bedeutet Hebung der lateralen und Senkung der medialen Fußkante. Wenn Fußwurzel, Mittelfuß und Vorfuß in dieser Bewegung ihre Endstellung erreicht haben und die Bewegung in der eingeschlagenen Richtung weitergeführt wird, folgt bei der Supination die Adduktion des Fußes im unteren Sprunggelenk. Bei der

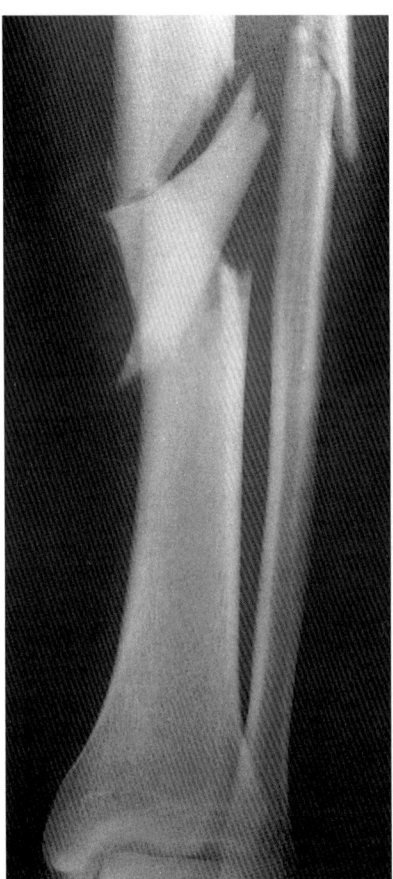
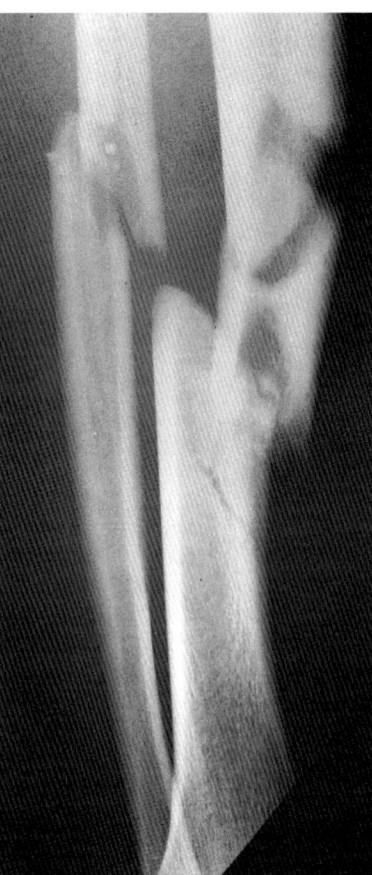

Abb. 39 a u. b
Männlich, 20 Jahre: Motorradunfall, dadurch Unterschenkelfraktur an der distalen Drittelgrenze der Tibia. Durch direktes Trauma ist ein Tibiafragment herausgebrochen und um 30 Grad in der Längsachse rotiert worden

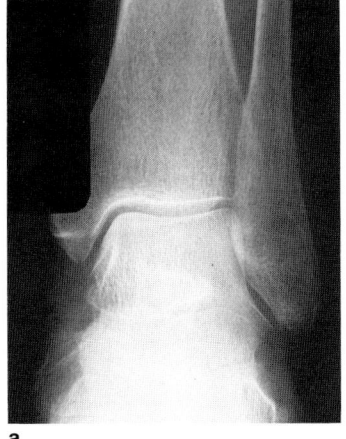
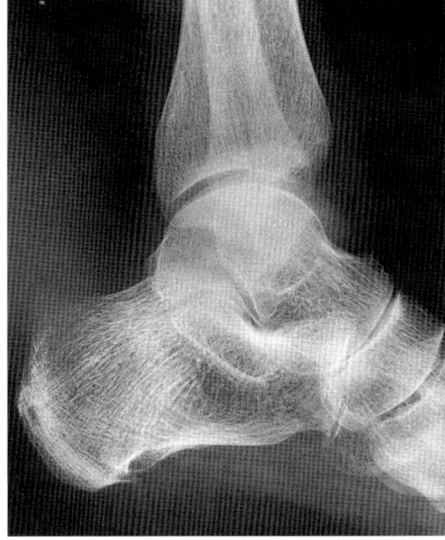
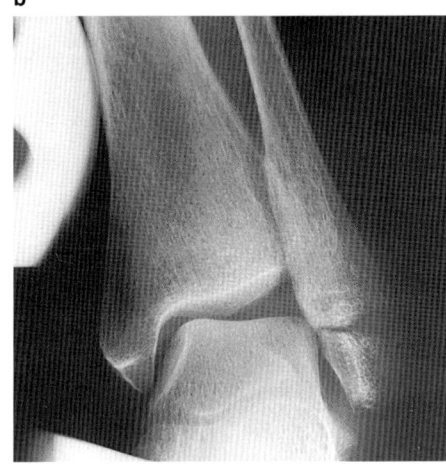

Abb. **40 a–c**
Weiblich, 72 Jahre
a u. **b** Außenknöchelbruch, Typ Weber A. Oberes Sprunggelenk. Fraktur nicht erkennbar
c In der gehaltenen Aufnahme wird die Fraktur sichtbar. Taluskippung 14 Grad

Pronation geht die Bewegung über in eine Abduktion des unteren Sprunggelenkes. Bei beiden Bewegungsrichtungen bildet die Gelenkkette des Fußskelettes bis zum Talus hinauf nach Erreichen der absoluten Endstellung eine fixierte funktionelle Einheit durch maximale Anspannung aller Gelenkkapseln und Bänder. Eine weiter in derselben Richtung einwirkende Kraft führt zu Verletzungen der Sprunggelenksgabel. Es entstehen die Supinations-Adduktions-Frakturen oder die Pronations-Abduktions-Frakturen. Durch zusätzliche Rotationskräfte im Sinne der Eversion oder Inversion des gesamten Fußes um die verlängerte Tibialängsachse kommen die Supinations-Eversions-Frakturen (etwa 60% der Knöchelbrüche fallen in den Schweregraden I–IV unter diese Bezeichnung), die Pronations-Eversions-Frakturen und die Pronations-Inversions-Frakturen zustande. Nur etwa 1–2% der Sprunggelenksbrüche lassen sich jedoch mit der genetischen radiologischen Klassifikation nach LAUGE-HANSEN nicht einordnen.

Das zweite Nomenklaturbeispiel, bei dem sich die Einteilung und die Benennung der Brüche der Knöchelgabel aus den Behandlungsmöglich- und -notwendigkeiten herleiten, ist das Schema nach B. G. WEBER. Die Frakturen werden bei Luxationsfrakturen der Knöchelgabel in drei Grundtypen eingeteilt: Der Typ A enthält alle Brüche, die *distal* der vorderen tibiofibularen Syndesmose verlaufen (Abb. **40**). Beim Typ B verlaufen die Fibulafrakturen *in der Höhe* dieser Syndesmose (Abb. **41** u. **42**). Beim Typ C finden wir den Fibulabruch *proximal* der Syndesmose (Abb. **43**). Der Bezug zur tibiofibularen Syndesmose ist für die operative Versorgung dieser Frakturen so wichtig, weil beim Typ C die vordere Syndesmose immer zerrissen ist und bei der Frakturversorgung genäht werden sollte. Beim Typ B ist die Syndesmosenverletzung fakultativ oder aber nur partiell zu finden. Der Typ A enthält nur Frakturen ohne Syndesmosenverletzung. Jeder der drei Haupttypen A–C wird weiter aufgegliedert entsprechend den Mitverletzungen

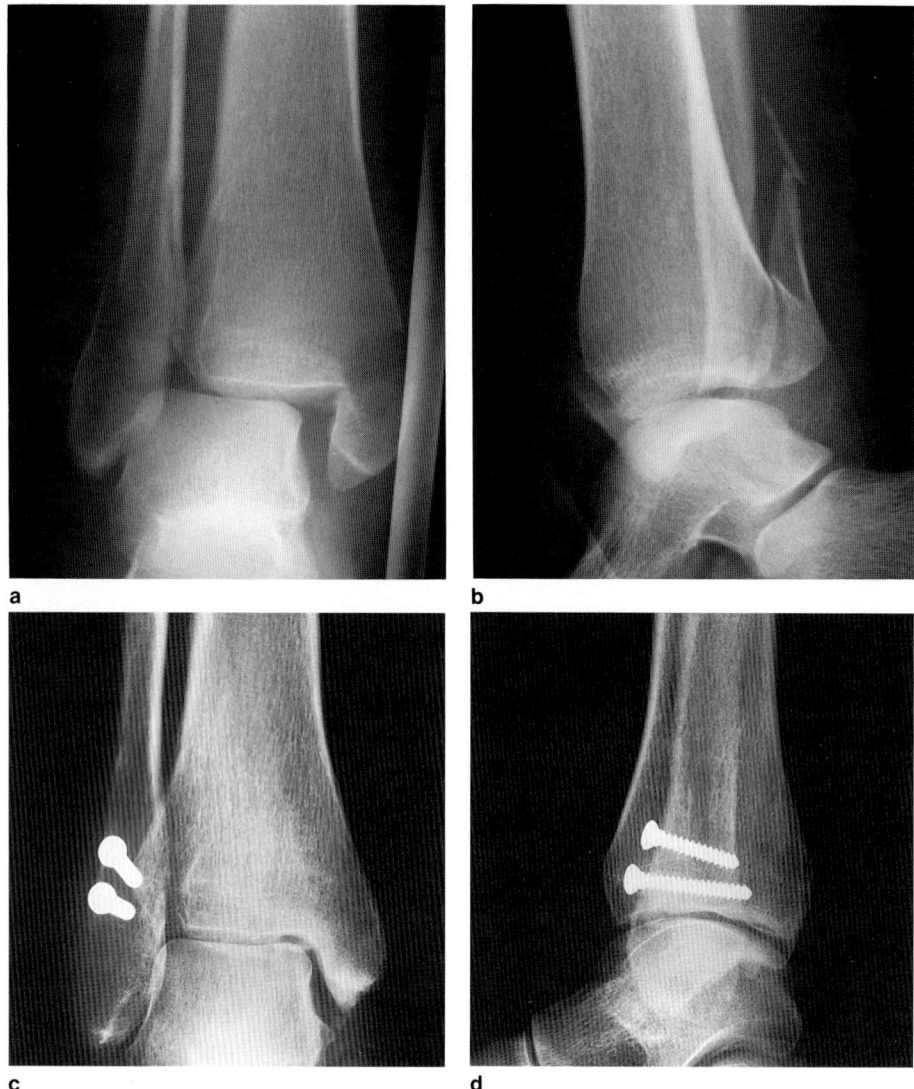

Abb. **41 a–d** Weiblich, 50 Jahre
a u. b Talokrurale Luxationsfraktur, Typ Weber C mit Innenknöchelfraktur und Abbruch der dorsalen distalen Tibiakante. Der Talus steht nach lateral subluxiert. Durch den Riß der vorderen Syndesmose klafft der tibiofibulare Gelenkanteil
c u. d 1 Jahr später nach Knochenheilung und teilweiser Metallentfernung. Das distale dorsale Tibiakantendreieck ist ohne Fixierung stufenfrei wieder angeheilt, da es außerhalb der belasteten Gelenkfläche lag. Der obere Sprunggelenkspalt ist leicht verschmälert. Es zeigt sich eine beginnende posttraumatische Arthrose, obwohl die Brüche anatomisch exakt eingerichtet worden waren

im Bereich der Tibia und des tibiaseitigen Bandapparates. Durch die Zunahme der operativen Versorgung der Malleolarfrakturen mit möglichst anatomiegerechter Wiederherstellung des Knochens und des Bandapparates hat das Schema nach WEBER die bereits erwähnte genetische radiologische Klassifikation dieser Brüche verdrängt. Die Operations- und Behandlungsplanung ist mit dem Einteilungsschema nach WEBER einfacher und genauer möglich. Das posttraumatische Röntgenbild erlaubt in nahezu allen Fällen die genaue Zuordnung.

Nach der generellen Beschreibung von Frakturlokalisation und Frakturtyp oder Bruchlinienverlauf soll die Dislokationsrichtung beschrieben werden. Die Messung in Millimetern oder Zentimetern ist nicht sinnvoll, da der aktuelle Abbildungsfehler der beurteilten Aufnahmen nur bei Meßaufnahmen ersichtlich ist. Es würde nur eine nicht gegebene Genauigkeit vorgetäuscht. Für geringfügigere Verschiebungen ist die abgebildete Kompaktabreite in Bruchhöhe ein gebräuchlicher Bezugsmaßstab. Zur Beschreibung größerer Verschiebungen der Bruchenden kann man die Schaftbreite in

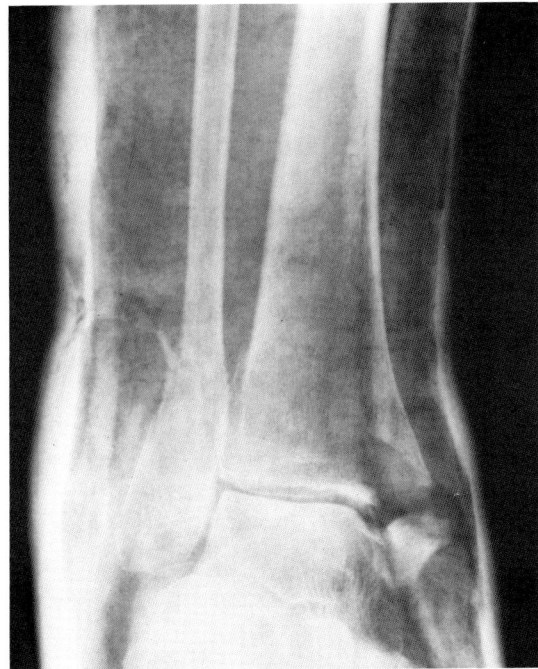
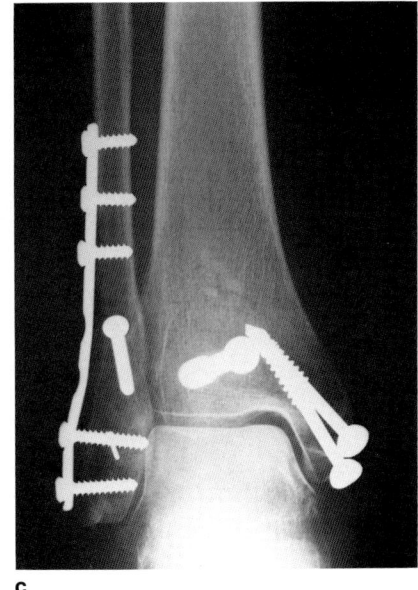
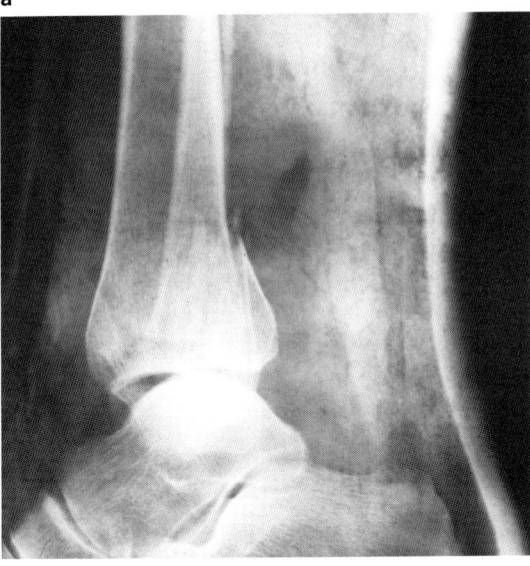

Abb. 42 a–c Weiblich, 59 Jahre
a u. b Verrenkungsbruch des oberen Sprunggelenkes, Typ Weber B mit Innenknöchelbruch und Abbruch eines dorsalen, distalen Tibiakantendreiecks. Mißlungener geschlossener Repositionsversuch. Röntgenaufnahmen im Gipsverband. Der Außenknöchel steht noch in Verkürzungsstellung mit Valgusknick. Der Innenknöchel ist rotiert. Das dorsale, distale Tibiakantendreieck ist nach proximal verschoben. Es nimmt etwa 40% der distalen Tibiagelenkfläche ein
c 8 Wochen später. Nach Osteosynthese optimale Frakturreposition, beginnende Knochenheilung

Frakturhöhe in Anteilen oder dem Mehrfachen als Bezugsgröße benutzen. Die Angabe der Achsenknickung von Röhrenknochen in Winkelgraden ist für den Vergleich der Situation vor und nach Behandlung meistens unerläßlich. Die bloße Schätzung von Fehlstellungswinkeln führt besonders bei kleinen gelenknahen Fragmenten zu Fehlern. Man ist regelmäßig davon überrascht, daß die Dislokationswinkel im Vergleich zur Messung stark unterschätzt werden.
Rotationsfehlstellungen sind auf normalen Röntgenaufnahmen nicht meßbar. Es gibt jedoch Indizien für das Vorliegen eines Rotationsfehlers wie z. B. die sprunghafte Kortikalisbreitenänderung von einem Bruchende zum anderen oder „versetzte" Konturlinien. Die Abbildung der benachbarten Gelenke hilft ebenfalls, einen Rotationsfehler zu diagnostizieren, und ist deshalb bei posttraumatisch angefertigten Röntgenbildern zu fordern. In der Praxis wird die Rotationsfehlstellungsdiagnose bei frischen Knochenbrüchen zunächst klinisch einzuschätzen sein. Rotationsfehler nach Knochenheilung sind mit Spezialaufnahmen oder durch Computertomographie festzustellen und mit einer gewissen Fehlerbreite auch meßbar.
Als Beispiel wird für die Einstellung nach DUNN

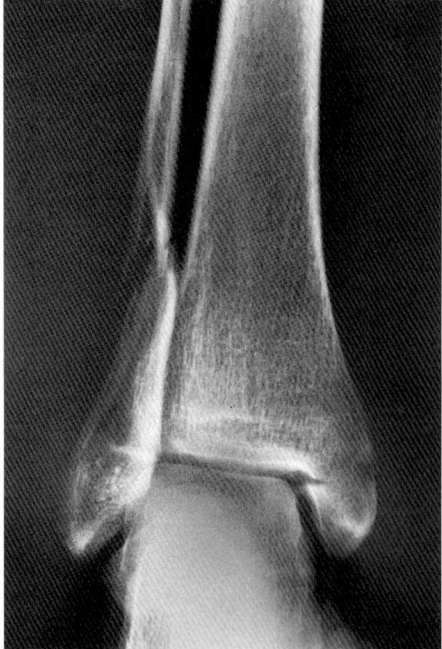

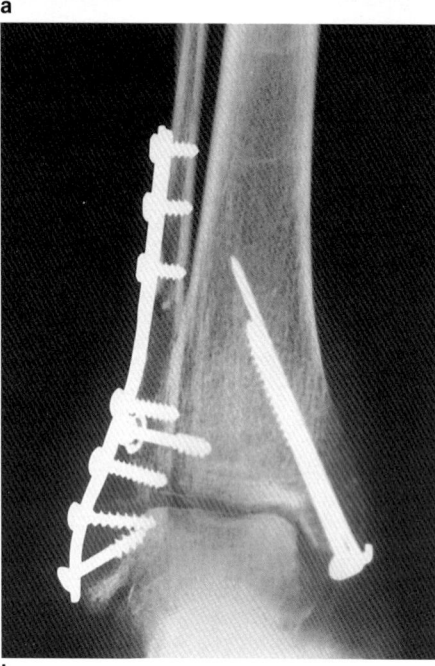

Abb. 43 a u. b Weiblich, 56 Jahre
a Sprunggelenksfraktur Typ Weber C mit Abbruch des Innenknöchels in Höhe des Gelenkspaltes des oberen Sprunggelenkes
b Nach Osteosynthese. Das aus der Tibia am Ansatz herausgerissene vordere Syndesmosenband ist mit einer Schraube mit Unterlegscheibe refixiert worden

Abb. 45 a–e Typische Dislokationen: Dislocatio ad ▶
a axim = Achsknickung
b latus = Seitverschiebung
c longitudinem cum contractione = Verkürzung
d longitudinem cum distractione = Verlängerung
e peripheriam = Rotation

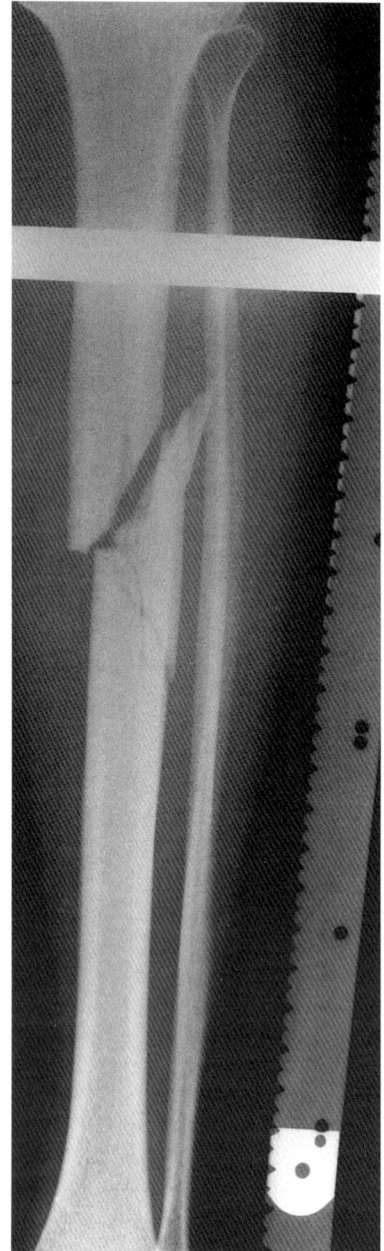

Abb. 44 Meßaufnahme vor Nagelung. Die Meßlatte wird in Knochenhöhe fixiert und mit 1 m Fokus-Film-Abstand mitgeröntgt

Abb. 46 a–c Männlich, 41 Jahre: erneute Femurfraktur 2 Monate nach Entfernung des Y-Verriegelungsnagels nach Heilung einer subtrochantären Femurfraktur rechts (Treppensturz). *Keine* Refraktur, da andere Bruchlokalisation

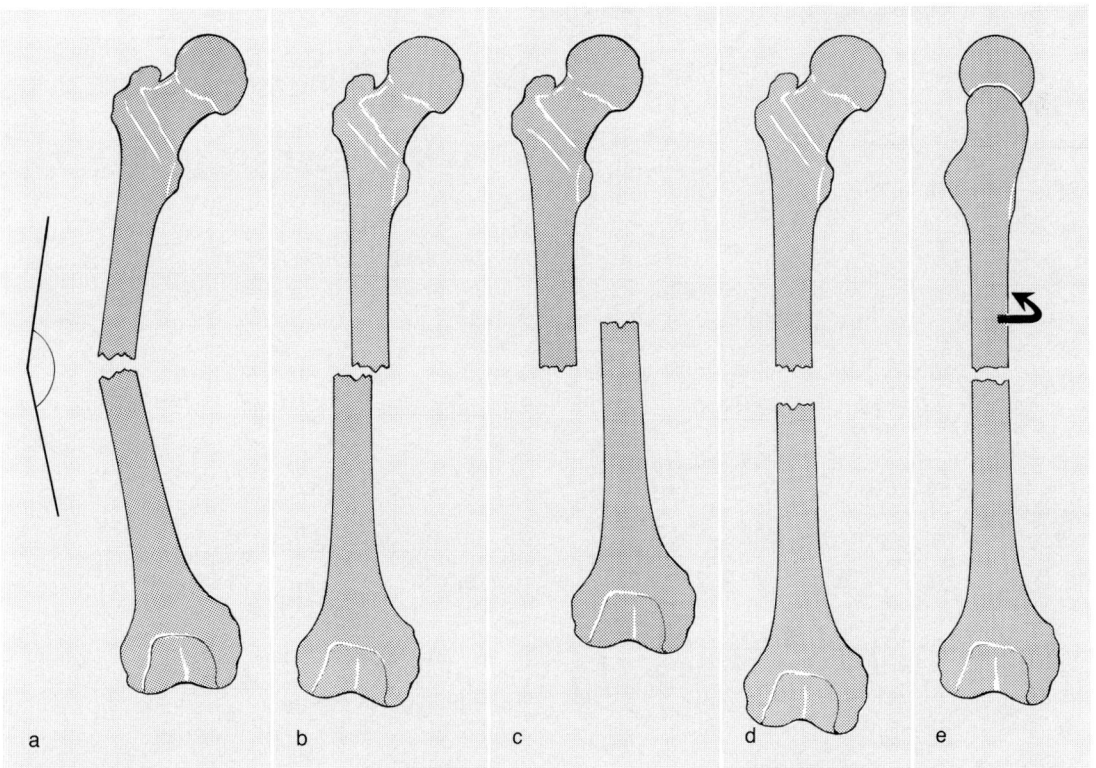

Abb. **45 a–e** (Leg. s. S. 30 oben)

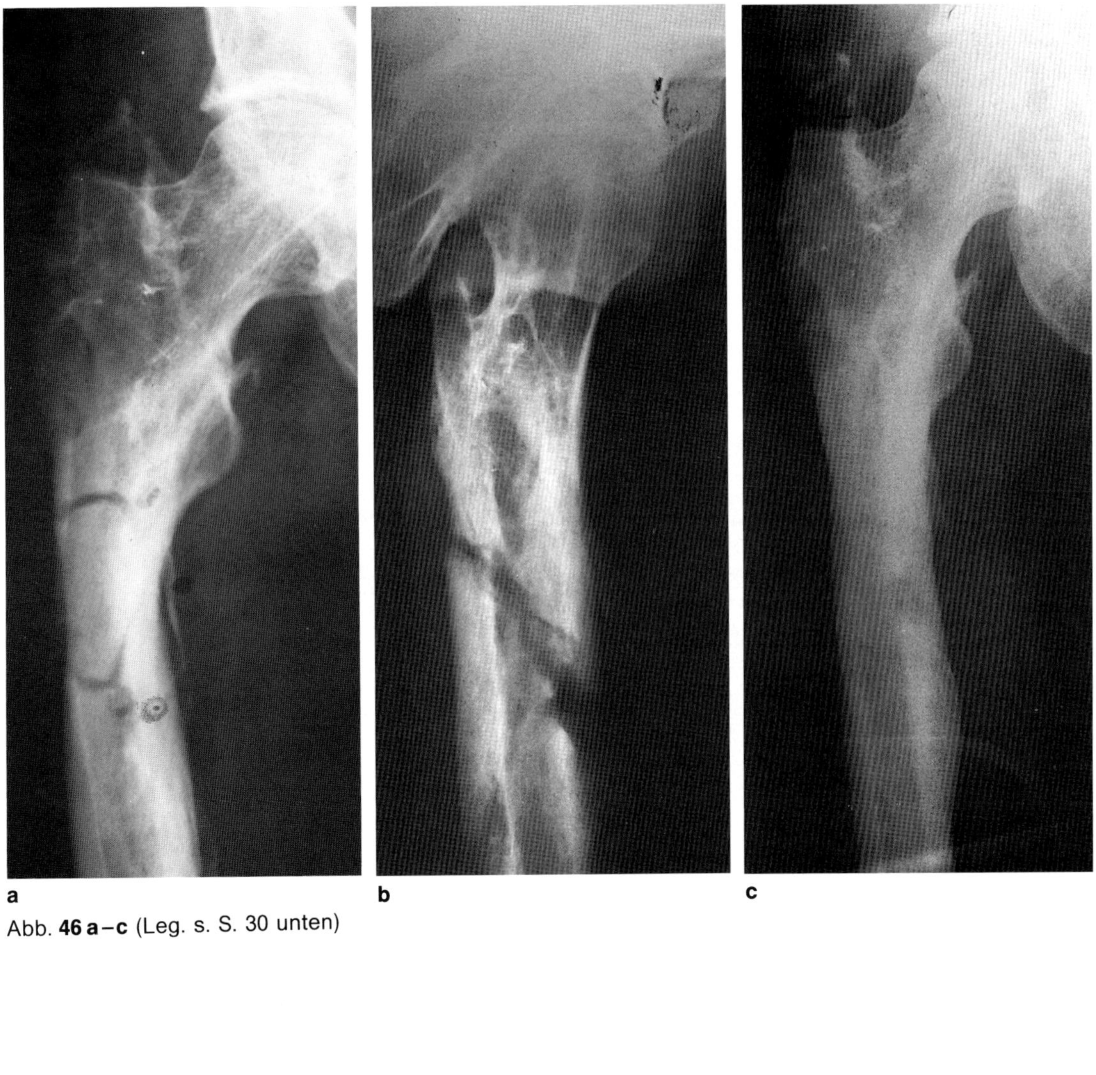

Abb. **46 a–c** (Leg. s. S. 30 unten)

zur Feststellung von Rotationsfehlern am proximalen Femur von v. LAER (1984, 1986) ein durchschnittlicher Fehler bis 10 Grad angegeben. Trotz dieser Unsicherheit soll der Röntgenbefund den Hinweis auf einen Rotationsfehler enthalten, um den Kliniker zur klinischen Kontrolle zu veranlassen.

Wenn zur Vorbereitung und Durchführung einer Osteosynthese genaue Maßangaben von Dislokationen, Knochendicke oder Kortikalisbreite erforderlich sind, müssen Meßaufnahmen mit definierten Aufnahmebedingungen angefertigt werden (Abb. **44**). Beispielsweise ist für die Bestimmung der Marknageldicke vor einer Küntscher-Nagelung die Meßaufnahme mit 1 m Fokus-Film-Abstand als Meßaufnahme brauchbar. Der Vergrößerungsfaktor beträgt bei diesen Aufnahmebedingungen etwa 10%. Eine andere Methode der Meßaufnahme ist die Anbringung einer strahlenundurchlässigen Meßlatte in Knochenhöhe. Sie wird dann mit demselben Fehler dargestellt wie der Knochen und erlaubt eine genaue Bestimmung der Knochenlänge und Markhöhlenweite.

Die Skizzen der Abb. **45** zeigen die typischen Dislokationsrichtungen der Bruchenden. Ein Bruch kann disloziert sein:

a) ad axim = Achsenknickung,
b) ad latus = Seitverschiebung,
c) ad longitudinem cum contractione = Verkürzung,
d) ad longitudinem cum distractione = Verlängerung,
e) ad peripheriam = Verdrehung.

Die Dislokation bei gelenknahen Brüchen wird oft dadurch charakterisiert, daß beschrieben wird, ob das *körperferne* Bruchstück abduziert oder adduziert ist. Diese Bezeichnungen sind bei proximalen Humerus- oder medialen Schenkelhalsbrüchen gebräuchlich (Abb. **46**).

Knochenheilung

Primäre Knochenheilung

SCHENK und WILLENEGGER haben 1964 Versuchsergebnisse veröffentlicht, die eine bereits 1949 von DANIS beschriebene kalluslose Verschmelzung zweier Knochenfragmente unter Ruhigstellung mit einem Druck von etwa 30 kp histologisch sichtbar werden ließ. Im Versuch heilte ein quer osteotomierter Hunderadius nach Ruhigstellung mit einer AO-Druckplatte durch direktes Vorwachsen von Osteonen über den Sägespalt hinweg in das gegenüberliegende Knochenfragment. Ein Kallusgewebe entstand nicht. Die den Sägespalt überbrückenden Osteone führten also zu einer Vereinigung der Knochenenden durch eine primäre Herstellung der ursprünglichen Kompaktastruktur. Diese Versuchsergebnisse lösten eine Diskussion darüber aus, ob eine solche „primäre Knochenheilung" (Abb. **47**) die bessere Form der Knochenheilung sei und deshalb auch, wenn immer möglich, angestrebt werden sollte. Bei vielen klinischen Beispielen gelang es bei fugenloser Reposition und Aufrechterhaltung der Reposition durch eine Druckplatten- und Schraubenosteosynthese oder durch eine alleinige Schraubenosteosynthese, diese im Tierversuch erreichten Ergebnisse zu wiederholen (Abb. **48**). Für die Röntgendarstellung des Heilungsfortschrittes ist die primäre Knochenheilung ein Problem. Da bei der Reposition kein im Röntgenbild nachweisbarer Bruchspalt bestehenbleibt, der von einem immer dichter werdenden Kallus überbrückt wird, ist die Beurteilung des Heilungsforschrittes auf dem Röntgenbild sehr schwierig. Nur durch Erfahrung gewonnene Zeitangaben für die Mindesheilungszeit können bei primären Osteosynthesen zu frühzeitige Materialentfernung und dadurch ein Wiederauseinanderfallen der Fragmente verhindern. Tritt bei einer Platten- oder

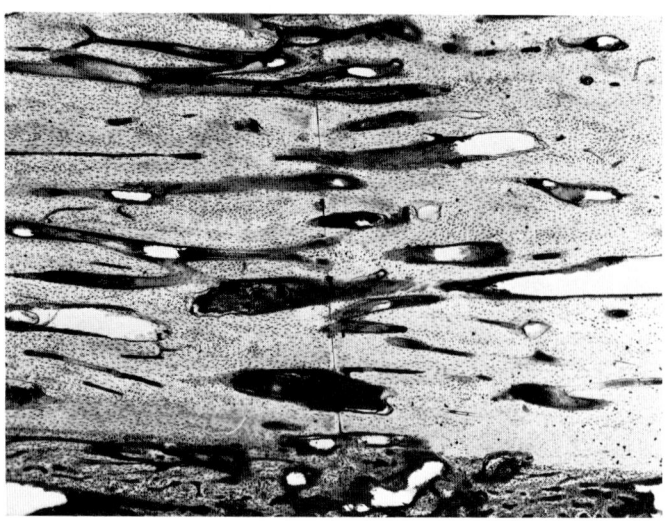

Abb. **47** Primäre Heilung einer queren Osteotomie am Radius des Hundes nach Osteosynthese mit Druckplatte. Der sehr schmale Osteotomiespalt wird von Osteonen von beiden Seiten aus überbrückt. So entsteht primär vollwertiger lamellärer Knochen (aus *Schenk* u. *Willenegger*, Langenbecks Arch., Kongreßbericht 1964)

Abb. **48 a** u. **b** Weiblich, 15 Jahre
a distale Tibiafraktur nach Zugschraubenosteosynthese. Frakturlinien post op. kaum noch erkennbar (stufenlose Reposition!)
b 8 Monate später, Knochenheilung ohne sichtbare Kallusbildung (primäre Knochenheilung)

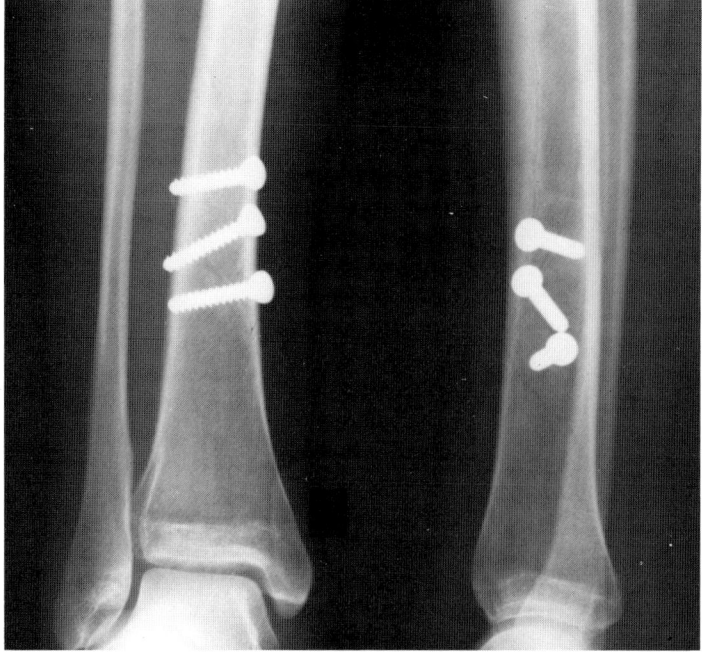

a

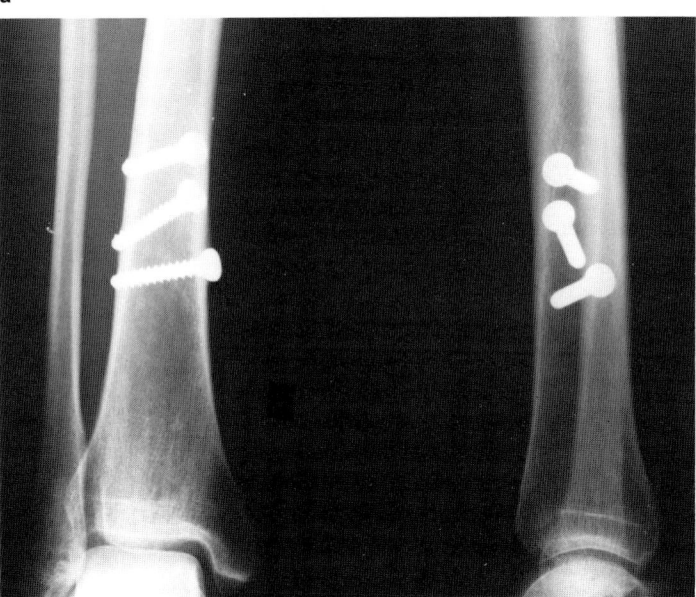

b

Schraubenosteosynthese mit interfragmentärer Kompression sichtbares Kallusgewebe auf, so ist der Rückschluß erlaubt, daß die Osteosynthese nicht zur primären Knochenheilung führte, weil entweder die Reposition ungenügend oder die Fixation nicht fest genug war.

Knochenheilung über Kallus

Der übliche Heilungsweg gebrochener Knochen verläuft über die Bildung von Kallus zur Überbrückung und Fixierung des Bruchspaltes. Dieser Heilungsweg wird als sekundäre Knochenbruchheilung bezeichnet. Durch den Bruch des Knochens entsteht bei der Zerreißung der intramedullären, der intrakortikalen und der periostalen Blutgefäße ein Hämatom. Dieses Frakturhämatom wird organisiert. Dadurch entsteht ein Granulationsgewebe, d. h. ein gefäßreiches, lockeres Bindegewebe. Das lockere Bindegewebe wandelt sich in straffes Bindegewebe um, in dem Knorpelzellen durch Differenzierung von Bindegewebszellen erscheinen. Dieses Stadium der Kallusgewebsentwicklung wird als fibrokartilaginärer Kallus bezeichnet. Die eigentliche Knochenneubildung geht

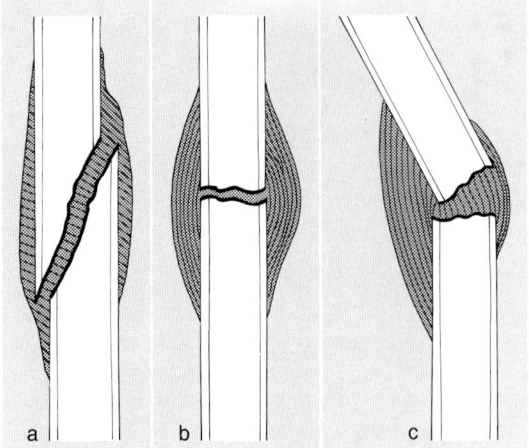

Abb. 49 a–c Kallusformationen
a bei Schrägbruch   b bei Querbruch,
c asymmetrische Kallusformation bei Winkelfehlstellung des Bruches (wirkt als automatischer Fehlstellungsausgleich)

von „Osteoprogenitorzellen" des Periostes und des Endostes aus. Der nun entstehende Knochen ist ein Geflechtknochen. Im Röntgenbild ist er als mineralhaltiges Kallusgewebe, welches den Frakturbereich in Spindelform überbrückt und den sichtbaren Bruchspalt mehr oder weniger ausfüllt, zu erkennen. Das damit erreichte Stadium der Knochenheilung wird als das Stadium des ossären Kallus bezeichnet (Abb. 49). Unter dem funktionellen Streß der Wechselbelastung von Druck und Entlastung wird dieser Geflechtknochen in Lamellenknochen umgebaut (Abb. 50).

Voraussetzungen für ungestörten Ablauf der Knochenbruchheilung sind eine ausreichende Blutversorgung und die Ausschaltung von Dehnung und Scherkräften am Bruchspalt. Die „anatomische" Reposition der Frakturenden fördert die schnellere Knochenbruchheilung. Sie ist jedoch kein Conditio sine qua non, wenn die anderen Voraussetzungen erfüllt werden, d.h. daß auch auf Distanz stehende Frakturenden über die sekundäre Knochenbruchheilung knöchern fest verheilen können. Treten am Bruchspalt außer Druckkräften noch Dehnungs- oder Scherkräfte auf, so wird die Umwandlung des bindegewebigen Kallus in knöchernen Kallus verzögert oder sogar verhindert. Wenn eine Fraktur sich erst zwischen 15 und 20 Wochen knöchern konsolidiert, spricht man von einer verzögerten Knochenbruchheilung. Nach mehr als halbjähriger Verzögerung der Kallusverknöcherung mit Bestehenbleiben des bindegewebigen Kallus wird von der Pseudarthrose – dem Falschgelenk – gesprochen. Durch Ausschaltung der Scherkräfte und Dehnungsbeanspruchungen kann eine Pseudarthrose zur Aushei-

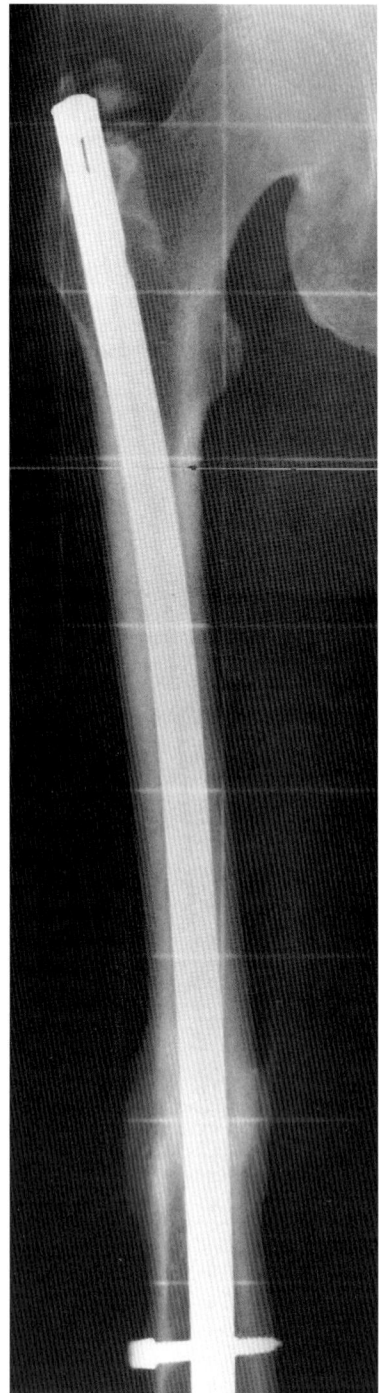

Abb. 50 Männlich, 29 Jahre: Nach dynamischer linksseitiger Oberschenkelverriegelungsnagelung stellt sich ein knöchern verheilter Femurbruch an der distalen Drittelgrenze dar. Ein geringfügiger „Unruhekallus" ist aufgetreten

lung gebracht werden. Druckkräfte am Bruchspalt in physiologischer Belastungsrichtung werden als förderlich für die Pseudarthroseheilung angesehen. Aus dem oben geschilderten Ablauf ist zu folgern, daß eine Pseudarthroseheilung in der Praxis nur durch operative Fixierungsmaßnahmen herbeigeführt werden kann. Im Gipsverband sind Bruchenden fast nie derart zu fixieren, daß eine Pseudarthrose zur Ausheilung kommt. Knochenbrüche mit großer Bruchfläche wie z. B. lange Schrägbrüche oder Brüche im spongiösen Knochen des Schienbeinkopfes, der Trochanterregion oder des distalen Femurendes heilen im allgemeinen mit einer geringeren Menge von sichtbarem Kallus. Wenn spongiöser Knochen bricht oder eine große Anzahl von Haversschen Systemen in der Kompakta zerstört ist, wird eine größere Menge an endostalem Kallus gebildet. Die typische Kallusspindel sehen wir bei Schaftbrüchen der Röhrenknochen und dabei wiederum besonders ausgeprägt bei kurzen Schräg- oder Querbrüchen. Diese Frakturen sind mechanisch instabil. Das Heilungsgewebe wird sehr leicht Zug- und Scherkräften ausgesetzt. Es ensteht primär eine größere periostale Kallusmasse, die als Manschette bei ihrer knöchernen Verfestigung die kleinen Bruchflächen fixiert. Bei Schaftbrüchen der Röhrenknochen – besonders ausgeprägt bei kurzen Schräg- oder Querbrüchen – entsteht viel periostaler Kallus, der sich in typischer Weise wie eine Spindel von einem Bruchstück zum anderen entwickelt. In Höhe des Bruchspaltes hat diese Spindel den größten Durchmesser. Der periostale Kallus umgibt den Bruchbereich wie eine fixierende Manschette. Nach MATTHECK (1984) verlaufen die „Kraftlinien" bei Belastung des Knochens in diesem Heilungsstadium von einem Knochenende zum anderen teilweise um den Bruchspalt herum durch den Kallus. Dadurch richten sich die Haversschen Kanäle im Geflechtknochen nach mechanischen Gesetzen so aus, daß unter Belastung der Bruchspalt wieder geradlinig überquert wird. Der Kraftfluß kann in diesem nächsten Stadium der Bruchheilung also wieder direkt von einem Knochenende zum anderen stattfinden. Das jetzt funktionell überflüssig gewordene Knochengewebe im Bereich der ehemaligen Kallusspindel wird wieder abgebaut. Der Knochen gewinnt weitgehend die Form, die er vor dem Bruch besaß. Bei nicht ganz achsengerecht stehenden Knochenenden spielt sich dieser gesetzmäßige Ablauf grundsätzlich gleichartig ab, jedoch hat die Kallusspindel hier noch die Funktion, den Achsenfehler durch vermehrten Knochenanbau zwischen den Schenkeln des Winkels, den die beiden Bruchenden bilden, auszugleichen. Durch diese biologische Korrektur wird es möglich, daß sich geringfügige Achsenfehlstellungen nach einem Knochenbruch vollständig ausgleichen und erheblichere Fehlstellungen zumindest abgemildert werden. Diese reparative Potenz ist jedoch nur für Fehler in der Längsachse des Knochens vorhanden. Rotationsfehler werden auf diese Art nicht in meßbarem Maße ausgeglichen. Die Gesetze der Mechanik haben zusammen mit den biologischen Gesetzen der Knochenheilung direkte Auswirkungen auf die Kallusmasse. Bei kurzen Schräg- oder Schaftquerbrüchen entsteht primär eine größere Kallusmasse, weil diese Brüche mechanisch instabil sind. Das Heilungsgewebe wird sehr leicht Zug- und Scherkräften ausgesetzt. Eine größere Kallusspindel muß die im Vergleich kleinen Bruchflächen gegen diese störenden Bewegungen schützen und fixieren. Der sehr lange Schräg- oder Drehbruch mit seiner großen Bruchfläche braucht zum Ausschalten der Störbewegungen einen wesentlich geringeren Kallusmantel.

Knochenbruchbehandlung

Die natürlichen Reparationsvorgänge, welche schließlich zur Knochenheilung führen, sollen durch die verschiedenen Behandlungsverfahren unterstützt werden. Die möglichst vollständige Wiederherstellung der Funktion ist das Ziel aller Behandlungsverfahren. Dieses Ziel wird am besten erreicht, wenn die Wiederherstellung der Form gelingt. Wie im vorangegangenen ausgeführt wurde, beeinflußt eine Vielzahl von Störfaktoren die Knochenheilung. Deshalb ist grundsätzlich abzuwägen, ob zur Vermeidung der Folgen der Frakturkrankheit die frühestmögliche Bewegung der benachbarten Gelenke Vorrang hat vor einer 100%igen Wiederherstellung der Form des gebrochenen Knochens. Diese Art der Knochenbruchbehandlung ist daher nicht die Behandlung einzelner gebrochener Knochen, sondern die Behandlung verletzter Menschen mit einem Knochenbruch. Das bedeutet, daß die individuelle Situation des Patienten mit einem Knochenbruch bei der Indikationsstellung zum einen oder anderen Behandlungsverfahren immer berücksichtigt werden sollte. Das Ziel ist also die möglichst vollständige Wiederherstellung der Funktion. Dabei sind in bestimmten Fällen Abstriche bei der Wiederherstellung der normalen anatomischen Form durchaus zu vertreten.
Der erste Schritt zur Wiederherstellung der normalen Knochenform ist die Reposition der Bruchstücke. Die weiteren Maßnahmen sollen die reponierten Bruchstücke in ihrer Stellung zueinander bis zur Knochenheilung halten.
Diese Retention stellt bei der großen Mehrzahl der Brüche das Problem dar, da die Einflüsse des Muskeltonus, des Zuges einzelner Muskeln an den Fragmenten, der Einfluß des Gewichtes des ver-

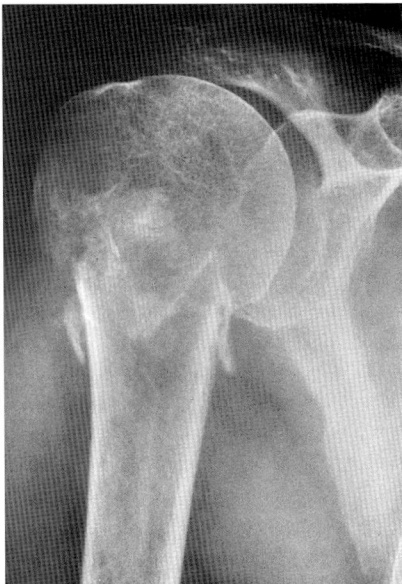

Abb. 51 Weiblich, 88 Jahre: eingestauchter subkapitaler Humerusbruch rechts

Konservative Knochenbruchbehandlung

Funktionelle Behandlung

Unter dieser Überschrift werden alle Behandlungsverfahren zusammengefaßt, die durch möglichst vollständige Aufrechterhaltung der Funktionen des gebrochenen Knochens gekennzeichnet sind. Dies geschieht zumeist mit Unterstützung durch eine spezielle Bewegungstherapie bei denjenigen Brüchen, welche auf Grund der Lokalisation und des Bruchflächenverlaufs gegen Verschiebung geschützt werden. Das klassische Beispiel ist der eingestauchte Oberarmbruch am Collum chirurgicum bis zum Collum anatomicum, der durch die z. T. intrakapsuläre Lage des proximalen Knochenbruchstückes und durch die distal der Bruchfläche ansetzende Schultermuskulatur gegen sekundäre Verschiebung geschützt ist (Abb. 51). Dieser Schutz wird verstärkt durch die schmerzbedingte Erhöhung des Muskeltonus der Muskeln, die den Bruchbereich umhüllen. Eine mechanisch ähnlich günstige Situation kann beim medialen, d. h. intrakapsulären, eingestauchten Schenkelhalsbruch vorliegen. Das gilt besonders für die in Valgusstellung eingekeilten medialen Schenkelhalsbrüche (Abb. 52). Bei den letztgenannten Bruchformen ist sogar eine verhältnismäßig frühe Belastung mit dem Körpergewicht möglich. Sowohl bei den Oberarmkopf-Halsfrakturen als auch bei den eingestauch-

letzten Gliedes und der Einfluß der Belastung berücksichtigt und ausgeschaltet werden müssen. Die große Variationsbreite möglicher Frakturen bedingt dabei die große Zahl von möglichen Behandlungsverfahren zur Erreichung dieser Ziele.

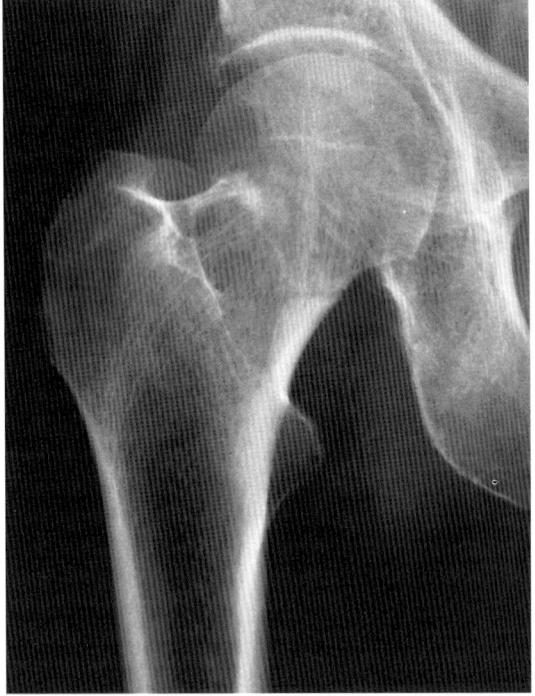

a

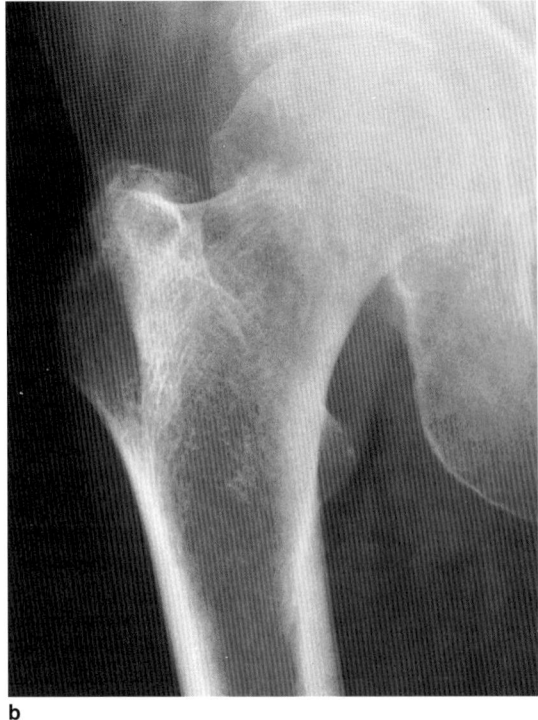

b

Abb. 52 a u. b Weiblich, 85 Jahre
a mediale Schenkelhalsfraktur. Typische „Hut-im-Nacken-Stellung". Typ Pauwels I

b 3 Monate später, Fraktur nach konservativer Behandlung verheilt

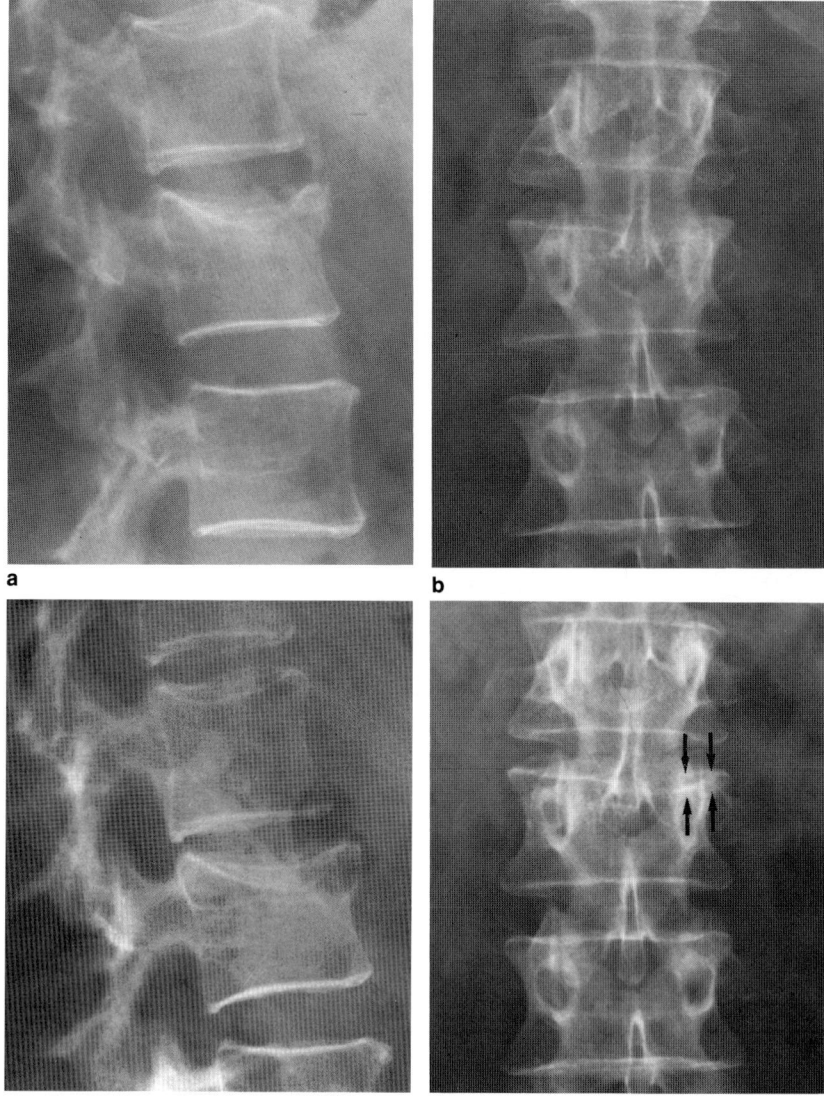

Abb. **53 a–d**
Weiblich, 57 Jahre
a u. **b** Bruch des 2. Lendenwirbelkörpers mit Einbruch der Deckplatte und Abbruch der vorderen oberen Wirbelkante. Auf der a.-p. Aufnahme ist der Wirbel auf seiner linken Seite stärker komprimiert
c u. **d** 6 Monate später Frakturheilung nach funktioneller Behandlung. Die sichtbare Deckplattenkontur L 2 ist das Heilungskriterium (Pfeile)

ten medialen Schenkelhalsfrakturen wird nach einer kurzen, wenige Tage dauernden Ruhigstellung bis zur Abschwellung und dem Beginn der Resorption des Weichteilhämatoms mit speziell entwickelten Bewegungsprogrammen unter krankengymnastischer Anleitung begonnen. SPECHT (1976) hat auch für Oberarmschaftbrüche ein funktionelles Behandlungverfahren entwickelt, bei dem der Bruch durch reponierende und fixierende Handgriffe zur funktionellen Übungsbehandlung während der Übungstherapie geschient und ruhiggestellt ist. Durch großen personellen ärztlichen und krankengymnastischen Aufwand kann damit das Prinzip der frühfunktionellen Knochenbruchbehandlung auch auf Schaftbrüche ausgedehnt werden. An anderen Röhrenknochen ist eine frühfunktionelle Behandlung nur durch Unterstützung mit Bewegungsschienen oder gelenkübergreifenden Scharnierverbänden zur Verhinderung der Bruchverschiebung möglich. Erwähnt seien hier die funktionelle Behandlung mit Unterstützung von sog. Braces nach SARMIENTO (1984) oder die Bewegungsschienen nach BIMLER (1987).
Der Hyperflexionsbruch von Wirbelkörpern wird meistens funktionell behandelt, da die Fragmente fast immer stabil verkeilt sind. Aufrichtende Übungen und Muskelkräftigung der Rumpfstrekker sind die Therapien neben der normalen Aufstehbelastung (Abb. **53–56**).

Schienenverbände

Die Ruhigstellung einer gebrochenen oder auch nur fraglich gebrochenen Extremität im Sinne der Erstversorgung für den Transport zum behandelnden Arzt geschieht am besten mit einer gepolster-

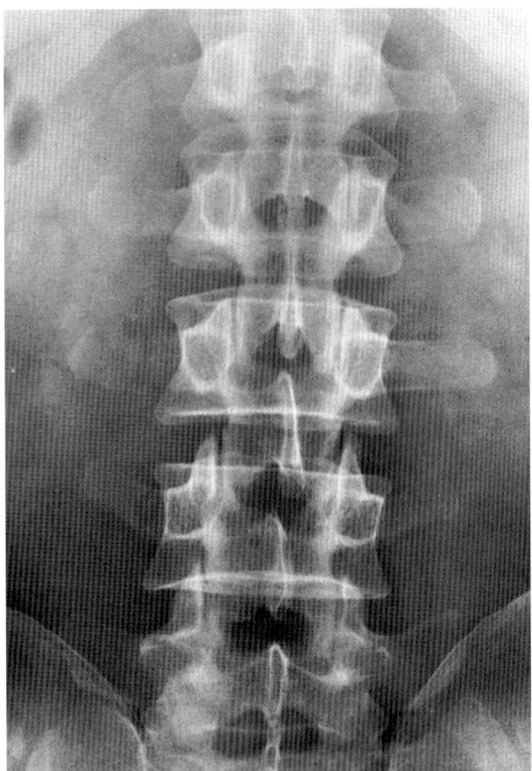

Abb. 54 Männlich, 39 Jahre: nach Sturz auf den Rücken Frakturen aller Wirbelquerfortsätze rechts

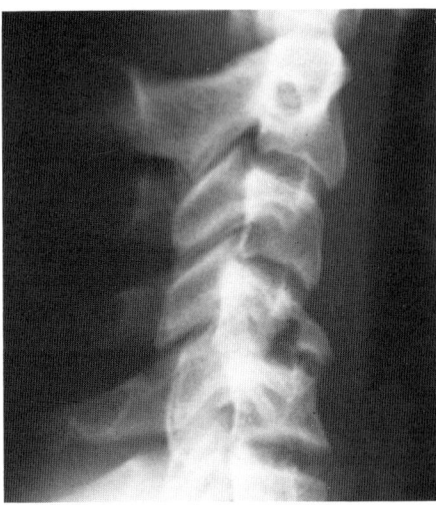

Abb. 55 Männlich, 17 Jahre: Halswirbelkörpertrümmerbruch des HWK IV mit Verschiebung nach dorsal (Spondyloretrolisthesis) ohne ausgeprägtes „Weichteilzeichen" (kein größeres Hämatom vor dem vorderen Längsband). Der Patient hatte keinerlei neurologische Ausfälle

ten Kramer-Schiene oder mit einem aufblasbaren Schienenverbandsystem. Für die untere Extremität kann auch die gepolsterte Volkmann-Schiene aus röntgenstrahlendurchlässigem Material bis zur definitiven Versorgung benutzt werden. Die endgültige Versorgung von Frakturen mit Gips- oder Kunststoffschienenverbänden ist bei Finger-, Mittelhand-, Unterarm- und auch Ellenbogengelenksfrakturen häufig die Methode der Wahl. Überall dort, wo ein dichter Weichteilmantel den gebrochenen Knochen umgibt, reicht die Ruhigstellung durch einen Schienenverband nicht aus. Zur vorübergehenden Lagerung operativ versorgter Brüche werden sehr häufig Lagerungsschienen oder anmodellierte Gipsschienen verwandt.

Zirkuläre ruhigstellende Verbände

Der nach wie vor am häufigsten benutzte Werkstoff zum Fertigen zirkulärer ruhigstellender Verbände zur Retention von reponierten Knochenbrüchen ist der Gips (Kalziumsulfat-Dihydrat) (Abb. 57 u. 58). Seine gute Modellierbarkeit und das schnelle Aushärten überwiegen häufig die Vorteile der im Vordringen befindlichen zumeist thermoplastischen Kunststoffe als Material für zirkuläre Ruhigstellungsverbände. Die meisten Kunststoffverbände sind teurer als Gips und nicht so leicht zu verarbeiten. Sie sind dafür besser röntgenstrahlendurchlässig, leichter und wasserabweisend (Abb. 59). Das macht sie zum idealen Material für die Langzeitversorgung mit einem zirkulären Verband.
Die zirkulären Verbände werden bei Kindern als bevorzugtes Retentionsmittel des reponierten Bruches nach wie vor angewandt. Beim Erwachsenen kommen sie zum Einsatz, wenn andere Verfahren nicht indiziert sind.

Extensionsbehandlung

Das Prinzip der Extensionsbehandlung ist die Reposition des Bruches durch Dauerzug und sodann einen Ausgleich der verkürzenden Kraft der auf den Bruch einwirkenden Muskulatur. Durch das Gleichgewicht zwischen Extensionszug und frakturverkürzendem Muskeltonus soll der Bruch in Repositionsstellung bis zur Knochenheilung gehalten werden. Der Extensionszug kann an den Weichteilen über eine Manschette oder einen Pflasterverband ausgeübt werden, oder aber er wird durch Kirschner-Drähte vermittelt, die mit Extensionsbügel oder Steinmann-Nägeln mit Extensionsbügel direkt am Knochen angebracht sind. Die Weichteilzüge reichen bei Kleinkindern und Säuglingen aus. Bei großen Kindern und Erwachsenen muß ein genügend kräftiger Zug direkt am Knochen einwirken, da die notwendigen Zugkräfte für die Weichteile zu hoch sind. Bei Säuglin-

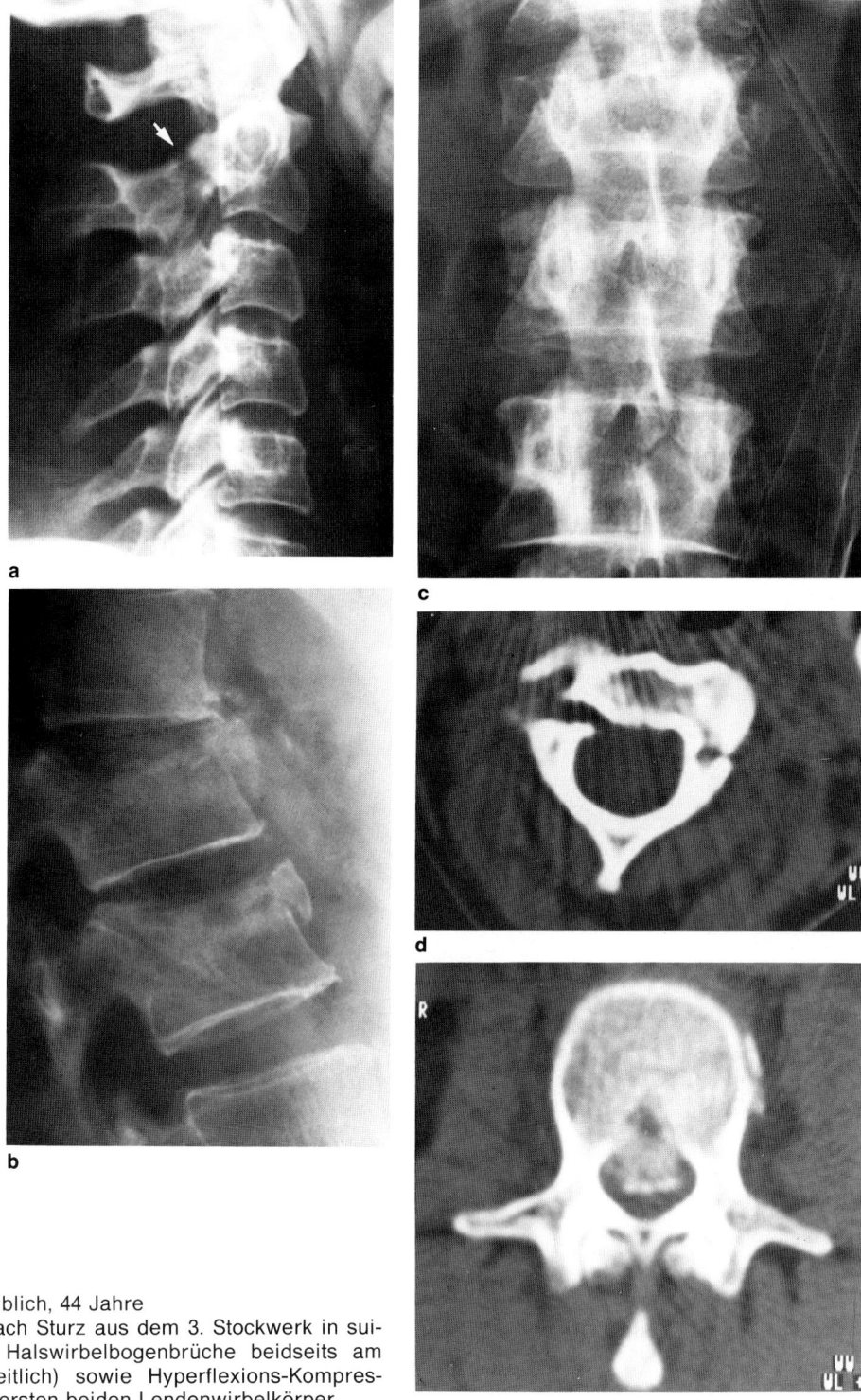

Abb. 56 a-f Weiblich, 44 Jahre
a-c Zustand nach Sturz aus dem 3. Stockwerk in suizidaler Absicht. Halswirbelbogenbrüche beidseits am HWK II (HWS seitlich) sowie Hyperflexions-Kompressionsbrüche der ersten beiden Lendenwirbelkörper
d Computertomogramm des II. HWK beweist die beiderseitigen Wirbelbogenbrüche (sog. „rettender Bogenbruch"). Die mögliche Dislokation des Wirbelbogens verhindert einen Druckschaden des Rückenmarks
e Computertomogramm des LWK II zeigt ein in den Wirbelkanal disloziertes Fragment des Wirbelkörpers (Indikator der Kompressionskomponente der Wirbelfraktur). Da keine neurologischen Ausfälle nachweisbar waren, erfolgte konservative Therapie

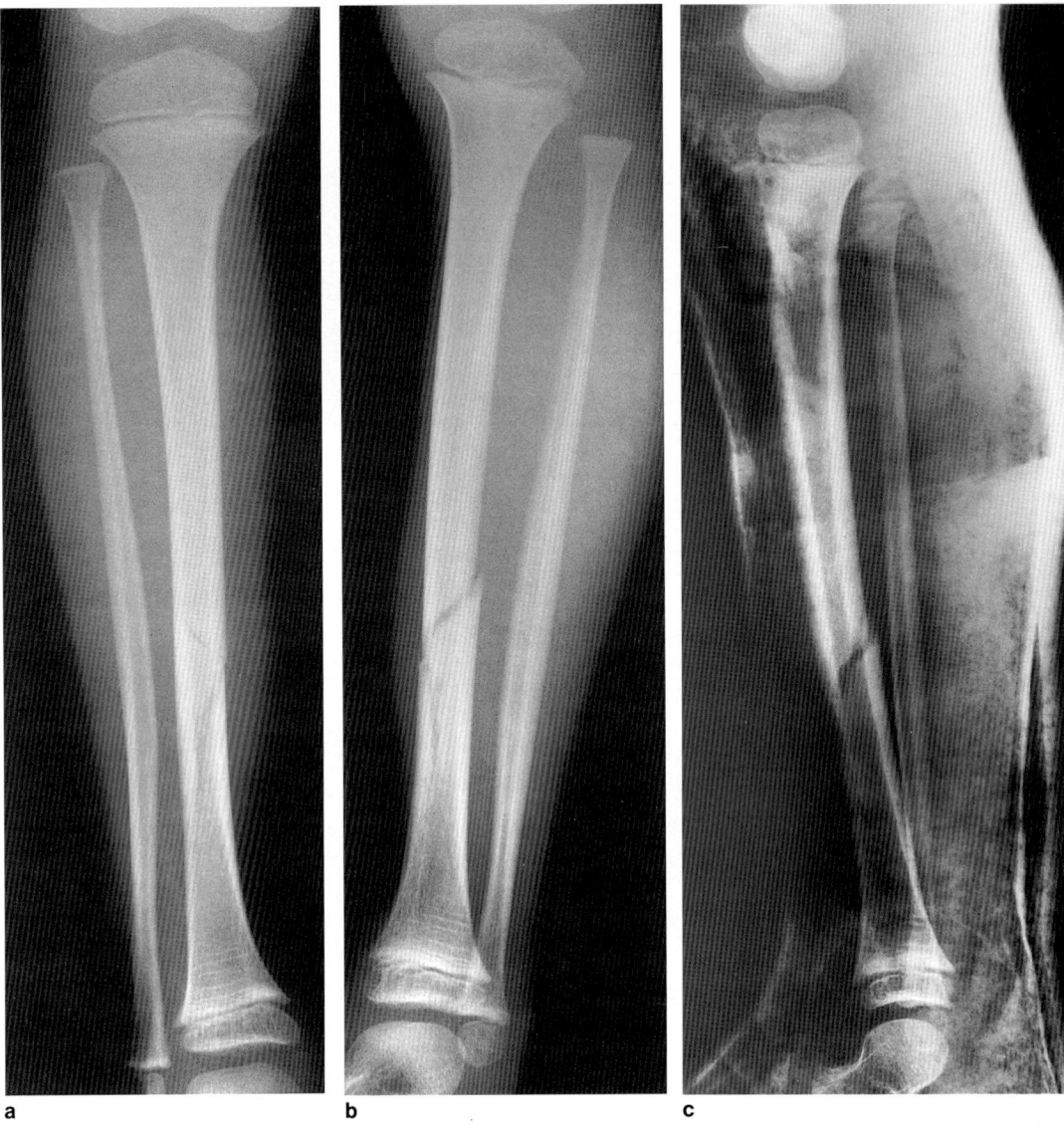

a **b** **c**

Abb. 57 a–c Männlich, 5½ Jahre
a u. b Tibiabiegungsbruch mit unvollständigem Biegungskeil. Eine Fissur verläuft fast bis zur distalen Epiphyse
c Röntgenuntersuchung im Gipsverband, Unterschenkel in 2 Ebenen. Die Frakturlinien sind kaum noch zu beurteilen. Es ist nur eine Diagnostik der Achsenstellung möglich

gen und Kleinkindern kann beispielsweise ein Oberschenkelbruch durch einen Pflasterklebeverband am Unterschenkel und vertikale Extension ausreichend bis zur Knochenheilung immobilisiert werden. Beim älteren Kind oder Erwachsenen wird heute, wenn auch selten, als Dauerzugbehandlung bei der Humerusfraktur nur noch die Vertikalextension mittels eines durch das Olekranon gebohrten Kirschner-Drahtes und Extensionsbügel angewandt. Ein Sonderfall sind die Extensionsbehandlungen bei Halswirbelbrüchen. Mit einer speziellen Extensionszange, die sich in kleinen Bohrlöchern an der seitlichen Schädelkalotte dorsokranial der Ohren in der äußeren Kortikalis verhakt, wird ein Dauerzug erreicht. Am häufigsten kommt eine Extensionsbehandlung als vorübergehende reponierende und ruhigstellende Maßnahme bei Patienten zum Einsatz, die (noch) nicht in einem operationsfähigen Zustand sind, beispielsweise aus Weichteilgründen an der verletzten Extremität oder aber auch wegen allgemeiner Inoperabilität. Auch zur Vorbereitung auf eine geplante Frakturfixation mit einem zirkulären ruhigstellenden Verband kann eine vorbereitende Extension notwendig sein. In den meisten Fällen wird die Extension an den unteren Extremitäten mit einer Schienenlagerung kombiniert. Bereits angedeutet wurde die Behandlung mit den Bewegungsschienen nach BIMLER

Abb. **58 a** u. **b**
Männlich, 33 Jahre
a Unterschenkelquerbruch distal der unteren Drittelgrenze. Die Tibia ist fast nicht verschoben
b Röntgenuntersuchung im Gipsverband. Einzelheiten der Knochenstruktur und der Frakturlinien sind im Sarmiento-Gipsverband nicht erkennbar. Es handelt sich dabei um einen zirkulären Untergipsverband, der bis proximal ventral der Patella reicht und Bewegungen im Kniegelenk gestattet. Man sieht lediglich eine Valgusstellung der Tibia von 5 Grad

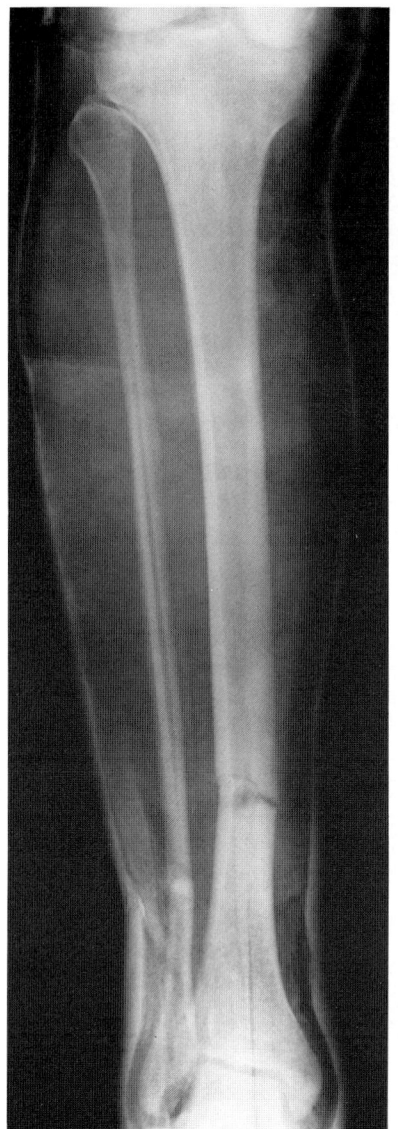
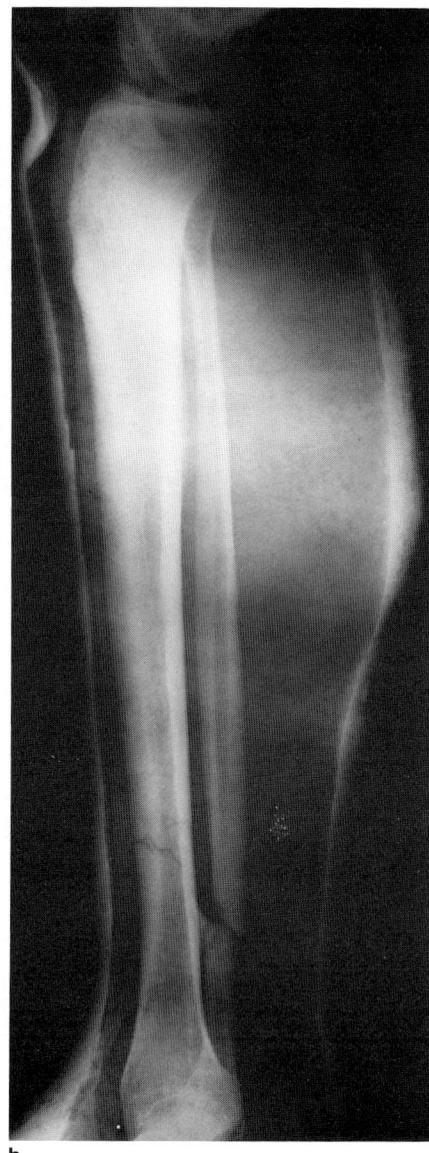

a b

(1987), bei denen zur Überwindung des Muskeltonus und zur Retention der gebrochenen Knochen zusätzlich mit Kirschner-Drähten oder Steinmann-Nägeln und Extensionsbügeln extendiert werden muß. Mehrfragment- oder Trümmerbrüche können mit einer Kombination von Extension und Gipsverband behandelt werden, der sog. Doppeldrahtextension. Kirschner-Drähte im proximalsten und im distalsten Hauptfragment garantieren dabei den Längenausgleich und die Rotation. Sie werden mit eingegipst. Solche Doppeldrahtextensionen werden heute jedoch nur noch sehr selten benutzt, da die externe Fixation mit den äußeren Spannern eine bessere Kontrolle der Weichteile während der Knochenheilung gewährleistet und dabei außerdem die benachbarten Gelenke zumindest teilweise mobilisiert werden können.

Operative Knochenbruchbehandlung

Die operative Knochenbruchbehandlung verfolgt zwei Ziele: die entweder offene oder die geschlossene Einrichtung des Bruches mit anschließender Fixation der Fragmente durch eine Osteosynthese. Die Anfänge der operativen Bruchbehandlung gehen in das 18. Jahrhundert zurück. Anfangs bemühte man sich, durch Resektion von Pseudarthrosen die Verhältnisse einer frischen Fraktur wieder zu erzeugen, um doch noch zu einer Knochenheilung zu kommen. Ein im Januar 1760 operierter solcher Fall, der zur Knochenheilung führte, wurde von dem englischen Chirurgen WHITE aus Manchester am 27. März 1760 vor der Royal Society of London präsentiert. Der Franzose ROUX fügte der Pseudarthroseresektion das Einbolzen des einen Fragmentes in das andere

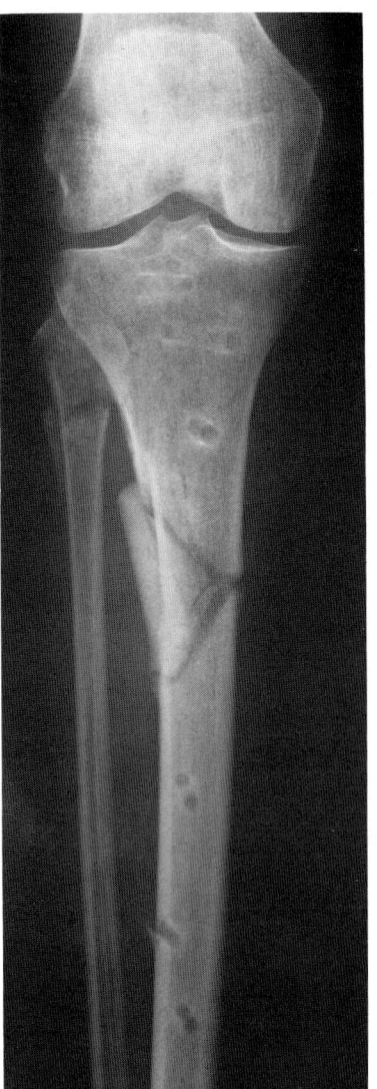 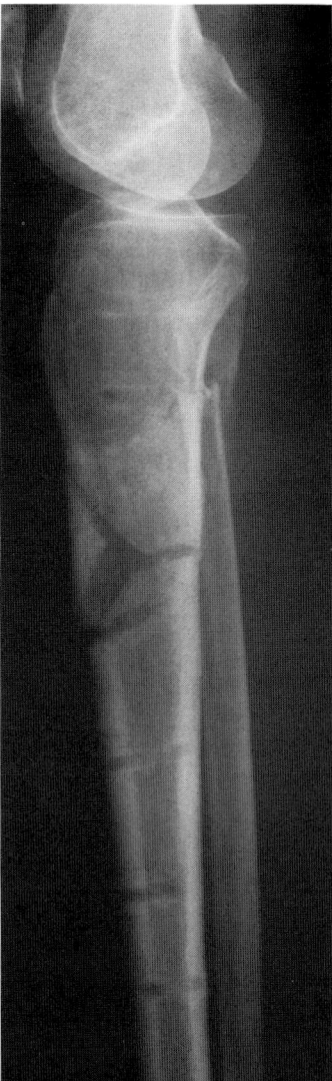

Abb. **59 a u. b**
Weiblich, 79 Jahre: 10 Wochen nach offener proximaler Unterschenkelfraktur (Stoßstangenverletzung). Zunächst 8 Wochen lang Behandlung im Fixateur externe, jetzt zirkulärer Oberschenkel-Gehverband aus Kunststoff. Der Verband erzeugt nur einen kaum sichtbaren „Schatten"

hinzu, um so gleichzeitig eine Art Osteosynthese zu erreichen. Die Methode wurde „Enclavement" genannt. 1841 hat der preußische Chirurg DIEFFENBACH das Bolzen von Frakturen mit Elfenbeinstiften eingeführt. Der französische Chirurg MALGAIGNE führte in den fünfziger Jahren des vorigen Jahrhunderts die ersten Osteosynthesen mit Metallbolzen durch. In einem 1870 erschienenen Werk des Franzosen BERENGER-FERAUD werden bereits Elfenbeinstifte, Metallnägel und Stahlschrauben als Osteosynthesemittel aufgezählt. Die oben zitierten Versuche waren jedoch auf Einzelfälle beschränkt. Die operativen Osteosynthesen konnten sich allgemein erst durchsetzen, als die allgemeinen Therapievoraussetzungen durch Einführung der Röntgenstrahlen in die Frakturdiagnostik und Behandlungskontrolle entscheidend verbessert worden waren. Chirurgische Routineeingriffe wurden die Osteosynthesen jedoch erst durch die Erfindung des Dreilamellennagels aus nichtrostendem Stahl von SMITH-PETERSEN zur Behandlung von Schenkelhalsfrakturen in den dreißiger Jahren dieses Jahrhunderts und ferner durch die Erfindung der Marknagelung durch KÜNTSCHER (1939). Die Zusammenfassung aller bekannten Methoden und ihre schulmäßige Verbreitung – zusammen mit einer wesentlichen Verbesserung des Instrumentariums und der Implantate – erfolgte nach dem 2. Weltkrieg durch die Autoren der Schweizerischen Arbeitsgemeinschaft für Osteosynthesefragen, kurz AO genannt, ALLGÖWER, MÜLLER und WILLENEGGER. In den sechziger Jahren dieses Jahrhunderts schlug das Pendel so weit zugunsten der operativen Frakturbehandlung aus, daß einige Unfallchirurgen die Meinung vertraten, die konservativen Behandlungsverfahren seien weitgehend über-

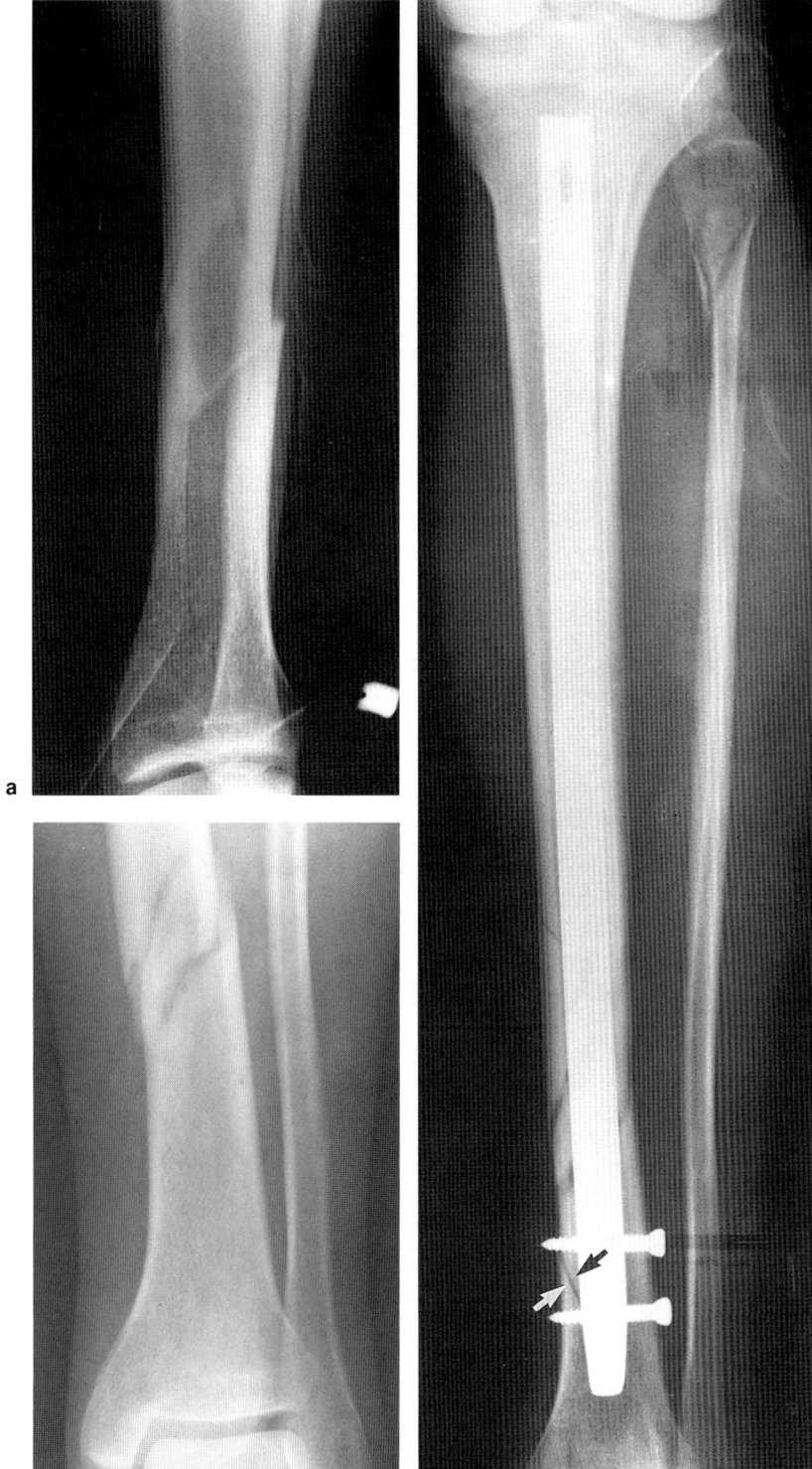

Abb. 60 a–c
Männlich, 27 Jahre: distaler, kurzer Unterschenkelschrägbruch. Nach den Primäraufnahmen erscheint eine Unterschenkel-Verriegelungsnagelung ohne weiteres möglich. Das postoperative Röntgenbild zeigt jetzt auch proximal und distal des kurzen Schrägbruchs eine Fissur (Pfeile). Wäre diese präoperativ erkennbar gewesen, wäre keine Nagelung ausgeführt worden, sondern eine Plattenosteosynthese

flüssig geworden. Diese Meinung mußte jedoch unter dem Druck von Fehlschlägen bei operativer Knochenbruchbehandlung, wie z. B. dem Ansteigen der Zahl der postoperativen Knocheninfektionen, revidiert werden. Weitere Gründe für Fehlschläge bei der operativen Knochenbruchbehandlung waren ungeeignete Osteosyntheseverfahren oder Nichtbeachtung der Indikationsgrenzen von Operationsmethoden.

In den ersten Jahrzehnten der operativen Frakturfixation waren ungeeignete Implantatmaterialien ein häufiger Grund für das Versagen der Methoden. Elfenbeinstifte, Messing- oder Silbernägel garantierten keine ausreichende Stabilität, um nach der Osteosynthese auf einen ruhigstellenden Verband verzichten zu können. Die Korrosion des Implantatmaterials führte zu Gewebsreaktionen, verzögerter Knochenheilung oder sogar zum Ausbleiben der Knochenheilung. Die Korrosion schwächte das Implantat. Es entstanden Kerben im Sinne der Bruchmechanik, die zum Implantatbruch führten.

Heutzutage gibt es in allen mittel- und westeuropäischen Ländern und in den Vereinigten Staaten von Amerika Normen für Implantatmaterialien. Für Osteosynthesen werden fast ausschließlich Implantate aus Spezialstählen verwandt. Diese Stähle müssen im elektrolytischen Körpermilieu korrosionsbeständig sein und sich gegenüber dem lebenden Gewebe inert verhalten. Es wird heute streng darauf geachtet, daß keine Implantatkombinationen aus verschiedenen Metallen benutzt werden, die als elektrische Elemente wirken könnten. In der Bundesrepublik Deutschland wurden die regulierenden Vorschriften in DIN-Normen zusammengefaßt. Bei Einhaltung dieser Normvorschriften ist sichergestellt, daß evtl. Implantatversager zumindest nicht auf die Zusammensetzung des Stahls und seine Interaktion mit dem lebenden Gewebe zurückzuführen sind. Die heute in ihrer Vielzahl kaum mehr übersehbaren unterschiedlichen Formgebungen der zur Osteosynthese verwandten Implantate sind dagegen nicht in solche Normen zu fassen. Die Implantatversager, die wir auch heute noch sehen, haben ihre Ursache z. T. in fehlerhafter Indikation und Operationstechnik, zum anderen Teil in konstruktionsbedingter Schwäche oder in Produktionsfehlern. Der Entschluß zu einer Osteosynthese setzt also Überlegungen zur Abwägung der Risiken durch den operativen Eingriff gegenüber den Vorteilen, die durch die bessere Reposition, die sofortige direkte Bruchstabilisierung und die nach der Operation einfacher, schneller und besser auszuführende Nachbehandlung gewonnen werden, voraus. Das hochgesteckte Ziel, nach der operativen Osteosynthese die volle Funktion des gebrochenen Knochens und damit der verletzten Extremität sofort wiederzuerlangen, ist meistens nicht erreichbar. Mindestens sollte allerdings so viel Stabilität gewährleistet werden, daß die dem gebrochenen und operierten Knochen benachbarten Gelenke wieder bewegt werden können, um Immobilisationsschäden (s. unter Knochenbruch und Knochenbruchheilung) zu vermeiden. Diese Form der Stabilität wird Übungsstabilität genannt. Bei Gelenkbrüchen, die eine Reposition und Fixation von gelenkbildenden Korpel-Knochen-Fragmenten bei der Osteosynthese erfordern, ist diese Übungsstabilität nicht immer möglich, ohne das Ergebnis zu gefährden. Die operative Reposition und Osteosynthese hat in diesen Fällen das Ziel der möglichst stufenlosen Wiederherstellung von Gelenkflächen, um Spätfolgen des Gelenkbruches wie z. B. die posttraumatische Arthrose oder Achsenfehlstellungen zu vermeiden. Eine größere Stabilität, die Belastungsstabilität, ist bei Osteosynthesen an Femur und Tibia wünschenswert und auch häufig durch Anwendung von intramedullären Osteosynthesemethoden primär erreichbar.

Auf dem postoperativen Röntgenbild ist nicht zu erkennen, ob es sich um eine lediglich lagerungsstabile oder eine bewegungsstabile Osteosynthese handelt. Diese Differenzierung ist nur unter gleichzeitiger Kenntnis des Operationsablaufs und der unter der Operation vorgefundenen Fraktursituation möglich. Ob eine *Nagelungs*osteosynthese des Femurs oder der Tibia belastungs- oder bewegungsstabil ist, kann allerdings häufig direkt aus dem Röntgenbild abgelesen werden. Evtl. vorhandene Längsfissuren im Schaft, die einer sofortigen Vollbelastung entgegenstehen, sind während der Nagelung bei Betrachtung des Knochens mit der Bildverstärker-Fernsehkette nicht zu erkennen, aber auf Röntgenaufnahmen einwandfrei zu identifizieren (Abb. 60). Man sollte sich jedoch grundsätzlich hüten, aus Röntgenaufnahmen ohne Kenntnis der Operationsbefunde detaillierte Aussagen zur Art der erreichten Stabilität abzulesen.

Drahtnaht und Drahtcerclage

Osteosynthesen werden mit Drähten zur Drahtumschlingung oder Drahtnaht, mit Bohrdrähten (Kirschner-Drähten), mit Schrauben zur direkten Verschraubung der Bruchstücke, mit Stahlplatten und Schrauben sowie mit Vollmetallbolzen oder Hohlnägeln durchgeführt. Hinzu kommen kombinierte Systeme, die beispielsweise extraossäre und intraossäre Fixation miteinander verbinden. Die einfachste, aber in der Regel unstabilste Osteosynthese ist die transossäre Drahtnaht von Bruchstükken. Eine andere einfache Osteosynthese ist die Drahtumschlingung z. B. bei langen Schrägbrüchen (Cerclage). Cerclagen haben den Nachteil, daß sie die periostale Blutversorgung stören, da

Abb. **61 a–c** Weiblich, 75 Jahre
a u. **b** typische Radiusfraktur mit Ellenvorschub. Fraktur eingestaucht mit Dorsalabkippung
c Spickdrahtosteosynthese

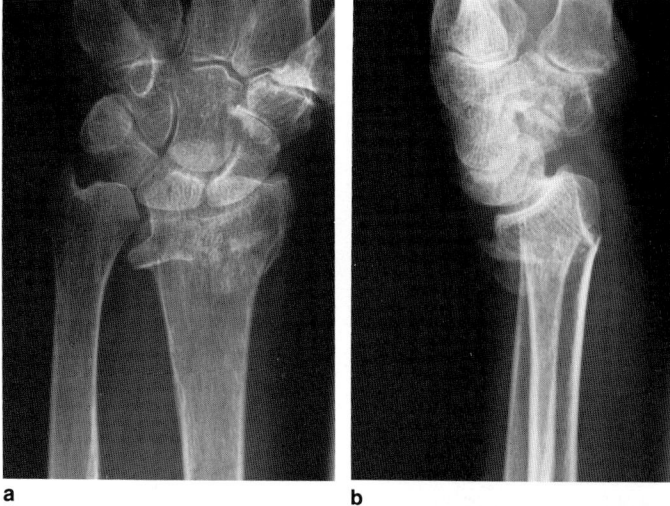

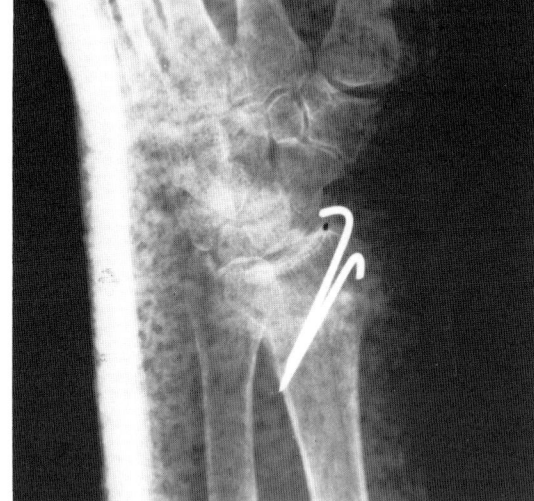

Abb. **62 a** u. **b** Männlich, 15 Jahre: perkondyläre T-Fraktur des linken Humerus im Gipsverband. Da es nicht möglich war, die Gelenkfläche achsengerecht geschlossen zu reponieren, erfolgte eine offene Reposition und Kirschner-Drahtosteosynthese. Das Olekranon wurde zur Gelenkflächenrekonstruktion osteotomiert und anschließend mit Spongiosaschraube refixiert
▼

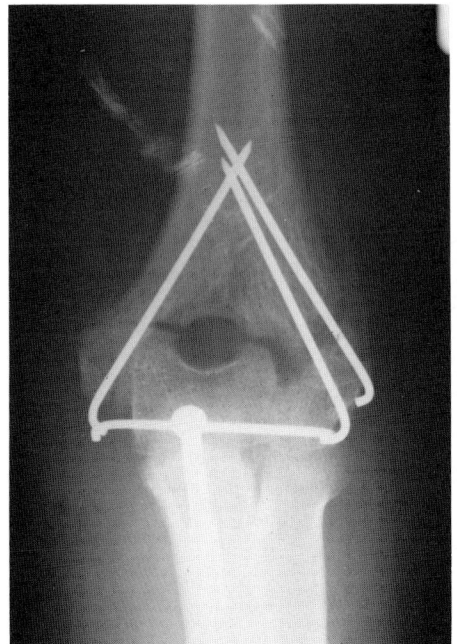

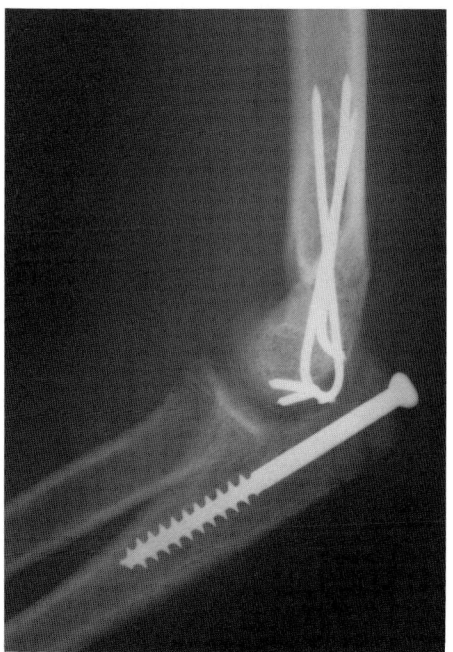

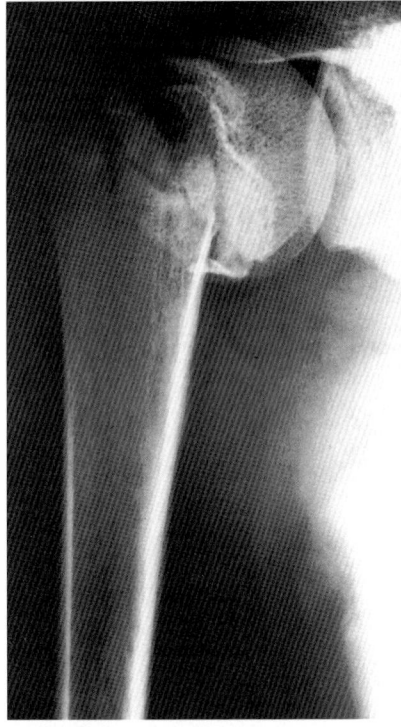
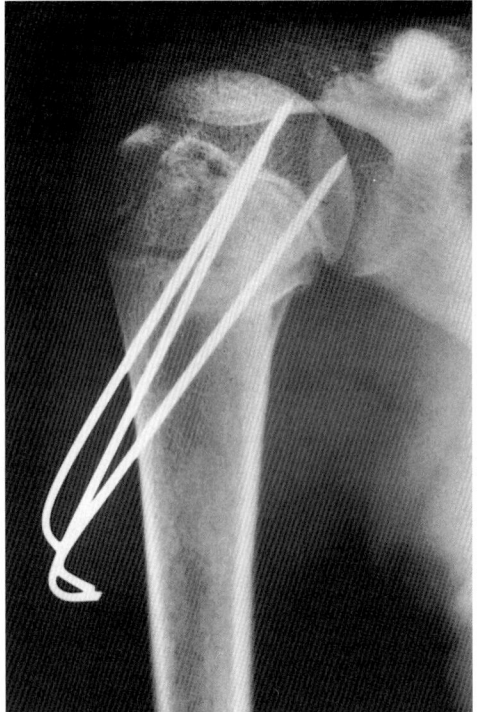
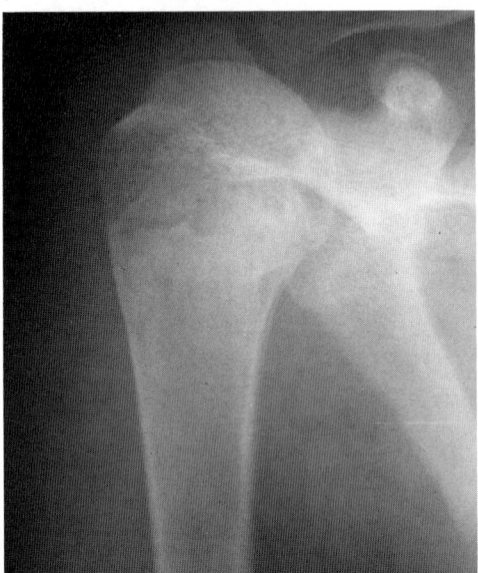

Abb. **63 a–c** Männlich, 17 Jahre
a Subkapitale Humerusfraktur rechts mit starker Dislokation
b 3 Wochen später, nach perkutaner Spickdrahtosteosynthese. Ideale Reposition der Fraktur
c 6 Wochen nach Unfall. Zustand nach Spickdrahtentfernung; Fraktur in idealer Stellung verheilt

sie, um eine Mindeststabilität zu erreichen, sehr fest angezogen werden müssen. Daher ist es notwendig, sie nach Wiedererreichen der Knochenfestigkeit zu entfernen. Die Cerclagen bei einem langen Unterschenkelspiralbruch werden z. B. nach spätestens 6–8 Wochen entfernt. Zur Vermeidung der Nachteile der Drahtumschlingung wird beispielsweise bei Frakturen der distalen Fibula gelegentlich die Osteosynthese nur mit einer Hemicerclage gemacht. Der Draht wird dabei über einen Bohrkanal durch beide Bruchstücke geführt und nur nach einer Seite außen um die Knochenoberfläche geschlungen.

Spickdrahtosteosynthese

Der ursprünglich von dem deutschen Chirurgen KIRSCHNER zur Anbringung eines Skelettzuges in die Knochenbruchbehandlung eingeführte Bohrdraht wird in vielfältiger Weise zur Osteosynthese benutzt. Dünne Kirschner-Drähte werden „zum Anspicken" kleiner und dünner Knochenfragmente bei offener Reposition und Osteosynthese von Frakturen immer dann benutzt, wenn eine Schraube durch ihr größeres Volumen das kleine Fragment zum Platzen bringen könnte (Abb. **61** u. **62**). Der Kirschner-Draht eignet sich jedoch auch zur transkutanen Anheftung von Knochenfragmenten. Die perkondylären Humerusfrakturen kleinerer Kinder lassen sich nach Reposition transkutan mit Kirschner-Drähten fixieren, die außerhalb des Knochens umgebogen und abgekniffen werden (Abb. **63**). Die Enden können dann durch eine sehr kurze Stichinzision unter die Haut versenkt werden. Damit wird eine frühe Bewegungstherapie möglich, ohne daß sich die Fragmente dislozieren können. Brüche der kleinen Röhrenknochen an Händen und Füßen können mit perkutaner Kirschner-Drahtspickung bis zur Heilung retiniert werden. Diese Knochen sind mit Schienenverbänden oder zirkulären ruhigstellenden Verbänden nur schwer in Repositionsstellung zu halten. Die transkutane Kirschner-Drahtspickung vermeidet in geeigneten Fällen die Frakturfreilegung mit anschließender direkter Osteosynthese. Mit einem Kirschner-Draht, der für einige Wochen transartikulär z. B. durch das Ellenbogengelenk von der Ulna in den Humerus oder vom Humerus in den proximalen Radius gelegt wird, kann eine Luxation mit Bänderzerreißungen oder Bandansatzausrissen konservativ behandelt und in Verbindung mit einer Gipsschiene die Reluxation verhindert werden.

Zuggurtungsosteosynthesen

Das Prinzip der Zuggurtung mit Drähten oder Kirschner-Drähten und Drahtnähten wurde von PAUWELS (1935) in die Chirurgie eingeführt. Das Prinzip ist eine Reduzierung von Biegespannungen durch ihre Umwandlung in Zug- und Druckkräfte (Abb. **64** u. **65**). Das Zuggurtungsprinzip wird in der Natur vielfach verwirklicht. Ein Beispiel dafür ist die Reduzierung von Knochenvolumen am Schenkelhals durch Zuggurtungswirkung der laterodorsalen Hüftmuskulatur, des M. tensor fasciae latae und der Fascia lata. In der Technik wird dieses Prinzip auch vielfach angewandt, z. B. bei hohen Kränen mit einem langen und einem kurzen Auslegearm, bei denen der kurze Arm mit schweren Gegengewichten über Seile belastet ist. Da-

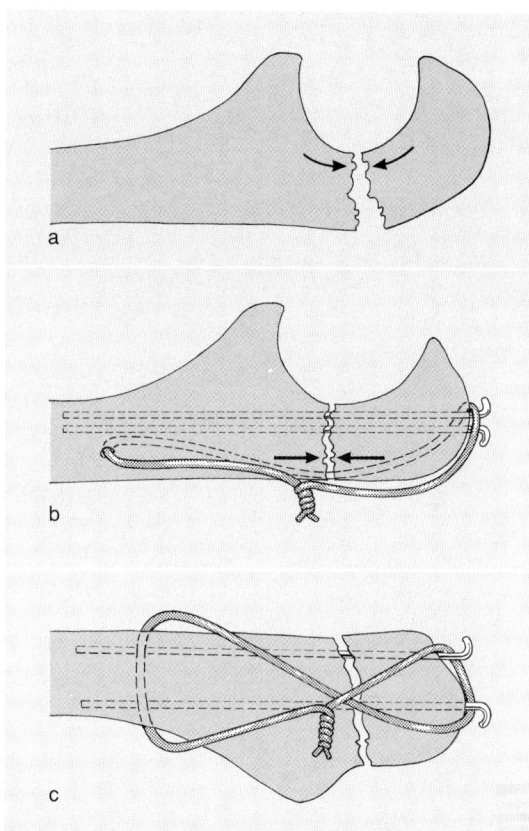

Abb. **64 a – c**
Prinzip der Zuggurtung bei Olekranonfraktur
a Reposition der Gelenkfläche
b u. **c** Zwei gelenknahe eingebohrte Kirschner-Drähte dienen als Widerlager des gelenkferner geführten Zuggurtdrahtes. Beim Anspannen des Zuggurtdrahtes wird die Frakturfläche komprimiert
b seitlich, **c** a.-p.

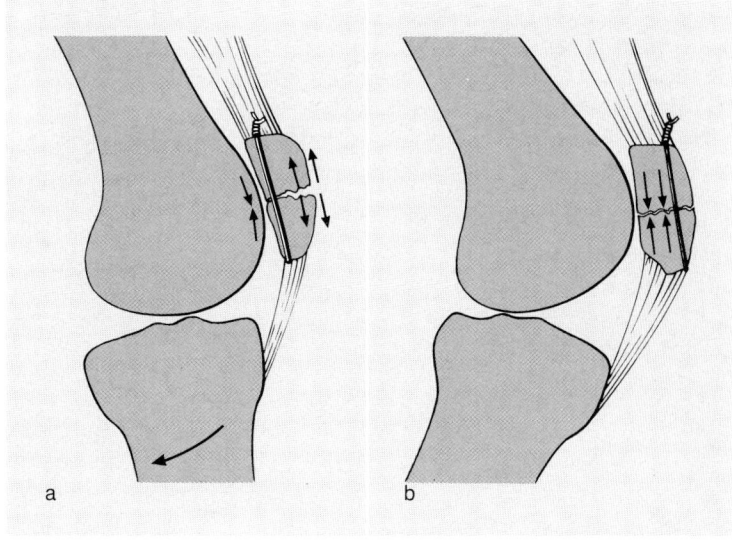

Abb. **65 a** u. **b**
Zuggurtung bei Patellaquerfraktur
a falsch
b richtig
Die Zugkräfte am Bruchspalt werden vom gelenkfern gelegten Zuggurtungsdraht aufgenommen. Bei Beugung des Kniegelenkes wird der Bruchspalt der Patella auf der Gelenkseite komprimiert

durch kann der zentrale Mast des Hochkranes aus einem filigranen Metallfachwerk bestehen. Die geläufigsten Osteosynthesen nach dem Zuggurtungsprinzip unter Anwendung von Drähten und Bohrdrähten sind die Patellazuggurtung und die Zuggurtung bei Olekranonfrakturen. Am Beispiel der Olekranonfraktur erklärt, heißt das: durch zwei in Längsrichtung der Ulna eingebohrte Kirschner-Drähte nahe der Gelenkfläche der Facies semilunaris wird ein Draht quer durch das distale Fragment gebohrt und in Form einer 8 über die aus dem Ellenhaken herausstehenden Kirschner-Drahtenden gelegt, mit sich selbst verdrillt und so unter Zugspannung gesetzt. Der Bruchspalt gegenüber der Facies semilunaris kommt dadurch unter Kompression. An der Facies semilunaris kann er durch die längs eingebohrten Kirschner-Drähte nicht klaffen. Die Frakturflächen werden fest aufeinander gepreßt, ohne daß die Kirschner-Drähte einer gefährlichen Biegebeanspruchung ausgesetzt sind.

Bei Patellaquerbrüchen kann das Prinzip sogar ohne hilfsweise eingebohrte Kirschner-Drähte zu einer bewegungsstabilen Osteosynthese führen. Der Zuggurtungsdraht muß die Patella möglichst weit ventral direkt hinter der Streckaponeurose fixieren. Wird das Kniegelenk nun gebeugt, geraten die Bruchflächen der Patella der Kniebinnenseite unter Kompression. Die ventrale Cerclage nimmt die Zugkräfte auf. Auch bei der Plattenosteosynthese werden die Grundsätze des Zuggurtungsprinzips soweit wie möglich berücksichtigt, indem die Osteosyntheseplatte bei Brüchen mit einer knöchernen Abstützung auf der Druckseite des Knochens an die gegenüberliegende Zugseite angeschraubt wird. Andere Lokalisationen für Zuggurtungsosteosynthesen sind das Schultereckgelenk und die Sprunggelenksmalleolen.

Schraubenosteosynthesen

Die Verschraubung größerer Knochenfragmente mit geeigneten Schrauben kann bei idealer Reposition der Fraktur eine so gute Osteosynthese darstellen, daß es zur „primären Knochenheilung" kommt (vgl. Abb. **48 b**). Die ersten Versuche, mit Schrauben aus Stahl eine Osteosynthese auszuführen, wurden in den siebziger Jahren des vergangenen Jahrhunderts gemacht (BERENGER-FERAUD, zit. nach SELIGSON 1982). Das Verdienst der Schweizerischen Arbeitsgemeinschaft für Osteosynthesefragen bleibt jedoch, die Schraubenosteosynthese mit nichtrostendem Implantatmaterial, verbesserten Schrauben und mit verbesserter und standardisierter Operationstechnik zu einer weitverbreiteten sicheren Operationsmethode gemacht zu haben. Um den Schrauben im lebenden Knochen für möglichst lange Zeit einen sicheren Halt zu geben, muß der Schraubenkanal vorgebohrt, das Gewinde vorgeschnitten und die Schraube dann mit nicht zu großem Drehmoment eingebracht werden. Für die Verschraubung von kortikalem Knochen gibt es speziell entwickelte Kortikalisschrauben mit flachen und nicht zu tiefen Gewindegängen (Abb. **66** u. **67**). Für die Verschraubung spongiöser Knochen wurden Spongiosaschrauben mit tiefen Gewindegängen und größerer Steigung entwickelt. Zur direkten Osteosynthese zweier Knochenfragmente eignen sich selbstschneidende Schrauben nicht, da sie zuviel Knochengewebe zwischen den Gewindegängen zerstören. Diese Schrauben können sich durch Resorption des zerstörten und devitalisierten Knochens leichter lockern. Damit bei der direkten Verschraubung zweier Fragmente die Schrauben nicht sperren und eine Kompressionswirkung auf den Bruchspalt entstehen kann, wird die Zugschraubentechnik angewandt. Bei Verwendung von Schrauben mit Gewinde in ganzer Länge der Schraube wird das Muttergewinde im Knochen im schraubenkopfnahen Fragment nach dem Gewin-

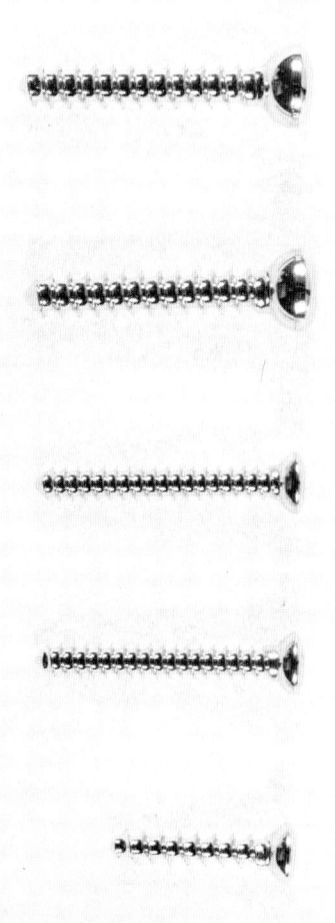

Abb. **66** Kortikalisschrauben

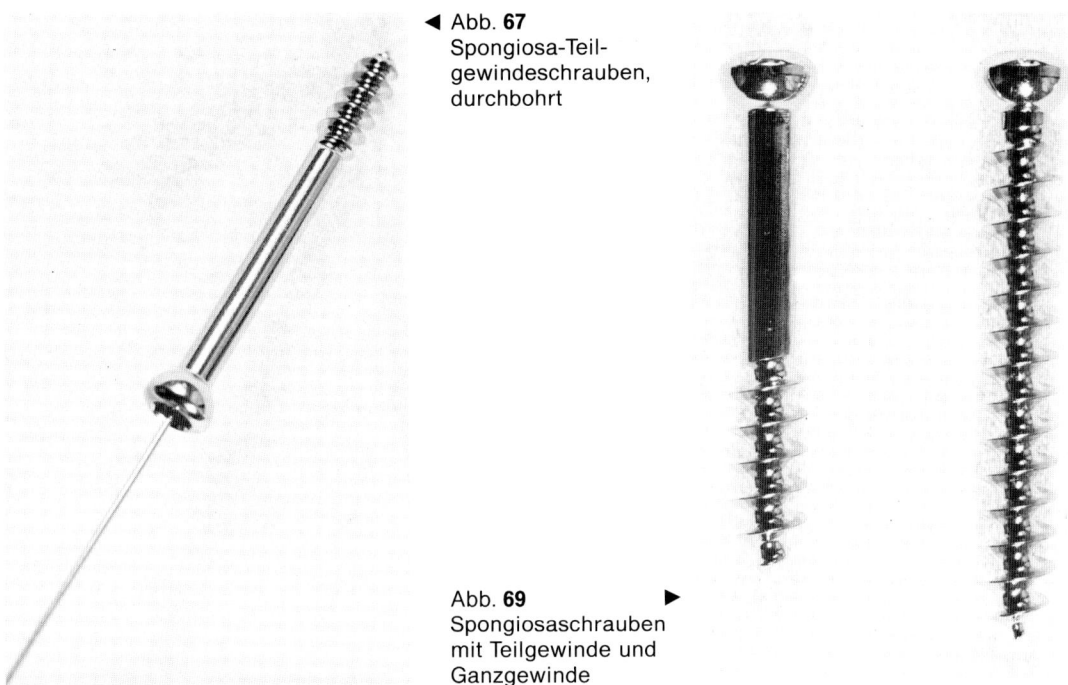

Abb. **67**
Spongiosa-Teilgewindeschrauben, durchbohrt

Abb. **69**
Spongiosaschrauben mit Teilgewinde und Ganzgewinde

deschneiden ausgebohrt. Beim Anziehen der Schraube gleitet das Gewinde im kopfnahen Knochenrohr und zieht den Schraubenkopf mit dem Knochenfragment fest an das gegenüberliegende Knochenstück heran (Abb. **68**). Es gibt Spongiosaschrauben, die eine solche Technik überflüssig machen, da sie nur im schraubenspitzennahen Drittel oder bis zur Hälfte ein Gewinde tragen (Abb. **69**). Der dünnere Schraubenkern im kopfnahen Schraubenanteil erlaubt die Entfaltung der Zugschraubenwirkung. Wird eine Zugschraube an einem Ort mit sehr dünner Kortikalis angewandt, d. h. meistens in den Gelenkbereichen der großen Röhrenknochen, dann muß durch eine Unterlegscheibe unter den Schraubenkopf der Druck auf eine größere Knochenfläche verteilt werden, damit der Schraubenkopf nicht durch die Kortikalis bricht. Beim Verschrauben von Röhrenknochenfragmenten mit dicker Kortikalis (Kompakta) kann dieses Problem nicht auftreten. Eine reine Schraubenosteosynthese wird nie eine belastungsstabile Osteosynthese sein. Eine Übungsstabilität wird jedoch in sehr vielen Fällen erreicht. Die Entfernung von Schrauben nach erfolgter Knochenheilung ist – falls sie überhaupt als notwendig erachtet wird – sehr einfach durch kleine Stichinzisionen möglich. Häufig können Schrauben, die unter einer ausreichend dicken Weichteildecke liegen und deshalb den Patienten nicht stören, auch belassen werden. Es ist immer wieder versucht worden, Schrauben aus einem resorbierbaren Material anzufertigen, die schleichend von körpereigenem Knochengewebe ersetzt werden. Zu überzeugenden und praktikablen Lösungen für eine breite Anwendung hat dies jedoch bisher noch nicht geführt. Versuche wurden mit knöchernen Schrauben und Schrauben aus Polyglactol gemacht.

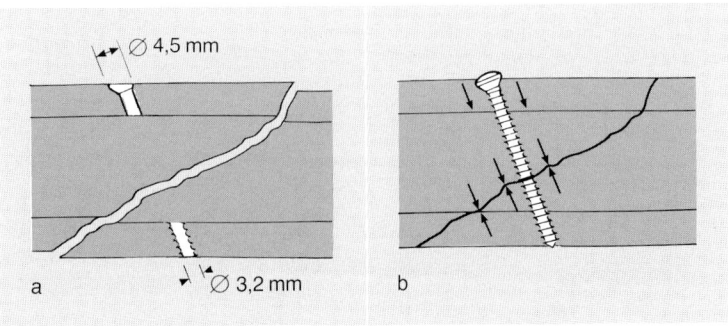

Abb. **68 a** u. **b**
Prinzip der Zugschraube: In den Knochen wird ein Schraubengewinde nur in das schraubenkopfferne Fragment geschnitten

Plattenosteosynthesen

Die Stabilisation von Frakturen durch Anschrauben einer Metallplatte an den Knochen nach Reposition der Bruchenden wurde erstmals von LANE im Jahre 1914 eingeführt. Inzwischen gibt es eine große Vielfalt verschiedenster Platten, die entsprechend einem speziellen Anwendungsgebiet geformt sind (vgl. Abb. **71a–e**). Auch hier hat die AO Pionierarbeit in der Verbesserung und Ausweitung der Anwendbarkeit der Plattenosteosynthesen geleistet.

Wenn bei einer Fraktur die Bruchflächen durch ihre Form direkt aufeinanderstehen oder sich an Vorsprüngen verhaken, kann durch zusätzliche Kompression des Bruchspaltes während des Anlegens der Platte die Stabilität der Osteosynthese beträchtlich erhöht werden. Die Kompression des Bruchspaltes wird nach Anschrauben der Platte auf einer Seite der Fraktur und durch vorübergehendes Anschrauben eines kleinen Kompressionsgerätes am anderen Fragment durch direkten Zug am noch nicht fixierten Plattenende erreicht. Wenn ausreichender Druck auf die Bruchfläche ausgeübt wird, können auch die Schraubenlöcher des noch freien Plattenendes mit Schrauben beschickt und so eine „Druckplattenosteosynthese" ausgeführt werden. Durch längsovale Ausbildung einiger Schraubenlöcher nahe den beiden Plattenenden mit einer schrägen Gleitbahn für den Schraubenkopf entsteht am Bruchspalt um so mehr Kompression, je tiefer eine Schraube in ein solches Zugloch eingedreht wird. Dann verschiebt sich nämlich der Knochen beim Eindrehen der Schraube gegenüber der Platte in Richtung auf den Bruch geringfügig. Diese Spezialplatten werden als Kompressionsplatten bezeichnet (Abb. **70**). Der mit ihnen am Bruchspalt erreichbare Druck ist fast so hoch wie der mit Kompressionsgeräten erzielbare. Die Kompression des Bruchspaltes erhöht die Stabilität der Plattenosteosynthese beträchtlich, allerdings nur für den Zeitraum von 14 Tagen in dem durch Knochenresorption an der Bruchfläche und an den Schraubenlöchern der Druck noch nicht wieder abgesunken ist. Bei der Beschreibung der Zuggurtungsosteosynthesen (s. S. **47**) wurde bereits erwähnt, daß die Osteosyntheseplatten möglichst auf der Zugseite des Knochens angelegt werden, da sie dann mehr auf Zug und weniger auf Biegung beansprucht werden. Die mit einer Plattenosteosynthese erreichbare Torsionsstabilität wird zu einem Großteil auf die Kompression bei Druckplattenosteosynthese zurückgeführt. Es gibt zahlreiche Brüche, bei denen eine Kompression des Bruchspaltes zur Stabilitätserhöhung der Osteosynthese nicht möglich ist, da Stückbrüche fixiert werden oder Trümmerzonen überbrückt werden müssen. Durch Kompression würde in diesen Fällen automatisch eine Fehlstellung nach der Osteosynthese resultieren. Bei einer derartigen mechanischen Situation ist in der Nachbehandlung allergrößte Vorsicht vonnöten, damit die Osteosynthese nicht überfordert wird und es nicht evtl. zum Plattenbruch kommt. Für spezielle Osteosynthesen, besonders in den gelenknahen Abschnitten der Röhrenknochen, wurde eine große Zahl von Spezialplatten entwickelt (Abb. **71** u. **72**). Für dicht unter der Haut gelegene Abschnitte kleiner Röhrenknochen gibt es Halbrohr- oder Drittelrohrplatten mit einer geringeren Materialstärke, T-förmige, L-förmige oder Y-förmige Platten sind besonders zur Versorgung von gelenknahen oder Gelenkbrüchen geeignet. In vielen Fällen muß die

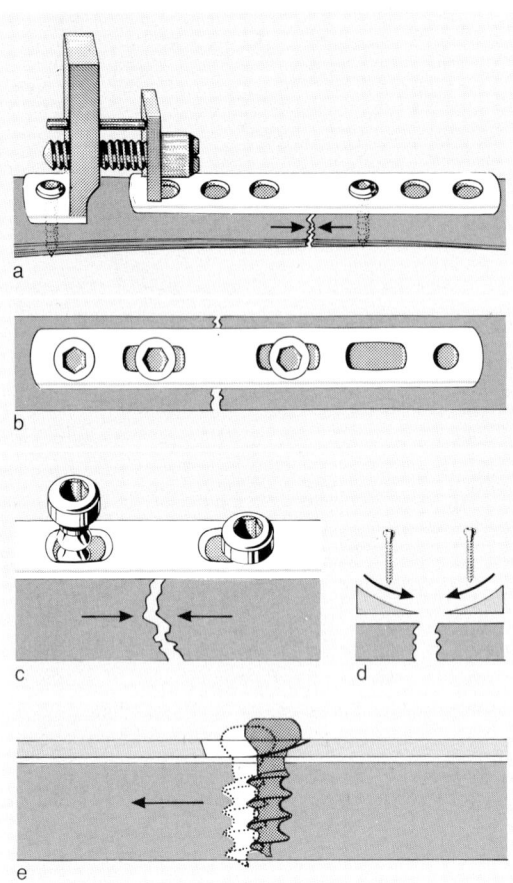

Abb. **70a–e**
Prinzip der Druckplattenosteosynthese:
a Die Osteosyntheseplatte wird am distalen Bruchstück fixiert. Durch Einhängen eines Plattenspanngerätes, das am proximalen Fragment festgeschraubt wird, kann der Bruchspalt komprimiert werden
b–e Durch exzentrisches Einbohren der Schrauben am bruchspaltfernen Ende der Plattenlöcher gerät der Spalt beim Eindrehen der Schrauben unter Kompression, da die Schrauben auf der schrägen Ebene des Schraubenloches (**d**) der Platte gleiten und den Knochen mitnehmen
b Aufsicht, **c** Seitenansicht, **e** Längsschnitt

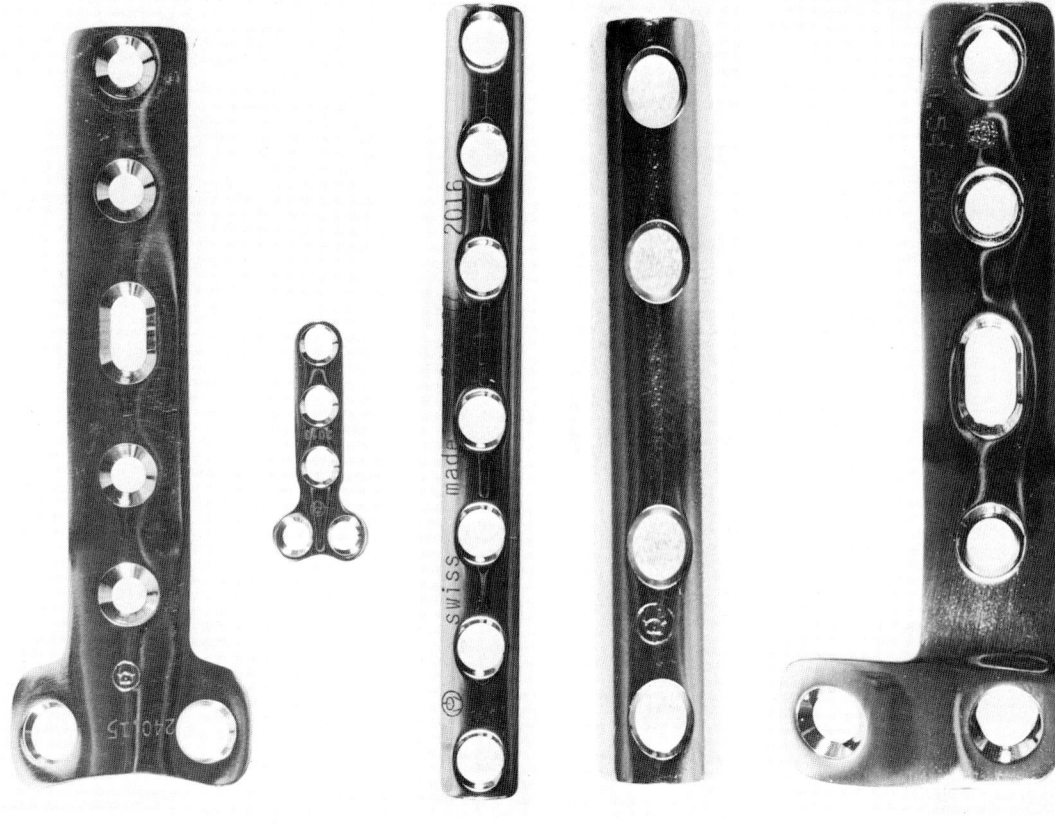

Abb. **71 a–e** Metallplatten: **a** T-Platte, Groß- und **b** Kleinfragment-T-Platte, **c** Drittelrohrplatte, **d** Halbrohrplatte, **e** L-Platte

Osteosyntheseplatte durch Nachbiegen der Knochenform angepaßt werden. Für spezielle Frakturlokalisationen wie z. B. Brüche des Pylon tibiale gibt es entsprechend der normalen Knochenform und Knochenkrümmung angepaßte Pylonplatten (Abb. **72** u. **73**). Ebenfalls für den Bereich der proximalen Tibia oder des distalen Femurs sind solche vorgebogenen Platten von MAY eingeführt worden. Eine weitere Spezialplatte ist die große Kreuzplatte für die Arthrodese des Hüftgelenkes. Auch diese Platte weist eine entsprechende Vorkrümmung auf. Anwendungsbeispiele für die verschiedenen Plattenosteosynthesen sind in den Abb. **75** u. **76** gezeigt.

Die Kombination einer Platte mit winkelförmig angebrachter U-förmiger oder doppelt T-förmiger Klinge wird als Winkelplatte bezeichnet. Es gibt Winkelplatten verschiedenster Form und verschiedener Winkel zwischen Klinge und Platte für die unterschiedlichen Indikationen (Abb. **74**). Beispiele werden in den Abb. **75–77** gezeigt. Die Winkelplatten sind vorzugsweise für Brüche im proximalen und distalen Femur sowie für Osteosynthesen mit Stellungskorrekturen in diesen Bereichen

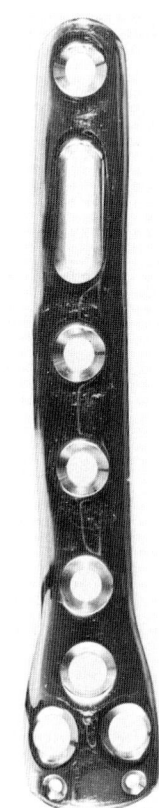

Abb. **72** Pylonplatte

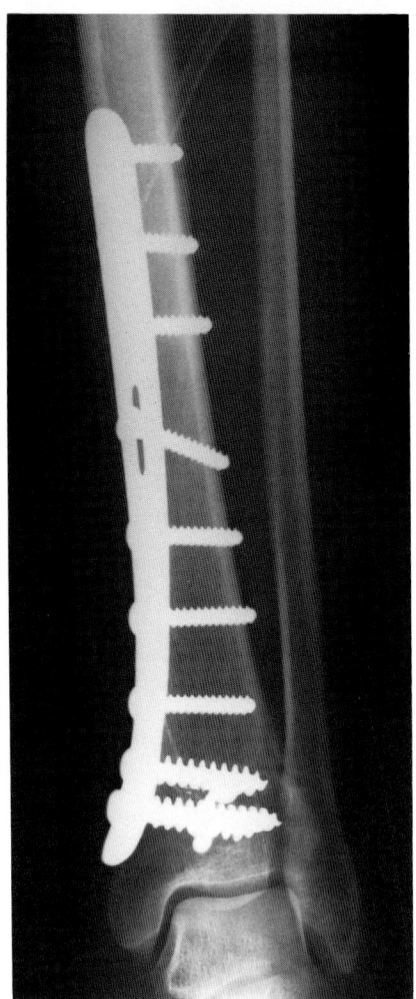

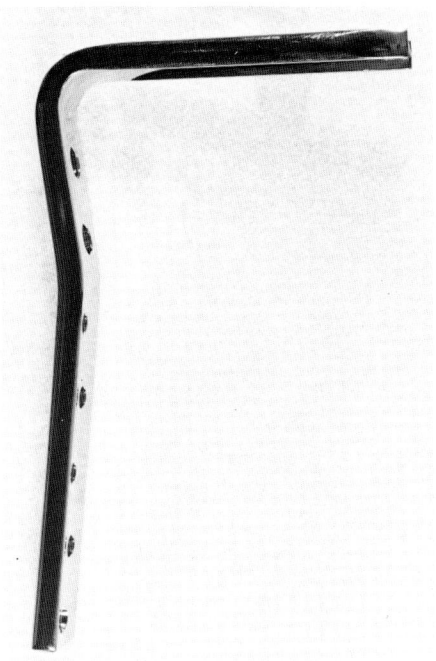

Abb. 74   Winkel-Platte (95 Grad)

Abb. 73   Weiblich, 50 Jahre: Zustand nach Versorgung einer distalen Unterschenkelspiralfraktur mit Abbruch des distalen dorsalen Tibiakantendreiecks. Osteosynthese mit Pylonplatte und Schraubenfixation des distalen dorsalen Tibiakantendreiecks. Die Platte ist der Form des Knochens angepaßt

Abb. 75a u. b
Männlich, 54 Jahre Suprakondylärer Trümmerbruch links bei Polytrauma. 8 Monate nach Kondylenplattenosteosynthese und Spongiosatransplantation; beschwerdefreie Belastung ist möglich

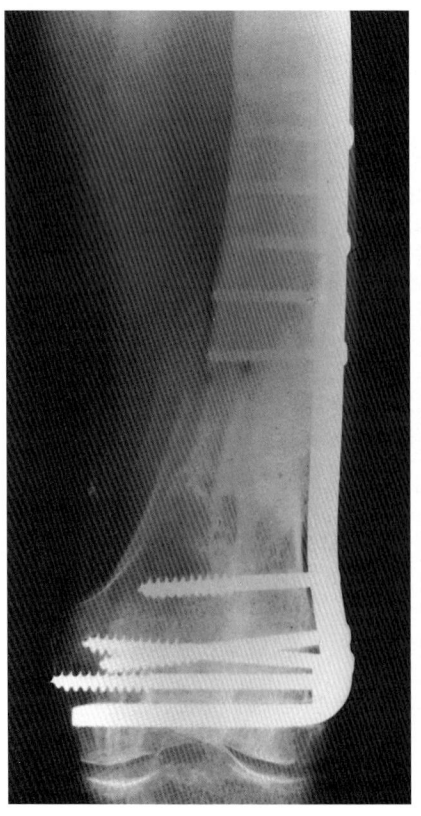

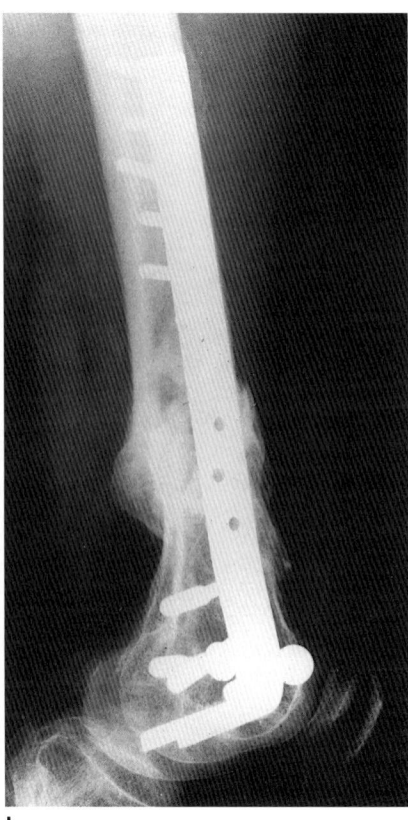

a   b

Knochenbruchbehandlung 53

Abb. **76 a** u. **b**
Weiblich, 36 Jahre
Subtrochantärer Oberschenkelstückbruch bei Polytrauma. 3 Monate nach Osteosynthese mit Kondylenplatte und interfragmentärer Verschraubung. Dorsomedial Kallusbildung. Das Bein wird seit 3 Wochen belastet

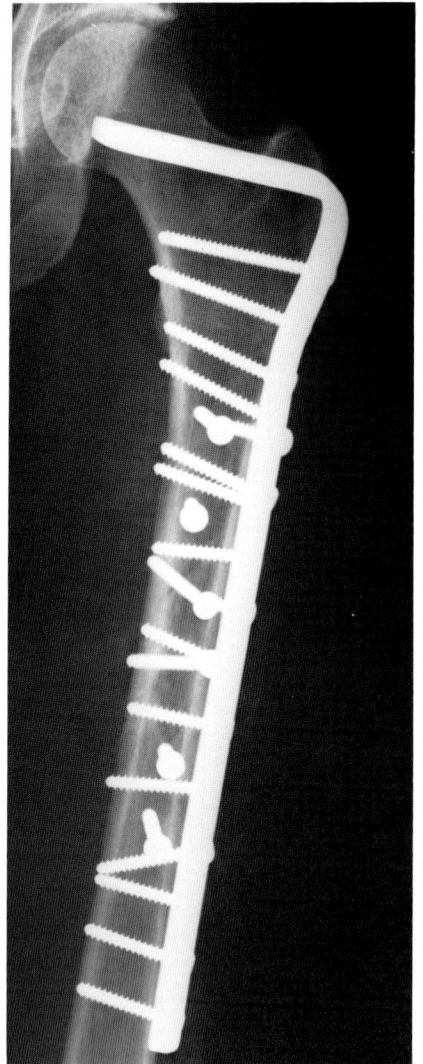
a

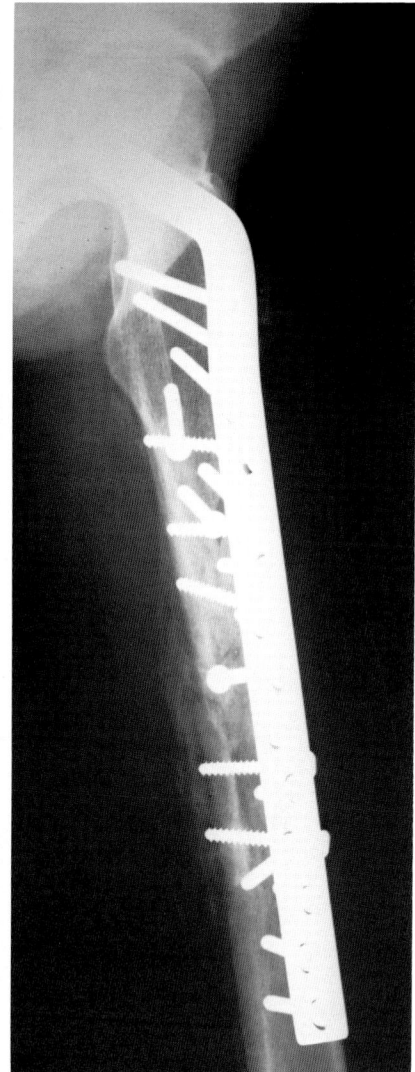
b

geeignet. Durch Auswahl eines entsprechenden Winkels der Winkelplatte läßt sich auch mit diesen Spezialplatten in gewissem Umfange das Zuggurtungsprinzip durch Anwendung von Kompression bei der Befestigung des Plattenanteils am Femurschaft verwirklichen.

Laschenschrauben- und Laschennägel

Brüche im Schenkelhals-Trochanter-Bereich bis in den subtrochantären Bereich werfen besondere mechanische Probleme auf. Bei normaler Belastung des Schenkelkopfes muß das Körpergewicht über den Schenkelhals in den Femurschaft an der Medialseite als Druckkraft und an der Außenseite des Trochanter major und proximalen Femurs als Zugkraft übergeleitet werden. Diese spezifischen Kraftverläufe sind in der Architektur der Spongiosa, wie wir sie im Röntgenbild als die Trajektorien erkennen, als biomechanische Knochenstruk-

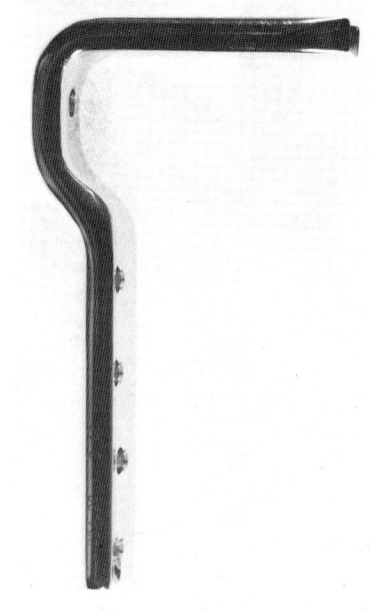

Abb. **77**
Kondylenplatte

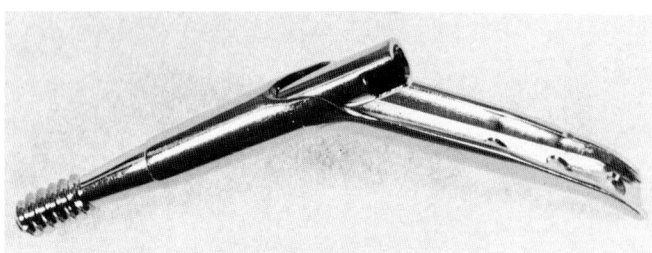

Abb. 78 Pohlsche Laschenschraube

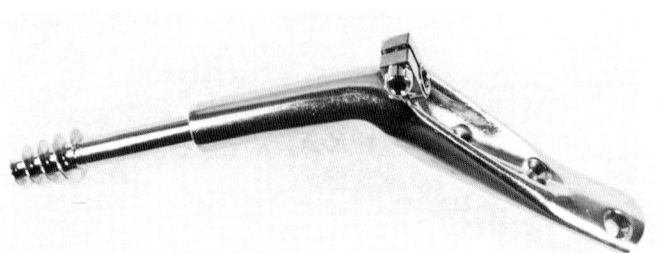

Abb. 79 Kompressionsschenkelhals-Laschenschraube nach *Kaeßmann*

turen wiederzufinden. Da Frakturen in diesem Bereich überwiegend Patienten in hohem und höchstem Lebensalter bekommen, ist die Osteosynthese mit möglichst hoher Stabilität das Mittel der therapeutischen Wahl. Eine große Zahl von verschiedenen Konstruktionen mit einem intramedullär in den Schenkelhals einzubringenden Bolzennagel oder einer Schraube und einer lateral am Femurschaft anzubringenden Lasche oder Platte wurde zur Lösung dieses Problems entwickelt. Die erste Konstruktion mit großer Verbreitung war die Pohlsche Laschenschraube (Abb. 78). Eine kräftige Teilgewindeschraube wird mit dem kurzen Gewindeteil in feste Spongiosa des oberen äußeren Schenkelkopfquadranten eingeschraubt. Durch die Bohrung im Trochanterbereich wird über das Ende der Schraube eine Hülse mit einer Lasche geschoben und die Lasche mit Schrauben am Femurschaft fixiert. Die über die Schraube geschobene Hülse soll ein Sintern der Fraktur bei der biologischen Abräumung von nekrotischem Knochengewebe während der Frakturheilung ermöglichen, ohne die Schraube den Kopf perforieren zu lassen. Nach diesem Grundprinzip sind weitere Laschenschraubenmodelle entwickelt worden. Es gibt durchbohrte und nicht durchbohrte Laschenschrauben. Es gibt eine Laschenschraube nach KAESSMANN (1972), bei der ein definierter Druck mit einem Federzugapparat die Schraube gegen die Lasche fixiert. Durch eine Verriegelungsschraube am Ende der Schenkelhalsschraube wird dieser Druck für einige Zeit aufrechterhalten (Abb. 79). Eine Abwandlung des Laschenschraubenprinzips sind die Laschennägel. Statt der Schenkelhalsschraube wird ein 3- oder 4-Lamellen-Nagel in den Schenkelhals eingeschlagen, mit einer Lasche am Femurschaft angeschraubt und gegen sekundäre Dislokation gesichert.

Da bei einem Lamellennagel das Nagelbett nicht vorgearbeitet werden darf, damit der Nagel eine möglichst feste Verklemmung in der Schenkelhalsspongiosa erfährt, muß seine Verbindung zur außen am Femur angebrachten Lasche in variablen Winkeln möglich sein. Es ist jedoch nicht zu erreichen, daß ein System mit vorgegebenem Winkel so präzise eingeschlagen wird, daß geringe Korrekturen um wenige Winkelgrade nicht nachträglich erforderlich werden könnten. Bei den Implantaten nach dem Laschenschraubenprinzip ist durch Erweitern des Einführungsloches für die Schenkelhalsschraube diese Korrektur möglich. Die Laschennagelmodelle haben deswegen relativ aufwendige Verbindungen zwischen dem intramedullär gelegenen Schenkelhalsteil und der außen am Knochen angebrachten Lasche. Hinzu kommt das größere Risiko der Perforation des Nagels durch den Schenkelkopf beim Zusammensintern der Fraktur nach Resorption von Knochengewebe am Bruchspalt.

Intramedulläre Osteosynthese mit Vollmetallnägeln

Basierend auf den 1913 zur Behandlung von Unterarmbrüchen von SCHÖNE angegebenen „duktilen" Bolzen aus einer Silberlegierung und den von dem englischen Chirurgen BURHGARD (1914) benutzten angespitzten Stricknadeln zur Schenkelhalsosteosynthese, wurde eine Anzahl verschiedener Osteosynthesesysteme mit Vollmetallnägeln entwickelt. 1937 publizierten die Gebrüder RUSH in den Vereinigten Staaten ihre erste Osteosynthese mit einem zum intramedullären Nagel umfunktionierten

Steinmann-Nagel an einer Monteggia-Fraktur. Als nächstes gaben sie für die Behandlung subtrochantärer Brüche des Femurs ihre elastischen und vorgebogenen „pins" zur Osteosynthese an.

In den folgenden Jahren wurde die Methode durch Weiterentwicklung und Entwicklung geeigneter Instrumente zu einer Standardmethode für die Behandlung der verschiedensten Röhrenknochenschaftbrüche. In den Vereinigten Staaten war die Rush-pin-Anwendung vor dem 2. Weltkrieg und in den folgenden 10 Jahren eine Standardmethode. In Mitteleuropa wurde sie erst nach dem 2. Weltkrieg geläufig. Eine Reihe von Autoren, angefangen von KÜNTSCHER (Pinselnagelung mit einem Bündel von Kirschner-Drähten) (1962), HACKETHAL (mit einem Bündel drehrunder flexibler Metallstifte) (1961) bis zu ENDER u. WEIDNER (vorgebogene flexible Vollmetallstifte) (1970) basieren mit ihren Methoden auf diesen Ideen.

Das Prinzip ist die Auffüllung der Markhöhle an ihrer engsten Stelle mit Vollmetallstiften, die nach dem Passieren der Bruchzone möglichst im Knochen divergieren, um so eine gewisse Drehstabilität und Verankerung in der Spongiosa zu erreichen (Abb. 80 u. 81). Die verschiedenen Nägel unterscheiden sich durch ihre Flexibilität, ihre Vorbiegung und die unterschiedliche Ausformung des Nagelendes zum besseren Eintreiben. Den Gesetzen der Mechanik entsprechend, können Osteosynthesen mit multiplen runden Vollmetallstäben zwar eine sehr gute Achsenreposition bewerkstelligen, wenn die Markhöhle mit ihnen ausgefüllt wird, jedoch ist die Biegefestigkeit einer solchen Osteosynthese begrenzt. Das schränkt ihre Anwendung erheblich ein. Bei der Versorgung von Brüchen der unteren Extremitäten werden häufig zusätzlich fixierende zirkuläre oder schienende

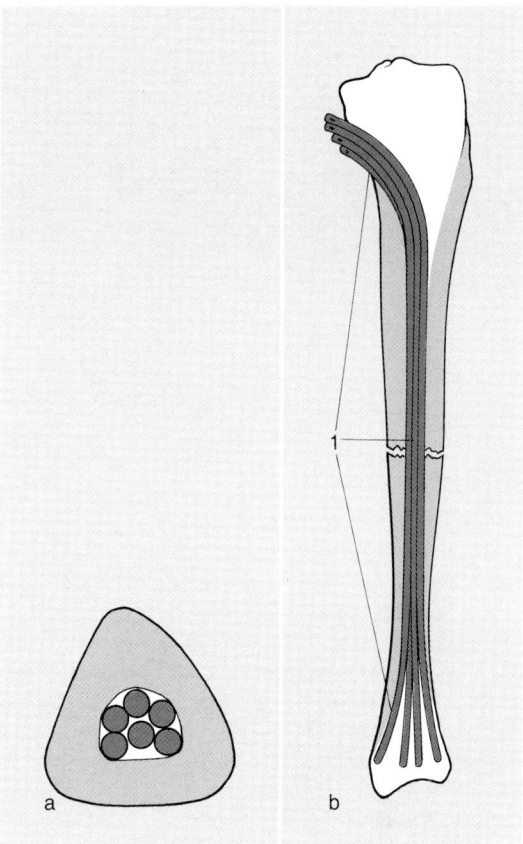

Abb. **80 a** u. **b** Prinzip der Markraumschienung mit mehreren Markraumbolzen (*Rush, Hackethal, Ender*). Ausfüllung des Markraumes an der engsten Stelle. 1 = Mehrpunkteverklemmung

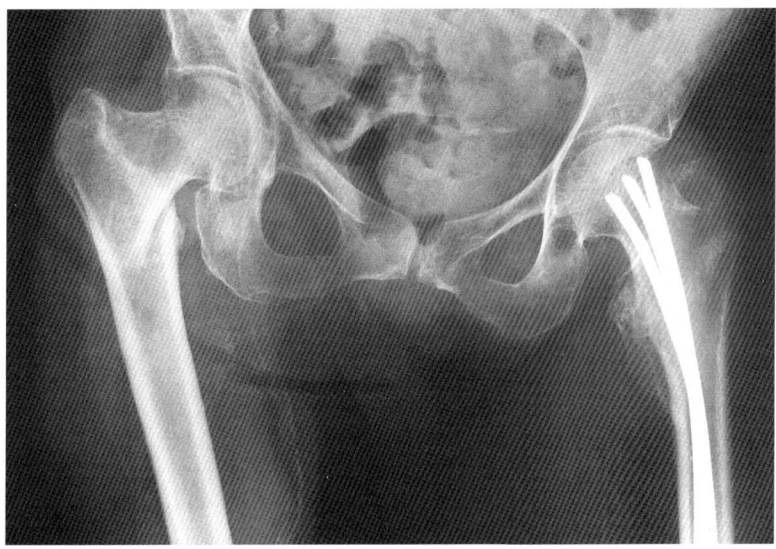

Abb. **81** Weiblich, 74 Jahre: Beckenübersicht. Links Zustand nach Ender-Nagelung vor 2 Jahren. Der pertrochantäre Bruch ist knöchern mit geringer Außenrotationsfehlstellung verheilt. Rechts frische pertrochantäre Femurfraktur

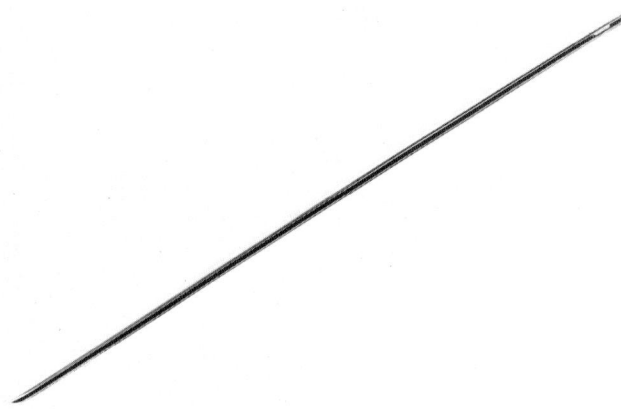

Abb. 82   Dünner V-Profil-Nagel

Verbände erforderlich, und zwar besonders dann, wenn eine frühe Vollbelastung angestrebt wird. Eine elektrische Litze, bestehend aus 50 oder mehr sehr dünnen Kupferdrähten, ist nämlich sehr biegsam und instabil im Vergleich mit einem Rohr gleichen Außendurchmessers, auch wenn es nur eine geringe Wandstärke hat. Die prinzipbedingten Nachteile derartiger Osteosynthesen begrenzen deswegen auch ihre Anwendungsmöglichkeiten. Die noch vor 25 Jahren sehr verbreitete Anwendung auch einzelner Rush-pins zur Sicherung der Achsenstellung von Röhrenknochenbrüchen wird heute wegen der mangelhaften Stabilität praktisch nicht mehr angewandt. Die Bündelnagelung nach HACKETHAL findet ihr bevorzugtes Anwendungsgebiet bei der Versorgung von Oberarmbrüchen. Die Ender-Nagelung wird bei stabilen pertrochantären Brüchen am häufigsten verwandt.

Zur Vermeidung der Nachteile der oben beschriebenen Vollmetallnagelmodelle wurden Nägel mit einem anderen Profil entwickelt, welches eine bessere Rotationsfestigkeit bei gleichzeitiger Steigerung der Biegefestigkeit erreichen sollte. KÜNTSCHER machte seine ersten Nagelungsversuche mit Nägeln, die einen V-förmigen Querschnitt hatten. Erhalten geblieben ist der V-Nagel nur noch für die Nagelung an Knochen mit sehr enger Markhöhle wie Radius oder Ulna (Abb. 82). Aus dem alten V-Profilnagel entwickelte MAATZ (1979) seinen Drehspreiznagel, der praktisch aus zwei Nägeln besteht. Ein im Inneren des V-Profils variabel zu befestigender kleiner Reiter wirkt als Rampe, die den zweiten Nagel vom zuerst eingeschlagenen Nagel mit der Rampe abspreizt. Dieser Spreiznagel eignet sich besonders für Tibiafrakturen distal des Isthmus der Markhöhle (Abb. 83).

Intramedulläre Osteosynthese mit Rohrnägeln und Küntscher-Nägeln

Zur weiteren Erhöhung der Stabilität entwickelte KÜNTSCHER aus dem V-Profilnagel den geschlitzten Kleeblattprofil-Nagel (Abb. 85). Das geschlitzte Rohr mit dem Kleeblattprofil hat praktisch die Biegefestigkeit eines Rohres. Der Längsschlitz soll eine Querverklemmung im Knochen erzeugen. Beim Einschlagen des Nagels mit seiner leicht konischen Spitze ist eine Kompression des Schlitzes möglich, die zusammen mit der Längsverklemmung über die gesamte Länge des Nagels die Rotationsstabilität erzeugt (Abb. 84). Der rohrförmige Nagel bietet außerdem den Vorteil, daß er über einem Führungsspieß eingeschlagen werden kann und so an den vom Führungsspieß markierten Ort geleitet wird (Abb. 85). Das Ausbrechen des Nagels beim Vorschlagen an der Fraktur wird vom Führungsspieß zuverlässig verhindert. Die Sanduhrform der Markhöhlen der großen Röhrenknochen, die für eine Nagelosteosynthese in Frage kommen, ließe normalerweise nur eine relativ geringe Nageldicke zu. Zum Erreichen einer sofortigen Vollbelastungsstabilität muß daher der verwandte Nagel annähernd die gleiche Biegefestigkeit wie der gesunde Knochen haben. Um einen ausreichend dicken Nagel verwenden zu können, der diesen Anforderungen entspricht, ist es erforderlich, die Markhöhle zu erweitern. Nach KÜNTSCHER (1962) wird nach Reposition des Bruches ein Führungsspieß vom proximalen bis in das distale Bruchstück eingeführt und mit einem durchbohrten flexiblen Markraumbohrer über dem Führungsspieß die Markhöhle erweitert. Diese Aufbohrung der Markhöhle findet hauptsächlich im Bereich des Isthmus statt. Da die Festigkeitszunahme eines Rohres mit der 3.–4. Potenz seines Querschnittes steigt, ist ein um 1–2 mm größerer Nageldurchmesser ein erheblicher Stabilitätsgewinn. Gleichzeitig wird durch das Aufbohren des Markraumes ein annähernd gleichmäßiger Innendurchmesser hergestellt, der das „Festlaufen und Verklemmen" des Nagels verhindert. Beim Aufbohren eines Markraumes entsteht Knochenbohrmehl. Durch die Bewegungen des Markraum-

Knochenbruchbehandlung 57

Abb. **83 a – e** Weiblich, 33 Jahre
a u. **b**
Distale Tibiaspiralfraktur. Linker Unterschenkel
c Zustand nach Maatz-Spreiznagelung
d u. **e** 9 Monate post op. bei Zustand nach Knochenheilung und Metallentfernung
(Aufnahmen: Prof. *Nonnemann*, Berlin)

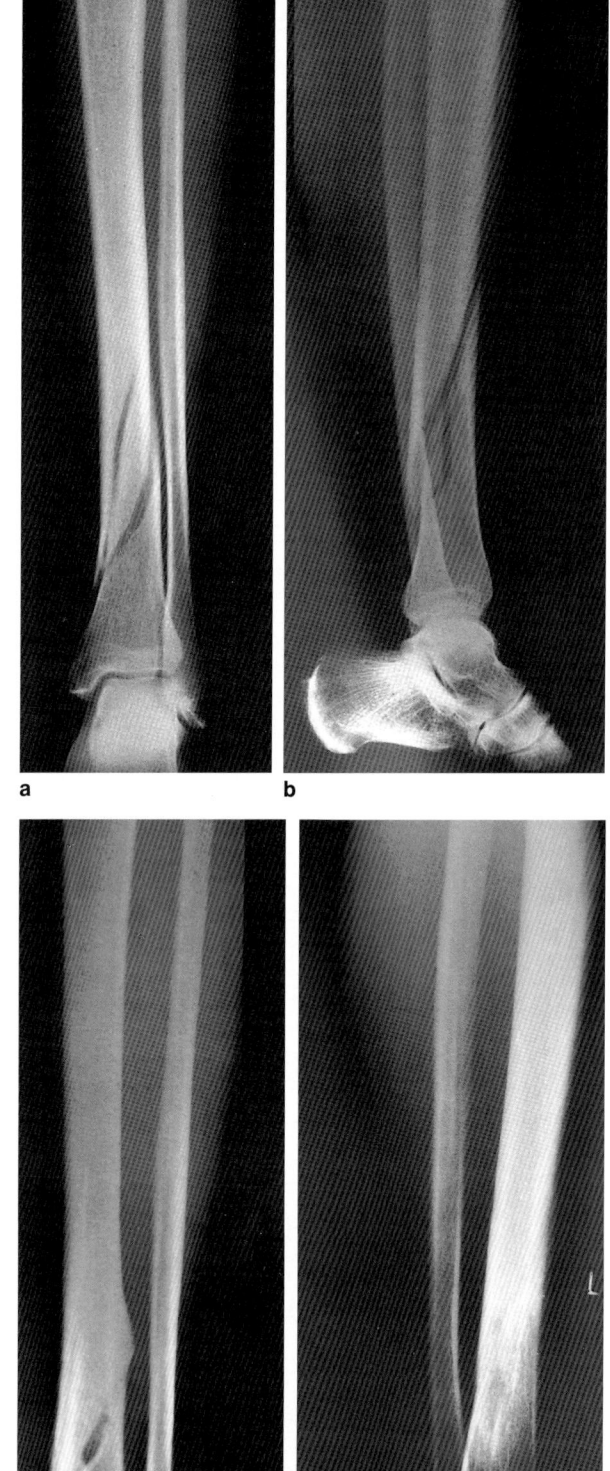

a b

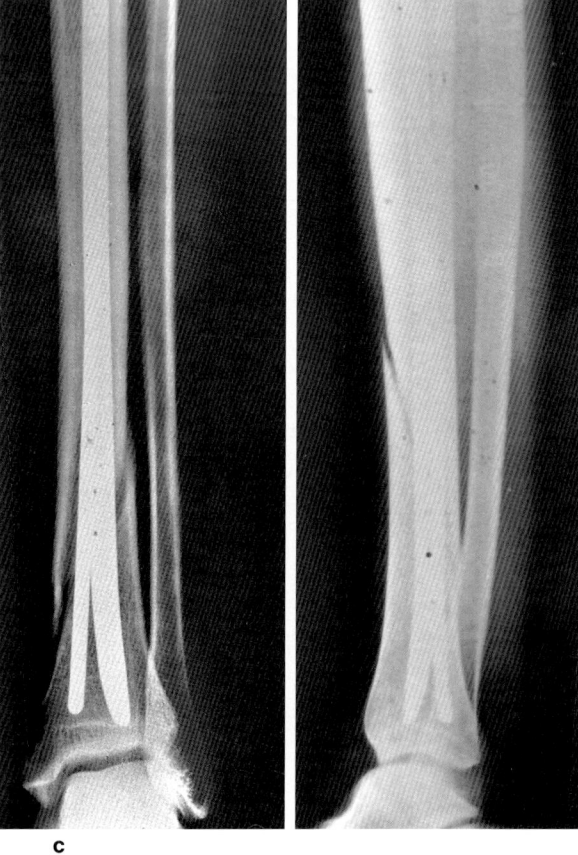

c d e

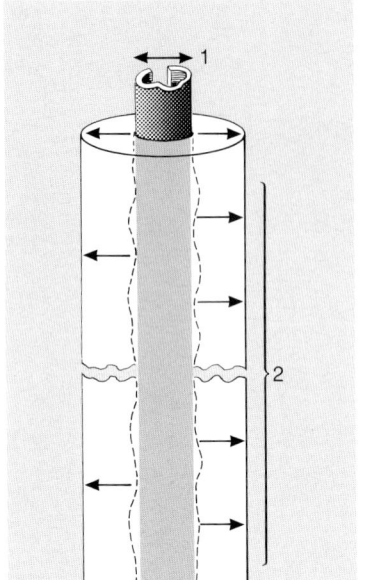

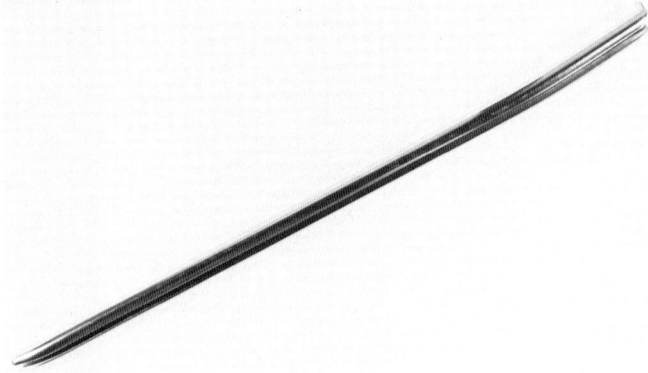

Abb. 85 Kleeblattprofil-Tibianagel

Abb. 84 Prinzip der Küntscher-Nagelung
1 = Querverklemmung, 2 = Längsverklemmung

bohrers in der Markhöhle wird dieses Knochenbohrmehl durch den Bruchspalt nicht selten in einer Menge in die Umgebung des Knochens gedrückt, die dieses kalkhaltige Bohrmehl im Röntgenbild sichtbar werden läßt (Abb. 86). Die Form dieses Kalkschattens läßt eine klare Unterscheidung zu einem jungen Kallusgewebe zu, welches gerade begonnen hat, Mineralsalze einzulagern (Abb. 87). Es fehlen die Spindelform und die Reaktion des benachbarten Periostes.

Zur Nagelung mit dem einfachen Küntscher-Nagel sind die Brüche des mittleren Drittels der großen Röhrenknochen, Querbrüche und kurze Schrägbrüche von der Bruchform her besonders geeignet. Der kurze Schrägbruch hat gegenüber dem Querbruch noch den Vorteil, daß eine bessere Rotationsstabilität allein durch die Bruchform bei idealer Reposition automatisch eintritt. Voraussetzung einer ausreichenden Stabilität gegen Rotationskräfte, Distraktion und Verkürzung ist

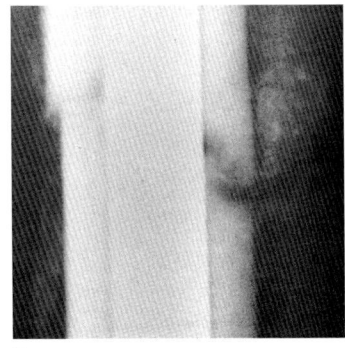
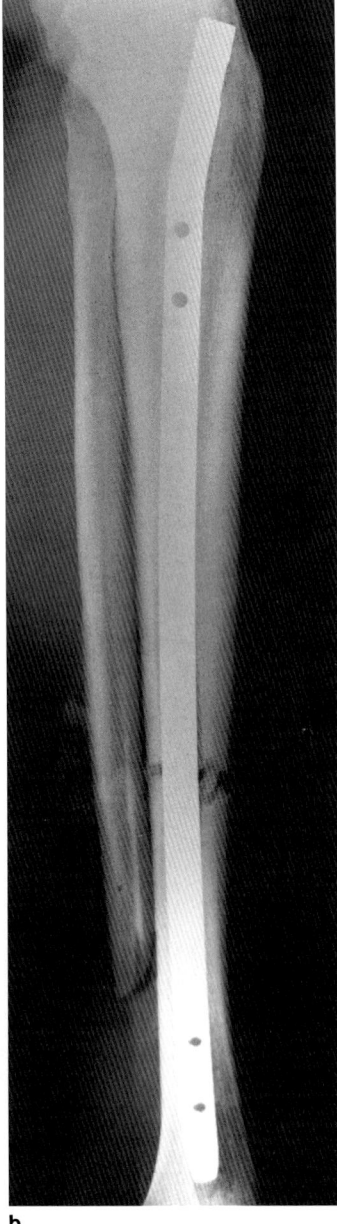

Abb. 86 a u. b Männlich, 28 Jahre: Unterschenkel nach Tibianagelung. Keine Querverriegelung des Nagels nötig, da ausreichende Nagelverklemmung proximal und distal der Fraktur. Die am Bruchspalt sichtbare wolkenartige Verdichtung ist Knochenbohrmehl (Ausschnitt a), das in die Weichteile gedrückt wurde, jedoch kein Kallus

a   b

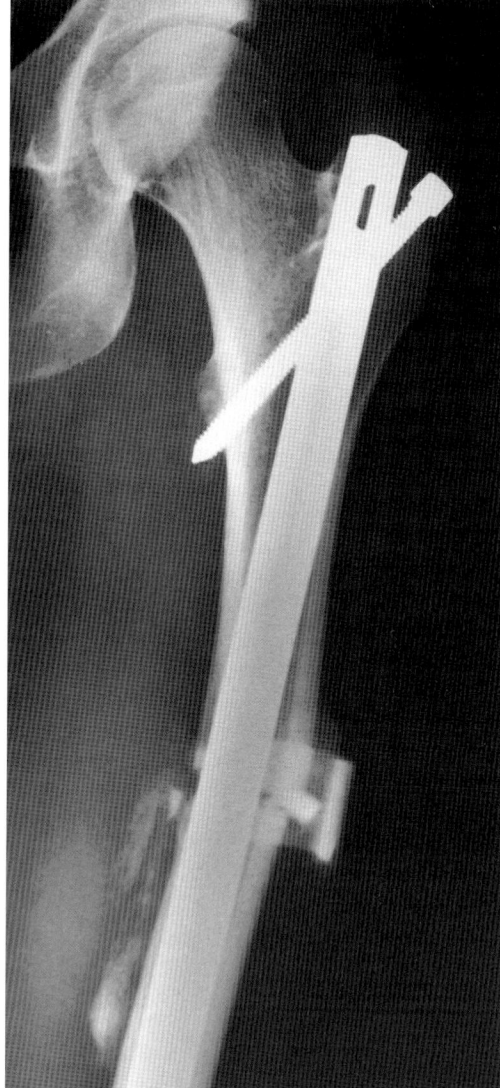
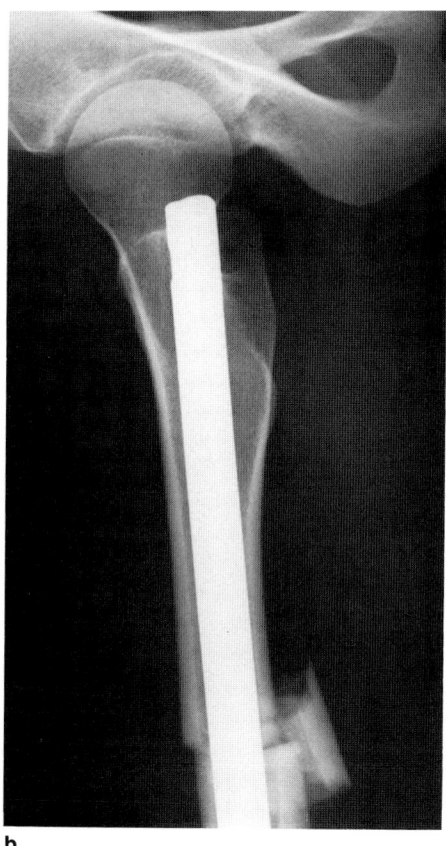

Abb. **87a** u. **b** Weiblich, 21 Jahre: Zustand nach Verkürzungsosteotomie mit der Innensäge nach Küntscher. Das Verkürzungsstück des Knochens ist aufgespalten und zur Seite manipuliert. Osteosynthese mit statischer Verriegelungsnagelung. Der knochendichte Schatten distal des Sägespaltes ist das „Sägemehl" (kein Kallus)

eine genügend lange Verklemmungsstrecke des Marknagels im Knochenrohr (Abb. **88**). Da sie nicht immer vorhanden ist und auch durch Aufbohrung der Markraumenge nicht erzeugt werden kann, wurde eine große Zahl spezieller Marknägel für besondere Frakturlokalisationen und Frakturformen entwickelt. Allgemein durchgesetzt hat sich das Prinzip der Verriegelungsnagelung. Nach einer Idee von KÜNTSCHER können Brüche im proximalen oder distalen Drittel großer Röhrenknochen, in dem die Markhöhle sich schon erheblich erweitert, durch Querbolzen, die durch Bohrungen im Nagel hindurchgeführt werden, stabilisiert werden. Dieser als Detensor bezeichnete Verriegelungsnagel wurde früher noch nach dem Röntgenbild des Patienten für den Einzelfall speziell angefertigt. KLEMM u. SCHELLMANN (1973) entwickelten jedoch nach dieser Idee vielseitig einsetzbare Verriegelungsnägel für Oberschenkelknochen und Schienbein (Abb. **89** u. **90**). Diese standardisierten Verriegelungsnägel machten viele andere Spezialanfertigungen von besonderen Marknagelformen, wie z. B. konische Nägel für proximale Oberschenkel- oder Unterschenkelbrüche, überflüssig. Sie fanden wegen des großen Erfolges dieses Prinzips Nachahmer, die Varianten in der Lokalisation und der Richtung der Verriegelungsschrauben einführten (Abb. **91**).

Lange Schrägbrüche, Etagenbrüche und Brüche mit Trümmerzonen können mit Verriegelungsnägeln zumindest übungsstabil versorgt werden. Ein weiterer Vorteil der Nagelung solcher Frakturen ist das gedeckte Vorgehen zur Osteosynthese. Die ohnehin schon schwer gestörte Knochendurchblu-

(Text weiter S. 65)

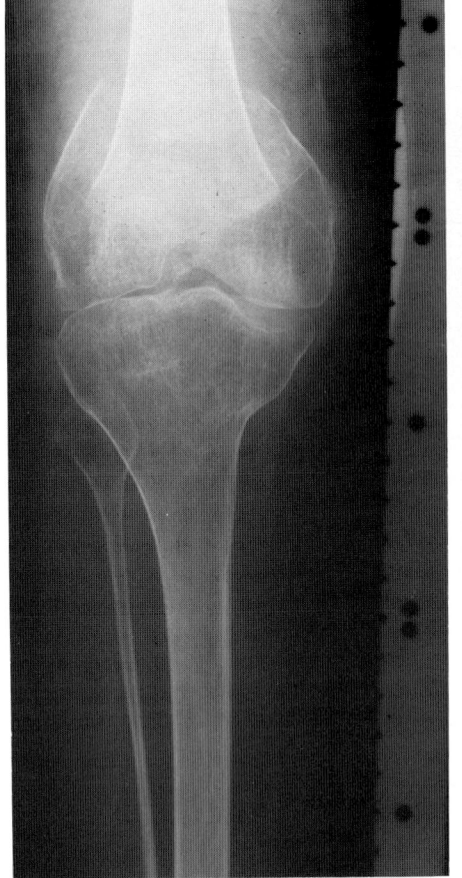
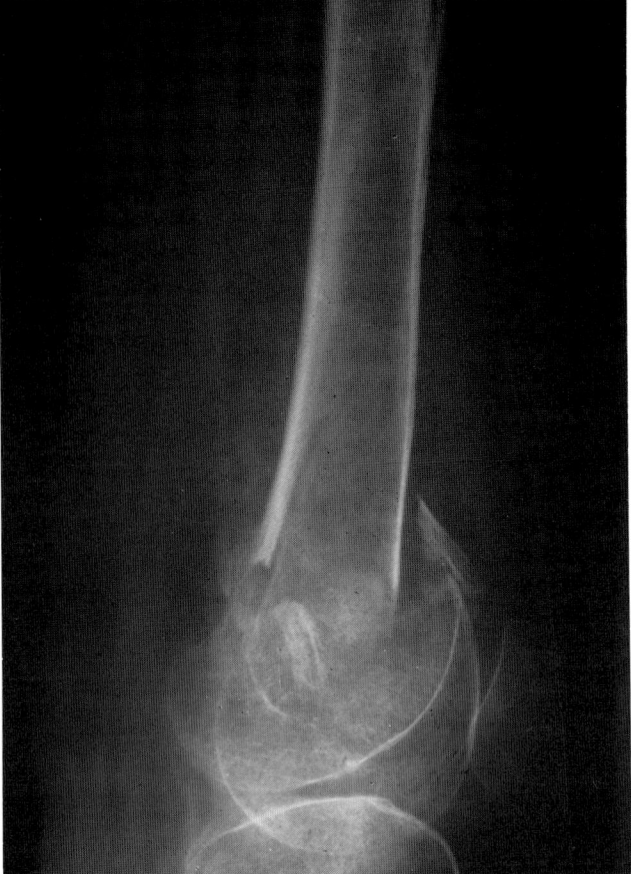
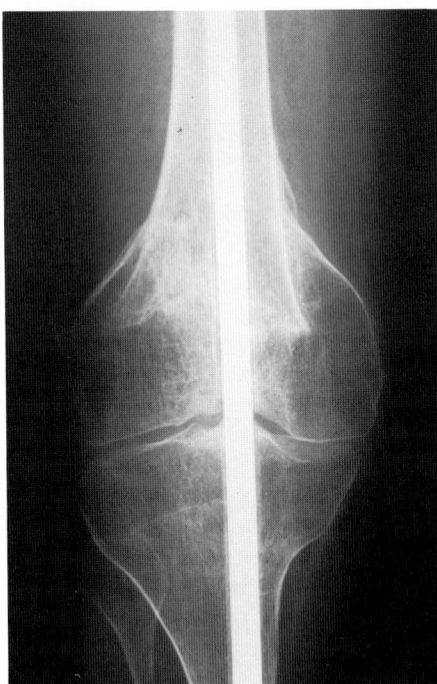

Abb. 88 a–f Weiblich, 56 Jahre
a u. b Nach Poliomylitis in der Kindheit ist ein wachstumsgestörtes (atrophisches) rechtes Bein entstanden, jetzt suprakondyläre Femurfraktur. Einstauchung des Schaftes in das distale Fragment und Längsfissur im distalen Femurschaft. Dislokation des Kondylenmassives im Sinne einer Rekurvation. Die Röntgenaufnahmen wurden gleichzeitig als Meßaufnahmen zur Bestimmung der Nagelmaße ausgeführt
c–f 1 Jahr später Knochenheilung nach Küntscher-Nagelung mit transartikulärem Arthrodesenagel. Der 65 cm lange Nagel wird in diesem Fall belassen, da er der Patientin das Tragen der früher notwendigen Stützapparatur erspart

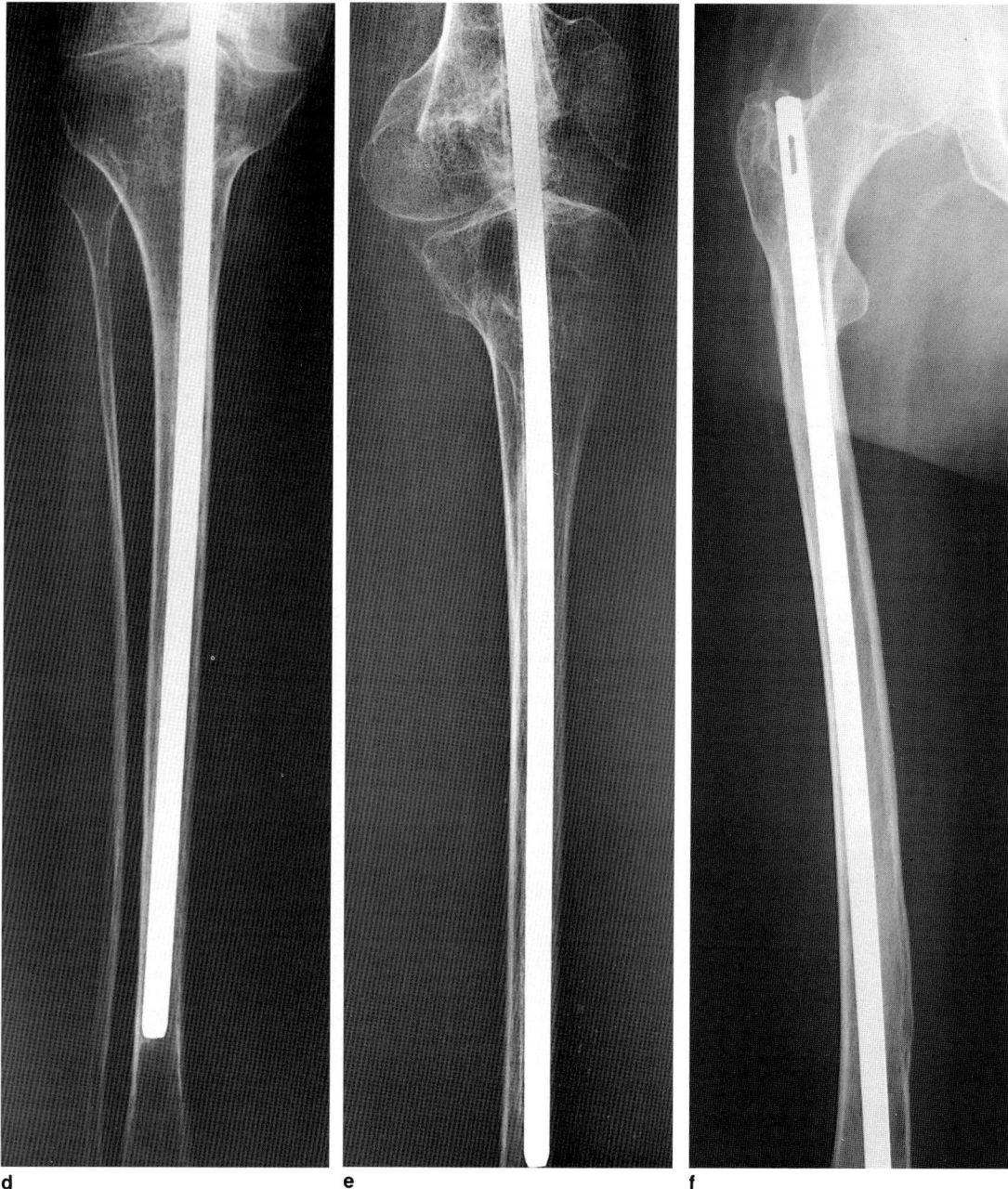

Abb. **88 d–f**

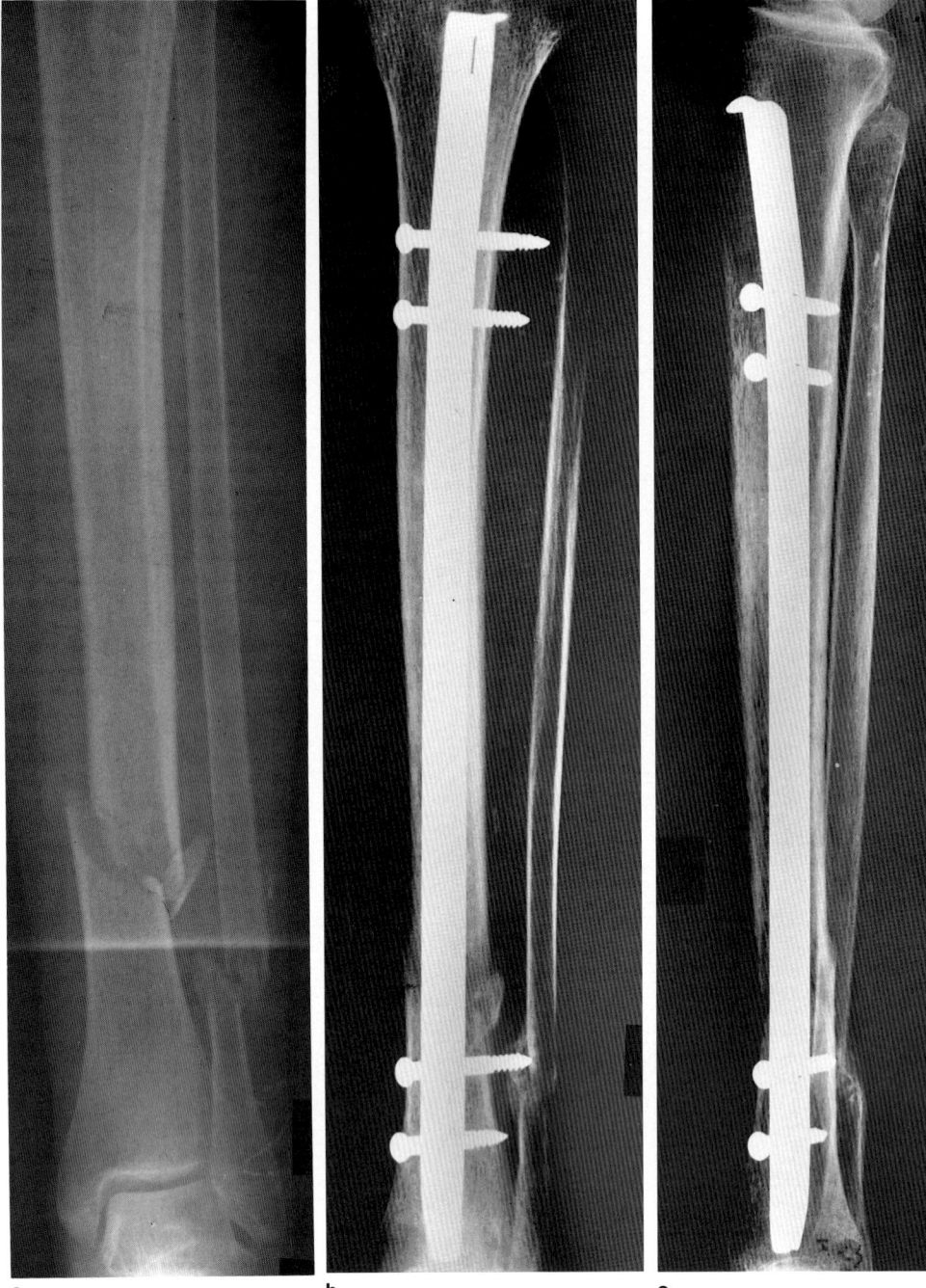

a b c

Abb. 89 a–c Weiblich, 79 Jahre
a Offener Unterschenkelbruch an der distalen Einviertelgrenze
b u. c Röntgenuntersuchung 9 Monate nach statischer Tibiaverriegelungsnagelung und fast völliger Knochenheilung. Die Patientin ließ die geplante Dynamisierung des Nagels nicht vornehmen

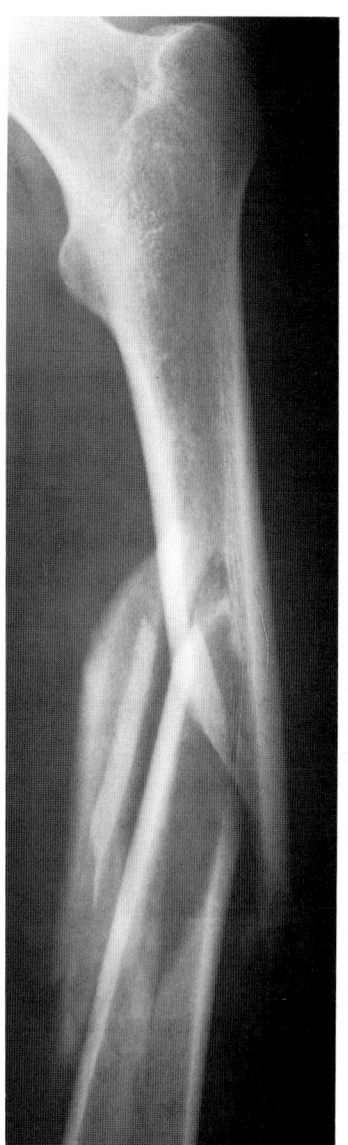 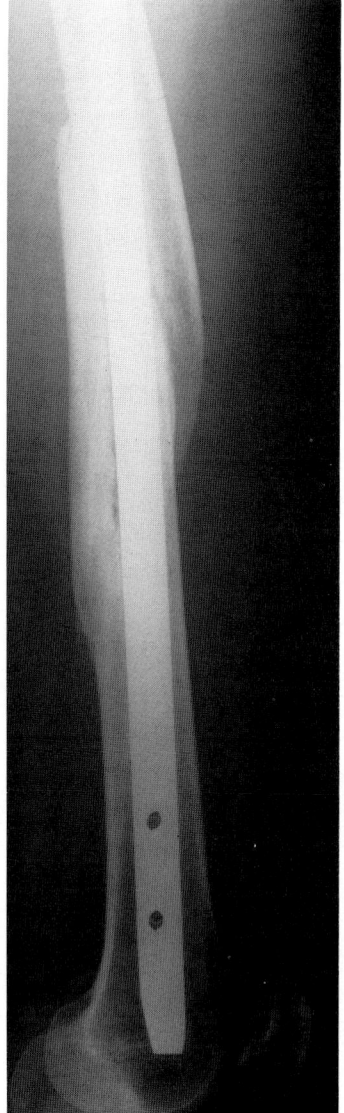 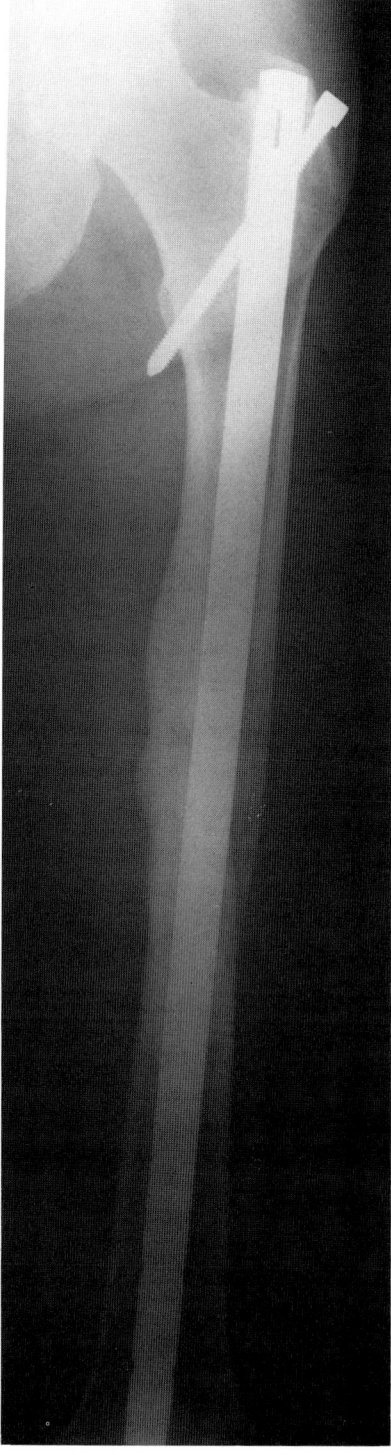

Abb. **90 a−c** Männlich, 29 Jahre
a Femurstückbruch links bei Polytrauma
b 1 Jahr nach Unfall und Verriegelungsnagelung
c 6 Monate nach distaler Dynamisierung, d. h., die distalen Verriegelungsschrauben sind entfernt. Der Bruch ist verheilt

64 Knochenbruch und Knochenbruchheilung

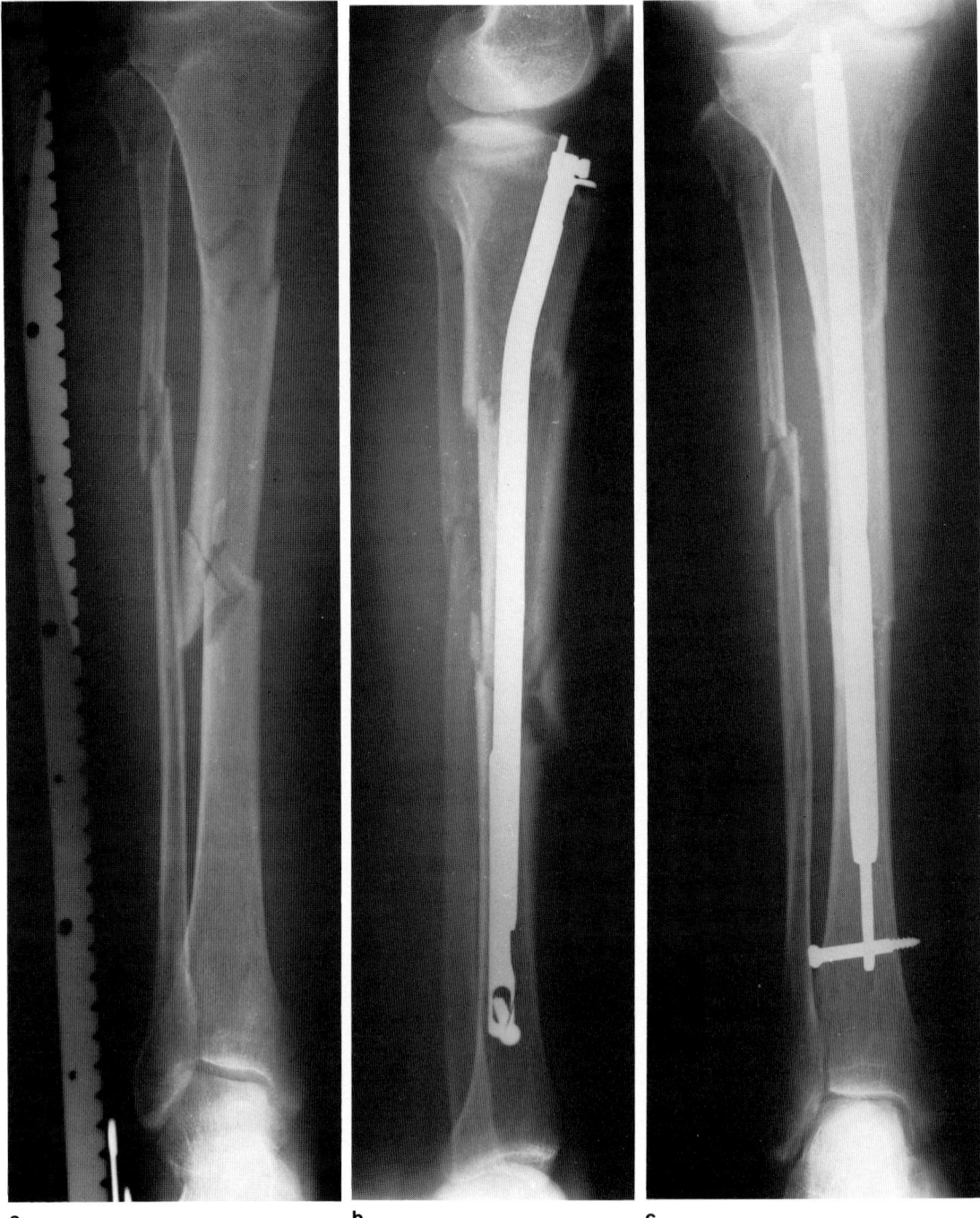

Abb. **91 a–c** Weiblich, 68 Jahre
a Unterschenkeletagenfraktur (Meßaufnahmen). Der Unterschenkel wird mit Kalkaneusdrahtextension auf einer Schiene ruhiggestellt
b u. **c** 2 Wochen später nach Osteosynthese mit Kaeßmann-Kompressionsnagel

Abb. **92 a** u. **b**
Weiblich, 52 Jahre
a Humerusfraktur links mit kurzer Trümmerzone an der proximalen Drittelgrenze
b 6 Wochen nach Nagelung beginnende Kallusbildung. Die Fragmente haben sich unter aktiver Bewegungstherapie fast optimal an den Humerusschaft angelegt. Die Schulterbeweglichkeit war im Vergleich zur gesunden Seite kaum noch eingeschränkt
(Weiterer Verlauf s. Abb. **93**)

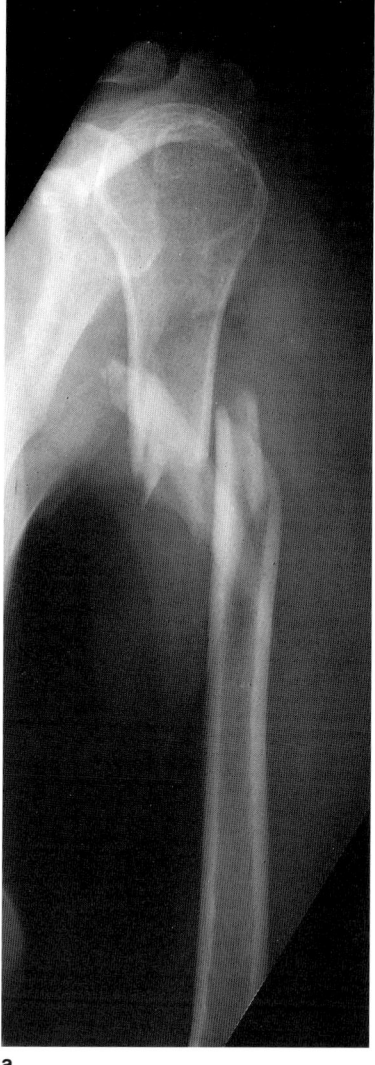
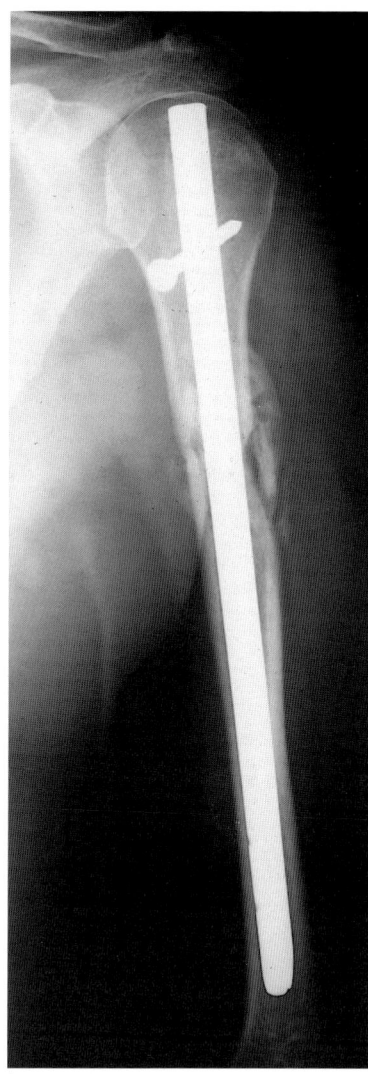

a b

tung wird nicht noch zusätzlich durch die sonst notwendige sehr breite Freilegung des Knochens verschlechtert (Abb. **92** u. **93**).

Mit einer anderen Formgebung rohrförmiger und damit über einem Führungsspieß einzuschlagender Marknägel versuchten andere Autoren die Rotationsstabilität der intramedullären Osteosynthese zu verbessern. Der Amerikaner LOTTES entwickelte einen längsdurchbohrten Dreilamellennagel. Viel Verbreitung in den USA fand auch der Richards-Nagel. Dieser Nagel hat fünf etwa 1,5 mm hohe rechteckige Flügel, die durch Verankerung in der Spongiosa und Kompakta die Rotationskräfte neutralisieren sollen.

Fixateur externe

Der Fixateur externe stabilisiert den gebrochenen Knochen durch eine oder mehrere außerhalb der Extremität in Längsrichtung angebrachten Schienen, die über Verbindungsstücke mit in den Knochen gebohrten Schrauben das Repositionsergebnis fixieren (Abb. **94**). Die Knochenfixationsschrauben werden durch kleine Stichinzisionen in den Weichteilen eingebohrt. Der eigentliche Bruchbereich wird unberührt belassen und durch die mechanische Konstruktion umgangen. Das Fixationsprinzip, die Knochenschiene außerhalb des Weichteilmantels zu haben, ist bereits im vergangenen Jahrhundert von dem amerikanischen Chirurgen PARKHILL (1894) in die Knochenbruchbehandlung eingeführt worden. Er benutzte einen Holzrahmen zur Verbindung der Fixationsschrauben. Der Belgier LAMBOTTE berichtete 1908 über seinen Fixateur externe mit Schrauben und Stahlschienen.

Da alle Versuche mit Schrauben, Platten und Schrauben sowie interner Schienung offener Knochenbrüche mit einer relativ hohen Anzahl von

66 Knochenbruch und Knochenbruchheilung

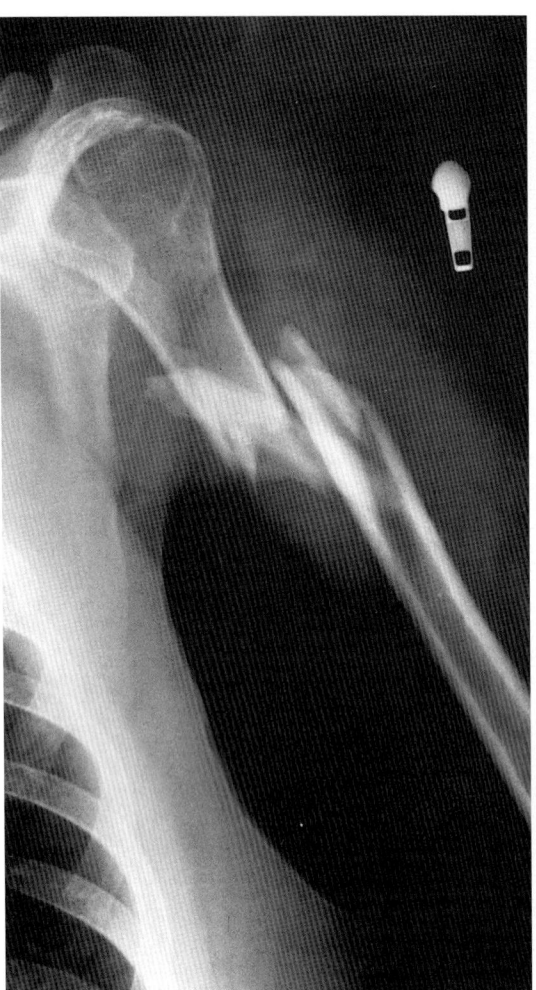
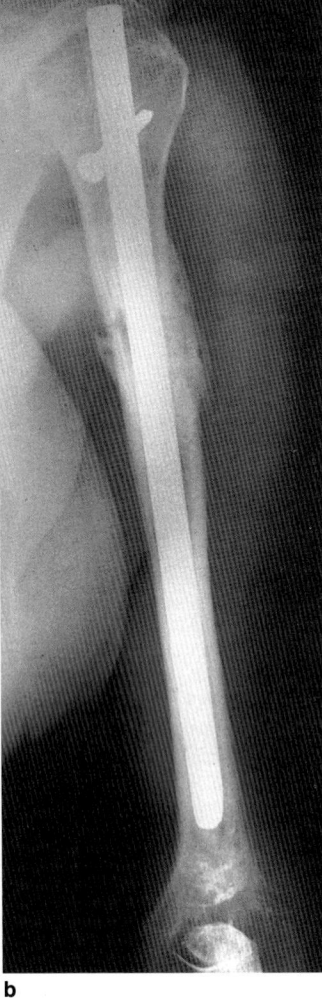

Abb. **93 a** u. **b**
Weiblich, 52 Jahre
a Humerusschaftstückbruch links
b 5 Monate später, Zustand nach dynamischer Humerusverriegelungsnagelung (nach *Hempel*) Knochenheilung in idealer Stellung. Das Schultergelenk ist frei beweglich
(s. auch Abb. **92**)

Knocheninfektionen belastet sind, erlebte die Methode der externen Fixation eine Renaissance. Es ist mit dem Fixateur externe möglich, nach dem Wunddebridement eine offene oder halboffene Wundbehandlung durchzuführen und damit die sehr schwierig und zeitraubend zu behandelnden Knocheninfekte sehr viel seltener zu machen (Abb. 95). Da der Zustand der Weichteile über einem gebrochenen Knochen für die Knochenheilung und das Vermeiden einer Knochen- oder Weichteilinfektion entscheidend ist, wird der Fixateur externe zunehmend häufiger auch bei geschlossenen Brüchen mit Weichteilquetschungen angewandt. Auch diese Brüche sind besonders infektionsgefährdet. Bisher nicht für möglich gehaltene Erfolge beim Wiederaufbau von Knochengewebe bei großen Knochendefekten durch Knochentransplantationen wurden in der heute praktizierten Art erst durch die Ruhigstellung mit dem Fixateur externe möglich. Die äußeren Spanner können als Rahmenkonstruktion, als räumliche Konstruktion oder als Monofixateur aufgebaut werden. Bei der Rahmenkonstruktion durchdringen Steinmann-Nägel den Knochen und werden beidseits der Extremität an zwei Längsschienen fixiert. Die räumliche Konstruktion ist in verschiedenster Art ausführbar. Häufig angewandt wird die zeltförmige oder die V-förmige Konstruktion. Bei der zeltförmigen Fixateurkonstruktion wird der Rahmenkonstruktion noch eine dritte Ebene hinzugefügt. Die drei Längsstangen werden sowohl mit dem Knochen als auch untereinander verbunden. Die V-förmige Konstruktion erfordert nur zwei Längsstangen. Die Fixationsschrauben werden V-förmig divergierend von einer Seite in den Knochen eingebracht. Wegen seiner einfacheren Montage und des größeren Komforts für den Patienten setzt sich die Konstruktion eines Monofixateurs immer mehr durch. Nur von einer Seite werden Schrauben in den Knochen eingeschraubt, und eine einzige kräftige Längsschiene mit ausreichender Verwindungssteifigkeit wird möglichst knochennah angebracht. Mit modernen Monofixateuren kann fast dieselbe Stabilität wie mit räumlichen Konstruktionen älterer Fixateurmodelle erreicht werden. Äußere Spanner werden so-

Abb. **94a–c** Fixateur externe
a dreidimensionaler Aufbau
b Monofixateur externe
c Rahmenaufbau

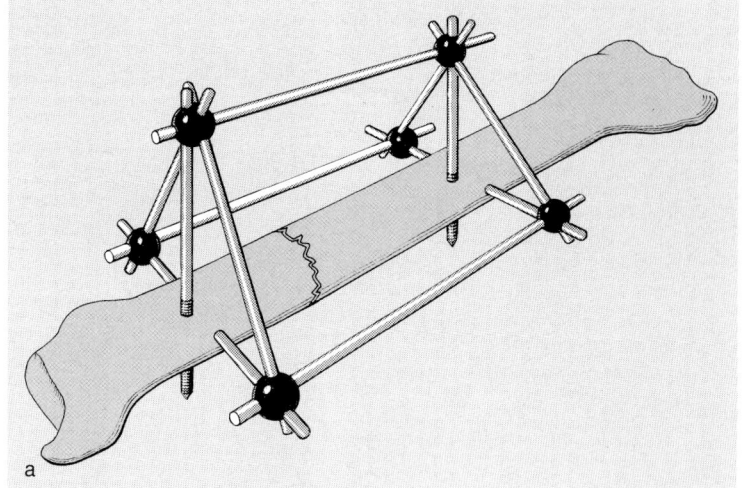

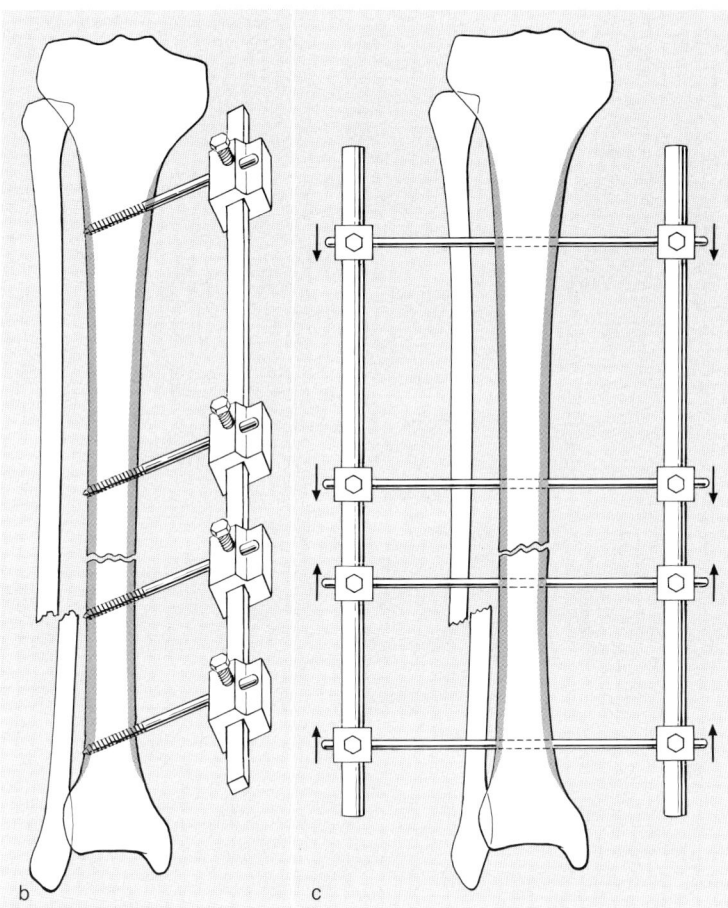

wohl zur alleinigen Bruchbehandlung bis zur Knochenheilung als auch zur vorübergehenden Bruchfixierung bis zum Übergang auf eine andere Behandlungsmethode verwandt. Der äußere Spanner erlaubt die Ruhigstellung mit Kompression am Bruchspalt oder aber die Ruhigstellung in Extensionsstellung. Eine Gewichtsbelastung z. B. beim Gehen ist bei entsprechend stabilen Modellen möglich. Bei modernen Monofixateuren (z. B. nach GOTZEN) kann sogar eine Dynamisierung der Montage vorgenommen werden, die den normalen Wechsel von Druckbelastung und Entspannung

68 Knochenbruch und Knochenbruchheilung

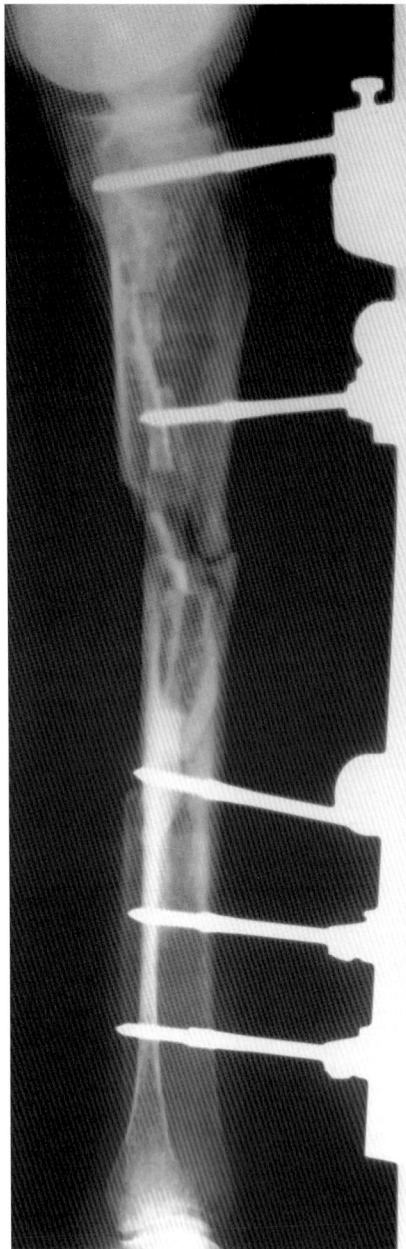
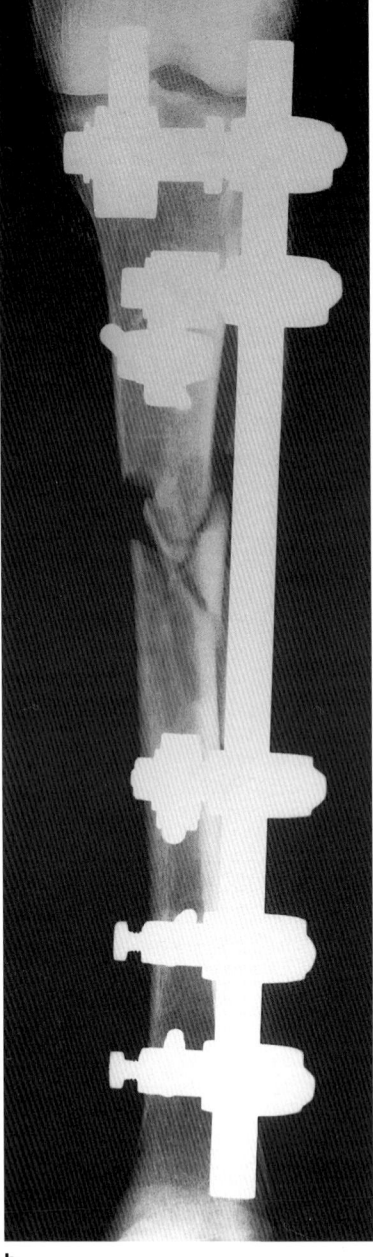

Abb. **95 a** u. **b**
Weiblich, 76 Jahre: Zustand nach offener Unterschenkeltrümmerfraktur im mittleren Drittel. Osteosynthese mit Monofixateur (nach *Gotzen*)

beim Gehen am Bruchspalt wirksam werden läßt. Es ist eine immer wieder erstaunliche Tatsache, daß bei mechanisch einwandfreier Montage und festsitzenden Fixationsschrauben trotz der Durchdringung der Weichteile die Infektion des Schraubenkanals heute ein seltenes Ereignis geworden ist. Diese Erfahrung hat die anfänglich dem Fixateur externe entgegengebrachte Skepsis abgebaut. Die Röntgenkontrollen zur Beurteilung der Bruchstellung und des Heilungsfortschritts beim liegenden Fixateur externe erfordern häufig Aufnahmen in unkonventionellen Strahlenrichtungen. Die großen Metallteile verdecken in den typischen Aufnahmerichtungen anterior-posterior und lateral zuviel vom Knochen. Gelegentlich sind Zielaufnahmen unter Röntgenbildwandlerkontrolle erforderlich, um ausreichend gute Aufnahmen zu erhalten.

Verbundosteosynthese

1963 beschrieb MÜLLER Osteosynthesen mit Schrauben und Platten, bei denen wegen der mangelhaften Knochenfestigkeit zur besseren Verankerung der Schrauben in das Knocheninnere Polyakrylate (sog. Knochenzement) eingebracht wurden. Diese Knochenzemente werden sonst zur besseren Verankerung bei der Implantation von Gelenkendoprothesen verwandt. Die Verbundosteosynthese wird bei hochgradig osteoporotischen Knochen oder bei pathologischen Frakturen im Bereich von tumorbedingten Osteolysen angewandt. Der pathologisch veränderte spongiöse Knochen bei hochgradiger Osteoporose wird ausgekratzt und durch das Akrylat ersetzt. Im Falle der pathologischen Fraktur wird die Osteolyse mitsamt der arrodierten Kompakta reseziert und der Knochen in diesem Bereich durch Akrylat ersetzt. Die zusätzlich notwendige Plattenosteosynthese überbrückt dann den Defektbereich (Abb. 96). Eine Knochenheilung ist im Bereich der Polyakrylatplombe nicht mehr möglich. Die Indikation zur Verbundosteosynthese wird deshalb heute nur noch bei zu erwartender stark verkürzter Lebensdauer des Patienten gestellt; sie ermöglicht in diesen Fällen eine schmerzfreie Bewegung und bei Einsatz im Trochanterbereich die Gewinnung einer Belastungsstabilität.

Frakturen am proximalen Femur

Die demographische Entwicklung der Bevölkerung in Mittel- und Westeuropa und den Vereinigten Staaten von Amerika führte in der jüngeren Vergangenheit in der Traumatologie dazu, daß heute bestimmte Frakturen wesentlich häufiger in den Kliniken behandelt werden müssen. Die Frakturen des proximalen Femurendes sind Brüche des Greisenalters. Sie haben aufgrund der Schwierigkeit der Behandlung, der evtl. notwendigen längeren Immobilisation oder zumindest erheblichen Einschränkung der Bewegungsfähigkeit eine nicht zu vernachlässigende Letalität. Das Durchschnittsalter der Patienten mit Brüchen des proximalen Femurs liegt je nach Bruchhöhe zwischen 76 und 79 Jahren. In den Jahren 1950–1982 nahm in der Bundesrepublik Deutschland die Zahl der 60- bis 69jährigen Bürger um 30% zu. Die Zahl der 70- bis 79jährigen stieg in diesem Zeitraum um mehr als 100% und bei den mehr als 80jährigen war eine Zunahme um etwa 250% zu beobachten. Dies führte dazu, daß in vielen chirurgischen Kliniken die Frakturen des proximalen Femurendes die am häufigsten stationär behandelten Bruchformen wurden. Die für die Behandlung dieser Brüche bekannten konservativen Verfahren mit ruhigstellenden Verbänden und Extensionen werden heute nur noch in denjenigen Fällen angewandt, in welchen eine operative Bruchbehandlung kontraindiziert ist. Die Nachteile der mindestens 8–12 Wochen langen notwendigen Bettruhe sind zu groß und haben eine heute nicht mehr akzeptierte hohe Letalitätsrate. Da die Patienten im 8. Lebensjahrzehnt im statistischen Mittel mehr als 6 Begleiterkrankungen mitbringen, wenn sie einen Bruch des proximalen Femurendes erleiden, ist eine mög-

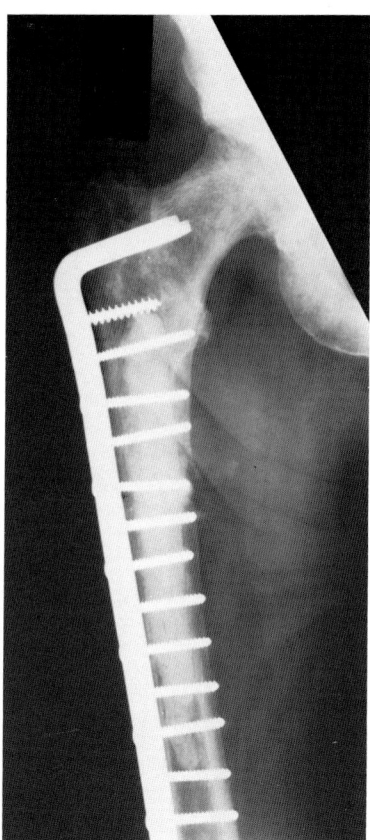

Abb. 96 Weiblich, 74 Jahre: Mammakarzinom mit Skelettmetastasierung. Verbundosteosynthese des rechten Femurs wegen großer Osteolyse und pathologischer Fraktur

lichst frühzeitige Remobilisierung die einzige Chance, die Letalität unter die 20-%-Grenze zu drücken. Frühmobilisierung ist jedoch nur nach einer mindestens übungsstabilen, wenn möglich jedoch belastungsstabilen Osteosynthese in diesem Lebensalter wirklich möglich.

Die Zahl der angegebenen Osteosyntheseverfahren für Brüche des proximalen Femurendes ist fast unüberschaubar. Die intrakapsulären Brüche des Schenkelhalses stellen ein spezielles biomechanisches Problem dar. Die Blutversorgung des Schenkelhalses und des Schenkelkopfes erfolgt aus den im Bereich des Gelenkkapselansatzes am Schenkelhals in den Knochen eintretenden Ästen der A. circumflexa femoris und zu einem geringen Teil aus der A. capitis femoris. Letztere zieht aus der Hüftgelenkspfanne über das Lig. capitis femoris in den Schenkelkopf hinein. Im statistischen Durchschnitt werden jedoch nur 17% des Schenkelkopfes von diesem Gefäß versorgt, das überdies bei alten Menschen sehr häufig obliteriert ist (Abb. 97). Diese Art der Blutversorgung bringt es mit sich, daß bei intrakapsulären Schenkelhalsbrü-

Knochenbruch und Knochenbruchheilung

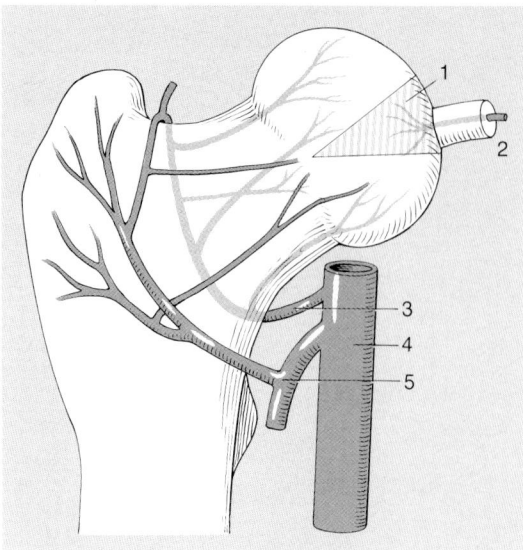

Abb. **97** Vereinfacht dargestellte Gefäßversorgung des Schenkelhalses und Schenkelkopfes. 1 = ≈17% Kopfvolumen, ernährt aus dem Kopfbandgefäß (!), 2 = Lig. capitis femoris mit Gefäß, 3 = R. profundus (A. circumflexa femoris medialis), 4 = A. femoralis, 5 = A. circumflexa femoris lateralis

chen je nach Frakturdislokation die Blutversorgung des Kopf-Hals-Fragmentes mehr oder weniger stark durch den Knochenbruch beeinträchtigt wird. Zerreißen alle intraossären Gefäße und ist die A. capitis femoris verschlossen, wird im Moment des Unfalls das Kopf-Hals-Fragment zu einem Sequester. Eine Revitalisierung ist nur über einen sehr langen Zeitraum und häufig auch nur unvollständig möglich. Eine Osteosynthese kann nur das Kopf-Hals-Fragment gegen das Trochantermassiv fixieren und so die für das Einsprossen von Gefäßen notwendige Ruhe am Bruchspalt erzeugen. Ob der Schenkelkopf nekrotisch wird oder nicht, ist von der Art des Osteosyntheseverfahrens unabhängig. Diese biologische Situation hat dazu geführt, daß bei stark verschobenen intrakapsulären Schenkelhalsbrüchen bei greisen Patienten mit zunehmender Häufigkeit die sofortige Schenkelkopfresektion und anschließende Kopf- oder Hüftgelenkstotalprothesen-Implantation durchgeführt wird. Bei jüngeren Patienten sollte dagegen eine Osteosynthese ausgeführt und abgewartet werden, ob eine Revitalisierung des Schenkelkopffragmentes erfolgt. Um diesen Prozeß nicht zu stören, ist u. U. eine sehr lange Entlastung des verletzten Beines bis über ½ Jahr erforderlich. Es liegt auf der Hand, daß eine solche Therapie bei polymorbiden hochbetagten Menschen nicht erfolgreich durchgeführt werden kann. Die günstigste Prognose haben

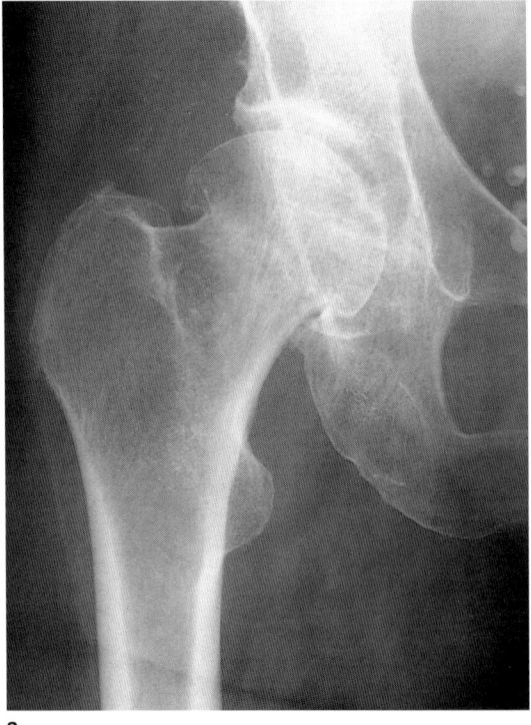
a

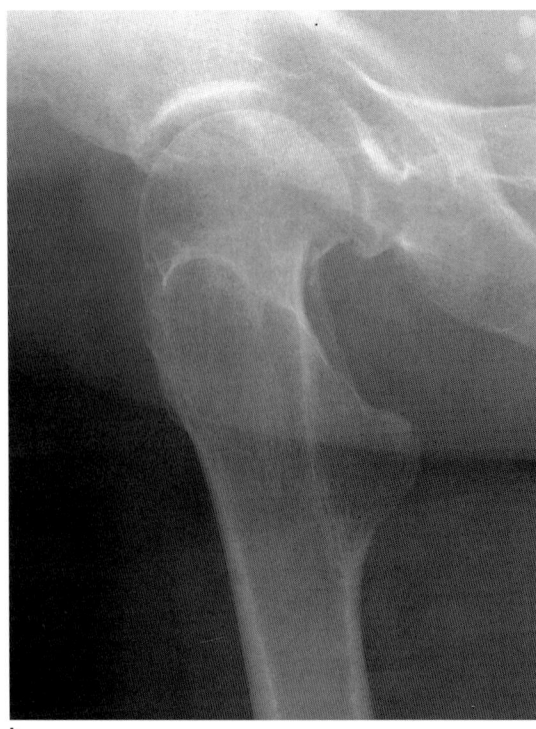
b

Abb. **98a u. b** Weiblich, 65 Jahre: mediale Schenkelhalsfraktur, axial eingestaucht, Typ Pauwels I

auch bei hochbetagten Patienten die eingestauchten Abduktionsbrüche im subkapitalen Schenkelhals, bei denen in der seitlichen Richtung keine Verschiebung stattfand. Sie gehören zum Typ der Pauwels-I-Fraktur (Abb. 98). Die Bruchfläche ist praktisch keinen Scherkräften ausgesetzt. Belastung führt zu einer Stabilisierung durch zusätzliche Verzahnung. Aufgrund der geringeren Dislokation sind oft nicht alle Gefäße zerstört. Wir haben also eine sowohl mechanisch als auch biologisch günstige Situation vor uns. Alle Adduktionsbrüche stellen dagegen eine mechanisch ungünstige Situation dar. Der Abduktionsbruch bewirkt eine Valgusstellung im Hüftgelenk, während der Adduktionsbruch zur Varusfehlstellung führt (Abb. 99). Die Adduktionsbrüche müssen deshalb reponiert werden. In der Abb. 97 ist die Gefäßversorgung des Schenkelkopf-Hals-Bereiches in vereinfachter Form dargestellt. Die Äste der A. circumflexa femoris treten in der Hüftkapselansatzregion der Schenkelhalsbasis in den Knochen ein. Die Zeichnung läßt die biologisch ungünstige Situation aller intrakapsulären Schenkelhalsbrüche erkennen (Abb. 100 u. 101).

Für die Osteosynthese der medialen Schenkelhalsbrüche ist eine Vielzahl verschiedener Verfahren angegeben worden, so z. B. die Schenkelhalsnägel in verschiedensten Nagelquerschnitten vom U-Profil (KÜNTSCHER) bis zum Drei- und Vierlamellennagel (SMITH-PETERSEN 1931 u. a.). Eine zweite Grundform sind die Schenkelhalsschrauben. Die Osteosynthese ist möglich mit mehreren AO-Spongiosaschrauben oder mit speziellen Schenkelhalsschrauben, wie die in den Abb. 78 u. 79 wiedergegebenen Pohlschen Laschenschrauben und Kaeßmann-Laschenschrauben oder mit Zug-Druck-Schraubensystemen oder mit Reimers-

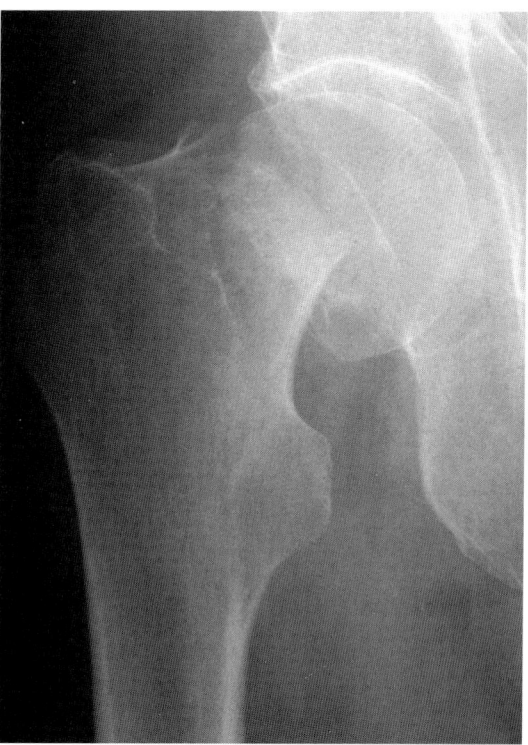

Abb. **99** Männlich, 64 Jahre: mediale Schenkelhalsfraktur Typ Pauwels I (intrakapsulärer Schenkelhalsbruch)

Schrauben. Diese Aufzählung ist bei weitem nicht vollständig und enthält nur die in der Bundesrepublik Deutschland häufiger angewandten Modelle. Eine weitere Osteosynthesemöglichkeit besteht darin, mehrere divergierende Kirschner-Drähte vom Trochanter major aus in das mediale Schenkelkopffragment vorzubohren. Diese als Minimalosteosynthese zu bezeichnende Fixationsmöglich-

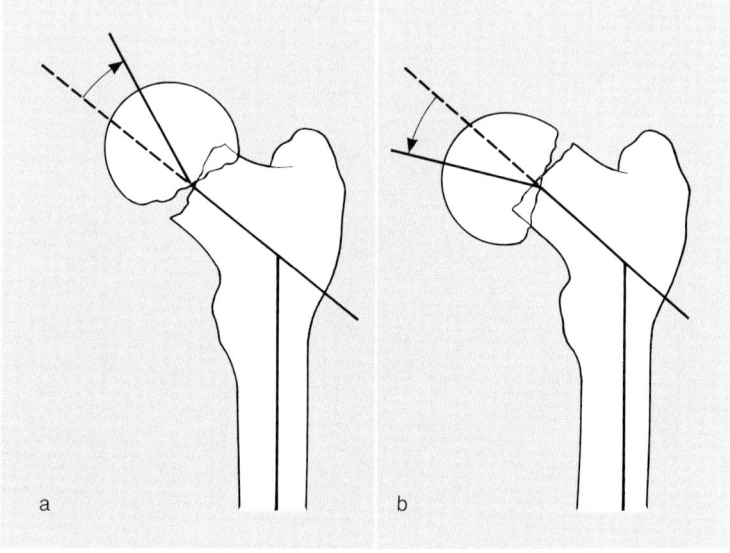

Abb. **100 a u. b**
Dislokationsrichtungen des Schenkelhalses
a Abduktionsbruch führt zur Valgusfehlstellung
b Adduktionsbruch führt zur Varusfehlstellung

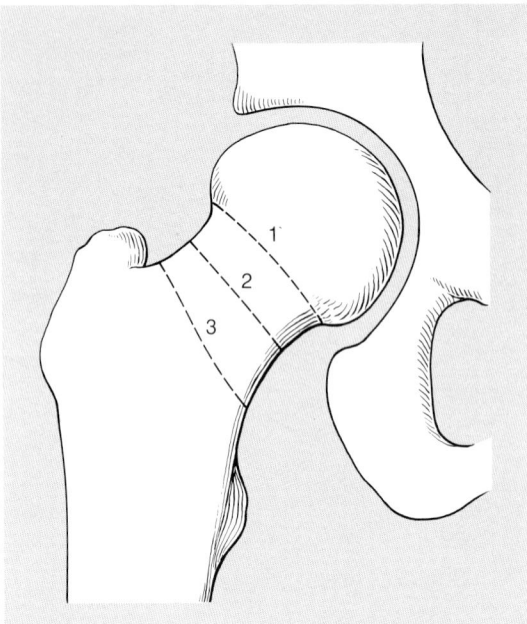

Abb. 101   Frakturtypen am „Schenkelhals"
1 = mediale oder subkapitale Fraktur (vollständig intrakapsulär)
2 = intermediäre Fraktur (überwiegend intrakapsulär)
3 = basale Fraktur (höchstens teilweise intrakapsulär)
Je weiter lateral die Fraktur ist, desto besser ist die Überlebenschance des Schenkelkopfes

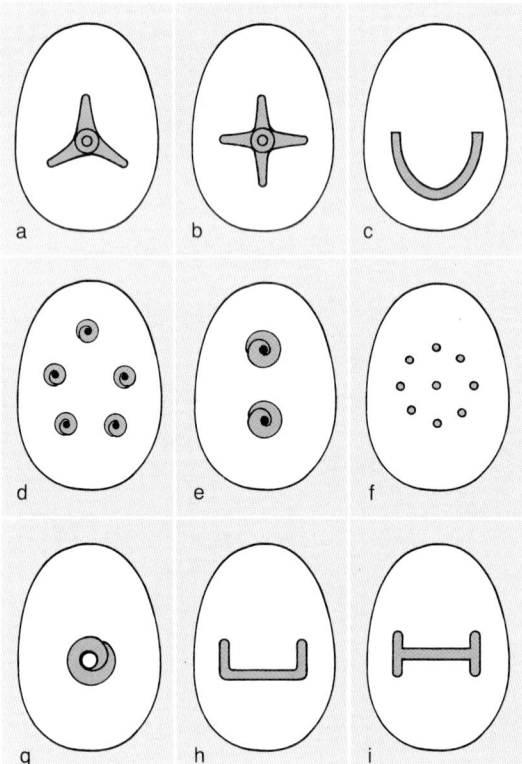

keit ist besonders bei jugendlichen medialen Schenkelhalsfrakturen oder bei der traumatischen Epiphysenverletzung angezeigt, da sie nur wenig zusätzliche Knochenschädigung verursacht. Die Stabilität dieser Osteosynthese ist allerdings relativ gering. Eine weitere Grundform der Osteosynthesemöglichkeit sind Winkelplatten mit einem großen U-förmigen oder einem doppel-T-trägerförmigen Schenkelhalsteil, der in eine lateral am Trochanter anzuschraubende Ein- oder Mehrlochplatte übergeht (AO-Winkelplatte). Diejenigen Methoden, welche eine Schenkelhalsosteosynthese mit einer gleichzeitig autologen oder heterologen Knochenspanplastik verbinden, waren nicht erfolgreicher als einfache Osteosynthesen und haben sich deshalb nicht durchgesetzt. Da die Frakturen im Schenkelhalsbereich häufig im dorsalen Anteil eine Trümmerzone aufweisen, ist eine Tendenz zur Sinterung solcher Brüche nach der Osteosynthese vorhanden. Alle Systeme, die einen Nagel, eine Klinge oder eine Schraube mit einer Laschenfixation am lateralen Femurschaft verbinden, sind deshalb in Gefahr, beim Sintern der Fraktur durch den Schenkelkopf zu schneiden. Bei den Gleitlaschenschrauben rutscht die Schenkelhalsschraube in der Hülse der Lasche während des Sinterungsvorganges etwas nach lateral. Dadurch kann es nicht zu einem Durchschneiden durch den Schenkelkopf kommen.

Über die korrekte Position des Implantates im Schenkelhals- und im Schenkelkopffragment gibt es verschiedene Ansichten. Werden mehrere Implantate mit geringerem Durchmesser verwandt, so werden sie nach Möglichkeit divergierend eingebracht, um die Gefahr der Rotationsdislokation zu verringern. Einzelne Nägel oder großvolumige Schrauben werden nach Möglichkeit sehr steil eingebracht, so daß sie in der a.-p. Ansicht auf dem Adamschen-Bogen zu ruhen scheinen und mit ihrer Spitze den kranialen Kopfbereich erreichen. Dort ist die Spongiosa besonders fest. Das Implantat liegt dann etwa im Verlauf der druckaufnehmenden Trajektorien (Abb. 102).

Die Beurteilung der Heilung eines medialen Schenkelhalsbruches auf dem Röntgenbild ist relativ

Abb. 102 a–i   Querschnitte verschiedener Implantate zur Osteosynthese medialer Schenkelhalsbrüche
a Dreilamellennagel
b Vierlamellennagel
c U-Profilnagel
d AO-Schrauben
e Reimer-Schrauben
f Kirschner-Drähte
g durchbohrte Pohlsche Schraube
h U-Klinge der AO-Winkelplatte
i Doppel-T-Träger-Klingenprofil

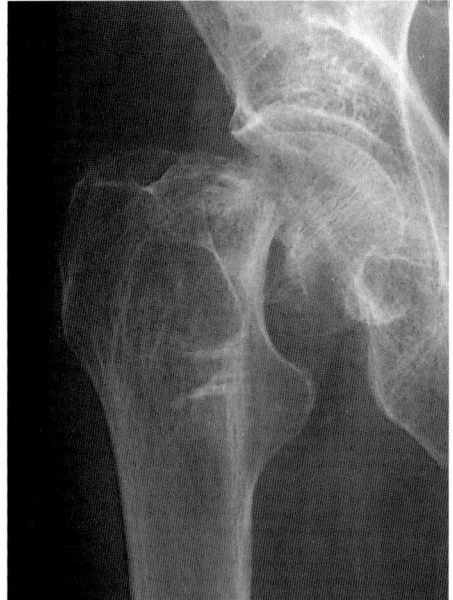

a
Abb. 103 a u. b Weiblich, 88 Jahre
a mediale Schenkelhalsfraktur rechts mit erheblicher Dislokation, Typ Pauwels I
b nach Schenkelkopfresektion und Einsetzen einer Variokopfprothese, die mit Palacos einzementiert wurde

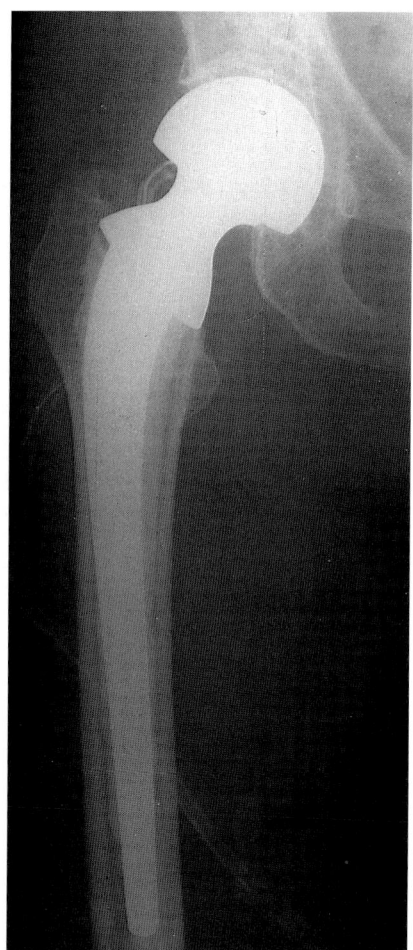

b

schwierig, da nur endostaler Kallus gebildet wird, dessen Volumen und Mineralgehalt schwierig zu beurteilen sind. Die Rate der ausbleibenden Heilungen ist bei medialen Schenkelhalsbrüchen trotz korrekter Behandlung wegen der besonderen biologischen Situation hoch. Die Pseudarthrosenhäufigkeit wird mit bis zu 20% angegeben. Dazu kommen noch die bei intrakapsulärem Bruchspaltverlauf und starker Dislokation in 20–40% nicht vermeidbaren partiellen oder vollständigen Schenkelkopfnekrosen. Bei Patienten im höheren Alter wird deshalb heute allgemein die primäre Kopfprothese oder bei bereits geschädigtem Pfannenknorpel die Hüftgelenks-Totalprothese als Therapie der Wahl angesehen (Abb. 103). Bei allen Patienten, denen noch eine 2- bis 6monatige Entlastung des operierten Hüftgelenkes aufgrund ihres allgemeinen Kräftezustandes und ihrer Einsichtsfähigkeit zuzumuten ist, wird der Erhaltungs-

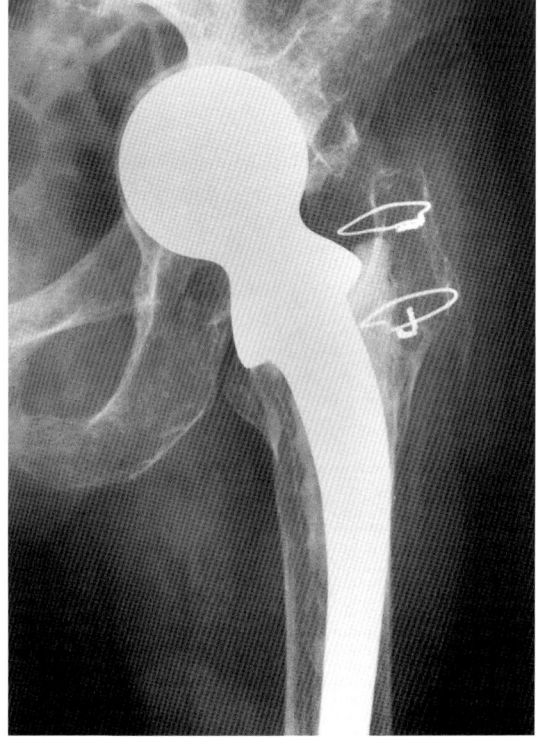

Abb. 104 Weiblich, 88 Jahre: Zustand nach Einsetzen einer Schenkelkopfprothese wegen medialer Schenkelhalsfraktur vor 8 Jahren. Die Drahtnähte zur Refixation der intraoperativ abgemeißelten Trochanterspitze liegen noch im Knochen. Es ist zu einer Protusion des Prothesenkopfes in das kleine Becken gekommen. Beachte den Knochenabbau an der subtrochantären lateralen Kompakta im Bereich der Einleitung von Zugkräften!

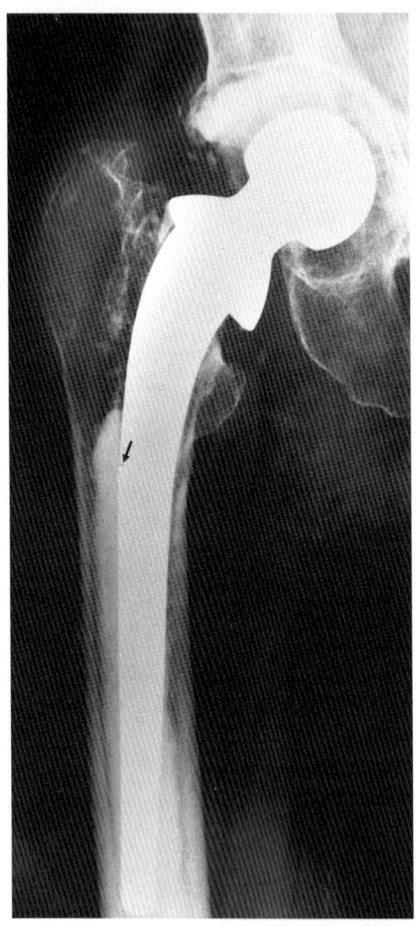

Abb. 105

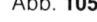

Abb. 106

Abb. 105 Weiblich, 79 Jahre: Zustand nach rechtsseitiger Totalendoprothese des Hüftgelenks vor 5 Jahren. Implantatversagen nach insuffizienter Einzementierung der Kopfprothese im Trochanterbereich bei guter Fixierung im Femurschaft. Ermüdungsbruch der Prothese (Pfeil)

▲ **Abb. 106** Weiblich, 69 Jahre: nach Hüfttotalendoprothesen-Operation. Untersuchung wegen belastungsabhängiger Schmerzen. Es ist zu einem Bruch der Prothese gekommen, weil das distale Prothesenende fest im Femurschaft verankert ist, während das proximale Prothesenstück im Trochanterbereich sich lockerte. In Höhe des Prothesenbruches entstand eine erhebliche Kompaktaverdickung. Das weist auf eine bereits seit längerer Zeit bestehende Lockerung hin. Am Kragen des Prothesenhalses ist das Knochengewebe resorbiert

◄ **Abb. 107** Weiblich, 78 Jahre: Zustand nach Einsetzen einer Moore-Prothese vor 14 Jahren. Am distalen Ende der Prothese entstand ein Knochendeckel über der distalen Markhöhle. Die laterale Femurkompakta ist in diesem Bereich verdickt. Medial Abbau der Kompakta und Ausbildung eines Mahlbettes neben dem Knochenzement. Auch die laterale proximale Femurkompakta ist durch die am unteren Prothesenende erfolgte Krafteinleitung bei Belastung des Beines erheblich verdünnt. Durch ein geringfügiges Trauma kam es zur proximalen Schrägfraktur des Femur über der liegenden Moore-Prothese

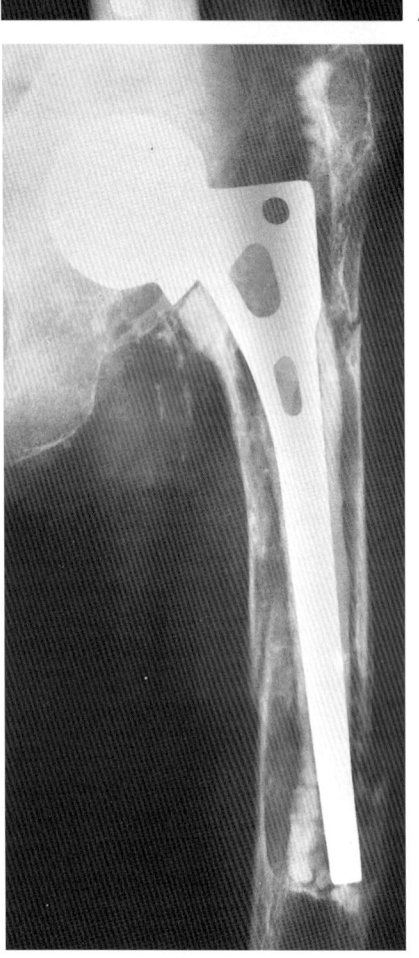

Abb. 107

Knochenbruchbehandlung 75

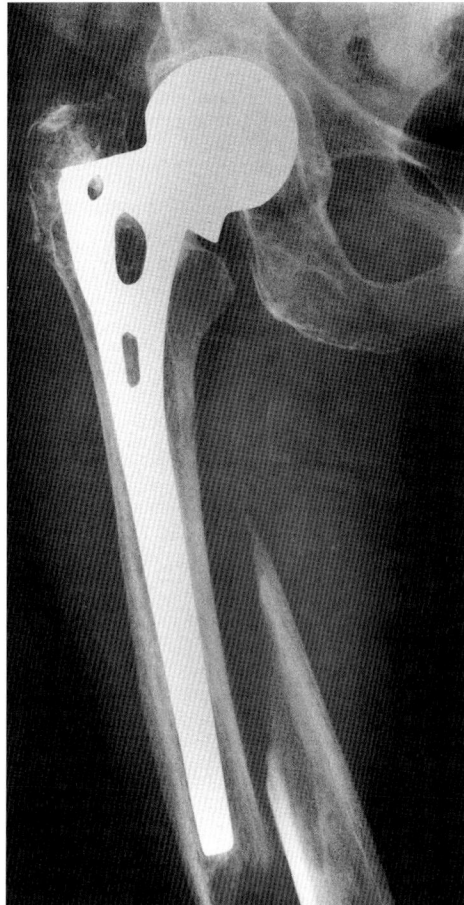

Abb. 108 Weiblich, 81 Jahre: Femurfraktur 12 Jahre nach Einsetzen einer Moore-Prothese wegen medialer Schenkelhalsfraktur ohne Knochenzement. Die Prothese sitzt fest im Knochen. An ihrem distalen Ende hat sich eine Abdeckelung der Markhöhle eingestellt mit Kompaktaverdickung proximal davon. Der Bruch erfolgte distal der Prothese im Bereich der deutlich schmaleren Kompakta

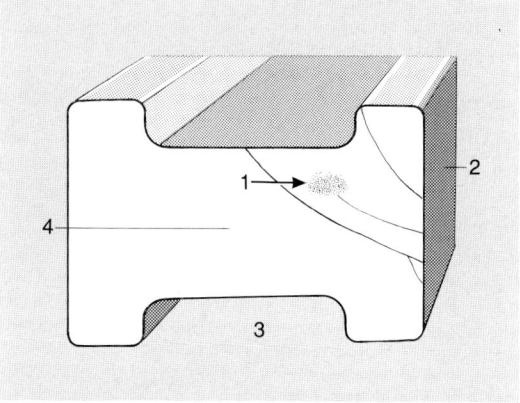

a

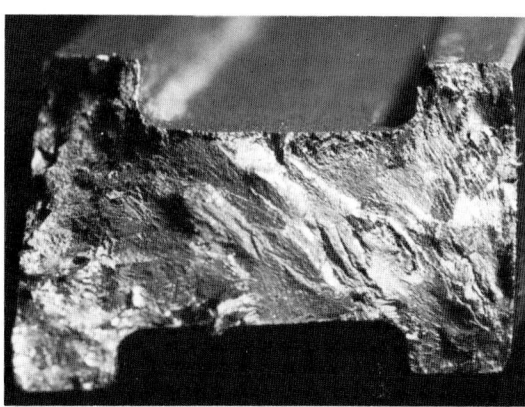

b
Abb. 109 a u. b
Bruchfläche am Schaft einer Hüftkopfprothese
a Ermüdungsbruch, ausgehend von einem Riß, „floß" der Bruch weiter, bis das restliche, stehengebliebene Metall der Belastung nicht mehr standhielt und einen Gewaltbruch erlitt
b Erklärung des Fotos der Prothesenbruchfläche (extra 5fache Vergrößerung)
1 = „zermahlene" Rastlinie, 2 = laterale, auf Zug belastete Seite der Prothese, 3 = „Rastlinien", 4 = Bereich des sekundär eingetretenen Gewaltbruches

versuch des Schenkelkopfes durch eine der beschriebenen Osteosynthesen durchgeführt (Abb. **104–109**).

Die Brüche der Trochanterregion unterscheiden sich grundlegend von denen des eigentlichen Schenkelhalses. Der gut durchblutete spongiöse Knochen des Trochanterbereiches heilt bei geeigneter Behandlung praktisch immer (Abb. **110**). Das Problem liegt, wie auch bei den medialen Frakturen, im durchschnittlich hohen Lebensalter der Patienten, die im statistischen Mittel noch 2 Jahre älter sind als Patienten mit medialer Schenkelhalsfraktur. Nach dem Hauptbruchlinienverlauf lassen sich Brüche der Trochanterregion in einfache pertrochantäre Frakturen (Abb. **111**), in trochantäre Stückbrüche sowie in per- bis subtrochantäre Frakturen (Abb. **112–114**) und in subtrochantäre Frakturen einteilen. Ein mehr ins Detail der Bruchmechanik gehendes Einteilungsschema stammt von ENDER (1969). Es enthält zwei Hauptgruppen: 1. Aufklappbrüche (Eversionsfrakturen) und 2. Einstauchungsbrüche (Inversionsfrakturen) werden unterschieden.

(Text weiter S. 78)

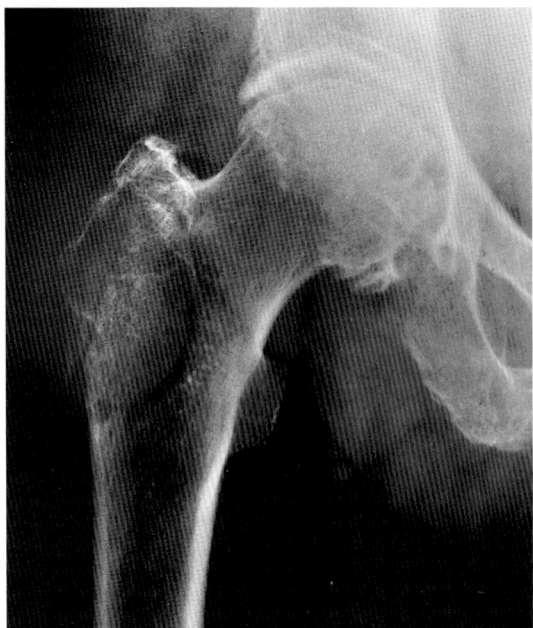

Abb. **110** Weiblich, 81 Jahre: Abrißfraktur des gesamten Trochanter major rechts. Nebenbefund: Koxarthrose

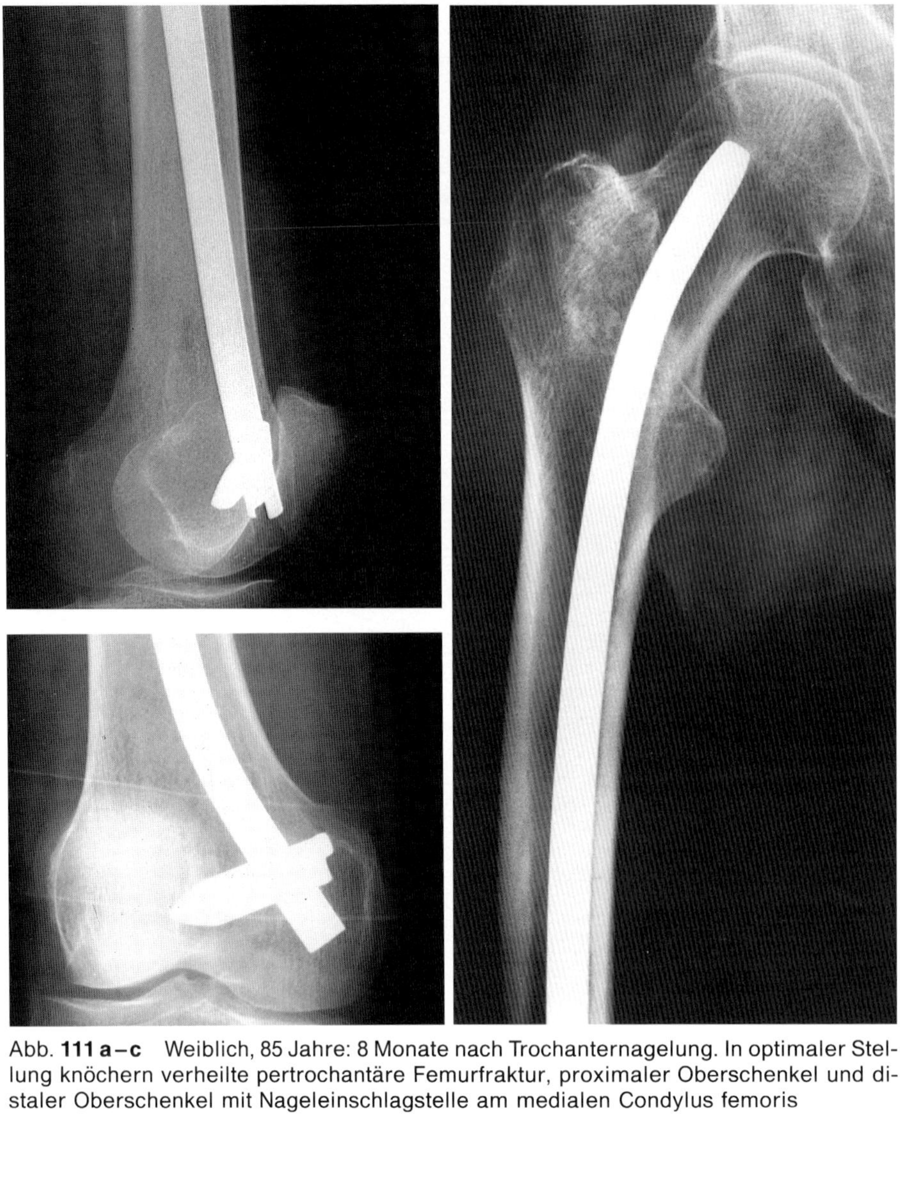

Abb. **111 a–c** Weiblich, 85 Jahre: 8 Monate nach Trochanternagelung. In optimaler Stellung knöchern verheilte pertrochantäre Femurfraktur, proximaler Oberschenkel und distaler Oberschenkel mit Nageleinschlagstelle am medialen Condylus femoris

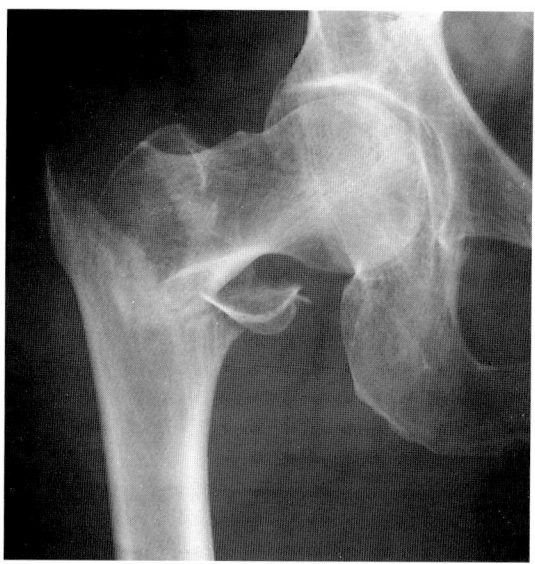

Abb. 112 Weiblich, 79 Jahre: Pertrochantäre Femurfraktur links mit Abbruch des Trochanter minor

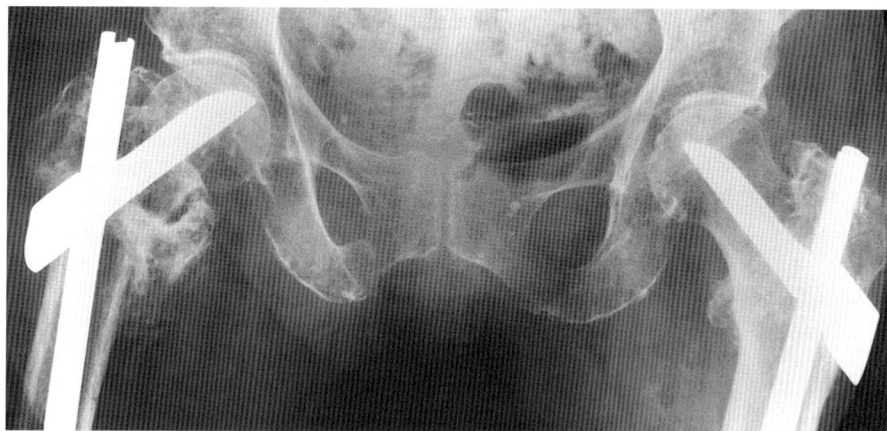

Abb. 113 Weiblich, 93 Jahre: Beckenübersicht: links Zustand nach pertrochantärer Stückfraktur und Y-Nagelung vor 3 Jahren, rechts Zustand nach pertrochantärer Stückfraktur und Y-Nagelung vor 1 Jahr. Beide Brüche sind knöchern konsolidiert

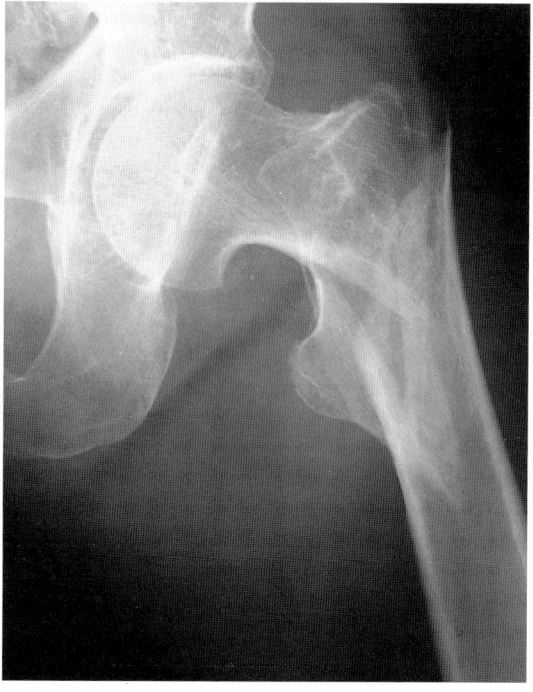

Abb. 114 Männlich, 79 Jahre: per- und subtrochantäre Femurfraktur links

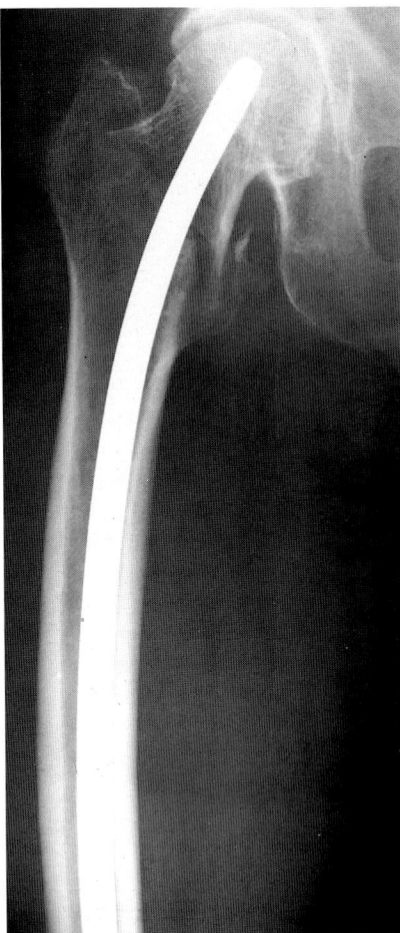

Abb. 115 Weiblich, 83 Jahre: Zustand nach Nagelung einer pertrochantären Femurfraktur mit Trochanternagel nach *Küntscher*, sog. „stabile Fraktur". Der Trochanternagel wird vom medialen Femurkondylus aus eingeschlagen und durch einen kleinen Bolzen gegen Herausrutschen gesichert (vgl. Abb. **116 d**). Röntgenuntersuchung nach Vollbelastung

1. Eversionsfrakturen

a) *Einfacher Aufklappbruch.* Die Außenrotation des Beines führt zu einem ventralen Klaffen der Bruchflächen, die wie ein Buch aufklappen. Dorsal werden die Fragmente durch den Weichteilmantel aneinandergehalten. Die Einrichtung dieses Bruches ist durch Innenrotation des Beines einfach möglich (Abb. **115**). Zu dieser Bruchform gehören etwa 60% der Trochanterfrakturen.

b) *Aufklappbruch mit hinterer Trümmerzone.* Bei dieser Bruchform ist der Weichteilmantel mitbeteiligt und gelockert. Die Fraktur läßt sich dennoch relativ gut reponieren und damit auch stabilisieren. Etwa 22% der Trochanterbrüche gehören in diese Einteilungskategorie (Abb. **116**).

c) *Aufklappbruch mit Verkürzung und Lateralverschiebung des Schaftfragmentes.* Da bei dieser Bruchform die Weichteile um das Trochantermassiv zerrissen sind, kommt es durch die weiter distal angreifende Muskulatur zur Außenrotation und Verkürzung. Die Einrichtung solcher Brüche ist schwierig und damit auch ihre Osteosynthese. Etwa 5% der Trochanterfrakturen gehören in diese Kategorie.

2. Inversionsfrakturen

a) Das Schenkelkopf-Hals-Fragment wird mit seiner Basis in das Trochantermassiv hineingerammt. Dabei entsteht regelmäßig eine Varisierung der beiden Hauptfragmente. Bei festem Knochen sind die Reposition und die Fixation gut möglich.

b) Bei Patienten mit osteoporotisch geschwächtem Knochen wird das Schenkelkopf-Hals-Fragment insgesamt in Inversionsstellung in das Trochantermassiv eingetrieben und die Spongiosa dabei komprimiert. Durch die Reposition entsteht ein Spongiosadefekt. Die Axialaufnahme eines solchen Bruches zeigt daher eine rekurvationsartige Dislokation des Schaftfragmentes im Verhältnis zum Schenkelhals. Die Inversionsfrakturen machen etwa 11% der Trochanterbrüche aus.

3. Eine kleine Gruppe läßt sich in die beiden Formen Eversionsfrakturen und Inversionsfrakturen nicht einordnen. Bei ihnen verlaufen die Bruchflächen quer durch das Trochantermassiv. Sie werden als diatrochantäre Brüche bezeichnet. Sie machen nur 2% der Trochanterfrakturen aus und sind in der Regel im Varussinne stark disloziert. Da der Weichteilmantel stärker in Mitleidenschaft gezogen ist, bereiten sie bei der Reposition und Stabilisierung Schwierigkeiten.

Die große Variationsbreite der trochantären Brüche erfordert für die Osteosynthese den gezielten Einsatz unterschiedlicher Verfahren, um eine möglichst optimale Reposition und Fixation zu erreichen. Nach ENDER (1969) werden die *subtrochantären* Brüche in Biegungsbrüche und Drehbrüche eingeteilt.

1. Biegungsbrüche. Als Untergruppen werden

a) Querbrüche
b) Trümmerbrüche
c) Reversed fractures unterschieden.

2. Die Drehbrüche lassen sich weiter unterteilen in:

a) Auswärtsdrehbrüche
b) Einwärtsdrehbrüche.

Die subtrochantären Brüche haben das Problem gemeinsam, sie einerseits zumindest übungsstabil und andererseits gleichzeitig rotationsstabil mit einer Osteosynthese zu versorgen. Bei dem hohen durchschnittlichen Lebensalter der betroffenen Patienten ist eine primär belastungsstabile Osteosyn-

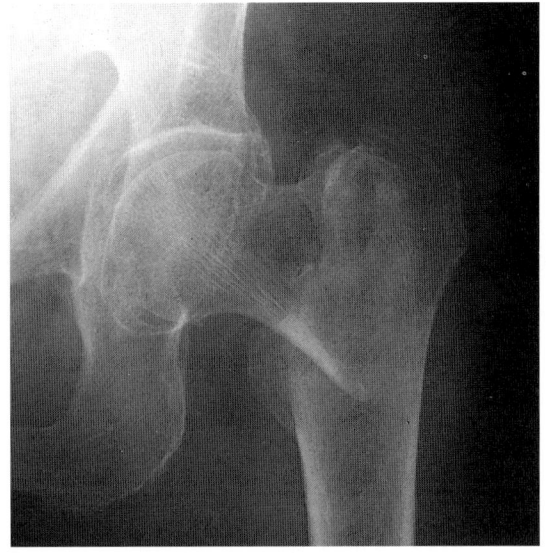
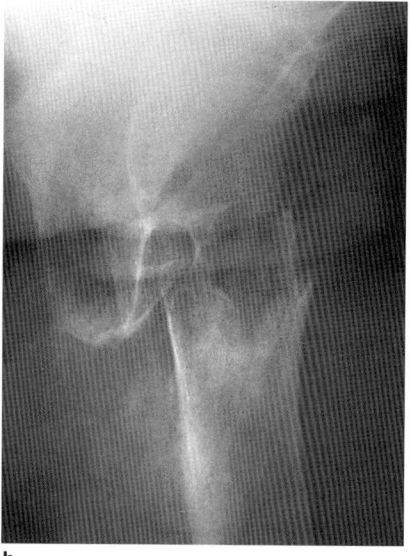
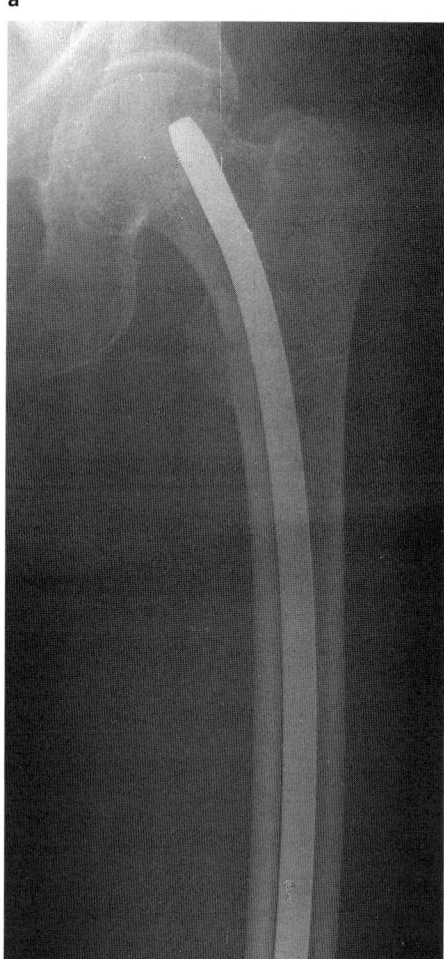
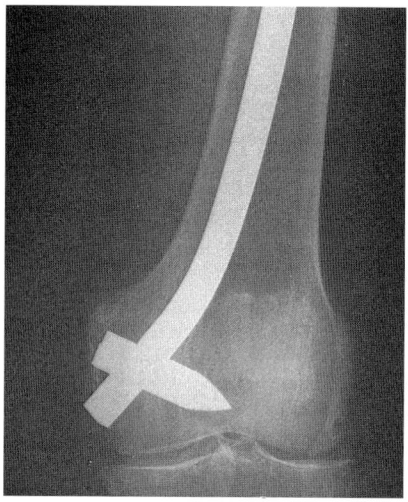

Abb. **116 a–d**   Weiblich, 92 Jahre
a u. **b**   pertrochantärer „Aufklappbruch"
c u. **d**   Zustand nach Trochanternagelung. Die Reposition des Bruches bereitete keine Schwierigkeiten. Der Trochanternagel liegt direkt im Verlauf der Drucklinien

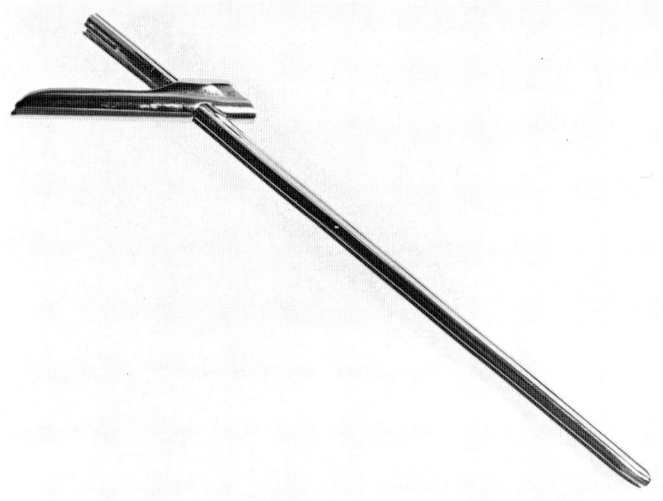

Abb. 117 Y-Nagel

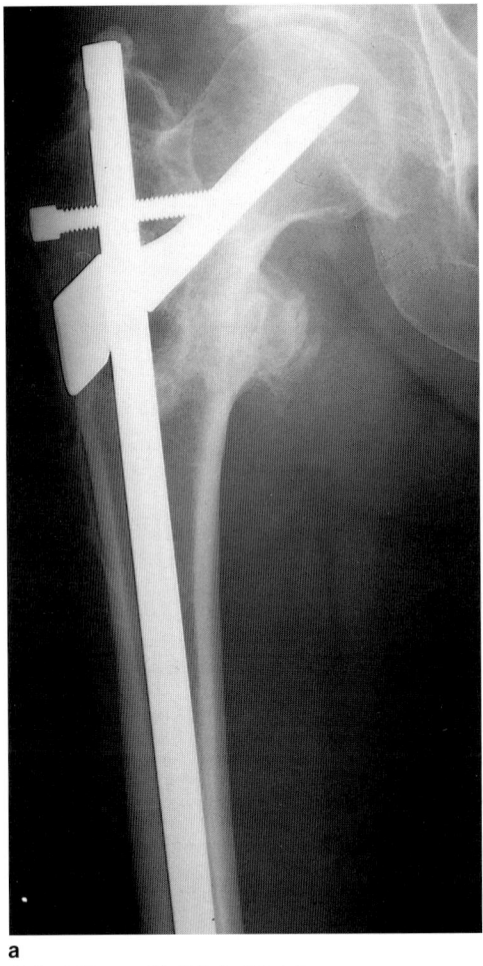

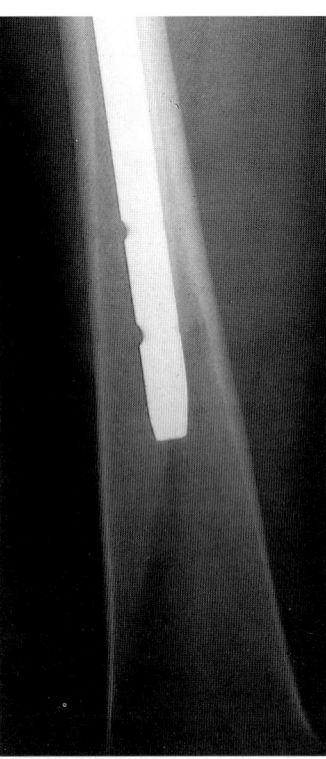

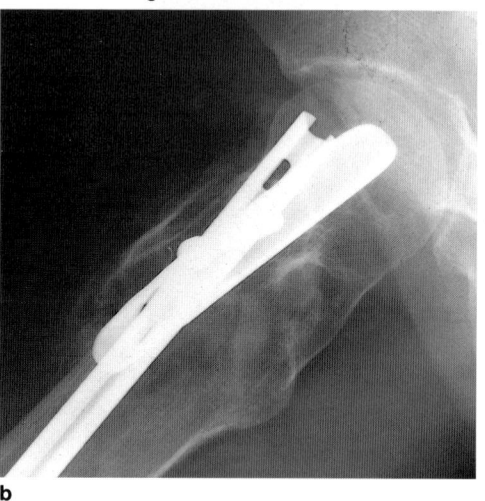

a b

Abb. 118 a–c Weiblich, 36 Jahre
a u. b 1 Jahr nach per- bis subtrochantärer Trümmerfraktur rechts und Y-Verriegelungsnagelung. Im seitlichen Strahlengang weitgehende Knochenheilung. Zustand nach distaler Dynamisierung des Y-Verriegelungsnagels (c)

these angezeigt. Die meisten der heute gebräuchlichen Osteosyntheseverfahren wie Laschenschrauben, Winkelplatten, Kondylenplatten oder Nägel nach ENDER u. SIMON-WEIDNER erreichen dieses Ziel primär nicht. Bei sog. stabilen pertrochantären Brüchen (im Einteilungsschema nach ENDER einfache Aufklappbrüche) ist die Osteosynthese mit einem Laschenschraubensystem oder die weit weniger traumatisierende und schneller auszuführende Trochanternagelung nach KÜNTSCHER eine sofort belastungsstabile Osteosynthese. Alle trochantären Stück- oder Trümmerbrüche, seien es Aufklappbrüche mit Trümmerzone oder Inversionsfrakturen mit Rekurvation, können nur mit der Y-Nagelung nach KÜNTSCHER sofort voll belastet werden (Abb. 117). Bei allen anderen Osteosyntheseverfahren, die für diese Brüche geeignet sind, wie Laschenschraubensystem, Laschennägel, Winkelplatten oder Ender-Simon-Weidner-Nägel, ist die Vollbelastung erst nach Beginn der Knochenheilung ohne Gefahr der Dislokation der Fragmente möglich. Kommt bei subtrochantären Bruchflächen in Verbindung mit trochantären Stück- oder Trümmerbrüchen noch ein erhöhtes Risiko der Rotationsinstabilität hinzu, so erbringt keines der zahlreichen Fixationssysteme die Möglichkeit der sofortigen Vollbelastung. Ein Ausweg scheint der aus dem Y-Nagel nach KÜNTSCHER weiterentwickelte Y-Verriegelungsnagel nach HEMPEL zu sein (Abb. 118).

Störungen der Bruchheilung
Knochenumbau

Außer den zwangsläufig und notwendigerweise auftretenden Umbauvorgängen im Bruchbereich sehen wir im Röntgenbild bruchferne Demineralisierungen des Knochengewebes, Rarefizierungen der Spongiosastrukturen und im subchondralen Gelenkbereich zystenartige Auflockerungen der Knochenstruktur. Dieser Knochenabbau weicht weit von den normalen Knochenstrukturen ab. Er ist eine Folge des Fehlens der physiologischen Belastung. Das bedeutet, er wird durch bestimmte Therapien besonders gefördert. Die Ruhigstellung durch Schiene oder zirkulären Gipsverband hat zwangsläufig einen stärkeren Knochenabbau zur Folge. Unter einer sehr stabilen und festsitzenden Osteosyntheseplatte kann es zum verstärkten Umbau der kompakten Knochensubstanz kommen. Es tritt eine spongiöse Umwandlung der Kompakta in demjenigen Bereich ein, in welchem die Platte und die Schrauben die Druck- oder Zugbelastung vom Knochen fernhalten. Diese Umbauvorgänge sind reversibel, wenn die Belastungsbedingungen wieder normal werden. Die Rarefizierung des spongiösen Knochens, beispielsweise im Bereich der Trabekelstrukturen des

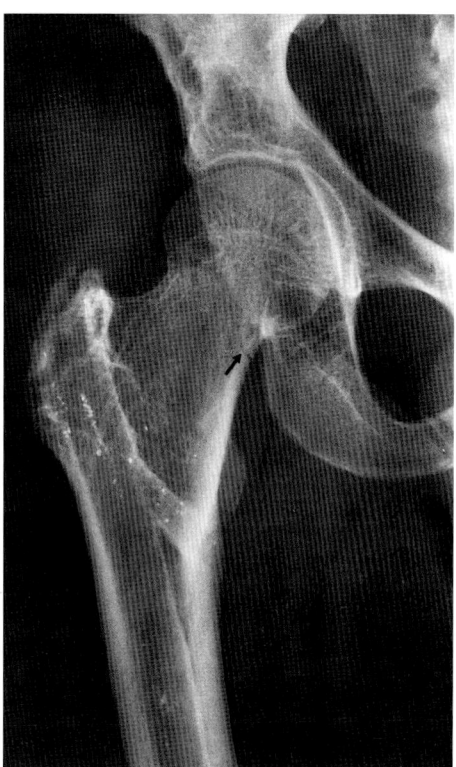

Abb. 119 Männlich, 25 Jahre: Zustand nach Immobilisierungsdemineralisation bei jungem Erwachsenen (wegen Femurfraktur Verriegelungsnagelung, Metallentfernung). Nach Vollbelastung haben sich die rarefizierten Trabekelstrukturen im Schenkelhals- und Beckenbereich verdickt als Antwort auf den mechanischen Reiz. Die verdickten Trabekel bleiben auf Dauer sichtbar. Nebenbefund: frische mediale Schenkelhalsfraktur rechts (Pfeil)

Schenkelhalses als Fernwirkung einer Femurfraktur (Abb. 119), wird nach Fortfall der mechanischen Entlastung zwar nicht wieder zurückgebildet, jedoch durch Verstärkung der einzelnen Trabekel mechanisch ausgeglichen. Im Falle der Abb. 119 war also noch nach längerer Zeit der Knochenumbau im frakturfernen Bereich nachzuweisen. Diese Vorgänge dürfen nicht mit der Sudeckschen Reflexdystrophie verwechselt werden.

Avaskuläre Knochennekrosen (Sequester) im Bruchbereich

Bei jedem Knochenbruch, der mit einer kleinen oder größeren Trümmerzone einhergeht, werden Knochenfragmente vollständig von der Durchblutung ausgeschlossen. Diese Knochensplitter oder Knochenfragmente fallen der Nekrose anheim. Sie werden zu Sequestern. Im Röntgenbild treten sie erst von einer bestimmten Größe ab als nekrotische Knochenpartikel in Erscheinung. Da sie am Stoffwechsel nicht teilnehmen, behalten sie anfangs den Mineralgehalt, den der Knochen im Moment des Bruches besaß. In ihrer Umgebung erfolgt außerdem zunächst eine Demineralisation, die das nekrotische Knochenstück wegen seines höheren Mineralgehaltes besonders gut erkennen läßt. Erst durch Gefäßeinsprossung, Abbau des abgestorbenen Knochenpartikels und Knochenwiederaufbau verschwinden die nekrotischen Knochenstücke. Kleine Knochennekrosen im Bruchbereich halten die Bruchheilung nicht auf und beeinträchtigen daher nicht die Festigkeit. Wenn größere Knochenstücke aus der Durchblutung ausgeschaltet und nekrotisch werden, kann die Knochenheilung erheblich verzögert werden.

Knocheninfektionen

Knocheninfektionen entstehen nach offenen Brüchen, nach Osteosynthesen geschlossener Brüche und, wenn auch sehr selten, nach konservativer Behandlung geschlossener Brüche. Bei einem offenen Bruch muß immer davon ausgegangen werden, daß die Wunde bakteriell kontaminiert ist. Trotz chirurgischer Wundausschneidung und Entfernung allen devitalisierten Gewebes muß man in 5–10% der Fälle mit einer manifesten Wund- und Knocheninfektion rechnen. Die früher noch höheren Infektionsraten wurden durch strikte Befolgung der chirurgischen Regeln des Wunddebridements mit anschließender Ruhigstellung im Fixateur externe sowie bei Defekten bei offener Wundbehandlung auf den oben zitierten Stand reduziert. Die Infektionsrate ist abhängig vom Durchblutungsschaden an den Weichteilen und am Knochen. Erstgradig offene Brüche (einfache Durchspießung der Weichteile ohne grobe Verschmutzung und ohne weitere Weichteilquetschungen) können nach dem Wunddebridement wie geschlossene Brüche behandelt werden und haben auch keine höhere Infektionsrate. Bei den zweitgradig und drittgradig offenen Brüchen hängt die Infektionsrate hauptsächlich vom Ausmaß der traumabedingten Gewebsdurchblutungsstörung ab. Es gibt durchaus offene Brüche, bei denen die Infektion sich auf die Weichteile begrenzt. Der Knochen heilt trotz Weichteilinfektion störungsfrei.

Die Häufigkeit postoperativer Knocheninfektionen nach Osteosynthesen wird in der Literatur heute mit 0,8 bis höchstens 2% angegeben. Infektionsraten von 1% oder weniger sind nur durch subtile Operationstechnik und Beachtung aller hygienischen Erfordernisse während und nach der Operation zu erreichen. Die Knocheninfektion nach Knochenbruch ist für den Patienten immer die schwerste Komplikation. Sie verzögert die Bruchheilung. Eine endgültige Heilung ist nach unserem heutigen Verständnis nur selten mit Sicherheit zu erreichen. Auch noch nach vielen Jahren ist ein Wiederaufflackern der Knocheninfektion möglich. Man spricht deshalb heute nicht mehr von einer Heilung der infektiösen Ostitis, sondern nur von einem symptomfreien Ruhezustand. Der früher allgemein gebräuchliche Ausdruck Osteomyelitis wird für die hämatogen entstandenen Knochenentzündungen benutzt. Die posttraumatischen Knochenentzündungen sollten daher im Unterschied dazu Ostitis genannt werden. Die posttraumatischen Knochenentzündungen sind meistens auf den Bruchbereich oder den Bereich der Osteosynthese beschränkt. Durch die Art und Ausdehnung der Knochenwunde breiten sich die Knocheninfektionen nach Marknagelungsosteosynthesen weiter aus, oft im Sinne einer Phlegmone des Markraumes fast über den ganzen Knochen. Es wird deshalb auch von der Markraumphlegmone nach Nagelung gesprochen. Sowohl als Traumafolge als auch als Operationsfolge kann die Knocheninfektion sehr frühzeitig, d. h. nach 2–3 Tagen oder als Spätinfektion nach Wochen auftreten. Bei Plattenosteosynthesen oder Nagelung, aber auch bei Implantation von Gelenkprothesen werden große metallische Fremdkörper eingebracht, an deren Grenze zum Gewebe hämatogen oder lymphogen weitergetragene Keime sich vermehren und eine Infektion auslösen können. Die Reaktion des Knochengewebes auf bakterielle Entzündung gleicht der Reaktion auf nichtbakterielle Entzündungsreize. Es kommt zum gesteigerten Stoffwechsel und zu örtlicher Durchblutungsvermehrung. Röntgenologisch wird der Knocheninfekt erst nach 2–3 Wochen sichtbar. Die ersten Anzeichen sind fleckförmige Knochenentkalkungen und etwas später die Periostverbreiterung mit Kalkeinlagerung. An metallischen oder

---

Abb. **120 a–e** Weiblich, 71 Jahre ▶
a Unterschenkelfraktur, proximale Drittelgrenze. Zustand nach Tibianagelung; 6 Wochen später klinisch Osteomyelitis bei liegendem Nagel. Röntgenologisch im seitlichen Strahlengang disseminierte Aufhellung in beiden Tibiafragmenten
b 6 Monate nach Nagelwechsel und Spüldrainage. Der statische Unterschenkelverriegelungsnagel hat trotz Fortbestehens eines blanden Knocheninfektes zur Knochenheilung geführt. Die Verriegelungsschrauben haben unterschiedlich ausgeprägte entzündungsbedingte Osteolysesäume. Im proximalen Nagelende ist ein Drain erkennbar
c 1 Jahr nach Umnagelung (Auswechseln gegen sicheren Nagel). Das Metall ist entfernt; die Fraktur ist knöchern verheilt. Klinisch Ruhezustand der Osteomyelitis. Die Verriegelungsschraubenkanäle sind zur Infektsanierung ausgebohrt worden
d Ausschnitt von **a** **e** Ausschnitt von **b**

Knochenbruchbehandlung 83

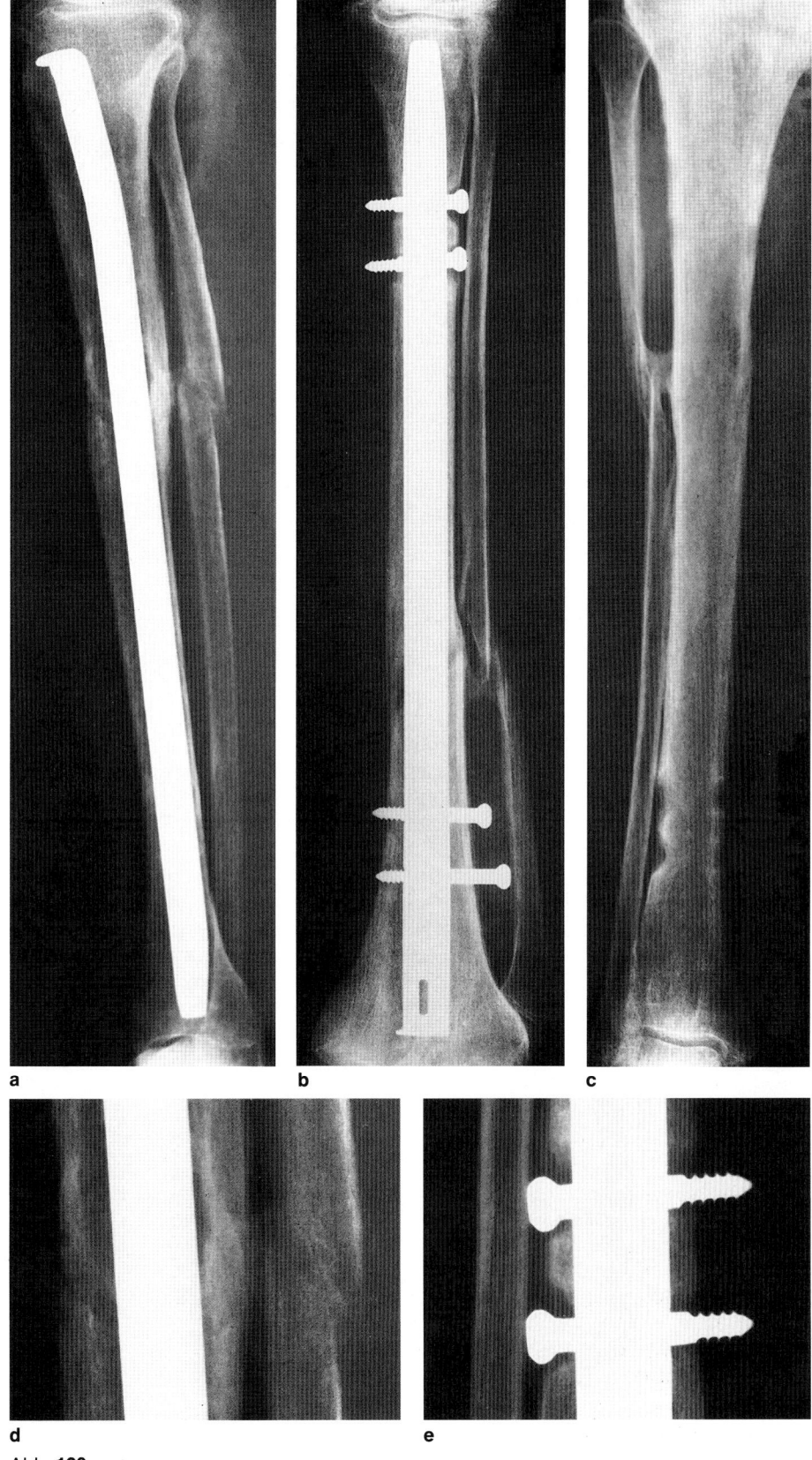

a b c

d e

Abb. **120 a–e**

◀ Legende

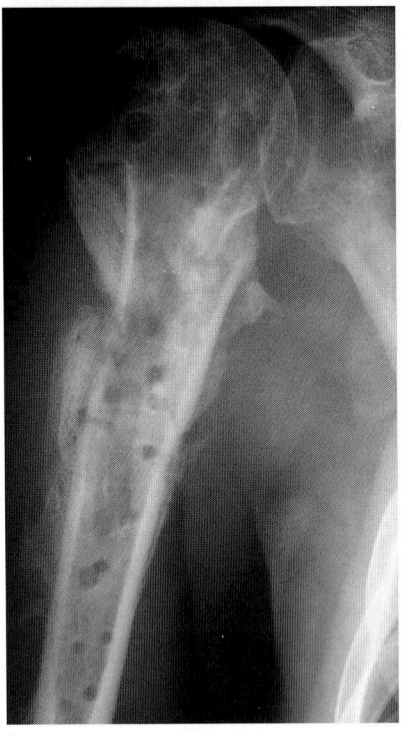
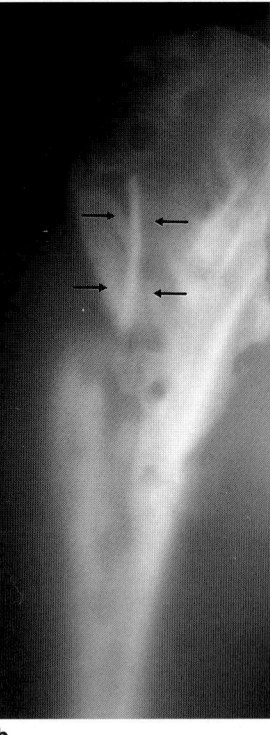

Abb. 121 a u. b Männlich, 39 Jahre
a Zustand nach Osteosynthese eines subkapitalen Humerustrümmerbruches und Infektion. Metall ist entfernt. Sequesterverdacht
b Tomographischer Nachweis eines Kompaktasequesters (Pfeile)

anderen Implantaten bilden sich Knochenresorptionssäume aus (Abb. 120). Die Reaktion des Periostes wurde von KÜNTSCHER (1970) als Kallus ohne Fraktur bezeichnet. Diese Reaktion ist unspezifisch und tritt ebenso nach chemischen Reizungen ohne bakterielle Kontamination auf. Bekannt wurde KÜNTSCHERS Tierversuch, bei dem er durch einen rostenden Blumendraht in der Markhöhle eine abakterielle Entzündung mit periostalem Kallus entlang des ganzen Knochens erzeugte. Wie bei jeder Entzündung entstehen auch bei der Knochenentzündung Gewebsnekrosen. Die nekrotischen Knochenstücke sind bei der posttraumatischen und postoperativen Ostitis meist nicht so groß wie bei der hämatogenen Osteomyelitis (Abb. 121). Die Sequester werden abgestoßen. Der Spontanverlauf der Knochenentzündung kann durch operative Maßnahmen wie Nekrosenentfernung, Drainage, Spülung, evtl. in der Form der Spül-Saug-Drainage nach WILLENEGGER, und durch das Einlegen von Antibiotika freisetzenden Knochenzement-Kugelketten (nach KLEMM 1973) günstig beeinflußt und abgekürzt werden. Die Periostreaktionen bei bakterieller Ostitis sind auch vom Alter des Patienten abhängig und pflegen im Alter zu erheblichen Knochenneubildungen zu führen. Bei alten Patienten ist die Periostreaktion manchmal kaum zu erkennen. Eine bakterielle Entzündung, die am Marknagel entlang wandert, ist manchmal entfernt vom Frakturbereich im Röntgenbild nicht mehr sicher nachzuweisen.

Die Frakturheilung bei Vorliegen einer bakteriellen Ostitis ist in den meisten Fällen verlangsamt. Manchmal verläuft sie mit einer lebhaften periostalen Kallusbildung auch in üblicher Zeit ab. Voraussetzung ist jedoch, daß es nicht zu größeren Nekrosen an den Bruchflächen kommt. Wird die Osteosynthese durch Knochenresorption an den Implantaten gelockert, verursacht die Ostitis zusammen mit der mechanischen Instabilität eine Heilungsverzögerung des Bruches. Wenn es nicht möglich ist, den infizierten Bruch ausreichend ruhigzustellen, entsteht eine infizierte Falschgelenkbildung. Die moderne Therapie der Ostitis mit radikaler Ausräumung nekrotischen Knochengewebes bis ins Gesunde und anschließender Infektsanierung mit antibiotikafreisetzenden Knochenzement-Kugelketten und einer exakten Ruhigstellung durch einen Fixateur externe erlaubt eine frühzeitige Auffüllung von Defekten mit Eigenspongiosa. Diese Spongiosa heilt ein, wenn keine manifeste Knochenentzündung mehr vorhanden ist. Wir sehen deswegen heute nur noch selten Röntgenaufnahmen von infizierten Defektpseudarthrosen.

Heilungsverzögerung

Es ist sehr schwierig, eine Verzögerung der Knochenbruchheilung zeitlich zu definieren. Bei klinischer Prüfung kann ein langer Schrägbruch oder Spiralbruch schmerzfrei fest sein, obwohl im Röntgenbild kaum mineralhaltiges Kallusgewebe

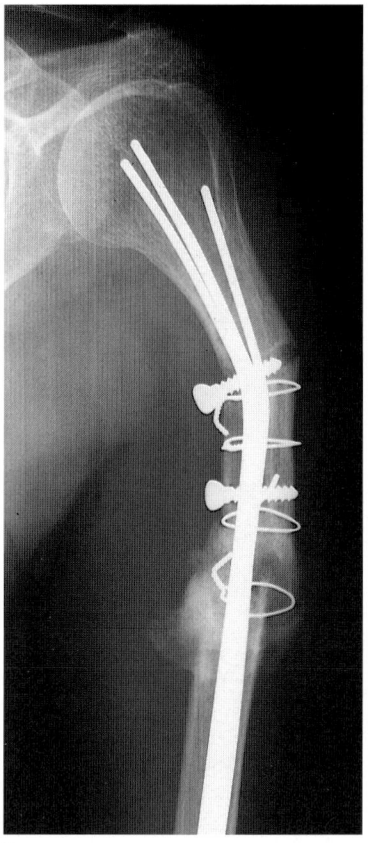 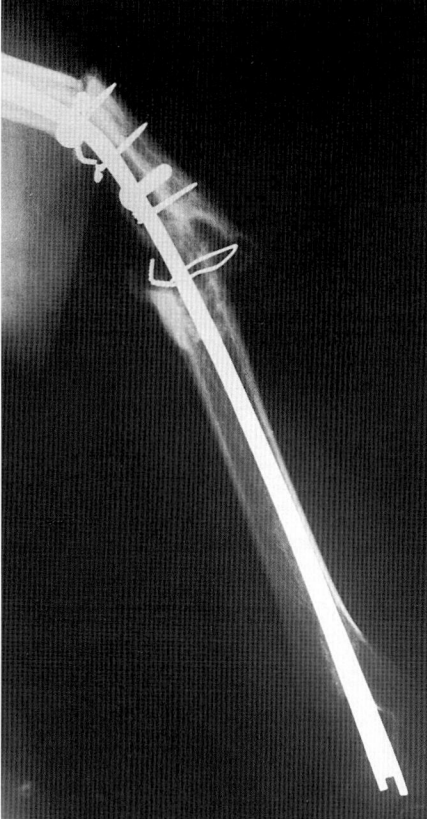 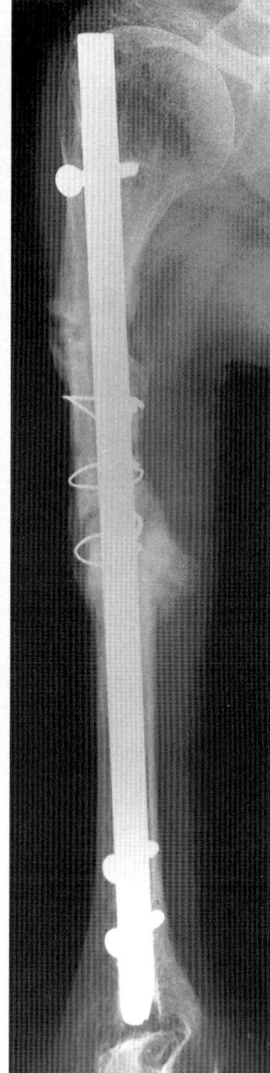

a b
Abb. **122 a–c** Weiblich, 78 Jahre
a Oberarmstückbruch links. Zustand nach zweimaliger Operation. 1. Bündelnagelung nach Hackethal, 2. nach erneutem Sturz auf den Arm zusätzliche Drahtumschlingung und zwei Schrauben. Die Knochenheilung an der distalen Fraktur ist ausgeblieben. Es hat sich eine schmerzhafte Pseudarthrose entwickelt
b Nach erneutem Trauma ist es 9 Monate später auch an der ehemaligen proximalen Fraktur zu einer Refraktur mit Abknickung um 45 Grad gekommen. Die innere Schiene, die Drahtcerclage und die proximale Schraube am fast identischen Ort haben als Kerbe im Sinne der Bruchmechanik gewirkt und den Knochen genau an dieser Stelle brechen lassen. Dazu kommt noch die osteosynthesebedingte Durchblutungsminderung des Knochens (innere Schienung und äußere Drahtumschlingung!)
c 3 Monate später nach Entfernung der Bündelnägel und Schrauben sowie Sprengung einer Cerclage erfolgte die Reposition der Fehlstellung und die Humerusverriegelungsnagelung nach *Hempel*. Die Pseudarthrosen durchbauen sich

sichtbar wird. Im Röntgenbild noch schwieriger zu beurteilen ist die Festigkeit einer „primären" Knochenheilung bei liegender Osteosyntheseplatte. Zwar gewinnt das Knochengewebe aufgrund der Einlagerung von Mineralsalzen in die extrazelluläre Matrix Festigkeit, jedoch beruht ein anderer wesentlicher Teil der Festigkeit auf der Menge und der Anordnung der kollagenen Fasersysteme im Knochengewebe. Eine weitere (dritte) Rolle spielen auch diejenigen histologischen Strukturen, welche am unverletzten Knochen die Stabilität gewährleisten, nämlich die Haversschen Systeme. Da das Röntgenbild also keinen sicheren Hinweis über eine evtl. verzögerte Knochenheilung geben kann, muß die klinische Erfahrung zur Bewertung mit herangezogen werden. Man kann sagen, daß eine verzögerte Heilung vorliegt, wenn die knöcherne Konsolidierung nach etwa 20 Wochen nicht zustande gekommen ist. Ursachen der Heilungsverzögerung können sein: Überextension der Frakturenden, nicht ausreichende Ruhigstellung mit mechanischer Unruhe am Frakturspalt, beim Repositionsmanöver nicht behobene Weichteilinterposition zwischen den Bruchenden oder, wie im vorangegangenen Abschnitt genannt, eine Infektion am Bruchspalt.

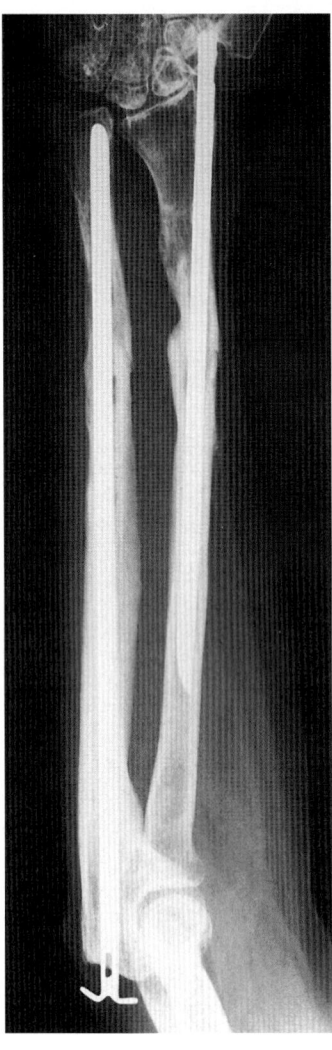

Abb. **123** Weiblich, 56 Jahre: Beispiel für die Ausheilung einer Pseudarthrose nach Aufbohrung des Markraumes und Küntscher-Nagelung ohne jede weitere operative Maßnahme (wie Resektion von Pseudarthrosengewebe, Spongiosaanlagerung). Die Ruhigstellung der Pseudarthrose bei erhaltener Funktion des Vorarmes ermöglichte nach der Aufbohrung die Heilung

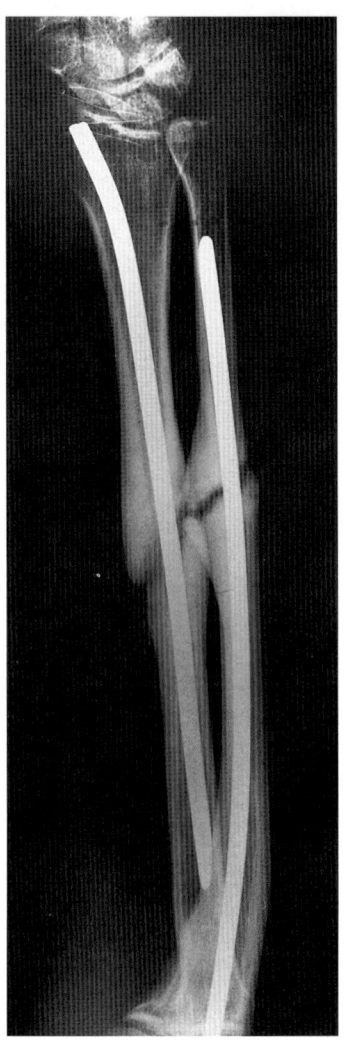

Abb. **124** Männlich, 23 Jahre: Pseudarthrose nach Unterarmnagelung

Pseudarthrosen

Wird der fibrokartilaginäre Kallus infolge von Schubbeanspruchung in irgendeiner Richtung einem Zug ausgesetzt, so wandelt er sich nicht in Knochengewebe um. Beim Einwirken dieses mechanischen Störfaktors am Bruchspalt entsteht daher eine Pseudarthrose. Die Pseudarthrose ist also immer die Folge mangelhafter Fixierung der Frakturenden (Abb. **122**). Druckkräfte in physiologischen Grenzen stören die Knochenneubildung im fibrokartilaginären Kallus nicht. Andere Faktoren wie mangelnde Durchblutung an den Bruchenden oder Knochennekrosen oder Gewebsdefekte haben einen Einfluß auf die Entstehung einer Pseudarthrose, sind jedoch nie deren einzige Ursache. Bestimmte Frakturlokalisationen sind aufgrund der speziellen mechanischen Verhältnisse besonders pseudarthrosegefährdet. Der intrakapsuläre Schenkelhalsbruch mit einem kurzen, schlecht durchbluteten Fragment, das nicht von Periost überzogen ist, und einem vergleichsweise extrem langen Bruchstück, dem gesamten distalen Femur, wird durch die Hebelverhältnisse selbst bei geringsten Bewegungen mechanischer Unruhe am Bruchspalt ausgesetzt. Nur durch eine Osteosynthese können die daraus resultierenden Scherkräfte, die einen Zug auf das weiche Kallusgewebe ausüben, ausgeschaltet werden. Andere Beispiele für eine zur Pseudarthrose disponierende Frakturlokalisation sind die Kahnbeinbrüche in der Handwurzel oder die Tibiabrüche im distalen Unterschenkeldrittel. Wird die mechanische Situation am Bruchspalt durch einen Gewebsdefekt zusätzlich noch verschlechtert, weil eine Knochenlücke zu überbrücken ist, so entsteht durch Zugbeanspruchung des Kallus eine Defektpseudarthrose. In ihrer Behandlung besonders anspruchsvoll sind die infizierten Pseudarthrosen, die am häufigsten nach offenen Brüchen an mechanisch ungünstiger Stelle entstehen. Zu ihrer Sanierung muß nicht nur der mechanische Störfaktor ausgeschaltet, sondern auch noch die Ostitis saniert werden.

Da die mechanische Unruhe am Bruchspalt die wesentliche Ursache der Pseudarthroseentstehung

ist, besteht ihre Behandlung im Ausschalten dieser mechanischen Störung durch eine Osteosynthese. Die früher vielfach geübten multiplen „Beckschen Bohrungen" zur „Anfrischung" der Bruchenden sind, für sich allein ausgeführt, keine wirkungsvolle Maßnahme. Ebenfalls überflüssig und nicht erforderlich ist die Resektion des Pseudarthrosegewebes. Allein die exakte Ruhigstellung der Bruchenden durch eine der Frakturlokalisation angepaßte Osteosynthese führt zur Heilung der Pseudarthrose (Abb. 123). Das im Bruchspalt entstandene Bindegewebe wandelt sich dann in Knochengewebe um. Pseudarthrosen der großen Röhrenknochen in einem Bereich, der auch zur Bruchbehandlung einer Knochennagelung zugängig ist, können am einfachsten und schnellsten durch eine solche Nagelung zur Heilung gebracht werden. Pseudarthrosen in den gelenknahen Abschnitten der Knochen müssen durch eine Druckplattenosteosynthese oder eine Behandlung mit Fixateur externe bis zur Heilung ruhiggestellt werden. Entsteht eine Pseudarthrose bei liegendem Marknagel (Abb. 124), so ist ihre Behandlung besonders einfach. Da nur über einem zu dünnen Marknagel die mechanischen Bedingungen zur Pseudarthoseentstehung vorhanden sind, muß dieser dünne Nagel entfernt, die Markhöhle weiter aufgebohrt und der Knochen durch einen möglichst dicken Marknagel stabilisiert werden.
Die Tibiapseudarthrose im distalen Unterschenkeldrittel bei nicht gebrochener Fibula kann durch einfache Marknagelung zur Abheilung gebracht werden. Eine Fibulaostomie oder gar -resektion ist zur Pseudarthrosebehandlung nicht erforderlich.
Eine therapeutische Crux können die Kahnbeinpseudarthrosen der Handwurzel werden. Wegen der ungünstigen Durchblutungsverhältnisse des distalen Fragmentes und der Schwierigkeit einer exakten Ruhigstellung treten trotz operativer Behandlung gelegentlich Fehlschläge auf. Es kommt außerdem vor, daß Patienten mit einer Skaphoidpseudarthrose zwei- oder sogar dreimal operiert werden müssen, ehe die Pseudarthrose ausheilt.
Wird bei einer Plattenosteosynthese die Platte an der Druckseite des Knochens anstatt auf der Zugseite gelegt, ist eine derartige Osteosynthese pseudarthrosengefährdet.
Schon die Belastung der Osteosynthese durch das Eigengewicht der Extremität und durch die Muskelzüge führt bei der an der falschen Seite angebrachten Druckplatte zum Klaffen des Bruchspalts an der gegenüberliegenden Seite. Die frühzeitige Belastung einer solchen mechanisch falschen Osteosynthese hat eine Pseudarthrose fast zwangsläufig zur Folge.
Pseudarthrosen entstehen nach konservativer Therapie häufiger als nach operativer. Die mecha-

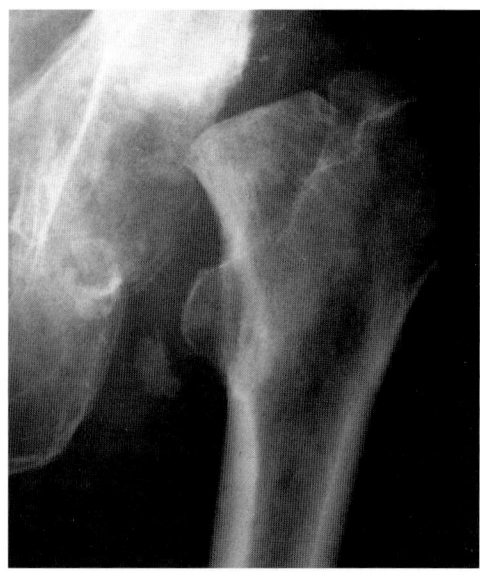

Abb. 125 Männlich, 75 Jahre: Zustand nach nicht behandelter medialer Schenkelhalsfraktur vor unbekannter Zeit. Das proximale Fragment (Femurkopf) ist fast völlig aufgelöst (Ischämiefolge). Abdeckelung des Schenkelhalses, Trochanterhochstand

nische Ruhe am Bruchspalt ist mit Schienenverbänden, Extensionen oder auch zirkulären Verbänden nicht so sicher zu gewährleisten wie mit einer Osteosynthese. Im Röntgenbild sind die meisten Pseudarthrosen einwandfrei zu erkennen. Beim Versuch, den Bruchspalt zu überbrücken, reißt das sehr zugempfindliche Kallusgewebe immer wieder ein. Werden nun Mineralsalze in die Interzellularsubstanz abgelagert, so deckeln sich beide Bruchenden mit einem im Röntgenbild erkennbaren Knochendeckel ab. An den Röhrenknochen kommt es beiderseits der Bruchfläche zu einem Verschluß der Markhöhle. Bei spongiösen Knochen, wie z. B. dem Os scaphoideum, bildet sich eine Abdeckelung der durch den Bruch geöffneten Spongiosastrukturen, die im Röntgenbild wie ein Sklerosierungssaum erscheint.
Bei manchen Fällen entsteht durch das ständige Bemühen des Organismus durch Kallusbildung den Bruchspalt zu überbrücken, am Ende des körpernahen Fragmentes eine Knochenverbreiterung, die durch das Umbiegen der Ränder zum Fragment zurück wie ein Elefantenfuß aussieht. Entsprechend dieser Ausformung bildet sich am körperfernen Bruchstück der Bruchspalt köcherförmig um. Diese Form der Pseudarthrose wird auch „Elefantenfußpseudarthrose" genannt. Eine andere Bezeichnung dieser Pseudarthrosenform ist „hypertrophe Pseudarthrose".
Schwieriger röntgenologisch zu erkennen sind die Pseudarthrosen des Schenkelhalses (Abb. 125). Bei Brüchen, die am dorsalen Schenkelhals eine Trüm-

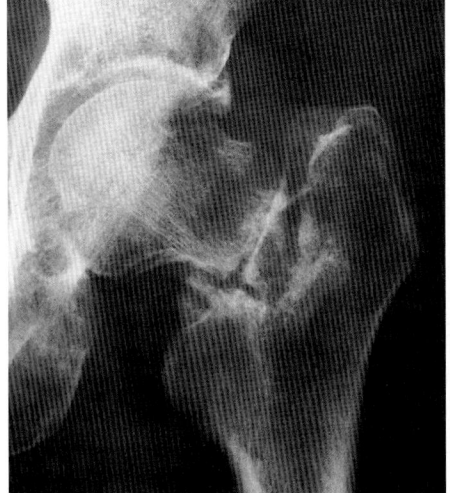
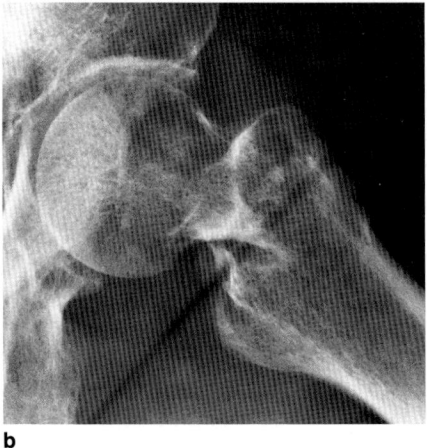

Abb. **126 a–d** Weiblich, 38 Jahre
a u. **b** 3 Monate nach übersehener medialer Schenkelhalsfraktur schmerzhafte Schenkelhalspseudarthrose
c u. **d** 3 Monate nach Reposition mit Achsenkorrektur und Osteosynthese mit Kompressionslaschenschraube nach *Kaeßmann*. Beginnender knöcherner Durchbau. Patientin hat bis dahin nicht belastet

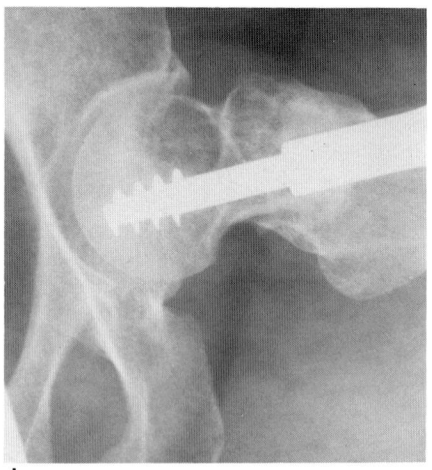

merzone hatten, deckt sich der Pseudarthrosenspalt in diesem hinteren Bereich nicht genau mit dem Spalt im vorderen Schenkelhalsanteil. Durch die intrakapsuläre Lage im Hüftgelenk kann es nicht zur periostalen Anlagerung kommen (Abb. **126**). Die Abdeckelung der spongiösen Bruchstücke ist nicht besonders opak. Auf der Röntgenaufnahme wird deshalb nur eine Zone dichteren Knochens, aber kein eindeutiger Spalt sichtbar. In diesen Fällen hilft das konventionelle a.p. Tomogramm, die Diagnose zu sichern.

Da Pseudarthrosen durch Mangel an mechanischer Ruhe am Bruchspalt entstehen, nehmen die Knochenbruchstücke zueinander häufig eine Fehlstellung ein. Diese Fehlstellung muß bei der Behandlung der Pseudarthrose mitbehoben werden. Wenn die Pseudarthrose aus sehr straffem Bindegewebe besteht und der Spalt des Falschgelenkes keine ausreichende Repositionsbewegung erlaubt, ist manchmal eine Osteotomie zur Achsenkorrektur unumgänglich (Abb. **127**).

(Text weiter S. 93)

Knochenbruchbehandlung 89

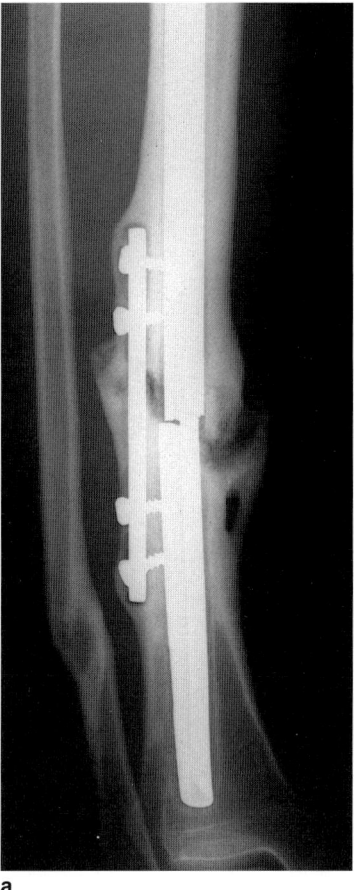

a

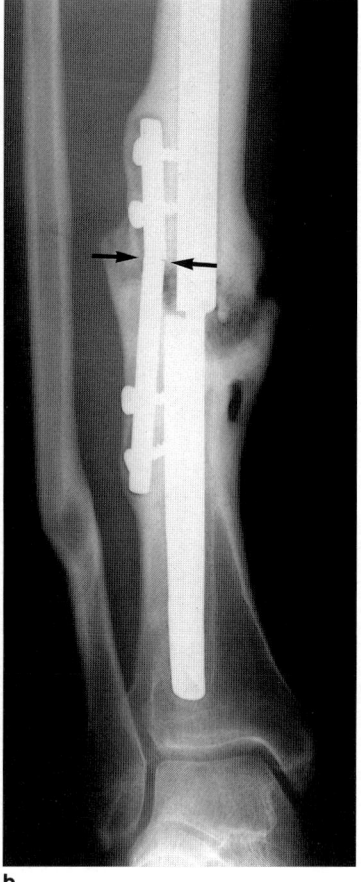

b

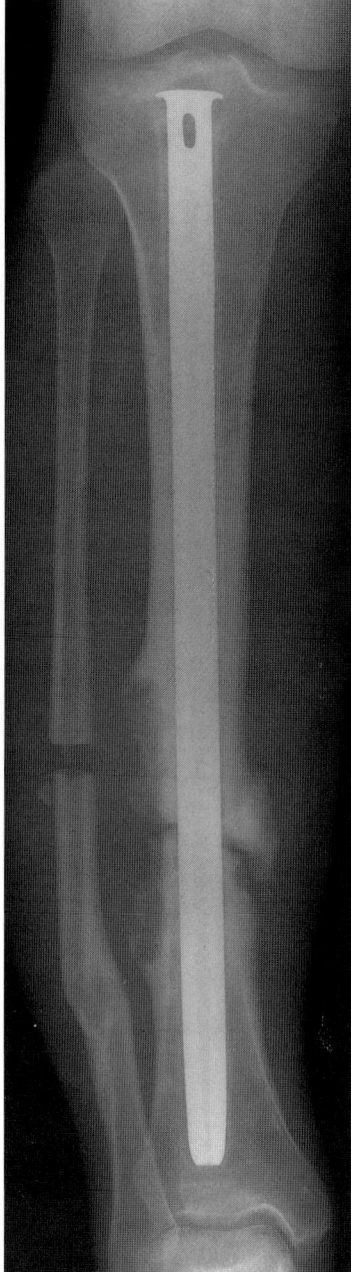

c

Abb. 127 a–m   Männlich, 23 Jahre
a Unterschenkelpseudarthrose nach Tibianagelung mit AO-Nagel. Es wurde ein zu dünner Nagel genommen. Nagelbruch bei fehlender distaler Verklemmung des Nagels in der Markhöhle. Versuch der Fixation durch Anlagerung von Eigenspongiosa und Plattenosteosynthese bei im Markraum belassenem gebrochenem Nagel
b 4½ Monate später. Unter Belastung ist es jetzt auch zum Bruch der Platte gekommen (Pfeile). Die Pseudarthrose besteht weiter

Dieser Fall zeigt exemplarisch die gesetzmäßige Entstehung einer Pseudarthrose, wenn die Grundvoraussetzung der Bruchheilung – die „mechanische Ruhe" am Bruchspalt – nicht erreicht werden kann. Eine Nagelung mit zu dünnem Marknagel ist genauso ungeeignet, die Heilung herbeizuführen, wie eine unstabile Plattenosteosynthese mit Eigenspongiosaanlagerung oder wie die Resektion der Pseudarthrose und anschließende instabile Nagelosteosynthese. Auch der zusätzlich zur Nagelung angelegte zirkuläre, ruhigstellende Verband kann die Ruhigstellung am Bruchspalt nicht erreichen. Dagegen führt die alleinige Marknagelung mit einer stabilen Verriegelungsnagelosteosynthese zur Ausheilung

Abb. 127 d–m ▶

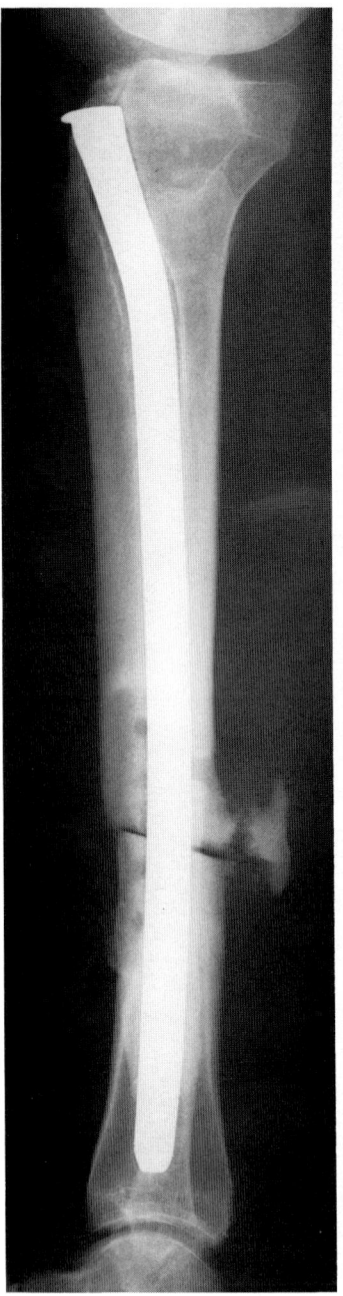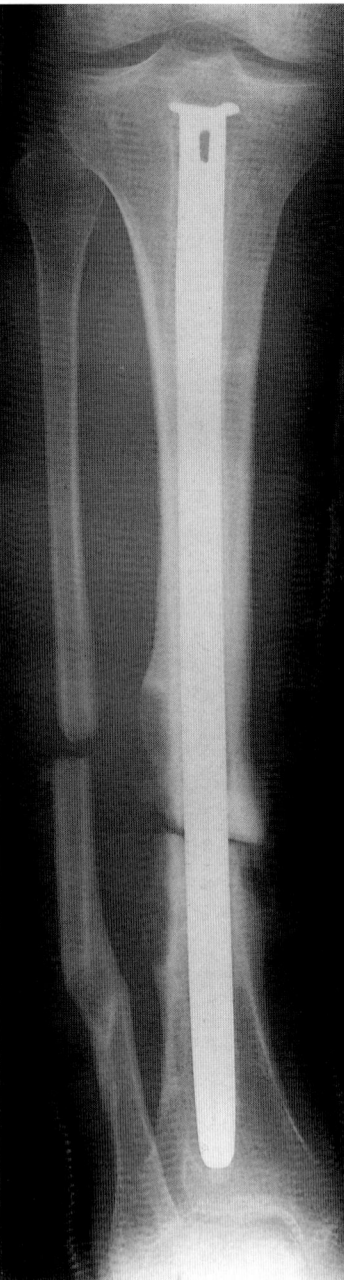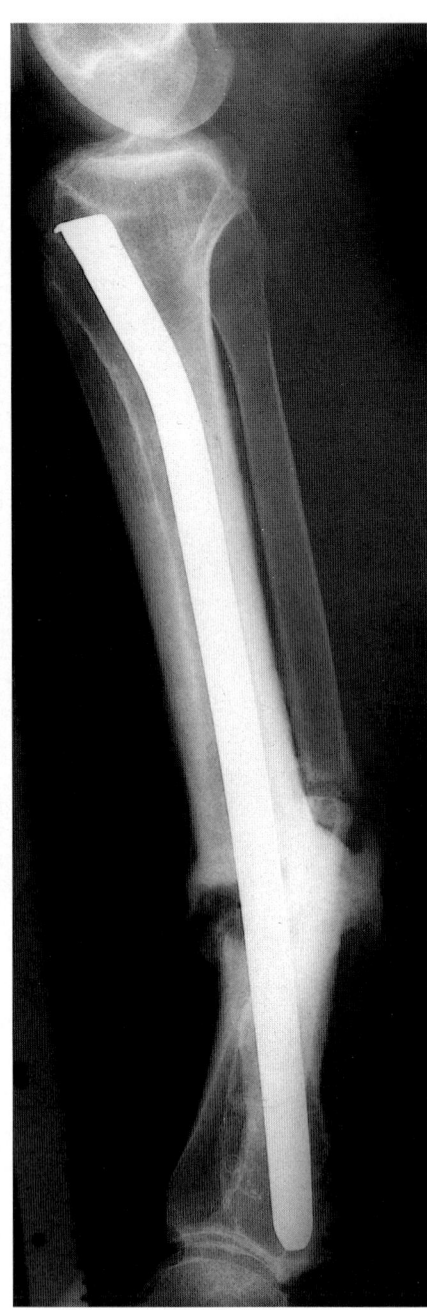

d e f

Abb. **127 c–f**

c u. d 7 Monate nach der 1. Osteosynthese wurden die gebrochenen Implantate entfernt, die Pseudarthrose offen reseziert und eine erneute Osteosynthese mit einem dickeren Küntscher-Nagel ausgeführt. Auch dieser Nagel hat keine ausreichende Verklemmungstrecke im distalen Fragment

e 2 Monate nach Pseudarthrosenresektion und Umnagelung. Abrundung der Ecken des Osteotomiespaltes und beginnende Rekurvationsfehlstellung von 10 Grad zeigen das Fortbestehen einer Pseudarthrose an. Das Bein wurde deshalb in einen zirkulären Kunststoffverband gelegt, um die Instabilität der Nagelosteosynthese auszugleichen

f Nach 4½ Jahren ist die Pseudarthrose trotz Umnagelung und Fibularesektion nicht verheilt. Durch Wandern des Nagels im distalen Fragment entstand eine Pseudarthrose mit Rekurvation von 25 Grad und Varusfehlstellung von 12 Grad. Auch die Fibula weist jetzt eine Pseudarthrose auf. Es bestehen ein Belastungsschmerz und eine Schwellneigung des Unterschenkels

Knochenbruchbehandlung 91

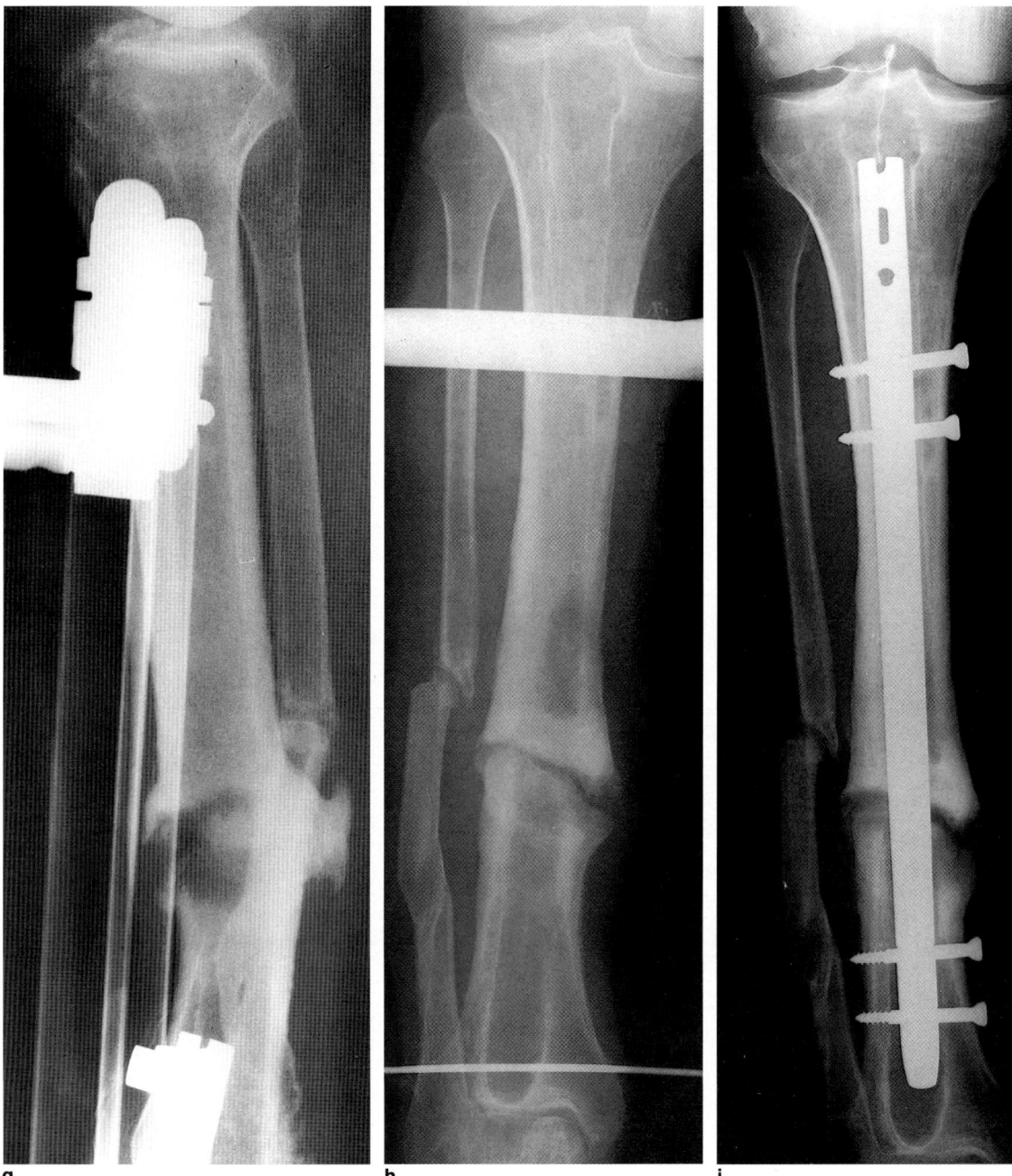

g
h
i

Abb. **127 g–m**

g u. h Zustand nach Nagelentfernung und Anlegen eines Distraktors (nach *Küntscher*) zum Aufrichten der Fehlstellungen und Auseinanderreißen der Pseudarthrose. Die Rekurvation beträgt noch 10 Grad. An der vorderen Tibiakante klafft die Pseudarthrose breit

i Fast 5 Jahre nach dem Unfall (nachdem die Fehlstellungen im Distraktor ausgeglichen wurden) erfolgte eine statisch verriegelte Marknagelung. An der Nageleinschlagstelle ist eine Gentamicin-PMMA-Kugelkette prophylaktisch eingelegt worden. Im distalen Tibiafragment zeigt die a.-p. Aufnahme das große Mahlbett des vorherigen Marknagels, das sehr dicht an das obere Sprunggelenk heranreicht

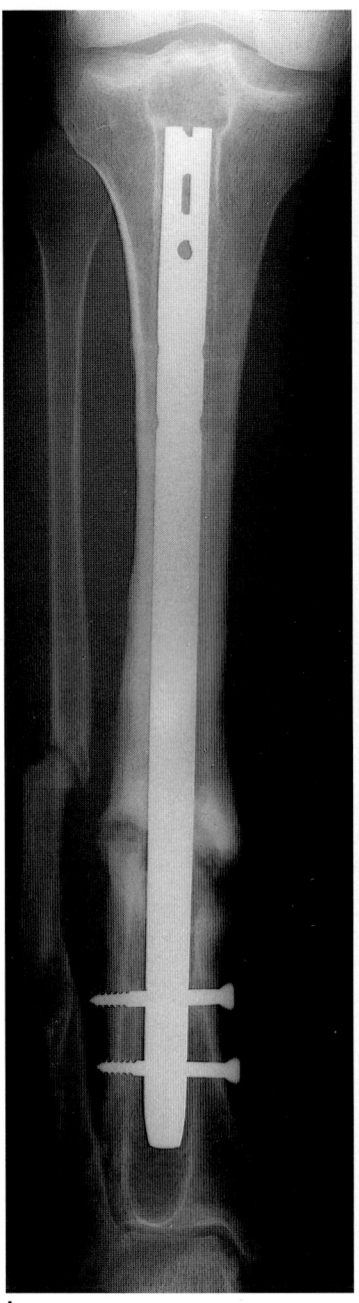 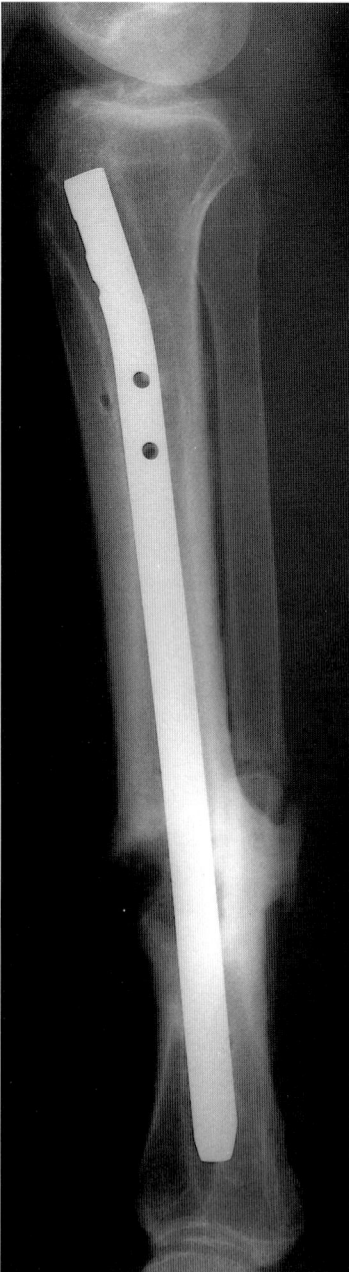 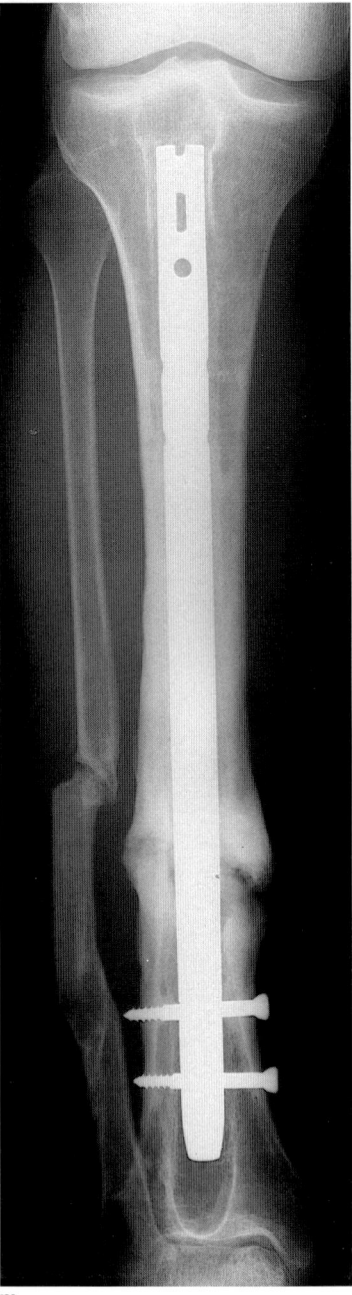 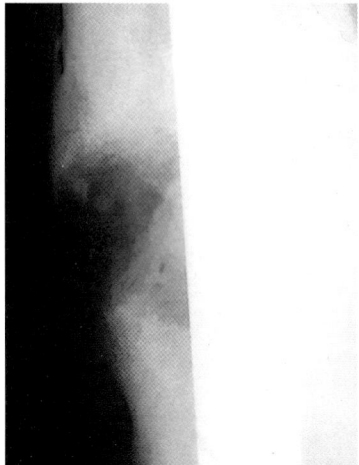

Abb. 127 j–m

j u. k 4 Monate nach der statischen Verriegelungsnagelung und anschließender Teilbelastung des Beines zeigt sich der beginnende Durchbau der Pseudarthrose. Die statische Verriegelung wurde durch Entfernen der proximalen Schrauben in eine dynamische Verriegelung umgewandelt, wodurch die Vollbelastung des Beines möglich wird

l u. m 8 Monate nach statischer Verriegelungsnagelung und 4 Monate nach Dynamisierung ist die Pseudarthrose fast verheilt (s. Ausschnitt). Der ventrale Defekt ist spontan zur Hälfte durch Knochengewebe wieder aufgefüllt. Das distale Mahlbett wird ebenfalls von den Rändern her durch neuen Knochen ausgefüllt

Abb. **128 a** u. **b**
Weiblich, 79 Jahre: 10 Wochen nach Verriegelungsnagelung wegen per- bis subtrochantärer Femurfraktur. Verkalktes Hämatom überwiegend medial und ventral des Femur. Keine Röntgenzeichen einer Lockerung der Verriegelungsschrauben

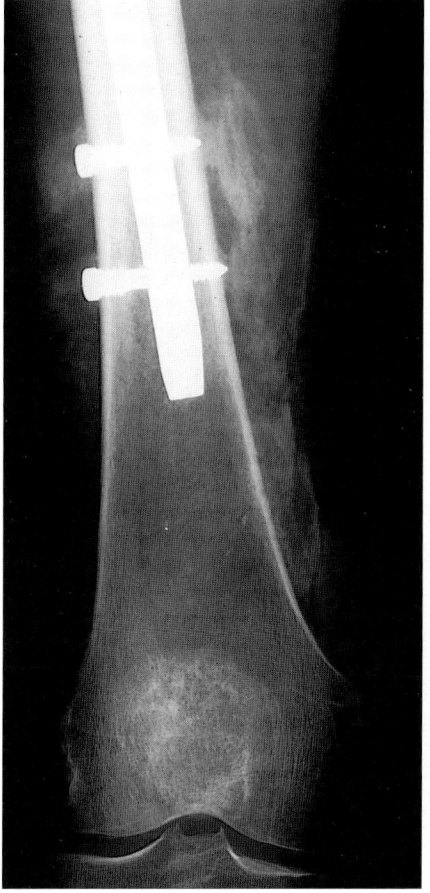
a

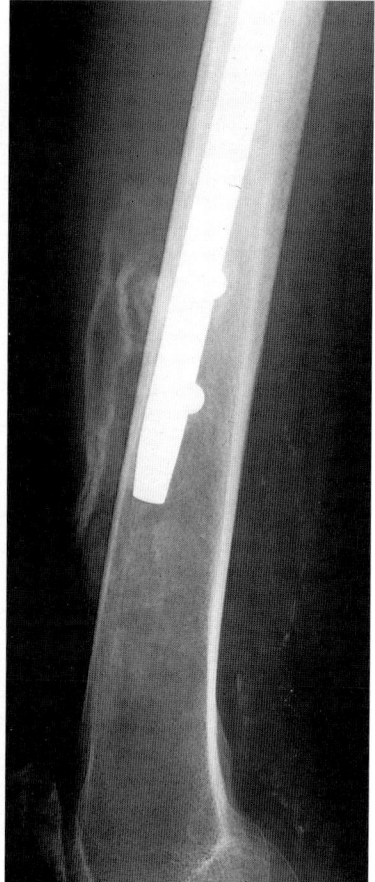
b

Verkalkungen und Verknöcherungen in den Weichteilen

Im Zusammenhang mit der Knochenbruchheilung sehen wir manchmal auf Röntgenaufnahmen Verkalkungen in den Weichteilen, die mit dem Heilgewebe des Knochens, dem Kallus, nichts zu tun haben. Einfach zu erklären sind Fälle, bei denen ein zuvor klinisch in Erscheinung getretener Bluterguß als Folgezustand Verkalkungen im Muskelgewebe zurückläßt (Abb. **128**). Diese Verkalkungen scheinen manchmal direkt vom Bruchbereich des Knochens auszugehen, so daß die Frage auftauchen kann, ob es sich um einen „atypischen" Kallus handeln könnte (Abb. **129**). In anderen Fällen treten die brückenartig aussehenden kalkdichten Schatten entfernt vom ehemaligen Knochenbruch direkt am Knochen oder in den umgebenden Weichteilen auf. Diese Verkalkungen weisen nicht die Strukturierungen des Kallusgewebes auf und nehmen auch an der funktionellen Gestaltung und Rückbildung nicht teil.

In anderen Fällen ist in der Verkalkung die Fiederung der Muskulatur zu erkennen. Diese Form der Muskelverkalkung wird als Myositis ossificans traumatica bezeichnet. Sie tritt (Abb. **130**) nach Knochenbrüchen mit gleichzeitigen Weichteiltraumen auf. Es kommt jedoch auch vor, daß das typische Bild der Myositis ossificans ohne vorangegangene Fraktur manifest wird. Die im Röntgenbild sichtbaren Muskelverkalkungen gehen mit Funktionseinbußen und gelegentlich auch mit Schmerzen der befallenen Muskelgruppen einher. In dem gezeigten Beispiel nach Schienbeinkopf-Trümmerbruch klagte der Patient über heftige Muskelschmerzen (Abb. **130**).

Nach Brüchen der gelenkbildenden Knochenteile und viel häufiger noch nach Gelenkbandrissen, Gelenkkapseleinrissen oder Kontusionstraumen der Gelenkweichteile sehen wir streifen- oder bandförmige Mineralsalzablagerungen. Diese Verkalkungen bzw. Verknöcherungen gehen meist auf Periostausrisse zurück. Die Verletzung des Periostes hat hier zur typischen Reaktion geführt: Es entstand ein kleiner periostaler Kallus ohne Knochenbruch (Abb. **131**). Nach Gelenkbrüchen kann eine forcierte, vor allen Dingen aus passiven Bewegungsübungen bestehende Nachbehandlung zu Gelenkkapselverknöcherungen führen. Das ge-

(Text weiter S. 98)

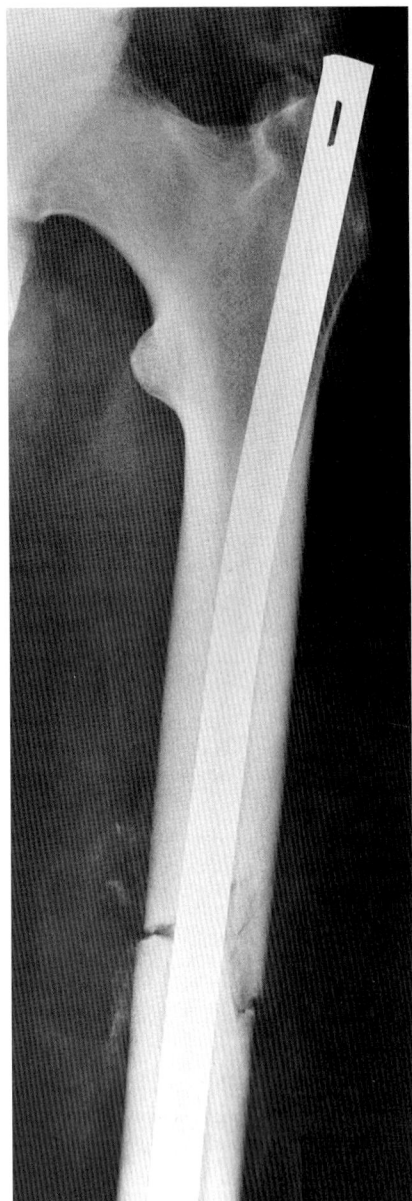
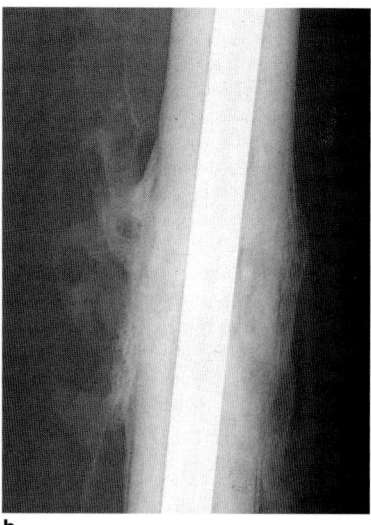

Abb. 129 a u. b Männlich, 19 Jahre: Femurfraktur links. Klinisch bestand gleichzeitig eine erhebliche Weichteilquetschung
a 3 Wochen nach dem Unfall und der Femur-Küntscher-Nagelung sind in der Muskulatur beginnende Verkalkungen zu erkennen. Am Nagelende über der Trochanterspitze ist ein Kallushütchen sichtbar
b 4 Monate nach der Nagelung. Die Muskelverkalkungen haben erheblich zugenommen (sog. Moysitis ossificans traumatica)

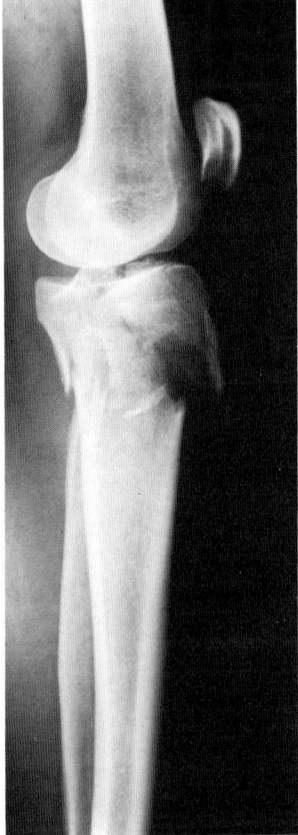
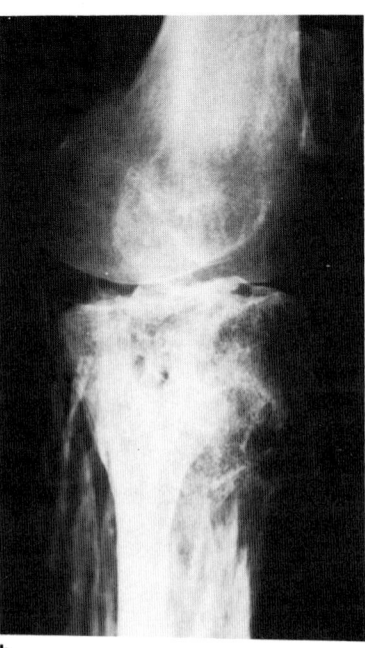

Abb. 130 a u. b Männlich, 40 Jahre
a Schienbeinkopf-Trümmerbruch
b 2 Jahre nach konservativer Behandlung und Ausheilung des Bruches in ausreichend guter Stellung des Tibiaplateaus. Posttraumatische Myositis ossificans

Knochenbruchbehandlung

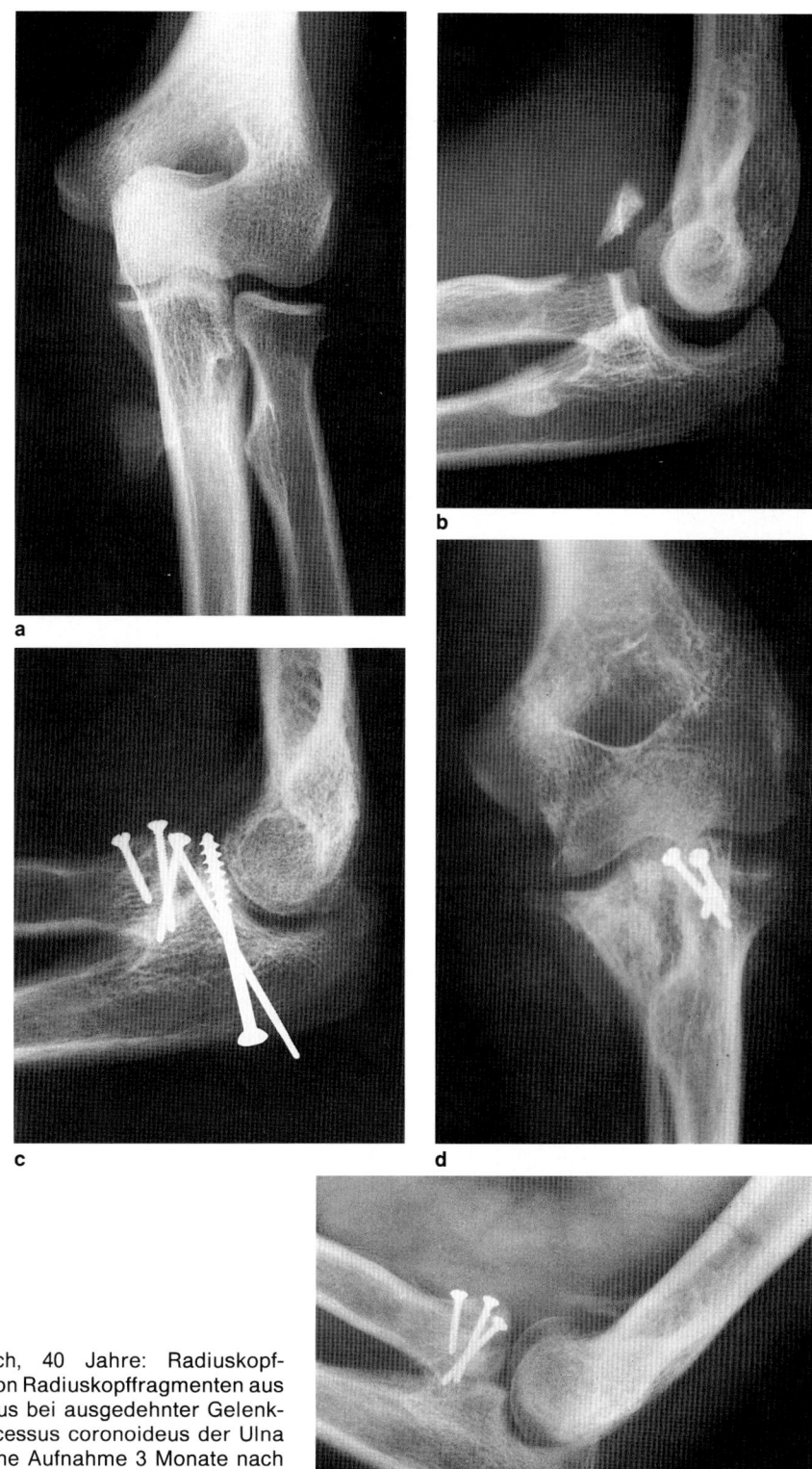

Abb. **131 a–e** Männlich, 40 Jahre: Radiuskopfbruch mit Dislokation von Radiuskopffragmenten aus dem Gelenkraum hinaus bei ausgedehnter Gelenkkapselzerreißung. Processus coronoideus der Ulna abgerissen. Die seitliche Aufnahme 3 Monate nach Operation (**e**) zeigt den Zustand nach Entfernung des Fixationsdrahtes für den Processus coronoideus. Durch die ausgedehnte Gelenkkapselzerreißung kam es zu Weichteilverknöcherungen

96 Knochenbruch und Knochenbruchheilung

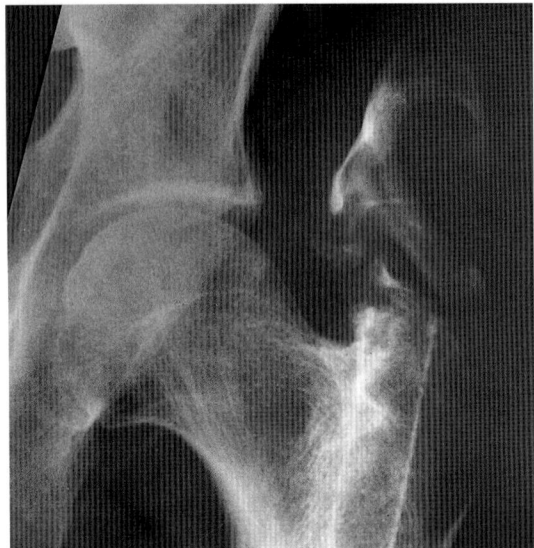

Abb. 132 Männlich, 30 Jahre: knöchern ausgeheilte subtrochantäre Femurfraktur nach Femurnagelung und Entfernung des Nagels. Bildung eines großen Kallushutes über dem Nagelende

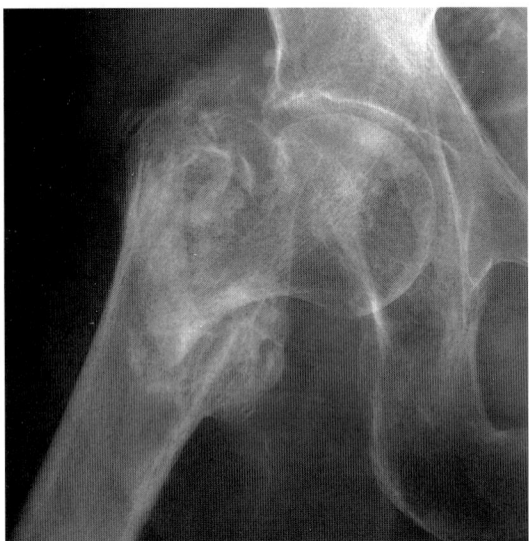

Abb. 133 Männlich, 79 Jahre: Zustand nach pertrochantärer Femurfraktur vor 2 Jahren. Knöcherne Spontanheilung in Außenrotationsfehlstellung und Varusfehlstellung. Patient hatte jede Therapie abgelehnt

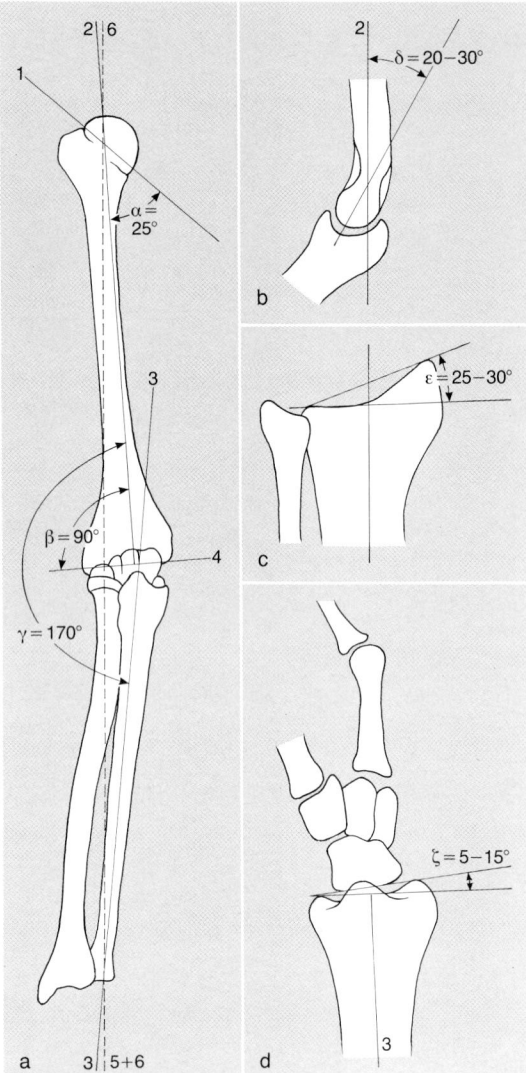

Abb. 134 a–d
Ebenen, Achsen und Winkel am Armskelett
a Skelett von Ober- und Unterarm
b Ellenbogengelenk seitl.
c u. d Handgelenk in beiden Ebenen
1 = Ebene des *Collum anatomicum*, 2 = *Humerusschaftachse*, 3 = *Ellenschaftachse*, 4 = *Ellenbogengelenksachse*, 5 = *Diagonalachse* des Unterarmes, 6 = *Konstruktionsachse* des Armes. Bei geringem X-Arm verläuft diese vom Krümmungsmittelpunkt des Humeruskopfes über die Mitte des Humeroradialgelenks zum Griffelfortsatz der Elle, deckt sich also am Unterarm mit dessen Diagonalachse

α = Winkel zwischen Humerusachse und Ebene des Collum anatom., β = Winkel zwischen Humerusachse und Ellenbogengelenksachse, γ = Armaußenwinkel. Er ist kleiner als 180 Grad und bei der Frau kleiner als beim Mann. Der Armaußenwinkel wird meist durch die Ellenbogengelenksachse halbiert. So verlaufen Ulna und Humerus bei maximaler Beugung im Ellenbogengelenk zueinander parallel. δ = Beugungswinkel der distalen Humerusgelenkflächen zur Achse des Humerus, ε = Neigungswinkel der distalen Gelenkfläche des Radius zur Achse des Radius, ζ = Flexionsneigung der distalen Radiusgelenkfläche

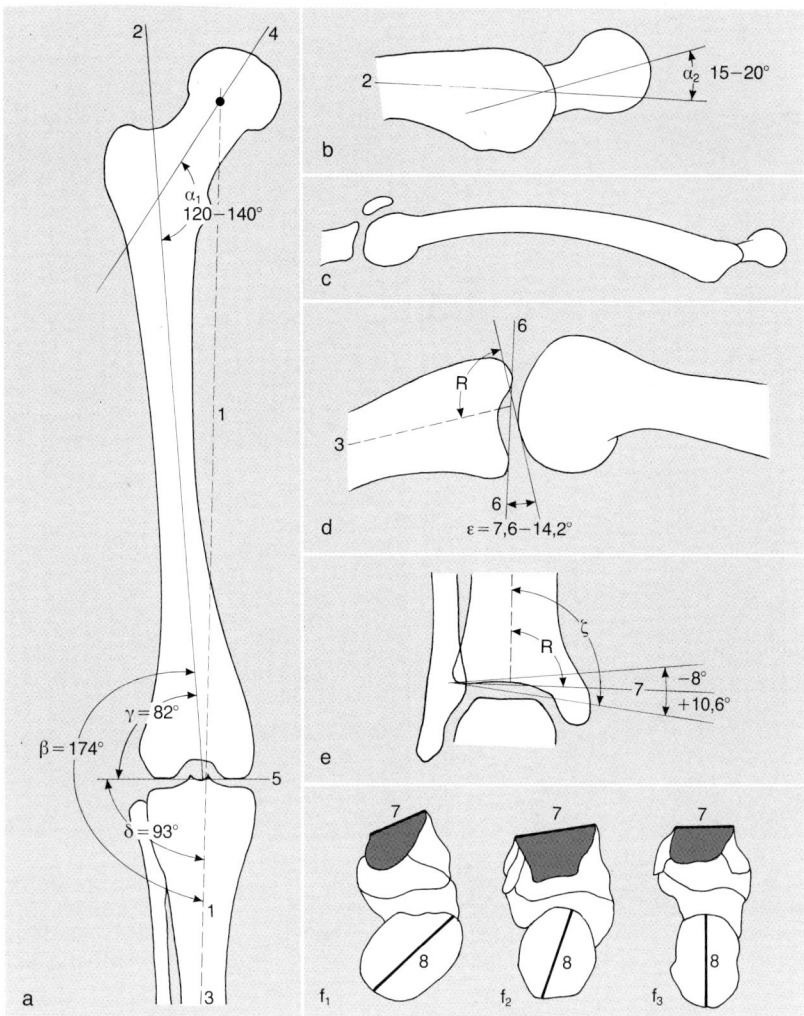

Abb. 135 a–f Ebenen, Achsen und Winkel am Skelett des Beines
a Femur mit Kniegelenk
b Antetorsion (Anteversion) des Schenkelhalses
c Antekurvation des Femurs
d Retroversion der Tibia
e Variationsbreite in der Achse des oberen Sprunggelenks
f Entwicklung der oberen Gelenkfläche des Sprungbeins in supinatorischer Richtung bis zur Horizontalen (f_1 beim Neugeborenen, f_2 beim Erwachsenen) (nach *von Lanz*)
1 = *Traglinie des Beines* (Mitte Hüftkopf–Mitte Kniegelenk–Mitte Knöchelachse), 2 = *Femurachse*, 3 = *Tibiaachse* (sie deckt sich mit der Traglinie des Beines), 4 = *Schenkelhalsachse*, 5 = *Kniegelenksachse*, 6 = *Rückneigungsebene* am Tibiakopf, 7 = *Fußgelenksachse*, 8 = *Längsdurchmesser* des Fersenbeinhöckers
α_1 = Winkel zwischen Femurachse und Schenkelhalsachse, α_2 = Anteversionswinkel am Schenkelhals, β = lateral offener oder Abduktionswinkel zwischen Femurachse und Traglinie des Beines, γ = Winkel zwischen Femurachse und Kniegelenksachse, δ = Winkel zwischen Tibiaachse und Kniegelenksachse, ε = Rückneigungswinkel der proximalen Tibiagelenkfläche, ζ = Winkel zwischen Tibiaachse und Fußgelenksachse
Anmerkung: Anteversion wird im englischen Sprachraum gebraucht, während im Deutschen die Bezeichnung Antetorsion üblich ist

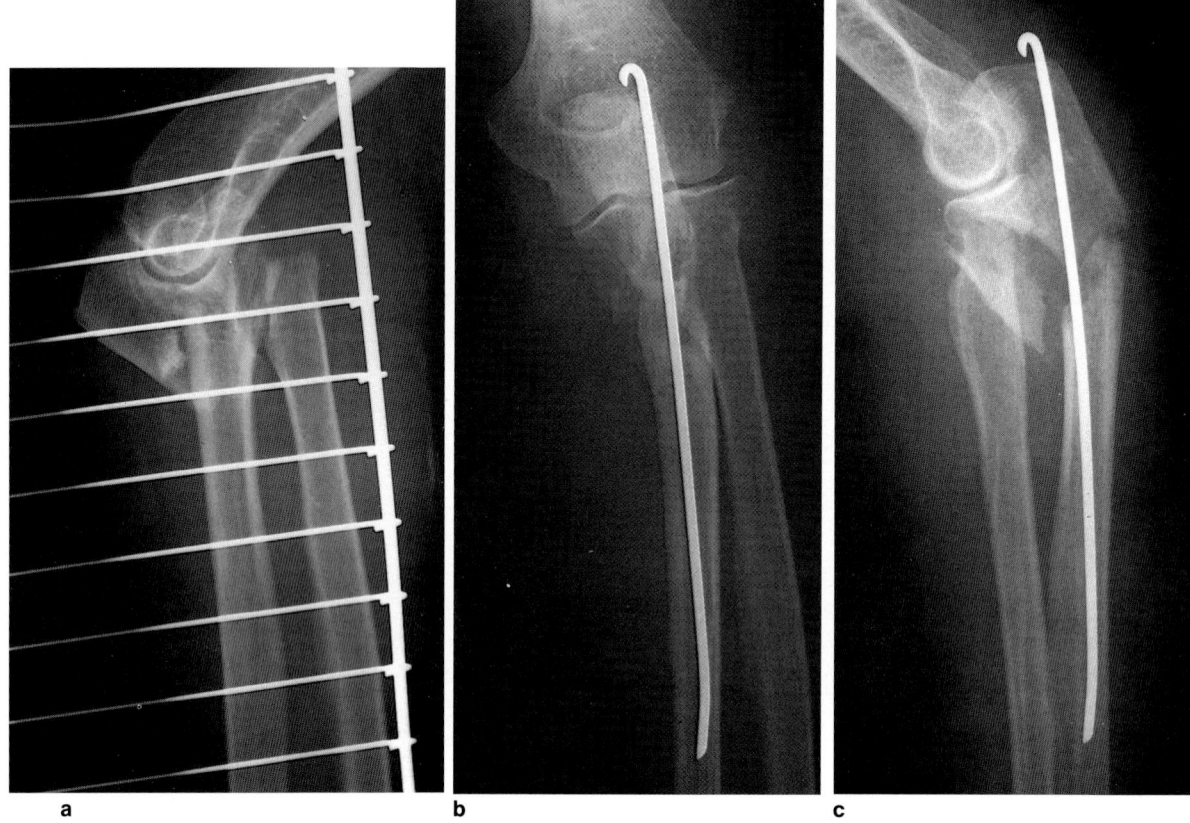

Abb. 136 a–c Weiblich, 81 Jahre
a Ellenbogenluxationsbruch mit Trümmerbruch der proximalen Ulna und Abbruch des Radiuskopfes. Röntgenaufnahme auf Transportschiene

b u. c Nach offener Reposition und Osteosynthese der Elle mit dünnem Rushpin. In der seitlichen Ebene wird deutlich, daß der viel zu dünne Vollmetallnagel die Achsenstellung nicht garantieren kann

schieht besonders leicht nach Gelenkverletzungen von Kindern und Jugendlichen (BÖHLER 1955) durch energische Nachbehandlungsmaßnahmen mittels physikalischer Therapie und passiven Bewegungsübungen. Überläßt man ein Kind nach Ausheilung des Knochenbruches sich selbst, so stellt sich die Gelenkbeweglichkeit wieder ein, ohne daß es zu den Komplikationen durch Kapselverknöcherungen kommt.

Eine besondere Form von Weichteilverknöcherungen nach Knochenbruch und Osteosynthese ist das sog. Kallushütchen nach der Nagelosteosynthese. Es wird besonders häufig nach Femurnagelungen beobachtet (Abb. **132**). Über dem proximalen, aus dem Trochanterknochen etwas herausragenden Nagelende bildet sich ein im Röntgenbild dreieckiger oder kugeliger kalkdichter Schatten. Nach KÜNTSCHER besteht zwischen der Größe dieses „Kallushütchens" und der Größe des Kallus am Bruch eine direkte Proportionalität. Nach KÜNTSCHER (1970) geht die Entstehung dieser Verkalkung einerseits auf den Reiz des aus dem Knochen herausragenden Nagelendes und andererseits auf das Ausfließen eines „osteogenetischen Prinzips" zurück. Die größten „Kallushüte" wurden bei genagelten Oberschenkelbrüchen von Patienten mit Tabes dorsalis beobachtet. Bei Patienten mit schweren Hirnverletzungen finden sich Muskelverknöcherungen häufiger und in besonderer Ausdehnung. Sie treten manchmal im Rahmen einer neurogenen Paraosteoarthropathie auf, manchmal aber auch als isolierter Befund.

Bruchheilung in Fehlstellung

Knochenbrüche können in allen denkbaren Bruchfehlstellungen knöchern ausheilen. Die Gründe für eine Heilung in Fehlstellung sind vielfältig. Eine unvollständige Einrichtung des Knochenbruches kann dafür genauso die Ursache sein wie eine Redislokation nach der Einrichtung. Es gibt auch Fehlstellungen, die absichtlich nicht reponiert weden, um die Knochenbruchheilung in dieser Stellung zu erreichen. Ein typisches Beispiel für eine „in Kauf genommene" Fehlstellung ist der mediale intrakapsuläre Schenkelhalsbruch vom Typ Pauwels I, der in Abduktionsstellung (sog. Hut-im-Nacken-Stellung) eingestaucht ist. Diese Fehlstellung verbessert die Heilungsaussichten des Knochenbruches durch die Abduktion und Einstauchung. Ein anderes Beispiel ist der in der Längsachse eingestauchte subkapitale Oberarmbruch. In diesem Fall liegt nur eine dislocatio ad longitudinem vor, die für die Funktion des Armes ohne Bedeutung ist. Für den Röntgenbefund haben die sichtbaren und meßbaren Fehlstellungen eine andere Qualität als für die klinische Beurteilung (Abb. **133**). Die meisten Heilungen in Fehlstellung lassen sich auf dem Röntgenbild gut dokumentieren und ausmessen. Schwierigkeiten bereiten die Diagnose und vor allem die Ausmessung von Heilungen mit Rotationsfehlern (Abb. **134** u. **135**).

Achsfehlstellungen von 5–10 Grad können als Heilungsergebnis eines sonst sehr schwierig zu behandelnden Bruches wegen ihrer geringen Auswirkungen auf die Funktion, besonders bei Verletzungen an Oberarm und Unterarm akzeptiert werden. Die Heilung von Oberarm- oder Unterarmbrüchen in Verkürzungsfehlstellung stellt in der Regel kein klinisches Problem dar. Am Unterarm führt dagegen die Heilung auch nur eines Knochens in Verkürzungsstellung jedoch zu funktionellen Einbußen. Überschreitet die posttraumatische Fehlstellung ein bestimmtes Maß, das individuell vom betroffenen Knochen und vom einzelnen Patienten abhängt, so sollte eine Korrekturosteotomie vorgenommen werden (Abb. **136**). Dadurch werden funktionelle Nachteile ausgeglichen und besonders an den unteren Extremitäten resultierende Fehlbelastungen der Gelenke beseitigt. Andernfalls besteht die Gefahr der posttraumatischen Arthrose. Der in Fehlstellung verheilte Knochenbruch ist dann eine präarthrotische Deformität. Die Beurteilung von Fehlstellungen am wachsenden Skelett unterscheidet sich von derjenigen nach Abschluß des Knochenwachstums. Beispielsweise stellt beim kindlichen Oberschenkelbruch die Heilung in Verkürzung bis zu 2 cm keinen Nachteil dar. In den meisten Fällen tritt durch die „Frakturkrankheit" eine Mehrdurchblutung der gebrochenen Extremität ein, die dann zu einem vermehrten Längenwachstum des betreffenden Knochens führt. Ein ideal reponierter kindlicher Oberschenkelbruch kann dann zu einer passageren posttraumatischen Beinlängendifferenz mit vermehrtem Wachstum am verletzten Bein führen. Die Heilung in der Verkürzungsstellung ist also beim kindlichen Oberschenkelbruch kein nachteiliges Ereignis. Röhrenknochenfehlheilungen in der Längsachse von bis zu 15 Grad werden nämlich durch das Wachstum vollständig ausgeglichen.

Die Heilung in Distraktionsstellung ist ein sehr seltenes Ereignis. Sie kann bei mißglückter Nagelosteosynthese vorkommen, wenn sich der Nagel im körperfernen Bruchstück verklemmt hat und beim weiteren Vorschlagen der Bruchspalt auseinandergetrieben wird.

Die Bruchheilung mit einem Rotationsfehler ist die ungünstigste Fehlstellung. Geringe Rotationsfehlstellungen an den oberen Extremitäten haben meistens keine starken funktionellen Nachteile. An den Beinen können auch geringfügige Rotationsfehlheilungen zu Gelenkbeschwerden oder auch posttraumatischen Arthrosen führen. Sie müssen dann operativ korrigiert werden. Generell kann man sagen, daß Fehlstellungen an den Beinen schon bei wesentlich geringerem Ausmaß korrigiert werden müssen als an den Armen. Außerdem müssen Fehlstellungen im Varus- oder Valgussinne bei geringeren Winkelmaßen korrigiert werden als Ante- oder Rekurvationsfehler.

Nicht immer ist es leicht, bei geringen Fehlstellungswinkeln die Achsenabweichung überhaupt zu diagnostizieren, da der Vergleich mit der unverletzten Seite nicht unbedingt darüber Aufschluß gibt. Eine Symmetrie der Extremitäten liegt auch beim Gesunden nicht immer vor. Meistens geben jedoch Röntgenaufnahmen der anderen Seite ausreichende Informationen über das Vorliegen einer Heilung in Fehlstellung und auch über ihr Ausmaß.

Heilen Gelenkbrüche mit einer Stufe in der Gelenkfläche, so muß an den unteren Extremitäten mit Bewegungseinschränkungen, Beschwerden und vorzeitigem Gelenkverschleiß gerechnet werden.

Auch nach operativer Bruchbehandlung können Heilungen in Fehlstellung eintreten. Nach Nagelung von Röhrenknochen kann es 1. durch nicht ausreichende Reposition und 2. durch postoperative Redislokation bei zu dünnem Nagel zu Drehfehlern kommen. Auch nicht korrekt angebrachte Syntheseplatten führen zu Achsfehlern.

Posttraumatische Arthrosis deformans

Die Arthrose nach Gelenkbrüchen ist meistens eine Folge von Gelenkinkongruenz wegen mangelhafter Reposition der Frakturen. An belasteten Gelenken der unteren Extremitäten sind derartige Inkongruenzen schwerwiegender als an den oberen Extremitäten. Ein weiterer Grund für die posttraumatische Arthrose nach Gelenkbrüchen ist der Knorpelschaden durch die Verletzung selbst. Im Röntgenbild ist dieser Schaden anfangs nicht zu diagnostizieren. Meistens wird er erst sichtbar, wenn der Gelenkspalt durch den Knorpeluntergang verschmälert abgebildet wird und eine subchondrale Verdichtung auftritt. Ein dritter Grund für die posttraumatische Arthrose kann das Übergreifen einer Infektion auf das Gelenk mit Knorpelschädigung sein.

Die bereits beschriebene Heilung in Achsen- oder Rotationsfehlstellung kann durch Veränderung der Belastungsachse der Extremität oder Verschiebung der Hauptbelastungsflächen im Gelenk als präarthrotische Deformität wirksam werden. Die auf dem Röntgenbild ausmeßbare Fehlstellung gibt keinen Anhalt dafür, ob und in welchem Ausmaß mit einer posttraumatischen Arthrose zu rechnen ist. Geringfügige Fehlstellungen auf verschiedenen Etagen einer Bewegungskette können sich in ihren Auswirkungen addieren und zusammenwirkend eine posttraumatische Arthrose verursachen. Beispielsweise können so die posttraumatischen Veränderungen an der Wirbelsäule erklärt werden, bei denen nur geringfügige Fehlstellungen nach Frakturen einzelner Wirbelkörper festgestellt wurden und bei denen der Patient später erhebliche röntgenologisch faßbare degenerative Wirbelsäulenveränderungen und starke klinische Beschwerden hatte.

Literatur (s. S. 110)

Osteotomien
D. Hempel

Die Korrektur knöcherner Fehlbildungen oder von in Fehlstellungen verheilten Brüchen ist häufig nach Durchtrennung der betroffenen Skelettabschnitte möglich. Nach Osteotomie und Stellungskorrektur wird die korrigierte Position der Knochen in den allermeisten Fällen durch irgendeine Art von Osteosynthese fixiert. Inzwischen werden Osteotomien aus den oben genannten Gründen an fast allen Skelettabschnitten erfolgreich ausgeführt. Im Bereich des Schädels werden Kraniotomien des Hirnschädels bei vorzeitigem Nahtschluß zur Druckentlastung des wachsenden Gehirns ausgeführt. Es gibt mannigfaltige Möglichkeiten, Fehlwachstum oder Fehlheilungen im Gesichtsschädel durch Osteotomie und Stellungskorrektur zu beheben. Als Beispiele seien hier nur genannt die Korrekturen an Ober- und Unterkiefer bei konservativ nicht ausgleichbaren Fehlstellungen des Gebisses. Es können Verschiebungen des gesamten Oberkiefers nach der Osteotomie vorgenommen werden; der Unterkiefer kann verkürzt oder verlängert, das Nasenskelett in mannigfacher Weise durch Osteotomien korrigiert werden.

Osteotomien der Wirbelsäule (Kolumnotomien) sind eine erfolgversprechende Korrekturmöglichkeit geworden, seit es ausreichend stabile Osteosyntheseverfahren für die Wirbelsäule gibt (Fixateur interne, Plattenosteosyntheseverfahren, Fixateur externe). Wirbelsäulen-Korrekturosteotomien werden sowohl zum Ausgleich wachstumsbedingter Fehlstellungen als auch zur Korrektur krankheits- oder unfallbedingter Fehlstellungen durchgeführt.

Osteotomien des Thoraxskelettes an Rippen oder Sternum sind eine Möglichkeit, wachstumsbedingte Deformitäten wie z. B. ausgeprägte Trichter- oder Hühnerbrust zu beheben. Die Osteotomie des Sternums wird auch durchgeführt als Eröffnung des Zugangweges zum Herzen in der Kardiochirurgie (zumeist als Längssternotomie). Formkorrekturen durch Osteotomie am Becken werden vor allem zur Korrektur von Fehlbildungen im Hüftgelenksbereich, besonders der Hüftpfanne, durchgeführt (Abb. 1 u. 2). Die Osteotomie kann als kleine Keilosteotomie mit Spaneinlagerung zur Hüftpfannendach-Plastik angewandt werden. Größere Osteotomien, wie z. B. die Querosteotomie nach Chiari (Abb. 3) oberhalb der Hüftpfanne mit Verlagerung des distalen Beckenteiles nach medial oder die Osteotomie in Höhe der Linea innominata nach Salter (Abb. 4), bei der der distale Beckenanteil (Pfanne, Sitzbein und Schambein) nach ventral-distal gekippt wird, sind aufwendige

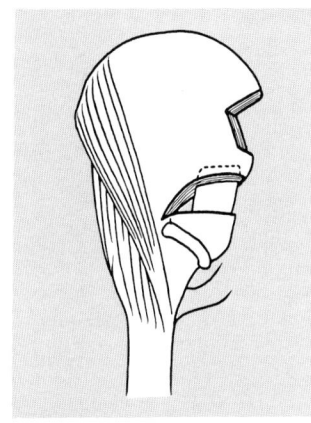

Abb. 1
Beckenosteotomie nach Pemberton

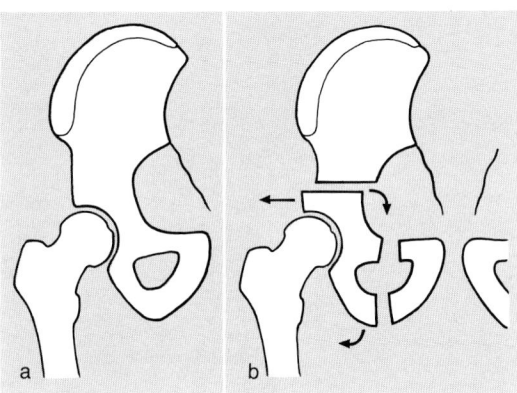

Abb. 2a u. b
Tripleosteotomie zur Umstellung der Pfanne

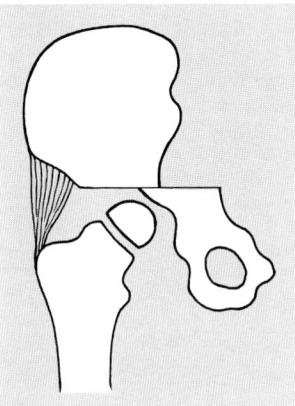

Abb. 3
Beckenosteotomie nach Chiari zur Verbreiterung des Pfannendaches bei Luxatio coxae congenita

große Operationen, die relativ selten durchgeführt werden.

Die große Mehrzahl aller Osteotomien wird an den Extremitäten gemacht. Um möglichst große Flächen nach der Osteotomie aufeinander fixieren zu können, werden Umstellungsosteotomien gelenknah durchgeführt (Abb. 5–8). Die großen Berüh-

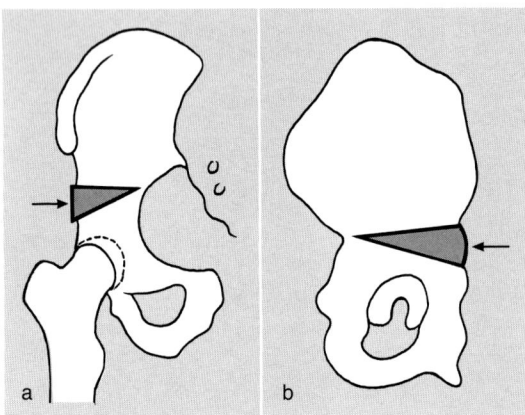

Abb. 4a u. b „Innominate Osteotomie" am Becken nach Salter zur Umstellung der Pfanne bei Luxatio coxae congenita

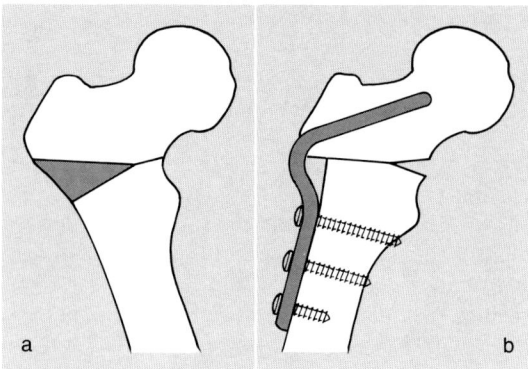

Abb. 7a u. b Valgisierungsosteotomie bei Coxa vara. Y-Osteotomie mit lateraler Keilentnahme, Osteosynthese mit AO-Winkelplatte

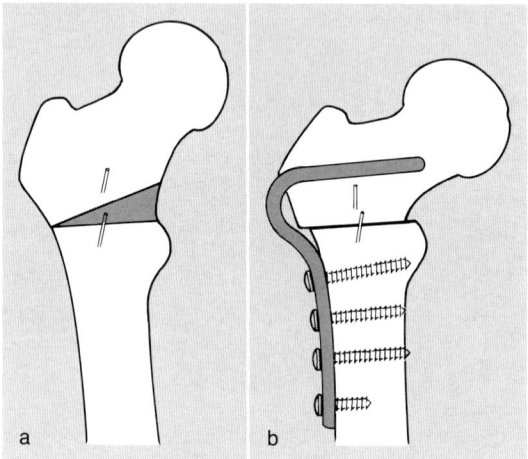

Abb. 5a u. b Varisierungsosteotomie mit Derotation bei Coxa valga antetorta. Der distale Sägeschnitt liegt senkrecht zur Femurlängsachse. Markierungsdrähte zeigen die Rotation an

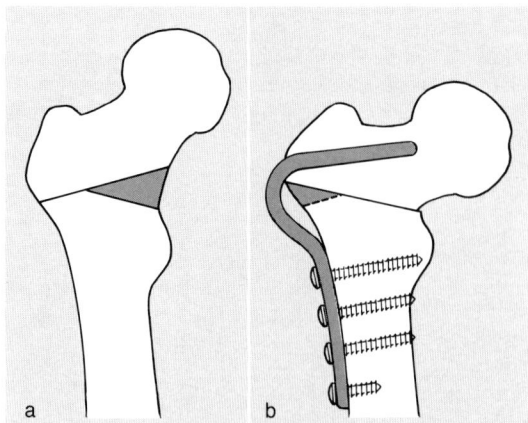

Abb. 6a u. b Varisierungsosteotomie mit medialem Keil, Osteosynthese mit AO-Kondylenplatte

rungsflächen im spongiösen Knochen heilen schneller und sind bei geeigneter Osteosynthesemethode aufgrund mechanischer Vorteile weniger dislokationsgefährdet. An den Extremitäten werden durch Osteotomie alle bei Frakturen vorkommenden Dislokationsrichtungen und damit auch mögliche Fehlheilungen korrigiert (Abb. 9–11). Angeborene oder erworbene Extremitätenverkürzungen können durch Verlängerungsosteotomien ausgeglichen werden. Bei einer einzeitigen Korrektur wird meistens in Z-Form der Sägeschnitt angelegt, die Verlängerung durch Distraktion ausgeführt und danach eine Osteosynthese gemacht. Zweizeitige Verfahren arbeiten mit zunächst einer Durchtrennung, gefolgt von einer kontinuierlichen Distraktion und sodann nach Erreichen des Längenausgleichs als zweitem Eingriff einer Osteosynthese. Die Osteotomie kann offen ausgeführt werden, ebenso wie die nach erfolgter Verlängerung mit einem Distraktionsapparat (Wagner-Apparat, Distraktor nach Küntscher) durchzuführende Osteosynthese. Bei der offenen Methode wird in der Regel eine Knochentransplantation mit der fixierenden Plattenosteosynthese kombiniert.

Ein halboffenes Verfahren ist die Verlängerungsosteotomie in der Technik nach Ilizarow. Der offenen Osteotomie folgt nach einer etwa 10tägigen Ruhigstellung – nach Ausbildung eines Heilungskallus – die Distraktion in einem Ringdistraktionsgerät, welches gleichzeitig nach dem Längenausgleich zur Ruhigstellung bis zur knöchernen Heilung dient.

Eine weitere Verlängerungsosteotomiemethode kann als „gedeckte" oder „offene" Osteotomie bei Röhrenknochen mit der Innensäge nach Küntscher vorgenommen werden. Nach Erweiterung der Markhöhle durch Aufbohrung wird ein Sägeinstrument in die Markhöhle eingeführt und der Knochen an der vorgesehenen Stelle von innen her durch Rotieren der Säge durchtrennt. Nach der

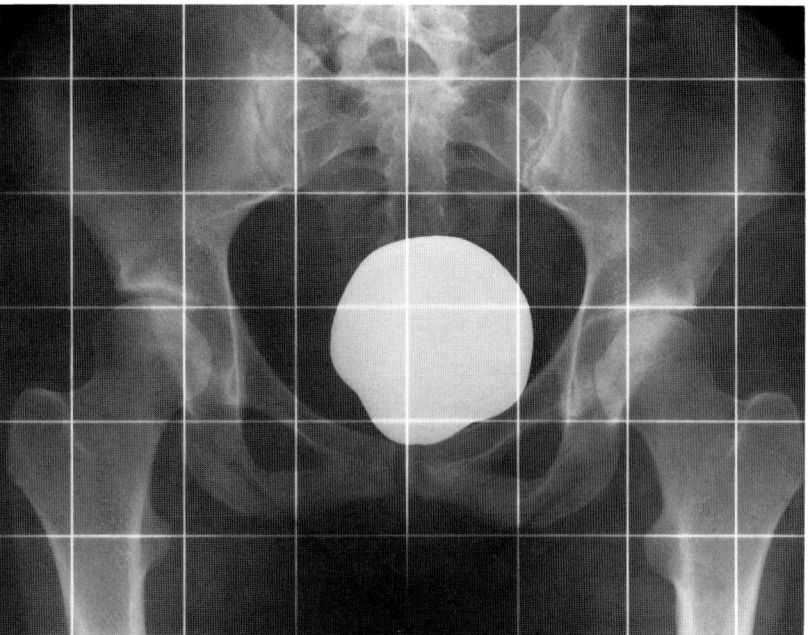

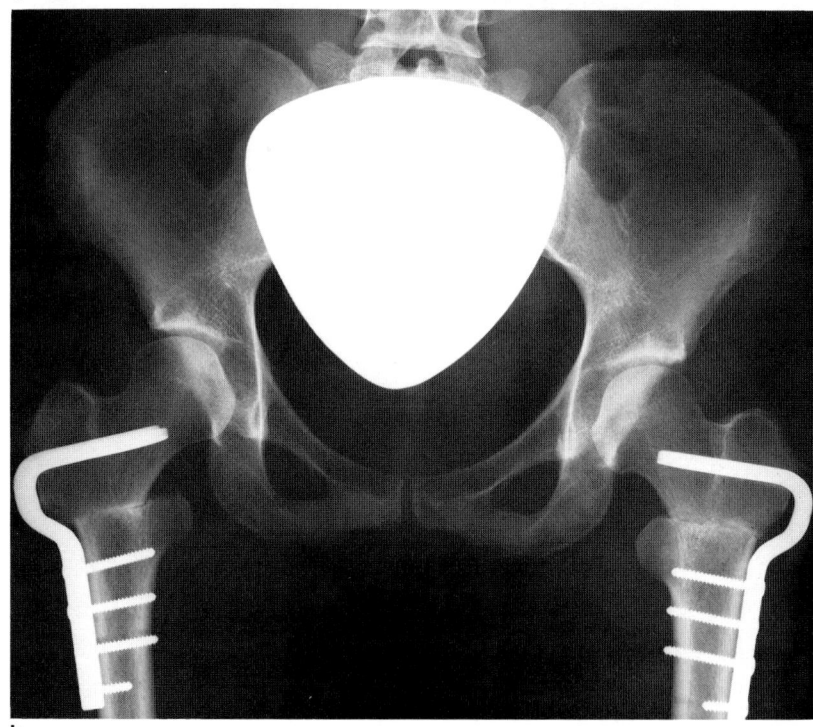

Abb. 8a u. b
Weiblich, 80 Jahre
a Zustand
Coxa valga antetorta beidseitig
b 3 Monate nach varisierender, derotierender Osteotomie und Osteosynthese mit Kondylenplatten
(Aufnahmen:
Dr. de Vries, Hamburg)

schrittweisen Distraktion mit einem der oben genannten Distraktionsgeräte wird eine Verriegelungsnagelung (vgl. Abb. **15c**) mit oder ohne Spongiosatransplantation durch die Markhöhle zur Aufrechterhaltung der Verlängerung gemacht. Der Vorteil dieser Methode ist das Einführen aller Instrumente weit von der Osteotomiestelle des Knochens entfernt.

Das Grundprinzip der Verkürzungsosteotomie ist die Herausnahme der benötigten Verkürzungsstrecke mit anschließender Osteosynthese (vgl. Abb. **21**). Auch dabei kann mit direkter Freilegung des Knochens, Verkürzung und anschließender Osteosynthese mit einer Osteosyntheseplatte und Schrauben oder mit einem Verriegelungsnagel gearbeitet werden (Abb. **12** u. **13**).

(Text weiter S. 107)

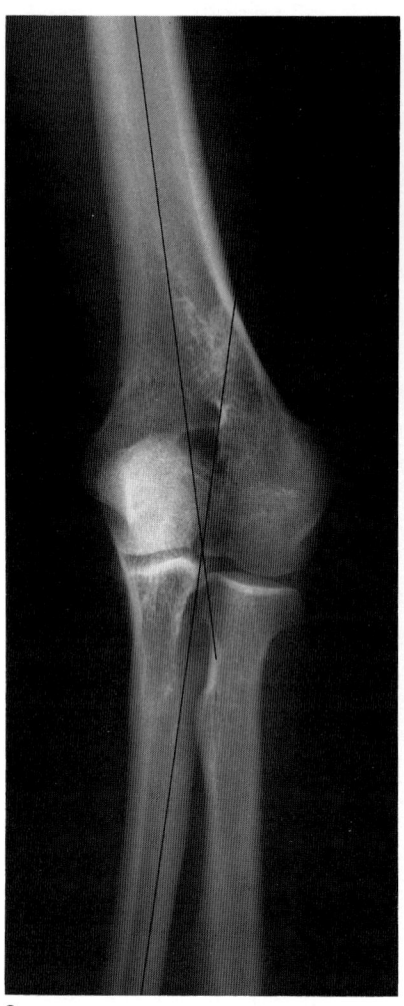
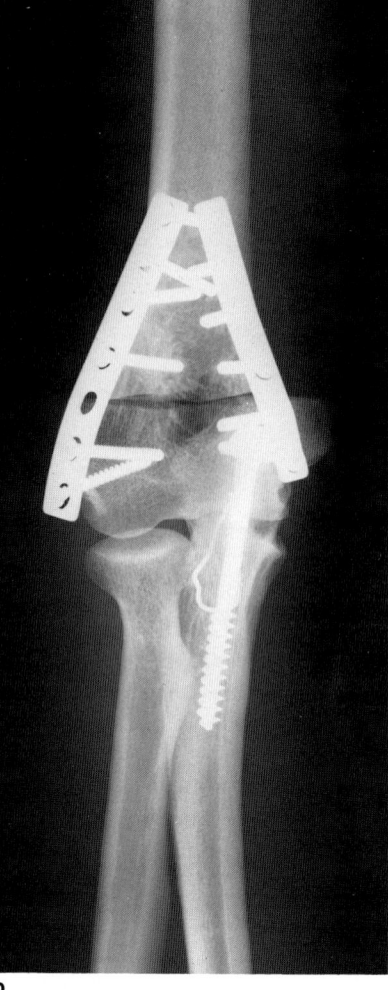

Abb. 9a–c
25 Jahre, männlich
a Varusfehler 15 Grad, Rotationsfehler 15 Grad nach Fraktur im Kindesalter
b u. **c** Nach Keilosteotomie wegen erheblicher Behinderung seiner handwerklichen Berufsarbeit. Stabilisierung mit 2 Platten. Die Osteotomie des Ellenhakens erfolgte wegen des besseren Zugangs zum Ellenbogengelenk

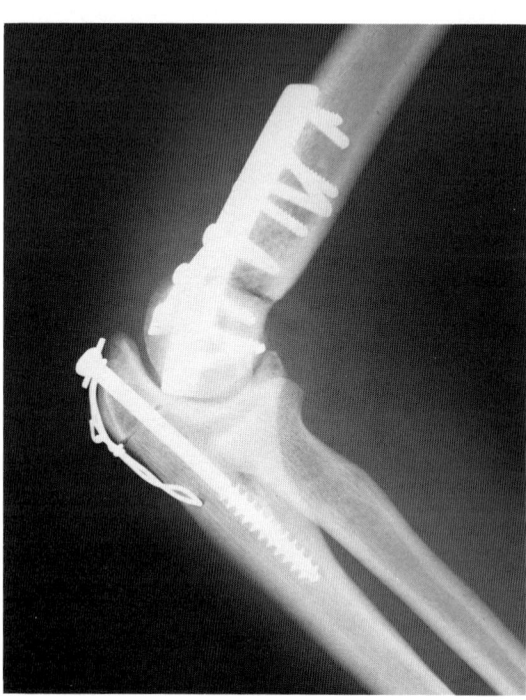
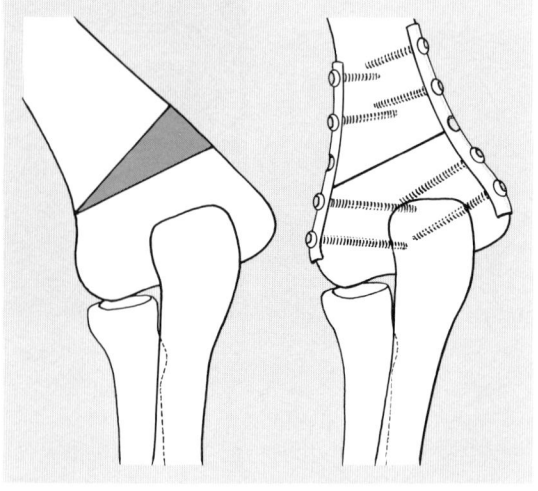

Abb. **10a** u. **b**
a X-Arm durch Fehlheilung einer perkondylären Humerusfraktur, Keilosteotomie zur Korrektur
b Zustand nach Korrektur und Osteosynthese. Der durch Meßaufnahme bestimmte Keil ist entfernt, Stabilisierung durch 2 AO-Platten

Abb. **11a** u. **b** Varisierungsosteotomie nach Pauwels. Ein Keil über die ganze Schnittfläche wird entnommen

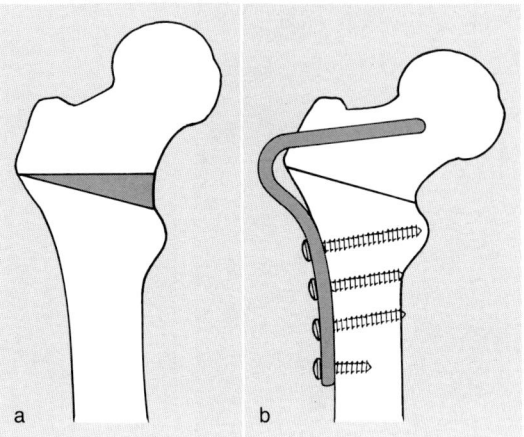

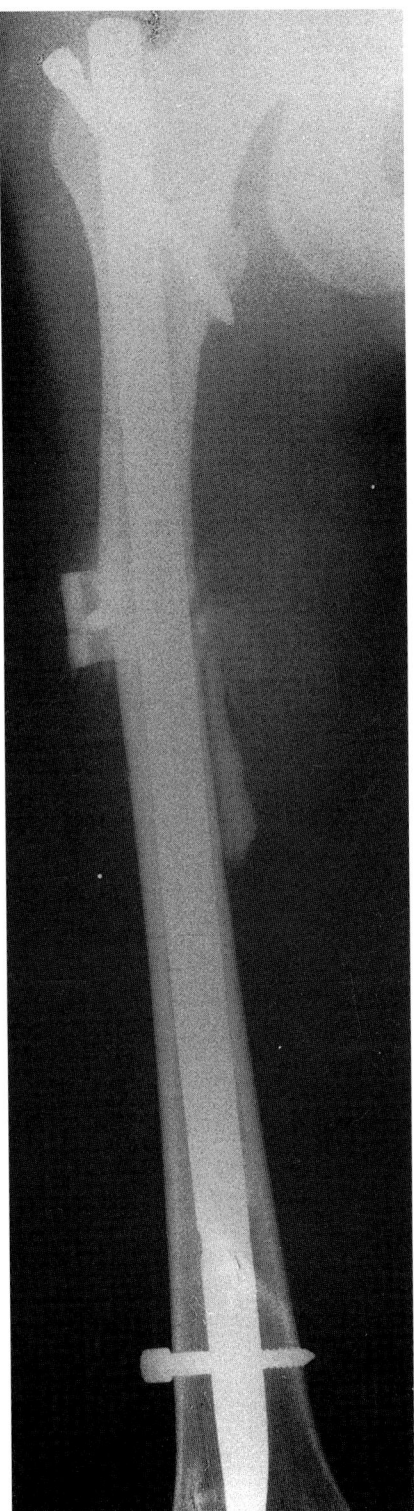

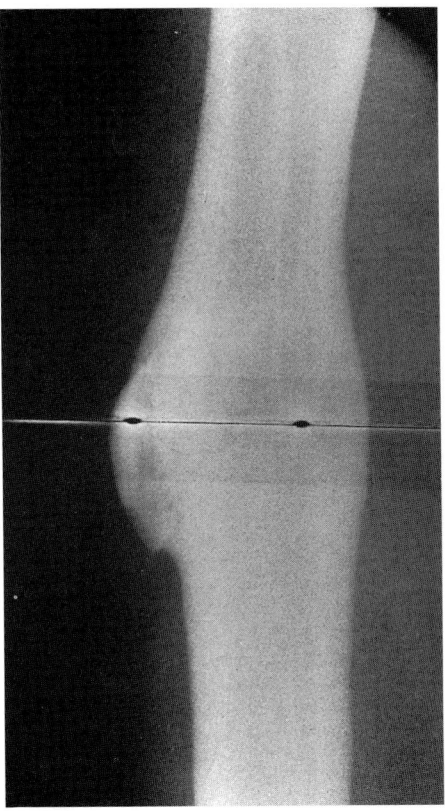

Abb. **12a** u. **b** Weiblich, 21 Jahre
a Zustand nach gedeckter Verkürzungsosteotomie. Knochenfragmente der Verkürzungsstrecke zur Seite manipuliert. Osteosynthese mit Verriegelungsnagel. Bohrmehlaustritt aus dem Sägespalt
b Nach 1 Jahr völliger Einbau der herausgetrennten Knochenfragmente

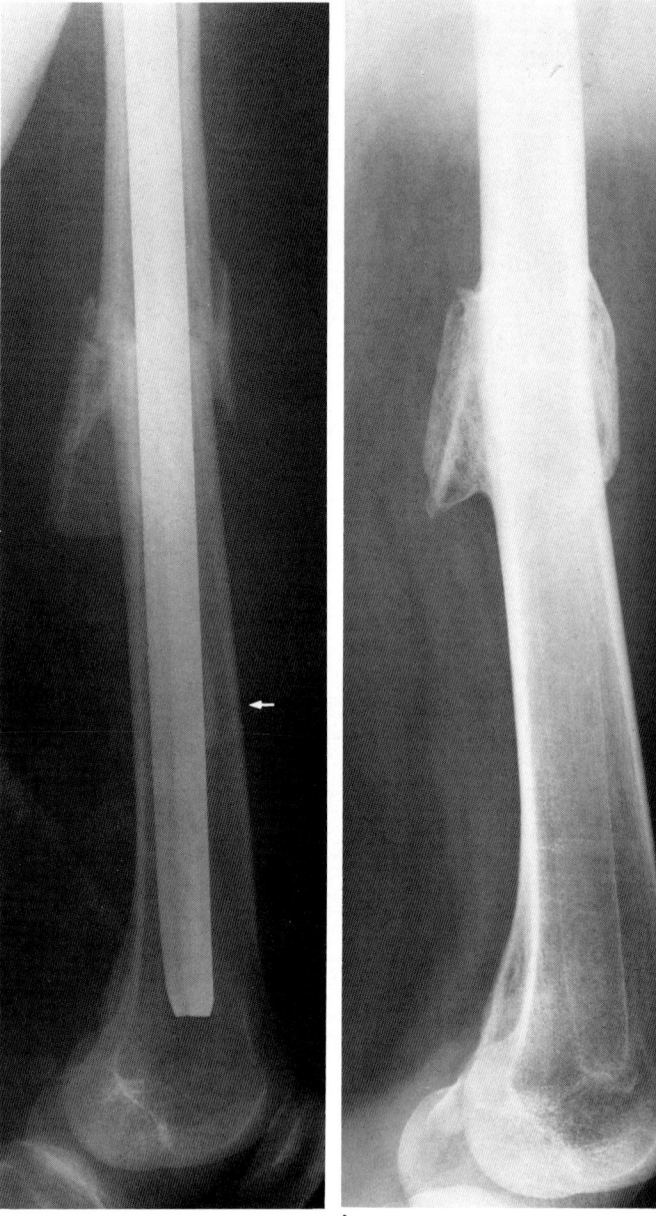
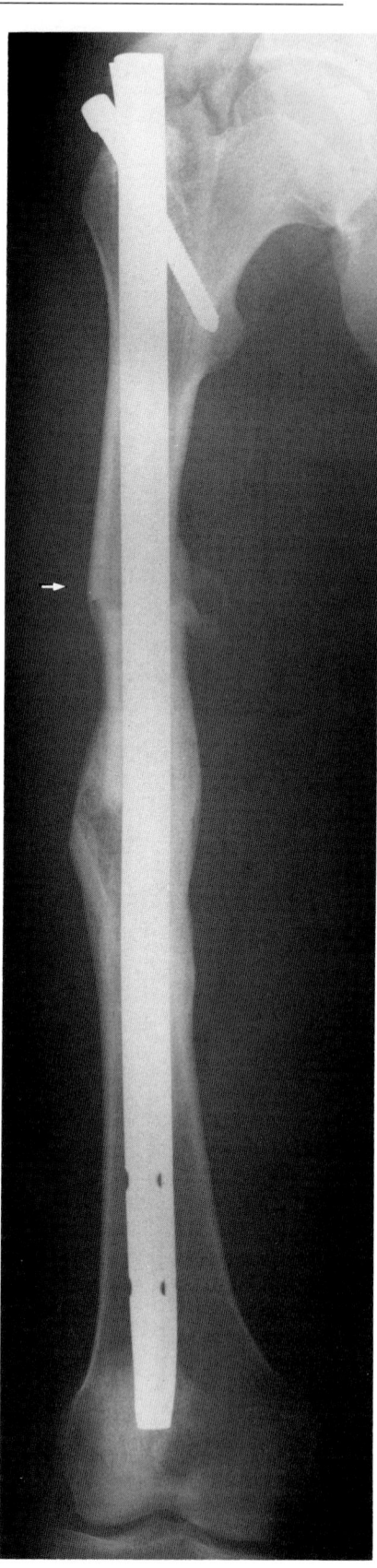

a **b**
Abb. 13a u. b   Weiblich, 36 Jahre
a Verkürzung um 4 cm, beginnender Einbau der um die Osteotomie herum gelagerten Fragmente der Verkürzungsstrecke. Distal der Osteotomie liegt im Markraum ein kleines verlagertes Knochenstück ventral des Nagels
b 5 Monate später. Knöcherne Durchbauung und Zustand nach Nagelziehung. Die Verkürzungsfragmente sind teils fest angewachsen, teils resorbiert

Abb. **14** Männlich 23 Jahre. 2 Jahre nach Femurfraktur, die in ▶ Distraktion und mit einem Rotationsfehler von 20 Grad verheilt war. 1 Jahr nach gedeckter Rotationsfehlerkorrektur mit gleichzeitiger Verkürzung um 1,5 cm durch Innensägeoperation und anschließende dynamische Verriegelungsnagelung. Die unterschiedlich dicke Kortikalis am ehemaligen Sägespalt zeigt an, daß an dieser Stelle eine Rotation stattfand

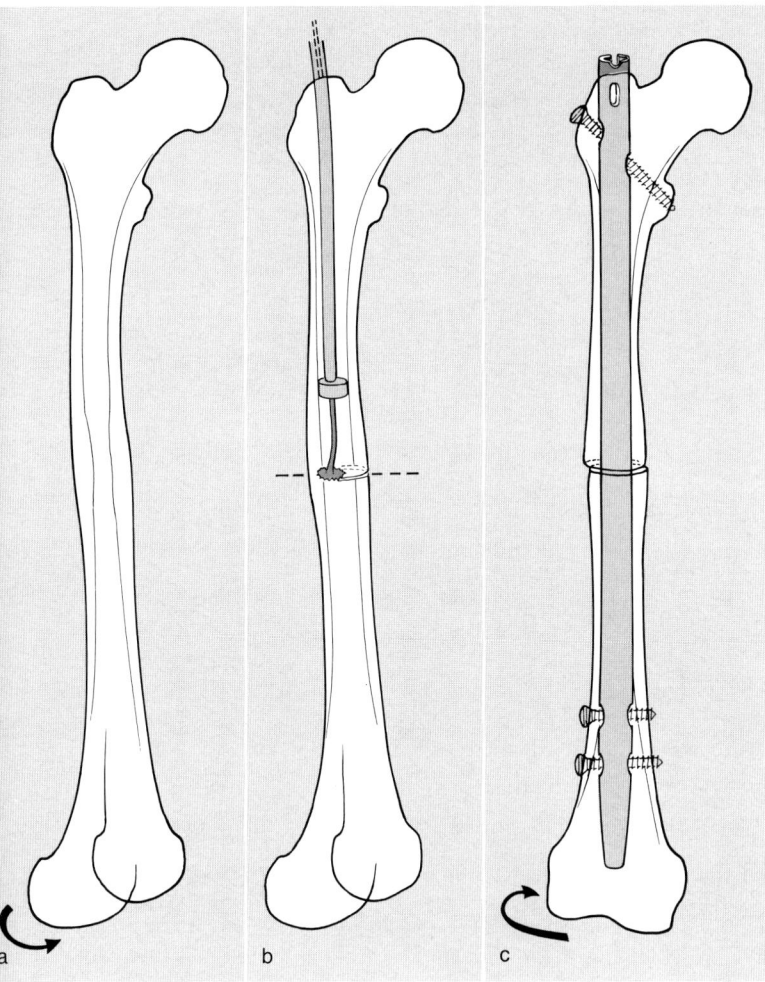

Abb. 15a–c
a Posttraumatischer Rotationsfehler
b Osteotomie mit Innensäge
c Verriegelungsnagelung nach Beseitigung des Drehfehlers
(**a** u. **b** aus *Hempel, D., S. Fischer:* Intramedullary Nailing. Thieme, Stuttgart 1982)

Auch Verkürzungsosteotomien der großen Röhrenknochen (Abb. **12, 13** u. **21e**) können mit der „gedeckten" Methode nach Küntscher gemacht werden. Nach dem Heraustrennen der Verkürzungsstrecke mit der Innensäge wird das Verkürzungsstück längs gespalten, von der Markhöhle aus zur Seite manipuliert, die Verkürzung durch Aufstauchen ausgeführt und anschließend mit einer Verriegelungsnagelung fixiert. Vorteile eines solchen Vorgehens für den Patienten sind das Fehlen äußerer Narben im Osteotomiebereich und die anschließende schnelle Belastbarkeit der osteotomierten Extremität.

Abb. **16a** u. **b** In Achsenfehlstellung konsolidierte Femurschaftfraktur. Umschriebene Ossifikation der Markhöhle in der Frakturebene (**a**).
b Verriegelungsnagelung nach Osteotomie mit Innensäge und Ausgleich der Fehlstellung (**a** aus *Hempel, D., S. Fischer:* Marknagelungspraxis nach Küntscher. Thieme, Stuttgart 1980)

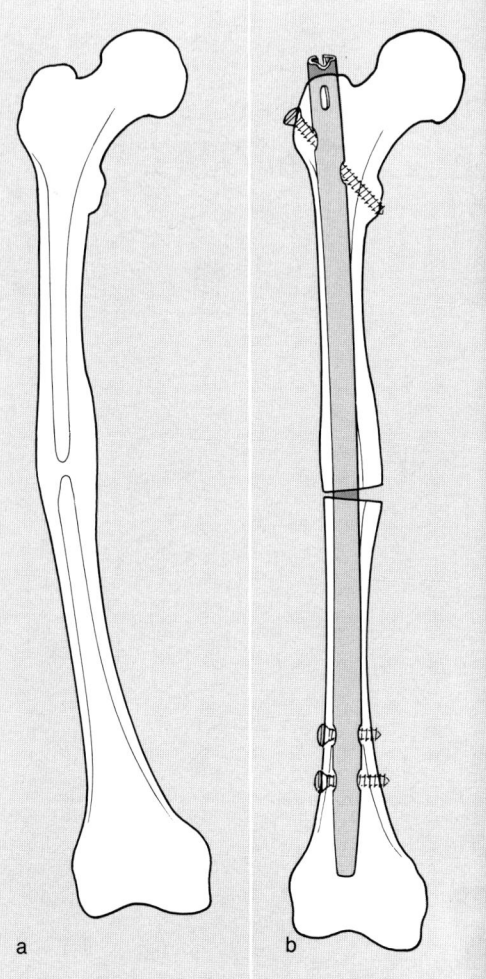

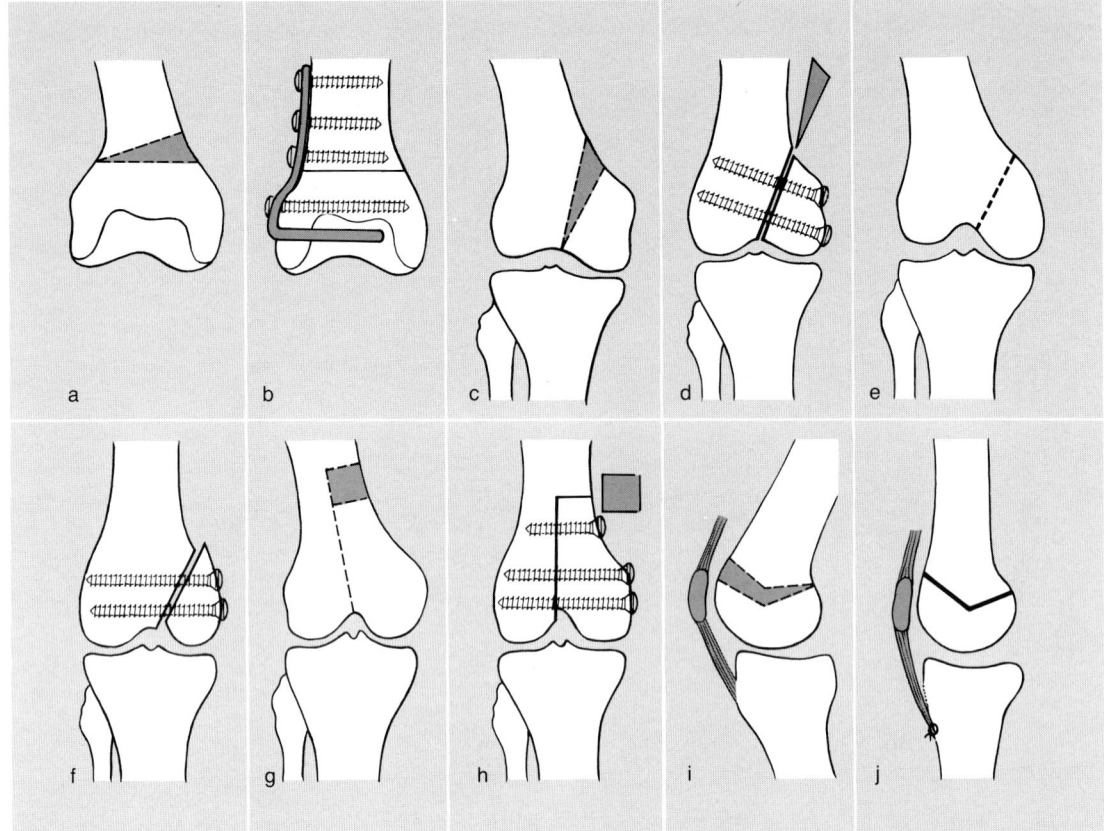

Abb. 17a–j   Osteotomien am distalen Femur
a u. b Suprakondyläre Keilentnahme und Stabilisierung mit Winkelplatte
c u. d Schräge Keilentnahme am Innenkondylus zur Korrektur eines Genu valgum (Debeyre u. Tomeno). Fixation mit 2 Zugschrauben
e u. f Schrägosteotomie des medialen Kondylus, Verschiebung und Fixation mit Zugschrauben bei Genu valgum (Debeyre u. Tomeno)
g u. h Vertikale Osteotomie bei Genu valgum mit Entnahme eines Knochenwürfels, entsprechender Verschiebung des isolierten Fragments und Fixation mit Zugschrauben (Debeyre u. Tomeno)
i u. j Suprakondyläre Pendelosteotomie bei Kniekontraktur. Der Ansatz der Patellarsehne muß dabei nach distal versetzt werden

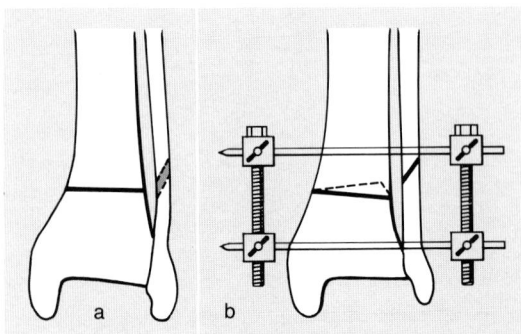

Abb. 18a u. b   Achsenkorrektur an der distalen Tibia mit der Technik Charnley, wie sie bei Abb. **19f** u. **g** beschrieben wurde

Drehfehler können sowohl im Schaftbereich der Röhrenknochen als auch im gelenknahen Bereich nach Osteotomie ausgeglichen und osteosynthetisch fixiert werden (Abb. **14** u. **15**). Der Ausgleich von Winkelfehlstellungen der unterschiedlichsten Ursachen erfolgt entweder am Scheitelpunkt des Fehlstellungswinkels (Abb. **16**) oder im gelenknahen Bereich. Die oben beschriebenen unterschiedlichen Techniken bei Schaftosteotomien können ebenfalls bei der Winkelfehlstellung eingesetzt werden. Häufiger werden Winkelfehlstellungen im gelenknahen Bereich aus den oben bereits erwähnten Gründen im spongiösen Knochen gemacht. Durch Osteotomie und Entfernung eines Knochenkeiles erfolgt die Achsenkorrektur (Abb. **17–19**). Der Vorteil einer solchen Osteotomie ist in der gleichzeitigen Korrekturmöglichkeit mehrerer Fehlstellungen zu sehen. Es können z. B. gleichzeitig Winkelfehlstellungen und Rotationsfehler oder Winkelfehlstellungen und Verlängerungen oder Verkürzun-

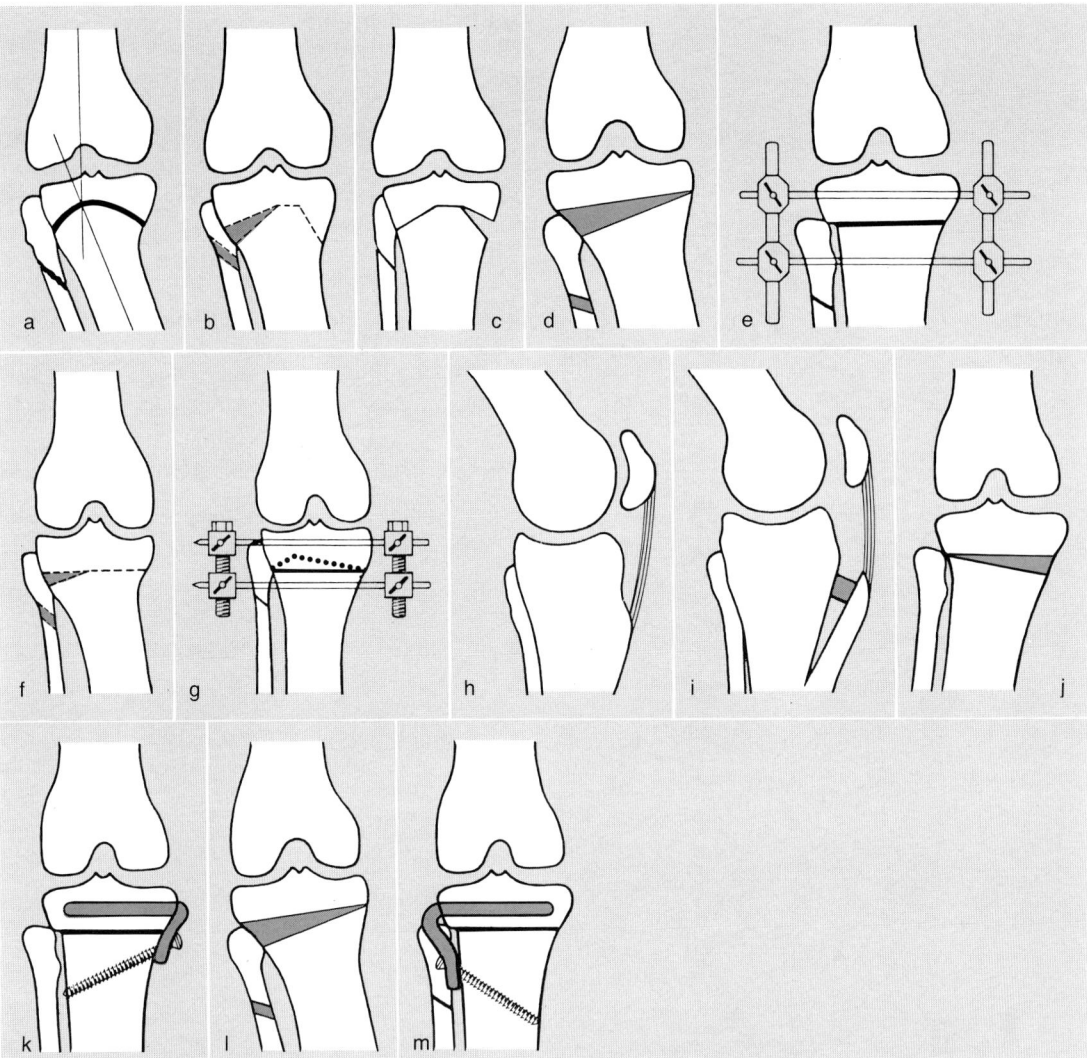

Abb. 19 a–m
Osteotomien im Bereich des Tibiakopfes
a Eine gelenknahe bogenförmige Osteotomie gestattet jedes Ausmaß der Korrektur in der Achse. Die große Wundfläche am spongiösen Knochen heilt unter der Ruhe eines Gipsverbandes rasch
b u. c Eine Pendelosteotomie im Bereich des Tibiakopfes weicht im Prinzip wenig von der bogenförmigen Osteotomie ab. Sie fordert eine Keilentnahme und läßt sich mit einer Winkelplatte oder im Fixateur externe gezielter stabilisieren
d u. e Achsenkorrektur mit Keilentnahme und Stabilisierung mit dem Fixateur externe
f u. g Achsenkorrektur mit querer Osteotomie und Entnahme nur eines sehr kleinen Keiles auf der konvexen Seite und Einstauchung des Schaftes in die Spongiosa des Tibiakopfes unter der Kompression des Fixateur externe (Charnley)
h u. i Versetzung des Patellarsehnenansatzes nach ventral durch Längsspaltung der vorderen Tibiakante und Einfügen eines Knochenspanes – zur Entlastung der Gelenkfläche zwischen Patella und Kondylen
j u. k Varisierungsosteotomie, Osteosynthese mit Giebel-Platte (Zuggurtungsprinzip)
l u. m Valgisierung mit Giebel-Platte

gen korrigiert werden. Im Interesse der einfacheren und sicheren Operation und vor allem auch der schnelleren Knochenheilung werden die früher angewandten relativ komplizierten Osteotomieverfahren wie z.B. Rotationskorrekturen mit Zapfenbildung zur Verhinderung erneuter Rotationsfehler oder Stufenosteotomien zum Ausgleich mehrerer Fehlstellungen kaum noch angewandt.

Sehr gewandelt haben sich auch die Indikationen für Umstellungsosteotomien im Schenkelhals- und Trochanterbereich nach Fehlheilungen von Frakturen. In den meisten Fällen wird heute bei derartigen Fehlheilungen die Korrektur durch das Implantieren einer Hüftgelenksendoprothese ausgeführt, wenn der Patient im höheren Lebensalter ist. Bei Jugendlichen und jungen Erwachsenen werden

Knochenbruch und Knochenbruchheilung

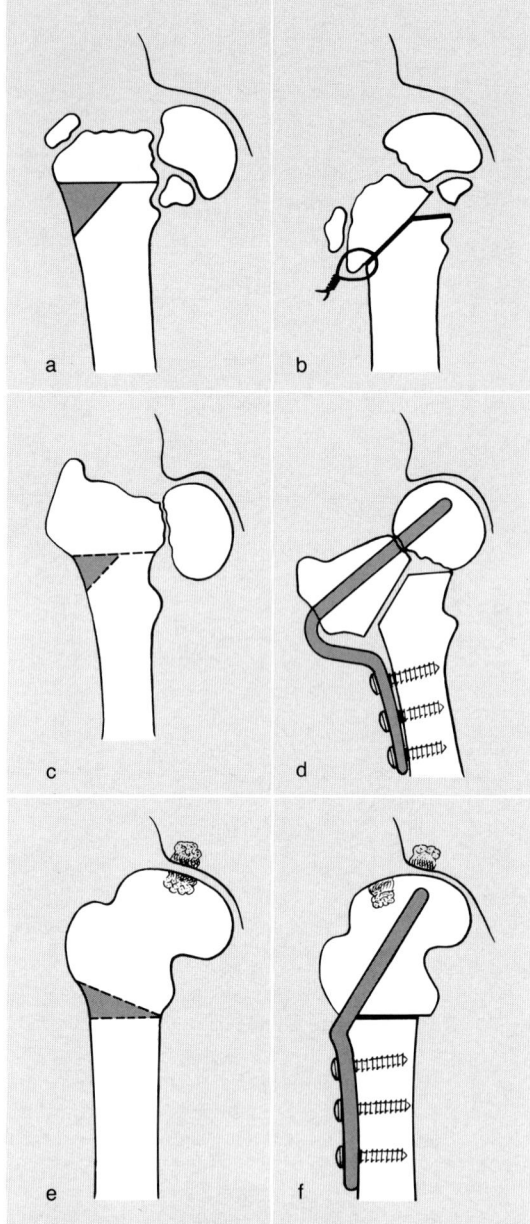

Abb. 20 a–f   Abduktionsosteotomie
a u. b   Y-Osteotomie bei Coxa vara congenita. Ein breiter Keil wird lateral entnommen. Beim Kleinkind reichen eine Adaptations-Knochennaht und Gipsverband (Pauwels)
c u. d   Y-Osteotomie zur Umlagerung des Schenkelhalses bei Schenkelhalspseudarthrose. Stabilisierung mit Osteotomie-Winkelplatte
e u. f   Abduktionsosteotomie bei Koxarthrose (Pauwels). Stabilisierung mit Winkelplatte

Umstellungsosteotomien zur Verbesserung der mechanischen Voraussetzungen der Pseudarthrosen- oder Bruchheilung am proximalen Femurende gemacht (Abb. **20**).

Ebenfalls überwiegend bei jüngeren Erwachsenen wird eine Keilosteotomie am Schienbeinkopf zur Behandlung der monokondylären Gonarthrose durchgeführt (Abb. **21**).

Literatur

Bimler, R.: Bewegungsschienen zur frühfunktionellen Behandlung der unteren Extremität, 2. Aufl. Fischer, Stuttgart 1987

Brussatis, F., D. Schöllner: Cervicale Aufrichtungsosteotomie bei M. Bechterew. Verh. dtsch. orthop. Ges. 54 (1968) 408

Chiari, K.: Bericht über die Beckenosteotomie als Pfannendachplastik nach eigener Methode. In G. Chapchal: Beckenosteotomien-Pfannendachplastik. Thieme, Stuttgart 1965, 70

Ender, J.: Probleme beim frischen per- und subtrochanteren Oberschenkelbruch. Hefte Unfallheilkunde 106. Springer, Berlin 1969, p. 2

Ender, J., R. Simon-Weidner: Die Fixierung der trochanteren Brüche mit runden, elastischen Kondylennägeln. Act. Chir. Aust. 1 (1970) 40

Frank, E., H. Zitter: Metallische Implantate in der Knochenchirurgie. Springer, Wien 1971

Fux, H. D., C. Mattheck, P. Morawietz: Neue Aspekte der sekundären Knochenbruchheilung bei der Marknagelung. Unfallheilkunde 87 (1984) 369

Gotzen, L., F. Baumgaertel: Bandverletzungen am Sprunggelenk. Hefte Unfallheilkunde 204. Springer, Berlin 1989

Hanke, J.: Luxationsfrakturen des oberen Sprunggelenkes. Hefte Unfallheilkunde 190. Springer, Berlin 1989

Helferich, H.: Die Behandlung deform geheilter Knochenbrüche. Zbl. Chir., Nr. 50 (1899)

Helferich, H.: Atlas und Grundriß der traumatischen Frakturen und Luxation. Lehmann, München 1901

Hempel, D.: Beseitigung von Torsions- und Winkelfehlstellungen nach Femurfrakturen mit einer modifizierten Küntscherschen Innensäge. Ref. Zbl. Chir. 103 (1978) 1096

Hempel, D.: Korrektur von Rotationsfehlstellungen an Femur und Tibia mit geschlossener Osteotomie und neuem Winkelmeßgerät. Chirurg 51 (1980) 480

Hempel, D., S. Fischer: Marknagelpraxis nach Küntscher. Thieme, Stuttgart 1980

Hempel, D., S. Fischer: Intramedullary nailing. Thieme-Stratton, New York 1982

Kaeßmann, H. J., G. Hopf u. Mitarb.: Experimentelle Untersuchungen über die mechanische Belastbarkeit der Hüftkopfspongiosa als Voraussetzung für die axiale Druckosteosynthese nach Schenkelhalsfraktur. Arch orthop. Unfall-Chir. 74 (1972) 146

Kaeßmann, H. J., G. Hopf u. Mitarb.: Die Verbesserung der Stabilität einer Osteosynthese nach Schenkelhalsfraktur mittels axialer Kompressionsverschraubung. Arch. orthop. Unfall-Chir. 74 (1972) 155

Klemm, K.: Die Stabilisierung infizierter Pseudarthrosen mit dem Verriegelungsnagel. Langenbecks Arch. Chir. 334 (1973) 558

Kuner, E. H.: Die Bandplastik als Primär- und Sekundäreingriff am oberen Sprunggelenk. Hefte Unfallheilkunde 203. Springer, Berlin 1989, p. 143

Küntscher, G.: Praxis der Marknagelung. Schattauer, Stuttgart 1962

Küntscher, G.: Die geschlossene Verkürzungsosteotomie. Z. Orthop. 98 (1964) 123

Küntscher, G.: Das Kallusproblem. Praktische Chirurgie. Enke, Stuttgart 1970

Laer, L. von: Skelett-Traumata im Wachstumsalter. Hefte Unfallheilkunde 166. Springer, Berlin 1984

Laer, L. von: Frakturen und Luxationen im Wachstumsalter. Thieme, Stuttgart 1986

Osteotomien 111

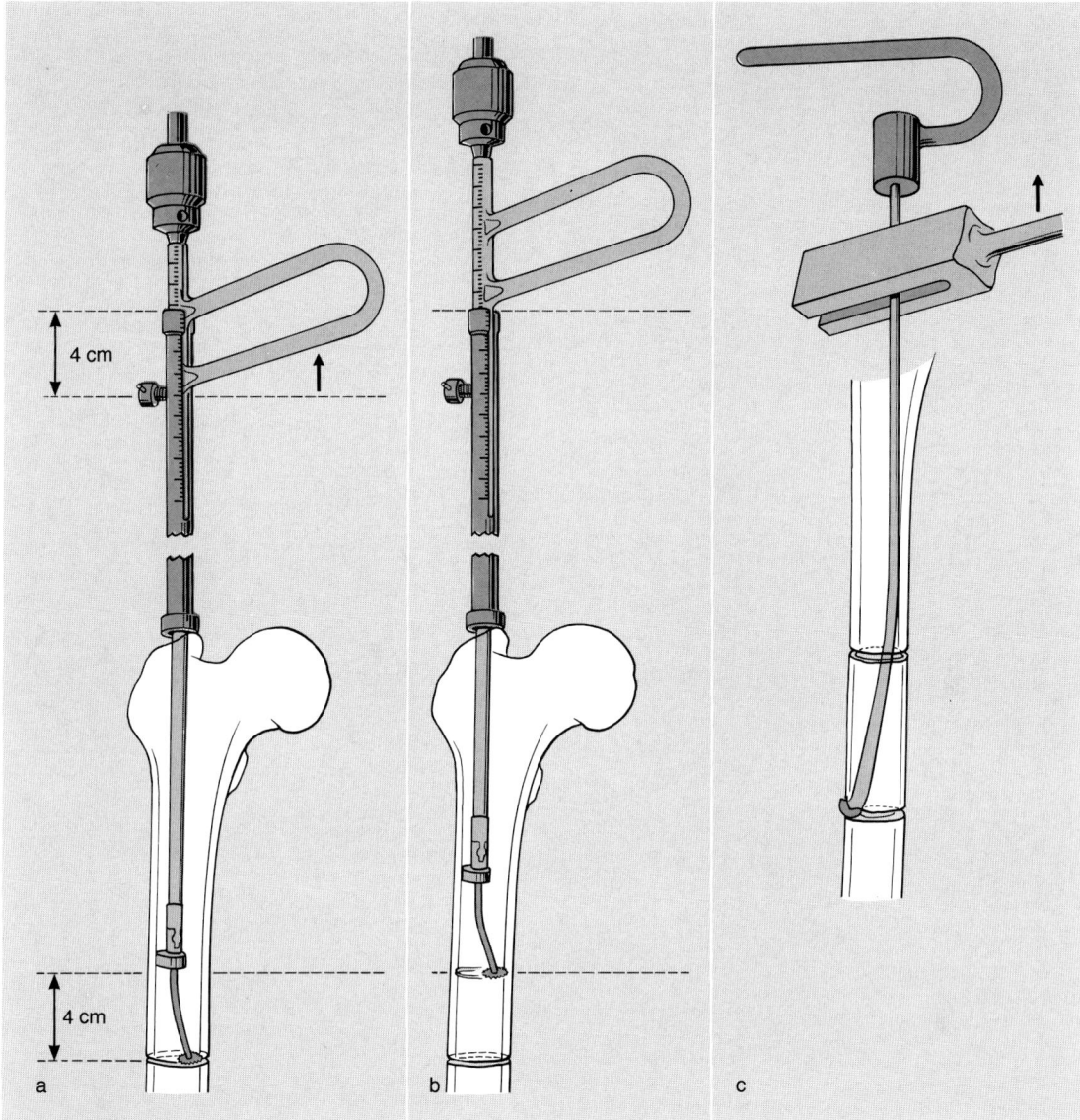

Abb. 21 a–e
a Innensäge mit aufgesetztem Meßgerät. Distaler Sägeschnitt ausgeführt
b Durch Verschieben der Säge im Meßgerät um die gewünschte Verkürzungsstrecke wird der Ort des zweiten Sägeschnittes bestimmt
c Längsspalten des zu resezierenden Knochenrohres mit einem Hakenmeißel (Führungsspieß zur Verdeutlichung weggelassen)
d Verkürzung durch Zusammenschieben der Knochenstücke über dem Führungsspieß
e Oberschenkelverriegelungsnagelung nach Verkürzung. Die Knochenschalen legen sich wie ein Eigenspan um die Osteotomiestelle
(a–d aus Hempel, D., S. Fischer: Marknagelungspraxis nach Küntscher, Thieme, Stuttgart 1980)

Lange, M.: Orthopädisch-chirurgische Operationslehre, 2. Aufl. Bergmann, München 1962
Lange, M.: Ergänzungsband zur orthopädisch-chirurgischen Operationslehre. Neueste Operationsverfahren. Bergmann, München 1968
Lauge-Hansen, N. L.: Fractures of the ankle III. Genetic roentgenologic diagnosis of fractures of the ankle. Amer. J. Roentgenol. 71 (1954) 456
Maatz, R.: Knochenbruch und Knochenbruchheilung (Osteotomien). In Schinz, H. R., W. E. Baensch, W. Frommhold, R. Glauner, E. Uehlinger u. J. Wellauer: Lehrbuch der Röntgendiagnostik, Bd. II/1, 6. Aufl. Thieme, Stuttgart 1979
Maatz, R., W. Lentz, W. Arens, H. Beck: Die Marknagelung und andere intramedulläre Osteosynthesen. Schattauer, Stuttgart 1983
Martin, B. zit. nach Küntscher 1970
Morscher, E.: Die intertrochantere Osteotomie bei Coxarthrose. Huber, Bern 1971
Müller, M. E.: Kunstharze in der Knochenchirurgie. Helv. chir. Acta 25 (1958) 253

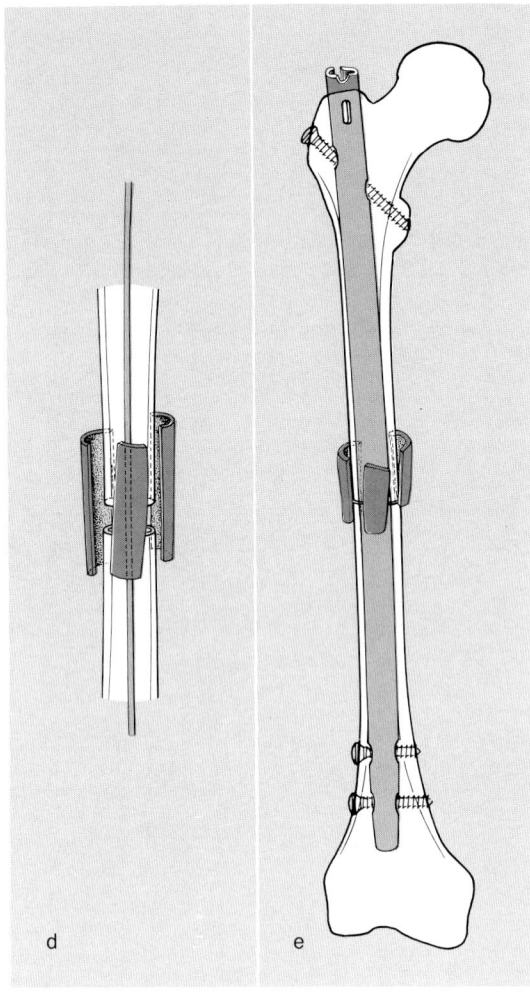

Abb. **21 d** u. **e**

Müller, M. E., M. Allgöwer, H. Willenegger: Manual der Osteosynthese. Springer. Berlin 1969
Pauwels, F.: Der Schenkelhalsbruch, ein mechanisches Problem. Enke, Stuttgart 1935
Pauwels, F.: Atlas zur Biomechanik der gesunden und der kranken Hüfte. Springer, Berlin 1973
Pemberton, P. A.: Pericapsular osteotomy of the ilium for the treatment of congenital subluxation and dislocation of the hip. J. bone jt. Surg. 47 A (1965) 65
Perthes, G.: Über bogenförmige Osteotomie der Tibia bei genu valgum und genu varum. Zbl. Chir. 50 (1923) 891
Rauber/Kopsch: Anatomie des Menschen, Bd. I–III, hrsg. von H. Leonhardt, B. Tillmann, G. Töndury, K. Zilles. Thieme, Stuttgart 1987
Rütt, A.: Die Therapie der Coxarthrose. Thieme, Stuttgart 1969
Salter, R. B.: Innominate osteotomy in the treatment of congenital dislocation and subluxation of the hip. J. bone jt. Surg. 43 B (1961) 518
Sarmiento, A., L. L. Latta: Nicht operative funktionelle Frakturbehandlung. Springer, Berlin 1984
Schenk, R. H., H. Willenegger: Zur Histologie der primären Knochenheilung. Langenbecks Arch. Chir. 308 (1964) 440
Seligson, D.: Concepts in Intramedullary Nailing. Grune and Stratton, New York 1986
Seligson, D., M. H. Pope: Concepts in External Fixation. Grune and Stratton. New York 1982
Specht, G.: Primäre funktionelle Behandlung der Oberarmschaftbrüche. Act. Chir. 11 (1976) 227
Stürmer, K. M., D. Ullrich, K. P. Schmit-Neuerburg: Histomorphologie nach Plattenosteosynthese beim Menschen. Teil I: Frakturverhalten, Mikrorisse und Reposition. Unfallchirurg 88 (1985) 335
Stürmer, K. M., D. Ullrich, K. P. Schmit-Neuerburg: Histomorphologie nach Plattenosteosynthese beim Menschen. Teil II: Corticale Plattenschrauben und Zugschrauben. Unfallchirurg 88 (1985) 347
Uhthoff, H. K., F. L. Dubuc: Bone structure changes in the dog under rigid internal fixation. Clin. Orthop. 81 (1971) 165
Weber, B. G.: Die Verletzungen des oberen Sprunggelenkes. Huber, Bern 1966
Wolff, R.: Knochenstabilität nach Kontakt- und Spaltheilung. Hefte Unfallheilkunde 198. Springer, Heidelberg 1988

Gelenkschäden

Verletzungen der Gelenke

D. Hempel

Weichteiltraumen der Gelenke

Weichteiltraumen ohne Ligamentverletzungen

Die häufigste Form einer Gelenkverletzung ist die Gelenkprellung (*Gelenkkontusion*). Sofern es sich um eine Gelenkkontusion mit geringer Gewalt, also ein Bagatelltrauma, gehandelt hat, ist eine solche Verletzung nicht nur klinisch kaum nachweisbar, sondern auch im Röntgenbild nicht darstellbar. Heftigere Kontusionen, die zu Blutergüssen und reaktiven Anschwellungen der Gelenkweichteile führen, sind auf der Röntgenaufnahme als örtlich verbreiterter Weichteilschatten zu erkennen. Als Reaktion auf eine Kontusion kann es auch zu einem Gelenkerguß kommen. Ist die Synovialmembran verletzt, kann der reaktive Erguß nach der Kontusion mehr oder weniger blutig sein. Bei stärkeren Synovialverletzungen entsteht ein blutiger Gelenkerguß, ein Hämarthros. Der Gelenkerguß wird aus einer Entfaltung der Gelenkrezessus im Röntgenbild diagnostiziert (s. Beitrag DIHLMANN, s. Bd. VI/1, S. 815 ff.). Dazu kommen dann häufig noch die Verbreiterungen des Weichteilmantels als Folge von Bluterguß und Ödemschwellung der gelenkbildenden Weichteile.
Scharfe Verletzungen der Gelenkweichteile sind manchmal im Röntgenbild als Unterbrechung der Weichteilkonturen – Betrachtung der Röntgenaufnahme vor einer starken Lichtquelle – zu erkennen. Bei ausgedehnteren Weichteilverletzungen kommt es zum Eindringen von Luft zwischen die Weichteilschichten und -strukturen. Bei Eröffnung der Gelenkkapsel dringt Luft in das Gelenk ein. Es entsteht ein Pneumoarthrogramm.

Weichteiltraumen mit Ligamentverletzungen

Die leichteste Form dieses Verletzungstyps ist die Verstauchung (*Distorsion*). Im Röntgenbild ist wiederum eine Weichteilschwellung durch Bluterguß und Ödem sichtbar. Dem klinischen Befund eines Dehnungsschmerzes von Gelenkbändern und evtl. eines Druckschmerzes der Bandansätze steht kein spezifischer Röntgenbefund gegenüber. Auch bei der Distorsion können Synovialverletzungen einen Gelenkerguß oder ein Hämarthros verursachen. Stärkere Gewalteinwirkungen führen zur Zerreißung von Gelenkbändern. Die Zerreißung eines einzelnen Gelenkbandes ist aus der Übersichtsröntgenaufnahme in zwei Ebenen meistens nicht zu diagnostizieren, da es nicht zu einer Gelenkfehlstellung kommt. Bei Verdacht auf einen Bandriß können „gehaltene" und/oder „gedrückte" Aufnahmen die Diagnose ermöglichen. Das verdächtige Band wird nach Schmerzausschaltung kräftig gedehnt. Läßt sich das Gelenk durch dieses Manöver über radiologische Normwerte hinaus „aufklappen", so ist der Nachweis des Bandrisses erbracht (Abb. 1). Gehaltene Aufnahmen können durch manuelles Aufklappen oder mit Hilfe von Haltevorrichtungen gefertigt werden. Die Haltevorrichtungen zum Anfertigen gehaltener Aufnahmen haben den Vorteil, daß mit einer definierten Kraft reproduzierbare Röntgenaufnahmen angefertigt werden (Abb. 1 u. 2). Das „Halten" von Hand bringt einerseits Probleme des Strahlenschutzes für die Assistenzperson, hat andererseits den Vorteil, bei muskelkräftigen Patienten durch gefühlvolle Erhöhung der Haltekraft Bandverletzungen sichtbar zu machen, die sich

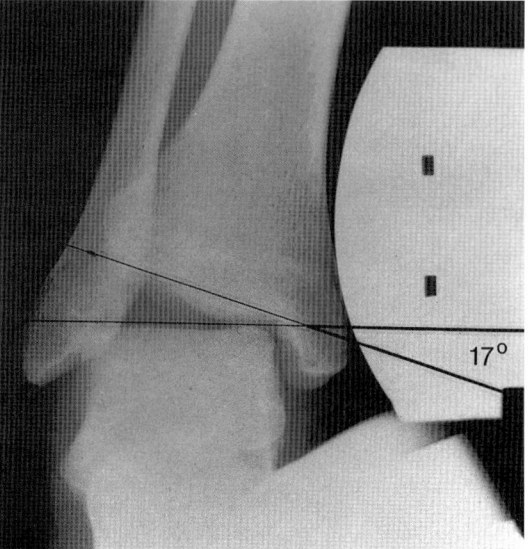

Abb. 1 Männlich, 17 Jahre: Oberes Sprunggelenk, gehaltene Aufnahme mit 15 kp Druck im Apparat lateral aufgeklappt. Der Gelenkspalt läßt sich um 17 Grad lateral öffnen. Die Fibulaspitze ist weit vom Talus disloziert, da die Ligg. fibulotalare anterius und fibulocalcaneare zerrissen sind (operativ bestätigt)

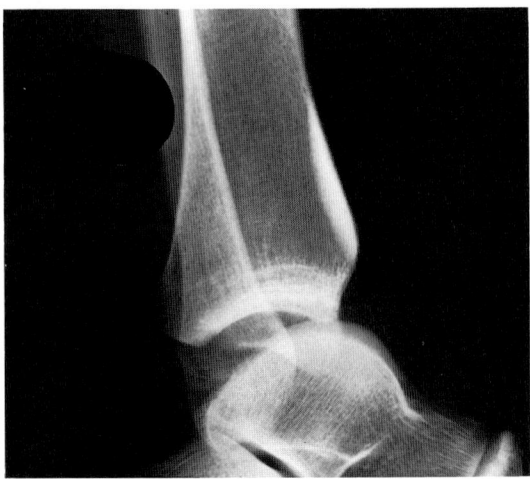

Abb. 2 Weiblich, 32 Jahre: Vorschub des Talus bei fibularem Bandschaden. Zerreißung der Ligg. fibulotalare anterius und fibulocalcaneare (operativ bestätigt). Streßaufnahme

durch die standardisierten Haltedrücke im Apparat wegen des hohen Muskeltonus manchmal nicht zu erkennen geben. Komplexere Bandverletzungen mit der Zerreißung mehrerer Gelenkbänder und der Gelenkkapsel führen u. U. zu Gelenkfehlstellungen, die auch auf der Röntgenübersichtsaufnahme schon zur Diagnose führen.

Hält das Gelenkband dem Trauma stand, jedoch seine Verankerung im Knochen nicht, kommt es zum Ausriß des Bandansatzes. Da bei dieser Verletzung Knochenstücke aus der Bandansatzregion aus dem Verbund herausgerissen werden, sprechen wir von Bandausrißfrakturen. Definitionsgemäß gehören diese Bandverletzungen zu den Frakturen. Ihre Behandlung ist einfacher, da sich die ausgerissenen Knochenstücke leichter wieder befestigen lassen als ein gerissenes Ligament.

Luxationen

Die Ausrenkung eines der gelenkbildenden Knochen aus der normalen Gelenkstellung mit Zerreißung der Gelenkkapsel und evtl. von Gelenkbändern wird als *Luxation* bezeichnet (Abb. 3–6). Meistens bleibt das Gelenk in der luxierten Stellung und muß reponiert werden. Durch den Riß der Gelenkkapsel ausgetretene Anteile der gelenktragenden Knochen werden durch die Gelenkkapsel und die schmerzbedingte Erhöhung des Muskeltonus in der umgebenden Muskulatur in Dislokation fixiert. Oft ist die Einrenkung nur in Narkose und völliger Muskelerschlaffung möglich. Bei der Luxation großer Gelenke entstehen nicht selten erhebliche Begleitverletzungen an Nerven und Blutgefäßen. Der luxierte Knochen kann Nerven und Gefäße komprimieren oder zerreißen. Eine Luxation mit Durchblutungsstörungen von Gliedmaßenabschnitten oder Nervenstörungen ist immer ein dringlicher Notfall und muß in der radiologischen Diagnostik vorrangig behandelt werden. Die Nomenklatur der Luxationen beschreibt die Dislokation des *peripheren* Gliedmaßenabschnittes. Wir sprechen also z. B. von der Kniegelenksluxation nach dorsal, wenn die Tibia im Verhältnis zum Femur nach dorsal aus dem Gelenkverband verrenkt ist. Das am häufigsten verrenkte Gelenk ist aufgrund seiner großen Bewegungsfreiheitsgrade mit einer nur andeutungsweise ausgebildeten Gelenkpfanne, einer verhältnismäßig weiten Gelenkkapsel und einer vergleichsweise schwachen umgebenden Muskulatur das Schultergelenk (Abb. 7). Von den scharnierartig funktionierenden Gelenken luxieren am häufigsten die Fingergelenke und das Ellenbogengelenk. Die durch vielfältige und sehr straffe Bandverbindungen gehaltenen Gelenkketten von Handwurzel und Mittelhand (Abb. 8) sowie Fußwurzel (Abb. 9) und Mit-

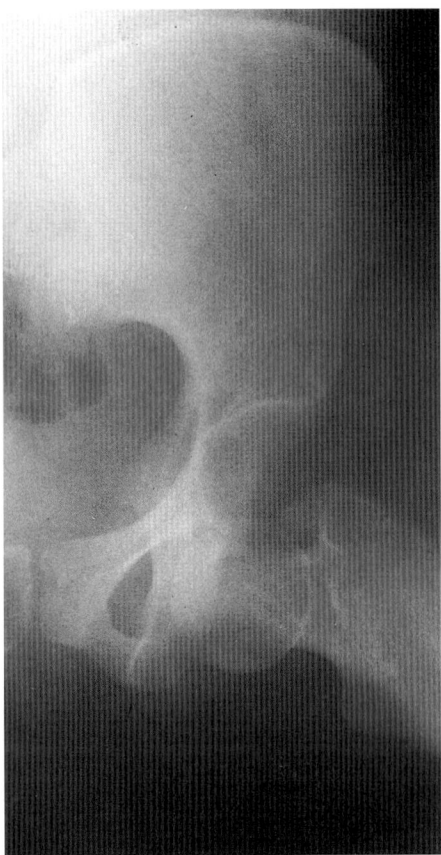

Abb. 3 Weiblich, 27 Jahre: Polytrauma mit Luxatio obturatoria (linkes Hüftgelenk)

Abb. **4 a–d**
Hüftluxationen
a Luxatio iliaca
b Luxatio ischiadica (dorsale Luxation)
c Luxatio obturatoria
d Luxatio pubica (ventrale Luxation)

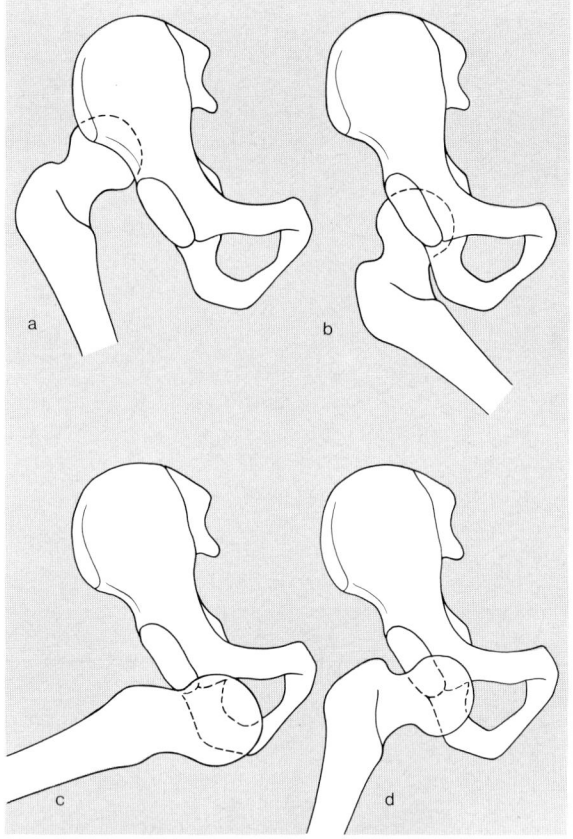

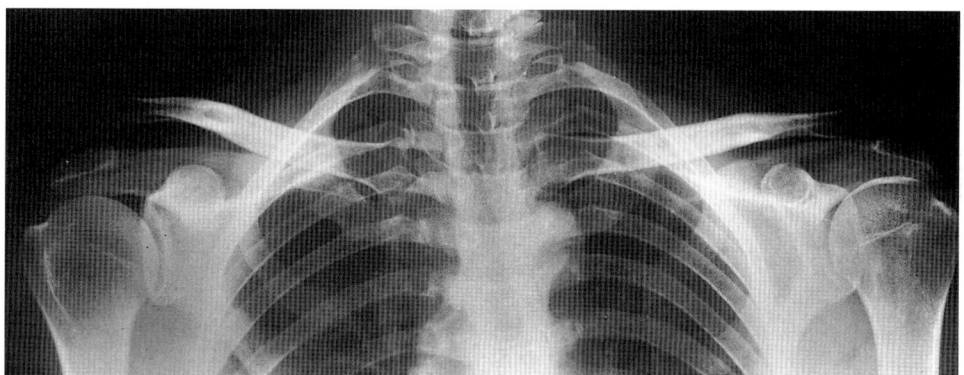

Abb. **5** Männlich, 52 Jahre: Sturz auf die rechte Schulter. Die Aufnahme mit Gewicht in der rechten Hand zeigt das weite Klaffen des Schultereckgelenks

Abb. **6** Männlich, 29 Jahre: Tossy-III-Verletzung des rechten Schultereckgelenks mit Zuggurtung fixiert

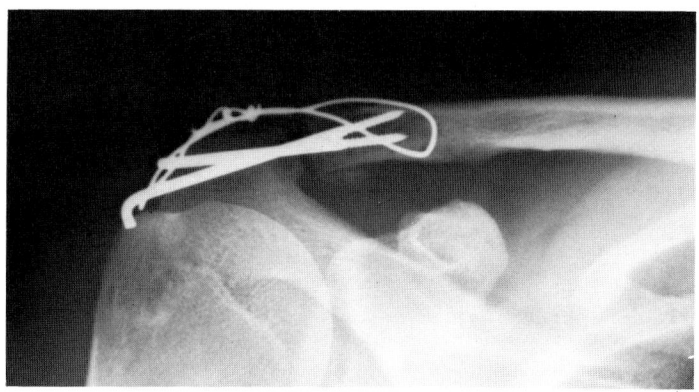

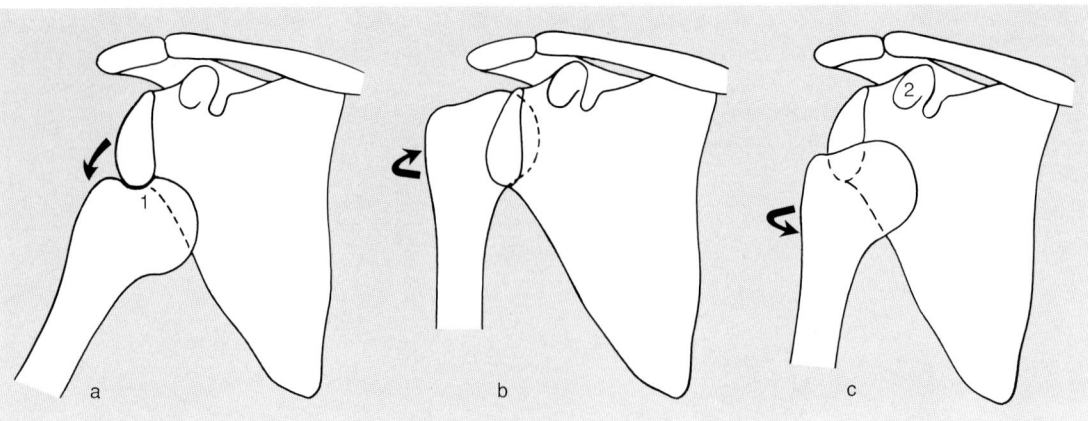

Abb. **7 a–c** Luxationen des Schultergelenks in a.-p. Darstellung
a Luxatio axillaris. 1 = typischer Defekt
b Luxatio posterior
c Luxatio praeglenoidalis subcoracoidea. 2 = Processus coracoideus

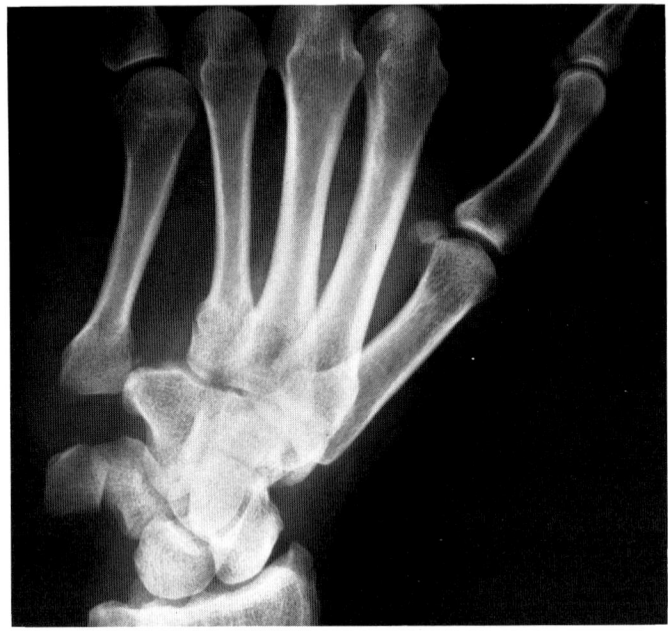

Abb. **8** Männlich, 58 Jahre: Luxation des rechtsseitigen Metakarpale V zum Karpus

telfuß werden nur selten und durch Einwirkung grober Gewalt luxiert. Häufiger sind in diesen Bereichen Kombinationsverletzungen von Luxation und Knochenbrüchen.

Wird eine Luxation nicht wieder eingerichtet, so bildet sich ein meistens nur geringfügig bewegliches „Neoarthros".

Abb. 9 a u. b
Weiblich, 61 Jahre:
a u. b subtalare Luxation am linken Fuß

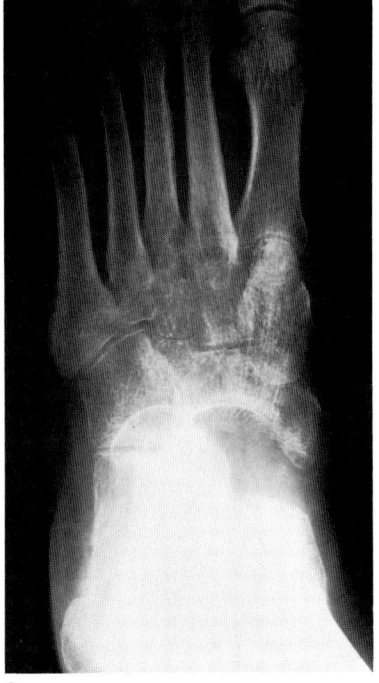
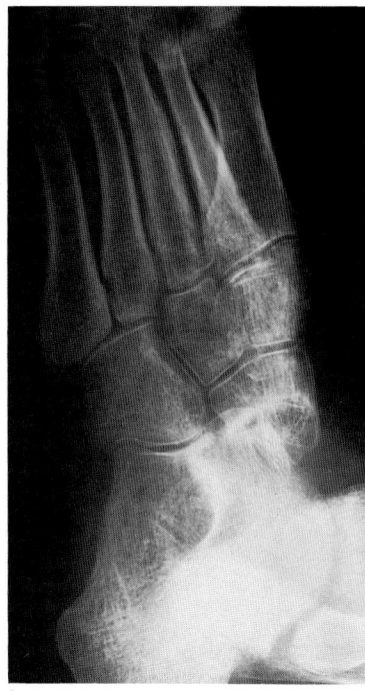

a b

Gelenkfrakturen

Von Gelenkfrakturen (Abb. 10–20) sprechen wir, wenn mindestens eine Bruchfläche in ein Gelenk hineinreicht. Bei Bruchverläufen, die nur innerhalb der Gelenkkapsel nachweisbar sind, wird von intraartikulären Frakturen gesprochen. Bei dislozierten Gelenkfrakturen ist der Gelenkknorpel fast immer mitbetroffen. Die Blutversorgung des Bruchbereiches findet beim Gelenkbruch nur über intraossäre Gefäße statt, da der innerhalb der Gelenkkapsel gelegene Knochen keinen periostalen Überzug hat. Der Gelenkknorpel wird in den knochennahen Abschnitten vom Knochen her ernährt und in seinen oberflächlichen Schichten über die Synovia. Bei der Beurteilung des Gelenkbruches und seiner Heilungszustände muß deshalb immer bedacht werden, daß wir auf Röntgenaufnahmen den Knorpel nicht direkt sehen. Reine Knorpelbrüche sind daher auf nativen Röntgenaufnahmen nicht zu erkennen. Die meisten Gelenkbrüche entstehen durch direkte Gewalteinwirkung. Einer der beiden gelenkbildenden Knochen wird gegen den anderen geschlagen und verursacht dadurch Frakturen, Impressionen oder Stückbrüche. Da kleinere Defekte der gelenkbildenden Oberflächen auf den Übersichtsröntgenaufnahmen der Gelenke nur selten direkt erkennbar werden, sind zu ihrer Beurteilung konventionelle Schichtaufnahmen in einer oder zwei Ebenen erforderlich. Die Information über Ausdehnung und Beschaffenheit imprimierter Gelenkflächenanteile ist für die Therapieplanung unbedingte Voraussetzung. Wenn imprimierte Gelenkanteile operativ angehoben werden müssen, entstehen in der zusammengedrückten Spongiosa Hohlräume. Das sekundäre Wiedereinsinken der Gelenkfläche unter Belastung läßt sich durch eine Spongiosatransplantation in diese Hohlräume verhindern. Das Ziel der Behandlung

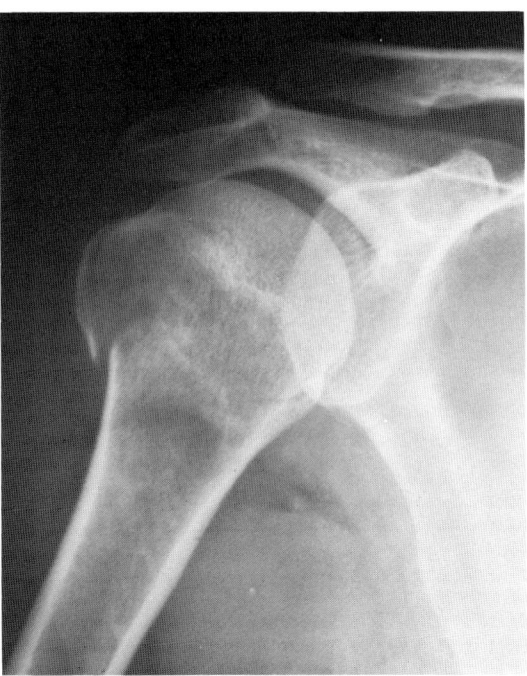

Abb. 10 Männlich, 35 Jahre: Humeruskopfbruch ohne wesentliche Dislokation

118 Verletzungen der Gelenke

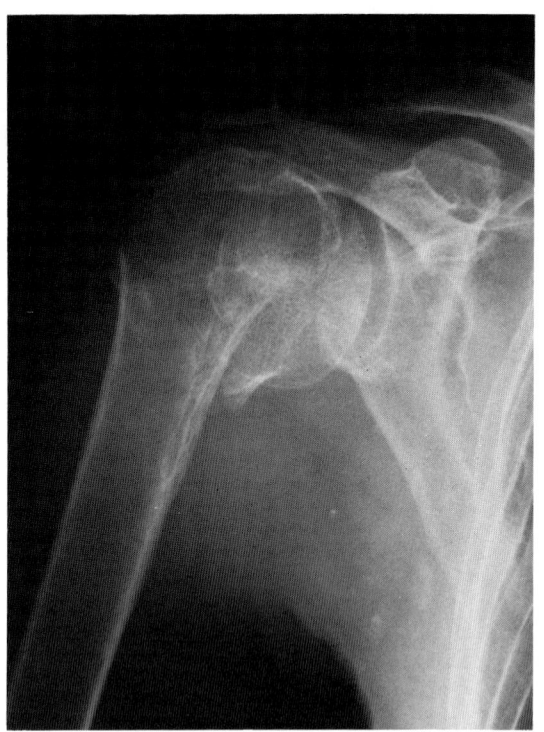

Abb. 11 Weiblich, 89 Jahre: Humeruskopfbruch mit erheblicher Dislokation (Kopfkippung um fast 90 Grad) und Verkürzung des Humerus

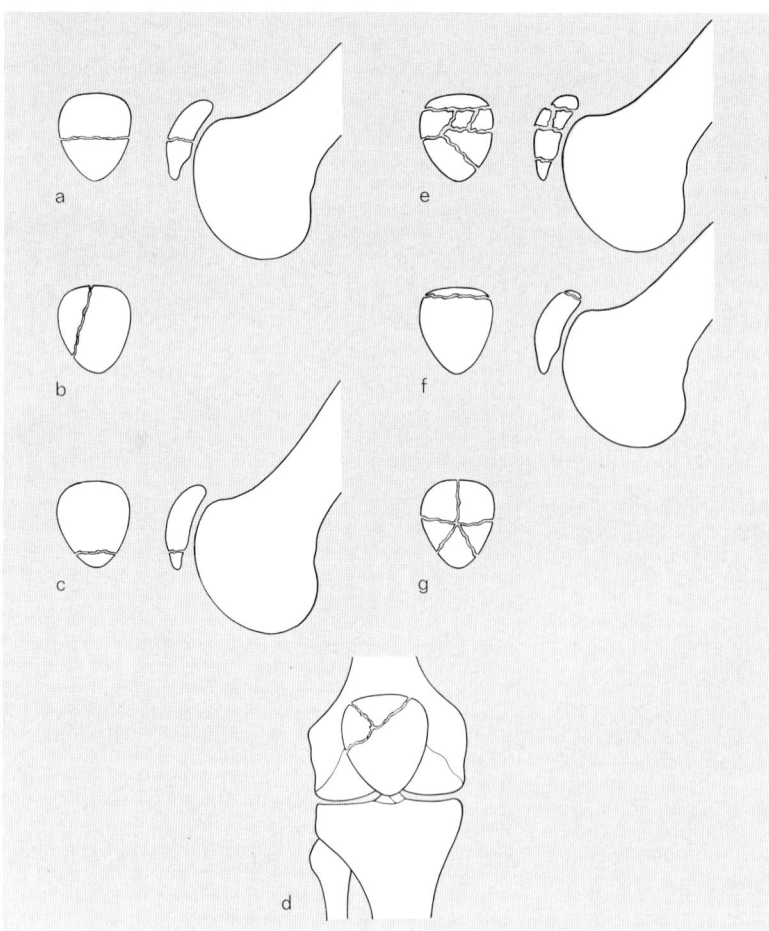

Abb. 12 a–g
Patellafrakturen
a Querbruch, a.-p. und seitlich
b Längsfraktur
c Abrißfraktur, distaler Patellapol mit Lig. patellae
d Diagonalfraktur des proximalen, lateralen Patelladrittels; zusätzlich T-Fraktur (Verwechslungsgefahr mit Patella bipartita oder tripartita)
e Patellatrümmerfraktur, a.-p. und seitlich
f Ausrißfraktur des Quadrizepssehnenansatzes
g Patellasternfraktur

einer Gelenkfraktur ist nämlich die möglichst fugenlose Wiederherstellung der Gelenkoberflächen. Sie ist die Voraussetzung für die Wiedererlangung der vollen Gelenkfunktion und für die Vermeidung der posttraumatischen Arthrosis deformans. Ob bei einer Gelenkverletzung kleine Knorpelfrakturen, Knorpelabscherungen oder Ablösungen des Knorpels von der knöchernen Unterlage entstanden sind, kann evtl. arthrographisch festgestellt werden. Auch die Kernspintomographie hilft hierbei weiter, hat jedoch in diesem Fall eine ungünstige Kosten-Nutzen-Relation. Die sichere und deshalb heute bei allen großen Gelenken bevorzugte Methode für die Knorpeldiagnostik ist die Arthroskopie. Auf diese Weise diagnostizierte Knorpelfrakturen oder Knorpelablösungen werden durch Anschrauben oder „Pinnen" mit Knochenstiften oder selbstauflösenden Kunststoffpins fixiert.

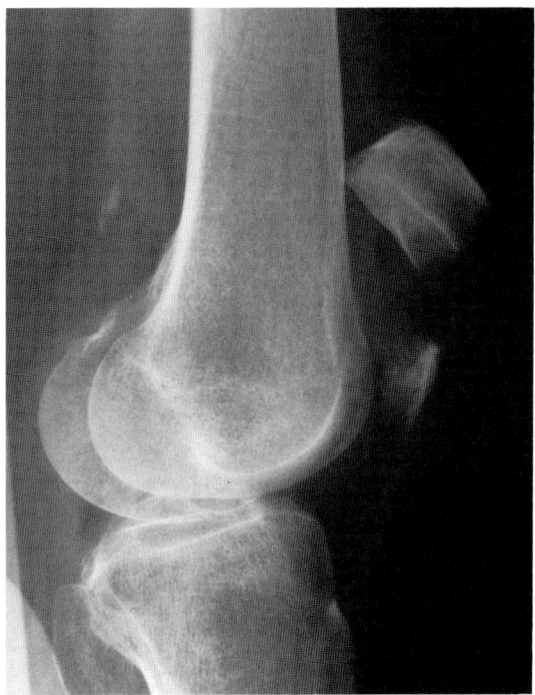

Abb. 13 Weiblich, 85 Jahre: Abbruch des distalen Kniescheibenpols und Hochstand des Hauptfragmentes. Die Therapie solcher kleiner Bruchstücke ist die Entfernung und anschließende Reinsertion des Lig. patellae an das Hauptbruchstück

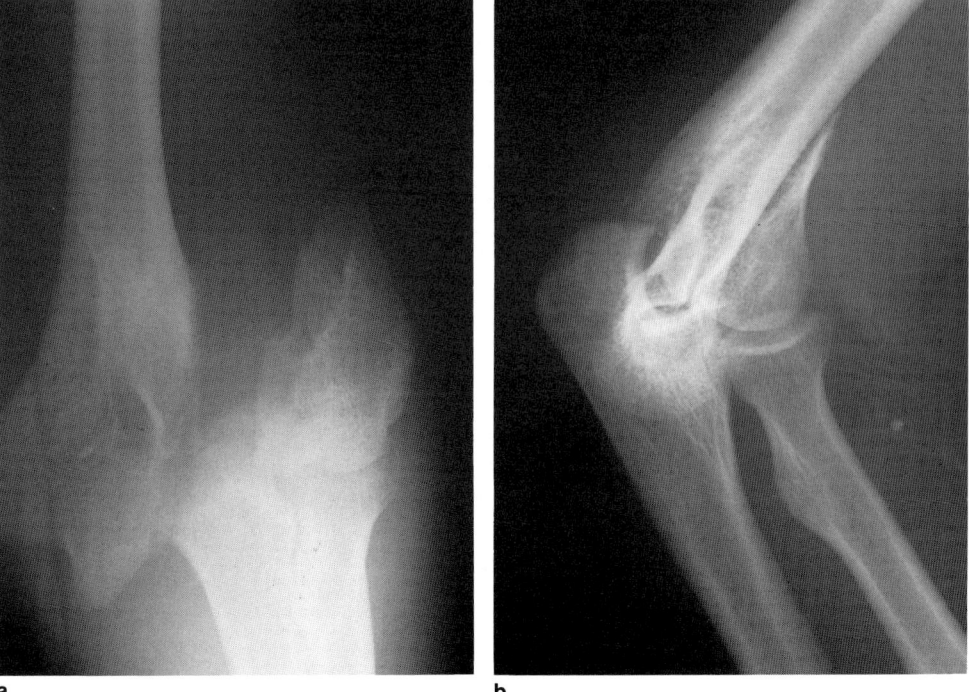

a b
Abb. 14a u. b Männlich, 18 Jahre: perkondylärer Längsbruch des rechten Humerus

120 Verletzungen der Gelenke

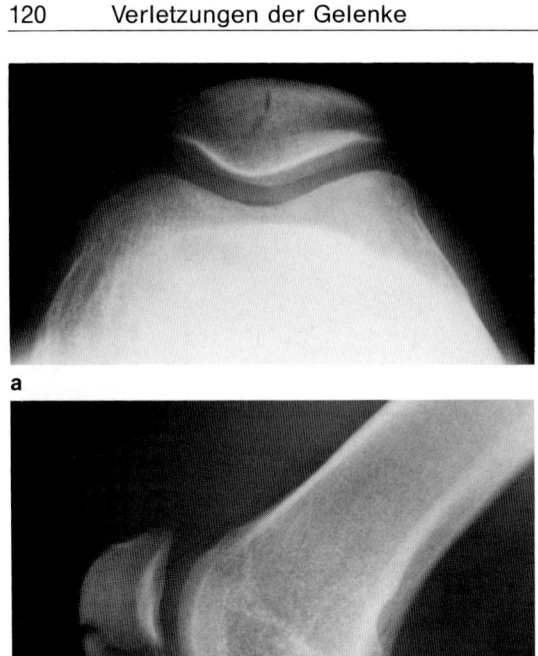

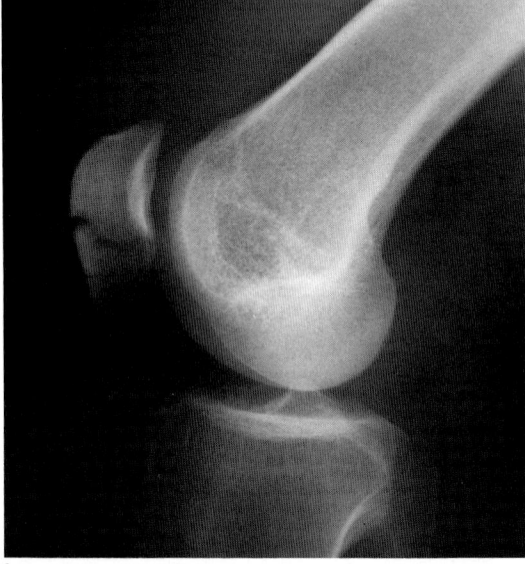

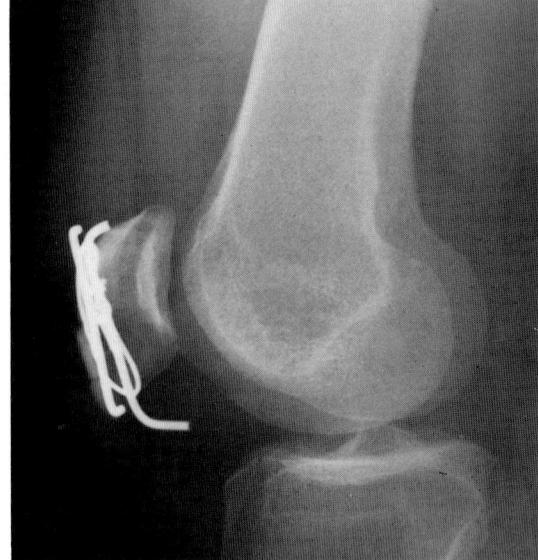

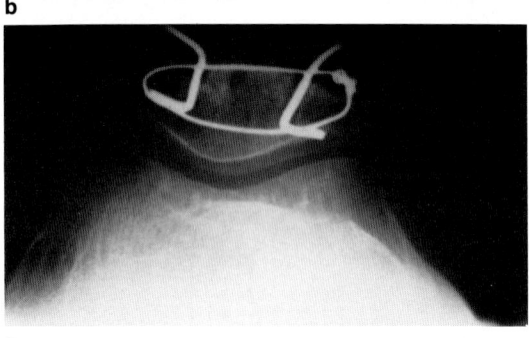

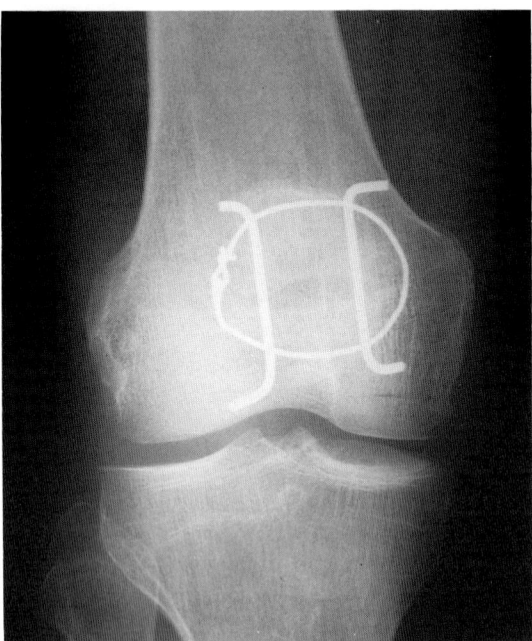

Abb. **15 a–g** Männlich, 47 Jahre
a u. **b** Fast sternförmige Patellafraktur rechts
c–e Zustand nach Zuggurtung mit zwei Kirschner-Drähten und Cerclage. Die dorsale Gelenkfläche ist stufenlos wiederhergestellt

f u. **g** Nach Knochenheilung und Metallentfernung. Rechtes und linkes Knie zum Vergleich. Patella-Tangentialaufnahmen bei 60 Grad Kniebeugung. Ausheilung ohne Knochenstufe

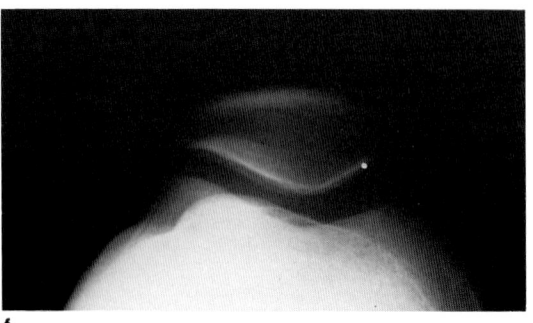

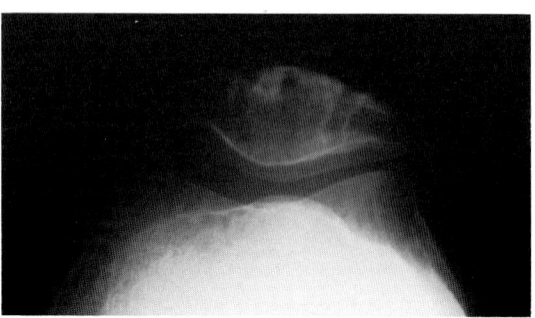

Gelenkfrakturen 121

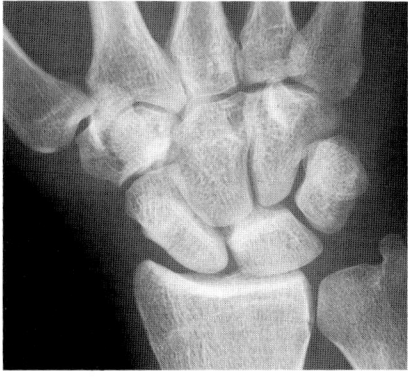

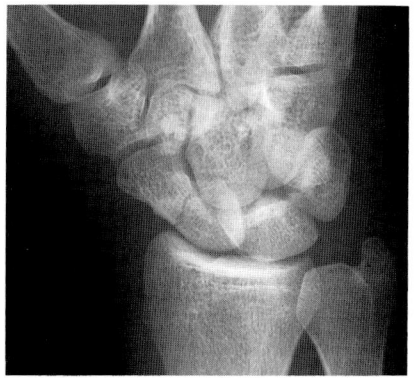

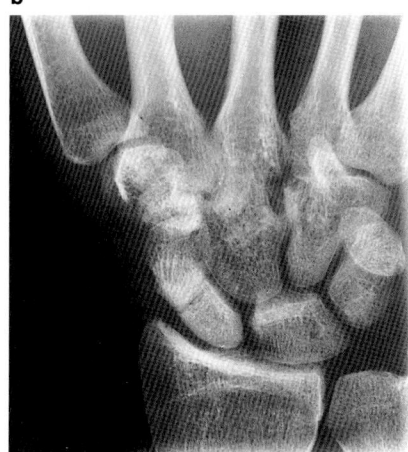

Abb. 16 a–c Männlich, 21 Jahre
a u. b Nach Sturz auf die rechte Hand typischer Os-scaphoideum-Bruch ohne Verschiebung
c 7 Wochen später nach Ruhigstellung im Faustgipsverband mit Ellenbogeneinschluß. Die Skaphoidspezialaufnahme zeigt jetzt einen breiteren Bruchspalt, der sich etwas unscharf darstellt. Noch keine Knochenheilung

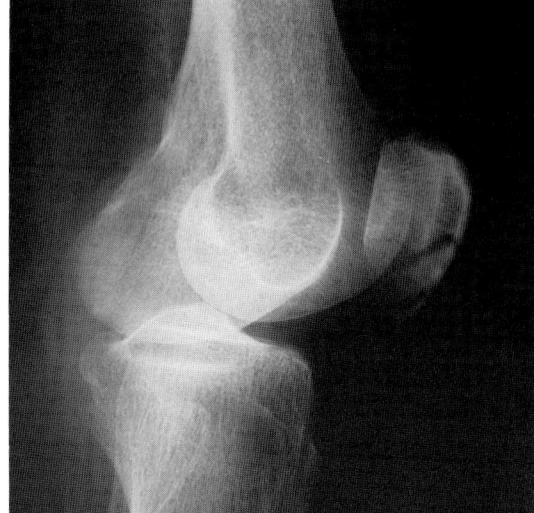

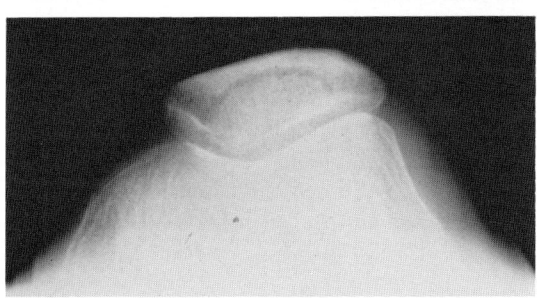

Abb. 17 a u. b Weiblich, 88 Jahre: kaum dislozierte Patellastückfraktur im distalen Drittel. Keine Stufe an der Gelenkfläche

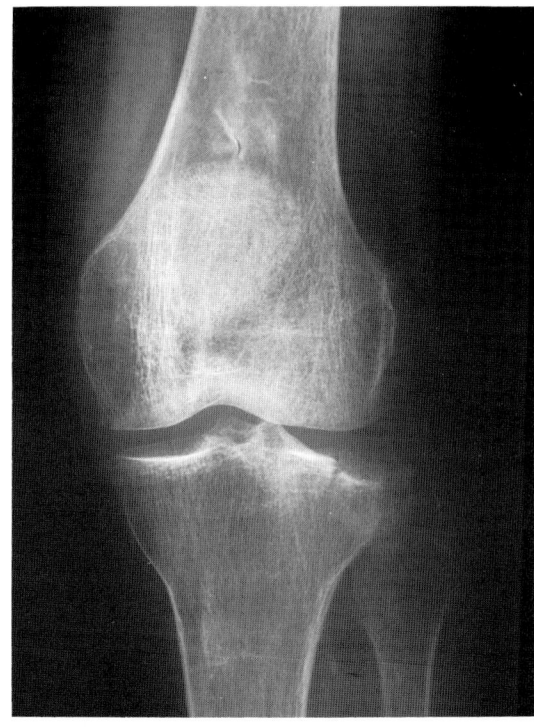

Abb. 18 Weiblich, 76 Jahre: laterale linksseitige Depressionsfraktur des Tibiakopfes mit Absenkung der Gelenkfläche

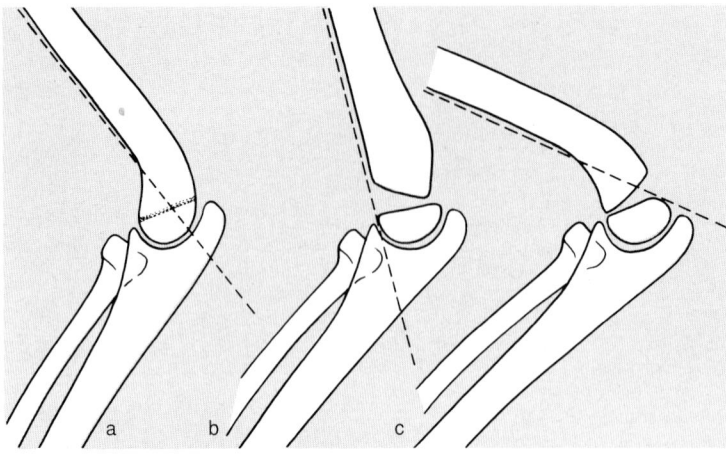

Abb. **19 a–c**
Rogersche Hilfslinie zur Diagnose suprakondylärer Frakturen am kindlichen Ellenbogen. Die Linie der vorderen Humeruskompakta schneidet normalerweise das Capitulum humeri an der dorsalen Drittelgrenze. Bei Hyperextension verläuft die Hilfslinie vor dem Capitulum humeri, bei Hyperflexion dorsal davon
a normal
b Fraktur hyperextendiert
c Fraktur hyperflektiert

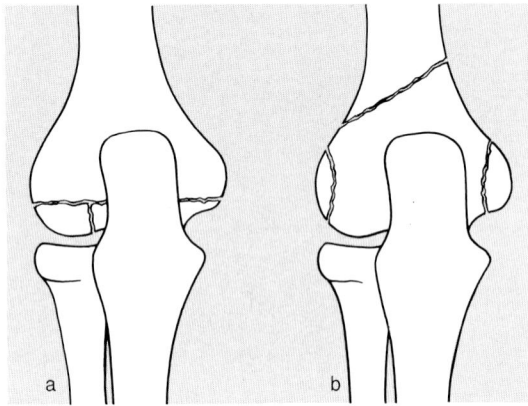

Abb. **20 a u. b** Typischer Verlauf der Frakturen am distalen Humerus
a intraartikuläre Ellenbogenfrakturen
b extraartikuläre Ellenbogenfrakturen

Luxationsfrakturen

Heftige, indirekt auf Gelenke einwirkende Traumen können zu der Kombination von Luxation und Gelenkbruch – den Luxationsfrakturen – führen. Diese Kombination sehen wir an den festgeführten Gelenken, wie z. B. dem Ellenbogengelenk, häufiger als die alleinige Gelenkluxation. Die Rasanz und die Einwirkungsrichtung der schädigenden Gewalt entscheiden neben den anatomischen Gegebenheiten über die Art der Luxationsfrakturen. Es gibt typische Frakturen, z. B. den koxalen Pfannenrandausbruch beim Hüftluxationsbruch. Die wohl häufigste Luxationsfraktur ist die Schulterluxation mit einer Impressionsfraktur im äußeren lateralen Humeruskopfquadranten – bei der Luxatio praeglenoidalis verursacht durch den Unterrand der Schultergelenkpfanne. Da dieser Impressionsbruch bei über 80 % der Schulterverrenkungen auftreten soll, wird er auch als der „typische Defekt" bezeichnet.

Bei einer Luxationsfraktur können Bruchstücke, die in das Gelenkkavum geraten, die vollständige Einrichtung verhindern. Diese Knorpel-Knochen-Fragmente werden, wenn sie nicht entfernt werden, zu freien Knochenkörpern, die als sog. Gelenkmäuse im Gelenk vagabundieren. Die Gelenkmäuse blockieren durch intermittierende Einklemmungen das betroffene Gelenk in unterschiedlichsten Gelenkstellungen. Gelenkmäuse entstehen auch bei der Osteochondrosis dissecans ohne ein definiertes Einzeltrauma.

Wie bereits bei der Knochenbruchheilung erwähnt, stellt das wachsende Skelett mit den Verletzungen der Epiphysenfugen einen Sonderfall dar. Bei kindlichen Luxationsfrakturen werden die gelenknahen Epiphysen fast immer mitverletzt. Auch nach exakter Reposition kann das weitere Wachstum des Gelenkes oder aber auch nur von Gelenkanteilen durch vorzeitigen Epiphysenschluß gestört werden. Es entstehen im weiteren Wachstum Gelenkdeformitäten. Als Beispiel sei die X-Armbildung (pathologischer Cubitus valgus) durch vorzeitigen Epiphysenschluß nach Ellenbogenluxationsfraktur mit Abbruch des Capitulum humeri erwähnt.

Die Reposition der Luxationsfrakturen soll zwei Ziele erreichen. Einerseits muß die Luxation reponiert und andererseits gleichzeitig der Gelenkbruch reponiert werden. Die Einrichtung der verrenkten

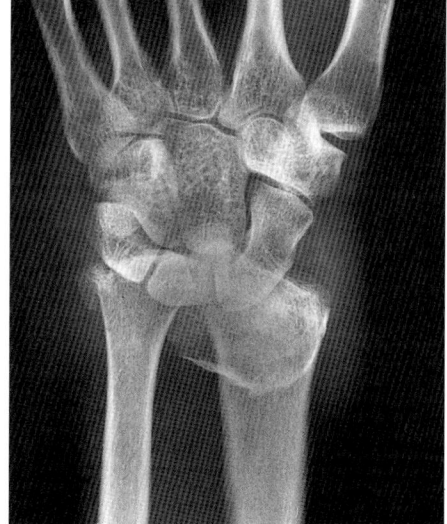
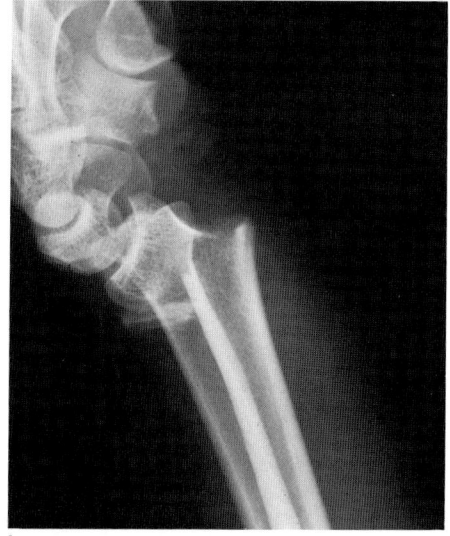

a

b

Abb. 21 a–c Männlich, 30 Jahre
a u. b distaler Radiusbruch mit starker Dislokation nach dorsal und Abbruch des Processus styloideus ulnae („typischer" Radiusbruch)
c derselbe Bruch nach Reposition und Gipsanlage

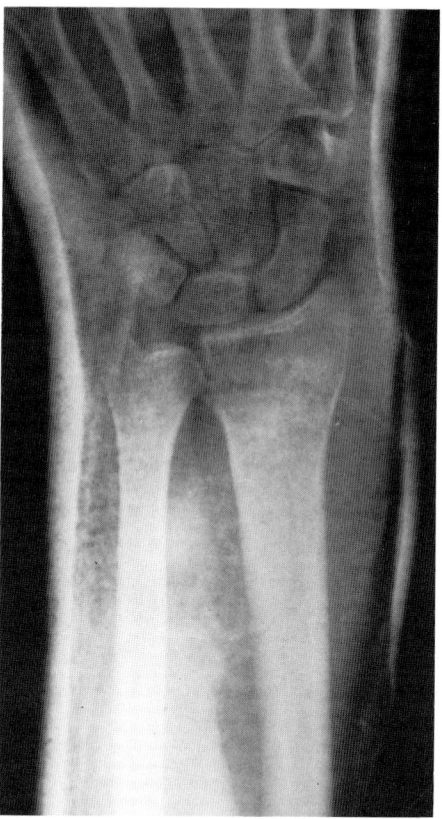

c

Knochen ist bei der Luxationsfraktur einfacher als bei einer reinen Luxation. Die genaue Reposition der Gelenkfraktur gelingt überwiegend jedoch nur operativ. Das größte Problem bei der Behandlung der Luxationsbrüche ist schließlich die Retention der Fragmente. Eine stufenlose Wiederherstellung der Gelenkflächen läßt sich nur mit einer Osteosynthese fixieren. Die Mehrzahl der Verrenkungsbrüche wird deshalb operativ versorgt.

Bei der Versorgung der Gelenkbrüche und der Verrenkungsbrüche kommt fast die gesamte Palette der Osteosynthesemethoden, die auf den S. 41 ff. geschildert wurden, zum Einsatz. Neben der stufenlosen Wiederherstellung der Gelenkflächen soll die Osteosynthese eine möglichst frühzeitige Bewegung des operierten Gelenkes ermöglichen, um Schrumpfungen an der Gelenkkapsel und den Bändern sowie Muskelatrophien gering zu halten. Prinzipiell müssen die gelenkbildenden Fragmente untereinander und gegen die Diaphyse fixiert werden. Das geschieht, falls die Fragmente groß genug sind, mit Schrauben und Platten. Kleinere Bruchstücke können mit Minischrauben oder Kirschner-Drähten fixiert werden. Aus der Gelenkfläche herausgebrochene schalenförmige Knorpel-Knochen-Fragmente lassen sich manchmal nur mit Fibringewebekleber befestigen. Schwerste Zertrümmerungen der Gelenkflächen in kleinste Fragmente setzen der osteosynthetischen Wiederherstellung eine Grenze. Am Caput radii ist gelegentlich die Resektion der Knochentrümmer der einzige Weg, die Beweglichkeit des Ellenbogengelenkes einigermaßen wiederherzustellen.

Ein großes diagnostisches und therapeutisches Problem sind die „Pingpongball-Impressionsfrakturen" des Femurkopfes. Durch das Trauma wird die Knorpeloberfläche des Oberschenkelkopfes in die Spongiosa imprimiert und federt in die Ausgangssituation zurück. Das Röntgenübersichtsbild

124 Verletzungen der Gelenke

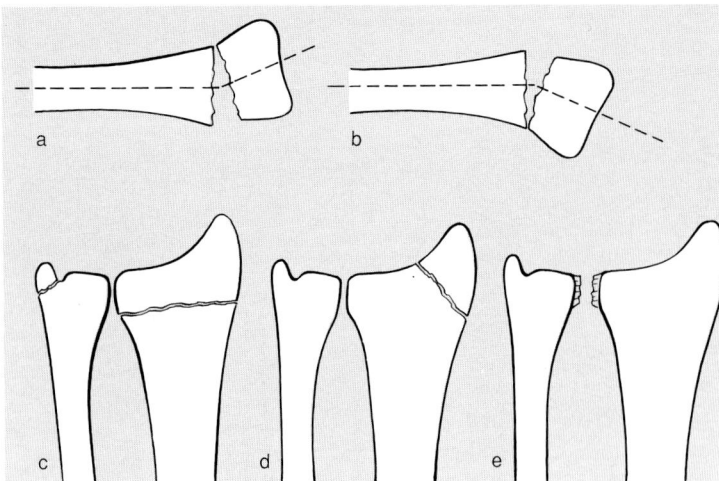

Abb. 22 a–e
Radiusfrakturen am „typischen" Ort
a Extensionsbruch, seitlich
b Flexionsbruch, seitlich
c a.-p. Ansicht zu a u. b mit Abriß des Processus styloideus der Elle
d Fraktur des Processus styloideus radii
e Zerreißung der radioulnaren Bänder, meist mit Verletzung des Discus triangularis

zeigt einen Normalbefund. Nach mehreren Wochen wird eine Teilnekrose des Oberschenkelkopfes sichtbar. Die Frühdiagnose dieser Verletzung ist nur durch ein Computertomogramm möglich, das im Knochenfenster die Schwächungsunterschiede („Dichteunterschiede"), die durch die Spongiosakompression entstanden sind, enthüllen kann.

Bei der Behandlung der Luxationsfrakturen gilt mehr noch als sonst bei der Wiederherstellung von Knochenbrüchen, daß die Funktion, die nach der Verletzung wieder erreicht werden kann, ein entscheidender Parameter des Behandlungserfolges ist. Besonders nach Brüchen und Verrenkungsbrüchen des Schultergelenkes ist selbst nach nicht optimaler Wiederherstellung der Knochenform eine überraschend gute Funktion zu erreichen. Man sollte sich daher bei der Befundung der Röntgenaufnahmen von Gelenkbrüchen und Verrenkungsbrüchen hüten, Aussagen über Gelenkfunktionen abzuleiten.

Wenn der Gelenkschaden auch durch operative Maßnahmen nicht zu einem Wiederaufbau eines funktionstüchtigen Gelenkes geführt hat, wirkt die Inkongruenz der Gelenkflächen als präarthro-

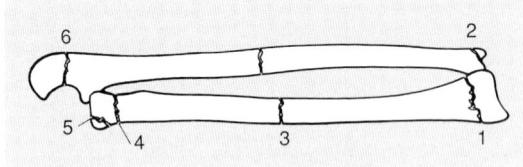

Abb. 23 Typische Brüche am Unterarm: 1 = distale Radiusfraktur, 2 = Abriß des Processus styloideus ulnae (1 u. 2, oft zusammen zu beobachten), 3 = Unterarmschaftbruch, 4 = subkapitale Radiusfraktur (Fraktur des Collum radii), 5 = Radiuskopf-Meißelbruch, 6 = Olekranonfraktur

tische Deformität. Die daraus sich entwickelnde posttraumatische Arthrose kann für den Patienten so behindernd und schmerzhaft sein, daß Korrektureingriffe unabwendbar werden. Beispielsweise wird der spontane Verlauf einer schweren posttraumatischen Arthrose des oberen Sprunggelenkes mit allmählicher Versteifung dieses Gelenkes oft erst mit einer Arthrodese zu einem schmerzfreien Ergebnis gebracht. Die Behinderung durch die Arthrodese kann durch orthopädische Schuhversorgung für den Patienten erträglich gemacht werden. Die posttraumatische Arthrose des Kniegelenkes und des Hüftgelenkes wurde früher häufiger ebenfalls durch die Arthrodese behandelt, um Schmerzfreiheit zu erreichen, und zwar auch um den Preis einer erheblichen Behinderung. Diese Behandlung wird heute von den meisten Patienten, insbesondere wenn sie noch körperlich aktiv sind, nicht mehr akzeptiert. Die schwere posttraumatische Arthrose dieser Gelenke ist eine Indikation für eine Alloarthroplastik. Sehr viel seltener wird der künstliche Gelenkersatz bei Traumafolgen am Schultergelenk oder nach Radiusköpfchenzertrümmerung als Ersatz des Caput radii oder am oberen Sprunggelenk angewandt. Die Alloarthroplastik von Handwurzelknochen, Metakarpophalangealgelenken, Fingergelenken und Großzehengrundgelenken wird seltener eingesetzt. Entscheidend für die Indikationsstellung zur Alloarthroplastik in der Behandlung der posttraumatischen Arthrosen sind das Lebensalter der Patienten und die Wahrscheinlichkeit, mit der sich eine Schmerzfreiheit erzielen läßt. Beim älteren oder betagten Patienten wird man sich eher zu einer solchen Behandlung entschließen.

Einige Luxationsfrakturen müssen aufgrund ihrer Häufigkeit oder wegen der besonderen Behandlungsprobleme einzeln besprochen werden. Die häufigste Fraktur mit Gelenkbeteiligung ist die

Luxationsfrakturen 125

Abb. **24 a** u. **b**
Weiblich, 85 Jahre: Radiusschaftbruch an der distalen Drittelgrenze. Kurzer Schrägbruch mit Subluxation der distalen Ulna im Radioulnargelenk

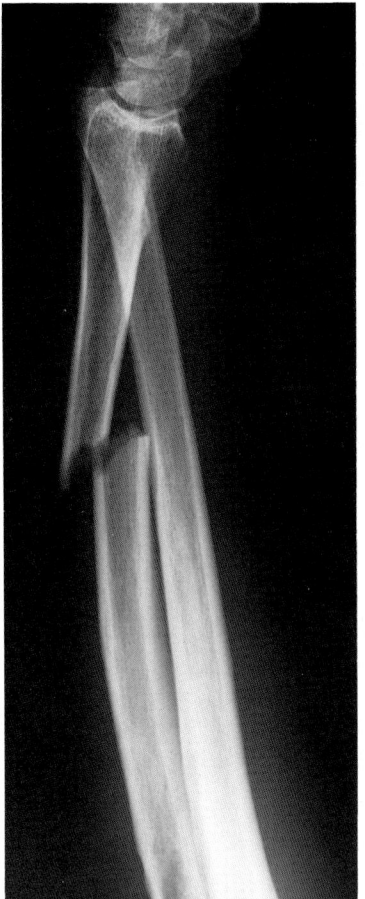
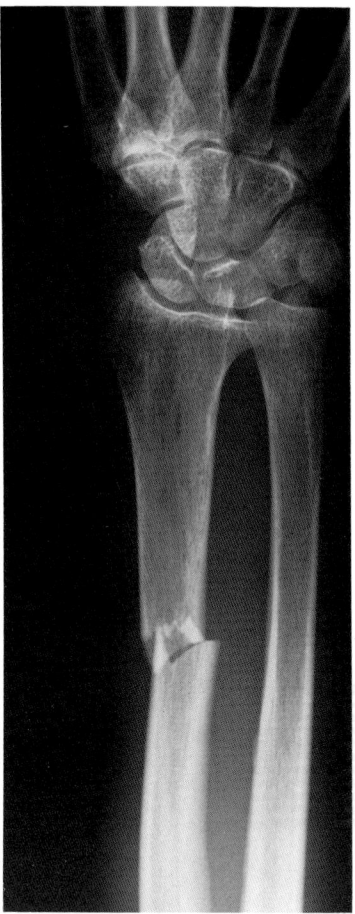

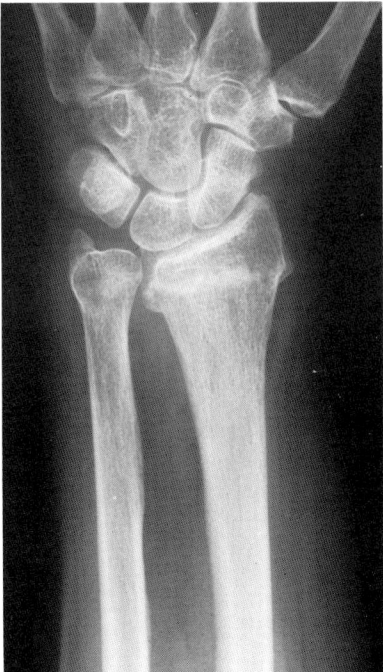
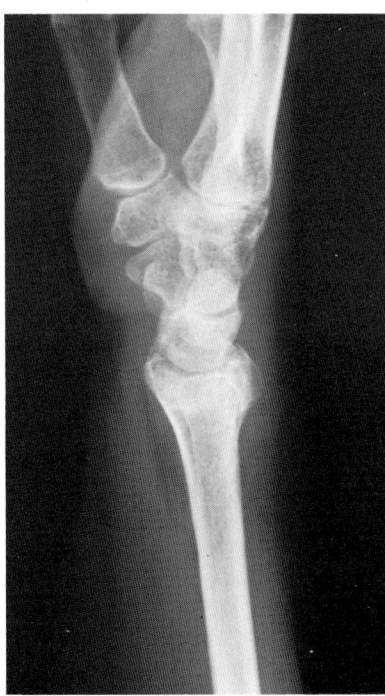

Abb. **25 a** u. **b**
Weiblich, 68 Jahre: distale Radiusfraktur links mit leichter dorsaler Kippung des distalen Fragmentes und Einstauchung verheilt, s. den typischen endostalen Kallus

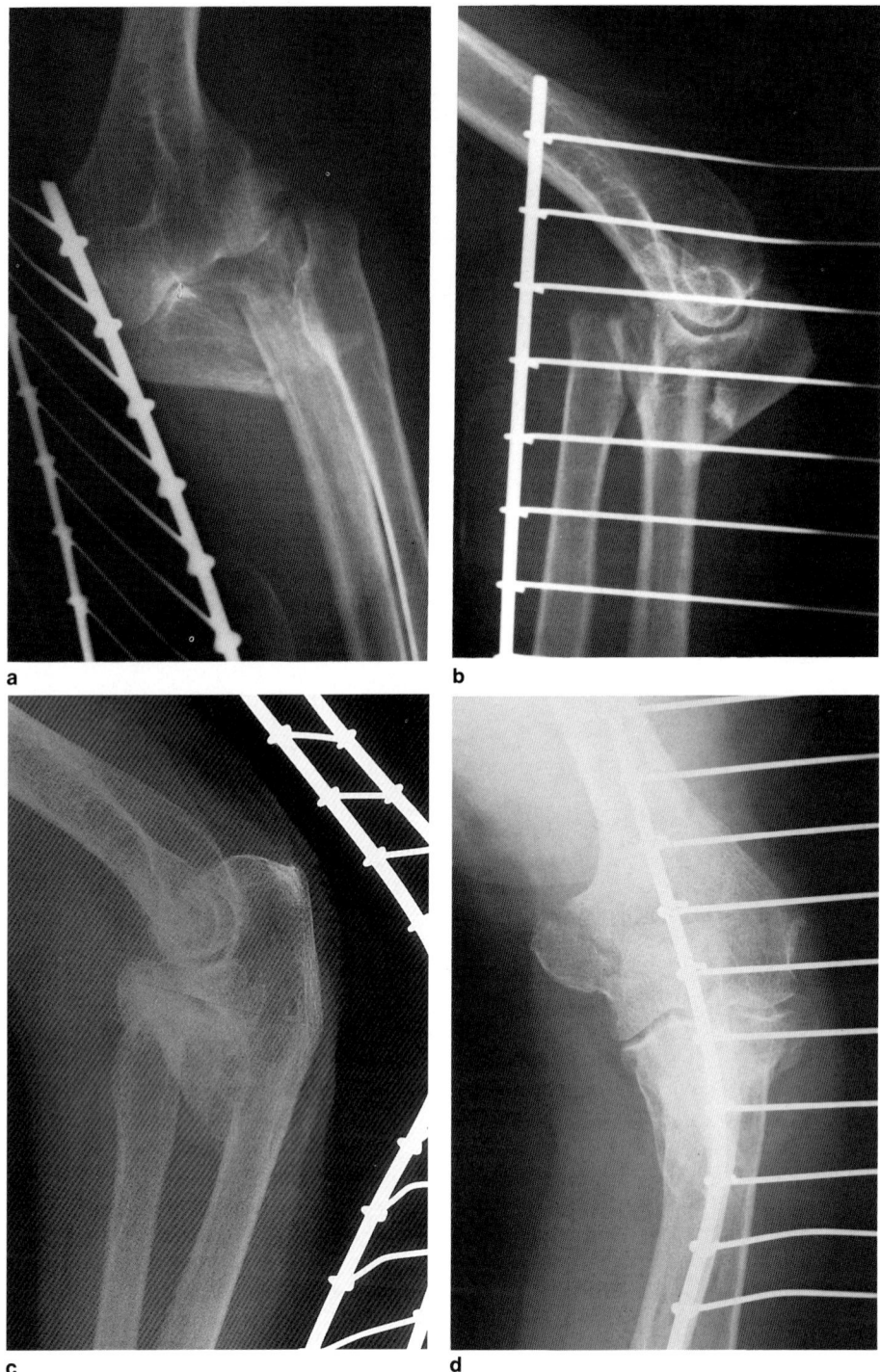

Abb. 26 a–d   Weiblich, 81 Jahre
a u. b   Verrenkungsbruch des Ellenbogengelenks mit Olekranonfraktur und Radiushalsfraktur
c u. d   1 Jahr später nach Frakturheilung in Fehlstellung mit erheblicher Bewegungseinschränkung im Ellenbogengelenk. Erneuter Unfall mit jetzt perkondylärer Humerusfraktur

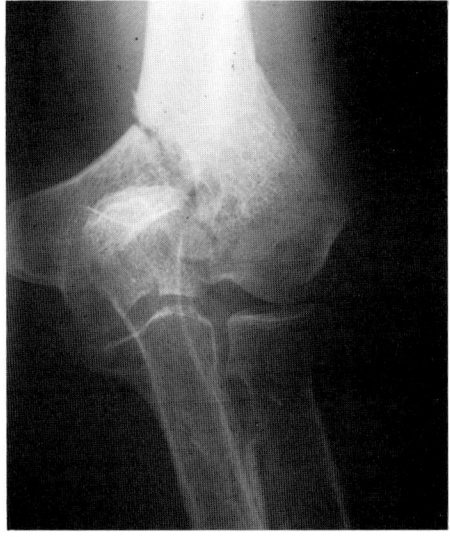 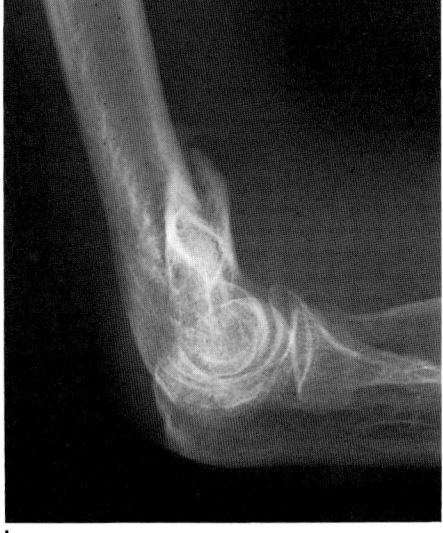

Abb. 27 a u. b Männlich, 79 Jahre: perkondyläre Y-Fraktur des rechten Humerus mit Ausbruch eines Gelenkflächenstückes, das in das Gelenk verlagert ist

Fraktur des distalen Radiusendes (Abb. 21 u. 22). Nicht selten sind durch diesen Bruch mehrere Gelenke in Mitleidenschaft gezogen. Es kann zu Stück- oder Trümmerbrüchen der distalen Radiusgelenkfläche zur Handwurzel hin kommen. Bei Verkürzungen des Radius durch Zertrümmerung seines distalen Endes wird das distale Radioulnargelenk verletzt. Der Discus triangularis zerreißt oder wird disloziert. Auch wenn eine Reposition so möglich ist, daß die Form des Knochens im Röntgenbild wiederhergestellt wird, behält der Patient gelegentlich einen Belastungsschmerz zurück, der immer dann auftritt, wenn Verschiebungen zwischen Radius und Ulna entstehen. Diese Belastungsschmerzen weisen auf die Verletzung des distalen radioulnaren Gelenkes hin. Wichtig ist bei der Reposition der Frakturen am distalen Radiusende die Wiederherstellung der korrekten Längenverhältnisse (Abb. 23 u. 24). Wenn die Fragmente des Radius nicht zu klein sind, kann der Längenausgleich durch perkutan eingebrachte Kirschner-Drähte, aber auch durch eine Plattenosteosynthese gesichert werden. Bei ausgesprochenen Trümmerbrüchen bleibt nur die konservative Behandlung im Gipsverband oder eine Extension durch die Mittelhand zur Fixation. Bei vielen Brüchen des distalen Radius wird der Processus styloideus ulnae im Sinne einer ligamentären Ausrißfraktur mit abgebrochen. In den meisten Fällen heilt er ohne weiteres an. Selten entsteht eine Pseudarthrose. Neben dem Längenausgleich ist es schwierig, die Volarkippung der distalen Radiusgelenkfläche von 5–15 Grad bei Hyperextensionsfrakturen wiederherzustellen und vor allem dieses Repositionsergebnis zu sichern (Abb. 25). Eine seltene, jedoch typische Luxationsfraktur des distalen Unterarmes ist die distale Radiusschaftfraktur mit Luxation der Ulna nach distal. Sie wird nach ihrem Erstbeschreiber als Galeazzi-Fraktur bezeichnet.

Die typischen Verrenkungsbrüche des proximalen Unterarmbereiches und Ellenbogengelenkes sind die nach ihrem Erstbeschreiber genannten Monteggia-Frakturen. Der Typ A zeigt eine Radiuskopfluxation (nicht selten mit Abbrüchen vom Caput radii) nach volar, kombiniert mit einer proximalen Ulnafraktur ((Abb. 26). Der Typ B zeigt die Luxation des Radiuskopfes nach dorsal, kombiniert mit der proximalen Ulnafraktur. Der Typ A ist der häufigere.

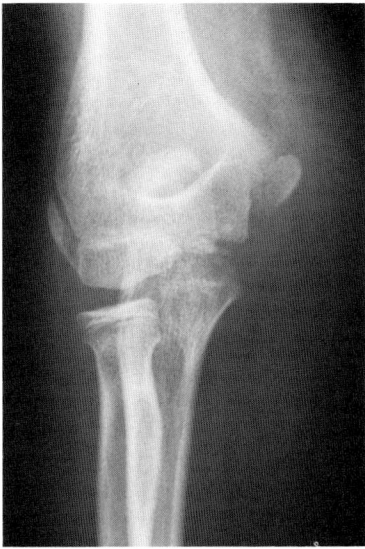

Abb. 28 Weiblich, 13 Jahre: Abriß des Epicondylus ulnaris. Der Epikondylus ist um 90 Grad verdreht

128 Verletzungen der Gelenke

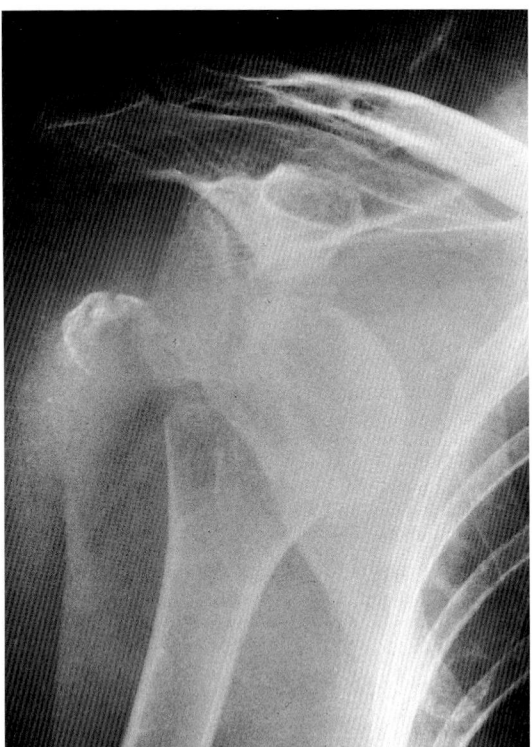

Abb. 29 Weiblich, 80 Jahre: Schulterluxation mit teilweisem Abriß des Tuberculum majus und „typischem Defekt" (Luxatio praeglenoidalis subcoracoidea)

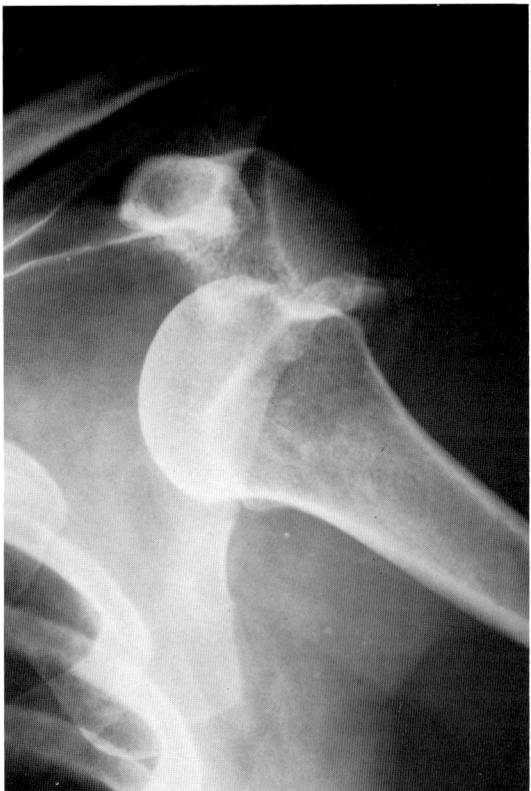

Abb. 30 Männlich, 59 Jahre: Schulterluxation mit Abbruch des Tuberculum majus (Luxatio axillaris)

Der distale Humerus (Abb. **27**) kann eine Vielzahl verschiedener Frakturtypen mit Gelenkbeteiligung und Subluxationsstellungen oder Luxationen aufweisen. Im Falle der geschlossenen Reposition stellen die Rotationsfehlstellungen in der Diagnostik, nach der Reposition und der Retention, das Hauptproblem dar. Ein kleiner volarseitiger Knochenerker, erkennbar im seitlichen Strahlengang, weist auf den Rotationsfehler hin. Besondere Schwierigkeiten machen die kindlichen Ellenbogenbrüche. Wenn erst ein oder zwei Knochenkerne vorhanden sind, muß die unverletzte Seite zum Vergleich immer mit röntgenuntersucht werden. Zur Interpretation der Röntgenaufnahmen sind Hilfslinien wie die Rogersche Linie zur Diagnose von Brüchen des distalen Humerusendes oder die Hilfslinie in der Längsachse des Radius zu ziehen, die durch die Mitte des lateralen Kondyluskerns hindurchgehen muß (Abb. **19**). Trifft die Längsachse des Radius diesen Kern nicht, so liegt auf jeden Fall eine Luxation des Radiuskopfes vor. Die bei größeren Kindern häufiger vorkommenden Abrißfrakturen des ulnaren (Abb. **28**) oder radialen Epikondylus, bei denen es sich eigentlich um Bandausrißbrüche handelt, dislozieren im Sinne einer Rotation. Sie sind geschlossen nicht fugenlos zu reponieren. Ihre Reposition erfolgt offen. Zur Fixation eignen sich besonders gut dünne Kirschner-Drähte. Der häufigste Ellenbogengelenkbruch des Erwachsenen ist die Olekranonfraktur. Die Bruchebene verläuft durch die Facies semilunaris des Olekranon. Durch den Muskelzug der Ellenbogenstrecker wird das proximale Fragment disloziert. Der Bruch läßt sich konservativ nur schwer in einer guten Reposition fixieren. Die Osteosynthese der Olekranonfraktur ist mit einer Zuggurtung oder als Schraubenosteosynthese oder mit einem Flügelnagel meistens bewegungsstabil auszuführen.

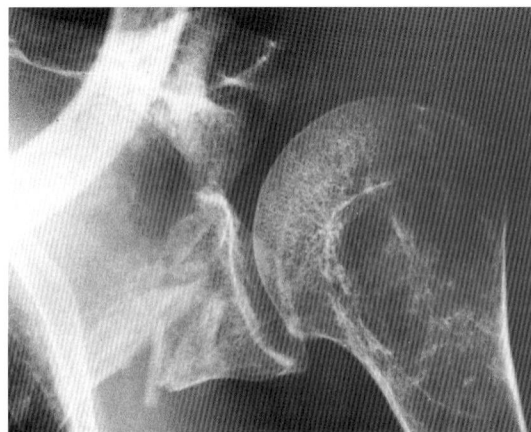

Abb. 31 Weiblich, 93 Jahre: Skapulahalsbruch links mit Dislokation der Facies glenoidalis

Der häufigste Verrenkungsbruch des Schultergelenkes ist die Luxatio praeglenoidalis subcoracoidea oder praeglenoidalis subclavicularis (Abb. 29) mit dem „typischen Defekt". Die Behandlung besteht in der Einrenkung der Luxation. Die Impressionsfraktur am Oberarmkopf wird nicht speziell behandelt. Abbrüche vom Rand der Facies glenoidalis der Skapula sind relativ selten. Meistens reißt bei der Schulterluxation nur die Gelenkkapsel; Tuberculum-majus-Abrisse kommen jedoch vor (Abb. 30). Größere Fragmente der Facies glenoidalis müssen fixiert werden (Abb. 31), da sonst eine habituelle Schulterluxation die zwangsläufige Folge sein wird. Massive Traumen führen zur Skapulahalsfraktur. Die Skapula selbst bricht durch ihre „weiche" Aufhängung in der Muskulatur nur durch direkte Gewalteinwirkung (Abb. 32 u. 33). Die Gelenkverbindung zwischen Akromion und lateralem Klavikulaende, das Schultereckgelenk, kann sowohl luxieren als auch Luxationsfrakturen erleiden. Zerreißt die straffe Gelenkkapsel, kommt es zur Schultereckgelenksprengung. Wenn zusätzlich die Bandverbindungen zum Processus coracoideus der Skapula zerreißen oder am Rabenschnabelfortsatz eine Bandausrißfraktur entsteht, wird die Dislokation des Schultereckgelenkes noch ausgeprägter sein. Die Schweregrade dieser Verletzungen werden nach Tossy eingeteilt. Die Dehnung oder Teilzerreißung des akromioklavikularen Kapsel-Band-Apparates wird als Tossy I bezeichnet, die vollständige Zerreißung des akromioklavikularen Kapsel-Band-Apparates als Tossy II und die komplette Zerreißung des akromioklavikularen Kapsel-Band-Apparates mit gleichzeitigem

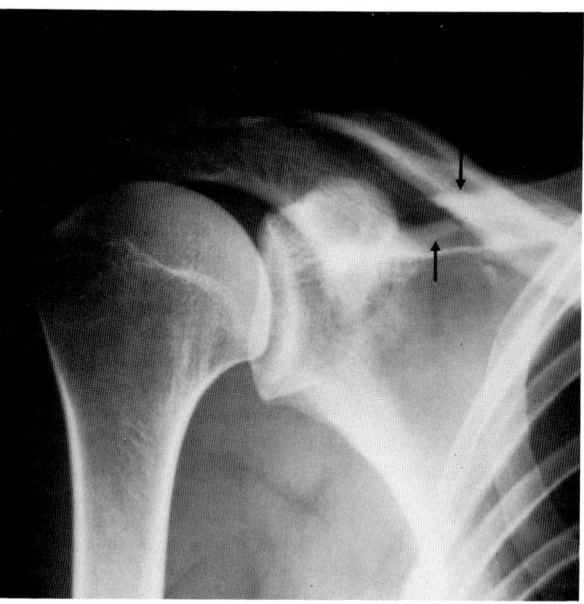

Abb. 32 Männlich, 25 Jahre: Skapulafraktur rechts mit geringer Verschiebung (Pfeile)

Abb. 33 a u. b Männlich, 78 Jahre: Skapulafraktur links mit mehreren Fragmenten des Skapulakörpers. Gleichzeitig distale Klavikulafraktur und Frakturlinie im Akromion ▼

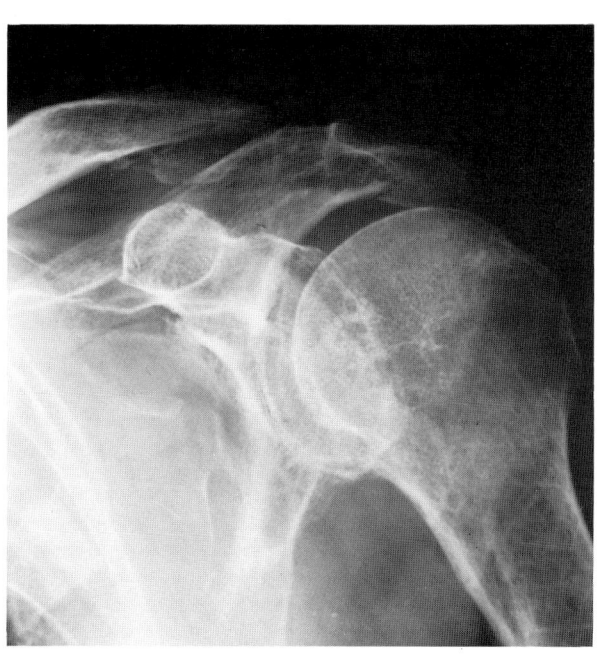

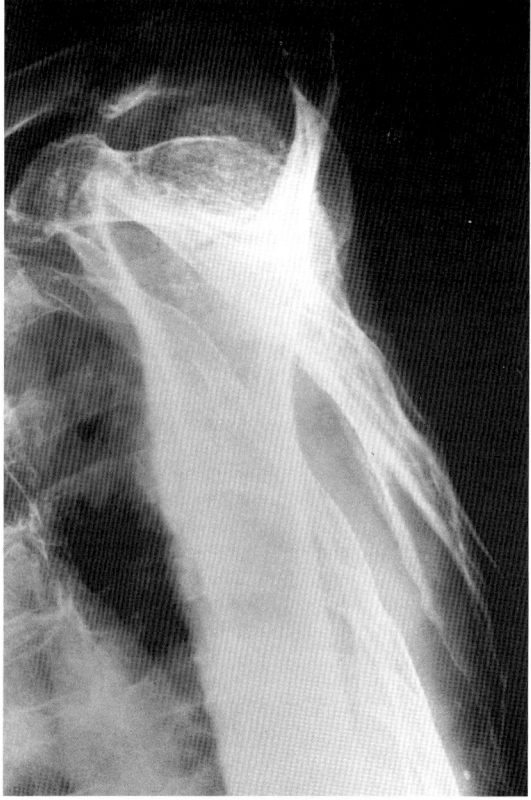

a   b

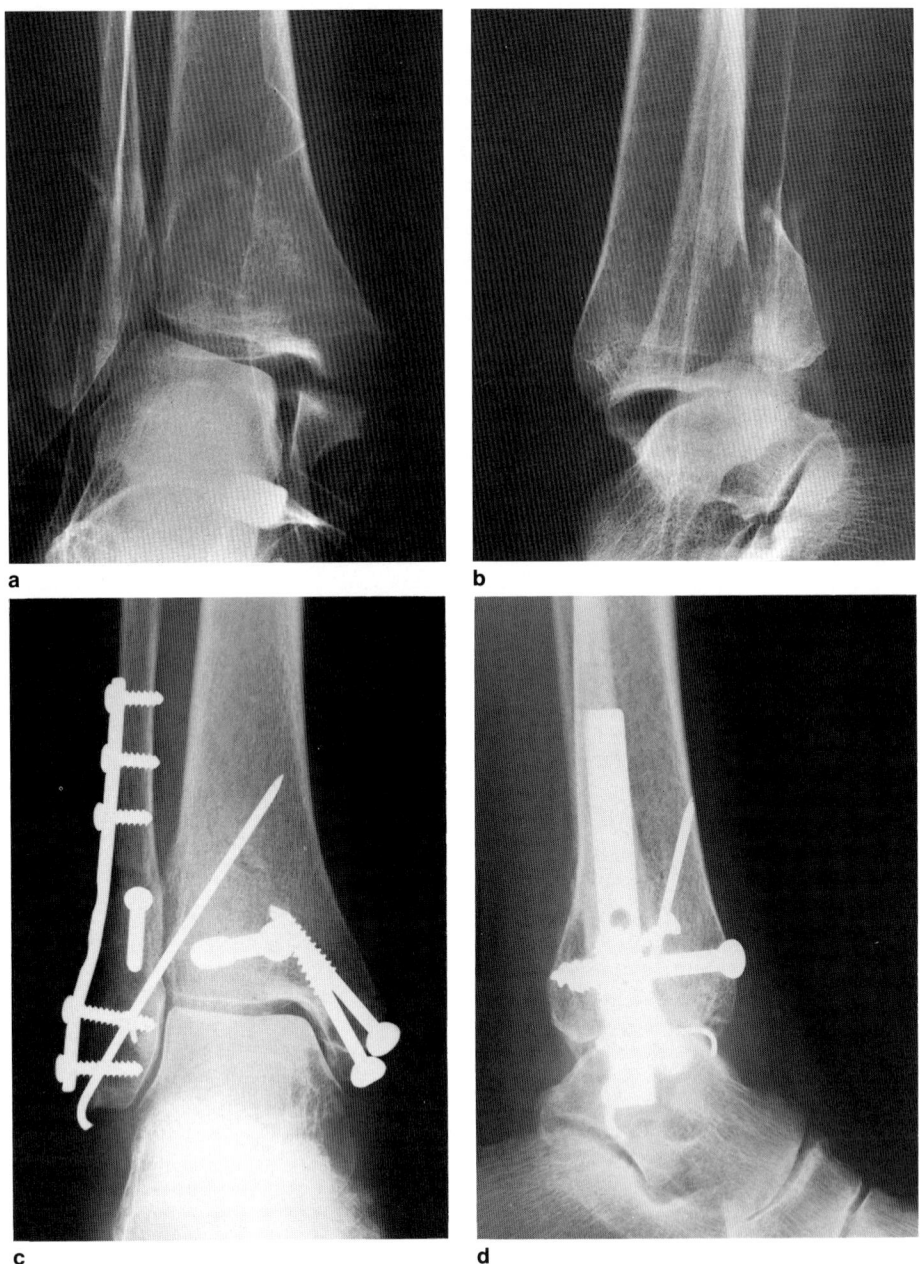

Abb. 34a–d Weiblich, 59 Jahre:
a u. b Verrenkungsbruch des oberen Sprunggelenkes, Typ Weber C, mit Abbruch der dorsalen distalen Tibiakante und Innenknöchelfraktur (Aufnahmen in aufblasbarer Schiene)
c u. d Zustand nach Osteosynthese. Beginnende Knochenheilung 6 Wochen post operationem

Riß oder Ausriß des Lig. coracoclaviculare als Tossy III. Die Versorgung der Verletzungen hängt ab vom Schweregrad und von den Anforderungen, die der Patient an die Belastungsfähigkeit seines Schultergelenkes stellt. Die konservative Therapie wird mit Pflasterzugverbänden, die das distale Klavikulaende kaudal halten, durchgeführt. Bei operativer Versorgung steht die Zuggurtungsosteosynthese des Schultereckgelenkes mit transartikulär gebohrten Kirschner-Drähten und einem Zuggurtungsdraht zur Verfügung (Abb. 6) oder die Spezialplatte nach WOLTER. Eine andere Möglichkeit ist eine Naht der zerrissenen Bandstrukturen mit Sicherung durch eine Schraube, die durch die Klavikula bis in den Processus coracoideus geschraubt wird. Statt der starren Verbindung zwischen Klavikula und Processus coracoideus durch eine Schraube werden auch Umschlingungen mit Kunststoffband zur Sicherung der Naht des Ligamentes eingesetzt.

Die Luxationen oder Luxationsfrakturen des sternalen Klavikulaendes sind sehr seltene Verletzungen. Bei völliger Zerreißung der Kapsel-Band-Strukturen ist die Diagnose schon klinisch sicher möglich. Die Röntgenaufnahme dient der Dokumentation des Befundes. Nach ALLMANN wird die Sprengung des Sternoklavikulargelenkes in drei Schweregrade eingeteilt: Die Kapseldehnung oder Teilzerreißung bezeichnet man als Allmann I, die vollständige Kapselzerreißung als Allmann II und die vollständige Kapselzerreißung mit Zerreißung der kostoklavikularen Bandverbindungen als Allmann III. Das sternale Klavikulaende kann nach vorn vor das Sternum, aber auch nach restrosternal luxiert werden. Die retrosternale Luxation ist sehr selten. Sie birgt die Gefahr von Weichteilnebenverletzungen an Gefäßen und anderen morphologischen Elementen der oberen Thoraxapertur.

Die häufigsten Verrenkungsbrüche der unteren Extremitäten sind die Verrenkungsbrüche der Sprunggelenksgabel. Die Systematik dieser Verletzungen ist unter dem „Röntgenbefund des Knochenbruches" beschrieben (s. S. 22). Da diese stark belasteten Gelenkflächen bei ungenügender Reposition zur posttraumatischen Arthroseentwicklung neigen, werden Luxationsbrüche der Knöchelgabel, bei denen die ventrale tibiofibulare Syndesmose ganz oder teilweise zerrissen ist, sowie die dislozierten Bandausrißfrakturen des Innenknöchels zur Vermeidung dieser Spätfolge operiert (Abb. 34). Bei diesen Operationen muß durch genaue Reposition eine Verkürzung der Fibula verhindert und die elastische Verbindung zwischen der distalen Fibula und der Tibia, die ventrale Syndesmose, wiederhergestellt werden. Auf der medialen Seite des oberen Sprunggelenkes erfordern die Brüche des Pilon tibiale eine sorgfältige Reposition und häufig die Fixation mit einer der Knochenform angepaßten Osteosyntheseplatte. Bei der operativen Versorgung der Sprunggelenkluxationsbrüche findet man häufiger abgescherte Knorpelfragmente des Talus im Gelenk. Wegen ihrer Form (einer Fischschuppe) werden diese Knorpelabscherungen auch „flake fractures" genannt. Die Einteilung der Sprunggelenksluxationsfrakturen nach WEBER (1966) mit der daraus folgenden systematischen Osteosynthese hat die operativen Frühergebnisse verbessert. Es wird sich allerdings noch zeigen müssen, ob die Zahl der posttraumatischen Spätarthrosen wesentlich verringert wird. Bei der Röntgenuntersuchung nach Luxationsbrüchen muß trotz aller verletzungsbedingten Lagerungsschwierigkeiten versucht werden, exakte Aufnahmen mit einer Innenrotation des Unterschenkels von 20–25 Grad anzufertigen. Nur auf genau eingestellten Röntgenaufnahmen sind alle Einzelheiten dieser komplexen Verletzungen zu erkennen. Das ist die Voraussetzung für die richtige Eingruppierung in die Systematik nach WEBER, die uns mit überraschender Konstanz die Ableitung der bei der Operation zu erwartenden Bandverletzungen erlaubt.

Sehr viel seltener sind die Verrenkungsbrüche der Fußwurzel und des Vorfußes. Ihre Diagnose fällt dem Ungeübten häufig schwer, da genau eingestellte Röntgenaufnahmen nicht erreicht werden. Es ist eine erstaunliche Tatsache, daß immer wieder veraltete subtalare Luxationen und Luxationsfrakturen zur Behandlung kommen, weil bei der Erstuntersuchung die richtige Diagnose nicht gestellt wurde. Die Einrichtung von Verrenkungsbrüchen der Fußwurzel und des Vorfußes muß unter völliger Muskelerschlaffung vorgenommen werden. Nicht selten ist sie geschlossen gar nicht zu erreichen. Die statisch hochbelasteten, aus mehreren Knochen und vielen Ligamenten gebildeten Fußgewölbe – das Längs- und Quergewölbe – sind jedoch auch bei operativer Einrichtung nicht immer vollständig wiederherzustellen. Deshalb treten Beschwerden der Patienten aufgrund posttraumatischer Deformitäten und posttraumatischer Arthrosen häufig auf. Die Kontroverse, ob ein Kalkaneusstückbruch (Abb. 35–38), der immer mit Gelenkbrüchen der verschiedenen Gelenkverbindungen zur Fußwurzel und zum Talus einhergeht, besser geschlossen reponiert und konservativ retiniert werden sollte oder aber operativ reponiert und fixiert werden muß ist noch nicht entschieden. Die konservative Therapie mit frühfunktioneller Behandlung erfordert in jedem Fall bei einer dislozierten Kalkaneusfraktur eine Dauerversorgung des Patienten mit Einlagen oder gar orthopädischem Maßschuhwerk. Entscheidend für die Prognose der posttraumatischen Arthrose ist bei diesen Brüchen das Ausmaß der Beteiligung des unteren Sprunggelenkes. Die posttraumatischen Arthrosen in diesem Gelenk sind meistens schmerzhaft. Die Behandlung besteht bei konservativ nicht zu beeinflussenden Arthroseschmerzen in der Arthrodese des unteren Sprunggelenkes.

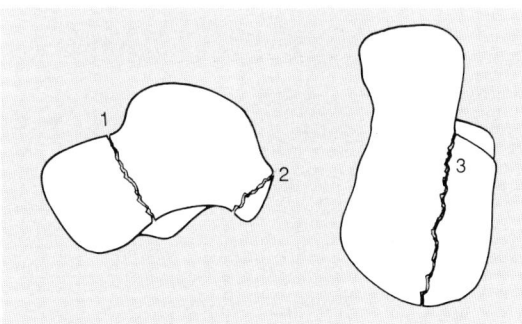

Abb. 35 Typische Talusfrakturen: 1 = Talushalsfraktur, 2 = Abbruch des Processus posterior, 3 = Taluskörperfraktur in Längsrichtung

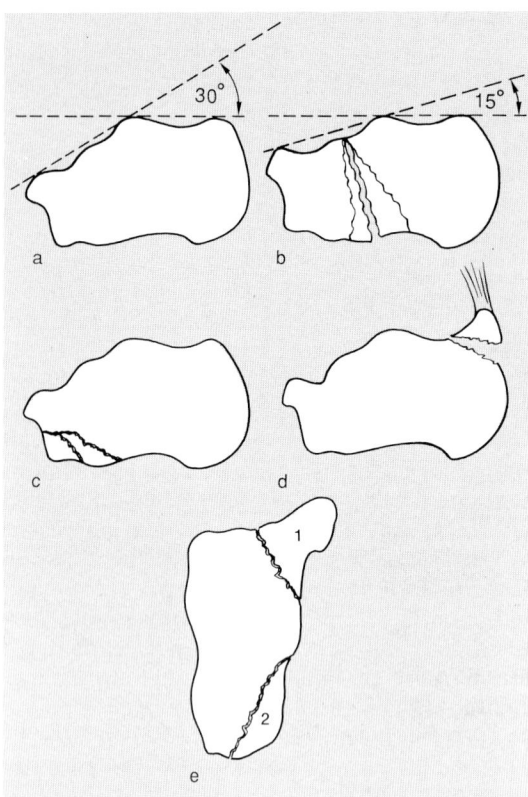

Abb. 36 a–e   Kalkaneusfrakturen
a Der Winkel, den die Verbindungslinien von der Facies articularis posterior calcanei zum Oberrand des Tuber calcanei und von der Facies articularis anterior calcanei zur Facies articularis posterior calcanei bilden, wird „Tuber-Gelenk-Winkel" genannt und ist zwischen 20 und 40 Grad groß (Durchschnitt 30 Grad)
b Bei Frakturen des Kalkaneuskörpers flacht der Tuber-Gelenk-Winkel ab (traumatischer Plattfuß). In diesem Beispiel beträgt der Tuber-Gelenk-Winkel 15 Grad
c Abbruch vom Kalkaneus im Kalkaneo-Kuboid-Gelenk
d Abrißfraktur der Tuberspitze
e Kalkaneus, von oben gesehen: 1 = Abbruch des Sustentaculum tali, 2 = Fraktur des Tuber calcanei

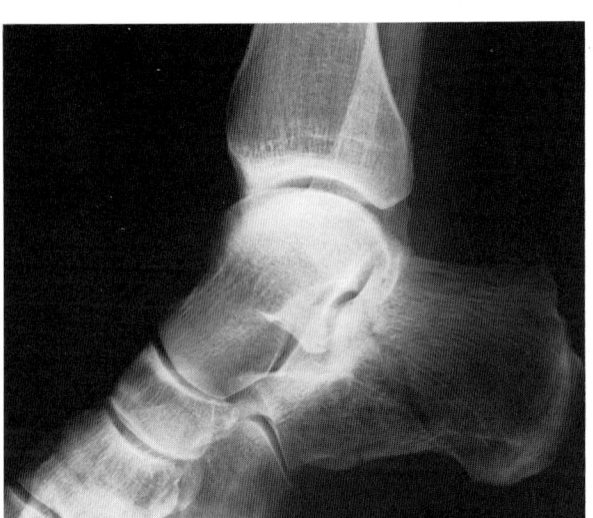

Abb. 37 Weiblich, 77 Jahre: Kalkaneusstückbruch, keine wesentliche Dislokation

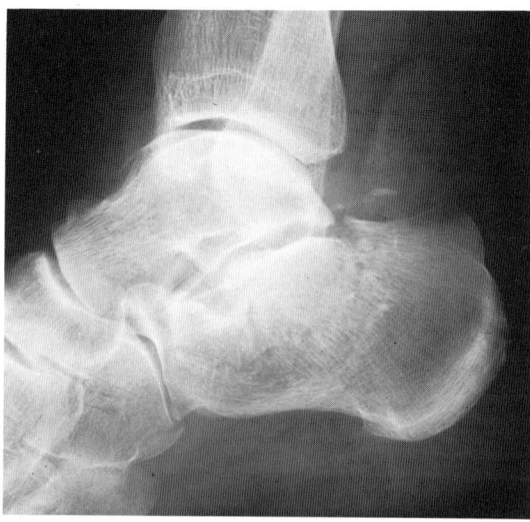

Abb. 38 Weiblich, 71 Jahre: Kalkaneusbruch links mit fast völliger Aufhebung des Tuber-Gelenk-Winkels

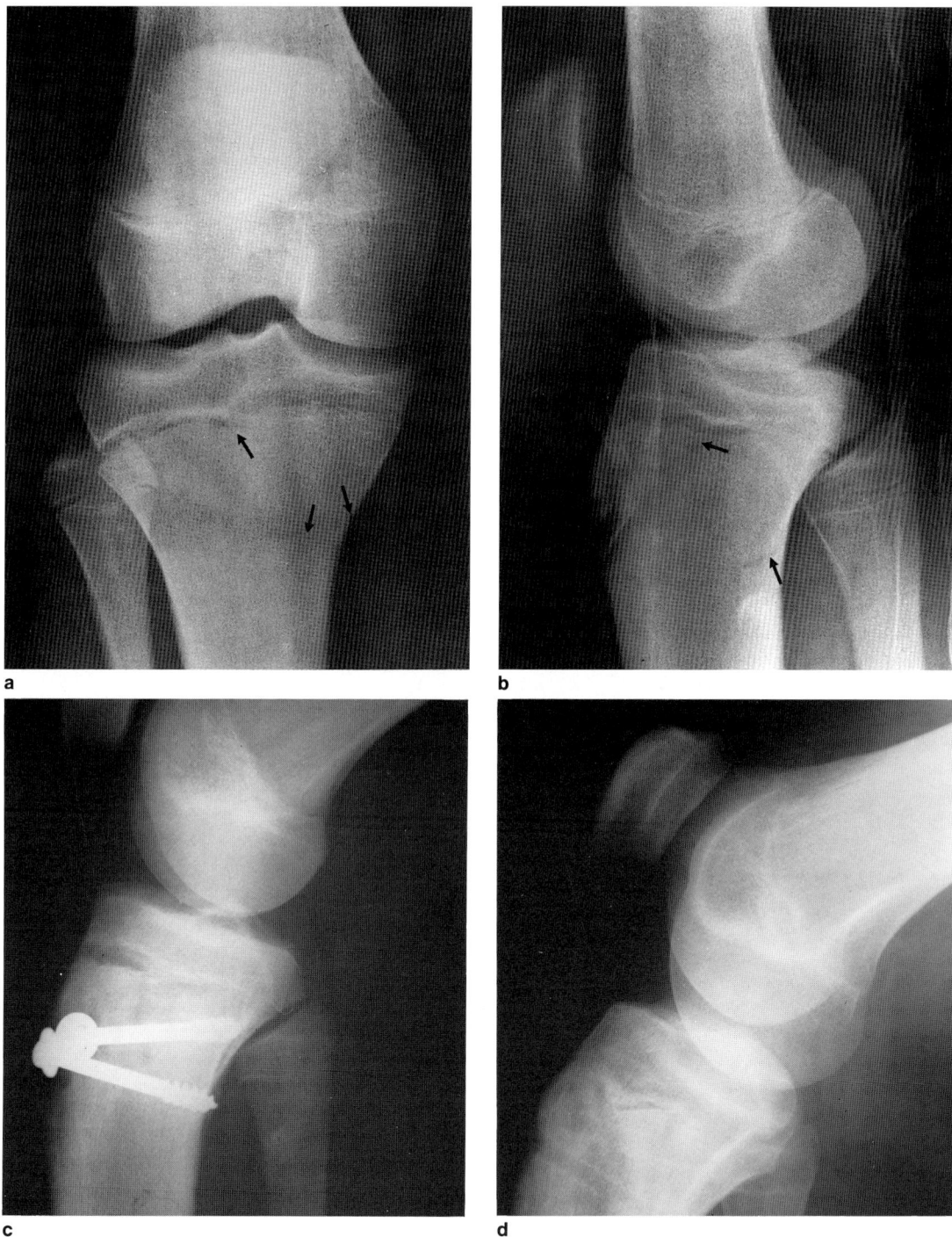

Abb. **39 a–d**
Bruch der proximalen Tibiaepiphyse (Typ Aitken I)
a u. **b** Unfallaufnahmen
c Zustand nach Osteosynthese der Aitken-I-Fraktur mit Spongiosaschrauben
d Zustand nach Knochenheilung, Metallentfernung

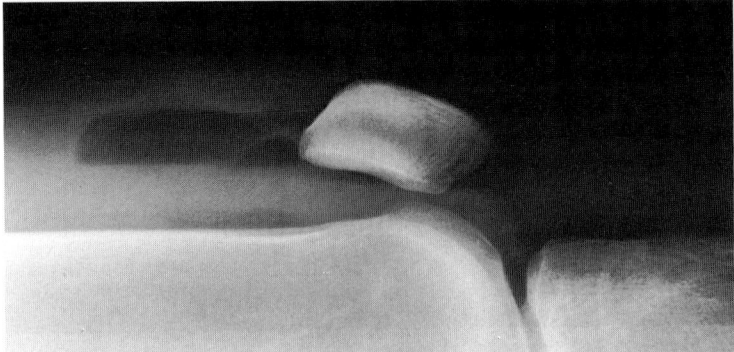

Abb. 40
Männlich, 20 Jahre: Tibiakopfbruch links, seitliche Darstellung. Massiver Kniegelenkserguß mit „Fettzeichen", sehr ausgeprägt. Niveauaufnahme mit horizontalem Strahlengang zum Nachweis von Kniegelenkserguß und Fettzeichen

Die Luxationen und Luxationsbrüche der Zehen sind im Vergleich mit solchen Verletzungen an den Fingern selten. Sie werden fast ausschließlich konservativ funktionell behandelt. Lediglich Verrenkungsbrüche des Großzehengrundgelenkes machen in Ausnahmefällen eine operative Fixation erforderlich.

Die Schienbeinkopfbrüche sind in ihrer Form außerordentlich variabel (Abb. 39). Wir kennen die monokondylären Spaltbrüche, bei denen die Femurrolle das Tibiaplateau keilförmig gespalten hat, oder die einseitigen Depressionen der Tibiagelenkfläche. In diesen Fällen hat die Femurrolle die Spongiosa des Schienbeinkopfes einseitig komprimiert. Der Gelenkknorpel des Schienbeinkopfes muß nicht unbedingt durchtrennt sein. Oft ist er nur muldenförmig nach distal verschoben. Eine weitere typische Frakturform ist die Y-Fraktur des Schienbeinkopfes, bei der beide Tibiaplateaus nach distal durch eine massive Gewalteinwirkung disloziert sind. Auf einem völlig anderen Unfallmechanismus, nämlich der Verschiebung und Rotation des Unterschenkels gegen das Femur, beruht die Ausrißfraktur der Eminentia intercondylica. Ist sie mit einer deutlichen Dislokation der Eminentia nach proximal verbunden, so muß sie operativ reponiert und transossär fixiert werden. Bei den Depressionsfrakturen und den Trümmerbrüchen des Schienbeinkopfes wird die Spongiosa stellenweise stark komprimiert. Nach der Einrichtung der Gelenkflächen entstehen Hohlräume im spongiösen Knochen, die mit Eigenspongiosatransplantat ausgefüllt werden müssen. Unterbleibt eine solche Knochentransplantation, können diese Hohlräume zur Redislokation der reponierten Bruchstücke führen. Die Gelenkbrüche und Luxationsbrüche am Kniegelenk gehen sehr häufig mit Zerreißungen der Menisken und/oder der Kreuzbänder und Kollateralbänder einher. Auch der andere kniegelenkbildende große Röhrenknochen kann an seinem distalen Ende typische Verrenkungsbrüche erleiden. Der Abbruch eines Femurkondylus ist fast immer ein Verrenkungsbruch, stets jedoch ein Gelenkbruch. Der einseitige Femurkondylenbruch muß operativ reponiert und fixiert werden. Das distale Femurende kann auch im Sinne einer Y-Fraktur brechen. Auch diese Verletzung ist konservativ praktisch nie ausreichend einzurichten und zu retinieren.

Gelenkverletzungen des Kniegelenkes mit massiver intraartikulärer Weichteilquetschung oder Gelenkfrakturen oder -fissuren lassen im seitlichen Röntgenbild gelegentlich über dem intraartikulären Bluterguß eine Fettblase entstehen (Abb. 40). Das weniger strahlenschwächende flüssige Fett

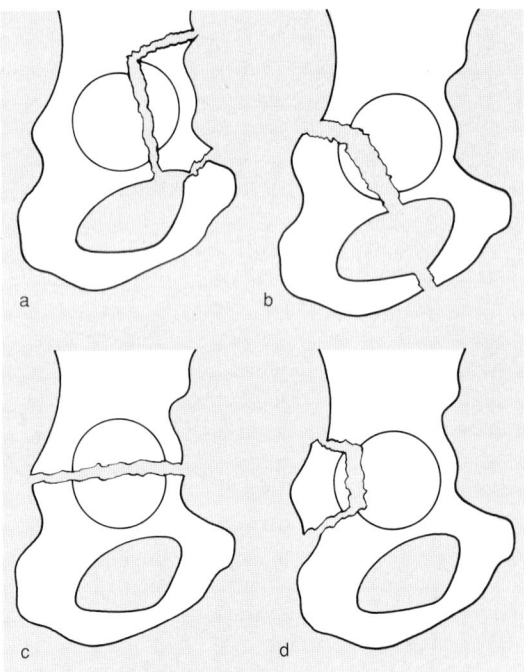

Abb. 41 a–d Einteilung der Beckenbrüche mit Beteiligung des Azetabulums nach *Tournel*
a Bruch des vorderen Pfeilers
b Bruch des hinteren Pfeilers
c Transversalbruch
d Abbruch des hinteren Pfannenrandes

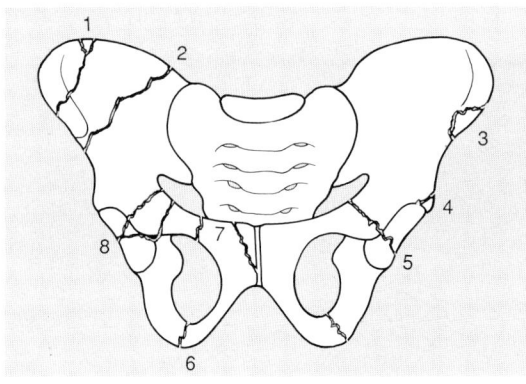

Abb. 42 Typische Beckenbrüche: 1 = vertikaler Beckenschaufelbruch, 2 = Beckenschaufelbruch Typ *Duverney*, 3 = Abriß der Spina iliaca anterior superior, 4 = Abriß der Spina iliaca anterior inferior, 5 = Pfannengrundbruch, 6 = Sitzbeinbruch, 7 = Schambeinbruch, 8 = Azetabulumbruch

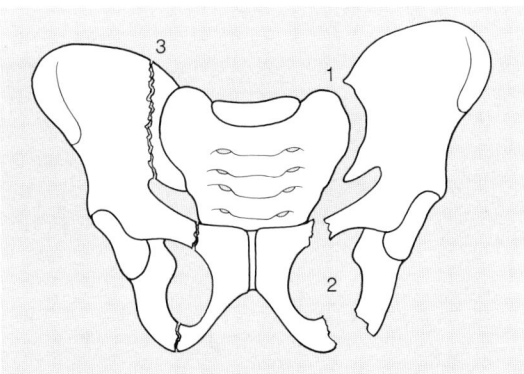

Abb. 44 Vertikalbruch des Beckens: 1 = Zerreißung des Iliosakralgelenks mit vorderem Beckenringbruch (2), 3 = Vertikalbruch neben dem Iliosakralgelenk mit vorderem Beckenringbruch (nach *Malgaigne*)

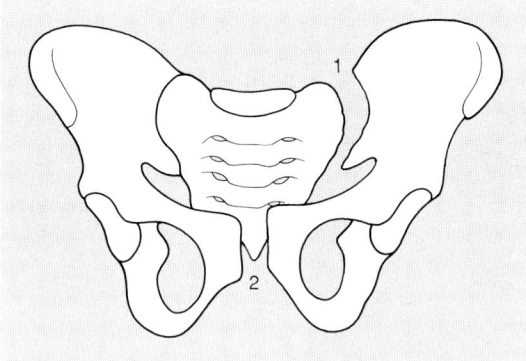

Abb. 43 Zerreißung des Beckens durch Trennung im Iliosakralgelenk (1) und in der Symphyse (2)

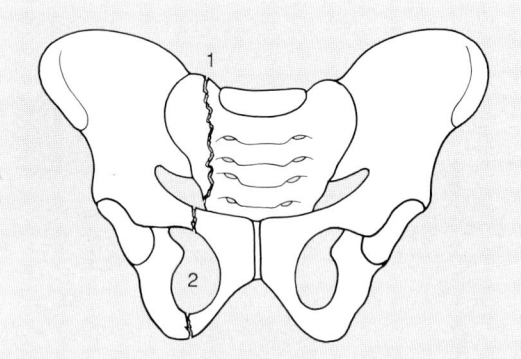

Abb. 45 Vertikal verlaufender Bruch des Beckens mit Bruch des Os sacrum durch die Kreuzbeinlöcher (1) und vorderem Beckenringbruch (2)

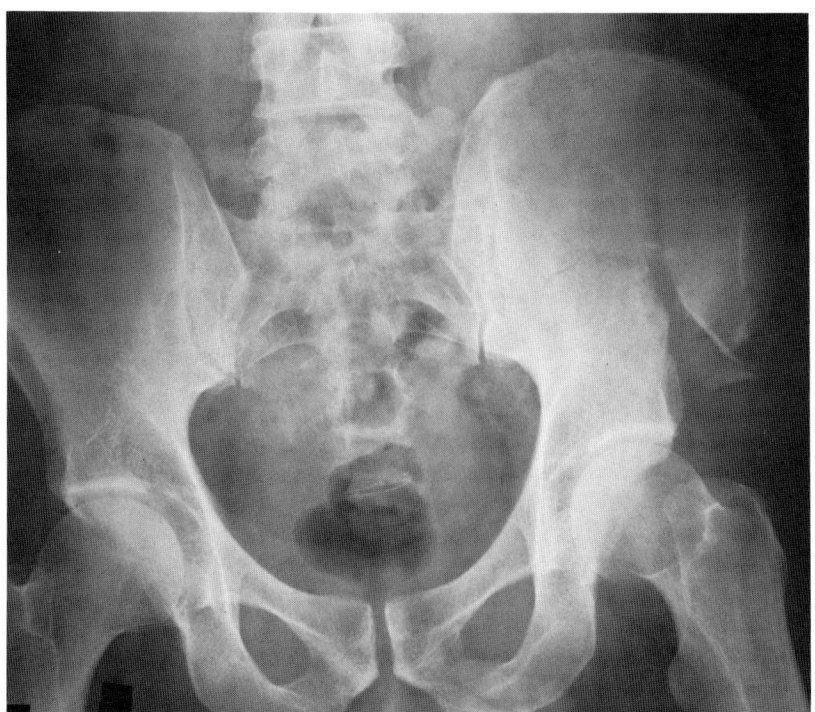

Abb. 46
Männlich, 43 Jahre. Beckenschaufeltrümmerbruch links bei Polytrauma. Das Iliosakralgelenk ist nach dem CT-Befund unbeschädigt geblieben

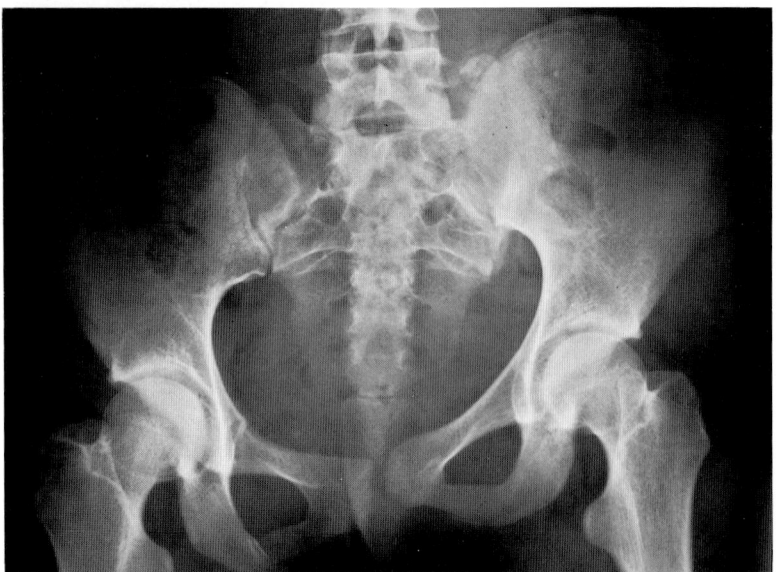

a

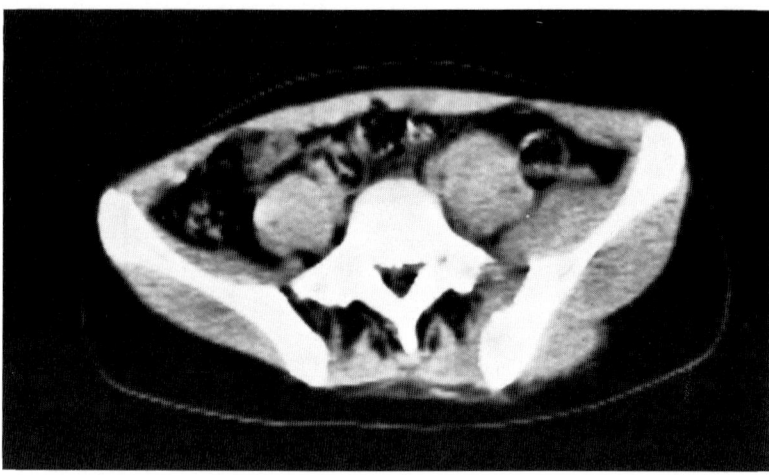

b

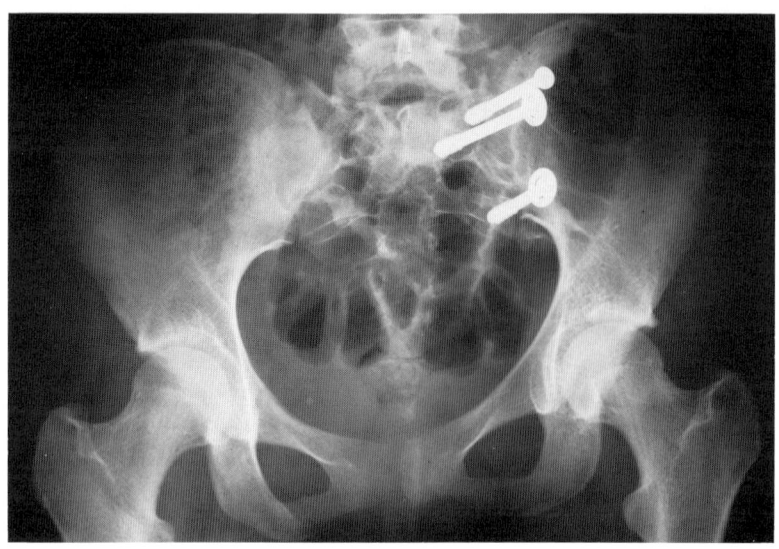

c

Abb. **47 a–c**
Weiblich, 16 Jahre
a Malgaigne-Fraktur links mit Symphysenruptur und Verrenkungsbruch des Iliosakralgelenks links. Dislokation der linken Beckenhälfte nach proximal. Bruch des Lendenwirbelquerfortsatzes links (Motorradunfall)
b Becken-CT: links Diastase zwischen Sakrum und Ilium
c Zustand nach Zugschraubenosteosynthese des Iliosakralgelenks 2 Monate post operationem

Abb. **48 a–d**
Männlich, 18 Jahre

a Beckenfraktur mit Bruch des Beckenringes durch die proximalen Nervenaustrittslöcher des Os sacrum und das linke Iliosakralgelenk sowie vordere Beckenringfraktur beidseits

b 6 Wochen später nach dorsaler Osteosynthese des hinteren Beckenringes mit Schrauben und Zuggurtungsdrähten. Die Aufnahme wurde im Gipsbett angefertigt. Beginnende Knochenheilung an den Frakturen des vorderen Beckenringes sichtbar

c u. **d** 12 Monate nach dem Unfall und der Metallentfernung zeigen Aufnahmen der Symphyse bei Standbeinwechsel, daß das Becken knöchern stabil ist und die Iliosakralgelenke intakt sind

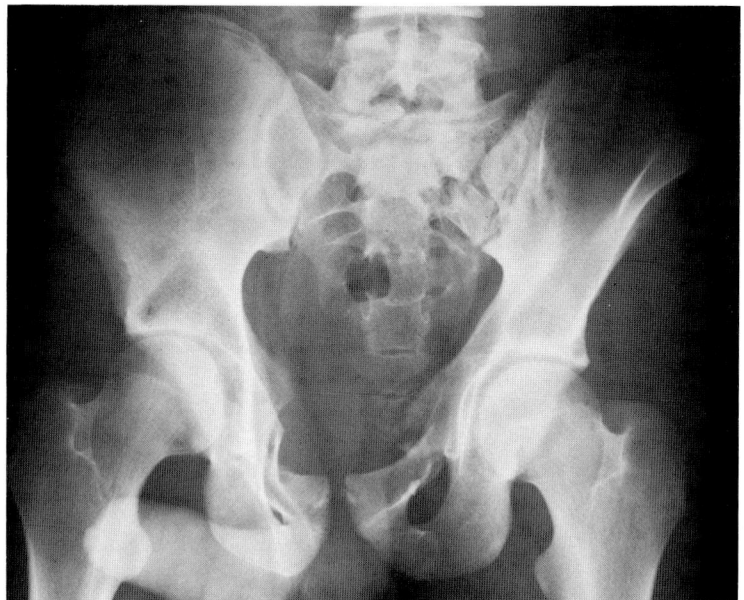

a

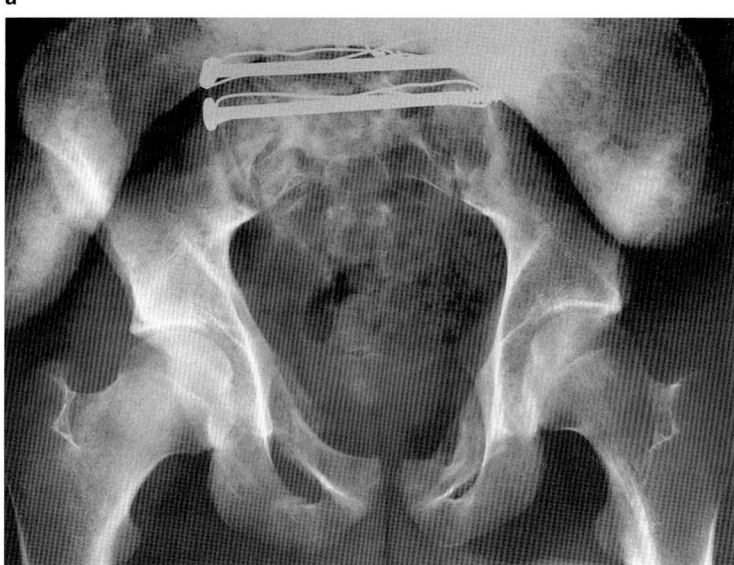

b

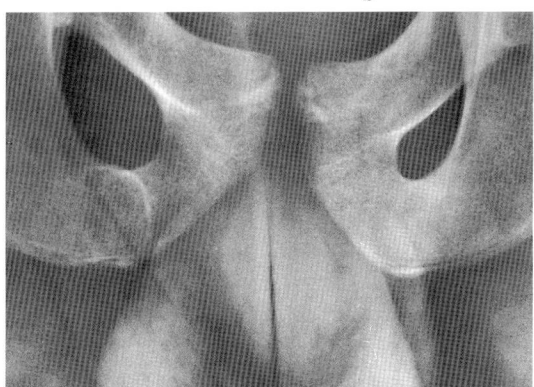 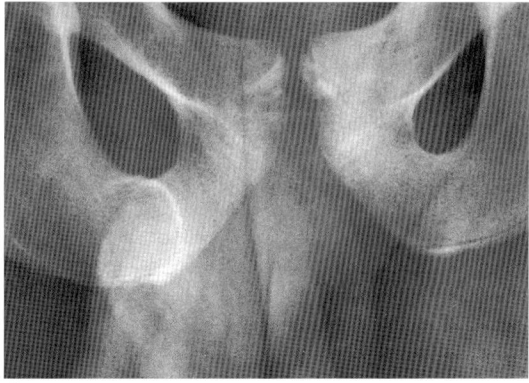

c   d

„schwimmt" wie ein Fettauge auf dem Blut und gibt als sog. Fettzeichen Anlaß, intensiv nach einer Knochenverletzung zu suchen. Dieses Fettzeichen kann auch in anderen Gelenken, z. B. im Schultergelenk, entstehen. Wegen des großen Gelenkraumes mit seinem weiten Rezessus wird es jedoch am häufigsten am Kniegelenk beobachtet (Abb. **40**).

Wenn Verrenkungen der Hüftgelenke mit Abbrüchen vom hinteren oder vorderen (oberen) Azetabulum einhergehen, so müssen diese Fragmente, sofern sie größer sind oder im Gelenkspalt eingeklemmt werden, operativ reponiert und fixiert werden. Eine sehr schwerwiegende Verletzung ist der Verrenkungsbruch des Hüftkopfes mit Zerstörung der Hüftgelenkpfanne in Richtung auf das Becken. Die Verletzung wird als zentrale Hüftluxation bezeichnet. Eine befriedigende Wiederherstellung des Hüftgelenkes ist bei dieser Luxationsfraktur praktisch nicht möglich. Wenn nach der knöchernen Heilung Beschwerden zurückbleiben, ist der Hüftgelenktotalersatz notwendig. Bricht die Hüftgelenkpfanne derart, daß ein Pfannenrandfragment mit Teilen des Schambeines disloziert wird, sprechen wir vom Bruch des vorderen Beckenpfeilers. In ähnlicher Weise kann der hintere Beckenpfeiler brechen. Ein Teil der Gelenkpfanne und Teile des Sitzbeines werden dabei disloziert. Nach LETOURNEL (1966) werden die Beckenbrüche mit Hüftgelenkbeteiligung eingeteilt in a) Bruch des vorderen Pfeilers, b) Bruch des hinteren Pfeilers, c) Transversalbruch, d) Abbruch des hinteren Pfannenrandes (Abb. **41**). Die gleichzeitigen Brüche des Beckenringes im vorderen Bereich durch Scham- und Sitzbein sowie im hinteren Bereich durch das Iliosakralgelenk und manchmal kombiniert mit Bruchlinienverläufen durch die lateralen Kreuzbeinanteile sind ebenfalls Verrenkungsbrüche. Zur Wiederherstellung der statischen Bedingungen und der Beckenfestigkeit müssen sie bei erheblichen Dislokationen operativ reponiert und auch fixiert werden. Für den Kliniker ist auch der mit solchen Beckenbrüchen verbundene große Blutverlust u. U. die Indikation zum operativen Eingreifen (Abb. **42–48**). Jede Azetabulumfraktur birgt die Gefahr des Hämarthros (Abb. **49**). Blut ist ein „Gelenkknorpelfeind"; die spätere Koxarthrose droht.

Literatur (s. S. 110)

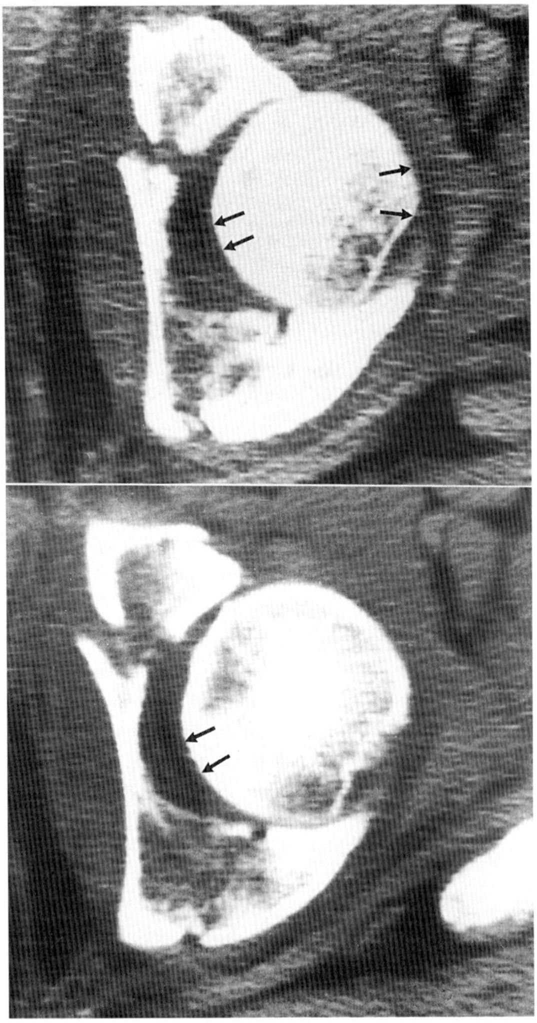

Abb. **49** Männlich, 50 Jahre. Hüftpfannenfraktur mit Einblutung (+25 H.E.) in das Gelenk (Pfeile)

Arthroplastik

D. Großner und K. H. Jungbluth

Allgemeines

Eine *Arthroplastik* ist eine mobilisierende Operation an einem versteiften Gelenk. Versuche, eingesteifte Gelenke wieder beweglich zu machen, reichen bis in den Anfang des 19. Jahrhunderts zurück. Im engeren Sinne verstehen wir unter einer Arthroplastik eine rekonstruktive Operation an einem durch Krankheit oder Trauma geschädigten Gelenk, bei welcher wesentliche Gelenkelemente wie Bänder, Kapsel, Gelenkkopf und/oder -pfanne ersetzt werden (GROVES-HEY 1923).

Von *Arthrolyse* sprechen wir, wenn die gelenkmobilisierende Operation mit Lösung bindegewebig verlöteter Gleitbahnen ohne Resektion von Knochen oder Knorpel einhergeht.

Wie bei den Transplantationen sind autologe, homologe und allogene Arthroplastiken zu unterscheiden. Bei einer *Semiplastik* wird nur ein gelenkbildendes Teil neu geformt, bzw. ersetzt (Abb. 1). Eine *Totalplastik* betrifft dagegen das ganze Gelenk.

Die Indikation zur Plastik kann durch Schmerzen, Gelenksteife, Instabilität oder Fehlform, bzw. Fehlstellung von Gelenkanteilen gegeben sein. Das Ziel der Plastik ist die Beseitigung dieser Mängel.

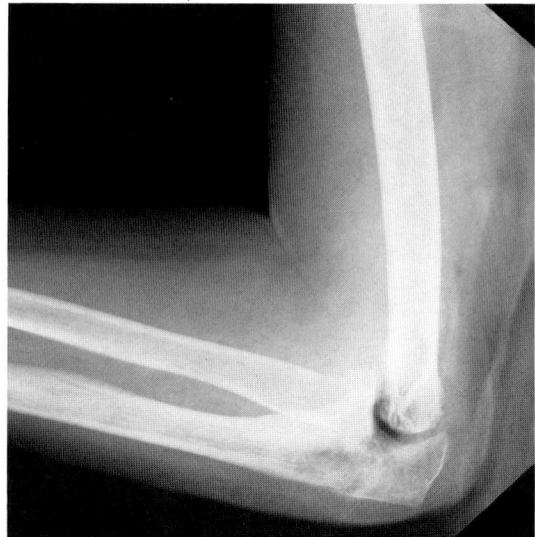

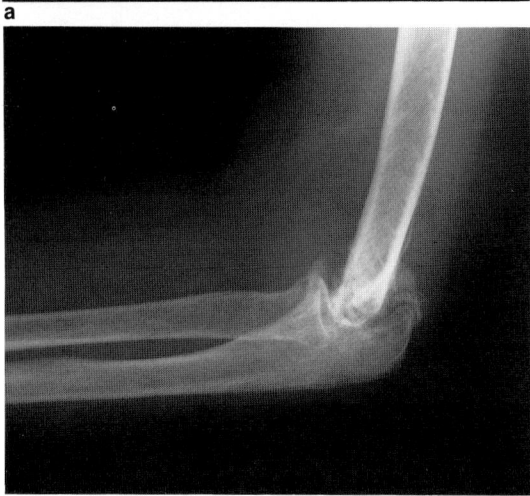

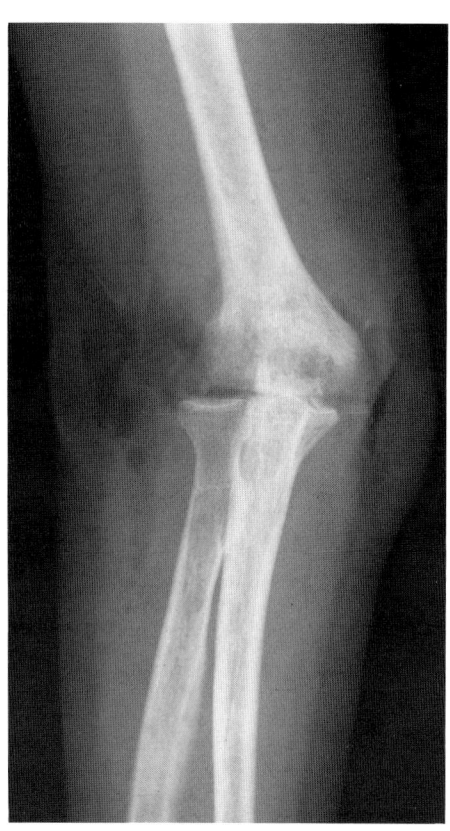

Abb. 1
Semiarthroplastik nach distaler Humerusfraktur
a Zustand nach Resektion der Fragmente an der Humerusgelenkfläche
b u. **c** 3 Jahre nach Arthroplastik

140 Arthroplastik

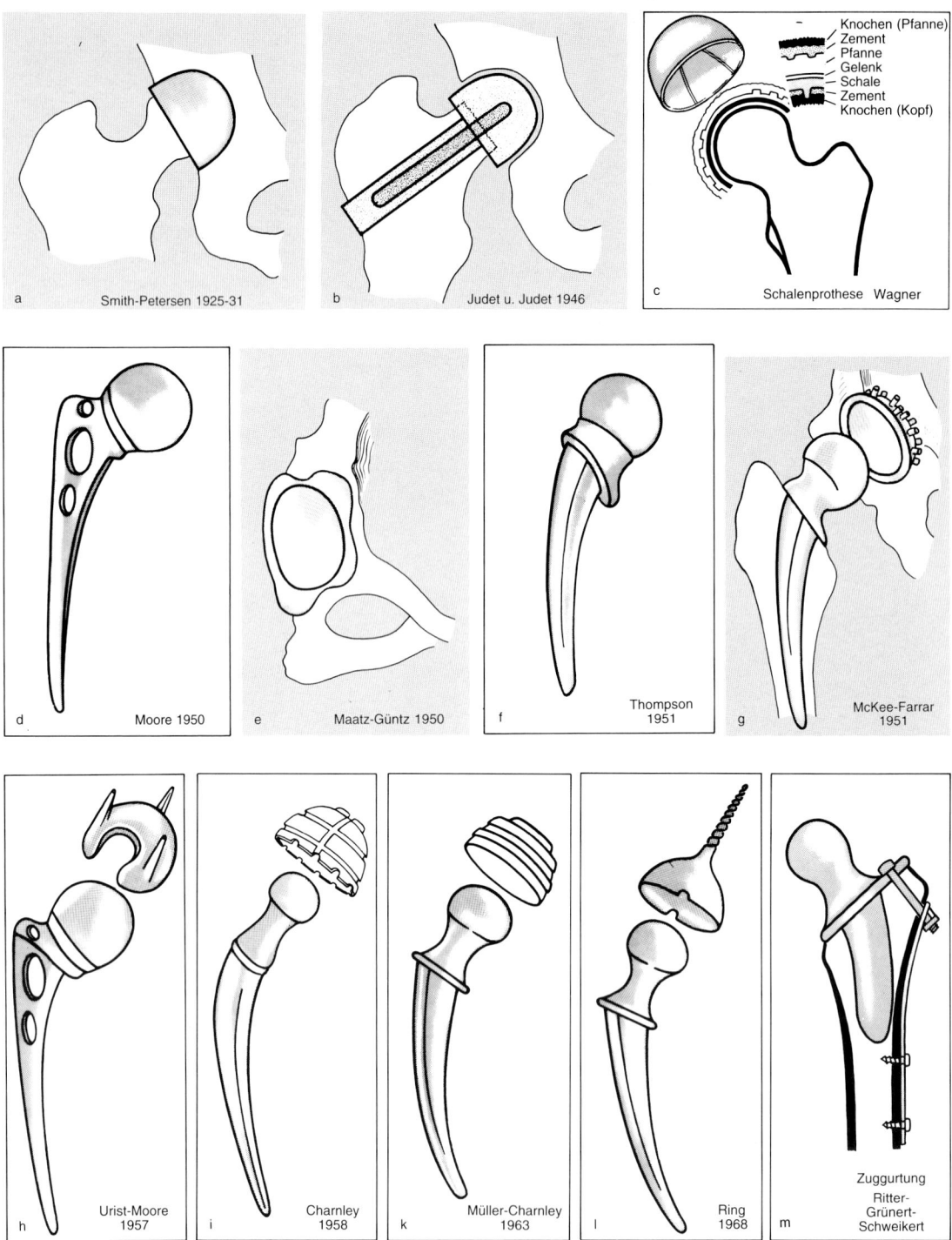

Abb. 2a–m   Historische Modelle der Teil- und Totalprothesen des Hüftgelenkes

Hierbei ist immer abzuwägen, ob nicht alternative Verfahren wie Arthrodese, Umstellungsosteotomie und andere dem Patienten langfristig nützlicher sind. Gerade bei der Arthrodese gehen neben Alter, Geschlecht, Beruf und persönliche Beurteilung des eigenen Falles, die Auswirkung des versteiften Gelenkes auf die Nachbargelenke, ästhetische Gesichtspunkte und die aufgehobene Beweglichkeit mit in die Indikationsstellung ein.

Alloarthroplastik

Seit Beginn des Jahrhunderts sind erste Versuche unternommen worden, Gelenkteile allo-arthroplastisch zu ersetzen. Die meisten Versuche scheiterten an der Unbrauchbarkeit des implantierten Materials.

DELBET (1903) und GROVES-HEY (1923) gehören zu den ersten Chirurgen, die eine Substitution eines künstlichen Hüftkopfes durchführten. SMITH-PETERSEN (1939) ging auf das mechanisch und biologisch besonders geeignete Vitallium über. Versuche mit Plexiglas als Kopfersatz an der Hüfte scheiterten. 1940 ersetzten MOORE und BOHLMANN (1943) erstmals das proximale Femurende durch eine spezielle Vitalliumendoprothese, JUDET (1946) entwarf eine neuartige Stiftendoprothese (Abb. 2).

In Europa wie auch in den Vereinigten Staaten setzte eine stürmische Welle der Prothesenentwicklung ein, die durch Verbesserung der Implantatmaterialien, Stahl und Kunststoffe, begünstigt wurde. Während die Metallegierungen weitgehend biologisch inert waren, wurden bei den Kunststoffen bald erste Zeichen von Unverträglichkeiten festgestellt (MOORE 1943). Bereits 1938 hatte WILES eine erste klinisch brauchbare Totalendoprothese des Hüftgelenkes konstruiert und eine befriedigende Funktion über 13 Jahre beobachtet (HUGGLER u. SCHREIBER 1978).

Die bahnbrechende Entwicklung der modernen Alloarthroplastik wurde durch CHARNLEY 1957 eingeleitet (Abb. 2). Er führte den Begriff der „low-friction-arthroplasty" ein. Zugrunde lag die Feststellung, daß Gelenkpartner aus einer eisenfreien Legierung und Polyaethylen einen niedrigen Reibungskoeffizienten bei hoher Gleit-Verschleißfestigkeit aufwiesen. Der Abrieb im Gelenk war hierbei minimal. Die pathogenetische Bedeutung der Metallose als Reaktion des Gewebes auf Metallzersetzungsprodukte, als auch der Fremdkörpergranulome als Folge des Kunststoffabriebes traten in den Hintergrund.

Durch geringe Differenzen der Radien der beteiligten Gelenkflächen suchte man die Schmierfunktion der Körperflüssigkeiten in den Kunstgelenken zu verbessern.

Der Reibungskoeffizient der Prothesen konnte durch Einsatz von Keramik später noch weiter gesenkt werden. Der Reibungskoeffizient beträgt beim normalen Gelenk 0,008–0,02, bei der Artikulation von Metall/Metall 0,8, bei Metall/Polyaethylen 0,02, und bei Keramik/Keramik weniger als 0,02 (FRIEDEBOLD u. WOLFF 1987).

Das künstliche Gelenk muß so eingefügt werden, daß es dem differenzierten Kräftespiel des Skelettes möglichst dauerhaft Stand hält. Die Krafteinleitung in den Knochen ist von besonderer Bedeutung. Sie wird im wesentlichen bestimmt durch das

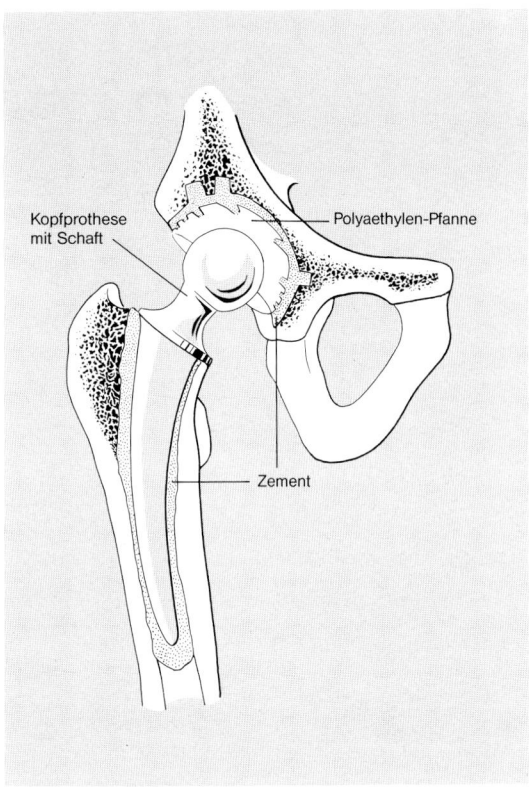

Abb. 3 Zementierte Totalendoprothese des Hüftgelenkes nach dem „low-friction"-Prinzip (*Charnley*)

Design der Prothese und deren Position im knöchernen Lager. Nach der Implantation einer Prothese sollte eine möglichst gleichmäßige Kraftübertragung über die gesamte Fläche der Prothesenverankerung erfolgen. Durch Verwendung von Knochenzement wird die Verankerungsfläche des Implantates im Knochen erheblich vergrößert. CHARNLEY führte dieses Verfahren 1959 ein (Abb. 3). Der Zement gleicht Inkongruenzen zwischen Prothese und knöchernem Lager aus und garantiert damit eine hohe Anfangsstabilität. Ein optimales Ergebnis ist nur zu erwarten, wenn der Knochen nach der Protheseimplantation in allen Bereichen der Kraftübertragung in Höhe der ehemaligen Sollspannung beansprucht wird (KUMMER 1985, SCHNEIDER 1988).

Mit den heutigen Prothesen lassen sich diese Idealforderungen nicht erreichen. Krafteinleitung und Übertragung im Bereich der Grenzflächen hängen einmal von der Elastizität und Steifigkeit des Prothesenmaterials, zum anderen von dem Design und der Position im Knochen ab. Zwischen dem Elastizitätsmodul der Knochenzemente und den heute üblichen Metallegierungen bestehen erhebliche Unterschiede. Eine „isoelastische Prothese" wäre zwar ideal, läßt sich wegen der Abhängigkeit der Knocheneigenschaften von Alter, Geschlecht und Lokalisation nicht erreichen (s. Abb. **14k** u. **26f**).

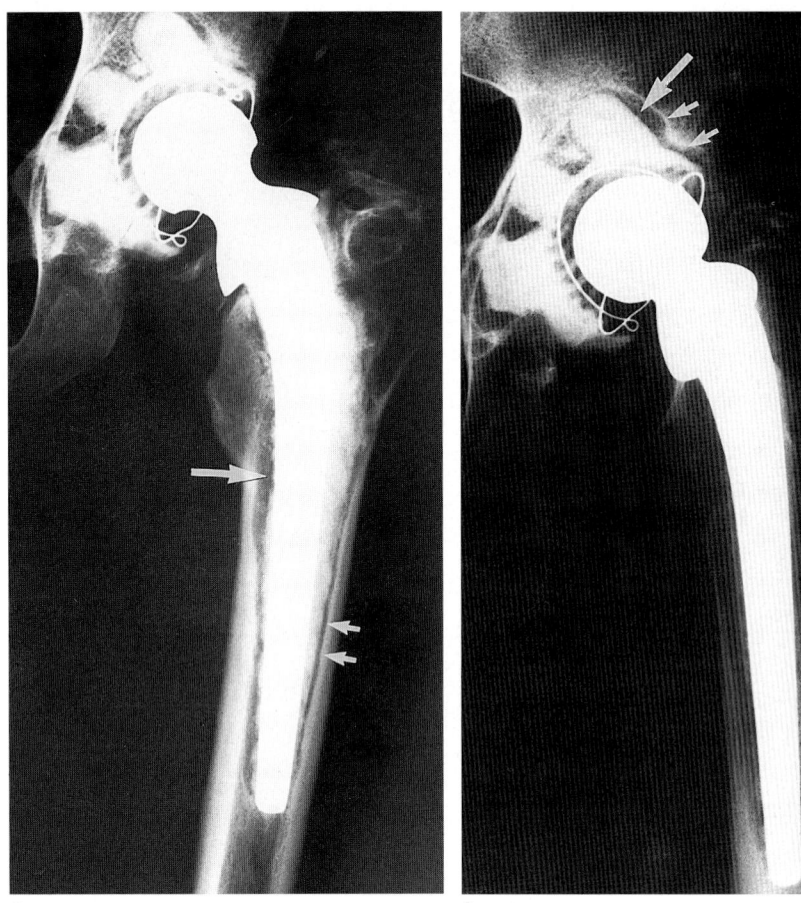

a b
Abb. 4a u. b Aseptische Auslockerungszeichen an der Pfanne und dem Schaft einer zementierten Prothese
Große Pfeile = Resorptionssäume zwischen Knochenzement und Knochen
Kleine Pfeile = Sklerosierungssäume am Knochen
(Aufnahmen: Prof. Dr. G. Dahmen, Hamburg)

Der Knochenzement wird als präpolymerisiertes Polymethylmetacrylat mit einem Katalysator und dem flüssigen Methylmethacrylat-Monomer gemischt und härtet unter Wärmeentwicklung (in praxi um 60 °C) in ca. 10 Minuten aus. Durch Zusatz von Bariumsulfat oder Zirkondioxyd wird er röntgenologisch darstellbar. Zusatz von Refobacin hat eine antimikrobielle Wirkung zur Folge, die über Wochen bis Monate anhalten kann.

Der Zement ist kein Klebstoff. Er hat keine adhäsiven Eigenschaften und bindet nicht an den glatten Oberflächen der Prothesen. Bis zu einem gewissen Maße haftet er an den leicht aufgerauhten Oberfläche der Prothesen. Durch Einpressung läßt er sich sehr gut in den Hohlräumen des spongiösen Knochens verankern. Diese Verankerung ist erforderlich, da Bewegung an der Zement/Knochengrenze zur Resorption von Knochen und damit zur Auslockerung führt. Die Dauerhaftigkeit der Zementeinbettung hängt wesentlich von der homogenen Durchmischung des Materials, der Applikationsart und möglichst sauberen Kontaktflächen ab (DRAENERT 1983, CARLSSON u. Mitarb. 1983, OH u. Mitarb. 1983, SCHNEIDER 1988).

An die veränderten biomechanischen Bedingungen einer Alloarthroplastik paßt sich der Knochen durch Remodeling an. Wegen der unterschiedlichen Elastizität an der Grenze Zement/Knochen kann es durch die mechanische Belastung zur Zementzerrüttung und Auslockerung der Prothese kommen (Abb. 4). Unter dynamischer Belastung kann das Remodeling negativ durch Produkte von Metall, Polyaethylen oder Zement beeinflußt werden. Offenbar vermögen auch nicht geklärte biologische Voraussetzungen diese Vorgänge auszulösen (PETTY 1978, PUGH u. Mitarb. 1973, RAE 1980, GÄCHTER 1987).

So wurde von Hemmung bzw. Blockierung von Enzymen (RIEDE u. Mitarb. 1974), Zerstörung von Makrophagen (ALLISON u. Mitarb. 1966), allergischen Reaktionen sowie Gewebsnekrosen am Knochen berichtet. Diese Faktoren begünstigen die Prothesenlockerung (SEMLITSCH u. WILLERT 1976, HUGGLER u. SCHREIBER 1978) und können mit ausgedehnten Granulomen und Knochenresorption einhergehen.

Für die aseptische Spätlockerung zementierter Hüftgelenksprothesen wird vor allem auch das mechanische Versagen des Knochenzementes verantwortlich gemacht (MORSCHER 1983, RAHMANZADEH u. FAENSEN 1984, GÄCHTER 1987, CLAES 1988).

Um diesen Faktor auszuschalten, wurden in den letzten Jahren zunehmend Prothesen entwickelt, die eine zementfreie Verankerung erlauben (Abb. 5) (SWANSON u. FREEMAN 1979, MITTELMEIER 1983, MORSCHER 1983, RAHMANZADEH u. FAENSEN 1984, MAAZ u. MENGE 1985). Durch formschlüssigen Prothesensitz (press-fit) und entsprechende Oberflächengestaltung (Tragrippen, rauhe Oberfläche, poröse Beschichtung) soll die Druckbeanspruchung so genutzt werden, daß eine geeignete Krafteinleitung die dauerhafte Verankerung der Prothese im Knochen bewirkt (s. Abb. 26e-l).

Eine poröse Prothesenoberfläche führt zu einer Oberflächenvergrößerung und im Mikrobereich gleichzeitig zur Aufnahme von Druckkräften an den Flanken des Oberflächenreliefs. Durch Beschichtungen, sei es mit aufgesinterten Kugeln und Drähten oder poröse Metalle und Kunststoffe, lassen sich zum Teil sogar Zugspannungen von der Prothese auf den Knochen übertragen. Dies ist dann möglich, wenn Knochenbälkchen in die Hohlräume der porösen Oberflächen einwachsen.

Um dieses zu erreichen, müssen solche Strukturen gewisse geometrische Bedingungen erfüllen. Durch Untersuchungen von GALANTE u. Mitarb. (1971), HOMSEY (1973), PILLAR u. Mitarb. (1975), DUCHEYNE u. Mitarb. (1978) und anderen wissen wir, daß die Porengröße zwischen 50 und 100 μ liegen sollte, das Porositätsvolumen mindestens 30% ausmachen muß.

Darüber hinaus nehmen auch andere Faktoren auf das Einwachsen von Knochen in poröse Oberflächen Einfluß, wie die Biokompatibilität des Materials und seine mechanischen Eigenschaften, aber auch der Zustand des umgebenden Gewebes, die Wirkung funktioneller Belastung und das Design der Prothese (MORSCHER 1987).

Die Beschichtung von Oberflächen (Pfannen und Prothesen) mit Hydroxyl-Apatit soll die Eigenschaften dieses Materials für eine „Verbundosteogenese" nutzen. Zusammensetzung und Struktur des verwendeten Hydroxyl-Apatits entsprechen

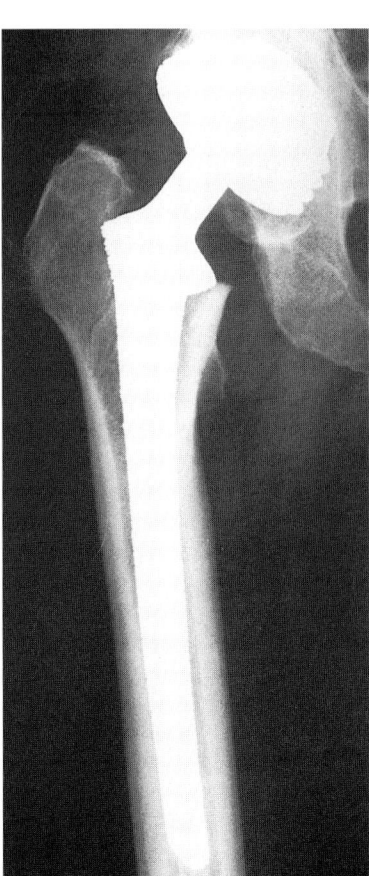
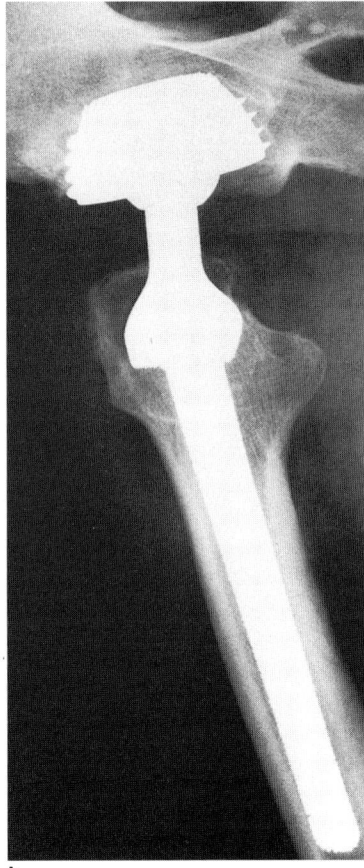

Abb. 5a u. b Unzementierte Hüfttotalendoprothese nach *Lord*, Schraubpfanne mit Polyaethylen-Inlay, Steckkopf, Oberflächenstrukturierung des Metallschaftes (Aufnahmen: Prof. Dr. *G. Dahmen*, Hamburg)

a   b

dem im Knochen vorkommenden natürlichen Mineral.

Die Mikro- und Makroporosität ist für die knöcherne Integration geeignet, wenn auch noch technische Schwierigkeiten bestehen mit der festen Haftung des Hydroxyl-Apatits an den Implantaten.

Eine kraftschlüssige Verankerung der Prothesen mit einer Vorspannung, bzw. Verklemmung stellt die Grenzflächen ruhig und soll das Heranwachsen des Knochens an die Oberflächen der Prothese erleichtern. Um in der Frühphase keine Scherkräfte zu provozieren, ist es notwendig, daß der Patient seine zementfrei versorgte Prothese für einige Monate nicht belastet.

Normalerweise wird die Biegebelastung am Knochen durch Zug- und Drucktrabekel aufgenommen, die die Belastung auf die Kortikalis verteilen. Prothesen nach dem Zuggurtungsprinzip versuchen diese Krafteinleitung nachzuahmen, indem sie mit Schrauben Zugkräfte nach lateral führen, die dort adäquate Druckspannungen am Knochen hervorrufen (RITTER u. Mitarb. 1976, HIERHOLZER u. HEITEMEYER 1987) (s. Abb. **2m**).

Im Bemühen Relativbewegungen zwischen Prothese und Knochen zu verringern, wurden die bereits o. g. isoelastischen Prothesen entwickelt (ANDREW u. Mitarb. 1986, BOMBELLI u. MATHYS 1982, MORSCHER u. Mitarb. 1981, POIGENFÜRST u. Mitarb. 1984, BURRI 1985, HIERHOLZER u. HEITEMEYER 1987). Die klinischen Ergebnisse werden unterschiedlich beurteilt. Bei einigen Modellen isoelastischer Prothesen wird zusätzlich das Zuggurtungsprinzip genutzt (s. Abb. **2m** u. **26f**).

Für alle Prothesen ist die gute Deckung mit Körpergewebe von großer Bedeutung. Besonders günstig liegen die Verhältnisse am Hüftgelenk, wo die Fremdkörper durch einen dicken vielschichtigen Weichteilmantel bedeckt sind. An anderen Körperregionen sind die Verhältnisse weniger günstig.

Beispielsweise waren die ersten Scharniergelenke am Knie so mächtig, daß dekubitale, von der Prothese verursachte Hautnekrosen keine Seltenheit waren. Die neueren Modelle sind deutlich weniger raumfordernd. Damit wird gleichzeitig der Wunsch nach einem „Rückzugsweg" erfüllt. Beim Versagen einer Alloarthroplastik wird die Möglichkeit eines Revisionseingriffes erleichtert. Sowohl die erneute Alloarthroplastik als auch die Ankylosierung setzen voraus, daß ausreichendes vitales Knochenmaterial für den Eingriff verfügbar bleibt.

Wie nach jeder Operation kann auch nach Einsetzen einer Gelenkprothese als schwere Komplikation eine Infektion auftreten. Diese kann sich als Früh- oder Spätinfektion manifestieren, exogen oder hämatogen entstanden sein.

Fleckige und girlandenförmige Zerstörung der Kortikalis (Kompakta) prägen das Bild. Die akute eitrige Form verläuft unter dem klinischen Bild der Osteomyelitis.

Mehr oder minder breite Aufhellungssäume zwischen Zement und Knochen können zwar infektionsbedingt sein, sind häufig aber Ausdruck einer aseptischen Lockerung (s. Abb. **4** u. **6**).

Aseptische Lockerungen sind die wichtigsten, langfristigen Komplikationen aller Endoprothesen. Zementierte und unzementierte Prothesen werden von diesen Problemen betroffen. Ein Vergleich zwischen den beiden Gruppen läßt sich derzeit nicht anstellen, da die Tragezeiten nicht zementierter Prothesen noch zu kurz sind.

Die Lockerung der Prothese geht in der Regel mit Schmerzen einher. Radiologisch kann man Lockerungssäume erkennen, die meist im Verlauf zuneh-

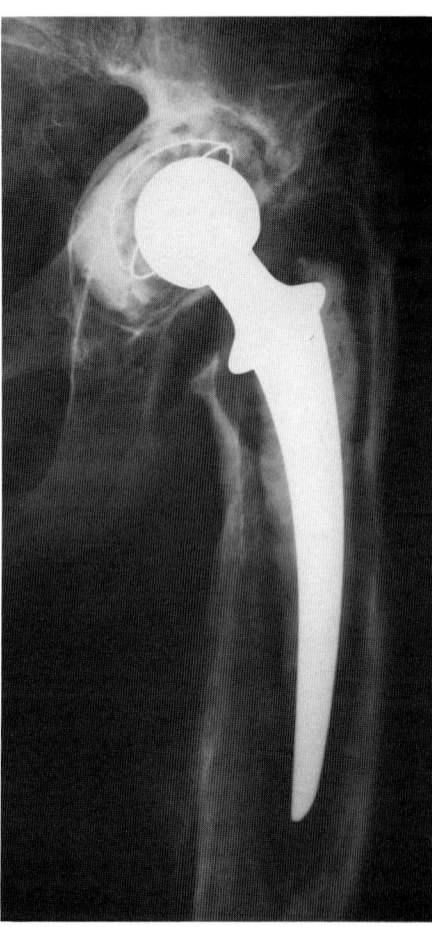

Abb. **6** Zementierte Prothese mit Schaftkragen. Exzessive aseptische Auslockerung am Schaft mit Einsinken des Prothesen-Zement-Verbundes einschließlich des Prothesenkragens, Resorptionssäume auch an der Pfanne mit Zeichen der Protrusio acetabuli
(Aufnahme: Dr. *H. Rudolph*, Rotenburg/Wümme)

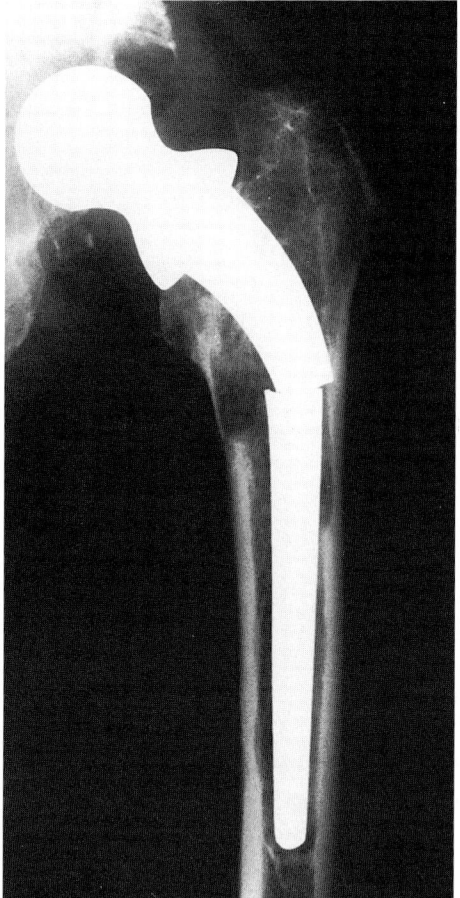 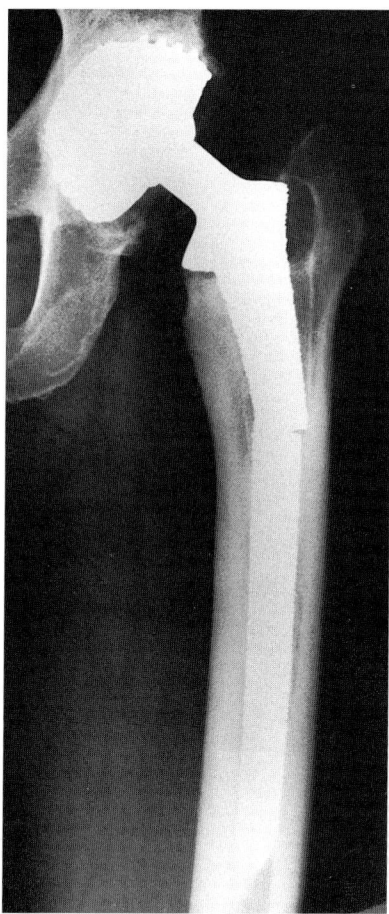

a   **b**

Abb. 7 Bruch des Prothesenschaftes als Folge einer Materialermüdung
a Nach Auslockerung des gesamten Prothesenstieles im Knochen
b Bei Kraftübertragung des distalen Prothesenanteiles in der reaktiv verdichteten und verdickten Knochenstruktur. Proximal Auslockerung mit Knochenresorption und Ermüdungsbruch des Stieles
(Aufnahme **a**: Dr. H. Rudolph, Rotenburg/Wümme, Aufnahme **b**: Prof. Dr. G. Dahmen, Hamburg)

men und zur Lageveränderung der Implantate führen können (Abb. **6**). Abriebprodukte und zerrütteter Zement beschleunigen die Auslockerung durch lokalen Um- und Abbau des Knochens. Gelegentlich beobachtet man pseudogranulomatöse Entzündungen.

Während die Abgrenzung zwischen septischer und aseptischer Lockerung durch Röntgendiagnostik, Sequenzszintigraphie (^{99m}Technetium-Phosphatkomplex, ^{99m}Tc-HSA-Nanokolloid), radioaktiv markierte Granulozyten, Gelenkpunktion mit bakterieller Kultur und Arthrographie in der Regel bei zementierten Prothesen relativ gut gelingt, entfällt dies bei unzementierten Prothesen weitgehend (GRUEN u. Mitarb. 1979, TEHRANZADEH u. Mitarb. 1981, STAUFFER 1982, WILMSDORFF u. DENKAUS 1985). Die Zeitdauer bis zur Normalisierung der Radionuklideinlagerung im Knochenszintigramm nach Implantation von zementierten Prothesen wird mit 6–9 Monaten angegeben (UTZ u. Mitarb. 1986, ROSENTHALL 1990). Neuere Untersuchungen an nicht-zementierten Schaftprothesen zeigen, daß die bei zementierten Hüften bekannten szintigraphischen Lockerungs- und Infektkriterien sich nicht auf unzementierte Prothesen übertragen lassen (LÜTTEN u. Mitarb. 1989, OSWALD 1989, ROSENTHALL 1990, ZILKENS 1990). Eine Differenzierung zwischen beginnender Lockerung einerseits und fortbestehender normaler Osteoblastentätigkeit im Rahmen von Knochenumbau andererseits ist bislang kaum möglich. Auch ohne Auslockerungszeichen läßt sich bei etwa ¼ der Patienten eine lokalisierte Mehrspeicherung in den proximalen Schaftanteilen wie auch um die Prothesenspitze herum erkennen. Radiologisch korrelieren die szintigraphisch auffälligen Bezirke mit Kortikalisverdickungen oder paraartikulären Verknöcherungen. Ohne Kenntnis

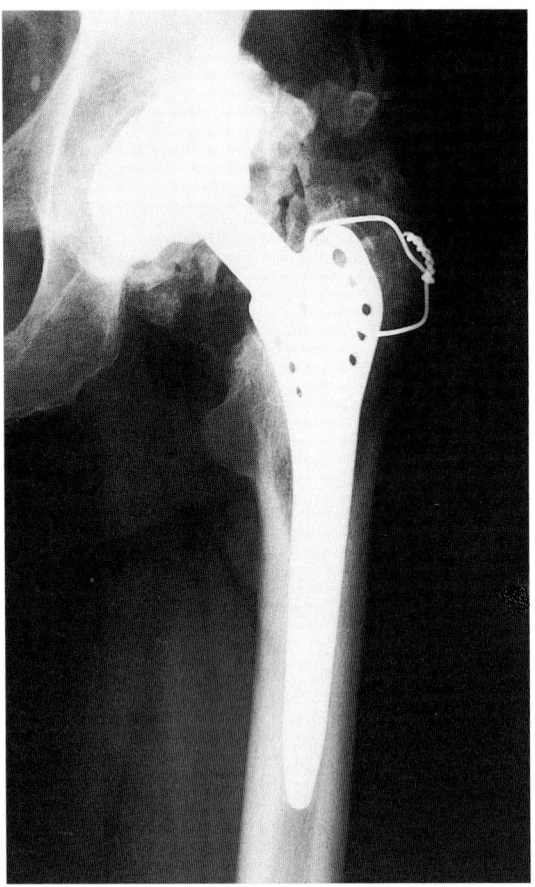
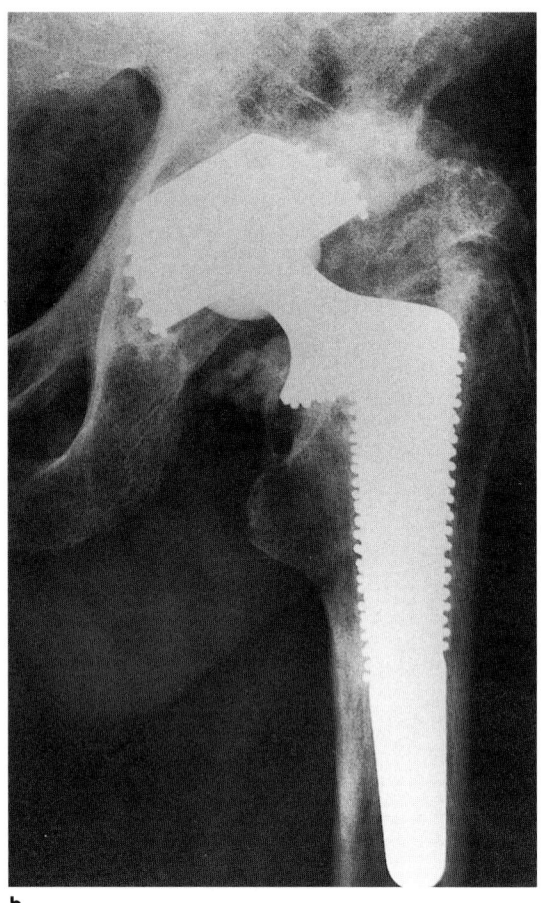

a
Abb. 8
Heterotope Ossifikationen bei Alloarthroplastiken
a Zweymüller-Prothese

b Calcabloc THP-cl-Prothese
(Aufnahme a: Dr. H. Rudolph, Rotenburg/Wümme)

des radiologischen Befundes könnte szintigraphisch eine Lockerung vermutet werden. Die erhöhte Speicheraktivität läßt sich bisher bis zu 6 Jahren verfolgen.

Durch die ständigen funktionsbedingten Lastwechsel ist jedes Prothesenmaterial von Ermüdungserscheinungen bedroht. Je besser der Werkstoff, je sinnvoller die Prothese angeordnet und eingebaut ist, desto größer ist die Chance, einen Ermüdungsbruch des Metalles so weit hinauszuzögern, daß ein solches Ereignis vom Patienten nicht erlebt wird. Regelhaft kommt es dann über die Zeit zu einem Ermüdungsbruch des Prothesenstieles, wenn das untere Drittel formschlüssig im soliden Knochenrohr und intaktem Zementmantel liegt, die proximalen ⅔ des Stiels jedoch ausgelockert sind. Das Metall kann der fortgesetzten Wechsel-Biegebeanspruchung auf Dauer nicht widerstehen und bricht (SCHNEIDER 1982) (Abb. 7).

Ein weiterer Schwachpunkt im Verbund zwischen Kunststoff und Knochen ist der Übergang an der Prothesenspitze. Der Elastizitätssprung des ausgesteiften Knochenrohres zu dem natürlichen Knochenrohr distal ist so groß, daß der Knochen Wechsel-Biegebeanspruchungen in ungünstigen Fällen nicht widerstehen kann. Die Folge ist der Femur-Schaftbruch im Bereich der Prothesenspitze (SCHNEIDER 1982).

Der Körper umhüllt jeden Fremdkörper mit einer Narbe. Ausgedehnte Bindegewebsreaktionen können sogar desmogene Kontrakturen verursachen. Klinisch relevant sind diese Erscheinungen vor allem an den kleinen Fingergelenken.

An den Grundgelenken der Finger ist die bewegende Kraft ausreichend groß, daß einer Kontraktur durch Übungsbehandlung ausreichend entgegengewirkt werden kann.

Ein großes Problem der Alloarthroplastik sind paraartikuläre Ossifikationen. Sie können zum Beispiel das Hüftgelenk so weit ummauern, daß eine mehr oder minder ausgeprägte Bewegungseinschränkung oder gar eine Gelenksteife resultiert (Abb. 8).

Alloarthroplastik 147

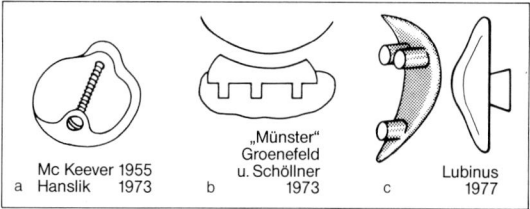

Abb. 10 Modelle von Teilprothesen zum Ersatz der Patellagleitfläche

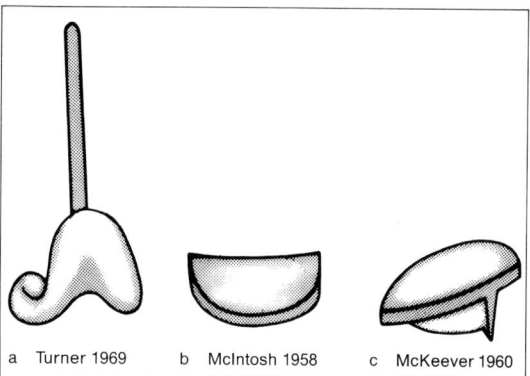

Abb. 11 Teilprothesen für das Kniegelenk
a für die Femurkondylen
b u. c für die Gelenkflächen des Tibiakopfes

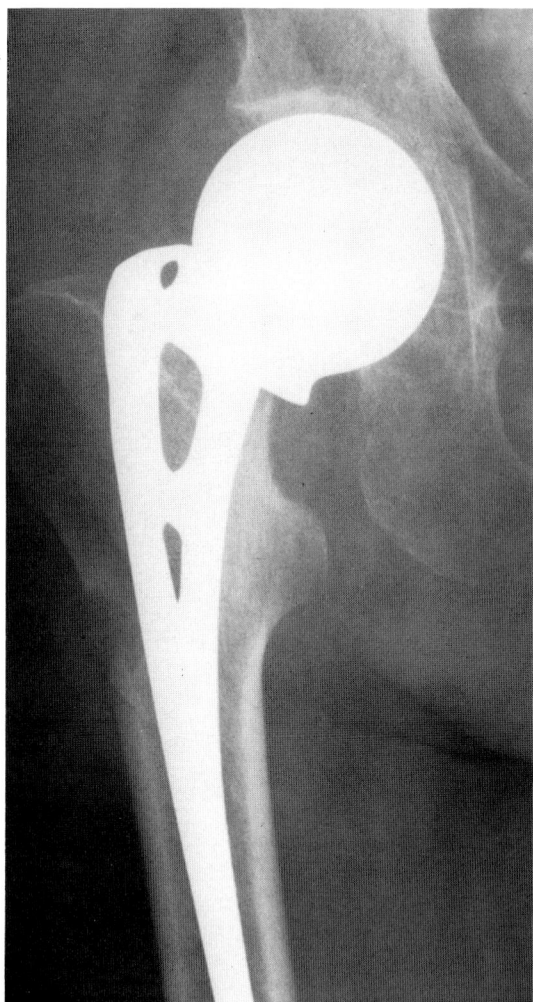

Abb. 9 Hüftteilprothese (*Moore*) nach vorausgegangener Nagelung einer Schenkelhalsfraktur. Weitgehend aufgebrauchter Gelenkknorpel. Kortikalisdefekt an der ehemaligen Nageleintrittstelle lateral

Als Ursache dieser heterotopen Ossifikation werden neben einer individuellen Disposition Hämatome, Weichteilnekrosen, Muskelquetschungen und lokal osteoinduktives Material genannt.
Die Rückfälligkeit nach operativer Abtragung ist groß. Die medikamentöse Therapie mit Indometacin oder Diphosphonat ist in ihrer Wirkung unsicher.
Teilprothesen im Rahmen von Semiplastiken zerstören mit dem Fremdkörper korrespondierende Gelenkflächen (Abb. 9). Das Aufbrauchen des Gelenkknorpels ist beispielsweise bei der Moore-Prothese an einem mehr oder weniger asymmetrischen Schwund des Gelenkspaltes zu erkennen. Weit ungünstiger ist die Situation bei Semiplastiken am Kniegelenk (TURNER-Prothese, Tibiaplateau-Prothese nach MCINTOSH oder MCKEEVER, Abb. 10), sie werden deshalb heute nicht mehr verwendet (Abb. 11 u. 12).

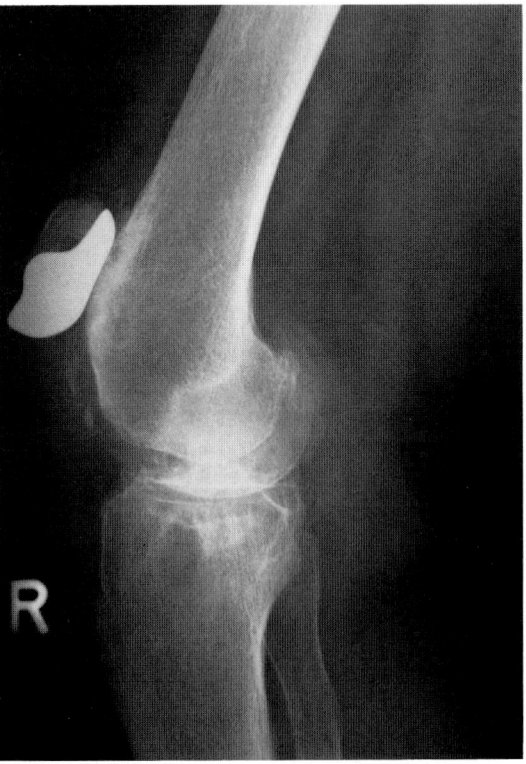

Abb. 12 Erosionen mit umgebender Sklerose unter der Patella-Gelenkflächen-Prothese (*McKeever*), zwei Jahre nach Operation

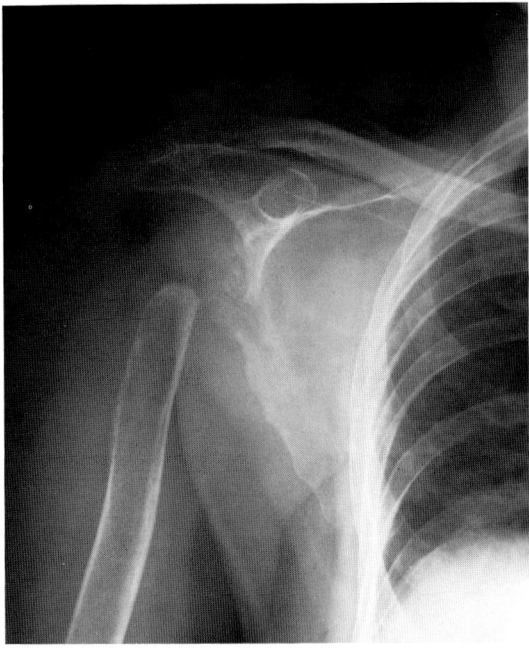
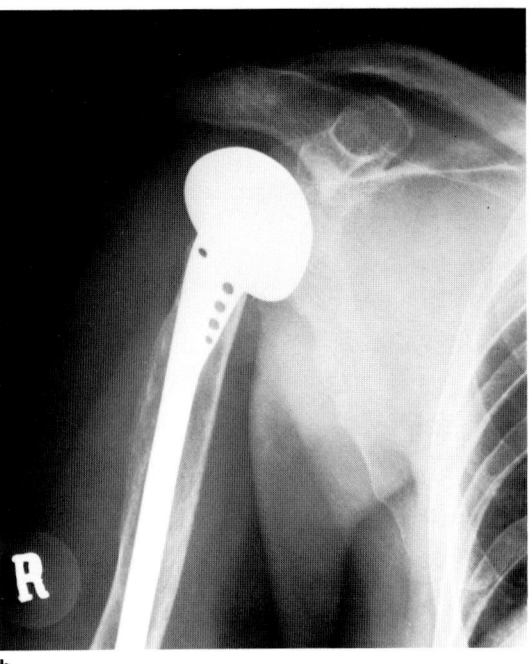

Abb. 13
a Verlust des Humeruskopfes nach Osteomyelitis
b Endoprothetische Versorgung mit einer Teilprothese (*Neer*) nach Inaktivierung des Infektes

Spezielles

Es ist weder möglich, noch erforderlich, alle derzeit zur Verfügung stehenden Prothesen zu beschreiben. Die Skizzen geben immerhin einen Überblick über die Formen und Prinzipien einzelner Gelenke und ihrer Besonderheiten. Sind in der Legende zu den Abbildungen zwei Jahreszahlen angegeben, so haben die Autoren das Design zu einem späteren Zeitpunkt geändert.
Auch wenn einige Modelle heute nicht mehr verwendet werden, erscheint ihre Darstellung mit Rücksicht auf die Entwicklung der alloarthroplastischen Chirurgie dennoch gerechtfertigt.

Alloarthroplastik am Schultergelenk

Am Schultergelenk ist die Indikation zur Alloarthroplastik vor allem bei schmerzhaften chronischen Gelenkinkongruenzen gegeben, wie sie bei der rheumatischen Arthritis vorkommen, aber auch nach Frakturen und malignen Prozessen im Kopfbereich auftreten. Meist wird nur eine Hemiarthroplastik ausgeführt und der Kopfteil ersetzt (Abb. **13**).

Man unterscheidet drei Konstruktionsprinzipien:
1. nicht-zusammenhängende Systeme mit inkongruenten Kontaktflächen (non-constrained),
2. nicht-zusammenhängende Systeme mit kongruenten Kontaktflächen (semi-constrained),
3. zusammenhängende Systeme mit kongruenten Kontaktflächen (full-constrained) (ENGELBRECHT u. Mitarb. 1980, SISK u. WRIGHT 1987, CRAIG 1988, BURRI 1989).

Zur ersten Gruppe gehören die Oberarmkopfendoprothesen sowohl ohne als auch mit einem Gelenkflächenersatz der Pfanne (ENGELBRECHT u. STELLBRINK 1974, NEER 1977). Der zweiten Gruppe lassen sich die Modelle „St. Georg" der ersten und zweiten Generation sowie die Endoprothesen von CAFFINIÈRE (1975), MATHYS (1977) und FENLIN (1975) zuordnen (Abb. **14**).
Die Stanmore-Prothese und das Liverpool-Modell sind dagegen zusammenhängende Systeme, deren Komponenten mit einem leichten Schnappeffekt zusammengehalten werden (COUGHLIN u. Mitarb. 1979, MECHANICAL ENGINEERS 1977). Fester miteinander verbunden sind die Elemente der Modelle von ZIPPEL, REEVES, REESE, KÖLBEL und BICKEL (BURRI u. RÜTER 1977, MECHANICAL ENGINEERS 1977) (Abb. **14**).
Erwähnenswert ist die Umkehr der Artikulation von Kopf und Pfanne bei den Prothesen von REEVES u. Mitarb. (1971) und dann später von KÖLBEL u. FRIEDEBOLD (1977) (Abb. **14**).
In der Regel werden die Schulterprothesen einzementiert. Die Pfannen werden durch spezielle Verankerung oder Schrauben zusätzlich gesichert.

Spezielles 149

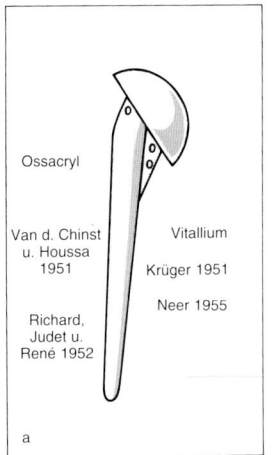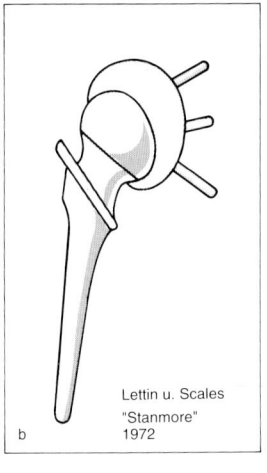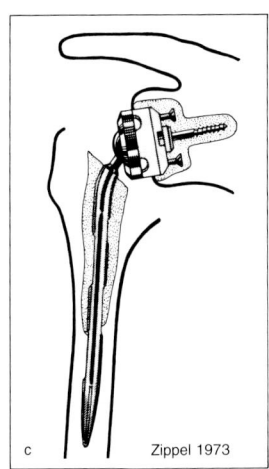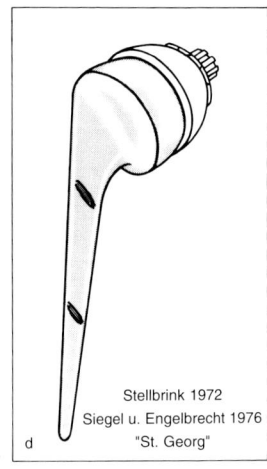
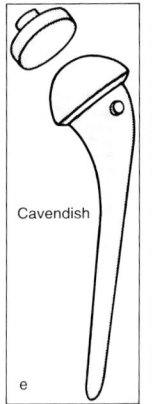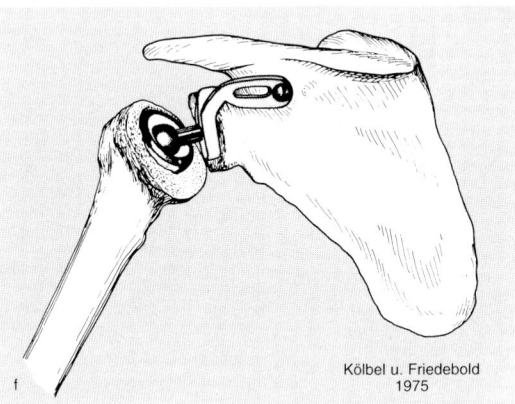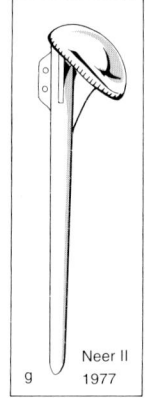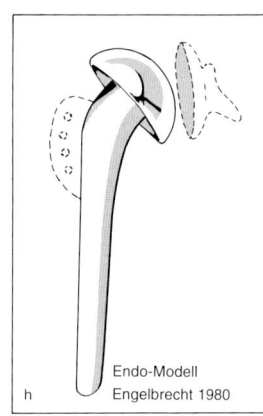
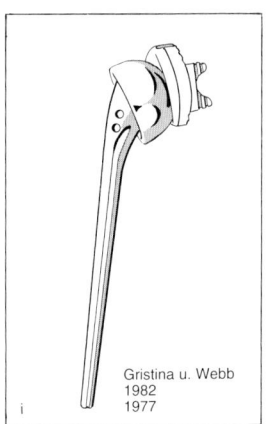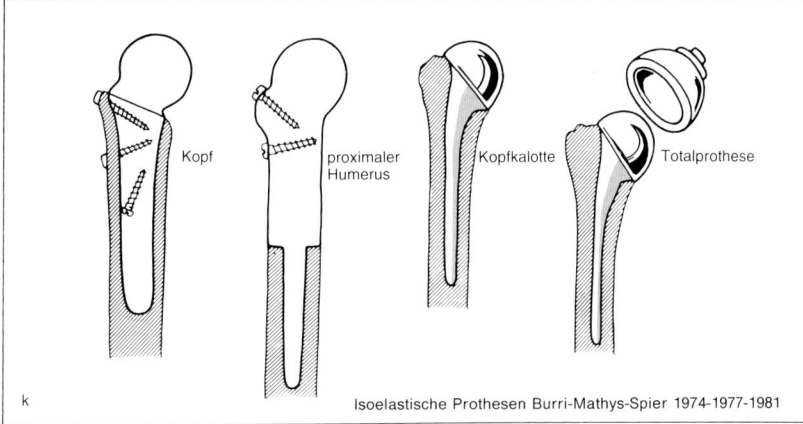

Abb. 14 a–k
Teil- und Totalprothesen für das Schultergelenk
Unterschiedliche Modelle einschließlich isoelastischer Prothesen

Wesentlich für eine befriedigende Funktion ist die Rekonstruktion der Rotatorenmanschette und des Deltamuskels. Hierdurch soll die Zentrierung des Kopfes in die Pfanne aufrechtgehalten werden. Da die mechanische Belastung im Bereich der Schulter nicht groß ist, kann der Vorteil isoelastischen Materials genutzt werden (SISK u. WRIGHT 1987, BURRI 1989) (Abb. 14).

150   Arthroplastik

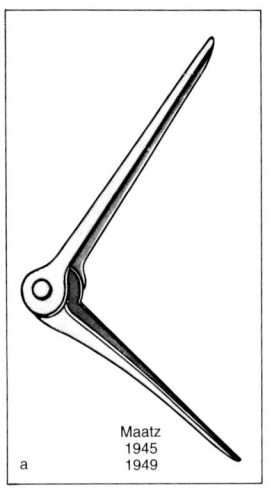
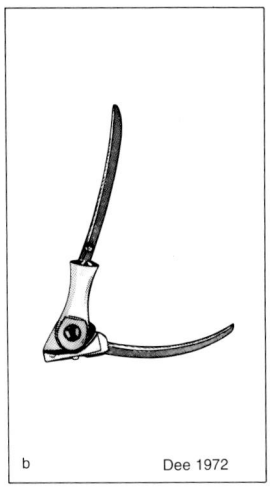
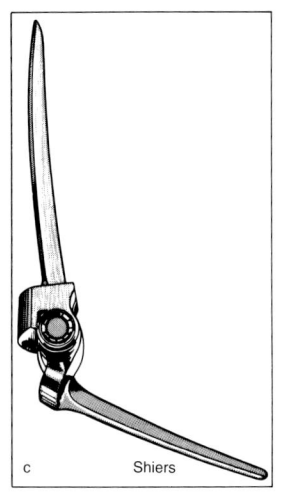
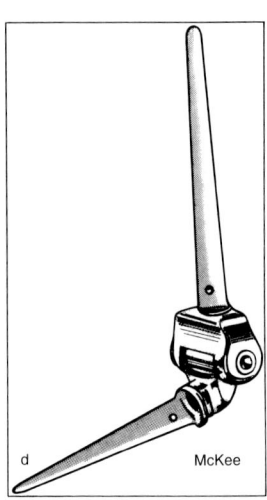
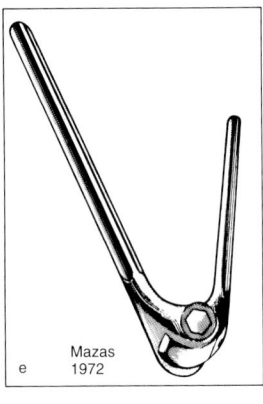
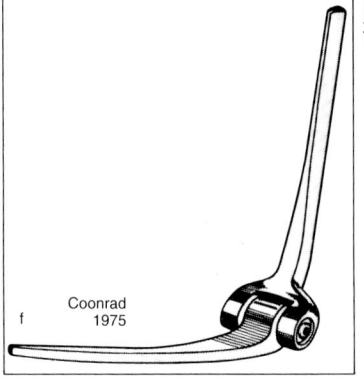
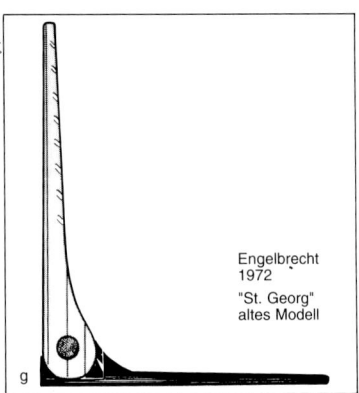
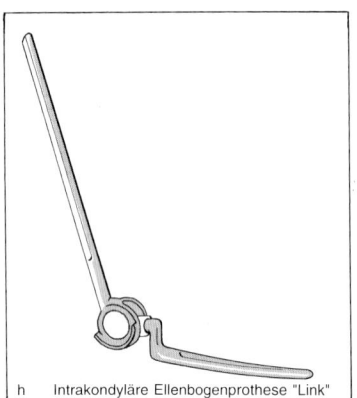
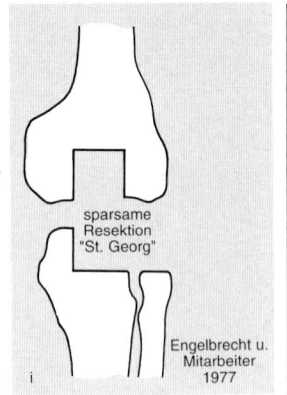
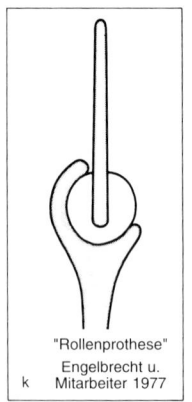
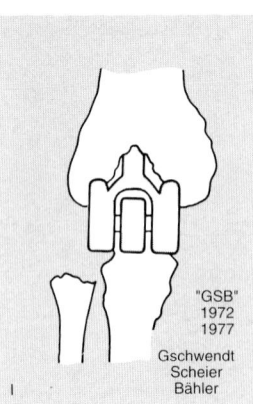
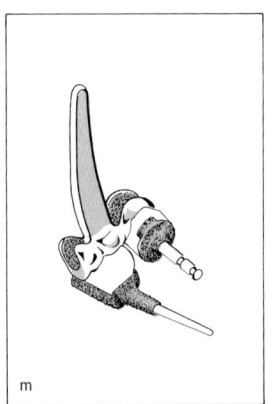
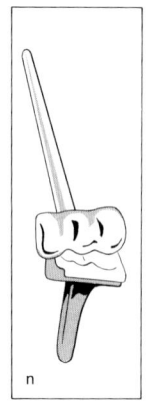

Abb. **15a–n**   Ellenbogengelenkprothesen
Unterschiedliche Modelle, darunter Kunststoff-Metall-Kombinationen

Alloarthroplastik am Ellenbogengelenk

Am Ellenbogengelenk führen Arthroplastiken mit autologem Material zu befriedigenden Resultaten (s. Abb. 1). Daher muß die Indikation zum Einbau eines Fremdgelenkes besonders streng gestellt werden. Ein stabiles, schmerzloses Ellenbogengelenk bietet selbst bei stärkerer Bewegungseinschränkung keinen Grund zur Prothesenimplantation. Der totale Ellenbogenersatz hat seine Indikation bei alten Patienten mit schmerzhafter Bewegungseinschränkung. Meist handelt es sich um die Folgen einer rheumatoiden Arthritis, aber auch Gelenkzerstörungen nach Tumoren oder Traumen. Da die rheumatoide Arthritis gerade jüngere Patienten betrifft, ist das Ausmaß der Schmerzen und der Destruktion bei der Indikation in dieser Gruppe ausschlaggebend (NEER 1977, SISK u. WRIGHT 1987).

Die ersten Prothesen waren einfache Scharniergelenke aus Metall (Abb. 15). Die zusammenhängenden Prothesen mit kongruenten Gelenkflächen bestehen aus zwei oder drei Teilen. Sie sind nach dem „low-friction"-Prinzip gebaut. Die artikulierenden Flächen werden mit einem Verriegelungszapfen oder einer Schnappvorrichtung zusammengehalten. Die nicht zusammenhängenden Prothesen bestehen in der Regel aus zwei Teilen, Metall auf Polyaethylen. Der gleichzeitige Ersatz des Radiusköpfchens ist fakultativ (Abb. 16). Der unmittelbare Erfolg, die Schmerzbefreiung, ist gut. Kurz und mittelfristig kann es aber zur Auslockerung und Instabilität kommen. Wegen der geringen Weichteildeckung ist die Infektgefährdung hoch (DEE 1973, ENGELBRECHT u. Mitarb. 1977, SOUTER 1977, MORREY u. Mitarb. 1981, COONRAD 1982).

Der Ersatz des Radiusköpfchens durch die von SWANSON angegebene Silastic-Prothese hat sich nicht bewährt. Neuere Entwicklungen von Radiusköpfchenprothesen aus Polyaethylharz mit metallüberzogener Gelenkfläche und zusätzlicher Schraubenverankerung ohne Zement oder reine Metallsteckprothesen können einen sicheren und bleibenden Längenausgleich erzielen. Vor allem kann mit ihrer Hilfe der resektionsbedingten Gelenkinstabilität begegnet werden (SWANSON 1968, RÜTHER 1982, TRÄGER u. RODE 1984, SISK u. WRIGHT 1987, LIES u. Mitarb. 1989).

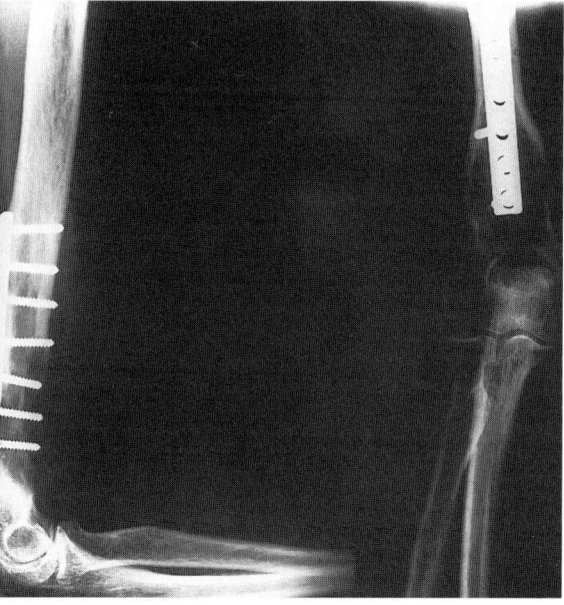
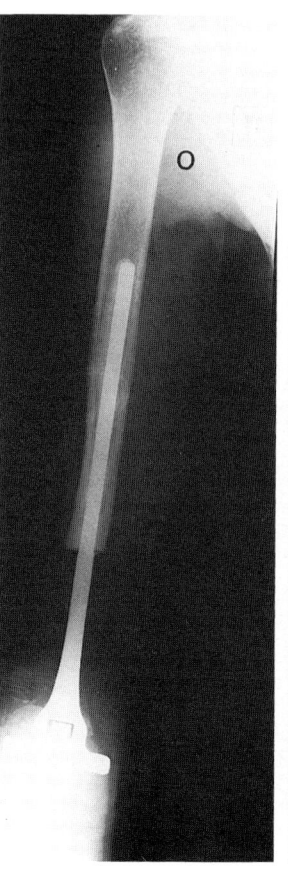
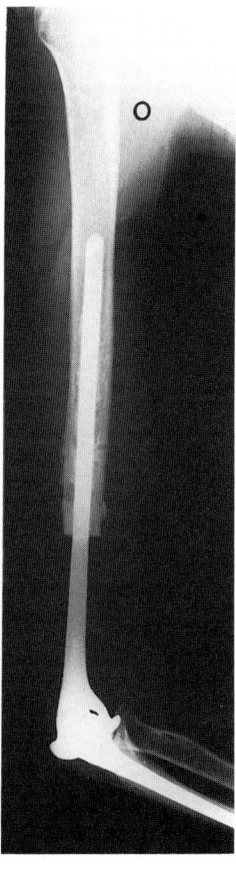

Abb. 16
a Metastase eines Mammakarzinoms, fortschreitende Osteolyse nach Plattenstabilisierung
b Tumorprothese des Ellenbogengelenkes mit Teilersatz des distalen Humerus durch Kunststoffmantel, der den Prothesenstiel umhüllt (im Bild nur angedeutet erkennbar)

Alloarthroplastiken am Handgelenk und an der Hand

Ohne Frage ist ein schmerzfrei versteiftes Handgelenk für die Funktion der Hand nur mäßig behindernd. Da die „rheumatische" Hand aber meistens mit einer starken Osteoporose verbunden ist, kann die operative Versteifung beträchtliche Schwierigkeiten machen.

Als alloarthroplastischer Ersatz stehen unterschiedliche Typen von Handgelenkprothesen zur Verfügung (Abb. **17**). Die Implantation wird im wesentlichen bei rheumatisch veränderten Gelenken vorgenommen (Abb. **18**).

Auch bei Fingergelenken beschränkt sich die Indikation im wesentlichen auf die rheumatische Hand. Man unterscheidet zwei Gelenktypen, die „Platzhalter" (Abb. **19d** u. **g**) mit oder ohne teilfixiertem Interponat und echte Gelenknachbildungen (Abb. **19b** u. **c**, **e** u. **f**, **h** u.**i**). Von entscheidender Bedeutung ist ein ausreichender Abstand zwischen den Resektionsflächen. Durch Einschaltung eines umhüllenden Ballons oder Metallteile, die das Einsinken der Prothese in den Knochen verhindern sollen, wird eine Verbesserung der Platzhaltefunktion erwartet (Abb. **19d** u. **g**).

Die Gelenknachbildungen sind entweder reine Scharniergelenke (Abb. **19b, c, e**) oder Gelenke mit seitlicher Bewegung von 15–20° (Abb. **19f**).

Am Daumengrundgelenk werden auch Kugelgelenke eingesetzt (Abb. **19h** u. **i**).

An den Metacarpo-Phalangeal-Gelenken werden Prothesen verwendet, die in gewissem Umfang Seitbewegungen im Sinne der Spreizung erlauben. Mittelgelenke verlangen demgegenüber exakte Scharniergelenksfunktion. Fingerendgelenke eignen sich nicht für eine Alloarthroplastik.

Dort, wo Bewegungen zwischen den Grenzflächen der Fremdkörper und des Körpergewebes bestehen, bildet sich fibröses Gewebe aus. Dieses unterliegt den biologischen Vorgängen der Narbenschrumpfung und führt besonders streckseitig häufig über Verklebungen zu Funktionsverlusten. Darum sollen die Prothesen möglichst unter eine deckende dorsale Knochenschale plaziert werden. Die Gelenkmodelle werden einzementiert, die Platzhalter nicht (Abb. **20**).

Ein Problem der Platzhalter liegt in der andauernden Wechselbewegung des elastischen Materials unter der funktionellen Beanspruchung. Es treten darunter Lockerungen der Verankerung im Knochen auf, die mit Pulsionsosteolysen des Knochens Ähnlichkeiten aufweisen und zum Einsinken der Prothesen führen (Abb. **21**). Durch Entwicklung von Titan-Grommets versucht man dieses zu verhindern (s. Abb. **18c** u. **d**, **19d**).

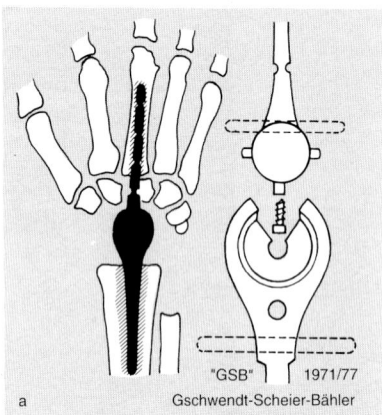
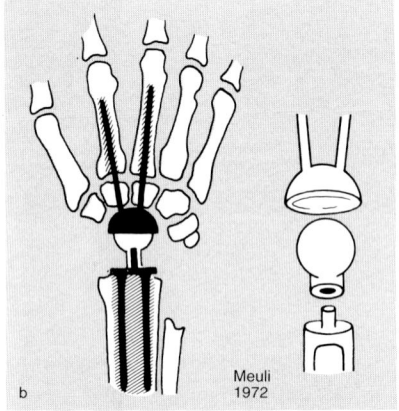
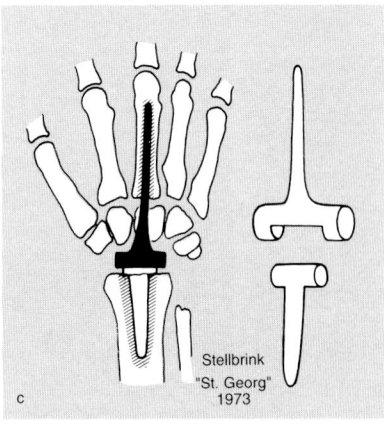
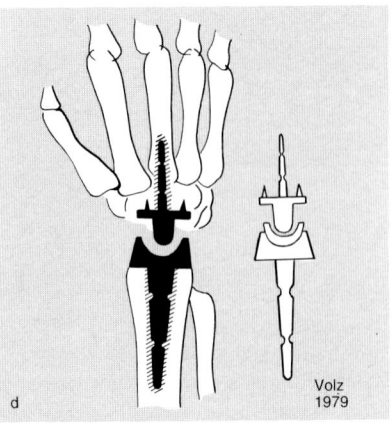

Abb. **17 a–d** Totalprothesen für das Handgelenk

Spezielles 153

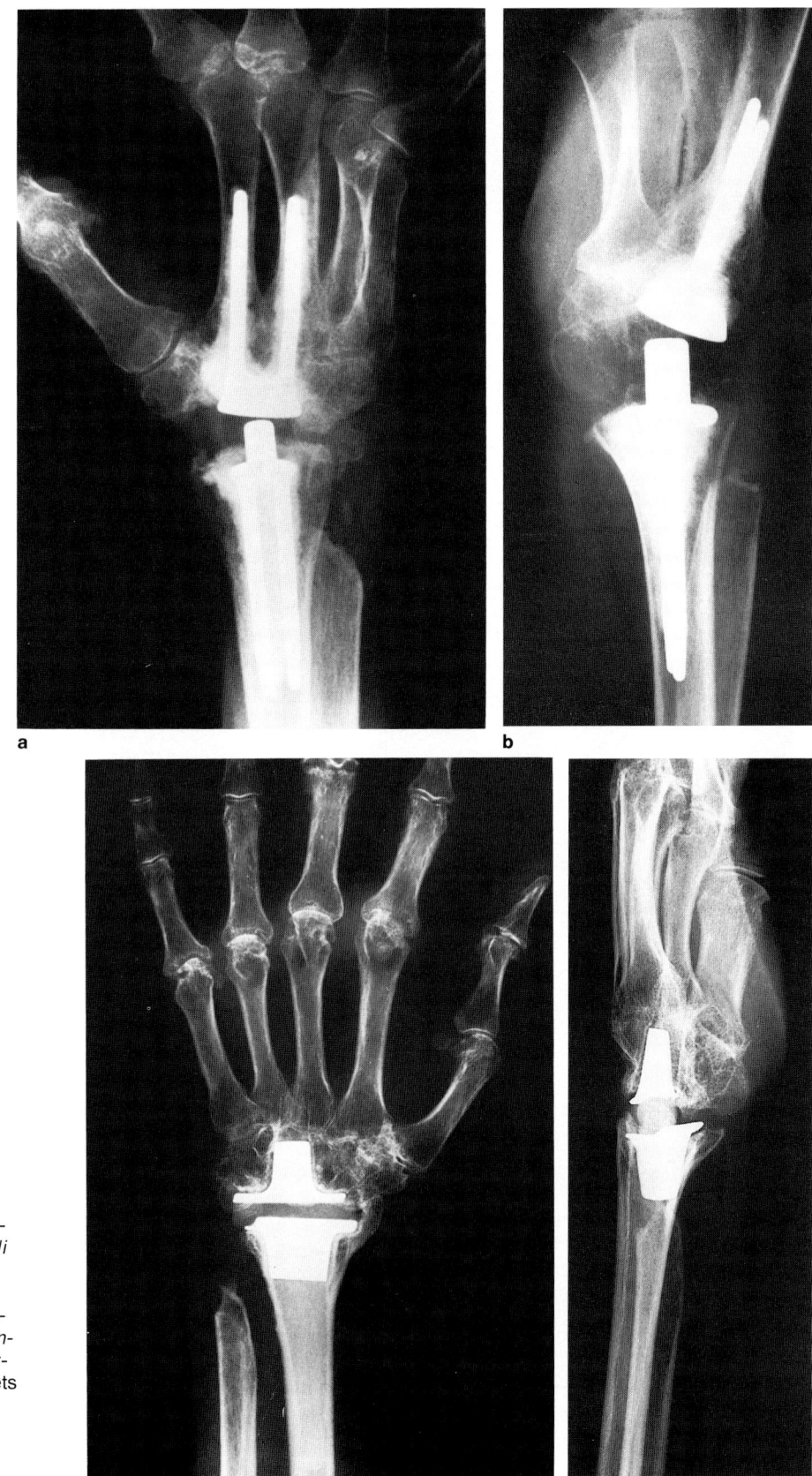

Abb. 18
a u. b
Handgelenksprothese nach *Meuli*
(s. Abb. **17 b**)
c u. d
Handgelenksprothese nach *Swanson* (Silastic-Körper mit Grommets aus Metall)
(Aufnahmen:
Dr. *B. Helbig*,
Essen-Werden)

154 Arthroplastik

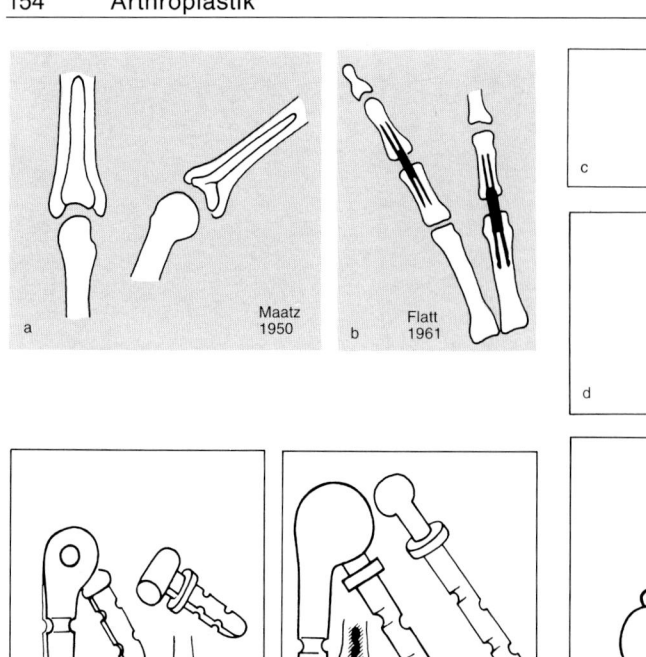
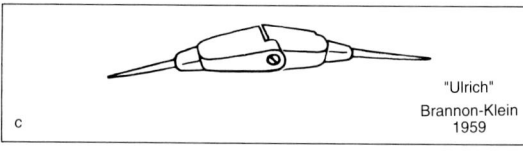
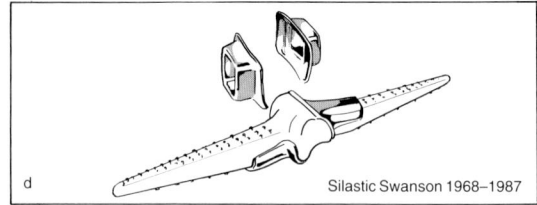
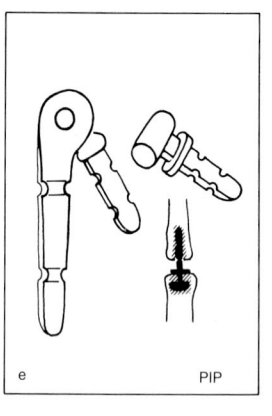
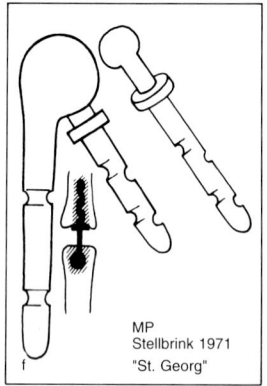
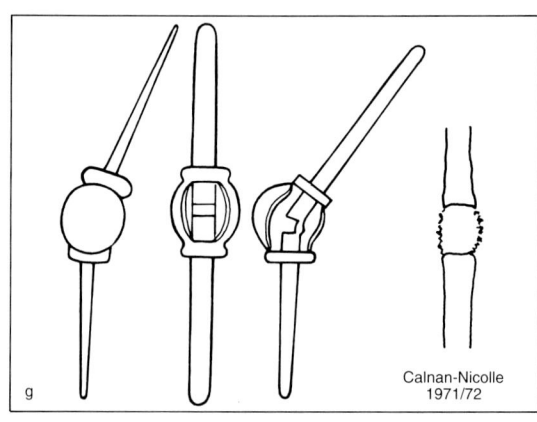
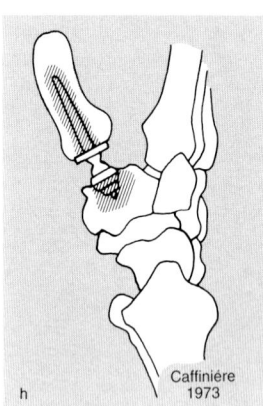
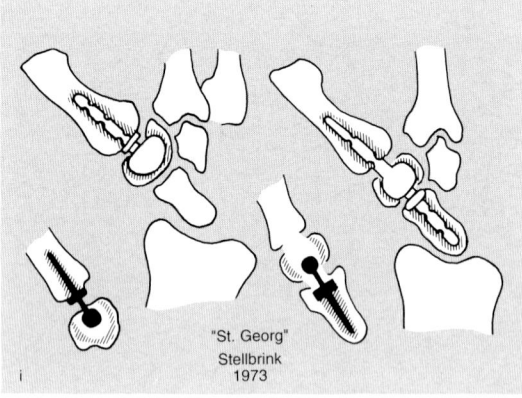

Abb. **19 a–i**
Fingergelenkprothesen und Prothesen für das Daumensattelgelenk

Die Rhiz-Arthrose läßt sich ohne Frage mit guten Ergebnissen durch Resektion und autologe Gewebeinterposition behandeln. Es werden aber auch Kugelgelenkprothesen angegeben, welche entweder im Multangulum maius verankert werden (Abb. **22**) oder das Os scaphoideum einbeziehen (s. Abb. **19i**).
Der Ersatz gelenkbildender Knochenteile und einzelner Knochen am Unterarm- und Handskelett ist bei Traumafolgen, Tumoren und aseptischen Knochennekrosen an unterschiedlichen Lokalisationen möglich. Die Implantate bestehen im wesentlichen aus Silastic oder anderen Kunststoffen, die zusätzlich mit Metall armiert sein können (Abb. **24**). Sie dienen am häufigsten dem Ersatz oder Teilersatz des Os scaphoideum und Os lunatum (Abb. **23**).

Spezielles 155

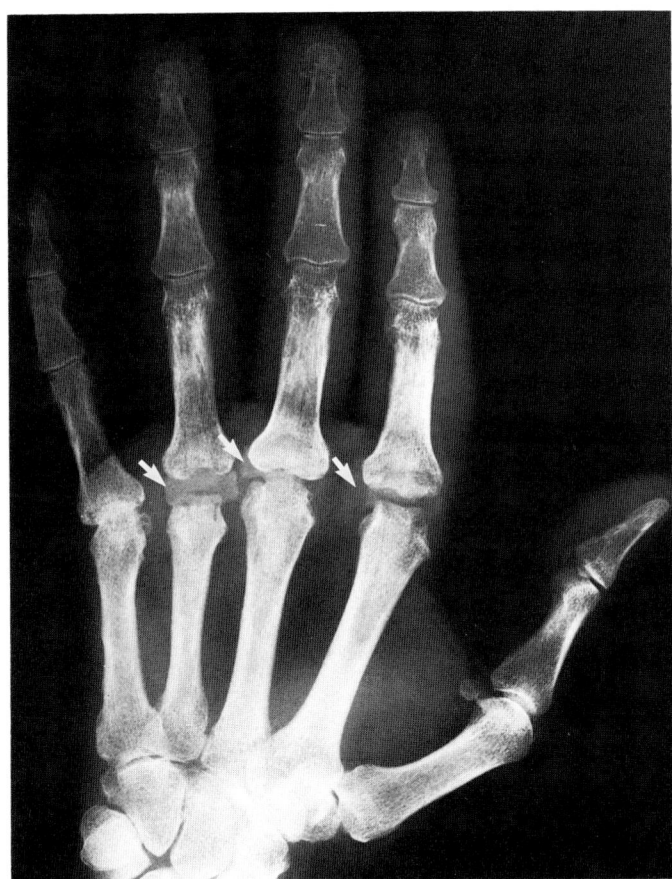

Abb. 20 Silastic-Prothesen mit Platzhalterfunktion (unzementiert) (s. auch Abb. **19d**)
(Aufnahme: Dr. *R. Neumann*, Hamburg)

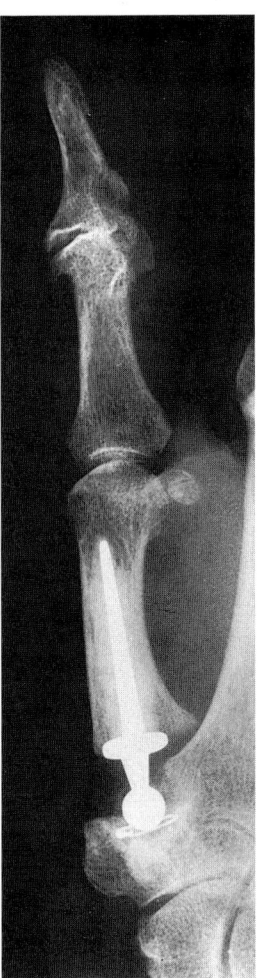

Abb. 22 Endoprothetischer Ersatz des Karpo-Metakarpal-Gelenkes des Daumens (s. Abb. **19i**)
(Aufnahme: Dr. *B. Helbig*, Essen-Werden)

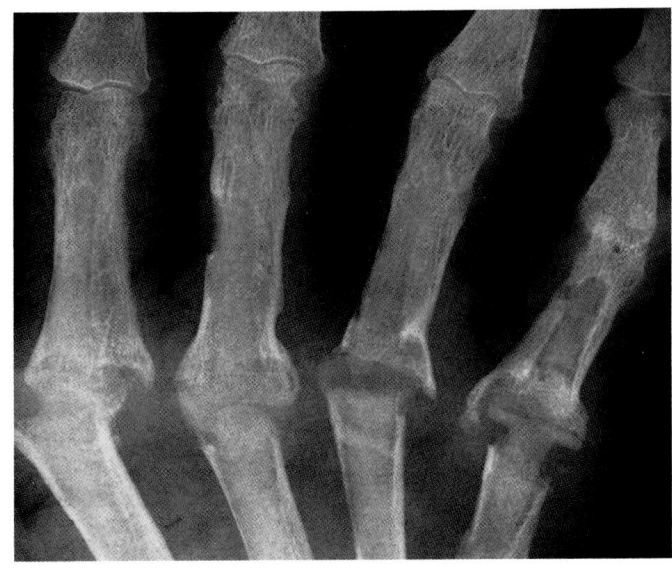

Abb. 21 Arthroplastik der Grundgelenke (*Swanson*-Prothesen) mit sekundärem Einsinken der Prothesen in den Knochen (sog. Pulsionsosteolysen), Polyarthritis der Hand
(Aus *G. Stellbrink* 1973: Gelenkersatz an der Hand. Handchirurgie 5, 3)

156 Arthroplastik

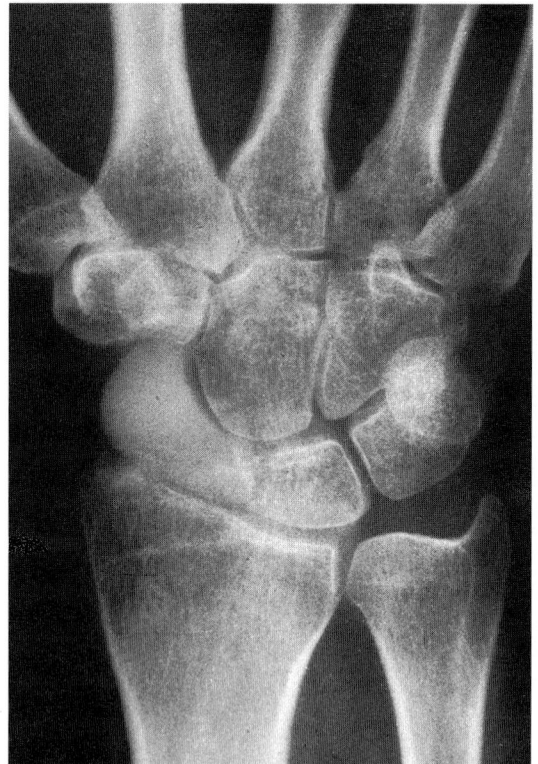

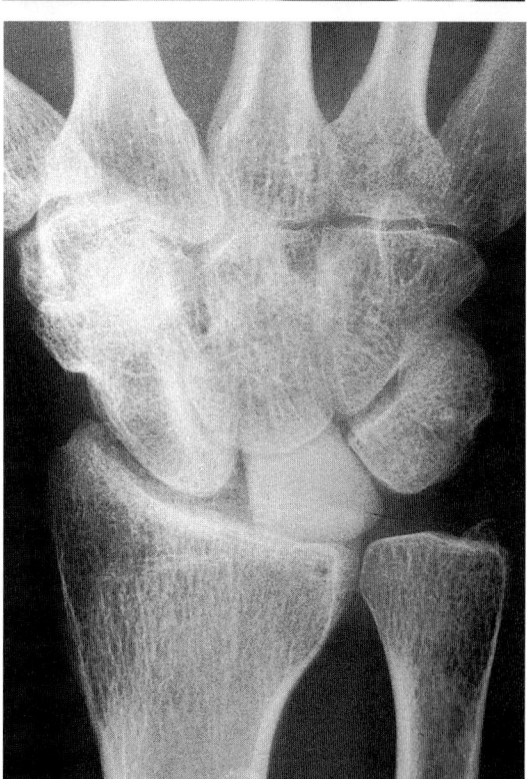

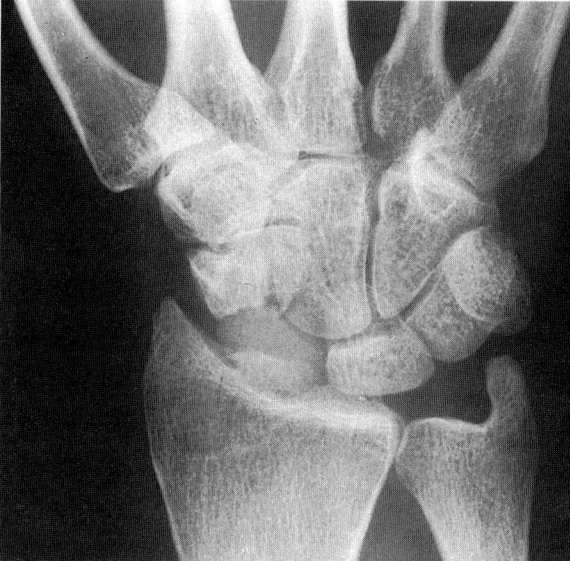

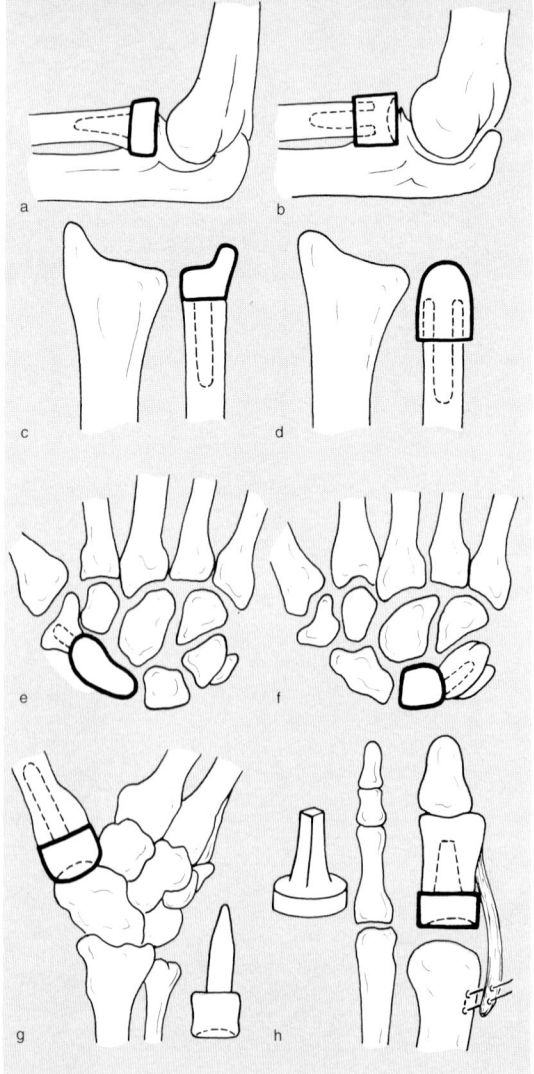

Abb. 23 Silastic-Endoprothesen
a Totalersatz des Os scaphoideum
b Totalersatz des Os lunatum (zusätzliche Triscaphoid-Arthrodese)
c Teilersatz des Os scaphoideum
(Aufnahmen: Dr. *B. Helbig*, Essen-Werden)

Abb. **24 a–h**
Silastic-Prothesen am Unterarm (**a–d**), Hand (**e** u. **f**) und Fuß (**h**)

Spezielles

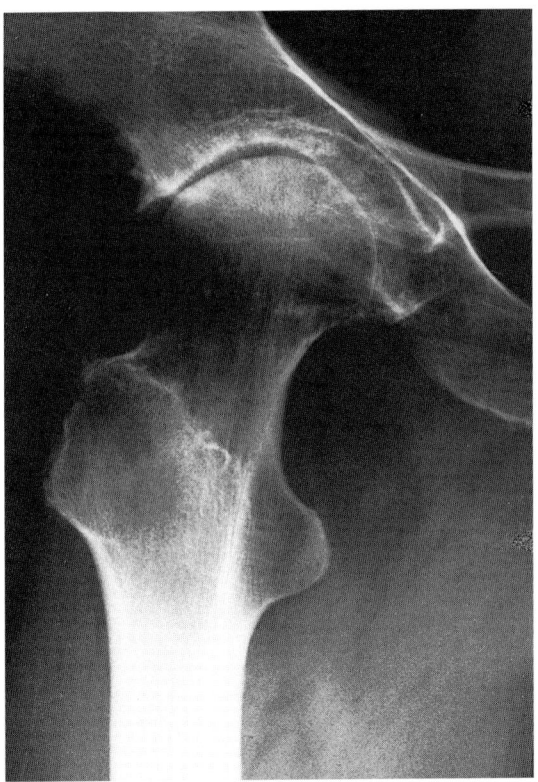
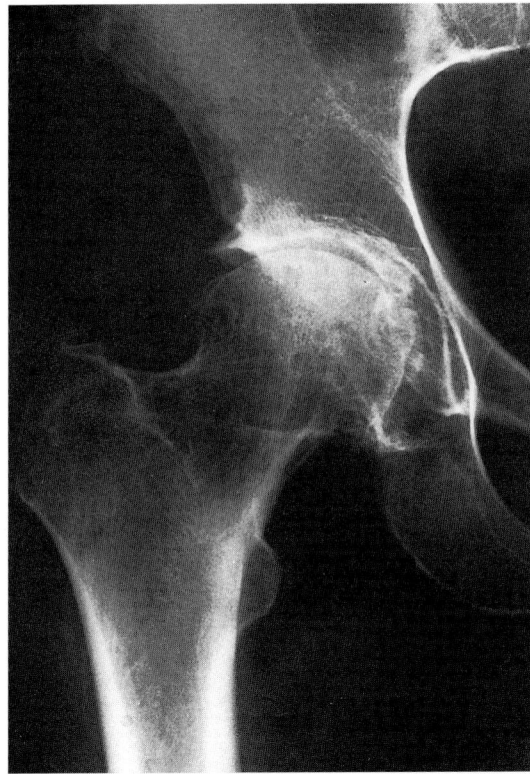

Alloarthroplastik am Hüftgelenk

Weltweit am häufigsten wird die Indikation zur Alloarthroplastik am Hüftgelenk gestellt. Das sphärische Gelenk bietet die bislang besten anatomischen und biomechanischen Voraussetzungen für den künstlichen Gelenkersatz. Besonders günstig ist die massive Weichteildeckung der Implantate mit gut durchblutetem Muskelgewebe. Die Problematik des Gelenkersatzes liegt vorwiegend in den großen Wechsellasten, denen Prothesenmaterial und Verankerung ausgesetzt sind.

Wegbereitende Konzepte wurden aufgezeigt von SMITH-PETERSEN (1949) mit der Cup-Prothese, von JUDET mit dem Ersatz des Hüftkopfes durch eine Plexiglas-Stiftprothese und von MOORE, der die Verankerung des Prothesenkopfes aus Metall in den proximalen Schaftabschnitt verlagerte („selflocking"-System). Entscheidend beeinflußt wurde die Entwicklung aber letztlich durch CHARNLEY (1959). Er erkannte, daß die Verbindung Metall und Polyaethylen als Gelenkpartner wegen geringer Reibung und geringen Abriebes („low-friction"-Prinzip) langfristig haltbare Gelenke ergibt. Die Befestigung der Prothesenelemente im Knochen suchte er durch Einzementieren zu verbessern (s. Abb. 2).

Das im Schema dargestellte Prinzip (s. Abb. 3) gilt auch heute noch als Grundlage für die zementierte Alloarthroplastik des Hüftgelenkes (Abb. 25).

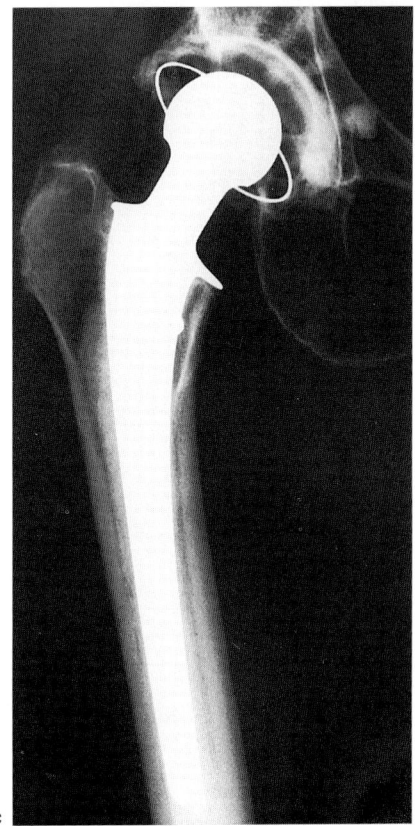

Abb. **25 a** u. **b** Coxarthrose
c Totalendoprothese des Hüftgelenkes, zementiert, seitenspezifisches SP-II-Modell „Link"

158 Arthroplastik

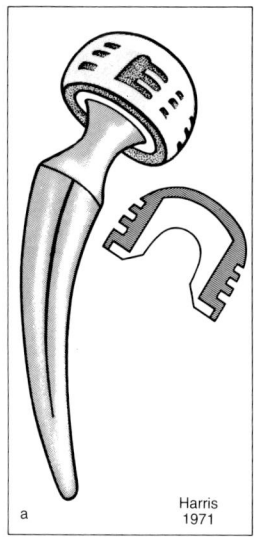

a Harris 1971

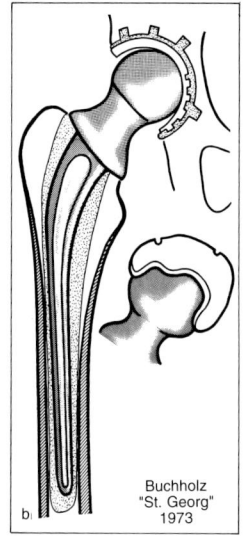

b Buchholz "St. Georg" 1973

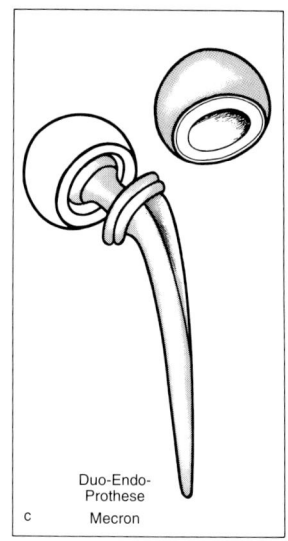

c Duo-Endo-Prothese Mecron

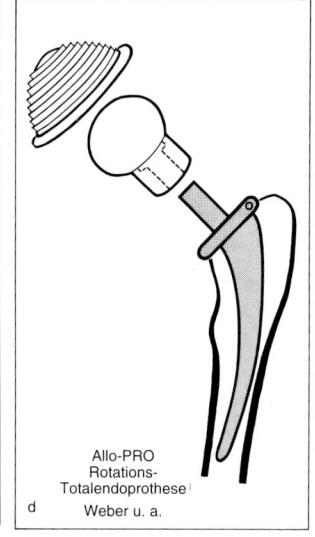

d Allo-PRO Rotations-Totalendoprothese Weber u. a.

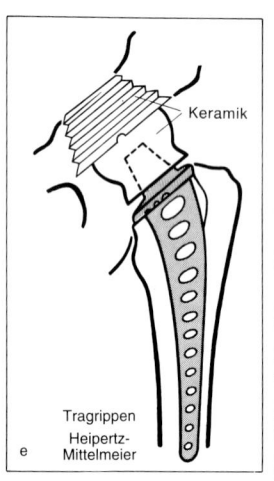

e Tragrippen Heipertz-Mittelmeier

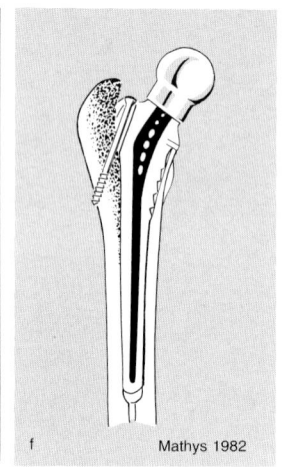

f Mathys 1982

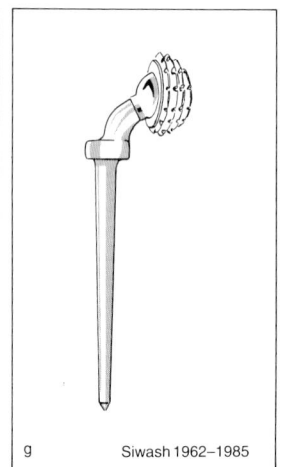

g Siwash 1962–1985

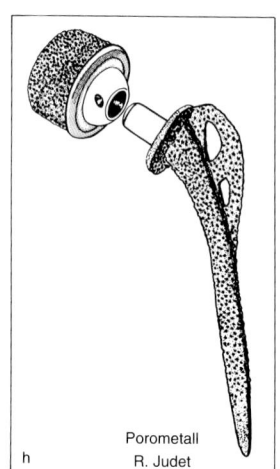

h Porometall R. Judet

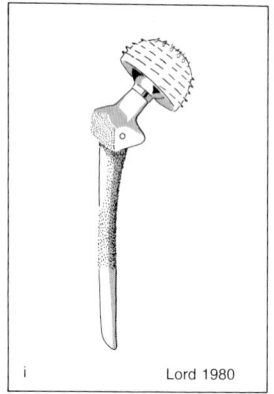

i Lord 1980

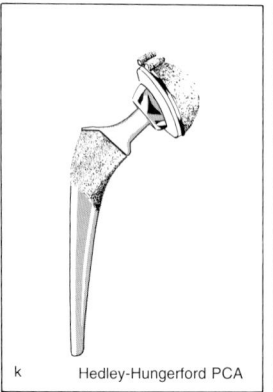

k Hedley-Hungerford PCA

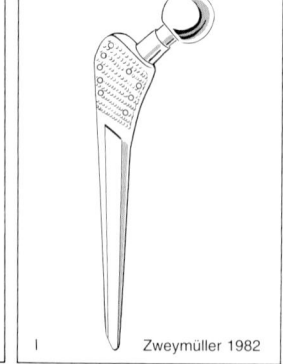

l Zweymüller 1982

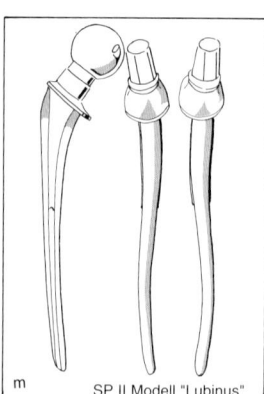

m SP II Modell "Lubinus"

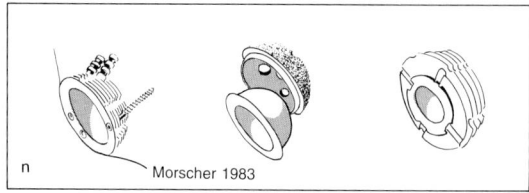

n Morscher 1983

Abb. **26 a–n** Legende ▶

Die von MOORE inaugurierte Hemiarthroplastik ist seither zu der sogenannten intermediären Prothese (Duokopfprothese) weiterentwickelt worden (Abb. 26c). Als Semiplastik führt das System durch Schädigung des korrespondierenden Gelenkanteiles nicht selten zu Protrusionen der Pfanne oder gar zu Luxationen. Die Indikation beschränkt sich deshalb auf alte Patienten mit kurzer Lebenserwartung.

Ein historischer Überblick über die Prothesentypen zeigt die unterschiedlichen Lösungen auf, mit denen Probleme der Biomechanik und funktionellen Anatomie gelöst werden sollten (s. Abb. 2).

Einige Gesichtspunkte sollen hervorgehoben werden (Abb. 26): Leichtes Auswechseln und Anpassung durch Steckköpfe oder Inlays ohne Herausnahme aus der Verankerung, Optimierung des Abriebverhaltens und der Gleitfunktion durch Auswahl der Materialien (Metall/Keramik, Keramik/Keramik usw.), Entwicklung spezieller Pfannen für die zementfreie Verankerung, Oberflächengestaltung und spezielle Formgebung zur Verbesserung der Verankerung im Knochen.

Das Interesse ist derzeit zentriert auf die Fragen, die die zementierte und nicht-zementierte Verankerung aufwirft, und auf die verbesserte Anpassung an die anatomischen Gegebenheiten durch Veränderung der Prothesendesigns bis hin zur individuellen Prothesenherstellung aufgrund computertomographischer Daten.

Für Revisionseingriffe stehen spezielle Pfannen und Prothesen zur Verfügung, die teilweise nach den individuellen Gegebenheiten des Patienten angefertigt werden.

◄ Abb. 26 Modelle zementierter und unzementierter Endoprothesen der Hüfte
a Kunststoffpfanne mit Metallummantelung (zementiert)
b verkleinerter Kopfdurchmesser, Pfannenaussparung zur Verbesserung der Beweglichkeit
c intermediäre Hemi-Prothese
d auswechselbarer Steckkopf
e Keramikschraubpfanne, Tragrippen, Steckkopf
f isoelastische Totalendoprothese mit Schraubenzuggurtung
g–l zementfreie Totalendoprothesen unterschiedlicher Formgebung und Oberflächenstruktur
m seitendifferente Formung des Prothesenstieles (s. Abb. 25)
n Möglichkeiten der zementlosen Pfannenverankerung

Alloarthroplastik am Kniegelenk

Das Ziel, Schmerzen zu beseitigen und normale Bewegungsfunktion wiederzuerlangen, ist bei der Knieendoprothese deutlich schwerer als am Hüftgelenk zu erreichen. Es liegt dies vor allem an den hoch komplizierten Bewegungsabläufen im Kniegelenk, die zusätzlich durch individuelle anatomische Gegebenheiten beeinflußt werden.

Für den jeweils vorliegenden Schaden muß das geeignete Prothesenmaterial gewählt werden. Man unterscheidet Gleitprothesen, Scharniergelenke und Rotationsgelenke.

Die *Gleitprothesen* (Abb. 27) setzen einen nahezu intakten Bandapparat voraus. Sie sollen alle normalen Bewegungen des Gelenkes ermöglichen. Dieses wird am ehesten erreicht, wenn keine Führung der Kufen durch die Form der gelenkbildenden Flächen vorgegeben ist (Abb. 27b u. h). Zweiteilige Prothesen lassen sich zwar leichter exakt einsetzen, als vier- und dreiteilige, entsprechen aber dafür weniger den individuellen anatomischen Gegebenheiten. Bei allen Modellen tragen die Femurkondylen den Metallteil während der Tibiakopf das Lager für die Kunststoffe bildet (Abb. 28). Überwiegend werden die Teile heute einzementiert, wobei auch hier eine Tendenz zur zementlosen Verankerung besteht.

Bei Verschleißerscheinungen im Femoro-Patellar-Gelenk kann die Patellagelenkfläche zusätzlich endoprothetisch ersetzt werden (s. Abb. 10).

Unter den Vollprothesen realisieren die *Scharniergelenke* das einfachste mechanische Prinzip (Abb. 29). Dieser Bewegungsablauf in einer sagittalen Ebene wird allerdings dem hoch komplizierten physiologischen Bewegungsablauf in keiner Weise gerecht. Durch die Vereinfachung des Bewegungsablaufes treten im Verlaufe des Geh- und Bewegungsaktes abnorme Kräfte auf, die unmittelbar auf die Verankerung der Prothesenteile einwirken. Frühe Auslockerungen und Schaftbrüche sind bei diesen Modellen daher zu erwarten.

Darüber hinaus stellt die abrupte Beendigung der Streckung eine besondere Belastung für Prothesenmaterial und Verankerung dar. Bei sparsamster Gelenkresektion erlaubt das Blauth'sche Gelenk eine breite Auflage auf den Femurkondylen. Die breiten Kontaktflächen zwischen Kondylen und Polyaethylenflächen sollen die Achse entlasten. Durch eingeschaltete Polyaethylenpuffer wird zusätzlich die Streckung abgebremst (Abb. 30).

Eine sparsame Resektion des Knochens erleichtert einen Prothesenwechsel und die Rückzugsmöglichkeit auf eine Arthrodese nach Entfernung des Kunstgelenkes.

Durch Viergelenk-Alloarthroplastiken und wandernde Gelenkachsen wurde versucht, den Bewe-

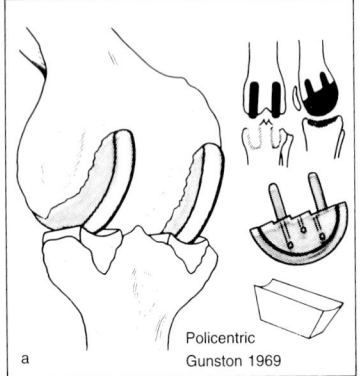
a Policentric Gunston 1969

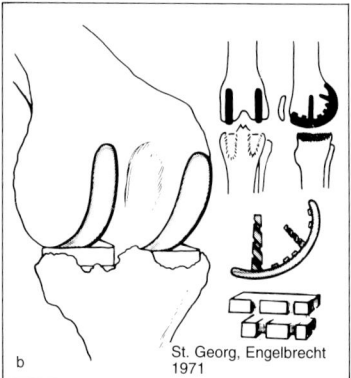
b St. Georg, Engelbrecht 1971

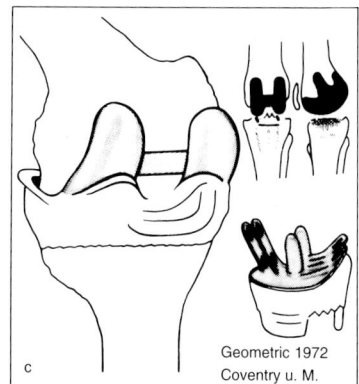
c Geometric 1972 Coventry u. M.

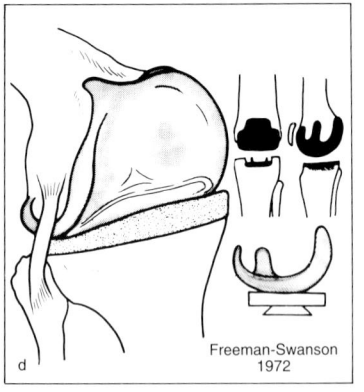
d Freeman-Swanson 1972

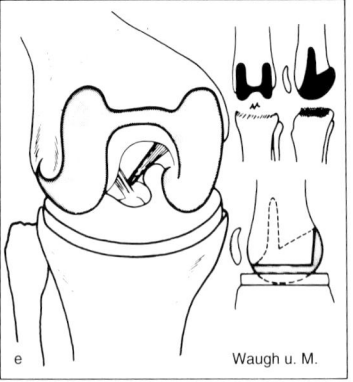
e Waugh u. M.

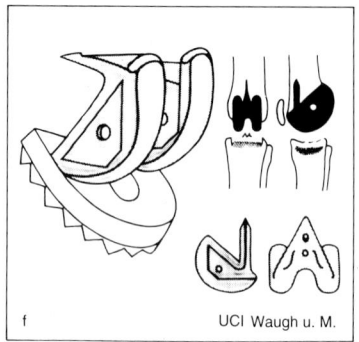
f UCI Waugh u. M.

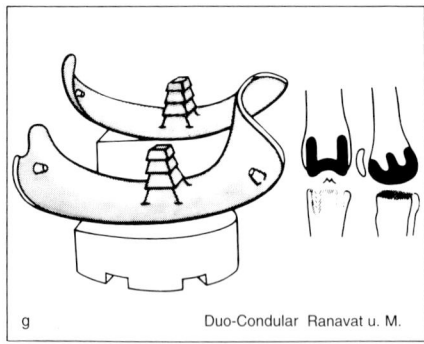
g Duo-Condular Ranavat u. M.

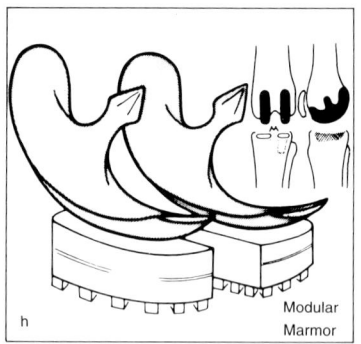
h Modular Marmor

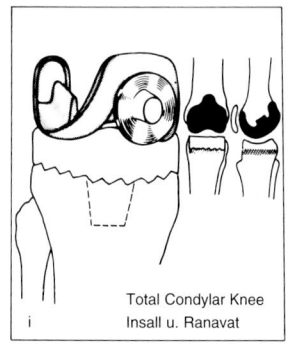
i Total Condylar Knee Insall u. Ranavat

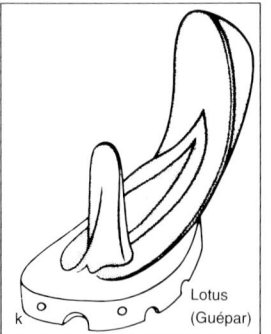
k Lotus (Guépar)

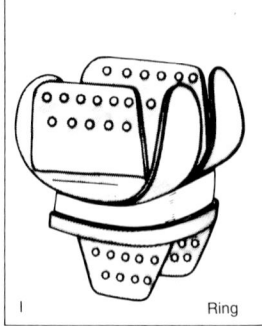
l Ring

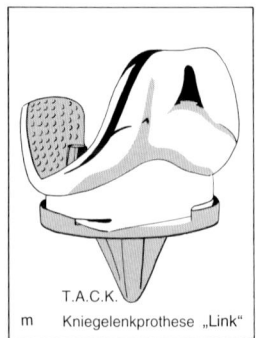
m T.A.C.K. Kniegelenkprothese „Link"

Abb. 27 a–m Kniegelenks-Gleitprothesen
(Die Schemata sollen dazu beitragen, die Identifizierung der Modelle im Röntgenbild zu erleichtern)

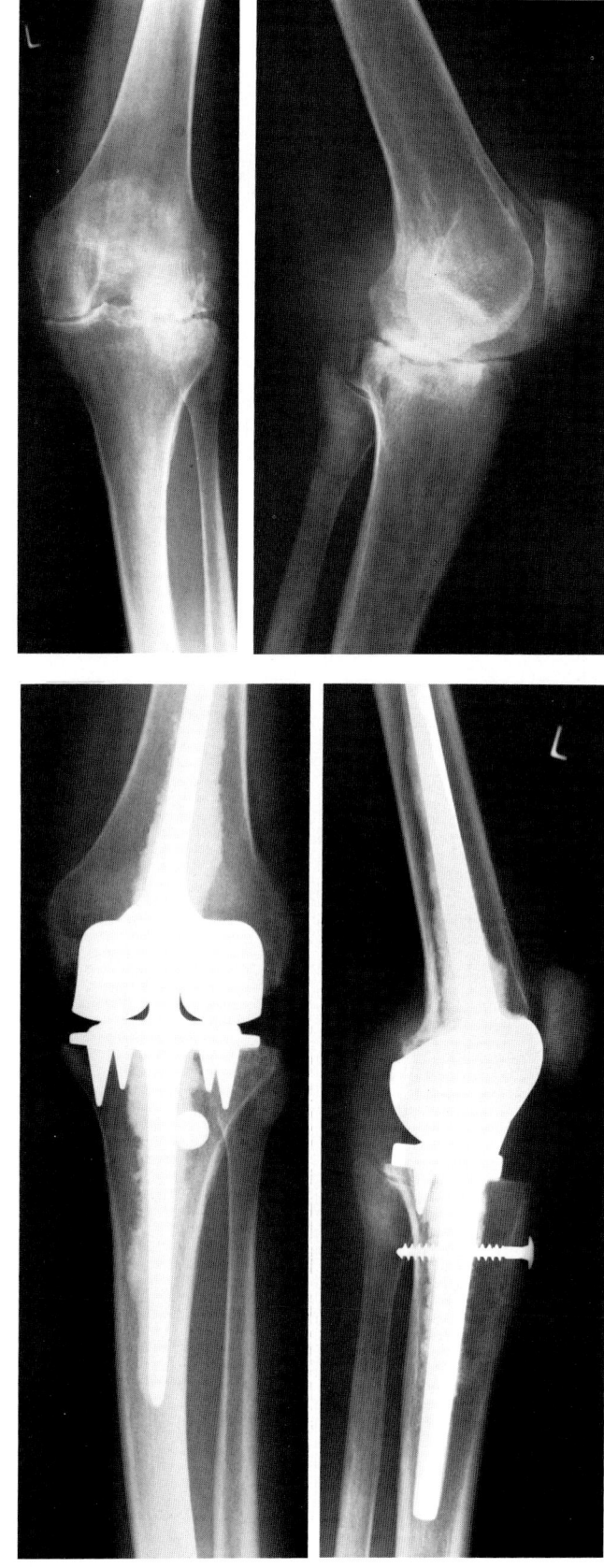

Abb. **30**
a Rheumatoide Arthritis mit Gelenkdestruktion und Genu valgum
b Scharniergelenk nach *Blauth*
(Aufnahmen: Prof. Dr. *W. Blauth*, Kiel)

Arthroplastik

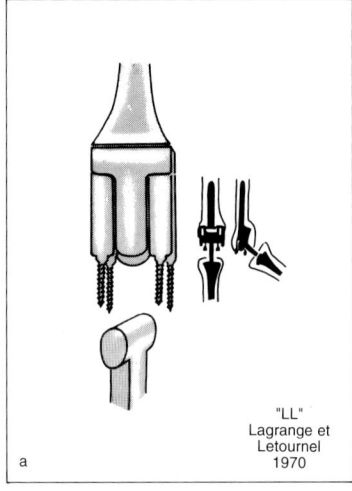

a "LL" Lagrange et Letournel 1970

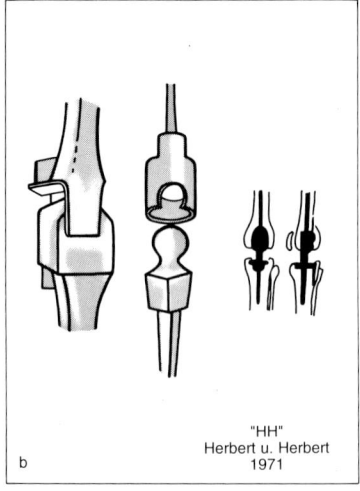

b "HH" Herbert u. Herbert 1971

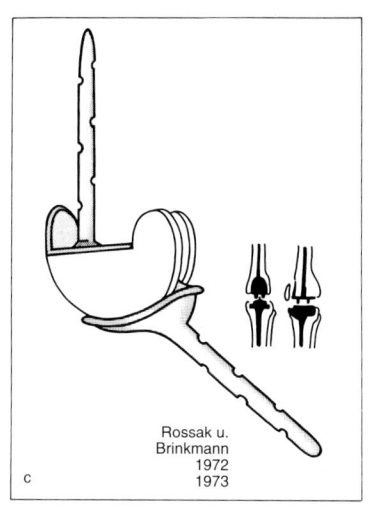

c Rossak u. Brinkmann 1972 1973

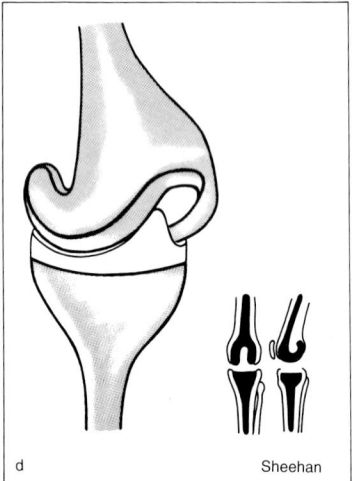

d Sheehan

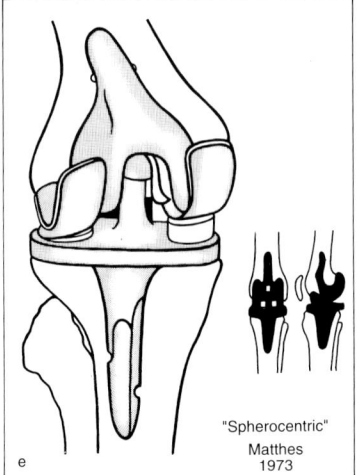

e "Spherocentric" Matthes 1973

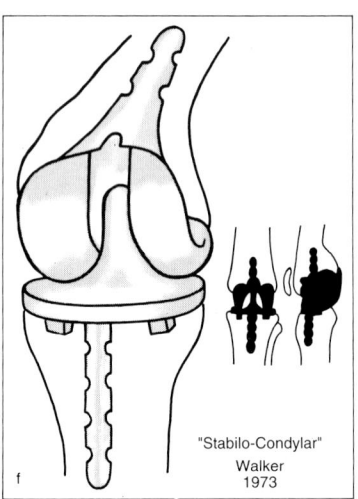

f "Stabilo-Condylar" Walker 1973

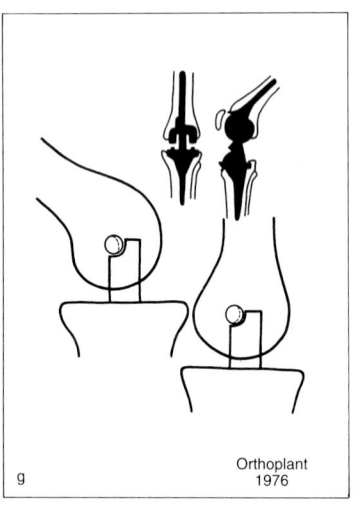

g Orthoplant 1976

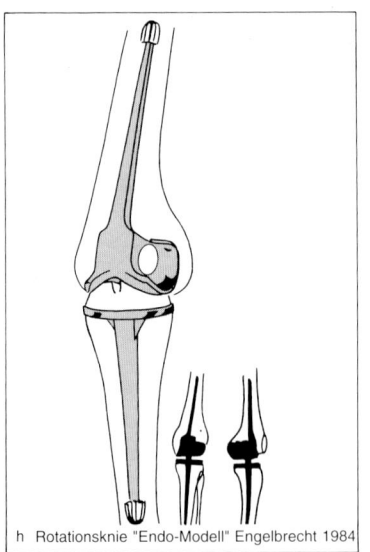

h Rotationsknie "Endo-Modell" Engelbrecht 1984

Abb. **31 a–h** Rotationsprothesen des Kniegelenkes. „Low-friction"-Prinzip (Metall-Kunststoff). Unterschiedliche Prinzipien zur Verwirklichung der Rotation

Spezielles 165

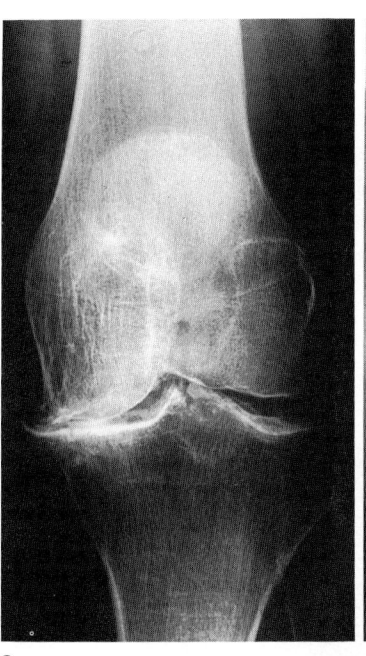
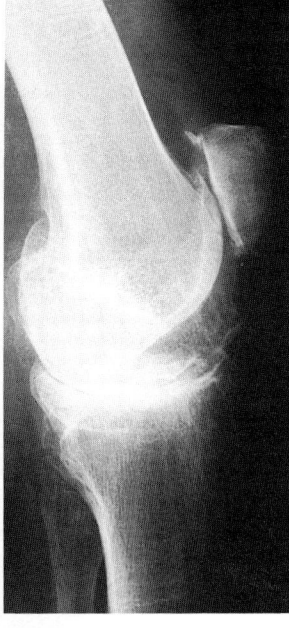

Abb. 32
a Schwere Gonarthrose
b Rotationsendoprothese (Endo-Modell)
(Aufnahmen:
Dr. *E. Engelbrecht,* Hamburg)

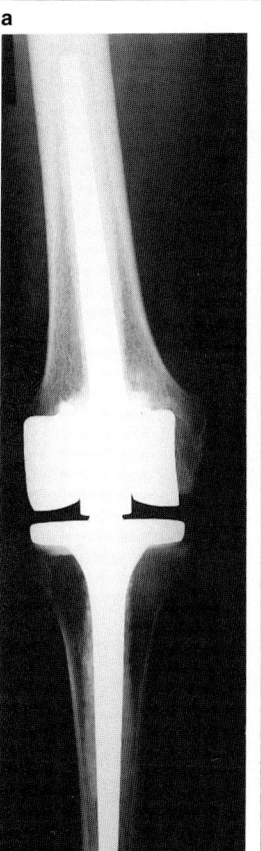
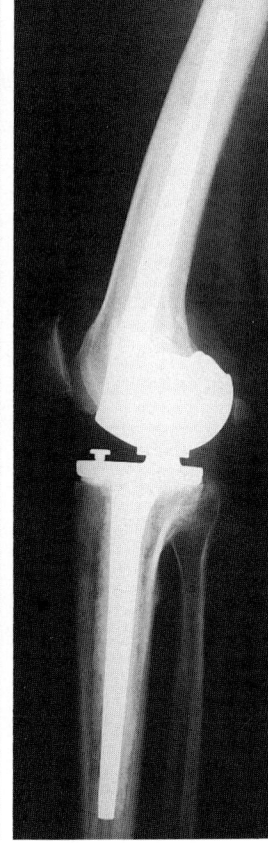

a

b

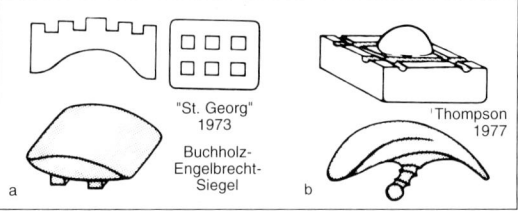
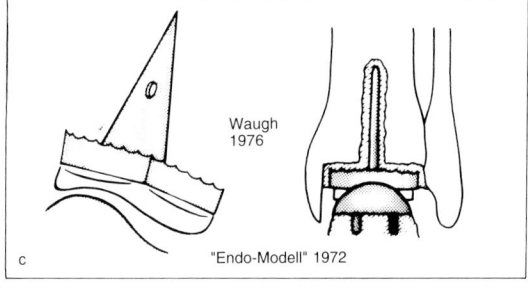
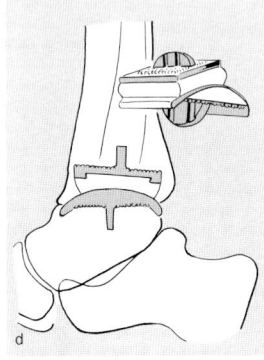

Abb. **33**
Totalendoprothesen, oberes Sprunggelenk

Alloarthroplastik am oberen Sprunggelenk

Am oberen Sprunggelenk ist der alloarthroplastische Ersatz nach wie vor umstritten. Einige Autoren lehnen ihn völlig ab, andere sehen eine Indikation bei Patienten mit generalisierter Arthritis und geringem Aktivitätsgrad. In Betracht kommen auch Kranke mit rheumatoider, psoriatischer Arthritis oder hämophiler Arthropathie. Alle Patienten mit hoher Bewegungsaktivität werden wegen der Lockerungsgefahr aber besser mit einer Arthrodese versorgt (TOOMS 1987, UNGER u. Mitarb. 1988).

Die Konstruktion der Sprunggelenks-Alloarthroplastiken folgt entweder dem Prinzip des Scharniergelenkes oder der mehrachsigen Bewegungsfunktion (EVANSKI u. WAUGH 1977, PAPPAS u. Mitarb. 1976, SIEGEL u. Mitarb. 1978, STAUFFER u. SENEGAL 1981, SAMUELSON u. Mitarb. 1982, NEWTON 1982) (Abb. 33).

Die konvexe Gelenkfläche des Talus trägt das Metall, die Tibiagelenkfläche den Kunststoff. Durch sparsame Resektion des Knochens hält man sich den Rückzugsweg auf eine Arthrodese offen. Wie bei anderen Lokalisationen ist auch am Sprunggelenk eine zementfreie Verankerung möglich (Abb. 34).

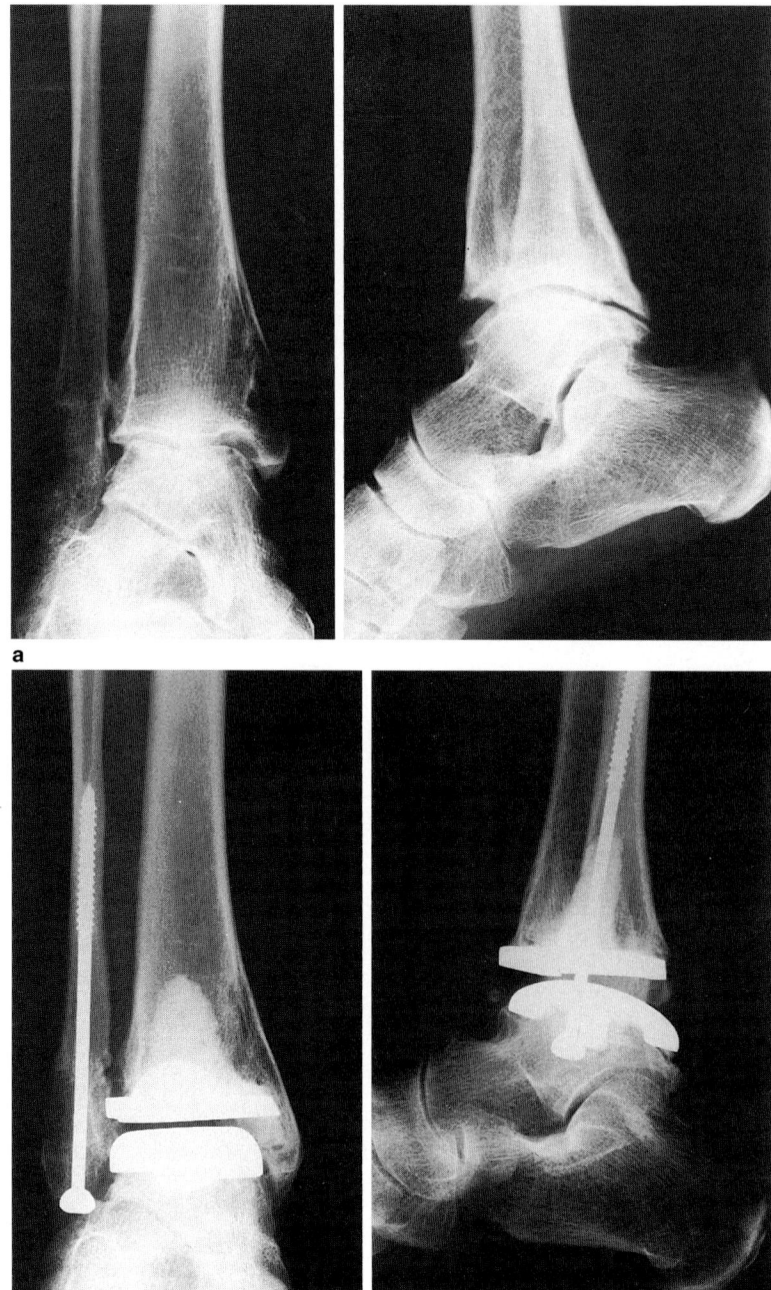

Abb. 34
a Arthrose oberes Sprunggelenk
b alloarthroplastischer Ersatz (Endo-Modell)
(Aufnahmen: Dr. E. Engelbrecht, Hamburg)

Ersatz von Knochenabschnitten nach Resektion

In der Tumorchirurgie des Skelettsystems ist häufig die Resektion ausgedehnter Schaft- und Metaphysenanteile der Röhrenknochen, aber auch ganzer Knochen und Skelettabschnitte unvermeidlich. In solchen Fällen muß der Ersatz der Knochenabschnitte durch die gleichzeitige endoprothetische Versorgung der angrenzenden Gelenke ergänzt werden (Abb. **35**). Dieses kann durch Teil- oder Totalprothesen erreicht werden (Abb. **36** und **37**) (VENABLE 1952, BUCHMANN 1965, MOLLOWITZ 1966, FUCHS 1966, SPIER 1974, E. u. H. ENGELBRECHT 1974, STEINBRINK u. ENGELBRECHT 1982, STEINBRINK 1987, NIEDER u. Mitarb. 1983, NIEDER u. KELLER 1987).

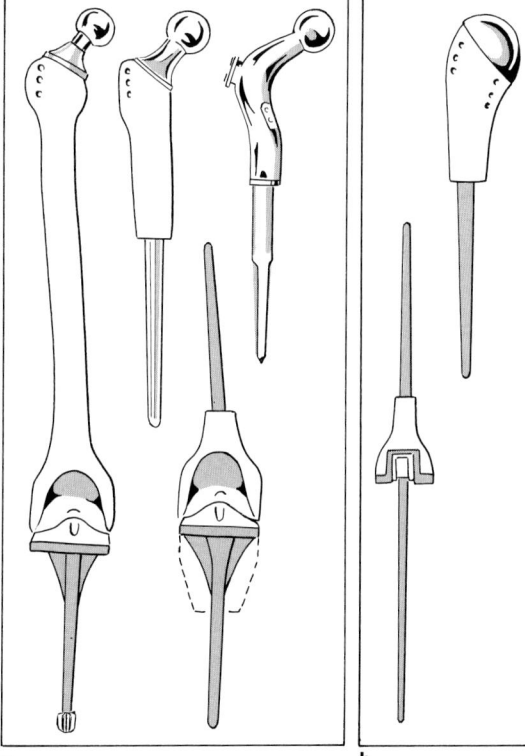

Abb. **35** Tumorendoprothesen zum Ersatz und Teilersatz von Gelenken und angrenzenden Knochenabschnitten an der unteren und oberen Extremität

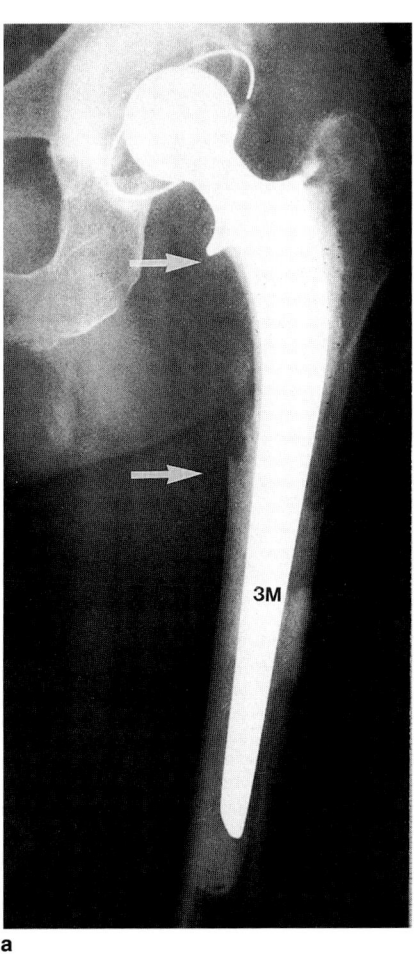
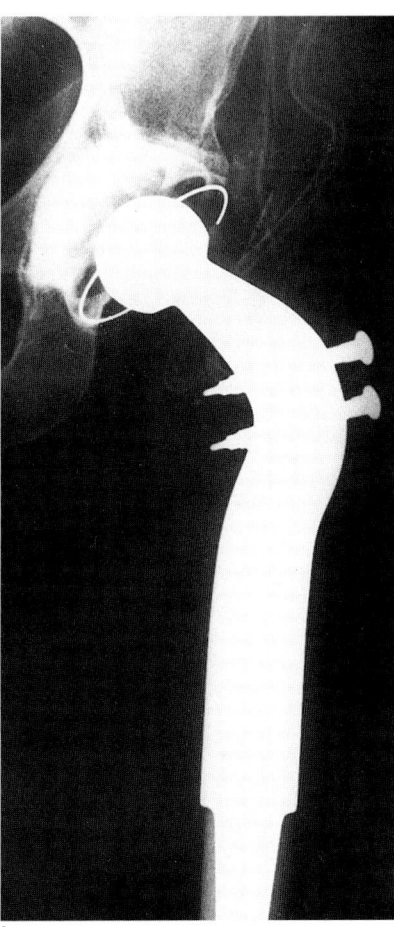

Abb. **36**
a Ausgedehnte Osteolyse durch metastasierendes Mamma-Karzinom (Pfeile)
b Prothesenwechsel, Teilersatz des Schaftes durch Tumorprothese

Arthroplastik

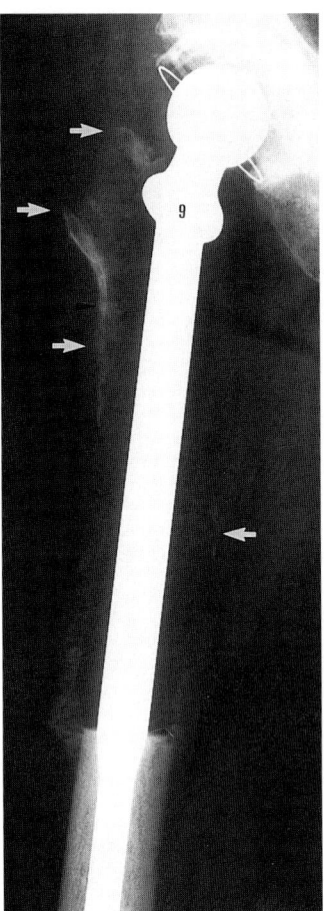 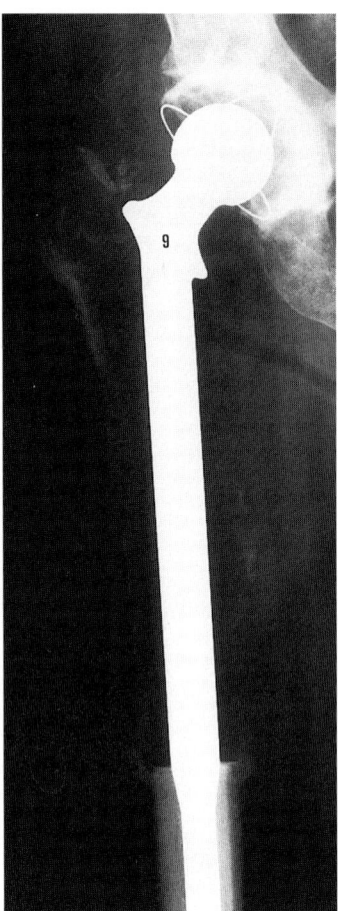

Abb. 37
a u. b Alloarthroplastik des Hüftgelenkes mit Femurteilersatz nach pathologischer Fraktur, mit ausgedehnten Osteolysen bei Mamma-Karzinom (9 Monate postoperativ), spontaner partieller Wiederaufbau des Femurschaftes

Die Abb. 1, 2, 9–15, 17, 19, 24, 26, 27, 29–31 und 33 wurden ganz oder teilweise übernommen von R. MAATZ in SCHINZ et al.: Lehrbuch der Röntgendiagnostik, Bd. II/1, 6. Aufl., Thieme, Stuttgart 1979.

Literatur

Allison, A. C., J. S. Harrington, M. Birbeck: An examination of the cytotoxic effects of silica on macrophages. J. Exp. Med. 124 (1966) 141–145

Andrew, T. A., J. P. Flanagan, M. Gerundini, R. Bombelli: The isoelastic, noncemented total hip arthroplasty. Clin. Orthop. Relat. Res. 206 (1986) 127

Blauth, W.: Bauprinzipien einer neuen Kniegelenkstotalendoprothese. Z. Orthop. 113 (1975) 527

Bombelli, R., R. Mathys: Cementless isoelastic RM total hip prothesis. J. R. Soc. Med. 76 (1982) 588

Brannon, E. W., G. Klein: Experiences with a finger joint-prothesis. J. Bone Joint Surg. 41 A (1959) 87

Brinkmann, K. E., K. Rossak: Erfahrungen mit einem achsenlosen Kniegelenk. Z. Orthop. 113 (1975) 536

Buchholz, H. W.: Technik und Anwendungsmöglichkeiten der totalen Endoprothese für das Hüftgelenk. Langenbecks Arch. Chir. 325 (1969) 777

Buchholz, H. W., E. Engelbrecht: Die intrakondyläre totale Kniegelenksendoprothese Modell „St. Georg". Chirurg 44 (1973) 373

Buchholz, H. W., E. Engelbrecht, A. Siegel: Totale Sprunggelenksendoprothese Modell „St. Georg". Chirurg 44 (1973) 241

Buchmann, J.: Total femur and knee joint replacement with a vitallium endoprothesis. Bull. Hosp. Jt. Dis. (N.Y.) 26 (1965) 2

Burri, C.: Isoelastische Schulterprothesen bei posttraumatischen Zuständen. In: Rehn, J., L. Schweiberer (Hrsg.): Hefte zur Unfallheilkunde, Bd. 170: Posttraumatische Schäden des Schultergürtels. Springer, Berlin 1984

Burri, C.: Indikation und Ergebnisse der isoelastischen Schultergelenksprothesen. In: Ramanzadeh, R., H. G. Breyer (Hrsg.): Aktuelle Unfallheilkunde – Die Endoprothetik in der Unfallheilkunde. Schnetztor Verlag, Konstanz 1989, pp. 126–132

Burri, C., A. Rüter: Prothesen und Alternativen am Arm. I. Schultergelenk. In: Aktuelle Probleme in Chirurgie und Orthopädie, Bd. 1. Huber, Bern 1977

Burri, C., A. Rüter, W. Spier: Isoelastische Schulterprothesen bei Trauma und posttraumatischen Zuständen. Akt. Traumat. 7 (1977) 155

Calnan, I. S.: Artifical finger joints for rheumatoid arthritis. Brit. J. Hosp. Med. 5 (1971) 4

Carlsson, A. S., C.-F. Gentz, H. O. Lindberg: Thirty-two non-infected total hip arthroplasties revised due to stem loosening. Clin. Orthop. 181 (1983) 196

Carr, C. R., J. W. Howard: Metallic replacement of radial head following fracture. West. J. Surg. 59 (1951) 539

Charnley, J.: Anchorage of the femoral head prothesis to the shaft of the femur. J. Bone Joint Surg. 42 B (1960) 28

Charnley, J.: Arthroplasty of the hip: a new operation. Lancet 1 (1961) 1129

Charnley, J.: The bonding of protheses to bone cement. J. Bone Joint Surg. 46 B (1964) 518

Charnley, J.: Total hip replacement by low friction arthroplasty. Clin. Orthop. 72 (1970) 7

Charnley, J.: The long-term results of low-friction arthroplasty of the hip performed as a primary intervention. J. Bone Joint Surg. 54 B (1972) 61

Claes, L.: Theoretische Grundlagen der zementfreien Prothesentechnik. Langenbecks Arch. Chir. 372 (1987) 441–446 (Kongreßbericht)

Contzen, H.: Der alloplastische Ersatz von Geweben und Organteilen mit Kunststofformen. Sozialmed. Arbeitshyg. 1 (1966) 126

Coonrad, R. W.: Coonrad total elbow surgical protocol. Zimmer, USA 1975

Coonrad, R. W.: Seven-year follow-up of Coonrad total elbow replacement. In: Inglis, A. E., (Ed.): Upper extremity joint replacement (Symposium on total joint replacement of the upper-extremity, 1979). Mosby, St. Louis 1982

Coughlin, M. J., J. M. Morris, W. F. West: The semiconstrained total shoulder arthroplasty. J. Bone Jt. Surg. 61 A (1979) 574

Coventry, M. B., A. M. Gerald, M. D. Finerman et al.: A new geometric knee for total knee arthroplasty. Clin. Orthop. 83 (1972) 157

Craig, E. V.: Total shoulder arthroplasty. In: Chapman, M. W. (Ed.): Operative orthopaedics. Lippincott, Philadelphia 1988, pp. 757–787

de la Caffinière, J. Y.: Prothése totale trapézo-métacarpienne. Rev. Chir. Orthop. 59 (1973) 290

de la Caffinière, J. Y., F. Mazas, Y. Mazas, F. Pelisse, D. Présent: Prothèse total d'épaule. Institut National de la Santé et de la Recherche Médicale. Ed. Inserm, Paris 1975

Dee, R.: Total replacement of the elbow joint. Orthop. Clin. North. Am. 4 (1973) 415

Dee, R.: Total prothesis of the elbow. Acta Orthop. Belg. 41 (1975) 477

Delbet, P.: Résection du coude. Bull. Soc. nat. Chir. 24 (1903) 1172

Draenert, K.: Zur Praxis der Zementverankerung. Forschung und Fortbildung in der Chirurgie des Bewegungsapparates 2. Art und Science, München 1988

Ducheyne, P., E. Aernoudt, P. de Meester: The mechanical behavior or porous austenitic stainless steel fibre structure. J. Mater. Sci. 13 (1978) 2650

Engelbrecht, E.: Die Schlittenprothese, eine Teilprothese bei Zerstörungen im Kniegelenk. Chirurg 42 (1971) 510

Engelbrecht, E.: Alloplastischer Ersatz bei Ellenbogengelenkzerstörungen. Hefte Unfallheilk. 114 (1972) 118

Engelbrecht, E.: Die Rotationsendoprothese des Kniegelenkes. Springer, Berlin 1984

Engelbrecht, E., H. Engelbrecht: Totalersatz des Femurs unter Verwendung der Hüft- und Kniegelenkstotalendoprothesen, Modell „St. Georg". Chirurg, 45 (1974) 1

Engelbrecht, E., G. Stellbrink: Totale Schulterendoprothese Modell „St. Georg". Chirurg 47 (1975) 565

Engelbrecht, E., H. W. Buchholz, J. Röttger, A. Siegel: Total elbow replacement with a hinge and a non-blocked system. In: Joint replacement in upper limb. Mechanical Engineering Publ., London 1977

Engelbrecht, E., H. W. Buchholz, J. Röttger, A. Siegel: Ellenbogengelenkprothese „St. Georg". Akt. Probl. Chir. Orthop. 2 (1977) 22

Engelbrecht, E., A. Siegel, J. Röttger, K. Heinert: Erfahrungen mit der Anwendung von Schultergelenksendoprothesen. Chirurg 51 (1980) 794–800

Evanski, P. M., T. R. Waugh: Management of arthritis of the ankle. Clin. Orthop. 122 (1977) 110

Fenlin, J. M.: Total glenohumeral joint replacement. Orthop. Clin. North. Am. 6 (1975) 565

Freeman, M. A. R., S. A. V. Swanson, R. C. Todd: Total replacement of the knee using the Freeman-Swanson knee prothesis. Clin. Orthop. 94 (1973) 153

Friedebold, G., R. Wolff: Theoretische Grundlagen zementierter Prothesen. Langenbecks Arch. Chir. 372 (1987) 433–439 (Kongreßbericht)

Fuchs, G.: Resektion des proximalen Oberarms und Ersatz durch eine Vitallium-Endoprothese. Chir. Prax. 10 (1966) 69

Gächter, A.: Lockerungs- und Abriebprobleme bei zementierten und nicht-zementierten Hüftprothesen. In. Rogge, D. H., H. Tscherne (Hrsg.): Hefte zur Unfallheilkunde, Bd. 183: Zementfreie Hüftprothese. Springer, Berlin 1987

Galante, J., W. Rostoker, R. Lueck, R. D. Ray: Sintered fiber metal composite as a basis for attachment of implants to bone. J. Bone Joint Surg. 53 A (1971) 101–114

Gristina, A. C., L. X. Webb: Proximal humeral and monospherical glenoid replacement: surgical technique. Howmedica Inc., Rutherford, New York 1982

Groeneveld, H. B., D. Schöllner: Die Patellarückflächenprothese, eine Ergänzung zur Kniegelenksarthroplastik. Arch. Orthop. Unfall-Chir. 76 (1977) 205

Groves-Hey, E. W.: Arthroplasty. Brit. J. Surg. 11 (1923) 234

Gruent, T. A., G. M. McNeice, H. C. Amstutz: "Modes of failure" of cement stem-type femoral components. Clin Orthop. 141 (1979) 17–27

Gschwend, N.: GSB-Arthroplasty of the wrist joint: An alternative to arthrodeses. In: Chapchal, G. (Ed.): The Arthrodesis in the restoration of working ability. Thieme, Stuttgart 1975

Gschwend, N.: Die GBS-Kniearthroplastik. Z. Orthop. 113 (1975) 537

Gschwend, N., H. Scheier, A. Bähler: Die GBS-Ellenbogen-Endoprothese. Arch. Orthop. Unfall-Chir. 73 (1972) 316

Gunston, F.: Polycentric knee arthroplasty. J. Bone Joint Surg. 53 B (1971) 272

Hanslink, L.: First experience on knee joint replacement using young hinged prothesis combined with a modification on the McKeever patella prothesis. Clin. Orthop. 94 (1973) 115

Harris, W. H.: A new total hip implant. Clin. Orthop. 81 (1971) 105

Herbert, J. J., A. Herbert: A new total knee prothesis. Clin. Orthop. 94 (1973) 202

Hierholzer, G., U. Heitemeyer: Operativer Gelenkersatz mit zementfreier Verankerungstechnik – Indikation, Technik, Ergebnisse. Langenbecks Arch. Chir. 372 (1987) 465–469 (Kongreßbericht)

Homsey, C. A.: Implant stabilization, chemical and biochemical considerations. Orthop. Clin. North Am. 4 (1973) 295–311

Homsey, C. A., T. E. Cain, F. B. Kessler, M. S. Anderson, J. M. King: Porous implant systems for protheses stabilization. Clin. Orthop. 89 (1972) 220–235

Huggler, H., A. Schreiber: Alloarthroplastik des Hüftgelenkes. Thieme, Stuttgart 1978

Inglis, A. E., P. M. Pellici: Total elbow replacement. J. Bone Joint Surg. 62 A (1980) 1252

Judet, J., R. Judet: The use of artificial femoral head for arthroplasty of the hip. J. Bone Joint Surg. 32 B (1950) 166

Judet, R.: Totale Hüftendoprothesen aus Porometall ohne Zementverankerung. Z. Orthop. 113 (1975) 828

Kölbel, R., A. Rohlmann, G. Bergmann, G. Friedebold: Schultergelenkersatz nach Kölbel-Friedebold. Akt. Probl. Chir. Orthop. 1 (1977) 50

Krüger, F. J.: Vitallium replica arthroplasty on shoulder, case report of aseptic necrosis of proximal end of humerus. Surgery 30 (1951) 1005

Kummer, B.: Kraftfluß-Prothese – Femur: Anpassungs- und Überlastungserscheinungen des Knochens. In: Maaz, B., M. Menge. (Hrsg.): Aktueller Stand der zementfreien Hüftendoprothetik. Symposium Düsseldorf. Thieme, Stuttgart 1985

Lagrange, J., E. Letournel: Arthroplastic totale du genou. Press méd. 78 (1970) 753

Legge, R. F.: Vitallium prothesis in treatment of fracture of the carpal navicular. West. J. Surg. 59 (1951) 468

Lettin, A. W., T. Scales: Total replacement arthroplasty of the shoulder in rheumatoid arthritis. J. Bone Joint Surg. 55 B (1973) 217

Lies, A., K. Neumann, W. Knoop, Ch. Joosten, I. Scheuer: Die Radiusköpfchenprothese nach Trümmerbrüchen – Eine Alternative zu Osteosynthesen oder Resektion. In: Ramanzadeh, R., H. G. Breyer (Hrsg.): Aktuelle Unfallheilkunde – Die Endoprothetik in der Unfallheilkunde. Schnetztor Verlag, Konstanz 1989, pp. 137–140

Lord, G.: Erfahrungsbericht über 400 zementlose Hüfttotalendoprothesen. MOT 100 (1980) 39

Lütten, C., W. Thomas, W. Dihlmann: Bringt die Technetium-Szintigraphie in Verbindung mit der Gallium-Szintigraphie eine verbesserte Aussage über die Differentialdiagnose der aseptischen und septischen Endoprothesenlockerung? Röntgen-Bl. 42 (1989) 262–267

Maatz, R.: Diskussion. Langenbecks Arch. Chir. 264 (1950) 500 (Kongreßbericht)

Maatz, R., E. Güntz: Die Alloplastik am Hüftgelenk. Zbl. Chir. 75 (1950) 1331

Maaz, B., M. Menge: Aktueller Stand der zementfreien Hüftendoprothetik. Thieme, Stuttgart 1985

Marmor, L.: The modular (marmor)knee. Clin. Orthop. 120 (1976) 86

Mathys, R., R. Mathys jr.: Isoelastische Prothesen des Schultergelenkes. Akt. Probl. Chir. Orthop. 1 (1977) 9

Matthes, L. S., D. A. Sonstegard, H. Kaufer: The sperocentric knee. Clin. Orthop. 94 (1973) 234

McIntosh, D. L.: The surgical treatment of osteoarthritis of the knee. SICOT XIe Congrès, Mexico 1969, p. 400

McKee, G. K.: Replacement of arthritis hips by the McKee-Farrar prosthesis. J. Bone Joint Surg. 48 A (1966) 245

McKeever, D. C.: Patellar-prostheses. J. Bone Joint Surg. 37 A (1955) 1074

McKeever, D. C.: Tibial plateau prostheses. Clin. Orthop. 18 (1960) 86

Mechanical Engineers: Joint replacement in the upper limb. I. Mech. E. Conference. Publictions Limited for the Institution of Mechanical Engineers, London/New York 1977

Metcalfe, I. W.: The vitallium spere prothesis for non-union of the navicular bone. Intern. Coll. Surg. 22 (1954) 459

Meuli, H. Ch.: Totalendoprothese für das Handgelenk nach Meuli. Akt. Probl. Chir. Orthop. 2 (1977) 49

Mittelmeier, H.: Zementlose Verankerung von Endoprothesen nach dem Tragrippenprinzip. Z. Orthop. 112 (1974) 27

Mittelmeier, H.: Keramikhüftgelenksendoprothesen mit zementfreier Verankerung. In: Morscher, E. (Hrsg.): Die zementlose Fixation von Hüftendoprothesen. Springer, Berlin 1983

Mollowitz, G.: Vitallium-Endoprothesen bei Sarkom am proximalen Humerus. Chirurg 37 (1966) 130

Moore, A. T., H. R. Bohlmann: Metal hip joint – A case report. J. Bone Jt. Surg 25 (1943) 688

Moore, R. J.: Metal hip joints: A new self locking vitallium prothesis. Sth. med. J. (Bgham, Ala.) 45 (1952) 1015

Morrey, B. F., R. S. Bryan, J. H. Dobyns, R. L. Linscheid: Total elbow arthroplasty: a five-year experience at the Mayo Clinic. J. Bone Joint Surg. 63 A, (1981) 1050

Morrey, B. F., R. S. Bryan: Total Joint replacement. In: Morrey, B. F. (Ed.): The elbow and its disorders. Philadelphia, Saunders 1985

Morrey, B. F.: Elbow Reconstructive Surgery. In: Chapman, M. W. (Ed.): Operative orthopaedics. Lippincott, Philadelphia 1988, pp. 789–805

Morscher, E., R. Bombelli, R. Schenk, R. Mathys: The treatment of femoral neck fractures with an isoelastic endoprothesis implanted without cement. Arch. Orthop. Trauma Surg. 98 (1981) 93

Morscher, E.: Die zementfreie Fixation von Hüftendoprothesen. Springer, Berlin 1983

Morscher, E.: Entwicklung und derzeitiger Stand der zementfreien Hüftendoprothesen. In: Rogge, D. H., H. Tscherne (Hrsg.): Hefte zur Unfallheilkunde, Bd. 183: Zementfreie Hüftprothesen. Springer, Berlin 1987

Müller, M. E.: Les prothèses totales dans la chirurgie de la hanche. Rev. chir. orthop. 49 (1963) 273

Neer, C. S., II: Articular replacement for the humeral head. J. Bone Joint Surg. 37 A (1955) 215

Neer, C. S., II: Total shoulder replacement. Orthop. Trans. 1 (1977) 244

Neer, C. S., II, K. C. Watson, F. J. Stanton: Recent experience in total should replacement. J. Bone Joint Surg. 64 A (1982) 319

Newton, St. E., III: Total ankle arthroplasty: Clinical study of fifty cases. J. Bone Joint Surg. 64 A (1982) 104

Nicolle, F. V., I. S. Calnan: A new design for finger joint prosthesis for the rheumathoid hand. Hand 4 (1972) 135

Nieder, E., A. Keller: The saddle prothesis Mark II – Endo-Modell. In: Yamamuro, T. (Hrsg.): 4. International Symposium on Limb Salvage in Musculosceletal Oncologyl 1987. Springer, Berlin 1988

Nieder, E., E. Engelbrecht, K. Steinbrink, A. Keller: Modulares System für den Femurtotalersatz – Endo-Modell. Chirurg 54 (1983) 391

Oh, I., R. B. Bourne, W. H. Harris: The femoral cement compactor. J. Bone Joint Surg. 65 A (1983) 1335

Oswald, S. G., D. van Nostrand, G. Savory, J. J. Callaghan: Three-phase bone scan and indium white blood cell scintigraphy following porous coated hip arthroplasty: A prospective study of the prosthetic tip. J. Nucl. Med. 30 (1989) 1321–1331

Pappas, M., F. F. Buechel, A. F. De Palma: Cylindric total ankle replacement: Surgical and biomechanical rationale. Clin. Orthop. 118 (1976) 82

Petty, W.: The effect of methylmetacrylate on chemotaxis of polymorphonuclear leukocytes. J. Bone Joint Surg. 60 A (1978) 492

Pillar, R. M., H. U. Cameron, I. Macnab: Porous surfaced layered prothetic devices. J. Biomed. Eng. 10 (1975) 126

Poigenfürst, J., W. Scharf, C. Mahringer, F. Pankarter: Vorläufige Ergebnisse nach Implantation isoelastischer zementfreier Hüftpfannen. Aktuel. Traumatol. 14 (1984) 271

Pugh, J. W., R. M. Rose, E. I. Radin: A structural model for the mechanical behavior of trabecular bone. J. Biomech. 6 (1973) 657

Rae, T. A.: A study of the effects of particulate metals of orthopaedic interest on murine macrophages in vitro. J. Bone Joint Surg. 62 A (1980) 889

Rahmanzadeh, R., M. Faensen: Hüftgelenksendoprothetik, Aktueller Stand – Perspektiven. Springer, Berlin 1984

Ranawat, C. S., J. J. Shine: Duo-condular total knee arthroplasty. Clin. Orthop. 94 (1973) 185

Riede, U. N., Th. Ruedi, J. L. E. Rohner, S. M. Perren, R. Guggenheim: Quantitative und morphologische Erfassung der Gewebereaktion auf Metallimplantate (Osteosynthesematerial). Arch. Orthop. Unfallchir. 78 (1974) 199–215

Ring, P. A.: Complete replacement arthroplasty of the hip by the Ring prothesis. J. Bone Joint Surg. 50 B (1968) 720

Ritter, G., A. Grünert, C. H. Schweikert: Biomechanisches Prinzip, operative Technik und erste Ergebnisse der Zuggurtungs-Hüftendoprothese. Tgg. N.W.D. Chir., Hamburg 1976

Rosenthall, L., M. E. Ghazal, R. Barrette, L. F. Chen, C. E. Brooks: Observations on radiophosphate uptakes in asymptomatic cementless hip prothesis. Nuc. Compact 21 (1990) 15–17

Rüther, W.: Prothesen am Ellenbogengelenk. In: Hefte zur Unfallheilkunde „Verletzungen des Ellenbogens" Bd. 155, (1982) 300–318

Salzer, M., K. Knahr, P. Frank: Röntgenologische und klinische Verlaufsbeobachtungen bei zementfrei verankerten Femurschaftprothesen mit und ohne Prothesenkragen. In: Morscher, F. (Hrsg.): Die zementfreie Fixation von Hüftendoprothesen. Springer, Berlin 1983

Samuelson, K. M., M. A. R. Freeman, M. A. Tukel: Development and evolution of the ICLH ankle replacement. Foot Ankle 3 (1982) 32

Schneider, R.: Die Totalprothese der Hüfte. Ein biomechanisches Konzept und seine Konsequenzen. In: Burri, C., Ch. Herfarth, M. Jäger (Hrsg.): Aktuelle Probleme in der Chirurgie und Orthopädie (Bd. 24). Huber, Bern 1982

Semlitsch, M., H. G. Willert: Kobaltbasis-Legierungen in Guß- und Schmiedezustand als Implantatwerkstoff. MOT 96 (1976) 86–90

Shiers, L. G. P.: Hinge arthroplasty of the knee. J. Bone Joint Surg. 47 B (1965) 586

Siegel, A., E. Engelbrecht: Schultergelenkendoprothese „St. Georg". Akt. Probl. Chir. Orthop. 1 (1977) 64

Siegel, A., E. Engelbrecht, H. W. Buchholz, J. Röttger: Prothesen am oberen Sprunggelenk. In: Hefte zur Unfallheilkunde, Bd. 133. Springer, Berlin 1978

Sisk, T. D., P. E. Wright: Arthroplasty of shoulder and elbow. In: Crenshaw, A. H. (Ed.): Campbell's Operative Orthopaedics. 7th. Ed. Mosby, St. Louis 1987, pp. 1503–1554

Smith-Petersen, C., B. Larson, O. E. Aufranc, W. A. Law: Complications of old fractures of the neck of the femur. Results of treatment by vitallium mold arthroplasty. J. Bone Joint Surg. 29 A (1949) 41

Smith-Petersen, M. N.: Arthroplasty of the hip. A new method. J. Bone Joint Surg. 21 (1939) 269

Souter, W. A.: Total replacement arthroplasty of the elbow. In: Joint replacement in upper limb. Mechanical Engineering Publ., London 1977

Speed, K.: Ferrule caps of head of radius. Surg. Gynec. Obstet. 73 (1941) 845

Spier, W., C. Burri: Isoelastische Endoprothesen am Schultergelenk. Langenbecks Arch. Chir. 337 (1974) 862 (Kongreßbericht)

Stauffer, R. N.: Ten year follow-up study of total hip replacement-with particular reference to roentgenographic loosening of the components. J. Bone Joint Surg. 64 A (1982) 983

Stauffer, R. N., N. M. Senegal: Total ankle arthroplasty: Four year's experience. Clin. Orthop. 160 (1981) 217

Steinbrink, K.: Vorgehen bei ausgedehntem oder völligem Knochensubstanzverlust des Femurs bei Schaftlockerung. Orthopäde 16 (1987) 277

Steinbrink, K., E. Engelbrecht: Teil- und Totalersatz des Femurs bei Osteolysen. In: Wolter, D. (Hrsg.): Osteolysen – Pathologische Frakturen. 1. Paul-Sudeck-Symposium 1981. Thieme, Stuttgart 1982

Stellbrink, G.: Gelenkersatz an der Hand. Handchir. 5 (1973) 3

Stellbrink, G., J. Zippel, H. M. Englert: Fingergelenkprothesen Modell „St. Georg". Vorstellung und vorläufiger Bericht. Handchir. 3 (1971) 83

Swanson, A. B.: Silicon rubber implants for replacement of arthritic or destroyed joints in the hand. Surg. Clin. North. Am. 48 (1968) 1113

Swanson, A. B.: Flexible implanat resection arthroplasty in the hand and extremities. Mosby. St. Louis 1973

Swanson S. A. V., M A. R. Freeman: Die wissenschaftlichen Grundlagen des Gelenkersatzes. Springer, Berlin 1979

Tehranzadeh, J., R. Schneider, R. H. Freiberger: Radiological evaluation of painful total hip replacement. Radiology 141 (1981) 355–362

Thompson, F. R.: Two and a half years experience with a vitallium intramedullary hip prothesis. J. Bone Joint Surg. 36 A (1954) 489

Tooms, R.: Arthroplasty of ankle and knee. In: Crenshaw, A. H. (Ed.): Campbell's Operative Orthopaedics. 7th. Ed. Mosby, St. Louis 1987, pp. 1145–1152

Träger, D., P. Rode: Zur endoprothetischen Versorgung des Radiusköpfchens nach Radiusköpfchenfrakturen beim Kind. Unfallheilk. 87 (1984) 387–389

Turner, R. H., O. E. Aufranc: Femoral stem replacement arthroplasty of the knee. Surg. Clin. North. Am. 49 (1969) 917

Unger, A. S., A. E. Inglis, H. E. Figgie III: Total ankle arthroplasty. In: Chapman, M. W. (Ed.): Operative Orthopaedics. Lippincott, Philadelphia 1988, pp. 807–813

Urist, M. R.: The principles of hip socket-arthroplasty. J. Bone Joint Surg. 39 A (1957) 786

Utz, J. A., R. J. Lull, E. G. Galvin: Asymptomatic total hip prothesis: Natural history determined using Tc-99m MDP bone scans. Radiology 161 (1986) 509–512

Venable, C. S.: Elbow and elbow-prostheses. Case of complet loss of lower third of humerus. Am. J. Surg. 83 (1952) 271

Volz, R. G.: The development of a total wrist arthroplasty. Clin. Orthop. 116 (1976) 209

Volz, R. G.: Total wrist arthroplasty, a review of 100 patients (abstract). Orthop. Trans. 3 (1979) 268

Wagner, H.: Der alloplastische Gelenkflächenersatz am Hüftgelenk. Arch. Orthop. Unfall-Chir. 82 (1975) 101

Walker, P. S., H. Shoji: Development of a stabilizing knee prothesis employing physiological principles. Clin. Orthop. 94 (1973) 222

Walldius, B.: Arthroplasty of the knee using an endoprothesis. Acta Orthop. Scand, 24 (1957) 1

Waugh, T. R., P. M. Evanski, W. C. McMaster: Irvine ankle arthroplasty. Clin. Orthop. 114 (1976) 180

Waugh, T. R., R. C. Smith, C. F. Orofino, S. M. Anzel: Total knee replacement. Operative technic and preliminary results. Clin. Orthop. 94 (1973) 196

Weber, B. G., G. Stühmer: Erfahrungen und Ergebnisse mit der Rotations-Totalendoprothese für das Hüftgelenk. Akt. Traumat. 3 (1973) 225

von Wilmsdorff, H., H. Denkaus: Erfahrungen mit der zementfreien Totalendoprothese nach Lord. Z. Orthop. 123 (1985) 969–972

Young, H. H.: Use of a hinged vitallium prothesis for arthroplasty of the knee, a preliminary report. J. Bone Joint Surg. 45 A (1963) 8

Zilkens, K. W.: Diagnostik bei aseptischen Lockerungen von Hüftendoprothesen. Enke, Stuttgart 1990

Zippel, J.: Arthroplastik des Schultergelenkes. Orthopäde 2 (1973) 107

Zweymüller, K., M. Semlitsch: Concept and material properties of a cementless hip prothesis system with Al_2O_3 ceramic ballheads and wrought Ti-6Al-4V stems. Arch. Orthop. Traumat. Surg. 100 (1982) 229–236

Arthrodesen

K. H. Jungbluth und D. Großner

Allgemeines

Die Arthrodese ist eine gewollte operative Versteifung eines Gelenkes mit dem Ziel der knöchernen Ankylose. Die Indikation kann bei Lähmungen, instabilen Gelenken, schweren Arthrosen, chronischen Entzündungen, schmerzhaften Gelenksteifen und Fehlformen sowie als Rückzugsoperation nach fehlgeschlagener Alloarthroplastik gegeben sein.

Eine Ankylosierung ist nur unter der Voraussetzung möglich, daß der Gelenkknorpel zum einen durch Infektionen oder Entzündungen spontan, zum anderen durch Operation beseitigt worden ist. Sie setzt darüber hinaus eine mechanische Ruhigstellung der Kontaktflächen voraus.

Die operative Arthrodese folgt unterschiedlichen Prinzipien. Bei vorausgegangener Zerstörung des Gelenkknorpels reicht häufig allein die Ruhigstellung durch operative Transfixation aus. Diese Maßnahme entspricht der Ruhigstellung im Gipsverband, die zu einer Spontanarthrodese führen kann (Abb. 1).

Ist der Gelenkknorpel dagegen erhalten oder unvollständig zerstört, wird eine Arthrotomie erforderlich, um knöcherne Kontaktflächen zu schaffen. Die Art der Fixation ist davon unabhängig.

Eine weitere dauerhafte Aufhebung der Gelenkfunktion wird darüber hinaus dadurch erreicht, daß die Artikulation durch eine extraartikuläre Knochenbrücke überspannt wird. Dies ist dauerhaft nur durch massive ossäre Spangenbildung möglich.

Vor allem bei entzündlichen Prozessen strebt man gelegentlich eine partielle Versteifung des Gelenkes dadurch an, daß man stabile Knochenimplantate überbrückend in Teile der Gelenkelemente einfügt. Bei allen gelenkversteifenden Maßnahmen ist eine lang dauernde Ruhigstellung unabdingbar.

Arthrodesen werden heute nur selten durchgeführt. Wegen diagnostischer Maßnahmen und wirkungsvoller frühzeitiger Therapie durch Antibiotika, Chemotherapeutika und operative Eingriffe sind ausgedehnte gelenkdestruierende Arthritiden nur noch selten anzutreffen. Dies gilt vor allem für die Tuberkulose.

In bestimmten Fällen resistenter Infektionen mit schweren Gelenkdestruktionen ist die Arthrodese auch heute noch die einzig erfolgreiche Maßnahme.

Als Alternative ist die Alloarthroplastik in solchen Fällen mit hohen septischen Komplikationen und mit infektionsbedingten Auslockerungen behaftet. Aber auch aus anderer Indikation hat die Arthrodese gegenüber der Alloarthroplastik heute noch ihre Berechtigung. Die erlangte Stabilität und Schmerzfreiheit kann langfristig nicht durch Abnutzung oder Auslockerung gefährdet werden.

Trotz der unbestrittenen Erfolge der neueren Alloarthroplastik sollte bei Jugendlichen und jungen Erwachsenen, die noch für lange Jahre aktiv sein werden, an die Arthrodese als erste und endgültige Maßnahme gedacht werden.

Die Vorteile einer Arthrodese sind Schmerzfreiheit, Gelenkstabilität und volle Belastbarkeit. Als Nachteil müssen allerdings funktionelle Behinderungen beim Gehen, Hantieren, An- und Auskleiden, bei der Körperpflege und den täglichen Verrichtungen in Kauf genommen werden; sekundäre Veränderungen der Nachbargelenke und eventuelle Verkürzung der Extremität kommen belastend hinzu.

Für die Arthrodeseoperation hat die Osteosynthese eine überragende Bedeutung erlangt. Sie ersetzt die früher erforderlichen äußeren fixierenden

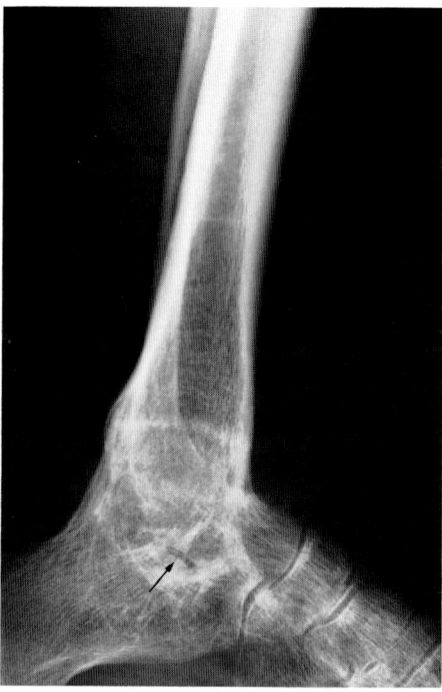

Abb. 1 Knöcherne Ankylose im oberen und unteren Sprunggelenk (50jähriger Mann, 26 Jahre nach Kriegsverletzung). Pfeil: nicht-knöchern durchbauter Gelenkrest

Verbände. Diese mußten über lange Zeiträume getragen werden. Auch hierbei war es aufgrund der verbleibenden Beweglichkeit nicht sicher, daß der knöcherne Durchbau erreicht werden konnte.

Auch in der Traumatologie ist die Arthrodeseoperation heute gebräuchlich. Die modernen Implantate versetzen uns in die Lage, bei zerstörenden Verletzungen und Frakturen durch Versteifung Stabilität und Heilung zu bringen. Aber selbst mit den modernen technischen Möglichkeiten gelingt es nicht immer, die angefrischten Knochenflächen ausreichend unter Kompression aufeinander zu setzen und zu stabilisieren.

Die traumatisch bedingte Minderung der Blutversorgung erschwert oft darüber hinaus den Erfolg der Operation.

Zusätzlich werden daher auto- oder homologe Knochentransplantate, Spongiosa und kortikospongiöse Blöcke, Knochenzement und allogene Implantate verwendet, um eine bleibende Stabilität zu erreichen und die knöcherne Überbrückung zu sichern.

Verglichen mit der Frakturheilung sind die Voraussetzungen bei der Arthrodese deshalb ungünstig, weil die betroffenen Skelettabschnitte für Gelenkbewegungen vorgesehen und damit hohen Wechsellast- und Scherkräften ausgesetzt sind.

Diese müssen durch das Osteosynthesematerial dauerhaft neutralisiert werden und einer frühen funktionellen Nachbehandlung standhalten.

Spezielles

Wirbelsäule

Die Arthrodeseoperation an der Wirbelsäule in Form der Wirbelfusion stellt ein heute gebräuchliches operatives Verfahren dar.
Indikationen sind Tumoren, Infektionen und Verletzungen der Wirbelsäule.
In der Wirbelsäule finden in der Regel Kombinationsbewegungen statt. Grundelement ist das Bewegungselement (JUNGHANNS 1968). Dieses umfaßt zwei Wirbel mit den zugehörigen komplexen Strukturen der intervertebralen Gelenkverbindungen. Durch das Zusammenwirken mehrerer Bewegungssegmente erfüllt die Wirbelsäule ihre statischen und kinetischen Aufgaben.
Treten akut traumatische, bzw. chronische Wirbelsäuleninstabilitäten auf oder sind Wirbel durch osteolytische Prozesse vom Zusammenbruch bedroht, bedeutet dies eine unmittelbare Bedrohung für das Rückenmark und die abgehenden Spinalnerven. Wichtigstes Ziel ist daher die Erhaltung oder Wiederherstellung des Wirbelkanals möglichst in der Weite seines normalen Querschnittes.
Entlastungen können Hemi- und Laminektomien bringen. Letztere führen allerdings zu starker mechanischer Instabilität des betroffenen Segmentes. Ziel der rekonstruktiven operativen Behandlung an der Wirbelsäule ist die Sicherung und Wiederherstellung einer guten Bewegungsfunktion und einer möglichst frühen Belastbarkeit. So ergibt sich die Forderung nach kurzstreckigen Stabilisierungen und Versteifungen.
Anders ist die Zielsetzung bei Skoliosen. Sie erfordern oft Fusionen der Wirbelsäule über lange Strecken (Abb. **2**).
Allein durch Transfixation der Bewegungssegmente mit Hilfe von Osteosynthesematerial läßt sich auf Dauer eine Stabilität nicht erreichen. Die an der Wirbelsäule auftretenden hohen Wechsellasten und Torsionskräfte führen über kurz oder lang zur Auslockerung und Ermüdungsbrüchen des Materials.
Je mehr Bewegungssegmente überbrückt sind, desto höher ist die Wahrscheinlichkeit sekundärer Instabilität. Dauerhaft kann die Versteifung von Bewegungssegmenten nur durch eine Fusionsoperation, bzw. eine Spondylodese gewährleistet werden.
Spontan erreicht der Organismus derartige Stabilisierungen durch knöcherne Spangenbildungen zwischen den Wirbelkörpern. Ein Prinzip, welches auch operativ durch Anlagerung von Knochentransplantaten an die Wirbelkörper oder Wirbelbögen genützt werden kann (Abb. **2 u. 3**).
Der andere Weg besteht in der Fusion der Wirbelkörper durch Ausräumung der Bandscheibe und Einfügen von Knochenblöcken (Abb. **4**) oder in der Fusion der Zwischenwirbelgelenke.
Operative Zugänge zu allen Abschnitten der Wirbelsäule sind von vorne und hinten sowie lateral möglich.
Indikationen zur Spondylodese zwischen den Wirbelkörpern sind gegeben bei Impressionsfrakturen, osteolytischen Prozessen und starken kyphotischen Abknickungen (Abb. **4 u. 5**).
Als Operationsverfahren kam zu der bis dahin ausgeübten Plattenosteosynthese an den Wirbelkörpern ein Verfahren hinzu, bei dem von dorsal her durch die Bogenwurzeln hindurch Schrauben, bzw. Schanzsche Schrauben in die Wirbelkörper eingeführt werden (Abb. **6**).
ROY-CAMILLE, der dieses Vorgehen 1976 inaugurierte, stabilisierte mit Hilfe von Platten. MAGERL (1981) verwendete dazu einen Fixateur externe und DICK (1984) verlegte das Implantat unter die Weichteile als Fixateur interne (Abb. **6**).
Als wichtigstes Prinzip stellte sich die winkelstabile Verbindung der transpedikulären Verankerungsschrauben heraus. Sie ist bei den Fixateurmethoden gewährleistet und wurde durch die Modifikation der Plattenfixation durch WOLTER (1980) ebenfalls erreicht.

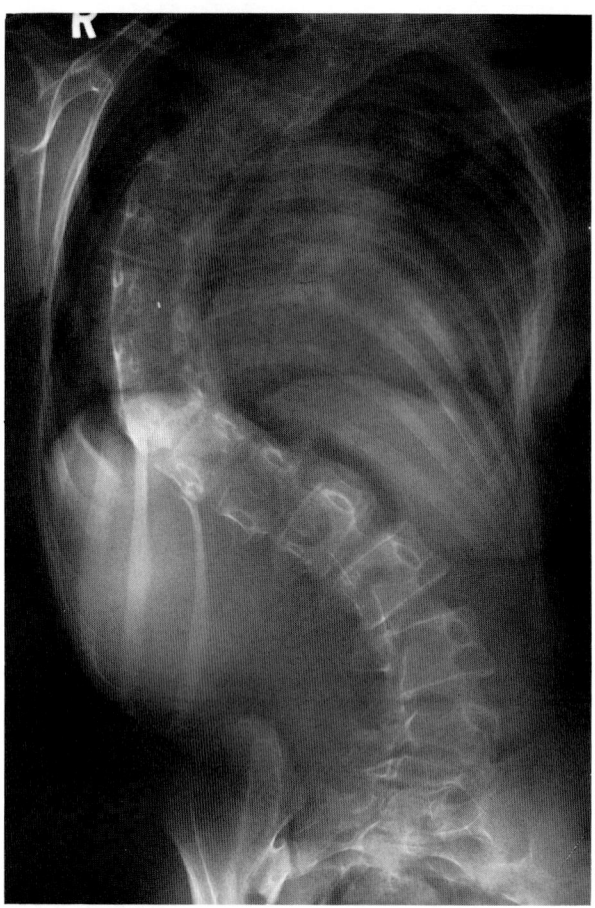

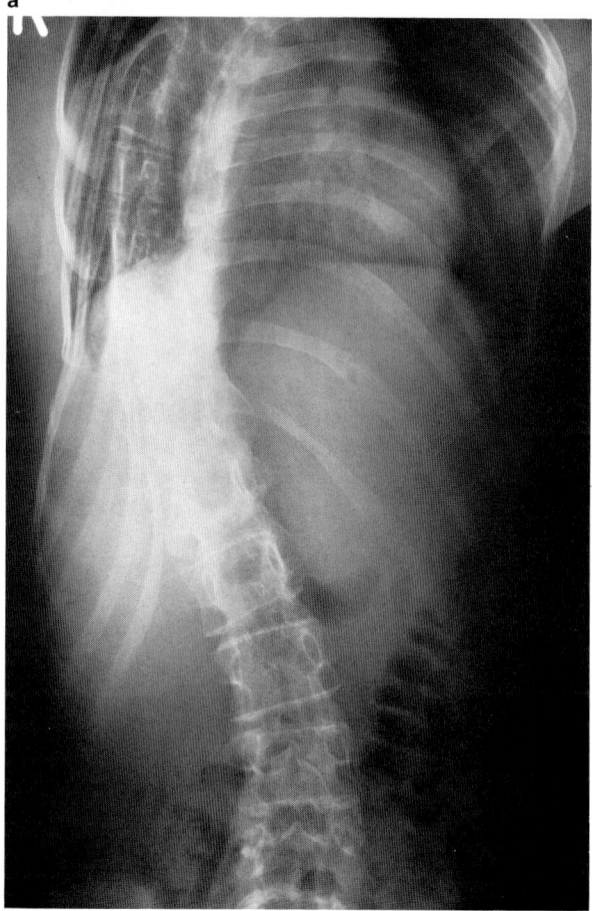

Abb. 2
a Schwere Kyphoskoliose (13jähriges Mädchen)
b Nach Aufrichtung im Streckbett Ankylosierung von Brust- und Lendenwirbelsäule (*Hibbe*). Dorsale Fusion durch Anlagerung von autologem Knochenspanmaterial untermischt mit Kieler-Knochenspänen dorsal an die Wirbelbögen

Abb. 3 Fixateur interne mit Fusion durch Anlagerung von Knochentransplantaten (Spongiosa) an die Wirbelbögen und Dornfortsätze nach Aufrichtung einer Kompressionsfraktur. Ein Verfahren, wie es an der Brust- und Lendenwirbelsäule angewendet wird

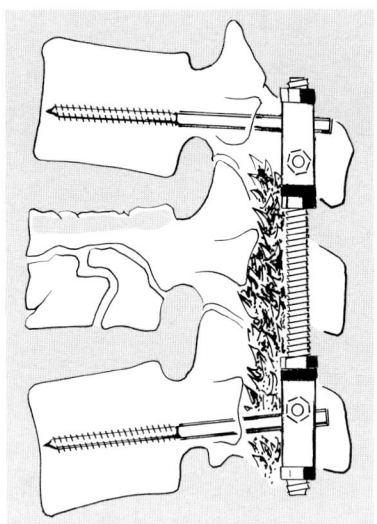

Abb. 4
a Kompressionsfraktur mit Subluxation der Intervertebralgelenke, Zerstörung der Bandscheibe und der Knochenstruktur des Wirbelkörpers. Aufrichtung und Fusion der Wirbelkörper durch kortikospongiösen Sandwich-Block
b Stabilisierung mit Platte von ventral
c Stabilisierung mit Fixateur interne dorsal transpedikulär

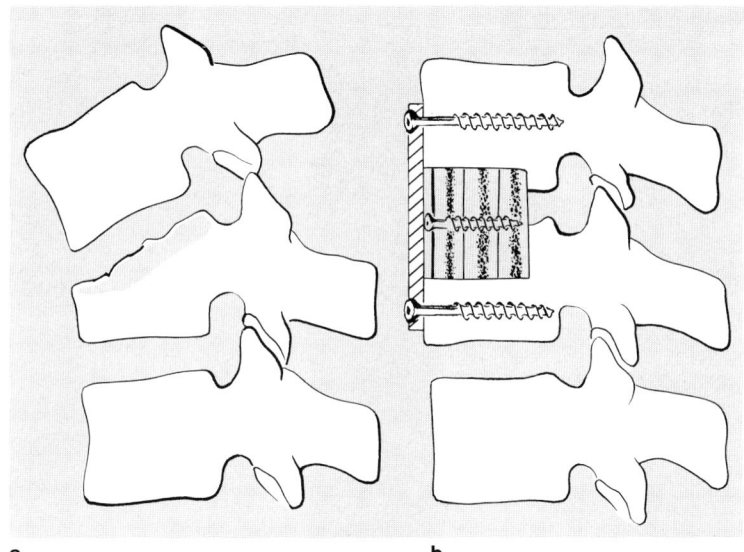

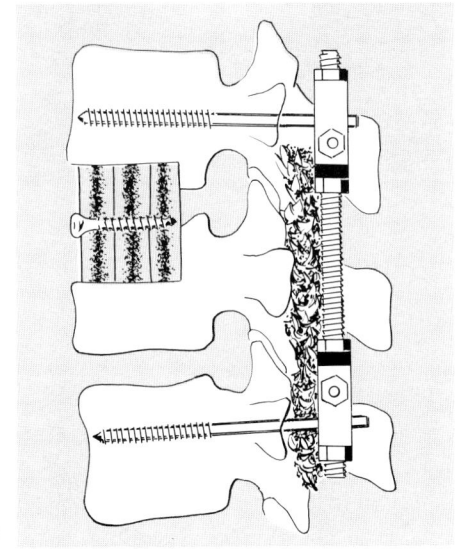

Prinzipiell besteht auch die Möglichkeit Spongiosa durch die Bogenwurzel hindurch in den Spongiosadefekt eines aufgerichteten Wirbels einzubringen.

Langstreckige Versteifungen der Wirbelsäule über 8–15 Bewegungssegmente sind bei Skolioseoperationen notwendig. Vielfältige langstreckige Implantate, z.B. Harrington-Stäbe, und Techniken mit gleichzeitiger Spongiosaanlagerung sollen dauerhaft Fehlstellungen korrigieren oder wenigstens eine Zunahme weiterer Achsabweichungen verhindern (Abb. 7).

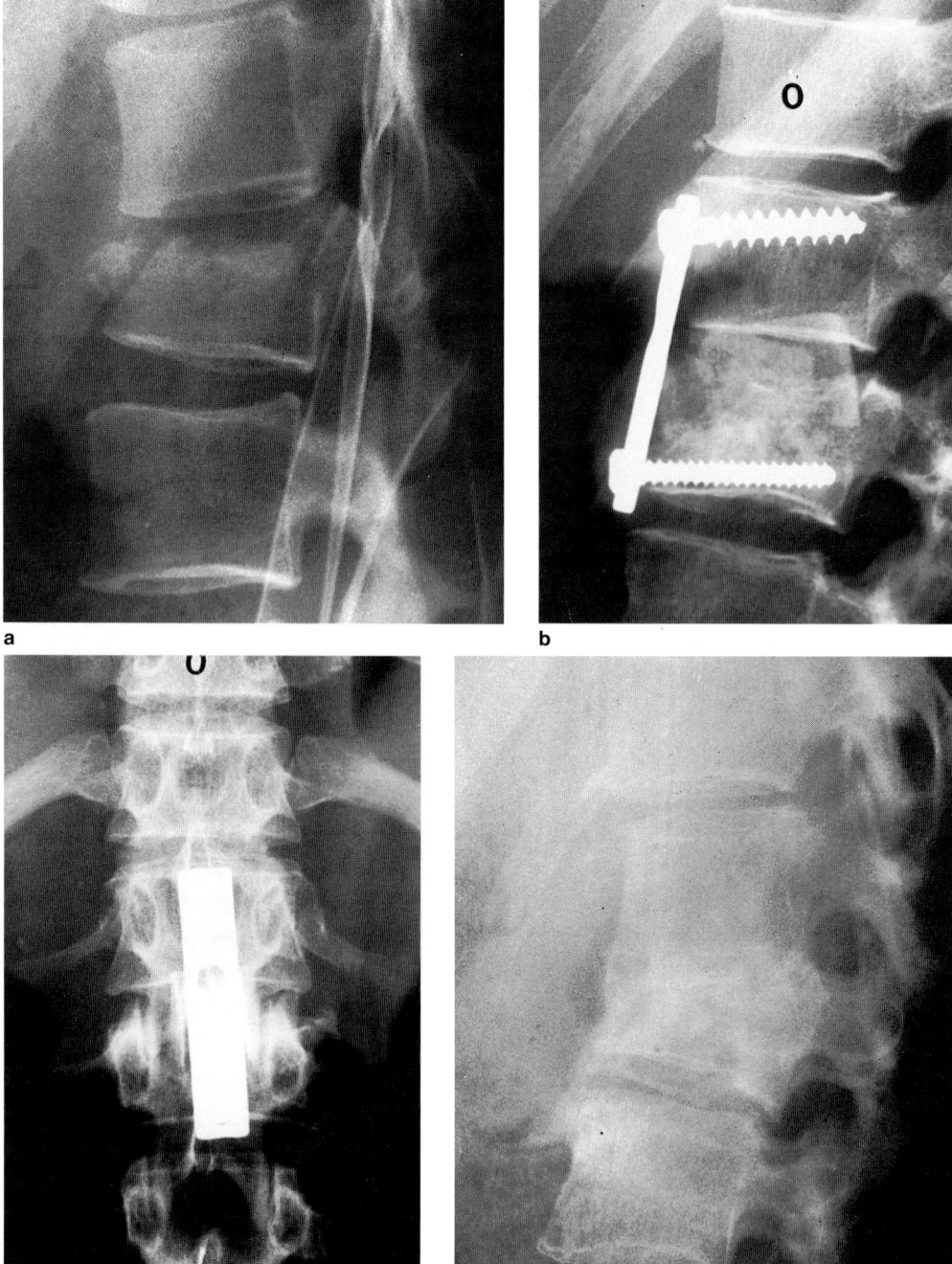

Abb. 5
a Kompressionsfraktur L 1 mit Einengung des Spinalkanals
b u. **c** Aufrichtung und Fusion durch eingefalzten kortikospongiösen Span, Sicherung durch ventrale Platte
d Fusion Th 12/L 1 nach Metallentfernung (Spangenbildung ventral L 1/L 2)

Spezielles

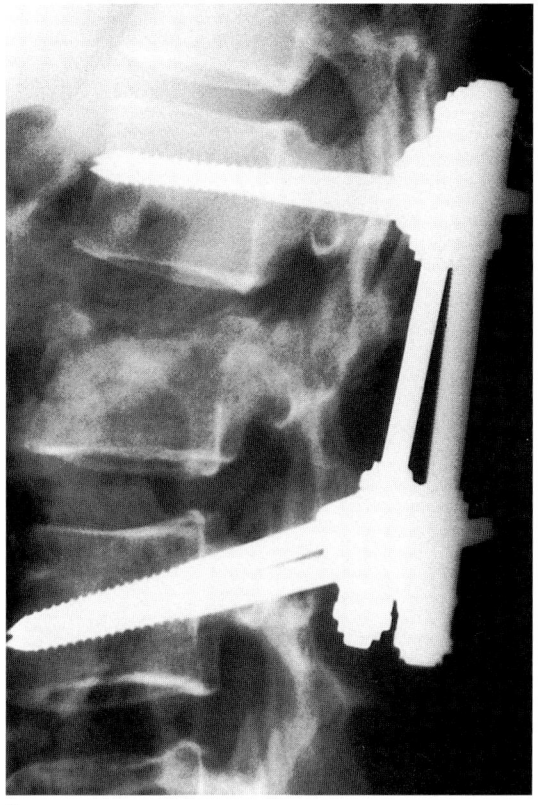
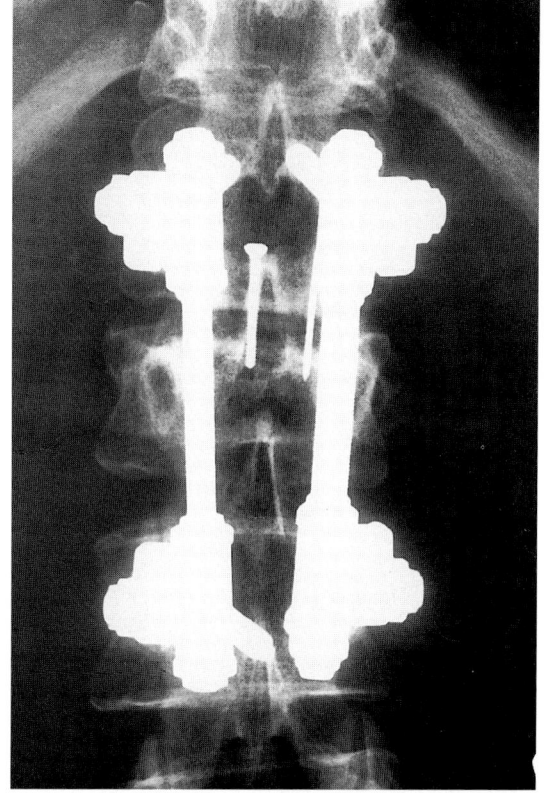
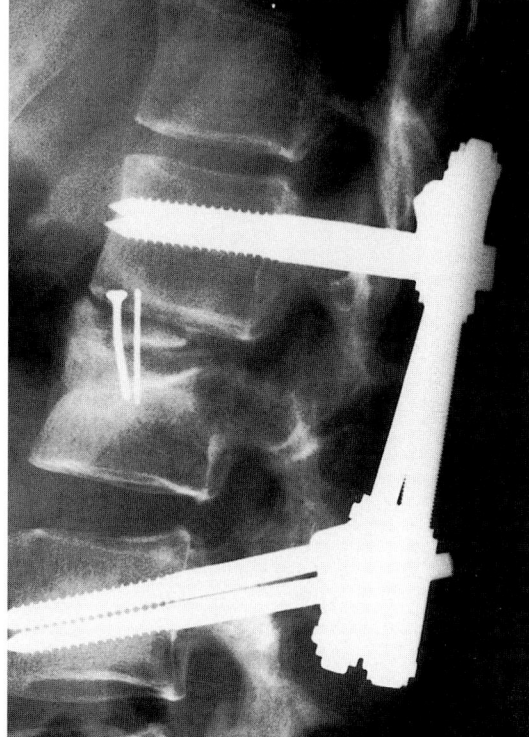

Abb. 6
a Aufrichtung und Stabilisierung einer L2-Fraktur durch Fixateur interne von dorsal
b u. **c** Zweite Operation von ventral. Spondylodese mit kortikospongiösem Sandwich-Block L1/L2 nach Ausräumung des Diskus

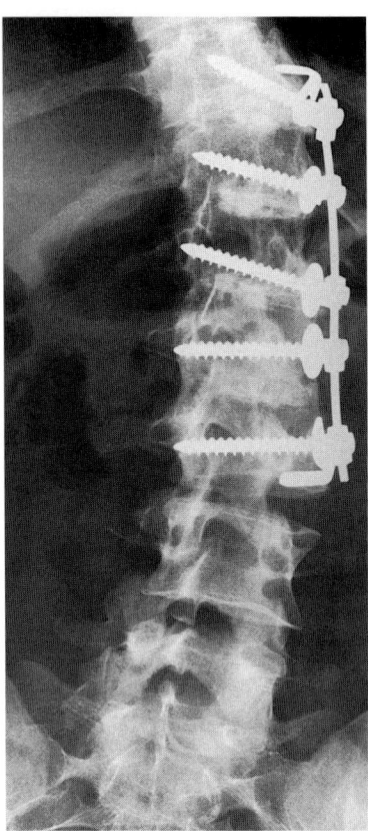
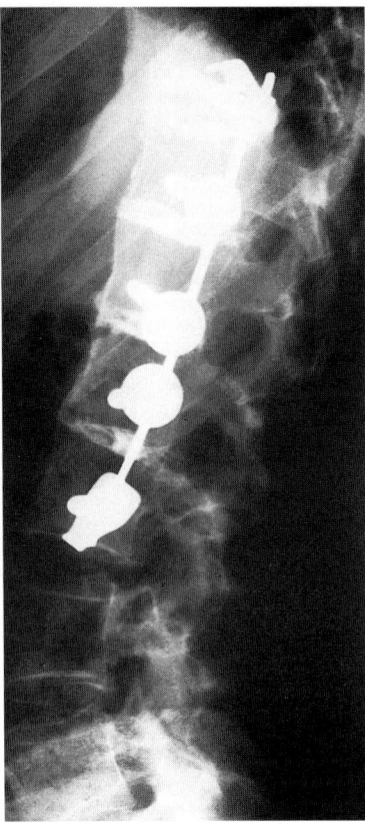

Abb. 7a u. b
Fusion zwischen Th 11 und L 3 mit *Zielke*-Instrumentation bei Skoliose

Halswirbelsäule

Traumatisch und nicht-traumatisch bedingten Instabilitäten der Halswirbelsäule liegen komplexe Verletzungen des Knochens und der Weichteile zugrunde. Meistens sind an ihnen gleichzeitig die umfangreichen Bandstrukturen, die Zwischenwirbelscheiben und die kleinen Zwischenwirbelgelenke beteiligt. Neben akuten Instabilitäten können daher auch chronische Instabilitäten zur Beeinträchtigung der neuralen Strukturen führen. Am sichersten lassen sich diese durch Fusionsoperationen beseitigen (Abb. 8–10).

Die okzipito-zervikale Spondylodese ist indiziert bei den seltenen Folgezuständen nach atlantoaxialer Verletzung oder Tumoren in diesem Gebiet (Abb. 9).

Gelegentlich findet auch die dorsale atlanto-axiale Spondylodese (C_1-C_2) Anwendung bei Dens-Frakturen, -Pseudarthrosen und transdentalen Luxationen oder Osteolysen sowie bei rheumatoider Arthritis. Ein Span wird zwischen die beiden Wirbelbögen C_1-C_2 plaziert und mittels Drahtschlinge unter Kompression gesetzt. Zusätzlich wird Spongiosa angelagert (Abb. 10).

Bei Dens-Frakturen und -Pseudarthrosen werden Fusionsoperationen heute nach Möglichkeit vermieden und statt dessen die direkte Osteosynthese durch Verschraubung bevorzugt (BÖHLER 1982).

Gegenüber den dorsalen Fusionsverfahren haben sich die ventralen Operationsmethoden zwischen den Abschnitten C_2-C_7 durchgesetzt (Abb. 8). Die ventrale intrakorporelle Spondylodese mit der sichernden Plattenosteosynthese wird mit dem Namen ROBINSON (1962) verbunden.

Spezielles

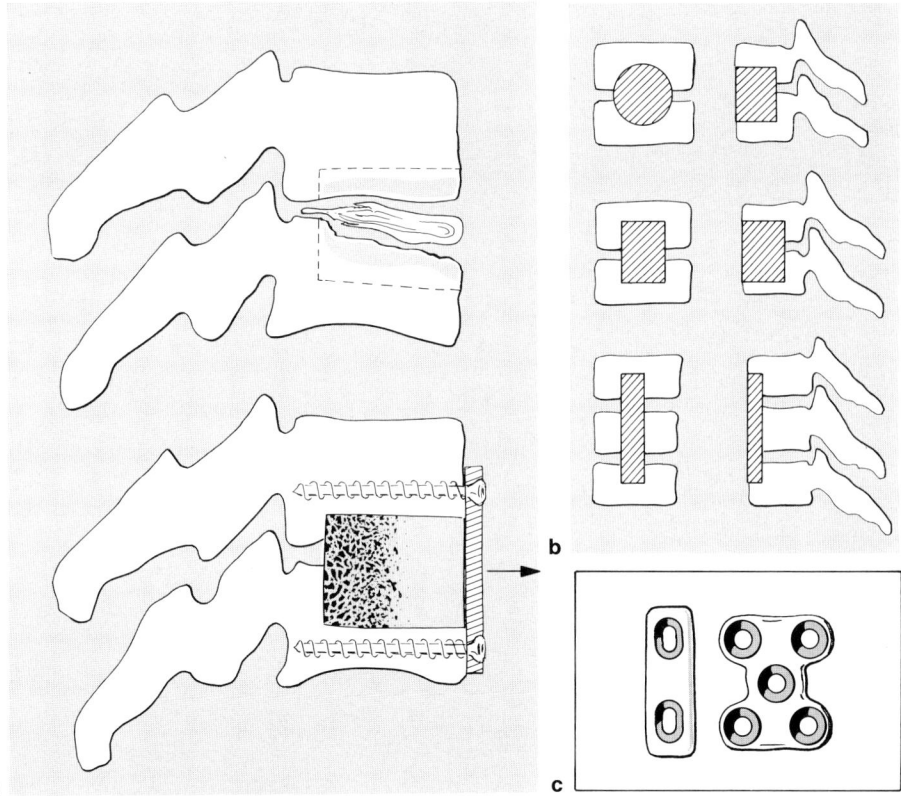

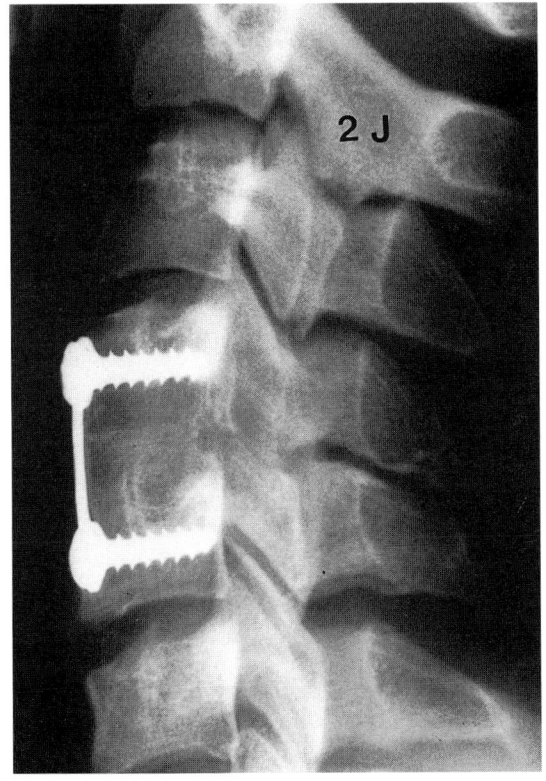

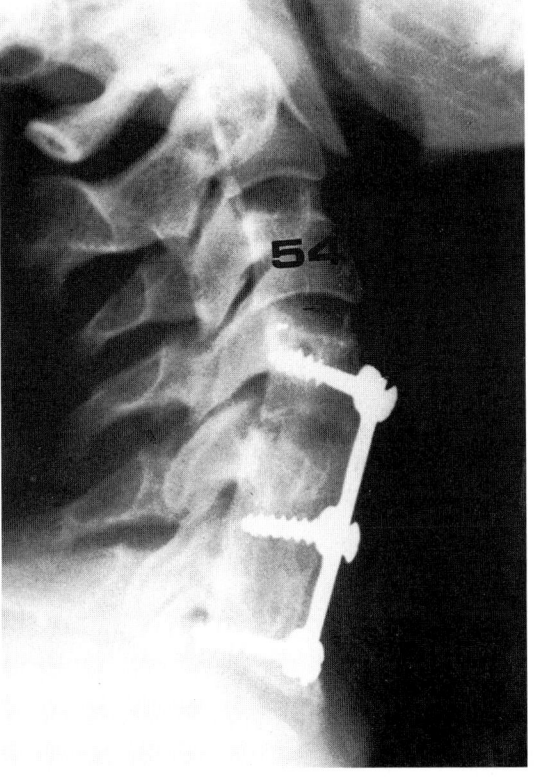

Abb. 8
a–c Fusion an der Halswirbelsäule, ventrale Platteninstrumentation. Knöcherne Spanüberbrückung eines oder mehrerer Bewegungssegmente
d Ventrale Fusion eines Bewegungssegmentes C4/C5
e Ventrale Fusion zweier Bewegungssegmente C4/C5/C6

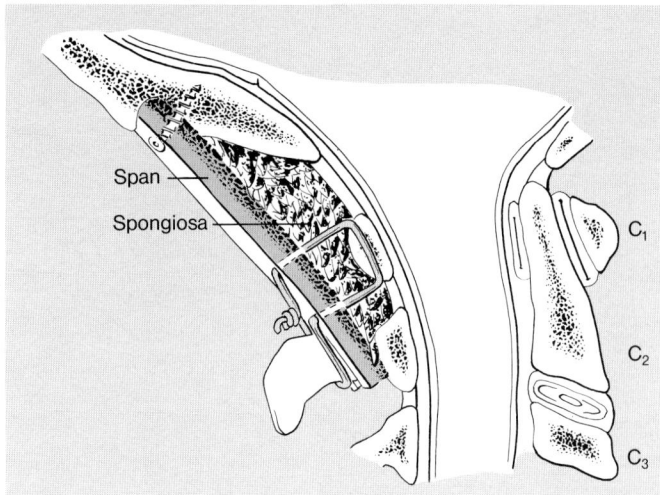

Abb. 9 Atlanto-okzipitale Fusionsoperation. Kortikospongiöser Span und Spongiosa zwischen Hinterhauptschuppe und C1/C2

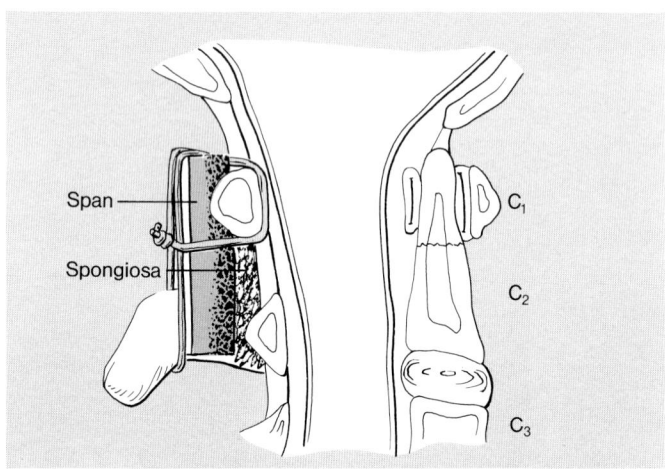

a

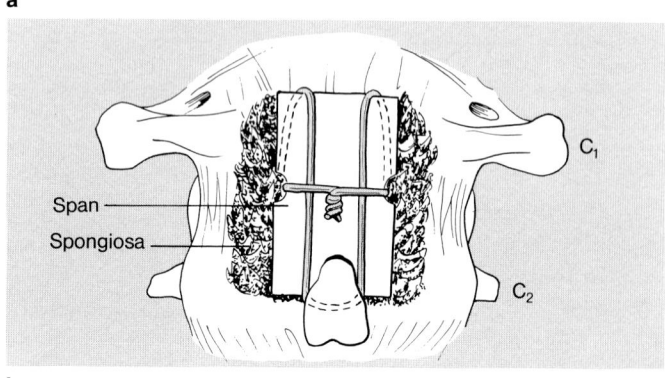

b

Abb. 10a u. b
Dorsale Fusionsoperation bei Dens-Fraktur oder Dens-Pseudarthrose mit kortikospongiösem Span und Spongiosa. Fixation durch Cerclage-Draht

Schultergelenk

Vor der Entwicklung moderner Osteosyntheseverfahren wurde das Schultergelenk intraartikulär mit knöcherner Anfrischung und zusätzlich extraartikulär durch Knochenspäne zur Ausbildung einer ossären Spange versteift.

In der Indikationsstellung ist ein Wandel eingetreten von tuberkulösem Gelenkbefall, infektiösen Destruktionen und poliomyelitischen Lähmungen hin zu Folgezuständen nach schweren Plexusverletzungen, Rückzugseingriffen nach alloarthroplastischem Gelenkersatz und posttraumatischen Zerstörungen (RIGGINS u. BUNSH 1988, RUSSELL 1987).

Ist der Arm durch Arthrodese einmal fest mit dem Schultergürtel verbunden, muß er dessen Bewegungen folgen. Mindestvoraussetzung für ein ausreichendes funktionelles Ergebnis sind eine aktiv nerval kontrollierte Beweglichkeit der Skapula und eine funktionstüchtige Hand.

Operative Verfahren mit äußeren Spannern (CHARNLEY 1953 u. 1964), Verbolzungen und knöchernen Einfalzungen (GILL 1931) sind zugunsten von Plattenfixationen aufgegeben worden, wie sie von der Arbeitsgemeinschaft für Osteosynthesefragen (AO) mit zwei Kompressionsplatten angegeben wurden (Abb. **11**). Der Vorteil liegt darin, daß die Versorgung übungsstabil ist und keiner zusätzlichen äußeren Fixation bedarf. Wenige Tage nach der Operation kann mit der funktionellen Nachbehandlung begonnen werden (M. E. MÜLLER u. Mitarb. 1979).

Ellenbogengelenk

Am Ellenbogengelenk ist die Indikation zur Arthrodese selten gegeben. Die arthroplastischen Eingriffe haben gute Erfolgsaussichten und werden daher Versteifungen vorgezogen. Ansonsten bilden Schmerzen, Instabilität und Infektion Operationsanzeigen wie bei allen Arthrodesen.

Die Position der endgültigen Versteifung des Ellenbogengelenkes muß den Bedürfnissen des Patienten individuell angepaßt werden. Vor der Operation sollte der Arm probeweise in verschiedenen Stellungen im Gipsverband fixiert werden.

Das von der Arbeitsgemeinschaft für Osteosyn-

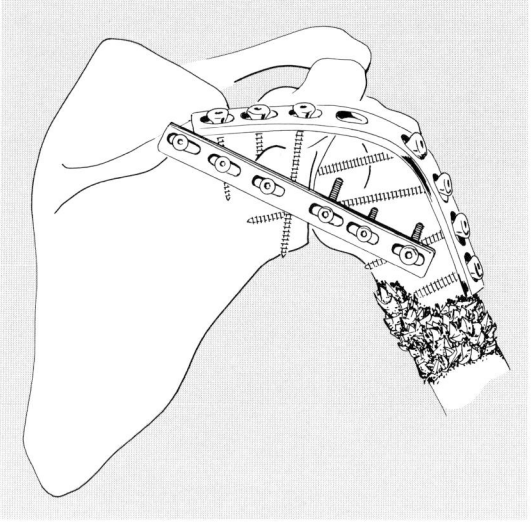

Abb. **11** Arthrodeseoperation am Schultergelenk (AO-Verfahren)

thesefragen angegebene Verfahren ist technisch schwierig. Relativ kleine Knochenflächen werden durch einen Fixateur externe und eine Zugschraube unter Kompression gesetzt, ein Zuggurtungseffekt wird nicht erzielt (M. E. MÜLLER u. Mitarb. 1979) (Abb. **12a**).

SPIER (1973) schlug deshalb eine Osteosynthese an der dorsalen Seite des Ellenbogengelenkes mit einer rechtwinkelig gebogenen Kompressionsplatte vor. Bei beiden Verfahren wird das Radiusköpfchen reseziert (Abb. **12b**).

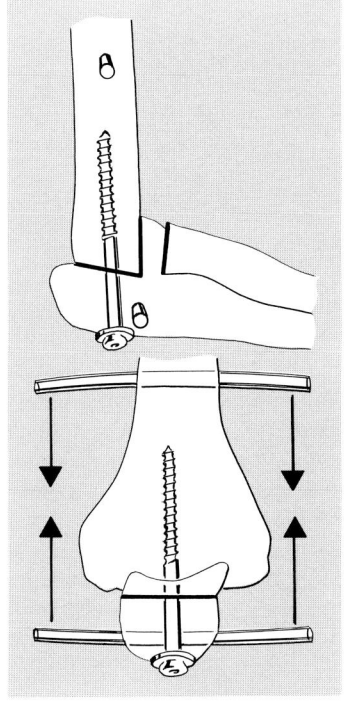

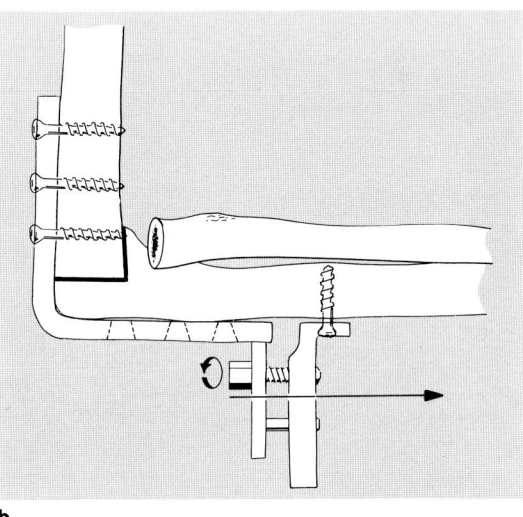

Abb. **12** Arthrodeseoperation Ellenbogengelenk. Technik mit
a Fixateur externe (AO)
b gewinkelter Platte (*Spier* 1973)

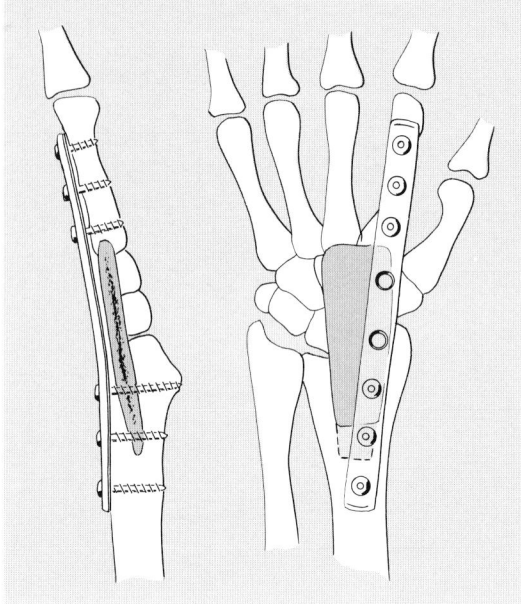
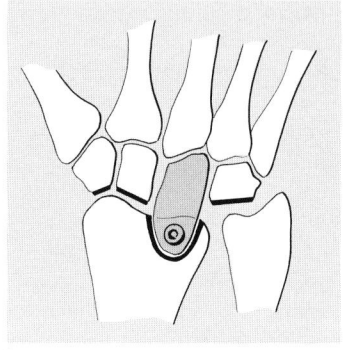

Abb. 13 Arthrodeseoperation Handgelenk
a Operationstechnik unter Verwendung von kortikospongiösem Knochentransplantat und Plattenosteosynthese (AO)
b mit Teilresektion der Handwurzel (Resektionsarthrodese)

Hand

Für die Arthrodese am Handgelenk hat sich das von der AO-Gruppe angegebene Verfahren ebenfalls durchgesetzt (Abb. 13a). Es beruht auf der Einfalzung eines breiten kortikospongiösen Spanes kombiniert mit einer Plattenfixation. Sie bietet nach schweren posttraumatischen Arthrosen des Handgelenkes oder nicht ausheilbaren Skaphoidpseudarthrosen einen sicheren Weg der knöchernen Stabilisierung mit Schmerzfreiheit und Belastungsfähigkeit der Hand (Abb. 14).

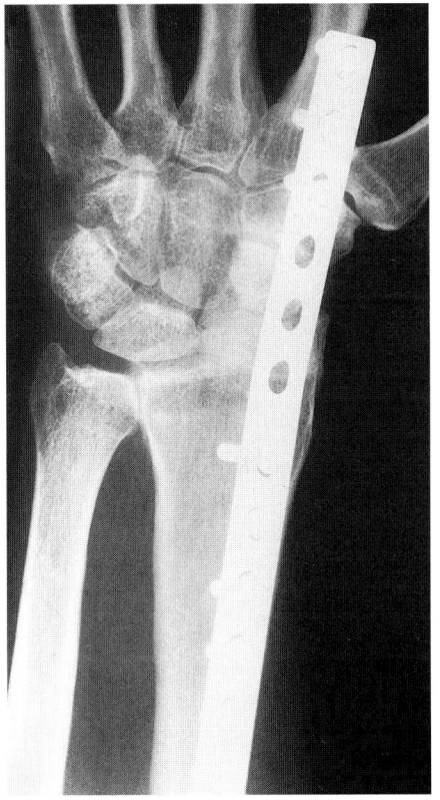
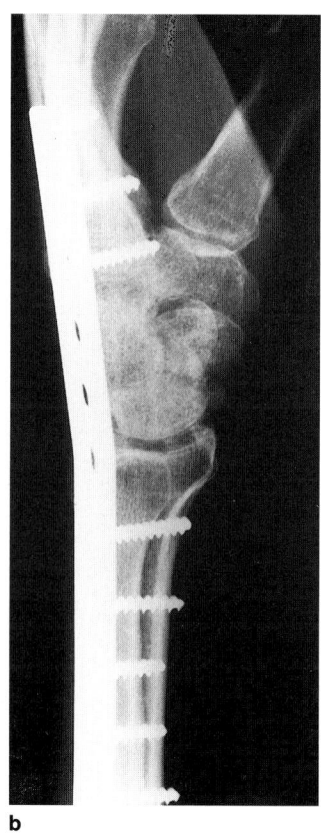

Abb. 14a u. b
Arthrodeseoperation mit Knochenspantransplantat und Plattenosteosynthese am Handgelenk
(Aufnahme: Dr. *R. Neumann*, Hamburg)

Abb. 15a u. b Interkarpale Arthrodesen (*Garner*). Entknorpelung der Gelenkflächen und Spaneinfalzung. b) Bei totaler Mondbeinnekrose Capitatum geteilt und nach proximal verschoben. Indikationen: Osteonekrosen, Pseudarthrosen, Arthrosen im Handwurzelbereich (a)

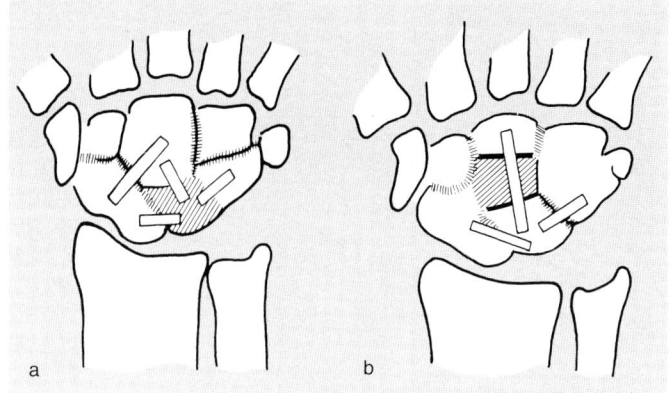

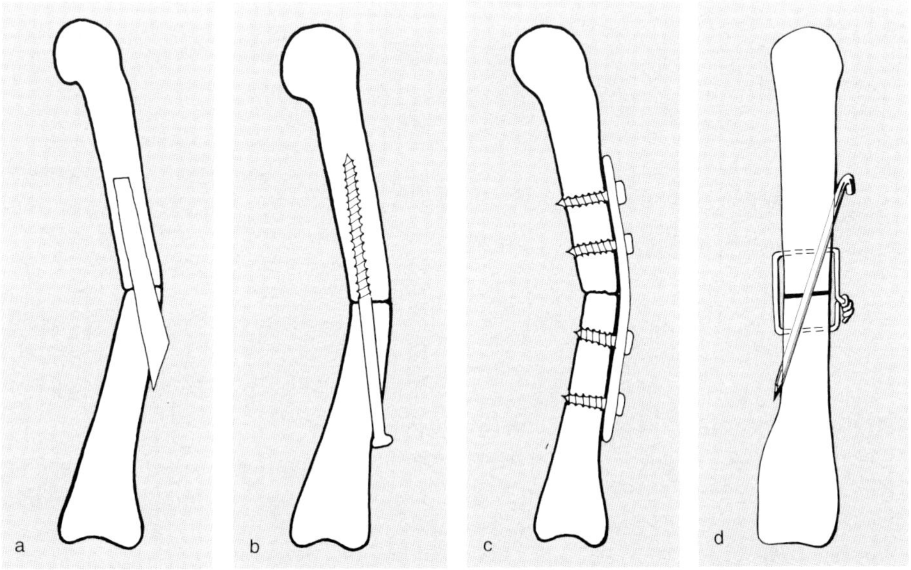

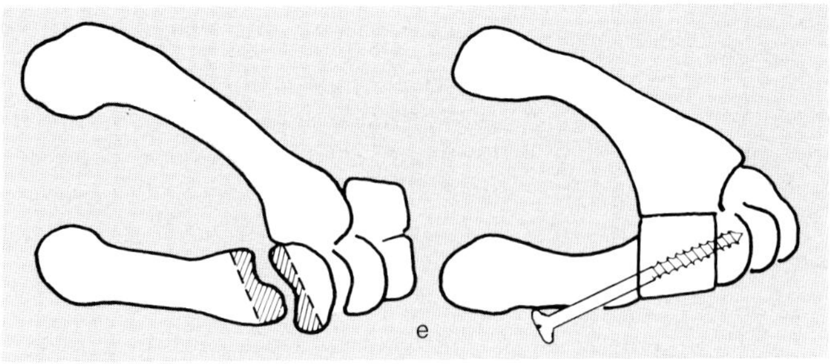

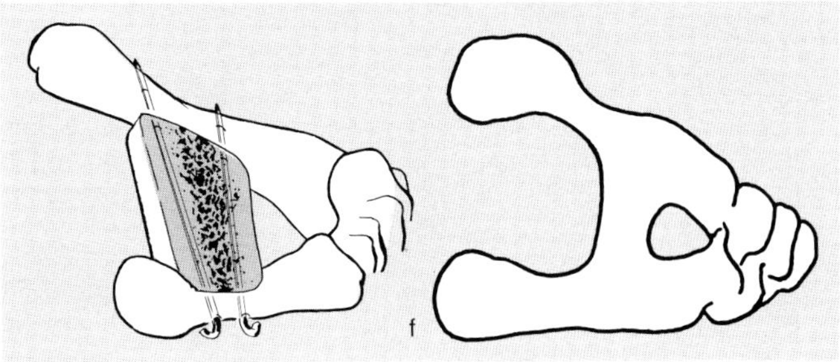

Abb. 16 Arthrodesen an den Fingern
a Mit konischem Span (*Moberg*)
b mit Zugschraube
c mit Platte
d Bohrdraht und transossäre Drahtnaht
e Arthrodese am Daumengrundgelenk (*van Rens*)
f Spanstabilisierung zwischen Daumengrundglied und Metakarpale II

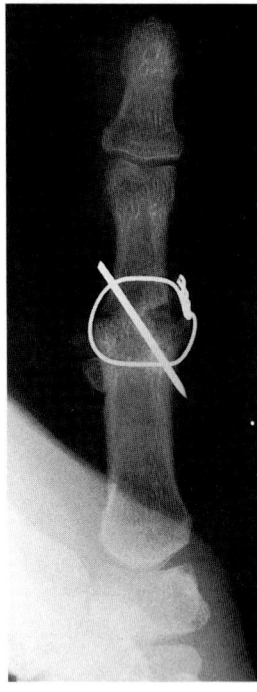
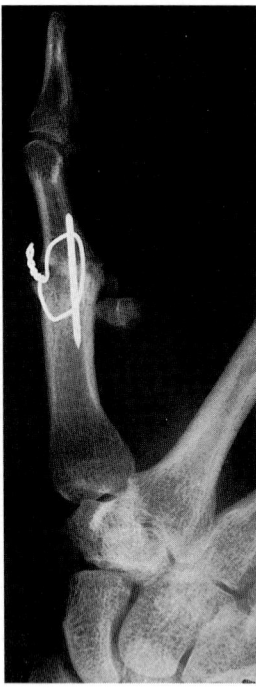

Abb. 17a u. b   Arthrodese des Metakarpo-Phalangealgelenkes mit Kirschner-Draht und transossärer Drahtnaht
(Aufnahmen: Dr. R. Neumann, Hamburg)

Die Resektionsarthrodesen haben spezielle Bedeutung für die Korrektur von Handgelenksfehlstellung, z. B. Beugekontrakturen (Abb. 13b).

Partielle und totale Arthrodesen zwischen den *Handwurzelknochen* können zum Beispiel bei Mondbeinnekrosen und veralteten schmerzhaften Skaphoidpseudarthrosen angezeigt sein (Abb. 15).

Die Gebrauchsfähigkeit der Hand nach Lähmungen oder traumatischen Zerstörungen der Gelenkflächen kann durch Arthrodesen an den *Fingern* erheblich verbessert werden. Es stehen unterschiedliche Operationsverfahren zur Verfügung (Abb. 16 u. 17).

Hüftgelenk

Die Fortschritte der Alloarthroplastik werden am Hüftgelenk besonders deutlich.
Daher tritt die Indikation zur Arthrodese am Hüftgelenk heute in den Hintergrund.
Zur Zeit der tuberkulösen Gelenkerkrankungen bestand die Behandlungsstrategie in einer extraartikulären Spanversteifung des Hüftgelenkes. Diese war schwierig durchzuführen und erforderte langwierige Ruhigstellung in fixierenden Verbänden.
Heute steht die operative Anfrischung der Gelenkflächen und die Stabilisierung mit Implantatmaterialien bis zum knöchernen Durchbau der Arthrodese ganz im Vordergrund. Vor allem intraoperativ gewonnenes autologes Knochenmaterial kann darüber hinaus durch eine breite knöcherne Überbrückung des ehemaligen Gelenkspaltes den Operationserfolg sichern.
Die Reibungsstabilität zwischen den Resektionsflächen wird durch Kompression beträchtlich erhöht. CHARNLEY erzielte dies durch eine Feder, die am Kopfende eines Nagels eingebaut war (Abb. 18).
Das aussichtsreiche und sichere Verfahren der Arbeitsgemeinschaft für Osteosynthesefragen beruht ebenfalls auf dem Kompressionsprinzip und erreicht in 95% der Fälle einen knöchernen Durchbau. Das Pfannendach wird wie bei einer Osteotomie nach CHIARI verbreitert, um dem eckig geformten Hüftkopf einen breiten Kontakt mit dem Becken zu geben. Zur Stabilisierung und Ausübung der Kompression wird eine Kreuzplatte verwendet. Vorteilhaft ist die große primäre Stabilität mit der Möglichkeit ohne Gipsruhigstellung frühfunktionell nachzubehandeln (Abb. 18e).
Die Indikation zur Hüftgelenksarthrodese ergibt sich heute überwiegend bei posttraumatischen Hüftgelenkszerstörungen und Hüftkopfnekrosen junger Menschen mit großer körperlicher Aktivität (Abb. 19).

Eine Arthrodese des *Sakroiliakalgelenkes* ist selten indiziert. Die Einfalzung eines autologen Knochenspanes zur Arthrodese wird bei tuberkulösem Gelenkbefall sowie anhaltenden Schmerzen nach alten dislozierten Frakturen und schweren Arthrosen notwendig.

Abb. 18a–f   Hüftarthrodese ▶
Historische Verfahren:
a   Schraubenfixation mit eingebauter Feder (*Charnley*)
b   Spreiz- oder Doppelnagel (*Witt*)
c   Küntscher-Nagel (*Onji* u. Mitarb.)
d   mit Knochenkeil und gebogenem Nagel (*Korzinek* u. *Dürrigl*)
Derzeitige Verfahren:
e   Beckenosteotomie, Span- und Kreuzplattenfixation (AO)
f   Einfalzung eines muskelgestielten Beckenkammspanes (*Davis*)

Spezielles 185

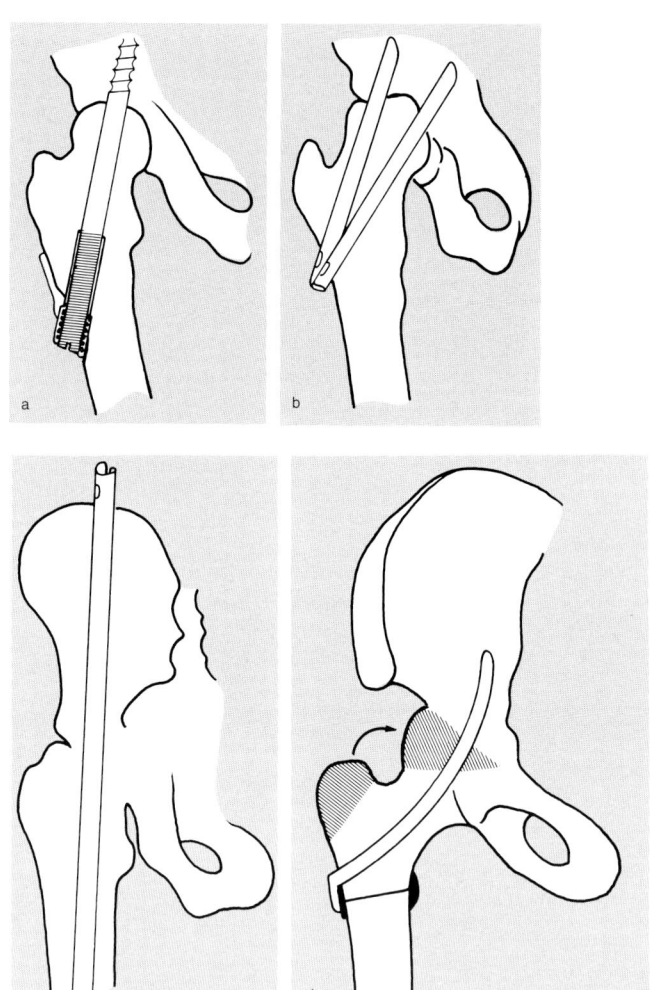

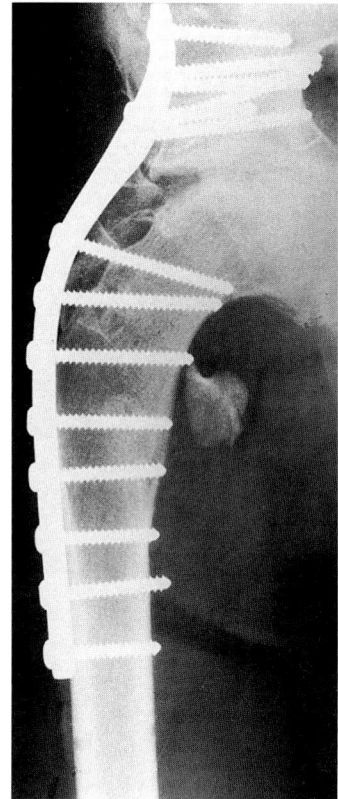

Abb. **19** Hüftkopfnekrose nach inveterierter Hüftluxationsfraktur, Hüftarthrodeseoperation (AO)

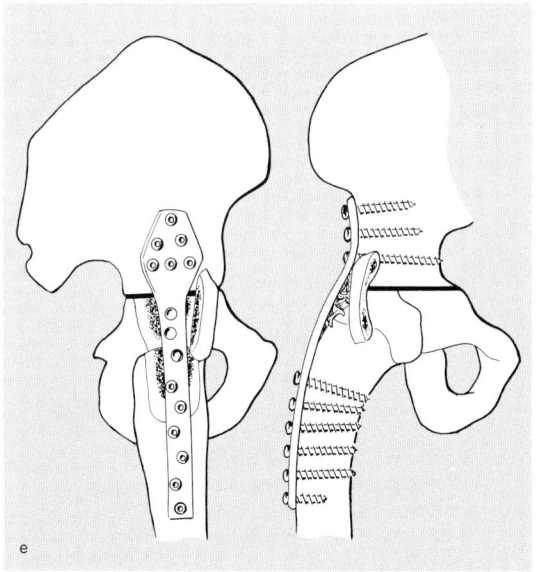

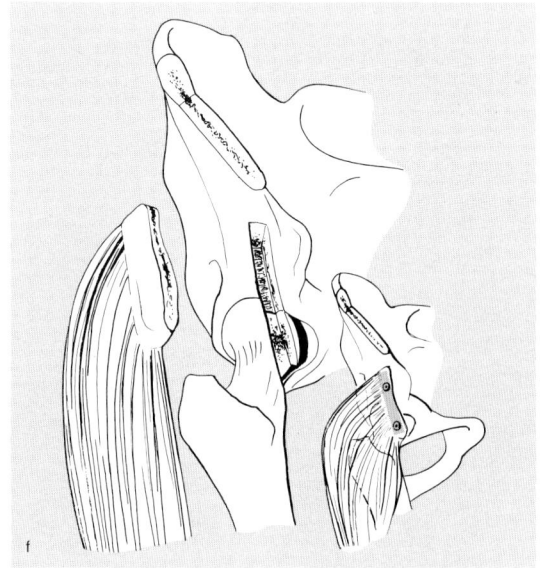

Abb. **18 a–f**
◀ Legende

186 Arthrodesen

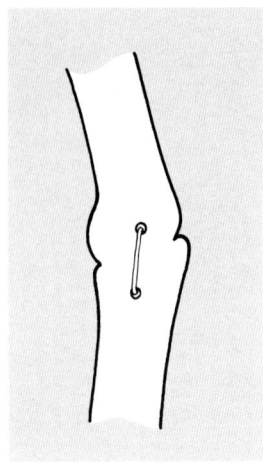
a

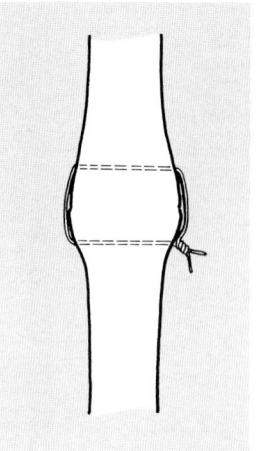
b

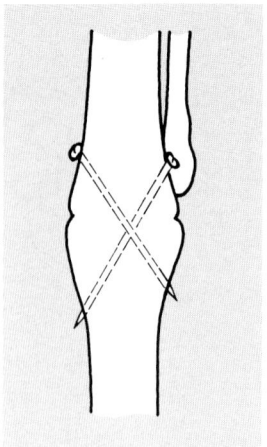
c

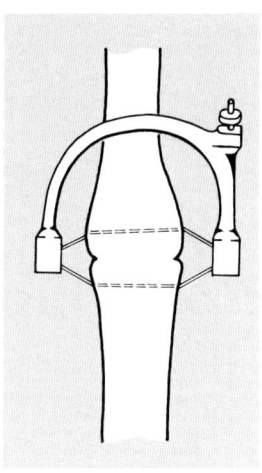
d

▲ Abb. 20 a–d
Arthrodeseoperationen am Kniegelenk
Historische Verfahren:
a u. b Drahtnaht (*Textor* 1847)
c perkutane Fixation mit gekreuzten Nägeln (*Hahn* 1882)
d Druckfixation mit zwei, in einem Bügel gespannten Kirschner-Drähten

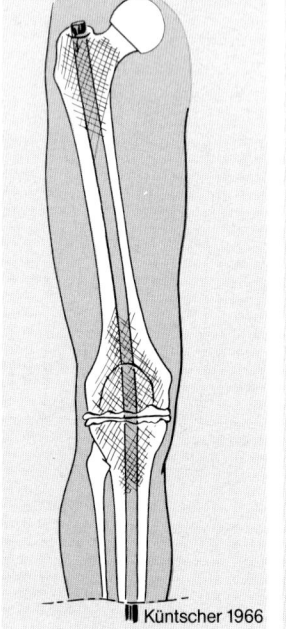
b

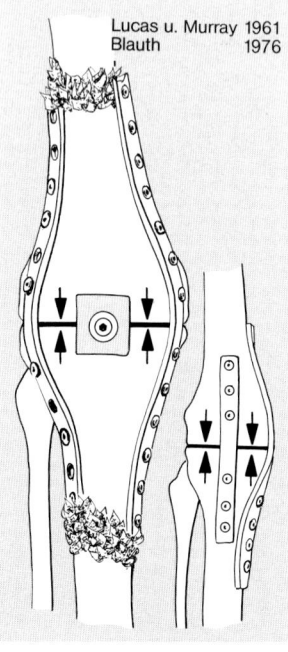
c

Abb. 21
Arthrodesenoperation am Kniegelenk
Derzeitige Verfahren:
a Kompressionsarthrodese mit zwei äußeren Spannern nach Gelenkflächenresektion unter Einfalzung der zugeschnittenen Patella (AO)
b Transfixation mit einem überlangen Küntscher-Nagel (bei aufgebrauchtem Gelenkknorpel evtl. ohne Resektion)
c Kompressionsarthrodese mit zwei Platten (*Lucas* u. *Murray*)

Kniegelenk

Die Indikation zur Gelenkversteifung am Kniegelenk ist bei schweren Gonarthrosen, instabilen Gelenken, posttraumatischen und chronisch destruierenden Gelenkschäden gegeben. Besondere Probleme können bei gelockerten und/oder infizierten Endoprothesen sowie neuropathischen Erkrankungen auftreten.

Junge Erwachsene und aktive, im mittleren Lebensalter stehende Patienten, eignen sich am besten zur Operation, weil sie eine bessere Anpassungsfähigkeit an die veränderte Funktion haben, als ältere Menschen.

Die Operationsverfahren beruhen im wesentlichen auf Nageltransfixation des Gelenkes oder auf intra- oder extraartikulären Kompressionsmethoden (Abb. 20 u. 21).

Bei infizierten Gelenken mit ausgedehnten Knochennekrosen und Weichteilfisteln ist die Kompression der Arthrodesenflächen mit äußeren Haltern ein zweckmäßiges Verfahren (Abb. 22).

Mit äußeren Spannern wird sie in verschiedenen Modifikationen angewendet (CHARNLEY 1948, M. E. MÜLLER 1955), z. B. in räumlicher Anordnung (K. H. MÜLLER 1981, DECKER u. SCHEUER 1982). Die Versorgung ist übungsstabil (Abb. 21 a).

Für nicht infizierte Prozesse am Kniegelenk eignet sich die Resektions-Kompressionsarthrodese mit Plattenfixation (LUCAS u. MURRAY 1961, BLAUTH 1976). Sie ist technisch anspruchsvoll, wird aber bei schwieriger Ausgangslage wie gelenknaher Pseudarthrose mit fibröser Gelenksteife, Gelenkdestruktion und Arthropathien eingesetzt (Abb. 21 c).

Die Transfixation des Gelenkes mit der Küntscher-Nagelung ist in der Indikation begrenzt. Sie stellt jedoch ein robustes, unmittelbar belastbares Verfahren dar, das sich besonders für alte Patienten eignet (Abb. 21 b).

Erwähnenswert ist die Arthrodese mit Umdrehplastik und Küntscher-Nagelung als plastischer Skeletteingriff zur Erhaltung einer unteren Extremität bei kniegelenknahen Tumoren (JUVARA 1921, MERLE DE'AUBIGNÉ 1958, BÖHLER 1959) (Abb. 21 d u. 23).

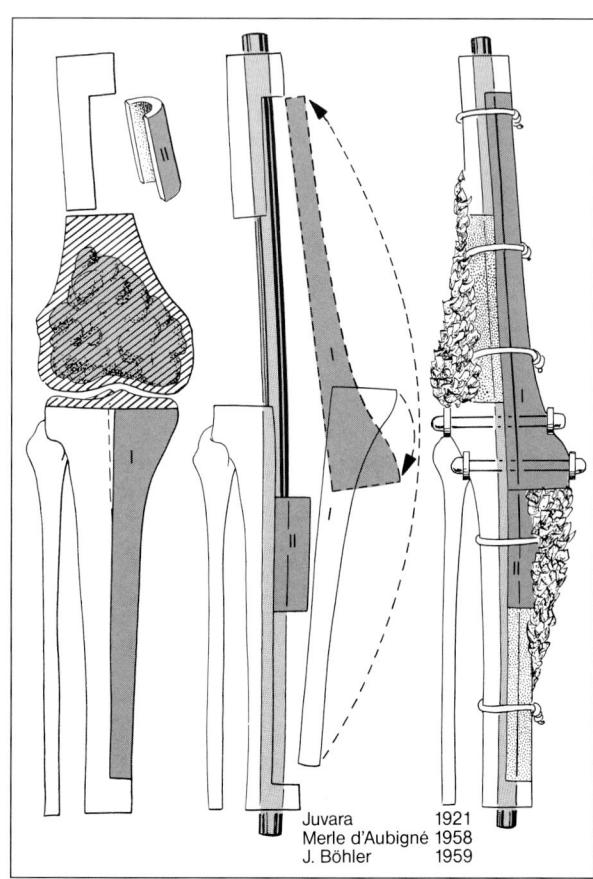

Abb. **21 d** Umkehrplastik bei kniegelenksnahem Tumor (hier Femurteilersatz durch rotierte Tibiahälfte mit zusätzlicher Knochenplastik und Nageltransfixation) (nach *Juvara* 1921)

Juvara 1921
Merle d'Aubigné 1958
J. Böhler 1959

188 Arthrodesen

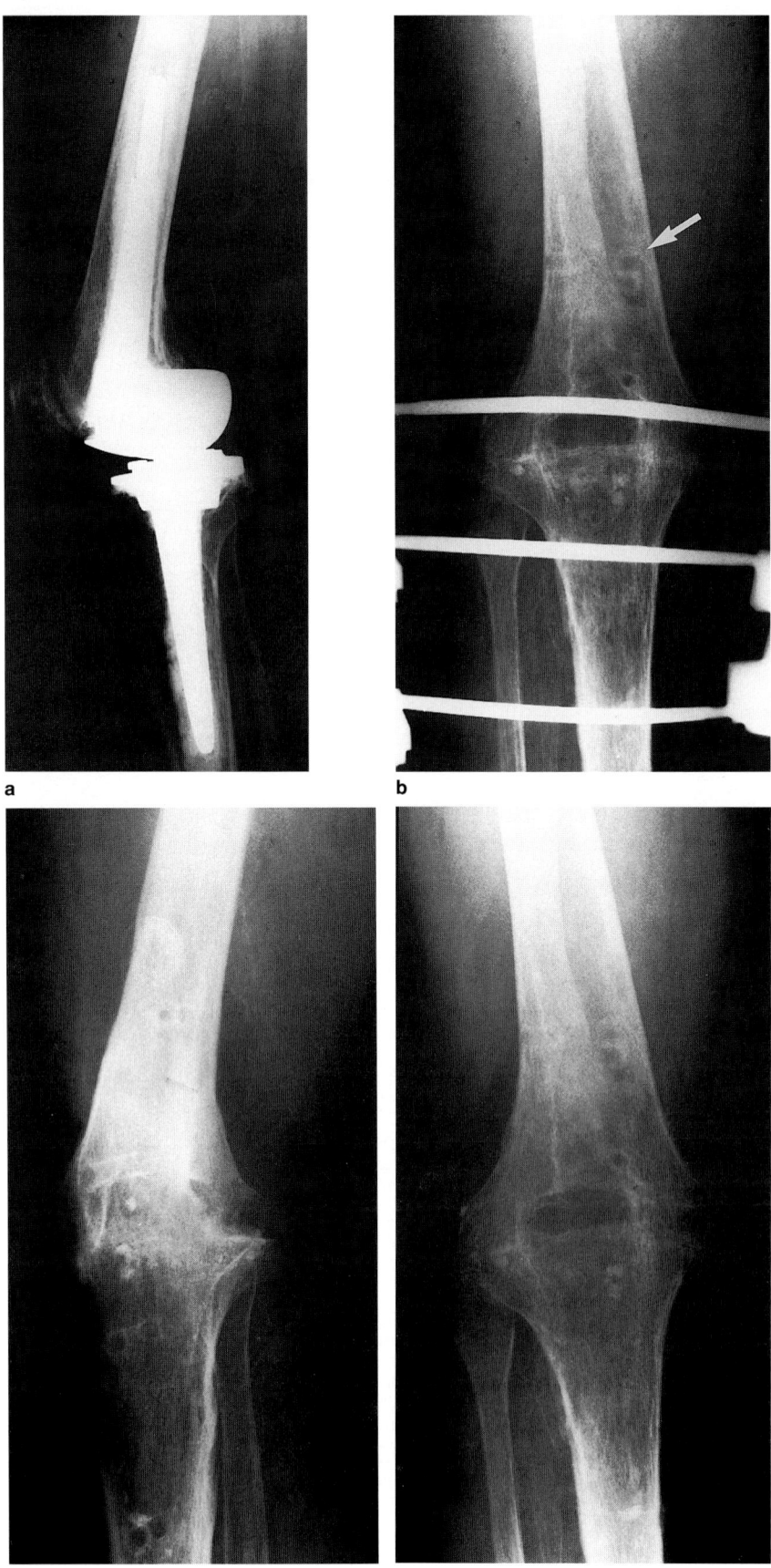

Abb. 22
Kniegelenksarthrodese mit äußerem Spanner nach Entfernung einer Kniegelenksendoprothese
a Endoprothese (seitlich)
b Fixateur externe (Kompression). Kranialer Gewindestab bereits entfernt (Pfeil = Ringsequester)
c u. **d** knöcherner Durchbau
(Aufnahmen: Dr. *H. Rudolph*, Rotenburg/Wümme)

Knochentransplantation

K. H. Winker

Allgemeines

Die Knochentransplantation dient im Rahmen der Behandlung von Frakturen, Pseudarthrosen, Osteotomien, Arthrodesen, Alloarthroplastiken und Tumoren der Überbrückung bzw. Ausfüllung von knöchernen Defekten sowie der Stimulation des Knochenwachstums. Das Schicksal des verpflanzten Knochens (meist in Form von Knochenspänen) hängt von den Eigenschaften des Transplantates sowie der Qualität des Wirtslagers ab.

Die Spanqualität wird bestimmt durch seine Struktur (Kortikalis-Spongiosa) sowie seine Herkunft:

autolog (autogen, vom selben Individuum)

homolog (allogen, von einem anderen Individuum derselben Spezies)

heterolog (xenogen, artfremd)

Die Qualität des Lagers ist abhängig von seiner osteogenetischen Potenz und seiner Durchblutung. Welchem Transplantationsmaterial der Vorzug gegeben wird, wurde in der Vergangenheit unterschiedlich bewertet. WOLFF (1863) und OLLIER (1867) hielten den autologen Knochenspan für die beste Transplantationsform. BARTH (1893) erschien der „tote" dem „lebenden" Span gleichwertig. Die experimentellen Arbeiten von G. AXHAUSEN (1908, 1909) hoben den Wert des Periostes bei der Knochenneubildung hervor; autologe Knochenspäne mit Periostüberzug wurden bevorzugt. LEXER (1924) maß dem Transplantationslager (ersatzunfähig–ersatzschwach–ersatzstark) große Bedeutung bei, er war ein Verfechter des Einsatzes von stabilen, autologen, kortikalen Knochenspänen (Lexer-Span). Mit MATTI (1932) erfolgte die Einführung der autologen Spongiosaplastik, deren hohe osteogenetische Potenz schließlich durch W. AXHAUSEN (1962) experimentell bewiesen wurde. In der Zwischenzeit wurde die stabile Osteosynthese verbreitet, so daß dem transplantierten Knochenspan nicht mehr die zentrale Bedeutung der Stabilität zukam. Heute werden überwiegend autologe, weniger homologe und nur ausnahmsweise heterologe Knochentransplantationen durchgeführt.

Die röntgenologische Beurteilung von Knochentransplantaten kann Schwierigkeiten bereiten. Die Kenntnisse über die feingeweblichen Vorgänge während der Knochenneubildung bzw. des Spaneinbaus erleichtern das Verständnis.

Osteogenese

W. AXHAUSEN (1951, 1952, 1962) zeigte, daß die Knochenneubildung bei frischer autologer Knochensubstanz in 2 Phasen abläuft: in der 1. osteoblastischen Phase bleiben transplantierte Knochenzellen – anfangs durch Diffusion, später durch Revaskularisation – am Leben und können zu einer raschen Knochenneubildung schon ab dem 4. Tag beitragen (Abb. 1). Es kommt zur Verschweißung der Knochenkontaktstellen, zu einer Verkittung von Transplantat und Knochenlager, zur Ausbildung einer Knochenmatrix. In der 2. Phase, etwa ab der 4. Woche, wird die Knochenmatrix von Histiozyten aufgelöst und pluripotente, undifferenzierte, junge Mesenchymzellen zur Weiterentwicklung zu Osteoblasten induziert. Diese Osteoinduktion obliegt nach URIST (1965) der unveränderten Grundsubstanz des Knochens und wird durch ein von ihm benanntes „Bone Morphogenetic Protein" (BMP) in Gang gesetzt. Nach 4 Wochen entstehen auf dem Weg zum Transplantatersatz ungeordnete Havers'sche Kanäle, nach 8–12 Wochen die trajektorielle Knochenarchitektur (SCHWEIBERER 1970).

Nach homologer Knochentransplantation (ohne vitale Knochensubstanz) kommt es lediglich zur 2. Phase der induzierten Osteogenese, welche durch

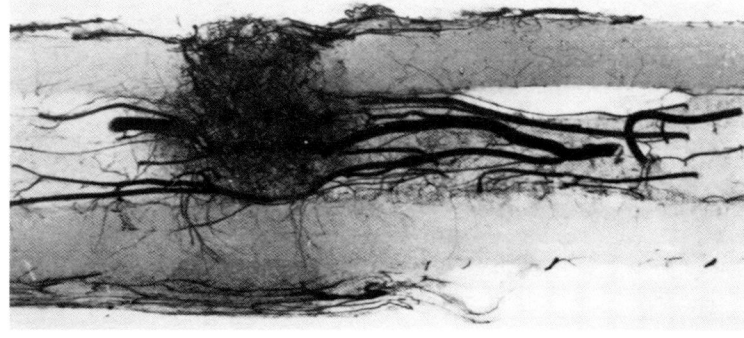

Abb. 1 Mikroangiogramm 2 Wochen nach autologer Spongiosatransplantation in einen Kortikalisdefekt beim Hund: überwiegend medulläre Gefäßproliferation, kompletter Gefäßanschluß des Transplantates (aus *Eitel* 1980)

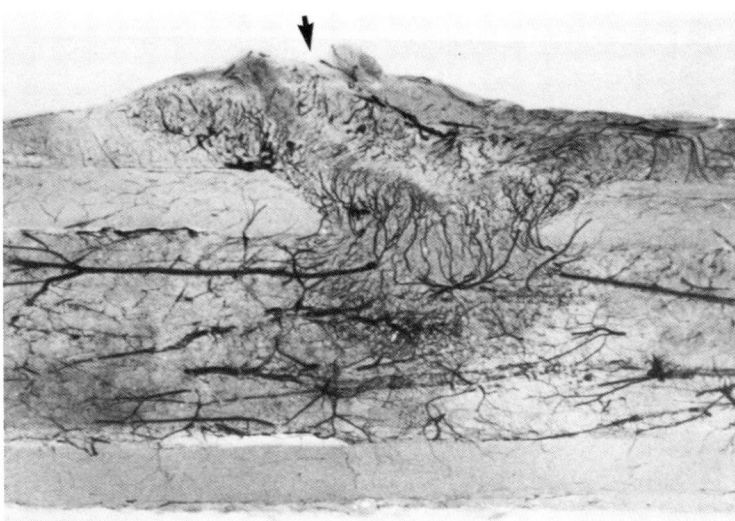

Abb. 2 Mikroangiogramm 3 Wochen nach homologer Spongiosatransplantation beim Hund: zentrifugal invasive Gefäßverteilung, weitgehend revaskularisiertes Transplantat, periostnahe Restnekrose (Pfeil) als Ausdruck der überwundenen Immunreaktion (aus *Eitel* 1980)

den Erhalt der artspezifischen Knochengrundsubstanz möglich wird. Diese Art der Knochenübertragung ist die Methode der 2. Wahl und fordert ein ersatzstarkes Lagergewebe (Abb. 2) (LEXER 1924).

Nach heterologer Knochentransplantation tritt nicht einmal die induzierte Osteogenese in Kraft. Der sog. „Kieler Span" (mazerierter Rinderknochen, MAATZ 1961) ist ein immunologisch neutraler Fremdkörper, kann Platzhalterfunktion übernehmen, hat heute jedoch kaum mehr Bedeutung (SCHWEIBERER 1970) (Abb. 3).

Immunologie

Autologe Knochentransplantate erzeugen keine Immunreaktion, homologe Späne wirken antigen. Die dadurch hervorgerufene Immunantwort (Antigen–Antikörperreaktion) führt zum Untergang der transplantierten Knochenzellen, lediglich die Grundstruktur des Transplantates bleibt erhalten. Über diese Grundsubstanz wird die induzierte Osteogenese ermöglicht. Trotz der verminderten osteogenetischen Leistung und der damit verzögerten Einheilung wird das homologe Transplantat mit gutem Erfolg verwendet. Heterologe Späne sind durch die Art der Präparation (Kältekonservierung, Mazeration) immunologisch neutral; durch die Zerstörung der zellulären Elemente geht jedoch der Einfluß auf die Osteogenese verloren (SCHWEIBERER 1970). Die höchste osteogenetische Potenz liegt somit beim autologen Knochentransplantat.

Transplantatstruktur

Neben dem Ursprung des Transplantates spielt seine innere Struktur eine entscheidende Rolle. Die

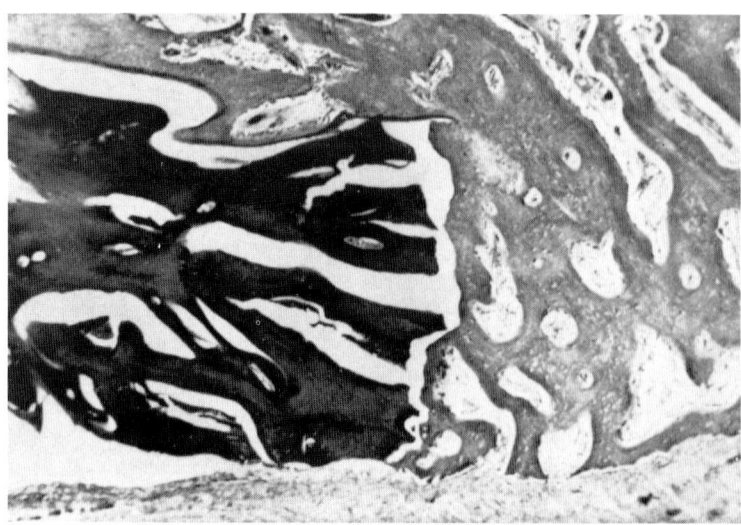

Abb. 3 Histologischer Schnitt 12 Wochen nach heterologer Kortikalistransplantation in einen diaphysären Kortikalisdefekt: das Transplantat zeigt keinerlei Osteogenese, kein Einbau (aus *Schweiberer* 1981)

locker strukturierte Spongiosa bietet den einsprossenden Kapillaren eine deutlich erleichterte und raschere Revaskularisation und Einheilung als kompakter Knochen (DAMBE 1981). Die Revaskularisierung findet bei Spongiosa 10mal schneller statt als bei Kompakta. So beginnen bereits nach 1 Woche Osteoklasten- und Osteoblastenaktivitäten in den spongiösen Transplantaten, während das Kortikalistransplantat erst nach 12 Wochen vaskularisiert und nach 40 Wochen in neue Kortikalis durch direkten Havers-Umbau umstrukturiert ist (SCHÖTTLE 1978).

Transplantatlager

Für die Einheilung der Transplantate ist das Lager von entscheidender Bedeutung. LEXER (1924) prägte die Begriffe des ersatzunfähigen, ersatzschwachen und des ersatzstarken Lagers. So sind Weichteile wie die Subkutis ohne jeden Knochenanschluß ein ersatzunfähiges Lager ohne jede osteoinduktive Wirkung, gleiches gilt für ein knöchernes Lager im akuten Infekt. Ein von gut durchbluteten Weichteilen (Skelettmuskulatur) umgebener devitaler (nicht avitaler) Knochen bildet ein ersatzschwaches Lager bei erhaltener Fähigkeit zur induktiven Osteogenese. Voraussetzung für eine erfolgreiche Knochentransplantation ist jedoch u. a. ein ersatzstarkes Lager. So befindet sich ein Transplantat, das vitalem Knochen anliegt und von Muskulatur bedeckt ist, in einem ersatzstarken Lager höchster osteogenetischer Potenz. Zur Erlangung eines ersatzstarken Lagers mit gut durchbluteten Weichteilen werden heute zunehmend die Möglichkeiten der plastischen Chirurgie bis zum mikrovaskulären myokutanen Lappentransfer angewendet (BYRD 1981).

Das autologe Knochentransplantat und seine Gewinnung

Der autologe, periostgedeckte Kortikalisspan („Lexer-Prügel") wurde der Tibia entnommen. Mit Einführung der übungs- und belastungsstabilen Osteosynthese hat er jedoch an Bedeutung verloren. Rippenspanplastiken als autologe Kortikalisspäne finden Anwendung bei der Überbrückung größerer knöcherner Defekte wie bei der Behandlung juveniler Knochenzysten (Abb. **4**) oder Osteotomien (Abb. **5**). Als Entnahmeort zur Gewinnung spongiösen und kortikospongiösen Knochengewebes kommen nach ihrer Häufigkeit geordnet in Betracht (Abb. **6, 7**): Innenseite des vorderen Beckenkammes – Außenseite des hinteren Beckenkammes – Trochanter major.

Zur Entnahme des Transplantates vom vorderen Beckenkamm wird die Crista iliaca freigelegt und der M. iliacus von der Innenseite des Os ilium subperiostal abgelöst. Mit einem Hohlmeißel oder der oszillierenden Säge können 4–6 cm lange kortikospongiöse Späne oder Blöcke (Abb. **7**) von der Darmbeinschaufel entnommen und hiermit Frakturen (s. Abb. **11** u. **15**), Pseudarthrosen (s. Abb. **16**) oder Osteotomien (s. Abb. **12** u. **13**) zusammen mit einer stabilen Osteosynthese überbrückt werden. Analog wird am hinteren Beckenkamm vorgegangen. Reine Spongiosa geringerer Menge kann nach Eröffnung des Beckenkammes zwischen innerer und äußerer Kortikalis mit dem scharfen Löffel entnommen werden. Am Trochanter major (Abb. **6**) und Tibiakopf können ebenfalls geringere Mengen reiner Spongiosa nach Anlegen eines Kortikalisfensters mit dem scharfen Löffel gewonnen werden. Durch eine mikrovaskulär angeschlossene und transferierte Fibula besteht die Möglichkeit, über eine Optimierung der Blutversorgung große knöcherne Defekte, z. B. im Bereich der Tibia, zu überbrücken (Abb. **8**).

Das homologe Knochentransplantat – Knochenbank

Die Transplantation von homologem Knochen (von einem anderen Individuum derselben Spezies) hat mittlerweile als Ergänzung der autologen Knochentransplantation weite Verbreitung gefunden. Dabei bleibt unbestritten, daß homologer Knochen in seiner osteogenen Potenz dem autologen Transplantat unterlegen ist. Die patienteneigenen Knochenreservoirs sind jedoch begrenzt, während in der Knochenbank (BUSH 1947) tiefgefrorene Transplantate (INCLAN 1942) in ausreichender Menge vorgehalten werden können. Homologe Transplantate werden hauptsächlich aus Hüftköpfen im Rahmen der Alloarthroplastik des Hüftgelenkes gewonnen und als Spongiosascheiben, -keile oder -späne bei Osteotomien (Abb. **9**), Frakturen, Tumoren, Zysten (s. Abb. **4**) und in der Hüftendoprothetik (Abb. **10**) rein oder vermischt mit autologer Spongiosa eingesetzt. Defekte nach autologer Knochenentnahme, z. B. am Beckenkamm, können, da ja ein ersatzstarkes Lager vorliegt, mit homologem Transplantat wieder aufgefüllt werden. Nach etwa drei Monaten ist das homologe Transplantat autologisiert und kann erneut verwendet werden (POPKIROV 1981). Osteochondrale Transplantate aus Femurkondylen von Multiorganspendern finden Anwendung bei der Behandlung von Tumorleiden oder bei der Osteochondrosis dissecans. Durch unterschiedliche Verfahren physikalischer und chemischer Art wurde versucht, die Antigenität von homologem Kno-

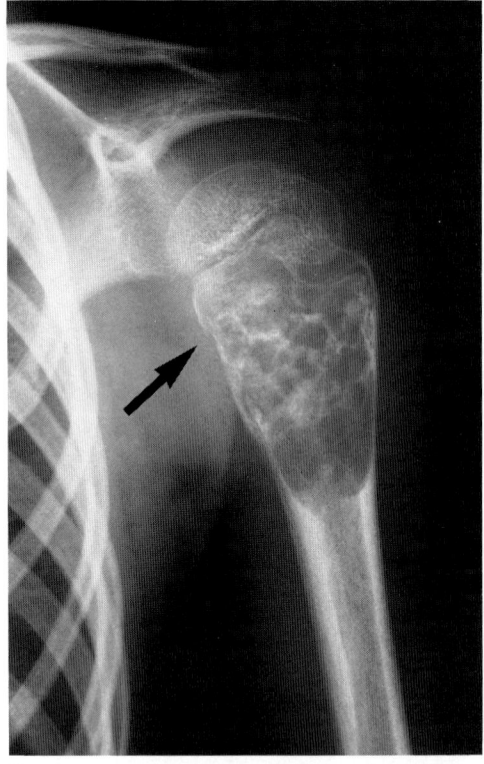
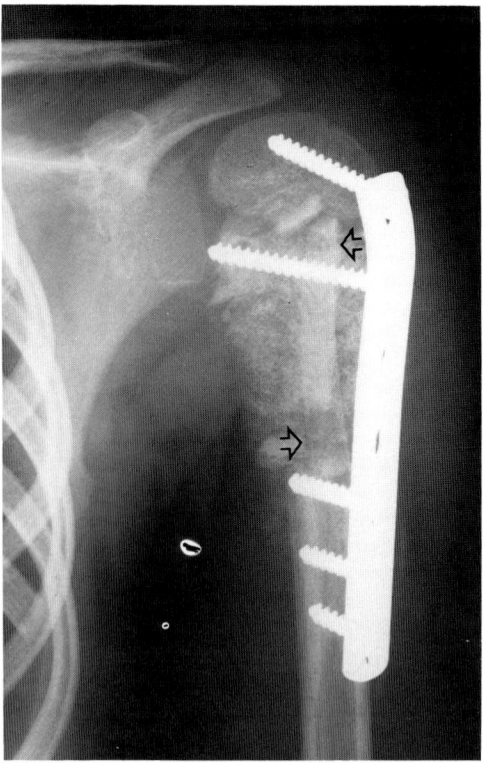
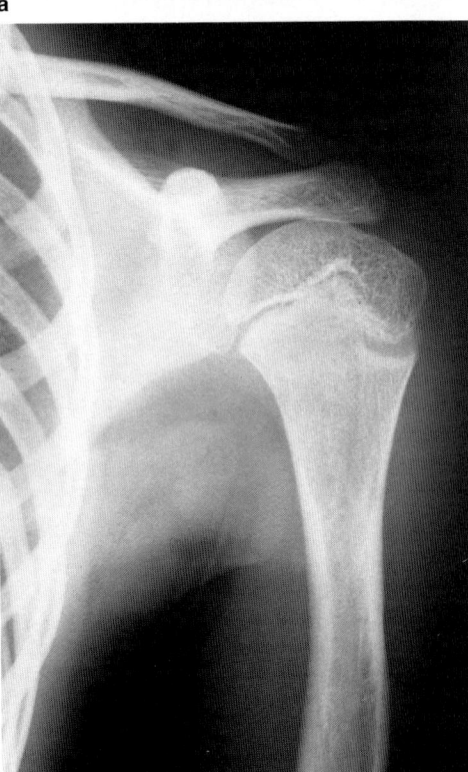

Abb. 4   Pat. 6½ J. ♂
a pathologische Oberarmfraktur (Pfeil) bei juveniler Knochenzyste
b OP: En-bloc-Resektion über 5,5 cm, autologe Rippenspanplastik (Pfeil) mit homologer Spongiosaeinlagerung, überbrückende Plattenosteosynthese unter Einbeziehung der Epiphyse
c 3 Jahre post op, 2 Jahre nach Metallentfernung, normales Knochenwachstum, kein Zystenrezidiv

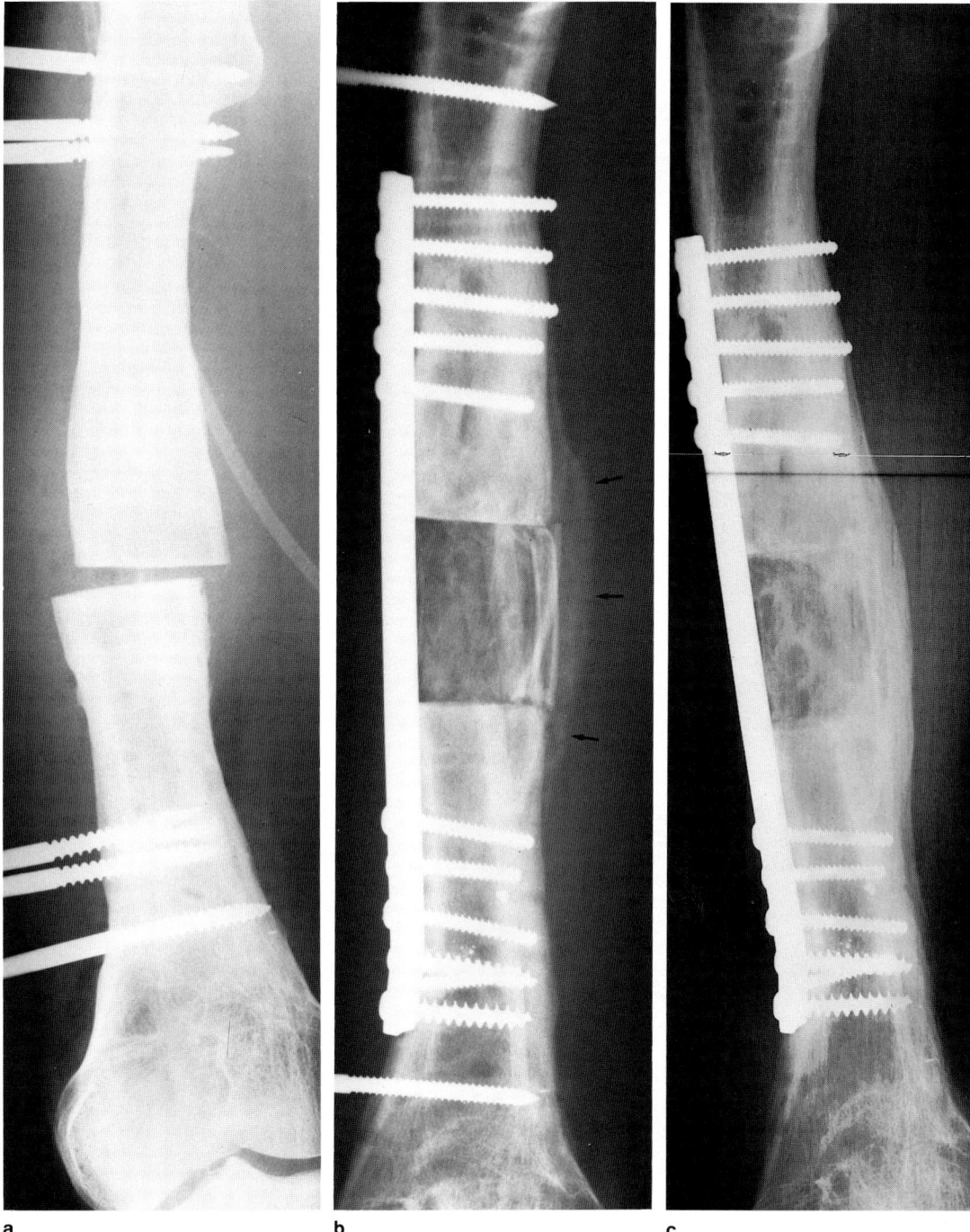

a b c

Abb. 5 Pat. 23 J. ♂, Beinverkürzung re. Oberschenkel 7 cm nach Fraktur im Alter von 5 Jahren
a 1. OP: Osteotomie, kontinuierliche Distraktion mit Wagner-Apparat
b 3 Monate später, 2. OP: autologe Rippen- und Spongiosaplastik (Pfeil), überbrückende Plattenosteosynthese. Spangenartige, den Defekt überragende Anlagerung der Spongiosa zur Verbesserung der medialen Abstützung
c 8 Monate nach 2. OP: Einbau und Strukturierung des Transplantates mit Ausbildung einer kräftigen medialen Knochenspange nach Spongiosaanlagerung

chen zu vermindern, ohne dabei die Fähigkeit zur induzierten Osteogenese herabzusetzen. Das theoretische Risiko der Übertragung bakterieller und viraler Infektionen (Hepatitis, AIDS) hat zur Festlegung von strengen Richtlinien zum Führen einer Knochenbank geführt (*Wissenschaftlicher Beirat der Bundesärztekammer* 1990).

Abb. **6a–c** Entnahmestellen für kortikospongiöse Chips vom vorderen (**a**) und hinteren (**b**) Beckenkamm sowie Trochanter major (**c**) (aus *Müller, M.E.,* et al.: Manual der Osteosynthese, 2. Aufl., Springer, Berlin 1977)

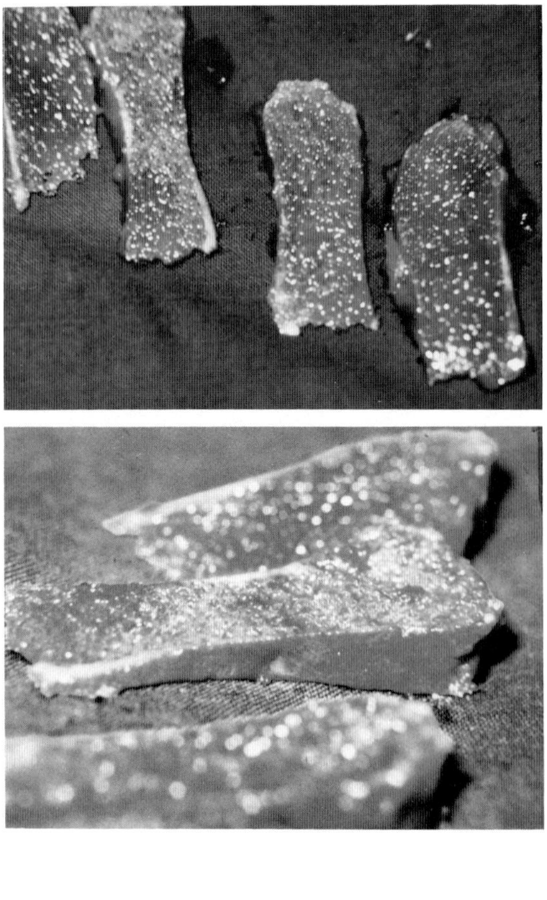

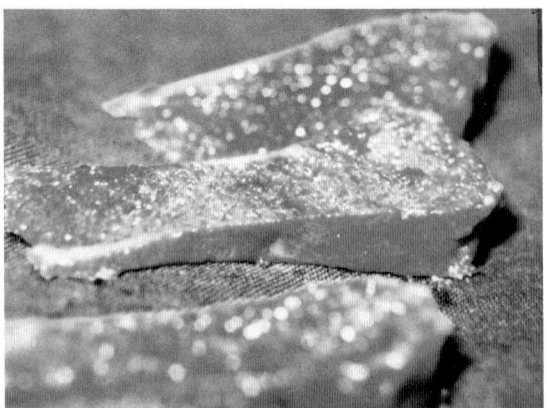

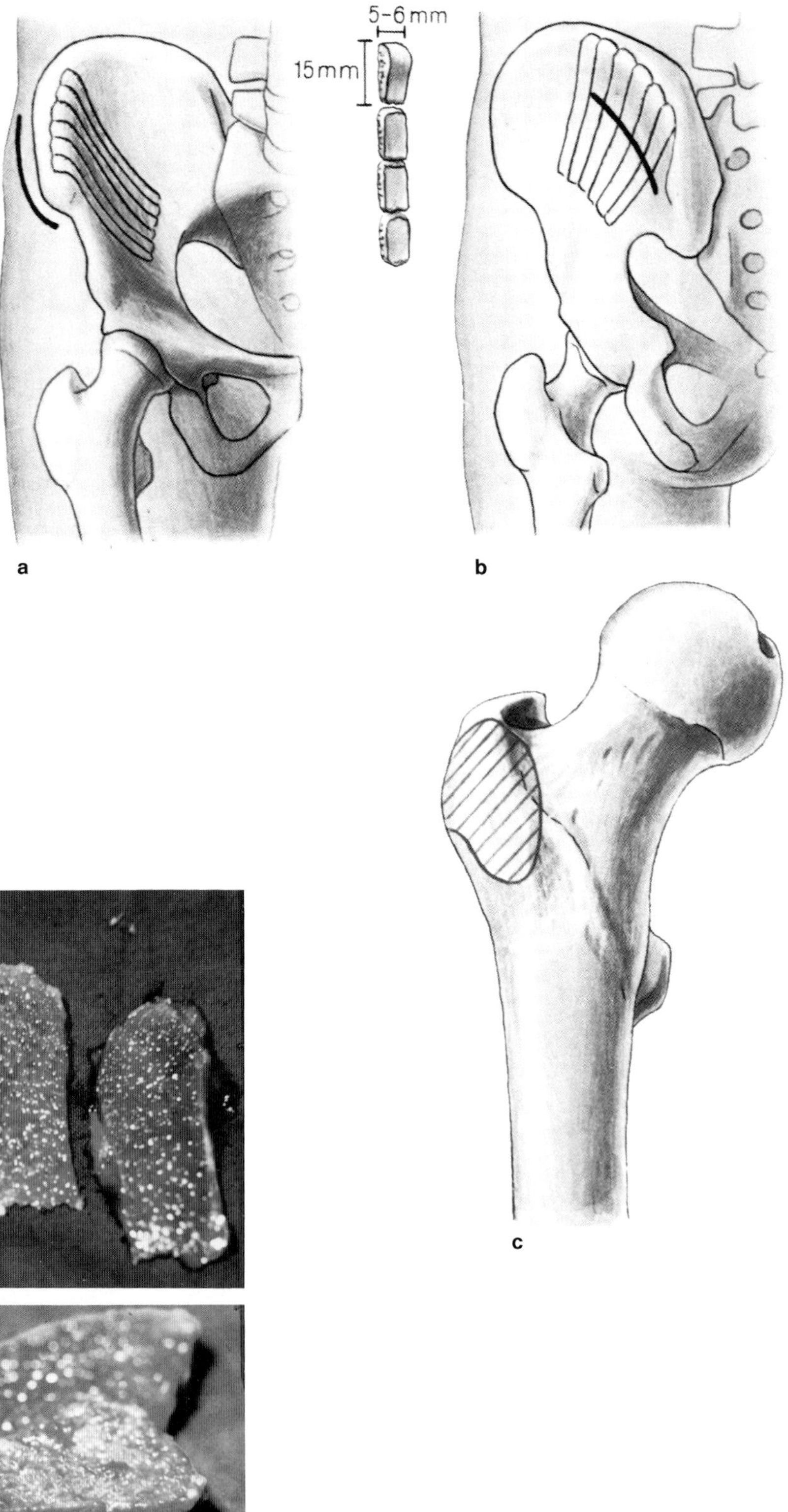

Abb. **7** Morphologie von autologen kortikospongiösen Knochenblöcken, gewonnen aus dem vorderen Beckenkamm

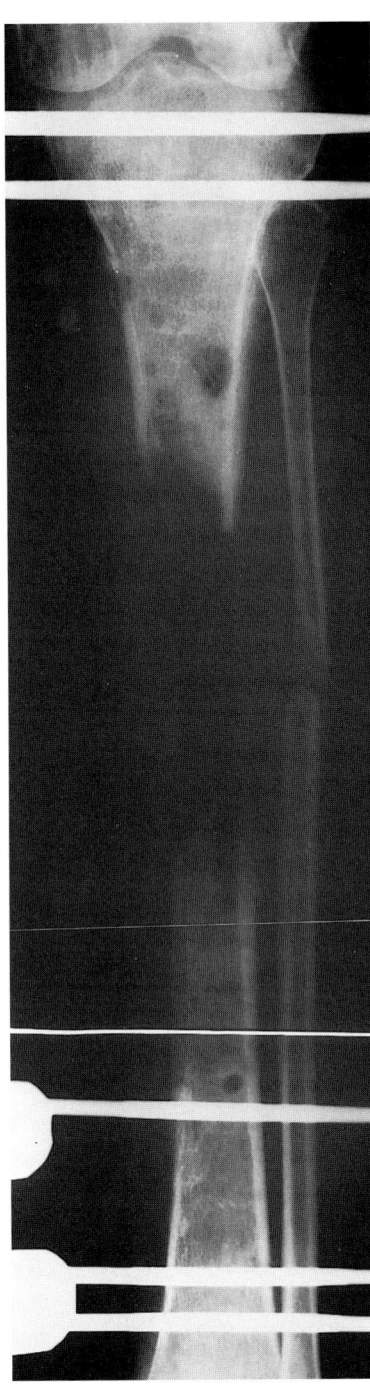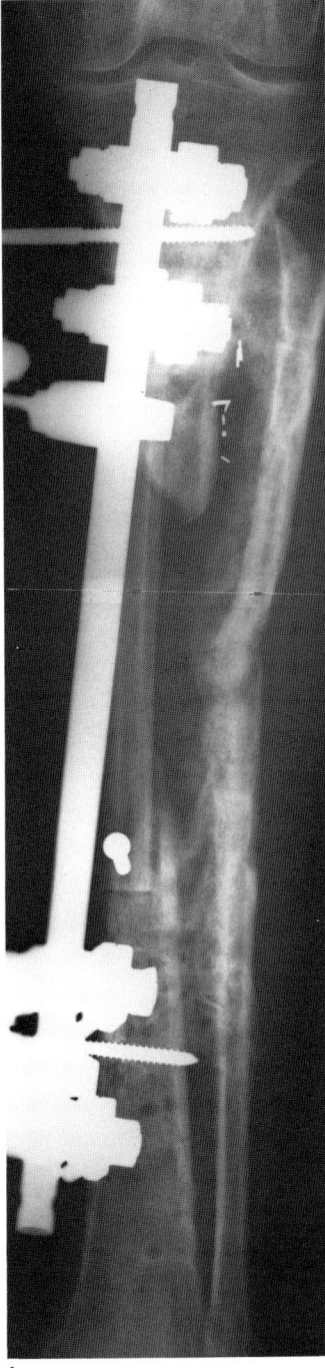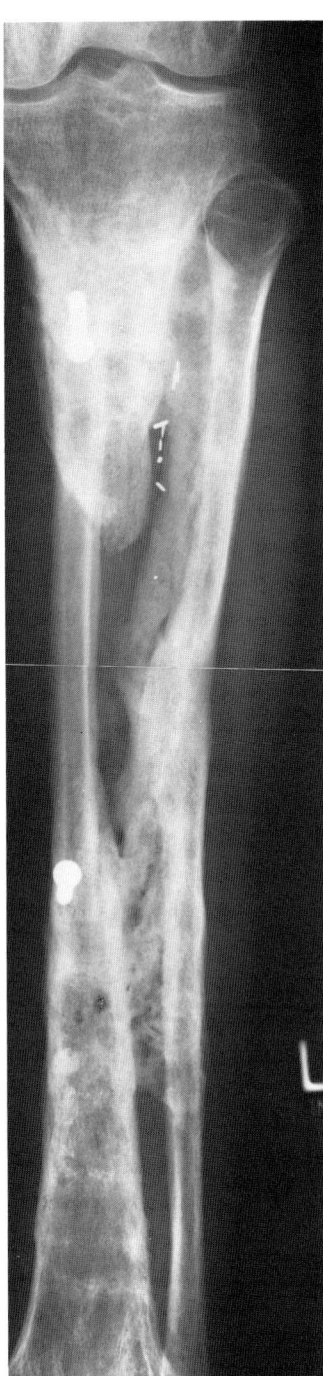

Abb. 8 Pat. 45 J. ♂: 3° offene Unterschenkelfraktur li., Plattenosteosynthese der Tibia, Defektbildung Tibia durch Infektsequestrierung eines großen Tibiafragmentes. Erhaltung des Unterschenkels durch schrittweise Weichteil- und knöcherne Rekonstruktion:

a Versorgung durch fixateur externe nach Entfernung von Tibiaplatte und Sequestrotomie
b 18 Monate nach Unfall freie mikrovaskuläre Fibulatransplantation von der Gegenseite
c 4 Jahre nach Unfall vollständig eingeheiltes Fibulatransplantat und Fibula-pro-Tibia-Spongiosaplastik

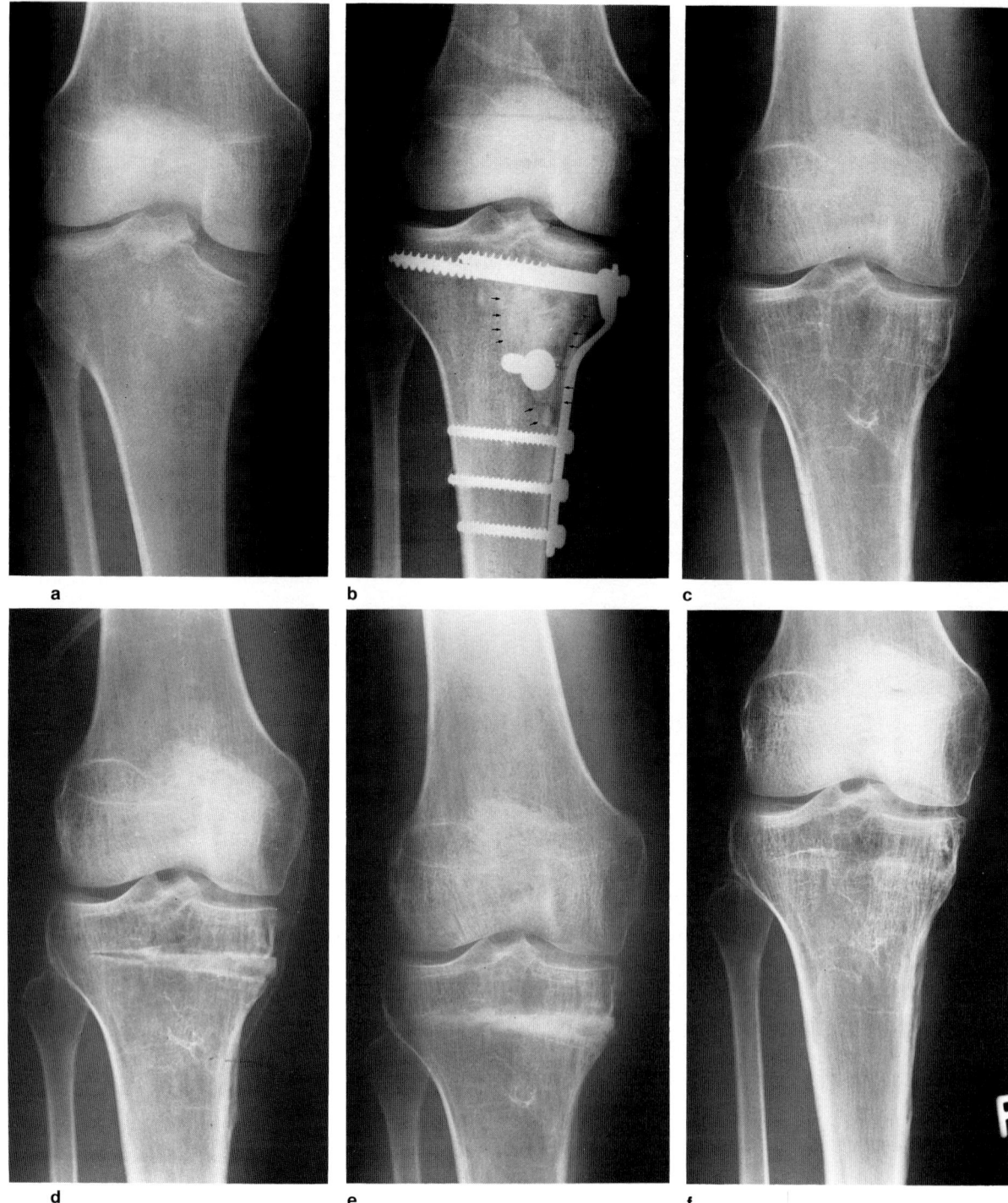

Abb. 9 Pat. 25 J. ♂
a mediale Tibiakopffraktur re.
b offene Reposition, Anhebung des medialen Tibiakopfplateaus, Unterfütterung mit autologer Beckenkammspongiosa (Pfeile) und abstützende Plattenosteosynthese
c vollständige knöcherne Ausheilung, beginnende Varusgonarthrose 5 Jahre post op
d valgisierende Tibiakopfosteotomie mit homologem Span von der Knochenbank
e u. f schrittweiser Einbau des Knochenkeiles 2 und 21 Monate post op

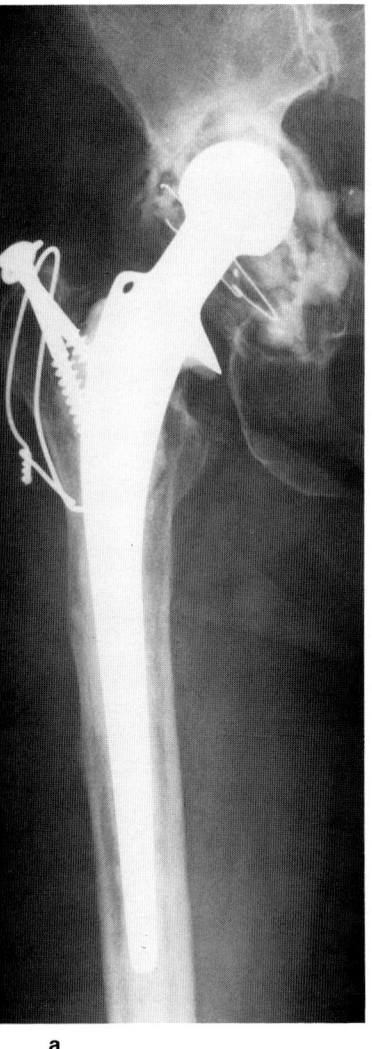 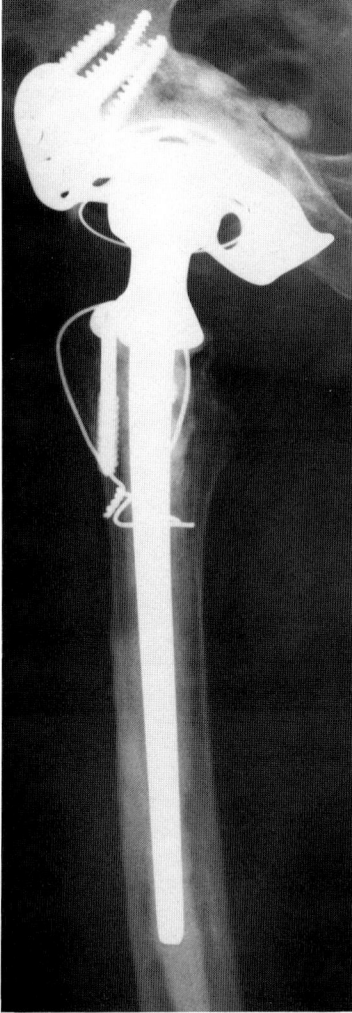 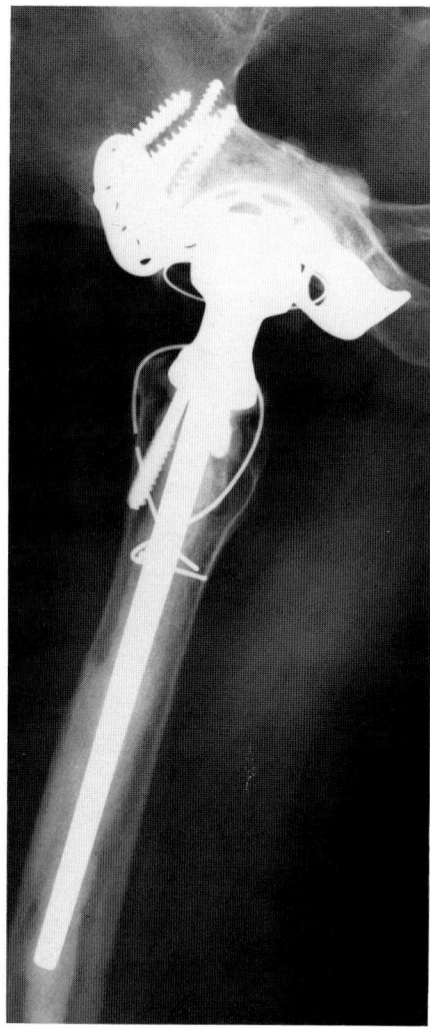

a b c

Abb. 10 Pat. 58 J. ♀, Hüft-TP bei Dysplasiekoxarthrose re.
a Pfannenbruch und -lockerung 10 Jahre nach Erstimplantation (p. a.)
b Hüftpfannenwechsel-Operation mit homologer Pfannenboden-Spongiosaplastik, Azetabulum-Abstützring nach *Schneider-Burch* (Lauenstein-Aufnahme)
c 4 Jahre post op: vollständiger knöcherner Aufbau des Azetabulum (Lauenstein-Aufnahme)

Heterologe Transplantate

Artfremder Knochen wie z. B. der „Kieler Span" (mazerierter Rinderknochen, MAATZ 1961) spielt in der Transplantationschirurgie praktisch keine Rolle mehr. Er bleibt ohne osteogenetische Wirkung. Das heterologe Knochentransplantat wird als Fremdkörper eingekapselt (SCHWEIBERER 1970). Keramikmaterialien (Trikalziumphosphat, Hydroxylapatit) stehen als Implantate noch in der experimentellen Phase (MEENEN 1989, CONTZEN 1989).

Anlagerung des Knochentransplantates

Der Transplantateinbau ist direkt abhängig von der biomechanischen Stabilität des Lagers. Während in früheren Zeiten der Kortikalisprügel nach LEXER (1924) auch Stabilisierungsfunktion zu übernehmen hatte, ist heute durch moderne Osteosyntheseverfahren das Problem der Stabilität weitgehend gelöst. Bei instabilen knöchernen Voraussetzungen muß daher vor oder während der Knochentransplantation eine stabile Osteosynthese

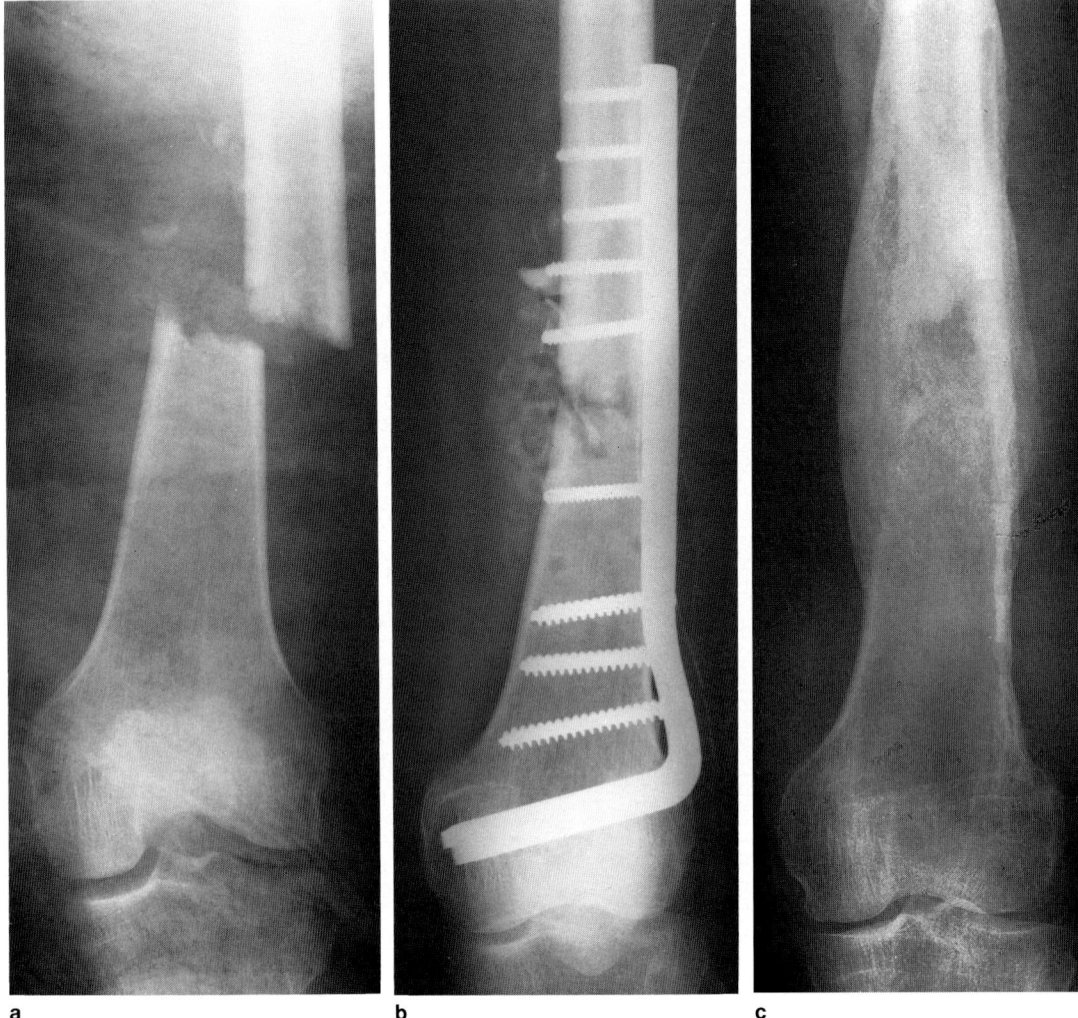

Abb. 11 Pat. 52 J. ♂
a distale Oberschenkelschaftfraktur li.
b nach 3 Wochen verspätete operative Versorgung durch Kondylenplattenosteosynthese und autologer Spongiosaplastik zur medialen Abstützung
c 2 Jahre post op vollständige knöcherne Durchbauung der Fraktur mit medial massiver spangenartiger Überbrückung

durchgeführt werden. Bei Defektfrakturen soll nicht nur der Defekt mit dem Transplantat ausgefüllt, sondern über die Defektgrenzen hinaus angelagert werden. Diese Form der Anlagerung induziert eine spangenartige Überbrückung der Fraktur (Abb. 11). Größere Defekte (s. Abb. 4, 5) bedürfen neben der reinen Spongiosaeinlagerung der zusätzlichen Einspanung von Rippentransplantaten. Bei additiven Osteotomien genügt in der Regel die Einbringung des kortikospongiösen Keiles zusammen mit einer stabilen Osteosynthese (Abb. 12). Am Schienbeinkopf kann eine additive Osteotomie innerhalb der Bandansätze auch ohne Osteosynthese durchgeführt werden, da die Bandführung genügend Stabilität garantiert (s. Abb. 9; HOLZ 1982).

Einheilung des Knochentransplantates

Beim knöchernen Einbau eines Transplantates durchlaufen autologe und homologe Knochenspäne – zumindest röntgenologisch – vergleichbare Stadien. Anhand von Beispielen sollen die verschiedenen Spanarten und -kombinationen in ihrem Einheilungsverhalten klinisch und röntgenologisch besprochen werden.

a) Autologe, kortikospongiöse Chips, gewonnen hauptsächlich aus dem Beckenkamm, finden Anwendung bei der Überbrückung von knöchernen Trümmer- oder Defektzonen in der Frakturbehandlung, wenn das Transplantat während der Einheilung keine Stabilisierungsfunktion überneh-

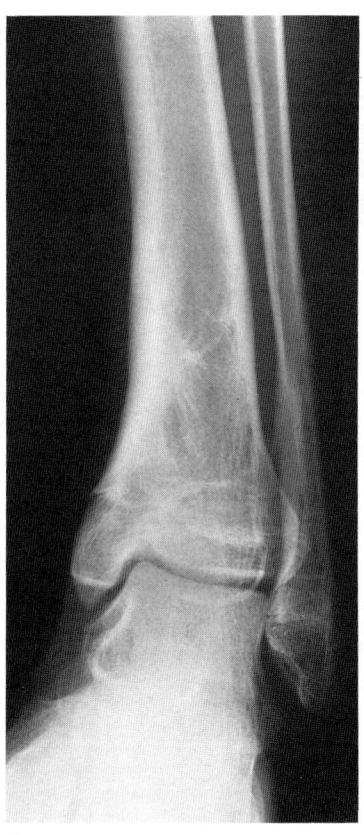 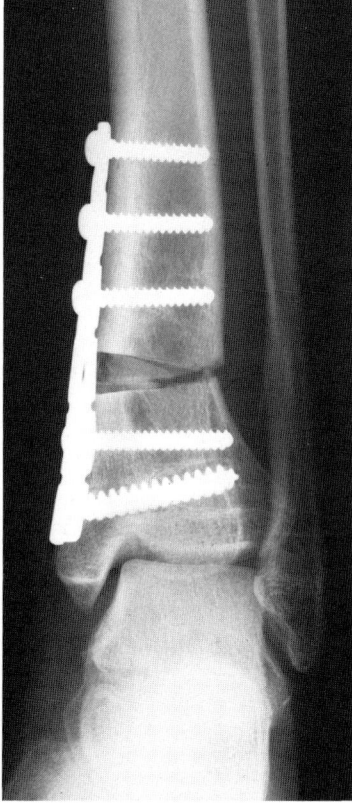 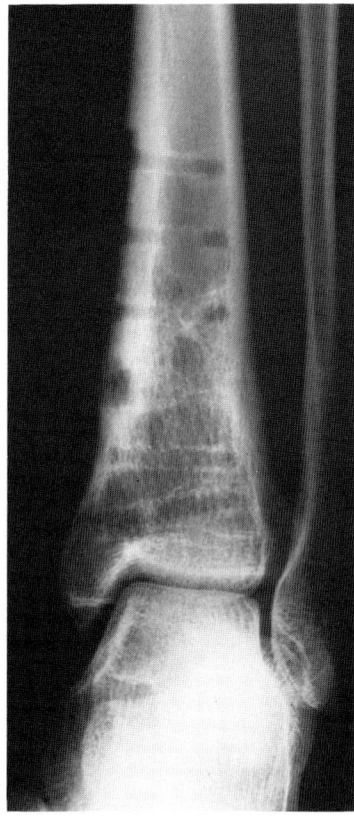

Abb. 12 Pat. 16 J. ♂
a Varusfehlstellung li. distaler Unterschenkel nach Fraktur im Kindesalter
b supramaleolläre, valgisierende Korrekturosteotomie der Tibia unter Einfügen autologer, kortikospongiöser Knochenkeile und überbrückender Plattenosteosynthese
c köcherne Durchbauung nach 19 Monaten (Metallentfernung)

men muß. So zeigt Abb. 13 nach Osteosynthese einer Oberschenkelschaftfraktur, die erst verspätet zur Versorgung kam, den problemlosen Einheilungsverlauf der autologen Spongiosaplastik mit einer idealen Spangenbildung zur Verbesserung der medialen Abstützung.

Eine weitere Indikation zur Transplantation von kortikospongiösen Chips stellt die schrittweise Rekonstruktion nach offener Unterschenkeltrümmerfraktur mit schwerem Weichteilschaden dar (Abb. 14). Hierbei birgt eine innere Osteosynthese in vielen Fällen ein zu großes Risiko. Nach Plattenosteosynthese der Fibula (guter Weichteilmantel) und Stabilisierung der Tibia durch „fixateur externe" wird der knöcherne Aufbau über eine fibulotibiale Brücke im Sinne einer Fibula-pro-Tibia-Spongiosaplastik angestrebt. Die fibulo-tibialen Stellschrauben erhöhen die Stabilität des Systems und verbessern damit die Verhältnisse im Transplantatlager für die Zeit der knöchernen Einheilung.

Reine Spongiosa vom Beckenkamm, Trochanter major oder Tibiakopf (also geringere Mengen) wird zur knöchernen Unterfütterung von Gelenkfrakturen oder zur Anlagerung bei verzögerter Bruchheilung eingesetzt.

Im ersatzgeschwächten oder ersatzunfähigen Transplantatlager (offene Spongiosaplastik, florider Infekt) ist keine knöcherne Einheilung zu erwarten. Die Sanierung der Weichteile oder des Infektes ist Voraussetzung für eine ungestörte knöcherne Heilung. Dies gilt für alle Spanarten.

b) Autologe kortikospongiöse Knochenblöcke (s. Abb. 7), gewonnen vom vorderen oder hinteren Beckenkamm, finden Anwendung bei additiven Korrekturosteotomien (Abb. 12 u. 13), bei Spananschraubungen z.B. nach Schulterluxationen, bei der Behandlung von Defektpseudarthrosen (Abb. 15) oder in der Kiefer- und Gesichtschirurgie – also bei der Überbrückung von knöchernen Defekten, wo eine Grundstabilität vom Knochentransplantat als Unterstützung der Osteosynthese zur Verbesserung der Einheilungsbedingungen erwartet wird.

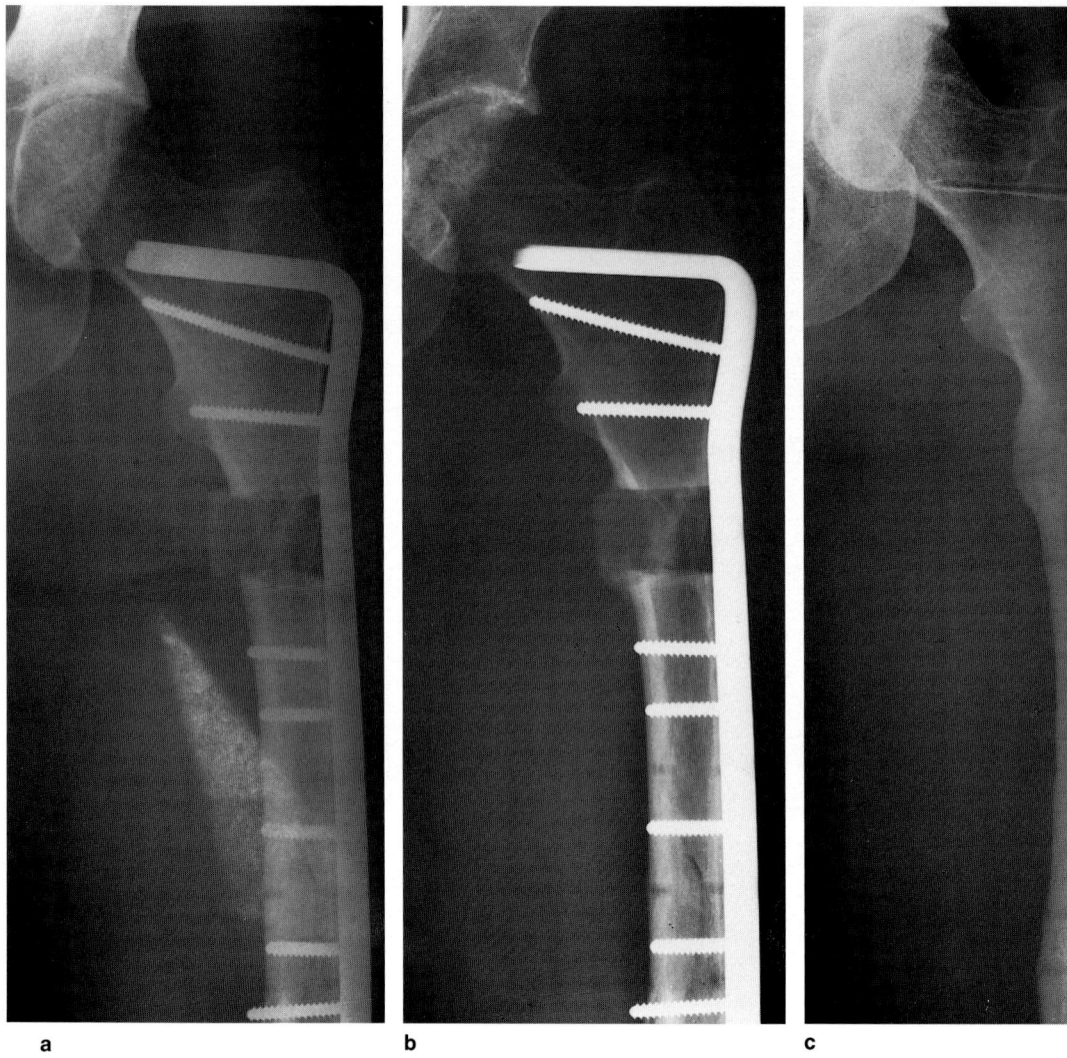

Abb. 13 Pat. 31 J. ♀, Beinverkürzung nach distaler Oberschenkelfraktur li. als Kind
a subtrochantere Verlängerungsosteotomie (2,5 cm) li. Oberschenkel unter Einsetzen eines autologen Beckenkammspanes und überbrückender, stabiler Kondylenplattenosteosynthese
b u. c ungestörte, feste Einheilung des autologen Spanes nach 3 und 20 Monaten

c) Autologe kortikospongiöse Späne in Kombination mit autologen Rippenspänen gewähren bei großen knöchernen Defekten (Tumor, Verlängerungsosteotomie, s. Abb. 5) in einem ersatzstarken Transplantatlager ein Höchstmaß an Stabilität (Rippenspäne) verbunden mit hoher osteogenetischer Potenz (Spongiosa). 8 Monate nach Transplantation zeigt sich bereits eine vollständige Integration der Rippenspäne mit einer erwünschten, spangenartigen medialen Abstützung. Der Defekt ist knöchern stabil überbrückt (s. Abb. 5).

d) Homologe Spongiosachips, gewonnen aus Hüftköpfen und Schenkelhälsen in der Hüftendoprothetik, werden in geringer Menge zur Unterfütterung bei Gelenkimpressionsfrakturen (z. B. Tibiakopf, distaler Radius, distale Tibia) und in großer Menge zu Hüftpfannenaufbauplastiken bei Endoprothesen-Wechseloperationen (s. Abb. 10) eingesetzt. Bereits 3 Monate nach Transplantation erkennt man eine beginnende Strukturierung des Hüftpfannenbodens, 4 Jahre post op den soliden Einbau der homologen Spongiosa.

e) Die kombinierte Anwendung von homologen Spongiosachips und autologen Rippenspänen ist bei ersatzstarkem Transplantatlager wie bei der Behandlung juveniler Knochenzysten beim Kind möglich (s. Abb. 4), um nicht schon im Alter unter 10 Jahren Knochen vom Beckenkamm entnehmen zu müssen. Rippen können im Kindesalter bedenkenlos entnommen werden. Bei intaktem Periostschlauch kommt es zur spontanen Regeneration. Bereits 6 Monate nach Zystenausräumung

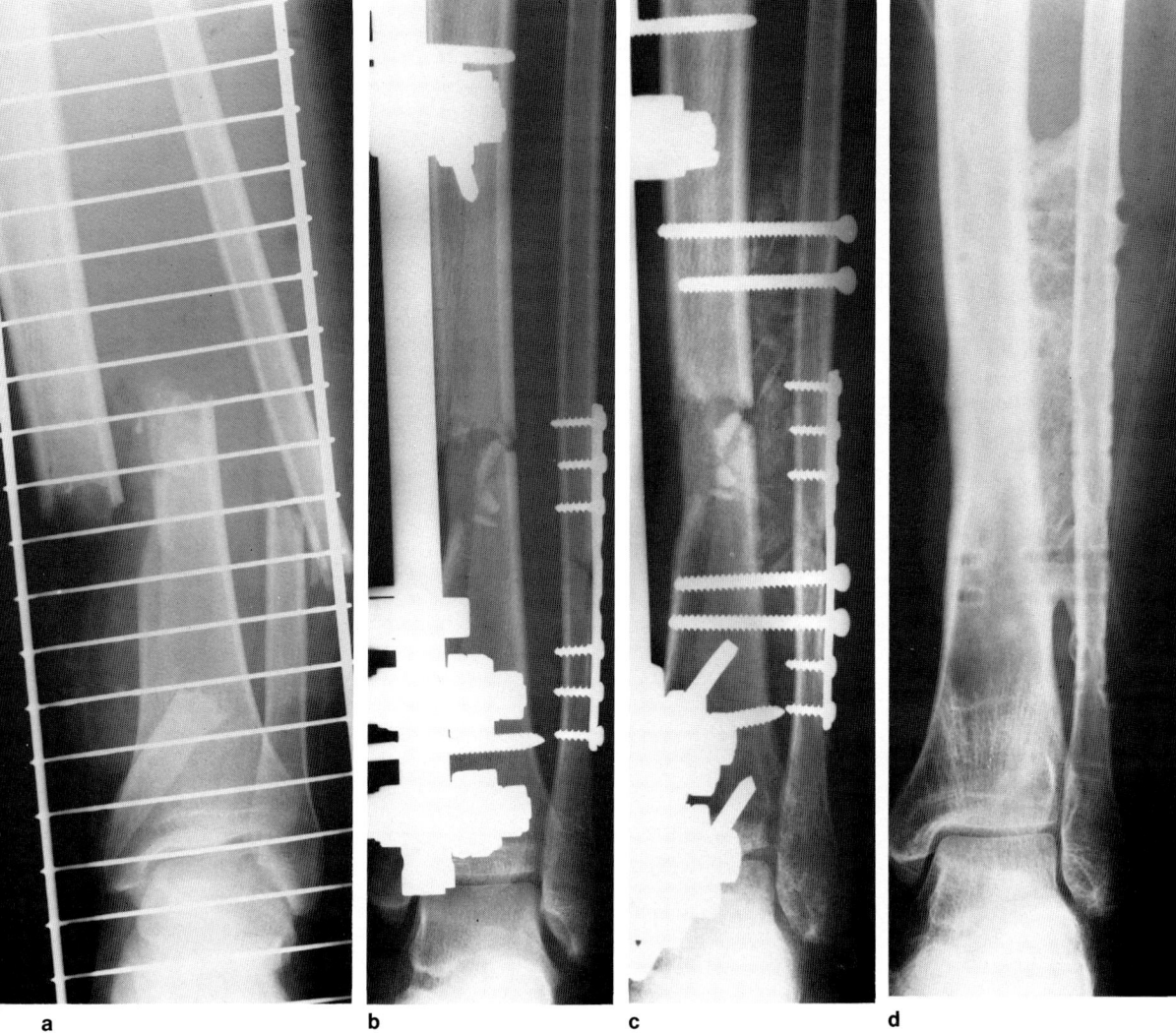

Abb. 14 Pat. 27 J. ♂
a 3° offene Unterschenkeltrümmerfraktur li.
b operative Stabilisierung der Fibula durch Plattenosteosynthese, der Tibia durch fixateur externe
c wegen Weichteilproblemen Stabilisierung der Tibia über die Fibula: Fibula-pro-Tibia-Spongiosaplastik (autolog), zusätzlich Stellschrauben zur Erhöhung der Stabilität zwischen Fibula und Tibia
d problemlose Einheilung der Spongiosaplastik und solide knöcherne Durchbauung der Fraktur 18 Monate post op

und Kontinuitätsresektion, überbrückender Osteosynthese und Defektauffüllung mit homologer Spongiosa und autologen Rippenspänen ist eine knöcherne Durchbauung erreicht, 3 Jahre post op eine völlig normale Knochenstruktur ohne Rezidiv erkennbar (s. Abb. **4**). Das Längenwachstum ist normal fortgeschritten.

f) Homologe Spongiosascheiben, gewonnen aus Hüftköpfen (Endoprothetik) werden mit gutem Erfolg bei Korrekturosteotomien im spongiösen, gut durchbluteten Bereich (ersatzstarkes Lager) am Tibiakopf transplantiert (s. Abb. **9**). Bereits 6 Wochen post op ist der Keil integriert, nach 5 Monaten vollständig strukturiert und umgebaut (induzierte Osteogenese). Gerade bei der Transplantation von homologen Spongiosascheiben mit notwendigem ersatzstarkem Transplantatlager ist zu einer ungehinderten Einheilung höchste mechanische Stabilität erforderlich. Bei der additiven Tibiakopfosteotomie wegen unilateraler Gonarthrose mit oder ohne innere Osteosynthese tritt in etwa 1–2% eine Spanresorption mit konsekutiver Pseudarthrose ein (Abb. **16**). Nach Erhöhung der Stabilität (Doppelplattenosteosynthese) und autologer Spantransplantation (Abb. **16**) ist bereits 2 Monate nach Reoperation eine Konsolidierung der Osteotomie und weitere 2 Monate später die völlige Ausheilung erkennbar.

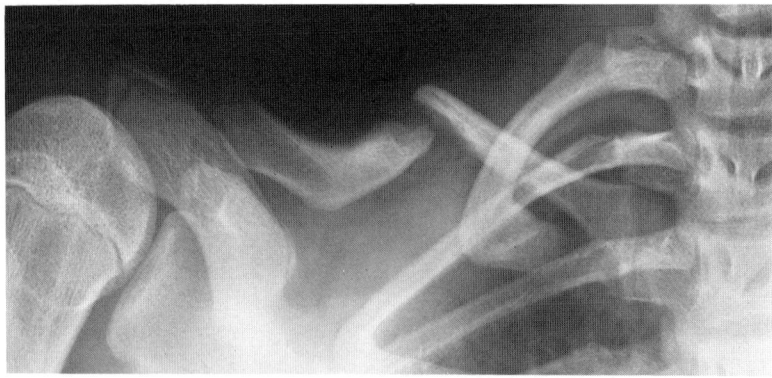
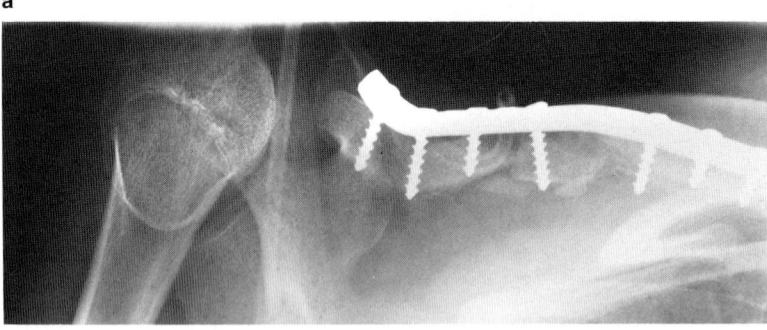
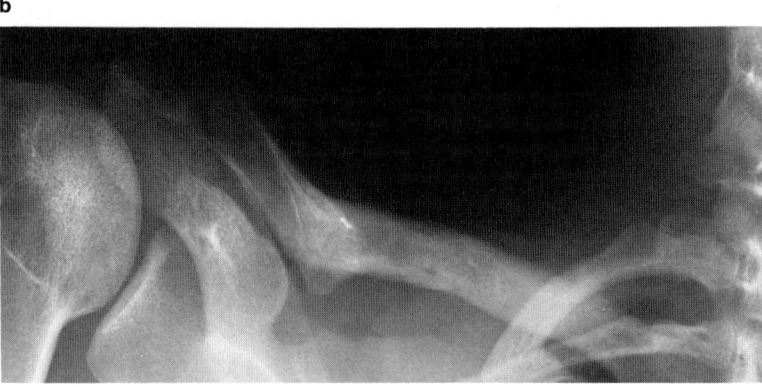

Abb. **15** Pat. 14 J. ♀
a angeborene Klavikulapseudarthrose re.
b Einbringen eines autologen Spongiosablockes vom Beckenkamm, Plattenosteosynthese
c problemloses knöchernes Einheilen 2 Jahre post op

g) Die freie mikrovaskuläre Fibulatransplantation findet selten Anwendung. Bei geeigneter Indikation wie nach subtotaler Unterschenkelamputation erscheint mit diesem Verfahren nach Konsolidierung der Weichteile ein Erhaltungs- und Rekonstruktionsversuch des Unterschenkels gerechtfertigt (s. Abb. **8**). Freie oder gestielte mikrovaskuläre Beckenkammtransplantationen werden ebenfalls in der rekonstruktiven Extremitäten- und Kieferchirurgie eingesetzt.

Einheilung des Knochentransplantates 207

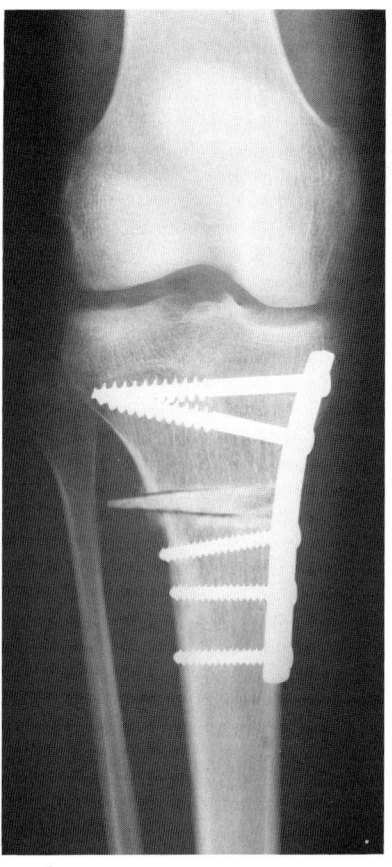
a

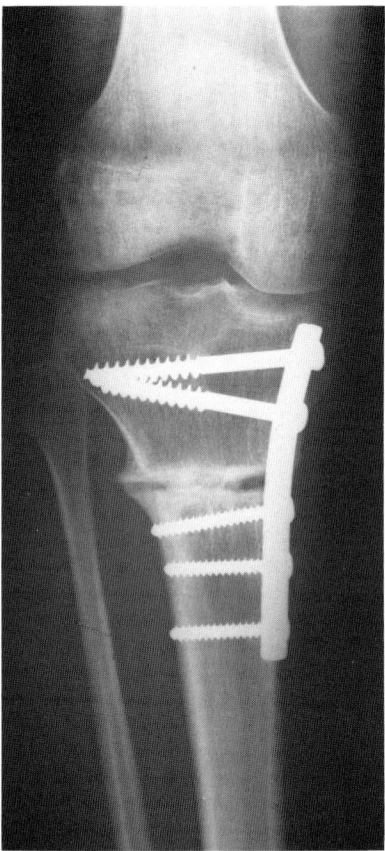
b

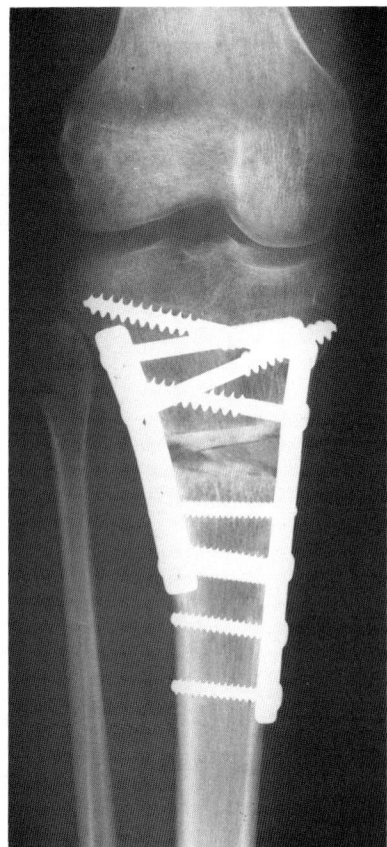
c

Abb. 16 Pat. 32 J. ♂
a extraligamentäre, valgisierende Tibiakopfosteotomie mit homologem Knochenkeil und abstützender, nicht ausreichend stabiler Plattenosteosynthese
b 4 Monate post op: Ausbildung einer Pseudarthrose unter Resorption des homologen Keiles
c Reoperation mit autologen Knochenkeilen und stabiler Doppelplattenosteosynthese
d u. e problemloses Einheilen nach 8 und 24 Monaten

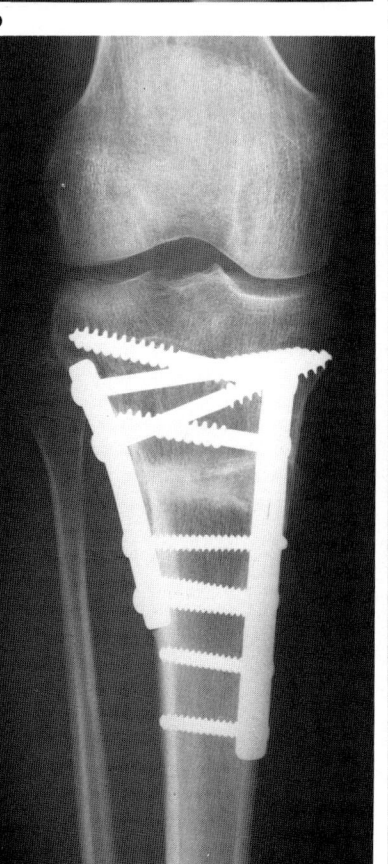
d

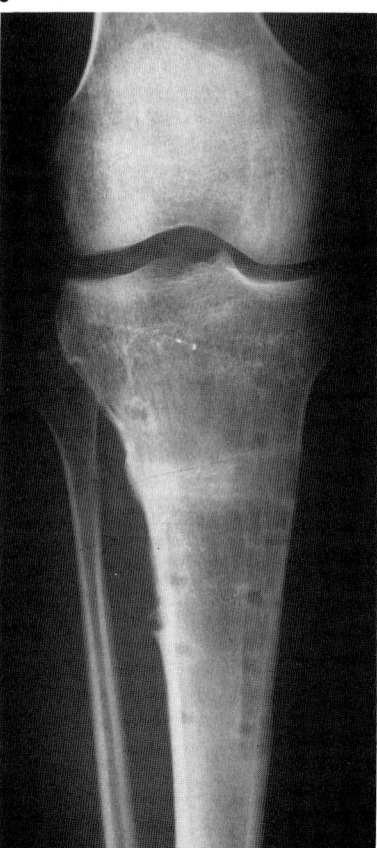
e

Literatur

Axhausen, G.: Histologische Untersuchungen über Knochentransplantation am Menschen. Dtsch. Z. Chir. 91 (1908) 388–428

Axhausen, G.: Die histologischen und klinischen Gesetze der freien Osteoplastik aufgrund von Tierversuchen. Langenbecks Arch. Chir. 88 (1909) 23–145

Axhausen, W.: Die Quellen der Knochenneubildung nach freier Knochenüberpflanzung. Langenbecks Arch. Chir. 270 (1951) 439–443

Axhausen, W.: Die Knochenregeneration – ein zweiphasiges Geschehen! Zentralbl. Chir. 77 (1951) 435–442

Axhausen, W.: Die Bedeutung der Individual- und Artspezifität der Gewebe für die freie Knochenüberpflanzung. Hefte zur Unfallheilkunde (Heft 72) Springer, Berlin 1962

Barth, A.: Über histologische Befunde nach Knochenimplantationen. Langenbecks Arch. Chir. 46 (1893) 409–417

Bush, L. F.: The use of homogenous bone grafts, a preliminary report on the bone bank. J. Bone Joint Surg. (Am) 29 (1947) 620–628

Byrd, H. S., C. Cierny, B. Tebbets: The management of open tibial fractures with associated soft tissue loss: External pin fixation with early flap coverage. Plast. Reconstr. Surgery 68 (1981) 73–79

Contzen, H.: Knochentransplantation – Indikation und Technik. Unfallchirurgie 15 (1989) 184–188

Dambe, L. T., K. Sauer, F. Eitel, L. Schweiberer: Morphologie der Einheilung autologer Spongiosa und Kortikalispartikel als lockere und komprimierte Transplantate im stabilen und instabilen Lager. Unfallheilkunde 84 (1981) 115–120

Eitel, F., L. Schweiberer, K. Saur, L. T. Dambe, F. Klapp: Theoretische Grundlagen der Knochentransplantation: Osteogenese und Revaskularisation als Leistung des Wirtslagers. In Hierholzer, G., H. Zilch: Transplantatlager und Operationsverfahren. Springer, Berlin 1980

Holz, U., S. Weller, S. Borell-Kost: Indikation, Technik und Ergebnisse der autogenen Knochentransplantation. Chirurg 53 (1982) 219–224

Inclan, A.: The use if preserved bone graft in orthopaedic surgery. J. Bone Joint Surg. (Am) 24 (1942) 81–96

Lexer, E.: Die freien Transplantationen. Neue Deutsche Chirurgie, Bd. 266. Enke, Stuttgart 1924

Maatz, R., A. Bauermeister: Klinische Erfahrungen mit dem Kieler Span. Langenbecks Arch. Chir. 298 (1961) 239

Matti, H.: Über freie Transplantation von Knochenspongiosa. Langenbecks Arch. Chir. 168 (1932) 236–258

Meenen, N. M., J. F. Osborn, K. H. Jungbluth, V. Wening: Hydroxyapatite Ceramic in a Dynamic Animal Model: Observations with the Polarizing Microscope and Biomechanical Studies. In Aebi, M., P. Regazzoni: Bone Transplantation. p. 225, Springer, Berlin 1989

Müller, M. E., M. Allgöwer, R. Schneider, H. Willenegger: Manual of Internal Fixation. Springer, Berlin 1991

Ollier, L.: Traite experimentale et clinique de la regeneration des os et de la production artificielle du tissue osseux. Masson, Paris 1867

Popkirov, S.: Entnahme autologer Knochentransplantate und gleichzeitiger osteoplastischer Ersatz des Donorknochens. Zbl. Chirurgie 106 (1981) 455–462

Schöttle, H.: Die Bedeutung der autologen Kortikalis-Transplantation bei Segment-Defekten an Röhrenknochen. Habilitationsschrift, Universität Hamburg 1978

Schweiberer, L.: Experimentelle Untersuchungen von Knochentransplantaten mit unveränderter und mit denaturierter Knochengrundsubstanz. Hefte zur Unfallheilkunde (Heft 103). Springer, Berlin 1970

Schweiberer, L., R. Brenneisen, L. T. Dambe, F. Eitel, L. Zwank: Derzeitiger Stand der auto-, hetero- und homoplastischen Knochentransplantation. In Cotta, H., A. K. Martini: Implantate und Transplantate in der plastischen und Wiederherstellungschirurgie. Springer, Berlin 1981

Urist, M. R.: Bone: Formation by autoinduction. Science 150 (1965) 893–899

Wissenschaftlicher Beirat der Bundesärztekammer Richtlinien zum Führen einer Knochenbank. Dt. Ärztebl. 87 (1990) 41–44

Wolff, J.: Die Osteoplastik in ihren Beziehungen zur Chirurgie und Physiologie. Langenbecks Arch. Chir. 4 (1863) 183–294

Osteopathien – Osteoarthropathien

Arthropathien bei Gicht und Pseudogicht (Chondrokalzinose)

W. Dihlmann

Die Ärzte des Altertums sagten: „Totum corpus est podagra." Heute wird die *primäre* **Gicht** als die überwiegend umweltbedingte („wohlstandsbedingte") Krankheitsmanifestation einer hereditären chronischen Hyperurikämie angesehen. Die erste Definition stützt sich offensichtlich auf den „klinischen Blick" und auf Verlaufsbeobachtungen, die zweite auf wissenschaftliche Erkenntnisse, die in den letzten Jahrzehnten über die Gicht gewonnen wurden. Beide Definitionen bedürfen jedoch einer näheren Erläuterung:

Die primäre Gicht spiegelt eine Regulationsstörung des Harnsäurestoffwechsels wider, die entweder zu einer Harnsäureüberproduktion oder – bei der Mehrzahl der Patienten – zu einer verminderten renalen Ausscheidung dieses Purinkörpers führt. Dadurch kommt es zu einer Hyperurikämie, d. h. zu einer Harnsäurespiegelerhöhung in der extrazellulären Körperflüssigkeit, also auch im Blut. Der Harnsäurespiegel wird daher im Blut bestimmt. Bei Männern liegen je nach der angewandten Untersuchungsmethode die normalen Grenzwerte zwischen 6 und 7 mg/dl, bei Frauen etwas niedriger (oberer Normwert 6 mg/dl). Die Krankheitsmanifestation der Gicht ist formal die Folge der begrenzten, pH-abhängigen Harnsäure- bzw. Natriumuratlöslichkeit – eine physikalisch-chemische Größe –, die zwischen 6,4 und 8,3 mg/dl liegt (MERTZ 1978). Wird die Löslichkeitsgrenze – bei normalem pH-Wert des Blutes liegt sie bei 6,4 mg/dl (Urikasemethode) – überschritten, so fällt Harnsäure als Mononatriumurat aus. Die Röntgenfeinstrukturanalyse zeigt, daß es sich bei den Kristallablagerungen um Mononatriumuratmonohydrat handelt (HOWELL u. Mitarb. 1963). Mesenchymale Gewebe mit hohem Gehalt an Kollagen und Glykosaminoglykanen und nicht optimalen Zirkulationsbedingungen für die extrazelluläre Körperflüssigkeit werden von den Ablagerungen besonders betroffen. Am Beispiel des Gelenkknorpels, der Synovialmembran und des Knochens wird dies deutlich. Aus der Antike übernommene topographisch orientierte Krankheitsbezeichnungen, wie Podagra, Gonagra, Chiragra und Omagra, weisen ebenfalls auf das Gleit- und Stützgewebe hin. Den Charakter als *Allgemeinkrankheit* enthüllt vor allem die Gichtniere (Nephrangiosklerose, chronische interstitielle Nephritis, Nephrolithiasis). Zur Einschätzung der Gicht als *Konstitutionskrankheit* haben ihre häufigen pathologischen Begleitbefunde oder Begleiterkrankungen, wie pyknischer Habitus, Adipositas, Fettleber, Hyperlipoproteinämie, latenter Diabetes mellitus und arterielle (essentielle oder/und renale) Hypertonie, beigetragen. Außerdem läßt sich bei etwa jedem 5. Gichtpatienten die Spondylosis hyperostotica nachweisen (SCHILLING 1967). Der *Erbfaktor* bei der primären Gicht gibt sich u. a. an der Beobachtung zu erkennen, daß in Familien mit Gichtkranken überdurchschnittlich oft asymptomatische Hyperurikämien auftreten (ZÖLLNER 1963). Der genetische Schaden äußert sich außerdem in der Androtropie (7–20 ♂:1 ♀) und hat bei wahrscheinlich dominantem Erbgang nur eine geringe Penetranz und Expressivität (BABUCKE u. MERTZ 1973). Daher spielen Umweltfaktoren beim Übergang der asymptomatischen Hyperurikämie zur Gicht eine *wichtige* Rolle. Alimentäre Manifestationsfaktoren, wie ein Übermaß von nukleoproteidreicher und fettreicher (ketogener) Nahrung, Alkoholgenuß, ferner manche Medikamente, z. B. Thiazidsaluretika, Ergotamin, Penicillin, können den (ersten) Gichtanfall auslösen (ZÖLLNER 1963, KLEINFELDER 1972). Aber auch nach Infektionen, nach operativen Eingriffen, nach ungewohnten körperlichen Anstrengungen, nach Traumen und nach schweren seelischen Belastungen – also im Gefolge sog. Streßsituationen – gibt sich die Gicht manchmal durch einen Anfall zu erkennen. Diese Faktoren, vor allem die alimentären Manifestationsursachen, sind höchstwahrscheinlich der Anlaß für die Gichtmorbiditätszunahme, die in den vergangenen Jahrzehnten – seit dem Ende des 2. Weltkriegs – die Gichthäufigkeit aus dem unteren Promille- in den unteren Prozentbereich angehoben haben. Auch der Erstmanifestationsgipfel ist seitdem um etwa 2 Jahrzehnte in das 3. Dezennium vorverschoben worden (BABUCKE u. MERTZ 1973).

LESCH u. NYHAN (1964) beschrieben bei 2 Brüdern (5 und 8 Jahre alt) eine familiäre Störung des Purinstoffwechsels mit Hyperurikämie bzw. Gicht, geistiger Retardierung, spastischen Zerebralparesen, Choreoathetose sowie autoaggressivem, zwanghaftem Verhalten mit Neigung zur

Selbstverstümmelung an den Fingern und Lippen. Biochemisch gesehen, handelt es sich um einen erblichen Enzymdefekt (Defekt der Hypoxanthin-Guanin-Phosphoribosyltransferase), durch den die metabolische Wiederverwertung der anfallenden Purinbasen weitgehend verhindert wird. Das Lesch-Nyhan-Syndrom tritt nur bei Knaben auf und wird rezessiv geschlechtsgebunden vererbt.

Die *sekundäre* Gicht tritt als Komplikation vor allem bei Erkrankungen mit erhöhtem Blutzellenumsatz (Leukämie, Polyzythämie, Osteomyelosklerose, hämolytische Anämien) – dann besteht eine Harnsäureüberproduktion – und bei Niereninsuffizienz, als Folge einer herabgesetzten renalen Harnsäureausscheidung, auf.

Die Gicht gibt sich auf dem Boden einer asymptomatischen Hyperurikämie *klinisch* an akuten, zu Rezidiven neigenden Anfällen zu erkennen. Die äußerst heftige Entzündungssymptomatologie ist dabei ebenso charakteristisch wie der plötzliche Beginn des Anfalls. Es gilt als Regel, daß sich das hochentzündliche, äußerst schmerzhafte klinische Krankheitsbild aus dem Wohlbefinden heraus innerhalb weniger Stunden entwickelt und nach einigen Tagen auch ohne Therapie wieder abklingt. Die klinischen Befunde sind in diesem Stadium voll reversibel. Abweichungen vom klassischen Bild des Gichtanfalls kommen bei einer Minderzahl der Patienten vor. Die geringeren Schmerzen und die nicht so ausgeprägte Entzündungssymptomatologie belästigen den Patienten dann weniger, obwohl auch bei diesen Verläufen der Anfallscharakter außer Zweifel steht. Die Dauer der anfallsfreien Intervalle wird von der Lebensführung des Patienten ebenso beeinflußt wie von einer effektiven Therapie. Bei 50 und mehr Prozent der Patienten ist das Großzehengrundgelenk der Sitz des Erstanfalls; dann folgen an Häufigkeit die übrigen Gelenke des Fußes einschließlich des Talokruralgelenks, das Kniegelenk und die Gelenke der Hand (SCHILLING 1971). Grundsätzlich können jedoch jedes Gelenk und auch die Wirbelverbindungen vom ersten Anfall oder im späteren Verlauf der Gicht ergriffen werden. Bei etwa zwei Drittel der Gichtpatienten erkrankt beim ersten Anfall nur ein Gelenk; bei etwa einem Drittel werden mehrere Gelenke von der ersten Gichtattacke ergriffen (GAMP u. Mitarb. 1965). Nach Jahren geht das Stadium der reversiblen Anfälle in das Stadium der chronischen Gicht über. Neben den Anfällen treten nun Dauerbeschwerden und irreversible krankhafte Veränderungen an den befallenen Gelenken oder beispielsweise auch an der Wirbelsäule (LEANEY u. CALVERT 1983, LAGIER u. MACGEE 1983) auf. Der wichtigste Befund bei der chronischen Gicht ist der Urattophus der Weichteile (Ohr, Schleimbeutel, subkutan, Karpaltunnel, Gelenke) und der intraossäre Tophus im Subchondrium der Gelenke. Der Tophus ist kein grundsätzlich irreversibles Gebilde; denn unter konsequenter Gichttherapie werden Rückbildungen von Weichteil- und Knochentophi gesehen (KRÖPELIN u. MERTZ 1972). Die Synovialmembran bietet an den befallenen Gelenken das feingewebliche Bild einer

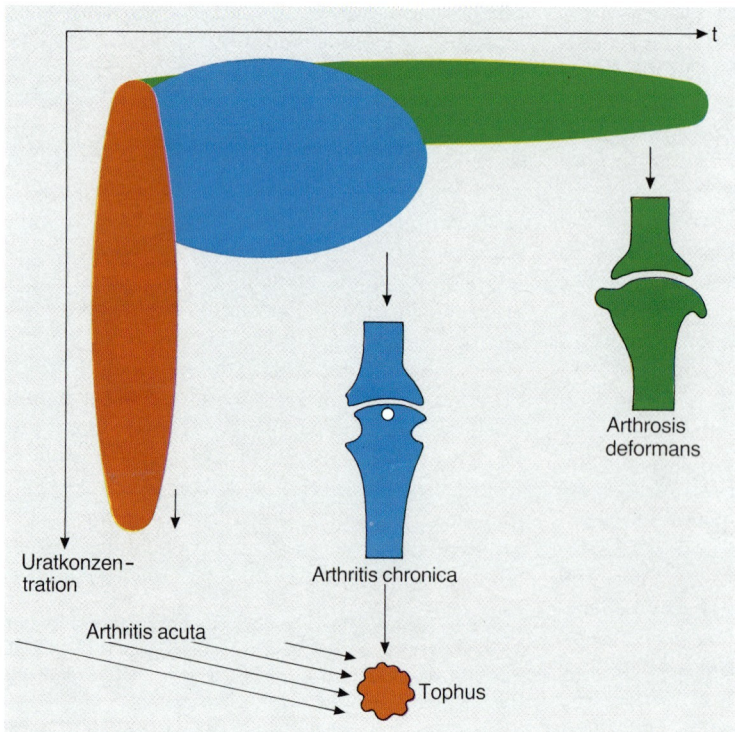

Abb. 1 Das Röntgenbild der Gicht wird vom Mengen-Zeit-Quotienten der Uratpräzipitation geprägt (s. Text)

Abb. 2 a u. b
a Akuter Gichtanfall im Metatarsophalangealgelenk I (Podagra). 59jähriger Mann. Siehe die artikuläre und periartikuläre Weichteilanschwellung
b Wiedergabe wie bei Betrachtung vor heller Lichtquelle zur Darstellung der Weichteilschwellung [→]

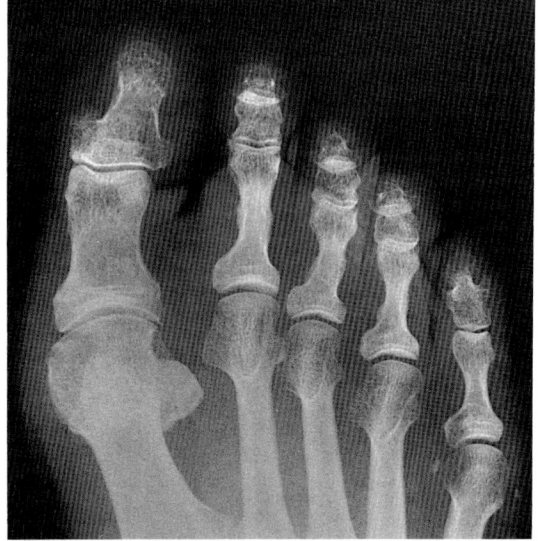

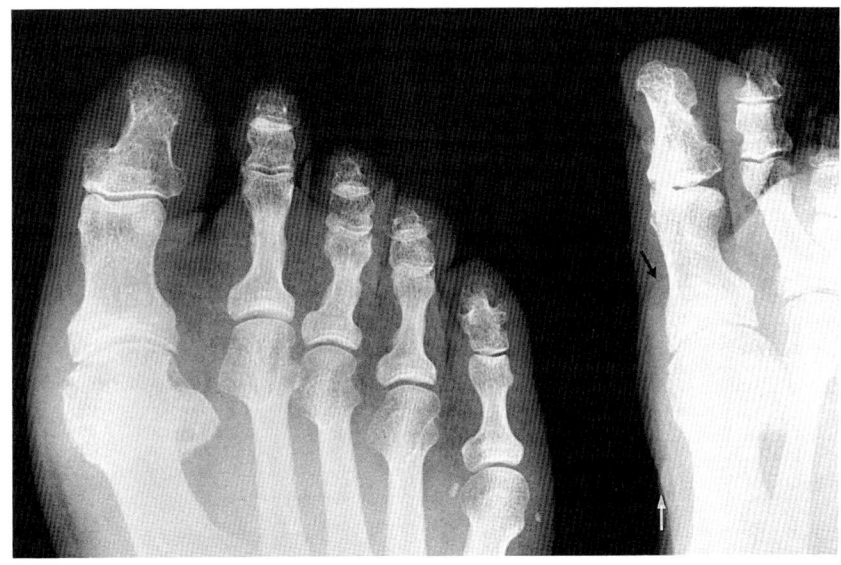

chronischen Arthritis mit entzündlich-zellulär infiltrierter Synovialmembran, evtl. mit pannöser Proliferation und mit Uratgranulomen bzw. Tophi (MOHR 1984).
Der Schilderung des recht charakteristischen klinischen Bildes steht die Erfahrung gegenüber, daß die Gicht häufig fehldiagnostiziert wird. Beim monartikulären Gichtanfall muß die Differentialdiagnose gegenüber *akuten* bakteriellen, rheumatischen und anderen kristallinduzierten (s. unten) Monarthritiden gestellt werden. Wegen der oft ausgeprägten periartikulären Entzündungssymptomatologie sind aber auch Phlegmonen, akute „Periarthritiden" und Thrombophlebitiden differentialdiagnostisch abzugrenzen. Bei der chronischen Gicht müssen die differentialdiagnostischen Erwägungen in erster Linie auf chronische rheumatische Polyarthritiden ausgerichtet werden.

KLOTZ u. Mitarb. (1971) fanden, daß von ihren Gichtpatienten fast ein Drittel mehr als 10 Jahre unter falscher Diagnose ebenso falsch behandelt wurde. Die häufigsten Fehldiagnosen waren die rheumatoide Arthritis und die aktivierte Arthrose. Andere Autoren geben allerdings kürzere Verschleppungszeiten an. Beispielsweise beträgt bei RÜCKERT u. CHOWANETZ (1972) die Zeit zwischen dem ersten Gichtanfall und der richtigen Diagnose „nur" etwa 2 Jahre. Offensichtlich ist das klinische Bild der Gicht doch vielfältiger als es die Beschreibung der zwei klassischen Stadien (Anfallsperiode, chronische Gicht) vermuten läßt. Es gibt z. B. eine seltene, primär chronische Verlaufsform der Gicht ohne Anfallssymptomatik (GAMP u. Mitarb. 1965). Femurkopfnekrosen sind bei Hyperurikämie und Gichtpatienten häufiger als in der Durchschnittsbevölkerung (CASAGRANDE 1971,

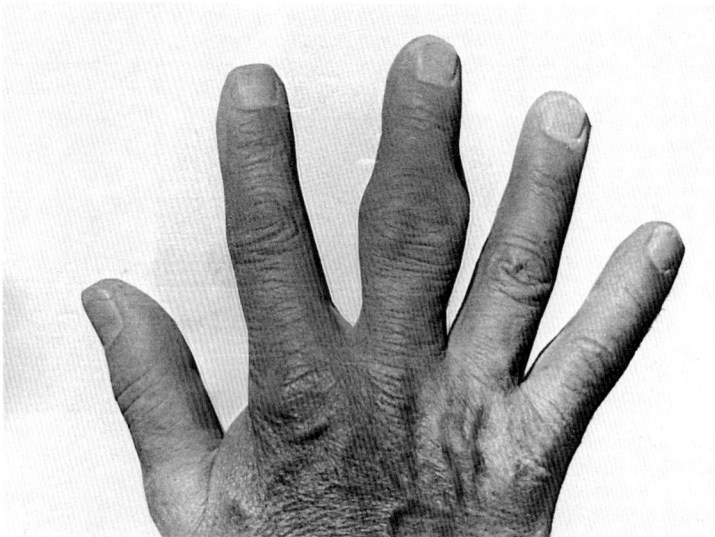

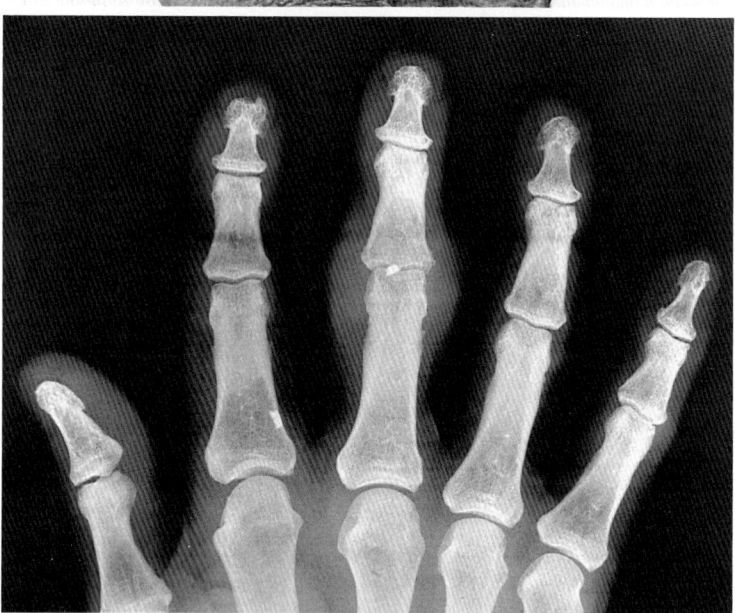

Abb. 3 a u. b Überwiegend periartikulärer Weichteiltophus am proximalen Interphalangealgelenk III bei einem 62jährigen Nebenbefund: Granatsplitter in den periartikulären Weichteilen dieses Gelenkes und in den Weichteilen des II. Fingers

HOFMEISTER u. BRANDT 1972). Arthrosen lassen sich bei Gichtleidenden öfter als bei Patienten ohne diese Purinstoffwechselstörung nachweisen. KLOTZ u. Mitarb. (1971) fanden bei 52,5% der Gichtpatienten arthrotische Gelenkveränderungen; vor allem die Knie-, Sprung- und Hüftgelenke waren arthrotisch deformiert. Bei dieser statistischen Auswertung wurden noch nicht einmal die Zehengelenke mitberücksichtigt. SCHILLING (1973) sah bei 20% der Gichtpatienten eine Gonarthrose. Die Häufigkeit der Hallux-rigidus-Arthrose als Manifestation der Gicht wurde von DIHLMANN u. FERNHOLZ (1969) sowie von SCHILLING (1973) hervorgehoben. Offensichtlich tritt die Gicht unter verschiedenen klinischen und röntgenologischen Bildern in Erscheinung. Die Anfallsperiode und die chronische Gicht mit Urattophi und chronischer Arthritis sind daher nur zwei mögliche, wenn auch die wichtigsten Erscheinungsformen dieser Krankheit. Die *klinische* Fehldeutung eines Podagraanfalls als Phlegmone oder Thrombophlebitis kann mangelhafte ärztliche Kenntnisse und Erfahrungen widerspiegeln; das variable *Röntgenbild* der Gicht läßt sich jedoch durch den Mengen-Zeit-Quotienten der Uratpräzipitation einleuchtend erklären (DIHLMANN u. FERNHOLZ 1969):

Der massive, kurzzeitige Uratniederschlag löst im Gelenk eine hochakute Kristallsynovialitis mit ödematöser periartikulärer Durchtränkung aus. Der akute Gichtanfall hat also einen *großen* Mengen-Zeit-Quotienten (Abb. 1 u. 2). Bei sehr protrahierter Ablagerung geringer Mengen des Harnsäuresalzes wird die entzündliche Reaktionsschwelle der Synovialmembran nicht mehr über-

Arthropathien bei Gicht und Pseudogicht (Chondrokalzinose)

Abb. **4a** u. **b** Intraossäre und periartikuläre Tophusbildung bei einem 89jährigen Gichtpatienten. Siehe auch die Weichteilaufteilung und die Weichteilverdichtung

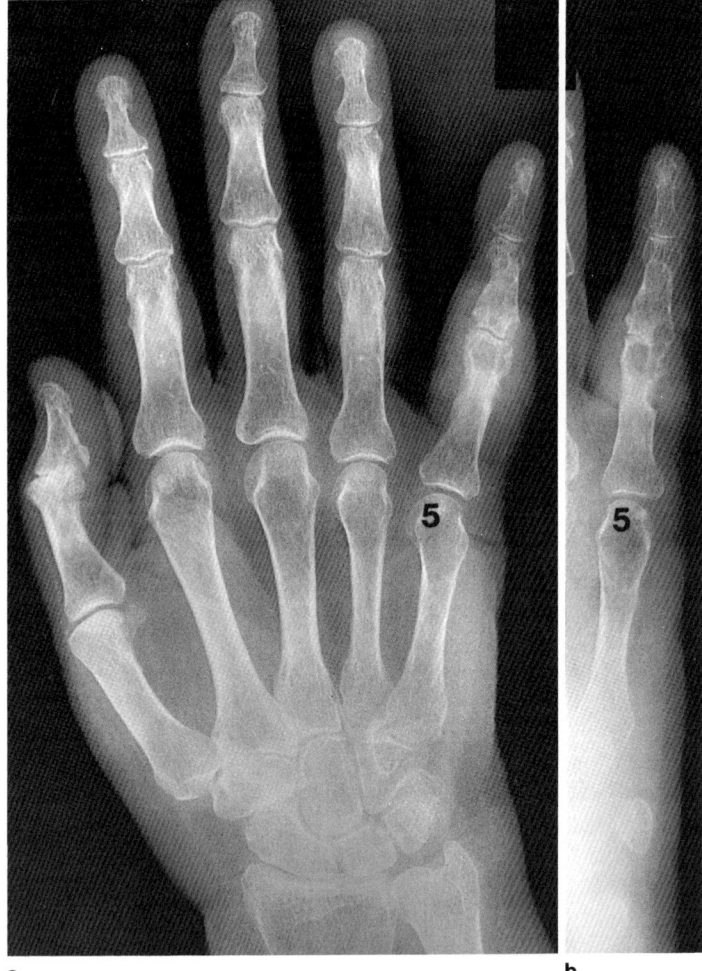

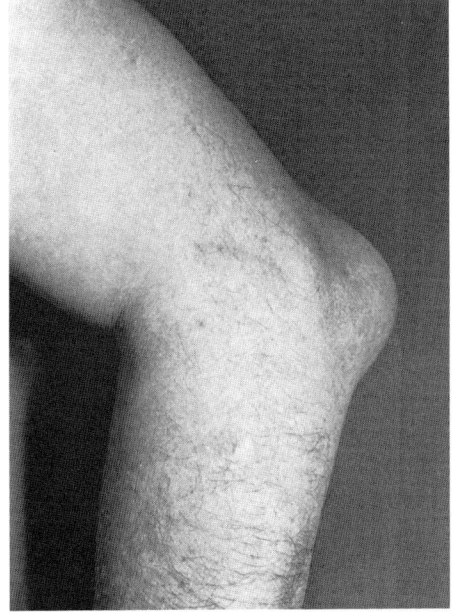

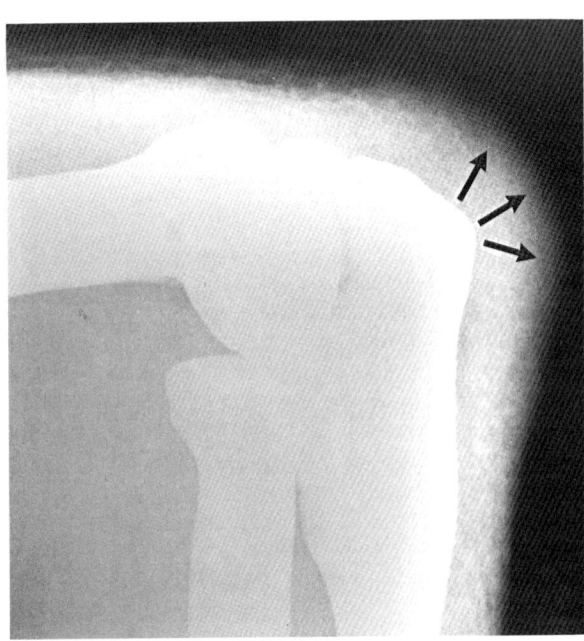

Abb. **5a** u. **b** 53jähriger Gichtpatient mit Bursitis olecrani, s. die Weichteilauftreibung (Pfeile). Wiedergabe der Röntgenaufnahme wie bei Betrachtung vor heller Lichtquelle

214 Osteopathien – Osteoarthropathien

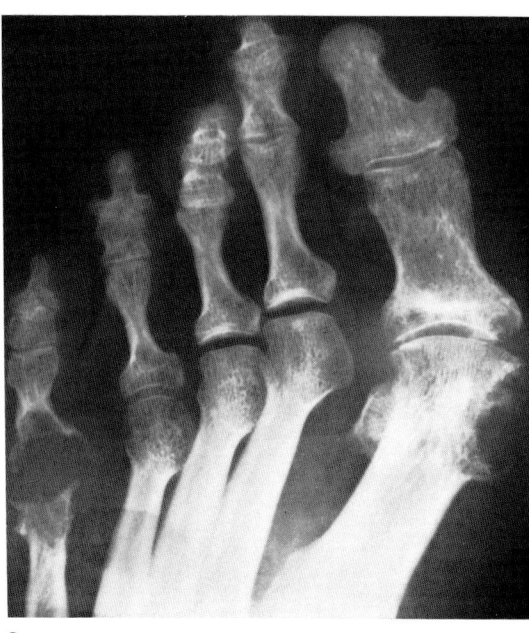
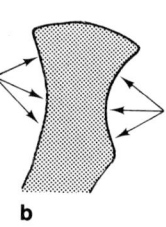

Abb. 6a u. b Becherförmige Gichtmutilation am V. Metatarsophalangealgelenk (*Dihlmann* u. *Fernholz* 1969). Die bilaterale, mehr oder weniger symmetrische Tophusarrosion am Metatarsuskopf I führt zum Bild der „Hellebarde".
b Die Zeichnung zeigt das Schlagstück einer Hellebarde; die Pfeile deuten die Entstehung dieser Verformung des Metatarsuskopfes durch Tophusarrosion an. 54 Jahre alt, männlich

schritten. Die Uratkristalle schädigen jedoch den Gelenkknorpel. Der *kleine* Mengen-Zeit-Quotient führt daher zur Arthrosis deformans (Abb. 1). Schließlich können Uratpräzipitationen zwar protrahiert, aber doch in höheren Konzentrationen erfolgen. Die Größe des Mengen-Zeit-Quotienten liegt dann zwischen den bisher genannten Beispielen. In diesen Fällen kommt es zwar nicht zu hochakuten Anfällen, jedoch zu einem chronisch-entzündlichen Reizzustand der Synovialmembran, zur chronischen Gichtarthritis (Abb. 1). Als Folge häufiger akuter Anfälle und der chronischen Uratablagerung bildet sich der Gichttophus. Er setzt einen chronisch einwirkenden Fremdkörperreiz und unterhält sowohl die chronische Gelenkentzündung als auch den Knochenabbau. Außerdem werden die Gefäße in der unmittelbaren Tophusumgebung geschädigt. Gefäßwandproliferationen oder Gefäßkompression sind dann Folgen, die zum örtlichen Knochentod (Dissektion, Knochennekrose) führen können (SEEWALD 1971, GANZ 1971). Das wechselnde, für biologische Vorgänge charakteristische Nach- und Nebeneinander der verschiedenen Mengen-Zeit-Quotienten des Uratniederschlags erklären die vielfältigen Erscheinungsformen der Gicht im Röntgenbild, beispielsweise auch die schon erwähnte größere Arthrosehäufigkeit bei chronisch Gichtkranken.

Uratniederschläge lösen aber nicht nur *destruktive* Vorgänge am Gleitgewebe und im knöchernen Subchondrium aus, sondern regen auch zu *osteoplastischen* Reaktionen an. Außerdem lagert sich in größeren Uratdepots (Tophi) oft Kalzium ab, das wegen seiner höheren Ordnungszahl röntgenologisch direkt sichtbar wird. Natriumuratablagerungen geben sich an den kleinen und mittleren

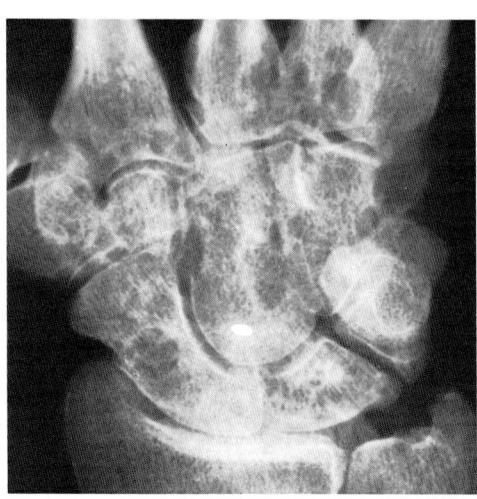
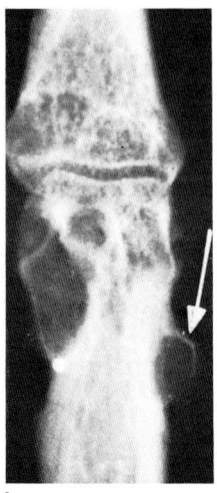

Abb. 7a u. b
a Lochdefekte im Handwurzelbereich bei Gicht
b Außer Lochdefekten erkennt man im Subchondrium des proximalen Interphalangealgelenks eine tophuscharakteristische längsovale Osteolyse, die sich bis in die Diaphyse der Grundphalanx ausdehnt (Dihlmann u. Fernholz 1969). Der Pfeil zeigt auf einen periostalen Knochensporn (überhängender Knochenrand nach *Martel* 1968, s. Text). Er entsteht durch einen subperiostalen Tophus, der sich vor allem in den umgebenden Weichteilen ausbreitet. 52 Jahre alt, männlich

Gelenken mit schmaler Weichteilumgebung als Auftreibung (*Weichteilverdickung*) und *Weichteilverdichtung* zu erkennen (Abb. 3–5). Die Natriumkomponente schwächt nämlich die Röntgenstrahlen stärker als die Erguß- und Ödemflüssigkeit oder als Synovialisproliferation.

Der *intraartikuläre* Tophus führt zu einem Abbau der beiden artikulierenden Knochen. Im Röntgenbild offenbart sich dies schließlich als becherförmige Gichtmutilation (Abb. 6).

Der *subchondrale* Thophus gibt sich an sog. *Lochdefekten* (Abb. 4 u. 7–9) zu erkennen. Jede scharf begrenzte, runde, subchondrale Osteolyse, deren Durchmesser an den Hand- und (Vor-)Fußknochen 5 mm übersteigt, sollte immer den *Verdacht* auf Gicht erwecken und der Anlaß für eine Bestimmung des Harnsäureserumspiegels sein (SCHACHERL u. Mitarb. 1966). Solche Lochdefekte kommen als arthritische Signal- oder Begleitzysten allerdings auch bei chronischen Arthritiden vor (s. unten). Die Lochdefekte haben daher nur einen begrenzten röntgendiagnostischen Wert für die Gichtdiagnose. Subchondrale Knochentophi in kleinen Röhrenknochen führen jedoch viel häufiger zu einem Röntgenbild, das sich folgendermaßen beschreiben läßt (DIHLMANN u. FERNHOLZ 1969): Je *unregelmäßiger rund,* also beispielsweise *oval* die subchondralen Osteolysen sind und je weiter sie sich über die Epiphyse hinaus auf die Meta- und Diaphyse eines kleinen Röhrenknochens ausbreiten, desto *wahrscheinlicher* liegen Knochentophi vor – vorausgesetzt, das *klinische* Bild erweckt Arthritisverdacht (Abb. 7, 9 u. 10).

Ausgeprägte Tophi – die Zeichen der chronischen Gicht – sind in der Regel erst nach einigen Jahren zu erwarten. Daher beanspruchen die Röntgen-

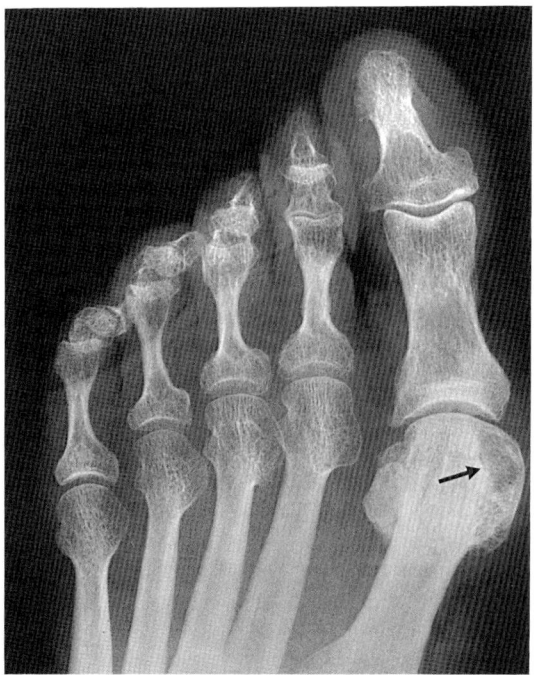

Abb. 8 Chronische Gicht mit Tophusosteolyse im Metatarsalekopf I (Pfeil). 53jährige Frau. Siehe auch den „Erker" am Metatarsalekopf (vgl. Text)

*früh*zeichen des subchondralen Tophus ein besonderes diagnostisches Interesse (Abb. 11).

Aus den Abb. 12 u. 13 ist zu ersehen, daß biologische Reaktionen stets nur Regeln und keinen Gesetzen folgen. Lochdefekte, selten aber auch die erwähnten längsovalen, subchondralen epi-metadiaphysären Osteolysen sind hier bei Patienten mit rheumatoider Arthritis entstanden.

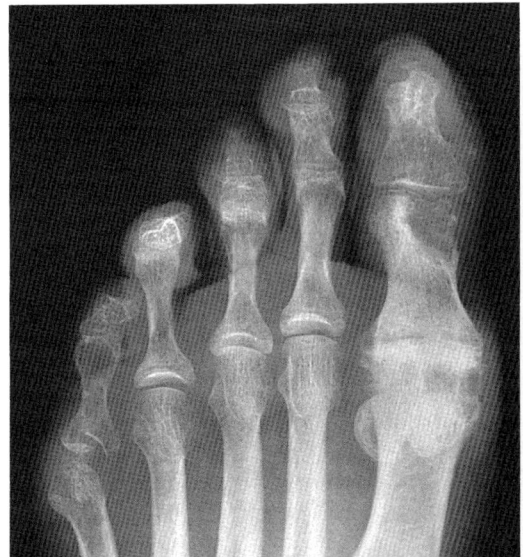

Abb. 9 a u. b Tophusaspekte im Bereich beider Vorfüße. 78jähriger Gichtpatient

a b

216 Osteopathien – Osteoarthropathien

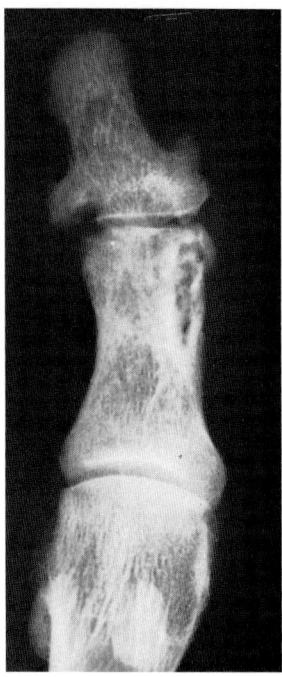

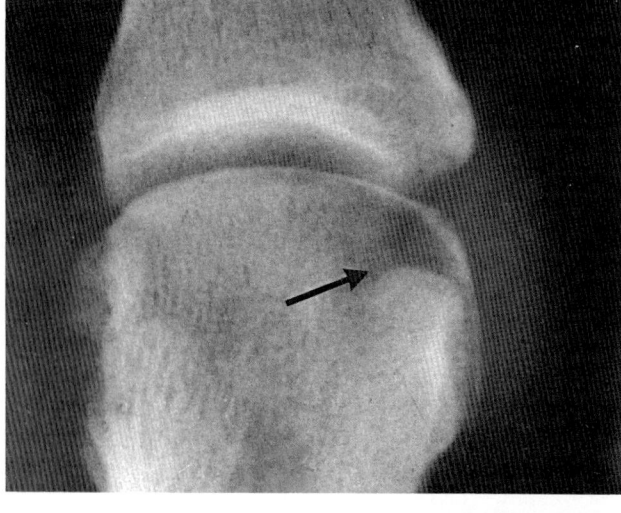

a

Abb. 10 Eine unregelmäßig längsovale Tophusosteolyse erstreckt sich in der Großzehengrundphalanx vom Subchondrium des Interphalangealgelenks bis in die Diaphyse. Außerdem mit dem Gelenk kommunizierender Tophuslochdefekt in der Endphalanx. 54 Jahre alter Gichtpatient

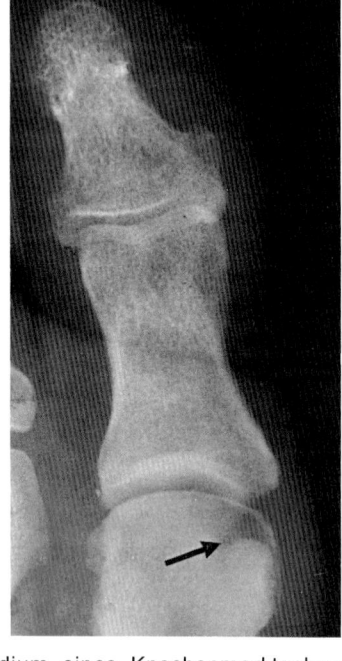

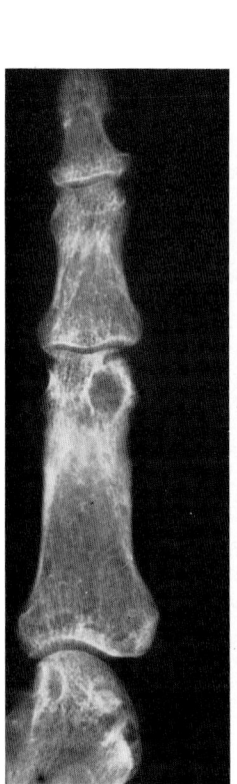 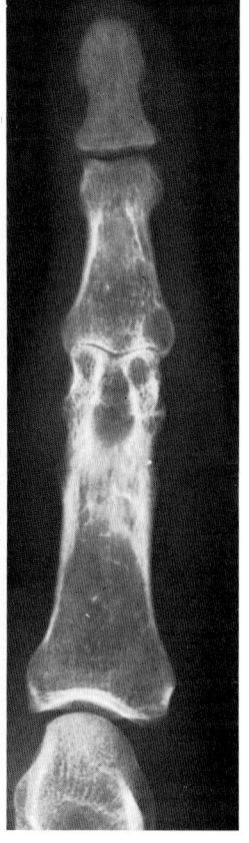

▲ b

Abb. 11 a u. b Frühstadium eines Knochenmarktophus (Pfeil). Der Tophus liegt unmittelbar unter der erhaltenen subchondralen Grenzlamelle und gibt sich als umschriebene Auslöschung der Spongiosastruktur zu erkennen. Das entscheidende Kriterium ist also die Strukturauslöschung (evtl. Lupenbetrachtung!) und nicht etwa nur eine umschriebene Strahlentransparenzerhöhung im Metatarsuskopf, die manchmal als Spielart des Normalen (Formvariante des Metatarsuskopfes) auftritt

◄ Abb. 12 a u. b Lochdefekt (a) und längsovale, sich metadiaphysär ausbreitende Osteolyse (b) treten auch bei der rheumatoiden Arthritis auf, die Lochdefekte allerdings viel häufiger als die längsovalen Osteolysen. 45 bzw. 39 Jahre alt, männlich, Rheumafaktoren im Serum nachweisbar

Abb. 13 Arthritische Begleitzysten bei rheumatoider Arthritis imponieren wie die Lochdefekte der Gicht. 62jährige Patientin

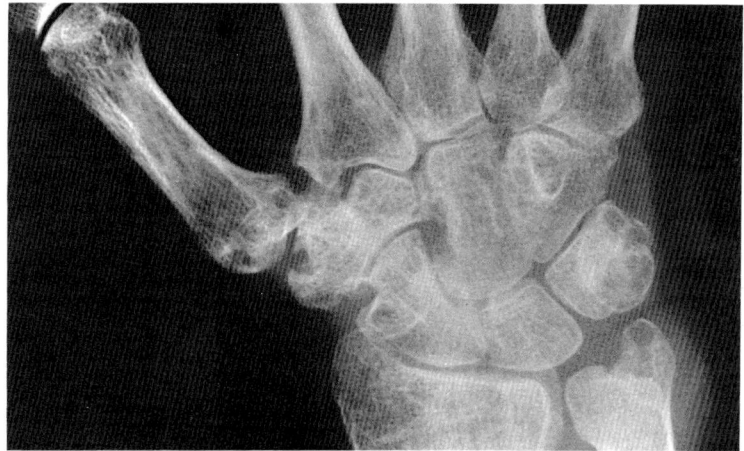

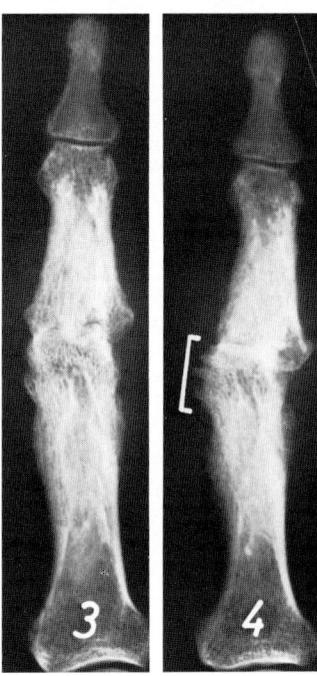

Abb. 14 a u. b
Sog. Tophusstachel (markiert) (*Dihlmann* u. *Fernholz* 1969) sowie Kolbenphalanx (Grundphalanx III und IV) durch periostale Knochenneubildung bei Gicht

Zu den *osteoplastischen tophusinduzierten* Veränderungen gehören der abgehobene, überhängende Knochenrand (Abb. 7 (MARTEL 1968) und der Tophusstachel (Abb. 14) (DIHLMANN u. FERNHOLZ 1969). Außerdem bilden sich erkerartige Knochenappositionen an der Medial- und/oder Lateralseite des I. Metatarsuskopfes bei Gichtpatienten häufiger als bei der banalen Metatarsophalangealarthrose (Abb. 15). Manchmal führt die osteoplastische Reaktion zu einer harmonischen Auftreibung (Pilzform) des (I.) Metatarsuskopfes (Abb. 16) (DIHLMANN u. FERNHOLZ 1974) oder zur sog. Kolbenphalanx (Abb. 14 u. 17).
Die chronische Gichtarthritis kann in eine knöcherne Ankylose auslaufen (Abb. 18).
Aus der Abb. 19 sind die differentialdiagnostischen Schwierigkeiten zwischen der rheumatoiden Arthritis mit Begleitzysten und der chronischen

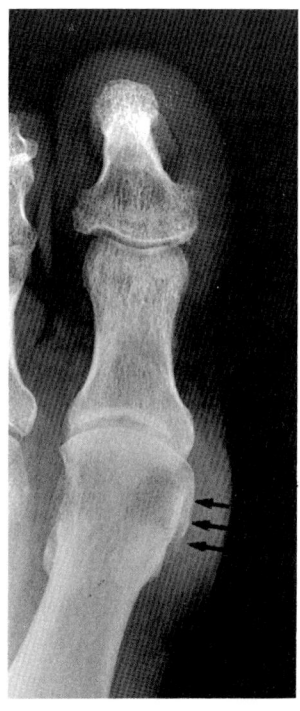

Abb. 15 Zarter Gichterker (periostale Knochenapposition an der medialen Seite des Metatarsuskopfes I [Pfeile]). Solche Appositionen werden bei Gichtpatienten häufiger beobachtet als bei banalen Arthrosen des I. Metatarsophalangealgelenkes. 49jähriger Patient

Osteopathien – Osteoarthropathien

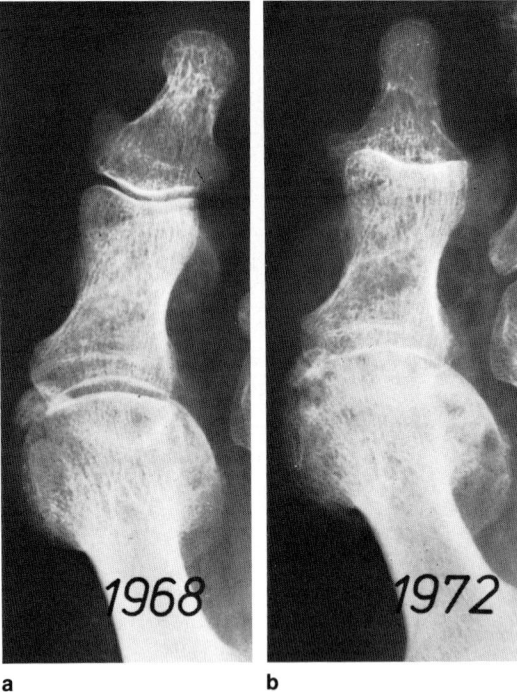

a b

Abb. **16 a** u. **b** Zunehmende harmonische osteoplastische Reaktion (Auftreibung, Pilzform) am I. Metatarsuskopf bei Gicht. Fehlstellung (Luxation) im Interphalangealgelenk der I. Zehe. 36 bzw. 40 Jahre alt, männlich

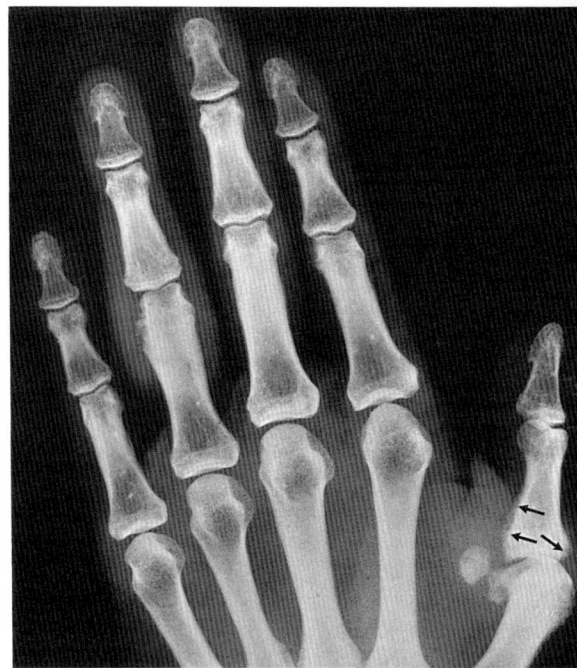

Abb. **17** Die Kolbenphalanx (s. Grundphalanx IV) entsteht durch sehr protrahierte Periostapposition, in diesem Fall induziert durch Natriumuratablagerungen bei einem 47jährigen Gichtpatienten. Gichtbedingte periostale Knochenneubildungen auch in der Umgebung des Daumengrundgelenks (Pfeile)

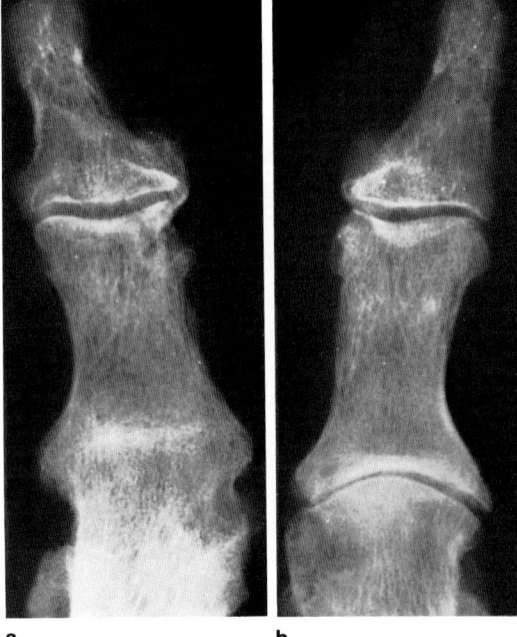

a b

Abb. **18 a** u. **b** Chronische Gichtarthritis der beiden I. Metatarsophalangealgelenke seit 10 Jahren
a Knöcherne Ankylose
b Gleichmäßige Verschmälerung des röntgenologischen Gelenkspaltes. Paraarthritische Sekundärarthrose (marginale Osteophyten). 59 Jahre alt, männlich

Gichtarthritis ohne röntgenologisch erkennbare Tophi zu ersehen.
Tophusverkalkungen bei fortgeschrittener chronischer Gicht geben die Abb. **20** u. **21** wieder.

Die Röntgenzeichen der Arthrosis deformans bei Gichtpatienten sind auf den Abb. **22–24** zu erkennen (vgl. Mengen-Zeit-Quotient der Uratpräzipitation, Abb. **1**). Arthrotische Randosteophyten und Fibroostosen am Fußrücken formen das Bild des „struppigen Fußes" (pied hérissé von FRANÇON u. LEROY 1962, Abb. **25**). Diese Veränderungen werden aber auch bei der banalen Arthrose und bei der Spondylosis hyperostotica gesehen, sind also nur Verdachtszeichen der Gichtarthropathie. Auch die in der Abb. **26** wiedergegebene sog. zentrale Erosion des Metatarsalekopfes I ist als Gichtverdachtszeichen bekannt. Sie kann durch einen Tophus hervorgerufen werden, ein konstitutionelles Merkmal sein oder bei Arthritiden entstehen.

Wenn im Gelenkkavum massenhaft Kristalle auftreten, kann sich reaktiv eine sog. Kristallsynovialitis entwickeln. Der akute Gichtanfall nach Präzipitation von Mononatriumuratmonohydrat-Kristallen ist das bekannteste Beispiel für *dieses* pathogenetische Prinzip akuter Arthritiden. Iatro-

Text weiter S. 221

Arthropathien bei Gicht und Pseudogicht (Chondrokalzinose)

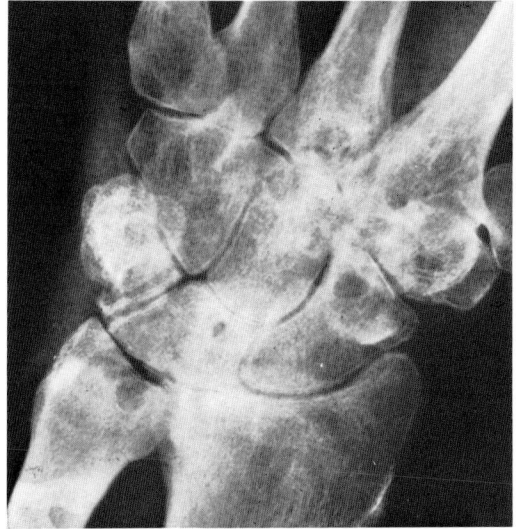
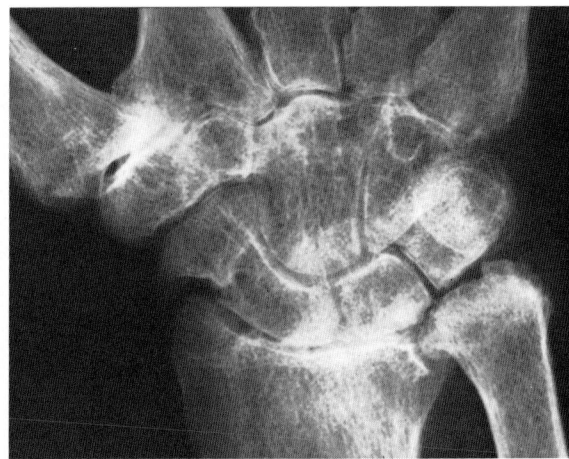

Abb. 19a u. b Zur Differentialdiagnose zwischen der chronischen Karpalarthritis bei seropositiver rheumatoider Arthritis (**a**) und bei Gicht (**b**). Wären die Lochdefekte ein sicheres Gichtkriterium, so müßte der Röntgenbefund **a** als Gicht gedeutet werden. Tatsächlich handelt es sich bei **a** um eine rheumatoide Arthritis (57 Jahre alt, männlich) mit zahlreichen arthritischen Begleitzysten; bei **b** dagegen besteht eine chronische Gichtarthritis ohne röntgenologischen Tophusnachweis (75 Jahre alt, weiblich)

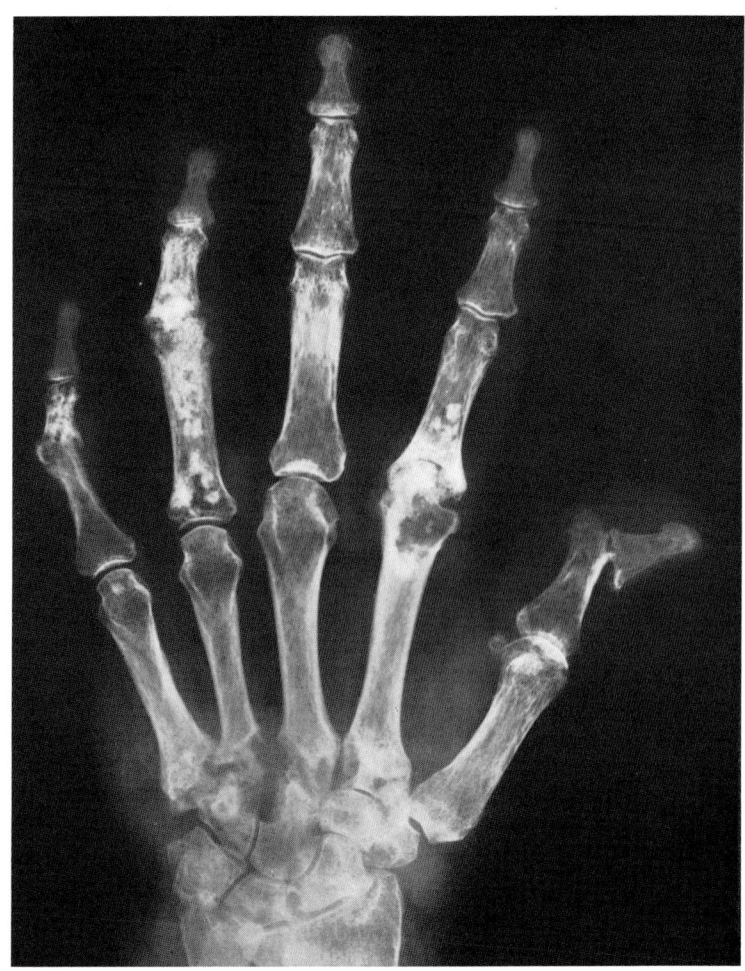

Abb. 20 Fortgeschrittenes Stadium der chronischen Gicht mit Tophusverkalkungen (die verkalkten Tophi liegen auch im Markraum einzelner Diaphysen). Röntgenzeichen der tophösen und chronisch-arthritischen Zerstörung sind zu erkennen. 56 Jahre alt, weiblich

220 Osteopathien – Osteoarthropathien

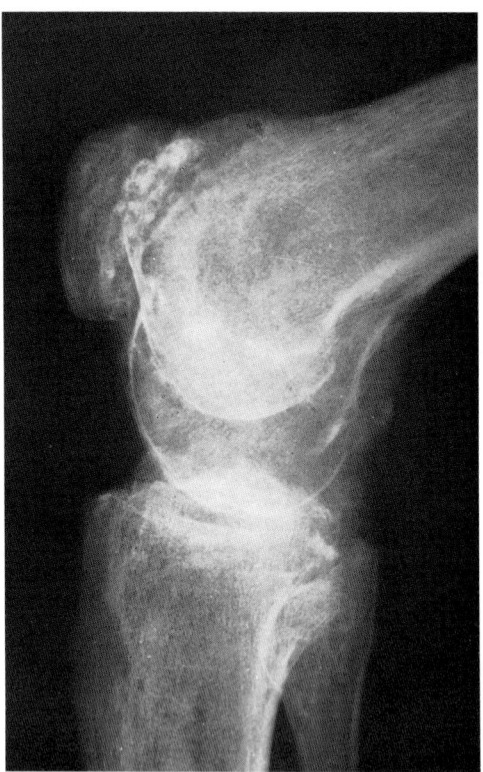

Abb. 21 Chronische Gicht mit Tophusverkalkungen im rechten Kniegelenk. 53 Jahre alt, weiblich

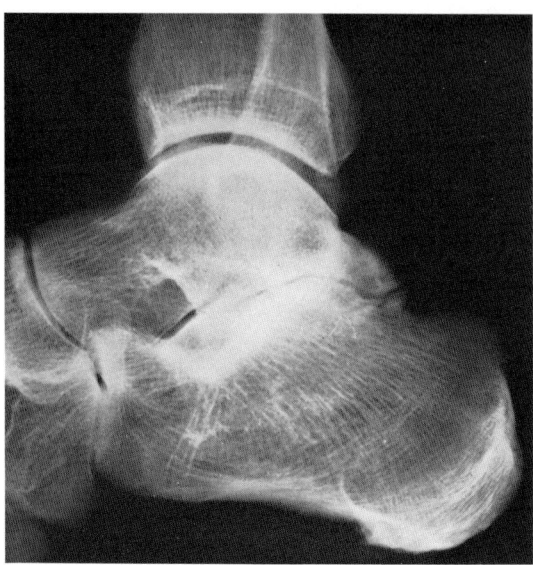

Abb. 22 Subtalare Arthrosis deformans bei einem Patienten mit chronischer Gicht (52 Jahre alt)

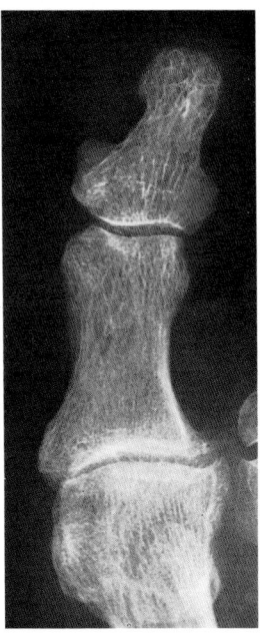 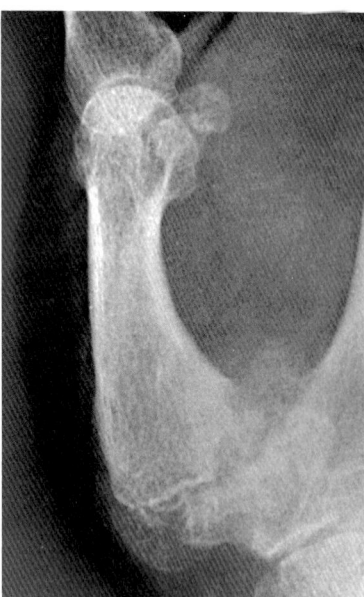 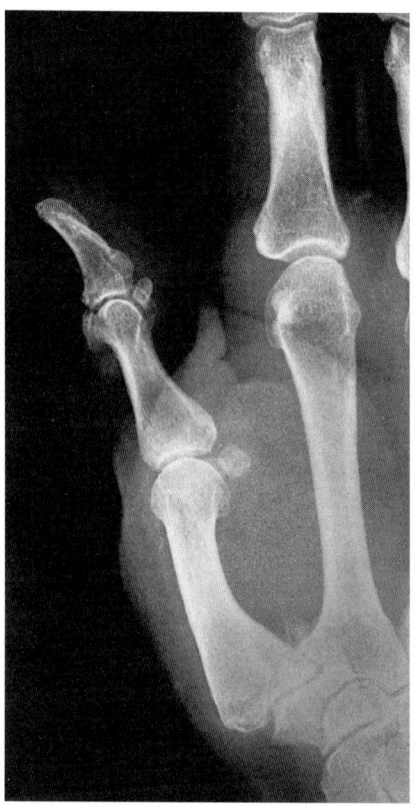

a b

Abb. 23 Röntgenzeichen der Arthrosis deformans im Metatarsophalangealgelenk I bei Gicht (keine Anfälle in diesem Gelenk). 67 Jahre alt, männlich

Abb. 24 a u. b Am Karpometakarpalgelenk I erkennt man die Röntgenzeichen der erosiven Arthrose (s. die Schrägaufnahme b). Die Diagnose erosive Arthrose ist allerdings eine Ausschlußdiagnose, da vor allem die Gichtarthropathie unter diesem Röntgenbild in Erscheinung treten kann. Auch bei dieser 73jährigen Patientin handelt es sich um eine seit Jahren bekannte Gicht

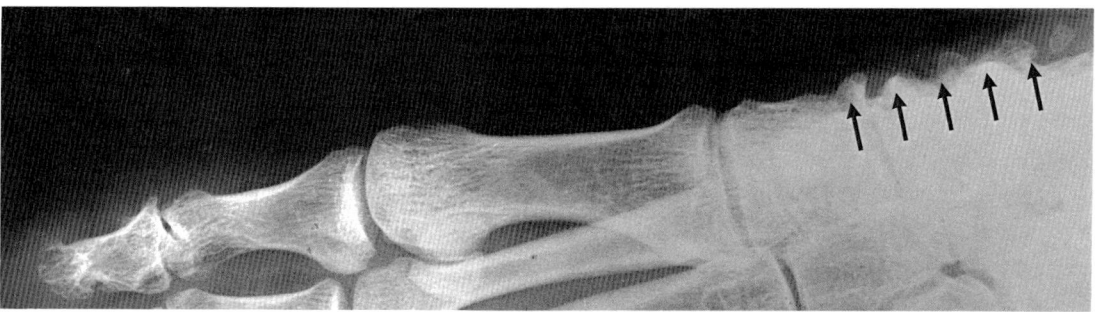

Abb. 25 Typisches Röntgenbild des „struppigen Fußes" (Pfeile, s. Text) bei einem 59jährigen Gichtpatienten

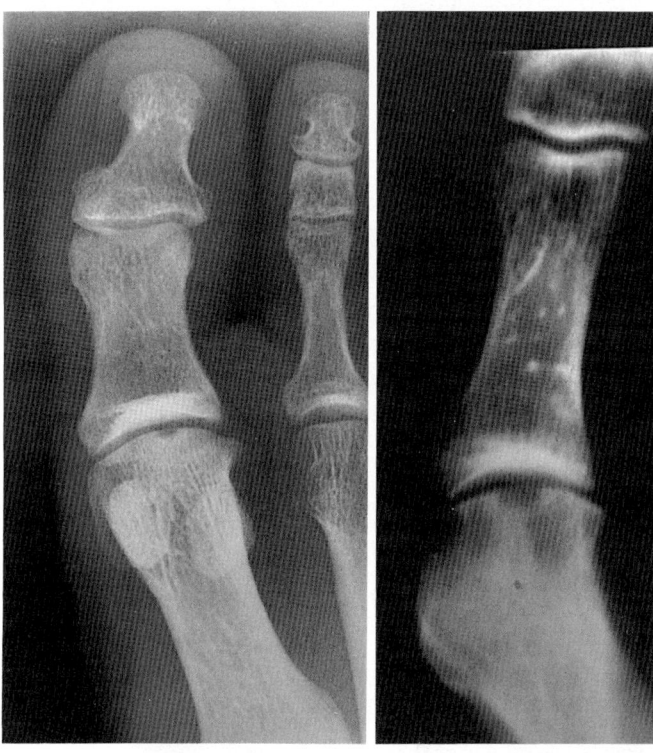

Abb. 26 a u. b Zentrale Erosion des Metatarsalekopfes I bei Gicht. Auf der Schichtaufnahme (b) erkennt man mehrere Tophusosteolysen im Metatarsalekopf. 62jähriger Mann

a   b

gene Kristallsynovialitiden entstehen manchmal nach intraartikulärer Injektion eines mikrokristallin vorliegenden Kortikosteroidpräparates. Ein Durchbruch pastenartiger, kristalliner Kalkdepots der Rotatorensehnenmanschette des Schultergelenks in die Bursa subdeltoidea kann ebenfalls zu einer Kristallbursosynovialitis – in diesem Fall durch Hydroxylapatit – führen.* Die klinische

---

* Neben Natriumurat und Kalziumpyrophosphat scheint der Kalzium-Hydroxylapatit-Kristallniederschlag das dritte praktisch wichtige pathophysiologische Prinzip für die Entstehung der Kristallsynovialitis zu sein. Im Gelenkerguß von aktivierten Arthrosen wurde es zweifelsfrei nachgewiesen (Dieppe u. Mitarb. 1976, Schumacher u. Mitarb. 1977). Schließlich haben sich die Metaboliten sehr seltener Stoffwechselkrankheiten, z. B. Zystinose und primäre Oxalose, als Induktoren der Kristallsynovialitis erwiesen.

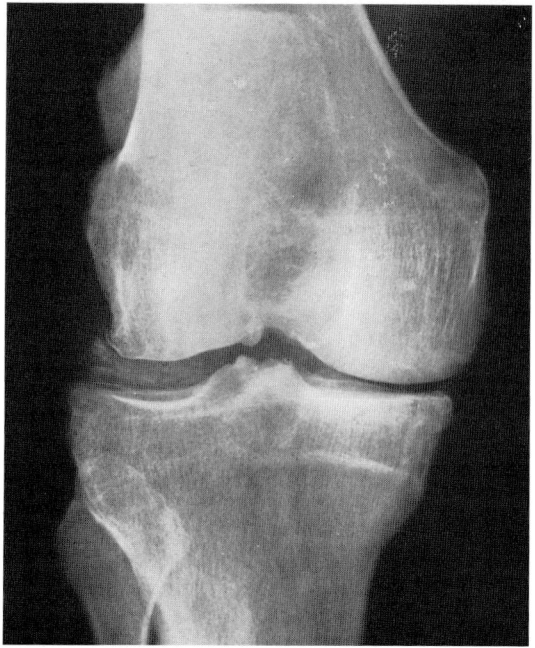

Abb. 27 Chondrocalcinosis articularis im Kniegelenk. Kalziumpyrophosphatablagerungen (s. Text) sind in den Menisken zu erkennen. 64 Jahre alt, männlich

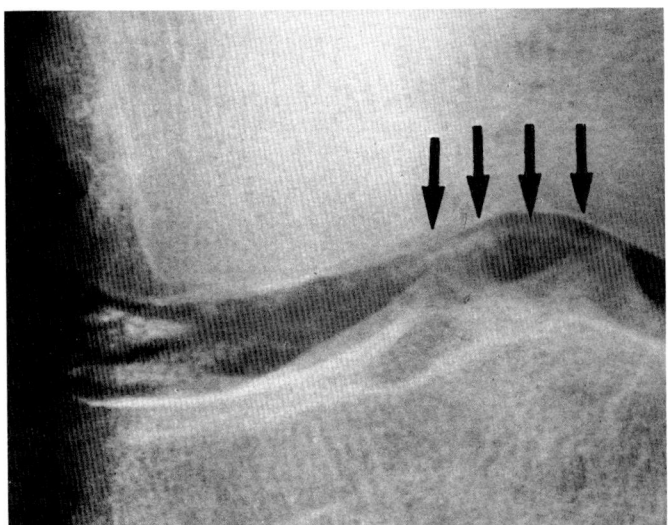

Abb. 28 Ausschnittsvergrößerung aus der a.-p. Knieaufnahme zur Darstellung der Meniskuschondrokalzinose und der Pyrophosphatimprägnation des hyalinen Gelenkknorpels (Pfeile). 71jähriger Mann mit sporadischer Chondrokalzinose

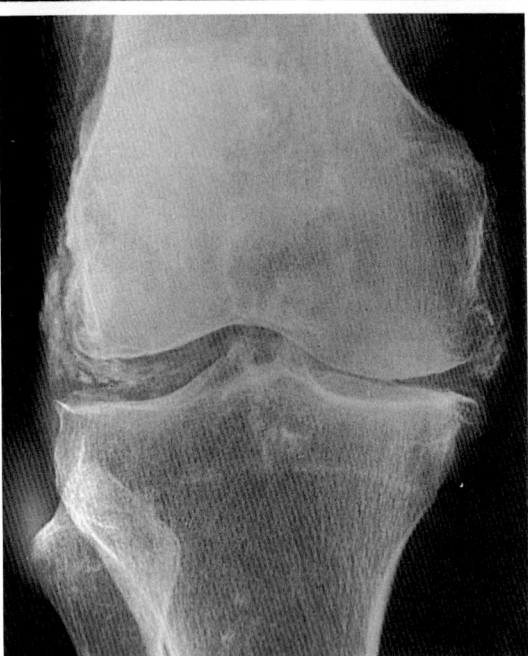

Abb. 29 Chondrokalzinose des Kniegelenks (83 Jahre alter Mann), bei der nicht nur die knorpeligen Gelenkanteile, sondern auch die Synovialmembran und die fibröse Gelenkkapsel Kalkablagerungen zeigen. Gonarthrosis deformans

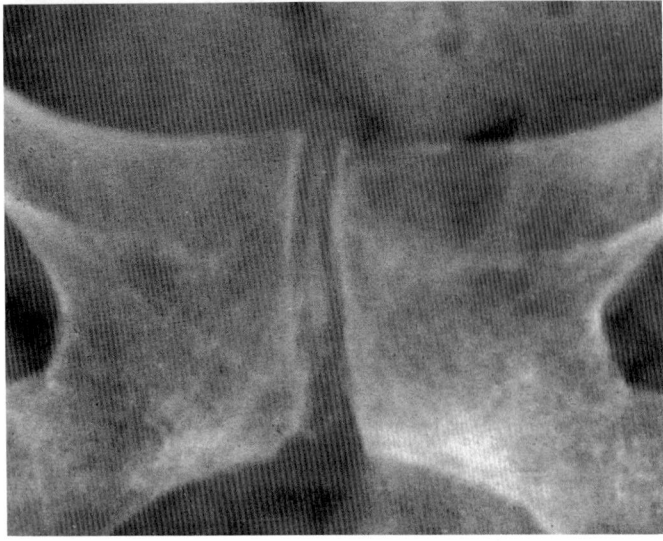

Abb. 30 Symphysenchondrokalzinose bei einer 79jährigen Frau

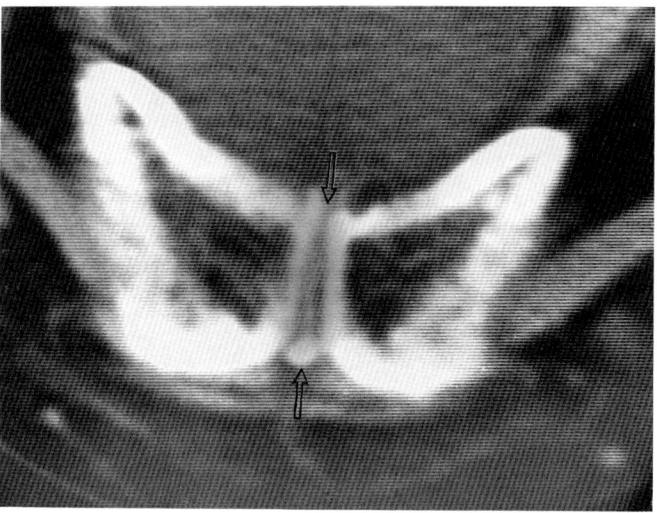

Abb. 31 Computertomographische Darstellung der Symphysenchondrokalzinose (Pfeile). 81jährige Patientin

Symptomatik entspricht dann der akuten Periarthritis humeroscapularis. Schließlich bleibt als klinisch wichtiges Beispiel für die Kristallsynovialitis noch die **Chondrocalcinosis articularis** zu erwähnen. Ihr liegt eine Stoffwechselstörung zugrunde, die zur Ablagerung von Kalziumpyrophosphatdihydrat – Kalziumpyrophosphatarthropathie – (McCarty jr. u. Mitarb. 1963) im Faser- und Hyalinknorpel und in der Synovialmembran führt. Im Gelenkpunktat erscheinen die von Leukozyten phagozytierten Kalziumpyrophosphatkristalle stäbchenförmig oder als eckige Plättchen. Natriumuratkristalle haben Nadelform und ragen aus den Leukozyten heraus. Im Polarisationsmikroskop ist der Mononatriumuratkristall negativ doppelbrechend und erscheint parallel zur Kompensatorachse gelb, senkrecht zu ihr blau. Kalziumpyrophosphatkristalle sind positiv doppelbrechend und verhalten sich zur Kompensatorachse farblich umgekehrt wie die Uratkristalle (Abb. 27–35) (Schilling 1971).

Beide Geschlechter werden in gleicher Häufigkeit betroffen. Diese Stoffwechselstörung kann sich auf *hereditärer Grundlage* entwickeln (Žitňan u. Sit'aj 1963) oder tritt, z. B. bei alten Menschen, *sporadisch* auf. Manchmal erweist sie sich als ein *symptomatischer* Befund (McCarty 1983) und zeigt sich beim Hyperparathyreoidismus, bei der Gicht, bei der idiopathischen Hämochromatose, bei der Wilsonschen hepatolentikulären Degeneration, bei Hypophosphatasie (Eade u. Mitarb. 1981), bei Hypothyreose, Ochronose, Hypomagnesämie, bei

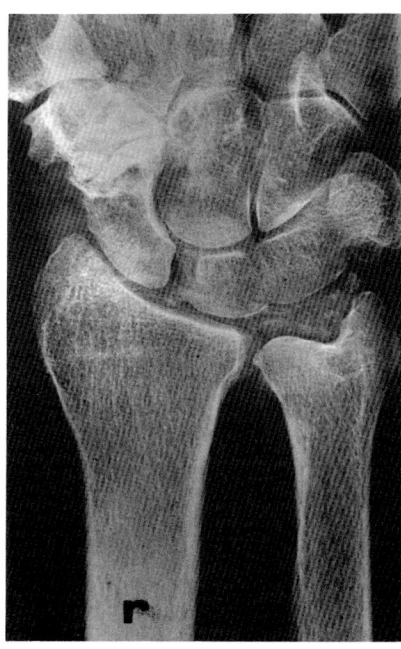
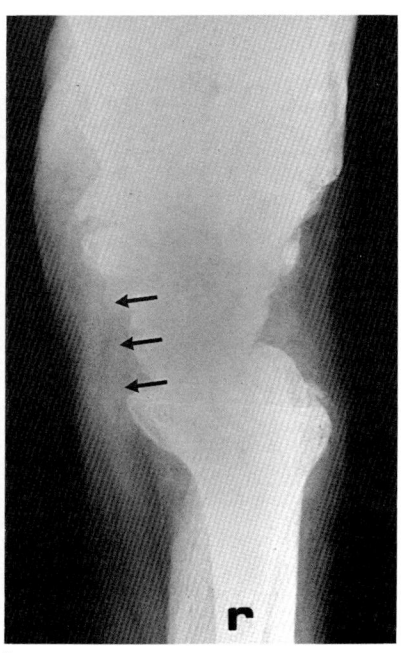

Abb. 32 a u. b Pseudogichtanfall im rechten Handwurzelbereich bei einer 50jährigen Patientin. Der Discus articularis radioulnaris ist mit Kalziumphyrophosphat imprägniert. Auf der seitlichen Röntgenaufnahme (b) erkennt man das volare Handwurzelödem (Pfeile). Trapezskaphoidarthrose. (b ist wiedergegeben, als ob die Aufnahme vor einer hellen Lichtquelle betrachtet würde)

a   b

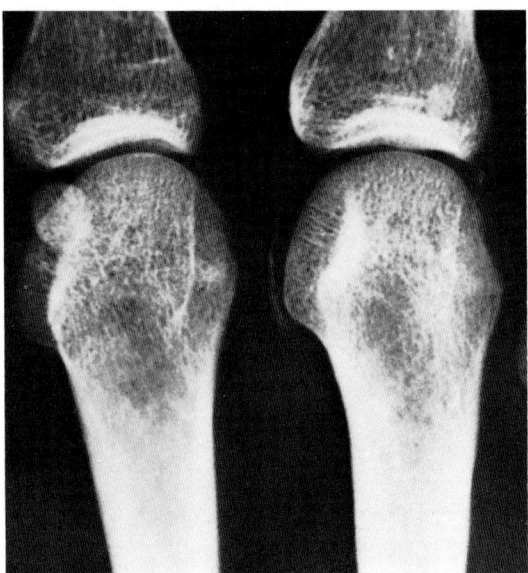

Abb. **33** Symptomatische Chondrocalcinosis articularis im Metakarpophalangealgelenk eines Patienten mit renaler Osteopathie, dabei sekundärer Hyperparathyreoidismus. 33 Jahre alt, männlich

Amyloidose, nach Langzeittherapie von Kortikosteroiden und bei neurogenen Osteoarthropathien. Die Chondrokalzinose ist grundsätzlich ein pathologischer Gelenkbefund. Im menschlichen Organismus entsteht täglich *intrazellulär* mehr als 1 kg Pyrophosphat (MILAZZO 1978). Die Zellmembran verhindert normalerweise den Durchtritt dieses Moleküls, das intrazellulär zu Orthophosphat hydrolysiert wird. Unter pathologischen Bedingungen tritt Pyrophosphat extrazellulär aus und schlägt sich dort als Kalziumsalz nieder = Chondrokalzinose.

Unter diesem Gesichtspunkt ist es unwesentlich, ob sie nun klinisch stumm bleibt, Arthralgien auslöst, zu akuten arthritischen Schüben führt – daher: **Pseudogicht** (MCCARTY jr. u. Mitarb. 1962) (Abb. **32**) – oder einen chronisch-entzündlichen Verlauf nimmt. Im allgemeinen macht die Chondrokalzinose um so stärkere Beschwerden, desto jünger der Patient bei ihrer Manifestation ist (ASSHOFF u. Mitarb. 1967). Faserknorpelige Gewebe – die Kniemenisken, der Symphysenfaserknorpel und der Diskus des Karpoulnarbereiches sowie die Disci intervertebrales – sind der häufigste Sitz von Kalziumpyrophosphatablagerungen. Der Faserknorpel verkalkt granulär-streifig, manchmal auch homogen (vgl. Abb. **27, 28** u. **30**). Im Hyalinknorpel erkennt man bei der Chondrokalzinose eine durchgehende oder unterbrochene, strichförmige Kalziumdeposition in der oberflächlichen Knorpelschicht (Abb. **28, 33** u. **34**). Im Fasergewebe, z. B. in Sehnen (GERSTER u. Mitarb. 1977), und Schleimbeuteln (GERSTER u. Mitarb. 1982) kann sich Kalziumpyrophosphat ebenfalls niederschlagen. In seltenen Fällen kommt es bei der Chondrokalzinose zu schweren Destruktionen der artikulierenden Knochen, die röntgenologisch an neurogene Osteoarthropathien erinnern (Abb. **36**) (RICHARDS u. HAMILTON 1974, COSENDAI u. Mitarb. 1976, MENKES u. Mitarb. 1976), manchmal auch an der Wirbelsäule zu Zerstörungen, die röntgenologisch wie Spondylitiden imponieren (COTTIN u. Mitarb. 1980).

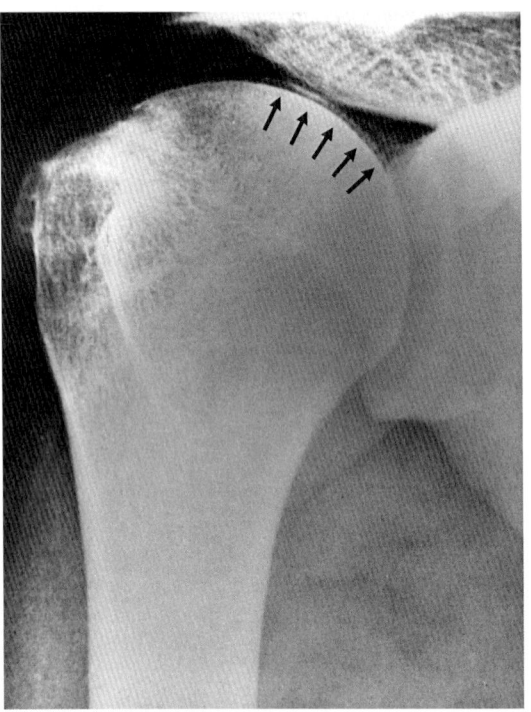

Abb. **34**
Chondrokalzinose des Schultergelenks (Pfeile)

Abb. 35 a u. b
Verkalkungen des Nucleus pulposus und z. T. des Anulus fibrosus bei 2 Patienten mit sporadischer Chondrokalzinose

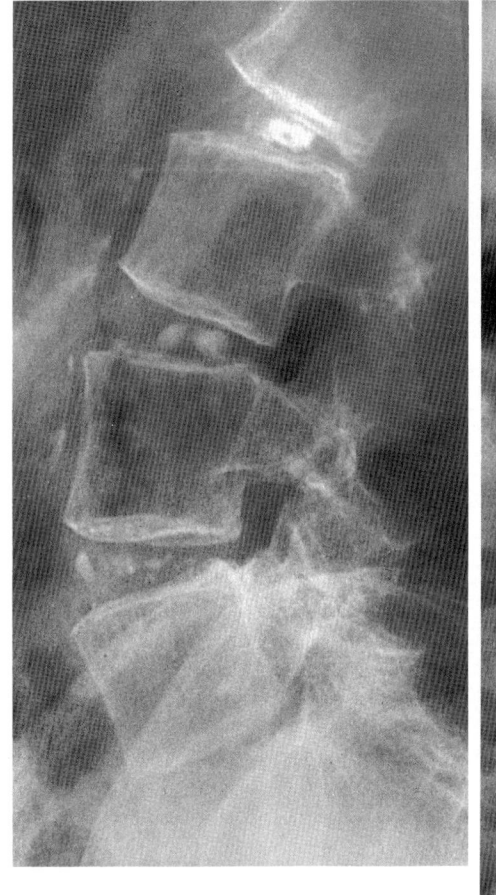
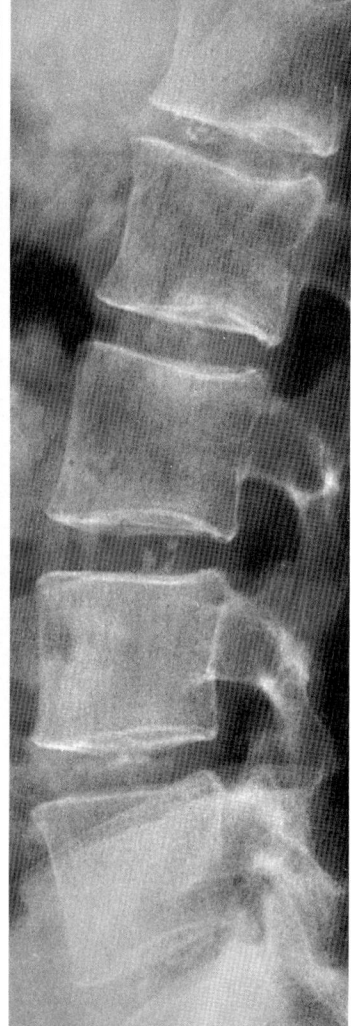

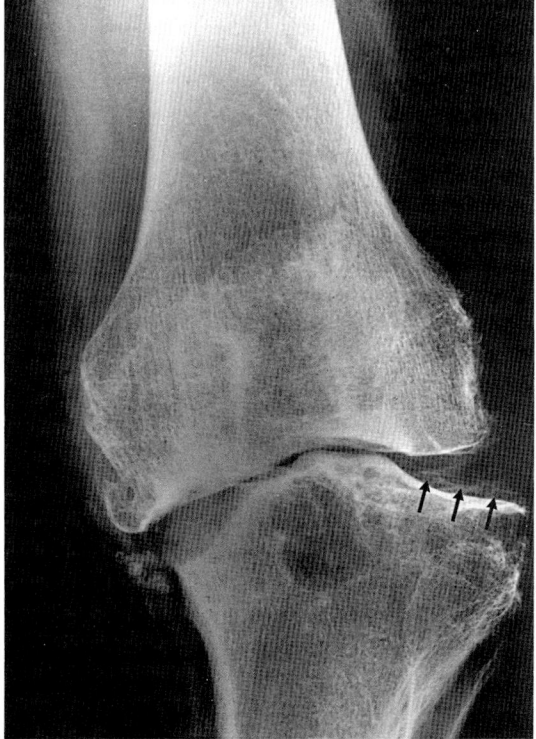
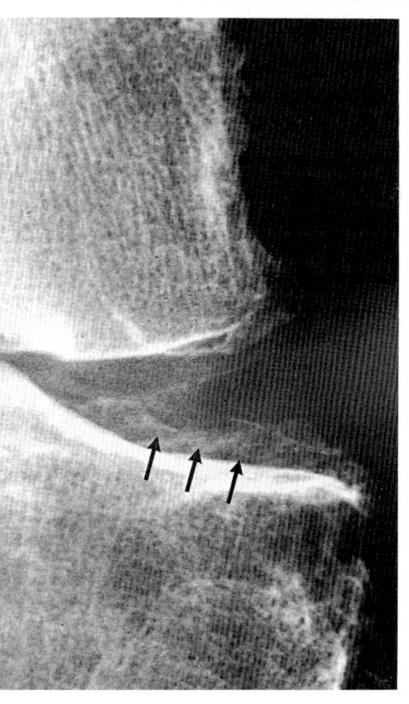

Abb. 36 a u. b 91jährige Patientin mit destruktiver Osteoarthropathie bei Chondrokalzinose.
b Siehe die Meniskusimprägnation auf der Ausschnittsaufnahme (Pfeile)

Literatur

Asshoff, H., P. Böhm, E. Schoen, K. Schürholz: Klinik der hereditären Chondrocalcinosis articularis. Dtsch. med. Wschr. 92 (1967) 349

Babucke, G., D. P. Mertz: Wandlungen in Epidemiologie und klinischem Bild der primären Gicht zwischen 1948 und 1970. Dtsch. med. Wschr. 98 (1973) 183

Bundens jr., W. D., C. T. Brighton, G. Weitzman: Primary articular-cartilage calcification with arthritis (pseudogout syndrome). J. Bone Jt Surg. 47-A (1965) 111

Casagrande, P. A.: Surgery of tophaceous gout. Sem. Arthr. and Rheum. 1 (1971) 262

Cosendai, A., J. C. Gerster, T. L. Vischer, P. Burckhardt, I. Boussina, G. H. Fallet: Arthropathies destructives liées à la chondrocalcinose articulaire. Etude clinique et métabolique de 16 cas. Schweiz. med. Wschr. 106 (1976) 8

Cottin, S., G. Le Gall, J. M. Lanoiselee, D. Rault: Les pseudospondylodiscites de la chondrocalcinose articulaire diffuse. Nouv. Presse méd. 9 (1980) 1827

Dieppe, P. A., P. Crocker, E. C. Huskisson, D. A. Willoughby: Apatite deposition disease. A new arthropathy. Lancet 1976/I 266

Dihlmann, W.: Röntgendiagnostik der Gicht. In Ketterer, H.: Fettsucht – Gicht. 12. Bad Mergentheimer Stoffwechseltagung. Thieme, Stuttgart 1984 (S. 65)

Dihlmann, W., H. J. Fernholz: Gibt es charakteristische Röntgenbefunde bei der Gicht? Dtsch. med. Wschr. 94 (1969) 1909

Dihlmann, W., H. J. Fernholz: Osteoplastische Reaktionen bei chronischer Gicht. Fortschr. Röntgenstr. 120 (1974) 216

Eade, A. W. T., A. J. Swannell, N. Williamson: Pyrophosphate arthropathy in hypophosphatasia. Ann. rheum. Dis. 40 (1981) 164

Editorial: Diagnosis of gout. Brit. med. J. 1972/II, 1

Françon, F., J. Leroy: Le „pied hérissé" hors de la goutte. Rev. Rhum. 29 (1962) 12

Gamp, A., A. Schilling, L. Müller, M. Schacherl: Das klinische Bild der Gicht heute. Beobachtungen an 200 Kranken. Med. Klin. 60 (1965) 129

Ganz, R.: Avaskuläre Nekrose des proximalen Tibiaendes bei Gicht. Z. Orthop. 109 (1971) 881

Gardner, F. H., D. G. Nathan: Secondary gout. Med. Clin. N. Amer. 45 (1961) 1273

Garrod, A. B.: The Nature and Treatment of Gout and Rheumatic Gout, 2nd ed. Walton & Maberly, London 1853

Gerster, J.-C., R. Lagier, G. Boivin: Olecranon bursitis related to calcium pyrophosphate dihydrate crystal deposition. Arthr. and Rheum. 25 (1982) 989

Gerster, J. C., C. A. Baud, R. Lagier, I. Boussina, G. H. Fallet: Tendon calcifications in chondrocalcinosis. A clinical, radiologic, histologic and crystallographic study. Arthr. and Rheum. 20 (1977) 717

Greiling, H.: Zur klinischen Biochemie der Gicht. Dtsch. med. J. 20 (1969) 336

Hall, A. P., P. E. Barry, T. R. Dawber, P. M. McNamara: Epidemiology of gout and hyperuricemia. A long-term population study. Amer. J. Med. 42 (1967) 27

Hasenhüttl, K.: Chondrocalcinosis. Arch. orthop. Unfall-Chir. 61 (1967) 271

Hofmeister, F., H. Brandt: Die Lokalisation der Gicht im Hüftgelenk. Arch. orthop. Unfall-Chir. 73 (1972) 267

Holzmann, H., N. Hoede, B. Morsches: Organmanifestationen der Psoriasis-Krankheit. Med. Welt (N.F.) 24 (1973) 523

Howell, R. R., E. D. Eanes, J. E. Seegmiller: X-ray diffraction studies of the tophaceous deposits in gout. Arthr. and Rheum. 6 (1963) 97

Jochem, I., A. Lange: Karpaltunnel- und Tarsaltunnelsyndrom bei Gicht. Dtsch. Gesundh.-Wes. 31 (1976) 830

Kersley, G. D., L. Mandel, M. R. Jeffrey: Gout. An unusual case with softening and subluxation of the first cervical vertebra and splenomegaly. Am. rheum. Dis. 9 (1952) 282

Kleinfelder, H.: Differentialdiagnose rheumatischer Prozesse gegenüber der Gicht unter besonderer Berücksichtigung der polyartikulären Formen. Med. Welt 23 (1972) 1634

Klotz, H., E. Prohaska, H. Salmhofer, L. Schmid: Gicht aus der Sicht einer Sonderheilanstalt für Rheumakranke. Wien. klin. Wschr. 83 (1971) 177

Klotz, H.-G., E. Prohaska: Zur Häufigkeit der Gicht. Med. Klin. 68 (1973) 387

Kröpelin, T., D. P. Mertz: Rückbildung von Gichttophi unter Langzeitbehandlung mit Allopurinol. Med. Klin. 66 (1972) 614

Lagier, R., W. MacGee: Spondylodiscal erosions due to gout: anatomico-radiological study of a case. Ann. rheum. Dis. 42 (1983) 350

Lagier, R., H. Ott: Place de la chondrocalcinose en pathologie articulaire. Radiol. clin. 38 (1969) 115

Leaney, B. J., J. M. Calvert: Tophaceous gout producing spinal cord compression. Case report. J. Neurosurg. 58 (1983) 580

Lesch, M., W. L. Nyhan: A familial disorder of uric acid metabolism and central nervous system function. Amer. J. Med. 36 (1964) 561

McCarty, D.: Crystals, joints, and consternation. Ann. rheum. Dis. 42 (1983) 243

McCarty jr., D. J., R. A. Gatter, R. E. Hughes: Pseudogout syndrome IV; early (perilacunar) and "mature" cartilaginous deposits of monoclinic and triclinic crystals of calcium pyrophosphate dihydrate; Koch's postulates and possible pathogenesis. Arthr. and Rheum. 6 (1963) 287

McCarty jr., D. J., N. N. Kohn, J. S. Faires: The significance of calcium phosphate crystals in the synovial fluid of arthritic patients: The "pseudogout syndrome". I. Clinical aspects. Ann. intern. Med. 56 (1962) 711

Maeder, H.-U.: Die Gicht. Fortschr. Med. 90 (1972) 761

Martel, W.: The overhanging margin of bone: A roentgenologic manifestation of gout. Radiology 91 (1968) 755

Menkes, C. J., F. Simon, F. Delrieu, M. Forest, F. Delbarre: Destructive arthropathy in chondrocalcinosis articularis. Arthr. and Rheum. 19 (1976) 329

Mertz, D. P.: Gicht und Hyperuricämie. Arch. klin. Med. 212 (1966) 143

Mertz, D. P.: Gicht. Grundlagen, Klinik und Therapie, 3. Aufl. Thieme, Stuttgart 1978; 4. Aufl. 1983

Milazzo, S. C.: Chondrocalcinosis and other crystal induced arthropathies. Aust. N. Z. J. Med. 8, Suppl. 1 (1978) 152

Mohr, W.: Gelenkkrankheiten. Diagnostik and Pathogenese makroskopischer und histologischer Strukturveränderungen. Thieme, Stuttgart 1984

Mohr, W., W. Dihlmann, W. Wilke, J. Hersener: Kalziumpyrophosphat-Arthropathie (CPPA). Diagnose und pathogenetische Bedeutung der Kristallablagerungen. Akt. Rheumatol. 6 (1981) 37

Moskowitz, R. W., D. Katz: Chondrocalcinosis (pseudo-gout) syndrome. A family study. J. Amer. med. Ass. 188 (1964) 867

Moskowitz, R. W., D. Katz: Chondrocalcinosis coincidental to other rheumatic disease. Arch. intern. Med. 115 (1965) 680

Pavelka, K., C. Farner, A. Böni, P. O. Pylkkänen: Beitrag zur Frage der sekundären Chondrokalzinose (Chondrokalzinotisches Syndrom). Z. Rheumaforschg. 28 (1969) 270

Richards, A. J., E. B. D. Hamilton: Destructive arthropathy in chondrocalcinosis articularis. Ann. rheum. Dis. 33 (1974) 196

Ritter, U., K. Ewald: Die Gicht. Diagnostik 4 (1971) 3

Rosenberg, E. F., R. A. Arens: Gout: clinical, pathologic and roentgenographic observations. Radiology 49 (1947) 169

Rückert, K.-H., W. Chowanetz: Die übersehene Gicht. Münch. med. Wschr. 114 (1972) 663

Schacherl, M., F. Schilling, A. Gamp: Das radiologische Bild der Gicht. Radiologe 6 (1966) 231

Schilling, F.: Gicht – Diagnose, Differentialdiagnose, Therapie. Ärztl. Fortbildg. 16 (1967) 36

Schilling, F.: Differentialdiagnose der Gicht, atypische Gicht und Pseudogicht. Therapiewoche 19 (1969) 245

Schilling, F.: Klinik und Therapie der Gicht und deren Abgrenzung von der Pseudogicht. In Boecker, W.: Fettsucht, Gicht. Sechste Bad Mergentheimer Stoffwechseltagung. Thieme, Stuttgart 1971 (S. 139)

Schilling, F.: Die Gicht – Klinik, Diagnose und Therapie. Mschr. ärztl. Fortbild. 23 (1973) 285

Schumacher, H. R., A. P. Somlyo, R. L. Tse, K. Maurer: Arthritis associated with apatite crystals. Ann. intern. Med. 87 (1977) 411

Seewald, K.: Bericht über einen Fall der Dissektion des oberen Patellapoles im Verlauf einer Arthritis urica. Wien. klin. Wschr. 83 (1971) 548

Sobbe, A., M. Siedek, C. P. Sodomann, A. Düx: Metastatische Verkalkungen bei chronischer Hämodialyse. Fortschr. Röntgenstr. 110 (1969) 851

Twigg, H. L., N. J. Zvaifler, C. W. Nelson: Chondrocalcinosis 82 (1964) 655

Uehlinger, E.: Die pathologische Anatomie der Gicht. In Schwiegk, H.: Handbuch der inneren Medizin, Bd. VII/3: Stoffwechselkrankheiten. Springer, Berlin 1976 (S. 213–234)

Ultmann, J. E.: Hyperuricemia in disseminated neoplastic disease other than lymphomas and leukemia. Cancer 15 (1962) 122

Vinstein, A. L., E. M. Cockerill: Involvement of the spine in gout. Radiology 103 (1972) 311

Zicha, K.: Viszerale Gicht und hyperurikämisches Syndrom. Therapiewoche 22 (1972) 2970

Žitňan, D., Š. Sitáj: Chondrocalcinosis articularis, sect. I: Clinical and radiological study. Ann. rheum. Dis. 22 (1963) 142, 167

Žitňan, D., Š. Sitáj: Chondrocalcinosis articularis. Acta rheumatol. balneol. pistiniana 2 (1966) 1

Zöllner, N.: Pathogenese, Klinik und Therapie der Gicht. Therapiewoche 13 (1963) 129

Zöllner, N., W. Groebner: Gicht. In Schwiegk, H.: Handbuch der inneren Medizin, Bd. VII/3: Stoffwechselkrankheiten. Springer, Berlin 1976

Ochronose (Osteoarthropathia ochronotica)

G. Lingg

Definition, Ätiologie und Pathogenese

Die Ochronose ist eine seltene, hereditäre, metabolische Erkrankung, der ein Mangel an Homogentisinsäureoxydase zugrunde liegt (LA DU u. Mitarb. 1958). Dieser Mangel führt dazu, daß Tyrosin und Phenylalanin lediglich bis zur Homogentisinsäure abgebaut werden, die folglich im Organismus vermehrt angereichert wird. Die vermehrte renale Ausscheidung kann diesen Aufstau nicht kompensieren. Die besondere Affinität der Homogentisinsäure zum mesenchymalen Gewebe, insbesondere zum Knorpel, führt zu der meist erst im 4. Lebensjahrzehnt manifest werdenden ochronotischen Osteoarthropathie.

Im Anschluß an die Ablagerung im Knorpel kommt es nach Durchlaufen einer „entzündlichen" Phase, die auf die Reizwirkung von Homogentisinsäure und Benzochinonessigsäure zurückgeführt wird (DIHLMANN u. Mitarb. 1970), über einen reduzierten Energiestoffwechsel mit mangelnder ATP-Bildung (GREILING 1957, LANZER u. Mitarb. 1977) zur Knorpeldegeneration. Daran ist nach MOHR u. Mitarb. (1979) ein fehlender Umsatz der Makromoleküle in Arealen mit nekrotischen Chondrozyten wesentlich beteiligt (Abb. 1–3).

Geschichte

Das diagnostische Zeichen der „Alkaptonurie", die allmähliche Schwarzverfärbung des länger stehenden Urins, wurde nach einer Zusammenstellung von GARROD (1908) bereits im 16. und 17. Jahrhundert beobachtet. Erstmals wurde 1859 von BOEDEKER, der dem Krankheitsbild den Namen „Alkaptonurie" gab, eine von ihm als Alcapton bezeichnete Substanz aus dem Harn eines betroffenen Patienten isoliert. Nach seiner Beobachtung tritt der Farbumschlag nach Zugabe von Alkali schneller ein. 1865 hat VIRCHOW als erster die typischen pathologisch-anatomischen Veränderungen beschrieben und die Bezeichnung Ochronose geprägt. Den kausalen Zusammenhang zwischen Alkaptonurie und Ochronose erkannten 1902 ALBRECHT und ZDAREK.

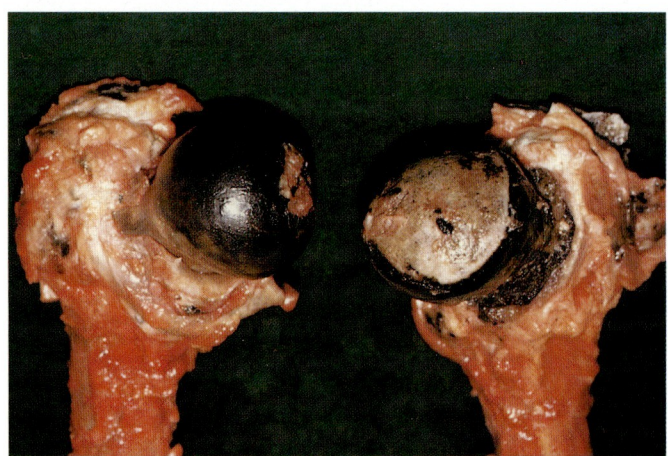

Abb. 1 a u. b
a Rechter und linker Femurkopf eines Patienten mit ochronotischer Arthropathie. Während der linke Hüftkopf eine schwere, fortgeschrittene sekundäre Arthrose mit Knorpelabschliff aufweist, zeigt der rechte Femurkopf einen noch intakten Knorpelüberzug
b Tiefe Fissuren im hyalinen Knorpel bei ochronotischer Arthropathie.
Färbung: Azan, Vergrößerung: 25fach
(Aufnahmen Abb. **1–3**: Prof. *W. Mohr*, Ulm)

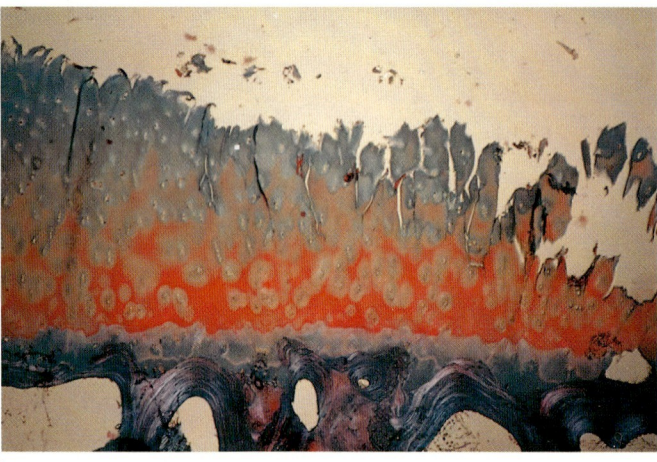

Häufigkeit und Geschlechtsverteilung

Nach einer Literaturzusammenstellung von SCHREIER sind bis 1973 in der Weltliteratur insgesamt 750 Fälle dieser Erkrankung beschrieben worden. Besonders häufig tritt sie in der Slowakei auf. SITAY u. Mitarb. (1973) sowie CERVENANSKY u. Mitarb. (1959) haben über die regionale Häufung und das regelmäßige Auftreten über Generationen berichtet. Etwa 50% der Merkmalsträger entwickeln eine ochronotische Arthropathie. Die Häufigkeit des manifesten Leidens beträgt weltweit 3–5 Fälle pro 1 Mill. Einwohner (SCHREIER 1973, STERN 1949). Nach NÄGELE (1957) überwiegt das männliche Geschlecht mit 60%. Dabei könnte die häufigere Erfassung von Männern durch Militärdienst mitspielen. In anderen Beobachtungsserien wurde nämlich keine Geschlechtsbevorzugung gefunden.

Erkrankungsalter

Das Leitsymptom Alkaptonurie läßt sich bereits beim Neugeborenen diagnostizieren. Die ochronotische Osteoarthropathie manifestiert sich erst im 4.–6. Dezennium, wobei nur die Hälfte der Anomalieträger manifeste Veränderungen am Stammskelett und an den peripheren Gelenken entwickelt.

Vererbungsmodus

Zwei Typen der Vererbung wurden gefunden. Die Mehrzahl der familiären Fälle zeigen einen autosomal rezessiven Vererbungstyp. Nur eine Minderheit weist ein dominantes Vererbungsmuster auf.

Klinisches Bild

Im allgemeinen ist die Ochronose bis hin zum Erwachsenenalter asymptomatisch, wenn auch bei *Kindern* schon die Urinverfärbung sowie eine Verfärbung der Wäsche auffallen können. Nur vereinzelte Berichte beschreiben zusätzliche Veränderungen in der Kindheit, wie Sklerapigmentation sowie Rückenschmerzen, Steifigkeit und periphere Gelenkschmerzen (EISENBERG 1950, MILCH 1962, KLAUS u. Mitarb. 1961).
Erst von der *3. Lebensdekade* an treten dann regelmäßig diejenigen Pigmentationen auf, welche zur Bezeichnung Ochronose geführt haben. Dazu gehören *Skleraverfärbungen,* bläuliche oder graue

Verfärbung des *Ohrknorpels* – der Ohrknorpel ist verdickt, versteift und bei leichter Manipulation bereits schmerzhaft – sowie schwarzes Zerumen. Durch Pigmentablagerung in der Gehörknöchelchenkette kommt es zu Tieftonschwerhörigkeit; außerdem treten entsprechende Schäden auch am Larynx- und Trachealknorpel auf (Heiserkeit, Dysphagie). Auch die Pigmenteinlagerungen in die *Gefäßintima* und ins *Endokard* können zu klinischen Symptomen führen (Atherosklerose, Infarzierung, Herzgeräusche). Am *Urogenitaltrakt* können sich eine Prostatavergrößerung mit Steinen, aber auch Nierenkonkremente und eine eingeschränkte Nierenfunktion entwickeln.

Durch die *Hautverfärbung* sowie durch Schweiß kann eine Markierung vor allem der Unterwäsche erfolgen. Am *Bewegungsapparat* offenbart sich manchmal die Pigmentierung oberflächlicher Sehnen unter der Haut, was insbesondere an Händen und Füßen sichtbar wird. In der 4. Lebensdekade – selten früher – treten dann zunehmend schwere Gelenkveränderungen auf. Initiale klinische Manifestationen können an den Hüften, Kniegelenken und Schultergelenken beobachtet werden. Diese sind mit Schmerzen und Bewegungseinschränkung verbunden und erinnern klinisch an akute Exazerbationen einer rheumatoiden Arthritis (RESNICK u. NIWAYAMA 1981). Als Folge der Fragmentation des brüchigen Knorpels tritt eine Synovialitis chondrodetritica mit Gelenkerguß auf. Diese Brüchigkeit des Knorpels unterscheidet die ochronotische von der primären degenerativen Chondropathie – also von der Arthrosis deformans –, bei der sich nach einem Quellungsstadium Ulzera und Fissuren bilden. Im Rahmen der Knorpeldegeneration kommt es bei der Ochronose vor allem an den Zwischenwirbelscheiben zu einer massiven sekundären Chondrokalzinose. Klinisch imponieren dabei zunächst Steifigkeit und Schmerzen in der Kreuz-Lenden-Region, die vor allem nach Belastung auftreten und sich dadurch von den seronegativen Spondarthritiden (Spondylarthropathien) mit ihrem Nacht- und Ruheschmerz unterscheiden. Es folgen dann Beschwerden, die von einer progredienten und zunehmend versteifenden Thorakalkyphose sowie auch von einer Lendenwirbelsäulenversteifung herrühren. Weitere Folgen sind Größenverlust und eingeschränkte Atemexkursionen.

Die degenerativen Veränderungen der lumbalen Zwischenwirbelscheiben können zu Diskushernien mit Lumbalgien und radikulären Symptomen führen.

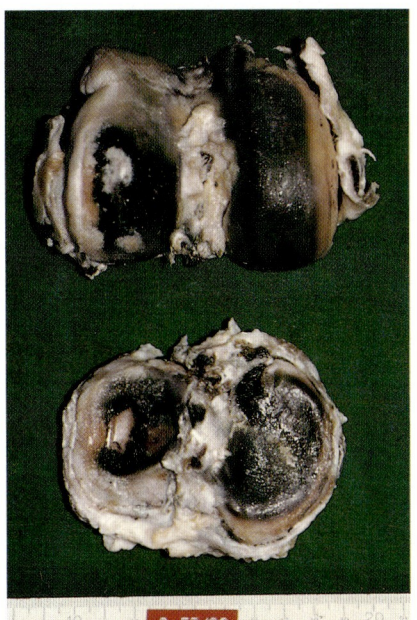

Abb. 2 Ochronotische Arthropathie des rechten Kniegelenks mit herdförmigem Verlust des schwarzen ochronotischen Knorpels und damit bedingter Freilegung des grauweißen subchondralen Knochens (Präparat nach Formalinfixierung)

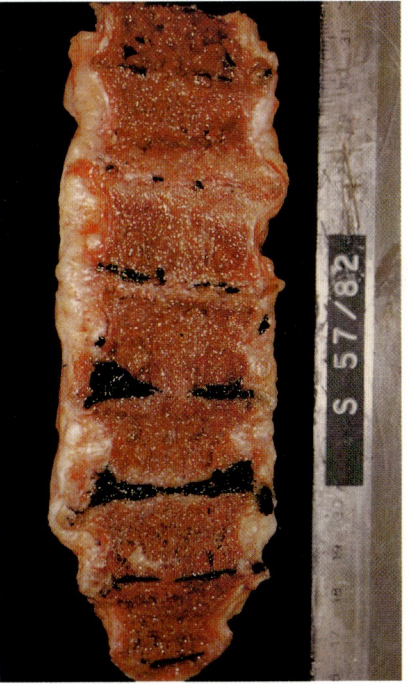

Abb. 3 Wirbelsäule bei Ochronose: Schwarzverfärbung der Zwischenwirbelscheiben mit herdförmig komplettem Schwund der Zwischenwirbelscheiben

Röntgenologische Befunde

Die Häufigkeitsverteilung an den einzelnen Gelenken haben O'BRIEN u. Mitarb. (1963) an 163 Patienten zusammengestellt (Tab. 1).

Spinale Röntgenbefunde

Die diskale Verkalkung im Bereich der Wirbelsäule ist das charakteristische und pathognomonische Röntgenzeichen der ochronotischen Arthro-

Osteopathien – Osteoarthropathien

Tabelle 1 Häufigkeit der Manifestation der Ochronose an verschiedenen Gelenken (nach *O'Brien* u. Mitarb.)

Skelettabschnitt	Häufigkeit	Prozent
Wirbelsäule	159/163	97
Kniegelenke	62/163	38
Schultergelenke	37/163	23
Hüftgelenke	33/163	20

Tabelle 2 Diskuskalzifikationen (nach *Weinberger* u. *Myers*)

Diagnose	Sitz der Verkalkungen	Art der Verkalkungen
Ochronose	AF, NP	HA
Chondrokalzinose		
sporadisch	AF	CPPD
familiär	AF, NP	?
Idiopathische Hämochromatose	AF, NP	CPPD
Prim. Hyperparathyreoidismus	AF, NP	HA
Amyloidose	AF, NP	?

AF = Anulus fibrosus
NP = Nucleus pulposus
HA = Hydroxylapatit
CPPD = Calcium-pyrophosphat-dihydrat

pathie. Dabei finden sich die Kalziumdepots vor allem in den inneren Fasern des Anulus fibrosous (RESNICK u. NIWAYAMA 1981), sind aber auch waffelartig angeordnet über den ganzen Discus intervertebralis verteilt anzutreffen (Tab. 2). Diese Kalziumdepots bestehen aus Apatitkristallen und werden als dystrophische Verkalkungen angesehen. Sie können in allen Wirbelsäulensegmenten angetroffen werden. Prädilektionsstelle ist die Lendenwirbelsäule; die Brustwirbelsäule ist nicht ganz so häufig, die Halswirbelsäule selten befallen.

Ebenfalls charakteristisch für die ochronotische Osteoarthropathie ist die mit der Diskusverkalkung einhergehende Höhenminderung des Zwischenwirbelraums (Abb. 4 u. 5). Diese ist wiederum besonders häufig von einem sogenannten „Vakuumphänomen" begleitet, welches sich röntgenologisch als lineare oder zirkuläre radioluzide Gasansammlung darstellt. Es handelt sich dabei um freien Stickstoff im Diskus, wie dies bei Dekompression auch in anderen Gelenken zu beobachten ist (RESNICK u. NIWAYAMA 1981, FREYSCHMIDT 1985, HERING u. Mitarb. 1985). Dieses Phänomen tritt in den Zwischenwirbelscheiben in Fissuren auf (Abb. 6). Bei weiterem Höhenverlust des Diskus sind die Kalkdepots häufig kaum noch zu erkennen. Weiterhin kann eine progressive Ossifikation des Diskus beobachtet werden, die ih-

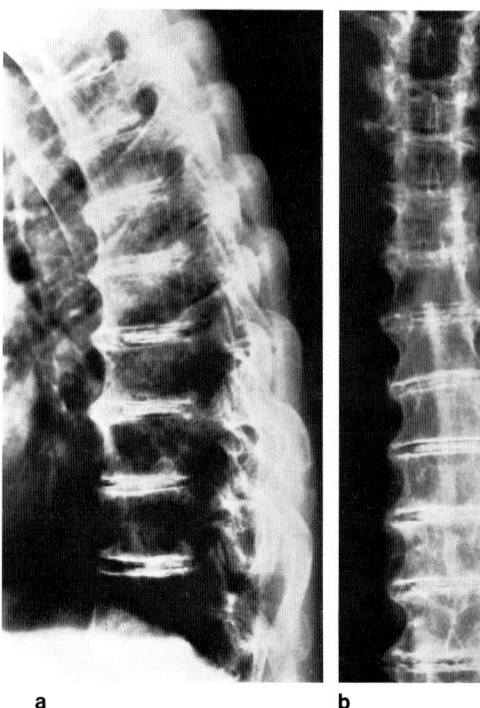
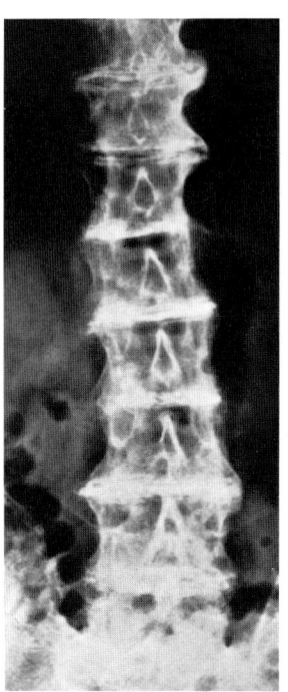
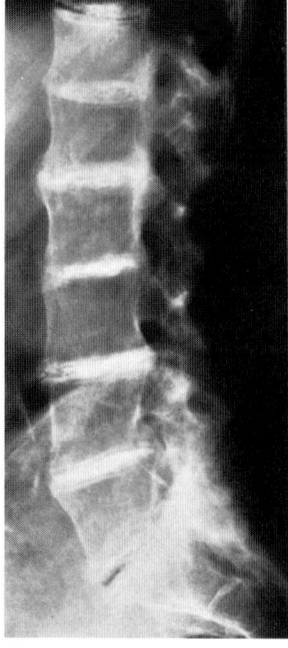
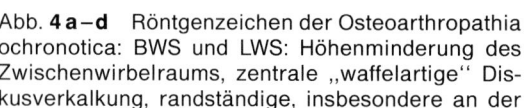

Abb. 4 a–d Röntgenzeichen der Osteoarthropathia ochronotica: BWS und LWS: Höhenminderung des Zwischenwirbelraums, zentrale „waffelartige" Diskusverkalkung, randständige, insbesondere an der LWS syndesmophytenähnliche Intervertebralosteophyten. An der BWS, z. T. auch an der LWS degenerative Spondylophyten. 65jähriger Patient (Aufnahmen: Dr. *Burch,* Fribourg/CH)

Ochronose (Osteoarthropathia ochronotica)

Abb. 5 a–d
Röntgenzeichen der ochronotischen Osteoarthropathie (Spondylopathie)
a u. b LWS in zwei Ebenen. „Waffelartige" doppelschichtige Diskusverkalkungen. Höhenminderung des Zwischenwirbelraums mit Vakuumphänomen in drei Segmenten
c u. d An der BWS desselben Patienten „tafelartige" Verkalkungen der mittleren und unteren Bewegungssegmente. An der HWS beginnende Verkalkung im Zwischenwirbelraum C5/C6 bei Osteochondrose der Bewegungssegmente C3/4–C6/7

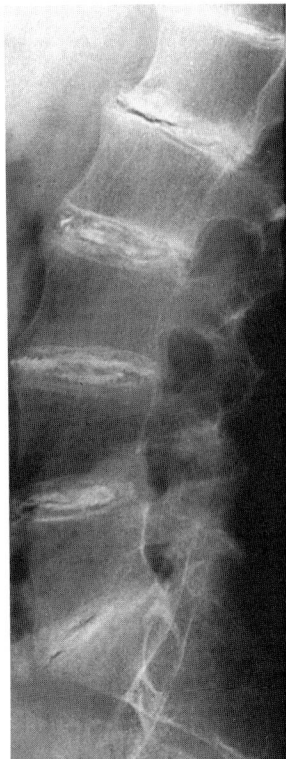

a

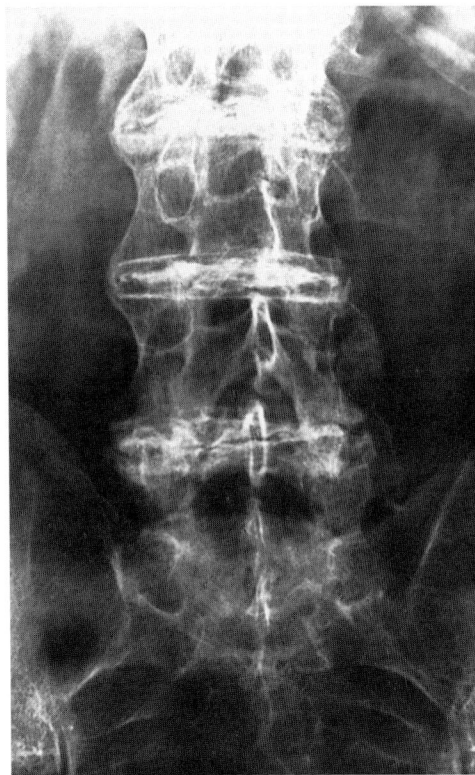

b

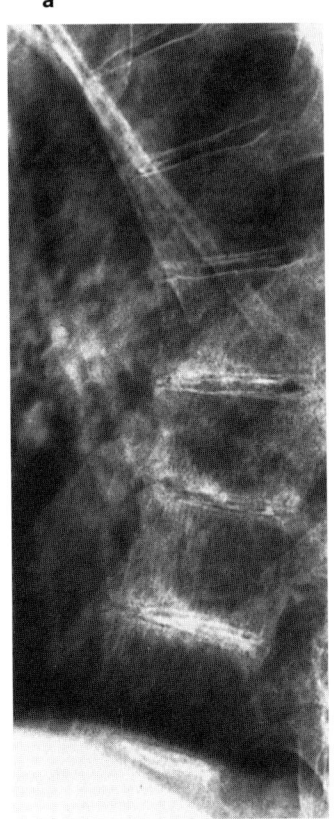

c

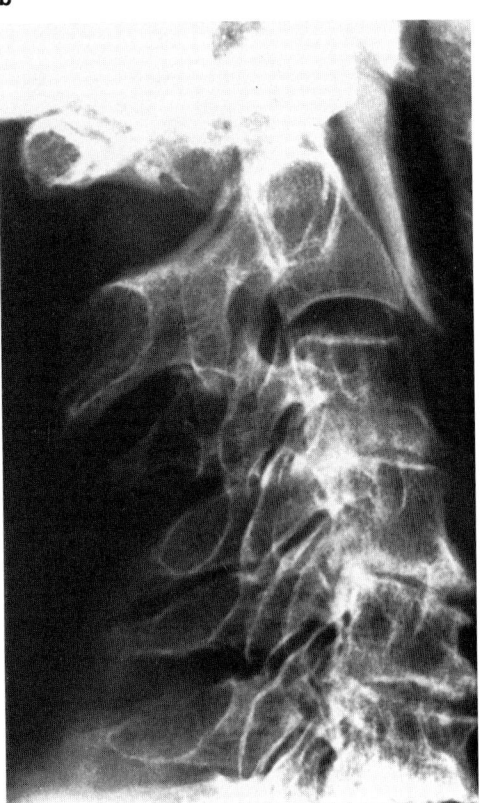

d

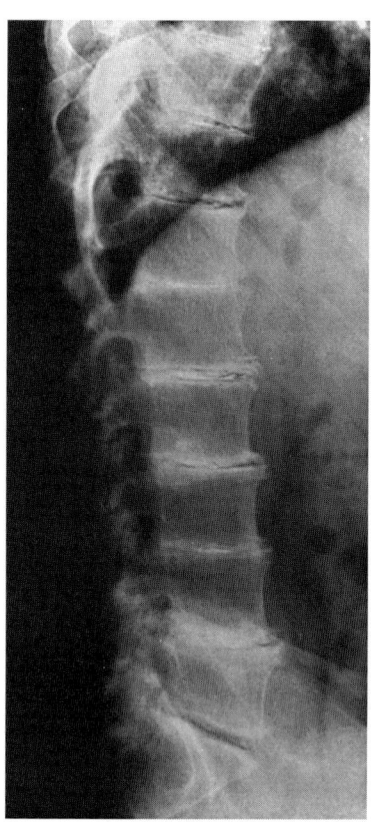
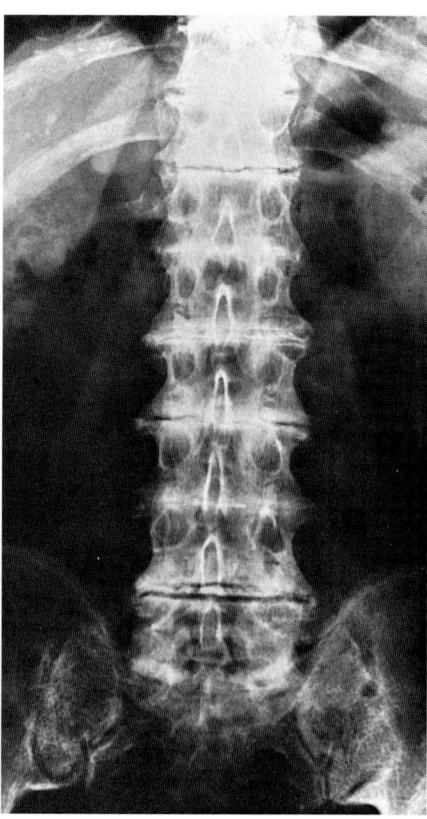

Abb. 6 a u. b
Röntgenzeichen der ochronotischen Osteoarthropathie (Spondylopathie): LWS in zwei Ebenen: „waffelartige" Verkalkungen. Vakuumphänomene. Erhebliche Höhenminderung der Zwischenwirbelräume. Beginnende ventrale und dorsale knöcherne Brückenbildung u. a. im Bewegungssegment TH12/L1. 53jähriger Patient

a   b

ren Ausgang von marginalen intervertebralen Brücken nimmt. Diese marginalen Brückenbildungen entsprechen den Syndesmophyten der Spondylitis ankylosans (DIHLMANN u. Mitarb. 1970, RESNICK u. NIWAYAMA 1981). Dieses gemeinsame Röntgenzeichen deutet auf bei der ochronotischen Osteoarthropathie im Faserknorpel ablaufende reaktiv entzündliche Vorgänge hin. Sie beruhen auf der Reizwirkung des abgelagerten Homogentisinsäurechinons (DIHLMANN u. Mitarb. 1970). Bei der Ochronose können diese intervertebralen Brücken größere Segmente des Diskus einnehmen und zur Blockwirbelbildung führen (Abb. 7). Durch die Gefügelockerung im Gefolge der Diskusgeneration kommt es aber auch zu Ausbildung submarginaler degenerativer Spondylophyten.

Bei lange bestehender Erkrankung treten dann eine progrediente Kyphose, eine Obliteration von Diskusräumen sowie eine Osteoporose auf. Dann kann eine Ähnlichkeit mit dem „Bambusstabbild" der fortgeschrittenen Spondylitis ankylosans bestehen. Weitere Gemeinsamkeiten schließen den Befall der Sakroiliakalgelenke, der Synchondrosis pubis, peripherer Gelenke sowie von Apophysen mit ein. Bei Berücksichtigung aller diagnostischer Kriterien sollte es aber nicht zu einer Verwechslung kommen (!).

Extraspinale Röntgenbefunde

Die Veränderungen am Becken beinhalten die Symphysis pubica und die Sakroiliakalgelenke (Abb. 8 u. 9). Insbesondere an der *Symphyse* zeigt sich, daß bei der ochronotischen Arthropathie sich auch entzündliche Vorgänge im Röntgenbild widerspiegeln können (DIHLMANN u. Mitarb. 1970). So können an der Symphyse zunächst unscharfe, wie verwaschen erscheinende Konturen auftreten; auch die synchondrosennahen Spongiosaanteile können unscharf gezeichnet sein und auf phlogistische Kollateralphänomene hinweisen. Manchmal entstehen unscharf begrenzte Aufhellungen – die Bauer-Kienböck-Herde. Diese können im Subchondrium größerer Gelenke und subdiskal an der Wirbelsäule beobachtet werden (DIHLMANN 1983). Im weiteren Verlauf verschmälert sich der Synchondrosenspalt. Es treten Kalkeinlagerungen, knöcherne Verdichtungen und Fragmentierungen sowie seltener knöcherne Brückenbildungen auf (ELLEGAST u. MEIXNER 1968). An den *Sakroiliakalgelenken* kommt es häufig ebenfalls zur Gelenkspaltverschmälerung und zu subchondralen Sklerosen. Die z. T. irregulären subchondralen Randsklerosen ähneln gelegentlich dem Bild der Sakroiliitis bei seronegativen Spondarthritiden (RESNICK u. NIWAYAMA 1981). Sie können aber viel eher dem Röntgenbild der Sakroiliakalarthrose entsprechen.

Ochronose (Osteoarthropathia ochronotica)

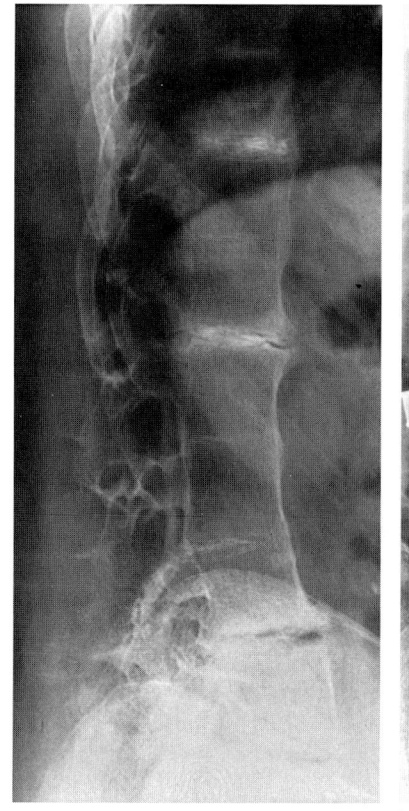
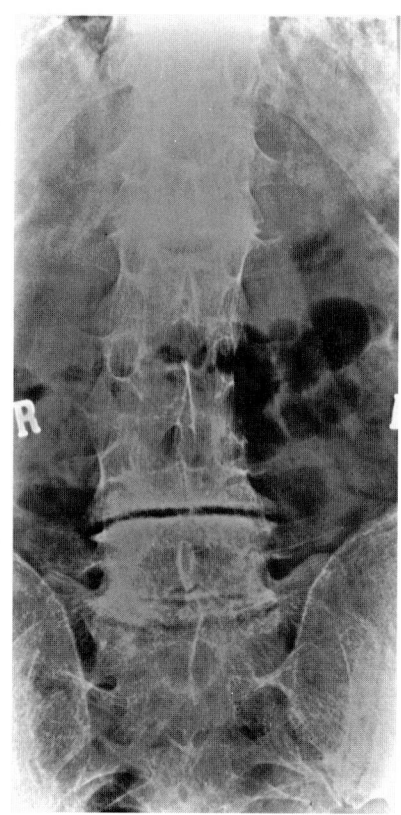
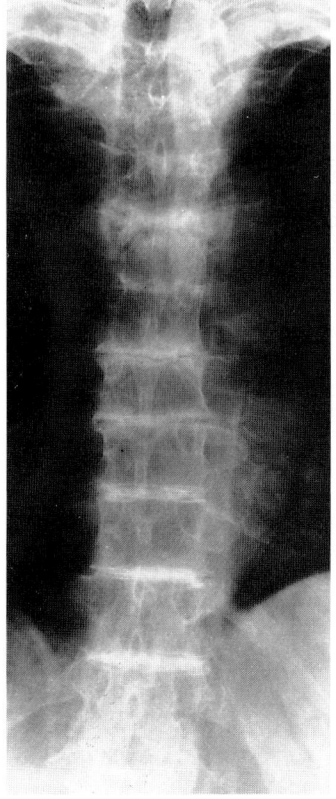
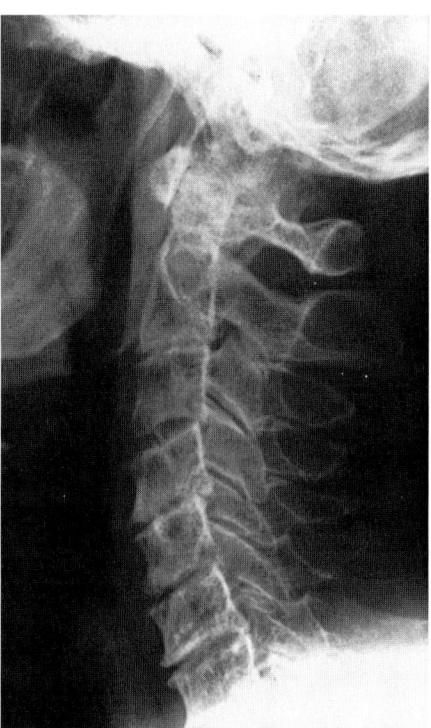

Abb. 7 a–d
Röntgenzeichen der ochronotischen Osteoarthropathie (Spondylopathie)
a u. b LWS in zwei Ebenen: Mehrere Blockwirbelbildungen bei langjährig bestehender Krankheit. An den übrigen Bewegungssegmenten sind die typischen Verkalkungsfiguren sowie Vakuumphänomene zu erkennen. 66jähriger Patient
c u. d An der BWS desselben Patienten charakteristische „tafelartige" Verkalkungen. An der HWS sieht man bei C2/C3, C5/C6 und C6/C7 degenerative Arthropathien

Osteopathien – Osteoarthropathien

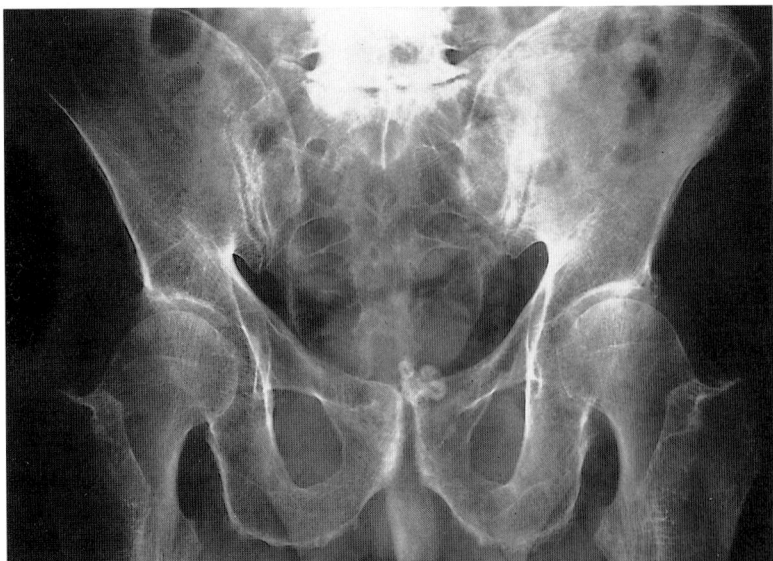

Abb. **8** Patient wie in Abb. **7**. Beckenübersichtsaufnahme. Konturen der Symphysis pubica und der symphysennahen Spongiosastrukturen unscharf, wie verwaschen

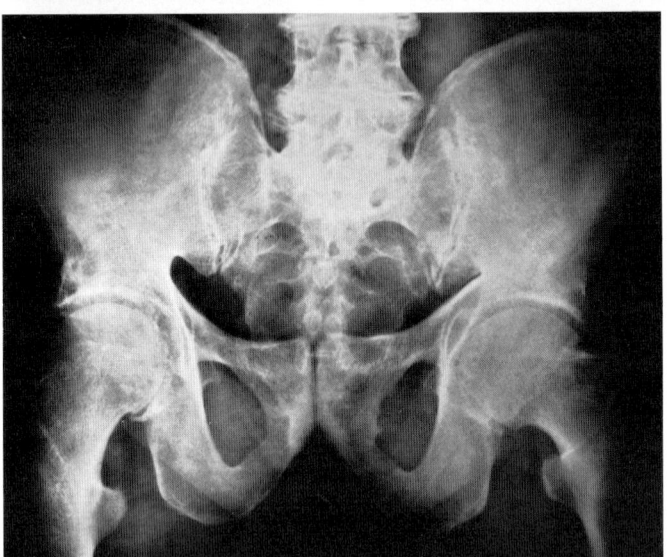

a
b

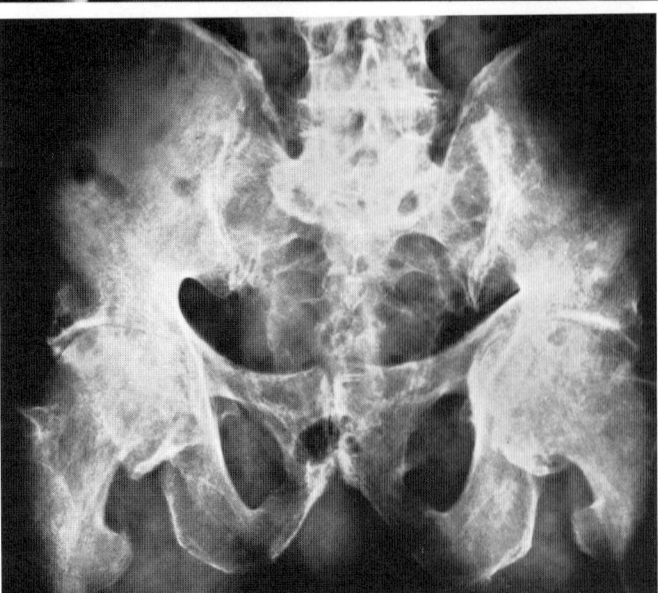

Abb. **9 a** u. **b** Koxarthrose bei ochronotischer Osteoarthropathie bei einem Patienten im Alter **a** von 57 und **b** von 65 Jahren. Erhebliche Progredienz der ochronotischen Koxarthropathie mit konzentrischer Gelenkspaltverschmälerung. Ebenfalls fortschreitende Sakroiliakalarthrose und Verschmälerung der Symphysis pubica
(Aufnahmen: Dr. *Burch*, Fribourg/CH)

Der Befall der großen peripheren Gelenke tritt gewöhnlich erst mehrere Jahre nach den spinalen Manifestationen auf. Die *Kniegelenke* (Abb. **10**) sind in besonderem Maße prädisponiert. Das Röntgenbild entspricht dem der Gonarthrose mit verkalkten Synovialchondromen und -osteomen. Häufig berichten die Patienten über akute Gelenksperren durch Gelenkmäuse. Diese freien Gelenkkörper sind entweder abgelöste knorpelige oder knöcherne Synovialmetaplasien oder abgesplitterte Fragmente des spröden Gelenkknorpels. Unterschiede zwischen der „banalen" Gonarthrose und der Ochronoseosteoarthropathie betreffen den isolierten Befall des lateralen femorotibialen Kompartiments, knöcherne Einbrüche und Fragmentationen sowie die ochronotischen Bauer-Kienböck-Herde in Form von rundlichen Aufhellungen in der näheren und weiteren Umgebung des Kniegelenks (RESNICK u. NIWAYAMA 1981, DIHLMANN 1983).

Auch *Hüftveränderungen* werden bei der Ochronose beobachtet (Abb. **9**). Die Röntgenbefunde entsprechen häufig dem Röntgenbild der primären Koxarthrose. Im Femurkopf sowie auch im Azetabulum können ausgedehnte Sklerosierungszonen einerseits sowie Bauer-Kienböck-Herde andererseits auftreten. Auch am Hüftgelenk beobachtet man kapsuläre und intraartikuläre osteochondrale Gelenkkörper sowie ausgeprägte Fibroostosen. Im späteren Verlauf können hinzutretende ischämische Osteonekrosen des Femurkopfes zu erheblichen Gelenkdestruktionen führen.

Klinische und radiologische Befunde am *Glenohumeralgelenk* sind seltener (Abb. **10**). Hier finden sich Gelenkspaltverschmälerung, subchondrale Sklerosierungszonen, Fragmentierungen mit freien Gelenkkörpern sowie Kalkdepots in Sehnen und Bursen sowie auch Fibroostosen. In früheren Stadien können auch entzündungsähnliche Befunde mit Verlust der Grenzlamelle und erosiv aufgerauhten Gelenkflächenkonturen auftreten.

Die Involvierung der kleinen Gelenke an den Händen und Füßen sowie auch der Ellenbogengelenke und oberen Sprunggelenke ist ungewöhnlich. Gelegentliche Berichte beschreiben degenerative, aber auch destruktive Veränderungen der Interphalangealgelenke der Finger (O'BRIEN u. Mitarb. 1963).

Differentialdiagnose

Spinale Röntgenmerkmale

Diskusverkalkungen treten auch bei einer Reihe anderer Erkrankungen auf. Pleomorphe, dystrophische Verkalkungen bei degenerativer Diskopathie sind meist „semmelartig" geformt, im Zentrum des Diskus zu finden und nicht generalisiert nachzuweisen. Sekundäre Verkalkungen, wahrscheinlich durch Malnutrition bei lokaler Immobilisation bedingt, können bei primär ankylosierenden spinalen Erkrankungen wie bei der ankylosierenden Spondylitis beobachtet werden, aber auch bei der diffusen idiopathischen Skeletthyperostose (DISH, Spondylosis hyperostotica), bei der juvenilen chronischen Arthritis und beim Klippel-Feil-Syndrom.

Beim primären Hyperparathyreoidismus können feine marginale Diskusverkalkungen beobachtet werden. Weiterhin sind bei Kristallarthropathien wie bei der Chondrokalzinose (Pyrophosphatablagerungskrankheit) Kalziumablagerungen in den äußeren Anulus-fibrosus-Anteilen zu beobachten, die einen ähnlichen Aspekt bieten können wie die Ochronose (s. Tab. **2**).

Extraspinale Röntgenzeichen

Der Befall der großen extraspinalen Gelenke führt nach Durchlaufen eines evtl. klinisch erkennbaren entzündlichen Stadiums zu einem von der Arthrose nicht zu unterscheidenden Röntgenbefund (Tab. **3**).

Einige Zeichen können als Hinweis auf ochronotischen Befall gelten:

Tabelle 3 Differentialdiagnose – ochronotische Osteoarthropathie – degenerative Gelenkerkrankung (Arthrosis deformans)

Ochronotische Osteoarthropathie	Degenerative Gelenkerkrankung (Arthrose)
Befall der Hüft-, Schulter-, Knie-, Sakroiliakalgelenke und der Symphyse	Befall der Hüft- und Kniegelenke sowie der kleinen Handgelenke
konzentrische Gelenkspaltverschmälerung	exzentrische Gelenkspaltverschmälerung
Kniegelenk: nur laterale oder symmetrische Gelenkspaltverschmälerung	häufig nur mediale Gelenkspaltverschmälerung
fehlende oder geringe Osteophytose	ausgeprägte Osteophytose
fehlende oder geringe Zystenbildung	ausgeprägte Geröllzysten
häufig Fragmentierung der Gelenkfläche	seltener Fragmentierung der Gelenkfläche
häufig Sehnenansatzverkalkung (-verknöcherung, Fibroostose)	selten Sehnenansatzverkalkung (-verknöcherung, Fibroostose)

236 Osteopathien – Osteoarthropathien

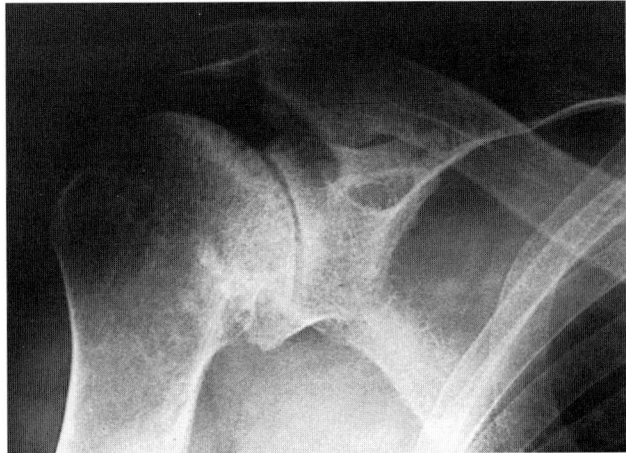

a

Abb. 10a–d Befall peripherer Gelenke bei ochronotischer Osteoarthropathie
a Schultergelenk. „Entzündliches" Stadium. Erosive Destruktionen der Grenzlamelle und der darunter gelegenen Spongiosaanteile. 66jähriger Patient
b „Entzündliches" Stadium einer ochronotischen Gonarthropathie mit Gelenkerguß, vorwiegend lateraler Gelenkspaltverschmälerung und erosiver Destruktion der Grenzlamelle und der angrenzenden Spongiosaabschnitte
c u. d Fortgeschrittene ochronotische Gonarthropathie bei einem 68jährigen Patienten. Vorwiegend laterale Gelenkspaltverschmälerung. Multiple knöcherne Kapselmetaplasien (freie Gelenkkörper?) 68jähriger Patient
(Aufnahmen a: *Lagier* u. Mitarb., c u. d: Dr. *Burch*, Fribourg/CH)

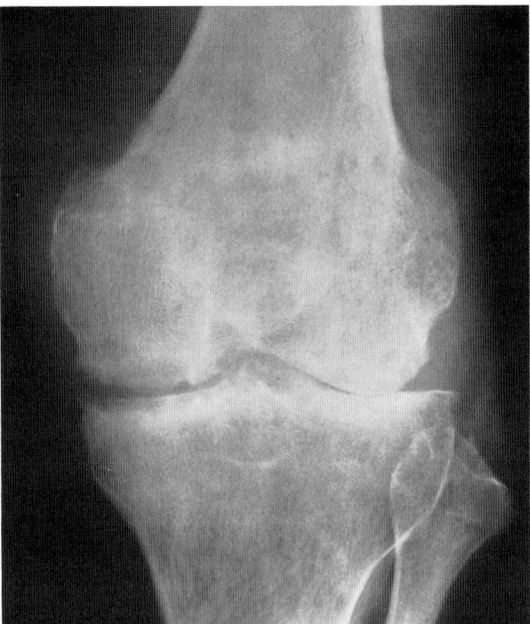

b

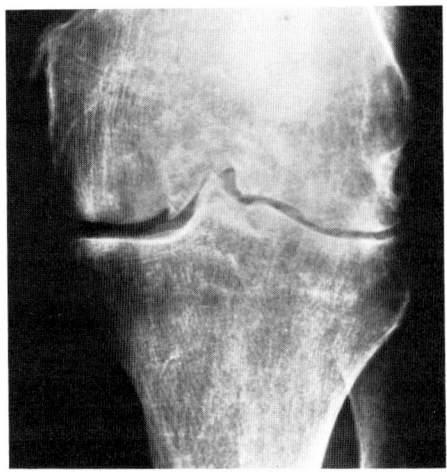

c

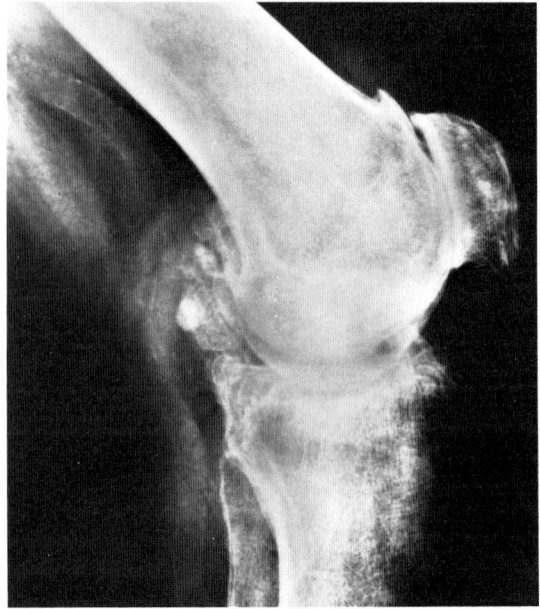

d

1. *Ungewöhnliche Lokalisation:* Eine schwere Arthrose des Schultergelenks ohne vorhergehendes Trauma oder sonstige Gelenkschädigung ist ungewöhnlich und sollte auch an eine Ochronose denken lassen. Ähnliches gilt für eine schwere Sakroiliakalarthrose oder schwere degenerative Symphysenveränderungen (vgl. Abb. **9**).

2. *Ungewöhnliches Muster des Gelenkspaltverlustes:* Die ochronotische Arthropathie des Kniegelenks kann zu isolierter Verschmälerung des lateralen femorotibialen Kompartiments führen oder zu völlig symmetrischem Gelenkspaltverlust beider Kompartimente; bei der banalen Gonarthrose ist dagegen die isolierte mediale Gelenkspaltverschmälerung weitaus am häufigsten. Auch am Hüft- und am Schultergelenk sind zunehmende, schließlich konzentrische Gelenkspaltverschmälerungen für die Ochronose charakteristisch.

3. *Schwere Gelenkveränderungen mit erheblicher subchondraler Sklerose, Fragmentierung und intraartikulären knorpeligen oder knöchernen freien Gelenkkörpern.* Die Schwere der Veränderungen der ochronotischen Arthropathie überschreitet das Ausmaß dessen, was man gewöhnlich bei der banalen degenerativen Gelenkerkrankung antrifft (vgl. Abb. **10**).

Hinzu kommt, daß bei der Ochronose im Gegensatz zur rein degenerativen Arthrosis deformans die Osteophytose häufig nicht zu den auffälligen Merkmalen gehört.
Bei der Chondrokalzinose des Gelenkknorpels sind der konzentrische Gelenkspaltverlust, die manchmal extreme subchondrale Sklerosierung, die Fragmentierung und die intraartikulären freien Gelenkkörper ebenfalls charakteristische Befunde. Die Unterscheidung erfolgt dann anhand der typischen Verkalkungen des hyalinen Knorpels, der möglichen Kapsel- und Synovialisverkalkungen, die bei der Chondrokalzinose anzutreffen sind. Die Diskuschondrokalzinose verläuft ohne Vakuumphänomen und ohne die extreme Diskushöhenabnahme der Ochronose.

Literatur

Albrecht, H.: Über Ochronose. Z. Heilk. 23 (1902) 366

Bauer, J., R. Kienböck: Zur Kenntnis der Knochen- und Gelenksveränderungen bei Alkaptonurie. Osteoarthrosis alcaptonurica (ochronotica). Fortschr. Röntgenstr. 40 (1929) 32

Boedecker, C.: Über das Alcapton; ein neuer Beitrag zur Frage: Welche Stoffe des Harns können Kupferreduction bewirken? Z. ration. Med. 7 (1859) 130

Cervenansky, J., S. Sitaj, T. Urbanek: Alkaptonuria and ochronisis. J. Bone Jt Surg 41-A (1959) 169

Dihlmann W.: Gelenke, Wirbelverbindungen. Klinische Radiologie, 3. Aufl. Thieme, Stuttgart 1987

Dihlmann, W., H. Greiling, R. Kisters, H. W. Stuhlsatz: Biochemische und radiologische Untersuchung zur Pathogenese der Alkaptonurie. Dtsch. med. Wschr. 15 (1970) 839

Eisenberg, H.: Alkaptonuria, ochronosis, arthritis and ruptured intervertebral disk complicated by homologous serum reaction. Arch. intern. Med. 86 (1950) 79

Ellegast, H., M. Meixner: Röntgendiagnostischer Beitrag zur Alkaptonurie. Radiol. clin. Biol. 37 (1968) 331

Freyschmidt, J.: Gelenkerkrankungen. Röntgenologische Diagnose und Differentialdiagnose. Springer, Berlin 1985

Garrod, A. E.: The Croonian lectures on inborn errors of metabolism. Lect. II: Alkaptonuria. Lancet 1908/II, 73

Greiling, H.: Beitrag zur Entstehung der Ochronose bei Alkaptonurie. Klin. Wschr. 35 (1957) 889

Hering, L., Y.-H. Chang, G. Lingg: Das spinale Vakuumphänomen – Der Vakuum-Diskus. Eine röntgenmorphologische Studie an 3899 Patienten. Akt. Rheumatol. 10 (1985) 142

Klaus, E., V. Krizek, Z. Vranesic: Die Ochronose der Wirbelsäule im Röntgenbild. Fortschr. Röntgenstr. 95 (1961) 242

La Du, B. N., V. G. Zannoni, L. Laster, J. E. Seegmuller: The nature of the defect in tyrosine metabolism in alcaptonuria. J. biol. Chem. 230 (1958) 251

Lanzer, G., H. Hofmann, F. Rainer, G. Klein: Arthropathie, Spondylopathie und extraartikuläre Manifestation der alkaptonurischen Ochronose. Therapiewoche 29 (1977) 6807

Milch, H., R. A. Milch: Alcaptonuria. J. int. Coll. Surg. 15 (1951) 669

Mohr, W., D. Wessinghage, E. Lenschwo: Die Ultrastruktur von hyalinem Knorpel und Gelenkkapselgewebe bei der alkaptonurischen Ochronose. Z. Rheumatol. 29 (1980) 55

Nägele, E.: Röntgenbefunde bei Alkaptonurie. Fortschr. Röntgenstr. 87 (1957) 523

O'Brien, W. M., B. N. La Du, J. J. Bunim: Biochemical, pathologic and clinical aspects of alcaptonuria, ochronosis and ochronotic arthropathy. Review of world literature. Amer. J. Med. 34 (1962) 1584

Resnick, D., G. Niwayama: Diagnosis of Bone and Joint Disorders, vol. I. Saunders, Philadelphia 1981

Sitaj, R., R. Lagier: Arthropathia ochronotica. Acta rheumatol. balneol. pistiniana 7, 1973

Stern, C.: Principles of Human Genetics. Freeman, San Francisco 1949

Schreier, K.: Störungen im Stoffwechsel der aromatischen Aminosäuren. In Hornbostel, H., W. Kaufmann, W. Siegenthaler: Innere Medizin in Praxis und Klinik, Bd. IV. Thieme, Stuttgart 1973, 3. Aufl. 1986

Virchow, R.: Ein Fall von allgemeiner Ochronose der Knorpel und knorpelähnlichen Teilen. Virchows Arch. path. Anat. 37 (1866) 212

Weinberger, A., A. R. Myers: Intervertebral disc calcification in adults: A review. Semin. Arthr. Rheum. 18 (1978) 69

Osteopathien und Osteoarthropathien bei Erkrankungen des Blutes einschließlich der Hämatopoese

Einleitung

H. H. Ellegast

Zwischen Knochenmark und Knochengewebe bestehen enge Beziehungen; schon MARKOFF (1942), der sich vor etwa 4 Jahrzehnten mit dem früher arg vernachlässigten Fragenkomplex der Koppelung von Knochenmarkfunktion und Knochenumbau eingehend beschäftigt hat, kam zu dem Urteil, daß zellreiches Mark einen vermehrten Knochenabbau (Osteoklasie), zellarmes Mark hingegen eine verstärkte Knochenanlagerung (Osteosklerose) zur Folge habe. Er nahm auch eine gekoppelte mesenchymale Reaktion mit bestimmter Entwicklungsrichtung an, wobei Zellmark eine Osteoporose, evtl. auch eine Osteoklastose, Fasermark hingegen eine Osteosklerose bedinge. Für Skeletterkrankungen, die in Knochenmarkveränderungen ihre Ursache haben, prägte er den Begriff der myelogenen Osteopathien, der später in jenen der medullären Osteopathien umbenannt wurde.

Heute sieht man den gekoppelten Funktionsmechanismus „Knochenmark – Skelett" derart, daß die Zellen des hämopoetischen Systems und jene des osteogenetischen denselben geweblichen Ursprung haben, nämlich eine polypotente Grundzelle, deren Dysfunktion oder fehlerhafte Entwicklung sich auf das eine oder andere Gewebe oder gar auf beide auswirken kann.

Auch nach BURKHARDT (1980) ist man der Ansicht, daß spongiöser Knochen und das in ihm eingebettete blutbildende Mark anatomisch und funktionell eine Einheit darstellen. Die pathologische Wucherung einzelner Zellsysteme des Knochenmarks bringt zwangsläufig Veränderungen des spongiösen Knochens mit sich. Die Durchsetzung des Knochenmarks mit pathologischen Zellen, die sich aus der Stammzelle des Marks differenzieren, erfolgt im allgemeinen diffus; einige hämatologische Systemerkrankungen zeigen bei Progredienz aber auch herdförmige Proliferation, so daß neben dem generalisierten Knochenumbau auch umschriebene Strukturveränderungen zu erkennen sind. Die hämatologischen Systemerkrankungen finden ihren Angriffspunkt zunächst in der Spongiosa, während die Kompakta erst später und sekundär in Mitleidenschaft gezogen wird. Grundsätzlich sind bei diesem Knochenumbau zwei Mechanismen zu unterscheiden.

1. Bei myeloproliferativen Formen, wie den chronischen Myelosen und der Polyzythämie, wirken die das Knochenmark überflutenden pathologischen Megakaryozyten als Antigen; reaktiv erfolgt also die humorale Aktivierung der Fibroblasten, Osteoblasten und Osteoklasten.

2. Im anderen Falle, bei akuten Leukosen, beim multiplen Myelom, bei den Lymphomen und Granulomatosen, werden dieselben Zellen durch die neoplastische Proliferation lymphoretikulärer Zellen stimuliert. Die Antwort des Skelettes ist beschränkt; sie besteht in Porose, Lyse oder Sklerose (KESSLER u. Mitarb. 1980).

Charakteristisch für diese Krankheitsgruppe sind somit der primäre Sitz des Krankheitsgeschehens im Knochenmark und die reaktive Umgestaltung der Tela ossea, vorzugsweise der Spongiosa. Manchmal haben die vom Markraum ausgehenden Störungen einerseits markante röntgenologisch faßbare Knochengewebeveränderungen zur Folge; andererseits ist es verwunderlich, daß selbst bei höhergradigen Knochenmarkveränderungen mitunter radiographisch faßbare Knochengewebeveränderungen fehlen können.

Eine den pathoanatomischen Vorgängen gerecht werdende und auch didaktisch gute Einteilung der medullären Osteopathien und der Knochenbefunde bei hämatologischen Erkrankungen ganz allgemein für den Radiologen zu treffen, ist schwierig. Die Systematik, welche von modernen Hämatologen und Kennern der Knochenmarkerkrankungen (BURKHARDT 1980) erstellt wurde, eignet sich für die röntgenologische Betrachtungsweise nur wenig. In dem Bemühen, alle Osteopathien bei hämatologischen Erkrankungen mit ihrer röntgenologisch faßbaren Systematik zu nennen, wurden sie hier in einem Kapitel zusammengefaßt. Dabei soll nicht verschwiegen werden, daß Überschneidungen mit der Thematik anderer Kapitel aus didaktischen und klinischen Überlegungen bewußt in Kauf genommen wurden.

Literatur

Burkhardt, F.: Knochenveränderungen bei Erkrankungen des hämopoetischen und reticulo-histiozytären Systems. In Mathies, H.: Knochenerkrankungen. Banaschewski, München-Gräfelfing 1974 (S. 129)

Burkhardt, R.: Myelogene Osteopathien. In Schwiegk, H.: Handbuch der inneren Medizin, Bd. VI/I: Klinische Osteologie. Springer, Berlin 1980

Cocchi, U.: Röntgendiagnostik der Knochenveränderungen bei Blutkrankheiten. Fortschr. Röntgenstr. 77 (1952) 276

Fanconi, G.: Über generalisierte Knochenerkrankungen im Kindesalter. Helv. paediat. Acta 2 (1974) 3

Heuck, F.: Skelet. In Haubrich, R.: Klinische Röntgendiagnostik innerer Krankheiten. Springer, Berlin 1971

Jesserer, H.: Atlas der Knochen- und Gelenkkrankheiten. Merck, Darmstadt 1963 a

Jesserer, H.: Osteoporose. Blaschker, Berlin 1963 b

Jesserer, H.: Knochenkrankheiten. Urban & Schwarzenberg, München 1971

Kessler, M., R. Bartl, G. Küffer: Röntgenologische und histobioptische Veränderungen des Skeletts bei haematologischen Systemerkrankungen. Fortschr. Röntgenstr. 132 (1980) 301

Markoff, N.: Die myelogene Osteopathie. Ergebn. inn. Med. Kinderheilk. 61 (1942) 132

Moseley, J. E.: Bone Changes in Hematologic Disorders. Grune & Stratton, New York 1963

Naumann, W.: Zur Frage funktioneller Zusammenhänge zwischen Knochenmark und Knochen. Fortschr. Röntgenstr. 77 (1952) 304

Pantlen, H.: Ergebnisse röntgenologischer Skelettuntersuchungen bei Blutkrankheiten unter differentialdiagnostischer Berücksichtigung der Knochenmarkfibrose. Fortschr. Röntgenstr. 77 (1952) 297

Pliess, G.: Bewegungsapparat. In Doerr, W.: Organpathologie, Bd. III. Thieme, Stuttgart 1974

Psenner, L. B.: Differentialdiagnose der Erkrankungen des Schädelskeletts. Thieme, Stuttgart 1973

Rohr, K.: Das menschliche Knochenmark. Thieme, Stuttgart 1949; 3. Aufl. 1960

Simon, G.: Principles of Bone X Ray Diagnosis. Butterworth, London 1973

Stodtmeister, R. S. Sandkühler: Osteosklerose und Knochenmarkfibrose. Thieme, Stuttgart 1953

Swoboda, W.: Das Skelet des Kindes, 2. Auf. Thieme, Stuttgart 1969

Uehlinger, E.: Das eosinophile Knochengranulom. In: Handbuch der gesamten Haematologie. Bd. IV. Urban & Schwarzenberg, München 1963

Vitalli, H. P.: Knochenerkrankungen – Histologie und Klinik. Monographie. Sandoz, Basel 1970

Vogt, A.: Osteosklerose bei Blutkrankheiten. Fortschr. Röntgenstr. 71 (1949) 697

Vogt, A.: Die generalisierte Hyperostose und ähnliche Systemerkrankungen der Knochen. Fortschr. Röntgenstr. 73 (1950) 411

Zubiani, G.: Osteopathies of primary medullary origin. In Diethelm, L. u. Mitarb.: Handbuch der medizinischen Radiologie, Bd. V/1, Springer, Berlin 1976

Osteomyelosklerose

H. H. Ellegast

Synonyme: Osteomyelofibrose, Myelofibrose-Osteomyelosklerose-Syndrom (andere, früher gebräuchliche und auch in Lehrbüchern noch angeführte Synonyme werden bewußt weggelassen).

Die Osteomyelosklerose ist zweifellos dem klinischen Bild der Osteomyelofibrose unterzuordnen, die von G. Heuck 1879 erstmals beschrieben worden ist. Nach neuerer Ansicht ist die Osteomyelofibrose kein einheitliches Krankheitsbild, sondern eine „Markreaktion" unterschiedlicher Pathogenese, wobei maligne Erkrankungen des Knochenmarks, chronisch entzündliche Prozesse und Autoimmunvorgänge diskutiert werden. Dabei sind die medullären Stammzellen nicht in der Lage, einen ausreichenden Nachschub für das hämopoetische Zellsystem zu liefern. Es erfolgt eine Verschiebung zugunsten der enossalen Osteoblasteme; aber auch diese sind qualitativ geschädigt; es entstehen daher minderwertige Osteozyten und Osteoblasten, die einen sich nur unvollständig mineralisierenden Faserknochen zu bilden vermögen. Müller definiert diese Erkrankung als progressive Proliferations- und Reifungsstörung aller Zellsysteme des medullären Blastems mit Substitution des blutbildenden Zellmarkes durch Fasermark mit Ossifikationstendenz.

Klinisch ist das Krankheitsbild gekennzeichnet durch Milztumor, Blutbildveränderungen und eine fortschreitende Knochenmarkfibrose, gelegentlich verbunden mit einer Osteosklerose. Fakultativ finden sich hämorrhagische Diathese, Gelenkschmerzen und Gelbsucht. In der Frühphase bestehen Milzvergrößerung und eine wechselnd starke Vermehrung der roten Blutkörperchen, in der Spätphase eine progrediente Anämie, das Auftreten von kernhaltigen roten Blutkörperchen und myeloischen Blutreaktionen, wobei die Zahl der weißen Blutkörperchen gelegentlich 100 000 µl übersteigen kann. Die Knochenmarkpunktion ergibt zumeist ein negatives Resultat, da die Markfibrose die Aspiration von blutbildendem Gewebe verhindert. Aus dem Milzpunktat erhält man meist reichlich mehrkernige Riesenzellen vom Typ der retikulohistiozytären Poly(Mega)karyozyten. Auch die Leber zeigt gelegentlich eine beträchtliche extramedulläre Blutbildung. Die Leberveränderungen gehen in 14% der Fälle in eine Leberzirrhose über. Hinsichtlich des Vorkommens überwiegt das männliche Geschlecht, vor allem zwischen dem 40. und 70. Lebensjahr. Der Krankheitsverlauf ist protrahiert, die Prognose infaust; häufig erfolgt der Übergang in chronisch leukotische Wucherungen, in akute unreifzellige Leukose oder in eine Retikulosarkomatose.

Die Ätiologie ist unbekannt; möglicherweise handelt es sich um eine genetisch determinierte Alterungsdifferenzierung der enossalen osteomedullären Blastemzellen. Auf die Bedeutung exogener

240 Osteopathien – Osteoarthropathien

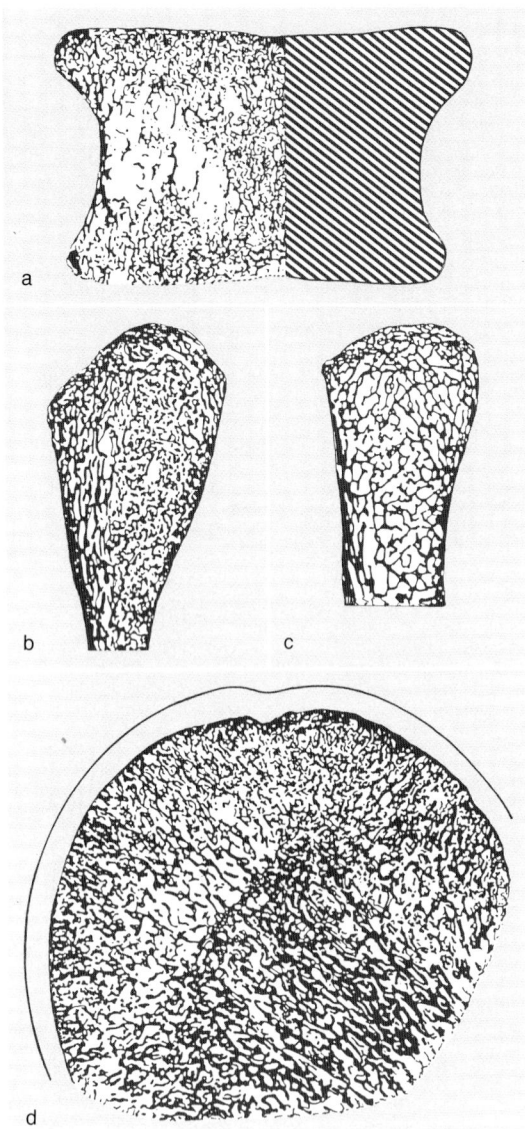

Abb. 1 a–d
Osteomyeloretikulose mit Osteosklerose
a Wirbelfüllung der Markräume mit engmaschiger Spongiosa. **b** Beckenkamm. **c** Zum Vergleich normaler Beckenkamm. **d** Femurkopf mit Mikrospongiosklerose der Epiphyse und hypertrophischer Atrophie der Metaphyse. 41jähriger Mann

Faktoren können Fälle hinweisen, bei denen die Entstehung der Erkrankung auf die Einwirkung von chemischen Substanzen – Zytostatika, Röntgenbestrahlung oder Radionuklidgaben – zurückgeführt wird (PLIESS).

Der Typ Heuck-Assmann ist gekennzeichnet durch die Trias:

1. endostale Spongiosasklerose mit erheblicher Vermehrung der Knochensubstanz, Einengung des Markraumes und bindegewebige Verödung des Knochenmarkes
2. Splenomegalie mit extraossaler Myelopoese und
3. Knochenmarksinsuffizienz mit teilweiser leukämieähnlicher Beschaffenheit des Blutbildes. Die extraossale Ersatzmyelopoese verlängert die Krankheitsdauer dieses Typs erheblich.

In wenigen Fällen ist die extraossale Myelopoese nicht entwickelt und die Prognose daher schlecht (Typ Baumgarten-Assmann). Beim Typ Vaughan findet man eine Anaemia leucoerythropoetica mit Myelosklerose sowie eine hochgradige Fibrose in Milz und Knochenmark.

Pathoanatomisch sind in einem Drittel der Fälle Hyperplasie und Fibrose des Knochenmarks mit einer Vermehrung der Tela ossea verbunden. Die Osteosklerose ist generalisiert, lediglich das Schädelskelett läßt meist Veränderungen vermissen. Die Knochenform ist in der Regel nicht verändert; die Spongiosa ist im Sinne einer sog. hypertrophischen Atrophie umgebaut und in den Spätstadien herdförmig fleckig verdichtet. Die neugebildeten Knochenbälkchen sind lamellär gebaut, lassen aber eine Anordnung in Zug- und Drucklinien vermissen; sie füllen in Form eines ungemein dichten Gitterwerkes die ausgeweiteten Markräume aus. Das Strukturbild zeigt in der Schlußphase eine Verstärkung des Spongiosagerüstes und zusätzlich ein ungeordnetes dichtes Gitterwerk. Die Kompakta ist im allgemeinen nicht verändert oder verdickt (Abb. 1 u. 2).

Das *Röntgenbild* zeigt demnach in sämtlichen Knochen mit Ausnahme des Schädels eine „hypertrophische Atrophie" mit herdförmigen fleckigen Verdichtungen im Spongiosagerüst, die unregelmäßig über den ganzen Knochen verteilt sein können. Gelegentlich konfluieren einzelne Verdichtungsherde zu größeren dichteren Arealen, innerhalb welcher eine Spongiosastruktur nicht mehr zu erkennen ist. Größere Verdichtungsherde und wabige Aufhellungsbezirke sieht man allerdings in höchstens 50% der Fälle. Entsprechend dem anatomischen Bild läßt der neugebildete Knochen eine Anordnung in Druck- und Zuglinien vermissen; die neugebildete Knochensubstanz füllt in der Form eines dichten Gitterwerkes die ausgeweiteten Markräume aus.

Stärkere Hyperostosen bevorzugen den Sakroiliakalbereich, die Hüftgelenke, die übrigen Beckenknochen, die Wirbel- und die langen Röhrenknochen, schließlich auch Rippen und Schlüsselbeine; der Schädel ist ausgenommen oder wird erst spät befallen. Periostreaktionen des Knochens fehlen; die äußere Form der Knochen ist erhalten (Abb. 2 u. 3).

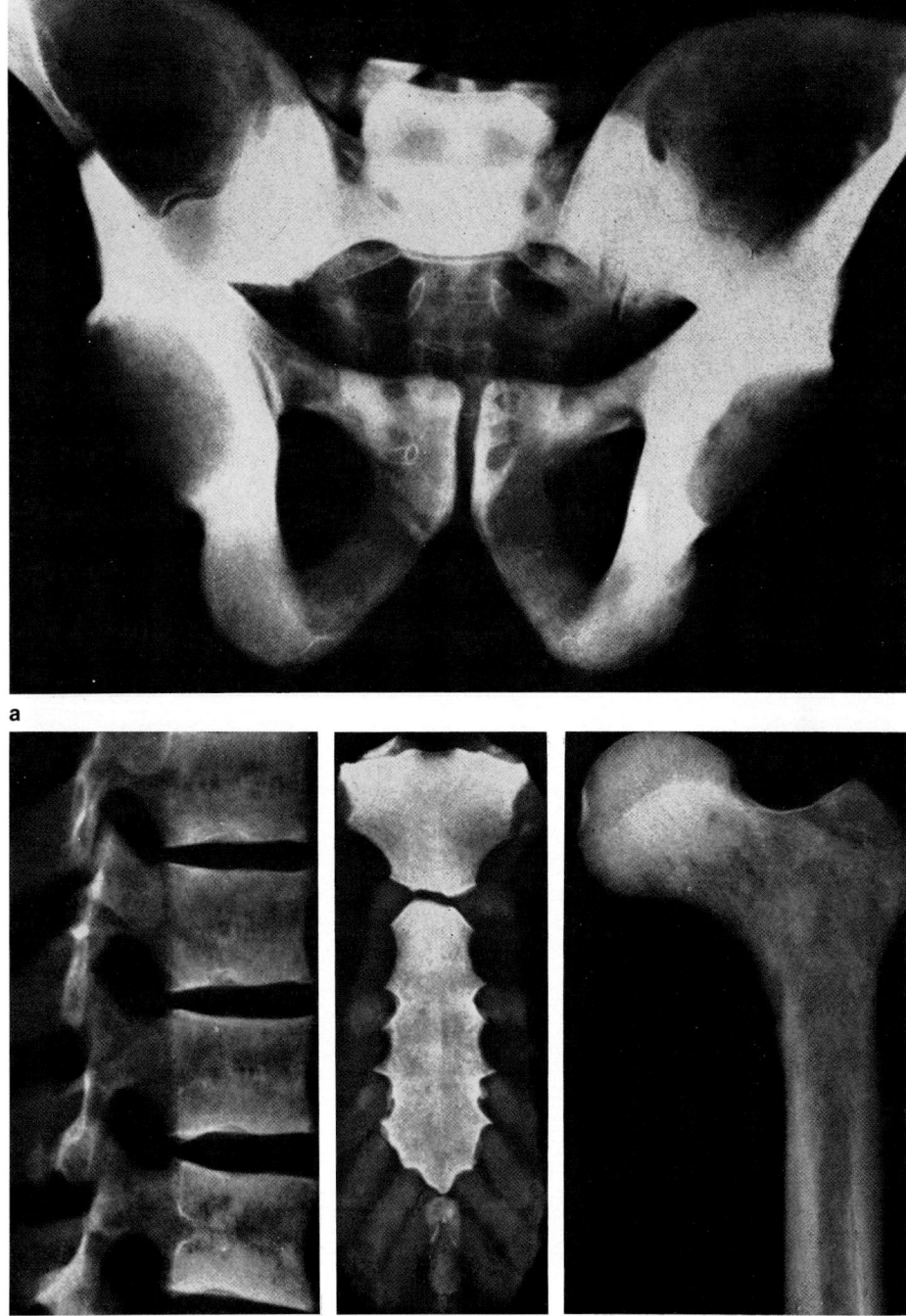

Abb. 2a–d Osteomyeloretikulose mit Osteosklerose
a Becken. Fleckige Osteosklerose mit Verdichtung im Bereich des Sakrums, der Gegend der Linea innominata, des Darmbeinkörpers, des Sitzbeines und z. T. des Schambeines.
b Wirbel. Sklerose der bandscheibennahen Zonen (Dreischichtung). c Brustbein. Diffuse Sklerose. d Femur. Sklerose der Metaphyse, Verdickung der Diaphysenkompakta. 41jähriger Mann

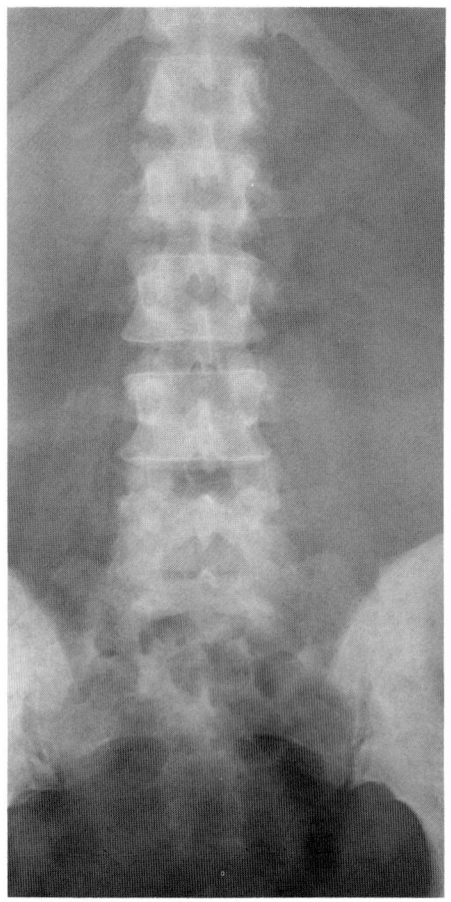
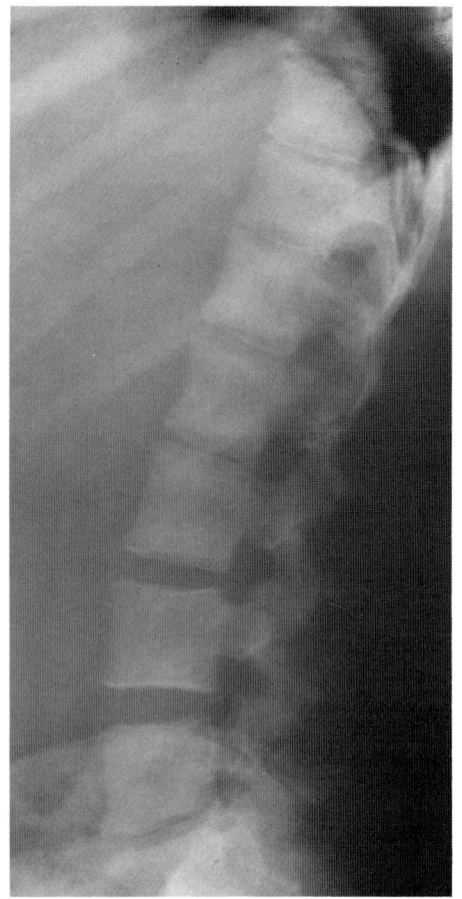
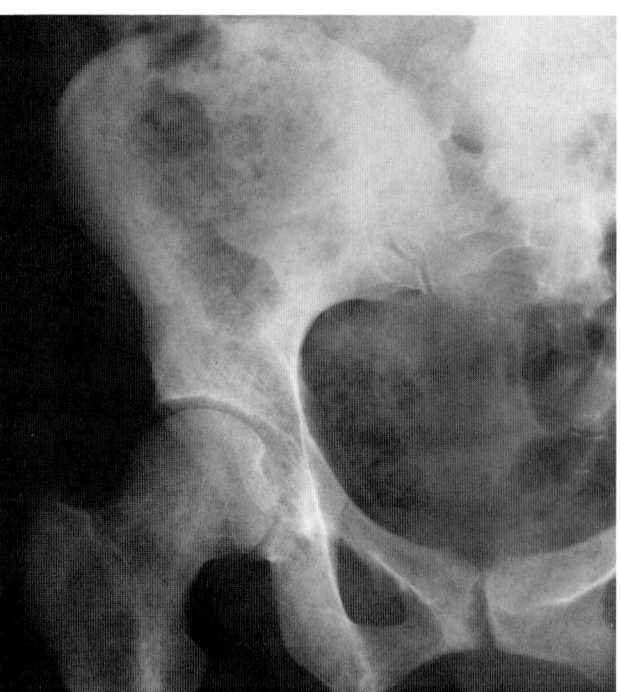

Abb. 3a–c Osteomyelosklerose, 53jährige Frau. Aus dem Autopsiebefund: ausgeprägte Osteomyelosklerose bzw. myeloproliferatives Syndrom mit entsprechenden Veränderungen am Skelett und mit extraossärer Myelopoese in der Milz, in der Leber und in retroperitonealen Knoten (Prof. Dr. J. Thurner, Salzburg)
a u. b LWS. Die normal geformten LWK sind vermehrt strahlentransparent. Sie zeigen diskusnahe angedeutete zonenförmige Verdichtungen im Sinne einer sog. Dreischichtung und außerdem unregelmäßig angeordnete kleine knospenförmige Skleroseherde
c Rechte Beckenhälfte und proximaler Femuranteil. Die dargestellten Knochen sind unregelmäßig durchsetzt von kleinen knospenförmigen Verdichtungsherden, deren Anordnung im Darmbein nahe des Sakroiliakalgelenks besonders dicht ist; dazwischen befinden sich im Darmbein- und Sitzbeinkörper sowie im proximalen Femurbereich wabige Aufhellungen. Eine normale Spongiosastruktur ist stellenweise nicht mehr zu erkennen

Osteomyelosklerose

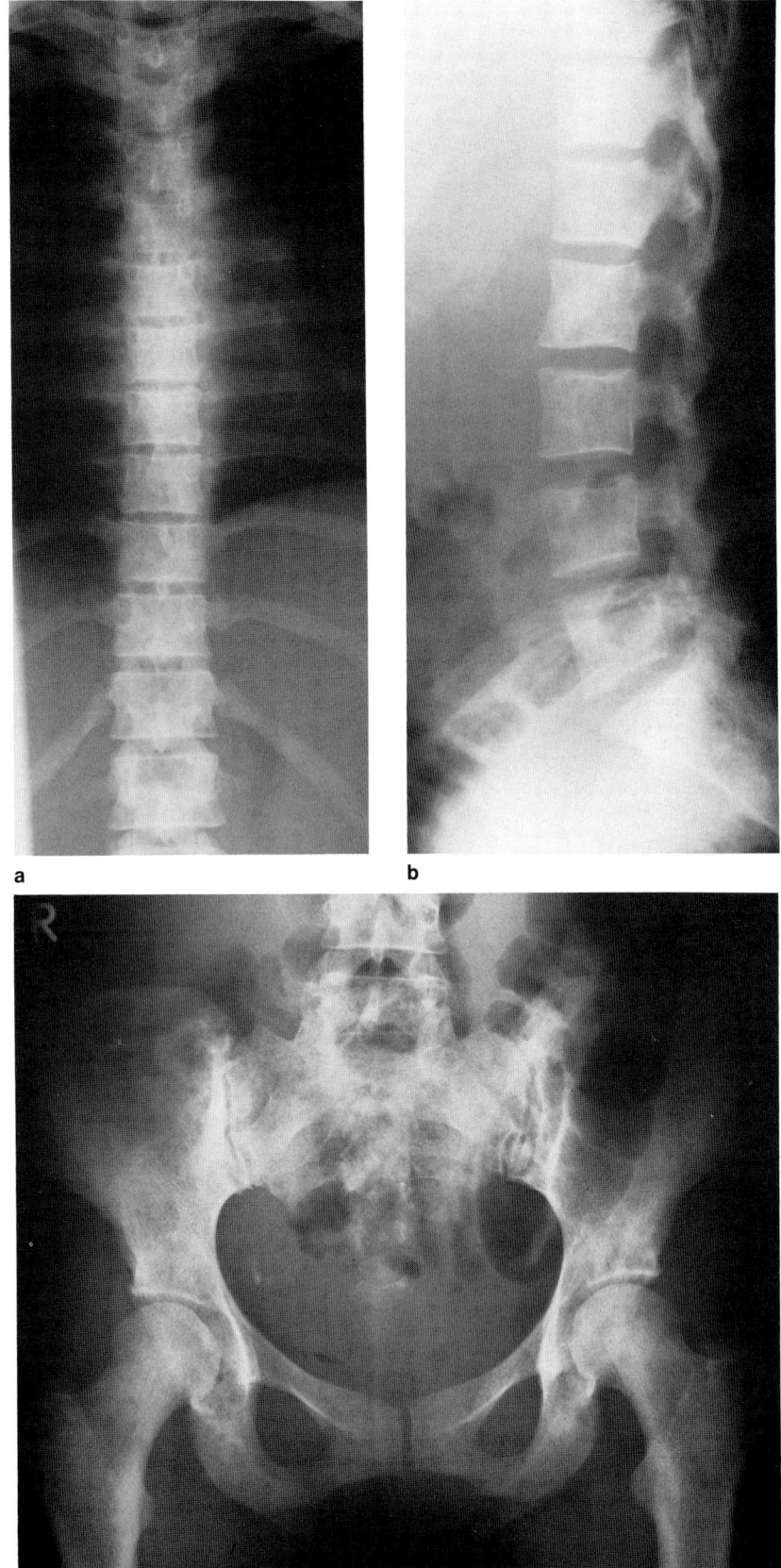

Abb. 4 a–g
Osteomyelosklerose.
Beckenkammbiopsie:
Hyperplastische Form
einer Osteomyelo-
sklerose bzw. myelo-
proliferatives Syndrom.
Seit wenigen Wochen
Entartung in eine
myeloische Leukämie,
31jährige Frau
a Brust- und
b Lendenwirbelsäule
c Becken

Abb. 4 e–g ▶

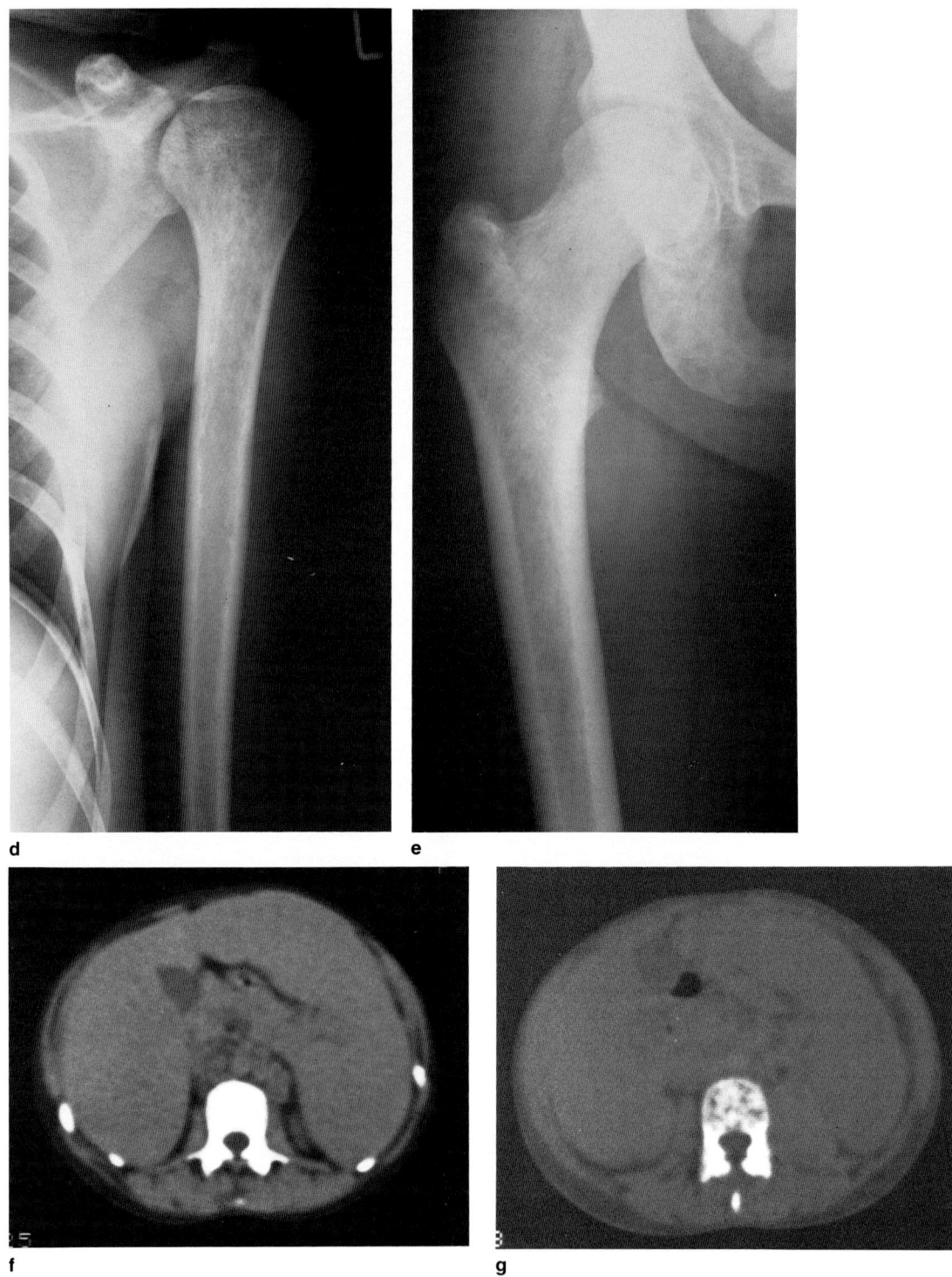

Abb. **4d–g** **d** Linker Humerus. **e** Rechter Femur. Teils diffuse, teils knospenartige Strukturverdichtungen; daneben rundliche Aufhellungen. Stellenweise Unregelmäßigkeiten an der Kompakta-Spongiosa-Grenze

f u. g CT des Abdomens. Enormer Milztumor. Spongiosa der Wirbel unregelmäßig verdichtet, die Wirbelbögen deformiert. (Die klinischen Daten stammen von der II. Med. Abtlg. der LKA Salzburg, Vorstand Univ. Prof. Dr. *F. Leibetseder*)

Von besonderem Interesse sind die in der Abb. 4 gezeigten Skelettröntgenbilder einer 31jährigen Frau mit der ursprünglichen Diagnose einer Osteomyelosklerose; die Beckenkammbiopsie ergab eine hyperplastische Form einer Osteomyelosklerose bzw. ein myeloproliferatives Syndrom (Prof. Dr. THURNER, Salzburg). Später entartete die Osteomyelosklerose in eine myeloische Leukämie; röntgenologisch finden sich diffuse und herdförmige Strukturverdichtungen neben umschriebenen Aufhellungen.

In neuerer Zeit beschrieben KROEGER u. Mitarb. (1973) die Skelettveränderungen bei 29 Patienten mit histologisch gesicherter Osteomyelofibrose. Nach der Einteilung von OECHSLIN, der 1956 nach histologischen Untersuchungsergebnissen drei Stadien unterscheidet, nämlich 1. eine fibroosteoklastische Initialphase, 2. eine osteoidosteoplastische Zwischenphase und 3. eine osteosklerotische Stabilisationsphase, beschrieben sie auch die Röntgensymptomatik der Osteomyelofibrose, welcher sie die Osteomyelosklerose unterordnen. Sie fanden leicht fleckige und strähnige Vergröberungen der Spongiosastruktur im 1. Stadium, Verdichtungen und herdförmige osteoklastische Veränderungen im 2. Stadium und eine diffuse Spongiosasklerose im 3. Stadium. Diese Veränderungen waren zunächst im Stammskelett lokalisiert und breiteten sich schließlich auch auf die Röhrenknochen der Extremitäten aus, wo sie Epi- und Metaphysen bevorzugen. Über atypische Röntgenbefunde bei Osteomyelosklerose im Sinne von Strukturauflockerungen berichteten UTHGENANNT u. CALLSEN (1972). KESSLER (1980) fand bei 60 Patienten mit Myelofibrose-Osteomyelosklerose-Syndrom in Übereinstimmung mit der Histologie in 15% auch röntgenologisch eine Osteoporose, in 23% eine Osteosklerose, und bei den übrigen 62% fehlte ein charakteristisches Röntgenbild.

Die Knochenmarkszintigraphie mit ^{99m}Tc-S-Kolloid ist als Suchmethode nach Skelettveränderungen der Röntgendiagnostik sicherlich überlegen. Die Tracereinlagerung wird als Zeichen einer hämopoetischen Aktivität gewertet; bei Myelofibrose ist die Speicherung zentral vermindert, peripher verstärkt (SCHREINER 1974); sie gibt also Information über die Verteilung des aktiven hämopoetischen Gewebes und über die Größe von Leber und Milz (BOROTA u. Mitarb. 1984). Zur qualitativen Beurteilung der Knochenveränderungen ist die Röntgenuntersuchung der Knochenmarkszintigraphie allerdings überlegen.

Differentialdiagnostisch müssen die Osteopetrose, osteoplastische Skelettmetastasen, bestimmte toxische Osteopathien (Fluor-, Phosphor-, Bleiintoxikation) und auch Skelettveränderungen bei langdauernden Nephropathien in Erwägung gezogen werden.

Literatur

Assmann, H.: Beiträge zur osteosklerotischen Anämie. Beitr. path. Anat. 41 (1907) 565

Aufdermaur, M.: Osteomyelosklerose. Fortschr. Röntgenstr. 101 (1964) 66

Birkner, R., J. G. Frey: Über die röntgenologischen, hämatologischen und pathologisch-anatomischen Grundlagen der Anaemia leuco-erythroblastica mit Myelosclerosis vom Typ Vaughan. Fortschr. Röntgenstr. 77 (1952) 287

Borota, R., F. Dujmović, S. Kaluderski, B. Milicević: Bone marrow scintigraphy in osteomyelofibrosis. Radiol. jugosl. 18 (1984) 255

Burkhardt, R.: Myelofibrose und Osteomyelosklerose. Prakt. Arzt 26 (1976) 1882

Burkhardt, R., R. Bartl, E. Beil, K. Demmler, E. Hoffmann, U. Irrgang, A. Kronseder, H. Langecker, U. Saar, M. Ulrich, H. Wiedemann: Myelofibrosis-Osteosclerosis-Syndrome. Advances in the Biosciences 16. Dahlem Pergamon, Oxford; Vieweg, Braunschweig 1975

Hartmann, G., R. Klima, H. Czitober, H. Rieder: Zur Klinik und Pathologie der Osteomyelosklerose. Wien. Z. inn. Med. 40 (1959) 437

Kessler, M., R. Bartl, G. Küffer: Röntgenologische und histobioptische Veränderungen des Skelettes bei hämatologischen Systemerkrankungen. Fortschr. Röntgenstr. 132 (1980) 301

Klima, R., J. Beyreder, H. Rieser: Die Osteomyelosklerose. Wien. med. Wschr. 108 (1958) 425

Koreger, F. J., L. V. Habighorst, A. Roux, H. H. Stelzig: Skelettveränderungen bei Osteomyelofibrose. Radiologe 13 (1973) 128

Oechslin, R. J.: Osteomyelosklerose und Skelett. Acta haemat. (Basel) 16 (1965) 214

Pantlen, H.: Ergebnisse röntgenologischer Skeletuntersuchungen bei Blutkrankheiten unter differentialdiagnostischer Berücksichtigung der Knochenmarkfibrose. Fortschr. Röntgenstr. 77 (1952) 297

Rohr, K.: Myelofibrose und Osteomyelosklerose. Acta haemat. (Basel) 15 (1956) 209

Rohr, K.: Der Formenkreis des Myelofibrose-Syndroms. Act. Haemat. (Basel) 20 (1958) 63

Schmidt, M. B.: Über angeborene Osteosklerosen. Zbl. allg. Path. path. Anat. 18 (1907) 817

Schmidt, M. B.: Über osteosklerotische Anämie und Albers-Schönbergsche Krankheit. Beitr. path. Anat. 77 (1927) 158

Schreiner, D. P.: Reticuloendothelialscans in disorders involving the bone marrow. J. nucl. Med. 15 (1974) 1158

Sussmann, M. L.: Myelosclerosis with leuco-erythroblastic anemia. Amer. J. Roentgenol. 57 (1947) 313

Uthgenannt, H., G. Callsen: Atypische Röntgenbefunde bei der Osteomyelosklerose. Fortschr. Röntgenstr. 117 (1972) 330

Vaughan, J.: Leuco-erythroblastic anemia. J. Path. Bact. 42 (1936) 541

Osteopathien bei Anämien

Hereditäre Erythrozytopathien

A. Giedion

Es werden in diesem Beitrag eigentliche Hämoglobinopathien mit Strukturaberrationen (z. B. Sichelzellanämie) oder Syntheserepression (z. B. Thalassämie), Enzymdefekte und Membrandefekte (z. B. die hereditäre Sphärozytose) unterschieden.

Aus der großen Zahl der bis heute bekannten, genetisch bedingten Erythrozytopathien liegen nur über die wichtigsten Formen systematische radiologische Untersuchungen vor. Sobald jedoch die Verkürzung der Erythrozytenlebensdauer (Hämolyse) zu einer massiven, kompensatorischen Knochenmarkshyperplasie führt, sind die Auswirkungen auf das Skelett, unabhängig vom spezifischen Defekt, einander recht ähnlich, bei der Thalassämie jedoch besonders ausgeprägt. In der Folge beschränken wir uns auf die wesentlichen Befunde und verweisen auf die z. T. klassischen Monographien (BELLINI u. MASERA 1969, FELSON u. WIOT 1987, MOSELEY 1963, PAPAVASILIOU u. Mitarb. 1988, REYNOLDS 1965) sowie die zahlreichen Übersichtsarbeiten (BISMUTH u. BENACERRAF 1967, DIGGS 1967, KARAYALCIN u. Mitarb. 1976, MOSELEY 1974, O'HARA 1967, u. a.).

Unspezifische Skelettveränderungen als Folge der Knochenmarkshyperplasie

Sie sind bei der *Thalassämie* besonders ausgeprägt und, entsprechend dem altersbedingten Wechsel der Blutbildungsstätten, beim Säugling und Kleinkind vorwiegend an den kurzen Röhrenknochen, beim Kind in der Kalotte und beim Adoleszenten und Erwachsenen an Wirbelsäule und Becken zu finden. Der Schweregrad der Skelettveränderungen ist bei der Thalassämie in hohem Maße durch das therapeutische Transfusionsprogramm beeinflußt: Die sog. „Hypertransfusion" kann ihre Ausbildung verhindern und bestehende Veränderungen zur Rückbildung bringen (LAWSON u. Mitarb. 1981).

Am *Schädel* (s. Abb. 6) werden verschiedene, vor dem 2. Lebensjahr anzutreffende Stadien unterschieden (BISMUTH u. BENACERRAF 1967). Zuerst wird die Struktur der Kalotte, vor allem im Frontalbereich, grobkörnig durchsetzt mit kleinen Aufhellungszonen. Dann beginnt sich die Tabula externa, später die Tabula interna zu verdünnen und endlich der Diploeraum zu verbreitern. Allmählich kann die Diploe gewaltig an Durchmesser zunehmen, wobei es zur Höckerbildung auf dem Os frontale und dem Os parietale kommen kann. Zuletzt wird die erweiterte Diploe mit radiären Knochenbalken durchsetzt, was im Röntgenbild als „Bürstenschädel" bezeichnet wird. Zur Beurteilung der Verbreiterung des Diploeraumes gibt REYNOLDS (1965) die Beziehung

$$\frac{\text{Höhe des Diploeraumes}}{\text{Tabula interna} + \text{Tabula externa}}$$

an. Dieser Index soll im Durchschnitt 1,4, jedoch nie mehr als 2,3 betragen. Die pathologischen Werte liegen zwischen 2,3 und 7,3, im Mittel 4,4. Diese Schädelveränderungen können allerdings auch bei Eisenmangelanämien (GIRDANY u. GAFFNEY 1952, SHAHIDI u. DIAMOND 1960, MOSELEY 1974, LANZKOWSKY 1968, u. a.) und bei zyanotischen Herzvitien angetroffen werden. Bei Erwachsenen mit Sichelzellanämie erinnern die multiplen osteolytischen Defekte, vermutlich durch fokale Knochenmarkshypertrophie hervorgerufen, an das multiple Myelom (ROTH u. Mitarb. 1985).

Am *Thoraxskelett* imponieren besonders bei der *Thalassämie* die therapieabhängigen Rippenveränderungen (s. Abb. 9, 12), die aber ebenso wie die als „Tumoren" oft nur im Seitenbild erkennbaren extramedullären Blutbildungsherde auch bei der Sichelzellanämie und bei der kongenitalen Sphärozytose (MULDER u. Mitarb. 1975) beobachtet werden.

An den *Extremitäten* (s. Abb. 7, 8) führt die Drucksteigerung im Markraum radiologisch zu einer Osteoporose mit verdünnter Kompakta (Kortikalis) und netzförmiger Spongiosa. Vor allem die Röhrenknochen der Hände und Füße sind hier betroffen und nehmen häufig eine quadratische Form an unter Verlust der diaphysären „Taille". Das Knochenalter kann stark zurückbleiben. Nach dem 10. Lebensjahr sind diese Befunde selten. Als Folge der Hyperämie können die Foramina nutricia der Phalangen bei der Sichelzellanämie und der Thalassämie erweitert sein. Der Befund ist allerdings unspezifisch und wird auch beim Morbus Gaucher (s. S. 278) beobachtet (FINK u. Mitarb. 1984, LAWSON u. Mitarb. 1984).

Bei der meist wenig betroffenen *Wirbelsäule* steht die vertikal grobsträhnige Osteoporose, der bei jüngeren Patienten eine erhebliche diagnostische Bedeutung zukommt, im Vordergrund.

Radiologische Besonderheiten der verschiedenen Anämieformen

Sichelzellanämie
(Hämoglobinopathie S, Drepanozytose)

Ursache dieser Krankheitsgruppe ist eine Punktmutation im Betaglobingen des Chromosoms 11, die zum Austausch der normalen Glutaminsäure an der 6. Position der Hämoglobin-beta-Ketten durch die Aminosäure Valin führt. Das derart konfigurierte Hämoglobin S kristallisiert bei niedriger Sauerstoffsättigung, begünstigt durch Azidose,

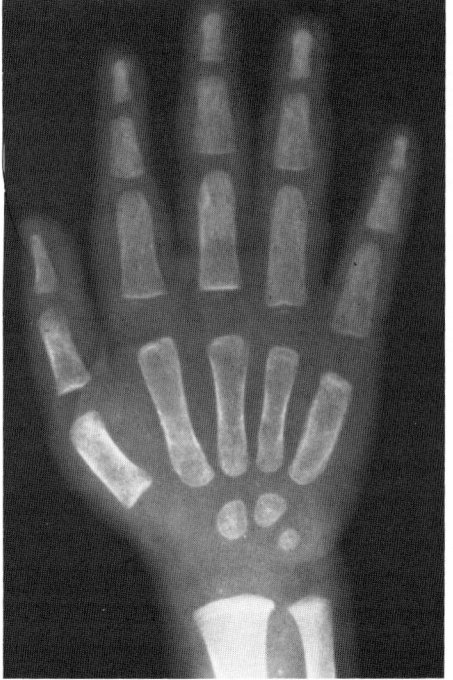
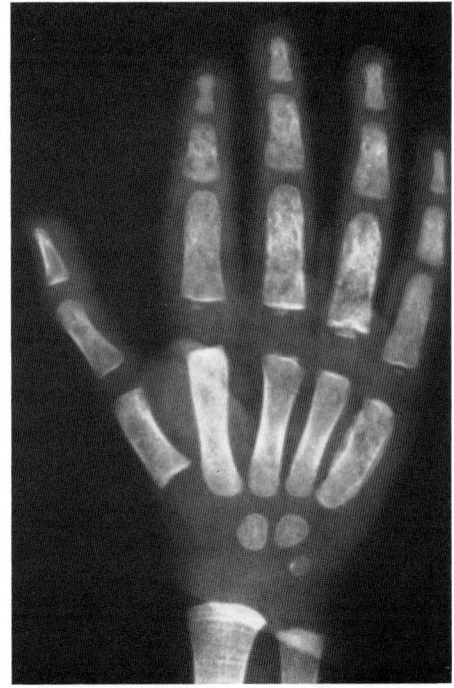
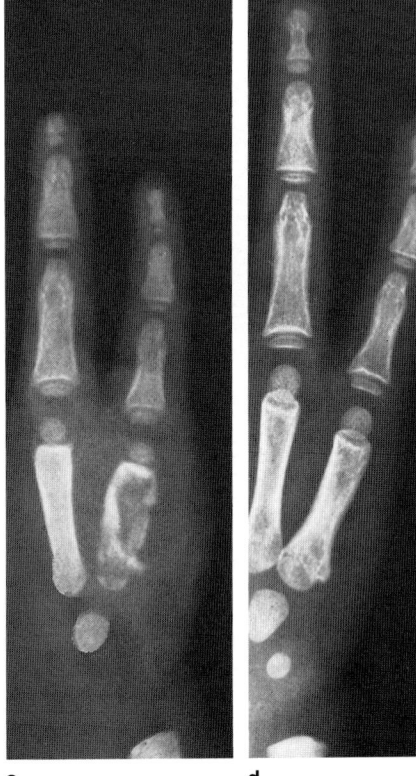

Abb. 1 „Hand and Foot-Syndrome" (Knocheninfarkte der kurzen Röhrenknochen) beim Kleinkind. (Abb. und klinische Angaben verdanken wir Prof. D. H. Baker, Department of Radiology, Columbia Presbyterian Medical Center, New York)
a Weichteilschwellung 2.–5. Finger
b Idem, 2 Wochen später. Kleinfleckige Aufhellung verschiedener Phalangen mit teilweiser Verwischung der Kortikalis. Doppelkontur Metakarpale V
c Weichteilschwellung und massive Osteolyse, Kortikaliszerstörung und reaktive Sklerose des Metakarpale V
d Idem, 1½ Jahre später. Abgesehen von einem peristierenden, kleinen Knochensporn völlige Ausheilung

aus, und die entstehenden Kristallnadeln deformieren die Erythrozyten zur charakteristischen Sichelform (Drepanozyten). Die Folge sind verkürzte Erythrozytenüberlebenszeit, erhöhte Blutviskosität, Stase und Gefäßverschlüsse, die vorwiegend unter niedriger Sauerstoffspannung und unter azidotischen Gewebebedingungen auftreten. Reflektorische Gefäßspasmen können den einmal eingeleiteten Prozeß verstärken (MOSELEY 1974). Diese Phänomene sind zusammen mit der chronischen Anämie für die typischen Knochenveränderungen verantwortlich.

Homozygote Sichelzellanämie (Hämoglobinopathie SS, Drepanocytaemia magna)

Die Krankheit ist in der schwarzen Population zentralafrikanischen Ursprungs häufig (Genfrequenz: bis 20% in ausgewählten Populationen, 8% im Durchschnitt der schwarzen Bevölkerung der USA). Sie ist auch im Mittelmeerraum gut bekannt, jedoch selten (Genfrequenz unter 1%). Der verwirrenden Vielfalt klinischer Symptome („the little imitator" [Wintrobe]) entspricht eine solche der Röntgenbefunde.

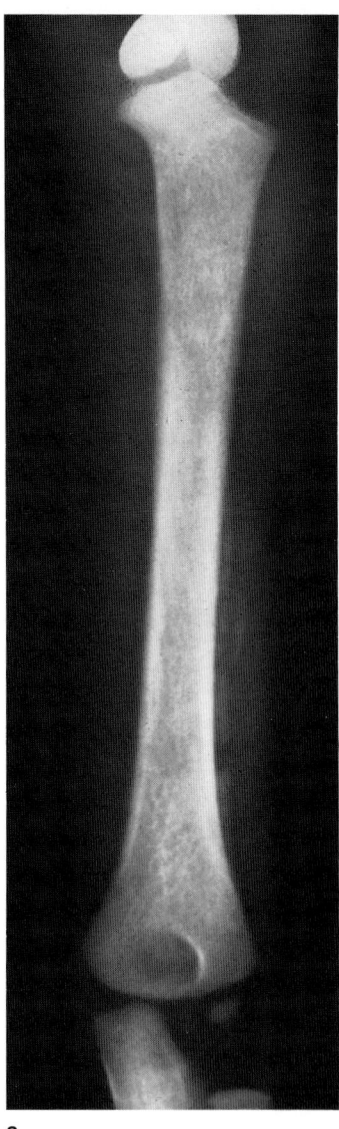 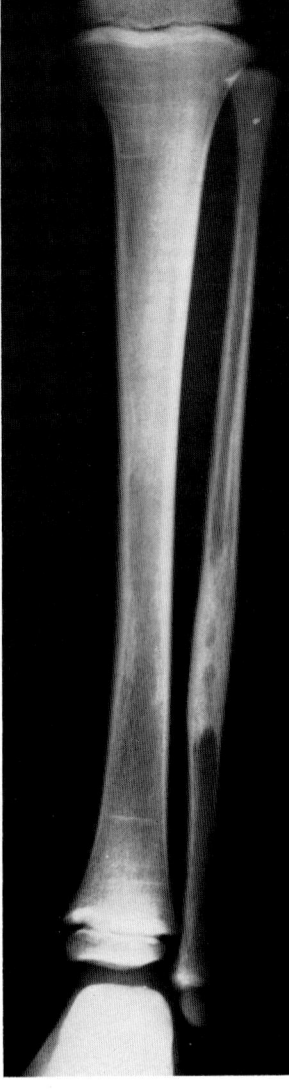

Abb. 2 Sichelzellanämie. (Die Abb. und klinischen Angaben verdanken wir Prof. *D. H. Baker*, Department of Radiology, Columbia Presbyterian Medical Center, New York)
a Periostale Reaktion als Frühzeichen eines „Infarktes" im Bereiche des linken Humerus
b Alter Knocheninfarkt mit Verbreiterung des Schaftes und Einengung des Markraumes der Fibula

a   b

Die unspezifischen Skelettveränderungen (s. oben), bedingt durch die Knochenmarkshyperplasie sind zwar in der Regel viel weniger ausgeprägt als bei der Thalassaemia major. Die typischen radiologischen Befunde werden durch die Zirkulationsstörungen (ischämische Nekrose, Infarkte) und durch die viel seltenere Osteomyelitis bedingt. Insgesamt führt die Sichelzellanämie bei mehr als 15% der Homozygoten zu funktionell bedeutsamen Skelettveränderungen (RÜTT u. KÜSSWETTER 1986). Eine umfassende Darstellung der Röntgenbefunde bei Sichelzellanämie finden wir bei FELSON u. WIOT (1987), eine spezielle der Skelettbefunde bei BEN DRIDI u. Mitarb. (1987).

1. Knocheninfarkte (Knochenmarkinfarkte)
Sie sind beim Erwachsenen oft der einzige Hinweis am Skelett für die Sichelzellanämie und befallen am häufigsten Humerus, Tibia und Femur. Die Befunde variieren nach Alter, Topographie und Phase des Geschehens. 2–3 Wochen nach den ersten klinischen Zeichen tritt eine fleckige Aufhellung der Spongiosa, der Kortikalis (Kompakta) und/oder eine periostale Reaktion auf, rein radiologisch, aber auch klinisch oft nicht unterscheidbar von einer Osteomyelitis. Später kommt es, besonders in der Spongiosa, zu einer kreidigen Verdichtung. Als Spätfolge können gelenknahe Infarkte zu sekundären orthopädischen Problemen führen (RÜTT u. KÜSSWETTER 1986, ROTHSCHILD u. SEBES 1981).

An den *kurzen Röhrenknochen*, besonders den proximalen Phalangen und Metakarpalia, ist der Knocheninfarkt im Säuglings- und Kleinkindesalter bis höchstens zum 6. Lebensjahr typisch und soll mindestens 25% aller Kinder betreffen (BISMUTH u. BENACERRAF 1967). Den schmerzhaf-

Abb. 3 Sichelzellanämie. Beidseitige aseptische Nekrose der Femurköpfe. Im Gegensatz zum Perthes ist anfänglich links nur ein kleiner Ausschnitt des Femurkopfes betroffen. (Abb. und klinische Angaben verdanken wir Prof. *D. H. Baker*, Department of Radiology, Columbia Presbyterian Medical Center, New York)

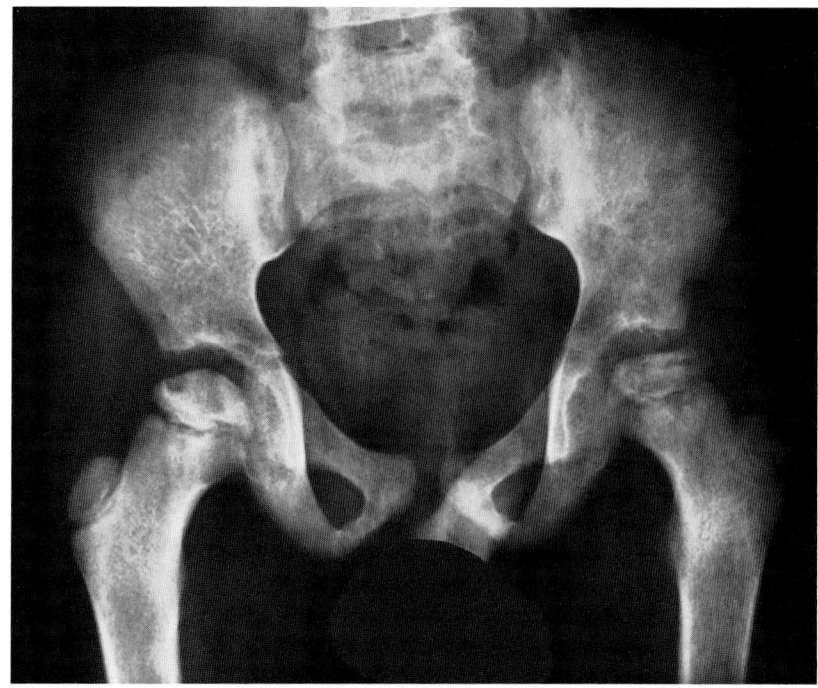

ten Weichteilschwellungen („hand- and footsyndrome") [WATSON u. Mitarb. 1963] (Abb. 1) folgt, nach einem Intervall von 10–15 Tagen, die subperiostale Reaktion mit Doppelkonturen, evtl. auch eigentlichem Verlust der Konturen sowie kleinfleckiger Aufhellung des Knochens. Falls keine Sekundärinfektion eintritt (s. unten), kann die meist vollständige radiologische Heilung nach einigen Monaten festgestellt werden.

Wird eine zentrale Metaphysenarterie verschlossen, so können typische Zapfenepiphysen sowie ein vorzeitiger Epiphysenschluß mit entsprechender Brachyphalangie oder Brachymetakarpie beobachtet werden (COCKSHOTT 1963). Die Differentialdiagnose zur Osteomyelitis wird weitgehend klinisch gestellt (s. unten). Die Sklerose verschiedenen Ausmaßes der Endphalangen, wie sie von SEBES u. Mitarb. (1983) bei 24 von 100 Patienten vorwiegend unter 20 Jahren angetroffen wurden, sind wohl auch Infarktfolgen.

Auch an den *langen Röhrenknochen* folgen, je nach Lokalisation und Ausmaß des Gefäßverschlusses, Aufhellung, periostale Doppelkontur und Verdickung (Abb. 2). Die massive Verdickung der Kortikalis (Kompakta) kann zu einer Einengung des Markraumes führen: Es entsteht ein der Thalassaemia major genau entgegengesetztes Bild (BISMUTH u. BENACERRAF 1967, WEINBERG 1982). Auch die großen Epiphysen sind, neben dem Humerus vor allem die Femurköpfe, Prädilektionsstellen für ischämische Nekrosen, die allerdings klinisch oft stumm bleiben: Radiologisch erinnern die Veränderungen am Femurkopf durchaus an den Morbus Perthes, unterscheiden sich aber durch das Alter der

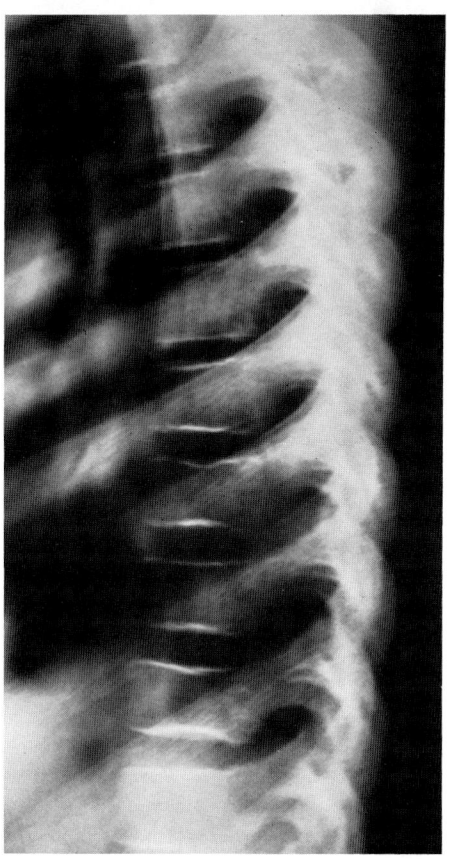

Abb. 4 Sichelzellanämie. Seitliche Thoraxwirbelsäule: typische, zentrale Eindellung der Thorakalwirbelkörper (> < Fischwirbel!). (Abb. u. klinische Angaben verdanken wir Prof. *D. H. Baker*, Department of Radiology, Columbia Presbyterian Medical Center, New York)

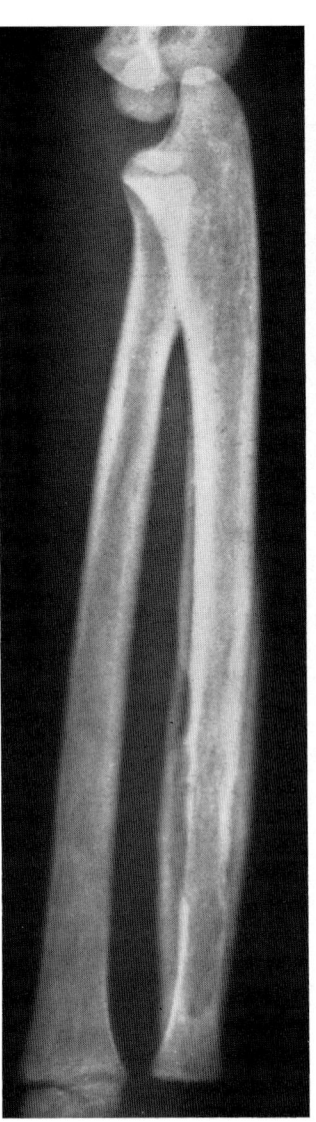
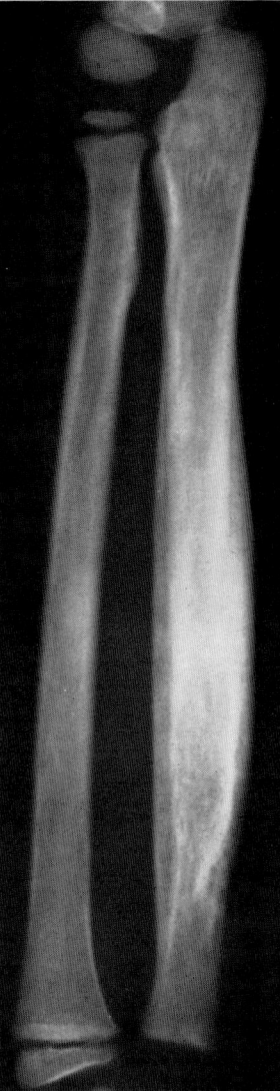

Abb. 5 Sichelzellanämie. (Abb. und klinischen Angaben verdanken wir Prof. D. H. Baker, Department of Radiology, Columbia Presbyterian Medical Center, New York)
a Salmonella-Osteomyelitis. Massive, periostale Manschette der linken Ulna
b Idem, 3 Monate später

Patienten (Adoleszenten und Erwachsene) sowie beidseitigen Befall in 36–45% der Fälle (GENIN u. Mitarb. 1984, LEE u. Mitarb. 1981) und durch die anfänglich oft kleinen betroffenen Femurkopfbezirke (Abb. 3). Eine Protrusio acetabuli, offenbar nicht direkt mit der Kopfnekrose korreliert, wird in 10% der Fälle beobachtet (MARTINEZ u. Mitarb. 1984).

Die *Wirbelkörper* zeigen eine nahezu diagnostische, typische Formveränderung, die REYNOLDS (1965, 1966) ebenfalls auf eine Durchblutungsstörung zurückführt: Die Deckplatten sind in der Peripherie normal ausgebildet, zeigen aber gegen das Zentrum eine flache, tassenförmige Eindellung mit Verdichtung des Knochens (Abb. 4). Der Befund findet sich meist erst nach dem 10. Lebensjahr. Identische Veränderungen werden, allerdings selten, bei der Cooley-Anämie, der Kugelzellanämie, der Osteopenie unklarer Genese und beim Morbus Gaucher angetroffen (HANSEN u. GOLD 1977, MOSELEY 1974). Daneben finden sich auch typische Kompressionsfrakturen. Die im Säuglingsalter an der Vorderseite der Wirbelkörper normalerweise feststellbaren Perforationsstellen der Venen können bei der Sichelzellanämie bis zum 12. Altersjahr hinaus festgestellt werden (RIGGS u. ROCKETT 1968).

Eine meist asymptomatische, reversible Becherung von Segmenten des *Sternums,* bei etwa 8–10% der Kinder mit SS- oder SC-Anämie („sternal cupping") ist wohl ebenfalls eine Infarktfolge (LEVINE u. Mitarb. 1982, HARCKE u. Mitarb. 1981).

2. Osteomyelitis

Patienten mit homozygoter Sichelzellanämie zeigen gegenüber Gesunden ein mehrhundertfach erhöhtes Risiko für bakterielle Infekte. Häufige Er-

Abb. 6 Thalassämie
a ♂, 1²/₁₂ Jahre, Nr. 12'873. Mäßige Zunahme der Kalottendicke im Frontalbereich
b Idem. 5¹¹/₁₂ Jahre. Klassischer Bürstenschädel. Sinus maxillaris verschattet. Am Os frontale „granulierte" Struktur gut erkennbar

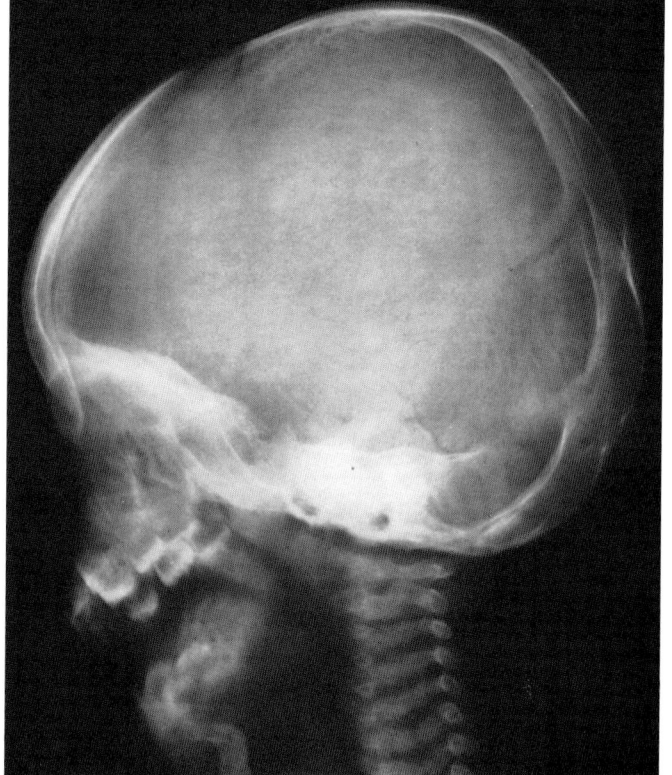

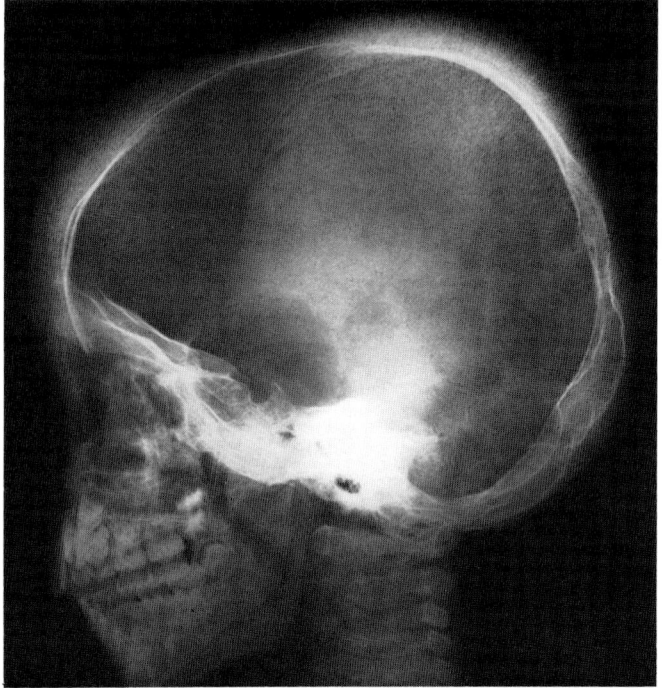

reger sind Pneumokokken sowie Hämophilus, Staphylokokken und Salmonellen (BARETT-CONNOR 1971). Die Infektanfälligkeit entspricht derjenigen von splenektomierten Patienten mit Kugelzellanämie oder Thalassaemia major und ist bei der Sichelzellanämie auf eine funktionelle Asplenie, hervorgerufen durch multiple Milzgefäßinfarkte, zurückzuführen (PEARSON u. Mitarb. 1969).

Diese Faktoren, zusammen mit der Stase und den Infarkten im Skelett, erklären die um ein Mehrhundertfaches häufigere Osteomyelitis bei Patienten mit SS-Anämie (GOLDING u. Mitarb. 1959).

Sie ist jedoch eine mindestens 50mal seltenere Komplikation als der Knocheninfarkt (KEELEY u. BUCHANAN 1982). Als Erreger stehen die Salmonellen an erster, die Staphylokokken an zweiter Stelle.

Zu Beginn ist die radiologische, oft aber auch klinische Unterscheidung vom Infarkt kaum möglich, während der weitere Verlauf, besonders ohne Behandlung, derjenigen einer chronischen Osteomyelitis entspricht (Abb. 5). Der differentialdiagnostische Beitrag der Szintigraphie wird von einzelnen Autoren als gering eingeschätzt (KEELEY u. Mitarb. 1982), während andere mit differenzierter Methodik, vor allem auch durch die Kombination von Knochen-(^{99m}Tc-MDP-) und Mark-(^{99m}Tc-Sulfurkolloid-)Scan (RAO u. Mitarb. 1985) oder ^{67}Ga-Scan (AMUNDSEN u. Mitarb. 1984, KOREN u. Mitarb. 1984) eine klare Trennung von Infarkt und Osteomyelitis auch in der Frühphase erreichten.

Wichtige *radiologisch erfaßbare Veränderungen der inneren Organe* sind Kardiomegalie, Pneumonie (STARK u. PFEIFFER 1985), Lebervergrößerung, Milzverkleinerung, Verkalkungen, Abszesse, Hämochromatose (MAGID u. Mitarb. 1984), Gallensteine, Nierenveränderungen (Papillennekrosen, Kaliektasie, Niereninfarkte) (MCCALL u. Mitarb. 1978), Sichelzellnephropathie mit vermindertem kortikalem Signal bei der KST-Untersuchung (LANDE u. Mitarb. 1986).

Heterozygote Sichelzellanämie (Hämoglobinopathie AS, Sickle-celltrait, Drepanocytaemia minor)

Gewöhnlich sind die Genträger gesund und entwickeln – im Widerspruch zur Bezeichnung des Zustandes – auch keine Anämie (KRAMER u. Mitarb. 1978). Komplikationen der homozygoten Sichelzellanämie (vasookklusive Krisen) werden extrem selten beobachtet und sind auch bei Flugreisen und Narkosen bisher nicht gehäuft beschrieben, wurden aber unter extrem niedriger Sauerstoffspannung (in Flugzeugen ohne Druckkabine, Operationen in Tourniquet-Blutleere) beschrieben (ATLAS 1974).

Sichelzellvarianten

Am häufigsten sind Kombinationen mit Betathalassämien (Hb-S-b-Thal-Compound) sowie mit der Hämoglobinopathie C (Ersatz des Glutaminsäuremoleküls in Position 6 der Betakette durch Lysin), d.h. die Hämoglobinopathie SC. Kombination mit anderen Hämoglobinopathien sind äußerst selten, während die Frequenz der ersten Kombination bis 3%, der zweiten bis 1% ausgewählter Bevölkerungsgruppen (Neger, Mittelmeerländer) betragen kann (SCHILIRO 1979).

Ganz allgemein sind die klinischen, hämatologischen und radiologischen Manifestationen dieser Formen milder als diejenigen der homozygoten Sichelzellanämie, ohne an die Thalassämie zu erinnern (REYNOLDS u. Mitarb. 1973). Während die erstgenannte Kombination radiologisch im Einzelfall kaum von der Sichelzellanämie zu unterscheiden ist, soll die SC-Kombination besonders zu ischämischen Nekrosen des Femurkopfes führen (BARTON u. COCKSHOTT 1962, BECKER 1962).

Thalassämien

Es werden verschiedene, genetisch erst z.T. definierte Varianten der Thalassämien, welche die Alpha- (Alphathalassämie) oder die Betaketten (Betathalassämie) des Hämoglobins betreffen, unterschieden. Bei der klassischen, im Mittelmeerraum verbreiteten Betathalassämie verursachen verschiedene Mutationen in Regulatorgenen des λ-Globingens die ungenügende oder vollständig ausbleibende Synthese der Hämoglobin-beta-Ketten. Zur, allerdings ungenügenden, Kompensation werden Gammaketten (HbF) und Deltaketten (HbA 2) neben den normal gebildeten Alphaketten synthetisiert.

In ihrer homozygoten Form liegt eine Betathalassaemia major (Cooley-Anämie, Mittelmeeranämie) vor. Ihre Häufigkeit variiert stark und erreicht in ausgewählten Populationen (z.B. Sardinien, Sizilien, Cypern, Kreta) 10%. Außer den *maximal ausgeprägten,* oben dargestellten „unspezifischen" Veränderungen an den Extremitäten und am Schädel (Abb. 6–9) mit zusätzlich oder isoliert vertiefter Gefäßzeichnung in der Kalotte (LAWSON u. Mitarb. 1984) kommt es ferner zu einer typischen Hyperplasie im Bereich des Gesichtsschädels mit verminderter oder fehlender Pneumatisation der Nebenhöhlen, besonders des Sinus

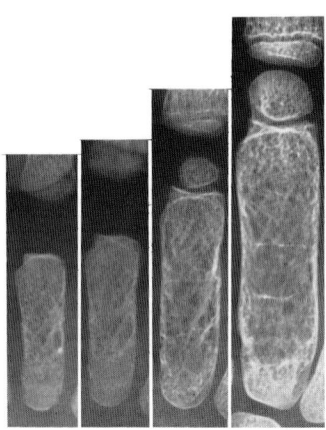

Abb. 7 Thalassämie. ♂, Nr. 12'873. Metakarpale III
a 1^{2}/$_{12}$ Jahre, **b** 1^{8}/$_{12}$ Jahre, **c** 3^{7}/$_{12}$ Jahre, **d** 7^{8}/$_{12}$ Jahre.
Progressive Zunahme der Diaphysenbreite. Grobsträhnige Osteoporose, dünne Kortikalis

Abb. **8** Thalassämie. Idem, $7^{8}/_{12}$ Jahre. Die Veränderungen an den Metakarpalia (vgl. Abb. 11) sind auch an den langen Röhrenknochen
a Unterarm
b Knie. Fraktur, Weichteilspindel hinter dem Planum popliteum, sarkomähnliche Spikulabildung

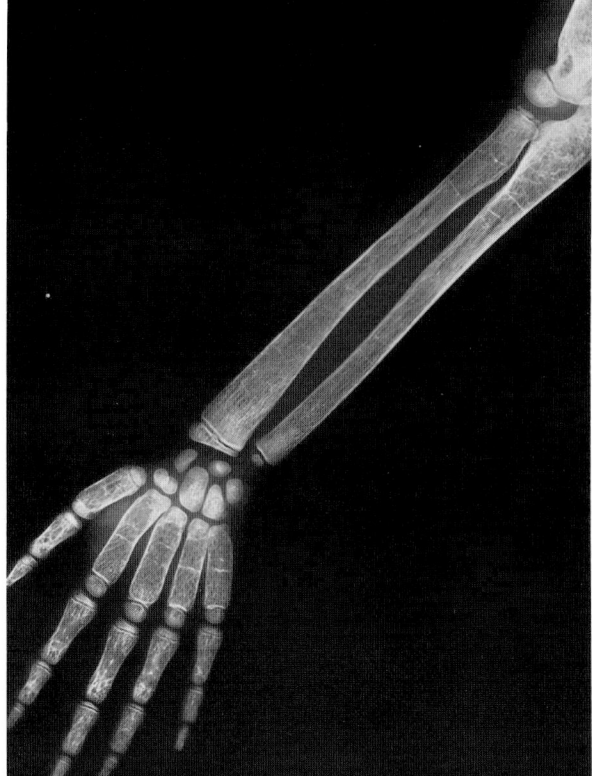

a

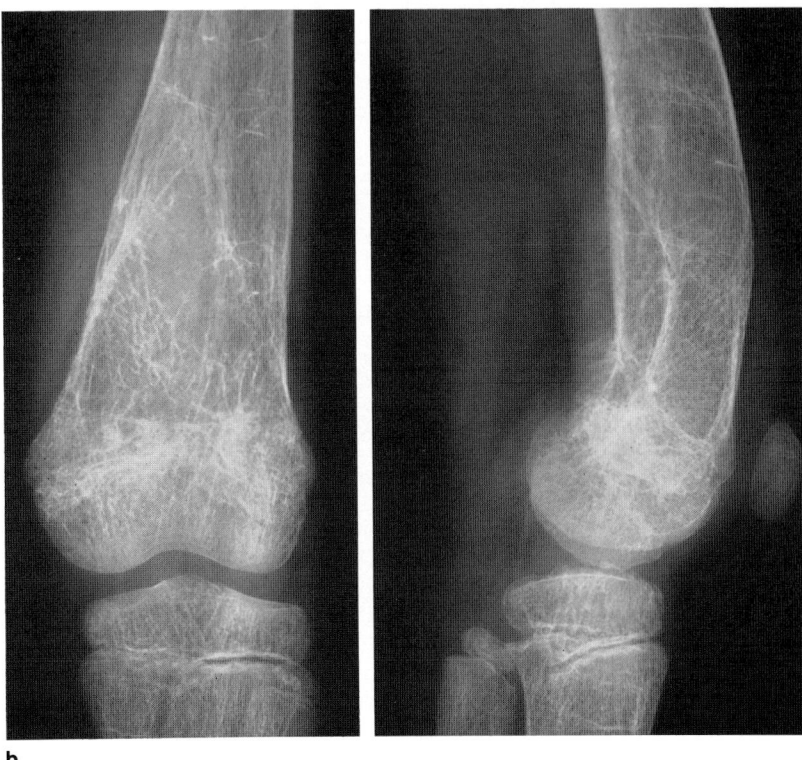

b

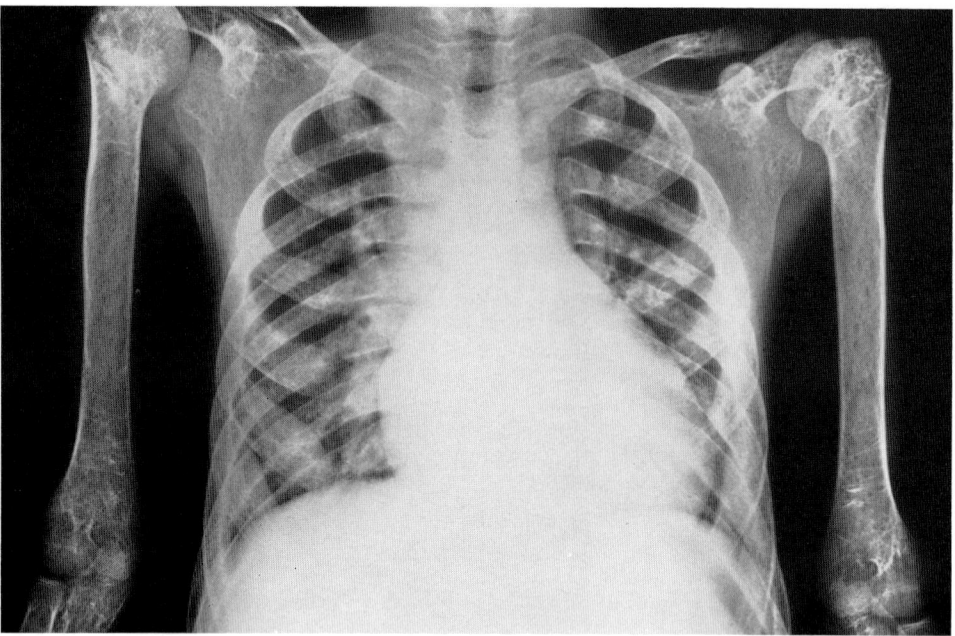

Abb. 9 Thalassämie. ♂, 14 Jahre, Nr. 72'448. Verbreiterte Rippen, grobsträhnige Osteoporose, Kardiomegalie und paramediastinale, besonders rechts extramedulläre Blutbildungsherde (kein Tumor!). Proximale Varusdeformität beider Humeri

maxillaris (Abb. 10), was zu Atembehinderung und vermehrtem Tränenfluß führen kann (FERNBACH 1984). Nur der Sinus ethmoidalis ist normal pneumatisiert. Der oft exotische Gesichtsausdruck der Patienten ist durch das hyperplasiebedingte Vorspringen von Wangenknochen und Jochbein sowie Hypertelorismus bedingt. Die Hyperplasie der Maxilla kann bei älteren Kindern zu schweren Malokklusionen führen. Diese Veränderungen werden bei den übrigen hämolytischen Anämien nicht angetroffen. Die Wirbelkörper zeigen neben den „unspezifischen" Veränderungen ausnahmsweise auch die für die Sichelzellanämie typische Form (CASSADY u. Mitarb. 1967) (s. oben). Die bis zu 50% der Fälle beobachteten Extremitätenverkürzungen und Achsenabweichungen (Abb. 9) sind auf den unerklärten exzentrischen Epiphysenschluß und nicht auf die meist harmlosen pathologischen Frakturen (in etwa 1/3 der Fälle) zurückzuführen (CURRARINO u. ERLANDSON 1964, DINES u. Mitarb. 1976, EXARCHOU u. Mitarb. 1984).

Wie sehr das Alter des Patienten, der Zeitpunkt des Therapiebeginnes und das Transfusionsschema die Knochenpathologie beeinflussen, wurde durch LAWSON u. Mitarb. (1981) am Beispiel der Rippen abgeklärt. Eine frühe „Hypertransfusion" verhindert das Auftreten der in der Abb. 11 u. 12 dargestellten Veränderungen, und solche, die bereits vorliegen, bilden sich nach 2–5 Jahren, bisweilen auch spontan zurück. Die paramediastinalen, als Weichteiltumoren oft nur im seitlichen Thoraxbild erkennbaren *extramedullären Blutbildungsherde* werden fast ausschließlich bei den „intermediären", nicht behandelten Fällen beobachtet. Sie sind besonders computertomographisch zu identifizieren. Auch sie gehören zur Rippe, liegen aber extrakortikal-subperiostal und enthalten feine Knochenbälkchen. Präsakrale, ebenfalls mit Knochenneubildung sowie Erosion des Sakrums verbundene tumorartige extramedulläre Blutbildungsherde werden vereinzelt auch bei der Thalassaemia

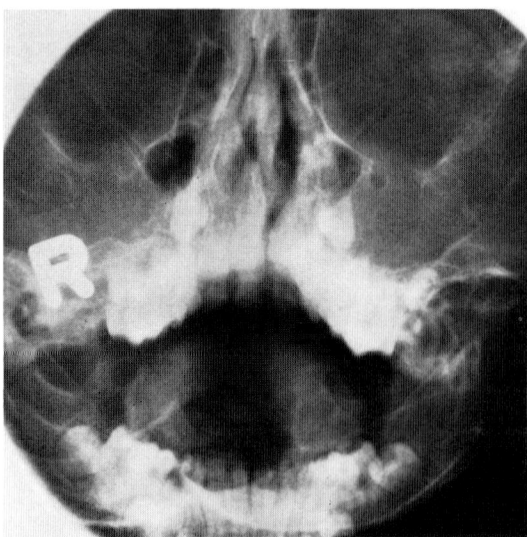

Abb. 10 Thalassämie. ♀, 6 Jahre, Nr. 70'025. Sinus maxillares beidseits teilweise „verschattet"

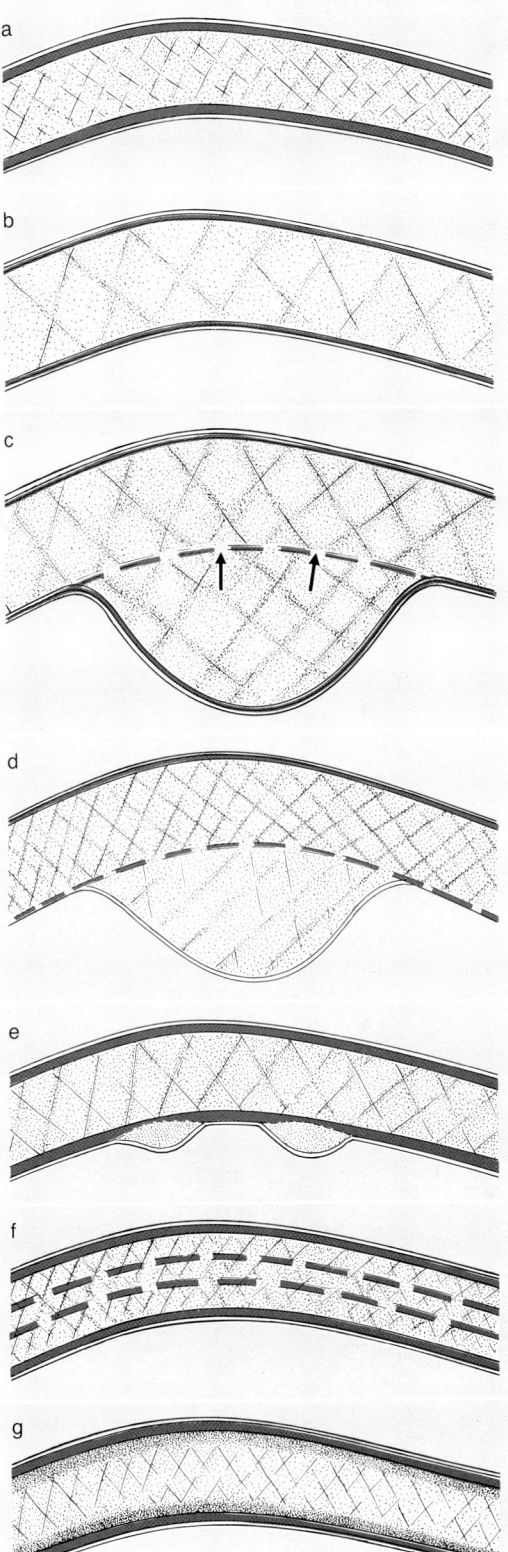

Abb. 11a–g Schematische Darstellung der von *Lawson* u. Mitarb. vorgeschlagenen Stadien für die verschiedenen radiologischen Rippenveränderungen bei Thalassaemia major
a Normale Rippe (Medulla, Kortex, Periost)
b Verbreiterung der Rippen, Osteoporose und lokale 2–3 mm weite Aufhellungsbezirke. Cortex (gestrichelt) ist verdünnt aber intakt. Die Trabekel sind vermindert und schmal (Osteoporose)
c Rippen-„Osteom". Durch den siebartigen Originalkortex dringt das Knochenmark unter das Periost vor. Als Folge kommt es zur Knochenneubildung und Entstehung einer neuen kortikalen Knochenschale
d Extramedulläre Hämatopoese. Ähnlich wie **c** aber weniger Knochenmasse sowie Fehlen der Knochenschale
e Kortikale Erosionen. Bei dieser nicht verbreiterten Rippe perforiert das Knochenmark den Kortex und proliferiert unter dem vorgewölbten Periost bei gleichzeitiger Erosion des Kortex. Dieser Befund findet sich vor allem im Dorsalabschnitt, kaudale Kante, seltener kranial, an der III.–VII. Rippe
f Bild der „Rippe-in-Rippe". Das Knochenmark durchbricht den siebartigen Kortex, und eine neue Rippe wird durch das verlagerte Periost gebildet. Dieser Befund wird in den mittleren und vorderen Rippenabschnitten angetroffen
g Subkortikale Aufhellungsbänder. Intakter Kortex, aber Resorption der unmittelbar anliegenden Trabekel durch das proliferierende Knochenmark
(nach *Lawson, Ablow* u. *Pearson*)

256 Osteopathien – Osteoarthropathien

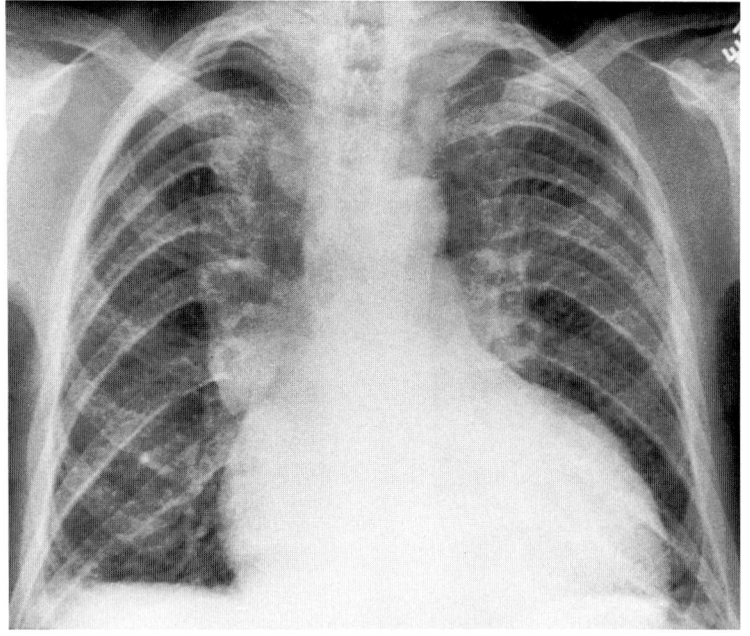

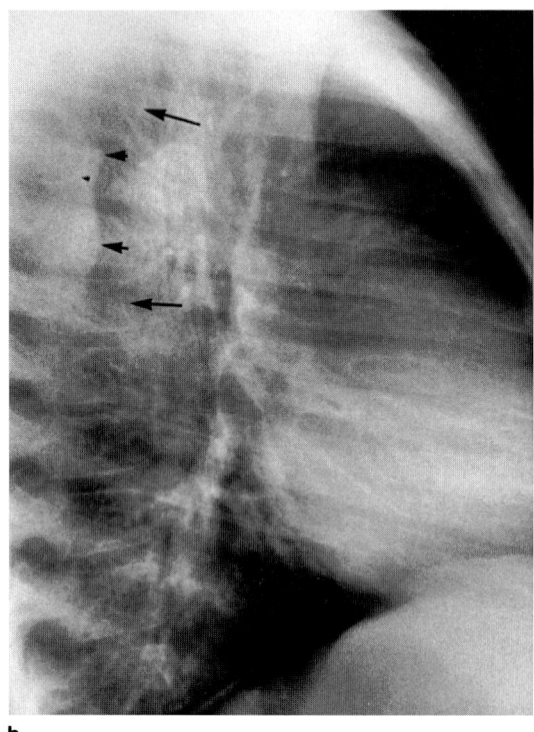

Abb. 12 a–e Männlicher Patient, Thalassaemia major, Splenektomie mit 7 Jahren, intermittierend transfundiert. Exitus mit 25 Jahren wegen Herzversagens a u. b Prämortaler Thorax: diffuse Herzvergrößerung. Gelappte Verbreiterung des Mediastinums. Die paravertebrale Massenbildung ist im Seitenbild besser erkennbar (Pfeilspitzen; lange Pfeile = vordere Wirbelkörperbegrenzung). Verbreiterung der dorsalen Rippenabschnitte

major angetroffen (CHAO u. Mitarb. 1986). Bei Zunahme der ossären Elemente und der periostalen Schalenbildung entstehen „Osteome" (LAWSON u. Mitarb. 1981).

Die *Transfusionshämosiderose* kann durch die CT- und die KST-Untersuchung erfaßt werden (MITNICK u. Mitarb. 1981, BRASCH u. Mitarb. 1984), wobei die eisenbeladenen abdominalen Lymphknoten durch ihre hohe Strahlenschwächung (bis + 200 HE) als „Verkalkungen" imponieren.

Bei der (heterozygoten) *Betathalassaemia minor* werden nur in einem kleinen Teil der Fälle klinische Symptome (leichte Anämie) beobachtet. Entsprechend sind auch die radiologischen Veränderungen diskret und selten (SFIKAKIS u. STAMATOYANNOPOULOS 1963).

Abb. 12 c–e
c CT: Köpfchen und Hals der Rippen aufgetrieben mit Fenestrierung des verdünnten Kortex (Pfeil). Kontinuität zwischen Medulla und angrenzenden Weichteilmassen, die feine Verdichtungen enthalten
d Röntgenbild eines axialen Dünnschnittes, der eine dünne Knochenschale um die Weichteilmasse zeigt. Trabekel, die vorwiegend senkrecht zur Längsachse der Rippe verlaufen, durchsetzen die gesamte extramedulläre hämatopoetische Masse. Pfeile = vordere und hintere Rippenbegrenzung
e Großschnitt, axial (H. E.-Färbung). Rippen aufgetrieben, Verlust des vorderen Kortex. Mark und neuer Knochen erstrecken sich nach vorn bis zur begrenzenden Kapsel
(aus *J. P. Lawson, R. C. Ablow, H. A. Pearson:* Radiology 140 1981 663)

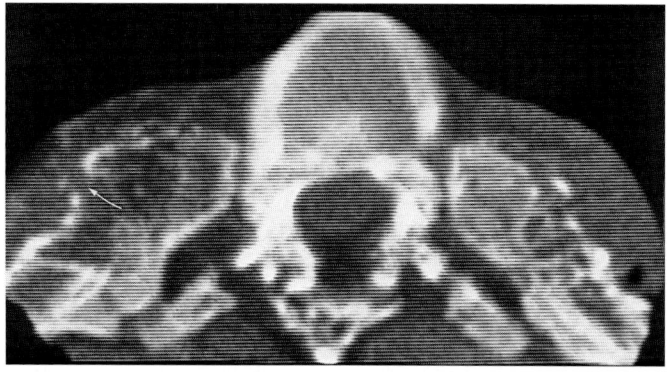

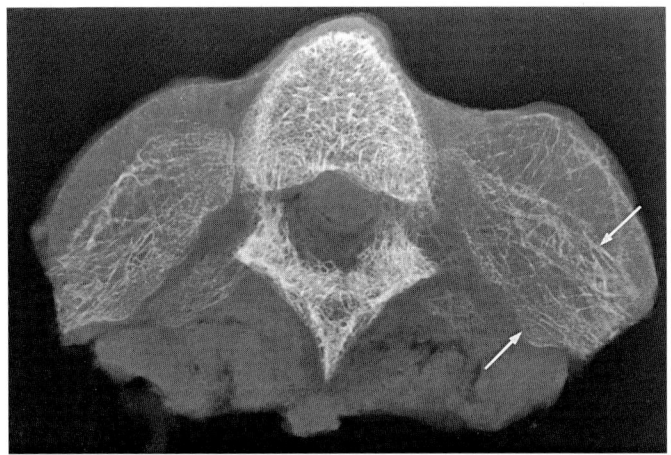

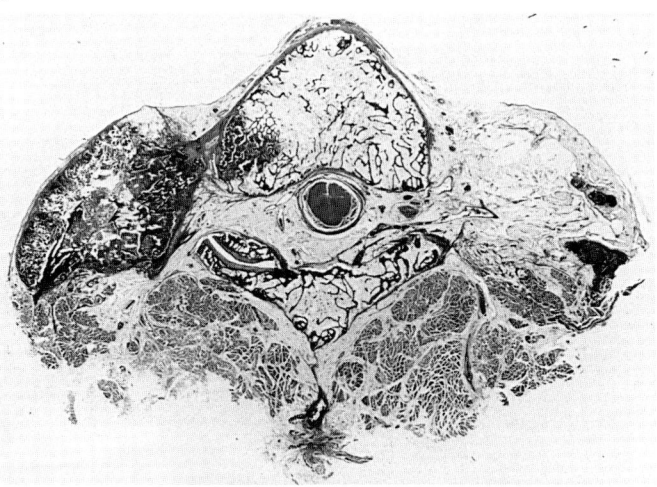

Hereditäre Sphärozytose (Kugelzellanämie)

Die Ursache dieser in Mitteleuropa häufigsten Form erbbedingter hämolytischer Anämien dürfte ein bisher noch nicht genau geklärter Defekt der Erythrozytenmembran sein. Die Erkrankung, deren Häufigkeit unter 0,1% liegt, wird autosomal dominant vererbt, zeigt jedoch in über der Hälfte der Fälle Spontanmutationen und führt zu einer massiv verkürzten Erythrozytenüberlebensdauer (hämolytische Anämie) mit Splenomegalie und Ikterus. Die Röntgenbefunde sind unspezifisch; am häufigsten fallen die Splenomegalie und die mit zunehmendem Alter häufiger werdenden Gallenkonkrementbildung auf.

Herrn P. TUCHSCHMID, Universitätsklinik Zürich, sei für seine Unterstützung bei der Abfassung dieses Kapitels gedankt.

Literatur

Amundsen, T. R., M. J. Siegel, B. A. Siegel: Osteomyelitis and infarction in sickle cell hemoglobinopathies: differentiation by combined technetium and gallium scintigraphy. Radiology 153 (1984) 807–812

Atlas, S. A.: The sickle cell trait and surgical complications. J. Amer. med. Ass. 229 (1974) 1078–1080

Barret-Connor, E.: Bacterial infection and sickle cell anemia. Medicine 50 (1971) 97–112

Barton, C. J., W. P. Cockshott: Bone changes in hemoglobin SC disease. Amer. J. Roentgenol. 88 (1962) 523–532

Becker, J. A.: Hemoglobin SC disease. Amer. J. Roentgenol. 88 (1962) 503–511

Bellini, F., G. Masera: Aspetti radiologici dello scheletro nelle anemie infantili. Radiographica 9 (1969) 3–37

Ben Dridi, M. F., A. Oumaya, H. Gastli, C. Doggaz, S. Bousnina, S. Fattoum, R. Ben Osman, H. A. Gharbi: Radiological abnormalities of the skeleton in patients with sickle-cell anemia. Pediatr. Radiol. 17 (1987) 296–302

Bismuth, V., R. Benacerraf: Etude radiologique des manifestations osseuses des anémies hémolytiques héréditaires. Ann. Radiol. 10 (1967) 559–574, 723–736

Blau, S., D. Hamerman: Aseptic necrosis of the femoral heads in sickle-A hemoglobin disease. Arthr. and Rheum. 10 (1967) 397–402

Brasch, R. C., G. E. Wesbey, C. A. Gooding, M. A. Koerper: Magnetic resonance imaging of transfusional hemosiderosis complicating thalassemia major. Radiology 150 (1984) 767–771

Caffey, J.: Cooley's anemia: a review of the roentgenographic findings in the skeleton: Hickey lecture. Amer. J. Roentgenol. 78 (1957) 381–391

Cassady, J. R., W. E. Berdon, D. H. Baker: "Typical" spine changes of sickle-cell anemia in patient with thallassemia major (Cooley's anemia). Radiology 89 (1967) 1065–1068

Chao, P. W., J. Farman, S. Kapelner: CT Features of presacral mass: an unusual focus of extramedullary hematopoiesis. J. Comput. assist. Tomogr. 10 (1986) 684–685

Cockshott, W. P.: Dactylitis and growth disorders. Brit. J. Radiol. 36 (1963) 19–26

Currarino, G., M. E. Erlandson: Premature fusion of epiphyses in Cooley's anemia. Radiology 83 (1964) 656–664

Diggs, L. W.: Bone and joint lesions in sickle-cell disease. Clin. Orthop. 52 (1967) 119–143

Dines, D. M., V. C. Canale, W. D. Arnold: Fractures in thalassemia. J. Bone Jt Surg. 58-A (1976) 662–666

Exarchou, E., C. Politou, E. Vretou, D. Pasparakis, G. Madessis, A. Caramerou: Fractures and epiphyseal deformities in beta-thalassemia. Clin. Orthop. 189 (1984) 229–233

Felson, B., J. F. Wiot (editors): Sickle cell anemia. Seminars in Roentgenol. 22 (1987) 150–224

Fernbach, S. K.: Case Report 274. Skelet. Radiol. 11 (1984) 307–309

Fink, I. J., B. Pastakia, J. A. Barranger: Enlarged phalangeal nutrient foramina in Gaucher disease and B-thalassemia major. Amer. J. Roentgenol. 143 (1984) 647–649

Genin, P., M. Vouge, P. Bloch: Les ostéonécroses de la tête fémorale d'origin drépanocytaire. J. Radiol. 65 (1984) 681–687

Girdany, B. R., P. C. Gaffney: Skull change in nutritional anemia in infancy. Proc. Soc. Pediat. Res. 1952, 49

Golding, J. S. R., J. E. MacIver, L. N. Went: The bone changes in sickle cell anemia and its genetic variants. J. Bone Jt Surg. 41-B (1959) 711–718

Hansen, G. C., R. H. Gold: Central depression of multiple vertebral end-plates: a "pathognomonic" sign of sickle hemoglobinopathy in Gaucher's disease. Amer. J. Roentgenol. 129 (1977) 343–344

Harcke, H. T., M. A. Capitanio, J. L. Naiman: Sternal infarction in sickle-cell anemia: Concise communication. J. nucl. Med. 22 (1981) 322–324

Hemley, S. D., H. Z. Mellins, N. Finby: Punctate calcifications of the spleen in sickle cell anemia. Amer. J. Med. 34 (1963) 483–485

Iwegbu, C. G., A. F. Fleming: Avascular necrosis of the femoral head in sickle-cell disease. J. Bone Jt Surg. 67-B (1985) 29–32

Keeley, K., G. R. Buchanan: Acute infarction of long bones in children with sickle cell anemia. J. Pediat. 101 (1982) 170–175

Koren, A. K., I. Garty, E. Katzuni: Bone infarction in children with sickle cell disease: early diagnosis and differentiation from osteomyelitis. Europ. J. Pediat. 142 (1984) 93–97

Korsten, J., H. Grossman, P. H. Winchester, V. C. Canale: Extramedullary hematopoiesis in patients with thalassemia anemia. Radiology 95 (1970) 257–263

Kramer, M. S., Y. Rooks, H. A. Pearson: Growth and development in children with sickle cell trait. New Engl. J. Med. 229 (1978) 686–689

Lande, I. M., G. M. Glazer, S. Sarnaik, A. Aisen, D. Rucknagel, W. Martel: Sickle-cell nephropathy: MR imaging. Radiology 158 (1986) 379–383

Lanzkowsky, P.: Radiological features of iron-deficiency anemia. Amer. J. Dis. Child. 116 (1968) 16–29

Lawson, J. P., R. C. Ablow, H. A. Pearson: The ribs in thalassemia. Radiology 140 (1981) 663–679

Lawson, J. P., R. C. Ablow, H. A. Pearson: Calvarial and phalangeal vascular impressions in thalassemia. Amer. J. Roentgenol. 143 (1984) 641–645

Lee, R. E. J., J. S. R. Golding, G. R. Serjeant: The radiological features of avascular necrosis of the femoral head in homozygous sickle cell disease. Clin. Radiol. 32 (1981) 205–214

Levine, M. S., S. Borden, F. M. Gill: Sternal cupping: a new finding in childhood sickle cell anemia. Radiology 142 (1982) 367–370

McCall, I. W., N. Moule, P. Desai, G. R. Serjeant: Urographic findings in homozygous sickle cell disease. Radiology 126 (1978) 99–104

Magid, D., E. K. Fishman, S. S. Siegelman: Computed tomography of the spleen and liver in sickle cell disease. Amer. J. Roentgenol. 143 (1984) 245–249

Magid, D., E. K. Fishman, J. P. Finizio, S. S. Siegelman: Case Report 254. Skelet. Radiol. 11 (1984) 60–64

Marquis, J. R., B. Khazem: Sickle-cell disease. Renal roentgenographic changes in children. Radiology 98 (1971) 47–52

Martinez, S., J. S. Apple, C. Baber, C. E. Putman, W. E. Rosse: Protrusio acetabuli in sickle-cell anemia. Radiology 151 (1984) 43–44

Mitnick, J. S., M. A., Bosniak, A. J. Megibow, M. Karpatkin, H. D. Feiner, N. Kutin, F. van Natta, S. Piomelli: CT in β-Thalassemia: Iron deposition in the liver, spleen, and lymph notes. Amer. J. Roentgenol. 136 (1981) 1191–1194

Moseley, J. E.: Bone Changes in Hematologic Disorders. Grune & Stratton, New York 1963

Moseley, J. E.: Skeletal changes in the hematologic disorders: skeletal changes in the anemias. Semin. Roentgenol. 9 (1974) 169–184

Mulder, H., J. T. Schlangen, A. E. Van Voorthuisen: Extramedullary hematopoiesis in the posterior mediastinum. Radiol. clin. 44 (1975) 550–556

O'Hara, A. E.: Roentgenographic osseous manifestations of the anemias and the leukemias. Clin. Orthop. 52 (1967) 63–82

Papavasiliou, C., J. Andreou, K. Stringaris, L. Vlahos, G. Pontifex: The CT findings of extramedullary hematopoiesis. Radiologe 22 (1982) 86–87

Papavasiliou, C., T. Cambouris, P. Fessas: Radiology of Thalassemia. Springer, Berlin 1988

Pearson, H. A., R. P. Spencer, E. A. Cornelius: Functional asplenia in sickle cell anemia. New Engl. J. Med. 281 (1969) 923–926

Rao, S., N. Solomon, S. Miller, E. Dunn: Scintigraphic differentiation of bone infarction from osteomyelitis in children with sickle cell disease. J. Pediat. 107 (1985) 685–688

Ratcliff, R. G., M. D. Wolf: Avascular necrosis of the femoral head associated with sickle cell trait (AS hemoglobin). Ann. intern. Med. 57 (1962) 299–304

Reynolds, J.: The Roentgenological Features of Sickle Cell Disease and Related Hemoglobinopathies. Thomas, Springfield Ill. 1965

Reynolds, J.: Re-evaluation of fish-"vertebra" sign in sickle cell hemoglobinopathy. Amer. J. Roentgenol. 97 (1966) 693–706

Reynolds, J., J. A. Pritchard, D. Ludders, R. A. Mason: Roentgenographic and clinical appraisal of sickle cell beta-thalassemia disease. Amer. J. Roentgenol. 118 (1973) 378–401
Riggs, W., J. F. Rockett: Roentgen chest findings in childhood sickle cell anemia. A new vertebral body finding. Amer. J. Roentgenol. 104 (1968) 838–845
Rohlfing, B. M.: Vertebral end-plate depression: report of two patients without hemoglobinopathy. Amer. J. Roentgenol. 128 (1977) 599–600
Ross, P., W. Logan: Roentgen findings in extramedullary hematopoiesis. Amer. J. Roentgenol. 106 (1969) 604–613
Roth, E. F., G. Hermann: Case report 319. Skelet. Radiol. 14 (1985) 65–67
Rothschild, B. M., J. I. Sebes: Calcaneal abnormalities and erosive bone disease associated with sickle cell anemia. Amer. J. Med. 71 (1981) 427–434
Rütt, A., W. Küsswetter: Die Sichelzellanämie und ihre Skelett- bzw. Gelenkveränderungen als orthopädisches Problem. Z. Orthop. 124 (1986) 140–143
Schiliro, G.: Sicily: the world reservoir for thalassemias and hemoglobinopathies. Nature 276 (1979) 761
Sebes, J. I., D. L. Brown: Terminal phalangeal sclerosis in sickle cell disease. Amer. J. Roentgenol. 140 (1983) 763–765
Seidler, R. C., V. A. Becker: Intrathoracic extramedullary hematopoiesis. Radiology 83 (1964) 1057–1059
Sfikakis, P., G. Stamatoyannopoulos: Bone changes in thalassemia trait. An X-ray appraisal of 55 cases. Acta haemat. (Basel) 29 (1963) 193–201
Shahidi, N. T., L. K. Diamond: Skull changes in infants with chronic iron-deficiency anemia. New Engl. J. Med. 262 (1960) 137–139
Stark, P., W. R. Pfeiffer: Intrathoracic manifestations of sickle cell disease. Radiologe 25 (1985) 33–35
Watson, R. J., H. Burko, H. Megas, M. Robinson: The hand-foot syndrome in sickle cell disease in young children. Pediatrics 31 (1963) 975–982
Weinberg, S.: Severe sclerosis of the long bones in sickle cell anemia. Radiology 145 (1982) 41–43
Wintrobe, M. M.: Clinical Hematology. Lea & Febinger, Philadelphia 1961
Wong, W. S., A. A. Moss, M. P. Federle, S. T. Cochrain, S. S. London: Renal infarction: CT diagnosis and correlation between CT findings and etiologies. Radiology 150 (1984) 201–205

Familiärer (kongenitaler) hämolytischer Ikterus
H. H. Ellegast

Synonyme: hereditäre Sphärozytose, sphärozytäre Anämie, Kugelzellanämie, kongenitale hämolytische Anämie, Gänsslensches Erbsyndrom, Maladie de Minkowski-Chauffard, hämatische Dysplasie (Gänsslen) (als erweiterter Begriff für sämtliche angeborene hämolytische Anämien).

Der erste Fall dieses Krankheitsbildes wurde 1871 von VANLAIR u. MASIUS beschrieben; die erste Veröffentlichung im deutschen Schrifttum erfolgte 1900 durch MINKOWSKI; seither ist über dieses Krankheitsbild ein umfangreiches Schrifttum entstanden.

Der kongenitale hämolytische Ikterus (die kongenitale hämolytische Anämie) hat die größte Verbreitung in Nordeuropa, wird aber auch in allen anderen Erdteilen beobachtet. Ihr liegt ein intraerythrozytärer Defekt zugrunde, der zu einer vorzeitigen Sequestration der Erythrozyten, vor allem in der Milz, führt. Die Patienten zeigen die ersten Symptome der Hämolyse zumeist bereits im Kindesalter; es kann jedoch jede Altersstufe befallen sein. Die wichtigsten klinischen Symptome sind Anämie, Ikterus und Milztumor. Das Leiden kommt familiär vor und vererbt sich autosomal dominant.

Röntgenbild

In mehr als der Hälfte der Fälle findet sich ein Turmschädel, der in der Kindheit stärker ausgeprägt ist und später, mit der Entwicklung des Gesichtsschädels, in seiner Erscheinungsform zurücktritt. Auffallend sind ein flacher, breiter Nasenrücken und eine erweiterte Augendistanz. In Stirn- und Scheitelbein können sich streifenförmige Verdichtungen zeigen, die in der Tabula interna liegen. In manchen Fällen kommt es durch Hyperplasie radiär angeordneter Knochenbälkchen und durch die Zerstörung der Tabula externa des Schädeldaches zu einem *Bürstenschädel*. Außerdem finden sich frühzeitige Nahtverknöcherungen, ein hoher, steiler Gaumen (Spitzgaumen) und Stellungsfehler der Zähne, was zusammenfassend als „hämolytische Konstitution" bezeichnet wird.

An den kurzen und langen Röhrenknochen kann es durch eine Hyperaktivität des Knochenmarkes zu einer Verbreiterung des Markraumes mit Verschmälerung der Kompakta und zur Veränderung in der Trabekelstruktur kommen.

Außerdem können noch eine Reihe von Mißbildungen beobachtet werden, wie Brady-, Poly- oder Syndaktylie, kongenitale Hüftluxation, Mikrophthalmus, Deformierung der Ohrmuschel, Otosklerose, Ulcera cruris und andere Hautveränderungen sowie Infantilismus und Hypogenitalismus; auch angeborene Herzfehler und Psychosen werden dabei gesehen.

Jenseits der Pubertät bilden sich die Veränderungen des Schädels und der Röhrenknochen zurück; die Rarefizierung der Spongiosa macht der sog. „hypertrophischen Atrophie" Platz. Im Bereich des Stammskelettes, also der Wirbelsäule, der Rippen und des Beckens, schreiten osteoporotische Veränderungen fort.

Literatur

Burkhardt, R.: Knochenveränderungen bei Erkrankungen des haematopoetischen und des retikulohistiozytären Systems. In Hornbostel, H., W. Kaufmann, W. Siegenthaler: Innere Medizin in Praxis und Klinik. Thieme, Stuttgart 1977; 3. Aufl. 1984–1986
Caffey, J.: Skeletal changes in the chronic hemolytic anemias. Amer. J. Roentgenol. 37 (1937) 293

Cooley, Th. B., E. R. Witwer, P. Lee: Anemia in children with splenomegaly and peculiar changes in the bones. Amer. J. Dis. Child. 34 (1927) 347
Gaensslen, H.: Über haemolytischen Ikterus. Dtsch. Arch. klin. Med. 140 (1922) 210
Gaensslen, H.: Skeletveränderungen bei Blutkrankheiten. Münch. med. Wschr. 27 (1938) 1048

Andere Anämieformen

H. H. Ellegast

Die *kongenitale hypoplastische Anämie* wurde 1927 von FANCONI beschrieben. Es handelt sich dabei nicht nur um eine makrozytäre Anämie, sondern auch um eine progrediente Panzytopenie aufgrund einer angeborenen enzymopenischen Knochenmarksinsuffizienz. Mit dieser hämatologischen Störung kombiniert findet man häufig angeborene Skelettanomalien. Da diese Skelettveränderungen zur Gruppe des intrauterinen bzw. primordialen Minderwuchses zu zählen sind, werden sie in diesem Kapitel eingehend abgehandelt (s. S. 909 ff.).

Schwere aplastische Anämieformen bei Kindern und Erwachsenen, die mit einer Atrophie des blutbildenden Knochenmarkes einhergehen, weisen eine mehr oder minder schwere generalisierte Osteoporose auf, die von der sog. „idiopathischen Osteoporose" nicht zu unterscheiden ist. Die Beachtung der Osteoporose bei markatrophischer Blutzytopenie hat große praktische Bedeutung, da eine Langzeitbehandlung mit Kortisonderivaten zu einer erheblichen, ja verhängnisvollen Verschlechterung der Osteoporose führen kann.

Der im *Kindesalter* häufigste Typ aller Anämieformen ist die *Eisenmangelanämie;* nur selten erreicht sie so hohe Grade, daß dabei Skelettveränderungen auftreten; in solchen Fällen kann ein „Bürstenschädel" mit Ausweitung der Diploe und Rarefizierung der Tabula externa des Schädeldaches auftreten. Bei *chronischen Eisenmangelanämien* der *Erwachsenen* wurden Skelettveränderungen nicht beschrieben.

Bei den anderen Anämieformen der Erwachsenen (erythroplastische Anämie, megaloblastäre Anämie, perniziöse Anämie) sind kaum je Skelettveränderungen zu sehen. Gelegentlich kann man eine uncharakteristische, langsam fortschreitende Osteoporose als Folge einer Knochenmarkshyperplasie beobachten. Bei langdauernden erythroplastischen Anämien können die kurzen Röhrenknochen der Hände eine Erweiterung des Markraumes und eine Verdünnung der Kompakta erfahren; gelegentlich macht sich auch eine mäßige Verdickung dieser Knochen bemerkbar. Im Bereich der Endphalangen können Osteolysen auftreten.

Literatur

Burkhardt, R.: Knochenveränderungen bei Erkrankungen des haematopoetischen und des retikulohistiozytären Systems. In Hornbostel, H., W. Kaufmann, W. Siegenthaler: Innere Medizin in Praxis und Klinik, Bd. III. Thieme, Stuttgart 1977

Osteopathien bei Polyzythämie

H. H. Ellegast

Eine erythropoetische Hyperplasie im Knochenmark kann beim Kind zu einer Knochenbeteiligung führen, wobei die Skelettveränderungen jenen bei hämolytischer Anämie ähneln. Bei der Polyzythämie Erwachsener sind röntgenologisch faßbare Skelettveränderungen nicht beschrieben worden; histologisch können porotische und fibrosklerotische Knochengewebeveränderungen gefunden werden. So beschrieb BURKHARDT (1980) bei 288 Fällen von Polyzythämie in 60,8% Knochenveränderungen, in 48% eine Osteoporose, in 4,5% eine Osteosklerose, in 2,1% eine Knochenumbausteigerung und in 6,5% eine Geflechtknochenneubildung.

Literatur

Burkhardt, R.: Myelogene Osteopathien. In: Handbuch der inneren Medizin, Bd. 6, 5. Aufl. Klinische Osteologie B. Springer, Berlin 1980 (S. 1058)

Kessler, M., R. Bartl, G. Küffer: Röntgenologische und histobioptische Veränderungen des Skeletts bei hämatologischen Systemerkrankungen. Fortschr. Röntgenstr. 132 (1980) 301

Osteopathien bei Leukosen

H. H. Ellegast

Leukämische Knochenveränderungen entstehen durch Ansammlung der pathologischen Blutzellen, die den normalen Knochenumbau stören und das Periost zur Knochenbildung anregen. Sie kommen bei Erwachsenen selten vor, sind aber bei Kindern häufiger, insbesondere bei den leukopenischen Formen mit einer peripheren Leukozytenzahl von unter 10 000/µl.

Auf das klinische Bild soll nur insoweit eingegangen werden, als es die Skelettbeteiligung betrifft. Der Krankheitsbeginn kann schleichend sein oder relativ akut mit Fieber und Knochenschmerzen einsetzen. Differentialdiagnostisch kommen dabei das Still-Syndrom (systemische Form der juvenilen chronischen Arthritis), Osteomyelitis oder ein Trauma in Frage. Manchmal treten in engem zeitlichem Zusammenhang auch hämatologische Krankheitszeichen wie Blutungen und Vergrößerungen der lymphatischen Organe auf. Die Diagnose ist aus dem Knochenpunktat in der Regel eindeutig zu stellen, aus dem peripheren Blutbild jedoch nur unsicher. Das Auftreten von gelenkbezogenen Beschwerden sollte allerdings gerade bei Kleinkindern an eine Leukämie mit Skelettbeteiligung denken lassen und Anlaß zu einer Skelettröntgenuntersuchung sein. Leukämische Wucherungen am Schädeldach, sog. Chlorome, sind oft palpatorisch nachweisbar.

Über die pathoanatomischen Befunde am Skelett bei Leukämie hat UEHLINGER eingehend berichtet. Leukämische Knochenveränderungen zeichnen sich durch vermehrten Knochenabbau, aber auch durch gesteigerten Knochenanbau aus. Die leukämischen Markwucherungen stellen einen raumfordernden Prozeß dar, der einen Knochenabbau, manchmal vom osteoklastischen Charakter, verursacht. Eine Osteosklerose muß von den periostalen Knochenanbildungen bei Leukämie, welche die Folge einer Periostablösung durch leukämisches Gewebe oder durch Blutungen sind, abgegrenzt werden. UEHLINGER meint, daß die endostale Hyperostose oder die Spongiosasklerose bei Leukämie ein spezifischer Vorgang sei, der auf Beziehungen zur Osteomyelosklerose hinweise. Die Knochenanbildung erfolgt auch nicht unmittelbar in der Nachbarschaft des leukämischen Gewebes, sondern stets über eine fibröse Zwischenstufe.

Röntgensymptomatik

Generell ist festzuhalten, daß leukämische Knochenveränderungen bei Kindern häufig (etwa 50–90%), bei Erwachsenen dagegen selten vorkommen und daß sie Skelettregionen mit aktiver Hämatopoese bevorzugen. Prinzipielle diagnostische Unterschiede verschiedener Leukämieformen sind nicht bekannt, abgesehen von der größeren Häufigkeit der Knochenveränderungen bei akuten Leukämien. Größere Osteolysen sind prognostisch ungünstig einzuschätzen; den übrigen Knochenveränderungen, insbesondere den leukämischen Frühveränderungen bei den kindlichen Leukosen, kommt keine selbständige prognostische Bedeutung zu (APPEL u. Mitarb. 1985).

Bei Kindern findet man eine Mischung von umschriebenen oder diffusen Rarefizierungen, periostale Reaktionen und – selten – auch eine Osteosklerose. Leukämische Infiltrate im Knochen sind neben intramedullären Blutungen und Infarkten die Ursache für die ziehenden und wandernden Knochenschmerzen. Die ersten faßbaren Röntgensymptome sind in der Regel quere metaphysäre oder submetaphysäre Aufhellungsbänder im Bereich des Kniegelenks, sog. Baty-Vogt-Linien

Osteopathien – Osteoarthropathien

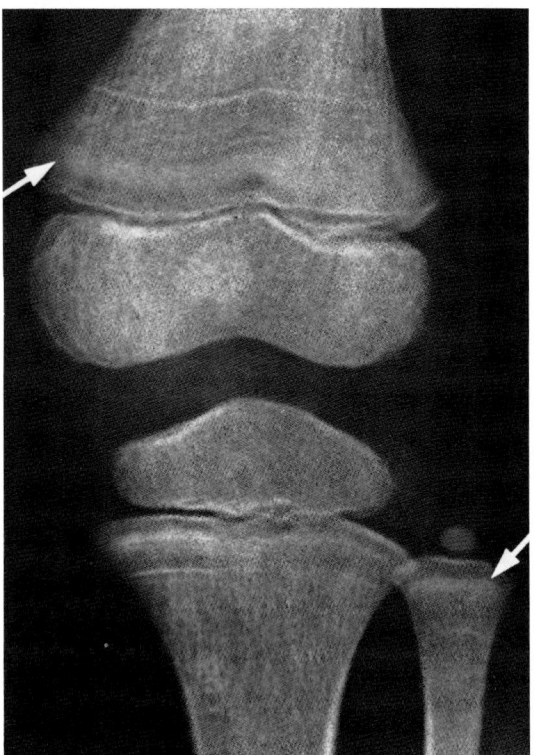

Abb. 1 4jähriger Knabe mit akuter Stammzellenleukämie. Klinisch leichte gelenkbezogene Schmerzen. Linkes Kniegelenk: schmale metaphysäre Aufhellungsbänder in unmittelbarer Nachbarschaft der präparatorischen Verkalkungszonen. Daneben einige unspezifische Querlinien – sog. Wachstumslinien – (aus W. Swoboda: Das Skelet des Kindes, 2. Aufl. Thieme, Stuttgart 1969)

Endostale Sklerosen sind bei kindlichen Leukämiefällen selten. LANDOLT (1946) fand unter 48 Beobachtungen mit kindlicher Leukämie nur einmal eine diffuse Spongiosasklerose bei einer akuten Paraleukoblastenleukämie.

Nach PARKER u. Mitarb. (1980) differieren Häufigkeit und prognostische Wertigkeit von röntgenologisch nachgewiesenen Knochenveränderungen bei den verschiedenen lymphoproliferativen generalisierten Erkrankungen beträchtlich. Akute lymphatische Leukämien gehen oft mit Knochenveränderungen einher, ohne daß dadurch Therapie und Prognose beeinflußt werden. Bei Leukämie im Kindesalter überwiegt die akute lymphatische Form mit etwa 80%.; hierbei findet man in den meisten Fällen eine Osteoporose. Auch submetaphysäre Aufhellungsbänder – vor allem im distalen Anteil des Femurs und im proximalen Anteil der

(Abb. 1 u. 2); wahrscheinlich handelt es sich dabei um Störungen der Mineralisationsvorgänge und nicht um echte leukämische Infiltrate. Im weiteren Verlauf können sich fleckförmige Rarefizierungen bis zu großen Destruktionsherden entwickeln (Abb. 3). Die Kompakta wird im Diaphysenbereich einerseits aufgesplittert, andererseits als Folge von periostalen Blutungen überschichtet. Bei hochgradigen Destruktionen kann es zu pathologischen Frakturen bzw. Epi- und Metaphysenlösungen kommen (WETZELS u. HEUCK 1954). Relativ häufig sind auch Wirbelkörper betroffen; sie weisen ebenfalls Aufhellungsbänder und grobklükkige Strukturen auf und können schließlich zusammensintern (Abb. 4). Bei längerem Verlauf sieht man multiple Wirbelkörperverformungen und Höhenreduktionen (HILDEBRAND 1950). Am Schädeldach beobachtet man eine sog. granuläre Atrophie und manchmal auch eine Osteolyse; gelegentlich zeigt sich auch das Bild eines „Bürstenschädels". In schwereren Fällen kann das Schädeldach weitgehend destruiert sein (Abb. 5).

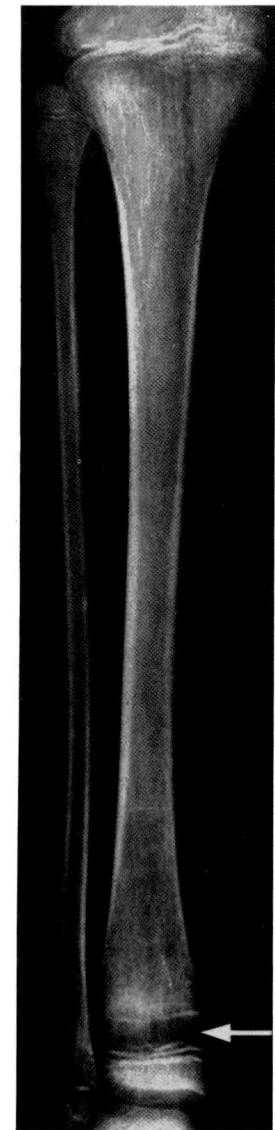

Abb. 2 6jähriges Mädchen mit akuter Stammzellenleukämie. Besonders breites metaphysäres Aufhellungsband am distalen Tibiaende (aus W. Swoboda: Das Skelet des Kindes, Thieme, Stuttgart 1969)

Osteopathien bei Leukosen

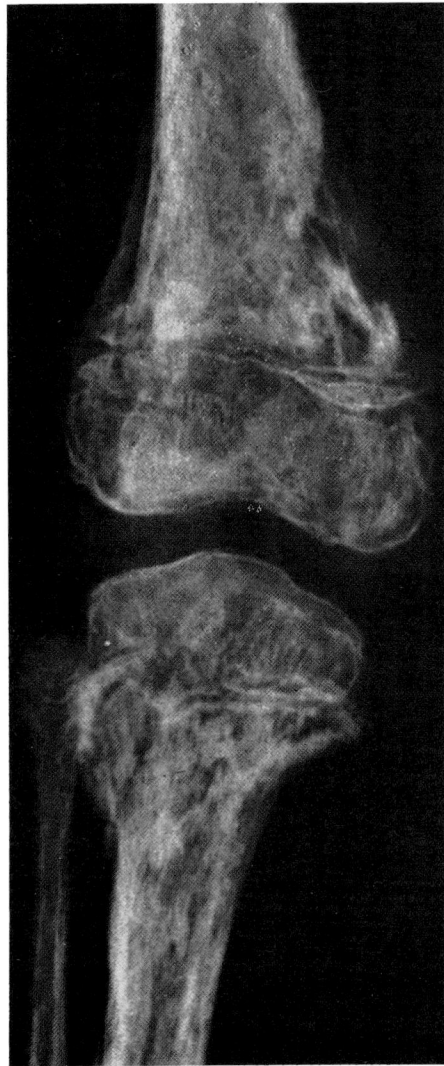

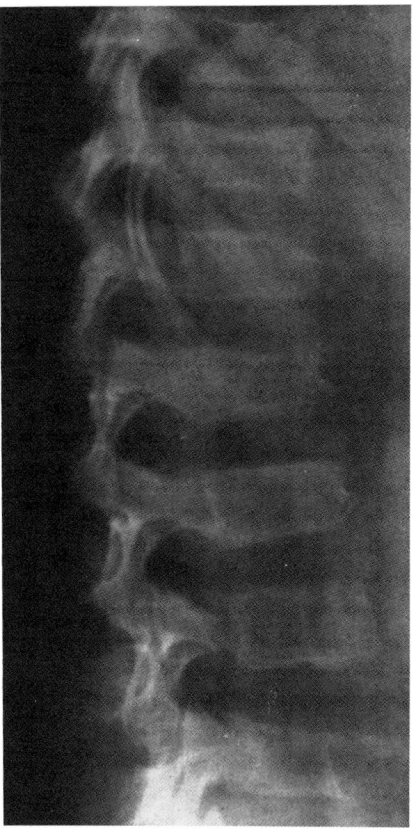

Abb. 4 4jähriger Knabe mit akuter Stammzellenleukämie. Die Wirbelkörper sind höhenreduziert; der 2. Lendenwirbel ist keilförmig. Die Strahlenabsorption ist durchwegs herabgesetzt (aus W. Swoboda: Das Skelet des Kindes, 2. Aufl., Thieme, Stuttgart 1969)

Abb. 3 Kniegelenk eines 5 Jahre alten Knaben, dessen Stammzellenleukämie einen Übergang in das Bild der Retikulosarkomatose zeigte. Fleckige Strukturauflockerungen mit Zerstörung von Kortikalis und Kompakta (aus W. Swoboda: Das Skelet des Kindes, 2. Aufl., Thieme, Stuttgart 1969)

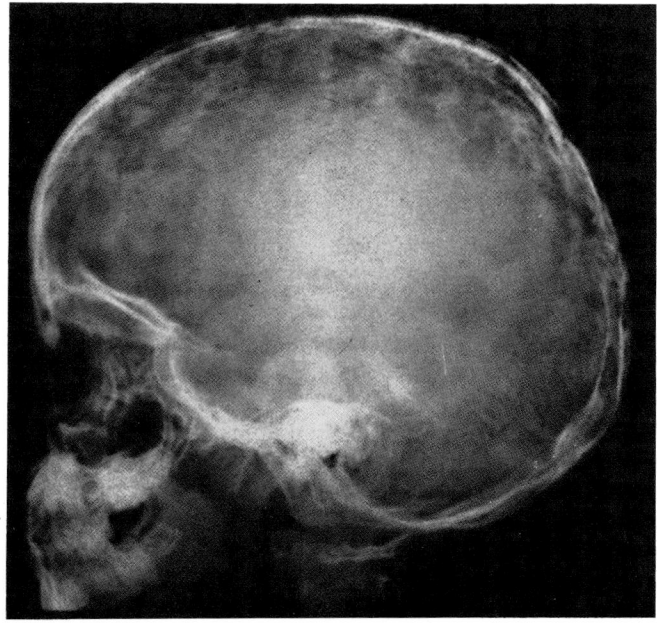

Abb. 5 Schädel desselben Kindes wie Abb. 3. Die Schädelkapsel ist „mottenfraßartig", die Tabulae an vielen Stellen usuriert (aus W. Swoboda: Das Skelet des Kindes, 2. Aufl., Thieme, Stuttgart 1969)

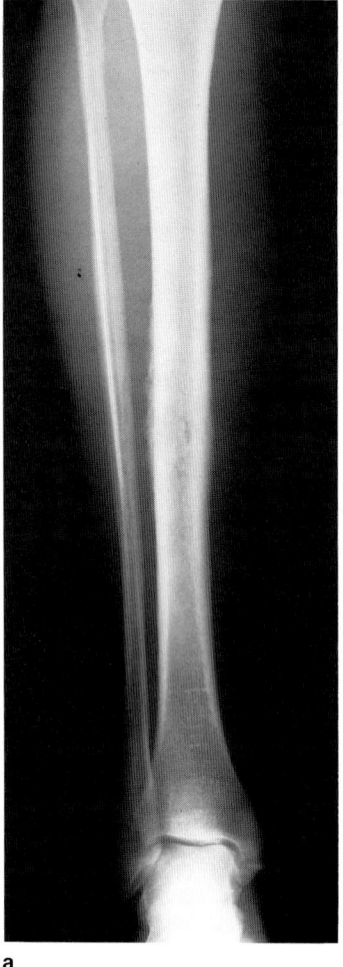 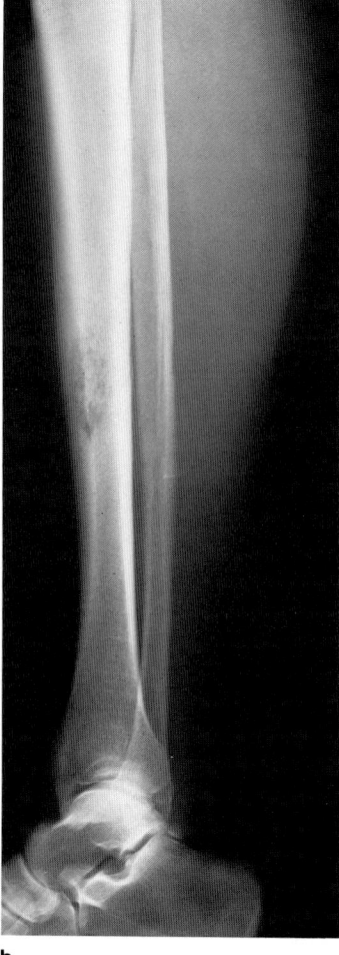 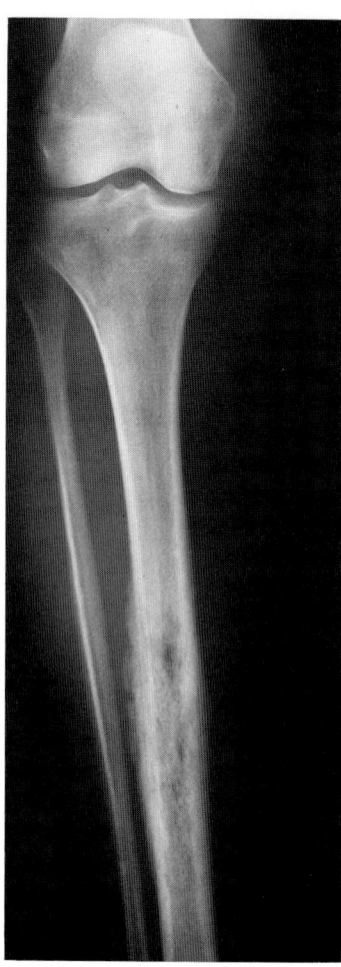

Abb. 6 a–f Chronische lymphatische Leukämie, 62jährige Frau. Rechte Tibia
a u. b Umschriebene, ovoide, in der Längsausdehnung etwa 5 cm messende fleckige Destruktion im mittleren Diaphysendrittel mit Aufsplitterung der Kompakta-Spongiosa-Grenze und mit Periostreaktion
c u. d 3 1/2 Monate später. Ausdehnung der Veränderungen auf eine Länge von etwa 10 cm, wobei der gesamte Schaftdurchmesser durchsetzt ist. Starke Periostreaktion
e u. f Nach weiteren 9 Monaten. Inzwischen wurde eine Chemotherapie durchgeführt. Die Längsausdehnung der Destruktion ist noch größer geworden; die seinerzeitigen Aufhellungen sind sklerotischen Veränderungen gewichen, so daß Markraum, Kompakta und Periostosen die gleiche Dichte aufweisen. Bandförmige Aufhellung im distalen Metaphysenbereich der Tibia. Weitgehende osteolytische Zerstörung von Fußwurzelknochen

Tibia sowie an den Wirbelkörpern – sind besonders bei Kindern unter 2 Jahren häufig; die Kortikalis (Kompakta) ist dabei immer intakt. Gelegentlich werden in den Metaphysen osteolytische Herde beobachtet, die – wie oben schon erwähnt – zu pathologischen Frakturen führen können. Bei myeloischen Leukämien im Kindesalter sind – allerdings seltener – ähnliche Knochenveränderungen zu beobachten.
BENZ-BOHM (1982) beobachtete bei 32 Kindern mit Leukämie in 74% einen Skelettbefall mit entsprechender Symptomatik, die gekennzeichnet ist durch submetaphysäre Aufhellungsbänder, durch eine Osteoporose mit Plattwirbeln, durch eine fleckige Osteolyse in den Epi- und Metaphysen der langen Röhrenknochen, durch Periostreaktionen an den Schäften der langen Röhrenknochen und durch eine Osteosklerose als Spätmanifestation. KAUFMANN u. LAMPRECHT (1977) beschrieben Femurkopfnekrosen bei Langzeitremissionen der akuten lymphoblastischen Leukämie.
Die Radionukliduntersuchungen bei kindlichen Leukämien mit Knochenbefall bringen ein positives Ergebnis, werden allerdings kaum routinemäßig eingesetzt.
Differentialdiagnostisch kommen bei Kindern vor

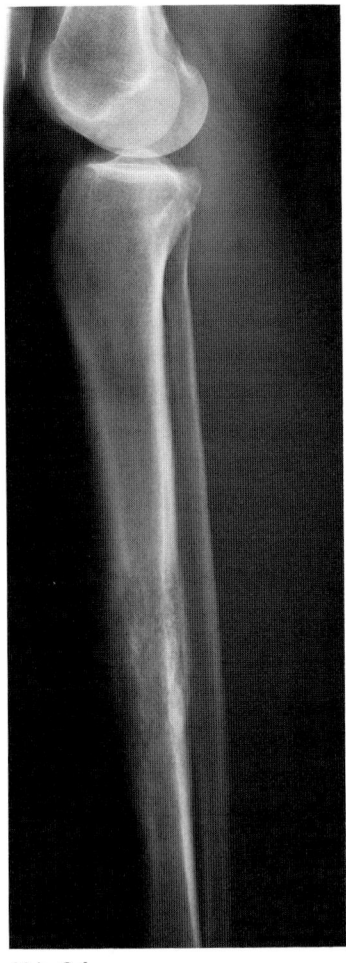 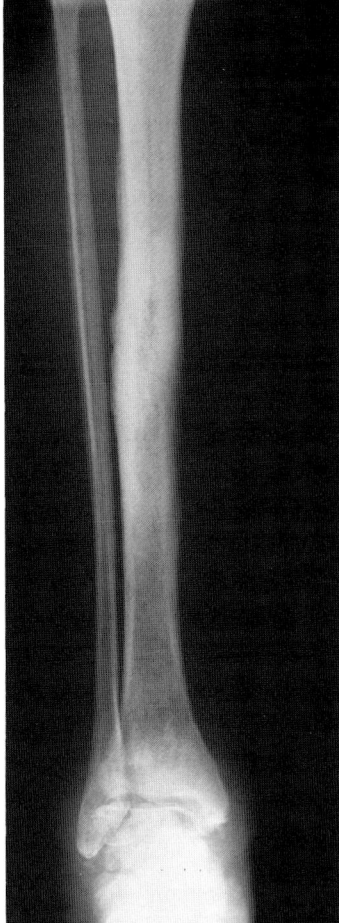 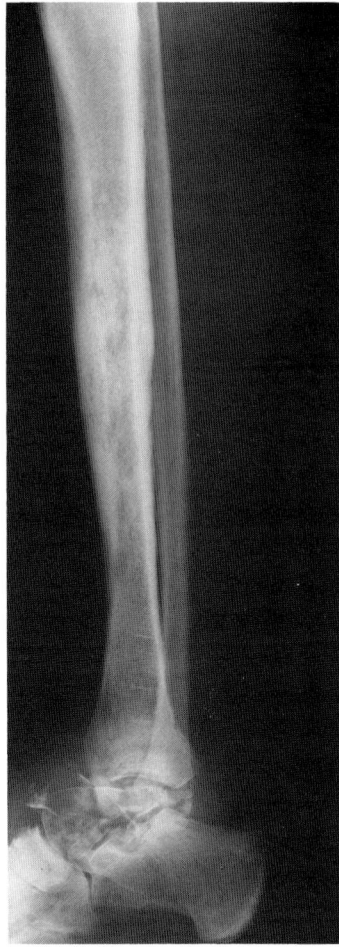

Abb. 6 d   e   f

allem das Neuroblastom, Speichererkrankungen, die Osteomyelitis, hämolytische Störungen und das Still-Syndrom in Frage.

Die Leukämie der Erwachsenen tritt am Skelett mitunter als generalisierte Osteoporose (Suppressionsosteoporose nach BURKHARDT 1977) in Erscheinung. Umschriebene Osteolysen machen oft differentialdiagnostische Schwierigkeiten; gelegentlich kommt es auch zu fleckigen Destruktionen und zu periostalen Reaktionen (Abb. 6). BURKHARDT schreibt von einem hyperparathyreoidismusähnlichen Röntgenbild (myelogener Pseudohyperparathyreoidismus), möglicherweise als Folge einer Stimulation des Knochenumbaues, u. U. durch parathormonähnliche oder parathormonaktivierende Stoffe aus den Leukämiezellen. Wenn bei lymphatischen Leukämien der Erwachsenen ein ossärer Befall schon selten ist, so muß er bei der myeloischen Leukämie als ganz selten angesehen werden (Abb. 7).

Differentialdiagnostisch sind in erster Linie das Plasmozytom und die Retikulose sowie die diffuse Karzinose und der Hyperparathyreoidismus zu nennen.

Der Vollständigkeit halber zu erwähnen wäre hier noch die Mastzellenleukämie oder die Mastozytose (Urticaria pigmentosa), die gewisse Beziehungen zur Leukämie hat und mit Knochenveränderungen teils osteomyelosklerotischer Art, teils durch umschriebene endostale Knochenneubildungen und teils auch durch umschriebene und generalisierte rarefizierende Knochenveränderungen gekennzeichnet ist. Diese Erkrankung wird eingehender im Kapitel der Erkrankungen des retikulohistiozytären Systems (s. S. 278 ff.) abgehandelt.

Osteopathien – Osteoarthropathien

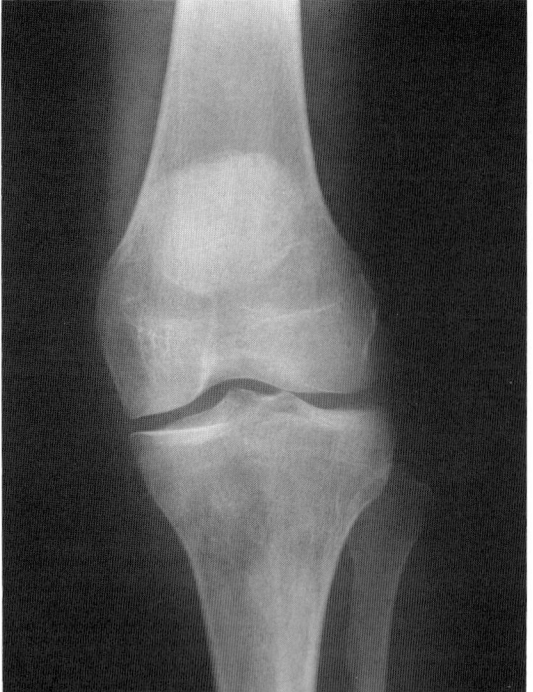

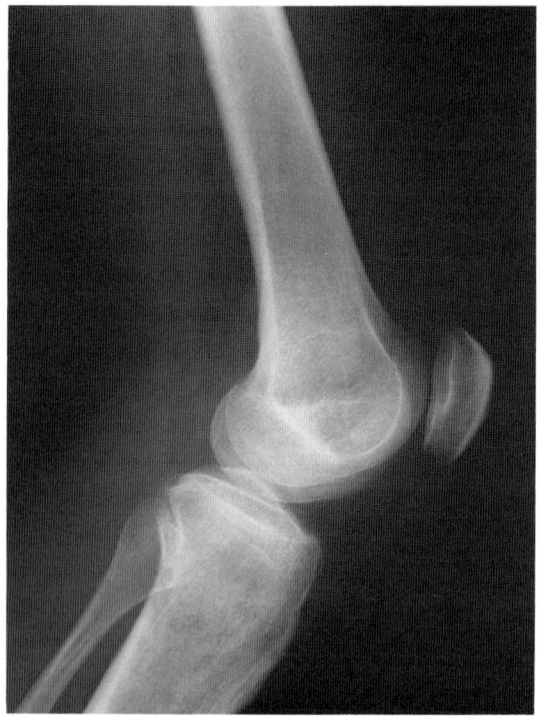

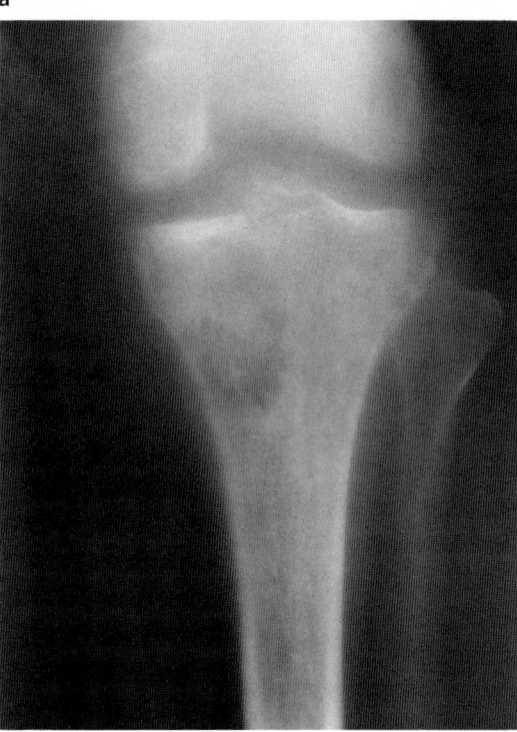

Abb. **7a–c** Chronische myeloische Leukämie. 38-jährige Frau. Linkes Kniegelenk mit Tomogramm. Umschriebene unregelmäßig begrenzte, im Durchmesser etwa 4 cm betragender Destruktionsherd im proximalen metaphysären Bereich der Tibia

Literatur

Appel, R. G., T. Bühler, E. Willich, W. E. Brandeis: Absence of prognostic significanse of skeletal involment in acut lymphocytic leukemia and non Hodgkin lymphoma in children. Pediat. Radiol. 15 (1985) 245

Benz-Bohm, G.: Leukämie im Kindesalter: Krankheits- und therapiebedingte Veränderungen im Röntgenbild. Fortschr. Röntgenstr. 137 (1982) 394

Burkhardt, R.: Knochenveränderungen bei Erkrankungen des haematopoetischen und des retikulohistiozytären Systems. In Hornbostel, H., W. Kaufmann, W. Siegenthaler: Innere Medizin in Praxis und Klinik. Thieme, Stuttgart 1977; 3. Aufl. 1984–1986

Burkhardt, R.: Myelogene Osteopathien. In Schwiegk, H.: Handbuch der inneren Medizin. Klinische Osteologie B, 5. Aufl. Springer, Berlin 1980

Clements, D. G., E. H. Kalmon: Chronic myelogenous leukemia. Unusual bone changes in an adult. Radiology 67 (1956) 399

Hildebrand, H.: Zur Leukämie der kindlichen Wirbelsäule. Fortschr. Röntgenstr. 72 (1950) 709

Kalayjian, B. S., P. A. Herbut, L. A. Erf: The bone changes of leukemia in children. Radiology 47 (1946) 223

Kaufmann, U., F. Lampert: Hüftkopfnekrose bei Langzeitremissionen der akuten lymphatischen Leukämie. Klin. Paediat. 189 (1977) 37

Landolt, R. E.: Knochenveränderungen bei kindlicher Leukämie. Helv. paediat. Acta 32 (1946) 222

Parker, B. R., S. Marglin, R. A. Castelino: Skeletal manifestations of leukemia. Hodgkin disease and non Hodgkin lymphoma. Semin. Roentgenol. 15 (1980) 302

Silvermann, F. V.: The sceletal lesions in leucemia. Amer. J. Roentgenol. 59 (1948) 819

Snelling, C. E., A. Brown: Bone changes in Leukaemia. Arch. Dis. Childh. 9 (1934) 315

Swoboda, W.: Das Skelet des Kindes, 2. Aufl. Thieme, Stuttgart 1969

Wetzel, U., F. Heuck: Über progrediente Knochenveränderungen bei kindlicher Leukämie mit Retikulose. Fortschr. Röntgenstr. 81 (1954) 788

Willson, J. K. V.: The bone lesions of childhood leukemia. Radiology 72 (1959) 672

Osteopathien bei paraproteinämischen Hämoblastosen

H. H. Ellegast

Unter Paraproteinämie versteht man ein Krankheitsbild, welches durch das Auftreten von pathologischen Eiweißkörpern aus der Familie der Immunglobuline charakterisiert ist. Es besteht heute kein Zweifel mehr, daß die Produktion der Paraproteine in den Zellen des lymphoretikulären Systems erfolgt. Die Paraproteinämie gilt als Kardinalsymptom gewisser neoplastischer Erkrankungen der blutbildenden Zellsysteme, die man deshalb auch paraproteinämische Hämoblastosen nennt.

Plasmozytom

Synonyme: Plasmozytose, Myelom, Myelomatose, Morbus Kahler.
Das Plasmozytom ist durch eine maligne Wucherung von Plasmazellen, welche herdförmig oder diffus auftreten kann, charakterisiert; gelegentlich können dabei auch Plasmazellen in das periphere Blut ausgeschwemmt werden. Das Plasmozytom ist als klassisches Beispiel einer medullären Osteopathie aufzufassen; da es sich dabei aber um eine maligne, myelogene Knochengeschwulst handelt, wird es in Bd. VI/1, S. 552, eingehend behandelt.

Morbus Waldenström

Als zweithäufigste obligat paraproteinämische Hämoblastose ist die Makroglobulinämie Waldenström anzusehen. Das morphologische Substrat entspricht hier einer lymphoid-plasmazellulären Retikulose; die Tumorzellen synthetisieren Paraproteine der Klasse M. Eine beträchtliche Viskositätssteigerung und gleichzeitige paraproteinämische Kapillarwandschädigung sind für viele der klinischen Symptome dieser Erkrankung, wie Haut- und Schleimhautblutungen (Purpura macroglobulinaemica), Retinopathia mit Visusverlust, neurologische Ausfallserscheinungen bis zum Coma paraproteinaemicum, sowie periphere Durchblutungsstörungen verantwortlich zu machen. Im Skelett kann man eine Stammskelettosteoporose, ähndlich der Involutionsosteoporose, finden; kaum sieht man jedoch destruierende osteolytische Veränderungen. Über die Abgrenzung der Makroglobulinämie Waldenström und der Purpura hyperglobulinaemica Waldenström publizierte WEINREICH 1955.

Die sog. chronische *Kälteagglutinin-Krankheit* zählt ebenfalls zu den obligaten paraproteinämischen Hämoblastosen; sie wird als besondere Variante der Makroglobulinämie Waldenström angesehen. Skelettveränderungen sind hier jedoch nicht bekannt.

Schließlich beschrieb FRANKLIN (1963) eine weitere obligate paraproteinämische Hämoblastose, bei der das Paraprotein lediglich aus zwei schweren Ketten vom Gammakettentyp besteht, weshalb diese Erkrankung auch als „schwere Kettenkrankheit" bezeichnet wird. Sie muß als Gegenstück zur sog. Bence-Jones-Paraproteinämie angesehen werden, welche sich bekanntlich nur aus zwei leichten Ketten zusammensetzt. Die klinische Symptomatologie weist Analogien sowohl zum Plasmozytom als auch zur Makroglobulinämie Waldenström auf; Skelettveränderungen sind auch bei dieser Schwerkettenkrankheit nicht beschrieben.

Literatur

Bach, G. L.: Knochenveränderungen bei Paraproteinämien. In Mathies, H.: Knochenerkrankungen. Banaschewski, München-Gräfelfing 1974 (S. 129)

Klima, R., H. Rettenbacher-Daubner, H. Rieder: Myelomähnliche Paraproteinämie bei Osteomyelosklerose. Wien. Z. inn. Med. 43 (1962) 189

Vermess, M., K. D. Pearson, A. B. Einstein, J. L. Fahey: Osseous manifestations of Waldenström's macroglobulinemia. Radiology 102 (1972) 497

Weinreich, J.: Die diagnostische und klinische Abgrenzung von Makroglobulinämie (Waldenström) und Purpura hyperglobulinaemica (Waldenström). Münch. med. Wschr. 97 (1955) 1488

Osteoarthropathien bei angeborenen Blutgerinnungsstörungen (Koagulopathien)

M. Reiser

Pathogenese und Epidemiologie

Die Arthropathie bei Blutgerinnungsstörungen beruht auf rezidivierenden intraartikulären Blutungen infolge eines Gerinnungsdefektes, aus denen sich eine chronisch progrediente Gelenkschädigung entwickeln kann. Die Wahrscheinlichkeit des Auftretens sowie die Geschwindigkeit und das Ausmaß der Gelenkschädigung korrelieren mit der Schwere des Gerinnungsdefektes. Bei der Hämophilie A ist die Aktivität des Faktors VIII und bei der Hämophilie B die des Faktors IX vermindert. Die Hämophilien A und B werden X-chromosomal rezessiv vererbt, so daß Frauen als Konduktorinnen fungieren, während die Hälfte der männlichen Nachkommen erkrankt. Die Hämophilie C beruht auf einem Mangel des Faktors XI und wird autosomal dominant vererbt. Die Hämophilien A und B umfassen etwa 90% der erblichen Koagulopathien, wobei nach einer Sammelstatistik von PETTERSON u. GILBERT (1985) 78–87% auf die Hämophilie A und 13–22% auf die Hämophilie B entfallen.

Die Prävalenz wird mit 3,3–10 pro 10 000 Einwohner angegeben. In verschiedenen Ländern sind erhebliche Unterschiede zu registrieren. Während der letzten Jahre und Jahrzehnte ist eine Zunahme der Gesamtzahl der Hämophiliepatienten zu verzeichnen; zudem hat die Lebenserwartung der Patienten durch die moderne Substitutionstherapie erheblich zugenommen.

Beim Gesunden sind die Gerinnungsfaktoren mit einer Aktivität von 50–150% nachweisbar. Nach der Höhe der Restaktivität wird der Schweregrad der Hämophilie unterteilt:
1. Schwere Hämophilie mit einer Faktoraktivität von 0–1%. Es kommt zu Spontanblutungen.
2. Intermediäre Hämophilie mit einer Faktoraktivität von 1–5%. Nach Traumen sind vermehrte Blutungen zu beobachten.
3. Leichte Hämophilie mit einer Faktoraktivität von 5–25%. Bei Operationen treten vermehrt Blutungen auf.

Bei Werten über 30% sind keine klinischen Symptome anzutreffen. Der Faktor-XI-Mangel verursacht meist nur leichte klinische Befunde. Sein Nachweis ist vor allem vor Operationen bedeutsam (MOHR u. Mitarb. 1982, MARX u. SCHRAMM 1984, PETTERSON u. GILBERT 1985).

Häufigste Blutungslokalisation sind die Gelenke, während Weichteilblutungen und Blutungen in den Urogenital- und Gastrointestinaltrakt wesentlich seltener auftreten. Spontane Blutungen im Zentralnervensystem stellen eine gefährliche und lebensbedrohliche Komplikation dar (DIHLMANN 1974, ARNOLD u. HILGARTNER 1977, BENZ 1980, MARX u. SCHRAMM 1984, PETTERSON u. GILBERT 1985).

Die Prognose der Hämophilie wurde durch die Entwicklung von Nachweismethoden für die Gerinnungsfaktoren einerseits und die Herstellung von Faktorenkonzentraten andererseits entscheidend beeinflußt. Durch die moderne Substitutionstherapie können Blutungsereignisse zwar nicht ausgeschlossen, aber das Auftreten chronischer Gelenkschäden vermieden oder wesentlich verlangsamt werden (BARTHELS u. GERSTEL 1975, LANCOURT u. Mitarb. 1977, HARRIS u. STUART 1979, HASIBA u. Mitarb. 1980, ARONSTAM u. Mitarb. 1980, LUSHER u. Mitarb. 1980, 1983, BENZ 1982, SPIVACK u. AVIOLI 1983).

Der Gefahr der Übertragung von Virusinfektionen, insbesondere der Hepatitis B und der erworbenen Immunschwächekrankheit „AIDS", kann heute durch eine gewissenhafte serologische Untersuchung des Spenderblutes begegnet werden.

Hämophile Arthropathie

Akute Gelenkblutung

Ausgangspunkt für die Entstehung der hämophilen Arthropathie ist die akute Gelenkblutung, die im Gefolge eines Makro- oder Mikrotraumas auftritt. Bei der schweren Hämophilie erleidet beinahe jeder Patient in den ersten beiden Lebensjahrzehnten eine Gelenkblutung. Die Gelenkblutung geht von den Blutgefäßen der Synovialmembran aus (RODNAN u. Mitarb. 1958, SWANTON 1959, RESNICK 1985).

Nach der ersten Gelenkblutung besteht zwar grundsätzlich die Möglichkeit einer vollständigen Heilung. Meist bleibt jedoch, auch bei adäquater Substitutionstherapie, eine erhöhte Neigung zu erneuten Gelenkblutungen. Diese beruht auf einer villösen Hyperplasie der Synovialmembran, die mit einer stark vermehrten Vaskularisation einhergeht. Mit der Häufigkeit von Rezidivblutungen wächst die Wahrscheinlichkeit irreversibler Gelenkschäden (SOKOLOFF 1975, STEIN u. DUTHIE 1981, MARX u. SCHRAMM 1984, RESNICK 1985).

Für die Schädigung des Gelenkknorpels werden chemische und enzymatische Ursachen verantwortlich gemacht. So konnte durch In-vitro-Versuche gezeigt werden, daß in Gegenwart von

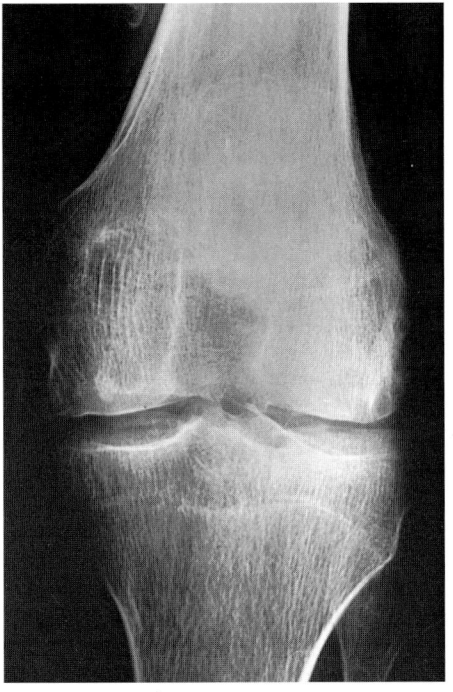
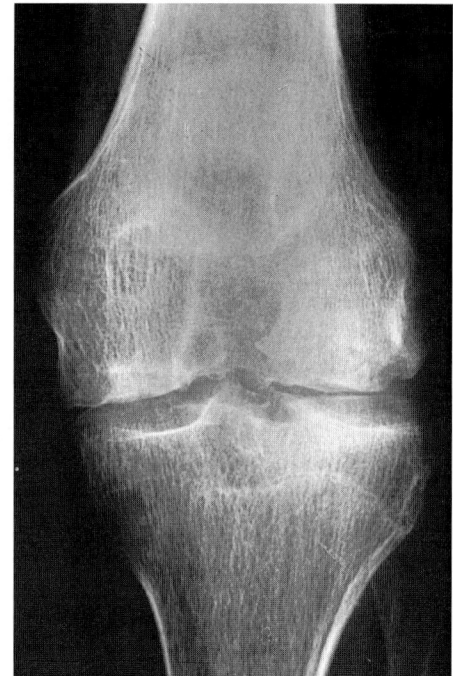
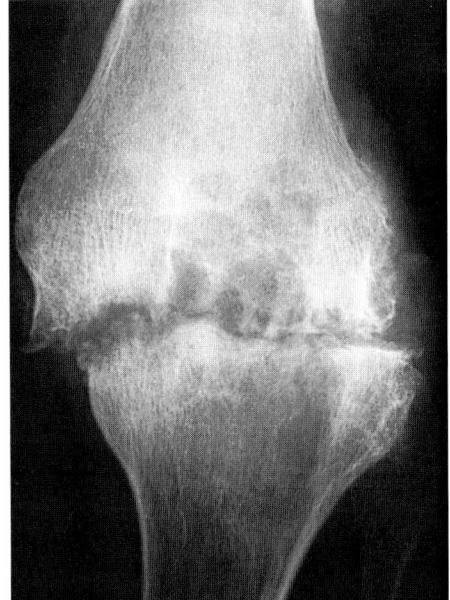

Abb. 1a–c Hämophilie A mit rezidivierenden Blutungen in das linke Kniegelenk. Zunehmende Gelenkschädigung
a 29. Lebensjahr: beginnende Arthropathie mit periartikulärer Osteoporose und leichter Verschmälerung des Kniegelenkspaltes, geringe Konturunregelmäßigkeiten der Gelenkflächen im lateralen Anteil des Kniegelenks
b 31. Lebensjahr: Progredienz der Gelenkschädigung. Zunehmende Verschmälerung des Gelenkspaltes mit irregulären Gelenkflächen und subchondralen Zystenbildungen. Subchondrale Sklerose
c 33. Lebensjahr: Fortgeschrittene Arthropathie mit Subluxation des Gelenks. Der Gelenkspalt ist beinahe vollständig aufgehoben. Ausgeprägte Erodierung der Gelenkflächen, Sklerosierung und Zystenbildung. Reaktive Osteophyten

Hämoglobin die Proteoglykansynthese und das Wachstum von Knorpelzellen stark gehemmt werden. Für die In-vivo-Situation kann dies bedeuten, daß es zu einer Reduktion des Proteoglykangehaltes im Knorpel kommt. Proteolytische Enzyme aus den Synovialzellen und Leukozyten tragen vermutlich ebenfalls zur Schädigung des Gelenkknorpels bei (MAINARDI u. Mitarb. 1978, STEIN u. DUTHIE 1981, MOHR u. Mitarb. 1982).
Radiologisch zeigen die knöchernen Strukturen bei der akuten Gelenkblutung keine Veränderungen. Durch die Ansammlung von Blut in der Gelenkhöhle und die Verdickung von Synovialmembran und Gelenkkapsel sind in Abhängigkeit von der Gelenkanatomie Zeichen der intraartikulären Volumenzunahme wie eine Erweiterung des Gelenkspaltes und eine Verlagerung der angrenzenden Muskel-, Faszien- und Fettebenen erkennbar.

Daneben fällt manchmal eine Verdichtung der Weichteile in der Umgebung des Gelenks auf, die nur teilweise auf eine Einlagerung von Hämosiderin zurückzuführen ist (ZIMBLER u. Mitarb. 1976, DUTHIE u. STEIN 1977, RUFFATO u. Mitarb. 1979; RESNICK 1985).
Als Folge der Hyperämie entwickelt sich eine Osteoporose, die durch eine schmerzbedingte Immobilisation noch verstärkt wird (DE PALMA u. COTLER 1956, JENSEN u. PUTMAN 1977, RESNICK 1985). Am wachsenden Skelett kommt es gleich-

Osteopathien – Osteoarthropathien

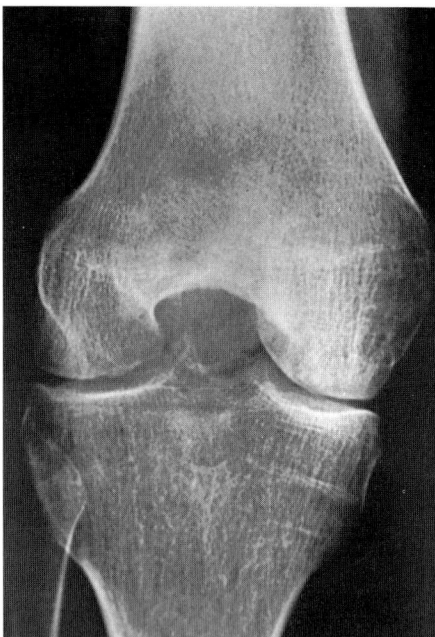

Abb. 2 Hämophilie A mit Arthropathie des Kniegelenks. Erweiterung des Interkondylenraumes durch Wachstums- und Entwicklungsstörung. Verschmälerung des Gelenkspaltes und unregelmäßige Gelenkflächen. Ausziehung der Interkondylenlöcher

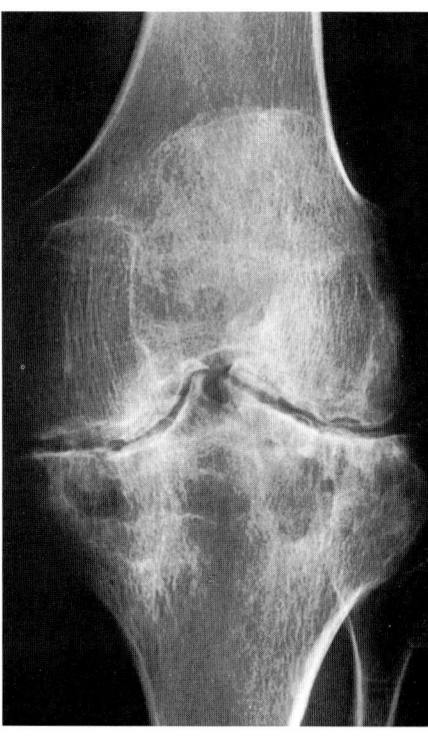

Abb. 3 43jähriger Patient mit schwerer Hämophilie A. Fortgeschrittene Arthropathie des linken Kniegelenks. Hochgradige Verschmälerung des Gelenkspaltes mit osteophytären Ausziehungen der Gelenkränder und der Interkondylenhöcker (Sekundärarthrose). Irreguläre Gelenkkonturen und große subchondrale Zysten, insbesondere im Tibiakopf

falls infolge der entzündlichen Hyperämie zu einem beschleunigten Wachstum und einem frühzeitigem Auftreten der Epiphysenkerne. Es kann aber auch ein vorzeitiger Schluß der Wachstumsfuge auftreten, so daß sowohl ein vermehrtes als auch ein vermindertes Längenwachstum resultieren kann. Häufig sind transversale Wachstumslinien, sog. „Harris-lines" zu beobachten, die auf einen temporären Wachstumsstillstand zurückzuführen sind. Dieser Befund ist jedoch nicht spezifisch für das Blutergelenk (HIPP 1965, ZIMBLER u. Mitarb. 1976, BENZ 1980), sondern kommt beispielsweise nach konsumierenden Krankheiten im Wachstumsalter vor.

Chronische Arthropathie

Mit zunehmender Häufigkeit der Gelenkblutungen nimmt die Wahrscheinlichkeit des Übergangs in die chronische Arthropathie zu, ohne daß eine enge Korrelation zu der Anzahl der Gelenkblutungen besteht. Es kommt zu einer zunehmenden Verschmälerung des Gelenkspaltes und zu einer unregelmäßigen Begrenzung des subchondralen Knochens (Abb. 1 u. 2). Erosionen der Gelenkfläche und subchondrale Pseudozysten können zu Knocheneinbrüchen führen. Dadurch kann die Kongruenz der Gelenkkörper verloren gehen, so daß sie gegeneinander verlagert und abgewinkelt sein können (CAMBOUROGLOU u. Mitarb. 1976, BENZ 1978, 1980, PETTERSON u. GILBERT 1985).

Auch in fortgeschrittenen Fällen fällt eine vergleichsweise geringe Osteophytenbildung auf. Sehr häufig finden sich dagegen subchondrale und paraartikuläre Pseudozysten, die multipel auftreten können und bevorzugt an den statisch belasteten Gelenkabschnitten lokalisiert sind (Abb. 3–6). Diese Pseudozysten stehen regelmäßig mit dem Gelenkkavum in Verbindung, auch wenn diese Kommunikation radiologisch nicht immer nachweisbar ist (STOKER u. MURRAY 1974, ARONSTAM u. Mitarb. 1976, BENZ 1980). In seltenen Fällen entwickelt sich, vor allem am Knie- und am Sprunggelenk, eine knöcherne Ankylose.

Die Kernspintomographie (MRI) gestattet nach den bisher vorliegenden Befunden (PETTERSON u. GILBERT 1985) weitergehendere Aussagen über das Ausmaß der Gelenkzerstörung als die konventionelle Röntgendiagnostik. Die Knorpeldestruktion ist früher zu erfassen. Darüber hinaus ist es möglich, Schäden der Menisken und Bänder direkt und nichtinvasiv darzustellen und Hämarthros, Erguß und hypertrophische Synovialmembran aufgrund eines typischen Signalverhaltens zu differenzieren.

Stadieneinteilungen

Das Ausmaß der Gelenkschädigung kann auch bei gleichem Schweregrad des Faktorenmangels er-

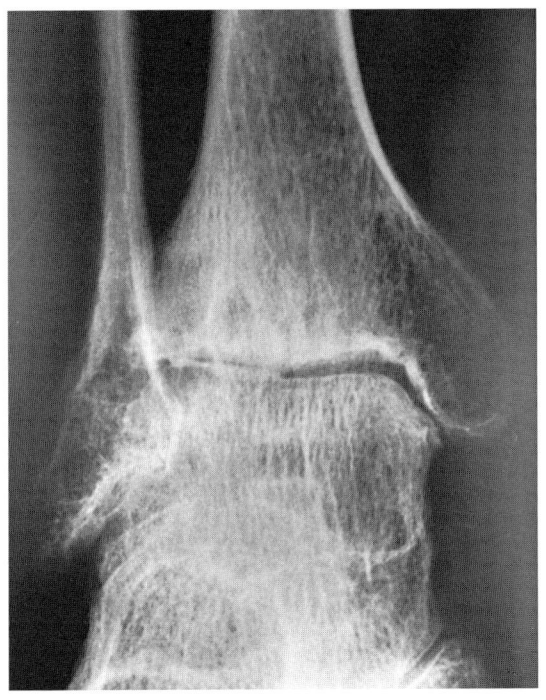
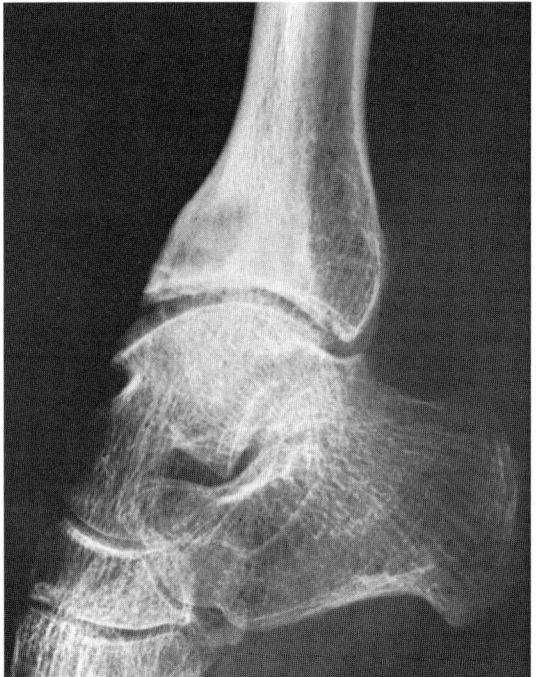

a
b

Abb. 4a u. b 37jähriger Patient mit hämophiler Arthropathie des rechten Sprunggelenks. Ausgeprägte asymmetrische Verschmälerung des Gelenkspaltes mit irregulärer Gelenkfläche, subchondraler Sklerosierung und Zystenbildung, insbesondere in der Tibiametaphyse. Formstörung der artikulierenden Knochen

heblich differieren. Um den Wert verschiedener Behandlungsverfahren vergleichen und das Ausmaß der Gelenkschädigung verbindlich definieren zu können, ist eine aussagekräftige Klassifikation wichtig. Es wurden schon frühzeitig Klassifikationsschemata vorgeschlagen, die zunehmend verfeinert wurden. Auf klinische Befunde stützt sich die Einteilung nach KÖNIG (1892): 1. akute Gelenkblutung, 2. Panarthritis und 3. Deformierung bzw. Kontraktur. Diese Klassifikation wurde von anderen Autoren unter Einbeziehung der radiologischen Befunde weiterentwickelt (FREUND 1925, FONIO 1938, BERG u. HERZOG 1942, DE PALMA u. COTLER 1956). Die von ARNOLD u. HILGARTNER (1977) vorgeschlagene Stadieneinteilung unterscheidet reversible und irreversible Veränderungen und berücksichtigt vor allem die Indikation zur operativen Behandlung.

Auf einem detaillierten Scoresystem, das anamnestische, klinische und radiologische Befunde einschließt, beruht die Klassifikation des Orthopedic Advisory Comitee of the World Federation of Hemophilia (1981). In diesen Gelenkscore gehen die folgenden radiologischen Kriterien ein: Osteoporose, Verbreiterung der Epiphysen, Unregelmäßigkeit der Gelenkflächen, Gelenkspaltverschmäle-

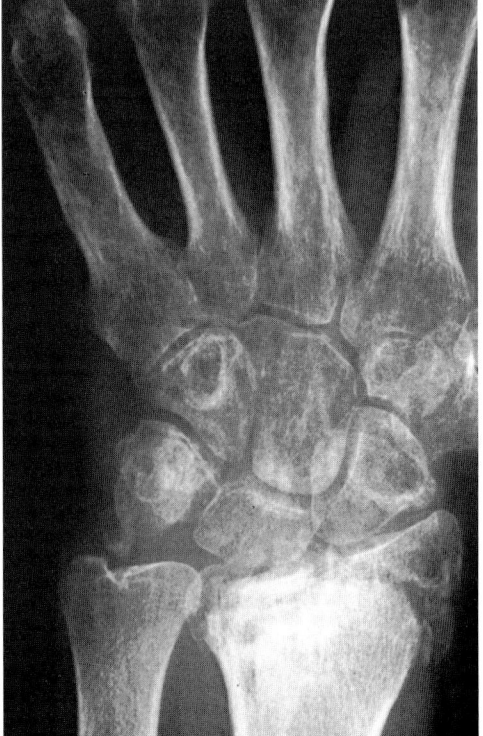

Abb. 5 40jähriger Patient mit hämophiler Arthropathie der Hand. Entkalkung der Handwurzelknochen mit multiplen Zysten. Gelenkspaltverschmälerung und Sklerosierung des Radiokarpalgelenks

Osteopathien – Osteoarthropathien

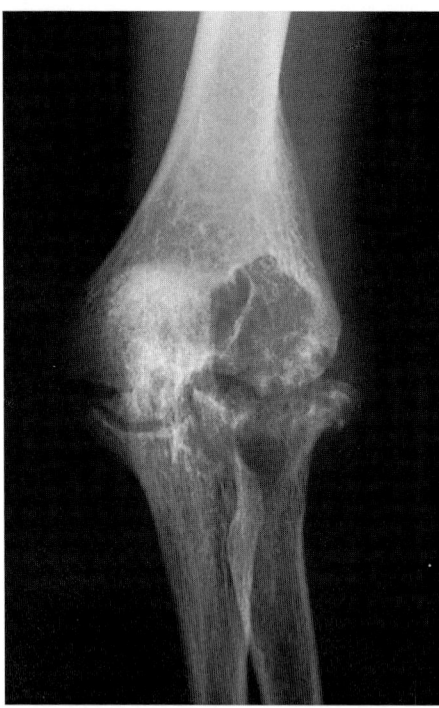

Abb. 6 37jähriger Patient mit hämophiler Arthropathie des Ellenbogengelenks. Unregelmäßige Gelenkfläche und Gelenkspaltverschmälerung. Verbreiterung und Deformierung der gelenknahen Knochenabschnitte. Ausgedehnte Zystenbildung insbesondere im distalen Humerus

rung, subchondrale Pseudozysten, Erosion der Gelenkränder, Inkongruenz der Gelenkflächen und Gelenkdeformierung.

Hämophile Pseudotumoren

Hämophile Pseudotumoren sind in etwa 10% der Fälle von schwerer Hämophilie zu beobachten (GRAUTHOFF u. Mitarb. 1978, HOFFMANN u. Mitarb. 1982). Trotz der Behandlung mit Faktorenkonzentraten ist eine zunehmende Häufigkeit zu verzeichnen, die auf eine höhere Lebenserwartung der Patienten zurückzuführen ist. Bervorzugt sind Femur, Becken, Tibia und die kleinen Knochen der Hand.

Hämophile Pseudotumoren können beträchtliche Ausmaße annehmen (BRANT u. JORDAN 1972). Sie entstehen aus intraossären oder subperiostalen Hämatomen oder aus Weichteilblutungen. Histologisch handelt es sich um zystische Hohlräume, die verflüssigtes oder geronnenes Blut enthalten. Radiologisch sind trabekuläre und periostale Knochenneubildungen zu beobachten. Das Nebeneinander von destruktiven und reparativen Veränderungen verursacht polyzystische, tumorartige Auftreibungen und zentrale oder exzentrische Destruktionen (Abb. 7) (BÜCHELER u. KLAMMER 1975, KLAMMER u. Mitarb. 1975, HOFMANN u. Mitarb.).

Die radiologischen Veränderungen der hämophilen Pseudotumoren können malignen Knochentumoren ähneln. Die typische klinische Anamnese gestattet jedoch meist eine klare Zuordnung. Als Komplikationen werden Spontanfrakturen und Pseudarthrosen beobachtet (GRAUTHOFF u. Mitarb. 1978).

Mit Hilfe der Computertomographie können die Lage und die Ausdehnung der Pseudotumoren sowie ihre Beziehung zu den Gefäß-Nerven-Bündeln exakt bestimmt werden. Die kapselartige Wandung der Pseudotumoren wird als hyperdense Verdichtungslinie dargestellt.

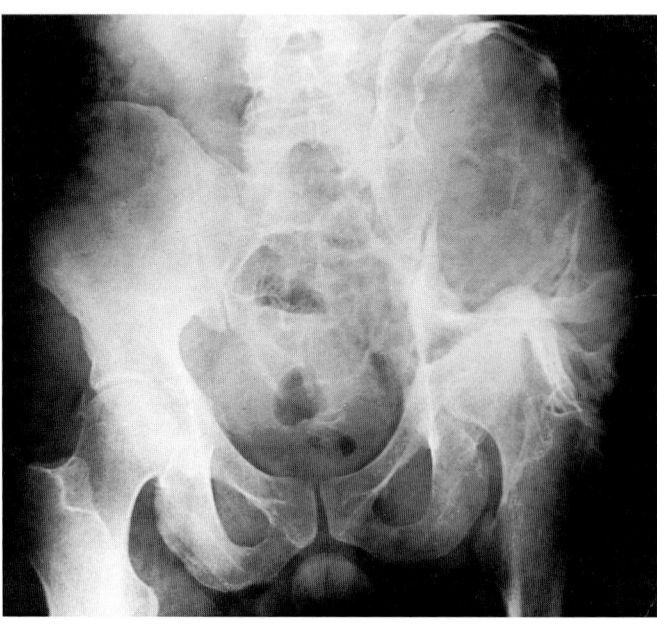

Abb. 7 Hämophiler Pseudotumor des linken Darmbeines mit ausgedehnter Destruktion der gesamten Beckenschaufel und des linken Sakroiliakalgelenks. Kraniale Luxation des linken Femurkopfes infolge einer Destruktion des Azetabulums. Ausgedehnte, randständige, periostale Knochenneubildungen und Septierungen des Pseudotumors

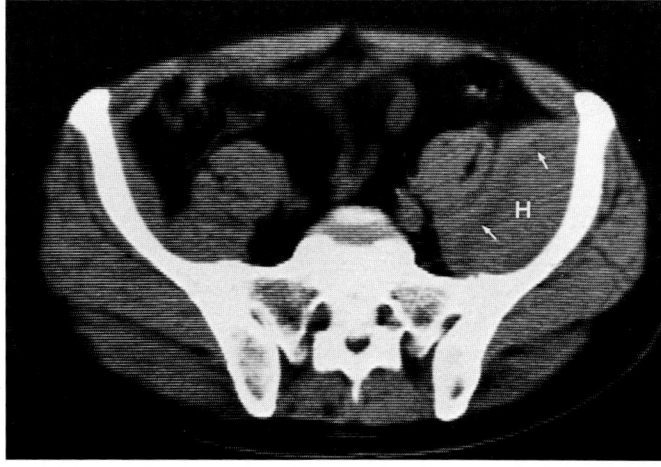

Abb. 8 Blutung in den M. iliacus links, der eine Volumenzunahme gegenüber dem rechten M. iliacus aufweist. Das Zentrum des Blutungsherdes (H) ist mit der Muskulatur isodens. Abgrenzung gegenüber dem M. iliacus durch einen hypodensen Randsaum (Pfeile). Solche Befunde treten auch bei (überdosierter) Antikoagulantientherapie auf. Entsprechendes gilt für Gelenkblutungen. Die Krankheits- und Therapieanamnese ermöglichen die ätiologische Einordnung und adäquate Behandlung

Muskelhämatome

Muskelhämatome stellen nach der Gelenkblutung die zweithäufigste Blutungslokalisation dar (DUTHIE 1972). Traumatische Einwirkungen und intramuskuläre Injektionen sind häufig die auslösende Ursache. Daneben können aber auch spontane Muskelblutungen auftreten. Während kleine Hämatome meist komplikationslos resorbiert werden, können bei größeren Hämatomen Pseudotumoren und Vernarbungen resultieren, die zu bleibenden Kontrakturen führen. Eine Drucksteigerung in den Faszienkompartements kann eine ischämische Myopathie mit nachfolgenden Muskelkontrakturen nach sich ziehen.

Blutungen in den M. iliopsoas führen nicht selten zu einer Schädigung des N. femoralis, während bei Blutungen in die Unterarmmuskulatur eine Schädigung des N. ulnaris oder des N. medianus droht. Das Hämatom des M. gastrocnemius geht wegen Fehlens einer straffen Faszienumhüllung nur selten mit einer Nervenschädigung einher (GOODFELLOW u. Mitarb. 1967, LANCOURT u. Mitarb. 1977).

Hämatome des M. iliopsoas verursachen auf der Abdomenübersichtsaufnahme eine Verbreiterung und unscharfe Begrenzung des Psoasschattens. Im Ausscheidungsurogramm ist eine Verlagerung der Ureteren und der Blase erkennbar. Die Computertomographie ist heute als Untersuchung der Wahl für den Nachweis von Muskelhämatomen anzusehen (LACKNER u. Mitarb. 1978, SHIRKODA u. Mitarb. 1982). Aus den Dichtewerten kann auf das Alter der Blutung geschlossen werden. Während die akute Blutung durch hohe Dichtewerte gekennzeichnet ist, kommt es im weiteren Verlauf zu einer Abnahme der Dichtewerte, so daß das Hämatom zunächst mit der Muskulatur isodens wird und schließlich hypodense Werte erreicht (Abb. 8). Die älteren Blutungsherde sind häufig von einer Kapsel umgeben, so daß sie klar von der Muskulatur abgrenzbar sind. Die Computertomographie hat ihre Bedeutung nicht nur beim Nachweis der Muskelblutung, sondern hat sich auch als sehr wertvoll für die Kontrolle der Substitutionsbehandlung erwiesen.

Obwohl die Computertomographie ein genaueres morphologisches Bild über die Muskelhämatome vermittelt, können die therapeutisch relevanten Befunde meist auch durch die Sonographie erhoben werden (McVERRY u. Mitarb. 1977). Die akute Blutung zeigt sonographisch eine Verbreiterung und vermehrte Rundung des betroffenen Muskels, wobei zwischen Hämatom und Muskel häufig keine nachweisbaren Impedanzunterschiede bestehen (KUMARI u. Mitarb. 1979, WALLIS u. Mitarb. 1981). Häufig ist jedoch die gefiederte Struktur des Muskels betont (ASPELIN u. Mitarb. 1984). Zirkumskripte Blutungsherde erscheinen zunächst echofrei mit Schallverstärkung. Im weiteren Verlauf imponiert ein komplexes Echomuster, und mit zunehmender Verflüssigung ist wieder ein echofreies Bild zu beobachten (WICHS u. Mitarb. 1978, CONTE u. Mitarb. 1982, HEIM u. Mitarb. 1982).

Im Kernspintomogramm sind ältere Blutungen sowohl im T_1- als auch im T_2-betonten Bild mit hoher Signalintensität von der Muskulatur abzugrenzen (SWENSEN u. Mitarb. 1985) (Abb. 9). Gegenüber der Computertomographie und dem Ultraschall ist der kontrastreiche, direkte Nachweis des Hämatoms auch im Falle einer diffusen Einblutung bemerkenswert. Akute Blutungen zeigen im T_1-gewichteten Bild eine niedrige Signalintensität, so daß eine Abgrenzung von der Muskulatur unmöglich sein kann.

Häufigkeitsverteilung

Die erste Gelenkblutung tritt bei dem Hämophiliepatienten meist im Alter von 2–4 Jahren auf. In einem Gelenk, in das es bereits einmal eingeblutet

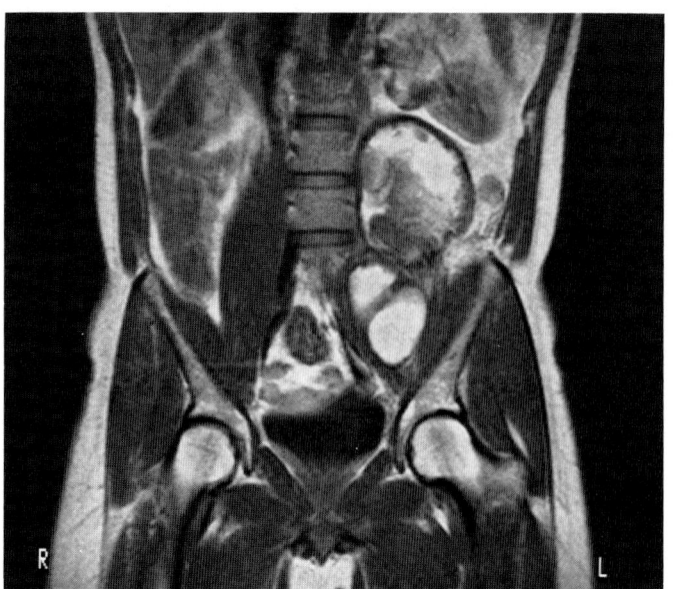

Abb. 9 32-jähriger Patient mit Hämophilie A. Älteres Hämatom im Bereich des Musculus iliopsoas links. Hohe Signalintensität der Blutungsherde. T1-gewichtete Spin-Echo-Sequenz (TR = 550 msec, TE = 30 msec)

hatte, entwickelt sich leichter ein erneuter Hämarthros. Mit zunehmendem Alter werden meist weitere Gelenke zusätzlich betroffen. Nach dem 25. Lebensjahr nimmt die Blutungshäufigkeit jedoch ab.

Verantwortlich für den unterschiedlichen Befall verschiedener Gelenke sind die biomechanische Belastung und die anatomische Exponiertheit für traumatische Einwirkungen. Der Vergleich der Häufigkeitsangaben verschiedener Autoren (HOLSTEIN 1960, AHLBERG u. Mitarb. 1965, HONIG u. Mitarb. 1969, BARTHELS u. GERSTEL 1975, HOSKINSON u. DUTHIE 1978, HELSKE u. Mitarb. 1982) zeigt übereinstimmend, daß das Knie- und das Ellenbogengelenk am häufigsten von der hämophilen Arthropathie betroffen sind. Es folgen das Sprunggelenk und die Gelenke des Fußes, während Hüft-, Schulter- und Handwurzelgelenke und die Finger- und Zehengelenke seltener betroffen sind.

Die Einführung der Substitutionstherapie hat die Häufigkeit der Gelenkschäden insgesamt nicht wesentlich beeinflußt. Der Schweregrad der Gelenkschäden ist jedoch erheblich geringer geworden, so daß HELSKE u. Mitarb. (1982) bei ihren Patienten bis zum 19. Lebensjahr keine schweren arthropathischen Veränderungen feststellen konnten.

Meist ist bei der Hämophilie ein polyartikulärer Befall nachzuweisen, wobei eine Beteiligung der Knie- und Ellenbogengelenke sowie der Sprunggelenke, ggf. mit Befall der jeweils kontralateralen Seite, im Vordergrund steht (FONIO u. BÜHLER 1952, BARTHELS u. GERSTEL 1975). Ein monoartikulärer Befall ist dagegen selten und meist nur im frühen Kindesalter zu beobachten.

Spezielle Lokalisationen

Kniegelenk

Das Kniegelenk ist mit Abstand der häufigste Manifestationsort der hämophilen Arthropathie (BARTHELS u. GERSTEL 1975, HELSKE u. Mitarb. 1982). Beim frischen Hämarthros ist infolge der intraartikulären Volumenzunahme eine Erweiterung des Gelenkspaltes im Röntgenbild nachweisbar, namentlich ist die Patella von der Trochlea femoris abgehoben (DIHLMANN 1974). Die Blutansammlung in der Bursa suprapatellaris tritt als Verdichtung und Vorwölbung in Erscheinung. Mit dem Fortschreiten der Arthropathie entwickeln sich als chronischer Befund in über 70% eine Erweiterung und eine Vertiefung der Fossa intercondylaris (vgl. Abb. 2) (MIDDLEMISS 1960, KRANES-MAYER u. KAUFMANN 1967, GOMAR-SANCHO 1980). Die Interkondylenhöcker erscheinen unscharf und aufgelockert, und in ihrer Umgebung kommen zystische Aufhellungen zur Darstellung, die häufig einen sklerotischen Randsaum aufweisen (RESNICK 1985). Nach wiederholten Gelenkblutungen erscheinen die artikulären Weichteile infolge einer Hyperplasie und einer Fibrose der Synovialmembran und der Ablagerung von Hämosiderin verdichtet und verbreitert.

Infolge der Hyperämie entwickelt sich am kindlichen Blutergelenk in etwa 30% eine Kastenform der Patella, die jedoch nicht als spezifisch anzusehen ist, sondern auch bei der juvenilen (rheumatoiden) Arthritis zu beobachten ist. Der Quotient aus Längs- und Querdurchmesser der Patella beträgt bei der Hämophilie häufiger mehr als 2, während bei der juvenilen (rheumatoiden) Arthritis meist ein Quotient unter 1,75 gefunden wird (CHLOSTA u.

Mitarb. 1975). Die Wachstumsbeschleunigung der Epiphysen, die gleichfalls auf eine Hyperämie zurückzuführen ist, führt zu einer Verbreiterung der Epiphysen. Die zunehmende Osteoporose geht mit einer strähnigen Rarefizierung der Trabekelzeichnung einher. Mit der zunehmenden Schädigung des Gelenkknorpels entwickeln sich Erosionen und Irregularitäten der Gelenkflächen, zu denen sich schließlich die Zeichen der (Sekundär-) Arthrose mit subchondraler Sklerosierung und Ausziehungen an der Knorpel-Knochen-Grenze gesellen (s. Abb. **1, 3** u. **10**).

Im fortgeschrittenen Stadium der hämophilen Arthropathie des Kniegelenks ist ein Einbruch der Gelenkflächen mit konsekutiver Fehlstellung zu beobachten, wobei häufig eine posteriore Subluxation der Tibia festzustellen ist (JOHNSON u. Mitarb. 1954). Durch fixierte Kontrakturen und in selteneren Fällen knöcherne Ankylosen kann die Beweglichkeit des Gelenks völlig aufgehoben sein (RESNICK 1985).

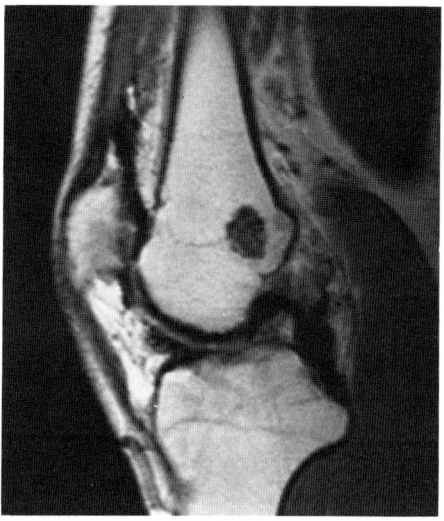

Abb. **10** Hämophile Arthropathie des Kniegelenks mit Knorpeldestruktionen und subchondralen Konturunregelmäßigkeiten. Rechteck-Patella. Hämophiler Pseudotumor im distalen Femur, der mit inhomogener, niedriger Signalintensität zur Darstellung kommt. T1-gewichtete Spin-Echo-Sequenz

Ellenbogengelenk

Der Hämarthros des Ellenbogengelenks ist mit Hilfe des „Fettpolsterzeichens" auf den seitlichen Übersichtsaufnahmen nachweisbar. Das vordere Fettpolster, das ventral der Fossa coronoidea als tropfenförmige, etwa 0,5 cm breite Aufhellungszone zur Darstellung kommt und eine Fettschicht repräsentiert, die zwischen Synovialmembran und fibröser Kapsel lokalisiert ist, wird bei Vorliegen einer intraartikulären Volumenzunahme vom Humerus abgehoben. Das hintere Fettpolster ist normalerweise nicht erkennbar und wird durch den Hämarthros nach dorsal verlagert und dadurch sichtbar (DIHLMANN 1975). Der Wachstumsreiz durch die Hyperämie führt zu einem vorzeitigem Auftreten der Knochenkerne und zu einer Vergrößerung des Radiusköpfchens und der Epikondylen des Humerus. Entsprechend sind die Incisurae semilunaris und radialis der Ulna erweitert. Die Fossa olecrani ist vertieft und kann zu einem Defekt im Sinne eines Foramen olecrani fortschreiten (PERRY 1978). Sehr häufig entwickeln sich im Ellenbogenbereich subchondrale Pseudozysten (vgl. Abb. **6**). Mit dem Fortschreiten der Erkrankung und zunehmender Schädigung des Gelenkknorpels entstehen ausgeprägte arthrotische Gelenkveränderungen (SCHREIBER 1975) sowie Deformierungen des Gelenks, das häufig eine Valgusstellung einnimmt (BOARDMAN u. ENGLISH 1979). In etwa 50% der Fälle ist eine Ankylose zu beobachten. Durch eine Unterbrechung der Blutversorgung kann es zur aseptischen Nekrose des Radiusköpfchens kommen (DIHLMANN 1974).

Sprunggelenk und Fuß

Auch das Sprunggelenk und der Fuß sind relativ häufig von der hämophilen Arthropathie betroffen. Wie bei anderen Gelenken sind eine Verbreiterung der Epiphysen, eine paraartikuläre Osteoporose, eine Gelenkspaltverschmälerung mit subchondraler Sklerose und zentralen sowie marginalen Erosionen zu beobachten (vgl. Abb. **4**) (ZIMBLER u. Mitarb. 1976). Der Sinus tarsi ist häufig erweitert. An Talus, Kalkaneus und Kuboid sind zystische Formationen und Osteonekrosen zu beobachten (FONIO u. BÜHLER 1952, CHEN 1965). Auch ein vollständiges Zusammensintern des Taluskörpers ist beschrieben worden (AHLBERG u. Mitarb. 1965). In fortgeschrittenen Fällen ist nicht selten eine Valgusdeformität des Fußes zu beobachten.

Hüftgelenk

Das Hüftgelenk ist durch die umgebende Muskulatur gut geschützt, so daß es vergleichsweise selten von Gelenkblutungen betroffen ist. Die resultierenden Veränderungen sind abhängig vom Zeitpunkt der Gelenkblutung. Vor der Pubertät entstehen Veränderungen, die radiologisch dem Bild des Morbus Perthes ähneln (EICHLER 1960, GRAUTHOFF u. Mitarb. 1978). Als Ursache der Hüftkopfnekrose wird eine Thrombose der Hüftkopfgefäße infolge des Hämarthros angesehen (TRUETA 1963). Wie beim klassischen Morbus Perthes ist eine Nekrose der gesamten Hüftkopfepiphyse zu beobachten, jedoch finden sich bei der Hämophilie seltener gleichzeitig Veränderungen der Metaphyse.

Daneben kann es auch zum Bild der Hüftgelenkdysplasie mit Abflachung der Hüftgelenkpfanne kommen (WINSTON 1952). Tritt die Gelenkblutung erst nach der Pubertät ein, so entwickeln sich eher degenerative Gelenkveränderungen, wobei in fortgeschrittenen Stadien auch eine (sekundäre) Protrusio acetabuli beobachtet werden kann (SCHREIBER 1975, TEITELBAUM 1977).

Schultergelenk

Die weite Kapsel des Schultergelenks erlaubt bei ausgedehntem Hämarthros eine auffallende Distensionssubluxation. Die degenerativen Gelenkveränderungen manifestieren sich in Gestalt von Gelenkspaltverschmälerung und subchondralen Pseudozystenbildungen (LAYANI u. Mitarb. 1959). Osteophyten sind vor allem am Unterrand von Humeruskopf und Fossa glenoidalis zu erkennen. Im Gegensatz zu statisch belasteten Gelenken ist nur selten ein subchondraler Knocheneinbruch zu beobachten. Während an anderen Gelenken meist eine Wachstumsbeschleunigung auftritt, findet man am Schultergelenk häufig einen unterentwickelten Humeruskopf (FONIO u. BÜHLER 1952, EICHLER 1966). Im Bereich des Tuberculum majus ist häufig eine ausgeprägte Osteoporose zu beobachten. Auch in den gelenknahen Abschnitten von Skapula und Klavikula kann eine ausgeprägte Knochenatrophie auftreten.

Handwurzelregion

Die Handwurzelregion wird nur selten von der hämophilen Arthropathie betroffen. Auch ohne klinische Zeichen einer Gelenkblutung kann eine ausgeprägte Osteoporose nachweisbar sein (WEBB u. DIXON 1960). Neben Zysten und Gelenkspaltverschmälerungen wurden Arrosionen der Radiusgelenkfläche beschrieben (vgl. Abb. 5) (FONIO u. BÜHLER 1952, LAYANI u. Mitarb. 1960). Wachstumsstörungen können sich in einer radioulnaren Subluxation oder in einer Verschmelzung von Handwurzelknochen manifestieren.

Hände und Füße

Während schwerwiegende Veränderungen in diesem Bereich selten beobachtet werden (LEWIS u. SAMPSON 1972, HEIM u. Mitarb. 1982) konnten PAVLOV u. Mitarb. (1979) geringgradige Veränderungen an den kleinen Gelenken der Hand und des Fußes feststellen, wobei die Metakarpophalangealgelenke bevorzugt waren. Gelenkspaltverschmälerungen sowie Abflachungen und Unregelmäßigkeiten der Gelenkflächen waren die häufigsten Befunde. Daneben können auch subchondrale Zysten und eine knöcherne Ankylose beobachtet werden.

Herrn Prof. Dr. W. MOHR, Abt. Pathologie der Universität Ulm, danke ich für die freundliche Beratung.

Literatur

Ahlberg, A., K. M. Nilsson, G. C. H. Bauer: Use of antihemophilic factor (Plasma fraction 1–0) during correction of knee joint deformities in haemophilia A. Report of three cases including one osteotomy. J. Bone Jt Surg. 47-A (1965) 323–322

Arnold, W. D., M. W. Hilgartner: Hemophilic arthropathy. J. Bone Jt Surg. 59-A (1977) 287–305

Aronstam, A., M. Wassef, D. P. Choudhury, P. M. Turk, D. S. McSellan: Double-blind controlled trial of three dosage regimens in treatment of hemarthroses in hemophilia A. Lancet 1980/I, 169–171

Aronstam, A., P. G. Arblaster, S. G. Rainsford, P. Turk, M. R. Alderson, D. E. Hall, P. J. Kirk: Prophylaxis in hemophilia: a double-blind controlled trial. Brit. J. Haemat. 33 (1976) 81–90

Aspelin, P., H. Petterson, S. Sjurgjonson, I. M. Nilsson: Ultrasonographic examination of muscle hematomas in hemophiliacs. Acta radiol. 25 (1984) 513–516

Barthels, M., J. Gerstel: Verlauf hämophiler Gelenkblutungen bei ambulanter Substitutionstherapie. Dtsch. med. Wschr. 100 (1975) 1523–1529

Benz, H.-J.: Die Restitution des Blutergelenkes. Z. Orthop. 116 (1978) 905–909

Benz, H.-J.: Die Entwicklung der Epiphysen und Knochenkerne bei der hämophilen Arthropathie des Ellenbogens. Fortschr. Röntgenstr. 133 (1980) 305–311

Benz, H.-J.: Zur Klassifizierung der hämophilen Arthropathie. Z. Orthop. 118 (1980) 219–224

Benz, H.-J.: Zur Therapie des hämophilen Hämarthros. Z. Orthop. 120 (1982) 667–672

Berg, G., M. Herzog: Fortschr. Röntgenstr. 65 (1942) 126–139

Boardman, K. P., P. English: Fractures and dislocations in hemophilia. Clin. Orthop. 148 (1980) 221–231

Brant, E. E., H. H. Jordan: Radiologic aspects of hemophilic pseudotumors in bone. Amer. J. Roentgenol. 115 (1972) 525–539

Bücheler, E., H. H. I. Klammer: Ossäre hämophile Pseudotumoren. Fortschr. Röntgenstr. 120 (1974) 468–473

Cambouroglou, G., B. Papathauassion, C. Koutoulidis, J. Bossinakon, T. Mandalaki: Hemophilic arthropathie surveyed with whole-body gammacamera scintigraphy. Acta orthop. scand. 47 (1976) 607–612

Chen, Y. F.: Bilateral hemophilic pseudotumor of the calcaneus and cuboid treated by irradiation. Case report. J. Bone Jt Surg. 47-A (1965) 517–521

Chlosta, E. M., L. R. Kuhns, J. F. Holt: The "patellar ratio" in hemophilia and juvenile rheumatoid arthritis. Radiology 116 (1975) 137–138

Conte, G., F. Avelar, J. Pizzuto, A. Aviles, R. Ambriz y Armando Sinco: Ultrasonographia en el diagnostico del hematoma retroperitoneal en el paciente hemofilico. Rev. med Chile 110 (1982) 255–262

De Palma, A. F., J. H. Cotler: Hemophilic arthropathy. Arch. Surg. 72 (1956) 247–250

Dihlmann, W.: Das Blutergelenk – die Osteoarthropathie bei angeborenen Blutgerinnungsstörungen. Fortbild.-Kurse Rheumatol. 3 (1974) 62–74

Duthie, R. B., H. Stein: Ultrastructural changes in microprobe analysis of hemophilic joint tissues. J. Bone Jt Surg. 59-B (1977) 118

Duthie, R. B., J. M. Matthews, C. R. Rizza, W. M. Steel: The Management of Musculoskeletal Problems in the Hemophilias. Blackwell, Oxford 1972

Eichler, J.: Tumorähnliche Knochenveränderungen bei Hämophilie. Fortschr. Röntgenstr. 104 (1966) 103–107

Favre-Gilly, J.: Expérience de cinq ans de centre Emile Remigny de Montain (Jura) pour jeunes garçons hémophiles. Hemostase 4 (1968) 321

Fonio, A.: Arch. klin. Chir. 191 (1938) 172

Fonio, A., W. Bühler: Die röntgenologische Darstellung des Blutergelenkes an Hand von 136 Gelenkaufnahmen der Fonio'schen Sammlung. Radiol. clin. 1952 (1952) 316–331

Freund, E.: Die Gelenkerkrankung der Bluter. Virchows Arch. path. Anat 256 (1925) 158–188

Gomar-Sancho, F: Experimental model of haemophilic arthropathy with high pressure hemarthrosis. Int. Orthop. 4 (1980) 57–62

Grauthoff, H., P. Hofmann, K. Lackner, H. H. Brackmann: Hämophiler Pseudotumor und Iliacushämatom: radiologische und klinische Befunde. Fortschr. Röntgenstr. 129 (1978) 614–620

Harris, R. I., J. Stuart: Low dose factor VIII in adults with hemophilic arthropathy. Lancet 1979/1, 93–94

Hasiba, U., P. E. Scranton, J. H. Lewis, J. A. Spero: Efficacy and safety of ibuprofen for hemophilic arthropathy. Arch. intern. Med. 140 (1980) 1583–1585

Heim, H., H. Horoszowski, U. Martiniwitz, U. Seligsohn, J. Engel: Hemophiliac hands – a three year follow-up study. Hand 14 (1982) 333–336

Helske, T., E. Ikkala, G. Myllylä, H. R. Nevanlinna, V. Rasi: Joint involvement in patients with severe hemophilia A in 1957–59 and 1978–79. Brit. J. Haemat. 51 (1982) 643–647

Hipp, E.: Epiphysäre Wachstumsstörungen. In Lange, M.: Lehrbuch der Orthopädie und Traumatologie, Bd. II. Lange, M. 1965 (S. 31–39)

Hofmann, P., S. Döhring, G. Schumpe, K. Lackner, H. H. Brackmann: Hämophile Pseudotumoren. Z. Orthop. 120 (1982) 125–133

Holstein, J.: Die Gelenkveränderungen bei Hämophilie im Röntgenbild. Übersicht über 30 Fälle. Dtsch. Gesundh.-Wes. 15 (1960) 2470–2476

Honig, G. R., E. N. Forman, C. A. Johnson, R. A. Seeler, C. F. Abildgaard, I. Schulman: Administration of single doses of a AHF (factor VIII) concentrate in the treatment of hemophilic hemarthroses. Pediatrics 43 (1969) 26–33

Hoskinson, J., R. B. Duthie: Management of musculoskeletal problems in the hemophilias. Orthop. Clin. N. Amer. 9 (1978) 455–480

Jensen, P. S., C. E. Putmann: Chondrocalcinosis and hemophilia. Clin. Radiol. 28 (1977) 401–405

Johnson, L. C.: Joint remodeling as the basis of osteoarthritis. J. Amer. vet. med. Ass. 141 (1962) 1237–1241

Klammer, L., H.-G. Straaten, R. Albersmeyer, H. H. Brackmann, E. Bücheler, B. Helpap: Pseudotumor des Daumens bei Hämophilie. Chir. Prax. 19 (1975) 663–671

König, F.: Die Gelenkerkrankungen bei Blutern mit besonderer Berücksichtigung der Diagnose. Samml. klin. Vortr. Chir. 11 (1892) 233–242

Kranes-Mayer, B., H.-J. Kaufmann: Frühe Gelenkveränderungen bei Hämophilie. Schweiz. med. Wschr. 97 (1967) 284–287

Kumari, S., J. Fulco, G. Karagalein, R. Lipton: Gray scale ultrasound: evaluation of iliopsoas hematomas in hemophiliacs. Amer. J. Roentgenol. 133 (1979) 103–106

Lackner, K., P. Hofmann, H. Grauthoff, G. Brecht, P. Thurn: Computertomographischer Nachweis von Muskelhämatomen bei Hämophilie. Fortschr. Röntgenstr. 129 (1978) 298–302

Lancourt, J.-E., M. S. Gilbert, M. A. Posner: Management of bleeding and associated complications of hemophilia in the hand and forearm. J. Bone Jt Surg. 59-A (1977) 451–459

Layani, F., M. J. Pelisson, J. Paquet: Arthropathies hémophiliques. Rev. Rhum. 26 (1959) 463–471

Layani, F., J. Vera May, J. Paquet, M. J. Pellisson: Les ostéoarthropathies hémophiliques. Sem. Hôp. Paris 34 (1960) 3435–3449

Lewis, J. E., W. Sampson: PTC deficiency with phalangeal and interphalangeal (arthritic) changes. Calif. Med. 116 (1972) 81–85

Lusher, J. M., S. S. Shapiro, J. E. Palascak, A. V. Rao, P. H. Levine, P. M. Blatt: Efficacy of prothrombin-complex concentrates in hemophilias with antibodies to factor VIII. New Engl. J. Med. 303 (1980) 421–425

Lusher, J. M., P. M. Blatt, J. A. Penner, L. M. Aledort, P. H. Levine, G. C. White, A. I. Warrier, D. A. Whitehurst: Autoplex versus proplex: a controlled doubleblind study of effectiveness in acute hemarthroses in hemophiliacs with inhibitors to factor VIII. Blood 62 (1983) 1135–1138

McVerry, B. A., J. Voke, F. R. Vicary, K. M. Dormandy: Ultrasonography in the management of hemophilia. Lancet 1977/I, 872–874

Mainardie, C. L., P. H. Levine, Z. Werb, E. D. Harris jr.: Proliferative synovitis in hemophilia. Biochemical and morphologic observations. Arthr. and Rheum. 21 (1978) 137–144

Marx, R., W. Schramm: Arthropathien infolge wiederholter Gelenkblutungen bei hereditären Koagulopathien bzw. Minus-Hämostaseopathien. In Schwiegk, H.: Handbuch der inneren Medizin, Bd. VI: Rheumatologie B. Springer, Berlin 1984 (s. 28)

Middlemiss, J. H.: Haemophilia and christmas disease. Clin. Radiol. 11 (1960) 40–50

Mohr, W., C. J. Kirkpatrick, G. Köhler: Arthropathie bei Hämophilie. Acta rheumatol. 7 (1982) 1979–183

Pavlov, H., A. B. Goldman, W. D. Arnold: Hemophilic arthropathy in the joints of the hands and feet. Brit. J. Radiol. 52 (1979) 173–180

Perry, G.: Widening of the radial notch of the ulna: a new articular change in hemophilia. Clin. Radiol. 29 (1978) 61–62

Petersen, O. H.: Das Blutergelenk und seine Beziehungen zu den deformierenden Gelenkerkrankungen. Arch. klin. Chir. 126 (1923) 456–472

Petterson, H., M. S. Gilbert: Diagnostic Imaging in Hemophilia Musculo-sceletal and Other Hemorrhagic Complications. Springer, Berlin 1985

Petterson, H., A. Ahlberg, I. M. Nilsson: A radiologic classification of hemophilic arthropathy. Clin. Orthop. 149 (1980) 153–159

Resnick, D.: Bleeding disorders. In Resnick, D., G. Niwayama: Diagnosis of Bone and Joint Disorders, vol. II. Saunders, Philadelphia 1985 (pp. 2017–2040)

Rodnan, G. P., T. D. Brower, H. R. Hellstrom, P. Cictisheim, J. H. Lewis: Post mortem examinations of an elderly severe hemophiliac with observations on the pathologic findings in hemophilic joint disease. Arthr. and Rheum. 2 (1958) 152–161

Ruffato, C., G. Pedoja, A. Traldi: Xeroradiographic study of hemophilic arthropathy. Diagn. Imaging 48 (1979) 103–112

Schreiber, R. R.: Musculo-sceletal system – radiologic findings. In Brinkhous, K. M., H. C. Hemker: Handbook of Hemophilia, part 1. Excerpta medica, Amsterdam 1975 (pp. 333–370)

Shirkoda, A., M. A. Mauro, E. V. Staab, P. M. Blatt: Soft tissue hemorrhage in hemophiliac patients. Computed tomography and ultrasound study. Radiology 147 (1982) 811–814

Sokoloff, L.: Biochemical and physiological aspects of degenerative joint disease with special reference to hemophilic arthropathy. Ann. N.Y. Acad. Sci. 240 (1975) 285–290

Spivack, A. R., L. V. Avioli: Orthopedic and medical treatment of patients with hemophilia. Arch. intern. Med. 143 (1983) 1431–1433

Stein, H., R. B. Duthie: The pathogenesis of chronic hemophilic arthropathy. J. Bone Jt Surg. 63-B (1981) 601–609

Stoker, D. J., R. O. Murray: Skeletal changes in hemophilia and other bleeding disorders. Semin. acta haemat. 41 (1974) 193–205

Swanton, M. C.: Hemophilic arthropathy in dogs. Lab. Invest. 6 (1959) 1269–1277

Swensen, S. J., P. L. Keller, T. H. Bergquist, R. A. McLeod, D. H. Stephens: Magnetic resonance imaging of hemorrhage. Amer. J. Roentgenol. 145 (1985) 921–928

Teitelbaum, S.: Radiologic evaluation of the hemophilic hip. Mt Sinai J. Med. 44 (1977) 400–401

Trueta, J.: The orthopaedic management of haemophilia. Proc. roy. Soc. Med. 55 (1962) 1058–1059

Wallis, J., G. von Keik, K. Schimpf, P. Zeltsch: Ultrasound diagnosis of muscle hematoms in hemophiliac patients. Fortschr. Röntgenstr. 134 (1981) 153–156

Webb, J. B., A. S. J. Dixon: Haemophilia and haemophilic arthropathy. An historical review and a clinical study of 42 cases. Amer. rheum. Dis. 19 (1960) 143–157

Wicks, J. D., T. M. Silver, R. L. Bree: Gray scale features of hematomas: an ultrasonic spectrum. Amer. J. Roentgenol. 131 (1978) 977–980

Winston, M. E.: Haemophilic arthropathy of the hip. J. Bone Jt Surg. 47-A (1952) 1203–1210

Zimbler, S., B. McVerry, P. Levine: Hemophilic arthropathy of the foot and ankle. Orthop. Clin. N. Amer. 7 (1976) 985–997

Osteopathien bei Erkrankungen des retikulohistiozytären Systems

J. Freyschmidt

Erkrankungen des retikulohistiozytären Systems sind eine sehr inhomogene und bunte Krankheitsgruppe. Im Vordergrund dieser Erkrankungen (bis auf die Mastozytose) steht jedoch eine mehr oder weniger bekannte und gesicherte Stoffwechselstörung, die offensichtlich zu einer reaktiven Makrophagenwucherung (Histiozyten, Monozyten) als Antwort auf eine Speicherung intermediärer Stoffwechselprodukte führt. Die Makrophagenwucherung kann grundsätzlich in allen Organen oder Organsystemen des retikulohistiozytären Zellsystems auftreten. Sie konzentriert sich bei den einzelnen hier zur Diskussion stehenden Erkrankungen jedoch vor allem auf die Leber und die Milz, auf die Lymphknoten und die Haut sowie insbesondere auf das Knochenmark. Im letzteren verdrängt das proliferierende retikulohistiozytäre Gewebe das normale blutbildende Markgewebe, führt zu einem direkten (enzymatischen, z. B. durch Heparin oder Prostaglandine) oder indirekten osteoklastären und/oder osteozytären Knochenabbau und löst schließlich eine reaktive Knochenneubildung aus.

Röntgenologisch sind somit bei den einzelnen Erkrankungen jeweils unterschiedlich ausgeprägte Zeichen einer Entkalkung (Osteopenie), Osteolyse und Osteosklerose zu erwarten. In diesem Kapitel sollen nur diejenigen Erkrankungen besprochen werden, welche zu röntgenologisch erkennbaren Skelettveränderungen führen oder führen können. Dazu gehören:

1. Lipidspeicherkrankheiten
   – Morbus Gaucher
   – Niemann-Pick-Erkrankung
   – Morbus Fabry
2. Glykogenspeicherkrankheiten
3. Histiozytose X
   – eosinophiles Knochengranulom
   – Morbus Abt-Letterer-Siwe
   – Morbus Hand-Schüller-Christian
   – Lipoidgranulomatose Erdheim-Chester
4. Mastozytose

Die bei den **Lipidspeicherkrankheiten** (Lipidthesaurismosen) aufgrund eines angeborenen Enzymdefektes nicht oder nur mangelhaft metabolisierten Lipide entstammen Zellmembranbestandteilen (Erythrozyten, Leukozyten). Zur Speicherung dieser Stoffe sind langlebige Zellen (Makrophagen, aber auch Zellen des Nervensystems) prädestiniert. Von der Systematik her gehören die Niemann-Pick-Erkrankung und der Morbus Fabry zu den

Sphingolipidosen. Alle *Sphingolipide* enthalten Sphingosin, einen komplexen Aminoalkohol, und eine langkettige Fettsäure. Eine solche molekulare Kombination wird als Zeramid bezeichnet; sie bildet das Grundgerüst dieser Substanzen. *Zerebroside* entsprechen Zeramid, das β-glykosidisch an einen Zucker gebunden ist. *Myelin* hat reichlich Galaktozerebroside, wobei der Fettsäureanteil verschieden sein kann: Kerasin (Lignozerinsäure), Phrenosin (Zerebronsäure) usw. *Sphingomyeline* gehören zu den Phospholipiden – Verbindungen zwischen Zeramid und Phosphocholin.

Bei der **Histiozytose X** kommt es vor allem beim Morbus Hand-Schüller-Christian zu einer Cholesterinspeicherung, die Ausdruck eines durch neoplastische Transformationen erworbenen Defektes des zellulären Cholesterinstoffwechsels sein könnte. Unklar ist, ob dabei eine Störung der Bildung von Lipoproteinrezeptoren an der Zelloberfläche, Enzymdefekte und/oder andere lysosomale Anomalien kausal die entscheidende Rolle spielen. Beim eosinophilen Granulom kann es ebenfalls zur Cholesterinspeicherung kommen, insbesondere bei ausgesprochen xanthomatösen Formen, bei denen eine Intermediärform zwischen dem klassischen eosinophilen Granulom und der Hand-Schüller-Christian-Krankheit angenommen wird. Die Zusammenhänge der Wucherung von Histiozyten bzw. Cholesterinspeicherung und der Anwesenheit von eosinophilen Granulozyten sind unbekannt. Bei der Abt-Letterer-Siwe-Erkrankung findet sich meistens keine Lipidspeicherung, während bei der von uns als Untergruppe der Histiozytose X angesehenen Lipoidgranulomatose Erdheim-Chester wiederum Cholesterin im retikulohistiozytären System abgelagert wird.

Lipidspeicherkrankheiten

Morbus Gaucher

Definition

Der Morbus Gaucher ist eine angeborene autosomal rezessive metabolische Erkrankung, die mit einer Speicherung von Glukozerebrosiden im retikulo-histiozytären System einhergeht und zu klinischen Manifestationen an ZNS, Leber und Milz sowie auch im Skelett führt. Pathogenetisch wird ein Defekt der Glukozerebrosid-β-Glukosidase angenommen. Die typischen Gaucher-Zellen haben einen Durchmesser von 20–80 µm. Sie liegen im retikulohistiozytären System und zeigen eine Glukozerebrosidspeicherung.

Ohne Spezialfärbung lassen sie sich im peripheren Blut nicht nachweisen.

Pathologisch-anatomische Veränderungen

Bei der hier zu besprechenden ossären Form des Morbus Gaucher enthält das rote Mark gelbliche und gelbgraue Areale von Gaucher-Speicherzellen. Durch diese Knochenmarksinfiltration und die damit im Zusammenhang stehende Proliferation des Knochenmarks kommt es zu einem Knochenabbau im Sinne einer Osteopenie. Gleichzeitig werden reparative Knochenanbauprozesse angeregt, wodurch sich die restlichen Knochentrabekel bis hin zu einer dichten Sklerose verstärken. Die Kompakta wird verdünnt und aufgeblättert. Sehr häufig finden sich ischämische Knochennekrosen insbesondere der Femurköpfe. Bei Lungenbeteiligung kann es zu einer interstitiellen Fibrose kommen. Leber und Milz sind immer vergrößert.

Häufigkeit, Alters- und Geschlechtsverteilung

Die Erkrankung ist selten und befällt beim Typ 1 ziemlich gleichmäßig Männer und Frauen, überwiegend Juden, obwohl andere ethnische Gruppen auch von der Erkrankung befallen werden können. Die *akute* infantile Form (Typ 2) führt bald zum Tode und verursacht keine Knochenveränderungen, während die hier zur Diskussion stehende *chronische,* nichtneuronopathische Form (Typ 2) zu etwa 50 bis 60% der Fälle in der 1. Lebensdekade beginnt. Die Patienten können bis zu 70 Jahre alt werden. Röntgenologische Vollbilder finden sich überwiegend in der Zeitspanne von 20–40 Jahren.

Klinik

Das klinische Bild wird durch die erhebliche Milz- und Lebervergrößerung beherrscht. Die Lymphknoten sind nicht oder nur geringfügig vergrößert. Die Patienten leiden unter einer allgemeinen Abgeschlagenheit und Müdigkeit, unter einem Gewichtsverlust und unter uncharakteristischen Abdominalbeschwerden. Bei der seltenen Lungenbeteiligung finden sich Zeichen der Restriktion mit Dyspnoe und trockenem Husten. Die Patienten können anämisch sein und unter thrombozytopenischen Blutungen leiden. Die Haut ist häufig gelblich oder fleckig-braun pigmentiert. Die Skelettsymptomatologie besteht im wesentlichen aus Schmerzen und Bewegungseinschränkung, insbesondere in den Hüft- und Kniegelenken. Knocheninfarkte vermögen das klinische Bild einer Osteomyelitis zu simulieren. Pathologische Frakturen finden sich in etwa 5–10% bei Kindern, seltener bei Erwachsenen. Die Frakturen heilen normal aus.

Laborchemisch kann die saure Phosphatase erhöht sein. Der klinische Beweis der Erkrankung erfolgt durch den Nachweis von Gaucher-Zellen in der Milz oder im Knochenmarkspunktat.

Radiologie

Die Röntgensymptomatologie wird durch eine Mischung von Knochenabbau und -anbau geprägt. Der Knochenabbau kann durchaus auch mottenfraßartige Züge annehmen. Die Sklerose ist zumeist fleckig und irregulär. Bei stärkerem Knochenabbau können sich pathologische Frakturen einstellen, insbesondere im proximalen Femurbereich sowie an den Wirbelkörpern und Rippen. Die Kompakta ist in der Regel irregulär verdünnt, manchmal auch regelrecht destruiert und aufgespleißt bzw. aufgeblättert. Reaktive Knochenneubildungen können aber auch zu einer Kompaktaverdickung führen. Durchdringen die proliferativen Knochenmarksveränderungen die Kompakta nach außen, so kommt es zu periostalen Veränderungen, die solide, aber auch zart und samtartig sein können.

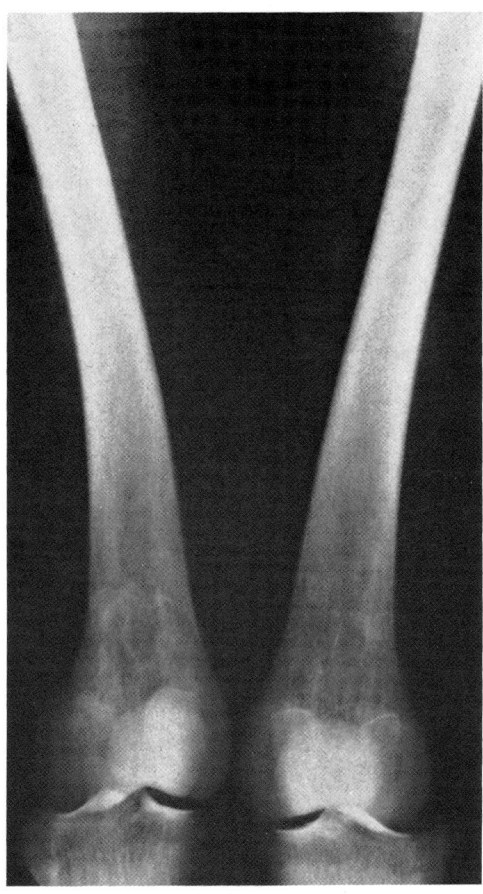

Abb. 1 Morbus Gaucher. Riesige Milz und stark vergrößerte Leber. Im Sternalpunktat Gaucher-Zellen. Die Femora sind im Bereich der distalen Hälfte etwas ausgeweitet und strähnig-porotisch. 35jährige Frau

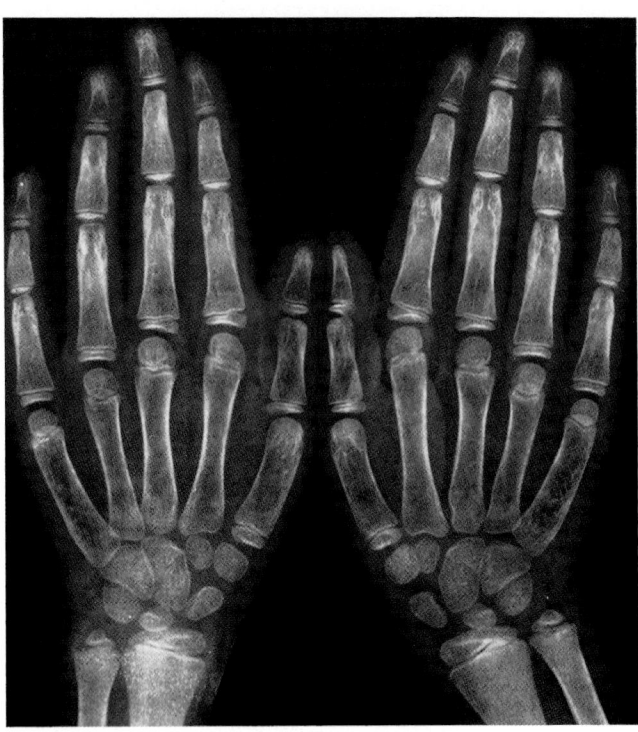

Abb. 2 Fleckige Osteoporose und Markraumaufweitungen mit erheblicher Kompaktaverdünnung bei 10jährigem Mädchen mit Morbus Gaucher (Aufnahme: Prof. *Uehlinger*)

Hauptmanifestationsorte sind – in abfallender Häufigkeit – die Femora (Abb. 1), die Wirbelsäule, Schultern, das Hand- und das Fußskelett (Abb. 2) sowie das Becken. Auch am Kiefer kann sich die Erkrankung manifestieren. Die untere Extremität ist häufiger betroffen als die obere. Radiologische Testregionen sind die Femora, an denen sich neben den beschriebenen strukturellen Veränderungen eine distale metaphysäre Auftreibung im Sinne einer Erlenmeyerkolben-Deformität sowie ischämische Nekrosen der Hüftköpfe finden. An den Wirbeln lassen sich in der Regel eine generalisierte Dichtereduzierung und Höhenminderung mit Ausbildung von Kyphoskoliosen nachweisen (Abb. 3). Gleichzeitig treten aber auch fleckige Sklerosierungen in den Wirbelkörpern auf.

Sogar an den Sakroiliakalgelenken kann es zu Veränderungen mit marginaler Sklerose und radiologischer Gelenkspaltverschmälerung kommen.

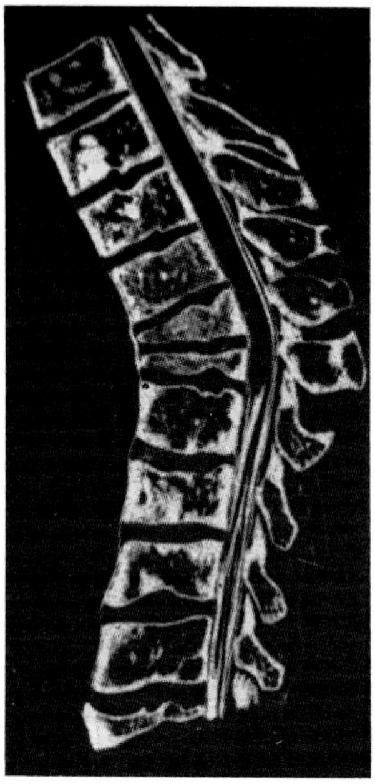

Differentialdiagnose

Verhältnismäßig pathognomonisch für den Morbus Gaucher sind die oben beschriebenen strukturellen Veränderungen und Formabweichungen an den distalen Femora (Erlenmeyerkolben-Deformität). Findet sich außerdem noch eine Hepatosplenomegalie und sind die Patienten Juden, dann ist schon vor dem Nachweis von Gaucher-Zellen im Knochenmarkspunktat die Diagnose mit hoher Wahrscheinlichkeit zu stellen.

Von der röntgenologischen Symptomatik her stellt sich bei der Kombination von Osteolysen, Kompaktaverdünnung und Osteosklerose am häufigsten die Differentialdiagnose eines disseminierten Knochenmarksbefalls, z.B. durch Tumorzellen (Metastasen, malignes Lymphom), aber auch durch primäre hämatologische Erkrankungen wie z.B. die Sichelzellanämie.

Abb. 3 Morbus Gaucher. Befall der Wirbelsäule. Gibbus und Zusammenbruch des 11. und 12. Brustwirbels. Kompression und Zerstörung des 5. Lendenwirbels

Niemann-Pick-Erkrankung

Bei der Niemann-Pick-Erkrankung handelt es sich um eine angeborene Störung im Sphingomyelinstoffwechsel mit einer Speicherung von Phospholipiden (Cholesterin, Sphingolipide) in Histiozyten. Die speichernden Histiozyten treten überwiegend in der Leber und der Milz sowie in Lymphknoten auf, wodurch verschiedene Krankheitserscheinungen ausgelöst werden. Man unterscheidet bei dieser in bis zu 50% Juden befallenden Erkrankung verschiedene Formen, die sich durch eine unterschiedliche Beteiligung des ZNS und einen unterschiedlichen Beginn zentralnervöser Störungen, eine unterschiedliche Ausprägung der Hepatosplenomegalie und im Zeitpunkt des Todes voneinander abgrenzen lassen. Bis auf die Erscheinungsform B mit einer günstigen Prognose quoad vitam sterben nämlich die Patienten mit den übrigen Erscheinungsformen in der Regel bis zum 20. Lebensjahr (mit der Form A schon bis zum 2., mit der Form C im 3.–7. Lebensjahr).

Radiologische Skelettveränderungen werden in vielen Fällen mit Niemann-Pick-Erkrankung beobachtet. Wie bei allen Speicherkrankheiten mit Beteiligung des Knochenmarkes kommt es zu einer Aufweitung der Markräume, zu einer Verdünnung der Kompakta und zu einer Vergrößerung der Spongiosastruktur. Die typische Taillierung der Röhrenknochen fehlt in der Regel; es besteht eine allgemeine Osteopenie. Bei den einzelnen Formen gibt es darüber hinaus besondere röntgenologische Veränderungen, die im einschlägigen pädiatrischen Schrifttum detailliert nachgelesen werden sollten.

Morbus Fabry

Definition

Der Morbus Fabry ist eine X-chromosomale rezessive Lipidspeicherkrankheit mit Ablagerung von Zeramiden in Gefäßen und in Geweben der inneren Organe und der Haut. Die Klinik ist polysymptomatisch; im Vordergrund können dabei Symptome stehen, die einer rheumatischen Erkrankung, vor allem der rheumatoiden Arthritis, sehr ähnlich sind.

Häufigkeit, Alters- und Geschlechtsverteilung

Die systemische Manifestation der Erkrankung ist äußerst selten. Im Schrifttum sind bisher nicht mehr als 20–30 Fälle gut dokumentiert veröffentlicht worden. Entsprechend dem Erbgang werden überwiegend Männer befallen. Die Erkrankung beginnt zumeist schon im Jugendalter.

Pathogenese und pathologisch-anatomische Veränderungen

Die formale Ursache der Erkrankung ist in einem Defizit an Zeramidtrihexosid-α-Galaktosidase zu suchen. Dadurch wird der Abbau bestimmter Glykosphingolipide gestört, und es kommt zu einer ubiquitären intrazellulären Ansammlung von Zeramiden (Zeramidtrihexosid, z.T. auch Zeramiddihexosid). Ablagerungen finden sich vor allem im Endothel und in der glatten Muskulatur der Gefäße, wodurch das Gefäßlumen eingeengt wird und sich Ischämiefolgen in den befallenen Organen einschließlich des Skeletts (ischämische Nekrosen der Femurköpfe oder anderer Knochen) einstellen können. Ablagerungen in den Gefäßen des Gehirns und in der Gehirnsubstanz können zu Hirninfarkten führen. Bei Ablagerungen im Herzen und in den Nieren kann sich eine Kardiomyopathie bzw. eine Niereninsuffizienz entwickeln.

Eine bioptische Untersuchung der Gelenkschleimhaut (SHETH u. BERNHARD 1979) ergab Schaumzellen direkt unter den synovialen Deckzellen und in den Blutgefäßen als Ausdruck von Zeramidablagerungen. Entzündliche Reaktionen der Synovialmembran ließen sich nicht nachweisen. Die Autoren folgern aus dieser Befundkonstellation, daß die klinische Gelenkschmerzsymptomatik bei dem untersuchten 25jährigen Patienten nicht durch eine Synovialitis bedingt sei. Sie glauben vielmehr, daß durch Zeramidablagerungen in den Gefäßen der Nerven neuroischämische Veränderungen ausgelöst werden, die schließlich den Gelenkschmerz bedingen. Die Schmerzsymptomatik ließ sich bei dem Patienten übrigens mit Diphenylhydantoin positiv beeinflussen, ohne daß dadurch der Zeramid-trihexosespiegel gesenkt wurde.

Die Pathogenese enthesiopathischer Veränderungen, insbesondere an den Phalangen der Hände, bleibt beim Morbus Fabry zunächst unklar.

Klinische Symptomatik

Die Vielfalt der klinischen Symptomatik hängt sowohl von der topographischen Verteilung der Zeramideinlagerung als auch von deren Ausmaß ab. An der Haut werden in der Regel *Angiokeratome* (Angiokeratoma corporis diffusum) gefunden, weshalb früher das Krankheitsbild als reine Hauterkrankung angesehen wurde. Gefäßektasien lassen sich auch an den Konjunktiven nachweisen. In schweren Fällen kann es zur Herz- und Niereninsuffizienz und zu zerebrovaskulären Insulten kommen. Die „*Rheumasymptomatik*" besteht aus Fieberattacken, Schmerzen an den Akren und Gelenken sowie in einer Bewegungsbehinderung insbesondere der Fingerendgelenke. Da die Blutsenkungsgeschwindigkeit in der Regel beschleunigt ist, führt die „Rheumasymptomatik" häufig zur Fehldiagnose eines chronischen Gelenkrheumatismus oder auch eines rheumatischen Fiebers – falls die Symptomatik in der Kindheit oder Jugend auftritt.

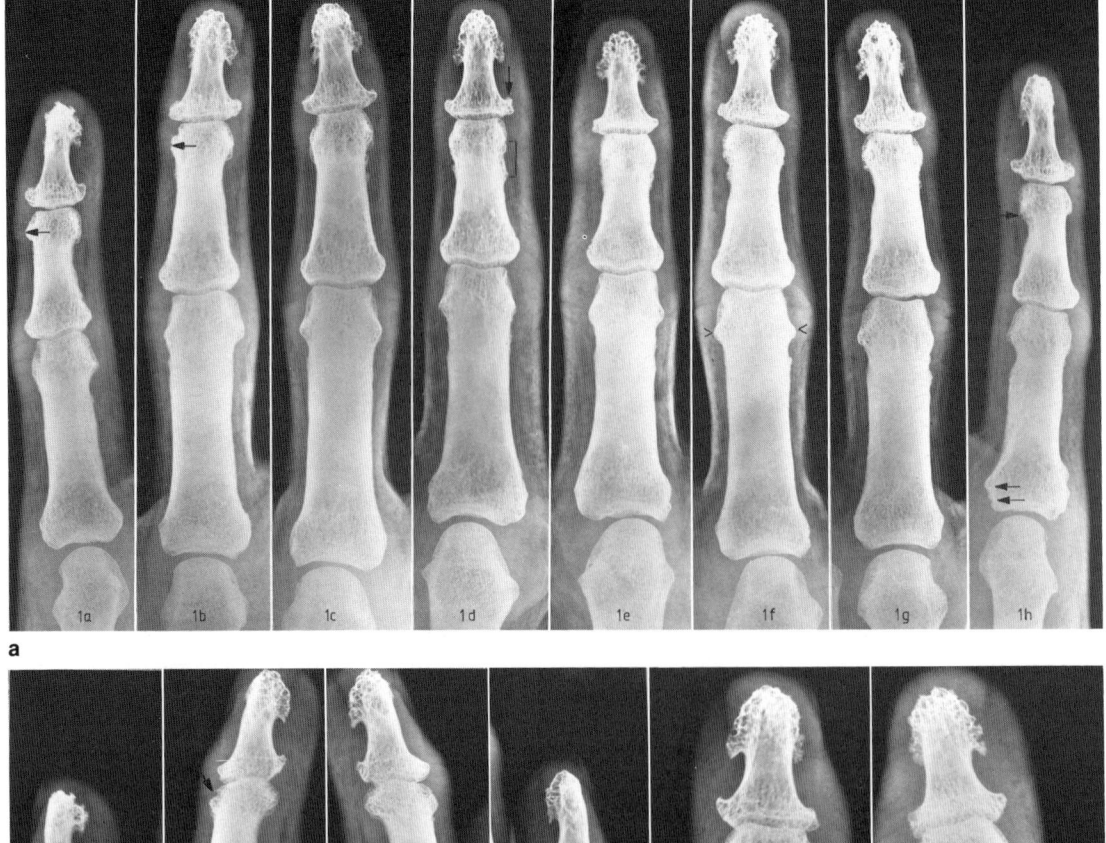

Abb. 4a u. b M. Fabry. Veränderungen am Handskelett (s. Text). In b Schrägprojektionen von a. Die Abbildungen wurden freundlicherweise von Herrn Prof. Dr. E. Fischer, Stuttgart, zur Verfügung gestellt

Neben den oben bereits erwähnten Angiokeratomen enthüllt die klinische Untersuchung häufig den Heberden-Knoten ähnliche Veränderungen an den Fingerendgelenken, die aber im Gegensatz zu den echten Heberden-Knoten eher eine gleichmäßige Verdickung mit dem Maximum über der Mitte des Gelenks erkennen lassen. Mit dieser Verdickung der Endgelenke geht eine Streckhemmung der Finger im Endgelenk einher, und zwar schon im jüngeren und mittleren Erwachsenenalter, ein Befund, der für jüngere Männer ja sehr ungewöhnlich ist. Die Weichteildeckung der Akren kann reduziert sein. Häufig lassen sich auch Uhrglasnägel ohne Trommelschlegelfinger nachweisen. Es werden allerdings in der Literatur gelegentlich auch Trommelschlegelfinger beschrieben (WISE u. Mitarb. 1962, WITSCHEL u. Mitarb. 1968).

Auch akromegale Züge der Patienten, raynaudartige Attacken sowie Durchfälle und Ödeme, insbesondere an den unteren Extremitäten, ohne hypoproteinämische, variköse oder kardiale Ursachen wurden bisher beim Morbus Fabry erwähnt. Falls bei den Patienten in seltenen Fällen die Angiokeratome fehlen, so lassen sich aus der beschriebenen vielfältigen Symptomatik die ganz erheblichen differentialdiagnostischen Schwierigkeiten ableiten.

Radiologie

Über die radiologisch nachweisbaren Veränderungen beim Morbus Fabry gibt es bisher nur wenige Angaben in der Literatur. Wie oben bereits erwähnt, kann es zu ischämischen Knochennekrosen insbesondere der Hüftköpfe (LACROUX 1960, RESNICK 1981), kommen. Auch eine Talusnekrose und ausgedehnte Akroosteolysen einiger Zehen und Metatarsophalangealgelenke (FONE u. Mitarb. 1964, CHEVRANT-BRETON u. Mitarb. 1981) wurden beschrieben. Auf die Problematik der Enthesiopathien beim Morbus Fabry geht FISCHER (1986) ein. In dem von ihm beschriebenen Fall und in anderen Literaturberichten traten außer einer Verbreiterung der Kapselweichteile an den PIP- und MCP-Gelenken sowie einer Reduzierung der Weichteildeckung distal der Tuberositas aller Finger proliferative Knochenveränderungen im Ansatzgebiet von Sehnen, Bändern und Gelenkkapseln auf (Abb. 4). So fanden sich im einzelnen unregelmäßige Knochenanbauten am Rand der Tuberositas phalangis distalis, eine Verbreiterung der Endgliedbasen aller Finger nach beiden Seiten, z.T. mit gezähnelter seitlicher Kontur und distal gerichteten feinen spornartigen Anbauten. Einige Kapselansätze waren breit und höckrig; manche Muskelinsertionen zeigten sich verbreitert und höckrig. FISCHER weist in der Besprechung seiner Befunde ausdrücklich darauf hin, daß die genannten Befunde nicht spezifisch für die Fabry-Erkrankung seien, sondern auch bei anderen Erkrankungen, die mit einer Enthesiopathie einhergehen, auftreten können, beispielsweise bei der Psoriasisarthritis, beim Morbus Reiter, bei der Chondrokalzinose, bei der Alkaptonurie und der Fluorose und schließlich bei der hypertrophischen Osteoarthropathie.

Differentialdiagnose

Der Radiologe sollte an das Vorliegen einer Fabry-Erkrankung denken, wenn bei jüngeren Männern mit uncharakteristischen rheumatischen Symptomen (Schmerzen und leichte Schwellungen an den Fingergelenken, Fieberattacken, Blutkörperchensenkungsbeschleunigung) inspektorisch Angiokeratome, z.B. am Rücken, nachzuweisen sind und sich ungewöhnliche produktive fibroostotische Veränderungen (Enthesiopathien) am Handskelett nachweisen lassen. Da die Rheumafaktoren negativ sind und sich keine echten Entzündungszeichen an den Gelenken finden, wird das differentialdiagnostische Spektrum eingeengt. Schwierig kann vor allem für den Kliniker die Differentialdiagnose werden, falls Symptome durch den Befall innerer Organe, wie z.B. Herzinsuffizienz, Niereninsuffizienz, Durchfälle im Vordergrund stehen und falls die diagnostisch richtungsweisenden Angiokeratome fehlen.

Glykogenspeicherkrankheiten

Bei Glykogenspeicherkrankheiten handelt es sich um angeborene Stoffwechselstörungen, bei denen entweder normales oder abnormales Glykogen exzessiv in inneren Organen abgelagert wird bzw. diese infiltriert. Zur Gruppe mit abnormalem Glykogen gehören die Typen III und IV, zur Gruppe mit normalem Glykogen die Typen I, II, V und VI. Der häufigste ist der Typ I (Glucose-6-Phosphatase, von Gierke-Erkrankung).

Die Typen I, III, IV und VI gehen mit Skelettveränderungen einher. Dazu gehören eine verzögerte Skelettreifung, eine generalisierte Osteoporose mit dünner Kompakta und grober Spongiosastruktur, Markraumaufweitungen vor allem der Metatarsaldiaphysen und der proximalen und mittleren Phalangenschäfte. Die Kombination mit einer asymptomatischen Hyperurikämie oder mit der Gicht ist häufig.

Histiozytose X

Unter dieser von LICHTENSTEIN (1953) geprägten Bezeichnung werden drei histogenetisch ähnliche Krankheitsbilder zusammengefaßt, die sich vom retikulohistiozytären Zellsystem ableiten:
– das eosinophile Knochengranulom
– der Morbus Hand-Schüller-Christian,
– der Morbus Abt-Letterer-Siwe

Nach Ansicht des Autors dieses Kapitels gehört auch die Lipoidgranulomatose Erdheim-Chester zur Gruppe der Histiozytose X.

Während früher eine strenge Trennung der drei Krankheitsbilder in selbständige Entitäten auch von LICHTENSTEIN und JAFFÉ favorisiert wurde, zeigten später Verlaufsbeobachtungen, daß die einzelnen Krankheitsbilder durchaus ineinander übergehen können. Mit dem „X" soll das ungelöste Problem der Ätiologie angesprochen werden. Bei allen drei Erkrankungen lassen sich pathologisch-anatomisch herdförmige Ansammlungen von proliferierenden Histiozyten nachweisen, die von einzelnen mehrkernigen Riesenzellen und unterschiedlich zahlreichen eosinophilen Granulozyten begleitet werden. Die einzelnen Krankheitsbilder haben bestimmte histologische Besonderheiten, die sich z.B. bei der Abt-Letterer-Siweschen Retikulose klinisch im Sinne einer malignen Variante des Kleinkindalters mit rasch letalem Verlauf zu erkennen geben. Bei der Hand-Schüller-Christianschen Krankheit werden zusätzlich Lipide (Cholesterinester) in den Histiozyten gespeichert, wodurch die Histiozyten sich in Schaumzellen umwandeln. Diese Transformation spiegelt neben der Dissemination offensichtlich einen möglichen Übergang zwischen dem eosinophilen Granulom und dem Lipogranulom der Hand-Schüller-Christian-Erkrankung wider. Beide Erkrankungen können schließlich über eine fibröse oder Narbenphase mit Ausbildung eines dichten kollagen- und retikulinfaserigen Netzwerkes ausheilen. Bei allen drei Erkrankungen kann es zu extraossären Manifestationen in der Haut und in den Lungen kommen. Reihenuntersuchungen in der US-amerikanischen Armee führten zur Entdeckung symptomloser, symmetrischer kleinfleckiger Lungenverschattungen und auch diffuser Lungenfibrosen, mit denen eosinophile Granulome sich manifestierten.

Wegen der Unmöglichkeit, zwischen den einzelnen Krankheitsbildern scharfe Grenzen zu ziehen, wird neuerdings eine Unterteilung in eine
- *chronisch fokale Histiozytose*, die lokalisiert oder multizentrisch verläuft, und in eine
- *akut disseminierte Histiozytose*

vorgeschlagen (z. B. BERGHOLZ u. Mitarb. 1979)
Der Autor befürwortet diesen neuen Einteilungsversuch, will im folgenden jedoch aus Gründen der besseren Verständigung die herkömmliche Einteilung beibehalten.

Eosinophiles Knochengranulom
(lokalisierte oder chronische fokale Histiozytose X ohne Hand-Schüller-Christian-Syndrom)

Definition

Das eosinophile Knochengranulom ist eine tumorähnliche osteolytische Wucherung monozytoider Knochenmarks-Retikulumzellen. Der Proliferationsbezirk ist durchsetzt mit zahlreichen eosinophilen Leukozyten, vereinzelten mehrkernigen Riesenzellen, Lymphozyten und Plasmazellen. Das eosinophile Knochengranulom kann sich grundsätzlich an jedem Skelettabschnitt, allerdings extrem selten an den Hand- und Fußknochen, monostotisch, oligoostotisch oder polyostotisch manifestieren. Die Granulome können sich spontan, auf Bestrahlung oder unter Kortikosteroidbehandlung zurückbilden; der Übergang in eine andere Histiozytose-X-Form ist möglich.

Grundsätzlich können sich eosinophile Granulome in jedem Organ, das Zellen des retikulohistiozytären Systems enthält, entwickeln. Sie bleiben aber in der Regel auf ein Organ oder Organsystem beschränkt. In der Minderzahl von Fällen sind mehrere Organsysteme beteiligt, im besonderen Knochenmark, Lymphknoten, Lungen und Haut; dann kommt es zu fließenden Übergängen in andere Formen der Histiozytose X.

Pathologisch-anatomische Veränderungen

Makroskopisch erkennt man Destruktionsherde, die überwiegend die Spongiosa erfassen, aber auch auf die Kompakta übergreifen können. In der Regel wird das Material durch Kürettage gewonnen, und es finden sich dann zahlreiche kleine irreguläre Fragmente aus gräulichem bis pinkfarbenem, manchmal auch bräunlichem Material, durchsetzt von Blutungsherden und „gelblichen" Zonen. Letztere sind insbesondere bei schon länger bestehenden Läsionen Fetteinlagerungen zuzuordnen. Mikroskopisch kann das Bild sehr unterschiedlich sein, je nachdem, in welcher Phase die Läsion bioptisch untersucht wird. Grundsätzlich lassen sich vier Phasen unterscheiden:

1. die *proliferative Phase*, gekennzeichnet durch eine intensive Histiozytenwucherung, die von Plasmazellen, Lymphozyten und eosinophilen Granulozyten durchsetzt ist (Abb. **5**);

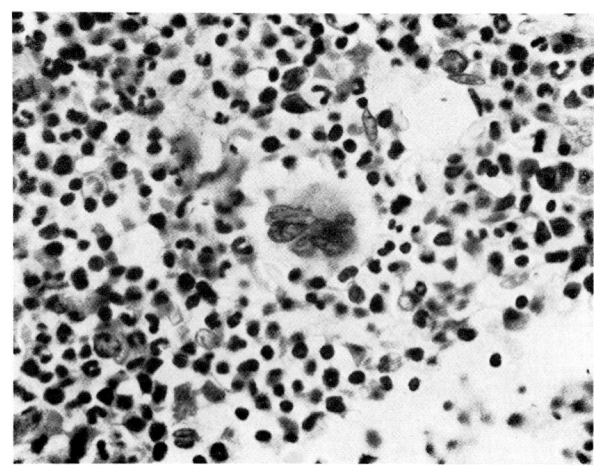

Abb. **5** Eosinophiles Knochengranulom aus dem linken Scheitelbein. Diffuse Durchsetzung der Retikulumzellwucherung mit eosinophilen Leukozyten und vereinzelten Riesenzellen (Vergr. 620fach) (Aufnahme: Prof. *Uehlinger*)

2. die *granulomatöse Phase* mit Gefäßsprossung, starker Anreicherung von stab- und zweikernigen eosinophilen Granulozyten, Auftreten von Riesenzellen, Blutungen und Nekrosen, beginnender Speicherung von Lipiden und Hämosiderin;

3. die *xanthomatöse Phase,* charakterisiert durch eine intensive Lipidspeicherung, Transformation der Histiozyten in Schaumzellen und Rückbildung der Infiltratzellen;

4. die *fibröse* oder *Narbenphase* mit Ausbildung eines dichten kollagen- und retikulinfaserigen Netzwerkes.

Nicht nur aus radiologischer, sondern auch aus histologischer Sicht gehört das eosinophile Knochengranulom zu den tumorähnlichen Läsionen. Das erfordert immer eine besonders sorgfältige Durchmusterung des histologischen Materials und eine kritische Einordnung aller Teiluntersuchungen in eine synoptische Betrachtungsweise, um Verwechslungen mit echten Geschwülsten zu vermeiden. Verwechslungen sind auch mit entzündlichen Knochenprozessen sowohl von der radiologischen als auch von der histologischen Seite möglich.

Häufigkeit, Alters- und Geschlechtsverteilung

Die Zahl der jährlichen Neuerkrankungen wird auf etwa 1 auf 2 Millionen Menschen geschätzt (CHEYNE 1971, Krankengut aus der Region um Bristol). Auf eine ähnliche Zahl kommen wir aufgrund eigener Beobachtungen mit nur 18 Fällen in einem Zeitraum von 12 Jahren in der Stadt Bremen (BERNING u. FREYSCHMIDT 1985). Aufgrund dieser Zahlen müßte man die Histiozytose X bzw. speziell das eosinophile Knochengranulom als eine relativ seltene Knochenerkrankung auffassen. Da die Erkrankung jedoch vielfach asymptomatisch verläuft (in unserem Krankengut wurde der Röntgenbefund bei etwa einem Drittel der Patienten „zufällig" entdeckt!), muß die wahre Inzidenz der Erkrankung wesentlich höher angesetzt werden. Nach Einschätzung des Verfassers ist das eosinophile Knochengranulom wahrscheinlich die häufigste Ursache einer Osteolyse im Kindes- und Schulalter, wenn man vom nichtossifizierenden Knochenfibrom mit nahezu ausschließlicher Lokalisation in der näheren Kniegelenkregion absieht.

Das Prädilektionsalter liegt in der 1.und 2. Lebensdekade und hier überwiegend im Schulalter. In unserem Krankengut lag der Mittelwert bei 6,5 Jahren. Der jüngste Patient war 1,8, der älteste 12,2 Jahre alt. Wir selbst verfügen aber auch wie andere Untersucher über Beobachtungen in der 3., sogar in der 4. und 5. Lebensdekade.

Bezüglich der Geschlechtsverteilung werden in der Literatur unterschiedliche Angaben gemacht. SCHAJOWICZ u. SLULLITEL, ENRIQUEZ u. Mitarb. sowie MCCULLOUGH fanden eine Androtropie mit durchschnittlich 2:1 gegenüber dem weiblichen Geschlecht. Bei anderen Autoren wie CHEYNE, SATORIS u. PARKER sowie BARTHOLDY u. THOMMESEN und im eigenen Krankengut läßt sich nur eine leichte Androtropie erkennen.

Lokalisation

Wie aus der Tab. 1, zusammengestellt aus größeren Statistiken und der Auswertung des eigenen Krankengutes, hervorgeht, ist mit einem Viertel aller Fälle die Schädelkalotte die häufigste Lokalisation. Es folgen Femur und Wirbelsäule sowie

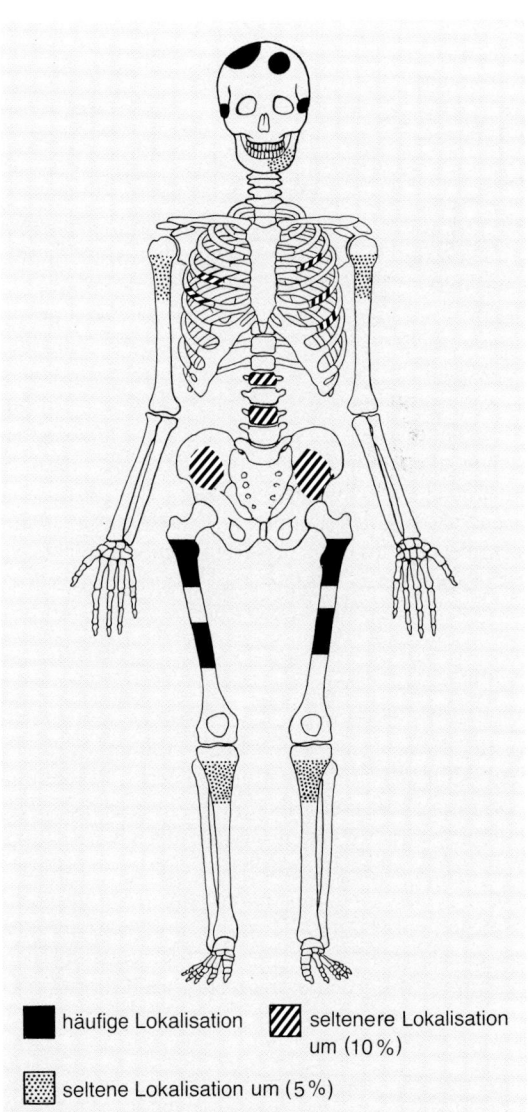

Abb. 6 Zur Lokalisation des eosinophilen Knochengranuloms. Schwarz = häufige Lokalisation, schraffiert = seltenere Lokalisation (um 10%), punktiert = seltene Lokalisation (um 5%)

Tabelle 1 Lokalisation der Läsionen beim eosinophilen Granulom

	Cheyne (1971)	Schajowicz (1973)	McCullough (1980)	Nauert (1983)	Sartoris (1984)	Uehlinger (1981)	Eigene	Quersumme	% von 416
Kalotte	19	20	12	20	19	8	11	109	26
Mandibula	3	7	3	5	4	4	1	27	6
Maxilla	1		1			6		8	2
HWS			2	2	4		1		
BWS	9	5	5	1	14			51	12
LWS			1		2	5			
Klavikula	2	8	1	4	1	2		18	4
Skapula	4	2	7	2			1	16	4
Sternum			2			1		3	<1
Rippe	4	9	6	5	3	6	1	34	8
Humerus	3	4	5	1	2	2	1	18	4
Radius		2					1	3	<1
Ulna					1			1	<1
Becken	3	5	10	7	9	4		38	9
Femur	14	10	15	12	11	3	2	67	16
Tibia	2	3	8	4			1	18	4
Fibula		1	1	1	1			4	<1
Kalkaneus	1							1	<1
insgesamt								416	

Becken und Rippen. Gelegentlich kommen eosinophile Granulome in der Mandibula, im Humerus, in Klavikel, Skapula und Tibia vor (Abb. 6).
Solitäre eosinophile Knochengranulome sind erfahrungsgemäß häufiger als multiple. Die Zahl der multiplen Herde schwankt im Mittel um sieben, kann aber 40 und mehr erreichen. Multiple Granulome können sich im selben, aber auch in verschiedenen Knochen gleichzeitig oder nacheinander entwickeln. Bei multiplen eosinophilen Granulomen ist nur eine Minderzahl der Herde im Röntgenbild erfaßbar. In der Regel finden sich dann neben frischeren Herden auch ältere – erkennbar an einem mehr oder weniger breiten Sklerosesaum.

Klinik

Das kleine eosinophile Knochengranulom macht in der Regel keine klinischen Erscheinungen. Es wird häufig als Zufallsbefund entdeckt. Manchmal entpuppt es sich auch als röntgenologisches Korrelat einer umschriebenen schmerzlosen Schwellung, z. B. an der Schädelkalotte. Rasch wachsende Granulome verursachen örtliche Schmerzen und eine Weichteilschwellung. Es bestehen aber weder eine nennenswerte örtliche Hyperämie noch eine Überwärmung (differentialdiagnostisches Kriterium gegenüber der hämatogenen Osteomyelitis und dem Ewing-Sarkom).
Im einzelnen können bei den verschiedenen topographischen Lokalisationen folgende Symptome auftreten:

Schädel
Im eigenen Krankengut waren 6 von 12 Schädelmanifestationen asymptomatisch und wurden auf Routineradiogrammen nach einem Trauma entdeckt. Ähnliche Zahlen werden von NAUERT (1983) angegeben. Manchmal imponiert ein der Läsion aufsitzender Weichteiltumor, der zu einer tastbaren Vorwölbung der Haut und Unterhaut führt. Bei einer Beteiligung der Keilbeinflügel kann es zur Infiltration der Orbita mit Exophthalmus kommen.

Wirbelsäule
Neurologische Komplikationen treten beim Wirbelbefall nur selten auf (GREINACHER u. GUTHJAHR 1978). Wir konnten bei einem 4jährigen Patienten mit Manifestation an der Halswirbelsäule eine zunehmende Armparese beobachten, die eine Operation notwendig machte. Einen ähnlichen Fall veröffentlichte GANDOLFI (1983) von einem 17jährigen, dessen Beine nach Befall eines Wirbelkörpers paretisch wurden. Über schwere Rückenmarksschäden beim eosinophilen Granulom im Erwachsenenalter berichtet MCCULLOUGH (1980).

Röhrenknochen
Im Gegensatz zu Manifestationen am Schädel finden sich hier in der Regel klinische Erscheinungen mit Schmerzen und auch Schwellungen. Die Symptomatik wird sicherlich durch das statische Belastungsmoment provoziert.

Rippen
Hier kann es insbesondere bei einer Kombination mit interstitiellen Lungenveränderungen (Husten) zu Spontanfrakturen kommen. Sonst sind Rippenläsionen häufig asymptomatisch.

Das *Allgemeinbefinden* der Patienten mit einem eosinophilen Knochengranulom ist bei monolokulärem oder auch oligotopem Befall in der Regel wenig gestört. Die Temperatur ist meist normal, selten subfebril. Das Blutbild zeigt gelegentlich eine flüchtige Eosinophilie. Serumkalzium- und -phosphatwerte liegen im Rahmen der Norm. Die alkalische Phosphatase kann insbesondere im Ausheilungsstadium gelegentlich leicht erhöht sein.
Ganz anders kann die Symptomatik bei einem multilokulären Befall, evtl. kombiniert mit viszeraler und kutaner Beteiligung, imponieren. Dabei können die Patienten unter einer erheblichen Beeinträchtigung des Allgemeinbefindens mit Fieberschüben, Gewichtsabnahme und auch Anämie leiden. Die Blutsenkung ist erhöht. Im Blutbild kann sich eine Eosinophilie einstellen. Leber und Milz sowie Lymphknoten sind geschwollen. Bei einer interstitiellen Lungenmanifestation kommt es oft zu Dyspnoe und zu einem Spontanpneumothorax. Bei einer Ausbreitung um den Keilbeinbereich finden sich nicht selten Exophthalmus, Diabetes insipidus usw. (s. Hand-Schüller-Christiansche Erkrankung S. 293). Zur klinischen Symptomatik sei abschließend darauf hingewiesen, daß akute Granulome mit Osteolysen eher selten simultan an verschiedenen Lokalisationen auftreten. In der Regel offenbaren sich die einzelnen Osteolysen in zeitlich versetztem Abstand, also sukzedan, d. h., eine neue Osteolyse wird manifest, wenn sich eine ältere bereits im Ausheilungsstadium befindet.

Die *Prognose* des eosinophilen Knochengranuloms ist im allgemeinen gut. Planimetrische Messungen von SARTORIS u. PARKER (1984) zeigen, daß die verschiedenen Behandlungsmethoden der „Nontherapie" nicht überlegen sind. Die rein ossäre Form der Histiozytose X bzw. das eosinophile Knochengranulom erscheint den genannten Autoren selbstlimitierend. Deshalb halten sie bei nichtsystemischem Befall eine abwartende Haltung für angebracht. Die Ausheilungsphase des eosinophilen Knochengranuloms kann Zeiträume von 2–10 Jahren benötigen. Selbstverständlich wird eine lokale chirurgische Behandlung (z. B. Kürettage mit anschließender Spongiosaauffüllung) immer dann indiziert sein, wenn entweder die Patienten vor allem an statisch belasteten Skelettabschnitten symptomatisch werden oder am Schädel stärkere kosmetische Verunstaltungen und funktionelle Beeinträchtigungen (z. B. Protrusio bulbi) aufweisen. Im letzteren Fall sollten die therapeutischen Planungen je nach Lokalisation und Ausdehnung des Befundes auch die lokale Strahlentherapie und/oder eine Chemotherapie berücksichtigen. Über gute Behandlungsergebnisse durch eine perkutane lokale Kortikosteroidinjektion bei solitären symptomatischen Läsionen berichten NAUERT u. Mitarb. (1983). Die disseminierte Form der Histiozytose X, die auch als „maligne Verlaufsform" bezeichnet wird, erfordert im allgemeinen aggressivere Methoden wie eine systemische Chemotherapie und/oder eine Radiotherapie.

Radiologie

Die Röntgenmorphologie einzelner eosinophiler Knochengranulome kann sehr verschieden sein und von mottenfraßähnlichen Destruktionen mit Kompaktazerstörung und Weichgewebeinfiltration bis zu gut begrenzten geographischen Läsionen, evtl. mit Sklerosrand, reichen. Besonders bei einer mehr systemischen Verlaufsform des eosinophilen Granuloms muten die einzelnen Läsionen aggressiv an und erfüllen die Voraussetzung für eine Einteilung in die Lodwick-Grade II und III. Vielfach hängt die örtliche röntgenologische Symptomatik auch davon ab, ob Sekundärphänomene wie eine Spontanfraktur die primäre Röntgensymptomatik verändern können. Schließlich kommt es darauf an, ob man ein eosinophiles Knochengranulom bereits in einem Ausheilungsstadium antrifft, das in der Regel durch einen umgebenen Sklerosewall signalisiert wird.

Im einzelnen ergeben sich für die verschiedenen topographischen Lokalisationen folgende Röntgenmorphologien:

Schädel

Die Läsionen erreichen einen Durchmesser von 3 cm und mehr. Sie sind scharfrandig, rundlich bis oval und erscheinen wie ausgestanzt („punched-out-lesion", Abb. **7**). Laminae interna und externa können auch in unterschiedlichem Ausmaß aufgelöst werden, wobei die Defekte der Lamina externa meist umfangreicher sind als diejenigen der Lamina interna. Dadurch bekommt die Läsion eine trichterförmige Konfiguration und erhält en face gelegentlich eine unscharfe Konturierung (Abb. **8**). Bei Konfluenz mehrerer Herde erscheinen große landkartenartig begrenzte Defekte, die auch zentrale Knochensequester zeigen können (Abb. **9**). Dieses landkartenartige Befallsbild kann unter Berücksichtigung einer entsprechenden klinischen Symptomatik mit Diabetes insipidus und Exophthalmus Hinweis auf einen Übergang oder das Vorhandensein einer Histiozytose X im Sinne der Hand-Schüller-Christianschen Erkrankung sein.

Becken

Die Herde haben offensichtlich aufgrund des ähnlichen anatomischen Aufbaus der Knochen eine weitgehend identische Röntgenmorphologie wie die an der Schädelkalotte (Abb. **10** u. **11**).

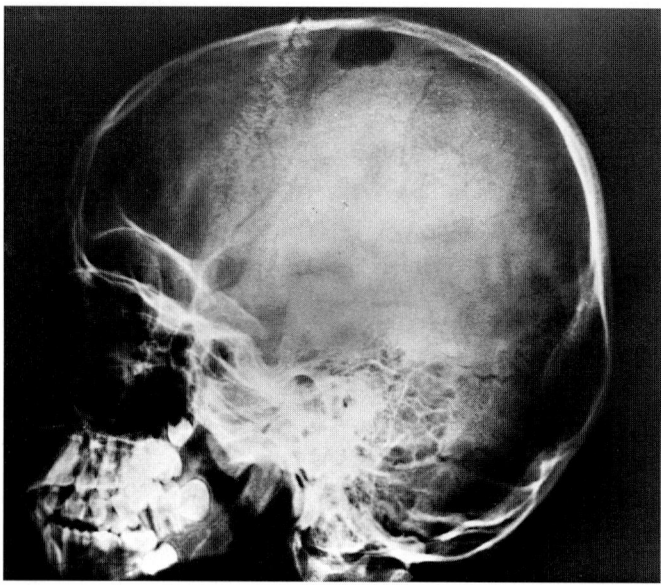

Abb. 7 Eosinophiles Knochengranulom. 11jähriger Patient. Klassische „punched-out-lesion" hoch parietal. Zufallsbefund

Wirbelsäule

Das eosinophile Granulom des Wirbels kann sowohl im Wirbelkörper als auch im Bogen und in den Fortsätzen lokalisiert sein. Die röntgenologischen Kriterien sind:
– Befall in der Regel nur eines einzigen Wirbels,
– fleckige Osteolyse im Spongiosabereich,
– Wirbelkollaps, verbunden mit einer Ausbuchtung der Seitenkonturen (Abb. 12).

Es kann das Bild der Vertebra plana entstehen. Paraspinale Tumorausbreitungen in Form von Granulomgewebe oder symptomatischen Blutungen kommen vor und können einen entzündlichen Prozeß (mit Abszeß) vortäuschen. Auch Sequesterbildungen werden beobachtet (Abb. 13). Die destruierten und zusammengedrückten Wirbelkörper können im Laufe des Wachstums bzw. nach erfolgreicher Therapie erfahrungsgemäß eine wieder nahezu normale Höhe und Form erreichen (Abb. 14).

Röhrenknochen

Je nach Aggressivität des Prozesses reicht die Röntgensymptomatik von relativ scharf begrenzten Herden (Abb. 15 u. 16) bis zu mottenfraßartigen Destruktionen (Abb. 17) mit Kompaktazerstörung und Periostverknöcherungen. Nach Untersuchungen von CHEYNE (1971) soll sich eine komplette Durchsetzung des Markraumes mit geringer Beteiligung der Kompakta bei Kindern nicht selten als „Osteoporose" zu erkennen geben. Wahrscheinlich handelt es sich dabei um eine rela-

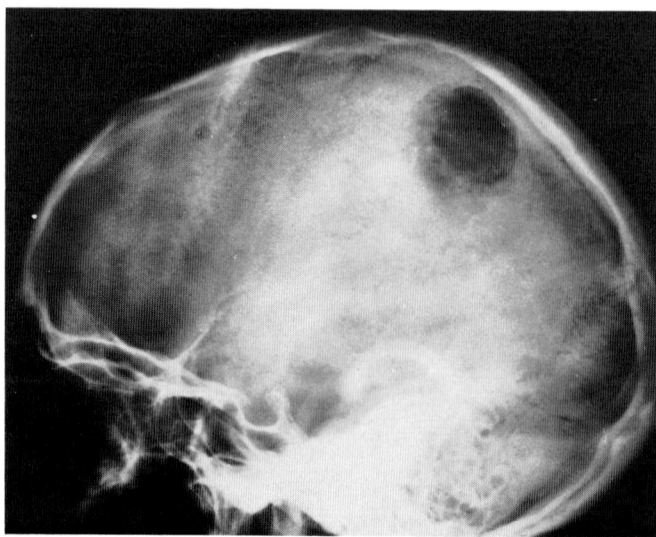

Abb. 8 Eosinophiles Granulom des linken Os parietale. Der münzengroße Defekt ist in den frontobasalen Abschnitten unscharf begrenzt – bedingt durch die trichterförmige Konfiguration (Tabula externa stärker als Tabula interna befallen) der Läsion (Aufnahme: Prof. *Keller*, Ansbach)

Osteopathien bei Erkrankungen des retikulohistiozytären Systems

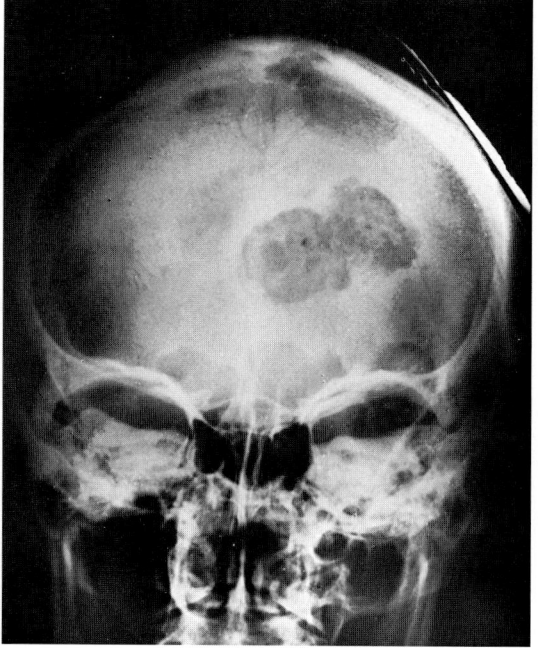
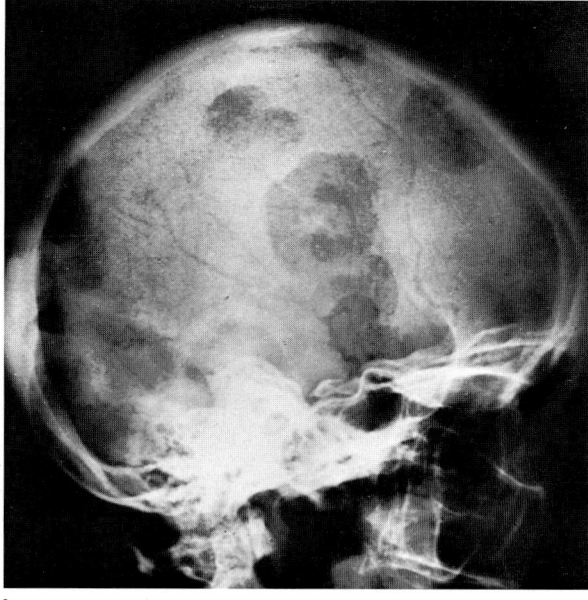

Abb. **9 a** u. **b** Eosinophiles Knochengranulom. 38jährige Patientin. Große, z. T. konfluierende Osteolysen (Landkartenmuster) mit eingeschlossenen Sequestern. Weiterer Befall dieses offensichtlich sehr aggressiven Prozesses im Becken, an den Röhrenknochen und Rippen

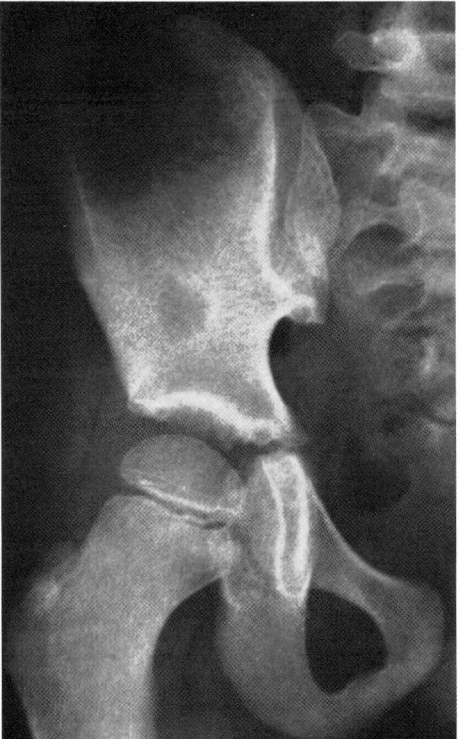
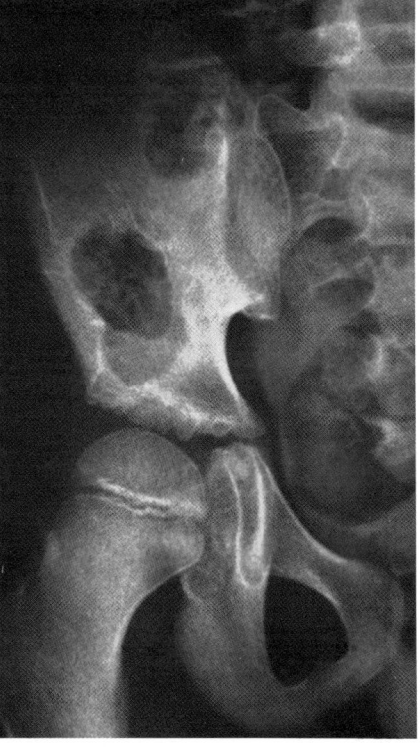

Abb. **10 a** u. **b** Eosinophiles Knochengranulom. (8jähriger Patient)
a 1 Monat nach Beschwerdenbeginn. Kleiner osteolytischer Herd supraazetabulär
b 9 Wochen später: Größenzunahme des Defektes mit trichterförmiger Konfiguration kaudal (Aufnahmen: Prof. *Zuppinger*)

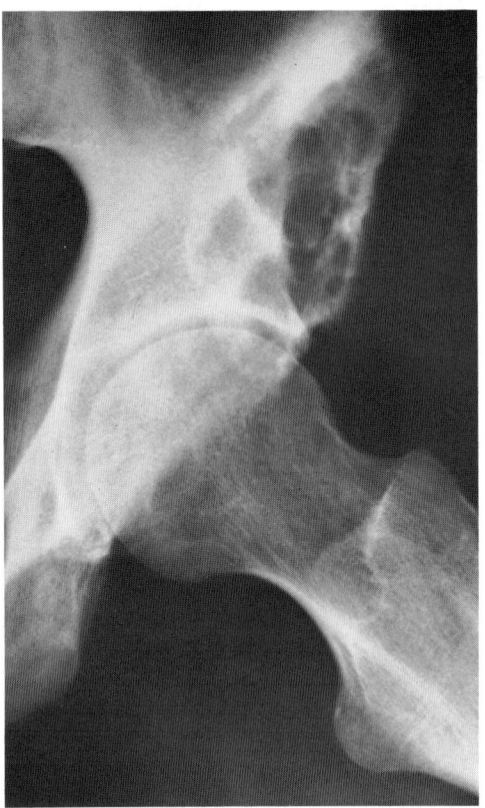

Ab. 11 Eosinophiles Knochengranulom an der linken Beckenschaufel (26jähriger Patient). Der mediale Sklerosesaum signalisiert die beginnende Ausheilung (Aufnahme: Inst. Path. Zürich)

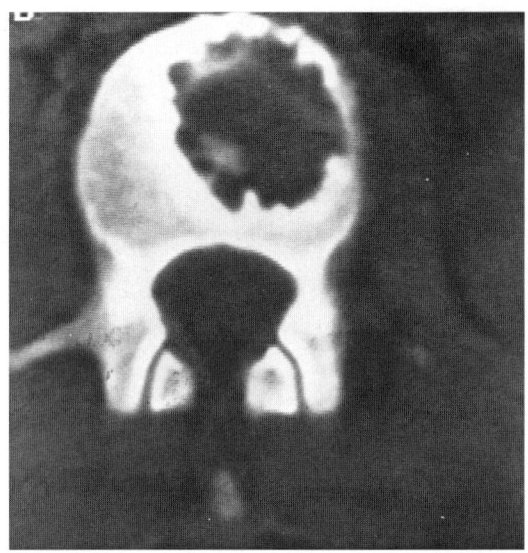

Abb. 13 CT-Schnitt durch L_2 bei eosinophilem Knochengranulom (16jähriger Junge). Unregelmäßig begrenzter Defekt mit Sklerosesaum; in dem Defekt kleine Knochensequester

tive Frühform bei solitären Läsionen oder um eine extrem rasch und disseminiert verlaufende Form, die nennenswerten osteoklastären Abbauvorgängen und reaktiven Veränderungen keine Zeit läßt. Die *periostalen Reaktionen* sind bei diaphysärer Lokalisation häufig zwiebelschalenartig. Von NAUERT (1983) werden sie global auch als „solide, undulierend bis lamelliert" beschrieben. Dieser Autor hält eine ovale Osteolyse mit enostaler Ausbuchtung und solider periostaler Reaktion für eine ziemlich charakteristische Befundkombination der Histiozytose X. *Paraossale Weichgewebeveränderungen* treten beim eosinophilen Knochengranulom verhältnismäßig selten auf und sind entweder durch echte paraossale Granulomanteile oder durch ein Hämatom bedingt. Wenn sie zur Beobachtung kommen, dann liegt meistens ein sehr aggressiv wachsender Prozeß vor, der rasch die Kompakta durchbricht und dem Periost keine zeitliche Gelegenheit zur „Abschottung" läßt.

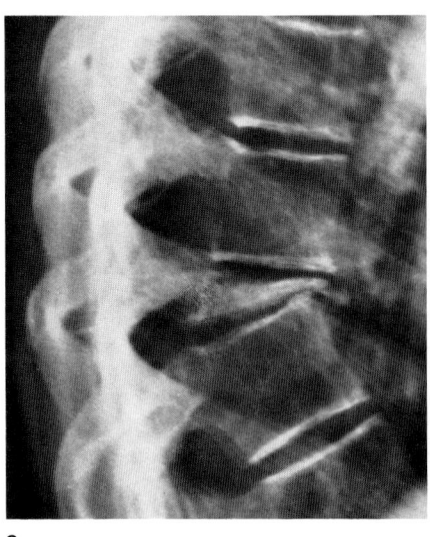
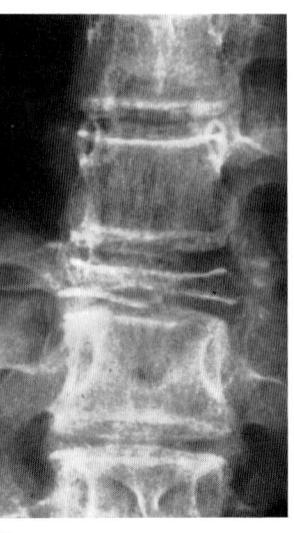

Abb. 12 a u. b Eosinophiles Granulom des 9. Brustwirbels
a Kompression des Wirbelkörpers mit dorsoventraler Keilbildung
b Typische Kuchenform im sagittalen Strahlengang. 19jährige Frau. (Aufnahmen: Prof. *J. Wellauer*, Zürich)

a b

Osteopathien bei Erkrankungen des retikulohistiozytären Systems

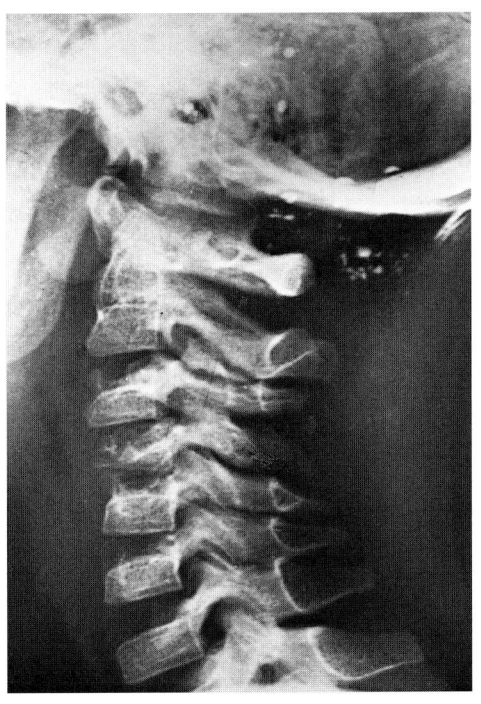
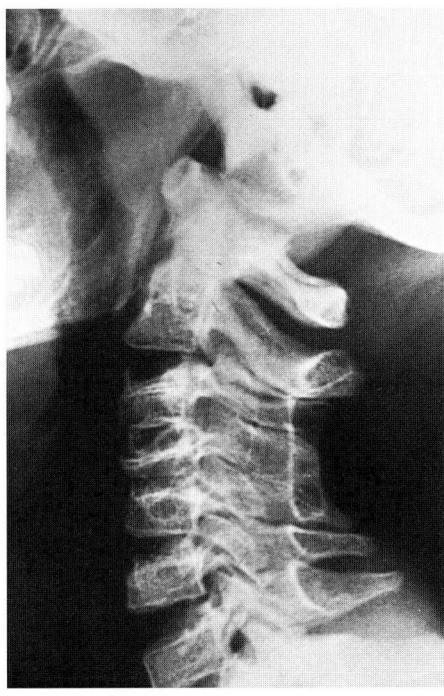

Abb. 14 a u. b
Verlaufsbeobachtung eines eosinophilen Granuloms an C_4. 5jähriger Patient
a Keilförmige Destruktion von C_4, klinisch zunehmende Armparese
b 3 Jahre nach operativer Ausräumung partielle Restitution und Höhenzunahme von C_4

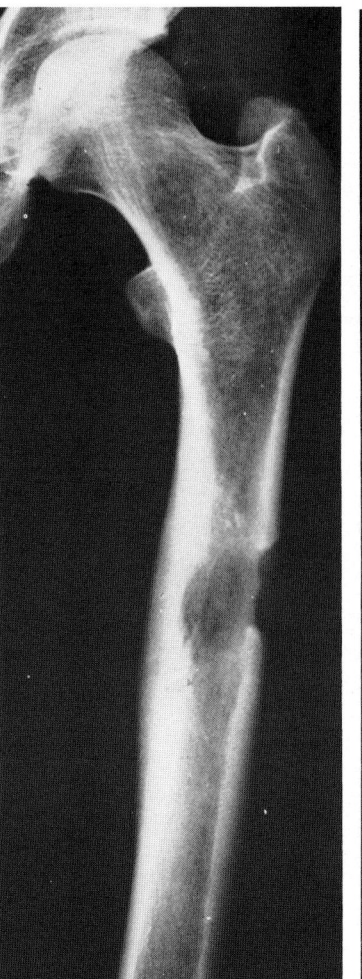
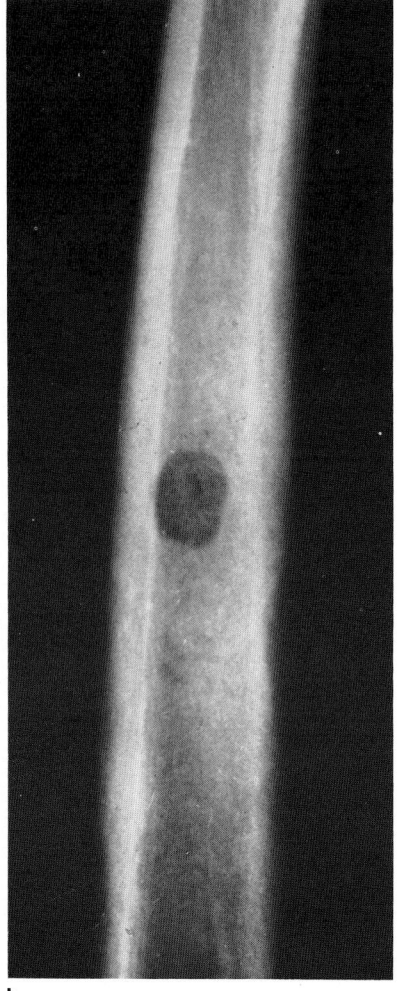

Abb. **15 a u. b** Eosinophiles Granulom des linken Femurschaftes
(Aufnahmen: Prof. *Baensch*)

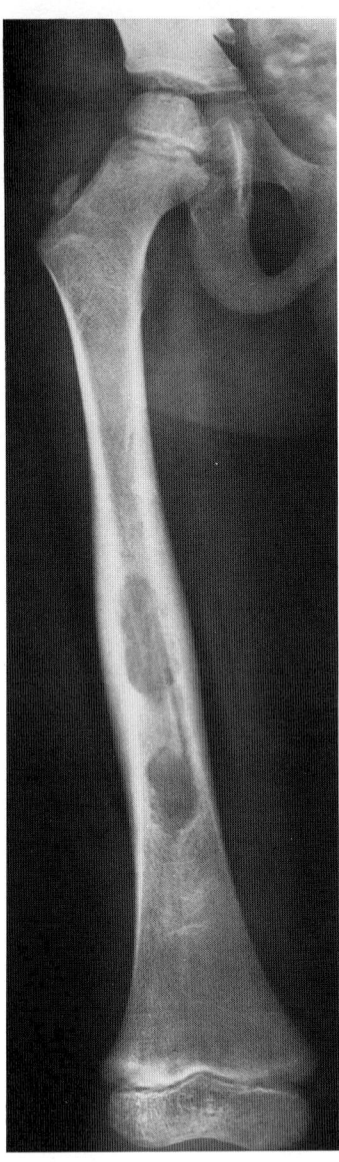

◄ Abb. 16 Eosinophiles Knochengranulom im Femur. 5jähriger Patient. Bizentrisch erscheinende ovale Osteolyse mit Ausbildung eines soliden Neokortex, wodurch der Knochen spindelförmig „aufgetrieben" erscheint (Ausheilungsstadium)

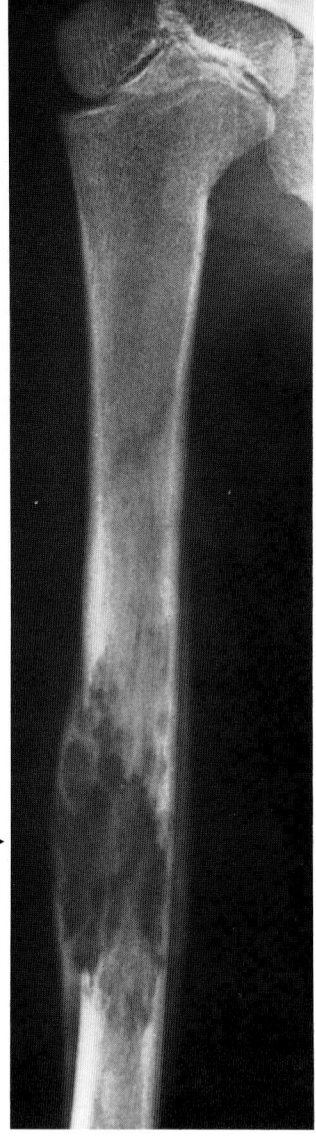

Abb. 17 Eosinophiles Knochengranulom im Humerusschaft (5jährige Patientin). Die Läsion wächst expansiv, in den proximalen Partien allerdings überwiegend mottenfraßartig und permeativ konfiguriert. Die laterale Periostlamelle erscheint partiell unscharf und perforiert. Insgesamt mutet der Prozeß aggressiv an. Differentialdiagnostisch kommt daher durchaus ein Ewing-Sarkom in Frage (Aufnahme: Inst. Path. Zürich) ►

Rippen

Eosinophile Knochengranulome stellen im Schulkindalter vermutlich die häufigste Ursache einer Rippenosteolyse dar (FREYSCHMIDT 1985). Die Morphologie kann derjenigen eines Chondroms ähneln, aber auch ausgesprochen aggressive Züge besitzen (Abb. **18**).

Ungewöhnliche Lokalisationen

Radius, Ulna und Fibula haben je nur einen Anteil von weniger als 1% an allen eosinophilen Knochengranulomen (vgl. Tab. **1**). Interessanterweise sind Sternummanifestationen ebenfalls selten, obwohl dieser Knochen verhältnismäßig viel zelluläre Anteile des retikulohistiozytären Systems beherbergt. An den Händen und Füßen wurden eosinophile Knochengranulome bisher praktisch nicht beobachtet. Uns ist nur je 1 Fall einer Manifestation am Kalkaneus (CHEYNE 1971) und an einem III. Metakarpalknochen (JENNINGS u. Mitarb. 1982) bekanntgeworden. Letzterer Patient war 1 Jahr alt, die Läsion im III. Metakarpale war groß und expansiv und ließ differentialdiagnostisch an eine Spina ventosa, an eine aneurysmatische Knochenzyste, an ein Enchondrom oder auch an eine fibröse Dysplasie denken. Die Autoren weisen darauf hin, daß dieser Fall unter 374 Tumoren des Handskeletts das einzige eosinophile Knochengranulom darstellte.

Differentialdiagnose

Das differentialdiagnostische Spektrum ist von der Aggressivität des Prozesses und damit von der Morphologie der Läsion abhängig. Aggressive Läsionen an den Röhrenknochen mit Kompaktadestruktion können ein Ewing-Sarkom oder auch ein Osteosarkom röntgenologisch imitieren, vor allem wenn nennenswerte solide umgebende Periostreaktionen fehlen. Eine weitere sehr schwierige Differentialdiagnose bei Läsionen an den Röhrenknochen und auch am Becken ist die akute hämatogene Osteomyelitis, die überwiegend im selben Patientenalter zu erwarten ist. Hier kann die stärker ausgeprägte klinische Symptomatik mit höheren Fiebergraden, einer stärkeren Blutkörperchensenkungsbeschleunigung usw. differentialdiagnostisch weiterhelfen.

Wie oben bereits erwähnt, ist für das eosinophile Knochengranulom ein paraossaler Geschwulstanteil (Computertomographie) eher ungewöhnlich. Die Diagnose des eosinophilen Knochengranuloms an einem Röhrenknochen sollte in jedem Fall histologisch verifiziert werden, auch wenn sich das „typische Bild" einer geographischen Läsion, evtl. umgeben von einem Sklerosesaum, bei einem Schulkind darstellt.

Eosinophile Knochengranulome im Bereich der Schädelkalotte bereiten, insbesondere wenn sie im Schulkindalter nachgewiesen werden, keine differentialdiagnostischen Schwierigkeiten. Bei solitären Läsionen sollte aber auch an das Vorliegen von Dermoidzysten gedacht werden. Im Erwachsenenalter ist die wahrscheinlichste Differentialdiagnose in osteolytischen Metastasen zu suchen.

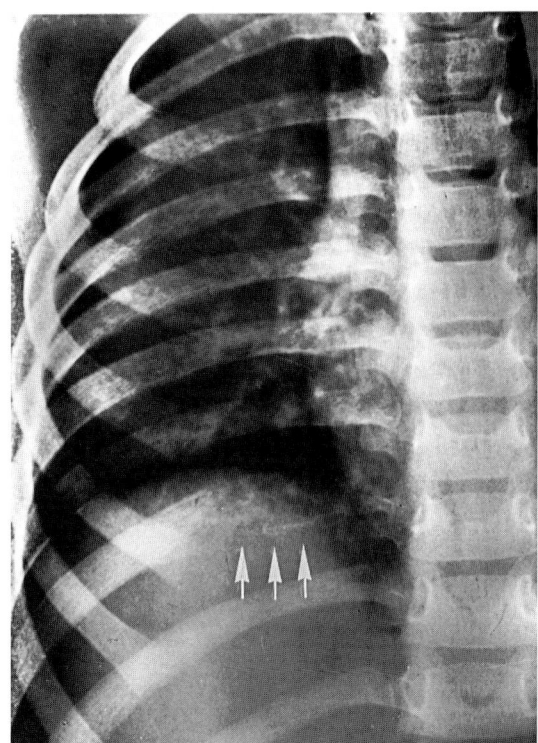

Abb. 18 Eosinophiles Knochengranulom an der IX. Rippe bei einem 4jährigen Jungen (Pfeile). Die Läsion mutet mottenfraßartig an; klinisch trotzdem ein Zufallsbefund

Morbus Abt-Letterer-Siwe
(akute oder subakute disseminierte Histiozytose X)

Der Morbus Abt-Letterer-Siwe ist ein von den drei namensgebenden Autoren voneinander unabhängig beschriebenes Krankheitsbild einer generalisierten febrilen Retikulosarkomatose des frühen Kindesalters (unter 2 Jahren). An älteren Kindern wurde die Erkrankung bisher nur ganz selten beobachtet. Die Hand-Schüller-Christian-Form der Histiozytose X kann in ihrem Spätstadium in die Abt-Letterer-Siwe-Form übergehen. Die Abt-Letterer-Siwe-Erkrankung setzt in der Regel plötzlich und massiv mit Fieber, allgemeiner Blutungsneigung, Anämie, Hepatosplenomegalie und Lymphadenopathie ein. Typisch sind makulopapulöse Hautläsionen und Petechien. Im Röntgenbild der Lunge lassen sich noduläre Verschattungen nachweisen, die histiozytären Infiltraten entsprechen. Diese gehen häufig in bronchopneumonische Infiltrate über. In der Mehrzahl der Fälle sind Knochenläsionen nicht nachzuweisen, obwohl das Knochenmark diffus von dem Prozeß durchsetzt sein kann. Im Schädel lassen sich manchmal destruktive Veränderungen nachweisen. Bei weniger vehementem Verlauf der Erkrankung können allerdings auch Knochenläsionen gefunden werden, die denen des eosinophilen Granulomes ähneln.

Morbus Hand-Schüller-Christian
(chronische disseminierte Histiozytose X)

Die Hand-Schüller-Christiansche Krankheit ist eine Lipidspeicherkrankheit, die mit einer Hyperplasie des retikulohistiozytären Systems einhergeht. Die Lipidspeicherung erfolgt vorwiegend in das Knochenmark, aber auch in die inneren Organe wie Lungen, Herz, Nebennieren, Thymus, Pankreas, Dura mater, seröse Häute und Haut. Milz und Leber sind nur mäßig vergrößert. Das Hauptmanifestationsalter liegt unter 5 Lebensjahren. Seltener sind Beobachtungen in späteren Jahren, u. U. im Erwachsenenalter.

Auf mögliche Übergänge vom eosinophilen Knochengranulom in die lipidspeichernde Hand-Schüller-Christian-Erkrankung wurde bereits im einleitenden Abschnitt zur Histiozytose X (s. S. 283) und im Teil „Eosinophiles Knochengranulom" (s. S. 284) hingewiesen.

Die *klinische Symptomatik* in den verschiedenen Phasen der Erkrankung hängt von der Art und dem Ausmaß des Organbefalls ab. Am häufigsten finden sich in verschiedenen Kombinationen: Diabetes insipidus (etwa 50% der Patienten), Haut-

294 Osteopathien – Osteoarthropathien

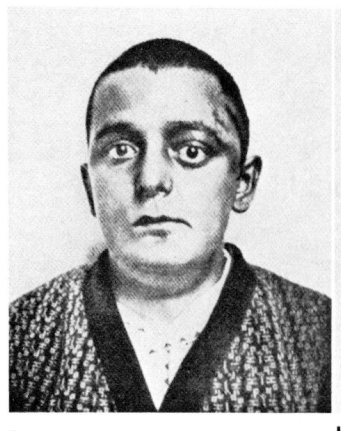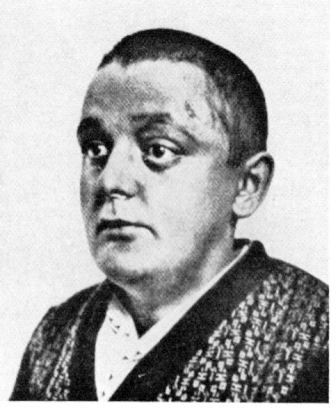

Abb. **19 a** u. **b** Morbus Hand-Schüller-Christian. Linksseitiger Exophthalmus. 24jähriger Mann (Aufnahmen: Prof. *Uehlinger*)

a b

und Schleimhautläsionen ähnlich denen bei der Abt-Letterer-Siwe-Erkrankung, mäßige Hepatosplenomegalie, Knochenschmerzen, einseitiger (Abb. **19**) oder beidseitiger Exophthalmus (etwa 30% der Patienten), Zahnverlust, chronische Otitis media, allgemeines Schwächegefühl, Gewichtsverlust, Anorexie und Zeichen einer zunehmenden Geistesschwäche. *Die früher als klassisch angesehene Trias, bestehend aus Exophthalmus, Diabetes insipidus und Schädelläsionen, tritt simultan in weniger als 10% der Fälle auf.* Die Erkrankung verläuft chronisch und geht mit Remissionen und Exazerbationen einher. Die Mortalität liegt bei etwa 13%.

Röntgenologisch fallen vor allem größere Osteolysen im Schädeldach (Landkartenschädel, Abb. **20** u. **21**) auf, die u. U. mehr als zwei Drittel der Kalotte erfassen können. Diabetes insipidus und Exophthalmus zeigen ihr makromorphologisches Korrelat im Computertomogramm, wenn das lipidzellige hyperplastische Knochenmarksgewebe den Keilbeinkörper, die Keilbeinflügel, die Region um den Hypophysenstiel und das Orbitadach zerstört bzw. infiltriert hat. Retrobulbär geben sich im Computertomogramm manchmal erhebliche Tumormassen zu erkennen. Auch Ober- und Unterkiefer können zerstört werden – Zahnlockerung und Zahnausfall sind dann die Folgen. In den Wirbeln führt die Wucherung der Speicherzellen zur Osteopenie, zum Zusammenbruch und zur Wirbelverformung. In den Rippen können mehr oder weniger umschriebene expansive Läsionen auftreten. An den Röhrenknochen werden ähnliche Läsionen wie beim eosinophilen Granulom beobachtet (Abb. **21 c** u. **d**).

Der Übergang vom solitären oder multiplen eosinophilen Granulom in die Hand-Schüller-Christian-Erkrankung ist immer dann anzunehmen, wenn die oben geschilderten klinischen Symptome und Befunde einer Generalisation, z. B. mit Diabetes insipidus, Hepato-Splenomegalie, Hautveränderungen usw. eingetreten sind.

Lipoidgranulomatose (Erdheim-Chestersche Krankheit)

Definition

Die Lipoidgranulomatose ist eine systemische, überwiegend den Knochen, aber auch innere Organe befallende Erkrankung. Sie wird den lipidspeichernden histiozytären Erkrankungen zugerechnet. Ihre Ätiologie ist unbekannt. Eine pathologisch-anatomische Abgrenzung gegenüber den klassischen Histiozytosen, wie z. B. gegenüber der Hand-Schüller-Christianschen Erkrankung, ist nicht sicher möglich, während die radiologische Morphologie dieser sehr seltenen Erkrankung pathognomonisch ist.

Die Erkrankung wurde erstmals von dem Wiener Pathologen CHESTER 1930 beschrieben. JAFFÉ

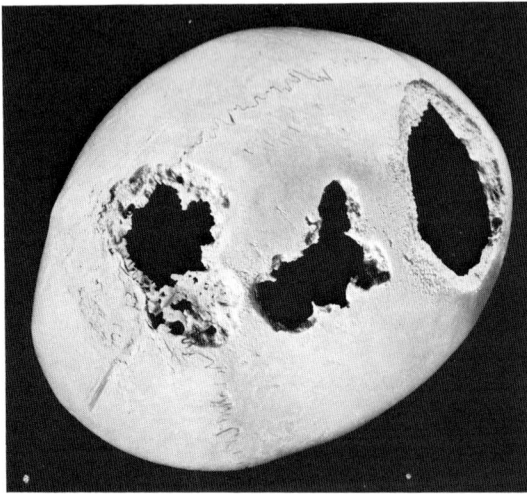

Abb. **20** Eosinophiles Knochengranulom mit Übergang in Morbus Hand-Schüller-Christian. Typischer Landkartenschädel mit umfangreichen durchgehenden osteolytischen Defekten. Etagenförmig abfallende Defekträder. $3^{1/2}$jähriger Knabe (Aufnahme: Inst. Path. Zürich)

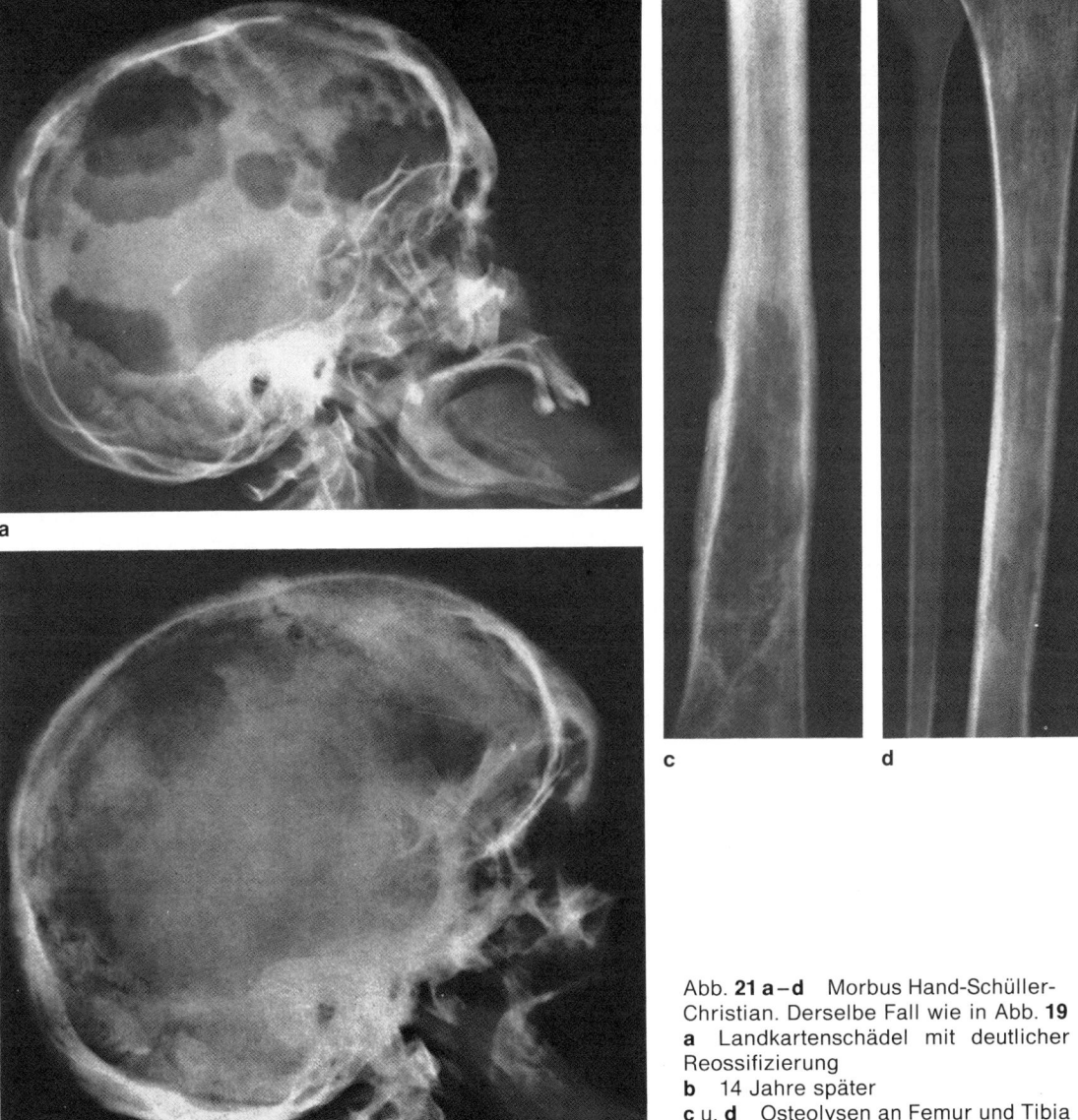

Abb. 21 a–d Morbus Hand-Schüller-Christian. Derselbe Fall wie in Abb. 19
a Landkartenschädel mit deutlicher Reossifizierung
b 14 Jahre später
c u. d Osteolysen an Femur und Tibia
(Aufnahmen: Prof. *Uehlinger*)

kreierte 1972 ihren Namen. JAFFÉ glaubte trotz der pathologisch-anatomischen Parallelen zur Hand-Schüller-Christianschen Erkrankung an ein eigenständiges Krankheitsbild. Er hielt die Cholesterinablagerung bei der Erdheim-Chester-Erkrankung für primär und bei der Hand-Schüller-Christian-Erkrankung für sekundär. BROWER u. Mitarb. (1984) vertreten aufgrund einer eigenen Beobachtung und einer Literaturzusammenstellung von 15 Fällen die Ansicht, daß die Erkrankung eine Untergruppe der Histiozytose X sei. Sie konnten nämlich zwei unterschiedliche pathologisch-anatomische Muster in einer befallenen Tibia nachweisen: In einem lytischen Anteil der proximalen Tibia fanden sie das typische morphologische Muster des eosinophilen Granuloms, sahen aber auch Abschnitte, in denen die Knochentrabekel durch Bindegewebe, vermischt mit schaumigen Histiozyten ersetzt waren. In den distalen, ausschließlich sklerotisch veränderten Tibiaabschnitten stießen sie ebenfalls auf speichernde Histiozyten. Sie betrachten die mit schaumigen Histiozyten kombinierte Fibrose als ein Übergangsstadium zu den „klassischen" sklerosierenden Knochenveränderungen dieses Krankheitsbildes, wie sie JAFFÉ gesehen hatte. Wir schließen uns der Meinung dieser Autoren an und sehen in der Lipoidgranulomatose eine besondere Verlaufsform der Histiozytose X, die sich bezüglich der Skelettveränderungen ganz eindeutig von den anderen Histiozytosen abgrenzen läßt.

Pathologisch-anatomische Veränderungen

Im Knochen finden sich überwiegend sklerosierende Veränderungen, und zwar sowohl durch endostale als auch periostale Knochenneubildung bedingt. Die Grenze zwischen Kompakta und Markraum wird durch die Knochenproduktion verwischt. Fernerhin imponieren eine Markfibrose und gelbliche Areale aus Lipoidgranulomen. Histologisch sieht man schaumige, lipidbeladende Histiozyten zwischen den Knochentrabekeln, außerdem Lymphozyten, Plasmazellen und gelegentlich auch eosinophile Zellelemente. Die Haversschen Kanäle sind erweitert. Bei einem extraskelettalen xanthogranulomatösen Organbefall können sich z. B. in den Nieren chronisch-entzündliche Veränderungen mit lymphozytärer und histiozytärer Infiltration, in den Lungen eine interstitielle Fibrose, am Herzen ein Perikarderguß und eine Myokardinfiltration nachweisen lassen. Im ableitenden Harnsystem sahen RESNICK u. Mitarb. (1982) sowohl perirenal als auch periureteral xanthogranulomatöse Veränderungen, desgleichen im angrenzenden retroperitonealen Fettgewebe. Auch Hautveränderungen mit polypoiden Wucherungen im Nacken und am Rücken wurden beschrieben (RESNICK u. Mitarb. 1982). Die Prognose der Lipoidgranulomatose hängt nahezu ausschließlich von einer möglichen Mitbeteiligung extraskelettärer Organe wie Herz, Lunge, Pleura, Niere und Retroperitonealraum ab.

Häufigkeit, Alters- und Geschlechtsverteilung

Die Erkrankung ist offensichtlich sehr selten; denn in der Literatur finden sich bis heute nicht viel mehr als 30 Fälle. Die meisten Patienten sind über 40 Jahre alt; Männer scheinen etwas häufiger als Frauen betroffen zu sein.

Klinik

Viele der bisher referierten Patienten haben – sofern kein extraskelettaler Organbefall vorliegt – keine auffallende Symptomatik. Bei ausgedehntem Befall des Skeletts können uncharakteristische ziehende Schmerzen auftreten.
Bei einem Organbefall kann die klinische Symptomatik allerdings sehr bunt sein. Sie reicht dann von Dyspnoe bei Herz- und Lungenbefall bis zu Hypertonie, Ödem und Proteinurie bei Nierenbefall. Auch Pleuraergußbildungen wurden beobachtet.
Die laborchemischen Veränderungen sind nicht spezifisch. Einige der bisher publizierten Fälle hatten eine leichte Anämie, wahrscheinlich infolge der Knochenmarksverdrängung bei stärkerer Involvierung des Achsenskeletts. Alkalische und saure Phosphatase sind in der Regel normal, Neutralfette und Fettsäuren können gelegentlich erhöht sein.

Zusammengefaßt ist also die klinische Symptomatik **uncharakteristisch** *und läßt kaum Rückschlüsse auf das Vorliegen einer Lipoidgranulomatose zu.*

Radiologie

Die Röntgenbefunde bei der Lipoidgranulomatose werden als spezifisch angesehen und sind daher der Schlüssel zur Diagnose.
Im Vordergrund des Röntgenbildes stehen diffuse, gelegentlich auch fleckige und inhomogene Dichtezunahmen besonders in den Metaphysen und Diaphysen der langen Röhrenknochen (Abb. **22**). Da die (reaktive) Sklerose sowohl vom Endost als auch vom Periost ausgeht, werden die kortikomedullären Grenzen verwischt. In der Regel manifestiert sich die Dichtezunahme ziemlich symmetrisch. Die langen Röhrenknochen der unteren Extremität werden eindeutig bevorzugt. Vielfach bleiben die Epiphysen frei von pathologischen Befunden. Das Achsenskelett weist nur selten eine Beteiligung auf. Osteolytische Veränderungen kommen kaum vor. Die von DALINKA publizierten 3 Fälle mit Manifestation der Erkrankung an den Rippen waren röntgenologisch atypisch: Es fanden sich nämlich expansive lytische Läsionen an den Rippen.
Im Knochenszintigramm zeigt sich in der Regel eine erhöhte Aktivitätsaufnahme in den röntgenologisch auffallenden Abschnitten.

Differentialdiagnose

Sklerosierende Veränderungen an den langen Röhrenknochen der unteren Extremitäten und eine zumeist fehlende klinische Symptomatik weisen mit hoher Wahrscheinlichkeit auf die Diagnose „Lipoidgranulomatose" hin. Bei einem – sehr seltenen – Befall des Achsenskelts müssen differentialdiagnostisch auch eine Fluorintoxikation, das Osteomyelosklerosesyndrom (große Milz und Anämie) sowie reaktive Knochenneubildungen bei hämatologischen Erkrankungen ins Auge gefaßt werden. In solchen Fällen wird das Gliedmaßenskelett jedoch nur selten und im späten Krankheitsverlauf befallen. Beim Morbus Gaucher imponieren röntgenologisch die erlenmeyerkolbenartigen Auftreibungen der distalen Femurabschnitte. Außerdem finden sich häufig ischämische Nekrosen in den proximalen Femurabschnitten und eher eine Verdünnung als Verdickung der Kompakta. Beim Morbus Gaucher ist darüber hinaus die Milz obligat vergrößert. Die seltene Camurati-Engelmannsche Erkrankung ist angeboren und manifestiert sich bereits in der Kindheit. Die Hand-Schüller-Christiansche Erkrankung, die histologische Ähnlichkeiten mit der Lipoidgranulomatose haben kann, tritt bei jüngeren Patienten auf und läßt überwiegend osteolytische Veränderungen erkennen.

Abb. 22 a-f Lipoidgranulomatose Erdheim-Chester. 60jährige Patientin. Diffuse symmetrische Dichtezunahme an den Femora und Tibiae mit leichter Volumenzunahme der Schäfte. Dazwischen feine fleckförmige Aufhellungen (Osteolysen oder nicht sklerosierte Bezirke); Befall auch des Beckens, während die Wirbelsäule und der Schädel (bis auf Zeichen einer sinusären Schleimhautschwellung) unauffällig waren. Diffuse Beteiligung des Lungeninterstitiums, Herzvergrößerung durch Erguß (und Kardiomyopathie?, wurde histologisch nicht geklärt). (Dieser Fall wurde ausführlich von J. Freyschmidt u. H. Ostertag in Skeletal Radiology 15 (1986) S. 316 beschrieben)

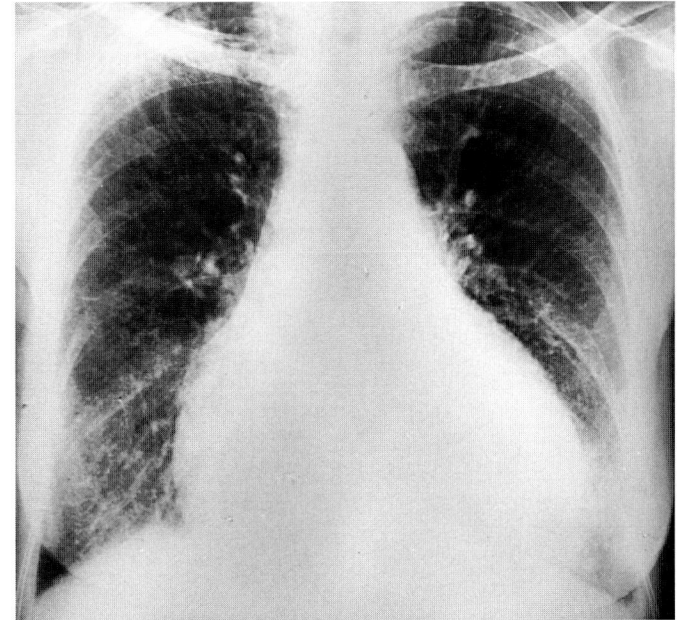

a

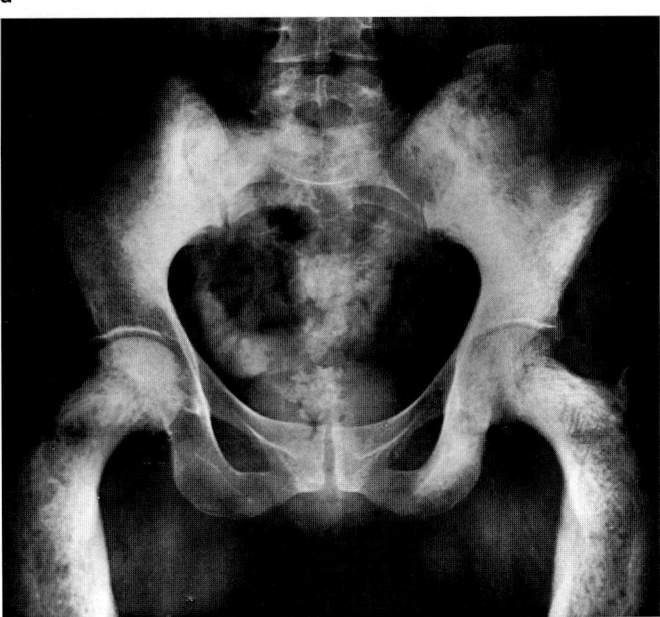

b   Abb. 22 c-f ▶

Mastozytose des Skeletts

(Mastozytose-Syndrom, Urticaria pigmentosa mit Skelettbeteiligung)

Definition

Bei der Mastozytose des Skeletts spielen sich An-, Ab- und Umbauvorgänge in der Spongiosa als Reaktion auf eine Mastzellwucherung im Knochenmark ab.

Pathogenese und pathologisch-anatomische Veränderungen

Die Gewebemastzellen sind Abkömmlinge des adventitiellen Mesenchyms. Es sind große, zytoplasmareiche Zellen mit groben Granula. Die Mastzellen synthetisieren Heparin – ein Mukopolysaccharid. Außerdem bilden und speichern sie Histamin. Normalerweise finden sich Mastzellen in lockerer Verteilung im Knochenmark, in den Organen des retikulohistiozytären Systems und im vaskulären Stroma sämtlicher Organe. Die Lokalisation der Mastzellen deckt sich mit der Ausbreitung des ro-

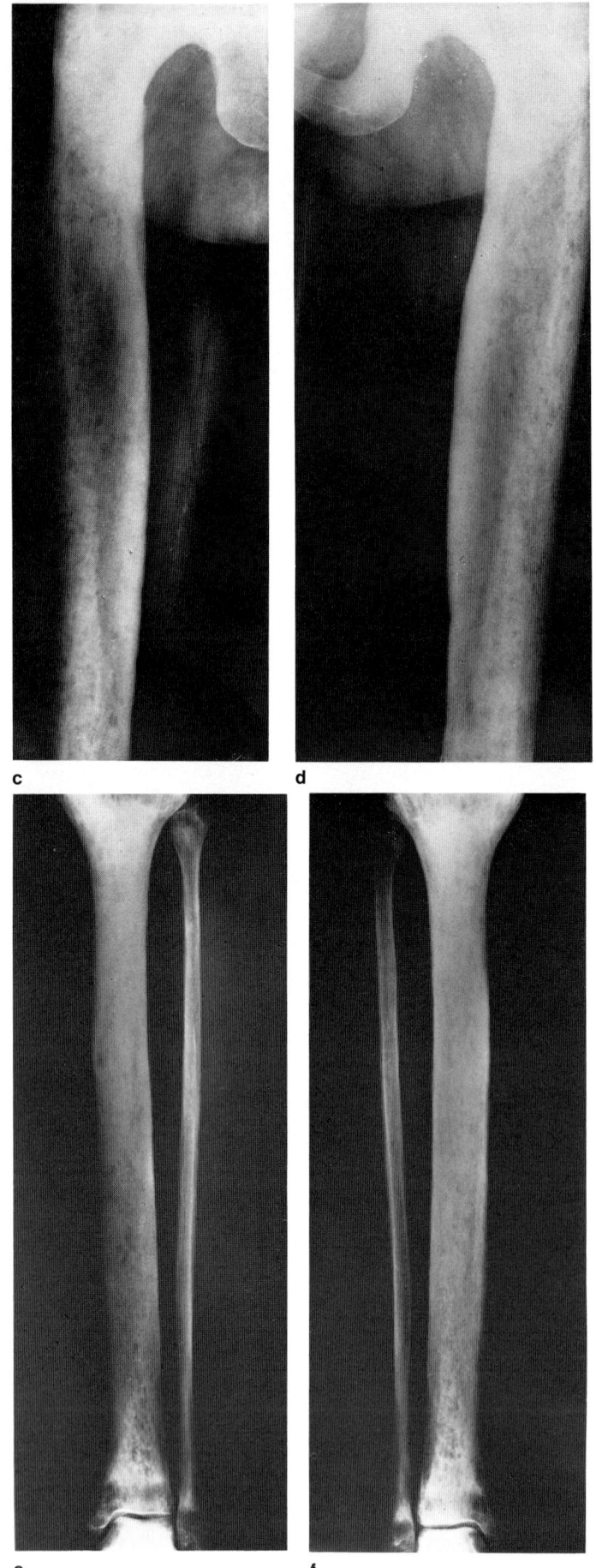

Abb. 22 c–f (Legende s. umseitig)

Abb. 23 a u. b Mastozytose bei Urticaria pigmentosa. Schnitt durch Lendenwirbelkörper. Granulomartige Mastzellwucherungen der Spongiosa anliegend. Knochenbälkchen aus Tafel- und Havers-Osteonen und Faserknochen aufgebaut. (Vergr. 65fach)
(Aufnahmen: Prof. *Chr. Hedinger*, Zürich)

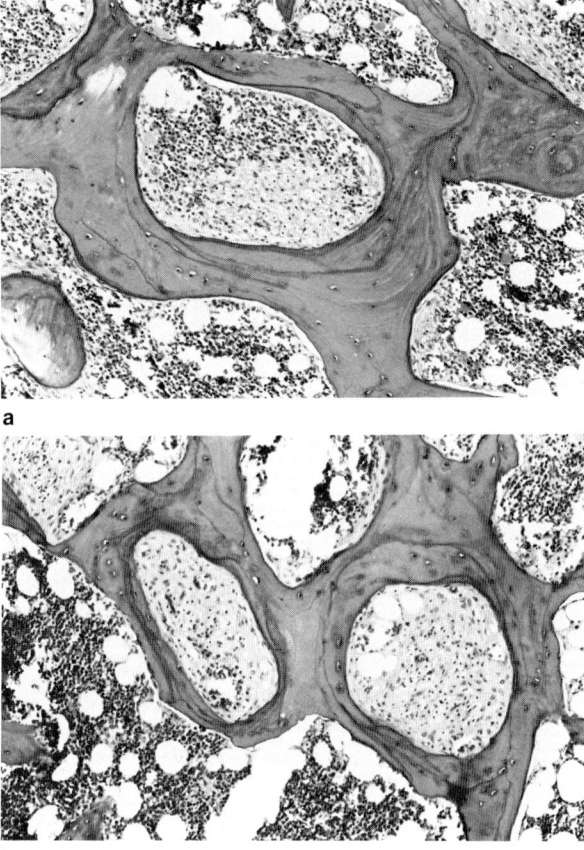

ten blutbildenden Markes beim Erwachsenen (Stammskelett, Schädelkalotte, Wirbelsäule, Becken, Rippen, proximale Abschnitte der langen Röhrenknochen).
Bei einer pathologischen Proliferation der Mastzellen zeigen sich außer einer generalisierten Mastzellenhyperplasie des Knochenmarks auch herdförmige Anreicherungen der Mastzellen in der Größe eines miliaren Knötchens (Abb. 23). Diese „Mastzellengranulome" liegen vorwiegend in den Buchten verkrümmter Spongiosatrabekel, und zwar peritrabekulär und perivasal. Die Mastzellenhaufen werden durch ein ungemein dichtes Retikulinnetz zusammengehalten. Im Laufe der Zeit veröden diese knötchenförmigen Proliferationen und werden durch kollagenfaseriges Bindegewebe ersetzt. Dieses kann im Laufe der Zeit metaplastisch in Faserknochen transformiert werden. Der neugebildete Faserknochen legt sich mantelförmig an das bestehende Spongiosagerüst an, wodurch sich zunächst eine irreguläre, später eine mehr gleichmäßige Verdickung der Knochentrabekel einstellt. Die Zunahme des Knochengewebes, insbesondere der Trabekel, ist mit einer architektonischen Umstrukturierung der Spongiosa verbunden. Dazu tragen vor allem die verdickten quer verlaufenden Trabekel bei. So wird z. B. in den Wirbelkörpern das axial-strähnige Spongiosagerüst in den Zug- und Drucklinien durch ein engmaschiges Spongiosagitter ersetzt (Abb. 24).
Dieser Umbauprozeß beansprucht Jahre. Gleichzeitig oder auch als Vorstufe kommt es zu resorptiven Veränderungen in der Nachbarschaft der Mastzellengranulome mit Ausbildung einer mehr fleckigen und irregulären Osteopenie. Dabei spielt sicherlich das in den Mastzellen gebildete Heparin eine Rolle, denn es scheint über eine Beeinflussung

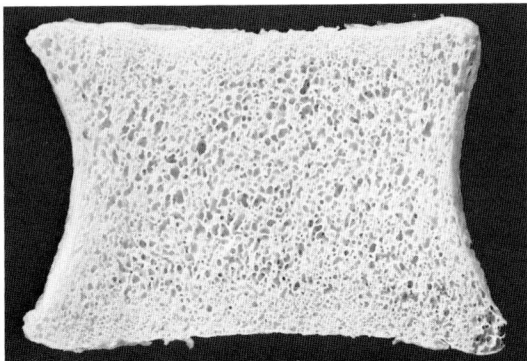

Abb. 24 Generalisierte Mastozytose. Mazerationspräparat eines Wirbelkörpers mit engmaschiger Spongiosklerose. 60jähriger Mann. (Vergr. 1,2fach)
(Aufnahme: Inst. Path. Zürich)

der Kollagensynthese die Bildung des Knochengewebes zu beeinträchtigen (GRIFFITH u. Mitarb. 1965, FRAME u. Mitarb. 1968). Die blutbildende Funktion des Knochenmarks wird durch die beschriebenen Vorgänge offenbar nicht nennenswert beeinflußt, da eine Anämie gewöhnlich nicht auftritt. BIELER u. Mitarb. (1985) konnten allerdings bei einer Patientin eine Verlagerung des blutbildenden Knochenmarks nach peripher mit Hilfe der Knochenmarksszintigraphie nachweisen.

Die Mastzellenwucherung im Knochenmark ist häufig verknüpft mit der *Urticaria pigmentosa.* Die kutanen Effloreszenzen enthalten subepithelial reichlich Mastzellen, die auf mechanische und thermische Reize Histamin freisetzen. Danach stellt sich die bekannte klinische Symptomatik mit „urtikarieller Eruption" (Quaddelbildung), Flushbildung und allgemeiner Kreislaufreaktion ein.

Es sind sind folgende Krankheitsbilder durch eine örtlich begrenzte oder generalisierte Vermehrung der Mastzellen zu klassifizieren:
1. das Mastozytom der Haut (Naevus), gutartig
2. das Mastozytosarkom,
3. die gutartige Mastozytose (Mastzellenhyperplasie) mit Urticaria pigmentosa und ohne Skelettveränderungen,
4. die gutartige Mastozytose mit Urticaria pigmentosa und Skelettveränderungen ohne sonstige Generalisationszeichen,
5. die bösartige neoplastische Mastzellretikulose mit Übergang in eine Mastozytenleukämie.

LENNERT bezeichnet die gutartige, meist oder sogar stets reaktive Mastzellproliferation als *Mastozytose,* die maligne generalisierte diffuse Mastzellproliferation als *Mastzellenretikulose.*

In diesem Beitrag wird im wesentlichen die Urticaria pigmentosa mit Skelettveränderungen ohne sonstige Generalisationszeichen berücksichtigt, da sie für den Radiologen von Interesse ist.

Häufigkeit, Alters- und Geschlechtsverteilung

Ossäre Manifestationen bei der generalisierten Mastozytose wurden im Zeitraum von 1952–1985 bei mehr als 100 Fällen beschrieben (BIELER u. Mitarb. 1985). Die Erkrankung ist ausgesprochen androtrop mit einem Geschlechtsverhältnis von 2 (Männer):1 (Frauen). Die Patienten mit röntgenologischer Skelettsymptomatik sind zumeist über 40 Jahre alt.

Klinik

Die Klinik der gutartigen Mastozytose mit Urticaria pigmentosa und Skelettveränderungen ohne sonstige Generalisationszeichen wird im wesentlichen von der schubweisen Freisetzung von Histamin aus den Mastzellen geprägt. Dadurch können sich folgende Symptome einstellen: makulöse und papulöse Effloreszenzen überwiegend am Stamm und an den proximalen Extremitäten (hell- bis dunkelrot, livide, hell- bis rotbraun) mit urtikariellen Eruptionen durch Histaminfreisetzung nach mechanischer und auch thermischer Reizung; Flushsymptomatik mit regulativen Kreislaufstörungen, Juckreiz, Kopfschmerzen, uncharakteristische Oberbauchbeschwerden, nicht selten kombiniert mit Magenblutungen, Diarrhoe.

Laborchemisch fällt gelegentlich eine Erhöhung der alkalischen Phosphatase, insbesondere in aktiven Phasen der Erkrankung, auf. Gleichzeitig kann dann auch ein erhöhter Histaminspiegel im Blut und im Urin nachgewiesen werden. Andere Laborparameter sind in der Regel normal. Neuerdings wurden erhöhte Prostaglandin-D_2-Spiegel gefunden, die bei zwei Erkrankten für die Nichtbeeinflussung einer heftigen Flushsymptomatik mit Kreislaufreaktionen trotz kompletter Histaminblockade an den Gefäßen mit H_1- und H_2-Rezeptoren-Antagonisten verantwortlich gemacht wurden (ROBERTS u. Mitarb. 1980). In diesem Zusammenhang sei spekulativ darauf hingewiesen, daß neben dem Heparin auch erhöhte Prostaglandinspiegel für die osteopenische Komponente der Erkrankung ursächlich in Frage kommen könnten.

Die *Prognose* der Mastozytose mit Urticaria pigmentosa und Skelettveränderungen ist im allgemeinen gut. Grundsätzlich kann jedoch die Krankheit in eine Mastozytenleukämie einmünden, die in kurzer Zeit zum Tode führt. Generalisierte Mastozytosen ohne Urticaria pigmentosa weisen in der überwiegenden Zahl eine maligne Verlaufsform auf, die in kurzer Zeit letal endet. Hinter dieser malignen Verlaufsform verbirgt sich in der Regel die Entwicklung einer Leukämie bzw. einer Panhämatozytopenie (HORNY u. Mitarb. 1983).

Radiologie

Röntgenologisch faßbare pathologische Skelettbefunde sollen sich bei der Mastozytose mit Urticaria pigmentosa in 80–85% der Fälle finden (HORNY u. Mitarb. 1983). Wie aus der Beschreibung der pathologisch-anatomischen Veränderungen hervorgeht, können sich neben oder vor einer diffusen Sklerosierung der Spongiosa fleckige Entkalkungsherde unterschiedlicher Größe finden. Der Knochenneubau und -umbau drückt sich in einer mehr oder weniger ausgeprägten Dichtezunahme aus, wobei die sonst scharfe Spongiosazeichnung verwaschen erscheint. Die Sklerose kann so dicht sein, daß elfenbeinwirbelartige Bilder entstehen (Abb. **24**). Im Markraum der langen Röhrenknochen kommt es zur Bildung spongiösen Knochens, die als solche erkannt (Abb. **25**) oder nur an einer

Abb. **25 a** u. **b** Mastozytose bei Urticaria pigmentosa. Femur und Humerus: Ausbreitung der zentralen metaphysären Schaftspongiosa auf die Diaphyse. Kortikalis normal, glatt begrenzt. 61-jähriger Mann
(Aufnahmen: Dr. *Maranta*, Zürich)

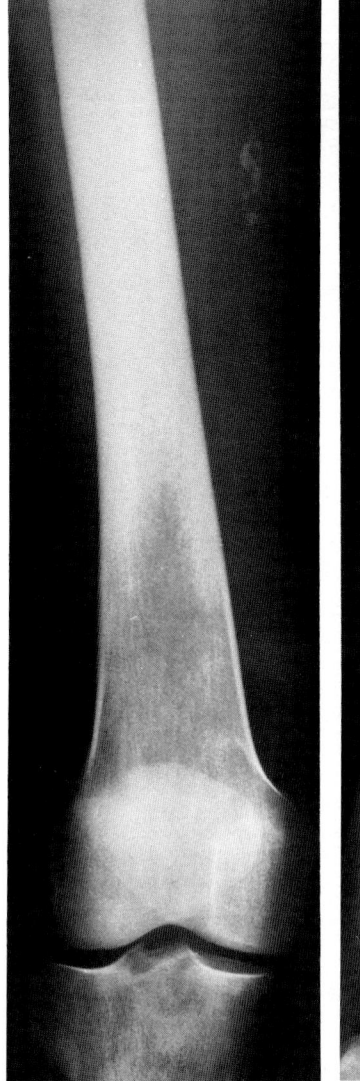
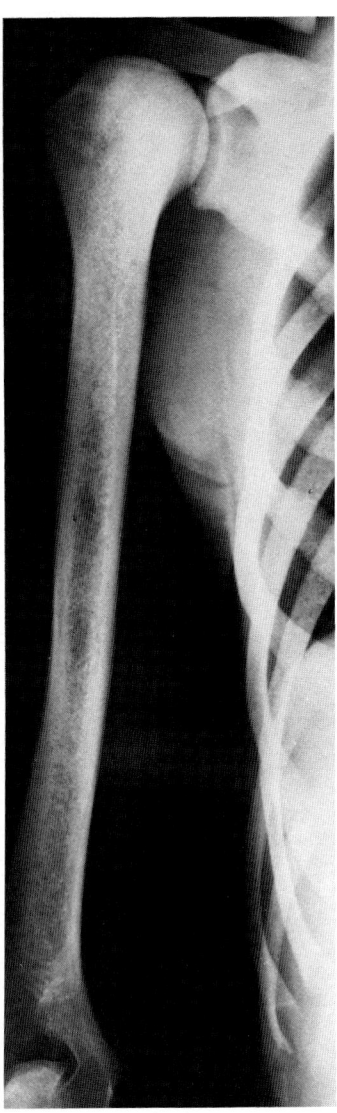

a b

massiven Dichtezunahme zu identifizieren ist. In den meisten Fällen ist die Kompakta am Knochenneubildungsprozeß nicht beteiligt, obwohl Kompaktadickenzunahmen beschrieben wurden (BÜRGEL u. Mitarb. 1959, LOECKELL u. Mitarb. 1967).
Befallen von den sklerosierenden und/oder resorptiven Veränderungen werden überwiegend das Achsenskelett (Abb. **26** u. **27**) und die Oberschenkel – zumeist symmetrisch. Beschrieben wurden aber auch atypische Befallsmuster, z. B. mit ausschließlicher Rippensklerose (BRECHT u. KANZO 1983).
Die Sklerosen, evtl. begleitet von feinfleckigen Osteolysen, können schließlich auch fleckförmig und irregulär, z. T. strähnig anmuten und nur in den Oberschenkeln und/oder in einzelnen Wirbelkörpern auftreten. Die röntgenologischen Veränderungen bei der malignen Verlaufsform der generalisierten Mastozytose ohne Urticaria pigmentosa ähneln grundsätzlich den oben beschriebenen. Die *Skelettszintigraphie* kann unterschiedliche Befunde bieten: Meistens zeigen sich verstärkte Aktivitätsanreicherungen in den befallenen Skelettabschnitten, gelegentlich noch vor dem radiologischen Nachweis. Es werden aber auch fehlende Aktivitätsanreicherungen im Technetiumszintigramm bei eindeutigem radiologischem Befund, z. B. im Sinne einer Sklerose (BIELER u. Mitarb. 1985, ROSENBAUM u. Mitarb. 1984) beobachtet. Nach neueren Untersuchungen scheint die Aktivität der ^{99m}Tc-MDP-Speicherung mit der Konzentration des Histamins im Plasma und im Urin zu korrelieren (ROSENBAUM u. Mitarb. 1984; BIELER u. Mitarb. 1985). So fanden sich bei Patienten mit einer diffus vermehrten Skelettaktivität gleichzei-

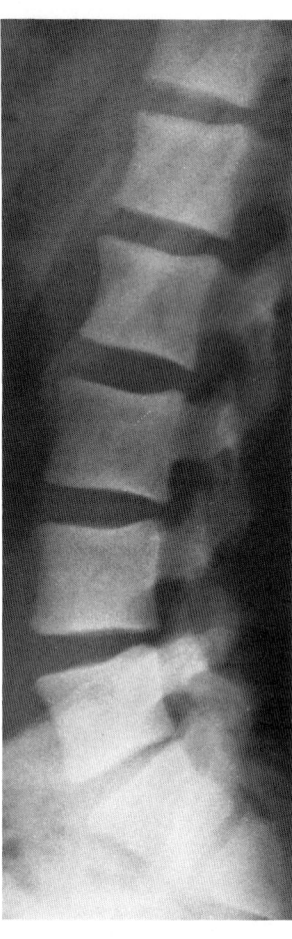

Abb. 26 Mastozytose bei Urticaria pigmentosa. Homogenisierende Spongiosklerose der Lendenwirbel. 52jähriger Mann (Aufnahme: Dr. *Maranta*, Zürich)

tig klinische Symptome mit einer Flushsymptomatik, einer Steigerung der alkalischen Phosphatase und einer Splenomegalie. Art und Verteilung der Aktivitätsanreicherung im Skelettszintigramm sind für die Mastozytose allerdings unspezifisch.

Differentialdiagnose

Eine diffuse oder fleckförmige Spongiosasklerose an der Wirbelsäule und an den langen Röhrenknochen ohne nennenswerte Kompaktaveränderungen läßt sich ohne Schwierigkeiten einer Mastozytose zuordnen, wenn gleichzeitig eine Urticaria pigmentosa vorliegt. Das gleiche gilt für die Kombination Urticaria pigmentosa mit einer bunten Röntgensymptomatik, bestehend aus resorptiven Spongiosaveränderungen mit feinfleckigen Osteolysen und/oder Osteoporose sowie aus einer Osteosklerose.

Die Abgrenzung gegenüber dem Osteomyelosklerosesyndrom läßt sich in der Regel durch fehlende Blutbildveränderungen und höchstens leicht- bis mittelgradige Milzvergrößerungen herbeiführen. Eine generalisierte oder fleckförmige osteoplastische Metastasierung geht fast immer mit einer klinischen Symptomatik wie Blutkörperchensenkungsbeschleunigung, Anämie, Erhöhung der alkalischen Phosphatase einher und verursacht darüber hinaus diffuse Skelettschmerzen.

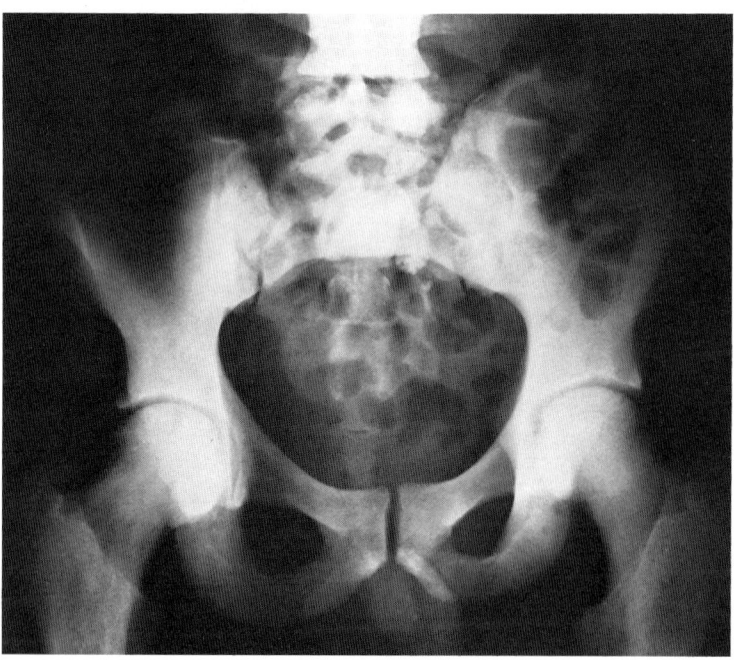

Abb. 27 Mastozytose bei Urticaria pigmentosa. Homogenisierende Spongiosklerose der Beckenschaufel. 52jähriger Mann (Aufnahme: Dr. *Maranta*, Zürich)

Literatur

Abreo, K., T. D. Oberley, E. F. Gilbert et al.: Clinicopathological conference: a 29-year-old man with recurrent epidsodes of fever, abdominal pain, and vomiting. Amer. J. med. Genet. 18 (1984) 249–264

Amstutz, H. C., E. J. Carey: Skeletal manifestations and treatment of Gaucher's disease. J. Bone Jt Surg. 48-A (1966) 670

Arkin, A. M., A. J. Schein: Aseptic necrosis in Gaucher's disease. J. Bone Jt Surg. 30-A (1948) 631

Bartholdy, N., P. Thommesen: Histiocytosis X. VII: Prognostic significance of skull lesions. Acta radiol. oncol. 22 (1983) 125–127

Benz-Bohm, G., P. Georgi: Szintigraphische und radiologische Befunde beim eosinophilen Granulom. Radiologe 21 (1981) 195–198

Bergholz, M., A. Schauer, H. Poppe: Diagnostic and differential diagnostic aspects in Histiocytosis X disease. Path. Res. Pract. 166 (1979) 59–71

Berning, W., J. Freyschmidt: Zur Klinik und Radiologie der Histiozytose X am Skelett. Röntgen-Bl. 38 (1985) 400

Bieler, E. U. et al.: Ossäre Manifestationen bei generalisierter Mastozytose. Fortschr. Röntgenstr. 142 (1985) 552

Brecht, G., G. Kanzow: Klinisch stumme Mastozytose – Haut und isolierter Rippenbefall. Fortschr. Röntgenstr. 139 (1983) 99

Bürgel, E., H.-G. Oleck: Skelettveränderungen bei der Urticaria pigmentosa. Fortschr. Röntgenstr. 90 (1959) 185

Brower, A. C., G. F. Worsham, A. H. Dudley: Erdheim-Chester disease: a distinct lipiodosis or part of the spectrum of histiocytosis? Radiology 151 (1984) 35

Burgener, F. A.: Die Röntgenmanifestation der disseminierten Histiozytosis X beim Erwachsenen. Fortschr. Röntgenstr. 126 (1977) 466–472

Chester, W.: Über Lipoidgranulomatose. Virchows Arch. path. Anat. 279 (1930) 561

Chevrant-Breton, J., A. Laudren, D. Mazéas et al.: Maladie de Fabry. Lymphoedème et acropathie ulcéro-multilante – un cas. Ann. Derm. Venereol. (Paris) 108 (1981) 899–902

Cheyne, C.: Histiocytosis X. J. Bone Jt Surg. 53-B (1971) 366

Cohen, M., J. Zornoza, A. Cangir et al.: Direct injection of methylprednisolone sodium succinate in the treatment of solitary eosinophilic granuloma of bone. Radiology 136 (1980) 289–293

Colombi, A, A. Kostyal, R. Bracher et al.: Angiokeratoma corporis diffusum – Fabry's disease. Helv. med. Acta 34 (1967) 67–83

Crouzet, J., Y. Le Charpentier, F. Lambert et al.: Manifestations et surcharge articulaires au cours d'un cas de maladie de Fabry. Rev. Rhum. 46 (1979) 271–277

Dalinka, M. K., M. L. Turner, J. J. Thomson et al.: Lipid granulomatosis of the ribs. Radiology 142 (1982) 297

Dempsey, H., M. W. Hartley, J. Carroll et al.: Fabry's disease (angiokeratoma corporis diffusum). Case report on an rare disease. Ann. intern. Med. 63 (1965) 1059–1068

Doede, K. G., H. Rappaport: Long-term survival of patients with acute differentiated Histiocytosis (Letterer-Siwe disease). Cancer 20 (1967) 1782

Enriquez, P., D. C. Dahlin, A. B. Hayles et al.: Histocytosis X: a clinical study. Mayo Clin. Proc. 42 (1967) 88–99

Fessas, P., M. M. Wintrobe, G. E. Cartwright: Angiokeratoma corporis diffusum universale (Fabry). Arch. intern. Med. 95 (1955) 469–481

Fischer, E.: Morbus Fabry, eine Erkrankung mit Rheumaspekten: Radiologie der Weichteil- und Knochenveränderungen an der Hand. Z. Rheumatol. 45 (1986) 36

Fischer, R. H.: Multiple lesions of bone in Letterer-Siwe disease. J. Bone Jt Surg. 35-A (1953) 445

Fisher, E. R., H. Reidbord: Gaucher's disease: pathogenetic considerations based on electron microscopic and histochemical observations. Amer. J. Path. 41 (1967) 679

Fone, D. J., W. E. King: Angiokeratoma corporis diffusum (Fabry's syndrome). Aust. Ann. Med. 13 (1964) 339

Frame, B., R. K. Nixon: Bone-marrow mast cells in osteoporosis of aging. New Engl. J. Med. 279 (1968) 626

Freyschmidt, J.: Knochenerkrankungen im Erwachsenenalter, Springer 1980

Freyschmidt, J.: Zur Differentialdiagnose von primären Knochengeschwülsten und geschwulstähnlichen Läsionen an den Rippen. Fortschr. Röntgenstr. 142 (1985) 1

Freyschmidt, J., H. Ostertag: Case Report 365. Skelet. Radiol. 15

Fritz, P., H. Schneider, P. Heimburg et al.: Sekundäre hypertrophe obstruktive Kardiomyopathie bei Morbus Fabry. Med. Welt 29 (1978) 1851–1854

Gandolfi, A.: Vertebral histiocytosis-X causing spinal cord compression. Surg. Neurol. 19 (1983) 369–372

Garcin, R., J. Hewitt, S. Godlewski et al.: Les aspects neurologiques de l'angiokératose de Fabry. A propos de deux cas. Presse méd. 75 (1967) 435–440

Greenfield, G. B.: Bone changes in chronic adult Gaucher's disease. Amer. J. Roentgenol. 110 (1970) 800

Greinacher, I., P. Gutjahr: Histiocytosis X. Röntgenbefunde an der Wirbelsäule des Kindes. Radiologe 18 (1978) 228–232

Griffith, G. C., G. Nichols, J. D. Asher et al.: Heparin osteoporosis. J. Amer. med. Ass. 193 (1965) 91

Groen, J.: Gaucher's disease: hereditary transmission and racial distribution. Arch. intern. Med. 113 (1964) 543

Havard, C. W. H., R. B. Scott: Urticaria pigmentosa with visceral and skeletal lesions. Quart. J. Med. 112 (1959) 459

Horny, H. P., M. R. Parwaresch, K. Lennert: Klinisches Bild und Prognose generalisierter Mastozytosen. Klin. Wschr. 61 (1983) 785

Jaffé, H. L.: Metabolic, Degenerative and Inflammatory Diseases of Bones and Joints. Lea & Febiger, Philadelphia 1972 (pp. 535–541)

Jennings, C. D., C. B. Stelling, D. E. Towell: Case Report 199. Skelet. Radiol. 8 (1982) 229

Johnston, A. W., S. D. V. Weller, B. J. Warland: Angiokeratoma corporis diffusum. Arch. Dis. Childh. 43 (1968) 73–79

Karr, W. J.: Fabry's disease (Angiokeratoma corporis diffusum universale). Amer. J. Med. 27 (1959) 829–835

Kellinghaus, H., H. Raidt, R. Steinmeier et al.: Histioxytosis X bei Erwachsenen. Med. Welt 33 (1982) 1840–1844

Klümper, A., M. Strey, W. Willing et al.: Das Krankheitsbild des Morbus Gaucher mit besonderer Berücksichtigung der ossären Form. Fortschr. Röntgenstr. 109 (1968) 640

Lachmann, R., A. Crocker, J. Schulman et al.: Radiological findings in Niemann-Pick disease. Radiology 108 (1973) 659

Lacroux, R.: Angiokératome diffus (angiokeratoma corporis diffusum) de Fabry. Bull. Soc. franç. Derm. Syph. 67 (1960) 474–478

Leder, A. A., W. C. Bosworth: Angiokeratoma corporis diffusum universale (Fabry's disease) with mitral stenosis. Amer. J. Med. 38 (1965) 814–819

Levin, B.: Gaucher's disease. Clinical and roentgenological manifestations. Amer. J. Roentgenol. 85 (1961) 685

Lichtenstein, L.: Histiozytosis X. Integration of eosinophilic granuloma of bone, "Letterer-Siwe disease", and "Schuller-Christian disease" as related manifestations of a single nosologic entity. Arch. Path. Lab. Med. 56 (1953) 56–84

Loeckell, H., H. Wiese: Mastozytose als Ursache einer generalisierenden Osteosklerose. Fortschr. Röntgenstr. 106 (1967) 271

McCullough, C. J.: Eosinophilic granuloma of bone. Acta orthop. scand. 51 (1980) 389–398

Madewell, J. E., B. D. Ragsdale, D. E. Sweet: Radiologic and pathologic analysis of solitary bone lesions. Radiol. Clin. N. Amer. 19 (1981) 715–814

Manier, S. M., D. van Nostrand: Super bone scan. Semin. nucl. Med. 14 (1984) 46

Martin III, W., A. Klein, D. Buss: Case Report 213. Skelet. Radiol. 9 (1982) 69

Miller, J. H., P. Stanley, G. F. Gates: Radiography of glycogen storage diseases. Amer. J. Roentgenol. 132 (1979) 379

Mutter, R. D., M. Tannenbaum, J. E. Ultmann: Systemic mast cell disease. Ann. intern. Med. 59 (1963) 887

Nauert, C., J. Zornoza, A. Ayala et al.: Eosinophilic granuloma of bone: diagnosis and management. Skelet. Radiol. 10 (1983) 227–235

Poppel, M. H., W. F. Gruber, R. Silber et al.: The roentgen manifestations of urticaria pigmentosa (mastocytosis). Amer. J. Roentgenol. 82 (1959) 239

Prager, P. J., V. Menges, M. DiBase et al.: Das eosinophile Knochengranulom bei Erwachsenen. Radiologe 16 (1976) 21–28

Preger, L.: Roentgenographic skeletal changes in the glycogen storage diseases. Amer. J. Roentgenol. 107 (1969) 840

Reich, C., M. Seife, B. J. Kessler: Gaucher's disease: a review, and discussion of twenty cases. Medicine (Baltimore) 30 (1951) 1

Remy, R., U. Göbel, G. Goerz et al.: Spontanremission einer konnatalen Histiozytose X. Klin. Pädiat. 191 (1979) 225–227

Resnick, D.: Plasma cell dyscrasias and dysgammaglobulinemias. In Resnick, D., G. Niwayama: Diagnosis of Bone and Joint Disorders. Saunders, Philadelphia 1981 (pp. 1914–1947)

Resnick, D.: Lipidoses, histiocytoses, and hyperlipoproteinemias. In Resnick, D., G. Niwayama: Diagnosis of Bone and Joint Disorders. Saunders, Philadelphia 1981 (pp. 1948–1991)

Resnick, D., G. Greenway, H. Genant et al.: Erdheim-Chester disease. Radiology 142 (1982) 289

Roberts II, L. J., B. J. Sweetman, R. A. Lewis et al.: Increased production of prostaglandin D_2 in patients with systemic mastocytosis. New Engl. J. Med. 303 (1980) 1400

Rohner, H. G., R. Bartl, G. Klingmüller et al.: Die Mastozytose – eine Krankheit mit häufiger Systemisierung. Therapiewoche 30 (1980) 6773

Rosenbaum, R. C., M. Frieri, D. D. Metcalfe: Patterns of skeletal scintigraphy and their relationship to plasma and urinary histamine levels in systemic mastocatosis. J. nucl. Med. 25 (1984) 859

Rourke, J. A., D. J. Heslin: Gaucher's disease. Roentgenologic bone changes over 20 year interval. Amer. J. Roentgenol. 94 (1965) 621

Ruff, St., G. K. Chapman, T. K. F. Taylor et al.: The evolution of eosinophilic granuloma of bone: a case report. Skelet. Radiol. 10 (1983) 37–39

Sartoris, D. J., B. R. Parker: Histiocytosis X; rate and pattern of resolution of osseous lesions. Radiology 152 (1984) 679–684

Schajowicz, F., J. Slullitel: Eosinophilic granuloma of bone and its relationship to Hand-Schüller-Christian and Letterer-Siwe syndromes. J. Bone Jt Surg. 55-B (1973) 545–565

Semerak, M.: Urticaria pigmentosa mit Skelettbeteiligung – Mastozytosesyndrom. Fortschr. Röntgenstr. 133 (1980) 673

Sheth, K. J., G. C. Bernhard: The arthropathy of Fabry's disease. Arthr. and Rheum. 22 (1979) 781–783

Simpson, F.-G., P. J. Robinson, G. J. Hardy et al.: Erdheim-Chester disease associated with retroperitoneal xanthogranuloma. Brit. J. Radiol. 52 (1979) 232

Spaeth, GL., P. Frost: Fabry's disease. Its ocular manifestations. Arch. Ophthal. (Chicago) 74 (1965) 760–769

Strickland, B.: Skeletal manifestations of Gaucher's disease with some unusual findings. Brit. J. Radiol. 31 (1958) 246

Takahashi, M., W. Martel, H. A. Oberman: The variable roentgenographic appearance of idiopathic histiocytosis. Clin. Radiol. 17 (1966) 48–52

Todd, R. McL., S. E. Keidan: Changes in the head of the femur in children suffering from Gaucher's disease. J. Bone Jt. Surg. 34-B (1952) 447

Wallace, R. D., W. J. Cooper: Angiokeratoma corporis diffusum universale (Fabry). Amer. J. Med. 39 (1965) 656–661

Wise, D., H. J. Wallace, E. H. Jellinek: Angiokeratoma corporis diffusum: a clinical study of eight affected families. Quart. J. Med. 31 (1962) 177–206

Witschel, H., W. Meyer: Der Morbus Fabry als Beispiel einer erblichen Lipoidspeicherkrankheit. Neuere Gesichtspunkte zur Pathogenese, Klinik und Morphologie. Klin. Wschr. 46 (1968) 72–76

Neurogene (neuropathische) Osteoarthropathien

W. Dihlmann

Bei verschiedenen erworbenen und angeborenen Erkrankungen des Zentralnervensystems, vor allem des Rückenmarks, und seltener bei Störungen an peripheren Nerven können sich Osteoarthropathien entwickeln. Man kennzeichnet sie daher als *neurogen* oder *neuropathisch*. Der Ausdruck Charcot-Gelenk hat sich ebenfalls eingebürgert, da CHARCOT die neuropathischen Osteoarthropathien schon 1868 ausführlich beschrieben hat.

Die *Pathogenese* der neuropathischen Osteoarthropathien ist noch nicht eindeutig geklärt. Wahrscheinlich sind mehrere Teilfaktoren wirksam, die bei den Grundkrankheiten in unterschiedlicher Ausprägung und Stärke vorhanden sein können, so z. B.

1. Eine Störung der *Schmerzempfindung*, die den rücksichtslosen Gebrauch des Gelenks zur Folge hat.
2. Die *muskuläre Hypotonie* fördert ebenfalls die Überbeanspruchung des Gleitgewebes.
3. *Veränderungen am vegetativen Nervensystem* mit vasomotorischen (JUGHENN u. Mitarb. 1949, BALLA u. FRIED 1960 u. a.) und trophischen Störungen (CHARCOT 1868). Allerdings ist das Vorkommen von trophischen Nervenfasern bisher nicht bewiesen worden.
4. *Durchblutungsstörungen bei (organischen) Angiopathien,* die auch bei neuropathischen Osteoarthropathien häufig nachzuweisen sind (IMHÄUSER 1957).

Die unter 1. und 2. angeführten Ansichten und Erkenntnisse sind unter dem Begriff *neurotraumatische Theorie* zusammengefaßt worden. Diesen Vorstellungen wird die *neurovaskuläre pathogenetische Theorie* der neurogenen Osteoarthropathien (gemäß 3. und 4.) gegenübergestellt (BROWER u. ALLMAN 1981). Danach soll es initial zu einem neural ausgelösten Gefäßreflex kommen, der zu einer vermehrten Blutfülle führt und damit die Osteoklasten stimuliert. Dies gibt sich an einer verstärkten Knochenresorption zu erkennen. Die bei den neurogenen Osteoarthropathien besonders auffallenden Frakturen – Knochen zerbröckeln usw. –, deren ungeordnete und überschießende Reparation sowie die Gelenkzerstörung werden im Sinne der neurovaskulären Theorie als Epiphänomene, nämlich als Begleit- und Folgeerscheinungen infolge rücksichtslosen Gelenkgebrauchs und Gewichtbelastung betrachtet. Dies würde erklären, daß sie vor allem an den unteren Extremitäten auftreten. Die neurogenen (neuropathischen) Osteoarthropathien zeigen daher im Röntgenbild im Prinzip ein Nebeneinander von zuweilen reversiblem (DINKEL 1972) Knochenabbau (Knochenzerfall, konzentrische Osteolyse, quere Osteolyse [Streßfraktur], pathologische Fraktur), mehr oder weniger regellosem Knochenanbau – Spongiosasklerose, Periostreaktion usw. – und manchmal rückbildungsfähigen (FEIEREIS 1964) artikulären und periartikulären Verkalkungen und Verknöcherungen. Ein diagnostisch wichtiger fakultativer Begleitbefund neurogener Osteoarthropathien ist das sog. *Malum perforans* der benachbarten Weichteile. Der Ausdruck kennzeichnet die schlechte Heilungstendenz dieser meist schmerzlosen Geschwüre. Sie neigen zur Sekundärinfektion, die sich als Periostitis, Ostitis und Osteomyelitis auf die benachbarten Knochen ausbreiten kann. Die erwähnten morphologischen Grundvorgänge können in unterschiedlicher Ausprägung nebeneinander ablaufen oder der eine oder der andere Grundvorgang, beispielsweise (an den Händen und Vorfüßen) der Knochenabbau, völlig das (Röntgen-)Bild bestimmen. Nach der Röntgenmorphologie wird daher von der *atrophischen* (osteolytischen, akroosteolytischen, resorptiven) und von der *hypertrophischen* (osteoplastischen) Erscheinungsform sowie von Mischtypen der neuropathischen Osteoarthropthie (etwa ein Drittel der Fälle) gesprochen.

Das Röntgenbild der *fortgeschrittenen* neuropathischen Osteoarthropathie ist charakteristisch, wenn man sich die schwerste Desintegration und anarchische Umgestaltung der erkrankten Knochen und Gelenke vor Augen hält. Schwierig kann jedoch ihre röntgenologische Frühdiagnose sein. Die Anfangsstadien dieser Erkrankung zeigen entweder einen „arthrotischen" oder „arthritischen" Röntgenbefund (WEISS 1960), je nachdem, ob die hypertrophischen Vorgänge am gelenknahen Knochen oder die Destruktion des Knorpels und des Knochens im Vordergrund stehen. Atrophische Formen sind einerseits schon als „Tumor" operativ fehlbehandelt worden (IMHÄUSER 1957); andererseits dürfen osteolytisch wachsende maligne Tumoren oder Metastasen, z. B. in kleinen Röhrenknochen der Hände und Füße nicht mit neuropathischen Osteolysen verwechselt werden; entsprechendes gilt für osteomyelitische Osteolysen kleiner Knochen oder Knochenakren (SCHÜLER u. LASCHNER 1968).

Die Berücksichtigung klinischer Befunde und langjährige systematische Verlaufsbeobachtungen haben zu Erkenntnissen über die neuropathischen Osteoarthropathien geführt (FRIED 1970), die über die Einteilung in atrophische und hypertrophische Formen hinausgehen:

Am häufigsten beginnt die neuropathische Erkrankung *schleichend* mit einem Gelenkerguß und einer Kapsel-Bandschwäche (Schlottergelenk). Dabei können durchaus *Schmerzen* empfunden werden. Selten bietet sich dem (Erst-)Untersucher ein *pseudophlegmonöses* Bild mit ausgedehntem, über die Grenzen des befallenen Gelenkes sich ausbreitendem Ödem, mit örtlicher Hyperämie und Allgemeinreaktionen (Fieber, Leukozytose, beschleunigte Blutsenkungsgeschwindigkeit). Die Fehlannahme einer bakteriellen Gelenkinfektion, Phlegmone, Osteomyelitis oder Thrombophlebitis liegt dann nahe. FRIED unterscheidet im Verlauf neuropathischer Osteoarthropathien drei Stadien die sich röntgenologisch identifizieren lassen.

1. Stadium: Regressive Veränderungen charakterisieren das *chondroosteonekrotische Stadium.* Der Gelenkknorpel wird zerstört; der subchondrale Knochen zerbröckelt mehr oder weniger ausgedehnt. Die Knochenbröckel lösen sich entweder auf oder werden zu Ossifikationszentren für spätere intraartikulär oder kapsulär aufschießende Verknöcherungen. Die Knochenveränderungen zeigen darüber hinaus manchmal Bilder, die an eine Osteochondrosis dissecans erinnern. Kleine Knochen können den Aspekt einer aseptischen Nekrose bieten. Eine Kapsel-Band-Schädigung führt oft schon in diesem Stadium zu Gelenkfehlstellungen.

2. Stadium: Im *reaktiven* Stadium der neuropathischen Osteoarthropathie konkurriert der bröckelige Knochenzerfall mit einer reaktionslosen Knochenauflösung und mit einer Knochenneubildung. Die Knochenneubildung kann vom Periost und Endost ausgehen, aber auch heterotop in den Gelenkweichteilen und periartikulär einsetzen. Vor allem in diesem Stadium entwickeln sich die für neuropathische Gelenke charakteristische, bereits hervorgehobene *anarchische Umgestaltung* und die *Desintegration* der befallenen Knochenverbindung, die jedes bei der Arthrose und Arthritis bekannte Ausmaß übersteigen. Das von der ursächlichen Krankheit, der Gelenklokalisation und von noch unbestimmten Faktoren abhängige wechselnde Gleichgewicht zwischen Knochenzerstörung und Knochenneubildung erklärt, warum manchmal die reaktionslose Osteolyse völlig im Vordergrund steht, in anderen Fällen beide Grundvorgänge sich die Waage halten oder beispielsweise die Osteolyse gepaart mit ausgedehnten periartikulären Verkalkungen und Verknöcherungen dominiert.

3. Stadium: Dieses Stadium bringt eine *Stabilisierung* der eingetretenen Veränderungen. Der anarchische Umbau schreitet daher kaum noch fort – die gesteigerte Knochenfragilität besteht also offenbar nicht mehr. Die reaktionslose Osteolyse kommt zum Stillstand. Periartikuläre Knochenneubildungen können aber in diesem Stadium noch an Größe zunehmen.

Osteoarthropathie bei Tabes dorsalis

Die tabische Gelenk- und Knochenerkrankung tritt an den Beinen häufiger auf als an den Armen (WALLMANN 1967). *Die Osteoarthropathie kann den klinischen und neurologischen Symptomen der Tabes um Jahre vorausgehen oder sogar das einzige Symptom der Metalues bleiben.* Etwa 5–10% der an Tabes erkrankten Personen bekommen eine Osteoarthropathie. Männer erkranken häufiger als Frauen.

Tabische Frakturen

Knochenbrüche bei Tabes (Abb. **1**) treten entweder nach einem Trauma auf oder entstehen als Spontanfraktur. Die herabgesetzte Schmerzempfindung führt oft zu einer schweren Dislokation

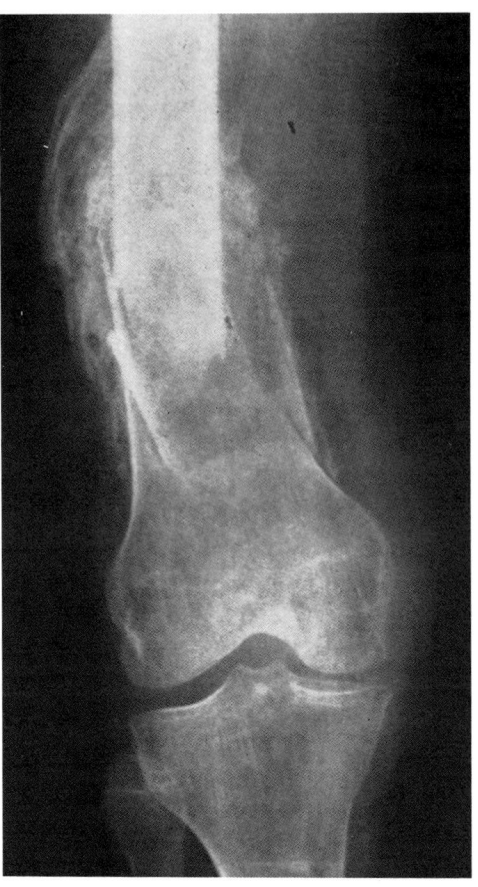

Abb. **1** Tabes dorsalis, Zustand nach suprakondylärer Femurschaftfraktur rechts. 66 Jahre alt, weiblich. Die Fraktur ist mit Achsenknickung verheilt. Schalenförmige überschießende periostale Kallusbildung, Entkalkung des distalen Fragmentes und der übersehbaren Tibia- und Fibulaanteile (aus *Koch, R. D.*, Fortschr Röntgenstr. 96 [1962] 109)

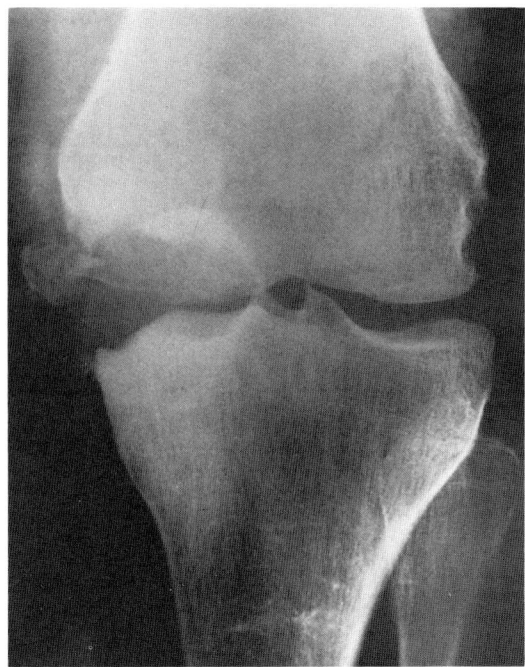

a

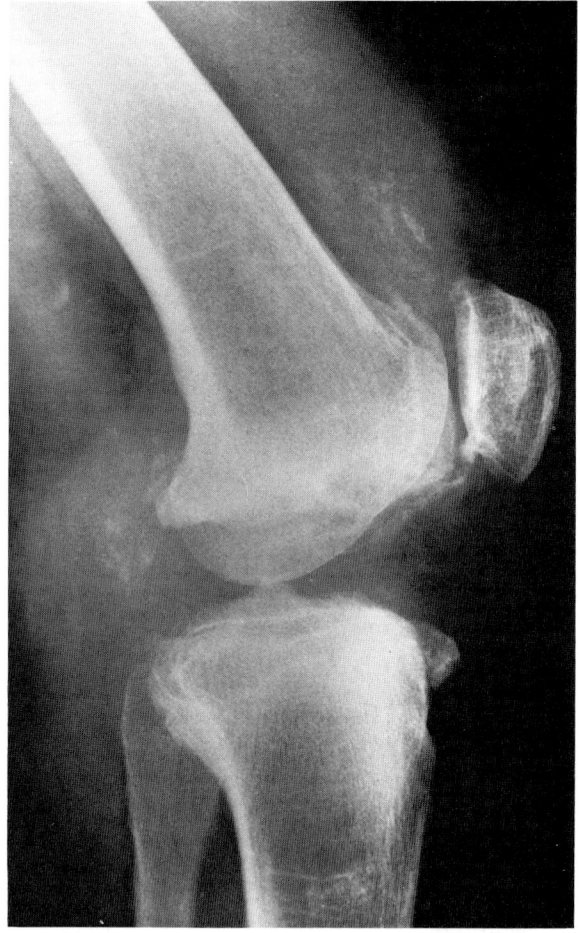

b

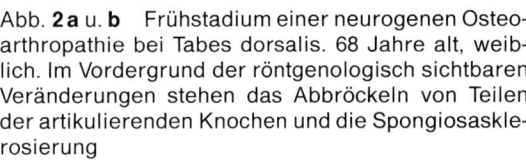

Abb. 2a u. b Frühstadium einer neurogenen Osteoarthropathie bei Tabes dorsalis. 68 Jahre alt, weiblich. Im Vordergrund der röntgenologisch sichtbaren Veränderungen stehen das Abbröckeln von Teilen der artikulierenden Knochen und die Spongiosasklerosierung

der Fragmente. Eine überschießende oder auch verzögerte Kallusbildung und die Resorption von Knochenteilen kommen vor.

Arthropathia tabica

Bei der tabischen Arthropathie überwiegen meistens die osteoplastischen Veränderungen (Abb. 2–4). Dieses gilt sowohl für die Gelenkweichteile als auch für den gelenknahen Knochen. Die Kapsel verdickt sich; die Zotten wuchern. Der Verlust der Schmerz-, Lage- und Bewegungsempfindung sowie die muskuläre Hypotonie – wahrscheinlich auch noch andere, unbekannte Faktoren – führen zu einer Überbeanspruchung bzw. Schädigung des Kapsel-Band-Apparates. Es entstehen dann ein Schlottergelenk und oft eine

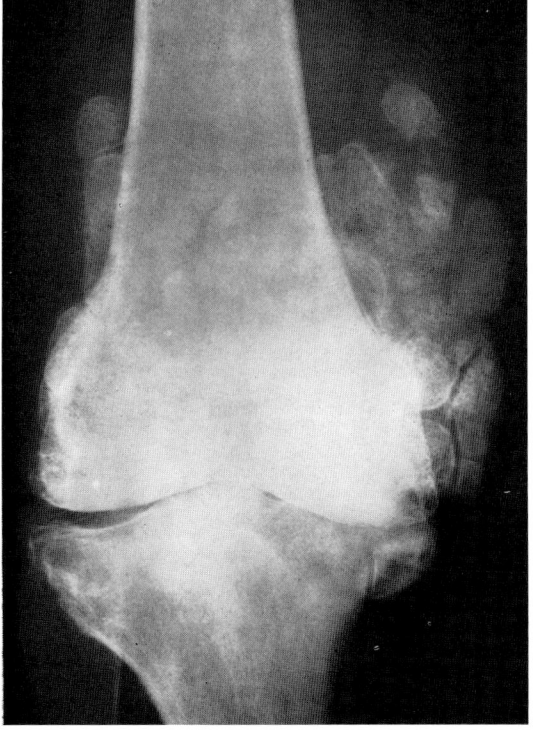

Abb. 3 Tabische Arthropathie des rechten Kniegelenks. 61 Jahre alt, männlich. Die gelenknahen Knochenteile sind verdichtet und zeigen Randwülste. Die artikulierenden Flächen sind abgeflacht. Gelenkspalt verschmälert. Abbruch der medialen Tibiakopfkante. Ausgedehnte periartikuläre Knochenneubildungen. Genu varum

Osteopathien – Osteoarthropathien

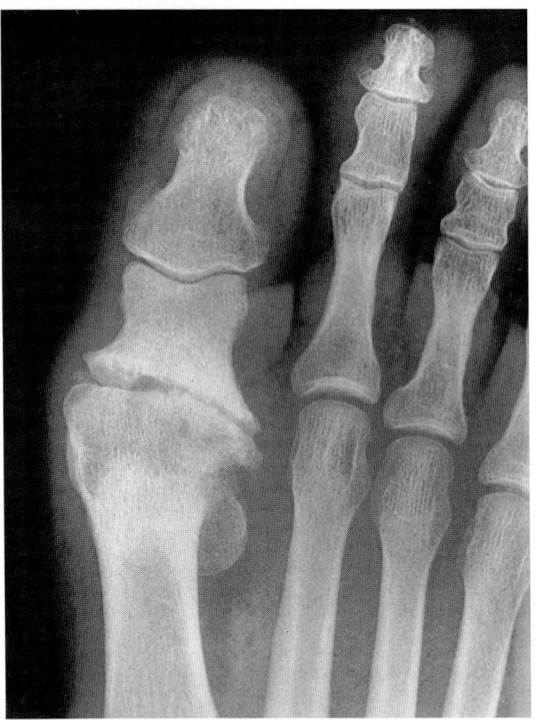

Abb. 4 Neurogene Osteoarthropathie im Großzehengrundgelenk bei Tabes dorsalis; s. die Spongiosasklerosierung und den Abbau – das Fehlen – der Grundphalanxbasis. Röntgendifferentialdiagnostisch wichtig ist es, den neuropathischen Charakter dieser Osteoarthropathie zu erkennen (!). Die Zuordnung zur Tabes ist eine klinische Aufgabe

schwere Gelenkfehlstellung (Abb. 5). Die artikulierenden Flächen, zuerst der Knorpel, dann der Knochen, werden zerstört und „abgeschliffen"; vorspringende Gelenkteile, z. B. die Tibiakopfkante, können abbrechen. Schließlich führt eine überschießende Knochenneubildung zu einer erheblichen Mißgestaltung des Gelenks. Am häufigsten wird das Kniegelenk betroffen. Eine atrophische (osteolytische) tabische Osteoarthropathie zeigt die Abb. 6. NORMAN u. Mitarb. (1968) beobachteten die Entwicklung einer atrophischen tabischen Knieosteoarthropathie innerhalb von 9 Tagen.

Spondylopathia tabica

Die tabische Spondylopathie (Abb. 7) befällt und desintegriert vor allem die Lendenwirbelsäule. Die Wirbel sintern zusammen, Kanten bröckeln ab. Die Zwischenwirbelräume sind verschmälert. Durch ausgeprägte Knochenproliferation werden die Wirbel verunstaltet. Die Knochenneubildung kann mit der überschießenden Kallusbildung tabischer Frakturen verglichen werden. Als Folge der Wirbelveränderungen kommt es zur Fehlhaltung des befallenen Wirbelsäulenabschnittes, manchmal auch zu Kompressionserscheinungen am Rückenmark, die ein operatives Vorgehen erfordern.

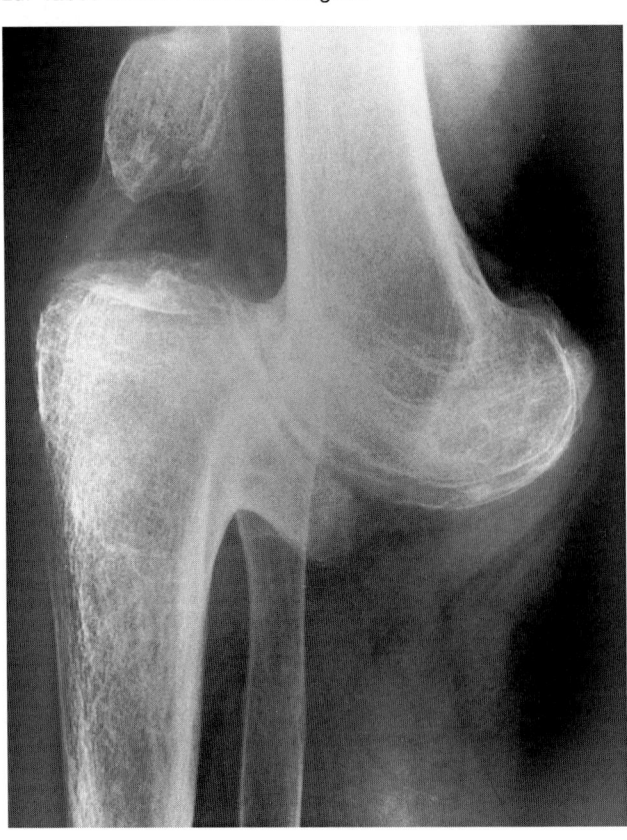

Abb. 5 Tabische Osteoarthropathie des rechten Kniegelenks mit Unterschenkelluxation nach vorn. 70 Jahre alt, männlich

Abb. 6a–c Dreimonatige Verlaufsbeobachtung einer schnell progredienten tabischen (osteolytischen) Osteoarthropathie des rechten Hüftgelenks. 72 Jahre alt, weiblich
a Chondroosteonekrotisches Frühstadium (röntgenologischer Gelenkspalt verschmälert, usurartiger Defekt am oberen Femurkopf-Hals-Übergang, leichte Dezentrierung des Femurkopfes). Die röntgenologische Differentialdiagnose zur Arthritis ist schwierig!
b Weitgehende Osteolyse des Femurkopfes, Subluxation, periartikuläre Kalk- und/oder Knochenschatten
c Osteolyse des Femurkopfes und Femurhalses, Luxation, Zunahme der periartikulären Kalk- und/oder Knochenschatten. Abbauvorgänge an der Pfanne, die schon im August begannen

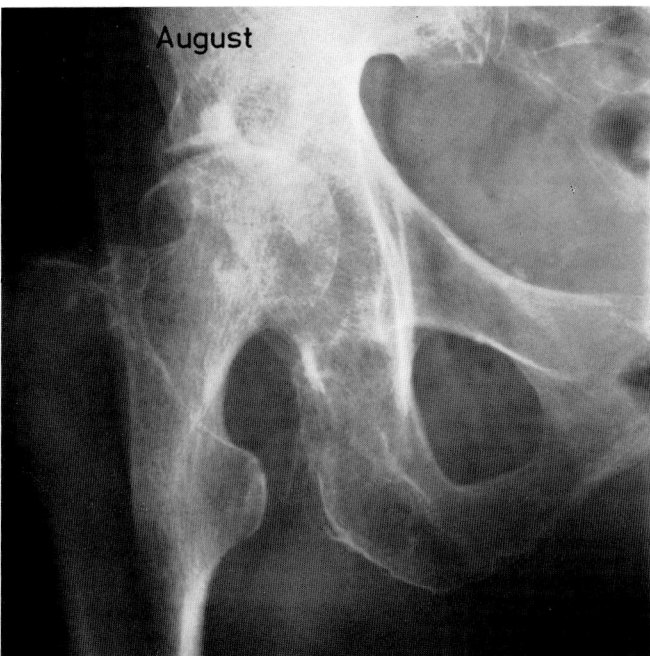

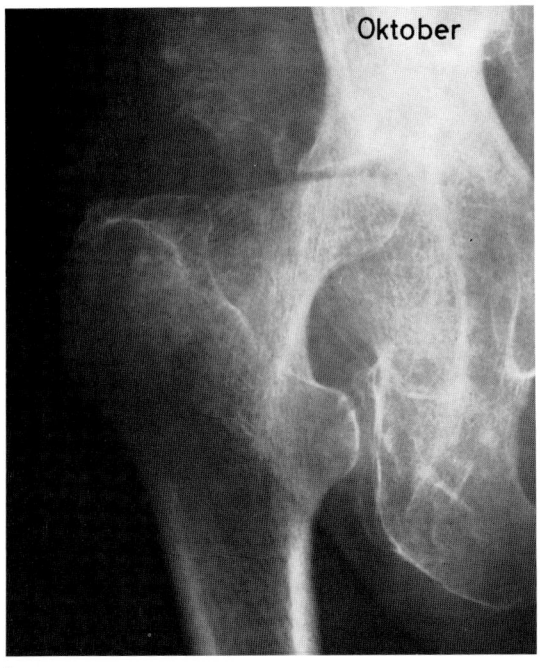

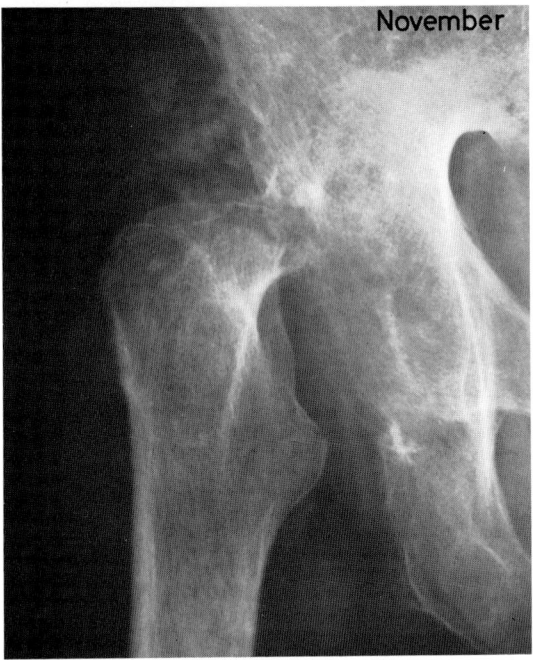

Tabischer Plattfuß („pied tabétique")

Der neuropathische, vornehmlich tabische Plattfuß ist nicht nur die Folge einer Erschlaffung (Schädigung) des Kapsel-Band-Apparates und der muskulären Hypotonie, die eine Senkung des Fußgewölbes fördern, sondern spiegelt eine typische Rückfußosteoarthropathie wider (Abb. **8**). Die Tarsalia können dabei völlig „zerquetscht" und „zerstampft" werden.

Osteoarthropathie bei Syringomyelie

Die Syringomyelie entsteht auf dem Boden einer Dysraphie, d.h. im Gefolge einer Hemmungsmißbildung beim Schluß des primitiven Neuralrohres. Es entwickelt sich eine zystische Stiftgliose in der grauen Substanz, die sich klinisch zwischen dem 20. und 40. Lebensjahr manifestiert und langsam fortschreitet. Die Syringomyelie hat ihren häufigsten Sitz im Halsmark (Abb. **9**) und im oberen

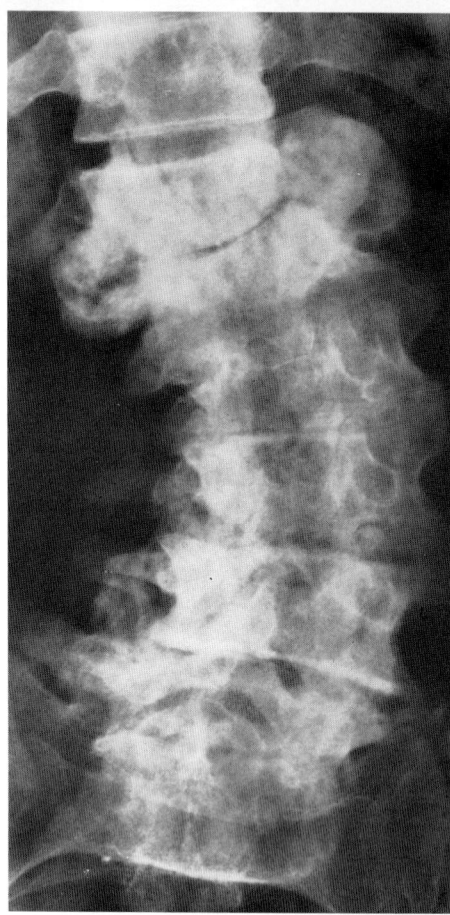
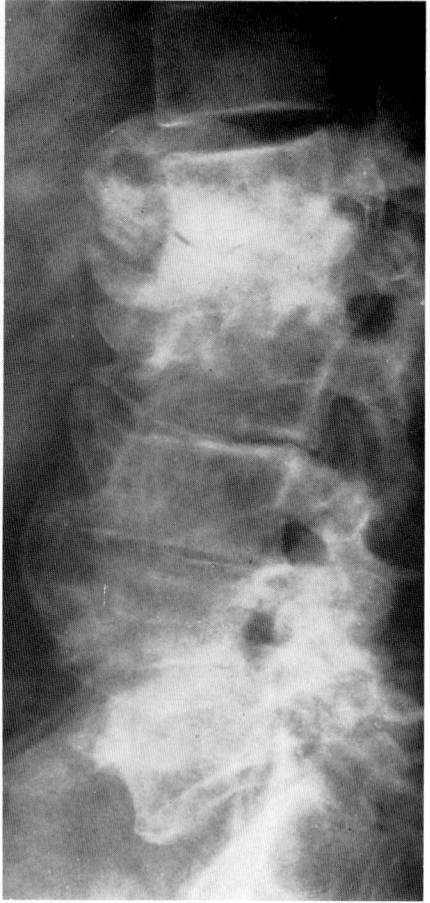

Abb. 7 a u. b Tabische Spondylopathie. Zustand nach Entlastungslaminektomie L 1 und L 2. 59 Jahre alt, männlich. Grobe Osteophytenbildungen an allen Lendenwirbelkörpern und bei D 12. Zwischenwirbelräume D 12 bis L 5 verschmälert. Die Wirbelkörper D 12 und L 1 sind zusammengesintert und zeigen Keilform. Schwere Fehlhaltung der Lendenwirbelsäule (linkskonvexe Lumbalskoliose mit Drehgleiten L 3 und L 4, hochsitzende Lumbalkyphose)

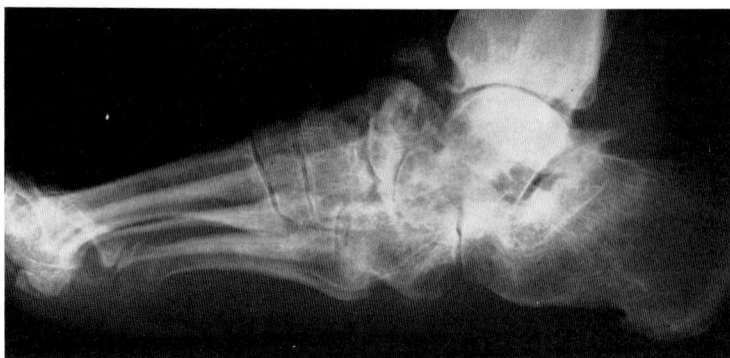
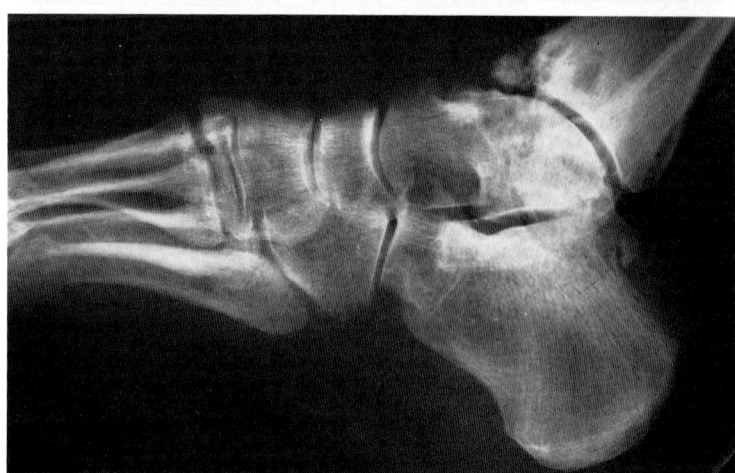

Abb. 8 a u. b Zur röntgenologischen Differentialdiagnose der neuropathischen Rückfuß-Osteoarthropathie

a Das Fußlängsgewölbe hat sich gesenkt; vor allem das Navikulare und der Talus werden „zerquetscht" bzw. „zerstampft" und zerbröckeln. Dieser Röntgenbefund ist charakteristisch für die neurogene Rückfußosteoarthropathie. Gelegentlich ist die osteoplastische (hypertrophische) Komponente der Krankheit noch wesentlich stärker ausgeprägt als bei dieser Beobachtung. 49 Jahre alt, weiblich. Siehe auch die Verschmälerung des Gelenkspaltes im Talokruralgelenk (chondroosteonekrotisches Stadium der neuropathischen Osteoarthropathie)

b Auf dieser Röntgenaufnahme erkennt man ebenfalls „Knochenbröckel" in der Umgebung des Talokruralgelenks, jedoch keine Längsgewölbesenkung des Fußes und kein „Zerquetschen" oder „Zerstampfen" von Tarsalia. Es handelt sich um eine ossäre Tuberkulose des Talokruralgelenks. 57 Jahre alt, männlich

Brustabschnitt der Medulla spinalis. Daher kommen neuropathische Gelenk- und Knochenaffektionen bei diesem Leiden hauptsächlich an den oberen Extremitäten vor. Es erkranken allerdings nur etwa 20–25% der an Syringomyelie Leidenden. Etwa die Hälfte der Syringomyeliepatienten hat eine Kyphoskoliose, vornehmlich im Bereich der Brustwirbelsäule (KARCK 1963) oder andere „dysrhaphische Symptome" (Trichterbrust, Makrosomie, Arachnodaktylie, Spina bifida occulta, Mammagrößenunterschiede, Pigmentstörungen [BREMER 1937]).

Die *dissozierte Empfindungsstörung* ist ein klinisches Frühsymptom der Syringomyelie. Die Bahnen zur Leitung der Schmerz- und Temperaturempfindung kreuzen nämlich im Gegensatz zu denen der Berührungssensibilität im Segment und nehmen ihren Weg zur Gegenseite über die vordere Kommissur, bevor sie in der weißen Rückenmarksubstanz aufsteigen. Sie werden bei der Syringomyelie frühzeitig unterbrochen.

Vegetative (sekretorische, vasomotorische, myomotorische) Störungen sind bei der Syringomyelie vor allem Ausdruck eines Befalls der Seitenhörner. Bestimmte pathologische Haut- und Weichteilbefunde werden ebenfalls mit vegetativen (trophischen) Störungen und mit dem Verlust der Schmerz- und Temperaturempfindung in Zusammenhang gebracht: Die Haut wird rissig, trocken und zeigt Schwielenbildung; Nagelveränderungen und Weichteilverdickungen treten auf. Beim sog. Morvan-Typ der Syringomyelie werden Fingerglieder oder ganze Finger abgestoßen. Schlecht heilende trophische Ulzera bilden sich.

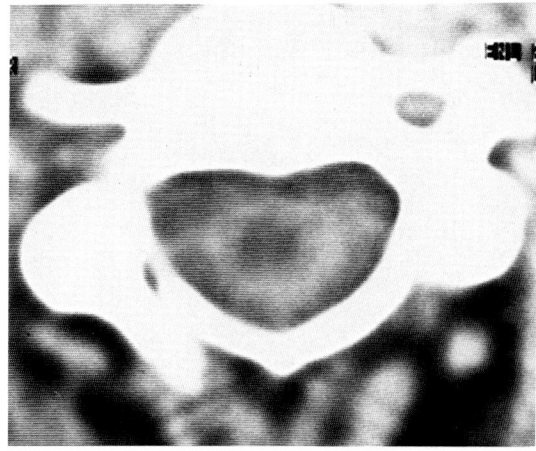

Abb. **9** Computertomographische Darstellung der zervikalen zystischen Stiftgliose (Weichteilfenster) bei einer Patientin mit Syringomyelie

Ein Befall der Vorderhörner bei zervikaler Syringomyelie führt frühzeitig zu einer *Atrophie der Mm. interossei.*

Zur *Skeletterkrankung* kommt es in der Regel erst im weiteren Verlauf der Syringomyelie. Nur selten ist die Osteoarthropathie das erste Symptom. In diesen Fällen wird der initiale Gelenkerguß (s. oben) meist von erheblichen Schmerzen begleitet. Mit der weiteren Ausbreitung der Syringomyelie im Rückenmark nehmen dann die Beschwerden ab.

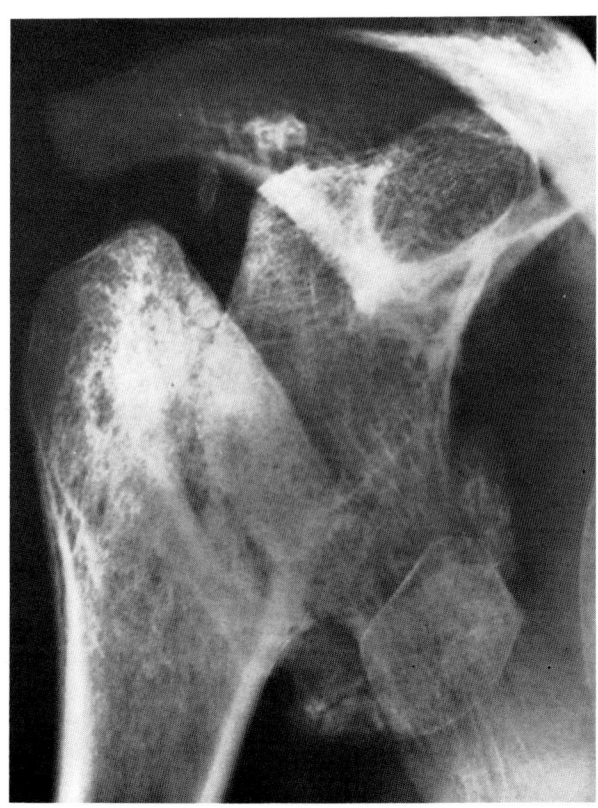

Abb. **10** Syringomyelie mit neurogener Osteoarthropathie des rechten Schultergelenks. 37 Jahre alt, männlich. Hauptteile des Oberarmkopfes und der Schulterpfanne sind resorbiert. In den Weichteilen umschriebene Verknöcherungen oder Humeruskopfreste

312 Osteopathien – Osteoarthropathien

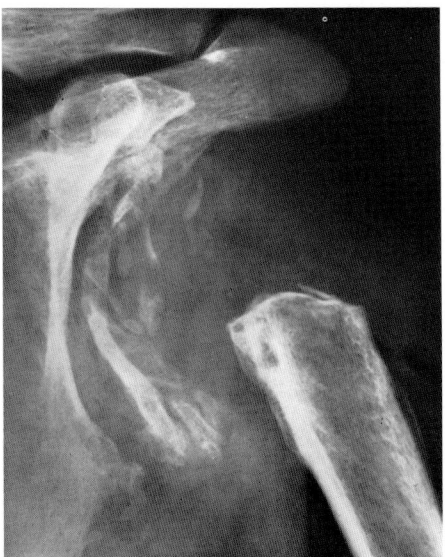

Abb. 11 Syringomyelie mit fortgeschrittener neurogener atrophischer Osteoarthropathie des linken Schultergelenks. 54 Jahre alt, männlich. Vollständige Resorption des Oberarmkopfes, des Kollums und des proximalen Anteils des Oberarmschaftes. Die Schulterpfanne und die angrenzenden Teile des Schulterblattes sind ebenfalls zerstört. Ausgedehnte Weichteilverknöcherungen oder Reste der Schulterpfanne. Geringe periostale Knochenneubildung am Humerusschaft

Bei der Syringomyelie-Osteoarthropathie überwiegen gewöhnlich die osteolytischen Vorgänge, denen sich artikuläre und periartikuläre Kalkeinlagerungen oder Knochenneubildungen hinzugesellen (Abb. 10 u. 11). Typisch ist der Befall der Schulter- und Ellenbogengelenke. Verlaufsbeobachtungen haben gezeigt, daß schon in 5–6 Wochen größere knöcherne Gelenkteile ohne wesentliche Reaktion resorbiert werden können (ZUM WINKEL 1958). Diesen Fällen stehen jedoch Verläufe gegenüber, die erst nach Jahren zu größeren Zerstörungen führten. Zur röntgenologischen Differentialdiagnose der neurogenen Schultergelenksarthropathie siehe Abb. 12.

Hereditäre neuropathische Osteoarthropathien

Neuropathische Skeletterkrankungen kommen bei verschiedenen seltenen Erbleiden vor:

Hereditäre sensorische Neuropathie
(DENNY-BROWN 1951)*

Die klassischen Merkmale dieser androtropen Erkrankung sind *Heredität, trophische Ulzera (sowie Hyperkeratosen) an den Füßen* (selten an den Händen, JUŠIĆ u. Mitarb. 1973), *Osteolysen im Vorfuß- und Mittelfußbereich* – „abgelutsche Knochen" – (dadurch Senkung des Fußgewölbes mit Plattfuß, Fußverplumpung und Fußverstümmelung), selte-

---

* Diese autosomal-dominant, gelegentlich rezessiv vererbte, auch abortiv und sporadisch auftretende Erkrankung ist im Schrifttum unter verschiedenen Synonymen aufzufinden: familiäre Akroosteolyse (TAPPEINER 1964), s. ferner PARTSCH 1970 (dort Übersicht der bekanntesten synonymen Krankheitsbezeichnungen, wie Acropathie ulcéromutilante familiale Thévenard, familiäre neurovaskuläre Dystrophie [WADULLA 1949], ulzerierende Akropathie [JAKOB u. Mitarb. 1954], usw.). Im neueren englischsprachigen Schrifttum wird auch von der akrodystrophischen Neuropathie gesprochen (BANNA u. FOSTER 1972). Die Acropathia ulceromutilans *non-familiaris* (Bureau-Barrière-Syndrom) entspricht im Phänotyp der hereditären Form und entwickelt sich überwiegend bei chronischen Alkoholikern.

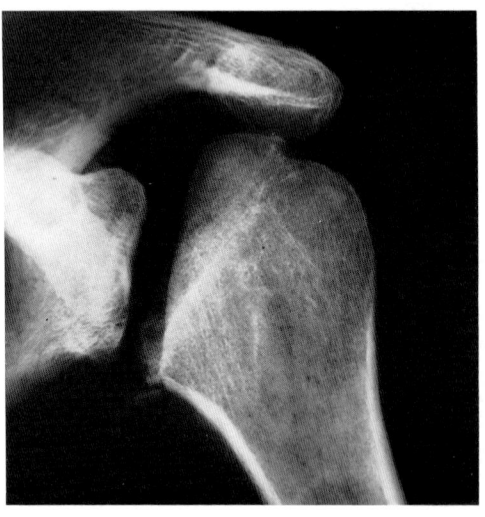
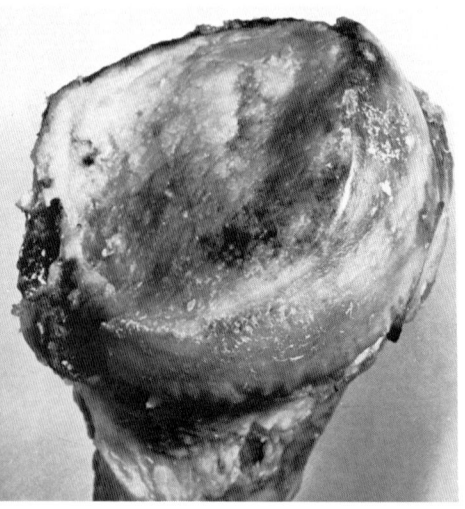

a   b

Abb. 12a u. b Zur röntgenologischen Differentialdiagnose der neurogenen Osteoarthropathie des Schultergelenkes (vgl. Abb. 11). **a** In diesem Falle (46 Jahre alt, weiblich) handelt es sich um das Reparationsstadium einer posttraumatischen partiellen Humeruskopfnekrose (die Kopfkalotte ist eingesunken, s. auch die Aufsichtsfotografie [**b**])

Abb. 13 a–c Veränderungen an den Vorfüßen bei hereditärer sensorischer Neuropathie (nur rechte Seite abgebildet). 45 Jahre alt, männlich. Beginn der Erkrankung im 17. Lebensjahr
a Osteolysen an den Grundphalangen I–V und an den Metatarsusköpfen IV und V, periostale Knochenneubildungen an den Schäften der Metatarsi IV und V – bei diesem Patienten über Infektion des Malum perforans entstanden. Schwere Gelenkfehlstellungen
b Malum perforans (→)
c Knochensequester, der sich über das Malum perforans abgestoßen hat

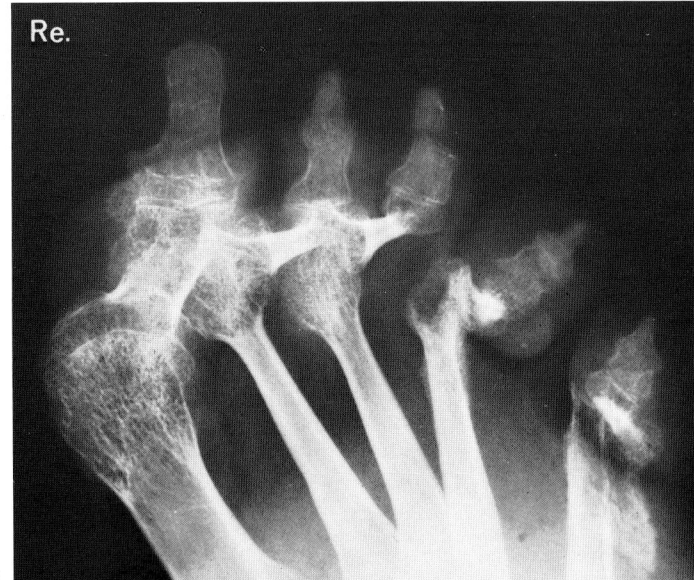

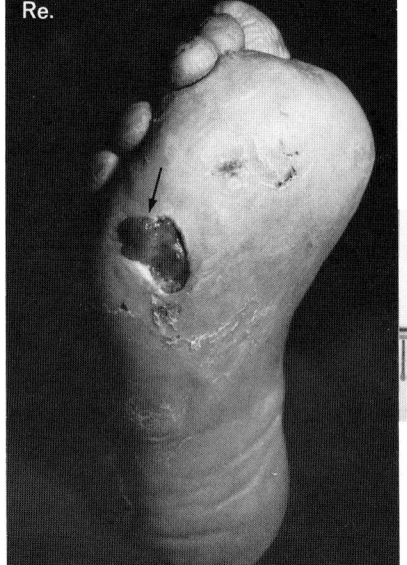

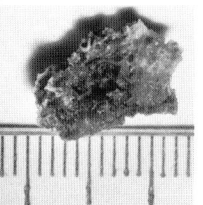

ner auch neuropathische Veränderungen an den Sprung- und Kniegelenken und Spontanfrakturen an größeren Röhrenknochen. Außerdem gehören mehr oder weniger ausgeprägte *Sensibilitätsstörungen* an den unteren, selten zusätzlich auch noch an den oberen Gließmaßen zum klinischen Bild. Gewöhnlich ist das Schmerzgefühl stärker herabgesetzt als das Temperaturempfinden. Die Berührungssensibilität erscheint meist am geringsten gestört; die Tiefensensibilität bleibt gewöhnlich erhalten. Die Sehnenreflexe sind zuweilen abgeschwächt oder nicht auslösbar. Im Verlauf der Erkrankung werden kleine Knochensequester über trophische Ulzera (Mala perforantia) abgestoßen (Abb. 13). Vor und während dieser Ereignisse treten oft Fieber und eine Anschwellung der Leistenbeugelymphknoten auf, also Zeichen der Sekundärinfektion. Sie kann sich an den befallenen Fußknochen auch als Periostitis-Ostitis-Osteomyelitis zu erkennen geben. Das feingewebliche pathologische Substrat der hereditären sensorischen Neuropathie findet sich in den Spinalganglien, an den dorsalen Wurzeln und peripheren Nerven. In wechselnder Ausprägung lassen sich Schwund der Ganglienzellen, degenerative Veränderungen in den Ganglienzellen und dorsalen Wurzeln sowie Verdünnung, Rarefizierung, Entmarkung und Schwund peripherer Nervenfasern sowie Proliferation der Schwannschen Scheiden und des Endoneuriums und eine obliterierende Angiopathie nachweisen (DENNY-BROWN 1951, PARTSCH 1970, OHTA u. Mitarb. 1973, JUŠIĆ u. Mitarb. 1973).

Den Patienten mit **angeborener Analgesie** fehlt von Geburt an die Schmerzempfindung und/oder das Schmerzgefühl (das subjektive Schmerzerlebnis). Andere Störungen am Nervensystem sind bei ihnen nicht nachweisbar, so daß in diesem Falle die Analgesie der wichtigste pathogenetische Faktor für die Entstehung der neuropathischen Skeletterkrankungen sein dürfte. Bisher wurden Osteoarthropathien an den verschiedenen peripheren Gelenken und an der Wirbelsäule beobachtet (IMHÄUSER 1957), darunter auch eine neurospondylopathische Spondylolisthesis (FRANCILLON 1970).

Die **familiäre Dysautonomie** (Riley-Day-Syndrom) geht oft mit neurogenen Osteoarthropathien einher (BRUNT 1967). Die Patienten sind fast ausschließlich Kinder jüdischer (aschkenasischer) Eltern. Namensbestimmend sind die komplexen Funktionsstörungen des vegetativen Nervensystems, z. B. verminderte Tränensekretion und Korneahypästhesie. Die Kinder sind darüber hinaus affektlabil und zeigen neurologische Abweichungen, wie Schmerzindolenz, Störung der Bewegungskoordination und Reflexabschwächungen oder -ausfälle.

Neuropathische Osteoarthropathien bei Dysrhaphien

Bei manchen, dem röntgenologischen Aspekt nach als neuropathische Osteoarthropathien anzusprechenden Befunden der unteren Extremitäten lassen sich klinisch und röntgenologisch dysrhaphische Störungen am kaudalen Ende der Medulla spinalis nachweisen (KATZENSTEIN 1901, BECK 1922, SCHÜLLER 1937, ZSEBÖK 1952, SOMMER u. REINHARDT 1959). FUCHS hat 1909 diese Befunde als *Myelodysplasie* bezeichnet, KIENBÖCK 1930 als *Trophopathia pedis myelodysplastica*. Diesen Bezeichnungen kommt heute nur noch medizinhistorische Bedeutung zu. *Röntgenologisch* fällt vor allem eine Spina bifida occulta (Wirbelbogenentwicklungsstörung) auf. *Klinisch* sind dabei Behaarungsanomalien, Myome, Lipome oder Angiome im Lumbosakralbereich oder eine Meningozele (SCHÜLLER 1937, CRASSELT 1960, 1961), funktionell auch Blasen-Mastdarm-Störungen bekannt. Neurologische Symptome an den unteren Extremitäten, z. B. abgeschwächte Reflexe, Paresen oder Sensibilitätsstörungen, kommen bei den dysrhaphischen Osteoarthropathien vor, desgleichen Hohl- oder Klumpfüße und schmerzlose trophische Ulzera.

GYEPES u. Mitarb. (1965) sahen bei *Kindern* mit Dysrhaphien (Spina bifida, Mißbildungen des Rückenmarks und seiner Häute) und motorischen und sensiblen Teilausfällen häufig metaphysäre Störungen und Veränderungen der Knorpelwachstumsfuge. Sie beschrieben ein Fehlen der provisorischen Verkalkungszone, eine unregelmäßige Verbreiterung der Wachstumsfuge sowie lamelläre subperiostale Knochenneubildungen. Diese Veränderungen sind wahrscheinlich die Folgen von (Bagatell-)Traumen (Stürze usw.) der teilgelähmten Kinder, die zu metaphysären Infraktionen und zu Blutungen in den Wachstumsfugen der Beine geführt haben.

Diabetische Osteoarthropathie*

Die zentrale Stellung des Kohlenhydratstoffwechsels im menschlichen Organismus läßt erwarten, daß bei seiner Störung vielfältige krankhafte Veränderungen auftreten, die auch das Stütz- und Gleitgewebe betreffen. Allerdings kommen nur 2–5 Patienten mit diabetischer Osteoarthropathie unter 1000 Zuckerkranken vor (FORGÁCS 1977, 1982), wenn man die heutigen therapeutischen Möglichkeiten des Diabetes mellitus berücksich-

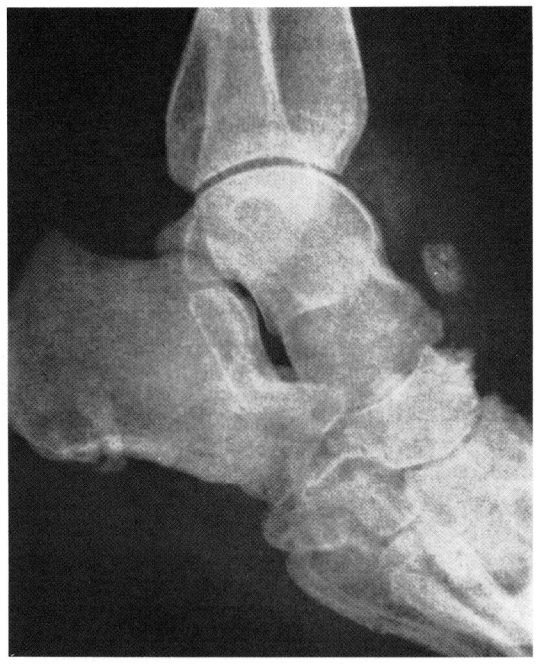

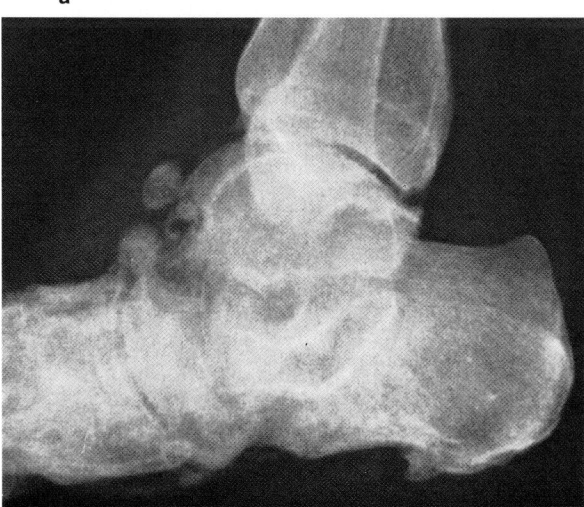

a

b

* Die diabetische Osteoarthropathie ist das bekannteste Beispiel für eine *metabolische* neuropathische Gelenk-Knochenaffektion. Solche neuropathischen Gelenkaffektionen wurden aber beispielsweise auch schon bei der Amyloidose im Verlauf der Waldenströmschen Makroglobulinämie gesehen (SCOTT u. Mitarb. 1973).

Abb. **14a u. b** Verlaufsbeobachtung einer diabetischen Osteoarthropathie des linken Fußes über 8 Monate. 31 Jahre alt (bei der Erstuntersuchung), weiblich
a Knochenatrophie der distalen Talus- und Kalkaneusanteile sowie der angrenzenden kleineren Tarsalknochen. Knochenfragment in den Weichteilen dorsalwärts vom Talus und lateral-plantar vom Kalkaneus
b Nach 8 Monaten erhebliche Progredienz. Senkung des Fußbewölbes, Destruktionen, Kompressionserscheinungen und Fragmentation an einzelnen Tarsalia. Die Weichteilverknöcherungen haben zugenommen
(Aus *H. Goecke*, Fortschr. Röntgenstr. 83 [1955] 243)

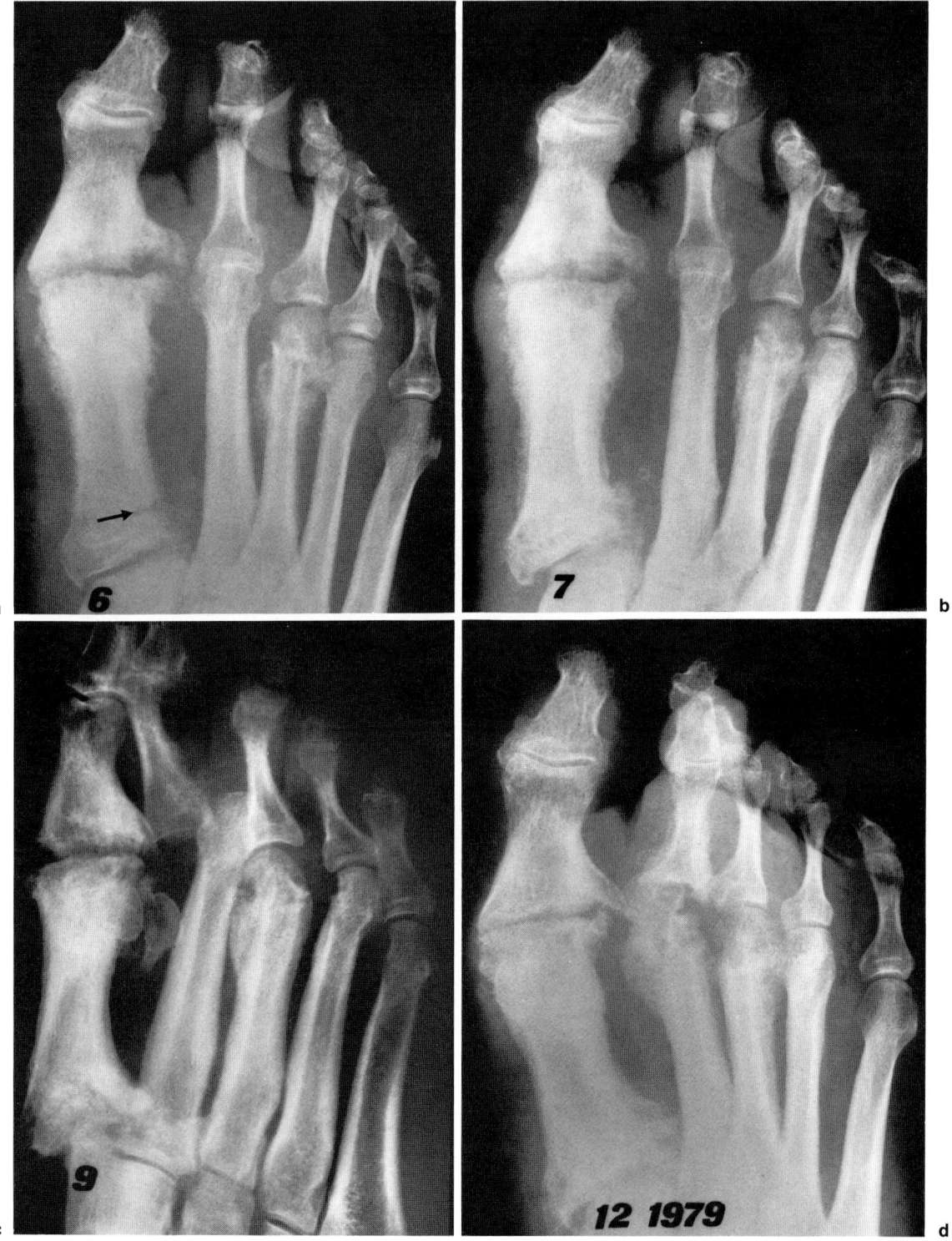

Abb. 15a–d Diabetische Osteoarthropathie bei einem 44jährigen Mann (Verlaufsbeobachtung). Initialbefund: epiphysäre Spongiosasklerose, metadiaphysäre Periostreaktion, Gelenkfehlstellung, Spontanfraktur (Metatarsale I [Pfeil] und III). Keine klinischen Anzeichen für bakterielle Superinfektion. d Heilungstendenzen am I. Metatarsophalangealgelenk

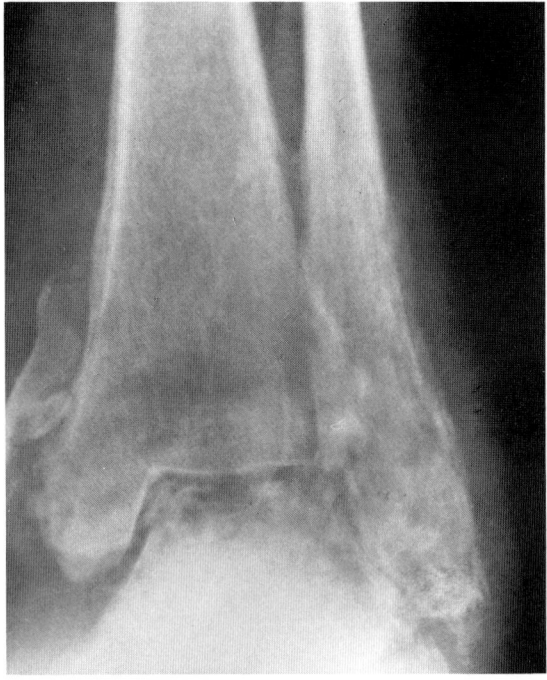
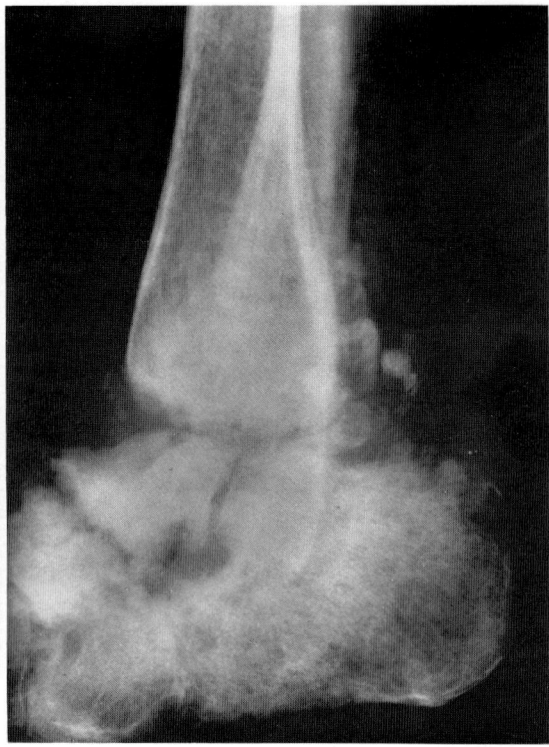

Abb. 16 a u. b Juveniler Diabetes mellitus (jetzt 33 Jahre alt, weiblich) mit schwerer superinfizierter diabetischer Rückfußosteoarthropathie. Die Superinfektion ist dem klinischen Lokalbefund (Phlegmone, zahlreiche Fisteln) zu entnehmen. Die röntgenologisch auffallenden Spongiosasklerosierungen und der Knochenzerfall zeigen die diabetische Osteoarthropathie an. Siehe auch die Gelenkspaltverschmälerungen (osteoarthropathisch?, infektiös-arthritisch?)

tigt. Patienten mit diabetischer Osteoarthropathie haben in der Regel eine langjährige Krankheitsanamnese und zeigen eine schlechte Stoffwechsellage bzw. erweisen sich diätetisch und medikamentös als undiszipliniert. Außerdem ist als wichtige Voraussetzung für die Entwicklung einer diabetischen Osteoarthropathie die schubweise verlaufende diabetische Neuropathie (sensomotorischer und vegetativer Nervenfasern) bekannt. Ohne diabetische Neuropathie (Verlust des Vibrationsempfindens, Parästhesien, Reflexanomalien, Schmerzen, Muskelatrophie usw.) kommt es nicht zur diabetischen Osteoarthropathie(!). Allerdings führt nicht jede diabetische Neuropathie zur Osteoarthropathie (REINHARDT 1983).

Die diabetische Osteoarthropathie befällt fast ausschließlich die unteren Extremitäten – die wichtigsten Merkmale der diabetischen Hand sind nämlich Flexionskontrakturen (SHERRY u. Mitarb. 1982, FORGÁCS 1982). Die vielfältige pathologische Röntgenmorphologie der diabetischen Osteoarthropathie läßt sich folgendermaßen ordnen:

1. Initialläsionen
2. Röntgenzeichen der progressiven Erkrankung
3. Ausheilungsbefunde

Zu den Initialläsionen gehören die lokalisierte Osteoporose (Entkalkung), Erosionen – vor allem am Metatarsalekopf I –, Luxationen kleiner Gelenke, Spontanfrakturen, beispielsweise am Kalkaneus oder an den Metatarsalia (HEIPLE u. CAMMARN 1966).

Knochenabbau und Knochenanbau bestimmen das Stadium der progressiven Erkrankung. Osteolysen, z.B. in Form der Akroosteolyse der Endphalangen oder vom Aspekt der „abgelutschten Zuckerstange", erkennt man vor allem im Vor- und Mittelfußbereich. In der Tarsalregion führen eine weichteilbedingte Instabilität und die erhöhte Fragmentations- oder Frakturbereitschaft der kleinen Knochen zu einer schweren Desintegration und zu einer auch visuell erkennbaren Verunstaltung, die man mit den Ausdrücken „Knochenzerquetschung" und „Knochenzerstampfung" charakterisieren kann (Abb. 14). Gleichzeitig mit den kaum schmerzenden Osteolysen und dem geschilderten Knochenzerfall treten Weichteilveränderungen auf (periartikuläre Anschwellung, Schwielenbildung, Störungen des Nagelwachstums, Hautatrophie und schmerzlose Mala perforantia. Der befallene Fuß erscheint verkürzt; er wird zum Plattfuß umgeformt).

Der Knochenanbau zeigt sich als (epiphysäre) Spongiosasklerose und meta-diaphysäre periostale Knochenanlagerung (Abb. 15). Berücksichtigt man, daß auch bei der diabetischen Osteoarthropathie Mala perforantia auftreten können und dadurch die Gefahr der Sekundärinfektion besteht, so kann es im Einzelfall schwierig sein, die Frage zu beantworten, ob die diabetische Osteoarthropathie superinfiziert ist oder nicht. Die klinischen Befunde und bakteriologischen Untersuchungsergebnisse sind dann wichtige Diskriminatoren (Abb. 16).

Unter den neurogenen Osteoarthropathien zeichnet sich die diabetische Osteoarthropathie durch ihre Heilungstendenz aus (FORGÁCS 1982), falls es gelingt, den Diabetes mellitus einzustellen und der Patient längere Zeit Bettruhe hält. Folgende röntgenologische „Heilungskriterien" sind zu beobachten: Rekonstruktion (Phalangen, Metatarsalia), Defektheilung (partielle Rekonstruktion), knöcherne Ankylose (ohne Superinfektion), Arthrosis deformans.

Gegenüber dem uni- oder bilateralen Fußbefall durch die diabetische Osteoarthropathie kommt die Erkrankung anderer Gelenke noch viel seltener vor, und zwar in abnehmender Häufigkeit am Knie > Schulter > Ellenbogen = Handwurzel = Wirbelsäule (ZUCKER u. MARDER 1952) > Hüfte > Hand.

Für die Pathogenese der diabetischen Osteoarthropathie gelten Erkenntnisse, die oben als neurotraumatische und neurovaskuläre Theorie der neurogenen Osteoarthropathien zusammengefaßt und geschildert wurden. Die verhältnismäßige Häufigkeit des Diabetes mellitus (1–2% der Erwachsenen) und seine vielfältigen Spätkomplikationen haben jedoch im Vergleich zu den anderen neurogenen Osteoarthropathien zu einem Informationsvorsprung zugunsten der diabetischen Spätkomplikationen geführt:

Die diabetische *Mikro*angiopathie ist ein generalisierter Prozeß (HASSLACHER u. WAHL 1984), der sich *vor allem* am Auge (Retinopathie), an den Nieren (Nephropathie), an der Haut (Gangrän) und an den Nerven (Neuropathie) klinisch manifestiert, und zwar in Abhängigkeit von der Diabetesdauer und Stoffwechseleinstellung. Da die zuletzt genannten beiden Zusammenhänge auch für die diabetische Osteoarthropathie erwiesen sind (s. oben), liegen pathogenetische Analogieschlüsse auf der Hand. Charakteristisch für den Diabetespatienten mit einer Osteoarthropathie ist außerdem, daß die befallene Körperregion gut durchblutet („warm") ist und palpable Pulse zeigt (ELLENBERG 1973). Die diabetische *Makro*angiopathie – sie kann beispielsweise zur peripheren arteriellen Verschlußkrankheit, zum Myokard-

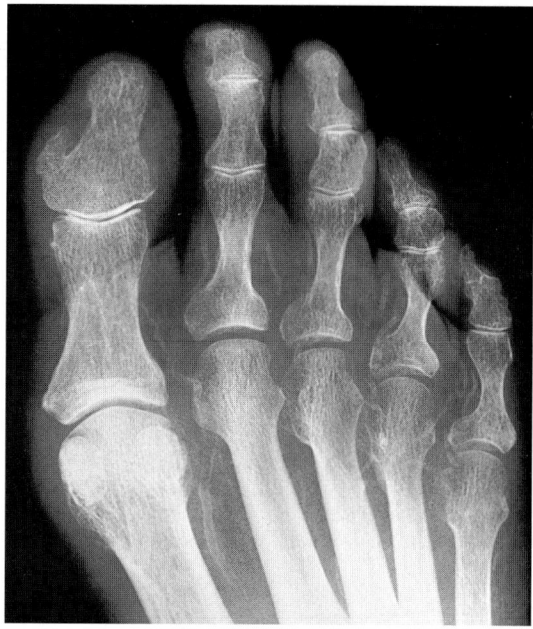

Abb. 17 Makroangiopathie bei langjährigem Diabetes mellitus mit Mediaverkalkungen an den Fußarterien und trockener Zehengangrän (s. den Weichteilschwund an mehreren Zehenspitzen). 74 Jahre alt, männlich

infarkt und zur Apoplexie führen – nimmt daher im Gegensatz zur diabetischen Mikroangiopathie offensichtlich keinen wesentlichen Einfluß auf die Entstehung der diabetischen Osteoarthropathie (Abb. 17).

Zu den Komplikationen oder Assoziationen des Diabetes mellitus am Stütz- und Gleitgewebe gehören die diabetische Osteoporose, die Spondylosis hyperostotica und das kaudale Regressionssyndrom.

Die *diabetische Osteoporose* kommt unter Berücksichtigung einer adäquaten Diabetestherapie und -compliance bei Erwachsenen kaum noch vor.

Die *Spondylosis hyperostotica* (OTT 1953), mit FORESTIER u. ROTÈS-QUEROL (1950) auch als „hyperostose ankylosante vertébrale sénile" und mit RESNICK u. Mitarb. (1975) als „diffuse idiopathic skeletal hyperostosis" (DISH) bezeichnet, tritt bei Diabetikern bzw. Patienten mit diabetischer Stoffwechsellage häufiger auf als unter der Durchschnittsbevölkerung. Beispielsweise beträgt die Inzidenz der Spondylosis hyperostotica bei Nichtdiabetikern über 40 Lebensjahren 3,1%, bei gleichaltrigen Diabetikern 23,6% und nimmt mit steigendem Alter zu (70jährige Diabetiker haben fast zu 50% eine Spondylosis hyperostotica; FORGÁCS 1982). Die Spondylosis hyperostotica offenbart eine sog. *osteoplastische Diathese* (DIHLMANN 1967), d.h. eine über das Normale weit hinausgehende Bereitschaft des Organismus, straffes fa-

Osteopathien – Osteoarthropathien

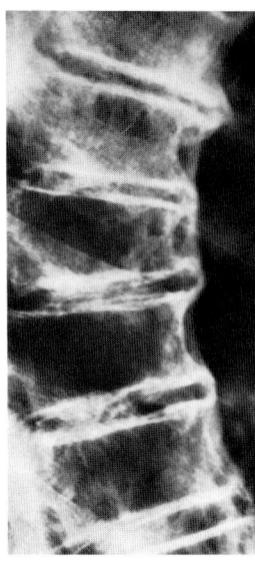
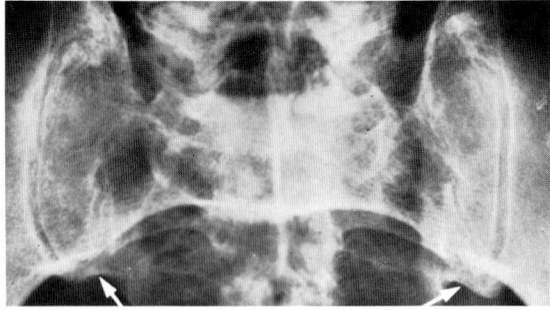

Abb. 18 a u. b Spondylosis hyperostotica mit breitem Knochenband („Zuckergußphänomen") an der Vorderfläche der befallenen Brustwirbel. Die Wirbelkörper zeigen Residuen einer durchgemachten Scheuermannschen Krankheit (Keilwirbel mit etwas unregelmäßigen Abschlußplatten). An den Kreuz-Darmbein-Gelenken Verknöcherung der vorderen Gelenkkapsel (Pfeile). Der Patient leidet an einem Diabetes mellitus

seriges Bindegewebe metaplastisch in Knochen umzuwandeln. Diese osteoplastische Diathese zeigt sich am häufigsten an der (Brust-)Wirbelsäule bzw. Körperstamm (Abb. **18**), grundsätzlich aber auch an den Insertionen der Gelenkkapseln, Bänder, Sehnen und an den Extremitäten.

Unter den Kindern diabetischer Mütter lassen sich bestimmte Mißbildungen häufiger als bei Kindern nichtdiabetischer Frauen nachweisen, nämlich Agenesien und Dysgenesien der unteren Extremitätenknochen, des Steiß- und Kreuzbeins sowie der Lendenwirbelsäule. Dieser Mißbildungstyp wird als *kaudales Regressionssyndrom* bezeichnet. Die diabetische Stoffwechselstörung

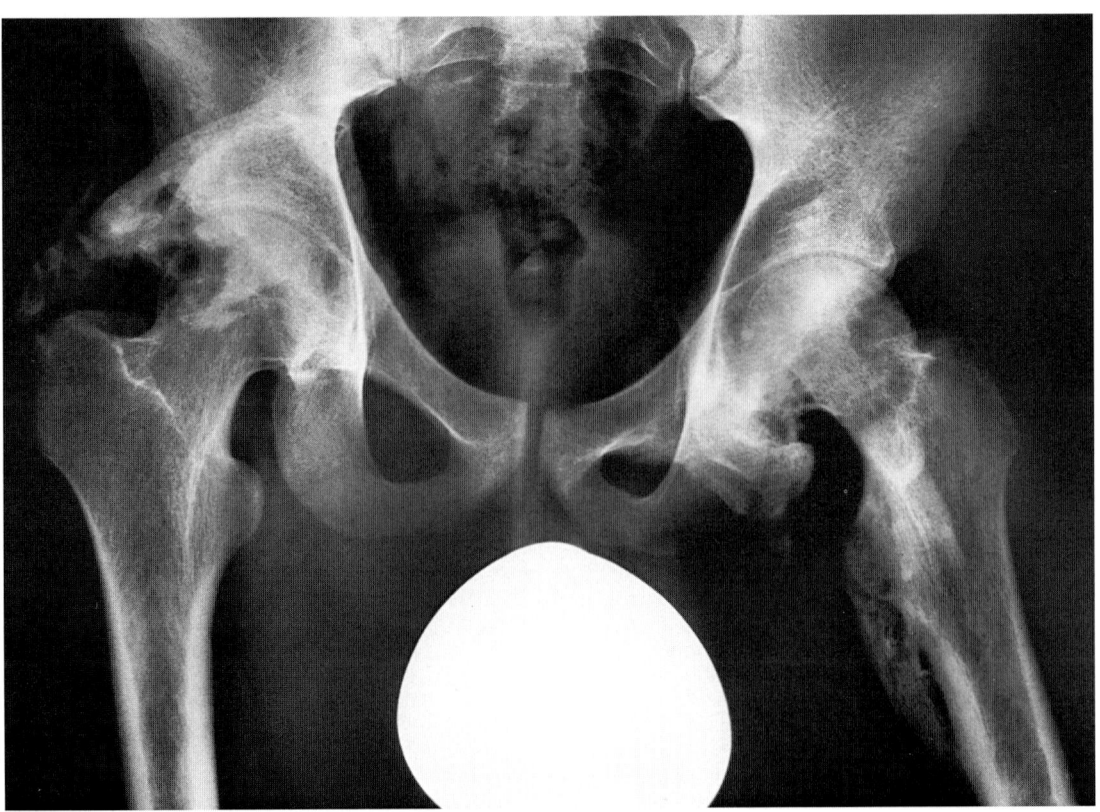

Abb. 19 19jähriger Patient mit neurogener Paraosteoarthropathie, die sich in der Hüftgelenkumgebung innerhalb 1 Jahres nach Eintritt einer Tetraspastik durch Hirnblutung entwickelte

der Mutter kann offensichtlich in die Skelettentwicklung eingreifen, stört gleichzeitig aber auch die Entwicklung des Urogenitalsystems und des Intestinaltraktes sowie die Innervation der glatten und quergestreiften Muskulatur (MATHIAS u. FÜRMAIER 1976). Bei Kindern diabetischer Mütter tritt das kaudale Regressionssyndrom etwa hundertmal häufiger als im Bevölkerungsdurchschnitt auf (REINHARDT 1983).

Osteoarthropathien nach Verletzungen und Erkrankungen des Rückenmarks und peripherer Nerven

Bei *Paraplegien, Tetraplegien* und *Hemiplegien* (ABRAMSON u. KAMBERG 1949, SOLOVAY u. SOLOVAY 1949, LODGE 1956, WHARTON u. MORGAN 1970) und beim *traumatischen apallischen Syndrom* (GERSTENBRAND u. Mitarb. 1970) wurden vor allem Verkalkungen und Verknöcherungen in den Gelenkkapseln und -bändern, in gelenk- und wirbelsäulennahen Muskeln, Sehnen und Faszien beobachtet. Manchmal entwickeln sie sich unter lokalen Entzündungszeichen und mit Temperaturerhöhung (ROSSAK 1961). Solche periartikulären Weichteilossifikationen kommen auch nach Infektionen (Tetanus, Encephalitis epidemica, progressiver Paralyse), nach (suizidalen) Vergiftungen mit Thallium oder Insulinüberdosis (BALZEREIT u. TÄNZER 1968), bei Hirntumoren, multipler Sklerose und nach Kaudaläsionen durch eine Diskushernie (ROSIN 1975) vor. Sie entwickeln sich Wochen, Monate bis Jahre nach der Einwirkung oder dem Eintritt des ursächlichen Ereignisses. Einen wichtigen pathogenetischen Hinweis vermittelt die Erfahrung, daß diese Verknöcherungen sich nur dort entwickeln, wo nervale Ausfälle nachzuweisen sind. In diesen Fällen spricht man daher zu Recht von einer **neurogenen Paraosteoarthropathie** (Abb. 19–22). Außerdem kommen ankylosierende Vorgänge an den Kreuz-Darmbein-Gelenken von Paraplegiepatienten vor (DIHLMANN 1967). Eigentliche atrophische (osteolytische) und hypertrophische (osteoplastische) neurogene Osteoarthropathien entstehen nach Traumen des Zentralnervensystems allerdings nur selten.

Im Gefolge *poliomyelitischer Lähmungen* (Abb. 23 u. 24) treten Osteolysen, seltener auch osteoplastische Vorgänge auf, z. B. an den Rippen bei Atemmuskelparesen oder im Vorfußbereich (OTT 1957, BERNSTEIN u. Mitarb. 1958, AUGUSTIN 1962).

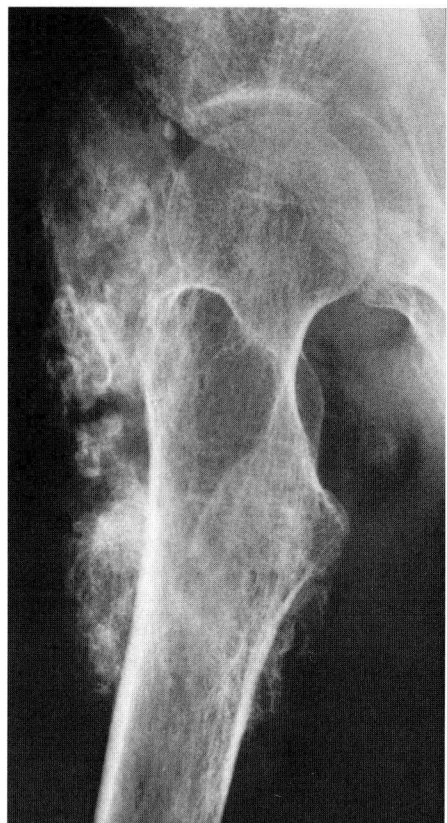

Abb. **20** Neurogene Paraosteoarthropathie bei langjähriger multipler Sklerose (23jährige Patientin)

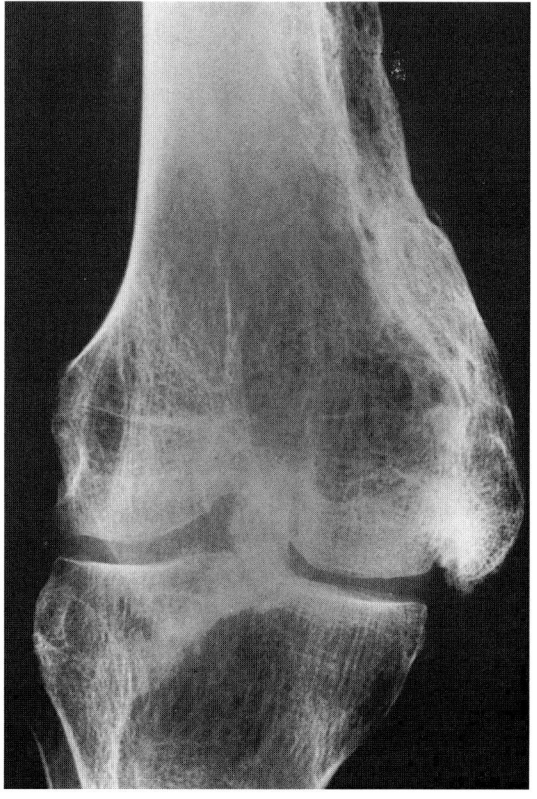

Abb. **21** Neurogene Paraosteoarthropathie am Kniegelenk 4 Jahre nach Eintritt einer traumatischen Paraplegie (39 Jahre alter Mann)

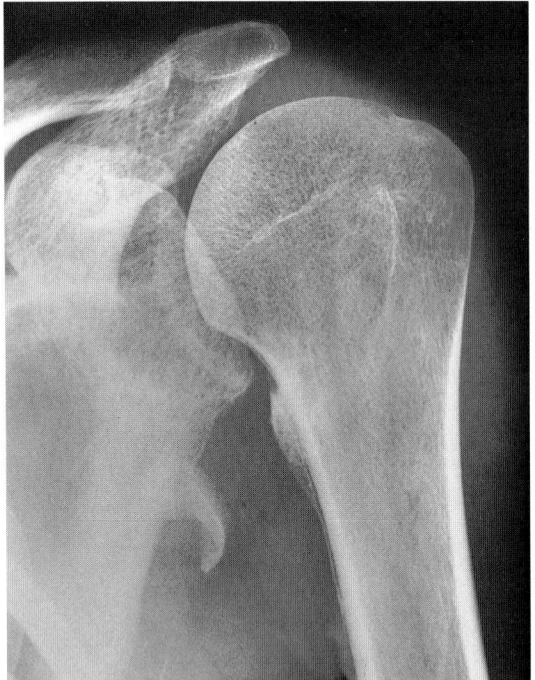

Abb. 22 Beginnende neurogene Paraosteoarthropathie an der linken Schulter (23jähriger Mann mit posttraumatischer Tetraplegie)

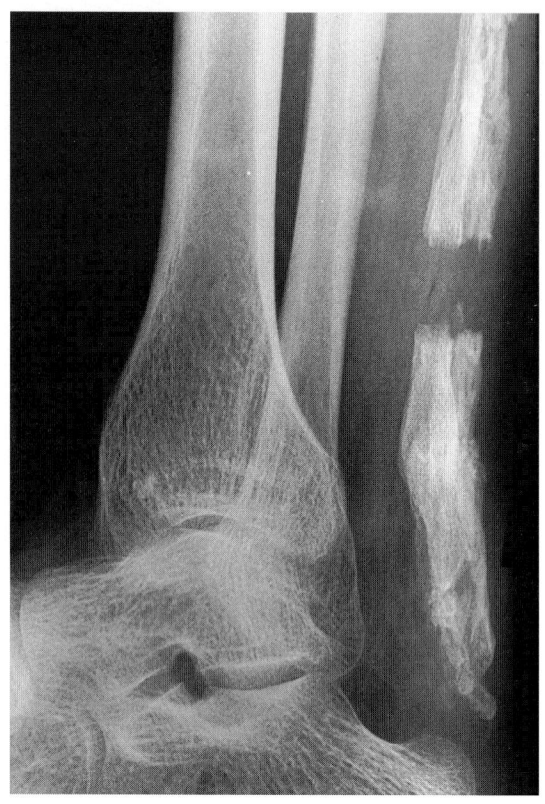

Abb. 24 Bei einem jetzt 49jährigen Patienten mit poliomyelitischer Unterschenkel-Fuß-Parese hat sich in der Achillessehne Knochen gebildet (Zustand nach Teilresektion desselben)

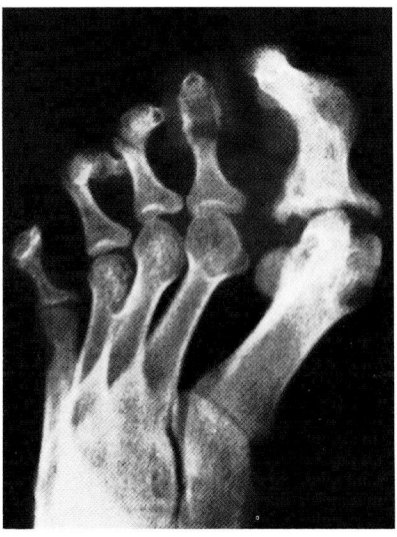

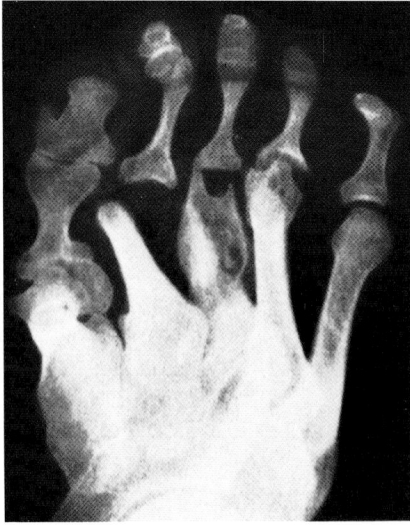

a b
Abb. 23 a u. b
a Zustand nach Poliomyelitis (vor 15 Jahren). Seitdem Lähmung der Blasen- und Mastdarmmuskulatur. Vor 11 Jahren erstmals trophisches Ulkus an der rechten Fußsohle, im Laufe der Zeit Fistelbildung und Abstoßung von Knochensplittern. Neuropathische Osteoarthropathie des rechten Vorfußes, in geringerem Grade auch am linken Vorfuß. 17 Jahre alt, weiblich. Osteolyse der Metatarsusköpfe, z. T. auch der distalen Schaftanteile I–IV
b Zustand nach Schaftfraktur des III. Metatarsus rechts. Verstärkte diaphysäre Sklerose des I.–IV. Metatarsus rechts (sekundäre osteomyelitische Veränderungen, die bei diesem Patienten über das bestehende Malum perforans entstanden sind). Geringe osteolytische Veränderungen an den Grundphalanxbasen I, II und IV rechts. Im Bereich des linken Vorfußes beginnende Osteolyse am Kopf der Metatarsi I und V sowie an den Basen der Grundphalangen I und V. Umbauvorgänge an der Grundphalanx I mit Verbreiterung und Sklerosierung (aus *A. Ott:* Fortschr. Röntgenstr. 87 [1957] 135)

Nach *Verletzungen peripherer Nerven,* vor allem des N. ischiadicus, des N. tibialis, des N. peronaeus (communis) und des N. femoralis (ZSEBÖK 1952, REINHARDT 1953, HEIDENBLUT 1958, CRASSELT 1960, 1961, KLÜMPER u. Mitarb. 1968), sind Osteolysen am I.–V. Strahl des Fußes (Abb. **25**) beschrieben worden, die ebenso wie bei poliomyelitischen Lähmungen von einem Malum perforans begleitet sein können.

Infektiöse neuropathische Osteoarthropathien

Über die bei bakteriellen Infektionen (Lepra) und bei manchen Pilzerkrankungen auftretenden neurogenen (osteolytischen) Knochen- und Gelenkerkrankungen ist a.a.O. in Band VI/1 (s. S. 750) nachzulesen.
Die Röntgenbefunde bei einer fortgeschrittenen lepromatösen neuropathischen Osteoarthropathie des Vorfußes gibt die Abb. **26** wieder.

Osteolysesyndrom

Die Bezeichnung neuropathische (neurogene) Osteoarthropathie gilt sensu strictiore nur für Erkrankungen, die sich auf dem Boden einer Schädigung des zentralen oder peripheren Nervensystems entwickeln. Röntgenmorphologisch ähnliche oder sogar identische Befunde – namentlich reaktionslose Osteolysen – werden aber auch bei Erkrankungen beobachtet, die ohne eindeutiges krankhaftes Korrelat im Nervensystem einhergehen. Trotzdem sollen hier *ohne Anspruch auf Vollständigkeit* die wichtigsten, zu dieser Gruppe gehörenden Erkrankungen erwähnt werden. Dazu gehören die progressive Osteolyse bei Progerie (OZONÖFF u. CLEMETT 1967), beruflich bedingte quer verlaufende Akroosteolysen an den Endphalangen und sklerodermieartige Hautveränderungen bei Arbeitern der Kunststoffindustrie (Vinylchlorid-Krankheit der Autoklavenreiniger bei der Polyvinylchlorid-Synthese) (WILSON u. Mitarb. 1967, STEIN u. Mitarb. 1973, KOISCHWITZ u. Mitarb. 1980), ferner die massive Osteolyse durch Angiomatose des Knochens und der Weichteile (GORHAM u. STOUT 1955, KNOLLE u. MEYER 1965, SCHNEIDER u. SCHIMKE 1967 u.a.), posttraumatische Osteolysen vor allem am akromialen Schlüsselbeinende, am distalen Radius, an der distalen Ulna, am proximalen Humerus, an den Schambeinen (VIEHWEGER 1959, HALL u. Mitarb. 1984) und die Dactylolysis spontanea (Ainhum-Syndrom) – meist – an der V. Zehe farbiger Rassen. Auch nach elektrischen Unfällen, Frost- und Hitzeschäden, bei der idiopathischen Pachydermoperiostose (KROSCH 1955), bei der essentiellen Osteolyse mit Nephropathie (TORG u. STEEL 1968), beim François-Syndrom (Osteolysis carpo-tarsalis pro-

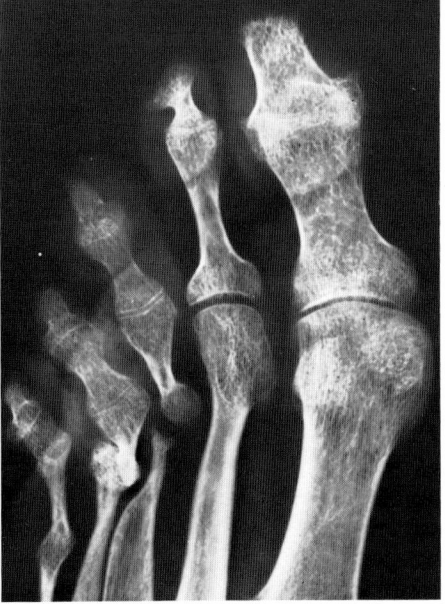

Abb. **25** Neurogene Osteolysen am linken Vorfuß nach Nervenverletzung durch Unterschenkelschußbruch. 42 Jahre alt, männlich. Akroosteolyse am Nagelfortsatz der Großzehe, Osteolysen im Metatarsophalangealbereich III–V, beginnend auch am Kopf des Metatarsus II. Für neurogene Osteolysen atypische knöcherne Ankylose der Metatarsophalangeal- und proximalen Interphalangealgelenke V, entstanden über die Infektion eines trophischen Ulkus an der Außenkante des linken Vorfußes

gressiva), beim Winchester-Syndrom, beim Hajdu-Cheney-Syndrom (hereditäre Arthrodentoosteo-Dysplasie), Sézary-Syndrom (MCCORMICK 1977), beim Apert-Syndrom und bei der kraniokarpotarsalen Osteodystrophie (WEYERS 1968), beim hereditären Rothmund-Syndrom und beim heredität-

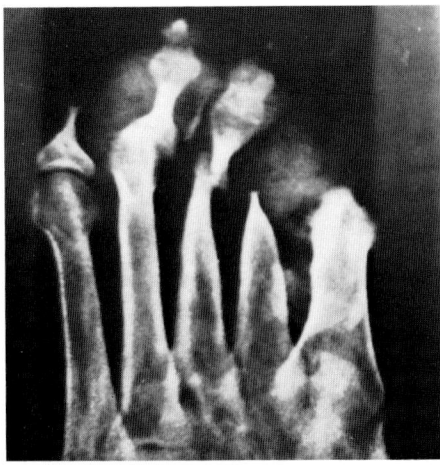

Abb. **26** Fortgeschrittene konzentrische Osteolyse der Phalangen und der meisten Metatarsalia bei lepromatöser neuropathischer Osteoarthropathie (aus L. Cave u. Mitarb., Ann. Radiol. 8 [1965] 61)

ren Van-Bogaert-Hozay-Syndrom kommen Osteolysen vor. Schließlich sind Osteolysen noch beim Raynaud-Syndrom*, bei der progressiven Sklerodermie, bei obliterierenden Gefäßerkrankungen, bei der Epidermolysis bullosa, bei der Acrodermatitis chronica atrophicans Pick-Herxheimer (RASCHKE 1958), bei der kongenitalen Hämatoporphyrie, bei der erblichen Keratosis palmaris et plantaris (SCHLANSKY u. Mitarb. 1981), beim ichthyosiformen Erythroderma (VIDAL u. Mitarb. 1979), bei der Psoriasis mit oder ohne gleichzeitige Polyarthritis (MILLER u. Mitarb. 1971), bei der Marmorknochenkrankheit (MOSS u. MAINZER 1970), bei der Pyknodysostose, sowie beim Hyperparathyreoidismus und bei der Osteomalazie bekannt geworden.

---

* In diesem Fall sind noch am ehesten Beziehungen der Osteolysen zum vegetativen Nervensystem zu vermuten (s. oben).

Literatur

Abel, M. S.: Sacroiliac joint changes in traumatic paraplegics. Radiology 55 (1950) 235

Abramson, D. J., S. Kamberg: Spondylitis, pathological ossification and calcification associated with spinal-cord injury. J. Bone Jt Surg. 31-A (1949) 275

Augustin, V.: Eigenartige Osteolyse der Rippen bei durch Poliomyelitis schwer gelähmten Kindern. Fortschr. Röntgenstr. 97 (1962) 771

Balla, I., L. Fried: Angaben zur Pathogenese des Charcot-Gelenkes. Fortschr. Röntgenstr. 92 (1960) 179

Balzereit, F., A. Tänzer: Paraartikuläre Ossifikation als Problem der Intensivpflege. Verh. dtsch. Ges. inn. Med. 74 (1968) 890

Banna, M., J. B. Foster: Roentgenologic features of acrodystrophic neuropathy. Amer. J. Roentgenol. 115 (1972) 186

Beck, O.: Spina bifida occulta und ihre ätiologische Beziehung zu Deformitäten der unteren Extremität. Ergebn. Chir. 15 (1922) 491 [123 Schrifttumsangaben zum Thema]

Bernstein, C., W. D. Loeser, L. E. Manning: Erosive rib lesions in paralytic poliomyelitis. Radiology 70 (1958) 368

Blencke, A., B. Blencke: Die neuropathischen Knochen- und Gelenkaffektionen. Enke, Stuttgart 1931

Boulet, P., J. Mirouze: Les ostéoses diabétiques (ostéoporose et hyperostose). Ann. Méd. (Paris) 55 (1954) 674

Brandt, W.: Über familiäre neuro-vaskuläre Dystrophie (Ulzerierende Akropathie). Z. Orthop. 87 (1956) 489

Bremer, F. W.: Syringomyelie und Status dysraphicus. Fortschr. Neurol. 9 (1937) 103 [Literaturübersicht]

Brower, A. C., R. M. Allman: Pathogenesis of the neurotrophic joint: neurotraumatic vs. neurovascular. Radiology 139 (1981) 349

Brunt, P. W.: Unusual cause of Charcot joints in early adolescence (Riley-Day-syndrome). Brit. med. J. 1967/IV, 277

Buckley, W. R., R. L. Raleigh: Psoriasis with acro-osteolysis. New Engl. J. Med. 261 (1959) 539

Cave, L., R. Fustec, A. Basset: Radiologic de la lèpre. Ann. Radiol. 8 (1965) 61

Charcot, J.-M.: Sur quelques arthropathies qui paraissent dépendre d'une lésion du cerveau ou de la moelle épiniére. Arch. Physiol. norm. et path. 1 (1868) 161, 379

Crasselt, C.: Die Akroosteolyse. 1. Teil: Zur Differentialdiagnose der generalisierten Akroosteolyse. Z. Orthop. 93 (1960) 540

Crasselt, C.: Die Akroosteolyse. 2. Teil: Zur Differentialdiagnose der lokalisierten Akroosteolyse und die Ätiologie des Akroosteolysesyndroms. Z. Orthop. 94 (1961) 33 [Schrifttumsübersicht]

Denny-Brown, D.: Hereditary sensory radicular neuropathy. J. Neurol. Neurosurg. Psychiat. 14 (1951) 237

Dihlmann, W.: Röntgendiagnostik der Iliosakralgelenke und ihrer nahen Umgebung. Thieme, Stuttgart 1967; 2. Aufl. 1978

Dihlmann, W., U. Freund: Die Iliosacralveränderungen bei der nicht-entzündlichen Wirbelsäulenversteifung (Hyperostose ankylosante vertébrale sénile, Spondylosis hyperostotica). Z. Rheumaforsch. 27 (1968) 284

Dinkel, L.: Veränderungen des Fußskelets bei Diabetes mellitus. Fortschr. Röntgenstr. 110 (1969) 223 [Literaturübersicht]

Dinkel, L.: Ein Beitrag zur neurogenen Osteopathie. Radiologe 12 (1972) 101

Dyck, P. J., A. J. Kennel, I. V. Magal, E. N. Kraybill: A virginia kinship with hereditary sensory neuropathy: Peroneal muscular atrophy and pes cavus. Mayo Clin. Proc. 40 (1965) 685

Eichenholz, S. N.: Charcot Joints. Thomas, Springfield/III 1966

Ellenberg, M.: Diabetic foot. N. Y. St. J. Med. 73 (1973) 2778

Feiereis, H.: Arthropathie bei Diabetes mellitus und Adie-Syndrom. Internist. prax. 4 (1964) 183

Fenster, E., W. Tschackert: Zur Kenntnis der Knochenveränderungen bei Psoriasis. Röntgenpraxis 16 (1944) 24

Fiedler, J.: Beitrag zur Frage des Krankheitsbildes der Akroosteolysis. Fortschr. Röntgenstr. 74 (1951) 239

Fochem, K.: Zum Röntgenbild der Osteoarthropathia diabetica. Radiol. clin. biol. 40 (1971) 281

Fogel, M., D. Vajda, L. Urai: Seltene Form der Akroosteolyse. Fortschr. Röntgenstr. 91 (1959) 243

Forestier, J., J. Rotès-Querol: Hyperostose ankylosante vertébrale sénile. Rev. Rhum. 17 (1950) 525

Forgács, S.: Stages and roentgenological picture of diabetic osteoarthropathy. Fortschr. Röntgenstr. 126 (1977) 36

Forgács, S.: Bones and joints in diabetes mellitus. Nijhoff, Den Haag 1982

Francillon, M. R.: Kongenitale Analgie und Wirbelsäule. Arch. orthop. Unfall-Chir. 67 (1970) 255

Fried, K.: Beitrag zum Verlauf und zur Pathogenese der neurotrophischen Osteoarthropathien. Fortschr. Röntgenstr. 113 (1970) 560

Fuchs, A.: Über den klinischen Nachweis kongenitaler Defektbildungen in den unteren Rückenmarksabschnitten („Myelodysplasie"). Wien. med. Wschr. 59 (1909) 2141

Gerstenbrand, F., M. Liebe-Kreutzner, W. Bruha: Periartikuläre Ossifikationen beim traumatischen apallischen Syndrom. Zur Klinik, Pathogenese und Therapie. Arch. orthop. Unfall-Chir. 67 (1970) 173

Goecke, H.: Beitrag zur diabetischen Arthropathie. Fortschr. Röntgenstr. 83 (1955) 243

Gondos, B.: Roentgen observations in diabetic osteopathy. Radiology 91 (1968) 6

Goodman, R. D.: Multiple Carcot joints. Amer. J. Roentgenol. 62 (1949) 531

Gorham, L. W., A. P. Stout: Massive osteolysis (acute spontaneous absorption of bone, phantom bone, disappearing bone). J. Bone Jt Surg. 37-A (1955) 985

Gyepes, M. T., D. H. Newbern, E. B. D. Neuhauser: Metaphyseal and physeal injuries in children with spina bifida and meningomyeloceles. Amer. J. Roentgenol. 95 (1965) 168

Hall, F. M., R. P. Goldberg, E. J. Kasdon, H. Glick: Post-traumatic osteolysis of the pubic bone simulating a malignant lesion. J. Bone Jt Surg. 66-A (1984) 121

Harms, I.: Über die familäre Akroosteolyse. Fortschr. Röntgenstr. 80 (1954) 727

Hasslacher, Ch., P. Wahl: Behandlung von Spätkomplikationen bei Diabetes mellitus. Lebensversicherungsmedizin 36 (1984) 100

Heidenblut, A.: Osteolyse nach peripherer Nervenschußverletzung. Z. ges. inn. Med. 13 (1958) 896

Heiple, K. G., M. R. Cammarn: Diabetic neuroarthropathy with spontaneous peritalar fracture-dislocation. A report of two cases. J. Bone Jt Surg. 48-A (1966) 1177

Hicks, E. P.: Hereditary perforating ulcer of the foot. Lancet 1922, 319

Hodgson, J. R., D. G. Pugh, H. H. Young: Roentgenologic aspect of certain lesions of bone: neurotrophic or infectious? Radiology 50 (1948) 65

Imhäuser, G.: Die neurogenen Arthropathien. In Hohmann, G., Handbuch der Orthopädie, Bd. I. Thieme, Stuttgart 1957

Jakob, W., A. Schrader, H. Wild: Klinische Beobachtungen zur Frage der sogenannten neuro-vasculären Dystrophie. (Ulcerierende Akropathie). Dtsch. Z. Nervenheilk. 172 (1954) 309

Jesserer, H.: Zum Erscheinungsbild der Akroosteolyse. Fortschr. Röntgenstr. 77 (1952) 545

Jordan, A., M. Kroll: Ein Beitrag zur Differentialdiagnose zwischen Nervenlepra und Syringomyelie. Z. ges. Neurol. Psychiat. 73 (1921) 437

Jordan, W. R.: Neuritic manifestations in diabetes mellitus. Arch. intern. Med. 57 (1936) 307

Jughenn, H., W. Krücke, H. Wadulla: Zur Frage der familiären Syringomyelie. (Klinisch-anatomische Untersuchungen über „familiäre neuro-vasculäre Dystrophie der Extremitäten"). Arch. Psychiat. Neurol. 182 (1949) 153

Jušić, A., Z. Radošević, N. Grčević, V. Hlavka, R. Petričevićmigić, V. Hartl-Prpić: „L'acropathie ulcéro-mutilante familiale" with involvement of the distal mixed nerves and long bones fractures. J. Neurol. Neurosurg. Psych. 36 (1973) 585

Karck, G.: Auffallende Skelettveränderungen bei Syringomyelie. Fortschr. Röntgenstr. 98 (1963) 27

Katsuki, S.: Beitrag zur experimentellen neuropathischen Arthropathie und zugleich zu deren Pathogenese. Z. klin. Med. 130 (1936) 567

Katzenstein, M.: Beitrag zur Pathologie und Therapie der Spina bifida occulta. Arch. klin. Chir. 64 (1901) 607

Kienböck, R.: Über Fußerkrankung bei versteckter Rückenmarkmißbildung (Trophopathia pedis myelodysplastica). Fortschr. Röntgenstr. 42 (1930) 567

Klaus, E., V. Roček, M. Burda: Ein Fall von idiopathischer Acroosteolyse. Radiologe 9 (1969) 167

Kleinsorge, H.: Akroosteolytische Erscheinungen der Osteomalacie. Fortschr. Röntgenstr. 73 (1950) 471

Kleinsorge, H., G. Thiele: Akroosteolyse. Dtsch. med. Wschr. 81 (1956) 1785

Klümper, A., M. Strey, S. Weller, U. Roth, P. Bildstein: Neurogene Osteolysen. Defekte an Fußknochen nach traumatischer Schädigung peripherer Nerven. Fortschr. Röntgenstr. 108 (1968) 62

Klümper, A., M. Strey, S. Weller, U. Roth, H. Müller-Bergh: Neurogene Osteolyse bei Diabetes mellitus. Fortschr. Röntgenstr. 108 (1968) 221

Knolle, G., D. Meyer: Massive Osteolyse im Bereich des Unterkiefers infolge Hämangiomatosis des Knochens. Dtsch. Zahn-, Mund- und Kieferheilk. 45 (1965) 433

Koch, R. D.: Zur tabischen Arthropathie. Fortschr. Röntgenstr. 96 (1962) 109

Koischwitz, D., H. J. Marsteller, K. Lackner, G. Brecht, Th. Brecht: Veränderungen der Hand- und Fingerarterien bei der Vinylchloridkrankheit. Fortschr. Röntgenstr. 132 (1980) 62

Krosch, H.: Ein Fall von periostaler Hyperostose. Fortschr. Röntgenstr. 83 (1955) 546

Lagier, R., E. Rutishauser: Osteoarticular changes in a case of essential osteolysis. An anatomical and radiological study. J. Bone Jt Surg. 47-B (1965) 339

Leader, S. A.: Charcot's arthropathy of both ankles. Amer. J. Roentgenol. 43 (1940) 309

Lessmann, F., A. Poth: Röntgenologische Studie als Beitrag zu trophischen Knochenveränderungen. Fortschr. Röntgenstr. 72 (1949/50) 197

Liess, G.: Multiple symmetrische Umbauzonen (Milkman-Syndrom) ungewöhnlicher Ätiologie und Lokalisation. Fortschr. Röntgenstr. 82 (1955) 15

Lodge, T.: Bone, joint and soft tissue changes following paraplegia. Acta radiol. (Stockh.) 46 (1956) 435

McCormick, C. C.: Case report. (Sezary's syndrome – mycoses fungoides group). Skelet. Radiol. 1 (1977) 183

Mathias, K., R. Fürmaier: Sakrokokzygeale Agenesie mit lumbaler Dysgenesie. Fortschr. Röntgenstr. 125 (1976) 187

Miller, D. S., W. F. Lichtmann: Diabetic neuropathic arthropathy of feet. Arch. Surg. 70 (1955) 513

Miller, J. L., K. Soltani, C. D. Tourtellotte: Psoriatic acroosteolysis without arthritis. A case study. J. Bone Jt Surg. 53-A (1971) 371

Möller, F.: The roentgen picture of the tabetic arthropathies and affections of bones. Acta radiol. (Stockh.) 26 (1945) 535

Moss, A. A., F. Mainzer: Osteopetrosis: An unusual case of terminal-tuft erosion. Radiology 97 (1970) 631

Naide, M., C. Schnall: Bone changes in necrosis in diabetes mellitus. Differentiation of neuropathic from ischemic necrosis. Arch. intern. Med. 107 (1961) 380

Nathanson, L., M. Slobodkin: Acromioclavicular changes in primary and secondary Hyperparathyreoidism. Radiology 55 (1950) 30

Noetzli, M., H. L. Steinbach: Subperiostal erosion of the rib in hyperparathyreodism. Amer. J. Roentgenol. 87 (1962) 1058

Norman, A., H. Robbins, J. E. Milgram: The acute neuropathic arthropathy – A rapid, severely disorganizing form of arthritis. Radiology 90 (1968) 1159

Ochsenschläger, A.: Zum Krankheitsbild der diabetischen Arthropathie unter besonderer Berücksichtigung des Röntgenbildes und der röntgenologischen Differentialdiagnose. Z. Orthop. 89 (1958) 227

Ohta, H., R. D. Ellefson, E. H. Lambert, P. J. Dyck: Hereditary sensory neuropathy, type II. Clinical, electrophysiologic, histologic, and biochemical studies of a Quebec kinship. Arch. Neurol. 29 (1973) 23

Ott, A.: Hochgradige Osteoarthropathie nach Poliomyelitis. Fortschr. Röntgenstr. 87 (1957) 135

Ott, V. R.: Über die Spondylosis hyperostotica. Schweiz. med. Wschr. 83 (1953) 790

Ott, V. R., H. Schwenkenbecher, H. Iser: Die Spondylose bei Diabetes mellitus. Z. Rheumaforsch. 22 (1963) 278

Ozonoff, M. B., A. R. Clemett: Progressive osteolysis in progeria. Amer. J. Roentgenol. 100 (1967) 75

Partsch, H.: Hereditäre sensorische Neuropathie (Denny-Brown) („Familiäre Akroosteolyse"). Wien. klin. Wschr. 82 (1970) 129

Pogonowska, M. J., L. C. Collins, H. L. Dobson: Diabetic osteopathy. Radiology 89 (1967) 265

Presley, N. L., F. J. Bonte: The roentgen appearance of mutilating palmo-plantar keratosis. Amer. J. Roentgenol. 86 (1961) 944

Raschke, G.: Über den Zusammenhang der Akrodermatitis chronica atrophicans Pick-Herxheimer und der Akroosteolyse. Derm. Wschr. 137 (1958) 217

Reinhardt, K.: Über Osteolyse am Fuß nach Nervenschußverletzung. Fortschr. Röntgenstr. 78 (1953) 90

Reinhardt, K.: Der diabetische Fuß. Diabetische Arthropathien und Osteolysen. Enke, Stuttgart 1983

Resnick, D., S. R. Shaul, J. M. Robins: Diffuse idiopathic skeletal hyperostosis (DISH): Forestier's disease with extraspinal manifestations. Radiology 115 (1975) 513

Rosin, A. J.: Ectopic calcification around joints of paralysed limbs in hemiplegia, diffuse brain damage, and other neurological diseases. Ann. rheum. Dis. 34 (1975) 499

Rossak, K.: Ein Beitrag zur Myositis ossificans circumscripta neurotica. Z. Orthop. 94 (1961) 576

Sarrony, R., A. Hosotte: Osteoarthropathies syringomyéliques d'origine traumatique. J. Radiol. Électrol. 30 (1949) 7

Schlansky, R., K. A. Kuler, R. J. DeHoratius, J. L. Abruzzo, N. M. Smukler: Arthritis and distal tuft resorption associated with keratosis palmaris et plantaris. Arthr. and Rheum. 24 (1981) 726

Schneider, V., K. Schimke: Progressive Osteolyse bei hämangiomatösen Knochen- und Weichteilprozessen. Fortschr. Röntgenstr. 106 (1967) 584

Schoen, D., M. Eggstein, W. Vogt: Ist die hyperostotische Spondylosis deformans eine diabetische Osteopathie? Fortschr. Röntgenstr. 110 (1969) 524

Schüler, K.-H., W. Laschner: Zur Differentialdiagnose osteolytischer Prozesse. Arch. orthop. Unfall-Chir. 65 (1968) 146

Schüller, J.: Über die sog. Arthritis mutilans. Münch. med. Wschr. 84 (1937) 1381

Scott, R. B., S. McD. Elmore, N. C. Brackett jr., W. O. Harris jr., W. J. S. Still: Neuropathic joint disease (Charcot joints) in Waldenström's macroglobulinemia with amyloidosis. Amer. J. Med. 54 (1973) 535

Sherry, D. D., R. R. L. Rothstein, R. E. Petty: Joint contractures preceding insulin-dependent diabetes mellitus. Arthr. Rheum. 25 (1982) 1362

Sobbe, A., O. Haferkamp: Osteoarthritis syphilitica des Hüftgelenkes. Fortschr. Röntgenstr. 110 (1969) 249

Solovay, J., H. U. Solovay: Paraplegic neuroarthropathy. Amer. J. Roentgenol. 61 (1949) 475

Sommer, F., K. Reinhardt: Das Osteolysesyndrom. Arch. orthop. Unfall-Chir. 51 (1959) 69 [Schrifttumsübersicht]

Spinzig, E. W.: Ainhum: Its occurence in the United States with a report of three cases. Amer. J. Roentgenol. 42 (1939) 246

Stein, G., S. Jühe, C.-E. Lange, G. Veltman: Bandförmige Osteolysen in den Endphalangen des Handskeletts. Fortschr. Röntgenstr. 118 (1973) 60

Swoboda, W.: Osteolyse der Endphalangen im Kindesalter. Fortschr. Röntgenstr. 77 (1952) 234

Tappeiner, J.: Familiäre Akroosteolyse mit trophischen Hautgeschwüren. Wien. klin. Wschr. 76 (1964) 523

Torg, J. S., H. H. Steel: Essential osteolysis with nephropathy. A review of the literature and case report of an unusual syndrome. J. Bone Jt Surg. 50-A (1968) 1629

Vidal, J. J., J. Ruiz, T. Santiago, P. Sanjuro, C. Moure: Case report 106 (ichthyosiform erythroderma associated with osteolysis of the terminal tufts of the hands [and feet]). Skelet. Radiol. 4 (1979) 251

Viehweger, G.: Die posttraumatische Claviculaosteolyse. Chirurg 30 (1959) 313

Wadulla, H.: Familiäre neuro-vasculäre Dystrophie. Dtsch. Z. Nervenheilk. 160 (1949) 413

Wallmann, K.: Kasuistischer Beitrag zur Arthropathia tabica der Wirbelsäule und beider Ellenbogengelenke. Beitr. Orthop. 14 (1967) 441

Weiss, K.: Das Röntgenbild der Knochenatrophie. Radiol. austr. 9 (1957) 227

Weiss, K.: Osteophthise – Osteolyse. Radiol. austr. 11 (1960) 1

Weyers, H.: Erbliche Gelenkleiden. In Diethelm, L., O. Olsson, F. Strnad, H. Vieten, A. Zuppinger: Handbuch der medizinischen Radiologie, Bd. V/3. Springer, Berlin 1968 (S. 407)

Wharton, G. W., T. H. Morgan: Ankylosis in the paralyzed patient. J. Bone Jt Surg. 52-A (1970) 105

Wieland, H.: Ein Beitrag zur Kenntnis der Akroosteolyse. Fortschr. Röntgenstr. 77 (1952) 193

Wilson, R. H., W. E. McCormick, C. F. Tatum, J. L. Creech: Occupational acroosteolysis. Report of 31 cases. J. Amer. med. Ass. 201 (1967) 577

Winchester, P., H. Grossman, W. N. Lim, B. S. Danes: A new acid mucopolysaccharidosis with skeletal deformities simulating rheumatoid arthritis. Amer. J. Roentgenol. 106 (1969) 121

Zum Winkel, K.: Über den Verlauf neuropathischer Arthrosen. Z. Orthop. 89 (1958) 412

Zettel, H.: Die Anklopferkrankheit. Mschr. Unfallheilk. 59 (1956) 167

Zsebök, Z.: Neurotrophische Knochenveränderungen. Psychiat. Neurol. med. Psychol. 4 (1952) 331

Zucker, G., M. J. Marder: Charcot spine due to diabetic neuropathy. Amer. J. Med. 12 (1952) 118

Hämochromatoseosteoarthropathie

W. Dihlmann

Die Eisenüberladung des menschlichen Organismus äußert sich als Hämosiderose und Hämochromatose. Bei der Hämosiderose, beispielsweise bei der Transfusionshämosiderose oder bei chronischen Erkrankungen mit stark vermehrtem Blutabbau, wird das Eisen von den Zellen des retikuloendothelialen Systems aufgenommen. Organschäden lassen sich klinisch nicht nachweisen. Bei der Hämochromatose kommt es zu pathologischen Organbefunden, die auch das Gleitgewebe betreffen. Drei formale Typen der exzessiven Eisenüberladung sind bekannt. Daher sprechen manche Autoren auch vom *Hämochromatosesyndrom* (HOREJSCHI u. Mitarb. 1977):

1. Die **idiopathische Hämochromatose** ist eine hereditäre, autosomal rezessiv vererbte Stoffwechselkrankheit, die mit HLA-Antigenassoziation einhergeht. HLA-A3, die Haplotypen A3, B7 und A3, B14 sowie HLA-A11 (A11, Bw 35) treten gehäuft bei den Patienten auf (LE MIGNON u. Mitarb. 1983), und zwar geographisch ungleich verteilt (STROHMEYER u. STREMMEL 1981).
Homozygote erkranken in jedem Falle klinisch manifest, wenn auch oft erst nach Jahrzehnten. Das klinische Vollbild weist darauf hin, daß der Eisenexzeß in den Parenchymzellen der Leber, im Pankreas, im Myokard und in endokrinen Drüsen zu Funktionsstörungen führt, nämlich zur klassischen Trias bronzefarbene Hautpigmentierung, Leberzirrhose und Diabetes mellitus. Darüber hinaus machen sich die Folgen eines hämochromatotischen Hypogonadismus mit Libidoverlust, Impotenz, Sterilität, genitaler Atrophie, Gynäkomastie und Ausfall der Sekundärbehaarung klinisch bemerkbar. Eine myogene Herzinsuffizienz zeigt die Schädigung des Herzmuskels durch die starke Eisenspeicherung an.

Heterozygote Merkmalträger der Hämochromatose können bei nutritivem Eisenüberangebot, durch erhöhte Eisenresorption, z. B. beim chronischen Alkoholismus, oder nach sehr vielen Bluttransfusionen symptomatisch werden. Diese Erkenntnisse leiten zur

2. **sekundären** (*erworbenen*) **Hämochromatose**. Sie kann die genetisch determinierte idiopathische Hämochromatose vollständig phänokopieren. Beispielsweise bergen 100 und mehr Bluttransfusionen die Gefahr der Entwicklung einer sekundären Hämochromatose (SELLA u. GOODMAN 1973).

3. Die **perinatale idiopathische Hämochromatose** gibt sich beim Neugeborenen zu erkennen und führt in kurzer Zeit zum Tode. Die Morphologie und die Topographie der

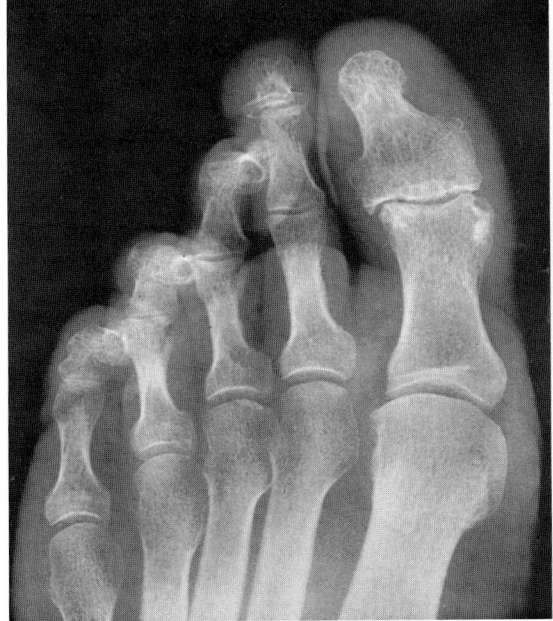 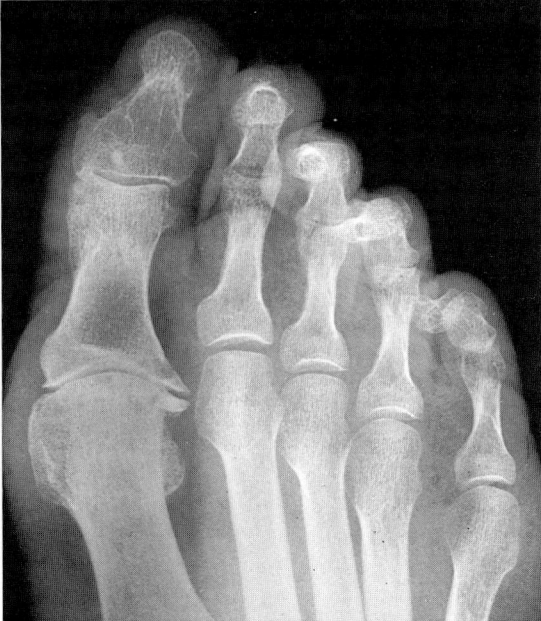

a   **b**

Abb. 1a u. b   56jähriger Patient mit idiopathischer Hämochromatose. Röntgenologisch fällt die rechtsseitige Arthrose im Metatarsophalangealgelenk I und im rechten Talokruralgelenk (vgl. Abb. 2) auf, s. auch die subchondralen Zysten im Interphalangealgelenk der linken Großzehe

326 Osteopathien – Osteoarthropathien

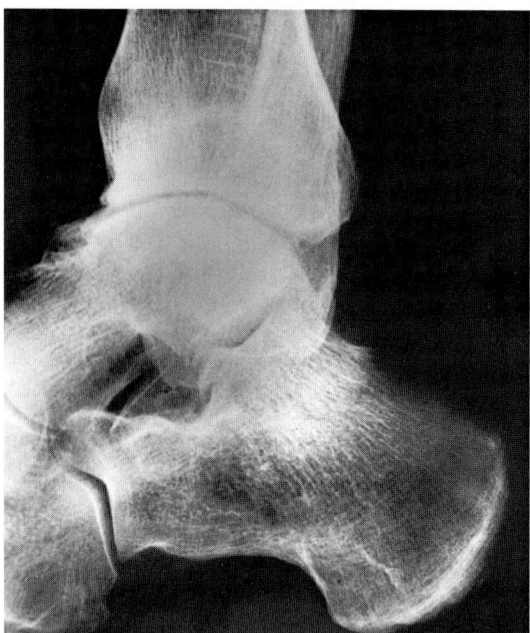

Abb. 2 Rechtsseitige Talokruralarthrose bei einem Hämochromatosepatienten (derselbe Patient wie in Abb. 1)

Eisenüberbeladung gleichen der idiopathischen Hämochromatose des Erwachsenenalters (HOREJSCHI u. Mitarb. 1977).

Die Diagnose der Hämochromatose wird histologisch aus dem Leberpunktat gestellt. Darüber hinaus gibt die computertomographische Schwächungsmessung der Leber (in Hounsfield-Einheiten) einen Hinweis auf die hepatische Eisenüberladung (ROUGDOT-THORAVAL u. Mitarb. 1983). Diese nichtinvasive Untersuchungsmethode erweist sich insbesondere in Verbindung mit Laboruntersuchungen als diagnostisch wertvoll. Der Ferritinserumspiegel korreliert nämlich mit dem Ausmaß des Eisendepots im Organismus; dies allerdings auch bei der Hämosiderose. Der normale Ferritinserumspiegel reicht von ~ 30–220 µg/l (in Abhängigkeit vom Alter und Geschlecht). Der Eisenserumspiegel zeigt bei etwa 80% der Hämochromatosepatienten (mit klinisch manifester Erkrankung) erhöhte Werte, in der Regel > 700 µg/l. Außerdem ist die Eisenbindungskapazität (Transferrin, TEBK, normal ~ 45–72 µmol/l) bei der Hämochromatose meist etwas erniedrigt und deshalb mit Eisen so gut wie abgesättigt.

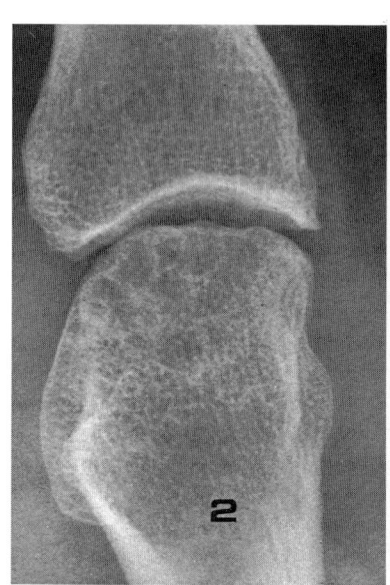
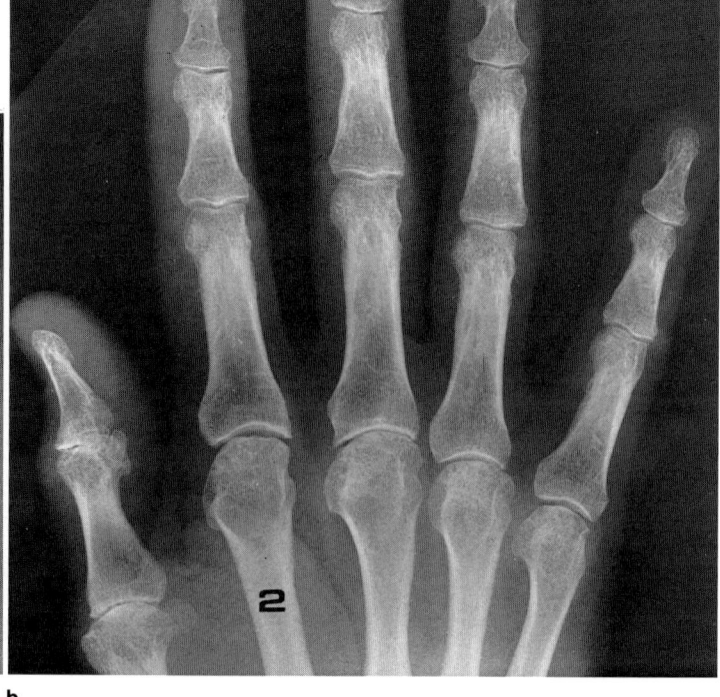

a b

Abb. 3 a u. b Idiopathische Hämochromatose (Patient der Abb. 1 u. 2). „Arthroseähnlicher" Aspekt der Metakarpophalangealgelenke mit zahlreichen kleinzystischen Osteolysen. Zum Teil sind diese so weit von der Gelenkfläche entfernt (b Ausschnittsvergrößerung MCP 2), daß sie nicht als arthrotische Geröllzysten gedeutet werden können

Etwa 50% der Hämochromatosepatienten (JENSEN 1976) klagen über Gelenkbeschwerden, die sich röntgenologisch beispielsweise als arthrosebedingt identifizieren lassen (Abb. 1 u. 2) oder als (Poly-) Arthralgien klassifiziert werden. Darüber hinaus gibt es an der Hand eine *Hämochromatoseosteoarthropathie* von hoher diagnostischer Treffsicherheit. Sie kann zusammen mit anderen Organsymptomen der Hämochromatose auftreten oder sogar erster klinischer Krankheitsbefund sein oder sich erst nach der Hämochromatosebehandlung (Aderlaßserie) entwickeln. Diese Osteoarthropathie zeigt sich an den Metakarpophalangealgelenken, vorzugsweise des II. und III. Strahls, unter einem „arthroseähnlichen" Röntgenbild. „Arthrosetypisch" sind die Verschmälerung des röntgenologischen Gelenkspaltes und die marginalen Osteophyten. „Arthroseatypisch" sind folgende Befunde:

1. Subchondrale Zysten, die manchmal in größerer Zahl auftreten, beispielsweise im Metakarpalekopf (Abb. 3), und anfangs den dominierenden Röntgenbefund darstellen können. Sie sitzen teilweise so weit vom Gelenkspalt entfernt, daß sie dann nicht als arthrotische Geröllzysten gedeutet werden können.

2. Erosionen entstehen durch Einbruch des spröden subchondralen sklerosierten Knochens oder durch Einbruch subchondraler Zysten (Abb. 4). Manchmal wird die subchondrale Grenzlamelle umschrieben abgebaut (Präerosion). Sie sieht dann wie „angeknabbert" aus.

3. Etwa 60% der Patienten mit Hämochromatose zeigen röntgenologisch eine Chondrokalzinose (DYMOCK u. Mitarb. 1970) – symptomatische Chondrokalzinose (s. S. 336). Gibt sie sich *an den Metakarpophalangealgelenken* zusammen mit den unter 1. und/oder 2. angeführten Röntgenzeichen zu erkennen, so ist die Hämochromatosediagnose nach eigenen Erfahrungen so gut wie sicher (Abb. 5). Tritt die MCP-Chondrokalzinose ohne subchondrale Zysten (1.) und ohne Erosionen (2.) auf (Abb. 6), so muß die Röntgendifferentialdiagnose gegenüber der hereditären oder sporadischen Chondrokalzinose mit sekundärer Metakarpophalangealarthrose gestellt werden. Diese Feststellung gilt auch für die Kombination von MCP-Arthrose mit Chondrokalzinose an anderen Stellen des Organismus, z.B. am Discus articularis radioulnaris oder im Kniegelenk. Nach theoretischen Vorstellungen und den Ergebnissen von In-

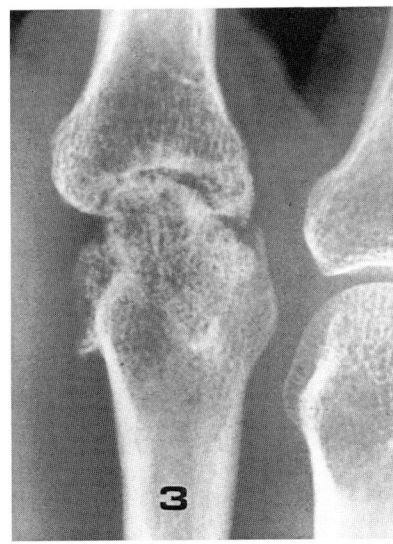
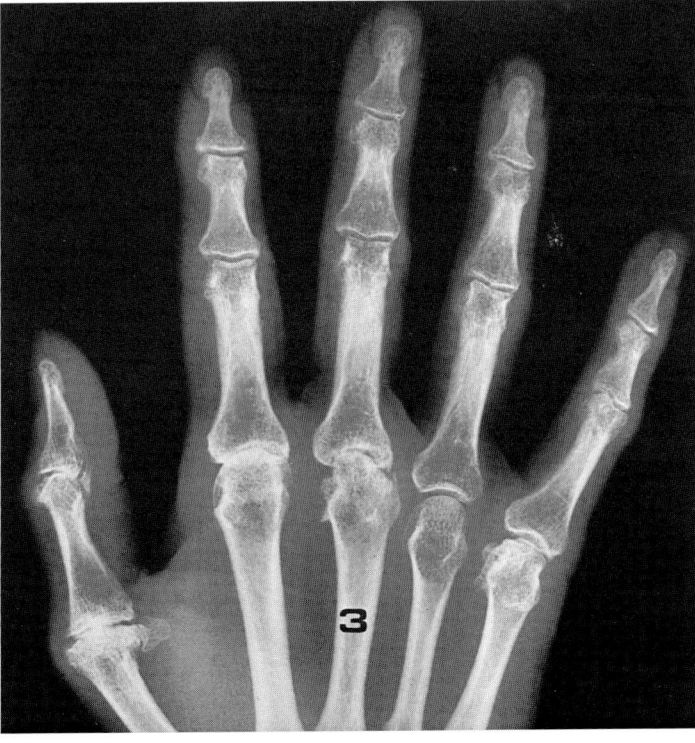

a **b**

Abb. 4a u. b 57jährige Patientin mit idiopathischer Hämochromatose. Siehe die Metakarpophalangealarthrose mit Erosionen (MCP-Köpfe III [b] und V). Da diese erosiven Konturveränderungen nicht zum typischen Röntgenbild der MCP-Arthrose gehören, handelt es sich also um einen „arthroseähnlichen" Befund (s. Text)

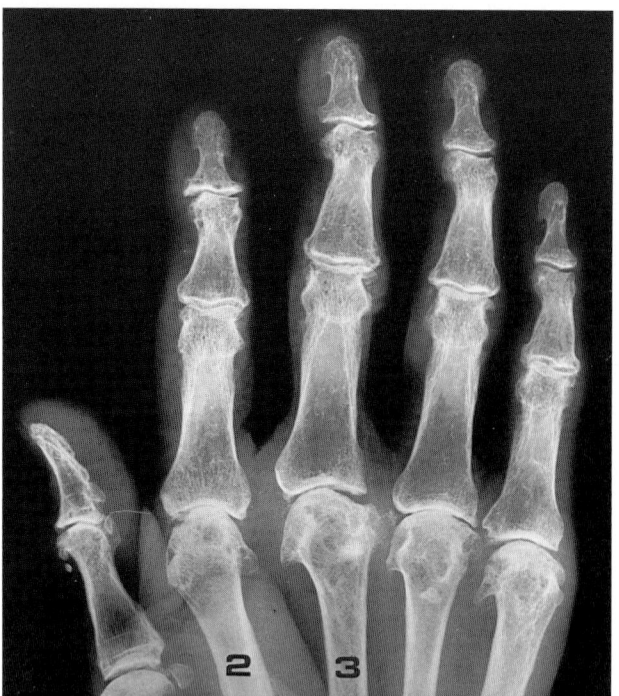

Abb. 5 a u. b Idiopathische Hämochromatose mit „arthroseähnlichem" MCP-Aspekt, d. h. zusätzlich zu den Arthrosebefunden (Gelenkspaltverschmälerung, marginale Osteophyten, subchondrale Sklerose) erkennt man eine Erosion (MCP-Gelenk II, Pfeil) und eine diskrete MCP-Chondrokalzinose (b). 71jähriger Mann

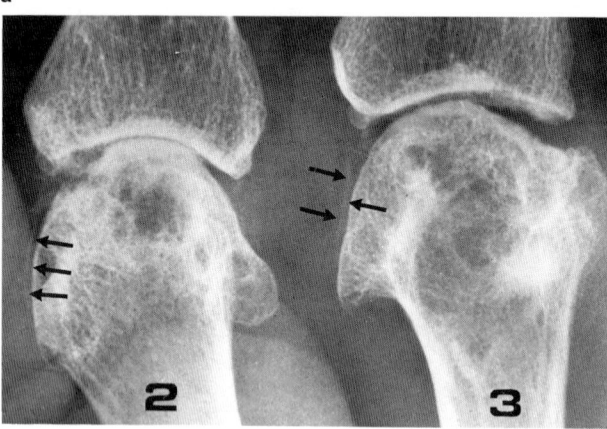

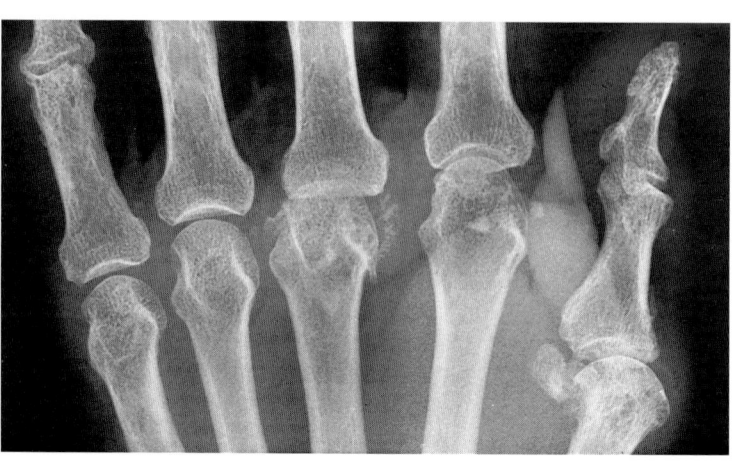

Abb. 6 Röntgenologisch muß die Differentialdiagnose hereditäre oder sporadische Chondrokalzinose mit Sekundärarthrose der Metakarpophalangealgelenke oder idiopathische Hämochromatose mit MCP-Osteoarthropathie einschließlich symptomatischer Chondrokalzinose gestellt werden. 69jährige Patientin mit klinisch eindeutiger idiopathischer Hämochromatose

vitro-Versuchen (McCarty u. Mitarb. 1970) hemmt der Eisenüberschuß die enzymatische Hydrolyse des intrazellulär anfallenden Pyrophosphats zu Orthophosphat. Das Pyrophosphat schlägt sich dann extrazellulär als Kalziumpyrophosphat (Chondrokalzinose) nieder. Die Eisenüberladung läßt sich in der Synovialmembran und im Gelenkknorpel erkrankter Gelenke nachweisen (Schumacher jr. 1964, Crosby u. Mitarb. 1974, Bjelle u. Mitarb. 1982).

Bei der idiopathischen Hämochromatose entwickelt sich manchmal auch noch eine allgemeine Skelettosteoporose (Sella u. Goodman 1973).

Literatur

Bjelle, A., O. Hassler, E. Hägg, G. Lindström: Arthropathy in haemochromatosis. Clinical survey and a morphological study of synovial and synovial sheath membranes. Akt. Rheumatol. 7 (Sonderh.) (1982) 148

Crosby, W. H., A. D. Dawson, P. K. Hench, E. R. Korn, P. V. Sacks, P. Saltman, L. T. Yam: Hemochromatosis (iron-storage disease). J. Amer. med. Ass. 228 (1974) 743

de Sèze, S., J. Solnica, D. Mitrovic, L. Miravet, H. Dorfmann: Joint and bone disorders and hypoparathyroidism in hemochromatosis. Semin. Arthr. Rheum. 2 (1978) 71

Dymock, J. W., E. B. D. Hamilton, J. W. Laws, R. Williams: Arthropathy of haemochromatosis. Clinical and radiological analysis of 63 patients with iron overload. Ann. rheum. Dis. 29 (1970) 469

Hirsch, J. H., F. C. Killien, R. H. Troupin: The arthropathy of hemochromatosis. Radiology 118 (1976) 591

Horejschi, W., G. Brandt, B. Kadu: Das Hämochromatose-Syndrom. Inn. Med. 4 (1977) 81

Jensen, P. S.: Hemochromatosis: a disease often silent but not invisible. Amer. J. Roentgenol. 126 (1976) 343

McCarty, D. J., P. F. Pepe, S. D. Solomon, J. Cobb: Inhibition of human erythrocyte pyrophosphatase activity by calcium, cupric and ferrous ions. Arthr. and Rheum. 13 (1970) 336

Le Mignon, L., M. Simon, R. Fauchet, G. Edan, M. Le Reun, P. Brissot, B. Genetet, M. Bourel: An HLA-A 11 association with the hemochromatosis allele? Clin. Genet. 24 (1983) 171

Roudot-Thoraval, F., M. Halphen, D. Lardé, M. Galliot, J.-C. Rymer, F. Galactéros, D. Dhumeaux: Evaluation of liver iron content by computed tomography: its value in the follow-up of treatment in patients with idiopathic hemochromatosis. Hepatology 3 (1983) 974

Schumacher jr., H. R.: Hemochromatosis and arthritis. Arthr. and Rheum. 7 (1964) 41

Sella, E. J., A. H. Goodman: Arthropathy secondary to transfusion hemochromatosis. J. Bone Jt Surg. 55-A (1973) 1077

Strohmeyer, G., W. Stremmel: Hämochromatose und Hämosiderosen. Störungen im Stoffwechsel der Schwermetalle, Teil I. Dtsch. Ärztebl. 78 (1981) 1775

Amyloidosteoarthropathie

W. Dihlmann

Die Amyloide sind fibrillenbildende Eiweißkörper mit β-Faltblattstruktur, die vor allem von Plasmazellen synthetisiert werden. Sie färben sich mit Kongorot an und zeigen im Polarisationsmikroskop eine grüne Doppelbrechung. Die Amyloide entstehen aus verschiedenen Vorläuferproteinen und schlagen sich extrazellulär nieder. Bei der *primären Amyloidose* kommt es zur Amyloidsynthese, ohne daß dafür ein ursächlicher Prozeß nachgewiesen werden kann. Die *sekundäre Amyloidose* ist ein Begleitbefund anderer Erkrankungen, z. B. chronischer Entzündungen oder Tumoren. Außerdem gibt es noch die *tumorförmige Amyloidose* mit massiven Amyloidablagerungen in einem Organ sowie die *Amyloidose bei Paraproteinämien* (multiples Myelom, Waldenströmsche Makroglobulinämie). Die *senile, bei Alterungsvorgängen auftretende Amyloidose* und die *familiären Amyloidosen* seien ebenfalls erwähnt (KOLETZKY u. STECHER 1939, HANNON u. Mitarb. 1975). Die moderne Klassifizierung der Amyloide orientiert sich danach, ob es sich um Amyloide handelt, die entweder den Immunglobulinen entstammen oder nicht.

Eine der älteren Klassifikationen berücksichtigt die Organbeteiligung. So spricht man von einer *viszeralen Amyloidose,* wenn die Amyloideinlagerung vorwiegend in und um die Präarteriolen, in die Organe des retikuloendothelialen Systems (Leber, Milz, Lymphknoten), in die endokrinen Organe, in die Nieren, Zunge und in den Intestinaltrakt erfolgt.

Die *osteoartikuläre Amyloidose* kommt bei primärer Amyloidose und paraproteinämischer Amyloidose vor (WIERNIK 1972). Unter den sekundären Amyloidosen beansprucht nur die Amyloidose bei Hämodialysepatienten klinisches und röntgendiagnostisches Interesse.

1. *Amyloidosteopathie*. Amyloiddeposition im Knochenmark, vorwiegend perivasal, subchondral und um Plasmazellanhäufungen gelegen, kann eine Atrophie benachbarter Knochentrabekel auslösen und damit die Tragfähigkeit des betroffenen Knochenabschnitts herabsetzen. Darüber hinaus nehmen größere Amyloiddepots den Röntgenaspekt von Osteolysen an. Beide Erscheinungsfor-

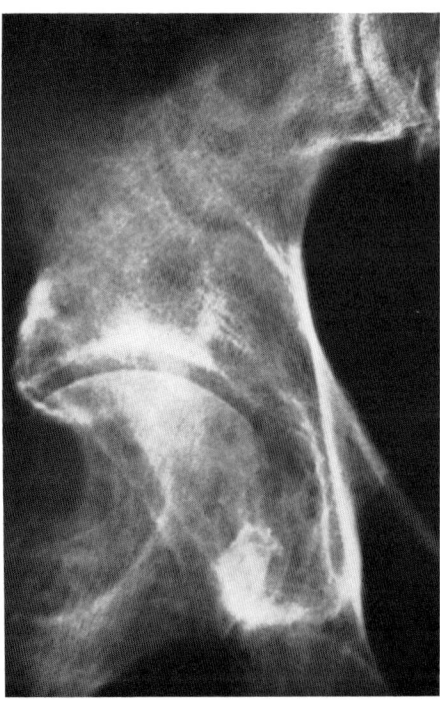

Abb. 1 Amyloidarthropathie mit tiefgreifender Erosion am proximalen Femur. Siehe den normal weiten röntgenologischen Gelenkspalt des rechten Hüftgelenks. 72jähriger Patient

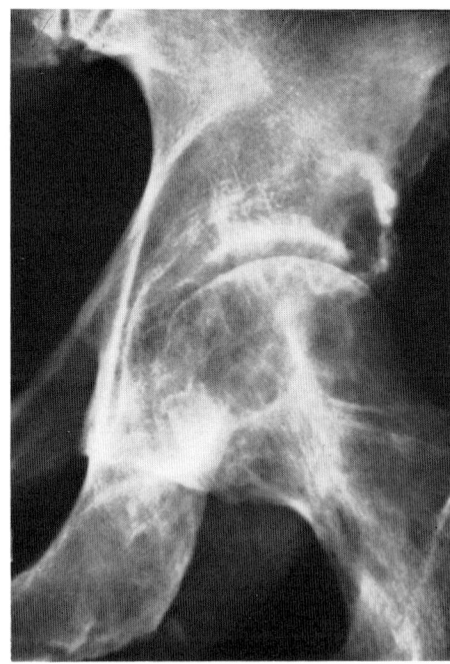

Abb. 2 Amyloidarthropathie des linken Hüftgelenks (Patient der Abb. 1). Die Amyloiddepots haben zu größeren zystischen Osteolysen geführt (Aufnahme: Path. Inst. Zürich)

men der Knochenamyloidose können der Anlaß für pathologische Frakturen sein, z. B. im Femurhals (KOLETSKY u. STECHER 1939), in Wirbeln (GOLDMAN u. Mitarb. 1981) und im Dens axis (HANNON u. Mitarb. 1975). Knochenamyloidherde beim multiplen Myelom sind von den Osteolysen der Grundkrankheit röntgenologisch nicht zu unterscheiden.

2. *Amyloidarthropathie.* Die Amyloidablagerungen zeigen sich polyartikulär und symmetrisch. Synovialmembran, fibröse Gelenkkapsel, Ligamente, periartikuläres subkutanes Fett- und Bindegewebe, Schleimbeutel, Sehnenscheiden und gelegentlich die Muskulatur werden zum Sitz der Amyloiddepots. Treten zusätzlich noch gelenkfernere subkutane noduläre Amyloidablagerungen auf, so können die schmerzhafte, bewegungsbehindernde, spindelförmige Auftreibung der befallenen Finger- und Zehengelenke und die gelenkfernen Knoten den Eindruck einer rheumatoiden Arthritis mit subkutanen Rheumaknoten erwecken (GORDON u. Mitarb. 1973). Allerdings, in der überwiegenden Mehrzahl der Fälle ist beim Auftreten der geschilderten Befunde die Amyloidose schon vorher diagnostiziert worden. Röntgenologisch finden sich bei der Amyloidarthropathie, abgesehen von den periartikulären Weichteilschwellungen, manchmal – namentlich an großen Gelenken – subchondrale Osteolysen und artikuläre oder juxtaartikuläre Erosionen (Abb. 1 u. 2). Das pathologisch-anatomische Präparat zeigt statt der fehlenden Knochensubstanz schollige Amyloiddepots (Abb. 3).

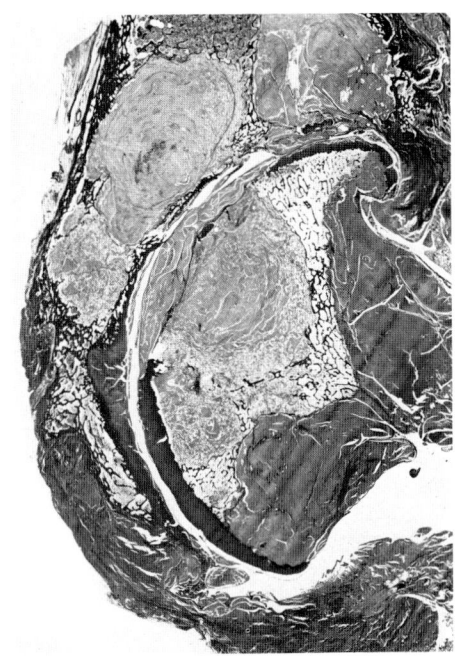

Abb. 3 Histologischer Großflächenschnitt einer Amyloidarthropathie des linken Hüftgelenks. Man erkennt die massiven Amyloiddepots im Femurkopf und im Azetabulum. 74 Jahre alt gewordener Patient (Aufnahme: Path. Inst. Zürich)

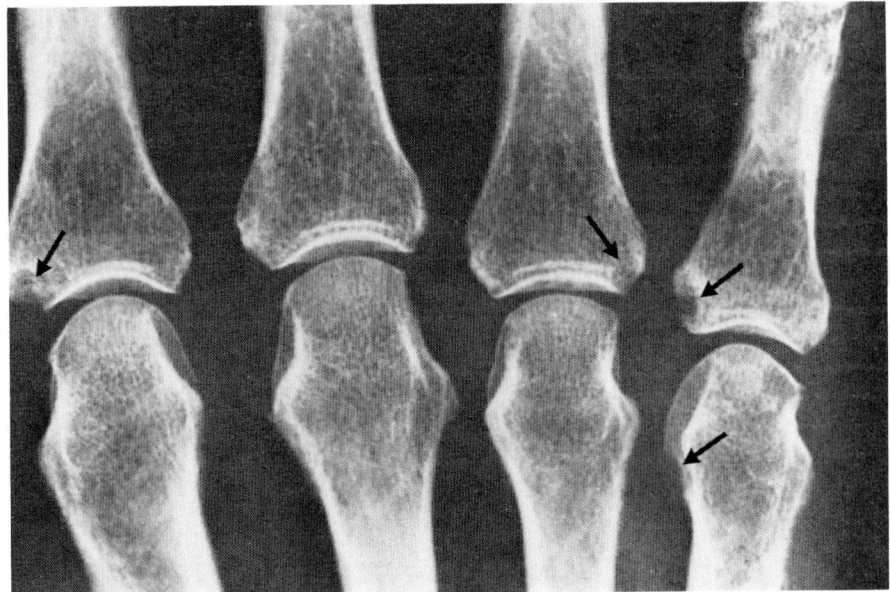

Abb. 4 Beobachtung einer erosiven Polyarthritis (Pfeile) bei familiärer Amyloidose, die bei mehreren Familienmitgliedern auftrat, bei der im Synovialgewebe jedoch keine Amyloiddepots nachzuweisen waren (amyloidassoziierte Polyarthritis) (aus S. Eyanson, M. D. Benson: Arth. and Rheum. 26 [1983] 1145)

332 Osteopathien – Osteoarthropathien

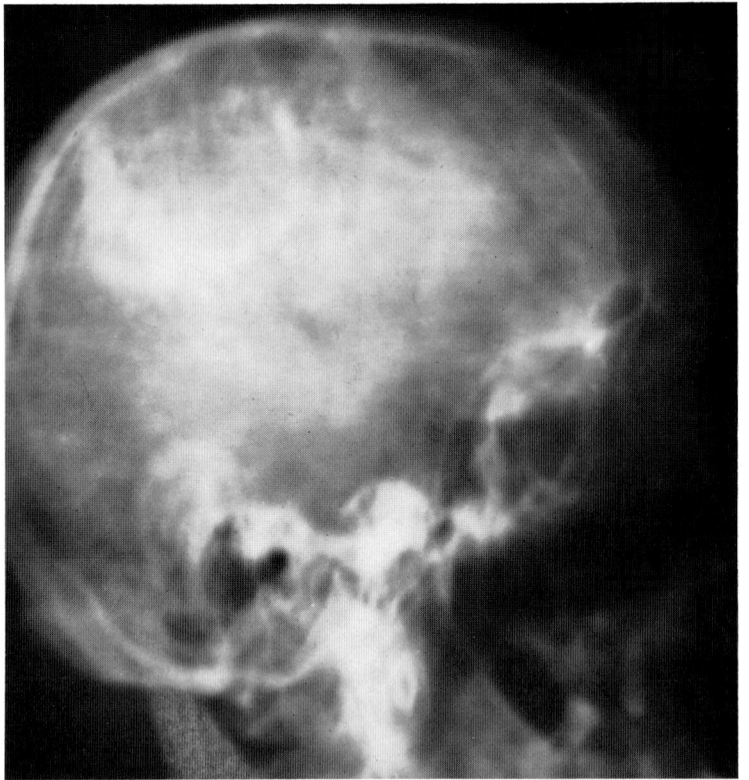

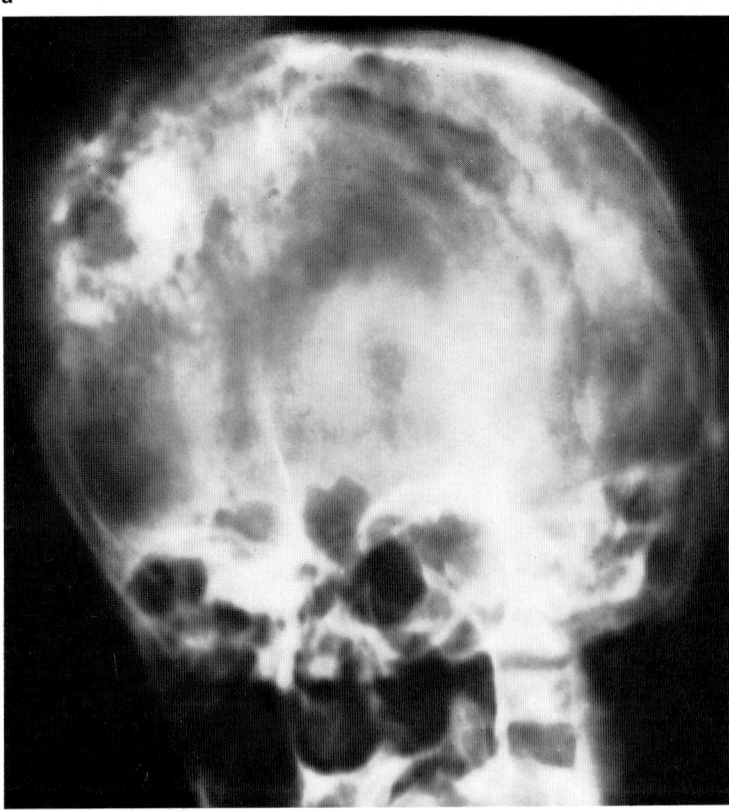

Abb. **5 a** u. **b** Amyloidtumor des rechten Scheitelbeins mit grobfleckiger Verkalkung und Osteolyse
a a.-p.
b Schädelschrägaufnahme. 59-jähriger Mann

Abb. 6 Kindskopfgroßer Amyloidtumor des linken Schulterblattes mit fleckigen Verkalkungen. 74jährige Frau

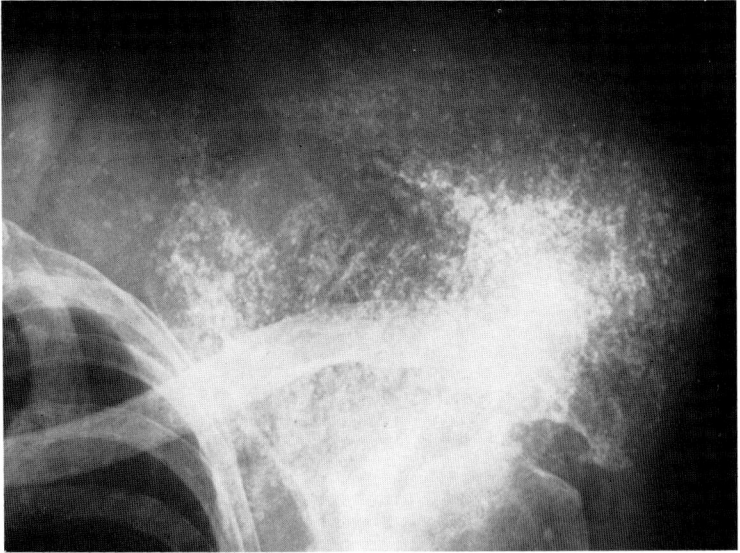

Der röntgenologische Gelenkspalt ist nicht verschmälert; eine gelenknahe Demineralisation fehlt. Diese beiden *fehlenden* Röntgenzeichen sind einerseits wichtige differentialdiagnostische Ausschlußkriterien der rheumatoiden Arthritis. Andererseits kann die rheumatoide Arthritis mit einer sekundären Amyloidose einhergehen (vgl. Obduktionsstatistiken, MISSEN u. TAYLOR 1956). Die Abb. 4 gibt eine Beobachtung bei familiärer Amyloidose wieder, bei der eine erosive Polyarthritis auftrat (EYANSON u. BENSON 1983). Wahrscheinlich handelt es sich um eine amyloidassoziierte Polyarthritis, da sich im Gegensatz zur typischen Amyloidarthropathie keine synovialen Amyloiddepots nachweisen ließen.

Sehr seltene Erscheinungsformen der osteoartikulären Amyloidose sind neurogene Osteoarthropathien (Charcot-Gelenke) bei hereditären Amyloidosen mit Polyneuropathie (LITHNER 1976) und massive Verkalkungen von amyloidsubstituierten Disci intervertebrales (BALLOU u. Mitarb. 1976). Verhältnismäßig häufig ist bei primärer Amyloidose dagegen die Amyloiddeposition im Karpalkanal (CARBONELL ABELLÓ u. Mitarb. 1980). Dann entsteht das Karpaltunnelsyndrom.

Solitäre Amyloidgeschwülste
(Tumorförmige Amyloidose des Skeletts)

Die tumorförmige Amyloidose des Skeletts ist ein äußerst seltenes Krankheitsbild. Die ossären Amyloidgeschwülste entwickeln sich meist sehr langsam und schmerzlos. Sie bilden außerordentlich harte, mit dem Knochen fest verbundene, nicht druckempfindliche Knoten. Die Röntgenbefunde variieren; als Beleg seien 2 Fälle angeführt:

1. *Amyloidtumor des rechten Scheitelbeines* (Abb. 5). Der 59 Jahre alt gewordene Patient erkankt 1/2 Jahr vor seinem Tode an einer langsam wachsenden Geschwulst des rechten Scheitelbei-

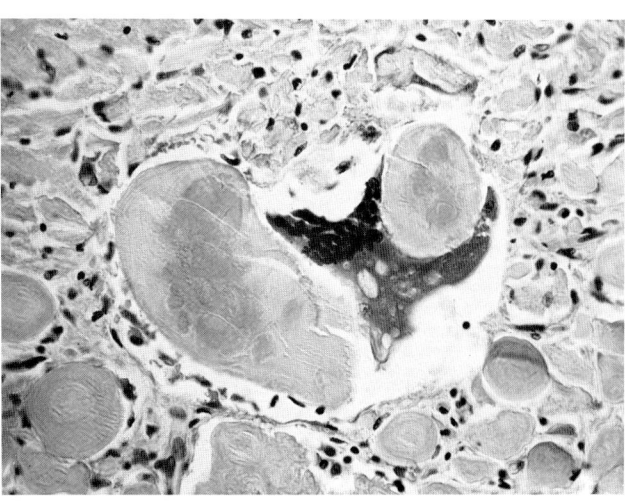

Abb. 7 Amyloidtumor der linken Skapula. Runde Amyloidschollen von Fremdkörper-Riesenzellen umspannt (Vergr. 300mal). Patientin der Abb. 6

nes. Wegen Hirnkompressionserscheinungen wird versucht, den Tumor zu resezieren. Der Patient stirbt 2 Tage nach dem Eingriff. Das a.-p. und das schräge Röntgenbild des Schädels zeigen eine fleckige Zerstörung des rechten Scheitelbeines. Das übrige Skelett und die viszeralen Organe sind amyloidfrei. Eine sichere Diagnose kann aus dem Röntgenbild nicht gestellt werden. Das autoptische Schädelresektat zeigt einen faustgroßen Geschwulstknoten mit grau-rötlicher Schnittfläche. Die Geschwulst besteht im histologischen Schnitt aus kleeblattförmigen Amyloidschollen, die von vielkernigen Fremdkörperriesenzellen umspannt werden.

2. *Solitäre Amyloidgeschwulst des linken Schultergelenks* (Abb. 6). Die 74jährige Patientin wird wegen einer Schenkelhalsfraktur stationär behandelt. Bei der Aufnahme zeigt die Patientin – als Nebenbefund – schmerzlose Geschwulstknoten um das linke Schultergelenk, welche die Konturen desselben bucklig deformieren. Der Bewegungsumfang des linken Schultergelenks ist eingeschränkt.

Die Röntgenaufnahme des linken Schultergelenks zeigt anstelle des linken Schulterblattes einen buckligen, doppelt faustgroßen, weichteildichten Geschwulstknoten. In den Geschwulstschatten sind besonders zentral zahlreiche bis reiskorngroße, kalkdichte Flecken eingestreut. Die Patientin stirbt wenige Tage nach Krankenhausaufnahme unter den Erscheinungen der Herz- und Kreislaufinsuffizienz. Histologisch besteht der „Schulterblattumor" aus kleeblattförmigen Amyloidschollen, die von Fremdkörperriesenzellen umspannt werden und in ein retikulozytär-plasmazelluläres Stroma eingebettet sind (Abb. 7). Im Schrifttum liegen weitere kasuistische Mitteilungen über die tumorförmige Amyloidose des Skeletts vor, z. B. DÜMER (1946) (Sternum), FADELL u. MORRIS (1964) (Sternum), HORN u. Mitarb. (1983) (Wirbel). Diese tumorförmige Skelettamyloidose imitiert im Röntgenbild primäre und abgesiedelte maligne Skeletttumoren. Zur Diagnose führt erst die histologische Untersuchung des Biopsiematerials.

Die Langzeithämodialyse bei terminaler Niereninsuffizienz ist einerseits eine therapeutische Maßnahme zur Lebensverlängerung der Patienten. Andererseits ist sie mit Komplikationen belastet, zu denen auch die sekundäre osteoartikuläre und paraartikuläre Amyloidose gehört. Dabei wurde ein besonderer Amyloidtyp nachgewiesen, der sich vor allem aus Beta-2-Mikroglobulin zusammensetzt. Die häufigste klinische Manifestation dieser Amyloidose ist das Karpaltunnel-Syndrom. Amyloidablagerungen werden aber auch in der Synovialmembran und fibrösen Gelenkkapsel – klinisch und röntgenologisch apparent als periartikuläre Weichteilschwellung – sowie in gelenknahen Knochen – „zystische" Osteolysen – beobachtet (GIELEN u. Mitarb. 1990). Außerdem spielt die Beta-2-Mikroglobulinamyloidose in der Pathogenese der erosiven Spondylarthropathie bei Hämodialysepatienten, die sich mit dem Röntgenbild einer infektiösen Spondylitis – Differentialdiagnose! – offenbart, eine Rolle (HURST u. Mitarb. 1989).

Literatur

Askanazy, M.: Knochenmarksamyloid. Henke-Lubarsch, Bd. I/2. Springer, Berlin 1927 (S. 462 u. 835)

Axelsson, U., A. Hällén, A. Rausing: Amyloidosis of bone. Report of two cases. J. Bone Jt Surg. 52-B (1970) 717

Ballou, S. P., M. A. Khan, I. Kushner: Diffuse intervertebral disk calcification in primary amyloidosis. Ann. intern. Med. 85 (1976) 616

Barth, W. F.: Primary amyloidosis. Clinical staff conference. Ann. intern. Med. 69 (1968) 787

Bauer, W. H., J. F. Kuzma: Solitary tumors of atypical amyloid (paramyloid). Amer. J. clin. Path. 19 (1949) 1007

Buhtz, P., K. Mölleken: Generalisierte Amyloidose mit Arthropathie. Z. inn. Med. 29 (1974) 595

Bürgi, U.: Über einen Fall von solitärem Amyloidtumor des Scheitelbeins. Frankf. Z. Path. 50 (1937) 410

Carbonell Abelló, J., J. Font, J. Coll, J. Vivancos, J. M. Planas: Amiloidosis afección articular. Rev. esp. Reum. 7 (1980) 187

Chini, V.: Un nouveau chapitre de la pathologie articulaire. Les arthropathies dysprotidémiques. Rapport d'un cas personnel. Rev. Rhum. 17 (1950) 335

Dahlin, D. C.: Classification and general aspects of amyloidosis. Med. Clin. N. Amer. 34 (1950) 1107

Dahlin, D. C., M. B. Dockerty: Amyloid and myeloma. Amer. J. Path. 26 (1950) 581

Davis, J. S., F. C. Weber, H. Bartfeld: Conditions involving the hemopoietic system resulting in a pseudorheumatoid arthritis; similarity of multiple myeloma and rheumatoid arthritis. Ann. intern. Med. 47 (1957) 10

Dünner, M.: Plasmocytom des Manubrium sterni mit lokaler Amyloidbildung. Schweiz. med. Wschr. 76 (1946) 1109

Edens, E.: Knochenamyloidose. Virchows Arch. path. Anat. 184 (1906) 137

Eisen, M.: Amyloidose. Amer. J. Med. 1 (1946) 144

Ennevaara, K., M. Oka: Rheumatoid arthritis with amyloidosis. Ann. rheum. Dis. 23 (1964) 131

Eyanson, S., M. D. Benson: Erosive arthritis in hereditary amyloidosis. Arthr. and Rheum. 26 (1983) 1145

Fadell, E. J., H. C. Morris: Amyloidoma presenting as a primary sternal tumor. Amer. J. Surg. 108 (1964) 75

Fam, A. G., A. J. Lewis, D. H. Cowan: Multiple myeloma and amyloid bone lesions complicating rheumatoid arthritis. J. Rheumatol. 8 (1981) 845

Forget, G. B., J. W. Squires, H. Sheldon: Waldenström's macroglobulinemia with generalized amyloidosis. Arch. intern. Med. 118 (1966) 363

Freund, E.: Über diffuses Myelom mit Amyloidtumoren. Frankf. Z. Path. 40 (1930) 400

Galli, T., E. Chiti: Rheumatoid arthritis and plasmacytosis. Ann. rheum. Dis. 14 (1955) 271

Gardner, H.: Bone lesions in primary systemic amyloidosis. Brit. J. Radiol. 34 (1961) 778

Gerber, I. E.: Amyloidosis of the Bone Marrow. Arch. Path. 17 (1934) 620

Gielen, J. L., M. T. van Holsbeeck, D. Hauglustaine u. Mitarb.: Growing bone cysts in long-term hemodialysis. Skelet. Radiol. 19 (1990) 43

Goldberg, A., I. Brodsky, D. McCarty: Multiple myeloma with paramyloidosis presenting as rheumatoid disease. Amer. J. Med. 37 (1964) 653

Goldberg, L. S., R. Fisher, E. A. Castronova, J. J. Calabro: Amyloid-arthritis with Waldenström's macroglobulinemia. New Engl. J. Med. 281 (1969) 256

Goldman, A. B., H. Pavlov, P. Bullough: Case report 137 (primary amyloidosis involving the skeletal system). Skelet. Radiol. 6 (1981) 69

Gordon, D. A., W. Pruzanski, M. A. Ogryzlo, H. A. Little: Amyloid arthritis simulating rheumatoid disease in five patients with multiple myeloma. Amer. J. Med. 55 (1973) 142

Grossman, R. E., G. T. Hensley: Bone lesions in primary amyloidosis. Amer. J. Roentgenol. 101 (1967) 872

Hannon, R. C., C. Limas, O. S. Cigtay, H. L. Twigg: Bone and joint involvement in primary amyloidosis. J. Canad. Ass. Radiol. 26 (1975) 112

Hedrén, G.: Ein Amyloidtumor des Knochenmarkes. Z. klin. Med. 62 (1907) 212

Horn, V., D. Spohrová, Z. Bozděch, M. Macek, T. Foukal: Primäres Tumoramyloid im Knochen. Z. Orthop. 121 (1983) 137

Hunder, G. G., L. E. Ward, J. C. Ivins: Rheumatoid granulomatous lesions simulating malignancy in the head and neck of the femur. Proc. Mayo Clin. 40 (1965) 766

Hurst, N. P., R. van den Berg, A. Disney u. Mitarb.: "Dialysis related arthropathy": a survey of 95 patients receiving chronic haemodialysis with special reference to $\beta 2$ microglobulin related amyloidosis. Ann. rheum. Dis. 48 (1989) 409

Justin-Besançon, L., A. Rubens-Duval, C. Neumann: Polyarthritie chronique et amylose. Rev. Rhum. 16 (1949) 547

Kavanaugh, J. H.: Multiple myeloma, amyloidarthropathy, and pathological fracture of the femur. A case report. J. Bone Jt Surg. 60-A, 135

Koletsky, S., R. M. Stecher: Primary systemic amyloidosis. Involvement of cardiac valves, joints and bones, with pathologic fracture of the femur. Arch. Path. 27 (1939) 267

Laine, V., K. Vainio, V. V. Ritama: Occurrence of amyloid in rheumatoid arthritis. Acta rheum. scand. 1 (1955) 43

Lithner, F.: Skin lesions of the legs and feet and skeletal lesions of the feet in familial amyloidosis with neuropathy. Acta med. scand. 199 (1976) 197

Lowell, D. M.: Amyloid-producing plasmacytoma of the pelvis. Arch. Surg. 94 (1967) 899

Magnus-Levy, A.: Bence-Jones-Eiweiß und Amyloid. Z. klin. Med. 126 (1931) 510

Mandl, J.: Über lokales Amyloid im Bereiche der Brustwirbelsäule. Virchows Arch. path. Anat. 253 (1924) 639

Missen, G. A. K., J. D. Taylor: Amyloidosis in rheumatoid arthritis. J. Path. Bact. 71 (1956) 179

Mohr, W.: Gelenkkrankheiten. Diagnostik und Pathogenese makroskopischer und histologischer Strukturveränderungen. Thieme, Stuttgart 1984

Murrey, R. O., H. G. Jacobson: The Radiology of Skeletal Disorders. Exercisis in Diagnosis. Churchill/Linvingstone, Edinburgh 1971

Nashel, D. J., L. W. Widerlite, T. J. Pekin jr.: IgD myeloma with amyloid arthropathy. Amer. J. Med. 55 (1973) 426

Pear, B. L.: The radiographic manifestations of amyloidosis. Amer. J. Roentgenol. 111 (1971) 821

Péquinot, H., J.-P. Etienne, P. Delavierre, J.-P. Possero, M. E. Farah: Les tumeurs amyloides. Sem. Hôp. Paris 47 (1971) 1144

Perl, A. F.: Multiple myeloma simulating rheumatoid arthritis. Canad. J. med. Ass. 79 (1958) 122

Reece, J. M., T. H. Reynolds: Amyloidosis complicating rheumatoid arthritis. Amer. J. med. Sci. 228 (1954) 554

Rosenblum, A. H., J. D. Kirschbaum: Multiple myelomas with tumor-like amyloidosis. J. Amer. med. Ass. 106 (1936) 988

Uehlinger, E.: Die Amyloid-Arthropathie. Wiss. Z. Friedrich-Schiller-Univ., Jena, Math.-Nat. R. 20 (1971) 335

Uehlinger, E.: Destruktive Gelenkamyloidose (Amyloidarthrose). Verh. dtsch. Ges. Rheumatol. 3 (1974) 233

Villaret, M., L. Justin-Besançon, J. Delarue, P. Bardin, A. Rubens-Duval: Rhumatisme chronique et amylose. Rev. Rhum. 6 (1939) 492

Wang, C. C., L. L. Robbins: Amyloid disease: its roentgenmanifestations. Radiology 66 (1956) 489

Weinfeld, A., M. H. Stern, L. H. Marx: Amyloid lesions of bone. Amer. J. Roentgenol. 108 (1970) 799

Wiernik, P. H.: Amyloid joint disease. Medicine 51 (1972) 465

Wolpert, I.: Beitrag zur Kenntnis der metastasierenden Amyloid-Tumoren. Virchows Arch. path. Anat. 227 Beih. (1920) 173

Osteoarthropathie bei der Wilsonschen Krankheit

W. Dihlmann

Die von WILSON 1912 beschriebene hepatolentikuläre Degeneration ist eine familiär auftretende, autosomal rezessiv vererbte, progedient verlaufende Krankheit, die durch eine angeborene Kupferstoffwechselstörung hervorgerufen wird. Die Kupferüberladung des Organismus führt zur Kupferdeposition in der Leber, im Zentralnervensystem, in den Augen – gelblichbrauner bis grünlich gefärbter Kayser-Fleischer-Ring am Kornealimbus –, in den Nieren und anderen Organen, deren Symptome sich gewöhnlich schon im Schulkind- und Adoleszentenalter, selten erst im 4. und 5. Dezennium zeigen. Die Lebererkrankung steht meist im Vordergrund und erweist sich als aktive chronische Hepatitis mit häufigem Übergang in die Leberzirrhose. Die Schädigung des Zentralnervensystems gibt sich an einer psychiatrischen Symptomatik zu erkennen, die schizophrene oder depressive Züge trägt oder auch nur Spielarten der abnormen Persönlichkeit widerspiegelt. Neurologisch fallen anfangs eine Verschlechterung der Handschrift und eine Konzentrationsschwäche auf. Hinzu treten im Verlauf eine Dysarthrie, Dysphagie, Tremor, Athetose, Ataxie, Rigor, Spastik, Beugekontrakturen, Verlust der Analsphinkterfunktion. Schließlich werden die Patienten völlig hilflos. Die Nierenbeteiligung zeigt sich an Störungen der glomerulären Filtration und an einer Dysfunktion des proximalen Tubulusanteils. Schließlich entwickeln etwa 15% der Patienten eine hämolytische Anämie. Laborchemisch ist der Kupferserumspiegel erniedrigt, desgleichen der Serumspiegel des Zäruloplasmins. Es besteht eine Hyperkupriurie (STREMMEL u. STROHMEYER 1981).

Am Gleit- und Stützgewebe manifestieren sich bei einem Teil der Patienten (MINDELZUN u. Mitarb. 1970, FELLER u. SCHUMACHER 1972, AKSOY u. Mitarb. 1975, GOLDING u. WALSHE 1977 u.a.):

1. Osteoporose, Osteomalazie (Folge der renalen Tubulusschädigung?),
2. symptomatische Chondrokalzinose,
3. Osteoarthropathie (Abb. 1 u. 2).

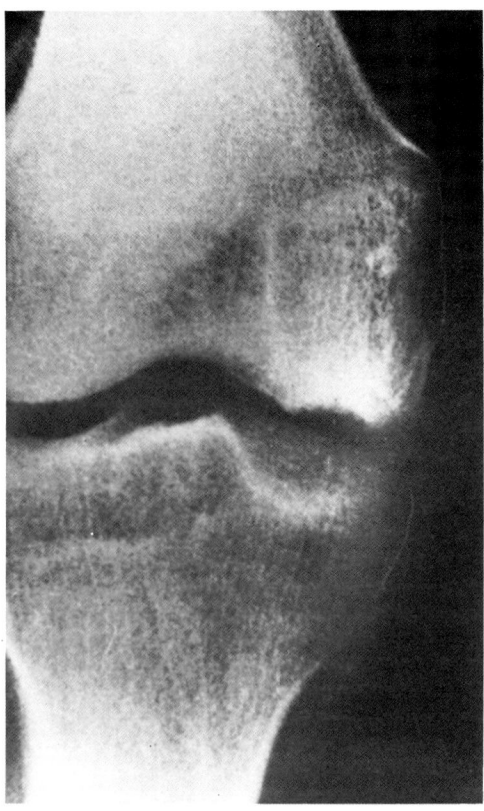

Abb. 1 40jähriger Patient mit Morbus Wilson. Bioptisch wurde eine Osteomalazie nachgewiesen. Die Röntgenaufnahme der rechten Handwurzel zeigt außer einer angeborenen Synostose des Kapitatums und des Hamatums eine Zusammensinterung (Fragmentation?) des Os lunatum, Gelenkspaltverschmälerungen und subchondrale Zysten

Abb. 2 23jähriger Patient mit Morbus Wilson. „Mausbett" einer Osteochondrosis dissecans am Femur dargestellt (aus *D. N. Golding, J. M. Walshe:* Ann. rheum. Dis. 36 [1977] 99)

Die Osteoarthropathie der Patienten mit Wilsonscher Krankheit offenbart eine Fragmentationsneigung der artikulierenden Knochen, manchmal unter dem Bild der Osteochondrosis dissecans. Subchondral treten Zysten und Sklerosierungen auf. Die Grenzlamellenkontur erscheint oft irregulär. Der röntgenologische Gelenkspalt kann verschmälert sein. Die beschriebene Fragmentationsneigung und die Irregularität der subchondralen Grenzlamelle lassen meistens eine Abgrenzung der Wilson-Osteoarthropathie und der Arthrosis deformans zu. Die Gelenke der Hand, aber auch größere Gelenke erkranken vor allem. Bei etwa 50% der Patienten entwickelt sich die beschriebene Osteoarthropathie.

Literatur

Aksoy, M., N. Çamli, G. Dilsen, N. Koçak, S. Erdem, E. Özdogan, K. Dinçol, G. Dinçol: Osteoarticular pains and changes in Wilson's disease. A radiological study in fourteen patients in nine Turkish families. Acta hepatogastroenterol. 22 (1975) 164

Feller, E. R., H. R. Schumacher: Osteoarticular changes in Wilson's disease. Arthr. and Rheum. 15 (1972) 259

Finby, N., A. G. Bearn: Roentgenographic abnormalities of the skeletal system in Wilson's disease (hepatolenticular degeneration). Amer. J. Roentgenol. 79 (1958) 603

Golding, D. N., J. M. Walshe: Arthropathy of Wilson's disease. Study of clinical and radiological features in 32 patients. Ann. rheum. Dis. 36 (1977) 99

Mindelzun, R., M. Elkin, I. H. Scheinberg, I. Sternlieb: Skeletal changes in Wilson's disease. A radiological study. Radiology 94 (1970) 127

Stremmel, W., G. Strohmeyer: Wilsonsche Krankheit. Störungen im Stoffwechsel der Schwermetalle, Teil 2. Dtsch. Ärztebl. 78 (1981) 2125

Wilson, S. A. K.: Progressive lenticular degeneration: a familial nervous disease associated with cirrhosis of the liver. Brain 34 (1912) 295

Metabolische Osteopathien

G. Bargon

Unter dem Begriff metabolische Osteopathie werden alle krankhaften Skelettveränderungen eingeordnet, die durch Stoffwechselstörungen unterschiedlicher Genese entstanden sind. Diese Stoffwechselstörungen können den Knochen primär betreffen oder aber den Knochen sekundär an dem Krankheitsgeschehen teilnehmen lassen. Die Abgrenzung der metabolischen Osteopathie von der hormonellen Osteopathie ist in der überwiegenden Zahl der Fälle aber nur möglich, wenn die Ursachen der Osteopathie bekannt sind. Stoffwechselstörungen können sekundär zu hormonellen Störungen führen. So ist z. B. bekannt, daß bei mangelhafter Kalziumzufuhr (Hungerzustände, enterale Resorptionsstörungen) ein sekundärer Hyperparathyreoidismus auftritt, um die physiologische Kalziumkonzentration im Blut und in der Gewebeflüssigkeit durch Mobilisierung des Kalziums aus dem Knochenspeicher sicherzustellen. Transformation und Stoffwechsel des Knochengewebes unterliegen dem Zusammenwirken verschiedener Faktoren, die auch heute noch weitgehend unbekannt sind.

Aufgrund der histomorphologischen Erscheinungsbilder lassen sich vier Typen der metabolischen Osteopathie unterscheiden: die Osteoporose, die Osteomalazie, die Fibroosteoklasie oder fibröse Osteodystrophie und die Osteosklerose oder Spongiosklerose. Neben diesen vier Formen der metabolischen Osteopathie werden aber auch Mischformen gefunden. Diese nach histologischen Kriterien vorgenommene Unterteilung hat nur einen didaktischen Wert; denn weder die Ätiologie noch die ihr zugrundeliegenden Krankheitsbilder lassen sich dieser histopathomorphologischen Einteilung zuordnen.

Das Röntgenbild, aber auch die laborchemischen Untersuchungsergebnisse liefern keine zuverlässigen Kriterien zur Unterscheidung dieser vier Grundformen. Die Vielfalt der Möglichkeiten, die einer Störung der Transformation des Knochengewebes zugrunde liegt, läßt sich aus den röntgenmorphologischen Veränderungen nicht ablesen, und deshalb kann das Röntgenbild auch nur wenig zur nosologischen Einordnung der jeweilig vorliegenden Erkrankung beitragen.

Osteoporose

Bei der Osteoporose ist das Gleichgewicht zwischen Knochenanbau und Knochenabbau gestört. Es überwiegt der Knochenabbau. Die Spongiosabälkchen werden zuerst abgebaut, wobei die für die Statik weniger bedeutungsvollen Spongiosatrabekel den Anfang machen. Dann folgt die Spongiosierung der Kompakta, wobei die Kortikalis des Knochens verdünnt wird. Die verbleibende Knochensubstanz ist aber noch vollständig mineralisiert. Der Verlust von Knochensubstanz beeinträchtigt die Festigkeit und Tragfähigkeit des Knochens und führt schließlich zu Ermüdungsfrakturen, die als Mikro- oder Makrofrakturen in Erscheinung treten. Obwohl die Osteoporose das gesamte Skelettsystem befällt, werden die spongiösen Knochen, z. B. die Wirbelkörper, Becken und Rippen, früher und auch stärker durch diese Umbauvorgänge betroffen als die kompaktareichen Knochen, die Röhrenknochen. Diese Bevorzugung der spongiösen Knochenteile gegenüber den mehr kompakten Knochenabschnitten wird darauf zurückgeführt, daß im roten Knochenmark die funktionelle Wandlungsfähigkeit der Zellen größer ist als im gelben Fettmark und außerdem die Durchblutung des spongiösen Knochenabschnittes wesentlich größer ist als in den kompakten Knochenteilen. Die mit dem Knochenumbau einhergehende Störung der Festigkeit des Knochens hat Auswirkungen auf die Statik, die Belastung des Bandapparates und den Muskeltonus. Die unphysiologischen Belastungen des Bandapparates und der Muskulatur als Folge der veränderten Stützfunktion des Knochens verursachen die Schmerzen. Mit dem Auftreten der Schmerzen wird die Osteoporose klinisch relevant.

Ätiologisch und pathogenetisch ist die Osteoporose keine Veränderung sui generis, sondern ein Ergebnis unterschiedlicher pathologischer Vorgänge. In jedem Einzelfall muß daher der Versuch unternommen werden, die Ursache der Osteoporose zu analysieren.

JESSERER (1979) unterscheidet aufgrund bestimmter Merkmale ätiologisch bzw. klinisch verschiedene Osteoporoseformen:

1. präsenile und senile Osteoporose,
2. Osteoporose bei Morbus Cushing und Kortikosteroidosteoporose,
3. Osteoporose bei Hypogonadismus,
4. Osteoporose bei Hämochromatose,
5. Osteoporose bei Knochenmarkserkrankungen,
6. Osteoporose bei progressiver Sklerodermie,
7. Inaktivitätsatrophie des Knochens,
8. entzündliche Osteoporose (sog. entzündliches Kollateralphänomen n. DIHLMANN [1987]),
9. idiopathische (kryptogenetische) Osteoporose.

Die präsenile Osteoporose ist eine Erkrankung, die sich um das 5. Lebensjahrzehnt einstellt. Sie erfaßt noch voll in ihrem Beruf stehende Menschen und manifestiert sich vorwiegend am Stammskelett. Sie ist durch Verlust von Knochenmatrix und Mineralsalzgehalt sowie durch Mikro- bzw. Makrofrakturen charakterisiert. Die Ätiologie dieser präsenilen Osteoporose ist noch nicht geklärt. Die häufig vertretene Meinung, die präsenile Osteoporose sei auf das Sistieren der Eierstockfunktion zurückzuführen, weil die Erkrankung das weibliche Geschlecht 5mal häufiger befällt als das männliche Geschlecht, wird durch die Tatsache fragwürdig, daß Frauen, die frühzeitig ovarektomiert wurden, keineswegs früher einsetzende Krankheitserscheinungen oder gar eine schwerere Verlaufsform als Frauen mit normaler Menopause aufweisen. Ebenso spricht gegen diese Auffassung, daß Männer gleichfalls von dieser Krankheit befallen werden. Auch die Ansicht, daß langandauernde Kalziumverluste Ursache der präsenilen Osteoporose sind, konnte nicht bestätigt werden. Der Kalziummangel, der durch eine verminderte Kalziumzufuhr und durch eine gesteigerte Phosphatzufuhr (Fleischkonsum, Mineralwasser) hervorgerufen wird, kann aber einen additiven Beitrag zur Entstehung der Osteoporose leisten (MINNE u. ZIEGLER 1985). KROKOWSKI (1976) hat eine neue These für die Entstehung der Osteoporose vorgestellt. Er bezieht sich auf die von BURKHARDT u. DEMMLER (1969) und DEMMLER (1974) nachgewiesenen engen Beziehungen zwischen Knochenmarkzellen und Knochenzellen zum intramedullären Gefäßsystem. Die engen Beziehungen der Arterien, Arteriolen und arteriellen Kapillaren zur Granulozytopoese, des Marksinus zur Erythrozytopoese und des Bälkchensinus zu den Osteoblasten und Osteoklasten machen es wahrscheinlich, daß eine herabgesetzte Blutzirkulation mit reduziertem Gasaustausch – insbesondere am Ende der Strombahn – die Knochenzellen beeinträchtigt. Diese Knochenzellen sind für die Verkalkung und Entkalkung des Knochens verantwortlich. Erkrankungen, die auf den arteriellen oder venösen Schenkel des intraossären Kreislaufes einwirken, verursachen über eine Stase im Bälkchensinus Stoffwechselstörungen in den Knochenzellen und lösen auf diese Weise eine pathologische Osteoporose aus. KROKOWSKI (1976) erklärt mit dieser These die relativ häufig zu beobachtende Osteoporose bei chronischem Lungenemphysem, Asthma bronchiale und bei der Leberzirrhose.
Sicherlich gibt es noch weitere Faktoren, die indirekt die Entstehung der präsenilen Osteoporose beeinflussen. Zum Beispiel können die in höherem Lebensalter eintretende Verschlechterung der Nierenfunktion, die sinkende Konzentration des 25-Hydroxyvitamin D, die Abnahme der intestinalen Resorption von Kalzium und die Verminderung der kalziumbindenden Proteine das Auftreten der Osteoporose begünstigen. Möglicherweise spielt auch eine endokrine Disharmonie neben konstitutionellen Faktoren eine Rolle.

Pathologisch-anatomisch ist eine Rarefizierung der Trabekelstruktur des Wirbelkörpers vorwiegend im Bereich der mittleren und unteren Brustwirbelsäule sowie der Lendenwirbelsäule und der Rippen und später auch der Halswirbelsäule und der oberen Brustwirbelsäule anzutreffen. Dabei werden zuerst die horizontalen Trabekel abgebaut; dann folgen die vertikalen Trabekel und eine Spongiosierung der Wirbel- und Rippenkortikalis. Schließlich treten Mikrofrakturen auf. Die Spongiosa der Wirbelkörper wird zunehmend grobporig und porös, und die Kortikalis verdünnt sich. Der Wirbelkörper verliert seine Festigkeit. Die statische Belastung und der Muskelzug der Rückenstrecker führen zum Einbruch der Deck- und Grundplatten der Wirbelkörper. Je nach Beschaffenheit der Zwischenwirbelscheibe und der Einwirkung statischer Kräfte auf die Wirbelkörper entstehen drei verschiedenartige Wirbelkörperverformungen:

1. der bikonkave beidseitig eingedellte Wirbelkörper, der sog. Fischwirbel,
2. der dorsoventrale Keilwirbel,
3. der Plattwirbel.

Der bikonkave beidseitig eingedellte Wirbelkörper entsteht durch die Einwirkung einer senkrecht auf das Zentrum des Wirbelkörpers gerichteten statischen und muskulären Kraft bei noch intakter Zwischenwirbelscheibe mit elastischem Gallertkern. Wird der Gallertkern als Ganzes in den Wirbelkörper gepreßt, so entsteht eine schüsselförmige Eindellung der Wirbelabschlußplatte, die konkave Wirbelkörperimpression. Werden jedoch nur Fragmente der Zwischenwirbelscheibe in den Wirbelkörper vorgetrieben, so entsteht ein umschriebener Abschlußplatteneinbruch mit Zerstörung der Spongiosa in Form des sog. „traumatischen Schmorlschen Knorpelknötchens".
Der dorsoventrale Keilwirbel entsteht durch Belastung der ventralen Abschnitte des Wirbelkörpers, die dann unterschiedlich stark zusammensintern, während der dorsale Wirbelkörperabschnitt, der durch die Wirbelbögen verstärkt und abgestützt ist, eine nahezu normale Höhe behält. Der Plattwirbel entsteht durch die Einwirkung der statischen Kräfte und der Muskelzugkraft auf den gesamten Wirbelkörper – Rahmen und Spongiosa – bei Verlust des Zwischenwirbelscheibenturgors und fibröser Umwandlung des Gallertkernes. Diese Verformungen der Wirbelkörper treten in den verschiedenen Wirbelsäulenabschnitten unterschiedlich häufig auf. Die Halswirbelsäule und die ersten drei Brustwirbel bleiben nahezu frei

von osteoporotischen Wirbelverformungen. Nach MURRAY u. JACOBSON (1977) werden die dorsoventralen Keilwirbel bevorzugt in dem mittleren Abschnitt der Brustwirbelsäule angetroffen; im kaudalen Brustwirbelsäulenabschnitt treten sie dagegen seltener auf. Die bikonkaven, beidseitig eingedellten Wirbelkörper, die sog. Fischwirbel, sind in über 50% der Fälle in der Lendenwirbelsäule und im thorakolumbalen Übergang lokalisiert. Dort werden bevorzugt der 4. und 5. Lendenwirbel betroffen. Plattwirbel kommen nach DROGULA (1958) nur in 8,04% des Krankengutes vor. Für diese Verformung werden neben Turgorverlust der Zwischenwirbelscheibe auch konstitutionelle Faktoren angeschuldigt. Osteoporotische Wirbelverformungen sind das Ergebnis von zahlreichen Mikrotraumen mit nachfolgenden Mikrofrakturen, die unter der täglichen Belastung des Achsenskeletts entstanden sind. Im Gegensatz zur traumatischen Wirbelfraktur fehlt in der Anamnese dieser Patienten ein adäquates Ereignis. Durch die Wirbelverformung werden pathologische Verkrümmungen der Wirbelsäule ausgelöst. Es entsteht die Kyphose oder Kyphoskoliose der Brustwirbelsäule. Der Scheitelpunkt der porotischen Kyphose liegt in Höhe von Th 7 und Th 8. Diese Kyphose führt im Lendenwirbelsäulenbereich und thorakolumbalen Übergang zu einer kompensatorischen Streckung oder Hyperlordosierung, gelegentlich auch zu einer Torsionsskoliose der Lendenwirbelsäule.

Durch diese Fehlhaltung der Wirbelsäule, insbesondere der Brustkyphose, nähern sich die Rippen dem Beckenkamm. Die Körpergröße des Patienten vermindert sich um mehrere Zentimeter. Im Rahmen der Hyperlordose der Lendenwirbelsäule können sich die Dornfortsätze der Lendenwirbel berühren und Pseudogelenkflächen entstehen. BAASTRUP (1923) bezeichnete dieses Auftreten von Pseudogelenken zwischen den Dornfortsätzen der Lendenwirbelsäule als Osteoarthrosis interspinosa lumbalis.

Weitere Manifestationsorte der präsenilen Osteoporose am Achsenskelett sind die Beckenknochen und das Os sacrum. Beide weisen einen grobporigen oder grobsträhnigen Umbau der Spongiosa und eine Verdünnung der Kortikalis auf. Das Zentrum der Darmbeinschaufeln kann dabei papierdünn werden. Neben dem Achsenskelettyp der präsenilen Osteoporose wird besonders bei Män-

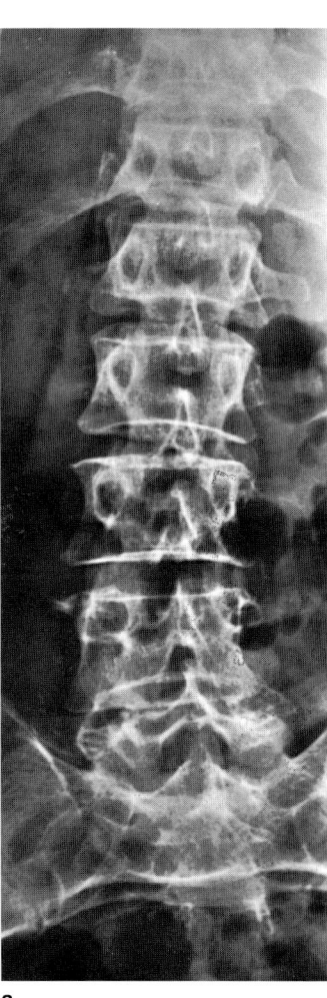
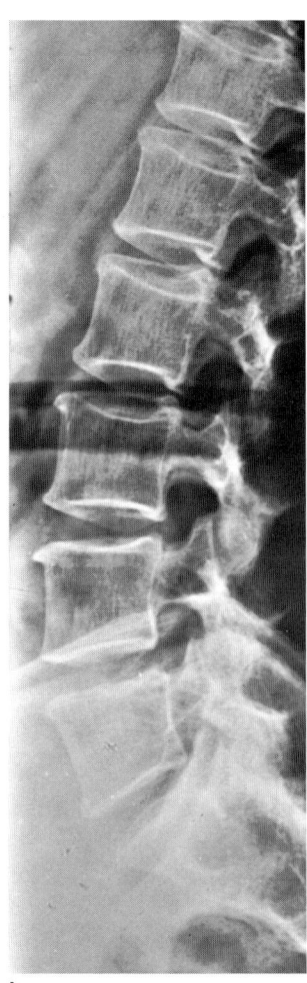

Abb. 1a u. b 42jährige Frau mit präseniler Osteoporose: Rarefizierung der vertikalen Trabekelstruktur. Auslöschung der horizontalen Trabekelstruktur. Verdünnung der Kortikalis. Wirbelvorderkante papierdünn. Dünne, scharf begrenzte Deck- und Grundplatten

nern der kostale Typ beobachtet. Die Umbauvorgänge in den Rippen verursachen pathologische Frakturen in den dorsalen bzw. dorsolateralen Abschnitten der V.–IX. Rippen. Auch diese Rippenfrakturen treten ohne ein adäquates Ereignis auf. Sie sind die Folge zahlreicher Mikrotraumen mit Mikrofrakturen, die unter den normalen Belastungen des knöchernen Thorax im täglichen Alltag entstehen.

Das **Röntgenbild** der präsenilen Osteoporose wird durch die soeben dargelegten pathologisch-anatomischen Vorgänge und deren Schweregrad bestimmt. Die Strahlentransparenz der osteoporotischen Knochen nimmt zu. Zuerst erkennt man die Auslöschung der horizontalen Trabekelstruktur der Wirbelkörper und daran anschließend eine Rarefizierung auch der vertikal verlaufenden Trabekel. Die Knochenzeichnung bleibt aber weiterhin scharf. Die Kortikalis verdünnt sich durch die Spongiosierung der zentralwärts gelegenen Kortikalisabschnitte. Während die Wirbelvorderkanten

Abb. 2   42jährige Frau mit präseniler Osteoporose sowie Residuen ▶ einer Scheuermannschen Adoleszentenkyphose mit Keilwirbelbildung und Schmorlschen Knötchen, außerdem Zeichen einer Spondylose und z. T. auch Osteochondrose

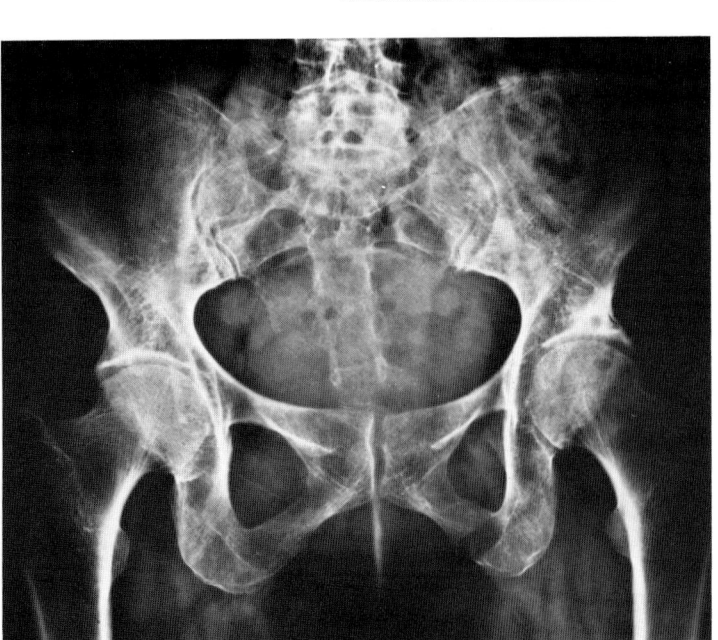

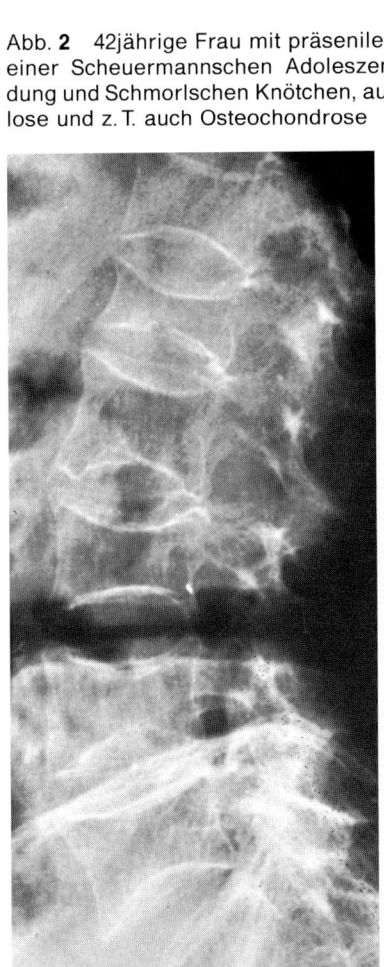

Abb. 3 a u. b   58jährige Frau mit präseniler Osteoporose
a   Bikonkave Eindellung der Deck- und Grundplatten sämtlicher LWK und des 12. BWK
b   Grobsträhnige, grobporige und grobmaschige Spongiosa, Verdünnung der Kortikalis. Überstrahlung der papierdünnen Darmbeinschaufeln. Koxarthrose links

342 Metabolische Osteopathien

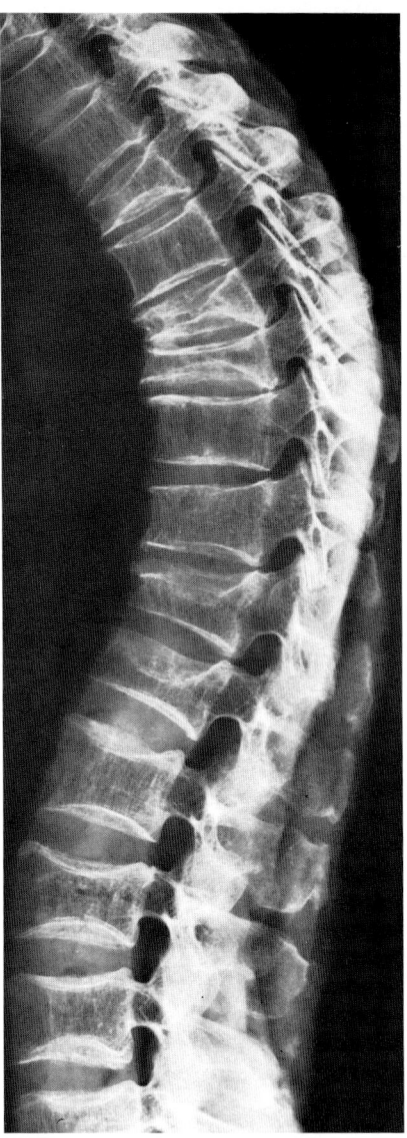

Abb. 4 Sagittalschnitt der Wirbelsäule eines 63jährigen Mannes mit präseniler Involutionsosteoporose. Die für das Leiden typischen Veränderungen sind im Mazerat besonders deutlich zu erkennen

papierdünn werden und sich von der strähnigen Spongiosastruktur kaum noch abgrenzen lassen, erscheinen die Deck- und Grundplatten der Wirbelkörper wie mit einem Stift nachgezogen (Abb. 1 u. 2). Durch die Verminderung des Kalkgehaltes der Wirbel und der Rippen erscheinen diese so transparent, daß sie bei der konventionellen Aufnahmetechnik überstrahlt werden. Erst nach Reduktion der Aufnahmespannung und der Belichtung sind verwertbare Aufnahmen der osteoporotischen Knochenabschnitte zu erhalten. Wirbelverformungen sind röntgenologisch in Form der bikonkaven beidseitig eingedellten Wirbelkörper (Fischwirbel), der dorsoventralen Keilwirbel und der Plattwirbel anzutreffen (Abb. 3 u. 4). Im Gegensatz zur traumatischen Fraktur sind hierbei die Deck- und Grundplatten noch durchgezeichnet, und in der Regel fehlen Stufenbildungen und/oder Abstützreaktionen, die bei traumatischen Wirbelfrakturen nach längerem Bestehen nachweisbar sind. Einbrüche von Zwischenwirbelscheibengewebe in die Wirbelkörper führen zu lokalen perforierenden Abschlußplatteneinbrüchen, den sog. traumatischen Schmorlschen Knötchen. Die als Folge der Wirbelverformung auftretenden pathologischen Wirbelsäulenkrümmungen sind im Röntgenbild erkennbar, und der Grad der Verkrümmung kann ausgemessen werden (Kyphose nach STAGNARA u. Mitarb. 1966, Skoliose nach FERGUSON 1930 oder COBB 1948). Die so erhaltenen Meßwerte können der Verlaufsbeurteilung dienen. Bei stark ausgeprägter Lendenlordose sind Schliffflächen an den Berührungsflächen der Dornfortsätze röntgenologisch nachweisbar. Am Beckenknochen und am Os sacrum ist der osteoporotische Umbau an der grobsträhnigen, grobporigen Spongiosazeichnung und an der Verdünnung der Kortikalis sichtbar. Dabei kann das Zentrum der Darmbeinschaufeln so dünn werden, daß ein handtellergroßer Knochendefekt vorgetäuscht wird. An den Rippen sind die Rarefizierung der Spongiosa und die Verdünnung der Kortikalis röntgenologisch sichtbar. Die Spongiosazeichnung ist grobmaschig. Rippenfrakturen, die bei dem sog. kostalen Typ der präsenilen Osteoporose auftreten, verlaufen senkrecht zur Rippenachse. Diese Rippenfrakturen können sich bereits manifestieren, wenn noch keine Wirbelkörperverformungen vorhanden sind.

Die **klinischen Erscheinungen** der präsenilen Osteoporose beginnen mit „rheumatischen" Rückenschmerzen, die sich vor allem beim Übergang von Ruhe zur Bewegung bemerkbar machen. Später nehmen die Beschwerden langsam zu und sind oft wetterabhängig. Die Beweglichkeit der Wirbelsäule ist durch Schonhaltung eingeschränkt. Ischialgiforme oder gürtelförmige Schmerzen ohne neurologische Symptomatik werden beklagt. Häufig tritt nach Husten oder Niesen ein gürtelförmiger Thoraxschmerz auf, der von dem Patienten als Rippenfraktur gedeutet wird und oftmals auch einer osteoporotischen Rippenfraktur entspricht. Das Fortschreiten der Erkrankung kann langsam sein oder aber unter dem Bild eines dramatischen Ereignisses, welches einem Myokardinfarkt gleichen kann, in das nächste Stadium überleiten. Diese unter dramatischen Zeichen einhergehende Verschlechterung tritt meistens nach einer nicht ungewöhnlichen, akuten Beanspruchung der Rückenmuskulatur auf. Die plötzlich einsetzenden, äußerst heftigen Schmerzen erlauben dem Patienten keine schmerzlose Bewegung mehr. Nur die

Gabe reichlicher Analgetika vermag diese akute Schmerzsymptomatik zu lindern. Eine grundsätzliche Besserung dieses Zustandes ist nur langsam zu erzielen. Der Patient erreicht aber nie wieder die subjektive Ausgangssituation vor diesem Ereignis. Die Schmerzen führen zu weitgehender Schonung und zur Unsicherheit, so daß der Patient zum Stock greift. Nach mehreren solchen Attacken fällt eine Abnahme der Körpergröße auf. Eine Brustkyphose mit Annäherung des Rippenbogens an die Beckenkanten, ein Fehlen der Taille und das Auftreten querer Bauchfalten sind die klinischen Zeichen der inzwischen eingetretenen osteoporotischen Kyphose. Die Rückenmuskulatur ist verspannt, und die Beweglichkeit der Wirbelsäule ist schmerzhaft eingeschränkt. Der Patient vermeidet jede Bewegung der Wirbelsäule, weil sie ihm Schmerzen bereitet. Der Kranke macht einen leidenden Eindruck; seine Haut ist schlaff, das Unterhautzellgewebe atrophisch. Sein Habitus ist unproportioniert; er erscheint vorzeitig gealtert.

Die *senile Osteoporose* beruht auf dem Rückgang der Zahl und der Funktion der Osteoblasten und damit auf einem Überwiegen der Abbauvorgänge im Knochen gegenüber dem Knochenneubau. Dieser Prozeß verstärkt sich mit zunehmendem Alter. Er ist aber in seiner Ausprägung und in seinem Grad des Fortschreitens von konstitutionellen Faktoren abhängig. Bei dieser Form der Osteoporose ist das ganze Skelett fast gleichmäßig betroffen. Es fehlt die Bevorzugung des Stammskeletts wie bei der präsenilen Osteoporose. Die senile Osteoporose tritt in der 6. und 7. Lebensdekade auf. Sie verläuft meist schmerzlos und führt nur selten zu Wirbelfrakturen. Der Knochenabbau geht den altersbedingten Abbauvorgängen an Haut und Unterhautzellgewebe parallel. Deshalb wird diese Form der Osteoporose als mehr oder weniger physiologischer Vorgang angesehen und auch als Osteopenie bezeichnet. Gleichzeitig mit dem Abbau der Knochensubstanz erfolgt eine Alterung der Zwischenwirbelscheibe. Der elastische Gallertkern fibrosiert; das Diskusmaterial verliert mehr und mehr seine Elastizität. Es entwickelt sich eine großbogige Alterskyphose der Brustwirbelsäule. Mit fortschreitendem Senium tritt eine Spongiosierung der Kompakta der langen Röhrenknochen und der Kortikalis der Schädelkalotte auf.

Röntgenologisch sind neben einer generalisierten Zunahme der Strahlentransparenz eine Verminderung der Spongiosazeichnung und eine Verdünnung der Kompakta mit zentraler Spongiosierung in allen Regionen des Knochenskeletts – Wirbelsäule und Röhrenknochen – zu finden. Die Brustwirbelsäule zeigt neben den osteoporotischen Wirbeln eine Höhenabnahme der Zwischenwirbelscheiben mit Spondylophyten und/oder Verknö-

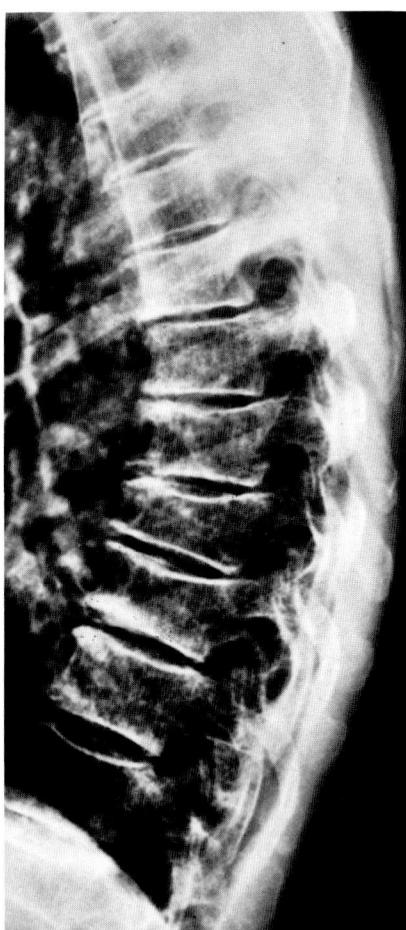

Abb. 5 73jährige Frau mit seniler Osteoporose: Rarefizierung der horizontalen und vertikalen Trabekelstruktur. Verschmälerung der Zwischenwirbelräume. Keilwirbelbildung der BWK 8 und 9 mit ventralen Spondylophyten. Papierdünne ventrale Kortikalis der Wirbelkörper

cherung des vorderen Längsbandes (Abb. 5). Die Extremitätenknochen werden erst später stärker strahlendurchlässig. Eine Abgrenzung der Kompakta von der rarefizierten grobporigen Spongiosastruktur des Markraumes ist nur bedingt möglich (Abb. 6). Die Kompakta wandelt sich spongiös um. Oftmals bleibt nur noch eine feine lamelläre Kompaktaaußenschicht erhalten (Abb. 7). Gleichartige Knochenstrukturveränderungen können an der Schädelkalotte röntgenologisch sichtbar sein. Frakturen werden nach traumatischen Ereignissen gefunden, wobei die Schenkelhalsfraktur und die Rippenfraktur dominieren. Wirbelfrakturen werden lediglich nach entsprechenden Traumata beobachtet.

Die senile Osteoporose betrifft Menschen im höheren Lebensalter, die aber keineswegs krank aussehen. Die Alterskyphose ist großbogig. Die Beweglichkeit ist dem hohen Lebensalter entsprechend vermindert. Erst die traumatische Fraktur der

344 Metabolische Osteopathien

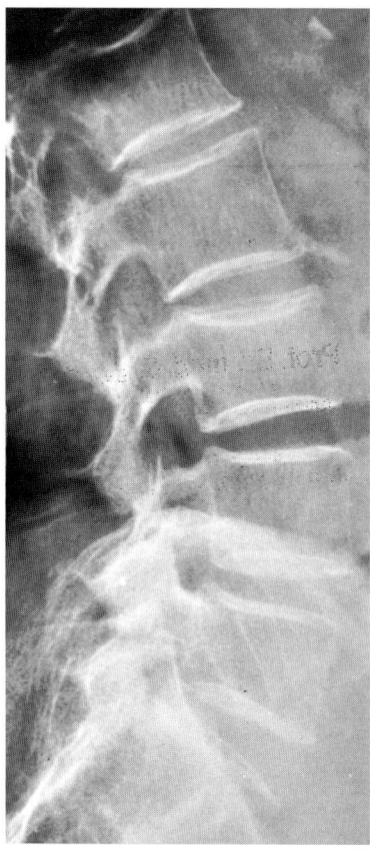

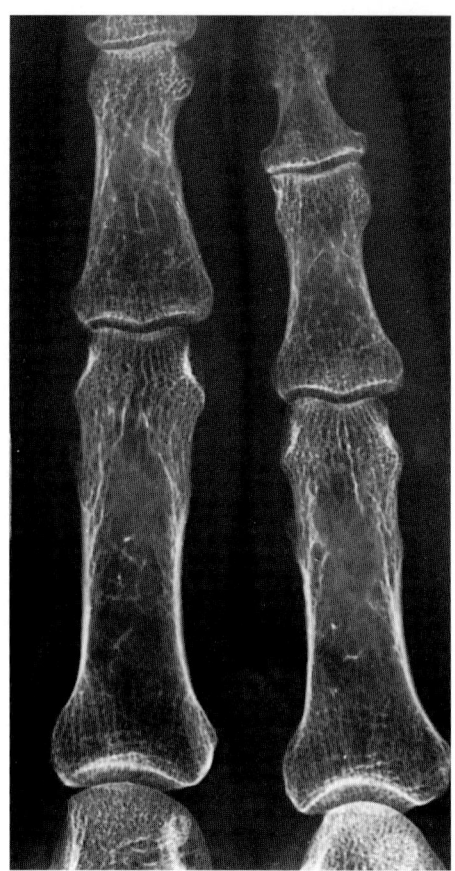

Abb. 6 79jährige Frau mit seniler Osteoporose: starke Verminderung der vertikalen Trabekelzeichnung. Papierdünne vordere Wirbelkörperkortikalis

Abb. 7 75jährige Frau mit seniler Osteoporose: papierdünne Kortikalis der Phalangen, rarefizierte grobmaschige Spongiosazeichnung

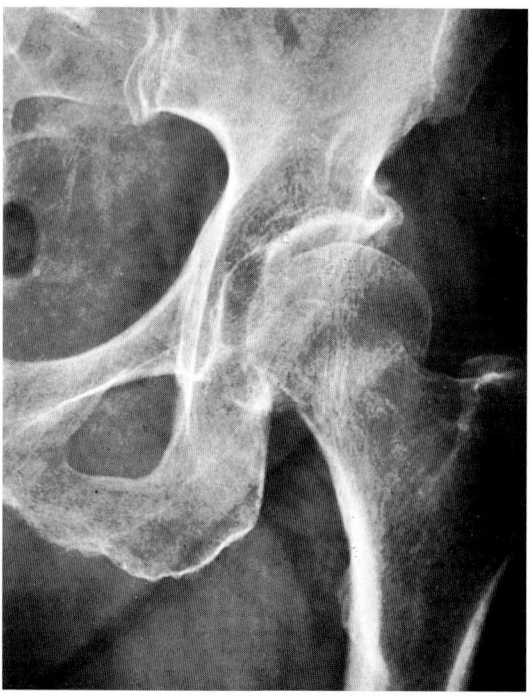

osteoporotischen Knochen, meist die Schenkelhalsfraktur nach einem einfachen Sturz, macht sie zu Patienten (Abb. 8). Die Heilung der frakturierten osteoporotischen Knochen ist stark verzögert. Pseudarthrosen sind oftmals die Folge (Abb. 9).

Osteoporose bei Morbus Cushing und Kortikosteroidosteoporose

Diese Form der Osteoporose wird durch eine endogene Erhöhung der Kortikosteroide, insbesondere des Cortisols, oder durch exogene Zufuhr unphysiologischer Dosen von Cortisol und Cortisonderivaten hervorgerufen. Sie ist ein Teilaspekt des durch dieses Hormon ausgelösten Krankheitsbildes.

Ätiologisch und pathogenetisch muß zwischen dem endogenen Hyperkortisonismus und dem medika-

Abb. 8 63jährige Frau mit seniler Osteoporose: mediale Schenkelhalsfraktur nach Sturz. Grobsträhnige, grobmaschige Spongiosazeichnung, dünne Kortikalis

Abb. **9a** u. **b** Senile Involutionsosteoporose (Altersosteoporose) an den Extremitätenknochen einer 90jährigen Frau. Beachte die ausgeprägte „Aufblätterung der Kompakta"! Eine Kompakta ist kaum mehr zu erkennen

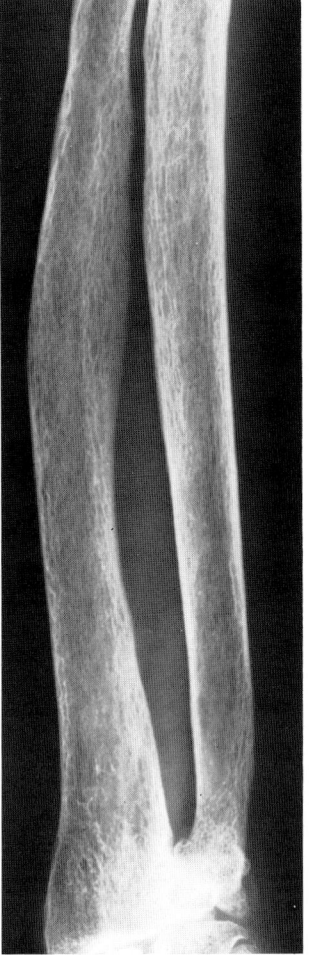
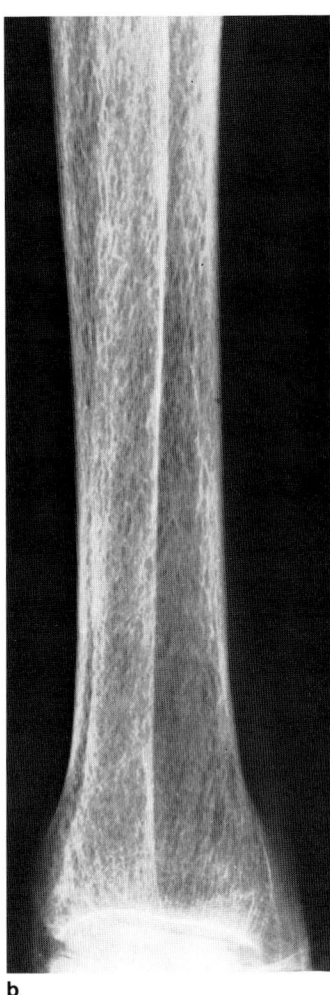

a b

mentös bedingten Cushing-Syndrom unterschieden werden. Der endogene Hyperkortisonismus wird durch Nebennierenrindenadenom, Nebennierenkarzinom oder Hyperplasie der Nebennierenrinde verursacht. Die Nebennierenrindenhyperplasie kann durch eine Störung der hypothalamo-hypophysären Regulationsmechanismen (Morbus Cushing), durch ein basophiles Adenom der Adenohypophyse mit einer vermehrten ACTH-Produktion hervorgerufen werden. Aber auch die Erhöhung des ACTH-Spiegels durch einen ektopischen ACTH-produzierenden Tumor (medulläres Schilddrüsenkarzinom), bei einem paraneoplastischen Syndrom oder nach medikamentöser Verabreichung unphysiologischer Dosen von synthetischem ACTH entsteht eine Nebennierenrindenhyperplasie, die ihrerseits dann zu einem Hyperkortisonismus führt. Die exogene Zufuhr von synthetischem Cortisol oder Cortisonderivaten in höherer Dosis oder über einen längeren Zeitraum bewirkt die Entstehung eines Cushing-Syndroms.

Pathologisch-anatomisch ist eine Unterscheidung der Osteoporose beim Morbus Cushing und eine Steroidosteoporose einerseits von einer Osteoporose des Seniums andererseits kaum möglich.
Histologisch-mikroradiographisch sind ein Verlust der Knochensubstanz, eine Inhomogenität der Mineralkonzentration und eine vermehrte Knochenresorption mit Zunahme der Howshipschen Lakunen nachweisbar.

Die **Pathophysiologie** dieser Osteoporoseform ist noch nicht vollständig aufgeklärt. Cortisol und Cortison induzieren eine vermehrte Umwandlung von Eiweiß in Kohlenhydrate und verursachen einen Eiweißmangel, der zu Störungen des Aufbaues der Knochenmatrix und des Bindegewebes führt. Biochemisch wird nach JESSERER u. KOTZAUREK (1959) bei einer höheren Cortison- oder ACTH-Medikation eine negative Stickstoffbilanz und später auch eine negative Kalziumbilanz gefunden. Die Proteinsynthese wird gehemmt und die Regeneration des Knochengewebes gestört. Es wurden Hinweise dafür gefunden, daß Cortison und seine Derivate den Aufbau des Stützgewebes verändern, indem sie die Verbindung und den Polymerisationsgrad bestimmter chemischer Grundelemente beeinflussen. Klinische Beobachtungen sprechen für die Annahme, daß ein unter Glukokortikoidüberschuß gebildetes Knochengewebe nicht nur mengenmäßig vermindert ist, sondern auch physikalisch minderwertiger ist als normalerweise produziertes Knochengewebe. UEHLINGER (1973) beobachtete eine Stimulierung des Knochenumbaus und eine selektive Aktivierung der ein- und mehrkernigen Osteoblasten durch Cortison. Die hemmende Wirkung des Cortisons auf die intestinale Kalziumresorption und die damit verbundene tubuläre Kalziumrückresorption in der Niere sollen sekundär die Sekretion des Parathormons anregen und die Osteoklastentätigkeit aktivieren. Dem verstärkten Knochenabbau steht eine verminderte Knochenneubildung gegenüber. Maßgebend für das Ausmaß des Knochenabbaues sind vor allem die Dauer der Einwirkung des Cortisons oder der Cortisonderivate, aber auch die Höhe ihrer Dosis. Nach NORDIN (1973) liegt die Schwellendosis bei 15 mg Prednisolon bzw. einer Äquivalenzdosis eines anderen Kortikosteroids pro Tag. Weitere röntgenologische Manifestationen der durch Morbus Cushing oder Kortikosteroidmedikation hervorgerufenen Osteopathien sind die aseptischen (avaskulären, ischämischen) Knochennekrosen insbesondere an Hüft- und Schultergelenken. In größeren Sammelstatistiken wurden solche aseptischen Femurkopfnekrosen nach Applikation von 40 mg Cortison oder Cortisonderivaten über eine Zeitdauer von 9–24 Monaten beobachtet. Männer waren doppelt so häufig in diesem Kollektiv vertreten wie Frauen. Die Entstehung dieser Osteonekrosen wurde auf vaskuläre Prozesse zurückgeführt. Cortisoninduzierte Pan- und Periarteriitis mit Durchblutungsstörungen oder ein periarterielles und perivenöses Marködem mit Kapillarkompression und nachfolgenden Zirkulationsstörungen wurden als pathogenetischer Vorgang angenommen. HEUCK u. TREUGUT (1984) sind der Meinung, daß primäre Gefäßveränderungen und Kapillarschäden als auslösende Faktoren der Hüftkopfnekrose weniger bedeutsam seien. Sie stellen die statisch bedingte Insuffizienz der tragenden Spongiosabälkchen des Femurkopfes bei Cushing-Osteopathie in den Vordergrund ihrer ätiologischen Betrachtungen. Diese Mikrofrakturen der Bälkchen und Lamellen sollen im Bereich der Trümmerzone zu einer sekundären Kapillarzerstörung führen und so die Knochennekrose auslösen. Störungen des Metabolismus mit Hypercholesterinämie, Hyperlipidämie, Hyperkoagulopathie, Fettthrombose verstärken die diskutierten Zirkulationsstörungen und dürften wesentlich an der Entstehung der Osteonekrose beteiligt sein. Intraartikuläre Injektionen von Cortisonderivaten zur schmerzlindernden und antiphlogistischen Behandlung bei Arthritiden und Arthrosen hemmen die pathologischen Proliferationsvorgänge in diesen Gelenken. Die intraartikulären Cortisongaben bergen aber die Gefahr einer Gelenkschädigung in sich. Es werden progressive Osteolysen, bakterielle Arthritiden und beschleunigte Verschleißerscheinungen des Gelenkknorpels beobachtet. Die Knorpel- und Knochendestruktionen verschlechtern die statische Belastbarkeit und die Beweglichkeit dieser Gelenke und führen zur sog. Cortisonarthropathie (Pseudo-Charcot-Gelenk).

Die **röntgenologischen** Manifestationsorte der Osteoporose bei Morbus Cushing und der Steroidosteoporose sind die Wirbelsäule, die Rippen, das Becken und der Schädel. Die Osteoporose tritt entweder regional oder diffus in Erscheinung. An der Wirbelsäule lassen sich die von UEHLINGER (1958) beschriebenen vier Stadien beobachten:
1. vermehrte Strahlentransparenz mit Hervortreten der Hahnschen Gefäßkanäle (Abb. **10a**),
2. Rarefizierung und vertikale Ausrichtung der Trabekel,
3. Formveränderung der Wirbelkörper (Keilwirbel, Plattwirbel und bikonkave Fischwirbel),
4. osteoporotische Kyphose und Kyphoskoliose.

Die Keilwirbel werden vorwiegend im thorakalen Wirbelsäulenabschnitt, die bikonkaven Fischwirbel im lumbalen Abschnitt der Wirbelsäule angetroffen. Die Höhenminderungen der Wirbelkörper können ein so starkes Ausmaß annehmen, daß die Zwischenwirbelräume höher sind als die Wirbelkörper. Die Osteoporose der Schädelkalotte kann diffus oder fleckig sein. Frakturen werden bei endogenem Cushing-Syndrom in 25% und bei exogenem Cushing-Syndrom bei über 30% angetroffen. Diese Frakturen werden auf eine Kortikosteroidosteopsathyrose zurückgeführt. Es sind dies Wirbelfrakturen, Hustenfrakturen der Rippen (vordere Axillarlinie), Frakturen des Schambein- und Sitzbeinastes, Schenkelhalsfrakturen, Frakturen der proximalen Femurdiaphyse und Protrusio acetabuli. An den Metatarsen und Phalangen der Füße werden sog. Marschfrakturen gefunden. An den frakturierten Knochen können die Röntgenzeichen einer Osteoporose mit Ausnahme im Bereich der Wirbelsäule fehlen. Im Gegensatz zu traumatischen Frakturen sind die Frakturen bei Kortisonosteoporose wenig schmerzhaft. Sie werden deshalb leicht übersehen. Schmerzhaft sind hingegen die Kontrakturen der Muskulatur, die durch den Gewebsschwund der Muskulatur auftreten. Die Frakturen der Cushing-Osteoporose zeigen im Gegensatz zur Fraktur bei präseniler Osteoporose keine Heilungsverzögerung. Die Kallusbildung ist exzessiv; aber dieser Kallus ist minderwertig. Er hat eine kugelige Form, und später finden sich in der Frakturregion kalkdichte Knollen. Bei Wirbelfrakturen tritt die Pseudokallusbildung als band-

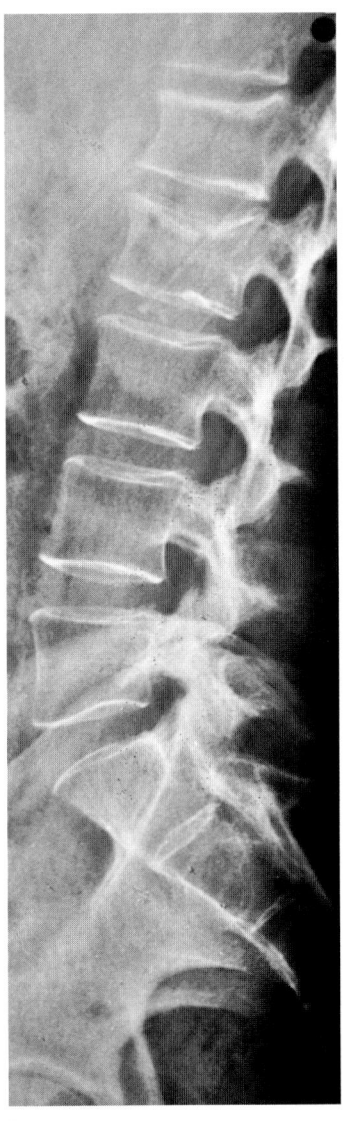 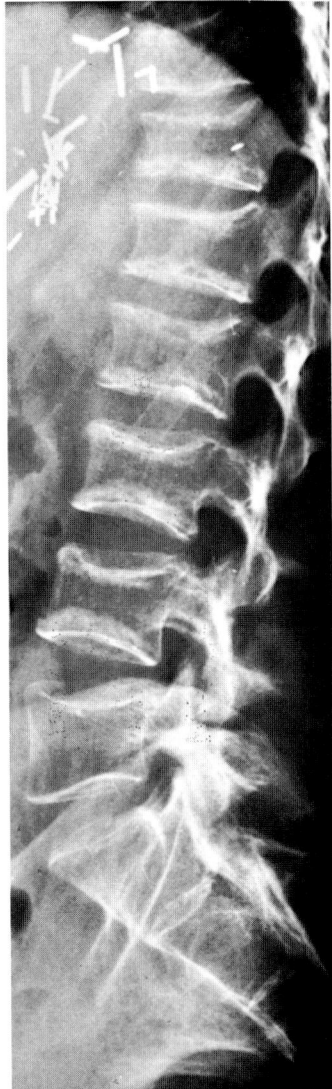 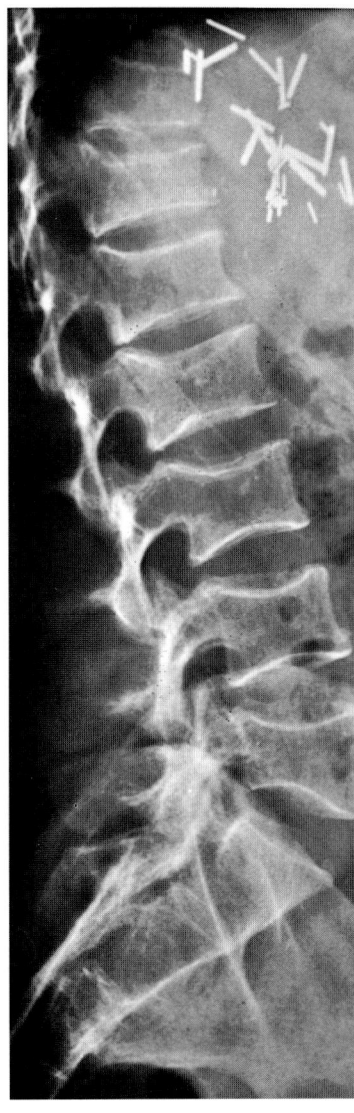

Abb. 10 a–c
a 31jähriger Mann mit Nebennierenrindenadenomen beiderseits: vermehrte Strahlentransparenz der Wirbelkörper. Sichtbarer Hahnscher Gefäßkanal am 2. LWK. Rarefizierung der horizontalen Trabekelstruktur. Einbruch der Deckplatte des 2. LWK
b 31jähriger Mann mit Zustand nach operativer Entfernung von Nebennierenrindenadenomen beiderseits. 2 Monate postoperativ. Bandförmige Pseudokallusbildung in den deck- und grundplattennahen Wirbelkörperabschnitten. Fischwirbelartige Verformung der Wirbelkörper durch bikonkave Einbrüche der Abschlußplatten
c 31jähriger Mann 5 Monate nach Entfernung der Nebennierenrindenadenome. Der Pseudokallus ist abgebaut und durch neuen Knochen ersetzt. Die Fischwirbelform der Wirbelkörper mit erweitert erscheinenden Zwischenwirbelräumen ist bestehengeblieben

förmige, samtartige Verdichtung der Knochenstruktur in den grund- und deckplattennahen Abschnitten der Wirbelkörper in Erscheinung (Abb. 10b) (DIHLMANN 1965). Nach Beseitigung des Hyperkortisonismus kann normaler Knochen erst wieder gebildet werden, wenn im Verlauf der Knochenmauserung der minderwertige Knochen abgebaut worden ist (Abb. 10c).
Neben der überschießenden, teilweise exzessiven Kallusbildung werden auch dystope Weichteilverknöcherungen – ähnlich der Myositis ossificans – in der Nachbarschaft von Gelenken und Frakturen angetroffen. Diese Neigung zur vermehrten Knochenbildung und die häufig anzutreffenden Verkalkungen der Arterienwandungen sind auf den Einfluß der Glukokortikosteroide auf den Stoffwechsel der Weichteilgewebe zurückzuführen. Den bereits beschriebenen röntgenologischen Be-

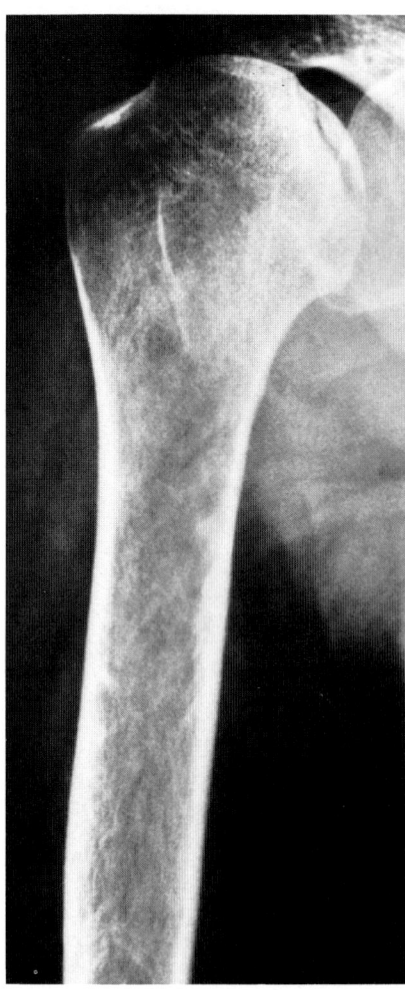

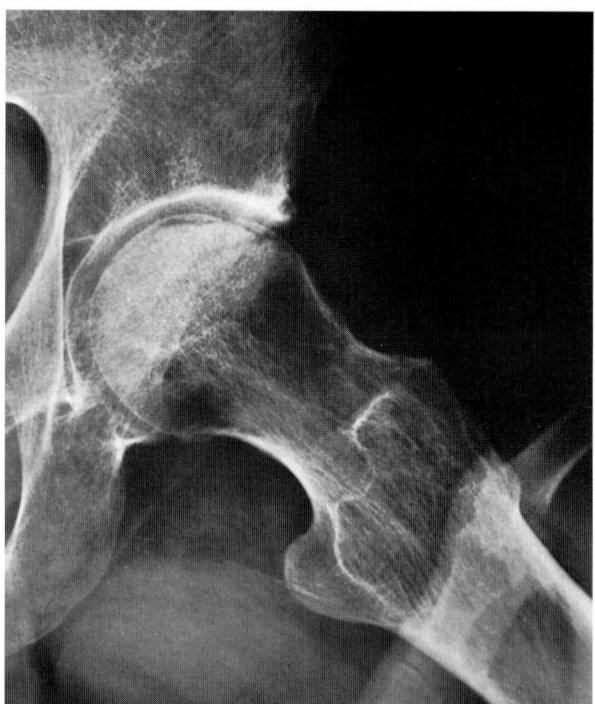

Abb. 12 34jährige Frau. Linksseitige Femurkopfnekrose nach Kortikosteroiddauertherapie. Subchondrale halbmondförmige Fraktur mit Einbruch der subchondralen Grenzlamelle im Bereich der Druckaufnahmezone des Femurkopfes. Osteoporose

Abb. 11 60jährige Patientin mit Humeruskopfnekrose nach Langzeitkortikosteroidtherapie bei akuter lymphatischer Leukämie. Streifenförmige Aufhellungen im Femurkopf durch Dissektion des subchondralen Knochens und Dichtezunahme dieses Knochenstücks

funden der Kortikosteroidosteoporose und Kortikosteroidosteopsathyrose ist der Röntgenbefund der Kortikosteroidosteonekrose, beispielweise des Caput femoris, anzufügen. Im Initialstadium bietet der Femurkopf in seinem nekrotischen Bereich ein fleckiges Bild, bedingt durch das Nebeneinander von Strukturauflockerung und Struktur-

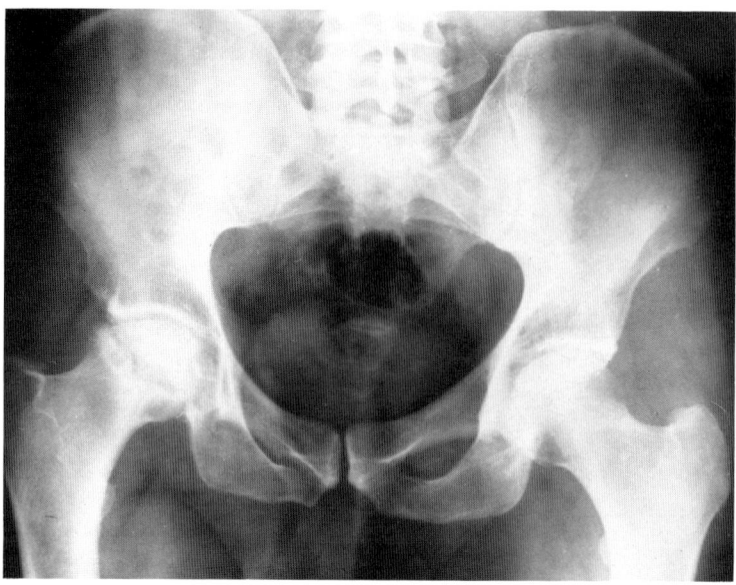

Abb. 13 41jährige Frau. Femurkopfnekrose bei Kortikosteroiddauertherapie. Sklerotischer Femurkopf mit Verformung und Demarkation zum Femurhals hin. „Verwaschene" Spongiosazeichnung im Bereich des Beckens und der proximalen Femuranteil beidseits

verdichtung. Bandförmige Verdichtungen (Spongiosklerose) werden an der Grenze zwischen Schenkelhals und Kopf gefunden (Abb. 11). Diskrete Auflockerungen der Spongiosa und subchondrale Entkalkungszonen, Knochenappositionen der zentralen Spongiosabälkchen sowie an den medialen Randkonturen des Adamschen Bogens sind im Röntgenbild sichtbar. Im Demarkationsstadium wird die Trümmerzone gegen reaktiv verdichtete Randzonen durch einen schmalen Aufhellungssaum abgegrenzt (Abb. 12). Landkartenähnliche inhomogene Bezirke fallen auf, die fibrovaskulärem Granulationsgewebe, nekrotischem Knochen und Kallus entsprechen. Die statisch belasteten Segmente brechen in die Umbau- und Nekrosezone ein. Der Femurkopf verformt sich. Das nekrotische Gewebe ist durch einen Sklerosesaum gegenüber der normalen Spongiosa abgegrenzt. Anfangs ist der Einbruch nur diskret. Die Destruktionen sind im Bereich des anteriokranialen Abschnittes am häufigsten und stärksten ausgeprägt (HEUCK u. TREUGUT 1984). Mit zunehmender Zerstörung der Spongiosa entstehen multiple Mikro- und Makrofragmente, die resorbiert werden können. Die eingesproßten Gefäße lösen die Bildung eines minderwertigen grobmaschigen Knochens aus, der an den statisch belasteten Stellen einbricht und zur Verformung des Femurkopfes beiträgt. Die Inkongruenz der Gelenkflächen des Hüftgelenkes zerstört schießlich auch die Knorpelschicht des Hüftpfannendaches. Die Entwicklung eines bindegewebigen Faserknorpels leitet die Entstehung einer Nearthrose ein (Abb. 13) (BOSNJAKOVIC-BÜSCHER u. HEUCK 1982). Ähnliche Veränderungen werden auch am Schultergelenk und am Kniegelenk angetroffen. Schwere Gelenkdeformierungen mit Einbrüchen der Gelenkflächen und Osteoporose der gelenkbildenden Knochen sind also die röntgenologischen Befunde der Steroidnekrose und Steroidarthropathie.

Das **klinische Bild** des endogenen Hyperkortisonismus und des medikamentös bedingten Cushing-Syndroms wird durch folgende Symptome bestimmt: rotlivides Vollmondgesicht, Karpfenmund, Doppelkinn, kissenförmige Fettpolster am Nacken – der sog. Büffelnacken –, Stammfettsucht, dünne Extremitäten und atrophische Haut, Striae rubrae distensae am unteren Körperstamm, Akne, Diabetes mellitus, Hypertonie, Hypogonadismus durch sekundären Gonadotropinmangel, Hypercholesterinämie, Plethora, Eosinopenie und Lymphopenie. Das endogene Cushing-Syndrom tritt in der 3.–4. Lebensdekade auf und befällt Frauen 3–4mal häufiger als Männer. Das exogene Cushing-Syndrom ist alters- und geschlechtsunabhängig; denn es ist medikamentös bedingt. Im Krankengut von 450 Fällen von Cushing-Syndrom wurden in 58% die Zeichen einer Osteoporose gefunden (SOFFER u. Mitarb. 1961). Untersuchungen von GALLAGHER u. Mitarb. (1973) ergaben, daß bei exogener Zufuhr von Kortikosteroiden in allen Fällen eine regionale oder diffuse Osteoporose anzutreffen war, während bei endogenem Cushing-Syndrom 85% der Patienten eine Osteoporose aufwiesen.

Osteoporose bei Hypogonadismus

Erworbene oder angeborene Unterfunktion der Keimdrüsen kann mit einer Osteoporose einhergehen. Sie ist jedoch nur ein Symptom der durch die Funktionsstörung der Keimdrüse hervorgerufenen Stoffwechsel- und Wachstumsstörungen des Knochenskeletts. An dieser Stelle soll nur auf die Entstehung und das röntgenologische und klinische Bild dieser Osteoporose eingegangen werden.
Der Einfluß des Hypogonadismus auf die Entstehung einer Osteoporose ist bei Männern und Frauen unterschiedlich. Der Hypogonadismus der Männer wurde nach NOVAKOWSKI u. GADERMANN (1952) nur in 10 von 26 Fällen von einer Osteoporose begleitet. Die Osteoporose ist damit kein obligates Symptom der hypogonadalen Männer. Der Ausfall der Keimdrüsenfunktion kann, muß aber nicht, zu einer Störung der Knochengewebsbildung führen. UEHLINGER (1958) untersuchte 31 Männer, die im Kriege ihre Hoden verloren hatten, und stellte fest, daß bei keinem dieser Männer eine Osteoporose aufgetreten war. Man nimmt an, daß einerseits der Ausfall der anabolen Aktivität durch den Funktionsverlust der Keimdrüsen teilweise durch andere Hormone wie Androgene der Nebennieren, Wachstumshormone der Hypophyse kompensiert werden kann und die Osteoporose ausbleibt. Andererseits kann die Entstehung der Osteoporose durch Ernährungsstörungen, katabole Wirkstoffe und das Lebensalter begünstigt werden. Es ist verschiedentlich darauf hingewiesen worden, daß auch bei Keimdrüsenausfall eine Osteoporose kaum vor dem 40. Lebensjahr beobachtet wird. Bei Frauen führt der erworbene Hypogonadismus mit dem Östrogen-Androgen-Mangel zu einer generalisierten Osteoporose. Auch bei einer angeborenen ausgeprägten Gonadendysgenesie, dem Ullrich-Turner-Syndrom (Karyotypus = XO), tritt eine Osteoporose auf.
Pathologisch-anatomisch ist eine Differenzierung zwischen der Osteoporose bei Hypogonadismus und der Osteoporose anderer Ursachen nicht möglich. Die Pathophysiologie dieser Osteoporose wird durch den Mangel an Androgenen und/oder Östrogenen bestimmt. Die Androgene und Östrogene fördern den Einbau der Kalziumionen in die Knochenmatrix und aktivieren die alkalische Phosphatase. Sie begünstigen außerdem die Bildung des eiweißhaltigen Osteoids. Diese den Knochenaufbau fördernden Einflüsse werden durch

350 Metabolische Osteopathien

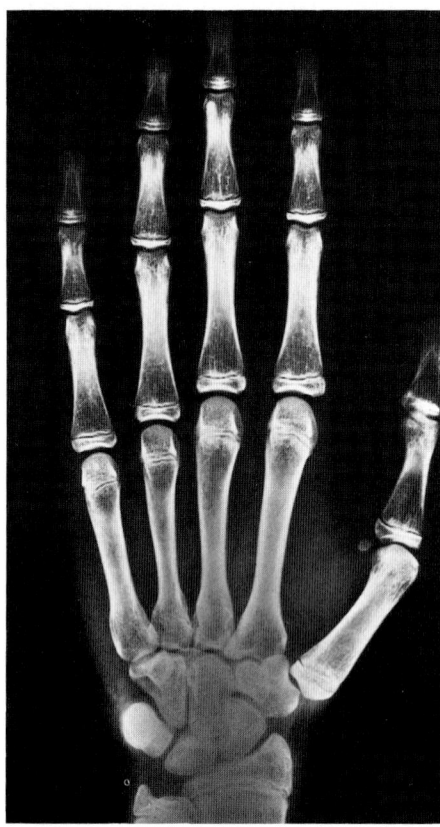

Abb. 14 29jähriger Mann mit präpuberalem Hypogonadismus: auffallend lange Metakarpalia und Phalangen. Epiphysenfugen trotz des Alters noch nicht geschlossen

den Hypogonadismus beeinträchtigt, und dadurch wird der Abbau des Knochens (relativ) gesteigert. Der Östrogenmangel verstärkt die Empfindlichkeit der Osteoblasten gegenüber dem Parathormon (NORDIN u. Mitarb. 1970, RIGGS u. Mitarb. 1973).

Im **Röntgenbild** treten die Zeichen der Osteoporose zuerst an den Wirbelkörpern der Brust- und Lendenwirbelsäule, am Becken und an den Rippen auf. Später kann der Knochenabbau auch an den Röhrenknochen und bei schweren Formen der Osteoporose auch an der Schädelkalotte röntgenologisch nachgewiesen werden. Ähnlich wie bei der präsenilen und senilen Involutionsosteoporose sind ein Abbau der horizontalen Bälkchenstruktur, eine enostale Verdünnung der Kortikalis und eine (vorübergehende) Hypertrophie der verbliebenen vertikal verlaufenden Trabekelstrukturen zu erkennen. Im Bereich des Schenkelhalses werden die Spongiosa und von enostal her auch die Kompakta abgebaut, wobei die gewichttragenden Trajektorien noch lange erhalten bleiben. Durch den Verlust an Knochengewebe sinkt die statische Belastbarkeit der Wirbelsäule, und es kommt zu Deck- und Grundplatteneinbrüchen. Der intakte Nucleus pulposus des Discus intervertebralis imprimiert die Abschlußplatten bogenförmig, so daß die bikonkave Fischwirbelform und/oder die ventrodorsale Keilwirbelform entsteht, wie sie bereits bei der präsenilen Osteoporose beschrieben wurden. Nur bei der Osteoporose des Ullrich-Turner-Syndroms bleiben die horizontal verlaufenden Knochenbälkchen der Wirbelkörper erhalten, während die Tela ossea rarefiziert und die Spongiosa grobsträhnig umgewandelt wird. Kyphose und Kyphoskoliose sind die Folge der Wirbelkörperdeformierungen.

Bei präpuberalem Hypogonadismus fallen die langen Metakarpalia und Phalangen und die bis ins Alter von 30 Jahren noch nicht geschlossenen Epiphysenfugen auf (Abb. 14).

Das **klinische Bild** der Osteoporose bei Hypogonadismus wird bei Männern von den Zeichen der Unterfunktion der Testes bestimmt. Je nach Zeitpunkt des Auftretens der Gonadeninsuffizienz bestehen Großwuchs, Langbeinigkeit, spärliche sekundäre Behaarung, Gynäkomastie, Hodenatrophie oder Anorchie. Bei Frauen führen nur die angeborenen Gonadendysgenesien zu Veränderungen der Körperform. Die Symptome des erworbenen Hypogonadismus sind Amenorrhoe und Osteoporose.

Osteoporose bei Hämochromatose s. Beitrag DIHLMANN: „Hämochromatoseosteoarthropathie" (s. S. 325).

Osteoporose bei primären Knochenmarkserkrankungen

Osteoporosen werden bei Leukämien, Polyzythämien, bei hämolytischer Anämie, perniziöser Anämie, Hämophilie und Plasmozytom angetroffen (BARTELHEIMER 1957). Die Osteoporose bei diesen primären Knochenmarkserkrankungen wird auf eine Verdrängung des osteogenetischen Systems durch das hämatopoetische System zurückgeführt (BURKHARDT 1980). OKITA u. BLOCK (1979) konnten zeigen, daß die Osteoporose bei akuter myeloischer Leukämie nach erfolgreicher Chemotherapie der Leukämie rückläufig war. Im Knochenmark waren die dünnen Trabekel vor der Therapie von leukämischem Gewebe umgeben; die Osteoblasten und Osteoklasten fehlten. 7 bis 15 Tage nach Beendigung der Chemotherapie fand sich ein Zusammentreffen von Knochenmarksaplasie und explosiver Regeneration von Osteoblasten mit einem Anstieg der Knochenneubildung. Die Abbauvorgänge und gestörten Aufbauvorgänge am Knochen sind meist nur mikroskopisch und selten makroskopisch zu erkennen. Nur das systemisierte Plasmozytom führt zu Knochenveränderungen, die dann als Osteoporose interpretiert werden, obwohl es sich hierbei um eine osteolytische feinnoduläre Metastasierung des Plasmozytoms in das

Abb. 15 a u. b Schwere osteoporotische Veränderungen an der Wirbelsäule einer 72jährigen Frau mit Plasmozytomatose. Ohne Kenntnis bestimmter Befunde wie Blutsenkung, Serumelektrophorese und Knochenmarkzytologie könnten die Bilder als Involutionsosteoporose gedeutet werden

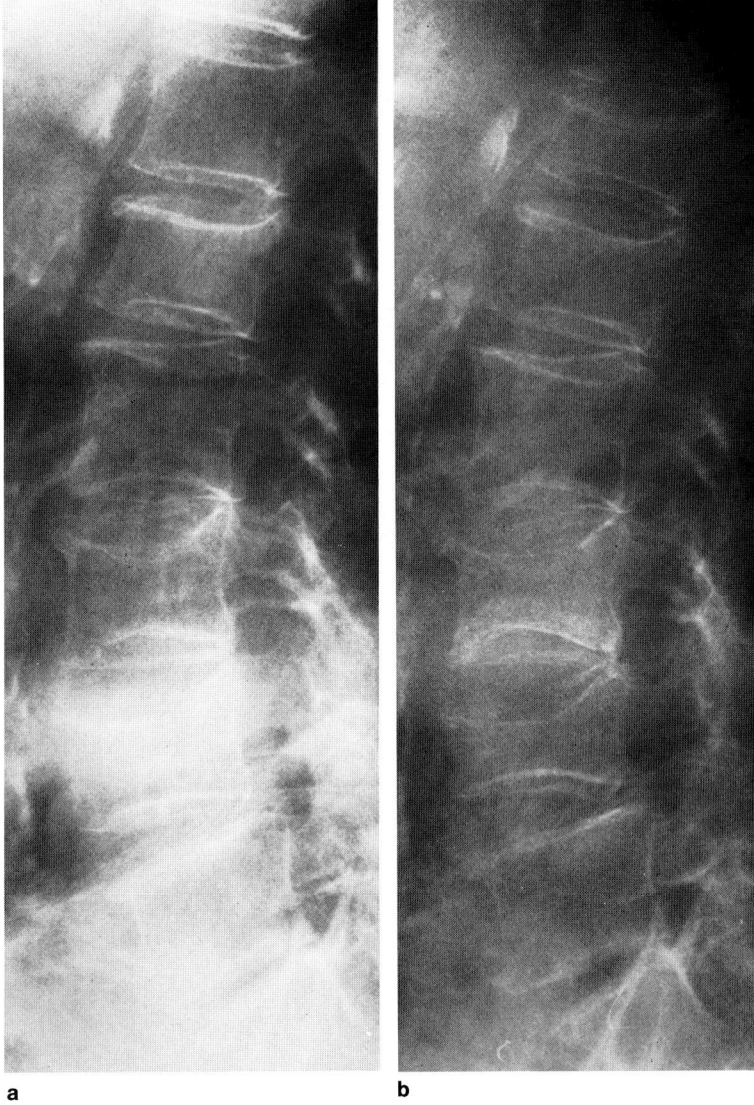

a b

Knochenmark handelt. Eigentlich müßte diese Veränderung als Knochenmarkskarzinose bezeichnet werden. Neben der Störung der Osteogenese durch die Verdrängung soll auch die enorme Eiweißbildung (Paraproteinose) die normale Knochengewebsregeneration beeinträchtigen.

Röntgenologisch sind die als Stammskelettosteoporose auftretenden Knochenveränderungen meist wenig augenfällig. Bei diffusem Plasmozytom können aber neben dem Stammskelettbefall auch rundliche osteolytische Herde in der Schädelkalotte angetroffen werden, die auf das Plasmozytom hinweisen. Die Trabekelstruktur in den osteoporotischen Knochenabschnitten ist meist etwas ungeordneter als bei der präsenilen Osteoporose. Dies gilt besonders für die Veränderungen, die durch das Plasmozytom hervorgerufen werden (Abb. 15). Die Deckplatteneinbrüche lassen bei genauer Betrachtung oftmals schon osteolytische Defekte in der Kortikalis erkennen, die als Hinweise auf das Plasmozytom anzusehen sind. Die extrem hohe BSG spricht eindeutig gegen eine präsenile Osteoporose.

Das **klinische Bild,** die Laboruntersuchungen und die Knochenmarksbiopsie decken das Grundleiden auf, als dessen Folge die Osteoporose entstanden ist.

Osteoporose bei progressiver Sklerodermie s. Beitrag DIHLMANN, Bd. VI/1, S. 890ff.

Inaktivitätsatrophie des Knochens

Das Knochengewebe unterliegt einem ständigen Umbau. Die physiologische Beanspruchung des Knochens ist der adäquate Reiz zur Regeneration und zum Umbau. Fehlt diese normale Belastung des Knochens durch Inaktivität, so überwiegt der Knochenabbau gegenüber dem Knochenanbau.

Es tritt eine Atrophie des unbelasteten Knochens auf, die sog. Inaktivitätsatrophie.

Die **Pathogenese** der Inaktivitätsatrophie des Knochens wird durch Fehlen der physiologischen Belastung oder durch Schwerelosigkeit bei Astronauten ausgelöst. Die Ruhigstellung führt zu einer präkapillären Gefäßdilatation mit einem tierexperimentell von JOHNSON (1964) nachgewiesenen osteoklastischen Abbau des entsprechenden Knochenabschnittes. BURKHARDT u. Mitarb. (1981) machen ebenfalls eine kapilläre Minderdurchblutung für den Substanzverlust des Knochens verantwortlich. Neben den zirkulatorischen Störungen sind auch noch neurogene Einflüsse an dem verstärkten Abbau des Knochens maßgebend beteiligt. Die durch Frakturen hervorgerufene Immobilisierung geht mit einem höheren Kalziumverlust des Knochens einher als die Immobilisierung infolge Lähmung. Dieser Unterschied läßt sich jedoch durch die tiefgreifenden Umbauvorgänge am Knochen während der Bruchheilung erklären. Das starke Übergewicht der Osteoklastentätigkeit gegenüber der erheblich reduzierten Osteoblastentätigkeit mobilisiert das Kalzium aus dem Knochen und löst eine Hyperkalzämie erheblichen Ausmaßes aus. Können die Nieren die Kalziumausscheidung nicht restlos bewältigen, so entsteht das akute Hyperkalzämiesyndrom mit Niereninsuffizienz und Urämie. Die Hyperkalzurie ihrerseits kann zu einer Nephrokalzinose und Nephrolithiasis führen.

Pathologisch-anatomisch sind von der Inaktivitätsatrophie nur diejenigen Knochenabschnitte betroffen, welche in ihrer Funktion beeinträchtigt sind. Sie unterscheidet sich damit von den bisher genannten Formen der Osteoporose. Als Besonderheit der Inaktivitätsatrophie ist der stärkere Abbau des Knochens in den gefäßreichen Knochenabschnitten festzustellen. An den Händen und Füßen sind die Köpfchen und Basen der Phalangen und Metakarpalia bzw. Metatarsalia und die Handwurzelknochen bzw. Fußwurzelknochen stärker entkalkt, und ihre Knochenmatrix ist stärker rarefiziert als die Schaftabschnitte der Phalangen, Metakarpalia bzw. Metatarsalia. Auch an den langen Röhrenknochen ist der Knochenabbau in den Epiphysenregionen deutlich stärker ausgeprägt als in den Diaphysen.

Röntgenologisch sind die betroffenen Knochenabschnitte vermehrt strahlendurchlässig; die Kortikalis bzw. Kompakta ist verdünnt und die Spongiosa rarefiziert. Die einzelnen Trabekel sind scharf gezeichnet, aber zahlenmäßig vermindert. Der Kalkgehalt ist mehr oder weniger stark reduziert (Abb. **16**). In den gelenknahen Knochenabschnitten sind die Zeichen des Knochenabbaues meist stärker ausgeprägt als in den Diaphysen. Während der akuten progredienten Phase ist der Knochenabbau mehr fleckig (Abb. **17**). Finden bereits wieder reparatorische Vorgänge in diesem Knochen statt, so erscheint die Spongiosazeichnung vergröbert. Die als Sudeck-Syndrom bezeichnete akute Knochendystrophie muß jedoch von der Inaktivitätsatrophie abgegrenzt werden.

Diese Trennung ist anhand des Röntgenbildes allerdings nicht möglich; hierzu bedarf es der Kenntnis der vielfältigen klinischen Befunde (livide teigige Schwellung der Weichteile, lokale Hyperhidrosis, trophische Haut- und Nagelveränderungen, Muskelschwund, gestörte Beweglichkeit, Überwärmung, brennende, stechende Weichteilschmerzen).

Klinische Befunde der Inaktivitätsatrophie sind: Lähmung oder Immobilisierung bestimmter Körperteile, Muskelschwund, Abbau des Knochens, dadurch Anstieg der Kalziumausscheidung über den Harn, je nach Schwere auch Anstieg des Reststickstoffes im Blut und Hyperphosphatämie. Im Gegensatz zu den übrigen Formen der Osteoporose ist die Prognose der Inaktivitätsatrophie gün-

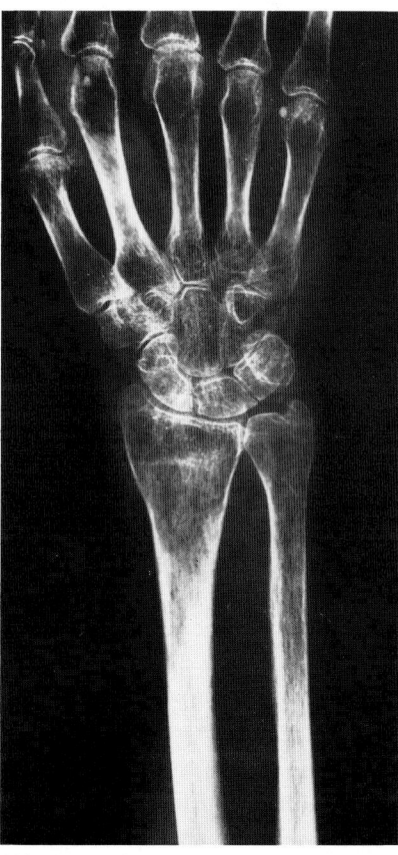

Abb. **16** 63jährige Frau. Inaktivitätsosteoporose durch Immobilisation nach traumatischer Armnervenlähmung. Vermehrte Strahlentransparenz und Reduktion der Spongiosatrabekel, Entkalkung der gelenknahen Abschnitte der Metakarpalia, Radius und Ulna

längerer Dauer der Erkrankung zur Knochendeformierung. Im Erwachsenenalter treten diese Formveränderungen am Becken (Kartenherzbecken, Schnabelbecken), am Schädel (basiläre Impression) und am Thorax (Glockenthorax) auf. Diese Veränderungen sind aber heute als Ursache einer verminderten Kalziumzufuhr selten geworden.

Röntgenologisch wird das Krankheitsbild von dem Verlust des Knochens an Mineralsalzgehalt und dem Auftreten röntgentransparenten Osteoidgewebes beherrscht. Die Demineralisation des Knochens ist einförmig. Die Kompakta der langen Röhrenknochen, der Mittelhand- und Mittelfußknochen sowie der Phalangen erscheint verdünnt. Die Verdünnung der Kompakta erfolgt zugunsten der Spongiosa, deren Zeichnung „verwaschen" und vermindert ist. Die Wirbelsäule läßt ebenfalls eine Verdünnung der Kortikalis und eine „verwaschene" rarefizierte Spongiosazeichnung an Wirbelkörpern, Dorn- und Querfortsätzen und an den Bogenabschnitten erkennen (Abb. **19 a**). Fisch-, Keil- und Plattwirbelbildungen treten auf. Entsprechend den Wirbelkörperdeformierungen sind Kyphose und Skoliose dieser Wirbelsäulenabschnitte anzutreffen. Verbiegungen der langen Röhrenknochen, Deformierungen des Beckens und des Thorax, basiläre Impression, Loosersche Umbauzonen an den Schambeinästen, Femurhälsen, Metatarsalia und Metakarpalia, an den Röhrenknochen und Rippen sind im Röntgenbild mehr oder weniger stark ausgeprägt nachweisbar (Abb. **20**). Die Loosersche Umbauzone erscheint im Röntgenbild, als ob der Knochen „ausradiert" worden sei. Seltener sind dagegen unscharf begrenzte strukturlose Aufhellungen in den Plattenknochen. In den Looserschen Umbauzonen können pathologische Frakturen beobachtet werden. Nach Abheilung der Osteomalazie bleiben die Knochendeformierungen bestehen. Die Fraktur- und Umbauzonen heilen unter Bildung von röntgenologisch sichtbaren Knochennarben ab. An den Wirbelkörpern der Brust- und Lendenwirbelsäule werden bandförmige Sklerosen der Grund- und Deckplatten angetroffen (sog. Dreischichtung der Wirbelkörper). Diese bandförmigen Sklerosen sind als intraspongiöse reaktive Kallusbildung anzusehen (Abb. **19 b**).
Vergrößerungsaufnahmen des Handskeletts lassen häufig an den Metakarpalia Längsstreifungen und Tunnelierungen der Kompakta erkennen (FREYSCHMIDT 1980).

Das **klinische Bild** wird in erster Linie durch das Grundleiden bestimmt, das zu der verminderten Kalzium- und/oder Phosphataufnahme geführt hat. Die Schmerzsymptomatik richtet sich nach der Art und der Lokalisation der osteomalaziebedingten Knochenveränderungen.

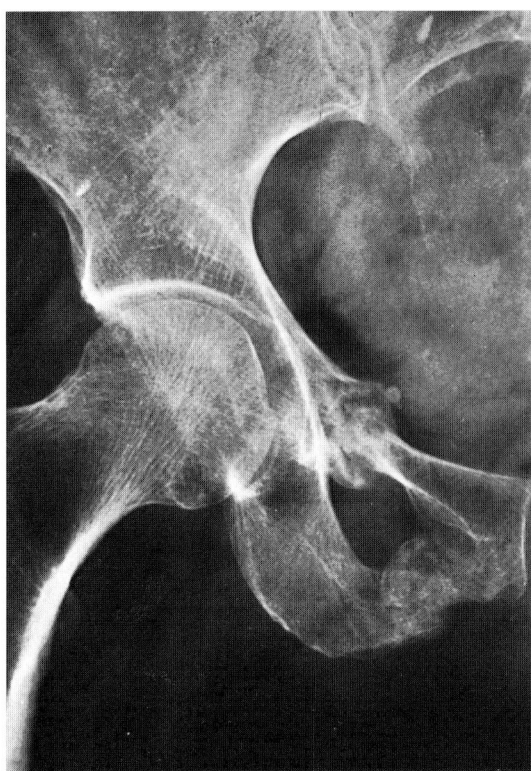

Abb. **20** 59jährige Frau mit Osteomalazie. Loosersche Umbauzonen im Pecten ossis pubis und im R. ossis ischii mit kugelförmiger Kallusbildung

Im Gegensatz zur Osteoporose tritt die Schmerzsymptomatik sehr selten lokalisiert, sondern im ganzen Skelett auf. Diese Schmerzen werden in erster Linie durch Periostdehnung und in zweiter Linie durch die unphysiologische Belastung der Bänder und der Muskulatur ausgelöst und unterhalten. Im Serum liegen Kalzium und Phosphor im Normbereich. Die alkalische Phosphatase ist jedoch erhöht.

Osteomalazie durch verminderte Kalzium- und/oder Phosphataufnahme

Die Kalziumverarmung des Organismus durch verminderte Resorption ist als Begleiterscheinung von Malabsorptionszuständen verschiedener Genese anzutreffen.
Nach *Magenresektion* (Billroth II) oder nach Gastrektomie kann sich eine Osteomalazie entwickeln. Über die Häufigkeit des Vorkommens schwanken die Literaturangaben. Auch die Angaben über die Latenzzeit bis zum Auftreten der Osteomalazie bewegen sich zwischen 2 und 20 Jahren. Im höheren Lebensalter ist in einer kürzeren Latenzzeit und mit einer größeren Häufigkeit damit zu rechnen, daß eine Osteomalazie auftritt. Bei totaler oder subtotaler Gastrektomie, nach Ausschaltung des Duodenums oder durch einen duo-

denalen Bypass wird die Chymuspassage durch den oberen Jejunumabschnitt beschleunigt. Teilresektion des Dünndarms, enteroenterale Fisteln, veränderte Transport- und Resorptionsverhältnisse bei der idiopathischen Sprue oder anderen Enteropathien beschleunigen die Passage der Speisen durch den Dünndarm. Die Kontaktzeit und die Resorptionsfläche für das in der Nahrung enthaltene Kalzium verringern sich damit. Außerdem wird die Fettresorption durch die mangelhafte Beimischung und Einwirkung des Pankreassekretes und der Galle gestört. Die gestörte Fettresorption hat eine verminderte bis fehlende Vitamin-D-Aufnahme zur Folge. Die Darmschleimhaut hat nur dann die Fähigkeit, das Trägerprotein CaBP zu bilden, wenn die Vitamin-D-Aufnahme nicht gestört ist. So wirkt sich eine mangelhafte Vitamin-D-Resorption störend auf den Transportmechanismus des Kalziums aus und beeinträchtigt die Kalziumaufnahme. Liegt eine Steatorrhoe vor, so werden Kalkseifen im Darm gebildet und Kalzium aus der Nahrung gebunden. Das Ausmaß und die Dauer dieser soeben geschilderten krankhaften Resorptionsstörungen bestimmen das Auftreten und den Schweregrad der osteomalazischen Knochenveränderungen. Nach Gastrektomie, Ausschaltung des Duodenums oder Resektion eines großen Dünndarmabschnittes sind die Zeichen einer Osteomalazie nachzuweisen. Bei Verlaufskontrollen muß nach Umbauzonen gesucht werden, die frühzeitig als bandförmige oder keilförmige Aufhellungszonen ohne Randsklerose nachweisbar sind. An der Wirbelsäule sind als Ausdruck osteomalazischer Veränderungen Kompressionen der Spongiosa in der Nachbarschaft der Abschlußplatten als Äquivalente der Umbauzonen zu erkennen. Zur Aufdeckung der Knochenveränderungen bei gastrointestinalen Störungen muß das gesamte Skelett radiologisch untersucht werden – Skelettszintigraphie gefolgt von gezielten Röntgenaufnahmen. Knochenveränderungen, die im Verlauf der einheimischen Sprue oder glutenindizierten Enteropathie auftreten, entsprechen mehr dem Bild einer schweren Osteoporose, und nur selten sind osteomalazische Komponenten mikroradiographisch oder histologisch nachweisbar. Loosersche Umbauzonen, Deformierungen und eine deutliche Druckschmerzhaftigkeit des Knochens fehlen.

Die angeborene oder erworbene Laktosemalabsorption kann in schweren Fällen zu einer Osteoporose des gesamten Skeletts führen. Diese Osteoporose wird ebenfalls durch eine Bilanzstörung des Kalziums durch Verminderung der Kalziumresorption hervorgerufen.

Langandauernde *Leber- und Gallenwegserkrankungen* können teils osteomalazische, teils osteoporotische Skelettveränderungen verursachen. Die stärksten Veränderungen wurden nach Cholangitiden, cholangitischer Leberzirrhose und nach alkoholischer Leberzirrhose beobachtet. Nach HEUCK (1970) liegen diesen hepatogenen Osteopathien verschiedenartige Ursachen zugrunde, die sich nicht immer im einzelnen analysieren lassen. Im Vordergrund stehen Störungen des Eiweißstoffwechsels und der bei fortgeschrittenen Leberzirrhosen bekannte Defekt der 25-Hydroxylase. Hierdurch wird die Umwandlung des Provitamins D in die wirksame Form des Vitamins D_2 und des Vitamin D_3 beeinträchtigt. Die gestörte Gallensekretion verursacht Fettresorptionsstörungen, die ihrerseits die Aufnahme des fettlöslichen Vitamins D unmöglich machen. Vitamin D und die Gallensäuren sind aber wesentlich an der Kalziumresorption beteiligt. Die Hypalbuminämie, die bei Leberzirrhosen auftritt, verschlechtert den Kalziumtransport, weil dieser an die Albuminfraktion gebunden ist. Sicherlich sind auch noch andere Stoffwechselstörungen an der Entstehung der Knochenveränderung beteiligt, die in ihrer Wirkungsweise jedoch noch nicht bekannt sind. ATKINSON u. Mitarb. (1956) haben einerseits 35 Patienten mit Lebererkrankungen (24 Cholestasefälle, 11 primär biliäre Leberzirrhosen) einer eingehenden Untersuchung des Skeletts unterzogen und dabei festgestellt, daß nur 11 Patienten Knochenveränderungen (7 Osteomalazien, 2 Osteoporosen, 2 Kombinationen von Osteomalazie und Osteoporose) aufwiesen. Andererseits berichteten COLLESON u. Mitarb. (1965) über 44 Fälle mit Leberzirrhosen, von denen 38 Patienten Skelettveränderungen (16 Osteomalazien, 6 Osteoporosen, 16 Mischformen) hatten. Auch HEUCK (1970) konnte in seinem Krankengut bei cholangitischer oder biliärer Leberzirrhose ausgeprägte Formen hepatogener Osteopathien beobachten, die entweder eine osteoporotische oder eine osteomalazische Komponente besaßen. Bioptische Untersuchungen an 32 Patienten mit chronischer Cholestase oder hepatozellulärer Lebererkrankung ergaben bei 5 Patienten einen normalen Befund, bei 15 Patienten den Befund einer Osteomalazie, bei 5 Patienten eine Osteoporose und bei 7 Patienten eine Kombination von Osteoporose und Osteomalazie (LONG u. Mitarb. 1978).

Der *chronische Alkoholismus* kann ebenfalls zu einer Osteopathie führen. Für diese Osteopathie werden die alkoholische Leberschädigung, die Stoffwechselstörungen sowie die bei Alkoholikern regelmäßig zu beobachtende Fehl- und Mangelernährung angeschuldigt. Die Zusammenhänge zwischen chronischer Alkoholintoxikation und Störungen der Knochenbildung und des Knochenstoffwechsels wurden tierexperimentell belegt. Neben der alkoholbedingten Leberparenchymschädigung wird meistens noch eine Insuffizienz der ex-

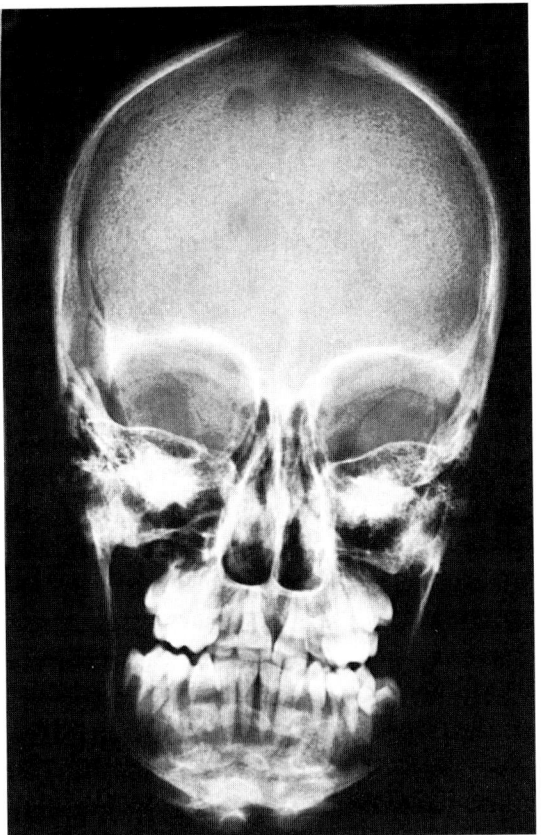

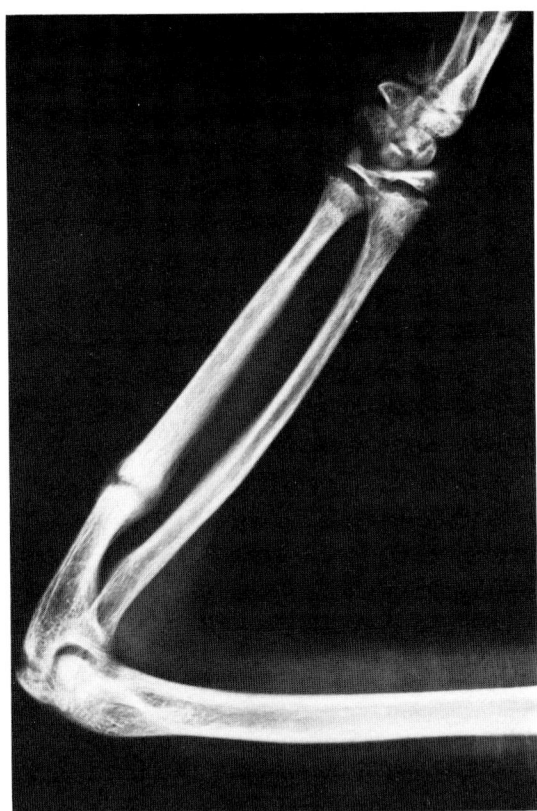

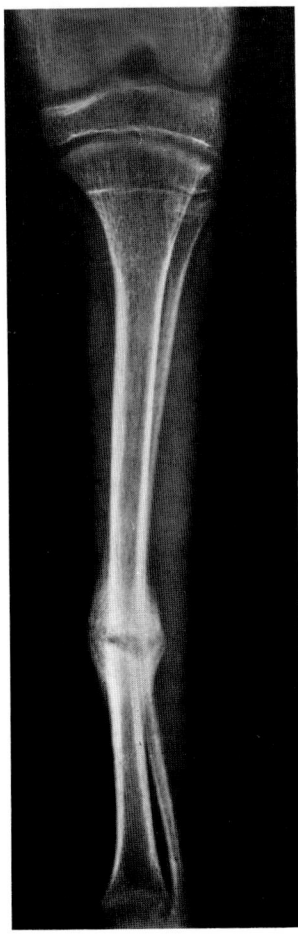

kretorischen Pankreasfunktion und Steatorrhoe mit Bildung von Kalkseifen im Darm beobachtet. Alle diese Faktoren sind an der Entstehung der generalisierten alkoholischen Osteopathie maßgebend beteiligt. Die röntgenologischen Veränderungen des Skeletts bei chronischem Alkoholismus entsprechen häufiger denen einer Osteoporose als denen einer Osteomalazie.

Die *Insuffizienz der exkretorischen Pankreasfunktion* kann zu Störungen des Kalziumstoffwechsels im Knochenskelett führen. Meist tritt diese Pankreasfunktionsstörung mit Erkrankungen des Magen-Darm-Traktes, der Leber und der Gallenwege gemeinsam auf und ist dann ein Faktor des komplexen Entstehungsmechanismus der gastrointestinalen Osteopathie. Die akute Pankreatitis verursacht durch die ausgedehnten Fettgewebsnekrosen die

Abb. 21a–c   13jähriges Mädchen mit Barbiturat-Dauermedikation
a   Grobporige Diploezeichnung, fehlende Abgrenzung der Lamina interna und externa. Sehr dünne Schädelkalotte im Bereich der ehemaligen großen Fontanelle
b   Loosersche Umbauzonen in der Ulna mit beginnender Kallusbildung. Rachitisartige Verbreiterung der Epiphysenfugen und „verwaschene" Spongiosazeichnung in den distalen Metaphysen von Ulna und Radius
c   Loosersche Umbauzone an der Tibia mit starker Kallusbildung. Verbreiterung der Epiphysenfugen mit unscharfer Grenze der „verwaschenen" Verdichtungszone in den Metaphysen der Tibia und Fibula

Bildung von Kalkseifen, die große Mengen von Kalzium binden. Außerdem erschwert ein Verlust der exkretorischen Pankreasfunktion die Resorption des Vitamins D und beeinflußt über den Vitamin-D-Mangel die Aufnahme des Kalziums aus der Nahrung. Der Abfall des Kalziumspiegels im Blut löst den Gegenregulationsmechanismus mit vermehrter Bildung des Parathormons aus. Man spricht in diesem Zusammenhang von einem sekundären pankreatogenen Hyperparathyreoidismus. Systematische Studien des Knochenstoffwechsels und Kenntnisse über die Häufigkeit des Auftretens von Knochenveränderungen bei akuter und chronischer Pankreatitis liegen bisher noch nicht vor.

Die *Antiepileptikaosteomalazie* wird nach Langzeitbehandlung mit Antiepileptika wie Hydantoinen, Barbituraten und Gluthetimiden beobachtet (Abb. **21**). Die Wirkung dieser Medikamente beruht auf der Aktivierung des in den Lebermikrosomen gebildeten Cytochrom-P450-Enzymsystems (GREENWOOD u. Mitarb. 1973). Durch unspezifische Hydrolasen in den Leberzellen werden inaktive Vitamin-D-Metaboliten gebildet und wahrscheinlich auch eliminiert. Im Serum ist das 25-(OH-)Vitamin D vermindert, und das Cholecalciferol wird in der Leber nicht in der normalen Menge hydroxyliert, sondern als 25-Hydroxycholecalciferol biliär ausgeschieden. Hierdurch entsteht eine Verarmung des Organismus an biologisch wirksamem Vitamin D (HAHN u. Mitarb. 1975). Die verminderte Kalziumresorption aus dem Darm und die gesteigerte Mobilisation des Kalziums aus dem Knochen durch vermehrte Sekretion des Parathormons lösen eine Osteomalazie aber erst dann aus, wenn sich dieser pharmakologisch bedingten Fermentstörung eine Mangelernährung und eine verminderte UV-Lichtexposition hinzugesellen. Die röntgenologischen Veränderungen am Skelett entsprechen den bereits geschilderten Befunden bei Osteomalazie. Im Serum sind die alkalische Phosphatase und das Parathormon erhöht, das Serumkalzium und das 25-(OH-) Vitamin D vermindert (DAVID u. Mitarb. 1983).

Eine Phosphatverarmung führt manchmal ebenfalls zum Bild der Osteomalazie. Eine Verminderung der Phosphatresorption kann durch eine Langzeitbehandlung mit großen Mengen eines Aluminium- oder Magnesiumhydroxyd-Antazidums eintreten. Diese Antazidagruppe geht mit dem Phosphat in der Nahrung eine nicht mehr von den Darmzotten resorbierbare chemische Verbindung ein. Die Verminderung des Phosphats im Blut löst eine vermehrte Kalziumausscheidung durch die Niere und außerdem eine Gegenreaktion der Nebenschilddrüse aus. Die Phosphatverarmung des Organismus leitet zur Osteomalazie durch Kalziumverlust über.

Die *Hungerosteoporose* – besser: Hungerosteopathie – wird nicht nur durch die mangelhafte oder fehlende Zufuhr von Eiweiß, Fetten, Vitaminen und Mineralien, sondern auch durch die durch Hungerzustände ausgelösten Leberschäden und gastrointestinalen Störungen hervorgerufen. Eingehende Studien wurden an dystrophen Heimkehrern des 1. und 2. Weltkrieges durchgeführt und der komplexe Entwicklungsmechanimus der Hungerosteoporose aufgedeckt.

Das Eiweiß ist die organische Grundsubstanz des Knochens. Das Osteoid und die Knochenmatrix werden aus den mit der Nahrung zugeführten Aminosäuren gebildet. Ein chronischer Eiweißmangel muß daher die Osteoidbildung beeinträchtigen. Durch die mangelhafte Fettzufuhr wird die Resorption der fettlöslichen Vitamine gestört. Die Zufuhr von Vitamin A und Vitamin D mit der Nahrungsaufnahme fehlt bei Hungerzuständen. Das Vitamin D ist aber für die Resorption von Kalzium durch den Darm ebenso unentbehrlich wie für den Knochenanbau selbst. Die Hungerzeit unterbricht auch die orale Zufuhr der Mineralien Kalzium, Phosphat und Magnesium. Die Kalziumhomöostase im Blut wird gestört und ruft eine vermehrte Produktion des Parathormons hervor. Das Parathormon aktiviert die Osteoklastentätigkeit und mobilisiert das Kalzium aus dem Knochen. Das Magnesium ist der Aktivator der Phosphatase, die ihrerseits die Osteoblasten stimuliert. Der Magnesiummangel hemmt die Osteoblastentätigkeit und damit den Knochenanbau. Leberschäden und gastrointestinale Störungen, die häufig die Hungerzustände begleiten, verstärken die Resorptionsstörungen des Darmes und damit das Defizit der Mangelernährung. Im Verlauf einer mehrmonatigen Hungerperiode entsteht eine Unterfunktion der Gonaden, die sogar zur Hodenatrophie führen kann. Auch Schilddrüsenunterfunktionen wurden beobachtet.

Röntgenologisch manifestiert sich die Hungerosteoporose (Hungerosteopathie) am Stammskelett, am Becken und an den Schenkelhälsen. Die Spongiosastrukturveränderungen der Wirbelkörper haben teils osteoporotischen, teils osteomalazischen Charakter. Die Wirbelkörper sind fischwirbelartig deformiert und zusammengesintert. Loosersche Umbauzonen werden im Schenkelhalsbereich und an den Sitz- und Schambeinästen gefunden. Schenkelhalsfrakturen treten durch den Verlust der statischen Stabilität bereits bei geringer Fehlbelastung auf. Außerdem kommt es zu exostosenartigen Verknöcherungen an den Muskel- und Bandansätzen. Es resultiert hieraus in seltenen Fällen eine Beckenverformung, die als sog. Stachelbecken bezeichnet wird. Nach Beendigung der Hungerzustände und Wiederaufnahme einer normalen ausgewogenen Ernährung sind die Knochenveränderungen nur z. T. reparabel. Knochennarben bleiben weiterhin bestehen. Im jungen Lebensalter ist die Reparation eher möglich als bei älteren Menschen.

Osteomalazie durch vermehrte Kalzium- und/oder Phosphatausscheidung

Die Kalzium- und Phosphatausscheidung erfolgt über die Nieren. Die Ausscheidung kann einerseits durch eine primäre Störung des Mechanismus bei Nierenparenchymerkrankungen vermehrt sein. Andererseits beeinflussen verschiedene Faktoren und Regelmechanismen die renale Kalzium- und Phosphatausscheidung. Auf diese Vorgänge wird an anderer Stelle (s. S. 378) hingewiesen. Durch die Hämodialyse wird aus dem Blut direkt Kalzium abfiltriert. Auf diese Weise entsteht ein Kalziumverlust im Blut. Dieser Kalziumverlust im strömenden Blut wird durch Mobilisation des im Knochen deponierten Kalziums wieder ausgeglichen. Die Folge dieser Mobilisation des Kalziums aus dem Knochen ist die Osteomalazie.

Die *renale Osteopathie* ist eine Knochenveränderung, die durch eine Nierenfunktionsstörung hervorgerufen ist. **Pathophysiologisch** liegt dieser Erkrankung ein Geschehen zugrunde, an dem verschiedene Faktoren beteiligt sind. Auslösend für die pathophysiologischen Vorgänge ist die Niereninsuffizienz. Experimentelle Untersuchungen von RITZ (1970) haben gezeigt, daß der zelluläre Transport des Kalziums und der Vitamin-D-Stoffwechsel durch die Nierenfunktionsstörung beeinflußt werden können. Die Bildung des aktiven Vitamin-D-Metaboliten $1\text{-}25(OH)_2$-Vitamin D wird gestört. Bei langsam fortschreitendem Verlust von funktionsfähigem Nierenparenchym wird die Produktion des $1\text{-}25\text{-}(OH)_2$-Vitamin D vermindert. Die chronische Niereninsuffizienz ist mit Defekten des Vitamin-D-stimulierenden intestinalen ATPase-Systems verbunden, und die Synthese des kalziumbindenden Proteins ist gestört. Außerdem erhöht sich der Kalzitoninspiegel bei der chronischen Niereninsuffizienz. Weil der intestinale Transport des Kalziums von dem Vorhandensein des aktiven Vitamins D abhängt, muß der störende Einfluß der insuffizienten Nieren auf den Vitamin-D-Stoffwechsel die intestinale Aufnahme des Kalziums herabsetzen und damit eine Kalziumresorptionsstörung verursachen. Diese Malabsorption wird bei fortgeschrittener Niereninsuffizienz noch durch eine urämische Jejunitis mit Zottenatrophie und Proliferationshemmung des Dünndarmepithels verstärkt. In der Frühphase der Niereninsuffizienz soll vorübergehend eine Phosphatretention auftreten. Diese transitorische Hyperphosphatämie führt zu einer Hypokalzämie, und diese stimuliert die Nebenschilddrüse. Unter der erhöhten PTH-Sekretion kommt es zu einem Abfall der tubulären Phosphatresorption. Schließlich tritt ein Gleichgewicht des Serumphosphat- und Serumkalziumspiegels wieder ein. Mit dem weiteren Fortschreiten der Niereninsuffizienz soll sich dieser Mechanismus mehrmals wiederholen und schließlich zur Entstehung eines sekundären Hyperparathyreoidismus führen. Dieser sog. „trade off"-Hypothese (BRICKER 1972) stehen allerdings die Untersuchungsergebnisse an Patienten mit beginnender Niereninsuffizienz entgegen. Diese Patienten zeigten nämlich einen erniedrigten Serumkalziumspiegel und gleichzeitig einen erniedrigten Serumphosphatspiegel. Am Knochen von Patienten mit geringer Niereninsuffizienz ließ sich eine Resistenz des Knochens gegenüber der mobilisierenden Wirkung von endogen oder exogen zugeführtem Parathormon nachweisen (LLACH u. Mitarb. 1975). Es wird daher angenommen, daß die PTH-Resistenz selbst eine direkte Folge des sekundären Hyperparathyreoidismus am Knochen ist. Das vermehrte Osteoidvolumen soll die der Resorption zur Verfügung stehende Knochenoberfläche vermindern; denn es wirkt als ein Schutzüberzug der Knochenmatrix und verhindert ein weiteres Herauslösen der Kalziumionen aus dieser Knochenmatrix. Außerdem nimmt das Osteoid das Kalzium, welches durch die PTH-Wirkung mobilisiert wurde, wieder auf. Die PTH-Resistenz des Knochens läßt sich bei urämischen Patienten durch Gabe von $1\text{-}25(OH)_2$-Vitamin D aufheben, so daß angenommen werden kann, daß die Resistenz des Knochens gegenüber der kalziumresorbierenden Wirkung des PTH auf dem Mangel an aktivem $1\text{-}25(OH)_2$-Vitamin D bei der Niereninsuffizienz beruht (BRICKMAN u. Mitarb. 1974). Die im Verlauf einer Niereninsuffizienz eintretende systemische Azidose löst eine Verminderung der tubulären Kalziumrückresorption aus. Die Mineralsalze des Knochens sind die wichtigsten Pufferreserven des Körpers. Sie werden deshalb zur Bekämpfung der systemischen Azidose herangezogen. Diese systemische Azidose spielt aber in der Pathogenese der renalen Osteopathie nur eine Nebenrolle, während der Vitamin-D- und der Parathormonstoffwechsel die Entstehung der Osteopathie wesentlich beeinflussen. Bei der Entstehung der Osteomalazie ist wahrscheinlich die Vitamin-D-Stoffwechselstörung des Patienten das pathogenetisch wichtigste Faktum. Auch Alter des Patienten, Art und Dauer der Nierenerkrankung, medikamentöse Behandlung haben einen Einfluß auf die Entstehung der renalen Osteopathie. Dieser Einfluß ist aber von geringerer Bedeutung als die Vitamin-D-Stoffwechselstörung.

Pathologisch-anatomisch schwanken die Veränderungen am Knochen beträchtlich. DELLING (1975) hat die Klassifikation der renalen Osteopathie in drei Typen vorgenommen:

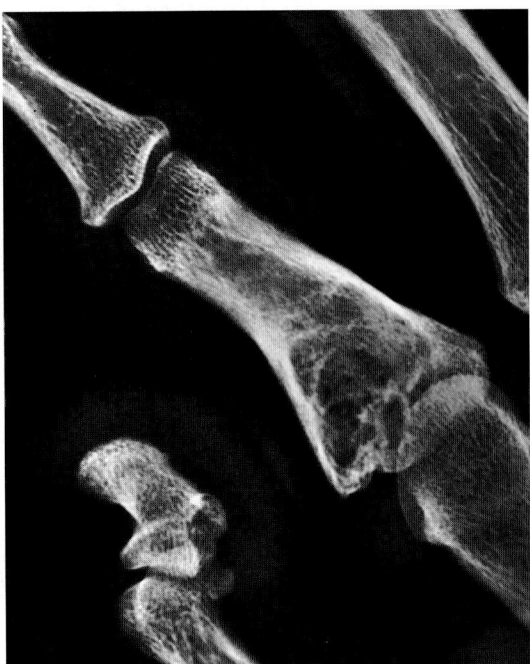

Abb. 22 23jähriger Mann mit chronischer Niereninsuffizienz. Zystische Destruktionen in der Basis der Grundphalange des II. Fingers mit Verbreiterung der Phalangenbasis, sog. brauner Tumor. Anomalie des Daumenendgliedes mit randständigem kleinem braunen Tumor

Typ I:
gesteigerte osteoklastäre Resorption durch sekundären Hyperparathyreoidismus ohne Mineralisationsstörungen,
Typ II:
Mineralisationsstörung im Sinne einer Osteomalazie ohne vermehrte Knochenresorption,
Typ III:
Kombination von gesteigerter osteoklastärer Resorption und Mineralisationsstörung (typische renale Osteopathie).

Im Krankengut von 726 Beckenkammbiopsien von DELLING (1977) zeigten 69% der Patienten den Typ III, 29% den Typ II und nur 2% den Typ I der renalen Osteopathie. Eine vermehrte osteoklastäre Resorption mit tiefen Howshipschen Lakunen, großen mehrkernigen Osteoklasten und Faservermehrung entlang des Endostes sind die Zeichen der gesteigerten Parathormonaktivität. Die Zunahme der Oberflächenausdehnung des Osteoids ist das Zeichen der Osteomalazie. Die mikroradiographischen Untersuchungsergebnisse bei renaler Osteopathie sind: Mineralisationsstörung mit Mineralisationsdefekten und Spongiosklerosen, Vermehrung der Osteoidsäume, osteoklastäre Resorption, Osteozytenlakunen, Pseudozysten, osteoklastärer Knochenanbau, Faserosteoid und Faserknochen.

Röntgenbefunde: Bei sorgfältiger Bildanalyse der Skelettaufnahmen von Patienten mit chronischer Niereninsuffizienz lassen sich in 70–80% der Fälle Skelettveränderungen nachweisen. Die röntgenologischen Veränderungen entsprechen einer Kombination von Fibroosteoklasie, Osteomalazie, Osteoporose und Osteosklerose. Die Struktur des spongiösen und kompakten Knochens ist aufgelockert. Es finden sich subperiostal und subchondral gelegene Demineralisationsherde, eine Rarefizierung der spongiösen Knochenstruktur und herdförmige oder diffuse Hyperostosen. Die Schaftkompakta ist durch die erweiterten Haversschen Kanäle lamelliert und spongiosiert. Die endostale Fläche ist aufgelockert und unscharf begrenzt. Die Knochenspongiosa erscheint aufgelockert, wollig, wabig mit „verwaschener" Trabekelstruktur. Später treten Akroosteolysen und Pseudoerweiterungen der Synchondrosen (Symphysis pubica, aber auch Sakroiliakalgelenk und Akromioklavikulargelenk) auf. Als pathognomonisch für die Parathormonaktivität sind Zähnelungen an den Diaphysen. Amorphe Kalkablagerungen im neugebildeten Faserknochen führen zu isolierten oder generalisierten Hyperostosen und Spongiosklerosen. Die Hyperostosis bevorzugt die Wirbelsäule und das Becken. Sie tritt als grobmaschige, sehr dichte Spongiosastruktur in Erscheinung. Periostale Knochenneubildungen treten jedoch nur beim regulativen, z.B. sekundären Hyperparathyreoidismus auf. Pseudozystenbildungen, die auch als sog. „braune Tumoren" bezeichnet werden, sind wesentlich kleiner als beim primären Hyperparathyreoidismus (Abb. 22). An den Gelenken werden Erosionen, subchondrale Zysten und periartikuläre Verkalkungen gefunden. Ektopische Verkalkungen in den Sehnenansätzen, Bändern, Kapseln kommen bei 20–30% der niereninsuffizienten Kranken vor. Auch Verkalkungen in den parenchymatösen Organen sind beobachtet worden. Segmentale Mediaverkalkungen der großen und kleineren Arterien sind oftmals früher nachweisbar als die Veränderungen am Skelett.

Die typischen Skelettveränderungen bei niereninsuffizienten Patienten haben RITZ u. Mitarb. (1975) aufgelistet:

Schädel: grobporige Knochenatrophie („pepper spot skull"), Mattglasphänomen („ground glass appearance") (Abb. 23)

Schulter: Pseudoerweiterung des Akromioklavikulargelenkes (Akroosteolyse des lateralen Schlüsselbeingelenkes) (Abb. 24)

Hand: subperiostale Resorptionszonen (radiale Seite vor allem der Mittelphalanx II), Längsstreifung (Tunnelierung) der Kompakta, Kompaktaverschmälerung und Einbeziehung in den Spon-

Osteomalazie

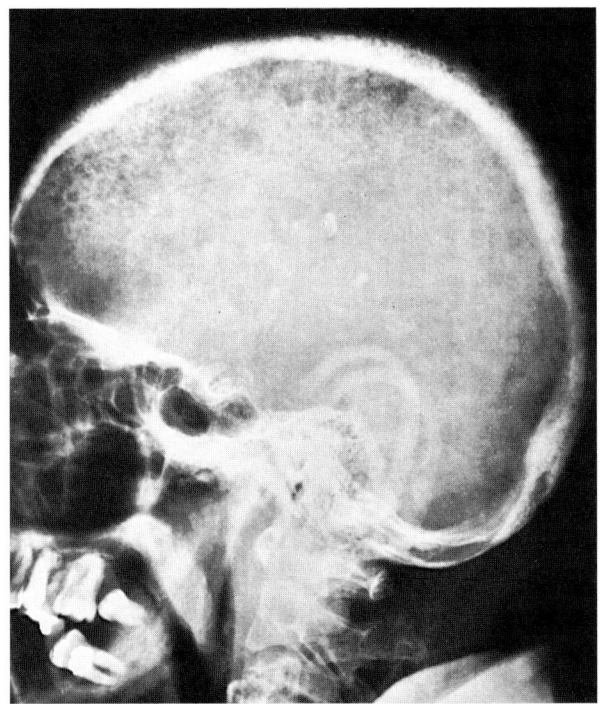

Abb. 23 60jähriger Mann, chronische Niereninsuffizienz. Grobporige Knochenatrophie der Kalotte ("pepper spot skull"), Mattglasphänomen, keine Abgrenzung von Kompakta und Diploe möglich

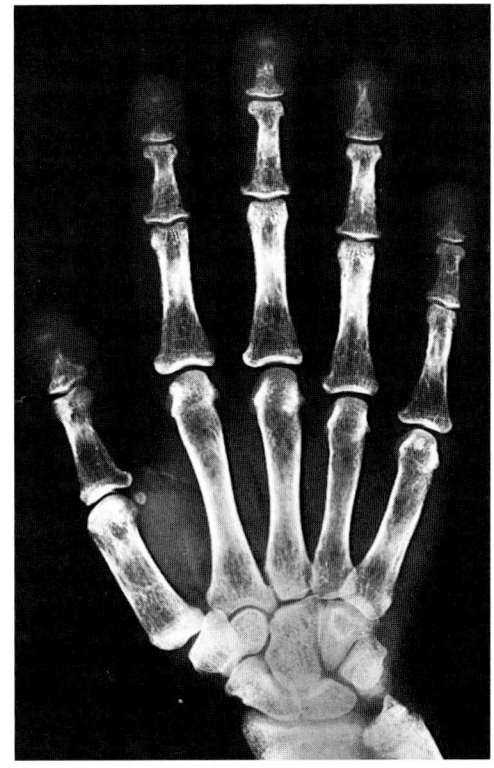

Abb. 25 17jähriger Mann, chronische Niereninsuffizienz mit mehrjähriger Dialysebehandlung. Subperiostale Resorptionszonen vorwiegend an den radialen Seiten der Mittelphalangen. Kompaktaverschmälerung. Sog. Akroosteolysen an den distalen Phalangen

giosaraum, Akroosteolyse der Endphalangen, grobfleckige Spongiosararefizierung (Abb. 25)

Wirbelsäule: Abschlußplattenosteosklerose („rugger jersey spine") (Abb. 26)

Becken: Pseudoerweiterung der Sakroiliakalgelenke, Pseudoerweiterung der Symphyse, subperiostale Resorptionszone am Corpus ossis ischii

Tibia: subperiostale Resorptionszonen am medialen Tibiakopf.

Zur Aufdeckung der renalen Osteopathie ist die radiologische Untersuchung der Hände besonders geeignet; denn es finden sich auf den Handaufnahmen (besonders in Vergrößerungstechnik) empfindliche, röntgenologisch sichere Zeichen des HPT, d.h. Abweichungen von der normalen Form, Struktur und Kontur der *Finger-* und Handwurzelknochen.

CALENOFF u. NORFRAY (1973) haben die Röntgenbefunde auf Vergrößerungsaufnahmen der Fingerknochen bei Patienten mit renaler Osteopathie zusammengestellt:

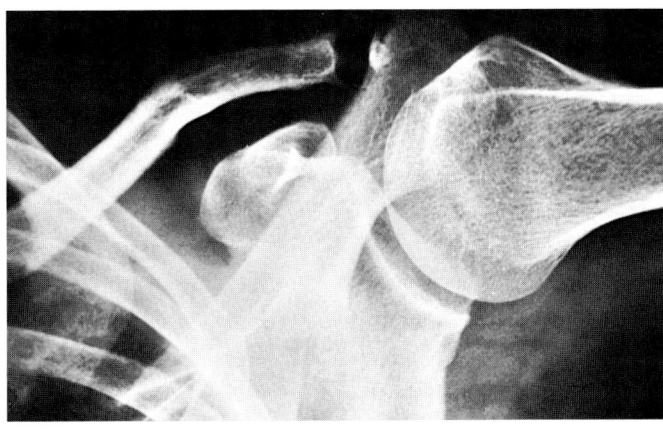

Abb. 24 46jähriger Mann mit chronischer Niereninsuffizienz. Pseudoerweiterung des Akromioklavikulargelenkes durch Resorption am Klavikulaende

364 Metabolische Osteopathien

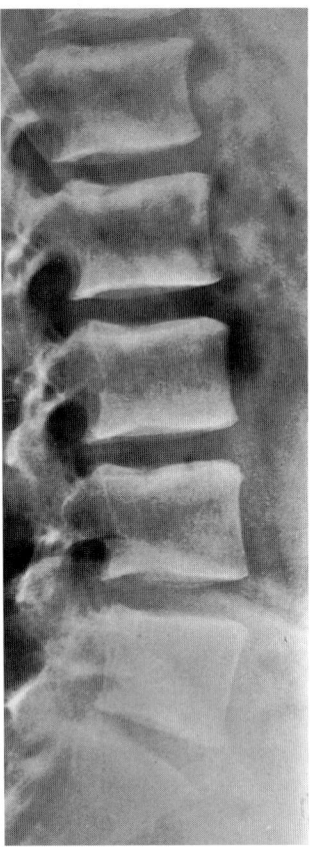
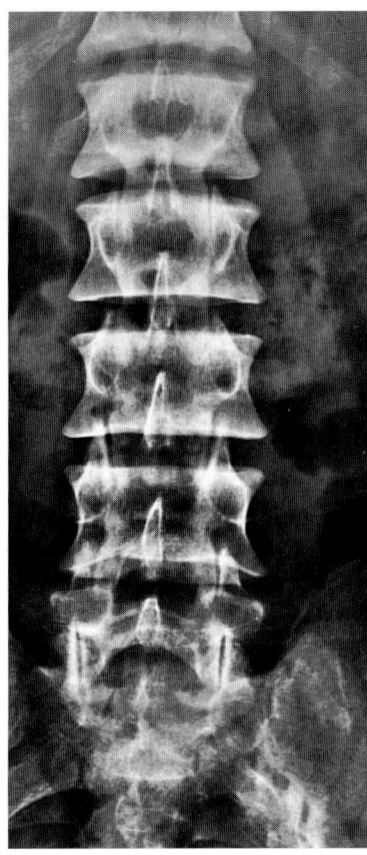

Abb. 26a u. b 40jähriger Mann, chronische Niereninsuffizienz. Osteosklerose der Spongiosa in der Nähe der Abschlußplatten der Wirbelkörper. Mattglasartige Spongiosazeichnung in Wirbelkörpermitte (Dreischichtung der Wirbelkörper)

normal:

Kompakta: gleichmäßige Dichte, höchste Breite zum Köpfchen hin

periostale Oberfläche: scharf und gut erkennbar

endostale Oberfläche: etwas wellig und im Kopfgebiet in Spongiosa übergehend

Trabekel: zum Phalangenende hin zahlreicher; primäre und sekundäre Trabekel leicht zu differenzieren; relativ scharfe Konturen

Osteomalazie: (beginnend)

Kompakta: intakt und normale Breite

Trabekel: ausreichend vorhanden; mit der Kompakta gemeinsam ergeben sie ein verschwommenes Bild wie Milchglas (überschießendes Osteoid)

Osteomalazie:

Kompakta: dünn, teilweise resorbiert, Grenzen der verbliebenen Kompakta nicht gut erkennbar

Trabekel: alle vorhanden, aber wie mit „Nebelfilm" bedeckt

Osteodystrophia (Ostitis) fibrosa:

Kompakta: vollständig zerstört; durchgehendes Milchglasbild; Spikulae der Kompakta werden durch subperiostale Knochenresorption vorgetäuscht („Zähnelung").

Das **klinische Bild** der renalen Osteopathie wird im wesentlichen durch die chronische Niereninsuffizienz bestimmt. Die Knochenveränderungen verursachen Schmerzen im gesamten Skelett. Gelenkschmerzen sind Ausdruck der subchondralen Gelenkveränderungen und Verkalkungen, die diese Osteopathie hervorruft. Laborchemisch ist die Kalziumausscheidung im Harn vermindert; der Phosphatgehalt des Serums, der Reststickstoff, die alkalische Phosphatase und der Kalzitoninspiegel im Serum sind erhöht.

Dialyseosteopathie

In der Anfangszeit der Dialysebehandlung der chronischen Niereninsuffizienz traten schwere Osteopathien auf, weil die Konzentration des Kalziums im Dialysebad zu gering war. Nach Verbesserung der Dialysetechnik und Korrektur dieses Fehlers sind die schweren Osteopathien seltener geworden.

Während der Dialysebehandlung werden Phosphatspiegel und Parathormonspiegel im Blut gesenkt. Bei richtiger Wahl der Kalziumkonzentration im Dialysebad und einer ausreichenden oralen Zufuhr von Kalzium kann die Kalziumbilanz normalisiert werden. Durch eine langjährige Dialysebehandlung entwickelt sich ein regulativer sekundärer oder ein autonomer tertiärer Hyperparathyreoidismus. Trotz guter Einstellung der Phosphat- und Kalziumbilanz und gleichzeitiger Vitamin-D-Behandlung sind bei 61% der Dialysepatienten fortschreitende subperiostale und endostale Knochenresorptionen zu beobachten. Das röntgenologische Bild der Dialyseosteopathie deckt sich weitgehend mit dem der renalen Osteopathie (Abb. 27). Jedoch werden Chondrokalzinosis, Gefäßwandverkalkungen und Verkalkungen in den parenchymatösen Organen bei Dialysepatienten häufiger gefunden als bei Patienten mit nichtdialysierter chronischer Niereninsuffizienz (Abb. 28). Eine Rückbildung der osteopathischen Veränderungen durch eine längere Dialysebehandlung ist nur unvollständig oder gar nicht zu erreichen.

Osteomalazie durch primären oder sekundären Vitamin-D-Mangel s. Beitrag BARGON: „Osteopathien bei Hypo- und Hypervitaminosen".

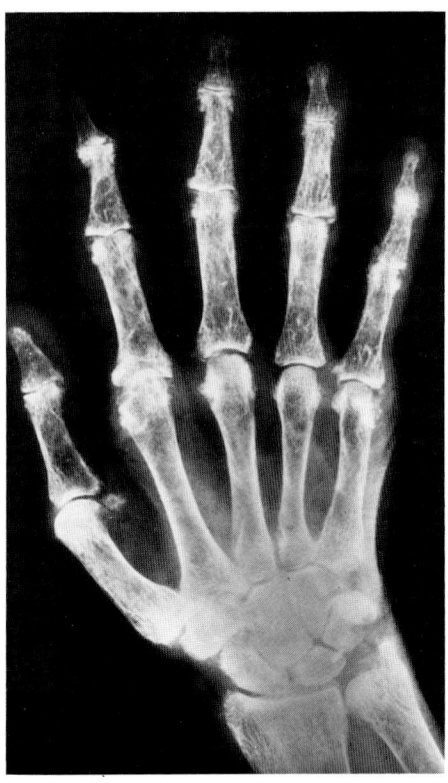

Abb. 27 59jährige Frau, chronische Niereninsuffizienz, seit 1 Jahr Dialysebehandlung. Strukturauflockkerung des spongiösen und kompakten Knochens mit Rarefizierung der Spongiosa. Subchondraler Knochenabbau. Periartikuläre Verkalkungen an den Fingergelenken einschließlich MCP-Gelenken

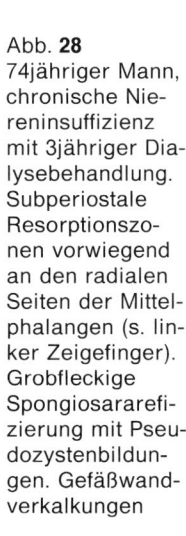
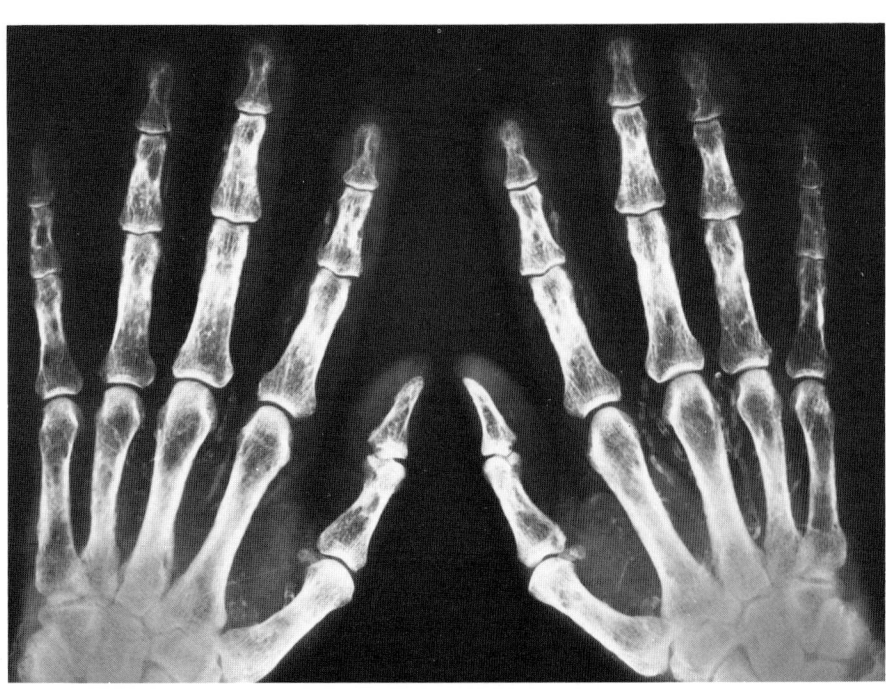

Abb. 28
74jähriger Mann, chronische Niereninsuffizienz mit 3jähriger Dialysebehandlung. Subperiostale Resorptionszonen vorwiegend an den radialen Seiten der Mittelphalangen (s. linker Zeigefinger). Grobfleckige Spongiosararefizierung mit Pseudozystenbildungen. Gefäßwandverkalkungen

Literatur

Osteoporose

Albright, F., E. C. Reifenstein: Parathyroid Glands and metabolic bone disease. Williams & Wilkins, Baltimore (1948)

Baastrup, Chr.: The acute bone atrophy and its roentgen picture. Acta Radiol. 2 (1923) 364

Bartelheimer, H.: Zur Klinik und Röntgenologie der systemartigen kalzipenischen Osteopathien. Dtsch. med. Wschr. 82 (1957) 1400

Bosnjakovic-Büscher, S., F. Heuck: Radiologie der sogenannten „Aseptischen Hüftkopfnekrosen". 36. van Swieten-Tagung Wien, Kongressbd. 1982 (S. 93)

Burkhardt, R., K. Demmler: Altersveränderungen von Knochenmark und Knochen. Z. Gerontol. 5 (1969) 263

Burkhardt, R.: Myelogene Osteopathie. In Kuhlencordt, R., H. Bartelheimer: Erkrankungen der Knochen, Gelenke und Muskeln. Handbuch der inneren Medizin, 5. Aufl., Bd. VI/1. Springer, Berlin 1980 (S. 1057)

Burkhardt, R., R. Bartl, K. Demmler, G. Kettner: Zwölf histobioptische Thesen zur Pathogenese der primären und sekundären Osteoporose. Klin. Wschr. 59 (1981) 5

Cobb, J. R.: Outline for the Study of Scoliosis. Instruct. Course Lectures. Amer. Academy of Orthopaedics. Edwards, Ann. Arbor Mich. 1948 (p. 261)

Demmler, K.: Die Histopathologie des Gefäßsystems im spongiösen Knochen. Diss., München 1974

Dihlmann, W.: Glukocorticoidnebenwirkungen am Stütz- und Gleitgewebe. Fortschr. Röntgenstr. 103 (1965) 308

Dihlmann, W.: Gelenke, Wirbelverbindungen, 3. Aufl. Thieme, Stuttgart 1987

Drogula, K. H.: Formveränderungen der Wirbelsäule bei Osteoporose. Z. Orthop. 90 (1958) 444

Fanconi, A., R. Illig, J. R. Poley, A. Prader, M. Francillon, A. Labhart, E. Uehlinger: Idiopathische transitorische Osteoporose im Pubertätsalter. Helv. paediatr. Acta 21 (1966) 531

Ferguson, A. B.: The study and treatment of scoliosis Sth. med. J. 23 (1930) 116

Gallagher, J. C., A. Horsman, J. Aaron: Corticosteroid osteoporosis. Clin. Endocrinol. Metabol. 2 (1973) 355

Heuck, F. H. W., H. Treugut: Die „Hüftkopfnekrose" bei metabolischen und hormonellen Osteopathien – eine radiologisch-morphologische Analyse. Radiologie 24 (1984) 319

Jesserer, H.: Metabolische Knochenerkrankungen. In Schinz, H. R., W. E. Baensch, W. Frommhold, R. Glauner, E. Uehlinger, J. Wellauer: Lehrbuch der Röntgendiagnostik, 6. Aufl., Bd. II/1. Thieme, Stuttgart 1979

Jesserer, H., R. Kotzaurek: Cortison and Calziumstoffwechsel. Klin. Wschr. 37 (1959) 285

Johnson, L. C.: Morphologic analysis in pathology: The kinetics of disease and general biology of bone. In Frost, H. M., Bone Biodynamics. Little, Brown & Co., Boston 1964

Jowsey, J., K. A. Johnson: Juvenile osteoporosis: bone findings in seven patients. J. Pediatr. (St. Louis) 81 (1972) 511

Krokowski, E.: Die Osteoporose aus radiologischer Sicht. Entwicklung einer neuen Theorie. Radiologe 16 (1976) 54

McKusick, V. A.: Mendelian Inheritance in Man, 4th ed. Johns Hopkins Press, Baltimore 1975

Minne, H. W., R. Ziegler: Entstehung der idiopathischen Osteoporose. Münch. med. Wschr. 127 (1985) 406

Murray, R. O., H. G. Jacobson: The Radiology of Skeletal Diseases. Churchill-Livingstone, Edinburgh 1977

Nordin, B. E. C.: Metabolic Bone and Stone Disease. Churchill-Livingstone, Edinburgh 1973

Nordin, B. E. C., M. M. Young, L. Bulusen, A. Horsman: Osteoporosis re-examined. In Barzel, U. S.: Osteoporosis. Grune & Stratton, Orlando 1970

Novakowski, N., F. Gadermann: Regressive Wirbelsäulenveränderungen bei doppelseitiger Hodenatrophie und Anorchie. Verh. dtsch. Ges. inn. Med. 58 (1952) 400

Okita, H., M. Block: Correlation between bone and marrow during treatment of acute granulocytic leukemia. Acta haematol. jap. 42 (1979) 710

Riggs, B. L., C. D. Arnaud, J. Jowsey, R. S. Goldsmith, P. J. Kelly: Parathyreoid function in primary osteoporosis. J. clin. Invest. (New Haven) 52 (1973) 181

Soffer, L. J., R. J. Dorfman, J. L. Gabrilove: The Human Adrenal Gland. Lea & Febiger, Philadelphia 1961

Stagnara, P., J. Du Peloux, R. Fauchet: Traitement orthopedique ambulatoire de la maladie de Scheuermann en period d'evolution. Rev. Chir. orthop. 52 (1966) 585

Taybi, H.: Radiology of Syndromes. Year Book Medical Publisher, Chicago 1975

Teotia, M., S. P. S. Teotia, R. K. Singh: Idiopathic juvenile osteoporosis. Amer. J. Dis. Child. 133 (1979) 894

Uehlinger, E.: Zur Diagnose und Differentialdiagnose der Osteoporose. Schweiz. med. J. 39 (1958) 39

Uehlinger, E.: Pathogenese und Struktur der Systemerkrankungen des Skeletts. Radiologe 13 (1973) 88

Osteomalazie

Atkinson, M., B. E. C. Nordin, S. Sherlock: Malabsorption and bone disease in prolonged obstructive jaundice. Quart. J. Med. 25 (1956) 299

Bricker, N. S.: On the pathogenesis of the uremic state: An exposition of the "trade off" hypothesis. New Engl. J. Med. 286 (1972) 1093

Brickman, A. S., J. W. Coburn, S. G. Massry, A. W. Norman: 1,25 dihydroxivitamin D3 in normal man and patients with renal failure. Ann. intern. Med. 80 (1974) 161

Calenoff, L., J. Norfray: Magnification digital roentgenography: a method for evaluating renal osteodystrophy in hemodialyzed patients. Amer. J. Roentgenol 118 (1973) 282

Colleson, L., J. P. Grilliat, J. Mathieu, L. Laurent: L'ostéose raréfiante dans la cirrhose du foie. Presse méd. 73 (1965) 2571

David, H. P., W. Woloszczuk, J. Kovarik: Antiepileptika-indizierte Osteomalazie und Vitamin-D-Therapie. Nervenarzt 54 (1983) 647

Delling, G.: Endokrine Osteopathien. Morphologie, Histomorphometrie und Differentialdiagnose. Fischer, Stuttgart 1975

Delling, G.: Bone cells as well as bone remodeling surfaces in renal bone disorders and their changes after therapy. A quantitative analysis. In Nordman, A. W.: Vitamin D. Biochemical, chemical and clinical aspects related to calcium metabolism. de Gruyter, Berlin 1977

Freyschmidt, J.: Röntgendiagnostik der Osteopathien. Röntgen-Bl. 33 (1980) 163

Frost, H. M.: Bone Remodelling Dynamics. Thomas, Springfield/Ill. 1963

Greenwood, R. H., F. T. C. Prunty, J. Silver: Osteomalacia after prolonged glutethimide administration. Brit. med. J. 195 (1973) 643

Hahn, T. J., B. A. Hendin, C. R. Sharp, V. C. Baoiseeau, J. D. Haddad: Serum 25 hydroxicholecalciferol levels and bone mass in children on chronic anticonvulsant therapy. New Engl. J. Med. 292 (1975) 550

Heuck, F.: Röntgenbefunde bei hepatogener Osteopathie. Radiologe 10 (1970) 234

Llach, F., S. G. Massry, F. R. Singer, K. Kurokawa, J. H. Kaye, J. W. Coburn: Skeletal resistance to endogenous parathyroid hormone in patients with early renal failure. A possible cause of secondary hyperparathyroidism. J. clin. Endocrinol. (Springfield) 41 (1975) 339

Long, R. G., E. Meinhard, R. K. Skinner: Clinical, biochemical and histological studies of osteomalacia osteoporosis and parathyroid function in chronic liver disease. Gut 19 (1978) 85

Looser, E.: Über pathologische Formen von Infraktionen und Callusbildung bei Rachitis und Osteomalazie und anderen Knochenerkrankungen. Zbl. Chir. 47 (1920) 1470

Milkman, L. A.: Pseudofractures (hunger osteopathy, late rikkets, osteomalacia). Report of a case. Amer. J. Roentgenol. 24 (1930) 29

Ritz, E.: Experimentelle Untersuchungen zum intestinalen Calcium Transport bei Urämie. Z. ges. exp. Med. 152 (1970) 313

Ritz, E., B. Krempien, P. Prager, J. Bommer, O. Mehls, K. Andrassy: Knochenveränderungen bei chronischer Niereninsuffizienz. Med. Klin. 70 (1975) 1112

Schulz, A., G. Delling: Zur Histopathologie und Morphometrie der Rachitis und ihrer Sonderformen. Verh. dtsch. Ges. Pathol. 58 (1974) 354

Hormonale Osteopathien

G. Bargon

Wachstum, Reifung und physiologischer Knochenumbau werden von verschiedenen Hormonen maßgeblich beeinflußt. Das Zusammenspiel der einzelnen Hormone ist die Voraussetzung für einen störungsfreien Verlauf des Knochenwachstums und der Knochenreifung. Im Erwachsenenalter sind die Hormone für einen geordneten Ablauf der Regenerations- und Rekonstruktionsvorgänge am Knochen mitverantwortlich. Störungen im Hormonhaushalt des Individuums lösen neben anderen Krankheitsprozessen auch Veränderungen am Knochen aus. Dabei sind die Art und das Ausmaß der Veränderungen am Knochenskelett altersabhängig. In der Wachstumsphase rufen pathologisch veränderte Hormoneinflüsse andere Reaktionen des Knochens hervor als im Erwachsenenalter. Es ist deshalb erforderlich, bei der Betrachtung der Einflüsse hormoneller Störungen auf den Knochen die verschiedenen altersabhängigen Funktionsabläufe und die sich hieraus ergebenden pathologischen Vorgänge im Knochen zu berücksichtigen und gesondert darzustellen.

Der *Hypothalamus* ist das Koordinations- und Regulationszentrum im Zwischenhirn, das durch Ausschüttung von sog. Releasing- oder Inhibitinghormonen die Hypophyse stimuliert oder bremst. Die Steuerung dieser Zwischenhirntätigkeit erfolgt über einen Regelkreis und sorgt somit für eine Konstanz des zu erhaltenden Zustandes oder Vorganges der sog. Regelgröße. Über eine Rückkopplung (Feedback) wird die Hypophyse selbst oder aber der Hypothalamus von der Peripherie gesteuert. Die Sekretion der Hypophysenvorderlappen-Hormone unterliegt einer neuralen und humoralen Stimulation.

Der *Hypophysenvorderlappen* produziert die das Skelettwachstum und den Knochenumbau beeinflussenden Hormone: TSH (Thyreotropin), ACTH (adrenokortikotropes Hormon), FSH (follikelstimulierendes Hormon), LH (Luteinisierungshormon), MSH (melanophorenstimulierendes Hormon) und STH (somatotropes Hormon, Wachstumshormon). Das STH ist das einzige Hormon des Hypophysenvorderlappens, welches direkt auf den Knochen wirkt, während die übrigen Hormone durch Stimulation anderer innersekretorischer Drüsen auf den Stoffwechsel des Knochenskeletts einwirken.

Hyperpituitarismus

Die vermehrte Produktion des Wachstumshormons (Somatostatin, Somatomedin) steigert die Teilungsfähigkeit der Osteoblasten und fördert die Bildung von Knorpel- und Knochenlamellen in der Epiphysenfuge. Auf diese Weise kommt es zu einem vermehrten Längenwachstum. Normalerweise ist der Spiegel des Wachstumshormons bei Neugeborenen hoch. Er fällt bis zum 4. Lebensjahr auf die Höhe des Spiegels der Erwachsenen ab. Die pathologisch vermehrte Produktion des Wachstumshormons erfolgt entweder in den eosinophilen Zellen eines Tumors, der im Hypophysenvorderlappen liegt, oder in versprengten eosinophilen Epithelien des Rachendaches bzw. der Keilbeinhöhle. Die Auswirkungen der Überproduktion des Wachstumshormons am Knochenskelett sind je nach Alter des Individuums unterschiedlich. Im *Kindesalter* löst die Überproduktion einen Gigantismus aus. Wird gleichzeitig die Bildung des Gonadotropins in der Hypophyse vermindert, so tritt neben der Stimulierung des Wachstums auch eine Reifehemmung ein. Die Folgen hiervon sind vermehrte Wachstumsgeschwindigkeit und ein zeitlich verlängertes Wachstum. Diese Form der Erkrankung ist extrem selten. Tritt die Überproduktion des Wachstumshormons im *jugendlichen Alter* ein, so führt der verstärkte Wachstumsschub zu einem Riesenwuchs. Dieser Riesenwuchs ist aber bereits mit akromegalen Komponenten vergesellschaftet, weil in diesem Alter die einzelnen Skelettabschnitte unterschiedliche Reifegrade erreicht haben. Der Schädel hat sein Wachstum früher beendet als die Extremitäten und die Wirbelsäule. Deshalb entsteht in dieser Altersstufe ein dysproportioniertes Längenwachstum. Der Kopf ist von normaler Größe; er erscheint jedoch für den betroffenen zu großen Menschen eher klein. Die Extremitäten, insbesondere die Hände und Füße, sind ungewöhnlich lang. Die Wirbelkörper sind vergrößert. Die Epiphysenfugen bleiben noch bis über die Mitte der 3. Lebensdekade offen. Neben den Skelettveränderungen ist eine Viszeromegalie (Kardiomyopathie mit Herzgewicht bis über 1000 g, große Leber, jedoch relativ vermindertes Nierengewicht) vorhanden.

Röntgenologisch finden sich Überlängen der Extremitätenknochen, auffallend großes, aber proportioniertes Hand- und Fußskelett mit stark verlängerter Persistenz der Epiphysenfugen. X-Beine und Knickfüße sowie Senkfüße sind Ausdruck der statischen Überlastung. Die Sella turcica ist häufig ballooniert; die Nasennebenhöhlen sind stark vergrößert, und der Unterkiefer zeigt eine Progenie durch die Vergrößerung des Unterkieferwinkels und den Wachstumsschub des Unterkieferastes. Wesentlich für das Ausmaß des Riesenwuchses ist neben der Überproduktion des Wachstumshormons die Gonadotropinbildung. Nur bei verminderter Gonadotropinsekretion bleiben die Epiphysenfugen wesentlich länger offen und lassen ein weiteres Längenwachstum zu. Ist die Gonadotropinbildung nicht gestört, so ist das Längenwachstum fast zeitgerecht beendet, und die Wachstumsstörung nimmt mehr und mehr akromegale Züge an.

Im *Erwachsenenalter* (häufig 3.–4. Lebensdekade) löst die Überproduktion von Wachstumshormon das Krankheitsbild der *Akromegalie* aus. Pathologisch-anatomisch wird das Bild von einer exzessiven periostalen Knochenneubildung geprägt. Diese Knochenneubildung findet an den Stellen statt, wo Knorpelgewebe den Knochen bedeckt oder Bindegewebszüge im Knochen verankert sind. Am Schädel führt diese Knochenneubildung zu folgenden Veränderungen: Verdickung der Schädelkalotte, Nahthyperostose, Prominenz der supraorbitalen Wülste. Durch die gleichzeitig bestehende vermehrte Resorption des Knochens kommt es zu starker Erweiterung der Nasennebenhöhlen und der Mastoidzellen. Die Vergrößerung der Hypophyse durch die eosinophile Adenombildung verursacht die Ballonierung und Vergrößerung der Sella turcica. Der Unterkiefer und der Kieferwinkel werden größer; es kommt zur Progenie; die Zähne des Unterkiefers stehen außen vor den Zähnen des Oberkiefers. Die Hände und Füße sind durch hyperostotische Kompaktaverdickungen der Phalangen und Metakarpalia bzw. Metatarsalia und durch die Hypertrophie des Weichteilgewebes vergrößert und vergröbert. Man spricht deshalb von einer Tatzenhand. Die übrigen Röhrenknochen sind durch appositionelles Knochenwachstum der Kompakta verplumpt und verdickt. Dabei entstehen manchmal Verbiegungen der langen Röhrenknochen. Die Gelenke weisen eine abnorme Knorpelbildung auf, und an den Gelenkrändern sind Knochenalterationen sichtbar. Karpaltunnelsyndrom und Gelenkkapselhypertrophien sowie periartikuläre metaplastische Verknöcherungen werden sehr häufig angetroffen. Besonders im Epiphysenbereich des Femurs werden gehäuft osteophytäre Proliferationen beobachtet. An den kurzen Röhrenknochen und am Becken sind Fibroostosen (DIHLMANN 1987) an den Ansatzstellen der Sehnen und Bänder anzutreffen, die durch die Ossifikation ihrer faserknorpeligen Ansatzzonen entstehen. Der Thorax wird durch Wachstum des knorpeligen Anteils der Rippen und nachfolgender Verkalkung faßförmig umgestaltet. Die Wirbelsäulenabschnitte sind nicht gleichmäßig von den akromegalen periostalen Knochenappositionen, perichondralen Knochengewebsneubildungen und Knochenresorptionen betroffen. In mehr als ¾ aller Fälle werden mittlere und untere Brustwirbelsäule und in den übrigen Fällen die Brust- und obere Lendenwirbelsäule befallen. Die Wirbelkörper vergrößern sich durch appositionelle Knochenneubildung an der Vorderfläche in ihrem ventrodorsalen Durchmesser. Der neugebildete Knochen lagert sich der alten vorderen Wirbelkantenkortikalis an. Oft ist die prämorbide ventrale Wirbelkontur noch erkennbar. Auch an den Seiten der Wirbelkörper erfolgt ein appositioneller Knochenanbau, der aber weniger stark ausgeprägt ist als ventral. Durch die Größenzunahme des Wirbelkörpers nach vorn und seitlich wird die Proportion des Wirbelkörpers verändert; er erscheint flacher, so daß fälschlicherweise auch von einer akromegalen Platyspondylie gesprochen wurde. Die dorsale Wirbelfläche ist konkav eingedellt. Diese Eindellung führt FREYSCHMIDT (1980b) auf eine Druckatrophie durch Gewebehypertrophie im Spinalkanal zurück. Die Intervertebralräume sind erweitert, weil die Zwischenwirbelscheiben durch die perichondrale Knorpelneubildung wachsen. Dieser neugebildete minderwertige hyaline Knorpel neigt aber zu beschleunigtem Verschleiß. Die mit der Akromegalie häufig gemeinsam auftretende Störung der Gonadotropinsekretion wird als Ursache der evtl. bei akromegalen Patienten anzutreffenden Osteoporose mit nachfolgender Kyphose und Skoliose angesehen.

Histologisch lassen sich subperiostale Umbauvorgänge gelegentlich mit unregelmäßiger Mineralisation der Tela ossea nachweisen. Die Spongiosa zeigt Auflockerungen ihrer Netzstruktur mit inhomogenen Verdichtungen der Kitt- und Zementlinien. Umschriebene Mineralisationsdefekte ähnlich wie beim Morbus Paget sind anzutreffen. Eine Verdickung der Kortikalis und der Kompakta ist charakteristisch. Beckenkammbiopsien ergaben plumpe und verbreiterte Spongiosabälkchen und eine gesteigerte Knochenresorption. Bei 50% der Fälle war eine stimulierte Knochenneubildung mit Zunahme der von Osteoblasten umgebenen Osteoidsäume (DELLING 1975) nachzuweisen. Wird das Hypophysenadenom entfernt, so sistiert der gesteigerte Knochenanbau, während gleichzeitig die Knochenresorption erhöht bleibt. Auf diese Weise entsteht eine Osteoporose.

Die **röntgenologischen Befunde** bei der Akromegalie werden von den pathologisch-anatomischen Veränderungen am Knochenskelett bestimmt. Röntgenologische Veränderungen am Schädel: Hyperostosis frontalis interna diffusa oder nodosa, Verdickung der Schädelkalotte, wobei die Lamina interna zart und scharf begrenzt bleibt,

Abb. 1   51jähriger Mann, Hypophysentumor, Akromegalie: Verdickung der Schädelkalotte, Lamina interna zart und scharf abgegrenzt, Lamina externa verbreitert und unscharf. Sella turcica vergrößert und balloniert. Progenie des Unterkiefers

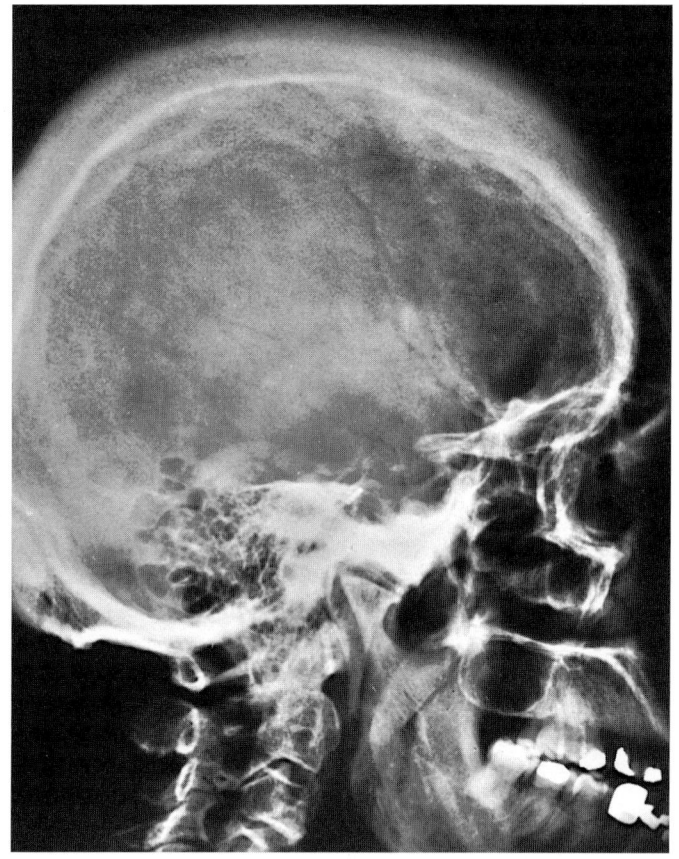

während die Lamina externa eine mehr oder weniger breite appositionelle Knochengewebsneubildung aufweist. Die Nasennebenhöhlen und Mastoidzellen sind stark erweitert. Die Sella turcica ist vergrößert und balloniert. Lokale Hyperostosen der supraorbitalen Knochenwülste, Vergrößerung des Unterkiefers und des Kieferwinkels sind hervorstechende radiologische Merkmale der Akromegalie (Abb. 1). An den Händen und Füßen sind säulenartige Verdickungen der Metakarpalia bzw. Metatarsalia und der Phalangen durch diaphysäre Knochenapposition (Hypertrophietyp), Randosteophytenbildungen an den Karpometakarpal-, Metakarpophalangeal- und Interphalangealgelenken ohne Gelenkspaltverschmälerung (wulstiger Typ) nachweisbar (Abb. 2 u. 4). Büschelartige Veränderungen am Nagelkranz der Endphalangen und geringgradige intrakortikale Lamellierungen der Diaphysenkompakta sind weitere röntgenologische Zeichen akromegaler Knochenveränderungen. An den großen Gelenken lassen sich periarti-

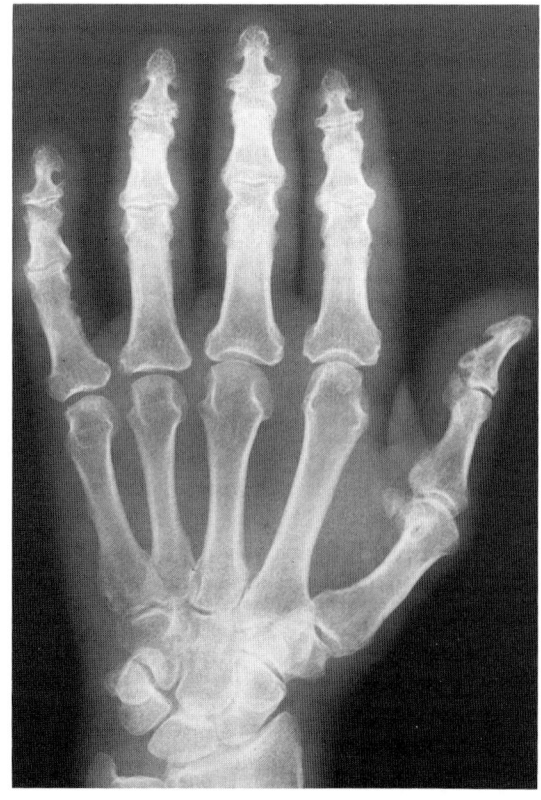

Abb. 2   30jähriger Mann, Hypophysentumor, Akromegalie: Randosteophyten an den Interphalangealgelenken und Verbreiterung des Processus unguicularis sämtlicher Finger (sog. Spatenform). Weichteilverdickungen (Tatzenhand)

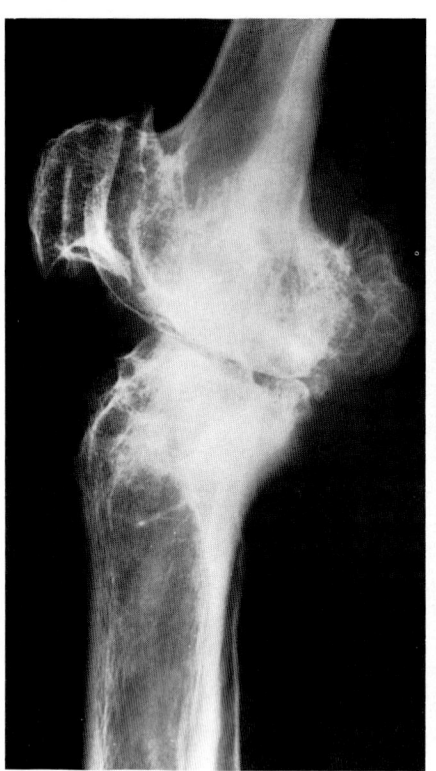 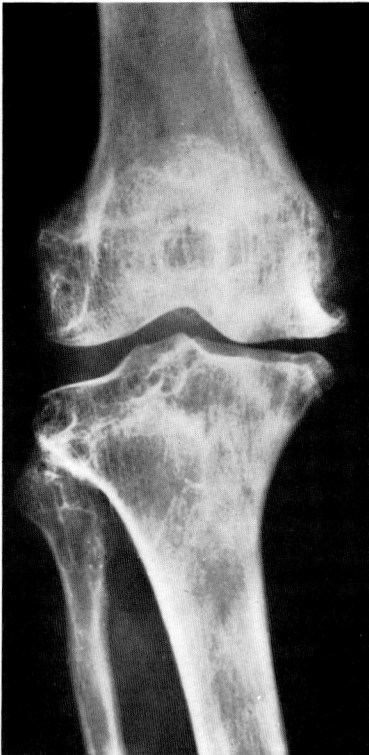

Abb. 3a u. b Exzessive Knochenneubildung an den Sehnenansätzen der Kniegelenke bei einer 59jährigen Frau mit Akromegalie

kuläre metaplastische Verknöcherungen und Verkalkungen des Limbus, periostale sowie fibroostotische Knochenappositionen mit Verplumpungen der gelenkflächentragenden Knochenabschnitte und der daraus resultierenden akromegalen Osteoarthropathie nachweisen. Die Röhrenknochen zeigen Verplumpungen und Verdickungen sowie Verbiegungen durch appositionelles periostales Knochenwachstum und Osteophyten im Epiphysenbereich (Abb. 3). Der Thorax ist faßförmig deformiert; die Rippenknorpel-Knochen-Grenzen weisen zapfenförmige und herdförmige getüpfelte ungeordnete Verkalkungen auf; die Verknöcherungen sind oftmals gabelzinkenartig und werden als akromegaler Rosenkranz bezeichnet.

An der Wirbelsäule spielen sich die Veränderungen vorwiegend im Bereich der mittleren und unteren Brustwirbelsäule und oberen Lendenwirbelsäule ab. Es finden sich Vergrößerungen der Wirbelkörper durch Breiten- und Längenwachstum. Hierdurch wird eine Platyspondylie vorgetäuscht. Die Intervertebralräume sind erhöht. Spondylotisch-hyperostotische Knochenappositionen verlaufen meist parallel zu den Wirbelkörpervorderkontu-

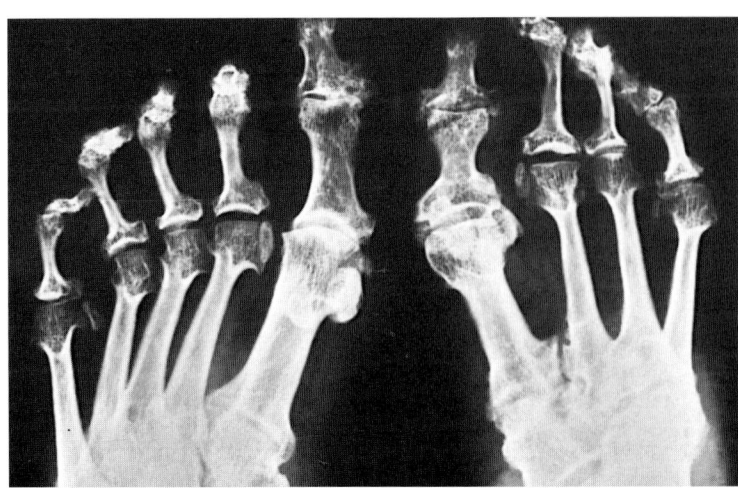

Abb. 4 51jähriger Mann mit Hypophysentumor, Akromegalie: Randosteophyten an den Metatarsophalangealgelenken und den Interphalangealgelenken ohne Arthrosezeichen. Nebenbefund: Aplasie der IV. Zehe rechts

ren, selten jedoch unter Intervertebralspangenbildung. Die dorsale Lendenwirbelkontur ist konkav begrenzt („scalloping" des englischen Sprachgebiets). Bei länger bestehender Akromegalie tritt eine Osteoporose der Wirbelsäule hinzu, auf deren Boden Keil-, Fisch- und Plattwirbelbildungen sowie Kyphose und Skoliose entstehen.

Das **klinische Krankheitsbild** wird durch die Skelettveränderungen bestimmt. Weichteilwachstum, Akrenwachstum, Progenie, Splanchnomegalie, Stoffwechselsteigerung, Kopfschmerzen, Sehstörungen, Rückenschmerzen, Hypertrichose, Pigmentierung der Haut und Gewichtszunahme sind die häufigsten klinischen Zeichen. Laborbefunde sind: erhöhter STH-Spiegel im Serum, Fehlen des Absinkens des STH-Spiegels nach Glukosebelastung, Herabsetzung der Kohlehydrattoleranz in 25% der Fälle, manifester Diabetes mellitus in 10% der Fälle, Hypothyreose in 5–10% der Fälle.

Hypopituitarismus

Die Unterfunktion des Hypophysenvorderlappens wird als Hypopituitarismus bezeichnet. Die Unterfunktion kann entweder nur das Wachstumshormon betreffen oder auch die übrigen Hypophysenvorderlappen-Hormone werden vermindert sezerniert. Entsprechend der Verminderung der einzelnen Hypophysenvorderlappen-Hormone und der Kombination der einzelnen Hormonstörungen ändert sich auch die Störung am Knochenskelett. Ebenso wie bei der Überfunktion des Hypophysenvorderlappens spielt nämlich das Manifestationsalter der Hormonstörung bei der Unterfunktion eine wesentliche Rolle.
Bei Kindern wird die Hormonstörung erst im 2.–3. Lebensjahr bemerkt. Die Wachstumsstörungen treten oft sogar erst nach dem 4. Lebensjahr auf, weil das verminderte Wachstumshormon noch bis zu diesem Lebensabschnitt ausreicht, um ein normales Wachstum zu gewährleisten. Ursachen für die Hypophysenvorderlappen-Insuffizienz sind: geburtstraumatische Schädigung der Hypophyse, Zirkulationsschäden, Entzündungsfolgen, Traumafolgen und Tumoren (z. B. Kraniopharyngeom). Der isolierte Ausfall des Wachstumshormons führt zum hypophysären Minderwuchs (hypophysärer Zwerg).

Pathologisch-anatomisch liegt ein Defizit des Längenwachstums vor, das vor allem die langen Röhrenknochen betrifft. Dabei ist das Knochenalter nur wenig retardiert. Die Proportionen des Skeletts sind normal. Ist das Wachstumshormon nur vermindert und nicht vollständig ausgefallen, so kann ein stark verzögertes Wachstum doch noch zu einer durchschnittlichen Körpergröße führen.

Sind aber noch weitere Hormone des Hypophysenvorderlappens (TSH, ACTH, FSH, GTH) vermindert oder vollständig ausgefallen, so gesellen sich zu den Wachstumsstörungen noch die Zeichen der Reifungsstörung. Die Kinder sind klein; der Schädel ist verhältnismäßig groß und das Gesicht rund. Die Hände und Füße sind kurz. Die sexuelle Reifung ist stark retardiert. Der Zahnwechsel erfolgt stark verspätet. Die Intelligenz der Kinder ist durchschnittlich; die geistigen und körperlichen Aktivitäten sind vermindert. Die Sexualbehaarung und die Hautpigmentierung sind spärlich oder fehlen ganz. Die Haut wird frühzeitig faltig.

Röntgenologisch sind die Skelettveränderungen durch ein mehr oder weniger starkes Längendefizit der langen Röhrenknochen und der Handknochen (Akromikrie) charakterisiert. Eine Retardierung des Knochenalters ist Ausdruck des Ausfalls weiterer Hypophysenvorderlappen-Hormone. Die Diaphysen der langen Röhrenknochen sind verschmälert, und die Kortikalis ist dünn. Die Metaphysen der Grund- und Mittelphalangen können erodierte Konturen aufweisen. Die Epiphysenfugen bleiben bis in das höhere Erwachsenenalter offen, obwohl ein epiphysäres Wachstum nicht mehr stattfindet.
Im *Erwachsenenalter* führt das chromophobe Hypophysenadenom oder eine therapeutische Hypophysektomie zu einer partiellen Hypophyseninsuffizienz. Der Ausfall des gesamten Hypophysenvorderlappens – der Panhypopituitarismus – wird durch die postpartale Nekrose der Hypophyse – Sheehan-Syndrom – oder durch Tumordestruktion und gelegentlich auch durch therapeutische Hypophysektomie hervorgerufen. Durch einen Ausfall des hypothalamohypophysären Regelkreises entsteht die sog. tertiäre Hypophyseninsuffizienz, die aber von der reinen hypophysär bedingten Insuffizienz kaum zu unterscheiden ist. Die Hypophyseninsuffizienz tritt bei Frauen häufiger auf als bei Männern. Die Erkrankung hat in der 3.–4. Lebensdekade ihren Häufigkeitsgipfel.

Röntgenologisch sind die Zeichen des im Erwachsenenalter erworbenen Hypopituitarismus wenig charakteristisch. Nach längerem Bestehen der Hypophyseninsuffizienz stellt sich sekundär eine Gonaden- und Nebennierenrindeninsuffizienz ein, die dann am Stammskelett zum Bild der präsenilen Osteoporose führt. Bei hypophysär bedingtem sekundärem Hypogonadismus im Adoleszentenalter wurden Adoleszentenkyphose (Morbus Scheuermann), Epiphyseolyse, Störung der Randleistenbildung an den Wirbelkörpern, Spondylolisthesis, X-Beine und Verdickungen und Verdichtungen der Syndesmosis ischiopubica beschrieben – diese vielfältigen Störungen, die im Schrifttum angegeben werden, erwecken allerdings den Verdacht von akausalen Koinzidenzen. Die Epiphysenfugen und Apophysenfugen können lange Jahre offenbleiben.

Klinisch entwickelt sich das Bild des sog. weißen Morbus Addison. Die Symptome sind: Müdigkeit, Verlangsamung, Hypoglykämie, Menstruationsstörungen mit Amenorrhoe, Impotenz, Antriebsschwäche, Adynamie, Depressionen, Bradykardie, Hypotonie, Kollapsneigung, Hypothermie, Koma mit Erbrechen, spärliche Schambehaarung und faltige blasse Haut. Laborbefunde: im Somatotropinprovokationstest kein Ansteigen des im Blut erniedrigten Somatotropinspiegels; die alkalische Phosphatase im Serum und das anorganische Phosphor im Serum sind normal bis erniedrigt.

Hypogonadismus

Die Auswirkungen des Hypogonadismus auf das Knochenskelett sind beim heranwachsenden männlichen Individuum stärker ausgeprägt als beim weiblichen. Man unterscheidet zwischen hypophysär bedingtem, sog. sekundärem Hypogonadismus und dem primären Hypogonadismus. Der hypophysär bedingte sekundäre Hypogonadismus wurde bereits unter dem Panhypopituitarismus abgehandelt. Der primäre Hypogonadismus entsteht durch angeborenes Fehlen oder Atrophie der Gonaden sowie durch später eintretenden Verlust der Gonaden. Ein Begleithypogonadismus wird bei Männern bei Urämie, Leberzirrhose, Myxödem, Östrogentherapie, chronischem Alkoholismus und bei Mangelernährung angetroffen.

Im *Kindesalter* führt der Hypogonadismus zu einer verspätet einsetzenden Skelettreifung. Die Epiphysenfugen bleiben lange Zeit offen und funktionsfähig. Sie erlauben im Gegensatz zum hypophysären und thyreogenen Minderwuchs ein weiteres Wachstum bis ins hohe Alter hinein. Es entsteht ein Hochwuchs mit sehr langen oberen und unteren Extremitäten. Der Rumpf und der Schädel sind an dem zeitlich verlängerten Wachstum unwesentlich beteiligt; deshalb entsteht eine deutliche Dysproportion des Körpers. Man spricht in diesem Zusammenhang von Stehriesen und Sitzzwergen. Epiphyseolysis capitis femoris juvenilis, Coxa vara, Genua valga, Hüftgelenksdysplasie, Osteochondrosis dissecans, Spondylolisthesis treten auffallend häufig bei Patienten mit Hypogonadismus auf.

Im **Röntgenbild** sind stark verlängerte Röhrenknochen, schlanke, lange Metakarpalia und Phalangen und persistierende Epiphysenfugen die dominierenden Symptome (vgl. Abb. **14** auf S. 350). Die im Erwachsenenalter relativ früh auftretende Osteoporose bei Hypogonadismus wurde im Abschnitt „Osteoporose" (s. S. 349f.) behandelt.

Osteopathie bei Morbus Cushing und Kortikosteroidmedikation. Die Osteopathie, welche durch die Einwirkung einer erhöhten Kortikosteroidproduktion oder durch Applikation von medikamentösen Kortikosteroidgaben entsteht, ist bereits unter Osteoporose bei Morbus Cushing und Kortikosteroidosteoporose abgehandelt worden (s. S. 344).

Osteopathie bei Diabetes mellitus s. Beitrag DIHLMANN: „Neurogene (neuropathische) Osteoarthropathien und Paraosteoarthropathien", S. 314.

Hyperthyreose

Die Überproduktion von metabolisch aktiven Schilddrüsenhormonen, Thyroxin (T4) und Trijodthyronin (T3), beeinflußt den Stoffwechsel des Knochens in Abhängigkeit vom Alter des Patienten in unterschiedlichem Ausmaße. Im Kindesalter werden ein schnelleres Körperwachstum, eine verfrühte Skelettreife und bei Mädchen ein vorzeitiger Eintritt der Menarche beobachtet. Bei Erwachsenen sind die Skelettveränderungen nicht obligat. Die Knochenveränderungen imponieren in der Regel als Osteoporose und sind nur selten bei fortgeschrittenen Hyperthyreosen mit einem der Fibroosteoklasie und der Osteomalazie ähnlichen Umbau vergesellschaftet.

Die Pathogenese dieser Knochenveränderungen ist noch nicht geklärt. Im *Kindesalter* sind Überfunktionen der Schilddrüse sehr selten. Es kann sich hierbei entweder um eine angeborene Hyperthyreose oder um eine erworbene Hyperthyreose oder um die Manifestation einer ererbten Anlage handeln. Es wurden aber auch vereinzelt Hyperthyreosen bei Kindern beobachtet, die durch eine Überdosierung von Thyreoidea siccata zur Behandlung einer Hypothyreose entstanden waren. Eine besondere Form der Hyperthyreose ist die sog. transitorische Neugeborenenthyreotoxikose, die durch eine Hyperthyreose der Mutter ausgelöst wird. Nach heutiger Ansicht gelangen das TSH (thyreoideastimulierendes Hormon), das Thyroxin und der LATS („long-acting-thyroid-stimulator") in den letzten 3 Schwangerschaftsmonaten aus dem mütterlichen Kreislauf über die Plazenta in den Fetalkreislauf und lösen im Neugeborenen eine Thyreotoxikose aus. Nach SUNSHINE u. Mitarb. (1965) soll bei der Entstehung dieses Krankheitsbildes der LATS mit einer Halbwertszeit von 6–18 Tagen die wesentliche Rolle spielen.

Im *Erwachsenenalter* wird die Hyperthyreose nur in einem bestimmten Prozentsatz von einer Osteopathie begleitet. In der Literatur schwanken die Häufigkeitsangaben von 2,4–73%. Die metabolisch aktiven Schilddrüsenhormone steigern die Knochentransformation. Dabei werden die Osteoklasten offenbar stärker angeregt als die Osteoblasten, so daß die Transformation des Knochens schließlich in einen Substanzverlust der Tela ossea einmündet. Mikroradiographisch ist das Mosaik der Kalksalze der Tela ossea unregelmäßig gestaltet. Die Low-density-Osteome sind vermehrt; ihre Osteoidsäume können eine normale Dicke aufweisen. Der Anteil der Tela ossea ist vermindert; die Osteozytenzahl ist herabgesetzt. Vereinzelt sind Mineralisationsdefekte, Howshipsche Resorptionslakunen, Osteone mit geringerer Mineralisation und eine intraossäre Spongiosierung anzutreffen. Für die Entstehung der hyperthyreotischen Osteopathie ist es offenbar unwesentlich, ob die metabolisch aktiven Schilddrüsenhormone T_3 und T_4 aus einer uni- oder multinodulären toxischen Struma (primärer Hyperthyreoidismus) oder aus einer Basedow-Struma stammen. Die röntgenologischen Befunde bei der hyperthyreotischen Osteopathie sind abhängig vom Lebensalter der Patienten. Bei *Neugeborenen* sind die Knochenkerne der Karpalknochen schon bei der Geburt vorhanden, wenn das Krankheitsbild der Neugeborenenthyreotoxikose besteht. Diese Knochenkernakzeleration ist neben der klinischen Symptomatik der wichtigste diagnostische Parameter zur Erkennung dieser seltenen Krankheitsform.

Bei *Kindern* wird mit einer Häufigkeit von 50% eine Ossifikationsbeschleunigung von 2–3 Jahren gefunden. Es besteht aber keine Korrelation zwischen Wachstumsbeschleunigung und Ossifikationsbeschleunigung. Durch eine vorzeitige Verschmelzung der Epiphysen an den Fingern kommt es zur Brachydaktylie einzelner Metakarpalia und Phalangen. Der vorzeitige Nahtschluß am Schädel hat eine Kraniosynostose zur Folge. Die langen Röhrenknochen zeigen eine leichte Demineralisation; Zapfenepiphysen treten auf, und an den Wirbelkörpern werden kleine Abschlußplatteneinbrüche gefunden. An den Fingernägeln können dezente, röntgenologisch nachweisbare kalkspritzerartige Tüpfelungen auftreten, die den klinisch sichtbaren Veränderungen der sog. Plummer-Nägel entsprechen.

Bei *Erwachsenen* lassen sich auf Vergrößerungsaufnahmen oder Aufnahmen mit feinzeichnenden Folien Lamellierungen der Kompakta als Ausdruck der intrakortikalen osteoklastischen Resorption nachweisen. Die Lamellierung (Tunnelierung) und Verschmälerung der kompakten Knochensubstanz sind an den Phalangen und Metakarpalia, an Humerus, Femur, Rippen, Klavikula zu erkennen. Als besonders empfindlich für diese Veränderungen hat sich das Metakarpale II erwiesen. Das Metakarpale II gilt daher als Referenzknochen der hyperthyreoten Osteopathie. Pathologische Frakturen und Ermüdungsbrüche treten auf, die in den statisch besonders belasteten Knochenabschnitten lokalisiert sind. Am Schädel wird in 40% der Fälle eine Verdünnung der Schädelkalotte mit grobporiger Diploespongiosa beschrieben, wobei aber nur das Os parietale und das Os temporale, jedoch niemals das Os occipitale betroffen sind. Verkalkungen der Rippenknorpel und der Trachealknorpel werden bei Patienten mit Hyperthyreose gehäuft gesehen. An der Wirbelsäule sind die Zeichen einer Osteoporose mit Kyphose, Keil-, Fisch- und Plattenwirbel anzutreffen, wie sie im Abschnitt „Osteoporose" bereits beschrieben wurden (s. S. 339). Nach erfolgreicher Therapie der Hyperthyreose kommt es in der Regel zu keiner Rückbildung der ossären Veränderungen; die rarefizierenden Knochenprozesse sistieren. Das Frakturrisiko bleibt bestehen und soll sich nach Ansicht von ZWEYMÜLLER u. JESSERER (1973) noch verstärken. Das klinische Bild wird durch das Grundleiden, also von der Hyperthyreose, bestimmt. Die Knochenveränderungen bereiten Kreuz- und Rückenschmerzen sowie muskuläre Schmerzen, die meist nach erfolgreicher Hyperthyreosebehandlung rückläufig sind oder vollständig verschwinden können.

Eine Sonderform der hyperthyreotischen Osteopathie ist die *thyreohypophysäre Akropachie*. Es wird angenommen, daß es neben dem LATS andere schilddrüsenstimulierende Immunglobuline gibt, die als Antikörper gegen ein schilddrüseninternes Antigen produziert werden. Diese Gruppe der schilddrüsenstimulierenden Antikörper werden als TSI („Thyreoid stimulating Immunoglobulin") bezeichnet. Dieses TSI hat die Fähigkeit die Schilddrüse ähnlich zu aktivieren wie das TSH der Hypophyse. Die Hyperthyreose, die durch TSI hervorgerufen wird, geht mit einem Exophthalmus und prätibialen Ödemen einher und ist vom Morbus Basedow nicht zu unterscheiden. THOMAS (1933) und GIMLETTE (1964) fanden bei etwa 1% der Patienten, die an Morbus Basedow erkrankt waren, das Bild der Akropachie. Die Akropachie trat meist nach der Behandlung des Morbus Basedow durch Thyreoidektomie oder radioaktive Jodtherapie auf. Nach thyreostatischer Behandlung wurde sie nicht beobachtet. Die ossäre Manifestation sind eine Osteoarthropathie mit keulenförmiger Auftreibung der Finger und Zehen ähnlich den sog. Trommelschlegelfingern sowie periostale Reaktionen an den Phalangen, Metakarpalia, Metatarsalia und an langen Röhrenknochen. Die Knochenproliferationen sind unregelmäßig und asymmetrisch. Die ulnare Seite des V. Fingers und die radiale Seite des Daumens und des Zeigefingers werden von diesen periostalen Appositionen bevorzugt. Auch an Radius, Ulna, Tibia und Fibula sind gleichartige Veränderungen beobachtet worden. Diese Akropachie ist obligat mit dem Symptom des Exophthalmus vergesellschaftet. In der

Mehrzahl der beschriebenen Fälle traten die Knochenveränderung nach Beseitigung der hyperthyreotischen Stoffwechsellage auf. Histologisch liegen den Knochenproliferationen feine noduläre Fibrosen des Periosts zugrunde.

Hypothyreose

Die Hypothyreose ist dasjenige Krankheitsbild, welches auf Mangel an Schilddrüsenhormonen beruht. Je nach Schweregrad dieses Mangels kann eine diskrete Symptomatologie bis hin zum Vollbild des Myxödems auftreten. Liegt die Ursache des Hormonmangels in der Schilddrüse selbst, so spricht man von einer primären Hypothyreose. Durch Ausfall des thyreotropen Hypophysenvorderlappen-Hormons oder durch Fehlen bzw. Verminderung des „thyrotropin-releasing-hormone" (TRH) aus dem Hypothalamus entwickelt sich eine sekundäre Hypothyreose. Als weitere Ursachen der Hypothyreose sind noch der selten vorkommende kongenitale Enzymdefekt, der die Thyroxinsynthese beeinträchtigt, und der exogene Jodmangel zu nennen. Zur primären Hypothyreose gehören: angeborene Athyreose, Schilddrüsendysplasie, ektopische Schilddrüsenanlage (Zungengrund, Ductus thyreoglossus, Retrosternalraum) mit vermindertem Schilddrüsenvolumen, die erworbene Volumenverminderung des funktionstüchtigen Schilddrüsengewebes (Strumektomie, Radiojodresektion, Hashimoto-Strumitis, Atrophie der Schilddrüse unbekannter Genese, Hormonblockierung durch Thyreostatika und maligne Tumoren). Ebenfalls dieser Gruppe zuzurechnen sind die Störungen der Thyroxinsynthese und der exogene Jodmangel. Zu den sekundären Hypothyreosen gehören der Ausfall des TSH und/oder des TRH, der durch mangelhafte Stimulierung der Schilddrüse eine Minderproduktion der aktiven Schilddrüsenhormone verursacht. Weil die Schilddrüsenhormone ganz wesentlich den Stoffwechselumsatz des Körpers beeinflussen, sind Störungen, die ihr Mangel verursacht, sehr zahlreich. Ausmaß, Beginn und Dauer des Hormonmangels des fetalen Organismus führen zum morphogenetischen Schilddrüsenhormondefekt, der irreversible Schäden am Skelett und zentralen Nervensystem verursacht. Auch im postnatalen Organismus ruft der Schilddrüsenhormonmangel schwere Störungen der Skelettentwicklung und eine Oligophrenie hervor. Je später im Kindesalter der Hormonmangel auftritt, desto geringer sind seine Auswirkungen.

Pathophysiologisch führt der Schilddrüsenmangel im Entwicklungsalter zu einer Wachstumshemmung, die sich besonders an den Epiphysen und Apophysen bemerkbar macht. Die Umwandlung des Knorpelgewebes in Knochengewebe wird besonders in den Wachstumszonen des Skeletts verzögert und die Knorpelproliferation gestört.
Histologisch sind die Knorpelsäulen der langen Röhrenknochen wesentlich kürzer als bei gesunden Vergleichspersonen. Sie sind aber im Gegensatz zu enchondralen Osteodysplasien regelmäßig angeordnet. Die präparatorische Verkalkungszone ist normal ausgebildet, und so entstehen scharf begrenzte Abschlußplatten.

Die **Röntgenbefunde** sind abhängig von dem Zeitpunkt des Auftretens des Hormonmangels während der postpartalen Skelettentwicklung. Die Röntgenaufnahme des Schädels zeigt eine relative Vergrößerung und Verdickung der Schädelkalotte. Die Tabula interna ist kaum von der Tabula externa abzutrennen. Schädelnähte und Fontanellen sind zu weit, und in der Lambdanaht finden sich gehäuft Schaltknochen. Das Nasenbein verläuft steil und erscheint zu kurz. Die Schädelbasis ist gegenüber dem Schädeldach verkürzt und fällt nach kaudal steil ab (Abb. **5**). Die Sella turcica ist vergrößert. Bei jungen Kindern ist die vergrößerte Sella mit einem steil nach oben gerichteten Dorsum sellae versehen. Hierdurch erhält die Sella eine Schüsselform. Bei älteren hypothyreoten Kindern wirkt die Sella mehr rundlich, und das Dorsum sellae erscheint nach ventral gerichtet – sog. Kirschenform. Ursache dieser Sellavergrößerung soll

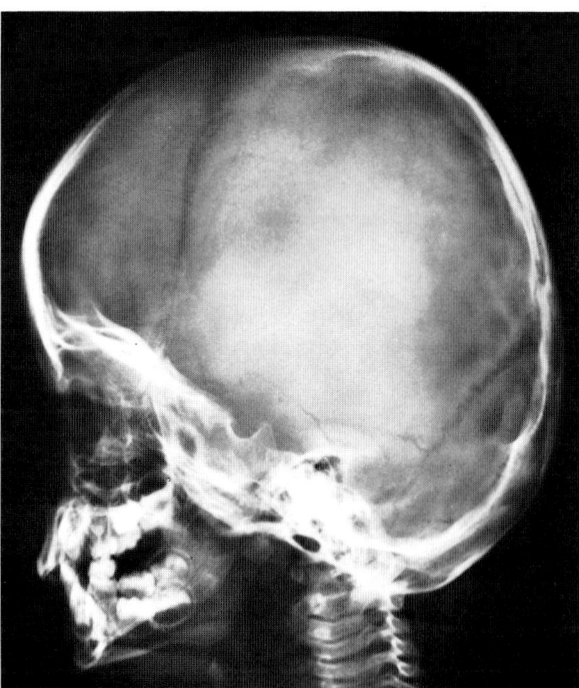

Abb. 5 Schädel eines 2jährigen Knaben mit kongenitaler Athyreose. Beachte die Verkürzung der Schädelbasis sowie die Konfiguration der Sella turcica! (Univ.-Kinderklinik Wien)

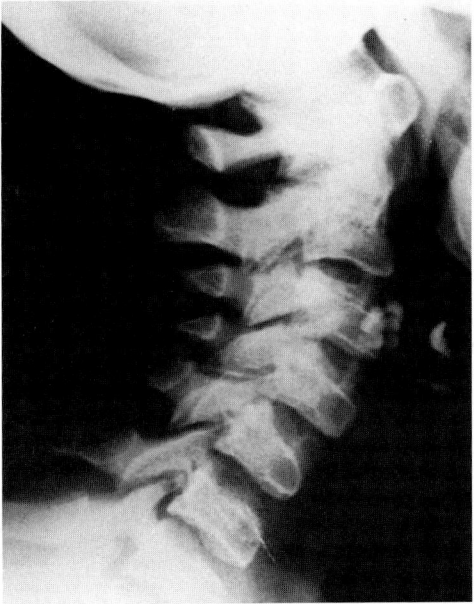 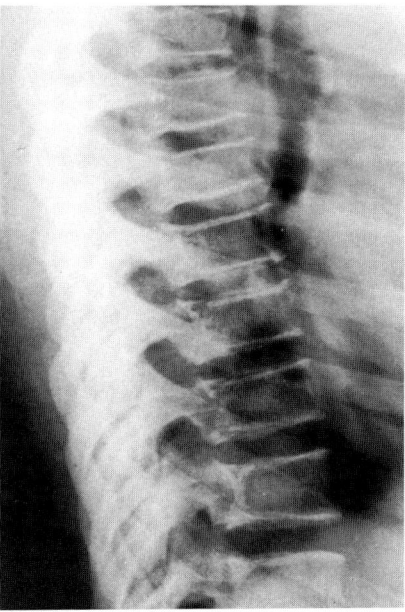

Abb. 6 a u. b 50jähriger Mann mit einer kongenitalen Athyreose
a Persistierende Plattwirbelbildung an der HWS mit ventraler Höhenminderung und verbreitert erscheinenden Zwischenwirbelräumen
b Flache breite Wirbelkörper mit verdichteten Abschlußplatten der Brustwirbelsäule, Höhenverlust der Wirbelkörper

eine Hypertrophie der Hypophyse sein, die durch den Feedbackmechanismus der verminderten Schilddrüsenfunktion auf die Hypophyse ausgelöst wird. Die Pneumatisation der Nasennebenhöhlen und des Mastoids und die Zahnentwicklung sind verzögert. Die Makroglossie und die meist vorhandene Struma lassen sich als Weichteilschatten oft schon auf der seitlichen Schädelaufnahme abgrenzen. Die Wirbelsäule weist Veränderungen der Wirbelkörper auf, die sich am häufigsten am 2. und 1. LWK abspielen. Die Wirbelkörper sind flach und breit, oftmals stark verdichtet. Die Zwischenwirbelräume erscheinen verbreitert. Keilwirbelbildung und Hypoplasie des anterosuperioren Wirbelkörperabschnittes verursachen eine Kyphose der Wirbelsäule (Abb. 6 a–d). Die Ausprägung dieser Wirbelsäulenveränderungen ist zwar sehr unterschiedlich, aber fast regelmäßig vorhanden. Bikonkave Wirbelkörperverformungen an der Lendenwirbelsäule und Verzögerung des Wirbelbogenschlusses lassen sich ebenfalls röntgenologisch nachweisen. Die Abflachung der Wirbelkörper vermindert die Längsausdehnung der Wirbelsäule. Die Hahnschen Kanäle der Wirbelkörper bleiben auffallend lange Zeit erhalten. Eine besondere diagnostische Bedeutung hat der röntgenologische Nachweis der Epiphysenkerne. Bei angeborener Hypothyreose ist im Neugeborenenalter ein Fehlen der Knochenkerne in der distalen Femur- und proximalen Tibiaepiphyse röntgenologisch nachweisbar. Dieses Fehlen ist als Ossifikationsrückstand anzusehen; denn bei reifen Neugeborenen ist der Knochenkern der distalen Femurepiphyse in 89–95% und der Knochenkern der proximalen Tibiaepiphyse in 77% bereits bei der Geburt vorhanden. Nach dem 3. Lebensmonat dient die Röntgenaufnahme der linken Hand dem Nachweis vorhandener Ossifikationsstörungen. Die Röntgenaufnahme der gesamten Hand wird mit der Altersnorm der Greulich-Pyle-Tabelle verglichen. Die Retardierung der Ossifikation der Karpalia, Metakarpalia und Phalangen kann sofort ermittelt werden. Pseudoepiphysen werden häufig an den Metakarpalia und Phalangen gefunden. Offene Epiphysenfugen können bei weiter bestehender Hypothyreose noch bis weit in das Erwachsenenalter vorhanden bleiben. Die Ossifikationsstörung läßt sich auch nahezu regelmäßig am Epiphysenkern der proximalen Femur- und Humerusepiphyse nachweisen (Abb. 6 e). Die Epiphyse des Femurkopfes und des Humeruskopfes verknöchern verspätet und multizentrisch. Diese multizentrische Verknöcherung der Epiphysen erfolgt doppelseitig. Die verzögerte Ossifikation der Epiphyse des Femurkopfes begünstigt die Entstehung von Schäden am Femurkopf durch die statische Belastung. Diese Hüftkopfveränderungen werden auch als Kretinhüfte bezeichnet.
Tritt die Hypothyreose später auf und ist bereits ein Teil der Epiphysen verknöchert, so sind die

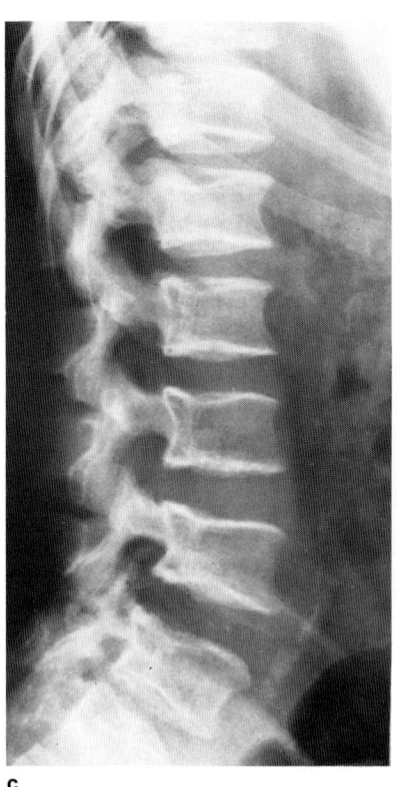
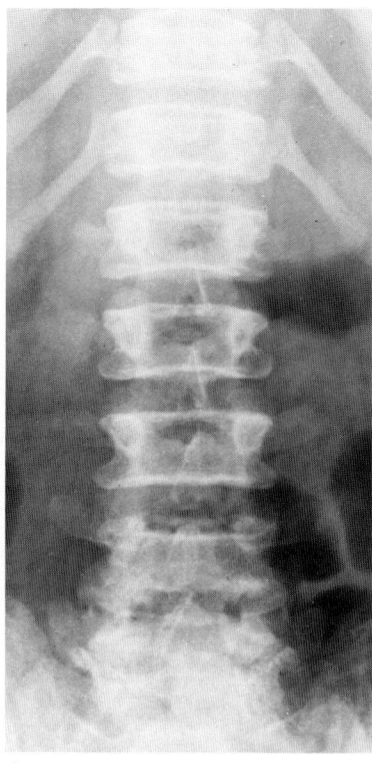

Abb. 6c–e
c u. d Höhenminderung der Wirbelkörper der LWS, Verbreiterung der Zwischenwirbelräume. Verdickung der Abschlußplatten. Siehe auch die dorsale Exkavation mehrerer Wirbelkörper
e Mangelhafte Ossifikation der Hüftköpfe mit schweren destruierenden Veränderungen an den Femurköpfen beiderseits. Sog. Kretinhüfte

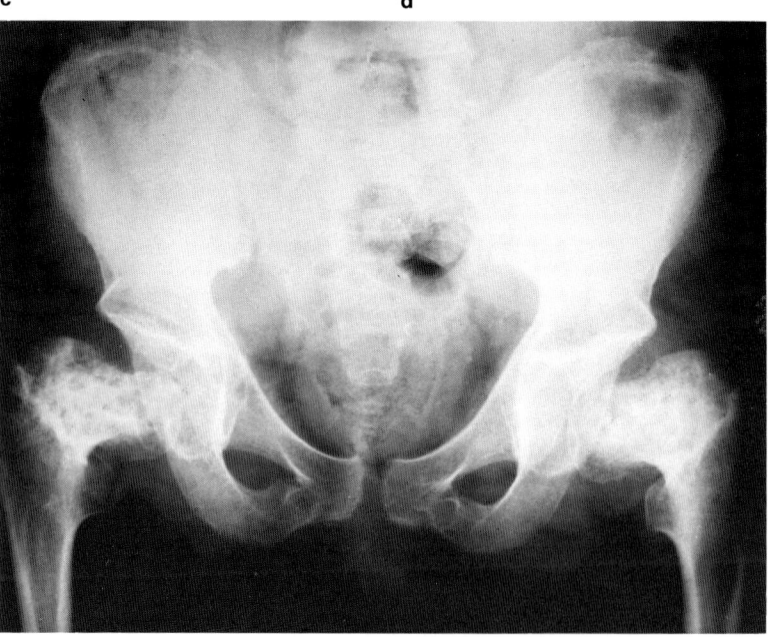

Ossifikationsstörungen nur an denjenigen Epiphysen nachweisbar, welche zum Zeitpunkt des Hormonmangeleintritts noch nicht verknöchert waren, z.B. Patella, Kalkaneus und Beckenapophysen. Die Metaphysen der langen Röhrenknochen sind meist unregelmäßig begrenzt und wirken durch den vermehrten Kalkgehalt dieser Zone dicht. Sie können das Ausmaß einer Osteopetrose erreichen und treten besonders deutlich hervor, wenn eine relative Überdosierung mit Vitamin D bei einer bestehenden Hypothyreose erfolgt ist. Für diese Kalkeinlagerungen im neugebildeten Knochengewebe ist die Bezeichnung myxödematöse Osteopetrose geprägt worden. An den Metakarpalia fällt eine starke Verkürzung gegenüber den Phalangen auf. Diese Verkürzungen der Metakarpalia und Metatarsalia sind besonders deutlich auf der Profilaufnahme der Hand und des Fußes zu erkennen

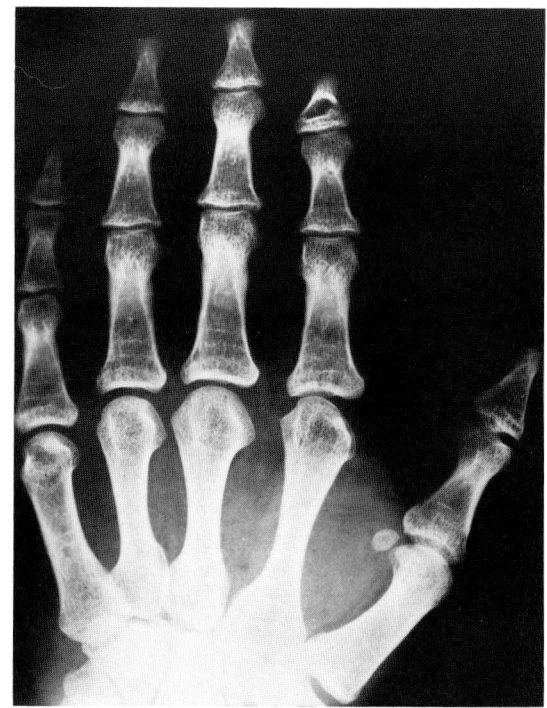

Abb. 7 33jähriger Mann mit kongenitaler Hypothyreose. Verkürzung und Verplumpung der Metacarpalia und Phalangen

(Abb. 7). Die langen Röhrenknochen sind selten verkürzt, die Kompakta kann aber so stark verdickt sein, daß der Markraum verschmälert ist (Abb. 8).

Im *Erwachsenenalter* findet man bei angeborener oder frühkindlich erworbener Hypothyreose die Folgen der Wachstums- und Ossifikationsstörung des Knochenskeletts.

Röntgenologisch lassen sich folgende Befunde erheben: Brachyzephalie mit verkürzter, steil abfallender Schädelbasis, eingezogene Nasenwurzel, verkürztes Nasenbein, dichte und verdickte Schädelkalotte, Pneumatisationshemmung der Nasennebenhöhlen und des Mastoids, Prognathie, Vergrößerung des Unterkieferwinkels, Zahnanomalien. Die Sella turcica ist meist vergrößert. An der Wirbelsäule finden sich Platyspondylie, verbreiterte Zwischenwirbelräume, gestörtes Knochenwachstum an den Apophysen der Wirbelkörper, verformte, teils hypoplastische Wirbelkörper, Verschmelzungsstörungen an den Wirbelbögen, persistierende Hahnsche Kanäle, Kyphose oder Kyphoskoliose. Hypoplastische Halswirbelkörper und/oder deformierte Wirbelkörper des 1. und 2. Lendenwirbels weisen oftmals auf eine Hypothyreose hin. Die Metakarpalia und Metatarsalia sind verkürzt. Deformierte hypoplastische Femurköpfe (oft in Subluxationsstellung) mit dysplastischen (verkürzten, verbreiterten) Schenkelhälsen und steilen Hüftpfannen sowie frühzeitig auftretenden degenerativen Veränderungen bestimmen das röntgenologische Bild der sog. Kretinhüfte (vgl. Abb. 6e). Dysplasien können auch am Humeruskopf beobachtet werden. Zahlreiche Wachstumslinien – das sind quer zur Längsachse der Röhrenknochen verlaufende strichförmige Verdichtungen – deuten auf die im Wachstumsalter stattgefundenen Ossifikationsstörungen hin. Gefäßverkalkungen, Nephrokalzinose, Speicheldrüsenverkalkungen, Chondrokalzinose und Verkalkungen der Hirnstammganglien werden bei Hypothyreose von BORG u. Mitarb. (1975) und VAUGHAN (1975) beschrieben. Tritt die Hypothyreose erst im Erwachsenenalter auf, so sind die Knochenveränderungen sehr gering. Der Stoffwechselumsatz des Kno-

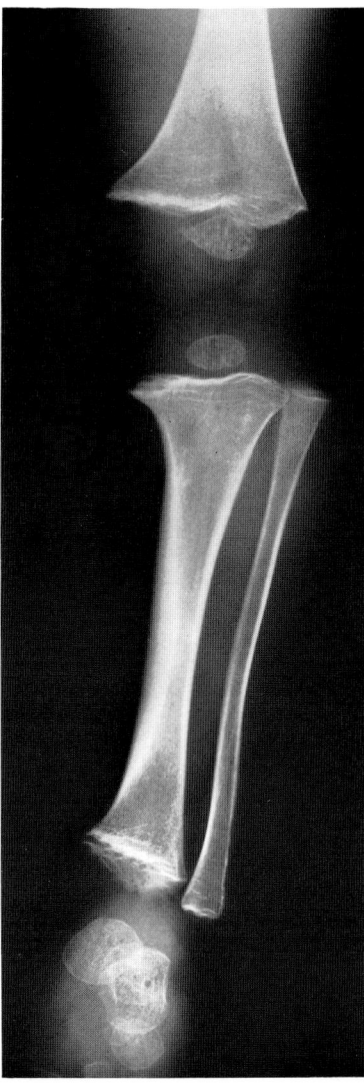

Abb. 8 Unterschenkel eines 5½jährigen Knaben mit Hypothyreose. Unterentwicklung der Epiphysenkerne

chens ist vermindert. Die Zahl der Osteoblasten ist ebenso reduziert wie die Zahl der Osteoklasten. Es ist umstritten, ob die bei Patienten mit Hypothyreose gelegentlich zu beobachtende Osteoporose und Osteomalazie Folgen des Mangels an Schilddrüsenhormon sind.

Das **klinische Bild** der Hypothyreose wird durch die Stoffwechseldepression bestimmt. Die vollausgeprägten Skelettveränderungen werden mit dem Begriff des Kretinismus beschrieben: dysproportionierter Minderwuchs, langer Oberkörper, kurze Arme und Beine, Brachyzephalie, Kyphose oder Kyphoskoliose und Sattelnase. Makroglossie, Myxödem, motorische Verlangsamung, blasses Aussehen und psychische und geistige Retardierung sind die hervorstechenden visuellen Merkmale dieser Erkrankung.

Osteopathien bei Funktionsstörungen der Nebenschilddrüse

Zum Verständnis der Funktionsstörungen der Nebenschilddrüse ist es erforderlich, zunächst auf die Physiologie und Pathophysiologie der Nebenschilddrüse, d. h. auf die sog. Epithelkörperchen, einzugehen. Die Kalzium- und Phosphathomöostase wird durch die Zufuhr von Kalzium und Phosphor über den Darm, die Ausscheidung der Kalzium- und Phosphat-Ionen über die Niere bestimmt. Der Knochen ist der Speicher für Kalzium und Phosphat. Ab- und Aufbauvorgänge am Knochen werden durch das Hormon der Nebenschilddrüse, das Parathormon, und durch das Vitamin D (1,25-Dihydroxy-Cholecalciferol) beeinflußt. Unter physiologischen Bedingungen werden der Kalzium- und Phosphatspiegel im Serum konstant gehalten. Störungen der Kalziumaufnahme durch intestinale Malabsorption oder Störungen der Phosphatausscheidung infolge Niereninsuffizienz lösen eine gesteigerte Parathormonsekretion aus. Eine Steigerung der Parathormonausschüttung führt zu einer Mobilisation des Kalziums aus dem Knochen durch gesteigerte Osteoklastenaktivität und zu einer gesteigerten Phosphatausscheidung durch die Niere. Im Blut entstehen eine Hyperkalzämie und eine Hypophosphatämie. Die Funktion der Nebenschilddrüse wird nicht durch die Hypophyse oder andere übergeordnete Steuermechanismen beeinflußt. Ihre Steuerung erfolgt direkt über die Kalzium- und Phosphathomöostase.

Krankhafte Störungen der Hormonproduktion der Nebenschilddrüse lassen sich in zwei Gruppen unterteilen, den Hyperparathyreoidismus und den Hypoparathyreoidismus. Beide Formen der Funktionsstörung der Nebenschilddrüse beeinflussen den Knochenstoffwechsel ganz wesentlich.

Hyperparathyreoidismus

Die pathologisch gesteigerte Produktion des Parathormons nennt man Hyperparathyreoidismus. Dieser Überfunktion können aber verschiedene Mechanismen zugrunde liegen, die für den pathophysiologischen Verlauf und für die Einordnung des Krankheitsgeschehens von wesentlicher Bedeutung sind. Es müssen fünf Arten des Hyperparathyreoidismus unterschieden werden:
– primärer Hyperparathyreoidismus
– sekundärer Hyperparathyreoidismus
– tertiärer Hyperparathyreoidismus
– quartärer Hyperparathyreoidismus
– quintärer Hyperparathyreoidismus.

Letztere beide Formen entstehen nach erfolgter Resektion eines Epithelkörperadenoms durch erneut auftretende Überfunktionen.

Der *primäre* Hyperparathyreoidismus, auch als autonomer oder idiopathischer oder inadäquater Hyperparathyreoidismus bezeichnet, wird durch eine benigne (Adenom) oder maligne (Karzinom) Neubildung eines oder mehrerer Epithelkörperchen hervorgerufen. Der als *sekundärer* oder als reaktiver (regulativer) Hyperparathyreoidismus bezeichnete Zustand der Überfunktion der Epithelkörperchen beruht auf einer Hyperplasie der Epithelkörperchen, die durch eine länger andauernde Störung des Kalzium-Phosphat-Stoffwechsels entweder durch eine chronische Niereninsuffizienz oder durch eine Kalziumresorptionsstörung bei intestinaler Malabsorption hervorgerufen wurde.

Der *tertiäre,* ebenfalls autonome Hyperparathyreoidismus entsteht durch eine Umwandlung einer Epithelkörperhyperplasie bei terminaler Niereninsuffizienz und/oder Langzeitdialysebehandlung oder Nierentransplantation in ein Epithelkörperadenom.

Der *quartäre* Hyperparathyreoidismus ist die Überfunktion der Nebenschilddrüse, die durch eine irreversible glomerulotubuläre Niereninsuffizienz hervorgerufen wurde, die ihrerseits durch einen primären Hyperparathyreoidismus mit der gesteigerten Phosphaturie entstanden ist. Diese Überfunktion hat sich aber erst nach der Entfernung des Epithelkörperadenoms erneut entwickelt. Der *quintäre* Hyperparathyreoidismus entsteht aus einem autonomen tertiären Hyperparathyreoidismus nach operativer Entfernung des Adenoms und Wiederauftreten einer Überfunktion. Die klinische Relevanz der Abgrenzung des Hyperparathyreoidismus in die quartäre und quintäre Form ist umstritten.

Primärer Hyperparathyreoidismus

Ätiologisch liegt dieser Überfunktion der Nebenschilddrüse ein Adenom, seltener ein Karzinom eines oder mehrerer Epithelkörperchen zugrunde. Diese Erkrankung kann sich auf die Nebenschilddrüse allein beschränken oder aber als pluriglanduläre Erkrankung auftreten. Das Epithelkörperadenom kann mit einem Hypophysenadenom und einem Inselzelladenom des Pankreas vergesellschaftet sein (Typ I) oder gemeinsam mit einem medullären Schilddrüsenkarzinom und einem Phäochromozytom, seltener einem Nebennierenrindenadenom auftreten (Typ II) KRANE u. POTTS 1977). Das Epithelkörperadenom produziert inadäquate Mengen von Parathormon. Dieses stört die Kalzium-Phosphor-Homöostase in Form einer Hyperkalzämie und Hypophosphatämie (DAMBACHER u. Mitarb. 1972). Es steigert die Phosphatausscheidung der Niere, fördert die Kalziumresorption im Darm, aktiviert die Osteoklastentätigkeit und mobilisiert das an der Oberfläche der Knochenmatrix befindliche Kalzium. Die gesteigerte Parathormonbildung leitet damit zu einer osteoklastären Knochenresorption über.

Pathomorphologisch findet sich eine gesteigerte Transformation des Knochens. Zunächst tritt ein Verlust der wenig statisch belasteten Spongiosatrabekel und Lamellen ein. Es folgt dann ein endostaler Abbau der Diaphysenkompakta mit Verschmälerung der Kortikalis und Erweiterung der Markräume. Später treten eine subperiostale Entkalkung und eine Resorption hinzu. Neben dem Verlust an Tela ossea treten regionale Mineralisationsstörungen auf. Das Ausmaß der Knochenstoffwechselstörungen wird durch den Schweregrad und die Zeitdauer des Hyperparathyreoidismus bestimmt. Dabei besteht eine Relation zwischen der Höhe des Parathormonspiegels im Blut und der Dynamik des Knochenumbaus.

Histologisch ist der Knochenabbau durch Strukturauflockerung, Zerstörung der Knochenarchitektur, Verminderung der relativen Osteozytenzahl und Mineralisationsdefekte charakterisiert. Neben den Zeichen des Knochenabbaus sind aber auch Knochenanbauvorgänge zu finden. Sie manifestieren sich durch Spongiosklerose, Hyperostose und pseudotumoröse Knochenneubildungen. Mikroradiographisch ist die Tela ossea unregelmäßig dicht. Landkartenartige, fleckige, unscharf begrenzte Mineralisationsdefekte liegen neben vermehrt mineralisierten Arealen (HEUCK 1976). Die Osteoidsäume sind vermehrt und entsprechen dem osteomalazischen Anteil. Das endostale fibröse Bindegewebe nimmt deutlich zu, und es tritt eine vermehrte Vaskularisation auf. Das histologische Bild des sog. braunen Tumors zeigt einen Verlust von knöchernen Strukturen und eine Vermehrung des reich vaskularisierten Bindegewebes mit Blutungen und Hämosiderineinlagerungen, Gewebsnekrosen und mehrkernigen Riesenzellen, die an Osteoklasten erinnern.

Die **röntgenologischen Veränderungen** sind selten Frühzeichen des Hyperparathyreoidismus, denn im Röntgenbild sind knöcherne Destruktionen erst sichtbar, wenn etwa 30% des Mineralsalzes abgebaut sind. Diskrete Umbauprozesse des Knochens an der Kompakta und Spongiosa der Phalangendiaphysen lassen sich am sichersten mit der Mammographie-Aufnahmetechnik und Lupenbetrachtung erkennen. Die radiologischen Veränderungen am Knochen sind ebenso wie die histomorphologischen Veränderungen abhängig vom Schweregrad und von der Zeitdauer der Überproduktion des Parathormons. Die ersten Skelettveränderungen des Hyperparathyreoidismus befallen in der Regel die Hände, die Schädelkalotte und den paradontalen Knochen. An den Händen findet sich am häufigsten an der Radialseite der Mittelphalangen eine subperiostale Resorption der Diaphysenkompakta. An den anderen Phalangen und Metakarpalia sind diese subperiostalen Knochenresorptionen aber ebenso anzutreffen. Die äußere Kompaktagrenze ist sägeblattartig umgewandelt. Die endostale Knochenresorption fällt visuell meist weniger auf. Die Grenzflächen zwischen Kompakta und Spongiosa sind unscharf wie „verwaschen". An den Sehnenansätzen sind feine Erosionen zu erkennen, die einem subtendinösen Knochenabbau entsprechen. Am Nagelkranz der Endphalangen ist auf Vergrößerungsaufnahmen eine Konturunterbrechung der Kortikalislamelle nachweisbar. Diese Knochenveränderungen können nur an einem Fingerglied oder einem Glied des Fußes oder an mehreren Gliedern eines oder mehrerer Finger gefunden werden. An den Endphalangen kann der normal mineralisierte Knochen durch vermindert mineralisiertes Faserosteoid ersetzt werden und so einen bandförmigen oder randständigen Knochendefekt, den man fälschlicherweise als Akroosteolyse bezeichnet, vortäuschen (DIHLMANN 1987). Auch am Prozessus styloideus der Ulna, seltener am Radius, sind gleichartige Knochendefekte zu beobachten.

Am Schädeldach ist die Kalotte besonders betroffen. Die Diploespongiosa ist fein granulär aufgelockert und erscheint grobporig. Die Grenze zwischen Tabula externa und Tabula interna zur Diploespongiosa hin ist „verwaschen" (Mattglasphänomen). Verdünnungen und umschriebene Verdichtungen der Kalvaria können nebeneinander bestehen. Der Schwund der Zahnfachkortikalis, der Lamina dura der Alveolen, ist kein pathognomonisches Zeichen eines Hyperparathyreoidismus (KUHLENCORDT u. Mitarb. 1981); denn er kommt auch bei anderen mit Knochenabbau einhergehenden Erkrankungen vor (Parodontose, Rachitis, Osteomalazie, Leukämie, Morbus Paget, Morbus Cushing). Die Entkalkung der Kortikalislamellen der Nasennebenhöhlen und subperiostale Umbau-

Hormonale Osteopathien

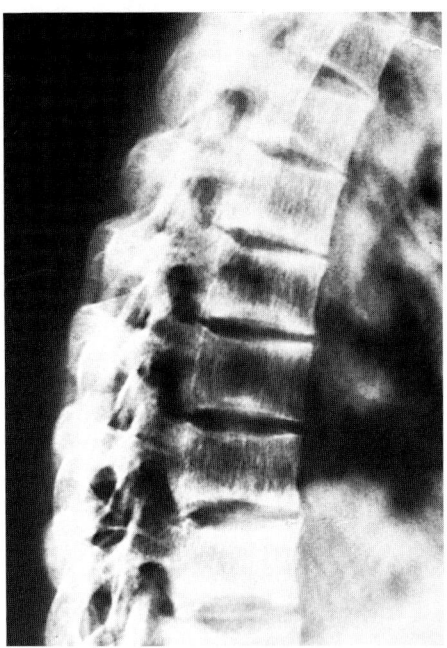

Abb. 9 43jähriger Mann mit Nebenschilddrüsenadenom. Bandförmige Sklerose der Spongiosa nahe der Wirbelkörperabschlußplatten, grobsträhnige Rarefizierung der Trabekelstruktur. Verbliebene vertikal verlaufende Trabekelstruktur verdickt und „verwaschen" (Dreischichtung der Wirbelkörper)

Knorpel unscharf. Diese Pseudoerweiterung des Gelenkspaltes ist am Akromioklavikulargelenk besonders eindrucksvoll.

An der Wirbelsäule fällt bei fortgeschrittenen Fällen eine Dreischichtung der Wirbelkörper auf, die durch eine bandförmige Sklerose der Spongiosa in der Nachbarschaft der Wirbelabschlußplatten hervorgerufen wird (Abb. 9) (GEROCK 1968). Die übrige Wirbelspongiosa ist grobsträhnig; die horizontalen Bälkchen sind resorbiert, und die vertikalen Trabekel sind in ihrer Zahl stark vermindert. Die verbliebenen Trabekel sind verdickt und verwaschen. Die statische Belastung der so veränderten Wirbelsäule verursacht kyphoskoliotische Wirbelsäulenverkrümmungen.

An den Rippen sind periostale und endostale Resorptionen nachweisbar. Der Knochenumbau an Rippen und Sternum läßt einen sog. Glockenthorax entstehen. Das Becken wird häufig in den Umbauprozeß des Hyperparathyreoidismus mit einbezogen. Kortikalisabbau, Loosersche Umbauzonen an den Sitz- und Schambeinästen deformieren das

vorgänge am Dorsum sellae sind weitere Röntgenzeichen des Hyperparathyreoidismus. In schweren Fällen kann die Entkalkung der Schädelbasis mit dem Festigkeitsverlust zu einer basilären Impression (Konvexobasie) führen.

An den Extremitäten sind die Diaphysen der langen Röhrenknochen bei primärem Hyperparathyreoidismus verändert. Endostal ist die Kompakta arrodiert, und die Grenzflächen zwischen Kompakta und Spongiosa sind unscharf „verwaschen". Die Kompakta imponiert lamelliert (tunneliert), spongiosiert und verschmälert. Der Markraum erscheint verbreitert, und seine Spongiosa ist „verwaschen" und vermindert. Der Knochen bekommt so ein „wolliges" Aussehen. Die subchondralen und subperiostalen Veränderungen sind an den langen Röhrenknochen weniger stark ausgeprägt als an den Phalangen. Durch die statische Belastung des minderwertigen Knochens entstehen Verbiegungen, Verformungen und Ermüdungsfrakturen. Besonders bevorzugt sind endostale Resorptionen an der medialen Seite der Tibiakompakta und später auch an der lateralen Kompakta der Tibia. Konturdefekte finden sich am Knochenansatz der Sehnen und der Bänder. Durch den Abbau der subchondralen Knochenlamelle und Ersatz derselben durch wenig mineralisierten Faserknochen wird eine Erweiterung der Gelenkspalten vorgetäuscht und die Knochengrenze zum

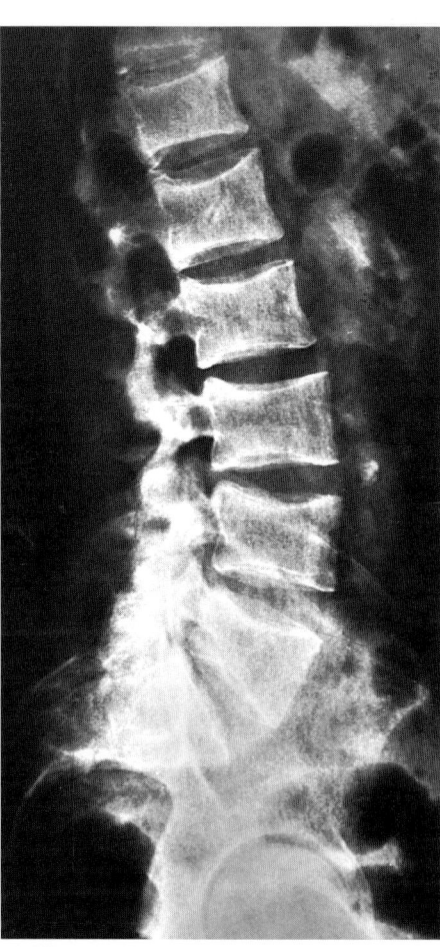

Abb. 10 43jährige Frau, Nebenschilddrüsenadenome. Strähnige, stark „verwaschene" Spongiosazeichnung. Eindellung der Abschlußplatten aller Lendenwirbelkörper

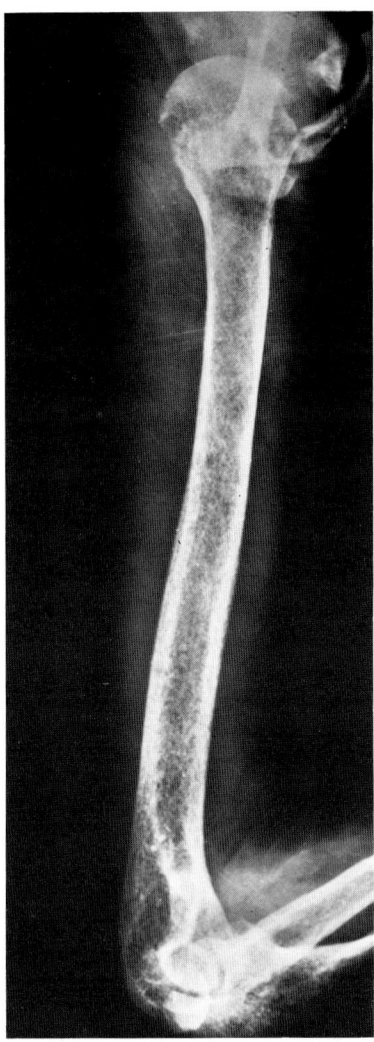

Femurkopf, Schenkelhals, Trochanter, distaler Femur, proximale Tibia, Kalkaneus, Klavikula, Skapula, Radius und Metakarpalia. In den Wirbelkörpern sind die braunen Tumoren des Hyperparathyreoidismus nur selten anzutreffen (FREYSCHMIDT u. HEHRMANN 1978). Die großen zystischen Gebilde sind mehrfach gekammert und wölben die Kortikalis bzw. Kompakta vor. Dabei können die benachbarten Knochen tangiert werden. Es entstehen auf diese Weise Verbiegungen und Druckatrophie an den benachbarten Knochen. Spontanfrakturen mit Neigung zur Pseudarthrosenbildung sind häufig. Im Unterkiefer sind die braunen Tumoren des primären Hyperparathyreoidismus nicht von der Riesenzellepulis zu unterscheiden (DAHLIN 1978).

Neben den hyperparathyreoten Abbauvorgängen am Knochen treten auch Hyperostosen auf. Es

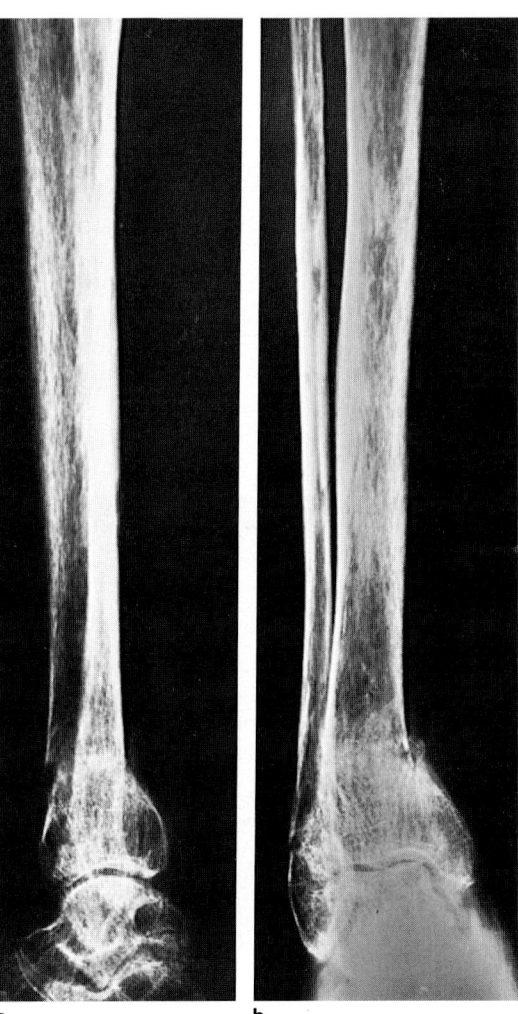

Abb. 11 54jähriger Mann mit Epithelkörperchenadenomen. Subperiostale und endostale Resorption am Humerusschaft mit netzig-wabiger Spongiosastruktur

Becken. Die Form des so deformierten Beckens wird als Kartenherzbecken bezeichnet. Pseudoerweiterungen der Sakroiliakalgelenke und der Symphyse sind auf die subchondrale Knochenresorption und die Auffüllung abgebauten Knochens mit Faserknochen zurückzuführen. Muldenförmige Erosionen und spikulaähnliche Konturen entstehen an den Knochenansatzstellen der Muskelsehnen und der Bänder an Becken und Kalkaneus (Abb. 10–13) (DIHLMANN 1987).

Die sog. braunen Tumoren des Knochens werden an verschiedenen Skelettabschnitten beobachtet. Sie treten als zystische, mehr oder weniger scharf begrenzte Knochendefekte solitär oder multipel auf. Sie haben eine Seifenblasenstruktur, können Kortikalisauftreibungen hervorrufen und in fast jedem Knochen auftreten. Bevorzugt sind jedoch

a   b
Abb. 12a u. b 43jähriger Mann, Epithelkörperchenkarzinom. Subperiostale und endostale Resorption am Tibia- und Fibulaschaft. Netzig-wabige Spongiosatransformation. Pathologische Fraktur der distalen Tibia und des Malleolus lateralis

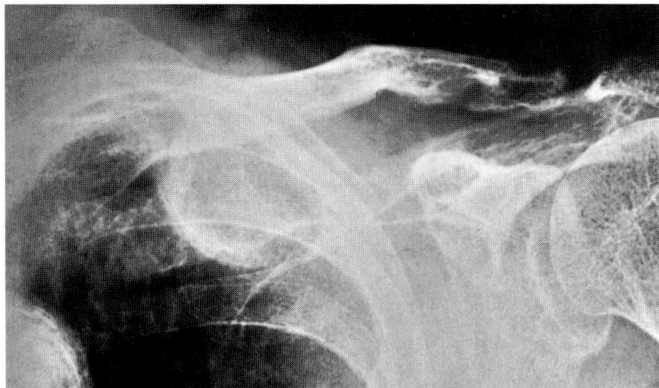

Abb. 13 77jährige Frau, Epithelkörperchenadenom. Sog. brauner Tumor der I. Rippe mit breitem Weichteilanteil. Usurierung an der kaudalen Kortikalis des lateralen Drittels der Klavikula durch subligamentären Knochenabbau

sind dies umschriebene oder diffuse Hypermineralisationen des Osteoids. Diese Mineralisation kann als bandförmige oder fleckförmige Osteosklerose in Erscheinung treten. Kalzium-Phosphat-Ablagerungen finden in verschiedenen parenchymatösen Organen, paraartikulär und in den Wandungen der Gefäße statt. Diese Verkalkungen sind unterschiedlich intensiv und auf der konventionellen Röntgenaufnahme nur z.T. erkennbar. Knorpelverkalkungen werden in der Literatur mit einer Häufigkeit von 3,5–32% der Fälle angegeben, wobei besonders Kniegelenke, Handgelenke und die Meniski betroffen sind. Diese Chondrokalzinose ist bei Frauen 3–4mal häufiger anzutreffen als bei Männern.

Allgemeine Röntgenzeichen des primären Hyperparathyreoidismus sind nach FREYSCHMIDT (1980a):

Schädel: granuläre Atrophie, Verschwinden der Dreischichtung der Schädelkalotte, basiläre Impression

Kiefer: feinmaschig-„verwaschene" Spongiosastruktur und Schwund der Lamina dura, „schwebende Zähne", Zahnverlust, Zystenbildungen

Wirbelsäule: strähnige oder wabige Entkalkung, „braune Tumoren", Spontanfrakturen, sekundäre Kyphoskoliose

flache Knochen: subperiostale, subtendinöse und subchondrale Resorptionen (Rippenoberkante, Tuberosis ischii)

lange Röhrenknochen: subperiostale und endostale Resorptionen besonders an der Tibia und am Femur; netzig-wabige Spongiosatransformation, „braune Tumoren" (Abb. 14 u. 15)

Gelenke: Pseudoerweiterung der Sakroiliakal-, Akromioklavikulargelenke sowie Schambeinfuge

Weichteile: Gefäßmedia-, Schleimbeutel- und Knorpelverkalkungen, Nephrokalzinose

Periost: unregelmäßig begrenzte, solide Periostverknöcherungen (fakultativ).

Röntgenzeichen des primären Hyperparathyreoidismus *an den Händen* sind nach FREYSCHMIDT (1980a):

1. allgemeine Dichteminderung
2. periostale Resorption an den Grund- und Mittelphalangen, besonders radiale Seite der II. und III. Mittelphalanx, dadurch bürstensaumartige oder fransige Außenkontur der Kompakta (Abb. 16 u. 17)
3. endostale Resorption der Kompakta mit Aufweitung des Markraumes, Längsstreifung der Kompakta
4. netzig-wabiger Spongiosaverlust und -umbau
5. zystenähnliche Aufhellungen in der Spongiosa

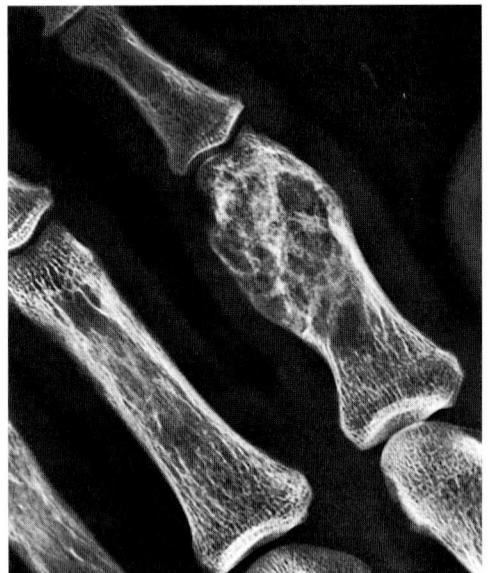

Abb. 14 Vergrößerungsaufnahme eines braunen Tumors in der Grundphalange des Zeigefingers bei primärem Hyperparathyreoidismus

Abb. 15a u. b 61jährige Frau mit primärem Hyperparathyreoidismus. Sog. braune Tumoren in der Tibia (klassisches Bild der von *v. Recklinghausen* beschriebenen Osteodystrophia fibrosa cystica generalisata)

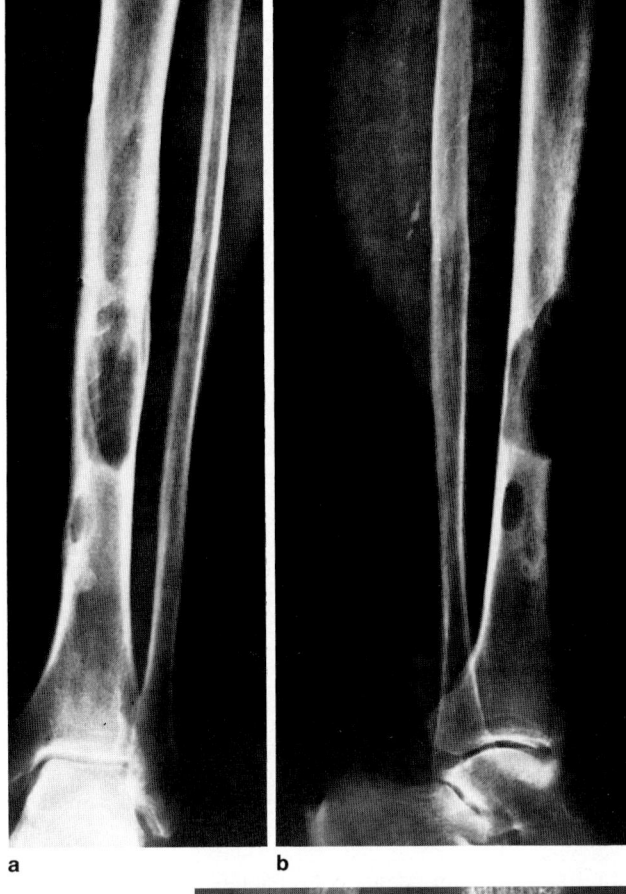

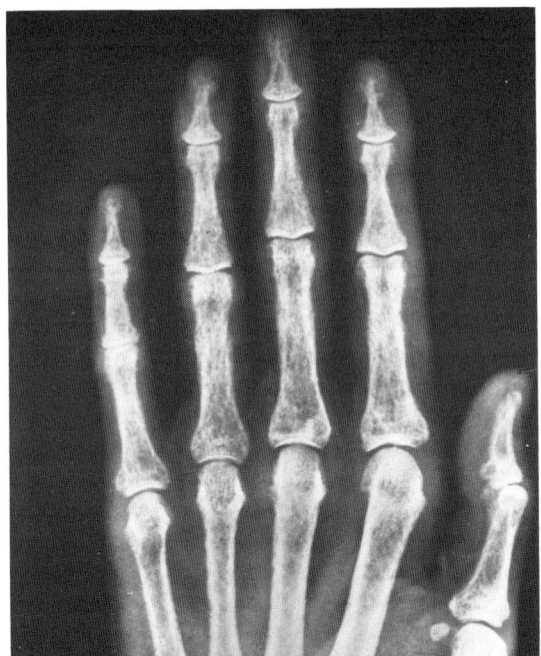

Abb. 16 54jähriger Mann, Adenom der Nebenschilddrüse. Periostale Resorption vor allem an den Mittelphalangen, besonders radial. Endostale Resorption der Kompakta. Netzig-wabige Spongiosatransformation. Sog. Akroosteolysen

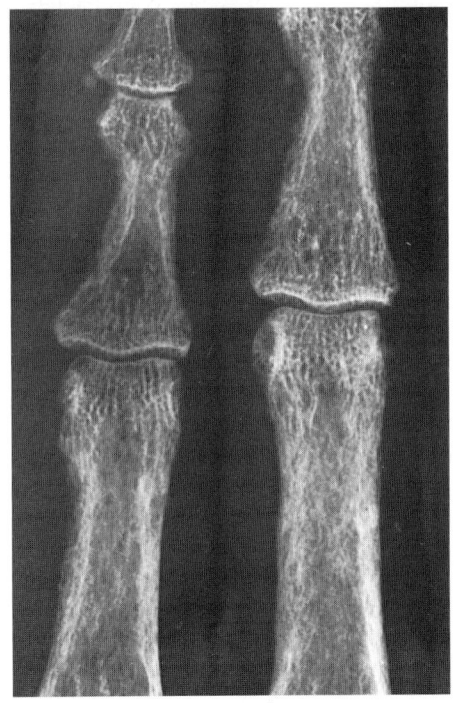

Abb. 17a u. b Typische Veränderungen (subperiostale Resorption, Tunnelierung der Kompakta) des primären Hyperparathyreoidismus an der radialen Seite der Mittelphalangen (Vergrößerungstechnik)

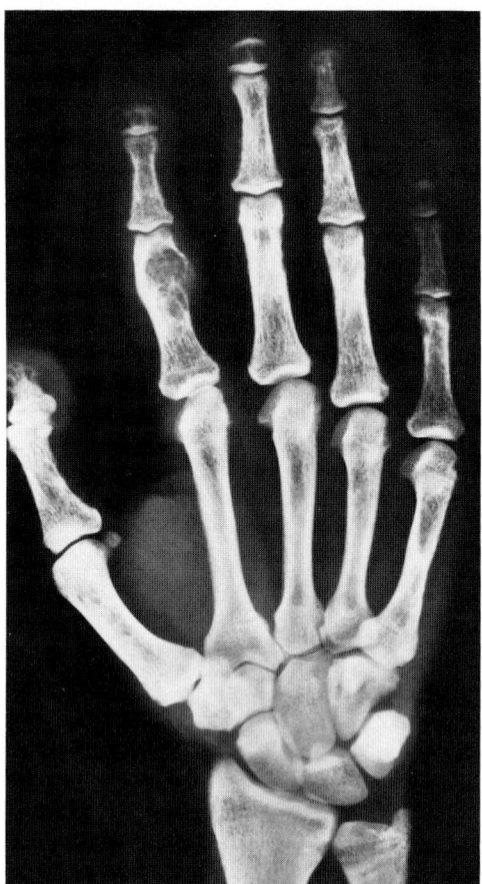

Abb. 18 20jähriger Mann mit Epithelkörperchenadenomen. Periostale Resorption an den Mittelphalangen vorwiegend radial. Subchondrale Resorption an den Metakarpusköpfen hat zu Erosionen geführt, s. vor allem MC 3. Bandförmige Akroosteolysen am II. und III. Finger. Endständige Akroosteolysen an allen Fingern. Sog. brauner Tumor in der Grundphalange des Zeigefingers

6. Akroosteolysen (Abb. **18**)
7. „Verkleinerung der Sesambeine"
8. Schwund der subchondralen Grenzlamelle, marginale Gelenkkonturerosionen
9. Weichteilverkalkungen.

Das **klinische Bild** des primären Hyperparathyreoidismus wird von den Folgen oder den Komplikationen der Grundkrankheit bestimmt. Die Anamnese kann so charakteristisch sein, daß die Verdachtsdiagnose bereits ohne weitere Befunderhebung gestellt wird. In 50–80% der Fälle besteht eine Nephrolithiasis (BARTLETT u. COCHRAN 1964, HORN 1973). Nach COPE (1966) sind in 25% der Fälle Knochenschmerzen, Spontanfrakturen, Hautschwellungen (über braunen Tumoren) diejenigen Leitsymptome, welche den Patienten zum Arzt führten. Rezidivierende Oberbauchbeschwerden durch Magengeschwüre, Zwölffingerdarmgeschwüre, Pankreatitis, Cholelithiasis, die den primären Hyperparathyreoidismus begleiten, sind nicht selten. Uncharakteristische Beschwerden wie Polyurie, Polydipsie, Appetitlosigkeit, Brechreiz, Obstipation, Adynamie, Myopathie und Psychopathie werden oftmals nicht mit dem primären Hyperparathyreoidismus in Zusammenhang gebracht, obwohl sie durchaus zu den klinischen Symptomen dieser Grundkrankheit zählen. Die hyperkalzämische Krise mit Somnolenz und starken abdominellen Schmerzen sowie Kollapsneigung ist als Erstbefund selten. Die klinische Untersuchung ergibt in der Regel charakteristische physikalische Befunde. Von wechselnder Bedeutung sind neben den Röntgenbefunden die Laborbefunde. Bei primärem Hyperparathyreoidismus sind im Serum die Kalziumwerte erhöht, die Phosphatwerte normal bis erniedrigt, die alkalische Phosphatase normal bis erhöht und der Harnstoff normal bis erhöht. Im Urin ist der Kalziumspiegel normal bis erhöht und der Phosphatspiegel erhöht. Die tubuläre Phosphatrückresorption ist erniedrigt. Nach intravenösem Kalziumbelastungstest nimmt die Phosphatausscheidung bei primärem Hyperparathyreoidismus nicht ab. Der Cortisontest, der bei Hyperkalzämie einen Abfall des Kalziumspiegels im Serum hervorruft, läßt den Kalziumspiegel bei primärem Hyperparathyreoidismus unbeeinflußt.

Die Bestimmung des Parathormons im Serum erlaubt weitere diagnostische Rückschlüsse. Mit Hilfe der ^{99m}Tc-Skelettszintigraphie können Skelettveränderungen durch Aktivitätsanreicherungen und Speicherdefekte erfaßt werden und Hinweise für eine gezielte Röntgenuntersuchung des Skelettes geben. Zur Suche der Epithelkörperchenadenome haben in neuerer Zeit die Sonographie (MAIER 1981) und die Computertomographie (SOMMER u. Mitarb. 1982, TAKAGI u. Mitarb. 1982) beigetragen. Die Treffsicherheit wird in Abhängigkeit von der Adenomgröße bei der Sonographie mit 60–85% und bei der Computertomographie mit 70,9–87% angegeben. Nur selten sind die Adenome so groß, daß sie auf der Thoraxübersichtsaufnahme entdeckt werden. Die selektive Arteriographie der A. thyreoidea inferior oder A. thoracica interna kann den Sitz des Epithelkörperadenoms aufdecken (NEWTON u. EISENBERG 1966, LANG 1967). Positive Resultate sind aber nur in weniger als der Hälfte dieser Fälle zu erwarten.

Die ^{75}Se-Methionin-Szintigraphie der Epithelkörperchen kann auch nur in der Hälfte der Fälle das Adenom darstellen (SACK u. Mitarb. 1965, HAUBOLD u. Mitarb. 1967). Zur Lokalisation von Nebenschilddrüsenadenomen trägt die selektive Venenkatheterisierung mit etagenweiser Blutentnahme und radioimmunologischer Bestimmung des Parathormons aus den Blutproben der Vv. thyreoidea superior und inferior bei. Die gemessenen unterschiedlichen Parathormonkonzentrationen in den genannten Venen gestatten die präoperative Lokalisation eines Adenoms (ROTHMUND u. Mitarb. 1975).

Die Therapie der Wahl ist die operative Entfernung des parathormonbildenden Tumors. Nur wenn noch keine Störung der Nierenfunktion vorhanden ist, kann mit einem vollen Therapieerfolg gerechnet werden.

Durch **postoperative Röntgenkontrollen** wird das Ausmaß der Remineralisierung der Tela ossea und des Wiederaufbaues der Spongiosaarchitektur erkannt. Die subperiostalen und subchondralen Entkalkungs- und Abbauzonen und die Akroosteolysen werden durch Remineralisation und Reparation wiederhergestellt. Eine Restitutio ad integrum ist sehr selten. Hyperostosen sind für den Heilungsprozeß des primären Hyperparathyreoidismus typische Befunde. In den braunen Tumoren werden atypische Spongiosatrabekel gebildet; die Ränder werden verbreitert und unregelmäßig sklerosiert (BARTLETT u. COCHRAN 1964). Die Knochenheilung ist aus histologischer Sicht eine narbige Defektheilung (HEUCK u. VON BABO 1974). Ankylosierungen der Sakroiliakalgelenke und der Symphysis pubica und gelenknahe Sklerosen sind Folgen der Knochenneubildung. Gewebsverkalkungen bilden sich z.T. nach Beseitigung des primären Hyperparathyreoidismus wieder zurück.

Sekundärer Hyperparathyreoidismus

Störungen der Kalziumhomöostase haben Rückwirkungen auf die Sekretion des Parathormons der Epithelkörperchen. Erkrankungen, die mit Störungen der Kalziumresorption aus dem Darm einhergehen (gastrointestinale Störungen, Vitamin-D-Mangel), verändern das Kalzium-Phosphat-Gleichgewicht im Blut und lösen eine Steigerung der Parathormonproduktion aus. Funktionsstörungen der Niere (Niereninsuffizienz, Nierentransplantation, Hämodialyse), die mit vermehrter Phosphatretention und transitorischer Hypokalzämie einhergehen, verursachen einen sekundären Hyperparathyreoidismus, der als regulative Überfunktion der Epithelkörperchen schließlich mit deren Hyperplasie einhergeht. Pathophysiologie, Röntgensymptomatologie und Klinik dieser Form des Hyperparathyreoidismus sind im Abschnitt „Renale Osteopathie" beschrieben worden (s. S. 361 ff.).

Tertiärer Hyperparathyreoidismus

Der tertiäre Hyperparathyreoidismus entwickelt sich aus dem regulativen sekundären Hyperparathyreoidismus. Lang andauernde Überfunktion der Epithelkörperchen löst eine Hyperplasie des Organs aus. Die Hyperplasie mit der regulativen Überproduktion des Hormons kann schließlich zu einer Adenombildung eines oder mehrerer Epithelkörperchen führen. Das Adenom leitet zu einer autonomen Überproduktion des Parathormons über. Die pathomorphologischen, pathophysiologischen Vorgänge und die röntgenologischen und klinischen Symptome gleichen weitgehend denen eines primären Hyperparathyreoidismus (s. S. 378 ff.) (Abb. **19** u. **20**).

Hypoparathyreoidismus

Der idiopathische Hypoparathyreoidismus tritt in Verbindung mit einer Autoimmunendokrinopathie oder im Rahmen einer pluriglandulären Störung auf. Dies ist ein sehr seltenes Krankheitsbild. Dagegen ist der sekundäre Hypoparathyreoidismus durch Verlust der Epithelkörperchen nach Kehlkopfradikaloperation, Thyreoektomie oder Entfernung der Epithelkörperchen im Rahmen der Behandlung eines Hyperparathyreoidismus häufiger als die idiopathische Form. Der Mangel an Parathormon äußert sich in verlangsamtem Knochenumbau und einem stark reduzierten Knochenabbau mit Spongiosklerose. Histologisch sind die Kompakta und die Spongiosatrabekel verdickt. Osteoklasten, aber auch die Osteoblasten sind in ihrer Zahl herabgesetzt.

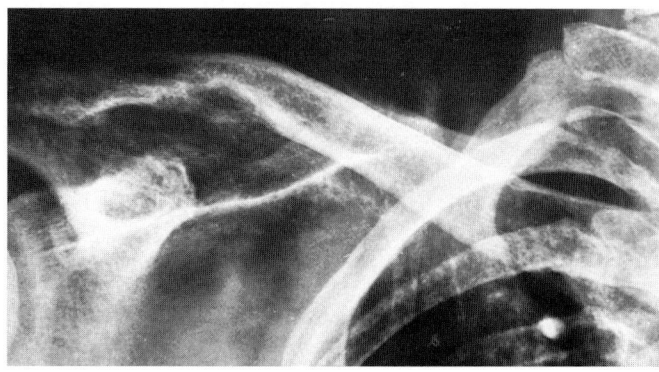

Abb. **19** 50jährige Frau, chronische Niereninsuffizienz und Epithelkörperchenadenom. Subtendinöse (subligamentäre) Resorption am unteren Rand der Klavikula

Hormonale Osteopathien

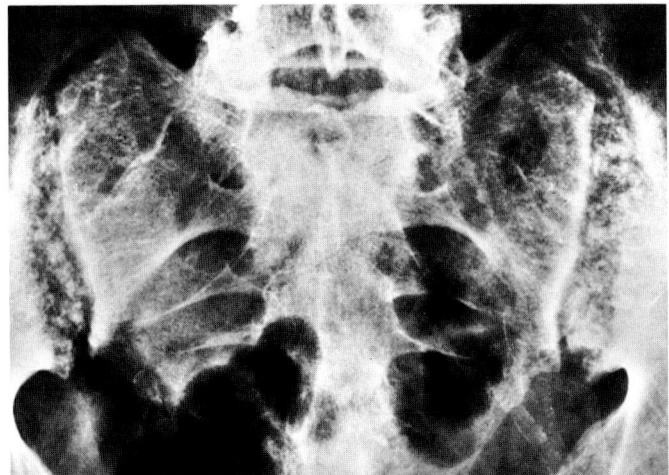

Abb. 20 50jährige Frau, chronische Niereninsuffizienz mit Epithelkörperchenadenom. Fibroosteoklasie mit Pseudoerweiterung der Sakroiliakalgelenke. Amorphe Kalkablagerungen in der neugebildeten Knochenmatrix der Gelenke

Röntgenologisch führt die langandauernde Unterfunktion oder das Fehlen des Parathormons zu Hyperostose oder Osteosklerose der spongiösen Abschnitte der Wirbelkörper. Hierbei können die Trabekel verdickt, aber in der Zahl vermindert sein. Am Schädel ist die Tabula interna verdickt. Stammganglienverkalkungen und symmetrische Gefäßwandverkalkungen werden beobachtet. Fibroostosen an den Kapsel- und Bandansätzen der Knochen und Weichteilverkalkungen wurden beschrieben.

Pseudohypoparathyreoidismus

Diese Erkrankung wird meist autosomal dominant vererbt, wobei der Gendefekt offenbar im X-Chromosom lokalisiert ist. Sie wird deshalb auch als hereditäre Osteodystrophie Albright bezeichnet. Dieses Krankheitsbild ist dem eines angeborenen Hypoparathyreoidismus ähnlich, jedoch liegt diesem Pseudohypoparathyreoidismus kein Funktionsausfall der Epithelkörperchen zugrunde, sondern ein mangelhaftes Ansprechen des Knochens

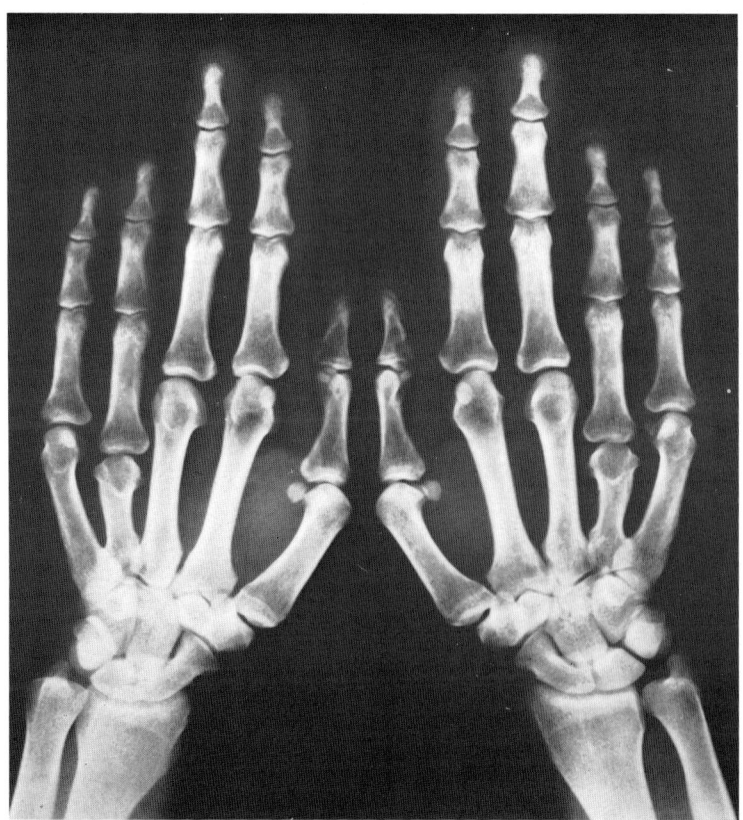

Abb. 21 Röntgenbild der Hände einer Frau mit Pseudohypoparathyreoidismus. Verkürzung der Metakarpalia IV.

und des Tubulusapparates der Niere auf das Parathormon. Untersuchungen an Kindern mit diesem Krankheitsbild ergaben, daß ein normales Parathormon gebildet wurde und sogar eine Hyperaktivität des Epithelkörperchens nachgewiesen werden konnte. Auf Zufuhr von künstlichem Parathormon trat aber keine oder nur eine sehr geringe Reaktion auf. Dieses Verhalten stützt die Annahme, daß in den Erfolgsorganen (Knochen und Niere) eine Art Rezeptorstörung vorliegt, die genetisch terminiert ist.

Röntgenologisch sind die ausgeprägtesten Veränderungen im Handskelett zu finden. Die Röhrenknochen sind verkürzt; meistens sind die Metakarpalia I, IV und V disproportioniert und kürzer als die übrigen Metakarpalia (Abb. 21). Der Schluß der Epiphysenfugen erfolgt an diesen Metakarpalia vorzeitig. Außerdem sind alle Phalangen gegenüber einem normalen altersentsprechenden Handskelett zu kurz. Besonders betroffen sind die II. und V. Mittelphalange. In den Weichteilen und der Haut der Hand können Kalkeinlagerungen beobachtet werden. Am Fußskelett sind die Veränderungen ähnlich wie am Handskelett. An den langen Röhrenknochen (Radius, Femur) treten schon frühzeitig Verbiegungen auf. Epiphyseolyse der Femurepiphysen, Hüftdysplasie und Weichteilverkalkungen in den Beckenregionen sind weitere röntgenologische Zeichen dieser Erkrankung. Am Schädel ist die Sella turcica meist klein, die Schädelkalotte verdickt und die Diploe verbreitert. Auch Anomalien der Zähne wurden beobachtet.

Klinisch sind Minderwuchs und Brachymetakarpie die führenden Symptome. Geistige Retardierung, Adipositas, rundes Gesicht, Tatzenhände, Hypokalzämie, Hyperphosphatämie und oftmals bereits unter der Haut tastbare Verkalkungen komplettieren das klinische Bild dieser Erkrankung. Schon am Ende des 1. Lebensjahres können hypokalzämische tetanische Krämpfe auftreten. Die Substitution mit künstlichem Parathormon ist wirkungslos.

Der sog. Pseudo-Pseudohypoparathyreoidismus soll die normokalzämische Form des Pseudohypoparathyreoidismus sein. Der Erbgang ist der gleiche; die Unterschiede liegen im Schweregrad der Störung, denn beim Pseudo-Pseudohypoparathyreoidismus ist blutchemisch keine Hypokalzämie vorhanden.

Diabetische Osteoarthropathie s. Beitrag DIHLMANN: „Neurogene (neuropathische) Osteoarthropathien und Paraosteoarthropathien" (S. 314).

Literatur

Bartlett, N.L., D.Q. Cochran: Reparative processes in primary hyperparathyroidism. In Lodwick, G.S.: Symposia in Radiology for the Orthopaedic Surgeon. Saunders, Philadelphia, 1964

Borg, S.A., P.M. Fitzer, L.W. Young: Roentgenologic aspects of adult cretinism. Two case reports and review of the literature. Amer. J. Roentgenol. 123 (1975) 820

Cope, O.: The story of hyperparathyroidism at the Massachusetts General Hospital. New Engl. J. Med. 274 (1966) 1174

Dahlin, D.C.: Bone Tumors. Thomas, Springfield/ILL. 1978

Dambacher, M.A., P.C. Scriba, H.G. Haas: Epithelkörperchen und metabolische Osteopathie. In Schwarz, K., P.C. Scriba: Endokrinologie der Praxis, Teil 1 b. Lehmann, München 1972

Delling, G.: Endokrine Osteopathien. Morphologie, Histomorphometrie und Differentialdiagnose. Fischer, Stuttgart 1975

Dihlmann, W.: Gelenke, Wirbelverbindungen, 3. Aufl. Thieme, Stuttgart 1987

Freyschmidt, J.: Röntgendiagnostik der Osteopathien. Röntgen-Bl. 33 (1980a) 163

Freyschmidt, J.: Knochenerkrankungen im Erwachsenenalter. Springer, Berlin 1980 b

Freyschmidt, J., R. Hehrmann: Primärer Hyperparathyreoidismus als Differentialdiagnose von schweren Skelettdestruktionen. Röntgen-Bl. 31 (1978) 495

Gerok, W.: Renale Osteodystrophie. In Bock, H.E., W. Gerok, F. Hartmann: Klinik der Gegenwart, Bd. III. Urban & Schwarzenberg, München 1968; Neufass. November 1988

Gimlette, T.M.D.: Localized myxedema and thyroid acropathy. In Pitt-Rivers, R., W.R. Trotter: The Thyroid Gland. Butterworths, London 1964

Greulich, W.W., S.I. Pyle: Radiographic Atlas of Skeletal Development of the Hand and Wrist, 2nd ed. Stanford University Press, Stanfort/Calif.

Haubold, V., A. Sonntag, H.W. Pabst, K.W. Frey, H.J. Karl: Zum Problem der szintigraphischen Darstellung von Epithelkörperchenadenomen mit Hilfe von 75 Se-Selenomethionin. In Hoffmann, G., K.E. Scheer: Radioisotope in der Lokalisationsdiagnostik. Schattauer, Stuttgart 1967

Heuck, F.: Allgemeine Radiologie und Morphologie der Knochenkrankheiten. In Diethelm, L.: Handbuch der medizinischen Radiologie, Bd. V/1. Springer, Berlin 1976

Heuck, F., H. von Babo: Röntgenbefunde bei primärem Hyperparathyreoidismus. Radiologe 14 (1974) 206

Horn, H.D.: Morphologische, biochemische und therapeutische Grundlagen des Harnsteinleidens. Klin. Urol., Sonderdr. (1973)

Krane, S.M., J.T. Potts jr.: Disorder of bone and bone mineral metabolism. In Thoin, G.W., R.D. Adams, E. Braunwald, R.J. Isselbacher, R.G. Petersdorf: Harrison's principles of internal medicine 8th ed. McGraw-Hill, New York 1977

Kuhlencordt, J., H.P. Kruse, J. Franke. Diagnostischer Wert der Lamina dura alveolaris bei generalisierten Knochenerkrankungen. Fortschr. Röntgenstr. 134 (1981) 401

Lang, E.K.: Arteriographic demonstration of parathyroid adenoma. J. Indiana med. Ass. 60 (1967) 1656

Maier, W.: Echographische Diagnose und Lokalisation des Epithelkörperchenadenoms. Computertomogr. Sonogr. 1 (1981) 28

Newton, T.H., E. Eisenberg: Angiography of parathyroid adenomas. Radiology 86 (1966) 843

Rothmund, M., H. Brünner, F., Kümmerle, R. Günther, M. Georgi, B. Heicke: Lokalisationsdiagnostik von Epithelkörperchentumoren durch selektive Parathormonbestimmung. Chirurg 46 (1975) 221

Sack, H., R. Petry, H.J. Duwell: Darstellung eines Nebenschilddrüsenadenoms mit 75 Selen-Methionin unter der Szintillationskamera. Dtsch. med. Wschr. 90 (1965) 2535

Sommer, B., H. F. Welter, F. Spelsberg, U. Scherer, J. Lissner: Computes tomography for localizing enlarged parathyroid glands in primary hyperparathyroidism. J. Comput. assist. Tomogr. 6 (1982) 521

Sunshine, P., H. Kusumoto, J. P. Kriss: Survival time of circulating long-acting thyroid stimulation in neonatal thyrotoxicosis: implication for diagnosis and therapy of the disorder. Pediatrics (Springfield) 36 (1965) 869

Takagi, H., Y. Tominaga, K. Uchida, N. Yamada, T. Ichii, T. Morimoto, M. Yasue: Preoperative diagnosis of secondary hyperparathroidism using computed tomography. J. Comp. assist. Tomogr. 6 (1982) 527

Thomas jr. H. M.: Secondary subperiosteal new bone formation. Arch. intern. Med. 51 (1933) 511

Vaughan, I. M.: The physiology of bone, 2nd ed. Clarendon Press, Oxford 1975

Zweymüller, K., H. Jesserer: Thyreotoxische Osteopathie. Münch. med. Wschr. 115 (1973) 548

Osteopathie bei Hypo- und Hypervitaminosen

G. Bargon

Vitamine sind organische Wirkstoffe, die dem Menschen zugeführt werden müssen. Die Zufuhr kann als wirksames Vitamin oder als Provitamin erfolgen. Der Körper kann dann die Provitamine in Vitamine umwandeln. Die Vitamine sind lebensnotwendig. Sie wirken als Bestandteile von Koenzymen bei der Aktivierung von Enzymen mit und greifen als Bestandteile des Enzymsystems des Organismus in den intermediären Stoffwechsel ein. Der Bedarf des Körpers an Vitaminen wird durch minimale Mengen mit der Nahrungsaufnahme sichergestellt. In Mitteleuropa haben die Hypovitaminosen, die auf einer Mangelernährung beruhen, keine Bedeutung mehr. Vitaminmangelzustände beruhen heute auf intestinalen Resorptionsstörungen, Lebererkrankungen oder therapeutischen Gaben von Vitaminantagonisten (Leukämiebehandlung mit Antagonisten der Folsäure). Die Vitamine sind weder an dem Energiestoffwechsel noch am Aufbau des Knochens oder anderer Gewebe direkt beteiligt. Der Mangel an Vitaminen kann aber indirekt durch Störung der Enzymsysteme Auswirkungen auf den Stoffwechselumsatz haben.

Man unterscheidet die Vitamine entsprechend ihrer Löslichkeit. Fettlösliche Vitamine sind A, D, E, K, und wasserlösliche Vitamine sind B, C, P. Nicht alle Vitamine beeinflussen den Stoffwechsel des Knochens. In diesem Kapitel sollen aber nur diejenigen Vitamine besprochen werden, deren Mangel oder Überangebot Rückwirkungen auf den Knochenaufbau und den Knochenumbau haben. Den Stoffwechsel des Knochens beeinflussen die Vitamine A, C und D.

Vitamin A

Vom Vitamin A sind zwei Formen bekannt. Das Vitamin A_1 (Retinol) und das Vitamin A_2 (Dihydroretinol). Sie sind lichtempfindlich und werden von UV-Licht zerstört. In den Pflanzen kommt das Vitamin A als Provitamin (Carotinisomere) vor. Nach Aufnahme der Provitamine werden diese in der Darmmukosa in Vitamin A umgewandelt. Aus dem β-Carotin wird durch die Einwirkung der Dioxygenase und Retinolaldehydreduktase das Vitamin A gebildet. Der Retinolester gelangt mit den Chylomikronen über den Ductus thoracicus in den Blutkreislauf. Er wird an ein spezifisches α_1-Globulin gebunden und wandert dann als Komplexbindung in die Leber. Dort wird der Retinolester gespeichert. Der Vitamin-A-Speicher in der Leber reicht unter normalen Bedingungen mehrere Monate bis Jahre aus. Aus ihm kann der Körper lange Zeit versorgt werden, auch wenn keine weitere Zufuhr über die Nahrung mehr erfolgt. Im Fischleberöl ist der Gehalt an Vitamin A sehr hoch. In Leberölen von Süßwasserfischen konnte das Vitamin A als Vitamin A_2 gefunden werden.

Physiologische Wirkung: Unter der Einwirkung von Vitamin A wird der Sehpurpur (Dämmersehen) gebildet. Die Anwesenheit von Vitamin A ist für ein optimales Wachstum des normalen epithelialen Gewebes erforderlich. Die Retinolsäure (Vitamin-A-Säure) besitzt einen direkten Einfluß auf die Proteinsynthese, die Zelldifferenzierung und die Mitoserate epitheloider und mesenchymaler Gewebe und somit auch auf das Wachstum des Menschen. Vitamin A ist ferner an der Bildung der schleimbildenden Zellen, die die Glykoproteine synthetisieren und Mukopolysaccharide enthalten, beteiligt.

Vitamin-A-Hypovitaminose

Der chronische Mangel an Vitamin A entsteht durch Fettresorptionsstörung, intestinale Resorptionsstörungen, Leber- und Pankreaserkrankungen. Ein mangelhafter Umbau des Provitamins in Vitamin A bei Diabetes mellitus und Hyperthyreose wird diskutiert. Dieser mangelhafte Umbau soll zu einem langsam auftretenden Vitamin-A-Mangel führen. In der Schwangerschaft ist der Bedarf an Vitamin A erhöht. Im Kindesalter kann das Vitamin A bei länger andauernden fieberhaften Infekten aus dem Blut abwandern und im RES gespeichert werden. Bei Eiweißmangelzuständen kann das für den Transport des Vitamins A erforderliche α_1-Globulin vermindert sein und somit den Transport des Vitamins A in die Leber beeinträchtigen und die Speicherung des Vitamins A verhindern. Chronische Infekte und das Auftreten von Karzinomen gehen mit einem signifikanten Vitamin-A-Verbrauch einher, so daß es schließlich zu einer Abnahme des Vitamin A im Organismus kommt.

Der Vitamin-A-Mangel verursacht eine metaplastische Umwandlung der Schleimhautepithelien in ein verhornendes Plattenepithel. Es kommt zur Keratinisierung der Epithelgewebe. Bei Kindern treten Wachstumsstörungen auf.

Im **Röntgenbild** des Skeletts finden sich keine typischen Knochenveränderungen. Bei der Entstehung der Perthesschen Erkrankung und der juvenilen

Epiphyseolysis capitis femoris soll ein Vitamin-A-Mangel bedeutungsvoll sein.

Das **klinische Bild** wird von der Augensymptomatik beherrscht. Nachtblindheit, Trockenheit und Opaleszenz der Konjunktiven, vorwiegend des Bulbus oculi, trübe Exsudation am Kornealrand (Bitot-Fleck), später Keratomalazie und Xerophthalmie, Erosionen und Perforation der Kornea werden beobachtet. Die metaplastische Umwandlung der Schleimhaut in verhorntes Plattenepithel führt zu Heiserkeit, Tracheitis und Bronchitis. Störungen der exokrinen Drüsenfunktionen treten auf. Hyperkeratosen der Haut an den Extremitäten, am Nacken und an den Handinnenflächen und Fußsohlen vervollständigen das klinische Bild des Vitamin-A-Mangels. Im Blut ist der Retinolspiegel erniedrigt.

Vitamin-A-Hypervitaminose

Sie entsteht durch eine Überdosierung von Retinol oder durch reichlichen Genuß von Lebern arktischer Tiere (Eisbären, Ringelrobben). Die Überdosierung des Dorschlebertrans oder des Heilbuttlebertrans kann ebenfalls zu einer Hypervitaminose A führen. Vergiftungserscheinungen bei Erwachsenen wurden nach Gaben von 100 000 IE/Tag über einen längeren Zeitraum beobachtet

Pathophysiologie: Zu hohe Retinolspiegel schädigen die Zell- und Lyosomenmembranen. Am Knochen finden eine gesteigerte Osteoklastentätigkeit und eine Aktivierung der Periostzellen statt. In Tierversuchen konnten endochondrale und perichondrale Verknöcherungen und eine Beschleunigung des Knochenumbaus durch hohe Gaben von Vitamin A nachgewiesen werden. Bei jugendlichen Tieren konnte unter der überhöhten Dosierung von Vitamin A ein vorzeitiger Epiphysenschluß beobachtet werden. Auch wurden Knochenerweichungen und Spontanfrakturen festgestellt. Die enchondrale Ossifikation wird unter hoher Vitamin-A-Gabe beschleunigt.

Im **Röntgenbild** des Skeletts sind spindelförmige Auftreibungen des Knochens an den Unterarmdiaphysen, Unterschenkeldiaphysen, Metatarsalia, Klavikulae und Rippen nach längerer Überdosierung mit Vitamin A anzutreffen. Periostabhebungen und Kompaktaverdickungen sind Zeichen einer histologisch nachweisbaren produktiven Periostitis. Epiphysenfugen werden vorzeitig geschlossen. Am Schädelknochen können Hyperostosen der Lamina interna und Lamina externa nachgewiesen werden.

Das **klinische Bild** der Hypervitaminose A geht mit den Symptomen Knochen- und Gelenkschmerzen, Kopfschmerzen, Müdigkeit, Anorexie, Brechreiz, psychische Labilität, vermehrte psychische Reizbarkeit und im Spätstadium mit Lethargie bis zum Koma einher. Bei Frauen ist die Amenorrhoe ein obligates Symptom. Die Haut ist spröde, trocken, schuppig mit wachsgelber Tingierung. Haarausfall, Juckreiz, Fissuren, Rhagaden an den Mundwinkeln, Ulcera crurum und Schleimhautblutungen können hinzutreten. Als Zeichen eines gesteigerten Hirndrucks ist eine Stauungspapille nachweisbar. Nach Absetzen der Vitamin-A-Gaben erfolgt eine Restitutio ad integrum.

Vitamin C

Das Vitamin C ist das γ-Lacton der in der Enolform vorliegenden 3 Keto-L-Gulonsäure, auch L(+)Ascorbinsäure genannt. Die Ascorbinsäure kommt in allen tierischen und pflanzlichen Zellen in unterschiedlicher Menge vor. Auch in den Ribosomen und Mitochondrien der Zellen läßt sich Ascorbinsäure nachweisen. Unter den Nahrungsmitteln sind frische Früchte, besonders Zitrusfrüchte, Hagebutten, schwarze Johannisbeeren, frisches Gemüse und Kartoffeln die wichtigsten Vitamin-C-Träger. Auch unter den tierischen Geweben haben einige einen hohen Vitamingehalt wie Hypophyse, Nebenniere, Corpus luteum, embryonales Gewebe, Augenlinse, Leukozyten, Drüsenzellen des Intestinaltraktes. Durch das Kochen, Konservieren und Lagern der Nahrungsmittel wird die Ascorbinsäure zerstört. Neben dem Menschen und den Primaten sind nur wenige Tiere (z. B. Regenbogenforelle, Meerschweinchen) von einer exogenen Zufuhr des Vitamins C abhängig. Als Ursache hierfür wird der bei den Menschen und diesen Tieren genetisch bedingte Mangel des Enzyms L-Gulonolactonoxydase angeschuldigt. Dieses Enzym gestattet eine Synthese der Ascorbinsäure aus Glucose über die Glucuronsäure und das Gulonsäurelacton.

Physiologie: Der Molekülaufbau der Ascorbinsäure macht sie zu einem Redoxkörper. Sie ist in der Lage, reversibel Wasserstoffionen und -elektronen zu übertragen. Dabei wandelt sie sich reversibel in die Dehydroascorbinsäure um. Außerdem übt sie bisher noch nicht genau bekannte Wirkungen auf Enzyme aus. Die Ascorbinsäure soll auch an der Biosynthese der Nebennierenhormone beteiligt sein und noch andere wichtige Funktionen im Stoffwechsel des Organismus haben, wie z. B. Aufbau zyklischer Aminosäuren, Resorption und Utilisation von Eisen, Beschleunigung der hydrolytischen Deamidierung von Peptiden und Proteinen, Umwandlung von Cholesterin in Gallensäure. Die antioxydierende Eigenschaft des Vitamins C verhindert die Oxydation von Thiamin, Riboflavin, Folsäure, Pantothensäure, Vitamin A und Vitamin E.

Die Ascorbinsäure spielt bei der Bildung der Bindegewebssubstanzen wie Kollagen, Osteoid und Dentin eine wichtige Rolle. Zur Umwandlung der Folsäure in die biologisch wirksame Tetrahydrofolsäure ist die Ascorbinsäure erforderlich. Eine ausgeglichene Ernährung mit Frischgemüse, Obst und Kartoffeln enthält die für den Menschen notwendige tägliche Menge von 75–100 mg Ascorbinsäure. Eine erhöhte Zufuhr von Vitamin C verursacht keine Gesundheitsstörungen; denn die überschüssige Vitamin-C-Menge wird über die Nieren ausgeschieden. Da die Speichermöglichkeit des menschlichen Organismus für Vitamin C gering ist, kann eine Mangelernährung nach einer wesentlich kürzeren Zeit als bei Vitamin-A-Mangel Krankheitssymptome hervorrufen.

Vitamin-C-Hypovitaminose

Die durch einen Mangel an Ascorbinsäure verursachte Krankheitssymptomatik nennt man bei Kindern die Möller-Barlowsche Krankheit und bei Erwachsenen den Skorbut.

Während der beiden Weltkriege und in Kriegsgefangenenlagern traten gehäuft Vitamin-C-Mangelerscheinungen auf, weil keine ausreichende Versorgung mit Frischgemüse, Obst und frischen Kartoffeln vorhanden war. In der heutigen Zeit werden Vitamin-C-Avitaminosen nur bei alleinstehenden alten Menschen und bei verwahrlosten Alkoholikern beobachtet, die eine unausgewogene Ernährungsweise haben. Auch bei Darmerkrankungen kann es zu Resorptionsstörungen des Vit-

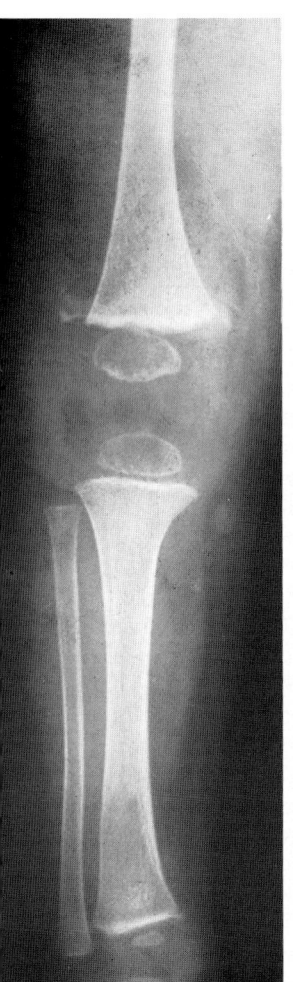
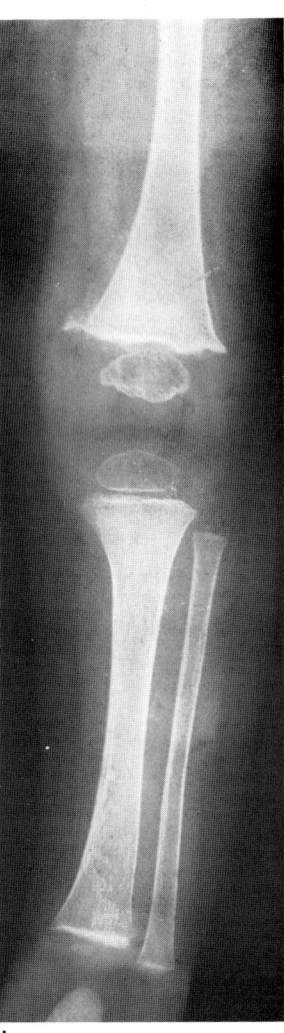
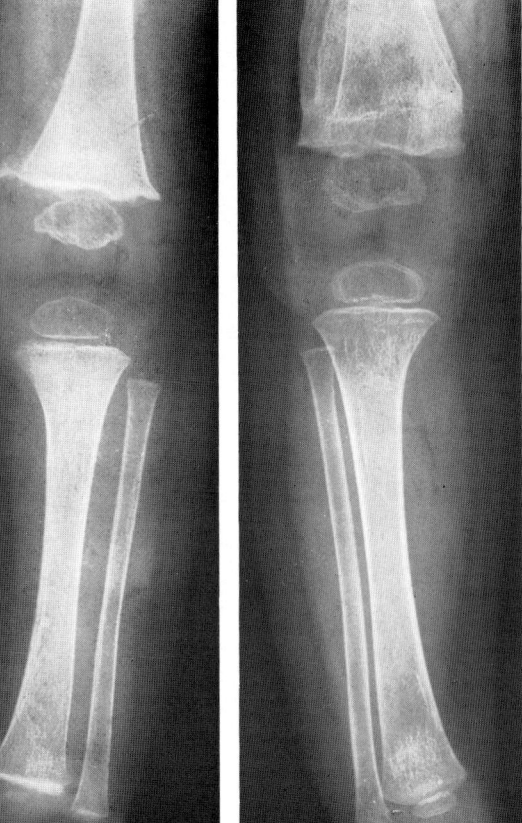
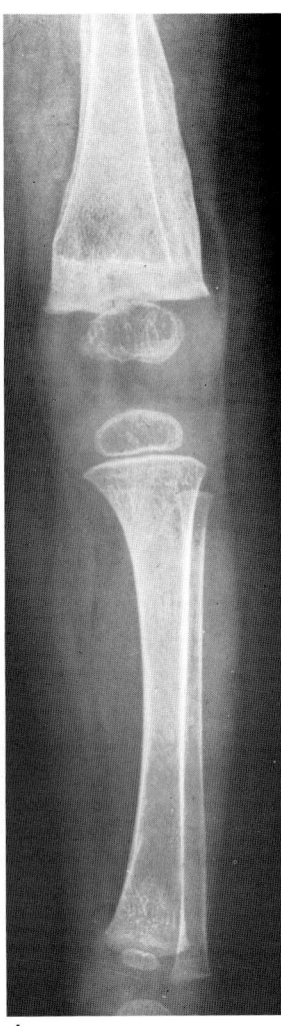

a b c d

Abb. 1a–d Möller-Barlowsche Krankheit bei einem 7 Monate alten Kind

a u. b Als Ausdruck der subperiostalen Blutung erscheint die distale Abschlußlinie an beiden Femora über den Knochenrand hinaus verbreitert, proximal davon ist ein zarter Begleitschatten erkennbar
c u. d 3 Monate später. Keulenförmige Verbreiterung der distalen Femurenden nach Verkalkung und Ossifikation der Hämatome (Univ.-Kinderklinik Wien)

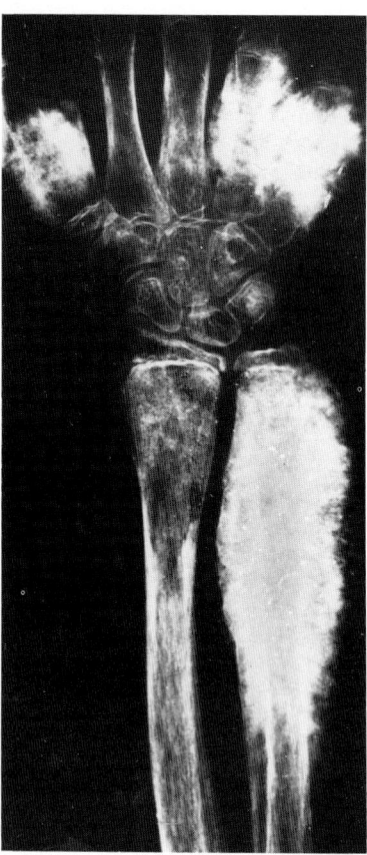

Abb. 2 11jährige Türkin mit Möller-Barlowscher Krankheit. Exzessive schalenförmige subperiostale Verkalkungen und Verknöcherungen an der distalen Ulna und den Metakarpalia I, IV und V. Lamelläre subperiostale Verkalkungen am Radius und an der Ulna

amin C kommen. Mit dieser Resorptionsstörung werden aber auch andere wichtige Vitamine wie Vitamin A und D nicht in genügender Menge aufgenommen, so daß die hieraus resultierenden Krankheitserscheinungen komplexer Natur sind.

Pathophysiologie: Der Mangel an Vitamin C des Gewebes führt zu einer mangelhaften Kollagenbildung, die auf einer Störung der Hydroxylierung von Prolin zu Hydroxyprolin basiert. Die Bildung der interzellulären Grundsubstanz, die aus Mukopolysacchariden besteht, wird durch das Fehlen der Ascorbinsäure beeinträchtigt. Die Kittsubstanz, welche die Zellen mesodermaler Gewebe, Gefäßkapillaren, Knochen, Bindegewebe und Zähne verbindet und abdichtet, wird ungenügend produziert. Der unter Vitamin-C-Mangel gestörte Aufbau mesenchymaler Grundsubstanz wie Osteoid oder Prädentin verursacht eine Wachstumsstörung des Knochens. Die Osteoblastentätigkeit wird gebremst (HÖVELS u. REISS 1959). Die präparatorischen Verkalkungszonen der enchondralen Ossifikation sind verbreitert, verdichtet und unregelmäßig. Die Verkalkung des Knorpels ist gestört. In der Wachstumszone ist die Trabekelstruktur stark aufgelockert.

Im **Röntgenbild** von Kindern mit Möller-Barlowscher Krankheit besteht eine Osteoporose der langen Röhrenknochen mit „verwaschener" Spongiosastruktur und stark verdünnter Kompakta. Die Knochenränder sind jedoch scharf abgesetzt. Pathologische Frakturen werden beobachtet. In den verbreiterten präparatorischen Verkalkungszonen sind Trümmerfeldzonen mit vermehrter Schattendichte eingestreut. An den Metaphysenabschlußzonen sind Spornbildungen – sog. „corner sign" – zu sehen, die die Schaftkontur überragen (SPRAGUE 1976). Charakteristisch für die kindliche Vitamin-C-Avitaminose sind ringförmige, scharf begrenzte, milchglasartige Auslöschungen der Trabekelstruktur mit einem dichten Randsaum, die an Seifenblasen erinnern und als „halo-ossification-centre" oder Wimbergersche Ringe bezeichnet werden (WIMBERGER 1925). Zusammensinterungen oder echte Einbrüche im Bereich der Metaphysen mit Invagination der Epiphysen sind meist im distalen Femur anzutreffen (SILVERMAN 1970). Dabei kann es zur Lösung der Epiphyse oder zur Separation der Epiphyse kommen. Häufig sind die Veränderungen symmetrisch.

Subperiostale Blutungen manifestieren sich im Röntgenbild als starke Weichteilschwellungen an den Diaphysen der langen Röhrenknochen. Später verkalken diese Blutungen und führen zu Knochenneubildungen, die so ausgedehnt sein können, daß sie den Durchmesser des primären Knochens um ein Mehrfaches übertreffen. Die subperiostalen Blutungen verkalken und imponieren als schalenförmige subperiostale Verkalkungen oder Verknöcherungen (Abb. 1 u. 2) (HEUCK 1976). An den Knorpel-Knochen-Grenzen der Rippen sind Auftreibungen nachweisbar, die auch als Trümmerfeldzonen bezeichnet werden (CAFFEY 1978). An der Wirbelsäule stellen sich die Zeichen einer Osteoporose ein. Diese Osteoporose ist aber mehr im Zentrum des Wirbelkörpers lokalisiert. Fischwirbel, Keilwirbel und verbreiterte Zwischenwirbelräume werden nur bei schwerem, sich über viele Monate erstreckendem Mangel an Ascorbinsäure beobachtet.

Bei Erwachsenen sind die Röntgensymptome des chronischen Vitamin-C-Mangels wesentlich dezenter, weil die Umbauvorgänge des Knochens im Erwachsenenalter viel langsamer und weniger ausgeprägt sind als im Wachstumsalter der Kinder. Durch die reduzierte Knochenneubildung im Rahmen der normalen Knochentransformation entsteht das Bild der Osteoporose, deren erstes Röntgenzeichen Wirbelkompressionen sind (MURRAY u. JACOBSON 1977). Gelenknahe subperiostale Blu-

tungen können zu Kontrakturen und Fehlbelastungen der benachbarten Gelenke führen und so nachfolgend degenerative Gelenkveränderungen hervorrufen.
Nach erfolgter Substitutionstherapie mit Ascorbinsäure sind die Heilungsvorgänge schon nach 1 bis 2 Wochen im Röntgenbild erkennbar. Meist erfolgt eine völlige Wiederherstellung der normalen Knochenstruktur und Knochenform. Lediglich Wachstumslinien können als Residuen nachweisbar bleiben.

Klinische Befunde: Bei chronischem Mangel an Vitamin C sind zu beobachten: im Frühstadium allgemeine Krankheitssymptome wie Müdigkeit, Mattigkeit, Schwäche, Gewichtsverlust; später treten Schwellungen der Gaumenschleimhaut des Zahnfleisches mit Blutungen hinzu. Die Zahnfleischblutung beginnt mit der Ausbildung kleiner blutgefüllter Zysten, die aufplatzen und Schmerzen beim Kauen verursachen. Die Zähne werden locker und können ausfallen. An der Haut entstehen perifollikuläre Blutungen und Hyperkeratosen in der Nachbarschaft der Haarfollikel. Die Haare werden brüchig. Ekchymosen, Gelenkblutungen, Gewebeblutungen sowie petechiale Hautblutungen sind Folge der Fragilität der Gefäßkapillaren. Parenchymatöse Blutungen und Hirnblutungen sind jedoch selten. Knochenschmerzen, schmerzhafte Gelenkschwellungen sind die klinischen Zeichen der subperiostalen Blutungen. Bei Kindern tritt ein Wachstumsstillstand ein. Anorexie und Diarrhoen mit Fieber werden beobachtet. Eine Bewegungsarmut und eine Schwäche der Beine sind weitere Symptome der Möller-Barlowschen Erkrankung.
Im Blutbild finden sich die Zeichen einer makrozytären Anämie, Leukopenie, Thrombopenie. Die Blutbildveränderungen werden durch die gestörte Umwandlung der Folsäure in die Tetrahydrofolsäure hervorgerufen. Als klinische Teste zum Nachweis des Ascorbinsäuremangels werden die Analyse des Ascorbinsäuregehaltes der Granulozyten und die verzögerte Entfärbung des intrakutan verabfolgten Depots 2,6-Dichlorphenolindophenol herangezogen.
Nach Substitutionstherapie mit Vitamin C bilden sich die klinischen Symptome rasch zurück, und es erfolgt eine weitgehende Wiederherstellung des Gesundheitszustandes.

Vitamin D

Die D-Vitamine entstehen aus ihren Provitaminen durch Bestrahlung mit ultraviolettem Licht. Durch diese fotochemische Reaktion wird im Molekül ein Ring gespalten und eine neue Doppelbindung gebildet. Gleichzeitig bleibt die Seitenkette aber unverändert. Es sind 7 Provitamine D bekannt, von denen aber nur die Vitamin D_2 und D_3 wegen ihres stark ausgeprägten Vitamincharakters zu therapeutischen Zwecken verwendet werden. Das Vitamin D_2 (Ergocalciferol, Calciferol) und Vitamin D_3 (Cholecalciferol) sind im Tier- und Pflanzenreich als Provitamine D_2 (Ergosterin) und Provitamin D_3 (7-Dehydrocholesterin) weit verbreitet. Das Ergosterin ist im Mutterkorn, in höheren Pilzen, in Hefefett und Hühnereiern vorhanden. Das Cholesterin wird im menschlichen Darm zu 7,8-Dehydrocholesterin, dem eigentlichen Provitamin, dehydriert. Es wird in der Haut gespeichert und dort der UV-Bestrahlung ausgesetzt und in Cholecalciferol umgewandelt. Das Cholecalciferol wird an Lipoproteine gebunden und in der Leber zu 25-Hydroxycholecalciferol hydroxyliert. Dieses umgewandelte 25-Hydroxycholecalciferol ist die wichtigste Transportform des Vitamin D. In der Niere wird das Vitamin D nochmals hydroxyliert. Es entsteht so das 1,25-Dihydroxycholecalciferol. Dieses 2fach hydroxylierte Vitamin D_3 besitzt die Eigenschaft eines Hormons. Seine Bildung in der Niere wird durch den Bedarf geregelt. Dazu besteht ein eigener Regelkreis im Organismus. Die Synthese wird durch Parathormon gefördert. Eine Hypokalzämie oder eine Hypophosphatämie lösen eine verstärkte Hydroxylierung des Vitamins D_3 in den Zellen der Nierentubuli aus (PRADER 1975). Vitamin D_3 ist weit verbreitet. Es ist aber in höheren Dosen nur im Leberöl der Fische vorhanden und wird von Vitamin D_2 begleitet. Vitamin D_3 ist das für Menschen physiologische Vitamin D. Das Vitamin D beeinflußt im wesentlichen den Kalzium- und Phosphatstoffwechsel des Menschen. Es steigert die Aktivität der alkalischen Phosphatase und beeinflußt den Stoffwechsel der Zitronensäure. Durch die Hemmung der Oxydation der Zitronensäure entsteht eine Zitratanhäufung im Blut, im Knochen und anderen Geweben. Die Zitronensäure bildet mit Kalzium Komplexsalze und verbessert die Kalziumresorption und den Kalziumtransport zum Knochen. Die unter der Vitamin-D-Wirkung verstärkte Kalziumresorption hemmt sekundär die Nebenschilddrüsentätigkeit. Die Ausscheidung einiger Aminosäuren mit dem Harn wird durch Vitamin D gebremst. Die physiologischen Wirkungen des Vitamin D im menschlichen Organismus sind:
1. Förderung der Resorption des Kalziums und des anorganischen Phosphors aus dem Darm
2. Begünstigung des Kalzium- und Phosphattransportes im Körper und Einlagerung in die Knochenmatrix
3. Beeinflussung der Phosphatrückresorption in den Nierentubuli und dadurch bedingte Verminderung der Phosphatausscheidung mit dem Harn.

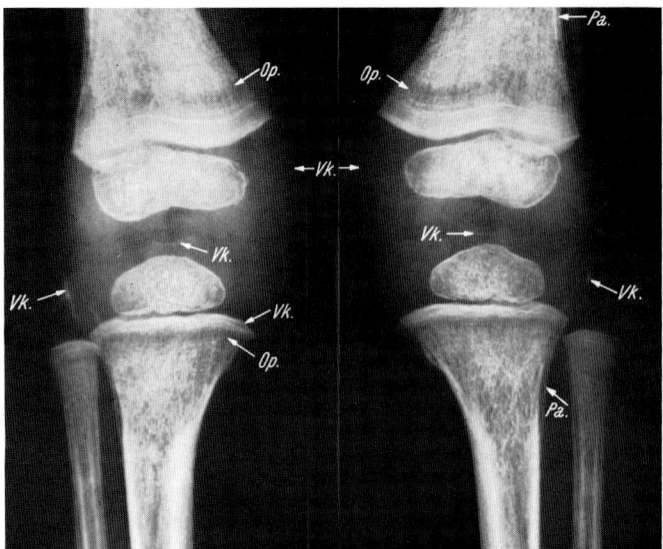

Abb. 3 Kniegelenke eines Kindes mit schwerer D-Hypervitaminose. Abnorme Verkalkung der provisorischen Verkalkungszonen, periostale Veränderungen (Pa), bandförmige Osteoporose (Op) und parostale Kalkablagerungen (Vk) (Beobachtung von W. Swoboda, Wien)

Hypervitaminose D

Die Vitamin-D-Hypervitaminose ist eigentlich eine Vitamin-D-Intoxikation. Sie entsteht durch zu hohe Gaben von Vitamin-D-Präparaten (250 000 IE/Tag). Zu hohe Vitamin-D-Gaben steigern die Kalziumresorption. Das Serumkalzium ist erhöht, und gleichzeitig ist das Serumphosphat erniedrigt bis leicht erhöht. Durch die Hyperkalzämie wird die Funktion der Glandula parathyreoidea herabgesetzt. Es entsteht ein sekundärer Hypoparathyreoidismus. Die Tätigkeit der Osteoklasten ist vermindert. In der Knorpelgrundsubstanz lagert sich Kalk ab. Auch in anderen Organen kommt es zu Kalkablagerungen, z. B. in Gefäßwandungen (Media), in den Nieren, im Lungengewebe, im Skelett und in den Weichteilen.

Im **Röntgenbild** sind die Metaphysen und Endzonen der Diaphysen verdichtet und mit verdickter kompakter Knochensubstanz versehen. Die Spongiosa ist oft rarefiziert und demineralisiert. Periostappositionen an den langen Röhrenknochen, Osteosklerose am Skelett, Verkalkungen an der Falx cerebri, dem Tentorium und der Schädelbasis sind nachweisbar (Abb. **3** u. **4**).

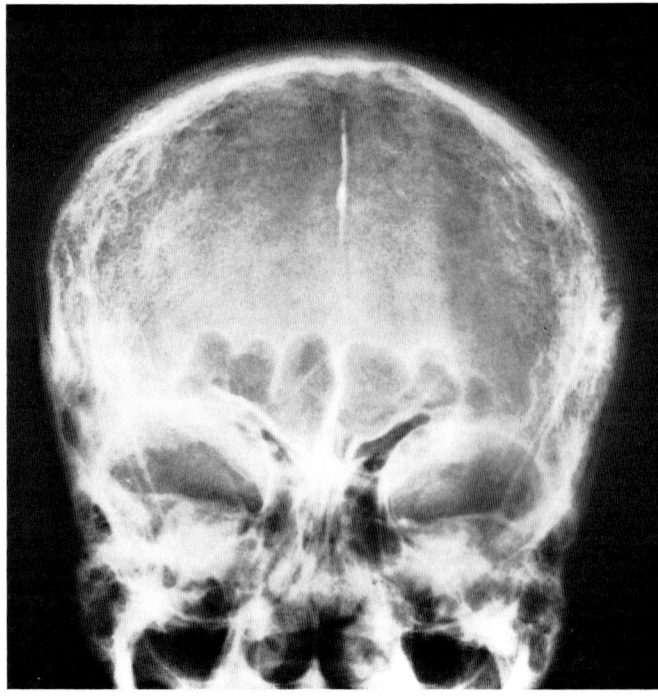

Abb. 4 Verkalkung der Falx cerebri bei einer 22jährigen Frau, die im Alter von 6 Jahren eine schwere Vitamin-D-Intoxikation erlitt. Die Frau befindet sich wegen einer Epilepsie und anderer zerebraler Erscheinungen in einer psychiatrischen Pflegeanstalt. Eine zugleich vergiftete Schwester starb während einer Schwangerschaft an einer Niereninsuffizienz

Klinische Symptome der Vitamin-D-Intoxikation im akuten Stadium sind: Erbrechen mit Dehydration, hohes Fieber, Krampfanfälle, kolikartige abdominelle Beschwerden, Knochenschmerzen. Bei chronischer Intoxitation sind Mattigkeit, Appetitlosigkeit und Obstipation, Nierensymptome (Proteinurie, Polyurie), Gedeihstörungen, Polydypsie, Dystrophie zu beobachten. Im Blut ist der Kalziumspiegel erhöht und der Phosphatspiegel normal. Die alkalische Phosphatase im Serum ist erniedrigt.

Hypovitaminose D

Der Mangel an Vitamin D durch verminderte Resorption oder verminderte Zufuhr sowie durch Störung der endogenen Bildung des Vitamins D infolge verminderter UV-Bestrahlung der Haut führt bei Säuglingen und Kleinkindern zum Bild der Rachitis und bei Erwachsenen zur „Knochenerweichung", d. h. zur Osteomalazie.

Die *Rachitis* bei Säuglingen und Kleinkindern entsteht durch Vitamin-D-arme Ernährung oder eine mangelhafte UV-Bestrahlung der Haut durch die Sonne. Auch sollen bisher noch unbekannte konstitutionelle Faktoren eine Rolle spielen. Als weitere disponierende Faktoren sind Frühgeburt, Jahreszeit, Klima, Hautfarbe, vernachlässigte Pflege, chronische Hauterkrankungen (Dermatitis, Ekzeme) angeführt worden. Aufgrund der Untersuchungsergebnisse von HODGKIN u. Mitarb. (1973) an Kindern von nach England eingewanderten Indern und der Studie von OPIE u. Mitarb. (1975) an Kindern farbiger Südafrikaner sind auch erbbare konstitutionelle Faktoren diskutiert worden.

Pathologisch-anatomisch wird bei der floriden Rachitis anstelle des normalen Knochengewebes nur Osteoid in der Wachstumszone gebildet. Im Knochen ersetzt das Osteoid die Tela ossea. Die Trabekel werden von einer breiten Osteoidschicht bedeckt, und die periostale Knochenneubildung ist kompensatorisch verstärkt. Der neugebildete periostale Knochen ist aber minderwertig und weniger belastbar. Es treten Loosersche Umbauzonen und Grünholzfrakturen auf. Im Knochen wird bandförmig angeordnetes Osteoid angetroffen. Der weiche Knochen verbiegt sich unter der statischen Belastung. Es entstehen Deformationen des Knochens (Kartenherzbecken, Glockenthorax, O-Beine), deren Ausmaße bei frühkindlicher Rachitis am stärksten ausgeprägt sind.

Die **röntgenologischen Veränderungen** zeigen sich vor allem an den Knochenabschnitten mit stärkstem Knochenwachstum; dies sind die präparatorischen Verkalkungszonen. Die Epiphysenfugen sind verbreitert; die Grenze zur Metaphyse ist unscharf. Die Metaphysen werden zur Epiphyse hin becherförmig umgestaltet; ihre Grenzen erscheinen unscharf mit besenreiserförmiger Strukturierung. Am Kniegelenk, an der Ulna und am Radius sind diese Veränderungen am ausgeprägtesten, weil hier das Wachstum am stärksten ist. Die Epiphysenkerne mineralisieren stark verzögert und täuschen so ein verzögertes Auftreten der Ossifikationszentren vor (Abb. **5** u. **6**). Die allgemeine Störung der Mineralisation des Knochens verursacht eine strähnige Trabekelzeichnung der diaphysären Knochenabschnitte. Die Kompakta der langen Röhrenknochen erscheint verdünnt und unscharf begrenzt. Loosersche Umbauzonen treten an den belasteten Stellen der Diaphysen auf. Dies sind bandförmige, durch den Knochen ziehende Osteoidstraßen. Typisch für diese Umbauzonen ist ihr symmetrisches Auftreten. Die statische Minderwertigkeit des Knochens durch die gestörte Mineralisation des neugebildeten Knochens führt bei geringgradiger Traumatisierung zur Grünholzfraktur.

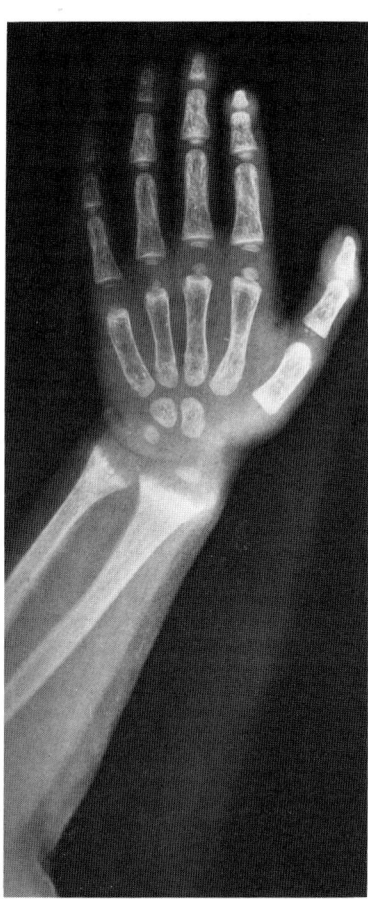

Abb. **5** 9jährige Türkin, Vitamin-D-Mangelrachitis. Becherförmige Metaphyse mit unscharfer, besenreisigförmiger Strukturierung der Grenze zur Epiphyse. Verbreiterung der Epiphysenfuge. Verzögertes Auftreten der Knochenkerne. Kompakta von Ulna und Radius verdünnt und unscharfe Begrenzung zur Spongiosa. Aufgelockerte Spongiosazeichnung und Verdünnung der Kompakta an den Metakarpalia und Phalangen

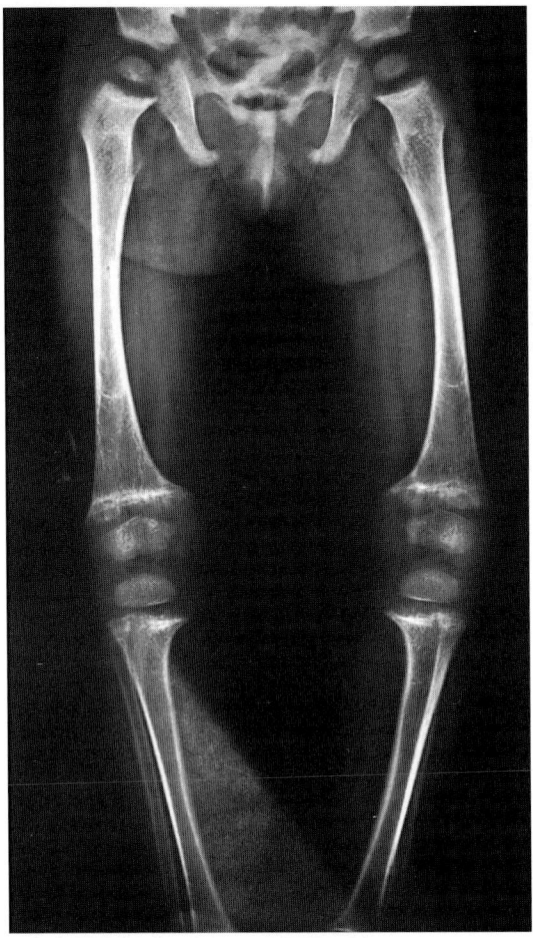

Abb. 6 8jährige Türkin, Vitamin-D-Mangelrachitis. Verbreiterung der Epiphysenfugen, becherförmige Gestalt der Metaphysen mit besenreisigartiger Begrenzung zur Epiphyse. Schnabelförmige Ausziehungen an den medialen Seiten der Metaphysen von Femur und Tibia beiderseits. O-Beinstellung

unscharfe Knorpel-Knochen-Grenze des Angulus inferior. Im Stadium II wird dieser Angulus weniger abgrenzbar, ist waagrecht bis konkav begrenzt. Das Stadium III ist durch eine borstenartige, wie abgesägt erscheinende Begrenzung des Angulus inferior charakterisiert. Dieses sog. Schulterblattzeichen entsteht durch eine fortschreitende Osteoidproliferation ohne Bildung mineralisierten Knochens. Am knöchernen Thorax werden Looresche Umbauzonen an den Rippen gefunden.

Während der *Heilungsphase* der Rachitis und der Vitamin-D-Substitutionstherapie wandelt sich die Röntgensymptomatik.
Bereits 2 Wochen nach ausreichender Substitution kommt es zur Einlagerung von Kalk in das epiphysäre Ende der rachitisch veränderten Metaphysen. Es entsteht ein Aufhellungsband zwischen dem frisch verkalkten, epiphysennahen Ende der Metaphyse und der Diaphyse. Die Epiphysenfuge verschmälert sich und erhält die normale Breite. Die Becherform der Metaphyse bildet sich langsam zurück. Später verdichtet sich die Metaphyse, und zur Diaphyse hin ist ein sog. Aufhellungsband zu erkennen. Die Epiphysenkerne werden durch die einsetzende Mineralisation sichtbar. Am Thorax entstehen aus den becherförmigen vorderen Rippenenden durch Mineralisation knopfförmige Auftreibungen, die oftmals pleuritische Veränderungen vortäuschen und deshalb als sog. Pseudopleuritis rachitica bezeichnet werden. Glockenthorax mit Harrisonscher Furche (horizontale Einbuchtung der abgeflachten seitlichen Thoraxwand), Coxa vara, plattes rachitisches Becken, hyperostotische Prominenz der Stirnbeinhöcker und der Scheitelbeinhöcker, dem sog. Caput quadratum, sind die Zeichen der rachitisbedingten Knochendeformierung.

Im Gegensatz zu den Umbauzonen sind diese Grünholzfrakturen asymmetrisch. Im floriden Stadium lassen sich parallel der Diaphysen feine Periostverdickungen im Röntgenbild erkennen, die durch überschießende periostale Osteoidbildung hervorgerufen werden. Diese periostalen Osteoidbildungen sind an den Stellen stärkerer Belastung besonders ausgeprägt (Femur- und Tibiainnenseite). Die rachitischen Veränderungen am Schädel springen im Röntgenbild nur wenig ins Auge. Die Schädelnähte schließen sich verzögert. SWOBODA (1969) hat darauf hingewiesen, daß eine länger andauernde Rachitis zu den Röntgenzeichen eines Druckschädels mit verstärkten Impressiones digitatae führen kann. Am Schulterblatt wird eine röntgenologische Veränderung an Angulus inferior und Margo lateralis beobachtet, die als sog. Schulterblattzeichen beschrieben wird. Nach WEISS (1971) findet sich im Stadium I eine

Das **klinische Bild** wird durch die Störung der Knochenmineralisation bestimmt. Eine „Erweichung" der Scheitelbeine (Kraniotabes), sich verzögert schließende große Fontanellen (erst nach dem 15. Lebensmonat), Kopfschweiß, Störung des Allgemeinbefindens, Lustlosigkeit sowie Auftreibungen der Rippenenden (rachitischer „Rosenkranz") und der distalen Metaphysen der langen Röhrenknochen, verzögertes Sitzen, Stehen und Laufen, Auftreten von X- oder O-Beinen, verspätetes Zahnen, Muskelschwäche, verminderte Resistenz gegenüber den Infekten der oberen Luftwege (Bronchitis, Bronchopneumonie) gehören zu den klinischen Symptomen der Rachitis. Die Kinder sind blaß, oft auch dystrophisch und auffallend schreckhaft. Die alkalische Phosphatase im Blut ist erhöht; der Serumkalziumspiegel ist normal bis leicht erniedrigt; das Serumphosphat ist erniedrigt bis normal.

Abb. 7 Genuine Vitamin-D-refraktäre Rachitis bei einem 6jährigen Mädchen. Verformung der Femurköpfe (Beobachtung *W. Swoboda*, Wien)

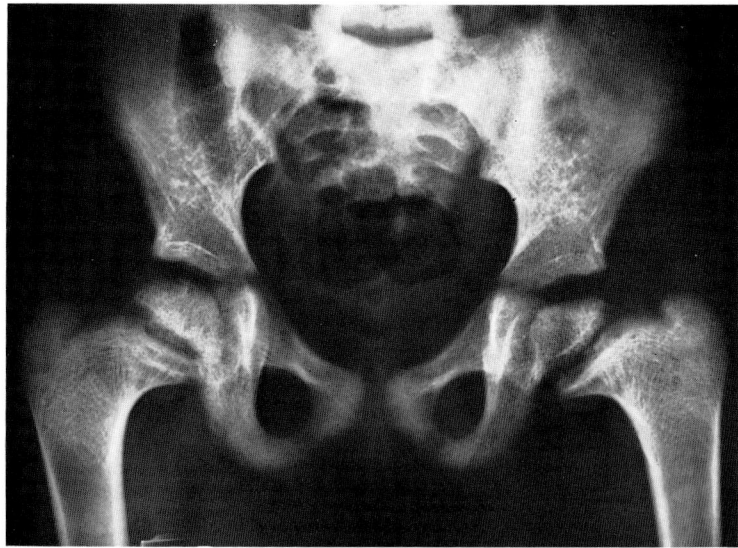

Genuine Vitamin-D-refraktäre Rachitis

Die genuine Vitamin-D-refraktäre Rachitis wird auch als Phosphatdiabetes oder X-chromosomale hypophosphatämische Rachitis bezeichnet. Der pathophysiologische Mechanismus dieser Erkrankung ist noch nicht vollständig geklärt. Neben einer primären Tubulopathie der Nieren wird zusätzlich eine Störung der Funktion der Mukosazellen des Darmes angenommen, die zu einer Verminderung der Kalzium- und Phosphatresorption führen. Außerdem wird vermutet, daß der Transport des Phosphats nicht nur im Epithel des proximalen Tubulus, sondern auch in der Dünndarmschleimhaut, im Knochen und in anderen Organen gestört ist. Das Leiden wird X-chromosomal dominant vererbt. Das Manifestationsalter liegt zwischen dem 6. Lebensmonat und dem 2. Lebensjahr.

Die **Röntgenbefunde** sind denen einer Vitamin-D-Mangelrachitis sehr ähnlich. Die poröse, grobsträhnige und grobtrabekuläre Struktur in den Diaphysen ist besonders ausgeprägt. Kortikalisverdünnungen und Rarefizierungen des Knochens zur Metaphyse hin, Pseudofrakturen, inkomplette Frakturen besonders an den unteren Extremitäten sind hierbei anzutreffen. Die Epiphyseolyse am proximalen Femur, aber auch extraskelettale Ossifikationen, z. B. der intervertebralen Ligamente im Lendenwirbelbereich, und Fibroostosen der Sehnenansätze sind weitere röntgenologische Zeichen dieser Rachitisform (Abb. 7 u. 8).

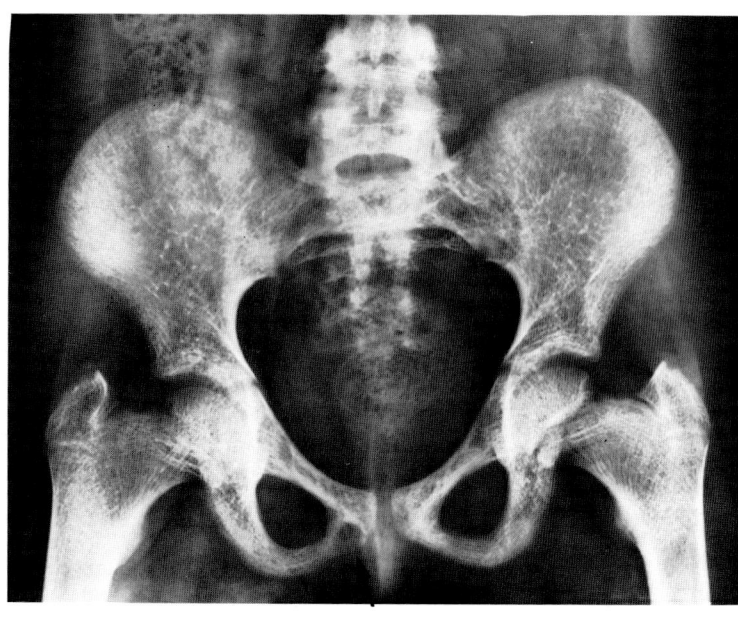

Abb. 8 10½jähriges Mädchen mit genuiner Vitamin-D-refraktärer Rachitis, Beckenaufnahme. Beachte die wabenartige Vergröberung der Spongiosa sowie die weichteildichte Stelle am rechten unteren Schambeinast, die wahrscheinlich einer lokalen Anhäufung von Osteoid entspricht (↑)

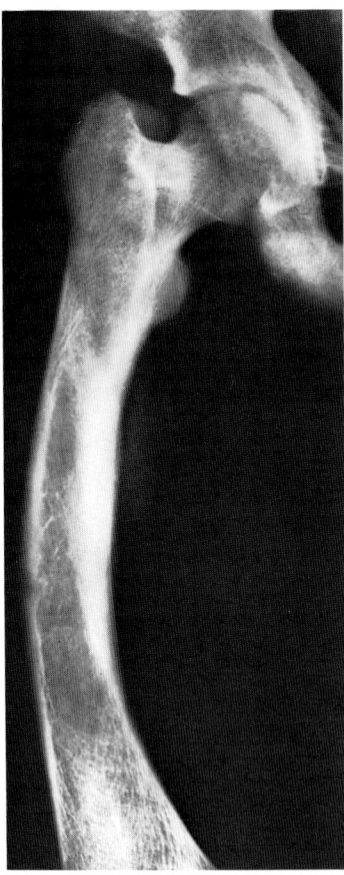

Abb. 9 Femur eines 17jährigen Jungen mit genuiner Vitamin-D-refraktärer Rachitis. Abnorme Krümmung mit Umbauzone am Scheitel. Vergröberung der Spongiosa

mon normal bis leicht erhöht; der 25-Hydroxycholecalciferolspiegel im Serum ist normal. Die alkalische Phosphatase im Serum ist gering erhöht. Durch frühzeitige Gaben hoher Dosen von Vitamin D (50 000–150 000 IE/Tag) mit oder ohne orale Phosphatzufuhr kann das Krankheitsbild beherrscht werden. Nach der Pubertät sind die Krankheitssymptome dann abgeklungen. Nur in seltenen Fällen kommt es im Erwachsenenalter noch zu einem Rezidiv. Ein Übergang zur Osteomalazie kann dann erfolgen.

Pseudomangelrachitis

Sie ist eine seltene Form der Vitamin-D-resistenten Rachitis. Im Vordergrund steht eine Neigung zur Hypokalzämie und Hyperaminoazidurie. Für diese Form wird ein autosomaler rezessiver Erbgang angenommen. Ursächlich soll ein Defekt des-

Im Bereich der Wirbelsäule ist die Knochenstruktur vergröbert, demineralisiert und die Trabekelzeichnung grobmaschig. Am Becken treten mehr oder weniger stark ausgebildete Coxae varae auf. Die proximalen Femurdiaphysen sind durch Schaftverbiegungen deformiert. Typisch für den Phosphatdiabetes ist die Verbreiterung der medialen Hälfte der distalen Femurepiphysenfuge. Diese Verbreiterung der Epiphysenfuge bleibt noch lange Zeit erhalten (Abb. 9 u. 10).

Das **klinische Bild** wird wesentlich von dem dysproportionierten Wachstum mit O-Beinstellung und in seltenen Fällen auch X-Beinstellung geprägt. Die Femurverkrümmungen sind meist stärker ausgebildet als bei der Mangelrachitis. Im Gegensatz zur Mangelrachitis fühlen sich die Kinder aber gesund und sind geistig normal entwickelt. Ebenso wie bei der Mangelrachitis sind Harrisonsche Furche, rachitischer „Rosenkranz", verspätetes Zahnen und vorzeitiger Verlust der Zähne zu beobachten. Laborchemisch finden sich: Hypophosphatämie durch verminderte tubuläre Phosphatrückresorption; im Serum ist das Parathor-

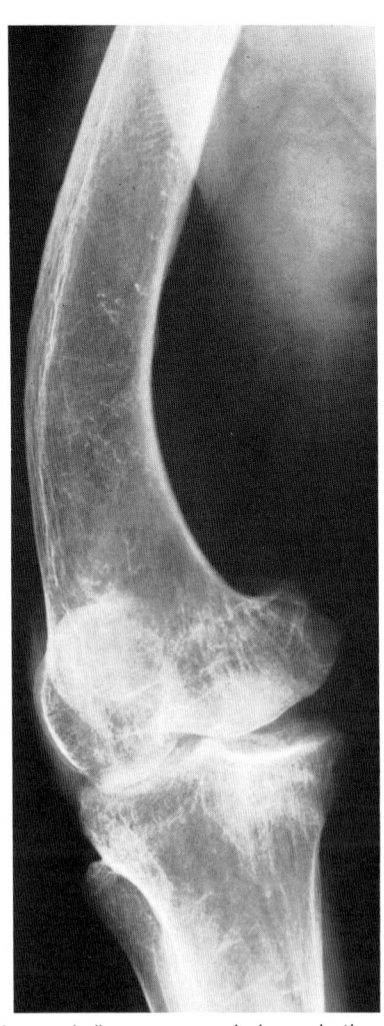

Abb. 10 Knochenverkrümmung und konsekutive Gelenkfehlstellung als Folgezustand einer genuinen Vitamin-D-refraktären Rachitis bei einer 73jährigen Frau. Die abnorme Spongiosastruktur ist in den altersosteoporotischen Knochen besonders deutlich zu erkennen

Abb. 11 Hypovitaminotische (Vitamin-D-Mangel-)Osteomalazie bei einer 64jährigen Frau, Schädel. Beachte die eigenartige unscharfe Zeichnung der Knochenstruktur, die sich aus der Summation von mineralisiertem, älterem Knochengewebe und neu hinzugetretenem, minerallosen Osteoid ergibt! „Granuläre Osteomalazie der Kalotte"

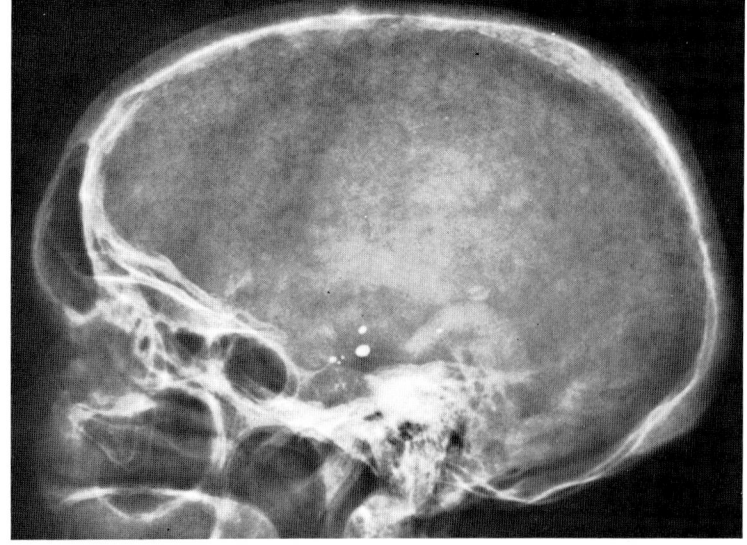

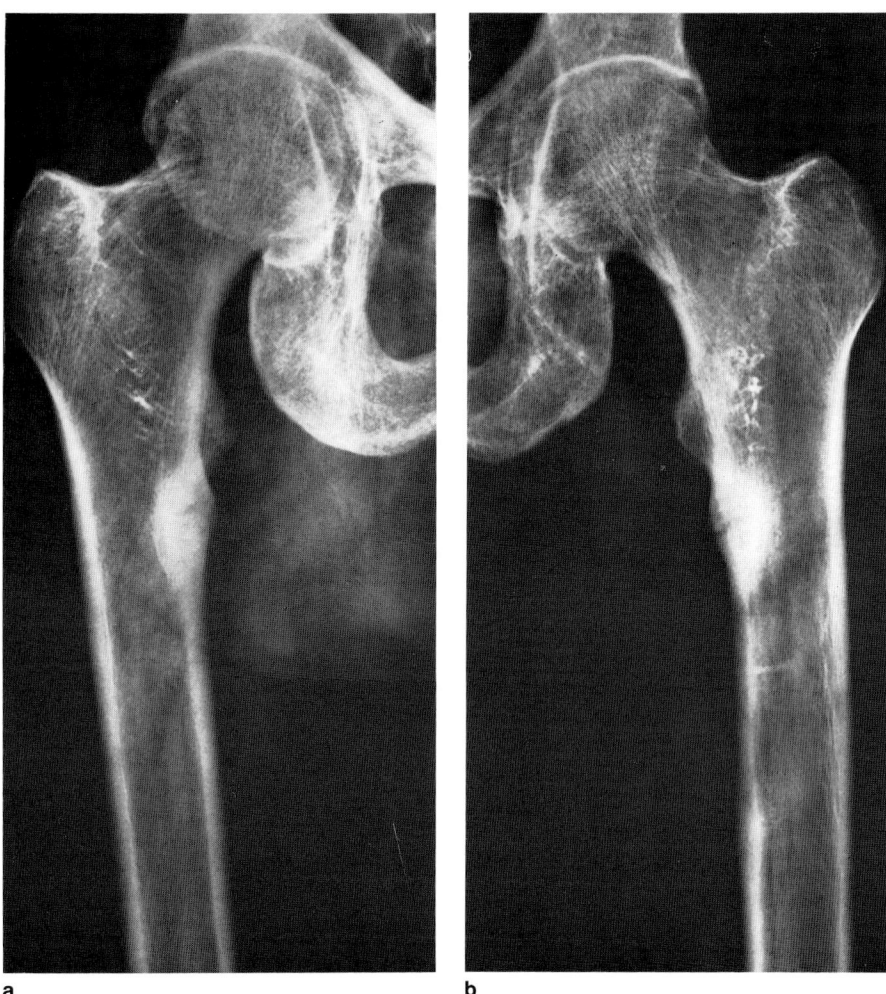

a   **b**
Abb. 12a u. b Ältere Umbauzonen in den Femurschäften einer 56jährigen Frau mit hypovitaminotischer Osteomalazie

jenigen Enzyms vorliegen, welches für die Umwandlung des 25-Hydroxycholecalciferols in das 1,25-Dihydroxycholecalciferol verantwortlich ist. Die *Röntgenbefunde* sind mit denen der Mangelrachitis nahezu identisch. Durch eine hochdosierte Vitamin-D-Behandlung kann eine Heilung erzielt werden.

Vitamin-D-Mangel-Osteomalazie

Die Osteomalazie durch Vitamin-D-Mangel ist die Rachitis des Erwachsenenalters. Die Störung des Kalziumstoffwechsels des Knochens verläuft weniger dramatisch, weil kein durch das Wachstum bedingter Knochenumbau mehr stattfindet. Ein durch eine schlechte Ernährung hervorgerufener Vitamin-D-Mangel kommt in europäischen Ländern vorwiegend bei alten Menschen vor, die in Altenwohnheimen oder Pflegeheimen leben oder als alleinstehende Menschen einseitig ernährt werden und die Sonneneinwirkung meiden. Häufiger als die mangelhafte Vitamin-D-Zufuhr sind multifaktorielle Störungen des Vitaminspiegels die Ursache der Osteomalazie. Störungen der gastrointestinalen Resorption, Fermentmangel nach Magenresektion, Laxantienabusus, Pankreasinsuffizienz, Leberaffektionen, Niereninsuffizienz können die Resorption des Vitamins D oder des Provitamins D aus dem Darm (DIBBLE u. Mitarb. 1984) beeinträchtigen. Leberschäden verhindern die Hydroxylierung des Cholecalciferols in der Leber zu 25-Hydroxycholecalciferol. DAVIES u. Mitarb. (1983) beobachteten bei Patienten mit biliärer Leberzirrhose einen erniedrigten 25-Hydroxycholecalciferol-Serumspiegel, eine negative Kalziumbilanz und eine Osteomalazie. Die Osteomalazie betrachten diese Autoren als Folge der Leberzirrhose und des daraus resultierenden Mangels an aktivem Vitamin D. Die Umwandlung des 25-Hydroxycholecalciferol in den Zellen der Nierentubuli in das aktive 1,25 Dihydroxycholecalciferol wird durch Nierenerkrankungen verhindert. Auf diese Weise verarmt der Organismus an biologisch aktiven Vitamin-D-Metaboliten. Es entsteht das Krankheitsbild der Vitamin-D-Mangel-Osteomalazie (Abb. **11** u. **12**). Durch Langzeitbehandlung mit Antiepileptika (Phenylhydantoin und Barbiturate, Glutethimid) wird das Fermentsystem der Lebermikrosomen P 450 aktiviert und der Metabolit 25-Hydroxycholecalciferol vermehrt gebildet und wahrscheinlich auch eleminiert (GREENWOOD u. Mitarb. 1973, HAHN u. Mitarb. 1975, CHRISTIANSEN u. Mitarb. 1983, DORIGUZZI u. Mitarb. 1984). Hierdurch entsteht eine Vitamin-D-Verarmung des Organismus. Trotzdem tritt eine Osteomalazie nur dann auf, wenn gleichzeitig eine Vitamin-D-Mangelernährung besteht. Die Osteomalazie geht aber nicht nur auf einen Mangel des Organismus an biologisch wirksamem Vitamin D zurück wie die Rachitis im Säuglings- und Kleinkindesalter. Die Ursachen der Osteomalazie sind vielfältig. Neben dem Vitamin-D-Mangel, der genuinen vitaminrefraktären Rachitis, der hypovitaminotischen Spätrachitis (Auftreten nach dem 3. Lebensjahr) tritt die Osteomalazie auch bei pseudohypovitaminotischer Osteopathie (kein echter Vit-D-Mangel, wahrscheinlich Störung der Vit-D-Aktivierung durch exogene oder endogene Einflüsse), glukosurischer Osteopathie, globaler Niereninsuffizienz, schwerer Lebererkrankung etc. auf.

Die *Röntgensymptomatik* und das *klinische Bild* der Osteomalazie sind im Abschnitt Osteomalazie bereits beschrieben worden (s. S. 355).

Literatur

Caffey, J.: Pediatric X-ray Diagnosis, 7th ed., vol. II. Year Book Medical Publishers, Chicago 1978

Christiansen, C., P. Rodbro, L. Tjellesen: Pathophysiology behind anticonvulsant osteomalacia. Acta neurol. scand. 94, Suppl. (1983) 21

Davies, M., E. B. Mawer, H. J. Klass, G. A. Lumb, I. L. Berry, T. W. Warnes: Vitamin D deficiency, osteomalacia and primary biliary cirrhosis. Response to orally administered vitamin D_3 Dig. Dis. Sci. 28 (1983) 145

Dibble, J. B., P. Sheridan, M. S. Losowsky: A survey of vitamin D deficiency in gastrointestinal and liver disorder. Quart. J. Med. 53 (1984) 119

Doriguzzi, C., T. Mongini, A. Jeantet, G. Monga: Tubular aggregates in a case of osteomalacic myopathy due to anticonvulsant drugs. Clin. Neuropathol. 3 (1984) 42

Greenwood, R. H., F. T. G. Prunty, J. Silver: Osteomalacia after prolonged glutethimide administration. Brit. med. J. 1973, I, 643

Hahn, T. J., B. A. Hendin, C. R. Sharp, V. L. Baoisseau, I. D. Haddad: Serum 25-hydroxycholecalciferol levels and bone mass in children on chronic anticonvulsant therapy. New Engl. J. Med. 292 (1975) 550

Heuck, F.: Allgemeine Radiologie und Morphologie der Knochenkrankheiten. In Diethelm, L.: Handbuch der medizinischen Radiologie, Bd. V/1. Springer, Berlin 1976

Hodgkin, P., P. M. Hine, G. H. Kay, G. A. Lumb, S. W. Stanbury: Vitamin D deficiency in Asians at home and in Britain. Lancet 1973/II, 167

Hövels, O., D. Reiss: Physiologie und Stoffwechsel des D Vitamins. Ergebn. inn. Med. Kinderheilk. NF. 11 (1959) 206

Murray, R. O., H. G. Jacobson: The Radiology of Sceletal Diseases. Churchill-Livingstone, Edinburgh, 1977

Opie, E. H., J. B. Muller, H. Kamfer: The diagnosis of vitamin D deficiency rickets. Pediat. Radiol. 3 (1975) 105

Prader, A.: Neues über Vitamin D: Stoffwechsel, aktive Endprodukte, analoge Verbindungen, therapeutische Ausblicke. Helv. paediat. Acta 30 (1975) 109

Silverman, F. N.: Recovery from epiphyseal invagination. Sequel to an unusual complication of scurvy. J. Bone J Surg. A 52 (1970) 384

Slovik, D. M.: The vitamin D endocrine system, calcium metabolism and osteoporosis. Spec. Top. Endocrinol. Metab. 5 (1983) 83

Sprague, P. L.: Epiphyseo-metaphyseal cupping following infantile scurvy. Pediat. Radiol. 4 (1976) 122

Swoboda, W.: Das Skelett des Kindes, 2. Aufl. Thieme, Stuttgart 1969

Weiss, A.: The scapular sign in rickets. Radiology 98 (1971) 633

Wimberger, H.: Klinisch-röntgenologische Diagnostik von Rachitis, Skorbut und Lues congenita im Kindesalter. Ergebn. inn. Med. Kinderheilk. 28 (1925) 264

Knochenveränderungen durch Zirkulationsstörungen, aseptische Osteonekrosen und Osteochondrosis dissecans

H. H. Ellegast

Zirkulatorische Knochenveränderungen

Einleitung

Im Knochen finden sich ein reiches periostales Gefäßnetz und größere Gefäße, als Vasa nutritia bekannt und auf dem Röntgenbild z. T. auch als Gefäßkanäle bzw. Gefäßfurchen sichtbar. Der Knochen steht also mit dem Gefäßsystem im innigen Kontakt, und die Zusammenhänge von Durchblutung und Knochenumbau sind vielfältig. Wenn auch die Blutversorgung des Knochens grundsätzlich gleich erfolgt wie jene anderer Organe, so weist sie jedoch einige Besonderheiten auf, die z. T. noch nicht geklärt sind: Es ist z. B. auffallend, daß bei Knochenwunden das Blut nie herausspritzt, sondern nur heraussickert, obgleich angiographisch im Knochen ein – allerdings langsamer – Blutstrom nachweisbar ist. Beim Wachsenden stellt der Epiphysenfugenknorpel eine Barriere dar, welche die Versorgung der Meta- und Diaphyse von jener der Epiphyse strikt trennt; nach Abschluß des Wachstums ist die Trennung nicht mehr so exakt, grundsätzlich jedoch noch erhalten; so erklärt es sich auch, daß die Epiphysen der Röhrenknochen für Versorgungsstörungen besonders anfällig sind. Die Knochengefäße verlaufen über weite Strecken in starren, nicht erweiterungsfähigen Röhren, wobei Arterien und Venen beisammenliegen und wenig Anastomosen besitzen; dies hat zur Folge, daß nicht nur arterielle Durchblutungsstörungen schlecht kompensiert werden, sondern auch venöse Erkrankungen starke Rückwirkungen auf den Knochen haben (Abb. 1).

Knochenveränderungen, die Krankheitswert besitzen, entstehen nur bei länger dauernden Durchblutungsstörungen, wobei jene der Minderdurchblutung wesentlich höheren praktischen Wert besitzen als solche bei Hyperämie. Da es sich bei Durchblutungsstörungen in der Regel um umschriebene Umbauvorgänge bzw. Strukturveränderungen – selten Formveränderungen – des Knochens handelt, soll der von mehreren Autoren gebrauchte Sammelbegriff „zirkulatorische Osteopathie" bewußt vermieden werden, sollte doch die Bezeichnung „Osteopathie" nur für generalisierte oder systemisierte Skelettveränderungen reserviert bleiben. Wir sprechen in besagtem Zusammenhang besser von „zirkulatorischen Knochenveränderungen".

Hyperämie

Verstärkte Durchblutung, also eine arterielle Hyperämie, ist für den Knochenumbau von weitaus geringerer Bedeutung als eine Minderdurchblutung; sie wird sich nur dann auswirken können, wenn sie längere Zeit besteht. Eine mäßige arterielle Hyperämie stimuliert im Wachstumsalter das Knochenwachstum und regt in jedem Alter den Appositionsstoffwechsel im Sinne einer Zunahme der Knochendichte an; stärkere Grade arterieller Hyperämie steigern hingegen den Resorptionsstoffwechsel (s. Beitrag „Osteopathien durch Nichtgebrauch und physikalische Schädigungen").

Mäßige Grade einer venösen Hyperämie steigern den Umbau und können symptomatisch eine Hyperostose und eine Markfibrose erzeugen; bei zusätzlichem Bestehen eines Marködems ist die Resorption wiederum begünstigt.

Zusammenfassend kann gesagt werden, daß sich sowohl bei arterieller als auch bei venöser Hyperämie zunächst eine gewisse Steigerung des Knochenanbaues im Sinne einer Hyperostose, später zusätzlich auch eine geringe Zunahme des Kno-

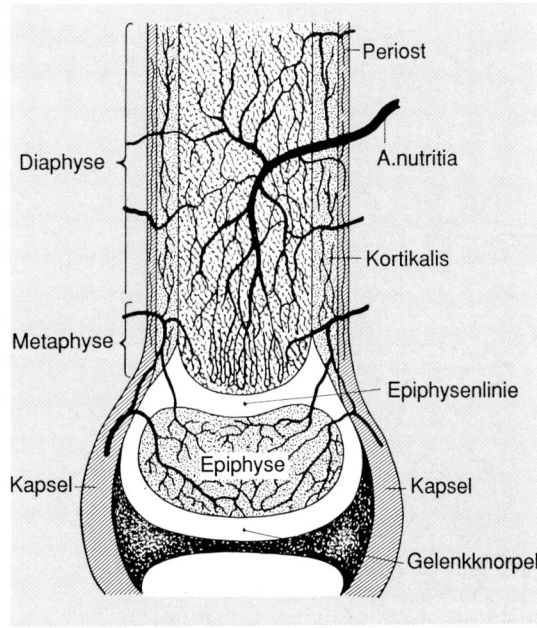

Abb. 1 Schema der Blutversorgung eines Röhrenknochens (nach *Kallius*)

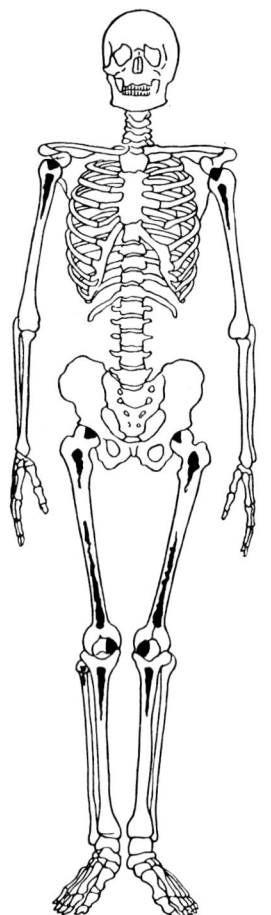

Abb. 2
Prädilektionsstellen der Knocheninfarkte

chenabbaues erwarten lassen. All diese Veränderungen werden jedoch kaum einen derartigen Grad erreichen, als daß sie radiographisch nennenswert in Erscheinung treten; am ehesten ist noch eine gewisse lokalisierte Wachstumsbeschleunigung zu erwarten, die jedoch meist nur vorübergehend ist und später wieder ausgeglichen wird.

Ischämie

Die Unterbrechung der Blutzufuhr in einer größeren Arterie hat am Knochen nicht jenen dramatischen anatomischen oder klinischen Effekt wie bei parenchymatösen Organen; die multizentrische Gefäßversorgung des Knochens mit reicher Anastomosierung sowie die begrenzte und protrahierte Reaktionsfähigkeit des Knochengewebes andererseits sind die Erklärung dafür. Es resultieren daraus vor allem der Knocheninfarkt und die Osteonekrose. Eine längere Zeit bestehende lokale Ischämie hemmt beim Wachsenden das Knochenwachstum.

Knocheninfarkt (Spongiosainfarkt)

Pathogenese und Klinik: Wie jeder Infarkt, so entsteht auch der Knocheninfarkt durch Unterbrechung der Zirkulation. Die Folge davon ist eine Knochenmarknekrose mit oder ohne begleitende Nekrose der Tela ossea. Nach HASLHOFER (1968) gibt es primäre und sekundäre Knocheninfarkte. Die Ursache der primären Infarkte besteht in einer extraossär bedingten Unterbrechung der Blutzufuhr, z. B. bei Arteriosklerose, Endangitis obliterans, Thrombembolie und Gasembolie. Sekundäre

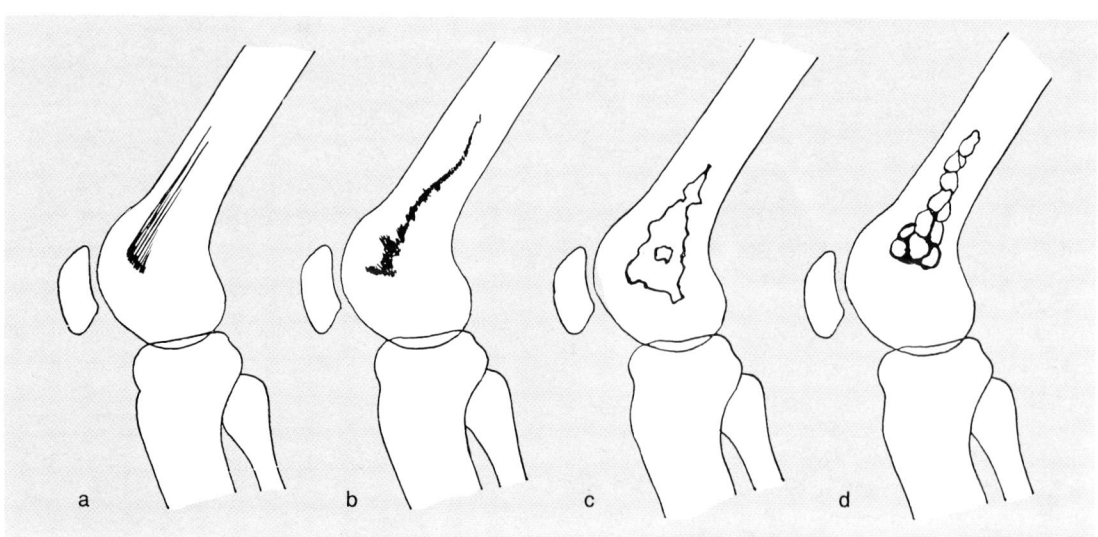

Abb. 3 a–d Metaphysärer Knocheninfarkt
a Streifige Form
b Strähnige Form
c Flächige Form
d Polyzyklische Form, Ketten- oder Girlandenform

Infarkte entstehen im Zusammenhang mit einem ossären Grundleiden wie z. B. einem Trauma, einer Entzündung, einer Leukämie, einem Knochentumor oder bei Knochentransplantaten. Das größere Interesse muß dem primären Infarkt gelten.

Infarkte können singulär oder multipel, monostisch oder polyostisch auftreten. Singuläre Infarkte entwickeln sich meist als Folge einer stenosierenden Gefäßerkrankung; multiple Infarkte gibt es bei Caissonarbeitern, bei Sichelzellenanämie und bei Hyperkortizismus. Bevorzugte Lokalisation sind die Epi- oder Metadiaphyse der langen Röhrenknochen, vor allem von Humerus und Femur sowie der Tibia (Abb. 2).

Klinisch sind die meta- und diaphysären Infarkte in der Regel stumm. Selten werden uncharakteristische Beschwerden wie Gliederschmerzen angegeben; meist wird nur der Folgezustand nach einem Infarkt als Zufallsbefund bei einer Röntgenuntersuchung entdeckt. Epiphysäre Infarkte können Gelenkbeschwerden im Sinne einer degenerativen oder auch entzündlichen Arthropathie hervorrufen.

Röntgensymptomatik: Der frische Infarkt ist röntgenologisch zunächst nicht diagnostizierbar; er wird erst sichtbar, wenn sich der nekrotische Bezirk demarkiert hat und im Reparationsstadium verkalkte Randzonen auftreten; derartige Verdichtungen können teils streifig-strähnig, teils ring-, ketten- oder traubenförmig angeordnet sein; in ihrem Zentrum sieht man neben umschriebenen Aufhellungen auch fleckige Verdichtungsherde (Abb. 3–8).

Epiphysäre Infarkte imponieren als keil- oder zungenförmige Verdichtungen mit der Basis an der Gelenkfläche und einem umgebenden Verdichtungssaum. Sie können zur Impression der Gelenkknorpelplatte führen, woraus eine Stufenbildung mit Erweiterung des Gelenkspaltes entstehen kann. In weiterer Folge können sich eine stärkere Verformung des gelenkbildenden knöchernen Anteils, z. B. des Femurkopfes, eine Abstoßung des nekrotischen Knochenbezirkes, eine Osteochondrosis dissecans und – bei hochgradiger Deformierung – schließlich eine beträchtliche degenerative Osteoarthropathie entwickeln.

Osteonekrosen

Bei Osteonekrosen handelt es sich um Bezirke, in denen die Osteozyten abgestorben sind und Knochenhöhlen hinterlassen. Die ursprüngliche Struktur des kompakten und spongiösen Knochengewebes kann dabei noch längere Zeit erhalten bleiben. Bei Spongiosanekrose besteht immer gleichzeitig oder sogar vorausgehend eine Knochenmarknekrose. Das abgestorbene Knochengewebe stimuliert die osteogenen Stammzellen zu resorptivem

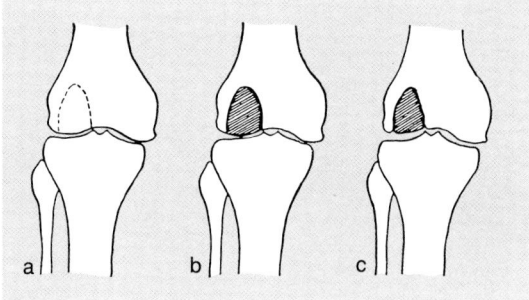

Abb. **4 a–c** Epiphysärer Knocheninfarkt
a Frühphase (röntgennegativ)
b Mittelphase (mäßige Atrophie um den Infarkt)
c Spätphase (sekundäre degenerative Arthropathie)

Abbau der Nekrose und zum Neuaufbau regelrechten Knochengewebes. Der reparatorische Knochenumbau im Nekrosenbereich kann zu einer Durchbauung oder auch zu einer knöchernen Abkapselung der Nekrosezone führen. Wird der abgestorbene Knochenbezirk aus seinem Gewebsverband herausgelöst, spricht man von Sequestrierung.

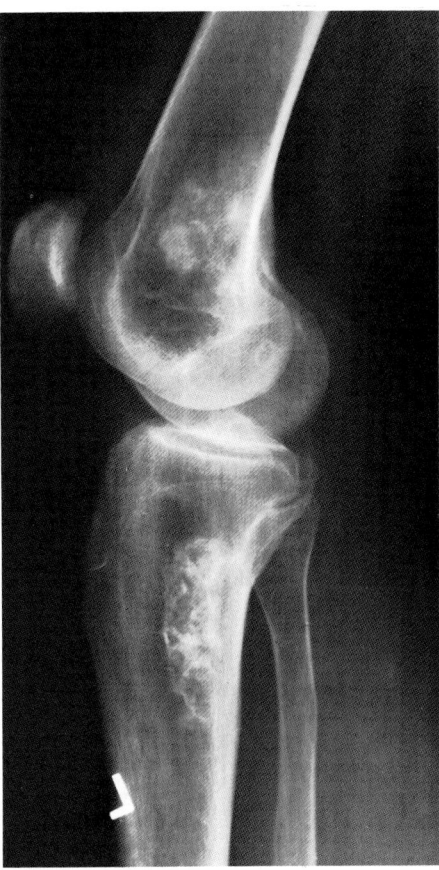

Abb. **5** Zustand nach metadiaphysären Infarkten; flächige Form im Femur, Girlandenform in der Tibia. 50jährige Frau

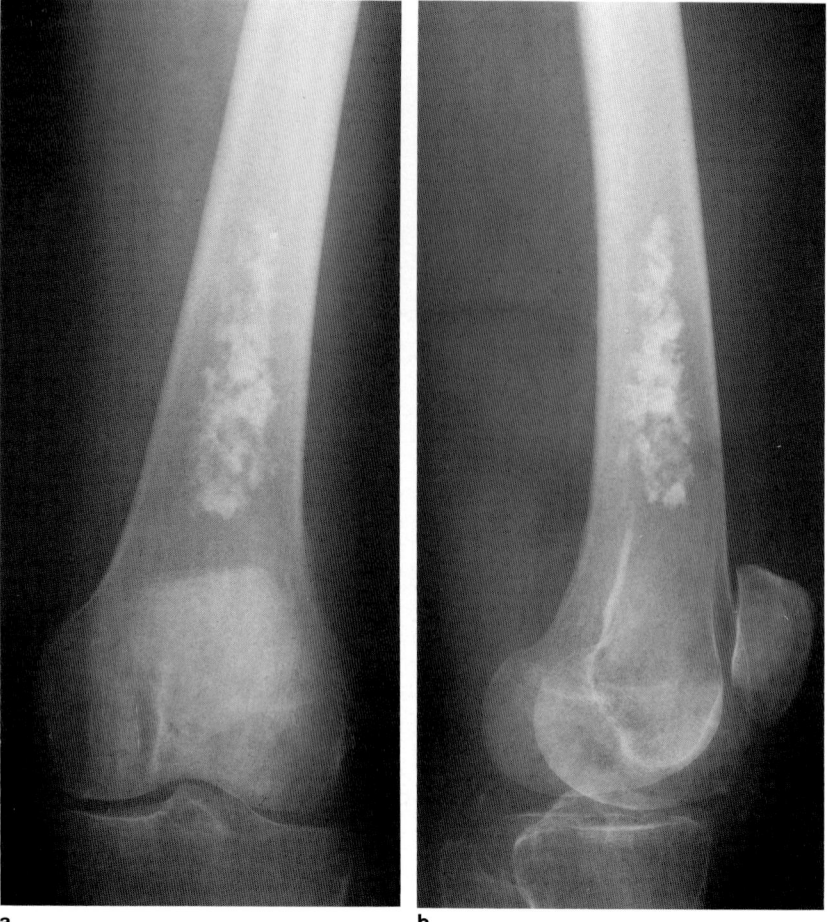

a b
Abb. 6a u. b
Girlandenförmiger Zustand nach einem Knocheninfarkt im rechten Femur

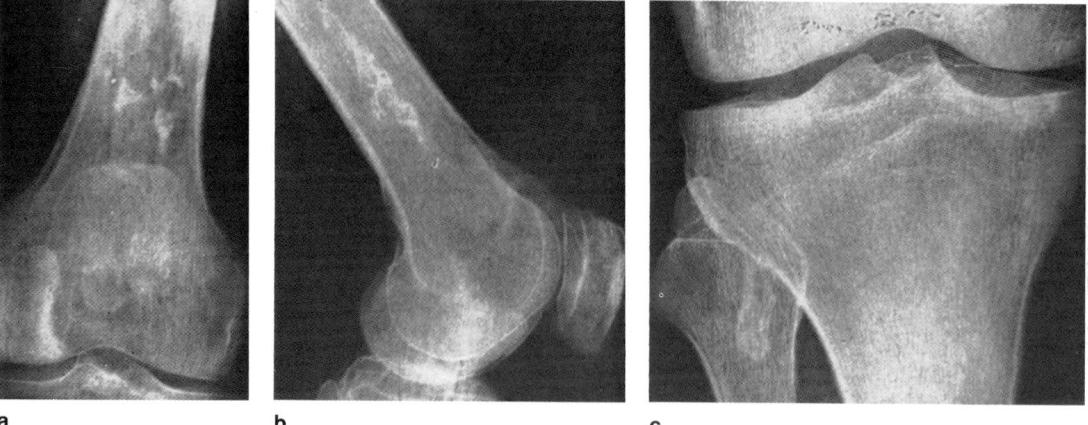

a b c
Abb. 7a–c Zustand nach epiphysärem Knocheninfarkt im tibialen Femurkondylus; Zustand nach metaphysärem Knocheninfarkt im Femur sowie in der kontralateralen Fibula

Tabelle 1 Osteonekrosen nach *Pliess* und *Haslhofer* (aus *W. Doerr:* Organpathologie, Bd. III. Thieme, Stuttgart 1974)

Symptomatische Osteonekrose	Exogen induzierte Osteonekrose	Genuine Osteonekrose
Osteogangrän fraktionierte Kortikalisnekrose Sequester Spongiosainfarkt	chemisch Kortikoide barotaktisch thermisch Stromunfall Irritation mechanisch traumatisch Ermüdungsfraktur Apophysennekrosen Synchondrosen	idiopathische Femurkopfnekrose dysostotische Epiphysennekrose Perthes-Syndrom Osteochondrosis dissecans

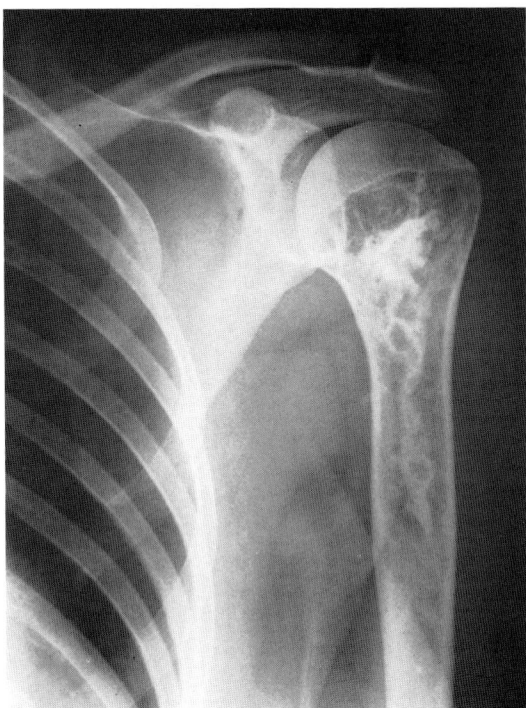

Abb. 8 Zustand nach metaphysärem Infarkt im linken Humerus. 55jährige Frau

HASLHOFER (1968) unterscheidet unter klinischen und pathogenetischen Gesichtspunkten die symptomatische, die exogen induzierte und die genuine Osteonekrose (Tab. 1).

Idiopathische, avaskuläre, ischämische Femurkopfnekrose

Die idiopathische Femurkopfnekrose gehört zur Gruppe der genuinen Osteonekrosen; der Formenkreis dieser Knochenveränderungen ist noch nicht allgemeingültig abgegrenzt. Viele Autoren rechnen auch die Apo- und Epiphysennekrosen sowie die sog. Synchondrosen zu den genuinen aseptischen Nekrosen. Den Synchondrosen gewährt HASLHOFER (1968) eine gewisse Eigenständigkeit und die chronisch traumatische Genese der Veränderungen mit histologischer Ähnlichkeit zu den Dauerbrüchen. Für die Entstehung der Epi- oder Apophysennekrosen spielen zwei Hauptfaktoren eine entscheidende Rolle, nämlich ein dysostotisch konstitutioneller Faktor, der allerdings eine latente Minderdurchblutung der Epi- bzw. Apophyse verursacht, und die Realisation der aktuellen nekrotisierenden Durchblutungsinsuffizienz durch gesteigertes Wachstum, vermehrte mechanische Beanspruchung, mechanische traumatische Schädigung oder eine chronische schleichende Synovitis. Aus diesem Grunde werden die dysostotischen Spontannekrosen, bei welchen das Schwergewicht in der Pathogenese auf dem konstitutionellen Faktor gelegen ist, im Beitrag „Dysostosen", S. 797ff., ausführlich besprochen. Hier soll die idiopathische Femurkopfnekrose gesondert besprochen werden,

Tabelle 2 Vorbedingungen für die Entwicklung einer avaskulären Nekrose des Femurkopfes (nach *Nixon*)

Schenkelhalsfraktur	Radiatio
traumatische Hüftdislokation	Gauchersche Erkrankung
Epiphysenlockerung	Nierentransplantation
Folgezustand nach zervikaler Osteotomie	Caissonerkrankung
Sichelzellenanämie	Schwangerschaft
andere Anämien	Tumoren
Alkoholabusus	andere krankhafte Zustände:
Kortikosteroidgaben	Leriche-Syndrom
rheumatische Arthritis	Gerinnungsfehler
Lupus erythematodes	kretinoide epiphysäre Dysgenesie
chronische Pankreatitis	Dyschondroplasie
Gefäßverschlußerkrankung	Charcotsche Arthropathie
Osteomyelitis	idiopathisch

weil ihr klinisch und röntgenologisch große Bedeutung und Aktualität zukommen.

Die Femurkopfnekrose, bei der es sich pathogenetisch um einen anämischen Spongiosainfarkt handelt, ist ein Krankheitsbild, das dem Perthes-Syndrom des Kindes ähnlich und dessen Ätiologie nicht eindeutig geklärt ist. Alkoholabusus, Leber- und Pankreasschäden, Hyperurikämie, das Vollbild einer Gicht, Übergewicht, pyknisch-makrosplanchnischer Habitus, Durchblutungsstörungen infolge Gefäßanomalien, Fettembolien und rheumatische Arthritis werden ursächlich genannt. HIPP (1971) fand fast regelmäßig eine Veränderung des tiefen Astes der A. circumflexa femoris medialis, dessen Läsion auch MAURER (1966) für die posttraumatische Femurkopfnekrose verantwortlich macht. Nach HEUCK u. TREUGUT (1984), die 45 Fälle mit Femurkopfnekrosen bei metabolischen und hormonellen Osteopathien analysierten, hatte ein Großteil dieser Kranken eine Systemerkrankung des Skelettes im Sinne der oben genannten Osteopathien (Tab. 2).

Die Tab. 2 zeigt die Vorbedingungen, die für eine idiopathische Nekrose des Femurkopfes genannt werden. Sie kommt bei Erwachsenen zwischen dem 20. und dem 30. sowie dem 45. und dem 60. Lebensjahr mit einer Androtopie von 4:1 vor. Klinisch ist dieses Krankheitsbild gekennzeichnet durch zunehmende Schmerzen, vor allem bei Belastung im jeweiligen Hüftgelenk.

Früher selten beschrieben – hier sind vor allem die Arbeiten der Wiener Pathologen ERDHEIM und FREUND (1926) zu nennen –, mehrten sich während der letzten 2 Jahrzehnte in der orthopädischen und röntgenologischen Literatur einschlägige Mitteilungen. Aus der deutschsprachigen Literatur der letzten Zeit sind die Arbeiten von STIESS (1953), SCHLUNGBAUM (1967), REICHELT (1968), CANIGIANI u. PUSCH (1969), NIETHARD u. POHL (1978), HEUCK u. TREUGUT (1984) und BOSNJAKOVIC-BÜSCHER u. HEUCK (1984) hervorzuheben. Zu erwähnen ist auch die von ZINN (1971) herausgegebene Schrift, welche die Referate eines Symposiums im Jahre 1966 über die idiopathischen, ischämischen Femurkopfnekrosen bei Erwachsenen zum Inhalt hat.

Die Röntgensymptomatik wird von den verschiedenen Autoren nahezu übereinstimmend angegeben. Als erstes Symptom nannte MAU (1966) eine umschriebene Strukturunschärfe der kranioventralen Femurkopfpartien; DE SÈZE u. Mitarb. (1960) beschrieben eine Verdichtung des zentralen und kraniolateral gelegenen Teiles des Femurkopfes mit peripherer Saumbildung; gelegentlich können diese Verdichtungen auch streifen- oder girlandenförmig sein. REICHELT (1968) fand als weitere konstante Zeichen keil- und mandarinenscheibenförmige Aufhellungsbezirke von einem unregelmäßigen Sklerosesaum umgeben. NIETHARD u. POHL (1978) nannten noch als Frühsymptom eine Sklerosezone im Übergangsbereich von Femurkopf und Femurhals und periostale Anlagerungen im unteren Teil des Femurhalses; erst die fortgeschrittene Form läßt eine subchondrale Aufhellungszone im Hüftkopf und einen Demarkationssaum erkennen. Weiterhin findet sich nach DE SÈZE u. Mitarb. (1960) in der Nähe der Femurkopfkalotte eine Aufhellungslinie, welche die Progredienz mit Sequestration anzeigt. Als Zeichen des Einsinkens erkennt man eine Abplattung der Femurkopfkontur und bei weiterer Impression eine Abflachung der Kopfkalotte; ein Einbruch zeigt sich durch eine Stufenbildung in der Femurkopfkontur und eine umschriebene Erweiterung des Gelenkspaltes an; schließlich kann es in der Folge zu einem ausgedehnten Destruktionsprozeß mit hochgradiger Deformierung des Femurkopfes und Koxarthrose kommen. Die Gelenkpfanne bleibt lange Zeit unbeteiligt und kann erst in einem späteren Stadium umgebaut und deformiert werden, was aber nur selten geschieht (Abb. 9–11).

Diese Beschreibungen zusammengefaßt und nach dem Krankheitsstadium geordnet, lassen sich für die Femurkopfnekrose folgende Röntgensymptome angeben:

1. Strukturunschärfe in der kranioventralen Femurkopfpartie,
2. Verdichtung der zentralen und kraniolateralen Teile des Femurkopfes, die auch streifen- oder gierlandenförmig sein kann,
3. Sklerosezone im Übergangsbereich von Femurkopf und Femurhals mit periostalen Anlagerungen im Femurhals,
4. subchondrale Aufhellungszone mit Demarkationssaum,
5. keil- oder mandarinenscheibenförmiger Aufhellungsbereich, von einem Sklerosesaum umgeben,
6. Sequestration aus dem Femurkopf,
7. Abplattung der Femurkopfkontur,
8. Abflachung der Kopfkalotte schräg medial unterhalb des Pfannendaches,
9. Stufenbildung in der Femurkopfkontur und umschriebene Erweiterung des Gelenkspaltes,
10. ausgedehnte Destruktion und hochgradige Deformierung des Femurkopfes.

HEUCK u. TREUGUT (1984) unterschieden ein Initialstadium, das Demarkationsstadium und das Stadium der Reparation. Zweifellos mündet die Femurkopfnekrose in vielen Fällen in das polyätiologische Bild der degenerativen Arthropathie des Hüftgelenkes, worauf schon AXHAUSEN (1928) hingewiesen hat, und so manche Früharthrose des Hüftgelenkes hat sich aus einer idiopathischen Femurkopfnekrose entwickelt (REICHELT 1968). Von

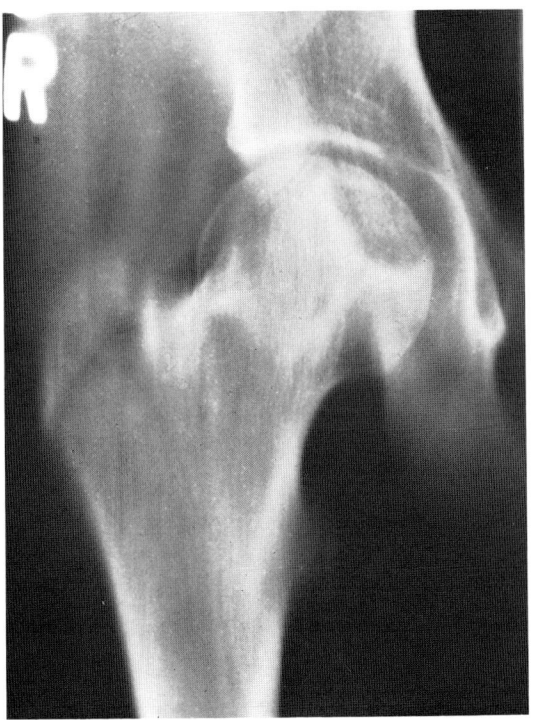
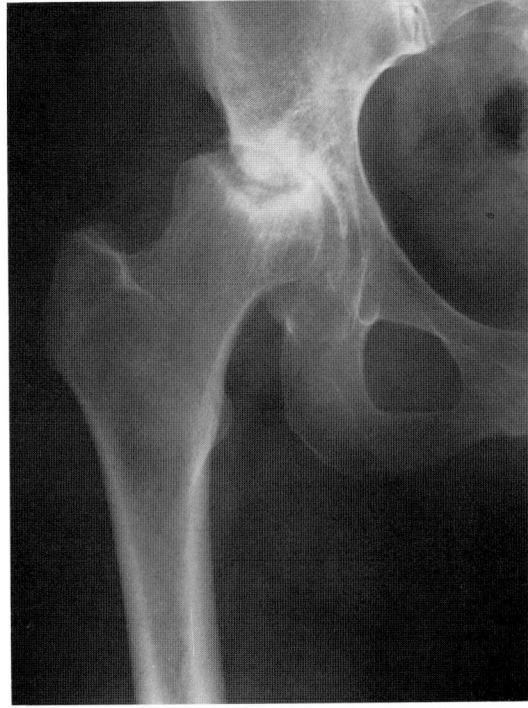
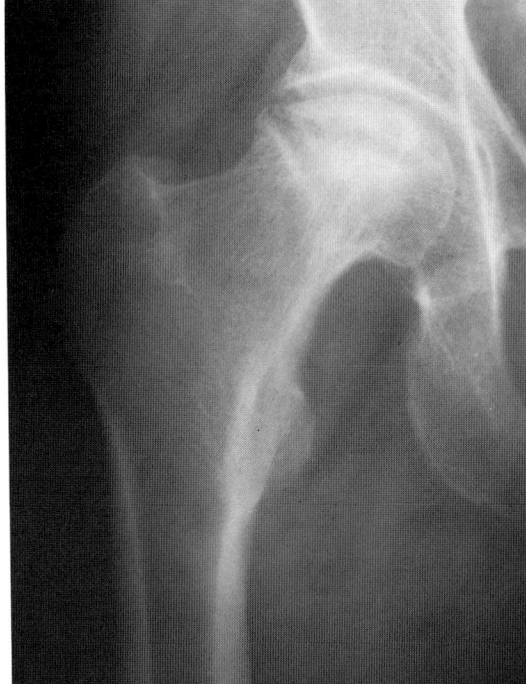

Abb. 9a–c Verschiedene Formen von aseptischer Femurkopfnekrose
a Kegelförmiger epiphysärer Infarkt mit aseptischer Nekrose bei 24jähriger Frau, die wegen einer Thrombopathie milzexstirpiert und nachher über ¾ Jahre kortisonbehandelt wurde. Kortikoidnekrose
b Kegelförmige aseptische Femurkopfnekrose mit Höhertreten des Femurs und beginnender sekundärer degenerativer Arthropathie
c Kalottenförmige aseptische Femurkopfnekrose rechts. 59jähriger Mann. Differentialdiagnose: Osteochondrosis dissecans (vgl. Abb. **78**)
(Abb. **b** u. **c** aus der orthopäd. Abt. der LKA Salzburg, Prof. Dr. *H. Hofer*)

dieser Warte aus gesehen, gewinnen die sog. Geröllzysten beim ossalen Typ der Koxarthrose (Ax-HAUSEN 1928) neue Aspekte, wobei derartige zystoide Gebilde die ohnehin schon behinderte Durchblutung im Sinne eines Circulus vitiosus weiter erschweren. Man sieht daraus, daß die Durchblutungsstörung in die Pathogenese der degenerativen Arthropathie des Hüftgelenkes, der sog. Koxarthrose, neue Gesichtspunkte bringt.
Für die röntgenographische Darstellung der Symptome, vor allem der Frühsymptome der Femurkopfnekrose, besitzt neben den Standardaufnahmen die Lauenstein-Projektion besonderen Wert. Weiterführend war die Tomographie. Um das volle

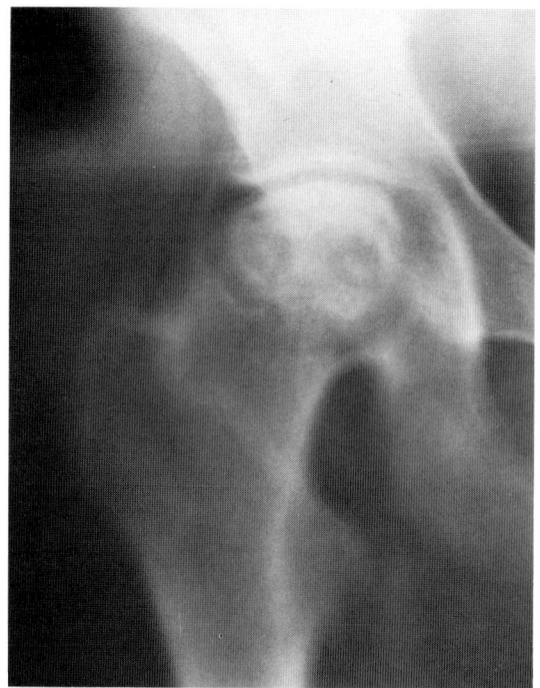
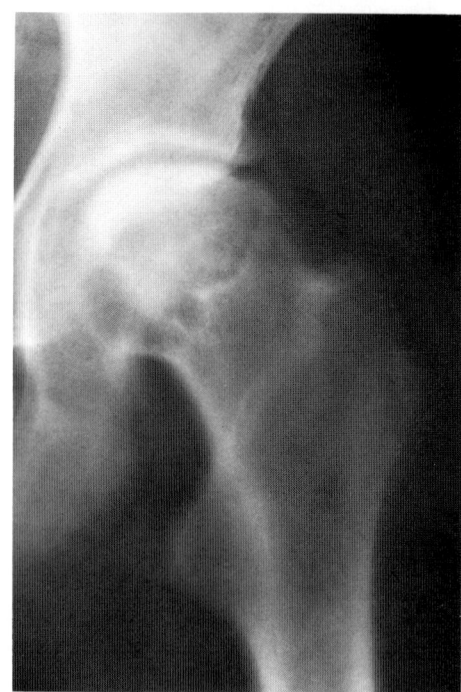

▲ Abb. **10 a** u. **b** Beiderseitige aseptische Femurkopfnekrose bei 45jährigem Mann

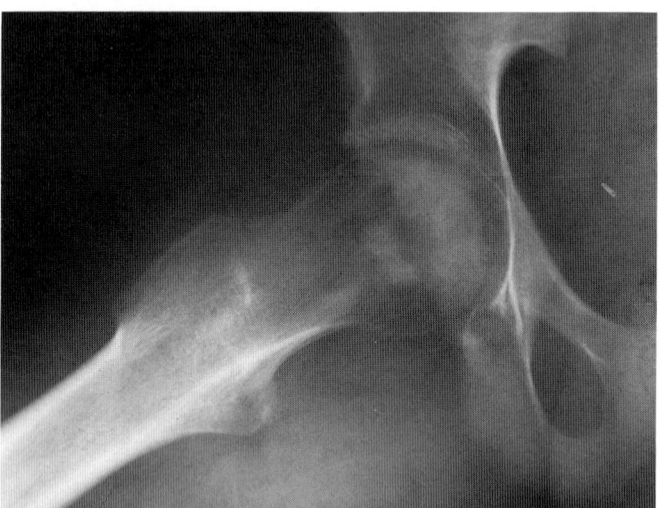
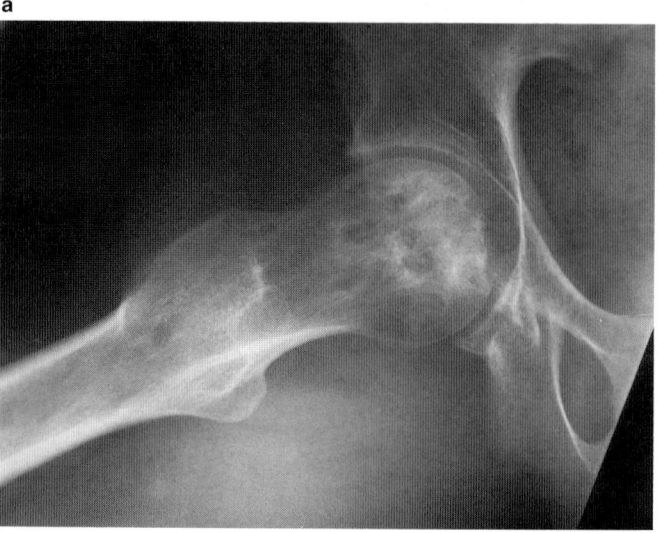

Abb. **11 a** u. **b** Femurkopfnekrose bei Lymphogranulom, Intervall zwischen beiden Bildern: 6 Monate

Ausmaß der Veränderungen und vor allem die Frühsymptome zu erfassen, ist heute die Computertomographie unerläßlich (DIHLMANN 1982, 1988, HEUCK u. TREUGUT 1984, GREHN 1988). DIHLMANN maß dabei den Sternzeichen (Asteriskzeichen) und den Möglichkeiten ihrer Verformung im Femurkopf große diagnostische Bedeutung bei. Die hochauflösende Computertomographie mit sagittaler und koronarer Schnittführung hat eine zentrale Stellung in der Diagnostik der Hüftkopfnekrose bekommen (GREHN 1988). Als Frühveränderungen werden klecksige Sklerose und Verplumpung der Spongiosabälkchen beschrieben; sie zeigen die beginnende Nekrose an – das Stadium I nach Markus – und sind röntgenologisch bei der Anwendung konservativer Methoden negativ; später kommt es im CT zu überschießender Spongiosasklerose mit dem Auftreten von V-förmigen Stützpfeilern (Abb. 12 u. 13).

Einen gewissen Wert für die Erkennung der Femurkopfnekrose besitzen auch die nuklearmedizinischen Methoden mit ^{99m}Tc-MDB. Nach GREYSON u. Mitarb. (1982) können Radionuklide die Diagnose der Femurkopfnekrose im akuten Stadium bestärken oder ausschließen, wobei sie den konventionellen Methoden des Röntgenverfahrens überlegen sind. DODIG u. Mitarb. (1983) verglichen bei 19 Patienten mit Hüftkopfnekrosen szintigraphische und röntgenologische Bilder und fanden im Stadium I gleichförmig verstärkte Aktivitätsanreicherung im Femurkopf, im II. Stadium eine homogene Aktivitätsvermehrung und im Stadium III eine fehlende Anreicherung.

Wesentlich weiter gebracht hat in letzter Zeit allerdings die Kernspintomographie. Mehrere Arbeitsgruppen (BAUER u. Mitarb. 1984, HELLER u. Mitarb. 1984, RUPP u. Mitarb. 1985, HEUCK u. LETNER 1987) wiesen auf den Wert der Kernspintomographie in der Diagnostik der Femurkopfnekrosen hin, wobei durch die T1-betonten Bilder die Nekrosezonen besser und früher dargestellt werden können als mit der CT und somit eine präradiologische Darstellung möglich geworden ist (Abb. 14 u. 15).

RUPP u. Mitarb. (1985) nannten nach einer Analyse von 18 Fällen mit Femurkopfnekrose als MR-Symptome die Deformierung des Hüftkopfes (15/18), den segmentalen Befall (18/18), die Marknekrose mit Sklerose/Fibrose (15/18), die Marknekrose ohne Fibrose/Sklerose (3/18), die Betonung der Knorpel-Knochen-Lamelle (8/11), den Gelenkerguß (3/18) und die Azetabulumnekrose (1/18). Die Lokalisation der Veränderungen in der Hüftkopfkalotte ist für die Nekrose typisch, nämlich ventrokraniolateral; selten werden andere Segmente oder der ganze Hüftkopf erfaßt. Die MR-Diagnose umfaßt sowohl die Charakteristika der reinen Nekrose, d.h. im typischen Fall Signal-

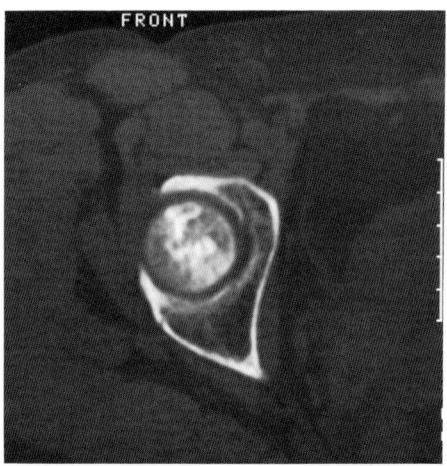
a
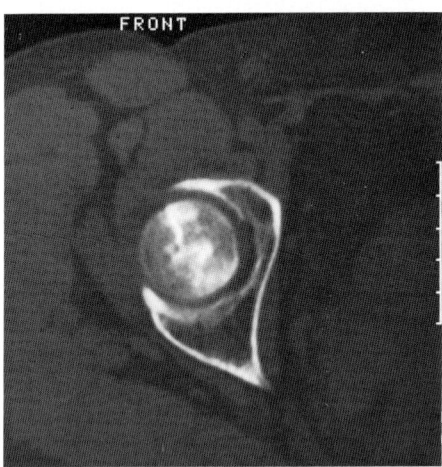
b
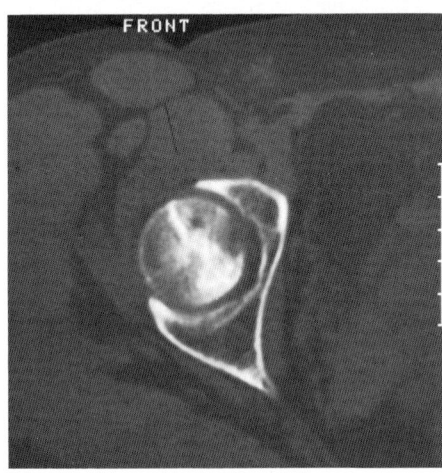
c

Abb. 12a–c Computertomographien einer Femurkopfnekrose; histologisch bestätigt (aus dem Institut Dr. *Irnberger*, Salzburg)

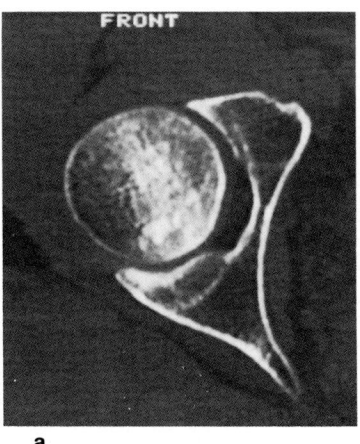 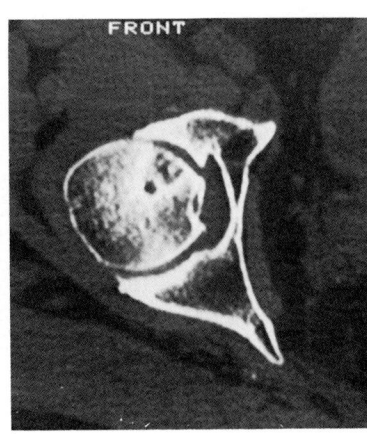 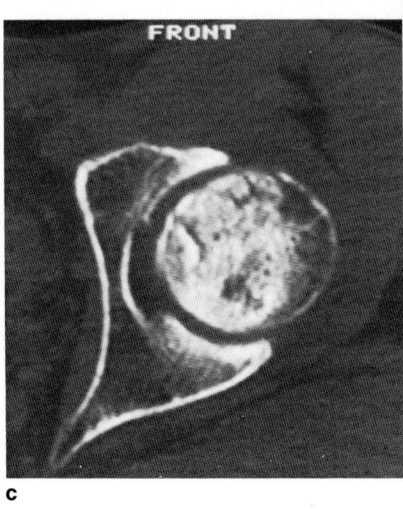

a b c

Abb. 13 a–c Hochauflösende Computertomographie bei Femurkopfnekrose
a Frühveränderungen einer Hüftkopfnekrose rechts bei bekannter Manifestation links. Etwa 3 Monate vor Beginn der Beschwerden klecksige Sklerosierung und Verplumpung der Spongiosabälkchen

b V-förmige Stützpfeiler bei segmentaler Femurkopfnekrose: hypertrophische Spongiosasklerose am Rand des Nekroseareales
c Bild einer frischen Fraktur einer Hüftkopfnekrose bei einem 35jährigen Patienten mit entsprechendem klinischem Beschwerdebild
(aus *S. Grehn:* Fortschr. Röntgenstr. 148 [1988] 285)

armut im T1-betonten Bild und vermehrte Signale im T2-betonten Bild, als auch die Zeichen der Fibrose und Sklerose, d. h. Signalarmut im T1- und T2-betonten Bild. Von besonderer Bedeutung ist diese Methode auch für die Operationsplanung, indem die Nekrose durch die axiale, koronare und sagittale Schicht genau lokalisiert werden kann.
Vergleichende Untersuchungen zeigten, daß die MR-Befunde schon in Fällen positiv sind, die röntgenologisch und szintigraphisch negativ waren (TOTTY u. Mitarb. 1984). KÖNIG u. Mitarb. (1986) berichteten in diesem Zusammenhang über die hochauflösende Kernspintomographie unter Anwendung der Helmholtz-Oberflächenspule; sie fanden dabei relativ scharf begrenzte, umschrieben segmentierte oder fleckige Signalverminderungen. Die Kernspintomographie ist demnach eine sehr sensible Früherkennungsmethode der Femurkopfnekrose (HEUCK u. Mitarb. 1987a). Vergleichsuntersuchungen zeigen, daß durch die MR jene Veränderungen erfaßt werden, die das Knochenmark betreffen und die daher dem Röntgenverfahren und auch der Computertomographie entgehen. Sie gestattet es auch, Femurkopfnekrosen der Gegenseite zu zeigen, die in 50–70% vorkommen – oft jedoch zeitlich versetzt, bevor noch klinische Symptome geäußert werden (HELLER u. Mitarb. 1984). MITCHELL u. Mitarb. (1987) verglichen MR und CT und fanden, daß die Kernspintomographie eine sehr sensitive Methode für die Frühdiagnose der avaskulären Femurkopfnekrose ist und beim Vergleich „MR, CT, Szintigraphie, Röntgenverfahren und Klinik" die MR die sensitivste Methode ist. Somit wird man nach modernsten Gesichtspunkten in der Vorgangsweise bei der Dia-

gnostik der Femurkopfnekrose nach den Standardbildern unter Umgehung der konventionellen Tomographie und der CT eine Kernspintomographie vornehmen.
Es wurde schon erwähnt, daß die Hüftkopfnekrose in einem hohen Prozentsatz beiderseits – allerdings oft zeitlich versetzt – vorkommen kann. Seltener kommen idiopathische Humeruskopfnekrosen zur Beobachtung; im Prinzip gilt für sie das gleiche wie für die Hüftkopfnekrosen. Außerordentlich selten ist eine Kombination von beidseitiger Femurkopf- und Humeruskopfnekrose, eine Beobachtung, die KAHN u. Mitarb. (1986) machten, worauf sie daraus ein eigenes Krankheitsbild machen wollten.

Kortikoidnekrose (Osteonekrose bei endogenem und exogenem Hyperkortizismus)

Erst in den letzten 3 Jahrzehnten ist das Vorkommen von Knocheninfarkten und aseptischen Nekrosen beim Hyperkortizismus bekanntgeworden (UEHLINGER 1950, LOUYOT u. Mitarb. 1963, MAYER u. Mitarb. 1969, ELLEGAST 1966, 1974, FAST u. Mitarb. 1984, HANNING u. Mitarb. 1986). Entgegen manchen anderen Angaben muß festgestellt werden, daß Knocheninfarkte und aseptische Nekrosen nicht nur bei Steroidtherapie, sondern auch bei Morbus Cushing bzw. dem endogenen Cushing-Syndrom vorkommen können. Aseptische Nekrosen etablieren sich vor allem an den Femur- und Humerusköpfen; sie sind nach UEHLINGER (1950) durch Fettembolien und auch durch abnorme Haftfähigkeit der Erythrozyten verursacht. Es handelt sich dabei in der Regel um epiphysäre Infarkte. Radiographisch imponieren sie

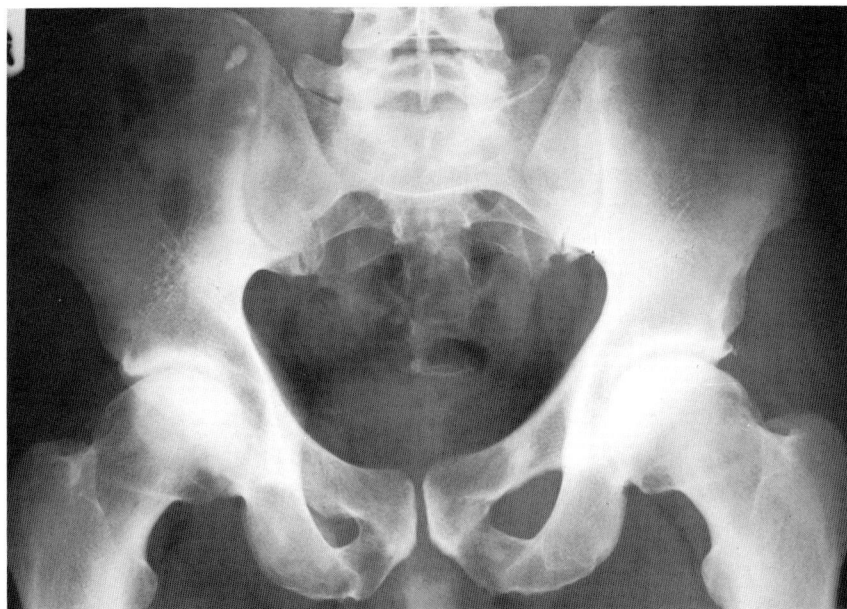

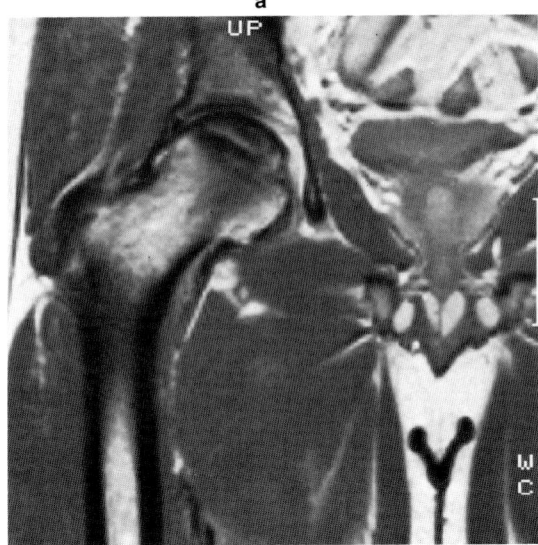

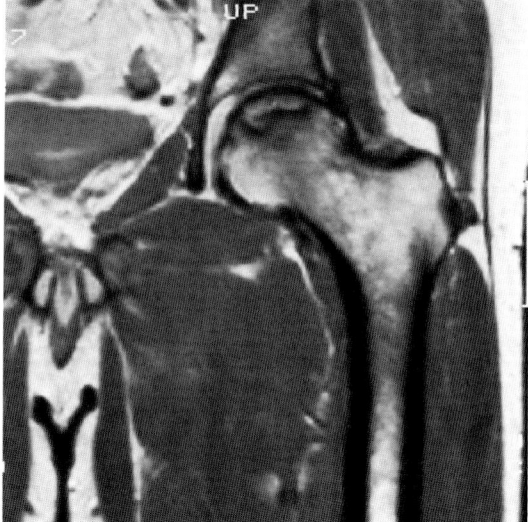

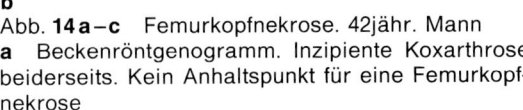

Abb. 14a–c Femurkopfnekrose. 42jähr. Mann
a Beckenröntgenogramm. Inzipiente Koxarthrose beiderseits. Kein Anhaltspunkt für eine Femurkopfnekrose
b u. c MR beider Hüftgelenke. Protonengewichtete Bilder, TR 2000 msec, TE 26 msec. *Rechts* kalottenförmiges Areal im Femurkopf, das sich durch einen hypointensen, unregelmäßigen Saum abgrenzt. Kortikalis weitgehend erhalten. Im Gelenkbereich vermehrte Flüssigkeit. *Links* finden sich fast identische Verhältnisse
Zusammenfassung: Frühstadium einer Femurkopfosteonekrose beidseits, wobei rechts die Veränderungen graduell weiter fortgeschritten sind
(aus der Klinik für Radiodiagnostik, Kernspinresonanz, Wien, Prof. Dr. H. Pokieser, Prof. Dr. H. Imhof)

als keil- oder kalottenförmige, dicht umsäumte Aufhellung, die zumeist bis an die Gelenkfläche heranreicht. Wie oben schon beschrieben, kann daraus eine mehr oder minder starke Deformierung eines gelenkbildenden Anteiles resultieren; die Besonderheit des Folgezustandes nach epiphysärem Infarkt beim Hyperkortizismus ist bei der dabei bestehenden Neigung zu starker Knochenneubildung eine beträchtliche deformierende Arthropathie, welche als charcotähnlich bezeichnet wird (vgl. Abb. **9**).
Im Aspekt weitgehend ähnliche Bilder finden sich auch bei Sichelzellenanämie, wobei die Makrohämoglobine die Ursache für die umschriebene Minderdurchblutung in der Epiphyse darstellen. Gleichartige Bilder sieht man auch beim Morbus Hodgkin, bei Chemotherapie und bei Lupus erythematodes.

412 Knochenveränderungen durch Zirkulationsstörungen, aseptische Osteonekrosen

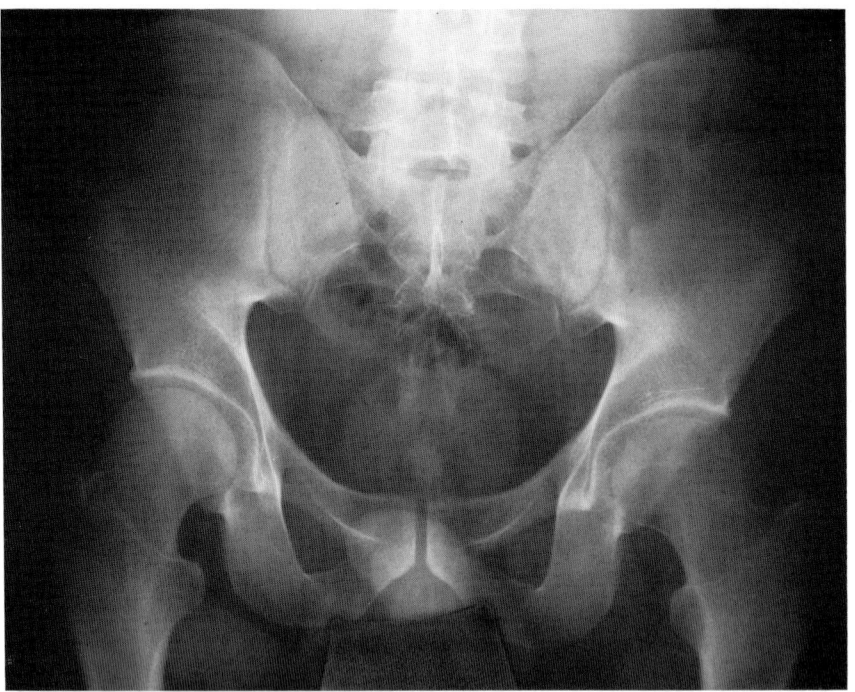

a

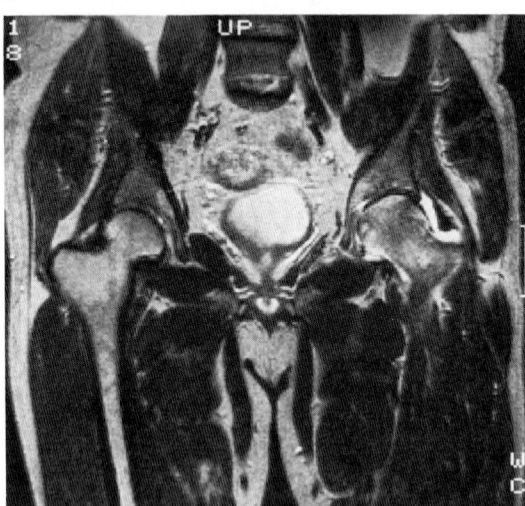

b

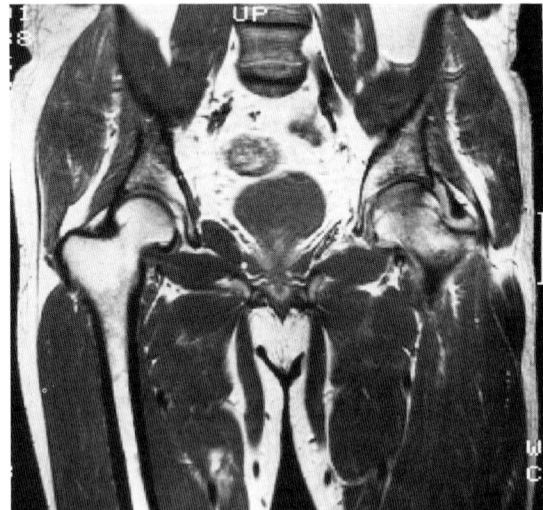

c

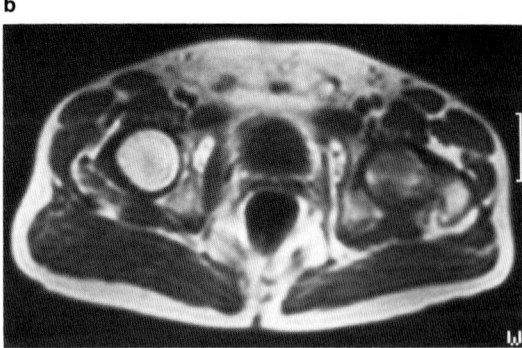

d

Abb. **15a–d** Femurkopfnekrose. 38jähr. Mann
a Beckenröntgenogramm. Verdacht auf Hüftkopfnekrose links
b MR beider Hüftgelenke, T2 gewichtetes Bild, TR 2000 msec, TE 80 msec
c MR beider Hüftgelenke, Protonengewichtetes Bild, TR 2000 msec, TE 22 msec
d MR beider Hüftgelenke, T1 gewichtetes Bild, TR 700 msec, TE 15 msec.
Der linke Femurkopf ist entrundet. Kleiner Hüftgelenkserguß. Der Gelenkspalt verschmälert. Das Knochenmark im Bereiche der Femurkopfepiphyse von reduzierter Signalintensität. Umschriebene subchondrale hyperintense bandförmige Zone; letztere stellt sich besonders am T2 gewichteten Bild dar. Signalintensitätsabnahme im Femurkopf links. Rechts normale Verhältnisse
Zusammenfassung: Femurkopfnekrose links im initialen Stadium.
(aus der Klinik für Radiodiagnostik, Kernspinresonanz, Wien, Prof. Dr. *H. Pokieser,* Prof. Dr. *H. Imhof*)

Die exogen induzierte Osteonekrose, bei deren Realisierung begleitende Durchblutungsstörungen eine wesentliche, primär aber nicht führende Rolle spielen, werden jeweils in anderen Kapiteln besprochen und sollen hier nur der Vollständigkeit halber erwähnt werden (vgl. Tab. 1).

Knochenveränderungen bei arterieller Minderdurchblutung bzw. bei arterieller Verschlußkrankheit

Die Mitteilungen über Knochenveränderungen bei Durchblutungsstörungen sind nicht so zahlreich und hinsichtlich ihrer Ergebnisse auch nicht so einheitlich, wie man vermuten könnte. Grundsätzlich verursacht eine permanente arterielle Minderdurchblutung einer Extremität nicht nur Haut- und Muskelatrophien, sondern auch Veränderungen an den Knochen. Einschlägige ältere pathoanatomische Untersuchungen stammen von MÜLLER (1926) und JAFFÉ u. POMERANZ (1934), neuere von SHERMAN u. SENAKOWITSCH (1957). Klinisch-röntgenologische Gegenüberstellungen, die im Laufe von arteriellen Durchblutungsstörungen auftretenden Knochenveränderungen betreffend, wurden u. a. von SCOTT (1959) und vor allem von RATSCHOW (1959) veröffentlicht. Nach RATSCHOW (1959) führt jede länger als ein Vierteljahr bestehende arterielle Durchblutungsstörung zu einem langsam progredienten Schwund der Tela ossea und demnach vorzugsweise zur Osteoporose; diese Osteoporose ist auch z. T. verantwortlich für die bestehenden Schmerzen und statischen Beschwerden. In seiner Studie, die 300 Patienten umfaßt und Krankheitsdauer, Lebensalter und Schwere der Durchblutungsstörung berücksichtigt, fanden sich am Skelett in 34,4% radiographisch faßbare Veränderungen, in der Regel in Form einer Rarefizierung der Knochenstruktur, Fußskelette, vorwiegend Zehen, und in gewissem Sinne auch distale Drittel von Tibia und Fibula betreffend. In 17,5% konnten die Knochenverän-

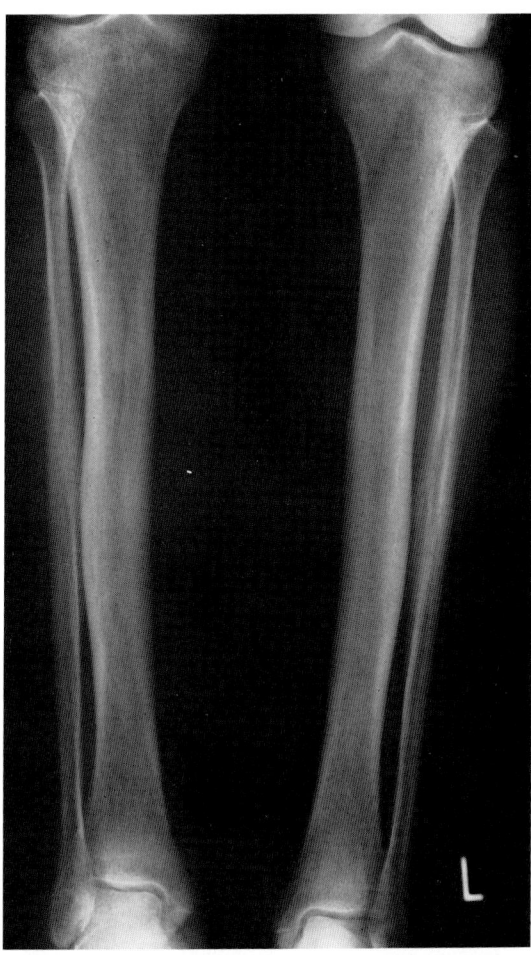

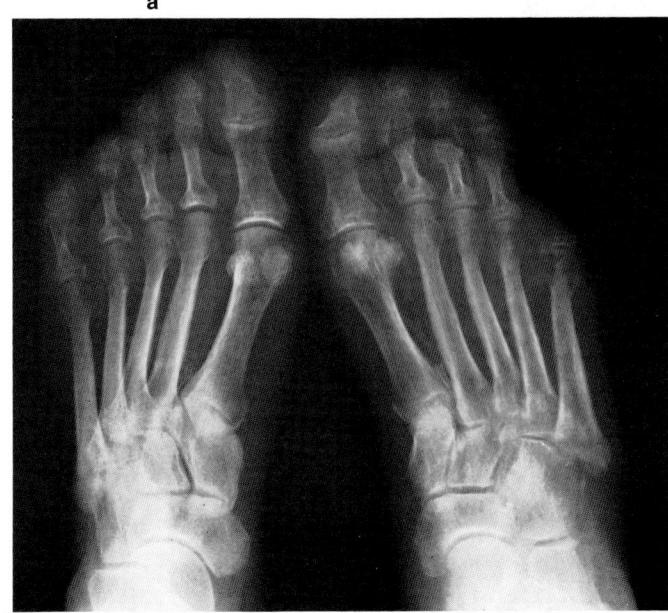

Abb. **16a** u. **b** Arterielle Verschlußkrankheit bei 60jähriger Frau
a Periostose an Tibia und Fibula, rechts etwas stärker als links; auffallenderweise keine Osteoporose
b Osteoporose des rechten Fußskelettes, Osteolyse des V. Strahles, Periostose an den Metatarsalia

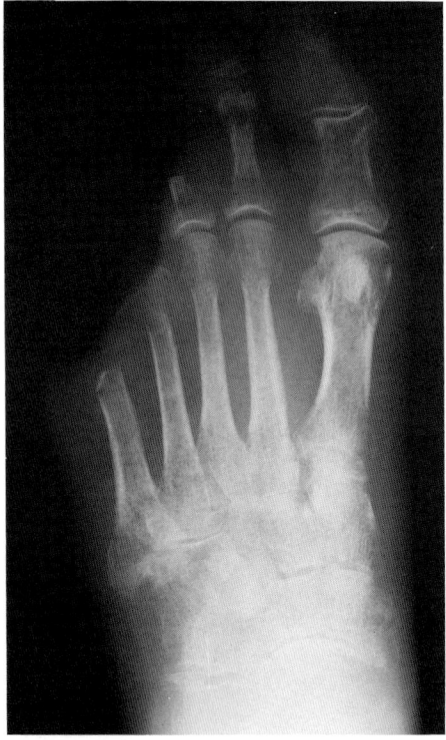 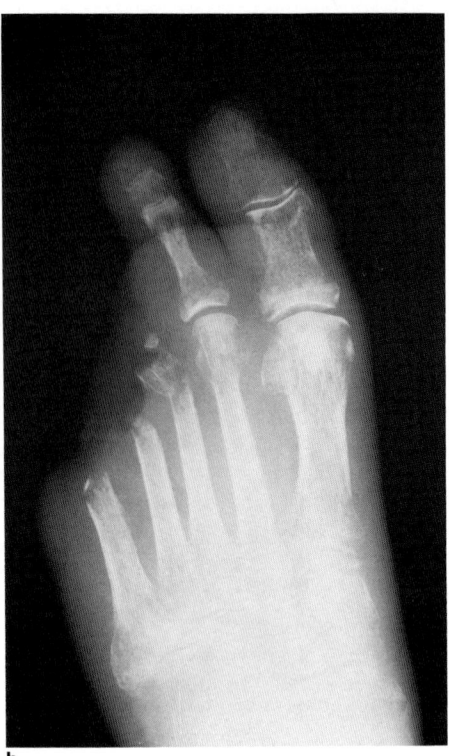

Abb. 17 a u. b Arterielle Verschlußkrankheit, Zustand nach Femoralisverschluß und Zehenamputation, Fortschreiten der osteolytischen Veränderungen, Intervall zwischen den Bildern **a** und **b**: 1½ Monate

derungen als leicht, in 10% als mittelgradig und in 5% als hochgradig angesprochen werden. Bei den hochgradigen Veränderungen ist es zu einem fast vollständigen Verlust der Innenstruktur gekommen, und die verdünnte Kompakta bzw. Kortikalis sieht wie mit dem Bleistift nachgezogen aus; man spricht auch von „Glasknochen". Eine sog. flekkige Osteoporose fand sich lediglich in 4,7%. Zu einer Osteolyse war es nur in 6% gekommen, wobei 13mal das Großzehenendglied und 2mal das Endglied der II. Zehe betroffen waren. Bei 30 Patienten, die z.T. ausgedehnte Zehennekrosen hatten, fanden sich radiographisch am Knochen keine Veränderungen.

Verhältnismäßig häufig, nämlich in 17%, fand man eine Periostose, vorzugsweise im Diaphysenbereich an Tibia und Fibula, seltener unmittelbar oberhalb der Malleoli und im Femurschaft lokalisiert. Die Begrenzung der periostalen Appositionen kann geradlinig oder wellig sein; in einigen Fällen sieht man, wie auch bei anderen Periostosen schon beschrieben, Aufhellungen zwischen altem Knochen und periostaler Apposition.

Diese genannten Zahlen stimmen im wesentlichen auch mit den Untersuchungsergebnissen anderer Autoren und mit dem eigenen Krankengut überein, so daß sie sicherlich zur Lehrmeinung erhoben werden können. Ganz allgemein muß gesagt werden, daß die Bedeutung der Mangeldurchblutung bzw. arterieller Gefäßverschlüsse für die Entstehung von Strukturveränderungen im Bereich der Tela ossea der Extremitätenknochen eher als gering zu werten ist. Möglicherweise hinzutretende Faktoren, wie Alters- bzw. Involutionsosteoporose, Inaktivitätsosteoporose, infolge durch Belastungsschmerz erzwungene Immobilisierung, hypoxisch verminderte Osteoblastendifferenzierung mit verminderter Produktion von Knochensubstanz, hypoxische Anregung der Osteoklastose und auch venöse Abflußstörungen im Gliedmaßenbereich, tragen zur Manifestation der ossären Veränderungen im Sinne von Porose, fleckigem Umbau, Osteolyse, Periostose und (selten) auch Osteonekrose bei (Abb. **16** u. **17**).

Ein echtes Sudeck-Syndrom kommt nach RATSCHOW (1959) bei arteriellen Durchblutungsstörungen nur selten vor. Die in einer Häufigkeit von 4,7% angegebene sog. fleckige Osteoporose, wobei vor allem das Fußskelett ungleichmäßig fleckig und vermindert strahlenabsorbierend ist, hat radiographisch eine gewisse Ähnlichkeit mit dem Sudeck-Umbau. Es fällt dabei auf, daß ein vorübergehender fleckiger Umbau sich zu einem Zeitpunkt einstellt, da sich klinisch eine eindeutige

Besserung anbahnt. Möglicherweise handelt es sich also dabei um einen allmählichen Ersatz des abgebauten Knochengewebes durch neuen Knochen, wobei alte, nicht mehr erholungsfähige Knochenteilchen noch nicht völlig beseitigt sind.

Eine avaskuläre Nekrose ist bei arterieller Verschlußkrankheit eher selten; dabei ist jedoch hervorzuheben, daß die idiopathische Femurkopfnekrose auch als „coronary disease of the femoral head" bezeichnet wird, wobei Gefäßhypoplasie, arteriosklerotische Veränderungen und Gefäßverschlüsse degenerativer Natur für diese „obscure vascular disturbance" (CHANDLER 1948) verantwortlich gemacht werden. Auch MAURER u. STEINHÄUSER (1966) fanden als Ursache der Hüftnekrose, die wiederum für die Entstehung der Koxarthrose von großer pathogenetischer Bedeutung ist, arteriographisch eine Minderdurchblutung.

Ein akuter Verschluß eines großen arteriellen Gefäßes kann einerseits zu einer Nekrose – man denke an den Femurkopf bei Schenkelhalsbruch, an den Humeruskopf oder an die Talusnekrose – andererseits aber zu einer Verminderung der Tela ossea und somit zu einer Porose führen.

In der Pubertät hemmt eine länger bestehende Minderdurchblutung einer Extremität das Wachstum und führt außerdem zu einer Porose. Die Ätiologie der Minderdurchblutung spielt für die zu erwartenden bzw. sich manifestierenden Knochenveränderungen keine Rolle. So waren bei den Untersuchungen von JAFFÉ u. POMERANZ (1934), die an Amputationspräparaten mikroskopische Befunde mit radiographischen Symptomen zu korrelieren versuchten, der große Teil degenerative arteriosklerotische Gefäßerkrankungen, aber auch entzündliche im Sinne einer Thrombangiitis obliterans Buerger. Selbstverständlich ist hier die Arteriosklerose der unteren Extremitäten ursächlich das weitaus häufigste Geschehen; als wesentlicher Kofaktor treten dabei auch die Involutions- bzw. Altersosteoporose sowie die Inaktivität hinzu. Es kommen aber auch entzündliche Gefäßerkrankungen vor, z.B. die Winiwarter-Buergersche Thrombangiitis obliterans (Endangiitis obliterans), Angiopathien mit erhöhter Verengungsbereitschaft der Gefäße (LAUDA 1949) wie z.B. die Raynaudsche Krankheit, degenerative Gefäßerkrankungen im Sinne der Atheromatose und Arteriosklerose, ferner Mißbildungen, wie z.B. das Klippel-Trenaunay-Weber-Syndrom, das, wenn es zusammengefaßt wird, mit partiellem Riesenwuchs, Hypertrophie der Weichteile und des Skelettes des betroffenen Abschnittes, Hämangiomen und Varikosis, arteriovenösen Fisteln und evtl. auch mit Nävi einhergeht. Auch hier wird in der Regel eine Porose mit Strukturauflockerungen und zystoiden Strukturgebilden zu beobachten sein. Sind es, wie schon erwähnt, in der Regel die unteren Extremitäten, die betroffen werden, so beschreibt BEDUHN (1971) entsprechende Knochenveränderungen an der oberen Extremität, wobei er traumatische, tumoröse und angeborene Gefäßveränderungen als Ursachen für die Skelettveränderungen hervorhebt.

Eine gewisse Rolle für die Skelettveränderungen spielt die Mangeldurchblutung auch bei den Kollagenosen, wie z. B. der Sklerodermie und deren Sonderform, dem Thiebièrge-Weissenbach-Syndrom, sowie bei Erkrankungen des rheumatischen Formenkreises. Osteoporose, zystoide Veränderungen und auch Akroosteolyse sind hierbei wohl in mancher Hinsicht auf die angiographisch von mehreren Autoren, u.a. auch von VOGLER (1954), nachgewiesene Minderdurchblutung zurückzuführen.

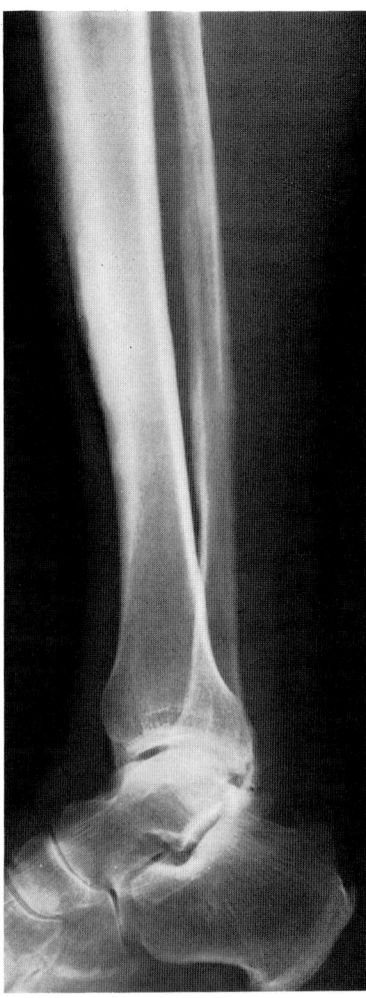

Abb. 18 Variköser Symptomenkomplex mit Ulcus cruris bei 65jährigem Mann. Periostose mit spindelförmiger Verdickung des mittleren Tibiadrittels, unregelmäßige baumrindenartige Konturen der Tibia in der Nachbarschaft des Ulcus cruris

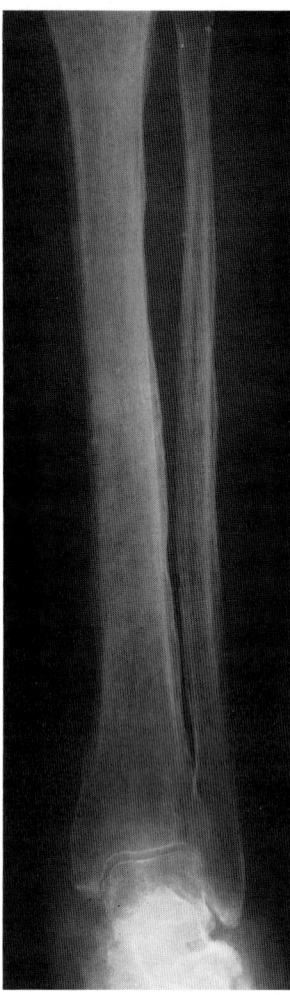

Abb. **19** Hochgradiger, variköser Symptomenkomplex mit Ulcus cruris permagnum bei 70jähriger Frau: grobsträhnige Spongiosa, teilweise Spongiosierung der Kompakta, beträchtliche periostale Appositionen an Tibia und Fibula im Dia- und Metaphysenbereich; Spalt zwischen Appositionen und altem Knochen

Knochenveränderungen bei venöser Stauung

Beim jahrelang bestehenden postthrombotischen Syndrom und beim varikösen Symptomenkomplex kann es zu einer Periostose an Tibia und Fibula, also zu einer diaphysären periostalen Apposition an diesen beiden Röhrenknochen kommen, die besonders dann stark ausgeprägt ist, wenn zusätzlich ein Ulcus cruris vorliegt. Die beim Ulkus immer wieder auftretenden und lang dauernden Umgebungsentzündungen üben einen chronischen Periostreiz aus und führen zu diesen periostalen Anlagerungen sowie auch zu einer gewissen Aufsplitterung der Diaphysenkompakta. Der Sitz der Veränderungen ist vorwiegend im distalen Unterschenkelknochenbereich zu suchen, wobei je nach Lokalisation des Ulkus auch Tibia und Fibula in gleicher Weise spindelförmig verdickt sein können (MAY u. NISSEL 1973). Nach GULMO spricht man von einer Knochenspindel. MAY u. NISSEL (1973) erwarten als „Nebenbefunde ohne Konsequenz" bei lange bestehenden Ulzera Knochenreaktionen, zumeist im Sinne einer Periostitis, manchmal auch eine Osteoporose, sehr selten eine Osteosklerose und Knocheninfarkte sowie Kalkeinlagerungen im subkutanen Fettgewebe (Abb. **18** u. **19**).

Kommt es zu einer sarkomatösen Entartung des Ulcus cruris, so können in den benachbarten Knochenabschnitten auch osteolytische Veränderungen bzw. Destruktionen auftreten.

Als Folge einer länger bestehenden stärkeren venösen Hyperämie bei Herzfehlern oder anderen Blutabflußstörungen ist auch die Osteoarthropathia hypertrophicans toxica Pierre Marie-Bamberger zu nennen.

Sudeck-Syndrom (Sudeck-Kienböcksche Knochendystrophie, posttraumatisches und nichttraumatisches algodystrophisches Syndrom, Reflexdystrophie)

Sudeck-Syndrom wird eine Veränderung genannt, die im Anschluß an einen Knochenbruch, eine Distorsion oder ein stumpfes Trauma, aber auch nach entzündlichen Prozessen oder im Gefolge einer Nervenirritation auftritt und welche die distal von derartigen Läsionen gelegenen Weichteile und Knochen erfaßt. Pathogenetisch liegt ihr ein komplexer Vorgang zugrunde, der noch nicht völlig geklärt ist, bei dem allem Anschein nach auf neuroreflektorischem Wege – wohl über das Gefäßsystem – trophische Störungen in den Weichteilen und Knochen hervorgerufen werden; es handelt sich also um eine komplexe neurozirkulatorische Funktionsstörung. Man spricht auch von einer Reflexdystrophie oder Algodystrophie, wenn ausgeprägte Schmerzen im Vordergrund des pathologischen Geschehens stehen.

Das Sudeck-Syndrom ist das wichtigste Krankheitsbild in der Gruppe der neurodystrophischen Syndrome, zu denen noch das algodystrophische Schulter-Hand-Syndrom (Steinbrocker), die Kombination einer Periarthritis humeroscapularis mit Sudeck-Umbau an der Hand und die Algodystrophie des Fußes (Gambier) gerechnet werden. Über eine posttraumatische Sudeck-Dystrophie in der Metatarsophalangealregion berichtete vor einigen Jahren auch LAGIER (1983). Eine eigene Beobachtung betraf das gesamte Fußskelett, besonders die Tarsometatarsalregion, nach Weichteilentzündung des Fußes.

Ein weiteres Krankheitsbild dieser Gruppe ist die sog. transitorische Algodystrophie der Hüfte bzw. die transitorische Hüftosteoporose; sie befällt körperlich aktive Männer im Alter zwischen 30 und 50

Jahren und äußert sich in Hüftschmerzen. Die Betroffenen beginnen zu hinken, und allmählich entwickelt sich das Bild einer schmerzhaften instabilen Hüfte. Röntgenologisch ist anfangs keine Veränderung erkennbar; allmählich entwickelt sich eine diffuse, bisweilen auch fleckige Entschattung im Bereich des betroffenen Hüftgelenkes; überraschenderweise gehen diese Erscheinungen im Verlauf von 1–2 Monaten zurück. Die Laboratoriumsbefunde sind unauffällig.

Auch bei Schwangeren im 3. Trimenon der Gravidität kann man derartige Veränderungen in der Hüftregion sehen – nach einem geringfügigen Trauma oder auch ohne äußeren Anlaß. 4–6 Wochen nach Beginn der Beschwerden – zumeist werden die Patientinnen erst post partum röntgenuntersucht – zeigt sich eine Verminderung der Strahlenabsorption des Femurkopfes, wobei die subchondrale Grenzlamelle schwinden kann, seltener des Femurhalses und/oder des Azetabulums. Nach etwa 3 Monaten beginnt der radiographisch sichtbare Aufbau der Knochensubstanz, der nach etwa 4–6 Monaten in ein normales Röntgenbild mündet.

DIHLMANN u. DELLING (1985) diskutierten auf Grund einer eigenen Beobachtung mit „transitorischer Hüftosteoporose", bei der der Hüftkopf histologisch untersucht werden konnte, ob diese eine transitorische, d.h. spontanheilende Femurkopfnekrose widerspiegelt.

Interessant ist die von einigen Autoren gemachte Beobachtung, daß zu den auslösenden Ursachen mitunter auch eine individuelle vegetative Bereitschaft kommen kann, so daß man von einer „Sudeck-Persönlichkeit" spricht (DAMMAN 1961). Der Chirurg PAUL SUDECK hat 1900 in Hamburg erstmals über dieses Krankheitsbild berichtet und es als „akute entzündliche Knochenatrophie" beschrieben; seither hat es verschiedene Theorien über Ätiologie und Pathogenese dieses Syndroms gegeben, von welchen die wichtigsten in der Tab. 3 angeführt sind.

Nach neueren tierexperimentell gestützten Theorien soll eine partielle Nervenschädigung die Ursache für die Knochen- und Weichteilschädigung sein, wobei das entscheidende Moment in einer nerval bedingten Blutzirkulationsstörung zu suchen sein dürfte. Anatomisch handelt es sich im Knochen um einen überstürzten Umbau mit negativer Bilanz.

Als Zweiterkrankung kommt das Sudeck-Syndrom in 6,6–18% bei folgenden Grundleiden vor: chronisch neurologische Erkrankungen mit peripheren Lähmungen, Nervenverletzungen, zervikale Wurzelkompression, Knochenbrüche, vor allem solche mit kompliziertem Verlauf und auch zu spät erkannte Frakturen, Distorsionen, Luxationen, stumpfe Traumen, entzündliche Prozesse in Knochen, Gelenken und Weichteilen (Abszeß, Furunkel, Phlegmone) sowie Erfrierungen, Verbrennungen und nach Einwirkung von ionisierenden Strahlen. Die jeweiligen Veränderungen können in unmittelbarer Umgebung des Grundprozesses lokalisiert sein; in der Regel sind sie aber distal davon angeordnet.

Klinisch setzt die Veränderung einige Zeit nach dem auslösenden Ereignis mit brennenden Schmerzen, die weniger in die Knochen als vielmehr in die Weichteile verlegt werden, ein. Die Weichteile sind livide verfärbt, geschwollen, fühlen sich heiß an und zeigen eine vermehrte Schweißsekretion; die entsprechende Extremität ist in ihrer Funktion sehr beeinträchtigt. Die Erkrankung erreicht in der Mehrzahl der Fälle ein gewisses Ausmaß, um dann längere Zeit stationär zu bleiben, in ein chronisches Zustandsbild überzugehen oder auch abzuheilen.

Die Laboratoriumsbefunde liegen im Rahmen der Norm; kurzfristig kann die Blutsenkungsgeschwindigkeit erhöht sein.

Bemerkenswert ist das Auftreten des sog. kontralateralen Sudeck-Syndroms, z.B. nach Schußverletzung eines N. ischiadicus etwa 6–8 Wochen nach Beginn der Sudeck-Erkrankung an der verletzten Seite oder aber nach Stichverletzung des Plexus brachialis. Als Rarität wurde sogar ein Sudeck-Befall aller vier Extremitäten beschrieben.

SUDECK hat das klinische Erscheinungsbild in drei Stadien unterteilt, deren jeweilige Symptomatik auch heute noch Gültigkeit hat:

Im Stadium I, dem akuten Stadium, bestehen Spontanschmerz, Hautrötung, Überwärmung, später Zyanose, Ödem des Unterhautgewebes, Hyperhidrosis und beschleunigtes Wachstum von Nägel und Haaren.

Im Stadium II, dem chronischen Stadium, wird die Haut grau bis blaß, zyanotisch, kalt und trocken, zeigt trophische Störungen, ist dünn und glänzend; weiterhin kommt es zum Rückgang des Ödems und zur Zunahme der Schrumpfung des Bindegewebes mit fibröser Versteifung der Gelenke; die Nägel werden brüchig, glanzlos; die Haare fallen aus; die Muskulatur wird atrophisch.

Tabelle 3 Theorien über die Entstehung des Sudeck-Syndroms (nach *Bircher*)

entzündlich	*Sudeck, Kienböck, Coquelet*
neurogen	*Rieder, Reme, Hackethal*
Reflextheorien	*Schönbach*
neurovaskulär	*Leriche, Fontaine*
neurohormonal	*Blumensaat*
vaskulär	*Scheibe, Karitzky*
biochemisch	*Kirsch, Harff, Schröter*
Inaktivität	*Hilgenrainer, Trueta*
mechanisch	*Nicole*

Im Stadium III, dem Zustand der Atrophie, ist die Extremität schmächtig; das Ödem ist zurückgegangen; die Haut ist blaß, dünn, trocken und gefältelt; subkutanes Gewebe und Muskulatur sind atrophisch; die Gelenke sind fibrös versteift; die Gelenkkapsel schrumpft.

Eine andere Einteilung kennt fünf Stadien:

Das Stadium I/1, das akute Stadium des Fortschreitens, ist klinisch gekennzeichnet durch eine rot-blaue Haut, erhöhte Hauttemperatur, Hyperhidrosis und Hypertrichosis sowie durch eine Mehrdurchblutung von Oberfläche und Tiefe; es tritt in der Regel 4–8 Wochen nach dem Trauma oder der auslösenden Ursache auf und ist röntgenographisch negativ.

Im Stadium I/2 ist die Haut blaß-zyanotisch, oft marmoriert, kühl; Schweißabsonderung und Nagelwachstum sind vermindert; es besteht ein Ödem; die Oberfläche ist minderdurchblutet, die Tiefe mehrdurchblutet. Röntgenologisch zeigen die Knochen der befallenen Region eine Verminderung der Strahlenabsorption und eine fleckigsträhnige Struktur.

Das Stadium II ist jenes des Stillstandes; die Hautfarbe ist blaß, die Haut kühl. Oberfläche und Tiefe sind minderdurchblutet; Haar- und Nagelwachstum sowie die Schweißabsonderung sind ebenfalls vermindert. Röntgenologisch sind die Knochenstrukturveränderungen konstant.

Stadium III ist das Stadium der Rückbildung mit Rückgang der klinischen und röntgenologischen Symptome, ohne daß jedoch röntgenographisch eine Restitutio ad integrum erreicht wird.

Stadium IV ist eine Defektheilung.

Die *Röntgensymptome* treten durchschnittlich 2–8 Wochen später auf als die klinischen Erscheinungen. Sie beginnen mit dem Schwund der subchondralen Spongiosa, wodurch die sog. Gelenklinien radiographisch besonders deutlich hervortreten; die Strahlenabsorption der gelenknahen Anteile ist – mitunter bandförmig – herabgesetzt. Im Laufe der folgenden Wochen erreichen die akuten Umbauvorgänge ihren Höhepunkt; die epiphysäre Spongiosa der Phalangen, die Spongiosa der Mittelhand- bzw. Mittelfußknochen, mitunter auch der großen Röhrenknochen, namentlich in deren distalen Anteil, sowie der Handwurzel- und Fußwurzelknochen schwindet meist unter einem fleckigen Umbau und weicht nur selten einer „diffusen Entschattung". Die Knochen bekommen dadurch das für den Sudeck-Umbau charakteristische fleckige Aussehen; die restliche Spongiosa wird weitmaschig; die Knochenkonturen bleiben jedoch erhalten. Etwa 2–4 Monate nach Krankheitsbeginn, also im chronischen Stadium, zeigen sich auch in der Kompakta Zeichen des Umbaues und eine zentrifugal fortschreitende Aufblätterung an der Kompakta-Spongiosa-Grenze bzw. eine Spongiosierung der Kompakta. Der Knochenumbau kann so weit gehen, daß schließlich Kompakta und Spongiosa kaum mehr zu sehen sind, die Strahlenabsorption der Knochen beträchtlich herabgesetzt ist und die Konturen des Knochens wie mit Bleistift nachgezeichnet erscheinen; derart umgebaute Knochen haben ein „glasiges" Aussehen und werden andererseits mit einer „Papierrolle" verglichen. Dieses Zustandsbild wird schließlich schon zum Stadium III der Atrophie gerechnet (Abb. **20–25**).

Der akute Sudeck-Umbau kann, wenn auch langsam, wieder ausheilen. Häufiger jedoch geht das akute Stadium in ein chronisches über, wobei an Stelle des fleckigen Umbaues schließlich die eben beschriebene diffuse Rarefizierung der Tela ossea tritt; kommt es danach zu einem klinischen Rückgang mit gewisser Heilung, bleiben röntgenologisch immer eine Verminderung der Strahlenabsorption sowie eine auffallend grobblückige Spongiosa zurück; es bildet sich also der Zustand der sog. „hypertrophen Atrophie" aus. In den seltensten Fällen kommt es zur echten Knochenatrophie.

Die Latenzzeit, also die Zeitspanne zwischen der Krankheitsursache und dem Auftreten der radio-

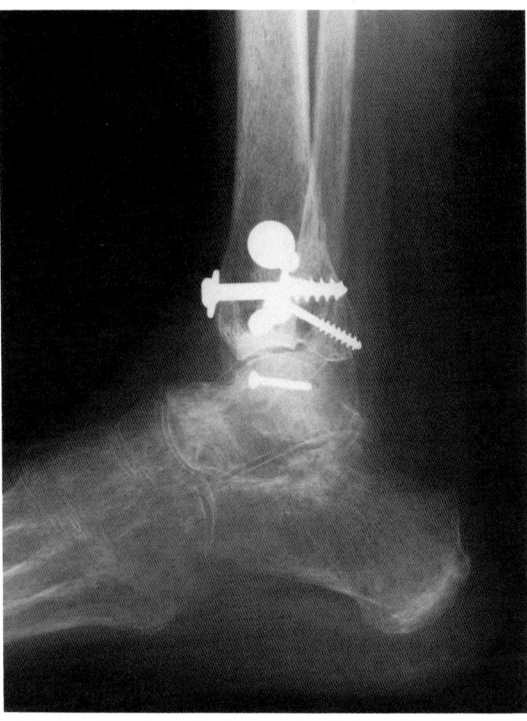

Abb. **20** Morbus Sudeck des linken Fußes nach osteosynthetisch versorgtem Knöchelbruch mit Bandläsion

Zirkulatorische Knochenveränderungen

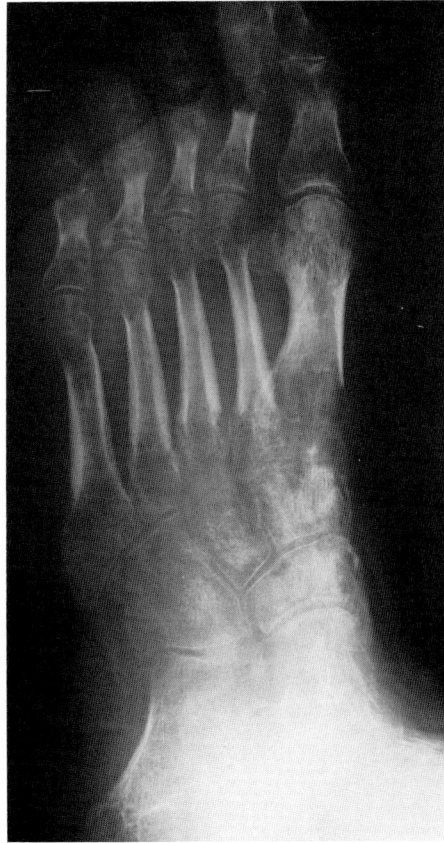

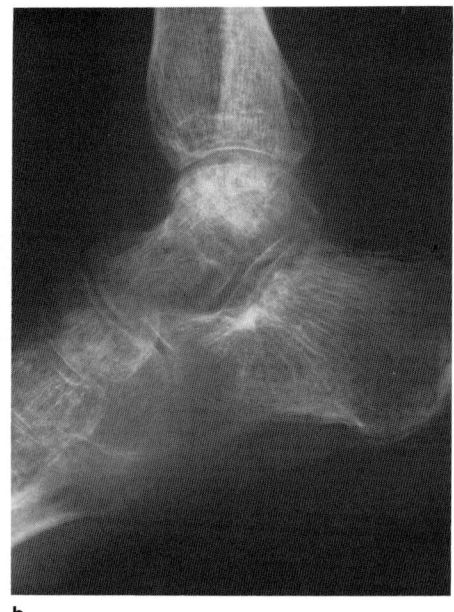

Abb. 21 a u. b
Morbus Sudeck am linken Fuß

graphischen Symptomatik, beträgt im allgemeinen 2–8 Wochen, wobei Jugendliche und Greise zu einer kürzeren Latenzzeit neigen. Das fleckige Stadium dauert in der Regel 2–3 Monate; die Intensität des Sudeck-Umbaues steht mit der Intensität des seinerzeitigen Traumas oder der auslösenden Ursache in keiner Relation. Die größte differentialdiagnostische Schwierigkeit besteht mitunter in der Abgrenzung des Sudeck-Umbaues von der Inaktivitätsosteoporose, die im Verlauf einer Knochenbruchbehandlung auftreten kann und gar nicht so selten einen fleckigen Umbau aufweist. Sudeck-Syndrom und Inaktivitätsosteoporose ätiologisch, klinisch und röntgenologisch zu vermengen ist unrichtig. Hier muß bei nahezu identi-

Abb. 22 a u. b Hochgradiger Sudeckumbau am rechten Fuß nach infizierter Weichteilverletzung (Röntgen-Abt. KH Schwarzach, Prim. Dr. J. Kardeis)

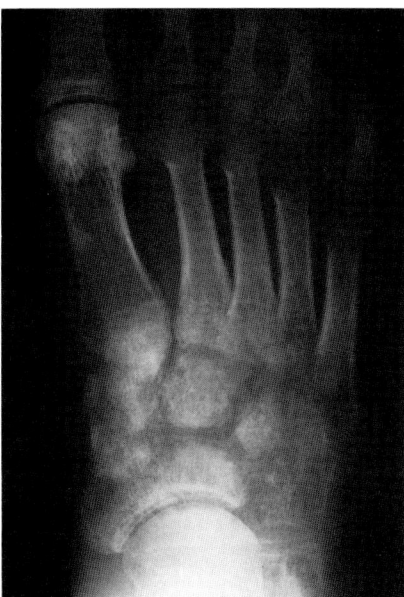

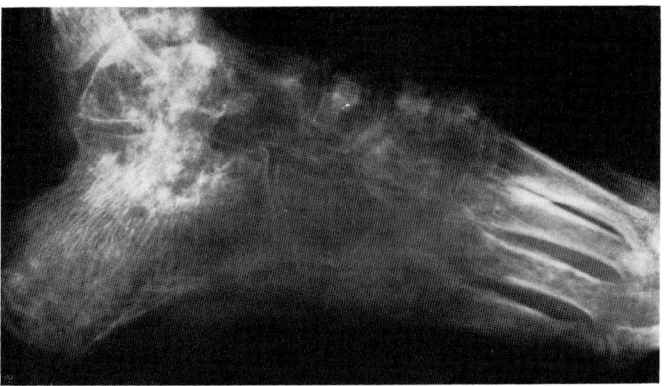

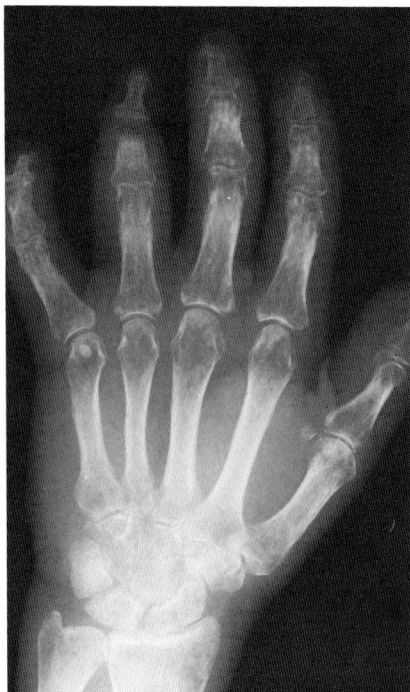 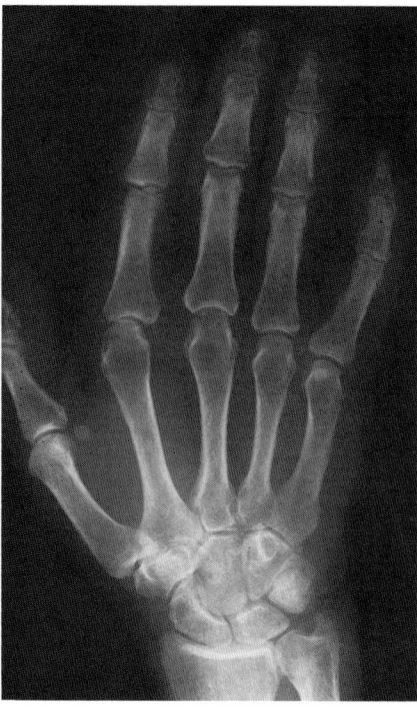

Abb. 23 Morbus Sudeck der linken Hand: 8 Wochen nach Schulterluxation mit Parese des Plexus brachialis bei 35jährigem Mann

scher Röntgensymptomatik das klinische Bild die Entscheidung über die Zuordnung zum Sudeck-Syndrom oder zur harmloseren Inaktivitätsosteoporose herbeiführen. In dieser differentialdiagnostischen Schwierigkeit ist die gelegentlich auftretende Diskrepanz in der Deutung eines fleckigen Umbaues zwischen Radiologen und Unfallchirurgen gelegen, die bei kritischer Betrachtung des Zustandsbildes absolut vermieden werden könnte. SCHWÖRER (1978) rechnet die bandförmigen Aufhellungszonen in den Zonen des ehemaligen Knochenwachstumes der Inaktivitätsosteoporose zu.

Weitere differentialdiagnostische Schwierigkeiten können noch beim Übergreifen eines primär parossär entzündlichen Prozesses auf den Knochen bzw. ein Gelenk sowie bei der Arthritis bestehen. In neuerer Zeit werden auch Beziehungen zwischen der Chondropathia patellae und dem Sudeck-Umbau hergestellt. Die Kniescheibe ist – wie alle Sesambeine – für den Sudeck-Umbau besonders anfällig. Der „Patella-Sudeck" neigt zur Chronizität, bildet sich selten zurück und wird häufig auch erst als Endstadium beobachtet. Die Ostitis pubis dem Sudeck-Umbau zuzuordnen, ist nicht unumstritten, handelt es sich dabei doch so gut wie niemals um einen fleckigen Umbau, sondern eher um ein osteolytisches Geschehen, wobei auch die Knochenkonturen destruiert sein können, gefolgt von einer Sklerose. Mit Rücksicht auf die häufigste

Entstehungsursache der Ostitis pubis, die in urologischen oder gynäkologischen operativen Eingriffen zu suchen ist und somit eine gewisse Traumatisation eines entsprechenden Skeletteiles darstellt, wäre eine Zugehörigkeit zum Sudeck-Syndrom nicht völlig von der Hand zu weisen. Immerhin verdient eine derartige Gegenüberstellung der Meinungen Beachtung.

Für die Diagnostik der Algodystrophie ist auch die Technetiumszintigraphie mit Erfolg einzusetzen (KNÜSEL 1981). KOPPERS (1982) berichtet über das Dreiphasenszintigramm beim Sudeck-Syndrom, mit dem in 87% von 37 Patienten eine Mehranreicherung nachweisbar ist; die meisten positiven Befunde finden sich in der Intervallphase und in der Spätphase. Nach KOZIN u. Mitarb. (1981) sind Röntgenologie und Szintigraphie hinsichtlich der Sensitivität gleich, die Spezifität ist bei der Szintigraphie jedoch höher.

Blutungen

Klinisch und röntgenologisch relevante Blutungen treten beim Möller-Barlow-Syndrom, also dem infantilen Skorbut, bei Frakturen, als Schaftblutungen bei einem Trauma, das die Kortikalis intakt läßt, und schließlich auch bei den verschiedenen Formen der Blutungsübel auf, vor allem bei der Hämophilie; ein Markhämatom zerstört die Spongiosa und wird allmählich in eine Pseudozyste

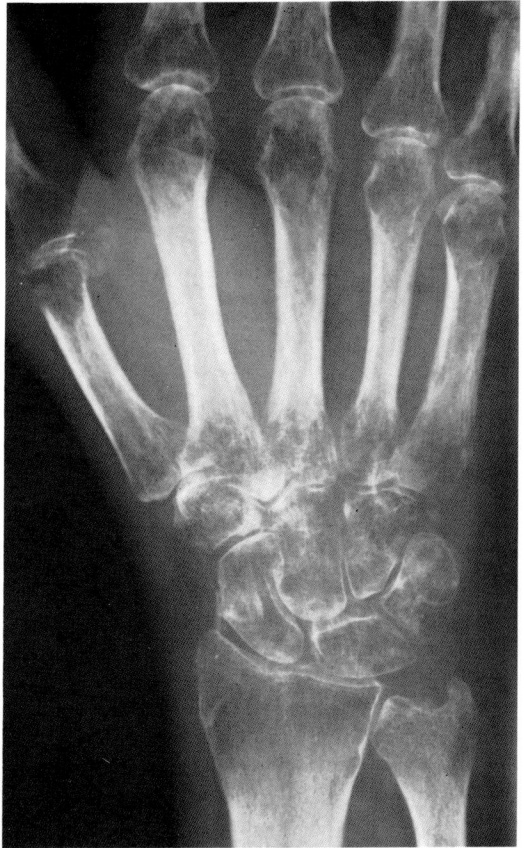

a

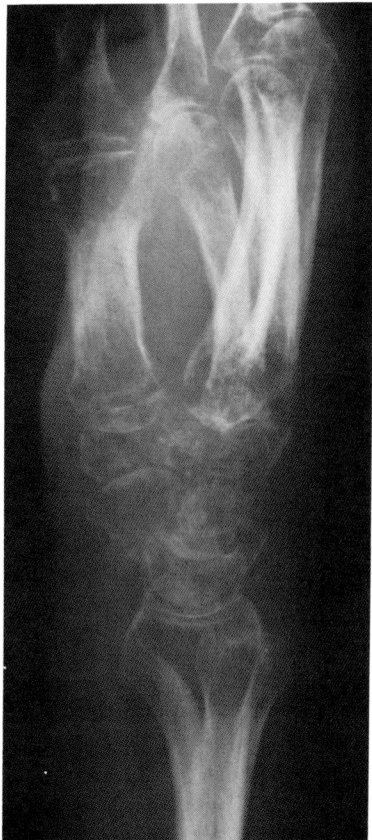

b

Abb. 24a-c Sudeck-Umbau nach Navicularefraktur bei 39jähriger Frau
a u. **b** 2½ Monate nach der Fraktur
c Rückbildung des Sudeck-Umbaues 4 Monate später
(aus dem Sport-Unfallzentrum der LKA Salzburg, Prim. Dr. E. Baumgartl)

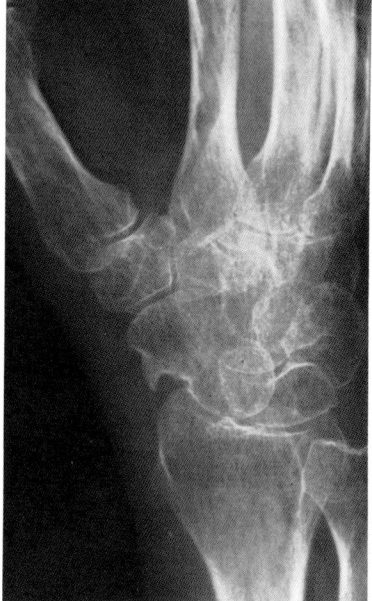

c

umgewandelt. Rezidivierende gelenknahe Knochenblutungen, wie sie z. B. bei Blutern auftreten, vermögen Gelenkdeformierungen (sog. Blutergelenke) zu verursachen. Große Blutungen, wie sie allerdings nur bei Hämophilie vorkommen, können weite Knochenabschnitte destruieren und zum sog. hämophilen Pseudotumor führen.

Eine Sonderstellung bei den Knochenblutungen nimmt das Zephalhämatom des Neugeborenen ein, welches durch geburtstraumatische Schädigungen subperiostal (Cephalhaematoma externum) oder epidural (Cephalhaematoma internum) entsteht. Die Ausdehnung des Hämatoms wird vom Verlauf der Schädelnähte bestimmt, an denen das Periost bzw. die Dura mater fixiert sind. Bei der Resorption des Hämatoms kann das abgehobene Periost, weniger die Dura mater, mit der Bildung einer unvollständigen Ossifikationsschale reagieren, die später wieder langsam abgebaut wird.

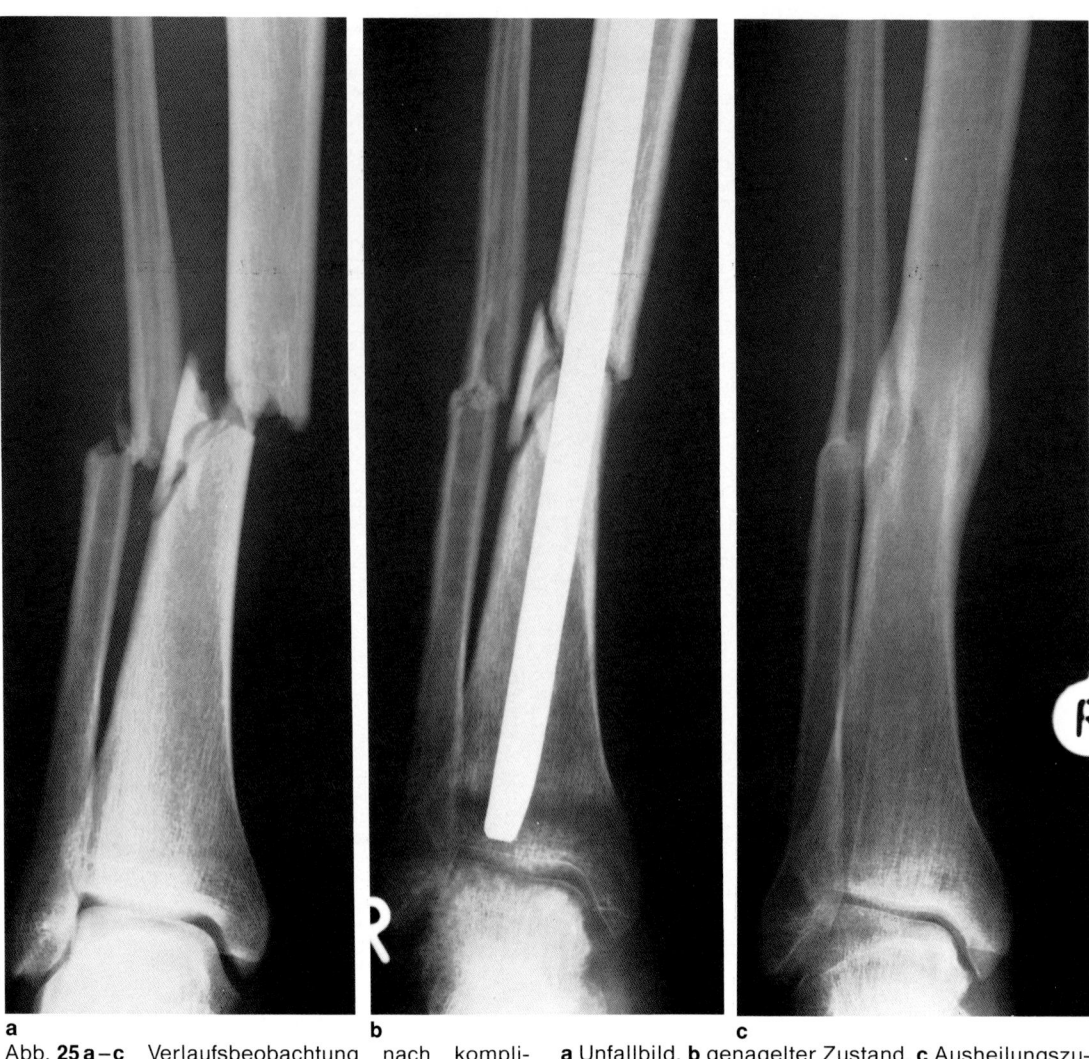

Abb. 25a–c Verlaufsbeobachtung nach kompliziertem, genageltem Unterschenkelbruch bei 25jährigem Mann. Verkehrsunfall. Vorübergehende bandförmige und auch fleckige Aufhellung in der distalen Tibia- und Fibulaepiphyse sowie im Talus **a** Unfallbild, **b** genagelter Zustand, **c** Ausheilungszustand. Intervalle zwischen **a** und **b**: 4½ Monate zwischen **b** und **c**: 1 Jahr
(aus dem Sport-Unfallzentrum der LKA Salzburg, Prim. Dr. E. Baumgartl)

In älteren Zusammenstellungen werden unter den zirkulatorischen Osteopathien auch das Alarmsyndrom und die kryptogenetische progressive Osteolyse (Osteophthyse) genannt.

Eine sich gelegentlich nach einer Fraktur oder einem stumpfen Gliedmaßentrauma ohne Fraktur entwickelnde ausgedehnte bis generalisierte Osteoporose wurde seinerzeit von SELYE mit dem Alarmsyndrom in Verbindung gebracht; man versteht darunter den Einsatz sämtlicher, insbesondere endokriner Regulationsprozesse auf eine ungewöhnliche Beanspruchung. Es soll besonders nach Traumen des Kniegebietes und der Wirbelsäule beobachtet werden. Abgesehen davon, daß es wegen seines äußerst seltenen Vorkommens für den Radiologen wenig praktische Bedeutung besitzt und einige Zeit lang zweifellos überbewertet wurde, wäre es – wenn überhaupt – bei den endokrin bedingten Osteopathien zu besprechen.

Die kryptogenetische progressive Osteolyse, auch Osteophthyse oder moderner „Disappearing bone disease" bezeichnet, hat wohl enge Beziehungen zum Hämangiom bzw. der Hämangiomatose und verdient, unter den Tumoren besprochen zu werden.

Aseptische Nekrosen in Epiphysen, Apophysen und kleinen Knochen

Einleitung

Unter der Bezeichnung „aseptische Knochennekrosen" – bewußt eingeengt auf die Krankheitsgruppe der genuinen aseptischen Knochennekrosen – werden verschiedene Krankheitsbilder zusammengefaßt, die vorwiegend im Wachstum- und Adoleszentenalter beobachtet werden und durch einen nichtentzündlichen Schwund von Knochengewebe gekennzeichnet sind. Sie sind dadurch definiert, daß konstitutionelle Aufbau- und Durchblutungsstörungen der Epiphysen, der Apophysen oder der kurzen Knochen mit verzögerter enchondraler Ossifikation die wesentlichen pathogenetischen Grundlagen bilden (PLIESS 1974).

Synonyme sind: juvenile Osteochondrose, Chondroosteonekrose, juvenile Osteochondropathie, „stress fracture", örtliche Malazie.
Anatomisch handelt es sich dabei um anämische Spongiosainfarkte.
Ihr Formenkreis ist nicht allgemeingültig abgegrenzt. Viele Autoren – und diesen sei hier gefolgt – rechnen auch die *Apophysennekrosen* und die *Synchondrosen* zu den *aseptischen Epiphysennekrosen*, welche den Hauptteil der genuinen aseptischen Osteonekrosen bilden. HASLHOFER (1968) betont, daß bei der Einteilung der aseptischen Nekrosen zu berücksichtigen ist, in welchem Verhältnis konstitutionelle Faktoren einerseits und chronisch-traumatische Einflüsse andererseits ihre Pathogenese bedingen.
Die traditionelle kausale Hypothese der juvenilen Osteochondrose basiert auf der Annahme einer Beeinträchtigung der arteriellen Blutversorgung des betreffenden Skelettabschnittes. Diese Hypothese stützt sich auf Perfusionsuntersuchungen der nutritiven Knochengefäße. Dabei stellen die Knochenenden einen biologischen Schwachpunkt dar, an dem es schon unter normalen Belastungen zu einer ischämischen Nekrose mit Infektion kommen kann. Daß der Belastung eine wesentliche Bedeutung in der Pathogenese zukommt, ersieht man daraus, daß die juvenile Osteochondrose erst nach Erlernen des Laufens auftritt. Bei zerebralspastischen Kindern mit Spastik der Beinmuskulatur wurde röntgenologisch eine Veränderung des unteren Patellapoles im Sinne einer Sinding-Larsen-Johansson-Krankheit bei 28% der Untersuchten beobachtet, während diese Erkrankung im nicht ausgewählten Krankengut sich in 1–2% findet. Dieser Bericht unterstreicht die Bedeutung des Mikrotraumas. Über familiäre Häufungen einzelner einschlägiger Erkrankungen liegen Berichte vor. Bemerkenswert sind auch die Beobachtungen mehrerer verschiedener juveniler Osteochondrosen an einem Patienten.

Apophysennekrosen stellen nach HASLHOFER (1968) mechanisch bedingte Ossifikationsstörungen dar, bei welchen sekundär auch Mikronekrosen des Knochengewebes vorhanden sind. Eine nicht näher definierbare konstitutionelle Basis ist dabei sicherlich ein pathogenetischer Teilfaktor. Die Realisierung der latenten Ossifikationsstörung bis zur klinischen Manifestation wird aber im wesentlichen von chronisch-traumatischen Einflüssen bestimmt. Pathoanatomisch kommt es zu einer Zerrüttung der submikroskopischen Textur der Knochenmatrix. Auch die „knorpelige Kortikalis" der Apophysen kann Usuren sowie regenerativen Umbau aufweisen. Die klinische Manifestation erfolgt im Wachstumsalter mit Druck-, Belastungs- und Bewegungsschmerz. Charakteristische Vorkommen der aseptischen Apophysennekrosen sind das *Haglund-Syndrom I*, die Ossifikationsstörung der Kalkaneusapophyse, und das *Osgood-Schlatter-Syndrom*, die Ossifikationsstörung der Tibiaapophyse.

Bei den *Synchondrosen* handelt es sich um Gewebszerklüftungen und deren Folgen im Bereich der Knorpel-Knochen-Grenze. Auch hierfür betont HASLHOFER (1968) die Eigenständigkeit und die chronisch-traumatische Genese der Veränderungen, die histologisch und röntgenologisch Ähnlichkeit mit den sog. Dauerbrüchen bzw. Umbauzonen (*Looser-Zonen*) haben. Klinisch zeigen sich Druckschmerzhaftigkeit, Bewegungsschmerz, kugelige Verdickung und Verdichtung im Bereich der Knorpel-Knochen-Grenze und Weichteilschwellung; manchmal fehlen allerdings jegliche Beschwerden. Die häufigsten klinischen Formen hierfür sind die *Synchondrosis ischiopubica* (Van-Neck-Syndrom oder Van-Neck-Odelbergsche Krankheit), das *Tietze-Syndrom* an der parasternalen Knorpel-Knochen-Grenze der II.–IV. Rippe, das *Lundholm-Syndrom* im Bereich des Manubrio-Sternal-Gelenkes und das *Sinding-Larson-Johansson-Syndrom* an der Patella.

Bei der Entstehung der *genuinen aseptischen Epiphysennekrosen* spielen zwei Hauptfaktoren eine entscheidende Rolle: ein dysostotisch-konstitutioneller Faktor – daher auch der vielfach verwendete Name *dysostotische Epipyhseonekrosen* – sowie eine Durchblutungsinsuffizienz der Epiphyse; für letztere sind ein vermehrter Blutbedarf bei gesteigertem Wachstum oder vermehrter mechanischer Beanspruchung und eine mechanisch-traumatische Schädigung maßgebend.
Zweifellos handelt es sich pathogenetisch um ein multifaktorielles Geschehen, wobei auch Mikrotraumata meist mit im Spiele sind.
Daneben wirken noch endokrine und gelegentlich

doch auf dem konstitutionellen Faktor zu liegen scheint. Bevorzugt kommen diese „genuinen aseptischen oder dysostotischen Epiphyseonekrosen" an den Röhrenknochen vor. Im weiteren Sinne gehören zu dieser Gruppe auch die Nekrosen an den Hand- und Fußwurzelknochen; es gibt davon mehr als 30 verschiedene Typen; die wichtigsten sind folgende: das *Calvé-Syndrom* am Wirbelkörper, die *Friedrichsche Krankheit* am Schlüsselbeinkopf, das *Panner-Syndrom* am Capitulum humeri, die *Kienbócksche Erkrankung* des Os lunatum, das *Dietrich-Syndrom* der distalen Epiphyse des Os metacarpale III, das *Perthes-Syndrom* am Femurkopf, das *Köhler-I-Syndrom* am Os naviculare pedis sowie das *Freiberg-Köhler-II-Syndrom* an der distalen Epiphyse des Os metatarsale II.

Eine Übersicht der häufigsten Lokalisationen aseptischer Osteochondronekrosen, wobei Epi- und Apophyseonekrosen und Synchondrosen zusammgefaßt dargestellt werden, gab SWOBODA (1969). Er bezeichnet die „dysostotischen Epiphyseonekrosen" auch als „juvenile aseptische Osteochondrosen" bzw. „Osteonekrosen" (Abb. **26**).

Von Interesse ist es auch, das Prädilektionsalter des Auftretens der aseptischen Osteonekrosen zu vergleichen, wobei auch hier Epi- und Apophyseonekrosen und Synchondrosen in einem betrachtet werden. Bei der Frühossifikation der Kerne kommen folgende Affektionen vor: Os naviculare pedis (*Köhler I*), Femurkopf (*Calvé-Legg-Perthes*), Tibiaapophyse (*Osgood-Schlatter*), Kalkaneusapophyse (*Haglund I*), Wirbelkörper (*Calvé*).

Zur Zeit des Epiphysenschlusses kann man folgende Erkrankungen beobachten: Metatarsalköpfchen (*Köhler II*), Epiphyseolyse des Femurkopfes, Wirbelkörperendplatten (*Scheuermann*).

Beim Erwachsenen, also nach Epiphysenschluß, können folgende aseptische Osteonekrosen auftreten: Os lunatum (*Kienböck*), Metatarsalköpfchen (*Freiberg-Köhler II*), Metakarpalköpfchen (*Dietrich*), Wirbelkörper (*Kümmel-Verneuil*). Von Interesse ist das Vorkommen aseptischer Nekrosen bei Patienten mit familiärer Dysautonomia (Riley-Day-Syndrom).

Ein Vergleich der häufigsten Epiphyseonekrosen und ihrer Altersdisposition mit dem Auftreten der entsprechenden Knochenkerne oder dem Verschwinden derselben durch Synostosierung gibt das Schema in der Abb. **27**.

Der beste Kenner auf dem Gebiet der juvenilen Osteochondronekrosen ist wohl PÖSCHL (1971), welcher diesem Thema im Handbuch der Medizinischen Radiologie einen ganzen, über 800 Seiten umfassenden Band gewidmet und diese Veränderungen an ca. 90 verschiedenen Knochen oder Knochenteilen beschrieben hat; von all diesen möglichen Lokalisationen sollen in der Folge nur die praktisch wichtigsten hervorgehoben und nach

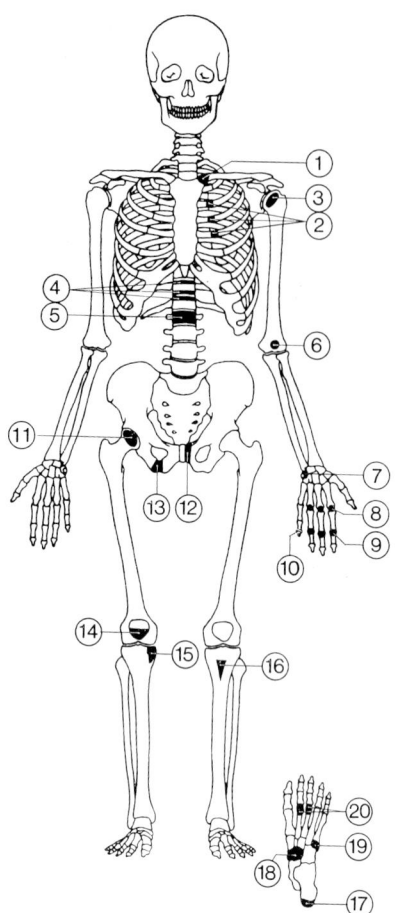

Abb. **26** Schematische Übersicht der häufigsten Lokalisationen aseptischer Osteonekrosen (aus *Swoboda, W.:* Das Skelett des Kindes, 2. Aufl. Thieme, Stuttgart 1969)

1 Sternoklavikulargelenk (*Friedrich*)
2 Rippenenden (*Tietze*)
3 proximale Humerusepiphyse (*Hass*)
4 Wirbelkörperdeckplatten (*Scheuermann*)
5 Wirbelkörper (*Calvé*)
6 Capitulum humeri (*Panner*)
7 Os lunatum (*Kienböck*)
8 Metakarpalköpfchen (*Dietrich*)
9 Mittelphalangenbasis (*Thiemann*)
10 Endphalange V (*Kirner*)
11 Femurkopf (*Calvé-Legg-Perthes*)
12 Symphyse (*Pierson*)
13 Sitz-Schambein-Verbindung (*Van Neck*)
14 Patella (*Sinding-Larsen*)
15 mediale Tibiametaphyse (*Blount*)
16 Tibiaapophyse (*Osgood-Schlatter*)
17 Kalkaneusapophyse (*Haglund*)
18 Os naviculare (*Köhler*)
19 Os metatarsale V (*Iselin*)
20 Metatarsalköpfchen (*Köhler-Freiberg*)

auch entzündliche Faktoren pathogenetisch mit. Bei den meisten Epiphyseonekrosen besteht eine auffällige Diskrepanz zwischen der Geringfügigkeit des gefundenen Realisationsfaktors und dem meist sehr deutlichen radiographischen Befund, so daß das Schwergewicht in der Pathogenese wohl

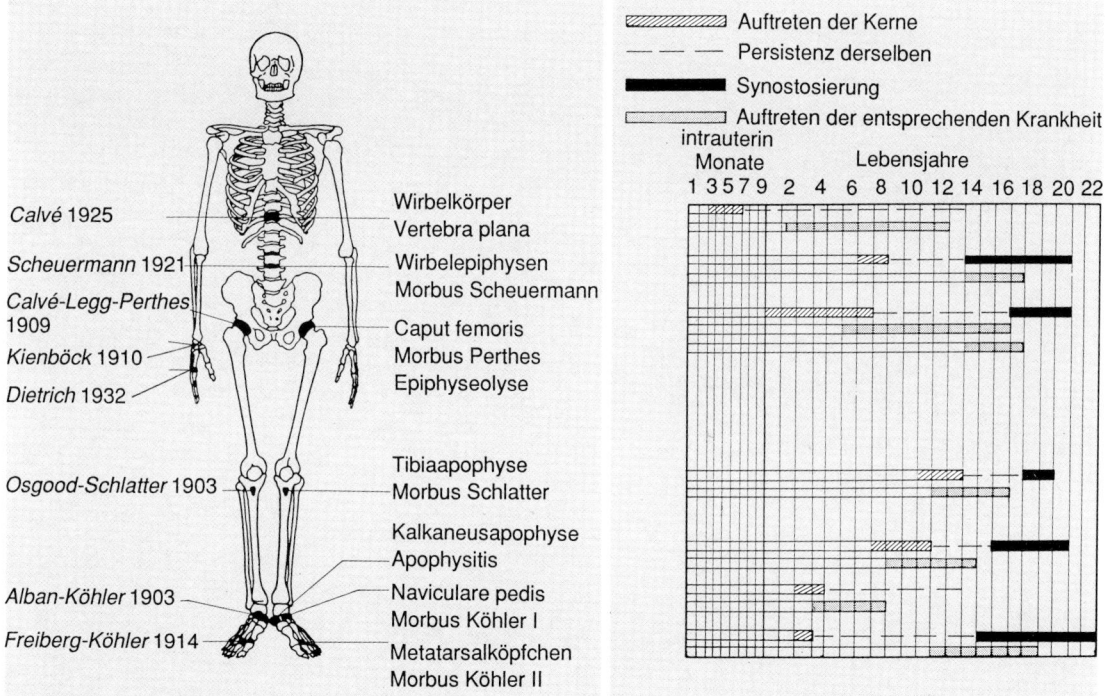

Abb. 27 Schema der häufigsten spontanen Osteonekrosen und ihre Altersdisposition im Vergleich zum Auftreten der entsprechenden Knochenkerne oder dem Verschwinden derselben durch Synostosierung

anatomischen Gesichtspunkten geordnet besprochen werden.

Unklare Gelenk- und gelenknahe Beschwerden in den Gliedmaßen sowie Wirbelsäulenschmerzen beim Kind und Jugendlichen müssen an das Vorliegen einer aseptischen Knochennekrose denken lassen und zu einer Röntgenuntersuchung Anlaß geben. Bei dieser Röntgenuntersuchung sollen, wenn die Beschwerden an den Extremitäten angegeben werden, grundsätzlich beide Seiten, also auch die gesunde Gegenseite, mit eingeschlossen werden, und zwar jeweils in zwei Ebenen; ggf. ist die Röntgenuntersuchung durch eine Tomographie zu ergänzen. In vielen Fällen hilft auch die Computertomographie weiter, und in den letzten Jahren mehren sich die Mitteilungen über den erfolgreichen Einsatz der MR-Tomographie in der Diagnostik von aseptischen Knochennekrosen.

Die gezielte Fahndung nach einer Osteonekrose wird erleichtert, wenn man bedenkt, daß Jungen häufiger betroffen werden als Mädchen, daß die Lokalisation an den unteren Gliedmaßen öfter vorkommt als an den oberen, daß Perioden starken Knochenwachstumes am meisten prädisponieren und daß endokrin auffallende Kinder bevorzugt werden, ohne daß jeweils das Vollbild einer endokrinen Erkrankung vorliegen muß.

Röntgenmorphologisch läuft eine aseptische Nekrose in folgenden Phasen ab:

1. Phase der beginnenden Auflockerung und scholligen Verdichtungsstrukturen,
2. Größenabnahme und Kondensation des betreffenden Knochens bzw. Knochenabschnittes,
3. Auflockerung mit beginnender Kalkeinlagerung,
4. deutliche Regeneration der Knochenbildung mit Vergrößerung des sekundären Ossifikationszentrums,
5. Endstadium mit „Restitutio ad integrum" bzw. Defektheilung bis zur ausgeprägten Deformierung (SCHUMACHER u. Mitarb. 1981).

Neben dem Röntgenverfahren kann auch die Nuklearmedizin für die Diagnose herangezogen werden. So diskutiert FRANKE (1982) szintigraphisch nachweisbare Knochenkontusionen als Ursache für aseptische Nekrosen. Während akute Knochennekrosen, z. B. durch Fragmentierung bei einem Trauma oder durch akuten Gefäßverschluß verursacht, eine Aktivitätsaussparung bewirken, sieht man bei spontanen aseptischen Nekrosen mit langsamem Einsetzen meist eine Aktivitätsanreicherung auf Grund des reparativen Umbaues des noch vitalen Knochens. Beim Morbus Perthes findet man in frühen Phasen schon umschriebene Aktivitätsaussparungen im pfannennahen Hüftkopfanteil proximal der Epiphysenlinie, die durch reparative Neigung später in eine verstärkt aktive Zone übergehen kann (Abb. **28**).

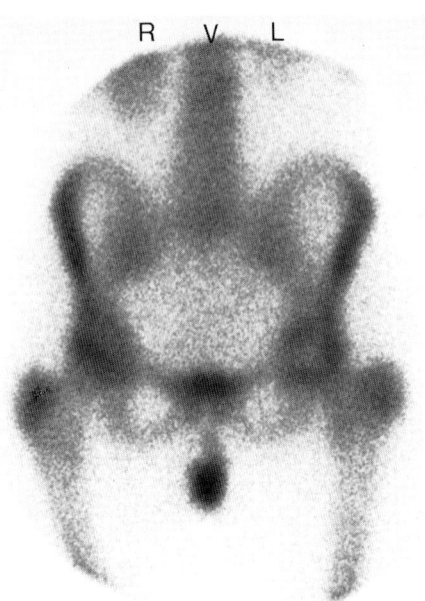

Abb. 28 Knochenszintigramm mit 6 mCi ^{99m}Tc-MDP bei 16jährigem Mädchen mit beginnendem Morbus Perthes. Deutliche Aufhellung im linken Femurkopf, während rechts die Epiphysenlinie noch gerade durchgezeichnet ist (aus *Feine, U., K. zum Winkel:* Nuklearmedizin, 2. Aufl. Thieme, Stuttgart 1980)

Bei posttraumatischer Femurkopfnekrose findet sich erst später ein positives Szintigramm.
Aktivitätsanreicherungen bewirken auch andere Epiphyseonekrosen wie *Morbus Scheuermann, Morbus Panner, Morbus Kienböck, Morbus Sinding-Larson-Johansson, Morbus Osgood-Schlatter.*
Die spontane Osteonekrose im Kniegelenk (*Ahlbäck*) zeigt früh eine Aktivitätsanreicherung im medialen Femurkondyl (Abb. 29).
Schließlich kann auch noch die Thermographie für die Diagnostik der aseptischen Osteonekrose, wie z. B. beim Morbus Osgood-Schlatter herangezogen werden. AARTS (1969) meint, daß die Thermographie auch bei anderen aseptischen Knochennekrosen aufschlußreich eingesetzt werden könne.

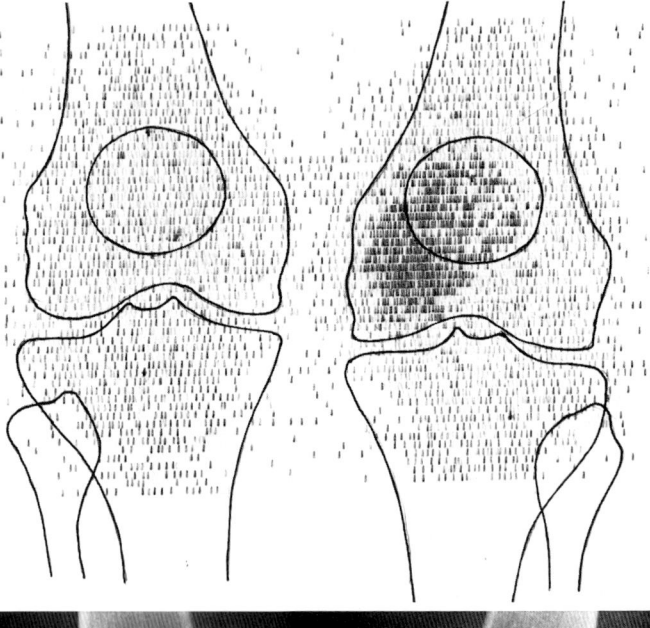

a

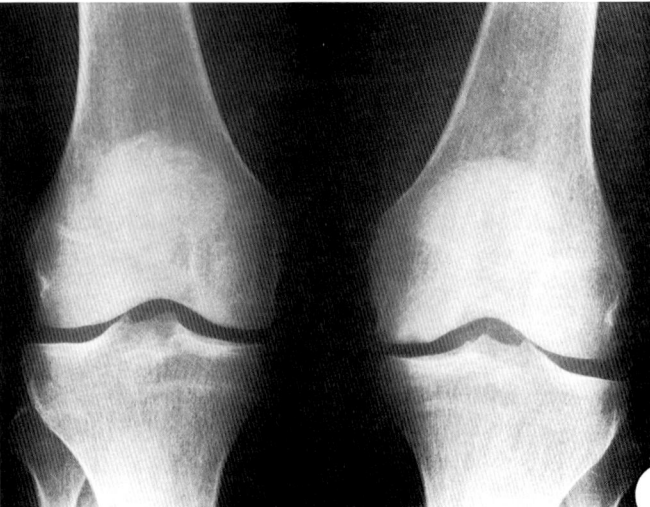

b

Abb. 29a u. b Aseptische Osteonekrose des medialen Femurkopfkondylus links bei einer 56jährigen Frau. Starke Radioaktivitätskonzentration (Strontium 85); röntgenographisch lediglich Konturunregelmäßigkeit am medialen Femurkondylus (aus *Feine, U., K. zum Winkel:* Nuklearmedizin, 2. Aufl. Thieme, Stuttgart 1980)

Genuine aseptische Knochennekrosen

Obere Extremität

Oberarmkopfnekrose.
Haßsche Epiphyseonekrose

Die Oberarmkopfnekrose, nach HASS (1921) benannt, ist selten. RIOSALIDO konnte 1938 in der Literatur nur 8 Fälle finden.

Röntgensymptomatik: Die Röntgensymptomatik ist gekennzeichnet durch Strukturunregelmäßigkeit, umschriebene Verminderung der Strahlenabsorption und Verformung der proximalen Humerusepiphyse. Im Endstadium der Krankheit findet man einen entrundeten Humeruskopf auf einem verkürzten Hals und rarefizierte, mitunter auch grobsträhnige Strukturen. Meist besteht ein Humerus varus, und jene Fälle, die als „Humerus varus idiopathicus" angesehen wurden, entsprechen wahrscheinlich dem Folgezustand einer Haßschen Nekrose (Abb. **30**).

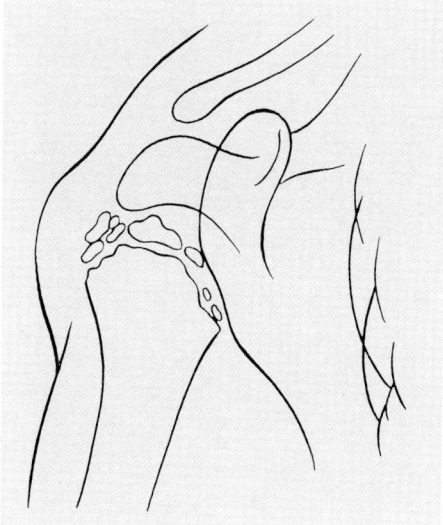

Abb. **30** Skizze einer Oberarmkopfnekrose; beidseitiger Befall und linksseitige Perthessche Erkrankung; 12jähriger Knabe (nach *Hass*)

Humerus varus ist nämlich ein Sammelbegriff, für den es viele Ursachen gibt; höchstwahrscheinlich ist eine der Hauptursachen für sein Zustandekommen eine primär aseptische Humeruskopfnekrose im Adoleszentenalter. Später sind im Schultergelenk degenerative Veränderungen im Sinne einer sekundär degenerativen Arthropathie zu erwarten.

Häufiger als die primäre aseptische Humeruskopfnekrose ist jene nach Schwangerschaftstoxikose (PFEIFFER 1957), bei endogenem oder exogenem Hypercortisonismus (ELLEGAST u. SCHMOLLER 1974, CANIGIANI u. PUSCH 1969) sowie bei Sichelzellenanämie (ELLEGAST u. DEUTSCH 1961); auch posttraumatisch und berufsbedingt – bei Tauchern und Caissonarbeitern – ist ihr Vorkommen bekannt (POSER u. GABRIEL-JÜRGENS 1977).

Differentialdiagnostisch ist die aseptische Humeruskopfnekrose vor allem von entzündlichen Gelenkveränderungen, wie der *Caries sicca* oder der Tuberkulose, sowie von neurogenen Arthropathien abzugrenzen; auch bei generalisierter *Chondrodysplasie* und bei *Dysostosen* können ähnliche Bilder vorkommen.

Osteonecrosis capituli humeri (Morbus Panner)

1924 wies PANNER auf eine Osteonekrose des Capitulum humeri im Ellenbogengelenkbereich hin und betrachtete sie als Parallele zum Morbus Perthes. KREBS (1927) hatte ein ähnliches, allerdings posttraumatisches Bild beobachtet und nannte es dann Morbus Panner. Die Krankheit beginnt, ähnlich wie der Morbus Perthes oder der Morbus Köhler, schleichend; das Ellenbogengelenk ist meist etwas angeschwollen, warm und streckgehemmt; manchmal wird ein unbedeutender Unfall als Ursache dieses Zustandsbildes angesehen. LAURENT u. LINDSTRÖM stellten bis 1951 21 Fälle aus der Literatur zusammen; die vorwiegend männlichen Patienten standen zwischen dem 4. und 10. Lebensjahr und waren im Durchschnitt 8 Jahre alt.

Röntgensymptomatik: Zu Beginn der Erkrankung weist der Kern des Capitulum humeri eine subkortikale Aufhellungszone auf, die wie ein heller Hof den verdichteten zentralen Teil des Kernes umgibt. Später, nach Wochen und Monaten, sieht man innerhalb des Kernes multiple Aufhellungen und dazwischen verdichtete Knochenpartien, so daß der Knochen schollig aufgelockert aussieht; dies wird auch das Stadium der Kernfragmentierung genannt. Im weiteren Verlauf kann es zu einem zunehmenden Knochenabbau des Capitulum humeri kommen, bis daß die Kernumrisse röntgenographisch kaum mehr faßbar sind. Entsteht das Krankheitsbild später in einem Stadium fortgeschrittener Ossifikation, so ist das Röntgenbild gekennzeichnet durch kleine subchondrale Aufhellungs- und Verdichtungsherde; im weiteren Verlauf glätten sich die Rundungen des Kapitulums, und seine Kortikalis wird unregelmäßig. Während sich die klinischen Erscheinungen meist rasch geben, können bis zur radiographischen Restitution 1–3 Jahre vergehen.

Differentialdiagnostisch muß der Morbus Panner von der Osteochondrosis dissecans des Capitulum humeri abgegrenzt werden (Abb. **31**).

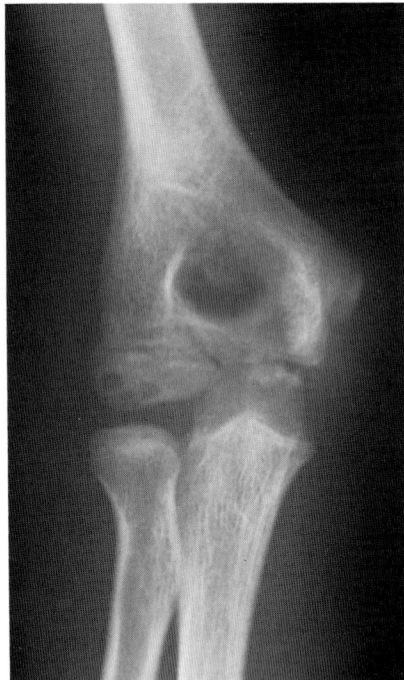 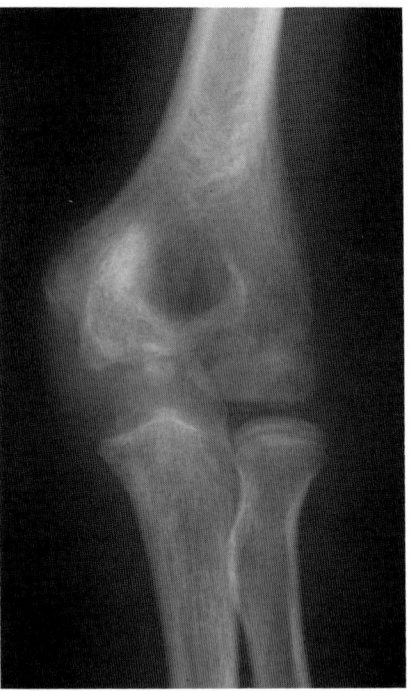

Abb. 31a u. b   Zystoide Nekroseherde im Capitulum humeri rechts. Morbus Panner. Links normale Verhältnisse

Weitere aseptische Osteonekrosen im Ellenbogengelenkbereich

Sehr selten sind aseptische Osteonekrosen in der Trochlea humeri, in den Epikondylen des Humerus, dem Capitulum radii und im Olekranon. An der Trochlea ist es besonders schwierig, Ossifikationsvarianten von Erscheinungen einer echten Osteonekrose zu unterscheiden. So sprachen sich CANIGIANI u. Mitarb. (1972) dagegen aus, das Os supratrochleare, wie sie es nannten, als aseptische Nekrose bzw. Osteochondrosis aufzufassen; sie ordnen dieses Knochengebilde im seltenen Foramen supratrochleare als anatomische Variante bzw. Entwicklungsstörung ein. Die Beurteilung der Epikondylen des Humerus ist ebenfalls problematisch, da man oft unregelmäßige Strukturen und isolierte Knochenkerne finden kann, über deren Entstehung keine einheitliche Auffassung herrscht. PÖSCHL (1971) fand, daß es sich bei vielen derartigen Fällen um traumatisch abgesprengte Knochenstückchen handle, die trotz Isolierung eine eigene Wachstumstendenz aufweisen. Eine primäre juvenile Osteonekrose am Capitulum radii ist besonders selten. CLIMESCU u. Mitarb. waren 1939 wahrscheinlich die ersten, die einen derartigen Fall veröffentlichten. Unter den Fällen von HEGEMANN (1951) war die Nekrose des Capitulum radii zweimal vertreten, wobei einmal ein Trauma mithalf, eine schon bestehende Nekrose aufzudecken; bei vielen derartigen Veränderungen werden ja in der Anamnese Unfälle angegeben. In Übereinstimmung mit JUD (1931) und im Gegensatz zu HEGEMANN (1951) glaubt DE CUVELAND (1954) daher an eine traumatische Entstehung bzw. Auslösung der Nekrose. Für eine aseptische Nekrose spricht die bei vielen Fällen vorhandene Vergesellschaftung mit einer gleichartigen Skelettveränderung an anderen Stellen, wie z. B. die Kombination mit einem Morbus Perthes oder einem Morbus Osgood-Schlatter. TRIAS u. RAY veröffentlichten 1963 einen doppelseitigen Befall des Capitulum radii in Kombination mit einem linksseitigen Morbus Perthes. PÖSCHL (1971) gibt in einer Zusammenstellung von 8 Fällen von aseptischer Nekrose im Capitulum radii 5mal ein Trauma und 3mal ein gleichzeitiges Vorkommen mit anderen aseptischen Nekrosen an.

Auch im Olekranon ist das Vorkommen einer Osteonekrose problematisch. ISELIN teilte 1912 eine Beobachtung an einem 15jährigen Jungen mit, die den Verdacht auf eine aseptische Olekranonnekrose erweckt. O'CONNOR berichtete 1933 von einer doppelseitigen aseptischen Osteochondronekrose des Olekranons, wobei eine Seite traumatisiert war. PÖSCHL (1971) demonstrierte einen Fall mit „Apophysitis olecrani", vergesellschaftet mit einem Morbus Panner.

Bei der Differenzierung von Knochengebilden im

Bereich des Olekranons, wobei entzündliche und vor allem auch die nicht seltenen posttraumatischen Veränderungen in Erwägung gezogen werden müssen, ist auch an das Vorkommen einer sog. *Patella cubitae*, eines Sesambeines, zu denken (THEISING 1939).

Aseptische Osteonekrosen in den distalen Epiphysen der Unterarmknochen

Aseptische Osteonekroseherde in der distalen Epiphyse der Elle bzw. im Bereich des Processus styloides ulnae sowie im distalen Speichenende sind ebenfalls sehr selten; ja, es stellt sich überhaupt die Frage, ob es sie gibt und ob ähnlich aussehende Veränderungen hier eingeordnet werden dürfen; zumeist handelt es sich doch um Überlastungsschäden, z. B. bei Preßluft- und Steinarbeitern. Es ist auch bemerkenswert, daß die von derartigen Veränderungen befallenen Patienten das Wachstumsalter in der Regel bereits weit hinter sich haben. Diese Erkrankung wird auch als *Burns-Müller-Syndrom* bezeichnet; BURNS berichtete 1931 von Strukturveränderungen in der distalen Epiphyse der linken Elle und J. H. MÜLLER (1941) veröffentlichte 2 Fälle von „Styloidosis ulnae necroticans", welche er den bekannten aseptischen Nekrosen von KÖHLER, PERTHES und KIENBÖCK gleichstellte.

Osteonekrose des Os lunatum
– Morbus Kienböck – sog. Lunatummalazie

Die Osteonekrose des Os lunatum, 1910 von KIENBÖCK erstmals beschrieben, ist eine der häufigsten Lokalisationen der aseptischen Knochennekrosen und rangiert hinter dem Morbus Perthes und dem Morbus Köhler II. Sie tritt meist im Alter von 16–35 Jahren auf, befällt Männer häufiger als Frauen und betrifft die rechte Hand öfter als die linke. Da manuelle Schwerarbeiter, wie Straßenarbeiter, Preßluftarbeiter, Landarbeiter oder Waldarbeiter bevorzugt betroffen werden, liegt die Folgerung nahe, daß akute oder chronische traumatische Einflüsse für das Zustandekommen dieser Osteonekrose ursächlich von Bedeutung sind. Doppelseitiges Vorkommen der Lunatumnekrose ist eher selten, wird jedoch gelegentlich beobachtet; auch ein familiäres Vorkommen wird beschrieben; KIENBÖCK fand bei Brüdern eine doppelseitige Mondbeinnekrose; WEBER u. GREGEL (1967) fanden die Lunatumnekrose bei Brüdern.

Röntgensymptomatik: Im meist schleichenden Beginn ist diese Erkrankung zunächst röntgenographisch nicht zu erfassen. Erst nach Wochen wird eine subchondrale oder schräge Spalte, meist entlang der radialen Randfläche, sichtbar. Im weiteren Verlauf flacht der Knochen ab; seine Längsachse wird niedriger, und er sintert zusammen. Ne-

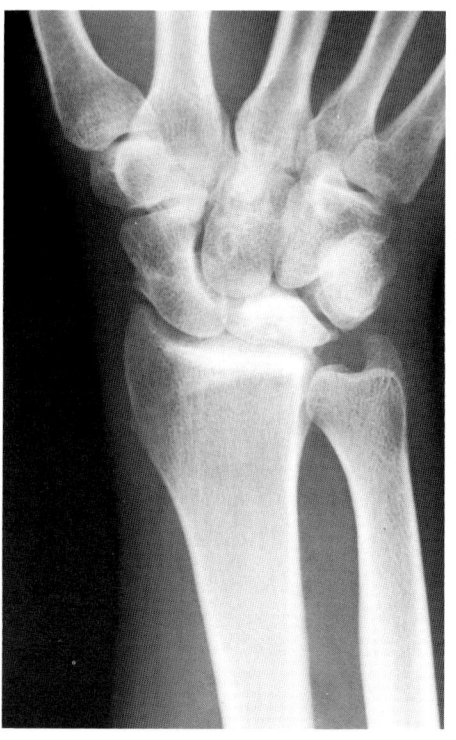
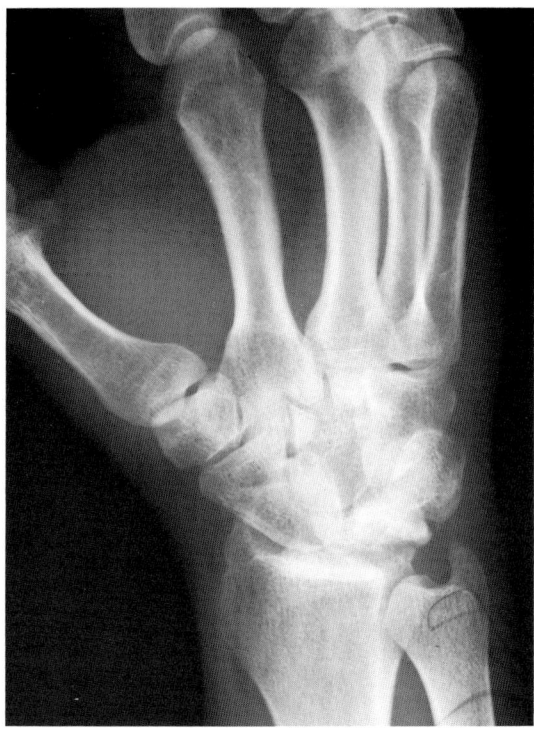

a b

Abb. 32 a u. b Beginnender, destruierender und verformender Umbau bei sog. Lunatummalazie rechts, Aufnahmen in zwei Ebenen

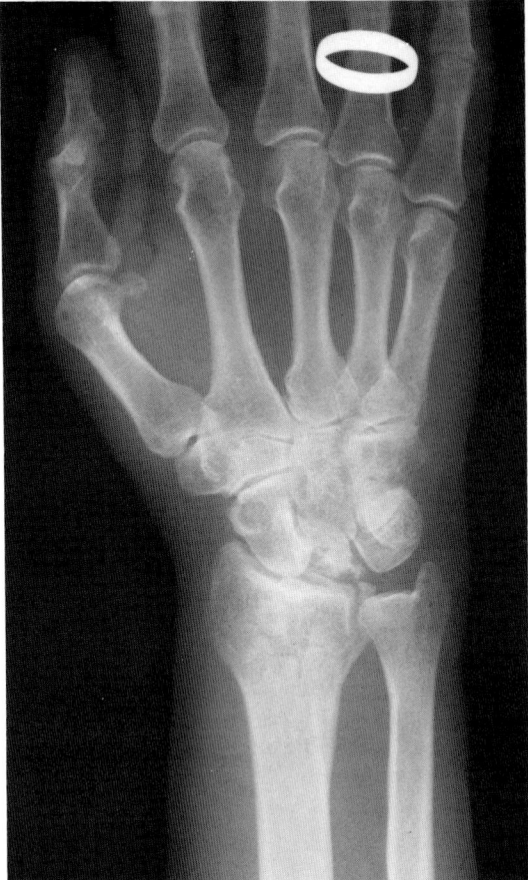

Abb. 33

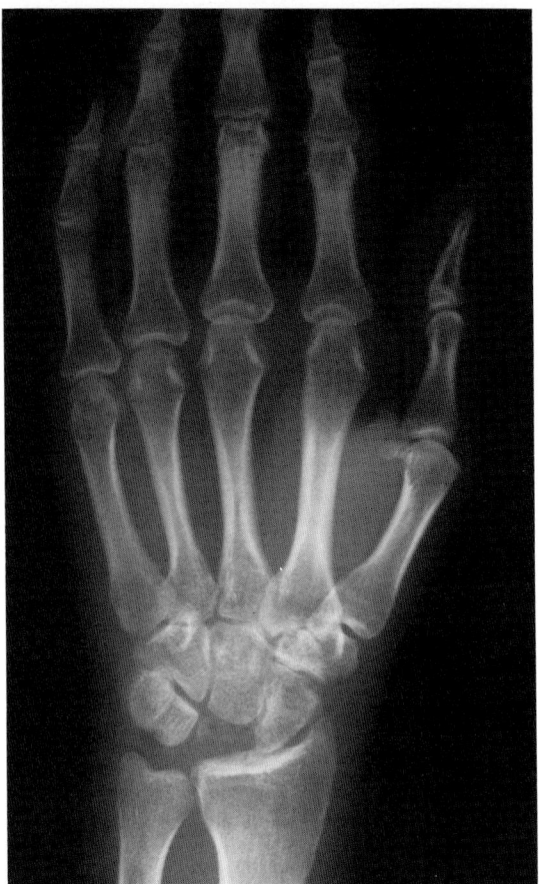

Abb. 35 Sog. Lunatummalazie; der Knochen ist nur mehr angedeutet sichtbar. Fast vollständige Osteolyse

▲
Abb. 33 Sog. Lunatummalazie bei Zustand nach Radiusfraktur, 56jähriger Mann. Form des Lunatum schemenhaft erhalten; im Knochen Abbau und Sklerose

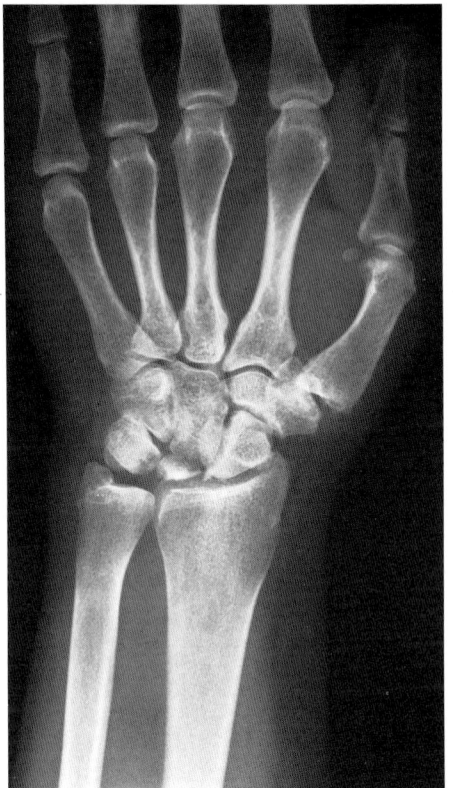

ben strahlendurchlässigen Stellen sieht man auch dichtere osteosklerotische und zystoide Herde, die dem Lunatumrest ein recht charakteristisches Gepräge mit scholligen Verdichtungen und rißartigen Aufhellungen geben. Gelegentlich kann das Lunatum vollständig aufgelöst werden; die dadurch entstandene Lücke wird durch Verlagerung der anderen Handwurzelknochen ausgefüllt. Dieser Um- und Abbau des Mondbeines beansprucht Monate. Eine häufige Begleiterscheinung ist dann eine sekundäre degenerative Arthropathie, die sich allerdings erst nach Jahren entwickelt (Abb. 32–35).
In der Regel tritt die Lunatumnekrose isoliert auf, selten in Kombination mit Frakturen, z. B. des Os

Abb. 34 Sog. Lunatummalazie bei 39jährigem Mann; kleiner Rest des hochgradig verformten und osteosklerotischen Os lunatum

Abb. **36a** u. **b** Sog. Lunatummalazie bei 32jährigem Mann. Quer verlaufender Spalt. Zystoide Herde und osteosklerotischer Umbau. Zustand nach Verkürzungsosteotomie des Radius (aus der orthop. Abt. der LKA Salzburg, Prof. Dr. *H. Hofer*)

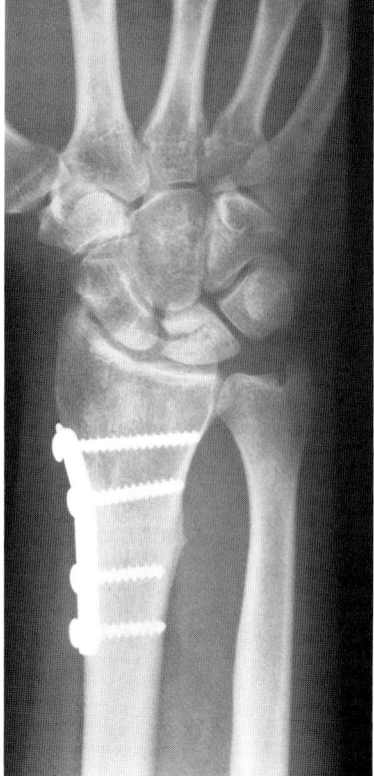
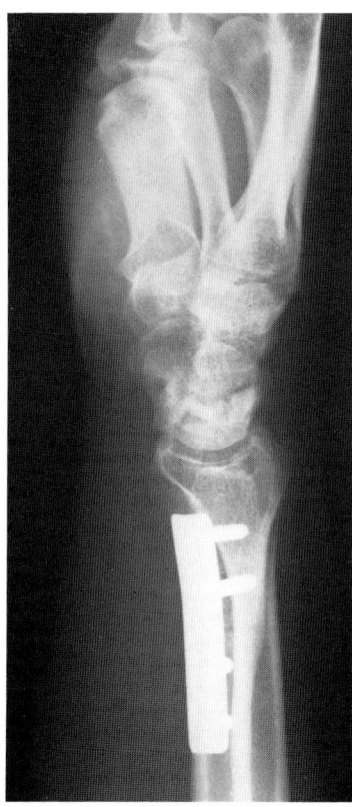

a   b

naviculare, des Radius oder des Processus styloideus (Abb. **36–38**).

Interessant ist das Verhalten der Handwurzelknochen, speziell jener, welche zur Nekrose disponieren, wie das Mondbein und das Kahnbein, im Rahmen eines etwa posttraumatisch auftretenden Sudeck-Umbaues; nach PÖSCHL u. HASLHOFER nimmt nämlich ein Knochen, der von der Ernährung ausgeschlossen ist, am Sudeck-Umbau nicht teil.

Die Ansichten über die Entstehung der Lunatumnekrose sind vielfältig; DIETHELM u. WINKLER (1962) geben eine schematische Zusammenstellung dafür. Letztlich gehen aber alle Erklärungsversuche auf eine Störung der arteriellen Gefäßversorgung hinaus; ferner sind einmalige oder chronische Traumen, mechanische Überbeanspruchung sowie auch Infektionskrankheiten, chemische und physikalische, auch elektrische Schädigungen zu nennen.

Osteonekrose des Os naviculare manus

Die Osteonekrose des Kahnbeines, von PREISER 1911 erstmals beschrieben, ist wesentlich seltener als jene des Mondbeines. Klinisch bestehen mehr oder minder starke Schmerzen, gelegentlich verbunden mit einer Schwellung; bei längerem Bestehen des Leidens kann diese schmerzhafte Schwellung auch intermittierend auftreten.

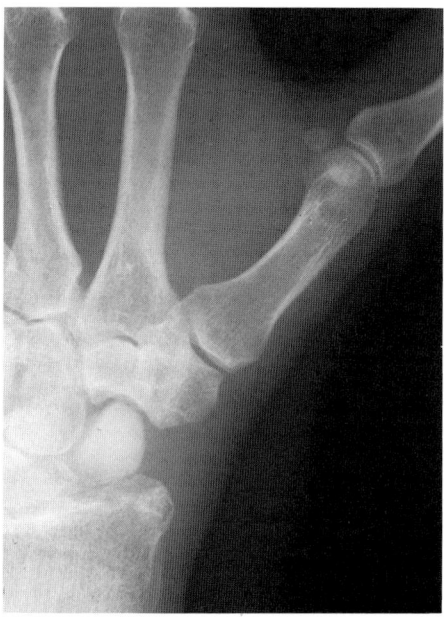

Abb. **37** Osteoplastischer Ersatz eines nekrotischen Os naviculare manus; degenerative und auch osteonekrotische Veränderungen im angrenzenden Anteil des Os lunatum. Umschriebene Porosierung des Processus styloideus radii. 39jähriger Mann (aus dem Sport-Unfallzentrum der LKA Salzburg, Prim. Dr. *E. Baumgartl*)

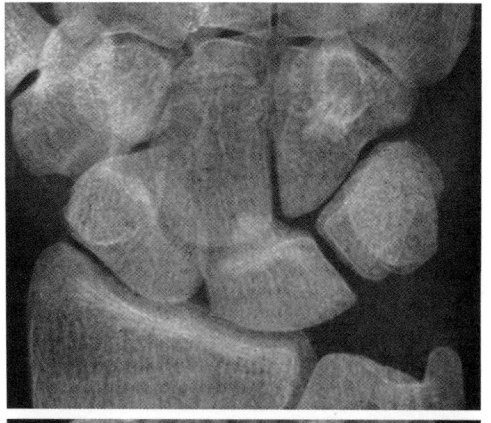
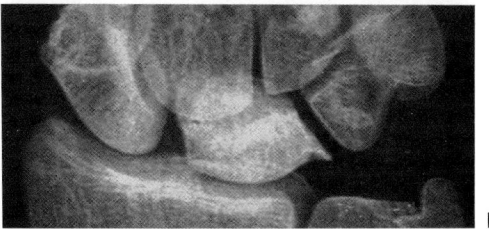
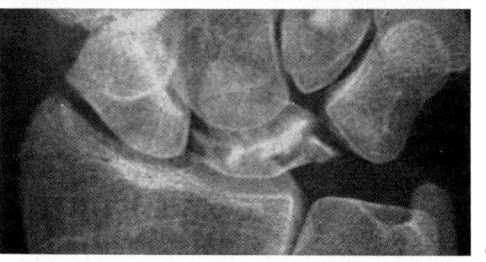
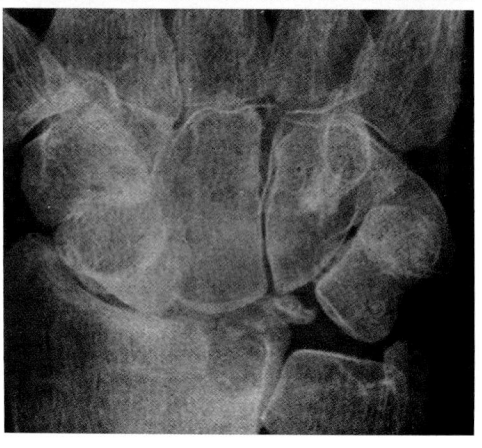

Abb. 38 a–d
Verlaufsbeobachtung bei sog. Lunatummalazie rechts bei einem 29jährigen Mann nach Sturz auf die rechte Hand
a Beginnende Lunatummalazie; kleine Aufhellungen an den proximalen Kurvaturen
b 7 Monate später: Kompression des Lunatums, Spongiosaverdichtung entlang der großen und der kleinen Kurvatur; quer verlaufende Aufhellungszone
c 1½ Jahre nach dem Unfall: fortschreitende Destruktion mit Zusammensinterung des Os lunatum
d 2½ Jahre nach dem Unfall: fast vollständiger Schwund des Os lunatum; Füllung der Lücke durch Verlagerung der benachbarten Karpalia

Röntgensymptomatik: Ebenso wie bei der Mondbeinnekrose wird auch hierbei das Anfangsstadium röntgenologisch kaum je erfaßt. Die erste Symptomatik besteht meist im Auftreten von verdichteten Bezirken, umgeben von normaler Struktur; außerdem kommt es zu einer geringen Formveränderung, wobei der Knochen etwas länger erscheint, und später sieht man fleckige Aufhellungen zwischen den Verdichtungsherden. In manchen Fällen herrschen die zystoiden Umbauvorgänge vor. Im späteren Verlauf kommt es zu einer Verkleinerung bzw. Zusammensinterung des Knochens, wobei vorwiegend die Länge abnimmt und *dorsoventral* sogar eine gewisse Verbreiterung entsteht. Gelegentlich sieht man auch eine schräg oder quer verlaufende Spaltbildung, woraus sich eine zystoide Aufhellung umgeben von einem sklerotischen Saum entwickeln kann, ein Bild, das einer posttraumatischen Nekrose sehr ähnlich sieht.

Mit der Verbesserung der Behandlung von Handverletzungen sind auch die Kahnbeinnekrosen seltener geworden, was sehr für den traumatischen Einfluß beim Zustandekommen dieser Nekrose spricht. Sind einmal röntgenologisch sichtbare Nekrosezeichen vorhanden, kann eine völlige Restitution kaum mehr erwartet werden.

Pathogenetisch werden auch hier neben der akuten und chronischen Traumatisation Störungen und Abweichungen in der Gefäßversorgung, embolische Vorgänge, konstitutionelle und auch hormonelle Faktoren (*Hypothyreose, Kretinismus, Hypoparathyreoidismus*) genannt.

Osteonekrosen sind grundsätzlich auch an allen anderen Handwurzelknochen beobachtet und beschrieben worden, sind jedoch äußerst selten. Klinisches und röntgenologisches Bild entsprechen jenen der Nekrose des Mondbeines oder des Kahnbeines. Es kamen auch schon multilokuläre Nekrosen an mehreren Handwurzelknochen gleichzeitig zur Beobachtung, so z. B. am Lunatum, Navikulare und Kapitatum (HÄUPTLI 1954). Differentialdiagnostisch müssen angeborene Fehlbildungen sowie Formatypien ausgeschlossen werden; hier empfiehlt sich im besonderen Maße die Röntgenuntersuchung der zweiten Hand.

Aseptische Osteonekrosen an den Metakarpalia – Dietrichsche Krankheit

Ähnlich wie an den Metatarsalia kann es auch an den Metakarpalia zu epiphysären aseptischen Nekrosen kommen; diese sind allerdings weniger häufig als jene an den Metatarsalia. Das weibliche Geschlecht jungen Alters wird bevorzugt. Unter den 8 beobachteten Fällen von DIETRICH (1932) waren 7 Frauen; 7mal war das Os metacarpale III und einmal das Os metacarpale IV betroffen.

Klinisch besteht eine schmerzhafte Schwellung an der Streckseite des Fingergrundgelenkes mit Bewe-

Abb. 39a u. b Dietrichsche Erkrankung des Köpfchens des Os metacarpale IV rechts; 34jährige Frau

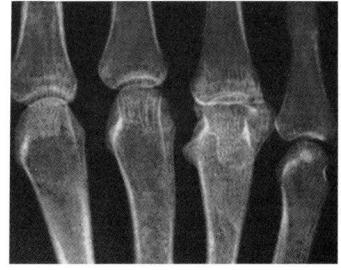
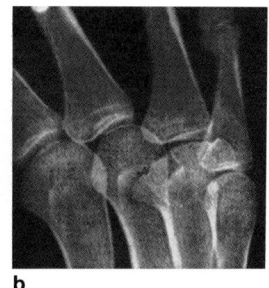

a   b

gungseinschränkung; gelegentlich ist die Haut darüber leicht gerötet; mechanische Belastung verschlimmert die Beschwerden.

Röntgensymptomatik: Im radiographisch meist symptomlosen Anfangsstadium kann man doch gelegentlich geringe Zeichen einer Periostitis finden; später kommt es zur Auflockerung und Verbreiterung des Epiphysenspaltes, ulnarseitig zur Kerbenbildung, ferner zur Abflachung des entsprechenden Metakarpalköpfchens, welches pilzförmig werden kann, und zu zystoiden Aufhellungen sowie zu krümeligen Verdichtungen. Nekrotische Knochenstückchen oder diskoidale Körper können abgestoßen werden. Die Verformung betrifft oft auch die Metaphyse; schließlich kann der ganze Knochen verkürzt sein (Abb. 39). Wie bei den anderen besprochenen Osteonekrosen werden auch hierbei für den Entstehungsmechanismus die Gefäßtheorie und das Trauma als provozierende Momente angegeben. Differentialdiagnostisch sind *enchondrale Dysostosen,* die sich allerdings nicht allein auf einen Knochen beschränken, sowie entzündliche Erkrankungen, vor allem die *rheumatische Arthritis,* abzugrenzen. Posttraumatische Spätbilder sind jenen nach primärer aseptischer Nekrose weitgehend ähnlich, so daß eine exakte Trennung selbst unter Berücksichtigung des Entstehungsmechanismus mitunter sehr schwer sein kann.

Aseptische Epiphyseonekrosen an Fingern und Zehen – Thiemannsche Krankheit

Juvenile Epiphysenstörungen an Fingern und Zehen in Form von aseptischen Osteonekrosen an der Basis der Epiphysen der Phalangen beschrieb 1909 THIEMANN; später folgten noch weitere Berichte.

Das Leiden ist selten. Nach HÄUPTLI sind bis 1954 etwa 20 Fälle beschrieben. In der Regel zwischen dem 13. und 19. Lebensjahr auftretend, ganz selten auch nach Abschluß des Knochenwachstums, kommt diese Krankheit gelegentlich auch familiär vor.

Röntgensymptomatik: Die Basis der Fingerphalangen ist erniedrigt und verdichtet, gelegentlich aufgebröckelt und fragmentiert. Die Epiphysenränder sind zugespitzt und auch leicht aufgebogen. Die schmerzhaft geschwollenen Finger werden im Grundgelenk in Beugestellung gehalten.

Zapfenepiphysen, wie sie BRAILSFORD (1948), RAVELLI (1956) und GIEDION (1969) beschrieben haben, müssen von der Thiemannschen Krankheit ebenso abgegrenzt werden wie Dysostosen und die von ARENZ (1955) beschriebenen Nebenkernbildungen an der Hand. Akroosteolysen verschiedener Ursache sowie die Verkrümmung des Kleinfingerendgliedes (KIRNER 1927), nicht sehr glücklich als „juvenile Osteomalazie" der Kleinfingerendphalanx bezeichnet, gehören wohl nicht in diese Gruppe.

Knöcherner Thorax

Als Lokalisationen juveniler aseptischer Osteonekrosen sind hier lediglich das sternale Ende der Klavikula und das Akromion anzusehen; am Rande ist noch das *TIETZE-SYNDROM* zu nennen.

Klavikula (Morbus Friedrich)

Die aseptische Nekrose in der Klavikula, nach der 1924 erfolgten Beschreibung von FRIEDRICH benannt, ist klinisch durch eine nicht stark ausgeprägte teigige und etwas druckschmerzhafte Schwellung in diesem Bereich gekennzeichnet; anamnestisch wird in der Mehrzahl der Fälle eine gewisse Überbeanspruchung bzw. Überbelastung dieser Region angegeben.

Röntgensymptomatik: Das sternale Ende des Schlüsselbeines ist unregelmäßig strukturiert und konturiert und manchmal auch keilförmig gestaltet. Abzugrenzen ist diese Form- und Strukturveränderung von der sog. Band- oder Rautengrube an der Klavikula, also jener muldenförmigen Vertiefung am unteren Rand des sternalen Schlüsselbeindrittels im Ansatzgebiet des *Lig. costoclaviculare,* die nur eine Variante darstellt. Diese in den Formenkreis der aseptischen Nekrosen miteinzubeziehen, ist falsch, wenn es auch von einigen Autoren geschieht.

LINGG u. HEINEMEIER (1981) berichteten über 6 einschlägige Fälle; sie erwähnten, daß der untere

Rand des sternalen Endes der Klavikula befallen ist, daß die Tomographie eine richtungweisende Untersuchungsmethode darstellt und daß in der Folge das sternale Ende der Klavikula verplumpt bleibt; im Unterschied zur sternokostoklavikulären Hyperostose ist bei der Friedrichschen Erkrankung das Brustbein nie befallen; diese Erkrankung ist auch abzugrenzen von der Ostitis condensans clavicularis (BROWER 1974).

Differentialdiagnostisch sind darüber hinaus noch Varianten im Apophysenkern sowie entzündliche Veränderungen im *Klavikulosternalgelenk* zu nennen; hierbei immer wieder die Tuberkulose als erste Möglichkeit anzuführen, entspricht heute nicht mehr den Tatsachen. Infektarthritiden oder rheumatische Arthritiden kommen z. Z. viel eher zur Beobachtung als die Gelenktuberkulose. Schließlich sind auch noch blastomatöse Knochenabbauvorgänge mit in die differentialdiagnostische Erwägung einzubeziehen.

Akromion

Die aseptische Osteonekrose im Akromion ist relativ selten. RAVELLI (1956) betont die Wichtigkeit ihrer Abgrenzung von der Vielgestaltigkeit der normalen Ossifikation des Akromions. Klinisch gekennzeichnet ist dieses Krankheitsbild durch einen Schulterschmerz, der bei 12- bis 19jährigen beiderlei Geschlechtes auftritt, in den Arm ausstrahlt und beim Hochheben des Armes verstärkt ist; das Akromion ist dabei auch druckschmerzhaft.

Röntgensymptomatik: Röntgenologisch sieht man eine unregelmäßige wolkige Struktur dieses Knochenfortsatzes; unregelmäßige, wie verwaschen aussehende, manchmal auch dichtere Ossifikationszentren, welche sich von der Gegenseite deutlich unterscheiden, zeichnen sich ab. Nach mehreren Wochen der Schonung des Armes verringern sich mit den klinischen Beschwerden auch die radiographischen Veränderungen. Differentialdiagnostisch sind auch hierbei entzündliche Gelenkveränderungen bakterieller oder rheumatischer Art, die Akroosteolyse und posttraumatische Zustände zu nennen. Tumoröse Veränderungen sind in dieser Region bei Jugendlichen nicht häufig; in älteren Schriften werden hierbei auch die Tuberkulose und die Lues erwähnt.

Tietze-Syndrom

Strenggenommen darf das Tietze-Syndrom nicht zu den aseptischen Osteochondronekrosen gezählt werden, da es sich um keine *Epi-* oder *Apophysennekrose* und auch um keine *Synchondrose* handelt, sondern vielmehr um eine *Osteochondritis* oder *Osteochondrose,* deren Auftreten keineswegs auf das wachsende Skelett beschränkt ist, im Gegenteil in der Regel erst bei Erwachsenen beobachtet wird. Da es aber in vielen Zusammenstellungen im Rahmen dieser Krankheitsgruppe genannt wird, soll an dieser Stelle zumindest kurze Erwähnung finden. Das Tietze-Syndrom ist gekennzeichnet durch eine schleichend beginnende, leichte schmerzhafte und auch druckschmerzhafte teigige Schwellung im parasternalen Abschnitt der II. bis IV. Rippe, manchmal auch der I., rechts häufiger als links; die Schmerzen werden durch Bewegungen, Husten und tiefes Atmen stärker und sind ziemlich therapieresistent.

Röntgenologisch sind keine Veränderungen zu sehen. Unregelmäßigen Formationen und Strukturen von Rippen-Knorpel-Verkalkungen kommt keine pathognomonische Bedeutung zu, da sie besonders großen Varianten unterworfen sind. Seit der Erstbeschreibung von TIETZE (1921) existiert eine größere Anzahl von Arbeiten darüber; eine modernere Abhandlung aus der Sicht des Röntgenologen gab KUPSCH 1965.

Am *Brustbein* wurden typische juvenile Osteochondronekrosen bisher nicht beschrieben. Schmerzhafte entzündliche oder degenerative Veränderungen im Bereich der *Synchondrosis sternalis superior et inferior* sowie die *Xiphoidodynie* gehören nicht hierher.

Wirbelsäule

Vertebra plana osteonecrotica Calvé

Von der seltenen *Plattwirbelerkrankung,* welche viele differentialdiagnostische Überlegungen abverlangt, werden hauptsächlich Kinder vom 2. bis zum 15. Lebensjahr, mit dem Maximum im 9. Lebensjahr befallen; der älteste bisher mitgeteilte Patient war 22 Jahre alt. In den meisten Fällen von Vertebra plana Calvé ist die Wirbelsäule in der Höhe von Th 7 bis L 2 betroffen. Gelegentlich findet man auch eine Lokalisation in der tieferen Lendenwirbelsäule oder im unteren Anteil der Halswirbelsäule; manchmal sind sogar mehrere Wirbel betroffen, obgleich das isolierte, auf einen Wirbelkörper beschränkte Auftreten besonders charakteristisch ist.

Während in der Wachstumsperiode der thorakolumbale Übergangsbereich vorzugsweise befallen ist, kann man in späteren Jahren den mittleren Brustwirbelsäulenabschnitt als häufigsten Sitz registrieren; die Lendenwirbelsäule tritt dann als *Prädilektionsstelle* zurück.

Das klinische Bild ist durch Rückenschmerzen und einen Druckschmerz der gibbusartigen Vorwölbung gekennzeichnet; wenn aber eine geringe Temperaturerhöhung vorliegt, ist dieses verwischt, und es muß an eine *Spondylitis* gedacht werden: Die Blutsenkungsreaktion ist beim Calvéschen *Plattwirbel* allerdings immer normal.

Röntgensymptomatik: CALVÉ (1925) kennzeichnete das Röntgenbild durch folgende Merkmale: 1. Es ist nur ein Wirbelkörper ergriffen. 2. Der Wirbelkörper ist regelmäßig oder unregelmäßig abgeplattet und u. U. keilförmig. 3. Die Zwischenwirbelscheibe ist nicht verschmälert, erscheint eher verbreitert. 4. Die Dichte des Wirbelkörperrestes ist erhöht. 5. Eine völlige Regeneration des Knochenkernes kann festgestellt werden. MARQUARDT (1937) unterscheidet ein Anfangsstadium mit einer flüchtigen Knochenatrophie bzw. mit konzentrischen oder unregelmäßigem Knochenabbau, der sich langsam, aber auch rapide vollziehen kann. Er kann am Rande als Abschrägung der Wirbelkanten oder auch im Zentrum des Wirbelkörpers lokalisiert sein. Schließlich sintert der Wirbelkörper platt zusammen. Im II. Stadium, dem Höhepunkt der Erkrankung, sieht man die platte Wirbelkörperform mit scholligen und streifenförmigen Verdichtungen in der Mitte des Wirbelkörpers. Die obere und die untere periphere Schicht sind aufgehellt, und die Bandscheibenräume erscheinen erweitert. Im III. Stadium, jenem der *Regeneration*, lockert sich die dichte Platte des Wirbelkernes auf, und am Übergang zum Knorpel bildet sich ein kalkdichter Saum; in der Folge kommt es zur Ausbildung einer neuen Knochenstruktur, wobei der Wirbel zunächst aber plattenförmig höhenreduziert bleibt. Erst im Spätstadium, das sich aber meist über Jahre erstreckt, in der Regel jedoch mit der Pubertät abgeschlossen ist, kann eine teilweise

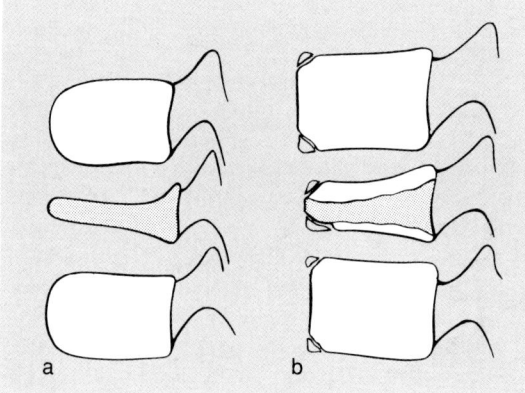

Abb. **40 a** u. **b** Skizzen einer Vertebra plana Calvé
a Abplattung eines Brustwirbels bei einem 7jährigen Kind
b 1½ Jahre später ist der Wirbel weitergewachsen (nach *Calvé*)

oder weitgehende Restitution beobachtet werden (Abb. **40**).
Ätiologisch wird die Vertebra plana Calvé unter die aseptischen Osteonekrosen gereiht. Als zusätzliche Faktoren werden, wie bei fast allen derartigen Krankheitsbildern, Traumen und Überlastungsschäden genannt. Vorausgegangene oder gleichzeitig bestehende Krankheiten, wie z. B. Kinderkrankheiten, Diarrhoen, endokrine Störungen

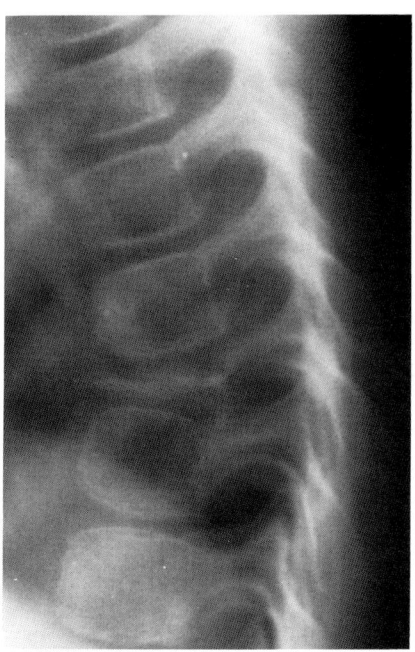 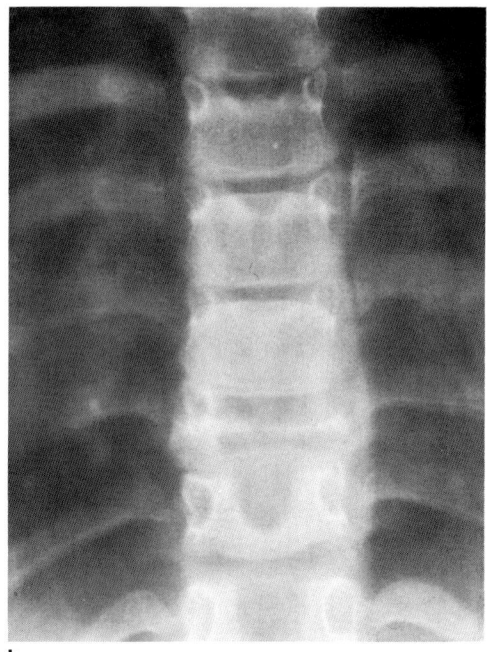

a b
Abb. **41 a** u. **b** Aseptische Wirbelnekrose bei einem 10jährigen Jungen. Tomogramm des 9. BWK. Vertebra plana. Geringe spindelförmige Verbreiterung des paravertebralen Weichteilschattens, der somit nicht nur bei entzündlichen Wirbelerkrankungen zu beobachten ist

oder Lues führen vielfach zu *kausal-genetischen Überlegungen;* diesen kann man ebensowenig Allgemeingültigkeit zuschreiben wie der Meinung, daß der Morbus Calvé schlechthin durch ein *eosinophiles Granulom* verursacht werde (Abb. 41).

Wie schon erwähnt, ist die Differentialdiagnose gerade beim Calvéschen Plattwirbel besonders schwierig; neben einem posttraumatischen Zustand, der *Kümmel-Verneuil-Krankheit,* einer Spondylitis, medullären Osteopathien (*Leukämie, Myelom, Retikuloendotheliose, Histiozytosis X (eosinophiles Granulom), Speichererkrankungen, Sichelzellenanämie*) sind auch blastomatöse Erkrankungen und nichtblastomatöse rarefizierende, *ossipenische* Osteopathien (Osteoporose, Fibroosteoklastose) sowie Zustände nach Röntgenbestrahlung, Chemotherapie oder Steroidbehandlung und schließlich auch endokrine Erkrankungen anzuführen. Wird ein Plattwirbel zusammen mit einer Epiphyseonekrose, z. B. an beiden Oberschenkelköpfen, beobachtet, muß an eine generalisierte Osteopathie gedacht werden (WEISS 1931). Schließlich müssen Wirbelveränderungen bei Dysostosen und Mißbildungen abgegrenzt werden.

Weitere Epi- oder Apophyseonekrosen im Bereich der Wirbelsäule

Eine Epiphyseonekrose am Dornfortsatz eines Lendenwirbels zeigte RAVELLI (1954). Unkovertebrale Wirbelkörperkantennekrosen. Strukturveränderungen an den Querfortsätzen oder am Dens epistropheus sowie Wirbelbogenspaltbildungen können nicht ohne weiteres den aseptischen Nekrosen zugezählt werden. Bei den Wirbelbogenspaltbildungen handelt es sich eher um eine Kombination von anlagebedingten Spalten und Überlastungsschäden (Ermüdungsbrüche).

Auch die *Scheuermannsche Erkrankung (Adoleszentenkyphose)* wird in manchen Zusammenstellungen in die Gruppe der juvenilen aseptischen Osteochondronekrosen eingeordnet. Gemeinsam mit diesen hat der Morbus Scheuermann den Befall der Epiphyse und ihrer Nachbarschaft, sein Auftreten in der Wachstumsperiode und den histologischen Befund. Die Tatsache, daß die nekrotischen Vorgänge nicht allein auf die Wirbelkörperepiphyse beschränkt sind, sondern auch die Wirbelkörperendplatten bzw. den Wirbelkörper betreffen können, spricht gegen die Zuordnung zur

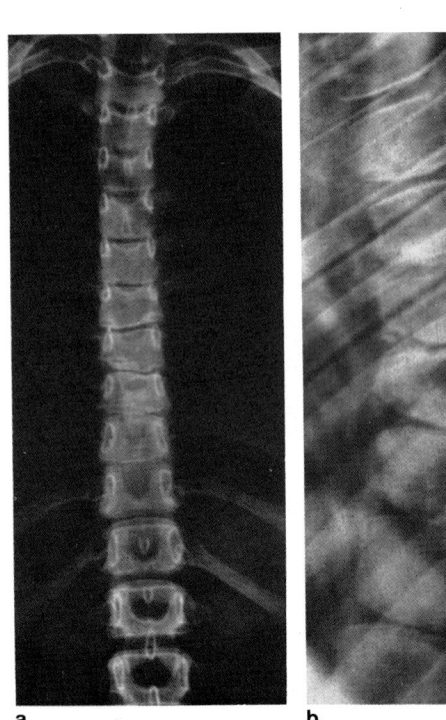 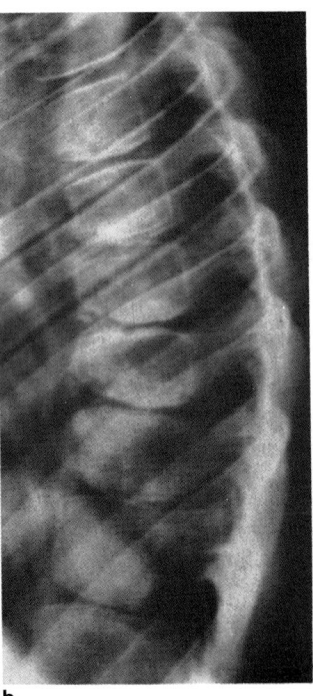 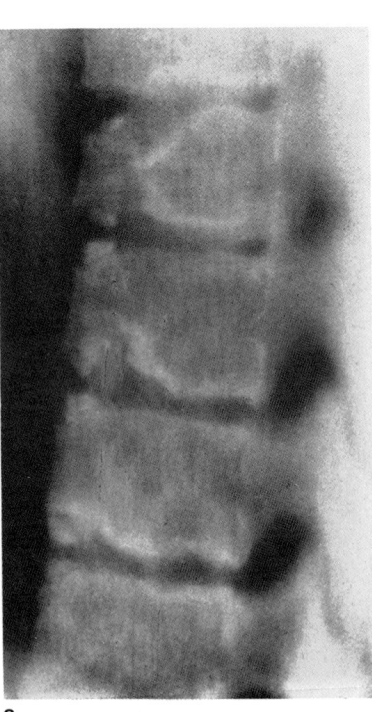

Abb. **42 a–c**
Morbus Scheuermann der Brustwirbelsäule
a 12jähriger Knabe; BWS a. p., Formveränderungen und unregelmäßige Begrenzung mehrerer BWK, Verschmälerung vieler Intervertebralräume
b gleicher Patient wie a): BWS seitlich, Deformierung und unregelmäßige Begrenzung vieler BWK, arkuäre Kyphose
c 14jähriger Knabe; Tomogramm des kaudalen BWS-Abschnittes, hochgradige Veränderungen mehrerer BWK
(aus *Swoboda, W.:* Das Skelett des Kindes, 2. Aufl. Thieme, Stuttgart 1969)

Epiphyseonekrose. Heute neigt man eher dazu, hereditär-konstitutionelle Faktoren sowie endokrine Dysregulationen oder auch eine enchondral-dysostotische Störung für den Morbus Scheuermann ursächlich anzunehmen. Das 1929 von SCHEUERMANN beschriebene Krankheitsbild tritt kaum vor dem 9. Lebensjahr, meist zwischen dem 11. und 13. Lebensjahr auf, bei Mädchen früher als bei Knaben, und bevorzugt letztere in einem Verhältnis von 3:1.

Es ist gekennzeichnet durch eine fixierte Kyphose im mittleren und unteren Brustwirbelsäulenabschnitt und vielfach auch durch eine geringe S-förmige Skoliose. Als klassische Zeichen gelten die ventrale Erniedrigung eines oder mehrerer Wirbelkörper, die unregelmäßige Konturierung der Wirbelkörperendplatten, mehr minder verschmälerte Intervertebralräume und Schmorlsche Knorpelknötchen. Relativ frühzeitig finden sich auch schon bei jugendlichen Erwachsenen kleine Spondylophyten. Die Spongiosa der Wirbelkörper ist meist groblückig, die Strahlenabsorption manchmal herabgesetzt. Wenn auch die typische Lokalisation der mittlere Brustwirbelsäulenabschnitt ist, sieht man auch gar nicht so selten entsprechende Veränderungen ausschließlich an der Lendenwirbelsäule (Abb. 42 u. 43).

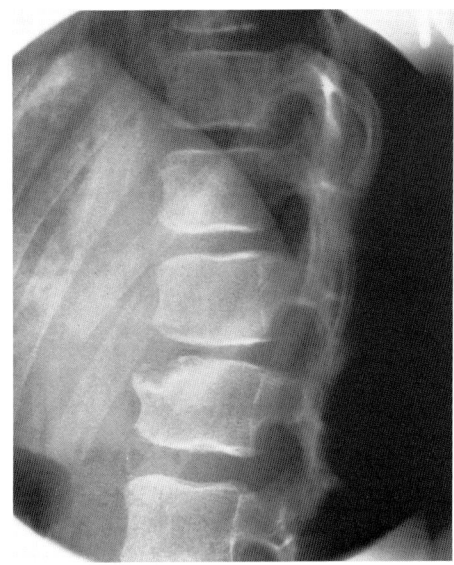

Abb. 43 Lumbale Form eines Morbus Scheuermann bei einem 13jährigen Jungen; osteonekrotischer Strukturdefekt an der vorderen oberen Kante des 2. LWK. Geringe gleichartige Veränderungen an der korrespondierenden Kante des 1 LWK. Intervertebralraumverschmälerung, angedeuteter Gibbus

Becken

Das Vorkommen von juvenilen aseptischen epi- oder apophysären Osteochondronekrosen im Bereich des Beckens weist eine besondere Problematik und bezüglich der pathoanatomischen Zuordnung eine gewisse Unsicherheit auf. Hervorgehoben werden sollen die aseptische Osteonekrose der Apophyse am Rande der Massa lateralis des Sakrums, die juvenile Osteochondronekrose des Os pubis und die Osteochondritis ischiopubica, während die Nekrose am Tuber ischiadicum, an der Spina ilica ventralis superior aut inferior, der Crista ilica und des Hüftgelenkpfannendaches nur erwähnt werden sollen.

Apophyseonekrose in der Massa lateralis des Kreuzbeines

Es ist wenig bekannt, daß am Rande der Massa lateralis des Kreuzbeines eine Epi-(Apo-)physe vorkommt, die erst spät synostosiert und daher durch Ossifikationsstörungen bei vielen lokalen und generalisierten Knochenerkrankungen Veränderungen im Sakroiliakalbereich hervorruft (ELLEGAST 1961, 1962). Mit den vielfältigen und diagnostisch schwierigen Veränderungen im Sakroiliakalgelenk hat sich in den letzten Jahren DIHLMANN (1973, 1978) in seinen ausgezeichneten Monographien eingehend beschäftigt. Daß es in dieser Apophyse auch aseptische Nekrosen gibt, ist weniger bekannt. ROGERS u. CLEAVES (1935) berichteten darüber und nannten diese Veränderungen „adolescent sacroiliacal joint syndrom"; sie strichen die endokrine Komponente beim Zustandekommen dieser Veränderungen heraus.

Die Klinik ist vorwiegend durch Kreuzschmerzen, die zum Unterschied zu der Bechterewschen Erkrankung vorwiegend tagsüber bestehen und nachts nachlassen, gekennzeichnet.

Röntgensymptomatik: Im Randgebiet der *Facies auriculares* der *Massa lateralis* des Kreuzbeines bildet sich eine unregelmäßige und unscharfe Begrenzung; der Apophysenkern ist fragmentiert und stellenweise auch verdichtet; das gleichzeitige Vorkommen von aseptischen Nekrosen an anderen Stellen ist möglich, insbesondere die Kombination mit Morbus Scheuermann.

Die Differentialdiagnose ist sehr umfangreich. Sie umfaßt Varianten der Entwicklung und Ossifikation der lateralen Kreuzbeinapophyse, degenerative und entzündliche Kreuz-Darmbein-Gelenkerkrankungen, vor allem den Formenkreis des Morbus Bechterew, endokrine Störungen, generalisierte Osteopathien, Überlastungsschäden und Dysostosen.

Osteochondronekrose der Symphyse (Ostitis pubis)

Wie schon mehrere in diesem Beitrag besprochene Erkrankungen, z. B. des Tietze-Syndrom oder der

Morbus Scheuermann, kann auch die Ostitis pubis nicht den aseptischen Nekrosen zugeordnet werden; dennoch soll sie hier vollständigkeitshalber Erwähnung finden. Bei den 4 von PEIRSON (1929) mitgeteilten Fällen handelte es sich eindeutig um entzündliche Erkrankungen der Symphyse mit operativ nachgewiesener Eiterung. PEIRSON selbst spricht auch von einer *„osteochondritis of symphysis pubis"*; im übrigen ist die Ostitis pubis, besonders nach suprapubischen Operationen in der Urologie, gar nicht so selten. PÖSCHL (1971) konnte in seinem umfangreichen Werk keinen Fall entdecken, der als aseptische Osteochondronekrose bei einem Jugendlichen im Apophysenbereich anzusprechen wäre. So ist die Ostitis pubis, über deren Zuordnung schon im Rahmen des *Sudeck-Syndromes* gesprochen worden ist, wohl den entzündlichen Knochenerkrankungen beizuordnen, wenn sie auch von manchen Autoren als juvenile aseptische Nekrose angesprochen wird. Von vielen Autoren wird die Bezeichnung „Ostitis pubis" oder „Osteitis pubis" auch als Sammelbegriff verwendet. COVENTRY u. MITCHELL berichten 1961 über 45 Patienten, die an einer Ostitis pubis litten.

Die *Röntgensymptomatik* ist gekennzeichnet durch eine Verbreiterung und unregelmäßige Begrenzung des Symphysenspaltes, durch teils osteosklerotische, teils zystoide bzw. osteolytische Veränderungen in der Pars symphysica des Schambeines, wobei diese Veränderungen auf die angrenzenden Schambeinäste übergreifen können.

Darüber hinaus gibt es im Symphysenbereich auch degenerative und traumatische Veränderungen, namentlich auch Sportverletzungen und Überlastungsschäden, die zu Knochenzerrüttungen führen können. Die *Osteonecrosis pubica posttraumatica* sei in diesem Zusammenhang erwähnt. Außerdem gibt es Symphysenveränderungen prae und post partum (FOCHEM 1967). Auch das *Gracilissyndrom* sowie das Schambein-Adduktoren-Syndrom sind eher als Überlastungsschäden bzw. *Insertionstendopathien* anzusprechen.

Synchondrosis ischiopubica
(Osteochondritis ischiopubica Van Neck, Van-Neck-Odelberg-Krankheit)

VAN NECK und ODELBERG hatten, unabhängig voneinander, 1923 eine aseptische Osteochondronekrose im Bereich der Synchondrosis ischiopubica beschrieben; strenggenommen ist diese Veränderung der Gruppe der Synchondrosen beizuordnen.
JUNGE u. HEUCK (1953) beschrieben die Osteochondritis ischiopubica nach Untersuchung von 500 Kindern in 5 Fällen; als Erkrankung des Wachstumsalters steht hierbei die klinische Symptomatik im Vordergrund; vorübergehende Knochenverdickungen und -verdichtungen im Bereich der Synchondrosis ischiopubica kommen auch bei gesunden Kindern vor.

Befallen davon werden meist junge Leute im Alter von 5–16 Jahren – etwas eingeengt zwischen 7 und 14 Jahren –, wobei die Mädchen in einem Verhältnis von 6:1 in der Überzahl sind. Doppelseitigkeit ist nicht selten (SANDOMENICA u. TAMBURRINI 1984).

Klinisch finden sich allmählich auftretende Schmerzen in der Leiste, der Hüfte, etwas seltener in der Symphysenregion. Diese Schmerzen treten besonders beim Gehen, Sitzen und Beugen im Hüftgelenk auf; auch Abduktions- und Beckenkompressionsschmerz werden beobachtet. Mitunter ist die Knochenverdickung tastbar und druckschmerzhaft.

Röntgensymptomatik: Nach einem unauffälligen Initialstadium sind im Bereich der Synchondrosis ischiopubica kleine zystoide Aufhellungen zu erkennen, die allmählich einen sklerotischen Randsaum bekommen; diese zystischen Knochenveränderungen können den Knochenquerschnitt überschreiten und somit zu einer umschriebenen Knochenverdickung führen. Manchmal bleibt auch der erweiterte Synchondrosenspalt offen. Im floriden Stadium zeigt sich eine spindelförmige oder kugelige Knochenverdickung und -verdichtung in diesem Bereich. Die Röntgensymptome können gänzlich schwinden; manchmal bleibt auch eine gewisse sklerosierte Verdickung zurück.

Ätiologisch sind hier zusätzlich auch endokrine Störungen, Überlastungen und Traumen anzunehmen.

Differentialdiagnostisch zu nennen sind die Ostitis bzw. Osteomyelitis, *Looser-Zonen* bzw. Ermüdungsbrüche, posttraumatische Veränderungen, Exostosen und auch Tumoren. Auf die differentialdiagnostischen Schwierigkeiten bei Strukturveränderungen im Schambeinbereich gingen 1983 APPEL u. WILLICH an Hand von 10 Beobachtungen ein, worunter 6 Tumoren waren. Auch TRÖGER (1983) wies auf die große Variationsbreite bei ossären Veränderungen im Sitz- und Schambeinbereich hin; ohne Beschwerden wertet er eine umschriebene Verdickung als Nebenbefund, bei Bestehen von Beschwerden – ähnlich wie JUNGE u. HEUCK (1953) – als Osteochondropathia ischiopubica.

Im Bereich des Beckens ist noch auf das Vorkommen von Nekrosen am *Tuber ischiadicum* (Abb. **44–46**), an der *Spina ilica ventralis cranialis et caudalis,* an der *Christa ilica* sowie im Bereich des Pfannendaches (*Pfannen-Perthes*) hinzuweisen. Die aseptische Osteochondronekrose des Tuber ossis ischii ist oft die Folge einer Sportverletzung; SOOS u. BALOGH (1984) beschrieben sie nach dem Fußballspiel. Sie kommt beim männlichen

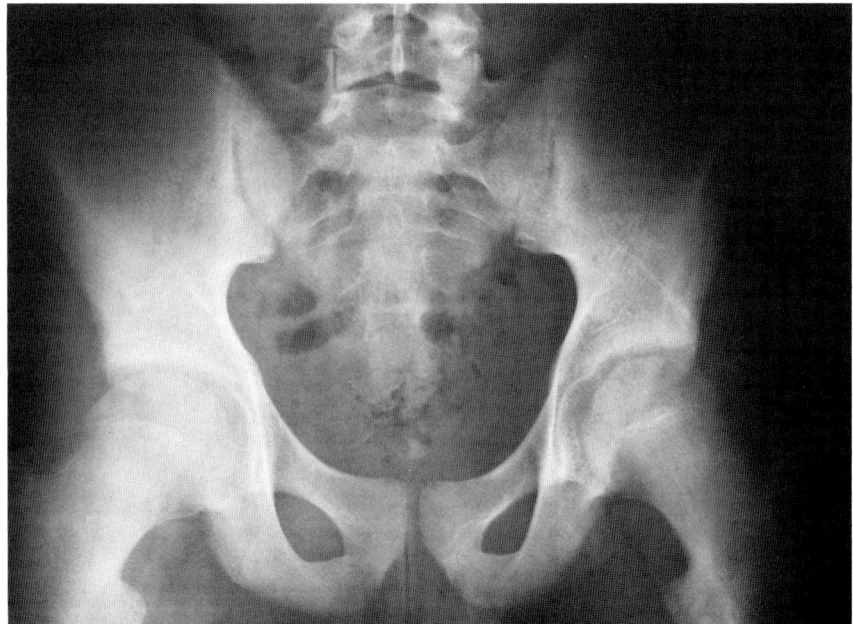

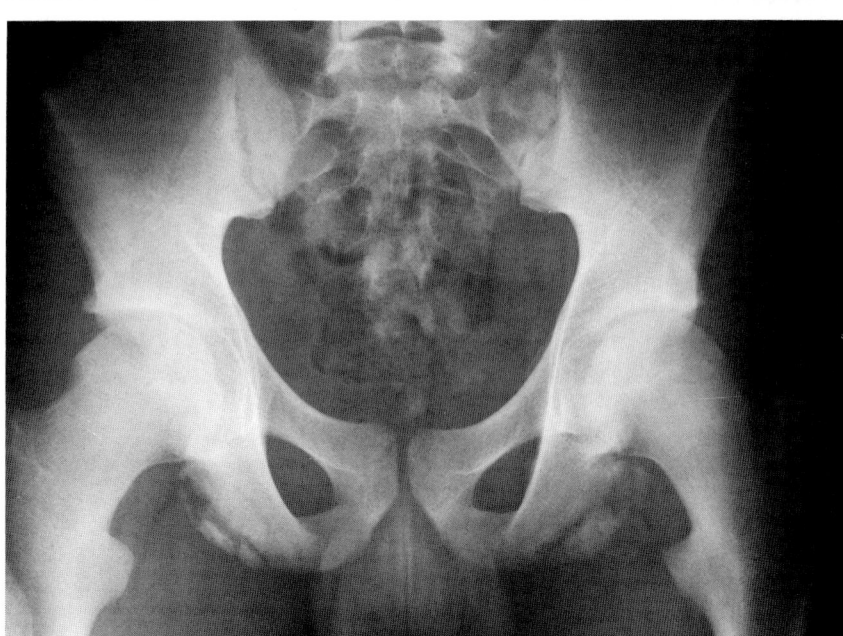

Abb. **44 a u. b**
a Beckenröntgenogramm mit Osteonekrose der Apophyse des linken Tuber ischiadicum. Normale Verhältnisse rechts. 15jähriger Sportler
b Beckenröntgenogramm desselben Jungen 1½ Jahre später. Doppelseitige Osteonekrose der Apophyse des Tuber ischiadicum
(aus dem sportmed. Dienst Halle, Prof. Dr. H. G. Baars)

Geschlecht im Verhältnis 10:1 häufiger vor als bei Mädchen, bevorzugt die rechte Körperseite und ist eher selten. Alle diese Vorkommen sind im Blickpunkt der juvenilen aseptischen Osteonekrosen sehr problematisch. Mit dieser Problematik im Bereich der *Spina ilica ventralis caudalis* und des Hüftpfannendaches beschäftigten sich vor Jahren intensiv DE CUVELAND u. HEUCK (1951, 1954).

Untere Extremität

Aseptische Epiphyseonekrose des Caput femoris – Morbus Calvé-Legg-Perthes (Osteochondrosis coxae juvenilis, Coxa plana)

Der Morbus Perthes, wie die aseptische Epiphyseonekrose des *Caput femoris* im deutschen Schrifttum bezeichnet wird, ist die häufigste aller

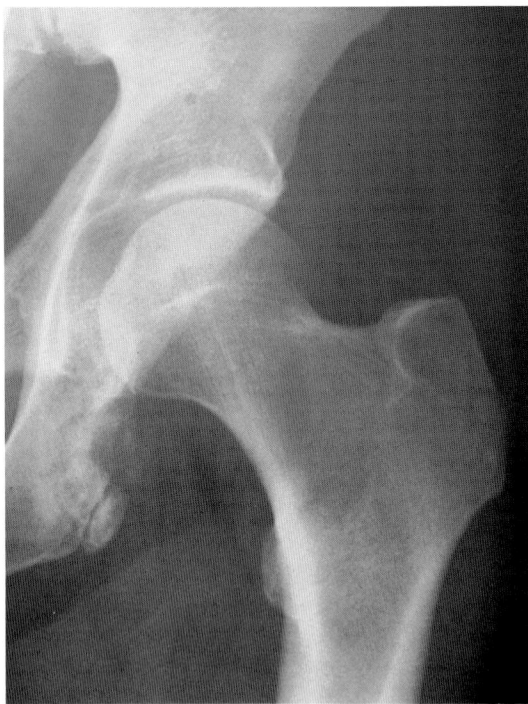

Abb. 45 Osteonekrose im Bereich des Tuber ischiadicum. Isolierter Apophysenkern. 46jähriger Mann (aus der orthopäd. Abt. der LKA Salzburg, Prof. Dr. H. Hofer)

aseptischen Epiphyseonekrosen. Er tritt im kindlichen Alter, etwa vom 4.–10. Lebensjahr auf, ist bei Knaben 4- bis 5mal häufiger als bei Mädchen und kommt in 10% der Fälle doppelseitig vor; auch ein familiäres Auftreten wird beobachtet. Die Krankheitsdauer ist relativ lang und wurde von PERTHES (1910) mit durchschnittlich 4½ Jahren angegeben. Die Osteonekrose beginnt meist zentral im Knochenkern, gelegentlich auch in der Metaphyse; der Knorpel ist initial nicht betroffen, kann aber später mitergriffen werden.

Die Beschwerden treten in der Regel allmählich auf, wobei das Hinken ein führendes Symptom darstellt. Seltener bestehen in das Knie ausstrahlende Hüftschmerzen und auch eine gewisse Behinderung von Rotation und Abduktion. Man kann den Krankheitsverlauf einteilen in *Initial-, Fragmentations- und Regenerationsstadium,* das zum Endstadium führt und einen Spätzustand verursachen kann.

Röntgensymptomatik: Das wichtigste Frühsymptom des Morbus Perthes ist die Gelenkspaltverbreiterung (*Waldenström-Zeichen*). In Anlehnung an KIRSCH (1961) können folgende weitere radiologische Frühzeichen beim Morbus Perthes angeführt werden: Vorbuchtung der Gelenkkapsel, Rarefizierung des lateralen Randes der proximalen Femurmetaphyse, streifenförmige subkortikal gelegene Aufhellungen und Rarefikationszonen im lateralen Epiphysenanteil, bandförmige Osteoporose in der Metaphyse, Aufhellungsbezirk in der medialen Metaphysenzone, Strukturveränderungen im Pfannendach, Aufhellungs- und Verdichtungsherd im verkleinerten Epiphysenkern, Verbreiterung des Femurhalses, Ausweitung der Köhlerschen Tränenfigur und Verdickung der Epiphysenplatte.

Eine andere Art, die Röntgensymptomatik des Morbus Perthes darzustellen, ist folgende: Etwa

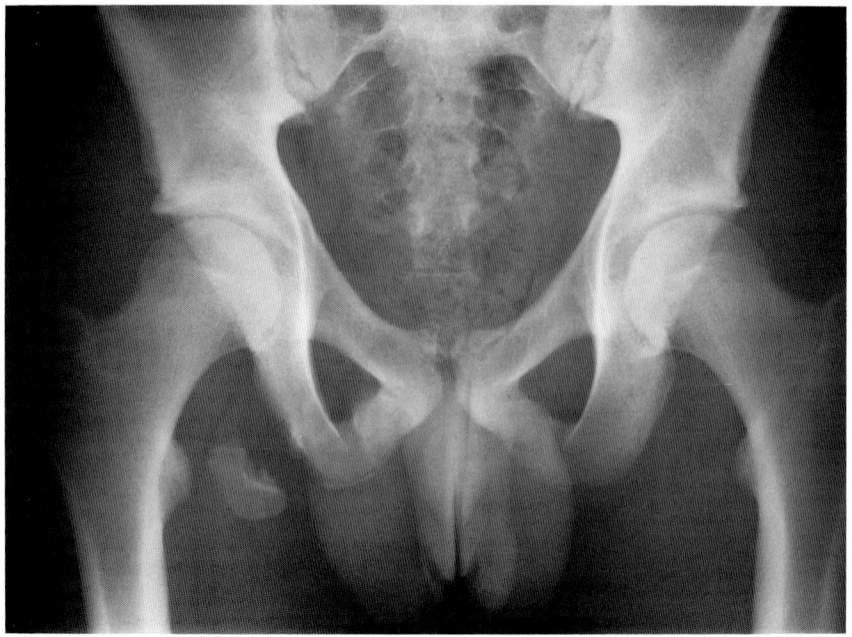

Abb. 46 Ausriß des rechten Tuber ischiadicum mit Dislokation. 13jähriger Junge. Sportler (aus dem Sportmed. Dienst Halle, Prof. Dr. *H. G. Baars*)

Aseptische Nekrosen in Epiphysen, Apophysen und kleinen Knochen   441

Abb. **47a–f** Skizzierte Darstellung einer Perthes-Serie. 8jähriges Mädchen
a 5. 12. 1913, **b** 10. 1. 1914,
c 13. 10. 1914, **d** 12. 4. 1915,
e 12. 1. 1916, **f** 1. 4. 1918
Der Krankheitsverlauf ist vom Anfang bis zu der nach 4 Jahren erfolgten Ausheilung eindrucksvoll schematisch wiedergegeben

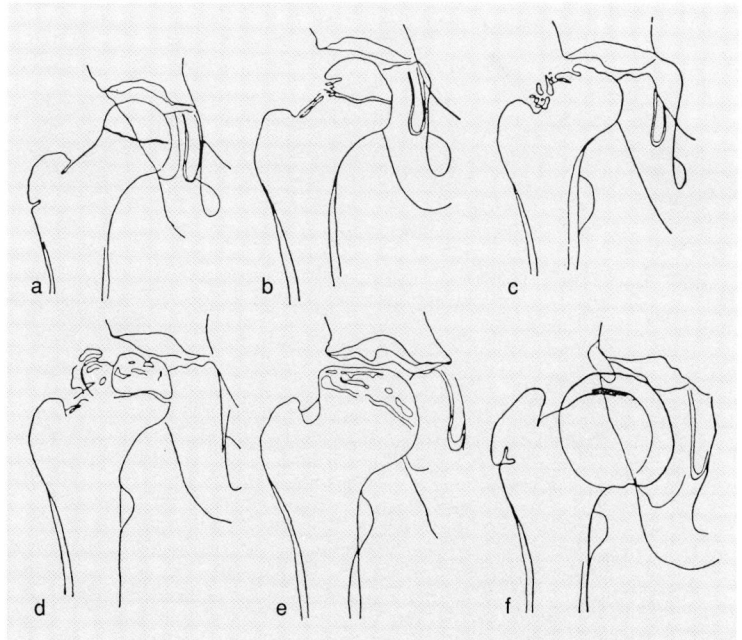

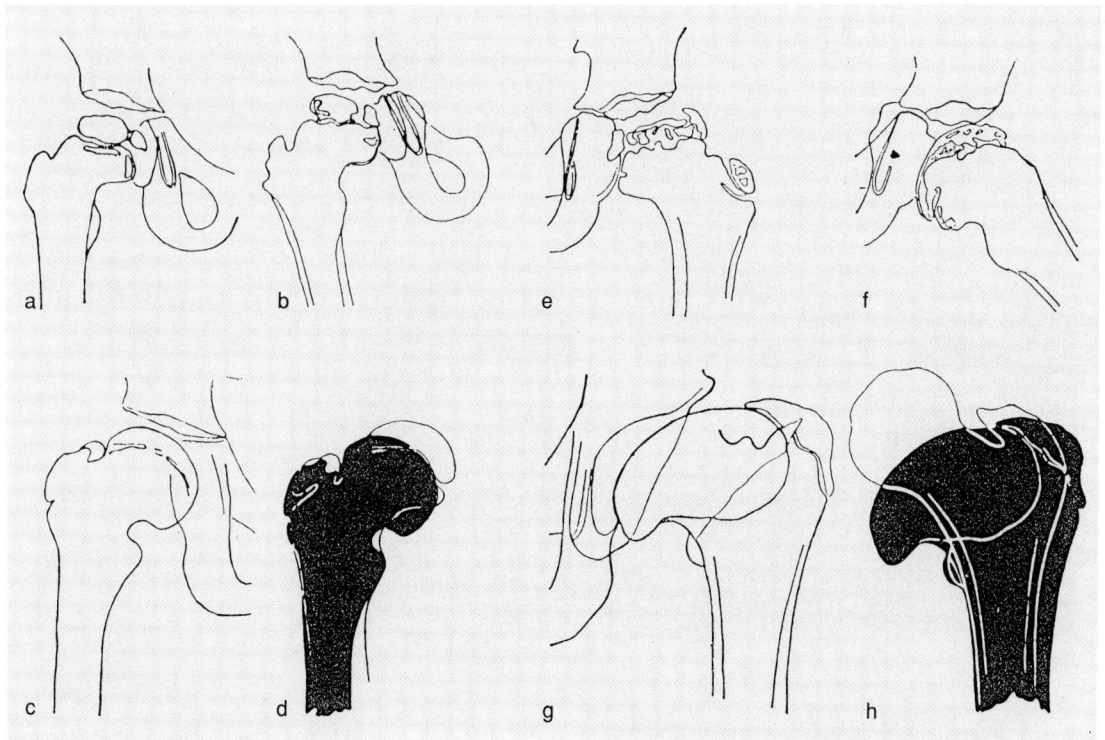

Abb. **48a–h**

a–d Skizzen einer Perthes-Serie bei einem 6½jährigen Knaben. Heilung mit Kugelform des Femurkopfes
a Alter von 6½ Jahren, **b** ½ Jahr später, **c** 7 Jahre später, **d** Projektion des kranken Gelenkkopfes (schwarz) auf den gesunden zur Demonstration der Formveränderung

e–h Skizzen einer Perthes-Serie bei einem 8jährigen Knaben. Ausheilung mit Pilzform des Femurkopfes
e Alter von 8 Jahren, **f** 7 Monate später, **g** 8 Jahre später, **h** Projektion des kranken Gelenkkopfes (schwarz) auf den gesunden zur Demonstration der Formveränderung

442 Knochenveränderungen durch Zirkulationsstörungen, aseptische Osteonekrosen

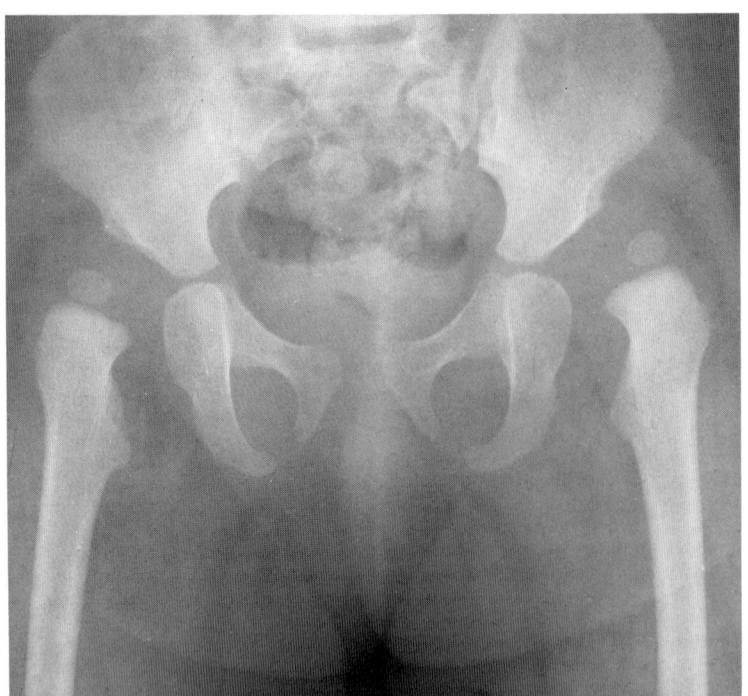

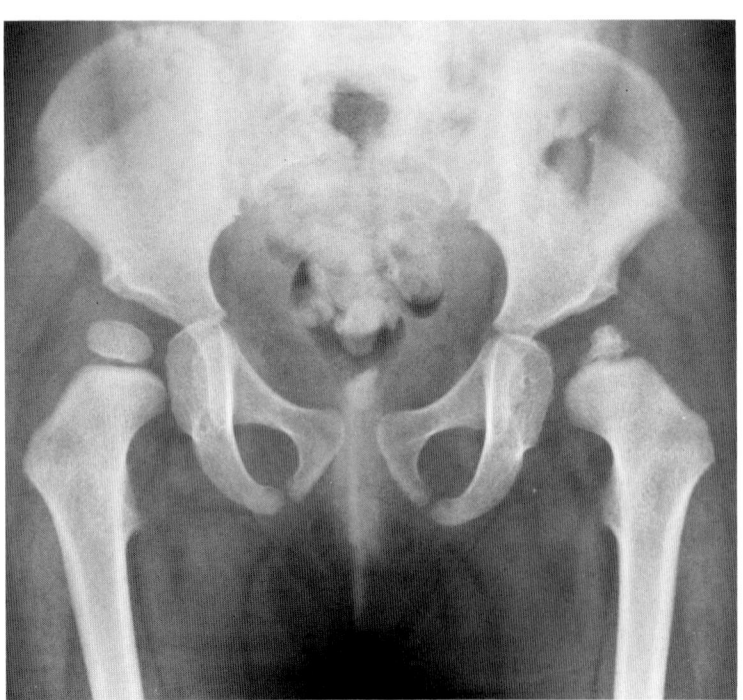

Abb. **49a–d** Perthes-Serie
a Dislokation im linken Hüftgelenk
b 14 Monate später; Form- und Strukturveränderung des linken Femurkopfkernes

3–5 Wochen nach einem röntgenographisch unauffälligen Anfangsstadium kann eine gewisse umschriebene Porosierung der Epiphyse und auch der Metaphyse mit Strukturauflockerungen und Randusuren im Übergangsbereich Femurkopf-Hals zu beobachten sein. Die anschließende Femurkopfsklerose ist dann ein radiographisch sicher faßbares Zeichen. Im weiteren Verlauf entsteht das Bild des fragmentierten Epiphysenkernes, wobei die Epiphyse kleiner und vor allem niedriger wird, so daß der Gelenkspalt erweitert aussieht. Der Femurkopf kann eine extreme Abplattung erfahren und auch stark fragmentiert sein. Nennenswerte Veränderungen in der Hüftgelenkspfanne bestehen im allgemeinen nicht; die Epiphysenfuge bleibt erhalten. Etwaige, gleich-

Abb. 49
c 1 Jahr später: weitere osteonekrotische Vorgänge in dem verkleinerten linken Femurkopfkern
d 3 Jahre später. Ausheilungszustand. Femurkopfkern erniedrigt mit einer quer verlaufenden Aufhellungslinie. Keine Luxation. Verdickung der Synchondrosis ischiopubica bds.
(Odelberg-van Necksche Osteochondrosis ischiopubica)

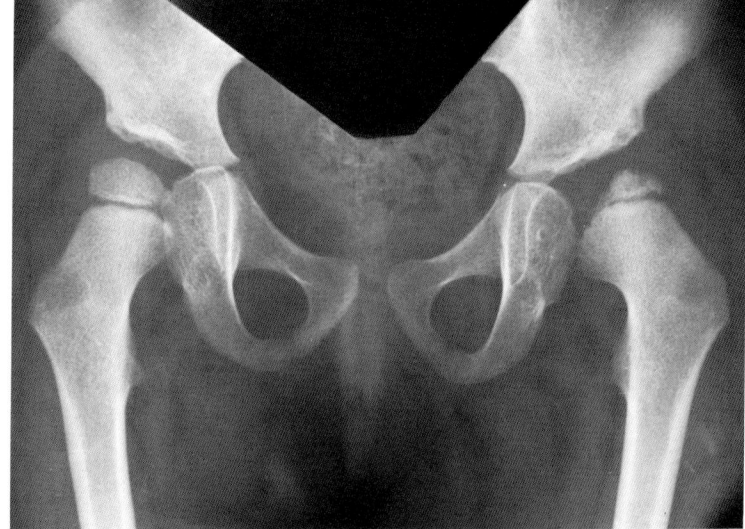

c

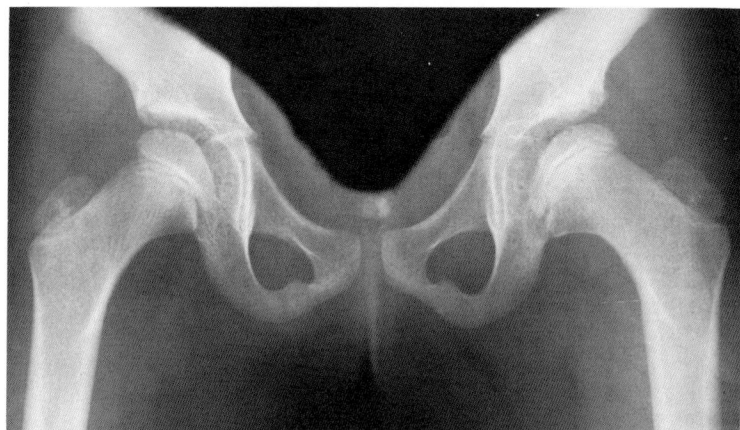

d

zeitig auftretende Destruktionsherde in der Femurmetaphyse sind von den Strukturveränderungen im Femurkopf unabhängig. In der Restitutionsphase kann der Kopfkern wieder größer und höher werden; Form, Größe und Struktur der gesunden Seite erreicht er allerdings fast nie. Eine annähernd normal wirkende Spongiosa ist erst nach Jahren zu erwarten; zumeist resultiert aus den beschriebenen Umbauvorgängen ein plumper, pilzförmiger Femurkopf, der auf einem breiten und kurzen Femurhals sitzt; der Femurhals-Diaphysen-Winkel ist meist im Sinne einer Coxa vara verkleinert.
Gut skizziert ist die Verlaufsbeobachtung beim Morbus Perthes eines 8jährigen Mädchens in der Abb. **47**: Das Röntgenbild des kranken Femurkopfes zeigt hier zunächst nichts Besonderes; 5 Wochen später sieht man Randusuren an der lateralen „Kopf-Hals-Ecke"; nach 9 Monaten hat der subchondrale Knochenabbau großen Umfang angenommen; nach weiteren 6 Monaten setzen Zerklüftung und Impression der Femurkopfepiphyse ein; nach weiteren 9 Monaten, also 2 Jahre nach Beginn der Erkrankung, nimmt der Kopf allmählich wieder runde Form an; 2 Jahre später, also 4 Jahre nach Krankheitsbeginn, erfolgt die Ausheilung mit kugelförmigem Femurkopf bei verkürztem verdicktem Femurhals. Weitere Perthes-Serienskizzen zeigt die Abb. **48**.
Charakteristische Röntgenbilder von Perthes-Serien demonstrieren die Abb. **49–52**.
Die Endausgänge zeigen zwei Formen: die Kugelform des Kopfes und die Walzen- oder Pilzform desselben. Die Kugelform ist bei all jenen Fällen zu beobachten, bei welchen der Prozeß nicht über die Epiphysenlinie hinaus fortgeschritten ist. Doppelt so häufig ist die Walzen- oder Pilzform des Kopfes; dabei kann der mediale Rand schnabelförmig umgebogen aussehen; der Kopf ist verbreitert, der Hals kurz und breit. Die Hüftpfanne wird in Anpassung an den Kopf elliptisch, das Pfannendach nach oben abgeschrägt. So entsteht auch das Bild einer Coxa vara. In etwa Dreiviertel der Fälle erfolgt jedoch eine völlige klinische Heilung, und

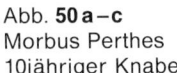

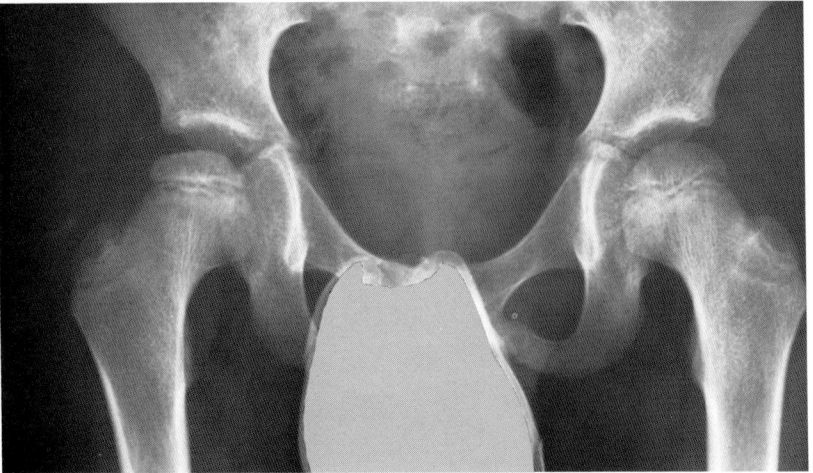

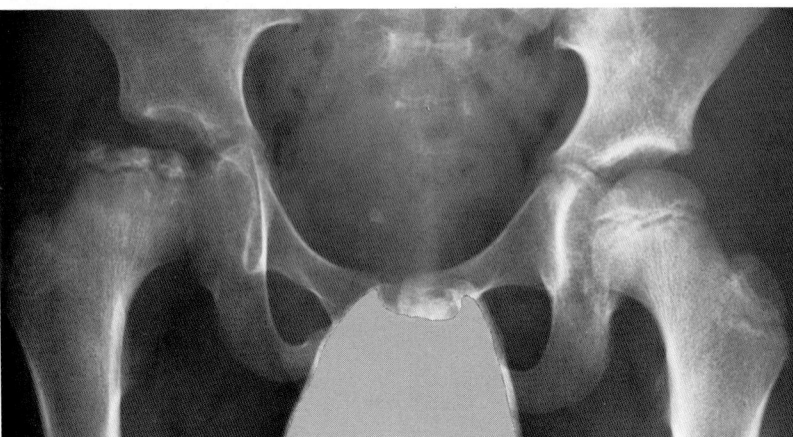

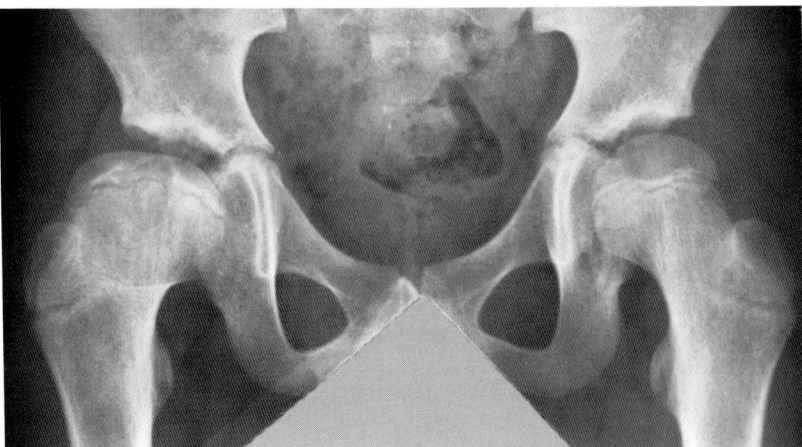

Abb. 50 a–c
Morbus Perthes
10jähriger Knabe
a Verkleinerung, Entrundung, unregelmäßige Begrenzung und Strukturauflockerungen im Femurkopfkern. Ähnliche Veränderungen auch im Metaphysenbereich.
Gleichzeitig bestehende Odelberg-van Neckische Osteochondrosis ischiopubica bds. (durch Strahlenschutz fast verdeckt)
b 11 Monate später. Die Epiphyse des rechten Femurkopfes ist weitgehend zerstört. Deutliche Veränderungen auch im Metaphysenbereich
c fast 4 Jahre nach Krankheitsbeginn. Ausheilungsstadium in Pilzform (Beobachtung OMR Dr. *Wiesmayr*, Vöcklabruck, O.Ö.)

nur in einem Viertel bleiben Störungen der Beweglichkeit, Hinken und eine mäßige Schmerzhaftigkeit zurück. Relativ häufig ist nach Jahren das Auftreten einer sekundär degenerativen Osteoarthropathie des Hüftgelenkes infolge Deformierung des Femurkopfes.
Eine aseptische Osteonekrose im Bereich der proximalen Femurmetaphyse, die in der Regel im Alter von 2–4 Jahren manifest wird, rechts häufiger vorkommt als links und auch bei Mädchen häufiger ist als bei Knaben, greift nicht oder nur andeutungsweise auf den Femurkopf über; es resultiert daraus zumeist eine sog. Coxa vara idiopathica, die von der Coxa vara congenita als Skelettfehlbil-

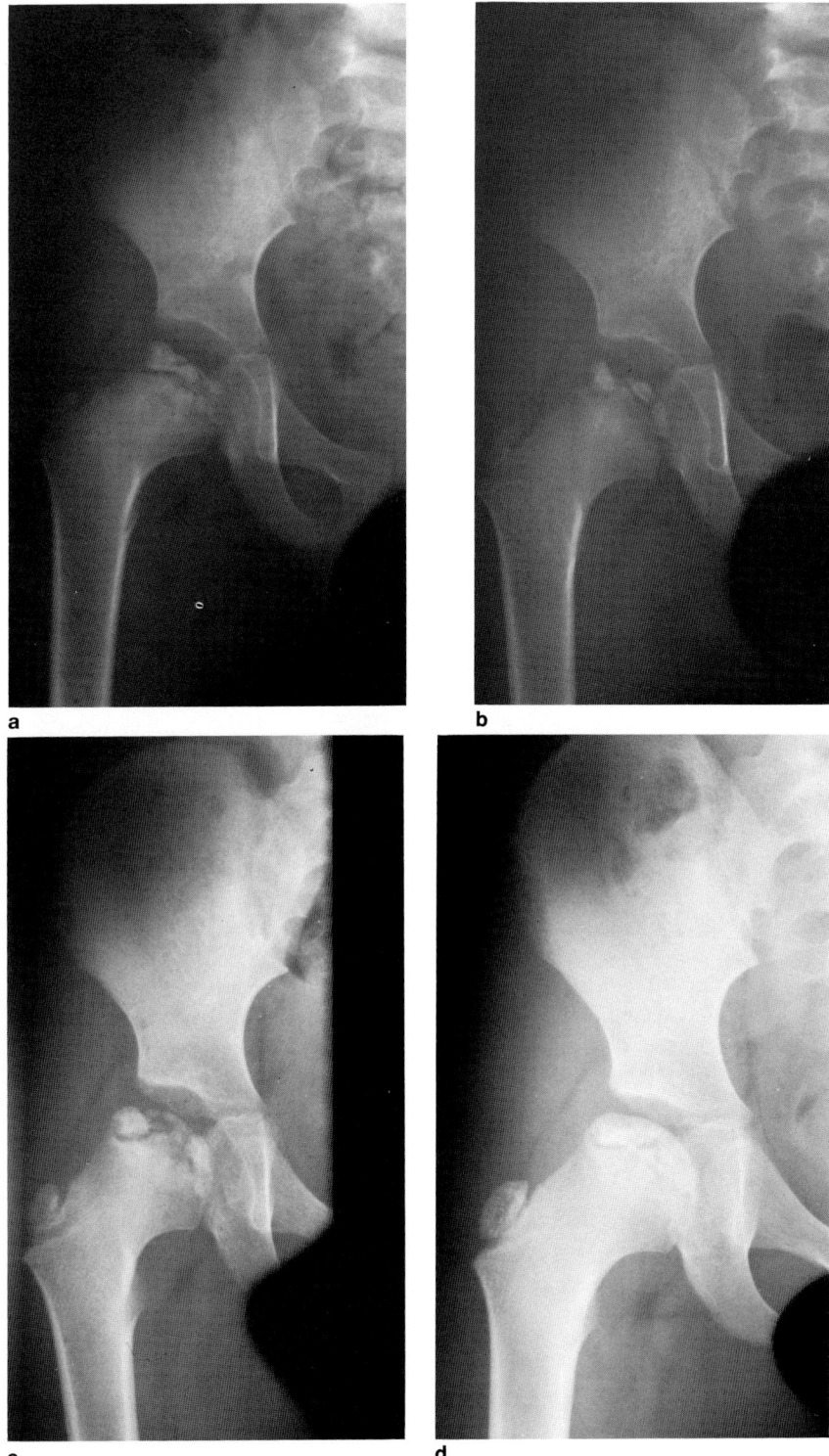

Abb. 51a–d   Morbus Perthes. 4½jähriger Knabe
a   Verkleinerung, bröckelige Formveränderung und Verdichtung des rechten Femurkopfkernes. Unregelmäßige Begrenzung der Epiphysenfuge. Zystoide Aufhellungen im Metaphysenbereich
b   6 Monate später: nur mehr 2 Kernreste; deutliche Veränderungen auch im Metaphysenbereich
c   10 Monate später: Knochenneubildung im Epiphysenkern; Form- und Strukturunregelmäßigkeiten. Metaphysenveränderungen
d   1½ Jahre später: Ausheilungszustand

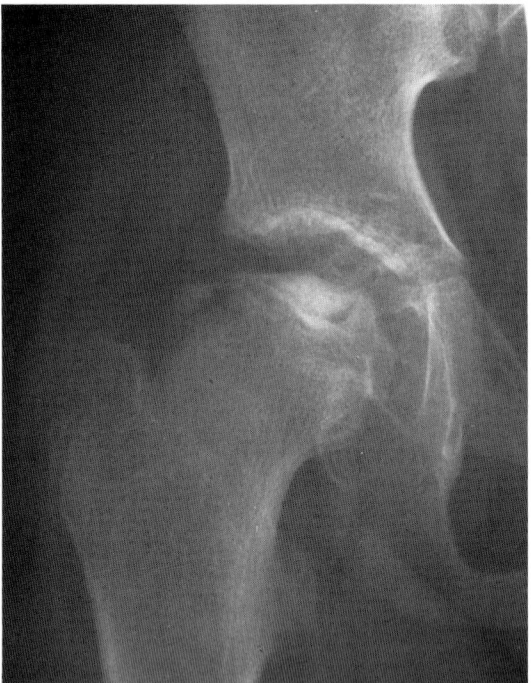

Abb. 52 Morbus Perthes bei 10jährigem Mädchen. Der rechte Femurkopfkern ist klein, deformiert und osteosklerotisch. Destruktionsvorgänge auch in der lateralen Kopf-Hals-Ecke (aus der orthopäd. Abt. der LKA Salzburg, Prof. Dr. *H. Hofer*)

dung unterschieden werden muß. Sie wird auch als *„Schenkelhals-Perthes"* bezeichnet, was allerdings nicht von allen Autoren anerkannt und z. B. von Swoboda abgelehnt wird (Abb. **53**).
Ein isolierter Perthes-Befall von Metaphyse und Epiphysenfuge ist selten; häufiger ist eine zusätzliche bandförmige Rarefikation des Knochens in der Nähe der Epiphysenfuge; die Struktur ist dann groblückig und fleckig. Verdichtungsvorgänge kommen von der Epiphyse her. Die Epiphysenfuge weicht in solchen Fällen meist von ihrer linearen Form ab. Aus diesem Metaphysen- und Epiphysenfugenbefall können eine Verkürzung und eine Verdickung des Schenkelhalses, eine Varisierung oder seltener Valgisierung der Coxa, ein Hochstand des Trochanter major und eine Deformierung des Femurkopfes resultieren.

Luxations-Perthes

Bei Hüftgelenksdysplasien kommen häufig perthesähnliche Bilder zustande. Man spricht dann von einem *Luxations-Perthes*. Nach neueren Gesichtspunkten handelt es sich dabei auch um ischämische Nekrosen. Sicherlich spielen für sein Zustandekommen neben der Durchblutungsstörung auch andere Faktoren eine wichtige Rolle, wie z. B. konstitutionelle Komponenten, Femurkopfaufbaustörungen, aber auch Präpositions- und Therapiefolgen. Das Zusammentreffen von Hüftgelenksdysplasie, Femurkopfnekrose und Coxa vara ist gar nicht so selten. Über das Vorkommen einer avaskulären Femurkopfnekrose als Komplikation einer Behandlung einer kongenitalen Dislokation im Hüftgelenk bei einem Kleinkind im Alter unter 1 Jahr berichtete Weiner (1980).
Bei Kindern mit – oft diskreter – Hypothyreose kann man ein perthesähnliches Zustandsbild finden, das nach Wilkins (1953) epiphysäre Dysgenesie benannt werden soll; 3 einschlägige Fälle teilte Greinacher (1971) mit; in 10–15% von hypothyreoten Kindern sollen derartige Veränderungen vorkommen; sie sind immer doppelseitig, während der Morbus Perthes nur in 10% bilateral vorkommt. Eine Schilddrüsensubstitutionstherapie

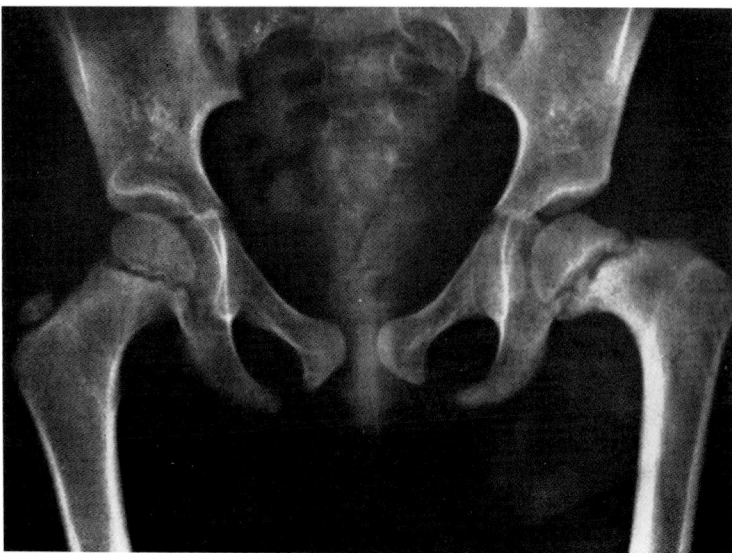

Abb. **53** Coxa vara idiopathica bei 5½jährigem Mädchen. Unregelmäßig begrenzte, erweiterte Epiphysenfuge am linken proximalen Femurende mit nahezu rechtwinkeligem Kollum-Diaphysen-Winkel. Der Femurkopfkern ist nur geringfügig deformiert, die Gelenkpfanne ebenso wie das rechte Hüftgelenk normal geformt (aus *Swoboda, W:* Das Skelett des Kindes, 2. Aufl. Thieme, Stuttgart 1969)

bewirkt eine Normalisierung der Ossifikationsstörung.
Differentialdiagnostisch zum Morbus Perthes sind zu nennen: bakterielle und tuberkulöse Hüftgelenksentzündungen, Femurkopfveränderungen bei Chondrodystrophie sowie bei konstitutionellen Dysostosen, Bluterkrankungen, endokrine Störungen, Knocheninfarkte und Traumen. Anzuführen ist hier auch die idiopathische „Femurkopfnekrose der Erwachsenen", welche in diesem Lehrbuch, S. 405, abgehandelt wird.
Die Prognose ist um so ungünstiger, je länger das Leiden unerkannt bleibt und je länger somit die Krankheitsdauer ist.
Eine zusammenfassende moderne Darstellung über den Morbus Perthes gab 1975 LAURITZEN. Aus der immensen einschlägigen Literatur sollen lediglich einige Autoren der letzten Zeit hervorgehoben werden, die sich vorwiegend mit der Röntgendiagnostik der Perthesschen Erkrankung befassen: AITKEN (1947), BETTMANN u. SEIFFERT (1949), BILLING (1954), HIPP (1966), KING (1935), KIRSCH (1961), MAU (1966), W. MÜLLER (1941), NAGURA (1938), OTTE (1968), WALDENSTRÖM (1921).
Neben der konventionellen Röntgenuntersuchung einschließlich der Tomographie führt uns die Computertomographie in der Diagnostik des Morbus Perthes weiter; in neuester Zeit wird auch der MR vorwiegend für die Frühdiagnose großer Wert beigemessen (BLÜMM u. Mitarb. 1985, SCOLES u. Mitarb. 1984).
FOTTER u. Mitarb. zeigten 1982 bei Kindern mit Morbus Perthes eine szintigraphische Fünfjahresstudie; sie geben der Szintigraphie vor dem konventionellen Röntgenverfahren, namentlich bei der Frühdiagnose, den Vorzug. Der Aktivitätsdefekt im Szintigramm ist krankheitsspezifisch beim Morbus Perthes und erlaubt eine sichere Diagnose schon Wochen bis Monate vor dem Auftreten von Röntgenzeichen.

Epiphyseolysis capitis femoris juvenilis (Coxa vara idiopathica)

Die juvenile Epiphysenlösung im proximalen Femurabschnitt ist gekennzeichnet durch eine Auflockerung im Bereich der Epiphysenfuge, die eine Verschiebung bzw. ein Abgleiten und eine Kippung des Femurkopfes zur Folge hat. Die Zeit ihres häufigsten Befalles wird sehr verschieden angegeben, liegt im allgemeinen jedoch zwischen dem 13. und 16. Lebensjahr, wobei Mädchen meist etwas früher betroffen sind als Jungen. Es besteht eine eindeutige Bevorzugung des männlichen Geschlechts, wobei im großen Durchschnitt das Verhältnis der Knaben zu den Mädchen mit 3:1 errechnet wurde. Das Durchschnittsalter für Jungen gab RÜTHER (1954) mit 15,7 Jahren, für Mädchen mit 13,5 Jahren an. Die rechte Seite wird häufiger befallen als die linke; Doppelseitigkeit ist nicht selten und auch familiäres Vorkommen wird beschrieben.
Wichtig ist die häufige Vergesellschaftung der Hüftkopfepiphysenlösung mit endokrinen Störungen, wie der Dystrophia adiposogenitalis, dem eunuchoiden Hochwuchs, der Pubertas praecox, der Pubertas tarda, dem Kryptorchismus oder mit Dyshormonien, die noch nicht das Vollbild einer hormonellen Erkrankung ereicht haben. Nicht selten wird auch eine Kombination mit dem Morbus Scheuermann beschrieben.
Das klinische Bild der *Epiphyseolysis lenta* ist durch leichte Ermüdbarkeit, Schmerzen in der Leistengegend, der Trochanterregion oder an der Innenseite des Oberschenkels und später durch Hinken gekennzeichnet. Die Innenrotation ist eingeschränkt, die Außenrotation ist verstärkt, die Abduktion behindert; Beugung und Streckung im Hüftgelenk sind eingeschränkt.
Die *Epiphyseolysis acuta* beginnt mit einem stichartigen Schmerz bei einem meist unbedeutenden Anlaß, gefolgt von Schmerzen und Hinken. Bei biochemischen Untersuchungen fand ERNST (1965) schon zu Beginn der Erkrankung eine sehr stark erhöhte alkalische Phosphatase als Ausdruck vermehrter Umbauvorgänge im Knochen; die anderen biochemischen Untersuchungen ergeben in der Regel normale Werte.

Röntgensymptomatik: Zunächst lassen sich die *Epiphyseolysis acuta* von der *lenta* und die *Epiphyseolysis incompleta* von der *completa* unterscheiden. Andere Autoren differenzieren zwei Stadien, nämlich die *Präepiphyseolyse* und die *Epiphyseolyse* mit dem eigentlichen Abgleiten. BRAGARD (1940) unterteilt den Krankheitsablauf in eine *Epiphyseolysis imminens, incipiens* und in eine *Epiphyseolysis progrediens,* wobei er die *Epiphyseolysis praecox* von der *lenta* unterscheidet und als Endstadium die *Epiphyseolysis inveterata* nennt. Nach SCHULZE (1965) ist das I. Stadium durch die Lokkerung im Epiphysenfugenbereich gekennzeichnet. In der Lauensteinschen Projektion erkennt man eine keilförmige Erweiterung des Epiphysenfugenspaltes sowie eine Rarefizierung der benachbarten Knochenstrukturen. Diesem I. Stadium folgen eine fortschreitende Lockerung und eine beginnende Lösung in der Epiphysenfuge. Das III. Stadium besteht in der knöchernen Ausheilung; schließlich kann es zu einer sekundären Nekrose des Femurkopfes mit sekundärer *degenerativer Arthropathie* des Hüftgelenkes kommen, wobei die erhalten gebliebene *Coxa vara* einen Hinweis auf die Ursache der Koxarthrose gibt. Ätiologisch und pathogenetisch sind bei der juvenilen Hüftkappenlösung hormonelle Störungen, Vorgänge in der Wachstumsfuge, mechanische Momente, Überla-

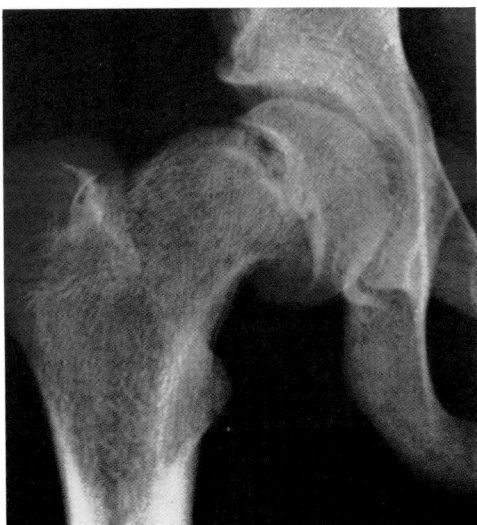
Abb. 54 Epiphyseolysis capitis femoris bei einem 14jährigen Mädchen. Beschwerden seit 1 Jahr

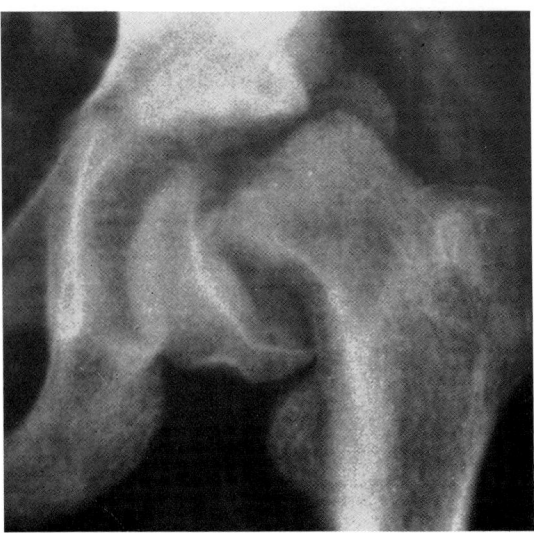
Abb. 55 Epiphyseolysis capitis femoris bei einem 16jährigen Knaben. Seit 3 Monaten Beschwerden

stungsschäden, Traumen, Durchblutungsstörungen und Dysostosen zu nennen.
Differentialdiagnostisch sind die Schenkelhalsfraktur, pathologische Frakturen und Umbauzonen bei *ossipenischen Osteopathien* (Osteoporose, Osteomalazie, Fibroosteoklastose) und Speichererkrankungen, der Morbus Perthes, die Coxitis und die Coxa vara congenita anzuführen (Abb. 53–55).
Über Strukturveränderungen im Bereich der Apophysen der Trochanteren gibt es wohl einige wenige Mitteilungen, solche, die überzeugend zu den juvenilen aseptischen Apophysennekrosen gezählt werden können, jedoch nicht.

Genuine aseptische Osteonekrosen im Bereich des Kniegelenks

Im Kniegelenkbereich sind die häufigsten genuinen Nekrosen die sog. *spontane Osteonekrose Ahlbäck*, die *juvenile Osteopathia patellae (Sinding-Larsen-Johansson)*, die *aseptische Nekrose des medialen Tibiakondylus Blount* und die *Apophysennekrose der Tuberositas tibiae Osgood-Schlatter*.
Osteonekrosefälle im Bereich der Eminentia intercondyloidea, der Fabella und des Capitulum fibulae sind sehr selten. Osteonekrosefälle im Bereich des Condylus lateralis femoris sind schon von einigen Autoren beschrieben worden (KASPAR u. Mitarb. 1965, DOMACK (1963), OBERDALHOFF u. Mitarb. (1959)). Ein Teil dieser Fälle wurde jedoch zu den enchondralen Dysostosen gezählt.

Spontane Osteonekrose am Kniegelenk (Ahlbäck)

Die 1968 von AHLBÄCK erstmals beschriebene Osteonekrose im Kniegelenkbereich ist den genuinen Osteonekrosen beizuordnen, wenn sie auch röntgenographisch eine nicht unbeträchtliche Ähnlichkeit mit der *Osteochondrosis dissecans* hat. Allerdings ist die Osteochondrosis dissecans eine Erkrankung der Jugendlichen und jungen Erwachsenen, während der Morbus Ahlbäck vor allem im 7. Lebensjahrzehnt auftritt. Früher nur bei *Lupus erythematodes* und bei oder nach Kortikoidtherapie beschrieben, liest man in letzter Zeit mehr darüber. So berichteten BOHNE u. MUHEIM (1970) über 51 Fälle, und im eigenen Krankengut der letzten drei Jahre konnten 6 einschlägige Beobachtungen gemacht werden (NINOL 1979). Auch die 1973 von WILLIAMS u. Mitarb. beschriebenen Fälle von spontanen Osteonekrosen des Knies sind wohl hier einzuordnen sowie die Fälle von LEVY u. Mitarb. (1972) und von GUTOWSKI u. WEIL (1985).
Die Mehrzahl der davon befallenen Patienten sind Frauen über 50 oder 60 Jahre. Die Krankheit beginnt plötzlich ohne erkennbare Ursache, insbesondere ohne vorangegangenes Trauma mit auch nächtlichen Schmerzen im medialen Kniegelenkbereich. Der mediale Femurkondylus wird als druckschmerzhaft angegeben; die Kniegelenkbeweglichkeit ist eingeschränkt; nach etwa ½ Jahr entwickelt sich eine Varusdeformität. Der Krankheitsverlauf ist recht unterschiedlich und reicht von einer gewissen Defektheilung ohne nennenswerten Gelenkknorpelverlust bis zu rascher Entwicklung einer Gonarthrose.

Röntgensymptomatik: Während im Frühstadium röntgenographisch faßbare Veränderungen noch nicht nachweisbar sind, tritt frühestens 3 Wochen nach Schmerzbeginn eine Entrundung des medialen Femurkondylus auf. Der auffallend geradlinige Verlauf der Gelenklinie liegt zumeist etwas weiter

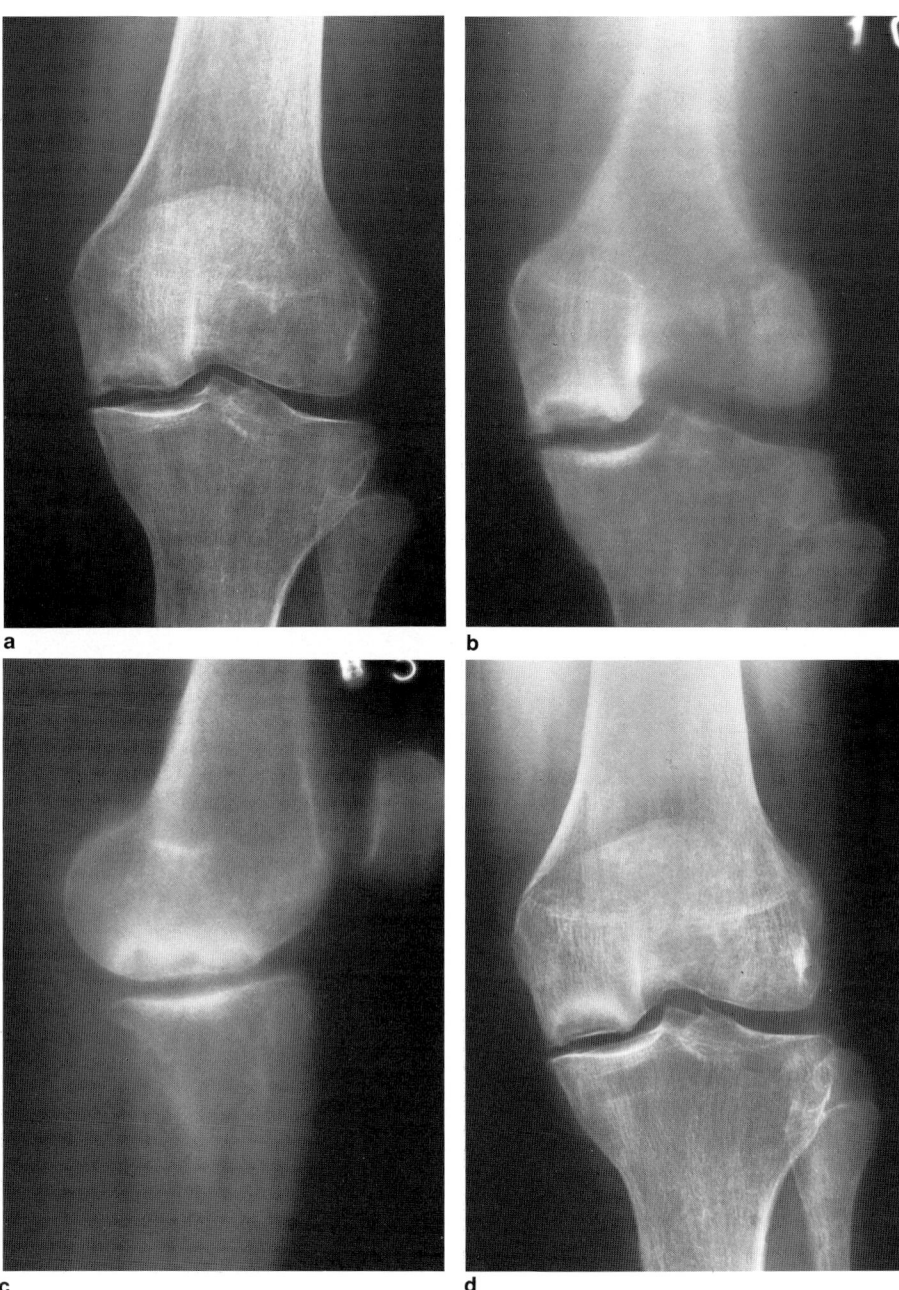

Abb. 56a–d Spontane Osteonekrose am Kniegelenk Ahlbäck. 61jährige Frau
a a.-p. Aufnahme des Kniegelenkes, b a.-p. Tomogramm, c Tomogramm im frontalen Strahlengang, d Zustandsbild 15 Monate vorher
Ziemlich großer und tiefer büscheliger, von einem sklerotischen Saum begrenzter Defekt im Bereich des medialen Femurkondylus mit Isolierung der auffallend geradlinigen „Gelenklinie". Kleine Höcker an den Rändern des grubenartigen Defektes. Beginnende subchondrale Sklerose im gegenüberliegenden Bereich der Tibia

medial als es der typischen Stelle einer Osteochondrosis dissecans entspricht. Die Spongiosa dieser Region ist bald etwas dichter. Etwa 2 Monate nach Beginn der klinischen Symptomatik zeigt sich ein beetartiger, scharf demarkierter, von einem unregelmäßigen Saum umgebener, flach grubenartiger Defekt, dessen sagittale Ausdehnung größer ist als seine frontale. Eine Gelenkmaus muß nicht unbedingt zu sehen sein, wenn auch gelegentlich eine dünne isolierte Knochenplatte sichtbar wird. In manchen Fällen kommt es zu Veränderungen im gegenüberliegenden Teil des medialen Tibiakondy-

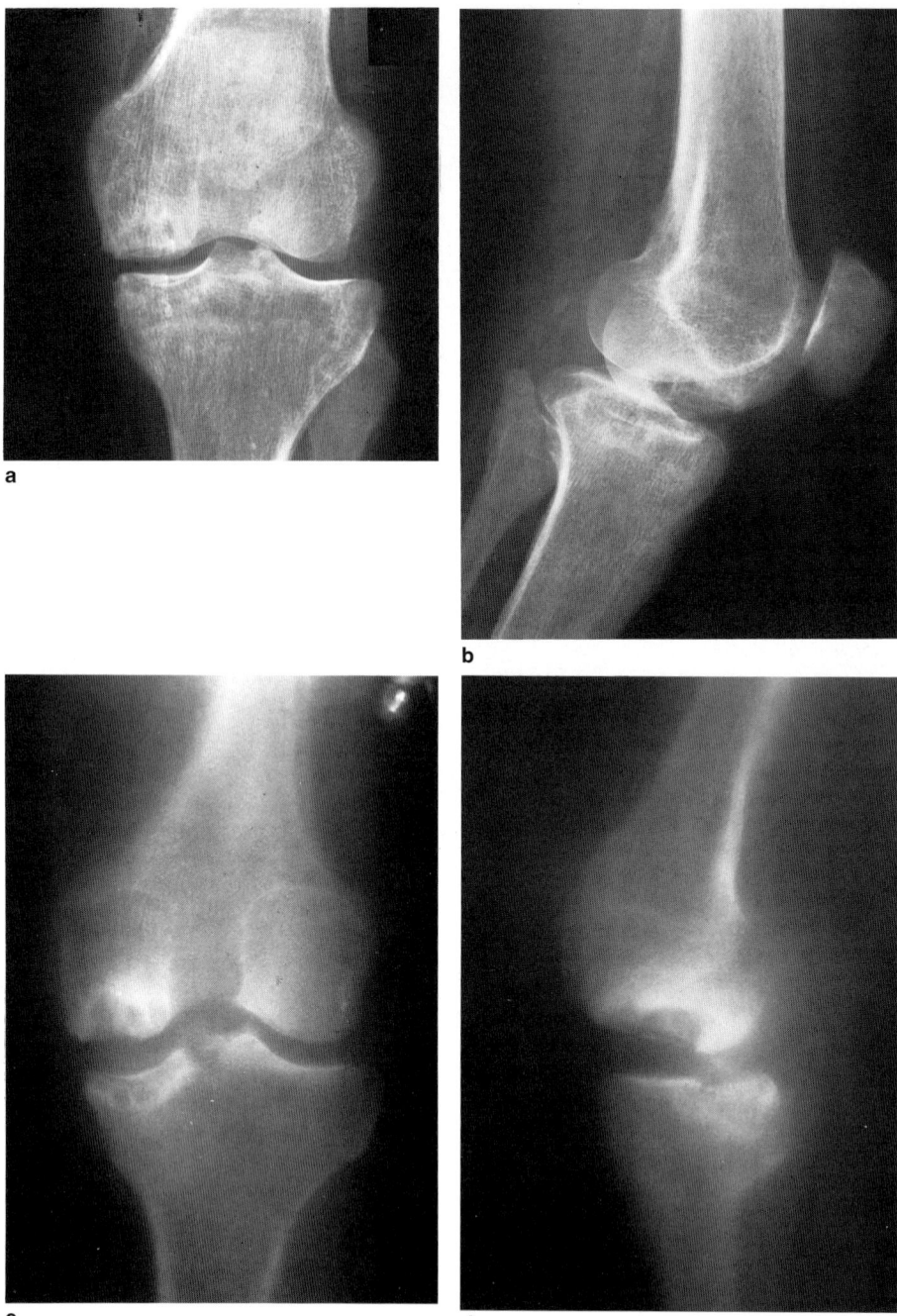

Abb. 57a–d Spontane Osteonekrose am Kniegelenk Ahlbäck. 66jährige Frau
a a.-p. Aufnahme des linken Kniegelenkes, b Aufnahme im frontalen Strahlengang, c u.
d Tomogramm
Osteochondrose im Bereich des medialen Femurkondylus und auch im gegenüberliegenden Tibiakondylus. Typische geradlinige Absetzung des nekrotischen Knochenstückchens mit der Gelenkfläche. Periostale Anlagerung im metaphysären Femuranteil

lus in Form einer umschriebenen subchondralen Sklerose. Etwa 6–8 Monate nach Krankheitsbeginn beobachtet man in der Hälfte der Fälle proximal vom medialen Femurkondylus eine periostale Apposition (Abb. **56** u. **57**).
Es wurde schon eingangs erwähnt (s. S. 426 und Abb. **29**), daß die spontane Osteonekrose Ahlbäck nuklearmedizinisch frühzeitig eine Aktivitätsanreicherung im medialen Femurkondylusbereich aufweist.
Differentialdiagnostisch zu nennen sind die Osteochondritis dissecans, bakterielle, auch tuberkulöse

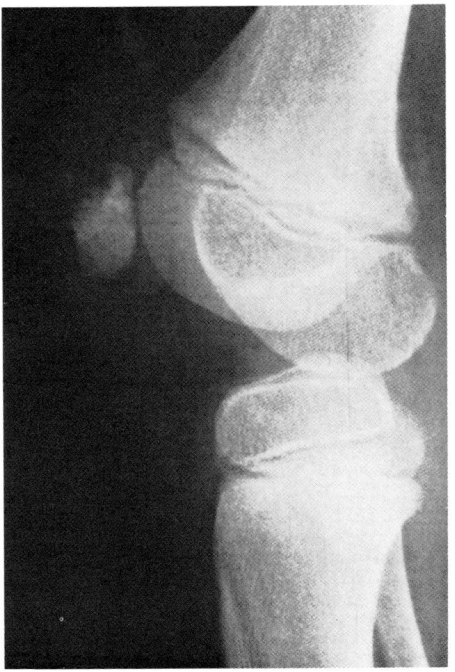 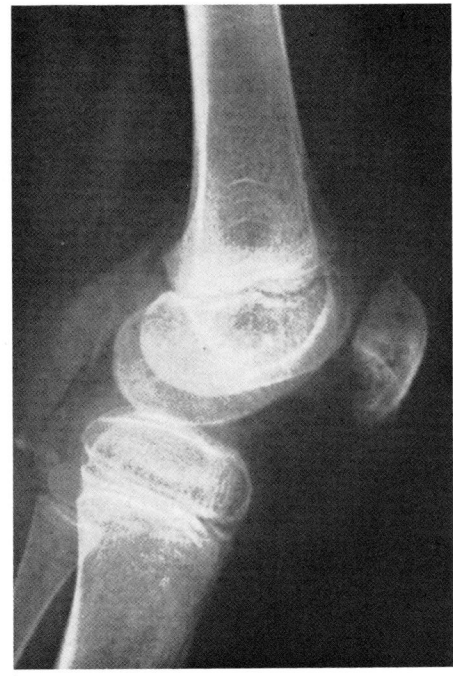

Abb. 58a u. b
Bilaterale aseptische Patellanekrose. 10jähriger Knabe. Beschwerden seit 1 Jahr
a Auflockerung des proximalen Anteils der rechten Patella, die z.T. von sklerotischen Herden durchsetzt ist.
b Destruktion des distalen Anteils der linken Patella mit teilweiser Zerstörung der Gelenkfläche. Kleine Knochensequester. Skleroseherde in der proximalen Patellahälfte
(aus *Farschidpur, D.*: Fortschr. Röntgenstr. 126 [1977] 394)

Entzündungsherde, das Frühstadium einer neurogenen Osteoarthropathie, Osteonekrosen bekannter Ätiologie (posttraumatisch, Bluterkrankungen, Morbus Gaucher, Kortikoidtherapie, Caissonkrankheit) und epiphysäre Knocheninfarkte.

Juvenile Osteopathia patellae (Sinding-Larsen-Johansson-Krankheit)

An der Patella von Jugendlichen beobachten die oben genannten Autoren 1921 eine vorübergehende Ossifikationsstörung, die sie den aseptischen Nekrosen beiordneten, wofür allerdings als *Kofaktor* – wie bei so vielen, ja fast allen sog. aseptischen Nekrosen – ein Trauma in Art einer Zerrung des Lig. patellae oder eine sportliche Überbeanspruchung angenommen wird.
Betroffen davon werden Jugendliche beiderlei Geschlechts im Alter von 10–15 Jahren; Doppelseitigkeit ist selten; ein kombiniertes Vorkommen mit anderen epiphysären Störungen sowie familiäres Vorkommen werden beschrieben.
Klinisch werden Schmerzen an der auch druckschmerzhaften Kniescheibenspitze beim Gehen, Treppensteigen und Kniebeugen angegeben. Die Beschwerden beginnen langsam und schwinden durch Ruhigstellung.

Röntgensymptomatik: Am distalen ventralen Rand der Patella entwickelt sich eine ziemlich oberflächliche Usur. Neben dieser *distal-marginalen Form* kennt man auch die *proximal-marginale* sowie die *totale Patellanekrose*, wobei der Knochenkern der Patella völlig zerklüftet ist. Die Ausheilung kann sich über Jahre hinziehen; oft bleibt eine „geschwänzte" Patella als Rest (Abb. 58 u. 59).
Wie bei sehr vielen dieser Erkrankungen sind auch bei der Sinding-Larsen-Johansson-Erkrankung die Röntgenerscheinungen mitunter problematisch, da die Ossifikationsvarianten und auch die Seitenunterschiede normalerweise schon erheblich sein können. Die Diagnose sollte demnach nur beim Zusammentreffen von klinischer und röntgenologischer Symptomatik gestellt werden.
Differentialdiagnostik: Ossifikationsvarianten, Patella bipartita, enchondrale Dysostosen und Chondrodystrophie, sekundäre aseptische Nekrosen, Chondropathia patellae, Osteochondrosis dissecans, Entzündungen.
Strukturveränderungen an der *Fabella,* die als genuine aseptische Osteonekrosen aufgefaßt und den Veränderungen am Sesambein des Os metatarsale I zur Seite gestellt werden können, sind bei HESSEN (1946) beschrieben.

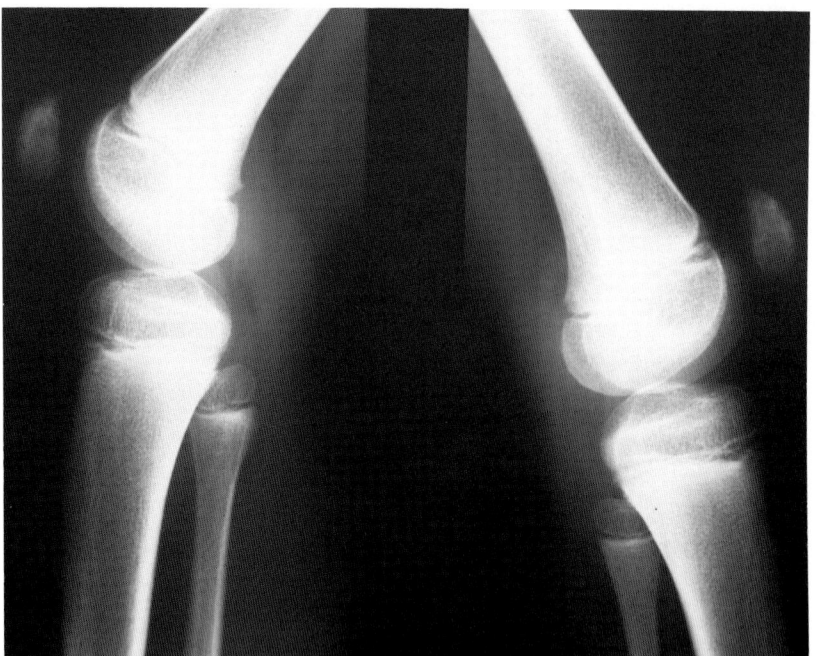
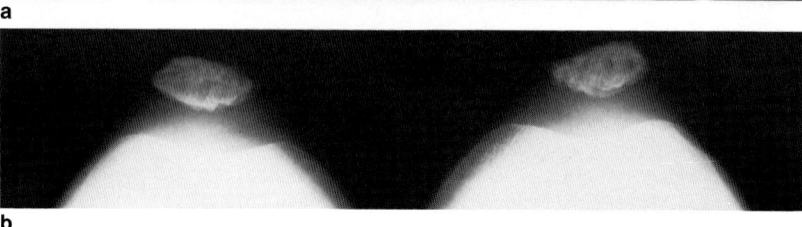

Abb. **59a u. b**
Bilaterale aspetische Patellanekrose Sinding-Larson. 10jähriger Knabe. Patella beiderseits klein, unregelmäßig konturiert, grobsträhnig strukturiert, von zystischen Gebilden durchsetzt. Verminderte Strahlenabsorption

Aseptische Nekrose des medialen Tibiakondylus (Blountsche Krankheit)

Die Blountsche Krankheit ist eine seltene Erkrankung bei Kindern, die zu einer schweren Verkrüppelung führt. *Synonyme* sind: Necrosis aseptica condyli medialis tibiae, Osteodysplasia metaphysealis hemimelica, Osteochondrosis deformans tibiae, Tibia vara. Früher hat man diese Krankheit zu den aseptischen Nekrosen gezählt; heute ordnet man sie eher in die Gruppe der lokalen Osteodysplasien ein. Die Ätiologie ist bis heute noch nicht geklärt; es wird angenommen, daß lokale Kreislaufstörungen und ein schweres oder zahlreiche kleine Traumen ursächlich verantwortlich zu machen sind.

Erkannt und veröffentlicht wurde diese Erkrankung zum erstenmal von ERLACHER 1922; im Jahre 1937 hat BLOUNT sie genauer beschrieben, und seither wird sie als „Blountsche Krankheit" bezeichnet; bisher sind etwa 200 Fälle veröffentlicht. Mitteilungen stammen aus den skandinavischen Ländern und aus den USA; über das häufige Vorkommen in Jamaika und anderen westindischen Inseln wird ebenfalls berichtet; auch polnische Autoren (SERAFIN u. BOREJIKO 1968) weisen 17 Fälle dieser Erkrankung auf. Man unterscheidet zwei Formen, nämlich die infantile zwischen dem 2. und 4. Lebensjahr, jedenfalls vor dem 6., und die adoleszente Form zwischen dem 6. und dem 12. Lebensjahr auftretend. Der infantile Typ kommt oft auch doppelseitig zur Beobachtung; der adoleszente Typ ist gewöhnlich unilateral. Eine Fortdauer des infantilen Typs in die adoleszente Form, also ein Übergang vom infantilen Typ in den adoleszenten, ist nicht selten. Die Kinder sind normal entwickelt, meist aber übergewichtig. Während des Krankheitsverlaufes kommt es zu einer winkeligen Abknickung der Tibia mit Innenrotation im medialen und distalen Drittel. Der Prozeß schreitet fort mit zunehmender Überdehnung und Insuffizienz des Bandapparates im Kniegelenk, wodurch Schmerzen im Kniegelenk auftreten; schließlich kommt es zu einer bedeutenden Einschränkung des Gehvermögens. Die laborchemischen Befunde sind normal.

Im Röntgenbild erkennt man unregelmäßige Strukturen im abgeschrägten medialen, seltener im lateralen Tibiakopfkondylus. Die Wachstumsfuge ist aufgelockert, die Kortikalis verdickt. Der metaphysäre Defekt entwickelt sich stufenförmig und wird durch die Epiphyse kompensatorisch ausgefüllt. Der Mittelteil der proximalen Tibiametaphyse ist schnabelartig deformiert; manchmal finden sich auch Streßfrakturen. Der Gelenkspalt ist medial breiter als lateral. Der Unterschenkelknochen ist abhängig vom Ausmaß der Veränderungen und der Krankheitsdauer entsprechend verformt (Abb. 60). Ein Rezidiv nach korrektiver Osteotomie ist namentlich bei Kindern im 1. Dezennium möglich.

Differentialdiagnose: Crura vara, angeborene epiphysäre Wachstumsstörung, epiphysäre und metaphysäre Dysostosen, Zustand nach epiphysären Entzündungen bei infektiösen und entzündlichen Erkrankungen, Trauma, Rachitis.

Apophyseonekrose der Tuberositas tibiae (Morbus Osgood-Schlatter)

Dieses erstmals 1903 von OSGOOD und von SCHLATTER (1903, 1908) unabhängig voneinander beschriebene Leiden befällt junge Leute zwischen dem 11. und 18. Lebensjahr, wobei die Kulmination beim 13. und 14. Lebensjahr liegt.

Es tritt, wie auch die meisten anderen einschlägigen Störungen, bei Mädchen um etwa 2 Jahre früher auf als bei Knaben; das männliche Geschlecht wird 10mal häufiger befallen als das weibliche. REICHELT (1968) fand für 136 männliche Erkrankte ein Durchschnittsalter von 14 Jahren und für 43 weibliche ein solches von $13^{5}/_{12}$; er ermittelte

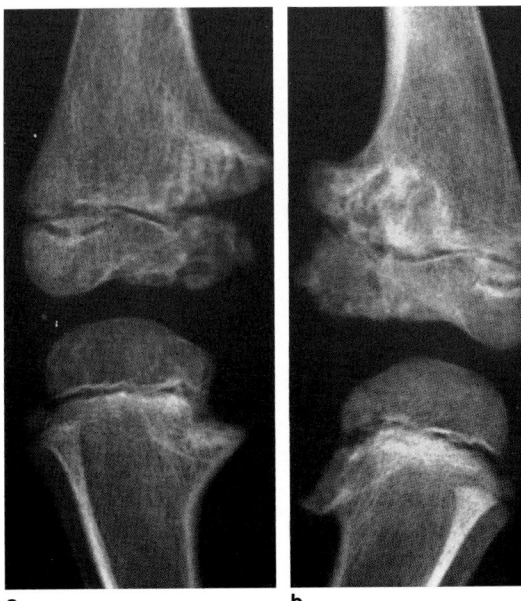

a b
Abb. **60a** u. **b** Hochgradige Genua vara bei 4jährigem Knaben. Hochgradige osteonekrotische Veränderungen und Formanomalie nicht nur an der medialen Kante der proximalen Tibiametaphyse, sondern auch an den korrespondierenden Stellen der Femora (aus *Swoboda, W.:* Das Skelett des Kindes. 2. Aufl. Thieme, Stuttgart 1969)

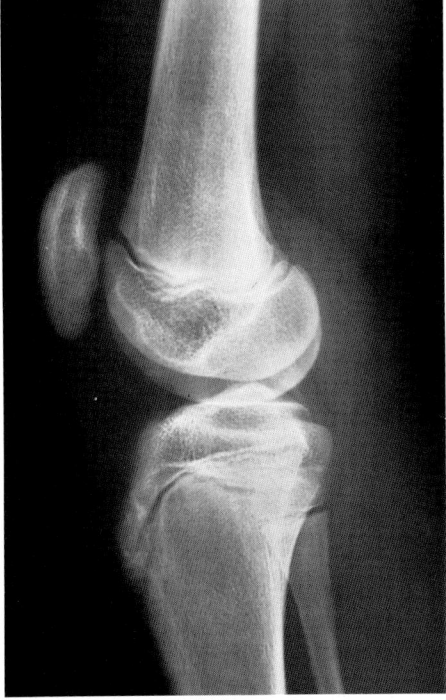
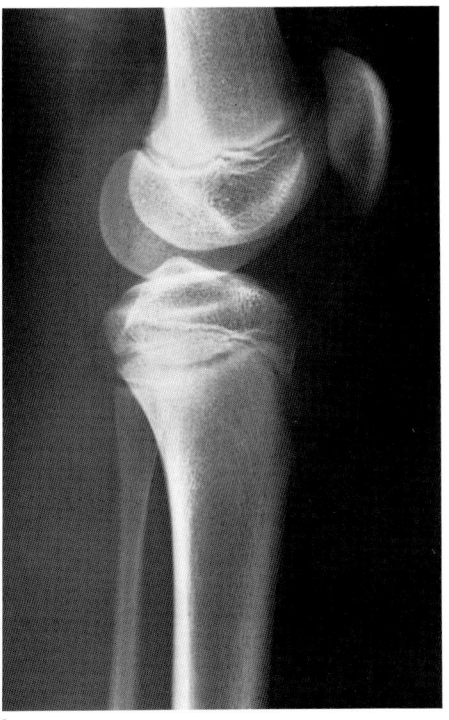

a b
Abb. **61a** u. **b** Morbus Osgood Schlatter rechts
a Gesunde linke Seite, **b** erkranktes rechtes Knie, 14jähriger Junge. Bagatellverletzung beim Fußballspiel vor einigen Monaten
(aus dem Sport-Unfallzentrum der LKA Salzburg, Prim. Dr. *E. Baumgartl*)

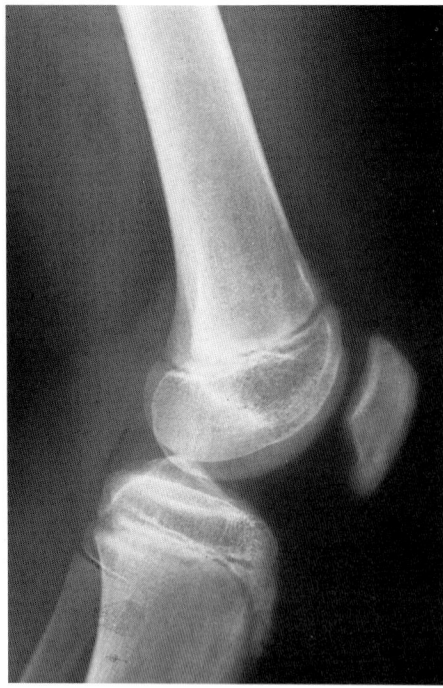
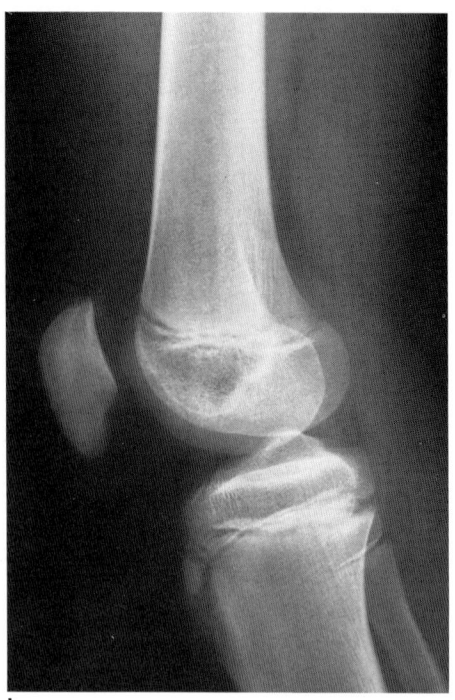

a b
Abb. 62a u. b Morbus Osgood Schlatter beiderseits
a linkes Knie, b rechtes Knie, 14jähriges Mädchen. Vor ½ Jahr Sturz mit nachfolgenden Schmerzen im Bereich des rechten Knies, später zusätzliche Schmerzen links
(aus dem Sport-Unfallzentrum der LKA Salzburg, Prim. Dr. E. Baumgartl)

bei insgesamt 1091 Patienten der Literatur und der Orthopädischen Universitäts-Klinik Würzburg ein auffallendes Verhältnis von 3,33–3,76:1 zugunsten des männlichen Geschlechtes. Doppelseitiges Vorkommen wird nach HÄUPTLI (1954) in 10–60% beobachtet, wobei die Doppelseitigkeit oft allerdings „nur" aufgrund des Röntgenbildes festgestellt worden ist, während die Klinik einseitig war; dies beleuchtet schon die Problematik der Ossifikationsvarianten der Apophyse der Tuberositas tibiae. Eine Kombination des Morbus Osgood-Schlatter mit der *Osteopathia patellae Sinding-Larsen-Johansson* wird von einigen Autoren beschrieben; auch die Vergesellschaftung mit einer *Patella bipartita* wird angeführt.

Die Ätiologie des Morbus Schlatter ist immer noch sehr umstritten; ähnlich wie bei anderen aseptischen Osteonekrosen schiebt sich auch hier die Auffassung der Entstehung über ein Trauma oder über eine Überbelastung in den Vordergrund und gerade z. Z. wird es stark in Zweifel gezogen, ob man den Morbus Osgood-Schlatter überhaupt zu den aseptischen Apophyseonekrosen zählen darf. PALUGYAY (1926) hält es für nicht richtig, alle in der Zeit der Verknöcherung auftretenden Änderungen der Tibiaapophyse als Osgood-Schlatter-Erkrankung aufzufassen. Er hält das Trauma und schon vorhandene Veränderungen im Bereich der Ossifikationszone für wesentlich. Für jene Fälle, die eine Kontinuitätstrennung aufgrund anderer Erkrankungen zeigen, schlägt er die Bezeichnung *„Pseudo-Schlatter"* vor. Im übrigen ist die Literatur darüber sehr umfangreich; anlagebedingte Störungen in Ossifikationszentren, also eine konstitutionelle Grundlage und eine Überbelastung oder ein Dauertrauma, sind – wie auch bei den verwandten juvenilen Osteonekrosen – die Hauptfaktoren für das Zustandekommen dieser Apophyseonekrose.

Allmählich entstehende Schmerzen im Bereich der geschwollenen Tuberositas tibiae, meist ausgelöst durch sportliche Überbeanspruchung oder eine gewisse Traumatisation, werden anamnestisch genannt. Selten fühlt sich diese Region über der Tuberositas tibia warm an und ist gerötet. LUTTEROTTI (1950) unterschied hinsichtlich der apophysären Strukturveränderung einen phasenartigen Verlauf. Im Stadium der Ausheilung verschmelzen die einzelnen Knochenstückchen der Apophyse miteinander. Spätbeschwerden bei *persistierenden Apophysenspalten* und *-kernen* kommen vor, was BRANDES (1927) veranlaßte, eine Schlatter-Erkrankung auch bei Erwachsenen diagnostizieren zu dürfen. Nach der Osgood-Schlatter-Erkrankung kann sich eine Verkürzung des Lig. patellae entwickeln, was wiederum degenerative Veränderungen an der Kniescheibe, vor allem an deren unterem Rand zur Folge hat.

Röntgensymptomatik: Die röntgenologische Erscheinungsform des Morbus Osgood-Schlatter hängt vom Stadium der Entwicklung der Tuberositasapophyse ab. Man kennt ein initiales Stadium im frühjugendlichen Alter, ein akutes Stadium in der Zeit des Pubertätsbeginnes und ein abklingendes Stadium unmittelbar vor der Skelettreife. Auf das mögliche verspätete Auftreten der typischen Veränderungen bei Erwachsenen wurde schon hingewiesen. Das Röntgenbild ist vor allem durch zerrissene und zerklüftete Knochenkerne mit unregelmäßigen Konturen gekennzeichnet, wobei aufgehellte und verdichtete Partien den zerklüfteten Teilen des Knochenkernes ein unregelmäßiges Aussehen verleihen. Oft ist der Apophysenkern insgesamt gesehen auch vergrößert; ist schon eine schnabelförmige Verknöcherung vorhanden, so werden der Rand zerklüftet, die Basis eingeschnürt und die Spitze kolbig verformt; in der Umgebung des Knochenkernes finden sich mehrere Sequester (Abb. **61** u. **62**). Das unregelmäßige Röntgenbild bleibt oft noch lange bestehen, auch wenn die Klinik nach Ruhigstellung schon geschwunden ist und Schmerzfreiheit besteht. Es wurde eingangs schon darauf hingewiesen, daß AARTS (1969) bei der Diagnostik des Morbus Osgood-Schlatter die Thermographie mit Erfolg eingesetzt hat. Auch die szintigraphische Untersuchung ist dabei sehr wertvoll, da sie die Aktivität des Knochenumbaues kennzeichnet (NAMEY u. DANIEL 1980).

Differentialdiagnose: Tendinitis infrapatellaris, Sinding-Larsen-Johansson-Syndrom, Frakturen und Ermüdungsbrüche, Exostosen.

Aseptische Nekrosen im Bereich der oberen Sprunggelenke und der Füße

Ähnlich wie im Bereich der Hand kommen auch im Bereich des Fußes zahlreiche aseptische Nekrosen vor, die jeweils eine ähnliche Symptomatik haben: Der *Malleolus tibiae,* der *Talus* (SCHAAF u. Mitarb. 1983), der *Processus posterior tali* und das *Os trigonum,* der *Kalkaneus* und der *Calcaneus secundarius,* die *Ossa cuneiformia* und das *Os cuboideum,* die *Ossa metatarsalia* und akzessorische Knochen sowie Sesambeine sind hier zu nennen. Die praktisch wichtigsten Formen sind die aseptische Nekrose des *Os naviculare pedia (Morbus Köhler I)*, die Osteonekrose an *den Metatarsalköpfchen (Morbus Köhler II)*, die *Apophysitis an der Basis des Os metatarsale V (Morbus Iselin)* und die *Osteochondropathia an der Apophyse des Tuber calcanei (Morbus Haglund)*.

Primäre aseptische Osteochondronekrose des Os naviculare pedis (Morbus Köhler I)

Diese erstmals von KÖHLER (1908) an Hand von 3 Fällen beschriebene Erkrankung kommt – häufiger bei Knaben als bei Mädchen – zwischen dem 2. und 10. Lebensjahr mit der Spitze bei 5- und 6jährigen vor. Auch Doppelseitigkeit, familiäres Vorkommen und die Kombination mit anderen Osteonekrosen sind bekannt.

Klinisch entwickelt sich meist nach einem Trauma oder einer Überbelastung eine schmerzhafte Schwellung in der Kahnbeingegend, die zum Hinken Anlaß gibt. Der innere und dorsale Rand der Fußwurzel, also die Gegend des Kahnbeines, wird als druckschmerzhaft angegeben. Es gibt aber auch klinisch stumme Fälle.

Röntgensymptomatik: Ähnlich wie die entsprechende Symptomatik bei Osteonekrosen von anderen kurzen Knochen, ist das Os naviculare auf die Hälfte oder ein Viertel seiner normalen Breite verschmälert und zeigt manchmal Biskuitform; seine Struktur ist verdichtet; KÖHLER selbst gibt als Hauptsymptom die hochgradige Dichte und Strukturlosigkeit des Knochens an. In schweren Fällen kann der verdichtete Knochen auch zerfal-

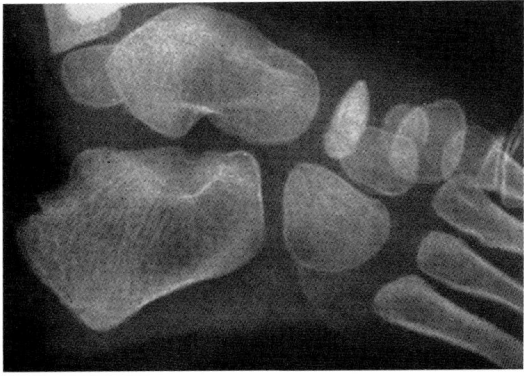
a

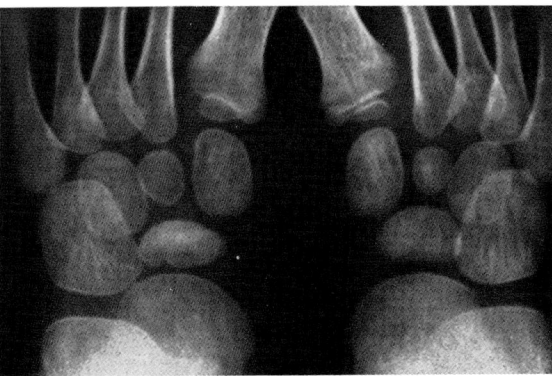
b

Abb. **63a** u. **b** Köhlersche Erkrankung des linken Os naviculare pedis (**a**) und Vergleichsaufnahme (**b**) der rechten Fußwurzel. Zusammensinterung und Strukturverdichtung des erkrankten Knochenkernes. 5jähriger Knabe. Seit 4 Monaten Beschwerden

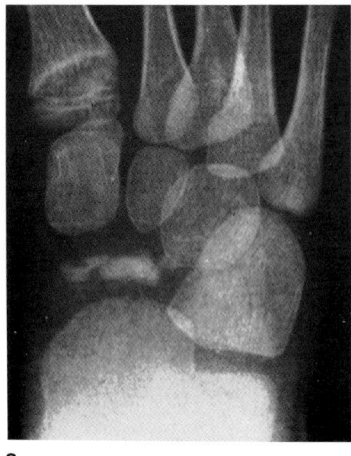 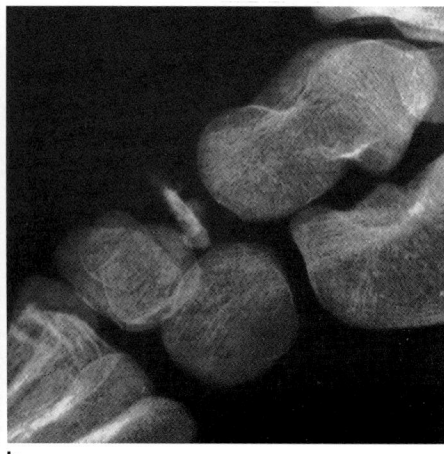

Abb. 64 a u. b
Köhlersche Erkrankung des Os naviculare pedis. Hochgradige Zusammensinterung und Verdichtung des geteilten Knochenkernes. 8jähriger Knabe. Seit 8 Monaten schmerzhafte Schwellung

len und dann wie zerklüftet aussehen (Abb. 63 u. 64).

Aseptische Nekrose an Metatarsalköpfchen (Morbus Köhler II, Morbus Köhler-Freiberg)

FREIBERG machte 1914 als erster auf dieses Krankheitsbild aufmerksam und hielt es für eine Unfallfolge. KÖHLER bearbeitete das Krankheitsbild 1920 wesentlich gründlicher, nachdem er es schon 1914 oder 1915 in einem Lehrbuch erwähnt hatte. Auch eine Reihe anderer Autoren hat in diesen Jahren Strukturveränderungen an den Metatarsalköpfchen beobachtet. Die aseptische Nekrose betrifft meist das Metatarsalköpfchen II, seltener III und IV und besonders selten V. Der Befall des Köpfchens des Metatarsale I in der Form eines Morbus Köhler II nimmt eine Sonderstellung ein, weil das Kapitulum des Os metatarsale I nicht epiphysär entsteht.

Das klinische Bild ist durch Schmerzen in der Gegend des befallenen Mittelfußknochen besonders plantar beim Gehen und Laufen gekennzeichnet. Der Beginn ist meist schleichend, und ein Trauma wird hierbei nur selten als Ursache beschuldigt; eher wird eine chronische Überlastung als mutmaßliche Ursache der Beschwerden angegeben. Die Frühdiagnose verhindert die Entwicklung einer Arthrose im Spätstadium.

Röntgensymptomatik: BRAGARD (1925) und MAU (1966) teilten die Erkrankung in drei Stadien ein, wobei sie das Röntgenbild zur Grundlage für diese Einteilung machen. Im I. Stadium sieht man nach einem relativ unauffälligen Anfangsbild subchondrale Aufhellungsstreifen, die am besten in schräger Aufnahmerichtung erfaßt werden können, eine geringe Gelenkspaltverbreiterung als Ausdruck eines Knorpelödems und bereits schon eine beginnende Abflachung und Entrundung des jeweiligen Metatarsalköpfchens, dessen Konturen auch unscharf sein können. Im II. Stadium offenbart sich das Fortschreiten der Nekrose durch das Auftreten herdförmiger Verdichtungen und Aufhellungen; die Abplattung des Köpfchens wird deutlicher und geht mit einer Fragmentation einher; der Kopf kann durch Kompression breiter werden. Die Epiphysenfuge kann vorzeitig verschwinden. Der distale Schaftanteil, also die angrenzende Diaphyse, kann durch periostale Appositionen verdickt werden – ein Krankheitsmerkmal, das KÖHLER für wesentlich hielt, was später aber nicht bestätigt werden konnte. Das Stadium III ist jenes der Ausheilung. Eine völlige Restitution kann nach eingetretener Deformierung des Metatarsalköpfchens nicht mehr erwartet werden. Die Konturen werden jedoch glatter; die unregelmäßigen Strukturen verschwinden und machen einer grobklückigen Spongiosazeichnung Platz. Der Gelenksspalt bleibt erst noch weit; später entwickelt sich in der Regel eine Arthrose mit Randwülsten und subchondraler Sklerosierung (Abb. 65–67).

Differentialdiagnose: Arthritis mutilans, Stauchungsfrakturen, Osteochondrosis dissecans.

Apophysitis an der Basis des Metatarsale V (Morbus Iselin)

ISELIN berichtete 1912 über Wachstumsbeschwerden z. Z. der knöchernen Entwicklung der Tuberositas metatarsi V und meinte dabei, das Krankheitsbild als *juvenile aseptische Osteonekrose* auffassen zu müssen. Erst 1931 erschien eine weitere Mitteilung; später gab diese Veränderung zu reichlicher Diskussion Anlaß. Teils wird das Krankheitsbild dem Morbus Perthes oder dem Morbus Köhler beigeordnet, teils der Mißbildung betrachtet, dann wieder als Epiphysenlösung oder als Traumafolge und schließlich als Tendinopathie, ähnlich wie die Achillodynie, aufgefaßt.

Die Klinik ist gekennzeichnet durch Beschwerden, die auf Überbelastung, ein Vertreten des Fußes oder auf ein Trauma zurückgeführt werden.

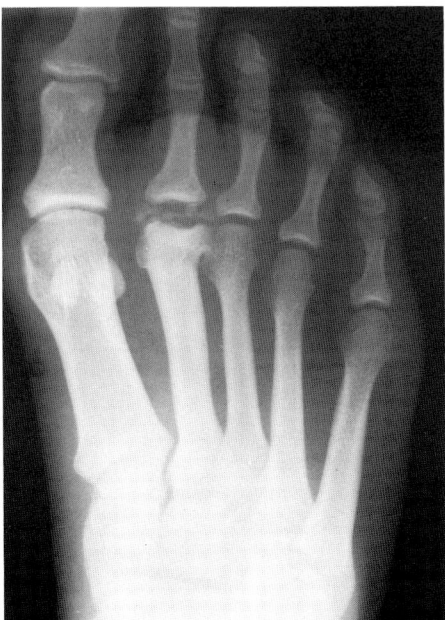
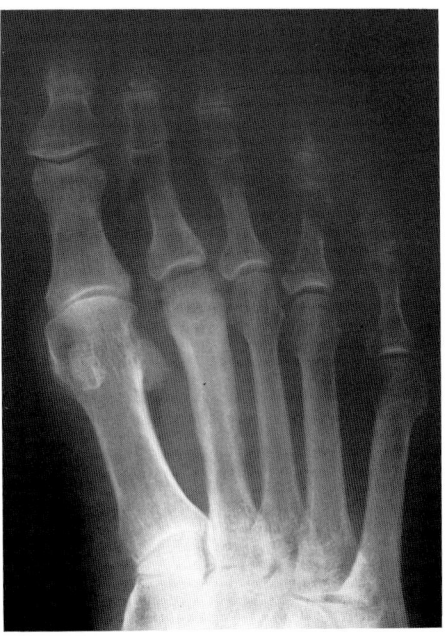

Abb. 65 Freiberg-Köhlersche Erkrankung des Metatarsalköpfchens II. 20jähriger Mann. Neben der Zerstörung des Metatarsalköpfchens und der metaphysären Verformung findet sich auch eine auffallende periostale Verdickung der Diaphyse (aus dem Sportmed. Dienst Halle, Prof. Dr. H. G. Baars)

Abb. 66 Zustand nach Freiberg-Köhlerscher Erkrankung. 60jährige Frau. Verformung und Abflachung des Metatarsalköpfchens II. Periostale Appositionen an der Diaphyse (aus dem Sport-Unfallzentrum der LKA Salzburg, Prim. Dr. E. Baumgartl)

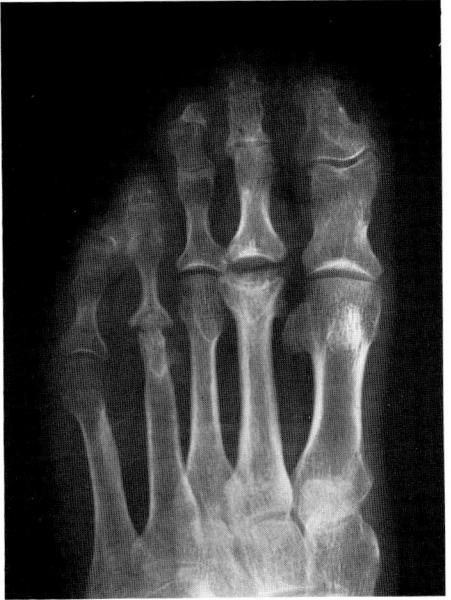
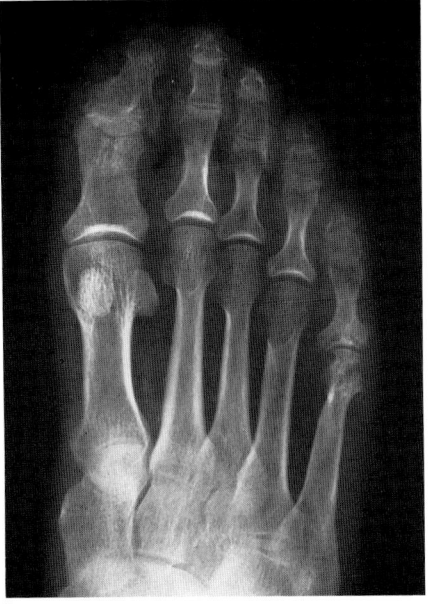

a b

Abb. 67a u. b Zustand nach Freiberg-Köhlerscher Erkrankung des Os metatarsale II. Degenerative Arthropathie. Diabetische Osteoarthropathie mit Osteolyse am IV. und V. Strahl links und am V. Strahl rechts. 60jähriger Mann

Röntgensymptomatik: Das Röntgenbild ist gekennzeichnet durch eine unregelmäßige Struktur mit Verdichtungen und Aufhellungen sowie durch eine unregelmäßige Begrenzung dieser Apophyse und eine Vergrößerung des Apophysenspaltes.
Differentialdiagnostisch ist die Abgrenzung von in dieser Region häufig vorkommenden Frakturen besonders wichtig.
OGATA u. Mitarb. (1986) beschrieben 4 Fälle von idiopathischer Nekrose des Sesambeines des Os metatarsale I.

Osteochondropathie der Apophyse des Tuber calcanei (Osteochondritis calcanei, Morbus Haglundi calcanei)

Nachdem HAGLUND (1907) 2 einschlägige Fälle beschrieben hatte, schlug BENTZON (1930) vor, das Krankheitsbild nach HAGLUND zu benennen. Seither gibt es eine ziemlich umfangreiche Literatur darüber.
Bevorzugt befallen werden kräftige sporttreibende Jugendliche im Alter von 8–13 Jahren. Das Durchschnittsalter der einschlägig erkrankten Mädchen wird mit 10½ Jahren angegeben, jenes der Knaben mit 11½ Jahren. Knaben werden häufiger befallen als Mädchen; ein beidseitiger Befall ist nicht selten.
Das klinische Bild ist durch Fersenschmerzen nach sportlicher Anstrengung gekennzeichnet, wobei der Fersenbereich auch etwas geschwollen sein kann und der Achillessehnenansatz als druckschmerzhaft angegeben wird. Die Dorsalflexion ist schmerzhaft. Gelegentlich macht sich ein hinkender Gang mit Schonung der erkrankten Ferse bemerkbar. Bei entsprechender Behandlung ist die Prognose dieser Erkrankung absolut gut.

Röntgensymptomatik: Die varianten Ossifikationsbilder ergeben Schwierigkeiten in der Diagnose; dennoch läßt sich sagen, daß einige Merkmale bei der echten Apophysitis calcanei am häufigsten auftreten: Fragmentierung des Apophysenkernes, unregelmäßige Begrenzung der Kerne und des gegenüberliegenden Tuberrandes mit Randaufrauhung, strukturelle Unregelmäßigkeiten der Kerne in Form von Verdichtungen und Aufhellungen und Verbreiterung des Apophysenspaltes. HASS (1931) unterschied zwei Typen: beim Typ I, der seltener vorkommt, ist die Apophyse verkleinert, wie angenagt und in Auflösung begriffen. Beim häufigeren Typ II ist die Apophyse wie bei einer Querfraktur in zwei oder mehrere Teile gespalten, zerklüftet und bröckelig. Hinsichtlich ihrer Größe werden die Apophysen unterschiedlich angegeben, entweder höher und dicker oder auch hypoplastisch (Abb. **68**).
Differentialdiagnose: Fraktur, Ermüdungsfraktur, Tendinopathie, Periostitis, Fersensporn, Fibroostitis beim Morbus Bechterew, Dysostose, Chondrodystrophie.

Osteochondrosis dissecans

Unter dem sehr häufigen Leiden der Osteochondrosis dissecans versteht man eine schalenförmige Ablösung kleiner Knochensequester von der Oberfläche eines Gelenkkopfes – nicht der Pfanne – mit Umwandlung zu einem freien Gelenkkörper, der sog. Gelenkmaus.
Der subchondrale Nekroseherd demarkiert sich durch eine Trümmerzone allmählich gegen den erhaltenen Knochen, wodurch die sog. Gelenkmaus entsteht. Die Proliferationszone des Knorpelüberzuges bleibt meist intakt und kann auch nach ihrer Ablösung durch die Gelenkflüssigkeit ernährt werden und weiterwachsen, woraus eine Vergrößerung des freien Gelenkkörpers, der sekundär zwiebelschalenartige Verkalkungs- oder Verknöcherungszonen anbilden kann, resultiert. Andererseits kann der freie Gelenkkörper auch – allerdings selten – aufgelöst werden.
Die Osteochondrosis dissecans betrifft Jugendliche ab dem 10. Lebensjahr und junge Erwachsene, wobei das männliche Geschlecht häufiger betroffen ist; familiäres Vorkommen wird beobachtet. ERBAN u. KOLBERG (1981) berichteten über das gleichzeitige spiegelbildliche Auftreten einer Osteochondrosis dissecans im Bereich des tibialen Femurkondylus bei eineiigen Zwillingen und diskutierten die hereditäre Komponente. Prädilektionsstellen sind der Häufigkeit des Vorkommens nach geordnet: das Ellenbogengelenk (10.–30. Lebensjahr), das Kniegelenk (10.–30. Lebensjahr), das oberen Sprunggelenk und das Hüftgelenk (20.–40. Lebensjahr); beim Ellenbogengelenk ist die rechte

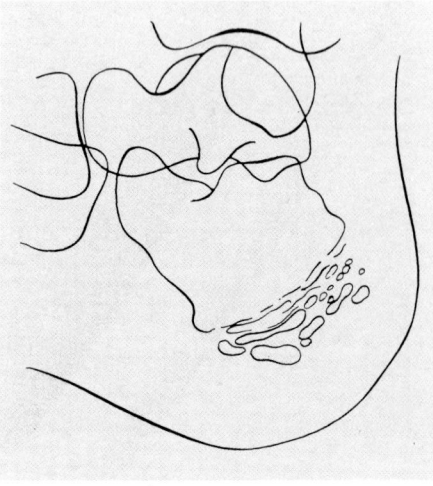

Abb. **68** Skizze des Zerfalles einer Kalkaneusapophyse bei einem 10jährigen Knaben (nach *Hass*)

Abb. **69a–c** Schemata zur Gelenkmausbildung
a Die Maus liegt noch im Mausbett und ist durch eine Kontinuitätstrennung aus dem Knochen ausgesprengt. Die Maus besteht aus Knorpel und Knochen
b Die Maus ist geboren, d.h. aus dem Bett ausgetreten
c Noch nicht aus dem Knorpel geborene Gelenkmaus; dieses Zustandsbild ist röntgenographisch negativ, da nur knöchern strukturierte Gelenkmäuse röntgenologisch zur Darstellung kommen

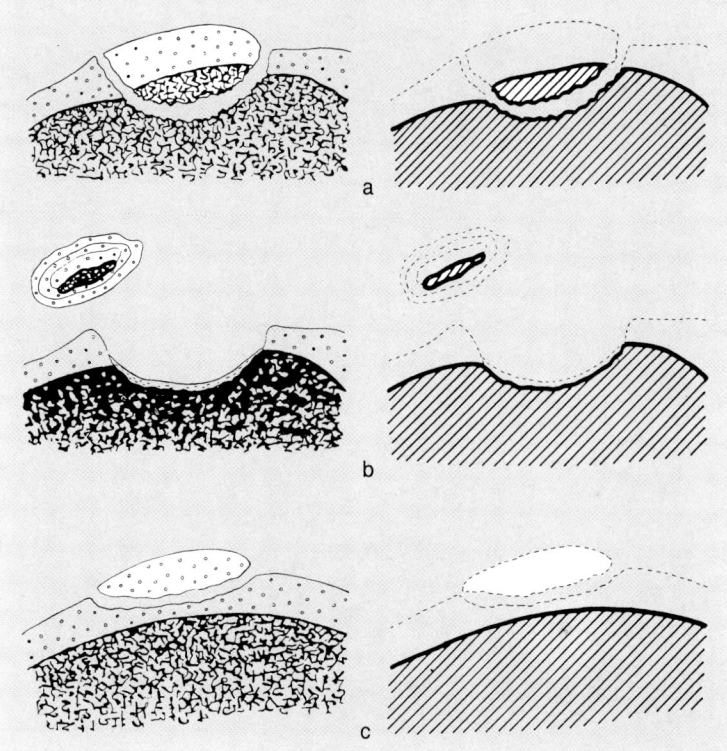

Seite häufiger befallen als die linke, in 10–20% ist beidseitiges Vorkommen möglich. Seltene Lokalisationen sind das Schultergelenk und das Os naviculare manus, hier an der dem Os lunatum zugewandten Seite. Bei ähnlichen Veränderungen, die an den Gelenken der Lendenwirbelsäule beobachtet werden, dürfte es sich eher um persistierende Apophysen als um eine Osteochondrosis dissecans handeln.

Die klinischen Symptome entwickeln sich allmählich; schmerzhafte Schwellungen, rezidivierende Gelenkergüsse mit Bewegungseinschränkung und gelegentlicher Gelenkblockade beherrschen das Bild.

Röntgensymptomatik: Im Bereich des Ellenbogengelenkes sitzt die Gelenkmaus im Capitulum humeri, wird in der Regel frei und liegt dann dorsal oder volar in einer Gelenktasche. Das Capitulum radii ist gelegentlich hypertrophisch (Abb. **70–73**).
Im Bereich des Kniegelenkes sitzt der freie Gelenkkörper im Condylus tibialis femoris; wird die Gelenkmaus frei, liegt sie oberhalb oder unterhalb der Patella; bei Beugung kommt sie gegenüber der Patella zu liegen (Abb. **74** u. **76**).
Im Bereich des Sprunggelenkes sitzt die Gelenkmaus am medialen Rand der Talusrolle; sie heilt ein oder wird resorbiert (Abb. **75**).
Im Bereich des Hüftgelenks sitzt die Maus am Scheitel des Kopfes, selten medial; sie bleibt im Bett und wird resorbiert; mitunter wird sie auch

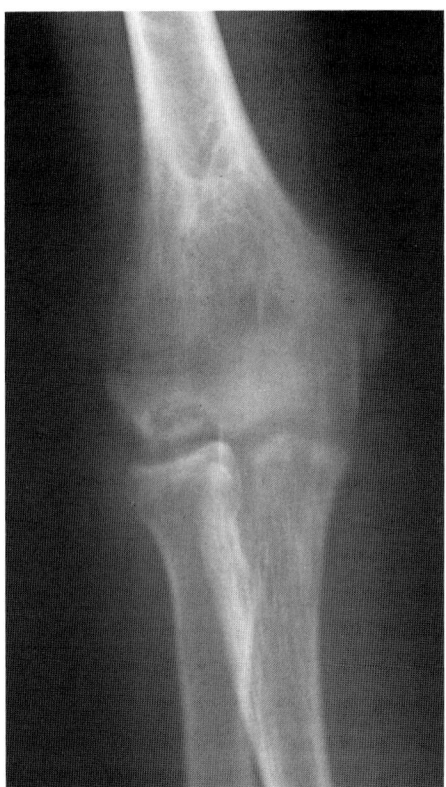

Abb. **70** Osteochondrosis dissecans im rechten Ellenbogengelenk im Kapitulum des rechten Humerus. 14jähriger Junge (aus dem Sport-Unfallzentrum der LKA Salzburg, Prim. Dr. *E. Baumgartl*)

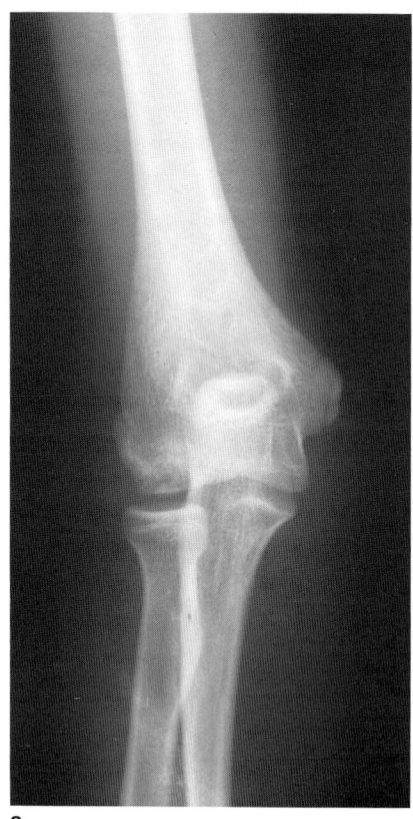
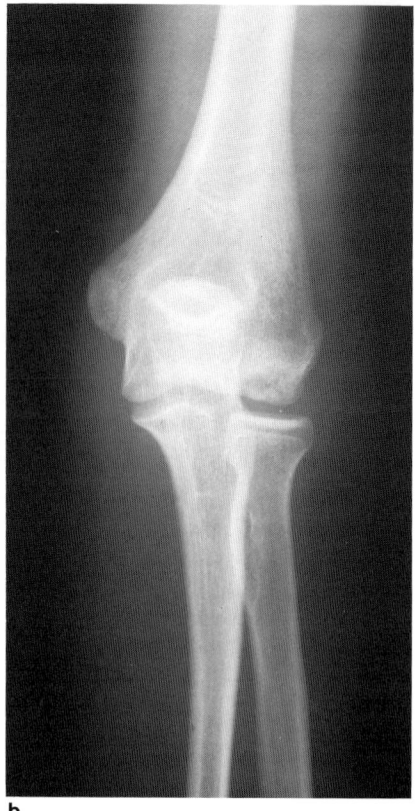

Abb. 71 a u. b
Beidseitige Osteochondrosis dissecans im Ellenbogenbereich. 13jähriges Mädchen (aus dem Sportmed. Dienst Halle, Prof. Dr. H. G. Baars)

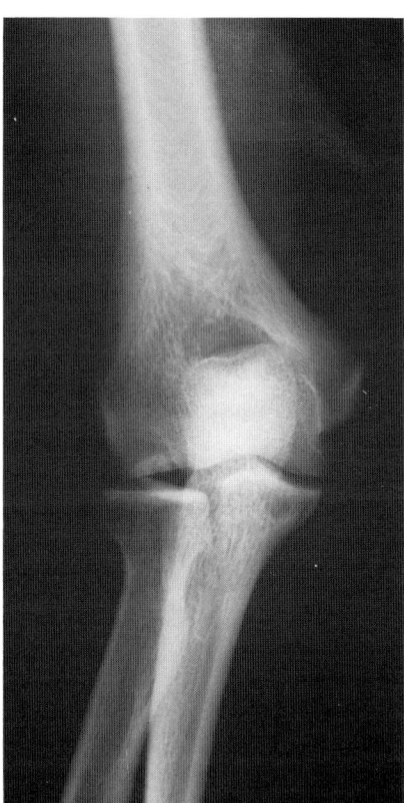

Abb. 72 Osteochondrosis dissecans im rechten Ellenbogenbereich. 26jähriger Mann. Dissekat verkleinert und sklerosiert, im Bett gelegen (aus der orthopäd. Abt. der LKA Salzburg, Prof. Dr. H. Hofer)

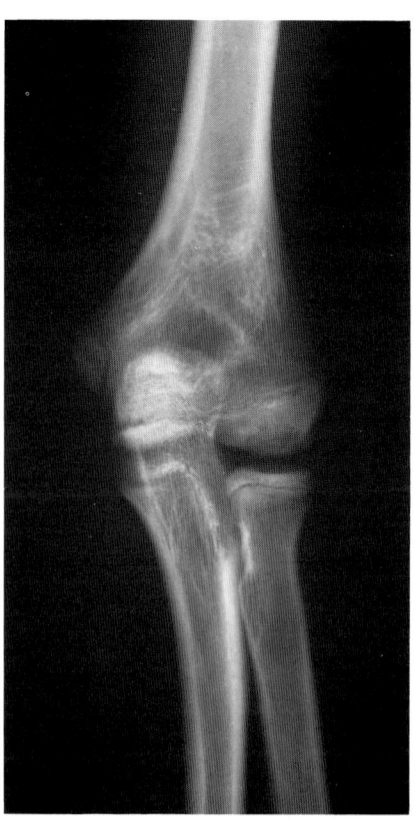

Abb. 73 Osteochondrosis dissecans im linken Ellenbogenbereich. Differentialdiagnose: aseptische Osteonekrose im Capitulum humeri Panner. 15jähriger Junge (aus dem Sportmed. Dienst Halle, Prof. Dr. H. G. Baars)

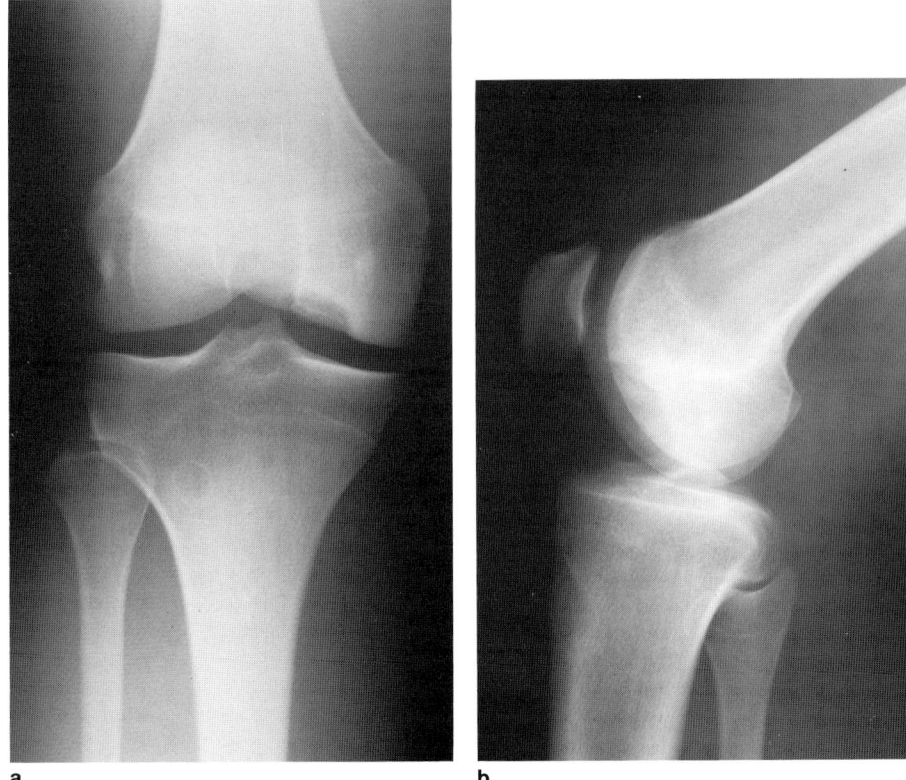

Abb. 74a u. b Osteochondrosis dissecans im rechten Kniegelenk. 19jähriger Mann (aus der orthopäd. Abt. der LKA Salzburg, Prof. Dr. H. Hofer)

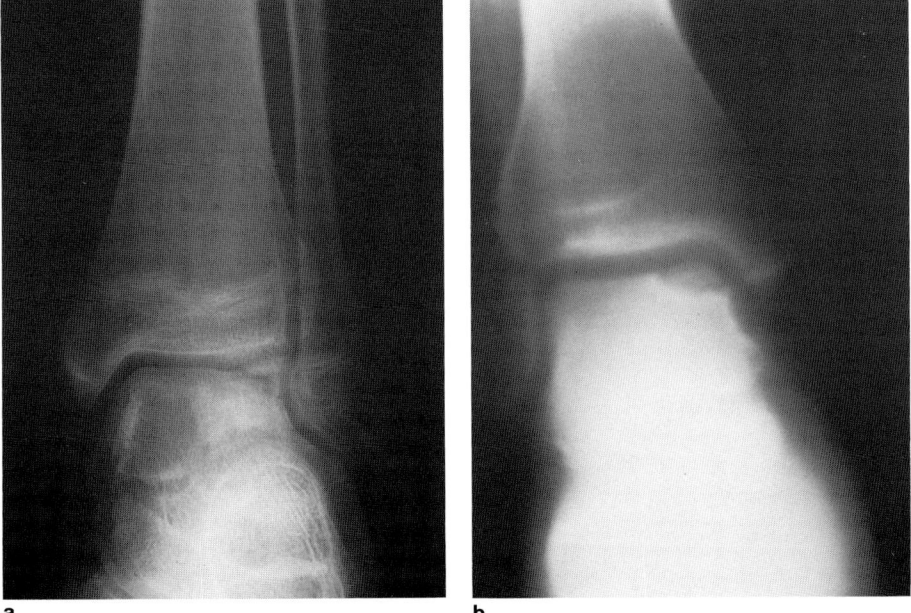

Abb. 75a u. b Osteochondrosis linker Talus, **a** a.-p. und **b** Tomogramm. 15jähriger Junge (aus der orthopäd. Abt. der LKA Salzburg, Prof. Dr. H. Hofer)

wieder eingebaut, was eine geringere Verformung des Femurkopfes verursacht als die Resorption. Im Spätstadium kann sich bei all diesen Veränderungen eine sekundär degenerative Arthropathie entwickeln (Abb. **78**).

Im übrigen gibt es nur wenige Gelenke, an welchen die Osteochondrosis dissecans noch nicht beschrieben worden ist. Aus dem äußerst umfangreichen Schrifttum seien nur einige, vorwiegend röntgenologische Arbeiten hervorgehoben (WEISZ 1930, FAIRBANK 1933, ZIMMER 1935, LAVNER 1947, FIEDLER 1951, RAVELLI 1951–1955, PHILIPS u. STARK 1965, BANKI 1966, DAVIS 1966, NAVARI 1966).

Im Detail zeigt das Röntgenbild eine umschriebene sklerotische Demarkierung eines rundlichen bis ovoiden Knochenstückchens an der Gelenkoberfläche, wobei dieses durch einen Aufhellungsspalt vom normalen Knochengewebe separiert ist. Nach Abstoßung der „Maus" glättet sich das Mausbett und wird vom Faserknorpel bedeckt.

Auf den Wert der MR bei der Diagnose der Osteochondrosis dissecans wiesen LEHNER u. Mitarb. (1987) hin.

Differentialdiagnose: akzessorische isolierte Randossifikationskerne, Corpora libera, Sesambeine, juvenile Osteonekrose, spontane Osteochondronekrose Ahlbäck, entzündliche Gelenkerkrankungen, Dysostosen, Knocheninfarkt, idiopathische Hüftkopfnekrose, Steroidhüfte, berufsbedingte Schädigungen (Preßlufthammer-Arbeiter, Caissonarbeiter), Arthropathia deformans mit zystischen Nekroseherden, periartikuläre Verkalkungen.

Abb. **76a–c** Osteochondrosis dissecans im linken Kniegelenk bei 9jährigem Mädchen: a.-p. Tomogramm, seitlich, Dissekat fast noch im Bett. Sagittaler Durchmesser wesentlich größer als frontal (aus dem Sport-Unfallzentrum der LKA Salzburg, Prim. Dr. *E.- Baumgartl*)

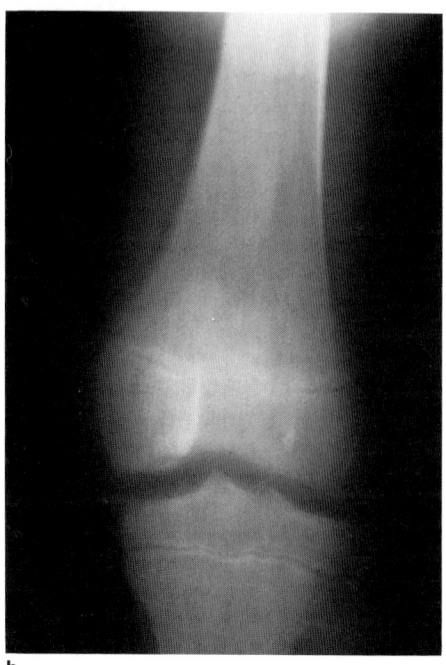

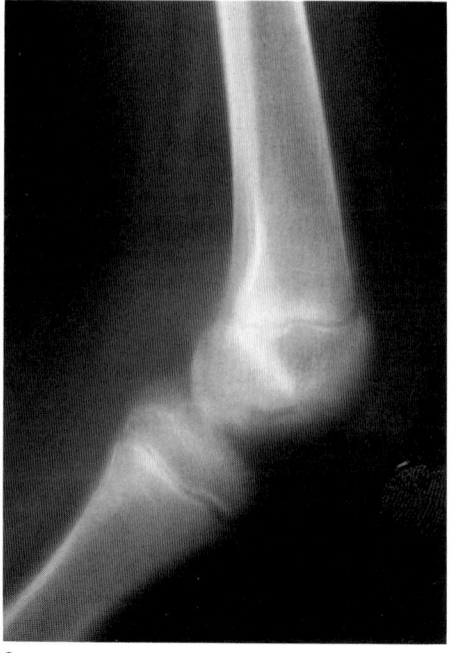

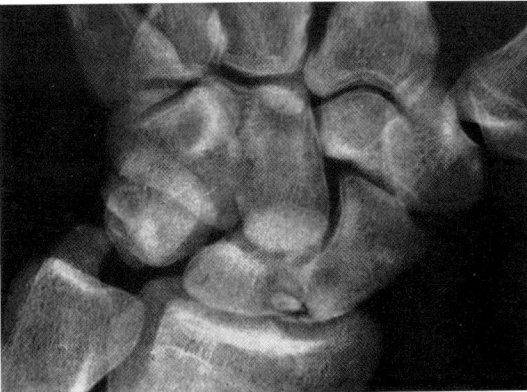

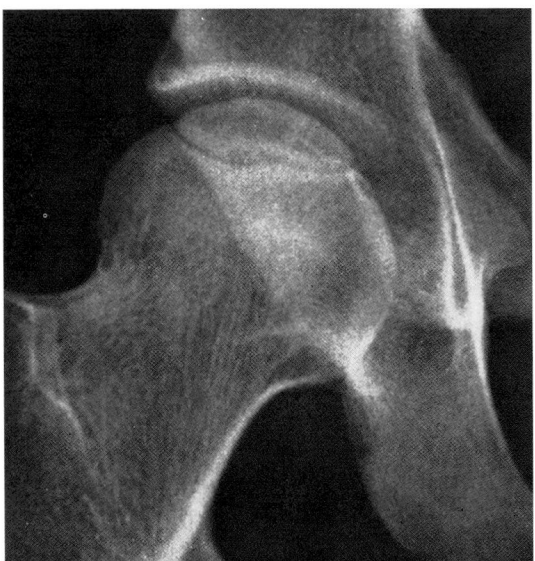

Abb. 77 Osteochondrosis dissecans im linken Os naviculare manus. 45jähriger Mann

▶

Abb. 78 Osteochondrosis dissecans im rechten Hüftgelenk. Symmetrischer Befund auch im Bereich des linken Hüftgelenkes. 23jähriger Mann. Schmerzen seit mehreren Jahren

Beruflich bedingte Osteochondronekrosen

Außer den spontanen, genuinen aseptischen Osteochondronekrosen kennt man noch beruflich bedingte Osteochondronekrosen, solche, die durch Traumatisation entstanden sind und Folgen von Zirkulationsstörungen.

Bei den beruflich bedingten Osteonekrosen sind es vor allem Arbeiter mit Preßlufthämmern (ROSTOCK 1933, LINOW 1934, LAAMANN 1944, ANDREESEN 1939), bei welchen primär zweifellos ein Dauerbruch vorliegt, und die Caissonarbeiter bzw. Taucher (ALNOR 1980), bei welchen Luftembolien zu Zirkulationsunterbrechungen führen. Knocheninfarkte bzw. spontane aseptische Nekrosen, die durch Zirkulationsstörungen entstehen, sind im Kapitel der zirkulatorischen Osteopathien (s. S. 195) abgehandelt worden; dort findet sich auch die Röntgensymptomatik der genuinen Hüftkopfnekrose eingehend beschrieben.

Knochennekrosen infolge von Gefäßabriß nach Luxation sind selten.

Nach Frakturen ist es vor allem der mediale Schenkelhalsbruch, der zu einer Unterbrechung der Blutversorgung des Schenkelkopfes und damit zur Nekrose führen kann. Kommt die Vereinigung der Fragmente nicht im entsprechenden Zeitraum zustande, so wird der Femurkopf nekrotisch, und der Femurhals verfällt der Inaktivitätsatrophie. Posttraumatische Osteonekrosen sind vornehmlich in folgenden Lokalisationen bekannt: Femurkopf, Processus styloideus ulnae et radii, Epicondylus humeri, Os naviculare manus, Os pubis, Humeruskopf, Capitulum humeri, Schlüsselbein.

Literatur

Zirkulatorische Knochenveränderungen

Übersichtswerke

Beduhn, D.: Gefäßbedingte Knochenveränderungen an der oberen Extremität. In Glauner, R.: Angiologie und Szintigraphie bei Knochen- und Gelenkerkrankungen. Thieme, Stuttgart 1971

Franzen, J.: Die akute Sudeck-Kienböcksche Knochenatrophie. Das Sudeck Syndrom. In Diethelm, L., F. Heuck, O. Olsson, H. Vieten, A. Zuppinger: Handbuch der medizinischen Radiologie, Bd. V/1. Springer, Berlin 1976 (S. 537)

Haslhofer, L.: Pathologie der Bewegungsorgane. Erkrankungen des Knochensystems. In Staemmler, M.: Lehrbuch der speziellen pathologischen Anatomie, Bd. II/4. de Gruyter, Berlin 1968

Heuck, F.: Skelet. In Haubrich, R.: Klinische Röntgendiagnostik innerer Krankheiten. Springer, Berlin 1971

Jesserer, H.: Knochenkrankheiten. Urban & Schwarzenberg, München 1971

Lauda, E.: Lehrbuch der inneren Medizin. Springer, Wien 1951

May, R., R. Nissl: Die Phlebographie der unteren Extremitäten, 2. Aufl. Thieme, Stuttgart 1973

Pliess, G.: Bewegungsapparat. In Doerr, W.: Organpathologie, Bd. III. Thieme, Stuttgart 1974 (S. 8.1)

Ratschow, M.: Angiologie, Thieme, Stuttgart 1959; 2. Aufl. 1974

Swoboda, W.: Das Skelet des Kindes, 2. Aufl. Thieme, Stuttgart 1969

Zinn, W. M.: Idiopathic Ischemic Necrosis of the Femoral Head in Adults. Thieme, Stuttgart 1971

Spezielle Arbeiten

Axhausen, G.: Über anämische Infarkte am Knochensystem und ihre Bedeutung für die Lehre von der primären Epiphysennekrose. Arch. klin. Chir. 151 (1928) 72

Baron, Z., T. Mielecki, J. Czernik, K. Wronecki: Klippel-Trenaunaysches Syndrom. Fortschr. Röntgenstr. 123 (1975) 355

Bauer, R., O. Lauer, M. Kratzer, H. Langhammer, H. W. Pablest: NMR-Untersuchungen bei Patienten mit Hüftkopfnekrose. Nuklearmedizin 7 (1984) 227

Blumensaat, C.: Der heutige Stand der Lehre vom Sudecksyndrom. Hefte z. Unfallheilkunde, Heft 51. Springer, Berlin 1956

Bosnjakovic-Büscher, S., F. Heuck: Radiologie der sog. aseptischen Hüftkopfnekrosen. 36. Van Swieten Tagung, Kongreßbd. 93. Österr. Ärztekammer, Wien 1982

Bosnjakovic-Büscher, S., F. Heuck: Fortschritte ind er Diagnostik der Hüftkopfnekrose im Erwachsenenalter. Röntgenpraxis (Stuttg.) 37 (1984) 254

Canigiani, G., G. Pusch: Radiologischer Beitrag zur aseptischen Kopfnekrose im Humerus- und Femurbereich. Radiologe 9 (1969) 222

Chandler, F. A.: Coronary disease of the hip. J. int. Coll. Surgns 11 (1948) 34

Damman, F.: Das Sudeck Syndrom. Med. Welt (Stuttg.) (1961) 2499

De Sèze, S., J. Welfling, M. Lequesne: L'Ostéonekrose primitive de la tête fémorale chez l'adulte. Rev. Rhum. 27 (1960) 117

Dihlmann, W.: Koxale Computertomographie. Fortschr. Röntgenstr. 135 (1981) 333

Dihlmann, W.: CT-analysis of the upper end of the femur the asterisk sing and ischaemic bone necrosis of the femoral head. Skelet. Radiol. 8 (1982) 251

Dihlmann, W., W. Thomas: Diagnostischer Algorithmus für die transitrische Hüftosteoporose unter Einbeziehung der Computertomographie. Fortschr. Röntgenstr. 138 (1983) 214

Dihlmann, W., M. Heller: Asterisk-Zeichen und adulte ischämische Femurkopfnekrose. Fortschr. Röntgenstr. 142 (1985) 430

Dihlmann, W., G. Delling: Ist die transitorische Hüftosteoporose eine transitorische Osteonekrose? Z. Rheumatol. 44 (1985) 82

Dihlmann, W.: Hochauflösende Computertomographie bei der Femurkopfnekrose. Fortschr. Röntgenstr. 149 (1988) 539

Dodig, D., B. Ugarkovic, D. Orlic: Bone scintigraphy in idiopathic aseptic femoral head necrosis. Europ. J. nucl. Med. 8 (1983) 23

Ellegast, H. H.: Die Radiologie der Osteopathie und Arthropathie beim Cushingsyndrom und nach Glukokortokoidtherapie. Radiol. clin. 35 (1966 a) 1

Ellegast, H. H.: Das Röntgenbild der Cortisonschäden. Wien. klin. Wschr. 78 (1966 b) 747

Ellegast, H. H., Hj. Schmoller: Skelettveränderungen beim Cushingsyndrom. Radiologe 14 (1974) 243

Fast, A., M. Alon, S. Weiss, F. R. Zeraviv: Avascular necrosis of bone following short term dexamethasone therapy for brain odem. Neurosurgery 61 (1984) 983

Fontaine, R., L. G. Hermann: Posttraumatic painful osteoporosis. Ann. Surg. 97 (1933) 26

Freund, E.: Zur Frage der aseptischen Knochennekrose. Virchows Arch. pathol. Anat. 261 (1926)

Göbbeler, Th., E. Löhr, O. Fiebach: Das pathologische Gefäßbild der Handarterien. Fortschr. Röntgenstr. 120 (1974) 440

Grabbe, E., R. Maas, M. Heller, H. Denkhaus, H. Kooijman, M. Kuhn, E. Bücheler: Kernspintomographie Untersuchungen bei 2,0 Tesla. Fortschr. Röntgenstr. 145 (1986) 464

Graumann, W., H. Braband: Über Periostveränderungen bei peripheren Durchblutungsstörungen. Fortschr. Röntgenstr. 92 (1960) 337

Grehn, S.: Hochauflösende Computertomographie bei der Femurkopfnekrose. Fortschr. Röntgenstr. 148 (1988) 285

Greyson, N. D., M. M. Lateran, A. E. Gross et al.: Radionuclide evaluation of spontaneus femoral osteonecrosis. Radiology (N.Y.) 142 (1982) 729

Hackethal, K. H.: Das Sudecksyndrom. Hüthig, Heidelberg 1958

Hanning, C., M. Reiser, W. Hawe: Multilokuläre Osteonekrose bei hochdosierter Corticosteroid-Therapie. Röntgenpraxis (Stuttg.) 39 (1986) 275

Harff, J.: Das Sudeck Syndrom, seine Ätiologie, Prophylaxe und Therapie. Verh. dtsch. orthop. Ges. 91 (1959) 358 (Beilageheft)

Heller, M., H. K. Genant, H. E. Jegerson: Magnetic Resonance Imaging der Femurkopfnekrose. 65. Dtsch. Röntgenkongreß, Tagungsbericht (1984) 555

Heuck, A., L. Lehner: Bildgebende Diagnostik bei Hüftkopfnekrose. Röntgenpraxis (Stuttg.) 40 (1987) 245

Heuck, A., M. Reiser, N. Rupp, K. Lehner, R. Erlemann: Die Darstellung der Femurkopfnekrose in der MR-Tomographie. Fortschr. Röntgenstr. 146 (1987a) 191

Heuck, A., M. Reiser, K. Lehner, T. Kahn: Ergebnisse der selektiven DSA bei Hüftkopfnekrosen. 68. Dtsch. Röntgenkongreß. Tagungsbericht 394, Springer (1987) 268

Heuck, A., M. Reiser, F. Schmucker, K. Lehner, J. Gmeinwieser, T. Kahn, N. Rupp: Selective digital subtraction arteriography in necrosis of the femoral head. Skeletal. Radiol. 16 (1987) 270

Heuck, F., H. Treugut: Die Hüftkopfnekrose bei metabolischen und hormonellen Osteopathien – eine radiologisch-morphologische Analyse. Radiologe 24 (1984) 319

Hilgenreiner, R.: Gibt es eine Sudecksche Knochenatrophie? Bruns Beitr. klin. Chir. 189 (1923) 683

Hillebrand, H. J., E. Schnepper: Zur Frage der Knochenatrophie bei der Endangitis obliterans. Fortschr. Röntgenstr. 97 (1962) 372

Hipp, E. G.: Indikation und Wert angiographischer Untersuchungen bei Erkrankungen des Skeletts. In Glauner, R.: Angiologie und Szintigraphie bei Knochen- und Gelenkerkrankungen. Thieme, Stuttgart 1971

Jaffé, H. L., M. M. Pomeranz: Changes in the bones of etremities amputated because of arteriovasculär disease. Arch. Surg. 29 (1934) 566

Jesserer, H.: Cortisonschäden und Cortisonismus. Rheumaforum I. G. Braun, Karlsruhe 1973

Jones jr., J. P.: Alkoholism, hypercortisonism, fat embolism and osseous avascular necrosis. In Zinn, W. M.: Idiopathic Ischemic Necrosis of the Femoral Head in Adults. Thieme, Stuttgart 1971

Kahlstrom, S. C.: Bone infarcts. Amer. J. Roentgenol. 47 (1942) 405

Kahn, T., M. Reiser, B. Heimhuber, R. Jäger: Die Kombination von beidseitigen idiopathischen Hüft- und Humeruskopfnekrosen – erster Bericht über ein Krankheitsbild. Röntgen-Bl. 39 (1986) 130

Karitzky, B.: Zbl. Chir. 1170 (1943) zit. n. Blumensaat

Kienböck, R.: Über akute Knochenatrophie bei Entzündungsprozessen an den Extremitäten und ihre Diagnose nach dem Röntgenbild. Wien. med. Wschr. 28 (1901) 34

Kirsch, K.: Zur Klinik. Röntgenologie und Histologie des Sudeck Syndromes. Verh. dtsch. orthop. Ges. (Beilagenheft) 91 (1959) 376

Klümper, A., N. Lohmann, E. Uehlinger, S. Weller, M. Strey: Aseptische Knochennekrosen des Oberschenkelkopfes nach Glukokortikoidbehandlung. Fortschr. Röntgenstr. 107 (1967) 96

Knüsel, O.: Technetiumszintigraphie in der Diagnostik der Algodystrophie. Schz. med. Wschr. 111 (1981) 613

König, H., D. Lucas, R. Requardt: Hochauflösende Kernspintomographie des Hüftgelenkes unter Anwendung einer Helmholtz-Oberflächenspule. Fortschr. Röntgenstr. 144 (1986) 204

Koppers, B.: Drei Phasen Szintigraphie beim Sudecksyndrom. Fortschr. Röntgenstr. 137 (1982) 564

Kozin, F., J. S. Soin, L. M. Ryan, G. F. Carrera, R. L. Wortmann: Bone scintigraphy in the reflex sympathetic dystrophy syndrom. Radiology 138 (1981) 437

Lagier, R.: Posttraumatic Sudeck's dystrophy localized in the metatarsophalangeal region. Fortschr. Röntgenstr. 138 (1983) 486

Lagier, R., I. Boussina, B. Mathias: Algodystrophy of the knee. Clin. Rheumatol. 71 (1983)

Leriche, R.: Sur les desequilibres vaso moteurs post-traumatiques primitifs des extremites. Lyon. chir. 20 (1923) 746

Louyot, P., A. Gaucher, J. Mathieu: Ostéonécrose des têtes femorales et hypercortisonisme. J. Radiol. Électrol. 44 (1963) 756

Mach, J.: Zur Differentialdiagnose von Hüftkopfnekrosen der Erwachsenen. Beitr. Orthop. 16 (1969) 1

Madell, S. H., L. M. Freeman: Avascular necrosis of bone in Cushing-Syndrom. Radiology N.Y. 83 (1964) 1068

Marcus, N. D., W. Enneking, R. Massam: The silent hip in idiopathic aseptic necrosis, J. Bone Jt Surg. A55 (1973) 1351

Mau, H.: Zur Frühdiagnose idiopathischer Hüftnekrosen Erwachsener. Beitr. Orthop. 13 (1966) 438

Maurer, H. J., J. Steinhäusen: Die Bedeutung der Hüftangiographie bei seltenen Formen posttraumatischer Schenkelkopfnekrosen. Fortschr. Röntgenstr. 105 (1966) 512

Meyer, T., L. E. Golten, C. Hawley: Avascular necrosis of bone following systemic steroid therapy. Radiology (N.Y.) 80 (1969) 422

Mitchell, D. G., V. M. Rao, M. Dalinka, C. E. Spritzer, W. B. Gefter, L. Axel, M. Steinber: MRI of joint fluid in the normal and ischemic hip. Amer. J. Roentgenol. 146 (1986a) 1215

Mitchell, D. G., H. L. Kunkel, M. E. Steinberg, H. Y. Kressel, A. Alavi, L. Axel: Avascular necrosis of the hip comparison of MR, CT and scintigraphy. Amer. J. Roentgenol. 147 (1986b) 67

Mitchell, D. G., H. Y. Kressel, P. H. Arger, M. Dalinka, C. E. Spritzer, M. E. Steinberg: Avascular necrosis of the femoral head. Radiology 161 (1986c) 739

Mitchell, D. G., P. M. Joseph, M. Fallon, W. Hickey, H. Y. Kressel, V. M. Rao, M. F. Steinberg et al.: Chemical shift MR imaging of the femoral head: an in vitro study of normal hips and hips with avascular necrosis. Amer. J. Roentgenol. 148 (1987a) 1159

Mitchell, D. G., V. M. Rao, M. K. Dalinka, B. E. Spritzer, A. Alavi, M. E. Steinberg, M. Fallon, H. Y. Kressel: Femoral head avascular necrosis correlation of MR imaging, radiographic staying, radionuclide imaging and clinical findings. Radiology 162 (1987b) 709

Müller, W.: Über das Verhalten des Knochengewebes bei herabgesetzter Zirkulation und das Bild von der Nekrose der Zwischenlamellen. Beitr. klin. Chir. 138 (1926) 614

Nicole, R.: Röntgenunsichtbare Fraktur des distalen Radio-Ulnar-Gelenkes. Beitrag zur Frage des Sudeckschen Syndromes bei sogenannten Bagatelleverletzungen. Z. Unfall.med. Berufskr. 52 (1959) 252

Niethard, F. U., W. Pohl: Röntgenologische Frühsymptome der idiopathischen Hüftkopfnekrose Erwachsener. Fortschr. Röntgenstr. 128 (1978) 525

Nissl, R.: Skelettveränderungen bei Erkrankungen des venösen Systems. Röntgen-Bl. 24 (1971) 1

Pfeifer, W.: Eine ungewöhnliche Form und Genese von symmetrischen Osteonekrosen bei der Femur- und Humeruskopfkappen. Fortschr. Röntgenstr. 86 (1957) 346

Phemister, D. B.: Changes in bones and joints resulting from interruption of circulation. Arch. Surg. 41 (1940) 435, 1455

Reichelt, A.: Röntgenologische Frühveränderungen der idiopathischen Hüftnekrose. Fortschr. Röntgenstr. 198 (1968) 649

Reiser, M., A. Heuck, R. Aigner, St. v. Gumppenberg, B. Heimhuber, N. Rupp: Die selektive arterielle DSA der Hüftkopfgefäße. Fortschr. Röntgenstr. 145 (1986) 379

Reme, H.: Über das Wesen des akuten Knochenumbaues (Sudecksche Knochenatrophie) und seine Beziehungen zu den trophischen Störungen der Gliedmaßen. Med. Klin. 36 (1940 II) 827

Reme, H.: Das Sudecksyndrom. Langenbeck's Arch. u. Dtsch. Z. Chir. 284 (1956) 32

Rieder, W.: Sudecksche Gließmaßendystrophie. Zbl. Chir. 62 (1935) 2791

Rieder, W.: Die akute Knochenatrophie. Dtsch. Z. Chir. 208 (1936) 260

Rieder, W.: Akuter kollateraler Knochenumbau. Langenbeck, Arch. 202 (1941) 1

Rupp, N., M. Reiser, E. Hipp et al.: Rolle der NMR-Tomographie in der Diagnostik der aseptischen Nekrosen. 65. Dtsch. Röntgenkongreß, Tagungsbericht (1984) 559

Rutishauser, E.: Kreislaufstörungen im Knochensystem. Verh. Dtsch. Ges. Pathol. 47 (1963) 91

Scheibe, G., B. Karitzky: Das funktionelle Hautkapillarbild bei der Sudeckschen Krankheit. Chirurg 25 (1954) 202

Scheibe, G.: Die Kapillarschädigung bei der Sudeckschen Krankheit. Langenbeck's Arch. u. Dtsch. Z. Chir. 285 (1957) 693

Schlungbaum, W.: Die beidseitige idiopathische Hüftnekrose. Fortschr. Röntgenstr. 106 (1967) 448

Schönbach, G.: Ätiologische Betrachtungen zur Sudeckschen Dystrophie auf Grund klinischer und experimenteller Untersuchungen. Langenbeck's Arch. u. Dtsch. Z. Chir. 284 (1956) 53

Schwörer, J., U. Schmidtkunz: Die bandförmige Osteoporose. Fortschr. Röntgenstr. 128 (1978) 264

Scott, J.: Bones changes in chronic arteriel insufficiency. J. vasc. Dis. 10 (1959) 382

Shermann, M. S., W. G. Selakowitsch: Bone changes in chronic circulatory insufficiency. J. Bone Jt Surg. A39 (1957) 894

Steinbrocher, O. Spitzer, N. Friedmann, M. D. Denver: The shoulder hand Syndrom in reflex dystrophy of the upper extremity. Ann. Int. Med. (Lancester) 29 (1948) 22

Stiess, A.: Die Knochennekrose im Rahmen der chronisch-degenerativen Gelenkleiden. Radiol. Austr. 6 (1953) 171

Sudeck, P.: Über die akute entzündliche Knochenatrophie. Arch. klin. Chir. 62 (1900) 148

Sudeck, P.: Über die akute (reflektorische) Knochenatrophie nach Entzündungen und Verletzungen an den Extremitäten und ohne klinische Erscheinungen. Fortschr. Röntgenstr. 5 (1901) 277

Sudeck, P.: Die sogenannte akute Knochenatrophie als Entzündungsvorgang. Chirurg 15 (1942) 449

Thickmann, D., L. Axel, H. Y. Kressel, M. Steinberg, H. Chem, M. Velchick, M. Fallon: Magnetic resonance imaging of avasculair necrosis of the femoral head. Skeletal. Radiol. 15 (1986) 133

Totty, W. G., W. A. Murphy, W. I. Ganz, B. Kumar, W. J. Daum, B. A. Siegel: Magnetic resonance imaging of the normal and ischemic femoral head. Amer. J. Roentgenol. 143 (1984) 1273

Trueta: Chirurg 25 (1954) 46, zit. n. C. Blumensaat

Uehlinger, E.: Über den akuten Knocheninfarkt. Schweiz. Z. Pathol. 13 (1950)

Vogler, E.: Angiographische Beiträge zur Entstehung von Gefäßerkrankungen und Durchblutungstörungen unter Berücksichtigung der terminalen Strombahn. Fortschr. Röntgenstr. 81 (1954) 479

Weiss, K.: Über das Röntgenbild der Knochenatrophie. Radiol. Austr. 11 (1957) 227

Aseptische Nekrosen in Epiphysen, Apophysen und kleinen Knochen

Übersichtswerke

Aarts, N. J. M.: Medical Thermographie. Karger, Basel 1969

Bauer, R.: Konstitution und Hüftgelenkerkrankungen. Morbus Perthes. Juvenile Kopfkappenlösung. Osteochondrosis dissecans. In Cotta, H.: Aktuelle Orthopädie, H. I. Thieme, Stuttgart 1970

Brailsford, J. F.: The Radiology of Bones and Joints. Churchill, London 1953

Brocher, J. E. W.: Die Scheuermannsche Erkrankung und ihre Differentialdiagnose. Schwabe, Basel 1946

Brocher, J. E. W., H.-G. Willert: Differentialdiagnose der Wirbelsäulenerkrankungen, 6. Aufl. Thieme, Stuttgart 1980

Caffey, J.: Pediatric X-Ray Diagnosis. 4. Ed. Year Book Medical Publishers, Chicago 1961

Dihlmann, W.: Gelenke – Wirbelverbindungen. Thieme, Stuttgart 1973; 3. Aufl. 1987

Dihlmann, W.: Röntgendiagnostik der Sakroiliakalgelenke und ihrer nahen Umgebung, 2. Aufl. Thieme, Stuttgart 1978

Feine, U., K. zum Winkel: Nuklearmedizin – Szintigraphische Diagnostik, 2. Aufl. Thieme, Stuttgart 1980

Fochem, K.: Einführung in die geburtshilfliche und gynäkologische Röntgendiagnostik. Thieme, Stuttgart 1967

Haslhofer, L.: Pathologie der Bewegungsorgane. Erkrankungen des Knochensystems. In Staemmler, M.: Lehrbuch der speziellen pathologischen Anatomie, Bd. II/4. de Gruyter, Berlin 1968

Heuck, F.: Skelett. In Haubrich, R.: Klinische Röntgendiagnostik innerer Erkrankungen. Springer, Berlin 1971

Idelberger, K.: Lehrbuch der Orthopädie. Springer, Berlin 1970

Jesserer, H.: Knochenkrankheiten. Urban & Schwarzenberg, München 1971

Kirsch, K.: Die juvenile Osteochondrose des Hüftgelenkes; Perthessche Erkrankung. In Hohmann, G., M. Hackenbroch, M. Lindemann: Handbuch der Orthopädie, Bd. IV. Thieme, Stuttgart 1961

Köhler, A., E. A. Zimmer: Grenzen des Normalen und Anfänge des Pathologischen im Röntgenbild des Skeletts, 12. Aufl. Thieme, Stuttgart 1979; 13. Aufl. 1989
Kuhlencordt, F., H. Bartelheimer: Klinische Osteologie. In Schwiegk, H.: Handbuch der inneren Medizin, 5. Aufl., Bd. VI/1 A/B. Springer, Berlin 1980
Mau, H.: Wesen und Bedeutung der enchondralen Dysostosen. Thieme, Stuttgart 1958
Oberhaldoff, H., H. Vieten, K. H. Kärcher: Klin. Röntgendiagnostik chirurgischer Erkrankungen. Springer, Berlin 1959
Pliess, G.: Bewegungsapparat. In Doerr, W.: Organpathologie. Bd. III. Thieme, Stuttgart 1974 (S. 8.1)
Pöschl, M.: Juvenile Osteo-Chondro-Nekrosen. In Diethelm, L., F. Heuck, O. Olsson, H. Vieten, A. Zuppinger: Handbuch der medizinischen Radiologie, Bd. V/4. Springer, Berlin 1971
Swoboda, W.: Das Skelett des Kindes, 2. Aufl. Thieme, Stuttgart 1969
Zinn, W. M.: Idiopathic Ischemic Necrosis of the Femoral Head in Adults. Thieme, Stuttgart 1971

Spezielle Arbeiten

Ahlbäck, S. O., G. C. H. Bauer, W. H. Bohne: Spontaneous osteonecrosis of the knee. Arthr. and Rheum. 11 (1968) 705
Aitken, D. M.: Legg – Perthes disease. Med. Press. 218 (1947) 184
Appel, R. G., E. Willich: Die Röntgendiagnostik von Strukturveränderungen im Schambeinbereich bei Kindern und Jugendlichen. Radiologe 23 (1983) 66
Arenz, J.: Seltene Lokalisation von Nebenkernbildungen der Hand. Fortschr. Röntgenstr. 82 (1955) 552
Aufdermaur, M.: Zur pathologischen Anatomie der Scheuermannschen Krankheit. Schweiz. med. Wschr. 95 (1965) 264
Bayliss, A. P., J. K. Davidson: Traumatic osteonecrosis of the femoral head following intracapsular fracture. Clin. Radiol. (Lond.) 28 (1977) 417
Bentzon, P. G. K.: Ein Fall von M. Haglund calcanei mit monströsen röntgenologischen Veränderungen. Acta chir. scand. 67 (1930) 48
Berenyi, P., J. Kelemen, M. Kehi: Angiographische Untersuchungen am Kranken mit Perthesscher Krankheit. Magy. Traumatol. Orthop. 15 (1972) 176
Bergstrand, J., O. Norman: Die Krankheiten des Hüftgelenkes im Kindesalter. Radiologe 1 (1961) 76
Bettmann, E. H., R. S. Seiffert: Röntgenexamination of hip in legg – Perthes disease. Radiology (N.Y.) 53 (1949) 548
Billing, L.: Roentgen examination of the proximal end of femur in children and adolescents. Acta radiol., Suppl. 110 (1954)
Blount, W. R.: Osteochondrosis deformans tibiae. J. Bone Jt Surg. 19 (1937) 1
Blum, R. G., T. H. M. Falke, B. G. Ziedses des Plantes, R. M. Steiner: Early Lee-Perthes disease ... demonstrated by magnetic resonance imaging. Skelet. Radiol. 14 (1985)
Bohne W., G. Muheim: Spontane Osteonekrose des Kniegelenkes. Z. Orthop. 107 (1970) 304
Bopp, J.: Aseptische Epiphysennekrose am Os metacarpale II und III. Röntgenpraxis (Lpz.) 10 (1938) 764
Bragard, O.: Über die Frühdiagnose der jugendlichen Epiphysenlösung am Oberschenkel. Verh. dtsch. orthop. Ges. 34 (1940) 174
Brandes, M.: Der Schlattersche Symptomenkomplex bei Erwachsenen. Münch. med. Wschr. 74 (1927) 1830
Brogard, K.: Beitrag zur Malakopathie der Metatarsalköpfchen. Z. Orthop. 46 (1925) 49
Busch, E.: Pannersche Krankheit. Ugeskr. Laeg. 92 (1930) 720
Calvé, J.: Sur une affection particuliere de la colonne vertebrale chez l'enfant simulent le mal de Pott. J. Radiol. Électrol. 9 (1925) 22
Canigiani, G., G. Pusch: Radiologischer Beitrag zur aseptischen Kopfnekrose im Humerus- und Femurbereich. Radiologe 9 (1969) 222
Canigiani, G., J. Wickenhauser, W. Czech: Beitrag zur Osteochondrosis dissecans im Foramen supra trochleare. Fortschr. Röntgenstr. 117 (1972) 66
Canigiani, Th.: Multiple infantile Epiphysenstörungen mit symmetrischen Handwurzelknochenveränderungen. Röntgenpraxis (Lpz.) 12 (1940) 439

Climescu, V., S. Roman, P. Sarbu: Sur un cas d'apophysite tibiale anterieure et epiphysite radiale. Rev. Chir. 42 (1939) 309
Coventry, M. B., W. C. Mitchell: Osteitis pubis. J. Amer. med. Ass. 178 (1961) 898
Cruess, R. L.: Cortisone induced avasculare necrosis of the femoral head. J. Bone Jt Surg. B59 (1977) 308
De Cuveland, E.: Zur Epiphysennekrose des Capitulum radii. Fortschr. Röntgenstr. 81 (1954) 534
De Cuveland, E., F. Heuck: Osteochondropathie der Spina iliaca anterior inferior unter Berücksichtigung der Ossifikationsvorgänge der Apophyse des lateralen Pfannenrandes. Fortschr. Röntgenstr. 75 (1951) 430
De Cuveland, E., F. Heuck: Osteochondropathie eines akzessorischen Knochenkernes am Malleolus tibiae. Fortschr. Röntgenstr. 79 (1953) 728
De Cuveland, E., F. Heuck: Ein weiterer Beitrag zur normalen und gestörten Ossifikation der Spina iliaca anterior inferior. Fortschr. Röntgenstr. 80 (1954) 622
Davidson, J. K.: Radiology of aseptic necrosis of bone. J. belge Radiol. 58 (1975) 189
Diethelm, L., E. Winkler: Belastungsexperimente an Handgelenkpräparaten im Hinblick auf die Lunatum-Malacie, Kienböck. Mschr. Unfallheilk. 65 (1962) 457
Dietrich, H.: Die subchondrale Herderkrankung am Metacarpale III. Arch. klin. Chir. 171
Dinkel, L.: Der seltene Befund einer Osteochondrosis dissecans am fibularen Rand der Talusrolle. Fortschr. Röntenstr. 115 (1971) 265
Edgren, W., S. Vaino: Osteochondrosis juvenilis lumbalis. Acta. chir. scand. Suppl. 227 (1957) 1
Ellegast, H. H.: Zur Röntgensymptomatik der Osteomalazie. Radiol. Austri. 11 (1961) 85
Ellegast, H. H.: Über Sacroiliacalveränderungen bei ossipenischen Osteopathien und Dyshormonien. Wien. klin. Wschr. 74 (1962) 797
Ellegast, H. H., E. Deutsch: Zur Röntgensymptomatologie der Sichelzellenanämie. Radiol. Austr. 12 (1961) 137
Ellegast, H. H., H. J. Schmoller: Skelettveränderungen beim Cushingsyndrom. Radiologe 14 (1974) 243
Ernst, H.: Ein Beitrag zur biochemischen Frühdiagnose ossärer Erkrankungen. Radiologe 100 (1965) 25
Farschidpur, D.: Bilaterale aseptische Patellarnekorse.:Fortschr. Röntgenstr. 126 (1977) 394
Felsenreich, G.: Unspez. Spondylitis bei M. Scheuermann. Neue öst. Z. Kinderheilk. 4 (1959) 52
Fotter, R., J. Lammer, G. Ritter: Szintigraphische 5-Jahres-Studie bei Kindern mit Perthes. Fortschr. Röntgenstr. 137 (1982) 141
Franck, S.: Aseptic necrosis in the epiphyses of digital phalanges and metacarpal bones (Thiemanns disease, Dietrichs disease). Acta radiol. 23 (1942) 449
Franke, D.: Szintigraphisch nachweisbare Knochenkontusionen als Ursache der aseptischen Knochennekrose. Fortschr. Röntgenstr. 100 (1982) 177
Freiberg, A. H.: Infraction of the second metatarsal bone, a typical injury. Surg. Gynecol. Obstet. 19 (1914) 191
Friedl, E.: M. Köhler metacarpi IV. Röntgenpraxis (Lpz.) 6 (1934) 133
Friedrich, H.: Über ein noch nicht beschriebenes der Perthesschen Erkrankung analoges Krankheitsbild des sternalen Claviculaendes. Dtsch. Z. Chir. 187 (1924) 385
v. Gelderen, Ch.: Nekrose des Schenkelkopfes nach Hüftläsion. Bruns Beitr. klin. Chir. 178 (1949) 71
Giedion, A.: Die periphere Dysostose – ein Sammelbegriff. Fortschr. Röntgenstr. 110 (1969) 507
Glanzmann, E.: Larsen – Johannsson Patellarleiden und Schlattersche Krankheit. Schweiz. med. Wschr. 68 (1938) 494
Greinacher, I.: Pseudoperthes. Radiologe 11 (1971) 300
Gutkowski, W. T., U. H. Weil: Die spontane Osteonekrose des Knies. Orthopäde 14 (1985) 58
Hackenbroch, M. H.: Aseptische Knochennekrosen. In Mathies, H.: Knochenerkrankungen. Banaschevski, München-Gräfelfing 1974 (S. 74)
Haglund, P.: Über Fraktur des Epiphysenkernes des Calcaneus nebst allg. Bemerkungen über einige ähnliche Knochenverletzungen. Langenbecks Arch. klin. Chir. 82 (1907) 922

Hass, J.: Sogenannte Osteochondritis deformans. Wien. klin. Wschr. 36 (1921) 445

Hass, J.: Über die Ossifikationsstörung der Calcaneusepiphyse. Z. orthop. Chir. 33 (1931) 302

Häuptli, O.: Die aseptischen Chondro-Osteonekrosen. Chirurgie in Einzeldarstellungen. De Gruyter, Berlin (1954) S. 445

Hegemann, G.: Die spontane aseptische Knochennekrose des Ellbogengelenkes. Fortschr. Röntgenstr. 75 (1951) 89

Henssge, J.: Radiologische Befunde beginnender adolescenten Kyphosen. Fortschr. Röntgenstr. 108 (1968) 58

Hessen, I.: Fabella (Sesamum genu superius laterale). Acta Radiol. (Stockholm) 27 (1946) 177

Heuck, F., R. Ottenjann: Feststellung zur rö. Diff.-Diagnostik von Veränderungen im Bereiche der Scham-Sitzbein-Fuge. Fortschr. Röntgenstr. 83 (1955) 855

Hipp, E.: Zur ideopathischen Hüftkopfnekrose. Z. Orthop. 101 (1966) 457

Hipp, E., G. Thiemel: Die Diagnose und Differentialdiagnose der aseptischen Epiphyseonekrose der Osteochondritis dissecans und der Chondromatose am Ellbogen. Fortschr. Med. (Gauting) 86 (1968) 6

Imhäuser, G.: Frühdiagnose und Frühbehandlung der jugendlichen Hüftkopflösung. Therapiewoche 19 (1969) 810

Iselin, W.: Wachstumsbeschwerden zur Zeit der knöchernen Entwicklung der Tuberositas metatarsi quinti. Dtsch. Z. Chir. 117 (1912) 529

Janev, St., P. Solakov: Seltener Fall von aseptischer Nekrose im Capitulum beider Fibulae. Fortschr. Röntgenstr. 109 (1968) 675

Jungblut, R., W. Schulte-Brinkmann: Scheuermannsche Krankheit bei Patienten mit angeborenen und erworbenen Herzfehlern sowie herzgesunden Vergleichspersonen. Fortschr. Röntgenstr. 109 (1968) 216

Junge, H., F. Heuck: Die Osteochondropathia ischiopubica. Fortschr. Röntgenstr. 78 (1953) 656

Kahlstrom, S. C., C. C. Burton, D. B. Phemister: Aseptic Necrosis of Bone. Surg. Gynecol. Obstet. 68 (1939) 129, 631

Kaspar, M. O. Fiala, V. Herout: Aseptische Nekrose der äußeren Kondyle der Schenkelbeine. Fortschr. Röntgenstr. 102 (1965) 195

King, E. S. J.: Localized Rarefying Conditions of Bone as Exemplified by Legg – Perthes Disease. Arnold, London 1935

Kirner, J.: Doppelseitige Verkrümmungen des Kleinfingerendgliedes als selbständiges Krankheitsbild. Fortschr. Röntgenstr. 36 (1927) 804

Klümper, A., V. Lohmann, E. Uehlinger, S. Weller, M. Strey: Aseptische Knochennekrosen des Oberschenkelkopfes nach Glukokortikoidbehandlung. Fortschr. Röntgenstr. 107 (1967) 96

Köhler, A.: Über eine häufige bisher anscheinend unbekannte Erkrankung einzelner kindlicher Knochen. Verh. dtsch. Röntgen-Ges. 4 (1908) 110

Köhler, A.: Zur Pathologie des Os naviculare pedis der Kinder. Verh. dtsch. Röntgen-Ges. 10 (1914) 200

Köhler, A.: Eine typische Erkrankung des 2. Metatarsophalangealgelenkes. Verh. dtsch. Röntgenges. 11 (1920) 51

Köhler, A.: Über die ersten Veröffentlichungen der typischen Erkrankung des 2. Metatarsophalangealgelenkes. Münch. med. Wschr. 71 (1924) 109

Krebs, C.: Maladie de Panner. Arch. Franco-Belges de Chir. Discussion of Panners report (July 1927)

Kupsch, D.: Die Tietze-Erkrankung in der Sicht des Röntgenologen. Dtsch. Gesundh.-Wes. 20 (1965) 390

Lang, F.: Über Art und Bedeutung der Kreislaufunterbrechung in der Ätiologie und Pathogenese der aseptischen Epiphyseonekrose. Bruns Beitr. klin. Chir. 171 (1941) 581

Lauritzen, J.: Legg-Calvé-Perthes disease. Acta orthop. scand., Suppl 159 (1975)

Levy, Ph., A. Bonnin, R. Ghozlan, F. Delrica, A. Chevrot: Osteonecrose primitive du condyle interne du genou du sujet age. J. Radiol. Électrol. 53 (1972) 448

Lingg, G., G. Heinemeier: M. Friedrich aseptische Knochennekrose des sternalen Claviculaendes. Fortschr. Röntgenstr. 131 (1981) 74

Linow, F.: Berufskrankheiten durch Preßluftwerkzeuge in der Steinbruchindustrie. Mschr. Unfallheilk. 41 (1934) 81

v. Lutterotti, M.: Beitrag zur Genese der Schlatterschen Krankheit. Z. Orthop. 77 (1950) 160

March, H. C.: Osteochondritis of the Capitellum (Panners Disease). Amer. J. Roentgenol. 51 (1944) 682

Marquardt, W.: Beitrag zum Krankheitsbild der vertebra plana Calve. Z. Orthop. 66 (1937) 343

Mau, H.: Idiopathische Hüftkopfnekrose Erwachsener. Z. Orthop. 101 (1966) 18

McCauley, R. G. K., P. C. Kahn: Osteochondritis of the tarsal naviculare. Radiology (N.Y.) 123 (1977) 705

Müller, H.: Eine seltene Lokalisation einer aseptischen Nekrose im Kindesalter. Röntgen-Bl. 26 (1973) 395

Müller, J. H.: Die Styloidosis ulnae aseptica necroticans. Röntgenpraxis (Lpz.) 13 (1941) 419; Radiol. clin. 10 (1941) 17

Müller, W.: Die Perthes'sche Krankheit als Erscheinungsform der Ermüdungs- und Abnützungsreaktion des Skelettes und ihre Abgrenzung gegenüber den verschiedenen Epiphysenstörungen. Fortschr. Röntgenstr. 63 (1941) 247

Nagura, S.: Ein weiterer Beitrag zur Entstehung der Perthes'schen Erkrankung. Zbl. Chir. 8 (1938) 417; 31 (1904) 1707

Namey, T. C., W. W. Daniel: Scintigraphic study of Osgood-Schlatter disease following delayed clinical presentation. Clin. nucl. Med. 5 (1980) 551

van Neck, M.: Osteochondritae du pubis. Arch. Frankobelk Chir. 27 (1924) 238

Ninol, G.: Spontane Osteonekrose am Kniegelenk (Ahlbäck). Röntgen-Bl. 32 (1979) 442

O'Connor, D.: Osteochondritis deformans juvenilis of the olecranon. Amer. J. Surg. 21 (1933) 227

Odelberg, A.: Some cases of desctruction in the ischium of doubtful etiology. Acta chir. scand. 56 (1924) 273

Ogata, K., Y. Sugioka, Y. Urano, H. Chikama. Idiopathic osteonecrosis of the first metatarsal sesamoid. Skelet. Radiol. 15 (1986) 141

Osgood, R. B.: Lesions of the tibial tubercle occurring during adolescence. Boston med. surg. J. 148 (1903) 113

Otte, P.: Das Wesen der Perthes'schen Erkrankung unter besonderer Berücksichtigung der Pathogenese und des röntgenologischen Bildes. Verh. dtsch. orthop. Ges. 54 (1968) 14

Palugyay, J.: Zur Ätiologie u. Rö. Diagnose der unter Schlatter-Osgood'scher Erkrankung zusammengefaßt. Veränderungen der Tuberositas tibiae. Fortschr. Röntgenstr. 35 (1926) 595

Panner, H. J.: Separations from the capitulum humeri as the most frequent determining cause of arthritis deformans cubiti. Acta radiol. 3 (1924) 129

Peirson, jr., E. L.: Osteochondritis of the symphysis pubis. Surg. Gynecol. Obstet. 49 (1929) 834

Perthes, G.: Über Arthritis deformans juvenilis. Dtsch. Z. Chir. 107 (1910) 111

Pfeiffer, W.: Eine ungewöhnliche Form und Genese von symmetrischen Osteonekrosen beider Femur- und Humeruskappen. Fortschr. Röntgenstr. 86 (1957) 346

Philips, M. N., R. F. Stark: Osteochondritis dissecans of the carpal scaphoid. Brit. J. Radiol. 38 (1965) 633

Poser, H., P. Gabriel-Jürgens: Knochen- und Gelenkveränderungen durch Druckluft bei Tauchern und Caisson-Arbeitern. Fortschr. Röntgenstr. 126 (1977) 156

Ravelli, A.: Eine seltene Ossifikationsanomalie an den Grundphalangen der Zehen. (Zapfenepiphsen). Fortschr. Röntgenstr. 76 (1952) 261

Ravelli, A.: Zur aseptischen Knochennekrose der Acromionapophyse. Fortschr. Röntgenstr. 85 (1956) 88

Reichelt, A.: Röntgenologische Frühveränderungen der ideopathischen Hüftkopfnekrose. Fortschr. Röntgenstr. 108 (1968) 649

Reichelt, A., J. Jung, J. P. Haas: Sonderformen aseptischer Knochennekrosen. Radiologe 6 (1966) 217

Riosallido, J.: Osteochondritis des oberen Humerusendes. Arch. esp. Pediat. 16 (1932) 557

Rogers, M. H., E. V. Cleaves: The adolescent sacroiliac joint syndrom. J. Bone Jt Surg. 17 (1935) 759

Rüther, M.: Ursachen und Behandlung der jugendlichen Hüftkopflösung. Enke, Stuttgart 1954

Rutishauser, E.: Kreislaufstörungen im Knochensystem. Verh. dtsch. Ges. Pathol. 91 (1963)

Sandomenico, C., O. Tamburrini: Bilateral accessory ossification center of the ischipubic synchondrosis in a femal infant followup for over a three year period. Pediat. Radiol. 10 (1981) 233

Scheuermann, H.: Kyphosis dorsalis juvenilis. Fortschr. Röntgenstr. 53 (1936) 1

Schlatter, C.: Verletzung des schnabelförmigen Fortsatzes der oberen Tibiaepiphyse. Bruns Beitr. klin. Chir. 38 (1903) 874

Schlatter, C.: Unvollständige Abrißfrakturen der Tuberositas tibiae oder Wachstumsanomalien. Bruns. Beitr. klin. Chir. 59 (1908) 518

Schuhmacher, R., U. Müller, W. Schuster: Seltene Lokalisation juveniler Osteochondrosen. Radiologe 21 (1981) 165

Schulze, H., H.J. Haik: Über die Vorverlegung des Erkrankungsalters bei der juvenilen Osteochondrose des Hüftgelenkes. Z. Orthop. 100 (1965) 389

Scoles, P.V., Y.S. Yoon, J.T. Makley, A. Kalamchi: Nuclear magnetic resonance imaging in Lee-Calve-Perthes disease. J. Bone Jt Surg. A66 (1984) 1357

Seyss, R., E. Wiesner: Das Epiphysenwachstum bei der Osgood-Schlatter Störung. Z. Orthop. 80 (1951) 623

Sinding, L.: A hittero unknown affection of the patella in children. Acta radiol. 1 (1921) 171

Skafa, M.H., M. Fernandez-Ulloa, R.C. Rost et al.: Diagnosis of aseptic necrosis of the talus by bone scintigraphy. Clin. nucl. Med. 8 (1893) 50

Soos, A., E. Balogh: Die aseptische Osteochondrose des Tuber ossis ischii als eine Form der Sportverletzung. Fortschr. Röntgenstr. 140 (1984) 740

Theising, G.: Zur Kenntnis der Patella cubitis. Röntgenpraxis (Lpz.) 11 (1939) 663

Thiemann, H.: Juvenile Epiphysenstörung. Fortschr. Röntgenstr. 14 (1909) 79

Tietze, A.: Über eine eigenartige Häufung von Fällen mit Dystrophie der Rippenknorpel. Berl. klin. Wschr. 58 (1921) 829

Trias, A., R. Ray: Juvenile Osteochondritis of the radial. head. J. Bone Jt Surg. A45 (1963) 576

Tröger, J.: Besonderheiten der Röntgendiagnostik der Synchondrosis ischiopubica und des Femurkopfes beim Kind. Radiologe 23 (1983) 59

Uehlinger, E.: Über Lunatummalazie. Schweiz. med. Wschr. 75 (1945) 473

Uehlinger, E.: Aseptische Nekrosen nach Prednisolonbehandlung. Schweiz. med. Wschr. 94 (1964) 1527

Waldenström, A.: Coxa plana, Legg's disease. Acta radiol. 1 (1921) 384

Waldenström, H.: Necrosis of the femoral epiphysis owing to insufficient nutrition from the lig. teres. Acta chir. scand. 75 (1934) 185

Weber, H.G., A. Gregel: 100 Beobachtungen von aseptischen Mondbeinnekrosen der Hand. Verh. Dtsch. Ges. Chir. 84. Tagg. München. Springer, Berlin 1967

Weiner, D.S.: Avascular necrosis a treatment complication in congenital dislocation of the hip in children under one year of age. Israel J. med. Sci. 16 (1980) 301

Weiss, K.: Zur Pathogenese der aseptischen Nekrosen. Fortschr. Röntgenstr. 43 (1931) 442

Williams, J.L., M.M. Cliff, A. Bonakdarpour: Spontaneous osteonecrosis of teh knee. Radiology (N.Y.) 107 (1973) 15

Osteochondrosis dissecans

Aloner, P.C.: Knochenveränderungen durch Drucklufterkrankungen. In Kuhlencordt, F., H. Bartelheimer: Klinische Osteologie. Springer Berlin 1980

Andreesem, R.: Ermüdungserscheinungen des Kahnbeines durch chronisches Trauma (Preßluftwerkzeugarbeiter). Fortschr. Röntgenstr. 60 (1939) 253

Banki, Z.: Osteochondrosis dissecans am Capitulum metatarsale II. Fortschr. Röntgenstr. 104 (1966) 830

Canigiani, G., J. Wickenhauser, W. Czech: Beitrag zur Osteochondrosis im Foramen supratrochleare. Fortschr. Röntgenstr. 117 (1972) 66

Davis, S.: Osteochondrosis dissecans patellae. Brit. J. Radiol. 39 (1966) 673

Dinkel, L.: Der seltene Befund einer Osteochondrosis dissecans am fibularen Rand der Talusrolle. Fortschr. Röntgenstr. 115 (1971) 265

Domack, G.: Beitrag zum gehäuft familiären Auftreten der Osteochondrosis dissecans im Kniegelenk. Orthop. Traumatol. 10 (1963) 686

Erban, W.K., K. Kolberg: Gleichzeitige spiegelbildliche Osteochondrosis dissecans bei eineiigen Zwillingen. Fortschr. Röntgenstr. 135 (1981) 135

Fairbank, H.A.T.: Osteochondritis dissecans. Brit. J. Surg. 21 (1939) 67

Fiedler, J.: Osteochondrosis dissecans am oberen Pfannenrand des Hüftgelenkes. Fortschr. Röntgenstr. 74 (1951) 207

Friedl, E.: Osteochondritis dissecans. Fortschr. Röntgenstr. 67 (1943) 17

Hermodsson, I.: Über die primäre und sekundäre Osteochondritis dissecans des Femurkopfes. Acta radiol. 41 (1944) 269

Howald, H.: Zur Kenntnis der Osteochondrosis dissecans. Arch. orthop. Unfall-Chir. 412 (1941) 730

Jud, H.: Zur Ätiologie der Osteochondritis coxae juvenilis deformans. Wien. klin. Wschr. 44 (1931) 889

Kahr, E.: Zur Ätiologie der Osteochondrosis dissecans. Fortschr. Röntgenstr. 88 (1958) 319

Klawitter, H., A. Maier: Osteochondrosis dissecans am Humeruskopf. Fortschr. Röntgenstr. 129 (1978) 385

Kozlowski, K., R. Middleton: Familial osteochondritis dissecans a dysplasia articular cartilage. Skelet. Radiol. 13 (1985) 207

Laarmann, A.: Der Preßluftschaden. Thieme, Leipzig 1944

Lavner, G.: Osteochondritis dissecans. Amer. J. Roentgenol. 57 (1947) 56

Lehner, K., A. Heuck, G. Rodmann, W. Raff, W. Haller: MRI bei Osteochondrosis dissecans. Fortschr. Röntgenstr. 147 (1987) 199

Linow, F.: Berufskrankheiten durch Preßluftwerkzeuge in der Steinbruchindustrie. Mschr. Unfallheilk. 41 (1934) 81

Navari, S.V.: Osteochondritis dissecans patellae. Brit. J. Radiol. 39 (1966) 673

Negura, S.: Das Wesen und die Entstehung der Osteochondritis dissecans. König. Zbl. Chir. 35 (1937) 2049

Odelberg-Johnson, O.: Osteochondritis dissecans am Capitulum metatarsale I beiderseits. Fortschr. Röntgenstr. 92 (1960) 467

Philips, M.N., R.F. Stark: Osteochondritis dissecans of the carbal scaphoid. Brit. J. Radiol. 38 (1965) 633

Ravelli, A.: Osteochondrolysis dissecans am Condylus fibularis femoris. Fortschr. Röntgenstr. 75 (1951) 412

Ravelli, A.: Osteochondrosis dissecans am Köpfchen des ersten Mittelfußknochens. Fortschr. Röntgenstr. 76 (1952) 270

Ravelli, A.: Osteochondrosis dissecans am Kahnbein der Hand. Radiol. clin. 24 (1955a) 97

Ravelli, A.: Osteochondrosis dissecans am Os naviculare pedis. Z. orthop. Chir. 85 (1955b) 485

Rostock, P.: Osteochondritis dissecans des Ellbogens und Preßluftwerkzeugarbeit. Arch. orthop. Unfall-Chir. 39 (1933) 499

Weisz, A.: Osteochondritis dissecans. Fortschr. Röntgenstr. 41 (1930) 812

Zimmer, E.A.: Die Osteochondritis dissecans König. Ihre Diagnostik und Fehldiagnostik aus dem Röntgenbild. Schweiz. med. Wschr. 2 (1935) 834

Osteoarthropathia hypertrophicans ([Pierre] Marie-Bamberger-Syndrom)

H. H. Ellegast und H.-J. Albrecht

Die Osteoarthropathia hypertrophicans (Pierre) Marie-Bamberger ist eine sekundäre Osteopathie und tritt besonders im Verlauf chronischer Lungen- und Mediastinalerkrankungen sowie von Herzklappenfehlern auf (BAMBERGER 1889, 1890, MARIE 1890). Während der letzten Zeit wird sie auch als paraneoplastisches Syndrom aufgefaßt (VON WICHERT 1967, 1971, HEUCK 1983). Es hat sich nämlich gezeigt, daß die Osteoarthropathia hypertrophicans bei weit mehr vorzugsweise malignen Erkrankungen vorkommt, als ursprünglich angenommen worden ist. Sie beginnt mit Knochen- und Gelenkschmerzen und weist meist symmetrische periostale Anlagerungen mit Knochenverdickungen an den Schäften der langen und auch der kurzen Röhrenknochen der Extremitäten auf. Gleichzeitig können die Endglieder der Finger und Zehen kolbig verdickt, die Nägel uhrglasartig gekrümmt und die Gelenke schmerzhaft geschwollen sein. Diese Osteoarthropathia ist eher selten und befällt vorzugsweise Menschen jüngeren und mittleren Alters.

Synonyme sind: Osteoarthropathia hypertrophicans toxica, Osteoperiostitis ossificans toxica, Periostitis hyperplastica Bamberger, Ostéoarthropathie hypertrophiante pneumique.

Die Grundleiden dieser Knochenerkrankung sind außerordentlich verschieden. Man kann sie beobachten:

1. bei intrathorakalen, primären und sekundären Lungen- und Rippenfellgeschwülsten, bei Sarkomen häufiger als bei Karzinomen, aber auch bei benignen Tumoren;
2. bei echten und entzündlichen Geschwülsten des Mediastinums, z. B. auch beim mediastinalen Hodgkin-Lymphogranulom;
3. bei chronisch-entzündlichen Lungen- und Bronchialerkrankungen, bei zystischer Lungenfibrose, bei Bronchiektasien mit eitriger Bronchitis und beim Lungenabszeß;
4. beim Pleuraempyem;
5. bei angeborenen und erworbenen Herzklappenfehlern;
6. bei angeborenen und erworbenen kardialen Stauungszuständen, verbunden mit zentrilobulären Läppchennekrosen der Leber;
7. beim Ösophaguskarzinom und bei Nasopharynxkarzinomen;
8. bei portaler Leberzirrhose, bei biliärer Leberzirrhose und bei biliärer Atresie;
9. bei chronisch-entzündlichen Darmerkrankungen wie bei Colitis ulcerosa und Morbus Crohn (Enteritis regionalis);
10. als paraneoplastisches Syndrom bei einer Reihe von weiteren Malignomen bzw. benignen Tumoren (Thymuskarzinom, Rhabdomyom des Herzens, Neurilemmon des Zwerchfells, Carcinoma colli uteri, Ovarialkarzinom, Karzinoidsyndrom, Magenkarzinom, Leberzell- und Gallengangskarzinom, maligne Knochengeschwülste, Non-Hodgkin-Lymphome, Hodgkin-Lymphogranulom, Leukämie).

Bei vereinzelten Beoachtungen war eine Grundkrankheit nicht zu finden.

Die **pathogenetischen** Zusammenhänge zwischen der doch meist thorakalen Grundkrankheit und der Osteoarthropathia hypertrophicans sind bis heute nicht eindeutig geklärt. Von einem chemischen „Irritans" (MARIE 1890) über toxische Substanzen, von einer Erhöhung des CO_2-Partialdruckes im Blut (GALL u. Mitarb. 1951) über humorale Faktoren bis zu neurogenen Mechanismen (RUTHERFORD u. Mitarb. 1969) befriedigen alle Theorien nicht. MENDLOWITZ (1941) sieht in der Überlastung des akralen Blutkreislaufes einen maßgebenden Faktor. Der Blutüberschuß kann demnach von den Knochenmarkgefäßen nicht aufgenommen werden und muß zwangsläufig über die Gelenkkapsel- und Periostgefäße umgeleitet werden, was zu periostalen Knochenappositionen führt. Die neuesten Erkenntnisse über eine ektope Hormonbildung in Geschwülsten (STEINER u. Mitarb. 1968) haben zahlreiche Fragen zur Pathogenese der paraneoplastischen Syndrome beantworten und auch einen Beitrag zum Verständnis der Entstehung der hypertrophischen Osteoarthropathie als Sonderform der paraneoplastischen Osteopathien liefern können (HEUCK 1983).

Pathoanatomisch wird der Schaft der langen und kurzen Röhrenknochen manschettenförmig – manchmal auch zwiebelschalenartig – von einer periostalen Apposition umgeben. Am stärksten ist diese Knochenapposition im Bereich der Diaphysen. Sie wird gegen die Metaphyse schwächer und die Epiphysen sind frei. Der neugebildete Knochen zeigt eine rauhe Außenfläche und gleicht einer Baumrinde (Abb. 1 u. 2). Die verschiedenen Röhrenknochen sind bezüglich ihrer Häufigkeit in folgender Weise befallen: Unterarm- und Unterschenkelknochen, Oberarm- und Oberschenkelknochen, Mittelhand- und Mittelfußknochen,

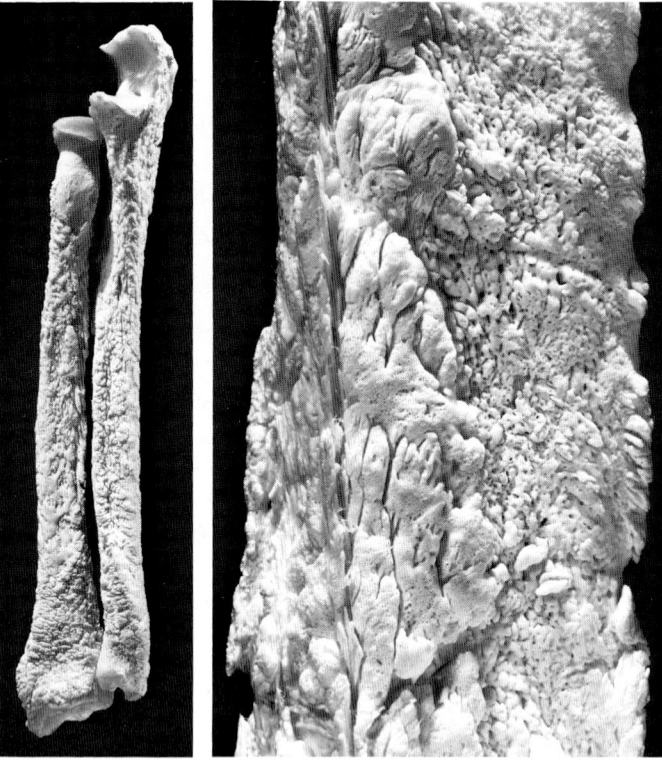

Abb. 1a u. b Osteoarthropathia hypertrophicans der Ulna und des Radius bei primärem Mammakarzinom mit diffuser Karzinose der Lungen. Baumrindenartige schalige Knochenauflagerungen; 58jährige Frau
a Übersicht, b Detailbild

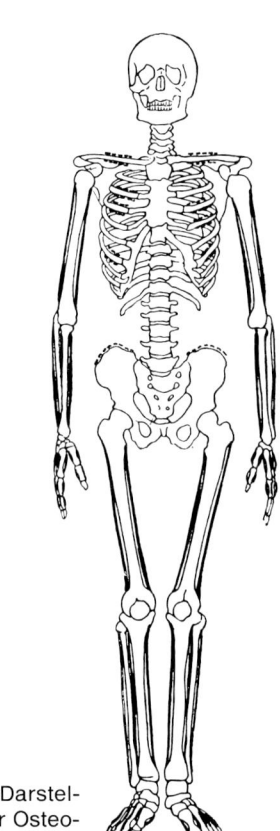

Abb. 3 Schematische Darstellung der Lokalisation der Osteoarthropathia hypertrophicans

Grund- und Mittelphalangen. Seltene Lokalisationen hingegen sind die Endphalangen, die Kämme der Darmbeine, die Rippen, die Wirbel und die Schlüsselbeine (Abb. 3). Während lange Zeit die Meinung vorherrschte, daß Ober- und Unterkiefer niemals befallen sind, fanden ALI u. Mitarb. (1980) auf Grund nuklearmedizinischer Untersuchungsergebnisse unter 48 Fällen außer der üblichen Symptomatologie in 42% einen Befall von Mandibula und Maxilla, in 67% einen Befall der Skapula; in 50% war die Patella befallen und in 33% die Klavikula; in 17% traten die Veränderungen asymmetrisch auf.

Histologisch findet sich anfangs eine Periostverdickung mit Rundzelleninfiltration und Durchsetzung mit zahlreichen Kapillaren. Die Schichten neuer Knochenbälkchen sind ausdifferenziert, da sie schon angedeutet lamelläre Anordnung aufweisen. Zu Beginn der Veränderungen sind es Faserknochenbälkchen, die senkrecht zur Diaphyse ausgerichtet sind und sich später arkadenartig miteinander verbinden, so daß mehrere übereinandergelagerte Knochenschichten entstehen können. Zunächst sind die Knochenanlagerungen von der Kortikalis bzw. der Kompakta separiert. Später wird die angrenzende Kompakta durch Knochenresorption von den Haverschen Kanälchen aus stark spongiosiert (ADLER 1979) und eine klare Abgrenzung zwischen periostaler Knochenneubil-

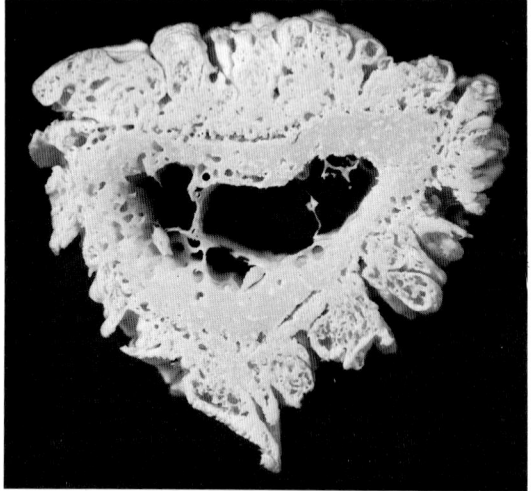

Abb. 2 Querschnittsbild der Fibula der Patientin von Abb. 1. Baumrindenartige Knochenauflagerungen im Schaftbereich. Zwischen Schaftkompakta und periostaler Knochenrinde ein schmaler Spaltraum

dung und dem alten Knochen ist dann nicht mehr möglich. Neben der Apposition von Knochengewebe fällt eine erhebliche Strukturauflockerung des ursprünglichen Knochens der Diaphyse auf (BOSNJAKOVIC u. HEUCK 1979). Wird das Grundleiden behoben, so kann sich der Periostknochen, besonders bei jüngeren Patienten, zurückbilden. Die kolbige Verdickung der Fingerendglieder beruht fast ausschließlich auf einer Weichteilschwellung und einer venösen Hyperämie und nicht auf einer knöchernen Verdickung der Endphalangen (Abb. 4 u. 5). Periostale Knochenappositionen an den Endphalangen sind außerordentlich selten. Während man an den Gelenken röntgenographisch kaum je Veränderungen sieht, findet sich pathoanatomisch manchmal eine ödematöse Auflockerung in der Gelenkkapsel. Subtile und elektronenmikroskopische Untersuchungen von Biopsiepräparaten aus der Synovialmembran bei Patienten mit schmerzhaften Gelenkergüssen, die bei Bronchialkarzinomen aufgetreten waren, hat SCHUHMACHER (1976) vorgenommen. Bei allen Patienten fanden sich Kapillarschäden der Synovialis und Ablagerungen von Fibrin.

Die **klinischen Zeichen** der hypertrophischen Osteoarthropathie sind Knochenschmerzen, eine Weichteilverdickung und meist auch Trommelschlegelfinger sowie Gelenkschmerzen mit Gelenkschwellungen. Die klinische Symptomatik kann dabei sehr unterschiedlich ausgeprägt sein (HANSEN 1952, WIEMANN u. Mitarb. 1954, VOGEL u. Mitarb. 1955, GREENFIELD u. Mitarb. 1967). Jedoch fehlt selten die Skelettbeteiligung. Gelenkschwellung, Trommelschlegelfinger und Uhrglasnägel dürften durch dieselben Stoffe verursacht sein, wie die Periostreaktion.
Man begegnet bei dieser Erkrankung einer chronischen und einer akuten Verlaufsform.
In ihrer akuten Form hat die hypertrophische Osteoarthropathie als paraneoplastisches Syndrom Bedeutung (VON WICHERT 1967, 1971; BOSNJAKOVIC u. HEUCK 1979, HEUCK 1983). Dieses entwickelt sich außerordentlich rasch und kann dabei ein ausgeprägtes Beschwerdebild in Form von ziehenden Schmerzen in den Extremitäten und schmerzhaften Gelenkschwellungen hervorrufen. Nicht selten wird dieses Krankheitsbild zunächst als „rheumatische" Polyarthritis verkannt (HANSEN u. Mitarb. 1957, FISCHER u. MANDLAKIS 1961, BRUNNER 1967). In einem Fall besonders rascher und generalisierter Entwicklung der periostalen Reaktionen beobachtete man eine Erhöhung der alkalischen Serumphosphatase. Nach KOISCHWITZ u. Mitarb. (1986) war die alkalische Serumphosphatase nämlich bei 5 von 8 Patienten erhöht; bei 2 Patienten waren die Werte nach Therapie des Grundleidens deutlich rückläufig. Wird bei bereits bekanntem Tumorleiden das Beschwerdebild als

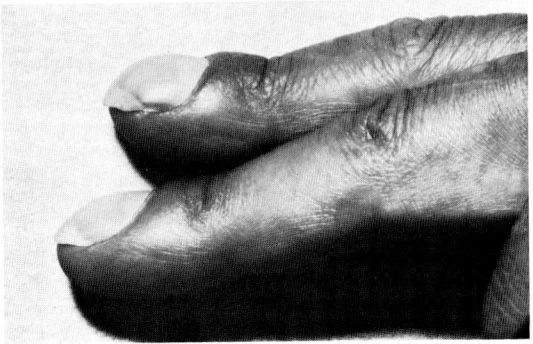

Abb. 4 Trommelschlegelfinger und Uhrglasnägel bei intrathorakalem Lungenfibrom

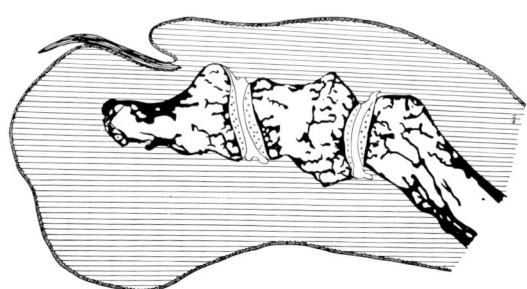

Abb. 5 Trommelschlegelzehe. Die Verdickung des Zehenendgliedes beruht ausschließlich auf einer Weichteilzunahme

metastatisch bedingt angesehen, also verkannt, so führt eine Erhöhung der Blutsenkungsreaktion und der alkalischen Serumphosphatase mitunter erst recht zur Fehlannahme metastatischer Absiedlungen in den Knochen. Aber auch das Gegenteil kann der Fall sein, wie ein Fall mit Hodgkin-Lymphogranulom im Krankengut von KOISCHWITZ u. Mitarb. (1986) zeigt.
Der tumorbedingten Osteoarthropathie kommt in frühdiagnostischer Hinsicht insofern Bedeutung zu, als sie der lokalen Tumormanifestation vorauseilen und somit ein Frühzeichen darstellen kann. Oft sind diskrete solide periostale Knochenveränderungen ein erster Hinweis auf eine allgemeine Störung des Knochenumbaues bei einer noch unbekannten Erkrankung des Organismus, insbesondere bei einem Tumor (BOSNJAKOVIC u. HEUCK 1979). Ein sich schnell entwickelndes (Pierre) Marie-Bamberger-Syndrom ist darum immer verdächtig auf ein zugrundeliegendes Tumorleiden.

Das **Vorkommen** der Osteoarthropathia hypertrophicans hat in bezug auf die Grundkrankheit in den letzten Jahrzehnten einen Wandel erfahren. Fand PENITSCHKA (1938) in einer Sammelstatistik bei 183 Patienten mit hypertrophischer Osteoarthropathie 60% entzündliche Lungenerkrankungen und 20% primäre und sekundäre Tumoren, so sah RICKLIN (1955) bei 119 entsprechenden Patienten 82,5% Bronchial- und Lungentumoren und in 10% spezifische oder unspezifische Lungeneiterungen. In neuerer Zeit wird das Vorkommen dieser Osteopathie bei Lungentuberkulose überhaupt bestritten. Beim Bronchialkarzinom wird dafür derzeit eine Zahl von 0,7–12% angegeben. HÖLBING (1967) berichtet allerdings, daß die hypertrophische Osteoarthropathie in 70–80% von primären und sekundären Bronchialkarzinomen vorkommt; dieser Prozentsatz dürfte sehr hoch gegriffen sein. Ausführliche Abhandlungen über das Auftreten dieser Knochenerkrankung bei Lungenmetastasen sind von FIROOZNIA u. Mitarb. (1975) und von KOLLBRUNNER (1948) vorgelegt worden. Pleuramesotheliome weisen bei der Hälfte der Fälle eine hypertrophische Osteoarthropathie auf (WIEMANN u. Mitarb. 1954).

Auch bei Ösophaguskarzinomen ohne pleuropulmonalen Befall wird die in Rede stehende Krankheit beobachtet (ROTHSCHILD u. SEBES 1980). Diejenigen Tumoren, in deren Verlauf eine hypertrophische Osteoarthropathie beobachtet worden ist, sind auf S. 469 angeführt.

Zur chronischen Verlaufsform zählen die Osteoarthropathien bei entzündlichen Lungen- und Rippenfellaffektionen und bei angeborenen und erworbenen Herzfehlern. Bei diesen Erkrankungen wurde das Syndrom bekanntlich zuerst beobachtet. WAGNER u. SCHAAF (1962) beschrieben ausgeprägte derartige Veränderungen bei interstitieller Lungenfibrose im Rahmen einer tuberösen Sklerose. NATHANSON u. RIDDLESBERGER (1980) fanden bei 40 Fällen mit zystischer Lungenfibrose Gelenkschwellungen, periostale Auflagerungen an den langen Röhrenknochen und Trommelschlegelfinger. Auch bei entzündlichen Darmerkrankungen (OPPENHEIMER u. JONES 1982), bei Colitis ulcerosa (HOUSKA u. Mitarb. 1967, ARLART u. Mitarb. 1982, BARGON u. ARLART 1982) und bei Morbus Crohn (NEALE U. Mitarb.1968) wird die hypertrophische Osteoarthropathie beobachtet. Bei Exazerbation dieser Erkrankungen kommt es zu Knochenappositionen an den (langen) Röhrenknochen, die sich nach einem akuten Schub in der Zeit der Remission wieder zurückbilden können. Bei portaler und biliärer Leberzirrhose sowie bei Gallengangsatresie (DE MEYER u. SARASIN 1956,

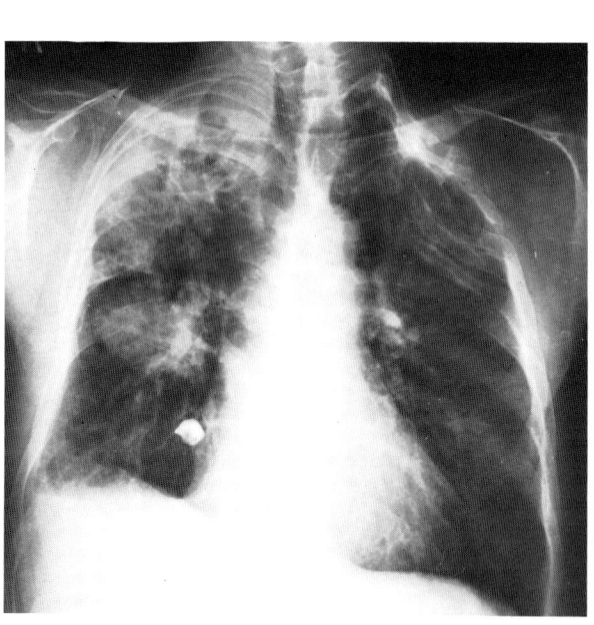
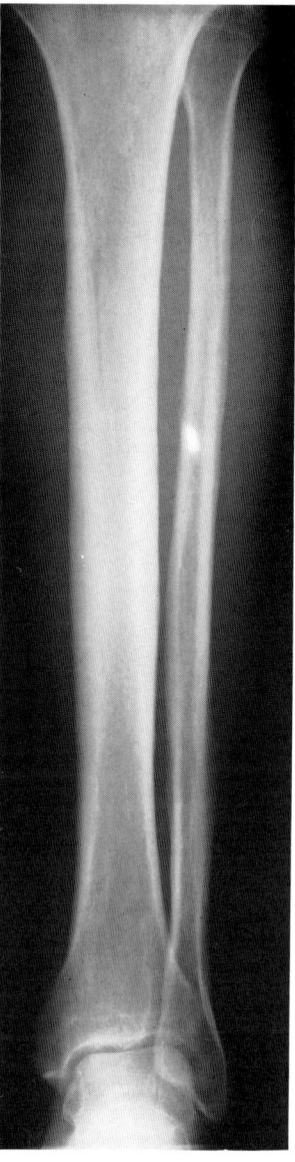

Abb. 6a u. b Osteoarthropathia hypertrophicans an den Unterschenkelknochen, besonders der Fibula, bei 70jährigem Mann mit alter Lungentuberkulose, Emphysem, langjährigen chronisch-entzündlichen Oberlappenveränderungen, Pleuraschwarte und zusätzlichem Bronchialkarzinom rechts
a Thoraxbild, b Unterschenkelknochen

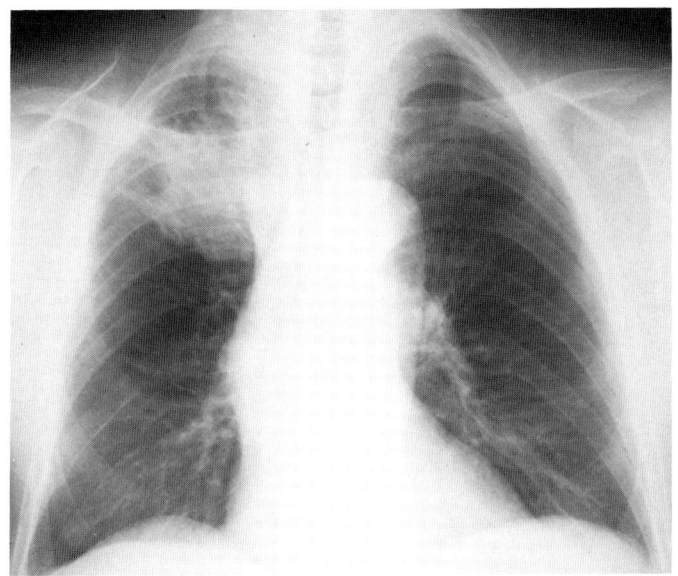
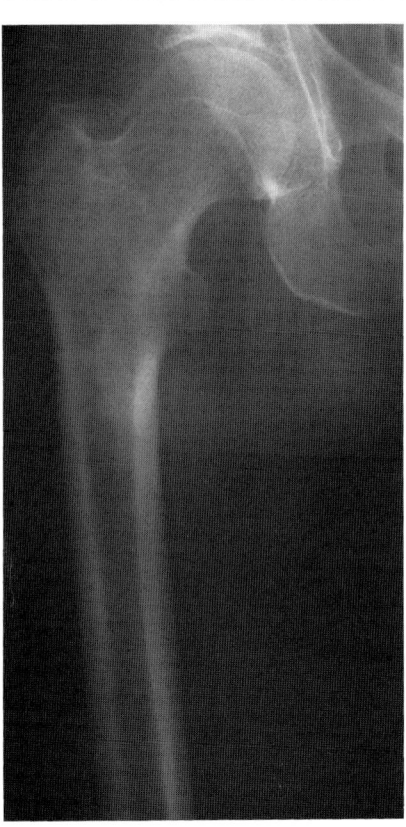

Abb. 7a u. b Osteoarthropathia hypertrophicans bei 70jährigem Mann mit verhornendem Plattenepithelkarzinom in der rechten Lunge und mit osteolytischer Metastase im Trochanterenbereich des linken Femur. **a** Thoraxbild, **b** rechter Femur mit periostalen Appositionen

HAN u. COLLINS 1968, EPSTEIN u. Mitarb. 1979, ROTHBERG u. BOOL 1983) wird diese Osteopathie ebenfalls beobachtet.

Bei Säuglingen tritt bei bestehender Grundkrankheit die hypertrophische Osteoarthropathie selten auf; ihre Frequenz steigt erst in der späteren Kindheit an. Insgesamt ist aber festzustellen, daß unter Berücksichtigung der großen Zahl chronischer Herz- und Lungenkrankheiten im Kindesalter diese Folgeerscheinungen am Skelett selten vorkommen. Nach Behebung der chronischen Schädigung, evtl. durch Operation, können sich einerseits die Knochenveränderungen zurückbilden; andererseits nimmt der Knochenbefall bei längerem Überleben, z. B. bei der Mukoviszidose, an Deutlichkeit zu (SWOBODA 1968).

Das **Röntgenbild** zeigt dem Röhrenknochenschaft aufgelagerte periostale Anbildungen, die in der Diaphyse am dichtesten sind – nach KOISCHWITZ u. Mitarb. (1986) zwischen 0,2 und 1,2 cm variierend, nach BOSNJAKOVIC u. HEUCK (1979) manchmal dicker als die alte Diaphyse – und gegen die Epiphysen zungenförmig auslaufen. Meist sind sie von der Kompakta des alten Knochens durch einen Saum getrennt. HEUCK (1983) unterscheidet folgende Periostappositionen:

1. regelmäßige, einfache Periostappositionen, die vom Hauptknochen abgrenzbar sind;
2. regelmäßige lamelläre oder zwiebelschalenartige mehrschichtige Appositionen, die voneinander abgrenzbar sind;
3. unregelmäßige sporadisch auftretende Periostappositionen, die lamellär, regional und auch einmal spikulaähnlich vorkommen können;
4. unregelmäßige, mantelförmige kompakte Periostappositionen, die manchmal eine wellige Kontur aufweisen;
5. unregelmäßige Verdickungen der Kompakta oder Kortikalis, die bizarre Formen annehmen können und vom Hauptknochen kaum oder nicht abgrenzbar sind; meist sind dies Spätformen (Abb. **6–9**).

Der oben beschriebene Spaltraum ist nicht ganz knochenfrei, sondern der neue periostale Knochen ist mit der alten Kompakta durch einige radiäre Trabekel verbunden. Im Laufe der Zeit kann dieser Spaltraum infolge konzentrischen Abbaues der ursprünglichen Kompakta einerseits breiter werden; andererseits können sich die periostalen Knochenauflagerungen namentlich nach operativer Entfernung des Tumors oder nach Chemotherapie so verdichten, daß sie von der alten Kompakta nicht mehr zu differenzieren sind. Die Ausdehnung der Periostreaktion ist auch von der Dauer des Grundleidens abhängig. In schweren Fällen findet man die manschettenartigen periostalen Appositionen

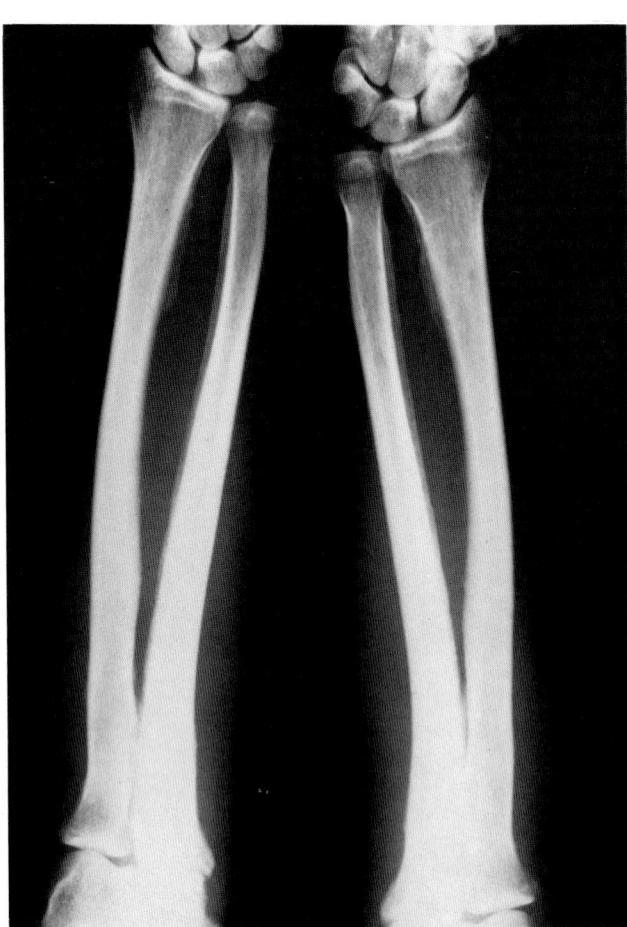
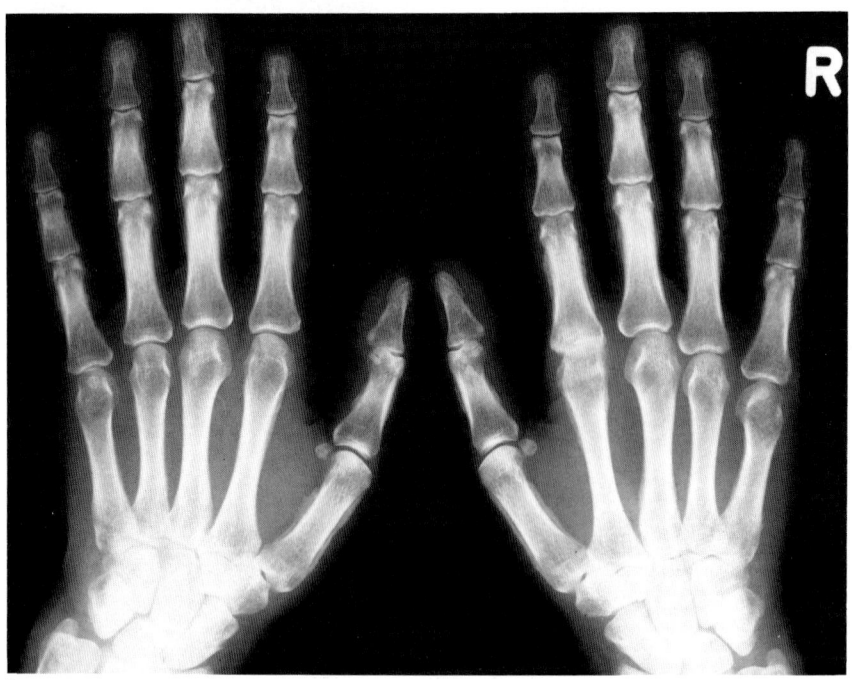

Abb. 8a u. b Osteoarthropathie hypertrophicans bei 36jährigem Mann mit peripherem Bronchialkarzinom
a Unterarmknochen mit 3–4 mm dicken, schaligen, periostalen Appositionen, auf Dia- und Metaphysen beschränkt
b schalige periostale Appositionen an den Diaphysen der Metakarpalknochen und der Grund- und Mittelphalangen
(aus D. Koischwitz, W. Dewes, M. Bähre, R. F. Schmidt: Fortschr. Röntgenstr. 144 [1986] 681)

auch an den kurzen Röhrenknochen der Hände und Füße (Abb. 8).

Die polysynovitische frühe Phase der hypertrophischen Osteoarthropathie läßt sich im Bereich des Handskelettes mitunter nicht nur an den Gelenkweichteilen, sondern auch an den Sehnenscheiden nachweisen, wenn die Hand in der Weichteiltechnik nach FISCHER (1979) aufgenommen wird.

Szintigraphisches Bild: Entsprechend dem meist symmetrischen Befall der langen und kurzen Röhrenknochen, vorwiegend der Extremitäten, zeigt sich skelettszintigraphisch ein charakteristisches Bild. Es ist gekennzeichnet durch eine verstärkte Aktivitätsbelegung in typisch symmetrischer Anordnung (BIELER u. ALBRECHT 1971) (Abb. 10). Fälle mit asymmetrisch lokalisierten Manifestationen lassen sich szintigraphisch von dem Bild einer Skelettmetastasierung nicht unterscheiden. Dabei dürfte es sich um abortive Formen handeln, denen man mit zunehmendem Bekanntwerden dieses Syndroms vermehrt begegnen wird (ALBRECHT 1972).

Für die Frühdiagnose eignet sich das szintigraphische Verfahren sehr gut, da seine Sensitivität größer als diejenige der Röntgenuntersuchung ist.

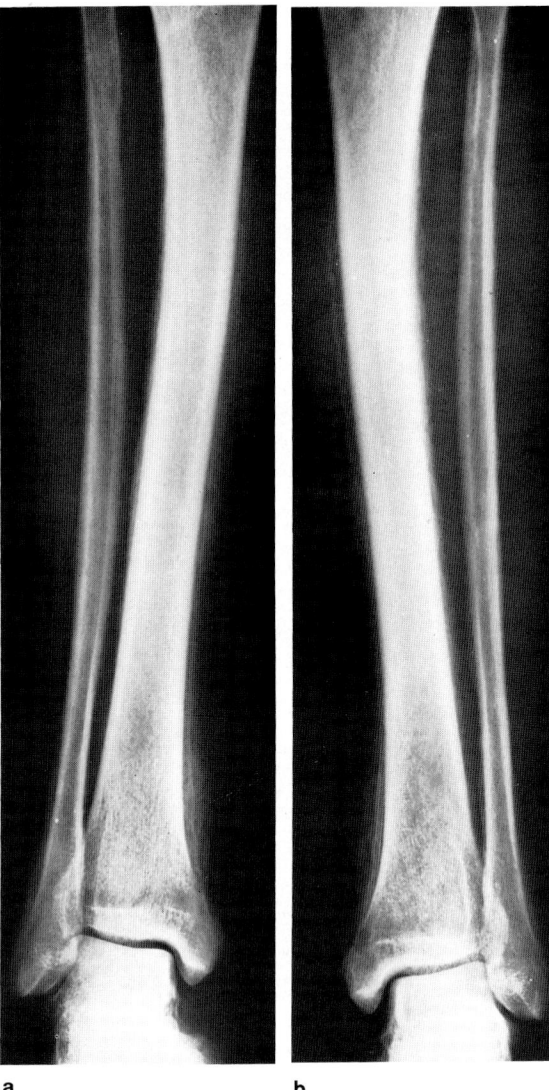

a b
Abb. 9a u. b Osteoarthropathia hypertrophicans. Periostale Knochenschale an der Tibiadiaphyse und der distalen Metaphyse beim primären Lungenkarzinom, 37jähriger Mann (Aufnahmen: Abt. f. Röntgendiagnostik, Univ. Freiburg)

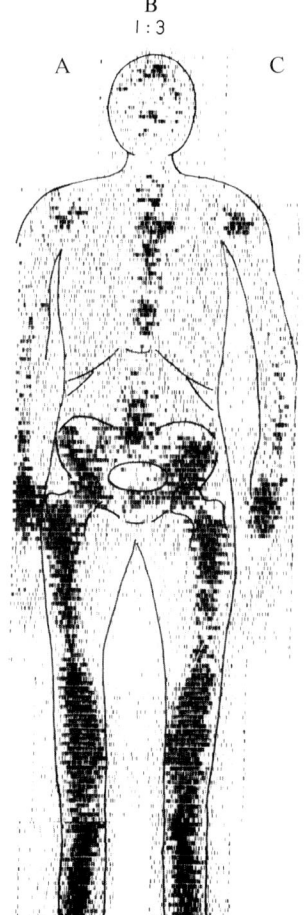

Abb. 10 Ganzkörper-Skelettszintigramm bei Osteoarthropathia hypertrophicans mit typisch symmetrischer Aktivitätsbelegung Bronchialkarzinom
A = rechts
B = ventral
C = links

So zeigten CANOSSI u. Mitarb. (1982) bei 10 von 271 Patienten mit Bronchialkarzinom verstärkte Radionuklidspeicherung an den Diaphysen, während Klinik und Röntgenogramm negativ waren. Nach KROON u. PANWELS (1982) hatten von 100 Bronchuskarzinomen hinsichtlich der Osteoarthropathia hypertrophicans 4 ein positives Szintigramm und 3 röntgenographisch sichtbare Veränderungen. Das szintigraphische Bild kann streifenförmig und fleckig sein. Da sich aber nur aktive, im Aufbau oder Umbau befindliche Knochenprozesse szintigraphisch darstellen, wird sich nur ein akutes Syndrom mit dieser Methode nachweisen lassen; ein stationärer Zustand bleibt szintigraphisch stumm.

476 Osteoarthropathia hypertrophicans ([Pierre] Marie-Bamberger-Syndrom)

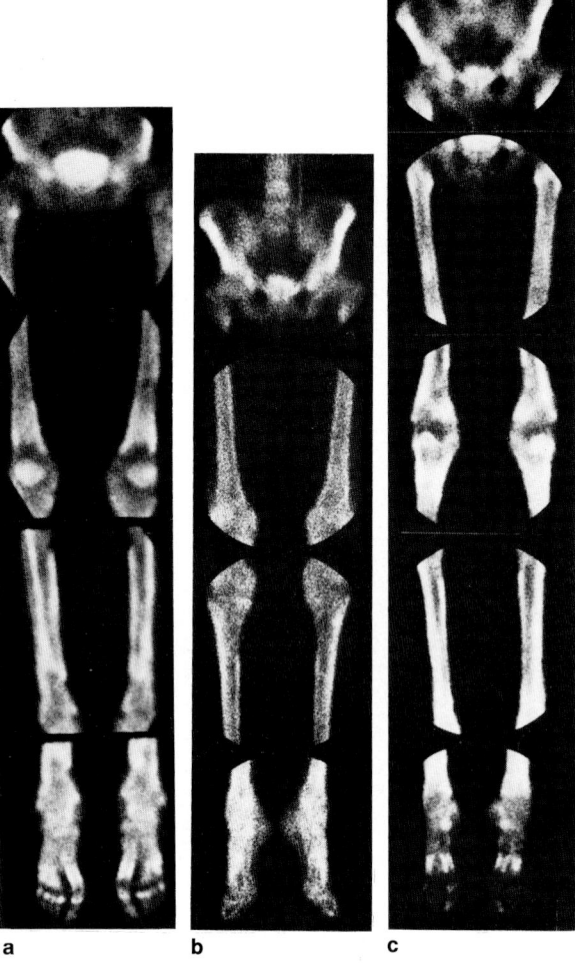

Abb. 11a–c 36jähriger Patient mit peripherem Bronchialkarzinom
a Im Skelettszintigramm Osteopathia hypertrophicans mit Befall der Dia- und Metaphysen der langen und kurzen Röhrenknochen der Extremitäten
b 6 Monate nach Resektion des Bronchialkarzinoms; weitgehende Normalisierung der ehemals pathologisch verstärkten Radionukleidanreicherung im Bereich der Extremitäten
c 1 Jahr und 6 Monate nach Tumorresektion Rezidiv des Bronchialkarzinoms. Im Skelettszintigramm wiederum verstärkte symmetrische Radionukleidanreicherung im Bereich der Dia- und Metaphysen der Extremitäten
(aus *D. Koischwitz, W. Dewes, M. Bähre, R. F. Schmidt:* Fortschr. Röntgenstr. 144 [1986] 681)

In den distalen Phalangen der Finger, dort wo sich Trommelschlegelfinger und Uhrglasnägel entwickeln, konnten ROSENTHAL und KIRSCH (1976) eine verstärkte Aktivitätsanreicherung im Szintigramm feststellen, während sich röntgenographisch kaum Veränderungen zeigen.

Die Szintigraphie ist als eine sehr empfindliche Methode sehr gut geeignet für Kontrolluntersuchungen nach Behandlung des Tumorleidens (FREEMAN u. TONKIN 1976). In charakteristischer und pathognomonischer Weise können die klinischen Symptome nach erfolgreicher operativer Behandlung, nach Radiotherapie oder auch nach Chemotherapie verschwinden. Das zunächst typische szintigraphische Bild ist dann nicht mehr sichtbar, und auch die röntgenographische Manifestation bildet sich zurück. In dem Krankengut von KOISCHWITZ u. Mitarb. (1986) zeigten allerdings 4 von 8 Fällen keine Rückbildung. Vielleicht war in diesen Fällen die Beobachtungszeit zu kurz, wie die Autoren selbst einräumen. Einen eindrucksvollen Fall beschrieben LOPEZ-MAJANO u. Mitarb. (1982) bei einem 68jährigen Mann mit einem Adenokarzinom im linken Lungenoberlappen mit Hornerschem Zeichen und einer Osteoarthropathia hypertrophicans. 2 Jahre später – nach Lobektomie und Radiotherapie – war die hypertrophische Osteoarthropathie nicht mehr zu sehen, während 1½ Jahre später beim Tumorrezidiv das Skelettszintigramm wiederum verstärkte Radionukleidanreicherung im Bereiche der Röhrenknochendiaphysen zeigt (Abb. **11**).

Differentialdiagnostisch ist die Osteoarthropathia hypertrophicans gegenüber folgenden Erkrankungen abzugrenzen: Hyperostosis generalisata, Akromegalie, idiopathische Pachydermoperiostose, (Touraine-Solente-Golé-Syndrom), thyreogene Akropachie, prätibiales Myxödem, diffuse idiopathische Skeletthyperostose, Osteopathia hyperostotica multiplex Camurati-Engelmann, Periostose bei Venenstauung, Morbus Paget, Lues und Fluorose. Bei Kindern ist differentialdiagnostisch die Abgrenzung von der A-Hypervitaminose, der infantilen kortikalen Hyperostose (Roske-de-Toni-Caffey-Syndrom) sowie von einer Osteomyelitis, einer Leukämie, einem Knochentumor, seltener von einer Rachitis und einer konnatalen Lues vorzunehmen.

Literatur

Adler, G. T.: Primäre und reaktive Periostveränderungen. Radiologe 19 (1979) 289

Albrecht, H.-J.: Lokalisierte paraneoplastische Ostéoarthropathie hypertrophiante pneumonique Pierre Marie-Bamberger. Fortschr. Röntgenstr. 116 (1972) 280

Albrecht, H.-J.: Stellungnahme zum Diskussionsbeitrag über „Lokalisierte paraneoplastische Ostéoarthropathie hypertrophiante pneumonique Pierre Marie-Bamberger", Fortschritte Röntgenstr. 116 (1972) 280

Albrecht, H.-J.: Das Pierre Marie-Bamberger Syndrom. In Heuck, F.: Deutscher Röntgenkongreß 1972 53. Tagung der dtsch. Röntgenges. 1972. Thieme, Stuttgart 1973

Ali A., M. R. Tetalman, E. W. Fordham et al.: Distribution of hypertrophic pulmonary osteoarthropathy. Amer. J. Roentgenol. 134 (1980) 771

Arlart, J. P., W. Maier, D. Leopold et al.: Massive periostale new bone formation in ulcerativ colitis. Radiology 144 (1982) 507

Bamberger, E.: Vorstellung von zwei Fällen mit hypertrophischer Osteoarthropathie. Wien. klin. Wschr. 2 (1889) 226

Bamberger, E.: Über Knochenveränderungen bei chronischen Lungen- und Herzkrankheiten. Z. klin. Med. 18 (1890) 193

Bargon, G., J. P. Arlart: Periostale hypertrophische Osteopathie an den Röhrenknochen bei Colitis ulcerosa im jugendlichen Alter. Röntgen-Bl. 35 (1982) 112

Bieler, E., H.-J. Albrecht: Das szintigraphische Bild der Osteoarthropathie hypertrophiante. Nucl.-Med. 10 (1971) 196

Bosnjakovic, S., F. Heuck: Röntgenmorphologie der Periostregion bei Osteopathien. Radiologe 19 (1979) 307

Brunner, W.: „Subakute Polyarthritis" bei Bronchialcarcinom ein paraneoplastisches Syndrom. Schweiz. med. Wschr. 97 (1967) 611

Canossi, G., G. Pompei, V. Raspa et al.: Osteoarthropathia de Pierre Marie: Diagnosis scintigraphica in corso staging del carcinoma pulmonare. Radiol. med. 68 (1982) 133

Epstein, O., A. B. Ajdukiewicz, R. Dick, Sh. Sherlock: Hypertrophic hepatic osteoarthropathy. Amer. J. Med. 67 (1979) 88

Firooznia, H., G. Seliger, N. B. Genieder, E. Barasch: Hypertrophic pulmonary osteoarthropathy in pulmonary metastases. Radiology 114 (1975) 269

Fischer, E., P. Manolakis: Das röntgenologische Frühzeichen der rheumatischen Polyarthritis nach Norgaard bei der Osteoarthropathie hypertrophicans toxica. Fortschr. Röntgenstr. 106 (1961) 844

Freeman, M. H., M. A. K. Tonkin: Manifestations of hypertrophic pulmonary osteoarthropathy in patients with carcinoma of the lung. Radiology 120 (1976) 363

Gall, A., G. A. Bennett, W. Bauer: Generalized hypertrophic osteoarthropathy. Amer. J. Pathol. (N.Y.) 27 (1951) 349

Greenfield, G. B., H. A. Schorsch, A. Shkolnik: The various roentgen appearance of pulmonary hypertrophic osteoarthropathy. Amer. J. Roentgenol. 101 (1967) 927

Han, S. Y., L. C. Collins: Hypertrophic osteoarthropathy in cirrhosis of the liver. Radiology 91 (1968) 795

Hansen, W. L., H. Strenge, J. Hammersten: Bronchialcarcinom presenting as arthralgia. Acta med. scand., Supp. 266 (1952) 467

Heuck, F.: Die Osteodysplasien. In Haubrich, R.: Klinische Röntgendiagnostik innerer Krankheiten, Bd. III/1. Springer, Berlin 1972

Heuck, F.: Die Struktur des Knochens bei Osteoarthropathia hypertrophicans. In Heuck, F.: Deutscher Röntgenkongreß 1972. 53. Tagung der dtsch. Röntgenges. 1972. Thieme, Stuttgart 1973

Heuck, F.: Paraneoplastische Osteopathien. In Diethelm, L.: Handbuch der Medizinischen Radiologie, Bd. V/5. Springer, Berlin 1983 (S. 579)

Holling, H. E.: Pulmonary Osteoarthropathy. Ann. intern. Med. 66 (1967) 232

Houska, W. L., H. Strenge, J. Hammarsten: Hypertrophic osteoarthropathy and chronic ulcerativ colitis. Gastroenterology 33 (1967) 489

Katariyn, S., P. J., Prasad, R. K. Marwahn, J. Chandra: Hypertrophic osteoarthropathy in a young child with congenital cyanotic heart disease. Brit. J. Radiol 59 (1986) 75

Koischwitz, D., W. Dewes, M. Bähre, R. F. Schmidt: Korrelation szintigraphischer und röntgenologischer Befunde bei der sekundären Osteoarthropathia hypertrophicans Marie-Bamberger. Fortschr. Röntgenstr. 144 (1986) 881

Kollbrunner, F.: Gutartige Riesenzelltumor mit maligner Entartung nach 4 Jahren und Ostéoarthropathie hypertrophiante pneumonique durch Lungenmetastase. Onkologie 1 (1948) 153

Kroon, H. M. J. A., E. K. J. Panwels: Bone scintigraphy for the detection and follow-up of hypertrophic osteoarthropathy. Diagn. Imaging 51 (1982) 47

Lopez-Majano, V., P. Sobti: Early diagnosis of pulmonary osteoarthropathy in neoplastic disease. J. nucl. Med. allied Sci. 28 (1984) 69

Lopez-Majano, V., J. Layon, T. Britt: Pulmonary hypertrophic osteoarthropathy; its modification by therapy. Europ. J. nucl. Med. 7 (1982) 419

Marie, P.: De l'ostéoarthropathie hypertrophiante pneumonique. Rev. Méd. (Paris) 10 (1890) 1

Mendlowitz, M.: Measurement of blood flow pressure in clubbed fingers. J. clin. Invest. (New Haven) 20 (1941) 113

Mendlowitz, M.: Clubbing and hypertrophic osteoarthropathy. Medicine 21 (1942) 269

de Meyer, G., P. Sarasin: Un cas d'ostéoarthropathie hypertrophiante pneumonique de Pierre Marie associé à une cirrhose biliaire. Schweiz. med. Wschr. 89 (1950) 1230

Nathanson, I., M. M. Riddlesberger: Pulmonary hypertrophic osteoarthropathy in cystic fibrosis. Radiology 135 (1980) 644

Neale, G., A. R. Kelsull, F. H. Dyle: Crohn's disease and diffuse symmetrical periostitis. Gut 9 (1968) 383

Oppenheimer, D. A., H. H. Jones: Hypertrophic osteoarthropathy of chronic inflammatory bowel disease. Skelet. Radiol. 9 (1982) 109

Penitschka, W.: Über die Ostéoarthropathie hypertrophiante (Bamberger-Marie). Brun's Beitr. klin. Chir. 167 (1938) 75

Ricklin, P.: Über die Ostéoarthropathie hypertrophiante pneumonique. Ergebn. Chir. Orthop. 39 (1955) 295

Rosenthall, L., J. Kirsch: Observation of radionuclide imaging in hypertrophic pulmonary osteoarthropathy. Radiology 120 (1976) 359

Rothberg, A. D., D. K. Bool: Hypertrophic osteoarthropathy im biliary atresia. Pediat. Radiol. 13 (1983) 44

Rothschild, B. M., J. I. Sebes: Hypertrophic osteoarthropathy associeted with carcinoma of the esophagus. Amer. J. Gastroenterol. 73 (1980) 503

Rutherford, R. B., B. A. Rhodes, H. N. Wagner: The distribution of extremity blood flow before and after vagectomy in a patient with hypertrophic pulmonary osteoarthropathy. Dis. Chest. 56 (1969) 19

Schuhmacher, R.: Articular manifestationes of hypertrophic osteoarthropathy pulmonary in bronchiogenic carcinoma. Arthr. and Rheum. (N.Y.) 19 (1976) 629

Steiner, H., O. Dahlbäck, J. Waldenström: Ectopic growth-hormon production and osteoarthropathy in carcinoma of the bronchus. Lancet 1968/I, 783

Swoboda, W.: Das Skelett des Kindes. Thieme, Stuttgart 1969

Vogl, A., S. Blumenfeld, L. B. Gutner: Diagnostic significance of pulmonary hypertrophic osteoarthropathy. Amer. J. Med. 18 (1955) 51

Wagner, A., J. Schaaf: Tuberöse Sklerose der Lunge mit ausgeprägter Ostéoarthropathie hypertrophiante pneumonique. Fortschr. Röntgenstr. 96 (1962) 509

Walter, R. D., D. Resnick: Hypertrophic osteoarthropathy of a lower extremity in association with arterial graft sepsis. Amer. J. Roentgenol. 137 (1981) 1059

von Wichert, P.: Skelettveränderungen als paraneoplastisches Syndrom bei Lungentumoren. Dtsch. med. Wschr. 92 (1967) 2396

von Wichert, P.: Paraneoplastische Syndrome. Med. Klin. 66 (1971) 1461

Wiemann, W. H., O. T. Clagett, J. R. McDonald: Articular manifestations in pulmonary disease, an analysis of their occurrence in 1024 cases which pulmonary resection was performed. J. Amer. med. Ass. 155 (1954) 1459

Osteopathien durch Nichtgebrauch und physikalische Schädigungen

J. Kolář

Osteopathien durch Nichtgebrauch

Eine ausgeglichene Knochengewebsbilanz benötigt ständige angepaßte funktionelle Reize, besonders von seiten der Muskulatur (KOLÁŘ 1981). Falls diese für längere Zeit ausfallen, überwiegt im Skelett der Knochenabbau über den Anbau. Zuerst sind diese Vorgänge klinisch stumm, obwohl die Laborwerte im Urin bereits hohe Kalziumverluste anzeigen. Bei längerer Dauer stellen sich Knochenschmerzen, Verbiegungen bis pathologische Frakturen ein (AKESON u. Mitarb. 1967, JENKINS u. COCHRAN 1969, ROSEMEYER u. WALLNER 1975). Das voll entwickelte Bild des Knochennichtgebrauchs entspricht röntgenologisch einer Osteoporose mit Abbau der Spongiosa und Auflockerung der Kompakta (Abb. 1). Bei besonders akut verlaufenden Formen ist sogar zuerst eine herdförmige Entkalkung möglich. Bei wachsenden Individuen beginnt die Entkalkung gelegentlich mit queren metaphysären Aufhellungsstreifen an den schnell wachsenden Knochenenden und subchondral in den Gelenken (Abb. 2). Dauernder Nichtgebrauch kann mit Knochenwachstumsrückstand verbunden sein. Besonders deutlich treten diese Folgen bei Kinderlähmungen auf (Abb. 3) (KOLÁŘ u. Mitarb. 1965, PENNOCK u. Mitarb. 1972). Bei Raumfahrern fanden sich erhöhte Abbauvorgänge im Skelett nach längerem Aufenthalt im schwerelosen Zustand. Dabei wurden auch Verlängerungen des Körperstammes durch Erhöhung der dekomprimierten Zwischenwirbelscheiben (Gravitations- und Muskeltonusausfall) mehrmals beobachtet (MACK u. VOGT 1971, MARINO u. Mitarb. 1979, MOREY u. BAYLINK 1978, VOSE 1974).

Thermische Einflüsse

Wärme- bzw. Hitzeeinwirkung

Skelettveränderungen nach Verbrennungen und Verbrühungen sind rein thermisch bedingt oder entstehen durch zusätzliche Wirkung einer mechanischen Kraft (z. B. Quetschung der Gliedmaßen in geheizten Zylindern) oder einer Chemikalie (heiße Säure, Lauge, Asphalt u.a.). Die meisten Veränderungen an den Knochen und Gelenken werden unmittelbar nach der thermischen Verletzung klinisch nicht erkannt (KOLÁŘ u. Mitarb. 1965). Auch in den nächsten Tagen werden sie von Schockerscheinungen, Auftreten einer Infektion usw. insoweit überdeckt, daß eine röntgenologische Untersuchung kaum indiziert erscheint. Erst bei langdauernden und ungeklärten Beschwerden im verletzten Gebiet wird auch die Röntgenuntersuchung der Skelettanteile verlangt (KOLÁŘ u. Mitarb. 1965, ŠVÁB 1976).
Röntgenologisch gibt es keine artspezifischen Symptome, die allein für eine thermische Verletzung typisch wären. Geläufig treten bei schwereren Graden und größerem Umfang einer Verbrennung *Knochenumbauerscheinungen* auf, besonders, wenn die Verletzung eine längere Bettruhe erfordert

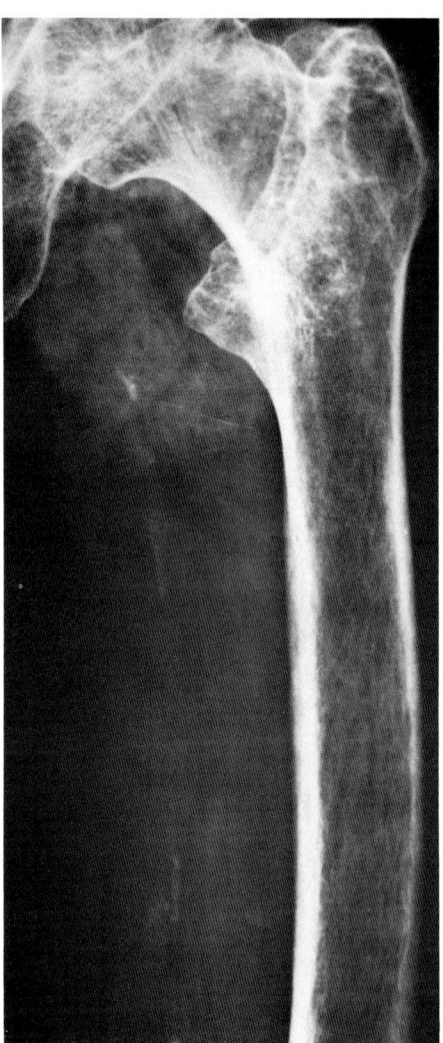

Abb. 1 Fortgeschrittene Inaktivitätsosteoporose bei einem 67jährigen Mann

Abb. 2
Metaphysäre Aufhellungsstreifen und subchondrale Entkalkung bei Inaktivitätsosteoporose 6 Wochen nach einer Tibiafraktur

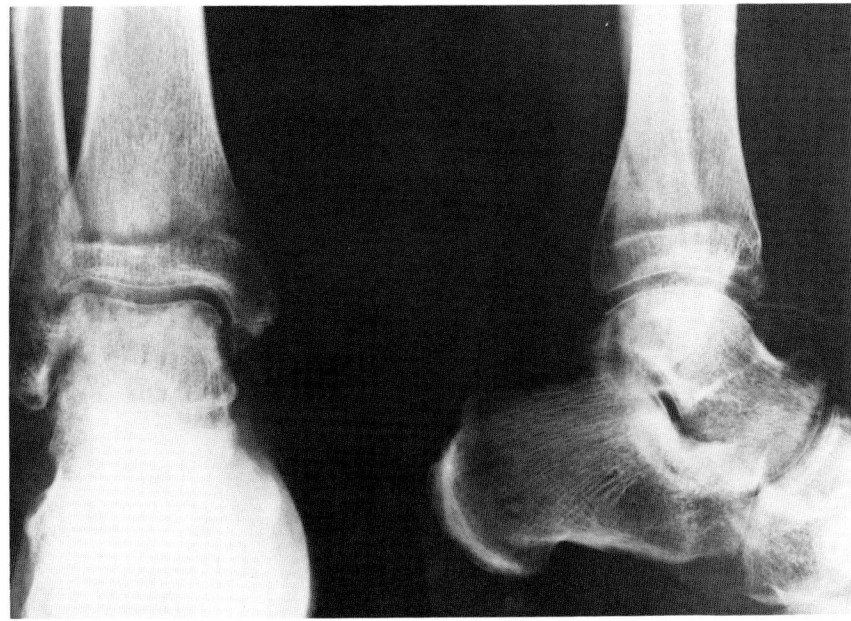

(EVANS u. SMITH 1959). Eine deutlichere Knochenentkalkung tritt besonders in den verletzten Gliedmaßen auf, wogegen eine breitere röntgenologisch feststellbare „Alarmreaktion" auch außerhalb des verletzten Bezirkes ein Ausnahmefall ist. An ihr beteiligen sich immer entscheidend sekundäre Mechanismen wie Infektion und Nierenversagen. Ein *Sudeck-Syndrom* manifestiert sich besonders bei Patienten mit kombinierten thermisch-mechanischen Gliedmaßenverletzungen (z.B. in heißen Zylindern) und tiefen Verbrennungen III.–IV. Grades. Bei bis 70% aller bettlägerigen Patienten äußert es sich als „Dystrophie", die bei Dauerschäden der Weichteile auch in eine „Atrophie" übergeht (KOLÁŘ u. Mitarb. 1965). Die bekannten Röntgenbefunde dieser beiden Stadien, wie auch ihre Prädilektionslokalisationen an der Gliedmaßenperipherie, finden sich auch bei thermischen Verletzungen. Metaphysäre Aufhellungsbänder (Abb. 2) treten dabei wieder vornehmlich bei Jugendlichen und jungen Erwachsenen noch vor dem dystrophischen Knochenumbau auf. Mit schwerer bis „glasartiger" Knochenatrophie (Abb. 3) enden besonders Kontrakturen und Narben, die die Bewegungen einschränken.

Entzündlich-nekrotische Knochenveränderungen begleiten gelegentlich infizierte Verbrennungen III.–IV. Grades (KOLÁŘ u. Mitarb. 1965, SEVITT 1977). Sie werden durch Durchblutungsstörungen (Gefäßthromben u. a.) gefördert. Der Verlauf einer thermisch ausgelösten Osteomyelitis oder Nekrose unterscheidet sich röntgenologisch keineswegs von den üblichen Röntgenzeichen dieser Zustände anderer Genese (Abb. 4). Mit ihrer frühzeitigen röntgenologischen Erkennung ist kaum zu rechnen, indem die wichtigeren Weichteilveränderungen durch parallel verlaufende, thermisch bedingte Abweichungen (Verwischung der Grenzstrukturen, Ödeme usw.) jenen bei einer Arthritis weitge-

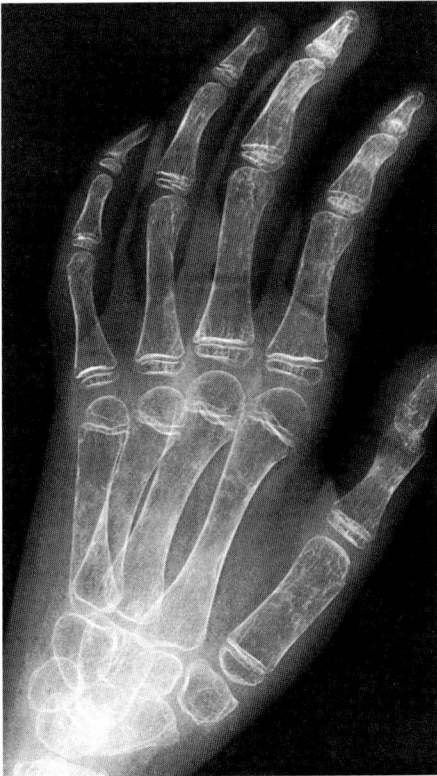

Abb. 3 Glasartige Knochenatrophie nach Abriß des Plexus brachialis bei einem 9jährigen Jungen. Abbau der Spongiosa, verdünnte, allerdings überall scharf begrenzte Kortikalis (Kompakta)

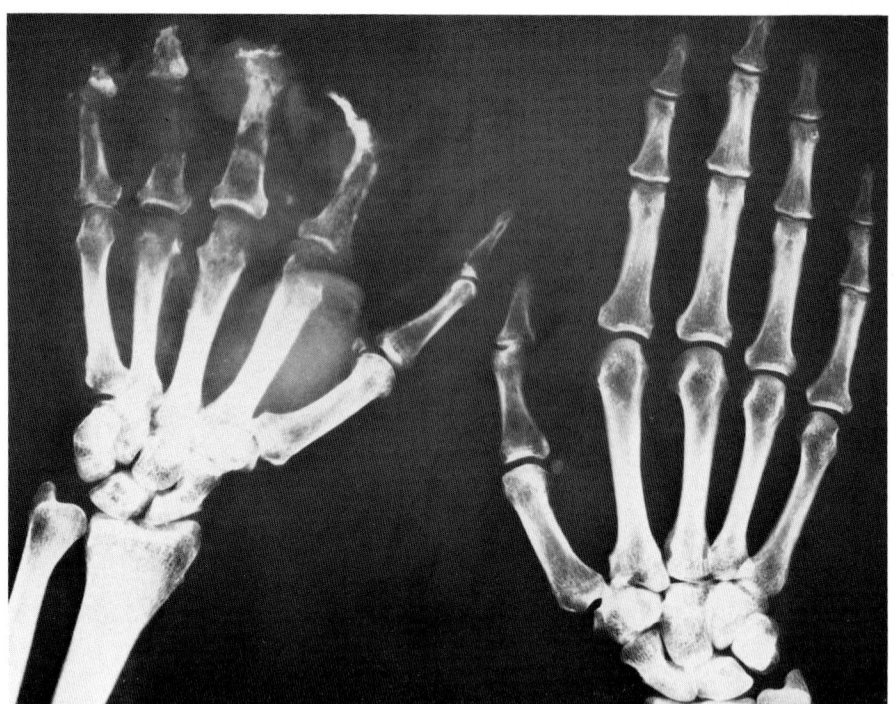

Abb. 4
34jährige Frau. Ausmaß der Osteolysen 8 Wochen nach Verbrühung und Quetschung der Hand im heißen Zylinder einer Bügelmaschine

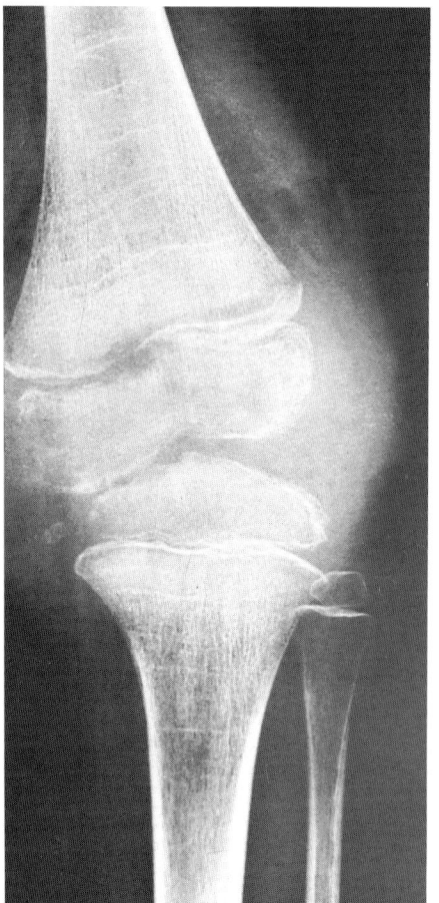
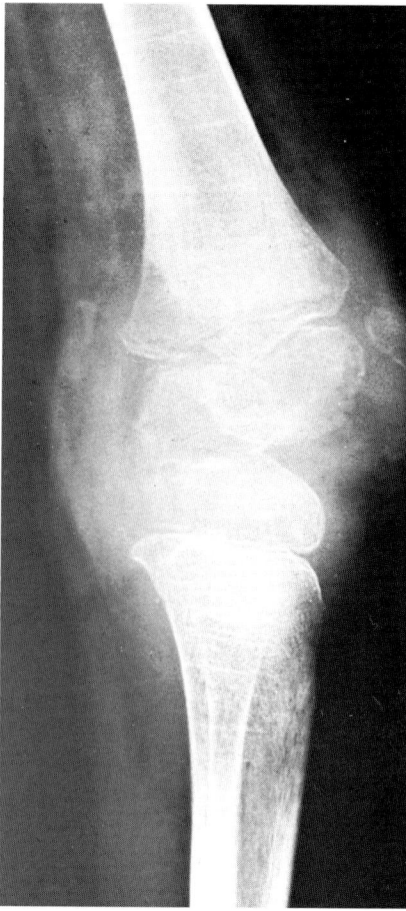

Abb. 5
Gonarthritis mit Erguß und Weichteilödem nach einer Verbrennung. Unregelmäßige Erodierung, bandförmige, metaphysäre und subchondrale Aufhellungen und „Wachstumslinien"

hend ähneln oder die entzündlichen Symptome insoweit tarnen, als erst die eintretende Knochendestruktion verläßlich beurteilbar ist. Eitrige Arthritiden sind eine klinisch sehr gefürchtete Komplikation (JACKSON 1976). Zu den ersten Erscheinungen einer Arthritis bei Verbrannten gehören die Zeichen einer subchondralen Porose, Erosionen der Gelenkflächen und beim ausgeprägten Erguß die Erweiterung des röntgenologischen Gelenkspaltes (Abb. 5), soweit dies an bestimmten Gelenken überhaupt möglich ist. Der Verlauf solcher Arthritis ist meistens hartnäckig und findet seinen Ausgang in Mutilationen mit Funktionsverlust bis ossärer Ankylose. Bei Kindern sind sogar thermisch bedingte Nekrosen der großen Gelenke bekannt, die z. B. in der Hüfte mit einem Perthes-ähnlichen Bild verlaufen. Auch eine hämatogene Dissemination der Keime außerhalb der verbrannten Areale ist möglich, obwohl sie heute dank der wirksameren Bekämpfung der Begleitinfektionen seltener auftritt.

Wachstumsstörungen kommen bei Verbrennungen schwereren Grades bei bis zu einem Viertel der Patienten im Wachstumsalter vor. Keine klinischen Folgen haben die als Folge einer aktiven Hyperämie vorübergehend auftretenden leichten Wachstumsbeschleunigungen ähnlich wie jene während der Ausheilung der Knochenschaftfrakturen. Die entstandenen Seitenunterschiede der Länge gleichen sich mit der Zeit aus (KOLÁŘ u. Mitarb. 1965). Dauerfolgen wie z. B. eine Wachstumsverminderung haben dagegen die thermisch bedingten Schäden des Knorpels in den Wachstumszonen, die auch zu Gelenkfehlstellungen mit

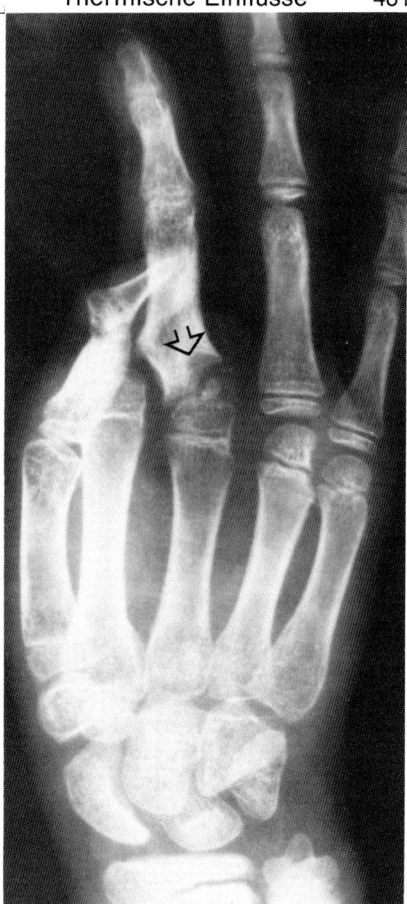

Abb. **6** Kontrakturen nach Verbrennung III. Grades der rechten Hand. Allgemeine Osteoporose, Nekrose der Grundglieder und Luxation im Daumeninterphalangealgelenk. Am Mittelfinger epiphysäre Wachstumsschädigung (*Pfeil*). Zustand nach Amputation des Zeigefingers

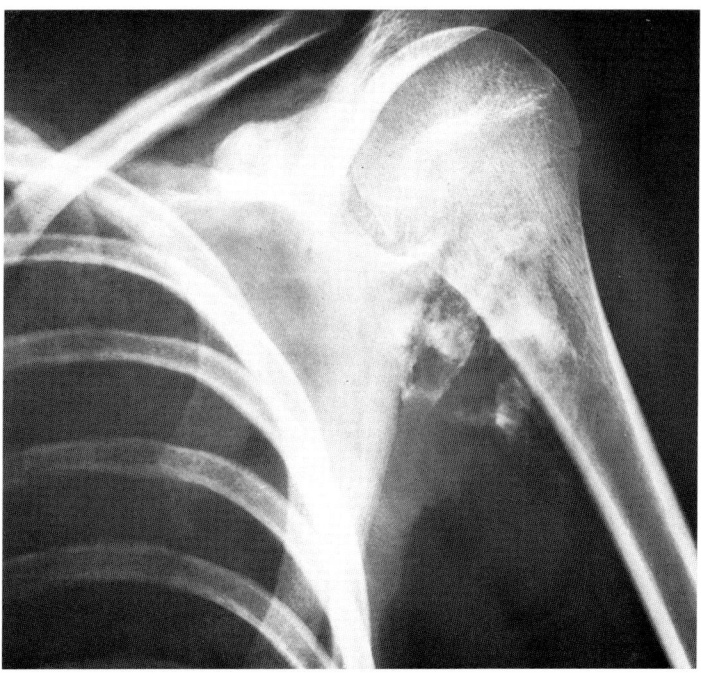

Abb. **7** Periartikuläre Weichteilverknöcherungen am linken Schultergelenk. 2 Jahre nach Verbrennung II.–III. Grades von 34% der Oberfläche

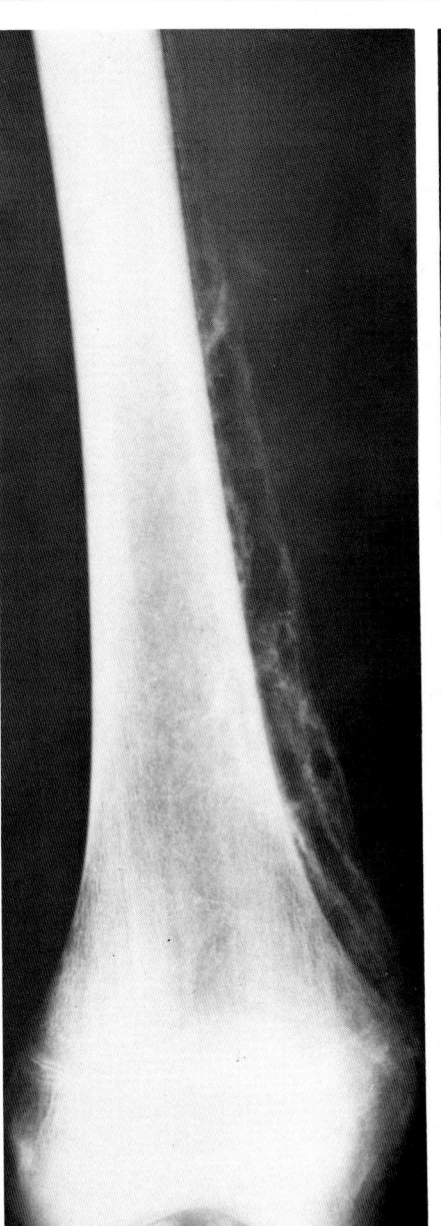 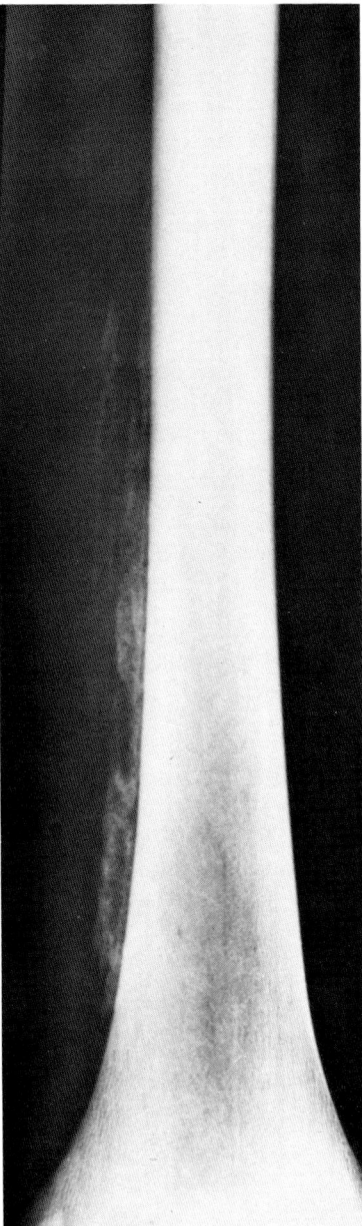

Abb. 8
18jähriger Mann nach Verbrennung II.–III. Grades der gesamten Körperoberfläche. Sog. Myositis ossificans, 4 Monate nach der Verletzung

späteren sekundären Folgen der asymmetrischen Belastung (Arthrosen, Diskusdegeneration) führen können (Abb. **6**). Zeitlich beschränkte Wachstumsverlangsamungen äußern sich bei thermischen Schäden als belanglose unspezifische „Wachstumslinien" im meta-diaphysären Gliedmaßenbereich. Es handelt sich um schmale, quer durch die Knocheninnenstruktur verlaufende Verdichtungszonen (Abb. **5**).

Periartikuläre Veränderungen umfassen Verkalkungen und Verknöcherungen in den gelenknahen Weichteilen, die bei fast 5% aller hospitalisierten Patienten mit schweren und ausgedehnteren thermischen Verletzungen röntgenologisch feststellbar sind (KOLÁŘ u. VRABEC 1959). Manche von ihnen sind insoweit klinisch symptomlos, als sie sich ohne Röntgenuntersuchung einer Feststellung entziehen. Ausgedehntere periaartikuläre heterotope Ossifikationen führen dagegen zu extraartikulären Gelenkversteifungen. Die am Anfang inhomogenen, fleckigen Verkalkungen (Abb. **7**) fließen schrittweise zusammen und reifen schließlich zum definitiven Knochen mit eigener Bälkchenstruktur und kortikaler Begrenzung aus. Erste Röntgenzeichen einer eintretenden Verkalkung kann man schon in der 6.–7. Woche nach der Verletzung finden. Ihre Reifung zum Knochen dauert etwa 5 Monate. Von KOLÁŘ u. VRABEC (1958) sind auch flächenhaftere Verkalkungen und Ossifikationen beschrieben worden, die einer Periostose oder der sog. Myositis ossificans ähneln (Abb. **8**). Bei diesen beiden Patienten waren sie ein Begleitsymptom des chronischen posttraumatischen Nierenversagens, dem die Patienten nach einigen Monaten unterlagen.

Zu den ernsthaftesten Knochenkomplikationen gehört die Invasion einer *malignen Geschwulst* der Verbrennungsnarben in den benachbarten Knochen; Karzinome überwiegen dabei. KOLÁŘ u. Mitarb. (1965) sahen im eigenen Krankengut auch ein Fibrosarkom dieser Genese. Der Zeitraum zwischen der Verletzung und der Geschwulstentstehung umfaßt mehrere Jahrzehnte.

Kälteeinwirkung

Die Weichteile und besonders die ernährenden Gefäße reagieren ungünstig bereits bei Temperaturerniedrigungen auf −8 bis −12 °C, besonders im Falle einer sog. „feuchten Kälte". Durchblutungsstörungen, Erytheme, Ödeme, besonders an der Peripherie der Gliedmaßen, sind bekannte Auswirkungen einer solchen Kälteschädigung. Noch niedrigere Temperaturen rufen je nach ihrer Tiefe und Wirkungsdauer Erfrierungen I.–IV. Grades (also bis zur Nekrose und Gangrän) hervor. Sie werden von Parästhesien und Schmerzen begleitet. Infolge der klinischen Symptomatik treten die Knochen- und Gelenkveränderungen längere Zeit in den Hintergrund, obwohl ihnen eine größere Aufmerksamkeit als jenen bei Verbrennungen gewidmet werden sollte angesichts der oft notwendig werdenden Amputation der nekrotischen Gliedmaßenteile (VINSON u. SCHATZKI 1954, TISHLER 1972, ŠVÁB 1976).

Auch nach der Erfrierung treten unspezifische pathologische Knochenbefunde auf, insbesondere *Knochenumbau, Sudeck-Syndrom* usw.

Sie werden häufiger als bei Verbrennungen beobachtet und laufen ebenso häufig in eine bleibende Knochenatrophie aus. Ursache dafür ist offenbar eine kältebedingte Angiopathie mit nachfolgender Ernährungsstörung der Knochen und Gelenke. Neurotrophisch-zirkulatorisch bedingte Folgen dieser Art betrafen im Krankengut von KOLÁŘ u. Mitarb. (1965) fast drei Viertel der bettlägerigen Kranken mit Erfrierungen III.–IV. Grades. Eine *Knochennekrose* entsteht sowohl durch direkten Kälteeinfluß als auch indirekt als Folge der Angiopathie mit Gefäßverschlüssen, die sich arteriographisch nachweisen lassen. Des öfteren schreitet allerdings die Weichteilnekrose so rasch fort, daß ihre chirurgische Behandlung erzwungen wird, ehe röntgenologisch Knochenabweichungen zu erfassen sind. Diese sind gewöhnlich erst im 2.–3. Monat nach der Erfrierung zu erwarten (Abb. **9**). Eine thermographische Untersuchung erbringt positive Informationen über das Ausmaß der Durchblutungsschäden und die Szintigraphie mit osteotropen ^{99m}Tc-Komplexen über den ablaufenden Knochenumbau oder das Vorliegen einer Nekrose.

Zu den selteneren Folgen einer Erfrierung, die besonders mit den Erscheinungen eines Raynaud-Syndroms verbunden sind, gehören *Akroosteolysen*. Auch die Gelenkstrukturen sind sehr kälteempfindlich. Eine kältebedingte *Arthropathie* ist z. B. bei Arbeitern in der Waldindustrie (besonders bei gleichzeitigem Gebrauch von Motorsägen), in Kälteanlagen usw. bekannt. An den kleinen Röhrenknochen (Finger, Zehen) finden sich die Zeichen einer (erosiven) Polyarthrose mit subchondralem bis zystoidem Knochenumbau der artikulierenden Knochen, mit subchondraler Sklerose und marginalen arthrotischen Osteophyten, Verschmälerung der Gelenkspalten sowie Fehlstellungen der Gelenke. Von erosiver Arthrose (s. dort) wird gesprochen, wenn zusätzlich zu den genannten Röntgenbefunden auch erosive Konturverän-

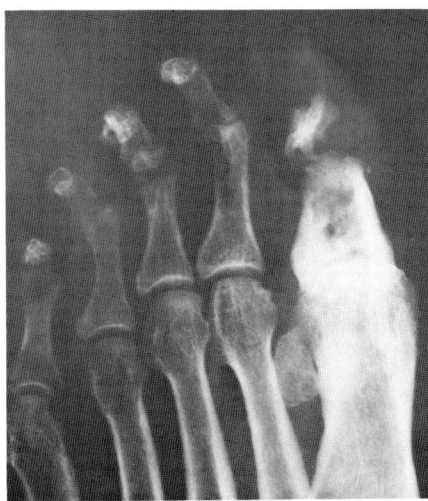
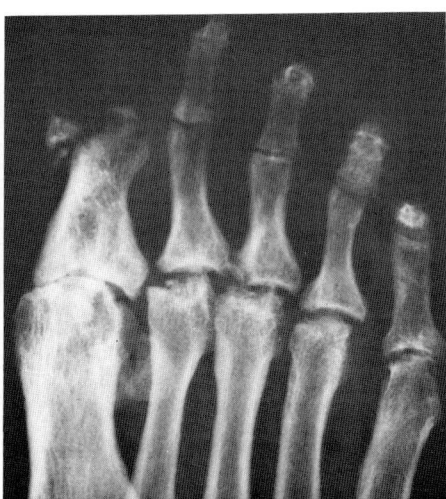

Abb. **9** 59jähriger Mann nach Erfrierung beider Füße III.–IV. Grades. Generalisierte Knochenatrophie, Nekrosen einzelner Metatarsalköpfe

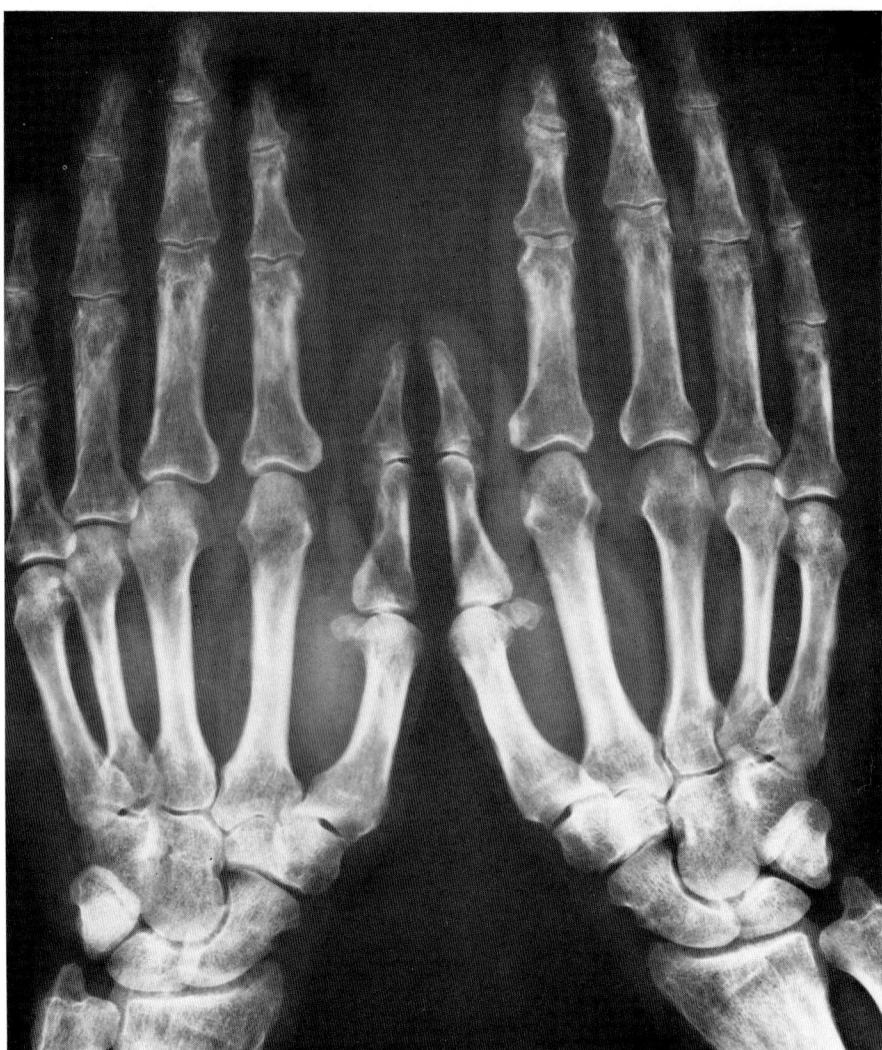

Abb. 10
71jähriger Internist. Chronische Knochenatrophie mit Strukturauflockerung nach einem fast 13jährigen wiederholten Umgang mit Röntgenstrahlen bei Durchleuchtungen

derungen auftreten, die bei der typischen Arthrose fehlen. Die proximalen Finger- und Zehengelenke sind doppelt so oft wie die distalen befallen. Isolierte oder oligotope Arthritiden (auch aufgepfropfte Infektion?) komplizieren als destruierende Prozesse die Erfrierungen sehr oft und führen zu einer Mutilation.

Bei Jugendlichen sind als Erfrierungsfolgen im Wachstumsalter wiederholt auch *Ossifikationsstörungen* beschrieben worden, die durch Kälteschädigung des epiphysären Wachstumsknorpels entstehen (KOLÁŘ u. Mitarb. 1965, HAKSTIAN 1972). Der geschädigte Wachstumsknorpel ossifiziert vorzeitig, und die entsprechenden Knochen bleiben deswegen hypoplastisch und deformiert. Auch Syndaktylien sind als Folgen von eitrigen Komplikationen beobachtet worden.

Einfluß ionisierender Strahlen

Die dosisabhängigen negativen biologischen Wirkungen der ionisierenden Strahlen sind allgemein bekannt. Besonders im wachsenden Skelett gibt es Strukturen, die äußerst strahlenempfindlich sind, z. B. der epiphysäre Wachstumsknorpel und die Osteoblasten. Die strahlenbedingten Veränderungen am Knochen sind sowohl Ausdruck der direkten Schädigung des Knochengewebes als auch der Schädigung des Gefäßbindegewebes und evtl. zusätzlicher Infektion. Letztere greift sehr oft auf den Knochen von benachbarten Weichteilen über. Eine einheitliche Schwellendosis für die Strahlenschädigung des Knochens gibt es nicht. Die klinischen Befunde und Röntgenzeichen solcher Schädigungen sind je nach dem Alter des Patienten, dem exponierten Körperteil und der Art der Einwirkung verschieden.

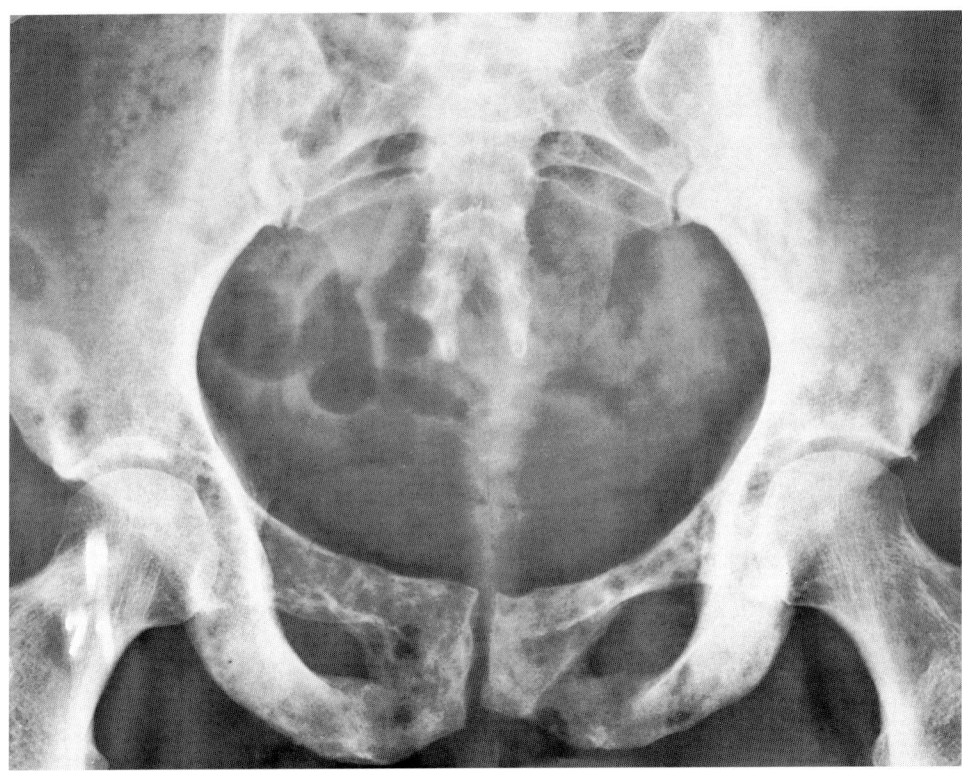

Abb. 11 61jährige Frau. Typischer grober Umbau bei Osteoradiodystrophie beider Scham- und Sitzbeine nach Bestrahlung eines Gebärmutterkarzinoms vor fast 3 Jahren

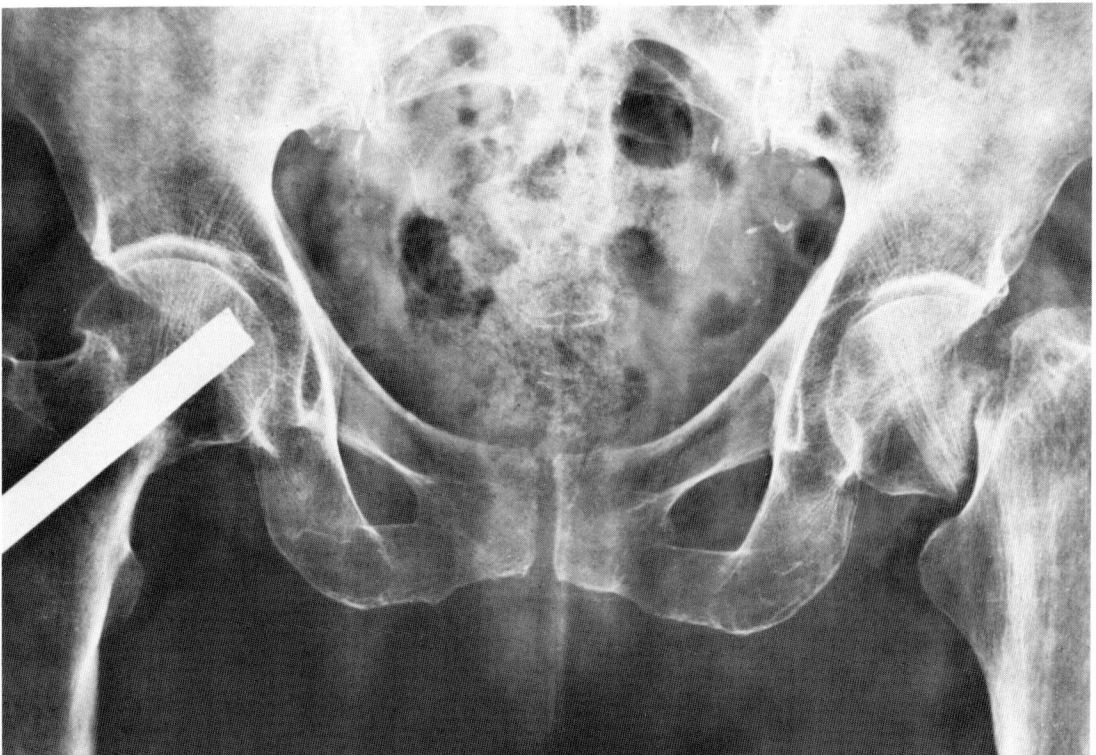

Abb. 12 33jährige Frau. Radiogene Schenkelhalsfrakturen. Pseudarthrose des linken Schenkelhalses sowie operativ versorgte und dadurch konsolidierte Fraktur des rechten Schenkelhalses. Zustand 4 Jahre nach Bestrahlung eines Gebärmutterkarzinoms

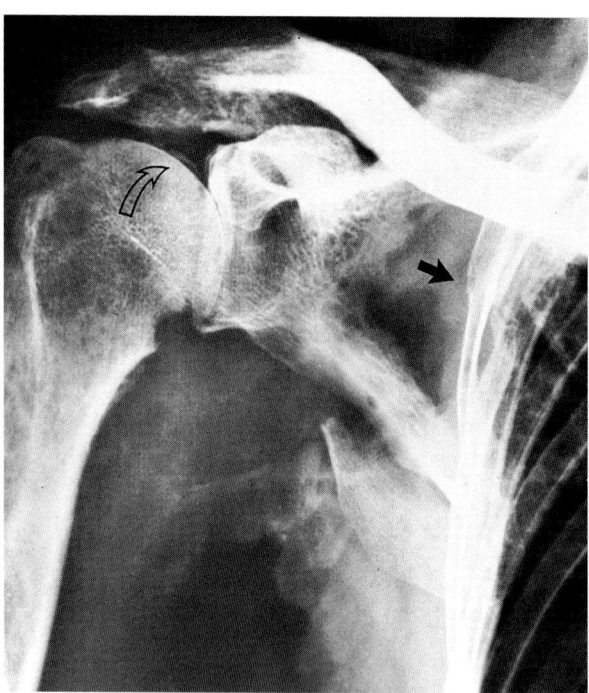

Abb. 13 64jährige Frau. Radionekrotischer Knochenumbau mit einer Fraktur des Schulterblattes. Arthritis des Schultergelenkes mit Verkalkungen des Gelenkknorpels (offener Pfeil). Zustand nach mehrfachen Frakturen der bestrahlten Rippen (Pfeil)

Externe Bestrahlung

Bei Erwachsenen

Je nach der Schwere können die Knochenschäden in vier Stadien unterteilt werden (KOLÁŘ u. Mitarb. 1965, VAUGHAN 1971, KOLÁŘ u. VRABEC 1976):

Stadium I: porosierender Spongiosaumbau mit Verdünnung der Kortikalis, beginnend an der endostalen Oberfläche; diese Veränderungen sind völlig reversibel.

Stadium II: gröberer Knochenumbau im Sinne einer sog. hypertrophischen Atrophie, besonders an mechanisch mehr belasteten Knochen (Abb. **10** u. **11**), herdförmige Porose (besonders an platten Knochen), abwechselnd mit Sklerose, Erosionen und umschriebenen Osteolysen. Die daraus resultierende Knochenschwächung kann in Prädilektionsbezirken (Schenkelhals, Rippen, Mandibula usw.) zu Frakturen führen (Abb. **12** u. **13**). Bei ihrer Entstehung spielen die Zugkräfte der Muskelansätze und eine verschlechterte Gefäßversorgung (strahlenbedingte Angiitis mit Obliterationen) eine begünstigende Rolle. In diesem Stadium ist der Knochen höchst empfindlich gegenüber Infektionen, die in eine stürmisch verlaufende Osteomyelitis und Osteonekrose übergehen können (Stadium III). Eine konservative Heilung solcher pathologischer Frakturen ist zwar möglich, doch werden mancherorts operative Eingriffe bis zur Alloplastik am oberen Femurende bevorzugt, um einer Pseudarthrose vorzubeugen. Die Knochenschäden des II. Stadiums sind nicht rückbildungsfähig.

Stadium III: Eine Osteoradionekrose beginnt schleichend, um ggf. schnell in eine stürmische eitrige Osteolyse mit Sequestration, manchmal in großer Ausdehnung, überzugehen (Abb. **14**). Besonders gefährdet sind die Kieferknochen (bevorzugt die Mandibula) durch Übergreifen einer Infektion von kariösen Zähnen oder von Mundschleimhautulzerationen. Intensive Schmerzen, Eiterung, Fistelbildungen und anhaltende Infektion sind lebensbedrohende Folgen. Eine intensive Bekämpfung der Infektion und evtl. eine radikale operative Behandlung (Resektion) sind notwendig.

Stadium IV: Radiogen bedingte Knochengeschwülste sind selten, leider aber meist maligne (überwiegend osteogene Sarkome). In ihrer klinisch-radiologischen Symptomatologie gleichen sie den nichtradiogenen Tumoren. Zur Anerkennung ihrer radiogenen Natur wird verlangt:

a) Der befallene Knochen muß zur Zeit der Bestrahlung gesund gewesen sein.
b) Er muß direkt im Strahlenkegel gelegen haben.
c) Zwischen der Bestrahlung und dem Geschwulstwachstum soll eine lange Zeitperiode (2–3 Jahrzehnte) liegen.
d) Die Geschwulstdiagnose muß histologisch gesichert sein (ARLEN u. Mitarb. 1971, WEATHERBY u. Mitarb. 1981, SMITH 1982).

Eine strahlenbedingte *Arthritis* verläuft mit den gleichen indirekten und direkten klinischen Symptomen und Befunden wie jede Arthritis (Abb. **13**). Sie zeichnet sich allerdings durch eine höhere Empfindlichkeit gegenüber Infektion mit Eitererregern aus. Leichter verlaufende Formen können nach Gelenkknorpelzerstörung in eine Ankylose der Gelenke oder Gelenkdeformation (Arthrosebild) einmünden. Die eitrigen, also mit virulenten Keimen infizierten radiogenen Arthritiden gehen mit umfangreicher Destruktion einher und enden mit der knöchernen Ankylose.

In der Wachstumsperiode

Die wachsenden Knochen reagieren im allgemeinen auf niedrigere Strahlendosen als die ausgewachsenen. Außer den bereits bei Erwachsenen beschriebenen Knochenveränderungen, die auch in jeder beliebigen Wachstumsperiode nach Bestrahlung auftreten können, sind für das Kindesalter die strahleninduzierten *Wachstumshemmungen* recht typisch. Sie beginnen oft mit einem wenig auffal-

Abb. 14
59jährige Frau. Osteoradionekrose mit Fraktur 3 Jahre nach Bestrahlung (Dosis nicht bekannt) eines Hautekzems. Typischer grober Knochenumbau mit mehrfachen sklerotischen Herden

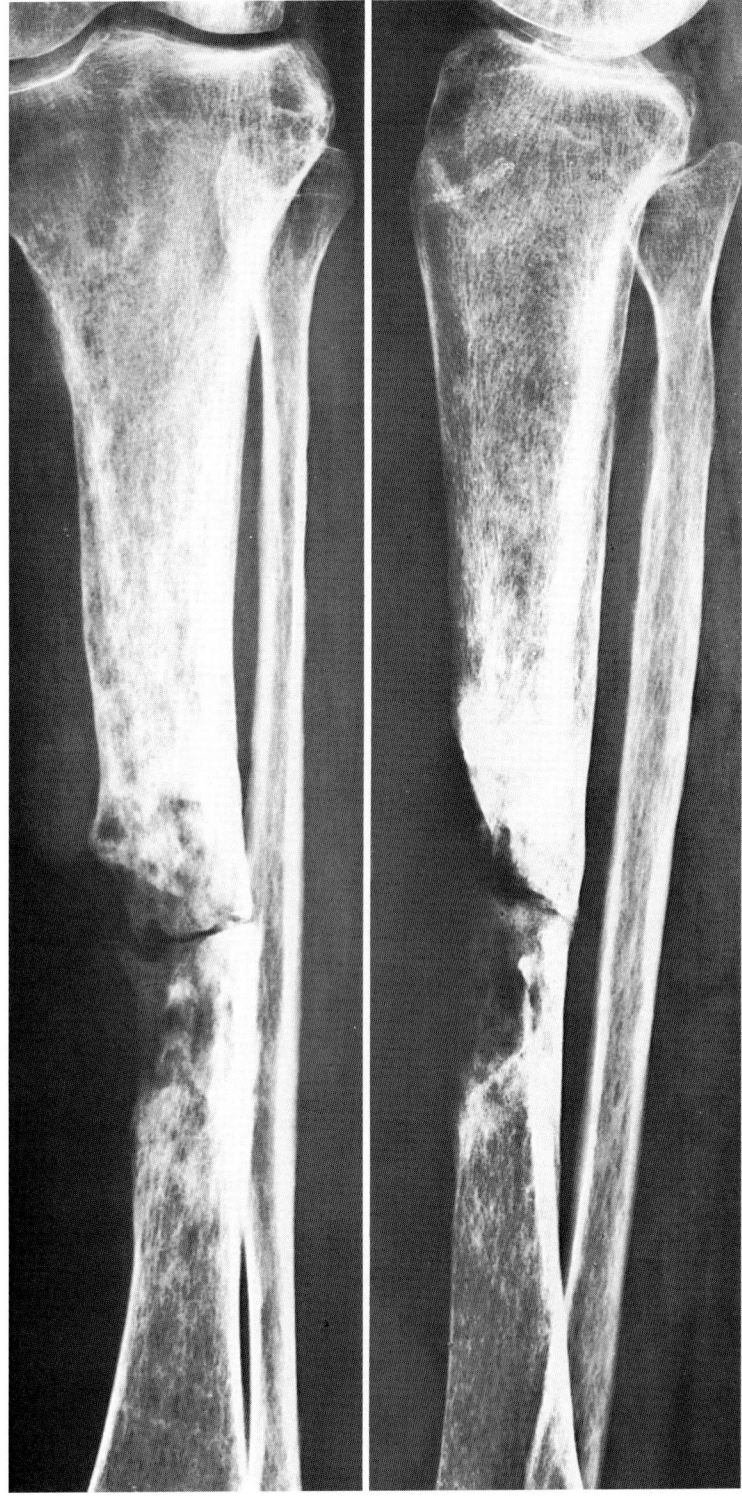

lenden Knochenumbau in der Meta-Epiphyse (Abb. 15). Die Begrenzung der Metaphyse gegen die Epiphysenfuge erscheint dann unregelmäßig gezähnelt, leicht oder deutlicher verdichtet (Abb. 15). An derjenigen Seite, welche der Strahlenquelle näher liegt, bleibt das Knochenwachs- tum deutlicher zurück als an der anderen. Die Epiphysenfuge verläuft dann schräg zur Längsachse des Knochens statt senkrecht (Abb. 16). Sowohl Wachstumshemmung als auch Achsenkrümmung (an Röhrenknochen) sind eine Dauerfolge (Abb. 17). In einigen statisch belasteten Gebieten

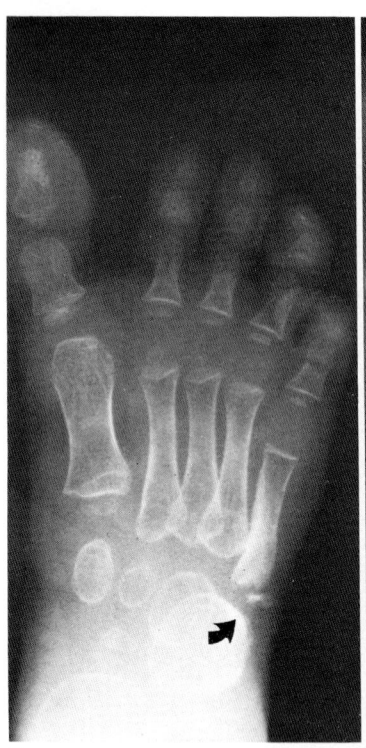
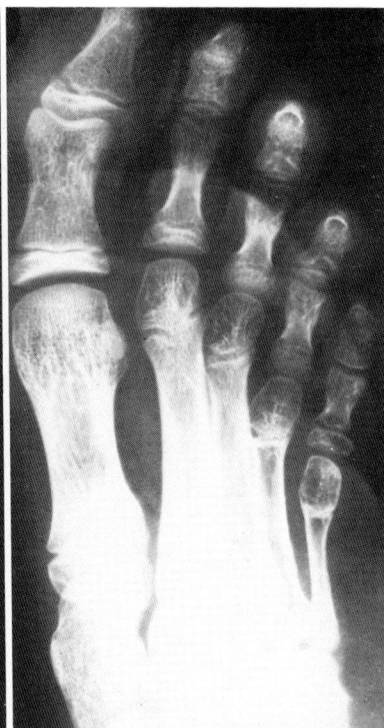

Abb. 15a u. b
8 Monate (**a**) und weitere 11 Jahre (**b**) nach der Strahlenexposition beim Fremdkörperaufsuchen unter kryptoskopischer Kontrolle. Der zunächst unauffälligen Osteonekrose am V. Metatarsale und Os cuboideum (Pfeil) folgte ein Wachstumsrückstand der lateralen Fußhälfte mit Knochenatrophie

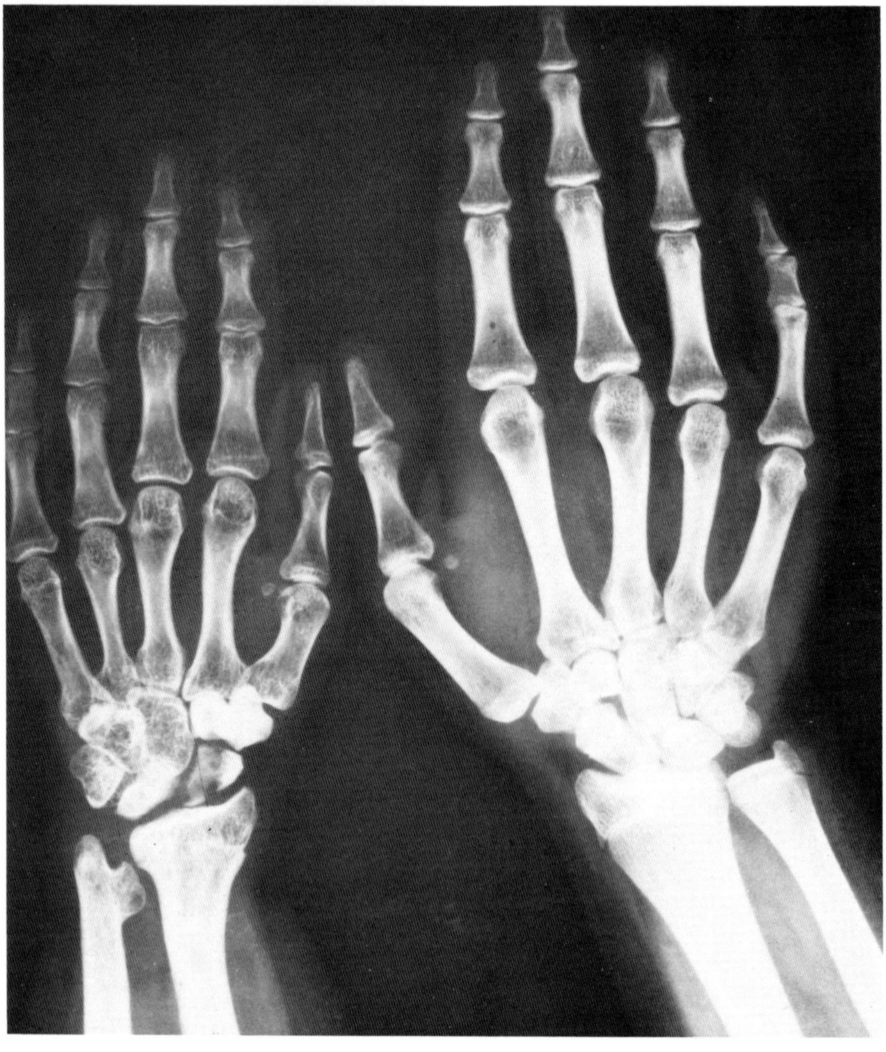

Abb. 16
18jährige Frau. Allgemeiner Entwicklungsrückstand nach Kontaktröntgenbehandlung eines Hauthämangioms der linken Hand im Alter von 2 Jahren. Reparierte Osteonekrose einiger Karpalia, schräger Verlauf der distalen Epiphyse der verkürzten Ulna

Abb. 17 Osteoradionekrose der proximalen Tibiametaphyse acht Monate nach intensiver Bestrahlung eines Ewing-Sarkoms der oberen Fibulahälfte (hier Zustand nach Fibularesektion). Unregelmäßiger Verlauf der Epiphysenfuge

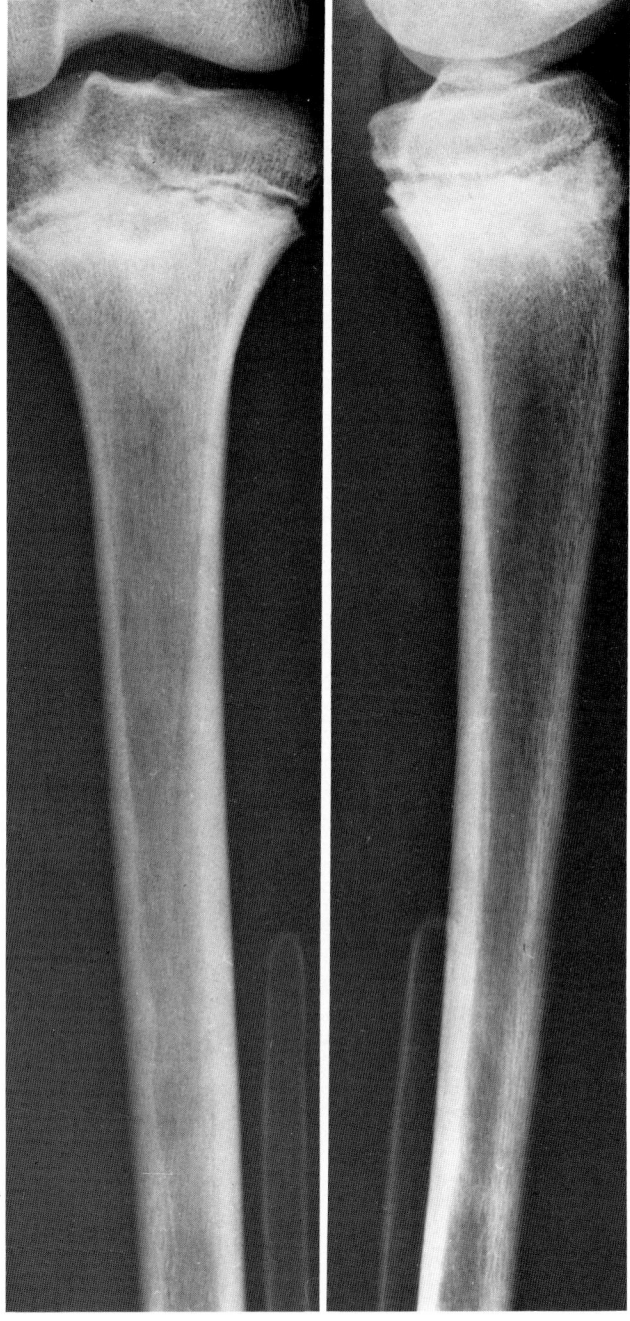

(z. B. am oberen Femurende) kann eine radiogene Epiphyseolyse ausgelöst werden. Die Ossifikation der intensiv bestrahlten kleinen Knochen kann gelegentlich völlig ausbleiben (Abb. 16). Eine asymmetrische Bestrahlung der wachsenden Wirbelsäule, z. B. bei Bestrahlung eines Nephroblastoms, führt zu keilförmiger Deformierung der Wirbelkörper und dadurch zur radiogenen *Skoliose*. Ähnlich wie die Wachstumslinien in den Extremitätenknochen bilden sich auch in den Wirbelkörpern parallel zu Abschlußplatten verlaufende lineare Verdichtungen ab, u. U. bis hin zum „Wirbel im Wirbelaspekt" (KOLÁŘ u. Mitarb. 1965, RISEBOROUGH u. Mitarb. 1976).

Bei radiogenen *Knochentumoren* des Kindesalters überwiegen ebenfalls die Knochensarkome (Abb. 18). Außerdem entstehen gelegentlich benigne Exostosen und Osteochondrome, vielleicht als Folge eines kompensatorisch vermehrten, in seiner Richtung atypischen Knochenwachstums der bestrahlten Metaphyse. Charakteristischerweise werden sie von radiogenen Umbauerscheinungen mit grober, teilweise fleckiger Sklerose in der Zone der provisorischen Knorpelverkalkung

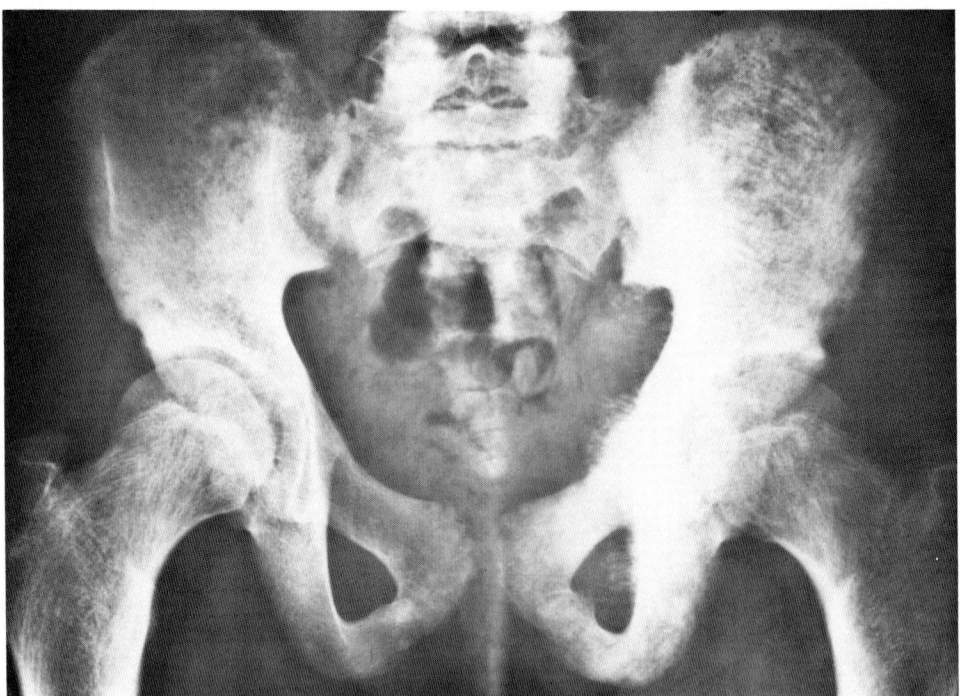

Abb. 18 Radiogenes osteogenes Sarkom der linken Beckenhälfte 12 Jahre nach der Bestrahlung eines Nephroblastoms (im Alter von 1 Jahr)

begleitet, die ihre radiogene Herkunft anzeigen (KOLÁŘ u. Mitarb. 1965).

Innere Kontamination mit radioaktiven Stoffen

Osteotrope radioaktive Substanzen, die im Knochensystem gespeichert werden, gefährden je nach ihrer biologischen und physikalischen Halbwertszeit sehr oft lebenslang das Knochengewebe. Ihre Verteilung im Skelett ist inhomogen. Sie werden vorzugsweise in wachsende Knochenbezirke eingebaut, wodurch aktive Herde („hot spots") entstehen. In ihnen sind die Knochenstrukturen stärker als die benachbarten durch die ionisierenden Strahlen gefährdet, ohne daß das Ausmaß dieser Strahlenexposition genau zu berechnen wäre (KOLÁŘ 1981). Diese radioaktive Verseuchung ist zumeist beruflicher oder iatrogener Herkunft. Nach mehrjährigem Bestehen zeigen sich bei diesen Kranken Störungen der Hämatopoese (Anämien, Lymphopenien), Neoplasien des blutbildenden Gewebes (Leukämien), maligne Geschwülste an den Schleimhäuten der Nasennebenhöhlen (durch protrahierte Wirkung der ausgeatmeten radioaktiven Stoffe) und Knochensarkome. Nach dem Stadium eines ausgedehnten fleckigen Knochenumbaus mit abwechselnden Aufhellungen und Andeutungen einer Spongiosklerose (Abb. 19) – er ist als Indiz der radiogenen Knochenschädigung zu bewerten – treten als Malignome besonders osteogene Sarkome und Fibrosarkome auf. Alle ähneln röntgenologisch den Tumoren nichtradiogener Herkunft. Ihre Prognose ist ausnahmslos ungünstig (BARNER u. Mitarb. 1963, MAYS 1969, SHARPE 1974).

Unfälle durch elektrischen Strom

Beim Kontakt mit elektrischem Strom entscheiden über das Ausmaß und die Art der Schädigung folgende drei Faktoren: Stromstärke, Stromspannung und Widerstand der Körperpartie. Stark durchblutete und feuchte Gewebe leisten dem Stromdurchgang einen niedrigen, artikuläre Knochenenden dagegen einen hohen Widerstand. Letzterer trägt wesentlich zur thermischen Koagulation bei. Elektrischer Strom wirkt auf die Gewebe thermisch, mechanisch (Gewebetrennung beim Durchgang) und „spezifisch" – durch Änderungen der bioelektrischen Eigenschaften der lebenden Materie (JELLINEK 1955, KOLÁŘ u. Mitarb. 1965, BARBER 1971, KOLÁŘ u. VRABEC 1976).
Die strombedingten Knochen- und Gelenkveränderungen sind unspezifisch, allerdings mit Ausnahme der sog. „Knochenperle" (Abb. 20), die durch Schmelzung des Knochenminerals entsteht und gelegentlich eine Koagulationsnekrose des Knochens begleitet. Die „Perlen" werden als rundliche oder tränenförmige graue Gebilde kurz nach

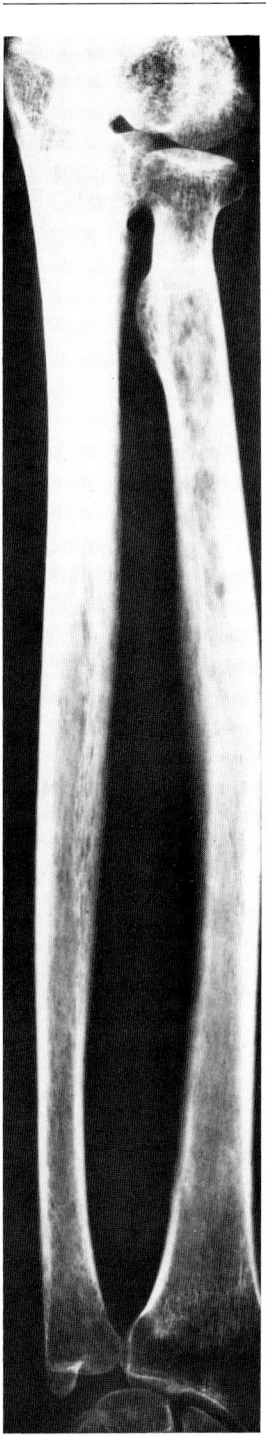

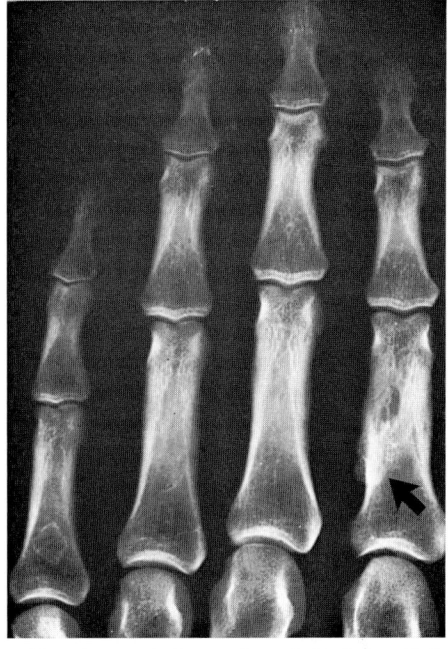

Abb. 19
59jährige Frau. Grobfleckige Strukturauflokkerung nach Kontamination mit radioaktivem Material bei Trinkkuren mit radioaktivem Wasser

Abb. 20 „Knochenperle" am Grundglied des Zeigefingers (Pfeil) nach Verbrennung durch elektrischen Bogen bei Kontakt mit 2000 V Gleichstrom. Zerschmolzene Knochensubstanz floß bis zur Knochenoberfläche

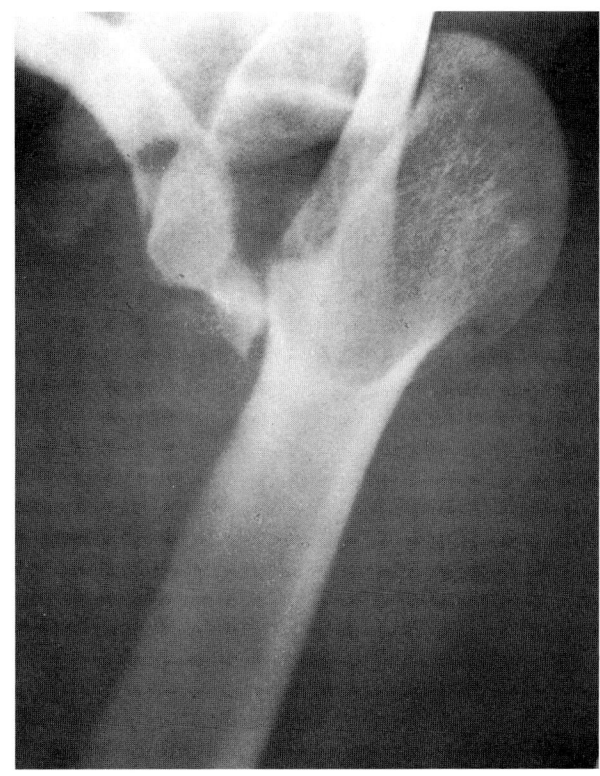

Abb. 21 28jähriger Monteur. Abrißfraktur mit Subluxation des Humeruskopfes durch tetanischen Muskelzug beim Kontakt mit 2000 V Wechselstrom

492 Osteopathien durch Nichtgebrauch und physikalische Schädigungen

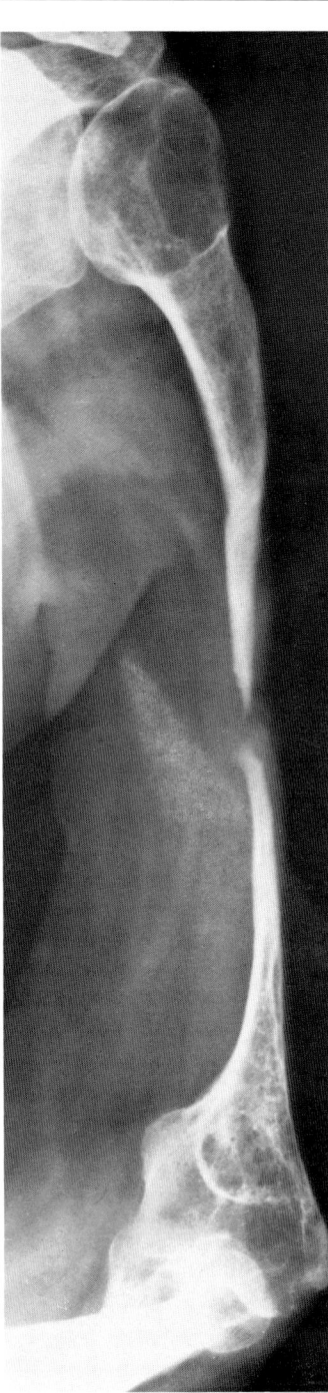

Abb. 22 Zustand nach Ostitis mit querer Fraktur und konzentrierter Osteolyse am linken Humerus. 28jähriger Arbeiter nach Kontakt mit 22 000 V Wechselstrom und Verbrennungen II.–III. Grades durch elektrischen Bogen

schocktherapie psychiatrisch Kranker (MESCHAN u. Mitarb. 1950). An zweiter Stelle stehen Luxationen bis Luxationsfrakturen größerer Gelenke (Schultergelenk, seltener Hüftgelenk) (Abb. 21) (THOMAS 1966, SHABEZU u. SABET 1984). Direkte strombedingte Knochenveränderungen sind denjenigen ähnlich, welche beim Einfluß hoher Temperaturen beschrieben worden sind. Häufiger kommen beim elektrischen Unfall allerdings *Nekrosen* als Folge der Wirkung der Jouleschen Wärme vor, besonders bei höheren Stromstärken. Zum Unterschied von rein thermischen Nekrosen ist die Neigung zu *entzündlichen Komplikationen* in strombedingten Koagulationsnekrosen erstaunlich niedrig (Abb. 22). Mechanische Einflüsse von hochgespannten Strömen spalten die Knochen an Stellen des unmittelbaren Stromdurchgangs. Lineare Abspaltungen (Abb. 23) sehen oft ähnlich wie Sequester aus, treten allerdings unmittelbar nach der Verletzung und ohne Entzündung auf. Dabei entstehende Abtrennung des Periosts von der Knochenoberfläche führt zu subperiostaler Blutung, die sekundär verknöchert. Die Schädigung der Wachstumszonen kann eine *Wachstumshemmung* mit Verformung oder Hypoplasie als Dauerzustand zur Folge haben (Abb. 24). Zu Verformungen der wachsenden Knochen und Fehlstellungen der Gelenke tragen sowohl Kontrakturen der Weichteile als auch Nervenlähmungen bei.

der Verletzung an entblößten Knochenoberflächen der Kontaktstelle gefunden. Beim gleichzeitigen Weichteildefekt werden sie rasch abgestoßen. Sonst kann man die strombedingten Knochenveränderungen in direkte und indirekte unterteilen. Zu den indirekten gehören *Frakturen, Epiphyseolysen* und *Luxationen* durch tetanische Muskelkontraktionen beim Stromdurchgang. Deutlich überwiegen Kompressionsfrakturen der Wirbelkörper Th 5 – Th 8, bekannt auch von der Elektro-

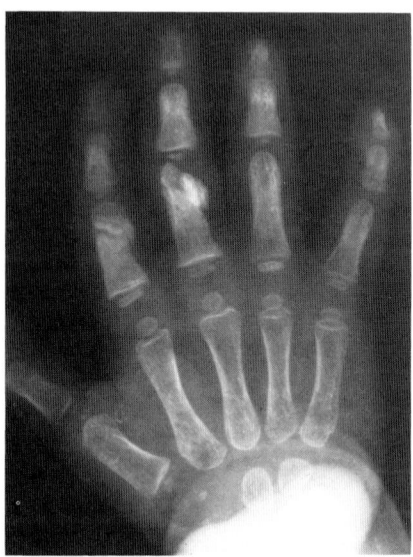

Abb. 23 Osteoschisen der Grundglieder des II. und III. Fingerstrahles bei einem 23jährigen Mädchen nach Kontakt mit 380 V Drehstrom

Abb. 24 Mehrfache Gelenkdestruktionen und Achsenabweichungen der Fingerglieder durch Kontrakturen nach Verletzung mit 380 V Drehstrom bei einem 16jährigen Jungen

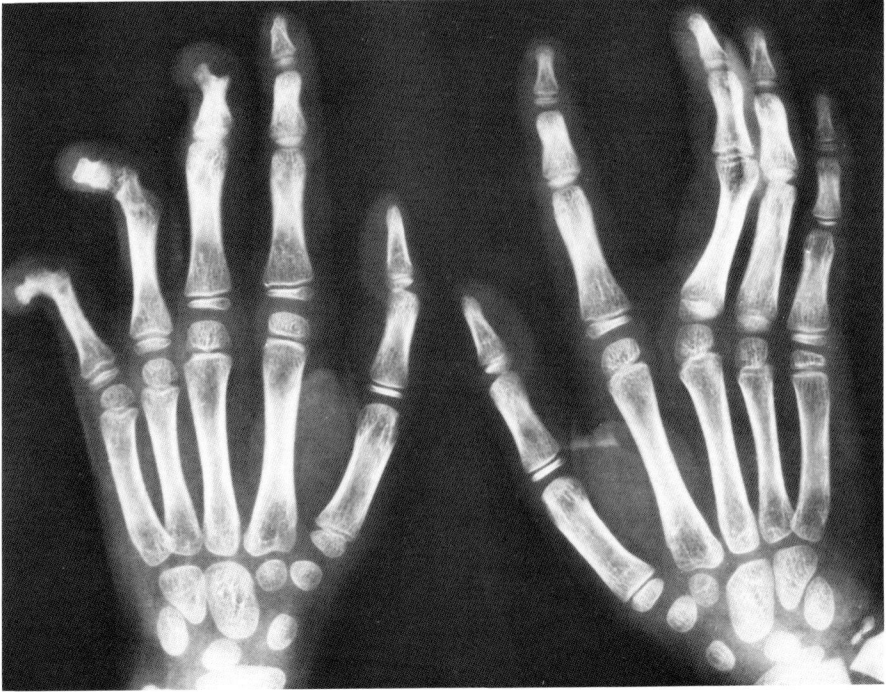

Schädigungen durch Ultraschall

Hohe, therapeutisch applizierte Ultraschallintensitäten haben in der Vergangenheit in einzelnen Fällen zu Schädigungen bis hin zur Knochennekrose geführt und nachfolgend osteomyelitische Komplikationen hervorgerufen. Des öfteren fanden KOLÁŘ u. Mitarb. (1965) diese Veränderungen an den Fersenbeinen nach der Behandlung des Fersenbeinsporns (Abb. 25). Bei Verwendung von diagnostischen Ultraschallintensitäten sind solche Schädigungen jedoch nicht zu erwarten.

Vibrationsbedingte Schäden

Vibrationen sind mechanische, sich mit bestimmter Intensität in zeitlich begrenzten Intervallen wiederholende Schwingungen. Sie können sowohl zu Systemerscheinungen als auch zu lokalen Schädigungen in den durchsetzten Geweben führen. Für Schäden des Skeletts sind meist jene Geräte verantwortlich, die mit komprimierter Luft betrieben werden (Preßlufthammer usw.), sowie elektrische bzw. Motorsägen. Je nach Arbeitsweise sind durch Übertragung der Vibrationen überwiegend die Knochenabschnitte der oberen Gliedmaßen, weniger der unteren Gliedmaßen und der Wirbelsäule (hier die kostovertebralen Gelenke) gefährdet. Die Patienten beklagen sich meistens über Schmerzen in den Knochen und Gelenken; dabei ist ihre Beweglichkeit eingeschränkt. Objektiv lassen sich (thermo- und arteriographisch) Veränderungen der Gliedmaßendurchblutung nachweisen, die durch die sog. Vibrationsangiopathie hervorgerufen werden (TAYLOR 1974).

Am Skelett gibt es keine typischen vibrationsbedingten Veränderungen (LIEBESKIND 1970, KOLÁŘ 1981). Des öfteren stimmen Intensität und Ort der klinischen Beschwerden mit der Schwere der Veränderungen im Röntgenbild überein. Es überwiegen *Adaptationsphänomene,* die am deutlichsten an jenen Gelenken sichtbar werden, wohin die Vibration weitergeleitet wurde oder ihre Richtung änderte. Dieses Gemisch von regressiven und reparativen Vorgängen mündet in die Arthrosis deformans ein. Ihre bevorzugten Lokalisationen sind

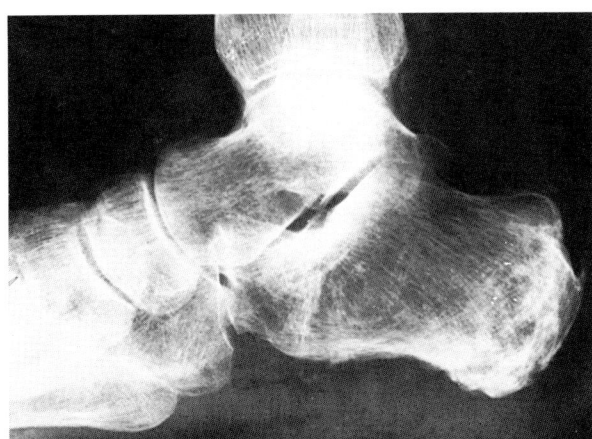

Abb. 25 68jährige Frau mit fleckigem nekrotischem Umbau des Fersenbeinhöckers nach Ultraschallbehandlung einer Kalkaneodynie

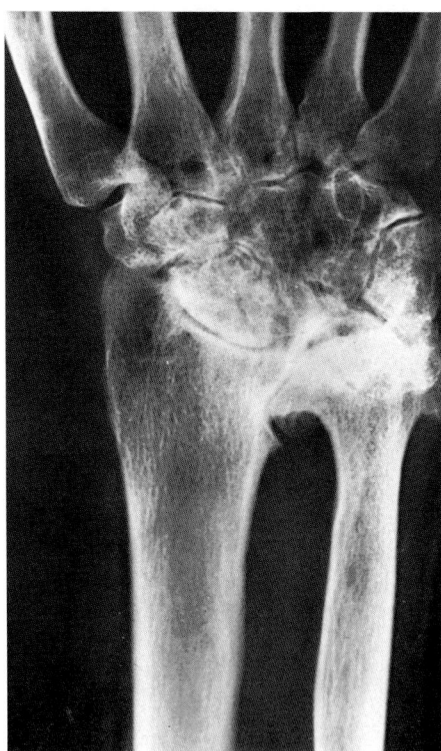

Abb. 26 Fortgeschrittene nekrotisch-degenerative Schäden der rechten Handwurzel mit Lunatummalazie bei einem 45jährigen Arbeiter 12 Jahre nach 11jähriger beruflicher Tätigkeit mit vibrationserzeugenden Geräten

die Hand- und Ellenbogengelenke (Abb. 26), danach die Schultergelenke. Im Ellenbogengelenk treten die Deformierungen vor allem am Radiuskopf, dann am Processus coronoideus ulnae und am distalen Humerusende auf. Bei etwa einem Viertel der Kranken finden sich *Fibrostosen* beispielsweise ein Olekranonsporn, der bei einem (späteren) Unfall abbrechen kann. Abweichend von der bisher geläufigen, aber inkorrekten Annahme, sind zystische Strukturveränderungen in den Karpalknochen *keine* spezifische Folge einer Vibrationsbelastung (KOLÁŘ 1981). Sie treten nämlich sowohl als Strukturvarianten als auch bei allgemeiner schwerer körperlicher Arbeit auf. Des öfteren finden sie sich im Skaphoid, Lunatum und Triquetrum (RIFKIN u. LEVINE 1985). In Abhängigkeit von Expositionsdauer und Gewicht des Vibrationsgerätes kommen sie auch bei bis zu 30% dieser Arbeiter vor. Mit der Einführung leichterer Geräte nimmt die Frequenz dieser zystenartigen Aufhellungen deutlich ab – ein Beweis, daß sie nicht nur mit den Vibrationen im kausalen Zusammenhang stehen.

Bei einer geringen Anzahl der Kranken treten durch Vibrationen verursachte Knochenveränderungen auf. An erster Stelle handelt es sich dabei um eine *Lunatummalazie*. Das Lunatum liegt in der Achse der Kraftübertragung der Vibrationen und gleichzeitig im Zentrum der Bewegungen des Karpus. Es entstehen dann Fragmentationen, erhöhte Knochendichte und schließlich die Kompression dieses Knochens (Abb. 26). Als Voraussetzung zur Anerkennung des kausalen Zusammenhanges gilt eine mindestens ein- bis zweijährige Exposition. Die zweite Sonderform ist die *Pseudarthrose des Skaphoideums*. Zum Unterschied von der Lunatummalazie tritt sie als Ermüdungsbruch manchmal bereits nach wenigen Arbeitsschichten auf. Es handelt sich um eine pathologische Knochenreaktion auf eine ungewohnte Art von Überanstrengung und Ermüdung des Knochenmaterials. Beim Umgang mit Vibrationsgeräten wird das Os scaphoideum ungewohnt stark gebeugt und überanstrengt; es bilden sich in ihm quer zur Knochenachse verlaufende zystenartige Aufhellungen mit nachfolgendem Bruch, der oft in eine Pseudarthrose ausläuft. Bei beiden Sonderformen (Lunatummalazie und Ermüdungsbruch des Skaphoids) entwickelt sich bald eine Arthrose. Gelenkchondromatose und periartikuläre Verkalkungen sind dagegen keine spezifischen Folgen einer Vibrationsbelastung. Ihre erhöhte Frequenz – auch bei anderen Berufen – bei körperlich schwer Arbeitenden beruht auf einer individuell erhöhten Neigung zur Gelenkkapselabnützung mit chondroider Metaplasie.

Druckabfallkrankheit (Barotrauma)

Bei plötzlicher Dekompression nach längerem Aufenthalt in atmosphärischem Überdruck löst sich die Bindung des Stickstoffes an die Gewebe. Das freigelassene Gas kann nicht schnell genug in die Lungen abtransportiert und ausgeatmet werden. Frei zirkulierende Gasbläschen rufen dann Gasembolien hervor. Dieser Zustand wird auch als „Dysbarismus" bezeichnet oder je nach Herkunft als „Caissonkrankheit", „Taucherkrankheit" usw. (STRAUSS 1976, BÜHLMANN 1983).

In schweren Fällen treten bald Bewußtlosigkeit, Krämpfe auf und schließlich der Tod. Überlebt der Patient die Anfangsperiode eines Dekompressionszwischenfalles, so kommt es zu Störungen des allgemeinen Gesundheitszustandes (Temperaturerhöhungen mit Schüttelfrost, Kopfschmerzen, Bauchkoliken, Kollapszustände usw.). Sowohl beim akuten als auch beim wiederholten Barotrauma leiden die Patienten an hartnäckigen Schmerzen in den Knochen, Gelenken und in der Muskulatur. Bei den Caissonarbeitern mit einer Frequenz bis zu 90%, und zwar überwiegend in den unteren Gliedmaßen.

Röntgenologisch finden sich Skelettveränderun-

Abb. 27 47jähriger Caissonarbeiter typischer dreieckiger epiphysärer Infarkt des rechten Femurkopfes. 8jährige Exposition

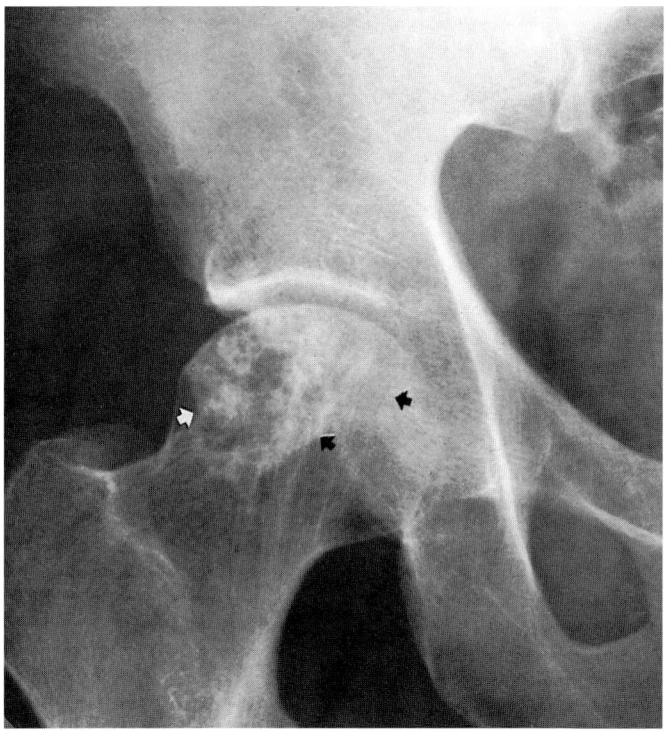

gen, gelegentlich auch ohne klinische Symptomatologie, nach mehreren Jahren der Tätigkeit in gefährdeten Berufen (OHTA u. MATSUNAGA 1974, BACH 1976, WILLIAMS u. UNSWORTH 1976). Die chronische Osteoarthropathie befällt mit Vorliebe das obere (33%) und untere (20%) Femurende, den Humerushals und -kopf (30%), das obere Tibiaende (10%), öfter poly- als monotop. Röntgenologisch handelt es sich um diaphysäre oder epiphysäre Knocheninfarkte, die folgende vier Stadien durchlaufen (AMAKO u. Mitarb. 1974):

Stadium I: begrenzte Demineralisation mit Zeichen einer Atrophie und Verlust der feineren Knochenstruktur. Nach Abklingen der akuten klinischen Symptome ruft dieser Befund keinerlei klinische Beschwerden hervor und wird nur zufälligerweise entdeckt.

Stadium II: größere atrophische Bezirke und Sklerosezonen in der vergröberten Spongiosastruktur, manchmal mit Andeutung eines pagetoiden Knochenumbaus (Abb. 27). Subkortikal finden sich an den Gelenkenden oft nur vereinzelte zystenartige Aufhellungen, umgeben von einem feinen sklerotischen Saum, mitunter auch zusammenfließende flächenhafte Sklerosen entlang der Gelenkfläche (sog. „Schneekappe") beim epiphysären Infarkt (Abb. 28). Der szintigraphische Befund ist in dieser Phase positiv (GREGG u. WALDER 1981); osteotrope Radionuklidkomplexe werden nämlich verstärkt eingelagert.

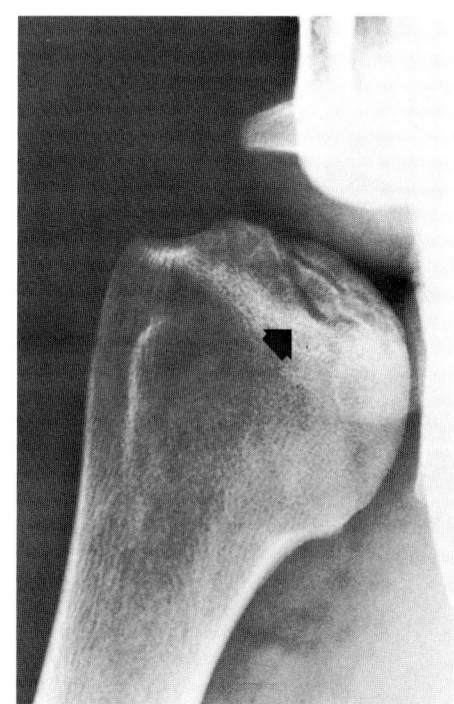

Abb. 28 Bild einer „Schneekappe" mit Sequestration und Zusammenbruch bei epiphysärem Knocheninfarkt. 28jähriger Caissonarbeiter, 8jährige Arbeitsexposition

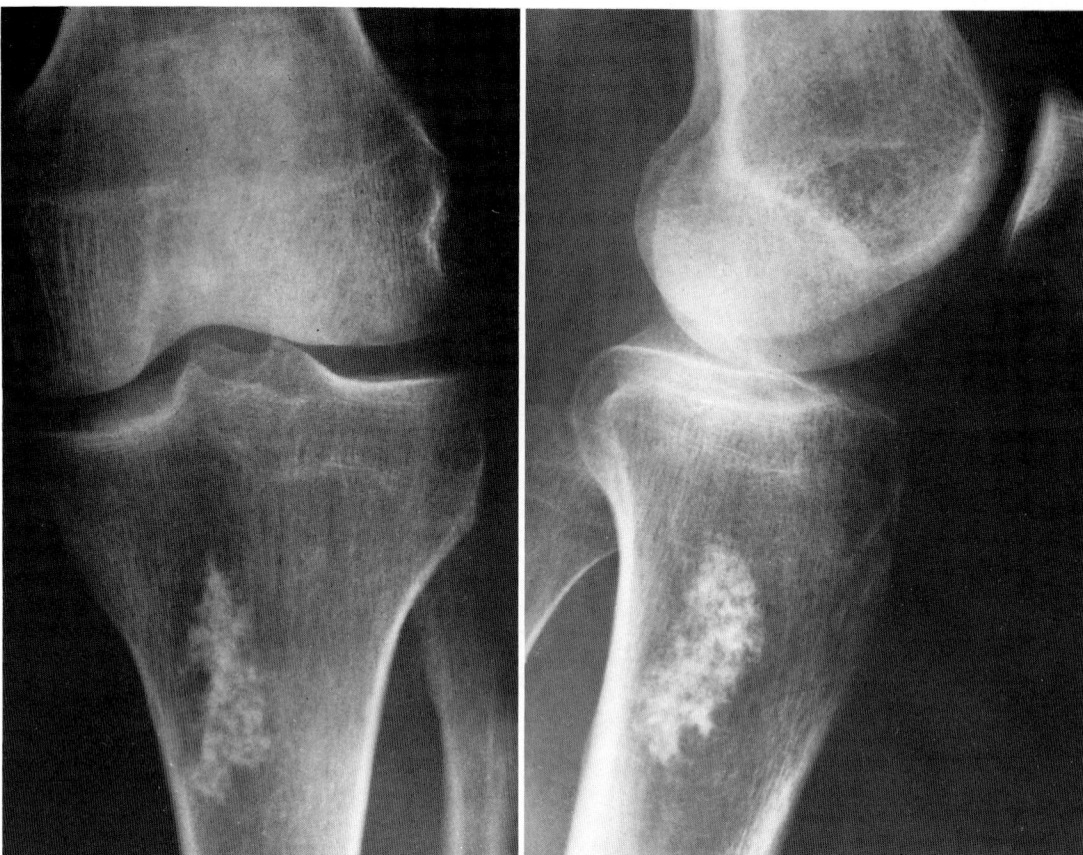

Abb. 29 Verkalkungen eines medullären Knocheninfarktes im oberen (meta-diaphysären) Tibiadrittel. 52jähriger Caissonarbeiter nach 14jähriger Exposition

Stadium III: Der diaphysäre Knocheninfarkt erfährt einen inhomogenen Umbau mit Kalziumniederschlägen im Markraum (Abb. **29**). Außerdem findet man bei diesen Patienten nach wiederholten Barotraumen bei chronischem Verlauf gelegentlich eine Vermehrung und ständiges Wachstum von sog. Kompaktainseln in der Spongiosa. Epiphysäre Infarkte haben nun ein keilförmiges, dichtes Aussehen und erreichen mit ihrer Basis die Gelenkoberfläche (HORVÁTH u. ROZSAHEGYI 1973).

Stadium IV: Durch Fragmentation, Kompression und fortschreitende Nekrose der epiphysären Bezirke entstehen Verunstaltungen der Gelenke, Dissektionen und schwere deformierende Arthrosen.

Literatur

Akeson, W. H., D. Amiel, D. LaViolette: The connective tissue response to immobility. Clin. Orthop. 51 (1967) 183
Amako, T., M. Kawashima, T. Torisa et al.: Bone and joint lesions in decompression sickness. Semin. Arthr. Rheum. 4 (1974) 151
Arlen, M., L. N. Higinbotham, A. G. Huvos et al.: Radiation-induced sarcoma of bone. Cancer (Philad.) 28 (1971) 1087
Bach, H.: Skelettveränderungen bei der Taucherkrankheit. Beitr. Orthop. Traumatol. 23 (1976) 306
Barber, J. W.: Delayed bone and joint changes following electrical injury. Radiology 99 (1971) 49
Barner, L. A., G. B. Henle, R. Bonda et al.: Atlas of Current Roentgenographic Findings in the New Jersey Radium Cases. U.S. Atomic Energy Commission, 1963
Bühlmann, A. A.: Dekompression – Dekompressionskrankheit. Springer, Berlin 1983

Eiseborough, E. J., S. L. Grabias, R. I. Burton et al.: Skeletal alterations following irradiation for Wilms tumor. J. Bone Jt Surg. A 58 (1976) 526
Evans, E. B., J. R. Smith: Bone and joint changes following burns. J. Bone Jt Surg. A 41 (1959) 785
Gregg, P. J., D. N. Walder: A study of old lesions in caisson disease of bone. J. Bone Jt Surg. B 63 (1981) 132
Hakstian, B. W.: Cold-induced digital epiphyseal necrosis in childhood. Canad. J. Surg. (Toronto) 15 (1972) 168
Horváth, F., J. Rozsahegyi: Bedeutung der Tomographie für die Diagnose der chronischen Caisson-Osteoarthropathie. Fortschr. Röntgenstr. 119 (1973) 610
Jackson, D. M.: Burns into joints. Burns 2 (1976) 90
Jellinek, S.: Atlas zur Spurenkunde der Elektrizität. Springer, Wien 1955

Jenkins, D. P., T. H. Cochran: Osteoporosis. The dramatic effect of disuse on an extremity. Clin. Orthop. 64 (1969) 128
Kolář, J.: Röntgendiagnostik arbeitsbedingter Skelettleiden. Thieme, Stuttgart 1981
Kolář, J., R. Vrabec: Eine ossifizierende Myositis nach Verbrennung. Zbl. Chir. 83 (1958) 2253
Kolář, J., R. Vrabec: Periarticular soft-tissue changes as a late consequence of burns. J. Bone Jt Surg. A 41 (1959) 103
Kolář, J., R. Vrabec: Knochenschäden durch Stromwirkung. In Diethelm, L.: Handbuch der medizinischen Radiologie, Bd. V/I. Springer, Berlin 1976a (S. 345)
Kolář, J., R. Vrabec: Strahlenbedingte Knochenschäden. In Diethelm, L.: Handbuch der medizinischen Radiologie, Bd. V/I. Springer, Berlin 1976b (S. 389)
Kolář, J., A. Babický, R. Vrabec: The Physical Agents and Bone. Academia, Praha 1965
Liebeskind, D.: Berufskrankheiten im Röntgenbild. Barth, Leipzig 1970
Mack, P. B., F. B. Vogt: Roentgenographic bone density change in astronauts during Apollo space flight. Amer. J. Roentgenol. 113 (1971) 621
Marino, A. A., R. O. Becker, J. F. X. Hart, F. Anders: Space osteoporosis. Aviat. Space environm. Med. 50 (1979) 409
Mays, C.: Delayed Effects of Bone-Seeking Radionuclides. University of Utah Press, Salt Lake City 1969
Meschan, I., J. B. Scrugs, J. D. Calhoun: Convulsive fractures of dorsal spine following electric shock therapy. Radiology (N.Y.) 54 (1950) 180
Morey, E. R., D. J. Baylink: Inhibition of bone formation during space flight. Science 201 (1978) 1138
Ohta, Y., H. Matsunaga: Bone lesions in divers. J. Bone Jt Surg. B 56 (1974) 3
Pennock, J. M., D. N. Kalu, M. B. Clark et al.: Hypoplasia of bone induced by immobilization. Brit. J. Radiol. 45 (1972) 641
Rifkin, D. U., R. C. Levine: Driller wrist. Skelet. Radiol. 13 (1985) 59
Rosemeyer, B., B. Wallner: Die Veränderungen des Knochenumbaues unter Immobilisation und Remobilisation. Arch. orthop. Unfall-Chir. 83 (1975) 1
Sevitt, S.: Healing of burns of the skull. Burns 3 (1977) 133
Shabezu, M. A., N. A. Sabet: Simultaneous bilateral fracture of the femoral neck following electrical shock. Injury 16 (1984) 13
Sharpe, W. D.: Chronic radium intoxication. Environm. Res. 8 (1974) 243
Smith, J.: Radiation-induced sarcoma of bone. Clin. Radiol. (Edinburgh) 33 (1982) 205
Strauss, R. N.: Diving Medicine. Grune & Stratton, Orlando 1976
Šváb, V.: Knochen- und Gelenkveränderungen durch Hitze und Kälte. In: Diethelm, L.: Handbuch der medizinischen Radiologie, Bd. V/I. Springer, Berlin 1976 (S. 307)
Taylor, W.: Vibration Syndrome. Academic Press, London 1979
Thomas, G.: Stromverletzungen am proximalen Humerusende. Arch. orthop. Unfall-Chir. 59 (1966) 177
Tishler, J. M.: The soft tissue and bone changes in frostbite injuries. Radiology (N.Y.) 102 (1972) 511
Vaughan, J.: The effects of radiation on bone. In Bourne, G. H.: The Biochemistry and Physiology of Bone, Bd. III. Academic Press, New York 1971 (p. 485)
Vinson, H. A., R. Schatzki: Roentgenologic bone changes, encountered in frostbite. Radiology (N.Y.) 63 (1954) 685
Vose, G. P.: Review of roentgenographic bone demineralization studies of the Gemini space flights. Amer. J. Roentgenol. 121 (1974) 1
Weatherby, R. P., D. C. Dahlin, J. C. Ivins: Postirradiation sarcoma of bone. Mayo Clin. Proc. 56 (1981) 294
Williams, B., I. Unsworth: Skeletal changes in divers. Aust. Radiol. 20 (1976) 83

Exogene toxische Osteopathien

H. H. Ellegast

Als exogene toxische Osteopathien bezeichnet man systemisierte Knochenveränderungen, die durch – meist langdauernde – Einwirkung bzw. chronische Intoxikation von verschiedenen von außen eingebrachten Stoffen verursacht sind. Grundsätzlich sind drei Arten von pathologischen Veränderungen zu unterscheiden: die Stimulierung der Osteoblasten, wobei es zu endostalen und periostalen Reaktionen kommen kann, die Stimulierung der Osteoklasten mit vermehrtem Knochenabbau und schließlich der Osteozytentod, also die Osteonekrose. Dabei kann es zur Hyperostose, zu mehr minder stark ausgeprägter Osteopenie und, allerdings nur selten, zur Osteonekrose kommen.

Von den exogenen Toxikosen, die sich auf das Skelettsystem auswirken können, haben heute infolge entsprechender Vorschriften und dadurch bedingter verbesserter arbeitshygienischer Verhältnisse viele an Bedeutung verloren.

Die Einwirkung von verschiedenen Stoffen, vor allem von einigen Metallen und Metalloiden, sowie von Wirkstoffen rufen Veränderungen im oben bezeichneten Sinne hervor. Als wichtigste osteopathische Stoffe seien hier Blei, Fluor und Phosphor genannt, aber auch Wismut, Strontium und Kadmium. Von den Wirkstoffen sind es die Vitamine A und D. Auch einige Medikamente, die Auswirkungen auf das Skelett haben können, seien hervorgehoben.

Grundsätzlich werden zahlreiche Elemente im Skelett von Erwachsenen gespeichert, jedoch ohne wesentliche Störung des Knochenstoffwechsels. Dies gilt unter anderem für Magnesium, Kupfer, Silber und Gold.

Durch Bleiaufnahme verursachte Knochenveränderungen

Die *akute Bleivergiftung* verläuft unter dem Bild einer akuten Gastroenteritis. Sie ist eher selten und verursacht keine Knochenveränderungen.

Die *chronische Bleivergiftung* ist häufiger und klinisch wichtiger; bei ihr finden sich auch radiographisch nachweisbare Skelettveränderungen (RUTISHAUSER 1941). Ihr klinisches Bild ist gekennzeichnet durch Gastroenteritis, sog. Bleikoliken im Magen-Darm-Trakt, Blässe, Anämie, Neuralgien und Lähmungen, durch Bleisäume an der Gingiva und – im fortgeschrittenen Zustand – auch durch Encephalopathia saturnina, „Bleinieren" und „Bleihochdruck". Früher waren es vor allem Maler, Anstreicher, Lackierer, Schriftsetzer und Schriftgießer, die einer langdauernden Bleiintoxikation ausgesetzt waren. Heute sind es Beschäftigte in Akkumulatorenfabriken und Spritzlackierer. Da dem Benzin als sog. „Antiklopfmittel" eine organische Bleiverbindung beigemischt wird bzw. wurde, waren auch jene Personengruppen, die mit Benzin zu tun hatten, gefährdet. Selbst im Trinkwasser kann durch Bleirohrwasserleitungen der Bleigehalt erhöht sein. Intoxikationen durch Salben bei Säuglingen sind vereinzelt bekanntgeworden; eine an chronischer Bleivergiftung erkrankte Mutter kann durch das Stillen Knochenveränderungen bei ihrem Säugling verursachen.

90% des zugeführten Bleies werden in der Knochenmatrix gespeichert. Der Bleinachweis wird in Blut und Harn geführt.

Beim Kind führt die chronische Bleiaufnahme zu Spongiosaverdichtungen an den Schaftenden der langen Röhrenknochen, den sog. „Bleilinien" oder „Bleibändern". Erfolgt die Aufnahme des Elementes diskontinuierlich, so sind die Bleilinien in der Metaphyse gestaffelt. Mit zunehmendem Skelettwachstum können sie diaphysenwärts „wandern". Der diagnostische Wert der „Bleilinien" wird allerdings von SCHWÖRER u. Mitarb. (1983) in Frage gestellt. Nach BLICKMANN u. Mitarb. (1986) hingegen sind die Verdichtungslinien der distalen Femurmetaphyse und in den proximalen Metaphysen von Tibia und Fibula brauchbare differentialdiagnostische Zeichen zur Abgrenzung von physiologischen Sklerosen.

CAFFEY (1973) fand bei Kindern mit Bleiintoxikation radiographische Zeichen eines erhöhten Schädelinnendruckes, so verstärkte Impressiones digitatae, klaffende Nähte und Erweiterung der Sella turcica. PEARL u. BOXT (1980) beschrieben bei einem Neugeborenen einer 17jährigen Mutter mit Bleivergiftung ein dickes Schädeldach, darüber hinaus Zahnanomalien, dichte Querstreifen an den langen Röhrenknochen und im Becken sowie fehlende Epiphysenkerne im Bereich der Kniegelenke, die sich später allerdings normal entwickelten.

Bei Erwachsenen kommt es zu einer erheblichen Speicherung des Metalles im Knochen, sowohl im Knochenmark als auch in der Tela ossea. Blei wird in die Knochenmatrix eingebaut, so daß man hier statt Hydroxylapatit Bleiapatit vorfindet. Histologisch erkennt man eine knöcherne Metaplasie des Bindegewebes, osteoplastische Lamellenbildungen und eine dissezierende Fibroosteoklasie. Osteoklasie und Osteosklerose erreichen jedoch selten ein Ausmaß, das radiographisch erfaßbar ist. Allenfalls sieht man geringe Spongiosaverdichtungen sowie eine geringgradige Periostose (VOGT 1930) (Abb. 1).

Durch Fluoraufnahme verursachte Knochenveränderungen (Fluorose)

Die Knochenfluorose erscheint heute wichtiger als die anderen toxischen Osteopathien. Dies liegt nicht etwa in einer relativen Häufigkeit ihres Vorkommens begründet, sondern vielmehr in den Diskussionen, welche durch die Kariesprophylaxe, vor allem bei Kindern mit fluorhaltigen Zahnpasten, sowie durch die Osteoporosetherapie mit Natriumfluorid ausgelöst worden sind.

Fluor ist ein osteotropes Element, das, nachdem es über den Gastrointestinaltrakt aufgenommen worden ist, zu 94% im Knochen deponiert wird. Durch Fluor wird eine Blockade der alkalischen Phosphatase im Knochen verursacht, die gemeinsam mit anderen Veränderungen im Aufbau der Proteine, des Kollagens und der Glykosaminoglykane eine Knochenverdichtung zur Folge hat. Die Giftstoffe sind Kryolith, Kalziumfluorid und Fluorapatit.

Fluor gelangt oral in den Körper, entweder endemisch durch das Trinkwasser oder als Berufserkrankung bei der industriellen Aufarbeitung von Aluminium und in Keramikfabriken. Gase oder Dämpfe scheinen eine Fluorose nicht hervorrufen zu können, wohl aber eingeatmeter fluorhaltiger Staub.

Ist im Trinkwasser der Fluorgehalt, der normalerweise unter 1 mg F pro Liter liegt, über 4‰ erhöht – im Trinkwasser werden mancherorts Fluorkonzentrationen von über 10‰ gefunden –, so kommt es zur Fluorose (LEONE u. Mitarb. 1955). Derartige Beobachtungen wurden in Indien, Südwestchina, Argentinien, Texas und Südafrika gemacht. Die Erstbeschreibung stammt von SHORT u. Mitarb. aus Madras in Indien aus dem Jahre 1937. CHRISTIE (1980) fand in Tansania, wo der Fluorgehalt des Trinkwassers ebenfalls erhöht ist, bei Untersuchungen von 251 Kindern in 23% X-Beine, in 17% O-Beine und in 12% Säbelbeine. Die Spongiosa war unregelmäßig gestaltet und die Kompakta dünn. Karpalia und Tarsalia zeigten sich sklerosiert, die Rippen dorsal verdichtet und die Brustwirbelkörper breit. In den Beckenknochen fanden sich sklerotische Herde, und die Zähne wiesen typische Fluorflecken auf.

Als Berufserkrankung in Kryolithfabriken wurde die Knochenfluorose 1932 von MØLLER u. GUDJONSSON erstmalig beschrieben. ROHOLM (1939), später FRITZ (1961), FRANKE (1968) sowie FRANKE u. Mitarb. (1972) lieferten wesentliche wissenschaftliche Beiträge zu diesem Krankheitsbild.

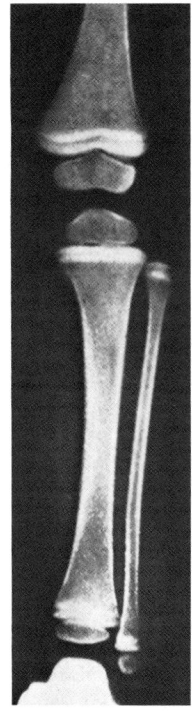

Abb. 1 Bleivergiftung. 4 Monate nach Beginn der Bleibehandlung. Verdoppelung und Verbreiterung der präparatorischen Verkalkungszonen (aus J. F. Linsman, C. A. McMurray: 40 [1943] 474)

Weitere einschlägige Veröffentlichungen stammen u. a. von BISHOP (1936), WILLKIE (1940), STEVENSON u. WATSON (1957), ODENTHAL u. WIENEKE (1959) und von ELLEGAST (1973). Eine Osteofluorose entwickelte sich nach den Angaben von HUMMEL u. Mitarb. (1983) nach Langzeitbehandlung einer rheumatoiden Arthritis mit dem nichtsteroidalen entzündungshemmenden französischen Medikament „Influmid Acid".

Das **klinische Bild** ist zunächst auffallend symptomarm. Später kommt es zu rheumatischen, also gelenkbezogenen Beschwerden. Erfolgte die toxische Fluoreinwirkung schon in der Kindheit, so ist das Symptom der gesprenkelten Zähne („enamel teeth"), das auf einem Verlust der Transluzenz des Zahnschmelzes beruht, charakteri-

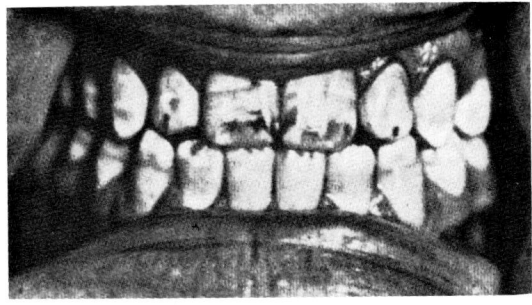

Abb. 2 Fluorvergiftung. Gesprenkelte Zähne bei einem 15jährigen Mädchen. Kind einer Kryolitharbeiterin, etwa 18 Monate lang gestillt (aus K. Roholm: Ergebn. inn. Med. Kinderheilk, 57 [1939] 822)

Exogene toxische Osteopathien

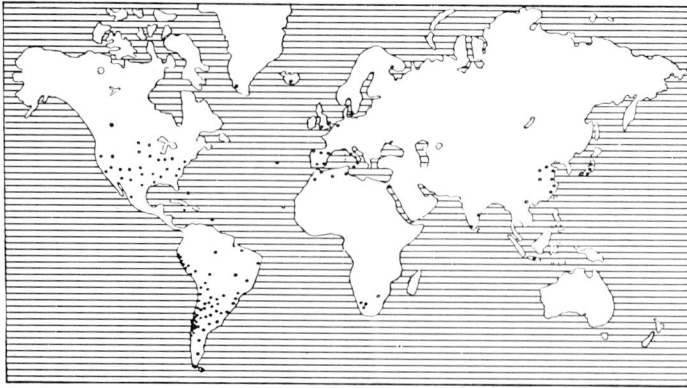

Abb. 3 Geographische Verteilung der „gesprenkelten Zähne" (endemische Fluorose) (nach *Roholm*)

stisch. Dabei treten trübe und kreideähnliche Flekken auf. Die Umgestaltung bleibt auf die bleibenden Zähne beschränkt, die jedoch schon vor dem Durchbruch eine fleckige Trübung aufweisen. Nach dem Durchbruch wird in die streifen- oder punktförmigen Trübungen vornehmlich an der labialen Seite der Schneide- und Eckzähne eine gelbe bis rotbraune oder schwarze Substanz eingelagert; der Schmelz ist brüchig; die Zähne werden rascher abgenützt (Abb. 2 u. 3).

Röntgenologisch kommt es zu einer Hyperostose, also zu einer Endostose mit Spongiosasklerose, einer Periostose mit Bandverknöcherungen und Weichteilverkalkungen. Die Fluorose wird allgemein in drei Stadien eingeteilt:

Im *ersten Stadium* – nach mindestens 2–4 Jahren ständiger Fluoreinwirkung – finden sich eine Verdichtung und eine unscharfe Begrenzung der Spongiosa. Die Spongiosatextur sieht wie verwaschen aus.

Im *zweiten Stadium*, das etwa 5–10 Jahre nach Beginn der Fluoreinwirkung beobachtet wird, ist die Spongiosa noch dichter und unschärfer strukturiert, aber im Detail eben noch erkennbar. Hierzu kommen noch periostale Knochenneubildungen. Die Röhrenknochen werden dadurch un-

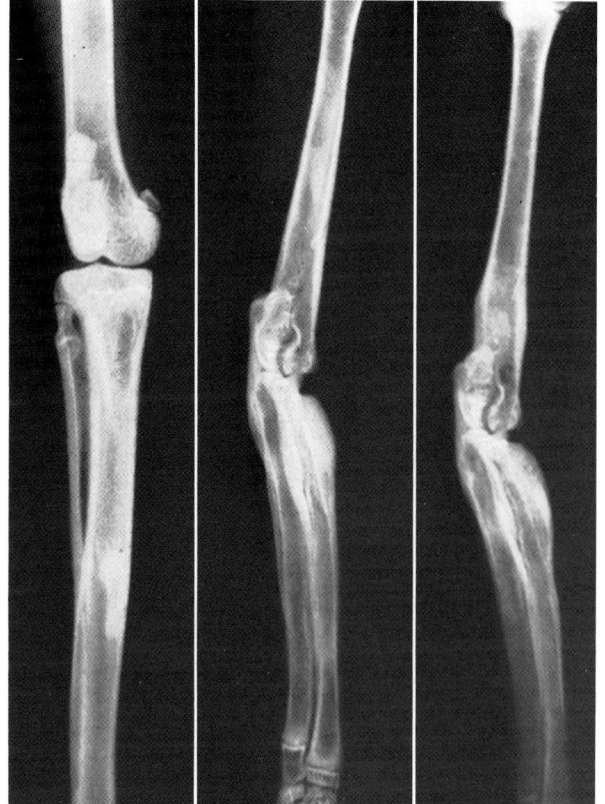

Abb. 4 a–c Experimentelle Fluorosteopathie bei einem wachsenden Kaninchen. CaF_2-Intoxikation mit täglich 50 mg F pro kg Körpergewicht
a 228 Versuchstage: endostale Hyperostose der Tibia
b 102 Versuchstage: hochgradige periostale Hyperostose von Humerus, Radius und Ulna
c 151 Versuchstage: Atrophie der Kortikalis und Spongiosierung des Osteophyten

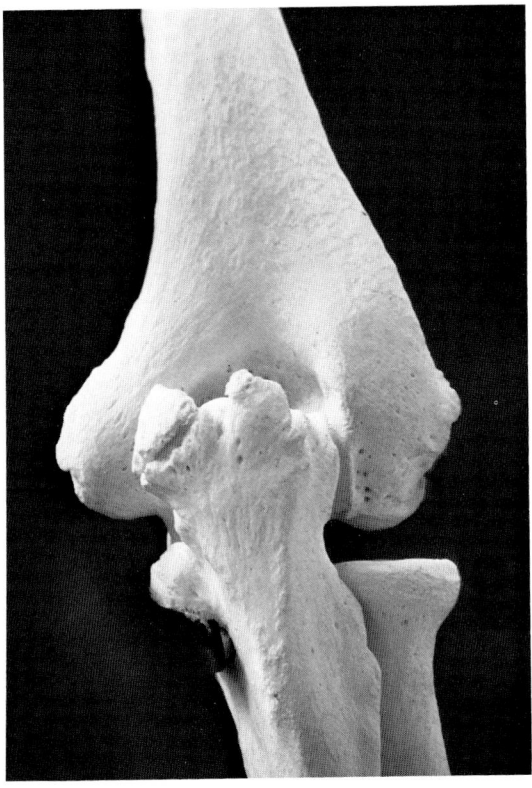
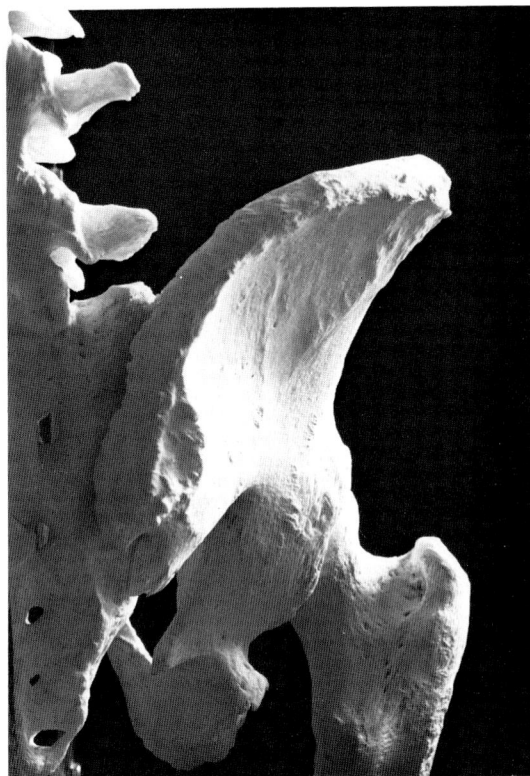

a
Abb. 5a u. b Fluorose des Skelettes (Berufsschaden bei einem Aluminiumarbeiter): Randwülste an zahlreichen Wirbeln, entlang dem Beckenkamm und

b
an der Olekranonspitze. 50jähriger Mann (Aufnahmen: Prof. R. *Siebenmann,* Prosektur Stadtspital Triemli, Zürich)

regelmäßig konturiert und sehen wie ausgefranst aus. Im Bereich der Wirbelsäule entstehen Bandverknöcherungen (Abb. **5**).
Im *dritten Stadium,* nach einer ständigen Fluoreinwirkung von mehr als 11 Jahren, findet man eine Eburnisierung der Knochen, die wie Marmor oder Achat aussehen. Ausgedehnte Verknöcherungen an den Sehnenansatzgebieten (Fibroostosen) wirken wie Exostosen. Schließlich kommt es durch das Nebeneinander von Hyperostose und Knochenabbauvorgängen auch zu Strukturauflockerungen, wobei der von Periostosen ummauerte Knochen von innen her abgebaut wird. Ob hierbei ein Reiz auf Osteoblasten und Osteoklasten oder eine abwechselnde Funktion dieser Knochenzellen eine Rolle spielt, ist ungeklärt. Im allgemeinen werden die osteopenischen Strukturen im Röntgenbild durch die Hyperostose verdeckt (HEUCK 1972).
FRITZ (1961) fügte diesen Stadien noch zwei weitere hinzu, nämlich *Schwachzeichen* und das *Stadium 0–1.* Die Schwachzeichen sind nur im Zusammenhang mit der Fluoranamnese verwertbar. Zu ihnen gehören Strukturverdichtungen, eine geringe Verdickung der Spongiosabälkchen, vornehmlich an den Lendenwirbelkörpern zu erkennen, und zarte Begleitschatten an den großen Röhrenknochen. Zwischen den Schwachzeichen und dem Stadium 1 liegt das Stadium 0–1. Beim wachsenden Individuum ist das enchondrale Knochenwachstum gehemmt (Abb. **6–10**).
In Lymphknoten und Weichteilen gibt es bei der Fluorose heterotope Kalkeinlagerungen. Konkremente finden sich in der Gallenblase, im Pankreas und in der Prostata (Abb. **8**).
Interessanterweise wird bei der Fluorose im Tierexperiment im Unterschied zur Humanmedizin statt der Osteosklerose eine ausgeprägte Osteoporose gefunden, eine Diskrepanz, die bisher ungeklärt geblieben ist (Abb. **4**).

Differentialdiagnostisch ist bei der Fluorose die Abgrenzung von der Spondylitis ankylosans, von der hyperostotischen Spondylose Forestier, der diffusen idiopathischen Skeletthyperostose, der Albers-Schönbergschen Marmorknochenerkrankung, der Osteomyelosklerose, der hereditären Hyperphosphatasie und dem Morbus Paget vorzunehmen.

Bei der **Natriumfluoridtherapie** der Osteoporose ist es wichtig, jenes Stadium der Knochenfluorose zu erreichen, in dem der Spongiosaanbau stimuliert wird, aber keine nennenswerte Periostose und vor allem keine Bandverknöcherungen entstehen. Es

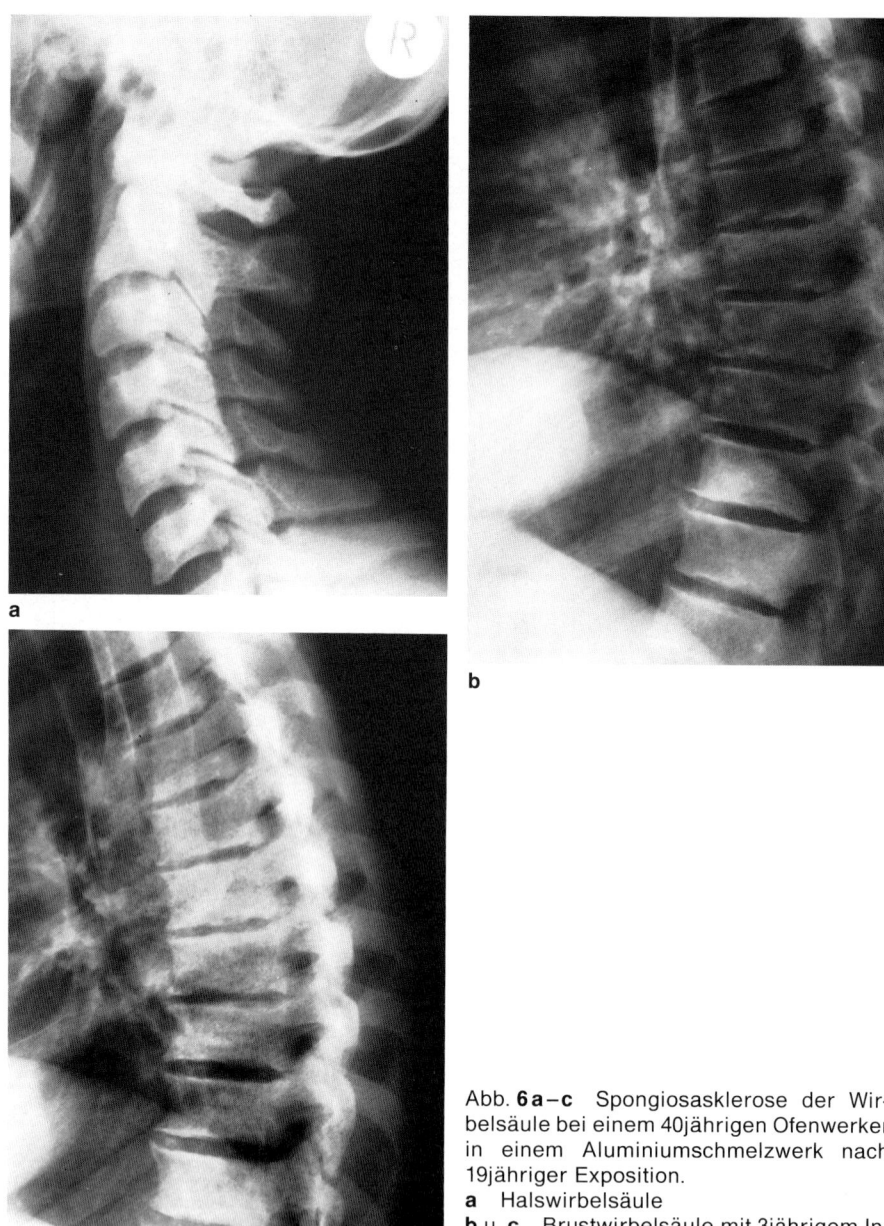

Abb. 6a–c Spongiosasklerose der Wirbelsäule bei einem 40jährigen Ofenwerker in einem Aluminiumschmelzwerk nach 19jähriger Exposition.
a Halswirbelsäule
b u. c Brustwirbelsäule mit 3jährigem Intervall
Stadium I einer toxischen Fluorose

müßten also die Stadien „Schwachzeichen" und 0–1 angestrebt werden. CRASSELT u. Mitarb. (1985) wiesen darauf hin, daß durch die Langzeittherapie der Osteoporose mit Natriumfluorid bei gleichzeitig bestehender Niereninsuffizienz eine Knochenfluorose stärkeren Ausmaßes auftreten kann.

Durch Fluoraufnahme verursachte Knochenveränderungen (Fluorose)

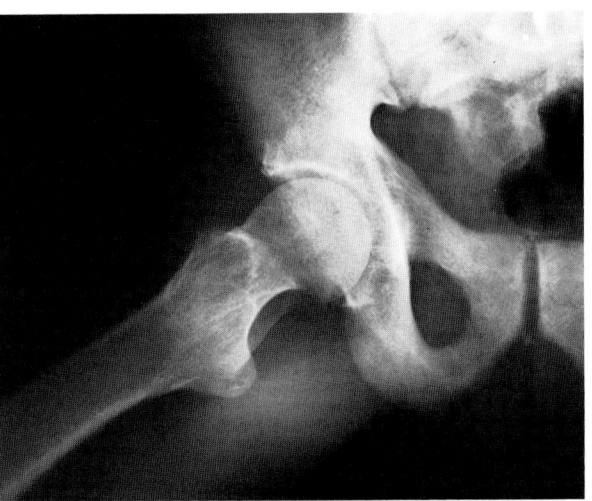

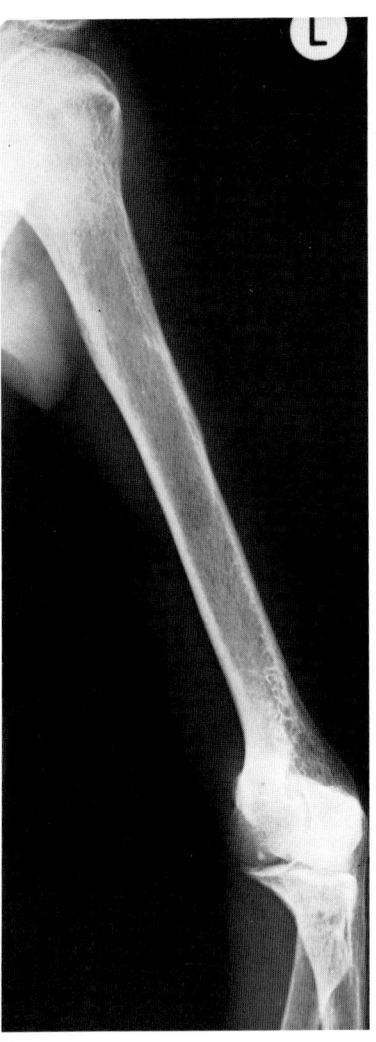

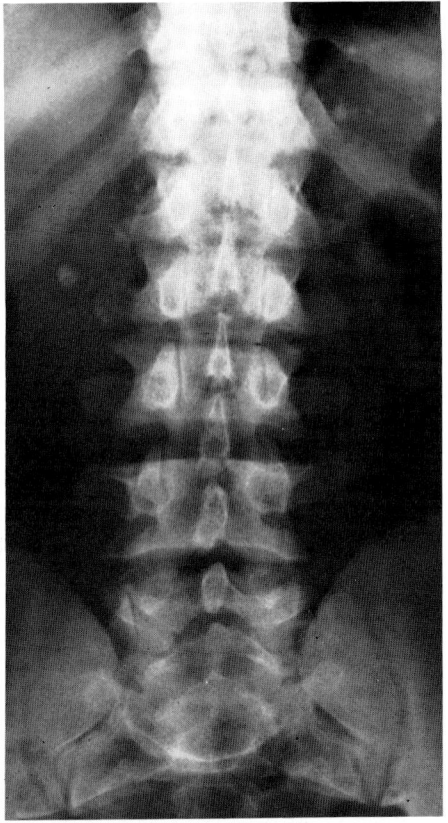

Abb. 7a u. b Spongiosasklerose
a mit auffallend weitmaschiger Struktur und Periostose am Humerus des Patienten von Abb. 6
b an den hüftgelenkbildenden Knochen; Periostose am Trochanter major. Stadium I und II einer toxischen Fluorose

Abb. 8a u. b Spongiosasklerose des Patienten von Abb. 6 und 7
a an der Lendenwirbelsäule. Pankreasverkalkungen
b dieselben Pankreasverkalkungen im Teilresektionspräparat

504 Exogene toxische Osteopathien

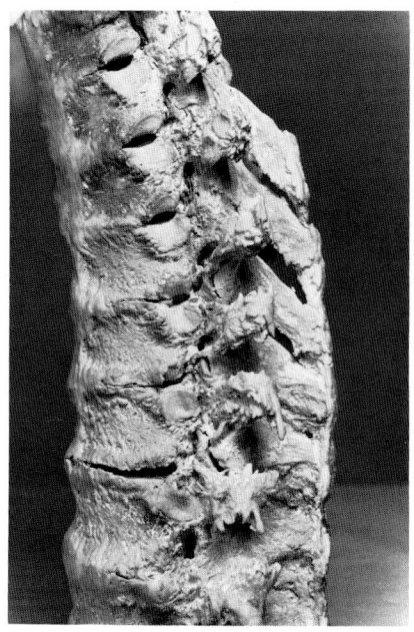
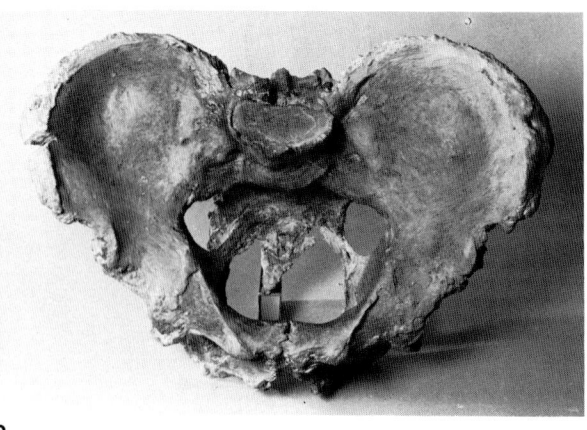

Abb. 9a u. b Anatomisches Präparat der Wirbelsäule und des Beckens einer Knochenfluorose, Stadium III (aus dem Krankengut von *Franke*, Martin-Luther-Universität Halle-Wittenberg)

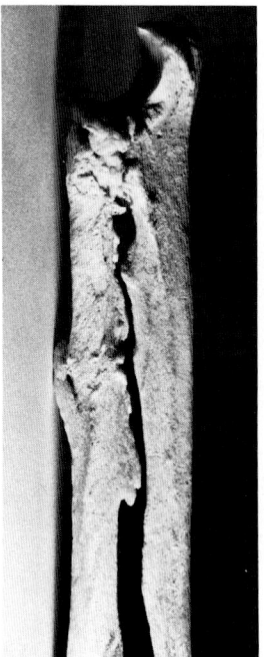
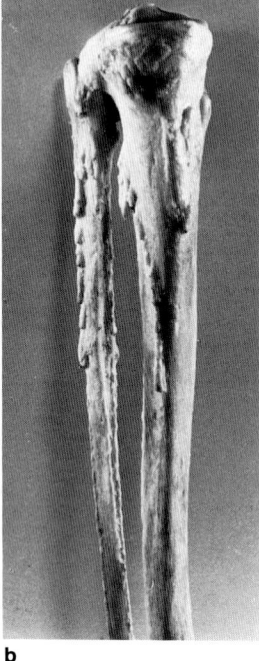

a b
Abb. 10a u. b Anatomisches Präparat der Unterarm- und Unterschenkelknochen einer Knochenfluorose, Stadium III (aus dem Krankengut von *Franke*, Martin-Luther-Universität Halle-Wittenberg)

Durch Phosphoraufnahme verursachte Knochenveränderungen

Die *akute Phosphorvergiftung* durch Zündholzköpfe, für deren Herstellung früher gelber Phosphor verwendet worden ist, oder durch phosphorhaltiges Rattengift hat heute nur noch historisches Interesse. Die erhöhte Zufuhr von phosphorhaltigem Lebertran bei Rachitis und Frakturbehandlungen kann eine Phosphorwirkung am Skelett hervorrufen. In kleinen Dosen ist nämlich Phosphor ein Reizmittel für Osteoblasten und fördert somit Knochenbildung und Knochenwachstum. Am wachsenden Knochen ist das Ergebnis von kleinen Phosphordosen eine Verdichtung der Spongiosa im Sinne von Phosphorlinien, die Ähnlichkeit haben mit den Bleilinien. Nach Ansicht einiger Autoren sind sie aber entstehungsmäßig grundsätzlich von diesen zu unterscheiden. Die Phosphorlinien haben das Aussehen der sog. Wachstumslinien. Phosphorlinien und -bänder finden sich aber nicht nur wie die Wachstumslinien in der Metaphyse der Röhrenknochen, sondern auch in Epi- und Apophysen der Röhrenknochen, an Schädelknochen, Rippen, Schulterblatt, Becken sowie an Hand- und Fußwurzelknochen. Die Wirbelsäule soll in der Regel von ihnen frei bleiben. Erfolgt die Phosphormedikation in Intervallen, wenn z. B. phosphorreicher Lebertran nur im Winter verabreicht wird, so treten sog. Jahresringe auf. Nach den Beobachtungen von BRANDES (1928) sind bei monatelanger Medikation die Metaphysenbänder nach 2–3 Monaten bereits erkennbar (Abb. **11**).
Bei hohen Dosen und langfristiger Verabreichung ist Phosphor ein schweres Knochengift. Eine cha-

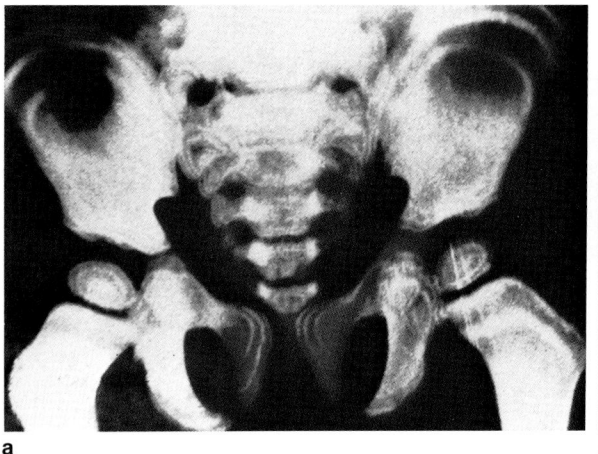
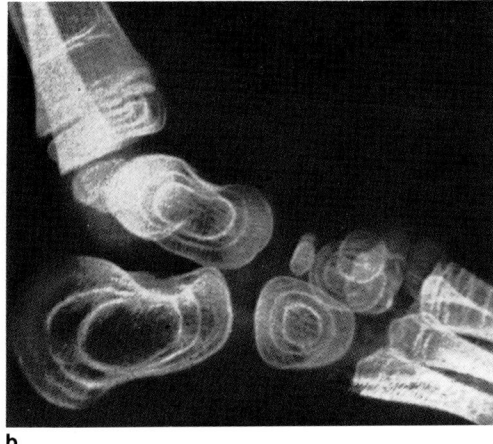

a Abb. 11a u. b Phosphorsklerose
a Phosphorringe im Beckenkamm und in den Schambeinen bei 3jährigem Knaben, der während dreier Winter regelmäßig Phosphorlebertran erhalten hatte; dementsprechend finden sich drei Phosphorringe

b Rechter Fuß desselben Kindes, vier Phosphorlinien nach Phosphormedikation in vier Wintern (aus *A. Gottesleben:* Röntgenpraxis 2 [1930] 673)

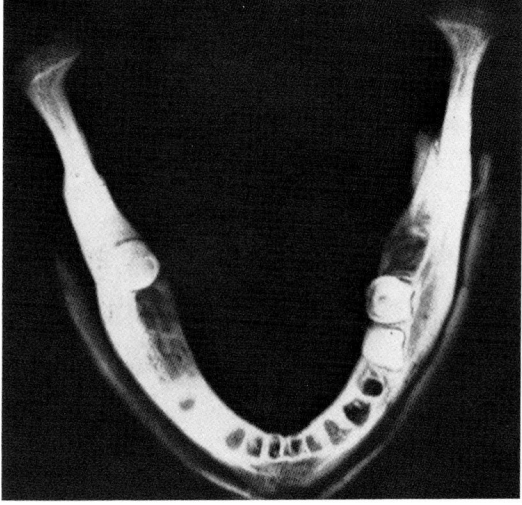
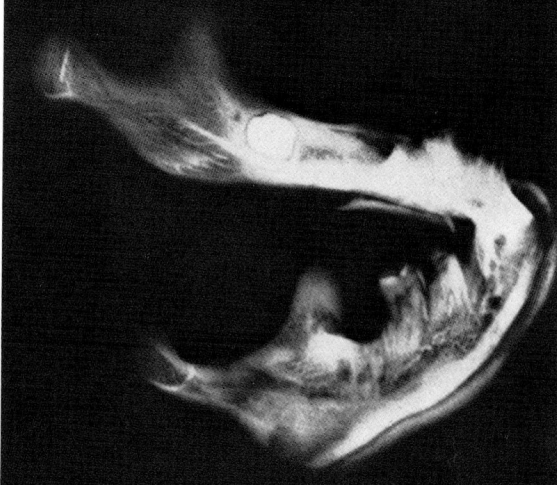

a **b**
Abb. 12a u. b Phosphornekrose des Unterkiefers; starke periostale Schalenbildung, Kiefernekrose, Zahnausfall (Pathologisches Institut der Universität Zürich)

rakteristische Folge ist die heute sehr selten gewordene *Kiefernekrose,* die zweifellos durch sekundäre Infektion bedingt ist. Es kann dabei zu einer totalen Nekrose des Unterkiefers kommen, der von periostalen Schalenbildungen umgeben ist. Wird der Kontakt mit dem Gift abgebrochen, so kommt es zur allmählichen Abheilung unter Hinterlassung von mehr oder weniger großen Knochendefekten (PHEMISTER 1926) (Abb. 12).

Seltene exogene toxische Osteopathien

Wismut

Chronische Wismutvergiftungen beobachtete man bei kongenital luischen Kindern, deren Mütter während der Gravidität mit Wismutpräparaten behandelt wurden. Wismut hat auf das wachsende Skelett die gleiche Wirkung wie Blei. Es entstehen sog. „Wismutlinien" im Bereich der Metaphysen (RUSSIN u. Mitarb. 1942). Humeruskopfnekrosen, die im Verlauf einer Wismutenzephalopathie von MABILLE u. Mitarb. (1980) beschrieben worden sind, dürften eher die Folge von myoklonen Bewegungen durch die Enzephalopathie sein als ein direkter Effekt von Wismut.

506 Exogene toxische Osteopathien

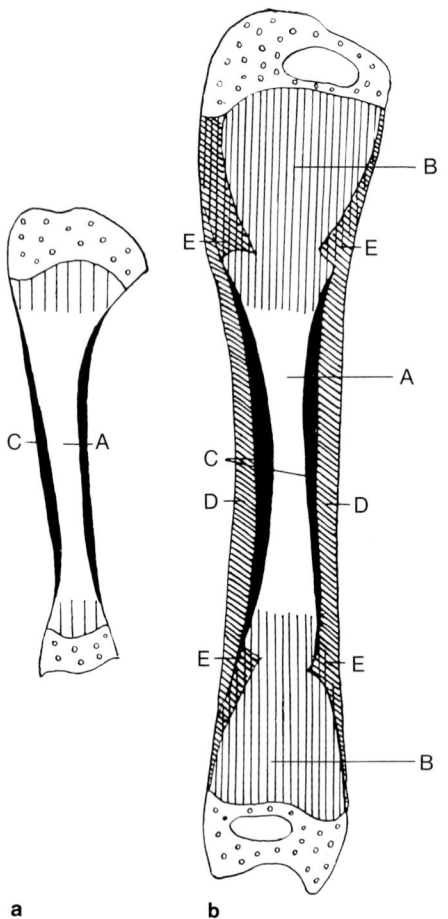

Abb. 13a u. b Strontiumhyperostose
a normale Tibia einer neugeborenen Bulldogge
b Tibia einer 1 Monat alten Bulldogge des gleichen Wurfes, die während 1 Monats kalkarm und strontiumreich ernährt wurde. Starke periostale Knochenneubildung
A = Markhöhle, B u. E = Spongiosasklerose,
C = Kompakta, D = neugebildete Kortikalis
(nach *Lehnerdt*)

Kadmium

NICAUD u. Mitarb. (1942) beschrieben bei Arbeitern der kadmiumverarbeitenden Industrie, z. B. in Akkumulatorenfabriken, das Auftreten von sog. Umbauzonen (Looserschen Zonen) an den Schulterblättern und den Oberschenkelknochen proximal vom Trochanter minor, entsprechend dem sog. Milkman-Syndrom. Sie sind als indirekte Folge einer toxisch bedingten Nephropathie aufzufassen. Außerdem kommt es zur Osteoporose, vor allem an der Wirbelsäule, und somit zur porotischen Kyphose. Insgesamt gesehen, kann es also bei der Kadmiumintoxikation zu einem osteoporotisch-malazischen Mischbild kommen.

Strontium

Nach tierexperimentellen Untersuchungen von LEHNERDT (1909, 1910) besteht die Wirkung von Strontium – ähnlich jener des Phosphors – auf den Knochen in einem Reiz des osteogenen Gewebes, was zu gesteigerter Apposition führt. Gleichzeitig ist die Resorption stark gehemmt. Das Ergebnis ist eine Spongiosa- und Kompaktasklerose bei normalem Längenwachstum. Am wachsenden Knochen werden metaphysäre Bandverdichtungen und Osteosklerosen beobachtet. Die Wirbelsäule ist in der Regel nicht mitbetroffen (Abb. 13).

Mehr Bedeutung wurde in den vergangenen Jahrzehnten dem Strontiumisotop als „fall out"-Produkt der Atombombentestexplosionen infolge seiner langen Halbwertzeit für den biologischen Organismus beigemessen. Fortlaufende Speicherung radioaktiven Strontiums im Knochen bleibt nach den Untersuchungen von ENGSTRÖM u. BERGENDAHL (1958) nicht ohne Wirkung auf das blutbildende System und den wachsenden Organismus.

Chrom

Bei Vergiftung mit Chrom überwiegen Haut- und Lungenveränderungen. Durch örtliche Ätzwirkung kann es auch zu Knochennekrosen und destruierenden Veränderungen an den Fingergelenken kommen.

Aluminium

Auf die toxische Wirkung von Aluminiumverbindungen auf den Knochenstoffwechsel bei Patienten mit Dauerhämodialyse und nach Gabe von aluminiumhaltigen Antazida wiesen SEBES u. Mitarb. (1984) hin. Röntgenographisch findet man eine diffuse Osteopenie und später Frakturen an den Rippen und im Bereich der Wirbelsäule. Im Skelettszintigramm ergaben sich eine Verminderung des Knochen-Weichteil-Quotienten und multiple unspezifische fokale Akkumulationen. Zur Befundsicherung dient der histochemische Aluminiumnachweis nach Beckenkammbiopsie.

Weitere toxische Osteopathien

Durch Inhalation von *Äthylen, Propylen* und *Butylen* wurden berufsbedingte Knochenschädigungen beschrieben, die gekennzeichnet sind durch ungewöhnlich lokalisierte quere bandförmige Aufhellungen, in den Endphalangen der Finger sowie durch Loosersche Umbauzonen. Über röntgenologisch ähnliche bandförmige Osteolysen an den Endphalangen der Hände berichteten 1973 STEIN u. Mitarb.; der Zusammenhang dieser Veränderung mit der beruflichen Tätigkeit der Betroffenen als Autoklavenreiniger in PVC-herstellenden Betrieben gilt als gesichert (Abb. 14). Die Autoren

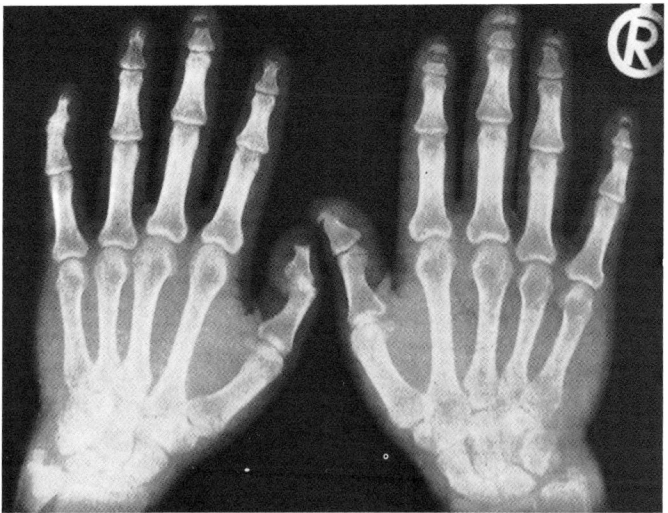

Abb. 14 Bandförmige Osteolyse bei einem PVC-Arbeiter (aus *G. Stein, S. Jüle, C. E. Lange, G. Veltman:* Fortschr. Röntgenstr. 118 [1973] 60)

berufen sich auch auf ausgedehnte Untersuchungsergebnisse von CHATELEINE und MOTILON (1967), von HARRIS u. ADAMS (1967), von WILSON u. Mitarb. (1967), die bei Untersuchung von 3000 PVC-Arbeitern bei 31 bandförmige Aufhellungen gefunden haben, und von LEFÈVRE u. Mitarb. (1973). Alle Patienten wiesen Raynaud-artige Gefäßveränderungen auf, so daß eine verminderte Durchblutung der Akren als Ursache der Knochenveränderungen nahe liegt.

Bei der sehr seltenen *Oxalsäurevergiftung,* also bei Aufnahme großer Mengen der freien Säure oder des Kleesalzes, kann es nach DUNN (1953) zu einer Verminderung der Strahlenschwächung der Schädelkapsel kommen. Im übrigen ist die Oxalsäurevergiftung vorwiegend gekennzeichnet durch Herz- und Kreislaufschäden, Atemnot sowie durch Magen- und Darmbeschwerden mit Erbrechen. Die *primäre (familiäre) Oxalose* ist eine Stoffwechselerkrankung im Sinne eines genetisch fixierten enzymatischen Defektes mit den Skelettveränderungen in der Art einer renalen Osteopathie und zählt nicht zu den toxischen Osteopathien im eigentlichen Sinne.

Die *Ostitis der Perlmutterarbeiter* gehört heute der Geschichte an. Sie entsteht beim Schleifen von Perlmutter infolge Staubinhalation. Es handelte sich dabei um rezidivierende Periostitiden der langen Röhrenknochen, des Schlüsselbeines und der Mandibula.

Beryllium

Auf die Berylliose sei hingewiesen, die besonders in der modernen Industrie (Elektronik, Metallurgie) vorkommt. Beryllium, das vorzugsweise eine Kontaktdermatitis und Lungenveränderungen verursacht, ist aber auch imstande, durch Ausschaltung der alkalischen Serumphosphatase beim Ossifikationsvorgang ähnliche Veränderungen hervorzurufen, wie man sie bei der Rachitis findet. In Tierversuchen wurden außerdem eine begrenzte Mineralisationserhöhung des Knochens und Knochennekrosen beobachtet, die durch örtliche Gefäßschäden hervorgerufen werden. Außerdem traten im Tierversuch osteogene Sarkome auf.

Als eine toxische Osteoarthropathie komplexer Natur ist vielleicht auch die *Kashin-Becksche Erkrankung* anzusprechen. Sie offenbart sich als eine systemische, bilateral-symmetrische Arthrose der peripheren Gelenke und des Achsenskeletts, und entsteht auf dem Boden einer Störung der enchondralen Ossifikation. Diese Krankheit kommt in bestimmten Regionen Ostasiens endemisch vor. Möglicherweise ist ein langzeitig vermehrter Konsum von Eisensalzen im Trinkwasser Ursache der Kashin-Beckschen Krankheit (TWERSKY 1975).

Schließlich gibt es noch exogene toxische Knochenveränderungen, die *nur im Tierexperiment* beobachtet werden, bei Menschen aber nicht mit Sicherheit nachgewiesen werden konnten. So haben Magnesium und Aluminium rachitische Knochenveränderungen bedingt. Nach Selen, Kupfer, Quecksilber, Thorium, Zink, Platin und Barium wurden gelegentlich Knochensarkome gefunden. Eine andere interessante Knochenerkrankung wird als *Osteolathyrismus* bezeichnet; es handelt sich dabei um eine Vergiftung mit Lathyrus odoratus und verwandten Pflanzensorten. Toxisch soll dabei besonders Betaaminopropionitril wirken. Eine Degeneration des Periosts und des Knorpelgewebes führt zu Periostosen, fibrösen Knochendefekten in den Metaphysen, zu Epiphysenlösungen, Perthesscher Erkrankung, Frakturen und dadurch zu Deformierungen. Der Zusammenhang dieser Erkrankung mit einer *Molybdänvergiftung* wird noch diskutiert.

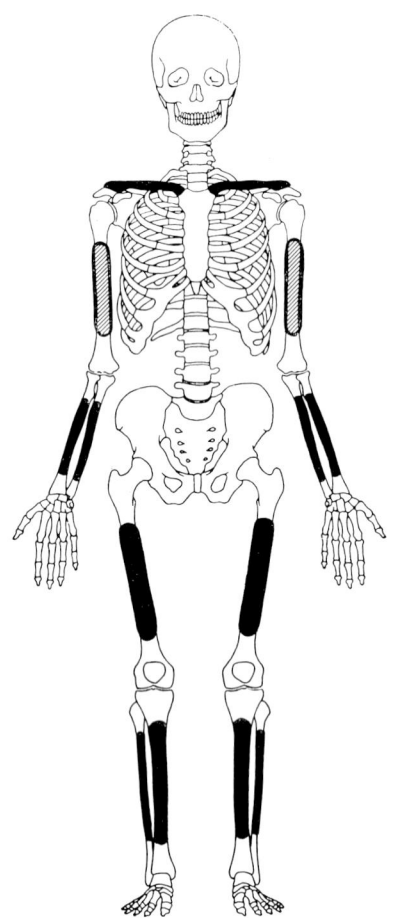

Abb. 15 Schematische Übersicht der Verteilung der Knochenveränderungen bei A-Hypervitaminose, häufige Lokalisation: schwarz; seltene Lokalisation: schraffiert (aus *W. Swoboda:* Das Skelett des Kindes, 2. Aufl. Thieme, Stuttgart 1969)

Hypervitaminotisch und medikamentös bedingte Knochenveränderungen
(s. auch Kapitel „Osteopathie bei Hypo- und Hypervitaminosen", S. 389 ff.)

Bei *Überdosis von Vitamin A* kann es zu einer mäßigen Knochensklerose kommen, die in den USA häufiger beobachtet wird als in Europa. Klinisch besteht bei der akuten Form ein nervöser Reizzustand mit sichtbarer Vorwölbung der großen Fontanelle als Zeichen einer serösen Meningitis. Die chronische A-Hypervitaminose verursacht Gedeihstörungen mit Erbrechen, Unruhe, Haarausfall und Anämie. Die Knochenbeteiligung ist an der Verdickung und Schmerzhaftigkeit der Röhrenknochen, evtl. auch der Hinterhauptgegend zu erkennen. Der Vitamin-A-Blutspiegel ist stark erhöht. Röntgenologisch charakteristisch sind ausgedehnte periostale Knochenneubildungen, vor allem an den Diaphysen der Unterarm- und Unterschenkelknochen, an den Schlüsselbei-

nen, gelegentlich auch an den Femora, Humeri und am Hinterhaupt (Abb. **15**). Vertebrale Längsbandverknöcherungen werden bei Langzeitgabe von Vitamin-A-Abkömmlingen (Retinoiden) gesehen.

Die D_3-*Hypervitaminose* hat Anorexie mit Erbrechen, Obstipation und Gewichtsverlust zur Folge. Der führende biochemische Befund ist die Hyperkalzämie, evtl. kombiniert mit Hypercholesterinämie. Die Röntgenbefunde, die SWOBODA (1969) ausführlich beschrieben hat, bestehen zunächst in einer verstärkten Mineraleinlagerung in den Diaphysenendzonen und später in einer Osteosklerose. Bald erfolgt jedoch eine Koppelung der Verdichtungslinien mit Demineralisation, wofür individuelle Regulationsvorgänge seitens der Nebenschilddrüse, der Nieren und des Darmes verantwortlich sein dürften. Metaphysär sieht man in der Nachbarschaft sklerotischer Zonen bandförmige osteoporotische Aufhellungen. Nicht so sehr im Vordergrund der Röntgensymptomatik stehen Periostappositionen. Ferner finden sich Weichteilverkalkungen, vor allem in den Gefäßwänden, an den Hirnhäuten und auch periartikulär (Abb. **16**).

Von der *Vitamin-D_3-Überdosierung* nicht eindeutig abgrenzbar ist die sog. *idiopathische Hyperkalzämie*, die aber wahrscheinlich auf einem noch nicht vollständig geklärten endogenen Stoffwechselfehler beruht und bei dem eine pathologisch vermehrte intestinale Kalziumabsorption von grundlegender Bedeutung sein dürfte (HÖVELS u. STEPHAN 1962). Auch eine metabolische Störung im Vitamin-D_3-Abbau wird diskutiert (FELLERS 1959). Das Röntgenbild ist gekennzeichnet durch eine allerdings nie gleichmäßig erhöhte Strahlenschwächung der Knochen, mitunter durch eine auffallende Osteosklerose an den Wirbelkörpern und der Schädelbasis, durch Einengung des Markraumes in den Diaphysen der Röhrenknochen, durch verdichtete Querbänder im Bereich der Metaphysen und auch durch bizarre Abschlußlinien. Die Kombination mit Kraniostenose wird immer wieder hervorgehoben. Intrakranielle Drucksteigerungen können sich rasch entwickeln.
Über eine Osteosklerose bei Überdosis von Vitamin A und D berichtete FRONTALI (1952).

Will man noch die Einwirkung von *Medikamenten* auf das Knochensystem besprechen – sie gehören nur am Rande zu den toxischen Osteopathien –, so ist zunächst auf die schon ausführlich beschriebene A- und D-Hypervitaminose sowie auf die oben besprochene Wismutschädigung des Skelettes hinzuweisen. Des weiteren wäre zu erwähnen, daß nach Goldtherapie metaphysäre bandförmige Verdichtungen und nach Arsengaben eine Osteoporose beobachtet wurden.
Von den modernen Antibiotika verursacht *Puromycin* bei Versuchstieren eine Ostitis fibrosa in den

Abb. 16a u. b D-Hypervitaminose
a 10 Jahre altes Mädchen. Metastatische Weichteilverkalkung in der Falx cerebri und im Tentorium
b 3 Jahre alter Knabe. Schwerer Grad. Im Bereich der Kniegelenke sind sämtliche bei dieser Systemerkrankung nachweisbaren Knochenveränderungen zu finden, nämlich übermäßige Kalkeinlagerungen in den Abschlußzonen der Metaphysen, submetaphysäre osteoporotische Querbänder (Op) und umschriebene Periostappositionen (Pa). Außerdem sind metastatische Verkalkungen (Vk) im Bereich der Gelenkweichteile, vermutlich hauptsächlich an der Knorpeloberfläche, zu erkennen (aus *W. Swoboda*: Das Skelett des Kindes, 2. Aufl. Thieme, Stuttgart 1969)

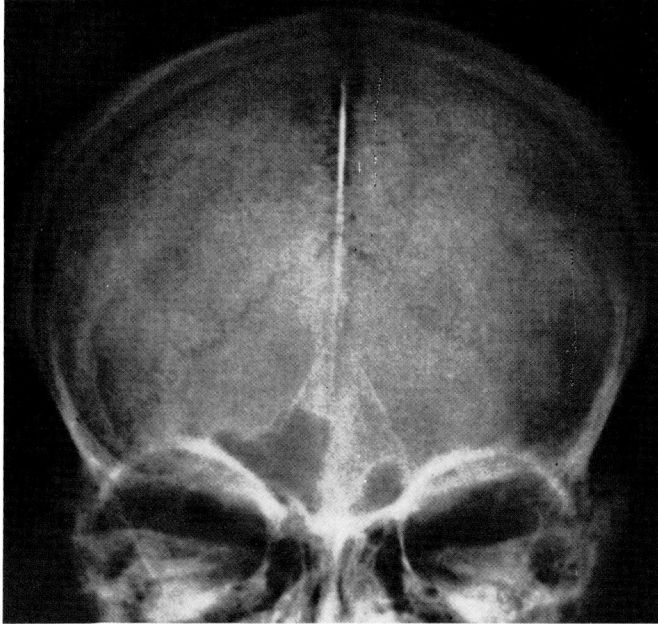

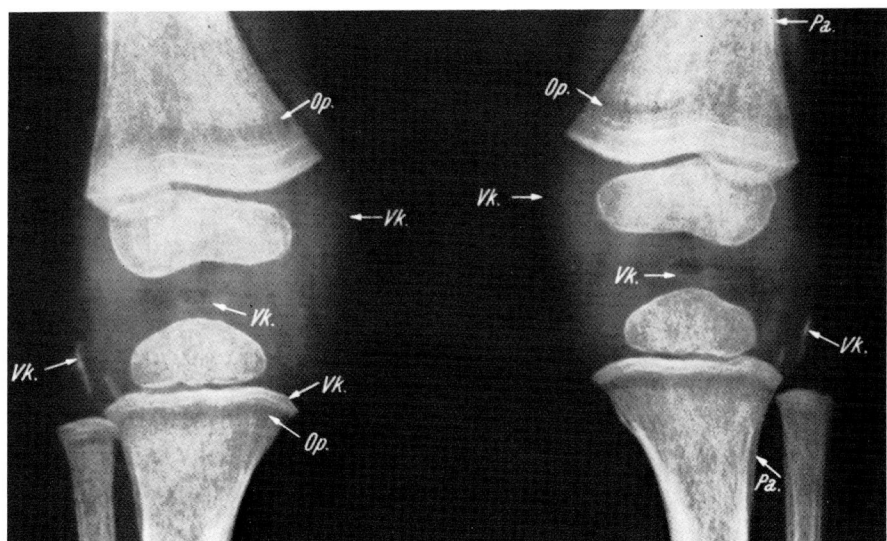

metaphysären Knochenabschnitten. Nach Tetrazyklin stellen sich bei Säuglingen eine Erweiterung und Vorwölbung der Fontanellen sowie Zahnveränderungen (Verfärbung) ein.

Wesentlich größere Aktualität besitzt das Auftreten von Skelettveränderungen nach *Cortisongaben*, wobei das vielfältige Bild der Kortisonosteoarthropathie gefunden werden kann (s. auch Kapitel „Metabolische Osteopathien", S. 130 ff).

Nach Langzeittherapie mit *Methotrexat* bei kindlichen Tumoren und vor allem bei akuten lymphatischen Leukämien kann es zu Knochenveränderungen kommen, die mit Schmerzen in den unteren Extremitäten einhergehen. Sie sind durch porotischen Umbau und zonenartige Verdichtungen gekennzeichnet. Durch diesen Knochenumbau können auch Frakturen verursacht werden. Schwierig kann die Differenzierung dieser Knochenveränderungen von Metastasen bzw. blastomatösen Prozessen sein (Methotrexatosteopathie nach SCHWARTZ u. LEONIDAS 1984).

Seit fast 20 Jahren ist bekannt (KRUSE 1968), daß die Langzeitbehandlung mit bestimmten *Antiepileptika* zur Rachitis bzw. Osteomalazie, also zu einer sog. „*Osteopathia antiepileptica*" führen kann. KRUSE (1968) gibt in seiner klassischen Arbeit eine Häufigkeit der Skelettveränderungen von 15% an. PRAGER u. Mitarb. (1977) fanden bei Langzeitbehandlung mit Antiepileptika bei 114 Handskelettaufnahmen in 7% osteomalazische

Veränderungen, CROSLEY u. Mitarb. (1975) in 8%. Der Schweregrad der rachitischen Veränderungen wies keine Korrelation zur alkalischen Serumphosphatase, zum Alter des Kindes und zur Dauer und Dosis der antikonvulsiven Therapie auf.
Antikonsulvantien (Diphenylhydantoin = DPH), als Monotherapie oder DPH mit Phenobarbital bzw. Carbamazapin kombiniert, führten bei 200 Kindern mit der Dauer der Therapie zu einem Absinken der Knochendichte und zu einer Größenverminderung (SIMON u. Mitarb. 1980). Bei 88 Epileptikern fanden WOLSCHENDORF u. Mitarb. (1983) eine Verminderung des Mineralgehaltes auf Therapiedauer.

Von verschiedenen Autoren wurde bei der Osteopathia antiepileptica eine verminderte Serumkonzentration von $25(OH)D_3$-Vitamin gefunden (KRUSE 1977). Ob allerdings diese Verminderung als Erklärung der Skelettveränderungen allein ausreicht, ist nicht zu entscheiden. Knochenbioptische Untersuchungen liegen bisher nicht vor; daher sind genaue pathogenetische Angaben über die Osteopathia antiepileptica nicht möglich.

Literatur

Bishop, P.A.: Bone changes in chronic fluoride intoxication. Amer. J. Roentgenol. 35 (1936) 577

Blickman, J.G., R.H. Wilkinson, H.W. Graef: The radiologic "lead band" visited. Amer. J. Roentgenol. 146 (1986) 245

Brandes, M.: Steigerung des Verkalkungsprozesses der Knochen durch Medikamente. Langenbecks Arch. klin. Chir. 152 (1928) 58

Caffey, J.: Paediatric X Ray Diagnosis. 6. Aufl. Lloyd-Luke, London 1973

Chatelain, A., P. Motillon: Un syndrome d'acroosteolyse d'origine professionelle et de constatation nouvelle en France. J. Radiol. Électrol. 48 (1967) 277

Christie, D.P.: The spectrum of radiographic bone changes in children with fluorosis. Radiology (N.Y.). 136 (1980) 85

Cocchi, U.: Polytope erbliche enchondrale Dysostosen. Fortschr. Röntgenstr. 72 (1950) 435

Crasselt, C., A. Ewens, G. Heidelmann: Die medikamentöse Skelettfluorose. Beitr. Orthop. Traumatol. 32 (1985) 57

Crosley, C.Z., C. Khee, P.H. Berman: Rickets associated with long times anticonvulsant therapie in a pediatric outpatient population. Pediatrics (Springfield) 56 (1975) 52

Diethelm, L., H. Fritz: Topische Osteopathien. Im Handbuch der Medizin. Radiologie Band V/5, 649. Springer, Berlin 1983

Dunn, H.G.: Oxalosis. Amer J. Dis. Child. 90 (1953) 58

Ellegast, H.H.: Das Röntgenbild der Knochenfluorose. Therapiewoche 23 (1973) 3963

Engström, A., G. Bergendahl: Note on the distributions of mineral salts and "bone seeking" radioisotops in spongious bone tissue. Exp. Cell Res. 15 (1958) 265

Fellers, F.X.: Idiopathic hypercalcemia of infancy and Vitamin-D metabolism. Helv. paediat. Acta 14 (1959) 483

Franke, J.: Chronische Knochenfluorose. Beitr. Orthop. Traumatol. 15 (1968) 680

Franke, J.: Die Knochenfluorose. Therapiewoche 23 (1973) 3954

Franke, J., G. Drese, P. Grau: Klinische gerichtsmedizinische und physikalische Untersuchungen eines Falles von schwerer Fluorose. Kriminal. u. forens. Wiss. 107 (1972)

Freyschmidt, J.: Knochenerkrankungen. Springer, Berlin 1980

Fritz, H.: Die Knochenfluorose. In Rajewsky, B.: 9th International Congress of Radiology, München 1959. Thieme, Stuttgart; Urban & Schwarzenberg, München 1961 (S. 258)

Frontali, G.: Syndrom ostéoscléotique et surdosage de vitamin A et D. Schweiz. med. Wschr. 82 (1952) 430

Gottesleben, A.: Kalkringe im wachsenden Knochen. Röntgenpraxis (Lpz.) 2 (1930) 673

Hahn, T.J., B.A. Hendin, C.R. Scharp, V.C. Baoisseau, J.D. Haddad: Serum 25 hydroxy-chole-calciferol levels and bone mass in children on chronic anticonvulsant therapy. New. Engl. J. Med. 292 (1975) 550

Harris, D.K., W.G. Adams: Acro-osteolysis occurring in men enged in the polymerization of vinyl chloride. Br. Med. J. 3 (1967) 712

Heuck, F.: Skelet. In Haubrich, R.: Klinische Röntgendiagnostik innerer Krankheiten. Springer, Berlin 1972

Hövels, O., H. Stephan: Das Krankheitsbild der idiopathischen Hyperkalzämie, eine chronische Vitamin D Intoxikation. Ergebn. inn. Med. Kinderheilk. 18 (1962) 116

Hummel, P., R. Treves, J.J. Le Goff et al.: A propos d'un cas d'ostéopathie fluorée induit par l'acid influmique. Ann. Radiol. 26 (1983) 687

Jesserer, H.: Knochenkrankheiten. Urban & Schwarzenberg, München 1971

Kolar, J.: Das Knochensystem und äußere Einflüsse. Z. ärztl. Fortbild. (Jena) 56 (1962) 405

Krause, K.H., P.J. Prager, H. Schmidt-Gayk, E. Ritz: Diagnostik der Osteopathia antiepileptica im Erwachsenenalter. Dtsch. med. Wschr. 101 (1977) 1872

Kruse, H.P., F. Kuhlencodt: Osteomalacia. In Schwiegk, H.: Handbuch der inneren Medizin, 5. Aufl., Bd. VI/1 B. Springer, Berlin 1980

Kruse, R.: Osteopathien bei antiepileptischer Langzeittherapie. Mschr. Kinderheilk. 116 (1986) 378

Kuhlencordt, F., H. Bartelheimer: Klinische Osteologie. In Schwiegk, H.: Handbuch der inneren Medizin, 5. Aufl., Bd. VI/1 B. Springer, Berlin 1980

Lefèvre, M.J.: Zit. nach Stein, G. et al. 1973

Lehnerdt, F.: Zur Frage der Substitution des Calcium im Knochensystem durch Strontium. Beitr. pathol. Anat. 46 (1909) 468; 47 (1910) 215

Leone, N.C., C.A. Stevenson, T.E. Hilbish, M.C. Sosman: A roentgenologic study of human population exposed to high-fluoride domestic water. Amer. J. Roentgenol. 74 (1955) 874

Linsman, J.F., C.A. McMurray: Fluoride Osteosclerosis from drinking water. Radiology (N.Y.) 40 (1943) 474

Lopez-Majano, V., D. Miskew, P. Sansi: Bone scintigraphy in drug adduction. Europ. J. nucl. Med. 6 (1981) 17

Mabille, J.P., M. Gaudet, J.F. Charpin: Ostéonécrose de la tête huméral au cours de l'encéphalopathie bismutique. Ann. Radiol 23 (1980) 515

Møller, P.F., S.K.V. Gudjonsson: Massive fluorosis of bones and ligaments. Acta radiol. 13 (1932) 269

Nicaud, P., A. Lafitte, A. Gros, J.P. Gautier: Les lesions osseuses de l'intoxication chronique par le Cadmium. Bull. Soc. Méd. Paris 58 (1942b) 204 und Paris méd. 32 (1942a) 320

Nicaud, P., A. Lafitte, A. Gros, J.P. Gautier: Syndrom de Milkman chez un ouvrier d'une usine de cadmium. Bull. Soc. méd. Hôp. Paris 58 (1942b) 208

Odenthal, M., H.L. Wieneke: Chronische Fluorvergiftung und Osteomyelosklerose. Dtsch. med. Wschr. 84 (1959) 725

Pearl, M., L.M. Boxt: Radiographic findings in congenital lead poisoning. Radiology (N.Y.) 136 (1980) 83

Phemister, D.B.: The effect of phosphorus on growing normal and diseased bones. J. Amer. med. Ass. 70 (1926) 1737

Prager, P.J., K.H. Krause, E. Ritz, H. Schmidt-Gayk: Handskelettaufnahmen in Mammographietechnik bei Patienten unter antiepileptischer Medikation. Fortschr. Röntgenstr. 126 (1977) 371

Roholm, K.: Eine Übersicht über die Rolle des Fluors in der Pathologie und Physiologie. Ergebn. inn. Med. Kinderheilk. 57 (1939) 822

Russin, L. A., H. E. Stadler, P. C. Jeans: The wismuth lines of long bones in infants aged one month. J. Pediat. (St. Louis) 21 (1942) 211

Rutishauser, E.: Bleiosteosklerose. Schweiz. med. Wschr. 71 (1941) 189

Schwartz, A. M., J. C. Leonidas: Methotrexate osteopathy. Skelet. Radiol. 11 (1984) 13

Schwörer, J., A. Kaut, H. J. Stolpmann, J. Hunger: Bleieinlagerung in Knochenröntgenaufnahmen als Nachweismethode. Fortschr. Röntgenstr. 138 (1983) 84

Sebes, J. I., M. L. Pinstein, J. D. Massie, R. L. Scott, G. M. Palmieri, J. M. Williams, S. R. Acchiardo: Radiographic manifestations of aluminium induced bone disease. Amer. J. Roentgenol. 142 (1984) 424

Simon, J., J. Migeon, P. Lecornu: La densitometric osseuse chez l'enfant par absorption d'un faisceau monochromatique. J. Radiol. 61 (1980) 797

Stein, G., S. Jule, C. E. Lange, G. Veltman: Bandförmige Osteolysen in den Endphalangen des Handskelettes. Fortschr. Röntgenstr. 118 (1973) 60

Stevenson, C. A., A. R. Watson: Fluoride osteosclerosis. Amer. J. Roentgenol. 78 (1957) 13

Swoboda, W.: Das Skelett des Kindes, 2. Aufl. Thieme, Stuttgart 1969

Twersky, J.: Joint changes in idiopathic hemochromatosis. Amer. J. Roentgenol. 124 (1975) 139

Vischer, T. L.: Fluoride in Medicine. Huber, Bern 1970

Vogt, E. C.: Roentgen sign of plumbism. Amer. J. Roentgenol. 24 (1930): 550

Wegner, G.: Der Einfluß von Phosphor auf den Organismus. Virchows Arch. pathol. Anat. 55 (1872) 11

Willkie, J.: Two cases of fluorine osteosclerosis. Brit. J. Radiol. 13 (1940) 213

Wilson, H. R., W. E. Cormick, C. F. Tatune, J. L. Creeck: Occupational Acroosteolysis. J. Amer. med. Ass. 201 (1967) 577

Wolschendorf, K., K. Vanselow, W. D. Möller et al.: A quantitative determination of anticonsulvant induced bone demineralisation by an improved X ray densitometry technique. Neuroradiology 25 (1983) 315

Fibröse Dysplasie – Albright-Syndrom

W. Holthusen

Definition der Krankheitseinheit

Die fibröse Dysplasie ist eine Skeletterkrankung unbekannter Ätiologie, die sich während des *Knochenwachstums* manifestiert. Sie tritt daher vor allem beim Kind und Jugendlichen auf. Der Krankheitsprozeß läßt sich als eine *lokale* Störung der Differenzierung des knochenbildenden Mesenchyms definieren (UEHLINGER 1979). Anstelle einer normalen lamellären Spongiosa entsteht ein isomorphes Bindegewebsstroma, in dem sich sekundär ein mehr oder weniger dichtes Netzwerk aus statisch insuffizientem Faserknochen entwickelt. Es handelt sich dabei nicht um eine *generalisierte* Ossifikationsstörung, sondern um einen im Prinzip *herdförmigen* Prozeß, der allerdings dazu tendiert, sich langsam expansiv auszubreiten. Er kann *unilokulär* oder *multilokulär* sein, sich auf einen Knochen beschränken (*monostotische Form*) oder an mehr oder weniger zahlreichen Knochen auftreten (*polyostotische Form*). Dabei geht die monostotische Form niemals in die polyostotische über. Letztere zeichnet sich gegenüber der monostotischen vor allem durch den bevorzugten Befall der Femora (die nur bei ihr die charakteristische „Hirtenstabform" bekommen) aus sowie durch eine ausgesprochene Tendenz, sich mit einer ganzen Anzahl von Störungen des endokrinen Systems, aber auch anderen ektodermalen, mesodermalen und entodermalen Entwicklungsstörungen zu assoziieren. Die bekannteste dieser Assoziationen ist die Trias: polyostotische fibröse Dysplasie – Pigmentflecken an Stamm und Extremitäten –, Pubertas praecox, *Albright-Syndrom*. Diese Besonderheiten haben manche Autoren (UEHLINGER 1979) dazu veranlaßt, beide Formen als eigenständige Krankheitsbilder zu betrachten. Dennoch wird heute die fibröse Dysplasie in ihren beiden Hauptformen und allen Sonderformen mehrheitlich als *Krankheitseinheit mit gemeinsamer Ätiologie und Pathogenese* aufgefaßt (HARRIS u. Mitarb. 1962, EDEIKEN u. HODES 1967, SPJUT u. Mitarb. 1970, The Netherland Committee on Bone Tumours 1973, BECKER u. Mitarb. 1977). Der Name „fibröse Dysplasie" wurde 1938 von LICHTENSTEIN geprägt. Die Sonderform mit Pigmentflecken der Haut und Pubertas praecox beschrieben 1937 unabhängig voneinander ALBRIGHT u. Mitarb. und MCCUNE u. BRUCH.
Alle anderen Bezeichnungen wie „Ostitis fibrosa disseminata", „polyostotische Ostitis fibrosa", „Osteodystrophia fibrosa unilateralis", „Zystofibromatose" u. a. sind heute absolet. Auch der von UEHLINGER, dem größten Kenner der fibrösen Dysplasie im deutschen Sprachgebiet, 1940 gemachte Vorschlag, das Krankheitsbild „Osteofibrosis juvenilis" zu nennen, hat sich nicht durchgesetzt.

Von den Pathologen wird die fibröse Dysplasie zu den gutartigen geschwulstähnlichen Knochenprozessen gerechnet. Ihr Anteil an diesen Prozessen beträgt nach ADLER (1980) 15%. Sie liegt damit nach der juvenilen Knochenzyste, dem eosinophilen Granulom und der aneurysmatischen Knochenzyste an vierter Stelle.

In der internationalen Nomenklatur der konstitutionellen Knochenerkrankungen, der sog. „Pariser Nomenklatur" in der Fassung von 1984 (GIEDION), wird die fibröse Dysplasie in ihren beiden Formen unter der Rubrik „desorganisierte Entwicklung von Knorpel und fibrösen Elementen des Skeletts" aufgeführt.

Ätiologie und Pathogenese

Die Ätiologie der *Fehldifferenzierung des knochenbildenden Mesenchyms* (UEHLINGER 1979), die das Wesen der fibrösen Dysplasie ausmacht, ist noch immer völlig ungeklärt. Ein Enzymdefekt erscheint möglich (STUHLER u. Mitarb. 1979), kann aber bisher nicht bewiesen werden. Die Erkrankung ist nicht erblich. Bei der familiären, autosomal dominant erblichen, pseudozystischen Fibrose der Kiefer handelt es sich um das eigenständige Krankheitsbild des *Cherubismus* (The Netherland Committee on Bone Tumours 1973, BECKER u. Mitarb. 1977, UEHLINGER 1979).

Epidemiologie

Es handelt sich bei der fibrösen Dysplasie um ein relativ seltenes Krankheitsbild, das aber überall in der Welt und bei allen Rassen beobachtet wird. Über seine prozentuale Häufigkeit in der Gesamtpopulation gibt es keine Angaben in der Literatur. An der Gesamtheit aller echten Knochengeschwülste und geschwulstähnlichen Knochenprozesse beträgt der Anteil der fibrösen Dysplasie nur 2,4% (UEHLINGER 1979). Betrachtet man nur die *gutartigen* neoplastischen oder neoplasieähnlichen Prozesse des Skeletts, steigt der Anteil der fibrösen Dysplasie auf 7% (UEHLINGER 1979) bis 12% (The Netherland Committee on Bone Tumours 1973). Die polyostotische Form der fibrösen Dysplasie ist nach den erblichen multiplen kartilaginären Exostosen die zweithäufigste systemische Skelett-

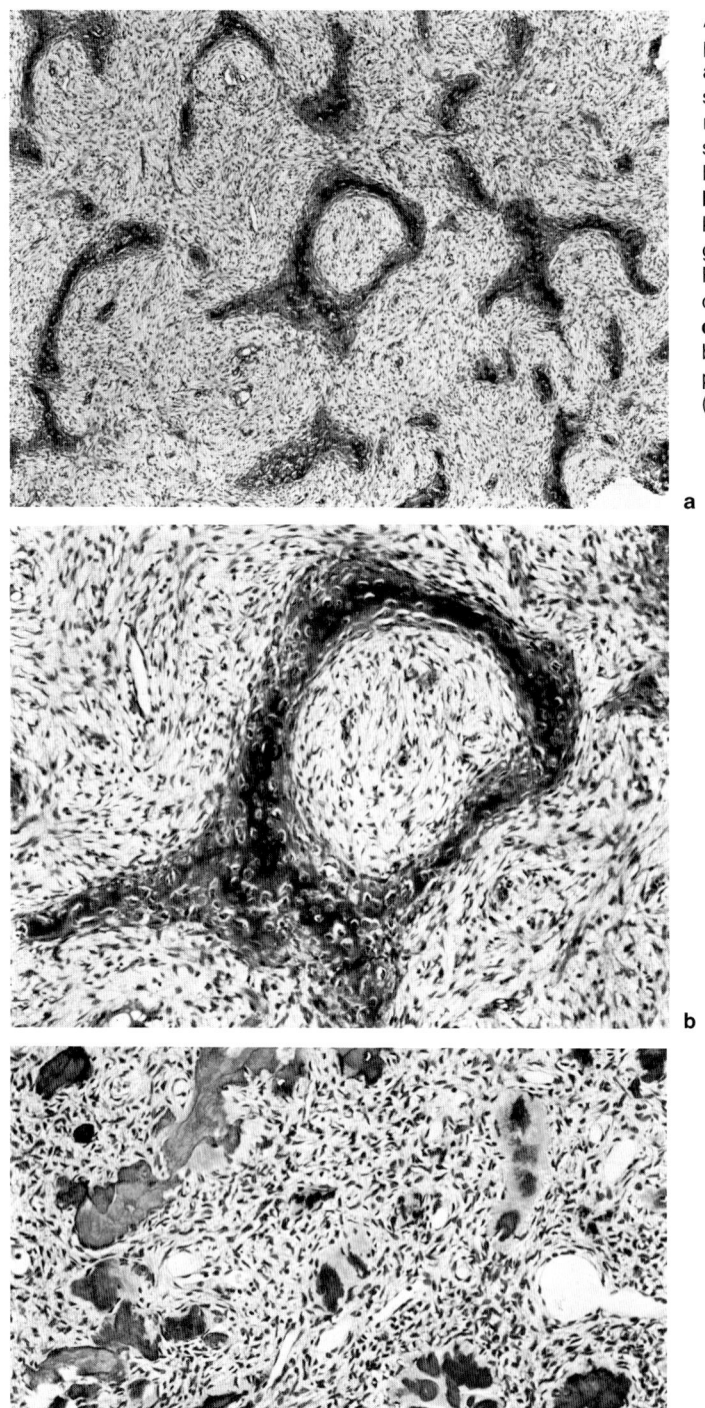

Abb. 1a−c Monostotische fibröse Dysplasie der Tibia
a Übersichtsbild: In das isomorphe spindelzellige Grundgewebe sind spiralig verbogene und zu Ringen geschlossene schlanke Faserknochenbälkchen ausdifferenziert (Vergr. 40mal)
b Ausschnitt: metaplastische Faserknochenbildung aus dem spindelzelligen Grundgewebe. Man beachte das Fehlen eines Osteoblastensaumes an den Knochenbälkchen (Vergr. 100mal)
c Fibröse Dysplasie aus der Stirnbeinschuppe mit zahlreichen „Kalkperlen"
(Aufnahmen: Path. Inst. Zürich)

erkrankung (BECKER u. Mitarb. 1977). Die *monostotische Form* ist *mindestens doppelt so häufig* wie die *polyostotische*. Da wahrscheinlich bei weitem nicht alle monostotischen Fälle entdeckt werden, weil ein nicht unerheblicher Teil von ihnen während des ganzen Lebens klinisch stumm bleibt, dürfte es eine nicht unerhebliche Dunkelziffer geben (UEHLINGER 1979). Die in der Literatur für das Verhältnis der monostotischen zur polyostotischen Form angegebenen Zahlen (16:9 nach GIBSON u. MIDDLEMISS 1971, 15:9 nach FIRAT u. STUTZMAN 1968, 25:9 nach REED 1963, 67:33 nach

Abb. 2 Polyostotische fibröse Dysplasie. Biopsie aus dem Trochanter major. Faserknochengitter mit Einschlüssen von Knorpelarealen (Vergr. 63mal) (Aufnahme: Path. Inst. Zürich)

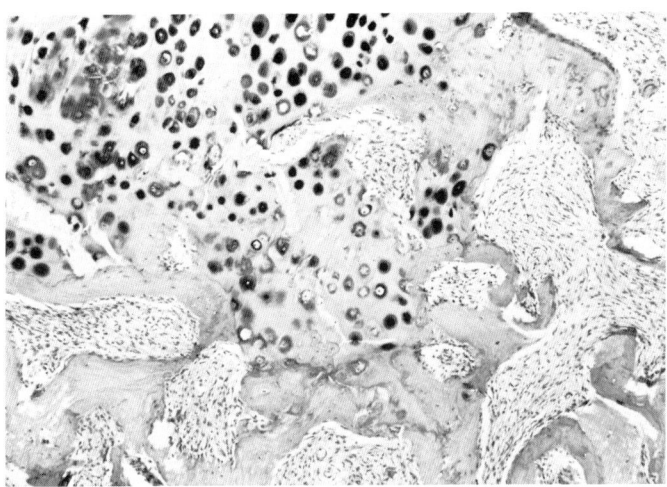

FORD u. Mitarb. 1985) sind, was die monostotische Form angeht, zweifellos Mindestzahlen. BECKER nimmt daher an, daß die monostotische fibröse Dysplasie mehrfach so häufig ist wie die polyostotische.
Beide Formen kommen bei beiden Geschlechtern mit gleicher Häufigkeit vor. Nur die sehr seltene Kombination der polyostotischen Form mit endokrinen Störungen (insbesondere Pubertas praecox) macht eine Ausnahme: Bei ihr überwiegt ganz ausgesprochen das weibliche Geschlecht.

Pathologische Anatomie

Beide Formen der fibrösen Dysplasie, die monostotische wie die polyostotische, zeigen das gleiche histologische Bild (Abb. 1). Der normale spongiöse Knochen ist durch ein isomorphes, reich vaskularisiertes, spindelzelliges Stroma ersetzt. Seine Faserzüge bilden Wellen und Wirbel. In diesem Stroma hat sich sekundär ein mehr oder weniger dichtes Netz ungeordneter und unregelmäßig geformter Faserknochenbälkchen gebildet. Diese Bälkchen orientieren sich nicht – wie normale Spongiosabälkchen –, nach den mechanischen Zug- und Drucklinien. In gewisser Weise kann man von einem Defekt der Umwandlung von primitivem Faserknochen in lamellären Knochen sprechen (UEHLINGER 1979). Nach neueren Autoren wie SPJUT u. Mitarb. (1970) und NAKASHIMA u. Mitarb. (1983) ist das wichtigste Kennzeichen, das die fibröse Dysplasie von anderen fibrösen Prozessen unterscheidet, das generelle Fehlen eines Osteoblastenrandsaumes an den Faserknochenbälkchen. Nur an wenigen Stellen sieht man manchmal Osteoidsäume mit Osteoblasten, ebenso wie es ausnahmsweise zur Umwandlung in lamellären Knochen kommen kann. Das bindegewebige Stroma kann myxomatös degenerieren. Auch Knorpelinseln kommen vor (Abb. 2), besonders bei der polyostotischen Form. Stellenweise kann der Knorpel größere Areale einnehmen (MURRAY u. JACOBSON 1971), besonders in Herden, die im Trochantermassiv (Abb. 8) und an den Kiefern (Abb. 32) lokalisiert sind. In der neueren Literatur werden Herde mit starker Knorpelkomponente als „fibrokartilaginäre Dysplasie" (DROLSHAGEN u. Mitarb. 1985) oder „Fibrochondroplasie" (PELZMAN u. Mitarb. 1980) bezeichnet. In den fibrokartilaginär umgewandelten Arealen ist die Grundsubstanz oft schollig verkalkt.

Nekrosen können zur Bildung echter zystischer Hohlräume mit Einblutung führen (SPJUT u. Mitarb. 1970), besonders am Schädeldach (DAY 1985), aber auch an den Röhrenknochen, z. B. der Tibia (JESSERER 1969). Derartige Höhlen können Sequester enthalten (PRATT u. Mitarb. 1969). In der Nachbarschaft solcher Degenerationsbezirke sind histologisch oft Schaumzellen und vielkernige Riesenzellen zu finden.

Die *Dichte des Faserknochengitters* ist sehr *variabel* und regional verschieden: Fast rein bindegewebige Herde (wie sie vor allem in den Röhrenknochen gefunden werden) sind das eine Extrem, ein sehr dichtes Bälkchennetz mit partieller Transformation in lamellären Knochen und Bildung kleiner, stark verkalkter kugeliger Knochenbälkchen (*Kalkperlen*) (Abb. 1c) – besonders am kraniofazialen Skelett – das entgegengesetzte.

Makroskopisch ist die normale Spongiosa herdförmig durch ein auf der Schnittfläche weißlich-gelbliches oder braunrotes gummiartiges Gewebe ersetzt. Oft ist es so weich, daß man es leicht mit dem Messer schneiden kann. Es kann aber auch die Härte von normalem Knochen haben, je nach der Dichte des Faserknochennetzes und dem Grade der Verkalkung (UEHLINGER 1979). Als Folge der Verdrängung des normalen stabilen Knochens durch ein anarchisches, nicht auf Druck und Zug abgestimmtes insuffizientes Faserknochennetz kommt es leicht zu pathologischen Mikro- und

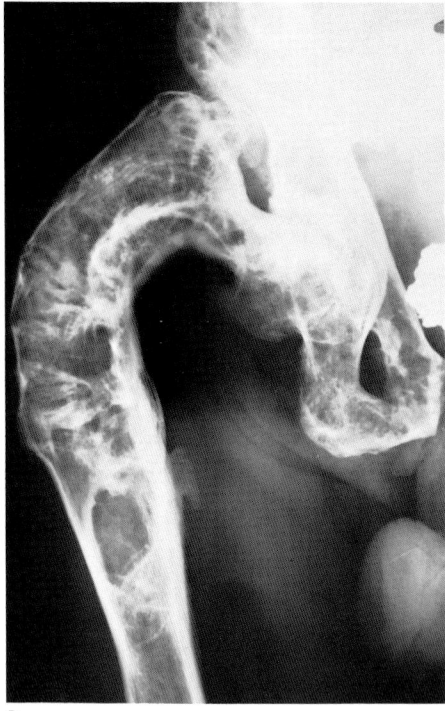
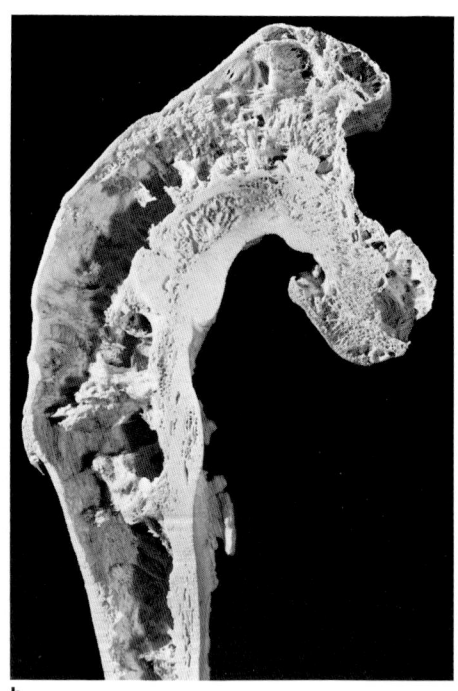

Abb. 3a u. b Polyostotische fibröse Dysplasie
a Spätzustand. Hirtenstabartige Verbiegung des Femurs. Quere endostale Kallusleisten. 67 Jahre, männl. (Aufnahmen: Path. Inst. Zürich)
b Frontalschnitt durch den mazerierten Femur. Verdickung der Kompakta an der Konkavität. Kammerung der proximalen Diaphyse durch Kallusleisten

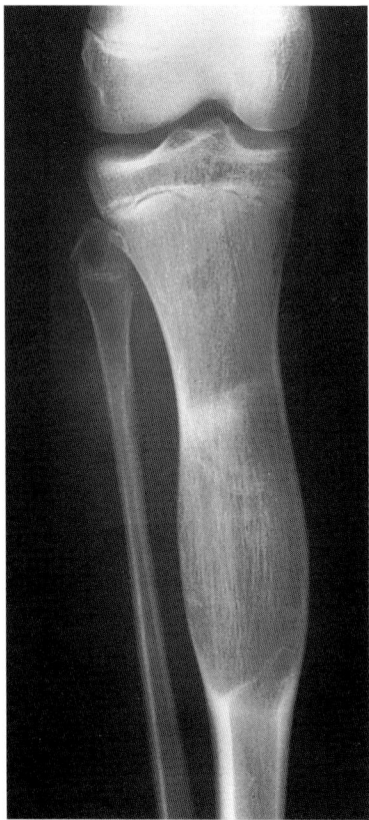

Makrofrakturen. Diese führen vor allem am Becken und an den langen Röhrenknochen zu erheblichen Deformierungen und Verbiegungen (Abb. 3 u. 9).

Das expansive Wachstum der Herde führt zum Abbau und zur Verdünnung der Kortikalis und zur Erweiterung der Markräume, die mehr oder weniger vollständig vom typischen Stroma der fibrösen Dysplasie ausgefüllt werden. Es kommt zu spindeliger oder blasenförmiger Auftreibung des befallenen Knochens, dessen Dicke und Umfang erheblich zunehmen kann (Abb. **4, 7, 12, 26** u. **27**).

Obwohl erfahrenen Knochenhistologen wie UEHLINGER das histologische Bild der fibrösen Dysplasie pathognomonisch erscheint, kann die bioptische Diagnose in Einzelfällen doch große Schwierigkeiten bereiten (PSENNER 1972). Am gleichen Knochen können, eng benachbart, nahezu rein spindelzellig-fibröse Partien mit Gebieten abwechseln, in denen sekundäre Knochenneubildung überwiegt. Dicht daneben können sich Nekrosen mit Schaum- und Riesenzellen an den Randpartien

Abb. 4 Monostotische fibröse Dysplasie. Transparente unikamerale Pseudozyste im Tibiaschaft. Auftreibung, Verdünnung und strähniger Umbau der kompakten Knochensubstanz. 14 Jahre, weibl.

finden. Die Skala der möglichen Fehldeutungen reicht dementsprechend vom nichtossifizierenden und ossifizierenden Fibrom über das Osteom bis hin zum Fibrosarkom, Osteosarkom und Riesenzelltumor. Bei sehr uneinheitlichem Gewebsbild wird gelegentlich eine chronische ossifizierende Entzündung angenommen. Nach VANEL u. Mitarb. (1980) kann die fibröse Dysplasie mikromorphologisch praktisch „jeden beliebigen tumorösen, reaktiven oder Heilungs-Prozeß" simulieren.

Hieraus erhellt die große Bedeutung der radiologischen Diagnostik. Nur in Verbindung mit dem Röntgenbild erreicht die histologische Methode bei der fibrösen Dysplasie einen hohen Grad von Spezifität.

Klinik

Da es sich bei der fibrösen Dysplasie um eine *Störung der Knochenentwicklung* handelt, wird angenommen, daß der *Beginn* des Krankheitsprozesses in jedem Falle in die *früheste Kindheit* fällt (UEHLINGER 1979). Tatsächlich treten Krankheitserscheinungen, die zur Diagnose führen, in der Mehrzahl der Fälle schon im 1. und 2. Lebensjahrzehnt auf. Dies gilt besonders für die polyostotische Form. Von den 21 Patienten mit polyostotischer fibrösen Dysplasie im Register des *Niederländischen Knochentumor-Komitees* waren 14 weniger als 25 Jahre alt. Aber auch bei der monostotischen Form waren 83 von 135, also weit mehr als die Hälfte, jünger als 25 Jahre. Der jüngste Patient in diesem Register hatte ein Alter von 8 Wochen. Eine fibröse Dysplasie wurde sogar schon bei Neugeborenen diagnostiziert (BODE u. RICHTER 1974). Auch die Phase der Progredienz der Erkrankung und damit ihrer klinisch faßbaren Aktivität ist weitgehend mit der Lebensphase der Kindheit identisch. Sie endet in den meisten Fällen kurz nach der Pubertät mit dem Ende des Knochenwachstums (BECKER 1977, UEHLINGER 1979). Doch gibt es auch Fälle, die erst lange nach der Pubertät, sogar noch im 7. oder 8. Lebensjahrzehnt, entdeckt werden. Zum Teil handelt es sich dabei zweifellos um alte, kaum mehr aktive Veränderungen, die durch Zufall ans Licht kommen. Dies gilt insbesondere für monostotische Fälle. Manchmal ist aber auch ein mehr oder weniger lange Zeit nach der Pubertät auftretender Krankheitsschub der Anlaß der Entdeckung. Bekannt ist dies besonders von der polyostotischen Form, bei der z. B. durch Schwangerschaften neue Schübe ausgelöst werden können (JESSERER 1969, BECKER 1977). Doch kann auch die monostotische Form erst im Alter exazerbieren und klinisch in Erscheinung treten. Besonders betrifft dies die kraniofaziale Lokalisation. So waren in einer Serie von 13 Patienten mit fibröser Dysplasie des Schädels, unter denen sich nur einer mit polyostotischem Befall befand, 9 älter als 40 Jahre (VOGELSANG u. Mitarb. 1978).

Symptome, die zur Entdeckung führen, sind bei beiden Formen in erster Linie uncharakteristische Schmerzen und Spontanfrakturen. Nach SPJUT u. Mitarb. (1970) treten pathologische Frakturen in über 85% der Fälle auf. Kinder werden häufig beim Laufenlernen erstmalig auffällig. Manchmal kann aber auch eine schmerzlose, langsam progrediente Knochenverdickung das erste klinische Zeichen sein. Sind Hirn- und Gesichtsschädel befallen, dann kann sich sukzessiv eine oft groteske, meist asymmetrische, entstellende Vergröberung der Gesichtszüge entwickeln. Diese früher als „Leontiasis ossea" bezeichnete Deformität ist aber keineswegs spezifisch für die fibröse Dysplasie. Viel häufiger begegnet man ihr beim Morbus Paget. Eine Protrusio bulbi und die Folgesymptome einer Kompression von Hirnnerven an ihren Austrittspforten (Seh- und Hörstörungen, Schwindel, Neuralgien im Trigeminusbereich) sind weitere mögliche Folgen einer kraniofazialen Lokalisation der fibrösen Dysplasie.

Besonders bei der polyostotischen Form (Abb. **5**) kommt es zu einer Verbiegung und einem asymmetrischen Längenwachstum der Extremitäten. Meist ist die befallene Extremität verkürzt. Sie kann aber auch infolge des durch den Reiz der wiederholten Frakturen gesteigerten Längenwachstums verlängert sein. Da eine ausgesprochene Tendenz zu halbseitigem Befall des Skeletts besteht, kann sich eine ausgeprägte Asymmetrie der Körperhälften entwickeln. Dies gilt auch für den Befall des Schädels (PSENNER 1972, VOGELSANG 1978, UEHLINGER 1979).

Krankheitsschübe mit rascher Progredienz sind meist von heftigeren Schmerzen begleitet (JESSERER 1969).

In etwa 50% der Fälle von polyostotischer fibröser Dysplasie, ausnahmsweise aber auch bei der monostotischen Form (BECKER u. Mitarb. 1977), finden sich mehr oder weniger ausgedehnte landkartenartige Pigmentflecken, die vorwiegend auf der Körperrückseite lokalisiert sind (Abb. **6**), oft mit ausgesprochener Halbseitenbetonung. Ihre Anordnung braucht aber keineswegs mit der Lokalisation der Skelettherde übereinzustimmen (EDEIKEN u. HODES 1967). Im Gegensatz zu den glattbegrenzten Pigmentflecken bei der Neurofibromatose, die in der amerikanischen Literatur mit der Küste von Kalifornien verglichen werden, ist ihre Kontur ausgesprochen unregelmäßig, wie die zerklüftete Küste des Staates Maine (BENEDICT u. Mitarb. 1968). Bei der polyostotischen Form mit Pubertas praecox (Albright-Syndrom) fehlen diese Pigmentflecken fast nie.

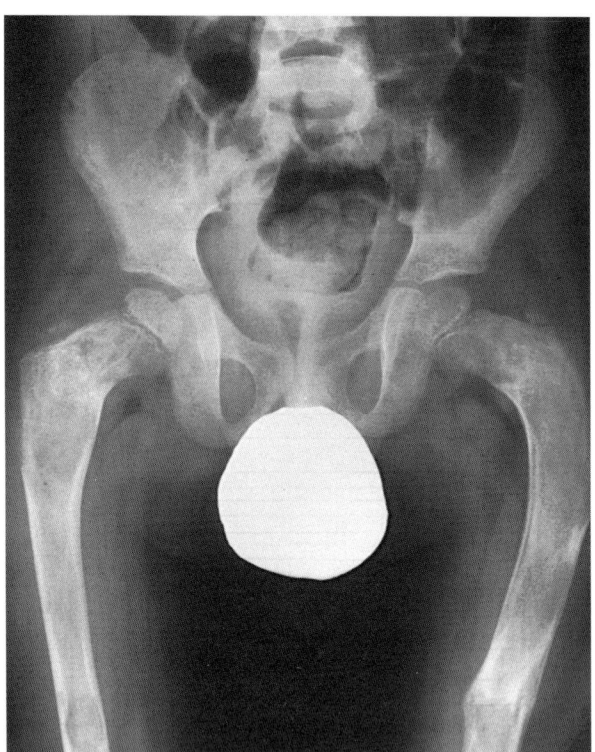

Abb. **5** Polyostotische fibröse Dysplasie. Multiple konfluierende Pseudozysten in beiden Femora und rechts am Beckenkamm. Beginnende hirtenstabartige Krümmung und relativ frische Fraktur am linken Femur. 5 Jahre, männl.

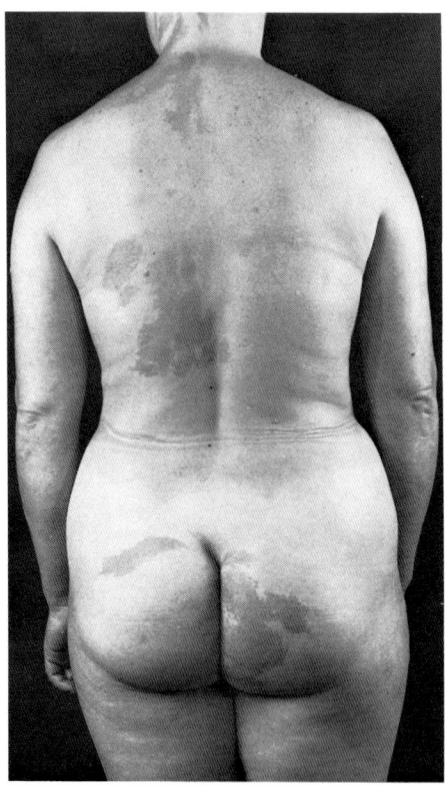

Abb. **6** Albright-Syndrom. Große landkartenartige, zerklüftet begrenzte Pigmentflecken im Nacken und am Rücken (vorwiegend links) sowie am Gesäß (vorwiegend rechts). 32 Jahre, weibl. (Aufnahme: Prof. Dr. *Uehlinger*)

Blutchemisch sind das Serumkalzium und der Phosphatspiegel stets normal, mit Ausnahme der noch zu besprechenden seltenen Kombination einer fibrösen Dysplasie mit einer hypophosphatämischen Rachitis. Dagegen ist in der aktiven Phase und nach Frakturen die alkalische Phosphatase erhöht. Nach SPJUT u. Mitarb. (1970) trifft dies für etwa ⅓ aller Fälle zu.
Die Erkrankung verläuft in Schüben, die meist von Schmerzen begleitet sind. Dazwischen liegen u. U. lange Ruhezeiten. In der Regel, aber nicht immer, tritt nach der Pubertät ein Stillstand ein.
Durch das im allgemeinen langsam fortschreitende Leiden wird das Leben nicht unmittelbar bedroht. Ernste Komplikationen sind selten, z. B. eine Rückenmarkskompression infolge des Befalls von Wirbeln (WARRICK 1973).
Die in der Literatur am meisten diskutierte lebensbedrohliche Komplikation ist die *maligne Entartung*. Daß diese Möglichkeit bei der fibrösen Dysplasie besteht, ist fast ebenso lange bekannt, wie die fibröse Dysplasie als nosologische Entität angesehen wird. 1964 konnten SCHWARTZ u. ALPERT bereits 28 Fälle aus der Literatur zusammenstellen, 1977 BECKER u. Mitarb. bereits 77. Inzwischen dürften es weit mehr geworden sein.
Trotzdem beträgt die Frequenz der malignen Entartung einer fibrösen Dysplasie aller Wahrscheinlichkeit nach nicht mehr als 0,5% (SCHWARTZ u. ALPERT 1964, BECKER 1977, UEHLINGER 1979, DE SMET u. Mitarb. 1981).

In mehr als der Hälfte der Fälle handelt es sich um Osteosarkome und Fibrosarkome. Seltener wurde über Chondrosarkome und gemischtförmige Sarkome berichtet. Beide Geschlechter und beide Formen der fibrösen Dysplasie sind gleichmäßig betroffen. Die Lokalisationsverteilung entspricht der Rangfolge der Prädilektionsstellen beim Grundleiden. Femur und Schädelknochen liegen an der Spitze. Da zwischen der Diagnose der fibrösen Dysplasie und dem Auftreten eines Sarkoms in der Regel ein längeres Zeitintervall liegt (nach BECKER u. Mitarb. zwischen 2 und 30 Jahren, Durchschnitt 13,5 Jahre), ist das Lebensalter jenseits der 2. Dekade bevorzugt. Doch werden Sarkome auch schon bei Kindern mit fibröser Dysplasie beobachtet: HUVOS u. Mitarb. (1972) sahen eines bei einem 11jährigen Kind, BRODEUR u. Mitarb. (1980) bei einem 3jährigen.

Eine Röntgenbestrahlung scheint die maligne Entartung zu fördern. In 19 von 48 Fällen der Serie von BECKER u. Mitarb. war eine Strahlentherapie vorausgegangen. Vor einer inzwischen längst als völlig ineffektiv erkannten Strahlenbehandlung braucht heute kaum noch gewarnt zu werden. Es ist zu erwarten, daß wegen des Fortfalls dieses Faktors in Zukunft die maligne Entartung der fibrösen Dysplasie eher noch seltener werden wird. Klinisch kann der Beginn einer malignen Entartung schwierig von einem Aktivitätsschub mit rascher Expansion abzugrenzen sein, besonders wenn dieser im 3. Lebensjahrzehnt oder später auftritt (JESSERER 1969, DROLSHAGEN u. Mitarb. 1985). Schwellung und Schmerzen müssen noch nicht Malignität bedeuten. Wichtiger ist das Röntgenbild, das im Falle einer sarkomatösen Entartung mottenfraßähnliche Destruktion mit rascher Auflösung der Kortikalis, Spiculae und irreguläre Knochenneubildung auch außerhalb der Kortikalisgrenze zeigt (BODE u. RICHTER 1974). Die Diagnose wird durch konventionelle Tomographie und Computertomographie (CT) sowie in erster Linie durch eine Biopsie erhärtet. Mißtrauen ist allerdings bei der Diagnose eines Chondrosarkoms geboten (PELZMAN u. Mitarb. 1980, DROLSHAGEN u. Mitarb. 1985). Bei der gutartigen fibrokartilaginären Dysplasie, einer seltenen Variante der fibrösen Dysplasie mit starker Knorpelwucherung, kann es nämlich ebenfalls zu erheblicher Auftreibung des Knochens und chondrosarkomähnlichen Strukturen im Röntgenbild kommen (Abb. 7). Selbst histologisch kann die Abgrenzung von einem langsam wachsenden Chondrosarkom („low grade chondrosarcoma") Schwierigkeiten bereiten. PELZMAN u. Mitarb. (1980), DROLSHAGEN u. Mitarb. (1985) und DE SMET u. Mitarb. (1981) sind der Meinung, daß echte Chondrosarkome auf dem Boden einer fibrösen Dysplasie noch sehr viel seltener sind als bisher angenommen.

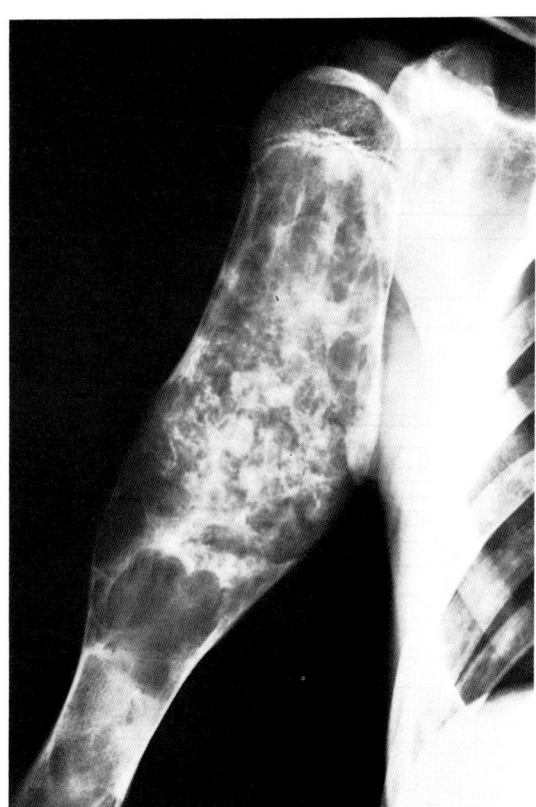

Abb. 7 Fibröse Dysplasie. Kolbige pseudozystische Auftreibung des proximalen Humerus einschließlich der Metaphyse. Epiphyse intakt. Die große Pseudozyste zeigt eine fleckig-schollige Sklerosierung („fibrokartilaginäre Dysplasie"), 16 Jahre, weibl. (Archiv Röntgenabt. Kantonsspital Schaffhausen)

Trotz der quoad vitam guten *Prognose* der fibrösen Dysplasie leiden die von dieser Krankheit Betroffenen u. U. erheblich unter den progredienten Verunstaltungen ihres Körpers und ihres Gesichts sowie, im Falle der Kombination mit einer Pubertas praecox, unter dem auf einem vorzeitigen Epiphysenschluß beruhenden Minderwuchs. Rezidivierende Schmerzen, häufige Frakturen, Seh- und Hörstörungen kommen hinzu.

Nur eine frühe Diagnose, bei der radiologische Methoden eine wichtige Stellung einnehmen, und eine weitere, dem individuellen Verlauf angepaßte radiologische Beobachtung ermöglichen gezielte medizinische, chirurgische und orthopädische Maßnahmen und helfen, eine evtl. maligne Entartung rechtzeitig zu erkennen.

Sonderformen der fibrösen Dysplasie (assoziierte Anomalien)

Assoziation mit endokrinen Störungen

Die fibröse Dysplasie kann mit zahlreichen anderen Anomalien und Krankheiten kombiniert sein. Folgende Übersicht zeigt die bisher bekannten Assoziationen.

Assoziation der fibrösen Dysplasie mit endokrinen Störungen

Pubertas praecox (RIETH u. Mitarb. 1984)
Hyperthyreose (YETTA u. STARR 1951)
(MOLDAVER u. RABIN 1966)
Morbus Cushing (BENJAMIN u. MCROBERTS 1973)
Gynäkomastie u. Hyperöstrogenismus (BUZASI u. Mitarb. 1967)
Gigantismus u. Akromegalie (WORTHAM u. HAMBLEN 1952)
Hyperparathyreoidismus (EHRIG u. WILSON 1972)
Diabetes mellitus (PECK u. SAGE 1944)

Andere Assoziationen

Vitamin D-resistente Rachitis (PRADER u. Mitarb. 1959) (RENTON u. SHAW 1976)
Weichteilfibromyxome (BRAUNWARTH 1953) (ROZE u. Mitarb. 1967)
Kongenitale Angiodysplasie mit arteriovenösen Kurzschlüssen (STAUFFER u. Mitarb. 1941)
Peutz-Jeghers-Syndrom (STEIDLE u. Mitarb. 1984)
Histiozytosis X (BAGHDASSARIAN-GATEWOOD u. ESTERLY 1966)
Adamantinom der langen Röhrenknochen (COHEN u. Mitarb. 1962)
Fibrodysplasia ossificans progressiva (FRAME u. Mitarb. 1970)
Naevus sebaceus Jadassohn (halbseitig) (eig. Beobachtung 1985).

Am bekanntesten ist die Assoziation der polyostotischen Form mit einer *Pubertas praecox,* zu der u. U. noch *andere endokrine Dysfunktionen* hinzutreten können. Dieses sehr seltene Krankheitsbild wurde erstmalig 1937 fast gleichzeitig von MCCUNE u. BRUCH und von ALBRIGHT u. Mitarb. beschrieben. Nach den Erstbeschreibern hat es den Namen *McCune-Albright-Syndrom* erhalten und wird heute als *Albright-Syndrom* bezeichnet. Betroffen ist mit ganz wenigen Ausnahmen (WARRICK 1949, 1973) nur das weibliche Geschlecht (Abb. **6–10**).

Obwohl das Syndrom nur etwa 2–3% sämtlicher Fälle von fibröser Dysplasie ausmacht (SPRANGER u. Mitarb. 1974) und obwohl selbst von den Mädchen mit polyostotischer fibröser Dysplasie nur etwa 20% die Trias von polyostotischer fibrösen Dysplasie, Pigmentflecken und Pubertas praecox zeigen (EDEIKEN u. HODES 1967), ist das Krankheitsbild doch so eindrucksvoll, daß es in der Literatur über die fibröse Dysplasie einen breiten Raum einnimmt. Von manchen Autoren (CAFFEY 1978, GORLIN u. Mitarb. 1976) wird die Krankheitsbezeichnung „McCune-Albright-Syndrom" synonym für den Begriff „polyostotische fibröse Dysplasie" verwendet.

Pigmentflecken sind bei dieser Form besonders häufig, aber nicht obligat. Sie bevorzugen die Rückseite des Körpers (Abb. **6**). Im Gesicht findet man sie selten. Doch wurde vereinzelt sogar eine fleckige Pigmentierung von Lippen und Mundschleimhaut beobachtet (GORLIN u. Mitarb. 1976). Der – immer polyostotische – Skelettbefall ist in etwa der Hälfte der Fälle halbseitenbetont oder rein halbseitig (Abb. **9**). Wie bei der polyostotischen Form ohne Pubertas praecox sind meist zahlreiche Knochen erkrankt. Fast immer ist mindestens einer der Femora beteiligt. Die Anzahl der betroffenen Knochen kann aber ausnahmsweise auch sehr gering sein. Abb. **10** zeigt einen Fall, in dem die Erkrankung auf einen Strahl einer Hand beschränkt blieb.

Das initiale Symptom ist meist die vaginale Blutung (Menarche), die bei der Mehrzahl zwischen dem 1. und 5. Lebensjahr, ausnahmsweise aber

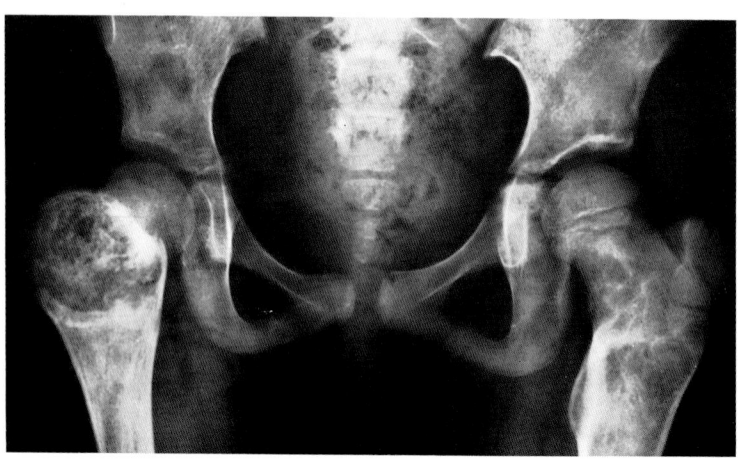

Abb. **8** Polyostotische fibröse Dysplasie Albright. Pseudozystische Destruktion beider Schenkelhälse und der rechten Beckenhälfte. Das rechte Trochantermassiv zeigt Auftreibung und fleckige Sklerosierung (fibrokartilaginäre Dysplasie), 4 Jahre, weibl.

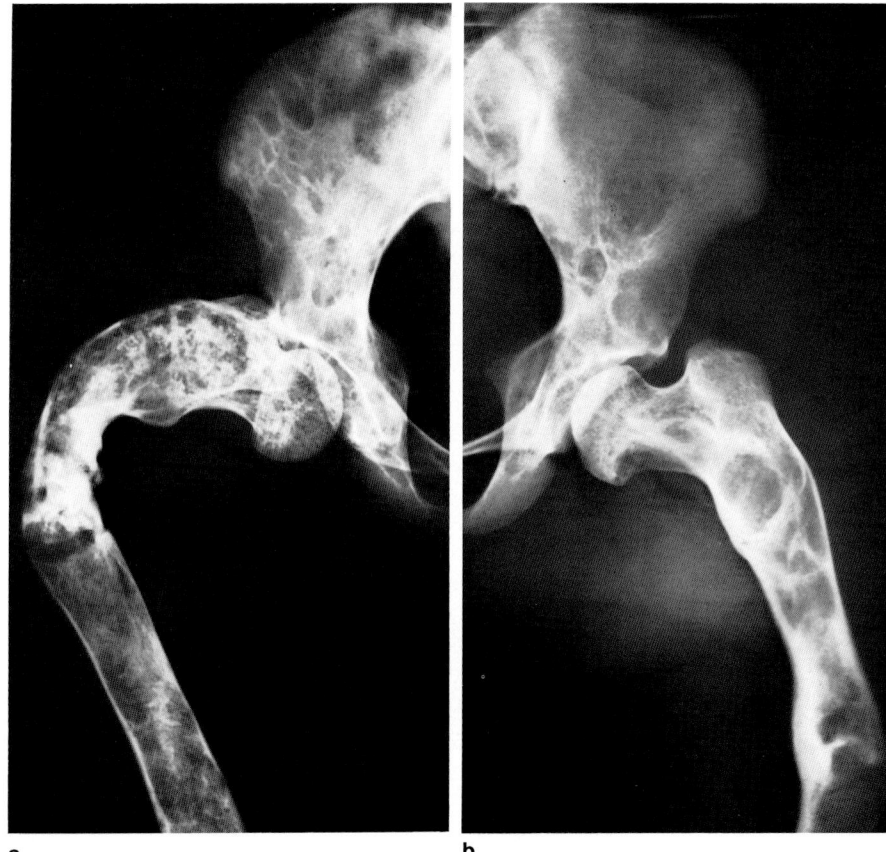

Abb. 9a u. b Polyostotische fibröse Dysplasie McCune-Albright
a Hirtenstabartige Einrollung des Schenkelhalses. Multilokuläre pseudozystische Auflockerung und strähnige Sklerose der rechten Beckenhälfte und des rechten Femurs. 13 Jahre, weibl.
b Beginnende Hirtenstabbildung links. Multiple Pseudozysten im Femur und im linken Darmbein. 12 Jahre (Aufnahmen: Prof. Dr. *Uehlinger*)

schon in den ersten Lebensmonaten oder -tagen auftritt (GORLIN u. Mitarb. 1976). Später – meist zwischen dem 5. und 10. Lebensjahr – kommt es zur Brustentwicklung und zur vorzeitigen Schambehaarung. Bei den betroffenen Knaben ist im Hodenpunktat eine vorzeitige Spermiogenese nachweisbar (WARRICK 1949, BENEDICT 1966). Eine Vergrößerung der äußeren Genitalien fällt weniger auf. Das Skelettalter ist meist deutlich akzeleriert (Abb. 10), was zu vorzeitigem Epiphysenschluß und Minderwuchs führt. Die Fertilität ist später nicht beeinträchtigt. Oft geht die erste Vaginalblutung dem klinischen und radiologischen Nachweis der Knochenaffektion um Monate bis Jahre voraus, nach RIETH u. Mitarb. (1984) 6 Monate bis 9 Jahre. Dieselben Autoren fanden unter 97 Patienten mit Pubertas praecox 8 Mädchen mit einem Albright-Syndrom, von denen 3 noch keine Knochenherde, sondern lediglich typische Pigmentflecken aufwiesen. Die Östrogenausscheidung ist vermehrt, in etwa der Hälfte der Fälle auch die Gonadotropinausscheidung (RIETH u. Mitarb. 1984). Mit Hilfe des CT läßt sich in der

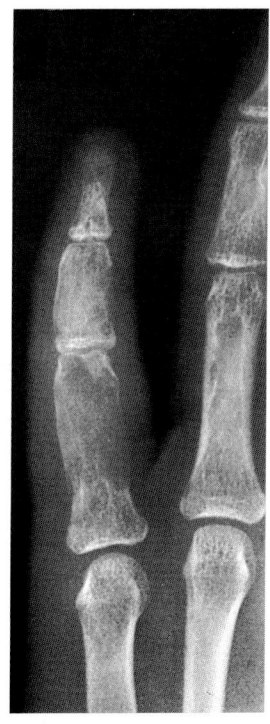

Abb. 10
Polyostotische fibröse Dysplasie Albright mit Pubertas praecox. „Oligoostotischer" Befall der drei Phalangen des V. Fingers links. Übriges Skelett frei von Veränderungen. Hochgradige Verdünnung der Kompakta an der aufgetriebenen Grundphalanx. 13 Jahre, weibl. Das Skelettalter entspricht 16–17 Jahren. (Aufnahme: Priv.-Doz. Dr. *Fliegel*, Röntgenabt. des Kinderspitals Basel)

Fibröse Dysplasie – Albright-Syndrom

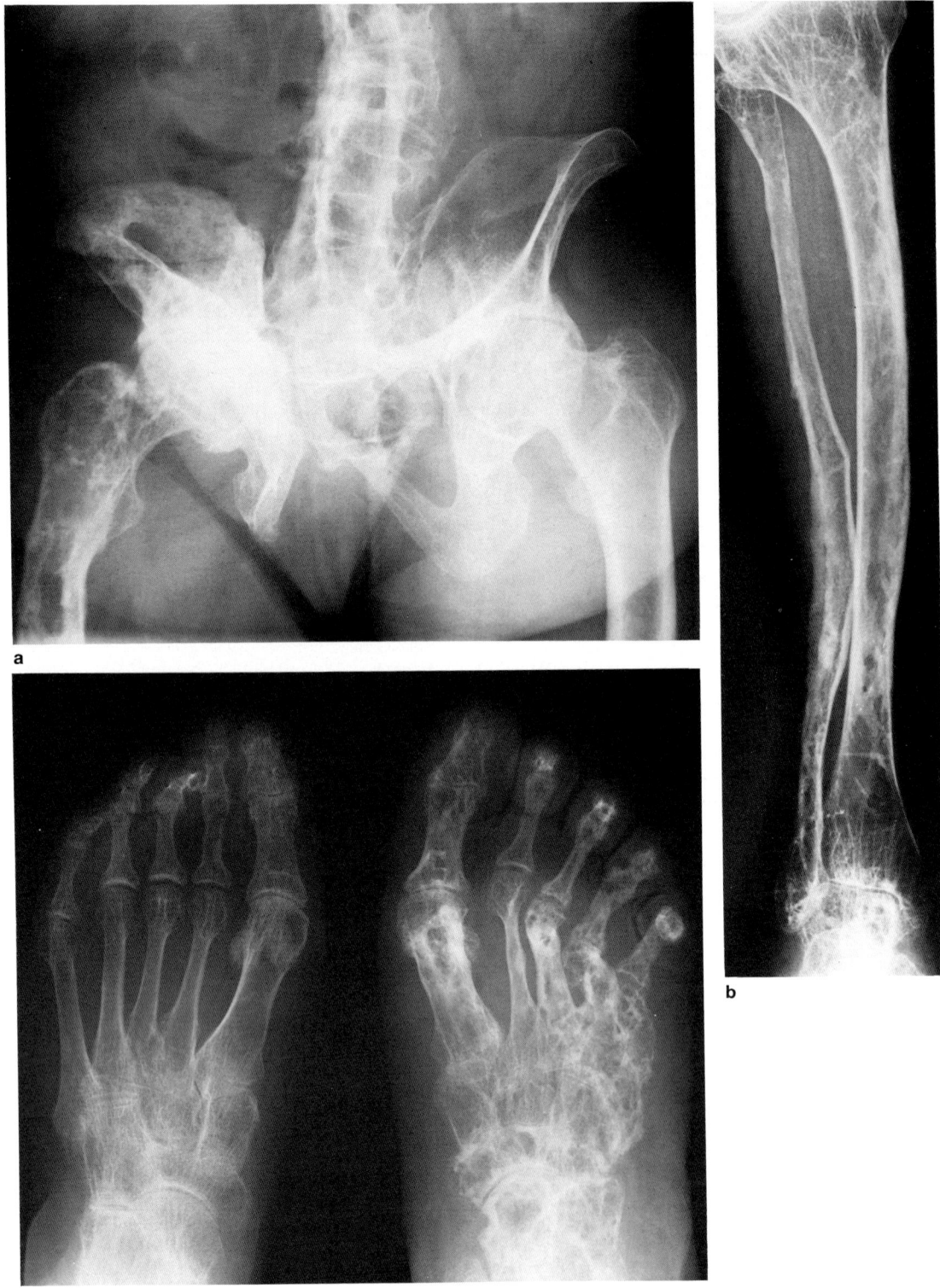

Abb. 11a–c Polyostotische fibröse Dysplasie in Assoziation mit hypophosphatämischer Osteomalazie. Isolierter „monomeler" Befall der rechten unteren Extremität. Spätzustand. Pseudozysten sklerotisch begrenzt. Grobsträhnige Kallusleisten. Am übrigen Skelett Zeichen der Osteomalazie (Rarefikation von Spongiosa und Kompakta, Kartenherzbecken, Fischwirbel). 57 Jahre, weibl.

Mehrzahl der Fälle eine vergrößerte Hypophyse nachweisen, mit Hilfe der Sonographie in einzelnen Fällen luteinisierte Follikelzysten an den Ovarien.

Die Pubertas praecox ist aber nicht die einzige Überfunktion, die in Verbindung mit einer polyostotischen fibrösen Dysplasie vorkommt. Schon früh (McCune u. Bruch 1937) wurde entdeckt, daß etwa 20% der Kinder mit Albright-Syndrom schon in frühem Alter eine *Hyperthyreose* mit oder ohne deutliche Struma entwickeln (Gorlin u. Mitarb. 1976). Beschrieben wurde im Zusammenhang mit einer polyostotischen fibrösen Dysplasie ferner das Vorkommen von *Morbus Cushing* (mit Nebennierenhyperplasie), *Gigantismus* und *Akromegalie* (mit erhöhtem Wachstumshormonspiegel), *Hyperparathyreoidismus* (mit Epithelkörperchenadenom), *Gynäkomastie* bei Knaben (mit Hyperplasie der Leydig-Zellen des Hodens) und *Diabetes mellitus*.

Schon Albright dachte deshalb an eine übergeordnete hypothalamische Störung als Ursache der vielfältigen endokrinen Überfunktionen. Von späteren Autoren (Hall u. Warrick 1972) wurde diese Störung als Anomalie des Hypothalamus mit Überproduktion von „Releasinghormonen" präzisiert.

Im Lichte neuerer Untersuchungen (Rieth u. Mitarb. 1984) scheint jedoch die These von Di George, nach der nicht ein hypothalamisch-hypophysärer Mechanismus, sondern multiple endokrine Neoplasien mit autonomer Funktion für die vielfältigen hormonalen Störungen beim Albright-Syndrom verantwortlich sind, an Wahrscheinlichkeit zu gewinnen. Der Zusammenhang zwischen dem Knochenprozeß und dem abnormen Verhalten der endokrinen Organe bleibt letztlich ungeklärt.

Assoziation mit nichtendokrinen Affektionen

Ebenso unklar wie der Zusammenhang zwischen der fibrösen Dysplasie und der Pubertas praecox sowie anderen endokrinen Störungen ist auch ihre Beziehung zu einer Reihe nichtendokriner Krankheitsbilder, über die die Übersicht auf S. 520 Auskunft gibt.

Am häufigsten wurde das gleichzeitige Vorkommen einer monostotischen oder polyostotischen fibrösen Dysplasie und einer *Vitamin-D-resistenten hypophosphatämischen Rachitis* bzw. Osteomalazie (*Phosphatdiabetes*) beobachtet. Neben einzelnen oder multiplen Herden einer fibrösen Dysplasie finden sich dann die typischen generalisierten Skelettveränderungen einer Rachitis (im Wachstumsalter) oder Osteomalazie (beim ausgewachsenen Menschen). Die Abb. 11 zeigt einen derartigen Fall. (Bei der 57jährigen Frau bestanden außer einer Osteomalazie bei Hypophosphatämie eine polyostotische fibröse Dysplasie mit ausgeprägt halbseitigem Befall der unteren Extremität und ein ebenfalls halbseitig angeordneter Naevus sebaceus Jadassohn [Beobachtung aus der Hautklinik des Allgemeinen Krankenhauses St. Georg in Hamburg 1985]). Uehlinger führt 1979 8 solcher Fälle aus der Literatur an. Interessant ist, daß in Fällen, wo dies möglich war, die Resektion aller fibrösen Herde zur Normalisierung des Phosphatspiegels und zur Heilung der Rachitis bzw. Osteomalazie führte. Dies läßt sehr an einen *paraneoplastischen Effekt* denken, zumal die hypophosphatämische Vitamin-D-resistente Rachitis bei einer Reihe vorwiegend mesenchymaler Tumoren als paraneoplastisches Symptom bekannt ist (Pitt 1981). Vielleicht ist dies überhaupt der Schlüssel auch zum Verständnis der in Verbindung mit einer fibrösen Dysplasie auftretenden endokrinen Störungen.

Die übrigen Assoziationen sind wohl eher zufälliger Natur, obwohl sich im Falle des *Peutz-Jeghers-Syndroms* (= Polyposis intestini mit hamartomatösen Polypen und perioralen und oralen Pigmentflecken, gelegentlich auch mit *Pubertas praecox*!) und der *Angiodysplasie mit arteriovenösen Kurzschlüssen* die Möglichkeit echter pathogenetischer Beziehungen nicht ganz von der Hand weisen läßt. Beim Peutz-Jeghers-Syndrom wären die Bindeglieder zur fibrösen Dysplasie die periorale und orale Pigmentierung und die ebenfalls bei beiden Affektionen vorkommende Pubertas praecox, bei der Angiodysplasie die bei beiden Affektionen vorkommenden Pigmentflecken, die Tendenz zum Halbseitenbefall und die Ähnlichkeit mancher Knochenveränderungen bei der Angiodysplasie mit den Veränderungen der polyostotischen fibrösen Dysplasie (May u. Nissl 1970). Die fibröse Dysplasie gibt also noch so manches Rätsel auf.

Radiologische Semiotik

Radiologische Untersuchungstaktik

In den meisten Fällen ist es möglich, mit Hilfe der *nativen Röntgenaufnahme in zwei Ebenen*, die u. U. noch durch konventionelle *Schichtaufnahmen* ergänzt wird, die Diagnose einer fibrösen Dysplasie mit einem hohen Grad von Wahrscheinlichkeit zu stellen. Trotz proteusartiger Variabilität seines Musters ist das Bild der fibrösen Dysplasie für den Erfahrenen hinreichend spezifisch.

Das Röntgenbild läßt Gestalt und Ausdehnung der Herde erkennen; außerdem zeigt es drohende oder bereits eingetretene Komplikationen. Hierzu gehören pathologische Frakturen, Skelettdeformierungen, vorzeitiger Epiphysenschluß mit Störung des Längenwachstums, Beeinträchtigung von Organen des Nervensystems (an der Schädelbasis und am Spinalkanal) und sarkomatöse Entartung.

524 Fibröse Dysplasie – Albright-Syndrom

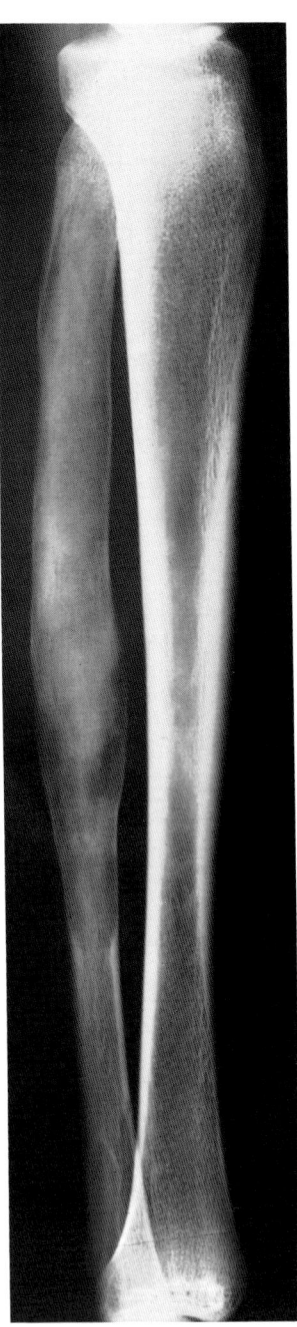

Abb. 12 Monostotische fibröse Dysplasie. Große Zyste von mattglasartiger Struktur, die sich über die proximalen zwei Drittel der Fibula ausgedehnt hat. Extreme Verdünnung der Kompakta. 23 Jahre, weibl. (Aufnahme: Prof. Dr. *Uehlinger*)

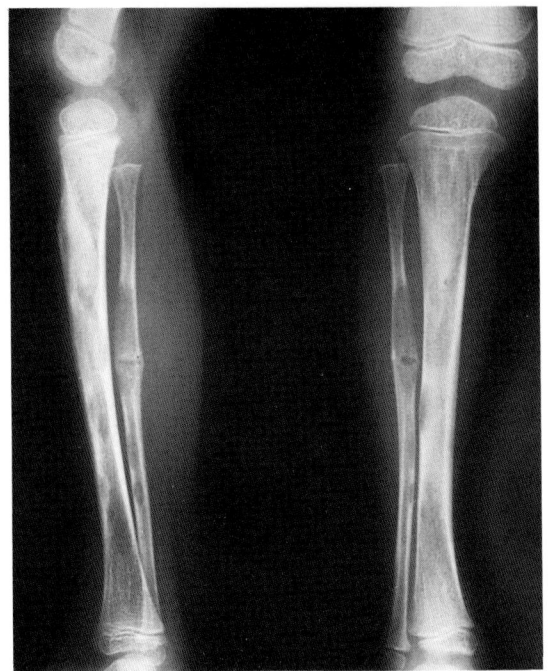

Abb. 13 Multiple Pseudozysten unterschiedlicher Dichte. Pathologische Fraktur der Fibula. 4 Jahre, männl.

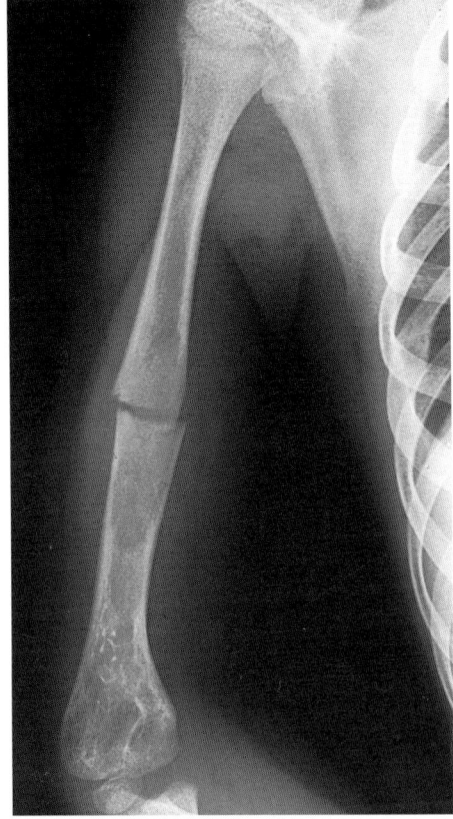

Abb. 14 Polyostotische fibröse Dysplasie. Unikamerale Pseudozyste von milchglasartiger Struktur. Noch kein Sklerosierungssaum. Pathologische Fraktur. 6 Jahre, männl.

Die beiden letztgenannten Komplikationen machen in jedem Falle zusätzlich eine *CT* erforderlich. Die Computertomographie ist vor allem dann unentbehrlich, wenn es um die Frage geht, ob der Krankheitsprozeß die Grenze des Knochens überschreitet und auf die benachbarten Weichteile übergreift. Da sich die fibröse Dysplasie immer an die Knochengrenze hält, eignet sich die Methode besonders zur differentialdiagnostischen Abgrenzung von einem echten Tumor (z. B. am Schädel zur Abgrenzung von einem Meningeom [VOGELSANG u. Mitarb. 1978]) oder zur frühzeitigen Erkennung einer sarkomatösen Entartung (DE SMET u. Mitarb. 1981).

Zur Klärung der Frage, ob eine monostotische Form vorliegt oder ob der Prozeß polyostotisch ist, bietet sich heute die *Knochenszintigraphie* mit ^{99m}Tc als hochsensitive Methode an. Seit langem ist bekannt, daß die fibröse Dysplasie zu den Knochenprozessen gehört, die im Szintigramm eine intensive Aktivitätsanreicherung zeigen (VOGELSANG u. Mitarb. 1978, STUHLER u. Mitarb. 1979, HÖR u. Mitarb. 1980). Dies gilt auch für Veränderungen, die scheinbar „ruhen" und radiologisch über Jahre keine Veränderung zeigen (STUHLER u. Mitarb. 1979). Die fibröse Dysplasie ist der einzige benigne, tumorähnliche Knochenprozeß, der Radionuklide in einer Größenordnung speichert, die an die Nuklidanreicherung in Osteosarkomen und Osteoidosteomen heranreicht (BENZ u. GEORGI 1979). Wird radiologisch ein Einzelherd entdeckt (z. B. im kraniofazialen Bereich), so erlaubt das Szintigramm den Ausschluß bzw. Nachweis weiterer Herde am Skelett, die sich z. B. bei kraniofazialem Befall in bis zu 27% der Fälle finden (Murray 1980). Wird ein Albright-Syndrom vor Auftreten irgendwelcher skelettbezogener Beschwerden zunächst als Pubertas praecox manifest, kann das Szintigramm u. U. den Knochenbefall bereits beweisen, bevor er radiologisch faßbar wird (HÖR u. Mitarb. 1980).

Allgemeine Röntgenmorphologie

Bei beiden Formen der fibrösen Dysplasie ist die *Grundläsion* eine zystenähnliche („pseudozystische") Destruktion der Spongiosa mit Auslöschung ihrer normalen Textur (Abb. **4, 12 u. 14**). Konzentrisches expansives Wachstum der Läsion führt zu mehr oder weniger ausgeprägter Ballonierung des befallenen Knochenabschnitts und zur Verdünnung der Kompakta, deren Struktur strähnig aufgelockert sein kann (Abb. **4**), die aber fast nie ganz schwindet. Auch im Falle extremen Kompaktaschwundes bleibt der Periostschlauch immer erhalten (SPJUT u. Mitarb. 1970, UEHLINGER 1979). Trotz der Einfachheit der Grundläsion ist in praxi das radiologische Muster extrem variabel. Tatsächlich fällt es zunächst schwer zu verstehen, daß es sich bei den Abb. **4, 16 u. 29** um den gleichen Krankheitsprozeß handelt.

Diese große Variabilität des radiologischen Aspekts beruht in erster Linie auf dem sehr unterschiedlichen Grad der Verknöcherung und des Kalksalzgehalts im fibrotischen Gewebe (Abb. **13**). Je nach dem Grad der Ausbildung von ungeordnetem Faserknochen in der fibrösen Ma-

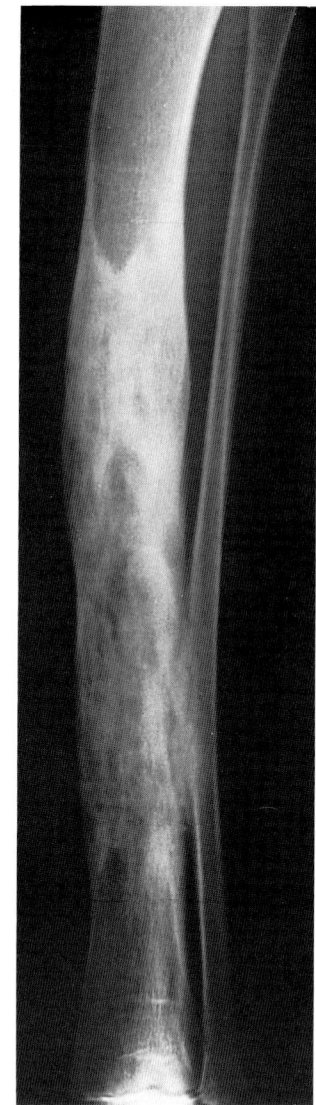

Abb. **15** Monostotische fibröse Dysplasie der linken Tibia. Spätform: Verbiegung und grobsträhnige Sklerose. Nachahmung eines Morbus Paget, 12 Jahre, weibl. (Aufnahme: Prof. Dr. *Uehlinger*)

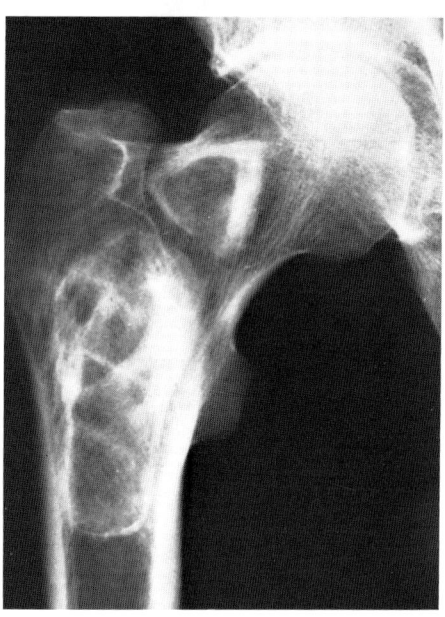

Abb. **16** Monostotische fibröse Dysplasie des proximalen rechten Femurs. Bild der gekammerten Großzyste, 66 Jahre, männl.

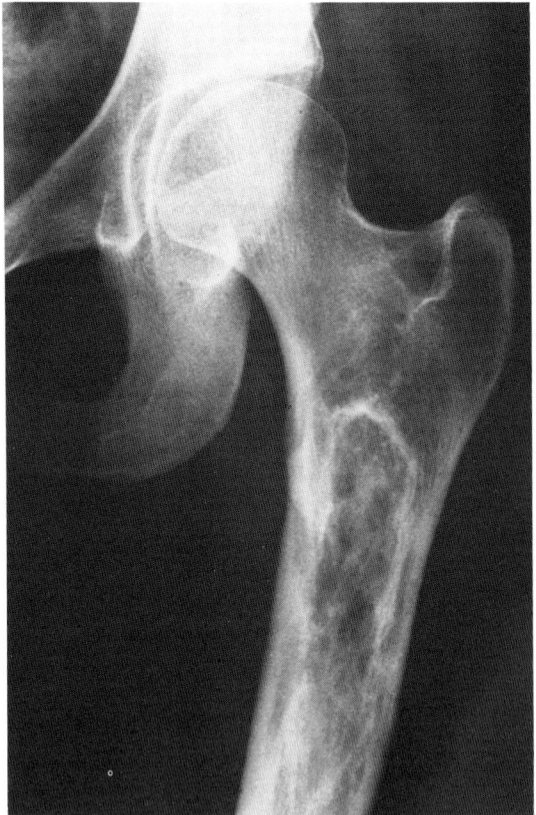

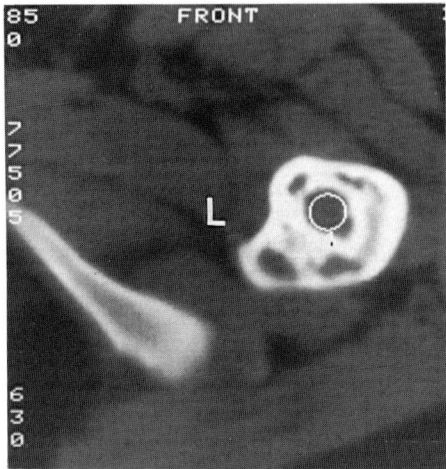

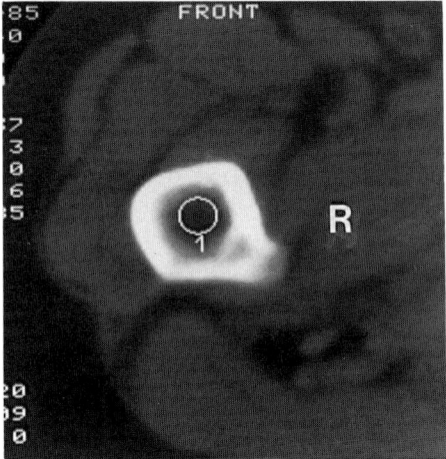

a
Abb. **17a–c** Monostotische fibröse Dysplasie. Spätform. Zufallsentdeckung, 42 Jahre, weibl.
a „Gekammerte" Großzyste am proximalen linken Femurschaft
b Axiales CT. Schnitt durch beide Femora in Höhe des Trochanter minor. Links im Bereich der Zyste Verdünnung der Kompakta und Ausbildung eines konzentrischen Trabekelwerks stützender Kallusleisten. Schwächungswert im Zentrum der Zyste +72 H.E., rechts im Markraum −40 H.E.
c Anreicherung im ^{99m}Tc-Knochenszintigramm

b

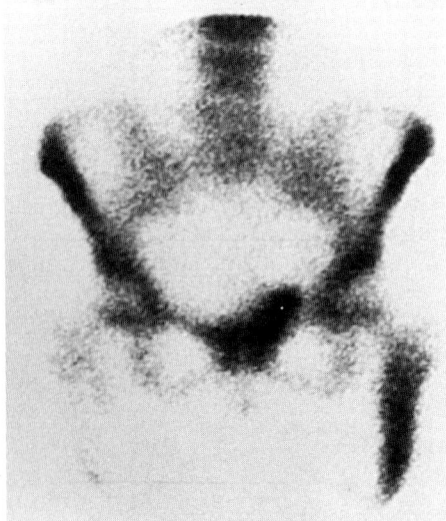

c

trix variiert die Transparenz der Pseudozysten zwischen Weichteildichte (Abb. **4**) und nahezu Kompaktadichte (Abb. **29**). Am häufigsten ist eine *milchglasartige Verdichtung* (Abb. **5, 12** u. **14**). Im CT liegt die Gewebedichte meist zwischen 70 und 130 H.E. (STUHLER u. Mitarb. 1979) (Abb. **17b**). Die milchglasartige Trübung ist das Resultat einer Summation der Schatten von Myriaden von zart verkalkten irregulären Knochentrabekeln (BECKER u. Mitarb. 1977). Bei Ausbildung gröberer scholliger oder körniger Faserknochenaggregate zeigt sich eine *unregelmäßig fleckige Sklerosierung*. Sie ist besonders an älteren Herden zu beobachten (BECKER u. Mitarb. 1977). Von einer fleckig-scholligen Verkalkung der Grundsubstanz von knorpeligen Arealen ist sie radiologisch nicht zu unterscheiden (Abb. **7, 8** u. **32**). Man sieht diese Form der fleckigen Sklerosierung besonders an Herden mit starker Knorpelentwicklung („fibrokartilaginäre Dysplasie") (PELZMAN u. Mitarb. 1980, DROLSHAGEN u. Mitarb. 1985).

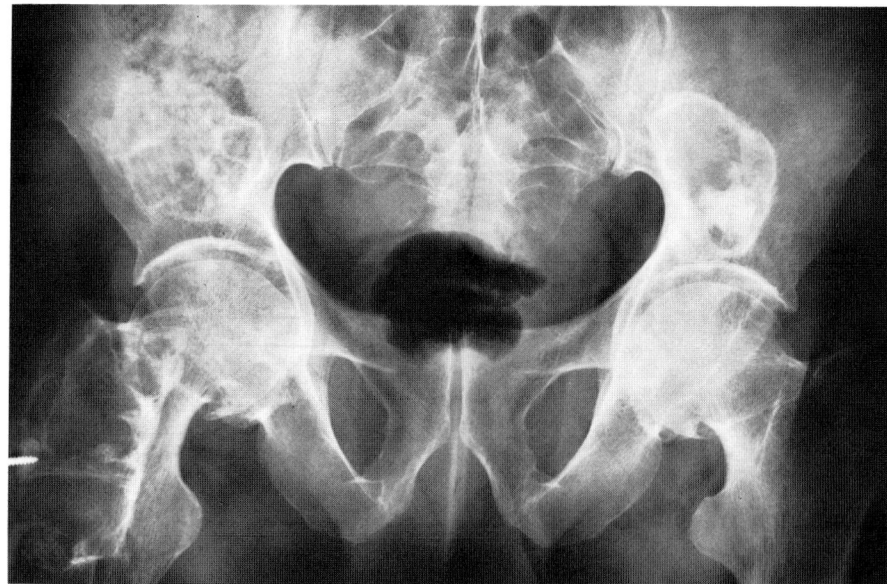

Abb. 18 Polyostotische fibröse Dysplasie. Spätform. Die Pseudozysten im Trochantermassiv des rechten Femurs und in beiden Darmbeinen sind sklerotisch begrenzt und durch Kallusleisten unterteilt. 54 Jahre, männl. (Aufnahme: Prof. Dr. Uehlinger)

Bei starker Verdünnung der kompakten Knochensubstanz treten leicht mikroskopische oder makroskopische *Frakturen* auf, die zur *Verbiegung* des Knochens und zu *reaktiver Kallusbildung* führen (Abb. 5). Letztere kann im Röntgenbild älterer Läsionen stark dominieren, zu einer faserigen Verdichtung der Kompakta Anlaß geben und einen Morbus Paget vortäuschen (Abb. 15). Mit zunehmendem Alter der Herde kommt es zur Abkapselung durch schalenförmige Sklerosierung (Abb. 16–18) und zu sekundärer Verkalkung und Verknöcherung nekrotischer Gewebsbezirke.
Durch Nekrose und Einblutung können makroskopische *echte Zysten* entstehen (JESSERER 1969, SPJUT u. Mitarb. 1970, DAY 1985). Sogar zur *Sequesterbildung* kann es kommen (PRATT u. Mitarb. 1969). Neben einer reaktiv verdickten Kompakta beobachtet man bei älteren Läsionen auch reparativ entstandene, *grobe sklerotische Spongiosazüge*, deren Verlauf den Druck- und Zuglinien entspricht (Abb. 3, 15 u. 17).
Multiple Herde am selben Knochen können zu einem ganzen Aggregat von Pseudozysten verschmelzen (Abb. 21). Mehrkammerigkeit kann aber auch dadurch vorgetäuscht werden, daß sich an der Innenseite der verdünnten Kompakta abstützende Knochenleisten ausbilden (Abb. 3 u. 16). Meist tritt uns – besonders bei älteren Läsionen – ein *Gemisch von primären und reaktiven, frischen und älteren Veränderungen* entgegen, das zu einem sehr bunten Bild (Abb. 5, 22 u. 28) führen kann. Bezüglich des röntgenologischen Erscheinungsbildes der Einzelläsion besteht kein prinzipieller Unterschied zwischen der monostotischen und der polyostotischen Form.

Topographie der Läsionen am Skelett

Über die möglichen Lokalisationen der radiologisch erfaßbaren Herde und deren Häufigkeit bei beiden Formen der fibrösen Dysplasie geben die Abb. 19 u. 20 eine summarische Übersicht, soweit dies bei einer beschränkten Fallzahl möglich ist. Die beiden Abbildungen stützen sich auf das Fallmaterial aus dem pathologischen Institut der Universität Zürich (UEHLINGER 1979). Die Schemata geben aber bei weitem nicht alle Lokalisationsmöglichkeiten wieder.
Einige weitere seltenere Lokalisationen sind in der Tab. 1 registriert. Hier sind nur *monostotische* Fälle erfaßt. Eine entsprechende Tabelle für die *polyostotische* Form läßt sich schwer aufstellen, weil häufig nicht gesichert ist, ob wirklich alle Herde radiologisch erfaßt und registriert wurden und weil die Autoren bei ihren Angaben über die Lokalisation unterschiedlich genau sind und sich manchmal mit globalen Angaben wie „Schädel", „Unterschenkel", „Fuß" und „Thorax" begnügen.

Im Prinzip kann bei der monostotischen und bei der polyostotischen Form der fibrösen Dysplasie jeder Knochen betroffen sein.
Gemeinsam ist beiden Formen, daß die Knochen des Beckengürtels und der unteren Extremität häufiger befallen sind als die des Schultergürtels und der oberen Extremität. Das gleiche gilt für die besonders häufige Lokalisation am Schädel und an den Rippen.
Doch gibt es auch Unterschiede. Seltene Lokalisationen werden natürlich bei der polyostotischen Form mit ihren oft zahlreichen Herden (es wurden

528 Fibröse Dysplasie – Albright-Syndrom

Tab. 1 Lokalisation der monostotischen fibrösen Dysplasie in 301 Fällen

Lokalisation	Schlumberger (1946)	Firat u. Stutzmann (1968)	Henry (1969)	The Netherland Committee on Bone Tumours (1973)	Uehlinger (1979)	Insgesamt
Rippen	29	3	8	24	3	67
Femur	9	0	9	19	8	45
Tibia	8	1	9	19	6	43
Maxilla	7	3	6	13	6	35
Mandibula	2	1	6	20	4	33
Schädelkalotte	5	3	0	12	2	22
Humerus	2	0	4	8	1	15
Becken	1	0	1	7	0	9
Fibula	1	1	2	3	2	9
Fußknochen	0	0	2	4	1	7
Radius	0	0	2	2	1	5
Ulna	2	0	0	2	0	4
Klavikula	0	1	1	1	0	3
Wirbel	1	1	0	0	0	2
Skapula	0	0	0	0	1	1
Handknochen	0	0	0	1	0	1
Insgesamt	67	14	50	135	35	301

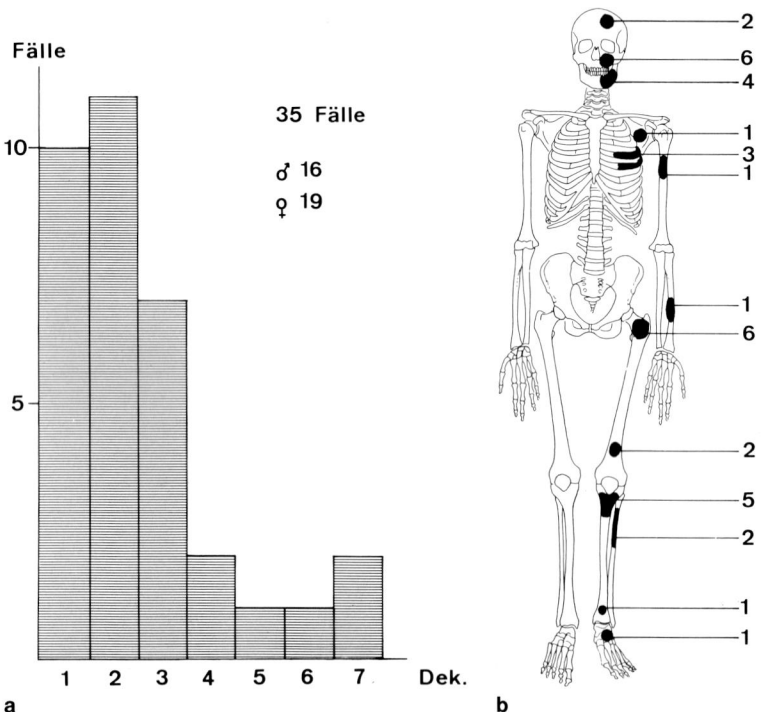

Abb. **19a** u. **b**
Monostotische fibröse Dysplasie
a Häufigkeit (Ordinate) und Altersschichtung nach Lebensdekaden 1–7 (Abszisse)
b Lokalisation von 35 Fällen (16 männl., 19 weibl.) (nach Uehlinger)

Abb. **20**
Polyostotische fibröse Dysplasie: Lokalisation in 36 Fällen
(Darstellung: Prof. Dr. Uehlinger)

im Einzelfall bis zu 79 Einzelherde an 75 Knochen gezählt [UEHLINGER 1979]) eher beobachtet als bei der monostotischen. Dies erklärt, warum die Wirbel, die Knochen des Schultergürtels und das Handskelett fast ausschließlich bei der polyostotischen Form beteiligt gefunden werden.

Dagegen gibt es keine Erklärung dafür, warum bei der polyostotischen Form die proximalen Femora so außerordentlich häufig befallen sind (in nahezu 100% der Fälle) und warum man nur bei dieser Form die charakteristische Hirtenstabverbiegung findet. Vielleicht hängt dies damit zusammen, daß bei der polyostotischen Form der pathologische Prozeß im Gegensatz zur monostotischen, bei der die solitäre Pseudozyste überwiegt, die Tendenz hat, sich über die ganze Schaftlänge auszubreiten. Auch sind Spontanfrakturen bei der polyostotischen Form häufiger als bei der monostotischen. Auch für die auffallende Tendenz der polyostotischen Form zum halbseitigen Befall nicht nur des Rumpfes und der Extremitäten, sondern auch des Kopfskeletts gibt es keine sichere Erklärung. Vorwiegender oder ausschließlicher Befall einer Körperhälfte (STEUDEL u. BIRNBAUM 1985) kann zu erheblicher Asymmetrie des Rumpfes und der Extremitäten (mit Beinlängendifferenz) sowie des Kopfes führen. Die Herde können sich sogar auf eine einzige Extremität, ja selbst auf die Knochen eines Handstrahles (Abb. 10) beschränken. Aus diesem lokalisatorischen Verhalten weitere „Typen" oder „Formen" der Erkrankung abzuleiten (bilateraler Typus, unilateraler Typus, monomeler Typus, oligoostotische Form), wie dies einige Autoren tun (UEHLINGER 1979), erscheint aber wenig sinnvoll.

Beide Formen haben also ihre topographischen Besonderheiten. Doch reichen diese nicht dazu aus, die These UEHLINGERS und anderer Autoren zu begründen, daß es sich bei der monostotischen und der polyostotischen Form der fibrösen Dysplasie um zwei verschiedene Krankheitsbilder handelt.

Spezielle Röntgenmorphologie

Offenbar hat die Primärstruktur des befallenen Knochens Einfluß auf das röntgenologische Muster der fibrösen Dysplasie (UEHLINGER 1979). Es erscheint daher notwendig, die Manifestationen der Krankheit an den verschiedenen Knochentypen und Skeletregionen gesondert zu betrachten. An den *Röhrenknochen*, den *platten Knochen* und den *Rippen* tritt uns das pseudozystische Grundmuster der fibrösen Dysplasie am reinsten entgegen. An den *langen Röhrenknochen* zeigen sich erste Herde vorzugsweise an dem der proximalen Metaphyse benachbarten Schaftabschnitt (Abb. 4). Der Schenkelhals macht eine Ausnahme.

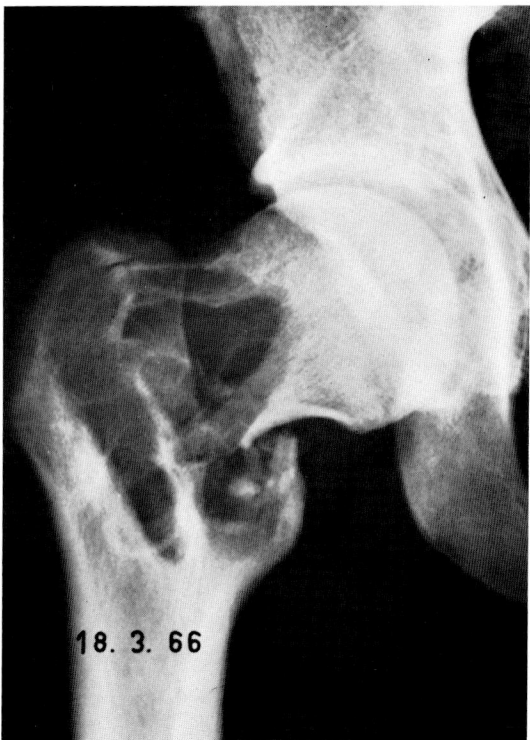

Abb. 21 Monostotische fibröse Dysplasie des rechten Schenkelhalses und des Trochantermassivs. Gekammerte Pseudozyste ohne Randsklerose. Pathologische Fraktur. 20 Jahre, männl. (Aufnahme: Prof. Dr. *Uehlinger*)

Hier ist oft die Metaphyse selbst der primäre Sitz der Erkrankung (SAVAGE u. STOKER 1984). Doch wird meist gleichzeitig oder wenig später auch das Trochantermassiv befallen (Abb. 21). Bei Progredienz wird der Schaft zunehmend miteinbezogen (Abb. 9). Der Prozeß schreitet aber auch epiphysenwärts fort (Abb. 7). Meist macht er an der knorpeligen Epiphysenfuge halt. Doch kann im Wachstumsalter die Physis – Wachstumsfuge – durchbrochen werden, und die fibröse Umwandlung kann schon beim Kind auf die Epiphyse übergreifen (NIXON u. CONDON 1973, BODE u. RICHTER 1974). Die Epiphysenfuge stellt also ebensowenig ein Hindernis für die Ausbreitung der fibrösen Dysplasie dar wie die Schädelnähte.

Frische Pseudozysten, die noch keinen sklerotischen Rand haben, sind proximal- und distalwärts unscharf, „flammenförmig" (PRATT u. Mitarb. 1969), begrenzt (Abb. 14). Multiple Pseudozysten verschmelzen miteinander (Abb. 5 u. 13). Der Eindruck der Vielkammerigkeit wird bei älteren Prozessen durch Kallusleisten verstärkt (Abb. 3, 9 u. 18). Der gesamte Röhrenknochen erhält so ein multizystisches und gekammertes Aussehen. Stabilitätsverlust und wiederholte Frakturen führen zu oft beträchtlichen Verbiegungen (Abb. 5 u. 9). Die für die polyostotische Form geradezu pathogno-

530 Fibröse Dysplasie – Albright-Syndrom

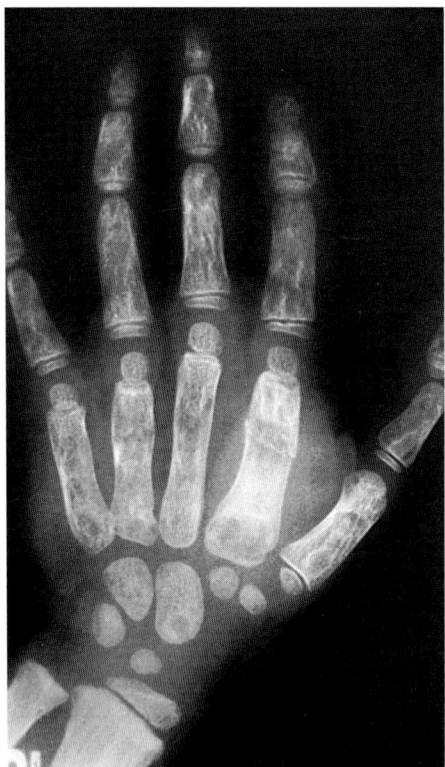

Abb. 22 Polyostotische fibröse Dysplasie. Multiple Herde in allen kleinen Röhrenknochen der linken Hand. Unterschiedliche Transparenz der Pseudozysten. Verdünnung der Kompakta. Pathologische Frakturen der Metakarpalia II u. IV. Pseudozyste im Kapitatum. 3½ Jahre, männl.

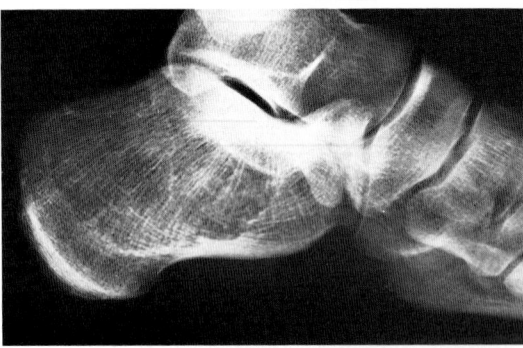

a

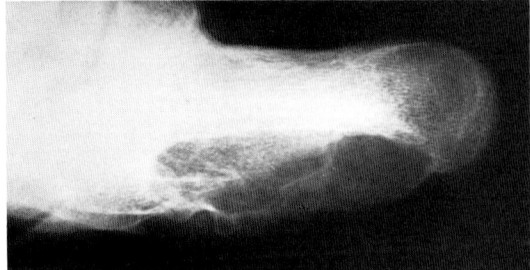

b

Abb. 23a u. b Monostotische fibröse Dysplasie des Kalkaneus. Bild der gekammerten Pseudozyste. 34 Jahre, weibl. (Aufnahmen: Prof. Dr. *Uehlinger*)

monische „hirtenstabähnliche" Verbiegung des Femurs wurde bereits mehrfach erwähnt. Unter dem Gewicht des Körpers krümmt sich das proximale Ende des Femurs derart, daß oft der Scheitel der Krümmung höher steht als der Femurkopf (Abb. **3** u. **9**).

Der Umbau des Knochens kann nach jedem Progredienzschub zum Stillstand kommen. Das Röntgenbild bleibt dann u. U. über Jahre konstant. Nur die Aktivitätsanreicherung im Szintigramm (Abb. **17c**) und die Thermographie zeigen dann die weiterbestehende metabolische Aktivität an (STUHLER u. Mitarb. 1979).

Das Spätstadium der Läsionen ist gekennzeichnet durch das Überwiegen reparativer, restabilisierender Knochenneubildung (Abb. **3, 11b** u. **15**). Die Veränderungen können dann einem Morbus Paget sehr ähnlich sehen.

An den *kurzen Röhrenknochen* der Hände und Füße, die praktisch nur bei der polyostotischen Form betroffen sind, tendieren die fibrösen Herde von vornherein zur Ausbreitung über die ganze Länge des Knochens. Der Markraum ist aufgeweitet, die Kompakta oft extrem verdünnt. Auch hier sind pathologische Frakturen häufig. Milchglasartige Bezirke wechseln mit transparenten, wodurch ein unruhig-fleckiges Bild entsteht, das an eine Enchondromatose erinnert (Abb. **10** u. **22**). Falls die Karpalia oder Tarsalia befallen sind – was selten vorkommt –, haben die Herde rein zystischen Charakter (Abb. **22** u. **23**).

Auch an den *platten Knochen* (Becken, Schulterblatt, Brustbein) zeigt sich die fibröse Dysplasie unter einem mono- oder polyzystischen Bild (Abb. **5, 8, 11a, 18** u. **24**). Als Endzustand resultiert im Extrem eine völlige Verdrängung des normalen Knochens durch wabig-zystische Strukturen (UEHLINGER 1979). Infolge des Stabilitätsverlustes verformt sich der Beckenring im Sinne eines bizarren „Kartenherzbeckens" mit intrapelviner Protrusion der Azetabula.

Die bei beiden Formen der fibrösen Dysplasie besonders häufig betroffenen *Rippen* sind oft über eine längere Strecke wurstartig oder blasig (Abb. **25** u. **26**), mit polyzyklischer Kontur und mattglasartigen oder transparenten Pseudozysten aufgetrieben. Selbst bei extremer tumorartiger Auftreibung greift der Prozeß jedoch nie auf die Weichteile über (SPJUT u. Mitarb. 1970, UEHLINGER 1979). Der ausgesprochen seltene Befall von *Wirbeln* manifestiert sich in der Regel in Form von multilokulären, konfluierenden, zystisch-wabigen Destruktionen. Diese sind zunächst unscharf begrenzt, setzen sich jedoch später durch Sklerosierungssäume deutlich ab. Pseudozystische Destruktion, Randsklerose und milchglasartige Trübung ergeben in der Summation eine inhomogene, „un-

Radiologische Semiotik 531

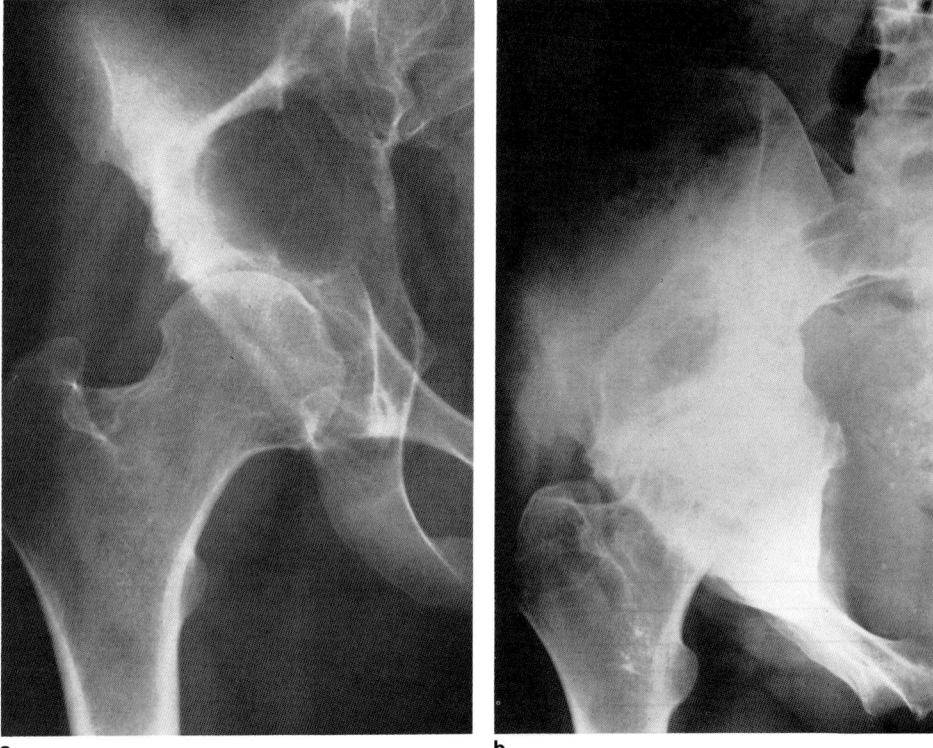

a b
Abb. 24a u. b Fibröse Dysplasie der rechten Beckenschaufel (monostotisch). Polyzyklisch begrenzte Pseudozyste mit zarter Randsklerose. 22 Jahre, weibl. (Aufnahmen: Prof. Dr. *Uehlinger*)

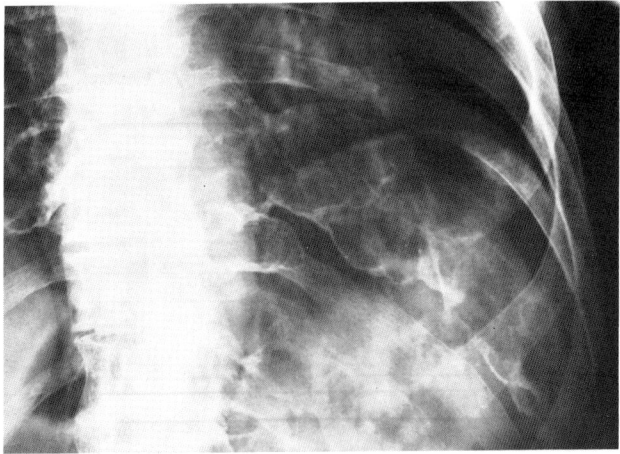

Abb. 26 Polyostotische fibröse Dysplasie. Polyzyklische Auftreibung mehrerer Rippen mit kaum noch erkennbarer Kortikalis. 62 Jahre, männl. (Aufnahme: Prof. Dr. *Uehlinger*)

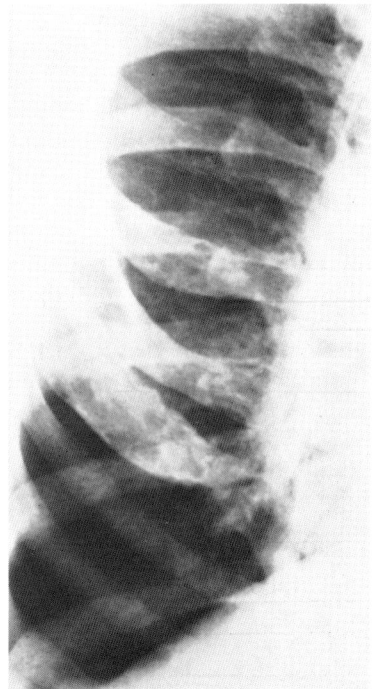

Abb. 25 Fibröse Dysplasie der IV.–VI. rechten Rippe. Charakteristisch die langgezogene, wurstartige pseudozystische Auftreibung. 43 Jahre, männl. (Aufnahme: Prof. Dr. *Uehlinger*)

ruhige", verschwommene Struktur, ähnlich wie die Manifestation der fibrösen Dysplasie an den kurzen Röhrenknochen (NYUL-TÓTH u. JOÓS 1974). Der Prozeß kann vom Wirbelkörper auf den Bogen übergreifen. Zunächst bleibt die normale Form der Wirbel erhalten. Erst bei starker Durchsetzung mit fibrösem Gewebe kommt es zu einer Ballonierung der Kortikalis (die aber immer intakt bleibt!), zu gleichmäßiger oder keilförmiger Kompression und zunehmender Sklerosierung (BROCHER 1962, NYUL-TÓTH u. JOÓS 1974). Durch Protrusion der Wirbelkörperhinterwand und Verdickung der Bögen kann es zu einer Markkompression kommen, die manchmal eine Laminektomie erfordert (WARRICK 1973). Als Folge keilförmiger Wirbelkörperkompression können sich Kyphosen und Skoliosen entwickeln.

Kraniofaziale Lokalisation

Die in vieler Hinsicht von der Manifestation am Extremitäten- und Rumpfskelett abweichende Röntgenmorphologie der fibrösen Dysplasie des Kopfskeletts, vor allem aber die Häufigkeit der kraniofazialen Lokalisation rechtfertigen eine gesonderte Darstellung. Nach PSENNER (1972) gehört sie zu den häufigsten Erkrankungen des Schädels. Meist ist die fibröse Dysplasie des Schädels ein isolierter Befund. In allen Statistiken ist bei der monostotischen Form (die mindestens doppelt so häufig ist wie die polyostotische), wenn man die Herde am Neurokranium und am Gesichtsschädel zusammenzählt, die Lokalisation am Schädel die häufigste (Abb. **19**, Tab. **1**). Doch auch bei der polyostotischen Form ist der Hirn- und Gesichtsschädel immerhin in 20–50% der Fälle beteiligt (FORD u. Mitarb. 1985).

Über die Verteilung auf die verschiedenen Regionen des Kraniums ist folgendes zu sagen: Nach FRIES (1957) waren bei insgesamt 39 Fällen 18mal ausschließlich das Neurokranium, 16mal allein der Gesichtsschädel und 5mal Neurokranium und Gesichtsskelett gemeinsam betroffen. In der in Tab. **1** wiedergegebenen Statistik ist 22mal der Hirnschädel und 68mal der Gesichtsschädel (Maxilla und Mandibula zu etwa gleichen Teilen) der Sitz der Erkrankung. Hier muß allerdings angemerkt werden, daß bei monostotischer Lokalisation am Ober- und Unterkiefer die differentialdiagnostische Abgrenzung von einem *ossifizierenden Fibrom* (Synonym: fibroossäre Dysplasie), das hier seine bevorzugte Lokalisation hat, radiologisch nahezu unmöglich (PSENNER 1972) und auch histologisch manchmal schwierig ist. Noch bis vor kurzem haben manche Autoren nicht streng zwischen einer fibrösen Dysplasie des Kiefers und dem ossifizierenden Fibrom unterschieden. Es muß deshalb damit gerechnet werden, daß sich hinter den großen Zahlen für die Lokalisation der fibrösen Dysplasie an Maxilla und Mandibula eine ganze Anzahl von ossifizierenden Fibromen verbirgt. In der Statistik des „Netherland Committee on Bone Tumours" (1973) wird dies ausdrücklich eingeräumt.

Traditionellerweise werden seit FRIES (1957) am *Schädel* drei *Formvarianten* beschrieben:

1. Die pagetoide Form,
2. die sklerosierende Form,
3. die zystoide (pseudozystische) Form.

Zwischen den drei Formen gibt es fließende Übergänge. Ebenso wie an den Röhrenknochen und am Stammskelett entsteht auch am Schädel das radiographische Muster im Prinzip aus pseudozystischen Veränderungen unterschiedlicher Dichte (bis hin zur Dichte der kompakten Knochensubstanz) und reaktiver Sklerosierung in der Umgebung. Infolgedessen ist eine Mischung von pseudozystischen und sklerotischen Arealen der häufigste Befund („pseudozystisch-sklerosierende Form" nach TAENZER u. HÄRTEL 1970, DAY 1985).

Dies gilt vor allem für das *Schädeldach*. Speziell hierfür wurde der Begriff „*pagetoide Form*" geprägt, die nach FRIES (1957) in 56% aller Fälle vorliegt und die besonders häufig bei der polyostotischen Form gefunden wird. Wahrscheinlich ist sie ebenso wie die pagetoiden Skelettveränderungen an den Röhrenknochen bereits ein fortgeschrittenes Stadium der Erkrankung (BECKER u. Mitarb. 1977).

Meist ist der Prozeß auf eine Seite des Schädels beschränkt. Die Diploe ist bucklig oder blasig (Abb. **27b**) aufgetrieben, meist an der Stirnbeinschuppe, seltener am Scheitelbein oder okzipital. Ausnahmsweise kann auch das ganze Calvarium betroffen sein (FRIES 1957). Die Schädelnähte werden überschritten. Die Tabula interna bleibt dabei in ihrer Form erhalten. Oft ist sie sklerotisch verdickt. Die vorgetriebene Tabula externa ist verdünnt und kaum von der fleckig-wolkig verdichteten fibrösen Spongiosa abgrenzbar (Abb. **27**). Stellenweise wird der erweiterte Diploeraum durch radiäre, spikulaähnliche Kallusleisten, die von der sklerosierten Tabula interna ausgehen, gekammert. Die Dicke der Kalotte kann stellenweise bis zu 7 cm betragen (UEHLINGER 1979). In der verdickten Kalotte können sich durch Nekrose und Einblutung echte Zysten entwickeln (DAY 1985). Vor allem auf dem Seitenbild wird durch das Nebeneinander von teilweise konfluierender fleckigwolkiger Sklerosierung und wabigen Aufhellungen das Bild des Schädel-Paget imitiert (Abb. **28a**). Fast immer ist auf der betroffenen Seite die Schädelbasis, mindestens aber der Boden der vorderen Schädelgrube, mehr oder weniger intensiv sklerosiert. Diese *Sklerosierung der Schädelbasis* steht bei der *sklerosierenden Form* ganz im Vordergrund. Vorwiegend ist hier der Boden der vorderen und mitt-

Abb. 27a u. b
Polyostotische fibröse Dysplasie. Pagetoide Form der Manifestation am Schädel. Handtellergroße bucklige Vorwölbung der Tabula externa des rechten Scheitelbeines. Sklerosierung der Tabula interna, Sklerose der Schädelbasis. 54 Jahre, männl. (Aufnahmen: Prof. Dr. *Uehlinger*)

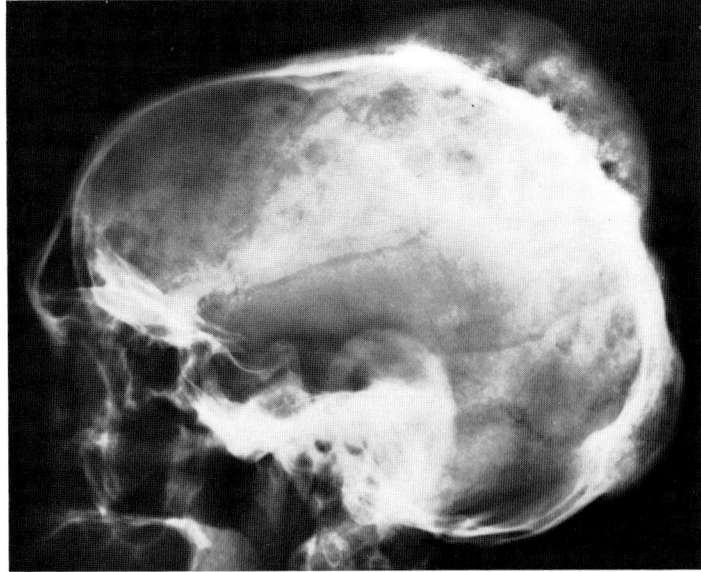

a

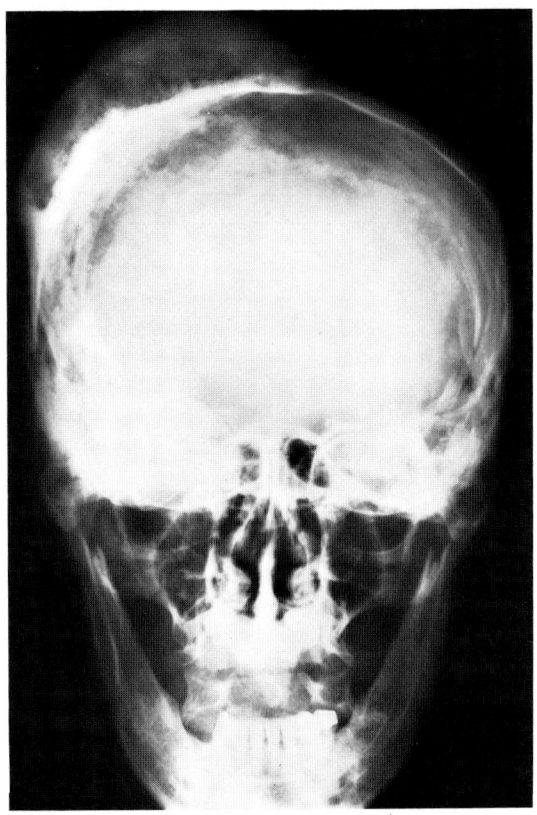

b

leren Schädelgrube (Stirnbein und Keilbeinflügel) verdickt und massiv verdichtet. Pseudozystische Veränderungen scheinen dann gänzlich zu fehlen. Der Sklerosierungsprozeß greift auf die Stirnbeinschuppe, das Ethmoid und die Maxilla, aber auch auf die Schläfenbeinpyramide über (Abb. **29**). In allen Statistiken sind Sphenoid, Frontale und Ethmoidale die weitaus am häufigsten von der fibrösen Dysplasie befallenen Knochen des Hirnschädels (FRIES 1957, TAENZER u. HÄRTEL 1970). Bei Befall des Stirnbeins ist auf der entsprechenden Seite die Stirnhöhle entweder sehr klein und eingeengt, oder sie fehlt ganz (TSCHANG 1973) (Abb. **29 u. 30**). Die Orbita wird vom Dach her eingeengt, was einen Exophthalmus zur Folge haben kann. TSCHANG (1973) hat auf die diagnostische Bedeutung der „kleinen Orbita" („small orbit sign") bei der fibrösen Dysplasie des Schädels besonders hingewiesen (Abb. **31**).

Auch am *Oberkiefer* überwiegt die sklerosierende Form. Die auch hier meist einseitige Volumenzunahme kann erheblich sein. Das Lumen der Kieferhöhle wird dadurch eingeengt bis hin zur vollständigen Obliteration (PSENNER 1972, HERMANUTZ 1982). Ist der Prozeß auf die Kieferhöhlenwand beschränkt, kann ein Bild entstehen, das einem Zustand nach Kieferhöhlenoperation zum Verwechseln ähnlich sieht (PSENNER 1972). Ob auch osteomartige Wucherungen, die in das Lumen der Kieferhöhle vordringen, noch der fibrösen Dysplasie zugerechnet werden können oder ob es sich hier nicht um ossifizierende Fibrome, Fibroosteome oder Osteofibrome handelt, läßt sich im Einzelfall nur histologisch klären.

Sind bei ausgedehntem Befall des Oberkiefers auch die Alveolarfortsätze einbezogen, kommt es zu einer Störung der Zahnentwicklung und zu schweren Zahnstellungsanomalien (Abb. **32**).

Bei solch exzessivem Befall des Oberkiefers ist oft die Verknöcherung des fibrösen Gewebes weniger dicht, mehr mattglasartig. Hier kann sich ebenso wie am Schenkelhals eine fibrokartilaginäre Dysplasie mit fleckiger Verkalkung der Grundsubstanz entwickeln. In gleicher Weise kann der Unterkiefer verändert sein (Abb. **32**).

534 Fibröse Dysplasie – Albright-Syndrom

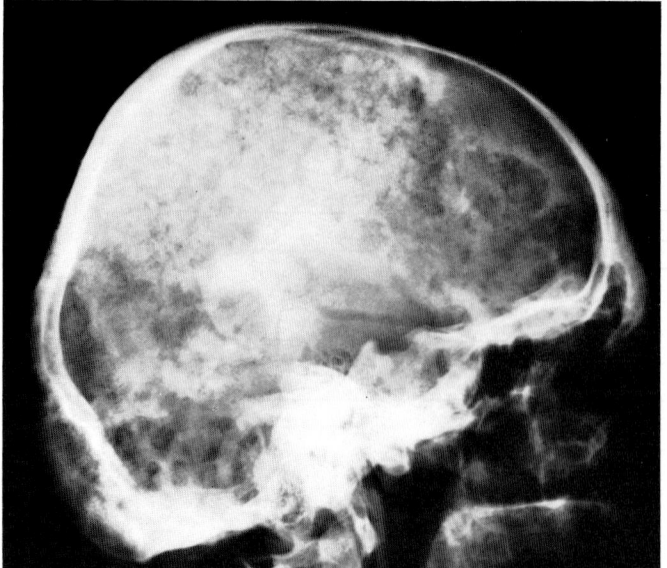

Abb. **28 a u. b**
Kraniofaziale fibröse Dysplasie. Pagetoide Form. Linksseitig Sklerose und pseudozystische Destruktion der Schädelkalotte. Sklerose der Schädelbasis. Vorwiegend linksseitiger pseudozystischer Kieferbefall. 60 Jahre, männl. (Aufnahmen: Prof. Dr. *Wellauer*)

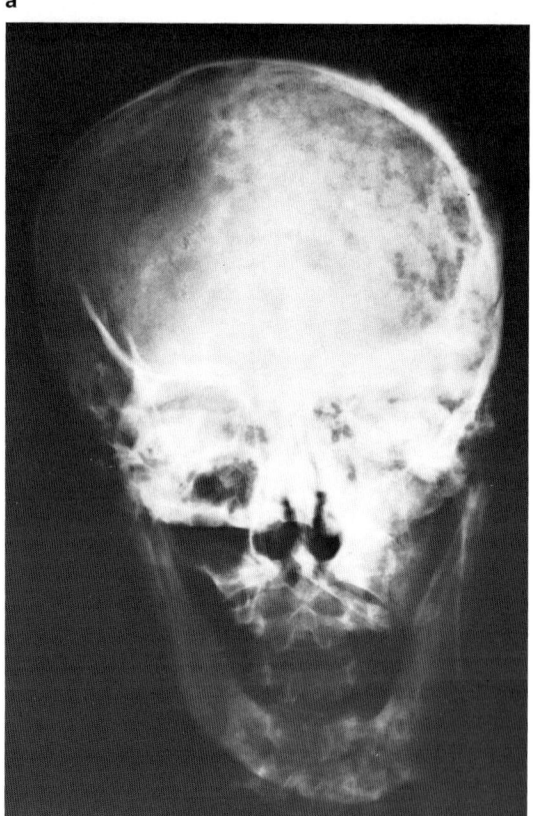

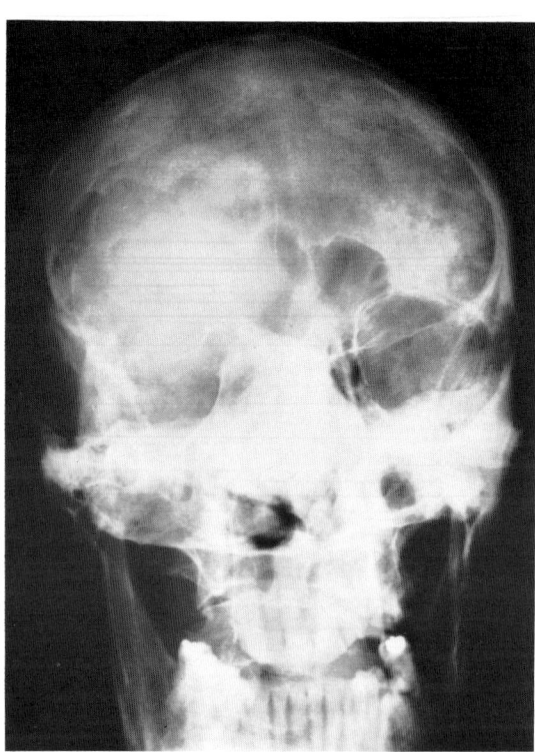

Abb. **29** Fibröse Dysplasie des Schädels. Sklerosierende Form. Einengung der rechten Orbita und der rechten Stirnhöhle. Die Schädelbasis bildet eine vom Stirnbein bis zum Hinterhauptsbein durchgezogene kalkdichte Platte, die den Hirnschädel vom Gesichtsschädel trennt. 55 Jahre, männl. (Aufnahme: Prof. Dr. *Uehlinger*)

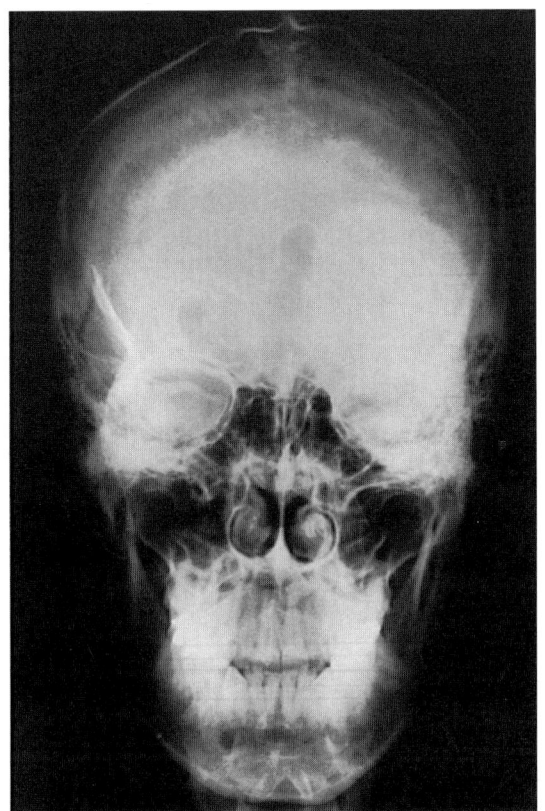

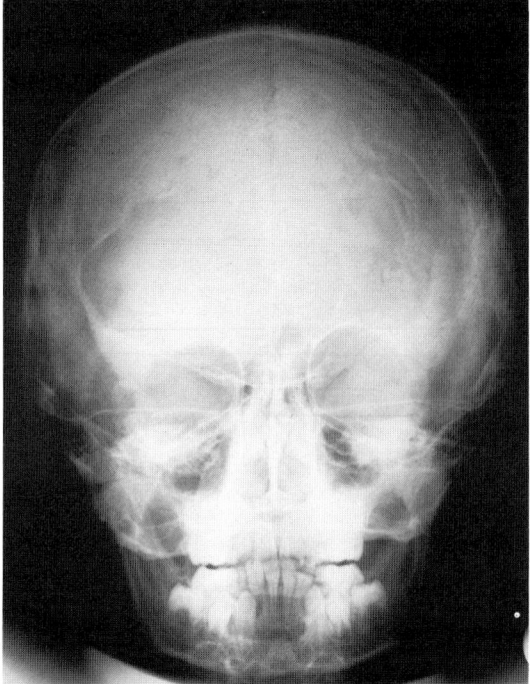

Abb. 31 Monostotische fibröse Dysplasie der rechten Stirnbeinschuppe. Sklerosierende Form. Zeichen der „kleinen Orbita" rechts. 10 Jahre, männl.

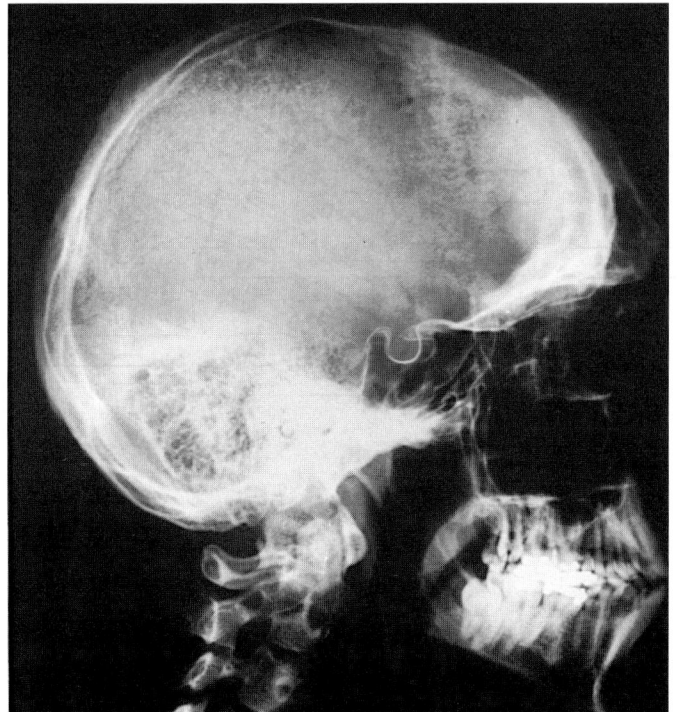

Abb. 30 a u. b
Monostotische fibröse Dysplasie des linken Stirnbeins. Sklerosierende Form. Die linke Stirnhöhle ist obliteriert. Verdickung des Orbitadachs. 27 Jahre, männl.

Manchmal erfolgt die Volumenzunahme (mit Kieferhöhlenobliteration und Zahnfehlstellungen) so rasch, daß an einen malignen Tumor gedacht wird („pseudotumorale fibröse Dysplasie der Maxilla", VANEL u. Mitarb. 1980). Dies war auch bei dem Kind auf der Abb. 32 der Fall. Bei fast allen diesen Patienten handelt es sich um Afrikaner (auch bei dem Kind der Abb. 32), so daß hier eine konstitutionelle Komponente in Betracht gezogen werden muß.

Die *zystoide Form* findet sich fast ausschließlich am *Schädeldach* und an der *Mandibula*.

Am *Schädeldach* manifestiert sie sich in Gestalt solitärer oder – häufiger – multipler lochartiger oder polyzyklisch begrenzter Defekte mit markantem sklerotischem Randsaum (Abb. 33). Je zahlreicher die *„Zysten",* desto mehr ähnelt der Aspekt der pagetoiden Form (Abb. 28). Sind die Pseudozysten im Verhältnis zur umgebenden ringförmigen Sklerosierungszone sehr klein, dann entsteht das Bild der „multiple doughnut lesion" („doughnut" = Kringel), erstmalig beschrieben von ROYEN u. OZONOFF (1974) und 1985 von FORD u. Mitarb. als Manifestation der fibrösen Dysplasie identifiziert.

Am *Unterkiefer* sind die Veränderungen ebenfalls vorwiegend zystoid mit Tendenz zur Halbseitigkeit oder jedenfalls halbseitigem Überwiegen (Abb. 34). Auch hier kann die Auftreibung erhebliche Ausmaße erreichen (TORNOW 1969) (Abb. 32), und die Dichte kann über eine milchglasartige Trübung bis hin zu ausgesprochener Sklerosierung reichen.

Klinisch führt der Befall der Stirn- und Gesichtsregion zu einer oft grotesken, asymmetrischen fratzenartigen Verunstaltung des Gesichts, für die sich der Begriff „Leontiasis ossea" eingebürgert hat, der sich aber keineswegs mit dem Krankheitsbild der fibrösen Dysplasie deckt, sondern eine Vielzahl von Ursachen haben kann. Bei der monostotischen Form entwickelt sich eine Gesichtsverunstaltung – wenn überhaupt – oft sehr langsam, über viele Jahre hin. Darum bleibt diese Form oft

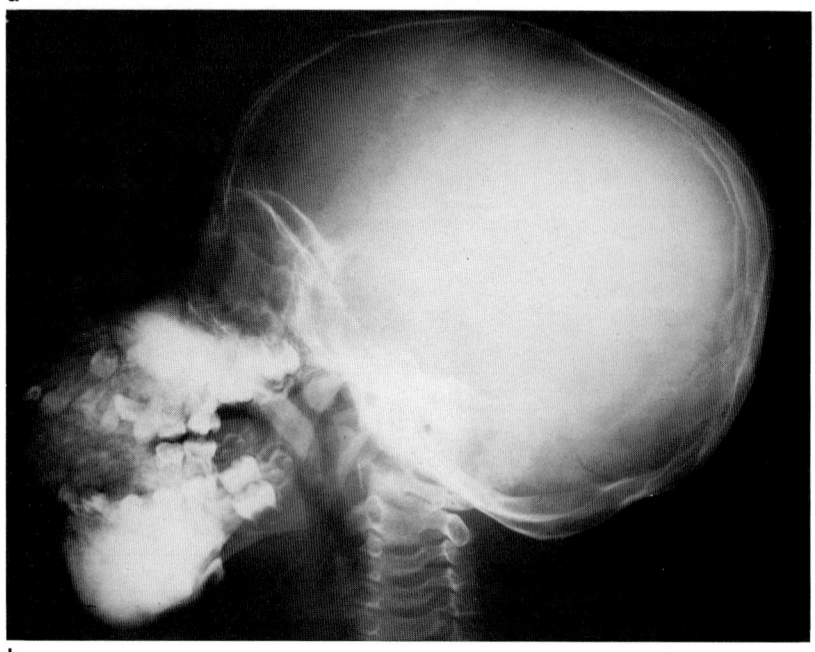

Abb. 32 a u. b
Polyostotische fibröse Dysplasie. Tumorartiger Befall des Ober- und Unterkiefers, vorwiegend linksseitig. Sklerosierender Typ. Die z.T. ausgesprochen fleckig-schollige Verkalkung spricht für fibrokartilaginäre Dysplasie. Dislokation von Zähnen des Ober- und Unterkiefers. 5 Jahre, männl.

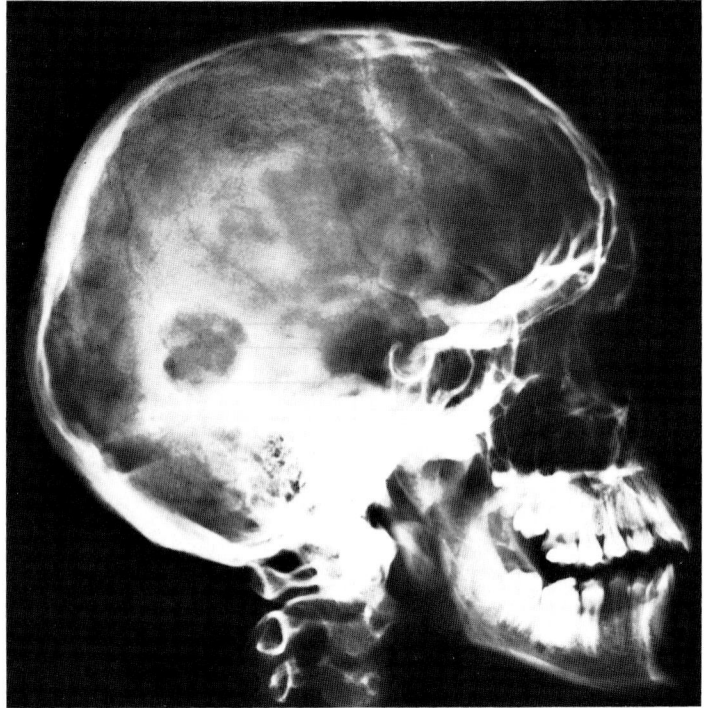

Abb. 33
Fibröse Dysplasie der Schädelkalotte. Zystoide Form. Münzengroßer polyzyklisch begrenzter Kalottendefekt mit Randsklerose u. Schädelbasissklerose. 13 Jahre, weibl. (Aufnahme: Prof. Dr. *Uehlinger*)

lange asymptomatisch. Auffallend viele Erkrankte werden erst im Erwachsenenalter diagnostiziert. In der Untersuchungsreihe von VOGELSANG u. Mitarb. (1978) waren 9 von 13 Patienten 40 Jahre und älter. Manchmal fällt der erste klinisch erkannte Schub in die 7. Lebensdekade. Trotzdem handelt es sich auch bei der kraniofazialen Lokalisation überwiegend um eine Erkrankung des 1. und 2. Dezenniums, und auch in den spät entdeckten Fällen muß angenommen werden, daß der Beginn der Veränderungen bis in die frühe Kindheit zurückreicht (PSENNER 1972, UEHLINGER 1979).

Meist fehlen subjektive Krankheitssymptome. Gelegentlich werden intermittierende Kopfschmerzen und Neuralgien im Trigeminusgebiet angegeben. Die häufige Beteiligung des Ethmoids und des Os lacrimale kann chronische Entzündungen der Nase, der Nasennebenhöhlen und der Tränengänge zur Folge haben. Eine Einengung der Orbita führt zu langsam fortschreitendem Exophthalmus, eine Einengung der Hirnnerven-Austrittspforten, des Innenohrlabyrinths und des äußeren Gehörganges zu Optikusatrophie, Gesichtsfeldausfall, Schwindel, Hörstörungen, chronischer Otitis und Cholesteatom (BECKER u. Mitarb. 1977).

Differentialdiagnose

Die differentialdiagnostische Abgrenzung der *polyostotischen* Form macht in der Regel keine Schwierigkeiten. Es ist nur wichtig im Auge zu behalten, daß die fibröse Dysplasie *keine generalisierte* Skeletterkrankung ist, sondern daß die nicht befallenen Skelettpartien röntgenologisch völlig

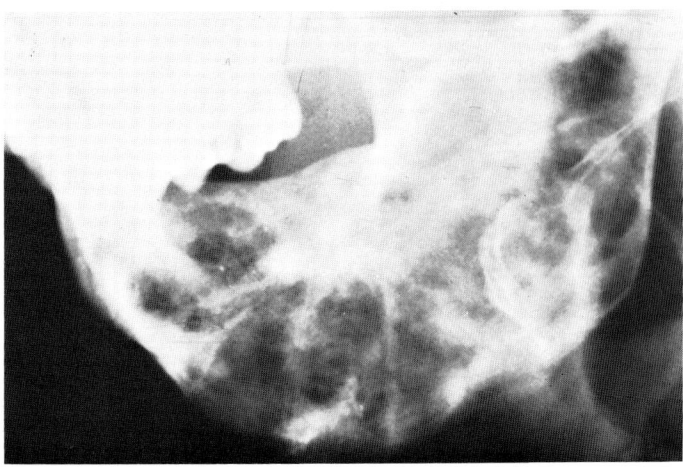

Abb. 34
Polyostotische fibröse Dysplasie mit Befall des Unterkiefers, der pseudozystisch-blasig aufgetrieben erscheint. 35 Jahre, weibl. (Aufnahme: Röntgeninstitut der Universität Göttingen)

normal und gesund erscheinen. Nach UEHLINGER (1979) gilt dies selbst für die Kombination eines Albright-Syndroms mit einem Morbus Cushing oder einem Hyperparathyreoidismus. Nur die seltene Assoziation einer fibrösen Dysplasie mit einer hypophosphatämischen Rachitis macht in dieser Hinsicht eine Ausnahme (Abb. 11).

Doch kann bei einem primären Hyperparathyreoidismus mit dem Erscheinungsgebiet der Osteodystrophia fibrosa generalisata der Skelettumbau mit seinen Zysten und braunen Tumoren einer polyostotischen fibrösen Dysplasie ziemlich ähnlich sehen. Dies gilt sogar für den hirtenstabähnlichen Umbau des proximalen Femurs (UEHLINGER 1979). Das Vorhandensein *generalisierter* Veränderungen (Osteoporose, subperiostale Knochenresorption an den Phalangen, Verschwinden der knöchernen Grenzlamelle – Lamina dura – an den Zahnalveolen), die niemals bei der fibrösen Dysplasie gefunden werden, sowie die typische Blutchemie schützen vor einer Verwechslung. Weitere Skeletterkrankungen, die u. U. differentialdiagnostisch von der polyostotischen fibrösen Dysplasie abgegrenzt werden müssen, sind der polyostotische *Morbus Paget,* die *Neurofibromatose* (von Recklinghausen) mit fibromatösem Skelettbefall und die vorwiegend halbseitige *Skelettchondromatose* vom Typ Ollier.

Der *Morbus Paget* (Osteodystrophia deformans Paget) ist im Gegensatz zur fibrösen Dysplasie vorwiegend eine Erkrankung des fortgeschrittenen Lebensalters. Zwar können ältere Läsionen einer fibrösen Dysplasie den Läsionen eines Morbus Paget sehr ähnlich sehen (Abb. 15 u. 28), doch ist es bei der polyostotischen fibrösen Dysplasie sehr unwahrscheinlich, daß alle Herde diesen Charakter haben.

Bei der *Neurofibromatose* (FELLOWS u. Mitarb. 1971) gehen die pseudozystischen Veränderungen wie der „große" Kortikalisdefekt (= nichtossifizierendes Fibrom Jaffe-Lichtenstein) und das ossifizierende Fibrom exzentrisch von der kompakten Knochensubstanz aus und nicht von der Spongiosa. Doch können sie einer fibrösen Dysplasie außerordentlich ähnlich sein. Weitere wichtige Unterscheidungsmerkmale sind die bei der Neurofibromatose relativ glatt begrenzten kutanen Pigmentflecken („Coast of California-Typ") im Gegensatz zu den bizarr begrenzten Flecken bei der fibrösen Dysplasie („Coast of Maine-Typ"), und die bei der Neurofibromatose meist zusätzlich vorhandenen Weichteiltumoren der Haut und des Nervensystems.

Beim *Morbus Ollier* schließlich stehen die stets metaphysären Veränderungen in unmittelbarer Beziehung zum Epiphysenknorpel. Die Diaphysen bleiben frei. Im Zweifelsfalle entscheidet natürlich die Histologie.

Bei der *monostotischen Form* ist die Differentialdiagnose von der Lokalisation abhängig. Überall dort, wo der monostotische Befall ausgesprochen pseudozystisch ist (also an den Röhrenknochen, den platten Knochen, den Rippen und den Wirbeln), muß man die fibröse Dysplasie differentialdiagnostisch von benignen *zystischen* (z. B. juvenile Knochenzyste, aneurysmatische Knochenzyste) und *pseudozystischen* (z. B. nichtossifizierendes Fibrom, Chondromyxoidfibrom, ossifizierendes Fibrom, Enchondrom, eosinophiles Granulom) Prozessen abgrenzen.

Ein wichtiges differentialdiagnostisches Zeichen ist dabei, daß kein anderer dieser benignen Tumoren oder tumorähnlichen Prozesse im Knochenszintigramm eine auch nur annähernd gleich starke Aktivitätsanreicherung zeigt wie die fibröse Dysplasie. Diese Anreicherung wird bei der fibrösen Dysplasie auch dann gefunden, wenn keine Fraktur vorliegt und wenn radiologisch der Prozeß scheinbar ruht (Abb. 17b). Auch im Thermogramm fällt die fibröse Dysplasie durch eine markante lokale Erwärmung auf (STUHLER u. Mitarb. 1979).

Ist die Abgrenzung von einer Zyste schwierig, kann auch das CT eine Hilfe sein. Während die Röntgendichte von aneurysmatischen und juvenilen Knochenzysten +30 bis +40 H.E. beträgt, liegt sie bei der fibrösen Dysplasie zwischen +70 und +130 H.E. (STUHLER u. Mitarb. 1979) (Abb. 17c). Es gibt aber auch röntgenologische Kriterien:

Juvenile Knochenzysten entstehen in der Metaphyse und wandern durch das metaphysäre Knochenwachstum schaftwärts. Die Pseudozysten der fibrösen Dysplasie entstehen typischerweise an der Grenze von Metaphyse und Diaphyse. Sie breiten sich schaftwärts und metaphysenwärts aus (Abb. 4). *Aneurysmatische Knochenzysten, nichtossifizierende Fibrome* und *ossifizierende Fibrome* wachsen ausgesprochen exzentrisch, während sich die Pseudozyste der fibrösen Dysplasie konzentrisch vergrößert. Das *eosinophile Granulom* ist ein rasch wachsender destruierender Prozeß, der in der Regel keinen Sklerosesaum zeigt und zu rascher Zerstörung der Kompakta und lebhafter periostaler Reaktion führt. Auch das *Chondrom* neigt zum Durchbruch durch die Kompakta. Die Zerstörung der kompakten Knochensubstanz und das Übergreifen auf die benachbarten Weichteile unterscheidet auch alle semimalignen und malignen Tumoren eindeutig von der fibrösen Dysplasie. Dieses wichtige differentialdiagnostische Merkmal läßt sich besonders gut mit dem CT erfassen. Trotzdem wird man in vielen Fällen auf die Histologie nicht verzichten können.

Schwierigkeiten kann nicht nur radiologisch, sondern auch histologisch die Abgrenzung des *ossifizierenden Fibroms* von der fibrösen Dysplasie machen (JACOBSON 1985). Bis vor kurzem hat man diesen benignen fibrösen Tumor weder röntgenologisch noch histologisch klar von der fibrösen Dysplasie unterschieden (The Netherland Committee on Bone Tumours 1973, JACOBSON 1985). Noch ausgesprochener als die fibröse Dysplasie bevorzugt das ossifizierende Knochenfibrom das erste Lebensjahrzehnt. Die Fibrome entstehen kortikal, können sich aber über den ganzen Schaft ausbreiten. Dabei kommt es zu starker Antekurvation der Tibia, die ein Lieblingssitz dieses Tumors ist. Auch Pseudoarthrosen können sich entwickeln. Das ist bei der fibrösen Dysplasie nie der Fall (NAKASHIMA u. Mitarb. 1973). Als einzigen histologischen Unterschied gegenüber der fibrösen Dysplasie zeigt das ossifizierende Fibrom einen osteoiden Randsaum mit zahlreichen Osteoblasten, die bei der fibrösen Dysplasie fehlen (SPJUT u. Mitarb. 1970, ADLER 1980, NAKASHIMA u. Mitarb. 1983).

Bei Lokalisation an den *Rippen* sind differentialdiagnostisch vor allem die *aneurysmatische Knochenzyste,* das *Chondrom* und ein *Pseudotumor* durch lokale hämopoetische Hyperplasie zu erwägen (FREYSCHMIDT u. SPIRO 1985). Bei Befall von *Wirbeln* ist die wichtigste Differentialdiagnose das *Hämangiom*. In der Regel zeigt dieses ein regelmäßigeres Muster als die fibröse Dysplasie, das außerdem ausgesprochen kleinwabig ist. Auch die strähnige Sklerosierung ist beim Hämangiom ausgeprägter ausgebildet. Für Rippen und Wirbel gilt, daß hier die aneurysmatische Knochenzyste, das eosinophile Granulom, das Chondrom und vor allem maligne Tumoren die Kortikalis im Gegensatz zur fibrösen Dysplasie in der Regel nicht intakt lassen.

An der *Schädelkalotte* ist die wichtigste Differentialdiagnose der *Morbus Paget*. Auch hier ist das unterschiedliche Manifestationsalter das wichtigste differentialdiagnostische Kriterium. Die *zystoide Form* kann einer *Histiozytosis X* bzw. einem *eosinophilen Knochengranulom* ähnlich sehen. Ein Unterscheidungsmerkmal ist das Fehlen einer stärkeren Umgebungssklerosierung bei der Histiozytosis X.

Praktisch bedeutsamer ist die differentialdiagnostische Abgrenzung der *sklerosierenden Form* einer fibrösen Dysplasie von einem *Keilbeinmeningeom* und einem *Meningeom der Schädelkalotte*. Beide kommen schon beim Kind vor. Bei dieser Differentialdiagnose ist heute das CT die wichtigste Hilfe (VOGELSANG u. Mitarb. 1978). Im Gegensatz zum Meningeom überschreitet bei der fibrösen Dysplasie der Prozeß nie die Grenze des Knochens. Auch werden bei der fibrösen Dysplasie Spikulä außerhalb der Tabula externa nie beobachtet.

Am *Oberkiefer* muß bei isoliertem Befall vor allem an ein *ossifizierendes Fibrom* gedacht werden (PSENNER 1972). Neben der Tibia sind Ober- und Unterkiefer die Prädilektionsstellen dieses benignen Tumors (ADLER 1980). Er tendiert hier ebenso wie die fibröse Dysplasie zur Sklerosierung und ist radiologisch nicht von ihr zu unterscheiden. Nur die Histologie und das Szintigramm – starke Tracer-Akkumulation bei der fibrösen Dysplasie – ermöglichen die Diagnose.

Bei pseudozystischem Befall des *Unterkiefers* kommt außer dem ossifizierenden Fibrom (und einer Vielzahl echter Kieferzysten unterschiedlicher Ätiologie) vor allem der *Cherubismus* in Betracht. Es handelt sich hierbei um ein eigenständiges Krankheitsbild, das sich vor allem durch die Symmetrie, mit der beide aufsteigende Unterkieferäste betroffen sind, und durch das familiäre Vorkommen (mit autosomal-dominantem Erbgang) von der fibrösen Dysplasie unterscheidet (CORNELIUS u. MCCLENDON 1969, CAFFEY u. Mitarb. 1978). Gelegentlich kann auch der Oberkiefer beteiligt sein. Als Cherubismus bezeichnet man eine pseudozystische Fibrose beider Kieferwinkel und aufsteigenden Unterkieferäste mit erheblicher Knochenauftreibung, die zu einem charakteristischen Pausbackengesicht mit herabgezogenen Unterlidern und „Himmelfahrtsblick" (daher die Bezeichnung „Cherubismus") führt. Der Krankheitsprozeß befällt vorwiegend Knaben zwischen dem 2. und 4. Lebensjahr. Bei nichtfamiliären Fällen bringt die Histologie die Klärung: Ebenso wie beim ossifizierenden Fibrom sind im Gegensatz zur fibrösen Dysplasie die in faserreiches Bindegewebe eingebetteten Knochenbälkchen von einem Saum von Osteoid mit Osteoblasten umgeben (SPJUT u. Mitarb. 1970).

Literatur

Adler, C.P.: Klassifikation und Pathologie der gutartigen und semimalignen Knochentumoren. In Frommhold, W., P. Gerhardt; Knochentumoren. (Klinisch-radiologisches Seminar, Bd. 10). Thieme, Stuttgart 1980 (S. 13–24)

Albright, F., M.A. Butler, A.O. Hampton, P. Smith: Syndrome characterized by osteitis fibrosa disseminata, areas of pigmentation and endocrine dysfunction with precocious puberty in females. New Engl. J. Med. 216 (1937) 727–746

Baghdassarian-Gatewood, O.M., J.R. Esterly: Coexistant polyostotic fibrous dysplasia and esoinophilic granuloma of bone. A unique association. Amer. J. Roentgenol. 97 (1966) 110–117

Becker, M.H. et al.: Fibrous Dysplasia. In Diethelm, L.: Handbuch der medizinischen Radiologie, Bd. V/6 Springer, Berlin (1977) (S. 488–512)

Benedict, P.H.: Sex precocity and polyostotic fibrous dysplasia. Report of a case in a boy with testicular biopsy. Amer. J. Dis. Child. 111 (1966) 426–429

Benedict, P. H., G. Szabo, T. B. Fitzpatrick, S. J. Sinesi: Melanotic macules in Albright's syndrome and in neurofibromatosis. J. Amer. med. Ass. 205 (1968) 618–626

Benjamin, D. R., J. W. McRoberts: Polyostotic fibrous dysplasia associated with Cushing syndrome. Arch. Pathol. 96 (1973) 175–178

Benz, G., P. Georgi: Die Bedeutung der Szintimetrie in der Differentialdiagnose röntgenologischer „Aufhellungen" im kindlichen Skelett. Fortschr. Röntgenstr. 130 (1979) 465–469

Bode, A., E. Richter: Beitrag zum Albright-McCune-Syndrom im Kindesalter. Radiologe 14 (1974) 252–259

Braunwarth, K.: Simultaneous occurrence of fibrous dysplasia (Jaffe-Lichtenstein) and extraosseous fibromyxomata. Fortschr. Röntgenstr. 78 (1953) 589–594

Brocher, J. E. W.: Die Wirbelsäulenleiden und ihre Differentialdiagnose, 3. Aufl. Thieme, Stuttgart (1962) (S. 416); 6. Aufl. 1980

Brodeur, G. M., J. Caces, D. L. Williams, A. T. Look, Ch. B. Pratt: Osteosarcoma, fibrous dysplasia, and a chromosomal abnormality in a 3-year-old child. Cancer (Philad.) 46 (1980) 1197–1201

Buzasi, G., J. Juhasz, L. Feher: A case of polyostotic fibrous dysplasia with gynaecomastia and hyperoestrogenism. Endocrinol. 51 (1967) 145–152

Caffey, J. et al.: Pediatric X-ray diagnosia, 7th ed. Year Book Medical Publishers, Chicago (1978) (pp. 137–139, 1230–1233)

Cohen, D. M., D. C. Dahlin, D. G. Pugh: Fibrous dysplasia associated with adamantinoma of the long bones. Cancer (Philad.) 15 (1962) 515–521

Cornelius, E. A., J. L. McClendon: Cherubism – Hereditary fibrous dysplasia of the jaws. Roentgenographic features. Amer. J. Roentgenol. 106 (1969) 136–143

Day, D. L.: Benign cystic degeneration in monostotic fibrous dysplasia of the skull (Pediatric case of the day). Amer. J. Roentgenol. 144 (1985) 1298–1300

Drolshagen, L. F., W. A. Reynolds, N. W. Marcus: Fibrocartilaginous dysplasia of bone. Radiology 156 (1985) 32–32

Edeiken, J., Ph. J. Hodes: Roentgen diagnosis of diseases of bone. Williams & Wilkins, Baltimore (1967) (pp. 6.236–6.257)

Ehrig, U., D. R. Wilson: Fibrous dysplasia of bone and primary hyperparathyroidism. Ann. intern. Med. 77 (1972) 234–238

Fellows, K. E., F. Bläker, G. Seifert: Mesodermale Dysplasie bei Neurofibromatose. Mschr. Kinderheilk. 119 (1971) 592–599

Firat, D., L. Stutzman: Fibrous dysplasia of bone. Amer. J. Med. 44 (1968) 421–429

Ford, K. B., P. E. S. Palmer, H. Tesluk: Fibrous dysplasia of calvaria (multiple sclerotic lesions) Case Report 290. Skeletal. Radiol. 13 (1985) 68–71

Frame, B., N. Azad, W. A. Reynolds, S. M. Saeed: Polyostotic fibrous dysplasia and myositis ossificans progressiva. Amer. J. Dis. Child. 124 (1972) 120–122

Freyschmidt, J., T. Spiro: Zur Differentialdiagnose von primären Knochengeschwülsten und geschwulstähnlichen Läsionen an den Rippen. Fortschr. Röntgenstr. 142 (1985) 1–10

Fries, J. W.: The roentgen features of fibrous dysplasia of the skull and facial bones: A critical analysis of thirty-nine pathologically proved cases. Amer. J. Roentgenol. 77 (1957) 71–88

Gibson, M. J., J. H. Middlemiss: Fibrous dysplasia of bone. Brit. J. Radiol. 44 (1971) 1–13

Giedion, A.: Konstitutionelle Skeletterkrankungen. In Schinz, H. R., W. E. Baensch, W. Frommhold, R. Glauner, E. Uehlinger, J. Wellauer: Lehrbuch der Röntgendiagnostik, 6. Aufl., Bd II/2. Thieme, Stuttgart (1981) (S. 3–5)

Gorlin, R. J., J. P. Pindborg, M. M. Cohen jr.: McCune-Albrightsyndrome. In Gorlin, R. J., J. P. Pindberg, M. M. Cohen jr.: Syndromes of the Head and the Neck, 2nd ed. McGraw-Hill, New York (1976) (pp. 441–445)

Hall, R., Ch. Warrick: Hypersecretion of hypothalamic releasing hormones: a possible explanation of the endocrine manifestations of polyostotic fibrous dysplasia (Albright's Syndrome) Lancet 1972/I, 1313–1316

Harris, H. W., R. Dudley jr., R. J. Barry: The natural history of fibrous dysplasia. An orthopaedic, pathological and roentgenographic study. J. Bone Jt Surg. A-44 (1962) 207–233

Hermanutz, K. D.: Fibröse Dysplasie des rechten Oberkiefers. Fortschr. Röntgenstr. 137 (1982) 475–476

Hör, G., A. Simrock, F. Ball: Skelettdiagnostik (Pädiatrische Nuklearmedizin II). Kinderarzt 11 (1980) 183–190

Huvos, A. G., N. L. Higinbotham, T. R. Miller: Bone sarcomas arising in fibrous dysplasia. J. Bone Jt Surg. A-54 (1972) 1047–1956

Jacobson, H. G.: Dense bone – too much bone. Radiological considerations and differential diagnosis. Part II. Skelet. Radiol. 13 (1985) 97–113

Jesserer, H.: Zur Frage der malignen Entartung einer fibrösen Dysplasie. Fortschr. Röntgenstr. 111 (1969) 251–256

Lichtenstein, L.: Polyostotic fibrous dysplasia. Arch. Surg. 36 (1938) 874–898

McCune, D. J., H. Bruch: Osteodystrophia fibrosa. Report of a case in which the condition was combined with precocious puberty, pathologic pigmentation of the skin and hyperthyroidism, with review of the literature. Amer. J. Dis. Child. 54 (1937) 806–848

May, R., R. Nißl: Beitrag zur Klassifizierung der „gemischten kongentialen Angiodysplasien". Fortschr. Röntgenstr. 113 (1970) 170–189

Moldaver, M., E. R. Rabin: Polyostotic fibrous dysplasia with thyreotoxicosis. Report of a complete autopsy and skeletal reconstruction. Arch. intern. Med. 118 (1966) 379–483

Murray, I. P. C.: Bone scanning in the child and young adult. Skelet. Radiol. 5 (1980) 1–14

Murray, R. O., H. G. Jacobson: The Radiology of Skeletal Disorders. Churchill-Livingstone, Edinburgh (1971) (pp. 708–709)

Nakashima, Y., T. Yamamuro, Y. Fujiwara, Y. Kotoura, E. Mori, Y. Hamashima: Osteofibrous dysplasia (ossifying fibroma of long bones). A study of 12 cases. Cancer (Philad.) 52 (1983) 909–914

The Netherlands Committee on Bone Tumours: Radiological Atlas of Bone Tumours, Vol. II. Mouton, Den Haag (1973) (pp. 479–481)

Nixon, G. W., V. R. Condon: Epiphyseal involvement in polyostotic fibrous dysplasia. A report of 2 cases. Radiology (N.Y.) 106 (1973) 167–170

Nyul-Tóth, P., M. Joós: Über die Wirbelmanifestation der fibrösen Dysplasie. Fortschr. Röntgenstr. 120 (1974) 744–747

Peck, Fr. B., Ch. V. Sage: Diabetes mellitus associated with Albright's Syndrome (Osteitis fibrosa disseminata, areas of skin pigmentation and endocrine dysfunction with precocious puberty in females). Report of a case. Amer. J. med. Sci. 208 (1944) 35–45

Pelzman, K. S., D. Z. Nagel, W. R. Salyer: Polyostotic fibrous dysplasia and fibrochondrodysplasia. Skelet. Radiol. 5 (1980) 116–118

Pitt, M. J.: Rachitic and osteomalacic syndromes. Radiol. Clin. N. Amer. 19 (1981) 581–599

Prader, A., R. Illig, E. Uehlinger, G. Stadler: Rachitis infolge Knochentumors. Helv. paediat. Acta 14 (1959) 554–565

Pratt, A. D., B. Felson, J. F. Wiot, M. Paige: Sequestrum formation in fibrous dysplasia. Amer. J. Roentgenol. 106 (1969) 162–165

Psenner, L.: Die fibröse Knochendysplasie im Bereich der Nasennebenhöhlen. Fortschr. Röntgenstr. 116 (1972) 456–469

Reed, R. J.: Fibrous dysplasia of bone. Arch. Pathol. 75 (1963) 480–495

Renton, P., D. G. Shaw: Hypophosphatemic osteomalacia secondary in vascular tumours of bone and soft tissue. Skelet. Radiol. 1 (1976) 21–24

Rieth, K. G., F. Comite, Th. H. Shawker, G. B. Cutler: Pituitary and ovarian abnormalities demonstrated by CT and Ultrasound in children with features of the McCune – Albright-Syndrome. Radiology 153 (1984) 389–393

Roze, R., A. Mazabraud, P. Semat: Dysplasie fibreuse des os et myxomes des tissus mous. Dégénérescence sarcomateuse localisée. J. Radiol. Electrol. 48 (1967) 527–536

Royen, P. M., M. B. Ozonoff: Multiple calvarial doughnut lesions. Amer. J. Roentgenol. 121 (1974) 121–123

Savage, P. E., D. J. Stoker: Fibrous dysplasia of the femoral neck. Skelet. Radiol. 11 (1984) 119–123

Schwartz, D. T., M. Alpert: The malignant transformation of fibrous dysplasia. Amer. J. med. Sci. 247 (1964) 35–54

de Smet, A., H. Travers, J. R. Neff: Chondrosarcoma occuring in a patient with polyostotic fibrous dysplasia. Skelet. Radiol. 7 (1981) 197–201

Spjut, H. J., H. D. Dorfman, R. E. Fechner, L. V. Ackerman: Tumors of Bone and Cartilage (Atlas of Tumor Pathology), 2nd series, Fascicel 5. Armed Forces Institute of Pathology, Washington (1970) (pp. 260–262, 270–280)

Spranger, J. W., L. O. Langer, H. R. Wiedemann: Bone dysplasias. An Atlas of constitutional disorders of skeletal development. Fischer, Stuttgart (1974) (pp. 203–208)

Stauffer, H. M., R. K. Arbuckle, E. E. Aegerter: Polyostotic fibrous dysplasia with cutaneous pigmentation and congenital arteriovenous aneurysm. J. Bone Jt Surg. 23 (1941) 323–334

Steidle, B., B. Hütter, P. Sadowski: Koexistenz von fibröser Knochendysplasie und familiärer intestinaler Polyposis. Fortschr. Röntgenstr. 140 (1984) 321–324

Steudel, A., R. Birnbaum: Halbseitig lokalisierte polyostotische fibröse Dysplasie. Fortschr. Röntgenstr. 142 (1985) 573–575

Stuhler, Th., W. Bröcher, G. Kaiser, H. Poppe: Fibrous dysplasia in the light of new diagnostic methods. Arch. orthop. traum. Surg. 94 (1979) 255–263

Taenzer, V., M. Härtel: Die fibröse Dysplasie des Schädels. Fortschr. Röntgenstr. 113 (1970) 207–211

Tornow, P.: Ein kasuistischer Beitrag zur Osteofibrosis deformans juvenilis. Fortschr. Röntgenstr. 110 (1969) 905–907

Tschang, S. P. K.: The small orbit sign in supraorbital fibrous dysplasia. J. Canad. Ass. Radiol. 24 (1973) 65–69

Uehlinger, E.: Osteofibrosis deformans juvenilis (polyostische fibröse Dysplasie Jaffé – Lichtenstein). Fortschr. Röntgenstr. 64 (1940) 41–46

Uehlinger, E.: Fibröse Dysplasie (Jaffé-Lichtenstein); Osteofibrosis deformans juvenilis (Uehlinger); Albrightsches Syndrom. In Schinz, H. R., W. E. Baensch, W. Frommhold, R. Glauner, E. Uehlinger, J. Wellauer: Lehrbuch der Röntgendiagnostik, 6. Aufl., Bd. II/1. Thieme, Stuttgart (1979) (S. 947–982)

Vanel, D., D. Couanet, C. Micheau, J. D. Piekarski, G. Schwaab, J. Masselot: Pseudotumoural fibrous dysplasia of the maxilla: Radiological studies and computed tomography contribution. Skelet. Radiol. 5 (1980) 99–103

Vogelsang, H., L. Stöppler, G. Thiede: Fibröse Dysplasie des Schädels – eine röntgenologische, computertomographische und szintigraphische Studie. Fortschr. Röntgenstr. 128 (1978) 253–257

Warrick, C. K.: Polyostotic fibrous dysplasia. Albright's Syndrome. Review of literature and report of 4 male cases, two of which were associated with precocious puberty. J. Bone Jt Surg. B-31, (1949) 175–183

Warrick, C. K.: Some aspects of polyostotic fibrous dysplasia. Possible hypothesis to account for the associated endocrinological changes. Clin. Radiol. (London) 24 (1973) 125–138

Wortham, J. T., E. C. Hamblen: Polyostotic fibrous dysplasia with sexual precocity and pigmentation (Albright's Syndrome) and associated non-neoplastic acromegaly. J. clin. Endocrin. (Springfield) 12 (1952) 975–975

Yetta, M., P. Starr: Polyostotic fibrous dysplasia associated with hyperthyroidism. J. Endocrinol. 11 (1951) 312–331

Ostitis deformans Paget

(Osteodystrophia deformans Paget *)

M. Heller

Einleitung

Die Ostitis deformans Paget ist eine prinzipiell lokalisierte, mon- oder polyostotisch auftretende, chronisch progrediente, vermutlich entzündliche Erkrankung des Skeletts. Die überwiegende Mehrzahl der Betroffenen ist älter als 40 Jahre.

Die erste umfassende, heute noch gültige Beschreibung des Krankheitsbildes und seine Definition als eigenständige Osteopathie erfolgte 1876 durch PAGET (1877, 1882).

Paläontologische Untersuchungen belegen, daß die Ostitis deformans eine offenbar seit langer Zeit auftretende Krankheit ist. So wird vermutet, daß der Morbus Paget bereits den Schädel des Neandertalers deformiert habe (BUTLIN 1885) und daß Knochen der Menschen des Neolithikums befallen gewesen seien (PALES 1929). Auch im frühen Ägypten (HUTCHISON 1889), im römischen Gallien (ASTRE 1957), bei vorchristlichen Angelsachsen (WELLS u. WOODHOUSE 1975) und bei nordamerikanischen Indianern (DENNINGER 1933, FISHER 1935) soll die Ostitis deformans aufgetreten sein. Dagegen scheint die Krankheit nicht bei Primaten vorzukommen (SCHULTZ u. STARCK 1977). Eines der prominentesten Opfer des Morbus Paget ist möglicherweise Ludwig van Beethoven gewesen (BANKL 1985).

Ätiologie

PAGET ging 1876 von einer *entzündlichen Genese* der „Ostitis deformans" aus. Diese Annahme wurde in der Folgezeit bezweifelt und durch vielfältige Hypothesen zu entkräften versucht. Neuerdings wird aufgrund elektronenmikroskopischer und immunzytologischer Untersuchungen vermutet, daß es sich bei der Ostitis deformans doch um eine entzündliche Erkrankung handeln könnte, nämlich um eine „slow virus"-Infektion (REBEL u. Mitarb. 1974, 1981, MILLS u. SINGER 1976, SCHULZ u. Mitarb. 1977, FRAME u. MAREL 1981). Für die Virusinfektion sprechen u.a. die Größe und Vielzahl der Kerne der Osteoklasten und parakristalline virusähnliche Kern- und Zytoplasmaeinschlüsse. Es ist bis heute allerdings nicht gelungen das Virus, das dem Masernvirus verwandt sein soll, zu isolieren (REBEL u. Mitarb. 1981).

Aufgrund des gehäuften familiären Auftretens des Morbus Paget wird auch eine *Erbkrankheit* diskutiert. Es liegen Berichte über Erkrankungen von Geschwistern, Zwillingen und sogar 7 sicheren und 2 fraglichen Fällen in einer einzigen Familie vor (EVENS u. BARTTER 1968). Der Morbus Paget wurde auch in einer Familie über Generationen hinweg beobachtet (ASCHNER u. Mitarb. 1952).

Die Ostitis deformans wird auch der Gruppe *neoplastischer Erkrankungen* zugeordnet. Die relativ hohe Inzidenz von Osteosarkomen oder Riesenzelltumoren auf dem Boden einer Paget-Manifestation soll dafür Indiz sein. Weiter gestützt wird die These, es handele sich um eine Neoplasie, durch die mögliche Induktion auch des Osteosarkoms durch Viren (PRITCHARD u. Mitarb. 1975) und durch den Nachweis virusähnlicher intranukleärer Einschlüsse bei Riesenzelltumoren (WELSH u. MEYER 1970).

Die starke Vaskularisation des Paget-Knochens führte zu der Überlegung, eine primäre *Gefäßneubildung* könne Ursache der Ostitis deformans sein (MOORE 1971). Wahrscheinlich verhält es sich jedoch umgekehrt: Die Hypervaskularisation ist Reaktion auf den beschleunigten Knochenumbau (HEISTAD u. Mitarb. 1975).

Die Untersuchungen über die anatomische Verteilung der Paget-Manifestationen mit Betonung statisch und mechanisch stärker belasteter Skelettregionen ist Begründung der *Traumahypothese*. Rezidivierende Mikrotraumen (GASPER 1979, SOLOMON 1979) mögen prädisponierend für einen Morbus Paget sein. Alleinige Ursache sind sie wohl nicht. Darauf weist das Fehlen der für den Morbus Paget pathognomonischen Mosaikstrukturen im histologischen Bild (UEHLINGER 1979) bei dem „remaniément pagétoide post-traumatique" (LIÈVRE, 1936) hin, dem posttraumatischen Umbau des traumatisierten Knochens in eine Paget-ähnliche Morphologie.

Weder für die Hypothese einer *endokrinen* noch einer *immunologischen* Ätiologie des Morbus Paget konnten bis heute schlüssige Beweise geliefert werden.

Die Ätiologie der Ostitis deformans Paget bleibt

---

* Die im deutschen Sprachgebrauch verwandte Krankheitsbezeichnung „Osteodystrophia deformans Paget" sollte verlassen und durch „Ostitis deformans Paget" ersetzt werden, da sich in jüngerer Zeit morphologische Hinweise gefunden haben, daß die Pagetsche Erkrankung eine Virusätiologie hat. Es handelt sich dann tatsächlich um eine entzündliche Erkrankung, wie auch schon Paget vermutet hat, der die Bezeichnung „Ostitis" gerechter wird.

somit letztlich ungeklärt. Vielleicht handelt es sich um ein multifaktorielles Geschehen, das folgendermaßen aussehen könnte: Bei entsprechender *konstitutioneller* und *genetischer Disposition* löst eine *„slow virus"-Infektion* auf dem Boden *regionärer Traumatisierungen* lokalisierte Knochenumbauprozesse (HAMDY 1979) aus, die als Morbus Paget eingeordnet werden.

Epidemiologie
Geographische Verteilung

Häufig wird die Ostitis deformans Paget in Großbritannien, Australien, Neuseeland, Nordamerika, Frankreich und Deutschland beobachtet. Die farbige Bevölkerung Nordamerikas ist seltener betroffen als die weiße (GUYER u. CHAMBERLAIN 1980). Sehr selten soll der Morbus Paget in Skandinavien, der Schweiz, Japan, China, Asien und Afrika auftreten (SINGER 1977, HAMDY 1981). Eine stichhaltige Begründung für das unterschiedliche geographische Auftreten ist unbekannt. Die hohe Prävalenz in Australien und Neuseeland könnte ihre Erklärung in der Auswanderung vieler Engländer in die genannten Länder finden.

Häufigkeit

Bei 4614 Sektionen von über 40jährigen fand SCHMORL (1932) in 138 Fällen, entsprechend 3%, Paget-Manifestationen. Eine Sektionsstatistik (650 Autopsiefälle) von COLLINS (1956) wies bei ebenfalls über 40 Jahre alten Menschen in 3,7% Paget-Läsionen nach. Dabei betont COLLINS, daß bei nur 7 seiner 24 Paget-Fälle die Diagnose vor dem Tode gestellt worden war. Dies würde bedeuten, daß bei etwa zwei Drittel aller Patienten die Ostitis deformans klinisch inapparent bliebe. Eine röntgenologische Studie von PYGOTT (1957) ergab eine Prävalenz von 2,5% jenseits des 40. Lebensjahres. BARKER u. Mitarb. (1980) fanden aufgrund einer Analyse der Röntgenfilme von 29 054 Bewohnern verschiedener Städte Englands, Wales und Schottlands eine durchschnittliche Paget-Häufigkeit von 5%, wobei erhebliche regionale Unterschiede vorlagen (Lancaster: 8,3%, Aberdeen: 2,3%). Die letztgenannte Untersuchung bezieht sich ausschließlich auf eine Bevölkerung von über 55 Jahren. Die Studien von COLLINS (1956), PYGOTT (1957) und BARKER u. Mitarb. (1980) wurden in Großbritannien durchgeführt, während sich die von SCHMORL (1932) auf Sektionsmaterial der Dresdner Klinik bezieht.
Eine retrospektive Röntgenanalyse von RINGE u. Mitarb. (1984), die sich auf die im Rahmen von Nierenuntersuchungen angefertigten Röntgenbilder stützt, d. h. also auf Röntgenaufnahmen der Lendenwirbelsäule und des Beckens, berichtet dagegen von einer Gesamtmorbidität von nur 1,1% bei über 40jährigen. Auf den ganzen Körper umgerechnet soll sich daraus eine zu erwartende Häufigkeit von 1,83% für den Raum Hamburg ergeben. Nach den genannten Studien liegt also für Großbritannien und Mitteleuropa die Prävalenz zwischen 1,83 und 5%.

Alters- und Geschlechtsverteilung

Die Ostitis deformans Paget ist eine Erkrankung des Alters. Sie tritt kaum vor dem 5. Lebensjahrzehnt auf (SCHMORL 1932). Die am häufigsten betroffene Gruppe des *Schmorlschen* Sektionsgutes waren die 60- bis 70jährigen. Nach der Untersuchung von COLLINS (1956) liegt der Altersgipfel der Manifestation zwischen dem 70. und 84. Lebensjahr.
Sowohl SCHMORL (1932) als auch COLLINS (1956) fanden, daß der Morbus Paget sich bei Männern etwas häufiger manifestiere als bei Frauen (58 bzw. 56 gegenüber 42%). Auch die radiologische Studie von PYGOTT (1957) zeigte ein Überwiegen des männlichen (73,9%) gegenüber dem weiblichen (36,2%) Geschlecht in der Gruppe der 65- bis 74jährigen, während die Prävalenz bei den unter 55jährigen etwa gleich häufig war.
Auch die Untersuchungen von BARKER u. Mitarb. (1980) weisen, bezogen auf die Gesamtpopulation, eine Bevorzugung des männlichen Geschlechtes nach (6,2 gegenüber 3,9%).
Weniger deutlich, in der Tendenz jedoch vergleichbar, sind die Zahlen von RINGE u. Mitarb. (1984).

Tabelle 1 Anatomische Verteilung der Paget-Manifestationen nach *Schmorl* (1932): 138 Fälle von Morbus Paget bei 4614 Autopsien

Kreuzbein	78	Sternum	32
Wirbelsäule	69	Becken	30
LWS	36	Femur, links	21
BWS	23	Klavikula	18
HWS	10	Tibia	11
Femur, rechts	43	Rippen	10
Schädel	39	Humerus	6

Tabelle 2 Anatomische Verteilung der Paget-Manifestationen nach *Collins* (1956): 46 Fälle von Morbus Paget bei 650 Autopsien

WS: lumbosakral	35	Skapula	1
Schädel	30	Humerus	1
Becken	22	Radius	1
Femur	16	Phalanx	1
Tibia	14	Mandibula	1
Klavikula	5	Rippe	1
Sternum	3	Patella	1
Fibula	2		

Tabelle 3 Anatomische Verteilung der Paget-Manifestationen nach *Guyer* (1981): Befunde der radiologischen Untersuchungen bei 1914 Fällen von Morbus Paget

	Röntgenaufnahmen (%)		Knochenszintigramme (%) (50 Patienten)
	(1225 Patienten, *Guyer* u. *Clough*, 1977)	(639 Patienten, 1979)	
Becken	76	76	74
LWS	31	36	34
Sakrum	31	24	14
Femur	26	23	32
Schädel	29	25	12
Schulter	29	19	24
BWS	21	19	22
HWS	11	18	5
Rippen	4	1,8	2

Anatomische Verteilung der Paget-Manifestationen

Nach den autoptischen Studien von SCHMORL (1932) und COLLINS (1956) und der radiologischen Analyse von GUYER (1981) sind Becken und Wirbelsäule häufiger betroffen als der Schädel und die Extremitäten. Die Manifestationen an der unteren Körperhälfte übertreffen diejenigen an der oberen (Tab. 1–3). Mon- und polyostotische Befallsmuster können vorliegen. Mit zunehmendem Alter wird der Befall polytoper (GUYER 1981). Die einzelnen Knochen sind initial immer nur zum Teil betroffen. Sie bleiben dies auch oft trotz progredienten Verlaufs. Es scheint eine Bevorzugung der rechten Körperseite zu bestehen (SCHMORL 1932, GUYER 1981). Prädilektionsorte sind mechanisch, funktionell und statisch stärker belastete Skelettsegmente (SCHMORL 1932, HAMDY 1982).

Pathologie und röntgenmorphologisches Korrelat

Das histologische Bild des Morbus Paget ist durch einen überstürzten Knochenumbau charakterisiert. Die Blutgefäße des Markraumes sind vermehrt bei gleichzeitiger Ausbildung arteriovenöser Shunts. Die Durchblutung des Knochens wird dadurch auf ein Mehrfaches erhöht.

Histologisch lassen sich drei Phasen unterscheiden:
1. eine osteolytische Initialphase,
2. eine Umbauphase mit reaktiver Verstärkung der Knochenneubildung und
3. eine sklerosierende Stabilisationsphase mit strukturellem Umbau der Spongiosa, mit Verkittung der Osteonenfragmente zu Mosaiken und mit Spongiosierung der Kortikalis (Kompakta) durch Ausweitung der Haversschen Kanäle (JOHNSON 1964).

Die *erste* Phase der Erkrankung ist gekennzeichnet durch einen vermehrten Knochenabbau. Sie stellt sich im Röntgenbild als Osteolyse dar (Osteoporosis circumscripta cranii; V-förmige Osteolyse der Tibia; Osteolyse des Wirbelkörpers). Mit Ausnahme der Osteolyse eines Wirbels sind die übrigen Befunde pathognomonisch.

In der *zweiten* Phase kommt es zu einer vermehrten reaktiven Knochenneubildung durch einkernige Osteoblasten. Es bilden sich osteoide Säume aus. Danach erscheinen die restlichen Knochenbälkchen vor einem weiteren osteoklastären Abbau geschützt. Parallel dazu nimmt die Zahl der Osteoklasten ab.

In dieser Phase zeigt das Röntgenbild die begin-

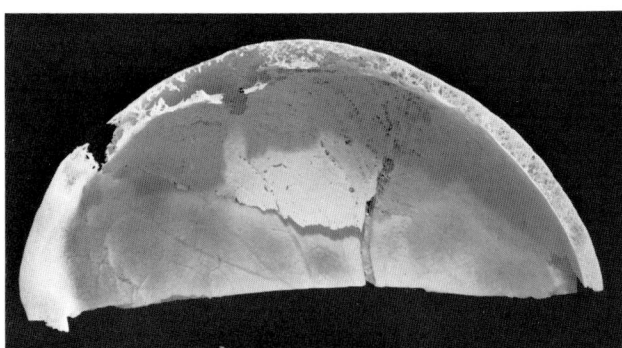

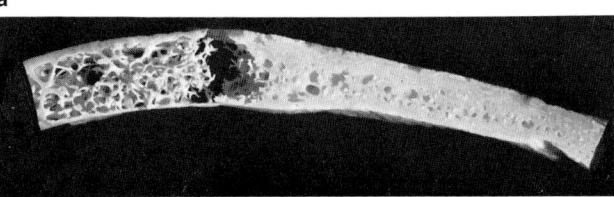

Abb. 1 Mazerationspräparat. Osteoporosis circumscripta cranii. Ausgedehnte osteoporotische Defekte des Scheitelbeines (Aufnahme: Prof. Dr. *Uehlinger*)

nende Spongiosierung der Kortikalis (Kompakta) und die Verdickung rarefizierter Knochentrabekel. In der *dritten* rekonstruktiven Endphase werden die Osteonenfragmente zu Mosaiken zusammengefügt und zu kräftigen Knochenbälkchen verkittet. Das Knochengewebe ist osteosklerotisch verdichtet; die Knochenbälkchen sind plump und verbreitert. Der ständige Knochenab- und -anbau führt zu einem ungeordnet wirkenden Bild. Das Knochenmark ist durch lockeres Bindegewebe ersetzt. Die Kapillaren und Arteriolen sind vermehrt.

Das Röntgenbild dieser Phase zeigt die volle Ausprägung des Morbus Paget, d. h. die aufgesplitterte Kortikalis (Kompakta) mit lokalisierten Sklerosen, die Auftreibung und Deformierung des jeweiligen Knochens mit unterschiedlich großen lakunären Defekten.

Der voll ausgeprägte Morbus Paget ist sowohl im Röntgenbild als auch im Computertomogramm gekennzeichnet durch sklerotische, mehr noduläre oder trabekuläre und lakunär erosive Defekte (FAIRBANK 1950, HELLER u. DIHLMANN 1983, OESTERREICH u. Mitarb. 1988).

Ein letztes Stadium entspricht einer sog. „ausgebrannten" oder sklerotischen Phase, in der das Knochenmark wieder zu einem fast normalen Zustand zurückkehrt, die Hypervaskularisation abnimmt ebenso wie das fibröse Bindegewebe. Auch die Zahl der Knochenzellen ist reduziert. Es verbleibt das typische Mosaikmuster.

Im Röntgenbild dominiert hier die ungeordnete, teils auch sehr homogen wirkende Sklerosierung der deformierten Knochen. Das Szintigramm zeigt in dieser Phase wieder eine Abnahme der während der aktiven Umbauphase stark vermehrten Aktivitätsanreicherung.

Radiologische Untersuchungsmethoden

Die klinische Diagnose Ostitis deformans Paget wird seltener gestellt als tatsächliche Manifestationen vorliegen, da die Erkrankung meist asymptomatisch verläuft. Die Diagnose wird oft als Zu-

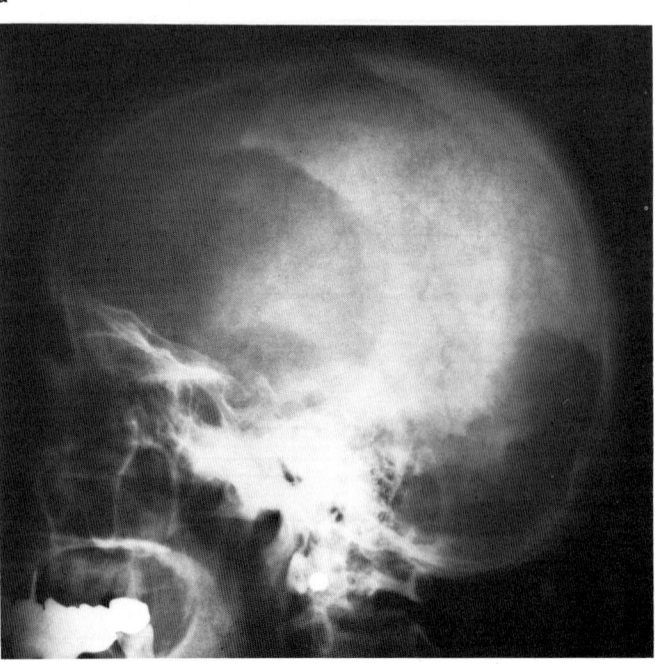

Abb. 2a u. b Osteoporosis circumscripta cranii in a.-p. und seitlicher Projektion. Ausgedehnte osteolytische Defekte der Stirn-, Schläfen- und Scheitelbeine. Eine weitere Osteolyse findet sich in der Hinterhauptsschuppe. Alle Osteolysen sind scharf und reaktionslos demarkiert

Abb. 3 Osteoporosis circumscripta cranii. Zahlreiche unterschiedlich große, überwiegend frontotemporoparietal lokalisierte, umschriebene Osteolyseareale. Keine Änderung der Kalottendicke (Aufnahme: Prof. Dr. *Uehlinger*)

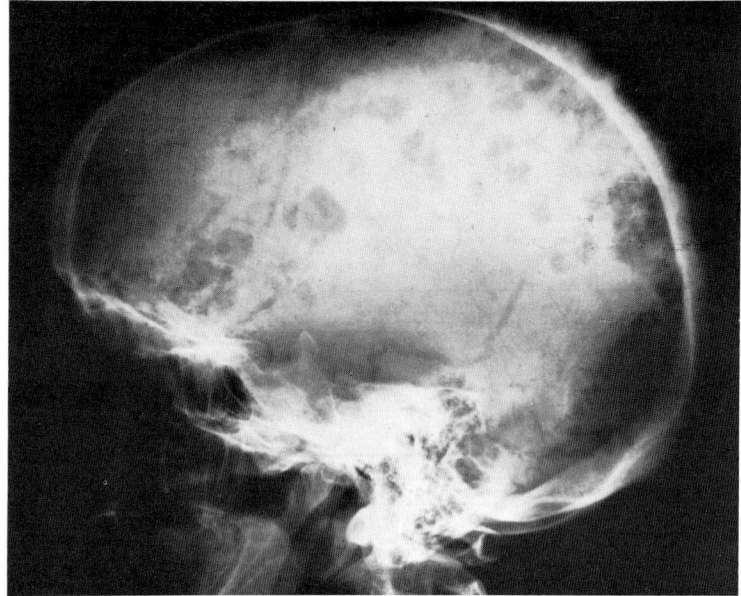

fallsbefund aufgrund einer Laboruntersuchung, der Röntgenaufnahme der Abdominalregion oder im Rahmen einer szintigraphischen Skelettuntersuchung gestellt.
Die *konventionellen Röntgenaufnahmen*, evtl. ergänzt durch die *konventionelle Tomographie* oder *Computertomographie*, sind die wichtigsten Untersuchungsmethoden.
Empfindlichste Suchmethode zum Nachweis aller Manifestationsorte, d. h. zur Festlegung, ob es sich um einen mon- oder polyostotischen Befall handelt, ist die *Skelettszintigraphie*. Sie wird üblicherweise mit ^{99m}Tc-Phosphonaten durchgeführt, obgleich die Galliumszintigraphie einen empfindlicheren Hinweis auf Aktivitäten der Erkrankung geben soll (WAXMAN 1980).
Typischer Befund im Szintigramm ist die frühzeitige und außerordentlich starke Aktivitätsanreicherung im Paget-Knochen. Eine sog. „cold lesion", also eine Minderbelegung als Vorläufer einer typischen Paget-Manifestation, ist beschrieben (JASPERS u. Mitarb. 1984).

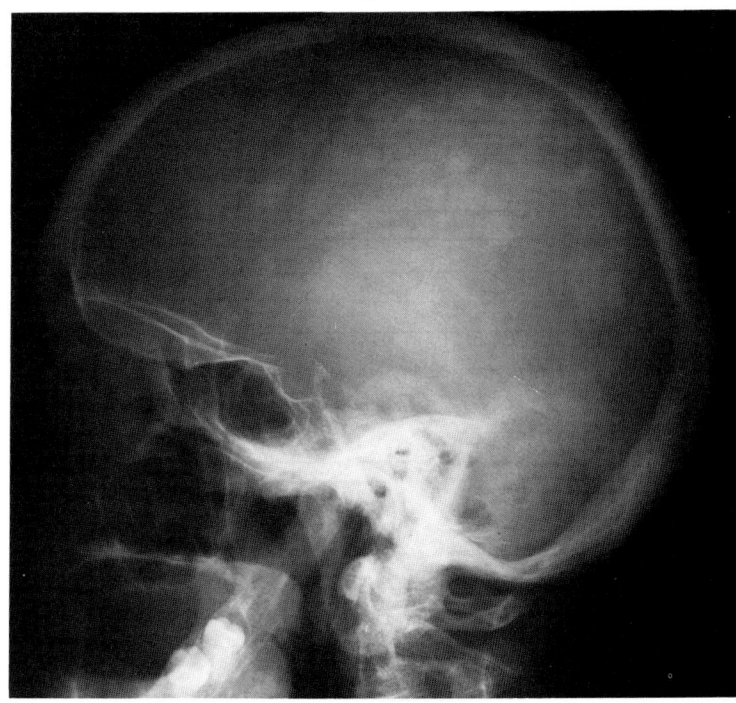

Abb. 4 Flaue, überwiegend noduläre Skleroseareale der Parietookzipitalregion. Diskrete Verdickung der okzipitalen Tabula interna. Vergröberte Struktur des Processus articularis des Kiefergelenkes bei beginnender Deformierung

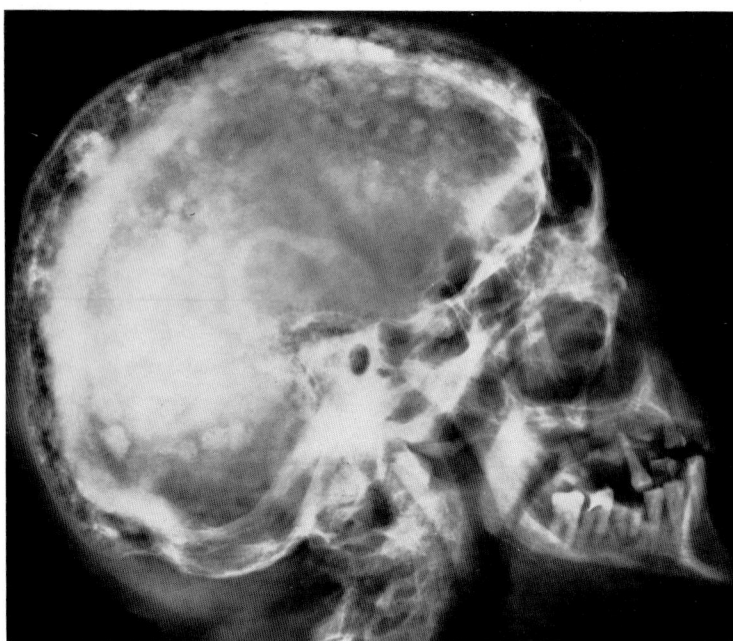

Abb. 5 Ausgeprägtes Bild der diffusen kranialen Hyperostose. Die Schädelkalotte ist stark verdickt, wobei die Tabula interna besonders betont ist bei Verdünnung der Tabula externa. Zahlreiche „dichte" noduläre Sklerosen sind über die gesamte Kalotte verteilt (Aufnahme: Prof. Dr. *Uehlinger*)

Oft ist die Szintigraphie in der Lage auch solche Herde nachzuweisen, die dem Röntgenbild noch entgehen (LENTLE u. Mitarb. 1976, FOGELMAN u. Mitarb. 1981). Umgekehrt ist die röntgenologische Darstellung einer Paget-Manifestation möglich, die das Szintigramm nicht erfaßt. Dann handelt es sich um metabolisch inaktive Herde (FOGELMAN u. Mitarb. 1981).

Der szintigraphische Verdacht auf einen Morbus Paget indiziert die *Röntgenaufnahme* des suspekten Knochens bzw. die Anfertigung eines sog. Skelettstatus zur Basisdokumentation der Paget-Manifestationen. Der Skelettstatus beim Morbus Paget sollte die Darstellung des Schädels, der gesamten Wirbelsäule, des Beckens, beider Ober- und Unterarme sowie Ober und Unterschenkel umfassen. Im Gegensatz zum Skelettstatus bei Malignomen kann allerdings wegen der seltenen Manifestation auf die Darstellung des knöchernen Thorax verzichtet werden. Die Röntgenuntersuchung ist die wichtigste Untersuchungsmethode überhaupt, da sie neben einer großen Nachweisempfindlichkeit meist pathognomonische Befunde liefert.

Während für die Differentialdiagnose tomographische Verfahren kaum eine Bedeutung haben, kann die Frage nach der Ausdehnung der Manifestation, z.B. nach der Obliteration des Spinalkanals oder der Foramina der Schädelbasis, die konventionelle Tomographie oder die Computertomographie erforderlich machen. Bei den Körperregionen wie der Schädelbasis, der Wirbelsäule, dem hinteren Beckenring und den Hüftgelenken sollte heute der Computertomographie der Vorzug gegeben werden.

Für die Beurteilung morphologischer Änderungen des behandelten Paget-Knochens bzw. des Verlaufs der Erkrankung sind die genannten Röntgenverfahren anzuwenden (VELLENGA u. Mitarb. 1985).

Die Szintigraphie, insbesondere auch als quantitative Szintigraphie, erlaubt dabei die wesentlich subtilere Beurteilung des Knochenstoffwechsels und damit eine Aussage über die Aktivität des Knochenumbaus und die Beeinflussung der Stoffwechselvorgänge unter einer Behandlung (WAXMAN u. Mitarb. 1980, WELLMAN u. Mitarb. 1977, VELLENGA u. Mitarb. 1982, LAVENDER 1977).

Die Anwendung der *Thermographie* hat keine Verbreitung gefunden, obgleich dieses Verfahren sehr zuverlässig die Aktivität des Krankheitsprozesses widerspiegeln bzw. sehr empfindlich therapieinduzierte Änderungen des Knochenstoffwechsels erfassen soll (VERRINA u. DIVANO 1982–1983, COLLINS u. Mitarb. 1976).

Zur Beurteilung des Therapieerfolges im Sinne der Zunahme der Knochenmasse schlagen CHANDLER u. CHANDLER (1982) den Einsatz der *Photonenabsorptionsmessung* nach der Methode von NORLAND u. CAMERON vor. Mit dieser Methode kann allerdings nur das periphere Skelett, z.B. der Unterarm, untersucht werden. Mit gleicher Intention könnte die *quantitative Computertomographie,* als Single- oder Dual-Energy-Messung eingesetzt, die Änderungen des Mineralgehaltes der Lendenwirbelsäule unter der medikamentösen Behandlung verifizieren.

Röntgenmorphologie

Das Röntgenbild steht an zentraler Stelle in der Diagnostik des Morbus Paget. Der Röntgenuntersuchung kommt einerseits artdiagnostische Bedeutung zu, zum anderen hat sie die Aufgabe, alle Paget-Herde zu dokumentieren und auch die Ursache klinischer Symptome abzuklären. Die Röntgenmorphologie ist charakterisiert durch lytische Areale (Knochenresorption), sklerotische Areale (Knochenneubildung) und eine Auftreibung und Deformierung des befallenen Knochens. Die Kortikalis (Kompakta) ist aufgeblättert; spongiöse Strukturen sind rarefiziert und vergröbert; die Unterscheidung zwischen Kortikalis (Kompakta) und Markraum (Extremitätenknochen) ist erschwert. In Abhängigkeit vom Stadium der Erkrankung bzw. vom Grad des An- und Abbaus lassen sich mehr hyperostotische von mehr hypostotischen Formen unterscheiden. Da in der Frühphase der Knochenabbau überwiegt, ist sie durch das Vorherrschen der Osteolyse charakterisiert. Im Verlauf finden sich zunehmende Sklerosierungen, Strukturvergröberungen und Deformierungen des Knochens.

Für die Computertomographie werden die Veränderungen der Knochenmorphologie in vier Kategorien eingeteilt: Es sind dies ein sklerotischer Typ, ein nodulärer Typ, ein trabekulärer Typ und ein lakunär-erosiver Typ (HELLER u. DIHLMANN 1983, OESTERREICH u. Mitarb. 1988).

Allgemein ist festzuhalten, daß die im Röntgenbild sichtbaren Veränderungen der ossären Strukturen aus den Knochenumbauvorgängen resultieren und von der Form und Funktion des erkrankten Knochens abhängen. Dabei prägen sich in der Regel an

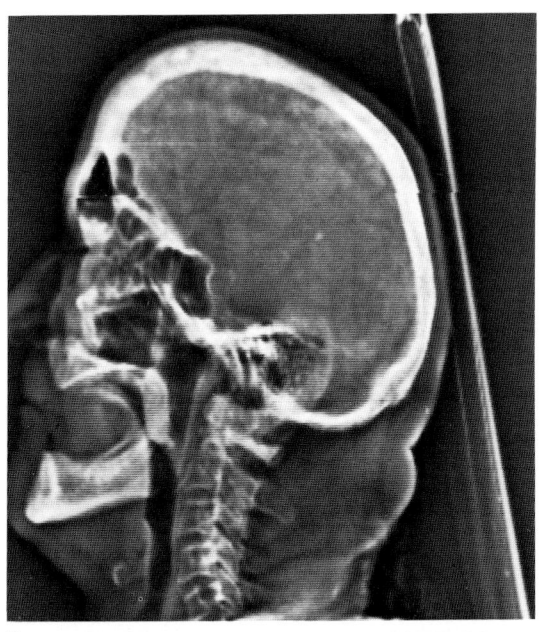

Abb. 6a–e Computertomographie der Schädelkalotte bei diffuser kranialer Hyperostose
a Computertomographisch erstelltes, seitliches, digitales Radiogramm. Ausgeprägte frontale Hyperostose mit Deformierung der frontalen Schädelkalotte und nodulärer Sklerosierung
b–e Vier transversale Schnitte durch die Schädelkalotte. Asymmetrische Verdickung der Tabula interna insbesondere links frontal. Neben den dominierenden osteosklerotischen Veränderungen, die zwischen Tabula interna und externa lokalisiert sind, finden sich kleinere Lyseareale, die z.T. erweiterten Gefäßkanälen entsprechen

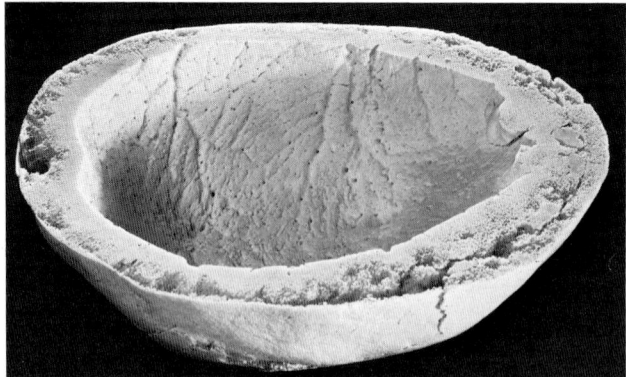

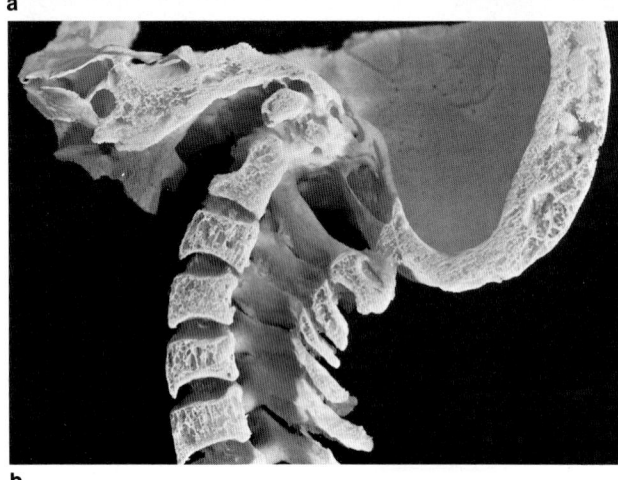

Abb. **7a u. b** Klassische Hyperostose der gesamten Schädelkalotte. Die Dicke des Kalottenknochens beträgt 2–3 cm. Ausgeprägte basiläre Impression. Die hintere Schädelgrube ist sekundär eingeengt (Aufnahmen: Prof. Dr. *Uehlinger*)

den verschiedenen Knochenformen (Röhrenknochen, würfelförmige Knochen, platte Knochen) charakteristische Strukturmuster aus (HELLER u. RINGE 1979). Am Anfang des Krankheitsprozesses entstehen immer Veränderungen der Knochenarchitektur, bevor durch eine Deformierung die Gestalt des Knochens verändert wird.

Schädel

Zwei grundsätzlich unterschiedliche Befallsformen des Schädels sind bekannt. Es sind dies die Osteoporosis circumscripta cranii (SCHÜLLER 1926, KASABACH u. GUTMAN 1937, MEYER-BORSTEL 1930) und die diffuse kraniale Hyperostose („maladie du chapeau trop petit").

Die *Osteoporosis circumscripta cranii* stellt sich im Röntgenbild als rundliche oder polyzyklische, scharf begrenzte, meist frontal oder okzipital gelegene umschriebene Osteolyse dar. Ihr liegt ein osteolytischer Abbau zugrunde (Abb. 1 u.2). Die Tabula interna und externa sind resorbiert und durch fibrovaskuläres Gewebe ersetzt. Der Befund kann so ausgedehnt sein, daß nur noch Teile der Schädelkalotte im Röntgenbild erkennbar sind.

Neben diesem typischen Muster der Osteoporosis circumscripta cranii können auch mehrere feinfleckige osteolytische Areale auftreten, bei denen die differentialdiagnostische Abgrenzung gegenüber osteolytischen Metastasen vom Röntgenbild her nur sehr begrenzt möglich ist. Erschwerend kommt hinzu, daß bei der Osteoporosis circumscripta cranii keine Änderung der Kalottendicke zu sehen ist (Abb. 3).

Dieser als Frühmanifestation angesehene Befund kann über Jahre persistieren, an Ausdehnung zunehmen oder in die diffuse kraniale Hyperostose übergehen.

Das Knochenszintigramm zeigt bei der Osteoporosis circumscripta cranii eine starke lokalisierte Aktivitätsanreicherung (ANDREWS u. HARE 1976).

Die *diffuse kraniale Hyperostose* ist das klassische Bild der Paget-Manifestation am Schädel. Bevor eine Deformierung oder eine Größenzunahme des Schädelumfangs nachzuweisen sind, können zunächst einzelne Skleroseherde einziger Hinweis sein (Abb. 4).

Der Umbau der Kalotte äußert sich zunächst in einer Verdünnung der Tabula externa bei teils beträchtlicher Verdickung der Tabula interna. Tabula interna und externa sind durch Skleroseherde miteinander verbunden. Im Röntgenbild imponieren diese als rundliche Osteoplasien. UEHLINGER (1979) benutzte dafür das Bild der Rosinen im

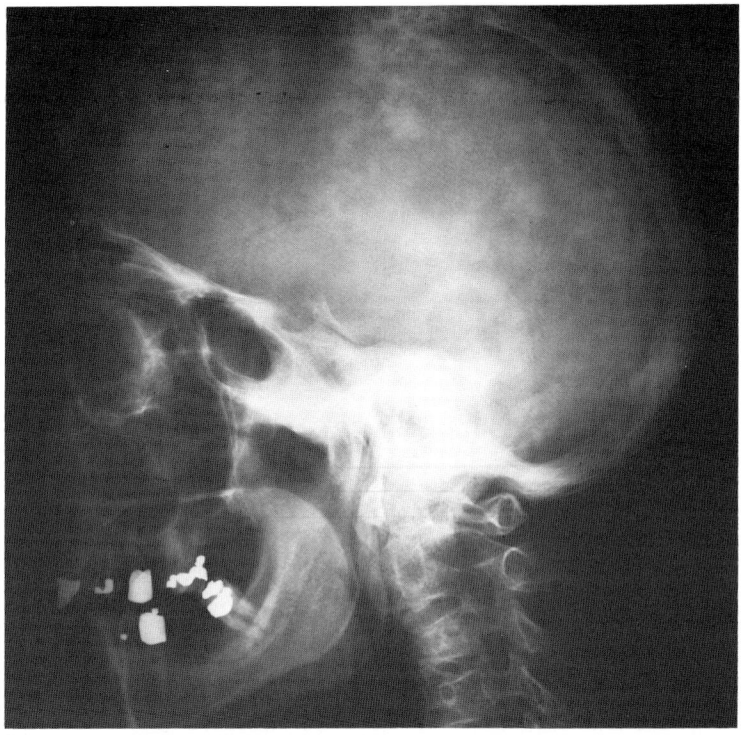

Abb. 8a u. b
a Fleckige, diffuse, kraniale Hyperostose. Verdickung der Tabula interna. Eburnisation der Schädelbasis
b Axiales Computertomogramm des linken Felsenbeines: Entkalkungsherde (Pfeile) in den nicht- und paralabyrinthären Felsenbeinanteilen (A = Aquaeductus cochleae; B = Bulbus venae jugularis superior; F = Canalis n. facialis, mastoidaler Anteil) (Aufnahme: Prof. Dr. O. Köster, Bonn)

Kuchen. Im amerikanischen Schrifttum werden „Wattetupfer" zur Beschreibung herangezogen (Abb. 5 u. 6).
Sind die Schädelbasisknochen in den Umbauprozeß einbezogen, so kann dies zu einer basilären Impression führen. Die basiläre Impression wird als Folge der „Erweichung" der Schädelbasis gedeutet. Dabei drückt das Gewicht des Kopfes auf die Schädelbasis, die von kaudal her durch die Halswirbelsäule fixiert wird (Abb. 7).

Die radiologischen Kriterien zur Erfassung der basilären Impression bedienen sich verschiedener Meßlinien, die über die Beziehung des Dens zum Foramen magnum Auskunft geben (CHAMBERLAIN 1939, McGREGOR 1948, FISCHGOLD u. METZGER 1952) bzw. benutzen verschiedene Winkel, mit deren Hilfe die Ebene der Schädelbasis definiert wird (BULL u. Mitarb. 1955, Boogaardsche Linie und Boogaardscher Winkel: HAMDY 1981, SINGER 1977).

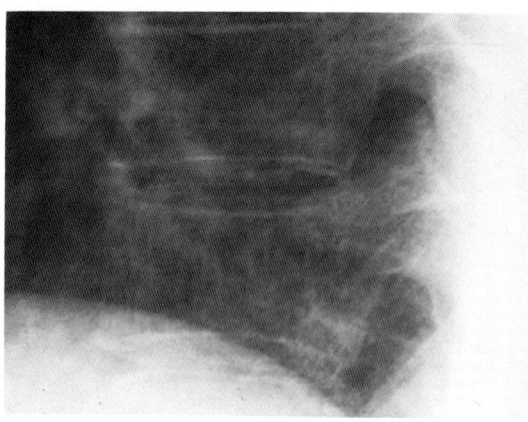

Abb. 9 Frühe Manifestation am 11. BWK in seitlicher Ansicht. Sog. hypertrophische Atrophie mit Betonung der vertikal verlaufenden, rarefizierten Knochenbälkchen und Aufhebung der Konkavität der Wirbelkörpervorderkante

Im Zusammenwirken mit der Hyperostose kann die Deformierung des Knochens zu einer Einengung der Nervenaustrittslöcher der Schädelbasis führen. Je nach der Lokalisation sind Seh-, Riech-, Hör- und Gleichgewichtsstörungen zu erwarten (Abb. 8).

Als weitere, obgleich seltene Komplikation eines Paget-Schädels ist ein epidurales Hämatom beschrieben, dessen Entstehung offenbar durch die Hypervaskularisation des Paget-Knochens begünstigt wird (DRAPKIN 1984).

In etwa einem Drittel der Fälle geht der Morbus Paget der Schädelkalotte mit einem Befall des Gesichtsschädels einher (UEHLINGER 1979). Die Maxilla ist häufiger betroffen als die Mandibula, etwa im Verhältnis 2:1 (SMITH u. EVESON 1981) (Abb. 4).

Auftreibung und Deformierung der Maxilla und der Jochbeine führen zu dem Bild der Leontiasis ossea (DRURY 1962), welche allerdings ebenso für die fibröse Dysplasie charakteristisch ist.

Typisch für den Morbus Paget ist die Verbreiterung der Kiefer; der Gaumen flacht ab (NOVAK u. BURKET 1944). Röntgenaufnahmen der Zähne zeigen den Verlust der Lamina dura, die Resorption der Zahnwurzeln durch das Einwachsen des Paget-Knochens und Verkalkungen der Pulpa (SMITH u. EVESON 1981).

Wirbelsäule

Am häufigsten befällt der Morbus Paget die Wirbelsäule und hier ganz besonders das Kreuzbein und die Lendenwirbelsäule (HALLERMANN 1929). Röntgenmorphologisch werden drei Hauptformen unterschieden: Es sind dies der Rahmenwirbel, der sog. „rugger-jersey"-Wirbel, gekennzeichnet durch eine Dreischichtung, und der fast homogen sklerosiert wirkende Elfenbeinwirbel. Meist ist der gesamte Wirbel befallen, d.h. Wirbelkörper, Bögen und Dorn- und Querfortsätze.

Sehr frühe Manifestationen eines Morbus Paget können dem Bild der Osteoporose entsprechen, welche dann allerdings nur einen oder wenige Wirbel betreffen würde. Dabei läßt sich eine Betonung der vertikal verlaufenden Spongiosabälkchen ausmachen bei gleichzeitiger Rarefizierung ihrer Struktur (Abb. 9).

Am häufigsten ist der Rahmenwirbel zu beobachten. Bei noch erhaltener Gestalt oder bei bereits vorhandener Deformierung des Wirbelkörpers wirken die vertikal verlaufenden Knochenbälkchen verdichtet und rarefiziert; in den Randzonen sind sie besonders betont. Zwischen den Spongiosabälkchen sind unregelmäßig erweiterte Markräume auszumachen (Abb. 10 u. 11). Der sog. „rugger jersey", wie er auch bei der renalen Osteopathie oder dem Morbus Albers-Schönberg gesehen wird, tritt bei dem Morbus Paget selten auf. Möglicherweise handelt es sich hier um eine Sonderform des Rahmenwirbels (HELLER u. RINGE 1979). Charakteristisch sind verdickte, sklerosierte Grund- und Deckplatten, zwischen denen eine

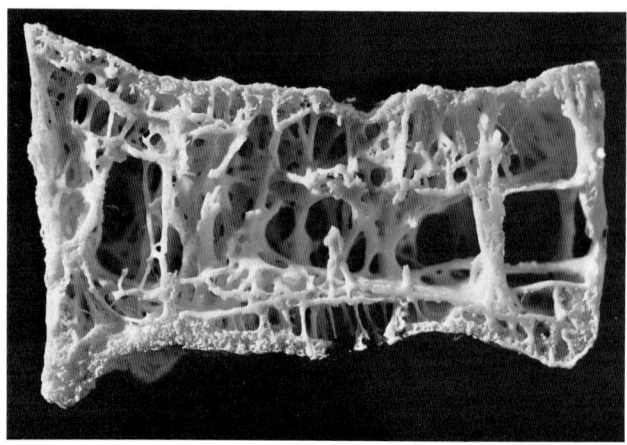

Abb. 10 Mazerationspräparat eines Rahmenwirbels. Grobsträhnige Spongiosierung mit Betonung der Wirbelkörperränder (Aufnahme: Prof. Dr. *Uehlinger*)

Ostitis deformans Paget

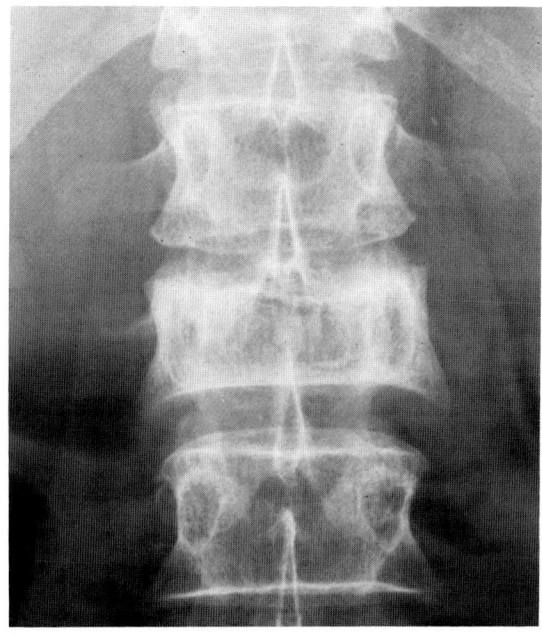

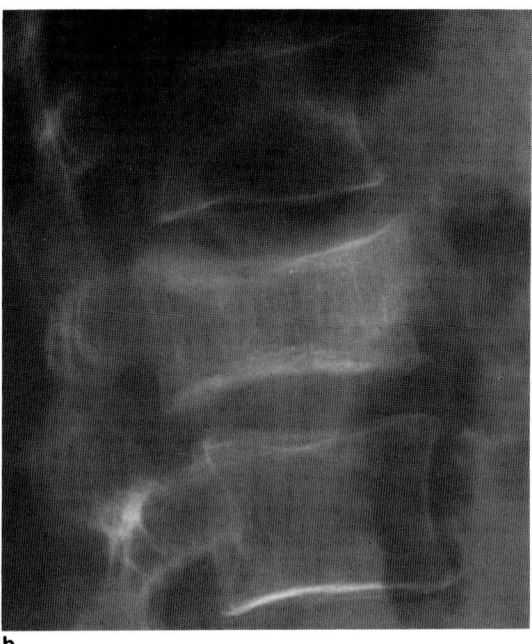

Abb. 11a u. b Rahmenwirbel. Grund- und Deckplatten sowie Wirbelkörpervorder- und -hinterkante sind verdichtet. Vergröberte, rarefizierte Wirbelkörperspongiosa. Der Wirbelkörper ist in sagittaler und frontaler Richtung abgeflacht, der Spinalkanal sekundär eingeengt

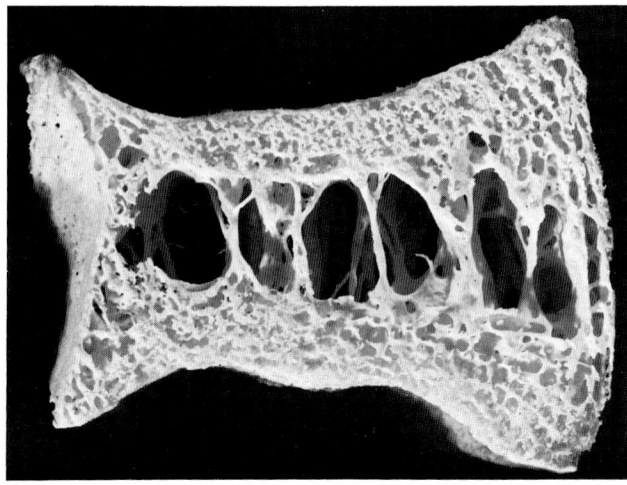

Abb. 12 Mazerationspräparat eines Rugger-jersey-Wirbels bei Morbus Paget. Typische Dreischichtung mit erheblich verdichteter Grund- und Deckplatte. Stark rarefizierte und vergröberte Spongiosa der Wirbelkörpermittelschicht. Zur röntgenologischen Differentialdiagnose s. Text (Aufnahme: Prof. Dr. *Uehlinger*)

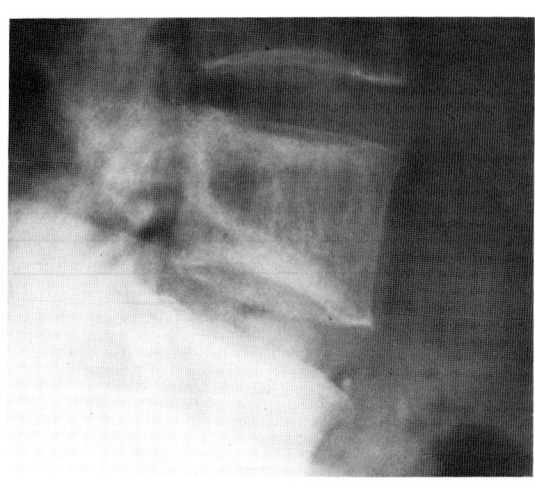

Abb. 13 Rugger-jersey-LWK 4 bei Morbus Paget. Betonte, homogen sklerosierte Grund- und Deckplatten. Rarefizierung und Vergröberung der Wirbelkörpermittelschicht

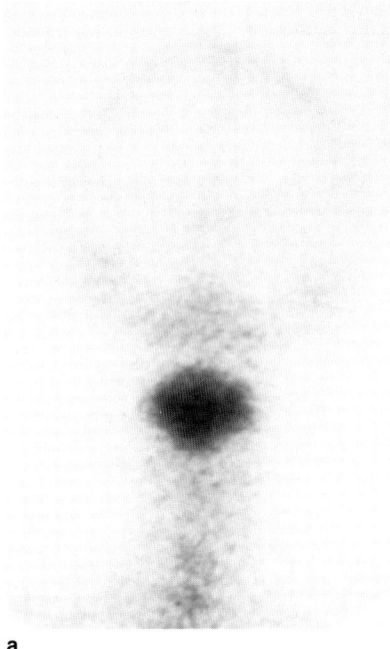
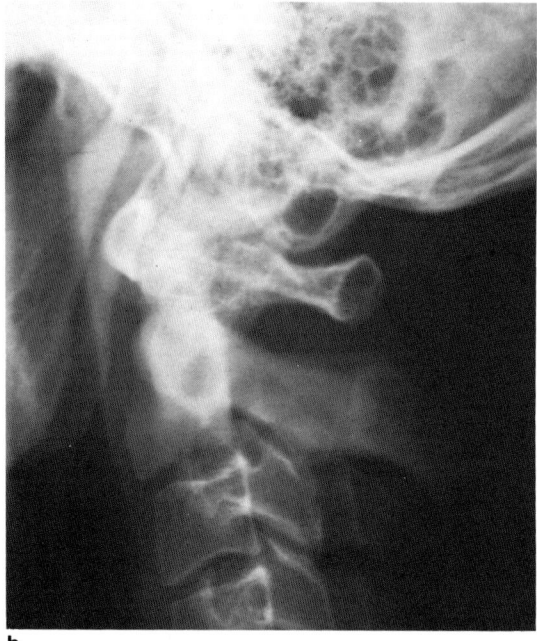
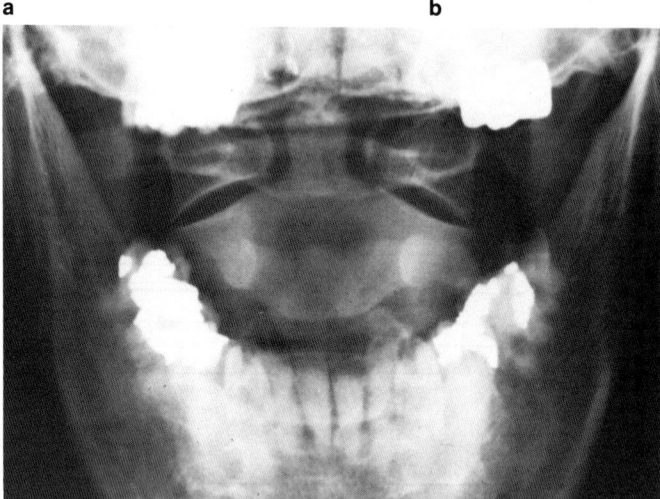

Abb. 14a–c Elfenbeinwirbel
a Skelettszintigramm des Schädels und der HWS in dorsaler Projektion. Umschriebene, erhebliche Aktivitätsanreicherung im 2. HWK
b A.-p. Projektion: homogen eburnisierter 2. Halswirbel unter Einschluß des Dens
c In seitlicher Projektion zeigt sich neben der homogenen Sklerosierung, daß sowohl der Wirbelkörper als auch der Wirbelbogen und die Bogenfortsätze aufgetrieben und deformiert sind

transparente Zwischenschicht liegt. Innerhalb der Zwischenschicht zeigen sich auch hier vergröberte Spongiosabalken (Abb. **12** u. **13**).

Bei dem Elfenbeinwirbel findet sich eine fast homogene Sklerosierung des gesamten Wirbelkörpers. Binnenstrukturen lassen sich kaum noch erkennen. Liegt ein Elfenbeinwirbel vor, zeigen meist die übrigen Paget-Manifestationen bei polyostotischem Befall ebenfalls das Bild der Eburnisation (Abb. **14**). Selten erkranken mehr als zwei oder drei benachbarte Wirbel am Morbus Paget, d. h., es finden sich immer wieder gesunde Wirbel zwischen den erkrankten.

Liegen bereits degenerative Veränderungen an der Wirbelsäule im Sinne von Spondylophyten vor, so können diese in den Paget-Umbau mit einbezogen werden. Die Zwischenwirbelscheiben können ebenfalls vom Morbus Paget betroffen sein, nämlich dann, wenn aufgrund degenerativer Prozesse Knorpelverknöcherungen vorliegen (SCHMORL 1932) (Abb. **15**).

Ein gehäuftes Auftreten des Morbus Paget der Wirbelsäule mit der ankylosierenden Spondylitis soll vorkommen (SINGER 1977).

Neben den oben beschriebenen Veränderungen der Wirbelkörperarchitektur, die meist asymptomatisch ablaufen, sind häufig Formänderungen der Wirbelkörper zu beobachten. Von leichten Abflachungen und der Aufhebung der Konkavität der Wirbelkörpervorderkante bis hin zur konvexen Umformung (Abb. **9**) finden sich alle Grade der Höhenminderung und Verbreiterung in der sagittalen und koronaren Ebene (Abb. **11**). Die extremste Deformierung ist der sog. „Kuchenwirbel".

Dieser ist charakterisiert durch das Auspressen sowohl der Zwischenwirbelscheiben als auch des Wirbelkörpers unter die Längsbänder (UEHLINGER 1979) (Abb. 16).

Die Deformierung der Wirbelkörper führt in Abhängigkeit von ihrem Ausmaß zu Einengungen der Neuroforamina und des Spinalkanals. Dann kann es aufgrund der Knochendeformierungen des befallenen Wirbels zu neurologischen Symptomen kommen, die wiederum von der Lokalisation des befallenen Segmentes abhängen. So sind Nackensteifigkeit und Rückenschmerzen, Sensibilitätsstörungen, Gangunsicherheiten, Blasenstörungen, Impotenz, Areflexie, spastische Paresen und Paralysen bis hin zu para- und tetraplegischen Bildern beschrieben worden (BROWN u. Mitarb. 1971, RAMAMURTHI u. VISNAVATHAN 1957, DIREKZE u. MILNES 1970, FELDMAN u. SEAMAN 1969, SIEGELMAN u. Mitarb. 1968, SCHUMACHER u. Mitarb. 1977, SADAR u. Mitarb. 1972).

Die Kompression des Rückenmarks und der Nervenwurzeln läßt sich mit der Computertomographie am eindrucksvollsten darstellen (HELLER u. Mitarb. 1979, ZLATKIN u. Mitarb. 1986). Selbst wenn eine erhebliche Enge der Neuroforamina und des Spinalkanals durch die deformierten Wirbel vorliegt, muß keine neurologische Symptomatik auftreten (Abb. 17). Mit neurologischen Komplikationen ist bei etwa einem Viertel der Patienten mit Paget-Befall der Wirbelsäule zu rechnen (HELLER u. Mitarb. 1979), während etwa zwei Drittel der Patienten unter Rückenschmerzen leiden (ZLATKIN u. Mitarb. 1986).

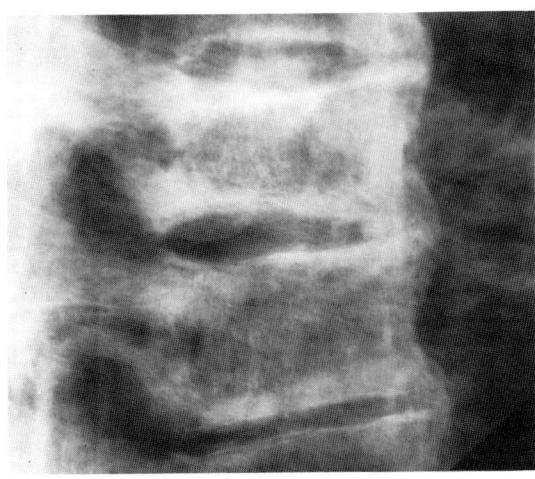

Abb. **15** Seitliche Ausschnittsaufnahme der BWS. Morbus Paget bei hypertrophischer Ossifikation der Längsbänder. Die Wirbelkörper imponieren als „rugger-jersey". Die sklerosierten Längsbänder sind in den Paget-Umbauprozeß einbezogen. Sklerosierte, vermutlich in den Paget-Prozeß einbezogene Zwischenwirbelscheibe

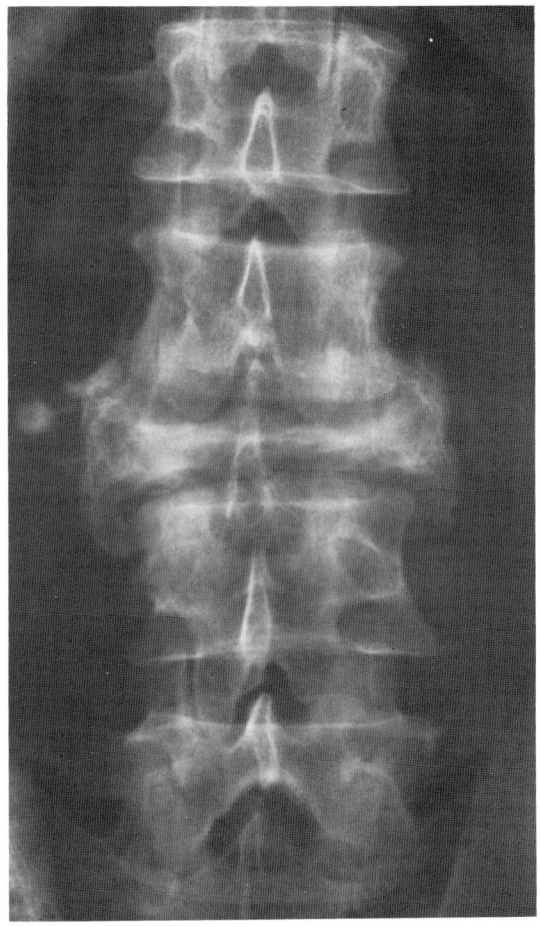

Abb. **16** „Kuchenwirbel". Der 3. Lendenwirbel ist fast vollständig zusammengesintert, wobei die Knochenmasse unter den Längsbändern herausgepreßt wurde. Erhebliche Einengung des Spinalkanals

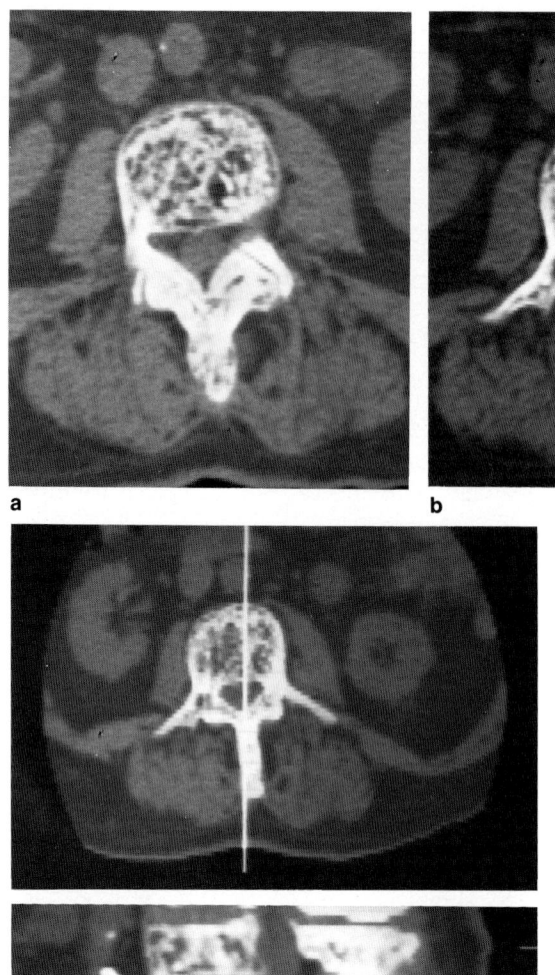

Abb. 17a–c
Computertomographie des 3. Lendenwirbels
a u. **b** Transversalschichten durch den 3. Lendenwirbel. Wirbelkörper, Wirbelbogen, Querfortsätze und Dornfortsätze sind vom Morbus Paget betroffen. Erhebliche Vergröberung der spongiösen Strukturen. Deformierung aller Wirbelanteile. Asymmetrie des Spinalkanals
c Sekundäre sagittale Bildrekonstruktion. Die Abflachung des Wirbelkörpers und die Deformierung der Bogenanteile führen zur Einengung des Spinalkanals

Becken

Rechnet man das Kreuzbein aufgrund seiner anatomischen Topographie zum Becken, so ist diese Körperregion mit Abstand am häufigsten befallen (Abb. **18** u. **23**). Nach SCHMORL (1932) ist mit Paget-Manifestationen am Becken in 78% zu rechnen, nach RANNINGER (1973) in 59% und nach GUYER (1981) in 76%. Die Lokalisation am Becken bzw. im Kreuzbein stützt die These, daß bevorzugt mechanisch und statisch stärker belastete Skelettregionen betroffen sind. Dabei dient vor allem das Kreuzbein als eine Art Schlußstein im hinteren Beckenring der Lastübertragung des Rumpfes auf die unteren Extremitäten, Sakroiliakalgelenke und Hüftgelenke. Die statische Belastung des Körperstammes wird in den Hüften in eine funktionell dynamische umgesetzt.
Am Becken finden sich die unterschiedlichsten Manifestationen, d. h., einzelne Knochen können erkranken, also Sitz-, Scham- oder Darmbein; eine Beckenhälfte kann befallen sein oder auch das gesamte Beckenringskelett. Oft werden die durch Gelenke vorgegebenen Grenzen respektiert, d. h., die Sakroiliakalgelenke und die Hüftgelenke stellen eine natürliche Ausbreitungsbarriere dar.
POLGAR (1933) beschrieb als Frühsymptom der Ostitis deformans eine Osteosklerose der Beckenknochen im Bereich der Linea terminalis als Ausdruck der pagetoiden Umwandlung im Bereich und der Richtung der stärksten Belastung bzw. Druckübertragung. MARSHALL u. LING beschrieben das gleiche Phänomen 1963 als neues Zeichen, das sie „brim sign" nannten (Abb. **19**). In 85% ihrer Fälle mit generalisiertem Befall des Beckens konnte diese Verdickung der Linea terminalis nachgewiesen werden. Somit ist dieser Befund von erheblicher differentialdiagnostischer Bedeutung gegenüber anderen osteosklerotischen Erkrankungen des Beckens wie z. B. der Metastasierung bei einem Prostatakarzinom.

Die Verdickung der Sitz- und Schambeinäste mit gleichzeitiger Vergröberung der jeweiligen Knochenstruktur ist ebenfalls typisches Zeichen eines Morbus Paget (SINGER 1977). Ist der Verlauf pro-

Ostitis deformans Paget 557

Abb. 18a u. b.
Isolierter Befall des Kreuzbeines
a Im Röntgenbild strähnige Zeichnung der rarefizierten Knochenstrukturen.
b Computertomographie des Kreuzbeins. Osteolyseähnliche Areale zwischen den Neuroforamina bei stark rarefizierter Knochenstruktur. Der Morbus Paget wird beidseits durch die Sakroiliakalgelenke begrenzt. Verknöcherung der vorderen sakroiliakalen Kapsel links

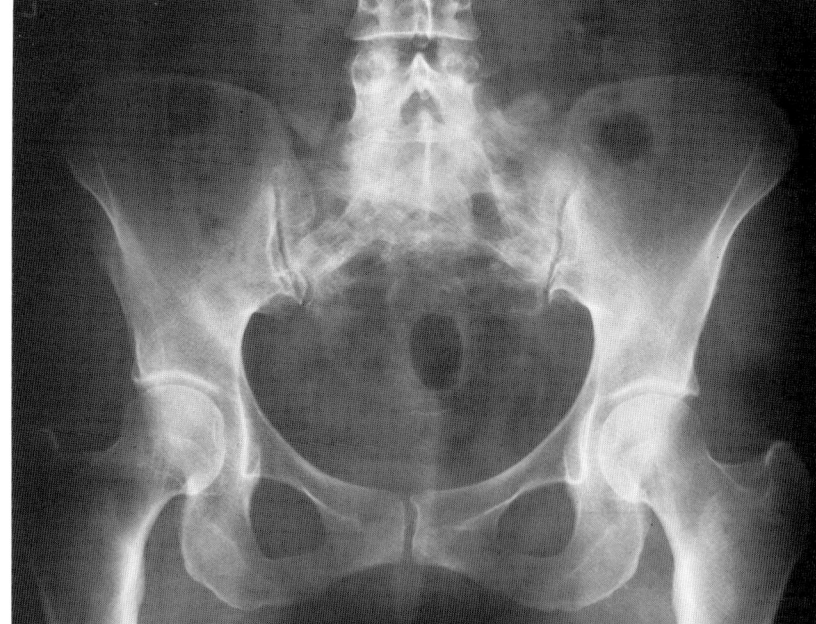

a

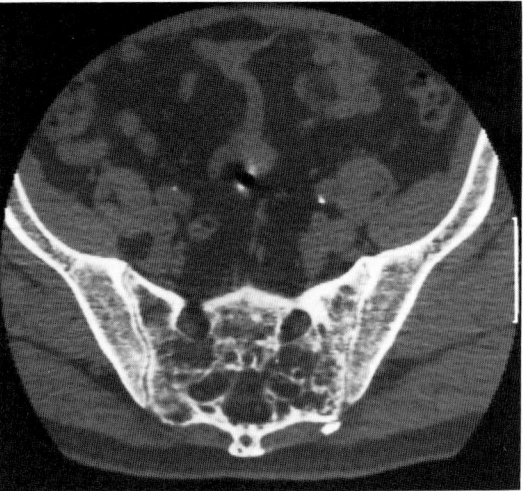

b

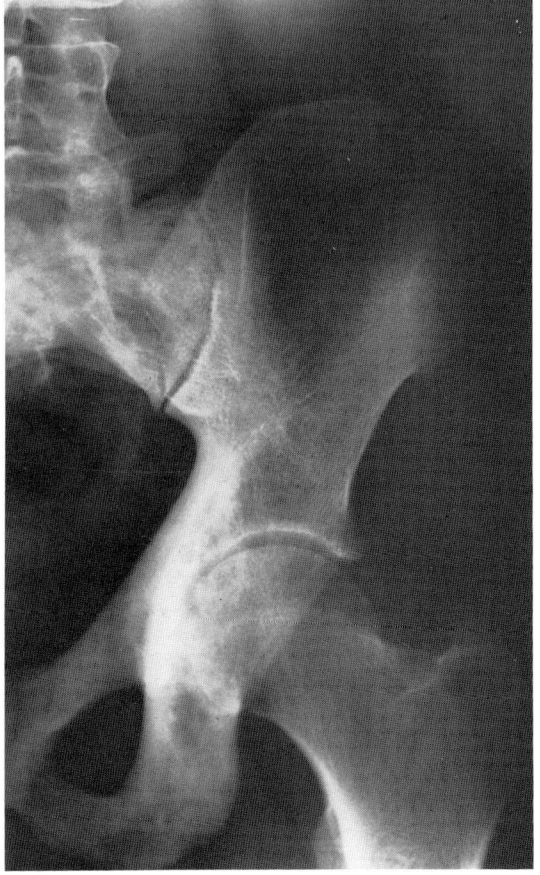

Abb. 19 Charakteristische Sklerose im Bereich der Linea terminalis „brim sign". Gleichzeitige Auftreibung des Sitz- und Schambeines (Aufnahme: Prof. Dr. *Uehlinger*)

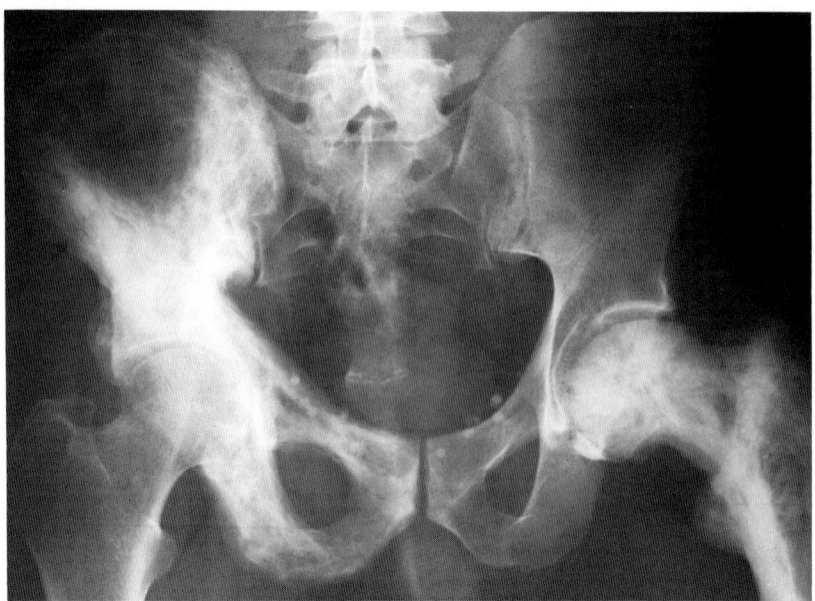

Abb. 20
Morbus Paget der rechten Hemipelvis und des linken Femurs. Die rechte Hemipelvis ist erheblich aufgetrieben und deformiert. Verschmälerung des rechten Hüftgelenksspaltes mit Betonung des medialen Anteiles als Ausdruck der sekundären Hüftgelenksprotrusion und Paget-Koxopathie. Der Gelenkspalt der linken Hüfte ist nicht verschmälert. Varisierung des Kollodiaphysenwinkels

gredient, so findet sich der charakteristische Paget-Knochenumbau, also Aufblätterungen der Kortikalis, Verdickungen und Verplumpungen der trabekulären Strukturen, zwischen osteoporotischen und osteosklerotischen Arealen. In Abhängigkeit vom Ausmaß der Erkrankung formt sich das Becken um, d. h., es kann sich ein deformiertes Halbbecken finden, oder die Deformierung kann eine Kartenherzform bewirken, falls das gesamte Beckenskelett erkrankt ist (Abb. **20–22**).
Das Kreuzbein zeigt in seitlicher Ansicht eine charakteristische rechtwinklige Abknickung, die durch die ventrale Bandfixierung bedingt ist (UEHLINGER 1979) (Abb. **23**).
Der häufige Befall des Beckens und der nicht seltene Befall der Femora machen eine Hüftgelenksarthropathie wahrscheinlich. Diese zeigt Symptome wie die Koxarthrose. Im Gegensatz zur Koxarthrose imponiert jedoch der röntgenologische Gelenkspalt konzentrisch verschmälert mit Betonung der medialen Anteile (Abb. **21, 24** u. **26b**), während bei der Koxarthrose überwiegend der kraniale Gelenkspaltbereich betroffen wird. Ist das Azetabulum befallen, so kann sich eine sekun-

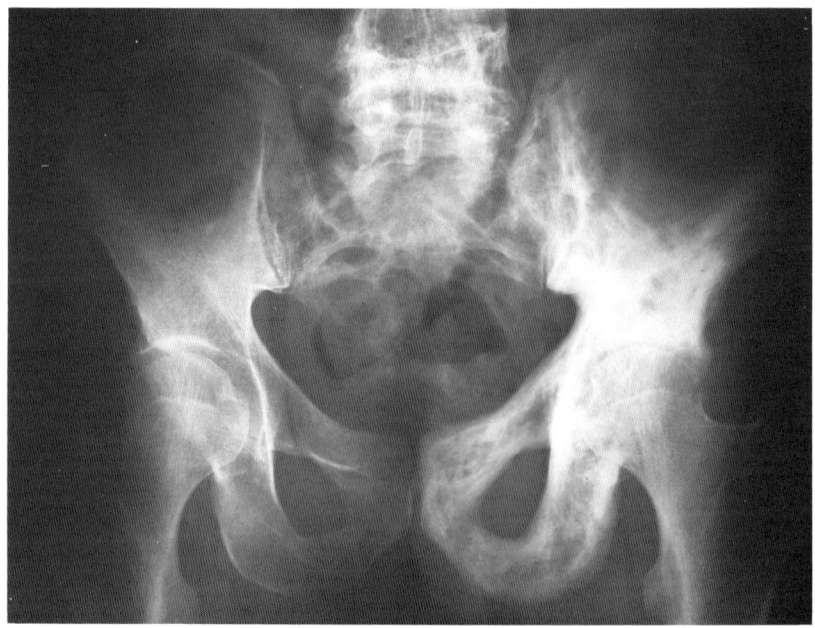

Abb. 21
Morbus Paget der linken Hemipelvis, des Kreuzbeines und des 4. und 5. Lendenwirbels. Alle betroffenen Skelettabschnitte zeigen Vergröberungen und Sklerosierungen der Spongiosa und Kortikalis. Unterschiedlich ausgeprägte Deformierungen. Sekundäre Protrusio acetabuli links bei konzentrischer Verschmälerung des Gelenkspaltes als Ausdruck der Paget-Koxopathie

Abb. 22
Morbus Paget des gesamten knöchernen Beckens und des rechten Femurs. Aufgrund der „Erweichung" des Knochens hat sich eine Kartenherzform ausgebildet. Beidseitige Paget-Koxopathie. Die sekundäre Hüftgelenksprotrusion ist bei gesundem Femur links ausgeprägter als bei erkranktem Femur rechts

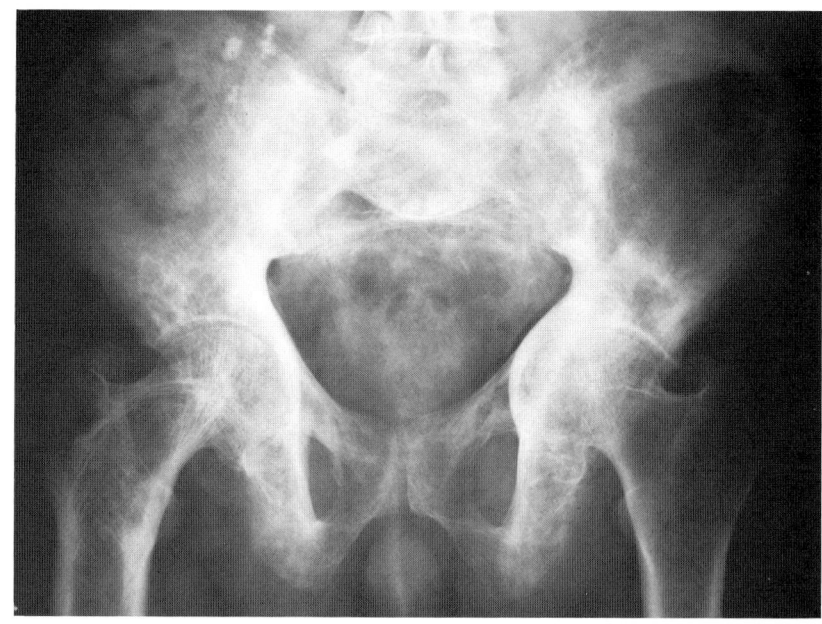

däre Protrusion ausbilden (Abb. **20–22, 26a** u. **27b**). Dies scheint insbesondere dann der Fall zu sein, wenn das Femur nicht erkrankt, also nicht stabilitätsgemindert ist und so das „weiche" Pagetbefallene Azetabulum nach zentral in das Beckeninnere „drückt" (HELLER u. DIHLMANN 1983) (Abb. **22** u. **26a**).
Im Gegensatz zu den Untersuchungen von GUYER u. DEWBURY (1978), GOLDMAN u. Mitarb. (1977), GRAHAM u. HARRIS (1971), LEQUESNE u. Mitarb. (1975), die sich alle auf konventionelle Röntgenuntersuchungen bzw. die Hüftgelenksarthrographie stützen, fanden HELLER u. DIHLMANN (1983) in einer computertomographischen Studie eine deutlich erhöhte Prävalenz der Protrusio acetabuli (60,4%), der Koinzidenz zwischen Paget-bedingten Gelenkveränderungen und Arthrosen (69,8%) und auch Gelenkspaltverschmälerungen selbst dann, wenn nur der Femurkopf erkrankt war (Abb. **26b**).
Auch wenn die Paget-Manifestationen an der Hüfte asymptomatisch sind, sollte von einer Paget-Koxopathie gesprochen werden, sobald einer der artikulierenden Knochen befallen ist.

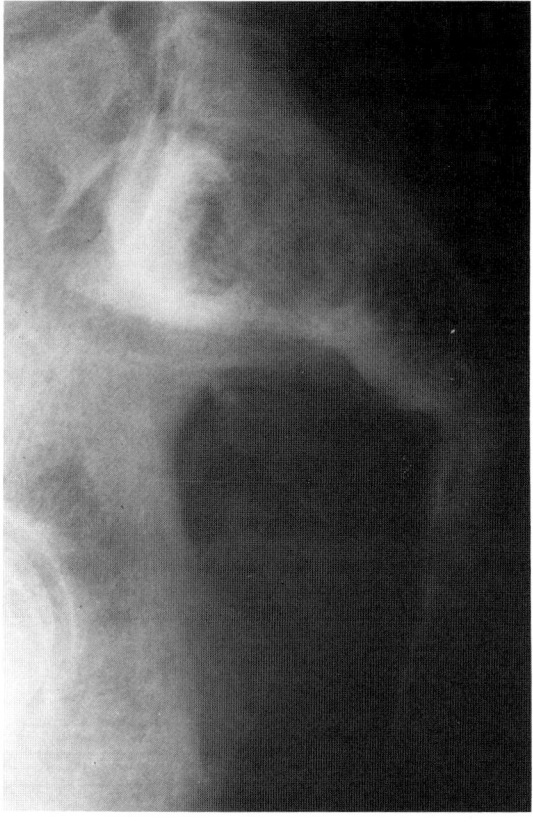

Abb. **23** Seitliche Darstellung eines Morbus Paget des Kreuzbeines. Aufgrund der Bandfixierung ist es zu der charakteristischen rechtwinkligen Abknickung gekommen

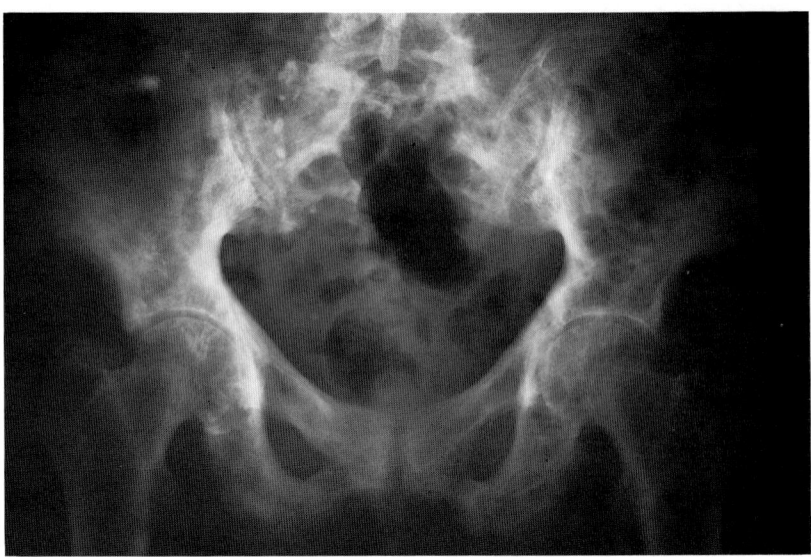

Abb. 24
Morbus Paget des gesamten Beckenringes. Wenig ausgeprägte sekundäre Protrusion beidseits. Konzentrische Verschmälerung der Gelenkspalte beidseits als Zeichen der Paget-Koxopathie

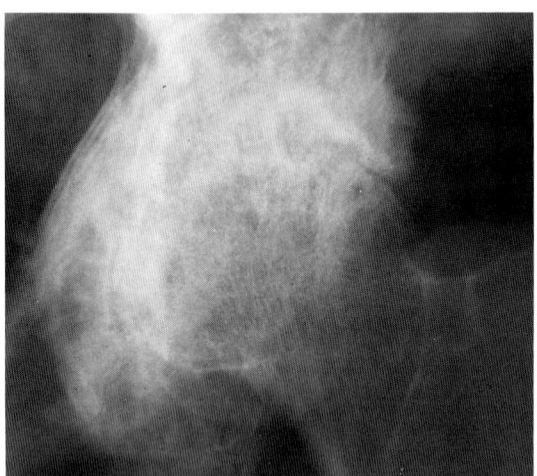

Abb. 25 Schwere Paget-Koxopathie links. Der Gelenkspalt ist völlig aufgebraucht. Schwerste degenerative Veränderungen des Femurkopfes, der nicht vom Morbus Paget betroffen ist

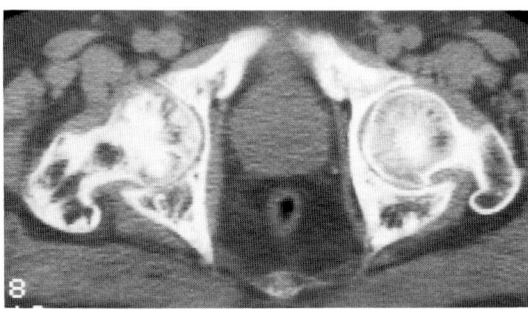

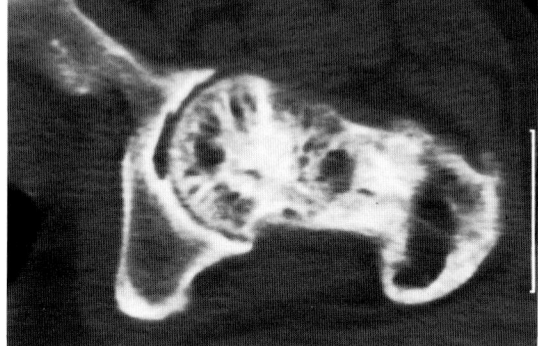

Abb. 26 a u. b
Computertomogramm der Paget-Koxopathie
a Morbus Paget des Beckenskeletts und des rechten Femurs. Beidseits erhebliche konzentrische Verschmälerung des Hüftgelenkes. Links ist die Protrusio acetabuli etwas ausgeprägter als rechts bei gesundem Femurkopf
b Paget-Koxopathie des linken Hüftgelenkes. Erkrankung des Femurs. Die Hüftgelenkspfanne zeigt keine Manifestation des Morbus Paget. Konzentrische Verschmälerung des Hüftgelenkspaltes. Degenerative Veränderungen der Hüftgelenkspfanne

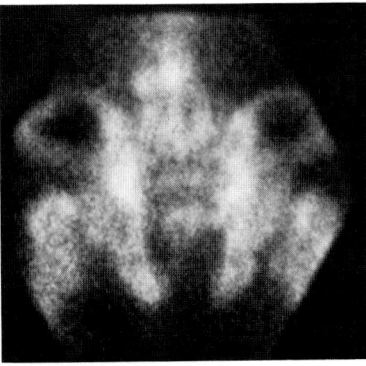 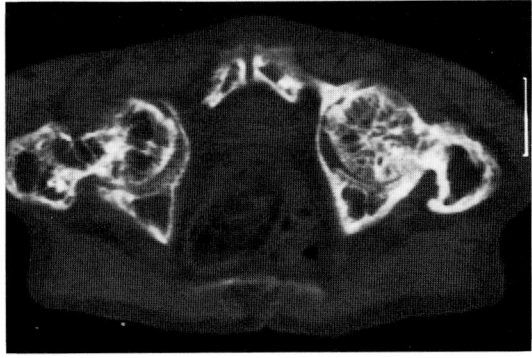

Abb. 27a u. b Paget-Koxopathie
a Skelettszintigramm in dorsaler Ansicht. Alle dargestellten Skelettanteile (LWS, Becken, beide Femora) zeigen eine stark vermehrte Aktivitätsanreicherung bei gleichzeitiger Photopenie in beiden Darmbeinschaufeln als Ausdruck großer lakunärer Defekte
b Computertomogramm. Morbus Paget des gesamten Beckenskeletts und beider Femora. Schwere Paget-Koxopathie beidseits mit ausgeprägter sekundärer Hüftgelenksprotrusion. Groblakunäre Knochendefekte mit erosiven Veränderungen rechts im Bereich des chondroossalen Überganges. Links ist die Fovea capitis femoris im Rahmen der Umformung prominent geworden

Extremitäten

Nach SCHMORL (1932) ist mit der Erkrankung des Femur in 46%, der Tibia in 8% und des Humerus in 4% der Fälle zu rechnen. Die Untersuchungen von COLLINS (1956) berichten von Paget-Erkrankungen des Femurs in 35%, der Fibula in 2%. GUYERS (1981) klinisch-radiologische Auswertung weist einen Befall der Femora in durchschnittlich 27% nach. In seiner Studie ist keine Manifestation an der Tibia oder den Knochen der oberen Extremitäten vermerkt. In einer eigenen Untersuchungsreihe (HELLER u. RINGE 1979) fanden sich bei 71 Patienten 18mal ein Befall der Tibia, 13mal des Femurs, 6mal des Humerus, 3mal des Radius, 3mal der Ulna und 1mal der Fibula.

Die Diskrepanz der Zahlen zwischen den Auswertungen von Autopsiebefunden und klinisch-radiologischen Befunden dürfte bei letzteren Untersuchungen Ausdruck der klinischen Symptomatik beim Befall der Extremitätenknochen sein. Dies bedeutet, daß offenbar Manifestationen an den Extremitätenknochen Symptome verursachen, die dann Anlaß zur weiterführenden klinischen Diagnostik sind. Andererseits umfaßt die Untersuchung von GUYER (1981) nur Aufnahmen des Beckens, der proximalen Femora und der Lendenwirbelsäule, während sich die eigene Untersuchung auf szintigraphische und röntgenologische Ganzkörperuntersuchungen stützt.

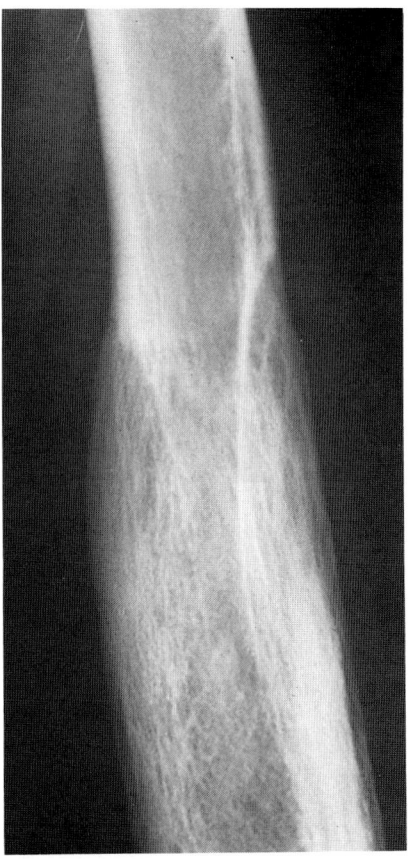

Abb. 28 Morbus Paget des distalen Humerus. Ausschnittsbild. Übergang vom gesunden proximalen Humerusschaft in die Paget-Manifestation. Stark aufgeblätterte, spongiosierte Kompakta. Verdichtetes, sklerosiertes Periost. Einengung des Markraumes. Deformierung im Sinne der Dickenzunahme des Schaftes

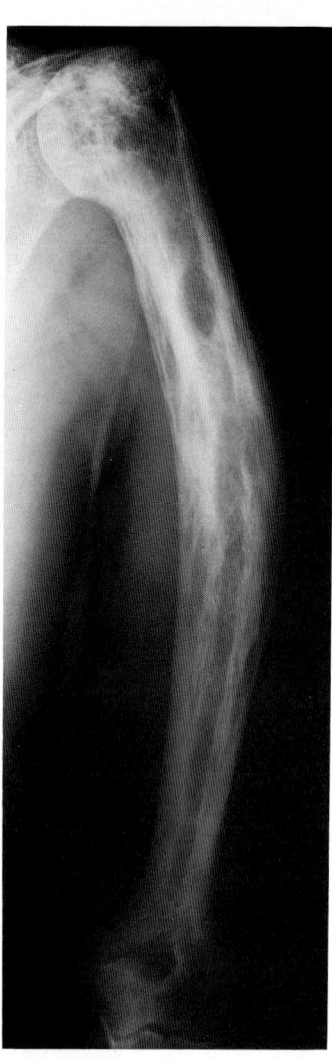

Abb. **29** Morbus Paget des Humerus. Die Aufnahme wurde in Außenrotation angefertigt. Starke Verbiegung des Humerusschaftes. Aufblätterung und Verbreiterung der Kompakta mit Einengung des Markraumes. Vereinzelte, lanzettförmige osteolytische Areale

Bei den großen Knochen der Extremitäten handelt es sich ausschließlich um Röhrenknochen. Auch hier finden sich zunächst Veränderungen der Knochenarchitektur (Abb. 28), bis das typische Bild der Knochenverbiegung zustande gekommen ist (Abb. 29). Die Erkrankung beginnt in der Regel metaphysär (DICKSON u. Mitarb. 1945).
Die Veränderungen der Knochenarchitektur können initial auch osteolytisch sein, typischerweise eine V-Form aufweisend, wobei die Spitze nach distal zeigt (Abb. 30). Dieser osteolytische Defekt

Abb. **30 a–c**
Verlauf einer V-förmigen Osteolyse in der Tibia
a V-förmige Osteolyse der proximalen Tibia. Die Spitze ist nach diaphysär ausgerichtet. Periostabhebung
b 5 Jahre später: Der Befund hat sich weiter nach diaphysär ausgedehnt. Fast der gesamte Tibiakopf ist nun einbezogen und deformiert. Die Knochenstruktur hat sich zunehmend vergröbert. Das laterale Tibiaplateau ist involviert
c Wiederum 3 Jahre später: Der Befund ist weiterhin progredient hinsichtlich der diaphysären, V-förmigen Osteolyse und einer zunehmenden Sklerosierung ihrer Binnenstruktur. Ebenso zunehmend ist das laterale Tibiaplateau betroffen
▼

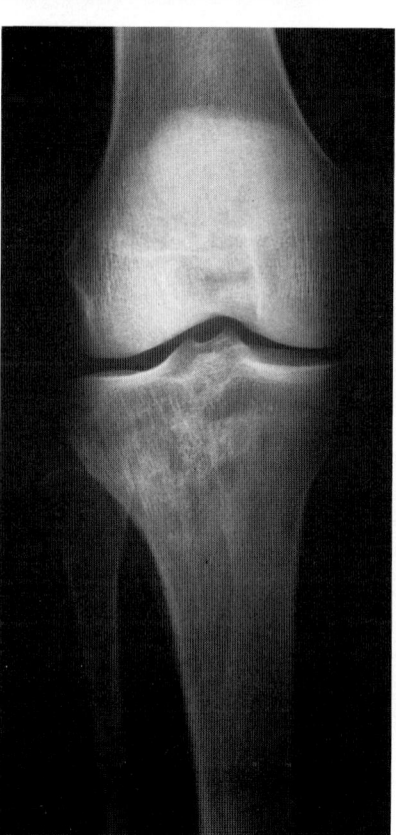
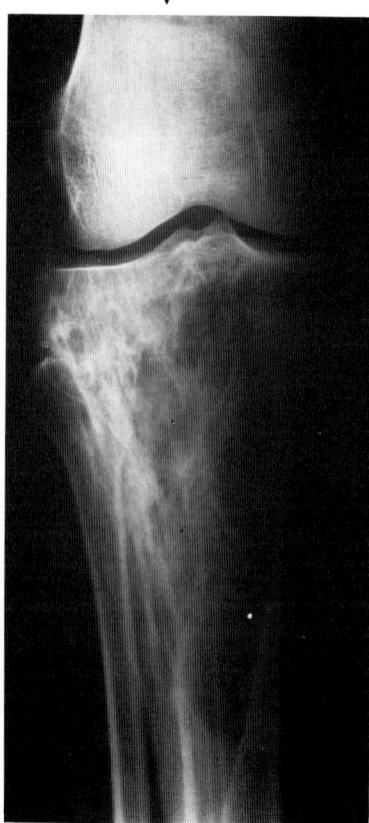
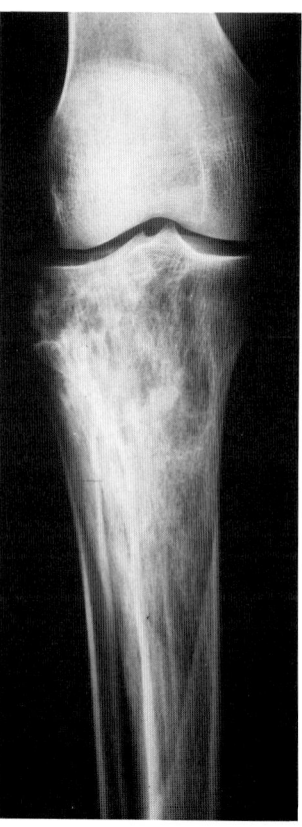

Abb. 31 M. Paget der linken Tibia
a Skelettszintigramm: Stark erhöhte Tracerakkumulation im proximalen Drittel der Tibia
b Computertomogramm in Höhe des Fibulaköpfchens: Kortikale Sklerosierung. Stark vergröberte Spongiosa. Noduläre Sklerosen
c u. d Axiales und sagittales T1-gewichtetes MR-Tomogramm (Spinecho-Mode): Fleckiger Signalverlust des Knochenmarks durch vermehrte Sklerosierungen der Spongiosa und Kortikalis. Ansatz des hinteren Kreuzbandes im Bereich der ausgeprägtesten Sklerosierung (Signalverlust)

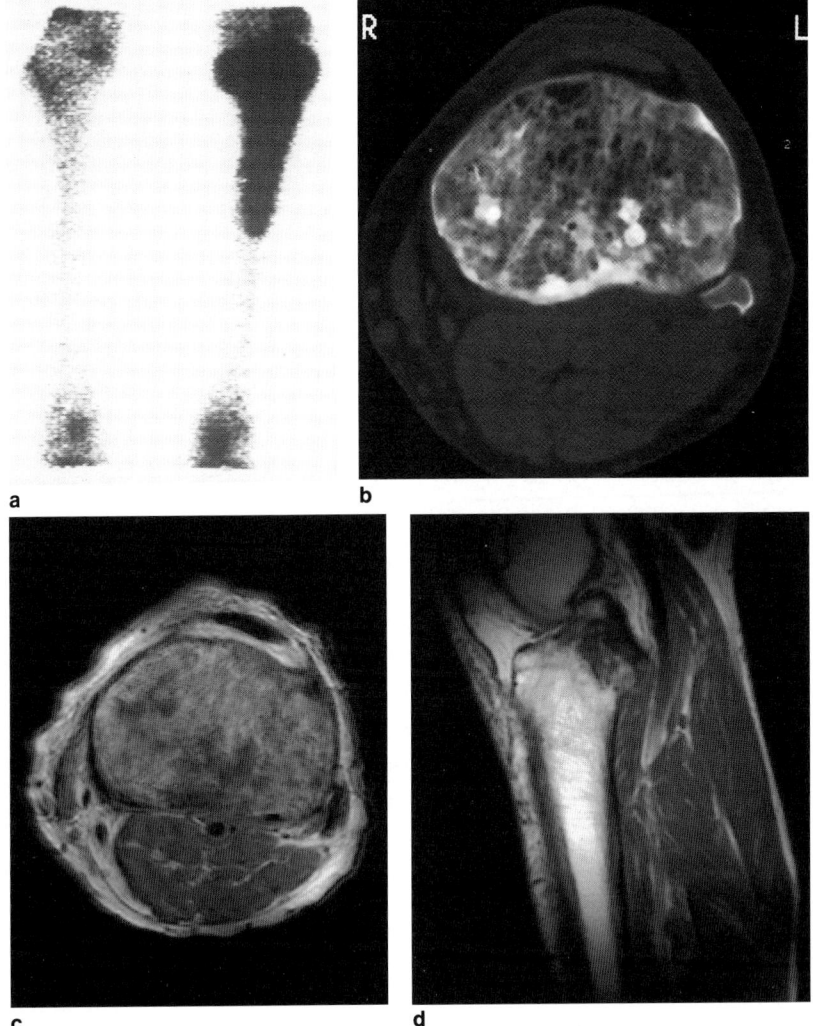

tritt überwiegend bei jüngeren Patienten im Bereich der medioanterioren Schaftmitte auf (BOWERMAN u. Mitarb. 1975, BRAILSFORD 1938, SEAMAN 1951).
In der Folge finden sich die typischen Aufblätterungen und Verdickungen der Kortikalis (Kompakta). Die Grenze zwischen Kompakta und Spongiosa ist verwischt; der Markraum erscheint eingeengt (Abb. **28, 29** u. **31**). Kommt es zur Auftreibung und Deformierung des gesamten Knochens, so ist die konkavseitige Kompakta erheblich deutlicher verdickt als die konvexseitige (Abb. **31–33a**). Innerhalb der Kompakta können sich, vergleichbar den hyperostotischen Veränderungen an der Schädelkalotte, perlartige Skleroseherde nachweisen lassen. Die Verdickung und die Verplumpung der Knochenform sind auch Folgen einer periostalen Reaktion bei floridem Umbau der Kompakta (Abb. **28**). SCHMORL (1932) sah bei seinen histologischen Untersuchungen in allen Fällen diese periostale Beteiligung als Neubildung der äußeren Generallamellen bzw. als Bindegewebsknochen und osteophytäre Wucherungen an. Röntgenmorphologisch ergibt sich daraus das Bild einer schalenartigen, streifigen periostalen Apposition (CHAKRAVOSTY 1978) oder radiärer, scharf gegen die Kompakta abgesetzter Strukturen innerhalb der periostalen Neubildung (WINDHOLZ 1932). Die zunehmende Auftreibung und der Verlust der idealen Röhrenform mindern die statische und funktionelle Belastbarkeit des Knochens. Die neugebildeten trabekulären Strukturen, im Bereich der Femurkopf-Schenkelhals-Region Trajektorien imitierend, sind nicht in der Lage, dem Knochen eine ausreichende Festigkeit zu geben. Der Knochen verformt sich. Es entsteht das Bild des Hirtenstabes, der Auswärtsbiegung im Bereich des Oberschenkels und Schenkelhalses (Abb. **32** u. **35**) und der Säbelform der Tibia, d. h. ihre Verbiegung nach vorn (Abb. **33a**). Die Deformierung von Unterschenkel und Unterarm wird außerdem durch die konstante reguläre Form der meist nicht gleichzeitig erkrankten Fibula bzw. Ulna (Abb. **34**) bestimmt.

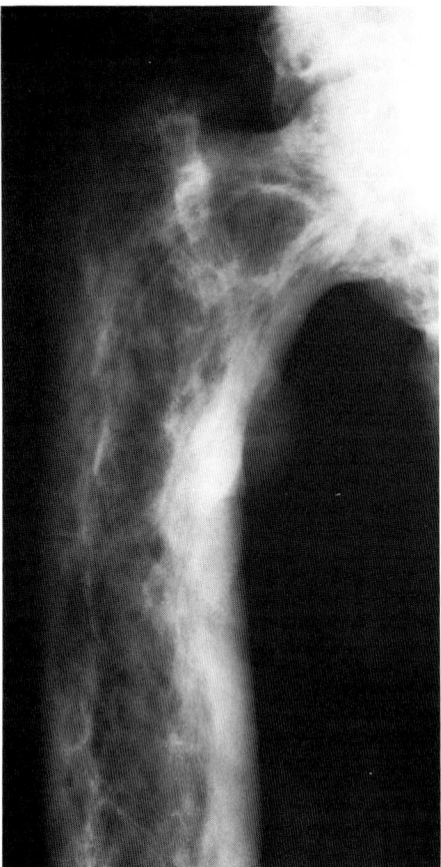
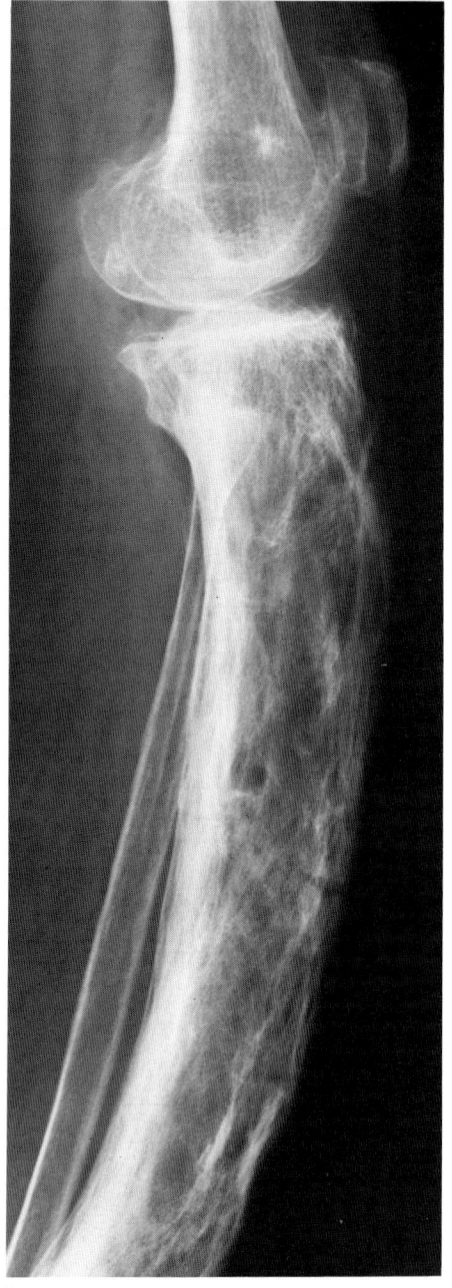

Abb. 32 Morbus Paget des Femurs: Varisierung des Kollodiaphysenwinkels zur Hirtenstabform. Vergröberte Trajektorien der Schenkelhalsregion. Die Kortikalis der Konkavseite ist dichter und breiter im Vergleich zur Konvexseite. Infraktionen der Kompakta der Konvexseite durch vermehrte Biegebeanspruchung

Abb. 33a–e Morbus Paget der Tibia
a Seitliche Sicht der Tibia. Betonte Verbiegung nach ventral hin zur Säbelscheidentibia. Verdickung und Aufblätterung der Kompakta. Die Kompakta der Konkavseite ist dichter und breiter als die spongiosierte Kompakta der ventralen Konvexseite. Infraktionen aufgrund der Biegebeanspruchung der ventralen Tibia. Erhebliche degenerative Veränderungen am Kniegelenk

a

Auf der Konvexseite des Krümmungsscheitels des deformierten Knochens lassen sich in einigen Fällen den Looserschen Umbauzonen ähnliche, quer verlaufende Aufhellungslinien erkennen. Es handelt sich dabei um Knochenfissuren bzw. Infraktionen, die aus der hohen Biegebelastung abzuleiten sind. Diese können singulär oder multipel auftreten (Abb. 32, 33a u. 35).
Der Paget-befallene Knochen ist nicht nur in seiner Stabilität gemindert, sondern neigt auch zu einer vermehrten Brüchigkeit. Sowohl Bagatelltraumen als auch konstante oder sich regelmäßig wiederholende Belastungsmomente bedingen meist quer verlaufende, splitterfreie Frakturen mit seitlicher Dislokation der Fragmente (BEYER u. PAUL 1972) (Abb. 36).
Der Befall der Knochen des Hand- und Fußskelettes ist selten und kommt überlicherweise nur im Rahmen der polyostotischen Manifestation vor. Die jeweils betroffenen Phalangen oder Metakarpalknochen zeigen die Aufblätterung der Kompakta mit einer Auftreibung des Knochens. Der gesamte Knochen wirkt spongiosiert (Abb. 37 u. 38).

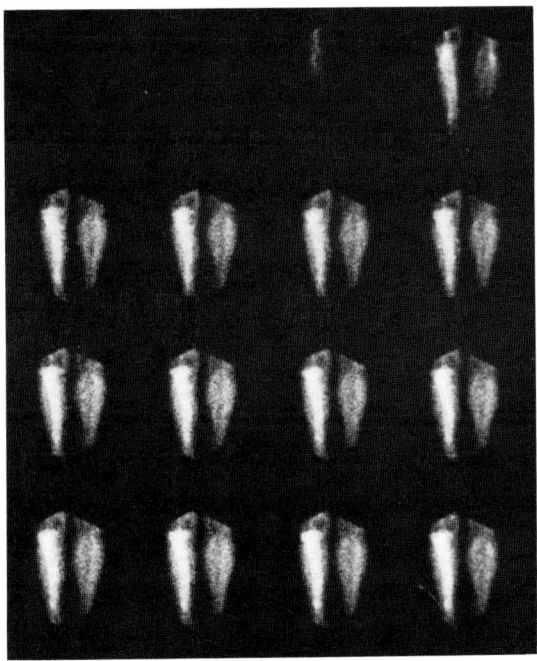

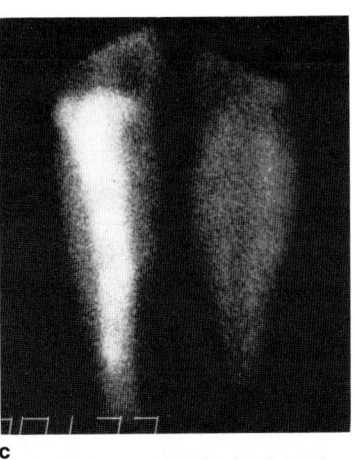

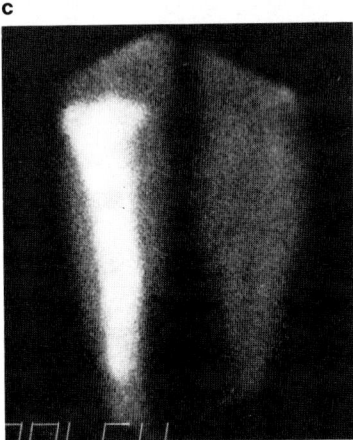

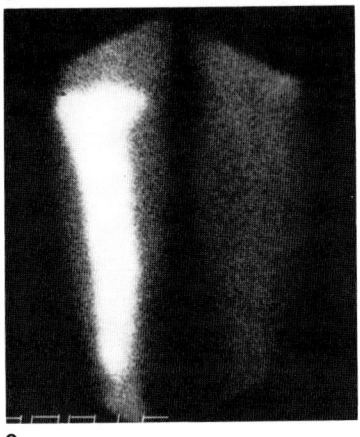

Abb. 33 b–e Dynamische Szintigraphie. Die Aufnahmesequenz der Frühphase zeigt bereits nach 30 Sek. eine stark vermehrte Aktivitätsanreicherung der rechten Tibia als Ausdruck der Hypervaskularisation. Auf den statischen Aufnahmen nach 5, 11 und 41 Min. progrediente Zunahme der Aktivitätseinlagerung bei stark beschleunigtem Knochenumbau

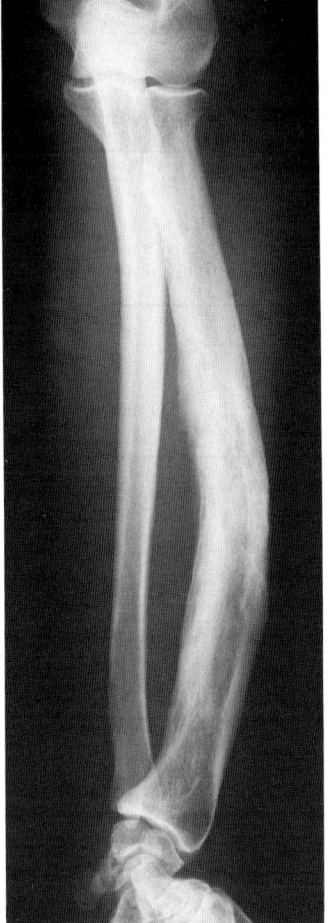

Abb. 34 Morbus Paget des Radius. Erhebliche Verbiegung, die unter anderem durch die Länge der nicht befallenen Ulna bestimmt wird

Gelenkveränderungen

In dem Absatz, der die Manifestationen am Becken beschreibt, wurde bereits auf die Paget-Koxopathie eingegangen, die sicherlich zu den gravierendsten Gelenkveränderungen im Rahmen der Ostitis deformans Paget gehört. Es erscheint jedoch gerechtfertigt, die Paget-Arthropathie noch einmal näher zu betrachten.
Jeder Paget-Umbau versetzt den betroffenen Umbaubezirk in einen Zustand verminderter stati-

Abb. 35

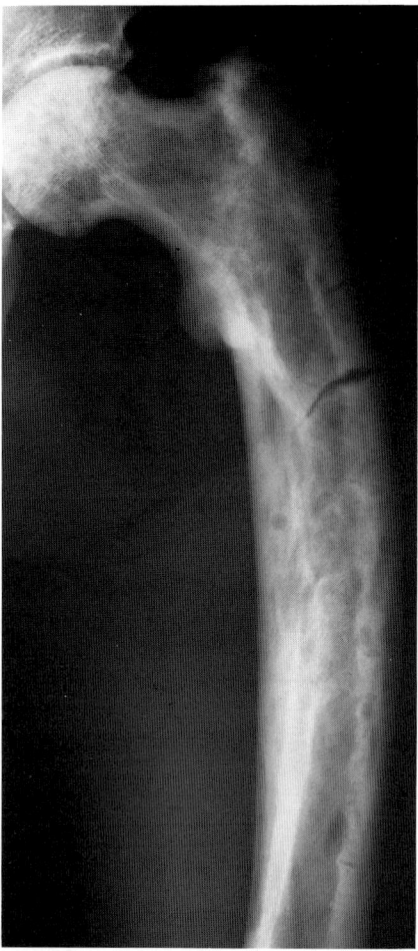

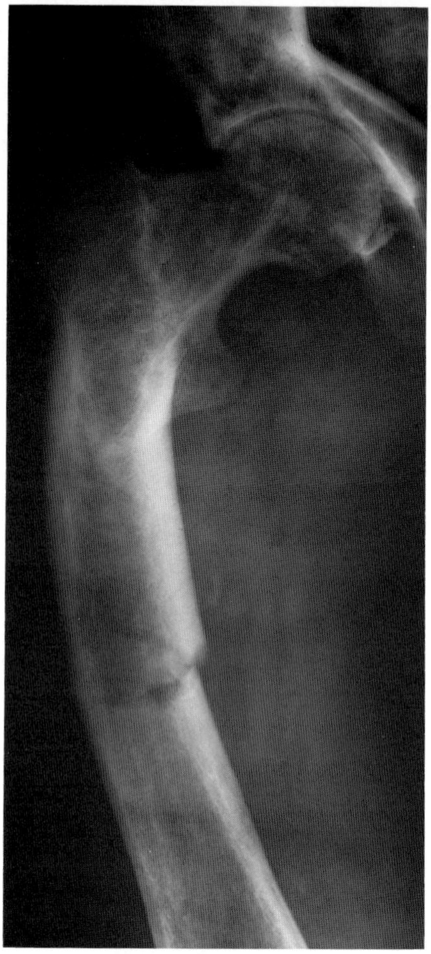

Abb. 36 Morbus Paget des Femurs. Starke Hirtenstabdeformierung. Typische, splitterfreie Fraktur mit Dislocatio ad latus

Abb. 35 Morbus Paget des Femurs. Neben zahlreichen kleineren Infraktionen in der konvexseitigen Kompakta zeigt sich eine tiefe Infraktion im proximalen Schaft bei ausgeprägter Hirtenstabdeformierung

scher Leistungsfähigkeit. Handelt es sich um die subchondrale Knochengrenzlamelle eines Gelenkkörpers, der hoher statischer Beanspruchung unterliegt, so kann es während des Paget-Umbaus zur Deformierung des gelenkbildenden Knochens kommen (WEISS 1960). Der Knochenumbau bis unter den Gelenkknorpel, die Änderung der statischen Verhältnisse bedingen dann eine Chondropathie, welche letztlich zum Bild der Arthropathie

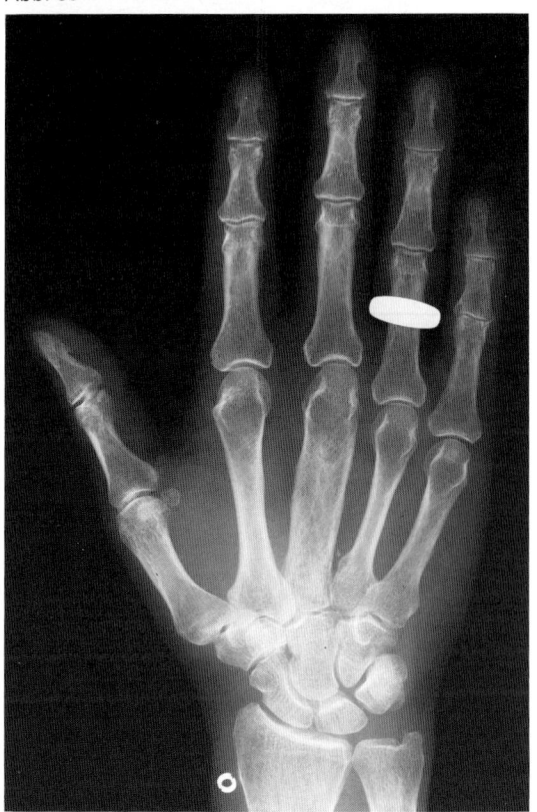

Abb. 37 Morbus Paget des Os metacarpale III. Kolbenförmige Verplumpung des Os metacarpale. Vergröberung der Spongiosaarchitektur

Abb. 38 a–c Morbus Paget der proximalen Phalanx von D III rechts und links
a Skelettszintigramm. Stark vermehrte Aktivitätsanreicherung in den proximalen Phalangen beider III. Finger
b u. c Auftreibung und Deformierung der proximalen Phalangen von D III beidseits. Völlige Spongiosierung der Kompakta. Röntgenmorphologisch suspekte proximale Phalanx DV rechts ohne szintigraphisches Korrelat

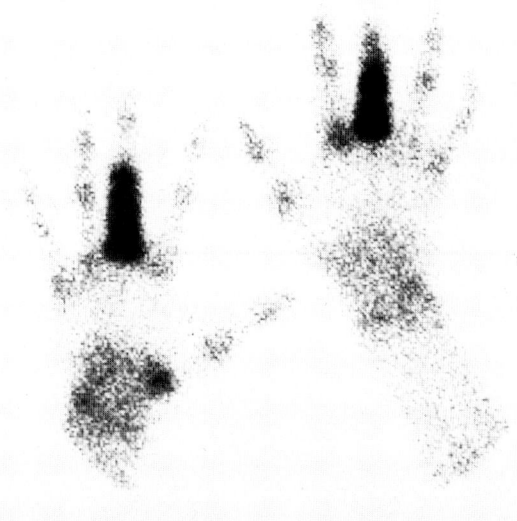

a

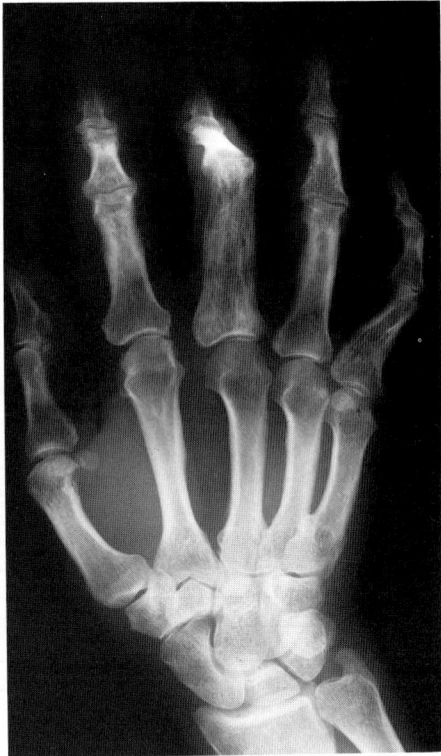

b c

führt (Abb. **44**). Dies zeigt sich röntgenologisch dann als Gelenkspaltverschmälerung. Daraus folgt, daß die Gelenkveränderungen in der Folge des Morbus Paget primär ossale Veränderungen sind und nicht vom Knorpel ausgehen (WEISS 1960). Sind beide Gelenkteile vom Paget-Umbau betroffen, so führt eine Pannusbildung zum Abbau des Gelenkknorpels von der Oberfläche her bei gleichzeitiger enchondraler Ossifikation. So kann endlich eine völlige Ankylosierung der Gelenke zustande kommen, wie sie u. a. bei den Sakroiliakalgelenken beobachtet werden kann (WEISS 1960). Somit ist die Paget-Arthropathie eine eigenständige, von den übrigen bekannten Arthropathien abzugrenzende, folgenreiche Komplikation der Krankheit.

Übrige Lokalisationen

Manifestationen an der Skapula (Abb. **39**), der Klavikula (Abb. **40**), der Patella und den Rippen sind selten. SCHMORL (1932) fand in 23% seiner Fälle Manifestationen am Brustbein. Die natürliche Form und Funktion dieser Knochen bedingen die strukturelle Umwandlung bei der Paget-Erkrankung. Zu erwarten sind also die vermehrte Sklerosierung, die Spongiosierung der Kortikalis und die durch die jeweilige Funktion vorgegebene Umgestaltung der Knochenform.

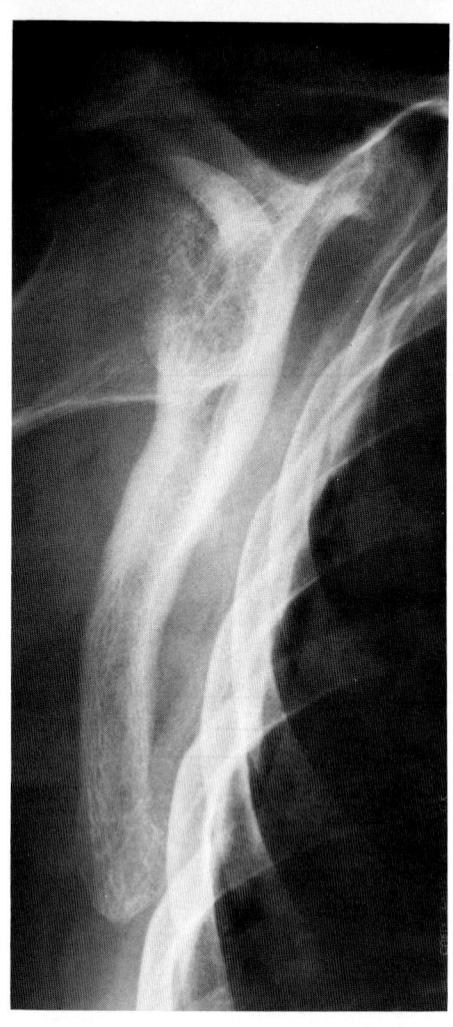

◀ Abb. **39** Morbus Paget der Skapula. Die gesamte Skapula weist eine verbreiterte, partiell spongiosierte Kompakta auf. Die Skapula ist insgesamt aufgetrieben

Abb. **40 a–d** Morbus Paget der Klavikula in vier unterschiedlichen Projektionen. Im Vordergrund stehen die Sklerosierung und Auftreibung des Schlüsselbeines. Wellige Konturierung der lateralen Unterkante der Klavikula im Ansatzbereich der akromioklavikulären Bänder
▼

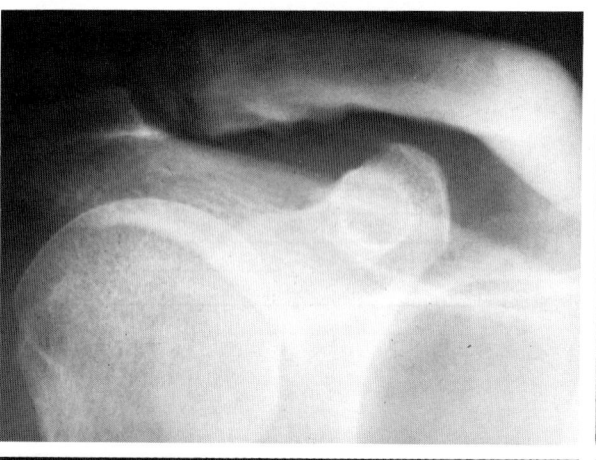
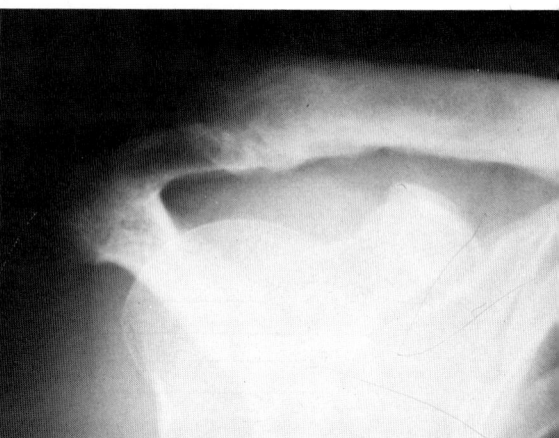
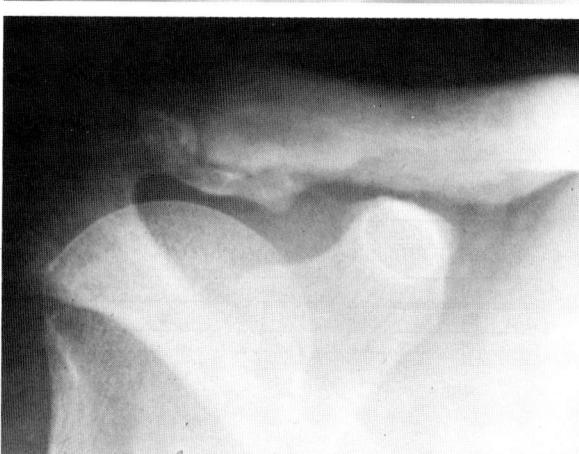
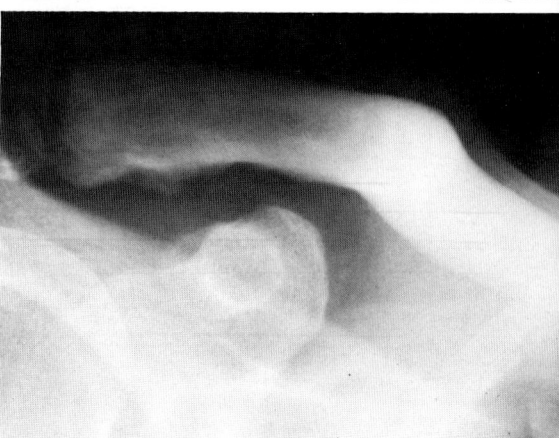

Abb. 41
Paget-Osteosarkom der Tibia
a u. **b** Überwiegend lytisches Areal in der Paget-betroffenen proximalen Tibia. Destruktion der tibialen Gelenkfläche. Pathologische Fraktur mit Absenkung des Tibiaplateaus. Knochenneubildung in Projektion auf den hinteren Gelenkspalt
c u. **d** Z. n. endoprothetischem Kniegelenksersatz. Paraossale Ossifikation bei erneutem Tumorwachstum zwei Monate nach Ausgangsbefund (Abb. **a** u. **b**)
e Arterielle digitale Subtraktionsangiographie in schräger Projektion (gleicher Zeitpunkt wie Abb. **c** u. **d**): Bogige Abdrängung der A. poplitea. Der hypervaskularisierte Tumor weist pathologische Gefäße auf und dehnt sich paraossal um das Kniegelenk herum aus

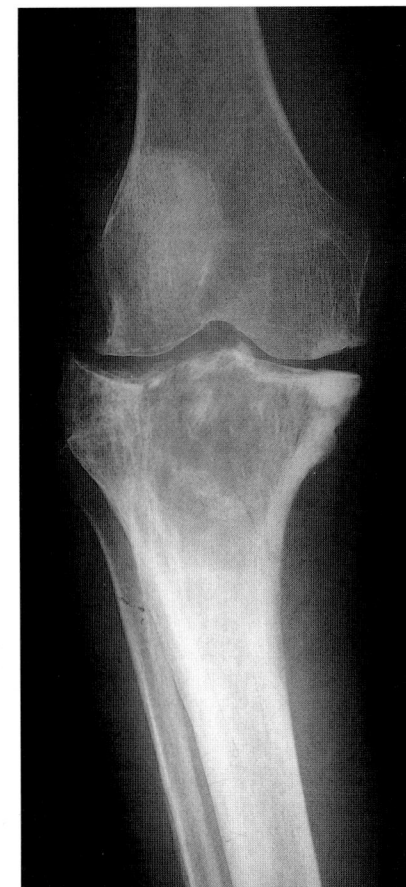
a

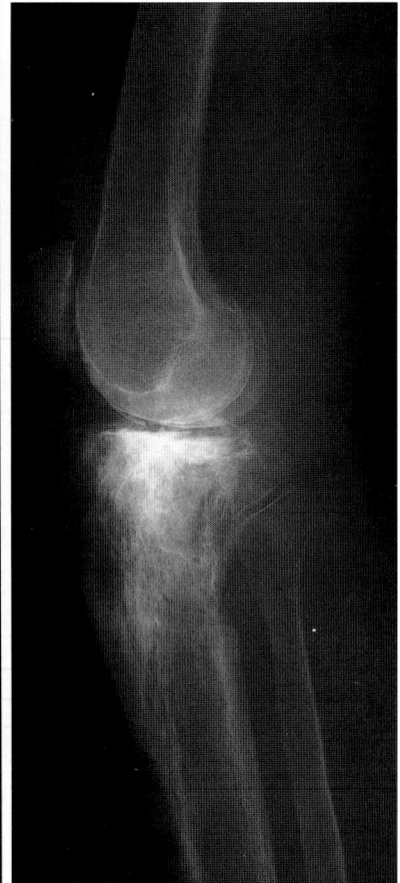
b

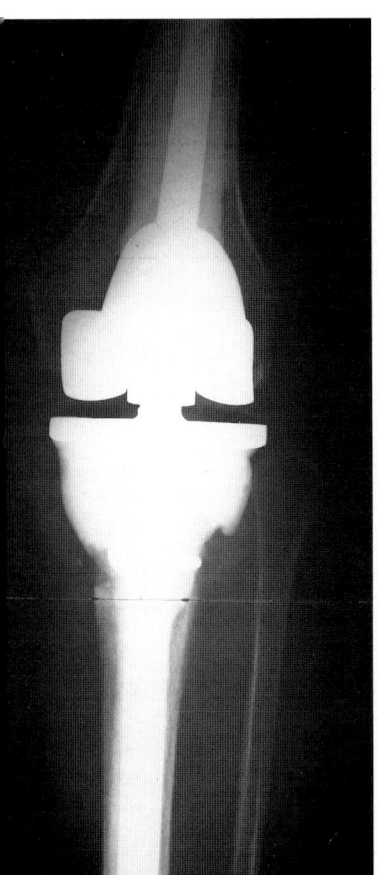

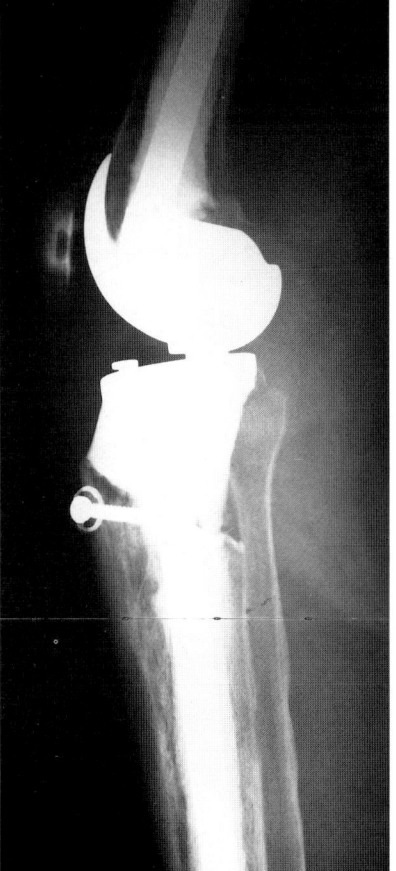
d

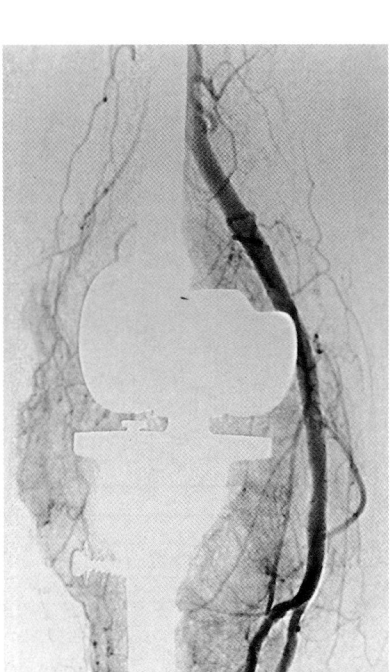
e

Ostitis deformans Paget

Komplikationen

Die Komplikationen lassen sich aus der jeweiligen Lokalisation der Erkrankung ableiten. Sie sind z.T. bereits im Rahmen der röntgenmorphologischen Beschreibung abgehandelt. Als Komplikationen sind aufzufassen: pathologische Frakturen, Arthropathien, neurologische Störungen, kardiovaskuläre Erkrankungen und sarkomatöse Entartungen.

Fissuren, Frakturen und Arthropathien wurden bereits abgehandelt. Bei den neurologischen Problemen bleibt nachzutragen, daß neben den Komplikationen aufgrund des Befalls der Wirbelsäule (Kompression des Spinalmarks und radikuläre Symptomatik) vor allem der Befall der Schädelkalotte erhebliche Symptome verursachen kann. Neben Ausfällen der durch die Schädelbasis austretenden Hirnnerven I, II, V, VII und VIII kann die basiläre Impression einen Hydrocephalus internus sowie Kompressionen des Zerebellums und des Tractus pyramidalis bewirken. Beschrieben ist auch ein sog. Steal-Syndrom durch die Hypervaskularisierung des Knochens, die eine Minderversorgung des Zerebrums bewirken soll. Über verschiedene Arten der Schwerhörigkeit wurde als Folge der Manifestation an den Gehörknöchelchen des Mittelohrs oder der Kompression des VIII. Hirnnervs berichtet. Ursache kann ebenso eine direkte Invasion der Cochlea durch den Paget-Knochen sein (LINDSAY u. SUGA 1976, NAGER 1975, MENZIES u. Mitarb. 1975).

Die kardiovaskulären Probleme des Morbus Paget sind begründet in der starken Vaskularisation des Paget-Knochens. Die Ausbildung arteriovenöser Shunts bedingt eine erhöhte hämodynamische Belastung des Herzens. Dies führt zu einer erhöhten Infarktrate (ALPERT 1958, EDHOLM u. Mitarb. 1945).

Die folgenreichste Komplikation ist die sarkomatöse Entartung. Die geschätzte Häufigkeit einer Malignisierung liegt unter 1% (PORETTA u. Mitarb. 1957). Der histologisch am häufigsten gesehene Sarkomtyp ist das Osteosarkom (88%), gefolgt von dem Fibrosarkom und Chondrosarkom oder in sehr seltenen Fällen vom malignen fibrösen Histiozytom und dem malignen transformierten Riesenzelltumor (SMITH u. Mitarb. 1984). Die anatomische Verteilung der Paget-Sarkome korreliert mit der Häufigkeitsverteilung der Skelettmanifestationen. Symptome, die auf eine Malignisierung hinweisen, sind schnell zunehmende Schmer-

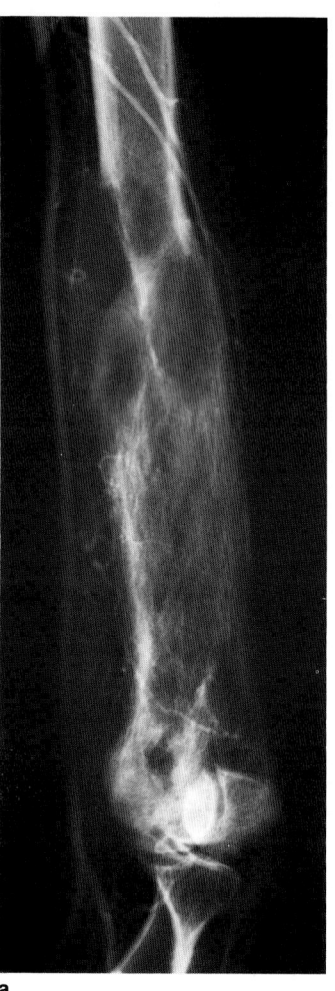
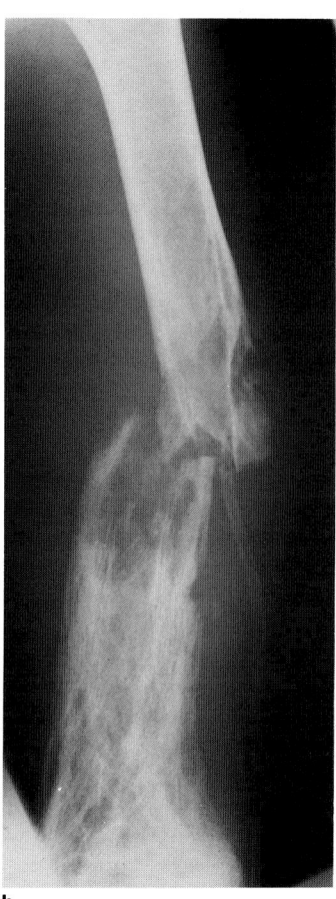

Abb. **42a u. b**
Immunoblastisches Sarkom auf dem Boden eines Morbus Paget des Humerus
a Arteriographische Untersuchung. Großflächige lytische Areale in der proximalen Paget-Manifestation in Humerusschaftmitte. Sowohl Kompakta als auch Spongiosa sind destruiert. Periossaler Weichteilanteil. Wenige atypische Tumorgefäße
b Im Verlauf hat sich eine pathologische Fraktur entwickelt als dislozierte Querfraktur. Drainageschlauch

zen, die auf übliche Schmerzmittel nicht ansprechen, eine zunehmende Weichteilschwellung oder auch Frakturen. Die radiologische Diagnostik ist prinzipiell die gleiche wie beim Morbus Paget. Charakteristisch für das Röntgenbild sind ausgedehnte lytische Läsionen, welche die Kompakta durchbrechen und eine paraossale Weichteilmasse verursachen (Abb. **42**). Daneben sind auch vermehrte Sklerosierungen beschrieben und gemischte lytisch-sklerotische Formen.

Das Szintigramm zeigt im Vergleich zu dem „nicht malignen" Morbus Paget eine relative Minderspeicherung. Dieser Befund ist üblicherweise deutlicher bei den lytischen Formen zu erheben als bei den Tumoren mit sklerotischen Anteilen.

Ist der Tumor am Schädel, an der Wirbelsäule oder den Extremitäten lokalisiert, kann die angiographische Abklärung indiziert sein (Abb. **42a**). Hier sind in Abhängigkeit von der Histologie entsprechende Vaskularisationsmuster mit den angiographischen Kriterien der Malignität zu erwarten. Die von SMITH u. Mitarb. (1984) beschriebenen Befunde am Schädel zeigten sich in der Regel avaskulär, während die osteosarkomatösen Umwandlungen der Extremitäten hypervaskularisiert waren.

Die Computertomographie und die Magnet Resonanz Tomographie haben bei der Diagnostik von osteogenen und Weichteiltumoren ihren gesicherten Platz. Sie zeigen sich bei der Beschreibung der Ausdehnung des Prozesses, insbesondere auch der Ausdehnung innerhalb des Markraumes und der Weichteile, den anderen Methoden überlegen.

Anmerkungen zur Klinik

Die klinische Manifestation der Ostitis deformans Paget ist wesentlich seltener als der tatsächliche Skelettbefall. Eine Vielzahl von Paget-Manifestationen wird nie diagnostiziert. Patienten mit ausgeprägter schwerer klinischer Symptomatik sind selten. Die Paget-bedingte klinische Symptomatik wie diffuse oder lokalisierte Schmerzen, Schwerhörigkeit, Urolithiasis oder eine Kardiomyopathie können für die Diagnostik der Ostitis deformans wegweisend sein.

Die wichtigsten Laborparameter, die auf den beschleunigten Knochenumbau hinweisen, sind eine erhöhte alkalische Serumphosphatase. Ebenso ist die Hydroxyprolinausscheidung im Urin vermehrt. Auf ihre Kontrolle kann jedoch weitgehend verzichtet werden, wenn durch eine Isoenzymbestimmung die eindeutige Zuordnung der alkalischen Phosphatase zum Knochen besteht. Sonstige Parameter des Knochenstoffwechsels wie Kalzium, Phosphor im Serum sind normal. Eine Kalzurie kann vorliegen, was dann zu der bereits erwähnten Urolithiasis führen kann. Hyperkalzämien sind selten. Die Koinzidenz mit einem primären Hyperparathyreoidismus begründet die Untersuchung der Nebenschilddrüsenhormone (HOLZ U. ZIEGLER 1984, RINGE 1983).

Therapie

Wird die Ostitis deformans symptomatisch, so kann eine Therapie indiziert sein. Diese hat sich nach der anatomischen Lokalisation der Erkrankung und den daraus resultierenden Symptomen zu richten.

Obwohl die Ätiologie immer noch ungeklärt ist und aus dieser Sicht eine kausale Therapie nicht möglich ist, gibt es dennoch eine Reihe wichtiger therapeutischer Möglichkeiten. Diese bestehen aus unspezifischen Maßnahmen wie der Analgetika- oder Antirheumatikagabe und der spezifischen medikamentösen Behandlung mit Kalzitonin, Mi-

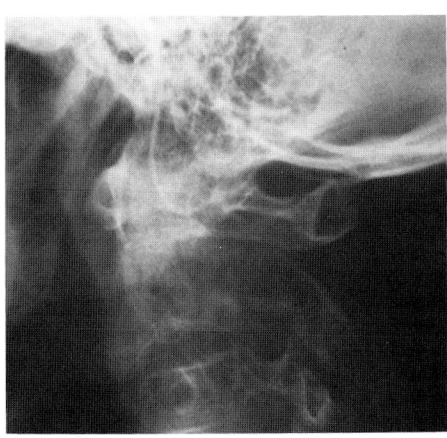
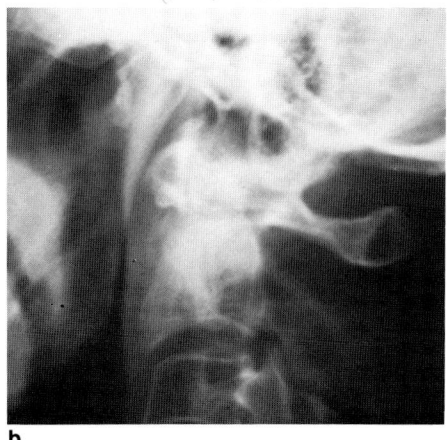

a   **b**

Abb. 43a u. b   Morbus Paget des 2. Halswirbels
a   In toto aufgetriebener 2. Halswirbel. Erhebliche Rarefizierung der Knochenstruktur
b   1 Jahr später nach medikamentöser Therapie zunehmende Sklerosierung der Wirbelkörperbinnenstruktur bei unveränderter Deformierung mit Einengung des Spinalkanals

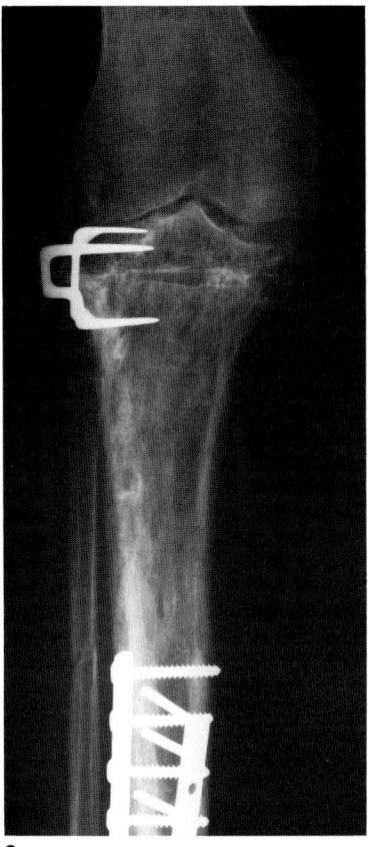
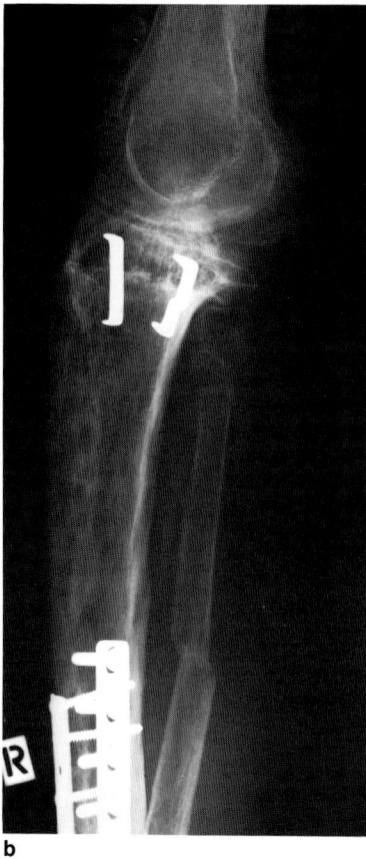

Abb. **44a u. b**
Morbus Paget der Tibia. Zustand nach Umstellungsosteotomie wegen ausgeprägter Säbelscheidendeforformierung. Paget-Gonarthropathie aufgrund des tibialen Paget. Osteotomie der Fibula

thramycin, EDHP oder der Kombination der genannten Präparate (Abb. **43**).
Untersuchungen über die Stoffwechselbeeinflussung durch die medikamentöse Therapie zeigen, daß eine Wirkung auf den Knochenstoffwechsel und damit eine Reduzierung der Symptome erzielt werden kann (RINGE 1983, HOLZ u. ZIEGLER 1984). Orthopädische Maßnahmen wie Stützapparate, Korrekturosteomien bzw. die Osteosynthese von Frakturen stellen therapeutische Eingriffe bei Paget-bedingten Komplikationen größeren Ausmaßes dar (Abb. **44**).
Die Therapie einer malignen Entartung des Morbus Paget ist abhängig von der jeweiligen Histologie, dem Stadium des Tumorleidens und dem Allgemeinzustand des Betroffenen. Es stehen die Tumorresektion oder -amputation, die Strahlenbehandlung oder die antineoplastische Chemotherapie zur Verfügung. Die Prognose ist aber grundsätzlich schlecht.

Literatur

Alpert, S.: Cardiovascular complications of Paget's disease. Ann. intern. Med. 48 (1958) 871
Andrews, J. T., W. S. C. Hare: Osteoporosis circumscripta cranii: its importance in brain scintiscanning. Aust. Radiol. 20 (1976) 273
Aschner, B., L. A. Hurst, L. Roizin: A genetic study of Paget's disease in monozygotic twin brothers. Acta Genet. Med. 1 (1952) 67
Astre, G.: Maladie osseuse pagétoîde d'un crâne gallo-romain. Rev. Pathol. gén. 57 (1957) 57
Bankl, H.: Beethoven's Krankheit – Morbus Paget? Pathologe 6 (1985) 46
Barker, D. J. P., A. T. Chamberlain, P. B. Guyer, M. J. Gardner: Paget's disease of bone: the Lancashire focus. Brit. med. J. 1 (1980) 1105
Barry, H. C.: Paget's disease of bone. Livingstone, Edinburgh 1969

Beyer, U., D. Paul: Frakturen bei Ostitis deformans Paget. Zbl. Chir. 97 (1972) 470
Bowerman, J. W., J. Altman, J. L. Hughes, R. E. Zadek: Pseudomalignant lesions in Paget's disease of bone. Amer. J. Roentgenol. 124 (1975) 57
Brailsford, J. F.: Paget's disease of bone. Its frequency, diagnosis and complications. Brit. J. Radiol. 11 (1938) 507
Brown, H. P., H. Larocca, J. K. Wickstrom: Paget's disease of the atlas and axis. J. Bone Jt. Surg. A53 (1971) 1441
Bull, J. W., W. L. Nixon, R. T. Pratt, P. K. Robinson: Paget's disease of the skull and secondary basilar impression. Brain 82 (1959) 10
Butlin, H. T.: Osteitis deformans. Lancet I 1885/I, 519
Chakravosty, N. K.: Some unusual features of Paget's disease of bone. Gerontology 24 (1978) 459
Chamberlain, W. E.: Basilar impression – plathybasia. Yale J. Biol. Med. 11 (1939) 487

Chandler, P. T., S. A. Chandler: Bone density as a parameter of Paget's disease. Postgrad. Med. 71 (1982) 57

Collins, A. J., F. Ring, P. A. Bacon, J. D. Brookshaw: Thermography and radiology. Complementary methods for the study of inflammatory diseases. Clin. Radiol. (Lond.) 27 (1976) 237

Collins, D. H.: Paget's disease of bone. Incidence and subclinical forms. Lancet 1956/2, 52

Denninger, H. S.: Paleopathological evidence of Paget's disease. Ann. med. Hist. 5 (1933) 73

Drapkin, A. J.: Epidural hematoma complicating Paget's disease of the skull: a case report. Neurosurgery 14 (1984) 211

Edholm, O., S. Howarth, J. McMichael: Heart failure and bone blood flow in osteitis deformans. Clin. Sci. 5 (1945) 249

Evens, R. G., F. C. Bartter: The hereditary aspects of Paget's disease. J. Amer. med. Ass. 205 (1968) 900

Fairbank, H. A. T.: Paget's disease. J. Bone Jt Surg. B32 (1950) 253

Feldman, F., W. Seaman: The neurologic complications of Paget's disease in the cervical spine. Amer. J. Roentgenol. 105 (1969) 375

Fischgold, H., J. Metzger: Etude radiotomographique de l'impression basilaire. Rev. Rhum. 19 (1952) 261

Fisher, A. K.: Additional paleopathological evidence of Paget's disease. Ann. med. Hist. 7 (1935) 197

Fogelman, I., D. Carr, I. T. Boyle: The role of bone scanning in Paget's disease. Metab. Bone Dis. 4/5 (1981) 243

Frame, B., G. M. Marel: Paget disease: a review of current knowledge. Radiology (N.Y.) 141 (1981) 21

Gasper, T. M.: Paget's disease in a treadle machine operator. Brit. med. J. 1979/I, 1217

Goldman, A. B., P. Bullough, S. Kammerman, M. Ambos: Osteitis deformans of the hip joint. Amer. J. Roentgenol. 128 (1977) 601

Graham, J., W. H. Harris: Paget's disease involving the hip joint. J. Bone Jt Surg. B53 (1971) 650

Guyer, P. B., A. T. Chamberlain: Paget's disease of bone in two American cities. Brit. med. J. 1980/I, 985

Guyer, P. B., K. C. Dewburry: The hip joint in Paget's disease (Paget's „coxopathy"). Brit. J. Radiol. 51 (1978) 574

Guyer, P. B., A. T. Chamberlain, D. M. Ackery, E. B. Rolfe: The anatomic distribution of osteitis deformans. Clin. Orthop. 156 (1981) 141

Hallermann, W.: Zur Kenntnis der Ostitis deformans der Wirbelsäule. Fortschr. Röntgenstr. 40 (1929) 999

Hamdy, R. C.: Trauma and Paget's disease of bone. Brit. med. J. 1979/I, 1487

Hamdy, R. C.: Paget's disease of bone. Praeger, New York 1981

Heistad, D. D., F. M. Abboud, P. G. Schmid, A. L. Mark, W. R. Wilson: Regulation of blood flow in Paget's disease of bone. J. clin. Invest. (New Haven) 55 (1975) 69

Heller, M., J.-D. Ringe: Die Röntgenmorphologie der Osteodystrophia deformans Paget. Röntgen-Bl. 32 (1979) 639

Heller, M., J.-D. Ringe, E. Bücheler, F. Kuhlencordt: Morbus Paget – Manifestationen an der Wirbelsäule. Computertomographische Untersuchungen. Fortschr. Röntgenstr. 130 (1979) 652

Heller, M., W. Dihlmann: Computertomographie der Paget-Koxopathie. Fortschr. Röntgenstr. 138 (1983) 427

Hioco, D. J.: La maladie de Paget. Laboratoires Armour Montagu, Paris 1977

Hirsch, W.: Ostitis deformans Paget, 2. Aufl. VEB Thieme, Leipzig 1959

Holz, G., R. Ziegler: Morbus Paget des Skelettes: Klinik, Diagnostik, Therapie. Internist. Welt 10 (1984) 312

Hutchinson, J.: On osteitis deformans. Illustr. med. News 2 (1889) 169

Jaffe, H. L.: Paget's disease of bone. Arch. Pathol. 15 (1933) 83

Jaspers, M. M. J. R., E. K. J. Pauwels, H. I. J. Harinck, J. Blom: Photon-deficient bone scan lesion as a precursor of active Paget's disease. Diagn. Imaging clin. Med. 53 (1984) 144

Johnson, L. C.: Morphologic analysis in pathology. In: Bone Biodynamics. Little, Brown & Co., Boston (1964) (p. 543)

Kasabach, H. H., A. B. Gutman: Osteoporosis circumscripta of the skull and Paget's disease. Amer. J. Roentgenol. 37 (1937) 577

Lentle, B., A. Russell, P. Heslip, J. Percy: The scintigraphic findings in Paget's disease of bone. Clin. Radiol. (Lond.) 27 (1976) 129

Lequesne, M., M. Forest, C. Perez, C. Narboni, S. de Sèze: Les coxopathies pagétiques. Rev. Rhum. 42 (1975) 545

Lièvre, J. A.: Osteite déformante de Paget et traumatisme. Presse méd. 3 (1936) 45

Lindsay, J. R., F. Suga: Paget's disease and sensori-neural deafness. Temporal bone histopathology of Paget's disease. Laryngoscope 86 (1976) 1029

McGregor, M.: The significance of certain measurements of the skull in the diagnosis of basilar impression. Brit. J. Radiol. 21 (1948) 171

Marshall, T. R., J. T. Ling: The brim sign. A new sign found in Paget's disease (Osteitis deformans) of the pelvis. Amer. J. Roentgenol. 90 (1963) 1267

Menzies, M. A., P. B. Greenberg, G. F. Joplin: Otological studies in patients with deafness due to Paget's disease before and after treatment with synthetic human calcitonin. Acta oto-laryngol. 79 (1975) 378

Meyer-Borstel, H.: Die zirkumskripte Osteoporose des Schädels als Frühsymptom der Paget'schen Knochenerkrankung. Fortschr. Röntgenstr. 42 (1930) 589

Mills, B., F. Singer: Nuclear inclusions in Paget's disease of bone. Science 194 (1976) 201

Moore, S.: Osteitis deformans, a theory of its aetiology. J. Bone Jt Surg. A33 (1951) 421

Nager, G. T.: Paget's disease of the temporal bone. Ann. Otol. 84 (1975) 1

Neuerburg, J., K. Bohndorf, R. Krasny: M. Paget des Skeletts. MR-Charakteristika bei 1.5 T. Fortschr. Röntgenstr. 149 (1988) 609

Oesterreich, F.-U., M. Heller, H.-J. Triebel, H.-P. Kruse: Morphologie der Osteodystrophia deformans Paget im Computertomogramm. Fortschr. Röntgenstr. 149 (1988) 603

Paget, J.: On a form of chronic inflammation of bones (Osteitis deformans). Med. Chir. Trans. 60 (1877) 37

Paget, J.: Additional cases of osteitis deformans. Med. Chir. Trans. 65 (1882) 225

Pales, L.: Maladie de Paget préhistorique. Anthropologie 39 (1929) 263

Polgar, F.: Die Osteosklerose der Beckenknochen als Frühsymptom der Ostitis deformans Paget. Röntgenpraxis 5 (1933) 487

Poretta, C. A., D. C. Dahlin, J. M. Janes: Sarcoma in Paget's disease of bone. J. Bone Jt Surg. A39 (1957) 1314

Pritchard, D. J., M. P. Finkel, C. A. Reilly: The aetiology of osteosarcoma. Clin. Orthop. 111 (1975) 14

Pygott, F.: Paget's disease of bone: The radiological incidence. Lancet 1957/I, 1170

Ramamurthi, B., G. S. Visvanathan: Paget's disease of axis causing quadriplegia. J. Neurosurg. (Chic.) 14 (1957) 580

Ranninger, K.: Die Pagetsche Knochenerkrankung. In Diethelm, L.: Handbuch der Medizinischen Radiologie, Bd. V/2. Springer, Berlin 1973 (S. 255)

Rebel, A., K. Malkani, M. Basle: Anomalies nucléaires des ostéoblastes de la maladie osseuse de Paget. Nouv. Presse méd. 3 (1974) 1299

Rebel, A., M. Basle, A. Pouplard, K. Malkani, R. Filman, A. Lepatezour: Towards a viral etiology for Paget's disease of bone. Metab. Bone Dis. 4/5 (1981) 235

Ringe, J.-D.: Klinik und Therapie des Morbus Paget (Osteitis deformans). Dtsch. med. Wschr. 108 (1983) 1207

Ringe, J.-D., H.-H. Jend, H. Becker: Epidemiologie der Ostitis deformans Paget. Münch. med. Wschr. 126 (1984) 683

Sadar, E. S., R. J. Walton, H. M. Gossman: Neurological dysfunction in Paget's disease of the vertebral column. J. Neurosurg. 37 (1972) 665

Schmorl, G.: Über Ostitis deformans Paget. Virchows Arch. pathol. Anat. 283 (1932) 694

Schüller, A.: Über circumscripte Osteoporose des Schädels. Med. Klin. 25 (1929) 631

Schultz, M., D. Starck: Neue Beobachtungen und Überlegungen zur Pathologie des Primatenschädels. Folia primatol. 28 (1977) 81

Schulz, A., G. Delling, J.-D. Ringe, R. Ziegler: Morbus Paget des Knochens. Virchows Arch. Abt. A. 376 (1977) 309

Schumacher, M., A. Levy, U. Beck, W. Remagen: Paget's disease with spinal cord compression. Europ. Neurol. 15 (1977) 116

Seaman, W. B.: The Roentgen appearance of early Paget's disease. Amer. J. Roentgenol. 66 (1951) 587

Siegelman, S. S., S. A. Levine, L. Walpin: Paget's disease with spinal cord compression. Clin. Radiol. (Lond.) 19 (1968) 421

Singer, F. R.: Paget's disease of bone. Plenum Press, New York 1977

Smith, B. J., J. W. Eveson: Paget's disease of bone with particular reference to dentistry. Oral Pathol. 10 (1981) 233

Smith, J., J. F. Botet, S. D. J. Yen: Bone sarcomas in Paget's disease: a study of 85 patients. Radiology (N.Y.) 152 (1984) 583

Solomon, L. R.: Billiard-player's fingers: an unusual case of Paget's disease of bone. Brit. med. J. I (1979) 931

Uehlinger, E.: Ostitis deformans Paget. In: Schinz, H. R., W. E. Baensch, W. Frommhold, R. Glauner, J. Wellauer: Lehrbuch der Röntgendiagnostik, 6. Aufl., Bd. II. Thieme, Stuttgart 1979 (S. 983)

Vellenga, C. J. L. R., E. K. J. Pauwels, O. L. M. Bijvoet, D. J. Hoshing, W. B. Frijlink: Bone scintigraphy in Paget's disease treated with combined calcitonin and disphosphonate (EHDB). Metab. Bone Dis. 4 (1982) 103

Vellenga, J. L. R., J. D. Mulder, O. L. M. Bijvoet: Radiological demonstration of healing in Paget's disease of bone treated with APD. Brit. J. Radiol. 58 (1985) 831

Verrina, F., E. Divano: Monitoraggio termografico nel morbo di Paget. Chir. Organi Mov. 68 (1982–1983) 297

Waxmann, A. D., D. McKee, J. K. Siemsen, F. R. Singer: Gallium scanning in Paget's disease of bone. Amer. J. Roentgenol. 134 (1980) 303

Weiss, K.: Über Gelenkveränderungen bei Pagetscher Knochenkrankheit. Klin. Med. 15 (1960) 299

Wellman, H. N., D. Schauwecker, J. A. Robb, M. R. Khairi, C. C. Johnston: Skeletal scintimaging and radiography in the diagnosis and management of Paget's disease. Clin. Orthop. 127 (1977) 55

Wells, C., N. Woodhouse: Paget's disease in an Anglo-Saxon. Med. Hist. 19 (1975) 396

Welsh, R. A., A. T. Meyer: Nuclear fragmentations and associated fibrils in giant cell turnover of bone. Labor. Invest. 22 (1970) 63

Windholz, F.: Zur Röntgensymptomatologie der Ostitis deformans Paget (periostale Knochenneubildung). Fortschr. Röntgenstr. 46 (1932) 188

Ziegler, R.: EHDP. Ein neues therapeutisches Prinzip bei Osteopathien und Calciumstoffwechselstörungen. Urban & Schwarzenberg, München 1982

Zlatkin, M. B., P. H. Lander, A. G. Hadjipavlou, J. S. Levine: Paget disease of the spine: CT with clinical correlation. Radiology 160 (1986) 155

Konstitutionell-genetische Skeletterkrankungen

Einleitung

A. Giedion

O'BRIEN (zit. in MCKUSICK 1969) unterscheidet (modifiziert) folgende fünf Stadien der Verfeinerung im Verständnis genetisch bedingter Störungen:
1. die Beschreibung des Phänotyps (Klinik, „Naturgeschichte", *Röntgenbefunde,* mikroskopisch und makroskopisch pathologisch-anatomische Befunde);
2. die möglichst *genaue* empirische Erfassung des Erbmodus;
3. die Klärung der allgemeinen biochemischen Natur des Leidens (Isolierung von quantitativ und/oder qualitativ abnormen Substanzen in Urin, Gewebe usw.);
4. die Identifizierung eines Defektes, welcher ein Enzym oder ein nicht enzymatisches Genprodukt betrifft;
5. die spezielle Analyse des Defektes auf der Stufe des DNA-Codes und der Kontrollmechanismen.

Das Gebiet der *konstitutionell-genetisch bedingten Skelettaffektionen* illustriert diesen Läuterungsprozeß recht anschaulich: Aus der amorphen Masse „ähnlicher", als Achondroplasie (DEPAUL 1851, PARROT 1878, KAUFMANN 1892) bezeichneten Zwergwuchsformen werden nun zahlreiche profilierte, z.T. in ihrem Erbgang klar umschriebene nosologische Einheiten isoliert. Bei den Skelettdysplasien oder Dysostosen gelang es jedoch nur beschränkt, über die Stufe 2 hinaus vorzudringen, besonders wenn man die Kollagensynthesedefekte und die lysosomalen Krankheiten (Mukopolysaccharidosen etc.) sowie die eigentlichen Stoffwechselkrankheiten ausnimmt.

Eine Hauptursache für diesen „Erkenntnisrückstand" in der Erforschung von Knochendysplasien und Dysostosen liegt wohl darin, daß die organspezifischen Stoffwechselfunktionen des Skelettsystems z.Z. noch kaum erfolgreich in vitro untersucht werden können. Neue Entwicklungen auf dem Gebiet der Gewebe- und Organkultivierung lassen in dieser Hinsicht in nicht allzu ferner Zukunft Fortschritte erwarten. Der große Durchbruch bei den Kollagensynthesestörungen (z.B. der Osteogenesis imperfecta) und der letalen Osteopetrose wurde gerade durch die experimentelle Zugänglichkeit des Substrates (Fibroblasten, Knochenmarkszellen) möglich. Aus diesem Grunde haben wir das Kapitel über die Osteogenesis imperfecta als Modell für zukünftige Entwicklungen ausführlich zusammen mit unserer Kollagenforschungsgruppe dargestellt.

Endlich dürfte bei vielen Skelettanomalien die Hemmung der entsprechenden, in der Frühentwicklung stattfindenden Induktionsvorgänge im postnatalen Organismus gar nicht mehr nachweisbar sein. Bei der Großzahl der generalisierten Skelettdysplasien liegt eine Störung des enchondralen Wachstums vor. Dabei trägt das pathohistologische Studium der entsprechenden Knochenabschnitte relativ wenig zur Charakterisierung der einzelnen Untergruppen bei. Vor allem werden diagnostische Biopsien kaum ausgeführt. Dagegen hat die systematische Anwendung konventioneller klinischer sowie der modernen genetischen Untersuchungsmethoden das Gebiet der Dysplasien in den letzten 30 Jahren gewaltig bereichert. Hier war der Beitrag der diagnostischen Radiologie entscheidend, so daß wir heute bei verschiedenen Skelettdysplasien oder Dysostosen in der Lage sind, vom Röntgenbefund allein aus eine weitgehend gesicherte Diagnose zu stellen.

Häufig bedürfen wir jedoch zusätzlich klinischer Informationen. Bisweilen wird die (klinisch-)-radiologische Longitudinalbetrachtung wichtige Hinweise geben. Zahlreiche diagnostische Röntgenbefunde sind nur in einer bestimmten Entwicklungsphase erkennbar (metaphysäre Strukturveränderungen bei den metaphysären Chondrodysplasien, Beckenveränderungen beim Ellis-van-Creveld-Syndrom usw.). Oft kann eine sinnvolle Diagnose erst im Rahmen des klinischen Gesamtbildes gestellt werden, wobei Körperlänge bei der Geburt, aktuelle Körperlänge, Körperproportionen etc. von Bedeutung sind. Bisweilen bedürfen wir ganz spezieller klinischer Informationen, z.B. Dicke des Einzelhaares beim Knorpel-Haar-Syndrom, exokrine Pankreasfunktion und Blutbild beim entsprechenden Syndrom mit metaphysärer Chondrodysplasie usw. Unter Umständen erhellt erst die Familienuntersuchung unseren Befund, und gar nicht selten vermag auch der Erfahrene den Einzelfall nicht zu klassifizieren.

Genetische Erkrankungen zeigen ganz allgemein, auch intrafamiliär, beträchtliche Unterschiede in der Penetranz und Expressivität eines Gens. Dennoch wiederholen sich bei einer Reihe von Skelettanomalien und Dysplasien die morphologischen Merkmale mit erstaunlicher Treue. Das Paradebeispiel dafür ist die Achondroplasie. Aber selbst hier wird eine gewisse Variabilität des Erscheinungsbildes, vor allem in Richtung der Hypochondroplasie, angetroffen. Andere Dysplasien umfassen als „historischer" Sammelbegriff eine ganze Reihe von Krankheiten, sind also heterogen. Erst im Laufe der Jahre kristallisieren sich die homogeneren Cluster- oder Untergruppen heraus, wie z. B. bei den spondyloepiphysären Dysplasien.

Die speziellen pathogenetischen Verhältnisse bei den durch Störungen des Kollagenaufbaues hervorgerufenen Dysplasien wiederum führen z. B. beim Typ II der Osteogenesis imperfecta (s. S. 728) zu einer praktisch unbegrenzten Zahl von verschiedenen Strukturveränderungen an den Alphaketten des Typ I Kollagens. Entsprechend sind die Phenotyen nicht in ein einfaches Schema, wie etwa nach Sillence, einzuordnen, sondern stellen ein weites radiologisches Spektrum dar.

Endlich kann das gleiche Enzym, das für eine spezielle lysosomale Krankheit verantwortlich ist, verschiedene Mutationen mit verschiedenen Auswirkungen auf verschiedene Substrate erleiden, was wiederum zu verschiedenen Phenotypen resp. Skelettröntgenbildern führt: So kann bei einer Mutation der sauren β-Galaktosidase je nach der Struktur der Mutation ein sehr schweres, der Dysostosis multiplex ähnliches Bild entstehen (GMl-Gangliosidose Typ I) oder aber erst im Verlauf der späteren Kindheit eine spondyloepiphysäre Dysplasie vom Tardatyp (GMl-Gangliosidose Typ II). Zusammenfassend ist es für den Radiologen wichtig zu wissen, wie weit eine gesuchte Diagnose wirklich einem auch radiologisch wohldefinierten Krankheitsbild entspricht.

Die praktische Bedeutung einer eindeutigen Diagnose ist sowohl für die genetische Beratung, Prognose, aber auch für das rechtzeitige Einleiten geeigneter Maßnahmen (z. B. Prophylaxe der Retinaablösung bei der angeborenen Form der spondyloepiphysären Dysplasie etc.) außerordentlich. Die noch weitgehend fehlenden Kenntnisse über die biochemischen Grundlagen der verschiedenen Skelettdysplasien verleihen jedem *Klassifizierungsversuch* einen provisorischen Charakter. Als wichtiges Ordnungsprinzip der einzelnen Formen bewährt sich die ohne weiteres vom Röntgenbild ablesbare Lokalisierung der Hauptbefunde (metaphysär, epiphysär, diaphysär, spondylär etc.). Die von RUBIN (1964) auf „Modellierungsstörungen" („modelling errors") im Bereich der Epiphysen, Physis (Knorpelfuge), Metaphyse und Diaphyse aufgebaute „dynamische Klassifizierung der Knochendysplasien" hat sich als außerordentlich stimulierend, jedoch praktisch nur teilweise verwendbar erwiesen. Immerhin hat das Studium der Mukopolysaccharidosen und der Synthesestörungen des Kollagens gezeigt, daß radiologisch sehr ähnliche Knochenveränderungen auch biochemisch eine gemeinsame Wurzel aufweisen können (Bone Dysplasia „Families", SPRANGER 1988).

Wir legen den nachfolgenden Ausführungen die 1986 revidierte internationale Nomenklatur (MAROTEAUX u. Mitarb.) zugrunde, deren vorläufiger Charakter unterstrichen werden muß. Folgende vier Schritte in der Diagnosestellung von Dysplasien und Dysostosen haben sich als nützlich erwiesen (GIEDION 1975, 1988):

1. Vorentscheid, ob überhaupt ein solches Leiden vorliegt: Eine therapieresistente Form der Rachitis, ein Phosphatdiabetes, kann z. B. radiologisch einer metaphysären Dysplasie sehr gleichen.
2. Versuch einer Subklassifizierung nach führenden oder klinisch besonders eindrücklichen Einzelbefunden, z. B. Wachstumsstörungen und Proportionsstörung bereits bei der Geburt manifest, frühletale Zwergwuchsformen, abnorme Frakturanfälligkeit, zusätzliche Augen- oder Gehörprobleme usw.
3. Radiologische Analyse der Knochenveränderungen nach Form, Größe, Proportion, Knochenmuster, Dichte, Verteilung, Verhalten in der Zeit.
4. „Horizontale" Analyse (RUBIN), d. h. Erfassung der speziellen Diagnose innerhalb einer Gruppe wie z. B. der spondyloepiphysären Dysplasien, der kraniotubulären Dysplasien usw.

Die nachfolgenden Kapitel stellen in gestraffter Form das Wesentliche der einzelnen Dysplasien usw., mit sinngemäßem Schwerpunkt auf den radiologischen und unter Vernachlässigung der pathologisch-anatomischen Befunde dar. Diesbezügliche moderne Hinweise findet der interessierte Leser bei GILBERT u. Mitarb. (1987). Das diagnostisch so wichtige longitudinale Verhalten der einzelnen Dysplasien, d. h. der Formwechsel im Laufe der Entwicklung von der Geburt bis zum Erwachsenenalter, konnte aus Platzgründen mit Abbildungen nicht ausreichend illustriert werden. Der interessierte Leser wird dafür auf das unentbehrliche, bald wieder neu erscheinende Standardwerk von SPRANGER u. Mitarb. zurückgreifen sowie auf den Atlas über Skelettdysplasien von WYNNE-DAVIES u. Mitarb. (1985). Zur raschen Orientierung bietet der „Gamut-Index of Skeletal Dysplasias" von KOZLOWSKI u. BEIGHTON (1984) eine wertvolle Hilfe. Französisch sprechenden Kollegen kann auch das Standardwerk von MAROTEAUX (1982), für italienisch sprechende der zweite Band des Monumentalwerkes von CANEPA u. Mitarb. (1987) empfohlen werden. „An der Hand" führt das Buch von POZNANSKI (1984) den interessierten Leser diagonal durch Dysplasien und Dysostosen.

Der nachfolgende Abschnitt über die Osteochondrodysplasien ist nach der internationalen Nomenklatur (MAROTEAUX Revision 1986) gegliedert. Der so entstehende, durch 1–2 „Kommastellen" charakterisierte Zahlenkode hat sich auch für den Aufbau eines entsprechenden Literatur- und Röntgenarchivs bewährt. Endlich haben wir die verschiedenen Dysplasien etc. auch mit der Kennzahl aus dem McKusick-Katalog (Auflage 1988) versehen: Diese ist heute einerseits die wissenschaftlich anerkannte Referenzzahl für „mendelisch" vererbte Krankheiten. Andererseits enthält das Werk mit 31 500 Eintragungen sowie einem straffen Text und modernster Bibliographie eine großartige, stets nachgeführte Fülle von Informationen, auf die der sich ernsthaft für Erbkrankheiten interessierende Arzt kaum verzichten möchte.

Literatur

Canepa, G., A. Pelizza, V. Pietrogrande: Le malattie dello scheletro nell'età evolutiva, vol. II, Deformità e malattie congenite dello scheletro. Piccin, Padova 1987

Depaul 1851: zit. nach Maroteaux 1974

Giedion, A.: Steps in Differential Diagnosis of Bone Dysplasias. Diagnostic Radiology. University of California at San Francisco, Extended Programs in Medical Education 1975 (p. 136–152)

Giedion, A.: Genetic bone disease: radiologic sight and insight. AJR 151 (1988) 651–657

Gilbert, E. F., S. S. Yang, L. Langer, J. M. Opitz, J. O. Roskamp, K. P. Heidelberger: Pathologic changes of osteochondrodysplasia in infancy, part 2. Path. Ann. 2 (1987) 283–345

Kaufmann, E. 1892: zit. nach Maroteaux 1974

Kozlowski, K., P. Beighton: Gamut Index of Skeletal Dysplasias. Springer, Berlin 1984

Maroteaux, P.: Les maladies osseuses de l'enfant, 2ème éd., Flammarion, Paris 1982 (1ère éd. 1974)

Maroteaux, P.: International Nomenclature of Constitutional Diseases of Bones with Bibliography. Revised Edition. Birth Defects, OAS 22 (1986) (No. 4)

McKusick, V. A.: The nosology of the mucopolysaccharidoses. Amer. J. Med. 47 (1969) 730–747

McKusick, V. A.: Mendelian inheritance in man. 8th edition. The Johns Hopkins University Press, Baltimore, London 1988

O'Brien, J. S.: zit. nach McKusick 1969

Parrot, J. 1878: zit. nach Maroteaux 1974

Poznanski, A.: The Hand in Radiologic Diagnosis, 2nd ed. Saunders, Philadelphia 1984

Rubin, Ph.: Dynamic Classification of Bone Dysplasias. Year Book Med. Publ., Chicago 1964

Spranger, J. W., L. O. Langer, H. R. Wiedemann: Bone Dysplasias. Fischer, Stuttgart 1974

Spranger, J.: Bone Dysplasia "Families". Pathol. Immunopathol. Res. 7 (1988) 76–80

Wynne-Davies, R., C. M. Hall, A. G. Apley: Atlas of skeletal dysplasias. Churchill Livingstone, Edinburgh, London, Melbourne u. New York 1985

Pariser Nomenklatur der konstitutionellen Knochenkrankheiten (Revision 1986)

I. Osteochondrodysplasien
(Wachstums- und Entwicklungsstörungen von Knorpel und/oder Knochen)

1. Wachstums- und Entwicklungsstörungen von Röhrenknochen und/oder der Wirbelsäule

A) Bei der Geburt manifest

a) Meist letal vor oder kurz nach der Geburt — Erbgang

1. Achondrogenese Typ I (Parenti-Fraccaro) — AR
2. Achondrogenese Typ II (Langer-Saldino)
3. Hypochondrogenese
4. Fibrochondrogenese — AR
5. thanatophore Dysplasie
6. thanatophore Dysplasie mit Kleeblattschädel
7. Atelosteogenese
8. * Kurzrippensyndrome (mit/ohne Polydaktylie)
   a) Typ I (Saldino-Noonan) — AR
   b) Typ II (Majewski) — AR
   c) Typ III (letale thorakale Dysplasie) — AR

b) Gewöhnlich nicht letale Dysplasien

9. Chondrodysplasia punctata
   a) rhizomele Form, autosomal rezessiv — AR
   b) dominant X-chromosomale Form — XLD, letal bei ♂
   c) häufige, milde Form (Sheffield), auszuschließen: symptomatische Formen, chromosomale Aberrationen
10. kampomele Dysplasie
11. kyphomele Dysplasie — AR
12. Achondroplasie — AD
13. diastrophische Dysplasie — AR
14. metatropische Dysplasie (mehrere Formen) — AR, AD
15. chondroektodermale Dysplasie (Ellis-Van Creveld) — AR
16. asphyxierende thorakale Dysplasie (Jeune)
17. spondyloepiphysäre Dysplasie congenita
    a) autosomal dominante Form — AD
    b) autosomal rezessive Form — AR
18. Kniest-Dysplasie — AD
19. dyssegmentale Dysplasie — AR
20. mesomele Dysplasie
    a) Typ Nievergelt — AD
    b) Typ Langer (wahrscheinlich homozygote Dyschondrosteose) — AR
    c) Typ Robinow — AD, AR
    d) Typ Reinhardt — AD
    e) andere
21. akromesomele Dysplasie — AR
22. kleidokraniale Dysplasie — AD
23. otopalatodigitales Syndrom
    a) Typ I (Langer) — XLSD
    b) Typ II (André) — XLR
24. Larsen-Syndrom — AR, AD
25. andere Syndrome mit multiplen Gelenksluxationen (Desbuquois...) — AR

B) Im späteren Leben manifest

1. Hypochondroplasie — AD
2. Dyschondrosteose — AD
3. metaphysäre Chondrodysplasie Typ Jansen — AD
4. metaphysäre Chondrodysplasie Typ Schmid — AD
5. metaphysäre Chondrodysplasie Typ McKusick — AR
6. metaphysäre Chondrodysplasie mit exokriner Pankreasinsuffizienz und zykl. Neutropenie — AR
7. spondylometaphysäre Dysplasie
   a) Typ Kozlowski — AD
   b) andere Formen
8. multiple epiphysäre Dysplasie
   a) Typ Fairbank — AD
   b) andere Formen
9. multiple epiphysäre Dysplasie mit Frühdiabetes (Wolcott-Rallisson) — AR
10. Arthroophthalmopathie (Stickler) — AR
11. Pseudoachondroplasie
    a) dominant — AD
    b) rezessiv — AR
12. spondyloepiphysäre Dysplasie, tarda (X-chromosomal rezessiv) — XLR
13. Progressive pseudorheumatoide Chondrodysplasie — AR
14. spondyloepiphysäre Dysplasie, andere Formen
15. Brachyolmie
    a) autosomal rezessiv — AR
    b) autosomal dominant — AD
16. Dyggve-Melchior-Clausen-Dysplasie — AR

* vgl. unsere Einteilung dieser Gruppe (8), S. 594

17. spondyloepimetaphysäre Dysplasie
    (verschiedene Formen)
18. spondyloepimetaphysäre Dysplasie AR
    mit schlaffen Gelenken
19. otospondylo-megaepiphysäre AR
    Dysplasie (OSMED)
20. myotone Chondrodysplasie AR
    (Catel-Schwartz-Jampel)
21. parastremmatische Dysplasie AD
22. trichorhinophalangeale Dysplasie AD
23. Akrodysplasie mit Retinitis AR
    pigmentosa und Nephropathie
    (Saldino-Mainzer)

2. Anarchische Entwicklung von Knorpel und Fasergewebe

1. Dysplasia epiphysealis hemimelica
2. multiple kartilaginäre Exostosen AD
3. Akrodysplasie mit Exostosen
   (Giedion-Langer)
4. Enchondromatose (Ollier)
5. Enchondromatose mit
   Hämangiomen (Maffucci)
6. Metachondromatose AD
7. Spondyloenchondroplasie AR
8. osteoglophonische Dysplasie
9. fibröse Dysplasie
   (Jaffé-Lichtenstein)
10. fibröse Dysplasie mit Hautpigmentierung und Pubertas praecox
    (McCune-Albright)
11. Cherubismus (familiäre fibröse AD
    Dysplasie des Kiefers)

3. Anomalien von Knochendichte, kortikaler Struktur und/oder metaphysären Modellierungsdefekten

1. Osteogenesis imperfecta AR, AD
   (mehrere Formen)
2. juvenile idiopathische Osteoporose
3. Osteoporose mit Pseudogliom AR
4. Osteopetrose
   a) autosomal rezessiv letal AR
   b) intermediär rezessiv AR
   c) autosomal dominant AD
   d) rezessiv mit tubulärer Azidose AR
5. Pyknodysostose AR
6. dominante Osteosklerose, AD
   Typ Stanescu
7. Osteomesopyknose AD
8. Osteopoikilose AD
9. Osteopathia striata AD
10. Osteopathia striata mit kranialer AD
    Sklerose
11. Melorheostose
12. diaphysäre Dysplasie AD
    (Camurati-Engelmann)

13. kraniodiaphysäre Dysplasie AR
14. endostale Hyperostose
    a) autosomal dominant (Worth) AD
    b) autosomal rezessiv (Van Buchem) AR
    c) autosomal rezessiv (Sklerosteose) AR
15. tubuläre Stenose (Kenny-Caffey) AD
16. Pachydermoperiostose AD
17. Osteodysplastie (Melnick-Needles) AD
18. frontometaphysäre Dysplasie XLR
19. kraniometaphysäre Dysplasie AD
    (mehrere Formen)
20. metaphysäre Dysplasie (Pyle) AR oder AD
21. Dysosteosklerose AR oder XLR
22. Osteoektasie mit Hyperphosphatasie AR
23. okulodentoossäre Dysplasie
    a) milder Typ AD
    b) schwerer Typ AR
24. infantile kortikale Hyperostose AD
    (Caffeysche Krankheit, familiärer
    Typ)

II. Dysostosen
(Fehlbildungen einzelner Knochen – isoliert oder kombiniert)

1. Kraniofaziale Dysostosen

1. Kraniosynostose (verschiedene
   Formen)
2. kraniofaziale Dysostose (Crouzon)
3. Akrozephalosyndaktylie
   a) Typ Apert AD
   b) Typ Chotzen AD
   c) Typ Pfeiffer AD
   d) andere Typen
4. Akrozephalopolysyndaktylie AR
   (Carpenter und andere)
5. Zephalopolysyndaktylie (Greig) AD
6. Syndrome des ersten und zweiten
   Kiemenbogens
   a) mandibulo-faziale Dysostose AD
      (Treacher-Collins, Franceschetti)
   b) akrofaziale Dysostose (Nager)
   c) okuloaurikulovertebrale AR
      Dysostose (Goldenhar)
   d) hemifaziale Mikrosomie
   e) andere
   (wahrscheinlich Teile eines breiten
   Spektrums)
7. Okulomandibulofaziales Syndrom
   (Hallermann-Streiff-François)

2. Dysostosen mit vorwiegendem Befall des Achsenskeletts

1. vertebrale Segmentationsdefekte
   (einschließlich Klippel-Feil)

2. Zervikookuloakustisches Syndrom
   (Wildervanck)
3. Sprengelsche Anomalie
4. spondylokostale Dysostose
   a) dominante Form — AD
   b) rezessive Form — AR
5. okulovertebrales Syndrom (Weyers)
6. Osteoonychodysostose — AD
7. zerebrokostomandibuläres Syndrom — AR

3. Dysostosen mit vorwiegendem Befall der Extremitäten

1. Acheirie
2. Apodie
3. Tetraphokomeliesyndrom (Roberts) — AR
   (SC Pseudo-thalidomid-Syndrom)
4. Ektrodaktylie
   a) isoliert
   b) Ektrodaktylie, ektodermale Dysplasie (Gaumenspaltensyndrom) — AD
   c) Ektrodaktylie mit Haarbodendefekten
5. oroakrales Syndrom (Aglossiesyndrom, Hanhart-Syndrom)
6. familiäre radioulnare Synostose
7. Brachydaktylie Typen A, B, C, D, E (Bells Klassifizierung) — AD
8. Symphalangismus — AD
9. Polydaktylie (mehrere Formen)
10. Syndaktylie (mehrere Formen)
11. Polysyndaktylie (mehrere Formen)
12. Kamptodaktylie
13. Manzke-Syndrom
14. Poland-Syndrom
15. Rubinstein-Taybi-Syndrom
16. Coffin-Siris-Syndrom
17. Panzytopenie-Dysmelie-Syndrom (Fanconi) — AR
18. Blackfan-Diamond-Anämie mit Daumenmißbildungen (Aase-Syndrom) — AR
19. Thrombozytopenie-Radiusaplasie-Syndrom — AR
20. orodigitofaziales Syndrom
    a) Typ Papillon-Leage — XLD, letal bei ♂
    b) Typ Mohr — AR
21. kardiomeles Syndrom (Holt-Oram und andere) — AD
22. femoraler fokaler Defekt (mit oder ohne Gesichtsmißbildungen)
23. multiple Synostosen — AD
    (einschließlich einige Formen von Symphalangismus)
24. skapuloiliakale Dysostose (Kosenow-Sinios) — AD
25. Hand-Fuß-Genital-Syndrom — AD
26. fokale dermale Hypoplasie (Goltz) — XLD, letal bei ♂

III. Idiopathische Osteolysen

1. phalangeal (mehrere Formen)
2. tarsokarpal
   a) einschließlich Typ François und andere — AR
   b) mit Nephropathie — AD
3. multizentrisch
   a) Typ Hajdu-Cheney — AD
   b) Typ Winchester — AR
   c) Typ Torg — AR
   d) andere Typen

IV. Verschiedene Erkrankungen mit Knochenbeteiligung

1. frühkindliche Beschleunigung der Skelettreifung
   a) Marshall-Smith-Syndrome
   b) Weaver-Syndrom
   c) andere Typen
2. Marfan-Syndrom — AD
3. kongenitale Arachnodaktylie mit Kontrakturen — AD
4. zerebrohepatorenales Syndrom (Zellweger)
5. Coffin-Lowry-Syndrom — SLR
6. Cockayne-Syndrom — AR
7. Fibrodysplasia ossificans congenita — AD
8. epidermales Nävussyndrom (Solomon)
9. Nävoides Basalzell-Karzinom-Syndrom
10. multiple kongenitale Fibromatose
11. Neurofibromatose (mehrere Typen) — AD

V. Chromosomale Aberrationen

VI. Primäre Stoffwechselstörungen

Osteochondrodysplasien

A. Giedion

Wachstums- und Entwicklungsstörungen von Röhrenknochen und/oder der Wirbelsäule

A) Bei der Geburt manifest

a) Meist letal vor oder kurz nach der Geburt

Letale Skelettdysplasien

Bei einer größeren Anzahl von Dysplasien führt die mangelhafte Entwicklung der Rippen und damit des Brustkorbes wegen Unterventilation der sekundär hypoplastischen Lungen, seltener wegen assoziierter Mißbildungen der Halswirbelsäule mit Rückenmarkskompression sowie Gaumenspalten, Larynx- und Tracheobronchialfehlbildungen, zum Tode innerhalb der ersten Lebensstunden oder Tage. Häufig kommt es auch zur Totgeburt, wo die nun scheinbar völlig nutzlose radiologische Untersuchung besonders wichtig ist. Bei anderen Dysplasien, etwa der metatropischen Dysplasie, ist der frühkindliche Exitus fakultativ. Sind die einzelnen Dysplasien recht selten, so liegt die gesamte Gruppe durchaus im Erlebnisbereich jedes in der Neonatologie oder Geburtshilfe tätigen Arztes.

Wie in fast keinem anderen die Radiologie interessierendem Gebiete stützt sich die zur genetischen Beratung so wichtige korrekte Diagnose fast ausschließlich auf den Röntgenbefund. Dabei genügt häufig eine Übersichtsaufnahme (Babygramm) des Neugeborenen.

Die pränatale Diagnose wurde durch die routinemäßige sonographische Überwachung der Schwangeren besonders bedeutungsvoll. Durch die Feststellung von verminderter Extremitätenlänge, abnormer Kopfgröße oder Konfiguration, abnormer Schallreflexion (Osteogenesis imperfecta!), aber auch von feineren morphologischen Details (kurze Rippen, Polydaktylie etc.), können Dysplasien bereits im 2. Trimenon vermutet, bei Risikogeburten meist mit Sicherheit erfaßt werden (Lit. s. DONNENFELD u. MENNUTI 1987). Die konventionelle Fetografie mit Beckenübersichtsaufnahme ermöglicht *bei genauer Vorkenntnis des radiologischen Erscheinungsbildes* in der Regel die richtige Diagnose.

Die verschiedenen letalen Dysplasien können neben dem *Längendefizit einzelner Skelettabschnitte* nach den hervorstechenden radiologischen Merkmalen, die in der Tab. 1 und in den Abb. 1–10 aufgeführt sind, unterschieden werden: *Polydaktylie, hochgradiger Ossifikationsrückstand*, normale Skelettreife, Vorauseilen des Knochenalters, *besondere Formmuster*, vor allem des Beckens (Abb. 1–10), Fusion, Ausfall dorsaler Rippenabschnitte, Segmentationsstörungen der Wirbelkörper (dyssegmentale Dysplasie, spondylothorakale Dysostose, zerebrokostomandibuläres Syndrom), *ungenügende* (Osteogenesis imperfecta, Hypophosphatasie) oder *übermäßige* (Osteopetrose) *Dichte des Skelettes*. Die z. T. ebenfalls frühletalen Zwergwuchsformen mit Immundefekten werden im Abschnitt „Metaphysäre Chondrodysplasien" (s. S. 671) besprochen. Auf die zahlreichen noch nicht klassifizierbaren Einzelfälle der Literatur konnte nicht eingegangen werden. Die Liste der definierten frühletalen Skelettdysplasien wird jedoch in den nächsten Jahren noch erheblich anwachsen. Die pathologisch-anatomische, licht- und elektronenoptische sowie histiochemische Differenzierungen der einzelnen Skelettdysplasien haben in den letzten Jahren große Fortschritte gemacht und werden, soweit bedeutungsvoll, in den einzelnen Abschnitten kurz erwähnt. Die Interessierten seien auf die Monographie von GILBERT u. Mitarb. (1987) verwiesen.

Literatur

Cremin, B. J., P. Beighton: Bone Dysplasias of Infancy. Springer, Berlin 1978

Donnenfeld, A. E., M. T. Mennuti: Second trimester diagnosis of fetal skeletal dysplasias. Obstet. Gynec. Surv. 42 (1987) 199–217

Gilbert, E. F., S. S. Yang, L. Langer, J. M. Opitz, J. O. Roskamp, K. P. Heidelberger: Pathologic changes of osteochondrodysplasia in infancy, part 2. Path. Ann. 22 (1987) 283–345

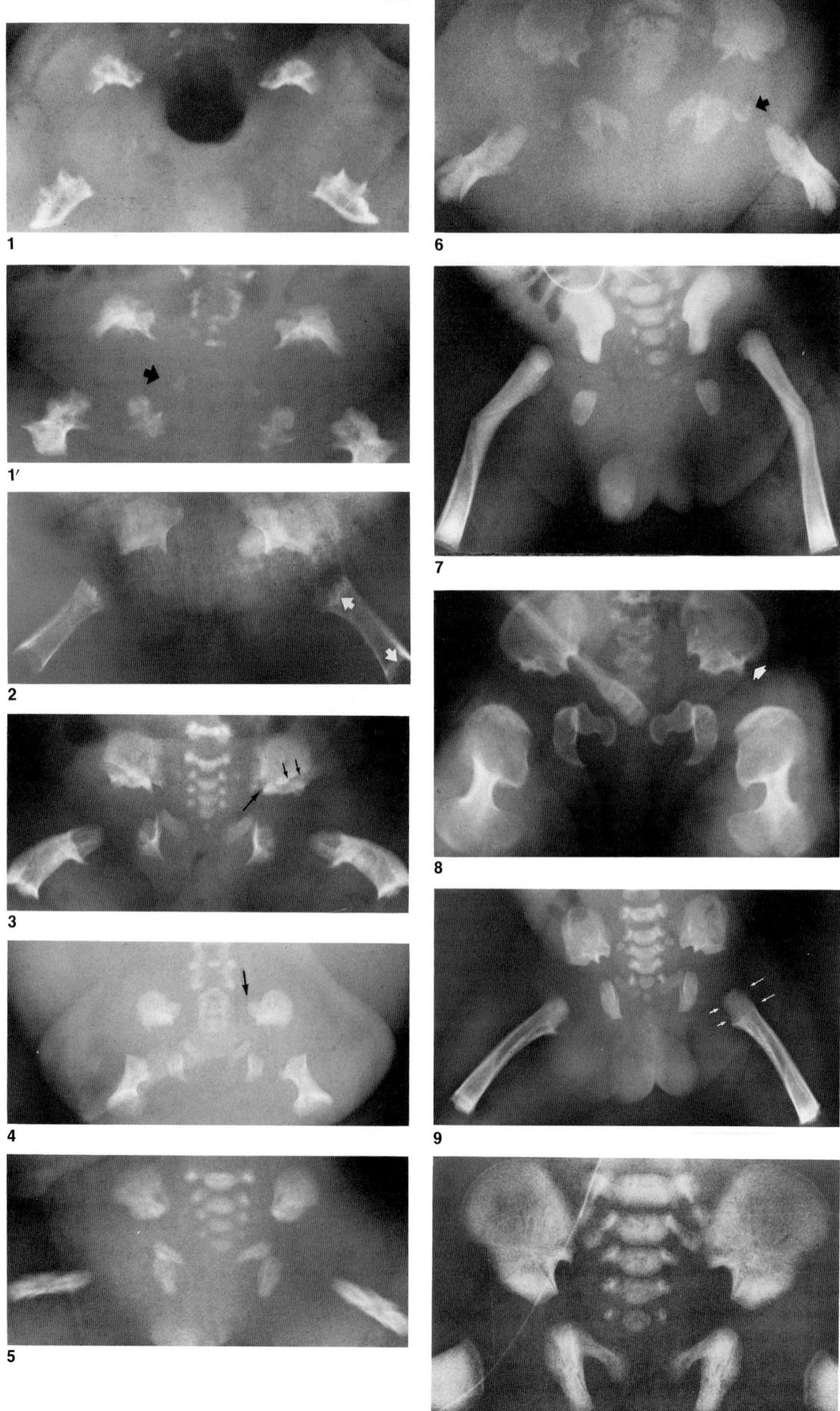

Osteochondrodysplasien 583

◄ Abb. 1–10   Typische Beckenkonfigurationen bei letalen Dysplasien

Typ	Diagnose	gleicher Typ auch bei ...	Besondere morphologische Merkmale	Weitere Abbildung
1 (Abb. 1)	Achondrogenesis I (B)		„Deltafliegerform" des Iliums, Scham-Sitzbein, Wirbelkörper nicht ossifiziert. Röhrenknochen extrem kurz	–
1' (Abb. 1')	Achondrogenesis I (A) ♂, 33 SSW, Nr. 186545		wie 1, Sitzbein gut, Schambein kaum ossifiziert (→)	11
2 (Abb. 2)	Achondrogenesis II, ♀, 41 SSW, (Dr. *Rau*, Reutlingen)	? Hypochondrogenese (s. Text)	Ilium lateral halbmondförmig, medial und kaudal durch große Kerbe begrenzt. Femora länger als bei Typ I, Metaphysen ausgefranst und gebechert (→)	12
3 (Abb. 3)	thanatophore Dysplasie, $33^{4/7}$ SSW, Nr. 178851	sog. thanatophore Dysplasie und Kleeblattschädel, homozygote Achondroplasie	quadratisches Ilium, sehr kleine Incisura ischiadica (→), angedeutet 3-Zack-Azetabulum, zusätzlicher Aufhellungskeil im Ilium ($\rightrightarrows$), nach medial zugespitztes Sitzbein, „Telefonhörerfemora", -wirbelkörper	15 u. 17
4 (Abb. 4)	Schneckenbeckendysplasie, $23^{2/7}$ SSW	–	Ilium bildet nach mediokranial keilförmigen Fortsatz („Schneckenkopf", eher Schildkrötenkopf!), auffällig gut ossifiziertes Skelett	18
5 (Abb. 5)	Kurzrippenpolydaktyliesyndrom I, ♀, 35 SSW	SRP-S Typ Beemer (s. S. 596)	Ilium „Blütenblattform" mit gefälteltem Korpus, Femora „Torpedoform" (s. Text)	20 u. 23
6 (Abb. 6)	Kurzrippenpolydaktyliesyndrom III, ♂, 2 Wo. n. Termin, Nr. 137906 (Verma-Naumoff)	chondroektodermale Dysplasie, asphyxierende Thoraxdysplasie (s. S. 624 u. 627), jedoch Femora ±normal (Typ 1 nach *Yang* u. Mitarb. 1987)	Ilium ähnlich wie Typ 3, 3-Zack-Azetabulum etwas ausgeprägter (variabel), Sitzbein weniger spitz, *Femurkopf ossifiziert (!)* (→). Femur „Bananenkonfiguration"	22, 40 u. 42
7 (Abb. 7)	Kampomele Dysplasie, ♂, 2 Wo. n. Termin (Beobachtung Prof. *Hauke*, Stuttgart)	–	Iliumkonfiguration „seitliches Portrait mit langem Hals (Korpus)", Sitzbein nach kaudolateral gerichtet (nicht obligat), exzentrische Verbiegung der Femora	28
8 (Abb. 8)	metatropische Dysplasie, letal verlaufende Form, gleicher Fall wie Abb. 39	metatropische Dysplasie, benigne dominante Form, ähnlich bei Fibrochondrogenese (Abb. 14)	Ilium ähnlich wie Typen 3 und 6, jedoch Kerbe (→) unter Spina iliaca anterior ausgeprägter, Hantelform der Metaphysen, Platyspondylie	38 u. 39
9 (Abb. 9)	(zum Vergleich), nicht letal, Achondroplasie, ♂, Termingeburt Nr. 130901	–	ähnlich wie Typen 3 und 6, jedoch Ilium quadratischer, Azetabulardach noch langgezogener, gradliniger, Aufhellungsband im proximalen Femur (im Seitenbild Keilform (→←)	29 u. 32
10 (Abb. 10)	normales Neugeborenes am Termin			

Tabelle 1 Radiologische Differentialdiagnose der wichtigsten letalen Skelettdysplasien (Kurzrippenpolydaktyliesyndrom sowie chondroektodermale Dysplasie und asphyxierende thorakale Dysplasie, s. Tab. 2, S. 594)

Diagnose	Schädel	Thorax	Rippen	Wirbelsäule	Becken	Extremitäten/Varia
1. Achondrogenesis I (A+B)	makrozephale Kalotte ungenügend ossifiziert	schmal	verkürzt[1] dünn, multiple pränatale Frakturen (Typ A)	nur teilweise ossifiziert	Typ 1	mikromel, groteske Verkürzung, breiter als lang
2. Achondrogenesis II	Makrozephalie	axial zusammengestaucht	verkürzt[1]	Ossifikation vermindert/ fehlend	Typ 2	verkürzt, mesomel, metaphysär aufgetrieben, gebechert, ausgefranst, Übergang Hypochondrogenese
3. thanatophore Dysplasie	Makrozephalie evtl. Kleeblattform (s. S. 590)	schmal	verkürzt[2]	Platyspondylie, Wirbelkörper „H"- oder „∩"-förmig	Typ 3	mikromel, verbogen, Femur „Telefonhörer", dornartige Fortsätze (nicht mit Kleeblattschädel)
4. Schneckenbeckendysplasie	Makrozephalie	schmal	kurz	Platyspondylie Profil! (s. S. 592)	Typ 4	kurz, Metaphysen verbreitert, große Hände, Füße
5. Chondrodysplasia punctata, rhizomeler Typ	N	eher schmal	ventral aufgetrieben	„coronal clefts"		Kalkspritzer, rhizomel, Metaphysen aufgetrieben (s. S. 599)
6. kampomele Dysplasie	Makrodolicho-Kranie	hypoplastische Skapulae schmal	dünn, oft nur 11	„cervical hypoplasia", thorakale Bogenwurzeln „fehlend"	Typ 7	typische Inkurvation des Femurs (Tibia Fibula)
7. Achondroplasie, homozygot	radiologisch Zwischenform Achondroplasie/ thanatophorer Zwergwuchs				Typ 3	
8. diastrophische Dysplasie	N	N	N	progressive Kyphoskoliose, Hypoplasie zervikal	N	mikromel, Hitch-Hiker-Daumen, Dislokation
9. metatropische Dysplasie, bes. letale Form	N	lang, schmal	kurz[2]	Platyspondylie „Diamant"-Wirbelkörper	Typ 8	mikromel, „Knorpelhyperplasie", Metaphysen „Trompeten"
10. dyssegmentale Dysplasie	evtl. Enzephalozele	schmal	kurz, breit	Segmentationsstörung, Anisospondylie, evtl. „coronal clefts"		
11. spondylothorakale Dysostose	N	kurz, gestaucht	Fusionen usw.	multiple, schwere Mißbildungen	N (Wirbelsäule!)	mehrere Typen
12. zerebrokostomandibulares Syndrom	Mikrognathie	evtl. glockenförmig	„Spalten" dorsal, evtl. fehlend!	abnorme kostovertebrale Fusionen	N	N
13. Osteogenesis imperfecta (Typ II)	(s. S. 728)					
14. Hypophosphatasie (letale Form)	hochgradige Ossifikationsdefekte und rachitisähnliche Veränderungen am ganzen Skelett					

N = Normal, [1] = hochgradig, [2] = stark.

Achondrogenese I   McK 20060

Typ I A   (Houston-Harris)
Typ I B   (Fraccaro)

Erbgang
Autosomal rezessiv.

Klinik
Extremer Rumpf und Extremitätenzwergwuchs mit schmalem Thorax. Meist Früh-, oft Todgeburt nach Polyhydramnion. Exitus sonst nach wenigen Minuten.

Radiologie (Abb. 11)
Schwerpunkt: hochgradiger Extremitäten- und Rumpfzwergwuchs mit lokalisiertem Ossifikationsrückstand vorwiegend am Achsenskelett sowie an der Kalotte.
Die langen Röhrenknochen sind nahezu quadratisch, die metaphysären Enden z.T. bizarr gezackt nach lateral ausladend. Der „Femoral cylinder index" CI Femur (= Länge : Breite des Femurs, Normalwert bei Neugeborenen 12–14), beträgt 1–2,8 (WHITLEY u. GORLIN 1983). Die dünnen, sehr kurzen Rippen sind an ihren ventralen Enden gebechert oder löffelförmig, beim Typ I A mit Frakturen durchsetzt. Die Kalotte des zu großen Kopfes ist ungenügend, die Wirbelkörper nicht oder nur ungenügend ossifiziert (Platyspondylie).
Das hypoplastische Ileum zeigt eine deltafliegerähnliche, z.T. gezackte Form (Typ 1, 1', Abb. 1, 1'). Das Ischium ist beim Typ I A hypoplastisch, beim Typ I B nicht ossifiziert. Ebenso ist das Os pubis meist nicht erkennbar.

Heterogenität der Achondrogenese I
Obschon radiologisch relativ einheitlich, wurde die Achondrogenesis I neuerdings in zwei Untergruppen aufgeteilt (BOROCHOWITZ u. Mitarb. 1988): Neben im übrigen eher diskreten morphologischen, im Röntgenbild erfaßbaren Unterschieden ist Typ I A (Houston-Harris) durch Rippenfrakturen charakterisiert, die beim Typ I B (Fraccaro) fehlen. Histologisch finden sich beim Typ I A Vakuolen in den Chondrozyten, während beim Typ I B ein Kollagenring um die Chondrozyten beobachtet wird. Das erweiterte Spektrum der Achon-

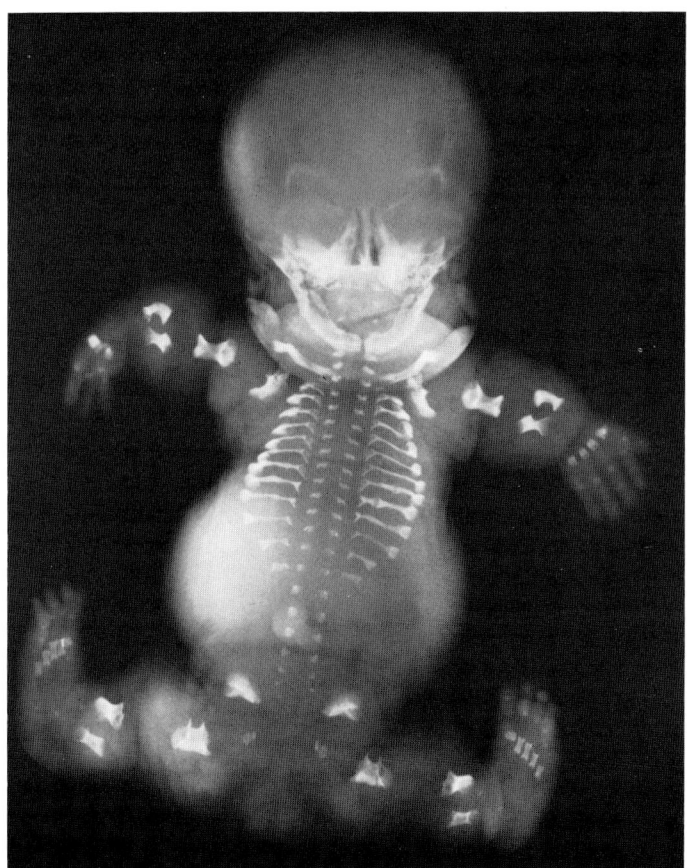
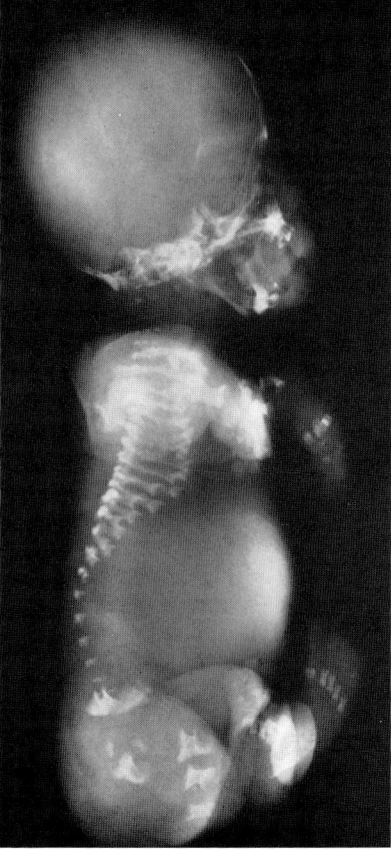

a
b
Abb. 11a u. b Achondrogenese Typ I A. ♀, Frühgeborenes, 35 SSW, Nr. 136076. Großer, nur ungenügend ossifizierter Hirnschädel. Fehlende Ossifikation der Wirbelkörper. Sehr feine kurze Rippen mit alten Frakturen. Groteske Kurzgliedrigkeit. Im übrigen s. Text

dro-Hypochondrogenesis-Gruppe (Chondrogenesis imperfecta) wurde von VAN DER HARTEN (1988) umfassend dargestellt.

Literatur

Achondrogenese I

Borochowitz, Z., R. Lachman, G. E. Adomian, G. Spear, K. Jones, D. L. Rimoin: Achondrogenesis type I: Delineation of further heterogeneity and identification of two distinct subgroups. J. Pediatr. 112 (1988) 23–31

Fraccaro, M: Contributo allo studio delle malattie del mesenchima osteopoietico, l'acondrogenesi. Folia hered. path. (Pavia) 1 (1952) 190–208

Harris, R., J. T. Patton, A. J. Barson: Pseudo-achondrogenesis with fractures, Clin. Genet. 2 (1972) 435–441

Houston, C. S., C. F. Awen, H. P. Kent: Fetal neonatal dwarfism. J. Can. Assoc. Radiol. 23 (1972) 45–61

van der Harten, H. J., J. T. J. Brons, P. F. Dijkstra, M. F. Niermeyer, C. J. L. M. Meijer, H. P. van Giejn, N. F. Th. Arts: Achondrogenesis-Hypochondrogenesis: The spectrum of Chondrogenesis imperfecta. Ped. Path. 8 (1988) 571–597

Whitley, C. B., R. J. Gorlin: Achondrogenesis: New nosology with evidence of genetic heterogeneity. Radiology 148 (1983) 693–698

Achondrogenese II (Langer-Saladino)

McK 20061

Erbgang

Autosomal rezessiv.

Klinik

Ähnlich wie die Achondrogenesis I.

Die Achondrogenese II wird heute zu den Synthesestörungen des Kollagens vom Typ II gezählt (s. S. 588).

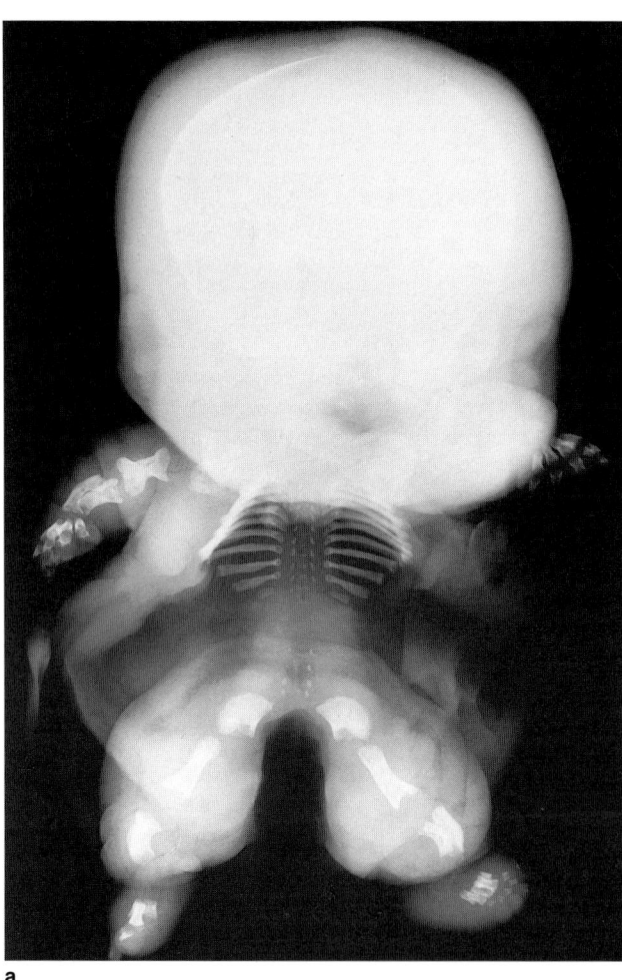
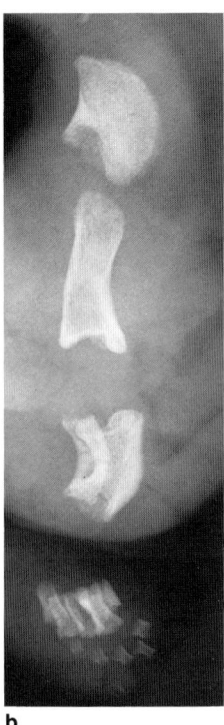

a
b
Abb. 12a u. b
Achondrogenese Typ II (Langer-Saldino). ♀, 30 SSW, 1,4 kg (25 cm lang), †1 Std. p.p.
a Post mortem, Übersichtsbild. Normale Kalotte. Kurze, kräftige, frakturenfreie Rippen. Darmbein wenig gegliedert mit halbmondförmiger Kraniolateraler Begrenzung. Konkavität im Azetabulardach. Ossifikation von Darm- und Sitzbein vollkommen, der Wirbelsäule weitgehend fehlend. Kurze, mesomele, z. T. verkrümmte lange Röhrenknochen. Gebecherte distale Femurmetaphysen. „Femoralzylinderindex" = 3,5
b Detail. (Fall Eyre u. Mitarb., bei dem das Fehlen des Knorpelkollagens Typ II erstmals nachgewiesen wurde)

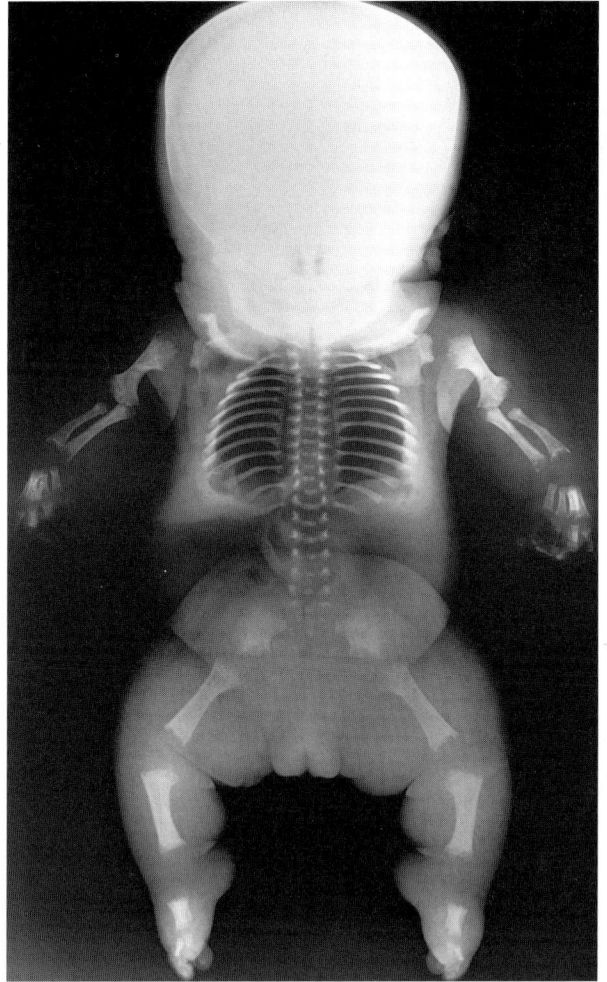 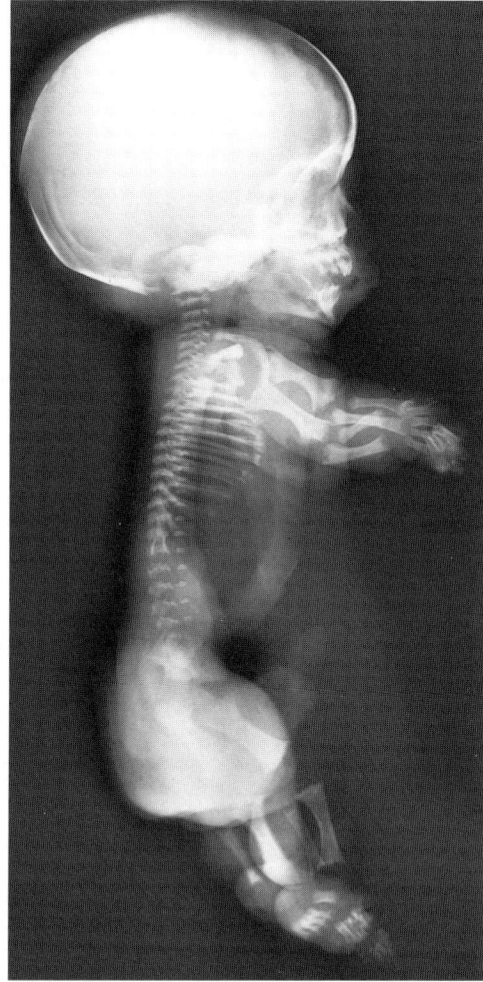

a
Abb. 13a u. b Achondrogenese Typ II (Langer-Saldino), ♂, ähnlich wie Abb. 11, jedoch etwas längere Röhrenknochen, mit Becherung und Ausfransung der Metaphysen. Bessere Ossifikation vor allem der

b
Wirbelsäule. „Femoralzylinderindex" = 5,3. Der Fall entspricht einer mäßig ausgeprägten Achondrogenese II als Zwischenglied oder Übergangsform zur Hypochondrogenese (Borochowitz u. Mitarb. 1986)

Radiologie (Abb. 12 u. 13)

Schwerpunkt: hochgradiger Extremitäten- und Rumpfminderwuchs, jedoch weniger ausgeprägt als beim Typ I, mit kurzen Rippen und Ossifikationsrückstand im Achsenskelett. Die massiv verkürzten langen Röhrenknochen weisen einen Femoralzylinderindex von 2,75–3,7 (Normalwert für Neugeborene 12–14) auf. Sie zeigen nicht die grotesk-zackige Deformierung des Typs I. Dagegen sind die Metaphysen aufgetrieben, gebechert und oft ausgefranst. Der große Schädel ist gut, die Wirbelsäule jedoch vorwiegend im Zervikal- und Sakralgebiet vermindert oder nicht ossifiziert.

Die hypoplastischen Ilia (Typ II, Abb. 12 u. 13) sind medial und kaudal halbmondartig begrenzt, das Ischium und Os pubis nicht ossifiziert. Die kurzen, nicht frakturierten Rippen sind kräftiger als beim Typ I und ventral löffelförmig aufgetrieben.

Grebesche Chondrodysplasie (Achondrogenese)

Die von GREBE (1952) unter dem Namen Achondrogenese erstbeschriebene, nichtletale Form von schwerer Hypomelie der oberen und besonders der unteren Extremitäten hat nur den Namen mit der letalen Form gemeinsam. Wegen Verwechslungsmöglichkeiten wurde er entsprechend in „Grebesche Chrondrodysplasie" umgewandelt (ROMEO u. Mitarb. 1977). Bei heterozygotem Befall kann diese Dysplasie sich auch nur durch Brachydaktylie bemerkbar machen (KUMAR u. Mitarb. 1984, CURTIS 1986). Ähnlich, aber weniger ausgeprägt ist die ebenfalls autosomal rezessiv vererbte mesomele Dysplasie von HUNTER-THOMPSON (s. S. 639).

Hypochondrogenese, Übergangsform zur Achondrogenese II, Chondrogenesis imperfecta

Die von STANESCU u. Mitarb. (1977) als Hypochondrogenese beschriebene, sporadisch auftretende, bisweilen erst nach einigen Monaten letale Knochendysplasie weist ebenfalls einen Rumpf-Extremität-Minderwuchs mit kurzen Rippen, Ossifikationsrückstand der Wirbelsäule, ovoiden bis platten Wirbelkörpern, hypoplastischem Ilium ähnlich der Achondrogenese II sowie einer fehlenden Ossifikation des Schambeines auf. Femoralzylinderindices bis zu 9,2 wurden beobachtet (BOROCHOWITZ u. Mitarb. 1986). Die Fibula ist unverhältnismäßig lang, und die distale Ulna weist metaphysäre Veränderung auf.

Es besteht ein fließender Übergang zur klassischen Achondrogenese II mit einer mäßig ausgeprägten Achondrogenese II als Zwischenglied (Femoralzylinderindex 4,1–5,7, BOROCHOWITZ u. Mitarb. 1986). Die Beobachtung eines kontinuierlichen klinisch-radiologischen Spektrums von der klassischen, „schweren" Achondrogenese II zur Hypochondrogenese und endlich zur spondyloepiphysären Dysplasia congenita (BOROCHOWITZ u. Mitarb. 1986) wurde durch den Nachweis des Fehlens (EYRE u. Mitarb. 1986, MURRAY u. Mitarb. 1987, Abb. **12**) resp. einer Synthesestörung (HORTON u. Mitarb. 1987) des Kollagens im hyalinen Knorpel vom Typ II biochemisch weiter gestützt.

Eine genetische Heterogenität der verschiedenen Subtypen ist dadurch nicht ausgeschlossen, aber eine gemeinsame Pathogenese ist naheliegend. Nachdem auch der Knorpel in Trachea und Bronchien betroffen ist, kann die Atemnot dieser Patienten besser verstanden werden.

Da Kollagen von Typ II einen Hauptbestandteil des Knorpels darstellt, wurde für das ganze Spektrum der Name „Chondrogenesis imperfecta" vorgeschlagen (EYRE u. Mitarb. 1986) und dominante Mutationen der Col 2A 1 Gene als dafür verantwortlich angesehen (GODFREY u. HOLLISTER 1988).

Literatur

Achondrogenesis II, Hypochondrogenesis

Borochowitz, Z., A. Ornoy, R. Lachman, D. Rimoin: Achondrogenesis II - Hypochondrogenesis: Variability versus heterogeneity. Amer. J. med. Genet. 24 (1986) 273–288

Chen, H., C.T. Liu, S.S. Yang: Achondrogenesis: A review with special consideration of achondrogenesis type II (Langer-Saldino). Amer. J. med. Genet. 10 (1981) 379–394

Eyre, D.R.: Type II collagen deficiency in achondrogenesis (Langer-Saldino). Pathol-immunopathol. Res. 7 (1988) 90–94

Eyre, D.R., M.P. Upton, F.D. Shapiro, R.H. Wilkinson, G.F. Vawter: Nonexpression of cartilage type II collagen in a case of Langer-Saldino achondrogenesis. Amer. J. hum. Genet. 39 (1986) 52–67

Godfrey, M., D.W. Hollister: Type II Achondrogenesis-Hypochondrogenesis: Identification of abnormal type II collagen. Am. J. Hum. Genet. 43 (1988) 904–913

Horton, W.A., M.A. Machado, J.W. Chou, D. Campbell: Achondrogenesis type II, abnormalities of extracellular matrix. Pediat. Res. 22 (1987) 324–329

Maroteaux, P., V. Stanescu, R. Stanescu: Hypochondrogenesis. Eur. J. Pediat. 141 (1983) 14–22

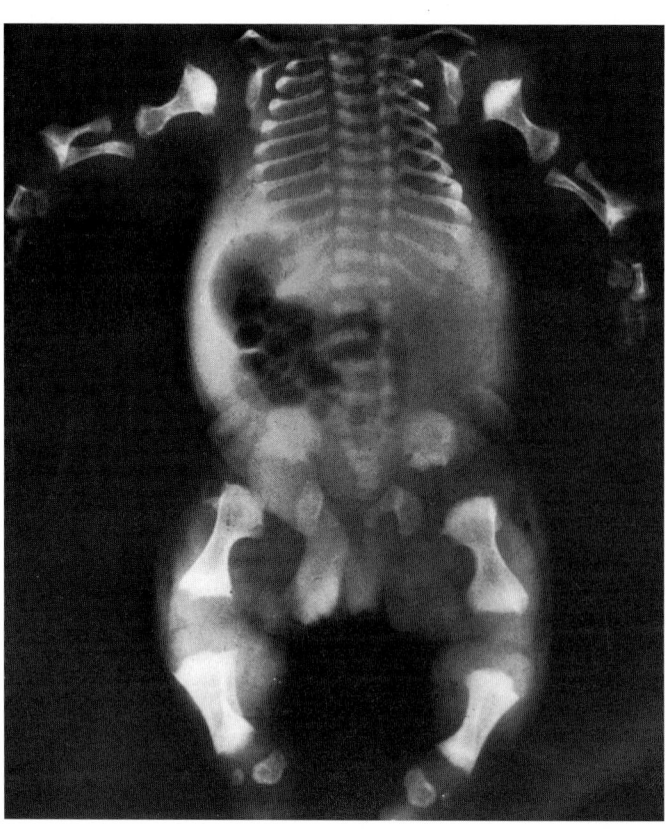

Abb. **14** Fibrochondrogenese. ♀, 3 Wochen alt, 39 cm lang (Geburt 38. SSW), siehe Text (aus *Whitley* u. Mitarb.: Amer J. med. Genet. 19 [1984] 265)

Murray, L. W., J. Bautista, P. James, D. L. Rimoin: Normal type II collagen is not detected in cartilage of patients with achondrogenesis II – Hypochondrogenesis. Biochem. Genet. A 12. Amer. J. hum. Genet. 41 Suppl. Nr 4 (1987)

Saldino, R.: Lethal short-limbed dwarfism: Achondrogenesis and thanatophoric dwarfism. Amer. J. Roentgenol. 112 (1971) 185–197

Whitley, C. B., R. J. Gorlin: Achondrogenesis: New nosology with evidence of genetic heterogeneity. Radiology 148 (1983) 693–698

Grebesche Chondrodysplasie

Curtis, D.: Heterozygote expression in Grebe chondrodysplasia (letter). Clin. Genet. 29 (1986) 455–456

Grebe, H.: Die Achondrogenesis. Ein einfach rezessives Erbmerkmal. Folia heredit. Pathol. 2 (1952) 23–29

Kumar, D., D. Curtis, C. E. Blank: Grebe chondrodysplasia and brachydactyly in a family. Clin. Genet. 25 (1984) 68–72

Romeo, G., J. Zonana, D. L. Rimoin, R. S. Lachman, C. I. Scott, E. G. Kaveggia, J. W. Spranger, J. M. Opitz: Heterogeneity of nonlethal severe short-limbed dwarfism. J. Pediat. 91 (1977) 918–923

Fibrochondrogenese   McK 22852

Diese erst in 5 Fällen beobachtete, wahrscheinlich autosomal rezessiv vererbte letale Knochendysplasie verdankt ihren Namen dem histologischen Befund der Knochenmatrix, die von zahlreichen fibrösen Septen durchzogen ist (LAZZARONI-FOSSATI u. Mitarb. 1978).

Radiologie (Abb. 14)

Schwerpunkt: ausgeprägte metaphysäre, hantelförmige Auftreibung der Metaphysen im Bereich der langen Röhrenknochen. Das gut ossifizierte Skelett zeigt neben der Kurzgliederigkeit auch kurze, ventral aufgetriebene Rippen, eine Platyspondylie mit z. T. in der Sagittalebene gespaltenen, teilweise birnenförmigen Wirbelkörpern und einer charakteristischen Beckenkonfiguration (Abb. 14, Typ 8).

Literatur

Eteson, D. J., G. E. Adomian, A. Ornoy, T. Koide, Y. Sugiura, A. Calabro, S. Lungarotti, P. Mastroiacovo, R. S. Lachman, D. L. Rimoin: Fibrochondrogenesis: Radiologic and histologic studies. Amer. J. med. Genet. 19 (1984) 277–290

Lazzaroni-Fossati, F., V. Stanescu, R. Stanescu, G. Serra, P. Magliano, P. Maroteaux: La fibrochondrogenese. Arch. Franç. Pédiat. 35 (1978) 1096–1104

Whitley, C. B., L. O. Langer, J. Ophoven, E. F. Gilbert, C. H. Gonzalez, M. Mammel, M. Coleman, S. Rosemberg, C. J. Rodriques, R. Sibley, W. A. Horton, J. M. Opitz, R. J. Gorlin: Fibrochondrogenesis: lethal, autosomal recessive chondrodysplasia with dinstinctive cartilage histopathology. Amer. J. med. Genet. 19 (1984) 265–275

Thanatophore Dysplasie   McK 18760
und thanatophore Dysplasie
mit Kleeblattschädel   McK 27367

Die von den Erstbeschreibern MAROTEAUX u. Mitarb. (1967) für die häufigste frühletale Dysplasie gewählte Bezeichnung würde natürlich auch zu den übrigen Vertretern des vorliegenden Kapitels passen. ($\vartheta\acute{\alpha}\nu\alpha\tau o\varsigma$ = Tod, $\varphi o\varrho\acute{\epsilon}\omega$ = ich bringe.)

Erbgang

Sporadisch, vermutlich autosomal-dominant (MARTINEZ-FRIAS u. Mitarb. 1988, YOUNG u. Mitarb. 1989). Die mit Ausnahme von monozygoten Zwillingen (YOUNG u. Mitarb. 1989), sehr seltenen Geschwisterfälle (FRAHM 1986) sind z. T. Fehldiagnosen (s. Schneckenbeckendysplasie S. 592), evtl. auch Folge eines gonadalen Mosaizismus oder eines statistischen Zufalls. Jedenfalls ist das Wiederholungsrisiko sehr gering (1:50, FRAHM), in Gegensatz zu 1:4 bei den meisten übrigen, autosomal rezessiv vererbten letalen Dysplasien. Eine eindeutige positive Diagnose ist deshalb von großer Wichtigkeit und stellt eine absolute Indikation für die Röntgenuntersuchung sämtlicher Todgeburten mit vermuteter Knochendysplasie dar. Die Häufigkeit wird auf 2,4–2,7/100 000 Geburten geschätzt (MARTINEZ-FRIAS u. Mitarb.).

Klinik

Klinisch beeindruckt das groteske Mißverhältnis zwischen dem normal langen Rumpf mit zu schmalem Thorax und den extrem kurzen, oft durch zahlreiche Hautfalten segmentierten Extremitäten mit hochgradiger Akromikrie. Der Kopf ist relativ zu groß, das Vorhaupt prominent, die Nasenwurzel eingezogen. Hirnmißbildungen werden häufig bei der Autopsie angetroffen (Ho u. Mitarb. 1984, SHIGEMATSU u. Mitarb. 1985). Anamnestisch liegt häufig ein Hydramnion vor. Die meisten Kinder erliegen bereits in den ersten Lebensstunden oder Tagen der Atemnot, wobei die längste Überlebenszeit 212 Tage beträgt (TONOKI 1987).

Röntgenbefunde (Abb. 15–17)

Sie sind diagnostisch.

Schwerpunkt

Ausgeprägte Mikromelie mit Platyspondylie bei gut ossifiziertem Skelett und charakteristischer Wirbel-, Becken- und Oberschenkelkonfiguration. Die hochgradig mikromelen langen Röhrenknochen erscheinen plump mit dornartigen metaphysären Vorsprüngen. Die typisch gekrümmten Femora haben die Form eines Telefonhörers (YANG u. Mitarb. 1976). Die Knochenkerne der Knie sind nicht ossifiziert. Die Metakarpalia, Metatarsalia und Phalangen sind oft breiter als lang. Die sehr kurzen, aber breiten Rippen sind am Ventralende geringgradig gebechert oder aufgetrieben. Obschon eine generalisierte Vertebra plana besteht, ist der Rumpf wegen der verbreiterten Zwischenwirbelscheiben normal lang. Die Bogenwurzelabstände nehmen von Th 12 nach kaudal ab. Die abgeplatteten Wirbelkörper bilden zusammen mit

590 Konstitutionell-genetische Skeletterkrankungen

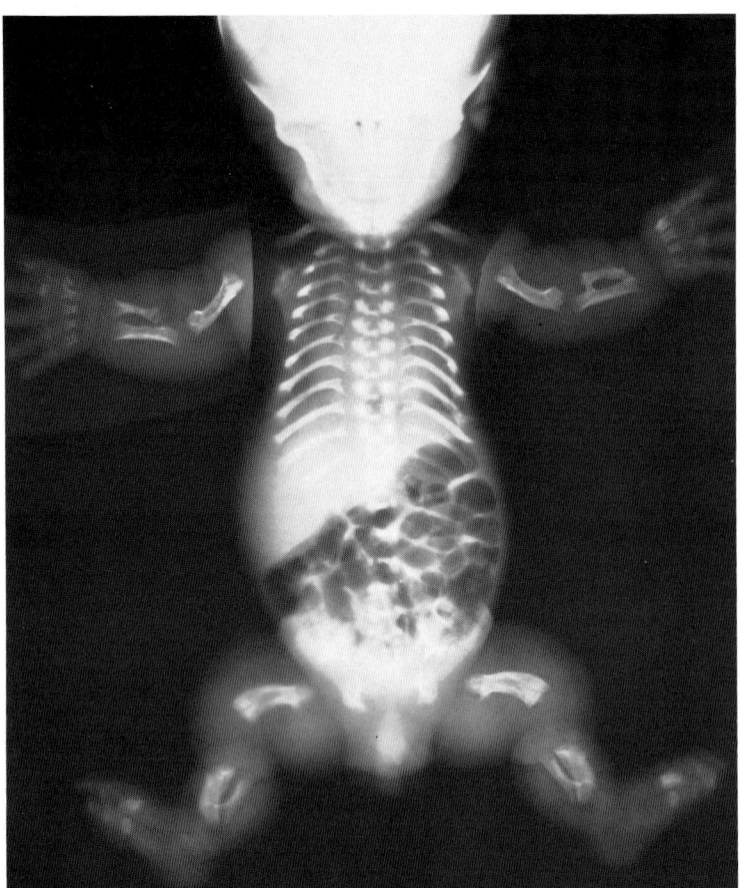

Abb. 15 Thanatophore Dysplasie. ♂, 2 Tage alt, Nr. 79 110. Als Besonderheit: radioulnare Synostose rechts (vgl. Text)

den besser ossifizierten dorsalen Wirbelabschnitten eine H- oder umgekehrte U-Figur (LANGER u. Mitarb. 1968). Besonders typisch sind die Lumbalwirbelkörper im Seitenbild, die häufig eine zentrale Einschnürung sowie eine kugelige vordere Hälfte und eine ventrale „Zunge" aufweisen. Das charakteristische Becken entspricht dem Typ 3 (Abb. 3 u. 15). Die Diagnose kann sonographisch im 2. Trimester gestellt werden.

Die Kombination von thanatophorer Dysplasie (TD) und Kleeblattschädel (KS) wurde in mehr als 30 Fällen beschrieben und auch pränatal im 2. Trimester erfaßt (BOOS u. SCHMIDT 1986). Nach LANGER u. Mitarb. (1987) können die Beobachtun-

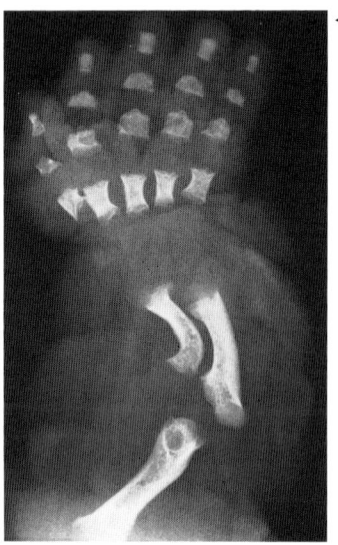

◀ Abb. 16 a Thanatophore Dysplasie. ♂, Neugeborenes: extreme Akromikrie (Beobachtung Prof. E. Werder, Kinderspital St. Gallen)

Abb. 16 b Thanatophore Dysplasie. ▶ ♂, 1 Tag alt, (38. Schwangerschaftswoche). Dorsale Konkavität, zentrale Einschnürung und ventral Zungenbildung der Lumbalwirbelkörper (Beobachtung Dr. I. Greinacher, Universitätskinderklinik Mainz)

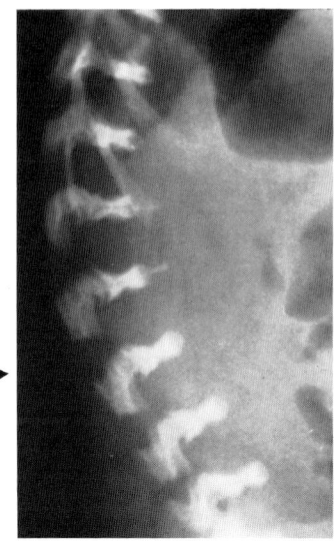

Abb. **17** Kleeblattschädel mit Knochendysplasie, Typ II nach *Langer* u. Mitarb. 1987. ♂, 30. SSW. Geburt nach Polyhydramnion durch Sectio. Exitus 45 Min. post partum. Die Knochenveränderungen gleichen teilweise (Becken, Rippen) denjenigen der thanathophoren Dysplasie. Die Extremitäten sind jedoch weniger verkürzt und verbogen, keine „Telefonhörer"-Konfiguration der Femora, die Wirbelkörper etwas höher, Kleeblattschädel

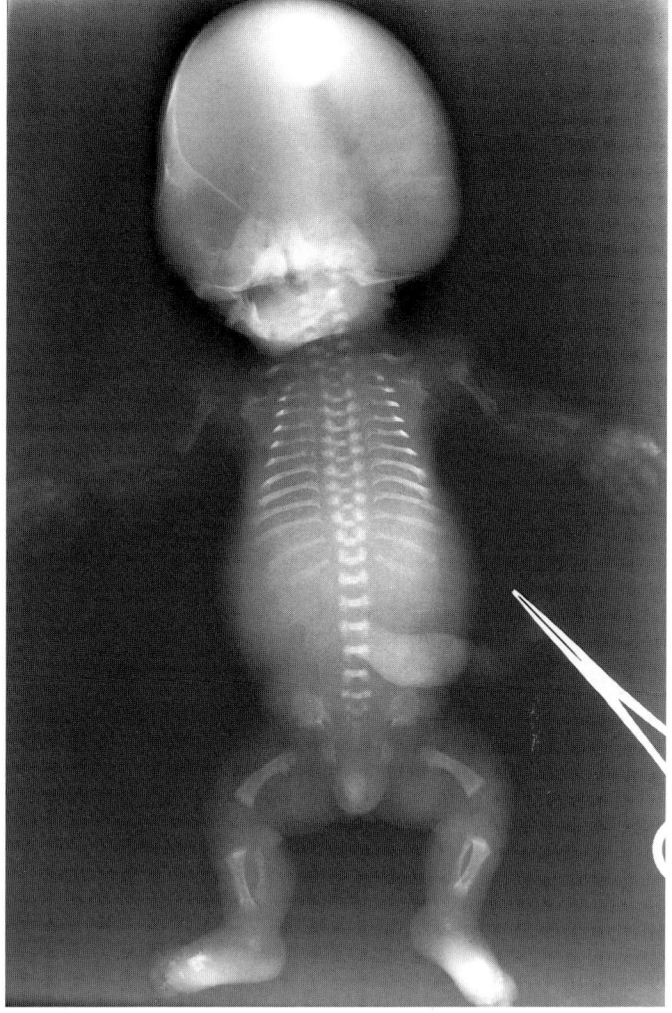

gen in zwei Typen aufgeteilt werden: Beim extrem seltenen, nur sporadisch auftretenden Typ I ist der KS wenig ausgeprägt; die Skelettveränderungen entsprechen radiologisch und histologisch dem TD ohne KS. Beim „üblichen", meist sporadisch auftretenden, aber autosomal rezessiv vererbten (PARTINGTON u. Mitarb. 1971) Typ II (Abb. **17**) ist der KS hochgradig, die Femora jedoch gerade (kein Telefonhörer!), und die Höhe des 2. Lumbalkörpers mindestens 50% der Höhe des angrenzenden Zwischenwirbelraumes L 2/L 3. Auch histologisch waren diese beiden Typen unterscheidbar.
ASD und Nebennierenhypoplasie sind gehäuft (ANDERSEN u. KOCK 1989).
Für die radiologische Differentialdiagnose verweisen wir auf Tab. **2**, wobei die morphologische Ähnlichkeit zur homozygoten Form der Achondroplasie eindrücklich ist (Telefonhörerfemora!).

Literatur

Andersen, P. E., K. Kock: Micromelic bone dysplasia with clover-leaf skull. Skeletal Radiol. 17 (1989) 551–555
Boos, R., W. Schmidt: Pränatale Diagnose eines thanatophoren Zwergwuchses mit Kleeblattschädel. Z. Geburtsh. Perinatol. 190 (1986) 225–228
Frahm, R.: Thanatophorer Zwergwuchs. Radiologe 26 (1986) 598–601
Giedion, A.: Thanatophoric dwarfism. Helv. paediat. Acta 23 (1968) 175–183
Grimaldi, M., B. Benoit, A. M. Veronese, F. Pagliai, D. Abrar, E. Simon, J. Y. Gillet: Nanisme thanatophore: un cas de diagnostic echographique precoce. Rev. Fr. Gynec. Obstet. 82 (1987) 505–509
Ho, K. L., C. H. Chang, S. S. Yang, J. L. Chason: Neuropathologic findings in thanatophoric dysplasia. Acta Neuropath. (Berl.) 63 (1984) 218–228
Kozlowski, K. P. S. Warren, C. C. Fisher: Cloverleaf skull with generalised bone dysplasia: report of a case with short review of the literature. Pediat. Radiol. 15 (1985) 412–414
Langer, L. O., J. W. Spranger, I. Greinacher, R. C. Herdmann: Thanatophoric dwarfism. Radiology 92 (1968) 285–294
Langer, L. O., S. S. Yang, J. G. Hall, A. Sommer, S. R. Kottamasu, M. Golabi, N. Krassikoff: Thanatophoric dysplasia and cloverleaf skull. Amer. J. med. Genet. Suppl. 3 (1987) 167–179
Maroteaux, P., M. Lamy, J. M. Robert: Le nanisme thanatophore. Presse med. 75 (1967) 2519–2524
Martinez-Frias, M. L., M. A. Ramos-Arroyo, J. Salvador: Thanatophoric Dysplasia: An autosomal-dominant condition? Amer. J. Med. Genet. 31 (1988) 815–820
Partington, M. W., F. Gonzales-Crussi, S. G. Khakee, D. G. Wollin.: Cloverleaf skull and thanatophoric dwarfism: report of four cases, two in the same sibship. Arch. dis. Childh. 46 (1971) 656–664

Shigematsu, H., S. Takashima, K. Otani, A. Ieshima: Neuropathological and Golgi study on a case of thanathophoric dysplasia. Brain Dev. 7 (1985) 628–632

Stensvold, K., J. Ek, A. R. Hovland: An infant with thanatophoric dwarfism surviving 169 days. Clin. Genet. 29 (1986) 157–159

Tonoki, H.: A boy with thanatophoric dysplasia surviving 212 days (letter). Clin. Genet. 32 (1987) 415–416

Yang, S. S., K. P. Heidelberger, A. J. Brough, D. P. Corbett, J. Bernstein: Lethal short-limbed chondrodysplasia in early infancy-thanatophoric dwarfism. Pediat. Path. 3 (1976) 12–17

Young, I. D., I. Patel, A. C. Lamont: Thanatophoric dysplasia in identical twins. J. Med. Genet. 26 (1989) 6–9.

Schneckenbeckendysplasie   McK 26925

Eine Reihe von Beobachtungen letaler Dysplasien mit Platyspondylie, kurzen Rippen und aufgetriebenen Metaphysen wurde jüngst aufgrund einer offenbar pathognomonischen, bisher übersehenen Konfiguration des Darmbeins als autosomale rezessive, einheitliche Knochendysplasie isoliert (BOROCHOWITZ u. Mitarb. 1986 sowie KNOWLES u. Mitarb. 1986). Das Ilium erinnert in seinen Umrissen an eine Schnecke, die den Kopf gegen das Sakroiliakalgelenk hin aus dem Häuschen herausstreckt (Abb. 18).

Auch histologisch sind die Befunde offenbar einheitlich. Die von GRAFF u. CHEMKE (1972) (s. bei BOROCHOWITZ) beschriebenen Geschwisterfälle von sog. thanatophorem Zwergwuchs können ebenfalls der Schneckenbeckendysplasie zugeordnet werden (BOROCHOWITZ u. Mitarb. 1986).

Literatur

Borochowitz, Z., K. L. Jones, R. Silbey, G. Adomian, R. Lachman, D. L. Rimoin: A distinct lethal neonatal chondrodysplasia with snail-like pelvis: schneckenbecken dysplasia. Amer. J. med. Genet. 25 (1986) 47–59

Knowles, S., R. Winter, D. L. Rimoin: A new category of lethal short-limbed dwarfism. Amer. J. Med. Gen. 25 (1986) 41–46

Atelosteogenese   McK 10872

Synonyme: giant cell chondrodysplasia, spondylohumerofemorale Dysplasie.

Der von MAROTEAUX u. Mitarb. (1982) vorgeschlagene Name ($\dot{\alpha}\tau\varepsilon\lambda\dot{\eta}\varsigma$ = unvollendet) nimmt Bezug auf die unvollständige Ossifikation einzelner Skelettabschnitte: Die Humeri sind distal hypoplastisch, ebenso die Fibulae, die fehlen können. Die

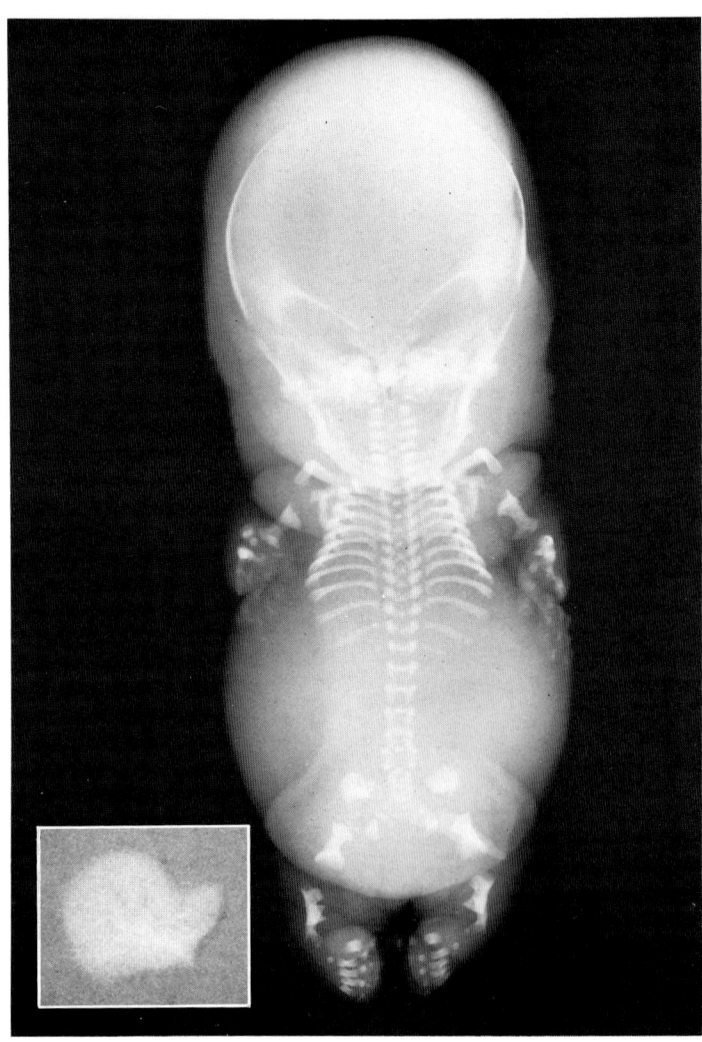

Abb. **18a** u. **b** Schneckenbeckendysplasie ♀, 23. SSW. Nr. 167 583
a Platyspondylie, kurze Rippen, lange Röhrenknochen extrem verkürzt bei auffällig normal großen Händen und Füßen. Lateraler Klavikulahaken. Ilium mit „Schneckenform", Ischium und Pubis normal ossifiziert
b Rechtes Ilium („Schnecke")

Osteochondrodysplasien

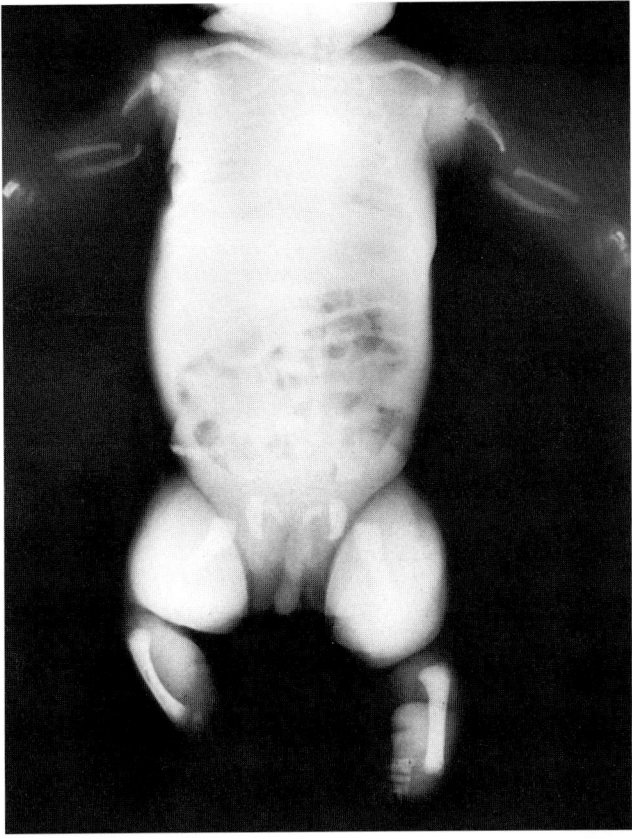
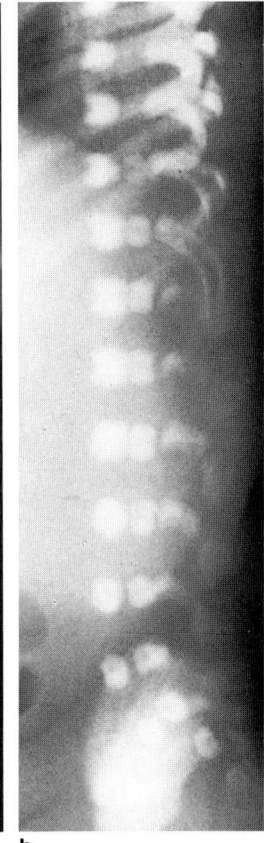
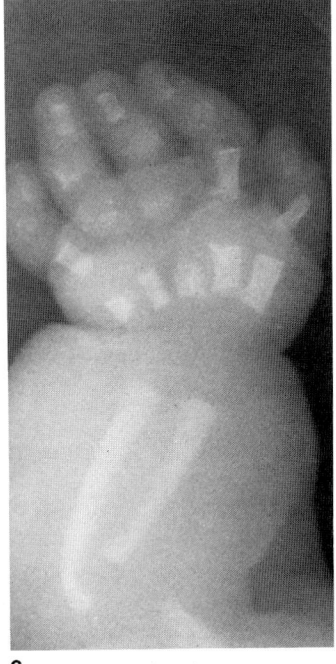

Abb. 19a–c Atelosteogenese I. ♀, Termingeburt, 3,2 kg, † mit 9 Std. „Buntes" Bild von lokalem Ossifikationsrückstand und Knochenhypoplasie: distaler Humerus, proximale Ulna, Fibulae (fehlend) sowie die kurzen Röhrenknochen sind betroffen (aus *Kozlowski* u. Mitarb.: Pediat. Radiol. 10 [1981] 155)
a Babygramm
b Wirbelsäule seitlich „Coronal clefts" der teilweise deformierten, im Thorakalbereich dorsal nicht ossifizierten Wirbelkörper
c Rechter Vorderarm und Hand

einzelnen kurzen Röhrenknochen sind in bizarrer Weise ungleich ossifiziert, ebenso die Wirbelkörper, die z. T. sog. „coronal clefts" (Spalten in der Koronalebene) zeigen. Daneben besteht ein mikromeler Minderwuchs bei einer Geburtslänge von unter 40 cm. Falls nicht eine Todgeburt vorliegt, sterben die Neugeborenen in den ersten Lebensstunden an Atemnot.

SILLENCE u. Mitarb. (1987) unterscheiden den erstbeschriebenen Typ I (Abb. **19**), von dem bisher nur sporadische Fälle beobachtet wurden, und einen Typ II, der wahrscheinlich autosomal rezessiv vererbt wird.

Radiologisch zeigt der Typ II u. a. zusätzlich eine zervikale Kyphose und eine lumbosakrale Hyperlordose. Ebenso sind die histologischen Befunde der beiden Typen verschieden.

Literatur

Kozlowski, K., T. Tsuruta, Y. Kameda, A. Kan, G. Leslie: New forms of neonatal death dwarfism. Report of three cases. Pediat. Radiol. 10 (1981) 155–160

Kozlowski, K., E. M. Bateson: Atelosteogenesis. Fortschr. Röntgenstr. 140 (1984) 224–225

Tabelle 2 Differentialdiagnose der frühletalen Syndrome und Dysplasien mit Polydaktylie

	"short-rib-polydactylie"-Syndrome			Meckel-Syndrom	Trisomie 13-Syndrom	CED	ATD
	I Saldino-Noonan	III Verma-Naumoff	II Majewski				
Perinatale Mortalität	+++	+++	+++	+++	+	+	+
schmaler Thorax	[+ +]	[+ +]	[+ +]	−	−	(+)	⊞
kurze Extremitäten	+++	++	(+)	−	−	(+)	(+)
Lippen-Gaumen-Spalte	(+)	(+)	+	+	++	−	−
kardiovaskuläre Mißbildungen	+++	+	(+)	+	+	+	−
urologische Mißbildungen	(+)	(+)	(+)	++	+	−	− a)
Genitalmißbildungen	+	(+)	(+)	+	+	−	−
Analatresien	(+)	−	−	⊞	−	−	−
Exenzephalozele	−	−	−	⊞	−	− b)	−
Arhinenzephalie	−	−	−	⊞	−	−	−
Mikrozephalie	−	−	−	+	+	−	−
Mikrophthalmie	−	−	−	+	+	−	−
Zusätzliche radiologische Befunde							
fehlende kortikomedulläre Differenzierung	+	−	−	−	−	−	−
metaphysäre Spiculä	(+)	+	−	−	−	−	−
Femur „beidseitig" angeschälte Banane	−	⊞	−	−	−	−	−
Femur Torpedoform	⊞	−	−	−	−	−	−
Tibia ≤ Fibula	−	−	⊞	−	−	−	−
Tibia ≫ Fibula	⊞	(+)	−	−	−	−	−
WS-Veränderungen	(+)	(+)	(+)	−	−	−	−
abnormes Becken (Typ Nr., S. 583)	5	6	−	−	−	6	6
prämature Ossifikationen Femurkopf)	(+)	(+)	(+)	−	−	+	+

CED = chondroektodermale Dysplasie, ATD = asphyktische Thoraxdysplasie, a) später Nephronophtise, b) von *Kemperdick* u. Mitarb. wies Exenzephalozele auf; □ = zur Diagnose besonders wichtige Befunde, + → + + +: Ausprägung des Merkmals.

Maroteaux, P., J. Spranger, V. Stanescu, B. Le Marec, R. A. Pfeiffer, P. Beighton, J. F. Mattei: Atelosteogenesis. Amer. J. med. Genet. 13 (1952) 15−25

Sillence, D. O., R. S. Lachman, T. Jenkis, V. M. Riccardi, D. L. Rimoin: Spondylohumerofemoral hypoplasia (giant cell chondrodysplasia): A neonatally lethal short-limb skeletal dysplasia. Amer. J. med. Genet. 13 (1982) 7−14

Sillence, D. O., K. Kozlowski, J. G. Rogers, P. L. Sprague, G. J. Cullity, R. A. Osborn: Atelosteogenesis: evidence for heterogeneity. Pediat. Radiol. 17 (1987) 112−118

Letale Kurzrippen und Polydaktyliesyndrome I−III (short rib syndroms with or without polydaktyly, SRPS I−III)

Die verschiedenen Befunde der drei autosomal rezessiv vererbten Syndrome, die etwas willkürlich unter dieser Bezeichnung zusammengefaßt wurden, sind im Vergleich zu anderen Polydaktyliesyndromen in der Tab. 2 aufgeführt. In typischen Fällen sind sie vor allem radiologisch, aber auch klinisch gut voneinander abtrennbar. Immerhin wird bei den Typen I und III neben einer echten Heterogenität auch die Möglichkeit einer Variabilität der Expressivität ein und desselben Gens in Betracht gezogen (SILLENCE u. Mitarb. 1987).

Saldino-Noonan-Syndrom (SRPS I)
(Abb. 20) McK 26353

Bei diesem weitaus seltensten SRPS I sind Minderwuchs, Skelett- und andere Mißbildungen am stärksten ausgeprägt. Radiologisch ist die Torpedoform der Femora mit unvollständiger kortikomedullärer Differenzierung diagnostisch: Um die Diaphyse herum findet sich eine eigentliche Kortikalismanschette. Die Fibula ist gegenüber der Tibia hypoplastisch oder fehlt. Das Ilium (Abb. **5** u. **20**) weist eine besondere, blütenblattähnliche Konfiguration auf (Typ 5). Die nur geringgradig verschmälerten Wirbelkörper können koronale Spalten („coronal clefts") aufweisen (Saldino-Noonan). Die kurzen Röhrenknochen sind kaum ossifiziert.

Verma-Naumoff-Syndrom (SRPS III)
(Abb. 22) McK 26351

Die internationale Nomenklatur, von der wir ausnahmsweise abweichen, versteht unter dem SRPS III im Gegensatz zum allgemeinen Gebrauch und Vorschlag von NAUMOFF u. Mitarb. (1977) eine seltenere, von MAROTEAUX (1982) sowie von BEEMER u. Mitarb. (1983) beschriebene Form ohne Polydaktylie (s. unten).

Gegenüber der SRPS I sind sämtliche Röntgenbefunde weniger, jedoch unter sich verschieden stark ausgeprägt. Charakteristisch sind Becken (Typ 6, Abb. 6 u. 22), besonders aber die langen Röhrenknochen mit einer oft auffälligen Becherung der Metaphysen. In diesen „Kortikalisbecher" ragt häufig, von der Metaphyse her, ein Spongiosakegel hinein (Bild der „angeschälten Banane", Abb. 22).

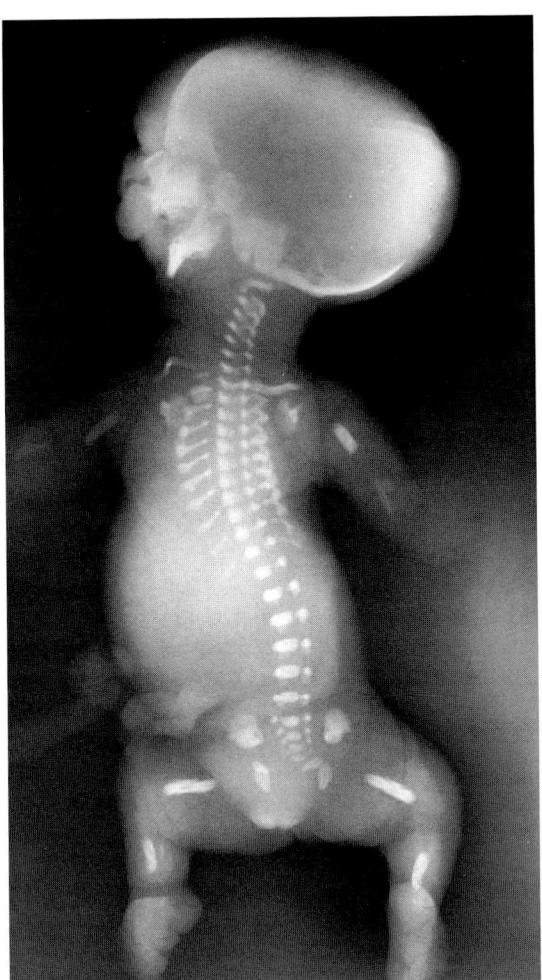

Abb. 20   SRPS I (Saldino-Noonan), ♀, 35. SSW, 1,27 kg, 34 cm lang. Großer Kopf, Parietalknochen unvollständig ossifiziert, spitzes, hypoplastisches Kinn. Extrem kurze, ventral aufgetriebene Rippen. Gut ossifiziertes Becken mit typischem Ilium. Torpedoform der Femora. Radius und Fibula hypoplastisch

Majewski-Syndrom (SRPS II)
(Abb. 21) McK 26352

Das führende Röntgenzeichen des SRPS II ist, bei ausgeprägter Mesomelie, besonders der unteren Extremitäten, die stark verkürzte, ovoide oder fehlende Tibia bei normalem Becken und Femur.

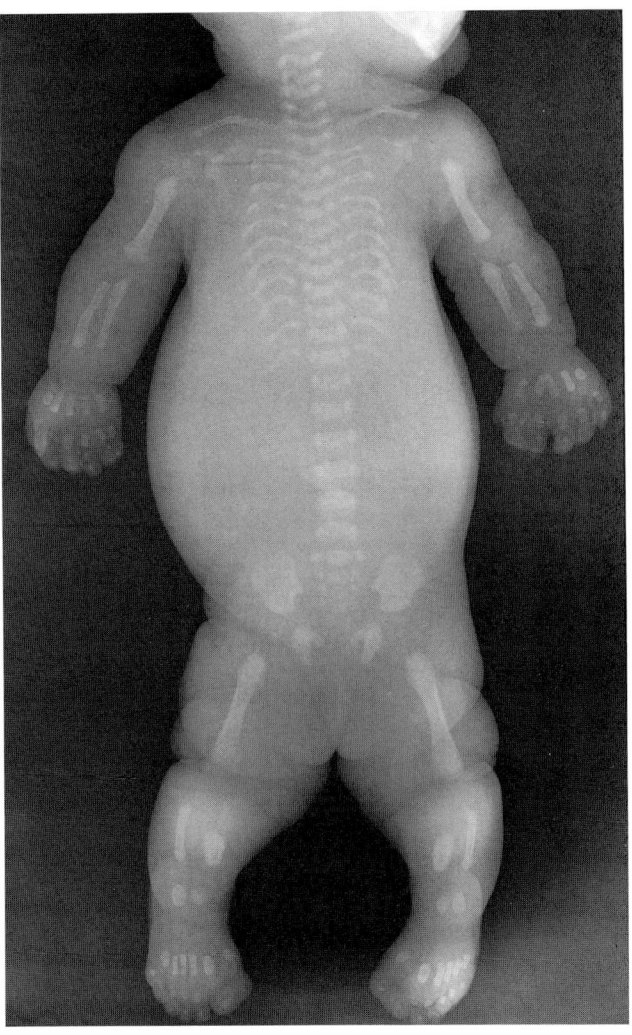

Abb. 21   SRPS II (Majewski). ♀, 2,98 kg, 44 cm lang, Exitus 1 Std. nach Geburt (Ateminsuffizienz). Postaxiale Polydaktylie, sagittale Spalten in den Wirbelkörpern, Femurkopf ossifiziert, Mesomelie der unteren Extremitäten, ovoide Tibia (aus *Majewski* u. Mitarb.: Z. Kinderheilk. 111 [1971] 118)

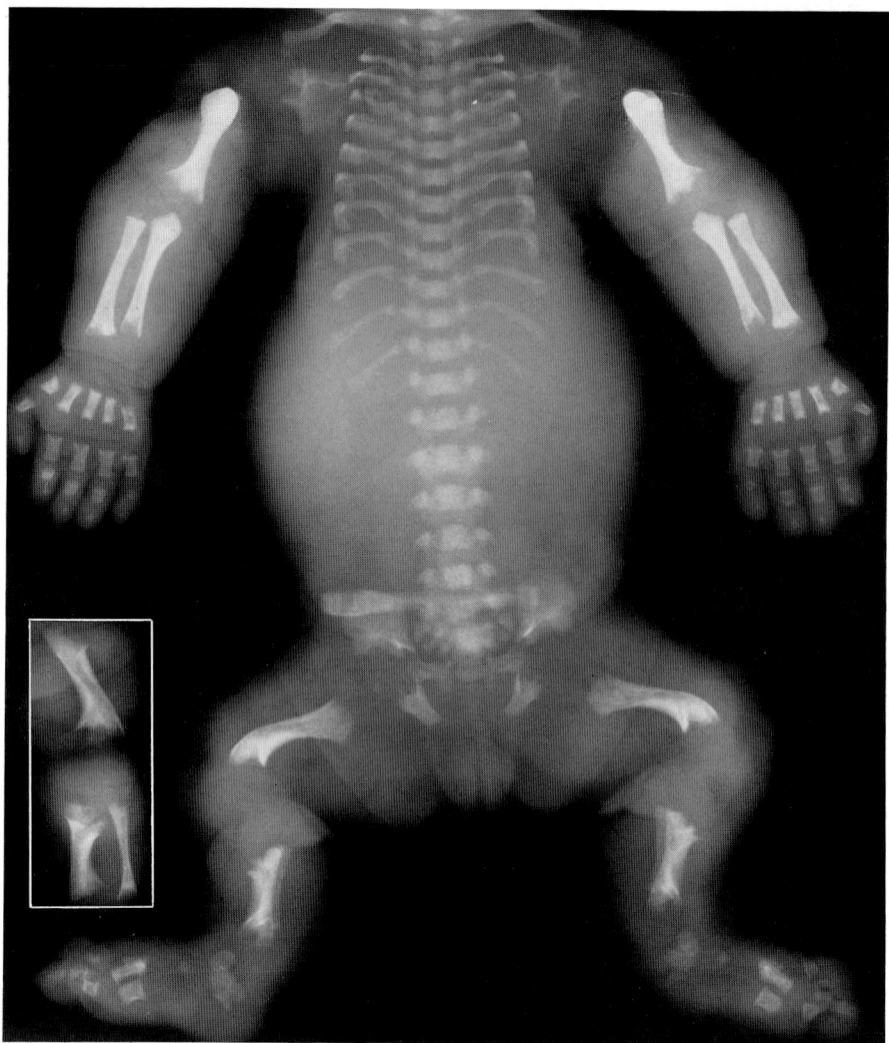

Abb. 22 SRPS III (Verma-Naumoff). ♀, 37 SSW. 2,8 kg, 43 cm lang. Exitus kurz nach Geburt. Nr. 152 090. „Becherung" der Metaphysen (distaler Radius, Ulna). Am distalen Femur und an der proximalen Tibia „angeschälte Banane" (Einschub)

Letale Kurzrippensyndrome ohne Polydaktylie
(Abb. 22 A a–f)

Verschiedene Beobachtungen mit Röntgenbefunden ähnlich oder identisch mit den SRPS II oder III, jedoch ohne Polydaktylie (BEEMER u. Mitarb. 1983, WINTER 1988, GARCIA u. Mitarb. 1988) machen das obige Einteilungssystem fragwürdig. BEEMER (1987) schlägt deshalb die Bezeichnung SR ± P vor. Erst weitere biochemische und molekulargenetische Untersuchungen werden eine endgültige Klassifikation ermöglichen.

Literatur

Beemer, F. A.: Editorial comment: short-rib syndrome classification. J. med. Genet., Supplement 3 (1987) 209–210

Beemer, F. A., L. O. Langer, J. M. Klep-de Pater, A. M. Hemmes, J. B. Bylsma, R. M. Pauli, T. L. Myers, C. C. Haws III: A new short rib syndrome: Report of two cases. J. med. Genet. 14 (1983) 115–123

Bernstein, R., J. Isdale, M. Pinto, J. Du Toit Zaaijman, T. Jenkis: Short rib-polydactyly syndrome: a single or heterogeneous entity? A re-evaluation prompted by four new cases. J. med. Genet. 22 (1985) 44–53

Garcia, H., H. Drescher, K. Kuchelmeister, W. Lenz, A. Roessner: Short rib-polydactyly syndromes. Klin. Pädiat. 200 (1988) 140–144

Majewski, F., R. A. Pfeiffer, W. Lenz, R. Müller, G. Feil, R. Seiler: Polysyndaktylie, verkürzte Gliedmaßen und Genitalfehlbildungen: Kennzeichen eines selbständigen Syndroms? Z. Kinderheilk. 111 (1971) 118–138

Maroteaux, B.: Maladies osseuses de l'enfant, 2ième ed. Flammarion, Paris 1982 (p. 39)

Naumoff, P., W. L. Young, J. Mazer, A. J. Amortegui: Short rib-polydactyly syndrome type 3. Radiology 122 (1977) 443–447

Rupprecht, E., A. Gurski: Kurzrippen-Polydaktylie-Syndrom Typ Saldino-Noonan bei zwei Geschwistern. Helv. paediat. Acta 37 (1982) 161–169

Saldino, R. M., C. D. Noonan: Severe thoracic dystrophy with striking micromelia, abnormal osseous development, including the spine, and multiple visceral anomalies. Amer. J. Roentgenol. 114 (1972) 257–263

Sillence, D., K. Kozlowski, J. Bar-ziv, A. Fuhrmann-Rieger, W. Fuhrmann, F. Pascu: Perinatally lethal short rib-polydactyly

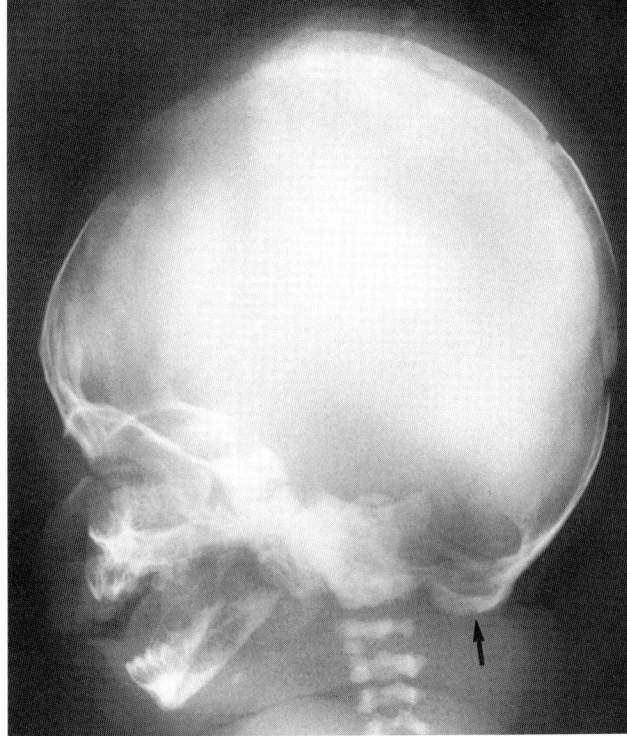
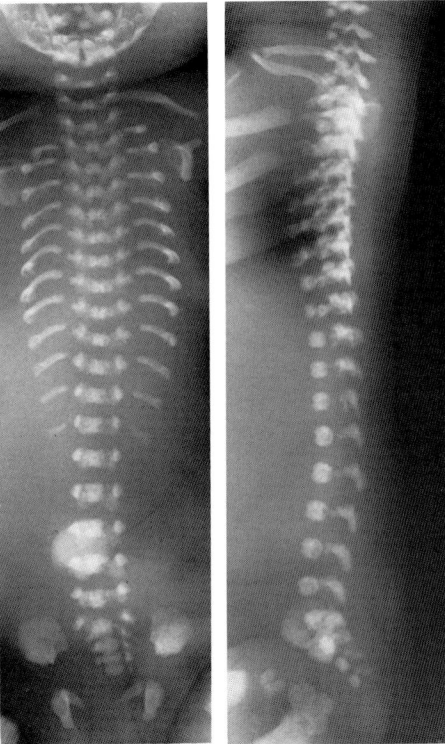

a

Abb. 22 A a–f SRPS Typ Beemer. ♀ 38. SSW. Exitus nach 15 Min. Autoptisch Hamartom im Hirnstammbereich, Dandy-Walker-Zyste, Malrotation des Darmes u. a. m. Sehr ähnlich dem Fall *Garcia* u. Mitarb. 1988
a Schädel seitlich: hinter Foramen magnum verdickte, sklerosierte und ausgebuchtete supraokzipitale Portion des Hinterhauptbeines (→)
b u. **c** Wirbelkörper im Seitenbild auffällig hoch, im Thorakalbereich (a.-p.) mediane Spaltbildung.

b c

Extrem kurze Rippen, ventral aufgetrieben, z. T. gegabelt. „Fahrradstangenklavikulae", lateral zugespitzt. Kurze Skapula. Darmbeinschaufeln Typ 5 (Abb. **5**)

d Mesomele rechte obere Extremität. Ulna verkürzt, ebenso wie Radius verbogen, distal zugespitzt. Brachymetakarpie, Brachymesophalangie, suppositorenförmige Grundphalangen und Akromikrie. Keine Polydaktylie!

e Mesomele linke untere Extremität. Kyphomeler Femur, plumpe Tibia, verkürzte Fibula, z. T. mit Spikulae und Zacken im distalen Metaphysenbereich (→)

f Linker Fuß ähnlich wie Hand. Knochendichte Lamelle lateral des Taluskernes. Keine Polydaktylie

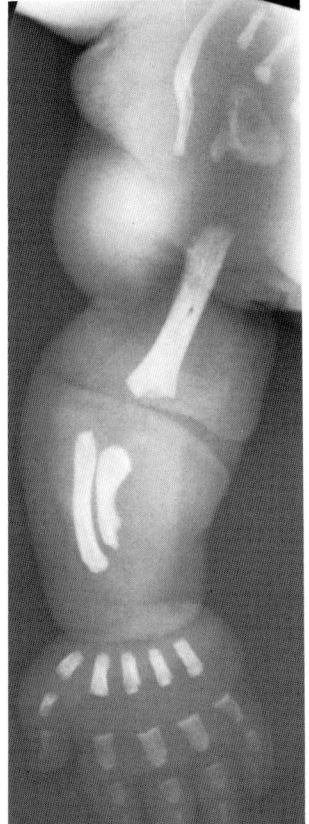
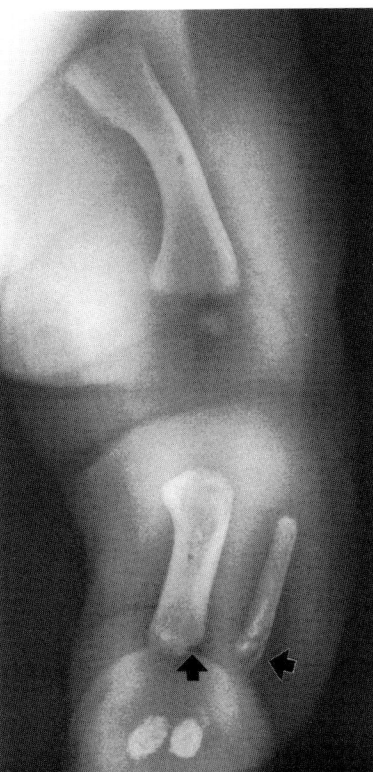
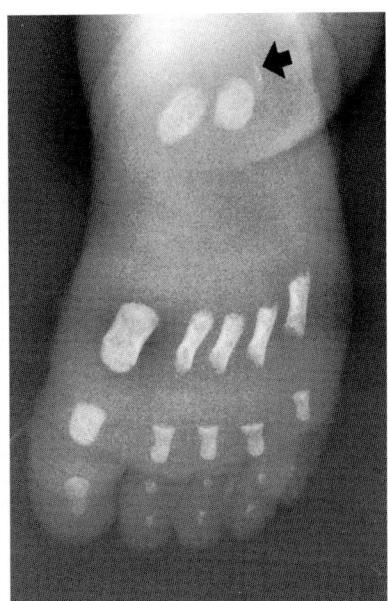

d e f

syndromes 1. Variability in known syndromes. Pediatr. Radiol. 17 (1987) 474–480

Verma, I. C., S. Bhargava, S. Agarwal: An autosomal recessive form of lethal chondrodystrophy with severe thoracic narrowing, rhizoacromelic type of micromelia, polydactyly and genital anormalies. Birth Defects, Orig. XI/6 (1975) 167–174

Winter, R. M.: A lethal short rib syndrome without polydactyly. J. med. Genet. 25 (1988) 349–357

Yang, S. S., L. O. Langer jr., A. Cacciarelli, B. B. Dahms, E. R. Unger, J. Roskamp, N. D. Dinno, H. Chen: Three conditions in neonatal asphyxiating thoracic dysplasia (Jeune) and short rib-polydactyly syndrome spectrum: a clinicopathologic study. J. med. Genet., Supplement 3 (1987) 191–207

Literatur

Connor, J. M., R. A. C. Connor, E. M. Sweet, A. A. M. Gibson, W. J. A. Patrick, M. B. McNay, D. H. A. Redford: Lethal neonatal chondrodysplasias in the west of Scotland 1970–1983 with a description of a thanatophoric, dysplasialike, autosomal recessive disorder, Glasgow variant. J. med. Genet. 22 (1985) 234–253

Kozlowski, K., D. Sillence, R. Cortis-Jones, R. Osborn: Boomerang dysplasia. Brit. J. Radiol. 58 (1985) 369–371

Maroteaux, P., R. Stanescu, V. Stanescu, J. Cousin: Recessive lethal chondrodysplasia, "round femoral inferior epiphysis type". Eur. J. Pediat. 147 (1988) 408–411

Tenconi, R., K. Kozlowski, G. Largaiolli: Boomerang dysplasia. Fortschr. Roentgenstr. 138 (1983) 378–380

Andere frühletale Knochendysplasien

Verschiedene, obligat oder fakultativ frühletale Dysplasien und Dysostosen werden an anderen Stellen besprochen: die asphyxierende thorakale Dysplasie (s. S. 627), die kampomele Dysplasie (s. S. 606), das zerebrokostomandibuläre Syndrom (s. S. 801), die rhizomele Form der Chondrodysplasia punctata (s. S. 601), die Dysplasie mit triangulärer Fibula und Ulna (s. S. 608), die dyssegmentale Dysplasie (s. S. 636) und die spondylokostale Dysplasie (s. S. 797). Dazu kommt eine ständig wachsende Zahl von neuen Einzel- oder Geschwisterbeobachtungen, wie die autosomal rezessiv vererbte „Dysplasie mit den runden distalen Femurepiphysen" (Maroteaux u. Mitarb. 1988), auch „Glasgowvariante der thanatophoren Dysplasie" genannt (Connor u. Mitarb. 1985), die Bumerangdysplasie (Abb. 23) mit bumerangförmigen langen Röhrenknochen (Kozlowski u. Mitarb. 1985) sowie die „Sedaghatian" letale metaphysäre Chondrodysplasie (s. S. 663).

b) Gewöhnlich nicht letale Dysplasien

Chondrodysplasia punctata (Ch.p.)

Synonym: Chondrodysplasia calcificans punctata.

Das auffällige radiologische Leitsymptom von spritzerähnlichen, bei der Geburt vorhandenen und im Verlauf der ersten Lebensjahre wieder verschwindenden Verkalkungen um das Achsen- und Extremitätenskelett wird bei einer ganzen Reihe von Krankheitsbildern angetroffen (Tab. **3** u. **4**): bei den genetisch bedingten Formen der Ch.p. sensu strictu (s. unten) (Tab. **3**), bei nicht ausbalancierten chromosomalen Aberrationen, bei einigen Stoffwechselerkrankungen sowie als Folge verschiedener exogener, in utero wirksamer Noxen (Embryopathien). Damit führt dieser wichtige Röntgenbefund vorerst nur zu einem „gamut". Erst die genaue klinische und radiologische, neuerdings auch biochemische Abklärung ermöglicht die endgültige Diagnose. Diese ist andererseits

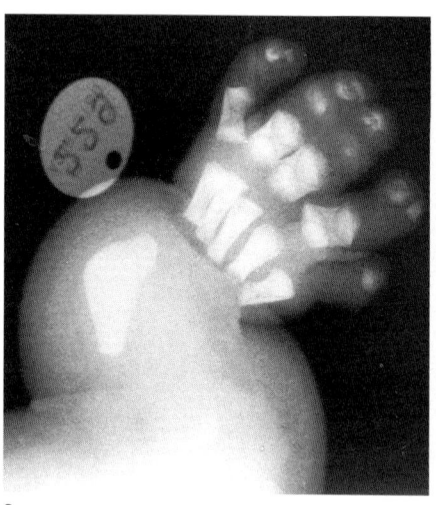 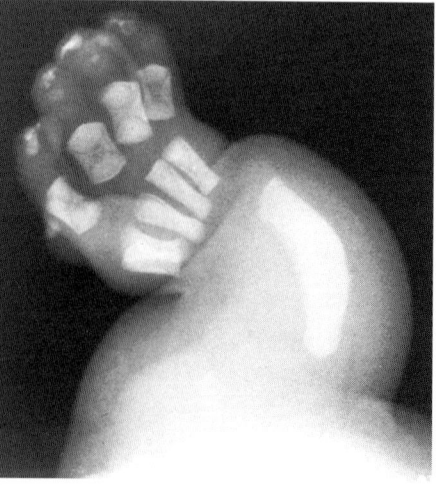

a **b**
Abb. 23 a u. b Bumerangdysplasie. ♂, Sectiogeburt, 36. SSW, wegen Beckenendlage, Gewicht 2450 g, Länge 38 cm. Bumerangform der Ulna beidseits, Fehlen der Radii. Auffällig plumpe Grundphalangen, dysplastische Mittel- und Endphalangen, z. T. mit doppelten Ossifikationszentren. Ähnliche Veränderung an Femur und Tibia bei fehlender Fibula (aus *Tenconi* u. Mitarb.: Fortschr. Röntgenstr. 138 [1983] 378)

Tabelle 3 „Idiopathische" Formen der Chondrodystrophia punctata (Ch. p.)

Form der Ch. p.	Rhizomele Form	Conradi-Hünermann	X-chromosomal dominant (*Happle*)	Autosomal dominant Typ C (*Spranger*)	Typ Sheffield
Erbgang	AR	AD	X-chromosomal dominant	autosomal dominant	sporadisch
Klinik					
Minderwuchs	+	+	+	−	N→(+)
geistiger ER	+	−	−	−	N→(+)
besonderes Gesicht	„Chipmunk"	+	(+)?	−	(+)
Katarakte	ca. 72% [1]	ca. 17% [1]	2/3 d. assymmetrisch oder unilateral	−	−
Hautveränderungen	Ichthyosiform 28% [1]	Ichthyosiform 28% [1]	lineares, fleckiges Muster von Ichthyose, follikuläres Atrophoderma	−	−
Skoliose	−	+	(+)	−	N→(+)
asymmetrische Extremitätenverkürzung	−	+	(+)	−((+))	−
Prognose	meistens tödlich im 1. Jahr	gut; evtl. letale Form „A" [2]	gut (♀!) evtl. Form „A" [2]	gut	gut
Radiologie					
Verkalkungen, asymmetrisch	−	+	+	−	−
Verteilungsmuster	Enden Humeri, Femora, Pubis, Ileosakral, Karpus, Tarsus, Sternum, Larynx, Trachea	*spondylo*epiphysär, flache Knochen, Larynx, Trachea	spondyloepiphysär, Rippenenden, Fußwurzel	epiphysär, Hand-Fuß-Wurzel	Kalkaneus, Tarsus, Zehen, Sakrum, Coxys, Femur, Humerus
metaphysäre Veränderungen	−	+	−	−	−
epiphysäre Veränderungen, Spätfolge	(+)	(+)	(+)	(+)	?
Wirbelkörperveränderungen	„coronal clefts"	Deformierung „coronal clefts"	?	−	„coronal" und „sagittal clefts"
Rhizomelie	+	−	−	−	−
Flexionskontrakturen	+	+	(+)	−	−

[1] nach *Spranger* u. Mitarb. (1971), vor Isolierung der X-chromosomal dominanten Form.
[2] *Gaulier* u. Mitarb., s. Text.

nach dem Verschwinden der „Kalkspritzer" radiologisch (s. oben) erschwert.
Verschiedene Abweichungen von den typischen Röntgenbefunden zeigt die Arbeit von LAWRENCE u. Mitarb. 1989. Der Nachweis einer charakteristischen Peroxisomen-Mangelerkrankung bei der rhizomelen (HEYMANS u. Mitarb. 1985, HOEFLER u. Mitarb. 1988), angeblich auch bei der Conradi-Hünermann-Form, wobei es sich aber wahrscheinlich um die X-chromosomal dominante Form handelt (HOLMES u. Mitarb. 1987), sowie beim Zellweger-Syndrom weisen auf eine tiefergreifende Gemeinsamkeit dieser verschiedenen Krankheitsbilder mit einer Ch.p. hin.

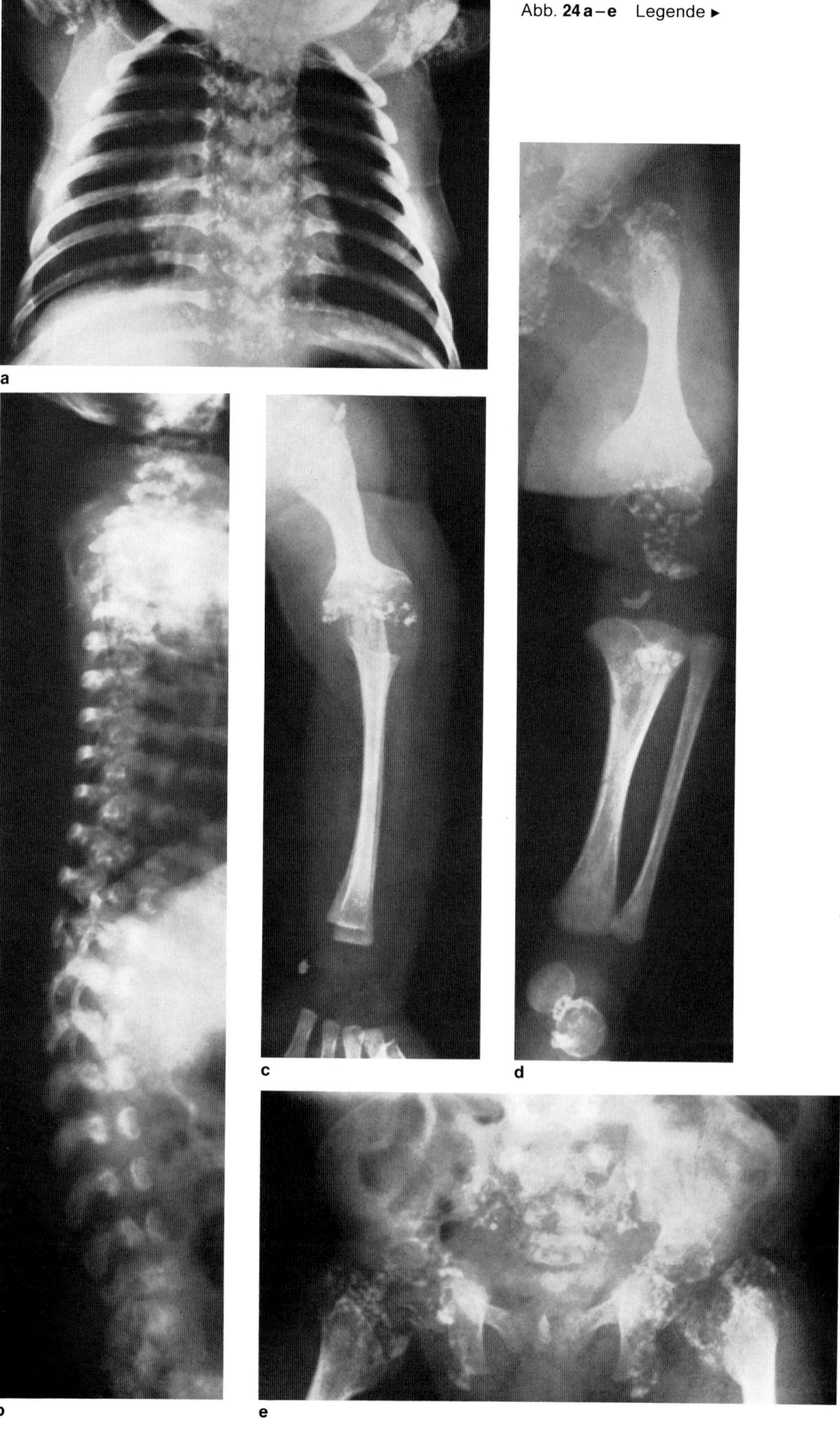

Abb. 24 a–e Legende ▶

◀ Abb. 24 a–e
Ch.p., rhizomele Form. 7 Wochen alter Knabe
a Verkalkungen im Kostovertebralbereich (eher selten bei diesem Typ)
b Typisches Fehlen der Verkalkungen im Lumbalbereich. „coronal clefts" der lumbalen Wirbelkörper
c u. d Ausgeprägte symmetrische Rhizomelie mit massiven Verkalkungen
e Symmetrische Verkalkungen am Becken und proximalen Femur
(Beobachtung Prof. *Danks* und Dr. *Mayne*, Melbourne)

Tabelle 4 Krankheiten, die im Säuglings- und Kleinkindesalter mit radiologisch erfaßbaren „Kalkspritzern" im Knorpel und in den angrenzenden Weichteilen einhergehen können

1. Formen der Ch. p. sensu strictu (Tab. 3)
2. nicht balancierte Chromosomenstörungen: Trisomie 18, 21, 16 (partiell, nach Translokation, *Hunter* u. Mitarb. 1985), Deletion am X-Chromosom (*Curry* u. Mitarb. 1984)
3. peroxisomale Störungen: Zellweger-Syndrom, Ch. p., rhizomele Form, evtl. andere (s. Text)
4. Embryopathien (Alkohol, Phenacetin, Warfarin)
5. Lokalbefund nach Entzündungen, Bakteriämie, Arthritis
6. Anenzephalie (*Spranger* u. Mitarb. 1970)
7. verschiedene unklare mütterliche Erkrankungen (s. *Gilbert* u. Mitarb. 1976)
8. multiple epiphysäre Dysplasie (s. S. 674), verschiedene seltene Syndrome, Smith-Lemli-Opitz-Syndrom, De-Barsy-Syndrom, Tumoral calcinosis in infancy (*Rodriguez-Peralto* u. Mitarb. 1989), neonatal-letale Dysplasien wie „Dappled diaphyseal dysplasia" *Carty* u. Mitarb. (1989), *Nairn* u. *Chapman* (1989) u. a. m.

Die Dysplasia epiphysealis hemimelica (S. 709) und die Metachondromatose (S. 722) zeigen grobschollige Verkalkungen

---

Rhizomele Form der Chrondrodysplasia punctata McK 21510

Synonym: rezessiver Typ.

Für Historisches und Einzelheiten verweisen wir auf die Arbeiten von SPRANGER u. Mitarb. (1970, 1971 a u. b) sowie von GILBERT u. Mitarb. (1976). Eine *pränatale Diagnose* kann aus Amniocytenkulturen (defekte Plasmalogensynthese und fehlende Phytansäureoxydation) vor der 10. SSW gestellt werden (HOEFLER u. Mitarb. 1988). Die autosomal rezessiv vererbte seltene Dysplasie wird bei der Geburt am rhizomelen Zwergwuchs (besonders Humeri), dem oft typisch kleinen bis mikrozephalen Kopf mit „chipmunk"-ähnlichem (= kleines, hamsterartiges Nagetier mit vollen Backen, USA) Gesichtsausdruck sowie einer ganzen Reihe von zusätzlichen Mißbildungen erkannt (Tab. **3**). Die definitive Diagnose wird jedoch radiologisch gestellt. Die meisten Patienten sterben im 1. Lebensjahr an Infekten, möglicherweise im Zusammenhang mit einer Abwehrschwäche (SUGERMAN 1974, DE MARTINO 1983). Die Röntgenbefunde (Abb. 24) dieser spondyloepimetaphysären Dysplasie sind im Neugeborenen- und frühen Säuglingsalter charakteristisch: symmetrische Rhizomelie mit ebenfalls weitgehend symmetrischen punktförmigen Verkalkungen meist in knorpeligen Skelettabschnitten sowie eine Zweiteilung aller oder der meisten Wirbelkörper durch eine Knorpelscheibe („Spalt" oder „coronal cleft" mit seitlichem Strahlengang). Diese „Spalten" verschwinden allmählich, bleiben aber noch bis ins Kindesalter als schartenförmige Einziehungen auf Grund- und Deckplatten erkennbar (SPRANGER u. Mitarb. 1971). Die Humeri, mehr als die Femora, sind verkürzt und metaphysär aufgetrieben, die Abschlußplatten oft unregelmäßig. Diese „metaphysären" Aspekte sind später noch ausgeprägter. Die Epiphysen verknöchern unregelmäßig und verspätet. Die punktförmigen, symmetrisch verteilten Verkalkungen an den Enden (besonders proximal) von Humerus und Femur, aber auch an Pubis und Ischion, bisweilen in Karpus und Tarsus sowie Hyoideum, Larynx und Sternum, in wechselndem Ausmaße, verschwinden im Laufe der ersten Lebensjahre.

Die für die Conradi-Hünermannsche Form typischen paravertebralen Verkalkungen werden kaum beobachtet.

Die Kombination von körperlichem und geistigem Entwicklungsrückstand, Katarakten, Kontrakturen und Mikrozephalie erlauben, gemeinsam mit den weniger spezifischen Röntgenbefunden, die positive Diagnose auch beim älteren Kind.

Differentialdiagnostisch müssen im Neugeborenen- und frühen Säuglingsalter sämtliche durch ähnliche „Kalkspritzer" charakterisierte Krankheiten berücksichtigt werden (Tab. 4).

Der rhizomelen Form der Chondrodystrophia punctata auch klinisch relativ ähnlich ist die durch orale antikoagulierende Therapie (Vitamine-K-Antagonisten, Cumarinderivate) ausgelöste „Warfarin-Embryopathie". Das führende klinische Symptom ist dabei die in charakteristischer Weise zusammengekniffene Nasenspitze des Säuglings (TAMBURRINI u. Mitarb. 1987).

Autosomal dominante Form der Chondrodysplasia punctata McK 11865

Synonym: Ch.p. Typ Conradi-Hünermann.

Die wahre Gestalt dieser häufigsten aller Ch.p.-Formen kristallisiert sich seit SPRANGER u. Mitarb. (1971 II) allmählich aus einer heterogenen Gruppe von Beobachtungen heraus. Entsprechend ist das

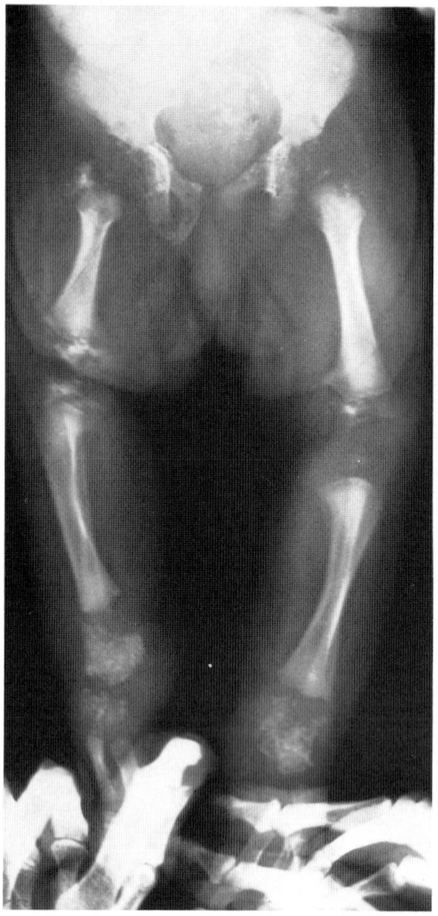

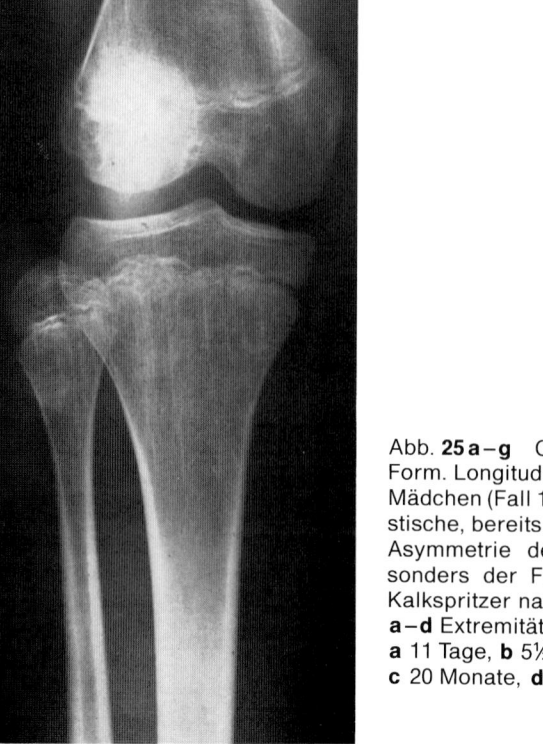

Abb. **25a–g** Ch.p., autosomal dominante Form. Longitudinalbeobachtung bei einem Mädchen (Fall 1, Weber, s. Lit.). Charakteristische, bereits bei der Geburt erkennbare Asymmetrie der Extremitätenlänge, besonders der Femora. Verschwinden der Kalkspritzer nach dem 2. Lebensjahr
a–d Extremitäten
a 11 Tage, **b** 5½ Monate
c 20 Monate, **d** 13½ Jahre

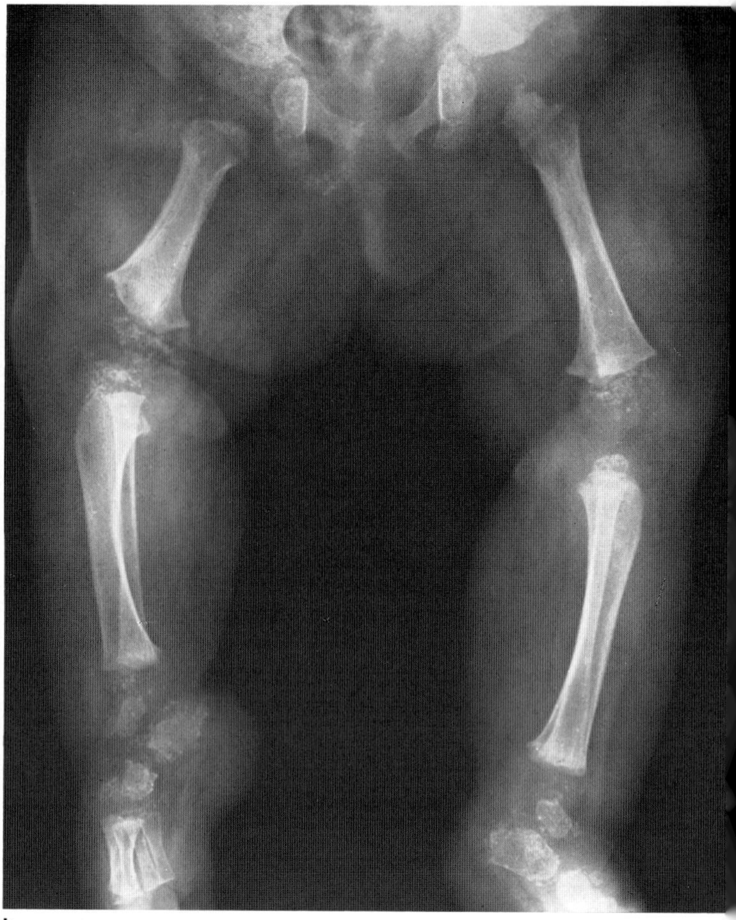

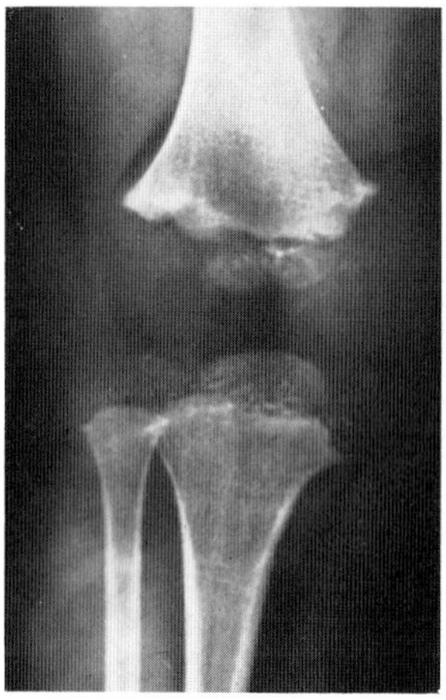

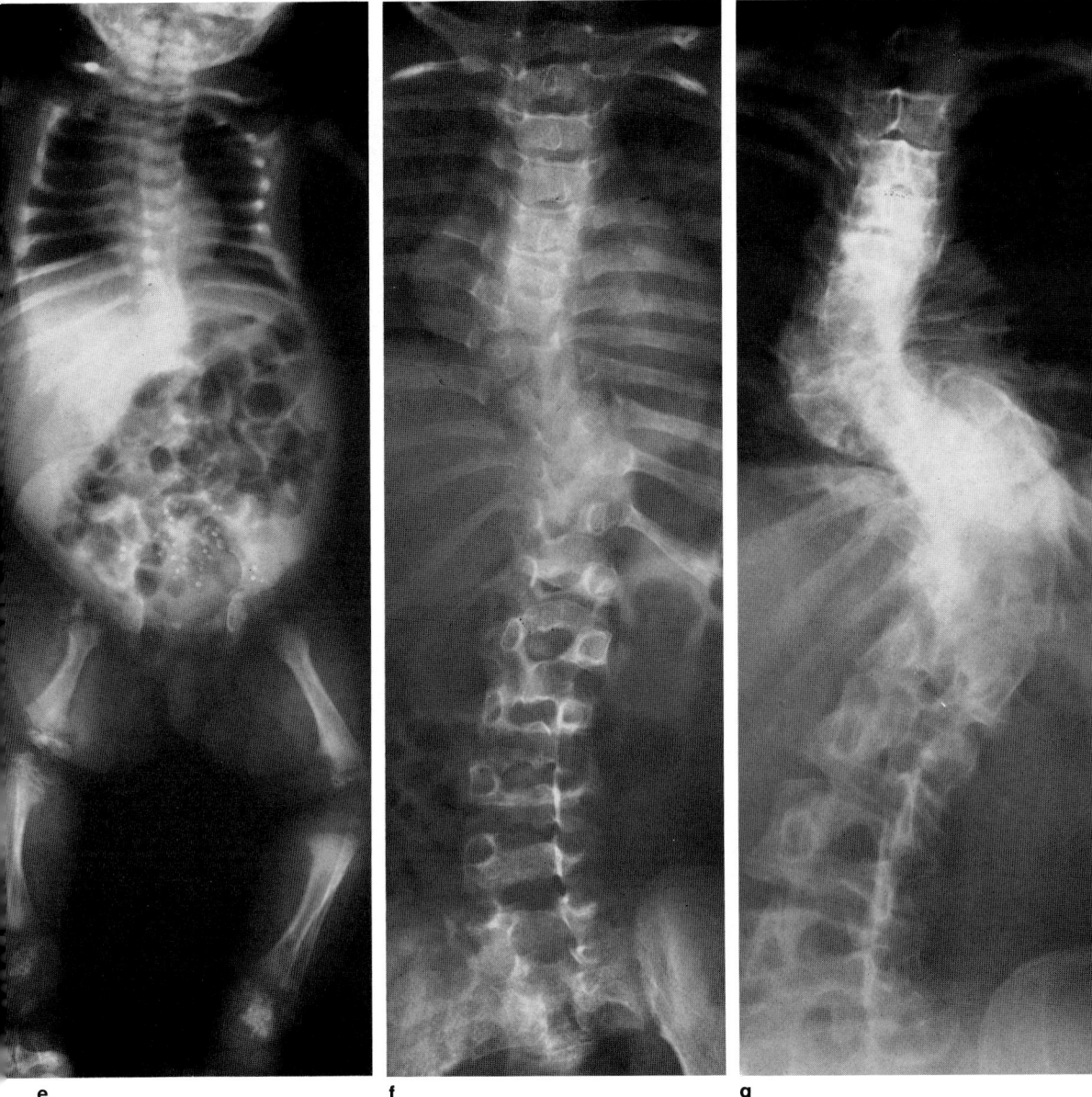

Abb. 25 e–g Wirbelsäule: charakteristische Verkalkungen im Lumbosakralbereich, die nach 13 Monaten verschwinden. Progressive Zunahme der thorakolumbalen Skoliose
e 11 Tage, f 7 Jahre, g 21 Jahre
(Aufnahmen: Orthopädische Universitätsklinik Balgrist, Zürich)

ursprünglich sehr weite klinische und radiologische Spektrum noch weiter revisionsbedürftig. Der typische Gesichtsausdruck mit prominenter Stirn, Sattelnase und „mongoloider" Augenstellung, die asymmetrische Verkürzung der Extremitäten, oft mit Kontrakturen verbunden, sowie die häufige Skoliose lassen die Diagnose *klinisch* vermuten. Katarakte sind wesentlich seltener als bei der rhizomelen Form (Tab. 3). Verkalkungen des Laryngotracheobronchialsystems können zu Atembeschwerden als Hauptsymptom führen (HOCHMAN u. FEE 1987). Die Prognose ist im allgemeinen gut. Es wird jedoch eine kleine Gruppe A mit sehr ausgeprägten radiologischen Befunden und frühletalem Verlauf beschrieben (GAULIER u. Mitarb. 1987), die möglicherweise auch einer schweren Form der X-chromosomal dominanten Form entspricht. Die Erwachsenenlänge variiert zwischen 130 cm und Normalgröße (SPRANGER u. Mitarb. 1970). Die Röntgenbefunde (Abb. 25–27) unterscheiden sich wesentlich von denjenigen der rhizomelen Form (Tab. 3): Im Säuglingsalter sind Verkalkungen um das Achsenskelett und Becken (Sitzbein, Schambein) neben denjenigen der

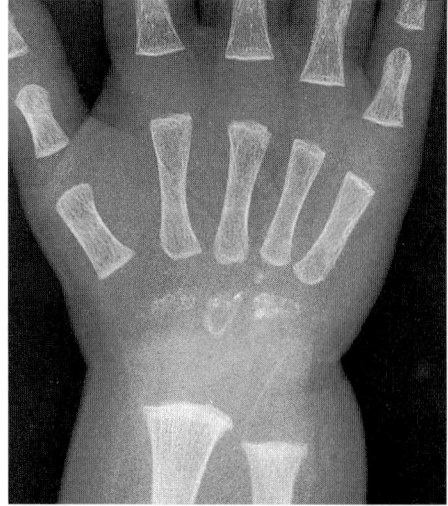
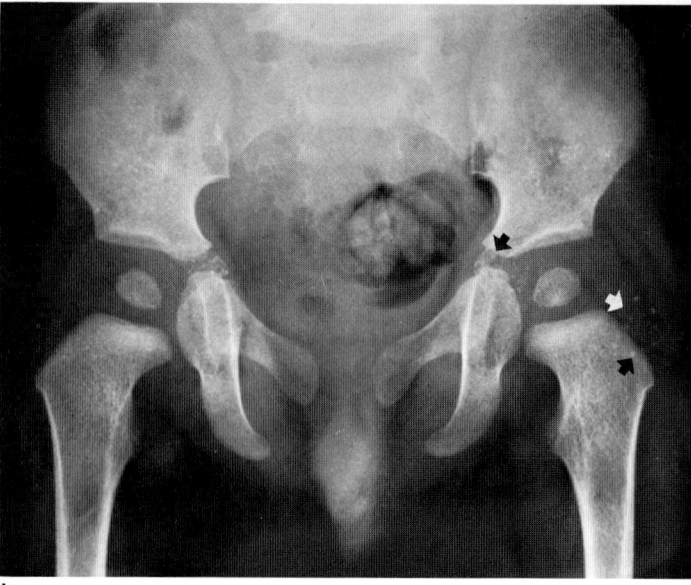
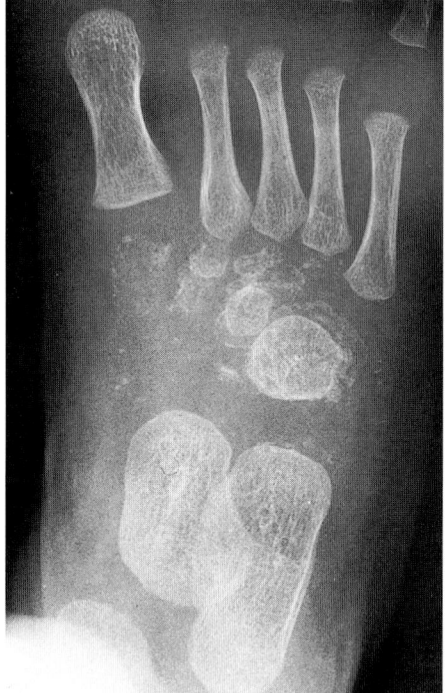

Abb. 26a–c Autosomal dominante Form der Ch.p. ♂, Nr. 55893 (Fall 2, Weber, s. Lit.)
a 9 Monate, **b** 10 Monate, **c** 15 Monate: symmetrischer Befall der Handwurzel, der Fußwurzel, der Weichteile um den Femurhals und des Y-Knorpels (Pfeile). Mit 9 und mit 30 Jahren klinische und radiologische Kontrolle völlig unauffällig

Abb. 27a u. b ♀, Nr. 166253, Tochter des Falles der Abb. **26**, mit 3½ Jahren einseitige Schwellung der rechten Hand, daselbst (**a**) ebenfalls einseitig Kalkspritzer im beidseitig verkürzten Karpus, sowie (**b**) symmetrische Abflachung der Femurepiphysen

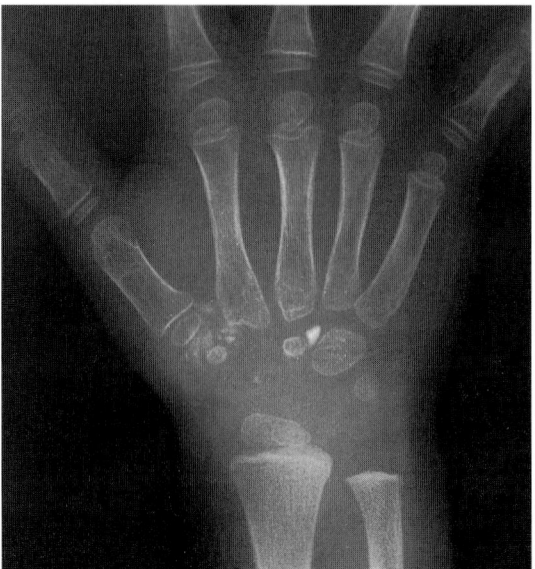
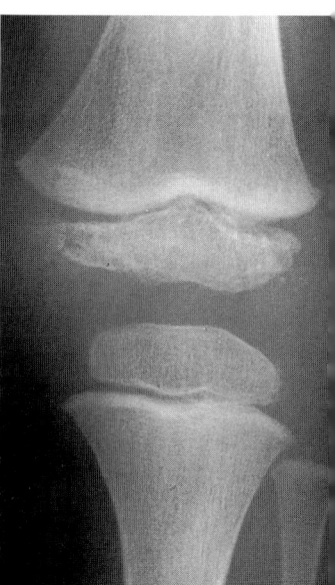

Röhrenknochen sowie von Karpus und Tarsus besonders typisch: Sie verschwinden nach dem 1. Lebensjahr. Daneben sind die meist asymmetrische Verkürzung der langen Röhrenknochen sowie die vielgestaltige Deformation der Wirbelkörper charakteristisch. Im Kindes- und Erwachsenenalter werden die asymmetrische Verkürzung der langen Röhrenknochen, besonders von Humerus und Femur, mit gleichseitiger epiphysärer Dysplasie, an der Stelle der vorgängigen Kalkspritzer, sowie eine Skoliose und Wirbelkörperdeformierung beobachtet. Die radiologische Dynamik dieser Veränderungen wurde anhand von sorgfältigen longitudinalen Studien durch THEANDER u. PETTERSSON (1978) festgehalten.

X-chromosomal dominante Form

Die klinische Beobachtung von asymmetrischem, fleckigem Befall der Haut durch ichthyosiformes Erythroderma oder Atrophoderma, umschriebene, narbige Alopezie, z. T. asymmetrisch und einseitige Katarakte, zusammen mit dem radiologischen Bild der Ch.p., Typ Conradi-Hünermann, und dem ausschließlichen Befall von Mädchen ließen HAPPLE u. Mitarb. (1977) (weitere Literatur s. MUELLER u. Mitarb. 1985) einen X-chromosomal dominanten Erbgang vermuten. Beim Knaben wäre der Befall letal. Die Lyon-Hypothese (Inaktivierung eines der beiden X-Chromosome in der somatischen Zelle im Verlauf der Entwicklung) erklärt die Asymmetrie von Augen und Haut, evtl. auch der Extremitätenveränderungen.

X-chromosomal rezessive Form der Ch.p. als Folge einer Deletion am terminalen kurzen Arm des X-Chromosoms

Die von CURRY u. Mitarb. (1984) erstbeschriebenen 4 *männlichen* Patienten, alle mit einem I.Q. zwischen 50 und 70%, zeigten einen mäßigen proportionierten Minderwuchs, eine geringgradige Mikrozephalie, ichthyotische Hautveränderungen und eine nasale Hypoplasie. Offenbar handelt es sich, auch zusammen mit dem Kallmann-Syndrom auftretend (BICK u. Mitarb. 1989), um ein „contiguous gene syndrome", s. S. 704. Die Röntgenbefunde entsprechen der dominanten Form (Ch.p. Conradi-Hünermann), jedoch ohne Skelettasymmetrie. Als besonderer Befund wird eine distale phalangeale Hypoplasie hervorgehoben.

Autosomal dominante Form Spranger, Typ C, Silverman

Diese Form geht ohne Systemaffektion einher und zeigt eher diskrete epiphysäre und Hand- und Fußwurzel betreffende Verkalkungen (Abb. 26 u. 27). Der schmale Karpus sowie die kleinen Epiphysen lassen sich, nach Verschwinden der Verkalkungen, nicht vom Befund einer multiplen epiphysären Dysplasie unterscheiden. So vermutet SILVERMAN (1961, 1969), daß die Ch.p. und die multiple epiphysäre Dysplasie nur verschiedene Stufen oder Formen unterschiedlicher Schwere ein und derselben Krankheit seien.

Typ Sheffield

Diese in Australien offenbar häufige Form der Ch.p. tritt spontan auf. Die Patienten gedeihen im Säuglingsalter oft schlecht, sind häufig minderwüchsig und haben oft eine leicht verminderte Intelligenz. Der Gesichtsausdruck ist durch die Sattelnase, die zudem aufgeworfene Nasenlöcher zeigt („wie ein Kind, das seine Nase an ein Schaufenster drückt") gekennzeichnet. Radiologisch sind Verkalkungen am Kalkaneus, dessen Zentren verspätet verschmelzen, und an der Wirbelsäule besonders typisch (Tab. 3).

Literatur

Andersen, P. E., P. Justesen: Chondrodysplasia punctata. Report of two cases. Skelet. Radiol. 16 (1987) 223–226
Bick, D., C. J. Curry, J. R. McGill, D. F. Schorderet, R. C. Bux, C. M. Moore: Male infant with ichthyosis, Kallmann syndrome, chondrodysplasia punctata, and an Xp chromosome deletion. Am. J. Med. Genet. 33 (1989) 100–107.
Carty, H., K. Kozlowski, D. Sillence: Dappeled diaphyseal dysplasias. Fortschr. Röntgenstr. 15 (1989) 228–229
Curry, C. J., R. E. Magenis, M. Brown, J. T. Lanman, P. O-Lague, P. Goodfellow, T. Mohandas, E. A. Bergner, L. J. Shapiro: Inherited chondrodysplasia punctata due to a deletion of the terminal short arm of an x-chromosome. New Engl. J. Med. 311 (1984) 1010–1015
DeMartino, M., A. Vierucci, M. E. Rossi, F. Galluzzi, R. Salti, C. LaCauza: Neutrophil function in children with chondrodystrophia calcificans congenita: Evidence for defective chemotaxis. Boll. 1st. sieroter. milan. 62 (1983) 268–272
Gaulier, A., C. Chastagner, H.-H. Leloc, C. Babin: Lethal chondrodysplasia punctata, Conradi-Hünermann subtype A, one case. Path. res. Pract. 182 (1987) 72–79
Gilbert, E. F., J. M. Opitz, J. W. Spranger, L. O. Langer, J. J. Wolfson, Ch. Viseskul: Chondrodysplasia punctata – rhizomelic form pathologic and radiologic studies of three infants. Eur. J. Pediat. 123 (1976) 89–109
Happle, R., H. H. Matthiass, E. Macher: Sex-linked chondrodysplasia punctata? Clin. Genet. 11 (1977) 73–76
Heymans, H. S., J. W. Oorthuys, G. Nelck, R. J. Wanders, R. B. Schutgens: Rhizomelic chondrodysplasia punctata: another peroxisomal disorder (letter). New Engl. J. Med. 313 (1985) 187–188
Hochman, M., W. E. Fee jr.: Conradi-Hünermann syndrome. Case report. Ann. Otol. Rhinol. Laryngol. 96 (1987) 565–568
Hoefler, G., S. Hoefler, P. A. Watkins, W. W. Chen, A. Moser, V. Baldwin, B. McGillivary, J. Charrow et al.: Biochemical abnormalities in rhizomelic chondrodysplasia punctata. J. Pediat. 112 (1988) 726–733
Hoefler, S., G. Hoefler, A. B. Moser, P. A. Watkins, W. W. Chen, H. W. Moser: Prenatal diagnosis of rhizomelic chondrodysplasia punctata. Prenat. Diagn. 8 (1988) 571–576
Holmes, R. D., G. N. Wilson, A. K. Hajra: Peroxisomal enzyme deficiency in the Conradi-Hünermann form of chondrodysplasia punctata (letter). New Engl. J. Med. 316 (1987) 1608
Hunter, A. G. W., D. L. Rimoin, U. M. Koch, J. McDonald, D. M. Cox, R. S. Lachman, G. Adomian: Chondrodysplasia punctata in an infant with duplication 16p due to a 7; 16 translocation. Amer. J. med. Genet. 21 (1985) 581–589
Lawrence, J. J., A. E. Schlesinger, K. Kozlowski, A. Poznanski, L. Bacha, G. L. Dreyer, A. Barylak, D. O. Sillence, K. Rager:

Unusual radiographic manifestations of chondrodysplasia punctata. Skeletal radiol. 18 (1989) 15–19

Mueller, R. F., P. M. Crowle, R. A. Jones, B. C. Davison: X-linked dominant chondrodysplasia punctata: a case report and family studies. Amer. J. med. Genet. 20 (1985) 137–144

Nairn, E. R., S. Chapman: A new type of lethal short limbed dwarfism. Ped. Radiol. 19 (1989) 253–257

Rodriguez-Peralto, J. L., F. Lopez-Barea, A. Torres, J. I. Rodriguez-Gonzales, J. Diaz-Faes: Tumoral calcinosis in two infants. Clin. Orthop. 242 (1989) 272–276

Schutgens, R. B. H., H. S. A. Heymans, R. J. A. Wanders, H. van den Bosch, J. M. Tager: Peroxisomal disorders: a newly recognized group of genetic diseases. Eur. J. Pediat. 144 (1986) 430–440

Sheffield, L. J., D. M. Danks, V. Mayne, L. A. Hutchinson: Chondrodysplasia punctata – 23 cases of a mild and relatively common variety. J. Pediat. 89 (1976) 916–923

Silengo, M. C., L. Luzzatti, F. N. Silverman: Clinical and genetic aspects of Conradi-Hünermann disease. J. Pediat. 97 (1980) 911–917

Silverman, F. N.: Dysplasies épiphysaires: entité protéiforme. Ann. Radiol. 4 (1961) 833–867

Silverman, F. N.: Discussion on the relation between stippled epiphyses and the multiplex form of epiphyseal dysplasia. Birth Defects V/4 (1969) 68–70

Spranger, J. W., U. Bidder, C. Voelz: Chondrodysplasia punctata, Typ Conradi-Hünermann. Fortschr. Röntgenstr. 113 (1970) 717–727

Spranger, J. W., U. Bidder, C. Voelz: Chondrodysplasia punctata. II. Der rhizomele Typ. Fortschr. Röntgenstr. 114 (1971) 327–335

Spranger, J. W., J. M. Opitz, U. Bidder: Heterogeneity of chondrodysplasia punctata. Humangenetik 11 (1971) 190–212

Sugarman, G. J.: Chondrodysplasia punctata (rhizomelic type): case report and pathologic findings. Skeletal dysplasias. Birth Defects, Orig. X/12 (1974) 334–340

Tamburrini, O., A. Bartolomeo-De-Juri, G. L. Di-Guglielmo: Chondrodysplasia punctata after warfarin. Case report with 18-month. Pediat. Radiol. 17 (1987) 323–324

Theander, G., H. Pettersson: Calcification in chondrodysplasia punctata – Relation to ossification and skeletal growth. Acta Radiol. (Diagn.) 19 (1978) 205–222

Weber, A.: Zur Frage der Chondrodysplasia calcificans congenita. Helv. paediat. Acta 13 (1958) 228–238

Kampomele Dysplasie   McK 21197

Synonyme: kampomeles Syndrom, kampomeler Zwergwuchs, kamptomeles Syndrom.

Die Bezeichnung „syndrome campomélique" (von $\varkappa\alpha\mu\pi\omega$ = Krümmung) resp. „camptomelic dwarfism" (von $\varkappa\acute{\alpha}\mu\pi\tau\omega$ = ich krümme) wurden gleichzeitig 1971 von MAROTEAUX u. Mitarb. sowie von BIANCHINE u. Mitarb. für das heute als „kampomele Dysplasie" wohldefinierte Krankheitsbild vorgeschlagen.

Die damit angesprochene Verbiegung der langen Röhrenknochen wird jedoch bei zahlreichen weiteren Krankheiten und Dysplasien angetroffen (s. unten). Diese Beobachtungen werden in der Literatur oft als kampomele Veränderungen oder Syndrome bezeichnet, was Verwirrung schafft.

Erbgang

Autosomal rezessiv, sporadisch?

Klinik

Die klinischen Hauptbefunde sind: Pränatal häufig Polyhydramnion, bei Termingeburt Länge um 43 cm, Kopfumfang ca. 37 cm, großer Hirnschädel, kleiner Gesichtsschädel, flaches Gesicht, eingezogene Nasenwurzel, Mikrognathie. Gaumenspalte, Equino-varus-Stellung der Füße, thorakolumbale Skoliose, abduzierte, meist im Hüftgelenk luxierte Oberschenkel sowie die besonders typische Antekurvation von Ober- und Unterschenkel mit Hautgrübchen über der Konvexität. Die auffällige Mädchenwendigkeit wird durch die mehrfach beobachtete, gleichzeitig bestehende XY-Gonadendysgenesie erklärt (Lit. s. COOKE u. Mitarb. 1985, HOUSTON u. Mitarb. 1983).

Schwere Atemnot als Folge des zu schmalen Thorax, der Hypoplasie des Larynx und der Trachealringe (Tracheomalazie) führt meist in den ersten Lebenswochen ad exitum (GRAD u. Mitarb. 1987), wobei ausnahmsweise Kinder bis zu 17 Jahren erfolgreich betreut wurden (HOUSTON u. Mitarb. 1983, NOYAL u. Mitarb. 1982, RAY u. BOWEN 1984).

Radiologie

Schwerpunkte: hypoplastische Skapulä, nicht ossifizierte thorakale Bogenwurzeln, typische Beckenkonfiguration (Abb. 28), exzentrischer „Knick" in der Femurdiaphyse.

Großer Kopf, hypoplastischer Gesichtsschädel, Mikrognathie, fehlende oder hypoplastische Skapulä. Abnorme Zervikalwirbel, fehlende Ossifikation der thorakalen Bogenwurzeln. Becken vom Typ 7 (Abb. 7) mit vertikalen Darmbeinschaufeln, steilen Azetabula, Hüftgelenksluxation, vertikalen Sitzbeinästen, weit auseinander liegenden Schambeinästen. Anguläre Ante- und Laterokurvation der Femora mit „Knick" am Übergang proximales/mittleres Drittel, ähnliche Verbiegung von Tibia und Fibula, wobei letztere hypoplastisch ist. Die Angulation der langen Röhrenknochen verschwindet bei den länger überlebenden Fällen (NOYAL u. Mitarb. 1982), ja sie kann auch beim Neugeborenen völlig fehlen, was zur „akampomelen kampomelen Dysplasie" (MACPHERSON u. Mitarb. 1989) führt. Die exzentrische Lage der Verbiegung wird durch eine intrauterine, die Mitte der Diaphyse betreffende Störung erklärt, die nach Reparation weiter nach distal wandert (PAZZAGLIA u. BELUFFI 1987). Häufig fehlt die zeitgemäße Verknöcherung verschiedener Epiphysen und des Talus. Bei den länger überlebenden Patienten entwickelt sich eine ausgeprägte Skoliose sowie eine zervikale und thorakale Kyphose als Folge der Hypoplasie der Wirbelkörper (COSCIA u. Mitarb. 1989).

Die Röntgenbefunde an Skapula, Bogenwurzeln und Darmbeinschaufeln ermöglichen eine Abgrenzung gegenüber ähnlichen Dysplasien und Mißbildungen (HALL u. SPRANGER 1980).

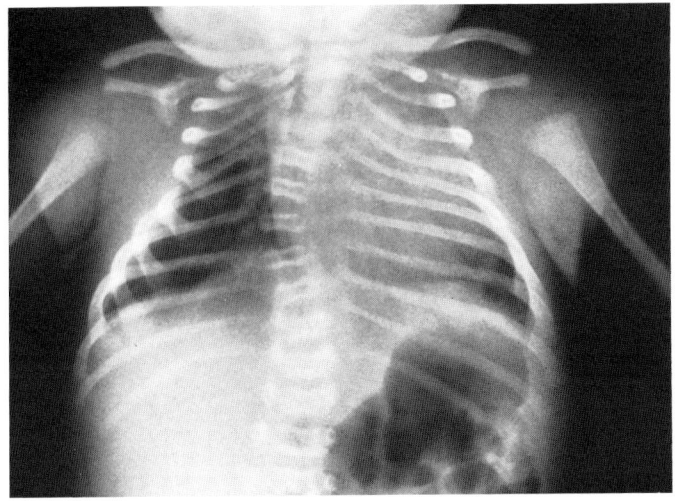
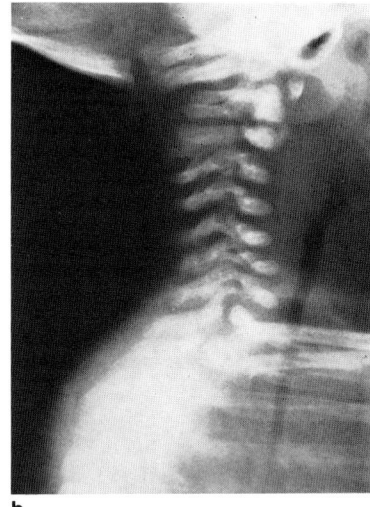

Abb. 28a–c ♂, 1 Tag alt, Nr. 144 878, 40–41 SSW, Gewicht 3,3 kg, Länge 37 cm
a Glockenförmiger Thorax, hypoplastische Skapulä, Platyspondylie, thorakale Bogenwurzeln, nicht ossifiziert
b Seitliche Halswirbelsäule mit Platyspondylie, vermehrter Kyphose, schmaler Trachea (Stridor!)
c Typisches Becken (s. Text), Luxation der Femurköpfe, exzentrische Verbiegung der langen Röhrenknochen. Distale Femurepiphyse und Talus nicht ossifiziert. Extreme Equino-varus-Stellung der Füße

Weitere Dysplasien mit Verbiegung der langen Röhrenknochen als radiologisches Leitmotiv

HALL u. SPRANGER unterteilten die nicht der kampomelen Dysplasie zuzuordnenden Fälle mit Verbiegung von langen Röhrenknochen in drei Gruppen:

Gruppe I: „thin bone type"

Normale Knochenstruktur, Verbiegung nur der Femora, relativ dünne lange Röhrenknochen, keine metaphysären oder epiphysären Veränderungen. Häufig Mißbildung des Zentralnervensystems. Ausgesprochen heterogene Gruppe.

Gruppe II: „thick bone type" mit Osteopenie und metaphysären Veränderungen

Es werden zusätzliche kraniofaziale Mißbildungen angetroffen. Wahrscheinlich ebenfalls heterogen.

Gruppe III: „thick bone type", Befall der oberen und unteren Extremitäten mit metaphysären Veränderungen, jedoch ohne Osteopenie

Diese letzte Gruppe hat sich, ohne zusätzliche Mißbildungen und mit einem normalen Gesicht (Ausnahme: BRACKMAN u. Mitarb. 1983), als autosomal rezessive Dysplasie unter dem Namen „familial congenital bowing with short thick bones and metaphyseal changes" (REZZA u. Mitarb. 1984), in der Pariser Nomenklatur 1986 jedoch als „*kyphomele Dysplasie*", etabliert. Durch eine besondere Facies und eine oft asymmetrische femorale Hypoplasie unterscheidet sich das sporadisch oder selten autosomal dominant auftretende „femoral Hypoplasia unusual facies syndrome" von der kyphomelen Dysplasie (TEMPLE u. Mitarb. 1989).

Bei der Osteogenesis imperfecta und bei der Hypophosphatasie bildet die *sekundäre Verbiegung* der langen Röhrenknochen einen radiologischen Hauptbefund.

Daneben wird eine Verbiegung der langen Röhrenknochen bei zahlreichen, besonders neonatalen letalen Dysplasien (s. S. 598) angetroffen. Ein führendes Symptom sind sie bei der Form von De la Chapelle (trianguläre oder fehlende Ulna und Fibula, WHITLEY u. Mitarb. 1986), bei der Bumerangdysplasie (TENCONI u. Mitarb. 1983, s. S. 598), aber auch bei der letalen Dysplasie mit den runden distalen Femurepiphysen (MAROTEAUX u. Mitarb. 1988, s. S. 598) und beim otopalato-digitalen Syndrom II (s. S. 651).

Andere Ursachen für Verbiegung der langen Röhrenknochen

Bei intrauterinen Fehllagen, Oligohydramnios („prenatal bowing of the tubular bones", CAFFEY 1974), verschiedenen Dysostosen, idiopathischen Pseudarthrosen, bei der Neurofibromatose und anderen Krankheiten wird ebenfalls eine Verbiegung der langen Röhrenknochen beobachtet (s. HALL u. SPRANGER 1980).

Literatur

Balcar, I., F.R. Bieber: Sonographic and radiologic findings in campomelic dysplasia. Amer. J. Roentgenol. 141 (1983) 503–506

Bianchine, J.W., H.M. Risemberger, S.S. Kanderain: Campto-melic dwarfism. Lancet 1971/I, 1017–1018

Brackman, B., A. Blanc, R. Busuttil, M. Poissonnier, P. Maroteaux: Etude clinique d'une observation de nanisme micromelique avec courbure congenitale des os et dysmorphie faciale. Ann. Pediat. (Paris) 30 (1983) 705–707

Caffey, J.: Prenatal bowing and thickening of tubular bones with multiple cutaneous dimples in arms and legs. A congenital syndrome of mechanical origin. Amer. J. dis. Child. 74 (1974) 543–562

Cooke, C.T., M.T. Mulcahy, G.J. Cullity, M. Watson, P. Srague: Campomelic dysplasia with sex reversal: morphological and cytogenetic studies of a case. Pathology 17 (1985) 526–529

Coscia, M.F., G.S. Bassett, J.R. Bowen, J.W. Ogilvie, R.B. Winter, M.D. Simonton, S.C. Simonton: Spinal Abnormalities in Camptomelic Dysplasia. J. Pediatr. Orthop. 9 (1989) 6–14.

Grad, R., P.H. Sammut, J.R. Britton, P. Goodrich, H.E. Hoyme, N.N. Dambro: Bronchoscopic evaluation of airway obstruction in campomelic dysplasia. Pediat. Pulmonol. 3 (1987) 364–367

Hall, B.D., J. Spranger: Congenital bowing of the long bones. Eur. J. Pediat. 133 (1980) 131–138

Houston, C.S., J.M. Opitz, J.W. Spranger, R.I. Macpherson, M.H. Reed, E.F. Gilbert, J. Hermann, A. Schinzel: The campomelic syndrome: review, report of 17 cases, and follow-up on the currently 17-year-old boy first reported by Maroteaux et al. in 1971. Amer. J. med. Genet. 15 (1983) 3–28

MacPherson, R.I., S.A. Skinner, A.E. Donnenfeld: Acampomelic campomelic dysplasia. Pediatr. Radiol. 20 (1989) 90–93.

Maroteaux, P., J. Spranger, J.M. Opitz, J. Kucera, R.B. Lowry, R.N. Schimke, S.M. Kagan: Le syndrome campomélique. Presse méd. 79 (1971) 1157–1162.

Noyal, P., G. Vermeulin, D. Hibon, J.M. Meck: La dysplasie campomelique. Un cas de survie au-dela de 4 ans. Arch. Fr. Pediat. 39 (1982) 621–624

Pazzaglia, U.E., G. Beluffi: Radiology and histopathology of the bent limbs in campomelic dysplasia: implications in the aetiology of the disease and review of theories. Pediat. Radiol. 17 (1987) 50–55

Ray, S., J.R. Bowen: Orthopaedic problems associated with survival in campomelic dysplasia. Clin. Orthop. 185 (1984) 77–82

Rezza, E., G. Iannacone, D. Lendvai: Familial congenital bowing with short thick bones and metaphyseal changes, a distinct entity. Pediatr. Radiol. 14 (1984) 323–327

Temple, I.K., E.M. Thompson, C.M. Hall, G. Bridgeman, M.E. Pembrey: Kyphomelic Dysplasia. J. Med. Genet. 26 (1989) 457–468

Tenconi, R., K. Kozlowski, G. Largaiolli: Boomerang dysplasia. Fortschr. Röntgenstr. 138 (1983) 378–380

Whitley, C.B., B.A. Burke, G. Granroth, R.J. Gorlin: De la Chapelle dysplasia. Amer. J. med. Genet. 25 (1986) 29–39

Winter, R., W. Rosenkranz, H. Hofmann, H. Zierler, H. Becker, M. Borkenstein: Prenatal diagnosis of campomelic dysplasia by ultrasonography. Prenat. Diagn. 5 (1985) 1–8

Kyphomele Dysplasie   McK 21135

Diese Form der angeborenen Verbiegungen der langen Röhrenknochen wurde im vorangehenden Abschnitt besprochen.

Achondroplasie   McK 10080

Synonyme: Achondrodystrophie, Chondrodysplasie, Dyschondroplasie.

Diese häufigste aller kurzgliedrigen Zwergwuchsformen war bereits im Altertum bekannt. Sie wurde von SOEMMERING 1791 erstmals „anatomisch" beschrieben und erhielt den heute gebräuchlichen, wenn auch irreführenden Namen „Achondroplasie" von PARROT (1878). Die diagnostisch entscheidenden radiologischen Befunde wurden von CAFFEY (1958) eingehend beschrieben und ihr Wandel mit fortschreitendem Alter von LANGER u. Mitarb. (1967) umfassend dargestellt. Für Einzelheiten verweisen wir auf die Monographie von SILVERMAN (1973) sowie die Abstracts des

Abb. 29
Achondroplasie,
♀, 2 Monate,
Nr. 63 437
Große Kalotte bei relativ kurzer Schädelbasis. Extremitäten gegenüber Rumpf verkürzt. Abstand zwischen Bogenwurzeln L1–L5 konstant, aber nicht abnehmend (◄►). Incisura ischiadica major verkleinert (→). Bekkenschaufel quadratisch. Bandförmige Aufhellung des Femurhalses (►)

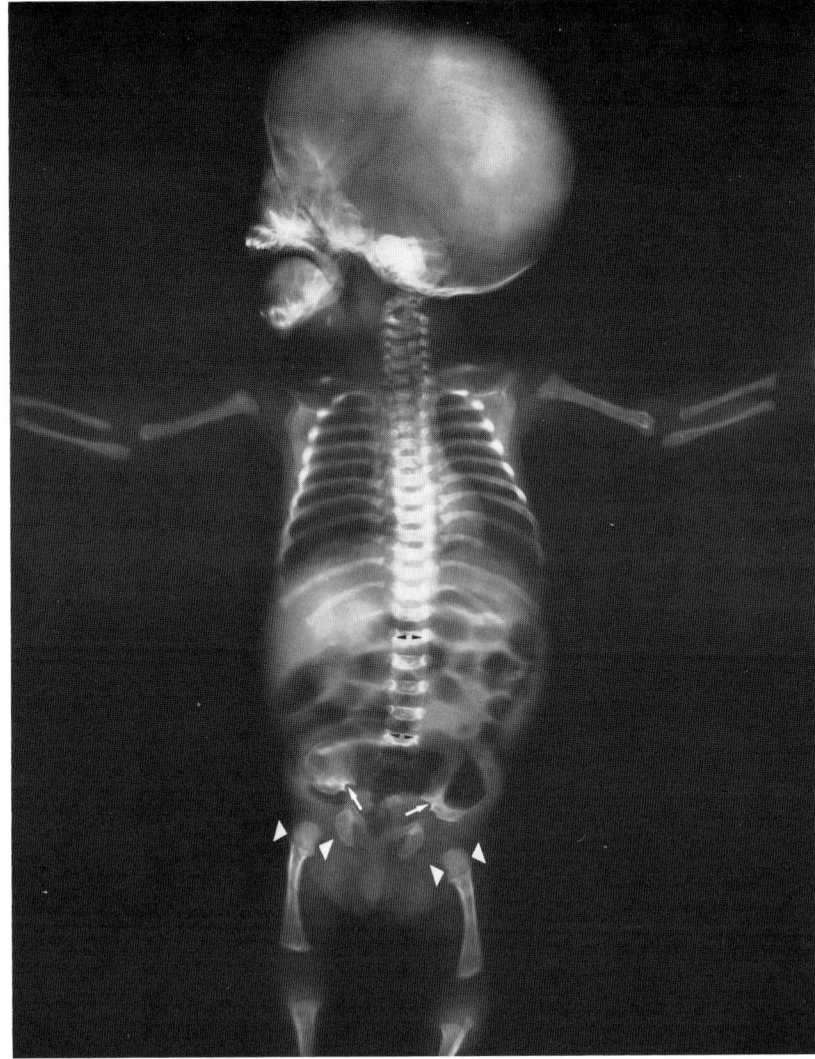

ersten internationalen multidisziplinären Symposions (Rom 1986) über die Achondroplasie. Heute ist die Achondroplasie wohl die bestbekannte und am gründlichsten radiologisch untersuchte Skelettdysplasie.

Erbgang und Häufigkeit

Autosomal dominant, jedoch 90% der Fälle sind Neumutationen. Die Mutationsrate wird auf $1{,}93 \times 10^{-5}$ (Victoria, Australien) resp. $1{,}3 \times 10^{-5}$ (Nordirland) berechnet. Die Achondroplasie wird bei 1:26 000 Fällen aller Lebendgeborenen im Bundesstaat Victoria (Australien) beobachtet (OBERKLAID u. Mitarb. 1979, STEVENSON 1957). Die Mutationsrate korreliert mit dem zunehmenden Alter des Vaters.

Entgegen der geläufigen Annahme zeigt auch die Achondroplasie die bei autosomal dominanten Erbleiden bekannte weite Variabilität in der klinischen und radiologischen phänotypischen Erscheinung (RIMOIN 1988).

Klinik

Bereits im Neugeborenenalter sind sämtliche typischen Befunde, insbesondere der rhizomele Minderwuchs und der große Schädel mit prominenter Stirn und eingezogener Nasenwurzel, nachweisbar. Fast alle Körpermerkmale lassen sich anhand der Röntgenbefunde schildern (s. unten). Die Wachstumskurve verläuft bei normaler Sitzhöhe von der Geburt an bis zum 14. Lebensjahr ungefähr −5 SD unter den Normwerten, um dann noch weiter abzusinken.

Verlauf

Die früher erwähnte, abnorm hohe Neugeborenen- und Säuglingsmortalität kann heute den seither identifizierten obligat oder fakultativ frühletalen Dysplasien (S. 581–598 u. 626 u. 627) angelastet werden. Trotzdem ist die allgemeine standardisierte Mortalitätsratio (SMR) mit 2,27 (95% „confidence interval" 1,7–3,0) mehr als verdoppelt

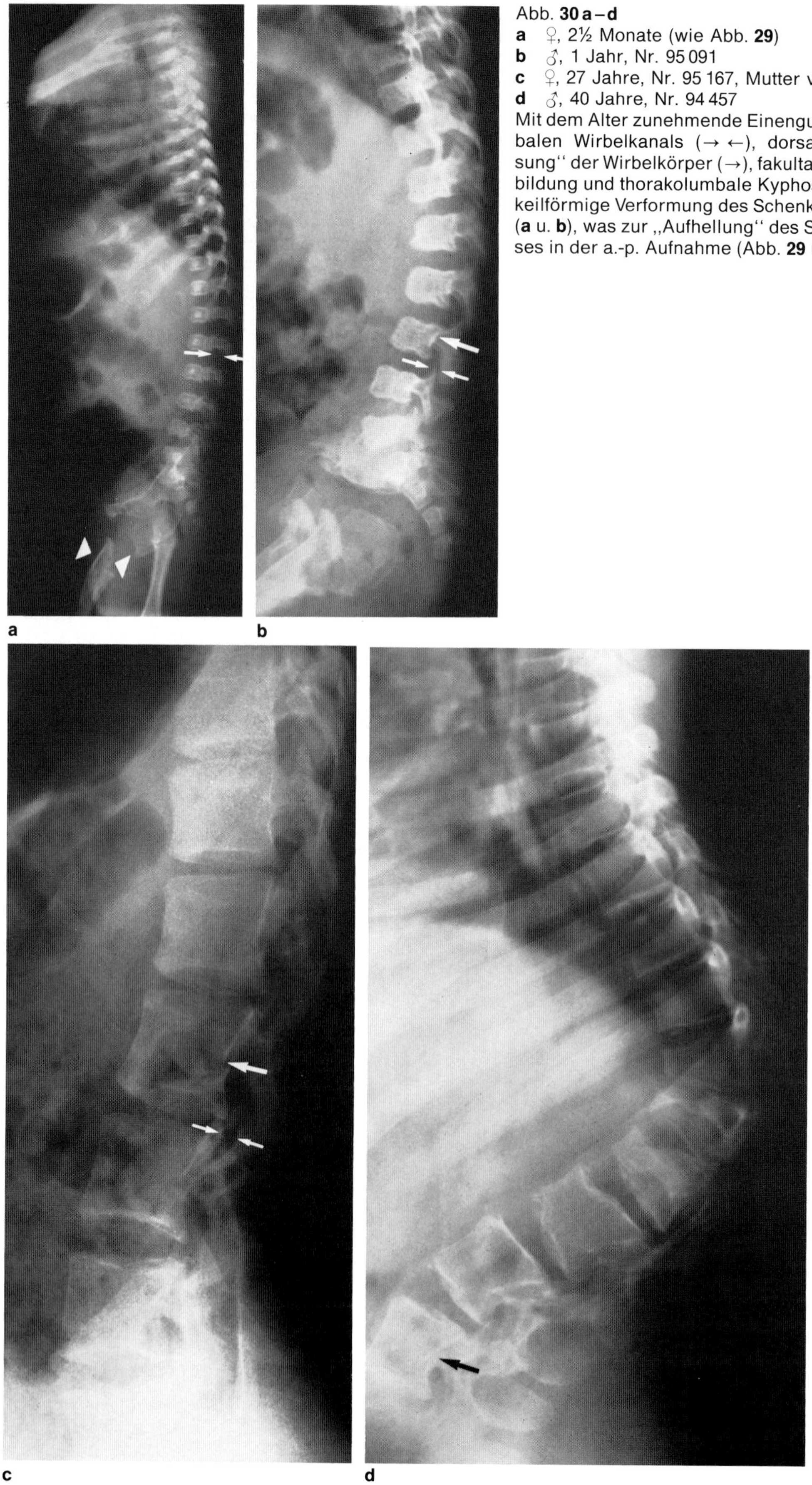

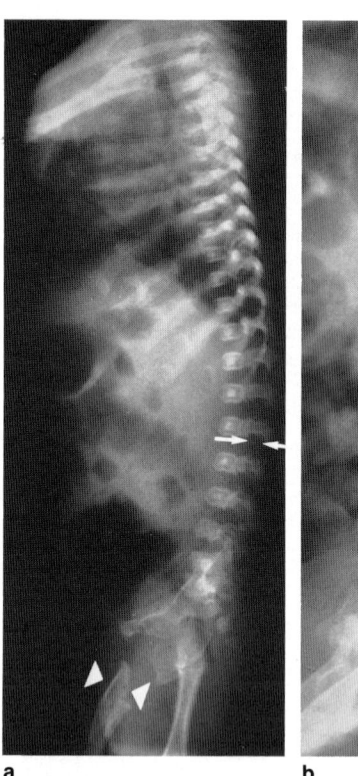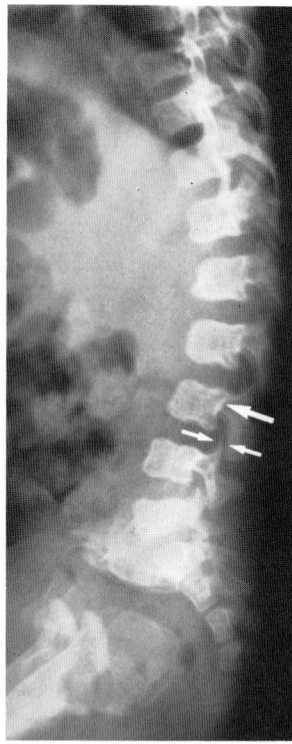

Abb. **30 a–d**
a ♀, 2½ Monate (wie Abb. **29**)
b ♂, 1 Jahr, Nr. 95 091
c ♀, 27 Jahre, Nr. 95 167, Mutter von **b**
d ♂, 40 Jahre, Nr. 94 457
Mit dem Alter zunehmende Einengung des lumbalen Wirbelkanals (→ ←), dorsale „Ausfräsung" der Wirbelkörper (→), fakultative Gibbusbildung und thorakolumbale Kyphose (**d**) sowie keilförmige Verformung des Schenkelhalses (▶) (**a** u. **b**), was zur „Aufhellung" des Schenkelhalses in der a.-p. Aufnahme (Abb. **29** u. **32 a**) führt

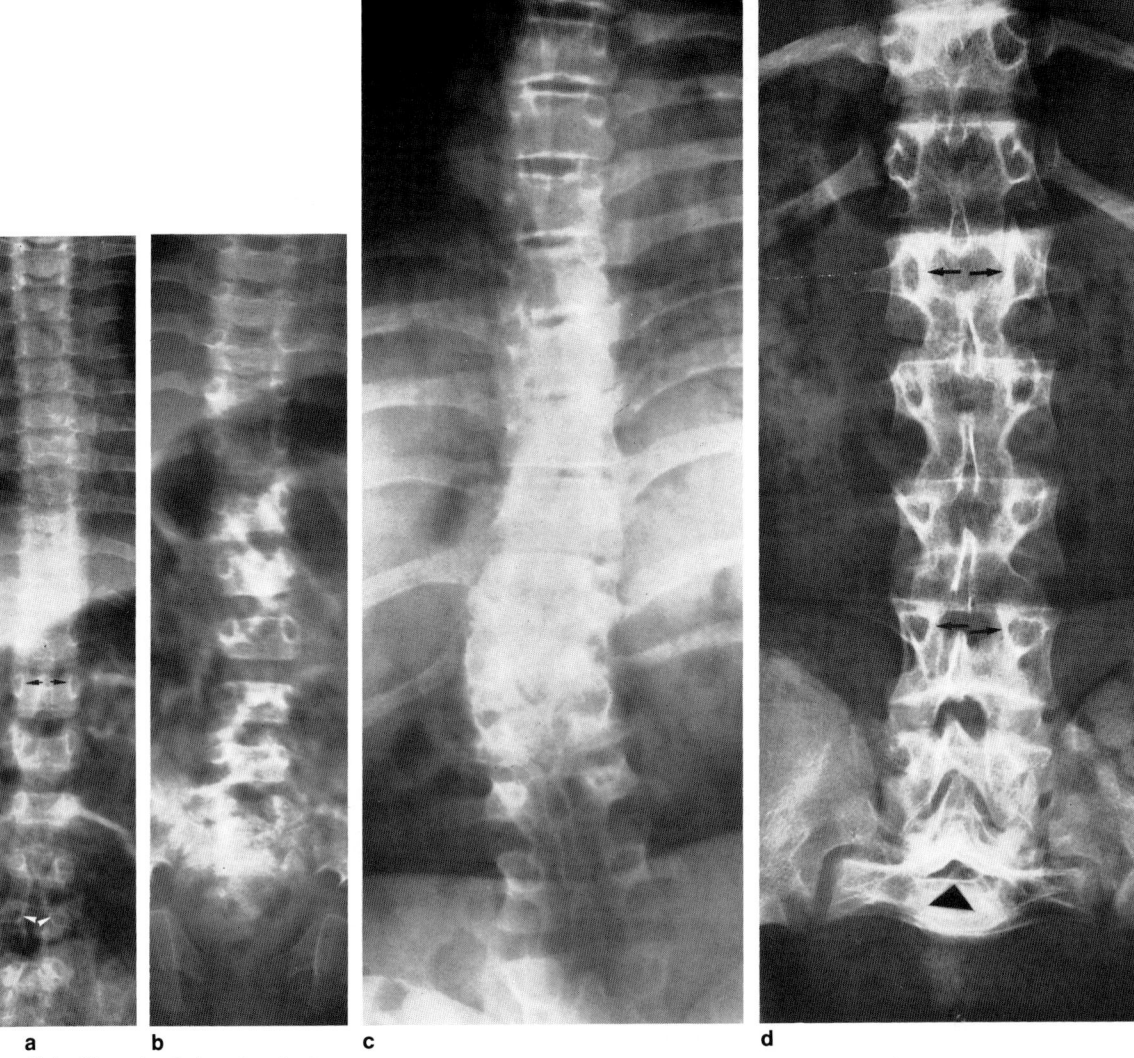

a b c d
Abb. 31 a–d Achondroplasie
a ♀, 12 Monate, Nr. 64472
b ♂, 1 Jahr, Nr. 95091 (=Abb. **30b**)
c ♂, 14 Jahre, Nr. 94475 (=Abb. **30d**)
d ♀, 15 Jahre, Nr. 78637
Typische, mit fortschreitendem Alter stärker betonte Abnahme des Bogenwurzelabstandes L1–L5 (◄►). Fakultative Skoliose bei Keilwirbel (**c**). Extreme Lordose des Sakrums mit „Einsicht" (▲) in den Wirbelkanal

(HECHT u. Mitarb. 1987): Unter 4 Jahren ist der plötzliche Kindstod (SIDS) bedingt durch Hirnstammkompression als Folge des zu kleinen Foramen magnum dafür verantwortlich (NELSON u. Mitarb. 1988). Dieser Mechanismus führt auch zu anderen Atemstörungen (Zyanoseanfälle, kurze Apnoe). In diesen Fällen ist eine Dekompressionsoperation indiziert (FRENION u. Mitarb. 1984, PAULI u. Mitarb. 1984, REID u. Mitarb. 1987). In der Altersgruppe von 25–54 Jahren sind die kardiovaskulären Todesfälle mit einer SMR von 5,2 ebenfalls massiv erhöht. Wichtig dabei sind auch die durch die thorakolumbosakralen Rückenmarks- und Nervenausfälle bedingten Störungen.

Radiologie

Schwerpunkte: kurzgliedriger Zwergwuchs, großer Hirnschädel mit kleiner Basis, Bogenwurzelabstände lumbal I–V abnehmend, charakteristische Beckenkonfiguration, besonders im Säuglings- und Kleinkindesalter (Abb. **29–35**), Dreizackhand.
„Sämtliche Knochen sind bei der Achondroplasie betroffen. Die Röntgenbefunde zeigen nur eine geringe (meist altersabhängige) Variabilität, die Diagnose kann in jedem Falle auch bei Neugeborenen gestellt werden" (LANGER u. Mitarb. 1967). Eine pränatale Diagnose ist im späteren zweiten Trimester (Sequenzuntersuchungen mit Nachweis der Extremitätenverkürzung) bei Risikopatienten möglich (DONNENFELD u. MENNUTI 1987, KURTZ

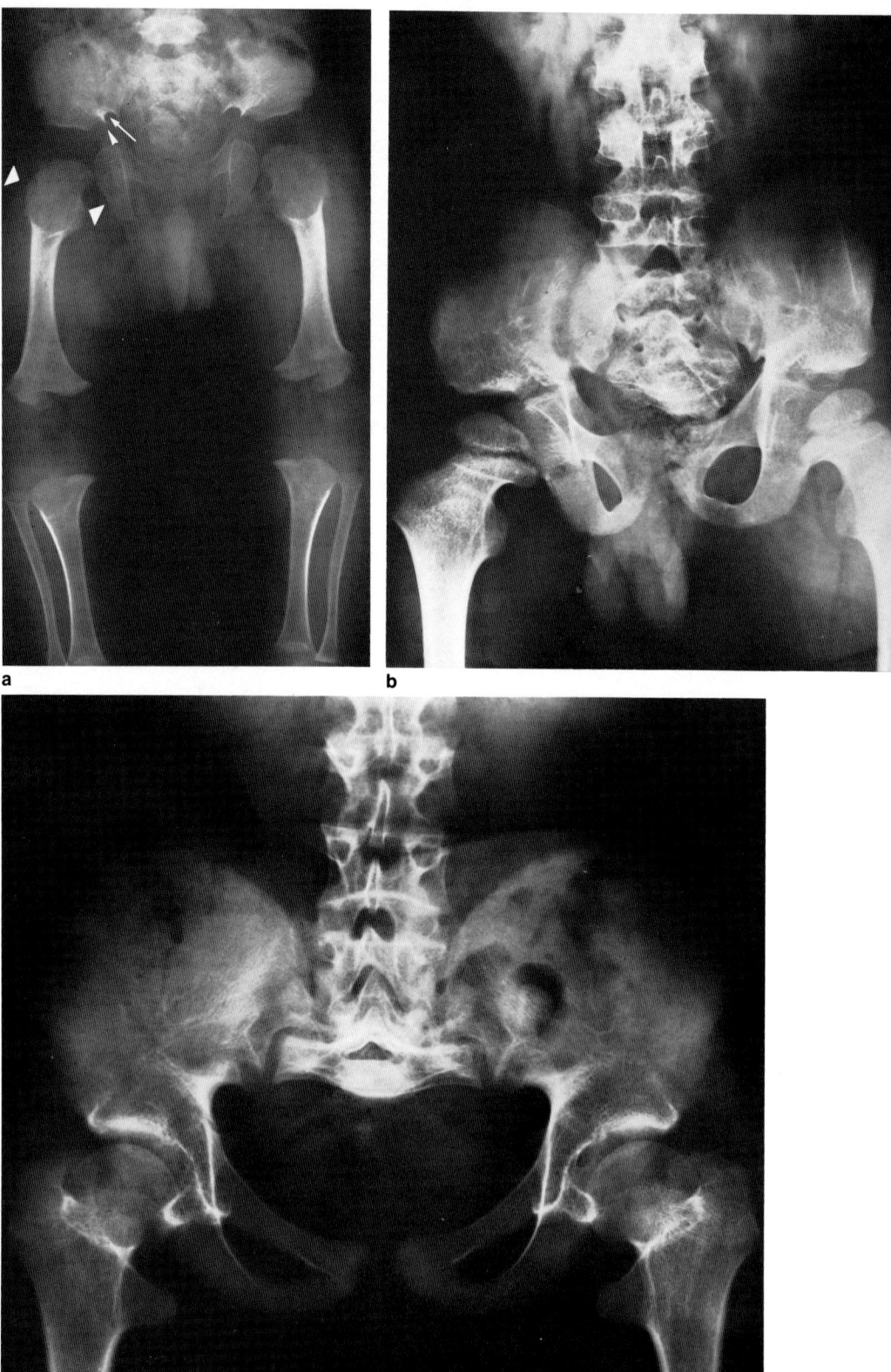

Abb. **32 a–c** Achondroplasie
a ♂, 1 Jahr, Nr. 95 091 (= Abb. **30 b**)
b ♂, 7 10/12 Jahre, Nr. 63 263
c ♀, 15 Jahre, Nr. 78 637 (= Abb. **30 d**)
Typische enge Incisura ischiadica major (→), besonders eindrücklich im Säuglingsalter mit dornartigem, ventralem Ende (▲). Horizontales Azetabulardach und quadratisches, unterentwickeltes Darmbein. Rückstand in der Femurkopfossifikation (**a**) und Aufhellungsband (►◄). Rhizomele Mikromelie mit verbreiterten Metaphysen am Knie. Sakrallordose (vgl. Abb. **30 d**)

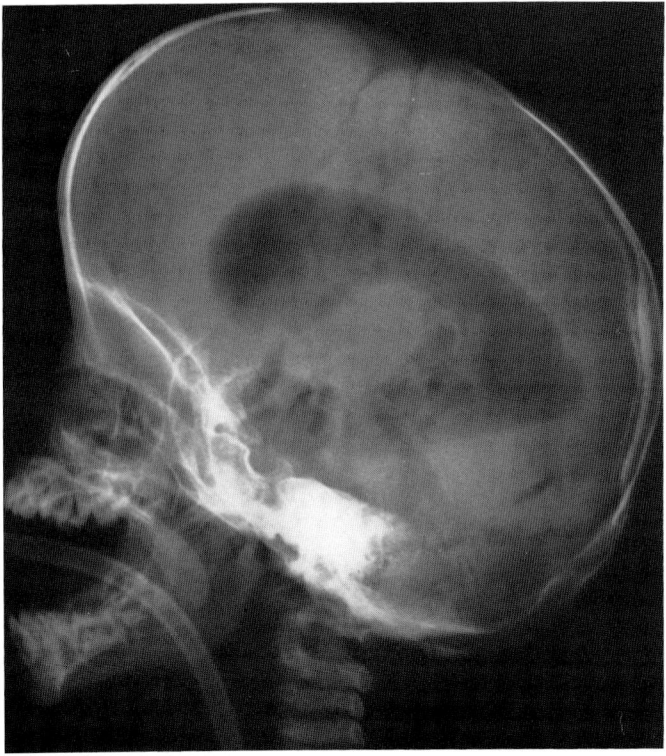

Abb. 33 ♀, 1 Jahr, Nr. 63 437 (= Abb. 29). Großer Gehirnschädel, bombierte Stirn, langgestreckte Sella, relativ kurze Schädelbasis. Mäßige Erweiterung des Ventrikelsystems

u. Mitarb. 1986). Bereits bei der Geburt fällt der rhizomele Minderwuchs bei relativ normalem Rumpf und großem Kopf auf. Besonders der Humerus ist gegenüber dem Unterarm verkürzt, während die Proportionverschiebung zwischen Femur und Unterschenkel nicht so ausgeprägt ist (LANGER u. Mitarb.). Von den zahlreichen typischen Befunden wird in der Folge nur auf die diagnostisch wesentlichen genauer eingegangen (LANGER u. Mitarb.).

Schädel

Schon das Neugeborene zeigt in der Regel das typische Mißverhältnis zwischen vergrößerter Kalotte und verkürzter Schädelbasis. Die vergrößerte Fontanelle schließt sich erst mit 4–5 Jahren. Die charakteristische, meist asymptomatische Vergrößerung des Gehirnschädels kann teilweise als Kompensation zur kleinen Basis verstanden werden. Dies erklärt jedoch die mäßige Erweiterung der Ventrikel nicht. Ein obstruktives Element in der Liquorzirkulation wurde von JAMES u. Mitarb. (1972) ausgeschlossen. STEINBOK u. Mitarb. (1989) wiesen jedoch eine Erhöhung des intraventrikulären sowie des intravenösen Druckes in der Jugularis mit signifikantem Gradienten am eingeengten Foramen jugulare nach. Die Sella kann normal oder flach und langgestreckt erscheinen. Das Foramen magnum ist verkleinert, was besonders eindrücklich im CT zur Darstellung kommt (HECHT u. Mitarb. 1985). Wachstumskurven dafür liegen bereits vor (HECHT u. Mitarb. 1989). Prominentes Frontale, unterentwickelter Gesichtsschädel mit Sattelnase bei kräftigem Unterkiefer bedingen die charakteristische Physiognomie dieser Patienten. Der Nachweis einer kraniozervikalen Stenose als Ursache einer zervikomedullären Kompression gelingt durch die sagittale Rekonstruktion im CT auch ohne Kontrastmittel (WANG u. Mitarb. 1987). Heute ist jedoch die Untersuchung mittels MRI für diese Fälle die Methode der Wahl (THOMAS u. Mitarb. 1988).

Wirbelsäule

Schon beim Neugeborenen nimmt in der a.-p. Aufnahme der Bogenwurzelabstand von L1–L5 im Gegensatz zum Gesunden nicht zu, sondern meist ab. Dieser Befund wird mit fortschreitendem Alter immer ausgeprägter und erreicht ein Maximum beim Erwachsenen. Die resultierende Einengung des lumbalen Wirbelkanals ist auch im Seitenbild erfaßbar, wo die beim Neugeborenen am deutlichsten erkennbare, später weniger eindrückliche Konkavität der dorsalen Wirbelkörperbegrenzung festzustellen ist. Ein ausgeprägt abnormer Bogenwurzelindex (Verhältnis des Bogenwurzelabstandes L1 zu L4, Normalwerte zwischen 1,09 und 0,7) zusammen mit einer persistierenden thorakolumbalen Kyphose müssen als Warnzeichen für ein erhöhtes Risiko neurologischer Komplikationen angesehen werden (WYNNE-DAVIES u. Mitarb. 1981). Beim jungen Säugling erscheinen die Wir-

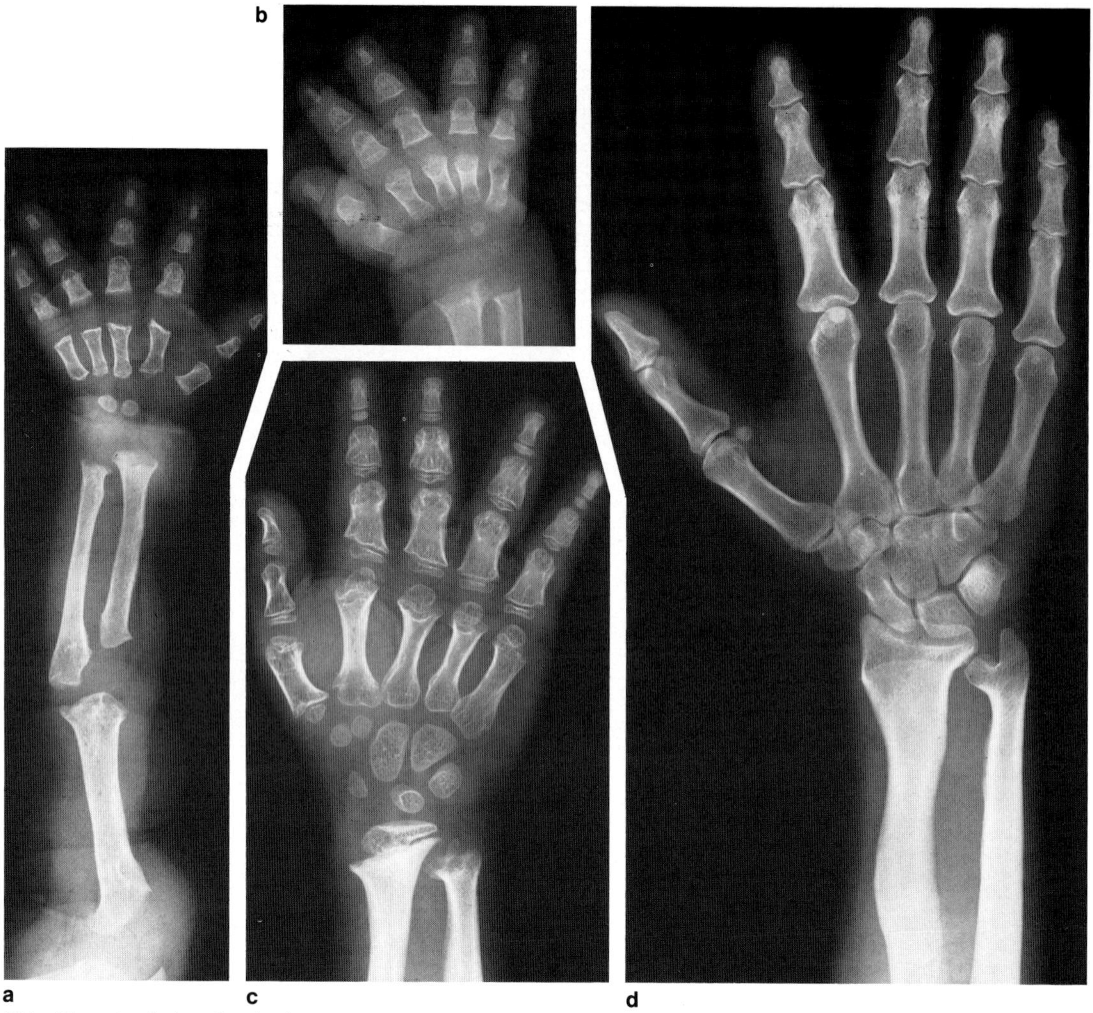

Abb. 34 a–d   Achondroplasie
a   ♀, 6 Monate, Nr. 64 472 (= Abb. 31 a)
b   ♂, 9 Monate, Nr. 85 924
c   ♂, 9 Jahre, Nr. 63 263 (= Abb. 32 b)
d   ♀, 27 Jahre, Nr. 95 167

Brachymetakarpie und Brachyphalangie sind sehr verschieden ausgeprägt. Das Handröntgenbild in **d** läßt die Diagnose kaum vermuten. Typische Dreizackstellung der Finger II–V in **a–c**, nicht mehr in **d**

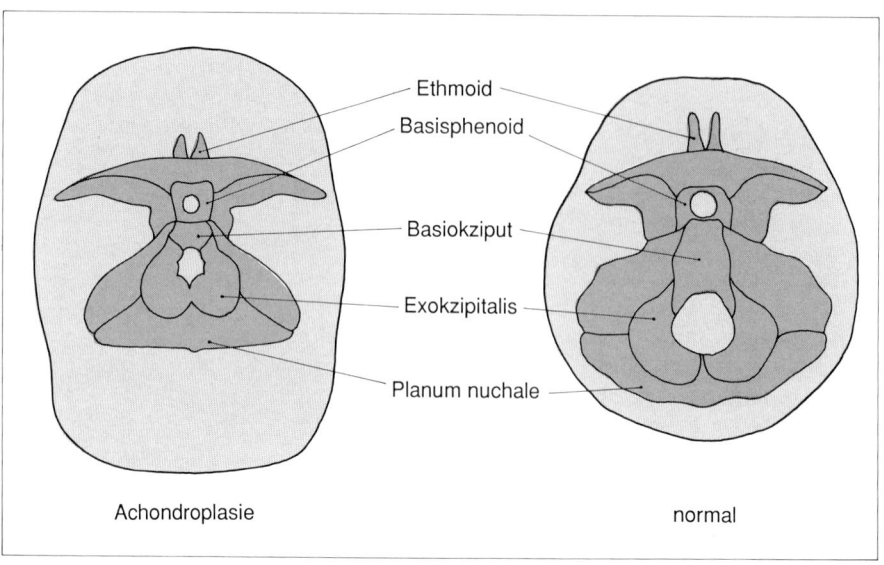

Abb. 35 Schematischer Vergleich der Schädelbasis beim Normalen und bei der Achondroplasie (nach *Thomas* u. Mitarb.)

belkörper oft abgeflacht mit verbreitertem Intervertebralraum. In diesem Alter zeigt sich eine thorakolumbale Kyphose, die im Geh-Alter durch eine besonders gestreckte Wirbelsäule mit ausgesprochener Beckenlordose – bis zum horizontalen Wirbelkanal – abgelöst wird. In der thorakolumbalen Übergangszone werden oft schon im Säuglings- und Kleinkindesalter kugelförmige oder hypoplastische Wirbelkörper, beim älteren Kind und Erwachsenen eigentliche Keilwirbel, angetroffen.

Für Achondroplastiker im postpubertären Alter bildet die Kompression des unteren Rückenmarkes und der Cauda equina die häufigste Ursache schwerer Behinderung und Invalidität. Bei entsprechender Symptomatik wird mittels Myelographie, evtl. CT, heute auch mit MRI, die radiologische Abklärung durchgeführt (PYERITZ u. Mitarb. 1987).

Becken

Beim Neugeborenen zeigt das Darmbein in der a.-p. Aufnahme eine quadratische Form. Seine besonders geringe Kaudalentwicklung führt zu einer Incisura ischiadica major mit extrem kleinem Radius und einem spornartigen, nach medial gerichtetem kaudalem Ende. Dies im Gegensatz zum sonst ähnlichen Becken beim Ellis-van-Creveld-Syndrom und der asphyxierenden Thoraxdysplasie (s. S. 624 u. 627), wo der Sporn nach kaudal gerichtet ist (KAUFMANN 1964). Mit zunehmendem Alter sind die Beckenveränderungen, besonders der kleine Radius der Incisura ischiadica major, weniger ausgeprägt, jedoch immer noch erkennbar.

Extremitäten

Neben den schon erwähnten Proportionsverschiebungen zeigt der Schenkelhals beim Neugeborenen in der a.-p. Aufnahme eine typische breite quere Aufhellungszone, hervorgerufen durch einen dort verminderten a.-p. Durchmesser. Dieser Befund, der im 2. Lebensjahr meist verschwindet, ist sehr typisch, aber nicht pathognomonisch.

Die distalen Femurmetaphysen sind oft ausladend, besonders nach medial, die Epiphysen bei der Geburt noch unverknöchert und später relativ klein, oft in die Metaphyse eingesunken und V-förmig eingefaltet. Die Fibula ist relativ, mit dem Alter in zunehmendem Maße zur Tibia verlängert (NEHME u. Mitarb. 1976). Die Hände und Füße weisen deutlich verkürzte und plumpe Phalangen sowie Metakarpalia und Tarsalia auf. Die im Erwachsenenalter nicht mehr deutliche, aber auch im Kindesalter nicht obligate Dreizackhand beruht auf Schrägstellung der proximalen Gelenksebenen der II. und IV. Grundphalanx, wodurch der III. Strahl „isoliert" wird. Extreme Verkürzungen der Röhrenknochen an Hand und Fuß müssen jedoch an andere Dysplasien denken lassen, z. B. an das Ellis-van-Creveld-Syndrom, die asphyxierende thorakale Dysplasie, den akromesomelen Zwergwuchs usw. Das Knochenalter ist bei der Geburt normal, mit 3 Jahren ca. 2 Jahre im Rückstand und in der Pubertät wieder dem chronologischen Alter voraus, was zum vorzeitigen Epiphysenschluß und zu einer zusätzlichen Wachstumsverminderung führt.

Thorax

Obschon der a.-p. Durchmesser deutlich verkleinert ist, gehören Fälle mit extremer und allgemeiner Verkleinerung des Brustkorbes wohl meist zur Gruppe der asphyxierenden thorakalen Dysplasie.

Radiologische Diagnose und Differentialdiagnose

Seitdem die sog. „Übergangsformen" sowie die Hypochondroplasie nicht mehr zur Achondroplasie gezählt werden, kann die meist schon klinisch eindeutige Diagnose radiologisch durch die typische Kombination von Schädel, Wirbelsäulen- und Beckenveränderungen bei rhizomelem Minderwuchs gesichert werden. Allerdings überschneiden sich die einzelnen Röntgenbefunde von A- und Hypochondroplasie weitgehend (OBERKLAID u. Mitarb. 1979, WYNNE-DAVIES u. Mitarb. 1981). Nur dem Namen nach ist die Pseudoachondroplasie (s. S. 680) mit der Achondroplasie verwandt.

Homozygote Achondroplasie

Die radiologisch dem thanatophoren Zwergwuchs ähnliche und meist in den ersten Lebenstagen letale Form der Achondroplasie kann bereits aufgrund der Familienanamnese diagnostiziert werden (HALL u. Mitarb. 1969, MCKUSICK u. Mitarb. 1973, PAULI u. Mitarb. 1983, HECHT u. Mitarb. 1986).

Achondroplasie-Hypochondroplasie-Komplex

Die Kombination der Achondroplasie mit einer Hypochondroplasie („Little people-Vereinigungen"!) führt ebenfalls zu einer besonders schweren, meist letalen Dysplasie (Lit. s. SOMMER u. Mitarb. 1987).

Literatur

Caffey, J.: Achondroplasia of pelvis and lumbosacral spine: some roentgenographic features. Amer. J. Roentgenol. 80 (1958) 449–457

Dodinval, P., B. Le Marec: Genetic counselling in unexpected familial recurrence of achondroplasia. Amer. J. med. Genet. 28 (1987) 949–954

Donnenfeld, A. E., M. T. Mennuti: Second trimester diagnosis of fetal skeletal dysplasias. Obstet. Gynec. Surv. 42 (1987) 199–217

Fremion, A. S., B. P. Garg, J. Kalsbeck: Apnea as the sole manifestation of cord compression in achondroplasia. J. Pediat. 104 (1984) 398–401

Hall, J. G., J. P. Dorst, H. Taybi, C. I. Scott, L. O. Langer, V. A. McKusick: Two probable cases of homozygosity for the achondroplasia gene. Birth. Defects, Orig. 4 (1969) 24–34

Hecht, J. T., F. W. Nelson, I. J. Butler, W. A. Horton, C. I. Scott Jr., E. R. Wassmann, C. M. Mehringer, D. L. Rimoin, R. M. Pauli: Computerized tomography of the foramen magnum: achondroplastic values compared to normal standards. Amer. J. med. Genet. 20 (1985) 355–360

Hecht, J. T., W. A. Horton, I. J. Butler, W. D. Goldie, M. E. Minder, R. Shannon, R. M. Pauli: Foramen magnum stenosis in homozygous achondroplasia. Eur. J. Pediat. 145 (1986) 545–547

Hecht, J. T., C. A. Francomano, W. A. Horton, J. F. Annegers: Mortality in achondroplasia. Amer. J. hum. Genet. 41 (1987) 454–464

Hecht, J. T., W. A. Horton, C. S. Reid, R. E. Pyeritz, R. Chakraborty: Growth of the foramen magnum in achondroplasia. Am. J. Med. Genet. 32 (1989) 528–535

Human achondroplasia. A. multidisciplinary approach. Proceedings of the first internat. symposion, Rome Nov. 1986. Basic Life Sci. 48 (1988) 1–491

James Jr., A. E., J. P. Dorst, E. S. Mathews, V. A. McKusick: Hydrocephalus in achondroplasia studied by cisternography. Pediatrics 49 (1972) 46–49

Kaufmann, H. J.: Röntgenbefunde am kindlichen Becken bei angeborenen Skelettaffektionen und chromosomalen Aberrationen. Thieme, Stuttgart 1964

Kurtz, A. B., R. A. Filly, R. J. Wapner, M. S. Golbus, M. R. Rifkin, P. W. Callen, M. F. Pasto: In utero analysis of heterozygous achondroplasia: variable time of onset as detected by femur length measurements. J. ultrasound. Med. 5 (1986) 137–140

Langer, L. O., P. A. Baumann, R. J. Gorlin: Achondroplasia. Amer. J. Roentgenol. 100 (1967) 12–26

McKusick, V. A., T. Kelly, J. P. Dorst: Observations suggesting allelism of the achondroplasia and hypochondroplasia genes. J. med. Genet. 10 (1973) 11–16

Murdoch, J. L., B. A. Walker, J. G. Hall, H. Abbey, K. K. Smith, V. A. McKusick: Achondroplasia – a genetic and statistical survey. Ann. hum. Gen. 33 (1970) 227–244

Nehme, A. M. E., E. J. Riseborough, S. J. Tredwell: Skeletal growth and development of achondroplastic dwarf. Clin. Orthop. 116 (1976) 8–23

Nelson, F. W., J. T. Hecht, W. A. Horton, I. J. Butler, W. D. Goldie, M. Miner: Neurological basis of respiratory complications in achondroplasia. Ann. Neurol. 24 (1988) 89–93

Oberklaid, F., D. M. Danks, F. Jensen, L. Stace, S. Rosshandler: Achondroplasia and hypochondroplasia. (Comments on frequency, mutation rate, and radiological features in skull and spine.) J. med. Genet. 16 (1979) 140–146

Opitz, J. M.: "Unstable premutation" in achondroplasia: penetrance vs phenotrance (editorial). Amer. J. med. Genet. 19 (1984) 251–254

Pauli, R. M., M. M. Conroy, L. O. Langer Jr., D. G. McLone, T. Naidich, R. Franciosi, I. M. Ratner, S. C. Copps: Homozygous achondroplasia with survival beyond infancy. Amer. J. med. Genet. 16 (1983) 459–473

Pauli, R. M., C. I. Scott, E. R. Wassman Jr., E. F. Gilbert, L. A. Leavitt, J. VerHoeve, J. G. Hall, M. W. Partington, K. L. Jones, A. Sommer et al.: Apnea and sudden unexpected death in infants with achondroplasia. J. Pediat. 104 (1984) 342–348

Pyeritz, R. E., G. H. Sack Jr., G. B. Udvarhelyi: Thoracolumbosacral laminectomy in achondroplasia: long-term results in 22 patients. Amer. J. med. Genet. 28 (1987) 433–444

Reid, C. S., R. E. Pyeritz, S. E. Kopits, B. L. Maria, H. Wang, R. W. McPherson, O. Hurko, J. A. Phillips, A. E. Rosenbaum: Cervicomedullary compression in young patients with achondroplasia: value of comprehensive neurologic and respiratory evaluation. J. Pediat. 110 (1987) 522–530

Rimoin, D. L.: Clinical variability in achondroplasia. Basic Life Sci. 48 (1988) 123–127

Shikata, J., T. Yamamuro, H. Iida, H. Kono, E. Mori: Surgical treatment of achondroplastic dwarfs with paraplegia. Surg. Neurol. 29 (1988) 125–130

Silvermann, F. N.: Achondroplasia. Progr. pediat. Radiol. 4 (1973) 94–124

Soemmering, S. T. von, 1791: zit. nach Silvermann 1973

Sommer, A., T. Young Wee, T. Frye: Achondroplasia-hypochondroplasia complex. Amer. J. med. Genet. 26 (1987) 949–957

Steinbok, P., J. Hall, O. Flodmark: Hydrocephalus in Achondroplasia: The possible role of intracranial venous hypertension. J. Neurosurg. 71 (1989) 42–48

Stevenson, A. C.: Achondroplasia: An account of the condition in Northern Ireland. Amer. J. hum. Genet. 9 (1957) 81–91

Thomas, I. T., J. L. Frias, J. L. Williams, W. A. Friedman: Magnetic resonance imaging in the assessment of medullary compression in achondroplasia. J. dis. Child 142 (1988) 989–992

Wang, H., A. E. Rosenbaum, C. S. Reid, S. J. Zinreich, R. E. Pyeritz: Pediatric patients with achondroplasia: CT evaluation of the craniocervical junction. Radiology 164 (1987) 515–519

Wynne-Davies, R., W. K. Walsh, J. Gormley: Achondroplasia and hypochondroplasia. J. Bone Jt. Surg. 63-B (1981) 508–515

Diastrophische Dysplasie   McK 22260

Synonym: diastrophischer Zwergwuchs.

Diese relativ häufige, auch das gesamte Bindegewebe miteinbeziehende „mesenchymale" Dysplasie wurde von LAMY u. MAROTEAUX (1960) erstmals beschrieben. Der Name weist auf die durch Luxationen und Kontrakturen fehlgestellten Extremitäten und die deformierte Wirbelsäule hin ($διάστροφος$ = verdreht, verkrüppelt).

Erbgang

Autosomal rezessiv.

Klinik

Zusammen mit den Röntgenbefunden erlaubt die Kombination von angeborenem mikromelem Zwergwuchs und Klumpfüßen eine Diagnose schon im Neugeborenenalter. Die typische, anfänglich „entzündliche" Schwellung an den Ohrmuscheln tritt erst nach Tagen oder Wochen auf und kann verkalken (Röntgenbild!). Extremitätenmißbildungen und Gelenke s. unten. Die bei den letalen Fällen (GUSTAVSON u. Mitarb. 1985) meist fehlenden Klumpfüße sind ausgesprochen therapieresistent. Eine offene Gaumenspalte wurde bei 43% von 95 finnischen Patienten, eine submuköse oder Mikroform in zusätzlichen 32% der Fälle angetroffen (RINTALA u. Mitarb. 1986). Die damit verbundene Gefahr der Aspiration, die Knorpelweichheit der Luftwege, selten die hochgradige Kyphose der Halswirbelsäule erhöhen die Säuglingssterblichkeit („letale Form", GUSTAVSON u. Mitarb.). Die mittlere Länge bei Geburt beträgt 43 cm, die des Erwachsenen 112 cm (86–127 cm, WALKER u. Mitarb. 1972).

Röntgenbefund (Abb. 36 u. 37)

Schwerpunkt: polyepiphysärer, hochgradiger mikromeler Zwergwuchs mit meist typischer Handveränderung, Kontrakturen (Pes equinovarus) und Luxationen. Die progressive Skoliose entwickelt sich erst im Verlauf des 1. Lebensjahres, oft auch noch später.

Allgemeine Befunde

Verschiedene Befunde wie Kontrakturen, Skoliose und Epiphysenveränderungen entwickeln sich erst

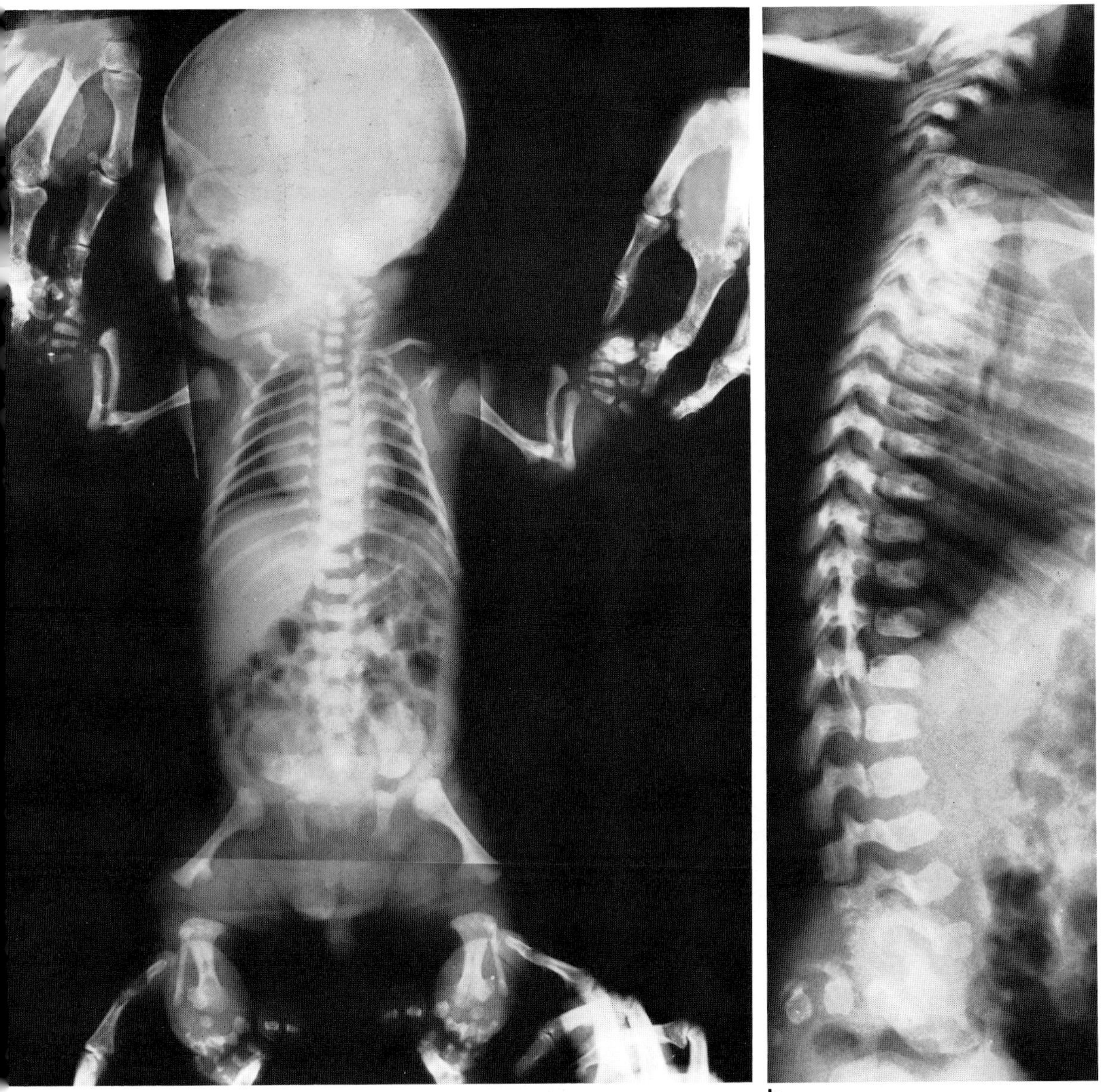

Osteochondrodysplasien 617

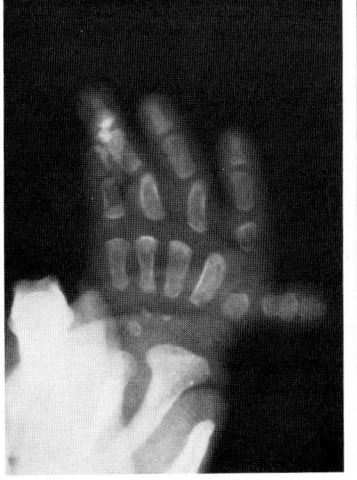
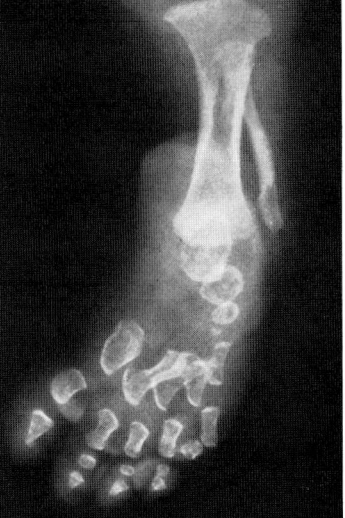

Abb. 36a–d Diastrophische Dysplasie, ♂. **a** Neugeborenes, **b** u. **c** 3 Monate alt, **d** 1 1/12 Monate alt (Beobachtungen: Prof. Corsi, Udine)
a „Babygramm": mikromeler (mesomeler) Minderwuchs mit aufgetriebenen Metaphysen. Dieser Befund ist durch die Flexion der Glieder verstärkt. Kontrakturen und Luxationen (Radius, Fibula) Klumpfüße und typischen Hände (vgl. Abb. 37)
b Platyspondylie mit Hypoplasie der Wirbelkörper C4 bis C6 und ausgeprägter Halskyphose
c Bizarre Deformierung und Subluxation der Phalangen. Ovales Metakarpale I. „Hitch-Hiker-Daumen". Vorauseilendes Knochenalter
d Klumpfuß, luxierte Fibula

im Laufe der ersten Jahre. Flexionskontrakturen, besonders an der Hüfte, sind häufig und sowohl ossär wie weichteilbedingt (WALKER u. Mitarb. 1972). Daneben ist die Kombination von schlaffen und steifen Gelenken charakteristisch. Luxationen und Subluxationen werden an den Ellenbogen (Radius), der Hüfte, der Patella und an anderen Gelenken angetroffen. Die pränatale Diagnose wurde sonographisch bei Risikoschwangerschaften zwischen der 16. und 20. SSW, sonst mit 31 Wochen gestellt (GEMBRUCH u. Mitarb. 1988).

Lokale Befunde

Schädel

Bisweilen sind Verkalkungen in den Ohrmuscheln sichtbar.

Wirbelsäule

Progressive, primär nicht strukturell bedingte Skoliose (Lordose, Kyphose). Im Zervikalbereich selten hochgradige Kyphose (Hypoplasie einzelner Wirbelkörper, evtl. Spondylolisthesis mit neurologischen Folgen). Dieser letztere Befund lag in 5 von 6 letalen, jedoch nur in 2 von 8 nichtletalen Fällen von GUSTAVSON u. Mitarb. (1985) vor. Die radiologische Abklärung dadurch bedingter neurologischer Ausfälle erfolgt heute durch die MRI-Untersuchung (KRECAK u. STARSHAK 1987). Die Bogenwurzelabstände L1–L5 nehmen in der Regel nach kaudal ab. GUSTAVSON u. Mitarb. bestätigen diesen Befund in 5 von 5 letalen Fällen, jedoch nur in 5 von 8 nichtletalen. Im übrigen liegen sekundäre Formveränderungen der Wirbelkörper vor.

Extremitäten

Die in der Literatur meist erwähnte Rhizomelie wird wahrscheinlich oft durch den äußeren Aspekt vorgetäuscht. Nach eigenen Erfahrungen sowie nach LACHMAN u. Mitarb. (1981) kann sowohl eine reine Mesomelie wie auch eine Kombination von Rhizomelie an den unteren, Mesomelie an den oberen Extremitäten vorliegen. Die plumpen, oft metaphysär stark verbreiterten langen Röhrenknochen weisen kleine, abgeflachte und besonders am Femurkopf abnorm spät ossifizierte Epiphysen auf. Diese können jedoch im späteren Leben sogar

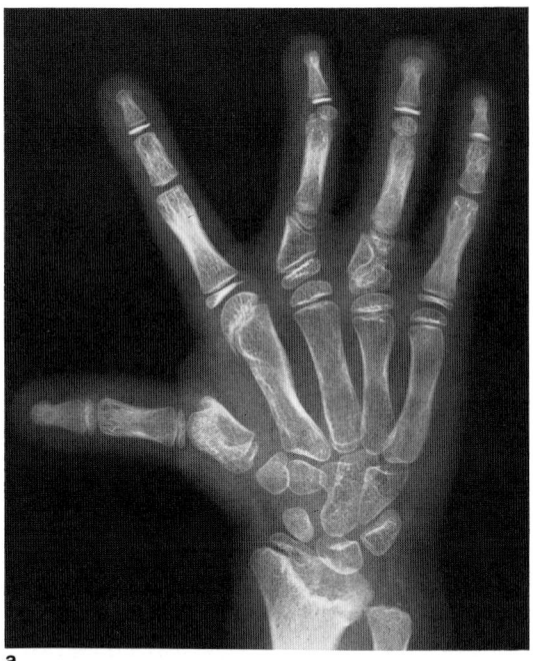

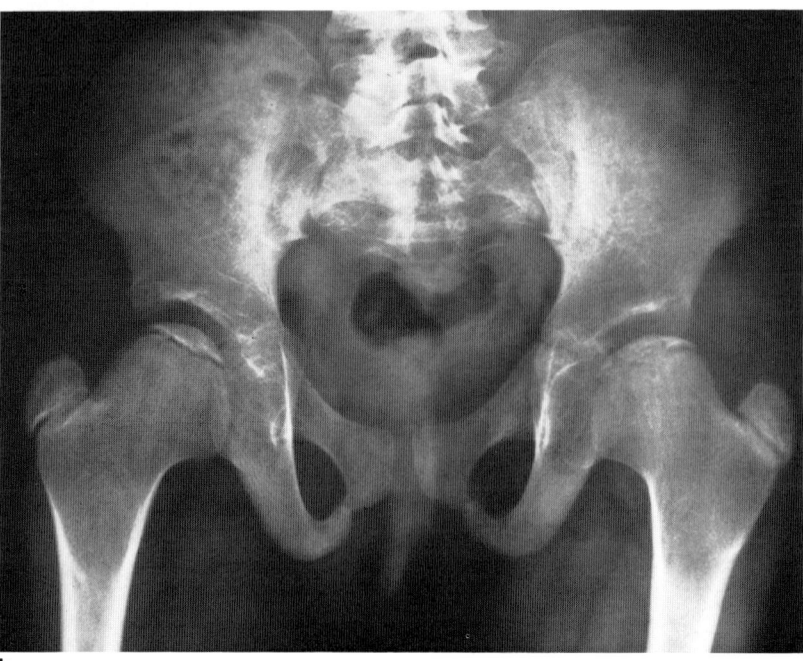

Abb. **37a** u. **b** Diastrophische Dysplasie. ♀, Nr. 96 879, 6 Jahre alt
a ähnlich wie Abb. **36 b**. Geschiente Diaphyse Metakarpale I, Grundphalangen III und IV
b Becken mit kleinen abgeflachten Epiphysen und plumpen Femurhälsen. Verminderter Bogenwurzelabstand im Lumbosakralbereich

vergrößert sein (LACHMAN u. Mitarb.). Die varisierten Femurhälse sind oft hammerkopfartig deformiert. Häufig entwickelt sich eine Hüftgelenksdysplasie mit Luxation und Subluxation. Zapfenepiphysen werden am distalen Femur und distalen Radius beobachtet. Das nahezu pathognomonische Röntgenbild der patschigen Hände wird beherrscht durch den unregelmäßigen, dank bizarrer Fragmente (Δ-Phalangen, „geschiente" Diaphysen) und Kontrakturen noch verstärkte Verkürzung der Röhrenknochen. Das besonders kurze, oft ovoide Metakarpale I verlagert den Ansatz des hypermobilen Daumens nach proximal. Häufig liegt eine radial geschiente Diaphyse (=„longitudinally bracketed diaphysis", LBD) vor, die zusammen mit der Subluxation für den typischen „Autostopperdaumen" (Hitch-Hiker) verantwortlich ist (GUSTAVSON u. Mitarb. 1985). LBD sind auch an anderen kurzen Röhrenknochen erkennbar und verantwortlich für ihre Achsendeviation. Daneben finden sich multiple Mißbildungen im Karpus. Das „pattern profile" der Handröhrenknochen ist typisch (BUTLER u. Mitarb. 1987).

Neben dem geschilderten klassischen klinisch-radiologischen Bild der diastrophischen Dysplasie gibt es *wesentlich mildere Verlaufsformen,* die früher als „Varianten" beschrieben wurden. Nach LACHMAN u. Mitarb. (1981) handelte es sich dabei jedoch nur um eine Variabilität in der phenotypischen Expressivität der Dysplasie, sogar innerhalb einer einzelnen Familie. GUSTAVSON u. Mitarb. (1985) stellen eine *letale und eine nichtletale Form der diastrophischen Dysplasie* einander gegenüber. Verschiedene ihrer Beobachtungen, das Vorherrschen von ausgeprägten Luxationen, das weitgehende Fehlen von Klumpfüßen und Gaumenspalten, das Vorliegen von Herzfehlern in 4 von 6 Fällen, die zweimalige intrafamiliäre Wiederholung des Krankheitsbildes sprechen für eine klinisch-genetisch spezifische letale diastrophische Dysplasie.

Eine ähnliche, aber klinisch-radiologisch sowie histologisch separate Krankheit ist die wahrscheinlich autosomal rezessiv vererbte pseudodiastrophische Dysplasie (BURGIO u. Mitarb. 1974, ETESON u. Mitarb. 1986). Neben den an die diastrophische Dysplasie erinnernden Befunden steht eine Luxation im Ellenbogen und in den proximalen Interphalagealgelenken sowie eine *primäre* Platyspondylie im Vordergrund.

Differentialdiagnose

Neben den zahlreichen, im Neugeborenenalter erkennbaren Zwergwuchsformen müssen die Kontrakturen auch an die Arthrogrypose (keine typischen Skelettveränderungen) sowie an das Larson-Syndrom (s. S. 652) denken lassen.

Literatur

Burgio, G. R., C. Belloni, G. Beluffi: Nanisme pseudodiastrophique: étude de deux sœurs nouveau-nées. Arch. franç. Pédiat. 31 (1974) 681–696
Butler, M. G., D. D. Gale, F. J. Meaney: Metacarpophalangeal pattern profile analysis in diastrophic dysplasia. Amer. J. med. Genet. 28 (1987) 685–689
Eteson, D. J., G. Beluffi, G. R. Burgio, C. Belloni, R. S. Lachman, D. L. Rimoin: Pseudodiastrophic dysplasia: A distinct newborn skeletal dysplasia. J. Pediat. 109 (1986) 635–641
Gembruch, U., M. Niesen, H. Kehrberg, M. Hansmann: Diastrophic dysplasia: A specific prenatal diagnosis by ultrasound. Prenat. Diagn. 8 (1988) 539–545.
Gustavson, K. H., G. Holmgren, S. Jagell, H. Jorulf: Lethal and non-lethal diastrophic dysplasia. A study of 14 Swedish cases. Clin. Genet. 28 (1985) 321–334
Kaitila, I., P. Ammala, O. Karjalainen, S. Liukkonen, J. Rapola: Early prenatal detection of diastrophic dysplasia. Prenatl. Diagn. 3 (1983) 237–244
Krecak, J., R. J. Starshak: Cervical kyphosis in diastrophic dwarfism: CT and MR findings. Pediat. Radiol. 17 (1987) 321–322
Lachman, R.,. D. Sillence, D. Rimoin, W. Horton, J. Hall, C. Scott, J. Spranger, L. Langer: Diastrophic dysplasia: The death of a variant. Radiology 140 (1981) 79–86
Lamy, M., P. Maroteaux: Le nanisme diastrophique. Presse Med. 68 (1960) 1977–1980
Mortensson, W.: Die Entwicklung der Skelettveränderungen beim diastrophischen Zwergwuchs. Radiologe 9 (1998) 307–310
Rintala, A., E. Marttinen, S. L. Rantala, I. Kaitila: Cleft palate in diastrophic dysplasia. Morphology, results of treatment and complications. Scand. J. plast. reconstr. Surg. 20 (1986) 45–49
Spranger, J., H. Gerken: Diastrophischer Zwergwuchs. Z. Kinderheilk. 98 (1967) 227–234
Walker, B. A., C. I. Scott, J. G. Hall, J. L. Murdoch, V. A. McKusick: Diastrophic dwarfism. Medicine 51 (1972) 41–59

Metatropische Dysplasie McK 15655, 25060

Synonyme: metatropischer Zwergwuchs, Hyperchondrogenese.

Der Gestaltwechsel vom normal langen (Zwischenwirbelscheiben!), aber kurzgliederigen Neugeborenen zum Rumpfzwergwuchs mit Skoliose des älteren Säuglings und Kleinkindes ist namengebend für die von MAROTEAUX u. Mitarb. (1966) erstbeschriebene Dysplasie ($\mu\epsilon\tau\acute{\alpha}\tau\varrho o\pi o\varsigma$ = vielgestaltig).

Erbgang

Nach BECK u. Mitarb. (1983) können eine nichtletale, autosomal rezessive klassische Form (Typ II, KOZLOWSKI u. Mitarb. 1988), eine nichtletale, autosomal dominante leichte Form (Typ III, KOZLOWSKI) und eine prä- oder unmittelbar postnatal letale, möglicherweise autosomal rezessive Form (Typ I, KOZLOWSKI) unterschieden werden. Auch radiologisch ist die Letztgenannte besonders ausgeprägt.

KOZLOWSKI u. Mitarb. fügen eine weitere milde Variante, die nur noch entfernt an die MD erinnert, hinzu.

Klinik

Der Verlauf ist von der Form der Dysplasie (s. oben) abhängig. Von den 39 bis 1984 beschriebenen Fällen – einige davon sind nicht eindeutig klas-

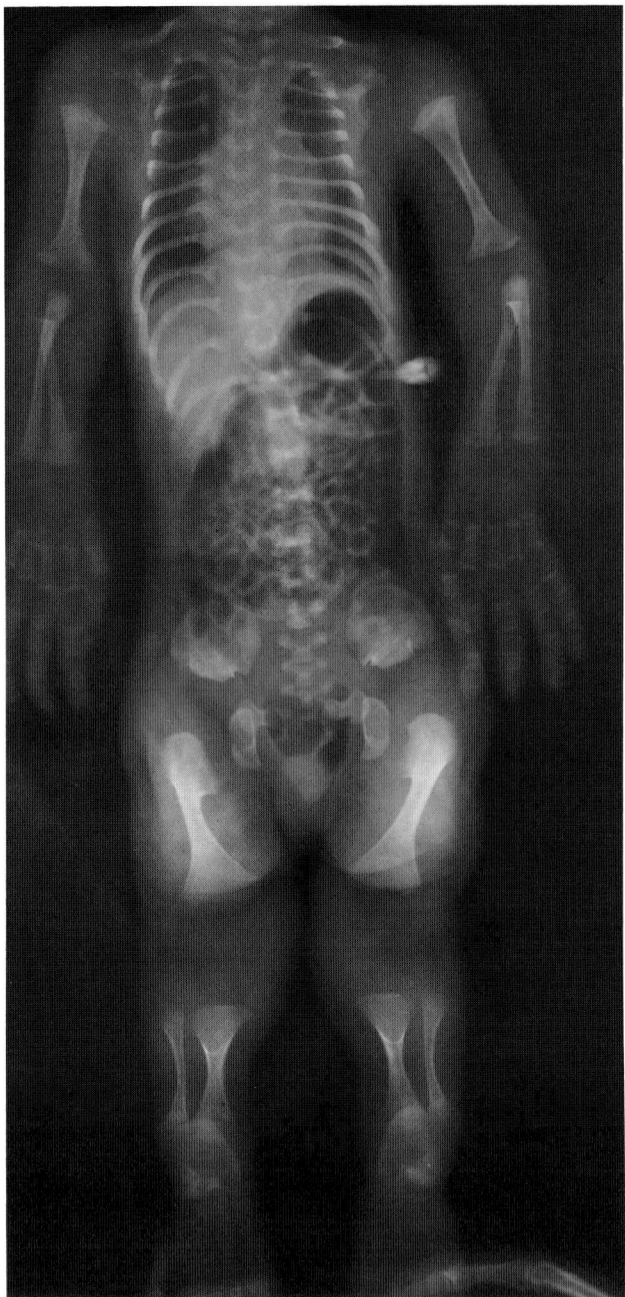
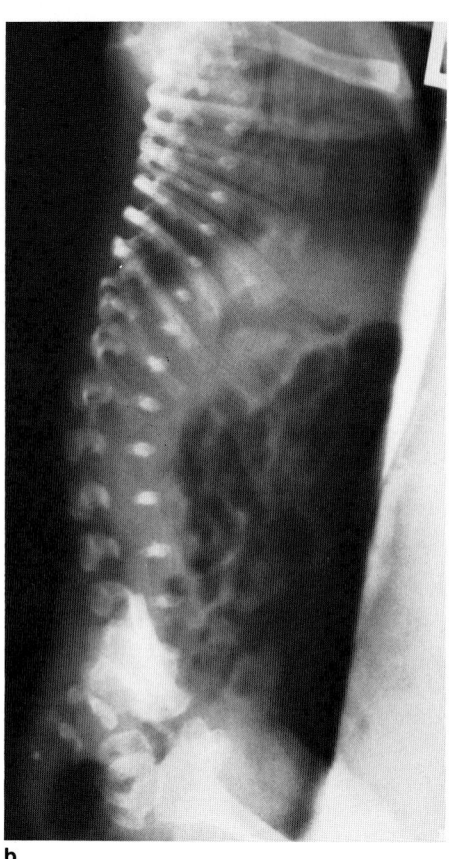

Abb. **38 a–g** Metatropische Dysplasie, „klassische Form", Typ II, ♂, Nr. 100 533
a „Babygramm", Neugeborenes. Verkürzte Extremitäten, zu langer Rumpf mit zu schmalem Thorax. Fehlende distale Femurepiphysen. Abnorm lange Hände. Hellebardenartige Beckenschaufeln, Femurhälse hammerkopfartig abgewinkelt, distale Femur- und proximale Tibiametaphysen trompetenartig aufgetrieben
b Seitliche Wirbelsäule: Ossifikationsrückstand der Wirbelbögen und abgeflachte, z. T. „diamantförmige" Wirbelkörper. Zu hohe Zwischenwirbelräume

sifizierbar – sind 17 (43%) gestorben, davon 13 vor dem 7. Lebensmonat (BELIK u. Mitarb. 1985). Todesursachen sind Instabilität der Halswirbelsäule mit Verlegung der Atemwege oder neurologischen Ausfällen, verminderter Vitalkapazität sowie Hyperplasie der Tracheal- und Bronchialknorpel.
Schon bei der Geburt wird die auffällige Kürze der Extremitäten im Gegensatz zum relativ langen Rumpf mit schmalem Thorax und normalem Schädel, nicht selten auch ein schwanzartiger Fortsatz über dem Sakrum festgestellt. Die Hände und Füße sind auffällig langfingerig. Die an den Gelenken in ihren Bewegungen eingeschränkten aufgetriebenen Extremitäten erscheinen im Laufe der Zeit relativ weniger verkürzt (Gestaltwandel!). Wird das frühe Säuglingsalter überstanden, so ist die Prognose quo ad vitam gut. Die Erwachsenenlänge beträgt ca. 120 cm (SPRANGER 1967).

Radiologie
Schwerpunkt: bei der Geburt abnorm langer Rumpf mit viel zu kurzen Extremitäten bei insgesamt normaler Körperlänge, Knorpelhyperplasie

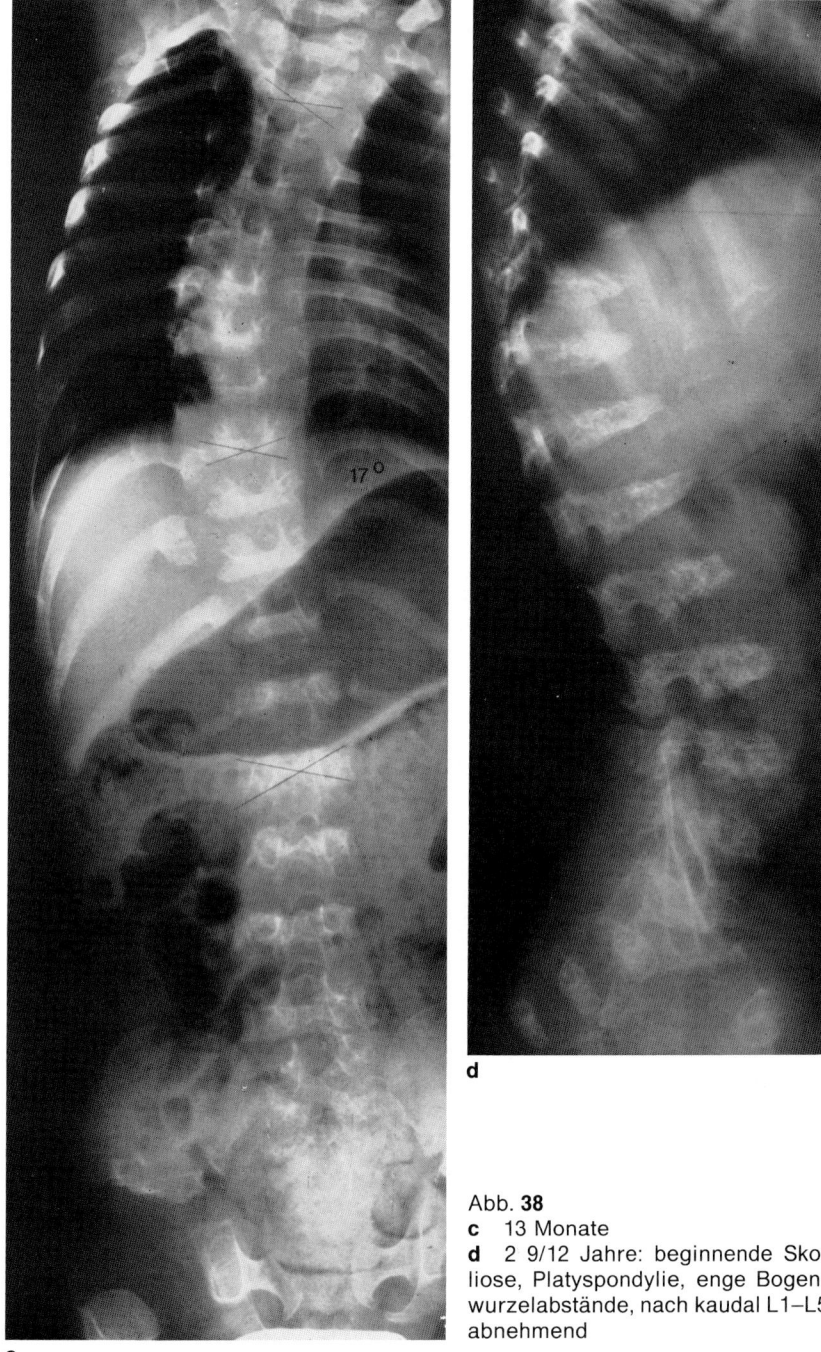

Abb. 38
c 13 Monate
d 2 9/12 Jahre: beginnende Skoliose, Platyspondylie, enge Bogenwurzelabstände, nach kaudal L1–L5 abnehmend

an Wirbelsäule und Röhrenknochen, Hellebardenform der Darmbeinschaufel und hantelförmige lange Röhrenknochen. *Später:* spondyloepi-/metaphysäre Dysplasie.
Bei der Geburt steht ein hochgradiger Ossifikationsrückstand der schmalen, zungen- oder diamantförmigen Wirbelkörper mit um ein Mehrfaches höheren Zwischenwirbelscheiben im Vordergrund. Die hellebardenförmige Beckenschaufel mit schmaler Incisura ischiadica major und kerbenartiger Einziehung kaudal der Spina iliaca ventralis sowie dem horizontalen Azetabulardach erinnert etwas an die Befunde der Achondroplasie. Die Hypertrophie des Trochanter minor gibt dem Schenkelhals eine typische Hammerform. Die distale Femurmetaphyse ist trompetenartig aufgetrieben, der zugehörige Epiphysenkern nicht verknöchert. Dies führt zur Hantelform des Femurs. Die übermäßige Knorpelproliferation („Hyperchondrogenese") der nicht ossifizierten Extremitätenabschnitte bewirkt eine eigenartig transparente Verlängerung von Karpus und Röhrenknochen.

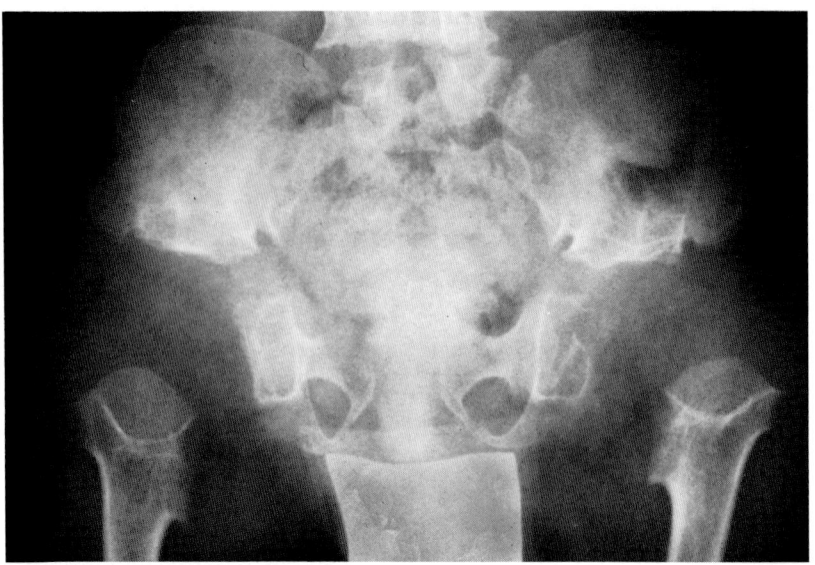

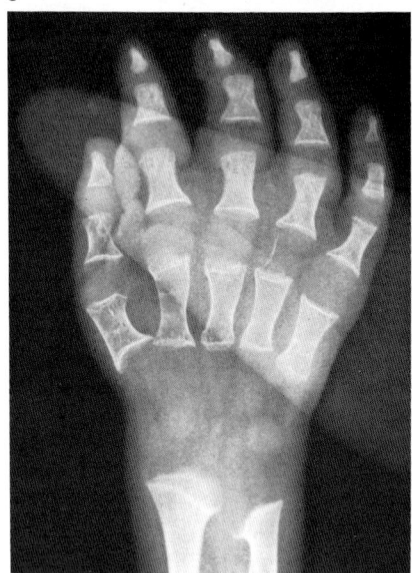

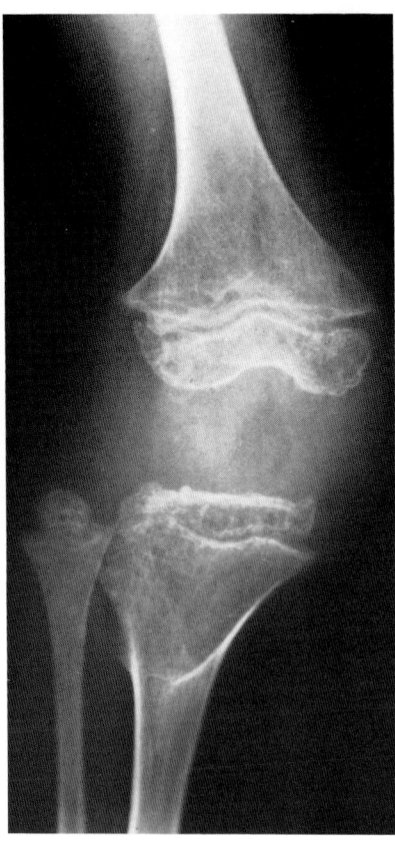

Abb. 38
e 2 1/12 Jahre: hellebardenartige Darmbeinschaufel, hammerkopfartige Trochanter minor. Femurköpfe nicht ossifiziert
f 2½ jährig: Röhrenknochen verkürzt, fehlende Ossifikation von Epiphysen und Karpus, aber vergrößerter „Knorpelraum"
g 4 5/12 Jahre: Trompetenform der Metaphysen, abgeflachte Epiphysen (Abb. **a** u. **b:** Dr. *Jucker,* Schaffhausen, Abb. **d** u. **g:** Prof. *Scheier,* Zürich)

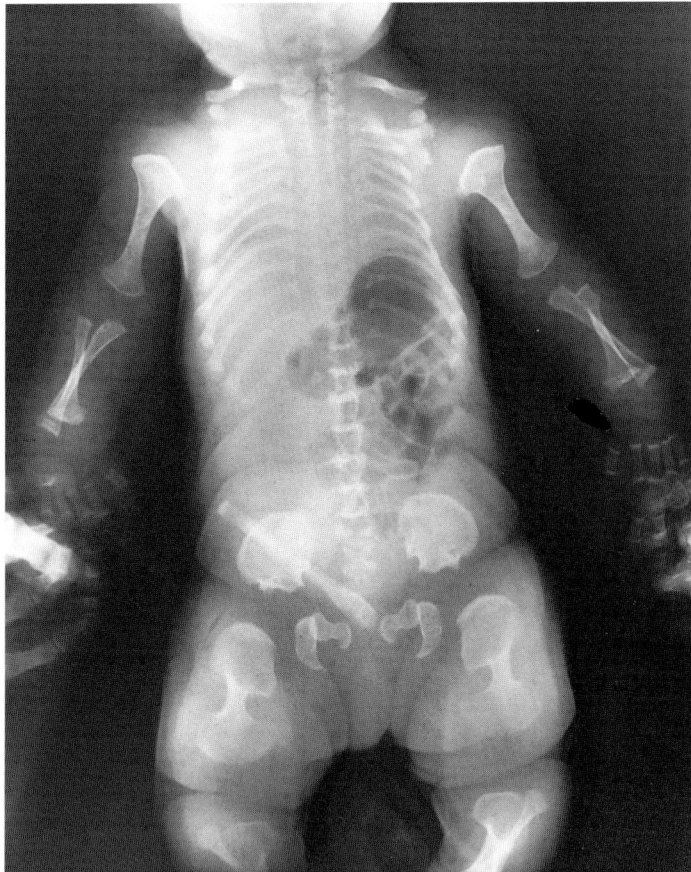 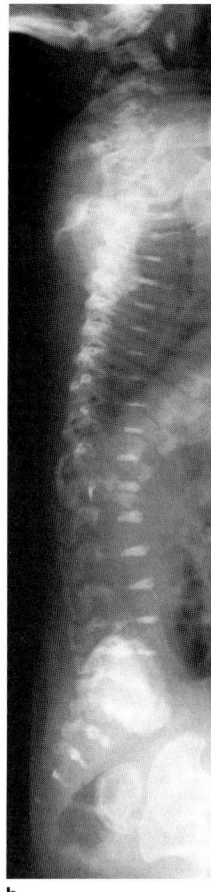

a b
Abb. 39a u. b Metatropische Dysplasie, letal verlaufende Form, nach *Kozlowski* u. Mitarb. (1988) jedoch Typ II: ♀, Neugeborenes, 45 cm lang. **a** Rumpfbild, **b** seitliche Wirbelsäule
Die Befunde entsprechen den Abb. 38a u. b, sind jedoch viel ausgeprägter. Im Halsbereich Kypholordose. Patient starb mit 19/12 Jahren (Beobachtung Dr. *Taminelli*, Bellinzona)

Im späteren Kindesalter bleibt die Platyspondylie der Brustwirbel bestehen, während die meißelförmig verunstalteten Lendenwirbelkörper sich kräftig entwickeln. Die Ossifikation der Epiphysen, besonders des Femurkopfes sowie der Handwurzelknochen, ist gestört, so daß nun eine spondyloepi-/metaphysäre Dysplasie entsteht. Der Schweregrad der radiologischen Veränderungen charakterisiert die verschiedenen Erbformen der metatropischen Dysplasie (s. oben).

Differentialdiagnose

Differentialdiagnostisch lassen die Hantelform der Röhrenknochen und die Knorpelhyperplasie im Säuglingsalter an die Kniest-Dysplasie (s. S. 632), die kniestähnlichen Syndrome (s. S. 636), die Arthroophthalmopathie Stickler (s. S. 679) sowie die otospondylomegaepiphysäre Dysplasie (s. S. 696) denken. Später ist die Differentialdiagnose zu den übrigen spondyloepi-/metaphysären Dysplasien zu stellen (s. S. 695). Besonders die Mukopolysaccharidose IV (Morquio) sowie die spondylometaphysäre Dysplasie Typ Kozlowski (s. S. 672) können zu Verwechslungen Anlaß geben.

Literatur

Alvarez Garcia, F. J., M. V. Rodriguez de la Rua, L. M. Rodriguez Fernandez, A. Benavides Benavides, J. Fernandez Toral: Metatropic dysplasia: a new case. An. Esp. Pediatr. 27 (1987) 53–55

Beck, M., M. Roubicek, J. G. Rogers, P. Naumoff, J. Spranger: Heterogeneity of metatropic dysplasia. Eur. J. Pediat. 140 (1983) 231–237

Belik, J., E. K. Anday, F. Kaplan, E. Zackai: Respiratory complications of metatropic dwarfism. Clin. Pediata. (Phila.) 24 (1985) 504–511

Boden, S. D., F. S. Kaplan, M. D. Fallon, R. Ruddy, J. Belik, E. Anday, E. Zackai, J. Ellis: Metatropic dwarfism. Uncoupling of endochondral and perichondral growth. J. Bone Jt. Surg. 69 (1987) 174–184

Kozlowski, K., J. Campbell, B. Anderson, E. H. Erken, S. Jequier, M. Nelson, N. Sliman, P. Sprague, L. Tamaela: Metatropic dysplasia and its variants (analysis of 14 cases). Australas-Radiol 32 (1988) 325–337

Maroteaux, P., J. Spranger, H. R. Wiedemann: Der metatropische Zwergwuchs. Arch. Kinderheilk. 173 (1966) 211–266

Miething, R., B. Stöger, H. Noeske: Metatropher Zwergwuchs. Eine seltene Form der Skelettdysplasie. Mschr. Kinderheilk. 128 (1980) 153–156

Spranger, J.: Der metatropische Zwergwuchs. Radiologe 12 (1967) 385–387

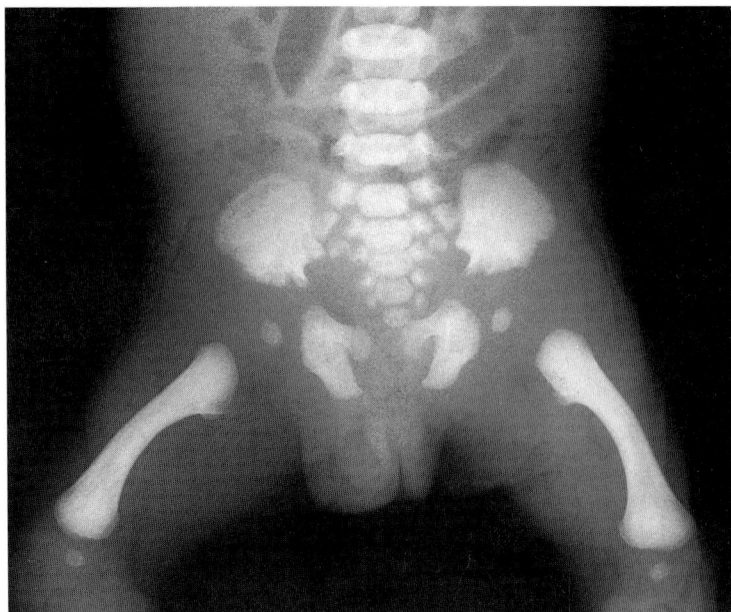

Abb. 40 CED, ♂, 8 Tage alt, 49 cm lang. Großer Ventrikelseptumdefekt. Becken a.-p.: horizontales Azetabulardach mit angedeuteter 3-Zack-Konfiguration (Typ 6, Abb. 6). Kleine Incisura ischiadica major. Ossifizierte Femurköpfe. Gedrungene, leicht verbogene Femora (gleicher Fall wie Uehlinger 1957)

Chondroektodermale Dysplasie (CED)
McK 22550

Synonym: Ellis-van-Creveld-Syndrom.

Die chondroektodermale Dysplasie (CED) wurde von ELLIS u. VAN CREVELD 1940 erstmals beschrieben und von CAFFEY (1952) radiologisch genau umrissen.

Erbgang
Autosomal rezessiv.

Klinik

Die seltene, auf 4×10^6 Geburten einmal zu erwartende (LENZ 1964) Dysplasie ist bei der Amish-Glaubensgemeinschaft in Nordamerika mit 5/1000 Geburten wesentlich häufiger (MCKUSICK u. Mitarb. 1964). Eigentlich handelte es sich um ein chondro*meso*ektodermales Syndrom (OLIVEIRA DA SILVA u. Mitarb. 1980) mit folgenden obligaten Merkmalen: postaxiale Polydaktylie der Hände, oft auch der Füße, mesomeler, d.h. vor allem die Abschnitte distal von Knie und Ellenbeugen betreffender, bereits bei der Geburt erkennbarer Extremitätenminderwuchs, „ektodermale" Störungen mit Zahn- und Nageldystrophie (Zahndurchbruch schon bei der Geburt oder in den ersten 2 Lebensmonaten, zu kurze Oberlippe mit multiplen Frenula). Die von OLIVEIRA DA SILVA u. Mitarb. beschriebene Sippe von 15 Fällen mit CED, wovon 60% eine normale Körperlänge aufwiesen, stellt möglicherweise eine besondere Variante dar. Angeborene Herzfehler in 50–60% der Fälle, wovon 80% auf Vorhof- oder Ventrikelseptendefekte fallen (ROSEMBERG u. Mitarb. 1983) und ein schütterer Haarwuchs gehören zu den fakultativen Merkmalen. Die Prognose quo ad vitam ist im Einzelfall durch schwere angeborene Herzfehler sowie Ateminsuffizienz durch zu engen Thorax im Säuglingsalter beeinflußt: Von MCKUSICKS 52 Fällen starben 30 vor dem 6. Lebensmonat. Die ossären Veränderungen können zu Früharthrosen führen. Die Erwachsenenlänge bei den Amish beträgt zwischen 110 und 150 cm (MCKUSICK u. Mitarb. 1964).

Radiologie

Schwerpunkt: akromesomeler Minderwuchs mit postaxialer Polydaktylie, charakteristischen phalangealen und karpalen Veränderungen und im Säuglingsalter typischer Beckenkonfiguration.
Eine pränatale Ultraschalldiagnose im 2. Trimenon ist bei Risikopatienten mit dem Nachweis einer Polydaktylie und Extremitätenverkürzung möglich (BERARDI u. Mitarb. 1985). Schädel und Wirbelsäule sind unauffällig. Der Thorax ist bis-

Abb. 41 a–e ▶
a CED, ♀, 1 Tag alt, Nr. 95 702. Postaxiale Polydaktylie. Quadratische Mittelphalangen, Fehlen der ossären Endphalangen V, VI. Y-förmiges Metakarpale V
b gleicher Fall, 3 Jahre alt. Multiple Zapfenepiphysen sowie Brachyphalangie der End- und Mittelphalangen (VI. Finger amputiert)
c Schwester von a, 6 Jahre alt, Nr. 106 116. Vorzeitiger phalangealer Epiphysenschluß (VI. Finger amputiert)
d Gleiche Patientin wie a, 3 Jahre alt. Horizontales Azetabulardach, ausladende Beckenschaufeln. Varusdeformität der Knie. Exzentrische Abflachung der proximalen Tibiaepiphysen. Laterale Subluxation der Patella. Mesomelie
e Gleiche Patientin, 15 Jahre alt. Linkes Knie, Valgusdeformität, Exostose (Pfeil)

Osteochondrodysplasien

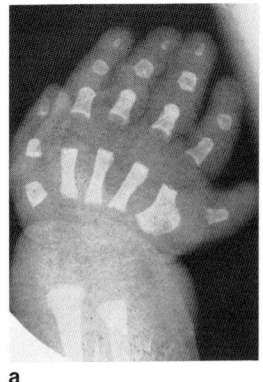
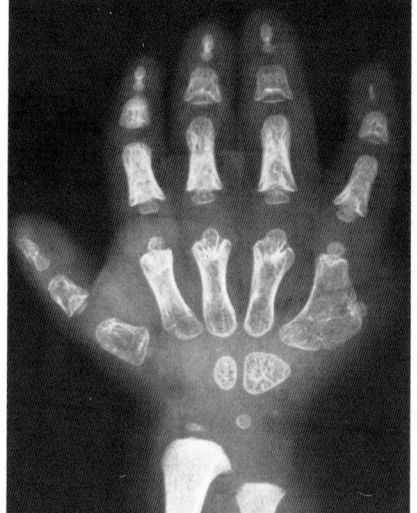
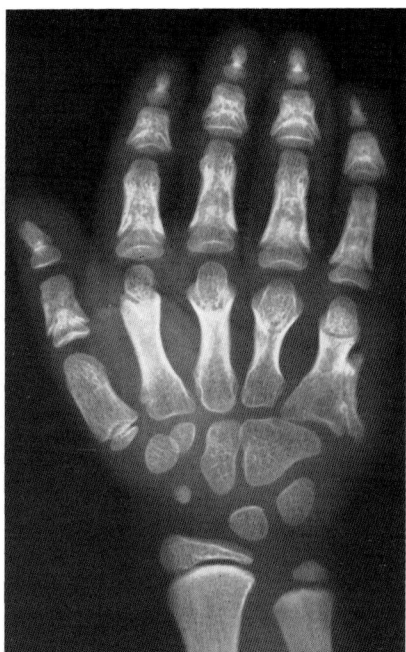
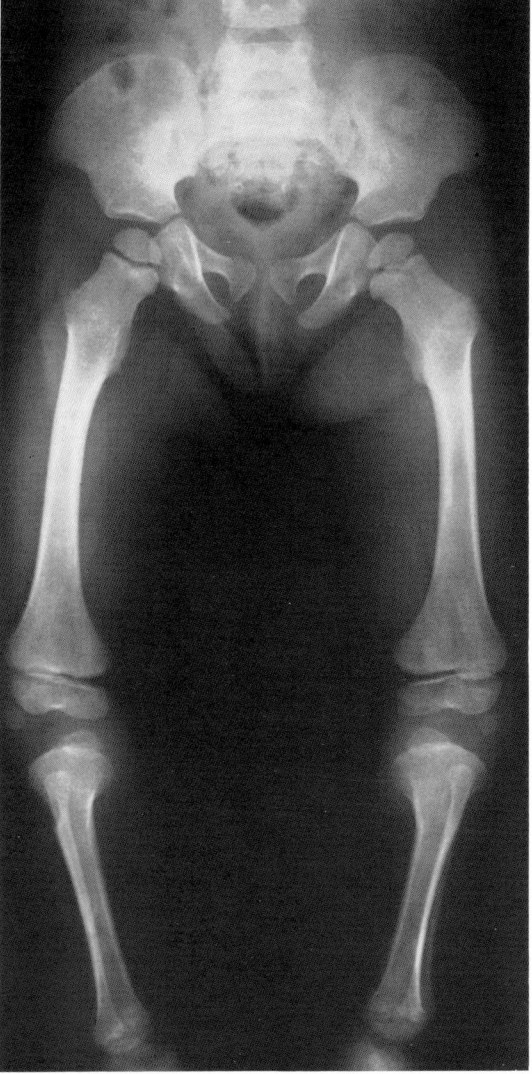
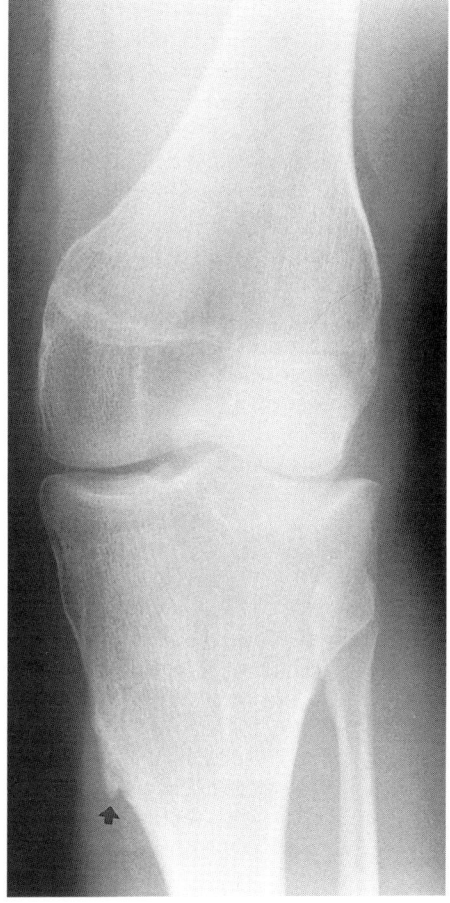

◂ Legenden Abb. **41 a–e**

weilen zylindrisch verengt. Die Beckenkonfiguration entspricht im Säuglingsalter dem Typ 6 (Abb. **6**, s. S. 582), wobei in 15% der Fälle der proximale Femurkopf bereits ossifiziert ist (BÜTZLER u. Mitarb. 1973). Im späteren Säuglings- und Kindesalter beginnt sich das Beckenskelett zu normalisieren mit bleibender geringer Hypoplasie des Os ilium. Die langen Röhrenknochen sind mesomel verkürzt und metaphysär ausladend. Die Femora zeigen oft eine diaphysäre, nach medial konvexe Verbiegung (Abb. **40**). Eine Dislokation des Radius, der eine kleine proximale und große distale Metaphyse aufweist, kann bisweilen beobachtet werden. Die Hände zeigen häufig eine Fusion von Kapitatum und Hamatum, ein Y-förmiges oder aufgetriebenes Metakarpale V, evtl. ein Metakarpale VI sowie eine ausgesprochene Brachymetakarpie. Eine Polykarpalie (Vermehrung der Handwurzelknochen) wird regelmäßig angetroffen, insbesondere der sog. V. Karpalknochen der distalen Reihe („fifth carpal bone", TAYLOR u. Mitarb. 1984), der ulnar des Hamatums liegt oder mit ihm verschmilzt (Abb. **41**). Dieser Befund ist möglicherweise pathognomonisch für die CED. Während das karpale Knochenalter gegenüber dem chronologischen Alter zurückbleibt, führen die Zapfenepiphysen (Typ 37 und andere, GIEDION 1968) der Phalangen zum vorzeitigen Epiphysenschluß mit hochgradiger Brachyphalangie, besonders der mittleren und Endphalangen. Der obligate postaxiale, selten axiale VI. Finger kann 2 oder 3 Phalangen aufweisen, während eine entsprechende VI. Zehe fakultativ ist.

Die proximale Tibiaepiphyse erscheint verspätet, ist hypoplastisch, nach lateral abgeflacht und am medialen Rand der Metaphyse gelegen. Ihre auch weiterhin gestörte Ossifikation führt jenseits des 10. Lebensjahres zu einer ausgeprägten Valgusstellung des Kniegelenkes. In ca. 45% der Fälle entwickelt sich nach dem 3. Lebensjahr am medialen Tibiarand distal des Kniegelenkspaltes eine nach kaudal gerichtete, hakenförmige Exostose. Die Fibula zeigt von allen langen Röhrenknochen die relativ stärkste Verkürzung (BÜTZLER u. Mitarb. 1973).

Differentialdiagnose

Die charakteristischen Beckenveränderungen können im Neugeborenenalter von denen der asphyxierenden thorakalen Dysplasie (ATD), der Kurzrippen-Polydaktylie-Syndrome I und III sowie der thanatophoren Dysplasie nicht unterschieden werden. Im Gegensatz zur Achondroplasie normalisiert sich das Becken im Laufe der Jahre. Der Abstand zwischen den Bogenwurzeln nimmt von L1–L5 normalerweise zu. Für Einzelheiten verweisen wir auf JÉQUIER u. DUNBAR (1973) sowie BÜTZLER u. Mitarb. (1973).

Obschon viele Elemente (Becken, enger Thorax, Zapfenepiphysen der Hände) auch bei der ATD vorkommen, handelt es sich um verschiedene, genetisch eigenständige Syndrome (ZUNIN u. VALLARINO 1965, LANGER 1968, s. S. 629). Dafür spricht das Vorhandensein der Polydaktylie in nur etwa 20% der Fälle von ATD, während MCKUSICK u. Mitarb. (1964) unter 52 CED-Fällen einer Amish-Sippe keinen solchen ohne Polydaktylie fanden. Die praktisch wichtige Differentialdiagnose im Rahmen der frühletalen Polydaktylie-Syndrome ist in der Tab. **2** aufgeführt.

Für weitere seltene, das Skelett und Ektoderm betreffende Dysplasien und Syndrome wie das trichodentoossäre Syndrom (TDO-S), das Ektrodaktylie, ektodermale Dysplasie und Gaumenspaltensyndrom (EEC-S) sowie die kranioektodermale Dysplasie s. LEVIN u. Mitarb. (1977). Die trichorhinophalangeale Dysplasie wird auf S. 703 und die Knorpel-Haar-Hypoplasie auf S. 667 besprochen.

Literatur

Berardi, J.C., M. Moulis, V. Laloux, J. Godard, P. Wipff, C. Botto: Ellis-van Creveld syndrome. Syndrome d'Ellis van Creveld. Apport de l'echographie dans le diagnostic prenatal. A propos d'un cas. J. gynec. Obstet. 14 (1985) 43–47

Bützler, O.H., L. Henscher, U. Mennicken, Chr. F. Hiller: Die Röntgendiagnose der Skelettveränderungen des Ellis-van-Creveld-Syndroms im Wachstumsalter. Fortschr. Röntgenstr. 118 (1973) 537–553

Caffey, J.: Chondroectodermal dysplasia (Ellis-van-Creveld disease) report of 3 cases. Amer. J. Roentgenol. 68 (1952) 875–886

Ellis, R. W. B, S. van Creveld: A syndrome characterized by ectodermal dysplasia, polydactyly, Chondro-dysplasia and congenital Morbus Cordis. Report of 3 cases. Arch. dis. Child. 15 (1949) 64–84

Giedion, A.: Zapfenepiphysen. Naturgeschichte und diagnostische Bedeutung einer Störung des enchondralen Wachstums. Ergebn. med. Radiol. 1 (1968) 59–124

Jéquier, S., S. J. Dunbar: The Ellis van Creveld syndrome. Progr. pediat. Radiol. 4 (1973) 167–183

Lenz, W.: Anomalien des Wachstums und der Körperform. In: Humangenetik, Bd. 2, hrsg. von P. E. Becker, Thieme, Stuttgart (1964) 90–92

Levin, L.S., C.S. Perrin, L. Ose, J.P. Dorst, J.E. Miller, V. McKusick: A heritable syndrome of craniosynostosis, short thin hair, dental abnormalities, and short limbs: cranioectodermal dysplasie. Pediatrics 90 (1977) 55–61

McKusick, V.A., J.A. Egeland, R. Eldrige, D.E. Krusen: Dwarfism in the Amish. I. The Ellis-van Creveld syndrome. Bull. Johns Hopk. Hosp. 115 (1964) 306–336

Oliveira da Silva, E., D. Janovitz, S. Cavalcanti de Albuquerque: Ellis-van Creveld syndrome: report of 15 cases in an inbred kindred. J. med. Genet. 17 (1980) 349–356

Rosemberg, S., P.C. Carneiro, M.C. Zerbini, C.H. Gonzalez: Brief clinical report: chondroectodermal dysplasia (Ellis-van Creveld) with anomalies of CNS and urinary tract. Amer. J. med. Genet. 15 (1983) 291–295

Taylor, G.A., C.E. Jordan, S.K. Dorst, J.P. Dorst.: Polycarpaly and other abnormalities of the wrist in chondroectodermal dysplasia: the Ellis-van Creveld syndrome. Radiology 151 (1984) 393–396

Uehlinger, E.: Pathologische Anatomie der chondro-ektodermalen Dysplasie Ellis-van Creveld. Schweiz. Z. path. Bakt. 20 (1957) 754–766

Zunin, C., G. Vallarino: Rapporti tra la sindrome di Ellis e van Creveld e la distrofia asfissiante di Jeune. Minerva Med. 56 (1965) 2358–2360

Abb. 42 ATD, ♀, 3 Tage alt, Nr. 20 382. ATD Typ I nach *Yang* u. Mitarb. Hochprojezierte „Fahrradstangen"-Klavikulae. Enger Thorax mit kurzen, verbreiterten vorderen Rippenenden. Normale Wirbelsäule, aber typische Beckenkonfiguration (Typ 6). Ossifizierte Femurköpfe. Lange Röhrenknochen verkürzt mit verbreiterten, teilweise aufgesplitterten Metaphysen (Beobachtung Prof. *H. L. Willi*, Zürich)

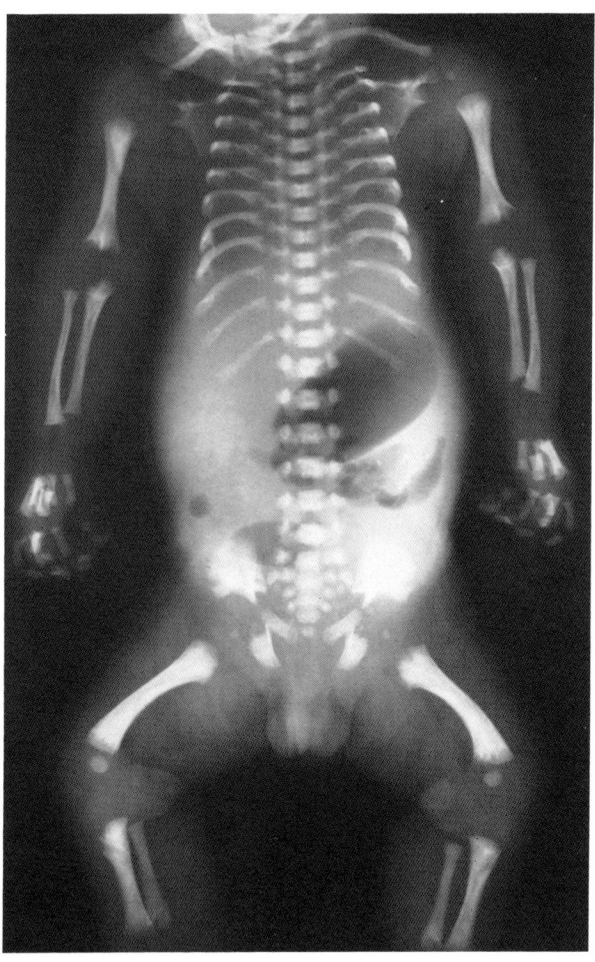

Asphyxierende Thoraxdysplasie (Jeune, ATD) McK 20850

Synonyme: Jeune-Syndrom, asphyxiating thoracic dystrophy of the newborn, thoracic-pelvic-phalangeal dystrophy.

Die von JEUNE u. Mitarb. (1954) erstmals beschriebene ATD beschränkt sich vorwiegend auf das Thorax- und Gürtelskelett sowie die Hände und Füße. Obschon bis 1977 etwa 80 Fälle veröffentlicht wurden (BRÜNGER u. NATZSCHKA) – bis heute dürften es weit über 100 sein –, sind Häufigkeit und genaue Naturgeschichte der ATD nicht bekannt.

Abb. 43 a u. b ATD, ♂, † mit 4 Jahren an Urämie bei „interstitieller Nephritis"
a 3 Wochen alt, phalangeale Epiphysen großteils schon sichtbar (!) und bereits mit Metaphysen verwachsen. Ausgesprochene Brachyphalangie und Brachymetakarpie
b 3 Jahre alt. Multiple Zapfenepiphysen an Phalangen und Metakarpalia. Akromikrie. Karpales Knochenalter retardiert. (Beobachtungen Dr. *R. Tobler*, Bern)

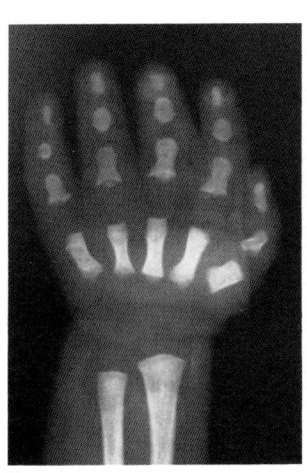
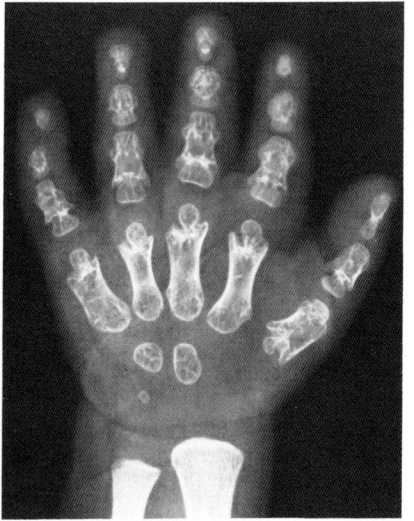

a　　　　b

YANG u. Mitarb. (1987) unterscheiden aufgrund histologischer und radiologischer Befunde die Typen I und II.

Erbgang
Autosomal rezessiv.

Klinik
Im Neugeborenenalter ist die Atembehinderung durch den zu engen, glockenförmigen Thorax Ursache der erhöhten Letalität. Eine Einengung des Foramen Magnums und des zervikalen Spinalkanals mit Deformierung des Rückenmarks wurde autoptisch beobachtet – eine weitere mögliche Ursache für die Atemstörung bei der ATD (KNISELY u. Mitarb. 1989). Später können sich die klinischen und die radiologischen Befunde weitgehend normalisieren. Im weiteren Kindesalter erkrankt die Mehrzahl der meist zunehmend minderwüchsigen Überlebenden an einem chronischen Nierenleiden (Glomerulosklerose [GRUSKIN u. Mitarb. 1974], tubuläre Atrophie und Dilatation, interstitielle Fibrose [HERDMAN u. LANGER 1968]). Dieses führt später, evtl. erst im Erwachsenenalter, zur Urämie. In 7 von 7 Neugeborenen mit ATD wurden bereits mikroskopisch zystische Veränderungen in den Nieren angetroffen (TURKELL u. Mitarb. 1985). Definitionsgemäß zählen wir die ATD zu den konorenalen Syndromen (s. S. 707). Über Erwachsene mit ATD wird nur vereinzelt berichtet (FRIEDMAN u. Mitarb. 1975). Auch bei der Anwendung von strikten radiologischen Kriterien ist das klinische Spektrum der ATD offenbar recht breit (CORTINA u. Mitarb. 1979).

Radiologie
Schwerpunkt: enger Thorax und typische Beckenkonfiguration (Typ 6, Abb. **6** u. **42**) im Neugeborenenalter, später charakteristische Zapfenepiphysen am Handskelett.

Eine pränatale Diagnose ist bei Risikopatienten im 2. Trimenon möglich (ELEJALDE u. Mitarb. 1985, SCHINZEL u. Mitarb. 1985). Da Neugeborene mit ATD jedoch normal lange Extremitäten aufweisen können, muß auch der zu enge Thorax sonographisch erfaßt werden.

Neben der ausgesprochenen Altersabhängigkeit der Befunde ist ihre große individuelle Streubreite typisch (LANGER 1968). Bei Neugeborenen ist der Brustkorb viel zu eng; die kurzen, ventral aufgetriebenen Rippen ruhen in Inspirationsstellung. Die Klavikulae projizieren sich im a.-p. Bild auf den 6.–7. Halswirbel statt auf den 2. Thorakalwirbel. Nach YANG u. Mitarb. (1987) zeigt der Typ I im Neugeborenenalter den Beckentyp 6 (Abb. **6** u. **42**) sowie „Dornen" an den Metaphysenenden (Abb. **42**, re. Tibia). Das Becken beim Typ II entspricht eher dem Beckentyp 5 (Abb. **5**); die langen Röhrenknochen sind etwas kolbig aufgetrieben, und metaphysäre Dornen fehlen. Die Extremitäten weisen häufig einen mit dem Alter zunehmenden mesomelen Minderwuchs auf. Es kommt auch, besonders an den unteren Extremitäten, zu Metaphysenverbreiterungen. Beim älteren Kind wird der Thorax relativ breiter. Besonders auffällig sind in dieser Altersklasse die multiplen Zapfenepiphysen, wobei wir in 16 von 18 Fällen pro Hand drei oder mehr Zapfenepiphysen an den Mittelphalangen antrafen. In 13 von 18 Fällen lag der Zapfenepiphysentyp Nr. 37 vor (Abb. **84**, S. 701, u. Abb. **93**, S. 708). Der damit verbundene vorzeitige Epiphysenschluß führt zu einer Brachyphalangie resp. Akromikrie. In 20% der Fälle wird eine Polydaktylie an Händen und Füßen angetroffen.

Radiologische Differentialdiagnose
Die Differentialdiagnose der verschiedenen Dysplasien und Syndrome mit Atemnot im Neugeborenenalter ist in der Tab. **1** aufgeführt. Bei der obligat mit Minderwuchs einhergehenden chondroektodermalen Dysplasie sind die ektodermalen Befunde wegleitend.

Eine „latente Form" der ATD mit nur geringer Thoraxverengerung, aber typischem Becken, z. T. auch mit typischen Zapfenepiphysen an den Händen wurde mehrfach beobachtet (Literatur s. SANDOMENICO u. Mitarb. 1981). Eine autosomal dominant vererbte thorakolaryngopelvine Dysplasie wurde erstmals von BARNES beschrieben und auch als „Barnes Syndrom" bezeichnet (BURN u. Mitarb. 1986).

Auch die metaphysäre Dysplasie mit exokriner Pankreasinsuffizienz und zyklischer Neutropenie kann bei zu engem Thorax zur Ateminsuffizienz führen (KARJOO u. Mitarb. 1973, DANKS u. Mitarb. 1976). Endlich wurden eine nur den Thorax betreffende, autosomal dominant vererbte thorakale Dysostose (RABUSHKA u. Mitarb. 1973) sowie eine ebenfalls autosomal dominante thorakopelvine Dysostose (BANKIER u. DANKS 1983) beschrieben. Beide Dysostosen sind offenbar benigne.

Literatur
Bankier, A., D.M. Danks: Thoracic-pelvic dysostosis: a "new" autosomal dominant form. J. med. Genet. 20 (1983) 276–279

Barnes, N.D., D. Hull, J.S. Symons: Thoracic dystrophy. Arch. dis. Childh. 44 (1963) 11–17

Brünger, H.J., J. Natzschka: Die asphyxierende Thoraxdystrophie. Klin. Pädiat. 189 (1977) 191–197

Burn, J., C. Hall, D. Marsden, D.J. Matthew: Autosomal dominant thoracolaryngopelvic dysplasia: Barnes syndrome. J. med. Genet. 23 (1986) 345–349

Cortina, H., J. Beltran, R. Olague, L. Ceres, A. Alonso, A. Lanuza: The wide spectrum of the asphyxiating thoracic dysplasia. Pediat. Radiol. 8 (1979) 93–99

Danks, D.M., R. Haslam, V. Mayne, H.J. Kaufmann, P.G. Holtzapple: Metaphyseal chondrodysplasia, neutropenia, and pancreatic insufficiency presenting with respiratory distress in the neonatal period. Arch. dis. Childh. 51 (1976) 697–702

Elejalde, B. R., M. M. De Elejalde, D. Pansch: Prenatal diagnosis of Jeune syndrome. Amer. J. med. Genet. 21 (1985) 433–438
Friedman, J. M., H. G. Kaplan, J. G. Hall: The Jeune syndrome (asphyxiating thoracic dystrophy) in an adult. Amer. J. Med. 59 (1975) 857–862
Gruskin, A. B., H. J. Baluarte, M. L. Cote, I. B. Elfenbein: The renal disease of thoracic asphyxiant dystrophy. Skeletal dysplasias. Birth Defects. Orig. X/4 (1974) 44–50
Herdman, R. L., L. O. Langer: The thoracic asphyxiant dystrophy and renal disease. Amer. J. dis. Child. 116 (1968) 192–201
Jéquier, J. C., M. Favreau-Ethier, H. Grégoire: Asphyxiating thoracic dysplasia. Progr. pediat. Radiol. 4 (1970) 184–210
Jeune, M., R. Carron, Cl. Beraud, Y. Loaec: Polychondrodystrophie avec blocage thoracique d'évolution fatale. Pédiatrie 9 (1954) 390–392
Karjoo, M., C. E. Koop, D. Cornfeld, P. G. Holtzapple: Pancreatic exocrine enzyme deficiency associated with asphyxiating thoracic dystrophy. Arch. dis. Childh. 48 (1973) 143–146
Knisely, A. S., K. Steigman: Stenosis of the foramen magnum and rostral spinal canal, with spinal cord deformity, in Jeune's asphyxiating thoracic dystrophy. Ped. Pathol. 9 (1989) 299–305
Langer, L. O.: Thoracic-pelvic phalangeal dystrophy of the newborn, infantile thoracic dystrophy. Radiology 91 (1968) 447–456
Rabushka, S. E., L. Love, H. I. Kadison: Isolated thoracic dysostosis. Radiology 106 (1973) 161–165
Sandomenico, C., C. Fadda, A. Buccino, M. F. Pinta, G. Scala: Dysplasie thoraco-pelvi-phalangienne ou «forme latente» de la dysplasie thoracique asphyxiante. Ann. Radiol. 24 (1981) 589–593
Schinzel, A., G. Savoldelli, J. Briner, G. Schubiger: Prenatal sonographic diagnosis of Jeune syndrome. Radiology 154 (1985) 777–778
Turkel, S. B., E. J. Diehl, J. A. Richmond: Necropsy findings in neonatal asphyxiating thoracic dystrophy. J. med. Genet. 22 (1985) 112–118
Yang, S. S., L. O. Langer, A. Cacciarelli, B. B. Dahms, E. R. Unger, J. Roskamp, N. D. Dinno, H. Chen: Three conditions in neonatal asphyxiating thoracic dysplasia (Jeune) and short rib-polydactyly syndrome spectrum: A clinicopathologic study. Amer. J. med. Genet. Suppl. 3 (1987)

Kongenitale spondyloepiphysäre Dysplasie (KSED) McK 18390

Mit der gewählten Bezeichnung stellten die Erstbeschreiber SPRANGER u. WIEDEMANN (1966) den frühen Beginn dieser Dysplasie dem späteren der Morquioschen Krankheit und dem noch späteren der sog. „Tardaform" gegenüber. Ursprünglich ein wohldefiniertes, autosomal dominant vererbtes Leiden, stellt heute die KSED eine heterogene Gruppe dar: Einerseits finden sich Übergänge zur „letalen" Hypochondrogenese (s. S. 588). Andererseits kann sich aus dem klinisch-radiologisch identischen Ausgangsbefund im Neugeborenenalter eine dominante Form mit schwerer, eine weitere mit leichter Coxa vara (WYNNE-DAVIES u. HALL 1982), eine rezessive KSED (HARROD u. Mitarb. 1984), eine ebenfalls rezessive spondylometa-/epiphysäre Dysplasie Typ „Strudwick" (ANDERSON u. Mitarb. 1982, s. S. 695) und endlich eine dominante spondylometa-/epiphysäre Dysplasie (KOZLOWSKI u. Mitarb. 1977) entwickeln. Erst der Verlauf erlaubt bei den De-Novo-Fällen eine genaue Diagnose. Entsprechend muß im Neugeborenenalter in diesen Fällen auch ein rezessiver Erbgang in

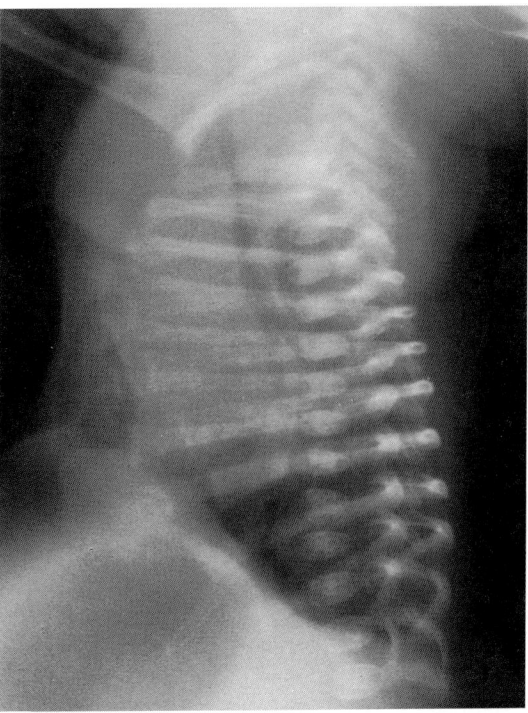

a

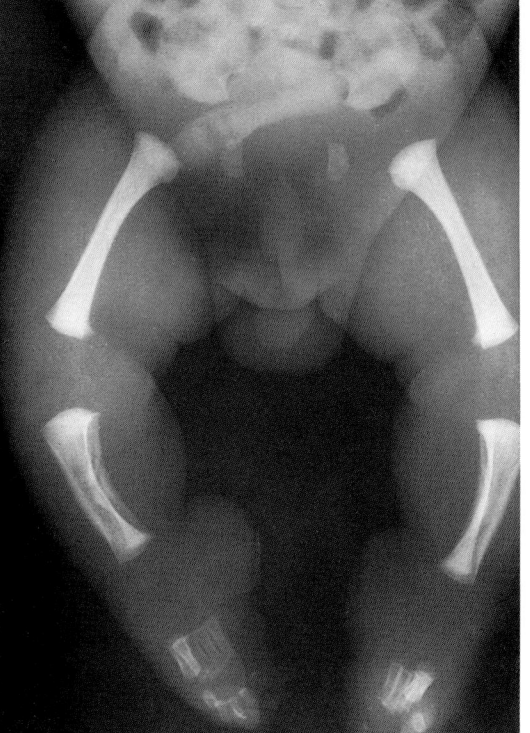

b

Abb. 44a u. b KSED, ♂, Neugeborenes mit Gaumenspalten und schwerer Dyspnoe
a Seitliche Thorakolumbalwirbelsäule mit mäßig „birnenförmiger" Deformierung und Abflachung der Wirbelkörper
b Fehlende Verknöcherung des Darmbeines, Auswärtsstellung der Sitzbeine. Leicht mesomele Verkürzung der Röhrenknochen mit Spitzfußstellung (aus W. Holthusen: Radiologe 16 [1976] 286)

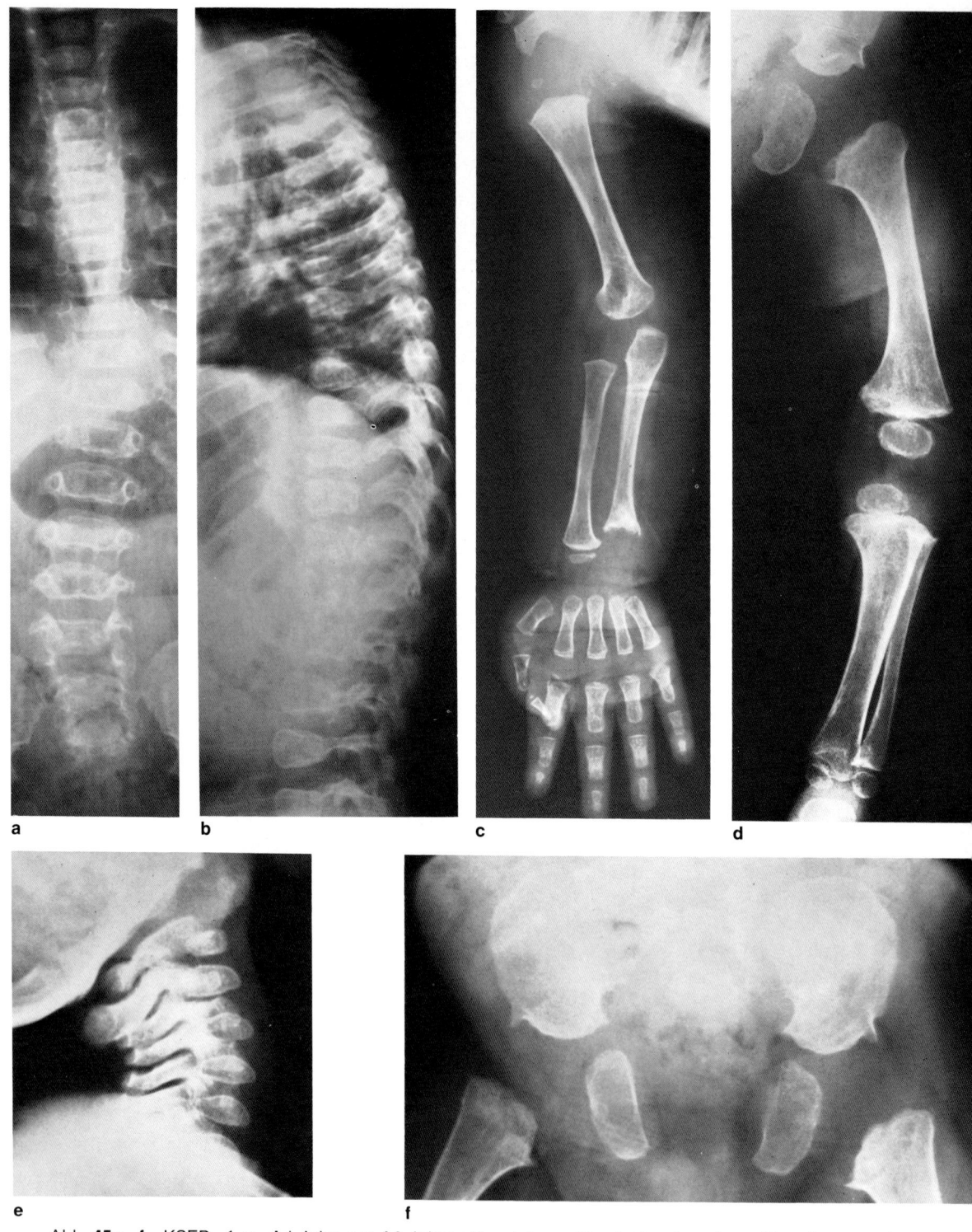

Abb. 45a–f KSED, ♂, a–d 1 Jahr, e u. f 3 Jahre alt
Die Wirbelkörper (a u. b) zeigen mit 1 Jahr die charakteristische „Birnenform", mit vorwiegend dorsaler Abflachung. Im Lumbalbereich noch Reste einer Längsspaltung („coronal cleft"). Der Dens (e) ist nicht ossifiziert; die Halswirbelkörper sind ovoid. Schambein und Femurkopf sind mit 1 Jahr (d) und 3 Jahren (f) nicht erkennbar. Die plumpen, kurzen „langen" Röhrenknochen zeigen zunehmend auch metaphysäre Unregelmäßigkeiten, während das Handskelett unauffällig ist
(Beobachtungen Prof. *Danks* u. Dr. *Mayne*, Melbourne)

Abb. **46** KSED, ♂, 4 Jahre alt, 88 cm lang (≤3%), Geburtslänge am Termin 48 cm. Synchondrosis ischiopubica noch weit offen, Symphyse verbreitert. Schenkelhals vom Femurschaft getrennt, der nach kranial aufgestiegen ist. Sehr kleine Femurköpfe in der Pfanne

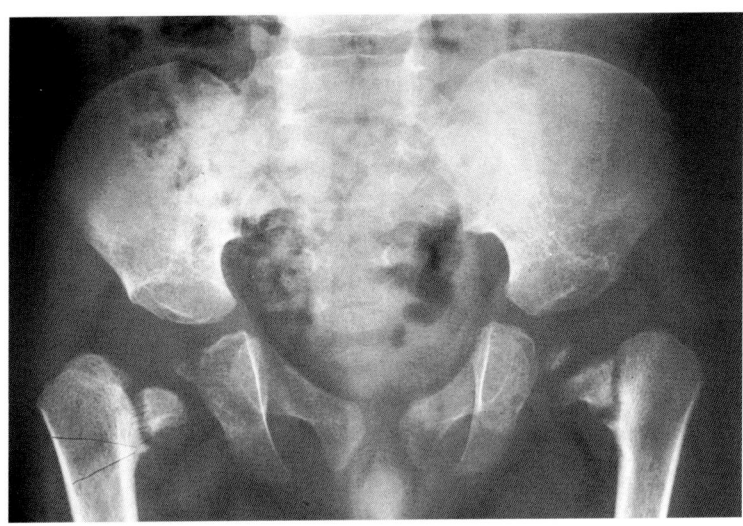

Betracht gezogen werden (HARROD u. Mitarb. 1984). Die Feststellung von verschiedenen biochemischen Modifikationen am Typ-II-Kollagen bei 10/12 Fällen von KSED – je näher dem Karboxylende der alpha-Kette, um so gravierender das klinische Bild – erinnert an die sehr ähnlichen Verhältnisse bei der Osteogenesis imperfecta (s. S. 728): Ein kontinuierliches klinisches Spektrum, bedingt durch eine Vielzahl von Mutationen ist auch hier zu erwarten (MURRAY u. Mitarb. 1989).

Klinik

Bei der Geburt fallen das flache Gesicht, eher die kurzen Extremitäten, in späterem Kindesalter jedoch der ausgeprägte Rumpfzwergwuchs mit kurzem Hals und kielartig vorspringender Brust („langbeinige Wasservögel") auf. Die Augen zeigen häufig eine Myopie und Netzhautablösungen. Gaumenspalten und Klumpfuß sind weitere fakultative Befunde. Die in der Literatur erwähnte, evtl. letale neonatale Atemnot betrifft wohl die „Übergangsfälle" zur Hypochondrogenese resp. zur Achondrogenese (MACPHERSON u. WOOD 1980, SPRANGER u. MAROTEAUX 1982, BOROCHOWITZ u. Mitarb. 1986). Neben den allgemeinen orthopädischen Problemen kann die Hypoplasie des Dens zur atlantoaxialen Dislokation und Kompression des Rückenmarkes führen.
Die Erwachsenenlänge variiert nach MICHAELIS u. Mitarb. (1973) zwischen 85 und 125 cm, nach WYNNE-DAVIES u. HALL (1982) bei der Form mit schwerer Coxa vara zwischen 104 und 127 cm, bei derjenigen mit leichter Coxa vara etwa 20 cm mehr.

Röntgenbefund (Abb. **44–46**)

Schwerpunkt: Im Neugeborenenalter fehlende Ossifikation der Schambeine sowie der distalen Femurepiphysen, diskrete Abflachung und Deformierung der Wirbelkörper. Später spondyloepi/metaphysäre Dysplasie mit Schwerpunkt in der Hüfte und ausgeprägter Coxa vara.
Die Röntgenbefunde sind ausgesprochen altersabhängig: Im Neugeborenen- und Säuglingsalter stehen der typische Ossifikationsrückstand, besonders der Schambeine, der distalen Femurepiphysen sowie eine nur mäßige Platyspondylie mit birnenförmigen Wirbelkörpern im Vordergrund. Im Kindesalter sind die Abflachung und unregelmäßige Ossifikation der Wirbelkörper sowie die Hypoplasie des Dens des Epistropheus ausgeprägt. Eine Kyphoskoliose verschiedenen Ausmaßes entwickelt sich in der Regel nach dem 10. Lebensjahr. Die Epiphysen sind besonders gürtelnahe unterentwickelt, aber auch die Metaphysen sind dysplastisch: Man könnte durchaus auch von einer spondyloepi-/metaphysären Dysplasie sprechen. Das Azetabulardach ist horizontal, z. T. auch wegen der ausgesprochenen Beckenlordose. Der Femurkopf erscheint, wenn überhaupt, mit 4–5 Jahren und bleibt klein und deformiert. Die Coxa vara entwickelt sich schon in den ersten Lebensjahren. Der große Trochanter kann nach kranial aufsteigen und der Femurhals sich vom Schaft trennen. Nur scheinbar liegt dann eine bilaterale Dislokation vor; der nichtossifizierte Femurkopf liegt jedoch in der Pfanne (WYNNE-DAVIES u. HALL 1982). Diese Hüftveränderungen sind bei der Form mit milder Coxa vara entsprechend viel weniger ausgeprägt.

Radiologische Differentialdiagnose

Je nach Alter müssen die letalen, mit Platyspondylie einhergehenden Dysplasien, die verschiedenen spondyloepiphysären (s. Tab. 7–9) und spondylometa-/epiphysären Dysplasien, die Kniest-Dysplasie und die verschiedenen lysosomalen Krankheiten (Morquio etc.) in Betracht gezogen werden.

Literatur

Anderson, C.E., D.O. Sillence, R.S. Lachman, K. Toomey, M. Bull, J. Dorst, D.L. Rimoin: Spondylometepiphyseal dysplasia, Strudwick type. Amer. J. med. Genet. 13 (1982) 243–256

Borochowitz, Z., A. Ornoy, R. Lachman, D.L. Rimoin: Achondrogenesis II – Hypochondrogenesis: Variability Versus Heterogeneity. Amer. J. med. Genet. 24 (1986) 273–288

Harrod, M.J., J.M. Friedman, G. Currarino, R.M. Pauli, L.O. Langer jr.: Genetic heterogeneity in spondyloepiphyseal dysplasia congenita. Amer. J. med. Genet. 18 (1984) 311–320

Holthusen, W.: Dysplasia spondyloepiphysaria congenita. Radiologe 16 (1976) 286–287

Kozlowski, K., J. Masel, K. Nolte: Dysplasia spondylo-epiphysealis congenita Spranger-Wiedmann. A critical analysis. Aust. Radiol. 21 (1977) 260–280

Macpherson, R.I., B.P. Wood: Spondyloepiphyseal dysplasia congenita. Pediat. Radiol. 9 (1980) 217–224

Michaelis, E.H., E.H. Kemperdick, J.W. Spranger: Dysplasia spondyloepiphysaria congenita. Fortschr. Röntgenstr. 119 (1973) 429–438

Murray, L.W., J. Bautista, P.L. James, D.L. Rimoin: Typ II Collagen Defects in the Chondrodysplasias. I. Spondyloepiphyseal Dysplasias. Am. J. Hum. 45 (1989) 5–15

Spranger, J., H.R. Wiedemann: Dysplasia spondyloepiphysaria congenita. Lancet: Letters to the editor (1966) 642

Spranger, J.W., P. Maroteaux: Genetic heterogeneity of spondyloepiphyseal dysplasia congenita? Amer. J. med. Genet. 13 (1982) 241–242

Stanescu, V., R. Stanescu, P. Maroteaux: Une forme particulière de dysplasie spondylo-épiphysaire dominante. Arch. Fr. Pediat. 38 (1981) 843–846

Wynne-Davies, R., C. Hall: Two clinical variants of spondyloepiphysial dysplasia congenita. J. Bone Jt. Surg. 64-B (1982) 435–441

Kniestsche Dysplasie McK 15655

Synonym: ? keine

Bei der seltenen, 1952 von KNIEST als eigenständig erkannten Dysplasie wird trotz fast ausschließlich sporadischen Auftretens ein autosomal dominanter Erbgang vermutet (MAROTEAUX u. SPRANGER 1973, GNAMEY u. Mitarb. 1976). Ihre Häufigkeit wird auf $0,1/10^6$ geschätzt.

Der ruhende Knorpel mit den eigenartigen „Löchern" in der Matrix („Swiss cheese", Emmentaler Käse) ist zwar ein obligater Befund, wird aber auch bei anderen, kniestähnlichen Dysplasien angetroffen (s. S. 636 u. 637). Eine Störung der Synthese vom Typ-II-Kollagen wurde von POOLE u. Mitarb. (1988) nachgewiesen.

Klinik

Der mit dem Alter zunehmende spondylogene, aber auch rhizomele Minderwuchs (Erwachsenenlänge 106–145 cm, SPRANGER u. Mitarb. 1974), die Auftreibung der großen Gelenke mit Kontrakturen und Bewegungseinschränkungen und das flache Gesicht mit der eingesunkenen Nasenwurzel stehen im Vordergrund. Gaumenspalten in ca. 50% der Fälle (SPRANGER u. Mitarb.), hochgradige Myopie, evtl. mit Netzhautablösung (MAUMENEE u. TRABOULSI 1985), atlanto-okzipitale Instabilität mit Rückenmarkskompression (MERRILL u. SCHMIDT 1989) sowie Schwerhörigkeit sind weitere Komplikationen.

Radiologie (Abb. 47 u. 48)

Schwerpunkt: spondyloepi-/metaphysäre Dysplasie mit hantelförmiger Auftreibung im metaphysären Bereich der langen Röhrenknochen, besonders der Femora, sowie allgemeine Osteoporose.

Das Verteilungsmuster der einzelnen Röntgenbefunde, die ausgesprochen altersabhängig und durch eine allgemeine Osteoporose gekennzeichnet sind, ordnet die Kniestsche Dysplasie den spondyloepi-/metaphysären Dysplasien zu. Im *Neugeborenenalter* zeigt sich schon eine deutliche Platyspondylie mit „Spaltbildung" der Wirbelkörper in der Frontalebene (seitliche Ansicht, „coronal clefts"), die sich im Laufe der Monate und Jahre zurückbildet.

Auch das Becken ist in diesem Alter schon relativ typisch, mit verminderter Höhe der Darmbeinschaufeln und verkleinerter Incisura ischiadica major, ebenso die Veränderung der Oberschenkelknochen.

Die *langen Röhrenknochen,* besonders die Femora, sind an den Metaphysen hantelförmig aufgetrieben mit dickem kurzem Femurhals. Während der stark deformierte Femurkopf erst mit einigen Jahren, evtl. sogar erst in der Adoleszenz ossifiziert, sind die Epiphysen am Knie im Kindesalter oft deutlich vergrößert (megaloepiphysär) und, im Kontrast zur allgemeinen Osteoporose, mit wolkigen Verdichtungen durchsetzt. Ähnliche Veränderungen finden sich in den angrenzenden Metaphysenabschnitten und in analoger Weise auch im proximalen Humerusende. Die *Weichteilauftreibung* am Knie ist auch radiologisch erfaßbar, im Handröntgenbild besonders an den spindelförmigen proximalen Interphalangealgelenken. Hier finden sich an den Grundphalangen eigenartige fragmentierte zusätzliche Epiphysen, die später mit der Metaphyse verschmelzen. Die Epiphysen der Metakarpalia sind oft auffällig groß und quadratisch. Das Knochenalter bleibt zurück. Ein typisches Profilpattern wurde von POZNANSKI beschrieben (s. LACHMAN u. Mitarb. 1975). Die Wirbelsäule zeigt auch im späteren Kindes- und Erwachsenenalter eine allgemeine Platyspondylie, wobei die Wirbelkörper in der seitlichen Ansicht verlängert und besonders in den ventralen Abschnitten keilförmig zugespitzt sind, mit lumbaler Lordose und Kyphoskoliose. Der Wirbelkörper von C2 kann massiv vergrößert sein (LACHMAN u. Mitarb.).

Differentialdiagnose

Heute werden oft schon frühletale kniestähnliche Spielarten unterschieden, denen allen die Rhizomelie, die Platyspondylie und die „coronal clefts" sowie die Hantelform der Röhrenknochen gemeinsam ist. In der Pariser Nomenklatur von 1986 wer-

Osteochondrodysplasien

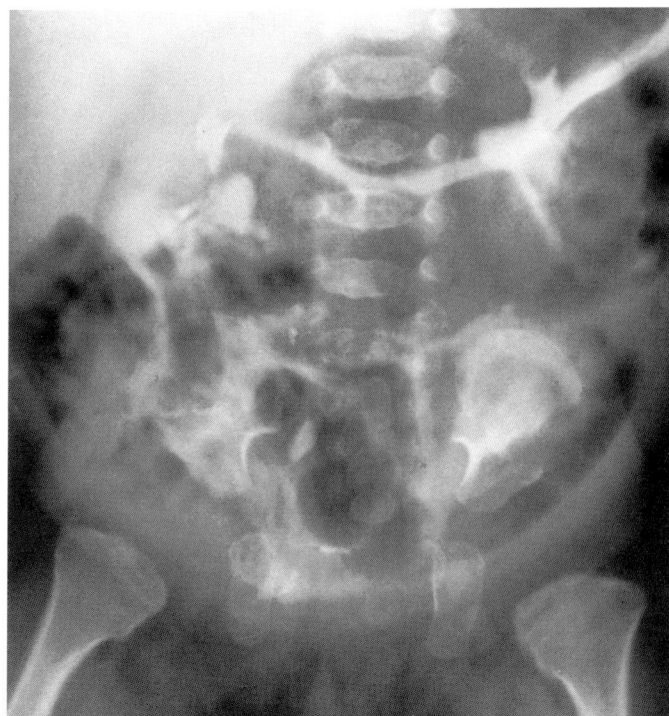

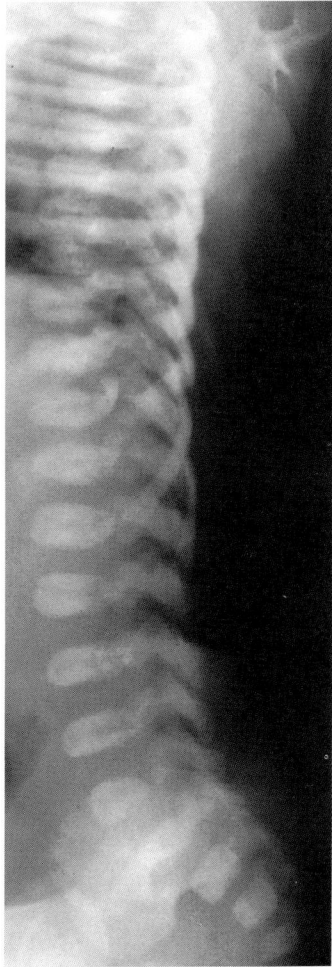

Abb. **47 a–g** Kniestsche Dysplasie, ♀, Nr. 148 755. **a–c** Neugeborenes, **d–g** 3½ Jahre alt
a Becken, a.-p. (IVP). Ausladende Darmbeinschaufeln, steiles Azetabulardach. Kolbige Auftreibung des proximalen Femurs
b Wirbelsäule seitlich. Mäßige Platyspondylie
c Rechtes Bein: Auftreibung der Femurmetaphysen. Distale Femurepiphysen noch nicht ossifiziert

Abb. **47 a–g** ▶

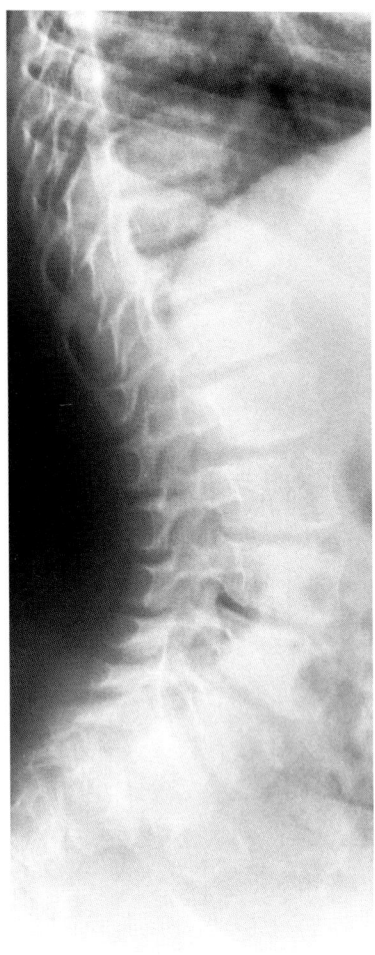
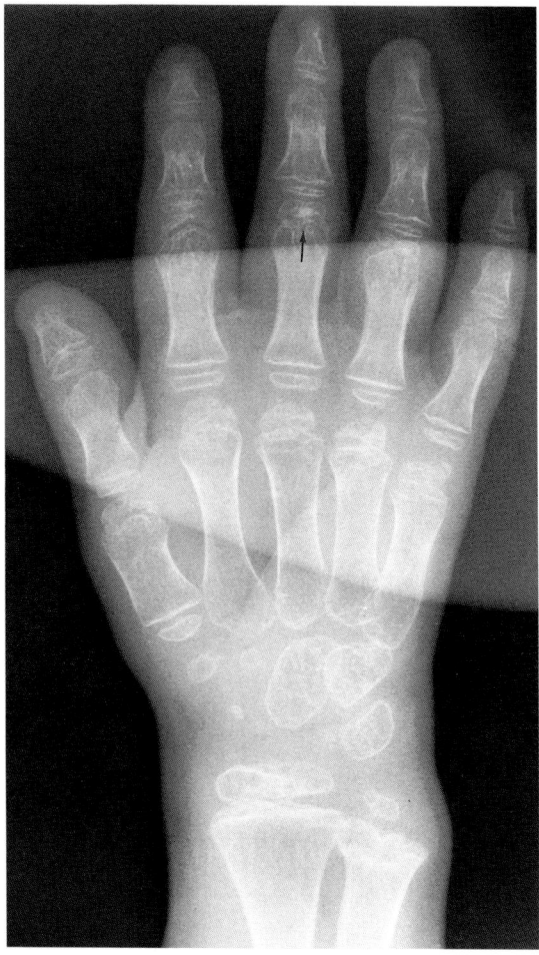

d

e

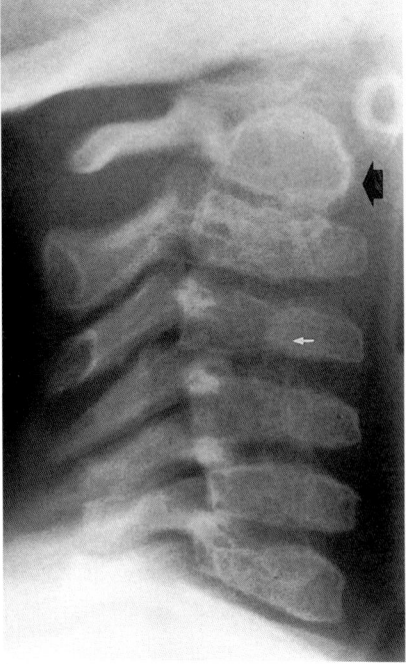

Abb. 47 d-f
d Lumbalwirbelsäule seitlich: Platyspondylie, besonders im thorakolumbalen Übergangsbereich
e Rechte Hand: Osteoporose. Knochenalter etwas voraus. Typische Pseudoepiphysen an den distalen Enden der Grundphalangen (Pfeil)
f Halswirbelsäule seitlich: abgeflachte und verlängerte Wirbelkörper. Dens (dicker Pfeil) hypertroph, aber zu kurz. (?) Reste von „koronalen clefts" (kleiner Pfeil)
g Becken: Dessert-Cup-Konfiguration des Beckeneingangs. Incisura ischiadica major verschmälert (Lordose!). Dornförmige Spina iliaca anterior (Pfeil)

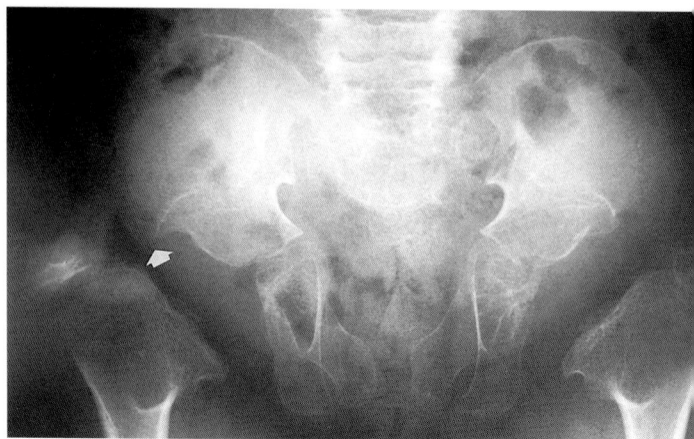

f

g

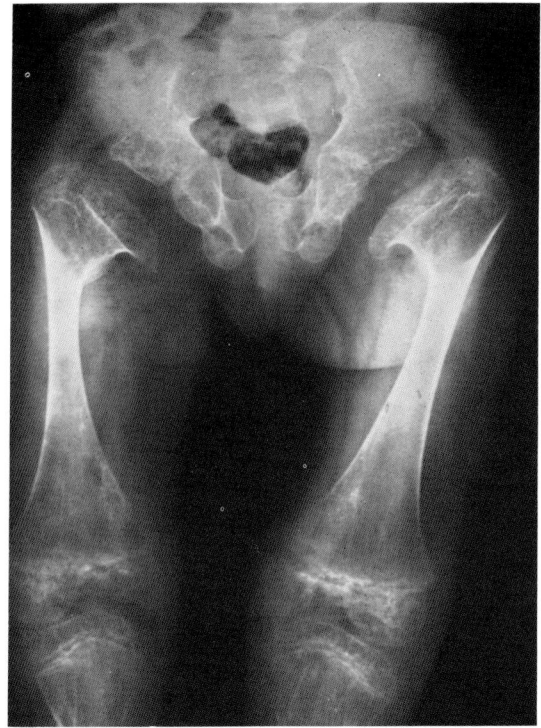

a
Abb. **48 a–e** Kniestsche Dysplasie, ♀,
a 3½ Jahre, **b–e** 30 Jahre
a Befund sehr ähnlich wie Abb. **47 a**. Nur minimale Verkalkung der Femurköpfe, „abgesägter" Femurhals. Femurkopf nicht ossifiziert
b u. **c** Platyspondylo- und Kyphoskoliose

den sie z. T. unter dem Begriff dyssegmentale Dysplasie (s. S. 636) zusammengefaßt.
Hantelförmige lange Röhrenknochen, besonders Femora, aber auch weitere so deformierte Röhrenknochen, werden im Säuglingsalter bei der otospondylomega-/epiphysären Dysplasie (OSMED, früher Weissenbacher-Zweymüller-Syndrom), S. 696, bei der Fibrochondrogenese (s. S. 589) sowie beim metatropischen Zwergwuchs (s. S. 619) angetroffen.

Literatur

Bueno-Becerra, A., M. A. Conde, J. E. Trigo, S. Bascuas, B. Bandin, J. L. Bascua: Kniest's disease. A propos d'un cas. J. Radiol. 67 (1986) 431–434
Cirillo-Silengo, M., G. F. Davi, R. Bianco, A. De Marco, P. Franceschini: Kniest disease with Pierre Robin syndrome and hydrocephalus. Pediat. Radiol. 13 (1983) 106–109
Gnamey, D., J. P. Farriaux, G. Fontaine: La maladie de Kniest – observation famiale. Arch. franç. Pédiat. 33 (1976) 143–151
Kniest, W., B. Leiber: Kniest-Syndrom. Mschr. Kinderheilk. 125 (1977) 970–973
Lachman, R. S., D. L. Rimoin, D. W. Hollister, J. P. Dorst, D. C. Siggers, W. McAllister, R. L. Kaufman, L. O. Langer: The Kniest syndrome. Amer. J. Roentgenol. 123 (1975) 805–814
Maumenee, I. H., E. I. Traboulsi: The ocular findings in Kniest dysplasia. Am. J. Ophthalmol. 100 (1985) 155–160
Maroteaux, P., J. Spranger: La maladie de Kniest. Arch. franç. Pédiat. 30 (1973) 735–751
Merrill, K. D., T. L. Schmidt: Occipitoatlantal Instability in a Child with Kniest Syndrome. J. Pediatr. Orthop. 9 (1989) 338–340

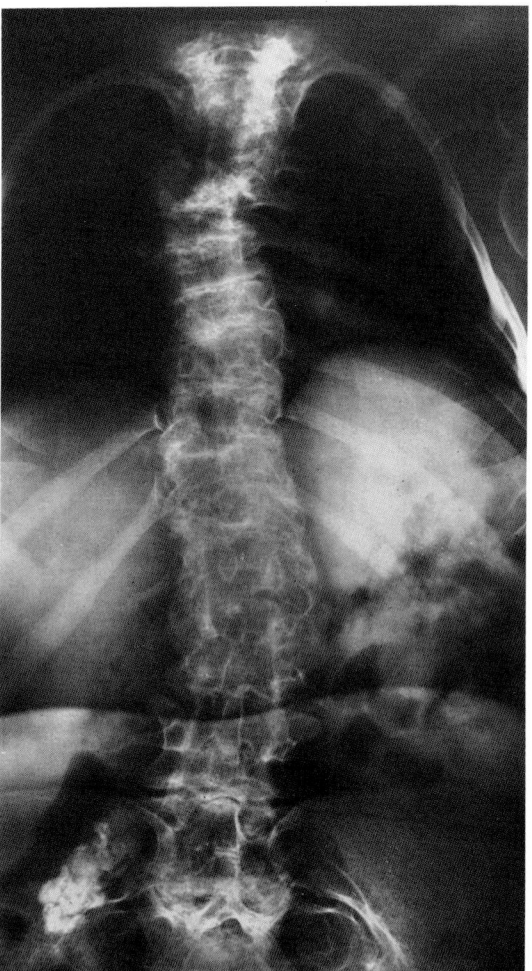

b

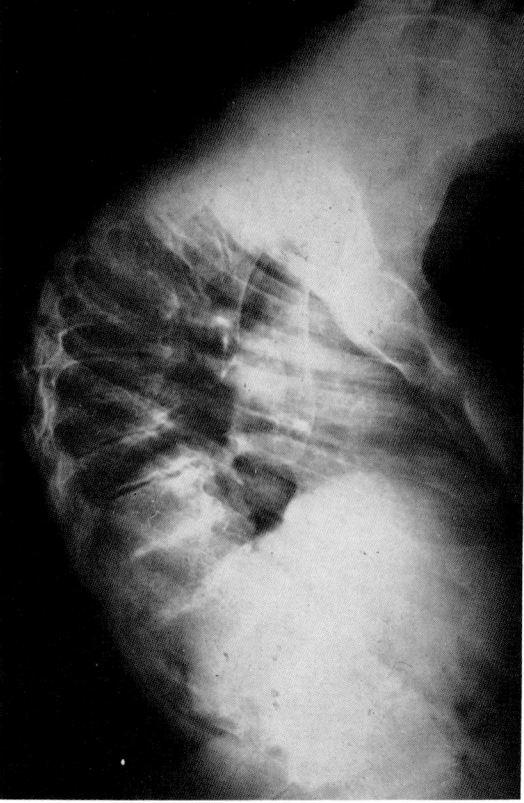

c

Abb. **48 d** u. **e** ▶

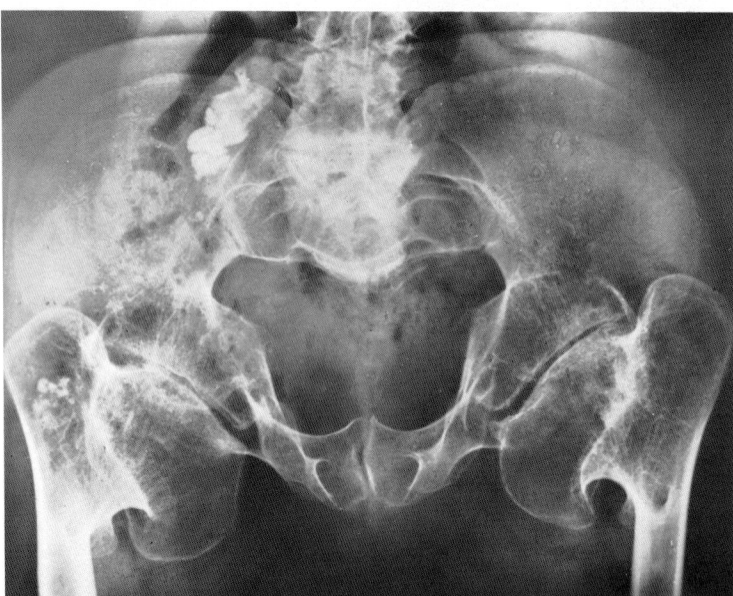

Abb. **48d** u. **e**
d Femurhals und Kopf zeigen eine schlachtbeilähnliche Konfiguration. Trochanterhochstand
e Pilzförmige Ausweitung der epi-metaphysären Knieregion. Generalisierte fleckige Osteoporose
(Princepsfall von Dr. W. Kniest, Naumburg, DDR)

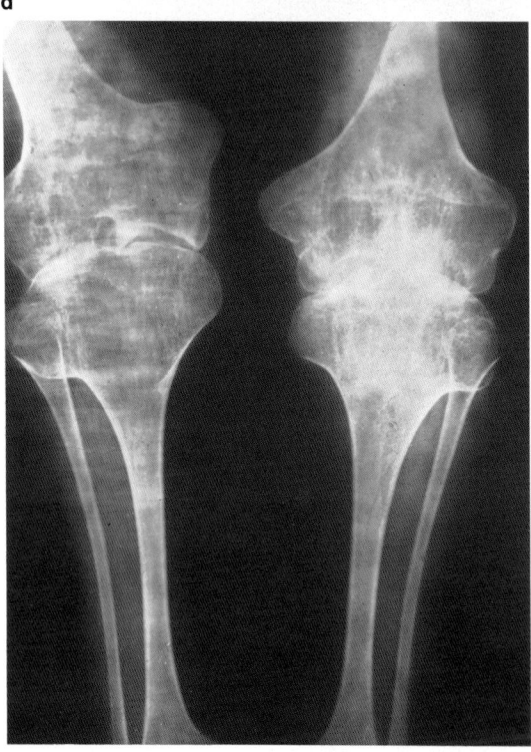

Poole, A. R., I. Pidoux, A. Reiner, L, Rosenberg, D. Hollister, L. Murray, D. Rimoin: Kniest dysplasia is characterized by apparent abnormal processing of the C-propeptide of type II collagen resulting in imperfect fibril assembly. J. clin. Invest. 81 (1988) 579–589

Spranger, J. W., L. O. Langer, H. R. Wiedemann: Bone dysplasias: Kniest disease. Fischer; Stuttgart (1974) 114–119

Dyssegmentale (DSD) und kniestähnliche Dysplasien

Synonyme: dyssegmentaler Zwergwuchs, anisospondylic camptomicromelic dwarfism (GORLIN u. LANGER 1978),
DSD Typ Silverman-Handmaker (SH)   McK 22441
DSD Typ Rolland-Desbuquois (RD)   McK 22440

Bis 1987 wurden nur 21 Fälle von DSD veröffentlicht. Wir kennen heute mindestens zwei klinisch und histologisch unterscheidbare Typen, die beide *autosomal rezessiv vererbt* werden (Lit. s. ALECK u. Mitarb. 1987): den Typ Silverman-Handmaker (SH) und den Typ Rolland-Desbuquois (RD).

Klinisch imponieren bei beiden ein ausgesprochener Minderwuchs mit engem Thorax, ein flaches Gesicht, Gaumenspalten, bisweilen eine Enzephalozele beim Typ SH sowie eine Mikrokamptomelie mit verminderter Beweglichkeit der Extremitäten. Der Typ SH überlebt höchstens 48 Std., der Typ RD bis 3 Jahre (ALECK u. Mitarb.).

Radiologisch steht bei beiden die namengebende (HANDMAKER u. Mitarb. 1977) Segmentierungsstörung der Wirbelsäule im Vordergrund. Eine *pränatale sonographische Diagnose* in der 18. Schwangerschaftswoche bei einer Risikoschwangerschaft ist möglich: KIM u. Mitarb. (1986) identifizierten sowohl die abnormen Wirbelkörper wie auch die assoziierte Enzephalozele, ANDERSEN u. Mitarb. (1988) bei einer Risikoschwangerschaft die zu kurzen Extremitäten in der 20. SSW. Ganz allgemein sind jedoch die Veränderungen beim Typ SH stärker ausgeprägt. Hier können die einzelnen Wirbelkörper oft nicht mehr umgrenzt werden, während beim Typ RD Mittellinienspalten („coronal clefts") ähnlich, jedoch ausgeprägter als bei der

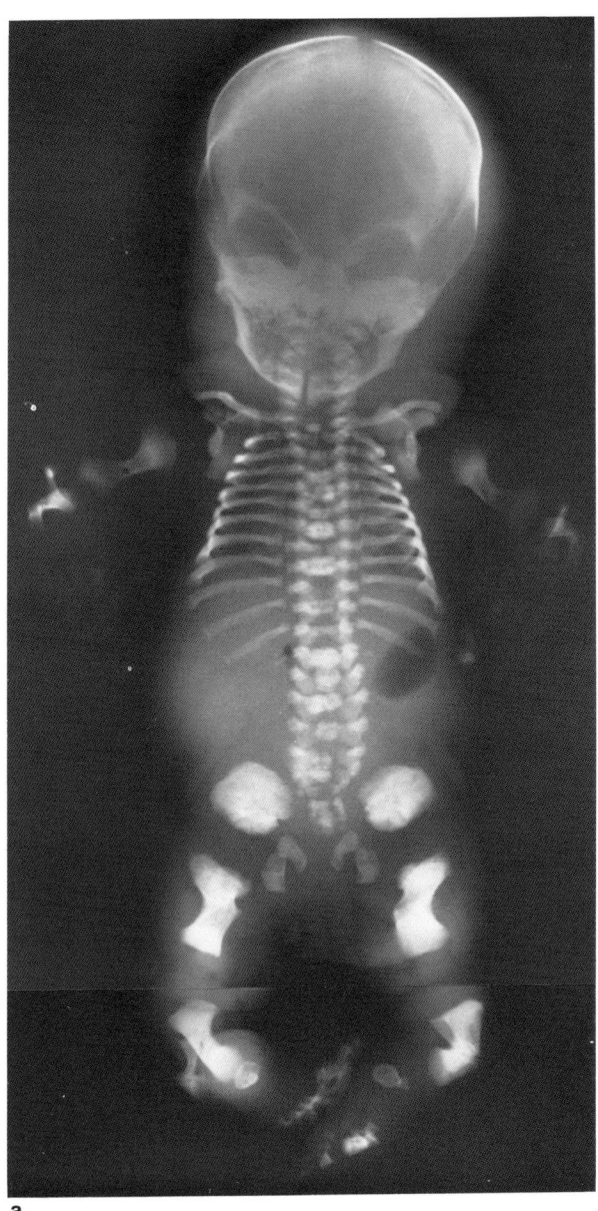
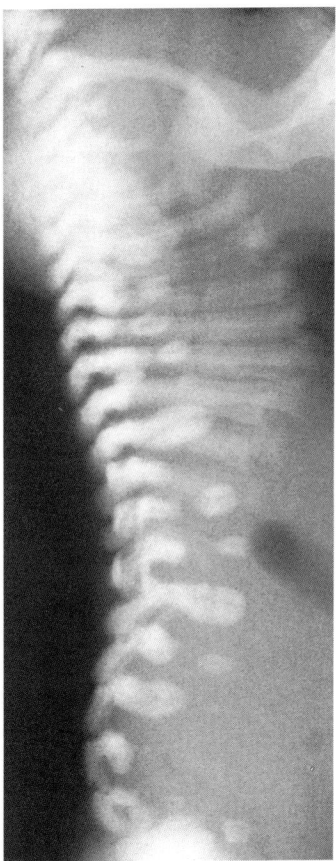

Abb. 49a u. b Dyssegmentale Dysplasie Typ Silverman-Handmaker, ♂, Termingeburt
a Rumpf und Extremitäten: Anisospondylie, schmaler Thorax. Lange Röhrenknochen ausgesprochen verkürzt, verbreitert und verbogen. Angedeutete Hantelform der Femora
b Rumpf seitlich: kurze Rippen. Aniso-, z.T. Platyspondylie. Fehlende Ossifikation einzelner Wirbelkörper
(aus *Fasanelli* u. Mitarb.: Skelet. Radiol. 14 [1985] 173)

Kniestschen Dysplasie erkennbar sind (s. S. 632). Die Verkürzung und die Verbiegung der verdickten langen Röhrenknochen sind beim Typ SH ausgesprochen (Abb. **49**).

Differentialdiagnostisch sind die spondylokostalen Dysplasien (s. S. 797) mit ausgeprägten vertebralen Segmentationsstörungen, jedoch unter Einbezug der Rippen und „schwere Fälle" der Kniestschen Dysplasie in Betracht zu ziehen. Eine „Übergangsform" wurde bei 2 Geschwistern von Sconyers u. Mitarb. (1983) als kniestähnliche Dysplasie beschrieben.

Literatur

Aleck, K.A., C. Clericuzio, P. Kaplan, G.E. Adomian, R. Lachman, D.L. Rimoin: Dyssegmental dysplasias: Clinical, radiographic and morphologic evidence of heterogeneity. Amer. J. med. Genet. 27 (1987) 295–312

Andersen, P.E., M. Hauge, J. Bang: Dyssegmental dysplasia in siblings: prenatal ultrasonic diagnosis. Skelet. Radiol. 17 (1988) 29–31

Fasanelli, S., K. Kozlowski, S. Reiter, D. Sillence: Dyssegmental dysplasia (report of two cases with a review of the literature). Skelet. Radiol. 14 (1985) 173–177

Gorlin, R.J., L.O. Langer: Dyssegmental dwarfism (?s): Lethal anisospondylic camptomicromelic dwarfism. Birth Defects XIV (1978) 193–197

Greco, M.A., S.P. Alvarez, N.B. Genieser, M.H. Becker: Dyssegmental dwarfism: a histologic study of osseous and nonosseus cartilage. Hum. Pathol. 15 (1984) 490–493

Gruhn, J.G., R.J. Gorlin, L.D. Langer: Dyssegmental dwarfism: A lethal anisospondylic camptomicromelic dwarfism. Amer. J. dis. Child. 132 (1978) 382–387

Handmaker, S., J. Campbell, L. Robinson, O. Chinwah, R. Gorlin: Dyssegmental dwarfism: A new syndrome of lethal dwarfism. In Bergsma, D., R.B. Lowry: "Embryology and Pathogenesis and Prenatal Diagnosis". Alan R. Liss, New York 1977 (p. 79–90)

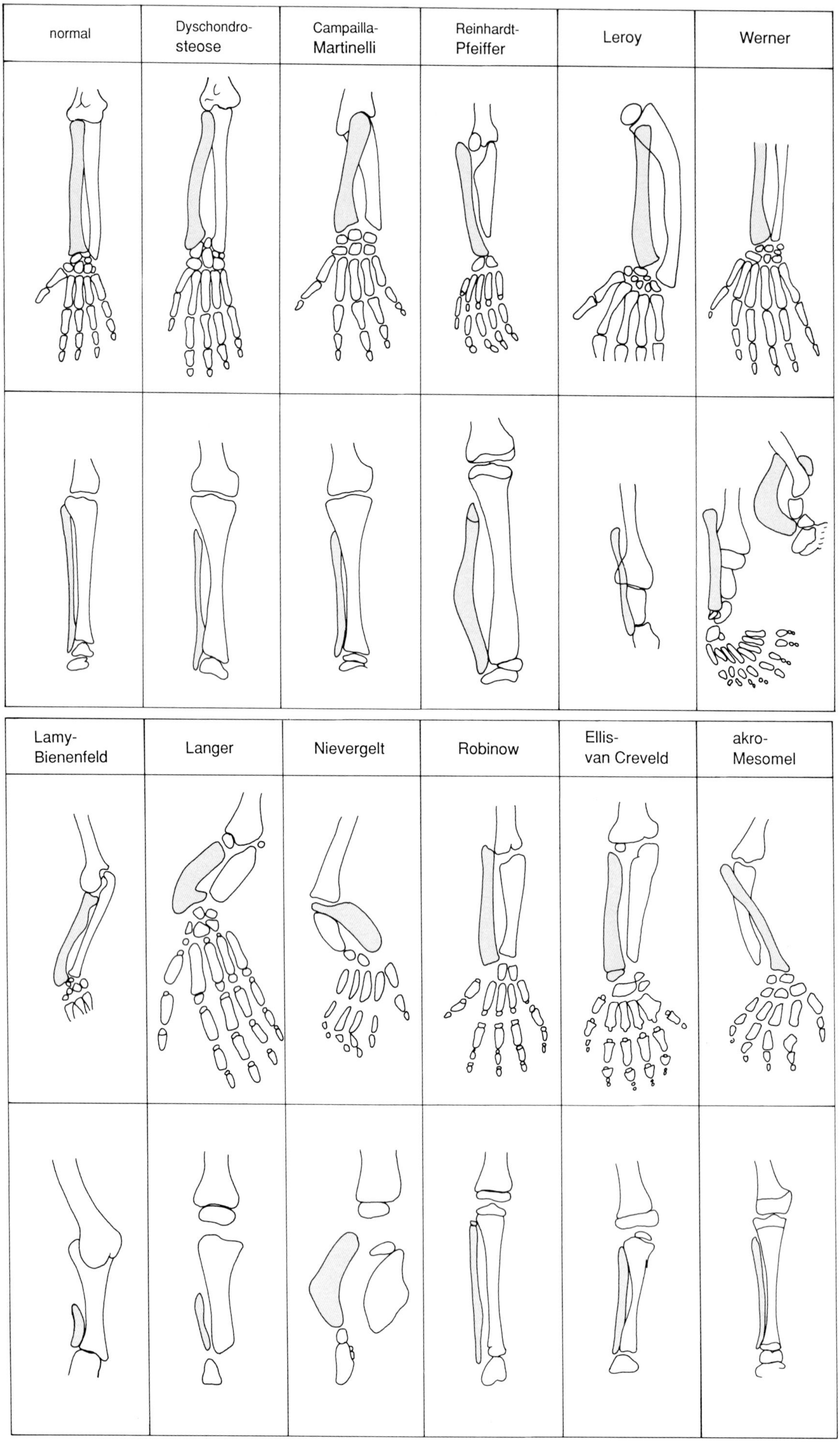

normal	Dyschondro-steose	Campailla-Martinelli	Reinhardt-Pfeiffer	Leroy	Werner

Lamy-Bienenfeld	Langer	Nievergelt	Robinow	Ellis-van Creveld	akro-Mesomel

Abb. 50

Tabelle 5 Die radiologisch unterscheidbaren Typen von mesomelem Minderwuchs (vgl. Abb. **50**)

A. mit isolierter Madelungscher Deformität,
Dyschondrosteose (s. S. 659)

B. mit speziellem Verteilungsmuster der Mesomelie und zusätzlichen Formveränderungen und Mißbildungen an den Extremitäten (s. auch F.)
  a) Typ Campailla/Marinelli: RA/UL/fi,
     madelungähnlich, evtl. Wirbelsäulenbeteiligung. AR
  b) Typ Reinhardt-Pfeiffer: RA/UL/fi AD,
     mäßige Dreiecksform der Fibula – Extremform „Bumerangknochenkrankheit" (*Reeves* 1966) (s. S. 24)
  c) Typ Leroy: ra/UL/ti AD,
     relativ zu lange Fibula!
  d) Typ Burck ul/RA/ti/Fl
  e) Typ Werner: ti AD,
     triphalangealer Daumen und Polydaktylie der Hände und Füße
  f) Typ Lamy-Bienenfeld: RA/UL//Tl/fi AD,
     Luxation im Knie (Hüfte)
  g) Typ Langer: ra/ul/Tl/fi AR/AD,
     = (?) homozygote Dyschondrosteose, s. S. 662
  h) Typ Nievergelt: ra/ul/ti/fi AD,
     massive blockförmige, trianguläre oder rhomboide Tibia, Fußdeformitäten

C. mit Kampomelie,
De La Chapelle, Fuhrmann, s. S. 608

D. mit zusätzlichen Wirbelsäulenmißbildungen
  a) Robinows (Fetalgesicht) Syndrom AD/AR,
     Wirbelsäulenmißbildung fakultativ,
     Covesdem-Syndrom (*Wadia* u. Mitarb. 1978) = Robinow?
  b) evtl. Typ Campailla/Marinelli (s. oben)
  c) spondyloperiphere Dysplasie (*Kelly* u. Mitarb. 1977) AD (AR?),
     akromesomeler Minderwuchs ul/RA,
     generalisierte Platyspondylie
  d) Einzelbeobachtungen von *Wegmann* (1972),
     Geindre u. Mitarb. (1968) u. a.

E. mit ausgesprochener Akrodysplasie, Finger-/Zehenabnormitäten
  a) akromesomele Dysplasie AR (s. S. 645)
  b) Ellis-van-Creveld-Syndrom AR (s. S. 624)
  c) Grebes „Achondrogenese" AR (s. S. 587) u. die Akro- u. Mesomele Dysplasie, Typ Hunter-Thompson (*Langer* u. Mitarb. 1989)
  d) spondyloperiphere Dysplasie (s. D. c.)
  e) Osebold-Remondini-Syndrom AD,
     hypoplastische Mittelphalangen, abnormer Karpus, bipartiter Kalkaneus
  f) akromesomele Dysplasie Typ Fasanelli, AR(?),
     phalangeale Zapfenepiphysen, hypoplastische Femurköpfe, Coxa vara
  g) Akrodysostose (s. S. 706)

F. im Rahmen komplexer Syndrome
  a) Robinow-Syndrom AD/AR (s. S. 642) Abb. **52 d**)
  b) Mesomelie und heriditäre Nephritis (*Funderburk* u. Mitarb. 1976) AD
  c) Schinzel-Giedion-Syndrom AR,
     Gesichtsschädelhypoplasie, weitere Schädelanomalien, Klumpfüße, Herz- und Nierenmißbildungen
  d) Carraro-Syndrom Fl/ti AR,
     angeborene Schwerhörigkeit (*Wendler* u. *Schwarz* 1980)
  e) orofaziodigitales Syndrom „IV" mit Polydaktylie (*Burn* u. Mitarb. 1984, *Nevin* u. *Thomas* 1989) AR (Abb. **53**)
  f) Letale Form von fibulo-ulnarer A-Hypoplasie und Nierenmißbildungen (*A. R. Saito* u. Mitarb. 1989)

AD = autosomal dominant, AR = autosomal rezessiv; Kodierung der Verkürzung einzelner Knochen: UL, ul = Ulna; RA, ra = Radius; Tl, ti = Tibia; Fl, fi = Fibula. Große Buchstaben = mäßige, kleine Buchstaben = hochgradige, unterstrichene kleine Buchstaben = extreme Verkürzung

Kim, H.J., F. Costales, M. Bouzouki, R.C. Wallach: Prenatal diagnosis of dyssegmental dwarfism. Prenat. Diagn. 6 (1986) 143–150

Rolland, J.C., J. Laugier, B. Grenier, G. Desbuquois: Nanisme chondrodystrophic et division palatine chez un nouveau-né. Ann. Pédiat. 19 (1972) 139–143

Sconyers, S.M., D.L. Rimoin, R.S. Lachman, G.E. Adomian, B.F. Crandall: A dinstinct chondrodysplasia resembling Kniest dysplasia: clinical, roentgenographic, histologic and ultrastructural findings. J. Pediat. 103 (1983) 898–904

Silverman, F.N.: Forms of dysostotic dwarfism of uncertain classification. Ann. Radiol. 12 (1969) 1006

◀ Abb. **50** Verschiedene der in der Tab. **5** aufgeführten mesomelen Minderwuchsformen. Radius und Fibula schraffiert (nach *Kaitila* u. Mitarb.)

Mesomele Dysplasien und Minderwuchsformen

(s. auch S. 645 akromesomele Dysplasien und S. 659 Dyschondrosteose)

Im Gegensatz zur Rhizomelie ist die Mesomelie (d. h. die Verkürzung des mittleren Extremitätenabschnittes, Unterarm und/oder Unterschenkel) klinisch und radiologisch meist eindrücklich. Sie eignet sich deshalb als differential-diagnostisches „Leitsymptom" oder Gamut. Mit den Tabellen von ROBINOW und CHUMELA (1982) läßt sich die Mesomelie quantitativ erfassen und in Standarddeviationen (SD) der Norm ausdrücken. Die Konstanz des Verhältnisses vom distalen zum proximalen Gliedmaßensegment während der ganzen Wachstumsperiode ist jedoch bemerkenswert. Das Verhältnis Tibia:Femur zeigt z. B. von 0–10 Jahren ein Mittel von 0,81, von 10–15 Jahren 0,82, mit Standarddeviationen von meist 0,02, maximal 0,04.

640 Konstitutionell-genetische Skeletterkrankungen

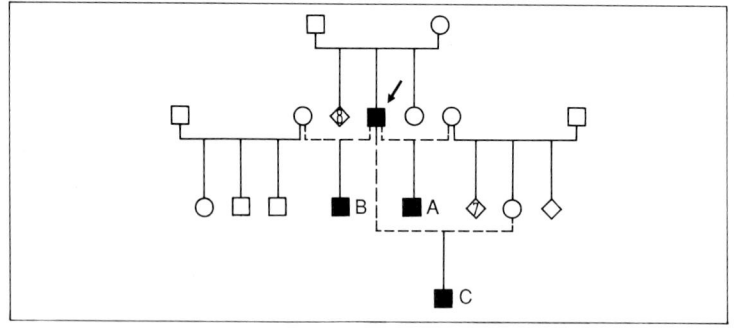

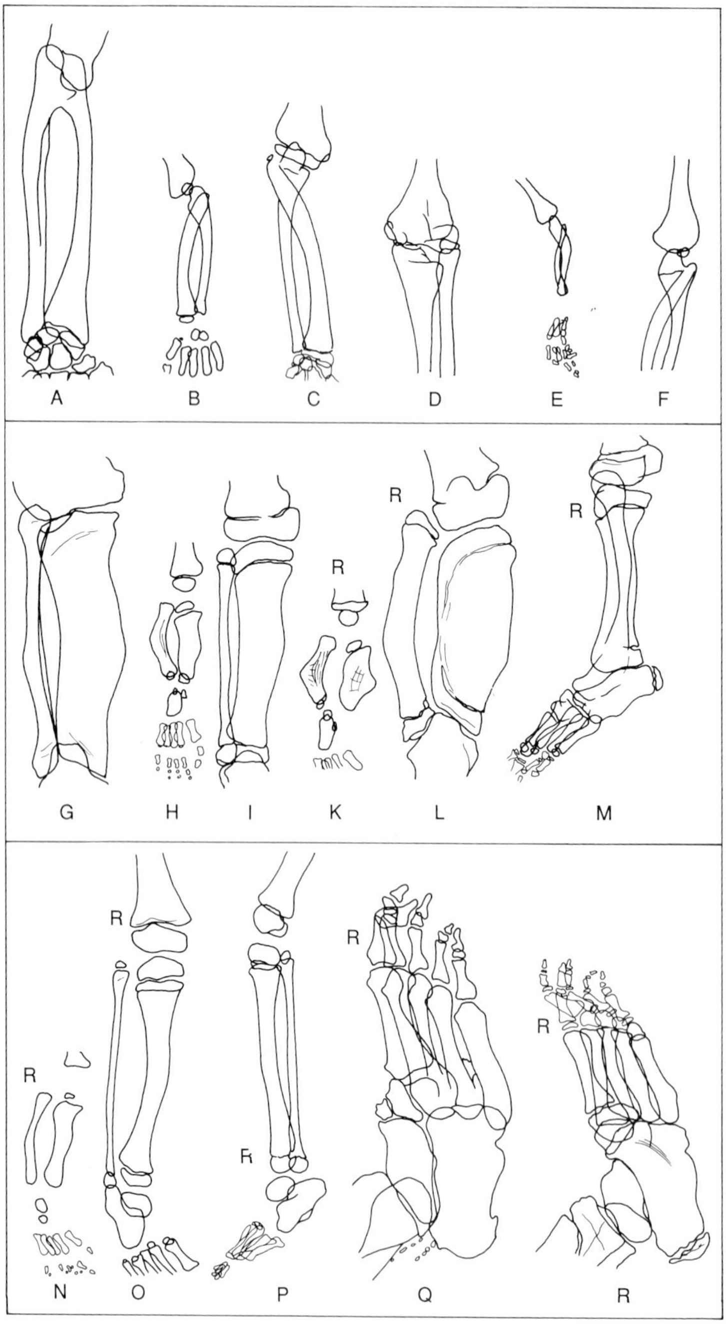

Abb. 51 a–g
Nievergelt-Syndrom
a Stammbaum der erstbeschriebenen Familie, Indexfall (rekonstruiert nach *Nievergelt*)
b Synopsis der entsprechenden Röntgenbefunde A–R
Indexfall 57 Jahre: A, G, Q. Sohn „A", 1 Jahr: B. H.; 13 Jahre: C, I, R, P. Sohn „B", 2 Jahre: K; 14 Jahre: D, L, M. Sohn „C", 6 Wochen: E, N; 4 Jahre: F, O, P.
Die wechselnde Expressivität bei voller Dominanz des Erbleidens sowie die Altersabhängigkeit der einzelnen Befunde wird hier eindrücklich dargestellt. Groteske Formen der Tibia: Bei L. wird die Diaphyse von den zwei zusammenhängenden Epiphysen umklammert („longitudinally bracketed diaphysis", *Theander* u. *Carstan* 1974) (nach *Nievergelt*)

Abb. 55f u. g
f Becken mit 12 5/12 Jahren. Lateral steil abfallende Darmbeinschaufel. Fehlende Ossifikation der Schambeinäste und des Ramus des Sitzbeines, die in
g mit 17 Jahren nachgeholt ist. Biopsiedefekt in der rechten Darmbeinschaufel

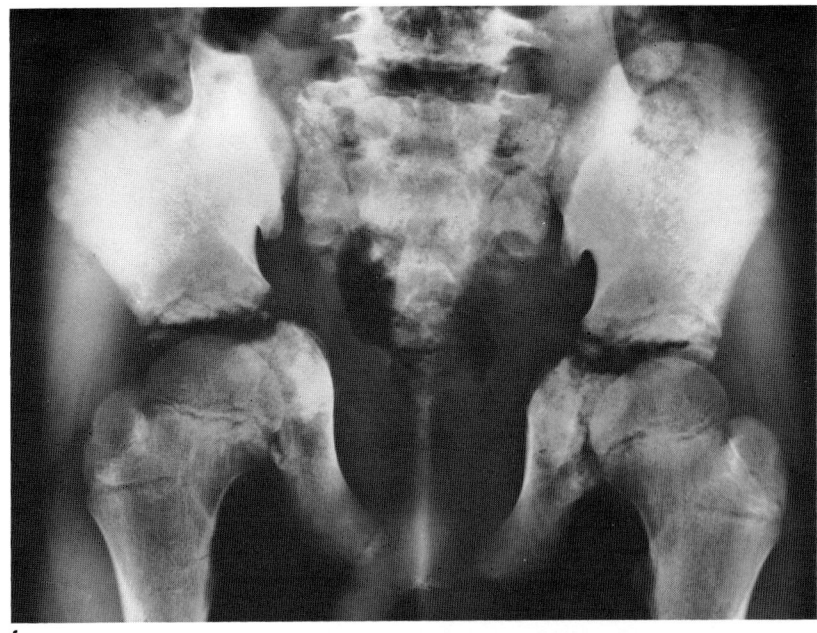

f

Langer, L. O., R. T. Garrett: Acromesomelic dysplasia. Radiology 137 (1980) 349–355
Langer, L. O., R. K. Beals, I. L. Solomon, P. A. Bard, L. A. Bard, E. M. Rissman, J. G. Rogers, J. P. Dorst, J. G. Hall, R. S. Sparkes, E. A. Franken: Acromesomelic dwarfism manifestations in childhood. Amer. med. Genet. 1 (1977) 87–100
Maroteaux, P., B. Martinelli, E. Campailia: Le nanisme acromésomélique. Presse méd. 79 (1971) 1839–1842
Raes, M., M. Vanderschueren-Lodeweyckx, M. Haspeslagh, J. S. Vles, J. P. Fryns, R. Eeckels: A boy with acromesomelic dysplasia. Growth course and growth hormone release. Helv. paediatr. Acta 40 (1985) 415–420
Stichelbout, P., R. Pratz, G. Lemaitre, C. Wemeau-Jacquemont, P. Maroteaux, G. Fontaine: La dysplasie acromésomélique. A propos d'une nouvelle observation. Arch. fr. Pédiat. 41 (1984) 487–489
Theander, G., N. Carstam: Longitudinally bracketed diaphysis. Ann. Radiol. 17 (1974) 355–360

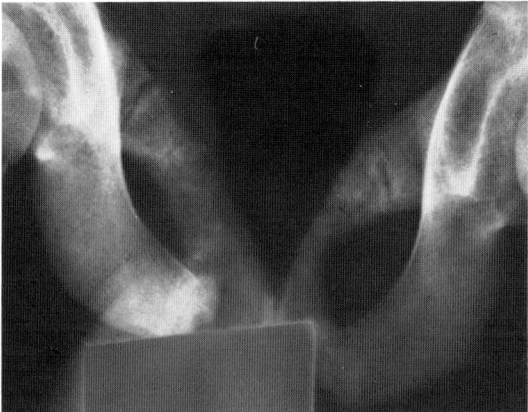

g

Kleidokraniale Dysplasie   McK 11960

Synonym: Dysostosis cleidocranialis, Dysostosis cleidocraniopelvina, Dysostosis cleidocraniodigitalis, Marie-Saintonsche Krankheit.

Erbgang und Häufigkeit

Diese „klassische" von SCHEUTHAUER 1871 sowie von PIERRE 1896, MARIE u. SAINTON 1898 erstmals umfassend dargestellte, ausgesprochen generalisierte Dysplasie wird mit hoher Penetranz und auch in der gleichen Sippe (EVENTOW u. Mitarb. 1979) mit außerordentlich wechselnder Expressivität autosomal dominant übertragen. Extrem selten liegt ein autosomal rezessiver Erbgang vor (McK 21633, GOODMAN u. Mitarb. 1975). Besonders eindrücklich ist die pittoreske Familienuntersuchung von 365 direkten Nachkommen des Cape-Chinesen „Arnold" und seiner 7 Frauen, wobei mindestens 70 neue Fälle gefunden wurden (JACKSON 1951). Mindestens 736 Fälle wurden bis 1969 beschrieben (WILLICH u. MOSTAFAWY 1970). Die Erforschung der Pathogenese wird durch das jetzt vorliegende exakte Tiermodell erleichtert (SILLENCE u. Mitarb. 1987). Offensichtlich werden diejenigen Knochen betroffen, die im Fetalleben zuerst ossifizieren, wozu vor allem die Klavikulae gehören. Keinesfalls jedoch beschränkt sich der Prozeß auf die sog. Bindegewebsknochen.

Klinik

Die Patienten suchen den Arzt oder Zahnarzt wegen des meist vorhandenen Minderwuchses (unterer Normbereich, deshalb Handröntgenbild zur Beurteilung des Knochenalters!), der Dysodontie (verzögerter Ausfall der Milchzähne, fehlende Eruption der Dauerzähne, DAVIES u. Mitarb. 1987), dem Persistieren der offenen Fontanellen, „weichem Schädel" beim Neugeborenen, der zusätzlichen Skelettmißbildungen (Trichterbrust, Skoliose, Genua valga, Plattfüße) oder der abnormen Schulterbeweglichkeit auf. Sie sind aber im übrigen gesund. Gehörschäden ebenso wie das Auftreten einer Syringomyelie (HAWKINS u. Mitarb. 1975, DORE u. Mitarb. 1987) sind selten. Der große, im a.-p. Durchmesser jedoch verminderte Gehirnschädel sowie der relativ kleine Gesichtsschädel mit Hypertelorismus verleihen dem Betroffenen ein charakteristisches Aussehen. Abnorme Laboratoriumsbefunde sind nicht bekannt.

Radiologie (Abb. 55)

Schwerpunkte: Ossifikationsdefekte der Klavikulae, Störung der „Mittellinienossifikation" (JACKSON 1951) sowie Verzögerung der Skelett- und Zahnreifung.

Am *Schädel*dach finden sich eine bis ins Erwachsenenalter klaffende Metopika sowie offene Fontanellen. Die Nähte sind, besonders im Bereich des Hinterhauptes, von zahlreichen Schaltknochen umsäumt. Der Klivus zeigt häufig eine Konvexität gegen das Neurokranium (KREIBORG u. Mitarb. 1981). Der Gesichtsschädel ist hypoplastisch, die Nebenhöhlen unterentwickelt oder gar fehlend. Dentitionsstörungen mit Zahnüberzahl, Persistieren des Milchgebisses bis ins Erwachsenenalter, Retention von Dauerzähnen, Form-, Struktur- und Okklusionsanomalien sowie die Tendenz zur schweren Karies und vorzeitigem Zahnverlust werden regelmäßig angetroffen. Die Zahnwurzeln sind unterentwickelt. Die Anlagestörungen der *Klavikulae* variieren vom kleinen, einseitigen Defekt bis zum völligen Fehlen beider Schlüsselbeine. Sie sind, ebenso wie die Veränderungen der Kalotte, nicht obligat. Bisweilen sind nur die medialen Klavikulaeenden abnorm plump (Modellierungsfehler, EVENTOW u. Mitarb. 1979). Die Rippen am giebelförmigen, schmalen Thorax fallen steil ab. Wirbelsäulenmißbildungen: Nach dorsal keilförmige thorakale Wirbelkörper, Spina bifida, Spondylolyse und Listhesis werden häufig, eine progressive Skoliose selten angetroffen (JARVIS u. KEATS 1974, TAGLIALAVORO u. Mitarb. 1983). An der *Hand* ist das Knochenalter im Rückstand. Die Pseudoepiphyse an der Basis des Metakarpale II mit charakteristischen *Zapfenepiphysen* an den Phalangen gehört zu den fast immer anzutreffenden Röntgenbefunden vor dem Epiphysenverschluß (GIEDION 1967). Das schmale *Becken* zeigt abnorm steil abfallende Darmbeinschaufeln und eine starke Ossifikationsverzögerung besonders des Scham- und Sitzbeines mit weit klaffender Schambeinfuge. Die Epiphysen im Bereich von Femurkopf und Knie sind oft auffällig groß. Kongenitale Pseudarthrosen des Femurs wurden mehrfach beobachtet (LEMPERG 1963, HALL 1982, SHAW u. STEINBACH 1968). Im späteren Erwachsenenalter verschwinden verschiedene der typischen Röntgenbefunde.

Radiologische Diagnose und Differentialdiagnose

Die kleidokraniale Dysplasie gehört zwar zu den radiologisch bestcharakterisierten Dysplasien überhaupt. Das nicht immer obligate Leitsymptom der dysplastischen Klavikulae wird jedoch in verschiedenen anderen Syndromen und Erkrankungen angetroffen: Erst in jüngerer Zeit wurden zahlreiche „atypische" Fälle der selbständigen Pyknodysostose zugeordnet, bei der bisweilen, neben den klaffenden Nähten, auch eine Klavikulahypoplasie beobachtet wird (s. S. 755). Die der Pyknodysostose sehr ähnliche kraniomandibuläre Dermatodysostose (DANKS u. Mitarb. 1974) zeigt ebenfalls hypoplastische Klavikulae. Beim autosomal rezessiv vererbten Syndrom von YUNIS u. VARÒN (1980) werden u. a. schwere Fingermißbildungen, nicht aber Kalotten- und Beckendefekte angetroffen. Letztere wiederum sind charakteristisch für die spondylomega-/epiphysäre metaphysäre Dysplasie (s. S. 695), wo aber die Klavikulae normal sind. Becken- und Patellamißbildungen finden sich auch beim autosomal dominant vererbten „small patella syndrome" (BURCKHARDT 1988) beim Nagel-Patella-Syndrom und beim Trisomie-8-Mosaik. Die autosomal dominante Pseudarthrose der Klavikula ist als isolierte Mißbildung stets rechtsseitig (LLOYD-ROBERTS u. Mitarb., HALL u. SHAW). Im übrigen verweisen wir auf B. D. HALL.

Endlich sind verschiedene Syndrome mit klaffenden Schädelnähten und vermehrten Schädelschaltknochen (Wormsche Knochen) verbunden (Pyknodysostose, S. 755, Osteogenesis imperfecta, S. 728, die aminopterininduzierte Fötopathie (SHAW u. STEINBACH 1988), das aminopterinähnliche Syndrom ohne Aminopterin (FRASER u. Mitarb. 1987) und andere mehr in Betracht zu ziehen.

Literatur

Burckhardt, A.: The "small patella syndrome". Eine Kombination von Knie- und Beckendysplasie. Z. Orthop. 126 (1988) 22–29

Danks, D. M., V. Mayne, H. N. B. Wettenhall, R. K. Hall: Craniomandibular dermatodysostosis. Birth Defects: Original Article Series 10 (1974) 99–105

Davies, T. M., D. H. Lewis, G. V. Gillbe: The surgical and orthodontic management of unerupted teeth in cleidocranial dysostosis. Brit. J. Orthod. 14 (1987) 43–47

Dore, D. D., G. D. MacEwen, M. I. Boulos: Cleidocranial dysostosis and syringomyelia. Review of the literature and case report. Clin. Orthop. 214 (1987) 229–234

Eventow, I., I. Reider-Grosswasser, S. Weiss, C. Legum, S. Schorr: Cleidocranial dysplasia. A family study. Clin. Radiol. 30 (1979) 323–328

Fauré, C., P. Maroteaux: Cleidocranial dysplasia. Progr. pediat. Radiol. 4 (1973) 211–237

Fraser, F. C., R. A. Anderson, J. I. Mulvihill, M. Preus: An aminopterin-like syndrome without aminopterin. Clin. Genet. 32 (1987) 28–34

Giedion, A.: Cone-shaped epiphyses of the hands and their diagnostic value. The tricho-rhino-phalangeal syndrome. Ann. Radiol. 10 (1967) 322–329

Goodman, R. M., R. Tadmor, A. Zaritsky, S. A. Becker: Evidence for an autosomal recessive form of cleidocranial dysostosis. Clin. Genet. 8 (1975) 20–29

Hall, B. D.: Syndromes and situations associated with congenital clavicular hypoplasia or agenesis. Prog. clin. biol. Res. 104 (1982) 279–288

Hall, C. M., D. G. Shaw: Pseudarthroses of the long bones in inherited disorders. A report of two cases. Ann. Radiol. (Paris) 29 (1986) 387–391

Hawkins, H. B., R. Shapiro, C. J. Petrillo: The association of cleidocranial dysostosis with hearing loss. Amer. J. Roentgenol. 125 (1975) 944–947

Jackson, W. P. U.: Osteo-dental dysplasia (cleido-cranial dysostosis). The "Arnold head". Acta med. scand. 139 (1951) 292–307

Jarvis, J. L., T. E. Keats: Cleidocranial dysostosis: a review of 40 new cases. Amer. J. Roentgenol. 121 (1974) 5–16

Kreiborg, S., B. L. Jensen, A. Björk, V. Skieller: Abnormalities of the cranial base in cleidocranial dysostosis. Amer. J. Orthod. 79 (1981) 549–557

Lemperg, R.: Kleidokranial dysostos med pseudarthrosis femoris congenita. Nord. Med. 70 (1963) 986–987

Marie, P., P. Sainton: Sur la dysostose cléido-cranienne héréditaire, 1898. Neuabdruck in The classic: on hereditary cleidocranial dysostosis. Clin. Orthop. 58 (1968) 5–7

Pierre, P.-A.: Diss., Paris 1896: zit. nach Marie u. Sainton 1898

Shaw, E. B., H. L. Steinbach: Aminopterin-induced fetal malformation. Amer. J. dis. Child. 115 (1968) 477–482

Sillence, D. O., H. E. Ritchie, P. B. Selby: Animal model: skeletal anomalies in mice with cleidocranial dysplasia. Amer. J. med. Genet. 27 (1987) 75–85

Taglialavoro, G., D. Fabris, S. Agostini: A case of progressive scoliosis in a patient with craniocleidopelvic dysostosis. Ital. J. orthop. Traumatol. 9 (1983) 507–513

Willich, E., A. Mostafawy: Die Dysostosis pelvico-cleidocranialis. Fortschr. Röntgenstr. 113 (1970) 49–59

Yunis, E., H. Varon: Cleidocranial dysostosis, severe micrognathism, bilateral absence of thumbs and first metatarsal bone and distal aphalangia. Amer. J. dis. Child. 134 (1980) 649–653

Otopalatodigitales Syndrom (OPD)

DUDDING u. Mitarb. (1967) bezeichnen die von TAYBI (1962) erstbeschriebene seltene Dysplasie als OPD-Syndrom, obschon die komplette Triade nicht immer vorliegt. Neuerdings (FITCH u. Mitarb. 1983) werden die Typen I und II unterschieden, beide wahrscheinlich X-chromosomal dominant, aber mit intermediärer Expressivität beim weiblichen Geschlecht vererbt.

Typ I (Langer)

Klinisch ist das Syndrom durch ein flaches „Boxergesicht" mit prominentem Orbitalwulst, Hypertelorismus, antimongoloider Augenstellung, kleinem Mund, meist Mittelohrschwerhörigkeit (Oto!) und Gaumenspalte (Palato!) sowie durch die kurzen, breiten Daumen („Laubfroschhand") und großen Zehen, oft mit weiteren Finger- und Zehenmißbildungen (Digital!), leichtem Minderwuchs (kaum vor dem 2. Lebensjahr zu beobachten) und leichtem geistigem Entwicklungsrückstand charakterisiert.

Im *Röntgenbild* (Abb. **56**) finden sich die erwähnten Schädelveränderungen, eine verminderte Pneumatisierung der Nebenhöhlen, sklerosierte Gehörknöchelchen (SHI), eine kleine Mandibula mit zu

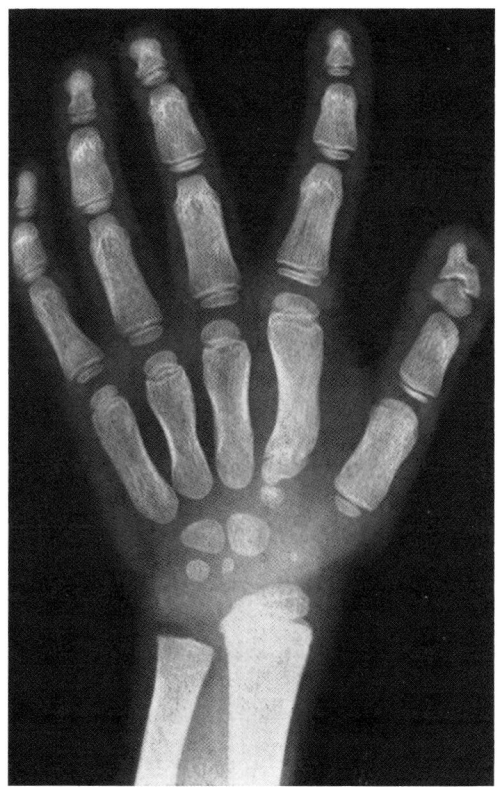

Abb. **56** OPD-Syndrom, ♂, 7 8/12 Jahre, Nr. 76 609 Kurze Endphalangen, am Daumen mit plumper Zapfenepiphyse. Längsovale Pseudoepiphyse an der Basis des geschwungenen Metakarpale II, unmittelbar darunter zusätzlicher Handwurzelknochen. Quergestelltes Kapitatum, zwei Ossifikationszentren des Lunatums

großem Angulus. Besonders *charakteristisch sind die Befunde an Hand und Fuß:* kurze Endphalangen mit vorzeitigem Epiphysenschluß; am breiten, kurzen Daumenendglied zusätzlich massige Zapfenepiphysen; typische, länglich zugespitzte Pseudoepiphyse am Metakarpale II; karpale Abnormitäten wie quergestelltes Kapitatum, kommaförmiges Triquetrum, zusätzliche oder verdoppelte sowie fusionierte Handwurzelknochen werden angetroffen. Das Patternprofil ist besonders beim männlichen Patienten charakteristisch (POZNANSKI u. Mitarb. 1973). Die Veränderungen an den Füßen entsprechen denjenigen der Hände. Hypoplasie des proximalen Radius mit dorsaler Luxation sowie schmale Darmbeinschaufeln, flache Azetabula sind weitere häufige Befunde, die beim weiblichen Geschlecht wesentlich weniger ausgeprägt sind.

Typ II (André)

Die *klinischen und radiologischen* Befunde sind wiederum beim männlichen Geschlecht wesentlich stärker ausgeprägt und werden dort schon bei der Geburt festgestellt. 5 von 9 männlichen Patienten starben innerhalb der ersten 5 Lebensmonate an den Folgen von Aspirationen und anderen Ursachen (ANDRÉ u. Mitarb. 1981, BREWSTER u. Mitarb. 1985). Besonders typisch ist hier die Verbiegung der langen Röhrenknochen, die sich aber im Laufe des 1. Lebensjahres (FITCH u. Mitarb. 1983) normalisierte. Die Fibula fehlt oder ist hochgradig verkürzt; die Mißbildungen der kurzen Röhrenknochen sind noch ausgeprägter als beim OPD I. Eine generalisierte Osteosklerose wurde beim Neugeborenen beobachtet, verschwindet aber im Verlauf der Jahre (KOZLOWSKI u. Mitarb. 1977). Beim weiblichen Geschlecht sind alle Befunde offenbar wenig ausgeprägt (BREWSTER u. Mitarb.).

Nosologische Stellung der OPD I und II

Offenbar werden beide Typen X-chromosomal dominant vererbt. Dabei können die Gene Allele oder identisch sein, aber in einem speziellen Genmilieu verschiedene Auswirkungen zeigen (FITCH u. Mitarb. 1983).
Die ausgeprägte klinisch-radiologische Überlappung des OPD-Syndroms I mit der ebenfalls X-chromosomal dominant vererbten frontometaphysären Dysplasie (s. S. 782) läßt die Eigenständigkeit der letzteren anzweifeln (SUPERTI-FURGA u. GIMELLI 1987). Differentialdiagnostisch müssen verschiedene „große Zehen- und Daumensyndrome" (KOZLOWSKI u. Mitarb. 1977) wie diejenigen von Rubinstein-Taybi, Cornelia de Lange, Juberg-Hayward, das Hand-Fuß-Genital-Syndrom, die Myositis ossificans progressiva sowie das Larsen-Syndrom in Betracht gezogen werden.

Literatur

André, M., J. Vigneron, F. Didier: Abnormal facies, cleft palate, and generalized dysostosis: A lethal X-linked syndrome. J. Pediat. 98 (1981) 747–752
Beluffi, G., U. E. Pazzaglia, P. Fiori, P. Pricca, A. K. Poznanski: La sindrome oto-palato-digitale (OPD). Studio clinico-radiologico. Radiol. Med. (Torino) 74 (1987) 176–184
Brewster, T. G., R. S. Lachman, D. C. Kushner, L. B. Holmes, R. J. Isler, D. L. Rimoin: Oto-palato-digital syndrome, type II – an x-linked skeletal dysplasia. Amer. J. med. Genet. 20 (1985) 249–254
Dudding, B., R. L. Gorlin, L. O. Langer: The oto-palato-digital (OPD) syndrome. Am. J. Dis. Child. 113 (1967) 214–221
Fitch, N., S. Jequier, R. Gorlin: The oto-palato-digital syndrome, proposed type II. Amer. J. med. Genet. 15 (1983) 655–664
Langer, L. O.: The roentgenographic features of the oto-palato-digital (OPD) syndrome. Amer. J. Roentgenol. 100 (1967) 63–70
Kozlowski, K., G. Turner, J. Scougall, J. Harrington: Oto-palato-digital syndrome with severe X-ray changes in two half brothers. Pediat. Radiol. 6 (1977) 97–102
Poznanski, A. K., R. I. Macpherson, R. J. Gorlin, S. M. Garn, J. M. Nagy, J. C. Gall, A. M. Stern, D. J. Dijkman: The hand in the oto-palato-digital syndrome. Ann. Radiol. 16 (1973) 203–209
Superti-Furga, A., F. Gimelli: Frontometaphyseal dysplasia and the oto-palato-digital syndrome. Dysmorphology and clinical genetics. Clin. Genet. 1 (1987) 2–5
Taybi, H.: Generalized skeletal dysplasia with multiple anomalies. Amer. J. Roentgenol. 88 (1962) 450–457

Larsen-Syndrom (LS) und andere Syndrome mit multiplen Luxationen

Nach der internationalen Nosologie erblicher Bindegewebserkrankungen (BEIGHTON u. Mitarb. 1988) wird das heterogene Larsen-Syndrom der Gruppe 5 („skeletal dysplasias with predominant joint laxity") zugeteilt, zusammen mit dem Desbuquois-Syndrom und der spondylometaphysären Dysplasie mit schlaffen Gelenken (s. S. 695). Der primäre Defekt des Larsen-Syndroms ist noch nicht bekannt.

Erbgang und Häufigkeit

Eine schwerere, autosomal rezessiv vererbte Form (McK 24560) wird von einer leichteren, autosomal dominanten (McK 15025) unterschieden und das von DESBUQUOIS u. Mitarb. (1966) sowie PIUSSAN u. Mitarb. (1975) beschriebene, mit ausgeprägtem Minderwuchs einhergehende autosomal rezessive Syndrom oft speziell aufgeführt. Letzteres wurde erst bei 9 Fällen beobachtet (GRISCHKE u. Mitarb. 1989, PAZZAGLIA u. Mitarb. 1988).
Die Häufigkeit des Larsen-Syndroms wird auf $<1/10^6$ geschätzt (WYNNE-DAVIES u. Mitarb. 1985).

Klinik

Im Vordergrund stehen die ausgesprochene Schlaffheit der Gelenke und Bänder und die daraus entstehenden Luxationen, wobei das konnatale Genu recurvatum mit Dorsalluxation des Femurs besonders häufig, aber nicht obligat ist (SAMUEL u. DAVIES 1981).
Der Minderwuchs ist bei der Geburt je nach Untergruppe geringgradig oder ausgeprägt, letzteres besonders bei der Form von DESBUQUOIS u. Mitarb. (1966) und von PIUSSAN u. Mitarb. (1975). Die Erwachsenengröße liegt nach MAROTEAUX (1982) um 120 cm, bei der dominanten Form um 152 cm (CHEN u. Mitarb. 1982).
Fakultativ, z. T. mit der Bindegewebserkrankung wohl in direktem Zusammenhang stehend sind folgende Befunde: Gaumenspalten (30% b. F.), oft mit den dabei häufigen Schalleitungsstörungen, die aber auch durch Fehlfunktion der Gelenke der Gehörknöchelchen erklärt werden können (STANLEY u. Mitarb. 1988), Herzfehler (z. T. ähnlich wie beim Marfan-Syndrom, Klappenprolaps und -insuffizienz, ASD, VSD, PDA, KIEL u. Mitarb. 1983), Klumpfuß, Pes varus und valgus und andere Mißbildungen (STANLEY u. SEYMOUR 1985). Die Instabilität der Zervikal-, aber auch der übrigen Wirbelsäule kann zu bedrohlichen neurologischen Ausfällen führen und muß systematisch gesucht werden (BELLON u. FILIPE 1987, MIZ u. ENGLER 1987, LEFORT u. Mitarb. 1983, HOUSTON u. Mitarb. 1981).

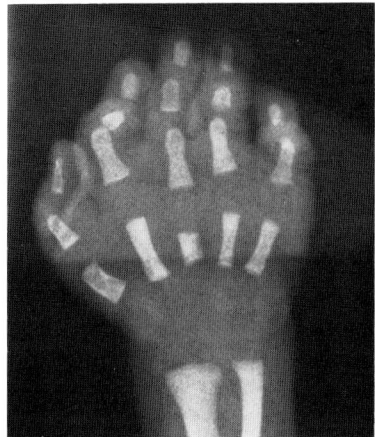

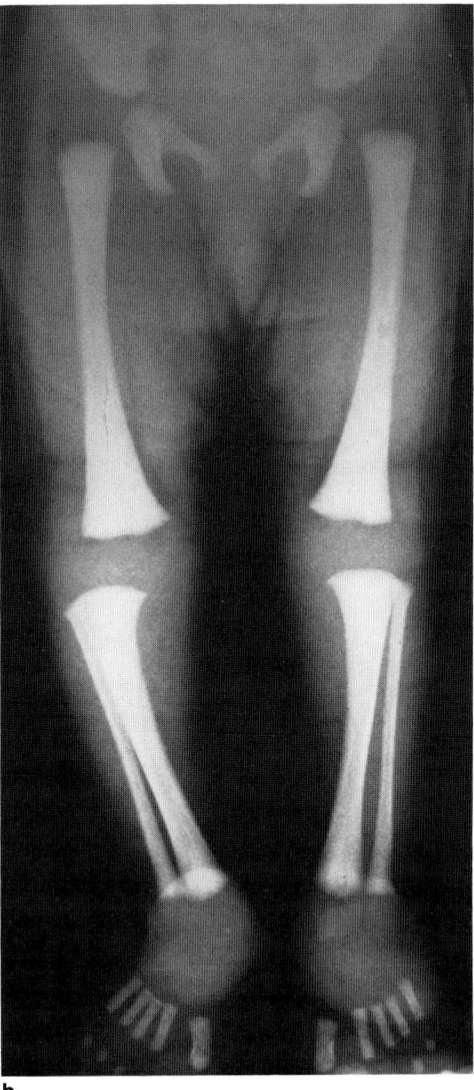

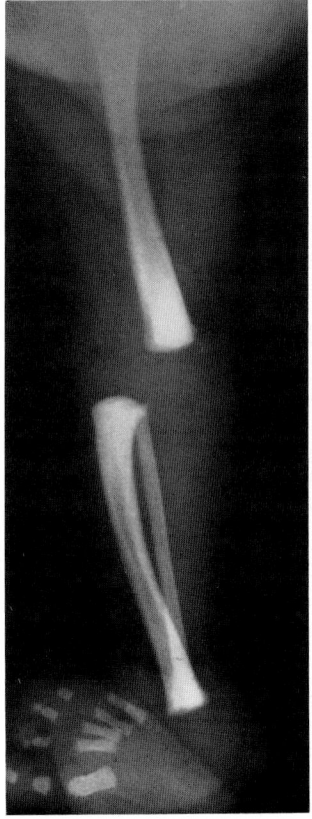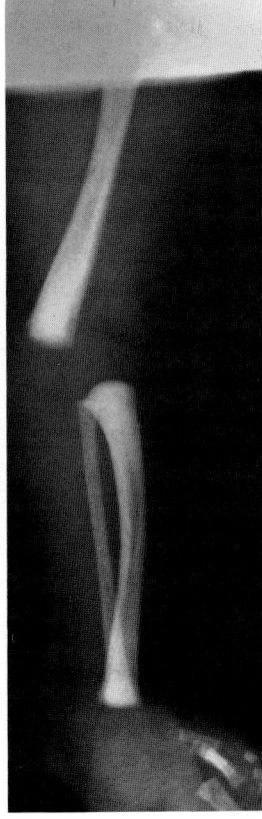

Abb. 57 a–c Larsen-Syndrom, ♀, 1 Tag alt. Negative Familienanamnese. 42. SSW, 2,4 kg, 42 cm. Mit 13 Jahren 124 cm lang (−4,8 SD). Nr. 124 844
a Rechte Hand. Rechteckige, verkürzte Mittelhandknochen, besonders Metakarpale III. Achsenabweichung einzelner Phalangen. Symmetrischer Befund
b u. **c** Dorsalluxation beider Femora, Klumpfüße

Eine Tracheomalazie kann zur neonatalen Atemnot führen (GRUNDFAST u. Mitarb. 1981): Ob die sog. letale Form des Larsen-Syndroms (CHEN u. Mitarb. 1982, CLAYTON-SMITH u. DONNAI 1987) ebenfalls zur klassischen Form gehört, ist fraglich.

Radiologie (Abb. 57 u. 58)

Radiologische Schwerpunkte: multiple Luxation der großen Gelenke (meist symmetrisch), besonders Ventralluxation der Tibia mit altersabhängigen Hand- und Fußskelettabnormitäten.

Neben den schon bei der Geburt vorliegenden Luxationen (Knie!) und Extremitätenfehlstellungen sind vor allem die später erkennbaren Veränderungen an Hand und Fuß charakteristisch. Die Phalangen sind distal etwas breit, die Endglieder und Metakarpalia verkürzt. Das Patternprofil ist relativ charakteristisch (POZNANSKI 1984). Beim älteren Kind sind die in Überzahl vorhandenen Handwurzelknochen abnorm in Form und Anordnung. Das Knochenalter kann retardiert sein. Alle diese Befunde sind jedoch nicht obligat (POZNANSKI).

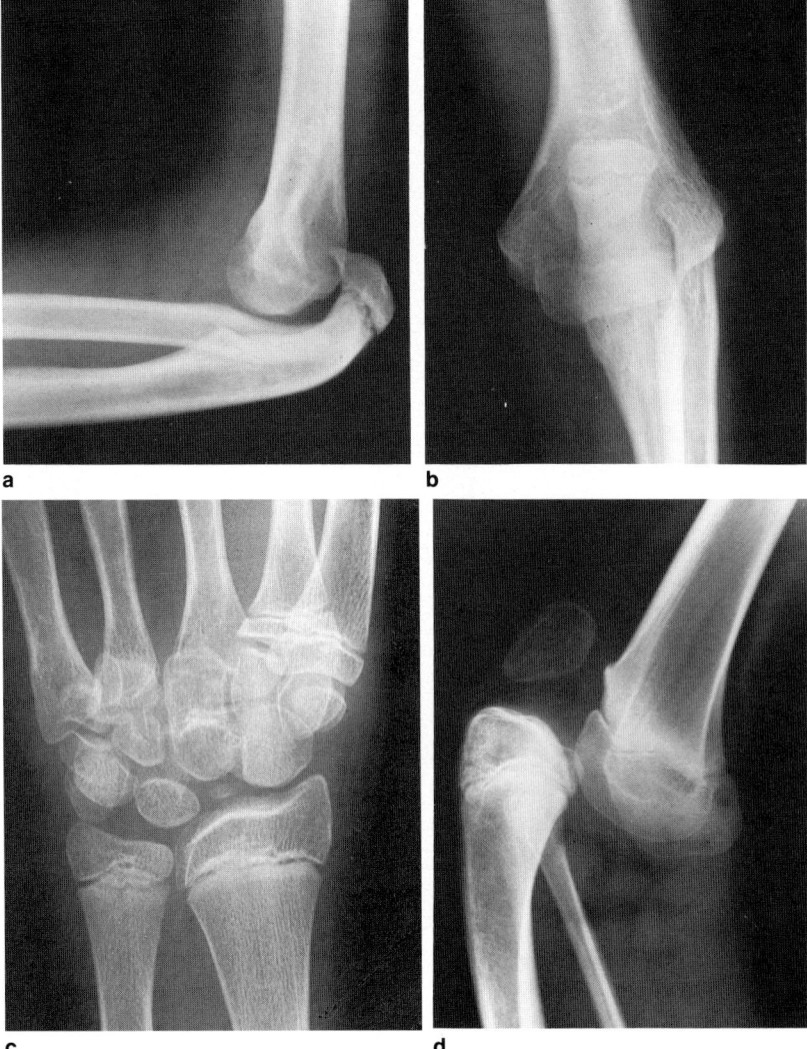

Abb. 58 a–d
Larsen-Syndrom, ♀, 13 Jahre
a u. b Luxation des Ellenbogens
c Linke Handwurzel: Vermehrung der Handwurzelknochen, die in ihrer Form nur teilweise zu identifizieren sind
d Dorsalluxation des Femurs
(aus *M. Galanski, A. Statz:* Fortschr. Röntgenstr. 128 [1978] 534)

Am Fuß sind zwei separate Ossifikationszentren des Kalkaneus der häufigste und typischste Befund, der aber wegen Fusion dieser Zentren im Verlauf der 1. Lebensdekade später nicht mehr erkennbar ist. Die übrigen Normabweichungen neben Klump-, Valgus- und Varusdeformität sowie weiteren Mißbildungen (STANLEY u. SEYMOUR 1985) entsprechen denjenigen der Hände.

An der Wirbelsäule ist die durch die lockeren Bänder bedingte Instabilität im Zervikalbereich (C 1, C 2 etc.) klinisch besonders bedeutungsvoll (LEFORT u. Mitarb. 1983, BELLON u. FILIPE 1987, MIZ u. ENGLER 1987, HOUSTON u. Mitarb. 1981). Ferner werden dysraphische Störungen und hypoplastische Wirbelkörper, vorwiegend im Halsgebiet, Skoliosen im Thorakal- und Lumbalbereich sowie daselbst auch dysraphische Störungen und Spondylolyse (BOWEN u. Mitarb. 1985) beobachtet.

Die Deformierung der Epiphysen ist durch Fehlbelastung der luxierten oder subluxierten Gelenkflächen verursacht.

Die durch ausgeprägten Zwergwuchs charakterisierte autosomal rezessive Form von DESBUQUOIS u. Mitarb. (1966) zeigt eine generalisierte Osteoporose, die Finger Achsenabweichungen sowie zusätzliche Anomalien an Metakarpalia und Phalangen, vorauseilendes Knochenalter, Skoliose, ein horizontales Azetabulardach und einen zugespitzten Trochanter minor (MAROTEAUX 1982), der sonographisch bei einer Risikoschwangerschaft in der 24. SSW erkannt wurde (GRISCHKE u. Mitarb. 1989).

Radiologische Diagnose und Differentialdiagnose

Die Diagnose des Larsen-Syndroms beruht vor allem auf klinischen Befunden. Diese werden radiologisch z. T. bestätigt und präzisiert, helfen aber wegen den z. T. typischen Skelettveränderungen zur Abgrenzung gegenüber anderen Syndromen und Dysplasien mit multiplen Luxationen. Dazu gehört eine Gruppe von vererbten Bindegewebserkrankungen, die klinisch weniger eindrücklich sind als das Larsen-Syndrom, bei denen aber ebenfalls häufig Luxationen auftreten: das Ehlers-Danlos-Syndrom VII (EDS VII, Arthrochalasis multiplex, autosomal dominant vererbt), das Syndrom mit familiär unstabilen Gelenken (HORTON u. Mitarb. 1980, EDS XI, autosomal dominant), das EDS III (Literatur siehe HORTON u. Mitarb., MAROTEAUX u. Mitarb. 1986).

Auch beim otopalatodigitalen Syndrom (s. S. 651) werden bisweilen Luxationen von Radiusköpfchen und der Hüfte beobachtet. Zudem besteht eine gewisse Ähnlichkeit zum Patternprofil des Larsen-Syndroms (POZNANSKI 1984).

Die spondyloepi-/metaphysäre Dysplasie mit schlaffen Gelenken kann ebenfalls zu Luxationen führen (s. S. 696).

Bei der Arthrogrypose imponiert neben der Muskelatrophie vor allem auch die Starrheit der Gelenke (HOUSTON u. Mitarb. 1981). Endlich werden bilaterale Genua recurvata als isolierte Abnormität offenbar gar nicht so selten angetroffen (DUNGY u. LEUPP 1984), evtl. auch im Zusammenhang mit abnormer Lage im Uterus, Oligohydramnion, neurologischen Störungen und chromosomalen Aberrationen.

Angeborene Hüftgelenksluxationen gehören endlich zum Symptomenkomplex der Gerodermia osteodysplastica congenita (s. S. 743).

Literatur

Anderson, C. E., M. E. Bocian, A. P. Walker, R. Lachman, D. L. Rimoin: A syndrome of short stature, joint laxity and developmental delay. Clin. Genet. 22 (1982) 40–46
Beighton, P., A. Depaepe, D. Danks et al.: International nosology of heritable disorders of connective-tissue, Berlin 1986. Amer. J. med. Genet. 29 (1988) 581–594
Bellon, J. M., B. Filipe: Problèmes rachidiens rencontrés au cours du syndrome de Larsen. A propos de 3 cas. Rev. chir. Orthop. 73 (1987) 57–62
Bowen, J. R., K. Ortega, S. Ray, G. D. MacEwen: Spinal deformities in Larsen's syndrome. Clin. Orthop. 197 (1985) 159–163
Chen, H., Chang-Ho-Chang, E. Perrin, J. Perrin: A lethal Larsen-like multiple joint dislocation syndrome. Amer. J. med. Genet. 13 (1982) 149–161
Clayton-Smith, J., D. Donnai: A further patient with the letal type of Larsen syndrome. J. med. Genet. 25 (1987) 499–500
Desbuquois, G., B. Grenier, J. Michel, C. Rossignol: Nanisme chondrodystrophique avec ossification anarchique et polymalformations chez deux sœurs. Arch. fr. Pédiat. 23 (1966) 573–587
Dungy, C. I., M. Leupp: Congenital hyperextension of the knees in twins. Clin. Pediat. 23 (1984) 169–172
Fauré, C., J. P. Lascaux, J. P. Montagne: Le syndrome de Larsen. Ann. Radiol. 19 (1976) 629–636
Galanksi, M., A. Statz: Radiologische Befunde beim Larsen-Syndrom. Fortschr. Röntgenstr. 128 (1978) 534–537
Grischke, E. M., J. Tröger, T. Schroeder-Kurth, W. Schmidt: Pränatale sonographische Diagnose eines Falles von ossärer Dysplasie Desbuquois. Z. Geburtsh. u. Perinat. 193 (1989) 195–197
Grundfast, K. M., A. Mumtaz, R. Kanter, M. Pollack: Tracheomalacia in an infant with multiplex congenita (Larsen's) syndrome. Ann. otol. rhinol. Laryngol. 90 (1981) 303–306
Horton, W. A., D. L. Collins, A. A. DeSmet, J. A. Kennedy, R. N. Schimke: Familial joint instability syndrome. Amer. J. med. Genet. 6 (1980) 221–228
Houston, C. S., M. H. Reed, J. E. L. Desautels: Separating Larsen Syndrome from the "Arthrogryposis basket". J. Ass. Canad. Rad. 32 (1981) 206–214
Kiel, E. A., J. L. Frias, B. E. Victorica: Cardiovascular manifestations in the Larsen syndrome. Pediatrics 71 (1983) 942–946
Larsen, L. J., E. R. Schottstaedt, F. C. Bost: Multiple congenital dislocations associated with characteristic facial abnormality. J. Pediat. 37 (1950) 574–581
Lefort, G., H. Mourad, G. de Niscault, S., Daoud: Dislocation du rachis cervical supérieur dans le syndrome de Larsen. Chir. Pédiatr. 24 (1983) 211–212
Maroteaux, P.: Les maladies osseuses de l'enfant. Flammarion Médecine-Sciences, Paris 1982
Maroteaux, P., J. Frezal, L. Cohen-Solal: The differential symptomatology of errors of collagen metabolism: a tentative classification. Amer. J. med. Genet. 24 (1986) 219–230
Micheli, L. J., J. E. Hall, H. G. Watts: Spinal instability in Larsen's syndrome. Report of three cases. J. Bone Jt. Surg. 58 A (1976) 562–565
Miz, G. S., G. L. Engler: Atlanto-axial subluxation in Larsen's syndrome. A case report. Spine 12 (1987): 411–412
Pazzaglia, U. E., L. Pedrotti, G. Beluffi, L. Ceciliani: Chondrodystrophic dwarfism and multiple malformations in two sisters. Pediat. Radiol. 19 (1988) 41–44
Piussan, C., P. Maroteaux, I. Castroviejo, B. Risbourt: Dysplasie osseuse avec nanisme et altérations squelettiques diffuses. Arch. fr. Pédiat. 32 (1975) 541–550
Poznanski, A. K.: The Hand in Radiologic Diagnosis. Saunders, Philadelphia 1984
Renault, F., M. Arthuis, M. O. Rethore, J. Lafourcade: Le syndrome de Larsen. Aspects cliniques et génétiques. Arch. fr. Pédiat. 39 (1982) 35–38
Samuel, A. W., D. R. A. Davies: The Larsen syndrome with multiple congenital dislocations and a normal facies. Internat. Orthop. 5 (1981) 229–232
Silverman, F. N.: Larsen's syndrome: congenital dislocation of the knees and other joints, distinctive facies, and frequently, cleft palate. Ann. Radiol. 15 (1972) 297–328
Stanley, C. S., J. W. Thelin, J. H. Miles: Mixed hearing loss in Larsen syndrome. Clin. Genet. 33 (1988) 395–398
Stanley, D., N. Seymour: The Larsen syndrome occurring in four generations of one family. Internat. Orthop. 8 (1985) 267–272
Wynne-Davies, R., C. M. Hall, A. G. Apley: Atlas of Skeletal Dysplasias. Churchill Livingstone, Edinburgh 1985

Opsimodysplasie McK 25848

Synonym: Opsismosdysplasie

Die von MAROTEAUX u. Mitarb. 1982 beschriebene, sehr seltene, vermutlich autosomal rezessiv vererbte Dysplasie ist schon bei der Geburt erkennbar. Sie gehört zur weiteren „Familie" der kurzgliedrigen Zwergwuchsformen mit Platyspondylie und kurzen Rippen. Der Rückstand im Knochenalter führt zur Bezeichnung Opsimodysplasie (οψιμος = spät).

Klinik

Es stehen der rhizomele Minderwuchs (<3%) mit kurzen Händen und Füßen sowie die Dysmorphie des Gesichts mit eingesunkener Nasenwurzel, aufgeworfenen Nasenlöchern und einem zu hohen Philtrum im Vordergrund. Der zu schmale Thorax und die auffällige allgemeine Hypotonie bedingen die häufigen Infekte der Atemwege, die in 4 von 5 Fällen zum Tode vor dem 5. Lebensjahr führten (MAROTEAUX u. Mitarb. 1984).

Radiologie (Abb. 59 u. 60)

Die extrem kurzen, an ihren Enden z. T. becherförmigen oder unregelmäßig strukturierten Röhren-

656 Konstitutionell-genetische Skeletterkrankungen

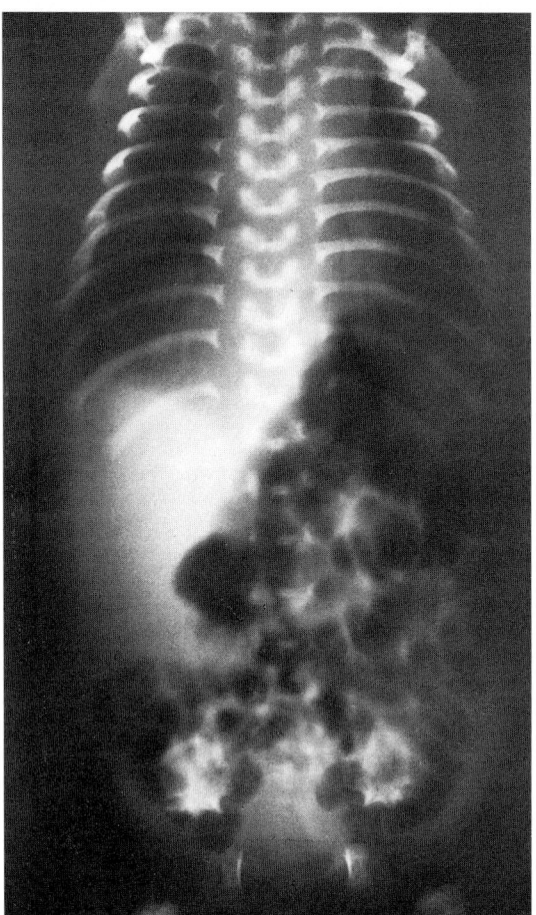
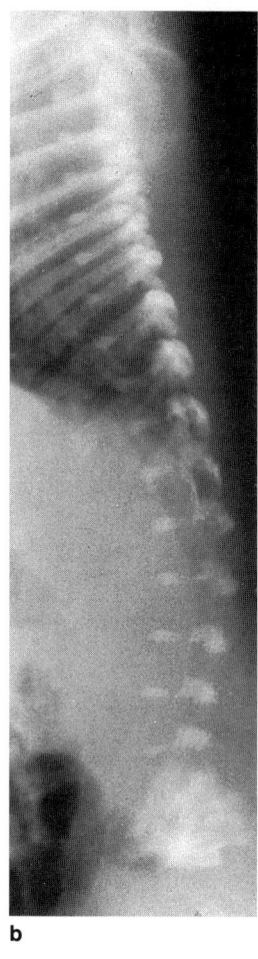

Abb. **59a u. b** Opsimodysplasie, ♂, am Termin Neugeborenes, 43,5 cm lang
a Rumpf
b Thorakolumbalwirbelsäule seitlich. Platyspondylie. Quadratisches Darmbein mit dreizackigem Azetabulardach. Sitz- und Schambein unvollständig ossifiziert

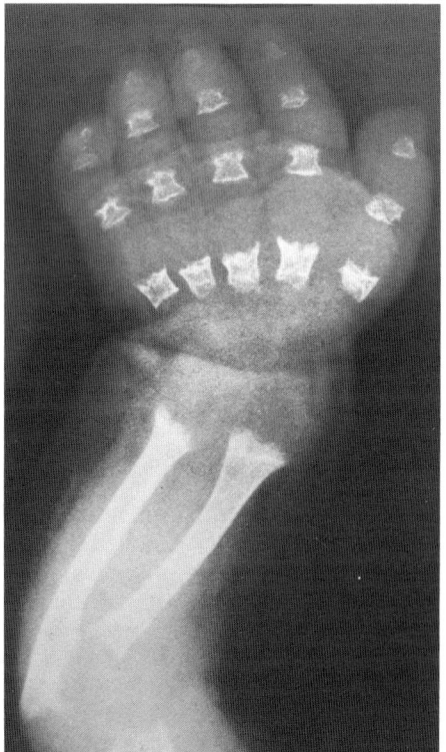

knochen an Hand und Fuß sind besonders charakteristisch. Auch die übrigen Röhrenknochen sind massiv verkürzt und metaphysär verbreitert und unregelmäßig strukturiert. Die Wirbelkörper sind hochgradig abgeflacht oder bei der Geburt überhaupt noch nicht ossifiziert. Das horizontale, dreizackige Azetabulada entspricht etwa dem Typ 6, s. S. 583, des Ellis-van-Creveld-Syndroms; das Schambein ossifiziert verspätet. Es besteht ein allgemeiner Rückstand des Knochenalters (s. oben).

Diagnose und Differentialdiagnose

Klinik sowie die hochgradige Verkürzung und Konfiguration der Röhrenknochen von Hand und Fuß zusammen mit der Platyspondylie grenzen die Opsimodysplasie von den übrigen, meist früh letalen vergleichbaren Krankheitsbildern ab. Eine gewisse Ähnlichkeit besteht zur thanatophoren Dys-

Abb. **60** Opsimodysplasie, ♂, am Termin geboren, 45 cm lang, 3½ Monate alt. Hand und Vorderarm: lange Röhrenknochen, besonders Radius zu kurz. Metaphysärer Abschluß aufgelockert. Brachymetakarpie mit distaler Becherung. Hochgradige Brachyphalangie. Fehlen von Handwurzelknochen. (Abb. **59** entspricht Fall 3, Abb. **60** Fall 1 von *Maroteaux* u. Mitarb. 1984; unveröffentlichte Aufnahmen)

plasie, wo aber die Verkürzung der Rippen aus den verbogenen Röhrenknochen ausgeprägter und die Form der Wirbelkörper verschieden sind. Bei der Achondrogenese sowie Hypochondrogenese stehen Minderwuchs und Ossifikationsrückstand noch mehr im Vordergrund.

Literatur

Maroteaux, P., V. Stanescu, R. Stanescu: Four recently described osteochondrodysplasias. Prog. clin. biol. Res. 104 (1982) 345–350

Maroteaux, P., V. Stanescu, R. Stanescu, B. Le Marec, C. Moraine, H. Lejarraga: Opsismodysplasia: A new type of chondrodysplasia with predominant involvement of the bones of the hand and the vertebrae. Amer. J. med. Genet. 19 (1984) 171–182

Wachstums- und Entwicklungsstörungen von Röhrenknochen und/oder der Wirbelsäule

B) Im späteren Leben manifest

Hypochondroplasie McK 14600

Synonyme: Chondrohypoplasie, Chondrohypodysplasie.

Vereinzelte Beobachtungen von mikromelem Minderwuchs, die nicht in den Rahmen der klassischen Achondroplasie hineinpassen, wurden seit RAVENNA (1913) und LÉRI (1924) mit diesem Sammelbegriff belegt. Die meisten dieser Fälle lassen sich heute, soweit sie überhaupt ausreichend dokumentiert sind, mühelos den verschiedenen seither bekanntgewordenen Dysplasien und Stoffwechselstörungen zuordnen. Ein kleine, radiologisch weitgehend homogene Restgruppe (LAMY u. MAROTEAUX 1960, KOZLOWSKI u. ZYCHOWICZ 1964) wird auch heute noch mit diesem Namen bezeichnet.

Erbgang

Autosomal dominant. Sporadische Fälle sind signifikant mit einem erhöhten Durchschnittsalter des Vaters verbunden (Mittel 34,5 Jahre, MAROTEAUX u. FALZON 1988).

Klinik

Die klinische Diagnose einer Hypochondroplasie wird bei einer Mikromelie vermutet, die weniger ausgeprägt ist als bei der Achondroplasie, wo aber verschiedene zusätzliche Befunde (etwa zu großer Schädel, Lendenlordose, gedrungene Hände, unvollständige Streckung der Ellenbeugegelenke) an diese Möglichkeit denken lassen.

Die Diagnose wurde bereits pränatal in der 22. Schwangerschaftswoche bei einem Risikopatienten aufgrund der verkürzten Femurlänge sonographisch gestellt (STOLL u. Mitarb. 1985), bei 6 von 38 Fällen (16%) in der Neugeborenenperiode, bei der Mehrzahl jedoch erst zwischen 1 Monat und 5 Jahren (MAROTEAUX u. FALZON 1988). Die

Abb. 61a u. b Hypochondroplasie, Hände
a ♂, Nr. 75 931, 9 Monate alt
b ♀, Nr. 131 720, 13½ Jahre alt, 133 cm lang. Kurze, etwas gedrungene Röhrenknochen, trompetenförmige Auftreibung der Radius- und Ulnametaphyse in **a**

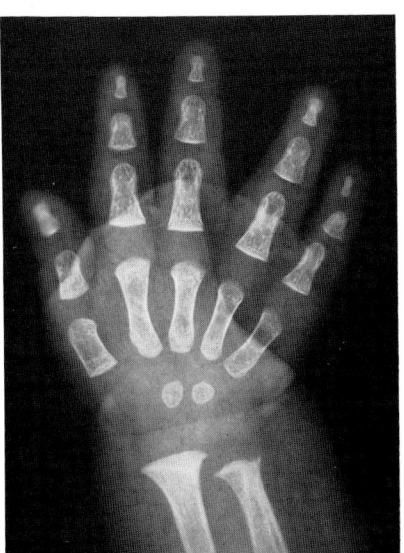

a

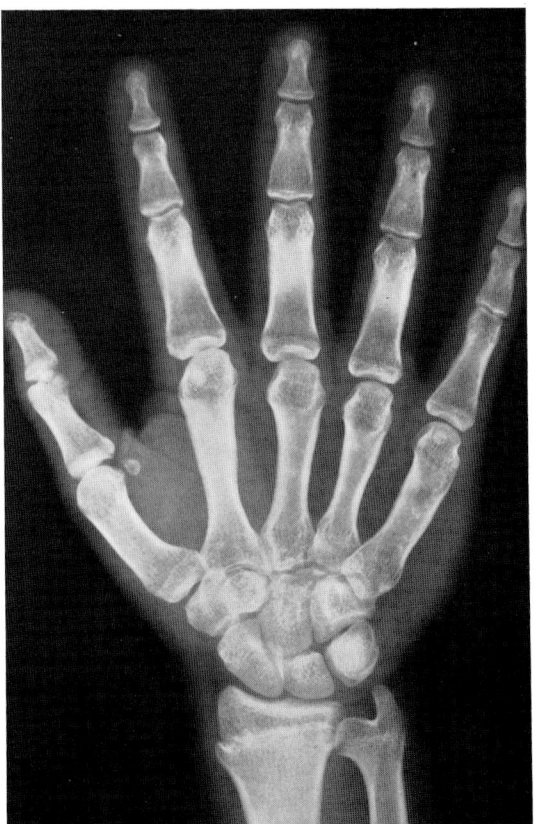

b

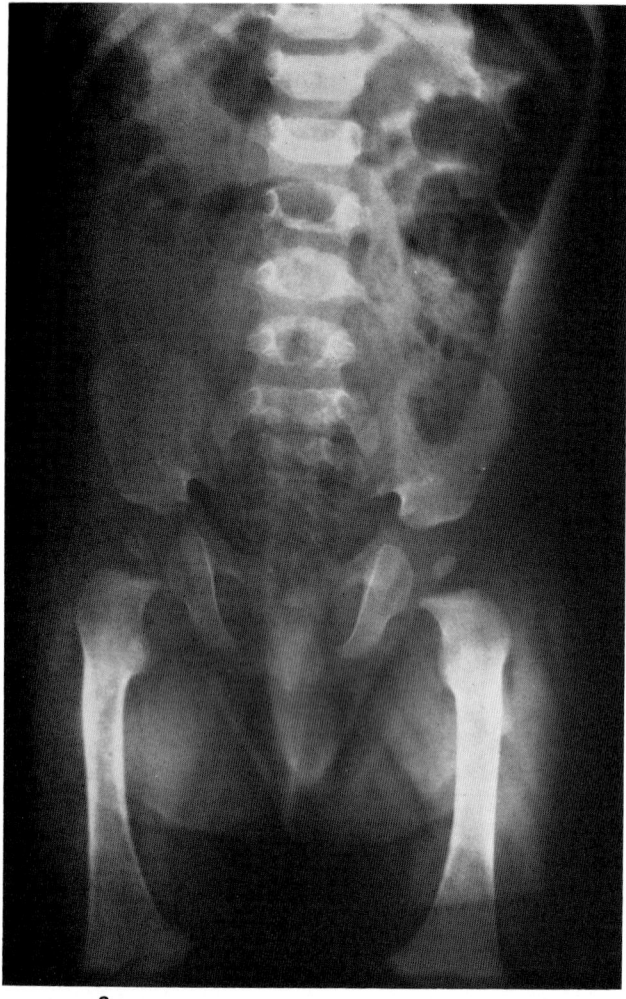

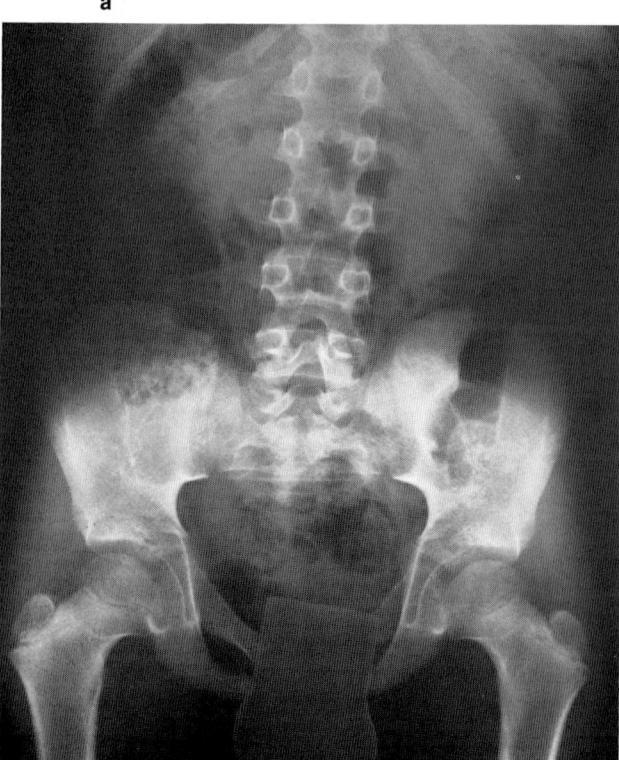

Wachstumskurven der Hypochondroplasie überschneiden sich mit denjenigen der Achondroplasie, wobei bei letzterer die Werte jedoch allgemein tiefer liegen (WYNNE-DAVIES u. Mitarb. 1981). Die Geburtslänge liegt bei Knaben (19 Fälle) bei 48,34 ± 2,1 cm, bei Mädchen (19 Fällen) bei 48,15 ± 1,7 cm. Die entsprechenden Erwachsenenmaße betragen 146,08 ± 4,98 cm, resp. 137,6 ± 6,28 cm. Der Kopfumfang ist in 75% der Fälle vergrößert (MAROTEAUX u. FALZON 1988).

Röntgenbefunde (Abb. 61–63)

Schwerpunkt: Mikromelie, gleichbleibende oder nach kaudal abnehmende Bogenwurzelabstände L1/L5.

Die generalisierte Verkürzung der Röhrenknochen ist leicht rhizomel akzentuiert, wobei die langen Röhrenknochen eine diskrete pilzförmige metaphysäre Verbreiterung aufweisen, die Diaphysen etwas stämmig erscheinen, was auch an den kurzen Röhrenknochen beobachtet wird. Die relative Verlängerung der Fibula kann zu einer Varusdeformität mit Schrägstellung des distalen Sprunggelenkes führen. Der Bogenwurzelindex (Abstand der Bogenwurzeln L1: Bogenwurzeln L4, s. auch S. 613) liegt in 83% der Fälle zwischen 1,09 und 0,9 und in 17% der Fälle zwischen 1,79 und 1,1 (WYNNE-DAVIES u. Mitarb. 1981). Die Hinterwand der Lumbalwirbelkörper ist oft konkav ausgefräst, der Sagittaldurchmesser des Wirbelkanals ebenfalls verschmälert. Im Gegensatz zur Achondroplasie sind ernsthafte neurologische Störungen jedoch nicht bekannt (WYNNE-DAVIES u. Mitarb.). Besonders beim jüngeren Patienten sind die Darmbeinschaufeln relativ kurz und rechteckig.

Radiologische Diagnose und Differentialdiagnose

Neben der Kurzgliedrigkeit sind es die erwähnten Röntgenbefunde, die die Diagnose ermöglichen. Aber selbst die „obligat" über 0,9 liegenden Bogenwurzelindices können im völlig normalen Bereich liegen (MAROTEAUX u. FALZON 1988). Bisweilen ist die Abgrenzung einer wenig ausgeprägten Achondroplasie von einer ausgeprägten Hypochondroplasie schwierig und offenbar nur aufgrund der Gesichtskonfiguration möglich (OBERKLAID u. Mitarb. 1979, WYNNE-DAVIES u. Mitarb. 1981, MAROTEAUX u. FALZON 1988).

Abb. 62 a–d
Hypochondroplasie, Wirbelsäule und Becken
a Wie Abb. 61 a, 9 Monate alt. Kurze Femora. Bogenwurzelabstand L1–L5 abnehmend. Incisura ischiadica major klein (Lordose)
b ♂, 128 941, 11 4/12 Jahre alt, 112,4 cm lang. Wie **a**, dazu quadratische, kurze Darmbeinschaufeln. Der Bogenwurzelindex L1/L4 beträgt in **a** 1,1, in **b** 1,0: Die Werte L1/L5 jedoch betragen 1,3!

Abb. 62c u. d
c Wie **b**. Dorsalexkavation der Lumbalwirbelkörper, deutlich verminderter Sagittaldurchmesser des Wirbelkanals
d Wie Abb. 61 b. Leichte Keildeformität L3 mit Lendenkyphose

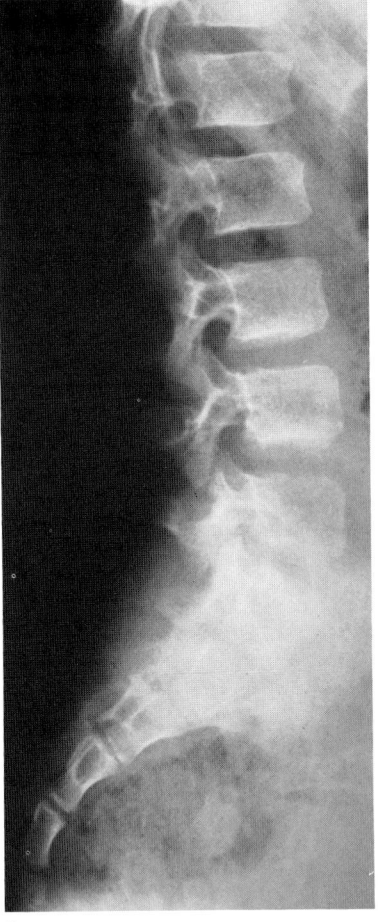
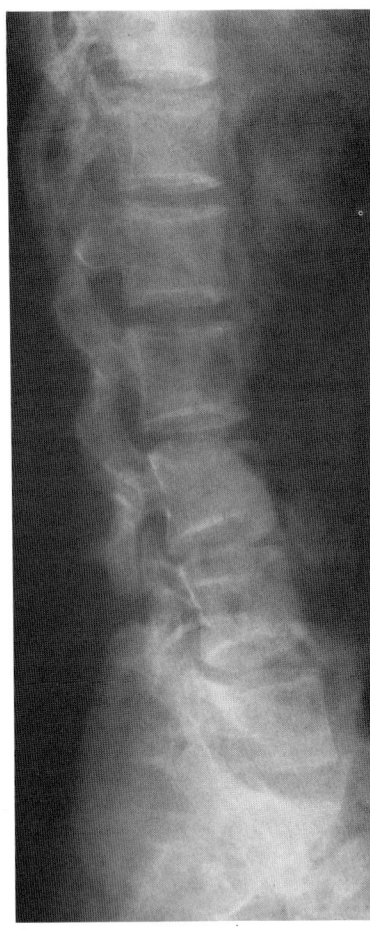

c d

Trotz vieler Ähnlichkeiten entsprechen den beiden Dysplasien verschiedene Mutationen.

Eine autosomal rezessive, der Hypochondroplasie ähnliche Dysplasie mit markanterem Kleinwuchs schon bei der Geburt und normaler Wirbelsäule wurde von DESCH u. HORTON (1985) beschrieben.

Literatur

Desch, L. W., W. A. Horton: An autosomal recessive bone dysplasia syndrome resembling hypochondroplasia. Pediatrics 75 (1985) 786–789
Hall, B. D., J. Spranger: Hypochondroplasia: Clinical and Radiological Aspects in 39 cases. Radiology 133 (1979) 95–100
Kozlowski, K., C. Zychowics: Hypochondroplasie. Fortschr. Röntgenstr. 100 (1964) 529–535
Lamy, M., P. Maroteaux: Les chondrodystrophies génotypiques. Expansion Scientifique Française, Paris 1960
Maroteaux, P., P. Falzon: Hypochondroplasie. Revue de 80 cas. Arch. fr. Pédiatr. 45 (1988) 105–109
Oberklaid, F., D. M. Danks, F. Jensen, L. Stace, S. Rosshandler: Achondroplasia and hypochondroplasia (Comments on frequency, mutation rate, and radiological features in skull and spine). J. med. Genetics 16 (1979) 140–146
Stoll, C., P. Manini, J. Bloch, M.-P. Roth: Prenatal diagnosis of hypochondroplasia. Prenat. Diagn. 5 (1985) 423–426
Walker, B. A., J. L. Murdoch, V. A. McKusick, L. O. Langer, R. K. Beals: Hypochondroplasia. Amer. J. dis. Child. 122 (1971) 95–104
Wynne-Davies, R., W. K. Walsh, J. Gormeley: Achondroplasia and hypochondroplasia. J. Bone J. Surg. 63 (1981) 508–515

Dyschondrosteose McK 12730

Synonym: Léri-Weillsche Krankheit.

Erbgang

Autosomal dominant, jedoch mit nur ca. 50% Penetranz und stärkerer Expressivität beim weiblichen Geschlecht. Homozygote Form? Langer-Syndrom? (s. unten).

Häufigkeit: mindestens $3/10^6$ nach Indexfällen resp. $7/10^6$ einschließlich der betroffenen Verwandten (WYNNE-DAVIES u. Mitarb. 1985). Wahrscheinlich häufiger, weil wegen fehlender klinischer Symptome undiagnostiziert.

Klinik

Bei Familienuntersuchungen (MOREL-PESCAROLO 1964, DAWE u. Mitarb. 1982) wurden diskrete Röntgenbefunde bereits mit 9 Monaten, ein Minderwuchs mit 20 Monaten beobachtet. Im allgemeinen wird die Diagnose frühestens mit 7–8 Jahren, meist erst in der Pubertät gestellt, wobei der mesomele Minderwuchs und die symmetrischen Vorderarmdeformitäten (s. unten) mit dorsaler Subluxation der distalen Ulna im Vordergrund stehen. Nur gelegentlich Funktionseinschränkungen

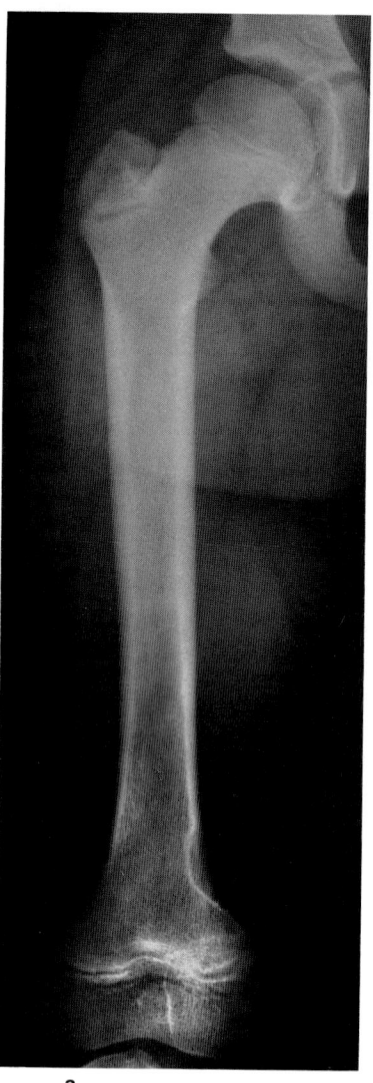 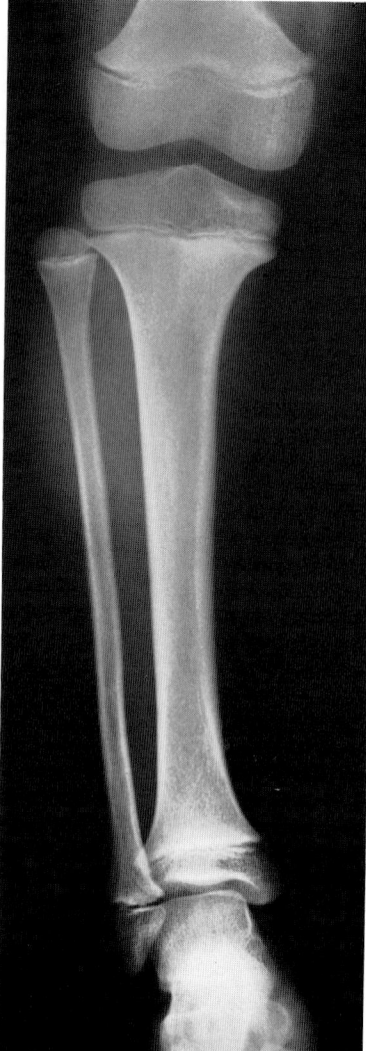 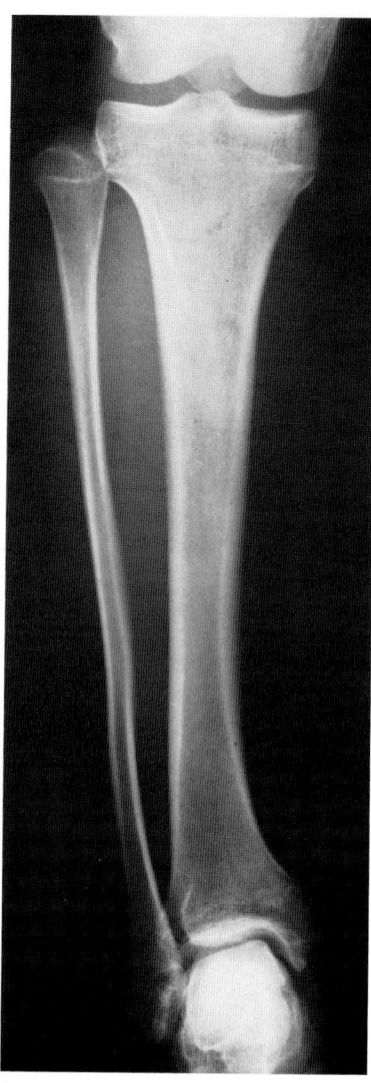

Abb. 63 a–d Hypochondroplasie
a Wie Abb. **61 a**, jetzt 11 Jahre alt. Stämmige Diaphysen, pilzförmig ausladende Femurmetaphyse, Kortikalisdefekt
b Wie **a**, verlängerte Fibula
c Wie Abb. **61 b** u. **62 d**. Verlängerte Fibula mit Varusstellung des Talus

im Ellenbogen und Handgelenk, evtl. mit Schmerzen verbunden. Die Erwachsenenlänge für Frauen beträgt ca. 140 cm, für Männer 150 cm (MOREL-PESCAROLO), kann aber noch normal sein (DAWE u. Mitarb.).

Radiologie (Abb. 64)

Schwerpunkte: Mesomelie mit typischer Madelungscher Deformität.
Lokalbefunde: *Madelungsche Deformität* des Vorderarms mit folgenden radiologischen Kriterien (nach DANNENBERG u. Mitarb. 1939, LANGER 1965, FELMAN u. KIRKPATRICK 1969): doppelte, besonders distal ausgeprägte Inkurvation des verkürzten Radius mit Konvexität vor allem nach lateral, aber auch dorsal und entsprechender Verbreiterung des interossären Raumes sowie häufigem „flossenartigem" (LÉRI u. WEILL 1929) Hervortreten der Crista interossea radii. Durch vorzeitigen Verschluß der ulnaren Hälfte der distalen Radiusepiphysenfuge wird die Radiusepiphyse dreieckig deformiert, die zugehörige Gelenkfläche nach ulnar abgedreht. Unmittelbar proximal der Zone der vorzeitigen Synostose ist die Radiusmetaphyse vermehrt strahlendurchlässig, zeitweise auch mit exostoseähnlichen Vorsprüngen ausgestattet. Die distale Ulna ist nach dorsal luxiert oder subluxiert. Die Handwurzel wird durch den Keil der Gelenkflächen von Ulna und Radius dreieckig deformiert („Pyramidalisierung", BENNECKE 1904), wobei das Lunatum in die Spitze des Keils zu liegen kommt.

Osteochondrodysplasien

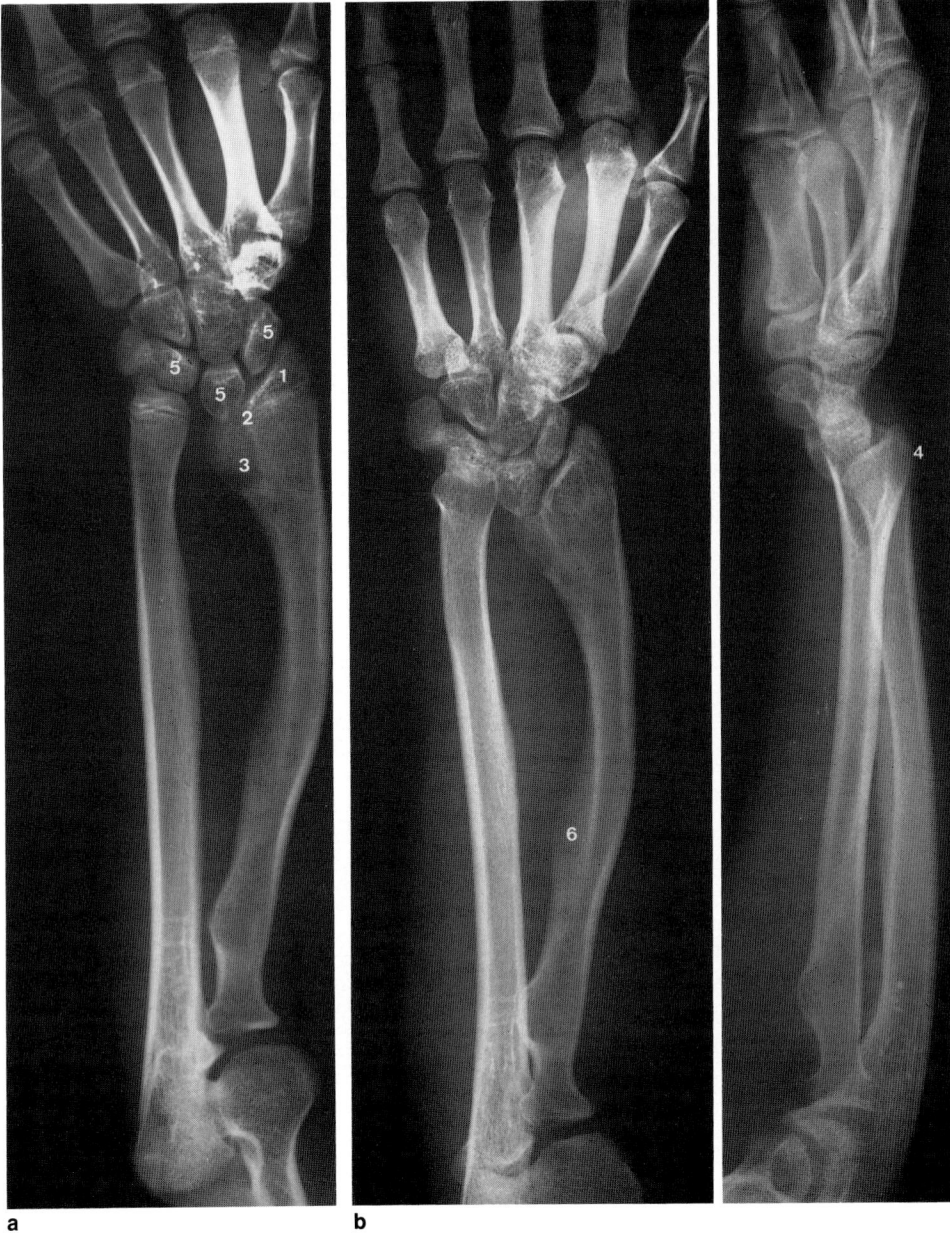

Wenig ausgeprägte oder inkonstante Skelettveränderungen sind Varusstellung des Humeruskopfes, zu weit distales Ansetzen der medialen „Taille", der proximalen Tibiametaphyse, manchmal mit eigentlichen Exostosen daselbst (KOCH 1983). Die meist symmetrischen Befunde (Ausnahme s. KOCH) besonders am Vorderarm können jedoch von fast normal bis zur klassischen Deformität variieren (DAWE u. Mitarb. 1982). Die Veränderungen der unteren Extremitäten sind viel weniger ausgeprägt, wobei die Fibula sowohl zu kurz (2/13) als auch zu lang (4/13) im Verhältnis zur Tibia sein kann (DAWE u. Mitarb.). Diese tibiofibulare Disproportion kann zur Tibia vara führen (DAWE u. Mitarb.).

Abb. **64 a–e** Dyschondrosteose, Nr. 67 840: Tochter
a mit 14 Jahren, 139,5 cm (≤P3), **b–d** mit 20 Jahren,
e Vater von **a**, 162 cm
a, b, e Vorderarme. Typische Madelungsche Deformität mit folgenden auffälligen Veränderungen von Radius und Ulna: S-förmige Verbiegung und Verkürzung des Radius gegenüber der Ulna, Abwinkelung der distalen Gelenkfläche ulnarwärts, mit dreieckiger Epiphyse (1), die medial vorzeitig mit der Metaphyse verwächst (2), metaphysäre Aufhellungszone (3). Dorsalluxation der distalen Ulna (4) und V-förmige Abwinkelung der proximalen Reihe der Handwurzelknochen (5). „Flossenartige" Crista interossea (6). Beim Vater sind diese Veränderungen erwartungsgemäß weniger ausgeprägt.
c Varusstellung des Humeruskopfes
d Kurze, plumpe Tibia mit medialer Konsole an der proximalen Tibiametaphyse   Abb. **64 c–e** ▶

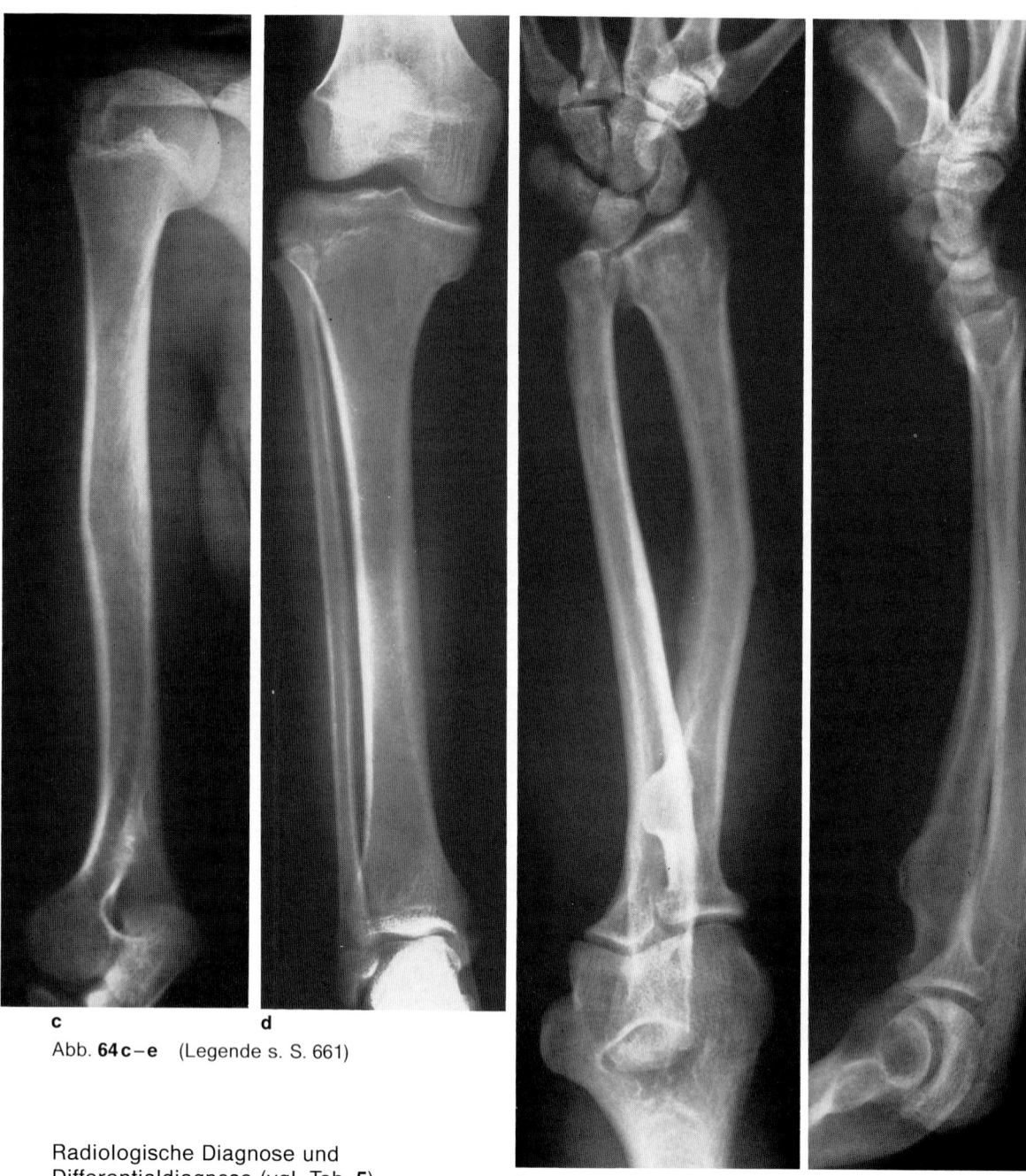

c d
Abb. 64c–e (Legende s. S. 661)

e

Radiologische Diagnose und Differentialdiagnose (vgl. Tab. 5)

Das gemeinsame Auftreten einer Mesomelie mit Madelungscher Deformität ist diagnostisch. Einzelne Elemente der Vorderarm- und Tibiadeformität werden auch beim Turner-Syndrom angetroffen, das allerdings auch kombiniert mit der Dyschondrosteose beobachtet wurde (CASTROVIEJO u. Mitarb. 1977, MARTINEZ u. Mitarb. 1977). Nach FELMAN u. KIRKPATRICK (1969) berechtigt die Feststellung einer insbesondere einseitigen Madelungschen Deformität bei normaler Körpergröße nicht zur Diagnose einer Dyschondrosteose, was auch durch die Familienuntersuchungen von 26 Fällen von isolierter Madelungscher Deformität durch GOLDING u. BLACKBURNE (1976) bestätigt wurde. Trauma und kartilaginäre Exostosen können eine einseitige Madelungsche Deformität vortäuschen.

Langer-Syndrom als homozygote Form der Dyschondrosteose

1975 vermuteten ESPIRITU u. Mitarb. erstmals im Langer-Syndrom die homozygote Form der Dyschondrosteose. Dieser Verdacht wurde scheinbar durch eine Reihe weiterer Beobachtungen bestätigt (KEMPERDICK u. MAJEWSKI 1982). In einer neueren

Familienbeobachtung durch GOLDBLATT u. Mitarb. (1987) wiesen die heterozygoten Merkmalsträger z. T. derart diskrete Röntgenbefunde auf, daß die definitive Diagnose einer Dyschondrosteose nicht zulässig erschien. „Die exakte syndromale Stellung dieser Heterozygoten ist damit noch undefiniert" (GOLDBLATT u. Mitarb.).

Literatur

Bennecke, E.: Über einen Fall von sogenannter progressiver Luxation des Handgelenks. Verh. dtsch. Ges. Chir. 31 (1904) 157–159

Bertolotti, M.: Nanisme familiale par aplasie chondrale systematisée. Presse méd. 21 (1913) 165–170

Castroviejo, P. I., I. Lopez Pajares, C. Roche, R. Gracia: Dyschondrosteosis: asociacion a sindrome de Turner en un caso. An. esp. Pédiat. 10 (1977) 3–8

Dannenberg, M., I. I. Anton, M. B. Spiegel: Madelung's deformity: consideration of its roentgenological diagnostic criteria. Amer. J. Roentgenol. 42 (1939) 671–676

Dawe, C., R. Wynne-Davies, G. E. Fulford: Clinical variation in dyschondrosteosis. A report on 13 individuals in 8 families. J. Bone Jt. Surg. 64 (1982) 377–381

Espiritu, C., H. Chen, P. V. Wooley: Mesomelic dwarfism as the homozygous expression of dyschondrosteosis. Amer. J. dis. Child. 129 (1975) 375–377

Felman, A. H., J. A. Kirkpatrick: Madelung's deformity. Observations in 17 patients. Radiology 93 (1969) 1037–1042

Goldblatt, J., C. Wallis, D. Viljoen, P. Beighton: Heterozygous manifestations of Langer mesomelic dysplasia. Clin. Genet. 31 (1987) 19–24

Golding, J. S. R., J. S. Blackburne: Madelung's disease of the wrist and dyschondrosteosis. J. Bone Jt. Surg. 58 (1976) 350–352

Kemperdick, H., F. Majewski: Mesomeler Zwergwuchs vom Typ Langer als homozygote Form der Dyschondrosteose. Fortschr. Röntgenstr. 136 (1982) 583–587

Koch, H. L.: Die Dyschondrosteose Léri-Weill. Fortschr. Röntgenstr. 138 (1983) 603–606

Langer, L. O.: Dyschondrosteosis, a heritable bone dysplasia with characteristic roentgenographic features. Amer. J. Roentgenol. 95 (1965) 178–188

Léri, A., J. Weill: Une affection congénitale et symétrique du développement osseux: la dyschondrosteose. Bull. Soc. méd. Hôp. (Paris) 53 (1929) 1491–1494

Martinez, J. J., A. Matos Imbert, A. Blanco Yun: Discondrosteosis y genotipo XO. Rev. esp. Pediat. 33 (1977) 399–402

Morel-Pescarolo, S.: La dyschondrosteose. Diss., Paris 1964

Wynne-Davies, R., C. M. Hall, A. G. Apley: Atlas of Skeletal Dysplasias. Churchill Livingstone, Edinburgh 1985

Metaphysäre Chondrodysplasien (MCD)

Unter dem von JANSEN 1934 geprägten Begriff der „metaphysären Dysostose" – nach der Pariser Nomenklatur „metaphysären Chondrodysplasie" (MCD) – wird heute eine klinisch, genetisch und radiologisch recht heterogene Gruppe verstanden, deren *wesentlicher* Röntgenbefund in Struktur- und Formveränderungen der Metaphysen, besonders im Bereich der langen Röhrenknochen, liegt. Daß daneben oft, z. B. gerade bei der Jansenschen Form der Schädel, auch andere Skelettabschnitte betroffen sind, darf den Radiologen nicht verwirren. Gerade bei der MCD ist zudem der Gestalt- und Strukturwechsel in den verschiedenen Lebensabschnitten recht eindrücklich: So lassen bei der Jansenschen Form im Neugeborenenalter die subkortikalen Arrosionen und die grobe Trabekelstruktur an einen Hyperparathyreoidismus oder an eine Mukolipidose (I-cell disease, S. 873 f.) denken, während die pathognomonischen Veränderungen erst mit 1–2 Jahren auftreten. Im Erwachsenenalter wiederum, bei normalen Strukturen der Metaphysen, sind die Verbiegungen und Verbreiterungen der Röhrenknochen unspezifische Befunde.

Jede Spielart sollte deshalb in ihrem longitudinalen Verhalten bekannt sein, wobei im Neugeborenenalter meist, im Erwachsenenalter fast immer die diagnostischen Strukturveränderungen fehlen. Einzelheiten finden sich bei DEBRAY u. Mitarb. (1975), RAY u. DORST (1973), SPRANGER (1976), SUTCLIFFE u. STANLEY (1973) u. a. Auf die „Sedaghatian" kongenitale letale metaphysäre Chondrodysplasie (OPITZ u. Mitarb. 1987) mit Rhizomelie und milder Platyspondylie wird hier nicht weiter eingegangen.

Die verschiedenen Formen der Hypophosphatasie (s. B VI/1, S. 233), bei denen ebenfalls die Metaphysen betroffen sind, gehören auch radiologisch zu den Kalzium-Stoffwechselkrankheiten aus dem Rachitisformenkreis.

Klinisch stehen Minderwuchs verschiedenen Ausmaßes, orthopädische Probleme (Coxa vara usw.) sowie bei den verschiedenen Multisystemdefekten (SPRANGER 1976) spezielle klinische Befunde im Vordergrund. Die Prognose quo ad vitam ist bei den rein ossären Formen trotz häufiger Spätarthrosen gut.

Pathologisch-anatomisch ist die Degenerations- und Verkalkungsphase der enchondralen Ossifikation gestört. Die elektronenmikroskopischen Untersuchungen bei der Schmidschen Form (COOPER u. Mitarb. 1973) sowie der mit exokriner Pankreasinsuffizienz verbundenen Form (SPYCHER u. Mitarb. 1974) zeigen abnorme Speicherungsbilder im rauhen endoplasmatischen Retikulum der Knorpelzellen, die auf einen genetischen Synthesen- oder Transportdefekt hinweisen.

Einige wesentliche differentialdiagnostische Aspekte der verschiedenen Spielformen sind in der Tab. 6 zusammengefaßt: Neben dem „Pattern" der metaphysären Störung sind Topographie und Schweregrad, allenfalls besondere lokale Einzelheiten und spezielle klinische Befunde entscheidend.

Immer muß jedoch das Alter des Patienten berücksichtigt werden.

Jansensche metaphysäre Chondrodysplasie (JMCD)   McK 15640

Erbgang und Häufigkeit

Von den bis 1987 beschriebenen 19 Fällen sind 4 familiär (jeweils Mutter/Tochter); autosomal dominant, evtl. X-chromosomal dominant.

Tabelle 6 Differentialdiagnosen der metaphysären Chondrodysplasien (MCD)

Erstbeschreibung	Häufigkeit	Erbgang	Minderwuchs	Erste Manifestation
Jansen 1934	sehr selten (19 Fälle)	AD	++ (ca. 125 cm)	Geburt
Schmid 1949	relativ häufig	AD	+ (130–160 cm)	2. Lebensjahr
Spahr 1961	[1]	AR	+ (<P3)	Säuglingsalter
Vaandrager 1960	[2]	AD	+ (151 cm)	Kleinkinder
McKusick 1964	bei den „Amish" 2‰, sonst selten	AR	++ (107–147 cm)	Geburt
Peña 1965	sehr selten (2 Geschwister, 1 Einzelfall)	? AR	+	Kleinkinder
exokrine Pankreasinsuffizienz, zyklische Neutropenie Burke u. Mitarb. 1967 Giedion u. Mitarb. 1968	selten	AR	<P3	Säuglingsalter
metaphysäre Chondrodysplasia calcificans van Creveld 1971 (generalisierte Enchondromatose (s. S. 723)	2 Einzelfälle	?	++	Säuglingsalter

Klinik

Körperlänge bei Geburt normal (!), fällt aber bereits in den ersten Lebensmonaten unter die 3. Percentile. Die Erwachsenengröße liegt bei 125 cm. Normale Intelligenz. Die ausgeprägten supraorbitalen Wülste und Jochbogen sowie die Hypognathie verleihen dem Patienten einen charakteristischen Gesichtsausdruck (HOLTHUSEN u. Mitarb. 1975). Die mehrfach beobachtete, unerklärte *Hyperkalzämie* kann besonders im Säuglingsalter zu Fehldiagnosen führen (s. unten). Neben dem Minderwuchs stehen für den Patienten die orthopädischen Probleme (Coxa vara, Genua vara, Arthrosen etc.) im Vordergrund.

Röntgenbefunde

Im *Neugeborenenalter* grobsträhnige Spongiosa, aufgelockerte Kortikalis, subperiostale Knochenresorption, metaphysäre Becherung. Im Gegensatz zur allgemeinen Osteopenie des Skelettes, auch der Kalotte, Sklerose der Supraorbitalwülste und Schädelbasis (CHARROW u. POZNANSKI 1984, SILVERTHORN u. Mitarb. 1987). Im 2. Lebensjahr werden die „klassischen" Befunde erkennbar: aufgetriebene, gebecherte Metaphysen, die grobfleckig verkalken und aufgelockert sind, während die scharf konturierten, durch eine verbreiterte Knorpelfuge von den Metaphysen getrennten Epiphysen eine völlig normale Struktur aufweisen.
Meist Varus-, selten Valgusdeformität der unteren Extremitäten. Auch pathologische Frakturen werden beobachtet.
Wiederum sind am Schädel die Sklerose der Basis, die prominenten Supraorbitalbögen und Jochbögen sowie die Unterentwicklung der Nebenhöhlen mit Sklerose der angrenzenden Knochenpartien ebenso wie die Hypoplasie des Unterkiefers charakteristisch (HOLTHUSEN u. Mitarb. 1975). Die Wirbelsäule kann eine Platyspondylie aufweisen.
Die dramatischen Strukturveränderungen verschwinden im Erwachsenenalter. Die massiv verkürzten und verbogenen Röhrenknochen sind nun metaphysär kolbig aufgetrieben (CHARROW u. POZNANSKI 1984).

Radiologische Diagnose und Differentialdiagnose

Im Neugeborenenalter müssen ein Hyperparathyreoidismus, eine Hypophosphatasie sowie die I-

Tabelle 6 (Fortsetzung)

Schweregrad	Schwerpunkt der metaphysären Veränderungen	Röntgenbefunde Schädel	WS	Coxa vara	„spezifische Befunde"
+++	generalisiert, ausgesprochen altersabhängig	++	+	+	metaphysäres „Pattern", Hand
+	Knie, distale Tibia, Schenkelhals	−	−	+	metaphysärer Befund medial > lateral
+	Knie, Schenkelhals	−	−	+	Femurkopf beim Kind < (*Schmid*), normal (*Spahr*)
+	distal der „Gürtelzone"	−	− (?)	?	„Pattern"[3]
+	Knie	(+)[4]	(+)[5]	−	metaphysärer Befund medial > lateral
	Gürtel kaum betroffen			bisw. ++	Klinik Hände[6]
++	generalisiert	(+)	+	+	„Pattern"[7] Hände
+	altersabhängig Femurhals, Knie, Rippen	−	(+)	+[8]	Klinik
++	generalisiert, mit Ausnahme Rippen!	−	(+)	−	metaphysäres „Pattern" wie *Jansen*

[1] 1 Familie (4 von 5 Geschwistern).
[2] Mutter und 2 Kinder.
[3] grobsträhnige Auflockerung in erlenmeyerkolbenartig aufgetriebenen Metaphysen, bis in die Diaphysen.
[4] Ossifikationsdefekte im Naht und Fontanellenbereich.
[5] Kolumnisation der Wirbelkörper (s. Text).
[6] s. Text.
[7] Metaphysen ähnliche wie bei *Vaandrager*. „Negative" Zapfen in den Metaphysen der Metakarpalia und Grundphalangen.
[8] auch Coxa valga.

cell-Mukolipidose MLS II in Betracht gezogen werden, etwas später die verschiedenen Rachitisformen. Wesentlich ist hier der „paradoxe" Schädelbefund. Das klassische Bild der JMCD läßt auch an die Enchondromatose (asymmetrisch!) denken. Oberflächliche Ähnlichkeit besteht zur Chondrodysplasia punctata (s. S. 598) und zur „infantile onset multisystem inflammatory disease" (IOMID, KAUFMAN u. LOVELL 1986), wo aber die Epiphysen besonders betroffen sind.

Schmidsche metaphysäre Chondrodysplasie (SchMCD) McK 15650

Erbgang und Häufigkeit
A. D., häufigste aller MCD, ca. 3–6/10^6 (WYNNE-DAVIES u. Mitarb. 1985).

Klinik
Nichtfamiliäre Fälle werden meist erst im 2. Lebensjahr oder später wegen krummer Beine, seltener wegen Minderwuchs zur ärztlichen Untersuchung gebracht. Auch in der Folge stehen Körpergröße (bei Geburt normal, im Säuglingsalter um −3 SD, später −5 bis −7 SD, Erwachsenenlänge um 140 cm, selten untere Norm) und die orthopädischen Probleme im Vordergrund.

Radiologie (Abb. 66)
Schwerpunkt: metaphysäre Strukturveränderungen besonders distales Femur, proximale Tibia, distale Tibia, proximales Femur.
Die metaphysären Veränderungen mit den oben erwähnten Hauptlokalisationen, aber auch an den übrigen langen Röhrenknochen und den Rippen, jedoch unter Schonung der Phalangen und der Me-

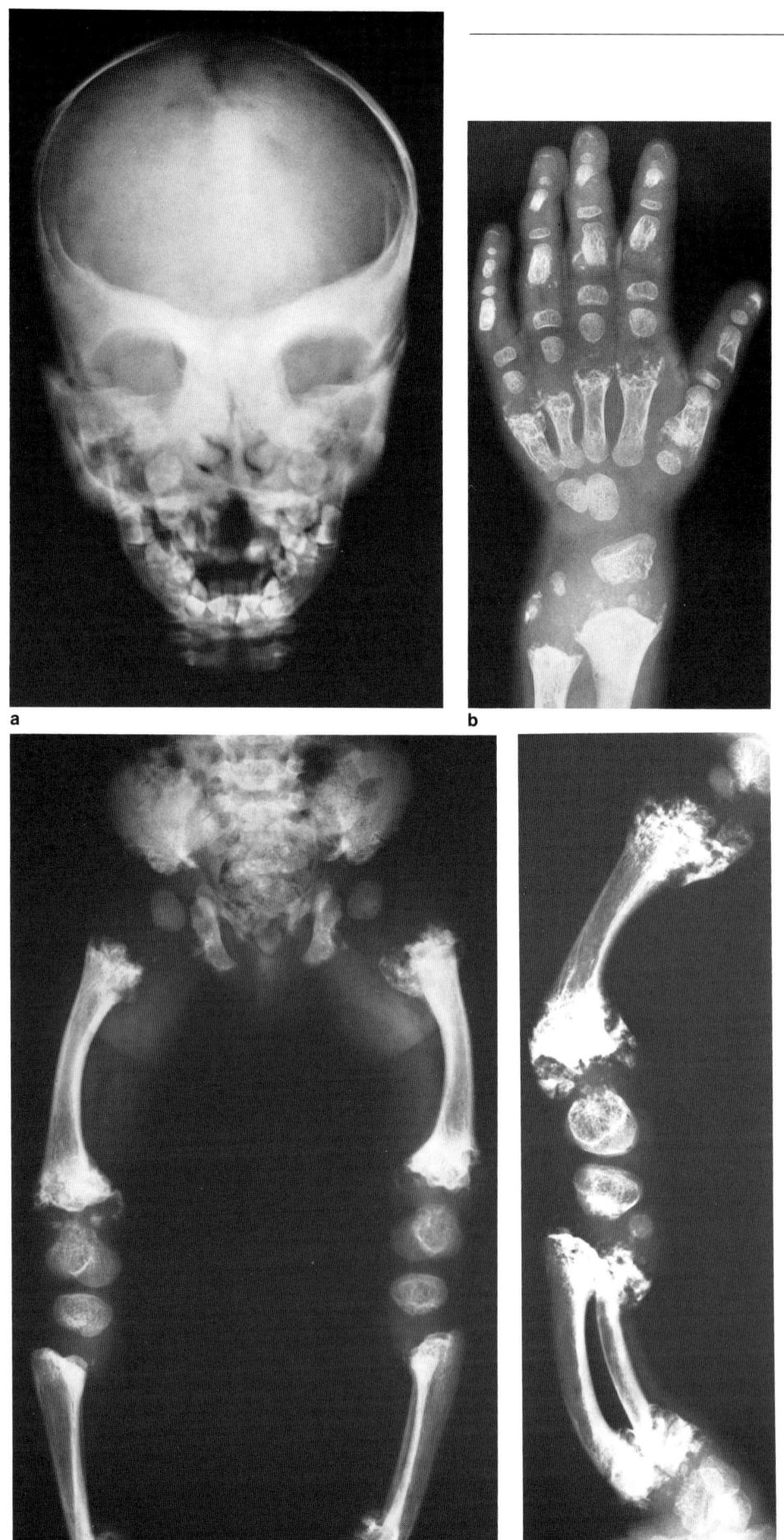

Abb. 65 a–d

Radiologische Diagnose und Differentialdiagnose

Neben dem wesentlichen klinischen Befund entspricht die Differentialdiagnose weitgehend derjenigen der Schmidschen MCD, bei der die Hände unauffällig sind, die metaphysären Veränderungen an der Hüfte besonders ausgeprägt, die Knie besonders medial betroffen (s. auch Tab. 6).

Metaphysäre Chondrodysplasie mit exokriner Pankreasinsuffizienz und zyklischer Neutropenie McK 26040

Synonyme: Shwachman-Syndrom (mit Skelettveränderungen), Syndrom der exokrinen Pankreasinsuffizienz, Neutropenie, metaphysärer Dysostose und Zwergwuchs.
1967/1968 beobachteten BURKE u. Mitarb. sowie GIEDION u. Mitarb. das Zusammentreffen des von SHWACHMAN 1963 erstbeschriebenen und nach ihm benannten Syndroms mit metaphysären Knochenveränderungen.

Erbgang und Häufigkeit

Autosomal rezessiv. Wahrscheinlich wurde der Knochenbefall in den früheren Beobachtungen teilweise übersehen. In den Publikationen zwischen 1968 und 1980 fanden sich am proximalen Femur in 19 von 29 Fällen mit Shwachman-Syndrom, an den Rippen in 11 von 14 Fällen typische Skelettveränderungen (SHMERLING 1980). Die Häufigkeit wird auf $<3/10^6$ geschätzt (WYNNE-DAVIES u. Mitarb. 1985).

Klinik

Diese wird von der exokrinen Pankreasinsuffizienz (von Geburt an stinkende Stühle, mangelhaftes Gedeihen), der oft zyklischen Neutropenie, selten Thrombopenie, mit gehäuften rezidivierenden Infekten (gestörte Chemotaxis) und einem Minderwuchs fast immer unter der 3. Percentile bestimmt. Die zu kurzen Rippen können zu einer „asphyxierenden thorakalen Dysplasie" mit neonataler Atemnot führen (LABRUNE u. Mitarb. 1984), die bisweilen ausgeprägten Coxae varae zu orthopädischen Problemen. Ein psychomotorischer Entwicklungsrückstand und ein leicht verminderter IQ wird bei der Mehrzahl der Patienten beobachtet.

Radiologie (Abb. 68)

Metaphysäre Veränderungen sind vor allem am Femurhals bisweilen mit hochgradiger Coxa vara, aber auch am Knie und an den langen Röhrenknochen beobachtet worden. Die aufgetriebenen vorderen Enden der oft verkürzten Rippen (s. oben) wurden in 11 von 19 Fällen, vor allem unter 2 Jahren beobachtet (SHMERLING 1980). Die fettige Degeneration des Pankreas kann sowohl sonographisch (Hyperechogenie) wie im CT (Fettdichte des Pankreas) dargestellt werden (GENIESER u. Mitarb. 1982, HIBON u. FILIATRAULT 1985). Trotz teilweiser Überschneidung mit dem klinisch-radiologischen Bild der McKusick-Form der MCD (s. oben) ist das Krankheitsbild auch radiologisch abgrenzbar (Schwerpunkt Hüfte, Rippen). Für die übrigen MCD s. Tab. 6.

Andere Typen von metaphysären Chondrodysplasien

Neben den vier klassischen Formen der MCD werden in der Tab. 6 noch vier weitere, als singuläre Fälle oder bei Geschwistern beobachtete, aber radiologisch markante Typen aufgeführt. Bei den Typen Vaandrager und Peña erstrecken sich die metaphysären Veränderungen z.T. bis tief gegen die Diaphyse zu. Die axial verlaufenden Strukturveränderungen sind jedoch viel diskreter als bei der Jansenschen Form. Zudem zeigt die Peñasche „Geisterzapfen" (Typ 38 A, Abb. 84, S. 701) an Phalangen und Metakarpalia.
Bei den schweren kombinierten Immundefekten (SCID, Swiss-Typ) z. T. mit Adenosindesaminasemangel, kommen MCD-ähnliche metaphysäre Veränderungen an den langen Röhrenknochen und an den Rippenenden vor.
Eine heterogene Gruppe von Beobachtungen mit metaphysären Strukturveränderungen ist durch Zapfenepiphysen auch an den langen Röhrenknochen gekennzeichnet (BELLINI u. Mitarb. 1965, JEQUIER u. Mitarb. 1981, sporadische Fälle; KAITILA u. Mitarb. 1982, Geschwisterfälle, AR?; BELLINI u. Mitarb. 1984, Gechwisterfälle, AR?; HOEFFEL u. Mitarb. 1987, sporadischer Fall) sowie die Akrodysostose von FREDIANI u. Mitarb. 1986 (s. S. 706). Endlich finden sich beim Satoyoshi-Syndrom (Muskelkrämpfe, Alopezie und Minderwuchs) metaphysäre Veränderungen der langen Röhrenknochen sowie solche von eigenartig kleinzystischer Struktur an den Endphalangen (MATSUO u. Mitarb. 1983).

Literatur

Aggett, P.J., N.P.C. Cavanagh, D.J. Matthew, J.R. Pincott, J. Sutcliffe, J.T. Harries: Shwachman's syndrome. A review of 21 cases. Arch. dis. Childh. 55 (1980) 331–347

Bellini, F., M. Bardare: Su un caso di disostosi periferica. Min. Pediat. 18 (1966) 106–110

Bellini, F., G. Chiumello, R. Rimoldi, G. Weber: Wedgeshaped epiphyses of the knees in two siblings: a new recessive rare dysplasia? Helv. paediat. Acta 39 (1984) 365–372

Beluffi, G., P. Fiori, C.D. Notarangelo, S. Guarnaccia, M. Bozzola, C. Montanari, A. Martini: Metaphyseal dysplasia type Schmid. Early X-ray detection and evolution with time. Ann. Radiol. (Paris) 26 (1983) 237–243

Brown, T., R.H. Wilkinson: Chronic recurrent multifocal Osteomyelitis. Radiology 166 (1988) 493–496

Burke, V., H.I. Colebatch, C.M. Anderson, M.J. Simons: Association of pancreatic insufficiency and chronic neutropenia in childhood. Arch. dis. Childh. 42 (1967) 147

Charrow, J., A. K. Poznanski: The Jansen type of metaphyseal chondrodysplasia: confirmation of dominant inheritance and review of radiographic manifestations in the newborn and adult. Amer. J. Genet. 18 (1984) 321–327

Cooper, R. R., I. V. Ponseti: Metaphyseal dysostosis: description of an ultrastructural defect in the epiphyseal plate chondrocytes. Case report. J. Bone Jt. Surg. 55 A (1973) 485–496

Debray, H., M. Poissonier, J. Brault, S. D'Angely: Metaphyseal chondrodysplasia. Sem. Hôp. Paris 51 (1975) 253–262

Genieser, N. B., E. R. Halac, M. A. Greco, H. M. S. Richards: Shwachman-Bodian Syndrome. Case rep. J. Comp. Ass. Tomogr. 6 (1982) 1191–1192

Giedion, A., A. Prader, B. Hadorn, D. H. Shmerling, S. Auricchio: Metaphysäre Dysostose und angeborene Pancreasinsuffizienz. Fortschr. Röntgenstr. 108 (1968) 51–57

Giedion, A., W. Holthusen, L. F. Masel, D. Vischer: Subacute and chronic "symmetrical" Osteomyelitis. Ann. Radiol. 15 (1972) 329–342

Hibon, D., D. Filiatrault: Le syndrome de Shwachman. Aspects échographiques et tomodensitométriques. A propos de trois cas. Ann. Radiol. 28 (1985) 469–473

Hoeffel, J. C., F. Didier, D. Chantereau, J. M. Medoc, J. P. Muller: Metaphyseal dyschondroplasia with cone-shaped epiphyses. Brit. J. Radiol. 60 (1987) 707–710

Holthusen, W., J. R. Holt, M. Stoeckenius: The skull in metaphyseal chondrodysplasia type Jansen. Pediat. Radiol. 3 (1975) 137–144

Horan, F. T., P. H. Beighton: Infantile metaphyseal dysplasia or "Battered Babies"? J. Bone Jt. Surg. 62 B (1980) 243–247

Jansen, M.: Über atypische Chondrodystrophie (Achondroplasia) und über eine noch nicht beschriebene angeborene Wachstumsstörung des Knochensystems: metaphysäre Dysostosis. Z. orthop. Chir. 61 (1934) 253–286

Jequier, S., F. Bellini, D. A. Mackenzie: Metaphyseal chondrodysplasia with ectodermal dysplasia. Skelet. Radiol. 7 (1981) 107–112

Kaitila, I. I., P. Halttunen, O. Snellman, O. Takkunen: A new form of metaphyseal chondrodysplasia in two sibs: surgical treatment of tracheobronchial malacia and scoliosis. Amer. J. med. Genet. 11 (1982) 415–424

Kaufman, R. A., D. J. Lovell: Infantile-onset multisystem inflammatory disease: radiological findings. Radiology 160 (1982) 741–746

Labrune, M., J. P. Dommergues, C. Chaboche, J. J. Benichou: Syndrome de Shwachman à manifestations thoraciques néonatales. Arch. fr. Pédiat. 41 (1984) 561–563

Lachman, R. S., D. L. Rimoin, J. Spranger: Metaphyseal chondrodysplasia, Schmid type. Clinical and radiographic delineation with a review of the literature. Pediat. Radiol. 18 (1988) 93–102

Lischka, A., H. Frisch, G. Weissenbacher: Radiologische Veränderungen bei metaphysärer Chondrodystrophie Typ McKusick (Knorpel-Haar-Hypoplasie). Mschr. Kinderheilk. 132 (1984) 550–553

Maroteaux, P., P. Savart, J. Lefèbre, P. Royer: Les formes partielles de la dysostose métaphysaire. Presse méd. 71 (1963) 1523–1526

Matsuo, N., M. Fujioka, Y. Tsuchiya, H. Cho, T. Nagai, M. Kumagai: Multiple metaphyseal lesions in a child with a syndrome of progressive muscle cramps, alopecia and stunted growth (Satoyoshi disease). Radiat. Med. 1 (1983) 205–207

McKusick, V. A., R. Eldridge, J. A. Hostetler, U. Ruangwit, J. A. Egeland: Dwarfism in the amish. II. Cartilage-hair hypoplasia. Bull. Johns Hopk. Hosp. 116 (1965) 285–326

Nazará, Z. A. Hernández, E. Corona-Rivera, G. Vaca, A. Panduro, C. Martinez-Basalo, J. M. Cantú: Further clinical and radiological features in metaphyseal chondrodysplasia Jansen type. Radiology 140 (1981) 697–700

Opitz, J. M., J. W. Spranger, H. R. Stöss, B. Azadeh: Sedaghatian congenital lethal metaphyseal Chondrodysplasia-observations in a second Iranian family and histopathologica studies. Am. J. Med. Gen. 26 (1987) 583–590

Peña, J.: Disostosis metafisaria. Una revisión. Con aportación de una observación familiar. Una forma noeva de la enfermedad? Radiologia (Madrid) 47 (1965) 3–22

Polmar, S. H., G. F. Pierce: Cartilage-hair hypoplasia: immunological aspects and their clinical implications. Clin. immunol. Immunopathol. 40 (1986) 87–93

Ray, H. C., J. P. Dorst: Cartilage-hair hypoplasia. Progr. pediat. Radiol. 4 (1973) 270–298

Schmid, F.: Beitrag zur Dysostosis enchondralis metaphysaria. Mschr. Kinderheilk. 97 (1949) 393–397

Shmerling, D. H.: persönl. Mitteilung 1980

Shmerling, D. H., A. Prader, W. H. Hitzig, A. Giedion, B. Hadorn, M. Kühni: The syndrome of exocrine pancreatic insufficiency, neutropenia, metaphyseal dysostosis and dwarfism. Helv. paediat. Acta 24 (1969) 547–575

Silverthorn, K. G., C. S. Houston, B. P. Duncan: Murk Jansen's metaphyseal chondrodysplasia with long-term followup. Pediat. Radiol. 17 (1987) 119–123

Spahr, A., I. Spahr-Hartmann: Dysostose métaphysaire familiale. Helv. paediat. Acta 16 (1961) 836–849

Spranger, J. W.: Metaphyseal chondrodysplasias. Birth Defects, Orig. XII/6 (1976) 33–46

Spycher, M. A., A. Giedion, D. H. Shmerling, J. R. Rüttner: Electron microscopic examination of cartilage in the syndrome of exocrine pancreatic insufficiency, neutropenia, metaphyseal dysostosis and dwarfism. Helv. paediat. Acta 29 (1974) 471–479

Sutcliffe, J., P. Stanley: Metaphyseal chondrodysplasias. Progr. paediat. Radiol. 4 (1973) 250–269

Vaandrager, G. J.: Metafysaire dysostosis? Ned. T. Geneesk. 104 (1960) 547–552

van Creveld, S., K. Kozlowski, K. Pietron, A. Van der Valk: Metaphyseal chondrodysplasia calcificans. A report on two cases. Brit. J. Radiol. 44 (1971) 773–779

Wynne-Davies, R., C. M. Hall, A. G. Apley: Atlas of Skeletal Dysplasias. Churchill Livingstone, Edinburgh 1985

Spondylometaphysäre Dysplasien (SMD)

Der Sammelbegriff der spondylometaphysären Dysplasien umfaßt zahlreiche klinisch, radiologisch und genetisch heterogene, oft singuläre oder nur in einer Familie angestellte Beobachtungen, die eine lehrbuchmäßige Darstellung in diesem Rahmen nicht erlauben. Immerhin versuchten KOZLOWSKI u. Mitarb. (1982) eine vorläufige Klassifikation.

Spondylometaphysäre Dysplasie, „common type", Kozlowski   McK 27166

Sie ist die relativ häufigste Form (KOZLOWSKI u. Mitarb. 1967), wird autosomal dominant vererbt und macht sich nach dem 1. Lebensjahr durch Minderwuchs, evtl. Crura valga oder Gehstörungen bemerkbar. Bei guter „quo ad vitam"-Prognose und normaler Intelligenz beträgt die Erwachsenenlänge 130–140 cm.

Abb. **69 a–f** Spondylometaphysäre Dysplasie Typ ▶ Kozlowski. ♀ **a–d** 3 Jahre alt, **e** u. **f** 7 Jahre alt
Allgemeine Platyspondylie mit kaum zunehmendem Bogenwurzelabstand L1–L5. Rückstand des Knochenalters. Mäßige Brachymetakarpie und Brachyphalangie. Am Becken verschmälerte Incisura ischiadica major (durch Projektion verstärkt). Die strukturellen metaphysären Veränderungen zeigen eine Zunahme im Verlauf von 4 Jahren, verschwinden jedoch (hier nicht gezeigt) nach Epiphysenschluß
(aus *F. Galatius-Jensen, K. Kozlowski*: Aust. paediat. J. 8 [1972] 334)

Osteochondrodysplasien 673

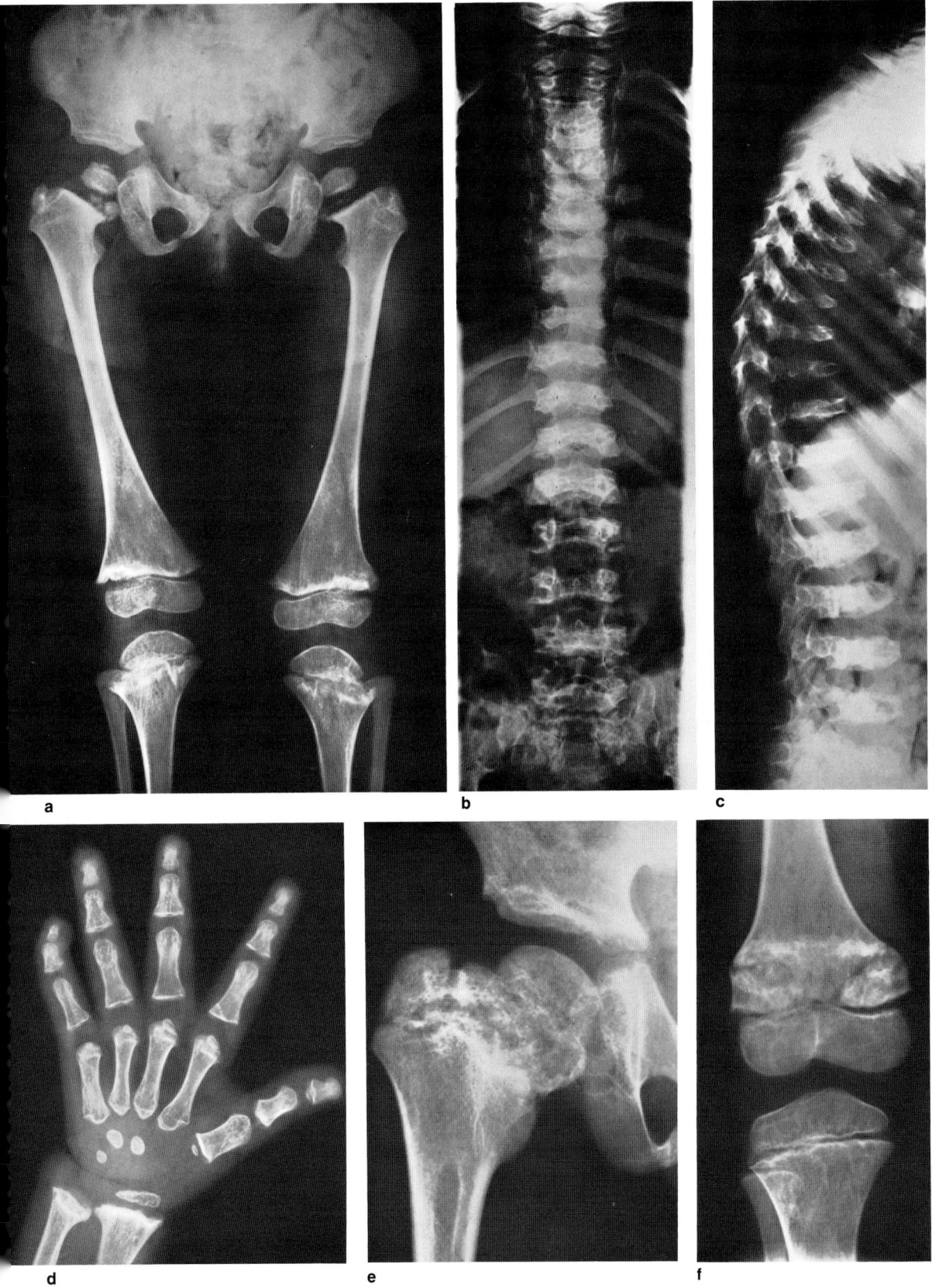

◂ Legende zu Abb. **69 a–f**

Die *Röntgenbefunde* (Abb. **69**) sind charakteristisch: Die ganze Wirbelsäule ist durch eine mittelstarke, oft von Kyphose und Skoliose begleitete Platyspondylie verändert. Die metaphysären Strukturveränderungen der langen Röhrenknochen sind an den Schenkelhälsen oft mit einer mäßigen, selten ausgeprägten Varusdeformität am meisten ausgesprochen, sonst jedoch oft sehr diskret. Am Becken ist das Darmbein schmal, sein medialer Korpusanteil läuft oft spornartig aus; die Incisura ischiadica major ist verengert. Zusammen mit dem horizontalen Azetubalardach und dem oft klaffend weiten Y-Knorpel erinnert der Befund an denjenigen der Pseudoachondroplasie (BEGUERY 1972). Die Röhrenknochen der Hand sind oft verkürzt; das Knochenalter ist retardiert.

Die Variabilität der Befunde ist auch innerhalb dieses Typus beträchtlich (KOZLOWSKI u. Mitarb. 1980).

Differentialdiagnostisch sind die übrigen Formen der spondylometaphysären Dysplasie (Übersicht KOZLOWSKI u. Mitarb. 1982, BOROCHOWITZ u. Mitarb. 1988, KOZLOWSKI u. Mitarb. 1988, 1989, MEZIANE u. Mitarb. 1987 u. a.) sowie die spondylometaphysäre Dysplasie vom „corner fracture type" (LANGER u. Mitarb. 1990) in Betracht zu ziehen. Die Morquiosche Mukopolysaccharidose IV zeigt eine ausgesprochene epiphysäre Beteiligung, wie definitionsgemäß auch die spondyloepi-/metaphysären und spondylometa-/epiphysären Dysplasien.

Die Spondyloenchondroplasie (s. S. 720) ist radiologisch durch enchondromähnliche Strukturveränderungen in den Röhrenknochen und Wirbelkörpern gekennzeichnet, wobei die Übergänge zur SMD jedoch fließend sind.

Literatur

Beguery, P.: Aspects radiologiques des ostéochondrodysplasies. Diss., Lille 1972

Borochowitz, Z., M. Berant, H. Kristal: Spondylometaphyseal dysplasia: further heterogeneity. Skelet. Radiol. 17 (1988) 181–186

Galatius-Jensen, F., K. Kozlowski: Spondylo-metaphyseal dysplasia. Aust. paediat. J. 8 (1972) 334–337

Kozlowski, K., P. Maroteaux, J. Spranger: La dysostose spondylo-metaphysaire. Presse méd. 75 (1967) 2769–2774

Kozlowski K., B. Cremin, P. Beighton: Variability of spondylometaphyseal dysplasia, common type. Radiol. Diagn. 21 (1980) 682–686

Kozlowski, K., F. A. Beemer, G. Bens, P. F. Dijkstra, G. Iannaccone, D. Emons, P. Lopez-Ruiz, J. Masel, O. van Nieuwenhuizen, C. Rodrigues-Barrionuevo: Spondylometaphyseal dysplasia. Report of 7 cases and essay of classification. Prog. clin. biol. Res. 104 (1982) 89–101

Kozlowski, K., L. Bacha, R. Massen, M. Ayati, S. Sator, L. Brahimi: A new type of spondylo-metaphyseal dysplasia - Algerian type. Report of five cases. Pediat. Radiol. 18 (1988) 221–226

Kozlowski, K., M. C. Bellemore: Spondylo-metaphyseal dysplasia of Sutcliffe type. The British Journal of Radiology, 62 (1989) 862–864

Langer, L. O., P. W. Brill, M. B. Ozonoff u. Mitarb.: Spondylometaphyseal Dysplasia, Corner Fractur Type: A heritable Condition associated with coxa vara. Radiology 175 (1990) 761–766

Meziane, A. O., A. Meziane, M. Ksiyer, C. Bennani-Smires, H. H. Khalifa: Dysplasie spondylométaphysaire récessive autosomique. A propos de trois cas familiaux. Ann. Genet. 30 (1987) 216–220

Multiple epiphysäre Dysplasien (MED) McK 13240

Synonyme: Dysplasia epiphysialis multiplex (FAIRBANK 1947), hereditäre multiple Epiphysenstörungen (RIBBING 1937, auch Ribbing- oder Ribbing-Müllersche Krankheit), Dysplasie polyépiphysaire (LAMY u. MAROTEAUX 1960).

Die multiplen epiphysären Dysplasien (MED) umfassen ein breites, heterogenes Spektrum von Skelettveränderungen, das sich von der fraglichen Normvariante bis zur schweren Deformität erstreckt. Schon der Name ist unpräzis, da bei der MED auch diskrete Veränderungen an den Wirbelkörpern angetroffen und andere Dysplasien mit einem ähnlichen Verteilungsmodus der Skelettläsionen nicht zur MED gezählt werden. Typisch jedoch ist der Schwerpunkt, d. h. ein besonders dominierender Befall der Epiphysen.

Die Häufigkeit der MED (undifferenziert) wird auf $11/10^6$ für die Indexpatienten resp. $16/10^6$ einschließlich der betroffenen Sippenangehörigen geschätzt (WYNNE-DAVIES u. Mitarb. 1985). Die MED gehört damit zu den häufigsten aller Skelettdysplasien. Es werden heute vor allem zwei Typen der MED unterschieden, wobei aber auch diese wahrscheinlich heterogen sind.

Ribbingsche multiple epiphysäre Dysplasie

Die Mitteilung „beidseitige Coxa vara mit anderen Deformitäten bei einem Bruder und einer Schwester" von BARRINGTON-WARD (1912) enthält die erste radiologisch dokumentierte Beschreibung der MED. RIBBINGS (1937) großangelegte Familienuntersuchung „hereditäre multiple Epiphysenstörungen" dokumentiert anhand von 6 befallenen normal großen Geschwistern eine leichte, wahrscheinlich rezessive, heute als Ribbingsche Form bezeichnete MED. Da im Gegensatz zu den uncharakteristischen klinischen Befunden (Gelenksteifheit, Schmerzen, Bewegungseinschränkungen – beginnend mit 7–13 Jahren, kein Minderwuchs) die Röntgenbefunde typisch sind, spricht RIBBING von einer „eigentlichen röntgenologischen Krankheit". Neben vielen kleineren, heute z. T. als normale Varianten erkannten ossären Befunden, betrifft diese Dysplasie vor allem Hüfte und Wirbelsäule. Die Femurköpfe sind anfänglich geringgradig, später stärker, besonders medial abgeflacht („phrygische Mütze"), z. T. mit Früharthrosen bereits in der Adoleszenz. Die Wirbelkörper sind anfänglich ovoid, später besonders ventral abgeflacht mit unregelmäßigen Deckplatten. Am Handskelett fin-

Osteochondrodysplasien

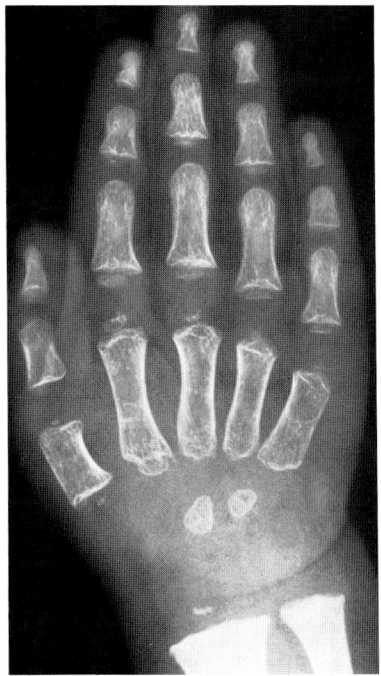

a

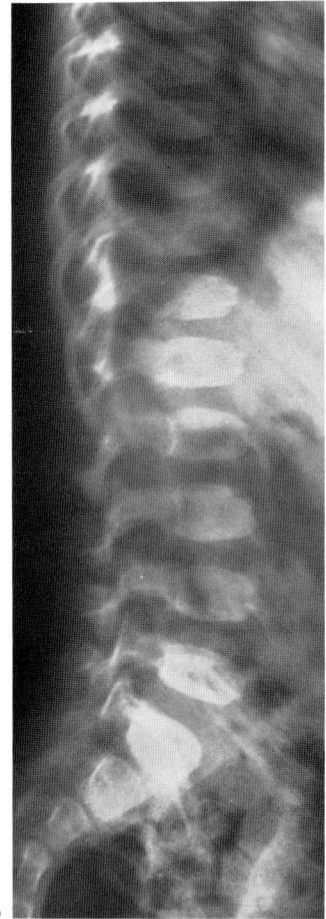

b

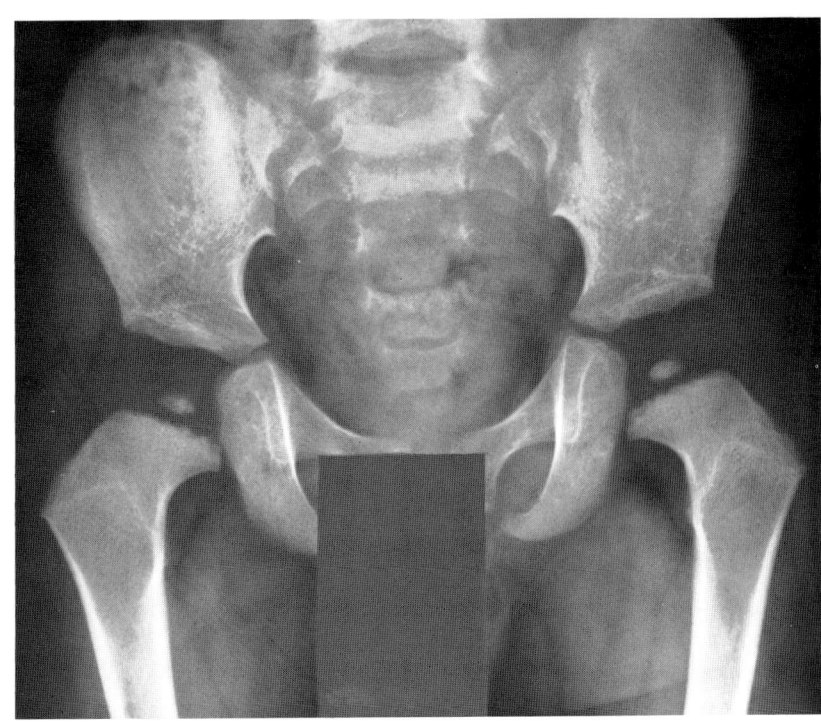

c

Abb. 70 a-e
Multiple epiphysäre Dysplasie, Typ Fairbank
a-d
♂, 3½ Jahre, Nr. 149 071 (Orthopädische Universitätsklinik Balgrist, Zürich)
a Hand, 3½ Jahre: Rückstand im Knochenalter. Epiphysen krümelig, entrundet
b Thorakolumbale Wirbelsäule seitlich: geringgradig kugelige Deformierung der Wirbelkörper, z. T. mit angedeuteter Keilbildung
c Becken. Coxa vara, sehr kleiner ossifizierter Femurkopf

Abb. **70 d** u. **e** ▶

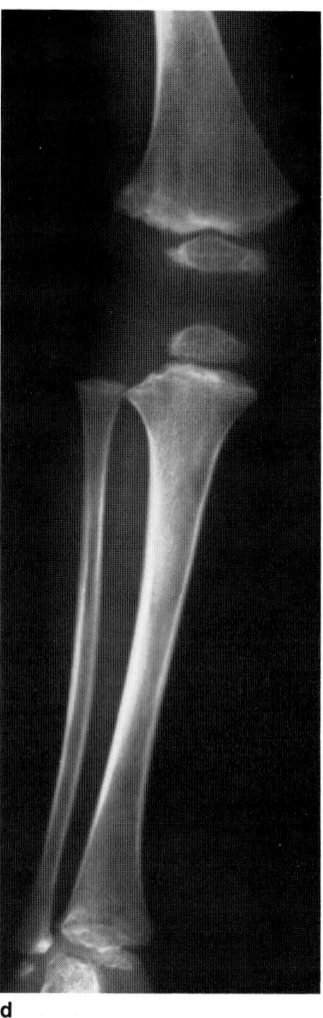

Abb. 70 d u. e
d Genua valga. Abnorm kleine, abgeflachte Epiphysen, z. T. zackig begrenzt
e ♂, 15 Jahre, Vater des obigen Patienten. Symmetrische, im übrigen perthesähnliche Veränderungen

Abb. 71 ▶
♂, 8 Jahre, Nr. 88 515. Rechter Oberarm, grob bis feinfleckig und verzögert ossifizierte Epiphysen. Das Bild erinnert z. T. an eine Chondrodysplasia punctata (s. Text)

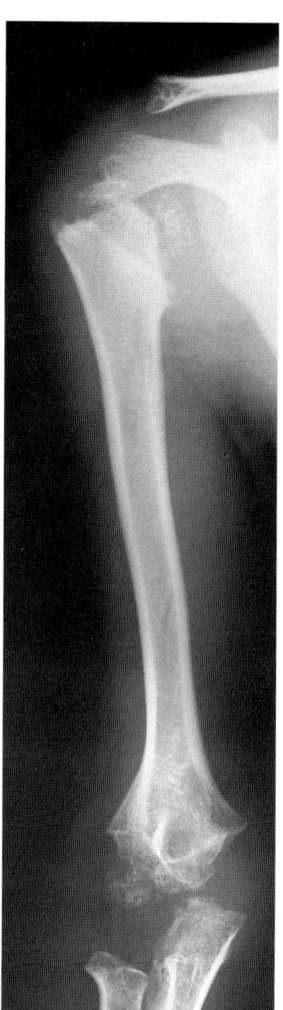

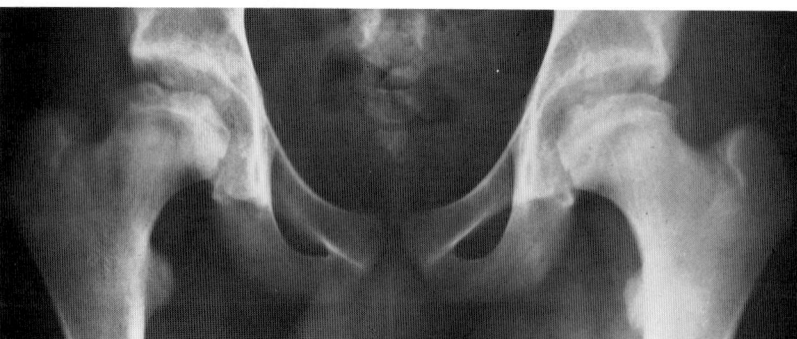

den sich in geringem Grade die bei der Fairbankschen Form beschriebenen Veränderungen (s. unten).

Fairbanksche multiple epiphysäre Dysplasie

Die nach FAIRBANK (1947) benannte, fast ausschließlich *autosomal dominant vererbte* schwere Form ist klinisch wie radiologisch wesentlich eindrücklicher.

Klinik

Bei normaler Geburtslänge ist bereits im frühen Kindesalter ein mäßiger (Extremitäten-)Minderwuchs erkennbar. Die Erwachsenenlänge beträgt nach WYNNE-DAVIES u. Mitarb. (1985) im Mittelwert für Mädchen 146, für Knaben 158 cm, wobei es sich aber um eine nicht weiter differenzierte Sammelgruppe von MED handelt. Nach AMIR u. Mitarb. (1985) liegen bei einer größeren Sippe die

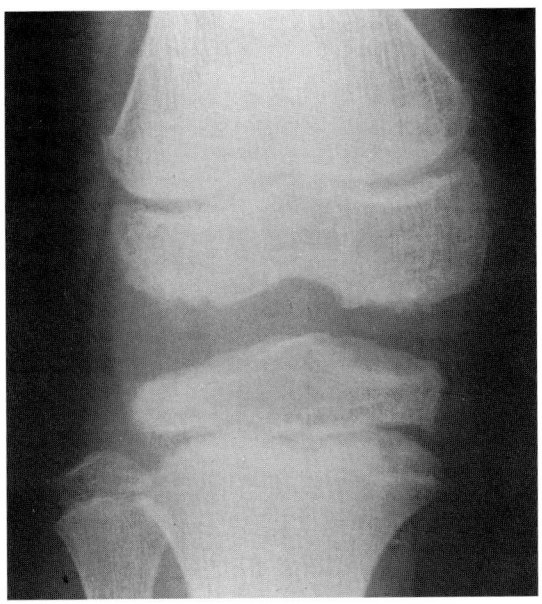
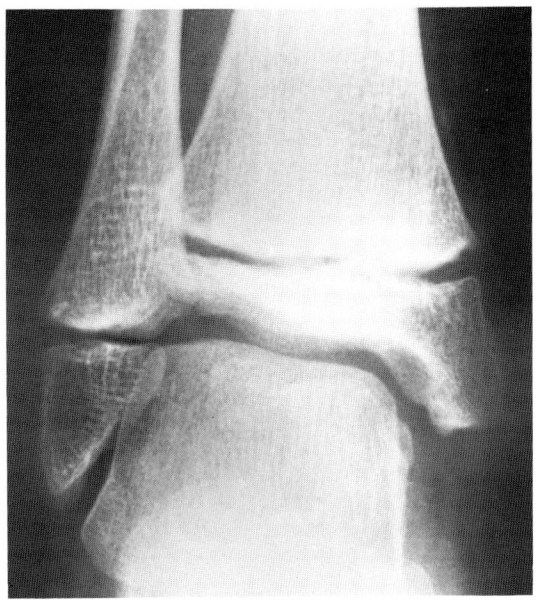

a
Abb. 72a u. b ♂, 10 Jahre
a Knie: unregelmäßig begrenzte abgeflachte Epiphysen

b
b Rechtes Sprunggelenk: Valgusstellung des Talus als Folge der lateralen Verschmälerung der distalen Tibiaepiphyse („Slant"-Zeichen) (Beobachtung Prof. Dr. *Jacot,* La Chaux-de-Fonds)

Mittelwerte je nach Generation um 135 resp. 145 cm (nicht geschlechtsgetrennt). Oft ist der relative Minderwuchs jedoch nur an einer Proportionsverschiebung (zu kurze Unterlänge) oder im Vergleich zu den übrigen Sippenmitgliedern zu erfassen. Watschelgang, Genu varum oder valgum können ebenfalls bereits im Kindesalter auffallen, werden aber zusammen mit Bewegungseinschränkungen der Hüfte im Adoleszentenalter und im frühen Erwachsenenalter ausgeprägter. Klinisch signifikante Hüftgelenksschmerzen, als Folge der sekundären Osteoarthritis, werden meist erst nach der Pubertät, in der 3. und 4. Dekade, beobachtet (AMIR u. Mitarb.), bisweilen aber auch früher (PATRONE u. KREDICH 1985).

Röntgenbefunde (Abb. 70–72)

Die immer symmetrischen Befunde sind ausgesprochen altersabhängig. Allgemein ist die Ossifikation der Epiphysen und Handwurzelknochen verzögert. Entsprechend kann das Knochenalter nicht zur Bestimmung der physiologischen Reife (Wachstumsprognose) verwendet werden. In der Folge sind die Epiphysen der langen Röhrenknochen ganz besonders betroffen: Die anfänglich knorpelig, normal groß angelegten Femurköpfe (Arthrographien, LACHMAN u. Mitarb. 1973) weisen verspätet auftretende, abnorm kleine, zuerst rundliche, dann abgeflachte, unregelmäßig begrenzte, aufgelockerte und fragmentierte oder brombeerartig strukturierte ossäre Zentren auf, die oft an einen Morbus Perthes erinnern. Eine ähnliche Entwicklung zeigen die übrigen großen Epiphysen, besonders an den Knien, die im weiteren Kindesalter oft zackige Konturen sowie gehäuft eine Osteochondritis dissecans daselbst aufweisen (VERSTEYLEN u. Mitarb. 1988). Die bisweilen nur diskrete Abflachung der distalen Femurepiphyse kann mit den Normwerten von SCHLESINGER u. Mitarb. (1986) objektiviert werden. Die in ca. 50% der Fälle (LEEDS 1960) lateral abgeflachten distalen Tibiaepiphysen bewirken eine Valgusstellung des Sprunggelenkes. Dieses sog. „Slant"-Zeichen oder „tibiotalar tilt" ist jedoch keineswegs pathognomonisch und wird bei mindestens 20 weiteren Knochenerkrankungen beobachtet (GRIFFITH u. WANDTKE 1981).

Übriges Skelett

An der *Hand* ist die Ossifikation der kleinen, unregelmäßig konturierten Karpalia oft massiv verzögert. Auch die Röhrenknochen können verkürzt sein. Anstelle der kleinen Epiphysen treten später abgeflachte, eckige Gelenkflächen. Die *Wirbelsäule* ist nach LAMY u. MAROTEAUX (1960) in ⅔ der Fälle betroffen. Die Veränderungen entsprechen denjenigen der Ribbingschen Form (s. oben). Sie fanden sich in einer Sippenuntersuchung über 6 Generationen in 4 von 17 mit MED behafteten Patienten (MURPHY u. Mitarb. 1973). Die offenbar nicht seltene Hypoplasie des Dens epistrophei (LIE u. Mitarb. 1974) erklärt vielleicht das frühe rätselhafte Auftreten von Paraplegien und Parästhesien bei schweren Fällen (MURPHY u. Mitarb. 1974).

Differentialdiagnose der multiplen epiphysären Dysplasien

Die Differentialdiagnose muß vor allem gegenüber dem Morbus Perthes (nie simultan/phasengleich beidseitig), einem echten Rückstand im Knochenalter (Hypothyreose, sog. Kretinenhüfte) und gegenüber chronischen Gelenkleiden gestellt werden. Szintigraphische und MRI-Untersuchungen lassen im Zweifelsfalle eine aseptische Nekrose, die sich auch mit einer epiphysären Dysplasie kombinieren kann, ausschließen (MANDELL u. Mitarb. 1989). Die oft beidseitige „Dysplasia epiphysealis capitis femoris" (MEYER 1964, HARRISON 1971) ist offenbar strikt auf die Femurköpfe beschränkt, wobei aber klinisch „Zwischenformen" zur MED beobachtet werden (EMMERY u. Mitarb. 1983). Obschon bei zahlreichen weiteren Dysplasien (spondyloepiphysäre Dysplasie, Mukopolysaccharidosen, Mukolipidosen etc.) die gleichen Skelettabschnitte betroffen sind, lassen sich diese Erkrankungen nach Schwerpunkt, typischen Einzelbefunden, Klinik usw. meist unterscheiden. Die unregelmäßige, z. T. grobfleckige Ossifikation der Epiphysen ist nicht mit den feinen Kalkspritzern der Chondrodysplasia punctata (s. S. 598) zu verwechseln. Daneben wird aber bisweilen eine echte Chondrodysplasia punctata der dominanten Form (Typ C) auch als Vorstufe der MED angetroffen (s. S. 605). Für die syndromalen Formen der MED verweisen wir auf S. 679 (mit frühkindlichem Diabetes) sowie S. 679 (Arthroophthalmopathie Stickler). Bei 5 Kindern mit „Common Variable Immunodeficiency" (CVI) und zweimal mit X-chromosomaler A-Gammaglobulinämie fanden PACHMAN u. Mitarb. (1989) verschmälerte interkarpale Zwischenräume, bei drei davon mit multipler epiphysärer Dysplasie. Endlich tritt eine MED beim autosomal rezessiv Lowry-Wood-Syndrom (Minderwuchs, Mikrozephalie und Nystagmus, NEVIN u. Mitarb. 1986), 2. Teil, Retinitis pigmentosa, geistiger ER, Coxa vara (HANKENSON u. Mitarb. 1989, LOWRY u. Mitarb. 1989) sowie besonders bei verschiedenen durch Ophthalmopathien charakterisierten Beobachtungen von ROAF u. Mitarb. (1967), von WALKER (1969), von PFEIFFER u. Mitarb. (1973) sowie von BEIGHTON u. Mitarb. (1978) (Details s. Literaturverzeichnis) in Erscheinung.

Literatur

Amir, D., P. Mogle, H. Weinberg: Multiple epiphysial dysplasia in one family. A further review of seven generations. J. Bone Jt. Surg. 67 (1985) 809–813

Barrington-Ward, L. E. 1912: zit. nach Lamy u. Maroteaux 1960

Beighton, P., L. Goldberg, J. Op't Hof: Dominant inheritance of multiple epiphyseal dysplasia, myopia and deafness. Clin. Genet. 14 (1978) 173–177

Emmery, L., J. Timmermans, J. G. Leroy: Dysplasia epiphysealis capitis femoris? A longitudinal observation. Eur. J. Pediat. 140 (1983) 345–347

Fairbank, T.: Dysplasia epiphysialis multiplex. Brit. J. Surg. 34 (1947) 225–232

Griffiths, H., J. Wandtke: Tibiotalar tilt – a new slant. Skelet. Radiol. 6 (1981) 193–197

Hankenson, L. G., M. B. Ozonoff, S. B. Cassidy: Epiphyseal dysplasia with coxa vara, microcephaly, and normal intelligence in sibs: Expanded spectrum of Lowry-Wood syndrome? Am. J. Med. Genet. 33 (1989) 336–340

Harrison, C. S.: Dysplasia epiphysealis capitis femoris. Clin. Orthop. 80 (1971) 118–125

Jacobs, P.: Multiple epiphyseal dysplasia. Progr. pediat. Radiol. 4 (1973) 309–324

Lachman, R. S., D. L. Rimoin, D. W. Hollister: Arthrography of the hip. A clue to the pathogenesis of the epiphyseal dysplasias. Radiology 108 (1973) 317–323

Lamy, M., P. Maroteaux: Les dysplasies spondylo-épiphysaires. In: «Les chondrodystrophies génotypiques». L'Expansion Scientifique Française, Paris 1960 (p. 53–66)

Leeds, N. E.: Epiphysial dysplasia multiplex. Amer. J. Roentgenol. 84 (1960) 506–510

Lie, S. O., D. C. Siggers, J. P. Dorst, S. E. Kopits: Unusual multiple epiphyseal dysplasias. Birth Defects. Orig. X/12 (1974) 165–185

Lowry, R. B., B. J. Wood, T. A. Cox, M. R. Hayden: Epiphyseal dysplasia, microcephaly, nystagmus, and retinitis pigmentosa. Am. J. Med. Genet. 33 (1989) 341–345

Mandell, G. A., W. G. MacKenzie, C. I. Scott, H. T. Harcke, J. S. Wills, G. S. Bassett: Identification of avascular necrosis in the dysplastic proximal femoral epiphysis. Skeletal. Radiol. 18 (1989) 273–281

Meyer, J.: Dysplasia epiphysealis capitis femoris. Acta orthop. scand. 34 (1964) 183–197

Müller, W.: Die erbliche multiple Störung der Epiphysenverknöcherung als typisches Krankheitsbild. Fortschr. Röntgenstr. 59 (1939) 65–69

Murphy, M. C., I. B. Shine, D. B. Stevens: Multiple epiphyseal dysplasia. Report of a pedigree. J. Bone Jt. Surg. 55 A (1973) 814–821

Nevin, N. C., P. S. Thomas, J. Hutchinson: Syndrome of short stature, microcephaly, mental retardation, and multiple epiphyseal dysplasia – Lowry-Wood syndrome. Amer. J. med. Genet. 24 (1976) 33–39

Pachman, L. M., P. A. Lynch, R. K. Silver, D. L. Ozog, A. K. Poznanski: Primary Immunodeficiency Disease in Children: An update. Curr. Probl. Pediatr. 19 (1989) 28–29

Patrone, N. A., D. W. Kredich: Arthritis in children with multiple epiphyseal dysplasia. J. Rheumatol. 12 (1985) 145–149

Pfeiffer, R. A., G. Junemann, J. Polster, H. Bauer: Epiphyseal dysplasia of the femoral head, severe myopia and perceptive hearing loss in three brothers. Clin. Genet. 4 (1973) 141–144

Ribbing, S.: Studien über hereditäre multiple Epiphysenstörungen. Acta radiol (Stockh.) Suppl. 34 (1937)

Roaf, R., J. B. Longmore, R. M. Forrester: A childhood syndrome of bone dysplasia, retinal detachment and deafness. Dev. med. child Neurol. 9 (1967) 464–473

Schlesinger, A. E., A. K. Poznanski, R. M. Pudlowski, E. A. Millar: Distal femoral epiphysis: normal standards for thickness and application to bone dysplasias. Radiology 159 (1986) 515–519

Versteylen, R. J., A. Zwemmer, C. A. M. Lorié, K. H. Schuur: Multiple epiphyseal dysplasia complicated by severe osteochondritis dissecans of the knee. Skelet. Radiol. 17 (1988) 407–412

Walker, B. A.: Juvenile cataracts and multiple epiphyseal dysplasia in three sisters. New York: Alan R. Liss, Inc. for the National Foundation – March of Dimes. BD: OAS V (4) (1969) 315–317

Wynne-Davies, R., C. M. Hall, A. G. Apley: Atlas of Skeletal Dysplasias. Churchill Livingstone, Edinburgh 1985

Multiple epiphysäre Dysplasie mit frühkindlichem Diabetes McK 22698

Synonyme: Wolcott-Rallison-Syndrom, Diabetes mellitus mit spondyloepiphysärer Dysplasie.

Erbgang

Autosomal rezessiv.

1972 beschrieben WOLCOTT u. RALLISON 3 Geschwister, bei denen bereits mit 8 Wochen ein Diabetes mellitus festgestellt wurde. Eines davon starb mit $2^4/_{12}$ Jahren ohne radiologische Dokumentation. Die beiden anderen zeigten anläßlich von Untersuchungen mit $1^2/_{12}$ resp. 3 Jahren (ohne Einschluß der Wirbelsäule) das Bild einer multiplen epiphysären Dysplasie, ähnlich, aber nicht ganz identisch dem Typ Fairbank (GOUMY u. Mitarb. 1980). Seitdem wurden 4 weitere Fälle beobachtet: Insgesamt zeigten 4 von 5 eine generalisierte Osteoporose, 3 von 3 eine minimale bis mäßige Platyspondylie, 3 von 5 diskrete phalangeale Zapfenepiphysen (s. S. 702). Das relativ geringe Ausmaß der Platyspondylie und die multiplen Frakturen bei einem Fall sind vielleicht Folge der Osteoporose, diese möglicherweise aufgrund einer abnormen Kollagenstruktur, wie sie aus dem elektronenmikroskopischen Bild vermutet, aber biochemisch noch nicht nachgewiesen wurde (STÖSS u. Mitarb. 1982) (Abb. **73**). Jedenfalls wurde die Dysplasie in der internationalen Nomenklatur 1986 immer noch dem MED zugeordnet.

Literatur

Goumy, P., P. Maroteaux, V. Stanescu, R. Stanescu, A. Labbe, G. Menut: Syndrome de transmission récessive autosomique associant un diabète congénital et des desordres de la croissance des épiphyses. Arch. fr. Pédiat. 37 (1980) 323–328

Stöss, H., H. J. Pesch, B. Pontz, A. Otten, J. Spranger: Wolcott-Rallison syndrome: Diabetes mellitus and spondyloepiphyseal dysplasia. Eur. J. Pediat. 138 (1982) 120–129

Wolcott, C. D., M. L. Rallison: Infancy-onset diabetes mellitus and multiple epiphyseal dysplasia. J. Pediat. 80 (1972) 292–297

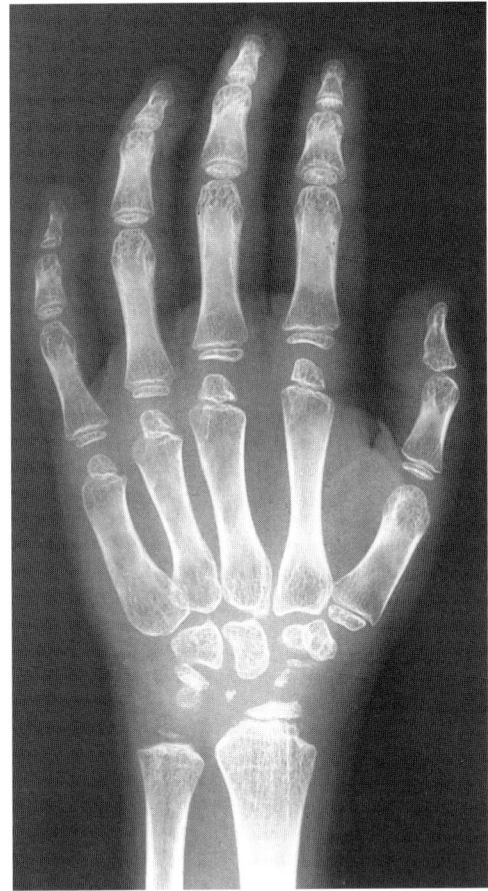

Abb. **73** Multiple epiphysäre Dysplasie mit frühkindlichem Diabetes. ♀, 12 Jahre alt. Generalisierte Osteoporose. Abnorm schmaler Karpus. „Rückstand" im Knochenalter, kleine, z. T. krümelige Handwurzelknochen. Kleine, abgeflachte Epiphysen, aber keine Zapfenepiphysen. Mit Ausnahme der Osteoporose ist das Bild nicht von demjenigen einer MED Typ Fairbank zu unterscheiden (aus *H. Stöss* u. Mitarb.: Eur. J. Pediat. 138 [1982] 120)

Arthroophthalmopathie (AOP) McK 10830

Synonyme: Stickler-Syndrom, Wagner-Stickler-Syndrom.

1965 beschrieben STICKLER u. Mitarb. eine autosomal dominant vererbte Bindegewebsdysplasie mit ausgesprochen variabler pleiotroper Expressivität und unvollständiger Penetranz. Die AOP ist offenbar eng mit dem für die Struktur des Kollagens II verantwortlichen Gen verbunden (FRANCOMANO u. Mitarb. 1988). SPRANGER (1985) faßt wegen des radiologisch, klinisch und (heute) z. T. auch biochemisch (Typ II, Kollagen) scheinbar ähnlichen „Sticklerpattern" die dyssegmentale Dysplasie (s. S. 636), die Kniestsche Dysplasie (s. S. 632), die AOP und die OSMED-Dysplasie (s. S. 696) als Stickler-Kniest-Familie zusammen. Trotz ihrer Seltenheit (ca. $0,1-0,3/10^6$, WYNNE-DAVIES u. Mitarb. 1985) ist die Kenntnis dieses Leidens für den radiologen bedeutungsvoll: Durch die Frühdiagnose kann die gefürchtete, in ca. ⅔ der Fälle auftretende Netzhautablösung rechtzeitig aufgehalten und damit eine totale Erblindung verhindert werden.

Unter den außergewöhnlich zahlreichen *klinischen Manifestationen* können drei Symptomenkomplexe hervorgehoben werden:

1. *Augenkomplex:* Glaskörperdegeneration (82%), chorioretinale Degeneration (70%), Myopie (76%), Retinaablösungen und -löcher (76%), Katarakte (47%). Die ophthalmologischen Befunde können schon in den ersten Lebensjahren auftreten, nehmen jedoch im Verlauf der Zeit an

Häufigkeit zu und erreichen im Alter von mehr als 50 Jahren über 90% (LIBERFARB u. Mitarb. 1981). Bei sämtlichen autosomal dominanten Fällen von Myopie muß die AOP in Betracht gezogen werden (TEMPLE 1989).

2. *Orofazialer Symptomenkomplex:* flaches Gesicht, maxilläre Hypoplasie (86%), flache Nasenwurzel (67%), Hypognatie (58%), Gaumenspalte (17%/28%), sensoneurinaler Gehörverlust (87%/9%), Pierre-Robin-ähnliche Physiognomie im Neugeborenenalter (25–30%).

3. *Symptomenkomplex des Stütz- und Bewegungsapparates:* Muskel- und Skelettabnormitäten (60%), überstreckbare Gelenke (38%), osteoarthritische Veränderungen, vorzeitige Arthritis (37%/85%), Arachnodaktylie (16%), marfanoide Armverlängerung (10%). Auch äußerlich kann ein marfanoider Habitus auffallen (BERND u. Mitarb. 1989).

Die in Klammern gesetzten Prozentzahlen entstammen einer Sippenuntersuchung von 70 Personen durch LIBERFARB u. Mitarb. (1981), die Zweitzahl bei wesentlichen Abweichungen der Sammelstatistik von 46 Fällen aus 5 Familien, zusammengestellt durch POPKIN u. POLOMENO (1974).

Die Häufigkeit der radiologisch erfaßbaren Skelettveränderungen ist nicht bekannt, jedoch wesentlich geringer als in der Erstbeschreibung vermutet und eher ein Nebenbefund. Sie entspricht einer mäßig ausgeprägten spondyloepiphysären Dysplasie mit im späteren Leben auftretenden Sekundärveränderungen. Die Epiphysen der langen Röhrenknochen, besonders an Femur und Tibia, können abgeflacht und irregulär strukturiert, die Metaphysen ausladend sein. Im Neugeborenenalter findet sich eine hantelförmige („Dumbbell") Konfiguration der Femora. Die Wirbelkörper sind mäßig abgeflacht mit gelegentlich diskreter Keilbildung. Im Neugeborenenalter können auch sog. „koronale Spalten" („coronal clefts") vorliegen. Am Schädel kommen die Hypoplasie des Gesichtsschädels (Maxilla) und die Hypognatie zur Darstellung.

Radiologische Diagnose und Differentialdiagnose

Die hantelförmigen Femora im Neugeborenenalter lassen das entsprechende Gamut durchlaufen (s. metatropische Dysplasie S. 623. Der Originalfall von WEISSENBACHER/ZWEYMÜLLER ist der OSMED (s. S. 696) zuzuordnen und weist keinerlei Augensymptome auf; entsprechend liegt hier keine Frühform der Arthroophthalmopathie vor, entgegen der Meinung von KELLY u. Mitarb. (1982) sowie von WINTER u. Mitarb. (1983). Neben den übrigen spondyloepiphysären Dysplasien (Tab. 7) müssen auch das Marfan-Syndrom (s. S. 909) und die Homozystinurie in Betracht gezogen werden. Endlich gehört die Arthroophthalmopathie zur Differentialdiagnose des Pierre-Robin-Syndroms sowie der großen Gruppe von angeborenen Augenerkrankungen, die mit Skelettmißbildungen einhergehen.

Literatur

Bernd, L., F. U. Niethard, M. Schiltenwolf: Die erblich fortschreitende Arthro-Ophthalmopathie (Stickler-Syndrom). Z. Orthop. 127 (1989) 358–361

Francomano, C. A., R. M. Liberfarb, T. Hirose, I. H. Maumenee, E. A. Streeten, D. A. Meyers, R. E. Peyritz: The Stickler syndrome is closely linked to COL 2A1, the structural gene for type II collagen. Pathol. immunopathol. Res. 7 (1988) 104–106

Herrmann, J., T. D. France, J. W. Spranger, J. M. Opitz, C. Wiffler: The Stickler syndrome (hereditary arthroophthalmopathy). Birth Defects Original article series XI, 2 (1975) 76–103

Kelly, T. E., H. H. Wells, K. B. Tuck: The Weissenbacher-Zweymüller Syndrome: Possible Neonatal Expression of the Stickler Syndrome. Am. J. Med. Gen. 11 (1982) 113–119

Liberfarb, R. M., T. Hirose, L. B. Holmes: The Wagner-Stickler syndrome: a study of 22 families. J. Pediat. 99 (1981) 394–399

Popkin, J. S., R. C. Polomeno: Stickler's syndrome (hereditary progressive arthro-ophthalmopathy). Can. Med. Ass. J. 111 (1974) 1071–1076

Spranger, J.: Pattern recognition in bone dysplasias. Progr. Clin. Biol. Res. 200 (1985) 315–342

Stickler, G. B., P. G. Belau, F. J. Farrell, J. D. Jones, D. G. Pugh, A. G. Steinberg, L. E. Ward: Hereditary progressive arthro-ophthalmopathy. Mayo Clin. Proc. 40 (1965) 433–455

Temple, I. K.: Stickler syndrome. Am. J. Med. Gen. 26 (1989) 119–126

Winter, R. M., M. Baraitser, K. M. Laurence, D. Donnai, C. Hall: The Weissenbacher-Zweymüller, Stickler and Marshall syndromes. Further evidence for their identity. Am. J. Med. Gen. 16 (1983) 189–199

Wynne-Davies, R., C. M. Hall, A. G. Apley: Atlas of Skeletal Dysplasias. Churchill Livingstone, Edinburgh-London-Melbourne-New York 1985

Pseudoachondroplasie (PA)

Synonyme: spondyloepiphysäre Dysplasie, pseudoachondroplastische Form.

Die von MAROTEAUX u. LAMY (1959) von der Achondroplasie abgetrennte PA zeigt im Verlauf der Entwicklung einen *ausgesprochenen Gestaltwechsel*. Zudem können die Befunde auch in derselben Altersklasse sehr verschieden stark ausgeprägt sein oder gar fehlen.

Erbgang

Die Mehrzahl der Fälle ist solitär. Daneben wird eine häufigere, klinisch-radiologisch eher leichtere Dominante von einer ausgeprägteren rezessiven Form unterschieden, wobei auch eine Prämutation oder unvollständige Penetranz vermutet werden (VANDEVELDE u. Mitarb. 1988). Bei Geschwisterfällen muß auch die Möglichkeit eines Gonadenmosaiks in Betracht gezogen werden (HALL u. Mitarb. 1987). Eine weitere Unterscheidung in insgesamt 4 genetisch getrennte Typen (MALONEY u. Mitarb. 1969) läßt sich klinisch-radiologisch nicht vertreten (WYNNE-DAVIES u. Mitarb. 1986). Bio-

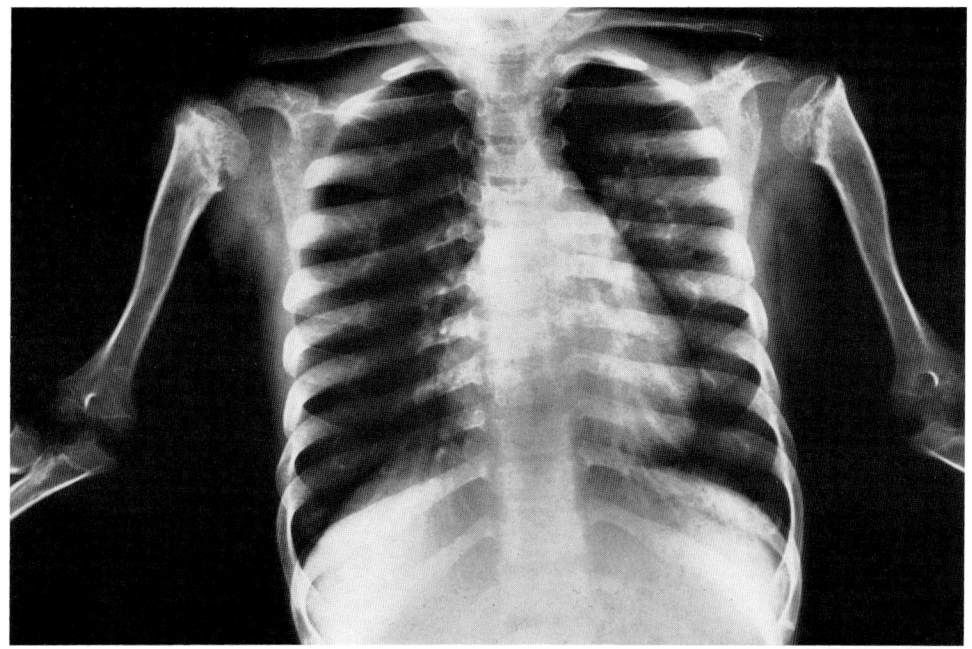

chemische Untersuchungen lassen bei der PA einen abnormen Eiweißkern des Proteoglycans vermuten (STANESCU u. Mitarb. 1982). Möglicherweise bestehen licht- und elektronenmikroskopische Unterschiede im Knorpelaufbau der dominanten und rezessiven Form (STÖSS u. Mitarb. 1982).

Häufigkeit*

Etwa $¼ \times 10^6$, d.h. halb so häufig wie die klassische Achondroplasie (WYNNE-DAVIES u. Mitarb. 1985).

Klinik

Bei der Geburt (Ausnahme 2 von 32, relative Kurzgliederigkeit), ebenso im 1. Lebensjahr (Ausnahme 4 von 32) unauffällig, werden die Betroffenen in der Regel zwischen dem 2. und 3. Lebensjahr (21 von 32), die übrigen (5 von 32) später wegen Extremitätenminderwuchs, weniger häufig Gelenkschmerzen oder Kontrakturen zur Untersuchung gebracht. Die Intelligenz ist normal. Die Erwachsenengröße beträgt im Mittel 128,5 cm (SD = 15 cm, Streubreite 96–142,3 cm). Eine Skoliose ist häufig, aber nicht sehr ausgeprägt, ebenso wie die Achsenfehlstellung der unteren Extremitäten, besonders Genu varum oder Tibia vara, selten Genu valgum. Ursachen dafür sind in der Regel die zu lockeren Gelenkbänder und nicht etwa das fehlerhafte Knochenwachstum (WYNNE-DAVIES u. Mitarb. 1986). Daneben kommen auch Kontrakturen, besonders am Ellenbogen, vor. Osteoarthritische Beschwerden werden vor allem in der 3. Dekade beobachtet. Bei 3 Brüdern mit PA fand sich eine zentrale areoläre chorioidale Dystrophie (MANSOUR 1988).

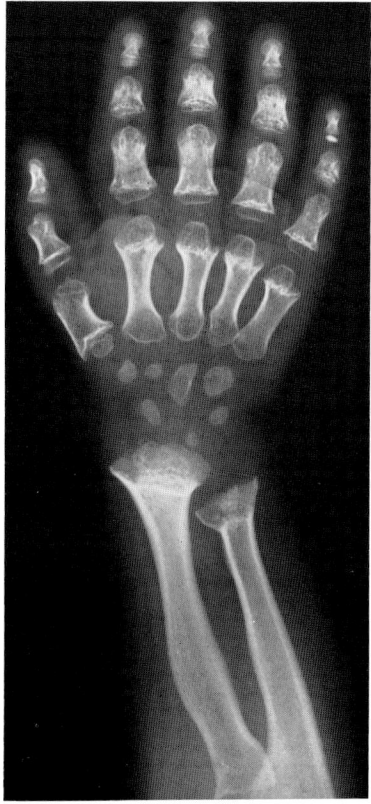

Abb. **74 a–f** Pseudoachondroplasie, sporadischer Fall, ♂, Nr. 117 115
a 8 Jahre, Thorax. Gestreckte Klavikulae, etwas plumpe Rippen. Humeri proximal aufgetrieben, abgeflachter Kopf in Varusstellung, diskrete metaphysäre Veränderungen
b 9 Jahre, rechte Hand. Knochenalter retardiert. Kurze, breite und plumpe Röhrenknochen, Metakarpalia z. T. proximal zugespitzt. Handwurzelknochen klein und eckig. Verkürzte Vorderarmknochen, metaphysäre Veränderungen an distal ausgeweitetem Radius und Ulna   Abb. **74 c–f** ▶

---

* Die Häufigkeitsangaben sind der Arbeit von WYNNE-DAVIES u. Mitarb. (1986) entnommen, die 26 Familien mit insgesamt 32 Patienten in verschiedenen Altersklassen berücksichtigt.

682 Konstitutionell-genetische Skeletterkrankungen

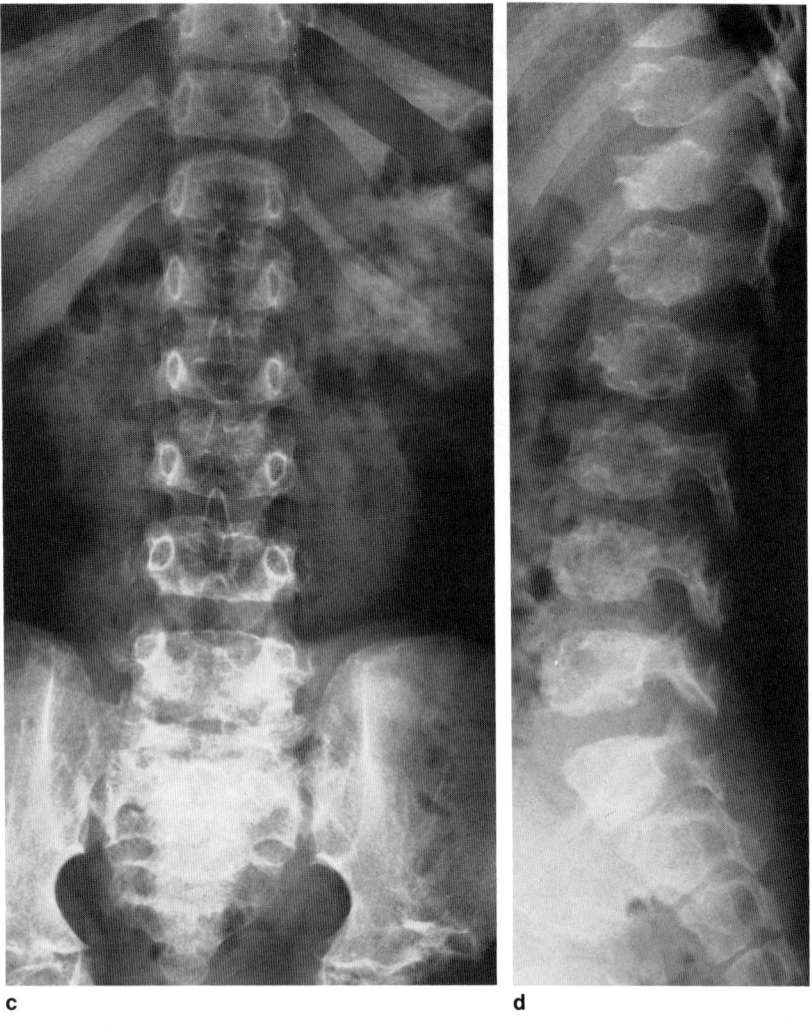

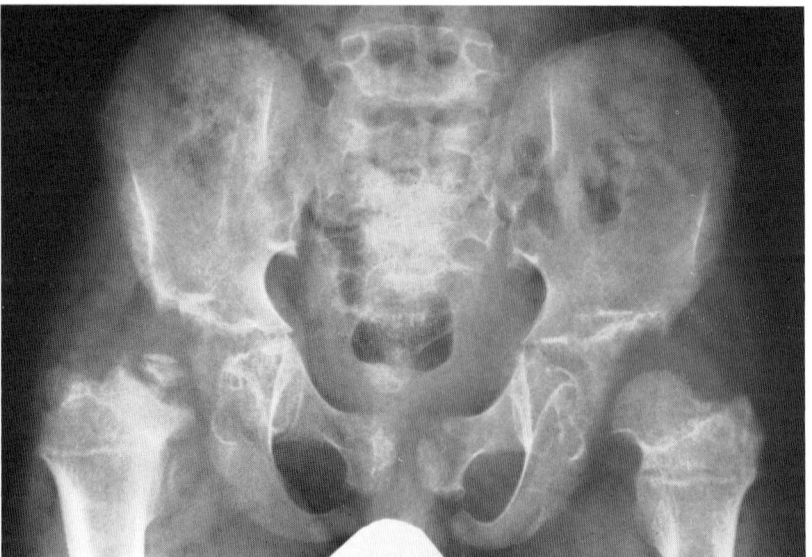

Abb. 74c–e
c u. d 9 Jahre, Lumbalwirbelsäule. Kugelige Wirbelkörper mit ventraler „Zungenbildung"
e 11 Jahre (jetzt 98 cm lang), Becken. Schmale, lateral steil abfallende Darmbeinflügel mit hypoplastischem Korpus. Noch weit klaffender Y-Knorpel. Unregelmäßig konturiertes Azetabulardach, kleine, asymmetrische Femurköpfe. Status nach Osteotomie

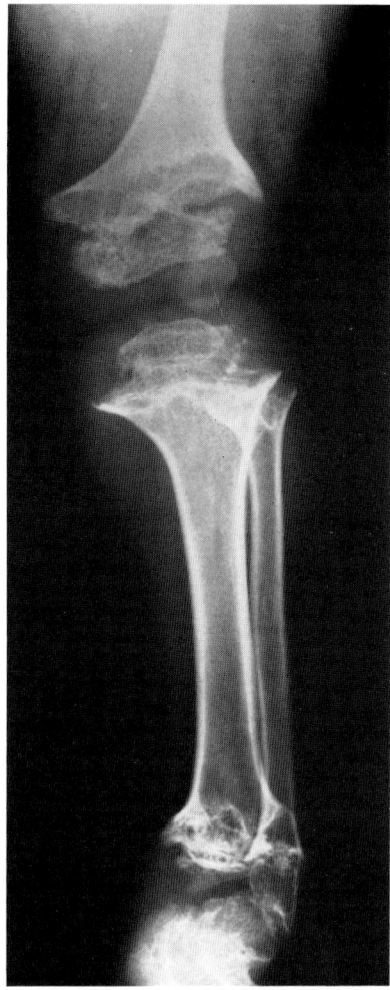

Abb. 74f 9 Jahre, Unterschenkel. Ausgeprägte epimetaphysäre Veränderungen, leichte Valgusdeformität. Besonders mediale metaphysäre Spornbildung

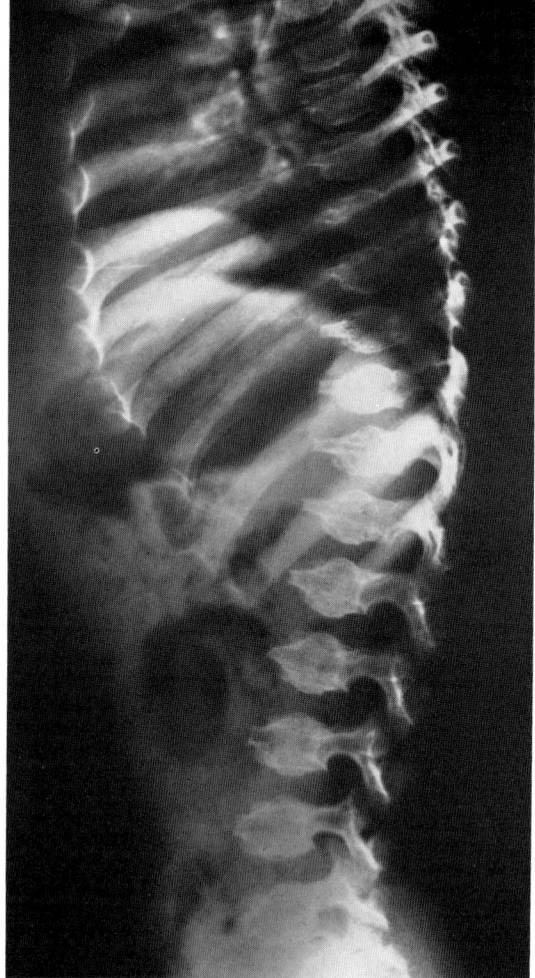

Abb. 75 Pseudoachondroplasie, dominante Form, ♀, 5 Jahre. Geburtslänge 50 cm, Erwachsenenlänge 102 cm. Seitliche Wirbelsäule. Ausgeprägte Kugelwirbel mit Zungenbildung. Becherung der ventralen Rippenenden. (Beobachtung Dr. *Mayne,* Melbourne)

Radiologie (Abb. **74** u. **75**)

Schwerpunkt: spondyloepi-/metaphysäre Dysplasie mit temporär charakteristischer Wirbelkörper- und Beckenkonfiguration.
Der Gestaltwechsel der Röntgenbefunde im Verlauf der Entwicklung ist gerade bei der PA exemplarisch, vom Normalbefund (Neugeborenenalter) zum diagnostischen Formenmuster im Kleinkindesalter und endlich zum unspezifischen Spätbild im Erwachsenenalter.

Schädel

Unauffällig.

Wirbelsäule

Der Dens fehlt nach dem Alter von 3 Jahren in 2 von 19, ist hypoplastisch in 8 von 19 und normal bei 9 von 19 Fällen. Die bikonvexe, normalerweise nur beim Neugeborenen anzutreffende Wirbelkörperform persistiert bis zum 6.–12. Altersjahr. In etwa ein Drittel der Fälle folgt dann eine mäßige Platyspondylie. Die *charakteristische ventrale „Zungenbildung"* der Wirbelkörper wird ebenfalls nur bis zum 12. Lebensjahr angetroffen, ebenso wie die Keilwirbelbildung. Diskret unregelmäßige Deckplatten werden etwa bei der Hälfte der Patienten zwischen 3 und 12 Jahren, einem Drittel der Erwachsenen angetroffen. Die vor dem Alter von 6 Jahren abnorm langen Laminae (⅓ der Fälle) werden im Erwachsenenalter abnorm kurz (⅚), ähnlich wie bei der Achondroplasie. Die Bogenwurzelabstände zwischen L 1 und L 5 sind bei ¾ der Fälle aller Altersgruppen normal, bei ¼ geringgradig vermindert.

Becken

Die Verbreiterung und verspätete Ossifikation des Y-Knorpels ist bei allen Patienten unter 3 Jahren und bei den meisten unter 12 Jahren erkennbar. Dieser Befund ist der typischste aller Skelettveränderungen bei der PA überhaupt. Das Azetabulardach kann in der Folge dysplastisch werden, oder es kann auch eine Protrusio acetabuli auftreten. Das Darmbein ist leicht hypoplastisch.

Extremitäten

Die plumpen und verkürzten langen Röhrenknochen zeigen ausladende (seitliche „Spornbildung"), strukturell veränderte Metaphysen und zu spät erscheinende, abnorm kleine, oft fragmentierte ossäre Epiphysen. Der varusdeformierte Humerushals zeigt in ca. ½ der Fälle vor 9 Jahren eine mediale metaphysäre Schnabelbildung, später die typische Axtform. Coxa vara liegt bei ³/₅ der Fälle vor, Coxa valga nur ausnahmsweise. Der Femurhals ist verbreitert und verkürzt. Die Verkürzung der Röhrenknochen der Hände und Füße ist noch ausgeprägter als bei der Achondroplasie, jedoch ohne die typische Dreizackhand. Die proximale Zuspitzung einzelner Metakarpalia ist charakteristisch. Das Knochenalter ist „retardiert". Im Erwachsenenalter treten noch osteochondrische Veränderungen hinzu.

Radiologische Diagnose und Differentialdiagnose

Im Kindesalter ist die Diagnose beim Vorliegen der typischen Wirbelsäulen-, Becken- und Extremitätenbefunde nicht schwierig. Differentialdiagnostisch sind besonders die Achondroplasie, schwere Formen der multiplen epiphysären Dysplasie, die verschiedenen Formen der spondyloepiphysären Dysplasien und Grenzgebiete (s. S. 690 u. Tab. **7**) und die spondyloepi/metaphysäre Dysplasie in Betracht zu ziehen.

Literatur

Hall, J.G., J.P. Dorst, J. Rotta, V.A. McKusick: Gonadal mosaicism in pseudoachondroplasia. Amer. J. med. Genet. 28 (1987) 143–151

Maloney, F.P., J.G. Hall, M. Grossman, R. Wadia, J.P. Dorst: Four types of pseudoachondroplastic spondyloepiphyseal dysplasia (SED). Birth Defects 5 (1969) 242–259

Mansour, A.M.: Central areolar choroidal dystrophy in a family with pseudoachondroplastic spondyloepiphyseal dysplasia. Ophth.-Paediatr. Gen. 9 (1988) 57–65

Maroteaux, P., M. Lamy: Les formes pseudo-achondroplastiques des dysplasies spondylo-épiphysaires. Presse Méd. 67 (1959) 383–386

Stanescu, V., P. Maroteaux, R. Stanescu: The biochemical defect of pseudoachondroplasia. Eur. J. Pediat. 138 (1982) 221–225

Stöss, H., H.J. Pesch, J. Spranger: Different morphologic findings and genetic heterogeneity in pseudoachondroplasia: light- and electron-microscopic observations in iliac crest bioptic material. Prog. clin. biol. Res. 104 (1982) 379–383

Vandevelde, M.F., E. Boez, A. Chauviere, J.P. Farriaux: Pseudo-achondroplasie: etude d'un cas familial. Pediatrie 43 (1988) 319–323

Wynne-Davies, R., C.M. Hall, A.G. Apley: Atlas of Skeletal Dysplasias. Churchill Livingstone, Edinburgh 1985

Wynne-Davies, R., C.M. Hall, I.D. Young: Pseudoachondroplasia: clinical diagnosis at different ages and comparison of autosomal dominant and recessive types. A review of 32 patients (26 kindreds). J. med. Genet. 23 (1986) 425–434

Young, I.D., J.R. Moore: Severe pseudoachondroplasia with parental consanguinity. J. med. Genet. 22 (1985) 150–153

Spondyloepiphysäre Dysplasie, X-chromosomale Tardaform McK 31340

Die genetisch, klinisch und radiologisch wohldefinierte Dysplasie wurde von NILSONNE (1927) erstbeschrieben, von MAROTEAUX u. LAMY (1957) jedoch eindeutig gegenüber anderen spondyloepiphysären Skeletterkrankungen, besonders gegenüber dem Morbus Morquio, abgegrenzt.

Erbgang

X-chromosomal rezessiv, jedoch nur ca. ⅓ der Fälle familiär (RÉMY u. Mitarb. 1973). Ein „klassischer", aber weiblicher Fall mit normalem Karyotyp wird durch die zufällige Inaktivierung der X-Chromosomen mit dem normalen Allel erklärt (MONTEIRO-DE-PINA-NETO u. Mitarb. 1982).

Häufigkeit

Etwa $3-4 \times 10^6$ (WYNNE-DAVIES u. Mitarb. 1985).

Klinik

Meist erst im Schulalter bemerkter Rumpfminderwuchs mit kurzem Hals, dorsaler Kyphose und lumbaler Hyperlordose bei kräftigem Körperwuchs („Tarzantyp", GIEDION u. Mitarb. 1961). Die Erwachsenenlänge beträgt 115–165 cm, im Mittel 141 cm (RÉMY u. Mitarb. 1973). Ein eigentlicher „Knick" der Wachstumskurve wurde zwischen dem 2. und 3. Lebensjahr beobachtet (BORUT u. KOGUT 1975). Subjektive Beschwerden (Rückenschmerzen, Hüftgelenksschmerzen, Bewegungseinschränkungen besonders in der Hüfte) werden selten in der 2., meist erst in der 3. und 4. Lebensdekade beobachtet. Selbst bei Geschwistern kann der Verlauf bereits in der 3. Dekade vom asymptomatischen Rumpfminderwuchs bis zu schwersten osteoarthritischen Schmerzzuständen mit nachfolgender totaler Hüftgelenksplastik variieren (ICETON u. HORNE 1986). Die Intelligenz ist normal. In drei Fällen wurde ein gleichzeitiges Auftreten eines Poikiloderma atrophicans beobachtet (Lit. s. ICETON u. HORNE). Abnorme biochemische Befunde sind nicht bekannt (THOMPSON u. Mitarb. 1982).

Radiologie (Abb. **76**)

Schwerpunkte: spondyloepiphysäre Dysplasie mit lumbalen Buckelwirbeln und abnorm schmalem Becken.

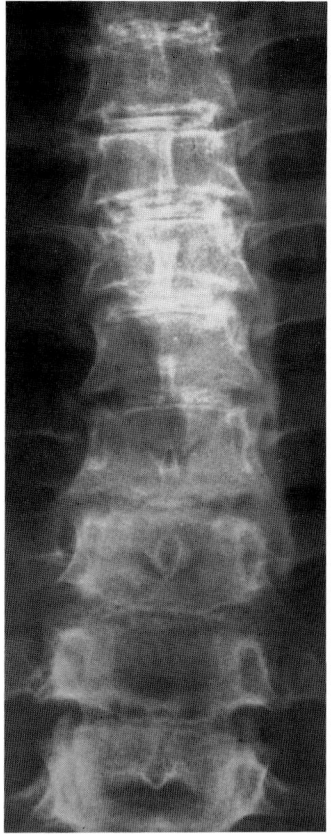 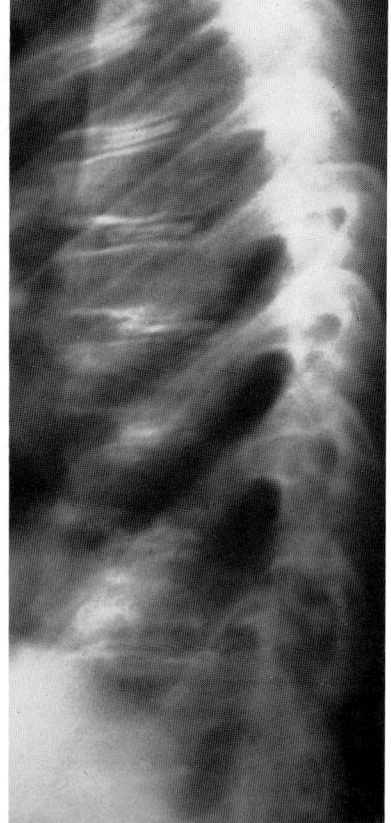 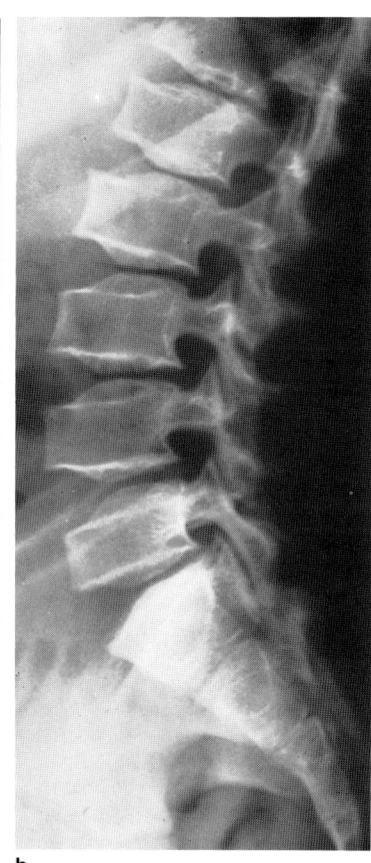

a
b
Abb. 76 a–g Spondyloepiphysäre Dysplasie, Tardaform. ♂, Nr. 56 858, mit 16 Jahren 143 cm lang
a Thorakalwirbelsäule, 16 Jahre, a.-p. und seitlich. Mittelschwere Platyspondylie, leichte Keilbildung, Verkalkung der Bandscheiben
b LWS, 16 Jahre. Pathognomonische Buckel der Wirbelkörper L1–L5 mit dorsaler Exkavation. Vakuumphänomen der Bandscheiben   Abb. 76 c–g ▶

Während mit 4–6 Jahren (SIEWECKE 1966, KOZLOWSKI u. MASEL 1983) die Wirbelkörper nur eine leicht ovoide Form zeigen, entwickelt sich allmählich, besonders im Lumbalbereich, der pathognomonische (LANGER 1964) „Buckelwirbel". Dem allgemein abgeplatteten und verlängerten Wirbelkörper ist in den mittleren und dorsalen Abschnitten ein rundlicher Buckel sowohl kranial wie kaudal aufgesetzt, der auch eine verdichtete Struktur aufweisen kann. Im Thorakalbereich wird meist nur eine Platyspondylie mit Kyphose angetroffen. Bisweilen zeigen die Bandscheiben Verkalkungen sowie ein Vakuumphänomen (GIEDION u. Mitarb. 1961). Beim Erwachsenen können die typischen Veränderungen durch die sekundäre Spondylarthrose maskiert sein (RÉMY u. Mitarb. 1973). Der Thorax ist verkürzt; die Rippen stehen zu eng aneinander; das Sternum kann vorspringen. Das Becken ist auffällig schmal und hoch. Die im allgemeinen mäßig ausgeprägten Formveränderungen der Epiphysen (unregelmäßige Begrenzung, Verkleinerung), von denen vor allem die Femurköpfe betroffen sind, führen u. U. bereits im frühen Erwachsenenalter zu arthrotisch-degenerativen Veränderungen. Aber auch Knie, Humerus, die großen Fußgelenke sowie ausnahmsweise die Handwurzeln und Metakarpalia können entsprechende Befunde aufweisen (WEINFELD u. Mitarb. 1967). Schädel und Schultergürtel sind unauffällig.

Radiologische Diagnose und Differentialdiagnose

Die charakteristischen Wirbelkörperveränderungen und das schmale, hohe Becken zusammen ermöglichen beim älteren Kind, Adoleszenten und Erwachsenen eine eindeutige radiologische Diagnose. Die Verkalkungen der Zwischenwirbelscheiben lassen auch an die Ochronose denken, wo aber die Platyspondylie fehlt. Weiter sind die verschiedenen multiplen epiphysären Dysplasien sowie die spondyloepiphysären Dysplasien (s. Tab. 7 u. 8, S. 690), die Brachyolmie (s. S. 691) und der Morbus Scheuermann in Betracht zu ziehen.

Literatur

Borut, D., M. D. Kogut: Short stature in an adolescent due to spondylo-epiphyseal dysplasia tarda. Amer. J. dis. Child. 129 (1975) 1069–1074

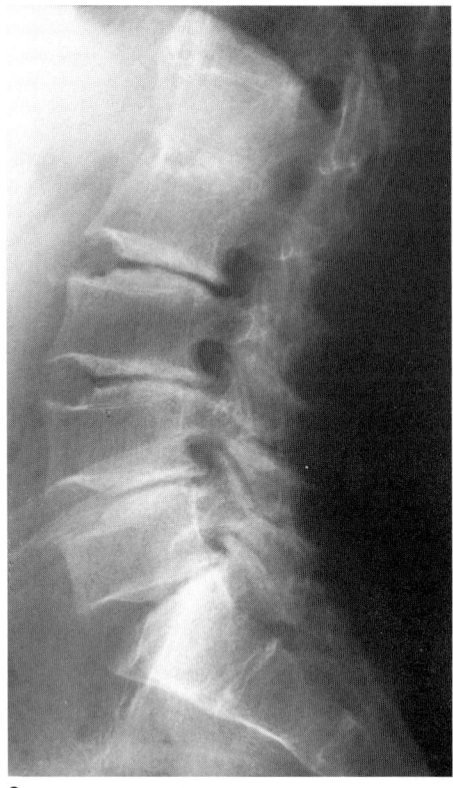
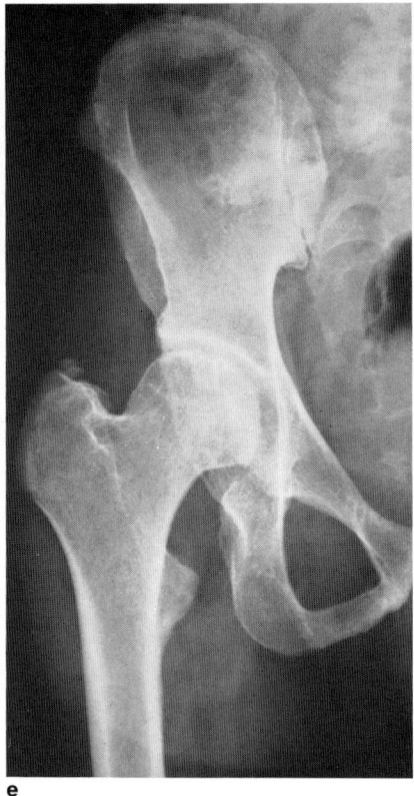
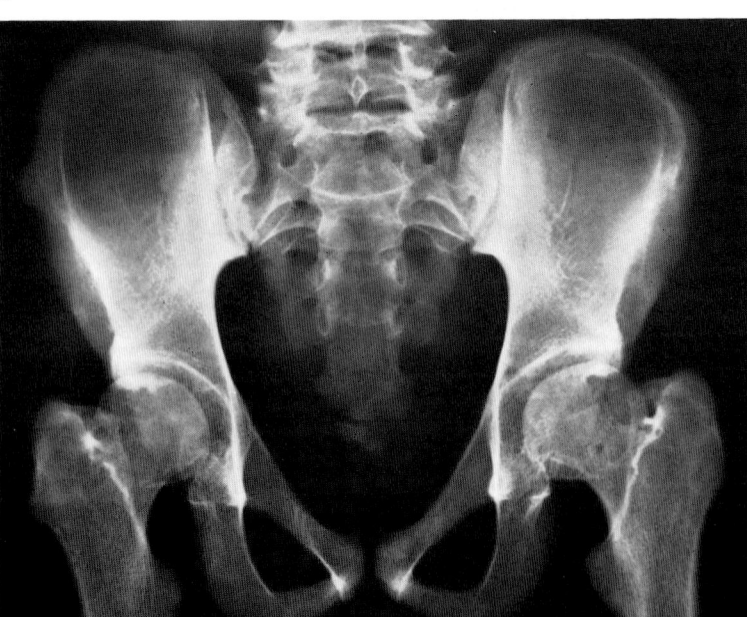

Abb. 76c-e
c LWS, 45 Jahre. Die Buckel sind bei L3–L5 noch erkennbar, bei L2 teilweise verstrichen
d Becken, 16 Jahre, auffällig schmal und hoch. Femurköpfe eher klein, kurze Schenkelhälse
e Rechte Hüfte, 23 Jahre. Femurköpfe unregelmäßig konturiert, verschmälerter Gelenkknorpel

Giedion, A., A. Prader, A. Rüttimann: Der „Tarzan Typus". Wirbelscheibenkleinwuchs, degenerative Bandscheibenveränderungen und schmales Becken. Fortschr. Röntgenstr. 99 (1961) 472–478

Iceton, J. A., G. Horne: Spondylo-epiphyseal dysplasia tarda. The x-linked variety in three brothers. J. Bone Jt. Surg. 68-B (1986) 616–619

Kozlowski, K., J. Masel: Spondylo-epiphyseal dysplasia tarda. Aust. Radiol. 27 (1983) 285–290

Langer, L. O.: Spondyloepiphysial dysplasia tarda. Hereditary chondrodysplasia with characteristic vertebral configuration in the adult. Radiology 82 (1964) 833–839

Maroteaux, P., M. Lamy, J. Bernard: La dysplasie spondylo-épiphysaire tardive. Presse méd. 65 (1957) 1205–1208

Monteiro-de-Pina-Neto, J., M. D. Bonfim, I. Ferrari: Classic x-linked spondyloepiphyseal dysplasia tarda in a woman with normal karyotype. Prog. clin. biol. Res. 104 (1982) 127–132

Abb. **76 f u. g**
f Becken, 45 Jahre. Hüftprothese rechts, progressive, aber diskrete Entrundung des Femurkopfes links mit nur noch minimalem Gelenkknorpel
g Linkes Knie, 45 Jahre. Leichte Höhenverminderung der Femurkondylen mit diskreten arthrotischen Veränderungen

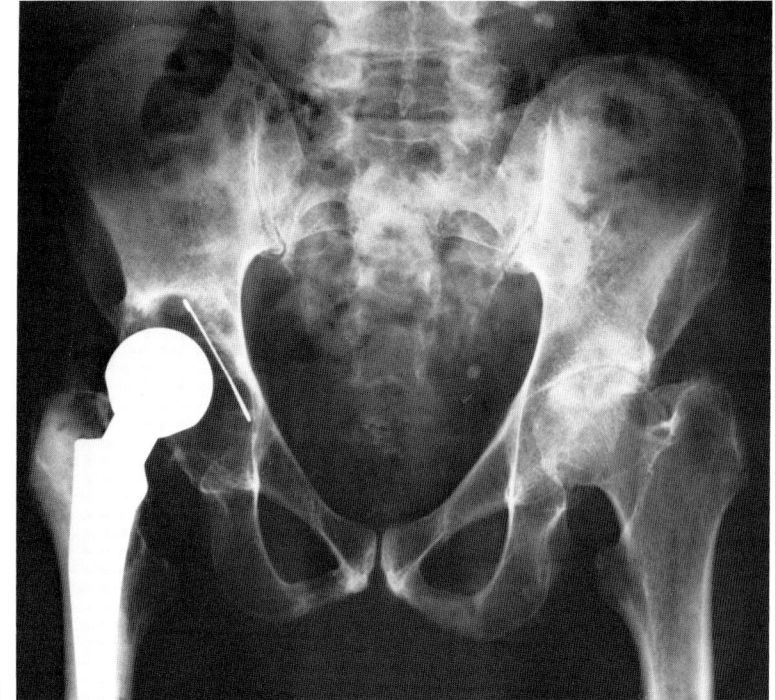

Nilsonne, H.: Eigentümliche Wirbelkörperveränderungen mit familiärem Auftreten. Acta chir. scand. 62 (1927) 550–553
Rémy, J., P. Béguery, A. Binot, C. Ponté: La dysplasie spondyloépiphysaire tardive. A propos de trois observations nouvelles. J. radiol. Electrol. 54 (1973) 805–813
Siewecke, H.: Über eine neue Sippe mit Dysplasia spondyloepiphysaria tarda. Acta genet. Med. (Roma) 15 (1966) 67–78
Thompson, G.R., D.E. Thompson, D.S. McCann, J.J. Weiss: X-linked spondyloepiphyseal dysplasia tarda: mucopolysaccharide excretion studies. Clin. Rheumatol. 1 (1982) 281–284
Weinfeld, A., W. Ross, S.H. Sarasohn: Spondylo-epiphyseal dysplasia tarda. Amer. J. Roentgenol. 101 (1967) 851–859
Wynne-Davies, R., C.M. Hall, A.G. Apley: Atlas of Skeletal Dysplasias. Churchill Livingstone, Edinburgh 1985

Progressive pseudorheumatoide Chondrodysplasie (PPRC) McK 20823

Synonyme: progressive pseudorheumatoid arthropathy of childhood (PPAC), progressive pseudorheumatoid arthritis of childhood (PPAC), spondylo-epiphysäre Dysplasie mit progressiver Arthropathie.

Erbgang und Häufigkeit

Wahrscheinlich autosomal rezessiv. Von der 1980 erstbeschriebenen Dysplasie (SPRANGER u. Mitarb.) haben wir bis heute 6 unveröffentlichte Fälle gesehen.

Klinik

Frühestens mit 3, meist zwischen 4 und 6 Jahren beginnende Muskelschwäche, zunehmende Ermüdbarkeit, aufgetriebene Fingergelenke, später Gelenkschmerzen und Wachstumsrückstand (Rumpfminderwuchs). Die progressive Ankylose und Kontrakturen der Gelenke führen spätestens in der 3. Lebensdekade zur völligen Immobilität.

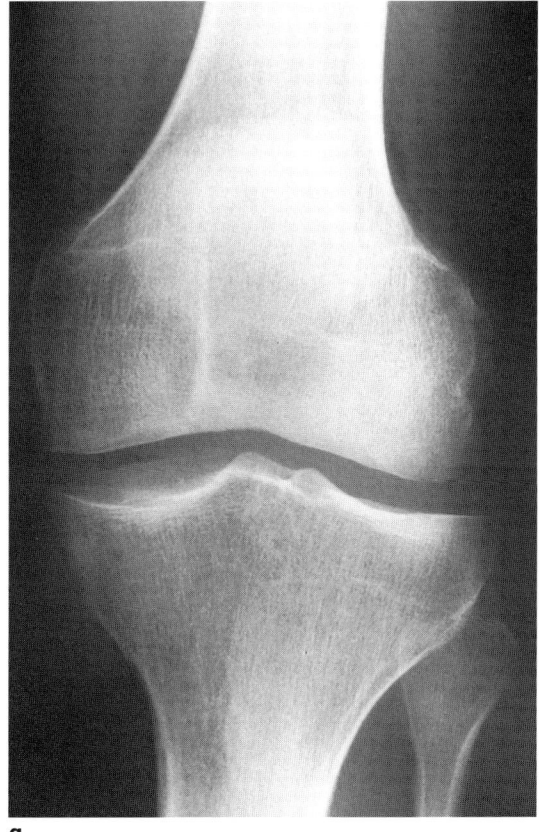

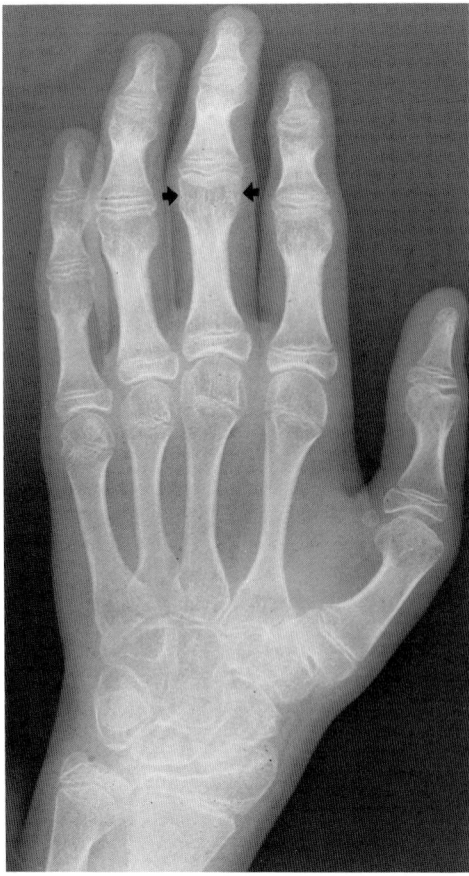 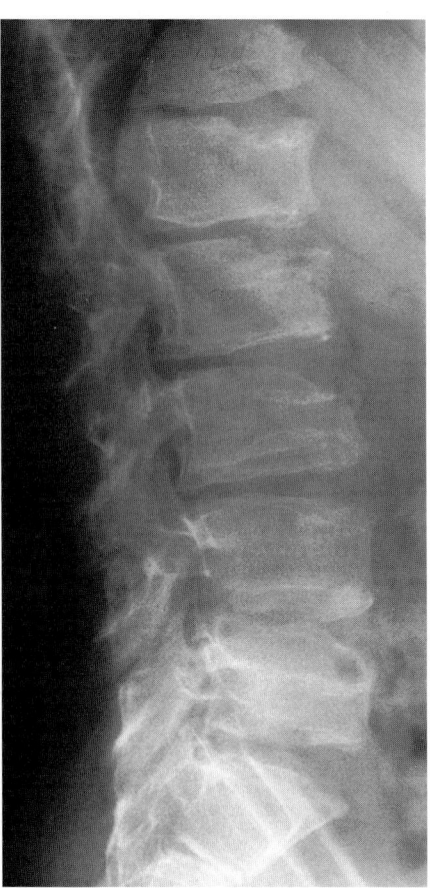

a b
Abb. 77 a–e   PPRC, ♀, Nr. 163 977
a Linke Hand p.-a., 10 9/12 Jahre. Osteoporose. Phalangen in leichter Flexionsstellung. Köpfchen der Grundphalangen kronenartig aufgetrieben (Pfeile). Epiphysen allgemein etwas vergrößert ebenso wie die Handwurzelknochen. Zum Teil verschmälerter Knorpelgelenksraum
b LWS seitlich, 12½ Jahre. Gestreckte LWS. Wirbelkörper im Sagitaldurchmesser verlängert, ventral z. T. verschmälert mit Deckplatteneinbrüchen und Vorderkantendefekten

Radiologie (Abb. 77)

„Spondylo-epiphysäre Dysplasie", Tardaform mit anfänglich zu großen Apo- und Epiphysen sowie Osteoporose.

Osteoporose

Bereits mit 5 Jahren bei einem, später bei allen unserer 6 Fälle vorhanden. In 2 von 6 Fällen führendes radiologisches Zeichen mit pathologischen Frakturen.

Hypertrophie von Apo- und Epiphysen

In 6 von 6 Fällen, besonders am Ellenbogen, Femurkopf. Nach 12–13 Jahren Abflachung des Femurkopfes und Verbreiterung des Halses in allen Fällen. Typische Vergrößerung des Trochanter minor nach dem 7. Altersjahr.

Wirbelsäule

Geringgradige Osteoporose, thorakale Kyphose und Lendenlordose. Mäßige Platyspondylie, besonders ventral im unteren Thorakal- und Lumbalbereich mit unregelmäßigen Deckplatten, z. T. ventraler Zungenbildung. Die Wirbelkörper sind im Sagittaldurchmesser verlängert, wahrscheinlich ebenfalls Zeichen der Hypertrophie. Der Bogenwurzelabstand L1/L5 in 2 von 4 Fällen vermindert, ebenso wie der Sagittaldurchmesser des Spinalkanals (3 von 5).

Osteochondritische Veränderungen der großen Gelenke

Diese treten schon in der 1. Dekade auf und sind in der Hüfte am ausgeprägtesten (Sklerose, lokale Osteophyten des Azetabulums, Verschmälerung des Knorpelraums, Deformierung, später eigentliche Abflachung der Femurköpfe in 6 von 6 Fällen). Unsere 2 erwachsenen Patienten erhielten Hüftprothesen mit 18 resp. 29 Jahren.

Abb. **77 c–e**
c Becken, 9 Jahre. Unregelmäßige, z. T. arrodierte Azetabulardächer. Femurkopfkontur besonders rechts unregelmäßig. Gedrungener, kurzer Femurhals, abnorm prominenter Trochanter minor (Pfeil)
d Becken, 15 Jahre. Status nach Varisationsosteotomie. Pilzförmige Femurköpfe (Coxa plana)
e Linkes Sprunggelenk, 11 4/12 Jahre. Osteoporose. Pathologische Tibiafraktur. Große Epiphysen von Tibia und Fibula. Deformierte Taluskontur

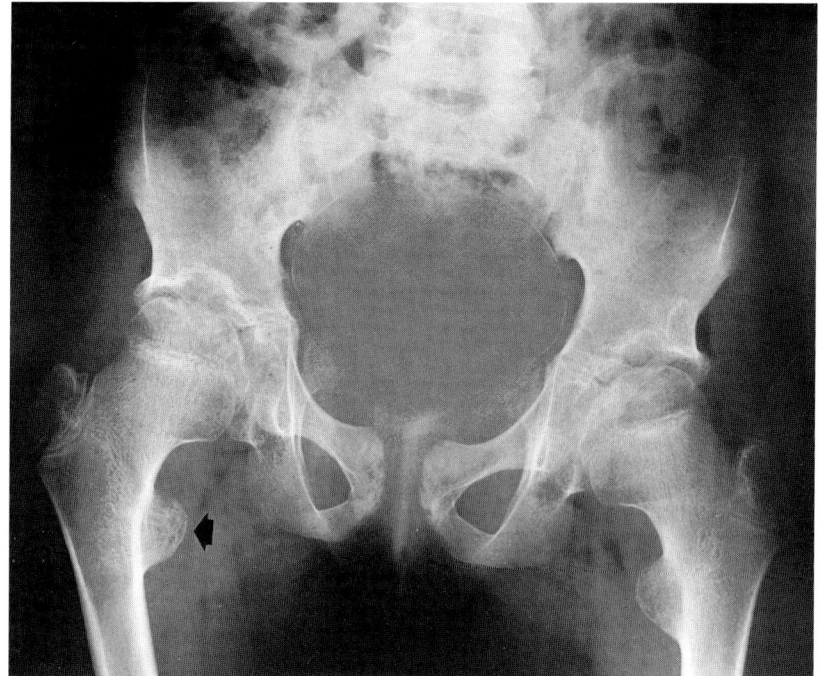

c

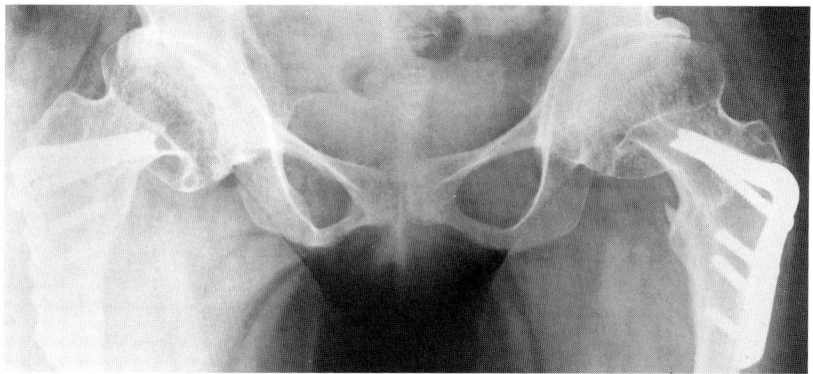

d

Radiologische Diagnose und Differentialdiagnose

Die PPRC beschränkt sich offenbar nicht auf das Skelett, sondern ist eine noch ungeklärte Allgemeinerkrankung des Stützgewebes. Es ist naheliegend anzunehmen, daß die Knochensymptome selber nur sekundärer Natur sind.

Das klinische Bild mit dem spondyloepiphysären Röntgenbefund und das Fehlen von entzündlichen Zeichen grenzen die PPRC vom „echten" rheumatischen Formenkreis ab. Die Osteoporose resp. die pathologischen Frakturen führten in 2 von 6 unserer Fälle zur Fehldiagnose „juvenile, idiopathische Osteoporose" resp. „Kniestche Dysplasie". Die Wirbelsäulenveränderungen und die etwas großen Epiphysen sowie die aufgetriebenen Interphalangealgelenke lassen auch an die OSMED (s. S. 696) denken, die aber klinisch wesentlich leichter ist und zudem eine Innenohrschwerhörigkeit aufweist.

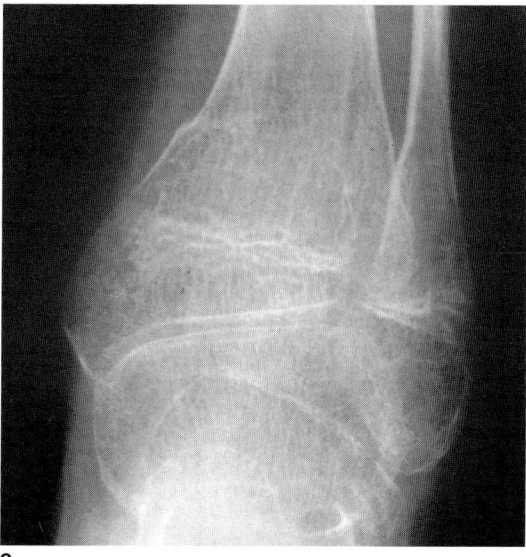

e

Zur Differentialdiagnose der spondyloepiphysären Dysplasien (Tardaform) s. Tab. 7 u. 8.

Literatur

Kozlowski, K., J. Kennedy, I. C. Lewis: Radiographic features of progressive pseudorheumatoid arthritis. Aust. Radiol. 30 (1986) 244–250

Miladi, M., M. H. Elleuch, S. Sellami, M. Douik: Spondyloepiphyseal dysplasia tarda with progressive arthropathy. Apropos of 3 cases. Int. Orthop. 11-3 (1987) 271–275

Spranger, J., C. Albert, F. Schilling: A progressive connective tissue disease with features of juvenile rheumatoid arthritis and osteochondrodysplasia. Eur. J. Pediat. 133 (1980) 186

Spranger, J., C. Albert, F. Schilling, C. Bartsocas, H. Stöss: Progressive pseudorheumatoid arthritis of childhood (PPAC). Eur. J. Pediat. 140 (1983) 34–40

Wynne-Davies, R., Ch. Hall, B. M. Ansell: Spondylo-epiphysial dysplasia tarda with progressive arthropathy. J. Bone Jt. Surg. 64-B (1982) 442–445

Andere Typen der spondyloepiphysären Dysplasien (SED)

Von der X-chromosomalen, rezessiven Tardaform unterscheiden sich die weiteren autosomal dominant oder rezessiv vererbten Tardaformen der SED (WYNNE-DAVIES u. Mitarb. 1985, SCHANTZ u. Mitarb. 1988) vor allem durch das Fehlen der pathognomonischen Buckelwirbel (s. S. 684). Einzelne Formen scheinen besonders zu frühen, spondylarthritischen Veränderungen zu neigen (STANESCU u. Mitarb. 1987). Die Tab. 7 u. 8 fassen eine Anzahl von Dysplasien und Stoffwechselkrankheiten zusammen, die radiologisch ebenfalls durch einen spondyloepiphysären Knochenbefall gekennzeichnet sind. Die in b (Tab. 7) aufgeführten Dysplasien sind radiologisch gut charakterisiert. Besonders bedeutungsvoll ist die Gruppe b in der Tab. 8: Diese autosomal rezessiv vererbten lysosomalen Krankheiten unterscheiden sich, mit Ausnahme der X-chromosomalen Tarda-Form (s. S. 683), radiologisch oft kaum von der Gruppe a der Tab. 7, können jedoch biochemisch genau erfaßt werden. Eine korrekte Diagnose ist für Prognose und genetische Beratung unerläßlich, und der Radiologe muß beim Befund einer nicht-X-chromosomalen Form der SED-Tarda auf die entsprechende Möglichkeit hinweisen.

Die Tab. 9 führt einige SED mit häufig assoziierter Augenbeteiligung auf: Da die Netzhautablösung im Kindesalter leicht übersehen wird, kann ein entsprechender Hinweis des Radiologen die Patienten vor der Erblindung retten.

Tabelle 7 Spondyloepiphysäre Dysplasien (SED) ohne bekannte metabolische Defekte

a) SE(meta)physäre Dysplasien sensu strictu
SED congenita, verschiedene Formen (s. S. 629)
SED tarda-X-chromosomal rezessiv (s. S. 684)
SED tarda, dominant rezessiv (s. S. 690)
„Morquio" Typ C, mit Hornhauttrübung (Maroteaux u. Mitarb. 1982, Beck u. Mitarb. 1986)
spondyloepi-/meta-(meta-/epi-)physäre Dysplasien, verschiedene Typen
SED + Ophthalmopathie, verschiedene Typen (Tab. 9).

b) Weitere Dysplasien mit SE-Beteiligung
multiple epiphysäre Dysplasien (s. S. 674)
Pseudoachondroplasie (s. S. 680)
parastremmatische Dysplasie (s. S. 700)
Dyggve-Melchior-Clausen-Dysplasie (s. S. 692)
Kniestsche Dysplasie (s. S. 632)
progressive pseudorheumatoide Chondrodysplasie (s. S. 687)
otospondylomega-/epiphysäre Dysplasie (OSMED) (s. S. 696)
myotone Chondrodysplasie Catel-Schwartz-Jampel (s. S. 699)
Arthroophthalmopathie (Stickler) (s. S. 679)
Osteoglophonische Dysplasie (s. S. 726)

Tabelle 8 Genetische Spondyloepiphysäre Krankheiten mit bekannten metabolischen Defekten (vgl. auch Mukopolysaccharidosen usw., S. 831 ff.)

a) mit Dysostosis multiplex (hurlerähnlichen) Knochenbefunden
Mukopolysaccharidose I–VII
Oligosaccharidosen (Mukolipidosen, Fukosidosen)
Sphingolipidosen (Gangliosidose G_{m1} I)

b) Mit SED-tardaähnlichen Knochenbefunden
β-Galaktosidase-Mangel (GM1 Gangliosidose „late onset", verschiedene Typen)
MPS Typ IV („milder Morquio")
MPS Typ I („milder Scheie", früher Typ V)
MPS Typ VI B („milder" Typ Maroteaux-Lamy)
Milde „late onset" Mannosidose
?MPS VII („late onset") – bisher nur Wirbelsäulenbefall!

Tabelle 9 Spondyloepiphysäre Dysplasien (SED) mit Ophthalmopathien (s. auch epiphysäre Dysplasien mit Augenbeteiligung, S. 679 u. 680)

SED congenita, mehrere Formen (s. S. 629): Myopie, Netzhautablösung

SED tarda, dominant: Myopie, Retinadegeneration und Katarakte (MacDessi u. Mitarb. 1978)

SED mit abnormem Hautkollagen: Korneadystrophie (Byers u. Mitarb. (1978)

SED mit tapetoretinaler Degeneration und anderen Mißbildungen (Liberfarb u. Mitarb. 1986)

Kniestsche Dysplasie (s. S. 632): Myopie, Netzhautablösung

Arthroophthalmopathie Stickler: Myopie, Glaskörperdegeneration, Netzhautablösung

Chondrodysplasia punctata, mehrere Formen (s. S. 598): Katarakte

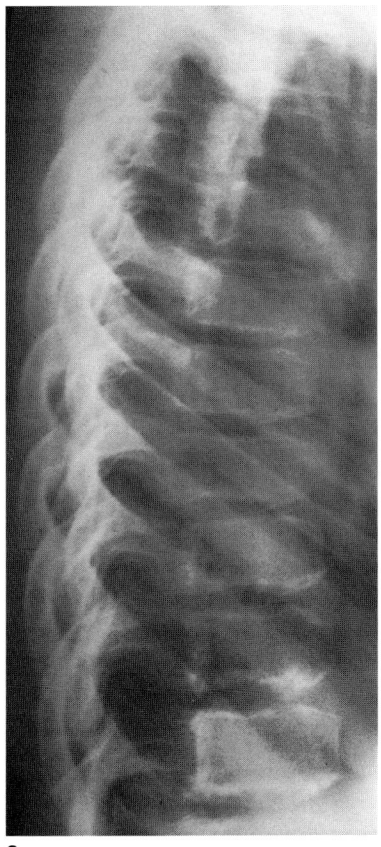 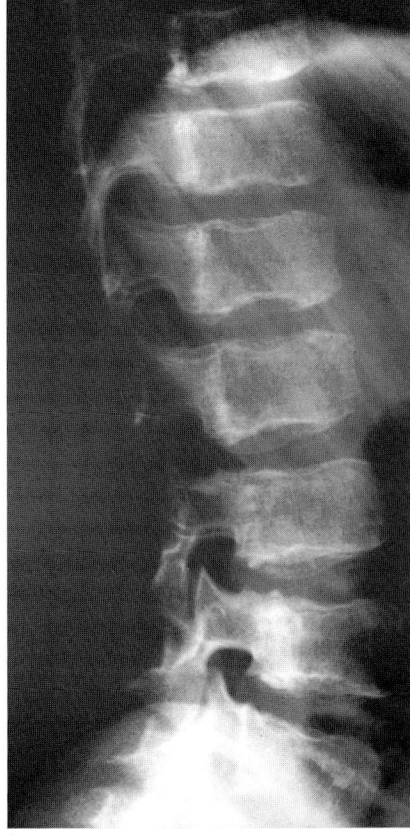 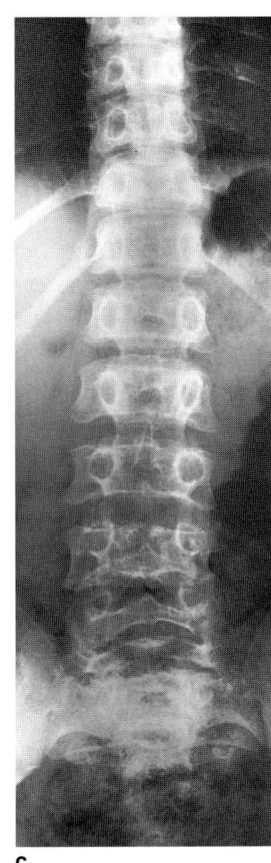

a **b** **c**

Abb. 78a-c   Brachyolmie, ♀, autosomal dominante Form, mit 11¾ Jahren, Länge 137,5 cm (3–10%), Unterlänge 72 cm (50–75%). Vater ebenfalls Platyspondylie und Skoliose
a 11¾ Jahre. Thorakalwirbelsäule seitlich. Platyspondylie mit leicht unregelmäßigen Deckplatten

b 8¼ Jahre. Seitliche Lumbalwirbelsäule. Mäßige Platyspondylie, zentrale Eindellung der Deckplatten
c 8¼ Jahre. Lumbalwirbelsäule a.-p. Platyspondylie. Lateraler Wirbelkörperrand seitlich des äußeren Bogenwurzelrandes allerdings zusätzlich leichte Ausdrehung.
(Beobachtung Dr. *D'Apuzzo*, Mendrisio)

Literatur

Beck, M., J. Glössl, A. Grubisic, J. Spranger: Heterogeneity of Morquio disease. Clin. Genet. 29 (1986) 325–331
Byers, P.H., K.A. Holbrook, J.G. Hall, P. Bornstein, J.W. Chandler: A new variety of spondyloepiphyseal dysplasia characterized by punctate corneal dystrophy and abnormal dermal collagen fibrils. Hum. Genet. 40 (1978) 157–169
Kohn, G., E.R. Elrayyes, I. Makadmah, A. Rösler, M. Grünebaum: Spondyloepiphyseal dysplasia tarda: a new autosomal recessive variant with mental retardation. J. med. Genet. 24 (1987) 366–369
Liberfarb, R.M., O. Katsumi, E. Fleischnick, F. Shapiro, T. Hirose: Tapetoretinal degeneration associated with multisystem abnormalities. Ophthal. paediat. Genet. 7 (1986) 151–158
MacDessi, J.J., K. Kozlowski, S. Posen: Spondyloepiphyseal dysplasia with ocular changes. Pediat. Radiol. 7 (1978) 220–228
Maroteaux, P., V. Stanescu, R. Stanescu, H. Kresse, M.C. Horst-Cayla: Hétérogénéité des formes frustes de la maladie de Morquio. Arch. fr. Pédiat. 39 Suppl. 2 (1982) 761–765
Schantz, K., P.E. Andersen, P. Justesen: Spondyloepiphyseal dysplasia tarda. Report of a family with autosomal dominant transmission. Acta. Orthop. Scand. 59 (1988) 716–719
Stanescu, R., V. Stanescu, C. Bordat, P. Maroteaux: Pathologic features of the femoral heads in a patient aged 14½ years with spondyloepiphyseal dysplasia with osteoarthritis. J. Rheumatol. 14 (1987) 1061–1067
Wynne-Davies, R., C.M. Hall, A.G. Apley: Atlas of Skeletal Dysplasias. Churchill Livingstone, Edinburgh 1985

Brachyolmie   McK 27193

1969 prägten MAROTEAUX u. Mitarb. den Sammelbegriff der Brachyolmie (βραχυς = kurz, ολμος = Walze, Rumpf) für eine Dysplasie, die ausschließlich den Rumpf betreffen sollte.
Die Brachyolmie ist heterogen und die Morphologie der Wirbelkörper auch radiologisch vielgestaltig. Ebenso finden sich radiologisch auch diskrete Veränderungen an weiteren Skelettabschnitten (s. unten): KOZLOWSKI u. Mitarb. (1982) (s. S. 674) lehnen deshalb die Brachyolmie als selbständige Dysplasie ab und sehen darin ein Synonym für spondylometaphysäre Dysplasie (SMD) mit minimaler metaphysärer Beteiligung.
Nach SHOHAT u. Mitarb. (1989) unterscheiden wir drei Typen von Brachyolmie (siehe unten).

Klinik

Die Patienten zeigen meist eine normale Geburtslänge, fallen aber im Verlauf des Kleinkindalters unter die 3. Längenpercentile ab. Vorübergehende

Rücken- und Hüftschmerzen können schon in der Adoleszenz auftreten, sind jedoch im Erwachsenenalter, zusammen mit einer Steifheit des Rückens, häufige Symptome, die aber nicht zur Invalidität führen.

Radiologie

Bei allen Formen werden eine generalisierte, im Thorakalbereich besonders ausgeprägte Platyspondylie, eine Verschmälerung des Zwischenwirbelraums in verschiedenem Ausmaß sowie, nicht obligat, verminderte Bogenwurzelabstände beobachtet.

Der *Typ Hobaek*: Diese häufigste (bis 1989 12 von 26 Familien), *autosomal rezessiv vererbte Form* weist klinisch trotz Platyspondylie einen vergrößerten Oberlängen-/Unterlängenquotient auf, da die Extremitäten ohne weitere morphologische Auffälligkeiten auch verkürzt sind. Die Erwachsenenlänge beträgt für das männliche Geschlecht 135–156 cm, für das weibliche 129–145 cm. Bei der von TOLEDO u. Mitarb. (1978) beschriebenen Sonderform finden sich zusätzlich noch Hornhauttrübungen. *Radiologisch* fallen die rechteckig, jedoch unregelmäßig begrenzten Wirbelkörper, bisweilen mit ventraler Hypoplasie und Keilbildung, besonders im Thorakalbereich, sowie die ausgeprägte Verschmälerung der Zwischenwirbelscheiben auf. Im ap-Bild erscheint der seitliche Wirbelkörperraum bisweilen seitlich der Bogenwurzeln (Abb. **78**), und der Bogenwurzelabstand kann vermindert sein.

Der *Typ Maroteaux:* Diese bei 9 von 26 Familien beobachtete, ebenfalls *autosomal rezessiv vererbte Form* zeigt eine Abrundung der abgeflachten Wirbelkörper an ihren dorsalen und ventralen Kanten. Der Zwischenwirbelraum kann verschmälert oder verbreitert sein. Die Körperlänge liegt unter der 4. und 5. SD (SHOHAT u. Mitarb.).

Die *autosomal dominante Form:* Diese wurde bisher nur in einer Familie in der Literatur (SHOHAT u. Mitarb.) sowie von uns (Abb. **78**) beobachtet. Die Befunde sind ähnlich, jedoch stärker ausgeprägt als bei der Maroteaux'schen Form, evtl. mit ausgeprägter Skoliose. Die von HORTEN u. Mitarb. beschriebenen metaphysären Striae in der Hobaekschen Form wurden von uns auch bei der dominanten Form beobachtet.

Diagnose und Differentialdiagnose

Die Diagnose einer Brachyolmie wird per exclusionem gestellt, nachdem die verschiedenen spondyloepiphysären und spondylometaphysären Dysplasien ausgeschlossen sind (s. S. 672 u. Tab. **7** u. **8**). Die Striae in den langen Röhrenknochen lassen auch an die autosomal rezessiv vererbte Sponastrimedysplasie (FANCONI u. Mitarb. 1983, s. S. 722) denken. Ferner müssen andere Ursachen der generalisierten Platyspondylie (Osteoporose, Leukämie etc.) in Betracht gezogen werden.

Literatur

Fanconi, S., C. Issler, A. Giedion, A. Prader: The sponastrime dysplasia: familial short-limb dwarfism with saddle nose, spinal alterations and metaphyseal striation. Helv. paediat. Acta 38 (1983) 267–280

Fontaine, G., P. Maroteaux, J.-P. Farriaux, M. Bosquet: La dysplasie spondylaire pure ou brachyolmie. Arch. fr. Pédiat. 32 (1975) 695–708

Hobaek, A.: Problems of Hereditary Chondrodysplasias. Oslo Unversity Press 1961 (p. 82–95)

Horton, W. A., L. O. Langer, D. L. Collins, C. Dwyer: Brachyolmia, recessive type (Hobaek): a clinical, radiographic, and histochemical study. Amer. J. med. Genet. 16 (1983) 201–211

Maroteaux, P., H.-R. Wiedemann, J. Spranger, K. Kozlowski, L. Lenz: Essai de classification des dysplasies spondylo-epiphysaires. SIMEP Lyon 1969 (p. 35–40)

Shohat, M., R. Lachman, H. E. Gruber, D. L. Rimoin: Brachyolmia: Radiographic and Genetic Evidence of Heterogeneity. Amer. J. Med. Genet. 33 (1989) 209–219

Toledo, S. P. A., P. A. S. Maurao, C. Lamego, C. A. R. Alves, C. P. Dietrich, L. M. Assis, E. Mattar: Recessively inherited, late onset spondylar dysplasia and peripheral corneal opacity with anomalies in urinary mucopolysaccharides: A possible error of chondroitin-6-sulfate synthesis. Am. J. Med. Genet. 2 (1978) 385–395

Dyggve-Melchior-Clausen Dysplasie (DMCD) McK 22380

Die 1962 durch DYGGVE u. Mitarb. erstbeschriebene Dysplasie ist radiologisch einheitlich und scharf umrissen. Klinisch werden jedoch zwei Typen, ein häufigerer Typ I mit geistigem Entwicklungsrückstand und ein weiterer Typ II mit normaler Intelligenz „Typ Smith-McCort" (SPRANGER u. Mitarb. 1976), unterschieden.

Erbgang und Häufigkeit

Autosomal rezessiv. Die von YUNIS u. Mitarb. (1980) beschriebene Sippe mit X-chromosomalem Erbgang entspricht klinisch und radiologisch nicht einer DMCD, jedoch eher der X-chromosomalen spondyloepiphysären Dysplasie (s. S. 684). Bis 1981 wurden 39 Fälle vom Typ I, 20 vom Typ II veröffentlicht (SCHLÄPFER u. Mitarb. 1981). Die Häufigkeit wird auf weniger als $0,1/10^6$ geschätzt (WYNNE-DAVIES u. Mitarb. 1985, s. S. 577).

Klinik

Wirbelsäulenveränderungen, Kleinwuchs und zunehmende Verzögerung der psychomotorischen Entwicklung machen sich im 2. Lebensjahr bemerkbar. Der IQ liegt beim Typ I unter 62%; die Erwachsenenlänge beträgt höchstens 128 cm (SCHLÄPFER u. Mitarb. 1981). Die schlechte Haltung der Patienten ist durch die Hyperlordose der Lumbalwirbelsäule und Kyphose der Thorakalwirbelsäule, z.T. auch durch die beschränkte Beweglichkeit der großen Gelenke bedingt. Gehör und Augen sind normal. Die Hypoplasie des Dens kann zu schweren Lähmun-

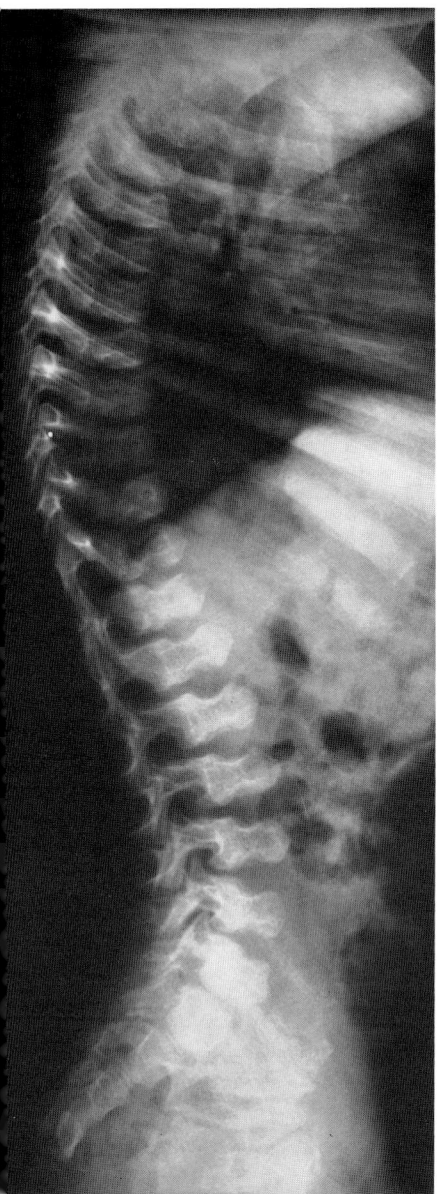
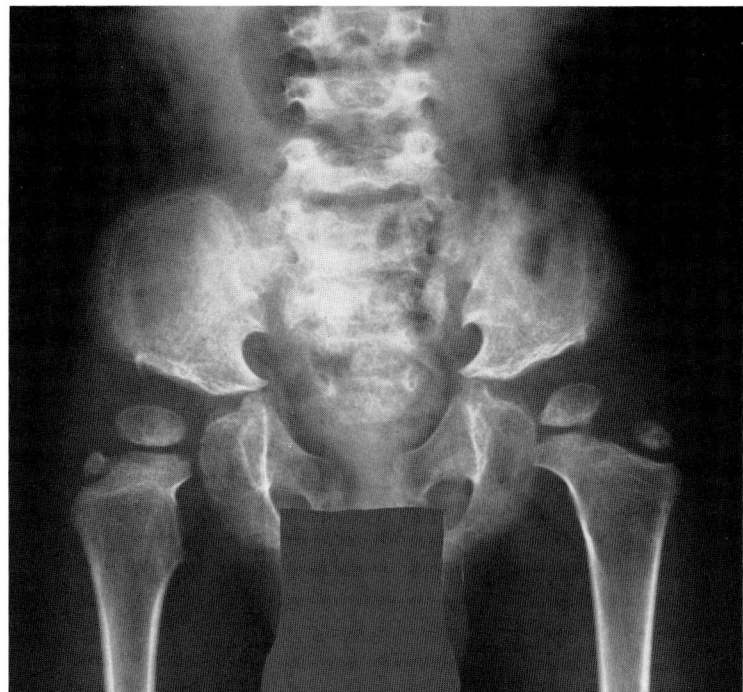
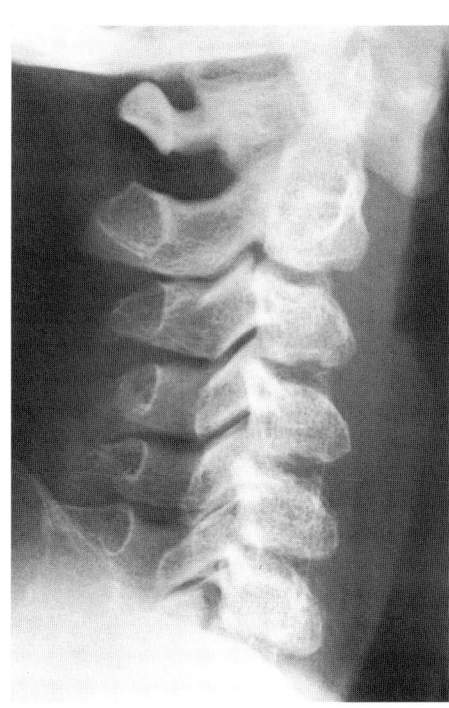
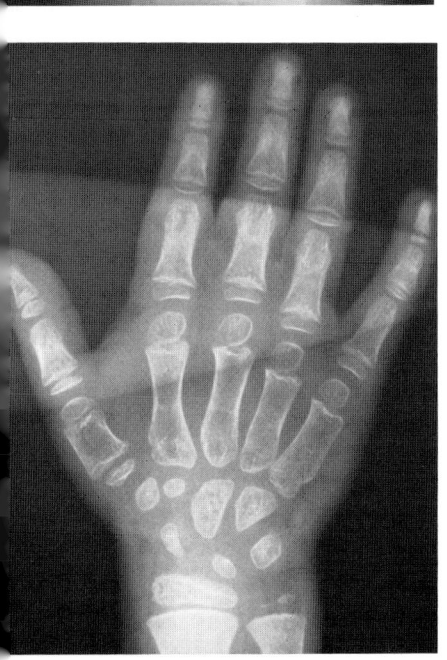

Abb. **79 a–d**
Dyggve-Melchior-Clausen-Dysplasie, ♂, 5 Jahre, Nr. 126 997, kleinwüchsig (93 cm, ≤3%), Geburtslänge 49 cm. Imbezil. Gleicher Fall wie *Schläpfer* u. Mitarb. (1981)

a Wirbelsäule seitlich. Im Lumbalbereich zentrale Einschnürung der Wirbelkörper mit ventraler „Spitze" und dorsaler Exkavation
b Rechte Hand: kleine, z.T. eckig begrenzte Handwurzelknochen. Röhrenknochen verkürzt, besonders Metakarpale I. Dort Pseudoepiphyse, ebenso angedeutet („Hütchenbildung") distales Ende der Grund- und Mittelphalangen
c Becken: spitzensaumähnliche Struktur des Beckenkammes. Kurze Darmbeinschaufeln, dysplastisches Azetabulum. Kleine, lateralisierte Femurköpfe, links bereits entrundet (mit 10½ Jahren völlig kollabiert)
d Halswirbelsäule seitlich, 10 6/12 Jahre. Hypoplastischer Dens (Abb. **d** aus R. *Schläpfer* u. Mitarb.: Helv. paediat. Acta 36 [1981] 543)

gen und vorzeitigem Exitus führen. Bei den geringsten neurologischen Zeichen, evtl. auch prophylaktisch, muß eine stabilisierende Spondylodese durchgeführt werden.
Trotz der im übrigen normalen Laborbefunde weisen diejenigen von RASTOGI u. Mitarb. (1977) sowie von SCHLÄPFER u. Mitarb. (1981) (verminderte Arylsulfatase B in den Leukozyten resp. Fibroblasten) auf eine Stoffwechselkrankheit hin, ebenso wie die zytoplasmatischen Einschlüsse von Eiweißkörpern in den Chondrozyten (HORTON u. SCOTT 1982).
Das Vorliegen von zwei Typen ließe sich leicht durch verschiedene genetisch bedingte Strukturveränderungen am gleichen Enzym, wie dies von den lysosomalen Krankheiten bekannt ist (z. B. Morquio, Hurler, β-Galaktosidase-Mangel etc.), erklären.

Radiologie* (Abb. 79)

Schwerpunkt: spondyloepiphysäre Dysplasie mit charakteristischem, spitzensaumartigem Beckenkamm und meist typisch doppelhöckrigen Wirbelkörpern.

Schädel

Mikrozephalie (23 von 26).

Wirbelsäule

Generalisierte Platyspondylie, meist (28 von 29) mit zentraler, kranialer und kaudaler Eindellung, *was zum Bild des Doppelbuckels in der seitlichen Aufnahme führt.* Dieses im Kindesalter typische Wirbelkörperprofil kann durch Knochenaposition in der Adoleszenz eine rechteckige Form annehmen (SCHORR u. Mitarb. 1977). Recht häufig finden sich eine ventrale Zungenbildung oder Zuspitzung (21 von 24) sowie eine dorsale Exkavation der Wirbelkörper. Die fast immer vorhandene Hypoplasie des Dens epistrophei (15 von 15) führt zur atlantookzipitalen Unstabilität mit evtl. lebensbedrohlichen Folgen (s. oben).

Becken

Die Darmbeinschaufeln sind kurz, das Corpus ilii hyoplastisch, das Dammpfannendach steil und dysplastisch. *Die charakteristisch strukturierte, unregelmäßige, an einen gehäkelten Spitzensaum erinnernde Crista iliaca* wurde in 29 von 29 Fällen gesehen

Lange Röhrenknochen

Die Epiphysen besonders der Hüfte und am proximalen Humerusende, seltener im Ellenbogen oder an den Knien, können abgeflacht und multizentrisch unregelmäßig strukturiert sein. Die verspätet erscheinenden, z.T. fragmentierten, abnorm strukturierten (14 von 14) Femurköpfe sind oft in Subluxationsstellung, seltener in Luxationsstellung lateralisiert (18 von 20). Auch die Metaphysen zeigen häufig eine unregelmäßige Struktur, Begrenzung und Verbreiterung.

Hände

Die unregelmäßig konturierten, verspätet auftretenden und zu kleinen (22 von 25) Handwurzelknochen täuschen einen Rückstand des Knochenalters vor. Die Metakarpalia, besonders das I., sind verkürzt und verbreitet (26 von 26). Pseudoepiphysen sind besonders am Metakarpale I, weniger II, aber auch an den Grund- und Mittelphalangen ein häufiger Befund (15 von 20). Ähnliche Veränderungen finden sich auch an den Fußknochen.

Diagnose und Differentialdiagnose

Die DMCD muß gegenüber den weiteren spondyloepiphysären Dysplasien und Stoffwechselkrankheiten abgegrenzt werden (vgl. Tab. 7 u. 8), was aber dank der klinischen, besonders aber radiologisch weitgehend typischen Befunde kaum Schwierigkeiten bereiten sollte. Der hypoplastische Dens läßt ein breites Spektrum von etwa 20 Dysplasien und anderen Erkrankungen in Erwägung ziehen (SCHLESINGER 1986), wovon die Mukopolysaccharidosen, besonders die Morquiosche Krankheit, hervorgehoben werden müssen.

Literatur

Depuyt, F., D. Crolla, J. Vermeulen, P. van Haesebrouck, E. Devos: Dyggve-Melchior-Clausen syndrome (type II). J. belge. Radiol. 70 (1987) 25–29
Dyggve, H. V., J.C. Melchior, J. Clausen: Morquio-Ullrich's disease, an inborn error of metabolism? Arch. dis. Childh. 37 (1962) 525–534
Hall-Craggs, M. A., M. Chapman: Dyggve-Melchior-Clausen syndrome (DMCS). Skelet. Radiol. 16 (1987) 422–424
Horton, W. A., C. I. Scott: Dyggve-Melchior-Clausen syndrome. A histochemical study of the growth plate. J. Bone Jt. Surg. 64 (1982) 408–415
Koppers, B.: Smith-McCort-Syndrom. Fortschr. Röntgenstr. 130 (1979) 213–222
Rastogi, S.C., J. Clausen, J.C. Melchior, H. V. Dyggve, G.E. Jensen: Lysosomal (leucocyte) proteinase and sulfatase levels in Dyggve-Melchior-Clausen syndrome. Acta neurol. scand. 56 (1977) 389–396
Schläpfer, R., S. Rampini, U. Wiesmann: Das Dyggve-Melchior-Clausen-Syndrom. Helv. paediat. Acta 36 (1981) 543–559
Schlesinger, S.: Small of Hypoplastic Dens. Sem. Roentgenol. 21 (1986) 241–242
Schorr, S., C. Legum, M. Ochshorn, M. Hirsch, S. Moses, E. E. Lasch, M. El-Masri: The Dyggve-Melchior-Clausen syndrome. Amer. J. Roentgenol. 128 (1977) 107–113
Smith, R., J. McCort: Osteochondrodystrophy (Morquio-Brailsford type). Calif. Med. 88 (1958) 55–59
Spranger, J., P. Maroteaux, V.M. Der Kaloustian: The Dyggve-Melchior-Clausen syndrome. Radiology 114 (1975) 415–421
Spranger, J., B. Bierbaum, J. Herrmann: Heterogeneity of Dyggve-Melchior-Clausen dwarfism. Hum. Genet. 33 (1976) 279–287
Yunis, E., J. Fontalvo, L. Quintero: X-linked Dyggve-Melchior-Clausen syndrome. Clin. Genet. 18 (1980) 284–290

---

* Die Häufigkeitsangaben sind der Arbeit von SCHLÄPFER u. Mitarb. (1981) entnommen.

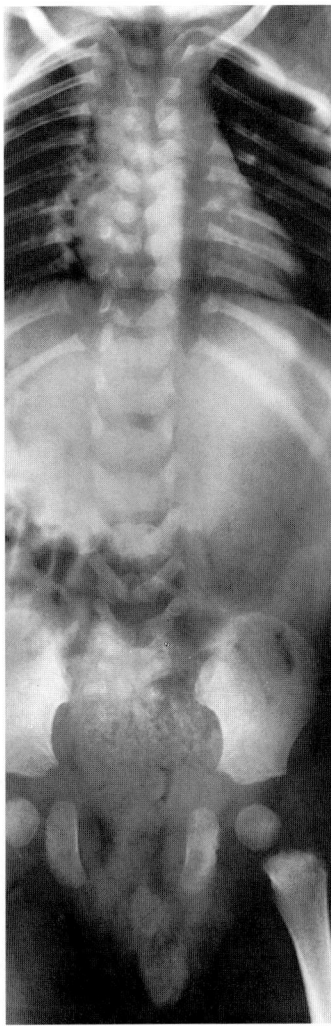
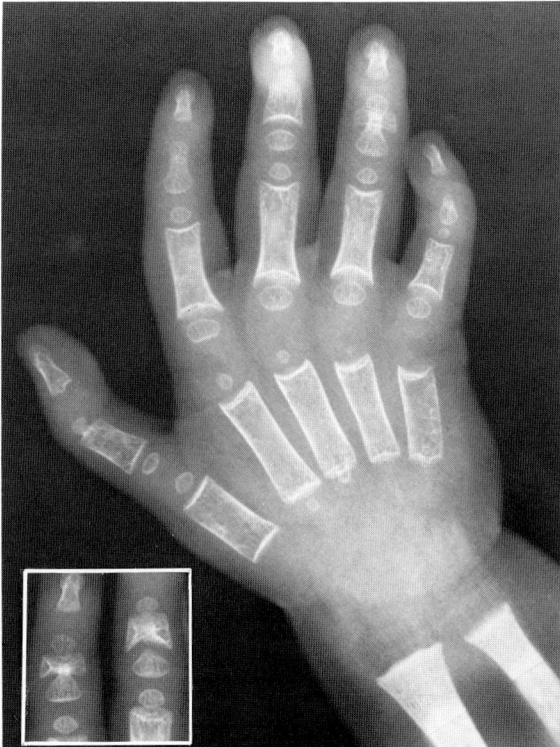
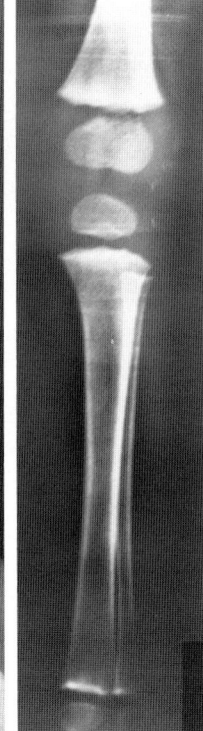

Abb. 80 a–c
Spondylomega-/epiphysäre-metaphysäre Dysplasie, ♂, 2 Jahre alt
a Rumpf und Becken. Dysplastische Wirbelsäule mit Hemivertebrae, unvollständigem Wirbelbogenschluß, spindelförmiger Bogenwurzelanordnung im Lumbalbereich (keine Spina bifida), weit lateral ansetzenden Rippen, steilen Beckenschaufeln, klaffender Y-Fuge, fehlender Ossifikation des Schambeines, übergroßen kugeligen Femurköpfen, gefolgt von einer abnorm weiten Epiphysenfuge und unregelmäßig verdichteter Metaphyse, Valgusdeformität des Schenkelhalses
b Rechte Hand p.-a. Rückstand im Knochenalter. Runde Epiphysen, multiple Pseudoepiphysen und bizarr verkürzte Mittelphalangen, z.T. mit „Engelsfigur" Osteoporose. Einschub: Mittelphalanx III und IV, linke Hand
c Linkes Knie und Unterschenkel: große und kugelige Epiphysen. Mäßige Verbreiterung der metaphysären Abschlußplatten
(Beobachtung Dr. K. Knapp, Madrid)

Spondyloepi-metaphysäre Dysplasien (SEMD)

Eine ganze Reihe von wohldefinierten Dysplasien zeigt radiologisch ein spondyloepi-metaphysäres Verteilungsmuster (spondyloepiphysäre Dysplasia congenita, Kniest, die Pseudoachondroplasie, die Dyggve-Melchior-Clausen-Dysplasie, die parastremmatische Dysplasie, die osteoglophonische Dysplasie, die Mukopolysaccharidose IV [Morquio] u.a. mehr). Daneben werden einige weitere, z.T. noch ungenügend charakterisierte Dysplasien speziell mit der Bezeichnung SEMD oder auch SMED belegt, um den besonders markanten jeweiligen Befall von Metaphysen oder Epiphysen hervorzuheben. Allerdings erscheint uns in zahlreichen Publikationen gerade der metaphysäre Befall, soweit man von den Abbildungen dies überhaupt beurteilen kann, oft geringgradig oder kaum erkennbar.

Als *SEMD-Irapa-Typ* wird eine autosomal rezessiv vererbte, bisher nur bei den Irapa-Indianern von Venezuela sowie bei mexikanischen Mestizen beobachtete Form bezeichnet. Sie ist radiologisch besonders durch Brachymetakarpien, vorzeitige Arthropathien und Gelenkskontrakturen charakterisiert (ARIAS u. Mitarb. 1976, HERNÁNDEZ u. Mitarb. 1980).

Die ebenfalls autosomal rezessiv vererbte *SEMD vom Strudwick-Typ* (ANDERSON u. Mitarb. 1982) ist im Neugeborenenalter nicht von der spondyloepiphysären Dysplasia congenita (s. S. 629) zu unterscheiden und gehört damit eigentlich zur

Gruppe 1A der Dysplasien. Im frühen Kindesalter zeigen jedoch die Metaphysen der langen Röhrenknochen, zuerst am Schenkelhals, mit 5–6 Jahren auch an den übrigen langen Röhrenknochen, an der Ulna und Fibula stärker als am Radius und Tibia, ein typisches gesprenkeltes Knochenmuster, das aber nach Epiphysenschluß verschwinden kann. Die Erwachsenengröße bei 2 Patienten betrug 117 resp. 122 cm.

Die wahrscheinlich autosomal rezessiv vererbte *spondylomega-epiphysär-metaphysäre Dysplasie* (SILVERMAN u. REILEY 1985) (Abb. **80**) zeigt im Bereich des Beckens und der Epiphysen radiologisch viel Ähnlichkeit zur kleidokranialen Dysplasie. Schädel, Zähne und Klavikula sind jedoch normal, die Epiphysen noch größer und die Wirbelsäule durch massive Ossifikationsdefekte mit nachfolgender Rumpfverkürzung betroffen. Neben den oft nur mäßig ausgeprägten metaphysären Strukturveränderungen fanden sich in 3 von 6 Fällen auch metaphysäre Enchondrome.

Für Übersichtsarbeiten und weitere Einzelfälle verweisen wir auf das Literaturverzeichnis.

Literatur

Anderson, C.E., D.O. Sillence, R.S. Lachman, K. Toomey, M. Bull, J. Dorst, D.L. Rimoin: Spondylometepiphyseal dysplasia, Strudwick type. Amer. J. med. Genet. 13 (1982) 243–256

Arias, S., M. Mota, J. Pinto-Cisternas: L'ostéochondrodysplasie spondylo-épiphyso-métaphysaire type Irapa. Nouveau nanisme avec rachis et métatarsiens courts. Nouv. Presse Med. 5 (1976) 319–323

Farag, T.I., S.A. Al-Awadi, M.C. Hunt, S. Satyanath, M. Zahran, R. Usha, R. Uma: A family with spondyloepimetaphyseal dwarfism: a 'new' dysplasia or Kniest disease with autosomal recessive inheritance? J. med. Genet. 24 (1987) 597–601

Hernández, A., M.L. Ramirez, Z. Nazarà, R. Ocampo, B. Ibarra, J.M. Cantu: Autosomal recessive spondylo-epi-metaphyseal dysplasia (Irapa type) in a Mexican family: delineation of the syndrome. Amer. J. Med. Genet. 5 (1980) 179–188

Kozlowski K.: Micromelic type of spondylo-meta-epiphyseal dysplasia. Pediat. Radiol. 2 (1974) 61–64

Silverman, F.N., M.A. Reiley: Spondylo-megaepiphyseal-metaphyseal dysplasia: new bone dysplasia resembling cleidocranial dysplasia. Radiology 156 (1985) 365–371

Spondyloepi-/metaphysäre Dysplasie mit schlaffen Gelenken McK 27164

Bereits bei der Geburt manifest ist die autosomal rezessiv vererbte „spondyloepi-/metaphysäre Dysplasie mit schlaffen Gelenken (Joint-Laxity)" (BEIGHTON u. KOZLOWSKI 1980, BEIGHTON u. Mitarb. 1984, KOZLOWSKI u. BEIGHTON 1984). Klinisch ist sie durch hochgradigen Zwergwuchs, schlaffe Gelenke, eine nach der Geburt rasch einsetzende progrediente, nicht strukturell bedingte Skoliose sowie Ellenbogen- und Fußdeformitäten charakterisiert. Häufige weitere Befunde sind ovales Gesicht, breite Endphalangen und eine teigige, hyperelastische Haut. ¼ der Patienten erreicht das 5. Altersjahr nicht.

Radiologisch stehen die progressive Kyphoskoliose, die mäßigen spondyloepi-/metaphysären Veränderungen, ein abnormes Becken mit weit ausladenden Darmbeinschaufeln, Hypoplasie des Korpus, dysplastischem Azetabulum, kleinen, spät erscheinenden und deformierten Femurköpfen, oft in subluxierter oder luxierter Stellung, im Vordergrund. Das Radiusköpfchen ist disloziert oder luxiert. Die abnorme metaphysäre Trabekelstruktur ist schon im Säuglingsalter erkennbar und verstärkt sich im Laufe der Jahre. Zusätzlich können Exostosen an Becken, Skapula und Humerus gefunden werden. Das Patternprofil der Handröhrenknochen ist charakteristisch.

Zur Differentialdiagnose s. S. 652 (Larsen-Syndrom).

Literatur

Beighton, P., K. Kozlowski: Spondylo-epi-metaphyseal dysplasia with joint laxity and severe, progressive kyphoscoliosis. Skelet. Radiol. 5 (1980) 205–212

Beighton, P., G. Gericke, K. Kozlowski, L. Grobler: The manifestations and natural history of spondylo-epi-metaphyseal dysplasia with joint laxity. Clin. Genet. 26 (1984) 308–317

Kozlowski, K., P. Beighton: Radiographic feature of spondyloepimetaphyseal dysplasia with joint laxity and progressive kyphoscoliosis. Review of 19 cases. Fortschr. Röntgenstr. 141 (1984) 337–341

Otospondylomega-epiphysäre Dysplasie (OSMED) McK 21515

Synonym: Weissenbacher-Zweymüller-Syndrom.

Erbgang

Autosomal rezessiv. Möglicherweise heterogen.

Klinik

Die Patienten sind bei der Geburt normal groß oder geringgradig minderwüchsig, abgesehen von der Gaumenspalte (5 von 7) unauffällig, oder aber präsentieren sich, wie der Fall von WEISSENBACHER u. ZWEYMÜLLER (1963), als „Pierre-Robin-Syndrom mit Chondrodysplasie".

SPRANGER (1985) erkennt in der OSMED den „Stickler-Kniest-Pattern" und schlägt die Bezeichnung „Rezessive Stickler-Dysplasie" dafür vor. Weder klinisch noch radiologisch scheinen uns jedoch dazu genügend stichhaltige Argumente vorzuliegen (s. S. 679).

Trotz der relativ verminderten Unterlänge liegt die Erwachsenenlänge noch im Normbereich. Das klinische Hauptproblem ist die schon im Kleinkindesalter ausgeprägte Innenohrschwerhörigkeit. In der 2. Lebensdekade können Rückenbeschwerden und eine verminderte Beweglichkeit der Gelenke auftreten. Das Gesicht ist flach mit flacher Nasenwurzel, Hypertelorismus und Stupsnase: In 4 von 7 Fällen waren die Gesichtsveränderungen besonders ausgeprägt, evtl. ein Hinweis auf die Heterogenität der Dysplasie.

Osteochondrodysplasien

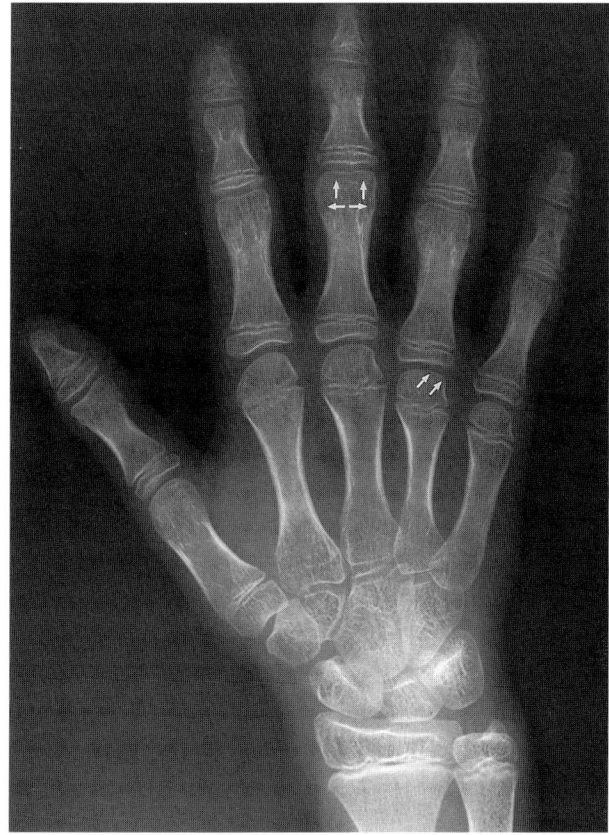

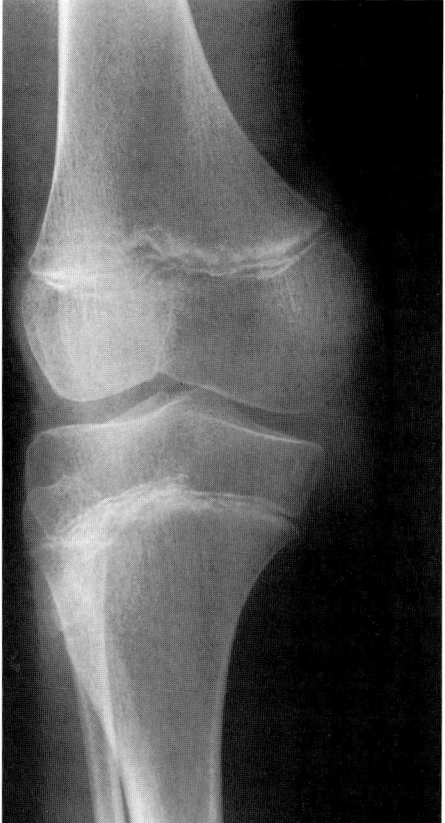

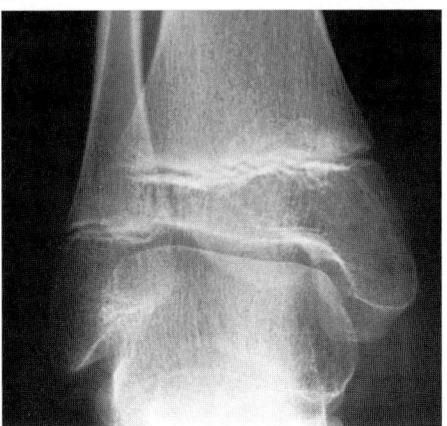

a
Abb. 81 a–f OSMED, Nr. 114 680. a–e, 9 Jahre, f 19 Jahre
a Rechte Hand: Vergrößerung der Handwurzelknochen sowie der Epiphysen von Radius, Ulna und Metakarpalia. Metakarpale IV (II, III) abgewinkelte radiale Köpfchenkontur (Pfeil). Aufgetriebenes Köpfchen der Grundphalangen (Pfeil)
b Rechtes Knie: große Epiphysen
c Rechtes Sprunggelenk: große Epiphysen

Abb. 81 d–f ▶

Die mäßig aufgetriebenen proximalen Interphalangealgelenke können zu einer Fehldiagnose einer Polyarthritis führen.

Radiologie (Abb. 81)

Schwerpunkte: große Epiphysen, besonders am Knie, mäßige Platyspondylie, verkürzte Röhrenknochen.
Flacher Gesichtsschädel, Hypertelorismus, fliehendes Kinn. Wirbelkörper im Neugeborenenalter evtl. koronale Spalten („coronal clefts"), später mäßige Platyspondylie von der mittleren THWS bis L 2 mit unregelmäßigen Deckplatten, evtl. diskreter Keilbildung. Thorakale Kyphose und Lendenlordose. Thorax schmal. Quadratische Darmbeinschaufeln und massiges Corpus ilii. Lange Röhrenknochen relativ oder absolut verkürzt mit mäßiger bis massiver Vergrößerung der Epi- und Apophysen, besonders an Humeruskopf, Ellenbogen, Knien und Sprunggelenken. Im Neugeborenenalter angedeutete Hantelform der Oberschenkel. Die Epiphysen der Hand, besonders der Metakarpalia ebenso wie die Handwurzelknochen, sind vergrößert. Die Verbreiterung der Metaphysen an den proximalen Interphalangealgelenken II–V bewirken die Auftreibung der Gelenkskonturen.

Radiologische Diagnose und Differentialdiagnose

Die normalen Werte und Befunde der Körpergröße, des Visus und der geistigen Entwicklung zusammen mit den radiologischen Hauptmerkmalen, evtl. auch der autosomal rezessive Erbgang,

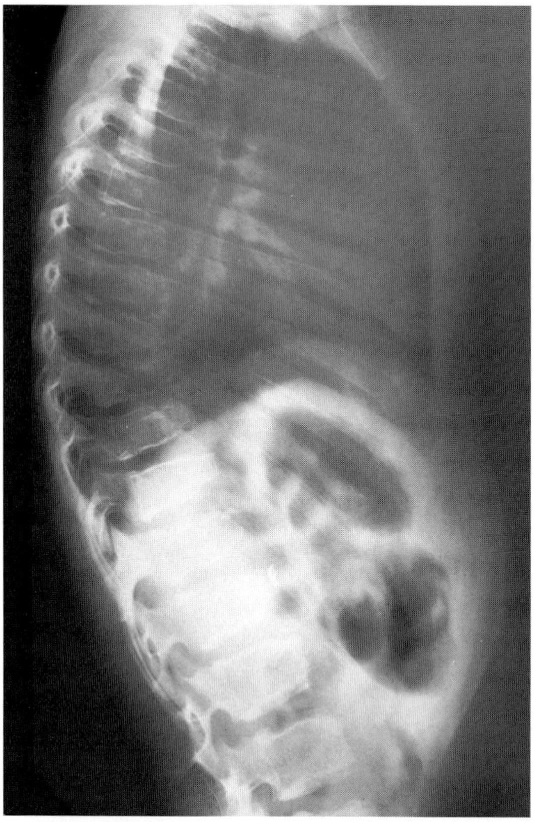

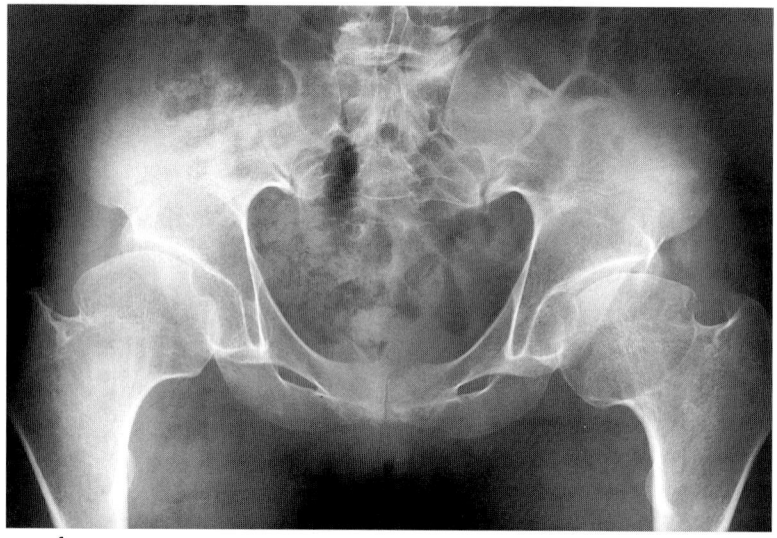

Abb. 81 d–f
d Thorakolumbale Wirbelsäule, seitlich: mäßige Platyspondylie im unteren Thorakal- und oberen Lumbalbereich mit defekten Vorderkanten und Deckplatten
e Becken- und Lumbalwirbelsäule: Bogenwurzelabstände L1–L5 gleichbleibend. Kleine Darmbeinschaufeln. Massiges Korpus des Darmbeines, breite Tränenfigur (Pfeil), große Femurköpfe, kurzer Hals. Beckenlordose
f Coxa plana

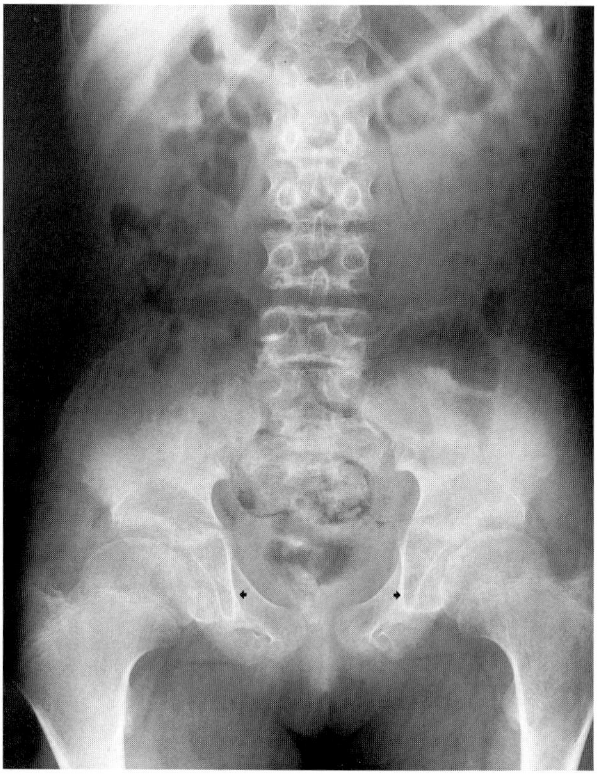

grenzen die OSMED gegenüber teilweise klinisch oder radiologisch ähnlichen anderen Dysplasien und Syndromen ab: von der Arthroophthalmopathie Stickler (Augenbefunde, kleine Epiphysen, autosomal dominant, S. 679), vom Marshall-Syndrom (? identisch mit Stickler-Syndrom, Augensymptome, kleine Epiphysen, autosomal dominant), von der Kniestschen Dysplasie (hochgradiger Minderwuchs, hochgradige spondyloepiphysäre Dysplasie, Sehstörung, S. 632) und von der progressiven pseudorheumatoiden Chondrodysplasie (normales Gehör, viel schwerere Gelenkbeteiligung, Osteoporose, S. 687). MINY u. LENZ (1985) beschrieben eine autosomal rezessive Dysplasie mit ausgeprägten Gesichtsveränderungen, ähnlich dem Marshall-Syndrom, aber schon hochgradigem Minderwuchs bei der Geburt, markanten Keilwirbeln und ohne vergrößerte Epiphysen.

Im Säuglingsalter müssen die übrigen Dysplasien mit hantelförmigen Femora (s. S. 623), später die verschiedenen Dysplasien mit zu großen Epiphysen (Tab. 10) und diejenigen mit einer spondylären Beteiligung in Betracht gezogen werden.

Tabelle 10 Dysplasien und Stoffwechselkrankheiten mit vergrößerten Epiphysen

Cockayne-Syndrom
epimetaphysäre Osteochondrodysplasie Rupprecht [1]
GM1 Gangliosidose (infantile Form)
Homocystinurie (s. S. 704)
kleidokraniale Dysplasie (s. S. 649)
Kniest-Dysplasie (s. S. 632)
makroepiphysäre Dysplasie, Osteoporose und faltige Haut (*McAlister* u. Mitarb. 1986) [1]
metaphysäre Dysplasie Typ Schmid (s. S. 664)
metatrophische Dysplasie (s. S. 619)
„NOMID" (*Torbiak* u. Mitarb. 1989)
OSMED
PPRC (s. S. 687)
spondyloepiphysäre Dysplasie (*Stanescu* u. Mitarb. 1984) [1]
spondyloepiphysäre Dysplasie mit Makroepiphysen (*Kozlowski* 1972) [1]
spondylomega-epiphysäre-metaphysäre Dysplasie (s. S. 695)

[1] Einzelfälle

Literatur

Giedion, A., M. Brandner, J. Lecannellier, U. Muhar, A. Prader, J. Sulzer, E. Zweymüller: Oto-spondylo-megaepiphyseal dysplasia (OSMED). Helv. paediat. Acta 37 (1982) 361–380
Kozlowski, K.: Unclassified type of spondylo-epiphyseal dysplasia with macroepiphyses (report of a case). Aust. Radiol. 16 (1972) 73–78
McAlister, W.H., J.D. Coe, M-P. Whyte: Macroepiphyseal dysplasia with symptomatic osteoporosis, wrinkled skin, and aged appearance: a presumed autosomal recessive condition. Skelet. Radiol. 15 (1986) 47–51
Miny, P., W. Lenz: Autosomal recessive deafness with skeletal dysplasia and facial appearance of Marshall syndrome. Amer. J. med. Genet. 21 (1985) 317–324
O'Donnell, J.J., S. Sirkin, B.D. Hall: Generalized osseous abnormalities in the Marshall syndrome. Birth Defects: Orig. Art. Ser. XII/5 (1976) 299–314
Rupprecht, E., K. Kozlowski, G.K. Hinkel: Sonderform einer epimetaphysären Osteochondrodysplasie. Helv. paediat. Acta 26 (1971) 311–318
Stanescu, R., V. Stanescu, P. Maroteaux: Dysplasie spondyloépiphysaire avec accumulation de glycoprotéines dans les chondrocytes. Arch. Fr. Pediatr. 41 (1984) 185–189
Torbiak, R.P., P.B. Dent, W.P. Cockshott: NOMID – a neonatal syndrome of multisystem inflammation. Skeletal rad. 18 (1989) 359–364
Weissenbacher, G., E. Zweymüller: Gleichzeitiges Vorkommen eines Syndroms von Pierre Robin und einer fetalen Chondrodysplasie. Mschr. Kinderheilk. 112 (1963) 315–317

Myotone Chondrodysplasie McK 25580

Synonyme: Syndrom von Schwartz-Jampel, Catel-Schwartz-Jampel-Syndrom, spondyloepi-/metaphysäre Dysplasie mit Myotonie.

Das von CATEL 1951 erstbeschriebene, wahrscheinlich heterogene, autosomal rezessiv vererbte seltene Krankheitsbild zeichnet sich klinisch durch Minderwuchs, typischen Gesichtsausdruck, zusammengekniffene Lippen und Augen, Blepharophimose, Myotonie und später Muskelschwund aus. Eine maligne Hyperthermie bei Narkose wurde beobachtet (SEAY u. ZITER 1978). Eine ausgeprägte und charakteristische Chondrodysplasie – es wird irreführend auch von einem morquioähnlichen Röntgenbefund gesprochen – liegt in der Regel nicht vor. Viele der Skelettbefunde können als Folge der Myotonie und Osteoporose verstanden werden. Am häufigsten sind symmetrische Veränderungen im Hüftbereich [Subluxation, Hüftdysplasie, symmetrische, an Perthes erinnernde Veränderungen des Femurkopfes (Abb. 82)], aber auch eine mäßige Platyspondylie

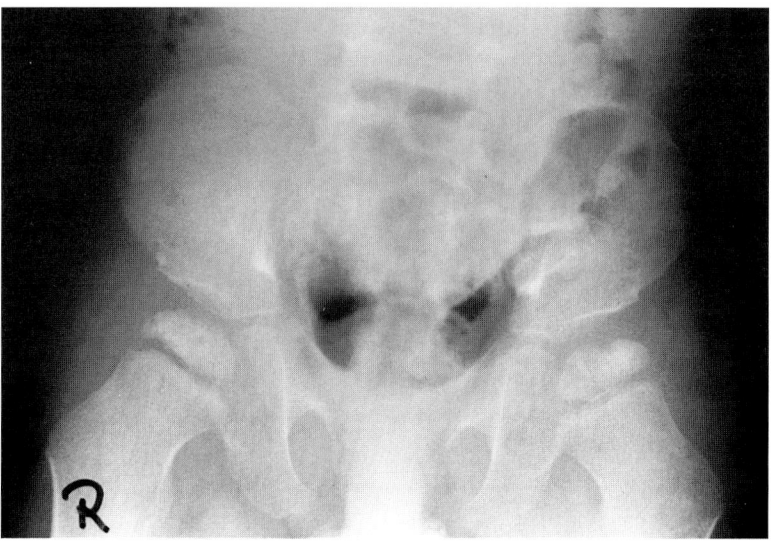

Abb. 82 Myotone Chondrodysplasie. ♂, 2 4/12 Jahre alt. Körperlänge in der 3. Perzentile. „Kußmund", multiple Kontrakturen. Becken: dysplastisches Azetabulum, z.T. sklerotisch und fragmentierte Femurköpfe (Beobachtung Dr. *H. Fendel,* München)

700 Konstitutionell-genetische Skeletterkrankungen

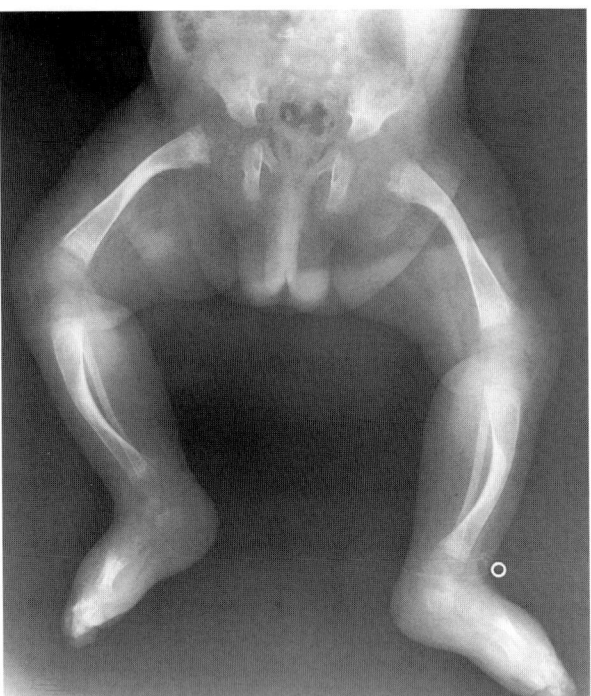

Abb. **83** Myotone Chondrodysplasie mit pränatalem Beginn. ♂, 3 Monate alt, Nr. 171680. Bei der jüngeren Schwester mit identischem Röntgenbefund wurde die Diagnose bereits intrauterin mit der Ultraschalluntersuchung (konstante Flexion der Finger, keine Reaktion auf äußere Stimuli in der 17. und 19. Woche) gestellt (*Hunziker* u. Mitarb. 1989).
Antekurvation von Femur und Tibia mit unspezifischer kortikaler Verdickung in der Konkavität. Metaphysäre Auflockerung. Osteoporose

und ein Pectus carinatum beobachtet worden. Bei einer kleineren Zahl der Fälle kann die Diagnose schon bei der Geburt, ja sogar pränatal sonographisch gestellt werden (Hunziker u. Mitarb. 1988). Eine Verbiegung der unteren Extremitäten ist dann radiologisch erkennbar (Abb. **83**).

Literatur
Edwards, W.C., A.W. Root: Chondrodystrophic myotonia (Schwartz-Jampel syndrome): Report of a new case and follow-up of patients initially reported in 1969. Amer. J. med. Genet. 13 (1982) 51–56
Farrell, S.A., R.G. Davidson, P. Thorp: Neonatal manifestations of Schwartz-Jampel syndrome. Amer. J. med. Genet. 21 (1987) 779–805
Hunziker, U.A., G. Savoldelli, E. Boltshauser, A. Giedion, A. Schinzel: Prenatal diagnosis of early manifestations of Schwarz-Jampel syndrome. Prenat. Diagn. 9 (1989) 127–131
Milachowski, K., W. Keyl, Th. N. Witt: Das Schwartz-Jampel-Syndrom. Z. Orthop. 120 (1982) 657–661
Schwartz, O., S. Jampel: Congenital blepharophimosis associated with a unique myopathy. Arch. Ophthal. 68 (1962) 52–57
Seay, A.R., F.A. Ziter: Malignant hyperpyrexia in a patient with Schwartz-Jampel syndrome. J. Pediat. 93 (1978) 83–84
Vanlieferighen, P., C. Francannet, P. Dechelotte, G. Malpuech, B. De Laguillaumie, B. Storme: Interet du bilan musculaire dans le diagnostic precoce du syndrome de Schwartz-Jampel. J. genet. Hum. 35 (1987) 243–249

Parastremmatische Dysplasie   McK 16840

Synonym: parastremmatischer Zwergwuchs.

Mit diesem Namen ($\sigma\tau\varrho\varepsilon\mu\mu\alpha$ = Verrenkung) bezeichneten LANGER u. Mitarb. (1970) eine extrem seltene, bis 1976 nur in 6–7 Fällen beobachtete vermutlich genetisch bedingte hochgradige Zwergwuchsform. Weitere Publikationen (bis 1988) sind nicht auffindbar. Sie macht sich *klinisch* evtl. schon bei der Geburt durch die Kontrakturen der großen Gelenke, dann durch die zunehmende Skoliose, den Zwergwuchs, die grotesken Verbiegungen der unteren Extremitäten und die Thoraxdeformitäten bemerkbar. Die Kornea ist klar, die Intelligenz normal, die Erwachsenenlänge (2 Fälle!) 97–109 cm. *Abnorme Laborbefunde* sind nicht bekannt.

Radiologisch liegt eine spondylometa-epiphysäre Dysplasie *mit vermehrter Strahlendurchlässigkeit* des ganzen Skelettes und bizarren Verbiegungen der Röhrenknochen und Gelenke vor. Besonders typisch ist die *fleckig-wolkige Kalkeinlagerung in Epi- und Metaphysen* der massiv verkürzten und verbogenen Röhrenknochen, aber auch in den abgeflachten Wirbelkörpern und im Becken. Allerdings scheint dieses eigentliche Wahrzeichen der Dysplasie im Erwachsenenalter sehr stark in den Hintergrund zu treten (SENSENBRENNER u. Mitarb. 1974).

Differentialdiagnostisch erinnert die Strukturenanomalie der Metaphysen an die Jansensche metaphysäre Dysplasie (s. S. 663), wo aber die Epiphysen und die Wirbelkörper verschont bleiben. Ferner sind die zu hochgradigem Zwergwuchs führenden spondyloepiphysären und spondyloepi-/metaphysären (spondylometa-/epiphysären) Dysplasien, u. a. die spondyloepi-/metaphysäre Dysplasie mit schlaffen Gelenken (s. S. 695), die jedoch keine Kontrakturen, weniger deformierte Röhrenknochen und eine typische Beckenkonfiguration zeigt, in Betracht zu ziehen.

Literatur
Horan, F., P. Beighton: Parastremmatic dwarfism. J. Bone Jt. Surg. 58 (1976) 343–346
Langer, L.O., D. Petersen, J. Spranger: An unusual bone dysplasia: Parastremmatic Dwarfism. Amer. J. Roentgenol. 110 (1970) 550–560
Sensenbrenner, J.A., J.P. Dorst, D.S. Hungerford: Parastremmatic Dwarfism. Birth Defects: Original article series X, 12 (1974) 425–429
Spranger, J.: Spondyloepiphyseal dysplasias. Birth Defects: Original article series XI, 6 (1975) 177–182

Akrodysplasien – Trichorhinophalangeale Dysplasie I (TRPS I)

MAROTEAUX (1970, 1982) faßte eine Gruppe von konstitutionellen Skeletterkrankungen unter dem Namen „Akrodysplasie" zusammen, die durch

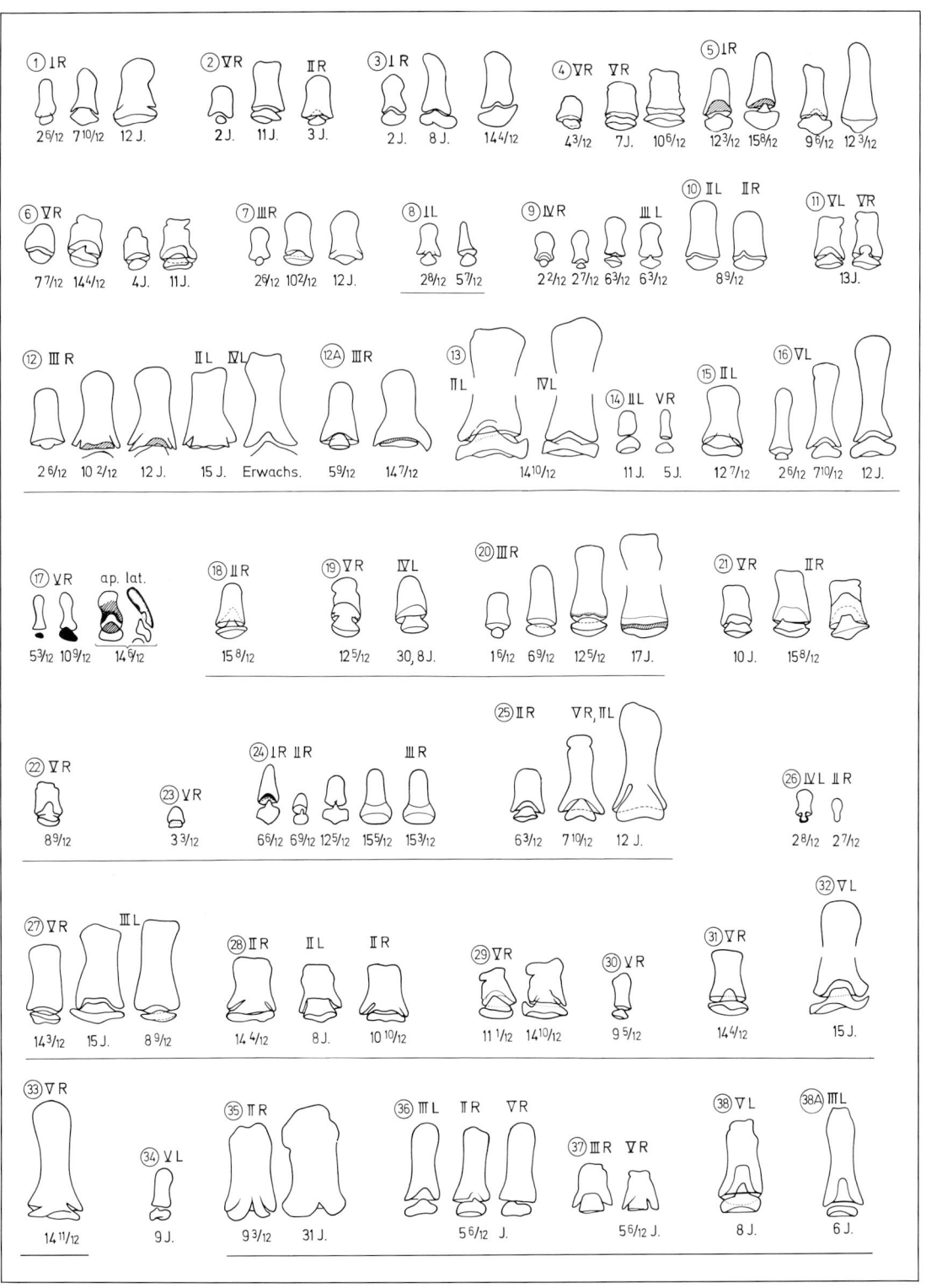

Abb. 84 Synopsis von 39 verschiedenen Zapfenepiphysenformen (beobachtet bei 100 verschiedenen Kindern). Arabische Ziffer im Kreis: PhZEH-Typ. Topographie der Phalangen: römische Ziffern. Strich unter, über oder sowohl unter wie auch über der römischen Zahl: PhZEH distal, am Mittelglied oder am basalen Glied der bezeichneten Phalange vorhanden. Beispiel: 35 $\overline{II}$ R 9 9/12: Typ 35 PhZEH, angetroffen im vorliegenden Fall bei einem 9 9/12jährigen Kind an der rechten Grundphalanx des II. Strahles (Akrodysostose). Die *unterstrichenen* Typen wurden ausschließlich bei konstitutionell-genetisch „erkrankten" Kindern angetroffen

702 Konstitutionell-genetische Skeletterkrankungen

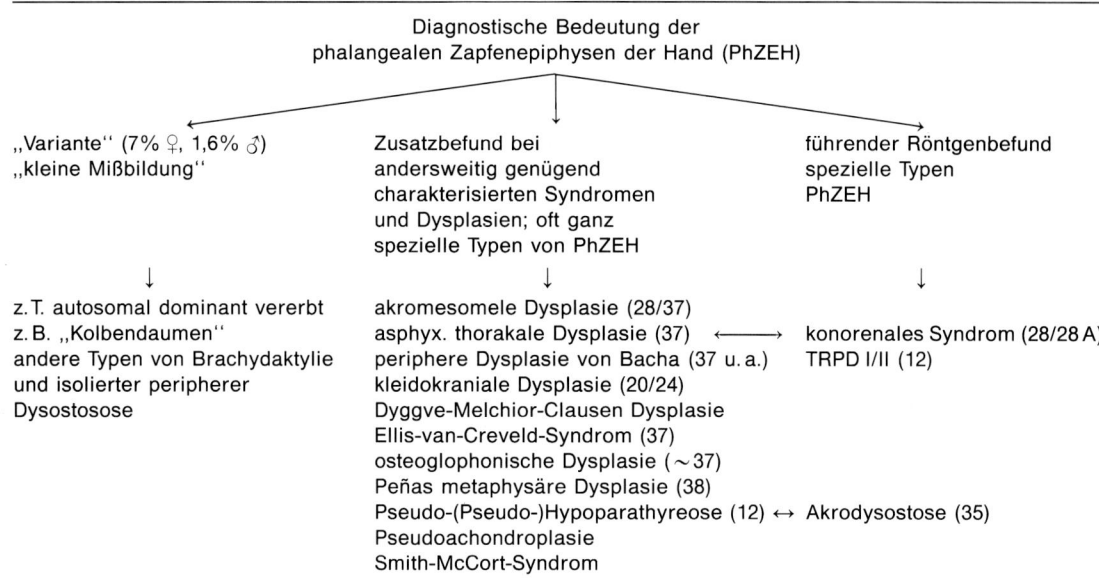

Abb. 85 Diagnostische Bedeutung der PhZEH

Veränderungen vorwiegend an den Akren, vor allem aber an den phalangealen Epiphysen charakterisiert sind.

Phalangeale Zapfenepiphysen der Hand (PhZEH)

Die sekundären (epiphysären) Ossifikationszentren weisen bisweilen im Röntgenbild eine deutliche, metaphysenwärts gerichtete, meist zentrale Erhebung auf, für die RAVELLI (1956) den Begriff „Zapfenepiphysen" prägte. Synonyme sind „métaphyses en coupe", „épiphyses en cône", „coneshaped epiphyses", Karaffenzapfen, dachförmige Epiphysen und ∧-förmige Epiphysen. Die verschiedenen Aspekte der Zapfenepiphysen wurden in einer umfassenden Monographie zusammengestellt (GIEDION 1968).

Zapfenepiphysen können grundsätzlich an jedem Röhrenknochen auftreten. Wir unterscheiden primäre, anlagebedingte Zapfenepiphysen und solche sekundärer Natur, etwa nach Trauma, Osteomyelitis, Skorbut, bei Hämoglobin-S-Daktylitis (s. S. 246 f.) und bei der Kashin-Beckschen Krankheit. Grundsätzlich sind Zapfenepiphysen nur vor dem Epiphysenschluß, also im Kindesalter, erkennbar. Da sie jedoch häufig zu einem vorzeitigen Epiphysenschluß führen, lassen sie sich retrospektiv am Wachstumsrückstand, etwa anhand einer Brachyphalangie, vermuten. Wenige Zapfenepiphysen, z. B. Typ 12 und 35 (Abb. 84), lassen auch nach ihrer Einverleibung in die Metaphyse eine typische „Kerbe" oder Eindellung zurück. Von besonderem diagnostischem Interesse sind die Zapfenepiphysen der Phalangen der Hände (PhZEH), während diejenigen der Zehen bei 26% aller gesunden Mädchen und 8% aller gesunden Knaben angetroffen werden (VENNING 1960). Die PhZEH sind wohl die am besten untersuchten „kleinen Skelettvariationen" des Menschen überhaupt (GIEDION 1968).

Die Abb. 84 gibt die verschiedenen, bei 100 Kindern beobachteten PhZEH-Typen wieder. Einzelne stammen von Gesunden und werden bei

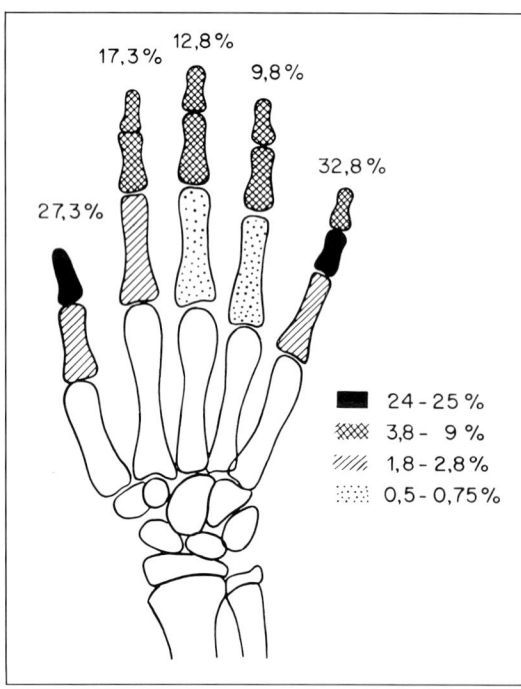

Abb. 86 Verteilungsspektrum von 399 PhZEH (100 Patienten). I und V sind ausgesprochene Prädilektionsstellen (aus A. Giedion: Ergebn. med. Radiol. 1 [1968] 59)

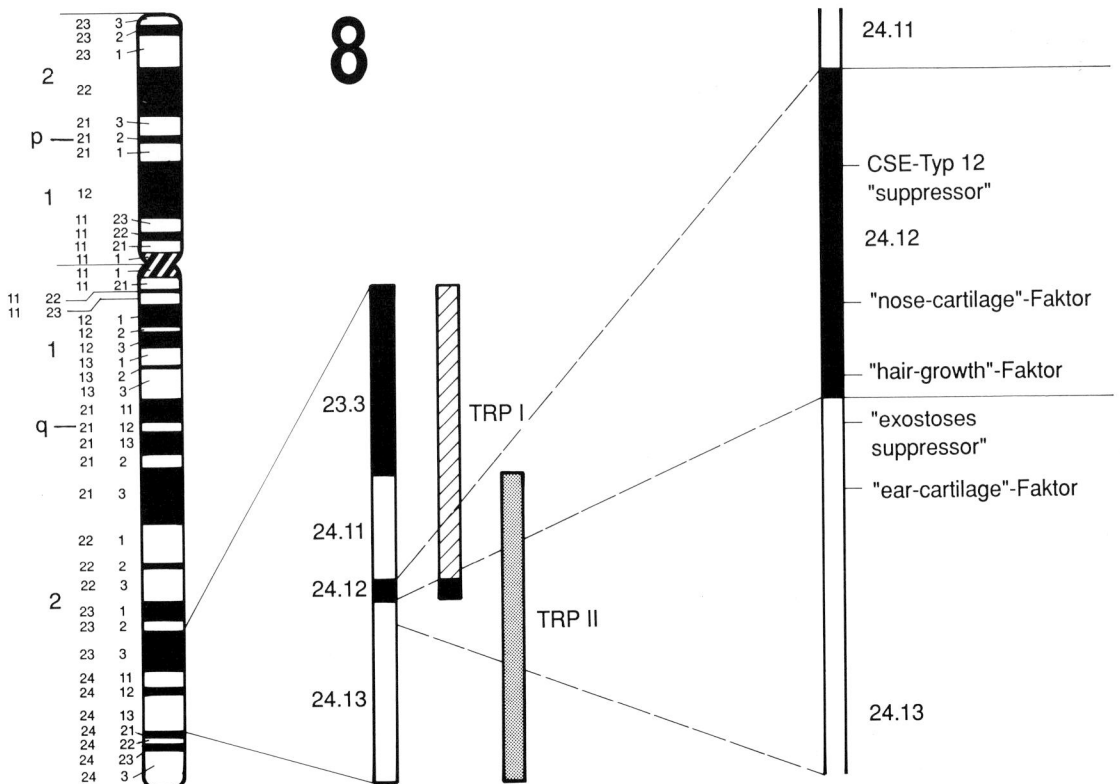

Abb. 87 TRPD I und II. Links „Karte" des Chromosoms 8. Erste Säule rechts davon: „vergrößerter" Chromosomenabschnitt, der von den verschiedenen Deletionen der TRPD I und II betroffen wird. Weiter rechts getrennte Chromosomenabschnitte, die bei der TRPD I (schraffiert) und II (punktiert) ausfallen können. Der Überdeckungsbereich 24.12 (schwarz) fehlt bei beiden Dysplasien.

Rechts außen hypothetische, „genaue" nochmals vergrößerte Chromosomenkarte des gesamten durch Deletion verlorenen Abschnitts, mit den supponierten, für die Symptomatik verantwortlichen Genen (aus A. Giedion: Amer. J. Roentgenol. 151 [1988])

7,5% gesunder Mädchen und 1,6% gesunder Knaben beobachtet (GIEDION 1968). Andere trafen wir bisher nur bei konstitutionell-genetisch Erkrankten an. Einige wenige Typen wie die Typen 12, 12A, 20, 24, 28, 37, 38 sind von hohem diagnostischem Wert, z.T. sogar eigentliche chromosomale „Marker" (GIEDION 1988) (Abb. 85).

Periphere Dysostosen

SHORE (1926) beschrieb exakt eine durch PhZEH charakterisierte Deformierung der Fingergelenke (s. unten), die von BRAILSFORD (1948) als „periphere Dysostose" bezeichnet wurde. BRAILSFORD unterschied ferner eine milde und eine schwerere Spielart, wobei letztere an der auffälligen Verkürzung, oft auch Verkrümmung der betreffenden Finger erkannt wird. Seither hat sich für die schwere Form ohne assoziierte Knochensystemerkrankung die Bezeichnung „periphere Dysostose" eingebürgert.

Eine systematische Untersuchung der entsprechenden Fälle (GIEDION 1969, 1973, 1976) ermöglichte die Aufteilung der *Sammelgruppe* in mindestens ein halbes Dutzend klinisch, genetisch und radiologisch distinkter Sonderformen (Abb. 85). Besonders charakteristisch ist die bereits im Kleinkindesalter radiologisch erfaßbare Shoresche *periphere Dysostose mit dem PhZEH-Typ 12* (Abb. 88). Hier läßt die Auftreibung der mittleren Interphalangealgelenke und die Verdickung der Finger durchaus an eine chronische Polyarthritis denken. Verschiedene klinische Formen der peripheren Dysostose weisen Störungen des Haarwuchses, evtl. der Nägel auf, wie bei den TRP-Dysplasien (s. unten) und beim Ellis-van-Creveld-Syndrom (s. S. 624).

Trichorhinophalangeale Dysplasie I (TRPD I)   McK 19035

Synonym: trichorhinophalangeales Syndrom I (TRPS-I).

Neben sporadischen Fällen autosomal dominant, selten *autosomal rezessiv vererbt.* Dieser unge-

704 Konstitutionell-genetische Skeletterkrankungen

wöhnliche Modus zusammen mit der ursprünglich unklaren Beziehung zur trichorhinophalangealen Dysplasie II (s. S. 716) wurde durch die Entdeckung von Deletionen am Chromosom 8 bei beiden Dysplasien verständlich (Literatur s. BÜHLER u. Mitarb. 1987). Damit können die beiden Dysplasien den sog. „contiguous gene syndromes" (SCHMIKKEL 1986), bei denen lange oder kurze Strecken eines Chromosoms verlorengehen, zugeordnet werden. Das Ausmaß des Verlustes entscheidet über die Zahl der meist untereinander nicht korrelierenden Symptome und Befunde (Abb. 87). Seit der Erstbeschreibung (KLINGMÜLLER 1956, GIEDION 1966) sind mindestens 170 Fälle veröffentlicht worden. Das TRPS I ist die häufigste aller Akrodysplasien.

Klinik

Im Kindesalter kommen die Patienten meist aus kosmetischen Gründen, wegen der aufgetriebenen Interphalangealgelenke (juvenile chronische Polyarthritis?), der birnenförmigen Nase, des schütteren Haarwuchses oder des mäßigen Minderwuchses zum Arzt. Der typische Gesichtsausdruck wird noch durch die medial schmalen, lateral breiten Augenbrauen und das hohe Philtrum charakterisiert. Die Intelligenz ist meist normal (Ausnahme YAMAMOTO u. Mitarb. 1989, wahrscheinlich relativ große Deletion, wie beim TRP II). Die Diagnose wurde schon im Neugeborenenalter gestellt (ROMANET u. Mitarb. 1985). Die Erwachsenenlänge liegt meist zwischen 0 und −2 SD, selten unter 3 SD (LAPALLE 1981). Im Erwachsenenalter wird häufig die ein- oder beidseitige Hüftdysplasie bedeutungsvoll (s. unten).

Radiologie (Abb. 88 u. 89)

Schwerpunkt: PhZEH, vor allem vom Typ 12, vorwiegend an den Mittel- und Grundphalangen der Hände.

Das Handröntgenbild ist durchaus charakteristisch (Abb. 88): Der Typ 12 an den Mittelphalangen kann auch nach Epiphysenschluß, wegen der ∧-förmigen Eindellung der Metaphyse durch das Köpfchen der Grundphalanx identifiziert werden. Auch das Patternprofil ist typisch und hilfreich in den seltenen Fällen, wo die PhZEH fehlen (SAY u. Mitarb. 1977). Bis 1986 wurden mindestens 30 Fälle mit ein- oder beidseitigen Femurkopfveränderungen (perthesähnlich, später arthrotische Befunde, Coxa plana und magna) beobachtet (COPE

a

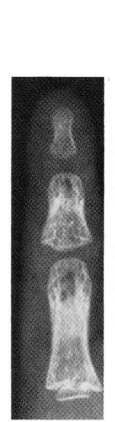 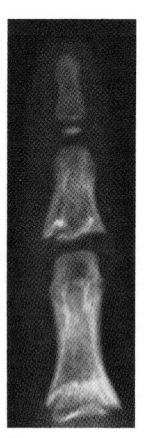 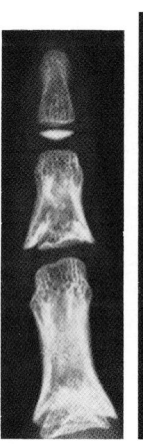 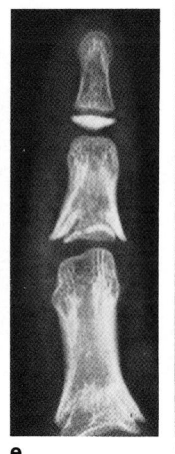 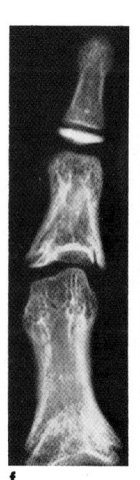 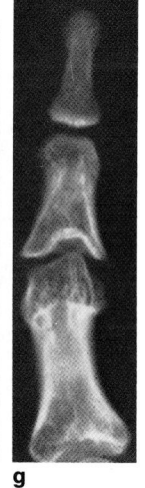

b c d e f g

Abb. **88a–g** TRPD I
a ♀, 12 Jahre, Nr. 61 900, Länge P3–P10. PhZEH Typ 12 an den Mittelphalangen, zu Brachymetakarpie führend. Weitere PhZEH-Typen sowie eburneisierte Epiphysen der Endphalanx
b–g Gleicher Patient. Longitudinale Entwicklung (2 5/12 – 15 2/12 Jahre) des Typ 12 (Mittelphalanx) und Typ 25 (Grundphalanx). Vorzeitiger Epiphysenschluß, Brachyphalangie sowie typische metaphysäre Kerbe im Endzustand

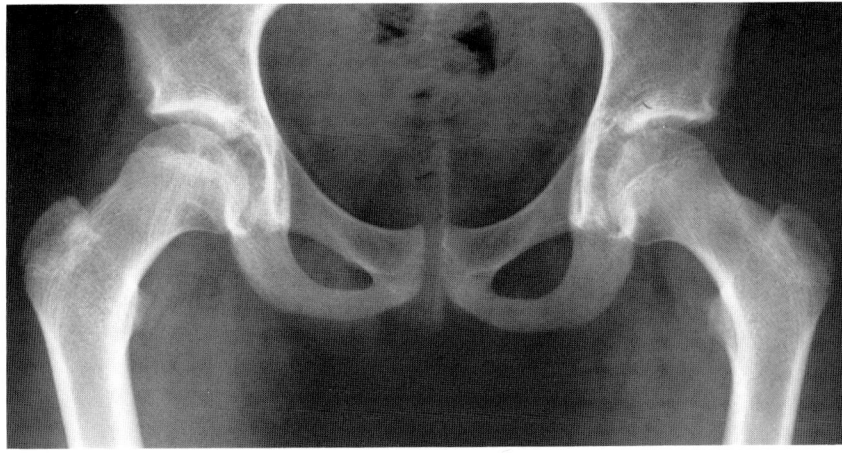

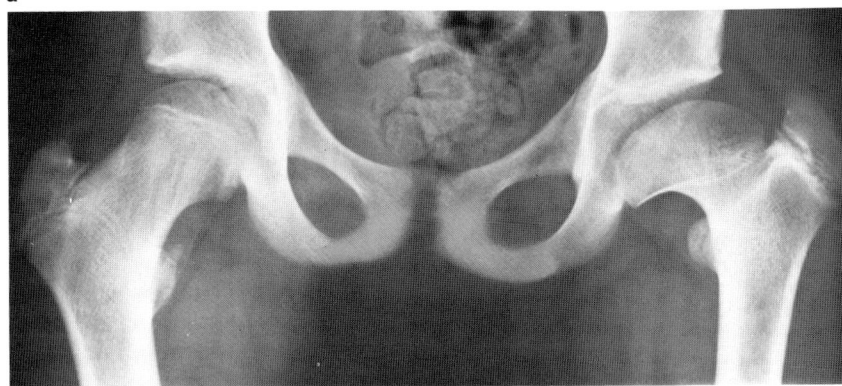

Abb. 89a u. b TRPD I. Hüften von zwei verschiedenen Patienten
a ♂, 13 Jahre, 140 cm lang (≤P3) (Beobachtung Prof. *O. Tönz,* Luzern). Beidseitig abnorm flache Femurköpfe, rechts ausgeprägter als links. Coxa vara
b ♂, 14½ Jahre (Beobachtung Doc. *O. Eklöf,* Stockholm). Dysplastische Pfanne und Coxa plana und vara rechts. Abnorm flacher Femurkopf links

u. Mitarb. 1986, Gaarsted u. Mitarb. 1982, Howell u. Wynne-Davies 1986, Parizel u. Mitarb. 1987, Schlesinger u. Poznanski 1986). Bei systematischer Ausmessung erweisen sich auch die distalen Femurepiphysen als abgeflacht (7 von 7 Fällen, Schlesinger u. Poznanski).

Radiologische Diagnose und Differentialdiagnose

Die PhZEH Typ 12 sind das wichtigste Merkmal der TRP-Dysplasien, wobei sich bei der TRP-Dysplasie II noch die multiplen kartilaginären Exostosen dazugesellen (s. S. 716). Der Typ 12 wird aber auch als isolierte Anomalie der Hand, z. T. autoso-

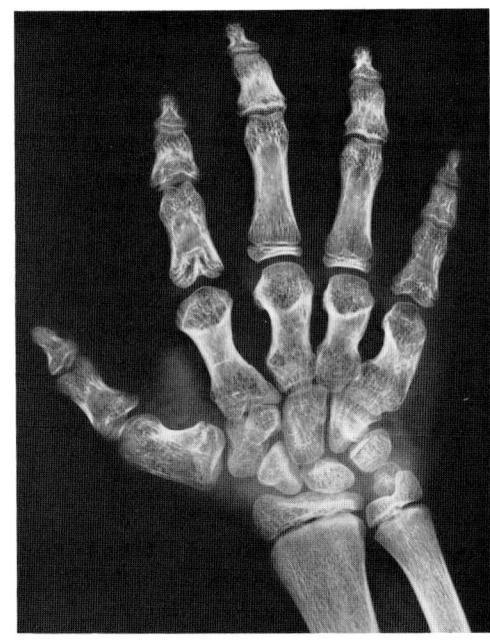

Abb. 90 Akrodysostose. ♀, 9¾ Jahre alt, Typ 35 PhZEH an der Grundphalanx II, aber auch andere Typen (12, 28). Hochgradige Brachy- und Metakarpie und Brachyphalangie, besonders der Endphalangen, d.h. Akromikrie, bei vorzeitigem Epiphysenschluß und vorauseilendem Knochenalter

Akrodysostose McK 10180

Die von MAROTEAUX u. MALAMUT (1968) als Akrodysostose bezeichnete, stets sporadisch auftretende Minderwuchsform mit Sattel- oder Boxernase und Akromikrie, Fußdeformitäten sowie meist einem Entwicklungsrückstand zeigt radiologisch eine hochgradige Brachymetakarpie und -tarsie sowie Phalangie (Abb. **90**), jedoch eine Hyperplasie des ersten Strahles am Fuß. Die PhZEH der Typen 35 und 37, das auch karpal vorauseilende Knochenalter ebenso wie das Patternprofil der kurzen Röhrenknochen (BUTLER u. Mitarb. 1989) sind charakteristisch. Die Wirbelkörper erscheinen auffällig klein, die Bogenwurzelabstände im Lumbalbereich vermindert. Die Extremitäten sind mesomel verkürzt, jedoch weniger als bei der akromesomelen Dysplasie (s. S. 645). Die Selbständigkeit der Akrodysostose gegenüber dem Pseudo-pseudo-Hypoparathyreoidismus (PPHP) wird allerdings angezweifelt (ABLOW u. Mitarb. 1977, POZNANSKI u. Mitarb. 1977). Eine besondere Form mit großen Zapfenepiphysen am Knie wurde von FREDIANI u. Mitarb. 1986 beschrieben.

Differentialdiagnostisch müssen die akromesomele Dysplasie (S. 645) sowie die mit Zwergwuchs, normalem Gesicht und normaler Intelligenz einhergehende autosomal dominant vererbte periphere Dysplasie von BACHA u. Mitarb. 1989 in Betracht gezogen werden.

Thiemannsches Syndrom McK 16570

Das der peripheren Dysostose Typ 12 klinisch ähnliche Thiemannsche Syndrom (Abb. **91**) zeigt vorwiegend an den Mittelphalangen eine aseptische Nekrose der Epiphysen mit Zusammensintern, strichförmiger Abplattung, Defektbildung und Verbreiterung derselben. Die im übrigen unauffälligen Metaphysen sind ebenfalls verbreitert. Die ersten klinischen Symptome werden, im Gegensatz zur peripheren Dysostose, erst während oder kurz nach der Pubertät manifest. Bei der Ausheilung bleibt u. U. eine weitere periphere Verkrümmung der Finger bestehen, während die bei der peripheren Dysostose Typ 12 charakteristischen Kerben fehlen. Eigenartigerweise sind, mit Ausnahmen von 2 Fällen von CULLEN (1970) und der möglicherweise besonderen Form von TRIPPEL (1950), einschließlich der Arbeit von SCHANTZ u. RASMUSSEN 1986, seit den dreißiger Jahren keine überzeugenden neuen Fälle publiziert worden. Dagegen wird der Name von THIEMANN immer wieder zur Bezeichnung von klassischen peripheren Dysostosen vom Typ 12, aber auch für andere familiäre Erkrankungen der Interphalangealgelenke gebraucht, die in keiner Weise der Originalbeschreibung entsprechen.

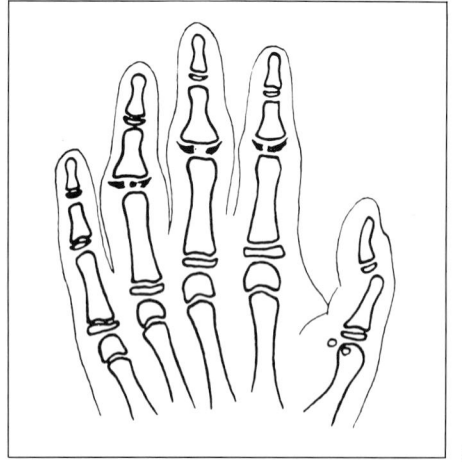

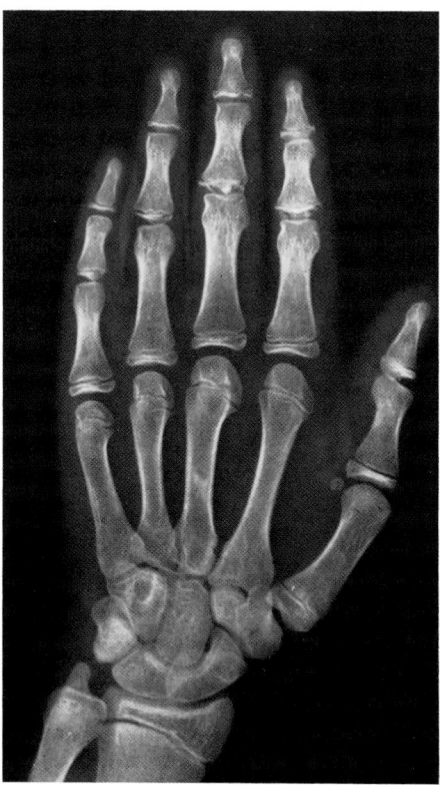

Abb. **91a** u. **b** Thiemannsches Syndrom
a 16jähriger Knabe. Schematische Darstellung der schnauzartigen Ausziehung und Fragmentierung der Epiphysen der Mittelphalangen
b ♂, 18jährig. Mesophalangeale Epiphysen abgeflacht, z. T. strichförmig oder aufgelöst. Rückstand im Knochenalter (aus V. Cocchi, 1950)

mal dominant vererbt (Shoresche periphere Dysplasie) sowie beim Pseudo- und Pseudo-pseudo-Hypoparathyreoidismus angetroffen. Die übrigen Dysplasien und Syndrome mit PhZEH sind in der Abb. **85** zusammengefaßt.

Literatur

Ablow, R. C., Y. E. Hsia, I. K. Brandt: Acrodysostosis coinciding with pseudohypoparathyroidism and pseudo-pseudo-hypoparathyroidism. Amer. J. Roentgenol. 128 (1977) 95–99
Bacha, L., L. Brachimi, K. Kozlowski, R. Massen, L. Morris: Peripheral dysplasia. Report of a new genetic syndrome. Pediatr. Radiol. 19 (1989) 193–198
Brailsford, J. F.: The Radiology of Bones and Joints. Churchill, London 1948
Bühler, E. M., U. K. Bühler, C. Beutler, R. Fessler: A final word on the tricho-rhinophalangeal syndromes. Clinic. Genet. 31 (1987) 273–275
Butler, M. G., L. J. Rames, W. B. Wadlington: Acrodysostosis: report of a 13-year-old boy with review of literature and metacarpophalangeal pattern profile analysis. Am. J. Med. Genet. 30 (1988) 971–980
Cocchi, U.: Thiemann'sche Erkrankung der Finger und Zehen. In H. R. Schinz, W. E. Baensch, W. Frommhold, R. Glauner, E. Uehlinger, J. Wellauer: Lehrbuch der Röntgendiagnostik. 5. Aufl. Thieme, Stuttgart 1950 (S. 713–715); 6. Aufl. 1965 ff.
Cope, R., R. K. Beals, R. M. Bennett: The trichorhinophalangeal dysplasia syndrome: report of eight kindreds, with emphasis on hip complications, late presentations, and premature osteoarthrosis. J. Pediat. Orthop. 6 (1986) 133–138
Cullen, J. C.: Thiemann's disease osteochondrosis juvenilis of the basal epiphyses of the phalanges of the hand. J. Bone Jt. Surg. 52 B (1970) 532–534
Finidori, G., P. Rigault, P. Maroteaux, R. Alperovitch, J. C. Pouliquen, J. P. Padovani: La hanche dans le syndrome tricho-rhino-phalangien. Rev. chir. Orthop. 11 (1980) 100–106
Frediani, P., L. Lorini, G. Maruffi: Una forma insolitamenta rara di nanismo, con alterazioni metafisarie acrodisostosi e ritardo mentale. Problemi diagnostici ed evoluzione. Chir. Org. Mov. 71 (1986) 297–302
Gaardsted, Ch., E. Hjøllund Madsen, U. Friedrich: A danish kindred with tricho-rhino-phalangeal syndrome type I. Euro. J. Pediat. 139 (1982) 84–87
Giedion, A.: Das Tricho-rhino-phalangeale Syndrom. Helv. Paed. Acta 21 (1966) 475–482
Giedion, A.: Zapfenepiphysen. Naturgeschichte und diagnostische Bedeutung einer Störung des enchondralen Wachstums. Ergebn. med. Radiol. 1 (1968) 59–124
Giedion, A.: Die periphere Dysostose (PD) – ein Sammelbegriff. Fortschr. Röntgenstr. 110 (1969) 507–524
Giedion, A.: Acrodysplasias (cone-shaped epiphyses, peripheral dysostosis, Thiemann's disease and acrodysostosis). Progr. pediat. Radiol. 4 (1973) 325–345
Giedion, A.: Acrodysplasias, peripheral dysostosis, acrodysostosis and Thiemann's disease. Clin. Orthop. 114 (1976) 107–115
Giedion, A.: Genetic bone disease: Radiological sight and insight. Amer. J. Roentgenol 151 (1988) 651–657
Giedion, A., M. Burdea, Z. Fruchter, T. Meloni, V. Trose: Autosomal-dominant transmission of the tricho-rhino-phalangeal syndrome. Report of 4 unrelated families, review of 60 cases. Helv. paediat. Acta 28 (1973) 249–259
Howell, C. J., R. Wynne-Davies: The tricho-rhino-phalangeal syndrome. A report of 14 cases in 7 kindreds. J. Bone Jt. Surg. 68 B (1986) 311–314
Klingmüller, G.: Über eigentümliche Konstitutionsanomalien bei 2 Schwestern und ihre Beziehungen zu neueren entwicklungspathologischen Befunden. Hautarzt 7 (1956) 105–113
Lapalle, H.: Syndrome trichorhinopalangien. A propos d'une observation néonatale. Thèse Tours Académie d'Orléans–Tours/Université F. Rabelais (1981)
Maroteaux, P.: Nomenclature internationale des maladies osseuses constitutionelles. A nomenclature for constitutional (intrinsic) diseases of bones. Ann. Radiol. 13 (1970) 455–464
Maroteaux, P.: Les maladies osseuses de l'enfant. Flammarion, Paris 1982
Maroteaux, P., G. Malamut: L'acrodysostose. Presse med. 76 (1968) 2189–2192
Parizel, P. M., J. Dumon, P. Vossen, A. Rigaux, A. M. De Schepper: The tricho-rhino-phalangeal syndrome revisited. Eur. J. Radiol. 7 (1987) 154–156
Poznanski, A. K., E. A. Werder, A. Giedion: The pattern of shortening of the bones of the hand in PHP and PPHP – a comparison with brachydactyly E, Turner syndrome, and acrodysostosis. Radiology 123 (1977) 707–718
Ravelli, A.: Zapfenepiphysen an den Mittelphalangen der Zehen. Fortschr. Röntgenstr. 84 (1956) 498
Romanet, P., Y. Bouron, H. Yaouanc: Le syndrome tricho-rhinophalangien. A propos d'une observation néonatale. Ann. Pédiatr. (Paris) 32 (1985) 473–476
Say, B., N. Barber, A. K. Poznanski: Pattern profile analysis of the hand in trichorhinophalangeal syndrome. Pediatrics 59 (1977) 123–126
Schantz, K., F. Rasmussen: Thiemann's finger or toe disease. Follow-up of seven cases. Acta orthop. scand. 57 (1986) 91–93
Schlesinger, A. E., A. K. Poznanski: Flattening of the distal femoral epiphyses in the trichorhinophalangeal syndrome. Pediat. Radiol. 16 (1986) 498–500
Schmickel, R. D.: Contiguous gene syndromes: A component of recognizable syndromes. J. Pediat. 109 (1986) 231–241
Shore, L. R.: A case of multiple anomaly of the phalanges of the hands in a girl aged 15. J. anat. Physiol. 60 (1926) 420–425
Thiemann, H.: Juvenile Epiphysenstörungen. Fortschr. Röntgenstr. 14 (1909) 79–87
Trippel, J. G.: Eine Sippe mit Thiemannscher Erkrankung. Helv. med. Acta 17 (1950) 59–78
Venning, P.: Variation of the digital skeleton of the foot. Clin. Orthop. 16 (1960) 26–40
Yamamoto, Y., N. Oguro, M. Miyao, M. Yanagisawa: Tricho-rhino-phalangeal syndrome type I with severe mental retardation due to interstitial deletion of 8q23.3–24.13. Am. J. Med. Genet. 32 (1989) 133–135

Akrodysplasie mit Retinitis pigmentosa und Nephropathie

Cono-renale Syndrome

Synonym: Saldino-Mainzer-Syndrom (SMS).

MAINZER u. Mitarb. (1970) sowie SALDINO u. MAINZER (1971) beschrieben 2 Geschwister mit chronischer Nierenerkrankung (Nephronophthise), Retinitis pigmentosa, zerebellärer Ataxie, phalangealen Zapfenepiphysen (PhZEH) vom Typ 28/28 A sowie abnorm flachen Femurköpfen mit metaphysären Veränderungen am Femurhals. 1979 faßten wir die genetisch bedingten Nierenerkrankungen vom Nephronophthisekomplex (WALDHERR u. Mitarb. 1983) und ähnlichen Nierenerkrankungen mit PhZEH unter dem Begriff „konorenale Syndrome" zusammen (Abb. 92) (GIEDION 1979). Sämtliche Fälle vom erweiterten Saldino-Mainzer-Syndrom weisen neben anderen Typen PhZEH vom Typ 28/28 A auf (Abb. 93). Die gleichen Typen werden aber auch bei der asphyxierenden thorakalen Dysplasie (s. S. 627) angetroffen. Das breite klinische Spektrum innerhalb des erweiterten Saldino-Mainzer-Syndrom-Nephronophthise-Komplexes mit den Typen 28/28 A PhZEH als konstantes Element erinnert an eine ähnliche Konstellation bei der trichorhinophalangealen Dysplasie (s. S. 703). Die Vermutung, daß auch hier „contiguous gene syndromes" vorliegen, bedingt durch chromosomale Deletionen verschiedenen Ausmaßes am gleichen Chromosom, ist naheliegend (GIEDION 1988).

708 Konstitutionell-genetische Skeletterkrankungen

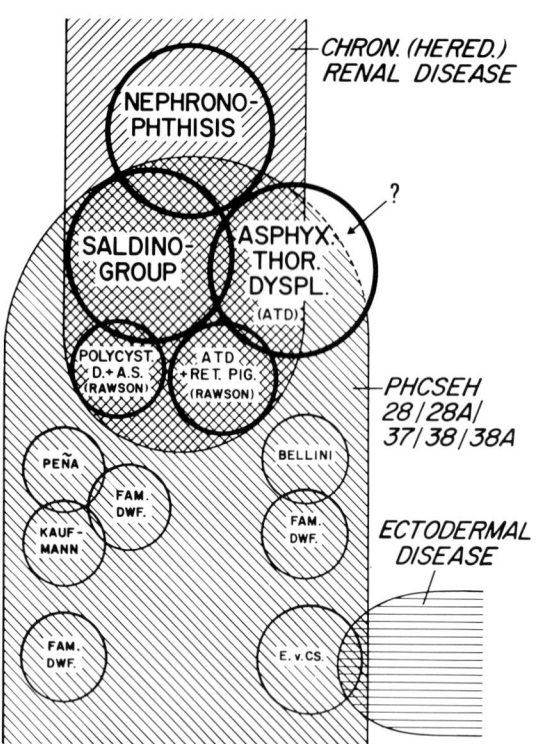

Abb. **92** Topologie der konorenalen Syndrome. Das große schrägschraffierte Feld ist durch PhZEH der Typen 28/28 A, 37, 38, 38A charakterisiert. Die Eigennamen beziehen sich auf Einzelpublikationen oder persönliche Mitteilungen (aus *A. Giedion:* Pediat. Radiol. 8 [1979] 32)
Fam. DWF. = familiärer Zwergwuchs
E. v. CS. = Ellis-van-Creveld-Syndrom
ATD = asphyxierende thorakale Dysplasie
Polycyst. D + A.S. = polyzystische Nierenerkrankung + Aortenstenose

Literatur

Giedion, A.: Phalangeal cone shaped epiphysis of the hands (PhCSEH) and chronic renal disease – the conorenal syndromes. Pediat. Radiol. 8 (1979) 32–38

Giedion, A.: Genetic bone disease. Radiological sight and insight. Amer. J. Roentgenol. 151 (1988) 651–657

Mainzer, F., R. M. Saldino, M. B. Ozonoff, H. Minagi: Familial nephropathy associated with retinitis pigmentosa, cerebellar ataxia and skeletal abnormalities. Amer. J. Med. 46 (1970) 556–562

Saldino, R. M., F. Mainzer: Cone-shaped epiphyses (CSE) in siblings with hereditary renal disease and retinitis pigmentosa. Radiology 98 (1971) 39–45

Waldherr, R., K. Schärer, H. P. Weber, N. Gretz: Der Nephronophthise-Komplex. Nieren- u. Hochdruckkrankh. 10 (1983) 397–406

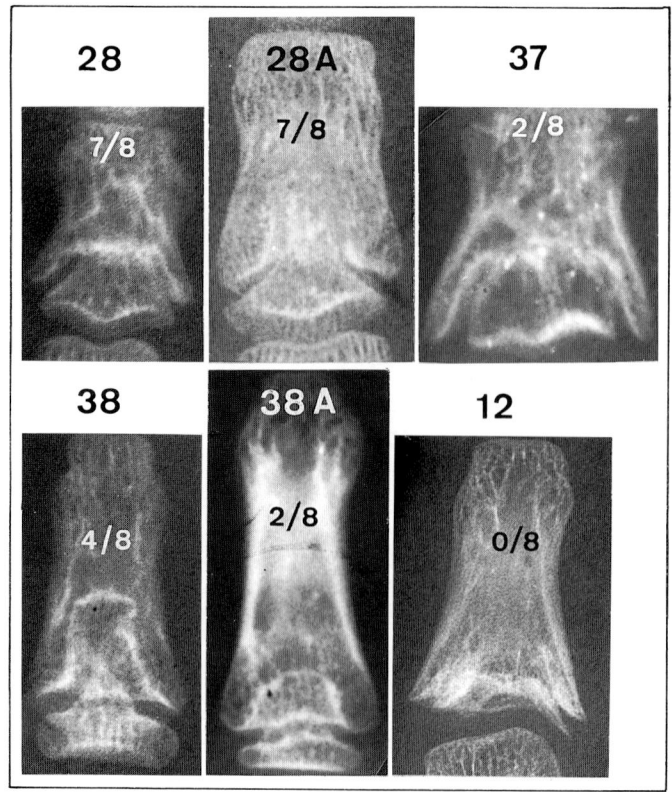

Abb. **93** PhZEH-Typen und ihre Häufigkeit beim erweiterten Saldino-Mainzer-Syndrom. Auf den verschiedenen Zapfenepiphysen ist ihr Typ, darunter die Häufigkeit bei 8 Fällen angegeben (aus *A. Giedion:* Pediat. Radiol. 8 [1979] 32)

Anarchische Entwicklung von knorpeligen und bindegewebigen Skelettanteilen

Dysplasia epiphysealis hemimelica (DEH)
McK 12780

Synonyme: tarso-epiphyseal aclasis, Trevorsche Krankheit.

Die eigentlich den Dysostosen zuzuordnende, nicht vererbte, knabenwendige (3:1) DEH wurde von MOUCHET u. BELOT 1926 erstmals beschrieben. Die heutige Bezeichnung wählte FAIRBANK (1956) und hob damit die charakteristische epiphysennahe, einseitige, mediale oder laterale Lage des „Tumors" hervor. Die Ursache der Dysregulation der Knorpelproliferation im Bereich der betroffenen Epiphysen, Metaphysen sowie Tarsalia und Karpalia, die zu kartilaginären Exostosen und kartilaginären Resten in den Metaphysen führt, ist unbekannt (CONNOR u. Mitarb. 1983). Bis 1988 wurden mehr als 155 Fälle veröffentlicht.

Klinik

Die DEH macht sich ausnahmsweise schon bei der Geburt, in der Regel aber im Verlauf der ersten 6–10 Lebensjahre durch eine meist schmerzlose Schwellung, evtl. auch Funktionseinschränkung im betroffenen Gelenkabschnitt bemerkbar. Genu valgus oder varus sowie Valgus- und Equinusdeformität der Fußgelenke sind häufig, Verkürzung der Extremität selten und Verlängerung derselben die Ausnahme. Immerhin kann eine Hemihypertrophie als eigentliches Leitsymptom auftreten

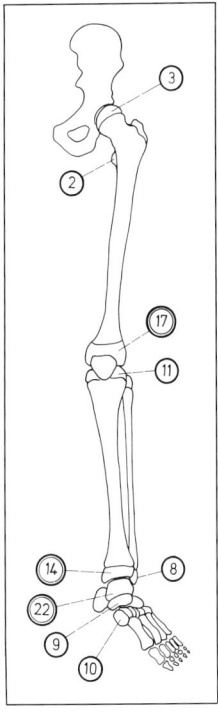

Abb. **94** Dysplasia epiphysealis hemimelica. Schematische Darstellung der am häufigsten befallenen Epiphysen- und Fußwurzelknochen in 37 Fällen von DEH. Die seltenen Lokalisationen an Darmbein, Patella und Fibula wurden nicht berücksichtigt (aus *H. U. Debrunner:* Helv. paediat. Acta 17 [1962] 367)

(HINKEL u. RUPPRECHT 1989). Nach Epiphysenschluß sistiert in der Regel das Exostosenwachstum, das aber auch im Erwachsenenalter wieder rapid zunehmen kann (KETTELKAMP u. Mitarb. 1986).

Therapeutisch genügt eine lokale Exzision der Exostose, am besten vor der knöchernen Vereinigung mit der Epiphyse (FASTING u. BJERKREIM 1976), bisweilen mit zusätzlicher Arthrodese im

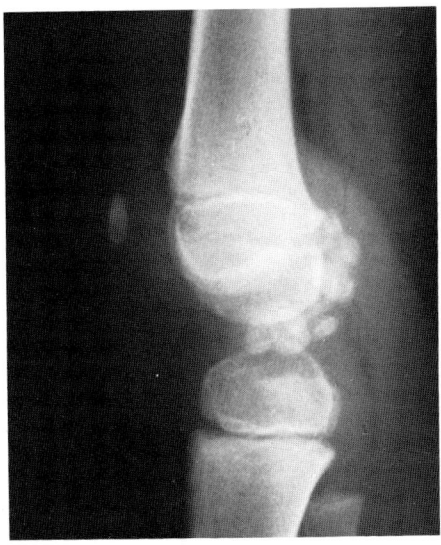
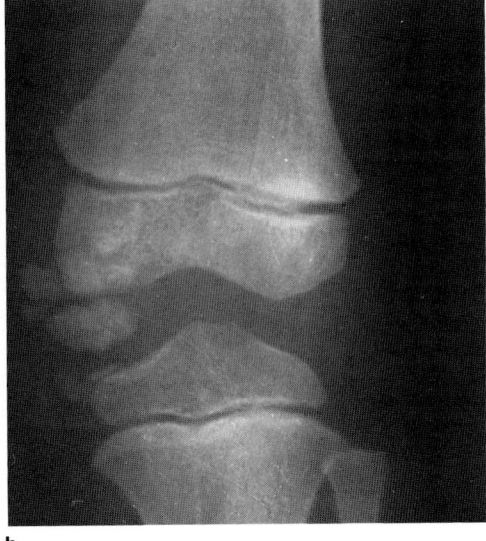

a **b**
Abb. **95 a** u. **b** Dysplasia epiphysealis hemimelica. ♂, 5½ Jahre. Multiple „zusätzliche Knochenkerne" an der medialen Hälfte der distalen Femurepiphyse und proximalen Tibiaepiphyse. Entsprechende Veränderungen waren auch auf der Medialseite des linken Talus und der Fußwurzel anzutreffen (aus *D. B. Kettelkamp* u. Mitarb.: J. Bone Jt. Surg. 48-A [1966] 746)

Sprunggelenk. Die Langzeitprognose ist günstig: Nur 2 von 16 Langzeitbeobachtungen entwickelten eine vorzeitige Osteoarthritis (CONNOR u. Mitarb. 1983).

Radiologie (Abb. 94–97)

Schwerpunkt: einseitige, asymmetrische, initial fleckig, unregelmäßig strukturierte exostosenartige Erweiterung nach lateral oder medial einer oder mehrerer Epiphysen und/oder der Fußwurzel.

Die Grundeinheit der Knochenläsion besteht in einer asymmetrischen, exostosenartigen Erweiterung der Epiphyse oder ihres Äquivalentes der (Hand-)Fußwurzelknochen. Anfänglich macht sich diese nur in einer feinfleckigen Kalkimprägnation *neben* den normalen Knochenkernen bemerkbar. Allmählich zeichnen sich jedoch ein oder mehrere, unscharf begrenzte oder unregelmäßig strukturierte zusätzliche Ossifikationszentren ab. Später findet meist eine Verschmelzung mit der „Mutterepiphyse" statt, oft mit normaler Knochenstruktur. Bisweilen löst sich die Exostose auch als freier Gelenkskörper ab (DEBRUNNER 1962). Auch die Metaphyse kann primär befallen sein, in Form einer Spornbildung oder einer Exostose, die von der Epiphyse deutlich getrennt ist, oder auch nur durch eine metaphysäre Verbreiterung, vielleicht Ausdruck eines fortgeschrittenen Einbaues der Exostose (FASTING u. BJERKREIM 1976, AZOUZ u. Mitarb. 1985). Bisweilen findet sich auch ein metaphysäres Streifenmuster am Femurhals (MENDEZ u. Mitarb. 1988). Die Lokalisation ist charakteristisch: Fast ausschließlich sind die unteren Extremitäten und hier vor allem die distale Femurepiphyse und der Talus befallen. Ein Verteilungsspektrum ist in der Abb. **94** wiedergegeben. Wenn mehrere Epiphysen betroffen sind, so liegen die Veränderungen in der Regel alle auf der gleichen Seite. Die mediale Seite ist doppelt so häufig wie die laterale betroffen, ein multizentrischer Befall liegt in ca. ⅔ der Fälle vor. Läsionen an beiden unteren Extremitäten, einer ganzen Körperhälfte (CRUZ-CONDE u. Mitarb. 1984), der Skapula (BIGLIANI u. Mitarb. 1980), der distalen Ulnaepiphyse und der Handwurzel (HOEFFEL u. Mitarb., 1986, LAMESCH

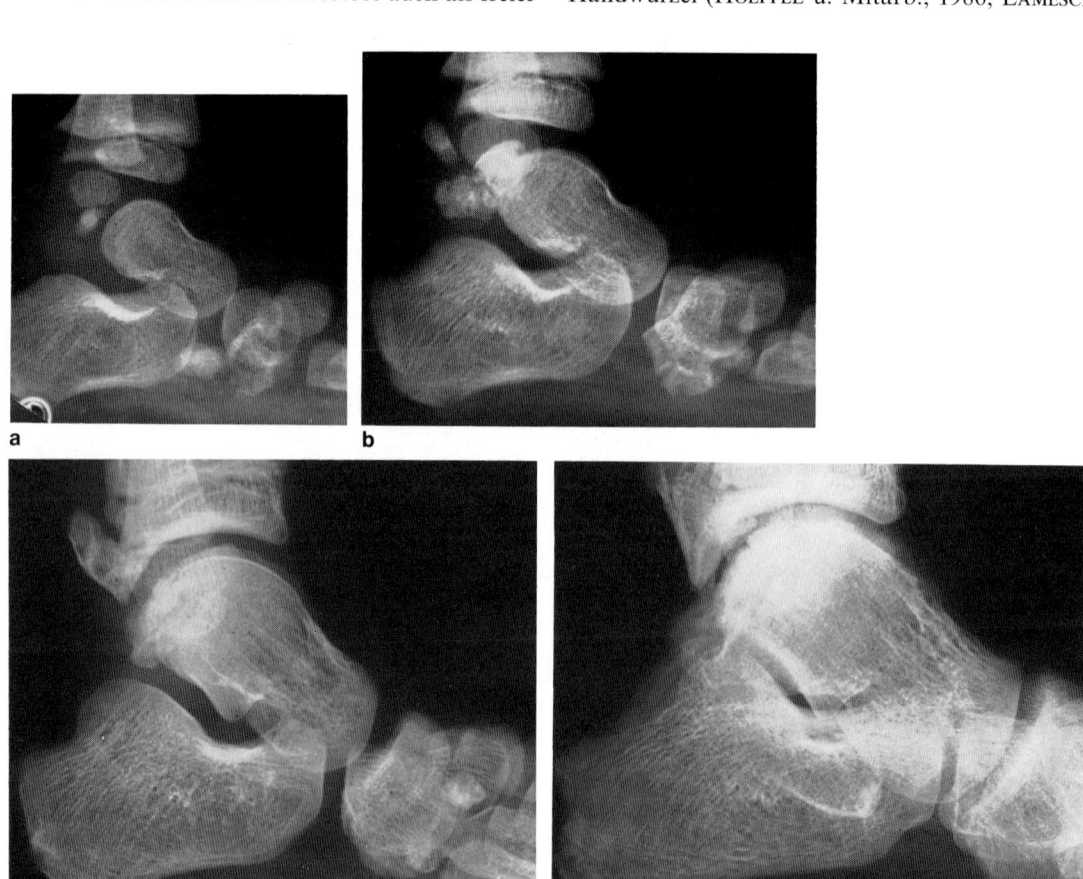

Abb. 96 a–d Dysplasia epiphysealis hemimelica. ♂, **a** 2½ Jahre, **b** 3 10/12 Jahre, **c** 6 9/12 Jahre, **d** 11 7/12 Jahre. Linker Fuß. Longitudinale Studie der Entwicklung zusätzlicher Ossifikationszentren am Fußgelenk und an der Fußwurzel, die sich in der Folge mit der distalen Tibiaepiphyse, dem Talus und teilweise den Fußwurzelknochen vereinen (Beobachtung Dr. *H. U. Debrunner*, Aarau)

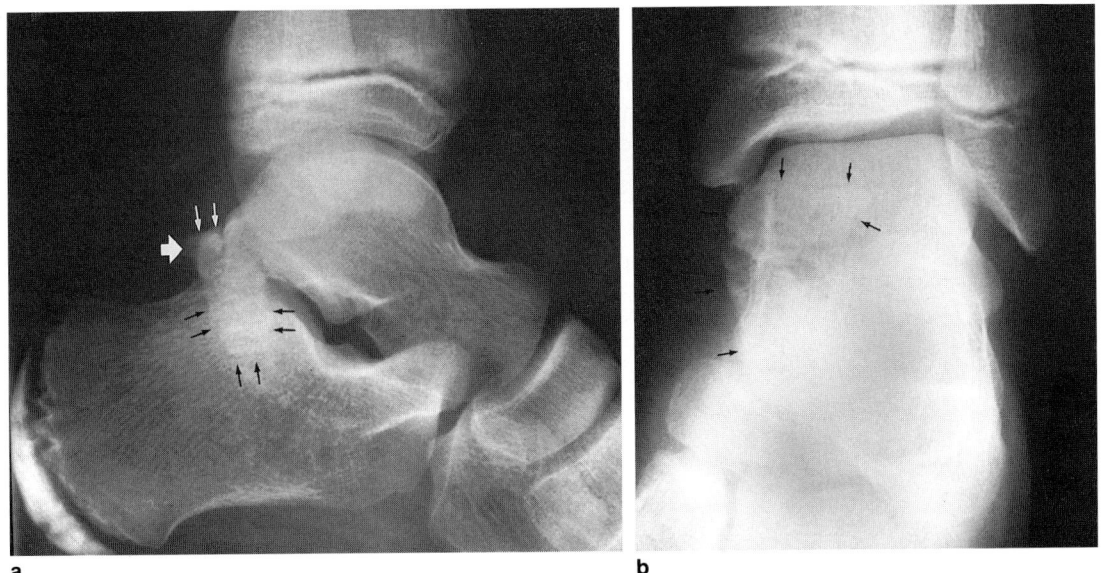

Abb. 97 a–g Dysplasia epiphysealis hemimelica. ♂, 11 Jahre alt, Nr. 176 156. Rezidivierende Schmerzen seit 2 Monaten, am linken Fuß distal des Malleolus internus
a u. b Linkes Sprunggelenk. **a** a.-p., **b** seitlich. Ein Band unregelmäßig strukturierten verkalkten Gewebes (→ →) läuft dorsomedial vom Talus über das untere Sprunggelenk. (➡) Os trigonum
c–g Im CT ist die osteochondritisähnliche Verankerung der Knochenspange, die über das untere Sprunggelenk verläuft im Talus (**d**) und Calcaneus (**f**) erkennbar. **g** Die Rekonstruktion zeigt die sekundäre talokalkaneale Arthrodese oder Koalition

1983) oder der Patella (ENRIQUEZ u. Mitarb. 1981) sind selten.

AZOUZ u. Mitarb. (1985) unterscheiden eine monoartikuläre, meist das Fußgelenk befallende, eine klassische multiartikuläre Form der unteren Extremitäten sowie eine generalisierte oder schwere Form, die sich vom Becken bis zum Fuß erstrecken kann.

Besonders im Sprunggelenk ist die CT-Untersuchung zur exakten Operationsplanung heute notwendig (FISHER u. Mitarb. 1984) (Abb. **97**).

Radiologische Diagnose und Differentialdiagnose

Unilateralität, Lokalisation, Schwerpunkt im epiphysären Gebiet und der Fußwurzel sowie das Alter der Patienten lassen die Diagnose meist mit Sicherheit radiologisch stellen. Entfernt kommen differentialdiagnostisch noch die multiplen kartilaginären Exostosen (Verteilungsmuster, S. 713), die Chondrodysplasia punctata (Verteilungsmuster, Verschwinden der ektopischen Verkalkungen im Kleinkindesalter, S. 598) sowie am ehesten die Metachondromatose (Verteilungsmuster, Tendenz zur spontanen Rückbildung, S. 722) in Frage. Der charakteristische Röntgenbefund macht eine diagnostische Biopsie überflüssig (Azouz u. Mitarb. 1985).

Literatur

Azouz, E. M., A. M. Slomic, D. Marton, P. Rigault, G. Finidori: The variable manifestations of dysplasia epiphysealis hemimelica. Pediat. Radiol. 15 (1985) 44–49

Bigliani, L. U., Ch. S. Neer, M. Parisien, A. D. Johnston: Dysplasia epiphysealis hemimelica of the scapula. J. Bone Jt. Surg. 62-A (1980) 292–294

Connor, J. M., P. T. Horan, P. Beighton: Dysplasia epiphysialis hemimelica. A clinical and genetic study. J. Bone Jt. Surg. 65-B (1983) 350–354

Cruz-Conde, R., S. Amaya, P. Valdivia, M. Hernandez, M. Calvo: Dysplasia epiphysealis hemimelica. J. Pediat. Orthop. 4 (1984) 625:629

Debrunner, H. U.: Dysplasia epiphysealis hemimelica. Helv. paediat. Acta 17 (1962) 367–376

Enriquez, J., M. Quiles, C. Torres: A unique case of dysplasia epiphysealis hemimelica of the patella. Clin. Orthop. 160 (1981) 168–171

Fairbank, H. A. T.: Dysplasia epiphysealis hemimelica (tarso-epiphysial aclasis). J. Bone Jt. Surg. 38-B (1956) 237–257

Fasting, O. J., I. Bjerkreim: Dysplasia epiphysealis hemimelica. Acta orthop. scand. 47 (1976) 217–225

Fisher, M. R., R. J. Hernandez, A. K. Poznanski, M. O. Tachdjian: Case report 262. Diagnosis: Dysplasia epiphysealis hemimelica. Skelet. Radiol. 11 (1984) 147–150

Hinkel, G. K., E. Rupprecht: Hemihypertrophie als Leitsymptom einer Dysplasia epiphysealis hemimelica. Klin. Pädiatr. 201 (1989) 58–62

Hoeffel, J. C., F. Capron, J. F. Jung, C. Bernard: Dysplasia epiphysealis hemimelica of the ulna. Eur. J. Pediat. 145 (1986) 450

Kettelkamp, D. B., J. C. Campbell, M. Bonfiglio: Dysplasia epiphysealis hemimelica. A report of fifteen cases and a review of the literature. J. Bone Jt. Surg. 48-A (1986) 746–766

Lamesch, A. J.: Dysplasia epiphysealis hemimelica of the carpal bones. J. Bone Jt. Surg. 65-A (1983) 398–400

Mendez, A. A., D. Keret, G. D. MacEwen: Isolated dysplasia epiphysealis hemimelica of the hip joint. J. Bone Jt. Surg. 70-A (1988) 921–925

Mouchet, A., J. Belot: La tarsomégalie. J. radiol. Electrol. 10 (1926) 289–293

Stockley, I., T. W. D. Smith: Dysplasia epiphysialis hemimelica. An unusual case of macrodactyly of the thumb. J. hand Surg. 10-B (1985) 249–250

Timm, C., M. Immenkamp, A. Roessner: Beitrag zum Krankheitsbild der Dysplasia epiphysealis hemimelica. Z. Orthop. 124 (1986) 148–156

Trevor D.: Tarso-epiphyseal aclasis. A congenital error of epiphysial development. J. Bone Jt. Surg. 32-B (1950) 204–213

Weltevrede, H. J., B. R. Jansen: Dysplasia epiphysealis hemimelica – three different types in the ankle joint. Arch. orthop. trauma Surg. 107 (1988) 89–91

Multiple kartilaginäre Exostosen (MCE)
McK 13370

Synonym: diaphyseal aclasis.

Die von Boyer 1814 erstbeschriebenen, autosomal dominant vererbten, bei ca. 64% der Fälle in einem familiären Rahmen auftretende (Peterson 1989) MCE stellen mit einer Frequenz von $9/10^6$ (Indexpatienten) resp. $23/10^6$ (einschließlich betroffener Sippenmitglieder, Wynne-Davies u. Mitarb. 1985) die häufigste Knochendysplasie, aber auch den häufigsten Knochentumor überhaupt dar. Nach Tierexperimenten von Rigal (1961) und Rang (1969) ist möglicherweise ein Defekt im perichondralen Ring für den „Ausbruch" des anarchischen Knorpels und die nachfolgende Exostosenbildung verantwortlich. Daneben gibt es aber noch eine Reihe weiterer pathogenetischer Theorien (Peterson 1989). Die bei der trichorhinophalangealen Dysplasie II (Giedion-Langer) nachgewiesene Deletion am kurzen Arm des Chromosoms 8 (s. S. 716) lokalisiert dort ein Gen, dessen Ausfall zur Bildung der Exostosen führt. Ein direkter Nachweis dieses Lokus ist jedoch zytogenetisch, wie zu erwarten, mit den heutigen Methoden noch nicht gelungen (Hall u. Mitarb. 1985).

Pathologisch-anatomisch sitzt der vorwiegend im juxtaepiphysären Metaphysengebiet eines langen Röhrenknochens anzutreffenden Exostose eine Knorpelkappe auf. Diese entspricht histologisch weitgehend der normalen Epiphysenfuge.

Klinik

Durch einen ungewöhnlichen Palpationsbefund oder eine tumorartige Vorwölbung alarmiert, werden die Patienten selten vor dem 2. Lebensjahr zum Arzt gebracht, jedoch in über 80% der Fälle in der ersten Lebensdekade (Solomon 1963). Radiologische Familienuntersuchungen bringen jedoch bei Säuglingen, Kleinkindern und Erwachsenen unerwartete kartilaginäre Exostosen zutage. Je nach ihrer Lage kann es zu lokalem Minderwuchs, Achsenabweichungen der Extremitäten, besonders bei Befall der distalen Ulnametaphyse, durch Wachstumsstopp daselbst zur Verbiegung des Radius bis zur Luxation des Radiusköpfchens, zur Brachymetakarpie oder auch zur Valgusdeformität im Sprunggelenk kommen (Finidori u. Mitarb. 1983, Wood u. Mitarb. 1985). Wird die Region des Hüftgelenks betroffen, so kann sich im Erwachsenenalter eine vorzeitige Koxarthrose entwickeln. Bei Befall der Basis des Azetabulums wurde eine Subluxation des Femurkopfes beobachtet (Bracq u. Mitarb. 1987).

Die Knochenprotuberanzen führen je nach Lage zu Bewegungshemmungen, lokalen Innervations- und Durchblutungsstörungen, ja sogar zum Spontanhämatothorax (Propper u. Mitarb. 1980). Sel-

Osteochondrodysplasien 713

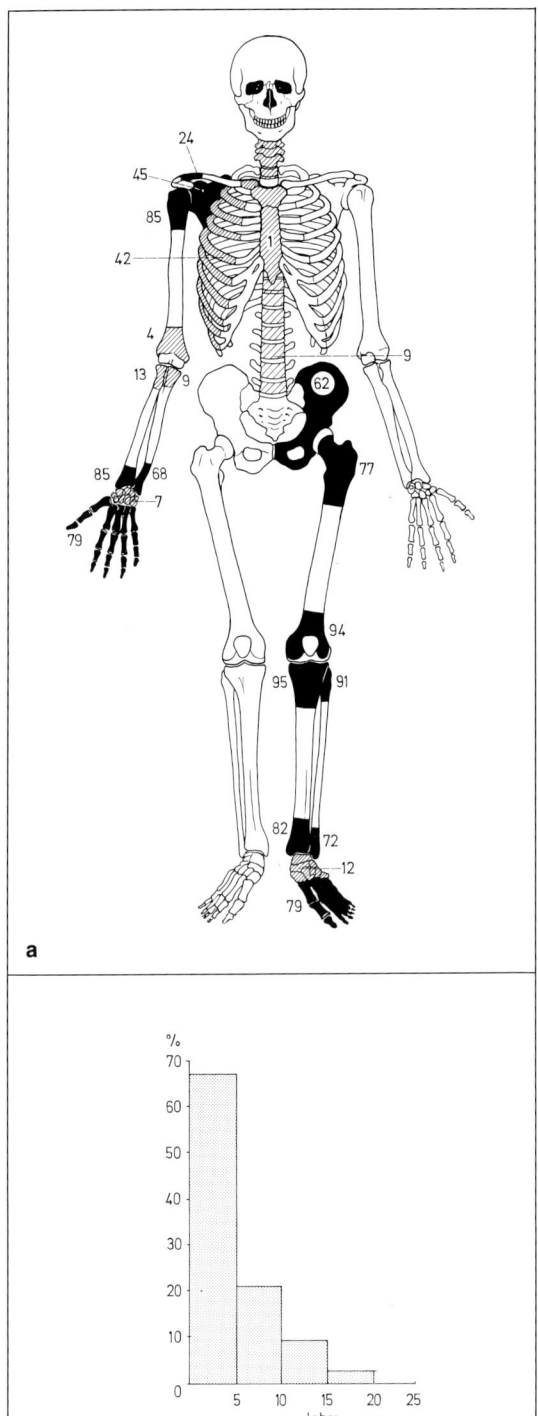

Abb. 98a u. b MCE
a Topographische Verteilung der kartilaginären Exostosen in Prozent bei 52 Indexfällen und 24 Angehörigen
b Histogramm mit Alter bei der radiologischen Diagnose und Geschlechtsverteilung (aus *L. Solomon:* J. Bone Jt. Surg. 45-B [1963] 292)

ten, aber praktisch bedeutungsvoll ist die Entstehung einer in den Spinalkanal hineinwachsenden Exostose, meist am Übergang Wirbelkörper/Wirbelbogen, die zu einer Paraplegie führen kann (bis 1989 35 Fälle, TULLY u. Mitarb.). Weniger durch die mechanische Interferenz mit der Epiphysenfuge als durch mangelhafte Knorpelproliferation (Folge der Knorpelabzweigung in die Exostosen (JAFFE 1958, RANG 1969) kann ein eigentlicher Extremitätenminderwuchs entstehen. Gar nicht selten verschwinden einzelne Exostosen im Verlauf der Jahre (SOLOMON 1961). Abgesehen von wenigen, gut dokumentierten Ausnahmen (Cocchi 1950) sistiert mit dem Allgemeinwachstum auch das Wachstum der Exostose. Eine spätere Größenzunahme muß an eine maligne sarkomatöse Entartung denken lassen (Abb. 98). Diese wurde jedoch früher stark überschätzt, ist im Kindesalter extrem selten (PETERSON 1989) und dürfte nach dem Alter von 21 Jahren bei 1,3% liegen (VOUTSINAS u. WYNNE-DAVIES 1983).

Die wesentlichen Indikationen zur chirurgisch-orthopädischen Korrektur sind von PETERSON 1989 dargestellt.

Röntgenbefunde (Abb. 99 u. 100)

Die oft recht zahlreichen Exostosen sind am kartilaginär präformierten Knochen, besonders den Röhrenknochenabschnitten, mit großem Wachstumspotential (Metaphysen der Knie, proximale Humerusmetaphyse), aber auch an der Darmbeinschaufel häufig, an den Carpalia und Tarsalia, mit Ausnahme des Calcis, sowie an der Patella, Ster-

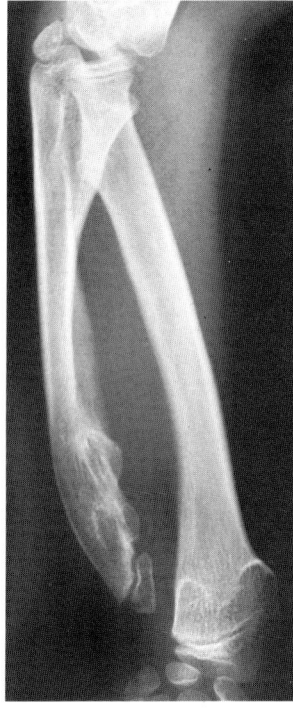

Abb. 99
MCE, ♂, 12 Jahre. Rechter Unterarm. Verkürzung und Verbiegung der Ulna durch exzentrisches Wachstum. Als Folge ist auch der Radius leicht gekrümmt, was in ausgeprägteren Fällen auch zu einer eigentlichen Radiusköpfchenluxation führen kann (*Finidori* u. Mitarb. 1983) (Beobachtung von Dr. *B. Preter*, Frauenfeld)

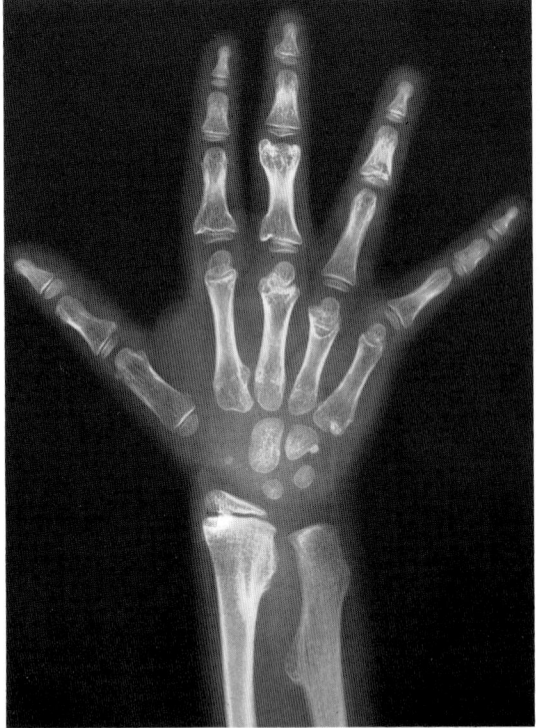

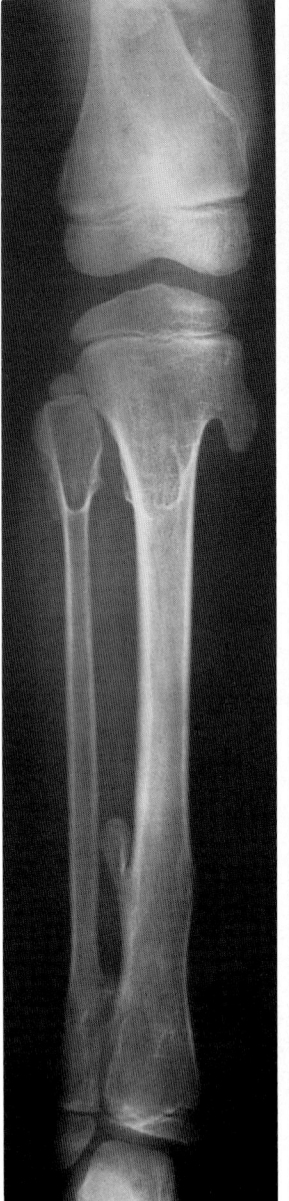
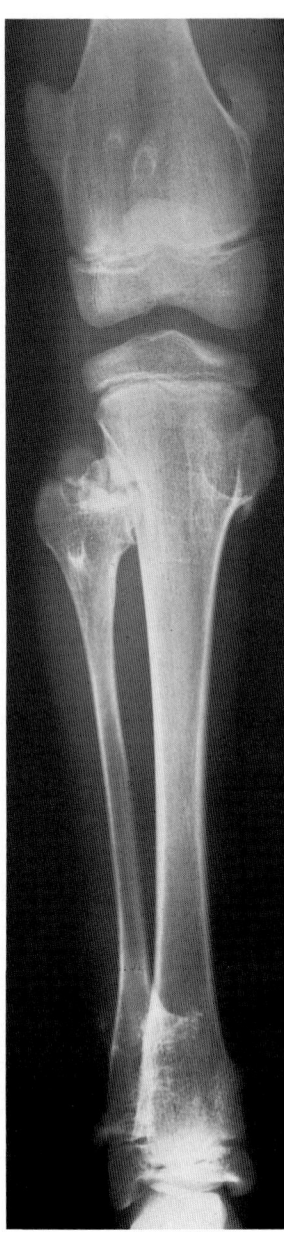

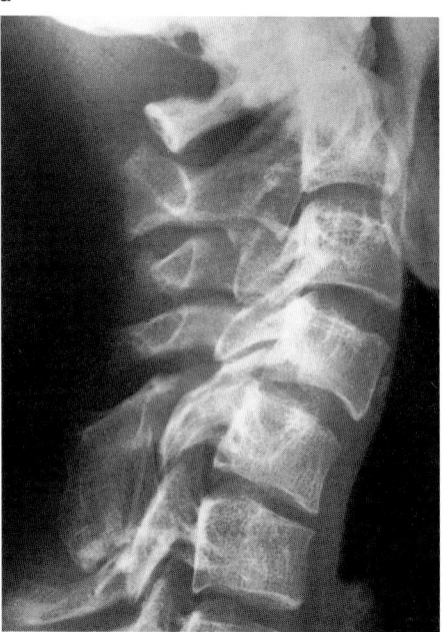

Abb. 100a–d MCE, ♂, Nr. 75012
a 6½ Jahre. Rechte Hand. Die Exostosen an den kurzen Röhrenknochen können bilaterale bizarre metaphysäre Veränderungen bewirken, die an andere Systemaffektionen, z. B. die periphere Dysostose, erinnern
b u. **c** Beide Knie und Unterschenkel mit 6½ resp. 11 Jahren. Typisches „Wegwachsen" der in der Aufsicht zystenartigen Exostosen von der Epiphysenfuge gegen die Diaphyse zu. Kortikalis und Spongiosastruktur durchgehend. Valgusstellung des Talus
d 24 Jahre, Halswirbelsäule. Exostose am Dornfortsatz von C5, mit sekundärer Kyphose

num und Wirbelkörper selten (PETERSON 1989) anzutreffen. Überzogen von einer gemeinsamen Kortikalis und durchsetzt von einer gemeinsamen Spongiosa, sind sie dem Trägerknochen keineswegs nur „aufgesetzt". Bisweilen, besonders bei der Degeneration großer Knorpelmassen, kann radiologisch ein wolkig-fleckiges Verkalkungsmuster zur Darstellung kommen: Im Gegensatz zur malignen Entartung ist dieses Muster jedoch gleichmäßig und scharf umgrenzt (SOLOMON 1963). Von kaum sichtbaren, warzenartigen Knochenauflagerungen, die oft erst bei Sippenuntersuchungen erfaßt werden, bis zu faustgroßen, rundlichen, gelappten, hornzapfenartigen oder gestielten Tumoren und Auswüchsen, liegt eine außerordentliche Form- und Größenvariation vor. Es besteht eine

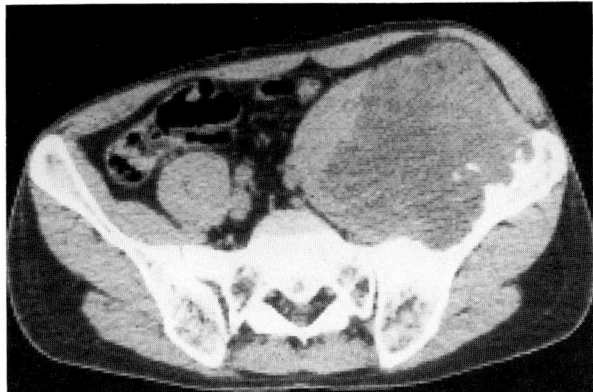
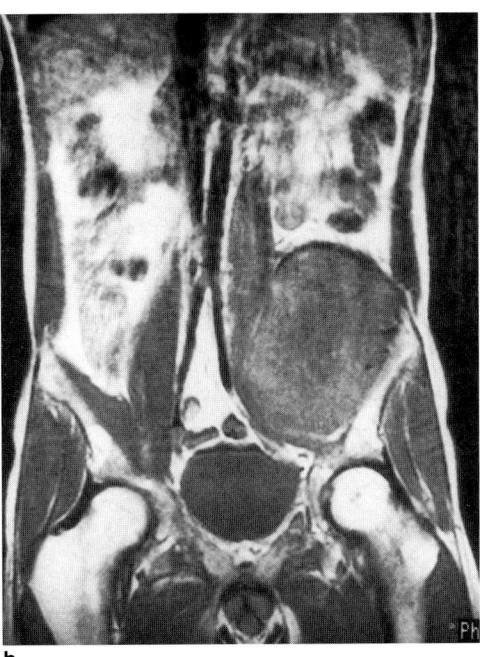

Abb. 101 a u. b MCE, ♂, 34 Jahre. Sohn ebenfalls Merkmalsträger. Maligne Entartung einer Exostose des Darmbeines, partiell nekrotisches Chondrosarkom Grad II (typische Lokalisation)
a CT-Untersuchung mit Darstellung der Knochenarrosion und Weichteilkontur des Tumors
b MR-Untersuchung im Koronarschnitt mit besserer Darstellung der Tumortopographie und Begrenzung (aus K. Heger, G. Benz-Bohm: Fortschr. Röntgenstr. 148 [1988] 205)

mehr oder minder ausgeprägte Tendenz zum symmetrischen Befall. Entsprechend der lokalen Wachstumspotenz zeigen die Exostosen an den langen Röhrenknochen das stärkste Längenwachstum. Sie wachsen von den Epiphysen weg, und ihre Basis wandert zudem durch das natürliche Längenwachstum diaphysenwärts. In der Aufsicht können kleinere kartilaginäre Exostosen als Zysten (Kortikalisring, Abb. **100 e**) oder als Lungeninfiltrat (Exostosen der Rippen) verkannt werden. Die vorwiegend in der THWS oder LWS (je 17/35 Fälle, TULLY u. Mitarb.) auftretenden spinalen CE werden zur Darstellung der Weichteilverdrängung am besten mittels MRI untersucht (PETERSON 1989, TULLY u. Mitarb., WEN u. Mitarb. 1989). Bei 2 Kindern mit vermutlich homozygot vererbten MCE traten die Exostosen besonders früh und besonders zahlreich auf (GIEDION u. Mitarb. 1975).
Plötzliches starkes Wachstum, oft nach Trauma, Wiederbeginn des Wachstums nach der Pubertät sowie unregelmäßiger Strukturwechsel und isolierte Verkalkung um den Tumor müssen an eine maligne Entartung, die in mehr als 50% der Fälle den Schulter- oder Beckengürtel betreffen, denken lassen. Die maligne Entartung läßt sich beim Erwachsenen mittels Knochenszintigraphie besonders bei wiederholter Untersuchung früh erfassen: Allerdings ist ein positiver Befund (lokalisierte vermehrte Speicherung) dafür nicht beweisend (EDELING 1988). Auch zur postoperativen Kontrolle ist die Szintigraphie unerläßlich (BOUVIER u. Mitarb. 1986). CT und MR ermöglichen eine optimale Abgrenzung des bösartigen Tumors gegenüber dem Knochen und den Weichteilen (Abb. **101**).

Differentialdiagnose

Eine systematische Röntgenuntersuchung grenzt die solitären nicht genetisch bedingten Exostosen von der generalisierten Form ab. Die Unterarmdeformität (Bajonetthand) kann zu Verwechslungen mit der Madelungschen Deformität Anlaß geben. Bei verschiedenen Syndromen werden Exostosen auch als fakultatives Teilsymptom, jedoch meist in kleiner Zahl, vorwiegend bei den Sehnenansatzstellen angetroffen wie beim Ellis-van-Creveld-Syndrom, bei der Dyschondrosteose und beim Turner-Syndrom. Ebenso werden Exostosen bei vereinzelten, vorwiegend das Bindegewebe betreffenden Erbkrankheiten beobachtet, wie dem Ehlers-Danlos-Syndrom, der spondyloepi-/metaphysären Dysplasie mit schlaffen Gelenken (s. S. 696), der Fibrodysplasia ossificans progressiva (s. S. 802) und anderen mehr. Nur die TRP-Dysplasie II (s. S. 716) kombiniert jedoch eigentliche multiple kartilaginäre Exostosen mit einem speziellen Symptomenkomplex.
Die ebenfalls mit exostosenähnlichen Knochenauflagerungen einhergehende Metachondromatose (s. S. 722) sowie die Dysplasia epiphysealis hemimelica, die allerdings histologisch von den MCE nicht zu unterscheiden ist (s. S. 709), zeigen sowohl strukturell wie auch im Verteilungsmuster verschiedene Bilder.

Literatur

Bouvier, J.F., J.L. Chassard, M. Brunat-Mentigny, J.Y. Bobin, M. Domenach, N. Roojee, G. Riffat, M. Mayer, B.E. Lahneche: Radionuclide bone imaging in diaphyseal aclasis with malignant change. Cancer 57 (1986) 2280–2284
Boyer P.: Traité des maladies chirurgicales, vol. 3. Migneret, Paris 1814 (p. 594)

Bracq, H., L. Guibert, B. Fremond: Un cas d'exostose du fond du cotyle chez un enfant présentant une maladie exostosante multiple. Rev. Chir. Orthop. 73 (1987) 501–504
Cocchi, U.: Multiple kartilaginäre Exostosen. In: Schinz, Baensch, Frommhold, Glauner, Uehlinger, Wellauer: Lehrbuch der Röntgendiagnostik, 5. Aufl. Thieme, Stuttgart 1950 (S. 636–644)
Edling, C. J.: Bone scintigraphy in hereditary multiple exostoses. Eur. J. nucl. Med. 14 (1988) 207–208
Finidori, G., P. Allard-de-Grandmaison, P. Maroteaux, P. Rigault, R. Haddad: Anomalies de la croissance osseuse dans la maladie exostosante. Ann. Pediatr. (Paris) 30 (1983) 657–662
Giedion, A., R. Kesztler, F. Muggiasca: The widened spectrum of multiple cartilaginous exostosis (MCE). Pediat. Radiol. 3 (1975) 93–100
Giedion, A.: Genetic bone disease: Radiologic sight and insight. Amer. J. Roentgenol. 151 (1988) 651–657
Hall, J. G., R. D. Wilson, D. Kalousek, R. Beauchamp: Familial multiple exostoses – no chromosome 8 deletion observed (letter). Amer. J. med. Genet. 22 (1985) 639–640
Heger, K., G. Benz-Bohm: Hereditäre kartilaginäre Exostosen bei Jugendlichen. Fortschr. Röntgenstr. 148 (1988) 205–207
Jaffe, H. L.: Tumors and Tumorous conditions of the Bones and Joints. Lea & Febiger, Philadelphia 1958
Peterson, H. A.: Multiple hereditary osteochondromata. Clin. Orthop. 239 (1989) 222–230
Propper, R. A., L. W. Young, B. P. Wood: Hemothorax as a complication of costal cartilaginous exostoses. Pediatr. Radiol. 9 (1980) 135–137
Rang, M.: Generalized diseases of the growth plate. In: The Growth Plate and its Disorders. Livingstone, Edinburgh 1969
Rigal, W. M.: 1961, 1962 zit. nach Rang 1969
Solomon, L.: Bone growth in diaphysial aclasis. J. Bone Jt. Surg. 43-B (1961) 700–716
Solomon, L.: Hereditary multiple exostosis. J. Bone Jt. Surg. 45-B (1963) 292–309
Solomon, L.: Hereditary multiple exostosis. Amer. J. hum. Genet. 16 (1964) 351–363
Tully, R. J., J. Pickens, J. Oro, C. Levine: Hereditary multiple exostoses and cervical cord compression: CT and MR studies. J. Comput. Assist. Tomogr. 13 (1989) 330–333
Voutsinas, S., R. Wynne-Davies: The infrequency of malignant disease in diaphyseal aclasis and neurofibromatosis. J. med. Genet. 20 (1983) 345–349
Wen, D. Y., T. A. Bergman, S. J. Haines: Acute cervical myelopathy from hereditary multiple exostoses: case report. Neurosurgery 25 (1989) 472–475
Wood, V. E., Sauser D., Mudge D.: The treatment of hereditary multiple exostosis of the upper extremity. J. hand Surg. (Amer.) 10 (1985) 505–513
Wynne-Davies, R., C. M. Hall, A. G. Apley: Atlas of Skeletal Dysplasias. Churchill Livingstone, Edinburgh 1985

Akrodysplasie mit Exostosen, trichorhinophalangeale Dysplasie II (Giedion-Langer)   McK 15023

Synonyme: Alè-Calò-Syndrom, Giedion-Langer-Syndrom, Langer-Giedion-Syndrom, multiple Exostosen, mental retardation syndrome (MEMR-S), multiple kartilaginäre Exostosen – periphere Dysostosesyndrom (MCE-PD-S).

Trichorhinophalangeale Dysplasie/Syndrom II (TRPD II, TRPS II)

Die durch eine Deletion am kurzen Arm des Chromosoms 8 verursachte Osteochondrodysplasie (s. S. 703, Abb. 102) tritt fast immer sporadisch auf (Ausnahme MURACHI u. Mitarb. 1981, Vater-Tochter). Bis 1985 wurden ca. 40 Fälle veröffentlicht, davon 25 männlichen und 15 weiblichen Geschlechtes. Eine umfassende Darstellung findet sich bei LANGER u. Mitarb. (1984).

Die führenden klinischen und radiologischen Symptome und Befunde der TRPD I (s. S. 703) finden sich auch bei der TRPD II: charakteristisches Gesicht, besonders Nase, schütterer Haarwuchs, Minderwuchs (hier noch stärker ausgeprägt, meistens unter P 5), phalangeale Zapfenepiphysen Typ 12, 12 A, perthesähnliche Hüftveränderungen (67%). Dazu gesellen sich noch eine Reihe wichtiger zusätzlicher Befunde: mäßiger geistiger Entwicklungsrückstand (76%), große „Fledermausohren", lockere Gelenke (Hypermobilität) (68%), im Kindesalter Ehlers-Danlos-ähnliche Cutis laxa. Die wichtigsten radiologischen Zusatzbefunde sind Mikrozephalie und vor allem die obligaten multiplen kartilaginären Exostosen.

Der geistige Entwicklungsrückstand, vermutlich auch die Mikrozephalie sind unspezifische, von der Größe der Deletion (Chromosomenverlust) abhängige Befunde, die entsprechend bei der TRPD I fehlen (SCHINZEL 1987).

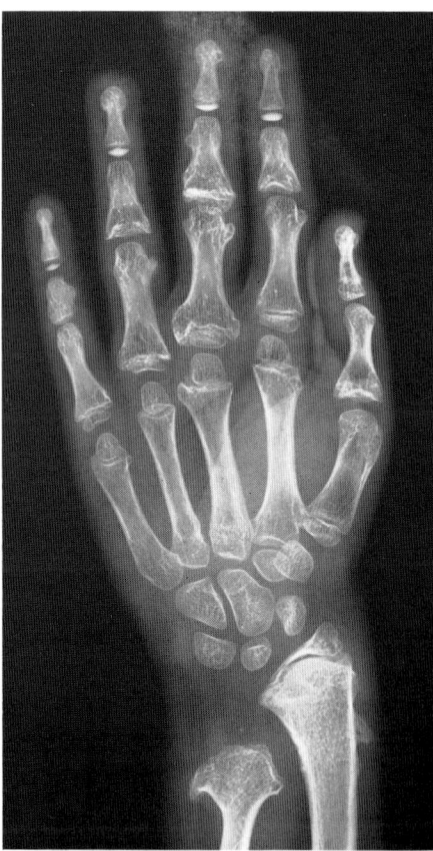

Abb. 102 TRPD II, ♂, 14 Jahre, Nr. 72648. Neben den PhZEH, Typ 12/12 A multiple kartilaginäre Exostosen, die eine Blickdiagnose ermöglichen. Eburneisierte Epiphysen der Endphalangen

Literatur

Alè, G., S. Cals: Su di un caso di disostosi periferica associata con esostosi osteogeniche multiple ed iposomia disuniforme e disarmonica. Ann. radiol. Diagn. 34 (1961) 377–385

Bühler, E. M., U. K. Bühler, C. Beutler, R. Fessler: A final word on the tricho-rhino-phalangeal syndromes. Clin. Genet. 31 (1987) 273–275

Giedion, A.: Die periphere Dysostose (PD) – ein Sammelbegriff. Fortschr. Röntgenstr. 110 (1969) 507–524

Giedion, A., R. Kesztler, F. Muggiasca: The widened spectrum of multiple cartilaginous exostosis (MCE). Pediatr. Radiol. 3 (1975) 93–100

Langer, L. O., N. Krassikoff, R. Laxova et al.: The tricho-rhino-phalangeal syndrome with exostoses (or Langer-Giedion-syndrome): Four additional patients without mental retardation and review of the literature. Amer. J. med. Genet. 19 (1984) 81–112

Murachi, S., H. Nogami, T. Oki, T. Ogino: Familial tricho-rhino-phalangeal syndrome Type II. Clin. Genet. 19 (1981) 149–155

Schinzel, A.: Persönl. Mitteilung 1987

Enchondromatose (E) McK 16600
und Enchondromatose mit Hämangiomen (Maffucci-Syndrom) (MS) McK 16600

Synonyme: Dyschondroplasia, Olliersche Krankheit, Osteochondromatose.

Schon aus der Literatur des 19. Jahrhunderts und noch früher bekannt (LAMY u. MAROTEAUX 1960), weist MAFFUCCI (1881) auf die Kombination der *E mit Hämangiomen,* OLLIER (1899) auf die besondere einseitige Verteilung der Enchondrome bei gewissen Fällen hin. Dieser eigenartige Befund ließ an eine zu verschiedenen Zeitpunkten einsetzende somatische Mutation denken (JUNGE 1949, TIWISINAT 1954). Dabei sollte die E aber in der Halbseiten- oder generalisierten Form auch vererbt werden (LAMY u. MAROTEAUX): Sie tritt jedoch sporadisch auf. Familiäre Fälle sind extrem selten und z. T. ungenügend dokumentiert. Vermutlich liegt ein heterogenes Leiden vor. Die Häufigkeit der E wird auf $1:10^6$ geschätzt (WYNNE-DAVIS u. Mitarb. 1985).

Die Enchondrome sind vermutlich auf vom Periost oder Wachstumsknorpel abgesprengte, proliferierende Chondrozytennester zurückzuführen (SPEISER 1925, LANGENSKJÖLD u. EDGREN 1950).

Klinisch führt die Enchondromatose in der Regel zwischen dem 2. und 10. Lebensjahr wegen lokaler Schwellung, Verkrümmung oder Wachstumsstörung einer Extremität, funktioneller Störung oder pathologischer Fraktur zum Arzt. Die stark variierende Größenzunahme der Enchondrome findet in der Regel mit dem normalen Wachstumsstillstand des betroffenen Skeletteils ihren Abschluß. Die Häufigkeit der meist im mittleren Lebensabschnitt auftretenden malignen Entartung wird für das Alter von 40 Jahren auf 40% geschätzt (SCHWARTZ u. Mitarb. 1987). Als *Maffucci-Syndrom* (vgl. Abb. **106**) wird die Kombination von Enchondro-

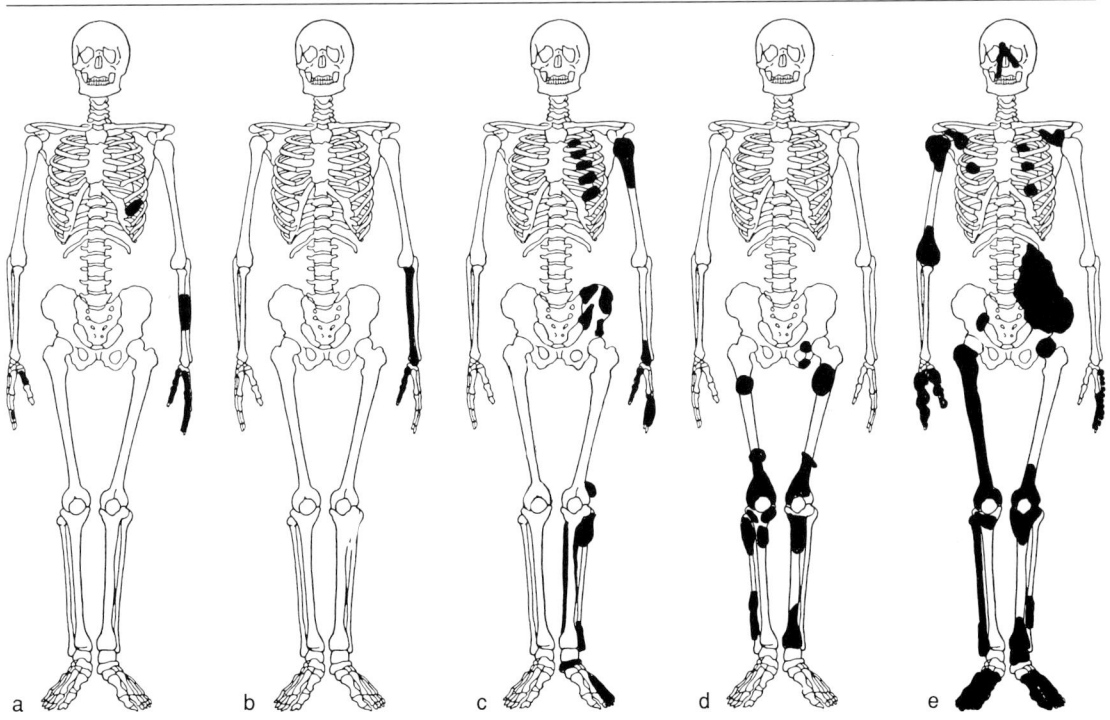

Abb. **103 a–d** Schemata von 5 Verteilungstypen multipler Enchondrome (Enchondromatose) **a** Akroform, **b** Strahlenform, **c** Halbseitenform (Morbus Ollier sensu strictu), **d** oligotope Form, **e** Vollform (aus *U. Cocchi:* Krankheiten des Skelettsystems, In P. E. Becker: Humangenetik, Bd. II. Thieme, Stuttgart 1964)

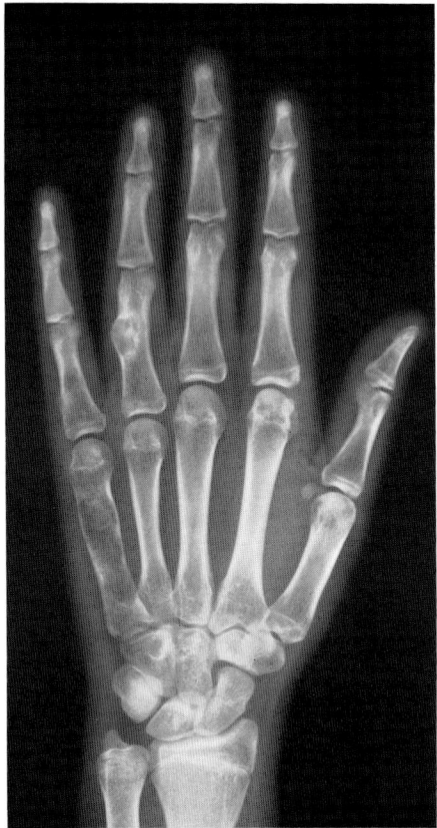 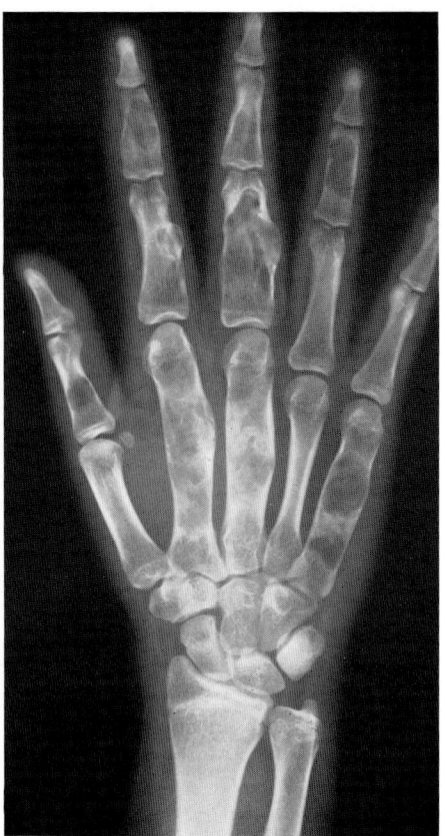

a b
Abb. 104a u. b Enchondromatose ♀, 14 Jahre, Nr. 135203. Akroform. Rechte Hand stärker betroffen als linke. Die z. T. milchglasartig getrübten Enchondrome erinnern an die fibröse Dysplasie

matose mit vorwiegend kavernösen Hämangiomen, selten auch Lymphangiektasien, die nicht unbedingt an der gleichen Stelle wie die ossären Veränderungen auftreten müssen, bezeichnet. Die maligne Entartung der Enchondrome beim MS ist nach SCHWARTZ u. Mitarb. (1987) die Regel. Bis 1988 wurde das Auftreten eines juvenilen Granulosazell des Ovars zusammen mit der E 4mal, mit dem MS 2mal beobachtet, was für eine generalisierte mesenchymale Dysplasie spricht (VELASCO u. Mitarb. 1988).

Radiologie

Die Grundeinheit der Enchondromatose, das Enchondrom, manifestiert sich radiologisch zunächst als eine zystische, meist scharf begrenzte Aufhellung, die auch trabekuliert oder körnig durchsetzt sein kann (Verkalkung des Knorpels). In den *Röhrenknochen* liegt die ovale oder pyramidenförmige, metaphysäre, mit der Basis gegen die Epiphyse gerichtete, in der Längsachse der Extremitäten angeordnete Läsion oft exzentrisch. Mit zunehmendem Wachstum kann sie die ganze Metaphyse durchsetzen, die Kortikalis ballonartig ausbuchten oder ganz zum Verschwinden bringen. Die milchglasartige Struktur des Markraumes und der Spongiosa erinnert an die fibröse Dysplasie (Abb. **104**). Allmählich wandern die Enchondrome diaphysenwärts (LANGENSKJÖLD u. EDGREN 1950). Beim älteren Kind und Erwachsenen kann auch die zugehörige Epiphyse Strukturveränderungen aufweisen (FAIRBANK 1948). Mit zunehmender Verkalkung oder gar Ossifikation und intra- oder periostaler Lage können die Enchondrome aus dem Schaft der Röhrenknochen herauswachsen und mit multiplen Exostosen verwechselt werden (MITCHELL u. ACKERMAN 1987).

Grundsätzlich werden nur knorpelig präformierte Skelettabschnitte, besonders die langen und kurzen Röhrenknochen (Femur, Tibia, Phalangen), seltener die Plattenknochen (Skapula, Becken) betroffen. Schädelbasis, Gesichtsknochen und Wirbel bleiben in der Regel verschont (Sonderformen s. unten).

Der Verteilungsmodus ist ausgesprochen vielfältig (Abb. **103**), ein bilaterales Auftreten häufiger als ein unilaterales (BETHGE 1962) und die Akroform mit multiplen Wucherungen der Metakarpalia, Metatarsalia und Phalangen die häufigste und bekannteste (COCCHI 1964). Neben den direkten lassen sich radiologisch als indirekte Auswirkungen der Enchondrome Wachstumsrückstand und Achsenabweichungen feststellen. Mit Abschluß der Wachstumsperiode können sich die durch die Enchondrome hervorgerufenen Strukturveränderungen des Knochens weitgehend zurückbilden (MAINZER u. Mitarb. 1971). Beim Maffucci-Syndrom sind neben der Weichteilschwellung oft auch Phlebolithen, aber auch sonstige Weichteilverkalkungen (PHELAN u. Mitarb. 1986) erkennbar (Abb. **106**). An eine maligne Entartung, deren szintigraphischer Nachweis in Anbetracht der bereits bizarren Befunde des nicht malignen Grundleidens schwierig ist (PHELAN u. Mitarb., MITCHELL u. ACKERMAN), muß radiologisch besonders bei rascher Größenzunahme der Enchondrome und Invasion der Weichteile nach der Pubertät gedacht werden (s. oben).

Unterklassifikation, Diagnose und Differentialdiagnose der Enchondromatose

SPRANGER u. Mitarb. (1978) klassifizieren die E in sechs Untergruppen:
1. Olliersche Krankheit,
2. Maffucci-Syndrom,
3. Metachondromatose (s. S. 722),
4. Spondyloenchondrodysplasie (s. S. 722).

Zu diesen „etablierten Dysplasien" fügen sie 5. eine nicht vererbte „Enchondromatose mit unregelmäßigen Wirbelläsionen", multiplen Enchondromen der langen Röhrenknochen und Plattenknochen, nicht aber der kurzen Röhrenknochen sowie 6. eine „generalisierte Enchondromatose" mit gleichmäßigem Befall der langen Röhrenknochen, massiver Beteiligung von Händen und Füßen sowie mäßiger Platyspondylie und einer Dolichozephalie bei (s. S. 723, Tab. **11**). Diese sechste Gruppe entspricht der „metaphysären Chondrodysplasia calcificans van Creveld" (s. S. 664, Tab. **6**) (vgl. auch PETERSON u. Mitarb. 1989). Ihr ähnlich, aber mit zusätzlichen Hämangiomen und Weichteilverkalkungen sind die Beobachtungen von KAIBARA (1982) sowie von PHELAN u. Mitarb. (1986).

Die von SCHWEITZER u. Mitarb. (1971) beobachtete autosomal dominante Upingtonsche Krankheit zeigt neben einer milden Form der Enchondromatose perthesähnliche Veränderungen an den Femurköpfen.

Die Differentialdiagnose der E bietet wohl kaum Schwierigkeiten. Am ehesten ist eine Verwechslung mit der ebenfalls asymmetrischen, in der Einzelläsion oft sehr ähnlichen fibrösen Dysplasie (kartilaginäre Form, „pseudoenchondromatöse Bilder," FAURÉ u. Mitarb. 1987) sowie der Metachondromatose möglich. Auch die Boecksche Krankheit kann an den Phalangen ähnliche Veränderungen hervorrufen.

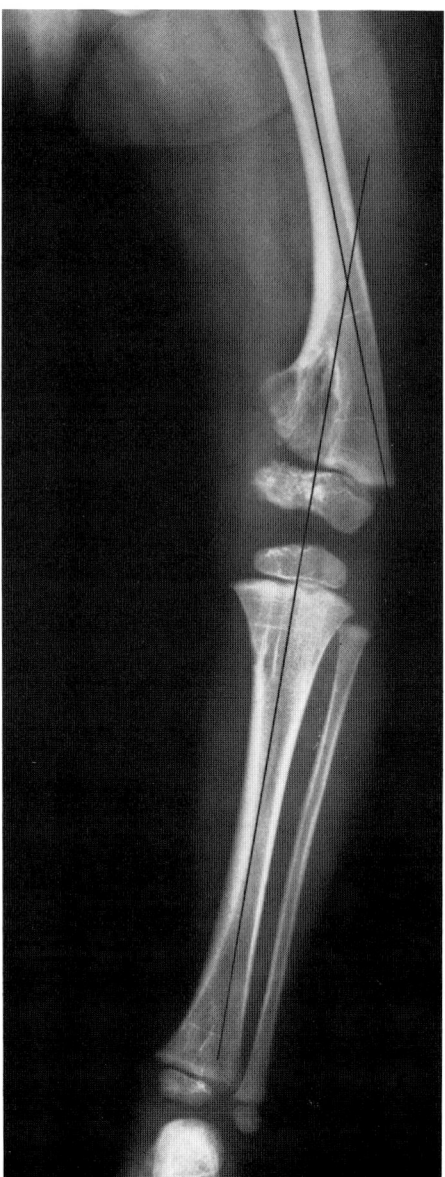

Abb. **105** Enchondromatose, ♀, 8 Jahre alt, Nr. 4982. Varusdeformität durch großes exzentrisches Enchondrom an der distalen Femurmetaphyse. Die Veränderungen der distalen Tibiametaphyse sind dagegen nur geringgradig, nehmen aber später noch zu (Beobachtung Prof. Dr. *N. Gschwend*, Zürich)

Entfernte Ähnlichkeiten weisen die metaphysären Dysplasien, besonders die Jansensche Form, die osteoglophonische Dysplasie (s. S. 726) sowie endlich die multiplen kartilaginären Exostosen auf (s. S. 712).

Literatur

Azouz, E. M.: Case report 418: Multiple enchondromatosis (Ollier disease) with severe vertebral changes. Skelet. Radiol. 16 (1987) 236–239

Bethge, J. F. J.: Die Olliersche Krankheit. Pathogenetische Fragen und therapeutische Möglichkeiten. Dtsch. med. Wschr. 87 (1962) 535–541

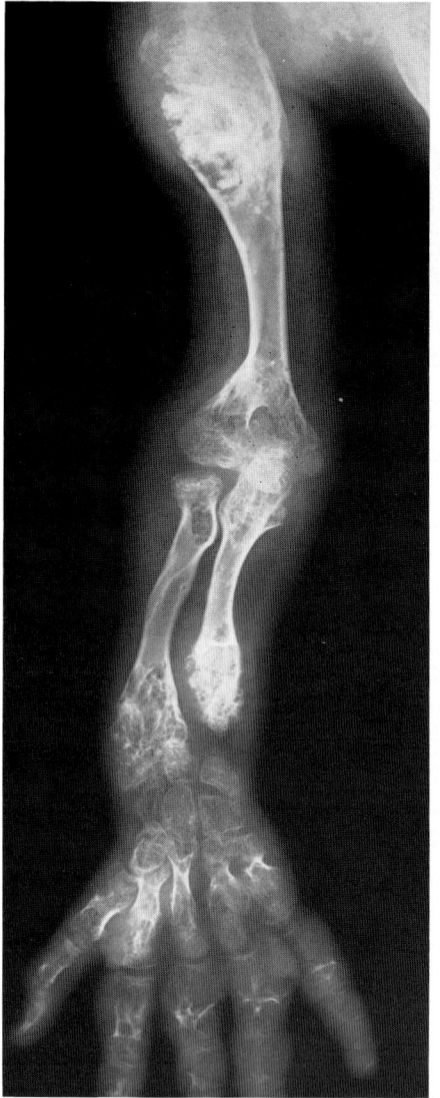
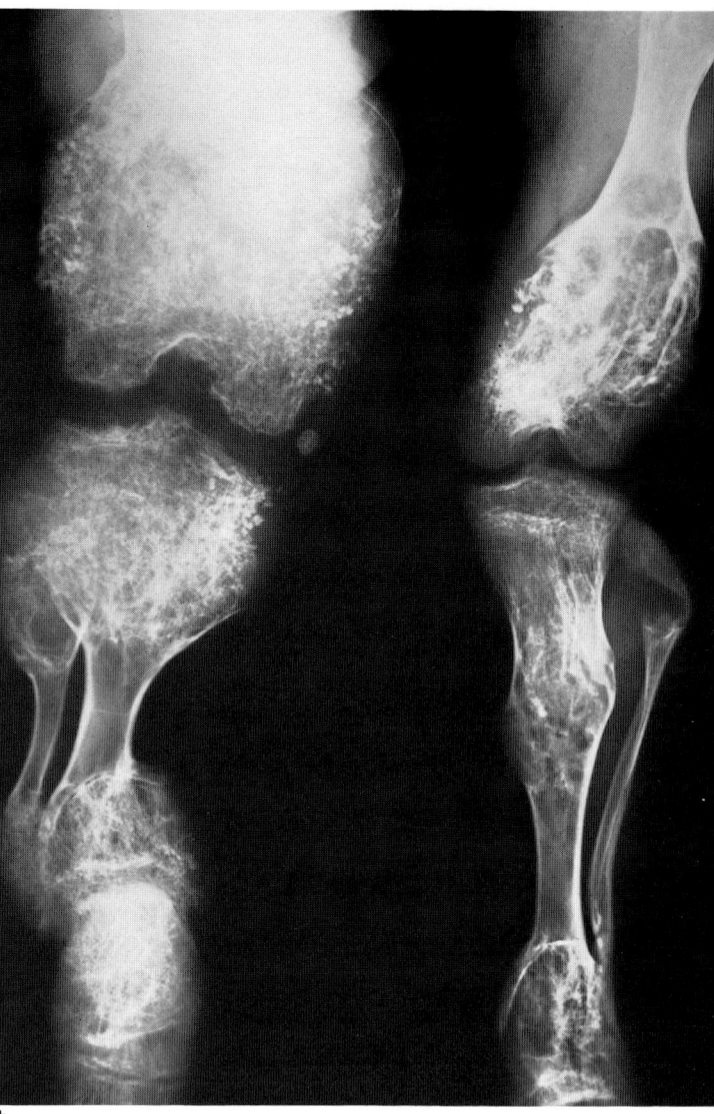

Abb. 106a u. b
Maffucci-Syndrom, ♀, 13 Jahre alt, Nr. 4604
a Rechter Arm, **b** Knie und Unterschenkel. Neben der zu grotesker Deformierung, Mikromelie und teilweiser Zerstörung der Kortikalis führenden Enchondromatose ist die Weichteilschwellung an den Fingern erkennbar. Pathologische Fraktur an der proximalen Fibulametaphyse (Beobachtung Prof. Dr. N. Gschwend, Zürich)

Cocchi, U.: Krankheiten des Skelettsystems. In P. E. Becker: Humangenetik, Bd. II, Thieme, Stuttgart 1964 (S. 113–178)

Fairbank, H. A. T.: From an atlas of general affections of the skeleton. 5. Dyschondroplasia. J. Bone Jt. Surg. 30 (1948) 689–704

Fauré, C., J. P. Guichard, A. Ligerot, D. Sirinelli: Les formes cartilagineuses de la dysplasia fibreuse de Jaffe-Lichtenstein. J. Radiol. 68 (1987) 657–663

Junge, H.: Über die Dyschondroplasie mit besonderer Berücksichtigung der sog. Halbseitenform (Ollier). Z. Orthop. 78 (1949) 130–143

Kaibara, N.: Generalized enchondromatosis with unusual complications of soft tissue calcifications and hemangiomas. Follow-up for over a twelve-year period. Skelet. Radiol. 8 (1982) 43–46

Lamy, M., P. Maroteaux: Les chondrodystrophies génotypiques. L'Expansion Scientifique Française, Paris 1960 (p. 89–98)

Langenskjöld, A., W. Edgren: Imitation of chondrodysplasia by localized roentgen ray injury. An experimental study of bone growth. Acta chir. scand. 99 (1950) 351–373

Lerman-Sagie, T., M. Grunebaum, M. Mimouni: Case report 416: Spondylometaphyseal chondroplasia with an unclassified mucopolysaccharide in the urine ("generalized enchondromatosis with mucopolysaccharidüria"). Skelet. Radiol. 16 (1987) 175–178

Liu, J., P. G. Hudkins, R. G. Swee, K. K. Unni: Bone sarcomas associated with Ollier's diesease. Cancer 59 (1987) 1376–1385

Maffucci, A. 1881 zit. nach Lamy u. Maroteaux 1960

Mainzer, F., H. Minagi, L. Steinbach: The variable manifestations of multiple enchondromatosis. Radiology 99 (1971) 377–388

Mitchell, M. L., L. V. Ackerman: Case report 405: Ollier disease (enchondromatosis). Skelet. Radiol. 16 (1987) 61–66

Ollier, M.: De la dyschondroplasie. Bull. soc. Chir. (Lyon) 3 (1899) 22–27

Osteochondrodysplasien 721

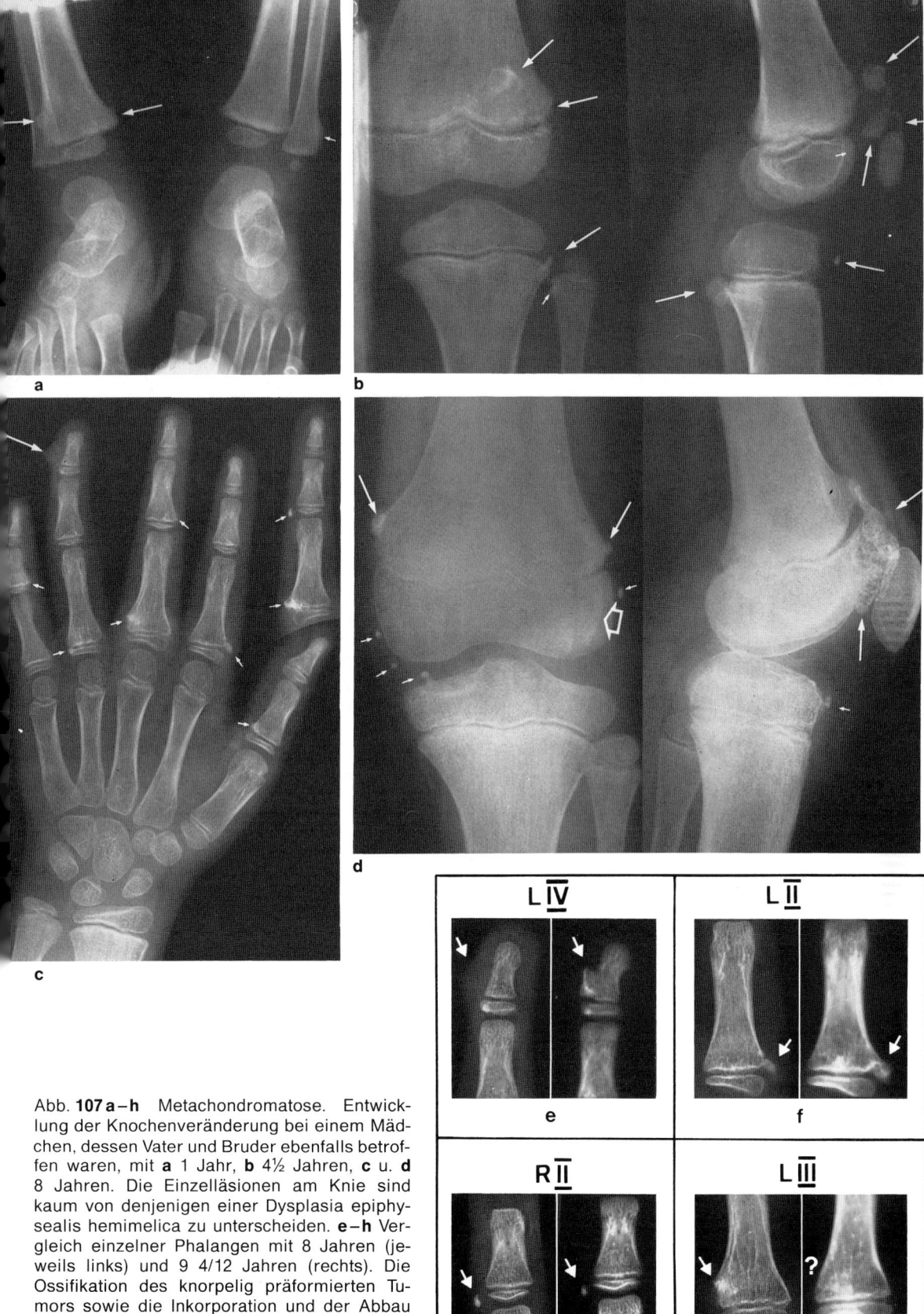

Abb. 107 a–h Metachondromatose. Entwicklung der Knochenveränderung bei einem Mädchen, dessen Vater und Bruder ebenfalls betroffen waren, mit **a** 1 Jahr, **b** 4½ Jahren, **c** u. **d** 8 Jahren. Die Einzelläsionen am Knie sind kaum von denjenigen einer Dysplasia epiphysealis hemimelica zu unterscheiden. **e–h** Vergleich einzelner Phalangen mit 8 Jahren (jeweils links) und 9 4/12 Jahren (rechts). Die Ossifikation des knorpelig präformierten Tumors sowie die Inkorporation und der Abbau der Exostosen in die Metaphyse können selbst in dieser kurzen Periode erkannt werden (aus A. Giedion u. Mitarb.: Pediat. Radiol. 3 [1975] 93)

Paterson, D.C., L.L. Morris, G.F. Binns, K. Kozlowski: Generalized enchondromatosis. A case report. J. Bone Joint Surg. (Am.) 71 (1989) 133–140

Phelan, E.M.D., H.M.L. Carty, S. Kalos: Case reports – Generalised enchondromatosis associated with haemangiomas, soft-tissue calcifications and hemihypertrophy. Brit. J. Radiol. 59 (1986) 69–74

Schwartz, H.S., N.B. Zimmerman, M.A. Simon, R.R. Wroble, E.A. Millar, M. Bonfiglio: The malignant potential of enchondromatosis. J. Bone Jt. Surg. 69-A (1987) 269–274

Schweitzer, G., B. Jones, A. Timme: Upington disease: a familial dyschondroplasia. S. Afr. med. J. 45 (1971) 994–1000

Speiser, F.: Ein Fall von systematisierter Enchondromatose des Skeletts. Virch. Arch. path. Anat. 258 (1925) 126–160

Spranger, J., H. Kemperdieck, J. Bakowski, M. Opitz: Two peculiar types of enchondromatosis. Pediat. Radiol. 7 (1978) 215–219

Tiwisinat, T.: Dyschondroplasie (Ollier) mit multiplen Haemangiomen und örtlicher maligner Entartung (Chondrosarcom). Brun's Beitr. klin. Chir. 188 (1954) 8–15

Velasco-Oses, A., A. Alonso-Alvaro, A. Blanco-Pozo, F.F. Nogales jr.: Ollier's disease associated with ovarian juvenile granulosa cell tumor. Cancer 62 (1988) 222–225

Weickert, H., B. Friedel: Eine neue Sonderform der Enchondromatose. Z. Orthop. 125 (1987) 99–105

Wynne-Davies, R., C.M. Hall, A.G. Apley: Atlas of Skeletal Dysplasias. Churchill Livingstone, Edinburgh 1985

Metachondromatose McK 15625

Die Erstbeschreibung der *autosomal dominant vererbten* Dysplasie erfolgte durch MAROTEAUX 1971. Bis 1985 wurden ca. 30 Fälle beschrieben.

Klinisch tritt die Metachondromatose durch langsam wachsende, knochenharte Tumoren, die sich z.T. „verreiben" lassen (HINKEL u. Mitarb. 1984), vorwiegend von den kurzen Röhrenknochen ausgehend, bereits im 2. Lebensjahr in Erscheinung. Die ausgesprochene Regressionstendenz im Erwachsenenalter, in dem die Tumoren oft nicht mehr nachgewiesen werden können, macht die exakte (radiologische!) Diagnosestellung zur Vermeidung unnötiger chirurgischer Eingriffe besonders bedeutungsvoll. Die histologischen Befunde variieren zwischen enchondromatösen, den kartilaginären Exostosen entsprechenden und anderen, wenig spezifischen Veränderungen (MAROTEAUX 1971, LACHMAN u. Mitarb. 1974).

Radiologisch ist das Verteilungsmuster wesentlich: Prädilektionsstellen sind die kurzen Röhrenknochen, juxtaepi- oder metaphysär, also an Hand und Fuß. Auch die langen Röhrenknochen können an vergleichbaren Stellen Veränderungen aufweisen, während Beckenschaufeln und Wirbelkörper offenbar nur selten beteiligt sind (BASSETT u. COWELL 1985) (Abb. **107**).

Strukturell läßt sich zuerst nur eine Weichteilschwellung feststellen, die dann schalenartige oder amorphe Kalkeinlagerungen aufweist, vorerst getrennt vom und später exostosenartig vereinigt mit dem benachbarten Skelettabschnitt. Im Gegensatz zu den multiplen kartilaginären Exostosen zeigen hier die Exostosen in Richtung der Epiphysenfuge (BASSETT u. COWELL). LACHMAN u. Mitarb. beobachteten auch eigentliche Enchondrome und KENNEDY (1983) eine Längsstreifung der Platten- und Röhrenknochen.

Differentialdiagnostisch müssen die Dysplasia epiphysealis hemimelica (Verteilungsmuster: einseitig, fast nie obere Extremität betroffen) sowie die multiplen kartilaginären Exostosen (Verteilungs- und Strukturmuster, Epiphysen nicht beteiligt) in Betracht gezogen werden.

Literatur

Bassett, G.S., H.R. Cowell: Metachondromatosis. Report of four cases. J. Bone Jt. Surg. 67-A (1985) 811–814

Giedion, A., R. Kesztler, F. Muggiasca: The widened spectrum of multiple cartilaginous exostosis (MCE). a) ?Homozygous MCE; b) Peripheral dysostosis (PD)-MCE-syndrome; c) Metachondromatosis. Pediat. Radiol. 3 (1975) 93–100

Hinkel, G.K., E. Rupprecht, W. Harzer: Beitrag zur Metachondromatose. Helv. paediat. Acta 39 (1984) 481–489

Kennedy, L.A.: Metachondromatosis. Radiology 148 (1983) 117–118

Lachman, R.S., A. Cohen, D. Hollister, D.L. Rimoin: Metachondromatosis. Birth Defects, Orig. A. S. X, Nr. 9 (1974) 171–178

Maroteaux, P.: La métachondromatose. Z. Kinderheilk. 109 (1971) 246–261

Spondyloenchondroplasie (SE) McK 27155
und ihr Umkreis sowie
Sponastrime Dysplasie McK 27151

Als Spondyloenchondrodysplasie beschrieben SCHORR u. Mitarb. (1976) 2 kleinwüchsige Brüder mit einer milden Enchondromatose, jedoch generalisierter Platyspondylie (Tab. **11**, Abb. **108**). Bisher wurden insgesamt 18 Fälle der autosomal rezessiv vererbten Dysplasie beobachtet (MENGES u. Mitarb. 1989).

Der Sammelbegriff der heterogenen Spondyloenchondroplasie enthält aber neben der wohldefinierten Schorrschen Form weitere radiologisch abgrenzbare Beobachtungen. Die in der Tab. **11** als 2 und 3 aufgeführten Untergruppen wurden bereits auf S. 719 beschrieben.

Die von SAUVEGRAIN u. Mitarb. 1980 isolierte Gruppe 4 zeichnet sich durch eine charakteristische, dorsal bikonkave Verschmälerung der Wirbelkörper, eine Osteopathia-striata-ähnliche, aber auch gröbere Längsstreifung der Röhrenknochen sowie durch einen Extremitätenminderwuchs aus.

Die 1983 von FANCONI u. Mitarb. erstbeschriebene, seither nochmals bei 2 Geschwistern beobachtete (DORST) autosomal rezessive Sponastrime Dysplasie (Abb. **109**) (sponastrime = *spo*ndylo-*na*so-*stri*ata-*me*taphysär) zeigt keine Enchondrome. Dagegen ist die Wirbelkörperkonfiguration der Sauvegrainschen Form ähnlich, ebenso wie die Längsstreifung der Röhrenknochen und der Extremitätenminderwuchs. Die im übrigen unauffälligen Merkmalsträger fallen durch einen Minderwuchs (–3,5 bis –4,5 SD), eine bombierte Stirn

Tabelle 11 Spondylenchondroplasien und sponastrime Dysplasie

	Vererbung	Extraaxiale Echondrome	Wirbelsäulenbefund	Länge (Percentile)	Total Anzahl der Fälle
1. Spondylenchondrodysplasie (Schorr u. Mitarb. 1976) (Ziv u. Mitarb. 1989)	AR	lange Röhrenknochen[1] Becken[1] Sternum[1]	Platyspondylie mit WK-Echondromen, Deckplatten doppelkonturiert, sklerosiert	<3%	18
2. Enchondromatose mit irregulären vertebralen Läsionen (Spranger u. Mitarb. 1978)	sporadisch	generalisiert[3] Hände, Füße ⌀	WK sagittal verkürzt, deformiert, Deckplatten unregelmäßig sklerosiert, zystische Defekte	<3%	4
3. generalisierte Enchondromatose (Spranger u. Mitarb. 1978) (=metaphysäre Chondrodysplasia calcificans van Creveld, S. 664	sporadisch	generalisiert[2] bes. Hände, Füße symmetrisch	diskrete Platyspondylie	<3%	6
4. Typ Sauvegrain u. Mitarb. (Sauvegrain u. Mitarb. 1980)	sporadisch	symmetrisch, Femurhals (Fall 5) distaler Femur (Fall 4) Osteopathia-striata-ähnliche Veränderungen an langen Röhrenknochen	dorsal bikonkave Eindellung der WK, enger Wirbelkanal	<3% Extremitäten	2
5. sponastrime Dysplasie (Fanconi u. Mitarb. 1983)	AR	⌀ Enchondrome, Osteopathia-striata-ähnliche Veränderungen an langen Röhrenknochen	wie Typ Sauvegrain u. Mitarb. (4)	<3% Extremitäten	6

AR = autosomal rezessiv, [1–3] = mäßige, mittelstarke, ausgeprägte enchondromatöse Veränderungen

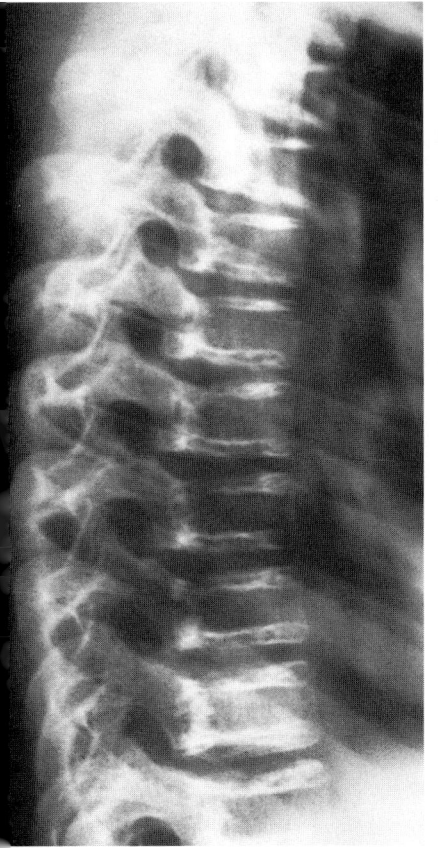
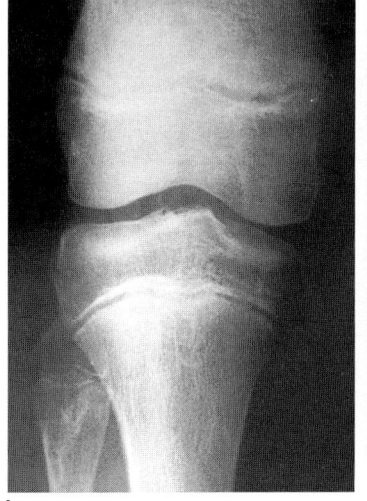
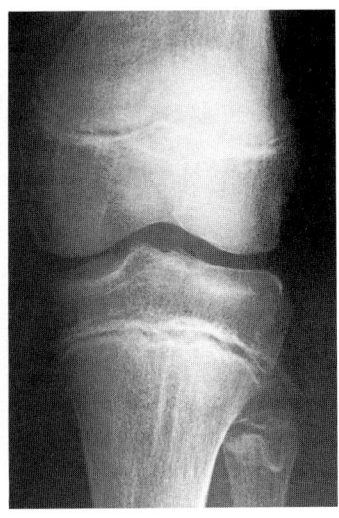

Abb. 108a u. b Spondyloenchondroplasie, Typ Schorr, ♀, 16 Jahre
a Thorakale Wirbelsäule. Mäßige Platyspondylie. Sklerose und Doppelkontur der Deckplatten
b Metaphysäre „Enchondrome" distal links an proximaler Tibia und Fibula, diskrete Veränderungen auf der rechten Seite
(aus J. Sauvegrain u. Mitarb.: J. Radiol. 61 [1980] 495)

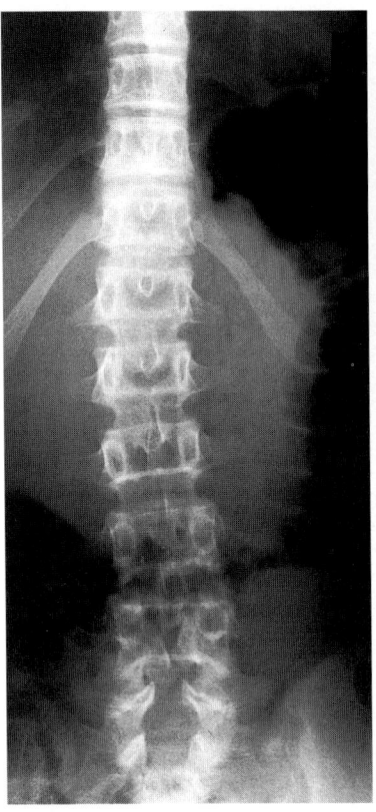
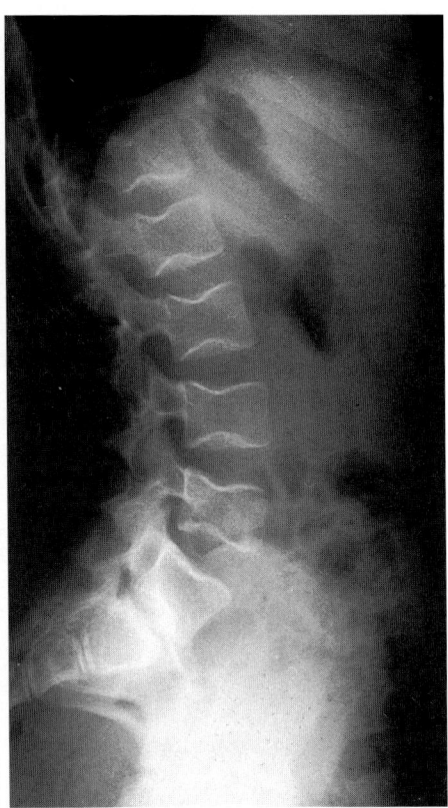
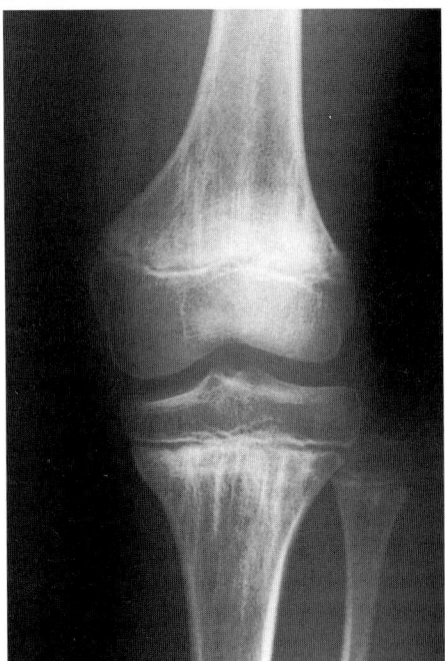

Abb. **109a–c** Sponastrime Dysplasia, ♀, 13 Jahre, Nr. 148 014. Bei 3 von 5 weiteren Geschwistern identischer Befund
a Wirbelsäule a.-p. und **b** seitlich: Bogenwurzelabstand L1–L5 abnehmend. Leichte Platyspondylie sowie im dorsalen Bereich konkave Eindellung der Wirbelkörper
c Linkes Knie: grobsträhnige Streifung der Metaphysen, besonders der Tibia

und eine ziemlich ausgeprägte Sattelnase auf. Differentialdiagnostisch ist bei der Schorrschen SE die spondylometaphysäre Dysplasie Typ Kozlowski (s. S. 672) in Betracht zu ziehen.

Literatur

Chagnon, S., P. Lacert, M. Blery: Spondylo-enchondrodysplasie. J. Radiol. 66 (1985) 75–77

Dorst, J.P.: Personal Communication, zit. bei v. McKusick, A.: "Mendelian Inheritance in Man", 8th ed. Hopkins, Baltimore 1988

Fanconi, S., Chr. Issler, A. Giedion, A. Prader: The Sponastrime dysplasia: familial short-limb dwarfism with saddle nose, spinal alterations and metaphyseal striation. Helv. paediat. Acta 38 (1983) 267–280

Frydmann, M., R. Preminger-Shapiro, J. Bar-Ziv: Spondylometaphyseal Dysplasia with "Enchondromatous-Like" Changes – a Distinctive Type (Abstract). 7th Int. Cong. Hum. Genet., Berlin 1986 (p. 257–258)

Abb. **110a–d** Osteoglophonische Dysplasie ▶
a Typischer Kleeblattschädel. Laterale Klavikulahaken
b u. **c** Linke untere Extremität mit 1 Tag (**b**) und mit 21 Monaten (**c**). Metaphysäre Defekte, die später teilweise ausgefüllt werden oder wie Enchondrome aussehen und nach proximal wandern. Die knienahen Metaphysen sind etwas verbreitert. Femurkopf und knienahe Epiphysen sind noch nicht ossifiziert
d Th-LWS seitlich, 21 Monate. Sehr diskrete Platyspondylie, aber ausgesprochene anteriokaudale Schnabelbildung der Wirbelkörper
(aus R. I. Kelley u. Mitarb.: J. med. Genet. 20 [1983] 436)

Osteochondrodysplasien 725

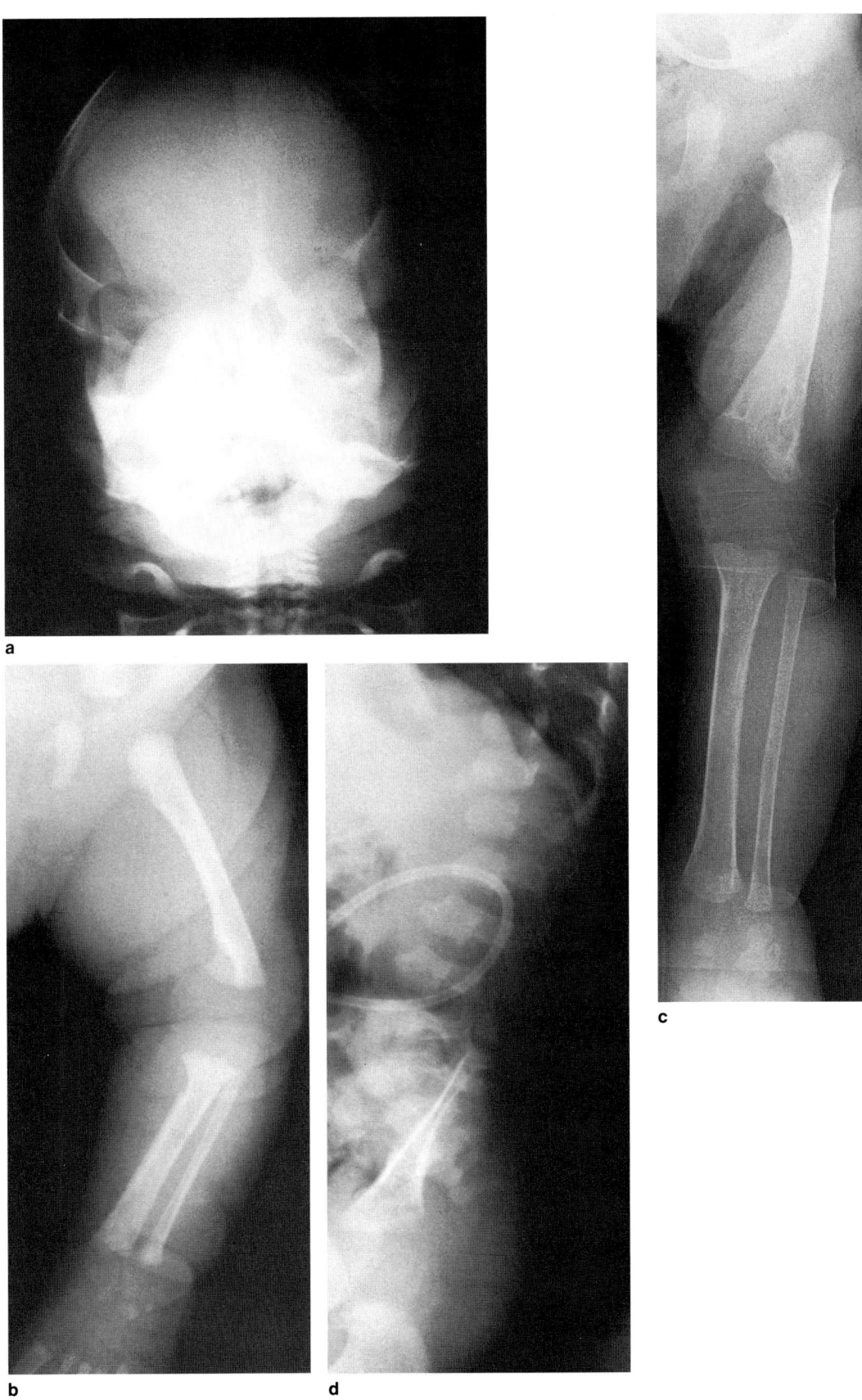

◂ Legende zu Abb. **110 a–d**

Abb. **111 a** u. **b** ▸

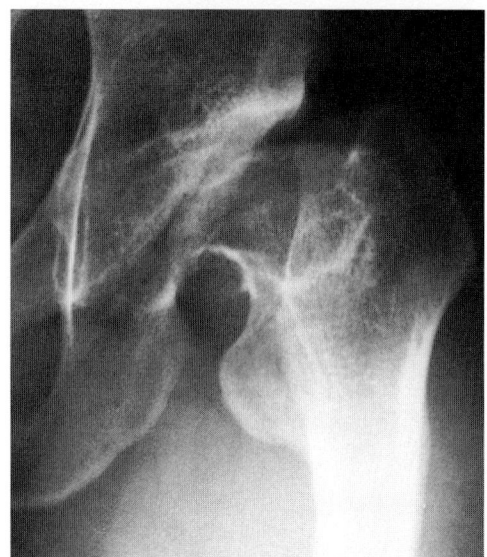

Abb. 111a u. b Osteoglophonische Dysplasie, 28 Jahre alt, Vater des Patienten der Abb. 110
a Linke Beckenhälfte: Azetabulardach steil, Femurkopf sehr klein, lateralisiert, abgeflacht und hakenförmig
b Linkes Femur distal aufgetrieben und mit zystischen, vermehrt strahlentransparenten Strukturen durchsetzt. Die Befunde sind symmetrisch
(aus R. I. Kelley u. Mitarb.: J. med. Genet. 20 [1983] 436)

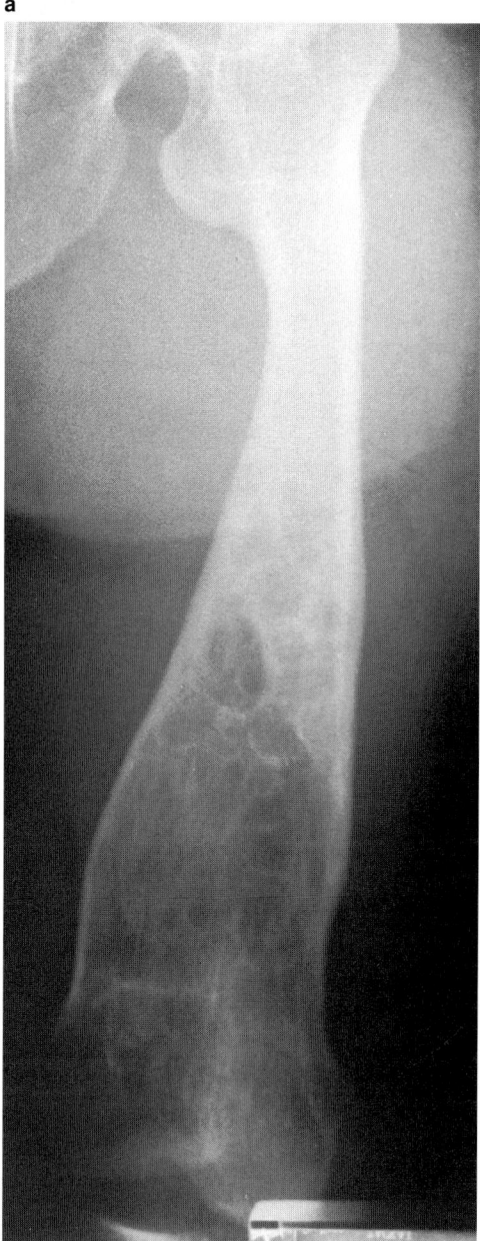

Lachman, R. S., H. Stoss, J. Spranger: Sponastrime dysplasia. A radiologic-pathologic correlation. Pediatr. Radiol. 19 (1989) 417–424
Menger, H., K. Kruse, J. Spranger: Spondyloenchondrodysplasia. J. Med. Gen. 26 (1989) 93–99
Sauvegrain, J., P. Maroteaux, J. Ribier, L. Garel, L. Tato, P. Rochiccioli, J. De Magalhaes, B. Duhamel: Chondromes multiples avec atteinte rachidienne. Spondylo-enchondroplasie et autres formes. J. Radiol. 61 (1980) 495–501
Schorr, S., C. Legum, M. Ochshorn: Spondyloenchondroplasia. Radiology 118 (1976) 133–139
Spranger, J., H. Kemperdieck, H. Bakowski, J.M. Opitz: Two peculiar types of enchondromatosis. Pediat. Radiol. 7 (1978) 215–219
Ziv, N., M. Grunebaum, L. Kornreich, M. Mimouni: Case report 512: Spondyloenchondrodysplasia (SED) in two siblings. Skelet. Radiol. 17 (1989) 598–600

Osteoglophonische Dysplasie McK 16625

Synonyme: osteoglophonischer Zwergwuchs, kraniofaziale Dysostose mit fibrösen metaphysären Defekten.

Die von FAIRBANK (1959) erstbeschriebene, von SPRANGER (1980, in BEIGHTON u. Mitarb.) als osteoglophonischer Zwergwuchs (aus dem Griechischen γλυφεῖν = aushöhlen) bezeichnete, autosomal dominant vererbte spondyloepimetaphysäre Dysplasie ist extrem selten (6 Fälle bis 1988 bekannt).

Klinik

Die Geburtslänge liegt an der unteren Normgrenze; die Erwachsenenlänge (1 männlicher Patient!) beträgt 109 cm. Die Verlegung der Nase führt zu Atem- und Ernährungsschwierigkeiten. Das Gesicht ist durch die Hypoplasie der Maxilla, die Prognathie, die Kraniosynostose (Oxyzephalus oder Skaphozephalus) und die aufgeworfenen Nasenlöcher sehr auffällig.

Radiologie (Abb. 110 u. 111)

Es imponieren am Schädel die oben erwähnten Entwicklungsstörungen, der vorzeitige Nahtschluß der Sagittal- oder Koronarnaht, das Fehlen einer Zahneruption sowie zystische Veränderungen in der Mandibula. Die Wirbelsäule weist eine Platyspondylie mit ventraler Schnabelbildung der Wirbelkörper auf. Die wenig modellierten, verkürzten und z. T. osteoporotischen langen Röhrenknochen zeigen unregelmäßige, an eine fibröse Dysplasie erinnernde metaphysäre Aufhellungszo-

nen, besonders am distalen Femur und an der proximalen Tibia. Sie können sowohl zentral wie exzentrisch und die Kortikalis unterbrechend auftreten, im Erwachsenenalter aber evtl. verschwinden. Auch die Epiphysen sind dysplastisch, und an den Händen und Füßen können eigenartige Zapfenepiphysen beobachtet werden.
Die Kombination der verschiedenen erwähnten Befunde ist wohl einmalig, während die Einzelbefunde die entsprechenden Gamuts durchlaufen lassen.

Literatur

Beighton, P., B. J. Cremin, K. Kozlowski: Osteoglophonic dwarfism. Pediat. Radiol. 10 (1980) 46–50
Fairbank, T. 1959 zit. bei Beighton u. Mitarb. 1980
Kelley, R. I., P. F. Borns, D. Nichols, E. H. Zackai: Osteoglophonic dwarfism in two generations. J. med. Genet. 20 (1983) 436–440
Santos, H., P. Campos, R. Alves, A. Torrado: Osteoglophonic dysplasia: a new case. Eur. J. Pediat. 147 (1988) 547–549

Fibröse Dysplasie
(s. S. 513 ff.)

Cherubismus (CH)   McK 11840

Der Erstbeschreiber JONES (1933) prägte später den Namen dieser Dysplasie „aufgrund des himmelwärtsgerichteten Blickes der pausbäckigen Patienten", verursacht durch die Verbreiterung der unteren Gesichtshälfte und die Retraktion der unteren Augenlider. Bis 1978 wurden mehr als 145 Fälle beobachtet (WAYMAN 1978). Der *Erbgang* ist autosomal dominant, angeblich mit 100%iger Penetranz beim männlichen, 50–70% beim weiblichen Geschlecht (ANDERSON u. MCCLENDON 1962), jedoch von variabler Expressivität (PETERS 1979). Die Ursache des CH ist unbekannt. Offenbar liegt eine Fehlentwicklung der betroffenen membranösen Knochen vor, die zu einer lokalen fibrösen Dysplasie führt. „Histologisch handelt es sich dabei um den Ersatz von Knochen und Knochenmark durch ein spindelzelliges, gefäßreiches, granulationsgewebeähnliches Stroma mit Blutungen und mehrkernigen Riesenzellen vom Osteoklastentyp, die in regional unterschiedlicher Dichte vorliegen. Der befallene Knochen wird dabei zerstört und bei erhaltener Kortikalis aufgetrieben. Ohne Klinik und Röntgenbilder sind diese Befunde vergleichbar mit dem Riesenzellgranulom (‚zentrale intraossäre Riesenzellepulis') der Kieferknochen" (SEELIGER u. MEISTER 1976).

Klinik

Es wird eine progressive, weitgehend symmetrische schmerzlose Schwellung des Unterkiefers, aber auch des Oberkiefers (16/20 Fälle, PETERS 1962) beginnend im 2.–12. Lebensjahr, im Mittel mit 7 Jahren (PETERS), beobachtet. Die submaxilläre Schwellung ist durch eine chronische Lymphadenopathie bedingt mit 2–4 cm im Durchmesser messenden, schmerzlosen, gut verschieblichen Lymphknoten, die mit 11–12 Jahren wieder ver-

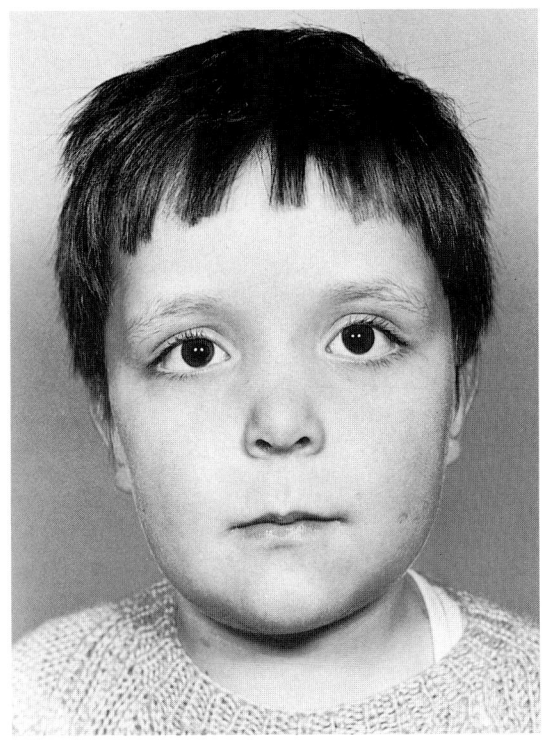

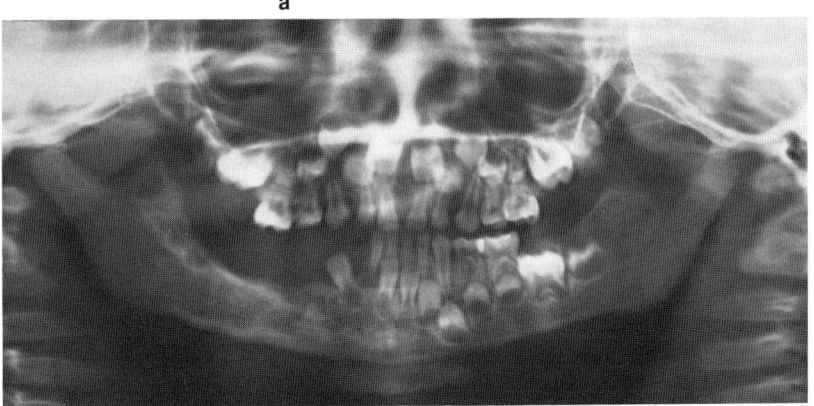

Abb. **112 a** u. **b**
Cherubismus. ♂, 4 9/12 Jahre, Nr. 115 532
a Portrait: charakteristische volle Wangen – Unterkieferkonturen
b Panoramaaufnahme: Zahnverlust und Zahnfehlstellungen mit zystischen Auftreibungen und grobsträhnigem Umbau im Bereich der ganzen Mandibula, unter Schonung der Gelenkköpfchen

schwinden (THOMPSON 1959, RIEFKOHL u. Mitarb. 1985). Die meisten Patienten zeigen unregelmäßig plazierte Zähne, partiellen Zahnverlust, breite Zahnleisten und einen engen Gaumenbogen. Im Hinblick auf die häufig spontane Rückbildung sollte eine chirurgische Korrektur wenn möglich unterlassen oder erst postpubertär vorgenommen werden (RIEFKOHL u. Mitarb., ZACHARIADES u. Mitarb. 1985).

Röntgenbefunde

Besonders typisch sind der fast immer beidseitige Befall der Mandibulae mit Auftreibung, Verdünnung, aber nicht Zerstörung der Kortikalis und den multilokulären Aufhellungen von der Molargegend bis zur Inzisur sowie die Ventralverschiebung der Zähne (Abb. **112**). Nur das Capitulum mandibulae bleibt verschont.

Der Befall der Maxillae ist weniger ausgeprägt und wird nur mit demjenigen der Mandibel zusammen beobachtet (CORNELIUS u. McCLENDON 1969). Die Sinus maxillares können teilweise verschattet sein. Da die Zahnfollikel in den hinteren Maxillenabschnitten oft nach vorn verschoben sind, werden 5 mm oder mehr des harten Gaumens im seitlichen Schädelbild freiprojiziert („hard palate sign", CORNELIUS u. McCLENDON). Gegen das Erwachsenenalter hin wird die Struktur der Zysten meist dicht und granuliert. Die CT-Untersuchung stellt die Knochenveränderungen optimal dar (BIANCHI u. Mitarb. 1987), die aber auch szintigraphisch erfaßbar sind (WELLS u. STY 1985).

Selten werden osteolytische Zonen an Jochbein, Humerus und den Rippen beobachtet (Lit. s. RIEFKOHL u. Mitarb. 1985). Bei asymptomatischen Erwachsenen (Genträgern) sind die Verbreiterung des Ramus in der seitlichen und ein Ausladen und eine Zuspitzung des Angulus mandibulae in der p.-a. Aufnahme (!) evtl. einige Hinweise auf einen durchgemachten CH oder einen Befall bei geringer Expressivität (BIXLER u. GARNER 1971).

Diagnose und Differentialdiagnose

Die Altersklasse der Patienten, ihre Klinik und Röntgenbefunde ermöglichen meist eine eindeutige Diagnose. Differentialdiagnostisch müssen vom radiologischen Standpunkt aus die fibröse Dysplasie (meist nicht so symmetrisch, generalisiert, nicht hereditär) und die kortikale Hyperostose Caffey (früherer Beginn, andere Skelettabschnitte ebenfalls befallen) sowie verschiedene Kiefertumoren in Betracht gezogen werden.

Literatur

Anderson, B. E., J. L. McClenden: Cherubism – hereditary fibrous dysplasia of the jaws. I. Genetic considerations. Oral. Surg. 15, Suppl 2 (1962)
Bianchi, S. D., A. Boccardi, F. Mela, R. Romagnoli: The computed tomographic appearances of cherubism. Skelet. Radiol. 16 (1987) 6–10
Bixler, D., L. F. D. Garner: Cherubism: a family study to delineate gene action on mandibular growth and development. Birth Defects, Orig. A. S. II, No. 7, Part XI (1971) 222–225
Cornelius, E. A., J. L. McClendon: Cherubism – hereditary fibrous dysplasia of the jaws. Amer. J. Roentgenol. 106 (1969) 136–143
Jones, W. A.: Familial multilocular cystic disease of jaws. Amer. J. Cancer 17 (1933) 946–950
Peters, W. J. N.: A study of twenty cases from one family. Oral. Surg. 47 (1979) 307
Riefkohl, R., G. S. Georgiade, N. G. Georgiade: Cherubism. Ann. plast. Surg. 14 (1985) 85–90
Seeliger, G., P. Meister: „Cherubismus": Familiäre, multiloculäre cystische Kieferknochenveränderung infolge von Riesenzellgranulomen. Zahnärztl. Welt-Zahnärztl. Rdsch. 85 (1976) 369–372
Thompson, N.: Cherubism: Familial fibrous dysplasia of the jaws. Brit. J. plast. Surg. 12 (1959) 89–103
Wayman, J. B.: Cherubism: A report of three cases. Brit. J. oral Surg. 16 (1978) 47–56
Wells, R. G., J. R. Sty: Bone scintigraphy. Cherubism. Clin. nucl. Med. 10 (1985) 892
Zachariades, N., S. Papanicolaou, A. Xypolyta, I. Constantinidis: Cherubism. Int. J. oral. Surg. 14 (1985) 138–145

Anomalien der Knochendichte, der kortikalen Struktur und/oder der metaphysären Modellierung

Osteogenesis imperfecta (OI)
McKusick (1988) 16620, 16622-26, 25940, 25942

B. Steinmann, A. Superti-Furga und A. Giedion

In den letzten 10 Jahren gelang es, bei Patienten mit OI erstmals Defekte im Typ I Kollagenmolekül, dann auch die dafür verantwortlichen Genmutationen nachzuweisen und somit Einsicht in die Pathogenese dieser faszinierenden „Erbkrankheit des Bindegewebes" zu gewinnen. Genetik, Biochemie und pathogenetische Mechanismen dieser „Modellkrankheit" werden hier deshalb in extenso abgehandelt, weil ähnliche Überlegungen als beispielhaft auch für das Verständnis von Chondrodysplasien (wie z. B. Achondrogenesis [s. S. 585], spondyloepiphysäre Dysplasien [s. S. 629], Kniestund Stickler-Syndrom [s. S. 632 u. 679]) und gewisse Formen des Ehlers-Danlos-Syndromes gelten und in Zukunft auf viele andere genetisch bedingte Krankheitsbilder übertragbar sein werden (s. BYERS 1989).

Synonyme (unvollständig):

1. Sammelbegriffe: Fragilitas ossium hereditaria, fragilité osseuse constitutionelle, brittle bone disease, Glasknochenkrankheit, „homme de verre", „China doll".
2. Für die schwere, beim Neugeborenen bereits massiv ausgebildete Form: *Osteogenesis imperfecta congenita,* Osteogenesis imperfecta letalis Vrolik, maladie de Porak et Durante.

Abb. 113 Synthese und Reifung von Kollagen. Die am Ribosom (●) entstehenden Pro-α-Ketten werden im endoplasmatischen Retikulum modifiziert (Ausschnitt links der Bindegewebszelle): In Position Y werden Prolin zu Hydroxyprolin (–OH) (Vitamin-C-abhängig, bei Skorbut gestört!), gewisse Lysine zu Hydroxylysin (–OH) umgewandelt und letztere gelegentlich noch mit Zuckerresten (○) versehen. Zwei freie Pro-α1(I)- und 1 Pro-α2(I)-Kette assoziieren an ihren COOH-terminalen globulären Peptiden, worauf die Bildung der Tripelhelix von COOH- in NH_2-terminaler Richtung erfolgen kann. Es entsteht das tripelhelikale Prokollagen, das als lösliche Vorstufe von der Zelle sezerniert wird (Ausschnitt rechts). Im extrazellulären Raum spalten zwei separate Enzyme die beiden NH_2- und COOH-terminalen globulären Peptide ab; die unlöslichen Kollagenmoleküle aggrerieren seitlich und längs verschoben zu Kollagenfibrillen, was elektronenmikroskopisch zur charakteristischen Bänderung führt (unten rechts). Nach einer kupferabhängigen enzymatischen Reaktion (beim Menkes-Syndrom und Ehlers-Danlos-Syndrom Typ IX gestört!) kommt es zur Quervernetzung der Moleküle, und es entsteht schließlich die mechanisch stabile Kollagenfibrille

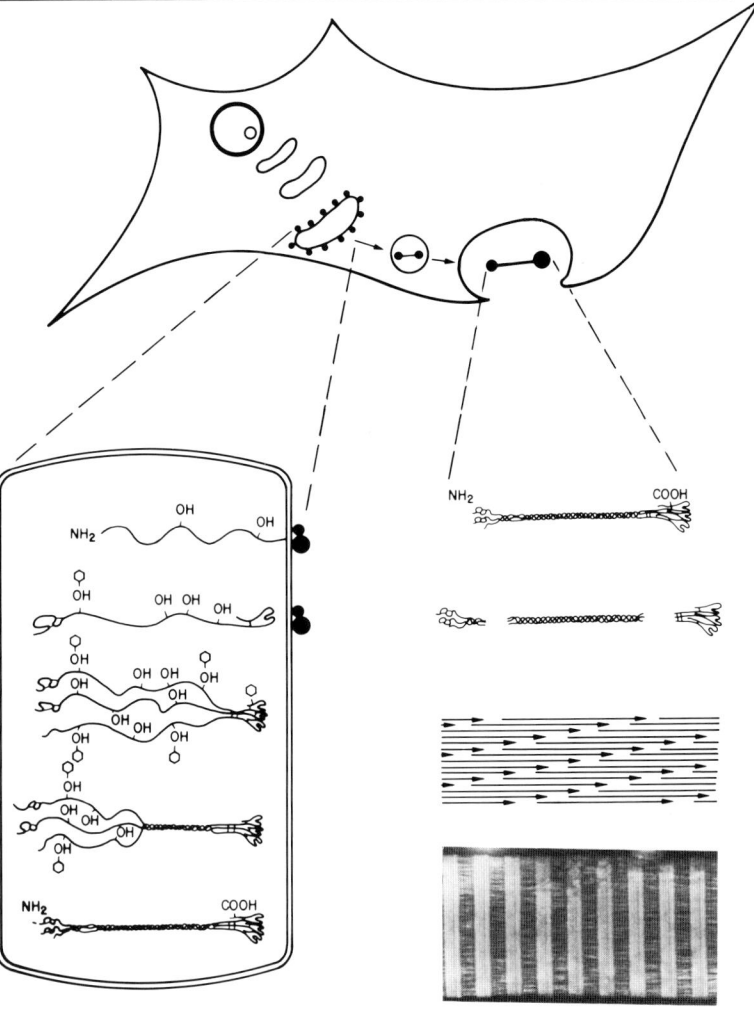

3. Für die häufigere, leichtere, meist später auftretende Form: *Osteogenesis imperfecta tarda,* Morbus Lobstein, Osteopsathyrose, Van-der-Hoeve-Syndrom.

Definition

Das klinisch und genetisch heterogene Krankheitsbild der OI ist durch eine Störung im Aufbau des harten und weichen Bindegewebes bedingt, die zu einer Beeinträchtigung der mechanischen Eigenschaften der Knochen wie auch des restlichen Bindegewebes führt. Klinisch steht die abnorme Knochenbrüchigkeit im Vordergrund. Die OI befällt alle ethnischen Gruppen mit einer Inzidenz von ca. 6–7 auf 100 000 Lebendgeborene, wobei das Verhältnis von Patienten mit OI tarda zu OI congenita ca. 4:1 beträgt (PEDERSEN 1985). Die erste ausführliche Beschreibung der „leichten Form" erfolgte 1788 durch EKMAN, die der „schweren Form" 1849 durch VROLIK. LOOSER schlug 1906 die Bezeichnung „Osteogenesis imperfecta congenita" und

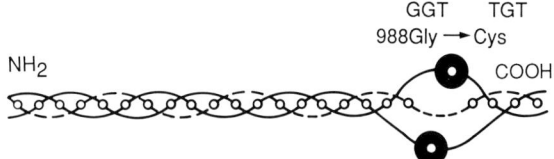

Abb. 114 Modell eines abnormen Kollagenmoleküles bei einem Fall von OI Typ IIA (s. auch Abb. 117). Normalerweise wird jede dritte Position der zwei α1(I)- (——) und der einen α2(I)-Kette (– – –) durch Glycin, die kleinste Aminosäure, eingenommen, welches im Zentrum der Tripelhelix zu liegen kommt (o). Die Substitution von Glycin (hier gegen ein „sperriges" Zystein in Position 988 infolge einer Punktmutation GGT zu TGT in einem der beiden COL1A1-Allele), verzerrt aus sterischen Gründen die Helix: Das Molekül wird instabil; die Helixbildung, welche am COOH-Terminus anfängt und in Richtung des NH_2-Terminus fortschreitet, wird verlangsamt, was zu enzymatischer Übermodifizierung, Sekretionsstörung und übermäßigem intrazellulärem Abbau führt; ferner kommt es zu einem verminderten Kollagenfibrillendurchmesser (*Steinmann* u. Mitarb. 1984, *Cohn* u. Mitarb. 1986)

„tarda" vor. Die Trias Knochenbrüchigkeit, blaue Skleren und Schwerhörigkeit wurden 1918 von VAN DER HOEVE u. DE KLEYN beschrieben. Für weitere Einzelheiten dieser Krankheit verweisen wir auf die Monographien von SMITH u. Mitarb. (1983) und BYERS (1989).

Ätiologie, Pathogenese und Vererbung

Normale Struktur von Kollagen Typ I

Kollagen Typ I ist unter den mehr als 13 genetisch und chemisch verschiedenen Kollagentypen das mengenmäßig überwiegende und funktionell wichtigste. Es kommt fast ubiquitär vor, so in Knochen, Zähnen, Sehnen, Bändern, Gelenkkapseln, Augen, Haut, Gefäßen, inneren Organen – nicht aber im hyalinen Knorpel, der bei der OI auch nicht befallen ist. Die Kollagenbiosynthese ist komplex; sie ist in der Abb. **113** dargestellt. Das Kollagenmolekül besteht aus drei Untereinheiten, nämlich aus zwei $\alpha 1(I)$-Ketten und einer $\alpha 2(I)$-Kette (Abb. **114**), die sich zu einem tripelhelikalen, stäbchenförmigen (3000×15 Å), rigiden und resistenten Molekül verdrehen. Die $\alpha 1(I)$- und $\alpha 2(I)$-Ketten werden von Genen auf den Chromosomen 17 resp. 7 kodiert, weisen eine streng repetitive Aminosäurensequenz auf, in der jede dritte Position der über 1000 Aminosäuren durch ein Glycin, die sterisch kleinste Aminosäure, besetzt wird (Abb. **114**) und die somit als $(Gly-X-Y)_{338}$ abgekürzt werden kann. Position Y wird häufig durch Prolin eingenommen, das in Anwesenheit von Ascorbinsäure zu Hydroxyprolin umgewandelt wird und so die Tripelhelix stabilisiert (Skorbut!) (BYERS 1989).

Molekulare Defekte von Kollagen Typ I bei der OI

Die beiden $\alpha 1(I)$- und $\alpha 2(I)$-Ketten-Gene (COL1A1 und COL2A1) sind 18 000 resp. 40 000 Basenpaare lang, bestehen aus 52 *Exonen* (kodierende Sequenzen) und 51 *Intronen* (nicht kodierende Sequenzen). Bei der Reifung der Boten-RNA werden die Introne ausgeschnitten und die Exone miteinander verbunden (=„splicing"). Bei OI-Patienten finden sich Punktmutationen, Deletionen, Splicingdefekte und seltener Insertionen in einem der beiden Gene, die zu Strukturdefekten der $\alpha 1(I)$- resp. $\alpha 2(I)$-Ketten oder aber zu fehlender Expression eines $\alpha 1(I)$- resp. $\alpha 2(I)$-Alleles führen (BYERS 1989). Die Pathogenese der erstmalig nachgewiesenen Punktmutation (STEINMANN u. Mitarb. 1984, COHN u. Mitarb. 1986), die zu einer letalen OI führte, ist in der Abb. **114** dargestellt, das radiologische Korrelat in der Abb. **117**.

Pathogenese

Die *fehlende Expression* eines Alleles führt zu einer bis zu 50%igen Verminderung der Kollagensynthese; das gebildete Kollagen ist qualitativ normal (OI Typ I) (BYERS 1989).

Die Pathogenese bei *Strukturdefekten* ist komplexer (Abb. **114**). Ein Strukturdefekt in der Hälfte der $\alpha 1(I)$- oder $\alpha 2(I)$-Ketten wird durch folgende Mechanismen amplifiziert, was die phänotypische Dominanz erklärt (STEINMANN u. Mitarb. 1988):

1. Der Strukturdefekt verhindert lokal eine korrekte Helixbildung; die Moleküle sind instabil und werden teils gleich wieder intrazellulär abgebaut („Protein Suizid").
2. Die Helixbildung NH_2-terminal vom Strukturdefekt wird verzögert; die Moleküle werden enzymatisch übermodifiziert und verlangsamt sezerniert („zelluläre Obstipation").
3. Die abnormen Kollagenmoleküle, die doch sezerniert werden, integrieren sich in die Fibrillen und üben dort eine verheerende Wirkung auf die Fibrillenstruktur aus („Protein-Amok").
4. Schließlich ist vorstellbar, daß die Interaktion der abnormen Kollagenmoleküle mit den übrigen Bestandteilen des Bindegewebes gestört ist.

Der *Schweregrad* der OI hängt einmal von der betroffenen Kette, dann auch von der Art und Lokalisation des Strukturdefektes innerhalb der Kette ab: Ist eine $\alpha 1(I)$-Kette strukturabnorm, so enthalten 25% der Moleküle zwei mutante Ketten (Abb. **114**), 50% der Moleküle eine mutante und eine normale Kette und 25% zwei normale Ketten; d.h., 75% der Kollagenmoleküle sind abnorm. Ist jedoch eine $\alpha 2(I)$-Kette strukturdefekt, so enthalten 50% der Moleküle eine mutante $\alpha 2(I)$-Kette und sind abnorm; die restlichen 50% der Moleküle sind normal. Die Art des Strukturdefektes, d. h. die Größe der das Glycin substituierenden Aminosäure oder das Ausmaß der Deletion oder Insertion, beeinflußt ebenfalls den Schweregrad. Ferner zeigt es sich, daß ein identischer Defekt je nach Lokalisation innerhalb der α-Kette verschiedene Auswirkungen hat: Eine Glycin-Cystein-Substitution führt z. B. zu einer letalen OI, wenn sie COOH-terminal liegt (Abb. **114**), jedoch zu einer schwer progressiv deformierenden oder aber milden bis asymptomatischen Form, wenn sie in der Mitte oder eher am NH_2-terminalen Ende des Moleküles liegt (STEINMANN u. Mitarb. 1988, STARMAN u. Mitarb. 1989). Bislang wurde unter den ca. 100 molekular aufgeklärten Fällen noch niemals ein identischer Defekt in nicht verwandten Familien beobachtet *(allelische Heterogenität!)*, ein Umstand, der die Diagnostik sehr erschwert und zudem zeigt, daß alle Gebiete des Moleküles funktionell wichtig sind. Die *intrafamiliäre Variabilität* kann beträchtlich sein. So können in einer großen Familie verschiedene Betroffene mit dem identischen Kollagenstrukturdefekt klinisch den Typen III, IV oder I zugeordnet werden oder sogar

Tabelle 12 Osteogenesis imperfecta, Klinik und Klassifikation (nach *Sillence*, stark modifiziert)

Typ		Vererbung	Biochemischer Defekt
I	*„milde" Form:* blaue Skleren, normale Größe, keine oder nur geringe Verkrümmungen; selten Frakturen in der Neugeborenenperiode, Frakturneigung konstant vom Kleinkindesalter bis zur Pubertät, dann abnehmend; dünne Haut, mäßige Gelenküberstreckbarkeit, Hernien, gelegentlich Herzklappenfehler; vorzeitiger Hörverlust in ca. 50%; Osteoporose, meist Schaltknochen; Inzidenz 1:15 000-20 000. – meistens mit normalen Zähnen: *OI Typ IA* – selten mit Dentinogenesis imperfecta: *OI Typ IB*	AD	fehlende Expression eines α1(I)- oder α2(I)-Alleles, verminderte Mengen von normalem Kollagen
II	*perinatal letale Form:* großer, weicher Kopf („mit Wasser gefüllter Ballon", palpatorisch „Pseudosteißlage"), kurze und krumme Extremitäten, schiefergraublaue Skleren, Hernien, flektierte und abduzierte Hüften („Froschstellung"), enger Thorax, Untergewichtigkeit, Frühgeburten, gehäufte Steißlagen, Tod durch Ateminsuffizienz oder Abriß von Extremitäten oder Kopf sub partu. Generalisierte Osteoporose, minimale Verkalkung des Schädels, hochgradige Veränderungen der langen Röhrenknochen, meist auch der Rippen. Inzidenz 1:20 000-40 000.	AD (neu!) AR (?)	strukturabnormes Kollagen Punktmutationen (seltener Deletionen oder gar Insertionen) der α1(I)-Kette, gelegentlich der α2(I)-Kette kollagenunabhängige Defekte (?)
III	*progressiv deformierende Form:* multiple diaphysäre und metaphysäre Frakturen und Deformitäten, aber gut ausgebildeter Thorax und dünne Rippen bei Geburt. Häufige Frakturen und progressive Verkrümmungen, doch abnehmende Frakturneigung in der Kindheit. Extremer Kleinwuchs, dreieckiges Gesicht mit großem überhängendem Neurokranium, Skleren blaßblau, oft aufhellend, flache Wirbelkörper, popcornartige Epi- und Metaphysen, vorzeitiger Verschluß der Epiphysen. Gewöhnlich Dentinogenesis imperfecta und Hörverlust.	AR AD	meist kollagenunabhängige Defekte seltener strukturabnormes Kollagen
IV	*„mäßige" Form:* Skleren gräulich oder bläulich in der Kindheit, später abblassend. Gelegentlich einzelne Frakturen schon in der Neonatalperiode (Femur, Humerus); Kleinwuchs, Verkrümmungen, Fischwirbel, Schaltknochen, gelegentlich Hörverlust. Inzidenz 1:20 000-40 000. – selten mit normalen Zähnen/ *OI Typ IVA* – meistens mit Dentinogenesis imperfecta: *OI Typ IVB*	AD	strukturabnormes Kollagen Punktmutationen (gelegentlich Deletionen oder Insertionen) der α2(I)-Kette, gelegentlich der α1(I)-Kette

AD = autosomal dominant, AR = autosomal rezessiv

asymptomatisch sein (DE VRIES u. DE WET 1987, SUPERTI-FURGA u. Mitarb. 1989). Der Grund für die große Variabilität ist noch nicht erklärt, dürfte aber durch Unterschiede in der multifaktoriell vererbten Zusammensetzung der übrigen Komponenten des Bindegewebes zustande kommen (genetisches „Make-up").

Vererbung

Die Vererbung der OI ist in den meisten Fällen *autosomal dominant*. In großen Stammbäumen kann in der Regel Koppelung („Linkage") mit einem der beiden Gene COL1A1 oder COL2A1 (OI Typ I und Typ IV) nachgewiesen werden (SYKES u. Mitarb. 1990, SUPERTI-FURGA u. Mitarb. 1989). Sporadische Fälle entstehen im Gegensatz zur früheren formalgenetischen Lehrmeinung nicht durch rezessiven Erbgang, sondern meistens durch dominante Neumutationen (YOUNG u. Mitarb. 1987, BYERS u. Mitarb. 1988), die gehäuft bei älteren Eltern vorkommen (YOUNG u. Mitarb. 1987). Der gelegentliche Befall mehrerer Geschwister mit schwerer OI ist durch eine dominante Mutation erklärbar, die durch den Vater oder die Mutter

Konstitutionell-genetische Skeletterkrankungen

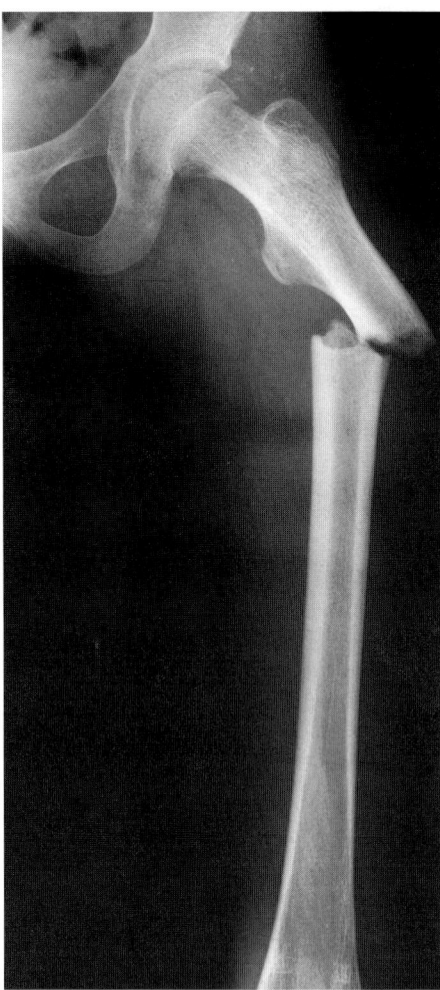

Abb. **115** OI TYP IA, ♀, 10 Jahre, Nr. 186 810. Klinisch blaue Skleren sowie insgesamt 4 Oberschenkelfrakturen seit dem 8. Lebensjahr, Zähne unauffällig, Familienanamnese negativ. Querfrakturen durch die linke Oberschenkel-Meta-Diaphyse ca. 5 mm distal einer völlig ausgeheilten Fraktur vor 6 Monaten. Die kräftige Kortikalis läßt eine OI nicht vermuten, wohl aber die typisch vermehrten Wormschen Schaltknochen am Schädel, ähnlich wie in Abb. **116**

Klinik und Klassifikation

Klinik, Verlauf und Schweregrad dieser heterogenen, generalisierten Bindegewebskrankheit sind in der Tab. **12** angegeben. Die bis heute gebräuchliche Einteilung nach SILLENCE u. Mitarb. (1979, 1981, 1984 u. 1986), die auf klinischen Merkmalen beruht, wird immer mehr durch ätiologisch-pathogenetische Kriterien ergänzt oder sogar abgelöst werden müssen. Als Stenogramm zur klinischen Charakterisierung eines Patienten zu einem gewissen Zeitpunkt ist sie brauchbar; nur zu oft aber gelingt die Zuordnung eines Patienten nicht (genetisches Milieu, zeitlicher Verlauf [vgl. Abb. **118**], intrafamiliäre Variabilität). Für weitere Klassifikationen s. unten (MAROTEAUX u. Mitarb. 1986, HANSCOM u. BLOOM 1988).

Andere seltene Formen der OI: Levin-Syndrom II (McKusick 16626); OI, Katarakte, Mikrozephalie (McKusick 25941); OI mit Kraniosynostosis, Hydrozephalus und Gesichtsanomalien (McKusick 11224); Osteoporosis-pseudoglioma-Syndrom (S. 745) und Differentialdiagnose (S. 743).

Therapie

Systemische Behandlungsversuche, die Knochenmasse und -stärke zu verbessern, erwiesen sich alle als wirkungslos. Angebliche Erfolge können durch die Naturgeschichte der OI (spontane Abnahme der Frakturneigung!) oder aber durch Plazebowirkung erklärt werden. Eine kausale Behandlung bestünde aus Mitteln, die die restliche Produktion von normalem Kollagen steigern, oder aber das mutante Allel, das eine strukturabnorme α-Kette kodiert, inaktivieren würden. Bis dahin bleiben nur die konservativ und chirurgisch-orthopädischen, audiologischen und zahnärztlichen Maßnahmen: Verhütung/Korrektur von Verbiegungen und frühe Belastung zur Vermeidung einer sekundären Osteoporose sollten den Circulus vitiosus durchbrechen (SMITH u. Mitarb. 1983, COLE 1988, MARINI 1988, STEINMANN u. Mitarb. 1990).

Genetische Beratung und pränatale Diagnose

Die *genetische Beratung* leitet sich vom Vererbungsmodus ab. Bei Familien mit dominantem Erbgang beträgt das Wiederholungsrisiko 50%, wenn ein Elternteil betroffen ist (cave oligo- oder asymptomatische Fälle!). Bei sporadischen Fällen von schwerer OI, bei denen man den Erbgang nicht eindeutig bestimmen kann, ist für Geschwister ein empirisches Wiederholungsrisiko von 5–10% beobachtet worden (THOMPSON u. Mitarb. 1987, BYERS u. Mitarb. 1988); dieses kommt einerseits durch somatischen oder gonadalen Mosaizismus eines phänotypisch normalen Elternteils für eine dominante Mutation, andererseits aber auch durch Fälle von echt rezessivem Erbgang oder gemischter Heterozygotie zustande. Hier können

weitergegeben wurde, die zwar selber phänotypisch gesund, aber Träger eines somatischen oder gonadalen Mosaiks sind (cave genetische Beratung!) (BYERS u. Mitarb. 1988). Unter den selteneren Fällen mit *autosomal rezessivem* Erbgang wurde bisher nur einmal ein strukturabnormes Kollagen nachgewiesen (PIHLAJANIEMI u. Mitarb. 1984); in den übrigen Fällen gelang der Nachweis eines Kollagendefektes nicht (OI Typ III). Die fehlende genetische Koppelung mit den Kollagengenen in einigen Familien (AITCHISON u. Mitarb. 1988, VILJOEN u. Mitarb. 1989, TSIPOURAS u. Mitarb. 1988) bestätigt, daß auch Veränderungen anderer Komponenten des Bindegewebes zur OI führen können.

biochemische Untersuchungen von Fibroblasten hilfreich sein. Zur *ultrasonographischen und radiologischen* Diagnose s. S. 743. Die pränatale Diagnose auf Grund von direkten oder indirekten *molekularbiologischen* und/oder proteinchemischen Kriterien aus bioptisch in der 8.–10. Woche entnommenen Chorionzotten (besser als Amnionzellen!) wird in Zukunft die Methode der Wahl werden (BYERS 1989, STEINMANN u. Mitarb. 1990).

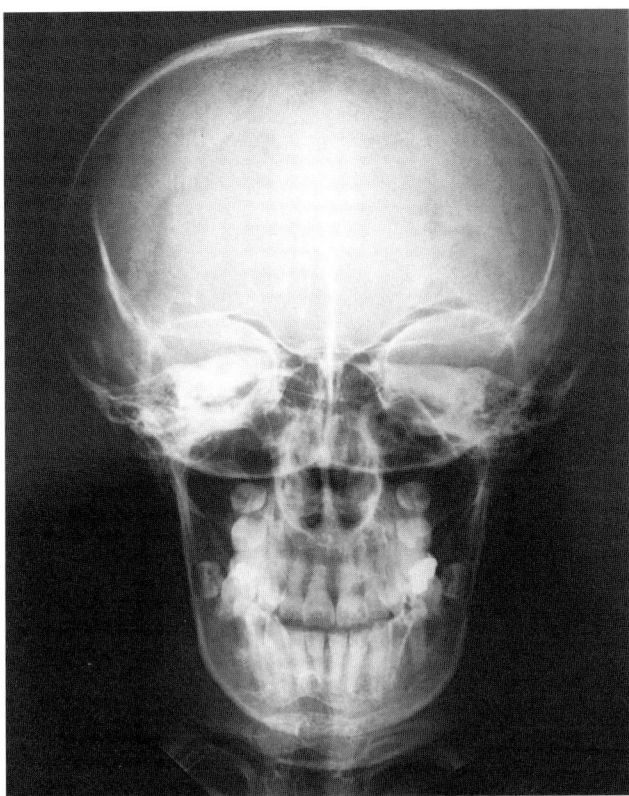

Abb. **116 a–e** OI TYP IB, ♀, 11 Jahre, Nr. 118 999. 115 cm lang (<3%), Familienanamnese: Mutter 146 cm groß. Bläuliche Skleren, gelblich verfärbte Zähne. Wird wegen Lendenlordose und Osteoporose eingewiesen. Morbus Cushing? Keine Frakturen!
Schädel **a** a.-p., **b** seitlich: laterale Partien „über die Ohren heruntergezogen" („crâne à rebord"). Multiple Wormsche Schaltknochen

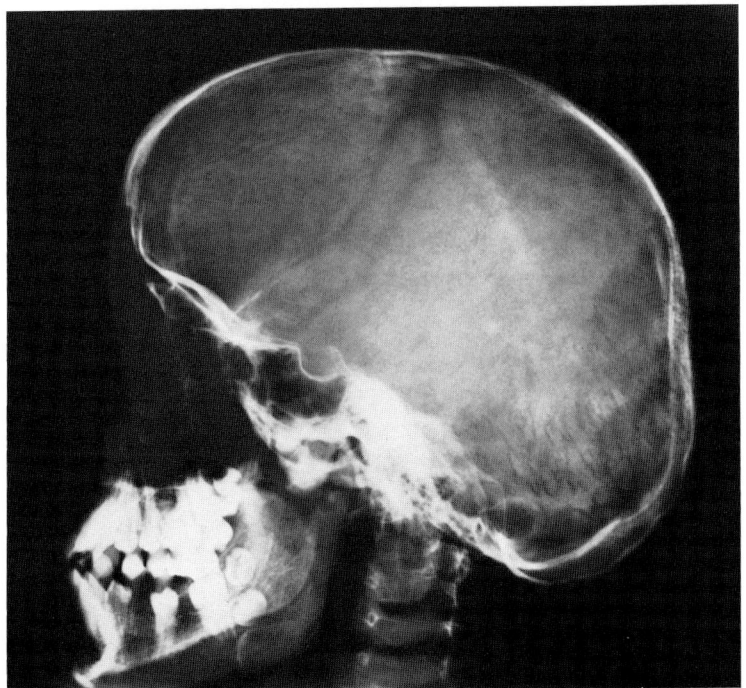

Abb. **116 c–e** ▶

Konstitutionell-genetische Skeletterkrankungen

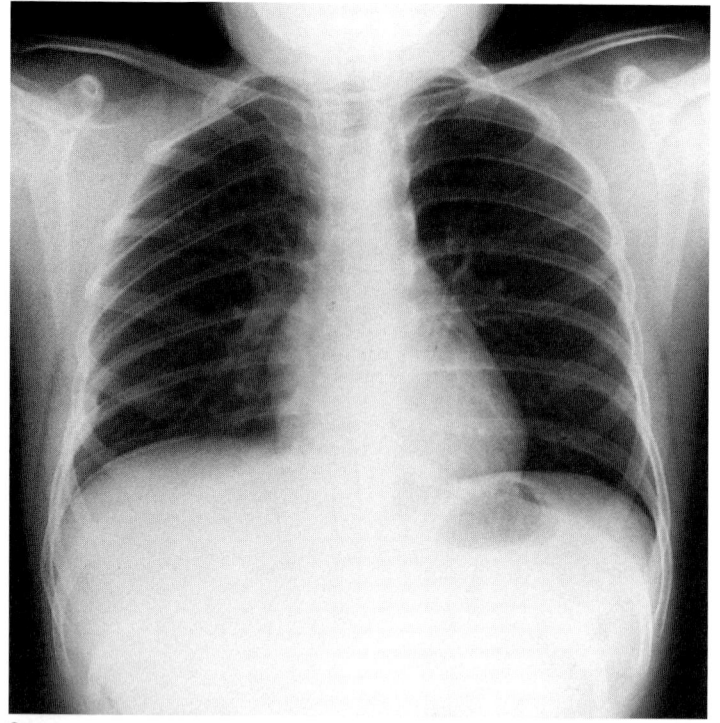

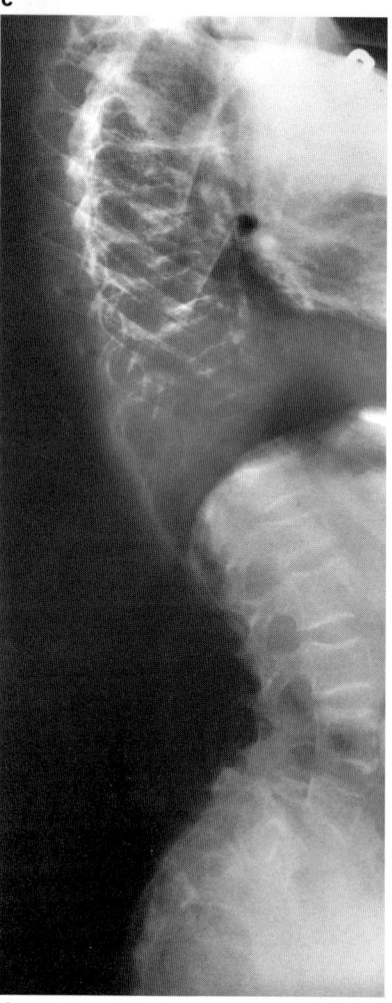

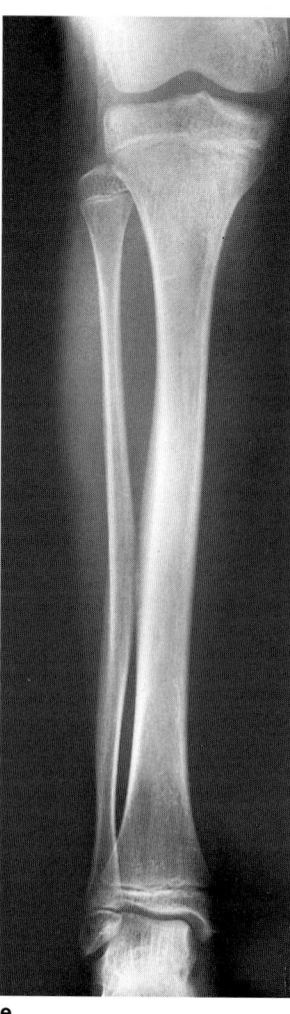

Abb. 116 c–e
c Thoraxaufnahme a.-p.: dünne transparente Rippen
d Wirbelsäule seitlich: diskrete Platyspondylie mit angedeuteten Fischwirbeln
e rechter Unterschenkel: lateral etwas verdickter, medial verdünnter Kortex, diskret rarefizierte Spongiosa, leichte Osteoporose. Aufgrund dieses Bildes würde man wiederum die Diagnose einer OI nicht stellen

Abb. 117 OI TYP IIA. Fall *Steinmann* u. Mitarb. ▶
(1984) mit Gly 988 – Cys-Mutation (Abb. **114**). Bei Kaiser-Schnitt Abriß des rechten Armes (→). Hochgradige Osteoporose. An der Kalotte ist nur die Hinterhauptschuppe als knöcherne Struktur erkennbar. Zahllose Frakturen der Rippen und der z. T. deformierten Röhrenknochen mit „Ziehharmonikaform" sowie rosenkranzförmigen Rippen. Nur geringe Platyspondylie (*ThWS*)

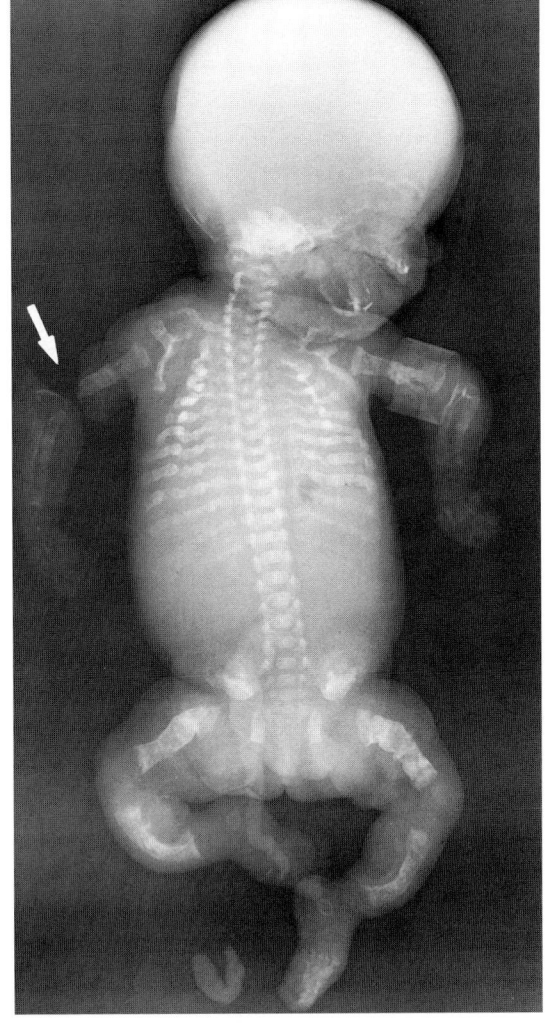

Röntgenbefunde bei der Osteogenesis imperfecta

Dem breiten Spektrum von qualitativen und quantitativen Störungen des Kollagenaufbaus entspricht eine ebenso große, nicht nur das Skelett betreffende Fülle von Röntgenbefunden, die die Grundlage von Diagnose, Beurteilung des Schweregrades und Prognose sind. Ganz besonders muß darauf hingewiesen werden, daß auch beim einzelnen Patienten diese Befunde sich im Laufe der Zeit in eindrücklicher Weise verändern können; sie sind ausgesprochen „dynamisch". Schließlich kann eine OI sich klinisch bereits durch multiple Frakturen bemerkbar machen, ohne daß im übrigen typische radiologische Befunde erfaßbar sind.

Unspezifische Befunde

1. *Osteoporose – Osteopenie:* Die dünne Kortikalis und die trabekelarme Spongiosa der Röhrenknochen führen je nach Typ der OI zu einer allgemeinen, oft glasartigen Transparenzvermehrung. Der beim jungen Erwachsenen (OI Typ I) durchschnittlich auf 70% der Norm verminderte Mineralgehalt der Wirbelkörper wird heute mühelos mittels CT quantitativ erfaßt und fällt im weiteren Leben

(Text weiter S. 740)

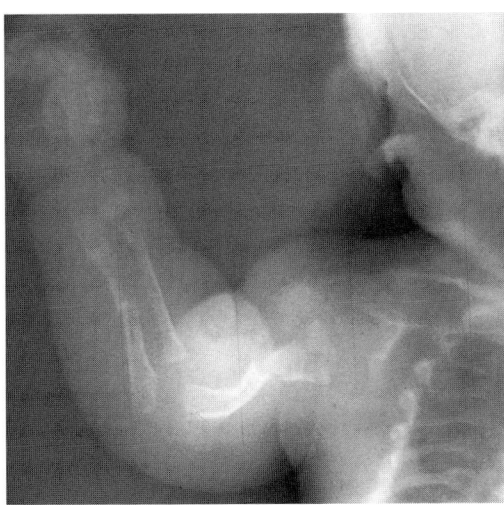
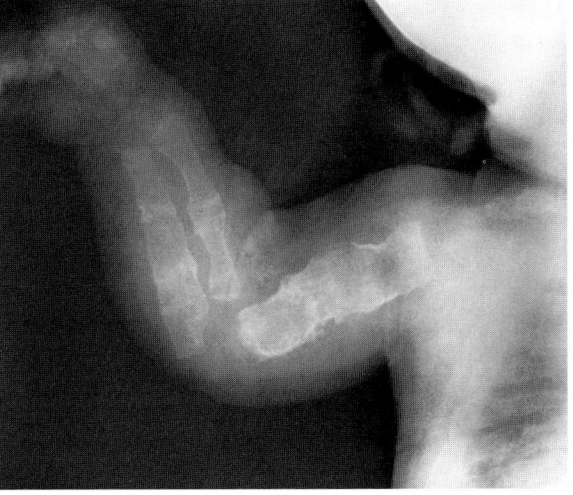

a b
Abb. **118a** u. **b** OI TYP IIB, ♂. **a** 2. Lebenstag, **b** 3 Monate. Im Gegensatz zur Abb. **117** sind hier die Rippen initial schlank mit nur vereinzelten Frakturen, ebenso die Röhrenknochen des Armes, die sich dann zum „thick bone"-Typ entwickeln. Exitus letalis im 9. Monat. In diesem Fall wurde ein Strukturdefekt in der Mitte des Typ-I-Kollagen-Moleküles nachgewiesen (α1[I]CB8-Peptid) (*Pendola* u. Mitarb. 1990)

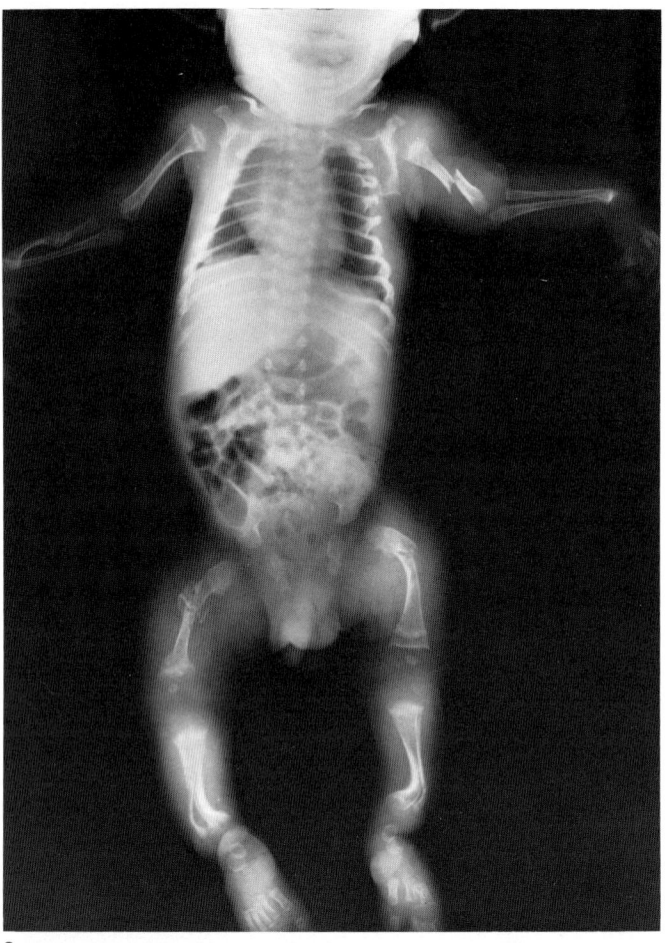

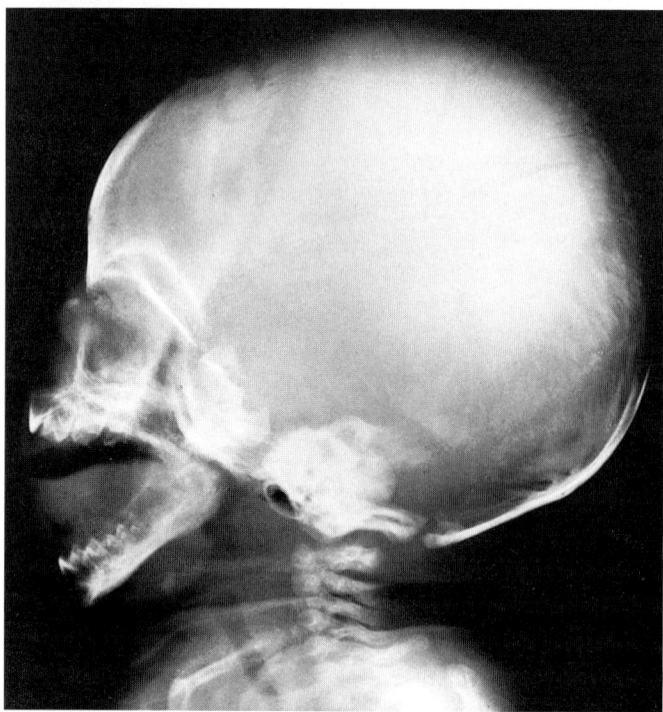

Abb. **119 a–m** OI TYP III, Nr. 59 443 sowie 579 (Aufnahmen: Klinik Wilhelm Schulthess, Zürich). Blaue Skleren, Dentinogenesis imperfecta
a Babygramm, 3. Lebenstag. Dünne Rippen und einzelne Frakturen. Lange Röhrenknochen: schlank mit dünner Kortikalis, Verbiegungsdeformitäten sowie alte und frische Frakturen. Wirbelkörper nicht deformiert. Osteoporose
b Schädel, seitlich, 3. Lebenstag. Zahlreiche Wormsche Schaltknochen sowie breite spaltenähnliche Defekte besonders im Scheitelbein

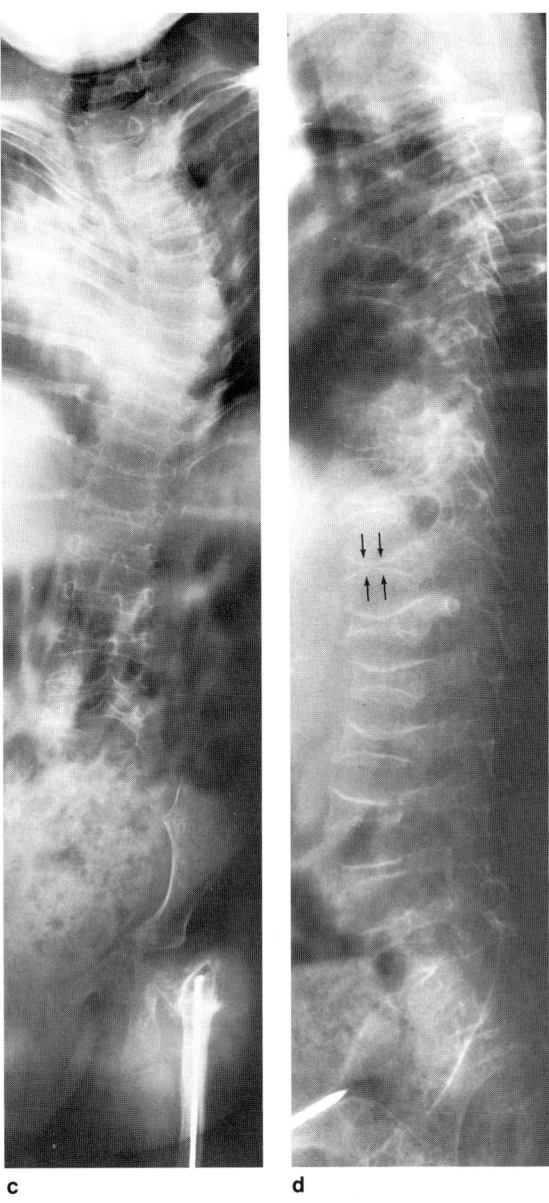
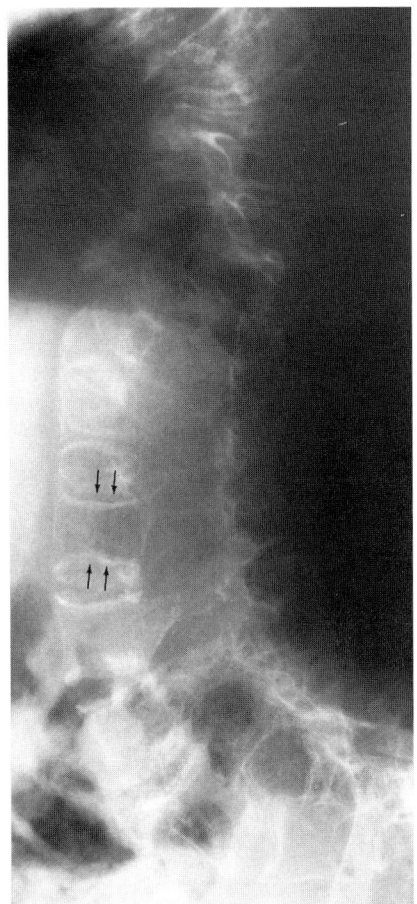
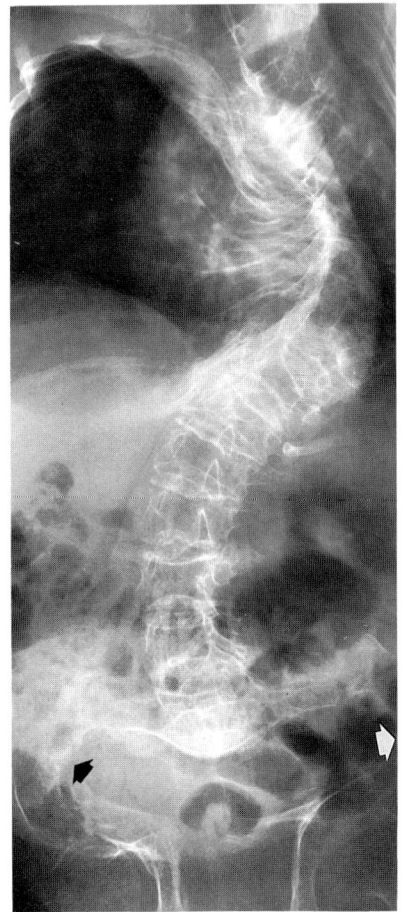

Abb. 119 c–f
Thorakolumbalwirbelsäule **c** a.-p., **d** seitlich, 6½ Jahre. Osteoporose. Nur mäßige Skoliose. Kollaps verschiedenen Ausmaßes der Wirbelkörper, z. T. Fischwirbel (→←)
e Wirbelsäule, seitlich, 20½ Jahre. Teilweise Wiederaufrichtung der Lumbalwirbelkörper (→←)
f Thorakolumbalwirbelsäule, a.-p. 24½ Jahre. Hochgradige thorakolumbale Kyphoskoliose mit massiver rotatorischer Komponente. Typisches „Kartenherzbecken" (⇨)

Abb. **119 g–m** ▶

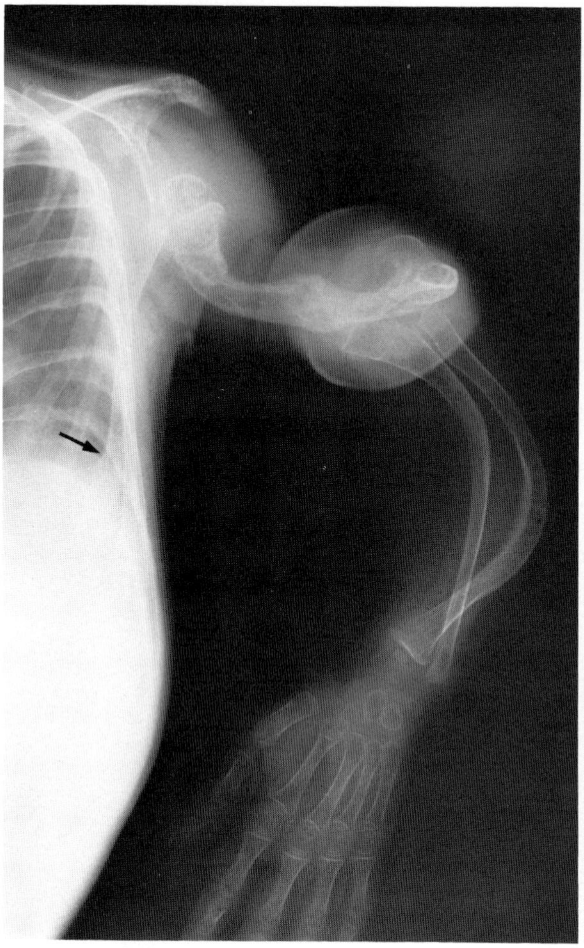

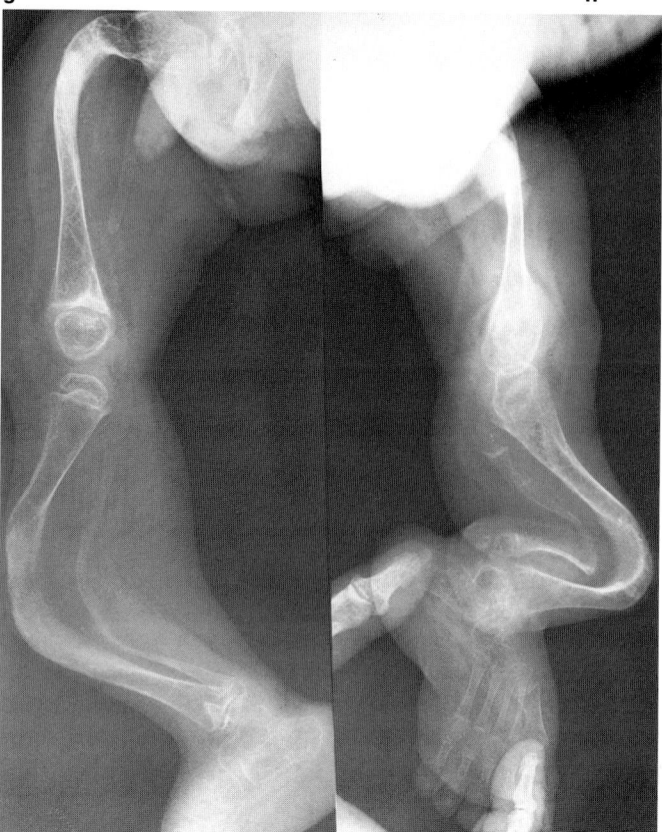

Abb. **119g–i**
Linker Arm **g** 5 und **h** 17 Jahre. Hochgradige Osteoporose. Verbiegung der Röhrenknochen, alte Frakturen mit Kallus, Ellenbogenluxation, Rippenfraktur (→). Mit 17 Jahren „seitliche Klavikulahaken". Blasige Metaphysenstruktur des proximalen Humerus („Popcorn")
i 4 8/12 Jahre. Osteoporose und z.T. groteske Verbiegung der langen Röhrenknochen. Alte Frakturen. Fadenförmige Fibulae. „Hirtenstab"-Deformität des proximalen Femurs rechts. Beginnende „flockige" Strukturveränderung der distalen Femurepiphyse links

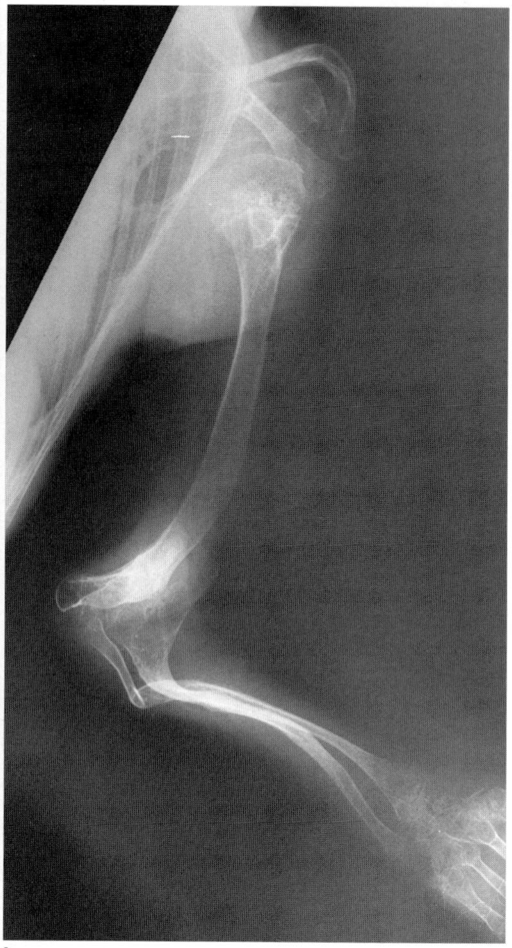

Abb. 119 j–m
j 7½ Jahre. Distale Femurepiphyse mehrfach in Metaphyse verzapft. Beginnendes Popcornmuster. Teilweise verschlossene Knorpelfuge an der proximalen Tibia. Hochgradige Rarefikation der Spongiosa
k 10 Jahre. Popcornmuster noch ausgeprägter, Epiphysenfugen am Knie, mit Ausnahme der Fibula, weitgehend verschlossen
l 17 8/12 Jahre. Zunahme der Kortikalis. Popcornmuster persistierend, isoliertes „Maiskorn" in der Tibiametaphyse (→←). Zunehmendes Mißverhältnis zwischen Epiphysen- und Metaphysendurchmesser
m 30 Jahre. Das Popcornmuster ist verschwunden. Groteskes Epi-/metadiaphysäres Mißverhältnis. Grobsträhnige Osteoporose

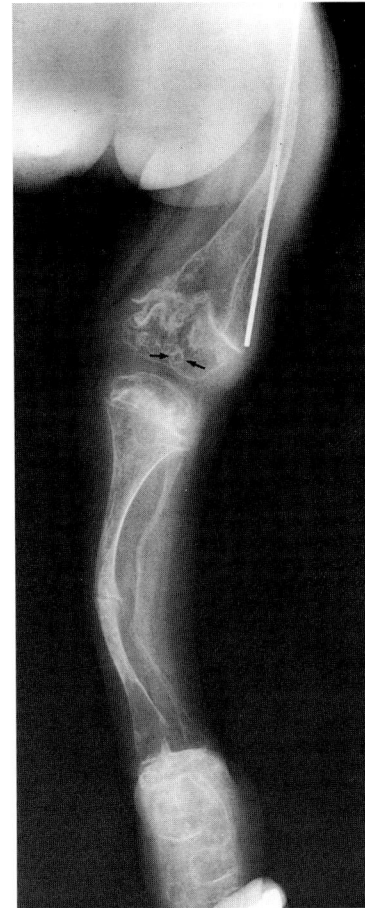
j

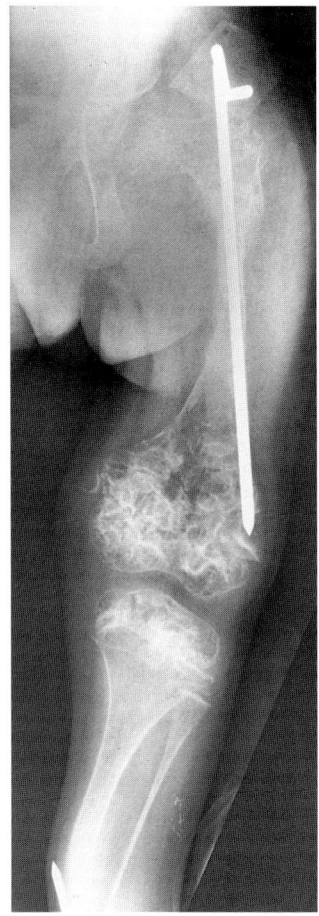
k

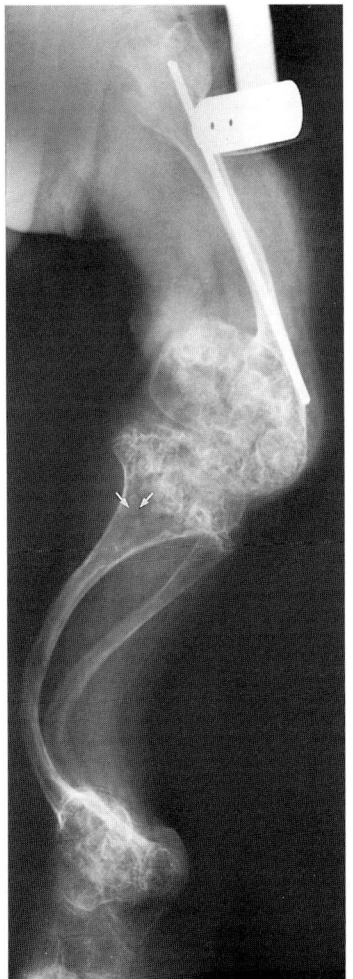
l

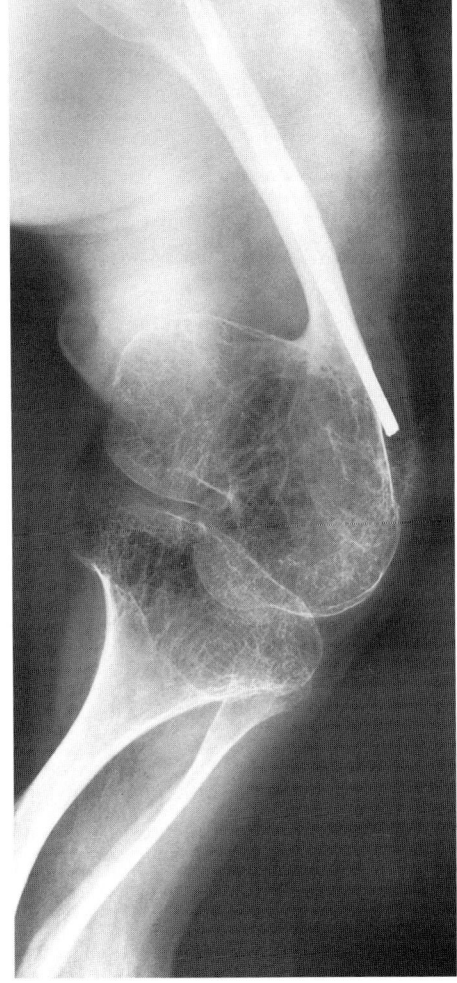
m

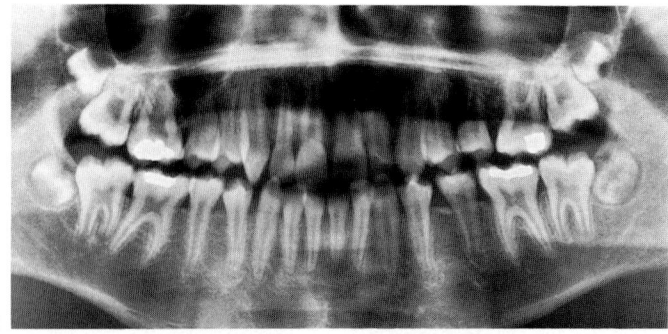
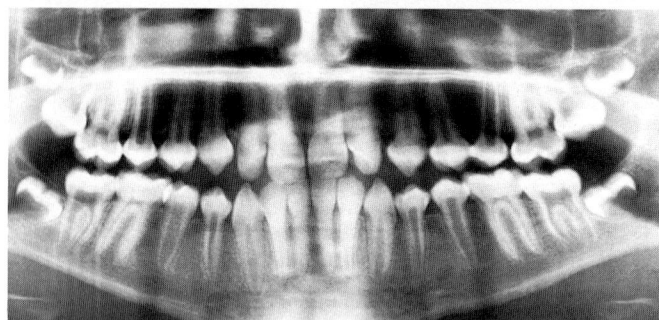
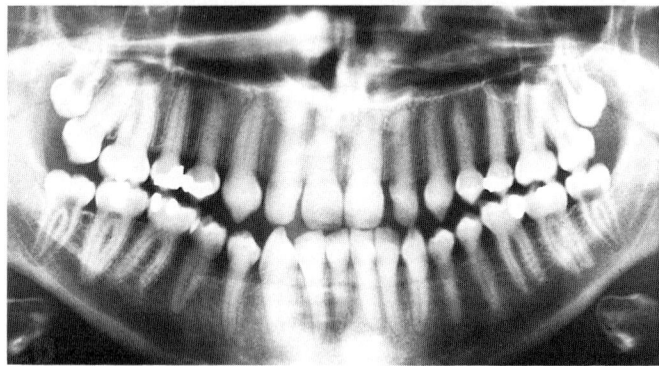

Abb. **120a–c** Panoramaaufnahmen von Zähnen bei OI
a 12jähriger Patient mit OI Typ IA ohne Dentinogenesis imperfecta. Normalbefund
b OI Typ IB, 10jähriger Patient mit den charakteristischen Veränderungen, die mit Dentinogenesis imperfecta einhergehen. Deutlich erweiterte Pulpahöhlen der Prämolaren
c Gleicher Patient wie **b** mit 16 Jahren: jetzt Einengung oder Verschluß der Pulpahöhlen; kugelige Zahnkronen und verstärkte zervikale Konstriktion (aus *P. L. Lukinmaa* u. Mitarb. 1987)

zudem abnorm schnell ab (KURTZ u. Mitarb. 1985). Bei der letalen Form der OI kann der Ersatz der Spongiosa beim „thick bone type" (s. unten) durch Fasergewebe der Röhrenknochen diesen ein milchglasartiges Aussehen verleihen. Die Osteoporose wird zusätzlich durch die frakturbedingte Ruhigstellung verstärkt (Circulus vitiosus; ROOT 1984). Bei der OI Typ I ist die im Röntgenbild erfaßbare Osteoporose nicht ein wesentlicher Befund, besonders z. Z. der ersten Frakturen (Abb. **115**), kann aber vorhanden sein.

2. *Frakturen:* Zahl und radiologischer Aspekt der Frakturen sind bei den verschiedenen Typen der OI, aber auch im Verlauf des Lebens eines Patienten, sehr variabel: Die Frakturneigung nimmt mit der Adoleszenz ab, steigt jedoch nach der Menopause bei den Frauen wieder an (PATERSON u. Mitarb. 1984). Neben scharfkantigen Frakturen des spröden Knochens werden auch flau gezeichnete Ermüdungs- und Verbiegungsfrakturen beobachtet. Beim „thick bone type" der letalen Form führen die zahllosen Knochenbrüche der Röhrenknochen zu einer ziehharmonika- oder schlauchartigen Deformation (Abb. **117** u. **118**). Serienfrakturen der Rippen sind typisch für die letalen Formen und führen zu einem „rosenkranz-" oder „blasentang"-artigen Bild (Abb. **117**).

Die Einzelfraktur hat im allgemeinen eine gute Heilungstendenz mit gelegentlich massiver Kallusbildung (Differentialdiagnose Osteosarkom; BANTA u. Mitarb. 1971, KLENERMAN u. Mitarb. 1967); Pseudarthrosenbildung ist jedoch nicht selten (GAMBLE u. Mitarb. 1988). Die Platyspondylie ist die Folge von Kompressionsfrakturen, wobei der Druck des Nucleus pulposus zu den typischen Fischwirbeln führen kann (Abb. **119**).

3. *Plastische Verbiegung und Verformungen der Knochen:* Je nach Schweregrad und Dauer der Belastung kann es ebenfalls zu einem breiten Spektrum von Befunden kommen: von der leichten Verbiegung der Femora, als kampomele Dysplasie verkannt (s. S. 606), zur typischen „Hirtenstabde-

formation" der Oberschenkel bis zu den grotesken Bildern der progressiven Form (Abb. **119i**).

Charakteristische Röntgenbefunde der einzelnen Skelettabschnitte

1. *Schädel:* Bei den letalen und schweren kongenitalen Formen der OI ist die Kalotte entweder kaum ossifiziert *(Caput membranaceum)* (vgl. Abb. **117**) und ist im Seitenbild nur im Frontal- und Okzipitalbereich als dünner kalkdichter Streifen erkennbar oder aber mit einzelnen oder zahllosen *Schaltknochen* durchsetzt (Abb. **119b**) (s. unten). Sonographisch kann bis zu 80% der Fälle, evtl. schon intrauterin ein Hydrozephalus, evtl. traumatischer Genese, beobachtet werden (KNISELY u. Mitarb. 1988). Die Vermehrung dieser an sich normalen, meist in linearer Anordnung vorliegenden Wormschen Knochen im Bereich der parietookzipitalen Nähte zu einem eigentlichen, das ganze Leben persistierenden Mosaikmuster mit mehr als 10 über 6 × 4 mm messenden Fragmenten ist charakteristisch für die Diagnose der OI (CREMIN u. Mitarb. 1982). Sie sind am besten in der Towne-Aufnahme zu erkennen, aber erst mit zusätzlichen a.-p. und seitlichen Aufnahmen zahlenmäßig genau zu erfassen. Von 17 Kindern mit OI Typ I wiesen 7 mehr als 10 Wormsche Schaltknochen auf, 5 weniger als 10, 5 jedoch keine(!). Eine ähnliche Verteilung findet man bei der OI Typ IV (PATERSON 1987). Schaltknochen werden aber auch bei verschiedenen anderen Dysplasien beobachtet, wie bei der kleidokranialen Dysplasie, Hypothyreose, Pachydermoperiostose, metaphysären Dysplasie Typ Jansen, Hajdú-Cheney-Syndrom u.a.m. (CREMIN u. Mitarb. 1982). Nur in seltenen Fällen von OI findet sich eine eigentliche Verdickung der Kalotte (KEATS 1966, CAMPBELL 1982). Die ständige Rückenlage bei den schweren Formen der OI verformt die weiche Kalotte zum Flachschädel. Bei zwei Dritteln der Fälle (MAROTEAUX u. GILLES 1965) biegt sich der äußere Rand der Schädelbasis derart durch, daß die Ohren nach kaudal gerichtet sind (Pilzschädel, „crâne à rebord", Abb. **116a**). Eine basiläre Impression wird in der Regel erst beim jungen Erwachsenen (Ausnahme RUSH u. Mitarb. 1989), etwa in 20–30% der Fälle, angetroffen und bleibt meist (MAROTEAUX u. GILLES 1965), aber nicht immer (Hydrozephalus, Hirnstammkompression; POZO u. Mitarb. 1984) ohne klinische Folgen.

Multilokuläre röntgentransparente, röntgendichte oder gemischte Läsionen in der Maxilla und Mandibula mit normalen Zähnen charakterisieren eine besondere Form der autosomal dominanten OI (Levin-Syndrom II, McKusick 16626).

Veränderungen der Zähne finden sich je nach Typ der OI in unterschiedlicher Zahl und Art. Nach LUKINMAA u. Mitarb. (1987) und LEVIN u. Mitarb. (1988) unterscheiden wir dabei einerseits die Dentinogenesis imperfecta Typ I (DI Typ I) (bernsteinfarbig oder bläulich durchschimmernde Zähne, vom abnormen Dentin abblätterndes Email, Karies, progressive Einengung und Verschluß der Pulpahöhlen, Kugelform der Kronen, abnorme Konstriktion am Zahnhals, Brüchigkeit und die typischen histologischen Befunde). Diese Veränderungen sind in den Milchzähnen mehr als in den permanenten und in den früh durchbrechenden mehr als in den spät durchbrechenden Zähnen ausgeprägt (Abb. **120**). Andererseits finden sich gehäuft andere „dysplastische Zahnbefunde", insbesondere beim Fehlen der eigentlichen DI I, wie flammenförmige Pulpahöhlen, evtl. mit Pulpasteinen, oder auch apikale Ausweitung der Pulpahöhlen. Im Gegensatz zu DI Typ I ist die DI Typ II ein isoliertes Erbleiden (McKusick 12549) mit fast identischen Befunden.

Die radiologische Untersuchung des *Felsenbeins* (Tomographie, CT) zeigt Einengungen am ovalen Fenster (JARDIN u. Mitarb. 1985). Dies entspricht den histopathologischen Studien des Stapes mit osteospongiosisähnlichen Läsionen und dürfte, neben Frakturen von Gehörknöchelchen, die Hauptursache der Schalleitungsstörung darstellen (PEDERSEN 1985).

2. *Wirbelsäule:* An den Wirbelkörpern fallen neben gelegentlich auffälligen Wachstumslinien (POINSO u. LEGRÉ 1958) Keil- und Flachwirbelbildung auf sowie eine generalisierte Platyspondylie, oft unter Fischwirbelbildung (Abb. **116a, 119c–f**). Wegen der hochgradigen Osteoporose können in schweren Fällen Wirbelkörper und Zwischenwirbelscheiben kaum mehr voneinander unterschieden werden. Die bei 16 von 16 Fällen von OI Typ III beobachtete Verlängerung der lumbalen Laminae ist offenbar besonders charakteristisch für diese Untergruppe (VERSFELD u. Mitarb. 1985).

Schließlich wird beim Erwachsenen in schweren Fällen auch eine sekundäre Blockbildung der Wirbelkörper beobachtet (MAROTEAUX u. GILLES 1965). Die erwähnten Veränderungen führen je nach Ausmaß zur Verkürzung und Verkrümmung der Wirbelsäule und geben Anlaß zur Verwechslung mit der Morquioschen Krankheit (Rumpfzwergwuchs) und der spondyloepiphysären Dysplasie. Das Ausmaß der meist nach dem Alter von 6 Jahren beginnenden progressiven Skoliose, aber auch Kyphose mit Spondylolisthesis, korreliert mit dem Schweregrad der OI (HANSCOM u. BLOOM 1988). Die häufig assoziierte Schlaffheit des Bandapparates macht die Therapie besonders schwierig (für Einzelheiten s. BENSON u. NEWMAN 1981).

Das Becken wird auch ohne Frakturen beim Typ C und D nach HANSCOM u. BLOOM (1988) (s. unten) im Alter von 8–9 (vgl. Abb. **119f**), beim Typ E im

Tabelle 13 Klassifizierung und Prognose der OI anhand von 43 Patienten (nach *Hanscom* u. *Bloom*)

	Typ				
	A	B	C	D	E
Verbiegung langer Röhrenknochen	±	+	+	+	+
Bikonkave Wirbelkörper	−	+	+	+	+
Kleeblattbecken [1]	−	−	+	±	+
Zystische Meta-/Epiphysen [2]	−	−	−	+	+
Fehlen des Kortex (lange Röhrenknochen)	−	−	−	−	+
Fehlen des Rippenkortex	−	−	−	−	−
Frei ambulant	10 von 13	1 von 6	−	−	−
Am Wohnort ambulant mit Hilfsmittel	3 von 13	5 von 6	2 von 11	1 von 8	−
Im Haushalt ambulant	−	−	1 von 11	1 von 8	−
Rollstuhl	−	−	6 von 11	6 von 8	5 von 5
Auf Hilfe angewiesen	−	−	−	−	5 von 5

[1] mit ca. 9 Jahren erkennbar
[2] mit ca. 4½–5½ Jahren erkennbar

Alter von 3 ½ Jahren kartenherzförmig asymmetrisch deformiert. Regelmäßig entsteht dabei eine Protrusio acetabuli.

3. *Thorax:* Zusammen mit der Skoliose entwickeln sich Thoraxdeformitäten, Pectus carinatum und Pectus excavatum. Der besonders beim Typ III beobachtete, steil nach kaudal gerichtete Verlauf der Rippen ist möglicherweise durch alte Frakturen bedingt und behindert die Atmung (VERSFELD u. Mitarb. 1985). Das Erscheinungsbild der Rippen wird für die radiologische Subklassifizierung der neonatal manifesten Fälle benützt (s. unten). Das Spektrum reicht auch hier vom Normalbefund über dünne, aber intakte, zu dünnen oder auch dicken, vielfach frakturierten Rippen mit einem „blasentang"- oder „rosenkranz"-artigen Bild.

4. *Röhrenknochen:* Auch hier kommt das ganze Spektrum vom normalen bis zum grotesk zusammengestauchten Ziehharmonikafemur und -tibia bei der letalen Form Typ IIA (vgl. Abb. **117**) und den fadenförmigen verbogenen Röhrenknochen beim Typ III (vgl. Abb. **119**). vor. Bisweilen sind die Metaphysen massiv aufgetrieben oder mit Pseudozysten durchsetzt (Abb. **119**). Diese auch die Epiphysen mitbefallenden Aufhellungen sollen versprengten Fragmenten der Epiphysenfuge entsprechen („Popcornepiphysen"). Sie sind von einem zentral vorzeitigen Epiphysenschluß begleitet, verschwinden mit der Adoleszenz und lassen eine besonders schlechte Prognose für das weitere Wachstum der Röhrenknochen (GOLDMAN u. Mitarb. 1980, DE GUEMBECKER u. Mitarb. 1983), aber auch für die Progredienz der Skoliose und für die allgemeine Mobilität stellen (Typ E; HANSCOM u. BLOOM 1988, s. unten).

5. *Ein Abriß von Kopf und Gliedmaßen* sub partu kommt bei der OI Typ II (Abb. **117**) vor und dokumentiert die generelle Bindegewebsschwäche (RICHON u. Mitarb. 1970, HELLER u. Mitarb. 1975, DE WET u. Mitarb. 1983, STEINMANN u. Mitarb. 1984, sowie zusätzliche eigene unveröffentlichte Beobachtung).

Radiologische Subklassifizierung und Prognose der OI

SILLENCE (1984) hat eine Unterteilung des *letalen Typs II* (vgl. Abb. **117** u. **118**) in die Gruppen A, B und C vorgeschlagen, die aber radiologisch nicht immer leicht unterscheidbar sind oder bei denen wesentliche diagnostische Elemente sich innerhalb von Wochen verändern können (Abb. **118**). Von MAROTEAUX u. Mitarb. (1986) stammt eine weitgehend mit SILLENCE übereinstimmende Einteilung, die aber für die Prognose nützlicher ist und auch die überlebenden neonatalen Formen miteinbezieht. SPRANGER u. Mitarb. (1982) entwickelten ein spezielles radiologisches Punktesystem zur Abschätzung der Überlebenschancen.

Für die *OI Typ III* (SILLENCE u. Mitarb. 1986) sind später folgende weitere Skelettbefunde charakteristisch: „Popcornepi- und -metaphysen" mit vorzeitigem Epiphysenschluß und massiver Verkürzung der langen Röhrenknochen (vgl. Abb. **119**); breite Epi- und Metaphysen mit einer extrem dünnen und oft grotesk verformten Diaphyse (vgl. Abb. **119**); steil abfallende Rippen, langgezogene Laminae, ausgeprägte Skoliose, massive Osteoporose.

Eine auf Verlaufsstudien beruhende dynamische radiologische Methode zur Prognose im Kindesalter verdanken wir HANSCOM u. BLOOM (1988). Die Einteilung in die Typen A–E (Tab. **13**) versucht die Mobilität der Patienten im Adoleszenten- und Erwachsenenalter sowie Progression und Ausmaß der zukünftigen Skoliose vorauszusagen.

Pränatale radiologische und sonographische Diagnose der OI

Grundsätzlich können Verkürzungen, Verbiegungen, Frakturen, Seitenunterschiede und verminderte oder fehlende Schallschatten der Extremitäten wie auch Rippenfrakturen, Hypoechogenizität des Schädels und der Wirbelsäule, Deformation der Kalotte sowie abnorm gute Sichtbarkeit der Hirnstrukturen, besonders der Ventrikel (Pseudohydrozephalus), und ein enger Thorax als Ausdruck einer OI im 2. Trimenon sonographisch erfaßt werden. Offenbar findet sich aber dabei häufig ein echter Hydrozephalus, der möglicherweise die perinatale Sterblichkeit beeinflußt (KNISELY u. Mitarb. 1988). Der Zeitpunkt einer möglichen sonographischen Diagnose ist jedoch typenabhängig: Typ IIA kann evtl. bereits mit 15 Wochen, IIb und III und vermutlich auch IIC etwa zwischen der 19. und 23. Woche erfaßt werden. Die Typen I und IV werden oft erst postnatal klinisch-radiologisch manifest, sind aber evtl. auch früher bereits zwischen der 24. und 31. Woche erkennbar. Für Einzelheiten und Literaturangaben verweisen wir auf BRONS u. Mitarb. (1988) und VAN DER HARTEN u. Mitarb. (1988) sowie MUNOZ u. Mitarb. 1990, die zum Ausschluß des Types II die Kriterien multiple Frakturen, Demineralisation der Kalotte sowie eine Femurverkürzung unter mehr als 3 SD nach der 17. SSW erfolgreich anwenden. Gelegentlich wurde die letale Form radiologisch zufällig pränatal dokumentiert („un foetus invisible") (MAGNIN u. Mitarb. 1963, HELLER u. Mitarb. 1975).

Differentialdiagnose

Eine große Zahl von Dysplasien, Syndromen und sonstigen Krankheiten teilt mit der OI die Röntgenbefunde der multiplen Frakturen, der Osteoporose, aber auch der Verbiegung von Röhrenknochen. Besonders beim nicht voll ausgeprägten oder atypischen Bild der OI sind verschiedenste andere Diagnosen in Betracht zu ziehen, wie z. B. juvenile Osteoporose (s. Bd. VI/1, S. 256), Leukämien und Kindsmißhandlung (CARTY 1988); in der *Neugeborenenperiode:* Hypophosphatasie, Achondrogenesis, thanatophorer Zwergwuchs, asphyxierende thorakale Dysplasie Jeune, Arthrogryposis multiplex congenita, Achondroplasie, Menkes-Syndrom, Kupfermangel, kampomele Dysplasie, Antley-Bixler-Syndrom; im *Säuglingsalter:* „battered child", Osteoporosis-pseudoglioma-Syndrom (s. S. 745), Gerodermia osteodysplastica hereditaria, Tibia vara congenita, Skorbut. 2 besondere letale Syndrome mit grazilem, frakturiertem Skelett, ein autosomal rezessiv vererbtes mit eher schmalen, ein anderes mit breiten Metaphysen und besonderer Konfiguration des Mundes wurden jüngst neu beschrieben. Beim ersten Typ war das Kollagen vom Typ V in den Fibroblastenkulturen erhöht (MAROTEAUX u. Mitarb. 1988, BONAVENTURE u. Mitarb. 1989); in *Kindesalter/Adoleszenz:* Hajdú-Cheney-Syndrom (s. S. 825), idiopathische juvenile Osteoporose, progressive pseudorheumatoide Chondrodysplasie (s. S.687); Hyper-IgE-Syndrom, Singelton-Merten-Syndrom (McKusick 18225); Dentinogenesis imperfecta Typ II (isoliert), durch Tetrazyklin verfärbte Zähne, fibröse Dysplasie, sekundäre Osteoporosen wie z. B. bei Morbus Cushing, akute Lymphoblastenleukämie, lysinurische Proteinintoleranz etc.; im *Erwachsenenalter:* Dentinogenesis imperfecta Typ II (isoliert), Otosklerose, verschiedene Ursachen der Osteoporose etc.

Literatur

Aitchison, K., D. Ogilvie, M. Honeyman, E. Thompson, B. Sykes: Homozygous osteogenesis imperfecta unlinked to collagen I genes. Hum. Genet. 78 (1988) 233–236

Banta, J. V., R. R. Schreiber, W. J. Kulik: Hyperplastic callus formation in osteogenesis imperfecta simulating osteosarcoma. J. Bone Jt. Surg. 53A (1971) 115–122

Benson, D. R., D. C. Newman: The spine and surgical treatment in osteogenesis imperfecta. Clin. Orthop. 159 (1981) 147–153

Bonaventure, J., L. Zylberberg, L. Cohen-Solal, J. C. Allain, C. Lasselin, P. Maroteaux: A new lethal brittle bone syndrome with increased amount of type V collagen in a patient. Am. J. Med. Genet. 33 (1989) 299–310

Brons, J. T., H. J. van der Harten, J. W. Wladimiroff, H. P. van Geijn, P. F. Dijkstra, N. Exalto, A. Reuss, M. F. Niermeijer, C. J. Meijer, N. F. Arts: Prenatal ultrasonographic diagnosis of osteogenesis imperfecta. Amer. J. Obstet. Gynecol. 159 (1988) 176–181

Byers, P. H.: Disorders of collagen biosynthesis and structure. In C. R. Scriver, A. L. Beaudet, W. S. Sly, D. Valle: The Metabolic Basis of Inherited Disease. 6th ed. McGrawhill, New York 1989, (p. 2805–2842).

Byers, P. H., P. Tsipouras, J. F. Bonadio, B. J. Starman, R. C. Schwartz: Perinatal lethal osteogenesis imperfecta (OI type II): A biochemically heterogeneous disorder usually due to new mutations in the genes for type I collagen. Amer. J. hum. Genet. 42 (1988) 237–248

Campbell, J. B.: Case report 217. Hyperostosis of the calvaria in osteogenesis imperfecta. Skelet. Radiol. 9 (1982) 141–143

Carty, H.: Brittle or battered. Arch. dis. Child. 63 (1988) 350–352

Carty, H.: Brittle or battered? (letter). Arch. Dis. Childh. 64 (1989) 176

Cohn, D. H., P. H. Byers, B. Steinmann, R. E. Gelinas: Lethal osteogenesis imperfecta resulting from a single nucleotide change in one human pro-α1(I) collagen allele. Proc. natl. acad. Sci. USA 83 (1986) 6045–6047

Cole, W. G.: Osteogenesis imperfecta. Baillière's clin. endocrinol. Metab. 2 (1988) 243–265

Cremin, B., H. Goodman, J. Spranger, P. Beighton: Wormian bones in osteogenesis imperfecta and other disorders. Skelet. Radiol. 8 (1982) 35–38

De Guembecker, C., W. de Guembecker, P. Delforge, R. Duriez: Etude radiologique des anomalies metaphyso-epiphysaires dans l'ostéogénèse imparfaite. A propos de 61 observations. J. Radiol. 64 (1983) 249–253

De Vries, W. N., W. J. de Wet: Cysteine in α1 chains of human type I collagen produces a clinically heterogeneous form of osteogenesis imperfecta. In A. Sen, T. Thornhill: Development and Diseases of Cartilage and Bone Matrix. UCLA Symposia on Molecular and Cellular Biology, New Series., Vol. 46, Liss, New York 1987 (p. 55–64)

De Wet, W. J., T. Pihlajaniemi, J. Myers, T. E. Kelly, D. J. Prockop: Synthesis of a shortened pro-α2(I) chain and decreased synthesis of pro-α2(I) chains in a proband with osteogenesis imperfecta. J. biol. Chem. 258 (1983) 7721–7728

Gamble, J. G., L. A. Rinsky, J. Strudwick, E. E. Bleck: Non-union of fractures in children who have osteogenesis imperfecta. J. Bone Jt. Surg. (Amer.) 70 (1988) 439–443

Goldman, A. B., D. Davidson, H. Pavlov, P. G. Bullough: „Popcorn" calcifications: A prognostic sign in osteogenesis imperfecta. Radiology 136 (1980) 351–358

Hanscom, D. A., B. A. Bloom: The spine in osteogenesis imperfecta. Orthop. clin. North Amer. 19 (1988) 449–458

Heller, R. H., K. J. Winn, R. M. Heller: The prenatal diagnosis of osteogenesis imperfecta congenita. Amer. J. obst. Gynecol. 121 (1975) 572–573

Jardin, C., M. Ghenassia, J. Vignaud: Aspect tomographique et scanographique du temporal dans la maladie de Lobstein. A propos d'un cas. J. Neuroradiol. 12 (1987) 317–326

Keats, T. E.: Diffuse thickening of calvarium in osteogenesis imperfecta. Radiology 86 (1966) 97–99

Klenerman, L., B. G. Ockenden, A. C. Townsend: Osteosarcoma occurring in osteogenesis imperfecta. Report of two cases. J. Bone Jt. Surg. 49 B (1967) 314–323

Knisely, A. S., R. E. Frates, M. W. Ambler, D. B. Singer: Hydrocephalus of intrauterine onset in perinatally lethal osteogenesis imperfecta: clinical, sonographic, and pathologic correlations. Pediatr. Pathol. 8 (1988) 367–376

Kurtz, D., K. Morrish, J. Shapiro: Vertebral bone mineral content in osteogenesis imperfecta. Calcif. Tissue Int. 37 (1985) 14–18

Levin, L. S., J. M. Wright, D. L. Byrd, G. Greenway, J. P. Dorst, R. N. Irani, R. E. Pyeritz, R. J. Young, C. L. Laspia: Osteogenesis imperfecta with unusual skeletal lesions: report of three families. Amer. J. med. Genet. 21 (1985) 257–269

Levin, L. S., R. J. Young, R. E. Pyeritz: Osteogenesis imperfecta type I with unusual dental abnormalities. Amer. J. med. Genet. 31 (1988) 921–932

Lukinmaa, P. L., H. Ranta, K. Ranta, I. Kaitila: Dental findings in osteogenesis imperfecta. J. craniofac. genet. dev. Biol. 7 (1987) 115–125, 127–135

McKusick, V. A.: Mendelian Inheritance in Man. Catalogs of Autosomal Dominant, Autosomal Recessive, and X-Linked Phenotypes, 8th ed. Johns Hopkins, Baltimore 1988

Magnin, P., M. Dauvergne, J.-M. Thoulon: Un foetus invisible. Lyon Med. 209 (1963) 163–172

Marini, J. C.: Osteogenesis imperfecta: comprehensive management. Adv. Pediatr. 35 (1988) 391–426

Maroteaux, P., M. Gilles: Etude radiologique de l'osteogenesis imperfecta. Ann. Radiol. 8 (1965) 571–583

Maroteaux, P., J. Frezal, L. Cohen-Solal, J. Bonaventure: Les formes anténatales de l'ostéogènese imparfaite. Essai de classification. Arch. fr. Pédiat. 43 (1986) 235–241

Maroteaux, P., L. Cohen-Solal, J. Bonaventure, M. O. Peter, C. Francannet, P. Guibaud, C. Moraine: Syndrome letaux avec gracilite du squelette. Arch. Fr. Pediatr. 45 (1988) 477–481

Munoz, Ch., R. A. Filly, M. S. Golbus: Osteogenesis type II. Prenatal sonographic diagnosis. Radiology 174 (1990) 181–185

Paterson, C. R., S. McAllion, J. L. Stellman: Osteogenesis imperfecta after the menopause. N. Engl. J. Med. 310 (1984) 1694–1696

Paterson, C. R., S. J. McAllion, J. W. Shaw: Clinical and radiological features of osteogenesis imperfecta type IVA. Acta paediat. scand. 76 (1987) 548–552

Pedersen, U.: Osteogenesis imperfecta. Clinical features, hearing loss and stapedectomy. Biochemical, osteodensitometric, corneometric and histological aspects in comparison with otosclerosis. Acta Oto-Laryngol. Suppl. 415 (1985)

Pedersen, U., F. Melsen, O. Elbrond, P. Charles: Histopathology of the stapes in osteogenesis imperfecta. J. laryngol. Otol. 99 (1985) 451–458

Pendola, F., C. Borrone, M. Filocamo, M. Lituania, B. Steinmann, A. Superti-Furga: Radiologic "metamorphosis" in a patient with severe congenital osteogenesis imperfecta. Eur. J. Pediat. 149 (1990) 403–405

Pihlajaniemi, T., L. A. Dickson, F. M. Pope, V. R. Korhonen, A. Nicholls, D. J. Prockop, J. C. Myers: Osteogenesis imperfecta: cloning of a pro-α2(I) collagen gene with a frameshift mutation. J. biol. Chem. 259 (1984) 12941–12944

Poinso, R., J. Legré: Les aspects-radiologiques du rachis dans la maladie de Lobstein. J. Radiol. Electrol. 39 (1958) 786–792

Pozo, J. L., H. A. Crockard, A. O. Ransford: Basilar impression in osteogenesis imperfecta. A report of three cases in one family. J. Bone Jt. Surg. 66 B (1984) 233–238

Richon, J., G. Brunel, A. Gilbenkrantz, J. M. Masson: A propos d'un cas de fragilité généralisée avec caryotype inédit chez un enfant mort au cours d'une extraction spectaculaire. Bull. ass. gynecol. Obstet. 23 (1970) 503–505

Root, L.: The treatment of osteogenesis imperfecta. Orthop. clin. North Amer. 15 (1984) 775–790

Rush, P. J., D. Berbrayer, B. J. Reilly: Basilar impression and osteogenesis imperfecta in a three-year-old girl: CT and MRI. Pediatr. Radiol. 19 (1989) 142–143

Sillence, D.: Osteogenesis imperfecta: An expanding panorama of variants. Clin. orthop. rel. Res. 159 (1981) 11–25

Sillence, D. O., A. Senn, D. M. Danks: Genetic heterogeneity in osteogenesis imperfecta. J. med. Genet. 16 (1979) 101–116

Sillence, D. O., K. K. Barlow, A. P. Garber, J. G. Hall, D. L. Rimoin: Osteogenesis imperfecta type II. Delineation of the phenotype with reference to genetic heterogeneity. Amer. J. med. Genet. 17 (1984) 407–423

Sillence, D. O., K. K. Barlow, W. G. Cole, S. Dietrich, A. P. Garber, D. L. Rimoin: Osteogenesis imperfecta type III. Delineation of the phenotype with reference to genetic heterogeneity. Amer. J. med. Genet. 23 (1986) 821–832

Smith, R., M. J. O. Francis, G. R. Haughton: The Brittle Bone Syndrome: Osteogenesis Imperfecta. Butterworths, London 1983

Spranger, J., B. Cremin, P. Beighton: Osteogenesis imperfecta congenita. Features and prognosis of a heterogenous condition. Pediat. Radiol. 12 (1982) 21–27

Starman, B. J., D. Eyre, H. Charbonneau, M. Harrylock, M. A. Weiss, L. Weiss, J. M. Graham, P. H. Byers: Osteogenesis imperfecta. The position of substitution for glycine by cysteine in the triple helical domain of the pro α1(I) chains of type I collagen determines the clinical phenotype. J. Clin. Invest. 84 (1989) 1206–1214

Steinmann, B., V. H. Rao, A. Vogel, P. Bruckner, R. Gitzelmann, P. H. Byers: Cysteine in the triple-helical domain of one allelic product of the α1(I) gene of type I collagen produces a lethal form of osteogenesis imperfecta. J. biol. Chem. 259 (1984) 11129–11138

Steinmann, B., A. Superti-Furga, P. M. Royce: Imperfect collagenesis in osteogenesis imperfecta. The consequences of cysteine-glycine substitutions upon collagen structure and metabolism. Ann. N.Y. acad. Sci. 543 (1988) 47–61

Steinmann, B., A. Superti-Furga, P. M. Royce: Heritable disorders of connective tissue. In J. Fernandes, J.-M. Saudubray, K. Tada: Inherited Metabolic disease – Diagnosis and Treatment. Springer, Heidelberg 1990

Superti-Furga, A., F. Pistone, C. Romano, B. Steinmann: Clinical variability of osteogenesis imperfecta linked to COL1A2 and associated with a structural defect in the type I collagen molecule. J. med. Genet. 26 (1989) 358–362

Sykes, B., D. Ogilvie, P. Wordsworth, G. Wallis, C. Mathew, P. Beighton, A. Nicholls, M. Pope, E. Thompson, P. Tsipouras, R. Schwartz, O. Jensson, A. Arnason, A.-L. Börresen, A. Heiberg, D. Frey, B. Steinmann: Consistent linkage of dominantly-inherited osteogenesis imperfecta to the collagen type I loci: COL1A1 and COL1A2. Amer. J. hum. Genet. 46 (1990) 293–307

Thompson, E. M., I. D. Young, C. M. Hall, M. E. Pembrey: Recurrence risks and prognosis in severe sporadic osteogenesis imperfecta. J. med. Genet. 24 (1987) 390–405

Tsipouras, P., P. Flodman, R. C. Schwartz, O. Quarrell, P. S. Harper, R. Weksberg: Mild osteogenesis imperfecta is not always associated with defects in type I collagen and it is not always inherited as a dominant trait. Pediat. Res. 23 (1988) 97 A

van der Harten, H. J., J. T. J. Brons, P. F. Dijkstra, C. J. L. M. Meijer, H. P. van Geijn, N. F. Th. Arts, M. F. Niermeijer: Perinatal lethal osteogenesis imperfecta: Radiologic and pathologic evaluation of seven prenatally diagnosed cases. Pediat. Pathol. 8 (1988) 233–252

Versfeld, G. A., P. H. Beighton, K. Katz, A. Solomon: Costovertebral anomalies in osteogenesis imperfecta. J. Bone J. Surg. 67 B (1985) 602–604

Viljoen, D. L., G. Wallis, G. Versfeld, P. Beighton: Osteogenesis imperfecta type III in Southern Africa. Amer. J. med. Genet. 34 (1989) 146

Young, I. D., E. M. Thompson, C. M. Hall, M. E. Pembrey: Osteogenesis imperfecta type IIA: evidence for dominant inheritance. J med. Genet. 24 (1987) 386–389

Juvenile idiopathische Osteoporose
McK 25975
(Bd. VI, Teil 1, S. 256)

Osteoporose mit Pseudogliom McK 25977

Synonyme: Osteoporose-Pseudogliom-Syndrom, okkuläre Form der Osteogenesis imperfecta.

Vom *autosomal rezessiv vererbten,* vermutlich den Kollagenosen zuzuordnenden Syndrom wurden bis 1988 ca. 35 Fälle veröffentlicht (Übersicht FRONTALI u. Mitarb. 1985, SWOBODA u. GRILL 1988, MCKUSICK 1988).

Klinisch steht die völlige Erblindung – bereits bei der Geburt, in den ersten Lebensmonaten oder erst

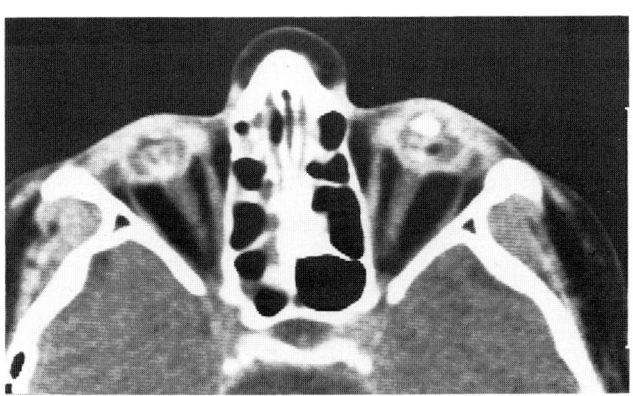

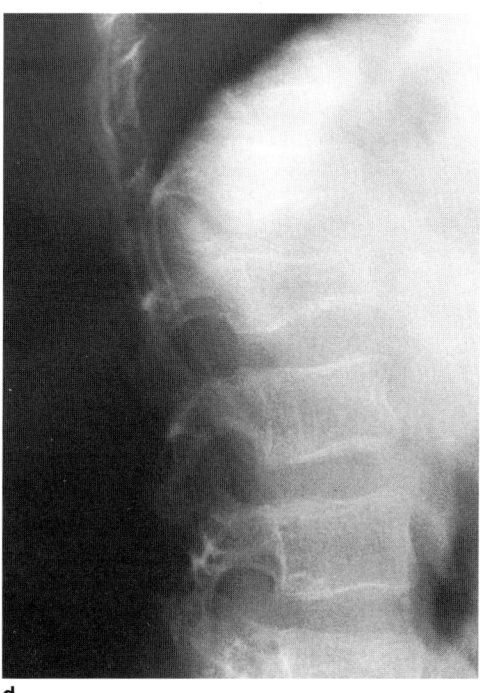

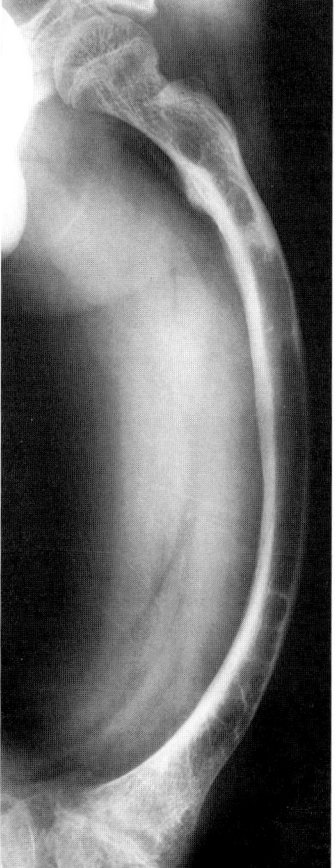

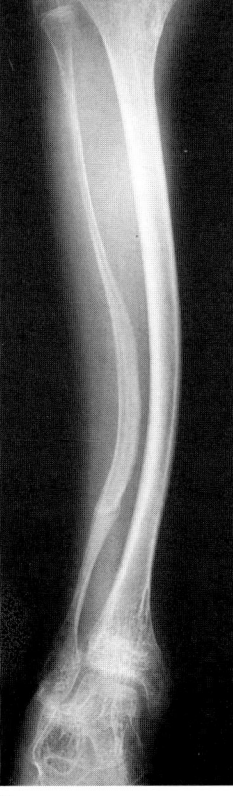

Abb. **121 a–d** Osteoporose mit Pseudogliom, ♂, Nr. 125 004. Süditalienische Abstammung. Fragliche Konsanguinität der Eltern. Mit 4 Monaten bereits Blindheit festgestellt. Mikrozephalie. Geistiger Entwicklungsrückstand. Seit dem Alter von 6½ Jahren bis zum 12. Altersjahr acht Extremitäten- sowie multiple Rippenfrakturen, meist ohne adäquates Trauma. Gleicher Patient wie Dissertation *Eisenring* (1986)
a 10 Jahre. CT der Orbitae: geschrumpfte Bulbi mit Verkalkungen
b 9 Jahre: LWS seitlich. Osteoporose. Keilwirbel
c 12 Jahre: linker Oberschenkel seitlich. Antekurvation. Status nach subtrochantärer Fraktur. Grobsträhnige Osteoporose in Epi- und Metaphysen
d 12 Jahre: rechter Unterschenkel a.-p.: Verbiegung der Röhrenknochen. Fibula stellenweise fadendünn, mit Fraktur. Grobsträhnige Osteoporose epi-/metaphysär

in der 2. Lebensdekade – im Vordergrund. Ursache dafür ist eine vitreoretinale Dysplasie oder eine Phthisis bulbi mit Desorganisation der vitreoretinalen Strukturen (FRONTALI u. Mitarb. 1985). Bei völliger Blindheit findet sich stets eine Mikrophthalmie. Die Verkennung des Befundes als Gliom (=Pseudogliom!) führt zur unnötigen und verstümmelnden Enukleation des Auges(!).
Weitere wichtige klinische Befunde (nach FRONTALI u. Mitarb.) sind, neben den erst *nach dem 3. Altersjahr* auftretenden gehäuften Frakturen, Kleinwuchs (17 von 20), geistiger Entwicklungsrückstand (7 von 20), Mikrozephalie (9 von 14), abnorme Gelenkbeweglichkeit (11 von 11) und Muskelhypotonie (10 von 10).

Radiologisch sind die ossären Befunde nicht von denjenigen einer leichten Form der Osteogenesis imperfecta (I, IV) zu unterscheiden. Die Syndrombezeichnung „Osteoporose ..." ist damit zu eng gefaßt (SUPERTI-FURGA u. Mitarb. 1986). Die grobsträhnige Knochenstruktur ist charakteristisch (Abb. **121 b**). Die Verbiegung der langen Röhrenknochen (Abb. **121 c, u. d**), ebenso wie die offenbar nicht selten vorhandenen Wormschen Knochen, die bei 4 von 8 männlichen, aber bei 0 von 14 weiblichen angetroffen wurden, legen die Diagnose einer Osteogenesis imperfecta besonders nahe.

Die Mikrophthalmie mit den intraoculären Verkalkungen kommt im CT zur Darstellung (Abb. **121 a**).

Die *Differentialdiagnose* entspricht derjenigen der Osteogenesis imperfecta (vgl. S. 742). Allerdings sind Blindheit und Mikrophthalmie die diagnostischen Ausgangspunkte. Die ossären Veränderungen müssen dann bei fehlenden Frakturen gezielt gesucht werden.

Literatur

Eisenring, E.: Ein Fall von Osteoporose-Pseudogliom-Syndrom. Diss, Zürich 1986
Frontali, M., C. Stomeo, B. Dallapiccola: Osteoporosis-pseudoglioma syndrome: report of three affected sibs and an overview. Amer. J. med. Genet. 22 (1985) 35–47
McKusick, A.: Mendelian Inheritance in Man, 8th ed. Hopkins, Baltimore 1988 (p. 1123–1124)
Swoboda W., F. Grill: The osteoporosis pseudoglioma syndrome. Update and report on two affected siblings. Pediat. Radiol. 18 (1988) 399–404
Superti-Furga A., B. Steinmann, F. Perfumo: Osteoporosis-pseudoglioma or osteogenesis imperfecta? Clin. Genet. 29 (1986) 184–185

Osteopetrosen (OP)
McK 16660, 25970, 25971, 25972, 25973

Synonyme: Albers-Schönberg-Krankheit, Marmorknochenkrankheit.

Unter Osteopetrose wird heute eine heterogene Gruppe von genetisch bedingten Osteosklerosen

Tabelle 14   Verschiedene Typen der Osteopetrose

Typ, Erbgang, McK	Klinischer Beginn	Besondere radiologische Merkmale
A „letal AR" (frühmanifest, maligne) McK 25970	selten pränatal, meist im 1. Lebensjahr	generalisiert, meist Aussparung der Mandibula
B „intermediär rezessiv" McK 25971 (25972)	Kindesalter	verschiedene Verteilungsmuster
C „autosomal dominant" (benigne) McK 16660	Kindesalter, selten pränatal	Typen I und II nach *Bollerslev* (s. Text)
D „rezessiv mit tubulärer Azidose" (Carbanhydrase II-Mangel, Marmorhirnkrankheit) McK 25973	Säuglings-/ Kleinkindesalter	intrazerebrale Verkalkungen

Die Bezeichnung in „ " entspricht der internationalen Nomenklatur. In ( ) stehen andere gebräuchliche Bezeichnungen.

verstanden, deren Pathogenese erst bei den Typen A und D (Tab. 14) teilweise abgeklärt wurde.
Was immer die Ursache der OP ist, zuletzt ist der funktionelle Ausfall der meist in normaler oder vermehrter Zahl vorhandenen Osteoklasten für das radiologische Erscheinungsbild verantwortlich (für Einzelheiten s. MARKS 1984, 1987).

Erbgang (s. Tab. **14**)

Bei fehlender Konsanguinität kann durch eine ausschließliche Untersuchung der Geschwister und Eltern eines Patienten der autosomal dominante Erbgang (Typ C) nicht ausgeschlossen werden, da hier auch völlig asymptomatische obligate Erbträger bekannt sind.

Häufigkeit

Ohne weitere Subklassifikation setzt STEVENSON (1959) die Häufigkeit der OP in Nordirland auf $5/10^6$. Eine sorgfältige Studie von BOLLERSLEV (1987) in Dänemark ergab eine Häufigkeit von $5,5/10^5$ für die dominante Form. Im Hinblick auf die 25 Sekundärfälle bei 8 Probanden in dieser Studie ist diese Schätzung wohl zu tief angesetzt.

Klinik

Diese ist vom Typus abhängig. Zudem zeigen besonders die Typen B (verschiedene Formen!) und C (mindestens zwei verschiedene Formen) eine große intrafamiliäre Variabilität. Der *letale autosomal rezessive* (früh manifeste, maligne), wahrscheinlich heterogene *Typ A* kann schon pränatal in Erscheinung treten, wobei *el-Khazen* u. Mitarb. (1986)

ihre entsprechenden 2 Geschwisterfälle mit Hydrozephalus und intrauterinen Frakturen als eine separate „letale Osteopetrose" betrachteten. 2 ähnliche Beobachtungen liegen von CHAWLA (1963, 1972) vor. In der Regel macht sich der Typ A erst im Verlauf des 1. Lebensjahres durch schlechtes Gedeihen und Minderwuchs bemerkbar. Daneben sind die verschiedenen „Systeme" im wechselnden Ausmaß betroffen. Hämatologie: normochrome Anämie, Thrombopenie, Hepatosplenomegalie. Neurologie: Optikusatrophie, Exophthalmus, Strabismus, Nystagmus, Schwerhörigkeit, Fazialisparesen. Das Skelett tritt klinisch durch Auftreibung der langen Röhrenknochen im Metaphysenbereich (s. unten), Frakturen und Osteomyelitiden, besonders der Mandibula (OSBORN u. Mitarb. 1985) in Erscheinung. Die gehäuften Infekte stehen wohl mit der nachgewiesenen abnormen Funktion der zirkulierenden Monozyten und Granulozyten in Zusammenhang (REEVES u. Mitarb. 1979, BEARD u. Mitarb. 1986). Als Folge der schweren Anämie, der Blutungen, Infekte und neurologischen Komplikationen kommt etwa die Hälfte der Patienten bereits im 1. Lebensjahr ad exitum. Vor der Einführung der Knochenmarkstransplantationsbehandlung überlebte kein Kind die 1. Lebensdekade (NISBET 1987). Als zusätzliche Komplikation kann sich eine abnorm früh auftretende, in ihrer Pathogenese noch nicht ganz geklärte, oft resistente Form der Rachitis mit typischen radiologischen Befunden einstellen (OLIVEIRA u. Mitarb. 1986, ZAMBONI u. Mitarb. 1977). Die Heilung von OP-Mäusen, ermöglicht durch eine Reihe von ebenso genialen wie eleganten Experimenten (Parabiose 1973, Knochenmarks- und Milzzellentransfusion 1975) und die Übertragung von OP durch Transfusionsexperimente von OP- auf gesunde Mäuse (WALKER 1973, 1975), klärte die Pathogenese des letal rezessiven Typs A, wenigstens für einen Teil der Fälle weitgehend auf (Abb. 122): Offenbar ist die Stammzelle der Monozytenreihe defekt, wodurch die Granulozyten ebenfalls mitbetroffen sind (s. oben). Seit 1977 (BALLET u. Mitarb., Lit. s. FISCHER u. Mitarb. 1986) wird die Knochenmarkstransplantation auch beim Menschen erfolgreich durchgeführt.

Der *intermediäre rezessive Typ B* ist heterogen und zeigt ein auch intrafamiliär weites, klinisches Spektrum. Im Gegensatz zur autosomal dominanten Form (Typ C) sind die Betroffenen nicht asymptomatisch (KAHLER u. Mitarb. 1984, KAIBARA u. Mitarb. 1982): relativer oder absoluter Minderwuchs, Kompression der Hirnnerven, abnorm kurze Spannweite und Unterlänge, mandibuläre Prognathie und Osteomyelitiden, Zahnabnormitäten, pathologische Frakturen, geringgradige bis mäßige Anämie, evtl. mit extrazellulärer Blutbildung werden beobachtet.

Der *autosomal dominante* (benigne) *Typ C* kann ähnliche Befunde wie der Typ B zeigen, ist aber klinisch weniger oder überhaupt nicht manifest (39% der Fälle von BOLLERSLEV 1987). ANDERSEN u. BOLLERSLEV (1987) unterscheiden die Subtypen I und II mit verschiedenem klinisch-radiologischem Spektrum (s. unten). Pathologische Frakturen und Knochenschmerzen werden fast aus-

Abb. **122** Schematische Darstellung der myeloiden Stammzelldifferenzierung. Dicker Pfeil zeigt vermuteten Beginn der funktionell betroffenen Zellinie bei der letalen OP Typ „A", die durch Knochenmarkstransplantation geheilt werden kann ▼

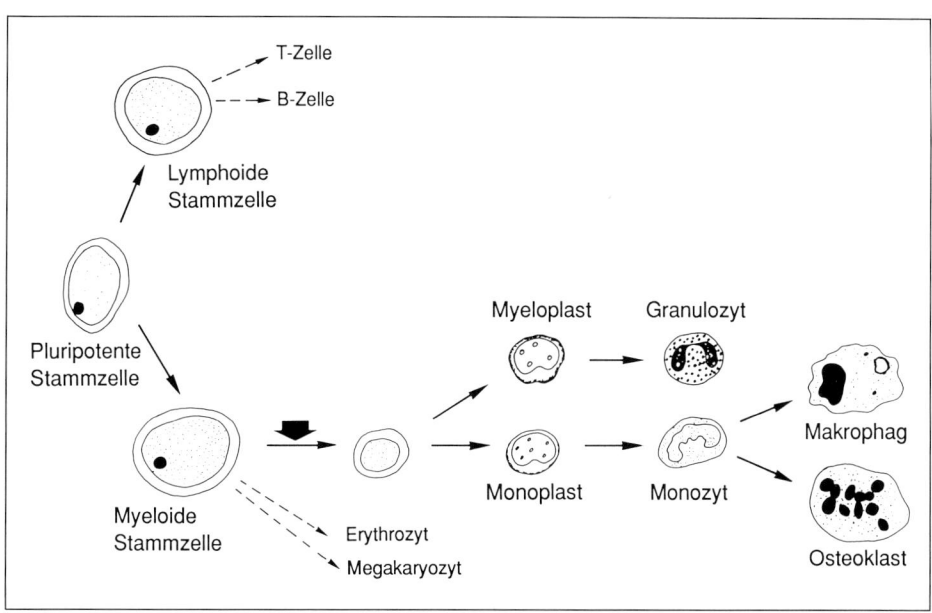

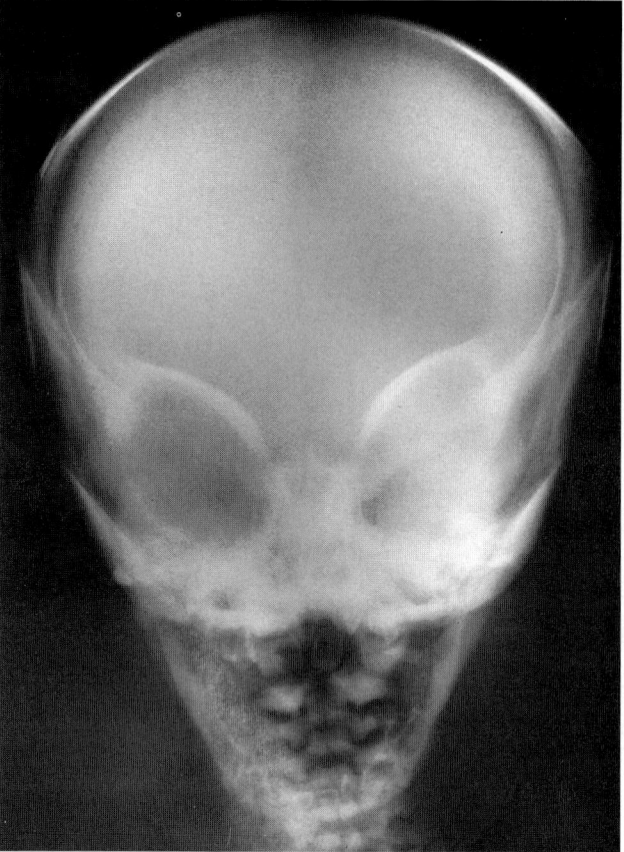

a
Abb. 123a–c OB Typ „A", ♀, 4 Monate, Nr. 162 940. Einweisung wegen Makrozephalie, sonographisch jedoch kein Hydrozephalus!
a Schädel: Sklerose der Kalotte, stärker der Basis „Mephisto"-Gesicht (spezielle Sklerosierung des oberen Orbitarandes). Mandibula kaum verdichtet
b Wirbelsäule seitlich: homogene Sklerose der Wirbelkörper
c Rechtes Bein a.-p.: mangelhafte „Tubulierung" der im Bereich des postnatalen Wachstums längsgestreiften und durch eine horizontale Linie abgesetzten Metaphysen

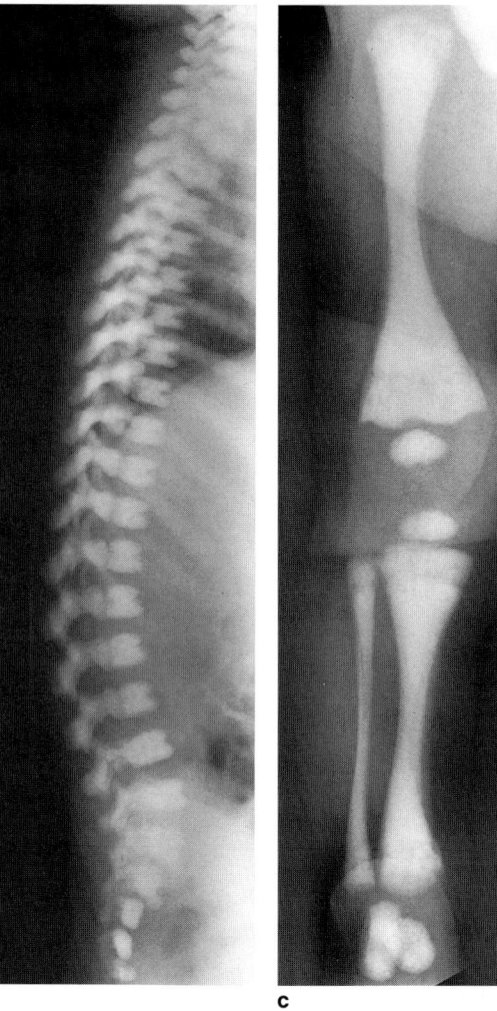

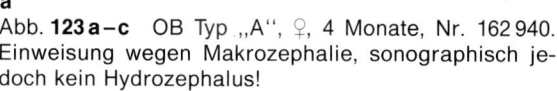

schließlich beim Typ C II beobachtet (BOLLERSLEV u. ANDERSEN 1989). In seltenen Fällen wird der Typ C schon pränatal diagnostiziert (DELAHAYE u. Mitarb. 1976, BERGER u. Mitarb. 1988). Die Prognose ist nicht ausschließlich günstig: Der Princepsfall von ALBERS-SCHÖNBERG erlag mit 47 Jahren an einer Knochenmarksinsuffizienz, während seine Mutter mit 80 Jahren ohne hämatologische Symptome, mit der gleichen Diagnose starb (HEINE 1941).

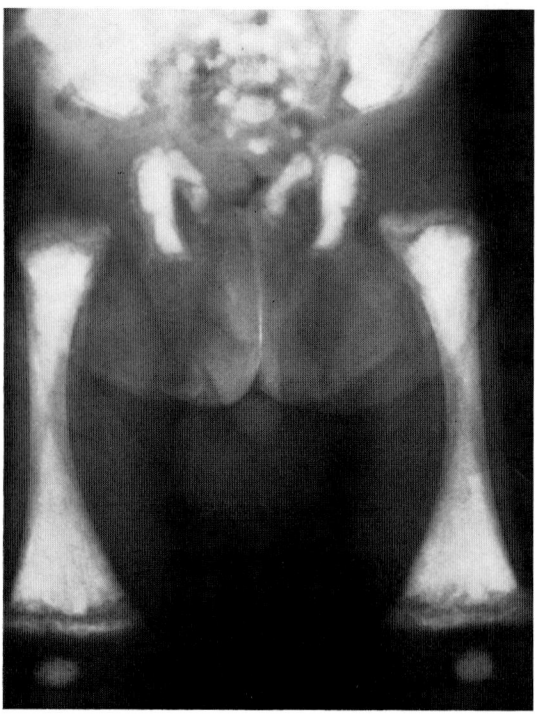

Abb. 124 OP Typ „A", 3 Monate alt. Becken, Oberschenkel ähnlich wie 1C, jedoch mit Zeichen der Frührachitis (Beobachtung Dr. *Wiedemann*, Wangen i.A.)

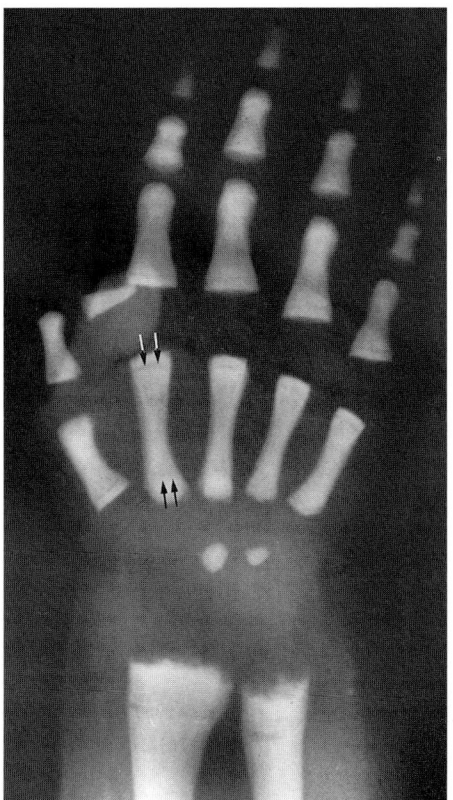
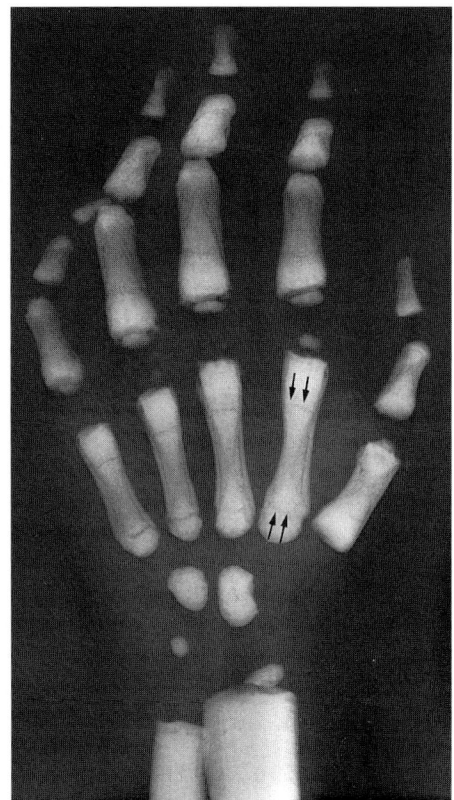
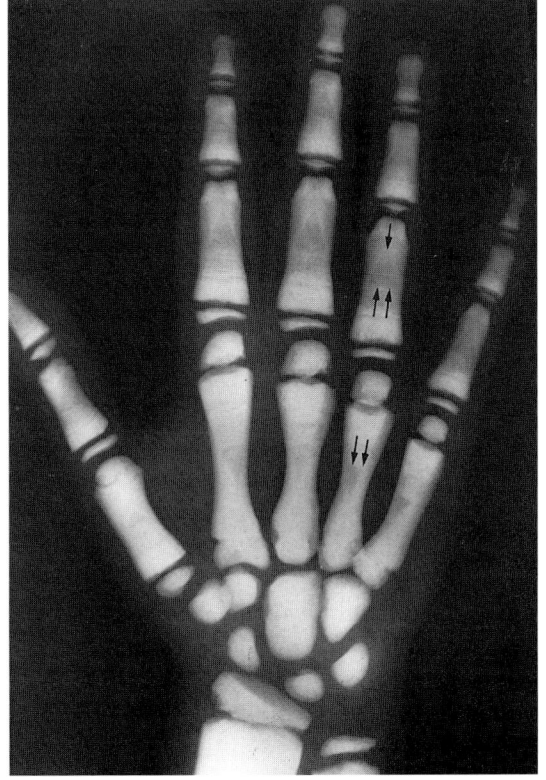

Abb. **125 a–c** OP Typ „A". Evolution der „Endoknochen" im Handskelett
a ♀, 4 Monate, Nr. 146 802
b ♂, 4 4/12 Jahre, Nr. 29 536
c wie **a**, 8 Jahre. Die Endoknochen (= Zonen verminderter Kalkdichte, vermutlich entsprechend dem Volumen des pränatalen, noch nicht sklerosierten Knochens) verschieben sich von den Epiphysen weg und obliterieren teilweise

Der *rezessive*, mit *tubulärer Azidose* verbundene *Typ D* (Carbanhydrase-II-Mangel, Marmorhirnkrankheit) wurde ursprünglich bei saudiarabischen Familien, später aber auch in Europa und den Vereinigten Staaten bis 1987 bei insgesamt 30 Patienten (COCHAT u. Mitarb. 1987) beobachtet. Diese Stoffwechselstörung ist durch einen Carbanhydrase-II-Mangel verursacht. Die wichtige Rolle dieses Enzyms bei der Knochenresorption erklärt wahrscheinlich die ossären Befunde (SLY u. Mitarb. 1965). Carbanhydrase II wird auch in der Hirnsubstanz (z. B. Glia) angetroffen. Die Pathogenese der zerebralen Verkalkung ist jedoch noch unklar. Die Patienten sind bei der Geburt unauffällig. Im späteren Säuglings- bis Kindesalter wurden Wachstumsrückstand, mangelhaftes Gedeihen

750 Konstitutionell-genetische Skeletterkrankungen

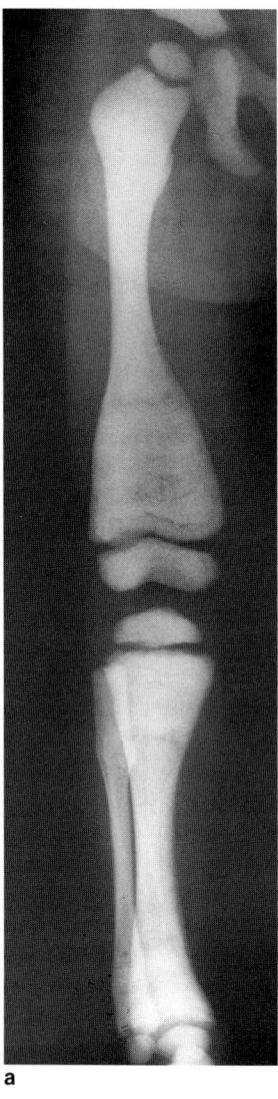 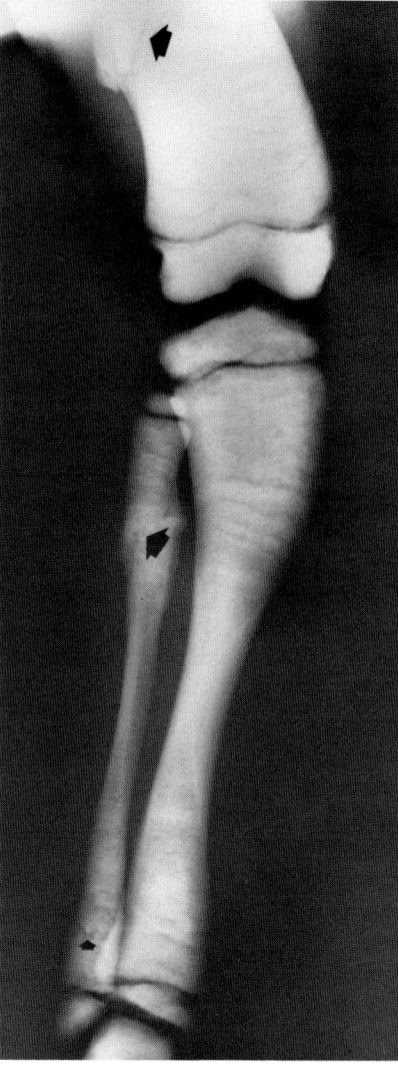

Abb. **126a** u. **b** OP Typ „A", untere Extremitäten (gleiche Patientin wie in Abb. **125a** u. **c**)
a 2 2/12 Jahre. Zunahme der Erlenmeyer-Kolbenform der Röhrenknochen. Alte Fibulafrakturen beidseits. Längs- und Querstreifung der Metaphysen
b 7½ Jahre. Noch ausgesprochenere Form und Strukturveränderung im Bereich der Metaphysen. Multiple ältere Frakturen in Femur und Fibula (→)

a   b

sowie die Folgen der renalen tubulären Azidose beobachtet. Die schweren hämatologischen Symptome des Typs A fehlen. Meist liegt ein geringgradiger oder deutlicher geistiger Entwicklungsrückstand vor. Hirnnervenbefall und pathologische Faktoren wurden in je 6 von 14 Fällen beobachtet (SLY u. Mitarb.). Die Prognose ist bei adäquater Behandlung der renalen Azidose offenbar gut.

Röntgenbefunde

Die radiologischen Befunde sind typ- und altersabhängig, zeigen jedoch zahlreiche Gemeinsamkeiten. Für eine umfassende Darstellung verweisen wir auf die Monographie von GRAHAM u. Mitarb. (1973). Beim Typ A sind sie am stärksten ausgeprägt (Abb. **122–127**). Die generalisierte, nur die Mandibula (FAIRBANK 1948) weitgehend verschonende Osteosklerose läßt die Trabekelstruktur und die Markräume des Knochens nicht mehr erkennen. Die Schädelbasis, weniger ausgesprochen die Kalotte, ist ebenfalls betroffen: Die Einengung der Nervenforamina führt zu neurologischen Komplikationen (s. oben). Aufgrund von CT-Untersuchungen vermuten BARTYNSKY u. Mitarb. 1989 *primäre* Entwicklungs- und Reifungsstörungen als eigentliche Ursache der morphologischen Veränderungen an der Schädelbasis und weniger die sekundäre Einengung der verschiedenen Foramina und Nebenhöhlen. Der „sandwichartige" Befall der Wirbelkörper mit stark sklerotischen Grund- und Deckplatten und zentralen Aufhellungszonen bedingt die auch für den Typ CII charakteristischen „Rahmenwirbel"- oder „Fadenspulenform". Die Metaphysen der langen Röhrenknochen, besonders an den großen Gelenken, erscheinen wegen der fehlenden osteoklastischen Modellierung (s. oben) erlenmeyerkolbenartig aufgetrieben. In der Regel sind die Phalangen deutlich weniger betroffen als das restliche Skelett (FAIRBANK 1948). Die typische, durch permanente Aufhel-

Abb. **127a** u. **b** OP Typ „A" (gleicher Fall wie in Abb. **125b**). Schädel p.-a. und seitlich, 7 Jahre alt. Sklerose der Basis stärker als der Kalotte. „Mephistomaske". Mandibula relativ ausgespart

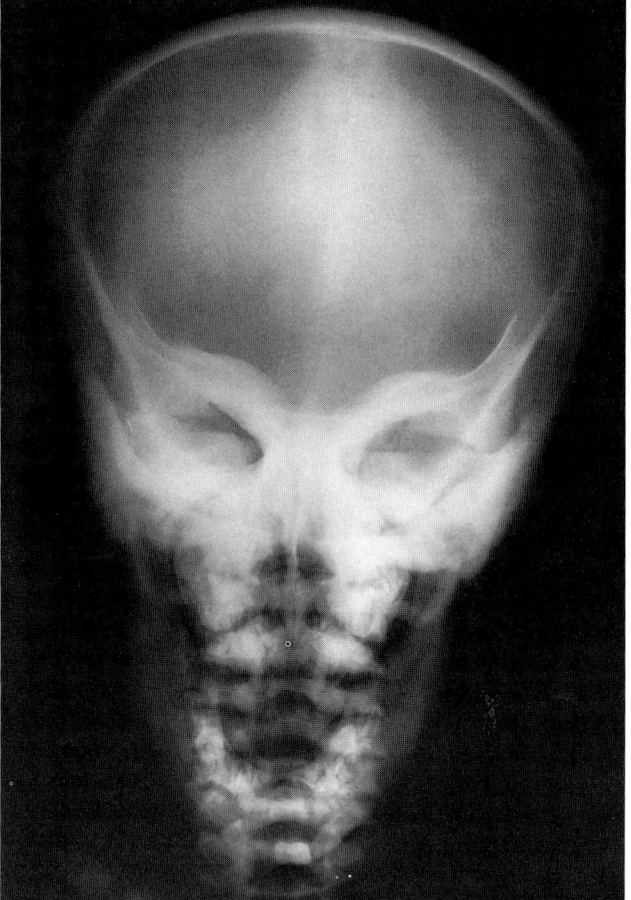

a

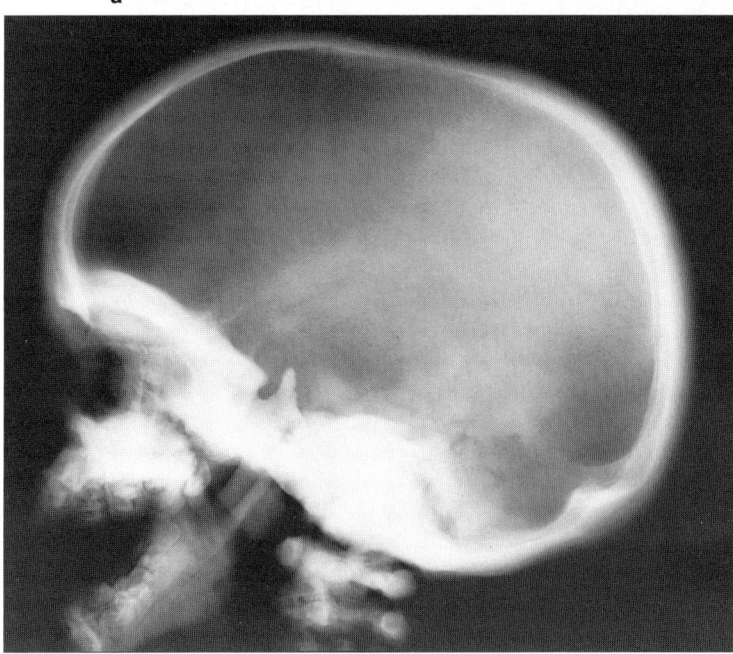

b

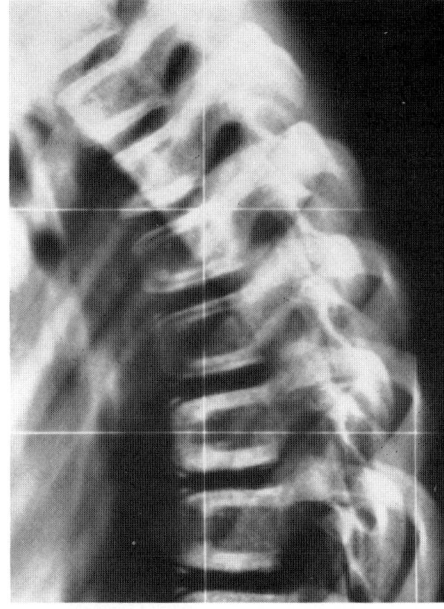

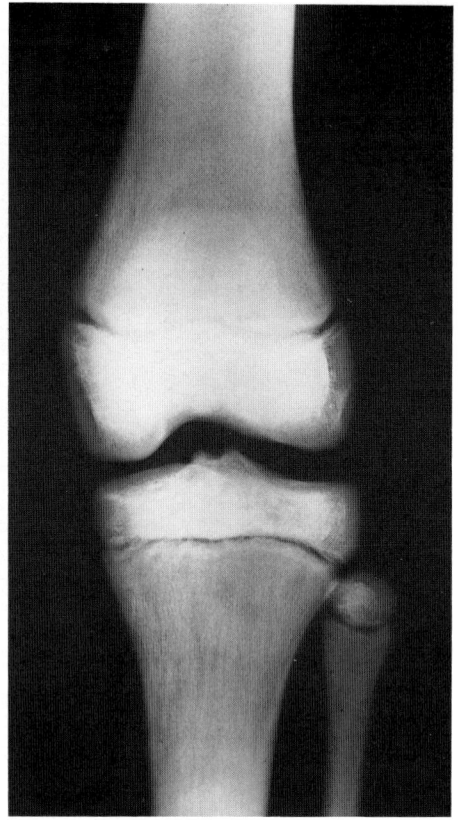

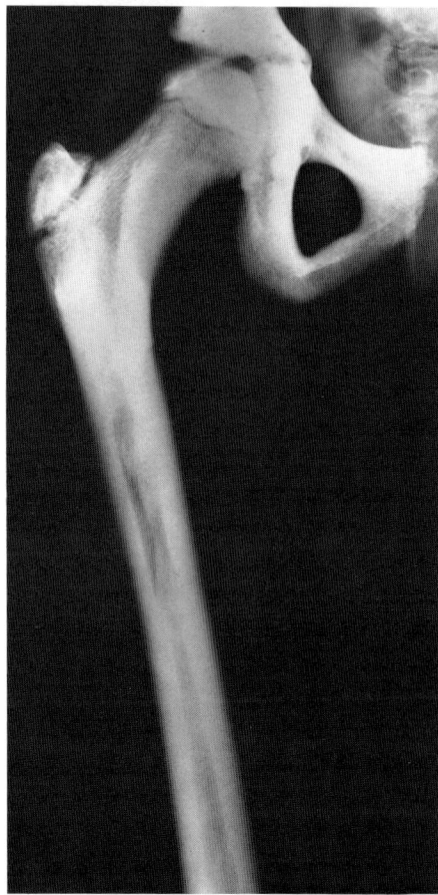

c

Abb. 128a–e OP Typ „C". a–d ♀, 12 Jahre alt. e Tochter von a–d, 9/12 Jahre. Beide asymptomatisch (Beobachtung Priv.-Doz. Dr. *Buetti*, Basel)
a Thorakalwirbelsäule seitlich: „Sandwich"-Wirbelkörper mit bandförmiger Sklerose der Deckplattenregionen
b Rechtes Femur: dicke Kortikalis, erhaltener Markraum. Apo-/Epiphysen sklerosiert
c Linkes Knie: ausgeprägte epiphysäre Sklerose. Nur mäßige Untertubulierung der Metaphysen

lungszonen bewirkte Querstreifung der Metaphysen (Abb. **126**), aber auch der Plattenknochen entsteht während den Phasen beschleunigten Wachstums (Uehlinger 1949, Engfeldt u. Mitarb. 1960, Dent u. Mitarb. 1965). Bisweilen läßt sich eine feine Streifung erst in besonders harten Aufnahmen feststellen. Durch den gleichen Mechanismus bleiben die Silhouetten einzelner Röhrenknochen, wie sie bei der Geburt vorlagen, in späteren Lebensphasen als sog. „Endoknochen", sklerosierte Knöchelchen, umgeben von strahlendurchlässigeren rudimentären Markräumen, in den Diaphysen erhalten. Dieser Befund ist pathognomonisch für die Osteopetrose und läßt bei den Überlebenden im Erwachsenenalter meist nur eine entsprechende Aufhellungszone im Knochen zurück. Seltener ist eine longitudinale Streifung, die durch axial verlaufende Gefäß-, Bindegewebs- und Knorpelsäulen entstehen (Engfeldt u. Mitarb. 1960) (Abb. **123c** u. **126**). Die zusätzliche Komplikation einer resistenten Form der Rachitis wurde bereits erwähnt (Abb. **124**). Nach erfolgreicher Transplantationsbehandlung kann die völlige Normalisierung der Knochenstruktur beobachtet werden. Die bereits vorliegenden Nervenausfälle,

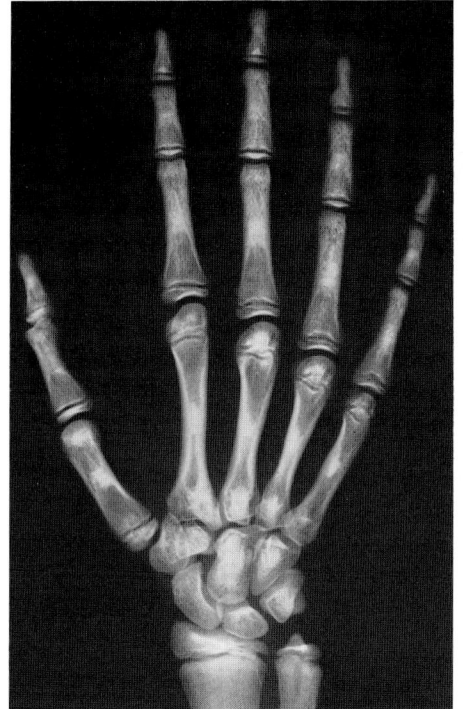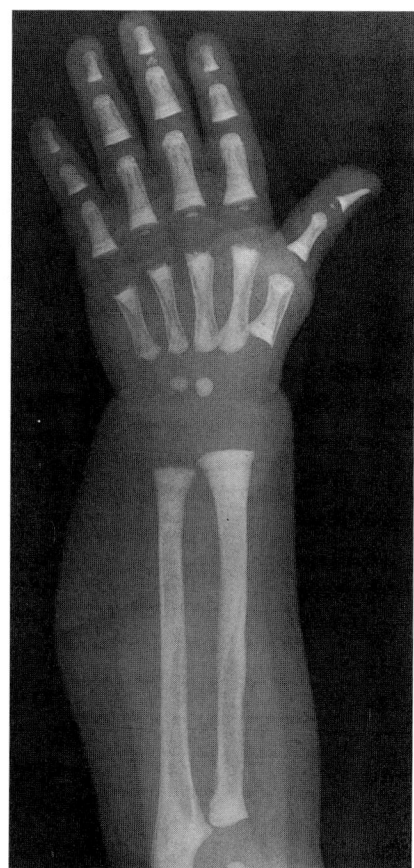

Abb. 128 d u. e
d Rechte Hand: nur zentraldiaphysäre Sklerose des Markraumes der kurzen Röhrenknochen
e Tocher, 9/12 Jahre. Rechter Unterarm und Hand: wesentlich stärkere Sklerose der Markräume und Metaphysen. Negative (= verdichtete) „Endoknochen", wahrscheinlich Ausdruck der postnatalen „Normalisierung" des umgebenden Knochengewebes (!)

besonders Blindheit, bleiben jedoch bestehen (KAPLAN u. Mitarb. 1988). Die MRI-Untersuchung bringt das Fehlen des Knochenmarkes resp. dessen Wiederaufbau nach der Therapie besonders eindrücklich zur Darstellung (RAO u. Mitarb. 1985).

Der *intermediäre rezessive Typ B* und der *autosomal dominante Typ C* (Abb. **128**) weisen ähnliche, aber wesentlich weniger ausgeprägte Befunde als der Typ A auf. In der Regel ist die Kortikalis der Röhrenknochen noch abgrenzbar. Der Schwerpunkt der Sklerose liegt im Bereich der Metaphysen, die jedoch oft weniger oder kaum deformiert erscheinen. Besonders typisch sind die sandwichförmigen (s. oben) Wirbelkörper (Abb. **128a**), während Endoknochen in der Regel auch bei jungen Patienten fehlen (GRAHAM u. Mitarb. 1973). Der Schweregrad der ossären Veränderungen variiert außerordentlich von Fall zu Fall. Der Typ B ist vom Typ C im Einzelfall klinisch-radiologisch nicht immer eindeutig abzugrenzen, obschon der Typ C klinisch häufig asymptomatisch bleibt und auch radiologisch weniger eindrücklich erscheint (s. oben, KAHLER u. Mitarb. 1984). ANDERSEN u. BOLLERSLEV (1987) unterscheiden zudem zwei Untertypen (I und II) des Typs C: Die vorwiegend die Kalotte betreffende Osteosklerose beim Typ I geht mit einer Verengerung des Meatus acusticus internus sowie einer Beeinträchtigung des Trigeminus und Akustikus einher. Die Wirbelsäule ist kaum befallen. Beim Typ II sind vor allem die Schädelbasis, die Deckplatten der Wirbelkörper sowie die Darmbeinknochen sklerosiert und der N. facialis funktionell betroffen (BOLLERSLEV u. Mitarb. 1988).

Bei einem Neugeborenen mit *OP Typ D* (Carbanhydrase-II-Mangel) fand sich nur eine leichte Sklerose an den distalen Enden der Phalangen (OHLSSON u. Mitarb. 1986). In der Folge sind die radiologischen Befunde nicht von denjenigen des letalen Typs A zu unterscheiden, bilden sich jedoch nach den wenigen longitudinalen Beobachtungen (WHYTE u. Mitarb. 1980) im Verlauf der späteren Kindheit und im frühen Erwachsenenalter weitgehend zurück. Die zerebralen Verkalkungen im Bereich des Nucleus caudatus, Putamen und Globus pallidus sowie peripher in der subkortikalen Region konnten bei 13 von 15 Patienten über 18 Monate, initial im Computertomogramm, später z. T.

Tabelle 15 Genetische, mit Sklerose einhergehende Knochendysplasien

1. *generalisiert und diffus**
   a) *konstant, meist früher Beginn*
      kraniodiaphysäre Dysplasie (s. S. 771)
      diaphysäre Dysplasie (Camurati-Engelmann) (s. S. 770)
      Dysosteosklerose (s. S. 788)
      endostale Hyperostose (Worth) (s. S. 773)
      familiäre idiopathische Osteoarthropathie (s. S. 777)
      Osteoektasie mit Hyperphosphatasie (s. S. 788)
      Osteopetrosen, Typen „A"–„D" (s. S. 746)
      Pyknodysostose (s. S. 755)
      Sklerosteose (s. S. 775)
      tubuläre Stenose (Kenny-Caffey) (s. S. 775)
   b) *inkonstant oder später Beginn*
      kraniometaphysäre Dysplasie (s. S. 784)
      endostale Hyperostosie Van Buchem (s. S. 773)
      metaphysäre Dysplasie (s. S. 786)
      Pachydermoperiostose (s. S. 777)
      Osteopetrose (Typen „B, C") (s. S. 746)

2. *Fokal, disseminiert**
   a) *konstant, meist früher Beginn*
      Melorheostose (nicht genetisch!) (s. S. 765)
      Osteomesopyknose (s. S. 758)
      Osteopoikilose (s. S. 760)
      Osteopathia striata (s. S. 763)
      „mixed sclerosing bone dystrophy" (Whyte) (s. S. 765)
      frontometaphysäre Dysplasie (s. S. 782)
   b) *Inkonstant oder später Beginn*
      okulodentoossäre Dysplasie (s. S. 790)
      Osteodysplastie (s. S. 780)
      Gardner-Syndrom (s. S. 793)

3. *Einige seltene, z.T. genetische, mit Sklerose einhergehende Krankheiten*
   Schwarz-Lélek-Syndrom (kraniometaphysäre Dysplasie und Verbiegung der Femora. Genetisch?
   SPONASTRIME Dysplasie (s. S. 720)
   dominante Osteosklerose Typ Stanescu (s. S. 758)
   autosomal dominante Osteosklerose mit familiärer Stenose des Spinalkanales (*Yasuda* u. Mitarb. 1986)
   Lenz-Majewski-Syndrom (Sklerosis der Schädelbasis, sklerotische Atrophie und lokale Hyperostose der langen Röhrenknochen, prox. Symphalangismus; geistiger ER und progeroides Aussehen (s. *Chrzanowska* u. Mitarb. 1989 u. S. 772)
   Toxopachyosteose Weismann-Netter-Stuhl (*Robinow* u. *Johnson* 1988).
   kongenitale Verbiegung der Diaphysen von Tibia und Fibula (Säbelscheidendeformität) mit endostaler Hyperostose. Genetisch? Stoffwechselstörungen?
   Netherton-Syndrom („Bambushaare" mit Sklerose von Schädel, Wirbelsäule und Rippen) (*Johnson* u. Mitarb. 1978)
   Trichothiodystrophie (Pollitt-Syndrom). Zystinmangel mit brüchigem Haar, Nageldysplasie, geistigem und physischem Entwicklungsrückstand und verminderter Fertilität; axiale Osteosklerose und periphere Osteopenie (ähnlich wie Netherton-Syndrom) (*Chapman* 1988)

* modifiziert nach Fauré (1976)

auch im Nativbild beobachtet werden (CUMMING u. Mitarb. 1985, OHLSSON u. Mitarb. 1986).

Wegen des seltenen pränatalen Beginnes liegen nur spärlich Berichte über eine *pränatale Diagnose* vor: EL-KHAZEN u. Mitarb. (1986) verfolgten eine Risikoschwangerschaft sonographisch bereits von der 8. Woche an. Mit 14 Wochen wurde so eine vermehrte Knochendichte vermutet und mit 18 Wochen gesichert. Mit 22 Wochen folgte der Nachweis eines Hydrozephalus, mit 24 Wochen zusätzlich multiple Rippenfrakturen.

Die *Differentialdiagnose* umfaßt sämtliche mit Sklerose einhergehenden Skeletterkrankungen. Die verschiedenen entsprechenden Dysplasien sind in der Tab. 15 aufgeführt. Daneben müssen die metabolischen, endokrinen, toxischen und weiteren Erkrankungen, die mit einer Osteosklerose einhergehen, berücksichtigt werden. Andere Gründe von vermehrter Knochendichte, besonders bei Säuglingen und Kindern, sind:

Artefakte (Unterexposition des Röntgenfilms, schlechte Kopien), Caffeysche Krankheit, fibröse Dysplasie, Hypothyroidismus, Myelosklerose (Fibrose), sehr selten bei Kindern, meistens sekundär; osteoblastische Tumoren, Metastasen, Leukämie, Mastozystose, physiologisch bei Neugeborenen.

Verschiedene periostale Reaktionen:

Hämolytische Infarkte (infektiös) bei Sichelzellanämie etc. (s. S. 247); Hypervitaminose A, Leukämie, multiples Trauma (Trauma-X), Osteomyelitis, multifokal, Prostaglandin-Langzeitinfusion (POZNANSKI u. Mitarb. 1985); Oxalose.

Seltene exotische und historische Ursachen:

Schwermetallvergiftung (Wismut, Blei, Phosphor), Fluor (in Afrika und Indien).

Literatur

Andersen, P. E., J. Bollerslev: Heterogeneity of autosomal dominant osteopetrosis. Radiology 164 (1987) 223–225

Ballet, J. P., C. Griscelli, G. Coutris, G. Milhaud, P. Maroteaux: Bone marrow transplantation in osteopetrosis. Lancet II (1977) 1137

Bartynski, W. S., P. D. Barnes, J. K. Wallman: Cranial CT of autosomal recessive osteopetrosis. Amer. J. Med. Genet. 10 (1989) 543–550

Beard, C. J., L. Key, P. E. Newburger, R. A. Ezekowitz, R. Arceci, B. Miller, P. Proto, T. Ryan, C. Anast, E. R. Simons: Neutrophil defect associated with malignant infantile osteopetrosis. J. lab. clin. Med. 108 (1986) 498–505

Berger, G., G. H. Hinkel, E. Rupprecht: Osteopetrosis (Albers-Schönberg) – Frühmanifestation innerhalb der autosomal dominanten Form. 25. Jahrestagung Gesellschaft für Pädiatrische Radiologie, Kiel 1988

Bollerslev, J.: Osteopetrosis. A genetic and epidemiological study. Clin. Genet. 31 (1987) 86–90

Bollerslev, J., E. Grodum, A. Grontved: Autosomal dominant osteopetrosis (a family study). J. laryngol. Otol. 101 (1987) 1088–1091

Bollerslev, J., A. Grontved, P. E. Andersen jr.: Autosomal dominant osteopetrosis: an otoneurological investigation of the two radiological types. Laryngoscope 98 (1988) 411–413

Bollerslev, J., P. E. Andersen: Fracture patterns in two types of autosomal-dominant osteopetrosis. Acta. Orthop. Scand. 60 (1989) 110–112

Chapman, S.: The trichothiodystrophy syndrome of Pollitt. Pediat. Radiol. 18 (1988) 154–156

Chawla, S.: Intra-uterine osteopetrosis with hydrocephalus (prenatal diagnosis). Brit. J. Radiol. 36 (1963) 765–767

Chawla, S.: Intra-uterine osteopetrosis with hydrocephalus. Indian J. Radiol. 26 (1972) 56–58

Chrzanowska, K. H., J. P. Fryns, M. Krajewska-Walasek, H. Van-den-Berghe, L. Wisniewski: Skeletal dysplasia syndrome with progeroid appearance, characteristic facial and limb anomalies, multiple synostoses, and distinct skeletal changes: a variant example of the Lenz-Majewski syndrome. Am. J. Med. Genet. 32 (1989) 470–474

Cochat, P., I. Loras-Duclaux, P. Guibaud: Déficit en anhydrase carbonique II: ostéopétrose, acidose rénale tubulaire et calcifications intracraniennes. Revue de la littérature à partir de trois observations. Pédiatrie 42 (1987) 121–128

Cumming, W. A., A. Ohlsson: Intracranial calcification in children with osteopetrosis caused by carbonic anhydrase II deficiency. Radiology 157 (1985) 325–327

Delahaye, R. P., P. J. Metges, J. P. Anglade, X. Malmezat, P. Pascal-Suisse: Découverte simultanée d'une ostéopétrose chez la mère et le foetus à l'occasion d'une radiopelvimétrie. J. radiol. Electrol. 57 (1976) 359–362

Dent, C. E., J. M. Smellie, L. Watson: Studies in osteopetrosis. Arch. dis. Childh. 40 (1965) 7–15

el-Khazen, N., D. Faverly, E. Vamos, N. Van-Regemorter, J. Flament-Durand, B. Carton, N. Cremer-Perlmutter: Lethal osteopetrosis with multiple fractures in utero. Amer. J. med. Genet. 23 (1986) 811–819

Engfeldt, B., C. M. Fajers, H. Lodin, M. Pehrson: Studies on osteopetrosis: III. Roentgenologic and pathologic anatomical investigations on some of the bone changes. Acta paediat. (Uppsala) 49 (1960) 391–408

Fairbank, H. A. G.: From an atlas of general affections of the skeleton. 2. Osteopetrosis. J. Bone Jt. Surg. 30-B (1948) 339–356

Fauré, Cl.: Maladies osseuses condensantes. In Buffard, Fauré, Bochu: Radiologie clinique, tome III. Flammarion, Paris 1976 (p. 43–45)

Fischer, A., C. Griscelli, W. Friedrich, B. Kubanek, R. Levinsky, G. Morgan, J. Vossen, G. Wagemaker, P. Landais: Bone-marrow transplantation for immunodeficiencies and osteopetrosis: European survey 1968–1985. Lancet 1986/II, 1080–1084

Graham, C. B., U. Rudhe, O. Eklöf: Osteopetrosis. Progr. pediat. Radiol. 4 (1973) 375–402

Heine, J.: Beitrag zur Marmorknochenkrankheit. Fortschr. Röntgenstr. 63 (1941) 121–130

Johnson, F., C. Flores, W. B. Dodgson: Case Report 50. Skelet. Radiol. 2 (1978) 185–186

Kahler, St. G., J. A. Burns, A. S. Aylsworth: A mild autosomal recessive form of osteopetrosis. Amer. J. med. Genet. 17 (1984) 451–464

Kaibara, N., I. Katsuki, T. Hotokebuchi, K. Takagishi: Intermediate form of osteopetrosis with recessive inheritance. Skelet. Radiol. 9 (1982) 47–51

Kaplan, F. S., C. S. August, M. D. Fallon, M. Dalinka, L. Axel, J. G. Haddad: Successful treatment of infantile malignant osteopetrosis by bone-marrow transplantation. A case report. J. Bone Jt. Surg. 70-A (1988) 617–623

Marks, S. C.: Congenital osteopetrotic mutations as probes of the origin, structure, and function of osteoclasts. Clin. orthop. rel. Res. 189 (1984) 239–263

Marks, S. C.: Osteopetrosis - multiple pathways for the interception of osteoclast function. Appl. Pathol. 5 (1987) 172–183

Nisbet, N. W.: Bone marrow transplantation in precocious osteopetrosis. Brit. Med. J. 294 (1987) 463–464

Ohlsson, A., W. A. Cumming, A. Paul, W. S. Sly: Carbonic anhydrase II deficiency syndrome: recessive osteopetrosis with renal tubular acidosis and cerebral calcification. Pediatrics 77 (1986) 371–381

Oliveira, G., M. I. Boechat, S. M. Amaral, L. W. Young: Osteopetrosis and rickets: an intriguing association. Amer. J. dis. Childh. 140 (1986) 377–378

Osborn, R., T. Boland, S. DeLuchi, O. R. Beirne: Osteomyelitis of the mandible in a patient with malignant osteopetrosis. J. oral Med. 40 (1985) 76–80

Poznanski, A., S. K. Fernbach, T. E. Berry: Bone changes from prostaglandin therapy. Skelet. Radiol. 14 (1985) 20–25

Rao, V. M., M. K. Dalinka, D. G. Mitchell, C. E. Spritzer, F. Kaplan, C. S. August, L. Axel, H. Y. Kressel: Osteopetrosis: MR characteristics at 1,5 T. Radiology 161 (1986) 217–220

Reeves, J. D., C. S. August, J. R. Humbert, W. L. Weston: Host defense in infantile osteopetrosis. Pediatrics 64 (1979) 202–206

Robinow, M., F. Johnson: The Weismann-Netter syndrome. Amer. J. med. Genet. 29 (1988) 573–579

Sly, W. S., M. P. Whyte, V. Sundaram, R. E. Tashian, D. Hewett-Emmett, P. Guibaud, M. Vainsel, H. J. Baluarte, A. Gruskin, M. Al-Mosawi et al.: Carbonic anhydrase II deficiency in 12 families with the autosomal recessive syndrome of osteopetrosis with renal tubular acidosis and cerebral calcification. New Engl. J. Med. 313 (1985) 139–145

Stevenson, A. C.: The load of hereditary defects in human populations. (Proceedings of the international congress of radiation research.) Radiat. Res. Suppl. 1 (1969)

Uehlinger, E.: Zur pathologischen Anatomie der frühinfantilen malignen Form der Marmorknochenkrankheit mit einfach-rezessivem Erbgang. Helv. paediat. Acta 4 (1949) 60–76

Walker, D. G.: Osteopetrosis cured by temporary parabiosis. Science 180 (1973) 875

Walker, D. G.: Bone resorption restored in osteopetrotic mice by transplants of normal bone marrow and spleen cells. Science 190 (1975 a) 784–785

Walker, D. G.: Spleen cells transmit osteopetrosis in mice. Science 190 (1975 b) 785–787

Whyte, M. P., W. A. Murphy, M. D. Fallon: Osteopetrosis, renal tubular acidosis and basal ganglia calcification in three sisters. Amer. J. Med. 69 (1980) 64–74

Zamboni, G., C. Cecchettin, P. Marradi, M. Foradori, G. Zoppi: Association of osteopetrosis and vitamin D-resistant rickets. Helv. paediat. Acta 32 (1977) 363–368

Pyknodysostose (PY)   McK 26580

Synonym: Osteopetrosis acroosteolytica (ANDRÉN u. Mitarb. 1982)

Erbgang und Häufigkeit

MAROTEAUX u. LAMY (1962) sowie ANDRÉN u. Mitarb. (1962) beschrieben die autosomal rezessiv vererbte PY erstmals 1962, wobei die heutige gebräuchliche Bezeichnung (πυκνός = dicht) von den erstgenannten Autoren stammt. Seither sind über 170 Fälle mitgeteilt worden. Die *Häufigkeit* wird auf $<1/10^6$ geschätzt (WYNNE-DAVIES u. Mitarb. 1985).

Klinik

Die Befunde sind variabel und gleichen denjenigen der leichten Form von Osteopetrose (Typ B [C]) (s. S. 746): Extremitätenminderwuchs (Erwachsenenlänge 135–150 cm, selten normal, MILLS u. JOHNSTON 1988), charakteristische Erscheinung mit prominenter Stirn- und Okzipitalpartie, kleinem Gesicht, prominenter hakenförmiger Nase, Mikrognathie, kleinen Händen und großen Fingern. Abnorme Frakturanfälligkeit. Selten Osteomyelitis des Unterkiefers (VAN MERKESTEYN u. Mitarb. 1987) sowie extramedulläre Hämatopoese bis zur myelophthisen Anämie (KUMAR u. Mitarb. 1988).

756 Konstitutionell-genetische Skeletterkrankungen

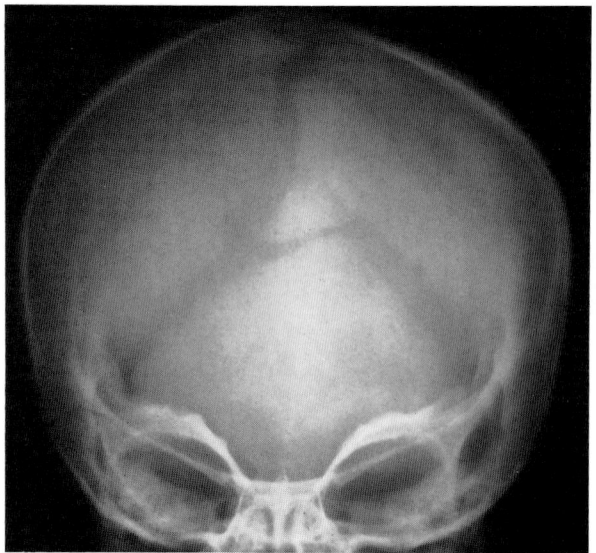

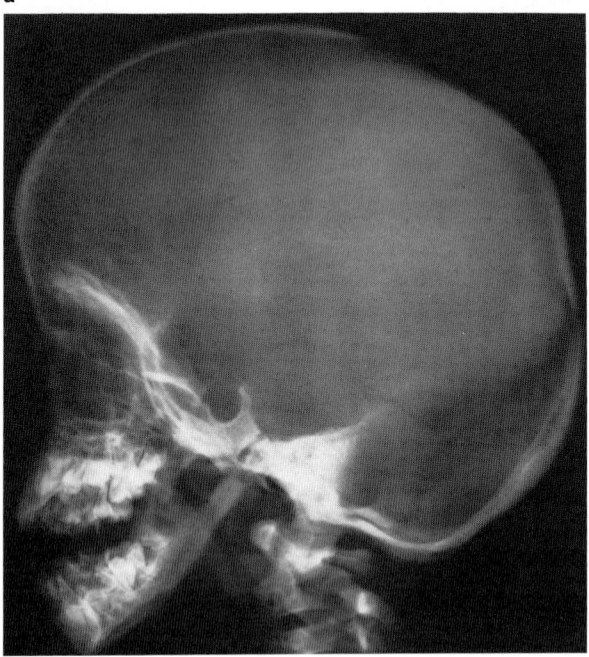

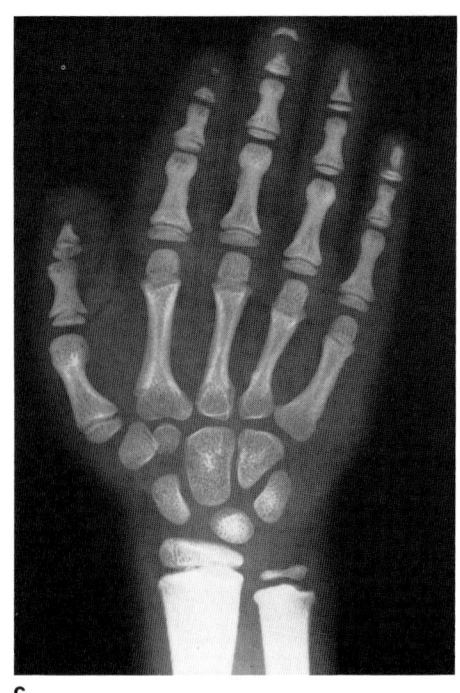

Abb. **129a–f** Pyknodysostose, ♂, 8 9/12 Jahre, Nr. 81 936. Allgemeine, mäßig ausgeprägte Osteosklerose
Schädel **a** a.-p. und **b** seitlich: klaffende, zakkig begrenzte Lambda- und Sagittal-, nicht aber Koronarnaht. Großer Schaltknochen im Bereich der kleinen Fontanelle. Flacher Kieferwinkel
c Rechte Hand, p.-a.: mäßige Brachyphalangie und Brachymetakarpie. Hypoplasie und Defekte an den Endphalangen. Zapfenepiphyse am Daumenendglied

Der hypoplastische Unterkiefer kann zu einer chronischen Verlegung der Atemwege und bis zur Herzinsuffizienz führen (FITZGERALD 1988).

Röntgenbefunde (Abb. **129**)

Schwerpunkte: generalisierte Osteosklerose und Akroosteolyse, bis ins Erwachsenenalter offene Schädelnähte und Fontanellen.

Allgemeine Befunde

Die das ganze Skelett umfassende, im Verlauf der Jahre zunehmende Osteosklerose betrifft an den Röhrenknochen vor allem den Kortex, wobei aber auch die Metaphysen nicht verschont bleiben. Immerhin sind die Markräume noch zu erkennen.

Die „Modellierungsstörung" der Metaphysen ist nur angedeutet oder fehlt ganz. Neben den pathologischen Frakturen wird selten auch eine Rachitis – wiederum wie bei der Osteopetrose (Typ „A"), s. S. 751, beobachtet (SANTHANAKRISHNAN u. Mitarb. 1986).

Lokale Befunde

Schädel: Die bis ins Erwachsenenalter klaffenden Sagittal- und Lambda-, weniger die Koronarnähte, das Offenbleiben der großen Fontanelle (Ausnahme Fall 1 BENNANI-SMIRÈS 1984 mit normaler großer, aber klaffender kleiner Fontanelle), der hypoplastische Unterkiefer mit nahezu gestrecktem Kieferwinkel zusammen mit der mäßigen

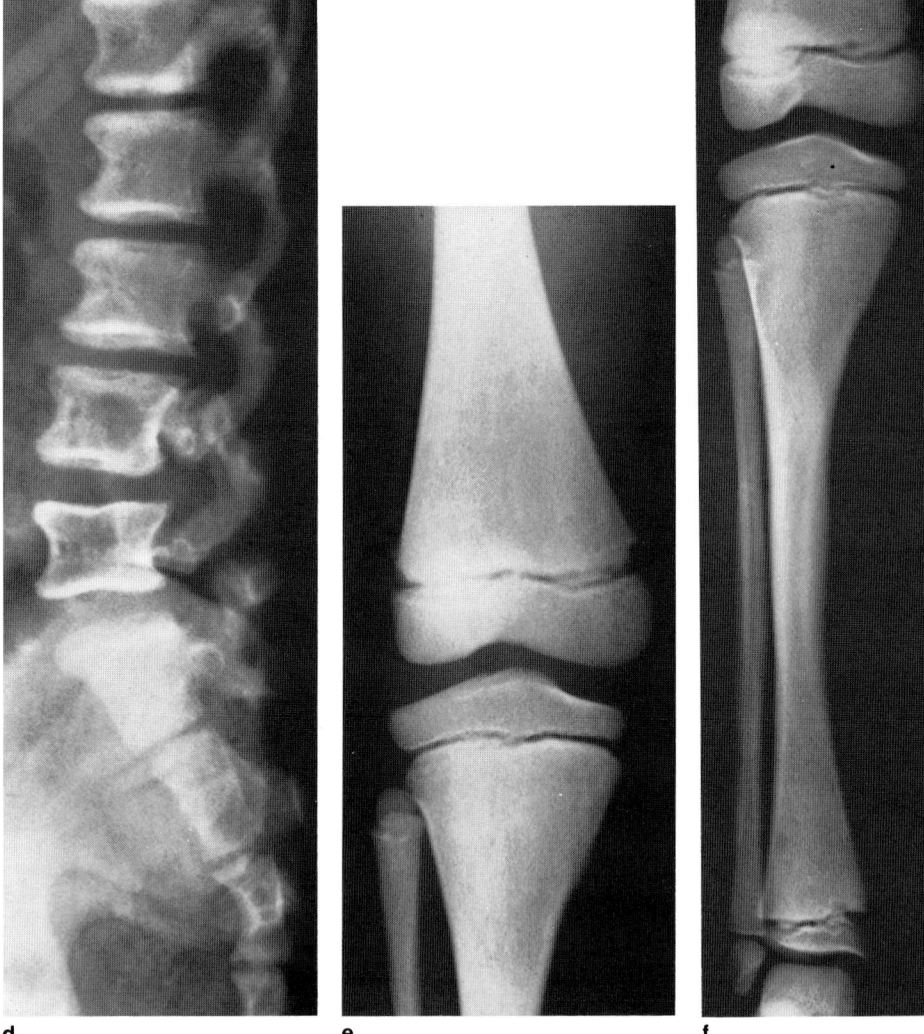

Abb. 129 d–f
d Lumbosakralwirbelsäule (12 Jahre): angedeutete Rahmenwirbel, verstärkte ventrale Exkavation, angedeutet dorsal der Wirbelkörper. Spondylolyse L5/S1. L5 „Diabolo"-Konfiguration
e Knie und **f** Unterschenkel: mangelhafte Tubulierung der knienahen Femurmetaphyse (aus A. Giedion, M. Zachmann: Helv. paediat. Acta 21 [1986] 612)

Sklerose ermöglichen bereits die Diagnose. Die Wormschen Knochen können, meist großschollig, vermehrt sein, zeigen aber nicht das ausgedehnte Netzwerk von Schaltknochen so charakteristisch für die Osteogenesis imperfecta. Neben verschiedenen anderen Anomalien des Gebisses (JONES u. Mitarb. 1988) sind die verspätete Eruption der definitiven Zähne sowie ein teilweises Persistieren der Milchzähne typisch.
In 5/7 Fällen fanden BENNANI-SMIRÈS u. Mitarb. pseudoangiomatöse Veränderungen der Parietalknochen.
Hände und Füße: Eine die Endglieder von Fingern und Zehen in wechselndem Ausmaß befallende, selbstlimitierte Akroosteolyse, die meist die Epiphysengegend verschont und die Gelenke nie überschreitet, ist, wiederum mit der Osteosklerose zusammen, an sich schon pathognomonisch. Dem teilweisen radiologischen Verschwinden des Hyoids (THEANDER 1978) mag ein ähnlicher Prozeß zugrunde liegen.

Übrige Skelettbefunde
Klavikulae: Die häufigen Hypoplasien der Klavikulae, die jedoch selten mit eigentlichen Defekten verbunden sind, können zur Fehldiagnose einer kleidokranialen Dysplasie führen.
Wirbelsäule: Die gehäufte Spondylolyse (Abb. 129 d) oder -listhesis, vor allem im Lumbalbereich, aber auch cercival (Spondylolyse C2, CURRARINO

1989), wird als Ausdruck der erhöhten Frakturanfälligkeit betrachtet. Die kombinierte Dorsal- und Ventralexkavation führt zu einer „Diabolo"-Konfiguration (BENNANI u. Mitarb.) der Wirbelkörper (Abb. **129 d**). Die tiefe Einkerbung zwischen Korpus und Flügel des Darmbeins kann zu einer typischen „Sockelform" führen (GIEDION u. ZACHMANN 1968). Coxa valga ist häufig.

Die radiologische Differentialdiagnose zur kleidokranialen Dysplasie, zur kraniomandibulären Dermatodysostose (DANKS u. Mitarb. 1974), Osteopetrose und zur idiopathischen Akroosteolyse Hajdu-Cheney (s. S. 826) ergibt sich aus den erwähnten pathognomonischen Befunden.

Literatur

Andrén, L., J.-F. Dymling, K. E. Hogeman, B. Wendeberg: Osteopetrosis acro-osteolytica. A syndrome of osteopetrosis, acro-osteolysis and open sutures of the skull. Acta chir. scand. 124 (1962) 496–507

Bennani-Smirès, N., N. R. el-Alamy, N. Bouchareb: La pycnodysostose. Aspects classiques et inhabituels. A propos de 7 cas. J. Radiol. 65 (1984) 689–695

Currarino, G.: Primary spondylolysis of the axis vertebra (C2) in three children, including one with pyknodysostosis. Pediatr. Radiol. 19 (1989) 535–538

Danks, D. M., V. Mayne, H. N. B. Wettenhall, R. K. Hall: Craniomandibular dermatodysostosis. Birth Defects 10 (1974) 99–105

Fitzgerald, T.: Pycnodysostosis with right heart failure due to hypoplastic mandible and chronic upper airway obstruction. Brit. J. Radiol. 61 (1988) 322–327

Giedion, A., M. Zachmann: Pyknodysostose. Helv. paediat. Acta 21 (1966) 612–621

Jones, C. M., J. S. Rennie, A. S. Blinkhorn: Pycnodysostosis. A review of reported dental abnormalities and a report of the dental findings in two cases. Brit. dent. J. 164 (1988) 218–220

Kumar, R., P. K. Misra, R. Singhal: An unusual case of pycnodysostosis. Arch. dis. Child. 63 (1988) 558–559

Maroteaux, P., C. Fauré: Pycnodysostosis. Progr. pediat. Radiol. 4 (1973) 403–413

Maroteaux, P., M. Lamy: Deux observations d'une affection osseuse condensante. La pycnodysostose. Arch. fr. Pédiat. 19 (1962) 267–274

Mills, K. L., A. W. Johnston: Pycnodysostosis. J. med. Genet. 25 (1988) 550–553

Santhanakrishnan, B. R., S. Panneerselvam. S. Ramesh, M. Panchatcharam: Pycnodysostosis with visceral manifestation and rickets. Clin. Pediat. (Phil.) 25 (1986) 416–418

Theander, G.: Partial disappearance of the hyoid bone in pyknodysostosis - Report of a case. Acta radiol. 19 (1978) 237–242

van Merkesteyn, J. P., J. Bras, J. I. Vermeeren, A. van der Sar, L. W. Statius van Eps: Osteomyelitis of the jaws in pycnodysostosis. Int. J. oral. maxillofac. Surg. 16 (1987) 615–619

Wynne-Davies, R., C. M. Hall, A. G. Apley: Atlas of Skeletal Dysplasias. Churchill Livingstone, Edinburgh 1985

Dominante Osteosklerose Typ Stanescu McK 12290

Synonyme: kraniofaziale Dysostose mit diaphysärer Hyperplasie, Osteosklerose Typ Stanescu

STANESCO (später STANESCU!) u. Mitarb. (1963) beschrieben eine Familie mit 9 Merkmalsträgern der autosomal dominant vererbten Dysplasie, die folgende Befunde aufwiesen: Minderwuchs (Erwachsenengröße 124,5–134,7 cm), kleiner Schädel, dünne Kalotte, Einbuchtung im Bereich der Koronar- und Lambdanaht, hypoplastische Maxilla, Exophthalmus, Hypoplasie der Mandibula und abgeflachter Kieferwinkel. Mit dem Alter zunehmende Verdickung der Kortikalis der langen Röhrenknochen. Im übrigen guter Gesundheitszustand.

Eine weitere Untersuchung der Familie brachte 3 zusätzliche Merkmalsträger zutage (MAXIMILIAN u. Mitarb. 1981). Im übrigen sind jedoch keine weitere, wirklich vergleichbare ähnliche Fälle publiziert worden, auch nicht von DIPIERRI u. GUZMAN (1984).

Literatur

Dipierri, J. E., J. D. Guzman: A second family with autosomal dominant osteosclerosis – type Stanescu. Amer J. med. Genet. 18 (1984) 13–18

Maximilian, C., L. Dumitriu, D. Ionitiu, I. Ispas, P. Firu, M. Ciovirnache, D. Duca: Syndrome de dysostose craniofaciale avec hyperplasie dyaphysaire. J. genet. Hum 29 (1981) 129–139

Stanesco, V., C. Maximilian, S. Poenaru, I. Florea, R. Stanesco, V. Ionesco, D. Ioanitiu: Syndrome héréditaire dominant, réunissant une dysostose cranio-faciale de type particulier, une insuffisance de croissance d'aspect chondrodystrophique et un épaississement massif de la corticale des os longs. Rev. fr. endocrinol. Clin. 4 (1963) 219–231

Osteomesopyknose McK 16645

Über die 1979 erstbeschriebene (SIMON u. Mitarb.), aufgrund des fast selektiven Befalls des Achsenskeletts als Osteomesopyknose ($\mu\acute{\epsilon}\sigma o\varsigma$ = Mittler, $\pi\upsilon\kappa\nu\acute{o}\varsigma$ = dicht) bezeichnete (MAROTEAUX 1980), *autosomal dominant vererbte* Dysplasie sind bis heute 8 Mitteilungen erschienen.

Klinisch stehen die evtl. schon im frühen Kindesalter, meist erst in der frühen Adoleszenz beginnenden Rückenschmerzen im Vordergrund. Diese können aber auch fehlen (Zufallsbefund, MAROTEAUX Fall 2, STOLL u. Mitarb. 1981) oder aber die Familienanamnese ausgesprochen dominieren.

Radiologisch zeigen die bisweilen leicht verschmälerten Wirbelkörper eine bandförmige Verdichtung der Deckplatten (Sandwichwirbelkörper). Auch das Becken weist eine Sklerose mit unregelmäßiger Trabekelstruktur des Sitz- und Schambeines auf (Abb. **130**). Mit Ausnahme des proximalen Femurs (PROSCHEK u. Mitarb. 1985) ist das übrige Skelett nicht betroffen. Knochenläsionen wurden bisher nicht vor dem 10. Altersjahr beobachtet. Eine szintigraphische Untersuchung zeigte keine abnorme Anreicherung des Technetiums in den Knochenläsionen (PROSCHEK u. Mitarb.).

Differentialdiagnostisch grenzt das spezielle Verteilungsmuster der Knochenverdichtung die Osteomesopyknose von den übrigen sklerosierenden Dysplasien und Krankheiten ab (vgl. Tab. **14** u. **15**, S. 746 u. 754).

Abb. 130a–c Osteomesopyknose ♀, 9½ Jahre. 8 weitere (wahrscheinliche) Merkmalsträger in der Familie
LWS **a** a.-p. und **b** seitlich: bandförmige Verbreiterung der Deckplattenregion mit körniger Struktur. Leicht ovoide Deformierung und Verschmälerung einzelner Wirbelkörper (→)
c Becken, a.-p., z. T. grobsträhnige, lokalisierte Sklerose am Azetabulardach, Sitz- und Schambein. Klaffende Synchondrosis ischiopubica (Beobachtung: Dr. *H. Mannkopf*, Detmold)

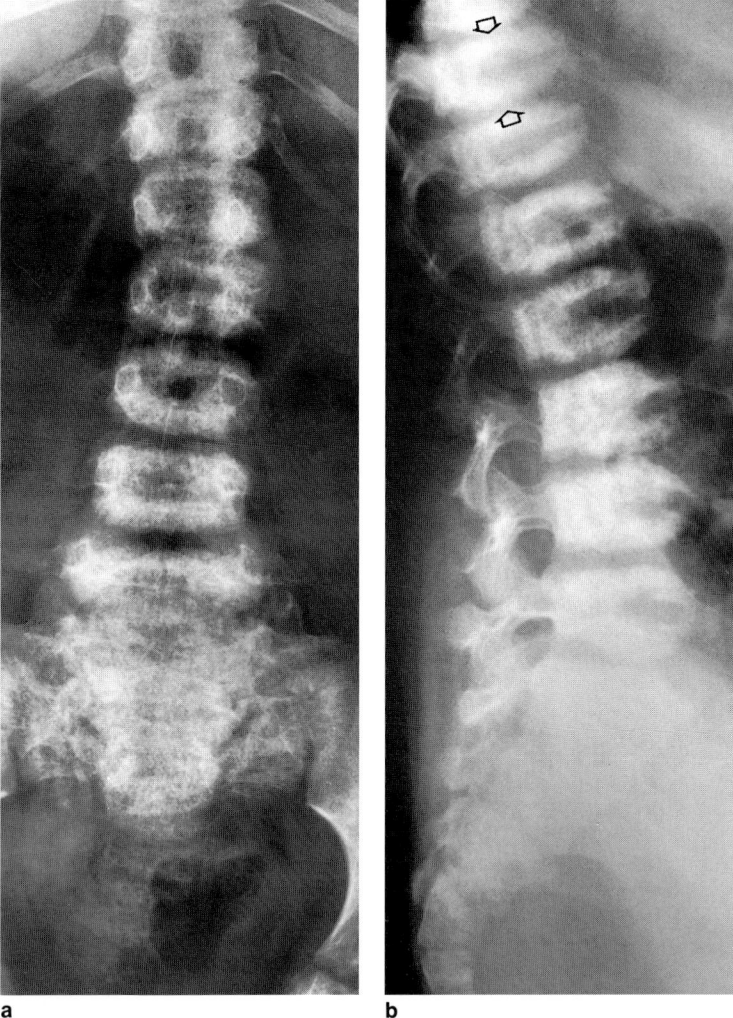
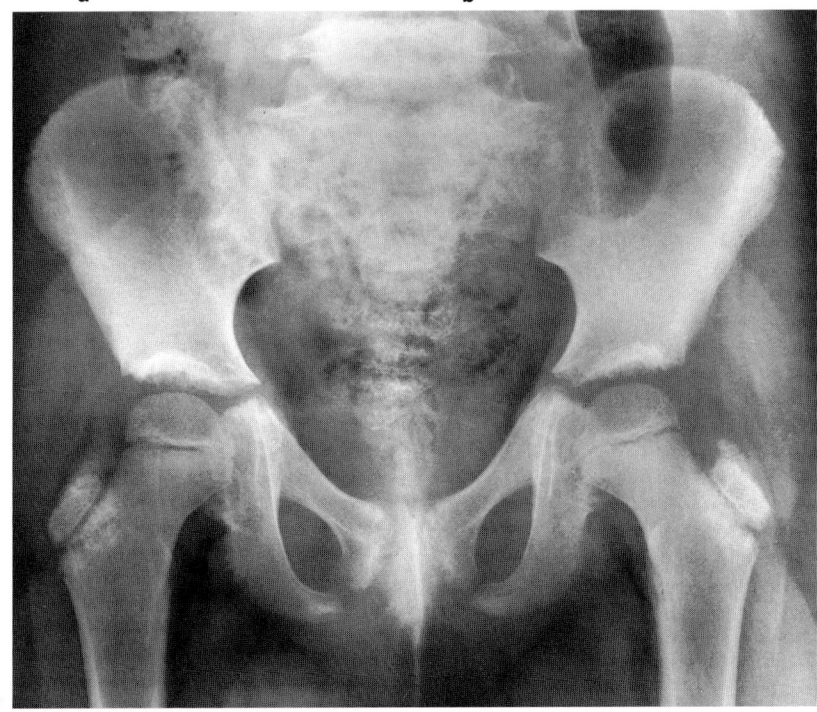

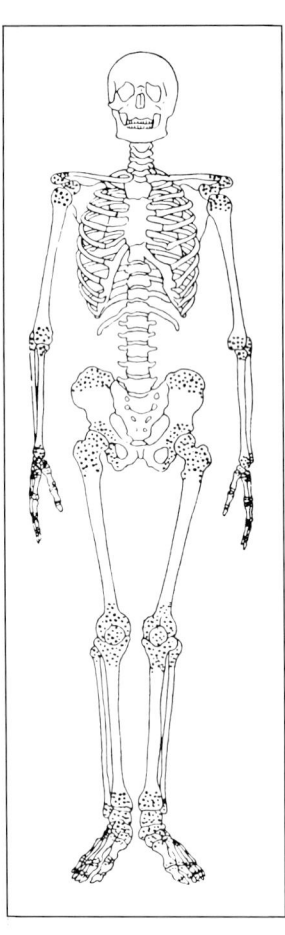

Abb. **131** Verteilungsschema der häufigsten Osteopoikilieherde im Skelett (nach *Cocchi*)

Mitarb. schlugen 1916 den Namen „Ostéopoecilie" (ποικίλοσ = gefleckt) vor. Bis 1968 sind mehr als 300 Fälle publiziert worden. Umfassende Monographien über die Osteopoikilie verdanken wir BETHGE u. RIDDERBUSCH (1967), REMMELE (1968) und CLAUS (1968).

Die *Pathogenese* der Osteopoikilie ist unbekannt. *Pathologisch-anatomisch* bestehen die radiologischen Verdichtungszonen überwiegend aus lamellären Knochen, wobei die Umwandlungszonen mit den Knochenknötchen an den Schnittpunkten der Trabekel, in den Streßlinien liegen (REMMELE 1968, LAGIER u. Mitarb. 1984). Typische Laborbefunde sind nicht bekannt.

Klinisch gilt die Osteopoikilie als völlig bedeutungsloser radiologischer Zufallsbefund. Nach BETHGE u. RIDDERBUSCH sollen jedoch 20% der Befallenen oft an schubweisen Schmerzen und Funktionsstörungen leiden, angeblich im Zusammenhang mit den Knochenveränderungen. Die Osteopoikilie wird in jeder Altersklasse, am häufigsten aber in der 3. Lebensdekade angetroffen. Eine „für die Osteopoikilie charakteristische, vielleicht sogar spezifische Hautveränderung mit linsengroßen, dichtstehenden, leicht erhabenen, hautfarbenen Herden" (REMMELE 1968) wurde erstmals von BUSCHKE u. OLLENDORF (1928) beschrieben („Buschke-Ollendorf-Syndrom").

Radiologisch kann nach der Morphologie der Verdichtungsherde eine *lentikuläre, noduläre, evtl. numuläre* Form unterschieden werden. Nach Häufigkeit aufgeführt, sind vorwiegend Femur und Humerus, Unterschenkel und Vorderarmknochen, Becken, Fuß und Handskelett sowie die Skapulae befallen (Abb. **131** u. **132**). Innerhalb der Röhrenknochen liegen die Herde meta-epiphysär. Rippen, Patella, Sternum und Schädel sind nur ausnahmsweise, die Wirbelkörper offenbar nicht betroffen (REMMELE 1968). Die mehr oder weniger symmetrisch verteilten, meist linsengroßen, einen Durchmesser von 2–5 (–20) mm aufweisenden rundlichen, ovalen, lanzettförmigen, glattrandig oder zackig begrenzten Verdichtungsherde sind in der Längsachse der entsprechenden Knochen angeordnet. Sie folgen der Trabekelstruktur der Spongiosa und liegen in der Epiphysenfugennähe besonders dicht beieinander. Die Verdichtungen werden größer und länger, je weiter diaphysenwärts sie gelegen sind. Bisweilen ordnen sich die Flecken metaphysär zu Streifen oder Leisten von 2–10 mm Breite an, die nicht mit der Osteopathia striata (s. S. 763) verwechselt werden sollten. Daneben können auch ringförmige Herde mit zentraler Aufhellung sowie große, einen Durchmesser bis zu 2,5 mm aufweisende (REMMELE 1968) numuläre Herde beobachtet werden. Eine Rarefizierung des Knochens mit kleinen umschriebenen oder diffus-

Literatur

Delcambre, B., R. M. Flipo, J. L. Leroux, B. Duquesnoy: Osteomesopyknosis. Report of two new cases. Skeletal. Radiol. 18 (1989) 21–24

Griffith, T. M., E. Fitzgerald, D. L. Cochlin: Osteomesopyknosis: benign axial osteosclerosis. Brit. J. Radiology 61 (1988) 951–953

Maroteaux, P.: L'ostéomésopycnose. Une nouvelle affection condensante de transmission dominante autosomique. Arch. fr. Pédiat. 37 (1980) 153–157

Proschek, R., H. Labelle, C. Bard, D. Marton: Osteomesopyknosis. J. Bone J. Surg. 67 (1985) 652–653

Schmidt, H., H. Mannkopf, K. Ullrich, H. J. von Lengerke: Osteomesopyknosis. A new case. Pediatr. Radiol. 19 (1989) 489–492

Simon, D., P. Cazalis, A. Dryll, R. Roland, P. Bordier, C. M. de Yernejoul, A. Ryckewaert: Une ostéosclèrose axiale de transmission dominante autosomique: nouvelle entité? Rev. Rhumat. 46 (1979) 375–382

Stoll, C. G., D. Collin, J. Dreyfus: Osteomesopyknosis: An autosomal dominant osteosclerosis. Amer. J. med. Genet. 8 (1981) 349–353

Osteopoikilie   McK 16670

Synonyme: Osteopoikilosis, Osteopathia (oder Ostitis) condensans disseminata oder generalisata u.a.m.

Die seltene, *autosomal dominant* mit unvollständiger Penetranz vererbte Dysplasie wurde 1915 von ALBERS-SCHÖNBERG entdeckt. LEDOUX-LEBARD u.

wabigen Aufhellungen bis zur deutlichen Zystenbildung (BETHGE u. RIDDERBUSCH 1987) sind weitere mögliche Röntgenbefunde.

Differentialdiagnostisch dürften die ebenfalls mit systematischer lokalisierter Osteosklerose einhergehenden Dysplasien wie Melorheostose (s. S. 765) und Pachydermoperiostose (s. S. 777) leicht auszuschließen sein. Die morphologisch in der Einzelläsion nicht zu unterscheidende „isolierte" Stiedasche Kompaktainsel ist, im Gegensatz zur Osteopoikilose, histologisch durch Knochenumbau gekennzeichnet, der sich auch in der vermehrten Aufnahme von Nukleiden am Szintigramm, wiederum im Gegensatz zur Osteopoikilose, bemerkbar macht. Für die Kombination mit der Osteopathia striata und der Melorheostose s. S. 763.

Literatur

Albers-Schönberg, H. E.: Eine seltene, bisher nicht bekannte Strukturanomalie des Skelettes. Fortschr. Röntgenstr. 23 (1915/16) 174–175

Bethge, J.-F., K. E. Ridderbusch: Über Osteopoikilie und das neue Krankheitsbild Hyperostose bei Osteopoikilie. Ergebn. chir. Orthop. 49 (1967) 138–182

Busch, K. F. B.: Osteosclerosis disseminata familiaris. Hasselbach, Kopenhagen 1936

Buschke, A., H. Ollendorf: Ein Fall von Dermatofibrosis lenticularis disseminata und Osteopathia condensans disseminata. Derm. Wschr. 86 (1928) 257–262

Claus, H. G.: Die Osteopoikilie. In: Handbuch der Medizinischen Radiologie, Bd. V/3. Springer, Berlin 1968 (S. 182–242)

Cocchi, U.: Osteopoikilie. In H. R. Schinz, W. E. Baensch, E. Friedl, E. Uehlinger: Lehrbuch der Röntgendiagnostik, 5. Aufl. Thieme, Stuttgart 1950 (S. 719–723)

Decroix, J., M. Frankart, J. C. Pollet, A. Bourlond: Syndrome de Buschke-Ollendorff. Six observations dans une famille. Ann. Dermatol. Venerol. 115 (1988) 455–458

Lagier, R., A. Mbakop, A. Bigler: Osteopoikilosis: a radiological and pathological study. Skelet. Radiol. 11 (1984) 161–168

Ledoux-Lebard, R., Y. Chabaneix et Dessane: Forme nouvelle d'ostéite condensante généralisée sans symptômes cliniques. J. radiol. Electrol. 2 (1916/17) 133–134

Remmele, W.: Die Osteopoikilie. Ergebn. Path. 149 (1968) 182–228

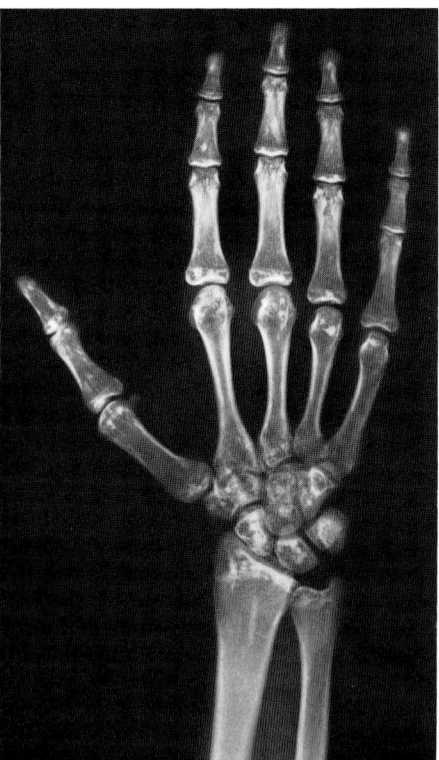

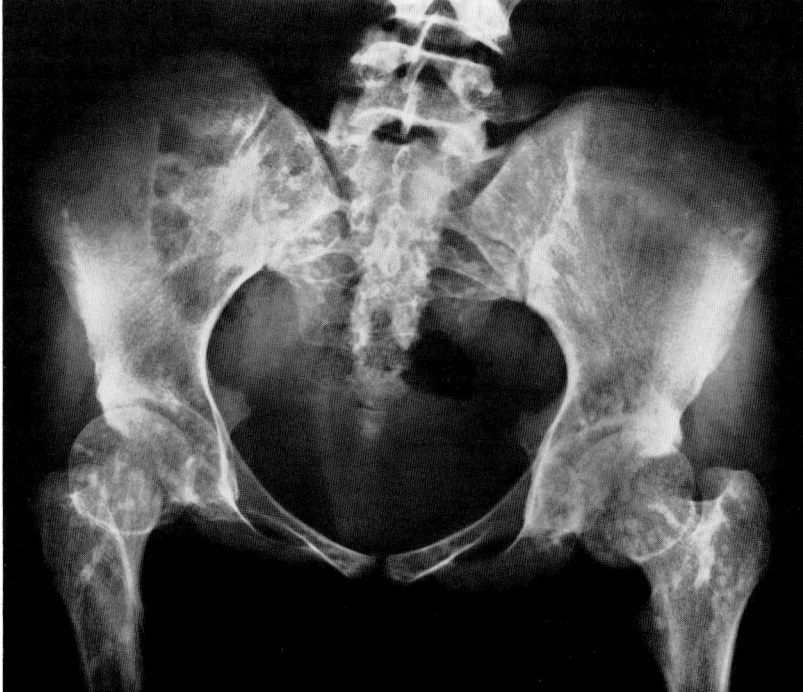

Abb. **132a** u. **b** Osteopoikilie, ♀, Nr. 66 866
a 14 Jahre
b 18 Jahre alt. Lentikuläre Skleroseherde an Hand und Becken

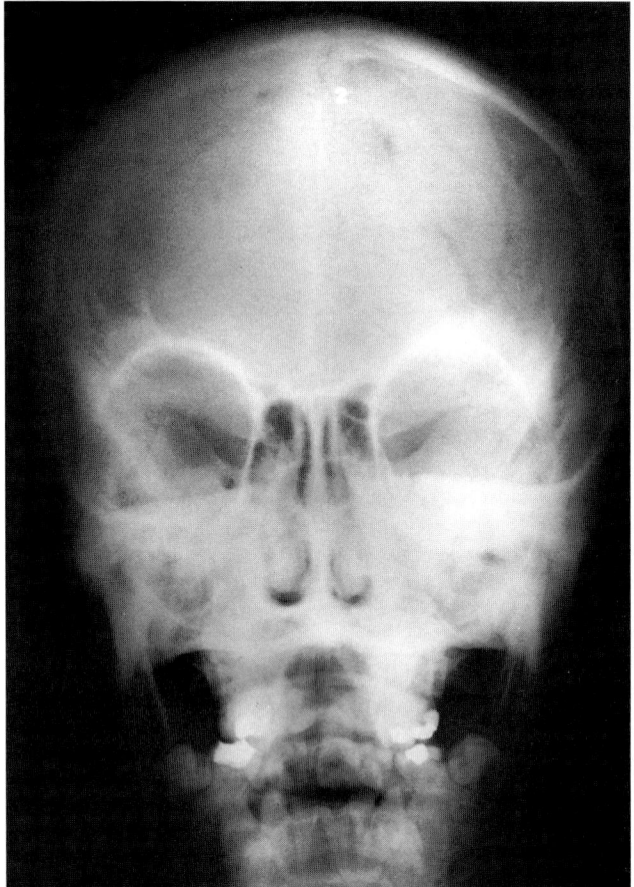
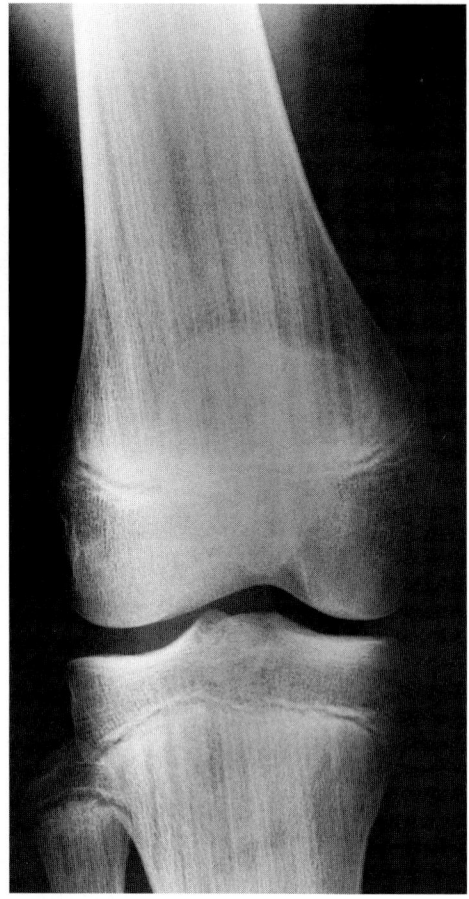

Abb. **133 a–c**
Osteopathia striata, Makrozephalie und Sklerose des Schädels, ♀, 14 Jahre, Innenohrschwerhörigkeit (Beobachtung: Dr. *Lehr,* Friedrichshafen)
a Schädel a.-p. Sklerose der Schädelbasis, diskret der Kalotte
b Becken: radiäre Striae der Darmbeinschaufel, die Streßlinien des Femurs fortsetzend
c Knie, a.-p.: neben den Striae diskrete Untermodellierung der Metaphysen

Osteopathia striata (OPS) und die damit verbundenen Syndrome

Die von VOORHOEVE (1924) erstbeschriebene, *autosomal dominant vererbte,* häufig jedoch sporadisch auftretende *isolierte* OPS wird als klinisch bedeutungsloser Zufallsbefund angesehen. Immerhin führten bei einer großen Zahl von Fällen (CLÉMENT u. Mitarb. 1982) Kniebeschwerden zur Röntgenuntersuchung, was jedoch ebensowenig aufschlußreich ist wie der zufällige Befund eines Kortikalisdefektes in dieser Gegend. Die eigentliche Bedeutung der OPS ist ihre *Indikatorfunktion* für weitere, klinisch bedeutsame Syndrome (s. unten).

Radiologisch (Abb. **133**) finden sich vorwiegend metaphysär symmetrisch gelegene, in der Knochenachse verlaufende, feine, 10–20 cm lange, an den Beckenschaufeln radiär zur Crista iliaca ausstrahlende Bündel von Verdichtungslinien. An den langen Röhrenknochen liegen die Streifen vorwiegend im Bereich der Metaphyse und laufen häufig in die Diaphysen aus, bisweilen auch in die Epiphysen. Prädilektionsstelle sind die knienahen großen Metaphysen. Neben den Striae trifft man fast immer noduläre Verdichtungszonen sowie eine Rarefikation um oder außerhalb der Striabezirke (CLÉMENT u. Mitarb. 1982). Szintigraphisch sind die ossären Strukturveränderungen nicht erfaßbar.

Syndrom von Osteopathia striata, Makrozephalie und Sklerose des Schädels   McK 16650

Bis 1988 sind mindestens 24 Fälle dieses *autosomal dominant vererbten* von HURT (1953) erstbeschriebenen Syndroms veröffentlicht worden (Übersicht s. DE KEYSER u. Mitarb. 1983). Bei Kindern ist die bereits intrauterin mit 16½ Wochen erfaßbare (WINTER u. Mitarb. 1980) Makrozephalie oft der erste auffällige Befund. Daneben können auch Trinkschwierigkeiten wegen der verlegten Nase, ein hoher Gaumen oder eine Gaumenspalte (NAKAMURA u. Mitarb. 1985), Ausfälle der Hirnnerven V, VII sowie eine leitungs- und sensoneuronale Schwerhörigkeit beobachtet werden. Die breite Nasenwurzel und der kräftige Unterkiefer verleihen den Patienten einen charakteristischen Gesichtsausdruck.

Radiologisch tritt zu den Zeichen der OPS eine schon bei der Geburt erkennbare oder aber erst im Verlauf der Kindheit auftretende Sklerose des Schädels, besonders der Basis hinzu. Auffällig können auch die linearen welligen Striationen am Unterkiefer (NAKAMURA u. Mitarb. 1985) sowie eine diskrete generalisierte Osteosklerose ähnlich dem Typ B und C der Osteopetrose (vgl. Tab. **14** u. **15**, S. 746 u. 754) sein. Die sklerosierten Schädelabschnitte sind szintigraphisch durch vermehrte Belegung in der Speicherphase erkennbar, im Gegensatz zu den Striae der Röhrenknochen, was auch mit der mehrfach beobachteten Progression der Schädelbefunde in Übereinstimmung ist (DE KEYSER u. Mitarb. 1983).

Goltz-Gorlin-Syndrom (G.G.S.)   McK 30560

Synonym: fokale dermale Hypoplasie (mit OPS).

Das in seiner Gesamtheit von GOLTZ u. Mitarb. (1962) beschriebene G.G.S. ist *wahrscheinlich X-chromosomal dominant vererbt* und letal für die männlichen Feten. Neben zahlreichen extradermal unspezifischen Fehlbildungen (BARTHELS u. Mitarb. 1982) stellt die „dermale Hypoplasie in bizarr begrenzten, meist netzförmig zusammenhängenden Bezirken mit Pigmentverschiebungen und Teleangiektasien sowie Papillomen um die Orifizien den Hauptbefund des G.G.S. dar".

Die OPS ist wahrscheinlich ein konstanter radiologischer Befund des G.G.S., daneben werden aber auch Mißbildungen, besonders der Finger, Dysmelien etc. beobachtet.

OPS mit Dermatopathie und weißer Stirnlocke   McK 31128

Anders als beim G.G.S. liegt bei dem von WHYTE u. MURPHY (1980) beschriebenen Syndrom keine Hautatrophie, sondern eine Hyperpigmentierung und ein Bezirk mit weißen Haaren am Vorhaupt vor. Die Familienanamnese ist mit einer X-chromosomal dominanten Vererbung vereinbart.

Kombination von Osteopoikilie, OPS und Melorheostose (s. S. 765)

Radiologische Differentialdiagnose der OPS

Auch normale Kinder zeigen bisweilen im Bereich der Knie eine leicht akzentuierte longitudinale Längsstreifung, die bei einer Osteoporose ziemlich prominent sein kann. Die Spona*strime* Dysplasie (Name!) s. S. 722) sowie die Gruppe 4 der Spondyloenchondroplasien (vgl. Tab. **11**, S. 723) sind durch eine diskretere Längsstreifung charakterisiert. Schließlich weisen die aufgetriebenen Metaphysen bei der metaphysären Chondrodysplasia calcificans von van Creveld oder generalisierte Enchondromatose (s. S. 723, vgl. Tab. **11**) eine grobe Längsstreifung auf.

Literatur

Barthels, W., D. Boepple, H. Petzel: Die Osteopathia striata: ein charakteristischer Röntgenbefund bei der fokalen dermalen Hypoplasie (Goltz-Gorlin-Syndrom). Radiologe 22 (1982) 562–565

Bass, H. N., J. R. Weiner, A. Goldman, L. E. Smith, R. S. Sparkes, B. F. Crandall: Osteopathia striata syndrome. Clinical, genetic and radiologic considerations. Clin. Pediatr. (Phil.) 19 (1980) 369–373

Clément, A., C. Garrigues, R. Coursault-Durand, G. Ledoux-Lebard, A. Bonnin: Une affection osseuse rare, mais à ne pas méconnaître: l'ostéopathie striée. J. Radiol. 63 (1982) 673–676

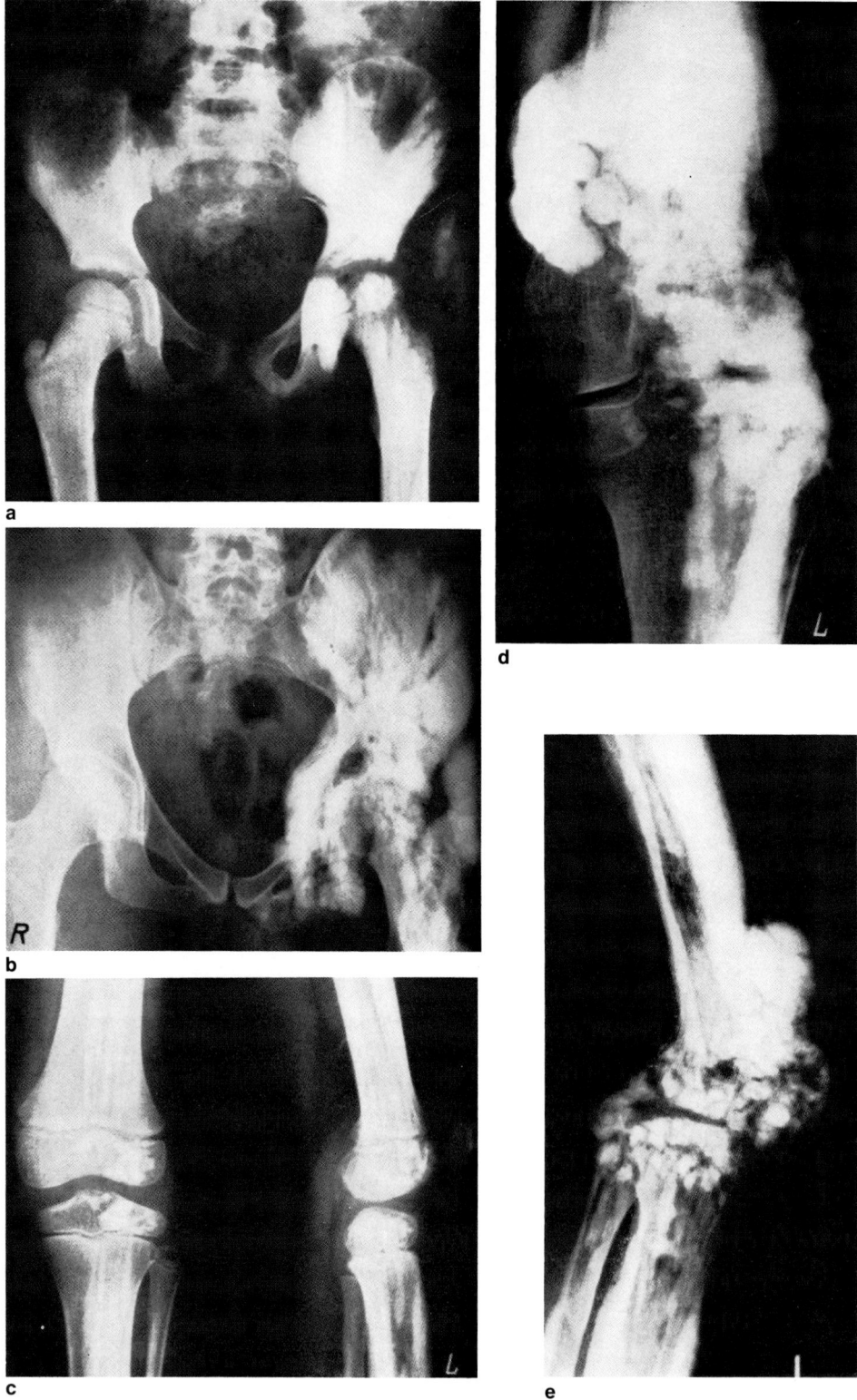

Abb. 134a–e   Melorheostose. Beobachtung eines männlichen Patienten mit 6 (a u. c) und 24 Jahren (b, d u. e) und ungewöhnlich schweren Veränderungen, die vom Becken bis zu den Zehen reichen. Mit 4 Jahren Beginn einer intermittierenden Beugekontraktur von Hüfte und Knie links. Monomeler Befall unter Einbezug der „Gürtelhälfte" sowie progressive Verbreiterung der Sklerosebänder. Im Erwachsenenalter groteske periostale Auflagerungen und Weichteilverkalkungen. Amputation des linken Beines (aus A. Klümper u. Mitarb.: Fortschr. Röntgenstr. 103 [1965] 572)

De Keyser, J., M. Bruyland, J. De Greve, J. Leemans, R. Potvliege, R. Six, G. Ebinger: Osteopathia striata with cranial sclerosis. Report of a case and review of the literature. Clin. neurol. Neurosurg. 85 (1983) 41–48

Goltz, R. W., W. C. Peterson, R. J. Gorlin, H. G. Ravits: Fokal dermal hypoplasie. Arch. Dermatol. 86 (1962) 708–717

Hurt, R. L.: Osteopathia striata-Voorhoeve's disease (Report of a case representing the features of osteopathia striata and osteopetrosis). J. Bone Jt. Surg. 35 B (1953) 89–96

Larrégue, M., P. Maroteaux, Y. Michel, C. Fauré: L'ostéopathie striée, symptôme radiologique de l'hypoplasie dermique en aires. Ann. Radiol. 15 (1972) 287–295

Nakamura, T., Y. Yokomizo, S. Kanda, T. Harada, T. Naruse: Osteopathia striata with cranial sclerosis affecting three family members. Skelet. Radiol. 14 (1985) 267–269

Robinow, M., F. Unger: Syndrome of osteopathia striata, macrocephaly, and cranial sclerosis. Amer. J. dis. Childh. 138 (1984) 821–823

Voorhoeve, N.: L'image radiologique non encore décrite d'une anomalie du squelette. Ses rapports avec la dyschondroplasia et l'osteopathia condensans disseminata. Acta radiol. (Stockh.) 3 (1924) 407–427

Whyte, M. P., W. A. Murphy: Osteopathia striata associated with familial dermopathy and white forelock: Evidence for postnatal development of osteopathia striata. Amer. J. med. Genet. 5 (1980) 227–234

Winter, R. M., M. d'A. Crawfurd, H. B. Meire, N. Mitchell: Osteopathia striata with cranial sclerosis: Highly variable expression within a family including cleft palate in two neonatal cases. Clin. Genet. 18 (1980) 462–474

Melorheostose (MR) McK 15595 und gemischtförmige sklerosierende „Knochendystrophien"

Synonym: flowing hyperostosis.

Die MR ist eine seltene (Häufigkeit ca. $0.9/10^6$, WYNNE-DAVIES u. GORMLEY 1985), meist monomel auftretende Osteosklerose unbekannter Ätiologie und Genese. Da die ersten Symptome bereits bei der Geburt vorliegen, ein *Erbcharakter aber nicht nachgewiesen werden kann,* wird eine Fehlentwicklung der Extremitätenknospe durch eine metamere kongenitale Störung vermutet (Campbell u. Mitarb. 1968) und/oder die Spätfolge einer segmentalen Läsion der sensiblen Nerven angenommen (MURRAY u. McCREDIE 1979, KAWABATA u. Mitarb. 1984).

Der Name der von LÉRI u. JOANNY (1922) erstmals beschriebenen Erkrankung nimmt Bezug auf die oft breit-streifige Form der Sklerosebänder, die an einen herabfließenden Kerzentropfen erinnert (μέλος = Glied, ῥέω = ich fließe). Bis 1979 wurden mindestens 230 Fälle beobachtet (BEAUVAIS u. Mitarb. 1977, MURRAY u. McCREDIE 1979).

Pathologisch-anatomisch bestehen die sklerotischen Zonen vorwiegend aus unregelmäßig angeordneten dichten Haverschen Lamellensystemen und dichten Trabekeln. Die Sklerose beginnt endostal, kann aber später auch periostal gewaltige Ausmaße erreichen (KLÜMPER u. Mitarb. 1965). Die extraossäre Pathologie (Fibrose von Faszien und Bindegewebe, Gelenkbeteiligung) sind klinisch oft bedeutungsvoller als die radiologische ein-

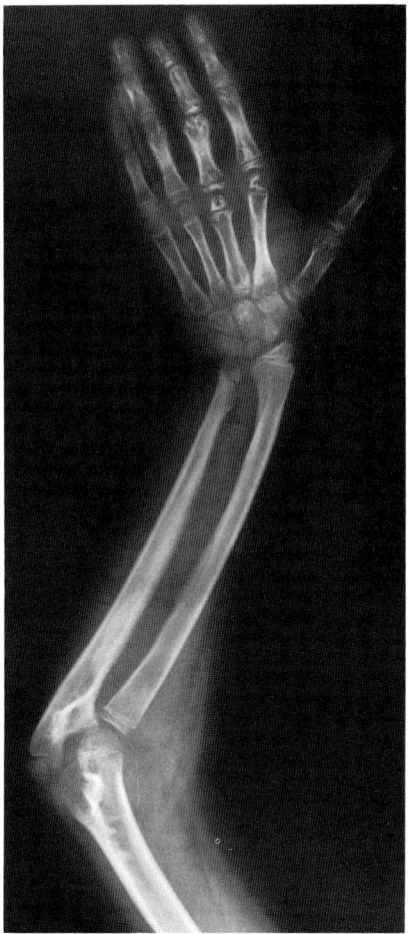

Abb. 135 Melorheostose, ♀, 9 Jahre, Nr. 172471. Seit Geburt beobachtete, jetzt auch radiologisch erfaßbare Verkürzung der ganzen linken Extremität mit Bewegungseinschränkung Ellbogen, Unterarm und Hand. Die Osteosklerose der Hand (II. und III. Strahl) sowie der Ulna und der angrenzenden Radiusbezirke folgt dem Sklerotom C7 und läßt sich bis in den distalen Humerus verfolgen. Die Skapula ist frei. Ulna relativ verkürzt mit Verschmälerung auf der radialen Seite. Die distalen Epiphysen von Radius und Ulna sind deformiert, ihre Ebenen V-förmig einander zugewandt

drücklichen Knochenbefunde (CAMPBELL u. Mitarb. 1968).

Klinisch kann das Leiden bereits bei der Geburt (CAMPBELL u. Mitarb. 1968) in Erscheinung treten („Arthrogrypose"!), wird jedoch meist erst im Kindes- oder Früherwachsenenalter diagnostiziert. Schmerzen, zunehmende Bewegungseinschränkungen durch Kontrakturen oder direkte Gelenkbeteiligung sowie Verlängerung oder Verkürzung des betreffenden Gliedes führen die Patienten zum Arzt. Neben Muskelatrophien werden auch Sklerodermа, Lymphödem, Hämangiome („Weichteilveränderungen als diagnostisches Leitsymptom", ERNSTING 1966) beobachtet.

Charakteristische, abnorme Laborbefunde sind unbekannt.

Der Verlauf ist im Kindesalter durch eine raschere, im Erwachsenenalter langsamere Progredienz gekennzeichnet, die zu orthopädischen Komplikationen führen kann (CAUDLE u. STERN 1987). Eine maligne Entartung (Osteosarkom) eines durch die MR befallenen Knochenabschnittes (Femur) wurde bisher nur einmal beobachtet (BÖSTMAN u. Mitarb. 1987).

Röntgenbefunde (Abb. **134** u. **135**)

Die Diagnose wird radiologisch gestellt. Allerdings können im Kindesalter bereits schwere Kontrakturen vorliegen, die ossären Veränderungen aber fehlen oder kaum erkennbar sein (CAMPBELL u. Mitarb. 1968). Am häufigsten ist eine ganze, vorwiegend untere Extremität einschließlich „Gürtelhälfte" betroffen. Monoossärer, halbseitiger oder kreuzweiser Befall ist selten. Schädel (CAROLI u. Mitarb. 1987), Wirbelsäule und Rippen zeigen nur ausnahmsweise die typischen Veränderungen (GARVER u. Mitarb. 1982). Die unregelmäßig breitbandig, in der Längsachse der Extremitäten verlaufende Sklerose der Knochen kann sich von Skapula oder Becken bis zu den Finger- oder Zehenspitzen erstrecken und führt in einer oder mehreren Spuren über Diaphyse, Metaphyse, Epiphyse über die Gelenke hinaus zum nächsten Knochen. Sklerotischer und gesunder Abschnitt sind scharf getrennt. Besonders im Kindesalter finden sich neben den Verdichtungszonen auch solche mit vermehrter Strahlendurchlässigkeit. Die „Bänder" sind im Kleinkindesalter anfänglich kaum erkennbar (CAMPBELL u. Mitarb. 1968, YOUNGE u. Mitarb. 1979) oder relativ schmal. In dieser Altersklasse scheint ein monomeler Befall besonders häufig. In den Epiphysen, Karpalia und Tarsalia manifestiert sich die Hyperostose oft in punkt- oder fleckförmigen Verdichtungen. Weichteilverkalkungen werden in „single segment lesions" in 16%, „multiple segment lesions" jedoch in 45% der Fälle beobachtet (MURRAY u. MCCREDIE 1979, HALLER u. Mitarb. 1987). In schweren Fällen kann es zur Verkrümmung des Knochens mit bisweilen gewaltigen grotesken periostalen Auflagerungen sowie Weichteilverkalkungen kommen (KLÜMPER u. Mitarb. 1965, CAMPBELL u. Mitarb. 1968). Szintigraphisch kann der gesteigerte Knochenstoffwechsel auf den Spätaufnahmen nachgewiesen werden (DRANE 1987 u. a.). Aber auch eine Hyperämie im Bereich der Melorheostoseläsion wurde beobachtet (PAJARINEN u. Mitarb. 1967).

Radiologische Differentialdiagnose

Die an sich pathognomonischen Röntgenbefunde sind im Kindesalter bisweilen atypisch (s. oben) und können zur Verwechslung mit der polyostotischen fibrösen Dysplasie führen. Osteopoikilie, Osteopathia striata und Pachydermoperiostose zeigen ein anderes Sklerosemuster und Verteilungsschema.

Allerdings bestehen Mischformen von Melorheostose (MR), Osteopoikilie (OP) und Osteopathia striata (OS), die unter dem Sammelbegriff „mixed sclerosing bone dystrophies" (MSBD) (WALKER 1964) zusammengefaßt wurden. WHYTE u. Mitarb. (1981) unterscheiden vier Typen von MSBD mit folgender Zusammensetzung:

I: OP+OS+MR
II. OS+Sklerose des Schädels (s. S. 763)
III. OS+generalisierte kortikale Hyperostose+ metaphysäre Deformierung
IV. OP und diaphysäre Dysplasie (s. S. 770).

Dazu kommt noch die Kombination von OS und kraniometaphysärer Dysplasie (JEND u. Mitarb. 1981; s. S. 786).

Die einzelnen Komponenten können im Laufe der Jahre stark zunehmen oder auch von einer allgemeinen Osteosklerose überdeckt werden (PACIFICI u. Mitarb. 1986). Endlich wurde auch die Kombination von OS, MR und Dysplasia epiphysealis hemimelica (s. S. 709) beobachtet (GREENSPAN u. Mitarb. 1986).

Literatur

Beauvais, P., C. Fauré, J.-P. Montagne, P. L. Chigot, P. Maroteaux: Leri's melorheostosis: three pediatric cases and a review of the literature. Pediat. Radiol. 6 (1977) 153–159

Böstman, O. M., T. Holmstrom, E. B. Riska: Osteosarcoma arising in a melorheostotic femur. A case report. J. Bone Jt. Surg. 69A (1987) 1232–1237

Campbell, C. J., T. Papademetriou, M. Bonfiglio: Melorheostosis. A report of the clinical, roentgenographic and pathological findings in fourteen cases. J. Bone Jt. Surg. 50A (1968) 1281–1304

Caroli, A., N. Dourov, H. van den Eynde, G. Meulemans, A. Malengreau: La mélorhéostose cranio-faciale. Observation d'un cas et revue de la litterature. Rev. stomatol. chir. Maxillofac. 88 (1987) 40–47

Caudle, R. J., P. J. Stern: Melorheostosis of the hand. A case report with long-term follow-up. J. Bone Jt. Surg. 69 A (1987) 1229–1231

Dimar, J. R., T. S. Campion: Melorheostosis: two case presentations and review of the literature. Orthop. Rev. 16 (1987) 615–621

Drane, W. E.: Detection of melorheostosis on bone scan. Clin. nucl. Med. 12 (1987) 548–551

Garver, P., D. Resnick, P. Haghighi, J. Guerra: Melorheostosis of the axial skeleton with associated fibrolipomatous lesions. Skelet. Radiol. 9 (1982) 41–44

Greenspan, A., G. Steiner, D. Sotelo, A. Norman, A. Sotelo, F. Sotelo-Ortiz: Mixed sclerosing bone dysplasia coexisting with dysplasia epiphysealis hemimelica (Trevor-Fairbank disease). Skelet. Radiol. 15 (1986) 452–454

Haller, J., G. R. Wittich, G. Sommer, F. Lindtner, J. Sekera: Ossifizierender Weichteiltumor bei Melorheostose. Fortschr. Röntgenstr. 146 (1987) 358–360

Kawabata, H., Y. Tsuyuguchi, H. Kawai, N. Yasui: Melorheostosis of the upper limb: a report of two cases. J. hand Surg. (Am.) 9 (1984) 871–876

Klümper, A., H. Wendt, S. Weller, E. Plötner: Entwicklung einer Melorheostose. Fortschr. Röntgenstr. 103 (1965) 572–583

Léri, A., J. Joanny: Une affection non décrite des os: Hyperostose «en coulée» sur toute la longueur d'un membre ou «mélorhéostose». Bull. soc. méd. Hôp. Paris 46 (1922) 1141–1145
Murray, R. O., J. McCredie: Melorheostosis and the sclerotomes: A radiological correlation. Skelet. Radiol. 4 (1979) 57–71
Pacifici, R., W. A. Murphy, S. L. Teitelbaum, M. P. Whyte: Mixed-sclerosing-bone-dystrophy: 42-year follow-up of a case reported as osteopetrosis. Calcif. tissue Int. 38 (1986) 175–185
Pajarinen, P., E. Alhava, V. Rehnberg: Melorheostosis: a case report with special reference to bone mineral density, bone circulation and bone scan. Ann. chir. Gynaecol. Fenn. 67 (1978) 36–37
Walker, G. F.: Mixed sclerosing bone dystrophies. J. Bone Jt. Surg. 46 B (1964) 546–552
Whyte, M. P., W. A. Murphy, M. D. Fallon: Mixed sclerosing bone dystrophy: report of a case and review of the literature. Skelet. Radiol. 6 (1981) 95–102
Wynne-Davies, R., J. Gormley: The prevalence of skeletal dysplasias. J. Bone Jt. Surg. 67 B (1985) 133
Younge, D., D. Drummond, J. Herring, R. L. Cruess: Melorheostosis in children. J. Bone Jt. Surg. 61-B (1979) 415–418

Genetisch bedingte kraniotubuläre Dysplasien und Hyperostosen

Diese von GORLIN u. Mitarb. (1969) vorgeschlagenen Sammelbegriffe sind differentialdiagnostisch und mnemotechnisch wertvoll: *Bei den kraniotubulären Dysplasien* (Tab. **16**) liegen eine kraniale Dysplasie, zusammen mit einer „Modellierungsstörung" der Röhrenknochen, mit Ausnahme der

Tabelle **16** Kraniotubuläre Knochendysplasien (nach *Gorlin* u. Mitarb. 1969)

Name/Erbgang	Schädel	Wirbelsäule	Femur	Übrige Röhrenknochen Hand/Varia
a) metaphysäre Dysplasie (Pyle-Syndrom) AR	diskrete Sklerose Kalotte, Basis	bisweilen geringe Abflachung der Wirbelkörper	jäh einsetzende metaphysäre Verbreiterung („Erlenmeyer-Kolben")	ausgeprägte metaphysäre Verbreiterung, Rippen, Sitz-/Schambein aufgetrieben, Osteoporose
b) kraniometaphysäre Dysplasie, AD	frontookzipitale Hyperostose oder Sklerose, ausgeprägte frontonasale Hyperostose	normal	weniger abrupte metaphysäre Verbreiterung (Keulenform) als a)	wie a), aber weniger ausgeprägt
c) kraniometaphysäre Dysplasie, AR	wie b), aber generalisierter und massiver	normal	wie b)	wie b)
d) kraniodiaphysäre Dysplasie, AR (?AD)	wie c), aber noch ausgeprägter, Leontiasis ossea	normal	zylindrische Form („Polizeiknüppel"), endostale Dickenzunahme	
e) frontometaphysäre Dysplasie, XD	hochgradiger Supraorbital- und Stirnwulst, Sklerose (fleckig) von Kalotte und Basis	evtl. Skoliose Wirbelkörper, evtl. strukturell abnorm	mäßig ausgeprägte, distal ansetzende metaphysäre Verbreiterung	wie Femur, Elongation der Mittelphalangen III–V („Patternprofile"), S-Form Tibia/Fibula, Kontrakturen
f) Dysosteosklerose AR	mäßige Sklerose der Kalotte und Basis, geringe frontale Hyperostose, Unterpneumatisation der Nebenhöhlen	Platyspondylie und *Sklerose*	Metaphysen *massiv verbreitert* (wie a), typisches Sklerosemuster beim Kind und Erwachsenen („Befundwechsel", s. Text)	
g) Schwarz-Lélek-Syndrom, Solitärfälle	massive Hyperostose, weniger Sklerose, vor allem (schwarz) frontookzipital	evtl. Skoliose,	Varusdeformität, ausgeprägte metaphysäre Verbreiterung	metaphysäre Verbreiterung, z. T. dünne Kortikalis
h) okulodentoossäre Dysplasie, AD (selten AR)	Mikrodontie, Enamelogenesis imperfecta, vorzeitiger Zahnverlust, aufgetriebene Mandibula mit vergrößertem Angulus	normal	geringgradige metaphysäre, evtl. auch diaphysäre Verbreiterung (am Radius stärker)	multiple kutane und ossäre Mißbildungen an Fingern (V) und Zehen (s. Text)

AD = autosomal dominant, AR = autosomal rezessiv, XD = X-chromosomal dominant

Konstitutionell-genetische Skeletterkrankungen

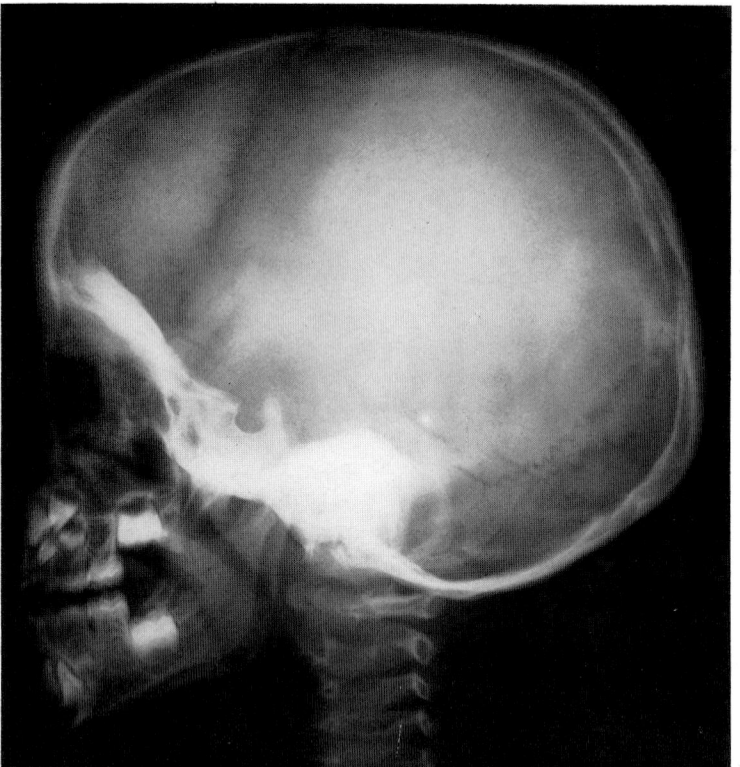

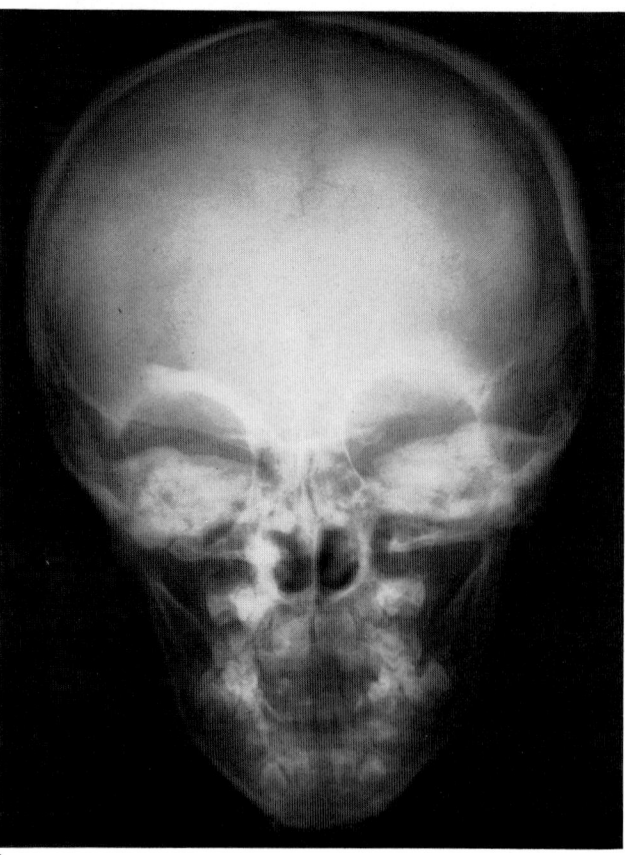

Abb. **136 a–e** Diaphysäre Dysplasie, ♂, 4 Jahre alt, Nr. 148 512. Verspäteter Gehbeginn, klinisch imponierend als „progressive Muskeldystrophie"
Schädel **a** a.-p. und **b** seitlich: Sklerose vorwiegend der Schädelbasis. Mandibula nicht betroffen

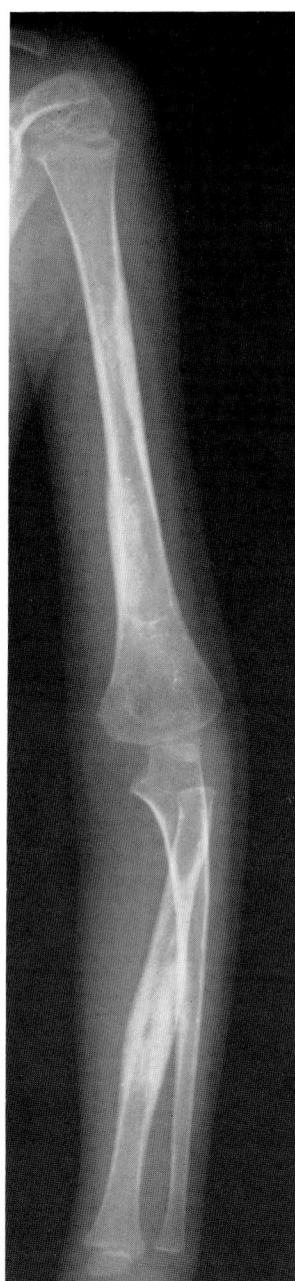
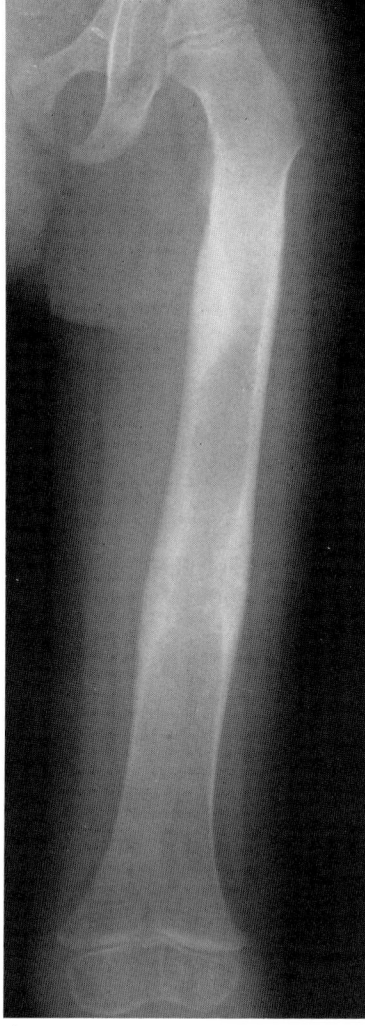
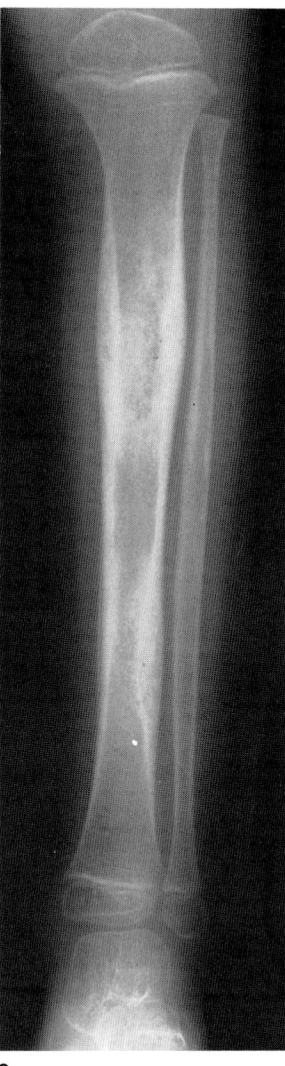

Abb. **136c–e**
c Linke obere Extremität: exzentrische diaphysäre Verdickung der Kortikalis, zweizentrig am Humerus, mit Markraumeinengung am Vorderarm
d u. e Linker Ober- und Unterschenkel: wiederum zweispindelige Verteilung der Osteosklerose. Ein- bis mehrschichtige periostale Auflagerungen, aber auch endostale Verdickung. Deutliche Hypoplasie der Muskulatur

kraniodiaphysären Dysplasie eine Verbreiterung und eine Verplumpung der Metaphysen vor. Die klassische Erlenmeyer-Kolbenform findet sich vor allem bei der metaphysären Dysplasie Pyle und bei der Dysosteosklerose. Die Dysplasien mit ausgesprochener, hochgradiger Sklerose wie Osteopetrose, Pyknodysostose wurden trotz ähnlicher Tubulierungs- und Sklerosemuster ausgeklammert.

Bei den *kraniotubulären Hyperostosen* soll ein aktiv überschießendes Knochenwachstum und nicht ein primärer Modellierungsfehler Ursache der Erkrankung sein. Diese Gruppe umfaßt:

– diaphysäre Dysplasie (Camurati-Engelmann)
– Sklerosteose
– Osteoektasie mit Hyperphosphatasie
– die endostalen Hyperostosen (a–c) – (kongenitale tubuläre Stenose von Kenny u. Caffey).

Phenotypisch aber nur teilweise genetisch bedingt gehören auch die infantile kortikale Hyperostose und der Morbus Paget zu dieser Gruppe.

Literatur

Gorlin, R. J., J. Spranger, M. F. Koszalka: Genetic craniotubular bone dysplasias and hyperostoses. A critical analysis. Birth Defects, Orig. V/4 (1969) 79–95

Diaphysäre Dysplasie (DD) McK 13130

Synonyme: Camurati-Engelmannsche Krankheit (Dysplasie), progressive diaphysäre Dysplasie (Hyperostose).

Dieses relativ seltene (Häufigkeit $1/10^6$; WYNNE-DAVIES u. Mitarb. 1985), mit symmetrischer, vorwiegend diaphysärer Hyperostose einhergehende, den *kraniotubulären Hyperostosen* zugeordnete Krankheitsbild, wurde von COCKAYNE (1920) erstmals beschrieben, als selbständige Dysplasie jedoch von CAMURATI (1922) und ENGELMANN (1929) genauer erfaßt. Eine neuere Monographie über die DD stammt von GIRDANY u. Mitarb. (1973). Neben dem *autosomal dominanten Erbgang* finden sich in der Literatur zahlreiche Einzelbeobachtungen (SPARKES u. GRAHAM 1972).

Nach CRISP u. BRENTON (1982) ist die DD eine Systemaffektion im Spektrum der entzündlichen Bindegewebserkrankungen. Die von NEUHAUSER u. Mitarb. (1948), SINGLETON u. Mitarb. (1956), CLAWSON u. LOOP (1964), TRUNK u. Mitarb. (1959) sowie BATTAGLIA u. VENTURI (1960) erwähnten Gefäßveränderungen (Media- und Intimaproliferation, sekundäre Einengung der Vasa nutritia) lassen an einen damit vereinbaren vaskulären Faktor in der *Pathogenese* denken. Ferner finden sich *pathologisch-anatomisch* in den verbreiterten Diaphysen Periost- und Kortikalisverdickungen, deren Struktur abnorm ist.

Klinik

Die DD beginnt in der Regel im frühen Kindesalter (Neugeborenenalter; CARBONE u. Mitarb. 1983, verspäteter Beginn, z. B. bei der sog. Ribbingschen Sonderform (s. unten), ausnahmsweise radiologischer Zufallsbefund). Sie erreicht ausgeprägte Stadien in der Adoleszenz und bleibt dann stationär oder verschlimmert sich noch langsam weiter. Obschon der Schweregrad der Skelettbefunde nicht eindeutig altersabhängig ist, scheint eine Tendenz zur Progression mit zunehmendem Alter zu bestehen (KAFTORI u. Mitarb. 1987). Das klinische Erscheinungsbild ist durch die *Trias Gangstörungen* (verspäteter Gehbeginn, Watschelgang), *Muskelhypoplasie* (Fehldiagnose primäre Myopathie, LOW u. Mitarb. 1985, Neuromuskuläre Erkrankungen, STENZLER u. Mitarb. 1989) sowie durch *Gliederschmerzen,* besonders der unteren Extremitäten nach Belastung, gekennzeichnet. Die Hyperostose kann auch palpiert werden. Die relative Verlängerung der Röhrenknochen verschiebt die Körperproportionen der sonst eher kleinen, aber selten unter P3 messenden Patienten zugunsten der Extremitäten. Dieser Befund wird allerdings angezweifelt (SPARKES u. GRAHAM 1972). Schweregrad und Verlauf sind variabel. Nach einer bisweilen raschen Progression der Knochenveränderungen im Kindesalter können Erwachsene völlig beschwerdefrei sein (MOTTRAM u. HILL 1965, MIKITY u. JACOBSON 1958, KAFTORI u. Mitarb. 1987). Neurologische Ausfälle, besonders der Hirnnerven, bilden die Ausnahme (WILHELM u. Mitarb. 1987), ebenso die transitorischen Knochenmarksinsuffizienzen (ALLEN u. Mitarb. 1970, CRISP u. Mitarb. 1982, MOUDGIL u. Mitarb. 1985). Die Lebenserwartung ist nicht eingeschränkt.

Konstant abnorme Laboratoriumsbefunde sind nicht bekannt.

Röntgenbefunde (Abb. **136**)

Sie werden, modifiziert nach NEUHAUSER u. Mitarb. (1948), wie folgt zusammengefaßt:

1. Obligate, langsam progressive, symmetrische, spindelförmige (evtl. auch Doppelspindel) Verbreiterung der Diaphysen in den langen Röhrenknochen. Auch die kurzen Röhrenknochen können befallen sein, die Metakarpalia und Tarsalia in 5 von 52 Fällen (LENNON u. Mitarb. 1961). Die Metaphysen bleiben anfänglich verschont, können aber im weiteren Verlauf ebenfalls betroffen sein (KAFTORI u. Mitarb. 1987).
2. Verdickung der Kortikalis (Sklerose) durch unregelmäßige end- und periostale Knochenanlagerung mit Verwischung der Trabekelstruktur und lokaler Einengung des Markraumes.
3. In der Regel abrupte Abgrenzung der Knochenveränderungen sowie Progression in der Längsachse, sowohl nach proximal wie nach distal, und stufenweise Umwandlung der vorgängig normalen Abschnitte.
4. Relative – nach SPARKES u. GRAHAM (1972) allerdings nur scheinbare – Verlängerung der Extremitäten im Verhältnis zur Gesamtlänge des Patienten.
5. Weichteilveränderungen wie bei Unterentwicklung der Muskulatur und Unterernährung (allerdings nicht bestätigt von KAFTORI u. Mitarb. 1987).

Eine meist nur mäßig ausgeprägte Sklerose der Schädelbasis wird in 53% der Fälle (LENNON u. Mitarb. 1961) beobachtet, häufig mit Beteiligung des Os frontale sowie der Mandibula, besonders in Gelenknähe. In besonders schweren Fällen, offenbar bei älteren Patienten (34, 50, 76 Jahre alt; KAFTORI u. Mitarb. 1987), kann auch die Wirbelsäule befallen sein, unter Aussparung weiter Teile des Wirbelkörpers und der Quer- und Dornfortsätze. Die CT-Untersuchung ist besonders für die Abklärung der sklerosebedingten Ausfälle von Hirnnerven (II, VII, VIII) geeignet (WILHELM u. Mitarb. 1987, KAFTORI u. Mitarb. 1987, DANNENMEIER u. WEBER 1989). Immerhin lag bei 7 von 16 Untersuchungen ein Exophthalmus vor, der durch die Sklerose der Orbita bedingt war (KAFTORI u. Mitarb. 1987).

Die szintigraphische Untersuchung gibt über die Aktivität der Knochenläsionen Auskunft und deckt sich keineswegs mit Ausdehnung und Schweregrad der radiologischen Befunde (KUMAR u. Mitarb. 1981).

Die „hereditäre multiple diaphysäre Sklerose" (RIBBING 1949, SHIER u. Mitarb. 1987), die erst während oder nach der Pubertät mit Befall von nur 1–4 langen Röhrenknochen und ohne Muskelbeteiligung auftritt, ist wohl eine milde Variante, d. h. Ausdruck der variablen Expressivität des verantwortlichen Genes.

Die bei 5 nicht verwandten Kindern beschriebene diaphysäre Dysplasie mit Anämie (GHOSAL u. Mitarb. 1988) entspricht radiologisch nicht der „klassischen" DD und stellt wohl ein separates Krankheitsbild dar.

Die radiologische Differentialdiagnose dürfte unter Berücksichtigung des Alters der Patienten (der Verteilungsmodus der Knochenveränderungen mit den übrigen klinischen und Laborbefunden) keine Schwierigkeiten bieten. Neben der Osteoektasie mit Hyperphosphatasie (s. S. 788), den verschiedenen Formen der endostalen Hyperostose (s. S. 773), der Pachydermoperiostose (s. S. 777) muß auch an die infantile kortikale Hyperostose (Caffeysche Krankheit, s. S. 792), an die Folge einer Langzeitprostaglandin-E-Injektion sowie an eine Behandlung mit Vitamin-A-Derivaten gedacht werden. Bei der kraniodiaphysären Dysplasie (s. S. 771) entwickelt sich bereits im frühen Kindesalter eine imposante Leontiasis ossea.

Literatur

Allen, D. T., M. Saunders, W. H. Northway, G. F. Williams, I. A. Schafer: Corticosteroids in treatment of Engelmann's disease. Pediatrics 46 (1970) 523–531

Battaglia, L., R. Venturi: La poliosteopatia addensante simmetrica ereditaria (malattia di Camurati-Engelmann) a studio clinico e anatomopatologico. Chir. Org. Mov. 49 (1960) 179–196

Benabderrahmane, M., P. Siegenthaler, C. Uhlmann, P. Wettstein: Le syndrome de Camurati-Engelmann. A propos d'un cas et revue de la littérature. Schweiz. med. Wschr. 99 (1959) 1204–1212

Carbone, R., A. Ponticelli, N. S. Bernardo, G. F. Galasso: Su di un caso di sindrome di Camurati-Engelmann descritto in epoca neonatale. Pediatria (Napoli) 91 (1983) 261–264

Clawson, D. K., J. W. Loop: Progressive diaphyseal dysplasia (Engelmann's disease). J. Bone Jt. Surg. 46 (1964) 143–150

Crisp, A. J., D. P. Brenton: Engelmann's disease of bone – a systemic disorder? Ann. rheum. Dis. 41 (1982) 183–188

Dannenmeier, B., B. Weber: Beobachtungen zum Camurati-Engelmann-Syndrom. Darstellung der Veränderungen im Bereich der Felsenbeine mit Hilfe der HR-Computertomographie. Fortschr. Röntgenstr. 151 (1989) 175–178

Ghosal, S. P., A. K. Mukherjee, D. Mukherjee, A. K. Ghosh: Diaphyseal dysplasia associated with anemia. J. Pediatr. 113 (1988) 49–57

Girdany, B. R., S. Sane, C. B. Graham: Engelmann's disease. Progr. pediat. Radiol. 4 (1973) 414–437

Kaftori, J. K., U. Kleinhaus, Y. Naveh: Progressive diaphyseal dysplasia (Camurati-Engelmann): radiographic follow-up and CT findings. Radiology 164 (1987) 777–782

Kumar, B., W. A. Murphy, M. P. Whyte: Progressive diaphyseal dysplasia (Engelmann Disease): Scintigraphic-radiographic clinical correlations. Radiology 140 (1981) 87–92

Lennon, E. A., M. M. Schechter, R. W. Hornabrook: Engelmann's disease. Report of a case with a review of the literature. J. Bone Jt. Surg. 43-B (1961) 273–284

Low, L. C., J. B. Stephenson, D. A. Stuart-Smith: Progressive diaphyseal dysplasia mimicking childhood myopathy: clinical and biochemical response to prednisolone. Aust. paediat. J. 21 (1985) 193–196

Mikity, V. G., G. Jacobson: Progressive diaphyseal dysplasia (Engelmann's disease). J. Bone Jt. Surg. 40-A (1958) 206–210

Moudgil, A., R. K. Agarwal, H. Pati, A. Bagga, A. K. Saraya: Camurati-Engelmann disease with recurrent bone marrow hypoplasia. Indian J. Pediat. 52 (1985) 201–204

Mottram, M. E., H. A. Hill (1985): Diaphyseal dysplasia. Report of a case. Amer. J. Roentgenol. 95 (1965) 162–167

Neuhauser, E. B. D., H. Shwachmann, M. Wittenborg, J. Cohen. Progressive diaphyseal dysplasia. Radiology 51 (1948) 11–12

Ribbing, S.: Hereditary, multiple diaphyseal sclerosis. Acta radiol. (Stockh.) 31 (1949) 522–536

Shier, C. K., G. A. Krasicky, B. I. Ellis, S. R. Kottamasu: Ribbing's disease: radiographic-scintigraphic correlation and comparative analysis with Engelmann's disease. J. nucl. Med. 28 (1987) 244–248

Singleton, E. B., J. R. Thomas, W. W. Worthington, J. R. Hild: Progressive diaphyseal dysplasia. Radiology 67 (1956) 233–241

Sparkes, R. S., C. B. Graham: Camurati-Engelmann disease. Genetics and clinical manifestations with a review of the literature. J. med. Genet. 9 (1972) 73–85

Stenzler, S., D. P. Grogan, S. M. Frenchman, S. McClelland, J. A. Ogden: Progressive Diaphyseal Dysplasia Presenting as Neuromuscular Disease. J. Pediatr. Orthop. 9 (1989) 463–467

Wilhelm, K. R., T. Lenarz, D. Weise, G. Baldauf, P. Fritz, H. Bihl: Die Wertigkeit verschiedener radiologischer Untersuchungsverfahren in der Verlaufskontrolle der Camurati-Engelmannschen Krankheit. Fortschr. Röntgenstr. 147 (1987) 278–282

Wynne-Davies, R., C. M. Hall, A. G. Apley: Atlas of Skeletal Dysplasias. Churchill Livingstone, Edinburgh 1985

Kraniodiaphysäre Dysplasien (KDD)
McK (15105), 12286, 21830

Die KDD gehören zu den kraniotubulären Dysplasien (s. S. 767) und stellen mit der „Leontiasis ossea" den „Höhepunkt" dieser Gruppe dar (vgl. Abb. **147a**, S. 784). *Äußerst selten* ($<0,1/10^6$, WYNNE-DAVIES u. Mitarb. 1985) galt sie als *autosomal rezessiv* (McK 21830) bis zum Bericht über Mutter und Sohn mit einer schweren, jedoch (autosomal?) *dominanten* Form (SCHAEFER u. Mitarb. 1986).

Klinisch steht das zunehmend grotesk *entstellende Kopfwachstum* mit speziellem Befall des Gesichts und vor allem der Nasenregion sowie der durch die Einmauerung der Nervenforamina (II, VIII) und Atem- wie Tränenwege bedingte Funktionsausfall im Vordergrunde. Später können auch Hirndruckzeichen und Krämpfe hinzutreten. Die Nasenwurzel ist abgeflacht mit paranasaler Buckelbildung. Bei der rezessiven Form sind Intelligenz und Wachstum oft subnormal, im Gegensatz zur normal intelligenten und relativ großwüchsigen dominanten Form. Eine partielle Unterdrückung der Osteoblastenaktivität, aber nicht eine Verhinde-

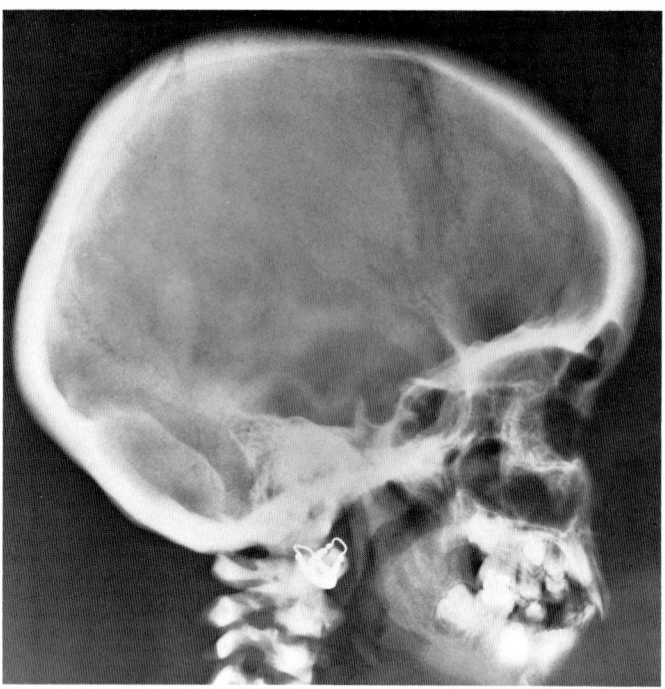

Abb. 137 Endostale Hyperostose van Buchem, ♀, 8 Jahre. Verdickung der Kalotte, Sklerose der Schädelbasis. Nebenhöhlen normal entwickelt (aus F. S. P. van Buchem: Proc. Koninkl. Nederl. Akad. van Wetenschappen 73 (1970) 243–253)

rung der klinischen Progression wurde mit Calcitonintherapie erzielt (KEATING u. KERSHAW 1987).

Radiologie

Im Vordergrund steht die massive Sklerose und die Auftreibung des gesamten Schädels, vor allem aber auch des Gesichts, der Nasenpartien und des Unterkiefers. Die Nebenhöhlen sind ebenfalls sklerosiert. Die Wirbelsäule, Klavikulae, Rippen und Becken sind nur fakultativ betroffen. *Die Diaphysen der langen Röhrenknochen* zeigen eine vorwiegend endostale diaphysäre Dickenzunahme der Kortikalis und einen diaphysären Modellierungsdefekt („Policeman's nightstick", Polizeiknüppel, GORLIN u. Mitarb. 1969). Bei der dominanten Form findet sich zudem an den kurzen Röhrenknochen mit grobsträhniger Trabekelstruktur, bei verdünnter Kortikalis, eine verminderte Tubulierung.

Ein der KDD ähnliches progeroides Syndrom mit Zwergwuchs und lockeren Gelenken wurde bisher bei 5 nicht verwandten Patienten beobachtet (Lenz-Majewski-Syndrom, McK 15105; GORLIN u. WHITLEY 1983, vgl. Tab. **15**).

Radiologische Differentialdiagnose

Auch die kraniometaphysäre Dysplasie (s. S. 574) kann im 1. Lebensjahr eine diaphysäre Sklerose zeigen, die aber bald einer Osteoporose Platz macht. Die metaphysäre Modellierungsstörung ist hier prominent. Zur Abgrenzung gegenüber den anderen kraniotubulären Dysplasien und Hyperostosen sowie Osteosklerosen s. Tab. **14**, **15** u. **16**.

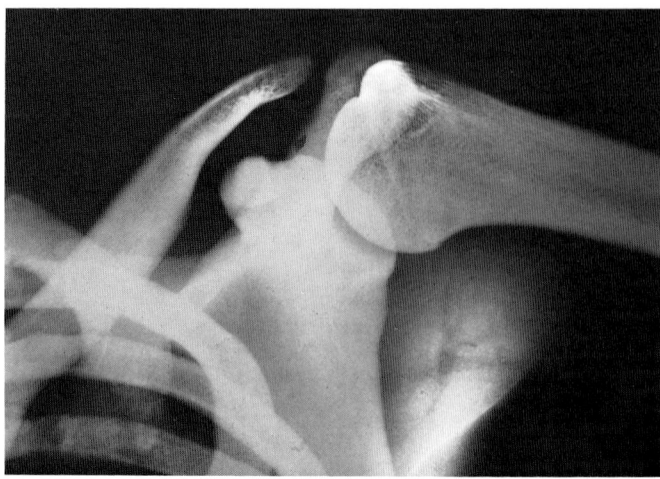

Abb. 138 Endostale Hyperostose van Buchem, ♂, 20 Jahre. Sklerose und Verdickung (medial) von Klavikula, Skapula und Humerus (aus F. S. P. van Buchem: Proc. Koninkl. Nederl. Akad. van Wetenschappen 73 (1970) 243–253)

Literatur

Gorlin, R. J., Ch. B. Whitley: Lenz-Majewski Syndrome. Radiology 149 (1983) 129–131
Joseph, R., J. Lefebvre, E. Guy, J. C. Job: Dysplasie cranio-diaphysaire progressive. Ann. Radiol. 1 (1958) 477–490
Levy, M. H., K. Kozlowski: Cranio-diaphyseal dysplasia (Report of a case). Austr. Radiol. 31 (1987) 431–435
McKeating, J. B., C. R. Kershaw: Craniodiaphyseal dysplasia. Partial suppression of osteoblastic activity in the severe progressive form with calcitonin therapy. J. Roy. nav. med. Serv. 73 (1987) 81–93
Macpherson, R. I.: Craniodiaphyseal dysplasia. A disease or group of diseases? J. Canad. ass. Radiol. 25 (1974) 22–33
Schaefer, B., S. Stein, D. Oshman, O. Rennert, G. Thurnau, J. Wall, J. Bodensteiner, O. Brown: Dominantly inherited craniodiaphyseal dysplasia: A new craniotubular dysplasia. Clin. Genet. 30 (1986) 381–391
Wynne-Davies, R., C. M. Hall, A. G. Apley: Atlas of Skeletal Dysplasias. Churchill Livingstone, Edinburgh 1985

Endostale Hyperostosen (EH)

Die heterogene Gruppe der EH ist durch eine vorwiegend endostale, gleichmäßig-glattrandige Knochenapposition gekennzeichnet. Dadurch bleibt die Form, wenigstens der Röhrenknochen, weitgehend erhalten. Am Schädel und besonders am Unterkiefer kann es jedoch zu hochgradigen Deformierungen kommen (VAN BUCHEM 1971, Sklerosteose).

Die in der Folge aufgeführten drei Formen sind bei voll entwickeltem Krankheitsbild unterscheidbar, nicht jedoch immer im Einzelfall, besonders bei jüngeren Patienten. Daneben gibt es noch weitere, nicht in dieses Schema passende Typen der EH.

A) Autosomal dominante EH, Typ Worth   McK 14475

Synonyme: Hyperostosis generalisata, benigne Form von Worth mit Torus palatinus, autosomal dominante Osteosklerose.

Die von WORTH u. WOLLIN (1966) erstbeschriebene seltene EH wird in der Regel als *Zufallsbefund* im Kindesalter entdeckt oder bei der Abklärung des häufig vorhandenen „Torus palatinus" (schmerzloser Knochenwulst am harten Gaumen) entdeckt. Intelligenz und Körpergröße sind normal. Mit Ausnahme der von MORETTI u. Mitarb. (1982) sowie von PEREZ-VICENTE (1987) beschriebenen Familien (sensoneuronaler Gehörverlust, chronischer Hirndruck wegen des verkleinerten Foramen magnum) sind keine klinischen noch abnorme Laborbefunde, wiederum mit Ausnahme von PEREZ-VICENTE (erhöhte alkalische Phosphatase), bekannt.

Radiologie

Es besteht eine ausgedehnte, aber unterschiedliche Verdichtung des Skelettes: Epiphysen und Metaphysen sind verschont, Vertebrae, Klavikulae und Rippen nur geringgradig oder nicht betroffen. Die Kortikalis der Röhrenknochen ist endostal glatt-

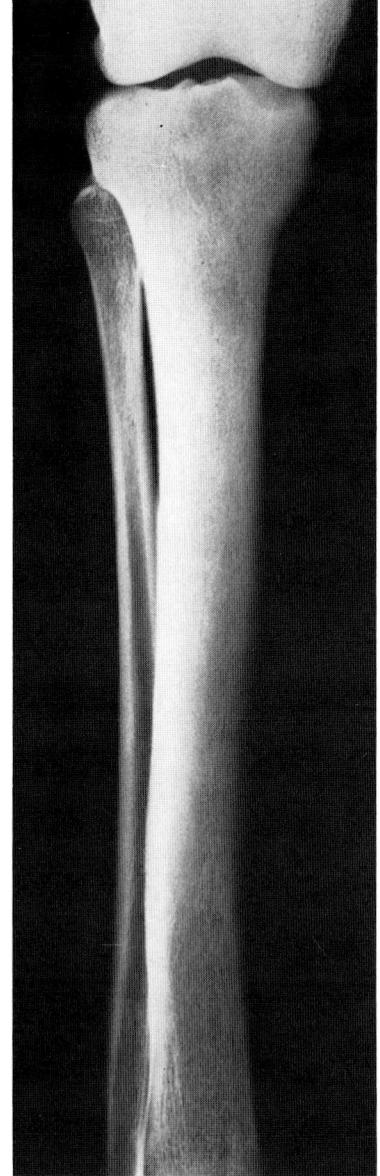

Abb. 139 Endostale Hyperostose van Buchem, ♂, 52 Jahre. Kortikalis der Tibia verdickt (Beobachtung: Prof. F. S. P. *van Buchem,* Haarlem)

randig, unter Einengung des Markraumes verdickt, die Modellierung jedoch unauffällig. Auch der Schädel, anfänglich die Basis, dann auch die Kalotte mit Verlust der Diploe sind sklerosiert. Der Torus palatinus stellt sich als kalkdichter Tumor in der seitlichen Ansicht dar. Der Unterkieferbefall ist nach GORLIN u. GLASS (1977) charakteristisch mit ausgeweitetem Kieferwinkel und verstrichenen antogonialen Kerben. NAKAMURA u. Mitarb. (1987) beobachteten eine fleckige Sklerose von Maxilla und Mandibel sowie eingemauerte Zähne und Odontome.

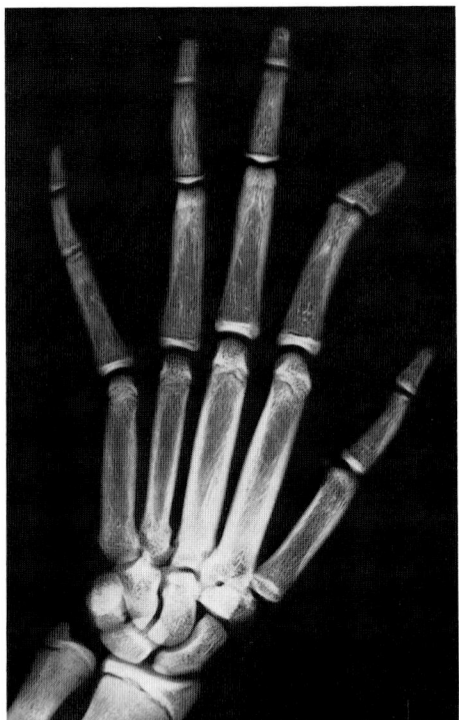 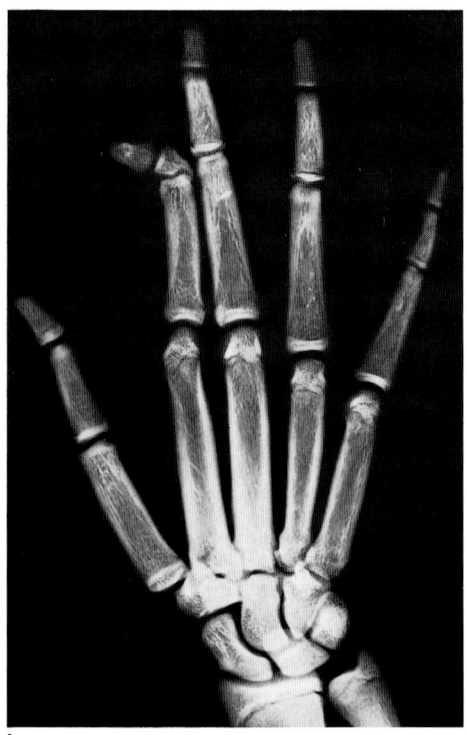

a b
Abb. **140a** u. **b** Endostale Hyperostose (Sklerosteose), ♀, 13 Jahre. Kutane Syndaktylie zwischen dem linken Ring-, Mittel- und Zeigefinger und zwischen dem rechten Zeige- und Mittelfinger. Fehlen des (?) Mittelphalangen am linken, hypoplastische Ausbildung am rechten Zeigefinger mit charakteristischer Radialdeviation der entsprechenden Endphalangen. Phalangen und Metakarpalia erscheinen durch den Verlust der diaphysären Verschmälerung schachtelhalmartig. Klinisch zunehmende Schwerhörigkeit sowie linksseitige Fazialisparese (aus *A. S. Truswell:* J. Bone Jt. Surg. 40 B [1958] 208)

Radiologische Differentialdiagnose

Die rezessive EH van Buchem ist sowohl klinisch wie radiologisch viel stärker ausgeprägt (s. unten). Bei den im übrigen ähnlichen benignen Osteopetroseformen (B, C, vgl. Tab. **14**, S. 745) sind Epiphysen und Metaphysen ebenfalls sklerosiert und deformiert. Die tubuläre Stenose Kenny-Caffey (s. S. 775) weist keine Sklerose des Schädels auf, dagegen einen hochgradigen Kleinwuchs.

B) *Autosomal rezessive EH van Buchem*
McK 23910

Synonyme: Hyperostosis corticalis generalisata, Hyperphosphatasie, Tardaform

Die von VAN BUCHEM u. UBBENS 1955 erstbeschriebene EH ist autosomal rezessiv vererbt. 15 Patienten von VAN BUCHEM (1971) zeigten eine einseitige (Kinder) oder beidseitige Fazialisparese. Daneben können aber auch Akustikus oder Optikus betroffen sein. Die Patienten fallen zudem durch eine Veränderung der Gesichtszüge mit Verbreiterung und Prominenz des wuchtig erscheinenden Unterkiefers auf. Abgesehen von den erwähnten Komplikationen, sind die Merkmalsträger gesund, normal groß und normal intelligent.

Die alkalische Phosphatase ist häufig erhöht. Bei den 2 von 8 Fällen mit normaler alkalischer Phosphatase war das sonst fehlende Isoenzym (Knochenfraktion) der Phosphatase erhöht (VAN BUCHEM 1971), was auch von EASTMAN u. BIXLER (1977) bestätigt wurde.

Radiologie (Abb. **137–139**)

Die Befunde an den Röhrenknochen sind ähnlich der dominanten Form, jedoch noch ausgeprägter, mit Osteophytenbildung. Auch Rippen und Klavikulae, selten das Becken und die Wirbelsäule können betroffen sein. Der Schädel zeigt eine kräftige Sklerose, jedoch in der Regel unter Erhaltung der Nebenhöhlen. Die Verdickung der Mandibula tritt meist erst nach der Pubertät, ohne Einwirkung auf die Entwicklung der Zähne und ohne Malokklusion auf. Mit CT konnten COOK u. Mitarb. 1989 bei einem 11jährigen Mädchen die Einengung des Meatus acusticus int. sowie des Foramen ovales bei minimalem Gehörausfall nachweisen. Die Differentialdiagnose entspricht der dominanten Form (s. oben).

C) Autosomal rezessive EH-Sklerosteose (SKO) McK 26950

Synonym: kortikale Hyperostose mit Syndaktylie.

Ungefähr 60 Patienten, meist südafrikanisch-holländischer Abstammung, der von TRUSWELL (1958) entdeckten Dysplasie sind bisher beschrieben worden (BEIGHTON 1988). Die Bezeichnung „Sklerosteose" stammt von HANSEN (1967). Die Ähnlichkeit mit der allerdings milderen van Buchemschen, ebenfalls vorwiegend bei Holländern beobachteten EH (s. oben) läßt an einen verwandten, evtl. identischen genetischen Hintergrund beider Krankheiten denken. Dabei wäre ein „epistatisches Gen" für die zusätzlichen Befunde bei der SKO verantwortlich (BEIGHTON u. Mitarb. 1984).

Klinik

Zum Bild der van Buchemschen Form kommen noch folgende Befunde hinzu: Beginn im Kleinkindesalter, schlechte Prognose (evtl. letal), *Großwuchs*, ausgesprochen grobe Gesichtszüge, Malokklusion, häufiger Ausfall der kranialen Nerven, erhöhter intrakranieller Druck, Syndaktylie und Nageldysplasie. Die alkalische Phosphatase kann ebenfalls erhöht sein (BEIGHTON 1988).

Radiologie

Die kraniale Sklerose ist progressiv und hochgradig, die Sinus bleiben aber frei. Das restliche Skelett ist ebenfalls sklerosiert, aber die langen Röhrenknochen in ihren Konturen nur geringgradig verändert, mit leichter Unregelmäßigkeit der Kortikaliskontur im Alter. Die meist kutane Syndaktylie, vorwiegend II–III, an den Händen, kaum an den Füßen, mit oft radialer Deviation des distalen II. Strahles sowie weitere Dysphalangien und die schachtelhalmförmigen Metakarpalia und Phalangen (Abb. 140) sind, zusammen mit der Osteosklerose, wohl pathognomonisch.

Die CT-Untersuchung des Schädels ist entscheidend zur Planung der evtl. lebensrettenden palliativen Operationen (HILL u. Mitarb. 1986, NAGER u. Mitarb. 1983, 1986). Die Differentialdiagnose entspricht derjenigen der Abschnitte A u. B.

Literatur

Beighton, P.: Sclerosteosis. J. med. Genet. 25 (1988) 200–203
Beighton, P., A. Barnard, H. Hamersma, A. van der Wouden: The syndromic status of sclerosteosis and van Buchem disease. Clin. Genet. 25 (1984) 175–181
Cook, J. V., P. D. Phelps, J. Chandy: Van Buchem's disease with classical radiological features and appearances on cranial computed tomography. Brit. J. Radiol. 62 (1989) 74–77
Eastman, J. R., D. Bixler: Generalized cortical hyperostosis (van Buchem disease): nosologic considerations. Radiology 125 (1977) 297–304
Fryns, J. P., H. Van-den-Berghe: Facial paralysis at the age of 2 months as a first clinical sign of van Buchem disease (endosteal hyperostosis). Eur. J. Pediat. 147 (1988) 99–100
Gorlin, R. J., L. Glass: Autosomal dominant osteosclerosis. Radiology 125 (1977) 547–548
Hansen, H. G.: Sklerosteose. In: Handbuch der Kinderheilkunde, Bd. VI. Springer, Berlin 1967 (S. 351–354)
Hill, S. C., S. A. Stein, A. Dwyer, J. Altman, R. Dorwart, J. Doppman: Cranial CT findings in sclerosteosis. Amer. J. Neuro. Radiol. 7 (1986) 505–511
Maroteaux, P., G. Fontaine, W. Scharfman, J.-P. Farriaux: L'Hyperostose corticale généralisée à transmission dominante (Type Worth). Arch. fr. Pédiat. 28 (1971) 685–698
Moretti, C., F. D'Osualdo, A. Modesto, A. Benedetti, M. Corsi: Iperostosi endostale a trasmissione dominate. Descrizione di 8 casi in 3 generazioni dello stesso nucleo familiare. Radiol. Med. (Torino) 68 (1982) 151–158
Nager, G. T., H. Hamersma: Sclerosteosis involving the temporal bone: histopathologic aspects. Amer. J. Otolaryngol. 7 (1986) 1–16
Nager, G. T., S. A. Stein, J. P. Dorst, M. J. Holliday, D. W. Kennedy, K. W. Diehn, E. W. Jabs: Sclerosteosis involving the temporal bone: clinical and radiologic aspects. Amer. J. Otolaryngol. 4 (1983) 1–17
Nakamura, T., N. Yamada, R. Nonaka, M. Sasaki: Autosomal dominant type of endosteal hyperostosis with unusual manifestations of sclerosis of the jaw bones. Skelet. Radiol. 16 (1987) 48–51
Perez-Vicente, J. A., E. Rodriguez-de-Castro, J. Lafuente, M. M. Mateo, S. Gimenez-Roldan: Autosomal dominant endosteal hyperostosis. Report of a Spanish family with neurological involvement. Clin. Genet. 31 (1987) 161–169
Stein S. A., C. Witkop, S. Hill, M. D. Fallon, L. Viernstein, G. Gucer, P. McKeever, D. Long, J. Altman, N. R. Miller, S. L. Teitelbaum, S. Schlesinger: Sclerosteosis: Neurogenetic and pathophysiologic analysis of an American kinship. Neurology (NY) 33 (1983) 267–277
Truswell, A. S.: Osteopetrosis with syndactyly. J. Bone Jt. Surg. 40 B (1958) 208–218
van Buchem, F. S. P: The pathogenesis of hyperostosis corticalis generalisata and calcitonin. Proceedings Koninkl. Nederl. Akademie van Wetenschappen, Amsterdam Ser. C, 73 (1970) 243–253
van Buchem, F. S. P.: Hyperostosis corticalis generalisata. Eight new cases. Acta med. scand. 189 (1971) 257–267
van Buchem, F. S. P., R. Ubbens: An uncommon familial systemic disease of the sceleton: hyperostosis corticalis generalisata familiaris. Acta radiol. (Stockh.) 44 (1955) 109–119
van Buchem, F. S. P., J. J. G. Prick, H. H. J. Jaspar: Hyperostosis Corticalis Generalisata Familiaris (van Buchem's Diesease). Elsevier, New York 1976
Worth, H. M., D. G. Wollin: Hyperostosis corticalis generalisata congenita. J. Canad. ass. Radiol. 17 (1966) 67–74

Tubuläre Stenose (TS)   McK 12700

Synonym: Kenny-(Caffey-)Syndrom.

Das von KENNY u. LINARELLI (1966) erstbeschriebene, seltene, bis 1986 bei 18 Patienten beobachtete (autosomal?) dominant vererbte, jedoch mehrheitlich sporadisch auftretende heterogene Syndrom gehört mindestens teilweise nicht zu den eigentlichen Dysplasien, sondern zu den Kalziumstoffwechselstörungen. Die TS wird in zwei Hauptgruppen aufgeteilt: eine solche mit idiopathischem Hypoparathyreoidismus (vermindertem Parathormonspiegel) und eine weitere mit normaler Nebenschilddrüsenfunktion. Endlich wurden wenige Fälle mit erhöhtem, biologisch offenbar nicht wirksamem Parathormonspiegel (FANCONI u. Mitarb. 1986) beobachtet.

Klinisch ist die TS durch ausgeprägten Minderwuchs (<3P) (100%), Makrozephalie (92%), verspäteten Fontanellenschluß (88%), ophthalmolo-

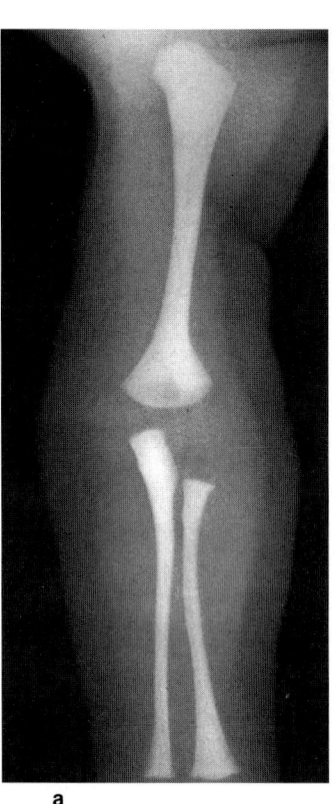
a
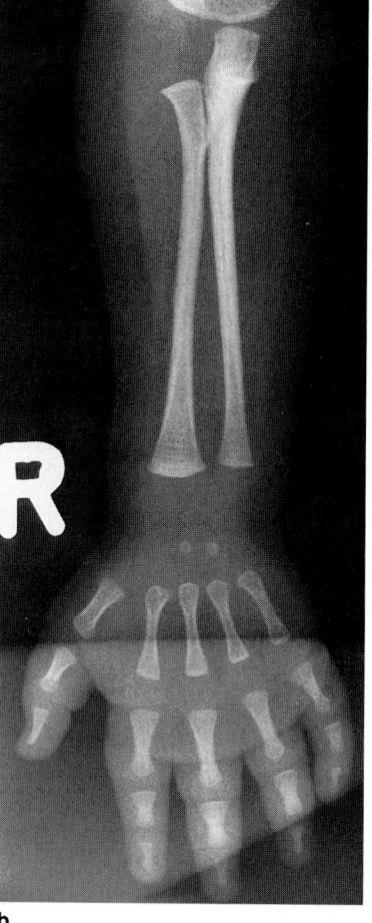
b
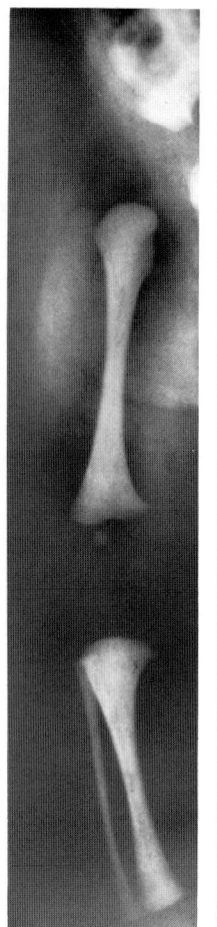
c
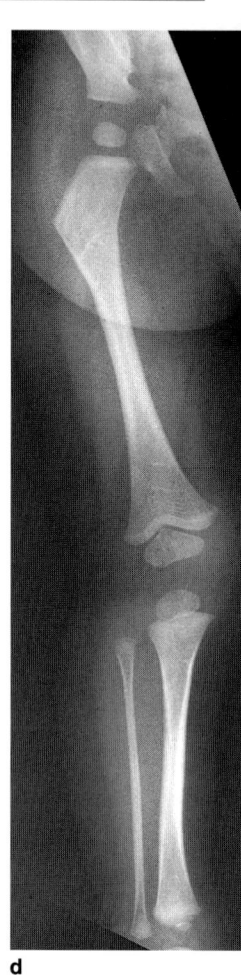
d

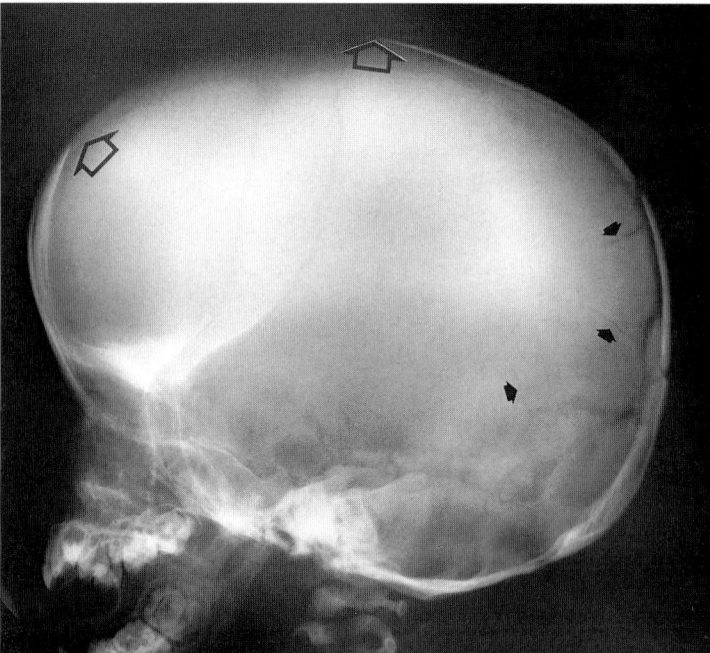
e

Abb. **141 a–e** Tubuläre Stenose, ♂, Termingeburt, 2,55 kg/44 cm. Mit 7 Tagen tetanische Krämpfe. Idiopathischer Hypoparathyreoidismus. Patient (2) aus *Fanconi* u. Mitarb. (1986). Extremitätenaufnahmen vom 1. Lebenstag (**a–c**) und mit 19 Monaten
a Rechter Arm. Hochgradige Osteosklerose, dicke Kortikalis, jedoch diaphysäre Konstriktion
b Metaphysäre Sklerose verschwunden, Persistieren der Kortikalisverdickung und der medullären Stenose
c Rechtes Bein. Ähnlich wie **a**. Distaler Femurkern ossifiziert
d Mit 19 Monaten multiple Wachstumslinien (Vitamin-D-Behandlung)
e Schädel seitlich mit 19 Monaten. Makrozephalie, hypoplastischer Gesichtsschädel. Riesige große Fontanellel (⇨ = ventrale-dorsale Begrenzung). Multiple zusätzliche Nähte und Schaltknochen (➡)

gische Abnormitäten (Papillödem, Hypermetropie, Mikrophthalmie) (78%) gekennzeichnet. Ein pränataler Minderwuchs ebenso wie eine prominente Stirn lag in 53%, eine Anämie in 25% der Fälle vor.

Episoden (meist frühkindlich) von hypokalzämischer Tetanie mit Hyperphosphatämie wurden in 67% der Fälle beobachtet (FANCONI u. Mitarb. 1986).

Radiologisch steht die tubuläre Sklerose der Röhrenknochen mit Einengung des Markraumes durch endostale diaphysäre Knochenapposition im Vordergrund. Die Fontanelle bleibt abnorm lang klaffend, unabhängig vom manchmal retardierten Knochenalter. Die Stirn ist vorgewölbt, der Diploeraum oft ebenfalls sklerosiert. Eine eigentliche Sklerose des Schädels, wie bei den endostalen Hyperostosen oder diaphysären resp. kraniodiaphysären Dysplasien, liegt jedoch nicht vor (Abb. **141**).

Die radiologische Differentialdiagnose umfaßt die bereits erwähnten Krankheitsbilder mit verdickter Kortikalis, bereitet aber wegen der charakteristischen klinisch-biochemisch-radiologischen Konstellation keine Schwierigkeiten. Eine ausgeprägte tubuläre Stenose wird auch bei der carpo-tarsalen multizentrischen Osteolyse (s. Abb. **2c**, S. 828) beobachtet.

Literatur

Caffey, J.: Congenital stenosis of medullary spaces in tubular bones and calvaria in two proportionate dwarfs – mother and son, coupled with transitory hypocalcemic tetany. Amer. J. Roentgenol. 100 (1967) 1–11

Fanconi, S., J. A. Fischer, P. Wieland, M. Atares, A. Fanconi, A. Giedion, A. Prader: Kenny syndrome: Evidence for idiopathic hypoparathyroidism in two patients and for abnormal parathyroid hormone in one. J. Pediat. 109 (1986) 469–475

Kenny, F. M., L. Linarelli: Dwarfism and cortical thickening of tubular bones. Transient hypocalcemia in mother and son. Amer. J. dis. Child 111 (1966) 201–207

Pachydermoperiostose (PDP) McK 16710 und primäre hypertrophe Osteoarthropathie (PHOAP)

Etwa 26 *Synonyme* (vgl. VOGL u. GOLDFISCHER 1962). Am gebräuchlichsten: chronische primäre (idiopathische) hypertrophe Osteoarthropathie, Hyperostosis generalisata mit Pachydermie, Syndrom von Touraine-Solente-Golé.

Die PDP ist eine seltene (bis 1973 wurden etwas mehr als 100 Fälle veröffentlicht, FOURNIER u. MOUROU 1973) autosomal dominant (rezessiv) mit wechselnder Expressivität vererbte Krankheit (RIMOIN 1965), die in ihrer vollen Ausprägung nur beim männlichen Geschlecht angetroffen wird (Androtropie). Das Krankheitsbild wurde anhand eines befallenen Bruderpaares von verschiedenen „Klassikern" des 19. Jahrhunderts genau beschrieben (FRIEDREICH, ERB, VIRCHOW, STERNBERG, MARIE, s. bei VOGL u. GOLDFISCHER 1962). Durch die zusammenfassenden Publikationen von TOURAINE, SOLENTE u. GOLÉ (1935) wird die PDP auch nach diesen Autoren benannt, daneben aber auch als Bezeichnung für das Krankheitsbild kombiniert mit den klinischen, nicht aber endokrinen Zeichen einer Akromegalie (BEIGHTON u. CREMIN 1980).

Klinik

Das Leiden macht sich meist kurz nach der Pubertät durch Volumenzunahme und Pachydermie vorerst an den Vorderarmen, Händen, Unterschenkeln und Füßen sowie durch Trommelschlegelfinger, Uhrglasnägel (ohne Zyanose) und ein fettiges Glänzen der Haut bemerkbar. Tiefe Falten im Gesicht und auf dem Haarboden („cutis verticis gyrata") verleihen dem Patienten einen charakteristischen besorgten Gesichtsausdruck. Ferner werden abnorme Schweißabsonderung der Hände, Gliederschwere und vage Knochenschmerzen beobachtet. Die Progression des Leidens kommt meistens innerhalb einer Dekade zum Stillstand. Die erwähnten Symptome können, ebenso wie die Röntgenbefunde, in ihrer Ausprägung von Fall zu Fall außerordentlich variieren.

Radiologie

Es stehen die diaphysär besonders ausgeprägte, aber auch die Metaphysen miterfassende Verbreiterung und die Verplumpung der langen und kurzen Röhrenknochen, mit Ausnahme der Endphalangen, im Vordergrund. Der Prozeß beginnt in der Regel an den distalen Enden von Vorderarm und Unterschenkel und greift dann auf die ganze Diaphyse über (WYNNE-DAVIES u. Mitarb. 1985). Anfänglich nur eine diskrete, bisweilen zackige *periostale Auflagerung oder Verdickung*, können sich die verschiedenen Schichten später untereinander und mit der Kortikalis durch Knochenbrücken verbinden. Oft ist der Markraum nicht mehr abgrenzbar. Es entsteht die charakteristische grobsträhnig (-fleckige) Knochenstruktur (sklerosierende Atrophie, Abb. **142**), wobei die Verdichtungen in den Zug- und Drucklinien erfolgen (UEHLINGER 1943). In ausgeprägten Fällen ist das gesamte Skelett, der Schädel mit Sklerose der Diploe, die Wirbelsäule mit Verknöcherung der Bänder, die Karpalia usw., betroffen. In 4 von 5 Fällen fanden GUYER u. Mitarb. (1978) eine diskrete bis massive Akroosteolyse der Finger. Die *szintigraphischen Befunde* entsprachen im Falle von DE VRIES u. Mitarb. (1986) denjenigen einer sekundären hypertrophen Osteoarthropathie mit vermehrter Speicherung des Isotops im Periost, vorwiegend der langen Röhrenknochen, und den typischen „Doppelstreifenzeichen" ("double stripe sign").

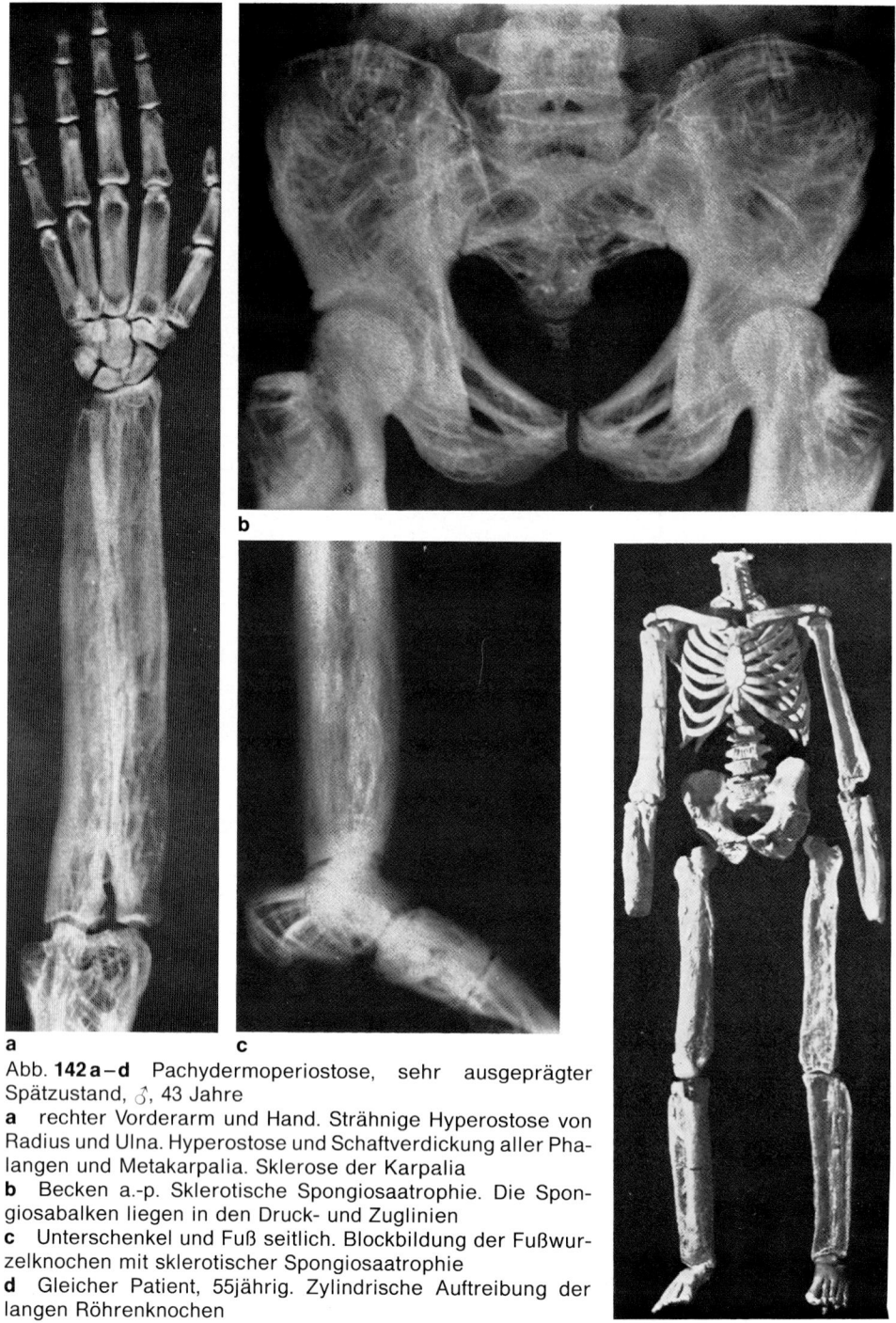

Abb. 142a–d Pachydermoperiostose, sehr ausgeprägter Spätzustand, ♂, 43 Jahre
a rechter Vorderarm und Hand. Strähnige Hyperostose von Radius und Ulna. Hyperostose und Schaftverdickung aller Phalangen und Metakarpalia. Sklerose der Karpalia
b Becken a.-p. Sklerotische Spongiosaatrophie. Die Spongiosabalken liegen in den Druck- und Zuglinien
c Unterschenkel und Fuß seitlich. Blockbildung der Fußwurzelknochen mit sklerotischer Spongiosaatrophie
d Gleicher Patient, 55jährig. Zylindrische Auftreibung der langen Röhrenknochen
(aus *E. Uehlinger:* Fortschr. Röntgenstr. 67 [1943] 8)

Die radiologisch ähnliche, autosomal dominant (rezessiv?) vererbte *idiopathische oder primäre hypertrophe Osteoarthropathie (PHOAP)* (CURRARINO u. Mitarb. 1961) (Abb. **143**) beginnt meist in den ersten 2 Lebensjahren mit den klinischen Zeichen einer Hyperhidrosis, schmerzhaften Gelenkschwellungen an Fingern, Knien und Sprunggelenk, oft auch chronischem Ekzem. Die Pachydermie fehlt. Die Befunde bilden sich meist noch im Kindesalter zurück.

Radiologisch entsprechen die Veränderungen an den Röhrenknochen denjenigen der PDP, sind jedoch weniger ausgeprägt und können bereits im weiteren Kindesalter wieder verschwinden. Dane-

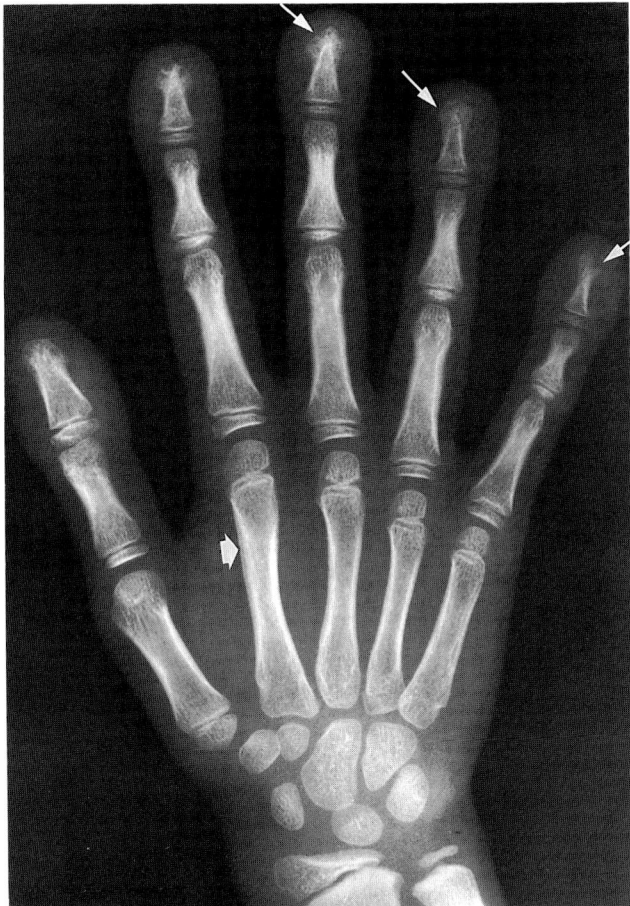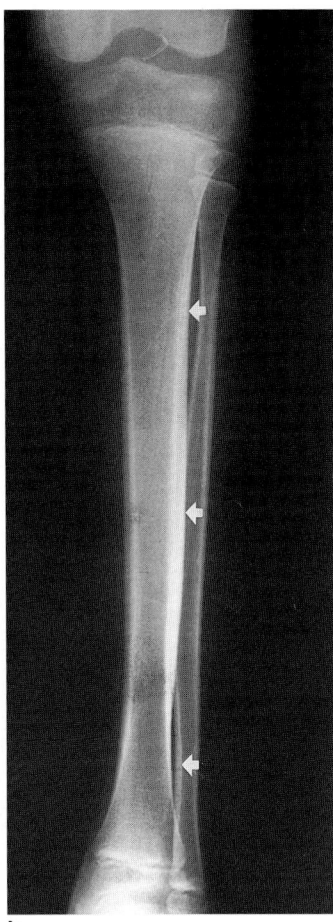

a b
Abb. 143a u. b PHOAP, ♀, 6 Jahre alt, 125 cm (97%), wegen Trommelschlegelfinger (Herzvitium?) hospitalisiert. Mit Ausnahme einer Hyperhidrosis von Hand und Fuß völlig gesund. Vater ähnliche Probleme
a   Linke Hand: Weichteile der Endphalangen aufgetrieben. Diskrete Akroosteolyse (→) daselbst (V, angedeutet III, IV). Leichte periostale Hyperostose Metakarpale II (➡)
b   Rechter Unterschenkel: periostale Hyperostose am Tibiaschaft, angedeutet distale Fibula (→)
(Beobachtung: Dr. P. Komar, Belgrad)

ben wurden auch eine Osteoporose und eine Verdünnung der Kortikalis beobachtet (DIREN u. Mitarb. 1986). Der Schädel zeigt einen verspäteten Fontanellenschluß und eine Vermehrung der Wormschen Schaltknochen. Endlich werden ähnliche Veränderungen an den Röhrenknochen ohne Pachydermie auch bei Erwachsenen angetroffen, evtl. als Spätbild der beschriebenen Form oder als eine weitere Untergruppe der idiopathischen hypertrophen Osteoarthropathie (BHATE u. Mitarb. 1978).

Radiologische Differentialdiagnose

Die sekundäre hypertrophe Osteoarthropathie (Osteopathia hypertrophicans toxica Marie-Bamberger, s. S. 469ff.) ist radiologisch und szintigraphisch nicht von der PDP resp. von der PHOAP abzugrenzen. Ebenso gleicht die multifokale rezidivierende Periostose des Kindes (Lit. s. COURPOTIN-STROH u. Mitarb. 1980) radiologisch der PHOAP, zeigt aber klinisch deutliche Entzündungszeichen. Die Hypervitaminose A, das Caffey-Syndrom und das Trauma X können ebenfalls generalisierte unregelmäßige periostale Reaktionen der langen Röhrenknochen bewirken. Die diaphysäre Dysplasie zeigt anfänglich einen spindelförmigen Befall der Diaphysen, die dann schon deutlich verbreitert sind.

Literatur

Beighton, P., B. J. Cremin: Sclerosing Bone Dysplasias. Springer, Berlin 1980
Bhate, D. V., A. J. Pizarro, G. B. Greenfield: Idiopathic hypertrophic osteoarthropathy without pachyderma. Radiology 129 (1978) 379–381
Courpotin-Stroh, A., B. Labrune, J. Bennet: Périostose multifocale récurrente de l'enfant. (A propos d'un cas). Ann. Pédiat. 27 (1980) 251–257
Currarino, G., R. C. Tierney, R. G. Giesel et al.: Familial idiopathic osteoarthropathy. Amer. J. Roentgenol. 85 (1961) 633–644

de Vries, N., F. L. Datz, B. J. Manaster: Pachydermoperiostosis (primary Osteoarthropathy). Case report 399. Skelet. Radiol. 15 (1986) 658–662

Diren, H. B., M. T. Kutluk, A. Karabent, A. Göçmen, G. Adalioglu, A. Kenanoglu: Primary hypertrophic osteoarthropathy. Pediat. Radiol. 16 (1986) 231–234

Fournier, A. M., M. Mourou: Pachydermopériostose. J. radiol. Electrol. 54 (1973) 417–423

Guyer, P. B., F. J. Brunton, M. W. G. Wren: Pachydermoperiostosis with acro-osteolysis. J. Bone Jt. Surg. 60 B (1978) 219–223

Rimoin, D. C.: Pachydermoperiostosis (idiopathic clubbing and periostosis). Genetic and physiologic considerations. New Engl. J. Med. 272 (1965) 923–931

Touraine, A., G. Solente, L. Golé: Un syndrome ostéodermopathique: La pachydermie plicaturée avec pachypériostose des extrémités. Presse méd. 43 (1935) 1820–1824

Uehlinger, E.: Hyperostosis generalisata mit Pachydermie. Fortschr. Röntgenstr. 67 (1943) 8–16

Vogl, A., S. Goldfischer: Pachydermoperiostosis. Amer. J. Med. 33 (1962) 166–187

Wynne-Davies, R., C. M. Hall, A. G. Apley: Atlas of Skeletal Dysplasias. Churchill Livingstone, Edinburgh 1985

Osteodysplastie (ODP)   McK 30935

Synonyme: Melnick-Needles-Syndrom (MNS), Melnick-Needles-Osteodysplastie.

Die von MELNICK u. NEEDLES (1966) erstbeschriebene, von MAROTEAUX u. Mitarb. (1968) als Osteodysplastie bezeichnete (πλασσω = ich bilde, gestalte) seltene Dysplasie (bis 1981 knapp 2 Dutzend Fälle, GORLIN u. KNIER 1982) wird höchstwahrscheinlich *X-chromosomal dominant vererbt.* Die weiblichen Nachkommen einer Merkmalsträgerin zeigen das Krankheitsbild der Mutter, während die männlichen eine besonders schwere prä- oder perinatal letale Form aufweisen. Die seltenen, de novo auftretenden, klinisch typischen männlichen Merkmalsträger werden als somatische Neumutationen des X-Chromosoms angesehen (DONNENFELD u. Mitarb. 1987) und weisen zusätzlich eine allgemeine Schlaffheit der Haut und der Gelenke sowie Hernien auf (FRYNS u. Mitarb. 1988). Eine autosomal rezessive, der ODP teilweise ähnliche, oft im Kindesalter an Infekten der Atemwege ad exitum führende Form wurde bis 1987 in 10 Fällen beschrieben und als „precocious" (vorzeitige) Form der ODP bezeichnet (DONNENFELD u. Mitarb. 1987). Diese Gruppe ist vermutlich heterogen.

Klinik

Die ODP macht sich meist im Kindesalter durch mangelhaftes Gedeihen, evtl. verminderte Körpergröße und Gewicht (nicht obligat) oder ein abnor-

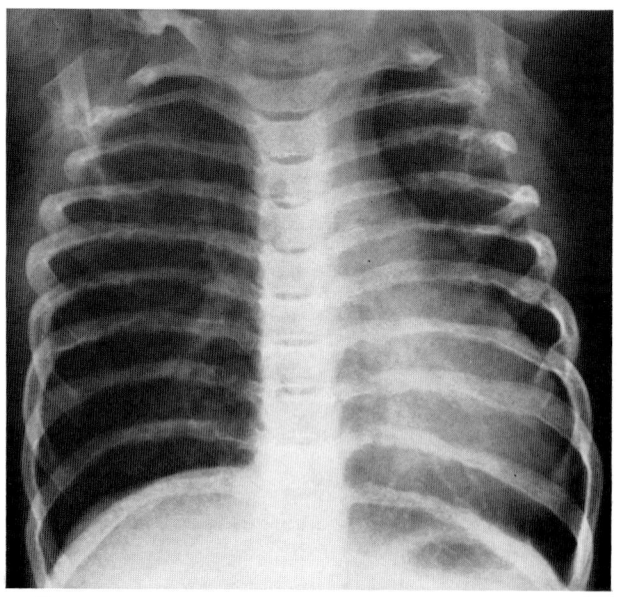

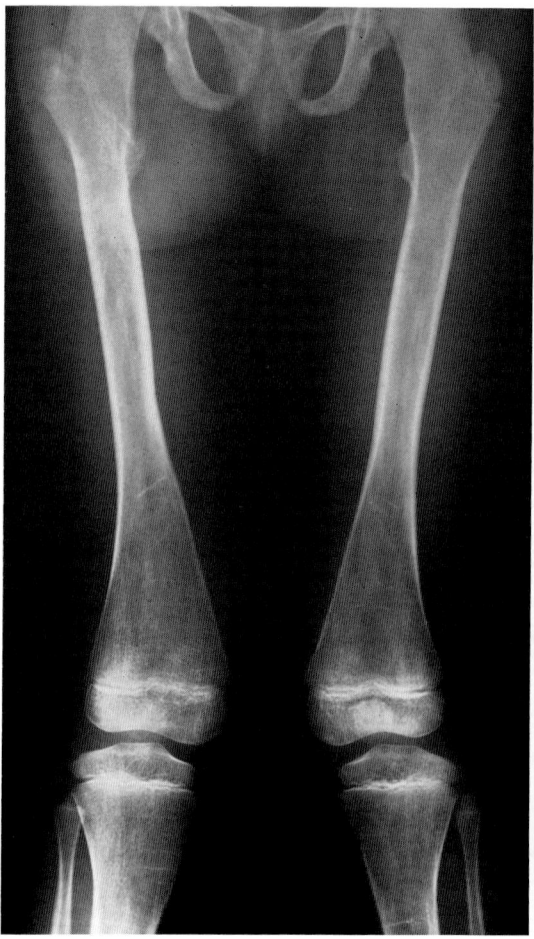

Abb. **144a** u. **b**   Osteodysplastie, ♀, 6 5/12 Jahre
a Thorax, p.-a.: dünne unregelmäßig konturierte bandförmige Rippen
b Femora und Knie: angedeutete S-Form der Femurschäfte. Untertubulierung der distalen Femurmetaphysen. Genua valga (aus *H. Wendler, K. Kellerer:* Fortschr. Röntgenstr. 122 [1975] 309)

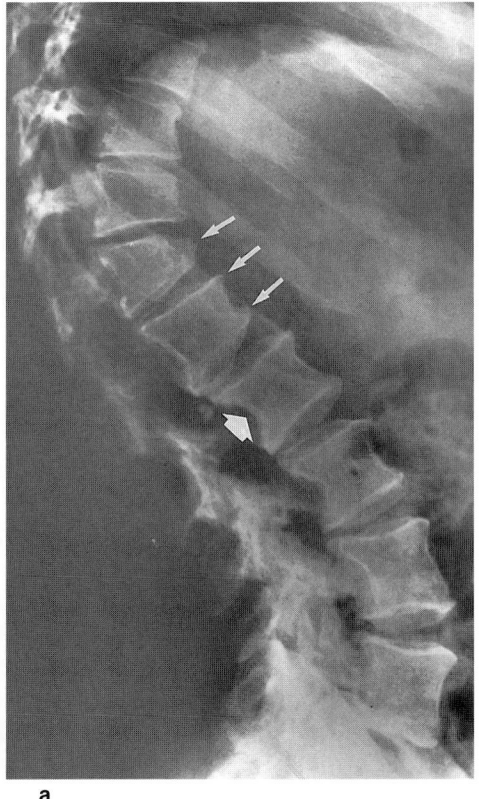 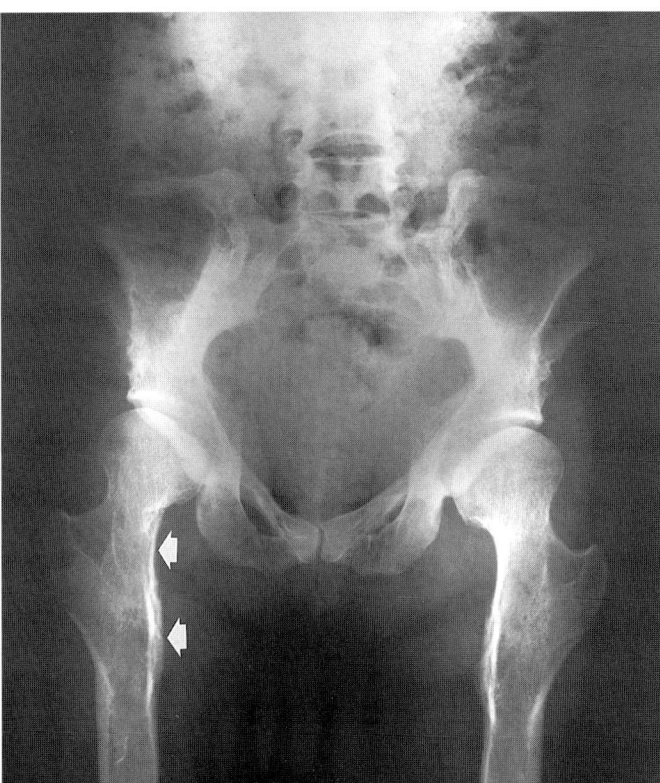

a
b

Abb. 145a u. b Osteodysplastie, ♀, 18 Jahre

a Wirbelsäule seitlich. Thorakolumbale Kyphose (mäßige Skoliose) mit Keil- und Doppelschnabelbildung (→ ←) sowie dorsale Exkavation (⇒) der Wirbelkörper

b Becken, a.-p.: bizarre Deformierung der Beckenschaufeln sowie des Schambeins. Unregelmäßige Sklerose der Kortikalis (←) (Beobachtung: Frau Dr. S. Bono, Davos)

mes Gangbild als Folge der X-Beine bemerkbar. Die Betroffenen können aber auch klinisch unauffällig sein (Zufallsbefund). Das Gesicht ist jedoch charakteristisch mit ausgeprägtem Exophthalmus, vollen runden Wangen, vorspringender Nase, Hypognathie mit fehlerhafter Zahnstellung und fliehendem Kinn.

Röntgenbefunde (Abb. **144** u. **145**)

Schwerpunkte: unregelmäßige Konturen und Verformung von Rippen, Becken und Röhrenknochen.

Schädel: verspäteter Fontanellenschluß, Sklerose der Basis, evtl. der Nebenhöhlen, Hypoplasie und mit Zysten durchsetzter Unterkiefer (GORLIN u. LANGER 1978).

Wirbelsäule: relativ hohe Wirbelkörper, oft mit ventraler Exkavation und „Doppelschnabelbildung" (MELNICK 1982), Keilwirbelbildung, Kyphose und Skoliose.

Rippen: wechselnde Kortikalisverdickung, welliger, bänderähnlicher, gelegentlich abrupt winkliger Verlauf sind wohl der typischste Röntgenbefund bei der ODP.

Becken: bizarre Deformierung mit ausladenden Darmbeinschaufeln, jedoch auffällig schmalem Korpus. Dünne, z.T. bandförmige Sitz- und Schambeine.

Lange Röhrenknochen: unregelmäßige Dichte und Kontur der Kortikalis, z.T. aufgetriebene Metaphysen (mangelhafte Modellierung) und Verbiegungen, besonders typisch tibial (S-Kurve); z.T. hochgradige Coxa vara.

Radiologische Differentialdiagnose

Der „precocious type" der ODP (s. oben) unterscheidet sich vor allem durch die Kürze der langen Röhrenknochen, besonders aber auch der Hände und Füße, wo vor allem die Endphalangen betroffen sind. Die letale ODP des männlichen Geschlechts kann aufgrund der mütterlichen Dysplasie vermutet werden. Die entsprechenden Röntgenbefunde sind bei THEANDER u. EKBERG (1981) eindrücklich dargestellt. Die frontometaphysäre Dysplasie (s. S. 782) zeigt eine Verbiegung der langen Röhrenknochen, besonders der Tibiae und der Rippen, ähnlich der ODP, wo aber der massive Stirnwulst („Wehrmachtshelm") fehlt.

Literatur

Danks, D. M., V. Mayne, K. Kozlowski: A precocious, autosomal recessive type of osteodysplasty. Skeletal Dysplasias. Birth Defects. Orig. X/12 (1974) 124–127

Donnenfeld, A. E., K. A. Conard, N. D. Roberts, P. F. Borns, E. H. Zackai: Melnick-Needles syndrome in males: a lethal multiple congenital anomalies syndrome. Am. J. Med. Genet. 27 (1987) 159–173

Fryns, J. P., A. Schinzel, H. van den Berghe: Hyperlaxity in males with Melnick-Needles syndrome. Am. J. Med. Genet. 29 (1988) 607–611

Gorlin, R. J., J. Knier: X-linked or autosomal dominant, lethal in the male, inheritance of the Melnick-Needles (osteodysplasty) syndrome? A reappraisal. Am. J. Med. Genet. 13 (1982) 465–467

Gorlin, R. J., L. O. Langer: Melnick-Needles syndrome: Radiographic alterations in the mandible. Radiology 128 (1978) 351–353

Maroteaux, P., L. Chouraki, F. Coste: L'ostéodysplastie (Syndrome de Melnick et de Needles). Presse méd. 76 (1968) 715–718

Melnick, J. C.: Osteodysplasty (Melnick and Needles syndrome). Prog. Clin. Biol. Res. 104 (1982) 133–137

Melnick, J. C., C. F. Needles: An undiagnosed bone dysplasia. A 2 Family study of 4 generations and 3 generations. Amer. J. Roentgenol. 97 (1966) 39–48

Theander, G., O. Ekberg: Congenital malformations associated with maternal osteodysplasty. Acta Radiol. Diagnosis 22 (1981) 369–377

Wendler, H., K. Kellerer: Osteodysplastie-Syndrom (Melnick-Needles). Fortschr. Röntgenstr. 122 (1975) 309–313

Frontometaphysäre Dysplasie (FMD)
McK 30562

Von der *seltenen* ($0,1/10^6$, WYNNE-DAVIES u. Mitarb. 1985) durch GORLIN u. COHEN (1969) erstbeschriebenen FMD wurden bis 1988 ungefähr 28 Fälle veröffentlicht. Es wird ein *X-chromosomal dominanter Erbgang* (X-chromosomal recessiv?, JEND-ROSSMANN u. Mitarb. 1984) angenommen, wobei die männlichen Merkmalsträger entsprechend ausgeprägtere Befunde zeigen (FITZSIMMONS u. Mitarb. 1983). Die Überschneidung von klinischen und radiologischen Befunden zwischen der FMD und dem otopalatodigitalen (OPD) Syndrom (s. S. 652) lassen SUPERTI-FURGA u. GIMELLI (1987) vermuten, daß bei beiden Dysplasien der gleiche Genlokus, evtl. mit multiplen Allelen, betroffen sei.

Klinik

Die Patienten können bereits bei der Geburt einen ungewöhnlichen Gesichtsausdruck mit Hypertelorismus, antimongoloider Augenstellung, Sattelnase und Mikrostomie aufweisen (FITZSIMMONS u. Mitarb. 1982). Die Gesichtszüge werden dann durch die progressive Zunahme des Stirnwulstes noch eindrücklicher. Die Körperlänge ist normal, der Rumpf jedoch gegenüber den langen und z. T. verbogenen Extremitäten sowie auffällig langen Fingern und Zehen relativ verkürzt. Progressive Kontrakturen der großen und kleinen Gelenke führen zu Bewegungseinschränkungen. Die Intelligenz ist normal. Besondere klinische Probleme bereiten die progressive gemischte, schalleitungsbedingte und sensoneurinale Schwerhörigkeit, die bereits im Säuglingsalter auftretenden obstruktiven Atemprobleme mit gehäuften Infekten der Luftwege, z. T. durch subglottische Stenosen bewirkt (Cave Anästhesie: MEHTA u. SCHOU 1988), sowie obstruktive Uropathien. Hirsutismus sowie Hypogenitalismus beim männlichen Geschlecht werden ebenfalls beobachtet.

Abnorme Laborbefunde sind nicht bekannt. Die von DANKS u. Mitarb. (1972) beschriebenen metachromatischen Granula in den Fibroblasten wurden später nicht bestätigt.

Radiologie (Abb. 146)

Schwerpunkte: kraniometaphysäre Dysplasie mit supraorbitaler Hyperostose und Verbiegung der langen Röhrenknochen, vor allem Tibia und Fibula.

Am Schädel ferner Fehlen der Sinus frontales sowie mäßig fleckige Sklerosierung der Kalotte, Sklerosierung der Schädelbasis einschließlich des Mastoids, Hyperostose an der Hinterhauptprotuberanz. Mikrognathie, vertiefte antegoniale Kerbe, Zahnstellungs- und -eruptionsprobleme.

Wirbelsäule: evtl. mäßige Platyspondylie, gelegentlich Fusion von Wirbelkörpern, Skoliose.

Becken: ausladende Darmbeinschaufeln, schmaler Korpus, Protrusio acetabuli, Coxa valga. Insgesamt ähnlich der Osteodysplastie (ODP).

Rippen: Verdünnung in den posterioren Abschnitten, evtl. bandförmiger Verlauf, ähnlich wie bei der ODP.

Extremitäten: untertubulierte lange Röhrenknochen mit mäßiger Erlenmeyer-Kolbendeformität der Metaphysen. S-förmige Verbiegung besonders von Tibia und Fibula und Genu valgum und/oder Tibia recurvata.

Hände/Füße: verlängerte Röhrenknochen, besonders der Mittelphalangen, die zudem aufgetrieben erscheinen und schon bei der Geburt auffallen (FITZSIMMONS u. Mitarb. 1982). Charakteristisches Patternprofil (POZNANSKI 1984). Evtl. Fusion von Handwurzelknochen.

Radiologische Differentialdiagnose

Die nur radiologische Unterscheidung zwischen der FMD und dem OPD kann im Einzelfall schwierig sein (s. oben). Die Patternprofile sind jedoch verschieden; die Phalangen sind beim OPD nicht aufgetrieben; das typische Metakarpale II mit der Pseudoepiphyse (s. S. 651) fehlt bei der FMD. Zudem ist der Stirnwulst bei der FMD meist stärker ausgeprägt. Gegenüber der ebenfalls viele Gemeinsamkeiten aufweisenden Osteodysplastie zeichnet sich die FMD durch den stärker ausgeprägten Stirnwulst sowie die wesentlich geringere Modellierungsstörung der Rippen und Röhrenknochen aus.

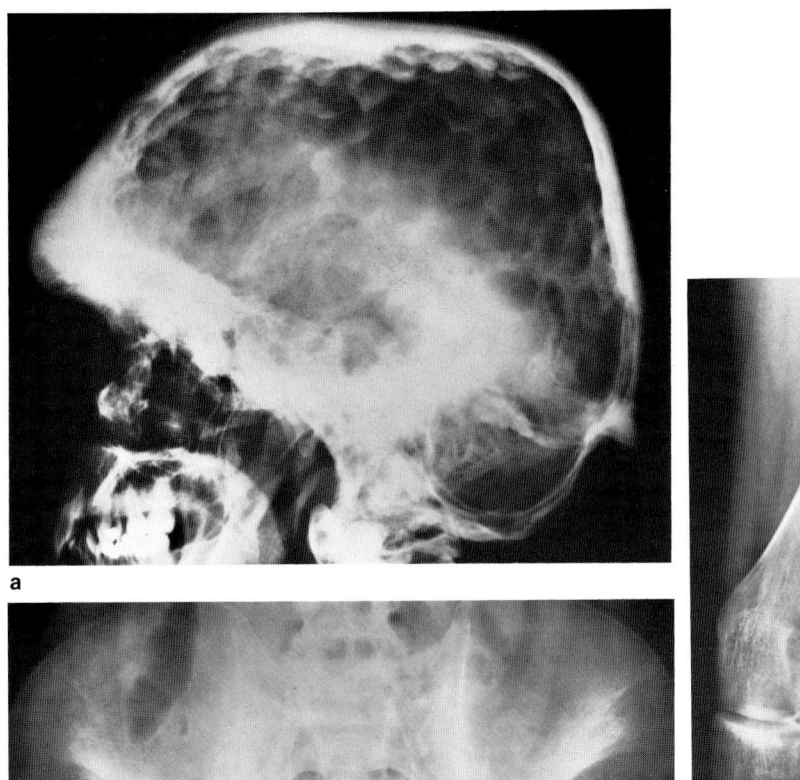
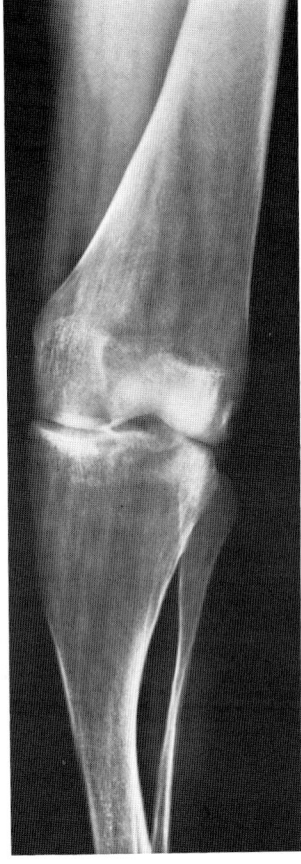
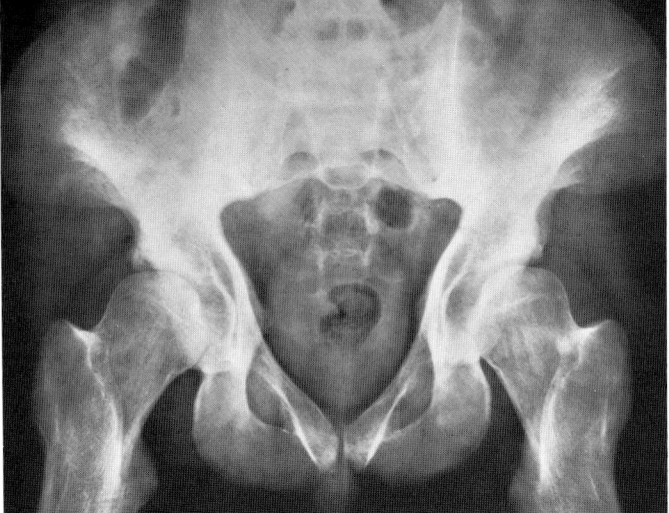

Abb. 146a–c Frontometaphysäre Dysplasie. ♂, 20 Jahre
a Schädel, seitlich: „Wehrmachtshelm"-Konfiguration mit mächtigem Supraorbital- und Okzipitalwulst. Sinus frontalis fehlend. Sklerose auch der Kalotte, der Schädelbasis und des Mastoids. Impressiones vermehrt
b Becken, a.-p.: fächerähnliches Ausladen der Darmbeinschaufeln, schmales Korpus, fast kleeblattähnlich eingeengtes kleines Becken, breite Sitzbeinflächen. Coxa valga
c Knie: Valgusdeformität. Erlenmeyer-Kolbenform der Metaphysen. Verbiegung der Tibia
(aus *J. F. Holt* u. Mitarb.: Radiol. Clin. 10 [1972] 225)

Literatur

Danks, D. M., V. Mayne, R. K. Hall, C. McKinnon: Fronto-metaphyseal dysplasia. Amer. J. dis. Child. 123 (1972) 254–258

Fitzsimmons, J. S., E. M. Fitzsimmons, M. Barrow, G. B. Gilbert: Fronto-metaphyseal dysplasia. Further delineation of the clinical syndrome. Clin. Genet. 22 (1982) 195–205

Gorlin, R. J., M. M. Cohen: Frontometaphyseal dysplasia. A new syndrome. Amer. J. dis. Child. 118 (1969) 487–494

Holt, J. F., G. R. Thompson, I. Kaufman Arenberg: Frontometaphyseal dysplasia. Radiol. Clin. 10 (1972) 225–243

Jend-Rossmann, I., H. H. Jend, J. D. Ringe, K. K. Gundlach: Frontometaphyseal dysplasia: symptoms and possible mode of inheritance. J. oral. maxillofac. Surg. 42 (1984) 743–748

Mehta, Y., H. Schou: The anaesthetic management of an infant with frontometaphyseal dysplasia (Gorlin-Cohen syndrome). Acta anaesth. scand. 32 (1988) 505–507

Poznanski, A. K.: The Hand in Radiologic Diagnosis. Saunders, Philadelphia 1984

Sauvegrain, J., M. Lombard, L. Garel, D. Truscelli: Fronto-metaphyseal dysplasia. Ann. Radiol. 18 (1975) 155–162

Superti-Furga, A., F. Gimelli: Fronto-metaphyseal dysplasia and the oto-palato-digital syndrome. Dysmorph. clin. Genet. 1 (1987) 2–5

Wynne-Davies, R., C. M. Hall, A. G. Apley: Atlas of Skeletal Dysplasias. Churchill Livingstone, Edinburgh 1985

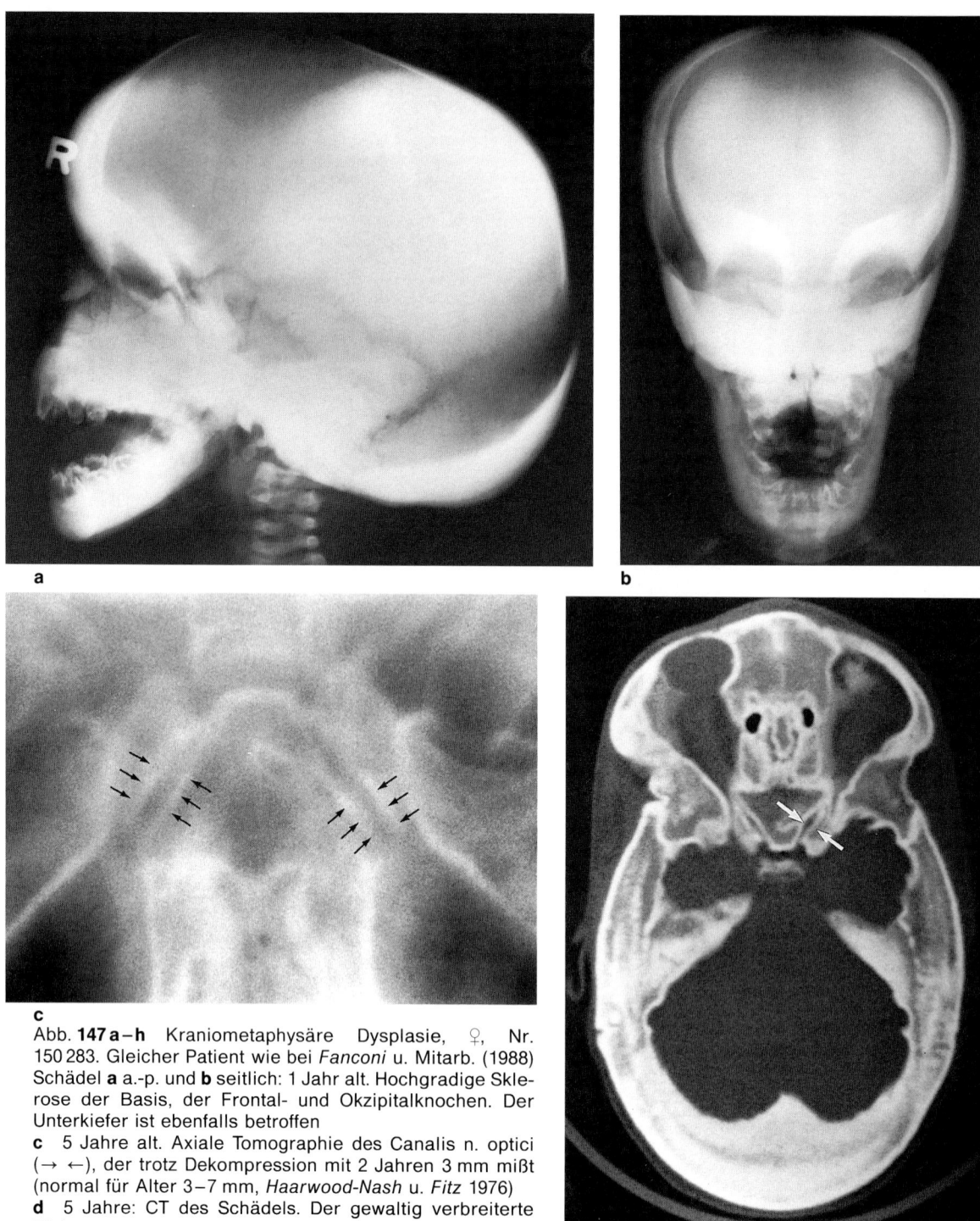

Abb. 147a–h Kraniometaphysäre Dysplasie, ♀, Nr. 150283. Gleicher Patient wie bei *Fanconi* u. Mitarb. (1988) Schädel **a** a.-p. und **b** seitlich: 1 Jahr alt. Hochgradige Sklerose der Basis, der Frontal- und Okzipitalknochen. Der Unterkiefer ist ebenfalls betroffen
c 5 Jahre alt. Axiale Tomographie des Canalis n. optici (→ ←), der trotz Dekompression mit 2 Jahren 3 mm mißt (normal für Alter 3–7 mm, *Haarwood-Nash* u. *Fitz* 1976)
d 5 Jahre: CT des Schädels. Der gewaltig verbreiterte Diploeraum ist z. T. aufgelockert. Einengung des Canalis n. optici

Kraniometaphysäre Dysplasie (KMD)
McK 12300 **(AD)**

Die seltene ($0{,}1/10^6$, WYNNE-DAVIES u. Mitarb. 1985) den kraniotubulären Dysplasien (s. S. 767) zugehörige KMD wird sowohl *autosomal dominant* („milde Form") wie auch *autosomal rezessiv* („schwere Form") vererbt. Beide Typen zeigen eine ausgesprochene, auch intrafamiliäre Variabilität (BEIGHTON u. Mitarb. 1979, PENCHASZADEH u. Mitarb. 1980, CARNEVALE u. Mitarb. 1983).

Abb. **147 e–h**
e–g Rechter Oberschenkel mit 3 Monaten, 1 Jahr, 2 2/12 Jahren: Die initiale Sklerose des diaphysären Markraumes, bei erhaltener Kortikalis, nimmt im Verlauf des 1. Lebensjahres ab. Es folgt nun, bei metaphysärer Osteoporose, der Gestaltwechsel mit weit ausladenden Metaphysen als Folge der Modellierungsstörung
h Rechtes Knie und Unterschenkel, 1 Jahr: metaphysäre Osteoporose mit Unschärfe der metaphysären Abschlußplatte (→). Rachitis. Ausladende Metaphysen, Restsklerose der Diaphysen, Varusdeformität des Unterschenkels

Klinik

Das klinische Bild wird einerseits durch die Folgen der progressiven Einengung der Nervenforamina, besonders des Canalis n. optici und des Gehörnervs, der nasalen Luft- und Tränenwege, andererseits durch die kosmetischen Auswirkungen der kraniofazialen Deformierung auf den Gesichtsausdruck beherrscht. Je nach Schweregrad machen sich die Funktionsausfälle bereits in den ersten Lebensmonaten bemerkbar. Die Normalisierung der verminderten Calcium-, erhöhten Phosphatase- und Parathormonwerte unter Calcitonin (FANCONI u. Mitarb. 1988) sowie die klinische und radiologische Besserung unter Calcitriol (KEY u.

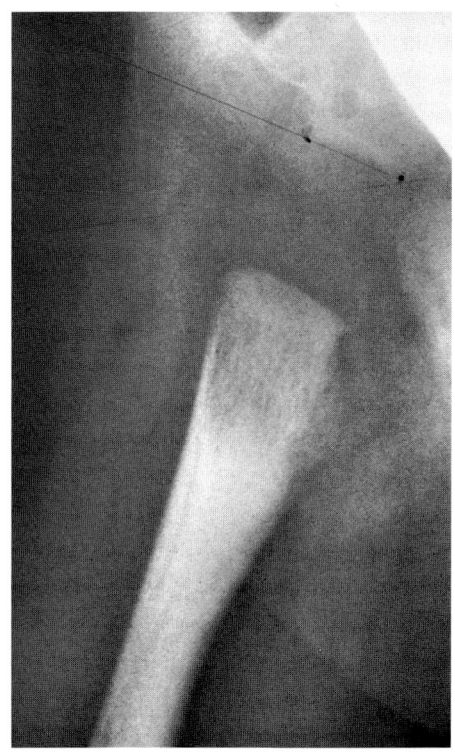

e

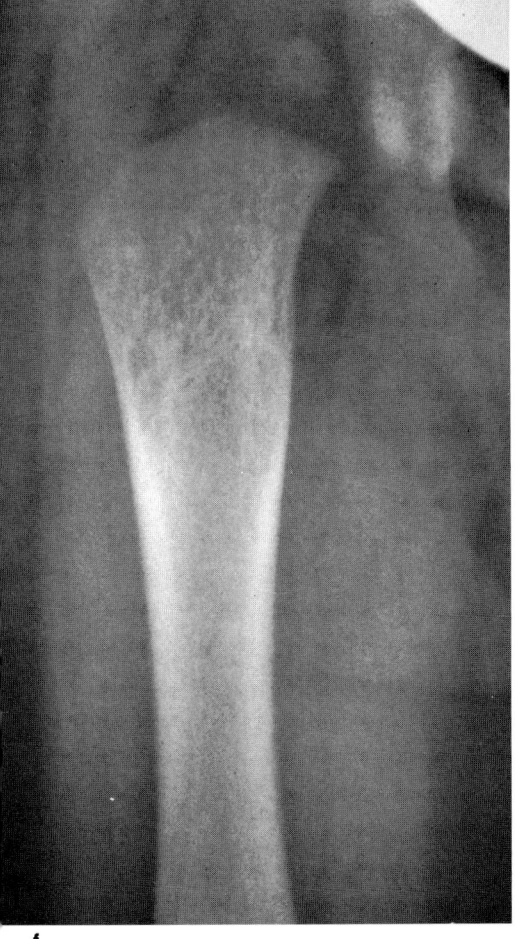

f

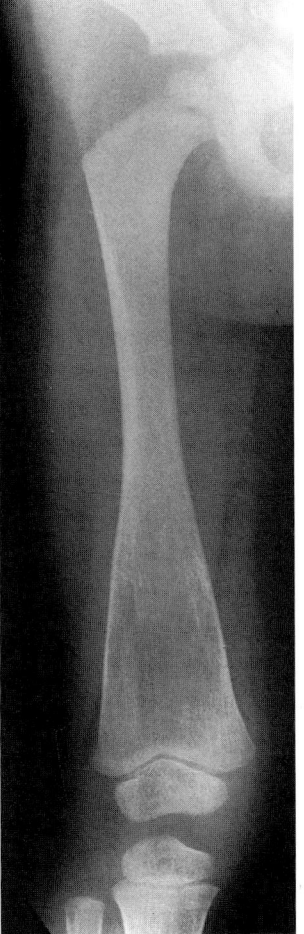

g

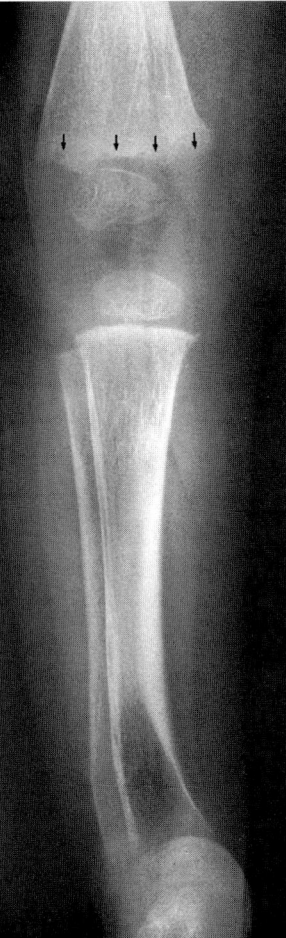

h

Mitarb. 1988) lassen hoffen, daß der noch rätselhafte, durch wechselnde lokale Faktoren mitbestimmte Sklerosierungsprozeß medikamentös beeinflußt werden kann. Bisher konnte den Patienten nur mit äußerst mühsamen (Knochendicke und -härte!) neurochirurgischen Dekompressionseingriffen geholfen werden (Literatur s. SCOTT u. Mitarb. 1983).

Radiologie

Schwerpunkte: progressive kraniometaphysäre Dysplasie mit altersabhängiger Befundverteilung. Die Ausprägung der radiologischen Veränderung variiert stark nach genetischer und familiärer Konstellation sowie nach Alter, worauf schon HOLT (1966) hinwies (Abb. **147**). Die progressive Sklerose des gesamten *Schädels* einschließlich des Unterkiefers, besonders ausgeprägt jedoch an der frontalen und okzipitalen Kalotte mit Knochenapposition (Makrozephalus!), macht sich schon in den ersten Lebensmonaten bemerkbar (Fehldiagnose: Hydrozephalus!). Sie nimmt im Verlauf des 1. Lebensjahres zu und kann zu Blindheit und Taubheit führen, sich aber auch zurückbilden und an der Kalotte durch eine verdickte, nicht sklerosierte Diploe ersetzt werden (HOLT 1966). Die Röhrenknochen zeigen im 1. Lebensjahr eine diaphysäre Sklerose, offenbar des Markraumes (Abb. **147**) mit normal dicker Kortikalis. Später wird die Struktur der Röhrenknochen normal oder gar osteoporotisch. Die Metaphysen sind nun als Ausdruck der mangelhaften Tubulierung zunehmend verbreitert, ohne den abrupten Übergang der klassischen Erlenmeyer-Kolbenform (Abb. **147**). Selten kann sich, ähnlich wie bei der Osteopetrose (s. S. 747), eine sekundäre Rachitis entwickeln (Abb. **147 h**). Die kurzen Röhrenknochen zeigen eine mangelhafte Modellierung; die Klavikula ist medial verdickt und sklerosiert. Auch die Rippen können mäßig verbreitert und verdichtet sein. Die Kombination von KMD und Osteopathia striata wurde von JEND u. Mitarb. (1981) (s. S. 765), eine besondere Form mit Frakturanfälligkeit von VENTRUTO u. Mitarb. (1987) beschrieben.

Radiologische Differentialdiagnose

Die kraniodiaphysäre Dysplasie (s. S. 771) weist im 1. Lebensjahr einige Gemeinsamkeiten mit der KMD auf: Letztere zeigt bei Sklerose der langen Röhrenknochen jedoch keine Ausweitung der Diaphyse und auch keine endostale Verdickung der Kortikalis. Der weitere Verlauf ist gänzlich verschieden. Bei der metaphysären Dysplasie (s. S. 786) ist die Sklerose des Schädels weniger ausgeprägt, ohne Beteiligung des Unterkiefers, die Auftreibung der Röhrenknochen, Rippen, Scham- und Sitzbein ausgeprägter, die metaphysäre Formveränderung abrupter beginnend (eigentliche Erlenmeyer-Kolbenform).

Literatur

Beighton, P., H. Hamersma, F. Horan: Craniometaphyseal dysplasia – variability of expression within a large family. Clin. Genet. 15 (1979) 252–258

Carnevale, A., P. Grether, V. de Castilli, R. Takenaga, A. Orzechowski: Autosomal dominant craniometaphyseal dysplasia. Clinical variability. Clin. Genet. 23 (1983) 17–22

Fanconi, S., J.A. Fischer, P. Wieland, A. Giedion, E. Boltshauser, A.J. Olah, A.M. Landolt, A. Prader: Craniometaphyseal dysplasia with increased bone turnorver and secondary hyperparathyroidism: therapeutic effect of calcitonin. J. Pediat. 112 (1988) 587–591

Harwood-Nash, D.C., C.R. Fitz: Neuroradiology in Infants and Children. Mosby, St. Louis 1976

Holt, J.F. (1966): The evolution of cranio-metaphyseal dysplasia. Ann. Radiol. 9 (1966) 209–214

Jend H.H., I. Jend-Rossmann, M. Heller: Cranio-metaphyseal striatiform dysplasia – conventional radiography and CT findings. Europ. J. Radiol. 1 (1981) 261–265

Key, L.L., F. Volberg, R. Baron, C.S. Anast: Treatment of craniometaphyseal dysplasia with calcitriol. J. Pediatr. 112 (1988) 583–588

Penchaszadeh, V.B., E.R. Gutierrez, E. Figueroa: Autosomal recessive craniometaphyseal dysplasia. Amer. J. med. Genet. 5 (1980) 43–55

Scott, R.M., S.M. Wolpert, H.M. Pashayan: Progressive optic nerve compression in craniometaphyseal dysplasia. Conc. pediat. Neurosurg. 4 (1983) 208–218

Ventruto, V., O. Amertrano, D.G. Avanzo, M. della Bruna, M. Stabile, R. Lonardo, F. Marasca, P. Tortora: A case of autosomal recessive form of cranio-metaphyseal dysplasia with unusual features and with bone fragility. Austr. Radiol. 31 (1987) 79–82

Wynne-Davies, R., C.M. Hall, A.G. Apley: Atlas of Skeletal Dysplasias. Churchill Livingstone, Edinburgh 1985

Metaphysäre Dysplasie Pyle (MDP)
McK 26590

Die von PYLE (1931) erstbeschriebene *autosomal rezessiv vererbte,* sehr seltene, bis 1988 in weniger als 2 Dutzend Fällen beobachtete MDP ist *klinisch* im allgemeinen bedeutungslos. Die häufigsten Befunde sind Genua valga, seltener Karies, mandibuläre Prognathie und Spontanfrakturen. Die Hirnnerven sind nicht betroffen (BEIGHTON 1987).

Radiologie (Abb. **148**)

Die charakteristische, abrupt einsetzende Modellierungsstörung der Röhrenknochen mit „erlenmeyer-kolbenartiger Form der Metaphysen, besonders an Femur, am Humerus, Tibia, Fibula, sind das „Markenzeichen" der MDP. Die Taille der Diaphysen wird mit der Zeit vom schneller wachsenden Knochenende weg und auf das gegenüberliegende Knochenende zu verschoben. Die Phalangen sind entsprechend proximal, die Metakarpalia mehr distal aufgetrieben. Der Kortex ist in der aufgetriebenen Partie dünn, der Knochen daselbst osteoporotisch. Entsprechende Messungen (SHIBUYA u. Mitarb. 1982) ergaben dort einen um ¾ verringerten Mineralgehalt. Die mediale Hälfte der Klavikulae sowie die Rippen, Sitz- und Schambeine sind ebenfalls progressiv aufgetrieben. Der Schädel zeigt eine diskrete Hyperostose resp. Sklerose von Kalotte und Basis.

Abb. 148a–d
Pyle-Syndrom. ♂, 48 Jahre
a Schädel: geringe Verdickung der Kalotte und des Supraorbitalwulstes
b Hand: Metakarpalia distal, Phalangen proximal aufgetrieben
Unterschenkel **c** a.-p., **d** seitlich: Hochgradige erlenmeyer-kolbenartige, jäh einsetzende Auftreibung der Tibiametaphysen, besonders proximal. Dünne Kortikalis. Verkürzung der Fibula
(aus *R. J. Gorlin* u. Mitarb.: J. Bone Jt. Surg. 52 A [1970] 347)

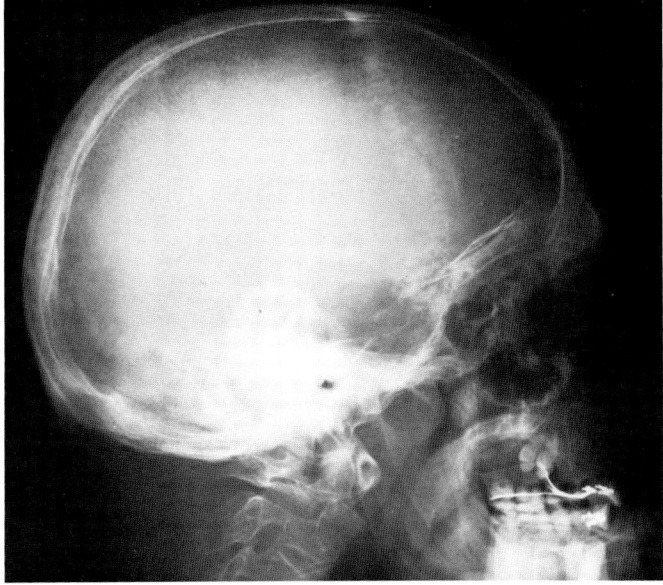

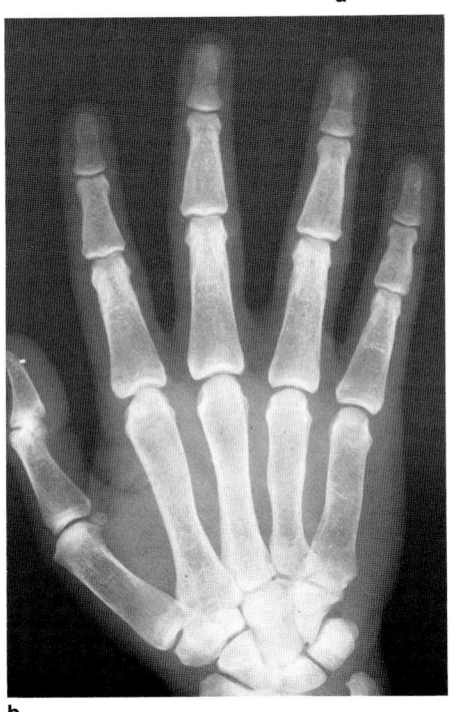

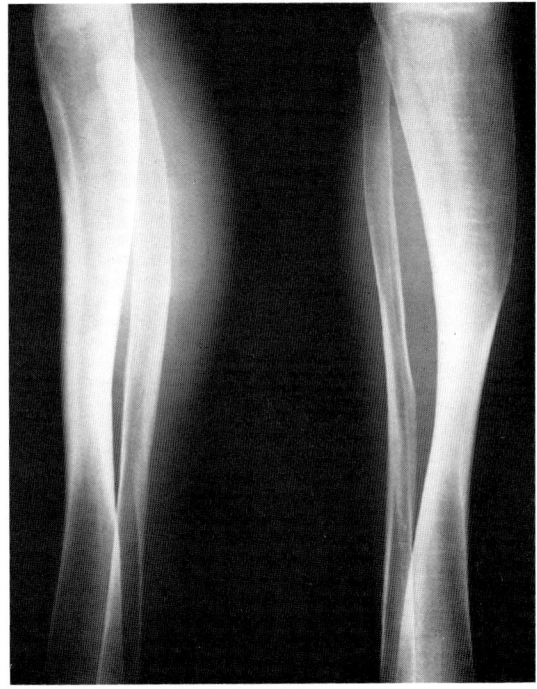

Radiologische Differentialdiagnose

Das Fehlen einer *ausgeprägten* Sklerose resp. Hyperostose des Schädels grenzt die MDP klar von der frontometaphysären Dysplasie und der kraniometaphysären Dysplasie (s. S. 782 u. 784) ab. Die von Höhle u. Braun (1982) isolierte, vorgängig von Fries u. Krause (1972) als MDP betrachtete, autosomal dominant vererbte Form der metaphysären Dysplasie weist neben den mit der MDP weitgehend identischen Veränderungen der Röhrenknochen eine Ausbiegung des distalen Radiusdrittels nach radiodorsal auf. Eine Kraniosklerose fehlt. Ebenfalls autosomaldominant vererbt ist die metaphysäre Dysplasie mit Maxillenhypoplasie und Brachydaktylie von Halal u. Mitarb. (1982).

Literatur

Beighton, P.: Pyle disease (metaphyseal dysplasia). J. med. Gen. 24 (1987) 321–324
Fries, K., J. Krause: Die metaphysäre Dysplasie – Morbus Pyle. Fortschr. Röntgenstr. 116 (1972) 224–228
Gorlin, R. J., M. F. Koszalka, J. Spranger: Pyle's disease (familial metaphyseal dysplasia). A presentation of two cases and argument for its separation from craniometaphyseal dysplasia. J. Bone Jt. Surg. 52 A. (1970) 347–354

Halal, F., J. L. Picard, D. Raymond-Tremblay, P. de Bosset: Metaphyseal dysplasia with maxillary hypoplasia and brachydactyly. Amer. J. med. Genet. 13 (1982) 71–79

Höhle, B., H. S. Braun: Eine neue Form der familiären metaphysären Dysplasie. Vorläufige Mitteilung. Helv. paediatr. Acta 37 (1982) 151–160

Pyle, E. C.: A case of unusual bone development. J. Bone Jt. Surg. 13 (1931) 874–876

Shibuya, H., S. Suzuki, T. Okuyama, Y. Yukawa: The radiological appearances of familial metaphyseal dysplasia. Clin. Radiol. 33 (1982) 439–444

Dysosteosklerose (DOS)   McK 22430

Die von ROY u. Mitarb. (1968) sowie von SPRANGER u. Mitarb. (1968) erstbeschriebene, von den zweitgenannten Autoren als Dysosteosklerose bezeichnete, *extrem seltene* Dysplasie wird *autosomal rezessiv vererbt*.

Klinik

Die DOS geht mit Minderwuchs, Frakturanfälligkeit, schlechter Verkalkung der Zähne und Schmelzdefekten einher. Gelegentlich werden Atrophie des N. opticus mit Blindheit als Folge der Sklerose der Schädelbasis, aber auch weitere, nicht direkt erklärbare neurologische Symptome sowie eine makuläre Hautatrophie (Anetoderma) beobachtet.

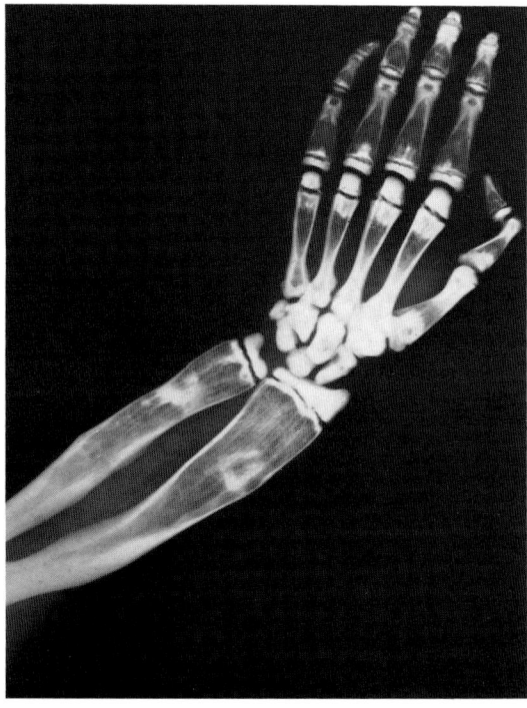

Abb. **149** Dysosteosklerose. ♀, 12 Jahre. Sklerose der Handwurzel sowie der Epiphysen und angrenzenden Metaphysen. Diese sind aufgetrieben, vermehrt transparent mit dünner Kortikalis, die sich nach proximal massiv verdickt, sowie Einengung des Markraumes
(aus *C. Roy* u. Mitarb.: Arch. fr. Pédiat. 25 [1968] 893)

Radiologie (Abb. **149**)

Schwerpunkt: Kombination von Röntgenbefunden der kraniometaphysären Dysplasie, der metaphysären Dysplasie Pyle und der Osteopetrose, jedoch mit bandförmiger Sklerose der Extremitäten und Platyspondylie.

Ähnlich wie bei der kraniometaphysären Dysplasie findet im Verlauf der Jahre ein *Befundwechsel* statt (HOUSTON u. Mitarb. 1978): Während in den ersten Lebensjahren die Osteosklerose des gesamten Skelettes, einschließlich Schädel, sowie die Modellierungsstörungen der Röhrenknochen an eine mäßig ausgeprägte Osteopetrose erinnern, sind die eigenartigen, die Epiphysen und angrenzenden metaphysären Gebiete überziehenden Sklerosebänder im Kindes- und Adoleszentenalter wohl pathognomonisch. Dazu kommen die mäßige Abplattung und die Keilbildung der sklerosierten Wirbelkörper sowie die an eine metaphysäre Dysplasie Pyle erinnernde Verbreiterung der Metaphysen. Diaphysenwärts des Sklerosebandes ist die Kortikalis verdünnt und der Knochen osteoporotisch (Frakturen!), die Diaphyse eher wieder sklerotisch mit verdickter Kortikalis.

Radiologische Differentialdiagnose

Die Überschneidung mit der kraniometaphysären Dysplasie sowie der metaphysären Dysplasie Pyle und Osteopetrose wurde bereits erwähnt.

Literatur

Houston, C. S., J. W. Gerrard, E. J. Ives: Dysosteosclerosis. Amer. J. Roentgenol. 130 (1978) 988–991

Roy, C., P. Maroteaux, L. Kremp, V. Courtecuisse, D. Alagille: Un nouveau syndrome osseux avec anomalies cutanées et troubles neurologiques. Arch fr. Pédiat. 25 (1968) 893–905

Spranger, J., Ch. Albrecht, H.-J. Rohwedder, H. R. Wiedemann: Die Dysosteosklerose – eine Sonderform der generalisierten Osteosklerose. Fortschr. Röntgenstr. 109 (1968) 504–512

Osteoektasie mit Hyperphosphatasie (OEH)
McK 23900

Synonyme: chronische kongenitale idiopathische Hyperphosphatasämie, familiäre Osteoektasie, Hyperostosis corticalis deformans juvenilis, juveniler Morbus Paget, Osteochalasia desmalis familiaris u. a. m.

Die seltene, bis 1980 mit weniger als 30 Fällen belegte (BEIGHTON u. CREMIN 1980) *autosomal rezessiv vererbte*, wahrscheinlich heterogene OEH wurde von BAKWIN u. EIGER (1956) unter dem Titel „Fragile bones and macrocranium" erstbeschrieben. Eine eingehende Monographie über die OEH verfaßte CAFFEY (1973). Ursachen und Pathogenese der Enthemmung (Osteochalasie) des periostalen Dickenwachstums, vor allem der Röhrenknochen, aber auch der bindegewebig präformierten Skelettabschnitte (Kalotte!), sind unbekannt. Die heilende Wirkung des Kalzitonins

Abb. **150a–d** OEH, ♂. Alkalische Serumphosphatase zwischen 100 und 200 (n = 15–20) King-Armstrong-Einheiten
a Schädel, 5¾ Jahre: massive Verbreiterung der Kalotte mit wolkig-retikulärer bimsteinartiger Struktur. Gesicht und Unterkiefer ausgespart
b Rechte Hand, 2 10/12 Jahre: schachtelhalmartige Metakarpalia und Phalangen. Epiphysen und Handwurzelknochen ausgespart
c Linkes Femur, 1 2/12 Jahre: lamelläre Aufsplitterung der Kortikalis, Markraum nur stellenweise abgrenzbar. Epiphysen unauffällig
d Linker Unterschenkel, 2 10/12 Jahre: zylindrisch bis spindelig aufgetriebene Röhrenknochen, zystische Gebilde in der distalen Tibiametaphyse. Hauchdünne Kortikalis. Epiphysen unauffällig
(aus G. *Fanconi* u. Mitarb.: Helv. paediat. Acta 19 [1964] 279)

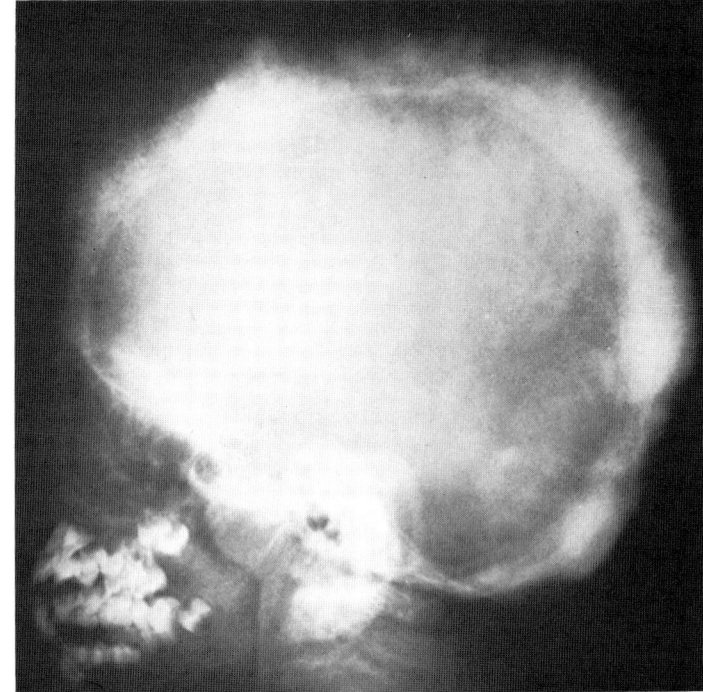

a

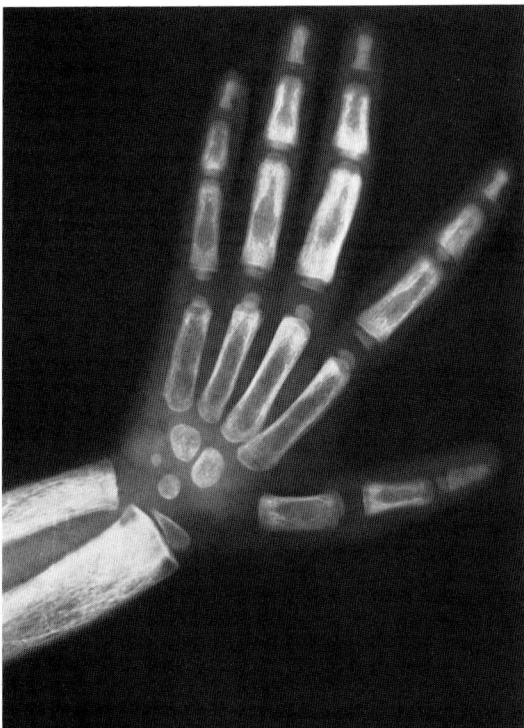

b

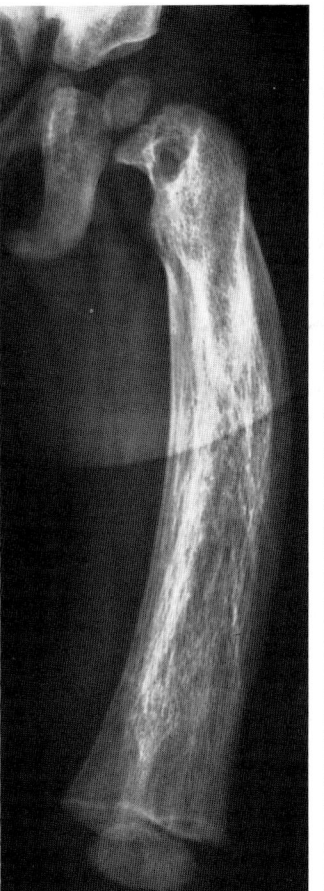

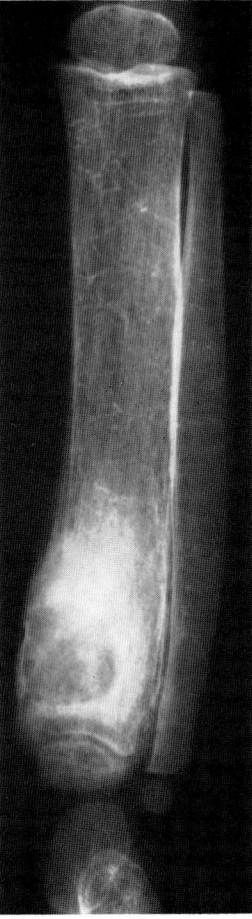

(WOODHOUSE u. Mitarb. 1972, WHALEN u. Mitarb. 1977) hat nur zu neuen Spekulationen geführt (s. unten). Die bei der OEH beobachteten pflasterstein- oder orangenhautähnlichen Hautveränderungen und die „angoid streaks" der Retina, beides Befunde des Pseudoxanthoma elasticum's, die Netzhautveränderungen auch des Morbus Paget

c   d

weisen auf eine gemeinsame Pathogenese dieser Krankheiten hin (BEIGHTON u. CREMIN 1980).

Pathologisch-anatomisch liegt eine intensive metaplastische Faserknochenbildung vor. Die weitere Umwandlung in normalen, lamellären Knochen, d.h. in eine eigentliche Kortikalis, erfolgt jedoch nicht. Dadurch erklären sich die mechanische Minderwertigkeit und die Frakturanfälligkeit der Knochen. Die abnorm vermehrten Knochengewebsenzyme sowie die Hyperphosphatasie im Serum werden durch die Vergrößerung der Masse des osteogenen Gewebes erklärt (STEMMERMANN 1966). Elektronenmikroskopische Untersuchungen (NUNEZ u. Mitarb. 1979) lassen vermuten, daß die Osteoektasie in erster Linie eine Osteozytenerkrankung darstellt, die durch Kalzitonin beeinflußt wird.

Klinik

Das Leiden zeigt viel Gemeinsamkeiten mit dem Morbus Paget des Erwachsenen, macht sich *klinisch* jedoch schon zwischen dem 3. und 18. Monat bemerkbar, wobei meist zuerst die Vergrößerung des Kopfes auffällt (Kalottenverdickung). Es folgen Schmerzen, Verbiegung und Schwellung besonders an den unteren Extremitäten sowie eine allgemeine Muskelschwäche. Entsprechend beginnen die Kinder verspätet zu gehen. Die Erwachsenenlänge beträgt ca. 120 cm (SPRANGER u. Mitarb. 1974). Die häufig auftretenden Frakturen heilen schnell. Optikusatrophie und Schwerhörigkeit sind späte Komplikationen. Die spärlichen Publikationen über (5!) Erwachsene lassen eine schlechte Langzeitprognose vermuten (BEIGHTON u. CREMIN 1980, EINHORN u. Mitarb. 1986).

Röntgenbefunde

Schwerpunkt: massive Verdickung der Kalotte und Auftreibung der osteoporotischen Röhrenknochen mit weitgehendem Ersatz der Kortikalis und des abgrenzbaren Markraumes durch metaplastischen Faserknorpel.

Schädel: In den ersten Lebensmonaten unauffällig (EYRING u. EISENBERG 1968), entwickelt sich rasch eine progressive Verdickung der Kalotte mit fleckig-wolkig netzförmigem Muster. Der Gesichtsschädel ist meist erst nach der Pubertät mit mangelhafter Pneumatisation der Nebenhöhlen und Befall des Unterkiefers mäßig betroffen. Die unter Belastung verbogenen langen Röhrenknochen sind zylindrisch aufgetrieben und osteoporotisch. Je nach Schweregrad ist der Kortex nicht mehr abgrenzbar, aufgesplittert oder auch sklerosiert. Der Markraum ist oft wegen Anfüllung mit metaplastischem Faserknorpel nicht mehr erkennbar. Transverse dünne Verdichtungslinien sind wahrscheinlich Ausdruck geheilter Mikrofrakturen (CAFFEY 1973). Besonders an den unteren Extremitäten finden sich bisweilen zystenartige Aufhellungszonen (FANCONI u. Mitarb. 1964) (Abb. **150 d**). Eine Platyspondylie oder Fischwirbel wurden ebenfalls beobachtet. Das restliche Skelett ist ähnlich, jedoch weniger ausgeprägt als die langen Röhrenknochen betroffen: Nur die Hand- und Fußwurzelknochen sowie die Epiphysen (enchondrale Ossifikation) bleiben verschont.

Radiologische Differentialdiagnose

Die spezielle Konstellation von Kalotten und Röhrenknochenverdickung mit Transparenzverminderung grenzt die OEH von der kraniodiaphysären Dysplasie, dem Caffey-Syndrom, der Hypervitaminose A und vom Trauma X ab.

Literatur

Bakwin, H., M.S. Eiger: Fragile bones and macrocranium. J. Pediat. 49 (1956) 558–564

Beighton, P., B.J. Cremin: Sclerosing Bone Dysplasias. Springer, Berlin 1980

Caffey, J.: Familial hyperphosphatasemia with ateliosis and hypermetabolism of growing membranous bone; review of the clinical, radiographic and chemical features. Progr. pediat. Radiol. 4 (1973) 438–468

Einhorn, T.A., V.J. Vigorita, J.B. Teitcher: Hyperphosphatasemia in an adult. Clinical, roentgenographic, and histomorphometric findings and comparison to classical Paget's disease. Clin. Orthop. 204 (1986) 253–260

Eyring, E.J., E. Eisenberg: Congenital hyperphosphatasia. J. Bone Jt. Surg. 50 A (1968) 1099–1117

Fanconi, G., G. Moreira, E. Uehlinger, A. Giedion: Osteochalasia desmalis familiaris. Helv. paediat. Acta 19 (1964) 279–295

Kraszeski, J.L., A. Avramides, S. Wallach, M.N. Hussain: Three adult cases resembling hereditary bone dysplasia. Metab. bone dis. relat. Res. 3 (1981) 9–16

Nunez, E.A., M. Horwith, L. Krook, J.P. Whalen: An electron microscopic investigation of human familial bone dysplasia. Amer. J. Path. 94 (1979) 1–10

Spranger, J.W., L.O. Langer, H.R. Wiedemann: Bone Dysplasias. Fischer, Stuttgart 1974

Stemmermann, G.N.: Histologic and histochemical study of familial osteoectasia (chronic idiopathic hyperphosphatasia). Amer. J. Path. 48 (1966) 641–651

Whalen, J.P., M. Horwith, L. Krook, E. MacIntyre, E. Mena, F. Viteri, B. Torun, E.A. Nunez: Calcitonin treatment in hereditary bone dysplasia with hyperphosphatasemia: a radiographic and histologic study of bone. Amer. J. Roentgenol. 129 (1977) 29–35

Woodhouse, N.J.Y., M.T. Fisher, G. Sigurdsson, G.F. Joplin, I. MacIntyre: Paget's disease in a 5-year-old: acute response to human calcitonin. Brit. med. J. 4 (1972) 267–269

Okulodentoossäre Dysplasie (ODOD)
McK 16420 (25785)

Synonyme: okulodentodigitale Dysplasie, okulodentodigitales Syndrom.

Die von LOHMANN (1920) erstbeschriebene, von MEYER-SCHWICKERATH u. Mitarb. (1957) als „Dysplasia oculodentodigitalis" bezeichnete Dysplasie, wurde von MAROTEAUX u. Mitarb. (1969) (Lit. s. MAROTEAUX u. Mitarb. 1970) als ODOD in der Pariser Nomenklatur aufgeführt. Bis 1986 wurden knapp 50 Fälle veröffentlicht. Der *Erbgang* ist autosomal dominant, eine seltene rezessive

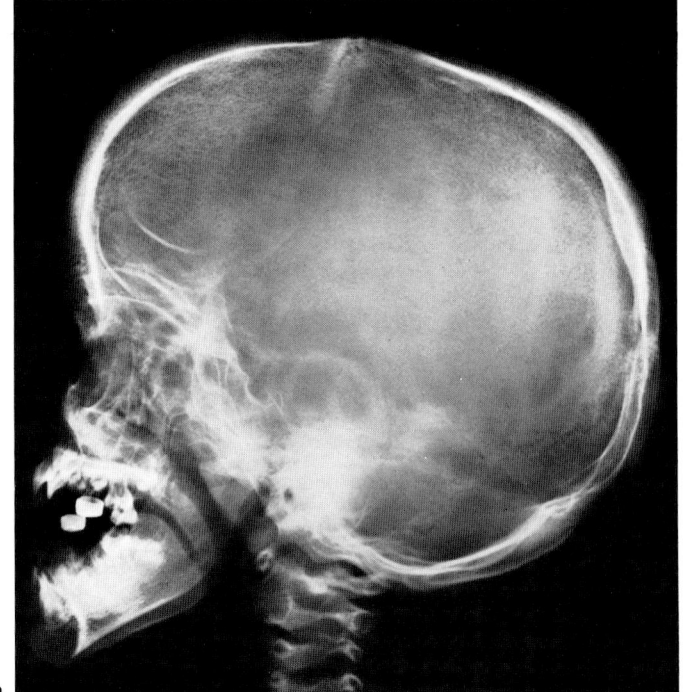
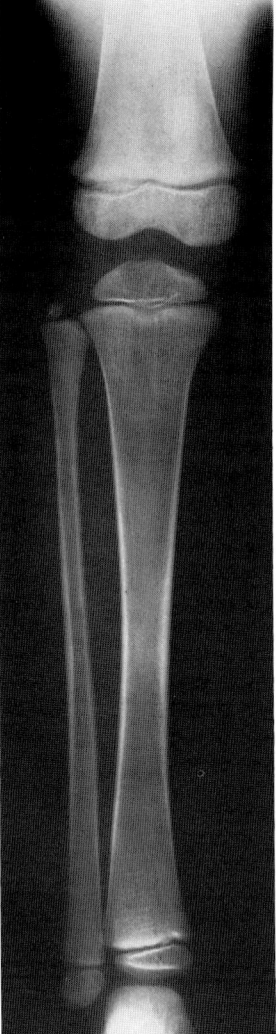
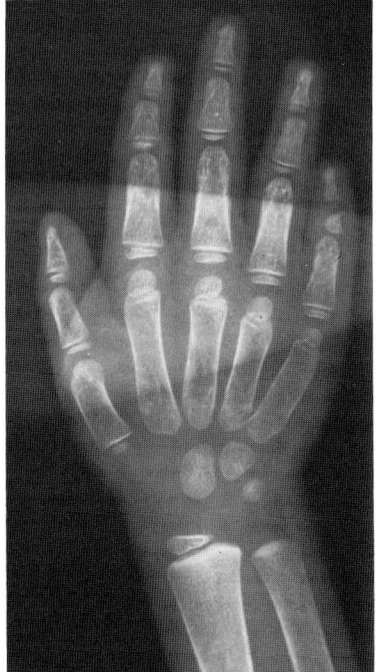

Abb. 151 a–e Okulodentoossäre Dysplasie, ♂, 5 6/12 Jahre, Nr. 122 070, 108 cm groß (P. 10–25). Mikrophthalmie, mehrfache Glaukomoperationen. Kutane Syndaktylie beidseits IV–V, mit 8 Monaten durchtrennt
a Diskret verdickte Schädelkalotte, verbreiterte Mandibula mit abgeflachtem Mandibularwinkel. Schmelzhypoplasie durch frühzeitige „Kronen" angedeutet
b Knochenalter der Hand retardiert. Wenig modellierte Metakarpalia, angedeutete Klinodaktylie, nur ulnar am IV. Strahl, mit Hypoplasie der Mittelphalangen am V. Strahl
c Knie und Unterschenkel: mäßige Verbreiterung (Untertubulierung) der Metaphysen, besonders am distalen Femur

Abb. 151 d u. e ▶

Übertragung jedoch vermutet (McK 25785; BEIGHTON u. Mitarb. 1979, TRABOULSI u. Mitarb. 1986).

Klinik

Die ODOD ist durch folgende Merkmale charakterisiert:

1. Die lange und schmale Nase ist an der Spitze zusammengepreßt („pinched") mit hypoplastischen Alae und antevertierten Nasenlöchern;
2. Augenmißbildungen (Mikrokornea, Mikrophthalmie u. a. m.),
3. dysplastische Zähne mit Schmelzdefekten,
4. Syndaktylie des IV. und V. Fingers.

Konstitutionell-genetische Skeletterkrankungen

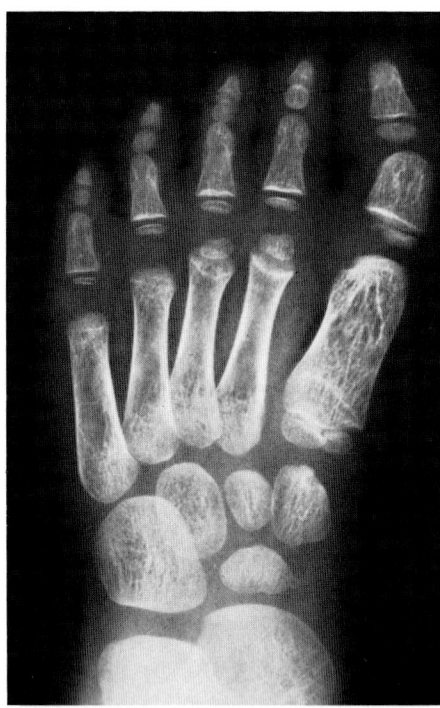

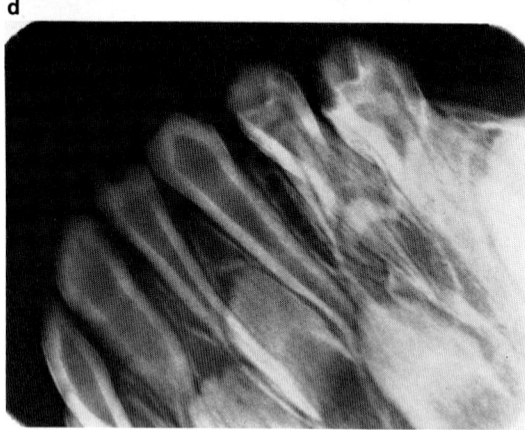

Abb. 151 d u. e
d Fuß, p.-a.: Fehlen der Mittelphalangen
e Schneidezähne: abnorm weite Pulpahöhlen und Wurzelkanäle, defekte Kronen (Aufnahme: Zahnärztl. Institut der Universität Zürich)

Manchmal sind die Haare dünn und spärlich. Zusammen mit den verkleinerten Augenspalten und dem häufigen Epikanthus haben die Patienten einen unverkennbaren Gesichtsausdruck. Ein grüner Star entwickelte sich in 6 von 41 Fällen (JUDISCH u. Mitarb. 1979). Die erwähnten Autoren geben eine gute Übersicht über die ODOD.

Radiologie

Die ODOD wird den kraniotubulären Dysplasien zugeordnet.
Schädel: gelegentlich diskrete Sklerose der Kalotte und Hypo- oder Aplasie der Nebenhöhlen. Hypotelorismus bei 5 von 12 Patienten (FARA u. GORLIN 1981). Verbreiterung der Zahnleisten und des Korpus, der Mandibula, vergrößerter Kieferwinkel. Die Zähne zeigen Schmelzdefekte, sind entsprechend oft kariös oder fehlen ganz. Die Pulpahöhlen können erweitert sein (Abb. **151 e**), evtl. mit Pulpasteinen (JUDISCH u. Mitarb. 1979).
Röhrenknochen: diskrete Untertubulierung, besonders metaphysär.
Hände und Füße: am häufigsten Kampto- und Klinodaktylie des V. Fingers mit Hypoplasie oder Fehlen der Mittelphalanx. Syndaktylie des IV. und des V. Fingers, Fehlen der Mittelphalanx der Zehen. Auch die kurzen Röhrenknochen sind teilweise untertubuliert.
Übriges Skelett: Rippen und Klavikulae sind ebenfalls geringgradig aufgetrieben.

Radiologische Differentialdiagnose

Die Diagnose der ODOD wird vorwiegend durch die klinischen Befunde gestellt, durch die radiologischen Befunde jedoch, besonders des Unterkiefers, der Hände und Füße, zusätzlich gestützt. Im übrigen wären die weiteren kraniotubulären Dysplasien (s. S. 767) in Betracht zu ziehen, die jedoch wesentlich ausgeprägter sind.

Literatur

Beighton, P., H. Hammersma, M. Raad: Oculodento-osseous dysplasia: heterogeneity or variable expression? Clin. Genetics 16 (1979) 169–177
Fara, M., R. J. Gorlin: Letter to the Editor: The question of hypertelorism in oculodentoosseous dysplasia. Amer. J. med. Genet. 10 (1981) 101–102
Judisch, G. F., A. Martin-Casal, J. W. Hanson, W. H. Olin: Oculodentodigital dysplasia. Arch. Ophthalmol. 97 (1979) 878–884
Lohmann, W.: Beitrag zur Kenntnis des reinen Mikrophthalmus. Arch. Augenheilkd. 86 (1920) 136–141
Maroteaux, P. et al.: Nomenclature internationale des maladies osseuses constitutionnelles. A nomenclature for constitutional (intrinsic) diseases of bones. Ann. Radiol. 13 (1970) 455–464
Meyer-Schwickerath, G., E. Gruterich, H. Weyers: Microphthalmussyndrom. Klin. Monatsbl. Augenheilkd. 131 (1957) 18–30
Patton, M. A., K. M. Laurence: Three new cases of oculodentodigital (ODD) syndrome: development of the facial phenotype. J. med. Genet. 22 (1985) 386–389
Rajic, D. S. L., L. de Veber: Hereditary oculodentossous dysplasia. Ann. Radiol. 9 (1966) 224–231
Traboulsi, E. I., B. M. Faris, V. M. Der Kaloustian: Persistent hyperplastic primary vitreous and recessive oculo-dento-osseous dysplasia. Amer. J. med. Genet. 24 (1986) 95–100

Infantile kortikale Hyperostose   McK 11400

Synonym: Caffey-Silverman-Krankheit.

Diese vor allem zwischen 1940 und 1960 besonders in den USA relativ häufige, jetzt aber seltene, nicht genetisch bedingte Krankheit wird an anderer Stelle besprochen. Die früher als Rarität betrachtete autosomal dominant vererbte Form ist entsprechend „häufiger" geworden, evtl. mit einem besonderen Verteilungsmuster der Knochenläsionen (MACLACHLAN u. Mitarb. 1984).

Abb. 152 Gardner-Syndrom, Verteilung der Osteome bei 30 Fällen (aus *J. Rayne:* Brit. J. oral Surg. 6 [1968] 11–17)

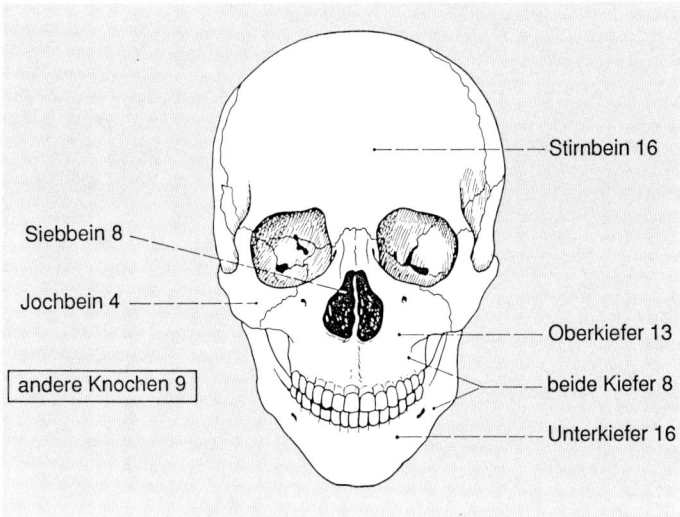

Literatur

Maclachlan, A. K., J. W. Gerrard, C. S. Houston, E. J. Ives: Familial infantile cortical hyperostosis in a large Canadian family. Can. med. assoc. J. 130 (1974) 1172–1174

Gardner-Syndrom (GS)   McK 17530

Synonym: intestinale Polypose III.

Das autosomal dominant vererbte, nach dem Erstbeschreiber GARDNER (1950) benannte GS gehört mit der familiären Polyposis coli (FPC) zu den *familiären adenomatösen Polyposen* (FAP). Die Häufigkeit des GS wird auf 1:14 025 Lebendgeburten (PIERCE u. Mitarb. 1970) geschätzt.

Sowohl langjährige klinische (GARDNER 1983) wie auch neue „Linkage"-Studien machen die weitgehende Identität des FPC und des GS höchst wahrscheinlich: Der genetische Defekt wurde bei beiden am langen (q) Arm des Chromosoms 5 geortet (NAKAMURA u. Mitarb. 1988). Für eine neuere Darstellung des GS verweisen wir auf GARDNER (1983).

Das GS wird durch eine Tetrade von Befunden charakterisiert:

1. Gastrointestinale Befunde
Hier steht die Polypose des Dickdarms im Vordergrund. Ursprünglich wurden mehr als 50 Ade-

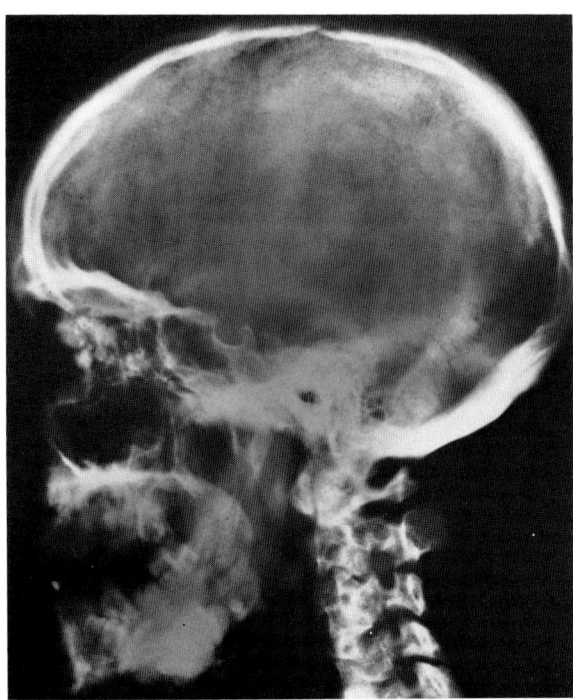

Abb. 153 Gardner-Syndrom, ♂, 23 Jahre. Multiple Polypen im Kolon (Kolektomie). Schädel seitlich: multiple dichte, gelappte Osteome oder Exostosen verschiedener Größe an Mandibula und im Sinus ethmoidalis (aus *F. M. H. Zitner:* J. Amer. med. Ass. 192 [1965] 1000–1002)

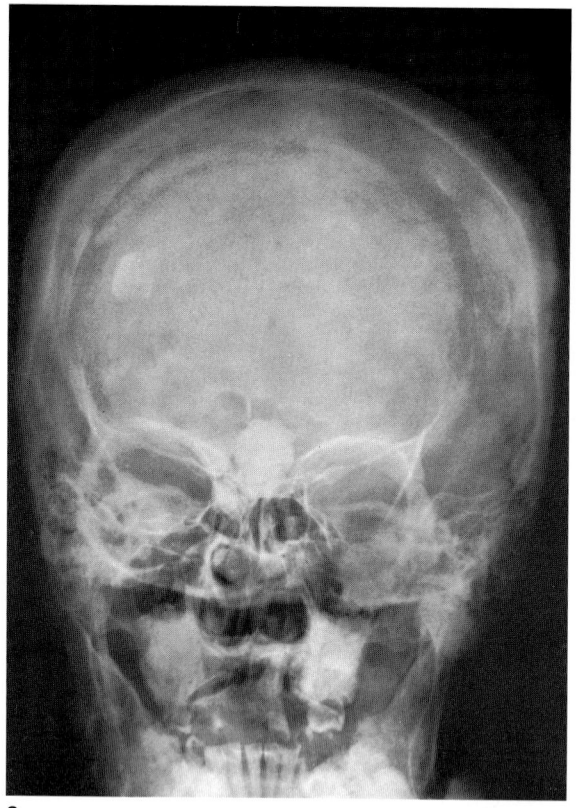
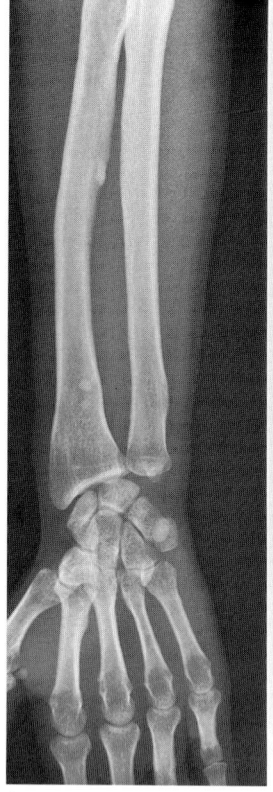
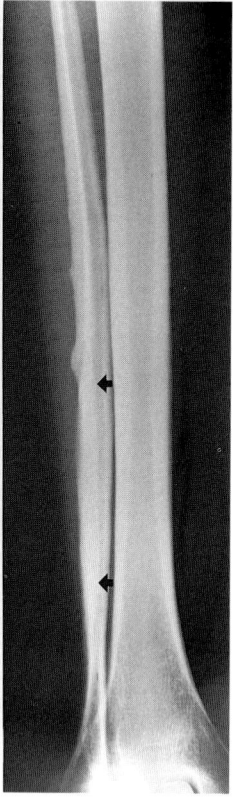
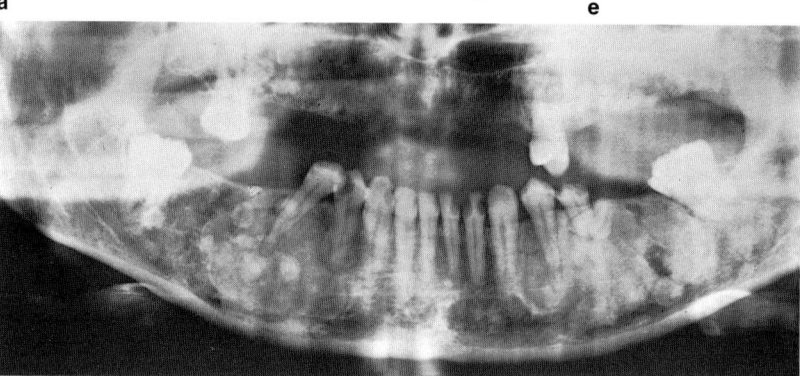
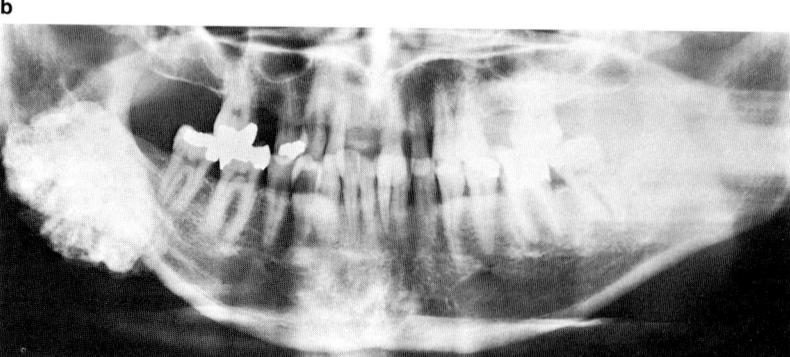
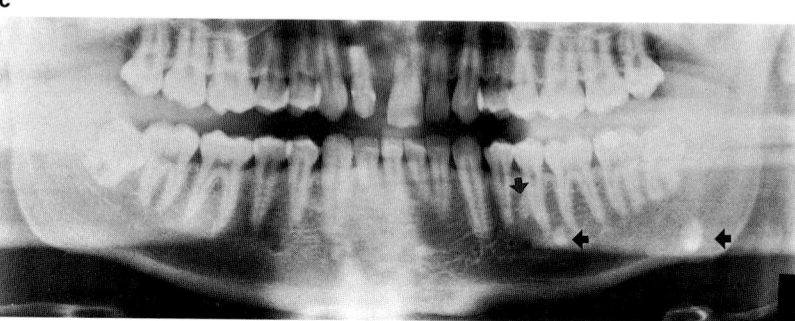

Abb. 154 a–f
Gardner-Syndrom
a Schädel a.-p.: multiple Osteome der Kalotte, des Ober- und Unterkiefers sowie im Sinus frontalis (Exostose, „gestieltes Osteom")
b–d Drei Ortopantomographien des Kiefers mit verschiedenem Ausbildungsgrad der Osteome
b Multiple massive Verdichtungsbezirke über die ganze Mandibula verteilt
c Ein großes Osteom am rechten Angulus mandibulae
d Drei kleine Verdichtungsbezirke nahe beim linken Angulus mandibulae (→)
e u. f Linker Vorderarm und Hand, rechter Unterschenkel: multiple kleine Osteome sowie Exostosen und Kortikalisverdickung (→) an der verkrümmten rechten Fibula (aus H. J. Järvinen u. Mitarb.: Brit. J. Surg. 69 [1982] 718–721)

nome (BUSSEY 1975) zur Diagnose einer FAP gefordert. Die Zahl nimmt im Verlauf des Alters zu und kann mehr als 1000 erreichen. Das mittlere Alter bei der Entdeckung der Polypen beträgt 22 Jahre (Streubereich 4 Monate bis 75 Jahre). Die maligne Entartung tritt bei 5% vor der Pubertät, bei 50% mit 30 Jahren ein und liegt mit 40 Jahren bei 100%. Unbehandelt sterben die Patienten im Mittel mit 41 Jahren (NAYLOR u. LOBENTHAL 1980). Polypen im übrigen Magen-Darm-Trakt (Polypen im Magenfundus und Korpus in über 50%, im Duodenum in 73%, im terminalen Ileum in 67%), werden häufig beobachtet (BURT u. Mitarb. 1984).

2. *Hypertrophie des retinalen Pigmentepithels*
Der ophthalmoskopische Nachweis einer kongenitalen Hypertrophie des Retinapigmentepithels (kleine pigmentierte Fundusflecken) verspricht bei den GS-Risikopatienten einen wertvollen Marker in jenen Familien zu sein, die dieses Merkmal aufweisen (ca. 65%) (LYONS u. Mitarb. 1988).

3. *Extraintestinale Tumoren*
Am häufigsten sind die meist multiplen subkutanen und kutanen Fibrome sowie Epidermoidzysten. 12/16 der überlebenden Patienten von GARDNER wiesen Dermoidbildungen im (postoperativen) Narbengewebe, aber z. T. auch eine invasive mesenteriale Fibromatose *ohne* vorgängige Chirurgie auf, in 2 Fällen mit tödlichem Ausgang (GARDNER 1983). Der Nachweis dieser Tumoren gelingt mittels CT-Untersuchung (BESSLER u. Mitarb. 1984, MAGID u. Mitarb. 1984). Endlich werden Hepatoblastome gehäuft beim GS beobachtet (KRUSH u. Mitarb. 1988).

4. *Skelettveränderungen (dentomaxillare Stigmata) beim GS*
Die Skelettbefunde beim GS sind bereits im Kindesalter erfaßbar und haben somit eine wichtige „Markerfunktion". Im Vordergrund stehen die Befunde am Schädel, vor allem am Kiefer. Zu ihrem Nachweis, besonders der okkulten Veränderungen, werden *Panoramaaufnahmen* (Orthopantomographie) empfohlen (PETERS u. Mitarb. 1982, WOLF u. Mitarb. 1986).
Kieferosteome wurden bei 82% von 50 Fällen mit FPC nachgewiesen (WOLF u. Mitarb.). Sie liegen, meist multipel, bis 14 an der Zahl, vorwiegend in der Prämolar- und Molargegend des Unter-, seltener des Oberkiefers, weisen einen Durchmesser von 3–10 mm auf und imponieren in der Regel als meist runde, scharf umschriebene, manchmal unregelmäßig begrenzte Bezirke von etwa Kortikalisdichte (UTSUNOMIYA u. NAKAMURA 1975) (Abb. **152**). Die Osteome können aber auch an der Kalotte sowie am übrigen Skelett angetroffen werden (Abb. **153**). Bisweilen wachsen sie exostosenartig auch in Traubenkonfiguration zu beträchtlicher und entstellender Größe heran (Leontiasis, PLENK u. GARDNER 1954). Sie werden auch als Exostosen bezeichnet (13/50 Fällen mit FAP, WOLF u. Mitarb.). Der Befall des Kiefergelenkes (Processus coronoideus) kann zur Kiefersperre führen (WESLEY u. Mitarb. 1987).

Ebenfalls wichtige Indikatoren zur Frühdiagnose des GS stellen die *überzähligen Zähne oder Odontome* (10/50 Fällen) sowie die *permanent retinierten Zähne* (15/50 Fällen, WOLF u. Mitarb.) dar.

Die Läsionen des übrigen Skelettes sind nicht systematisch untersucht. Die Röhrenknochen können neben den Osteomen auch eine Verdickung oder wellige Begrenzung der Kortikalis aufweisen (Abb. **154**).

Radiologische Diagnose und Differentialdiagnose

Die radiologischen Skelettbefunde sind unspezifisch, aber als Marker für die erst später auftretende letale Polypose von großer Bedeutung. Die Kombination von Osteomen, überzähligen Zähnen oder Odontomen sowie permanenten retinierten Zähnen ist bei Risikopatienten wohl diagnostisch für das GS. In einzelnen Sippen mit FAP können die Kieferläsionen fehlen und sind dort als negative „Marker" nicht brauchbar (OFFERHAUS u. Mitarb. 1987).

Literatur

Arendt, D.M., R. Frost, J.C. Whitt, J. Palomboro: Multiple radiopaque masses in the jaws. J. Amer. dent. Ass. 118 (1989) 349–351
Bessler, W., B. Egloff, H. Sulser: Case report 253. Gardner syndrome with aggressive fibromatosis. Skelet. Radiol. 11 (1984) 56–59
Burt, R.W., M.M. Berenson, R.G. Lee, K.G. Tolman, S.W. Freston, E.J. Gardner: Upper gastrointestinal polyps in Gardner's syndrome. Gastroenterology 86 (1984) 295–301
Bussey, H.J.R.: "Familial Polyposis Coli". Johns Hopkins Univ. Press, Baltimore (1975) (pp. 1–104)
Gardner, E.J., F.E. Stephens: Cancer of the lower digestive tract in one family group. Amer. J. hum. Genet. 2 (1950) 41–48
Gardner, E.J.: Familial polyposis coli and Gardner syndrome – is there a difference? Progr. clin. biol. Res. 115 (1983) 39–60
Järvinen, H.J., P. Peltokallio, M. Landtman, J. Wolf: Gardner's stigmas in patients with familial adenomatosis coli. Brit. J. Surg. 69 (1982) 718–721
Krush, A.J., E.I. Traboulsi, J.A. Offerhaus, I.H. Maumenee, J.H. Yardley, L.S. Levin: Hepatoblastoma, pigmented ocular fundus lesions and jaw lesions in Gardner syndrome. Amer. J. med. Genet. 29 (1988) 323–332
Lyons, L.A., R.A. Lewis, L.C. Strong, S. Zuckerbrod, R.E. Ferrell: A genetic study of Gardner syndrome and congenital hypertrophy of the retinal pigment epithelium. Amer. J. hum. Genet. 42 (1988) 290–296
Magid, D., E.K. Fishman, B. Jones, H.C. Hoover, R. Feinstein, S.S. Siegelman: Desmoid tumors in Gardner syndrome: use of computed tomography. Amer. J. Roentgenol. 42 (1984) 1141–1145
Nakamura, Y., M. Lathrop, M. Leppert, M. Dobbs, J. Wasmuth, E. Wolff, M. Carlson, E. Fujimoto, K. Krapcho, T. Sears et al.: Localization of the genetic defect in familial adenomatous polyposis within a small region of chromosome 5. Amer. J. hum. Genet. 43 (1988) 638–644

Naylor, E. W., E. Lobenthal: Gardner's syndrome – recent developments in research and management. Dig. Dis. Sci. 25 (1980) 945–959

Offerhaus, G. J. A., L. S. Levin, F. M. Giardiello, A. J. Krush, S. B. Welsh, S. V. Booker, J. F. Hasler, V. A. McKusick, J. H. Yardley, S. R. Hamilton, G. D. Luk: Occult radiopaque jaw lesions in familial adenomatous polyposis coli and hereditary nonpolyposis colorectal cancer. Gastroenterology 93 (1987) 490–497

Peters, P. E., J. Gabler, B. Lingemann, W. Ritter: Roentgendiagnostik und Klinik des Gardner-Syndroms. ROFO 136 (1982) 133–137

Pierce, E. R., T. Weisbord, V. A. McKusick: Gardner's syndrome: formal genetics and statistical analysis of a large Canadian kindred. Clin. Genet. 1 (1970) 65–80

Plenk, H. P., E. J. Gardner: Osteomatosis (Leontiasis ossea). Radiology 62 (1954) 830–840

Rayne, J.: Gardner's syndrome. Brit. J. oral Surg. 6 (1968) 11–17

Richards, R. C., S. W. Rogers, E. J. Gardner: Spontaneous mesenteric fibromatosis in Gardner's syndrome. Cancer 47 (1981) 597–601

Utsunomiya, J., T. Nakamura: The occult osteomatous changes in the mandible in patients with familial polyposis coli. Brit. J. Surg. 62 (1975) 45–51

Wesley, R. K., C. L. Cullen, W. S. Bloom: Gardner's syndrome with bilateral osteomas of coronoid process resulting in limited opening. Pediat. Dent. 9 (1987) 53–57

Wolf, J., H. J. Jarvinen, J. Hietanen: Gardner's dento-maxillary stigmas in patients with familial adenomatosis coli. Brit. J. oral max. Surg. 24 (1986) 410–416

Zitner, F. M. H.: Roentgenographic findings in Gardner's syndrome. J. Amer. med. Ass. 192 (1965) 1000–1002

Dysostosen

Kraniofaziale Dysostosen

Es sei auf folgende Beschreibungen verwiesen:
Kraniosynostose (Kraniostenose)
 Bd. V, Teil 1, S. 38 ff.
Kraniofaziale Dysostose (Crouzon)
 Bd. V, Teil 1, S. 41
Akrozephalosyndaktylie (Apert) u. a.
 Bd. VI, Teil 2, S. 953 f.
Mandibulofaziale Dysostose
 Bd. V, Teil 1, S. 41

Spondylokostale Dysostosen (SKD)
McK 27730
A. Giedion

Synonyme: spondylokostale Dysplasie, spondylothorakale Dysplasie, kostovertebrale Dysplasie, Syndrom von Jarcho and Levin.

Unter dem Begriff der SKD wird eine recht heterogene Gruppe von Segmentationsstörungen der Wirbelsäule und der Rippen zusammengefaßt. Zum Teil identische Skelettveränderungen werden aber auch im Rahmen verschiedener Syndrome beobachtet (s. unten). Endlich bezeichnet ROBERTS (1988) die schwere Form der SKD als spondylothorakale Dysostose. AYMÉ u. PREUS überprüften 1986 39 verwertbare Fälle von SKD der Literatur, und bis 1988 wurden mindestens 25 weitere Fälle mitgeteilt.

Klinik

Allgemein wird eine schwere von einer milderen Form unterschieden. Erstere (19/39) (Sammelstatistik AYMÉ u. PREUS 1986) ist *autosomal rezessiv vererbt,* meist im Säuglingsalter letal und durch Ateminsuffizienz, rezidivierende Infekte der Luftwege sowie durch einen ausgeprägten Rumpfzwergwuchs und Inguinalhernien (MARKS u. Mitarb. 1989) gekennzeichnet. Bei der milderen Form der SKD wird eine häufige autosomal rezessive (16/39) (Sammelstatistik AYMÉ u. PREUS 1986) von einer autosomal dominanten (4/39) (Sammelstatistik AYMÉ u. PREUS 1986) Form unterschieden. Abgesehen von der besonders dorsolumbalen Ky-

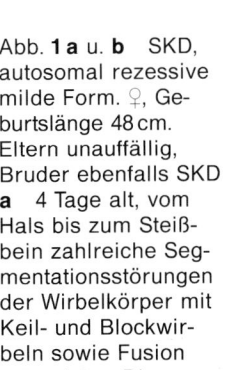
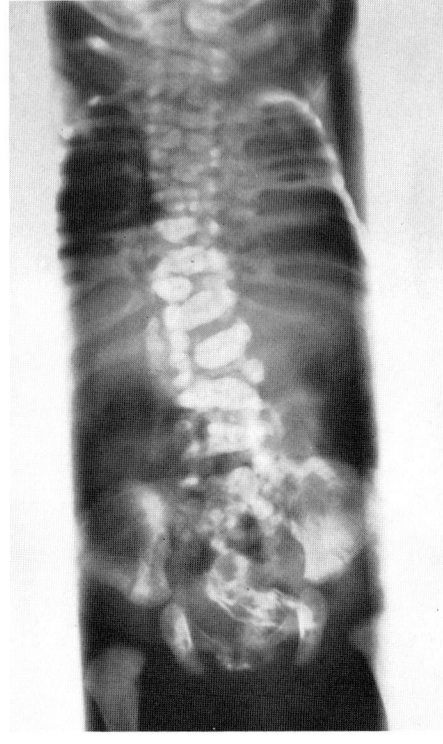
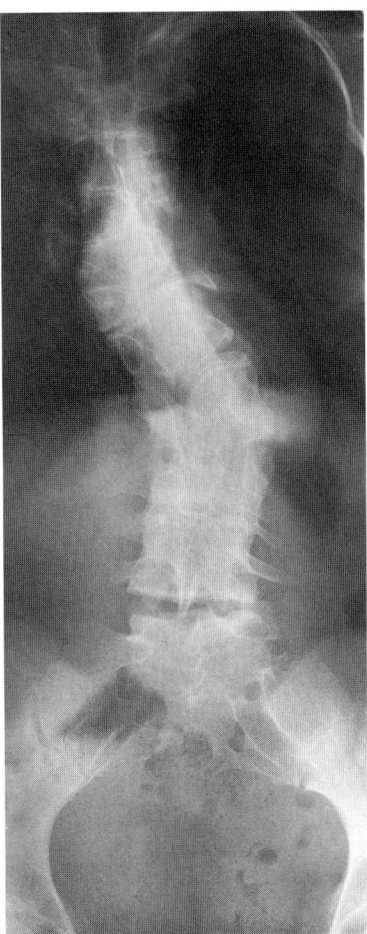

Abb. 1 a u. b SKD, autosomal rezessive milde Form. ♀, Geburtslänge 48 cm. Eltern unauffällig, Bruder ebenfalls SKD
a 4 Tage alt, vom Hals bis zum Steißbein zahlreiche Segmentationsstörungen der Wirbelkörper mit Keil- und Blockwirbeln sowie Fusion zahlreicher Rippen
b 14 Jahre. Normale Intelligenz, guter Allgemeinzustand, Länge 141 cm (−3,25 SD), Sitzhöhe 63 cm (−6,8 SD). WS a.-p., 14 Jahre. Die in der 1. Dekade weitgehend konstante und diskrete Skoliose hat dann präpubertär, wie die Lendenlordose, bis zum 14. Jahr mäßig zugenommen (Beobachtung: *Dr. F. Egert,* Mels)

phoskoliose und dem gegen die Pubertät zu progressiven Minder- bis Zwergwuchs (bis −7 Standarddeviation) zeigt die milde Form erstaunlich wenig funktionelle Probleme. Im Gegensatz zur Meningiomyelozele und Diastematomyelie fehlen neurologische Befunde; ebenso sind assoziierte Mißbildungen selten und betreffen vorwiegend die Harnwege (BONAIME u. Mitarb. 1978).

Radiologie

Es machen sich die Segmentationsstörungen der Wirbelsäule, evtl. mit Aussparung der Halswirbelsäule (ROBERTS u. Mitarb. 1988), durch Hemivertebrae, Keil- und Blockwirbel, Schmetterlingswirbel sowie Spina bifida bemerkbar (Abb. **1a** u. **b**). Topographie und Ausmaß der Veränderungen variieren stark und bestimmen die Subklassifizierung (KOZLOWSKI 1981). Bei der schweren Form rücken die Segmente derart zusammen, daß die Rippen fächerförmig von dorsal nach ventral ausstrahlen. Bei der mäßig ausgeprägten und milden Form wird die ganze Skala vom generalisierten zum unilateralen und lokalisierten Befall beobachtet (KOZLOWSKI 1981). Die Rippen können in Zahl, Dicke und Größe ebenfalls variieren sowie partiell miteinander fusionieren, sich gabeln oder ossär mit der Wirbelsäule verbinden.

Die pränatale sonographische Diagnose der schweren Form wurde bei einer Nichtrisikoschwangerschaft in der 16. Schwangerschaftswoche gestellt. Die sonographischen Kriterien sind unpaarige und schlecht geformte Wirbelkörper, unscharf begrenzte oder fusionierte Rippen, kurze, unregelmäßige, kieselsteinartige Erscheinungsform der Wirbelsäule, kurzer Thorax, prominentes Abdomen, Hernien, jedoch *normale* Amnionflüssigkeitsmenge, *normale* Extremitätenlänge und *normaler* biparietaler Kopfdurchmesser (MARKS u. Mitarb. 1989).

Differentialdiagnose

Eine ganze Reihe von Syndromen und Krankheitsbildern wird ebenfalls durch eine Malsegmentation der Wirbelsäule, evtl. auch durch Rippenveränderungen, charakterisiert. Es sind dann vor allem die zusätzlichen, typischen Befunde, die zur richtigen Diagnose führen: Das Robinow- und das Covesdem-Syndrom (rezessive Form?, s. S. 639) weisen u.a. eine typische Fazies sowie eine Mesomelie auf. Die VATER- oder VACTERL-Assoziation (V = vertebral, A = anorektal, C = cardiac, TE = tracheoösophageal, R = radialer Strahl und renal, L = limb, Extremitätenanomalien, KHOURY u. Mitarb. 1983) zeigt ähnliche Wirbelsäulenbefunde wie die SKD. Der Schwerpunkt liegt jedoch bei den zusätzlichen Mißbildungen. Übergangsfälle sollen nach KOZLOWKSI (1984), solange keine Anhaltspunkte für ein genetisches Leiden vorliegen, als SKD-VATER-Assoziation bezeichnet werden. Beim Goldenhaar-Syndrom stehen die Veränderungen im Gesicht (Augen, Ohren) im Vordergrund, beim Klippel-Feil-Syndrom die Fusion der zervikalen Wirbelkörper. Myelomeningozelen und Diastematomyelie sind meist lokalisiert, mit Beteiligung des Neuroektoderms.

Literatur

Aymé, S., M. Preus: Spondylocostal/Spondylothoracic dysostosis: The clinical basis for prognosticating and genetic counseling. Amer. J. med. Genet 24 (1986) 599–606

Bonaime, J.L., B. Bonne, A. Joannarad, L. Guéraud, J. Guilhot, B. Cotton, J. Butel, R. Gilly, M. Bost: Le syndrome de dysostose spondylothoracique ou spondylo-costale. Pédiatrie 33 (1978) 173–188

Jarcho, S., P.M. Levin: Hereditary malformation of the vertebral bodies. Bull. Johns Hopk. Hosp. 62 (1938) 216–226

Khoury, M.J., J.F. Cordero, F. Greenberg, L.M. James, J.D. Erickson: A population study of the VACTERL association: evidence for its etiologic heterogeneity. Pediatrics 71 (1983) 815–820

Kozlowski, K.: Spondylo-costal dysplasia – severe and moderate types (report of 8 cases). Aust. Radiol. 25 (1981) 81–90

Kozlowski, K.: Spondylo-costal dysplasia. A further report – review of 14 cases. Fortschr. Röntgenstr. 140 (1984) 204–209

Marks, F., M. Hernanz-Schulman, St. Horii, V.C. Greenland, I. Lustig, J. Snyder, B.K. Young, M.A. Greco, B. Subramanyam, B. Genieser: Spondylothoracic dysplasia. Clinical and sonographic findings. J. Ultrasound Med. 8 (1989) 1–5

Pochaczevsky, R., H. Ratner, D. Perles, G. Kassner, P. Naysan: Spondylothoracic dysplasia. Radiology 98 (1971) 53–58

Roberts, A.P., A.N. Conner, J.L. Tolmie, J.M. Connor: Spondylothoracic and spondylocostal dysostosis. Hereditary forms of spinal deformity. J. Bone Jt. Surg B 70 (1988) 123–126

Tolmie, J.L., M.J. Whittle, M.B. McNay, A.A.M. Gibson, J.M. Connor: Second trimester prenatal diagnosis of the Jarcho-Levin syndrome. Prenatal Diagn. 7 (1987) 129–134

Osteoonychodysostose (OOD)   McK 16120

A. Giedion

Synonyme: Arthro-Osteo-Onycho-Dysplasie, Arthroonychodysplasie, *Beckenhörner-Nagel-Patella*-Syndrom, Fongsches Syndrom, Nagel-Patella-Syndrom, Touraine-Syndrome, Turner-Kieser-Syndrome.

Das von CHATELAIN 1820 erstmals erwähnte mesoektodermale Syndrom von Nagelhypoplasie mit Fehlen der Kniescheiben wurde durch KIESER 1939 als Tetrade der erwähnten Mißbildungen zusammen mit Ellenbogenhypoplasie und Beckenhörnern voll erfaßt. Es wird *autosomal dominant* mit nahezu 100%iger Penetranz und stark variabler Expressivität *vererbt*. Das verantwortliche Gen ist eng mit demjenigen der AB0-Blutgruppen verbunden und am Locus 9q34 (FERGUSON-SMITH u. Mitarb. 1976) lokalisiert. Die Häufigkeit der OOD wird auf $2,6/10^6$ geschätzt (WYNNE-DAVIES u. GORMLEY 1985). In 63% der Fälle wird *klinisch* die vollständige Tetrade der Kardinalsymptome angetroffen (CARBONARA u. ALPERT 1964). Di- und monosymptomatische Fälle sind sehr selten und lassen Zweifel an der Diagnose aufkommen (FAURÉ

Dysostosen 799

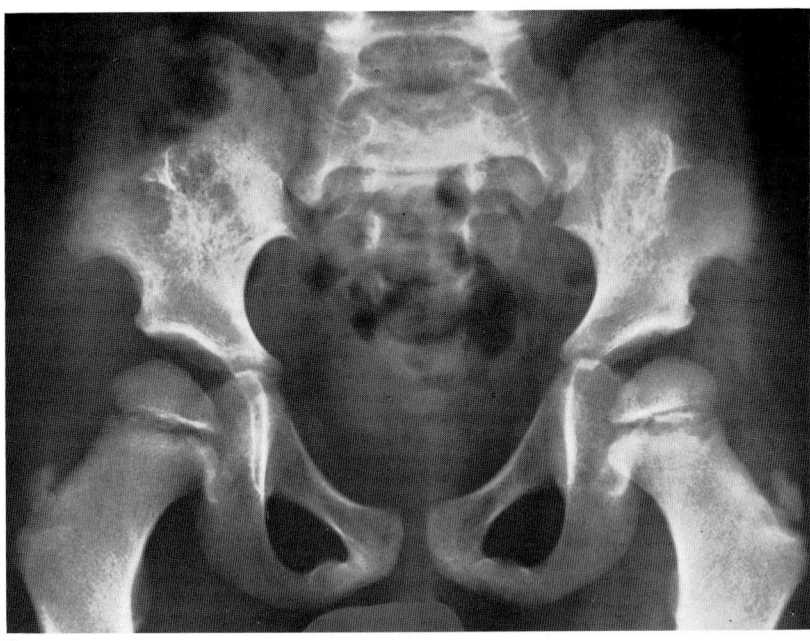

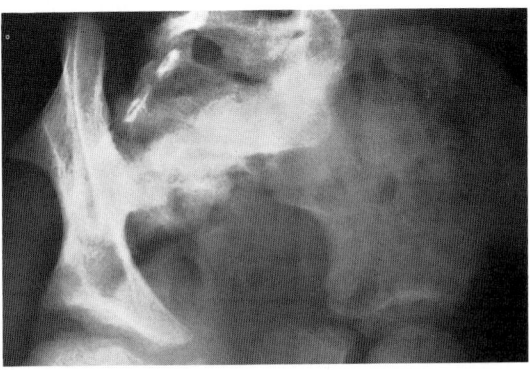

Abb. 2a–d OOD, ♂, 5 Jahre (Nr. 79374)
a Dornenartige „Auflagerungen" auf den Darmbeinschaufeln sowie zuerst steil abfallende, dann in einer hakenartigen Spina iliaca anterior endende Beckenkämme
b Tangential getroffenes breitbasiges „Horn"
c u. **d** Knie a.-p. und seitlich: Die Kniescheibe ist nicht sichtbar

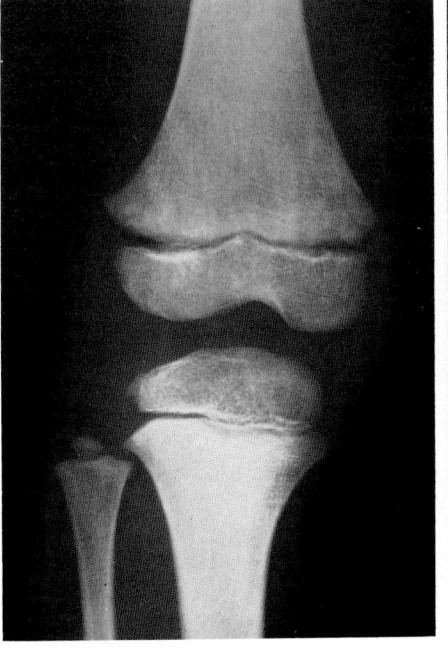
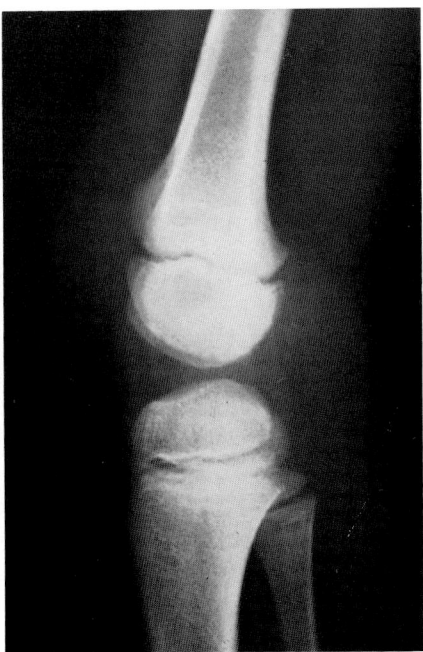

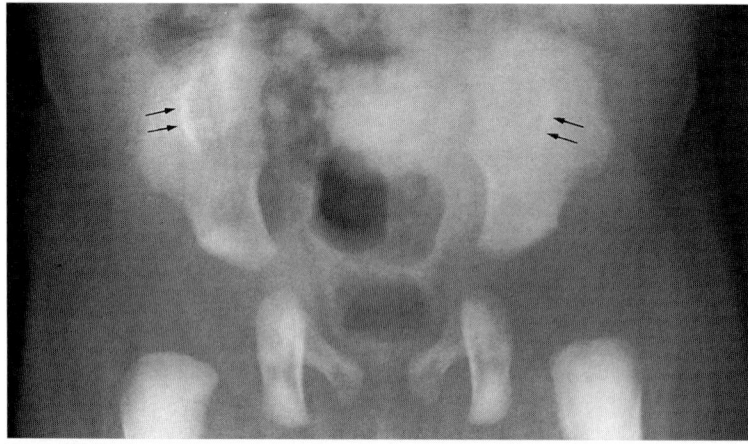
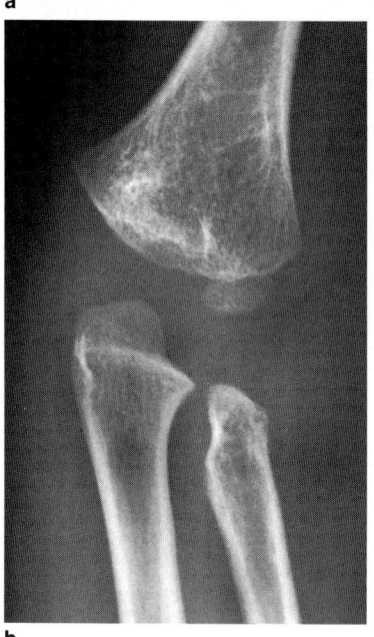
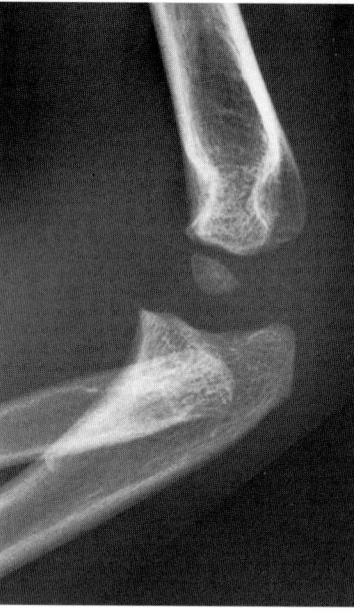

Abb. 3 a u. c
OOD, ♂ (Nr. 189968)
Patient wird zur Abklärung einer „Arthrogrypose" zugewiesen. Kontraktur beider Kniegelenke, weniger der Hüften und linksseitiger Klumpfuß bereits bei der Geburt festgestellt. Jetzt Extensionseinschränkung besonders an den Knien, weniger am Ellenbogen, gering an den Hüften
a 1 Woche alt. Becken. Die Darmbeinschaufeln zeigen bereits die charakteristische Konfiguration mit relativ schmalem Korpus und ausladendem kranialem Anteil. Die Hörner sind als kommaförmige Sklerosebezirke (→) knapp erkennbar. Mit 5½ Jahren Becken wie Abb. **2**
b u. **c** 5½ Jahre. Linker Ellenbogen a.-p. und seitlich. Radiusluxation mit dysplastischem Köpfchen (rechts identischer Befund)

u. PÉTREL 1968). Nageldysplasien werden in 98% der Fälle, von der unauffälligen Spaltbildung an den Daumennägeln bis zur vollständigen Anonychie beobachtet. Patellaranomalien können in 92% der Fälle, Ellenbogendysplasien, evtl. mit Flughautbildung, in 90% der Fälle und Beckenhörner in 81% der Fälle nachgewiesen werden (CARBONARA u. ALPERT). Flexionskontrakturen, die zur Fehldiagnose einer Arthrogrypose führen können, sind ebenfalls bekannt (HYBBINETTE 1975, Abb. 3).
Auf einer eigenartigen Veränderung der Basalmembranen mit Einlagerung von *Kollagenfibrillen* (BENNETT u. Mitarb. 1973, MORITA u. Mitarb. 1973) beruht die in 30% der Fälle anzutreffende *renale Beteiligung* mit Proteinurie und Hämaturie, wovon 27% am Nierenleiden ad exitum kommen sollen (SIMILÄ u. Mitarb. 1970). Damit ist die korrekte Diagnose der OOD auch internistisch bedeutungsvoll. Das familiäre Vorkommen der Nierenbeteiligung läßt zwei verschiedene Gene, möglicherweise Allele für eine renale und nicht renale Form vermuten (MCKUSICK 1988).

Radiologie

Es heben sich die pathognomonischen Beckenhörner mit breiter Basis wenige Zentimeter lateral des Ileosakralgelenkes von der dorsalen Darmbeinschaufelseite meist breitbasig ab. Im a.-p. Bild imponieren sie als z. T. sklerotische, dornartige Gebilde oder lineare Strukturen und lassen sich im tangentialen Strahlengang in ihrer eigentlichen Form gut darstellen (Abb. 2b). Sie können bereits bei der Geburt nachgewiesen werden (Abb. 3a). Die ausladenden Darmbeinschaufeln geben dem Becken ein durchaus charakteristisches Aussehen, das auch beim Fehlen von Beckenhörnern beobachtet wird (FAURÉ u. PÉTREL 1968).
Die *Aplasie oder Hypoplasie der Patella* ist oft mit ihrer lateralen Luxation, sowie mit Dysplasien an

den knienahen Tibia- und Femurabschnitten verbunden. Die Ellenbeugendysplasie mit Extensions-, Pronations- und Supinationseinschränkungen verrät sich radiologisch häufig durch eine nach dorsal und radial gerichtete Luxation des Radiusköpfchens (Abb. **3b** u. **c**). Eine ausführliche Liste der zahlreichen weiteren gelegentlich beobachteten Knochen- und Gelenksveränderungen findet sich bei DE BEAUMONT (1965) und bei FAURÉ u. PÉTREL.

Radiologische Differentialdiagnose

Die Diagnose der OOD ist beim Vorliegen von Beckenhörnern und der weiteren typischen Konfiguration des Darmbeines gesichert. Das Fehlen der Beckenhörner schließt jedoch die Diagnose, sofern die charakteristische Beckenkonfiguration sowie die übrigen klinischen radiologischen Befunde vorliegen, nicht aus. Sehr breitbasige Beckenhörner werden auch beim Trisomie-8-Mosaik beobachtet, worauf LEJEUNE u. Mitarb. (1969) sowie RÜTZLER u. Mitarb. (1974) hingewiesen haben. Sie sind jedoch durch eine Auftreibung und nach medial gerichtete Einfaltung der Spina iliaca anterior superior und/oder (2 Hörner!) durch eine laterale Protuberanz des cranio-lateralen Darmbeinabschnitt bedingt (GIEDION u. Mitarb. 1990). Endlich ist die Kombination von Beckenveränderungen (fehlende Ossifikation oder Aplasie von Sitz- und Schambeinanteilen) und Patellahypoplasie für das autosomal dominante „Small Patella Syndrome" charakteristisch (BURCKHARDT 1988).

Literatur

Beaumont, F. de: Onycho-osteodysplasia. J. Génét. Hum. 14 (1965) 93–131
Bennett, W.M., J.E. Musgrave, R.A. Campbell, D. Elliot, R. Cox, R.E. Brooks, E.W. Lovrien, R.K. Beals, G.A. Porter: The nephropathy of the Nail-Patella Syndrome. Amer. J. Med. 54 (1973) 304–319
Burckhardt, A.: "The Small Patella Syndrome" – Eine Kombination von Knie- und Beckendysplasie. Z. Orthop. 126 (1988) 22–29
Carbonara, P., M. Alpert: Hereditary osteoonychodysplasie. Amer. J. med. Sci. 248 (1964) 139–151
Chatelain zit. bei Little 1897
Fauré, C., Ph. Pétral: L'ostéo-onycho-dysplasie héréditaire. Ann. Radiol. 1 (1968) 376–388
Ferguson-Smith, M.A., D.A. Aitken, C. Turleau, J. de Grouchy: Localisation of the human AB0: Np-1:AK-1 linkage group by regional assignement of AK-1 to 9q34. Hum. Genet. 34 (1976) 35–43
Giedion, A., Ch. Beynon, G. Eich, A. Schinzel: The bony pelvis as a diagnostic indicator: A) The Schneckenbeckendysplasia, B) The Trisomy 8 Mosaicism, C) The small patella Syndrome, D) A new syndrome similar to C, but with immunodeficiency and hypoplastic kidneys. Pediatr. Radiol. 20 (1990) 388
Hybbinette, C.H.: The nail-patella-elbow syndrome. A case report. Acta orthop. scand. 46 (1975) 593–600
Kieser, W.: Die sogenannte Flughaut beim Menschen. Z. menschl. Vererb.- u. Konstit.-L. 23 (1939) 594–619
Lejeune, J., B. Dutrillaux, M. Rethoré, R. Berger, H. Debray, P. Veron, F. Gorce, A. Grossiord: Sur trois cas de trisomie C. Ann. Génét. 12 (1969) 28–35
Lenz, W.: Nagel-Patella-Syndrom. In: Humangenetik, Bd. II. Thieme, Stuttgart 1984 (S. 99–101)
Little, E.M.: Congenital absence or delayed development of the patella. Lancet 57 (1897) 781–784
Mc Kusick, V.A.: Mendelian Inheritance in Man, 8th Ed. The Johns Hopkins University Press, Baltimore and London 1988
Morita, T., O. Laughlin, K. Kawano, P. Kimmelstiel: Nail patella syndrome. Arch. intern. Med. 31 (1973) 271–277
Neuhold, A., G. Seidl, H. Stummvoll, G. Syre, G. Brandstätter: Nail-Patella Syndrom. Radiologe 2 (1982) 568–571
Rützler, L., J. Briner, F. Saur, W. Schmid: Mosaik-Trisomie-8. Helv. paediat. Acta 29 (1974) 541–553
Similä, S., L. Vesa, O. Wasz-Höckert: Hereditary Onycho-Osteodysplasia (the Nail-Patella-Syndrome) with neophrosis-like renal disease in a newborn baby. Pediatrics 46 (1970) 61–65
Turner, J.W.: An hereditary arthrodysplasia associated with hereditary dystrophy of the nails. J. Amer. med. Ass. 100 (1933) 882–884
Wynne-Davies, R., J. Gormley: The prevalence of skeletal dysplasias. An estimate of their minimum frequency and the number of patients requiring orthopaedic care. J. Bone Jt. Surg. B 67 (1985) 133–137

Zerebrokostomandibuläres Syndrom (ZKMS) McK 11765

A. Giedion

Synonyme: "rib-gap-Defekt with micrognathia" (MILLER u. Mitarb. 1972).

Das von SMITH u. Mitarb. 1966 erstbeschriebene (Abb. **4a** u. **b**), von McNICHOLL u. Mitarb. 1977 als ZKM-(CCM-)Syndrom bezeichnete, meist sporadisch auftretende, aber sowohl autosomal rezessiv wie autosomal dominant vererbte Leiden wurde bis 1988 bei mindestens 35 Fällen beschrieben.

Klinik

Es stehen neben der *obligaten Mikrognathie* folgende Befunde im Vordergrund: Atemnot des Neugeborenen (25/25) (HENNEKAM u. Mitarb. 1985), Mißbildungen des Gaumens (26/28) (HENNEKAM u. Mitarb. 1985), Glossoptose (73% der Fälle, SILVERMAN u. Mitarb.) sowie Mikrozephalie (7/15) (HENNEKAM u. Mitarb. 1985).

Das Krankheitsbild kann mit dem Pierre-Robin-Syndrom verwechselt werden. Etwa die Hälfte der Patienten stirbt noch im 1. Lebensjahr (14/29). Die Überlebenden zeigen mehrheitlich einen geistigen Entwicklungsrückstand (7/15), Sprachstörungen (7/10) sowie Minderwuchs (10/12) (HENNEKAM u. Mitarb. 1985). Der Schweregrad des ZKMS variiert jedoch vom frühletalen Verlauf bis „Zufallsbefund" bei Familienuntersuchungen. Eine umfassende Darstellung des ZKMS geben SILVERMAN u. Mitarb. (1980).

Radiologie

Die obligaten Befunde sind eine mandibuläre Hypoplasie sowie bilaterale ossäre Defekte im dorsalen Teil vorwiegend der III. bis VII., regelmäßig jedoch der V. Rippe, die bei länger überlebenden Patienten ossär überbrückt werden und evtl. sogar verschwinden können (SILVERMAN u. Mitarb. 1980). Allerdings zeigte eine von zwei im übrigen typischen Geschwisterfällen eine Hypoplasie der II.–IV. linken Rippe, nicht aber einen eigentlichen Defekt (HENNEKAM u. Mitarb. 1985). Ferner wurden in 7/16 Fällen Mißbildungen der Wirbelsäule

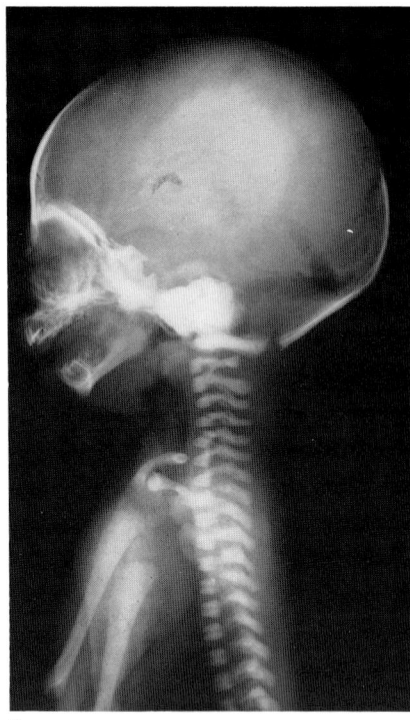
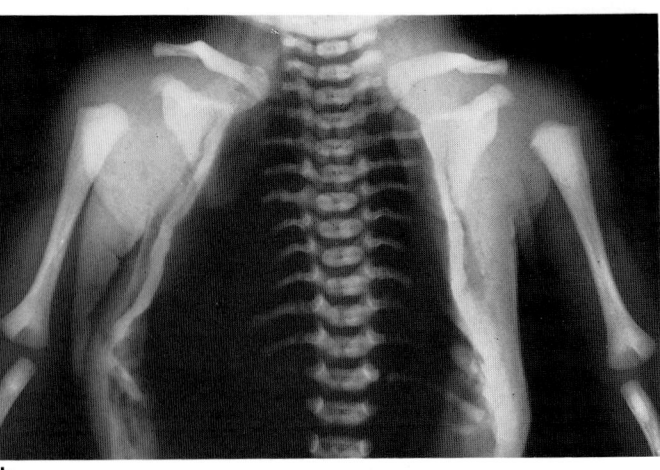

Abb. 4a u. b ZKMS, ♂, Neugeborenes (Nr. 81898, Autopsie) (gleicher Fall wie Smith u. Mitarb. 1966)
a Schädel seitlich Hals und Thorax: Hypognathie mit Unterentwicklung des Ramus mandibulae. Scheinbar fehlende „Rippen"
b Radiologisch sind nur die dorsalen Rippenstummel ossifiziert. Bei der Autopsie folgte den ossifizierten Abschnitten ein 0,5–2 cm langer Spalt („Gap"), dann rein kartilaginäre, bis zum Sternum reichende Rippen

(Spina bifida und andere mehr), einmal mit Meningomyelozele (HENNEKAM u. Mitarb.) beobachtet. Neben der Mikrozephalie sind am Schädel mit Ultraschall und CT supratentorielle Flüssigkeitsansammlungen, porenzephale Zystenbildung, Hydrozephalus und Hirnmißbildungen beobachtet worden (CLARKE u. NGUYEN 1985, MERLOB u. Mitarb. 1987, BURTON u. OESTREICH 1988). Neben zahlreichen weiteren kleineren Skelettmißbildungen fanden BURTON u. OESTREICH beidseitig einen multizentrischen Kalkaneus mit zahlreichen Kalkspritzern.

Pränatal wurden sonographisch bei einer Nichtrisikoschwangerschaft abnorm kurze Rippen in der 27. Schwangerschaftswoche eines Fetus mit ZKMS festgestellt (MERLOB u. Mitarb. 1987).

Radiologische Differentialdiagnose

Die radiologischen Befunde sind diagnostisch. Immerhin zeigen die verschiedenen letalen Kurzrippendysplasien (s. S. 581–598), die spondylokostale Dysostose (s. S. 797) und die dyssegmentale Dysplasie (s. S. 636) gewisse Ähnlichkeiten.

Literatur

Burton, E.M., A.E. Oestreich: Cerebro-costo-mandibular syndrome with stippled epiphysis and cystic fibrosis. Pediat. Radiol. 18 (1988) 365–367
Clarke, E.A., V.D. Nguyen: Cerebro-costo-mandibular syndrome with consanguinity. Pediat. Radiol. 15 (1985) 264–266
Hennekam, R.C.M., F.A. Beemer, W.A.R. Huijbers, P.A. Hustinx, F.J. van Sprang: The cerebro-costo-mandibular syndrome: third report of familial occurence. Clin. Genet. 28 (1985) 118–121
McNicholl, B., B. Egan-Mitchell, J.P. Murray, J.F. Doyle, J.D. Kennedy, L. Crome: Cerebro-costo-mandibular syndrome. A new familial developmental disorder. Arch. Dis. Childh. 45 (1970) 421–424
Merlob, P., A. Schonfeld, A. Grunebaum, N. Mor, S.H. Reisner: Autosomal dominant cerebro-costo-mandibular syndrome: ultrasonographic and clinical findings. Amer. J. med. Genet. 26 (1987) 195–202
Miller, K.E., R.P. Allen, W.S. Davis: Rib gap defects with micrognathia. Amer. J. Roentgenol. 114 (1972) 253–256
Silverman, F.N., A.M. Strefling, D.K. Stevenson, J. Lazarus: Cerebro-costo-mandibular syndrome. J. Pediat. 97 (1980) 406–416
Smith, D.W., K. Theiler, G. Schachenmann: Rip-gap defect with micrognathia, malformed tracheal cartilages, and redundant skin: a new pattern of defective development. J. Pediat. 69 (1966) 799–803

Fibrodysplasia ossificans (congenita) progressiva (FOP) McK 13510

A. Giedion

Synonyme: Myositis ossificans progressiva, Myositis ossificans multiplex, Münchmeyersche Krankheit.

Die Häufigkeit der *autosomal dominant vererbten,* meist als Neumutation auftretende FOP wird in Großbritannien auf $0{,}61/10^6$ geschätzt (CONNOR u. EVANS 1982). Bis 1982 wurden mehr als 550 Fälle veröffentlicht. Über die Ätiologie und Pathogenese des angeblich von GUY PATIN 1692 erstmals beschriebenen Leidens ist wenig bekannt: Es wird eine fundamentale Störung im Bereich des Bindegewebes (MCKUSICK 1972) vermutet. Jedenfalls ist die früher übliche Bezeichnung „Myositis ossificans progressiva" nur teilweise zutreffend, da *hi-*

Abb. **5a–f** FOP, ♂, mit „arthrogryposis-ähnlichem" Krankheitsbild, Abspreizhemmung seit Geburt. Korrekte Diagnose erst mit 6 Jahren gestellt.
a Becken, 5 Tage. Breite Femurhälse
b u. **c** Rechtes Femur a.-p., seitlich, 6 Jahre. Breiter Femurhals mit Exostosen (→), Valgusformität. Distale Metaphysen etwas aufgetrieben

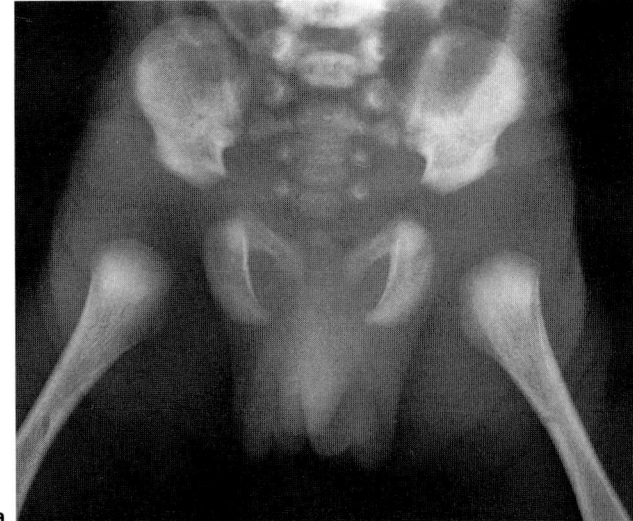

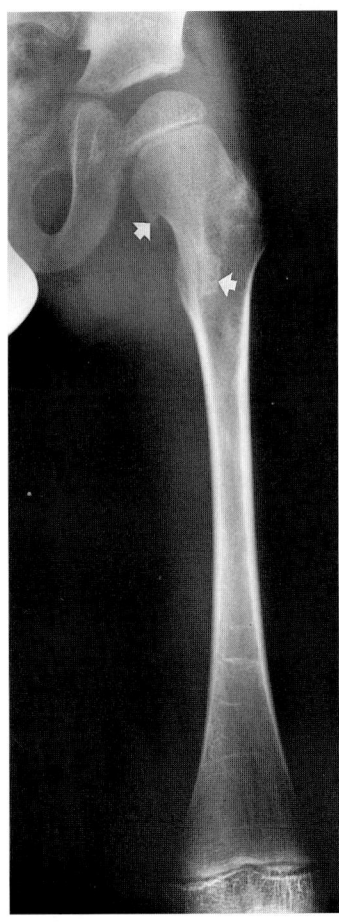

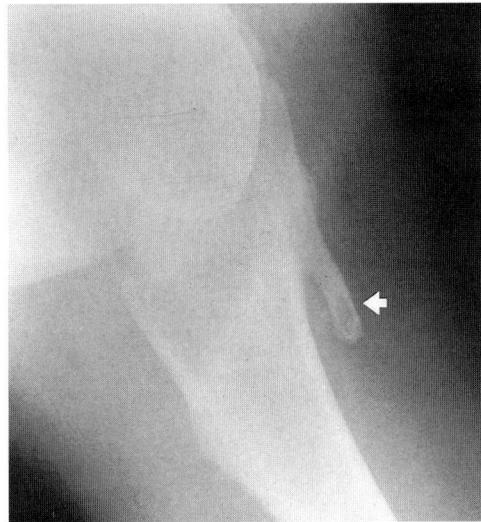

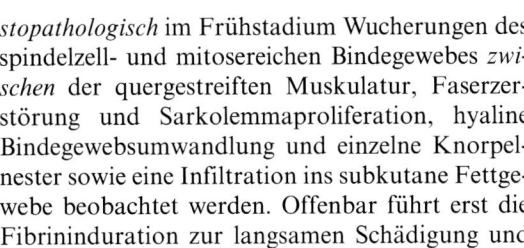

stopathologisch im Frühstadium Wucherungen des spindelzell- und mitosereichen Bindegewebes *zwischen* der quergestreiften Muskulatur, Faserzerstörung und Sarkolemmaproliferation, hyaline Bindegewebsumwandlung und einzelne Knorpelnester sowie eine Infiltration ins subkutane Fettgewebe beobachtet werden. Offenbar führt erst die Fibrininduration zur langsamen Schädigung und Druckatrophie der Muskelfasern, mit der später einsetzenden Verkalkung, enchondralen Ossifikation und Umwandlung von Bindegewebszellen direkt in osteoide Herde und Knochenbälkchen (VINZ u. MOTSCH 1972, SITZMANN u. PFAFF 1974). SMITH u. Mitarb. (1966) weisen allerdings auf elektromyographische, mikroskopische und histiochemische Veränderungen am Muskel *vor* seiner Durchsetzung mit Bindegewebe hin. Der Zusammenhang der Weichteilerkrankung mit der primären Mißbildung der kurzen Röhrenknochen sowie mit der häufigen Glatzköpfigkeit ist unklar. Möglicherweise liegt ein „Contiguous-Gen-Syndrom" vor, ähnlich wie bei den TRP-Syndromen (s. S. 704).

Klinik

Bei der Geburt fällt bei 87% der Fälle (CONNOR u. EVANS 1982) ein abnorm kurzer oder valgusdeformierter großer Zeh auf (s. unten). Weitere Befunde können bereits in der Neonatalperiode vorliegen

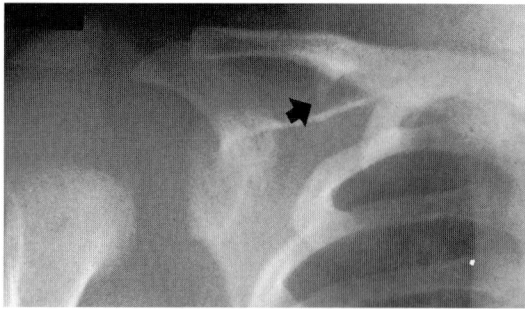

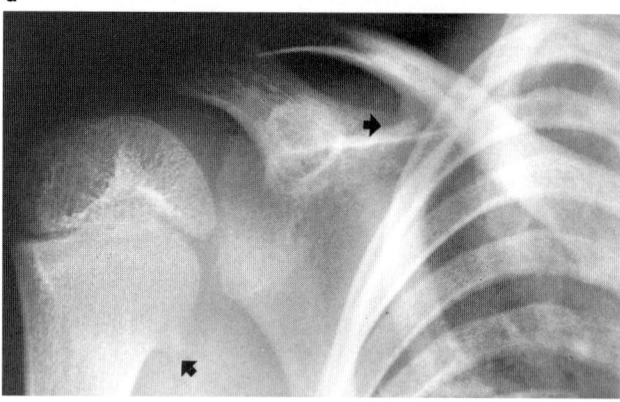

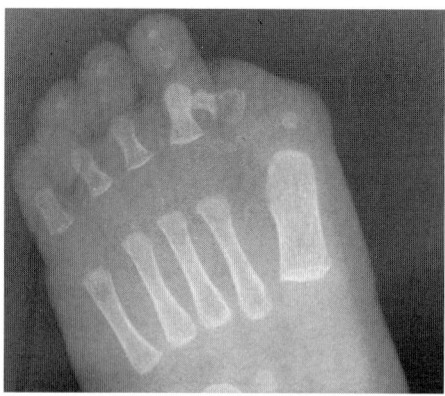

Abb. 5d–f
d Rechte Schulter, 4 Monate. Exostose (→) an Klavikula. Breite proximale Humerusmetaphyse
e Rechte Schulter, 6 Jahre. Exostose am Humerushals (→) und Klavikula (→)
f Linker Fuß, 5 Monate. Großzehe Typ I (allerdings rudimentär biphalangeal)
(Beobachtung: Dr. A. Jörimann, Chur)

(Abb. 5a, Flexionskontrakturen der Hüften), machen sich jedoch meist in den ersten Lebensjahren (im Mittel mit 3 Jahren) (CONNOR u. EVANS 1982) bemerkbar. Vorwiegend am Hinterkopf, Hals und Rücken treten schubweise meist harte, oft schmerzhafte (½ der Fälle) und bisweilen von geröteter Haut überdeckte (¼ der Fälle) (CONNOR u. EVANS 1982) Schwellungen verschiedener Größe und Form innerhalb von einigen Stunden auf, die nach Tagen oder Wochen wieder verschwinden. Die Weichteilverkalkung ist jedoch meist erst 4–6 Monate nach dem Beginn der Schwellung nachweisbar und führt zu progressiven, allmählich schweren bis schwersten Bewegungseinschränkungen („knöchernes Mieder, versteinerte Menschen", BECKER u. KNORRE 1968, REISCHLE 1962). Diese Schübe können über Jahre ausbleiben (Intervalle von 4–13 Jahren) (CONNOR u. EVANS 1982), aber bis in die 6. und 7. Dekade neu auftreten. Sie können durch Trauma, Biopsie, Versuche einer operativen Entfernung des neugebildeten Knochens, durch ungeschickte Venenpunktionen und durch zahnärztliche Behandlung ausgelöst werden. Die Beweglichkeit bleibt schließlich nur in den peripheren Gelenken erhalten.
Eine Schalleitungsstörung sowie eine Glatzköpfigkeit liegen bei je 24% der Fälle (CONNOR u. EVANS 1982) vor. Die *Lebenserwartung* ist vermindert, mit Pneumonie bei verminderter Lungenreserve als Hauptursache. Im übrigen erreichen einzelne Patienten auch die 6. oder 7. Dekade.

Radiologie

A. Skelettveränderungen

Die Veränderungen der großen Zehen – meist eine Monophalangie – in Varusstellung *bildet den Schlüssel zur Diagnose der FOP* (Abb. 5f, 6f u. 7f, g). Sie werden nach CONNOR u. EVANS (1982) in 4 Typen aufgeteilt (Tab. 1). Nur der seltene Typ III (Abb. 7g) ist klinisch und radiologisch in der ersten Lebensdekade normal: Damit kann eine FOP beim Fehlen des charakteristischen Befundes im Kindesalter nicht sicher ausgeschlossen werden. Die übrigen Skelettbefunde sind in der Tab. 2 aufgeführt. Die im Vergleich zu den kleinen Wirbelkörpern *relativ kräftigen Bogenwurzeln und Dornfortsätze im Zervikalbereich* (Abb. 6d, e) sind nach CREMIN u. Mitarb. (1982) indirekte Folgen der Fixation der Halswirbelsäule.

Tabelle 1 Großzehentypen bei der FOP (nach *Connor u. Evans*)

Typ I	27/34 79%	verkürzt, monophalangeal, meist valgus
Typ II	3/34 9%	normal lang, aber frühkindlich schon steif, Mißbildungen, progressive knöcherne Fusion der Phalangen
Typ III	2/34 6%	klinisch-radiologisch frühkindlich normal, Versteifung mit Osteophytenbildung in der 2. Dekade
Typ IV	2/34 6%	Reduktionsdefekte auch der übrigen Phalangen – auch der Hände

Abb. 6 a–f
FOP, ♀ (Nr. 101 137).
Einweisung wegen
Weichteiltumors linker
Thorax. Histologisch
Diagnose eines Liposarkoms, dann Chemo-
und Röntgentherapie
a 7 Jahre, linke laterale Thoraxwand mit
Weichteiltumor (→)
b 1 Monat später nach
chirurgischer Entfernung des Tumors diffuse Verkalkung im
Axillarbereich (→)
c Dorsalbereich des
Thorax, seitlich: Knochenspangen

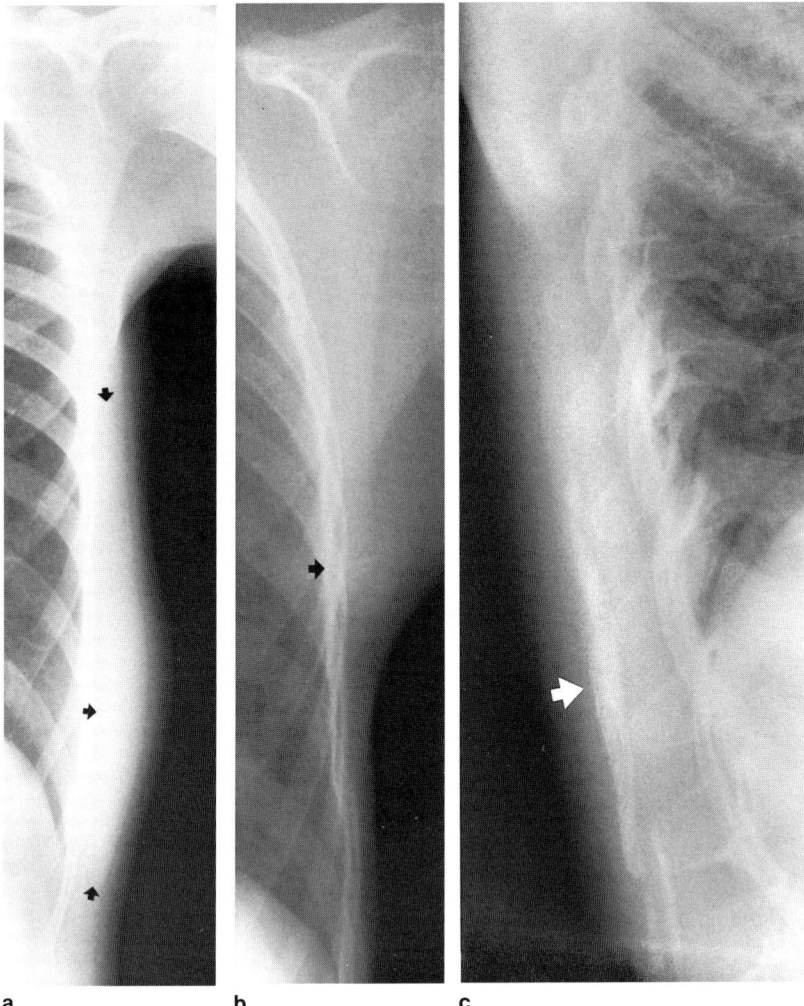

a   b   c

Tabelle 2
Skelettbefunde bei der FOP (nach *Connor* u. *Evans*)

abnorme große Zehe	100%
kurzes/dysplastisches Metakarpale I	59%
Klinodaktylie V	44%
kurze, breite Femurhälse	55%
abnorme zervikale Wirbel (kleine WK, große Bogenwurzeln und Dornfortsätze)	häufig
Exostosen, vor allem Tibiae	gelegentlich

Die vor allem an der proximalen Tibia auftretenden Exostosen (Abb. **5b–e** u. **7a**) sind verkalkte Sehnenansatzstellen, wie sie auch beim Ellis-van-Creveld-Syndrom (s. S. 624), beim Turner-Syndrom, als Variante etc. beobachtet werden.

B. *Weichteilbefunde*
Die ersten radiologisch erfaßbaren Veränderungen sind weichteildichte Schwellungen am Hals (49%), thorakal paraspinal (32%), Kopf (Lig. nuchae) (9%), Extremitäten (12%) (CONNOR u. EVANS 1982), die wieder verschwinden. In einer weiteren Phase (s. oben) kommt es zur amorphen Verkalkung, dann zur Umwandlung in einen eigentlichen ektopischen Knochen (Abb. **7d**).
Besonders ausgeprägt sind die Verkalkungen im oberen Thoraxbereich (100%) (Abb. **6c, d** u. **7a**), der Wirbelsäulennähe (100%), aber auch im Hüftbereich (Abb. **7b–d**) (59%) (CONNOR u. EVANS 1982). Allmählich werden sämtliche Körperabschnitte, einschließlich der Kaumuskulatur (Abb. **7e**) (71%) (CONNOR u. EVANS 1982), deren genaue Verkalkungs-Topographie im CT erfaßt werden kann (NUNNELLY u. YUSSEN 1986), aber unter Aussparung der Hände, des Zwerchfells, der Gesichtsmuskulatur, Augenmuskulatur, Zunge, Larynx, Ösophagus, Sphinktermuskulatur, Magen-Darm-Trakt oder Kutis befallen (CONNOR u. EVANS 1982). Die Verankerung der Extremitäten durch die Knorpelspangen am Rumpf und die Umgürtung des Thorax mit einem „knöchernen Mieder" (BECKER u. KNORRE 1968) (Abb. **6d** u. **7a**) führen zu schwersten Bewegungseinschrän-

806 Konstitutionell-genetische Skeletterkrankungen

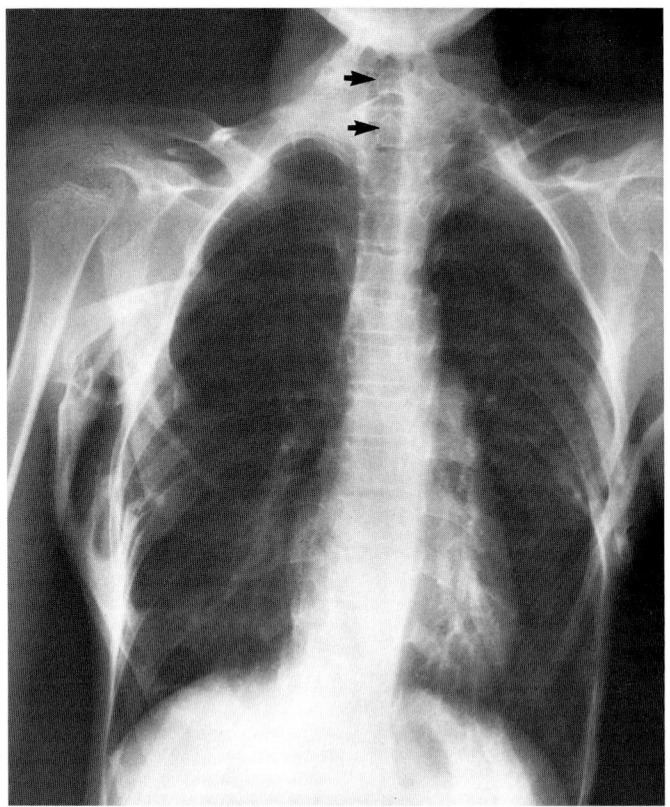

Abb. 6 d – f
d Thorax, 12 Jahre. „Knochenmieder" mit typischen Kalkspangen um Hals und Rumpf. Großer Dornfortsatz (→)
e Hinterhaupt und Zervikalwirbelsäule, 12 Jahre. Das Lig. nuchae ist in eine breite knöcherne Verbindung zwischen Hinterhaupt und Rücken umgewandelt. Kräftige Wirbelbogen und Dornfortsätze, relativ kleine Wirbelkörper
f Linker Vorfuß, 12 Jahre. Monomele Großzehe vom Typ I, allerdings aus zwei verschmolzenen Segmenten bestehend. Valgusdeformität wegen exzentrischer großer Pseudoepiphyse des Metatarsale I

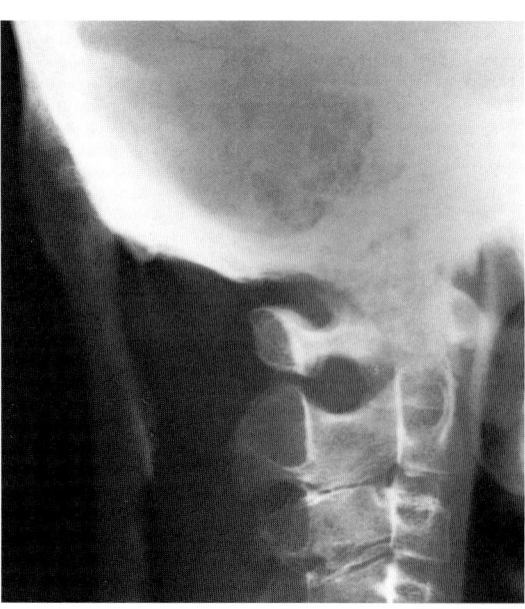

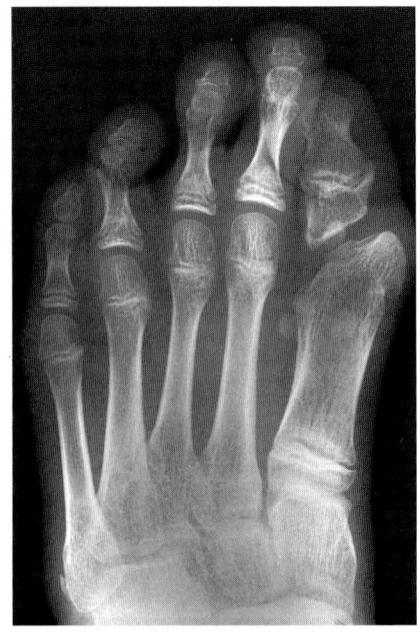

kungen. Mit der CT sind in der Frühphase einer akuten Läsion Weichteilödeme, vermehrte kapilläre Durchlässigkeit und Vaskularisierung erkennbar (LINDHOUT u. Mitarb. 1985, REINIG u. Mitarb. 1986). Mit Technetium-99m MDP kommen einerseits die Weichteilverkalkungen, andererseits Weichteilabschnitte, die erst Monate später verkalken, zur Darstellung (FANG u. Mitarb. 1986).

C. Gelenke

Die Gelenksfunktion, einschließlich der Kiefergelenke, wird durch die knöcherne Fixation der zu

Abb. 7a–g ♀ (Nr. 60 107). Am Ende des 1. Lebensjahres, nach Pockenimpfung Auftreten von multiplen Schwellungen und strangartigen Verhärtungen sowie zunehmende Bewegungseinschränkung
a Thorax 13 Jahre, „Knochenmieder". Exostosen (→)
b–d Rechte Hüfte mit 11½, 14½ und 24 Jahren. Zuerst krümelig amorphe, dann zunehmend ossär verkalkte Strukturen im Adduktorengebiet mit einer gut ausgebildeten Kortikalis, zuletzt stärker als Femurschaft

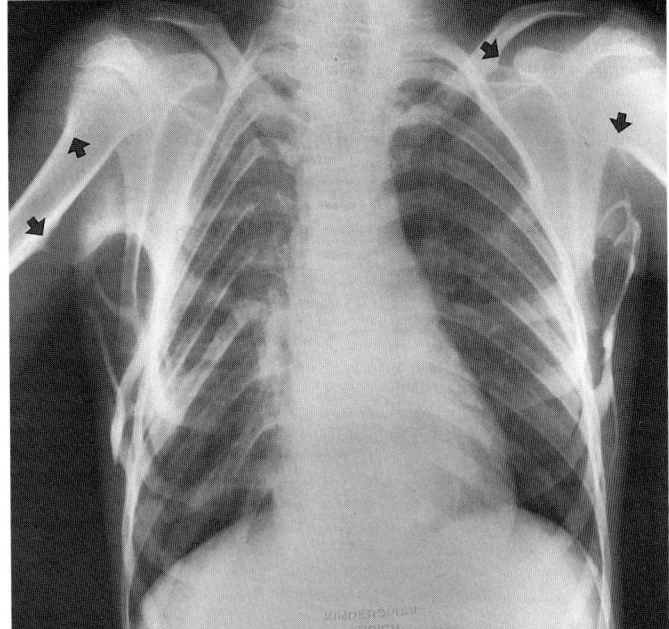

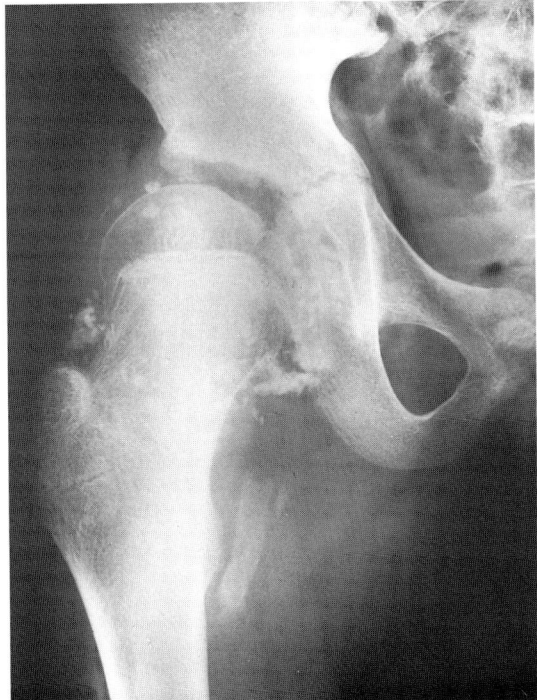

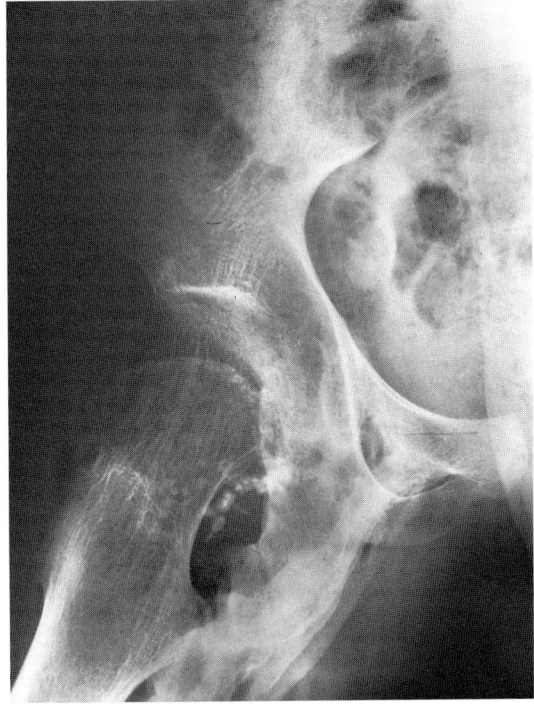

Abb. 7d–g ▶

bewegenden Körperabschnitte eingeschränkt oder verunmöglicht. Beim noch wachsenden Patienten können aber auch Luxationen entstehen: z. B. wächst der Hüftkopf nach anfänglichen dysplastischen Veränderungen der Pfanne in eine Luxationsposition hinaus, da der Femur weiter distal ossär am Becken verankert ist (CREMIN u. Mitarb. 1982). Durch asymmetrische Knochenspangen kommt auf ähnliche Weise bisweilen eine ausgeprägte Skoliose zustande.

Differentialdiagnose

Die Liste der initialen Fehldiagnosen in der Serie von CONNOR u. EVANS (1982) ist aufschlußreich für die Differentialdiagnose: Sarkom 12% (Abb. **6a**!), Lymphadenopathie 9%, Klippel-Feil-Syndrom,

808 Konstitutionell-genetische Skeletterkrankungen

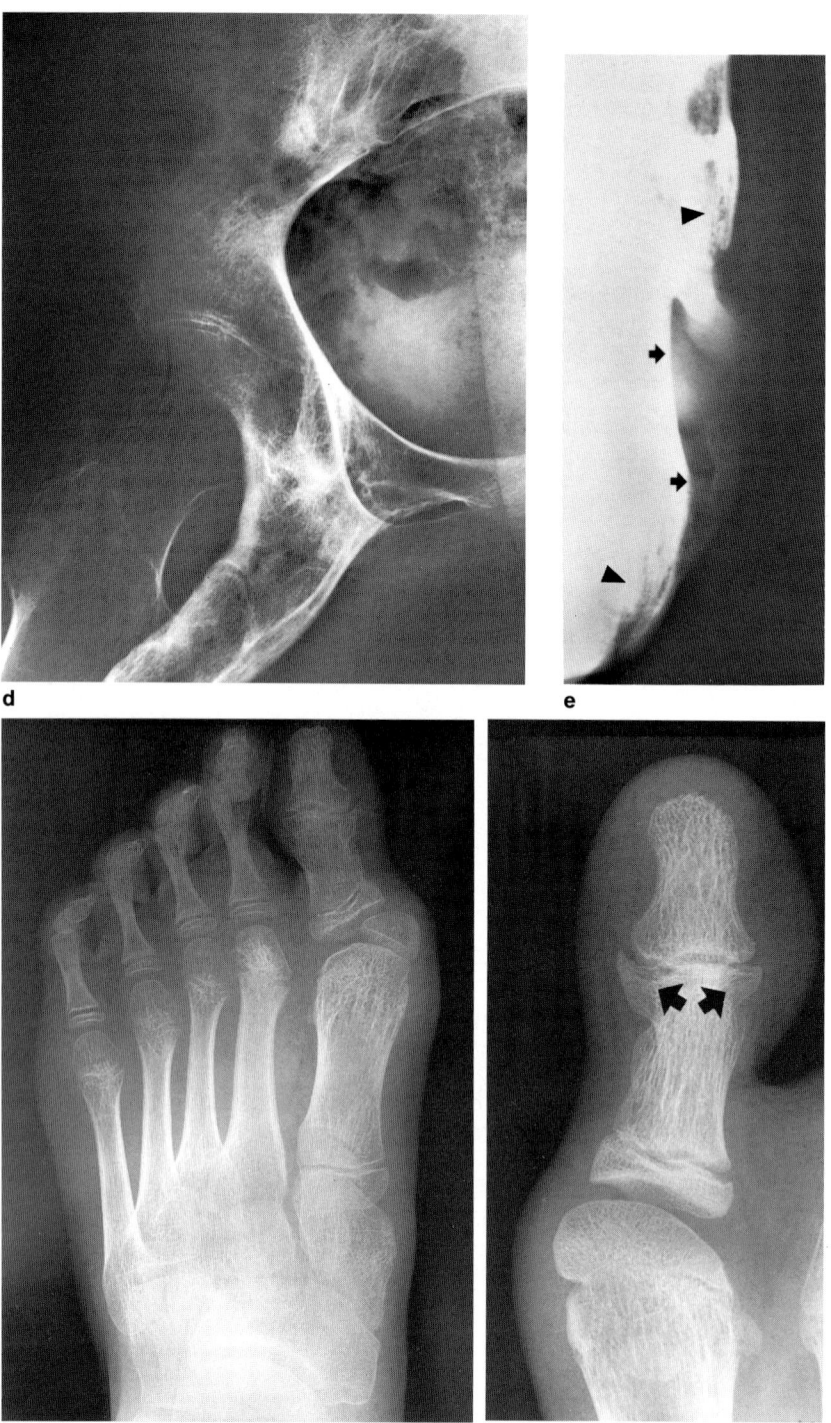

Abb. 7e–g
e Linker Unterkiefer tangential, 13 Jahre, Knochenspangen im Masseterbereich (→), im Anschluß an Bienenstich. ▶ Mastoid, Unterkiefer
f Linker Vorfuß 13 Jahre, normal lange große Zehe, leicht valgusdeformiert wegen „Pseudoepiphyse" des Metakarpale I, die rechts (**g**) eingebaut ist. Osteophytenbildung (→). Entspricht dem Typ III

Tbc, posttraumatische Myositis ossificans, Tortikollis je 6%, Hämophilie, Skleroderma, multiple kartilaginäre Exostosen sowie andere je 3%.
Strikt radiologisch muß das gesamte Gamut der Weichteilverkalkungen (über 50 Möglichkeiten, GRÜNEBAUM 1986) berücksichtigt werden.

Literatur

Becker, P. E., G. v. Knorre: Myositis ossificans progressiva. Ergeb. inn. Med. Kinderheilkd. 27 (1968) 1–31

Connor, J. M., D. A. P. Evans: Fibrodysplasia ossificans progressiva. J. Bone Jt. Surg. B 64 (1982) 76–83

Connor, J. M., D. A. P. Evans: Genetic aspects of fibrodysplasia ossificans progressiva. J. med. Genet. 19 (1982) 35–39

Cremin, B., J.M. Connor, P. Breighton: The radiological spectrum of fibrodysplasia ossificans progressiva. Clin. Radiol. 33 (1982) 499–508

Fang, M.A., J.W. Reinig, C. Suvimol, C. Hill, J. Marini, M.A. Zasloff: Techneticum-99m MDP demonstration of heterotopic ossification in fibrodysplasia ossificans progressiva. Clin. nucl. Med. 11 (1986) 8–9

Grünebaum, M.: Differential Diagnosis in Pediatric Radiology. Karger, Basel 1986

Guy Patin 1692: zit. bei V.A. McKusick 1972

Lindhout, D., R.P. Golding, A.H.M. Taets van Amerongen: Fibrodysplasia ossificans progressiva: current concepts and the role of CT in acute changes. Pediat. Radiol. 15 (1985) 211–213

McKusick, V.A.: Heritable Disorders of Connective Tissue, 4th ed. Fibroplasia ossificans progressiva. Mosby, St. Louis 1972 (pp. 687–706)

Nunnelly, J.F., Ph.S. Yussen: Computed tomographic findings in patients with limited jaw movement due to myositis ossificans progressiva. J. Oral Max.-fac. Surg. 44 (1986) 818–821

Reinig, J.W., C. Suvimol, C. Hill, M. Fang, J. Marini, M.A. Zasloff: Fibrodysplasia ossificans progressiva: CT appearance. Radiology 159 (1986) 153–157

Reischle, G.: Myositis ossificans progressiva – eine Beobachtung über 40 Jahre. Münch. med. Wschr. 104 (1962) 114–117

Sitzmann, F.C., U. Pfaff: Beitrag zum Krankheitsbild der Myositis ossificans. Klin. Pädiat. 186 (1974) 384–393

Smith, D.M., W. Zeman, C.C. Johnston, W. Deiss: Myositis ossificans progessiva. Case report with metabolic and histochemical studies. Metabolism 15 (1966) 521–528

Vinz, H., H. Motsch: Zur klinischen Problematik der Myositis ossificans progressiva im Frühstadium. Kinderärztl. Prax. 40 (1972) 20–29

Basalzellnävussyndrom

W. Lenz

Synonyme: „multiple nevoid basal cell carcinoma syndrome", Naevomatose baso-cellulaire, fünfte Phakomatose.

Literatur: JARISCH (1894) hat die erste Beschreibung gegeben. GORLIN u. GOLTZ (1960) haben das Syndrom abgegrenzt. Umfangreiche Übersichten haben GORLIN u. SEDANO (1972) sowie RITTERSMA (1972) verfaßt. Die röntgenologischen Aspekte wurden von NOVAK u. BLOSS (1976), POLLARD u. NEW (1964) und RATER u. SELKE (1968) behandelt.

Morphologie: Die Stirn ist vorgewölbt, der Kopfumfang oft vermehrt, der Augenabstand verbreitert. An der Haut von Gesicht, Hals, Rumpf und Armen treten im Kindesalter, vor allem aber nach der Pubertät, fleischfarbige bis blaßbraune Knötchen von 0,1–1 cm Durchmesser auf. Sie sind immer multipel und können zu Hunderten auftreten. Histologisch sind sie von gewöhnlichen Basalzellkarzinomen nicht zu unterscheiden. Sie können zystisch sein. An Handflächen und Fußsohlen sind Grübchen mit vermehrten Basalzellen zu erkennen. Wenn sie groß werden und ulzerieren, ist die chirurgische Entfernung erforderlich, doch ist es unmöglich, alle Basalzellkarzinome zu entfernen.

Skelett: Etwa 40% der Patienten haben Schaufel- oder Gabelrippen, rudimentäre Halsrippen und Rippensynostosen. Mindestens bei der Hälfte aller Patienten findet sich eine Kyphoskoliose, oft mit Fusion von Hals- oder Brustwirbelkörpern. Spina bifida occulta der Hals- und Brustwirbelsäule, Trichter- und Hühnerbrust sind nicht selten. SCHRAMM u. Mitarb. (1985) haben bei 2 Geschwistern mit multiplen Basaliomen eine Spondylosis hyperostotica beschrieben. Die Metakarpi, besonders des IV. Strahls, sind nicht selten verkürzt. Syn-

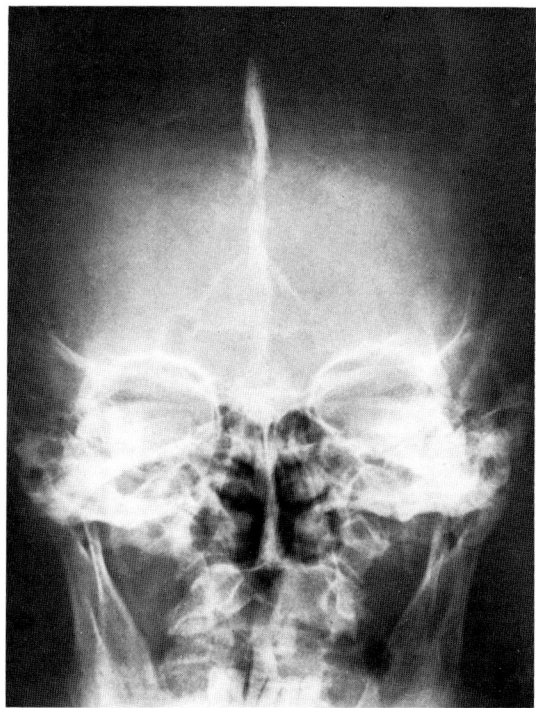

Abb. 8 Verkalkung der Falx cerebri (Beobachtung von Prof. *Happle,* Nijmegen)

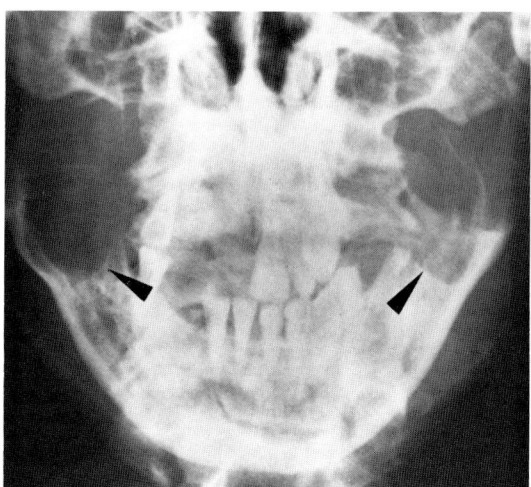

Abb. 9 Zysten in beiden aufsteigenden Kieferästen (Beobachtung von Prof. *Happle,* Nijmegen)

daktylie zwischen II. und III. oder III. und IV. Finger wurde mehrfach beobachtet. Eine Sellabrücke läßt sich bei der Mehrzahl der Patienten nachweisen. Eine eigentümlich lamelläre Verkalkung der Falx cerebri wird meist gefunden (Abb. 8). Etwa 70% der Patienten weisen odontogene Keratozysten der Kiefer auf, die zur Verlagerung von Zähnen führen können, meist in der Gegend der Prämolaren oder Molaren (Abb. 9). Verschiedenartige Tumoren, wie Medulloblastome, Astrozytome, Meningiome, verkalkte Ovarialfibrome oder -fibrosarkome, Ameloblastome und Leiomyome, auch Fibrome, Lipome und Dermoidzysten, treten offenbar gehäuft auf.

Genetik: Dem Syndrom liegt ein autosomal-dominantes Gen mit pleiotroper, variabler Manifestation, aber vermutlich voller Penetranz zugrunde. Die Manifestationen können so leicht sein, daß sie familienanamnestisch oder bei oberflächlicher Untersuchung nicht erfaßt werden. Die Erscheinungen sind häufig so schwer, daß eine Einschränkung der Fortpflanzung aus funktionellen (Kryptorchismus, Hypogonadismus), psychologischen und sozialen (Oligophrenie, entstellendes Aussehen) Gründen angenommen werden kann, obwohl deren Ausmaß anscheinend noch nicht zu bestimmen versucht wurde. Dabei ist zu erwarten, daß ein nennenswerter Prozentsatz aller Fälle auf Neumutationen beruht. Diese sporadischen Fälle scheinen ebenso deutlich vom väterlichen Zeugungsalter abzuhängen wie sporadische Fälle von Achondroplasie, Apert-Syndrom, Fibrodysplasia ossificans progressiva und Marfan-Syndrom (JONES u. Mitarb. 1975).

CRAMER u. NIEDERDELLMANN (1983) haben in 2 Familien 9 Fälle von „zerebralem Gigantismus" beschrieben, von denen 7 auch das Syndrom der Kieferzysten und Basalzellnävi hatten. Vermutlich gehören auch die Symptome, die zur Diagnose des „zerebralen Gigantismus" führten, zum Basalzellnävussyndrom, so daß es sich nicht um eine Kombination „verwandter" Syndrome, sondern um ein einziges Syndrom handelt.

Röntgenbestrahlung führt bei Patienten mit dem Basalzellnävussyndrom anscheinend zum Aufschießen zahlreicher neuer Tumoren und ist deshalb kontraindiziert.

Literatur

Cramer, H., H. Niederdellmann: Cerebral gigantism Associated with jaw cyst basal cell naevoid syndrome in two families. Arch. Psychiat. Nervenkr. 233 (1983) 111–124
Gorlin, R.J., R.W. Goltz: Multiple basal-cell epithelioma, jaw cysts and bifid rib syndrome. New Engl. J. Med. 262 (1960) 908–912
Gorlin, R.J., H.O. Sedano: The multiple nevoid basal cell carcinoma syndrome revisited. Birth Defects 7 (1972) 140–148
Jarisch, J.: Zur Lehre von den Hautgeschwülsten. Arch. Dermatol. Syph. 28 (1894) 163–222
Jones, K.L., D.W. Smith, M.A.S. Harvey, B.D. Hall, L. Quan: Older paternal age and fresh gene mutation: Data on additional disorders. J. Pediat. (St. Louis) 86 (1975) 84–88
Novak, D., W. Bloss: Röntgenologische Aspekte des Basalzell-Naevus-Syndromes (Gorlin-Goltz-Syndrom). Fortschr. Röntgenstr. 124 (1976) 11–16
Pollard, J.J., P.F.J. New: Hereditary cutaneomandibular polyoncosis: A syndrome of myriad basal cell nevi of the skin, mandibular cysts, and inconstant skeletal anomalies. Radiology (N.Y.) 82 (1964) 840–849
Rater, C.J., A.C. Selke: Basal cell nevus syndrome. Amer. J. Roentgenol. 103 (1968) 589–594
Rittersma, J.: Het basocellulaire nevus syndroom. Thesis, Groningen (1972)
Schramm, P., K.L. Schmidt, J. Rude: Familiäres Auftreten multipler Basaliome in Verbindung mit Spondylosis hyperostotica. Z. Hautkr. 60 (1985) 785–792
Zachariades, N., St. Papanicolaou: The basal cell nevus syndrome: Literature review and report of two cases. In Papadatos, C.J., C.S. Bartsocas: Skeletal Dysplasias. Alan R. Liss., New York 1982 (pp. 359–366)

Neurofibromatosen (NF)
A. Giedion

Die den Phakomatosen (erbliche neurokutane Syndrome mit Hautläsionen, multiplen Tumoren und Befall des Zentralnervensystems) zugeordneten NF waren schon lange vor der von Recklinghausenschen Beschreibung 1982 bekannt (RICCARDI u. EICHNER 1986). Ihr Name ist irreführend, da auch nicht neuroektodermale Körperabschnitte wie das Skelett primär-hypoplastisch verändert sein können. Die NF ist ausgesprochen heterogen: RICCARDI u. EICHNER unterscheiden neben der „klassischen" von Recklinghausenschen NF (NF-I) sieben weitere Formen. Inzwischen ist die Genlokalisation für die NF-I (Chromosom 17) und die NF-II (Chromosom 22) entdeckt und damit die klinisch vermutete Eigenständigkeit dieser beiden Formen bewiesen worden.

Für die komplexe Pathogenese, Klinik usw. verweisen wir auf die umfassende, auf dem eindrücklichen, systematisch untersuchten Patientengut von 238 NF-I-Fällen beruhende Monographie von RICCARDI u. EICHNER sowie auf das Editorial von COLLINS u. Mitarb. (1989) und auf die Tab. 3 hin.

Neurofibromatose I (NF-I)   McK 16220

Synonyme: NF von Recklinghausen, von Recklinghausensche Neurofibromatose (VRNF), von Recklinghausensche Krankheit, periphere Neurofibromatose.

Die NF-I ist eine autosomal dominante, mit 100%iger Penetranz, jedoch selbst innerhalb einer Sippe mit außerordentlich variabler Expressivität vererbte Krankheit. Bei ca. 50% der Fälle liegt eine Neumutation vor. Die Häufigkeit beträgt 1:3000. Nach dem National Institute of Health Consensus Development Conference Statement

Tabelle 3 Gegenüberstellung NF-1 und NF-2 (nach *Boltshauser* sowie *Riccardi* u. *Eichner*)

	NF-1	NF-2
Prävalenz	1:3000	0,1/100 000
Genetik	autosomal dominant	autosomal dominant
Genlokus	Chromosom 17	Chromosom 22
Neumutationen	ca. 50%	? („häufig")
Beginn	Säugling/Kleinkindesalter <	Adoleszenz
abnorme Hautpigmentation		
Café-au-lait-Flecken	+++	○→(+)
Freckles (Gruppen von Epheliden)	+++	?
Neurofibrome		
Haut	+++	+
andere	+	+++
Skoliose	60%	≦10%
Pectus excavatum	30%	−
Irishamartome	>90%	−
Sehbahntumoren	ca. 15%	selten
Akustikusneurinome	<1%	>95%
andere ZNS-Tumoren	selten	häufig

„Neurofibromatosis 1987" müssen mindestens zwei der folgenden sieben Kriterien erfüllt sein:

1. 6 oder mehr Café-au-lait-Hautpigmentflecken von mehr als 5 mm Durchmesser präpubertär oder mehr als 15 mm postpubertär,
2. 2 oder mehr Neurofibrome oder ein plexiformes Neurofibrom,
3. „Freckling" (Haufen von Epheliden oder Sommersprossen) in der Axilla oder in der Inguinalgegend,
4. Optikus-Chiasma-Gliom,
5. 2 oder mehr Irishamartome (Lischsche Knötchen),
6. typische Knochenläsionen wie Keilbeinflügeldysplasien, Verdünnung des Kortex der langen Röhrenknochen mit oder ohne Pseudarthrose,
7. mit NF befallene Angehörige ersten Grades (Eltern, Geschwister, Kinder).

Da jedes Organ sekundär, evtl. auch primär (Skelett!) befallen sein kann, sind die klinischen und radiologischen Manifestationen äußerst mannigfaltig. Die NF gilt als der „große Imitator anderer Krankheiten" (KLATTE u. Mitarb. 1976), ähnlich wie früher die Syphilis.
Für eine umfassendere allgemeine Orientierung über die Röntgenbefunde der NF-I verweisen wir wiederum auf RICCARDI u. EICHNER, auf GALANSKI u. Mitarb. (1983) sowie auf die klassischen Arbeiten von KLATTE u. Mitarb. (1976) und HOLT (1978). CT und vor allem MRI haben die bildgebenden Abklärungsmöglichkeiten der NF entscheidend verbessert: Eine entsprechende Untersuchung, wenn möglich durch MRI des Schädels, gehört heute zum initialen Screening eines neuen NF-I Patienten (RICCARDI u. EICHNER, HOCHSTRASSER u. Mitarb. 1988, BOGANNO 1988).

Die Skelettbefunde bei der NF-I
Knochenveränderungen werden in 25–51% der Fälle beobachtet (HOLT u. WRIGHT 1948, HUNT u. PUGH 1961). Erstmals von ADRIAN (1901) aus Literatur und eigenen Beobachtungen systematisch zusammengestellt, erfaßte STAHNKE (1922) sie *als einen wesentlichen Teil des Grundleidens*. Während früher die sekundäre Natur der Skelettveränderungen in den Vordergrund gestellt wurde (Usuren usw. durch Neurinome), wird heute der Mehrzahl der Befunde *eine primäre mesenchymale Anlagestörung zugrunde gelegt* (HOLT u. WRIGHT, HUNT u. PUGH, RICCARDI u. EICHNER).
Einige davon ermöglichen eine Anhiebsdiagnose (GALANSKI u. Mitarb.).
In der Folge besprechen wir zuerst die primären, dann die sekundären Skelettbefunde nach ihren anatomischen Regionen.

Generelles

Der statistisch gesicherte *Minderwuchs* gegenüber der normalen Population (Mittelwert 34. Perzentile; >16% unter der 3. Perzentile, RICCARDI u. EICHNER) ist symmetrisch und proportioniert. Eine allgemeine Osteoporose unklarer Genese (MILLER 1936) sowie eine von HOLT als „tumorbedingt", evtl. mit einem Men-Syndrom (RICCARDI u. EICHNER) in Zusammenhang stehende Osteomalazie werden gelegentlich beobachtet.

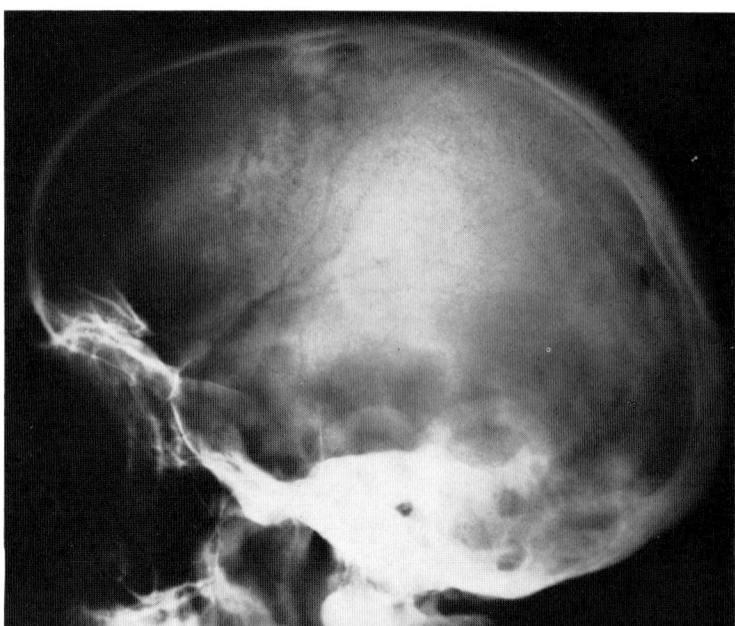

Abb. 10a u. b
a Neurofibromatose, ♂, 31 Jahre alt. Seitliche Schädelaufnahme. Hochgradige Exkavation der Sella mit schmalem, steil gestelltem Dorsum. Im Os parietale Bohrlöcher für Ventrikulographie. Keine Raumforderung
b Idem. Halbaxiale Aufnahme. „Leere" linke Orbita mit Defekt des großen und kleinen Keilbeinflügels. Fehlen der Fissura orbitalis und der Linea temporalis links
(aus A. Tänzer: 1966)

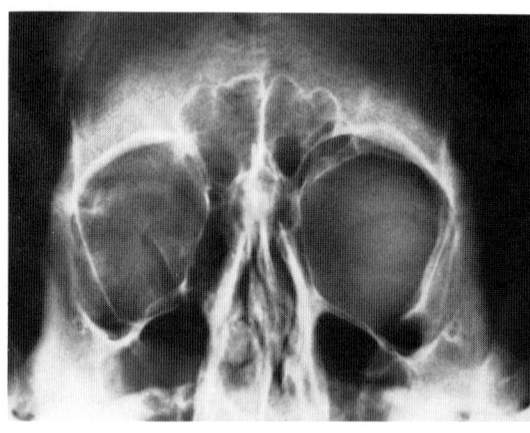

Schädel

Primäre Veränderungen

Keilbeindysplasie: Diese wird bei etwa 7% der Patienten beobachtet (HUNT u. PUGH 1961, ZANELLA u. Mitarb. 1984). Die Keilbeinflügel, besonders der große, evtl. auch der orbitale Anteil des Os frontale sind, fast immer einseitig, dysplastisch. Damit ist die mittlere Schädelgrube nur durch eine bindegewebige Membran von der Orbita getrennt, die den Hirn-Liquor-Pulsationen ungenügend Widerstand bietet (GALANSKI u. Mitarb.), evtl. mit nachfolgendem Prolaps des Temporallappens in die Orbita und pulsierendem Exophthalmus. Im a.-p. Bild (Abb. 10b), besonders in der halbaxialen Aufnahme des Schädels, fällt die leere, vermehrt strahlentransparente und vergrößerte Orbita mit dem Fehlen der Fissura orbitalis superior, der Linea temporalis sowie dem Anheben des kleinen Keilbeinflügels und des Processus clinoideus anterior auf. Je nach Größe können auch das Foramen opticum und rotundum sowie die Sella in den Prozeß einbezogen werden (GALANSKI u. Mitarb.). Der Befund ist einer der diagnostischen Hauptkriterien der NF-I (s. oben). Stationär ist der Befund klinisch bedeutungslos, als progrediente Läsion, meist in Verbindung mit lokalen Neurofibromen, ist eine rekonstruktive Chirurgie notwendig (RICCARDI u. EICHNER).

Die Differentialdiagnose der „leeren Orbita", bedingt durch Arachnoidalzyste, Temporallappengliom, juveniles chronisches subdurales Hygrom, Enzephalozele oder Plagiozephalos sowie diejenige des pulsierenden Exophthalmus durch Aneurismen, a.v.-Fisteln, retrobulbäre Angiome und direkte Orbitainfiltration durch ein Rankenneurom oder eine Elefantiasis der betreffenden Seite, die mit Dysplasien der Keilbeinflügel zusammen vorkommen können, wird heute mittels CT (Kontrastgabe) oder noch besser mit MRI durchgeführt (ZANELLA u. Mitarb. 1984, BOGANNO u. Mitarb. 1988).

Nahtdefekte: Sie betreffen vorwiegend die Lambdanaht, gerade hinter der Vereinigung von Parietomastoid- und Okzipitomastoidnaht, meist links, verbunden mit einer Hypoplasie des ipsilateralen Mastoids (JOFFE 1965, KLATTE u. Mitarb. 1976). Sie können aber auch an anderen Stellen der Schädelkalotte auftreten. Diese Befunde haben in der Regel keine direkte klinische Bedeutung (RICCARDI u. EICHNER).

Hypertelorismus: Bei 8/84 Patienten (24%) mit NF wurde ein Hypertelorismus zusammen mit einer Beteiligung des ZNS, meist einem Gliom des N. opticus, beobachtet (WOLTERS u. Mitarb. 1966).

Abb. 11 a–c Neurofibromatose mit beidseitigem Optikusgliom, ♂, 4½ Jahre (Nr. 126245)
a Luftenzephalo-(tomo-)gramm. Chiasmatisches und hypothalamisches Gliom. Ausweitung des Sulcus chiasmatis. Nur mäßiger Visusausfall
b u. **c** Orbitaaufnahme nach Reese. Foramina n. optici (abnorm) kreisrund und vergrößert

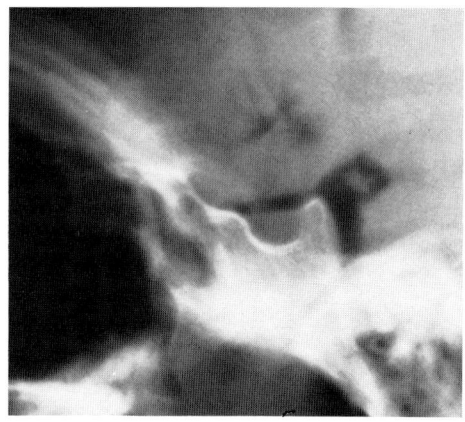

a

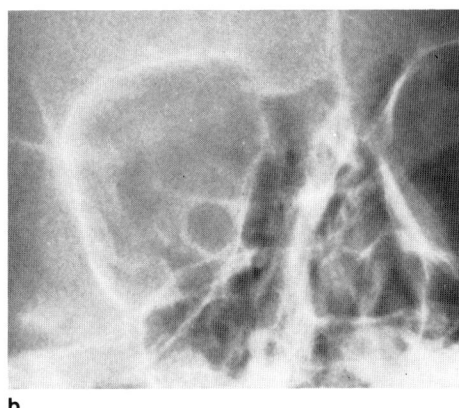

b

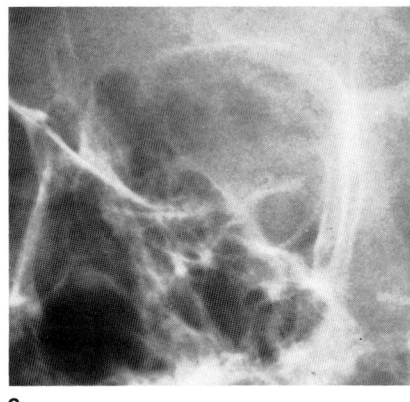

c

Sekundäre Veränderungen

Makrozephalie: 25 der Patienten mit NF hatten einen Kopfumfang von ≥97%, vermutlich als Folge einer primären Makroenzephalie (RICCARDI u. EICHNER).

Durch Hirntumoren bedingte Schädelveränderungen: Von den mit der NF verbundenen Hirntumoren seien hier nur die zwei wichtigsten, oft mit typischen Knochenveränderungen einhergehenden Typen besprochen: *die Tumoren der Sehbahn* (ca. 15% der NF-I-Patienten): Die Optikusgliome führen zu einer kreisrunden Erweiterung des Sehnervenloches bei erhaltener Kortikalis („das normale Foramen ist niemals ideal rund") (Abb. **11b**). Diese Formveränderung ist als Frühzeichen wesentlich zuverlässiger als geringe Unterschiede der Meßwerte. Die intrakranielle Ausbreitung des Optikusglioms und die Beteiligung des Chiasmas können ferner zu Sellaveränderungen führen (Abb. **11a**) (GALANSKI u. Mitarb.). Die außerordentliche Häufigkeit dieser Tumoren macht eine Routineabklärung der NF-Patienten mittels MRI notwendig (HOCHSTRASSER u. Mitarb. 1988) (Abb. **12**). Die Mehrheit der Gliome bleibt jedoch weitgehend stationär und wird regelmäßig kontrolliert. Operationsindikationen sind selten. *Akustikusneurinome* werden in mehr als 95% der NF-II angetroffen. Die zapfenförmig ins Felsenbein ragenden Tumoren (Abb. **13**) führen zur klassischen Ausweitung des Porus und Meatus acusticus internus im Übersichtsbild (GALANSKI u. Mitarb. 1983). Auch hier erfolgt die Abklärung mittels MRI. Im Gegensatz zum Optikusgliom ist die Frühdiagnose für eine schonende Resektion und Erhaltung des Gehörs bedeutungsvoll.

Wirbelsäule

Primäre Veränderungen

Eine Skoliose wird bei mindestens 10% der NF-Patienten beobachtet (RICCARDI u. EICHNER), in einer Serie von 72 pädiatrischen Patienten bei 46% (KÖHLER u. HAUKE, 1989). Als Ursache können nur in einem kleinen Teil der Fälle neurogene Tumoren oder Meningozelen nachgewiesen werden. Meist liegt offenbar eine primäre „mesenchymale" Fehlentwicklung vor, manchmal auch in Form von Keilwirbeln (22%, KÖHLER u. HAUKE) und Wirbeldysplasien mit gleichzeitigen Rippendysplasien (GALANSKI u. Mitarb.).
Es werden zwei häufigere Skoliosetypen unterschieden (Lit. s. GALANSKI u. Mitarb. 1983): eine *milde frühkindliche,* nur langsam progrediente und therapeutisch gut beeinflußbare und eine *schwere, meist mit einer Kyphose einhergehende,* kaum vor dem 6. Altersjahr auftretende Form. Letztere findet sich vorwiegend im unteren Zervical-/oberen

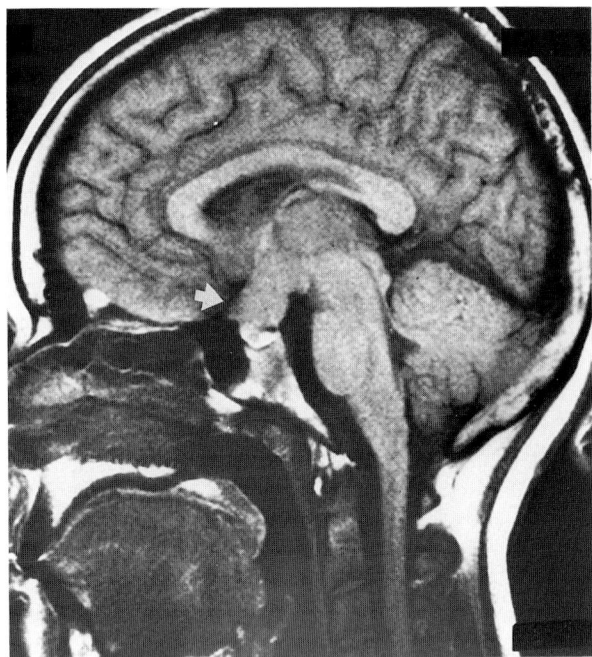
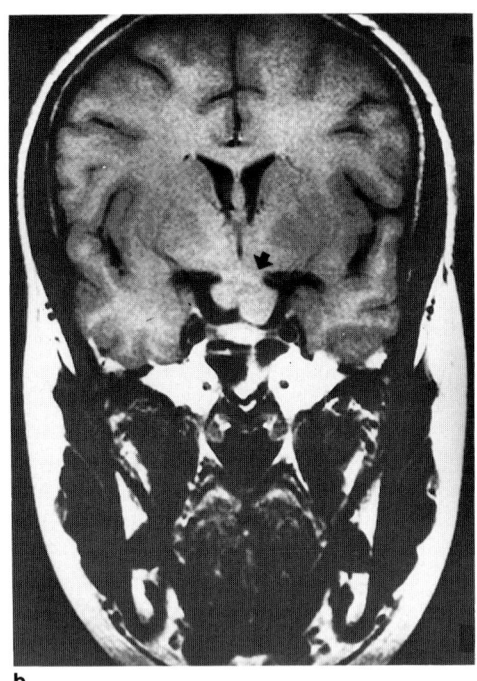

a

b

Abb. 12 a u. b   Neurofibromatose, ♀, 14 Jahre (Nr. 177 322). Links frontales subkutanes Rankenneurofibrom. Normaler Visus (!). MRI-Untersuchung des Schädels, T_1 gewichtet. Tumormasse in suprasellärer Zisterne (→). In weiteren, hier nicht wiedergegebenen Bildern Signalvermehrung auch im Verlauf des Tractus opticus bzw. der Sehstrahlung bis zum Ganglion geniculi laterale und Umgebung (Beobachtung: Prof. *E. Boltshauser*, Zürich)

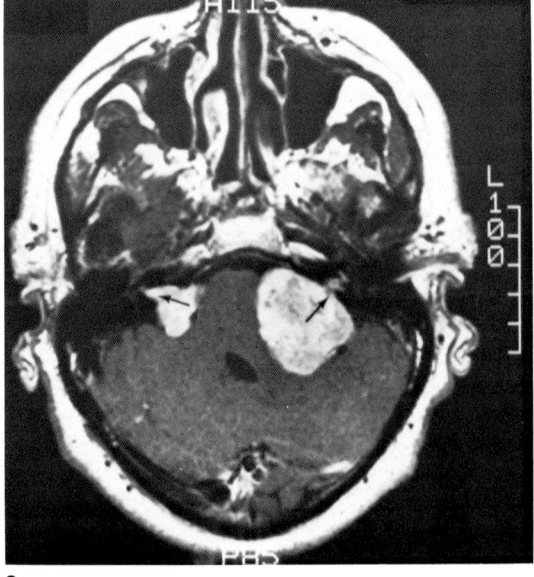
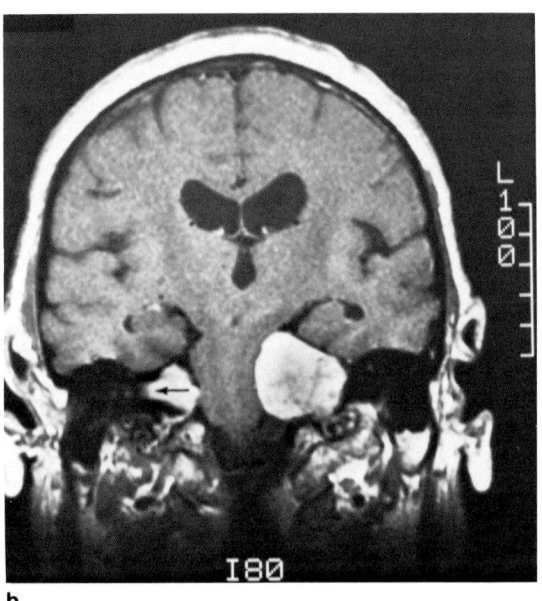

a

b

Abb. 13 a u. b   Neurofibromatose II, ♂, 60 Jahre. Anläßlich einer Familienuntersuchung (drei Generationen mit NF II) wird leichte Schwerhörigkeit „als Folge eines Militärschießunfalles" festgestellt. MRI-Untersuchung, T_1 gewichtet: beidseitiges Akustikusneurinom, zapfenförmig in den Meatus acusticus internus hineinwachsend (→)
(Beobachtung: Prof. *E. Boltshauser*, Zürich)

Abb. **14 a** u. **b**
Neurofibromatose, ♀,
6 Jahre (Nr. 139758).
Rasch progrediente thorakale Skoliose. Koronal keilförmige Deformierung von Th 4 im a.-p. Bild. In der seitlichen Aufnahme an gleicher Stelle ventrale und dorsale Exkavation der Wirbelkörper, ähnlich wie Abb. **15**
(Aufnahmen: Orthopädische Universitätsklinik Balgrist)

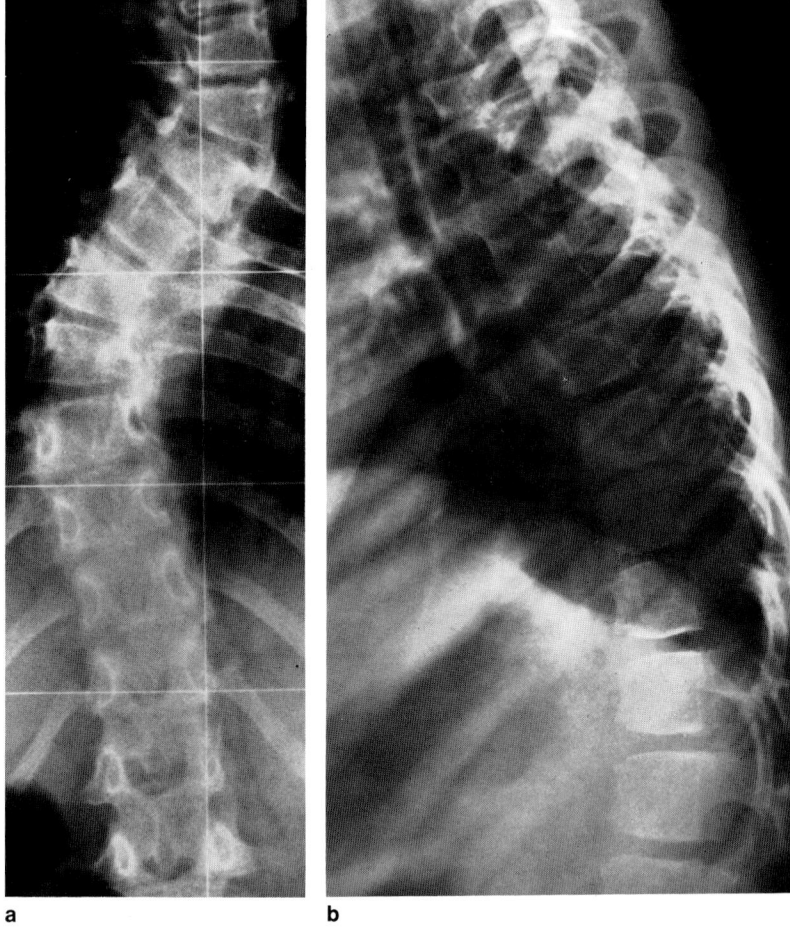

a b

Abb. **15 a** u. **b**
Neurofibromatose.
Seitliche Lumbalwirbelsäule und Myelogramm: ventrale und dorsale Exkavation der Wirbelkörper, letztere als Folge der Duralektasie
(aus G. *Heard* und E. E. *Payne:* 1962)

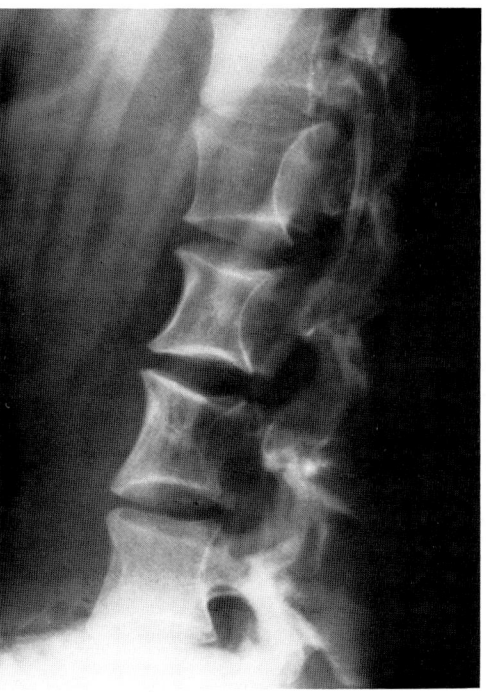 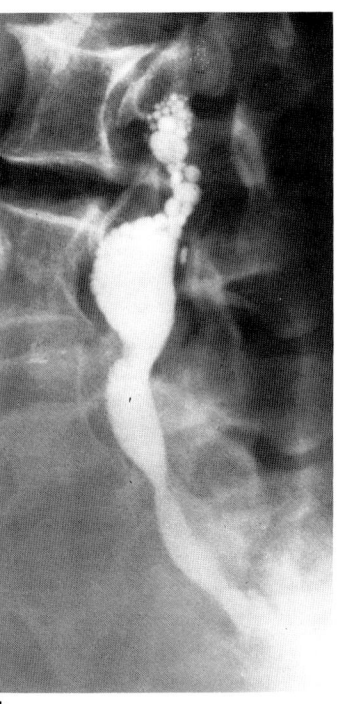

a b

Thorakalbereich (Abb. **14a**), typischerweise mit einer knickartigen („Haarnadel", FRIEDMANN) angulierten Skoliose und Kyphose, die in der Regel 5 Wirbelkörpersegmente nicht überschreitet. In der Serie von KÖHLER u. HAUKE lag der Schwerpunkt der Skoliose allerdings meist im unteren Thorakal-Abschnitt. In einer „homogenen" Serie von 37 Patienten (CHAGLASSIAN u. Mitarb. 1976) zeigten nur 16 Patienten kurze Kurven ($\leq$ 5 Wirbelkörper), im Mittel von 45 Grad, 21 jedoch eine lange Kurve, im Mittel von 38 Grad. Eine eigentliche Dislokation des 7. Thorakalwirbelkörpers bei ausgeprägter Kyphoskoliose, jedoch ohne Zeichen einer Tumorinfiltration wurde von FASANELLI u. Mitarb. (1986) beobachtet. Nach dem 10. Lebensjahr ist der Beginn einer schweren Skoliose kaum mehr zu erwarten (RICCARDI u. EICHNER).

Sekundäre Veränderungen

Die Dorsalexkavation der Wirbelkörper („Scalopping") (Abb. **14** u. **15**) wird vorwiegend im Lumbalbereich bei 10%–36% der NF-Patienten beobachtet (RICCARDI u. EICHNER, KÖHLER u. HAUKE). Dieser zur Diagnose wichtige Befund ist in der Regel klinisch bedeutungslos. Er wird durch die Ektasie des Duralsackes erklärt, der den Pulsationsdruck des Liquors ungenügend dämpft. Daneben kann aber eine primäre Anlagestörung vorliegen (laterale und anteriore Excavationen! KÖHLER u. HAUKE). In ähnlicher Weise können auch die Foramina intervertebralia ausgeweitet sein, aber wiederum auch als primäre Form der Hypoplasie (GALANSKI u. Mitarb.). Die erwähnten Befunde werden ferner als Folge von Sanduhrneurinomen und intrathorakalen Meningozelen angetroffen. Das „Scalopping" als Röntgenzeichen intraspinaler Tumoren und Zysten ist selten und meist auf die Lumbal- oder Sakralregion beschränkt, da dort Raumforderungen über lange Zeit klinisch stumm bleiben und so druckatrophische Veränderungen entstehen können (GALANSKI u. Mitarb.). Zusätzliche Röntgenhinweise sind dann die vergrößerten Bogenwurzelabstände, die verschmälerten Bogenovale und Asymmetrie. Eine ventrale und laterale Wirbelkörperexkavation wird selten (6% in der Serie von KÖHLER u. HAUKE) als primärer oder sekundärer Skelettbefund bei der NF beobachtet (Abb. **14b** u. **15**, CASSELMAN u. Mitarb. 1979). Endlich findet sich eine Dorsalexkavation auch bei der Achondroplasie (s. S. 614), dem Marfan-Syndrom (s. S. 909), bei Mukopolysaccharidosen (s. S. 831) sowie, in diskreter Form, als Normvariante.

Der Ausschluß von tumorbedingten Veränderungen an der Wirbelsäule erfolgt heute durch das MRI (BURK u. Mitarb. 1987), wobei die freie Wahl der Schnittebenen bei den oft ausgedehnten Tumormassen besonders wertvoll ist.

Extremitäten

Primäre Veränderungen

Verbiegung und Pseudarthrosen der langen Röhrenknochen (Abb. **16**): Diese werden zu den primären, bereits pränatal angelegten mesenchymalen Defekten gezählt und bei der Geburt oder in den ersten Lebensjahren erkannt. Die Verbiegungen werden als Frühphase der Pseudarthrosen angesehen. Letztere fanden sich bei 6/238 NF-Fällen (2,5%), 5mal an der Tibia, 1mal an der Fibula und treten offenbar beim einzelnen Patienten nur an einem Skelettabschnitt nach (pathologischer) Fraktur, Osteotomie (Cave!) oder auch spontan auf (RICCARDI u. EICHNER). Neben den erwähnten Prädilektionsstellen finden sie sich selten am Unterarm, aber gelegentlich auch an den übrigen Röhrenknochen und der Klavikula. Der Scheitelpunkt der typischen Varusdeformität der Tibia (evtl. Fibula) mit Antekurvation liegt im mittleren und unteren Drittel der Extremität (Abb. **16**). Radiologisch unterscheiden sich diese Befunde anfänglich nur durch die Einseitigkeit und den Scheitelpunkt einer „gewöhnlichen" Verbiegung der Röhrenknochen, z.B. bei einer Rachitis, die ebenfalls mit einer Verdickung der Kortikalis in der Konkavität und Verschmälerung des Markraumes einhergehen können. Bisweilen erscheint die verdickte Kortikalis bei der NF etwas aufgelockert und unruhig, und der betroffene Knochen ist länger (!) als sein gesunder Partner (HOLT 1978). Die nachfolgenden Pseudarthrosen, oft der „initiale" radiologische Befund, kann zuerst als schlechte resp. nicht heilende Fraktur imponieren, evtl. wiederum mit aufgelockerter Struktur der Knochenfragmente. Typisch jedoch ist die progressive bleistiftspitzenähnliche Veränderung der Frakturenden (Abb. **16f**). Obschon es ein Crus varum congenitum ohne Neurofibromatose gibt, wurde bei 36/37 Patienten mit typischer kongenitaler anterolateraler Verbiegung und nachfolgender Pseudarthrose oder mit kongenitaler Pseudarthrose der Fibula im Verlauf der Zeit die Diagnose einer NF gestellt (ANDERSEN 1976). Möglicherweise ist die absolute Verlängerung (s. unten) des betroffenen Knochens bei der NF resp. die Verkürzung beim unkomplizierten Crus varum congenitum ein differentialdiagnostisches Frühzeichen (HOLT).

Multiple nichtossifizierende Knochenfibrome (MNOKF): Eine signifikante Häufung von MNOKF wurde mehrfach beobachtet und als weiterer mesodermaler Aspekt dieser Krankheit interpretiert (SCHWARTZ u. RAMOS 1980, FAURÉ u. Mitarb. 1986, ERLEMANN 1987). FAURÉ u. Mitarb. vermuten, daß die bekannte Periostdysplasie bei der NF die Rückbildung der im Kindesalter häufigen nichtossifizierenden Fibrome (und der „Normalvariante" eines Kortikalisdefektes) verhindert. Die

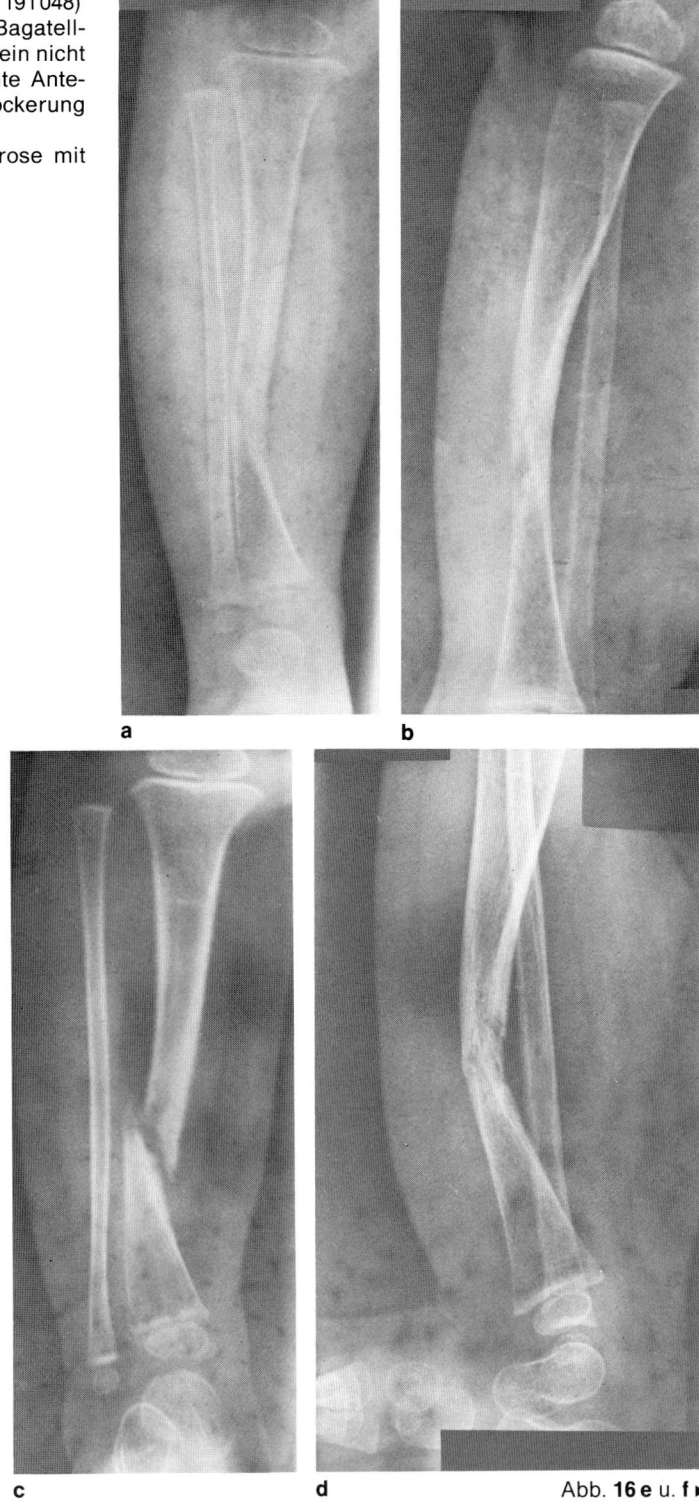

Abb. **16a–f** Neurofibromatose, ♂ (Nr. 191 048)
a u. **b** 15 Monate alt: 2 Wochen nach Bagatellunfall. Patient will seither das rechte Bein nicht mehr belasten. Varusdeformität, leichte Antekurvation sowie Verdickung und Auflockerung der Kortikalis im distalen Tibiadrittel
c u. **d** 2 Monate nach **a**. Pseudarthrose mit spitz zulaufenden Frakturfragmenten

Abb. **16e** u. **f ▶**

MNOKF werden im Mittel mit 12 Jahren entdeckt. Die typischen Lokalisationen sind Metaphyse der proximalen Tibia (Abb. **20**), des distalen Femurs, der proximalen Fibula und des proximalen Humerus. Die Knochendefekte sind multipel, im Mittel an 4 Skelettabschnitten, groß oder gigantisch (FAURÉ u. Mitarb. 1985) und imponieren als polyzyklische, exzentrisch osteolytische Läsionen mit sklerotischem Rand. Obschon auch als isolierter Befund vorkommend, muß bei ihrer Entdeckung eine NF ausgeschlossen werden.
Differentialdiagnostisch sind oberflächliche ero-

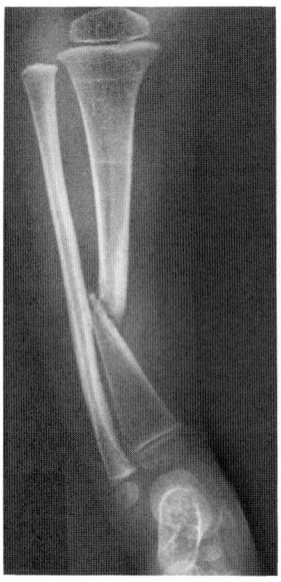 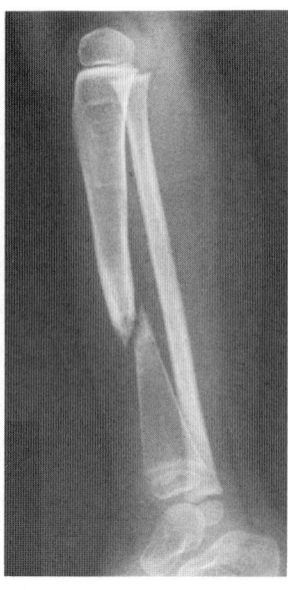

Abb. 16 e u. f 9 Monate nach a. Zunahme der Antekurvation, Dehiszenz und Zuspitzung der Fragmente. Die Diagnose einer Neurofibromatose wird radiologisch gestellt, dann bei Mutter und Kind klinisch bestätigt

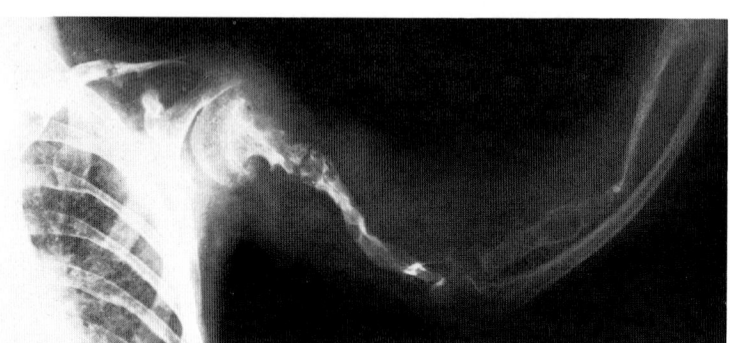

Abb. 17 Neurofibromatose, ♂, 6 Jahre. Weichteiltumoren am linken Oberarm. Multiple erosive Knochendefekte der IV.–VI. Rippe, zystische Veränderungen am Radius. Multiple Pseudarthrosen, ausgesprochener Wachstumsrückstand des Humerus (aus *H. J. Kaufmann:* 1962)

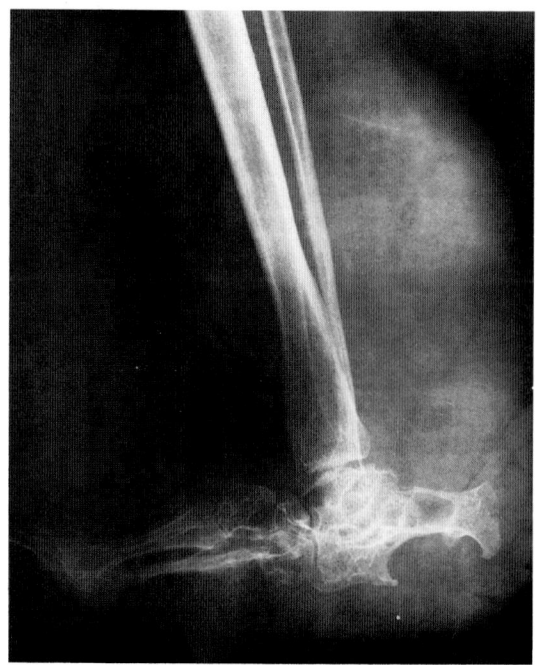

sive Knochendefekte beim NF-Weichteiltumor (s. unten), das Jaffe-Campanacci-Syndrom (MNOKF und Caffé-au-lait Flecken, evtl. weitere Mißbildungen, jedoch keine NF, Lit. s. GROSS u. Mitarb. 1989), die kongenital generalisierte Fibromatose (frühkindlich auftretend, evtl. die Eingeweide mitbefallend) und die polyostotische fibröse Dysplasie (eher zentrale Regionen, meist ohne Randsklerose), die ebenfalls mit Hautpigmentationen einhergeht, in Betracht zu ziehen.

Sekundäre Veränderungen

Usuren durch neurogene Tumoren: Diese imponieren an den Röhrenknochen als kleine, oberfläch-

Abb. 18 Neurofibromatose, ♂, 16 Jahre. Ausgesprochene erosive Knochendefekte, vor allem am Kalkaneus, sowie Elephantiasis des Unterschenkels. Modellierungsstörung an der distalen Tibiametaphyse (Untertubulierung). Osteoporose (aus *H. J. Kaufmann:* 1962)

liche, dellenartige Impressionen in der Kortikalis, als furchenähnliche Aussparungen oder tiefe Aushöhlungen, die manchmal den Kortex völlig durchdringen oder wieder durch eine Periostschale verdeckt werden (Abb. 17 u. 18). Meist sind die Defekte durch einen sklerosierenden Rand begrenzt. In Gruppen auftretend, können sie radiologisch den Eindruck einer zystischen Durchsetzung geben (JAFFÉ 1968).

Abnorme Größenzunahme des Extremitätenskelettes: Dieser meist einseitige Befund wurde bei 12,5% einer Serie von 80 NF-Fällen (GUPTA u. Mitarb. 1985) angetroffen. Die Weichteilmassen (Elefantiasis) der betroffenen Extremität weisen häufig auch eine hämangiomatöse oder lymphangiomatöse Komponente auf (Abb. 18). Die verdickten Weichteile mit dem S-förmig verlängerten, über- (2/10) oder untertubulierten (8/10) (Gupta) Röhrenknochen und dem unregelmäßig verdickten Kortex bewirken ein relativ typisches Röntgenbild. In einzelnen Fällen kann die einseitige Extremitätenvergrößerung auch primär, vermutlich als Ausdruck der „mesenchymalen Dysplasie" (Gupta), wie bei der Pseudarthrose (s. oben) auftreten.

Subperiostale Blutung: Die seltenen, früher als subperiostale Zysten bezeichneten, einem raschen Gestaltwandel unterworfenen periostalen Abhebungen, die an entsprechende Bilder beim Skorbut erinnern, beruhen offenbar auf einer mangelhaften Fixation des abnormen Periostes an den Röhrenknochen (KULLMANN u. WOUTERS 1972, PITT u. Mitarb. 1972, YAGHMAI u. TAFAZOLI 1977), was auch nach minimalen Verletzungen massive subperiostale Blutansammlungen ermöglicht.

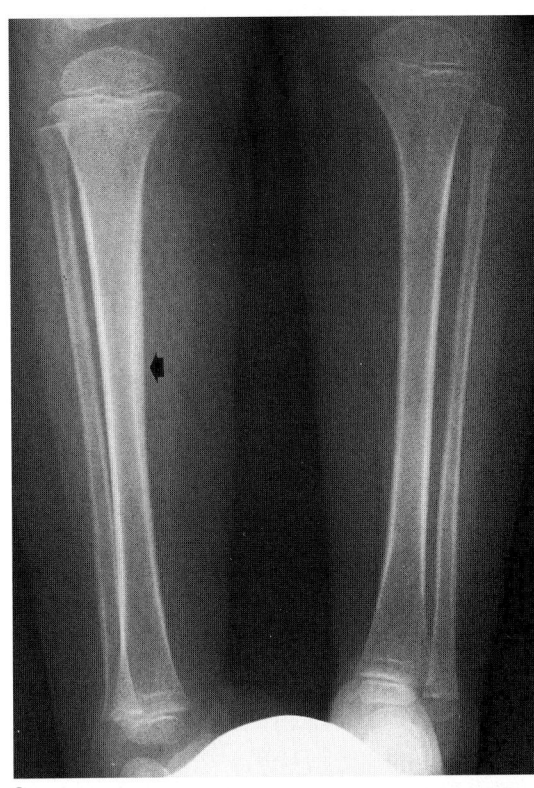

a

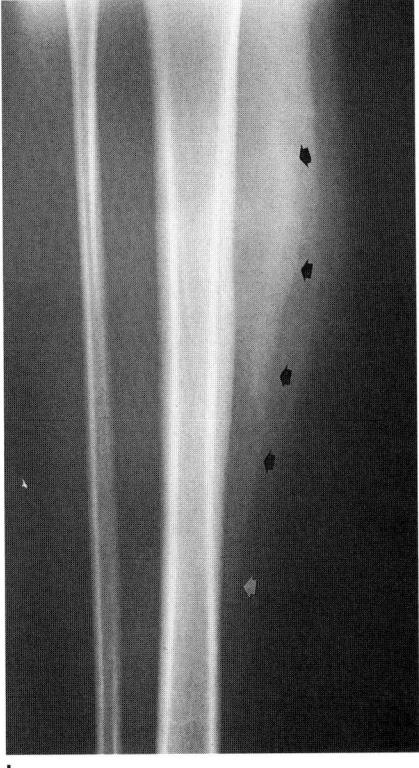

b

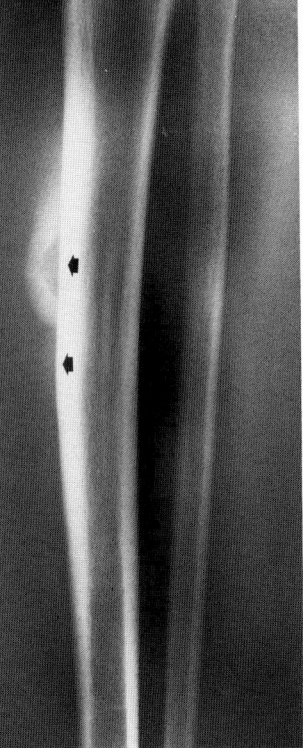

c

Abb. 19 a–c
a Neurofibromatose, ♂, 3 Jahre (Nr. 83 996). Beide Unterschenkel a.-p. Rechte Tibia etwas kräftiger und 2 mm kürzer als links. Kortikalis medial verdickt (→)
b u. **c** 14 Jahre. Seit 3 Monaten langsam wachsender indolenter, handtellergroßer, derber, gegenüber der rechten Tibia nicht verschieblicher Tumor unter der Haut palpabel. Totalexzision: Neurofibrom des Periostes mit Infiltration der angrenzenden Weichteile und massiver subperiostaler Knochenneubildung. Rechter Unterschenkel a.-p. und seitlich: teilweise, in der seitlichen Ansicht lokal massiv verkalkter subperiostaler Tumor (→). Auf gleicher Höhe Kortikalis zweischichtig und verdickt

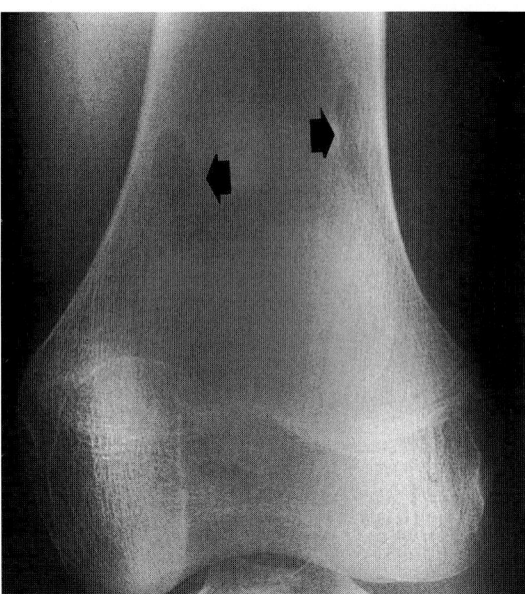

Abb. 20 a–c Neurofibromatose, ♂, 13 Jahre (Nr. 171949). Pubertas praecox. Chiasmagliom, aber normaler Visus
a Linker Femur distal
b u. c Proximales Drittel der Unterschenkel. Multiple Kortikalisdefekte oder nichtossifizierende Fibrome (⇨). An der proximalen Fibula links dellenförmige kontinuierliche Einbuchtung der sklerosierten medialen Kortikalis (⇨). Auf gleicher Höhe gegenüber zweischichtige, verdickte Tibiakortikalis (⇨), ähnlich wie Abb. **10 a**. ? Neurofibrom mit Usuren? Multiple Kortikalisdefekte

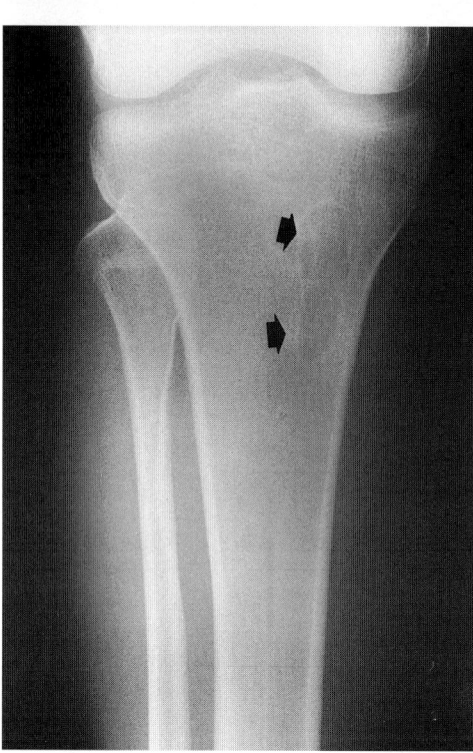

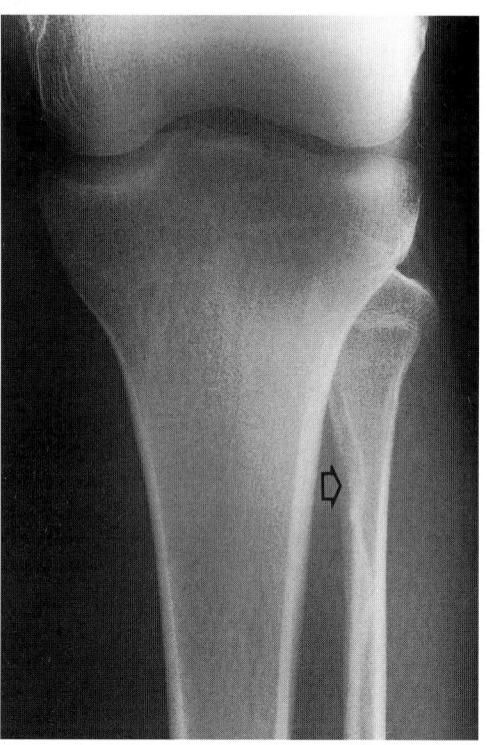

Rippen und Plattenknochen

Primäre Veränderungen

Ein Pectus excavatum unklarer Genese wird bei mindestens 50% der Fälle, gelegentlich aber auch ein Pectus carinatum angetroffen (RICCARDI u. EICHNER).

Sekundäre Veränderungen

Arrosionen an der Unterseite der Rippen werden einzeln oder in der Mehrzahl häufig angetroffen, als Druckusuren der anliegenden Neurofibrome, aber auch als primäre mesenchymale Dysplasie. Ähnliche primäre oder sekundäre Veränderungen können auch am Becken vorliegen.

Literatur

Adrian, C.: Über Neurofibromatose und ihre Komplikationen. Beitr. klin. Chir. 31 (1901) 1–98

Andersen, K. D.: Congenital pseudarthrosis of the leg. Late results. J. Bone Jt. Surg. A 58 (1976) 657–662

Bognanno, J. R., M. K. Edwards, T. A. Lee, D. W. Dunn, K. L. Roos, E. C. Klatte: Cranial MR imaging in neurofibromatosis. Amer. J. Roentgenol. 151 (1988) 381–388

Boltshauser, E.: Neurofibromatose. Der informierte Arzt 9 (1988) 41–44

Burk, D. L., J. A. Brunberg, E. Kanal, R. E. Latchaw, G. L. Wolf: Spinal and paraspinal neurofibromatosis: surface coil MR imaging at 1.5 T. Radiology 162 (1987) 797–801
Casselman, E. S., G. A. Mandell: Vertebral scalloping in neurofibromatosis. Radiology 131 (1979) 89–94
Chaglassian, J. H., E. J. Riseborough, J. E. Hall: Neurofibromatous scoliosis. J. Bone Jt. Surg. A 58 (1976) 695–702
Collins, F. S., B. A. J. Ponder, B. R. Seizinger, Ch. J. Epstein: Editorial: The von Recklinghausen neurofibromatosis region on chromosome 17-genetic and physical maps come into focus. Amer. J. hum. Genet. 44 (1989) 1–5
Erlemann, R., A. R. Fischedick, G. Edel, P. E. Peters, M. Galanski: Neurofibromatose und multiple nicht-ossifizierende Knochenfibrome. Fortschr. Röntgenstr. 147 (1987) 20–24
Fasanelli, S., M. Colajacomo, P. Gugliantini, F. La Spessa: A case of a thorcic vertebral body dislocation without neurological signs in a child with neurofibromatosis. Pediat. Radiol. 16 (1986) 262–263
Fauré, C., J. M. Laurent, P. Schmit, D. Sirinelli: Fibromes non ossifiants multiples et étendus chez les enfants atteints de neurofibromatose. Ann. Radiol. 29 (1985) 369–373
Galanski, M., B. M. Cramer, F. Thun, P. E. Peters, H. Vogelsang: Radiologische Befunde bei der Neurofibromatose von Recklinghausen. Radiologe 23 (1983) 437–450
Groß, M. L., N. Soberman, H. D. Dorfmann, P. Seimon: Multiple nonossifying fibromas of long bones in a patient with neurofibromatosis. Case report 556. Skeletal. Radiol. 18 (1989) 389–391
Gupta, S. K., S. M. Tuli, T. P. Scrivastava, S. Khanna, T. V. Rao, R. P. Sahai: Skeletal overgrowth with modelling error in neurofibromatosis. Clin. Radiol. 36 (1985) 643–645
Heard, G., E. E. Payne: Scalloping of vertebral bodies in von Recklinghausen's disease of nervous system (neurofibromatosis). J. Neurol. Neurosurg. Psychiat. 25 (1962) 345–351
Hochstrasser, H.; E. Boltshauser, A. Valavanis: Brain tumors in children with von Recklinghausen neurofibromatosis. Neurofibromatosis 1 (1988) 233–239
Holt, J. F., E. M. Wright: Radiologic features of neurofibromatosis. Radiology 51 (1948) 647–664
Holt, J. F.: Neurofibromatosis in children. Amer. J. Roentgenol. 130 (1978) 615–639
Hunt, J. C., D. G. Pugh: Skeletal lesions in neurofibromatosis. Radiology 76 (1961) 1–20
Jaffé, H. L.: Neurofibromatosis. In: Tumors and Tumorous Conditions of the Bones and Joints. Lea & Febiger, Philadelphia (1968) (pp. 242–255)
Joffe, N.: Calvarial bone defects involving lambdoid suture in neurofibromatosis. Brit. J. Radiol. 38 (1965) 23–27
Kaufmann, H. J.: Röntgenologische Veränderungen bei der Neurofibromatose im Kindesalter, insbesondere im Bereiche der Extremitäten. Radiol. diagn. 3 (1962) 371–378
Klatte, E. C., E. A. Franken, J. A. Smith: The radiographic spectrum in neurofibromatosis. Semin. Roentgenol. 11 (1976) 17–33
Köhler, B., H. Hauke: Wirbelsäulenveränderungen bei Neurofibromatose im Kindesalter. Fortschr. Röntgenstr. 151 (1989) 186–196
Kullmann, L., H. W. Wouters: Neurofibromatosis, gigantism and subperiosteal bone formation. Report of two children with extensive subperiosteal bone formation. J. Bont Jt. Surg. B 54 (1972) 130–138
Mandell, G. A., M. K. Dalinka, B. G. Goleman: Fibrous lesions in the lower extremities in neurofibromatosis. Amer. J. Radiol. 133 (1979) 1135–1138
Miller, A.: Neurofibromatosis with reference to skeletal changes, compression myelitis and malignant degenerations. Arch. Surg. 32 (1936) 109–122
National Institutes of Health Consensus Development Conference Statement: Neurofibromatosis, Bethesda, Md., USA, July 13–15, 1987. Meeting Report. Neurofibromatosis 1 (1988) 172–178
Pitt, M. J., J. F. Mosher, J. Edeiken: Abnormal periosteum and bone in neurofibromatosis. Radiology 103 (1972) 143–146
von Recklinghausen, F. E.: Über die multiplen Fibrome der Haut und ihre Beziehung zu den multiplen Neuromen. Festschrift zur Feier des 25jährigen Bestehens des pathologischen Institutes zu Berlin Herrn Rudolf Virchow dargebracht. Hirschwald, Berlin 1882
Riccardi, V. M., J. E. Eichner: Neurofibromatosis. The Johns Hopkins University Press, Baltimore and London 1986
Schwartz, A. M. R. M. Ramos: Neurofibromatosis and multiple nonossifying fibromas. Amer. J. Roentgenol. 135 (1980) 617–619
Stahnke, E.: Über Knochenveränderungen bei Neurofibromatosis. Dtsch. Z. Chir. 168 (1922) 6–18
Tänzer, A.: Die Veränderungen am Schädel bei der Neurofibromatosis Recklinghausen. Fortschr. Röntgenstr. 105 (1966) 50–62
Wolters, E. C., W. Westerhof, J. W. Delleman, P. Dijkstra: Hypertelorism in neurofibromatosis. Neuropediatrics 17 (1986) 175–177
Yaghmai, I., M. Tafazoli: Massive subperiosteal hemorrhage in neurofibromatosis. Radiology 122 (1977) 439–441
Zanella, F. E., U. Mödder, G. Benz-Bohm, F. Thun: Die Neurofibromatose im Kindesalter. Fortschr. Röntgenstr. 141 (1984) 498–504

Skelettbefunde bei tuberöser Sklerose

W. Dihlmann

Die tuberöse Sklerose (BOURNEVILLE 1880/81) gehört zu den hereditären autosomal dominant vererbten (CORNELL 1983) oder sporadisch auftretenden Entwicklungsstörungen, die auch als Phakomatosen (φακόρ = Fleck) bezeichnet werden. Zu den Phakomatosen (neurokutanes Syndrom) gehören außer der tuberösen Sklerose noch die Neurofibromatose von Recklinghausen, die von Hippel-Lindausche Krankheit (kongenitale polytope angioblastische Mißbildungen, z. B. Angiomatosis retinae und Kleinhirnangiome) sowie die Sturge-Webersche Krankheit (kongenitale angiomatöse Mißbildungen im Versorgungsbereich des N. trigeminus und im Gehirn mit zentralnervösen Symptomen und oft auch Intelligenzstörungen). Die wichtigsten Symptome der tuberösen Sklerose sind Schwachsinn, Epilepsie und Hautveränderungen (Adenoma sebaceum Pringle der mittleren Gesichtspartien, Chagrinlederhaut am kaudalen Rumpfabschnitt, Café-au-lait-Flecke, subunguale Fibrome). *Die Skelettveränderungen bei der tuberösen Sklerose haben klinisch keine Bedeutung, jedoch großen diagnostischen Wert,* da sie einerseits bei etwa 50% der Patienten vorkommen (NATHANSON u. AVNET 1966), andererseits aber etwa 50% der Erkrankten keine Hautveränderungen zeigen (HASEGAWA u. IHRKE 1960). Die Skelettbefunde sind offenbar der Ausdruck einer Fehldifferenzierung des Knochengerüstes. Darüber hinaus bestehen herdförmige sklerosierende Gehirnveränderungen in den Stammganglien, in der Umgebung des III. Ventrikels und im Rindengebiet. Es handelt sich vor allem um Gliaproliferationen, die zu Verkalkungen neigen. Sie fallen auf dem Röntgenbild als rundliche, ovale oder polygonale, multiple erbs- bis bohnengroße Kalkschatten auf. Seltener

822 Konstitutionell-genetische Skeletterkrankungen

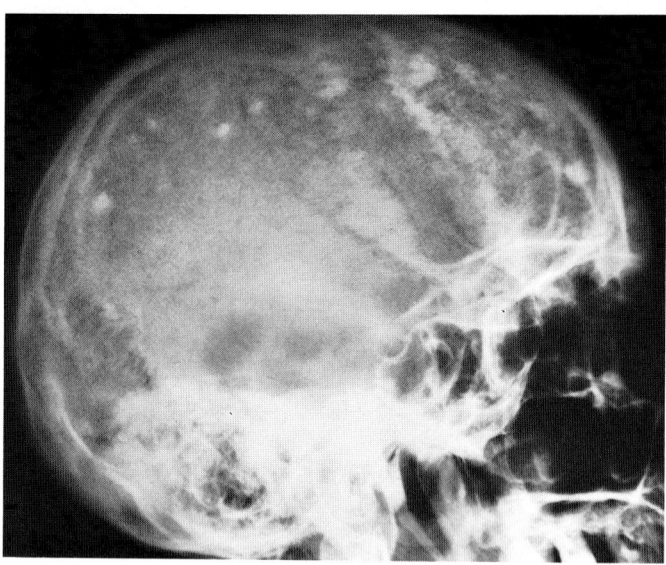

Abb. 21 Sklerotische Diploe- und Lamina-interna-Herde im Kalottenbereich bei tuberöser Sklerose. 39 Jahre alt, männlich

bilden sich größere zerebrale Herde, z. B. Marklager-Spongioblastome, die klinisch Hirndrucksymptome hervorrufen können.

Folgende krankhafte Skelettbefunde sind bei der tuberösen Sklerose zu beobachten:

1. Umschriebene Verdickungen der Lamina interna und Diploesklerosierungen in der Kalotte (Abb. 21), seltener Spongiosahyperostosen auch am Schulter- und Beckengürtel (Abb. 22), an den Rippen und an der Wirbelsäule (KOMAR u. Mitarb. 1967, GREEN 1968, TEPLICK 1969).

2. Zystische Strukturaufhellungen in den Phalangen (Ersatz des Knochens durch proliferiertes kollagenes Bindegewebe [DICKERSON 1955]). Außerdem kommt es zu ossären Umbauvorgängen in den Phalangen, die dann eine wabige bis gitterförmige Knochenstruktur zeigen (PSENNER u. SCHÖNBAUER 1958).

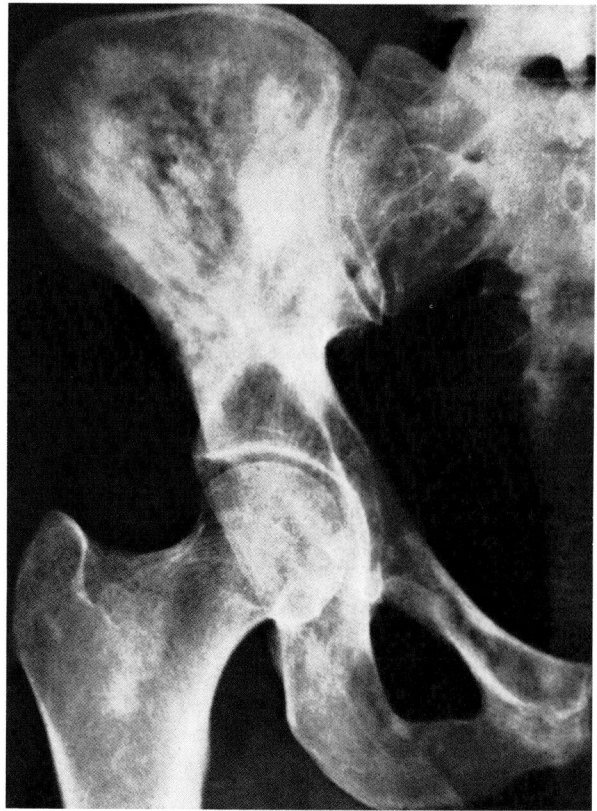

Abb. 22 Tuberöse Sklerose. Hyperostotischer Umbau in der rechten Beckenhälfte. 29 Jahre alt, weiblich. Fächerförmig angeordnete Verdichtungen im rechten Darmbein, bandförmige Hyperostosen im Scham- und Sitzbein und in der Regio intertrochanterica rechts (aus *Psenner, L., E. Schönbauer:* Fortschr. Röntgenstr. 89 [1958] 301)

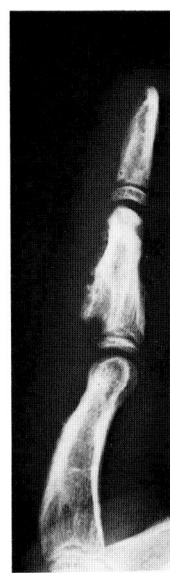
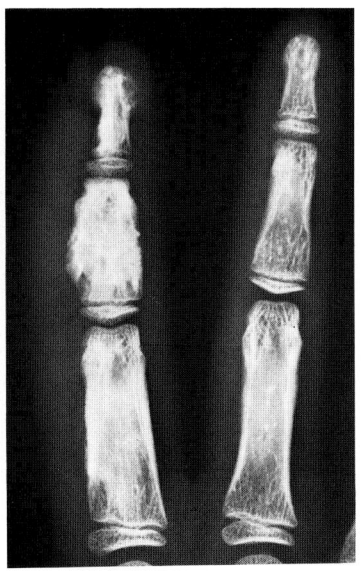
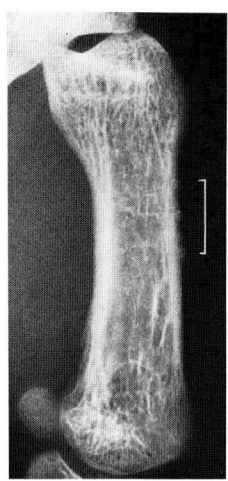

Abb. 23 Tuberöse Sklerose. 12 Jahre alt, männlich. Besonders an der Mittelphalanx des rechten Zeigefingers fast tonnenförmige Verplumpung durch endostale und periostale Knochenneubildung, nach der Seitenaufnahme teilweise exostotisch wachsend. Geringfügigere Knochenneubildung an der Grund- und Endphalanx des Zeigefingers, aber auch am Schaft der Grund- und Mittelphalanx III

Abb. 24 Onkel (31 Jahre alt) des Patienten der Abb. 23. Als Rudimentärzeichen der tuberösen Sklerose (*Kämmerer* u. Mitarb. 1971) sind kleinhöckerige periostale Knochenappositionen (markiert) am Metakarpus I entstanden

3. Hyperostosen (Abb. 23) und zwar Exostosen, Endostosen und Periostosen an den kleinen und großen Röhrenknochen (BROWN 1961, ROSSEAU u. Mitarb. 1968).

KÄMMERER u. Mitarb. (1971) haben bei Blutverwandten eines Patienten mit dem Vollbild der tuberösen Sklerose verschiedene knöcherne Rudimentärzeichen dieser Erkrankungen nachweisen können, vor allem undulierende, manchmal laminäre oder höckerige Appositionen an den Röhrenknochendiaphysen (Abb. 24). Bei Patienten mit ätiologisch unklarer Epilepsie oder Schwachsinn (aber ohne pathologische Hautbefunde) könnte die Beachtung der ossären Rudimentärzeichen daher zur Diagnosestellung beitragen.

Literatur

Ackermann, A.J.: Pulmonary and osseous manifestations of tuberous sclerosis, with some remarks on their pathogenesis. Amer. J. Roentgenol. 55 (1944) 315

v. Baló, J.: Tuberöse Sklerose und innere Sekretion. Arch. Psychiat. Nervenkr. 117 (1944) 333

Beck, R. E., R. C. Hammond: Renal and osseous manifestation of tuberous sclerosis: Case report. J. Urol. (Baltimore) 77 (1957) 578

Bourneville, M.: Encéphalite ou sclérose tubéreuse des circonvolutions cérebrales. Arch. Neurol. (Paris) 1 (1980/81) 397

Brown, B. St.: The radiologic features of bone changes in tuberous sclerosis with a case report. J. Canad. Ass. Radiol. 12 (1961) 1

Cornell, J.: Tuberous sclerosis – clinical manifestations and genetic implications. S. Afr. med. J. 63 (1983) 966

Dickerson, W.W.: Nature of certain osseous lesions in tuberous sclerosis. Arch. Neurol. (Chic.) 73 (1955) 525

Gottlieb, J. S., G. R. Lavine: Tuberous sclerosis with unusual lesions of the bones. Arch. Neurol. (Chic.) 33 (1935) 379

Green, G. J.: The radiology of tuberous sclerosis. Clin. Radiol. (Lond.) 19 (1968) 135

Hasegawa, J., R. E. Ihrke: Tuberous sclerosis complex. Unusual case of adenoma sebaceum, tuberous sclerosis, and extensive bone lesions. J. Amer. med. Ass. 173 (1960) 150

Holt, J. F., W. W. Dickerson: The osseous lesions of tuberous sclerosis. Radiology (N.Y.) 58 (1952) 1

Hornstein, O.: Über Skelettveränderungen beim Morbus Bourneville-Pringle, Dtsch. med. Wschr. 83 (1958) 214

Kämmerer, K., W. Dihlmann, D. Dörstelman: Rudimentärzeichen der tuberösen Sklerose am Skelet. Fortschr. Röntgenstr. 115 (1971) 306

Koch, G.: Phakomatosen. In: Becker, P. E.: Humangenetik. Ein kurzes Handbuch in fünf Bänden, Bd. V/1. Thieme, Stuttgart (1966) (S. 34)

Komar, N. N., T. O. Gabrielsen, J. F. Holt: Roentgenographic appearance of lumbosacral spine and pelvis in tuberous sclerosis. Radiology 89 (1967) 701

Kveim, A.: Über Adenoma sebaceum (Morbus Pringle), und seinen Platz im neurokutanen Syndrom – tuberöse Gehirnsklerose – und dessen Beziehung zur v. Recklinghausenschen Krankheit. Acta derm.-venerol. 18 (1937) 637

Milledge, R. D., B. E. Gerald, W. J. Carter: Pulmonary manifestations of tuberous sclerosis. Amer. J. Roentgenol. 98 (1966) 734

Nathanson, N., N. L. Avnet: An unusual X-ray finding in tuberous sclerosis. Brit. J. Radiol. 39 (1966) 786

Psenner, L., E. Schönbauer: Das Krankheitsbild der tuberösen Sklerose mit besonderer Berücksichtigung ihrer röntgenologischen Symptomatik. Fortschr. Röntgenstr. 89 (1958) 301

Rousseau, J., R. Desproges-Gotteron, M. Robin, J.-J. Bourdeau: Une singulière périostose au cours d'une sclérose tubéreuse de Bourneville. Ann. Radiol. 11 (1968) 739

Teplick, J. G: Tuberous sclerosis. Extensive roentgen findings without the usual clinical picture. A case report. Radiology 93 (1969) 53

Viamonte jr., M., R. Ravel, V. Politano, B. Bridges: Angiographic findings in a patient with tuberous sclerosis. Amer. J. Roentgenol. 98 (1966) 723

Wagner, A., J. Schaaf: Tuberöse Sklerose der Lunge mit ausgeprägter Osteopathie hypertrophiante pneumique. Fortschr. Röntgenstr. 96 (1962) 508

Whitaker, P. H.: Radiological manifestations in tuberous sclerosis. Brit. J. Radiol. 32 (1959) 152

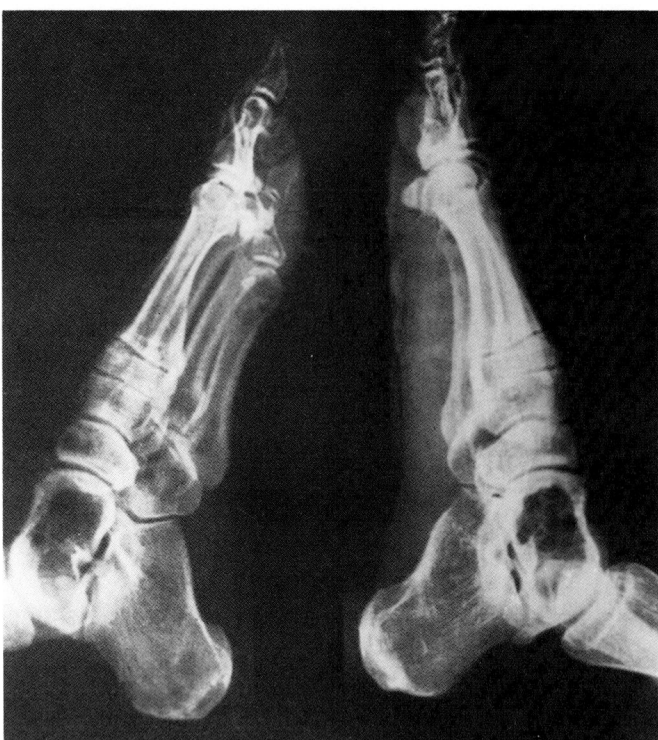

Abb. 25 Bilaterale Zysten in beiden Tali bei einer 35jährigen Patientin mit polyzystischer lipomembranöser Osteodystrophie mit sklerosierender Leukenzephalopathie. Histologisch sind die Zysten mit Fettgewebe ausgefüllt, das neben den Fettzellen PAS-positive Membrankonvolute zeigt (aus *Mäkelä, P., O. Järvi, P. Hakola* u. Mitarb.: Skelet. Radiol. 8 [1982] 51)

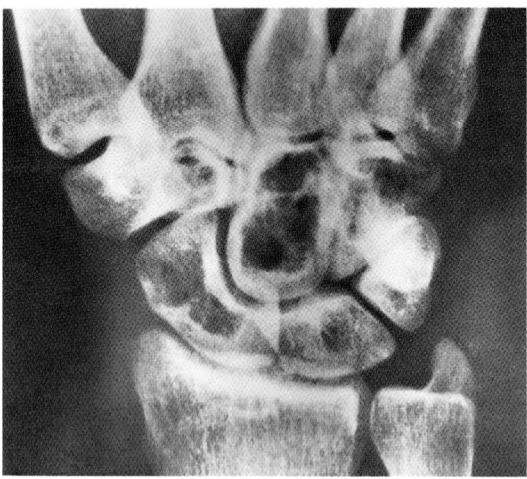

Abb. 26 Karpalzysten bei einer 36jährigen Frau mit polyzystischer lipomembranöser Osteodysplasie mit Leukenzephalopathie (aus *Mäkelä, P., O. Järvi, P. Hakola* u. Mitarb.: Skelet. Radiol. 8 [1982] 51)

Polyzystische lipomembranöse Osteodysplasie mit Leukenzephalopathie (polyzystische Osteodysplasie mit progressiver Demenz)

W. Dihlmann

Die zu den Phakomatosen gerechnete polyzystische lipomembranöse Osteodysplasie mit sklerosierender Leukenzephalopathie ist als eine seltene erbliche Form der präsenilen Demenz mit Veränderungen im Gehirn und im Skelett beschrieben worden (LAASONEN 1975, MÄKELÄ u. Mitarb. 1982 u.a.). Von hoher diagnostischer Bedeutung sind zystische Strukturaufhellungen, die sich bilateral symmetrisch (überwiegend) in den distalen Extremitätenknochen röntgenologisch nachweisen lassen (Abb. 25 u. 26). Etwa am Ende des 2. oder zu Beginn des 3. Lebensdezenniums klagen die Patienten über Schmerzen in der Umgebung des oberen Sprunggelenkes und/oder im Handwurzelbereich, die mit den erwähnten Zysten im Zusammenhang stehen. Durch diese Zysten kann es auch zu Frakturen bei inadäquatem Trauma kommen. Die zur Krankheit gehörenden neuropsychiatrischen Symptome und Befunde (Frontalhirnsyndrom, Pyramidenbahnzeichen) treten in der Regel erst im 4. oder 5. Dezennium auf und sind die Folgen einer ausgedehnten, progressiven zentralen und kortikalen Hirnsubstanzminderung.

Literatur

Laasonen, E.M.: Das Syndrom der polyzystischen Osteodysplasie mit progressiver Demenz. Fortschr. Röntgenstr. 122 (1975) 313

Mäkelä, P., O. Järvi, P. Hakola, P. Virtama: Radiologic bone changes of polycystic lipomembranous osteodysplasia with sclerosing leukoenzephalopathy. Skelet. Radiol. 8 (1982) 51

Idiopathische Osteolysen (IO)
A. Giedion

Neben den zahlreichen Krankheitsbildern mit „sekundären" Osteolysen, besonders mit Akroosteolyse (Tab. 1) gibt es eine vielgestaltige, z. T. genetisch bedingte Gruppe, deren Pathogenese noch unbekannt ist.
Bei allen Spielarten sind vorzugsweise, jedoch mindestens zu Beginn, oder ausschließlich Hände und Füße befallen. Die spezielle primäre Lokalisation des knochenzerstörenden Prozesses an den Phalangen einerseits, der Hand- und Fußwurzel andererseits, das Vorliegen einer diffusen Osteoporose, die Beteiligung der Niere am Krankheitsgeschehen und endlich die zusätzlichen Befunde sind Kriterien für die weitere klinisch-radiologische Unterteilung.
Die IO treten klinisch selten im Säuglingsalter, meist jedoch zwischen dem 5. und 15. Lebensjahr mit arthritisähnlichen (PCP!) Symptomen in Erscheinung, während die radiologisch sichtbaren osteolytischen Veränderungen oft erst Jahre später erkennbar werden. Der Verlauf ist recht verschieden: Während in einzelnen Fällen die Knochenzerstörung zu einer eigentlichen Mutilation von Händen und Füßen führt („teleskopähnliche" Verkürzung „en longuette" der Finger, aber auch der distalen langen Röhrenknochen) (TYLER u. ROSENBAUM 1976), können andere, besonders der phalangealen Form, stationär bleiben. Der „typische" Gesichtsausdruck der Patienten (CARNEVALE u. Mitarb. 1987, PETIT u. FRYNS 1986) mit Stirnhökkern, dreieckigem Gesicht, Exophthalmus, kleinem Mund und Mikrognathie *ohne* kraniofaziale Osteolyse wird bei verschiedenen Formen angetroffen und hilft nicht zur Subklassifizierung. Die allgemeine Prognose ist, mit Ausnahme der mit chronischer Glomerulonephritis einhergehenden Fälle, gut. Ausnahmsweise kann sich der osteolytische Prozeß, beginnend als phalangeale Form, innerhalb Jahren bis zur Zerstörung der Rippen und letaler Ateminsuffizienz ausbreiten (TOOKMAN u. Mitarb. 1985).

Phalangeale idiopathische Osteolysen

Die phalangeale IO wird sowohl AR (JOSEPH u. Mitarb. 1959) wie auch AD (LAMY u. MAROTEAUX 1961) vererbt. Eine besondere AR Form mit Minderwuchs und „typischem Gesicht" wurde von PETIT u. FRYNS (1986) beschrieben.

Radiologie

Die ossären Veränderungen sind oft erst Jahre nach den ersten klinischen Zeichen erkennbar. Die Osteolyse setzt meist an den Endphalangen, oft an

Tabelle 1
Weiteres Vorkommen von Akroosteolysen

1. *Als Befund bei Syndromen und Dysplasien*
   Ehlers-Danlos
   Farbersche Lipogranulomatose
   Gauchersche Krankheit (*Taubmann* 1963)
   kraniomandibuläre Dermatodysostose (*Danks* u. Mitarb. 1974)
   Lesch-Nyhan (Automutilation)
   Pachydermoperiostose
   Progerie
   Pyknodysostose
   Rothmund
   Singelton-Merten (*Gay* u. *Kuhn* 1976)

2. *Neurologische Ursachen*
   Akroosteolyse, neurogener Typ AR, McK 20130
   (neurogene ulzerierende Akropathie)
   angeborene Analgesie
   akrodystrophe Neuropathie
   Diabetes
   Lepra
   Syringomyelie
   Tabes

3. *Vaskuläre Ursachen*
   Arteriosklerose
   Bürgersche Krankheit
   Diabetes
   septischer Schock (Meningokokken, *Fernbach* u. *Poznanski* 1983)

4. *Arthritisähnliche Krankheiten*
   Osteoarthritis
   Psoriasis, Reiter-Syndrom
   rheumatoide Vaskulitis
   Sarkoidose
   Sklerodermie
   X-linked unilateral carpal hypoplasia/dysplasia
   (*Kozlowski* u. *Pietron* 1989)

5. *Dermatologische Krankheiten*
   Epidermolysis bullosa
   Erythroderma ichthyosiforme
   Mykosis fungoides
   Pityriasis rubra pilaris

6. *Trauma*
   elektrische Insulte
   Kälte
   Streßfraktur (Gitarrenspielen)

7. *Toxisch*
   Polyvinylchlorid (Inhalation)
   Schlangen-, Skorpionsbiß
   (*Qteishat* u. Mitarb. 1985)

8. *Varia*
   Hyperparathyreoidismus
   hypertrophe pulmonale Osteoarthropathie
   (*Joseph* u. *Chacko* 1987)
   Infekte
   Neoplasien (Metastasen)

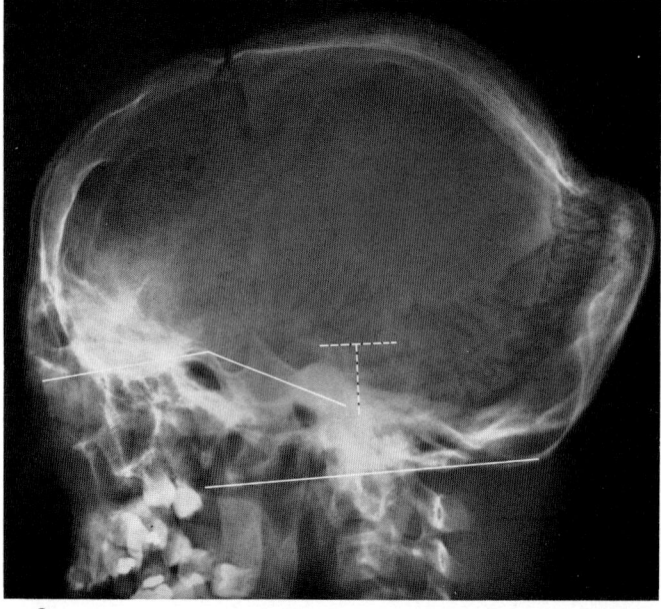
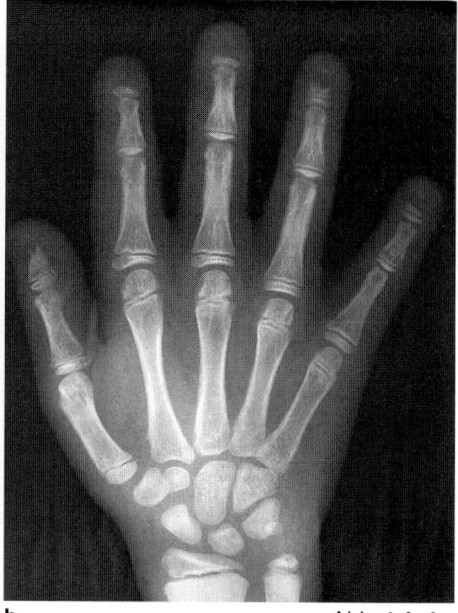
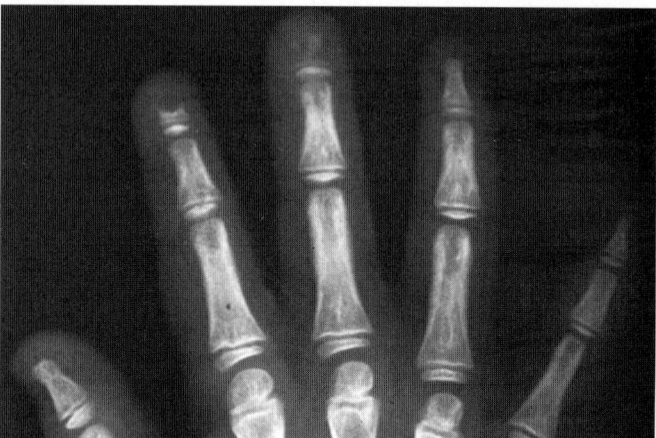

Abb. 1 a–f IO, phalangealer Typ, 2 Fälle von Hajdu-Cheney-Syndrom
a ♂, 18 Jahre, Schädelnähte noch offen, zahlreiche Wormsche Knochen. Hinterhaupthöcker (Bathro-Zephalie). Basiläre Impression (aus *Klaus* u. Mitarb.: 1969)
b–f ♂, 11 Jahre alt (Nr. 165692). Schädel ähnlich wie **a**, aber mit sehr weiter Sella
b Rechte Hand p.-a.: fortgeschrittene Akroosteolyse, am Daumen vom klassischen phalangealen Typ, am IV. und V. Strahl von bandförmigem Typ (Spitze der Endphalangen erhalten). Ein Bildausschnitt (**c**) 4 Jahre früher zeigt die initialen Veränderungen und die Geschwindigkeit der Osteolyse

der Tuberositas ungularis (Spitzdornform) ein, aber auch Schaft oder Basis können zum Ausgangspunkt des destruktiven Prozesses werden. Der Befall der einzelnen kurzen Röhrenknochen ist oft sehr ungleich ausgeprägt. Die diaphysären Knochenstümpfe nehmen die Form eines „angeschleckten Lutschers" („sucre d'orge sucé") an.

Das *AD vererbte* – bis 1986 wurden mindestens 32 Fälle beobachtet – *Hajdu-Cheneysche Syndrom* (1948, 1965; Synonyme: Arthrodentoosteodysplasie, Akroosteolyse mit Osteoporose sowie Veränderungen an Schädel und Mandibel, McK 10250 wurde ursprünglich nur bei Erwachsenen beobachtet (Abb. 1). Verschiedene Befunde liegen jedoch schon im 1. Lebensjahr vor (WENDEL u. KEMPERDICK 1979, IWAYA u. Mitarb. 1979).

Klinik

Häufige klinische Befunde sind mäßiger Minderwuchs (normal bei Geburt), früher Zahnverlust, besondere Gesichts- und Schädelkonfiguration (s. unten) mit Hypognathie und Malokklusion, pathologische Frakturen der langen Röhrenknochen, Schlottergelenke. Selten werden neurologische Ausfälle (basiläre Impression!), Schwerhörigkeit sowie Hernien angetroffen (ELIAS u. Mitarb. 1978). Der obligate *radiologische* Befund ist die in zwei Formen auftretende *Osteolyse der Endphalangen* (Abb. **1b, c**): einerseits die typische, am distalen Ende beginnende Akroosteolyse, andererseits die senkrecht zur Fingerachse verlaufende, bandförmige transverse „Pseudoosteolyse", wie sie auch bei der Pyknodysostose (s. S. 755) angetroffen wird (ELIAS u. Mitarb., HERRMANN u. Mitarb. 1973). Auch der Schädel zeigt radiologisch eine typische Erscheinungsform (Abb. **1a**): noch im Erwachsenenalter offene Nähte, zusätzliche Wormsche Knochen sowie eine abgestufte Vorwölbung des Hinterhauptes (Bathrozephalie, „En Chignon"), Dolichozephalie, auffällig weite Sella,

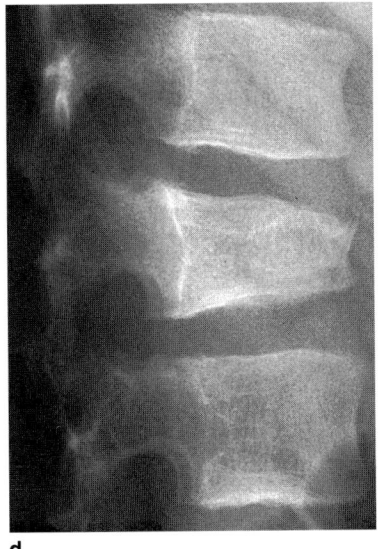
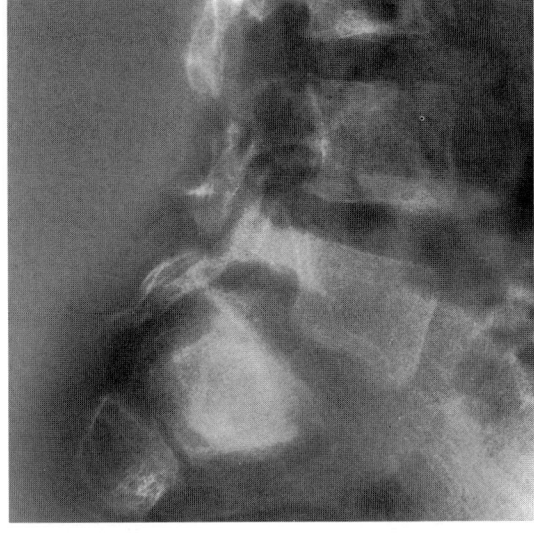

Abb. 1 d–f
d u. e Lumbosakrale Wirbelsäule seitlich: Keilwirbel L1 (d) und Spondylolisthesis L5/S1 (e). Obschon radiologisch die Osteoporose nicht in Erscheinung tritt, liegt zusätzlich eine Fraktur am Unterschenkel vor
f Zehen p.-a.: akroosteolyse Endphalangen II–IV. Für das Syndrom ungewöhnliche, das Gelenk überspringende Osteolyse an der großen Zehe

Hypoplasie der Sinus frontales, der Maxilla and Mandibula mit frühem Zahnverlust. Die basiläre Impression kann zu neurologischen Folgen führen, z. B. Trigeminusneuralgie (NIIJIMA u. Mitarb. 1985), oder auch zur Herniation durch das Foramen magnum (eigene Beobachtung).
Die generalisierte, aber nicht obligate Osteoporose führt zu pathologischen Frakturen, Fischwirbeln, selten zu Pseudarthrosen.

Karpotarsale (multizentrische) idiopathische Osteolysen

Die *karpotarsale* (meist) *multizentrische Form* mit AD (22/43), aber auch AR (3/43) Erbgang tritt häufig spontan auf (18/43) (LEMAITRE u. Mitarb. 1983). Besonders bei der spontan auftretenden, aber auch bei den hereditären Formen wird eine *chronische Nephropathie* (fokale, segmentale Glomerulosklerose, HIROOKA u. HIROTA 1985) mit Proteinurie beobachtet (s. auch LEMAITRE u. Mitarb. 1983).
In 3 von 5 Fällen starben die Patienten an den Folgen des Nierenversagens und der malignen Hypertension (HARDEGGER u. Mitarb. 1985). Die von TORG u. Mitarb. (1969) sowie von SAUVEGRAIN (1981) beschriebene *AR-Form* zeigt radiologisch zusätzlich eine generalisierte Osteoporose, dünne Kortikalis sowie (bei TORG) leicht aufgetriebene Röhrenknochen. Bei der *Françoisschen* (FRANÇOIS u. DETRAIT 1950), wahrscheinlich ebenfalls AR-Form (McK 22180) werden Hornhauttrübungen und xanthomatöse Hautknoten beobachtet.
Das AR vererbte *Winchester-Syndrom* (WINCHESTER u. Mitarb. 1969, McK 27795) ist klinisch durch Minderwuchs, grobe Gesichtszüge, periphere Hornhauttrübung und durch Kontrakturen versteifte Gelenke charakterisiert. Das Bild erinnert an eine bereits im Säuglingsalter beginnende rheumatoide Arthritis. Radiologisch entwickelt sich eine karpotarsale Osteolyse bei generalisierter Osteoporose (DUNGER u. Mitarb. 1987).

Radiologie

Es werden bei der karpotarsalen IO in einer ersten, klinisch als karpotarsale juvenile Arthritis in Er-

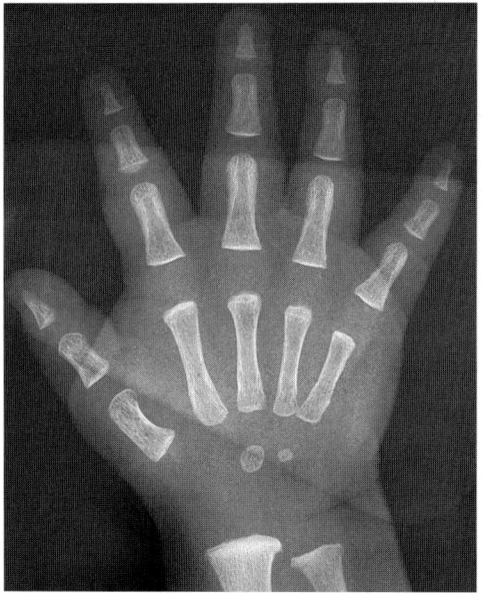

a

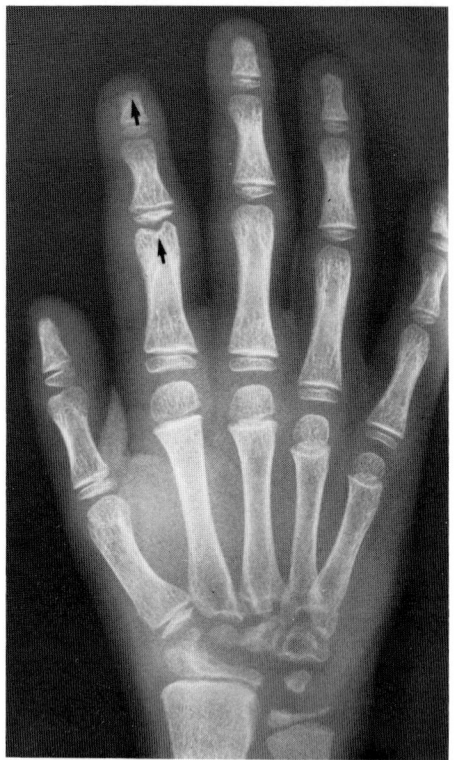

b

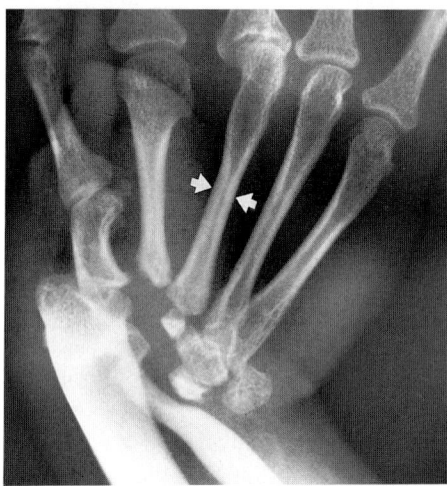

c   Abb. 2d–g ▶

Abb. 2a–g IO Karpotarsale, multizentrische Form. ♂ (Nr. 86 754), (gleicher Patient wie *Hardegger* u. Mitarb. 1985)
a–c Entwicklung der Osteolyse an der rechten Hand (linke Hand weitgehend identischer Befund)
a 13 Monate. Untersuchung wegen Entwicklungsrückstandes. Unauffällig
b 8 Jahre alt. Mit 6½ Jahren Beginn von schmerzhafter Schwellung an der rechten und der linken Hand, schließlich auch am Ellenbogen, Sistierung der Progression mit 14 Jahren. Proteinurie. Osteolyse an der End- und Grundphalanx II (III), der proximalen Metakarpalia, der Karpalia und der Epiphysen von Radius und Ulna
c 18 Jahre alt. Keine weitere Progression der Akroosteolyse. Tubuläre Stenose der Metakarpalia (→ ←), Zerstörung des nun luxierten Karpus, teilweise des distalen Radius und vor allem der Ulna

scheinung tretenden Phase allenfalls ein lokal vorauseilendes Knochenalter, eine lokale Osteoporose, eine marginale Sklerose, dann eine beginnende lokale Destruktion der Karpalia und Tarsalia (Abb. **2b**) beobachtet (ADDOR u. Mitarb. 1986). Die nachfolgende Osteolyse greift allmählich auch auf die benachbarten Röhrenknochen über (Abb. **2c**), die unter schwerer Kontraktur, nach dem Verschwinden der Mittelhand- und Fußwurzelknochen, in direkten Kontakt zueinander kommen können. Später können die Extremitäten auch weiter proximal (Ellenbogen (Abb. **2d**), Knie und Hüfte, DE SMET 1980) betroffen sein; deshalb auch die Bezeichnung *„multizentrische Form"* (TORG u. Mitarb. 1969).

Differentialdiagnose der Akroosteolysen

Sie umfaßt mehr als 40 Optionen, die in der Tab. **1** zusammengefaßt sind. Die meisten Dignosen sind nach Alter der Patienten und klinischem Umfeld von den IO zu unterscheiden, die ihrerseits, besonders bei der tarsalen Form, relativ typische Röntgenbefunde aufweisen.

Familiäre expansile Osteolyse: Die AD vererbte familiäre expansile Osteolyse ist eigentlich den Dysplasien zuzuordnen. Sie wurde aufgrund einer Sippenuntersuchung von 40 Merkmalsträgern beschrieben (OSTERBERG u. Mitarb. 1988). Klinisch beginnt das Leiden bereits im Kindesalter mit einer Schalleitungsstörung, später mit neurosensorieller Schwerhörigkeit. Zwischen 18 und 44 Jahren folgen Schmerzen an den Stellen fokaler Osteolyse (s. unten) sowie pathologische Frakturen und vorzeitiger Zahnverlust. *Die Röntgenbefunde* sind ge-

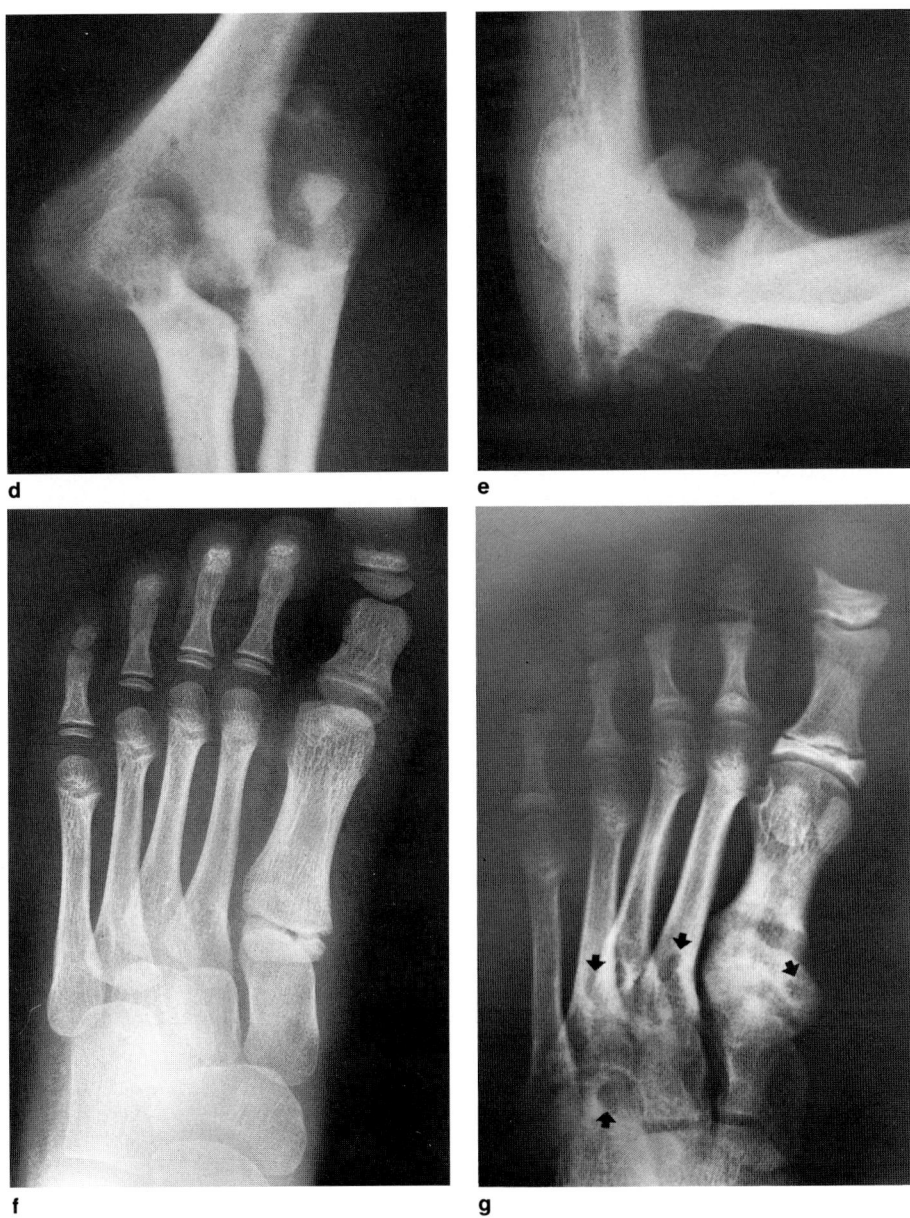

Abb. 2 d–g
d u. e 18 Jahre, rechter Ellenbogen a.-p. und seitlich. Teilweise Osteolyse des proximalen Ulnaendes sowie Luxation von Radius und Ulna (links ähnlicher Befund)
f u. g Linker Vorderfuß f mit 8 und g 14 Jahren. Die Akroosteolyse der distalen Endphalangen hat in 10 Jahren nur mäßig zugenommen. Metatarsalia und Kuboid sind diskret betroffen (→)

neralisierter und lokalisierter Natur. Beide radiologischen Manifestationen treten gegen Ende der 2. und zu Beginn der 3. Lebensdekade auf. Einerseits sind es generalisierte Modellierungsdefekte der langen Röhrenknochen sowie eine ungewöhnlich unregelmäßige Trabekelstruktur. Die fokalen Veränderungen andererseits beginnen mit einer rundlichen Zone von Trabekelverlust, wiederum in den Extremitätenknochen, die sich unter hochgradiger Verdünnung der Kortikalis mit einer Geschwindigkeit von 10–18 mm pro Jahr ausdehnen. Einzelne Fälle zeigen einen plötzlichen Stillstand dieses Prozesses; andere enden mit einer völligen Aushöhlung und Aufblähung des mit Septen durchsetzten Knochens, der dann kollabiert und amputiert werden muß. Aufgrund der histologischen Befunde wird eine vermehrte Osteoklasten- und Osteoblastentätigkeit, möglicherweise auf einem Enzymdefekt beruhend, als Ursache des Leidens vermutet.

Die seltene *Gorhamsche* (GORHAM u. Mitarb. 1954) nicht vererbte, *unizentrische massive Osteolyse* (Synonyme: Phantomknochenkrankheiten, „vanishing bone disease") tritt oft nach Trauma oder auch spontan bei Kindern und Teenagern auf. Das mittlere (mean) Alter z. Z. der Diagnose der bisher veröffentlichten 97 Fälle beträgt 27 Jahre ($\leq 1-75$ Jahre, CHOMA u. Mitarb. 1987). Die reaktionslose Osteolyse führt zu einer progressiven Verdünnung und Auflösung des Knochens und überspringt die Gelenke. Das Schulterskelett und das Becken sind am häufigsten betroffen, aber sämtliche andere Knochen können ebenfalls befallen sein. Die Zerstörung der Rippen und der Wirbelsäule kann letal sein: 16/97 Patienten (16%) starben an den Folgen des Leidens (CHOMA u. Mitarb.). Die Ursache ist unbekannt, aber lymphangiomatöse und hämangiomatöse Strukturen wurden im befallenen Knochen beobachtet. Es handelt sich jedoch *nicht* um eine Knochenhämangiose. Eine unter dem Einfluß einer lokalen Stimulierung aktivierten Osteoklastentätigkeit soll der Osteolyse zugrunde liegen (CANNON 1966, JOSEPH u. BARTAL 1987).

Literatur

Addor, M.C., G. Pescia, D. Egloff, J. Queloz: Ostéolyse multicentrique héréditaire. J. Génét. hum. 34 (1986) 293–303

Cannon, S.R.: Massive osteolysis. A review of seven cases. J. Bone Jt. Surg. B 68 (1986) 24–28

Carnevale, A., S. Canun, L. Mendoza, V. del Castillo: Idiopathic multicentric osteolysis with facial anomalies and nephropathy. Amer. J. med. Genet. 26 (1987) 877–886

Cheney, W.D.: Acro-osteolysis: Amer. J. Roentgenol. 94 (1965) 595–607

Choma, N.D., C.V. Biscotti, T.W. Bauer, A.C. Mehta, A.A. Licata: Gorham's syndrome: a case report and review of the literature. Amer. J. Med. 83 (1987) 1151–1156

Danks, D.M., V. Mayne, H.N.B. Wettenhall, R.K. Hall: Craniomandibular dermatodysostosis. Birth Defects 10/12 (1974) 99–105

De Smet, A.A.: Acro-osteolysis occuring in a patient with idiopathic multicentric osteolysis. Skelet. Radiol. 5 (1980) 29–34

Dunger, D.B., C. Dicks-Mireaux, P. O-Driscoll, B. Lake, R. Ersser, D.G. Shaw, D.B. Grant: Two caes of Winchester syndrome; with increased urinary oligosaccharide excretion. Europ. J. Pediat. 146 (1987) 615–619

Elias, A.N., R.S. Pinals, R. Anderson, L.V. Gould, D.H.P. Streeten: Hereditary osteodysplasia with acro-osteolysis (The Hajdu-Cheney Syndrome). Amer. J. Med. 65 (1978) 627–636

Fernbach, S.K., A.K. Poznanski: Case Report 231, Acro-Osteolysis presumably induced by septic shock. Skelet. Radiol. 10 (1983) 43–45

François, J., D. Detrait: Dystrophie dermo-chondro-Cornéenne familial. Ann. paediat. 174 (1950) 145–174

Gay, B.B., J.P. Kuhn: A syndrome of widened medullary cavities of bone, aortic calcification, abnormal dentition, and muscular weakness (the Singleton-Merten syndrome). Radiology 118 (1976) 389–395

Gorham, L.W., H.H. Shultz, F.C. Maxon: Dissappearing bones: a rare form of massive osteolysis. Amer. J. Med. 17 (1954) 674–682

Hajdu, N., R. Kauntze: Cranio-skeletal dysplasia. Brit. J. Radiol. 21 (1948) 42–48

Hardegger, F., L.A. Simpson, G. Segmüller: The syndrome of idiopathic osteolysis. Classification, review, and case report. J. Bone Jt. Surg. B 67 (1985) 88–93

Herrmann, J., F.T. Zugibe, E.F. Gilbert, J.M. Opitz: Arthrodento-osteo dysplasia (Hadju-Cheney syndrome). Review of a genetic "acro-osteolysis" syndrome. Z. Kinderheilk. 114 (1973) 93–111

Hirooka, M., M. Hirota: Chronic nephropathy in idiopathic multicentric osteolysis. Int. J. pediat. Nephrol. 6 (1985) 145–150

Iwaya, T., K. Taniguchi, J. Watanabe, K. Iinuma, Y. Hamazaki, S. Yoshikawa: Hajdu-Cheney Syndrome. Arch orthop. traum. Surg 95 (1979) 293–302

Joseph, R., Ch. Nezelof, L. Guéraud, J.C. Job: Acro-ostéolyse idiopathique familiale. Renseignements fournis par la biopsie. Ann. Pédiat. 35 (1959) 82–89

Joseph, B., V. Chacko: Acro-osteolysis associated with hypertrophic pulmonary osteoarthropathy and pachydermoperiostosis. Radiology 154 (1985) 343–344

Joseph, J., E. Bartal: Disappearing bone disease: a case report and review of the literature. J. pediat. Orthop. 7 (1987) 584–588

Klaus, E., B. Rocek, M. Burda: Ein Fall von idiopathischer Acroosteolyse. Radiologe 9 (1969) 167–170

Kozlowski, K., K. Pietron: Familial X-linked unilateral hypoplasia/dysplasia – a new syndrome. Pediatr. Radiol. 19 (1989) 261–262

Lamy, M., P. Maroteaux: Acro-ostéolyse dominante. Arch. franç. Pédiat. 18 (1961) 693–702

Lemaitre, L., J. Remy, M. Smith, J.P. Nuyts, J. Cousin, M.O. Farine, P. Debeugny: Carpal and tarsal osteolysis. Pediat. Radiol. 13 (1983) 219–226

Niijima, K.H., A. Kondo, J. Ishikawa, C. Kim, H. Itoh: Familial osteodysplasia associated with trigeminal neuralgia: case report. Neurosurgery 15 (1984) 562–565

Osterberg, P.H., R.G. Wallace, D.A. Adams, R.S. Crone, G.R. Dickson, J.A. Kanis, R.A. Mollan, N.C. Nevin, J. Sloan, P.G. Toner: Familial expansile osteolysis. A new dysplasia. J. Bone Jt. Surg. B 70 (1988) 255–260

Petit, P., J.P. Fryns: Distal osteolysis, short stature, mental retardation, and characteristic facial appearance: delineation of an autosomal recessive subtype of essential osteolysis. Amer. J. med. Genet. 25 (1986) 537–541

Qteishat, W.A., G.H. Whitehouse, N.E. Hawass: Acro-osteolysis following snake and scorpion envenomation. Brit. J. Radiol. 58 (1985) 1035–1039

Sauvegrain, J., G. Gaussin, P. Blondet, H. Legendre, J.Y. Challe, M. d'Aboville: Ostéolyse multicentrique à transmission récessive. Ann. Radiologie 24 (1981) 638–642

Spranger, J.W., L.O. Langer, H.R. Wiedmann: Bone Dysplasias. Fischer, Stuttgart 1974

Taubman, J.: Gaucher's disease with acro-osteolysis. Proc. roy. Soc. Med. 56 (1963) 294

Tookman, A.G., E.W. Paice, A.G. White: Idiopathic multicentric osteolysis with acro-osteolysis. A case report. J. Bone Jt. Surg. 67 (1985) 86–88

Torg, J.S., A.M. DiGeorge, J.A. Kirkpatrick, M.M. Trujillo: Hereditary multicentric osteolysis with recessive transmission: a new syndrome. J. Pediat. 75 (1969) 243–252

Tyler, T., H.D. Rosenbaum: Idiopathic multicentric osteolysis. Amer. J. Roentgenol. 126 (1976) 23–31

Udell, J., H.R. Schumacher jr., F. Kaplan, M.D. Fallon: Idiopathic familial acroosteolysis: histomorphometric study of bone and literature review of the Hajdu-Cheney syndrome. Arthr. and Rheum. 29 (1986) 1032–1038

Velchik, M.G.: Acro-osteolysis in a patient with Hajdu-Cheney syndrome demonstrated by bone scintigraphy. Clin. nucl. Med. 9 (1984) 659

Wendel, U., H. Kemperdick: Idiopathische Osteolyse vom Typ Hajdu-Cheney. Monatsschr. Kinderheilk. 127 (1979) 581–584

Winchester, P., H. Grossman, Wan Ngo Lim, S. Danes: A new acid mucopolysaccharidosis with skeletal deformities simulating rheumatoid arthritis. Amer. J. Roentgenol. 106 (1969) 121–128

Skelettmanifestationen von Stoffwechselerkrankungen

Heteroglykanosen

S. Rampini

Die Heteroglykanosen sind eine Gruppe genetisch bedingter Krankheiten, welchen eine Störung des enzymatischen Abbaues der komplexen Kohlenhydrate zugrunde liegt. Diese Krankheiten lassen sich nach klinischen, röntgenologischen, aber besonders nach biochemischen Kriterien in *Mukopolysaccharidosen, Mukolipidosen* und *Oligosaccharidosen* unterteilen (Übersichtsarbeit: GEHLER 1981).

Mukopolysaccharidosen

Bei den Mukopolysaccharidosen (MPS) (Übersichtsarbeiten: McKUSICK u. Mitarb. 1965, SPRANGER 1972, GROSSMAN u. DORST 1973, SPRANGER u. Mitarb. 1974, RAMPINI 1976, McKUSICK 1978) ist der intralysosomale Katabolismus der sauren Mukopolysaccharide gestört. Die unmittelbaren Folgen des metabolischen Defektes sind hauptsächlich eine viszerale Speicherung und eine abnorme Harnausscheidung von sauren Mukopolysacchariden. Es werden vor allem Leber, Milz, Gefäße, Herzklappen, Knorpel, Kornea und Haut

Tabelle 1 Mukopolysaccharidosen (MPS): Einteilung, Harnmukopolysaccharide und Enzymdefekt*

Morbus	MPS	Harn-mukopoly-saccharide**	Enzymdefekt	Synonyme
Hurler	I-H	DS, HS	α-L-Iduronidase	Gargoylismus, von Pfaundler-Hurler, Dysostosis multiplex, dysostotische Idiotie, Lipochondrodystrophie
Scheie	I-S	DS, (HS)		Ullrich-Scheie, Spät-Hurler, MPS V
Hurler-Scheie	I-H/S	DS, (HS)		
Hunter	II-A (schwere Form)	HS, (DS)	Sulfoiduronat-sulfatase	wie Morbus Hurler (frühere Literatur)
	II-B (milde Form)	HS, (DS)		
Sanfilippo	III-A	HS	Sulfamat-sulfatase	Polydystrophe Oligophrenie, HS-Mukopolysaccharidose, Heparitinurie
	III-B	HS	α-N-Azetyl-D-Glukos-aminidase	
	III-C	HS	Azetyl-CoA: α-Glukos-amid-N-Az-Transferase	
	III-D	HS	N-Azetyl-Glukosamin-6-sulfat-sulfatase	
Morquio	IV-A	KS, (C-6-S)	N-Azetylgalaktosamin-6-sulfat-sulfatase	Morquio-Brailsford, Brailsford, Morquio-Ullrich, Osteochondrodystrophie, Keratansulfaturie
	IV-B	KS	β-Galaktosidase***	
	IV-C	–	unbekannt	
Maroteaux-Lamy	VI-A (schwere Form)	DS	N-Azetylgalaktosamin-4-sulfat-sulfatase (Arylsulfatase B)	Polydystropher Zwergwuchs, CSB-Mukopolysaccharidose, Dermatansulfaturie
	VI-B (milde Form)	DS		
Sly-Quinton	VII	DS, HS	β-Glukuronidase	

* Es werden nur die gut definierten MPS betrachtet
** DS = Dermatansulfat, HS = Heparansulfat, KS = Keratansulfat, C-6-S = Chondroitin-6-sulfat
*** Ein β-Galaktosidase-Defekt wurde auch bei der GM$_1$-Gangliosidose gefunden

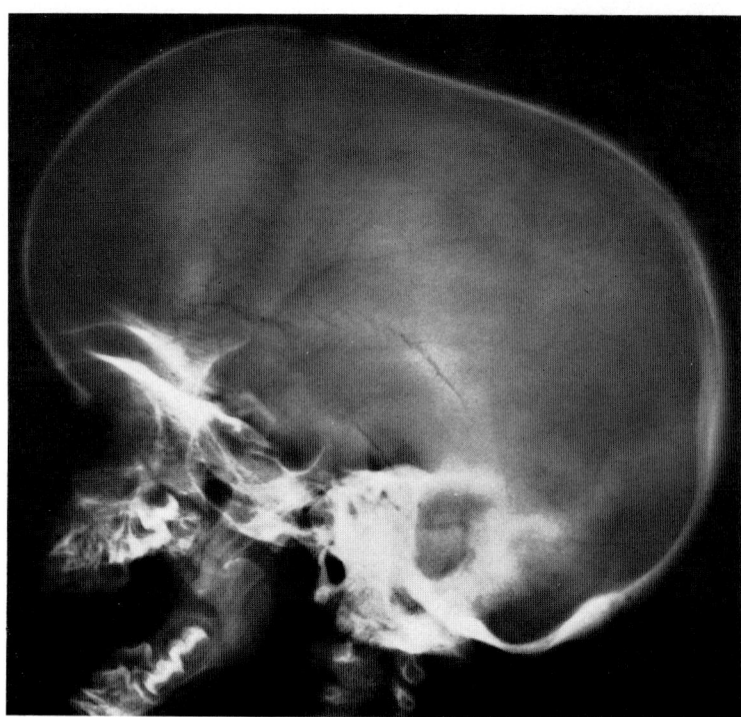

Abb. 1 Morbus Hurler (MPS I-H). ♂, $2^{10}/_{12}$ J. Deutliche Skaphozephalie mit prominenter Stirn. Lambdanaht kaum sichtbar. Sella erweitert

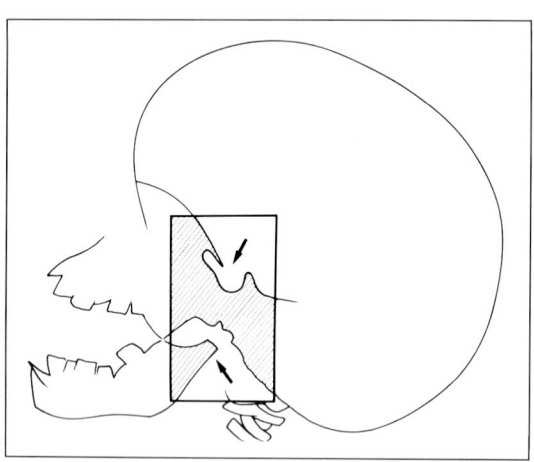

Abb. 2a–e Morubs Hurler (MPS I-H). Details aus den seitlichen Schädelaufnahmen (vgl. a). Sella im Säuglingsalter normal, dann progrediente Abflachung des Tuberculum sellae, Vergrößerung des Sulcus chiasmaticus und Abflachung des Condylus mandibulae (b $^{11}/_{12}$ J., c $2^{1}/_{2}$ J., d $6^{1}/_{12}$ J., e $7^{8}/_{12}$ J.)

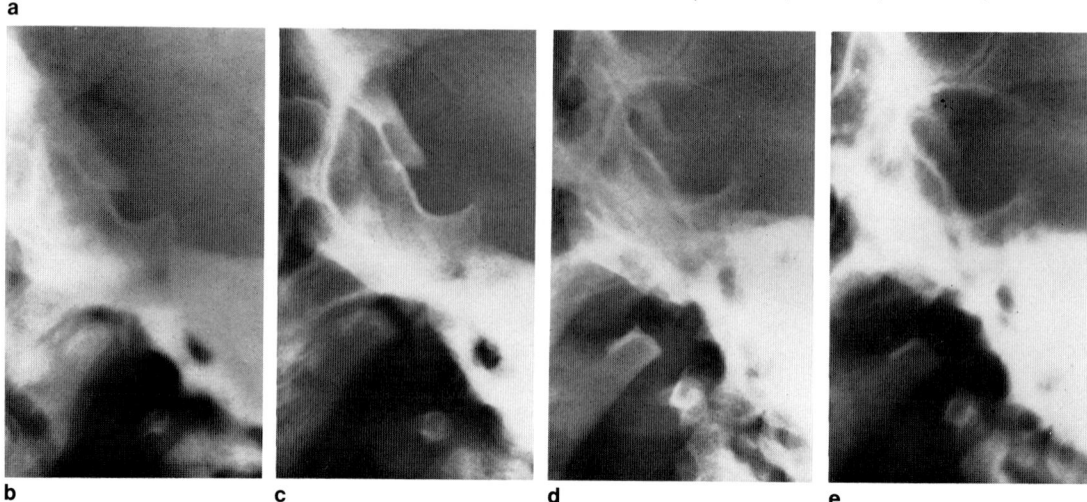

b c d e

befallen. Im Zentralnervensystem steht dagegen, bei einigen MPS, die Anhäufung von Gangliosiden im Vordergrund. Mit Ausnahme des X-chromosomal-rezessiven Morbus Hunter (MPS II) werden die MPS autosomal-rezessiv vererbt.

Einteilung, vorwiegend ausgeschiedene Harnmukopolysaccharide und Enzymdefekt der verschiedenen MPS sind in der Tab. 1 wiedergegeben. Bei den MPS I-H, I-S, I-H/S, II, III, VI und VII finden sich zahlreiche gemeinsame klinische Grundsymptome; vor allem weisen diese Patienten in ihrem allgemeinen Aspekt und in der Physiognomie („gargoylartig" – nach den gotischen Wasserspeierfratzen) eine mehr oder weniger große Ähnlichkeit auf. Andererseits gestattet die verschiedene Ausprägung einiger wichtiger Symptome z. T. schon klinisch eine Differenzierung zwischen diesen Krankheiten. Die gemeinsamen klinischen Symptome sind beim Morbus Hurler (MPS I-H) am deutlichsten und am ausgeprägtesten entwickelt; dieses Leiden dient somit als klinisches Modell auch für die MPS I-S, I-H/S, II, III, VI und z. T. VII.

Den vielfältigen röntgenologischen Veränderungen, welche bei den MPS beobachtet werden, liegen vor allem schwere Störungen der enchondralen und periostalen Ossifikation zugrunde. Die Röntgenbefunde der MPS I-H, I-S, I-H/S, II, III, VI und z. T. VII sind in ihren Grundzügen identisch oder sehr ähnlich; sie bilden zusammen einen charakteristischen Symptomenkomplex, welcher unter der Bezeichnung „Dysostosis multiplex" bekannt ist. Wiederum sind die radiologischen Veränderungen beim Morbus Hurler (MPS I-H) allgemein am stärksten ausgeprägt.

Das klinische und das röntgenologische Bild des Morbus Morquio (MPS IV) unterscheiden sich dagegen wesentlich von denjenigen der übrigen MPS und nehmen unter den Krankheiten dieser Gruppe eine Sonderstellung ein.

Morbus Hurler (MPS I-H)

Klinik

Die MPS I-H (VON PFAUNDLER 1919, HURLER 1919) wird meist gegen das Ende des 1. oder während des 2. Lebensjahres erfaßt. Das klinische Bild ist in der Regel im Alter von 2–4 Jahren voll ausgeprägt. Der Kopf ist groß, die Physiognomie eindeutig gargoylartig und der Blick durch die Korneatrübungen verschleiert. Der Körperbau der kleinwüchsigen Patienten ist plump, der Hals kurz, der Thorax gedrungen und das Abdomen aufgetrieben. Hernien sind häufig. Flexionskontrakturen (besonders der Finger) und Lendenkyphose verleihen den Patienten eine charakteristische Haltung mit mäßiger Neigung des Oberkörpers nach vorn und leichter Beugung der Extremitäten.

Die Körpergröße beträgt im allgemeinen 90–100 cm im Alter von 7–10 Jahren und erreicht in seltenen Fällen 105–108 cm. Eine Hepatosplenomegalie ist konstant, und häufig ist auch das Herz mitbeteiligt (Vitien, Myokardschädigung). Der anfänglich geringgradige geistige Entwicklungsrückstand steigert sich allmählich bis zur Idiotie. Der Exitus erfolgt meist vor der Pubertät (Pneumonie, kardiale Komplikationen).

Röntgendiagnostik

Der Morbus Hurler dient als Modell für den Symptomenkomplex der „Dysostosis multiplex". Cha-

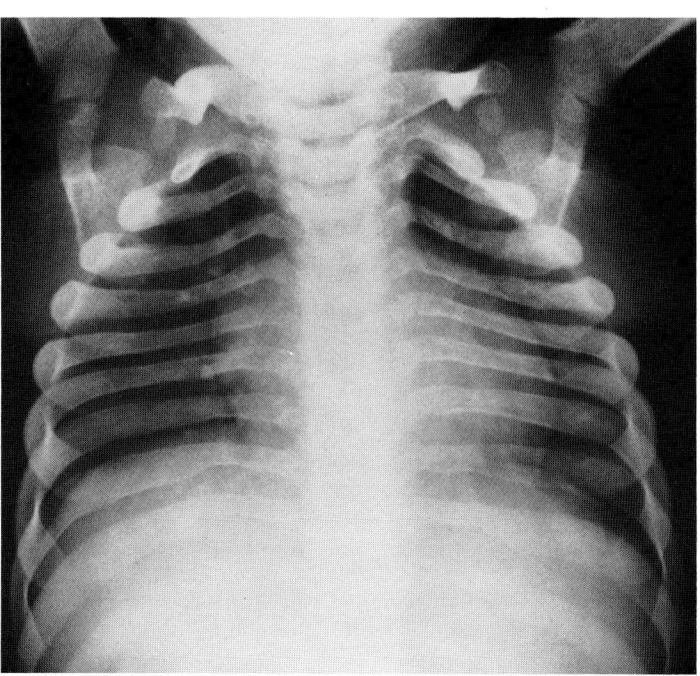

Abb. 3 Morbus Hurler (MPS I-H). ♂, $2^{10}/_{12}$ J. Klavikulae und Skapulae kurz und plump. Ruderblattrippen. Enge Interkostalräume. Mäßige Herzvergrößerung

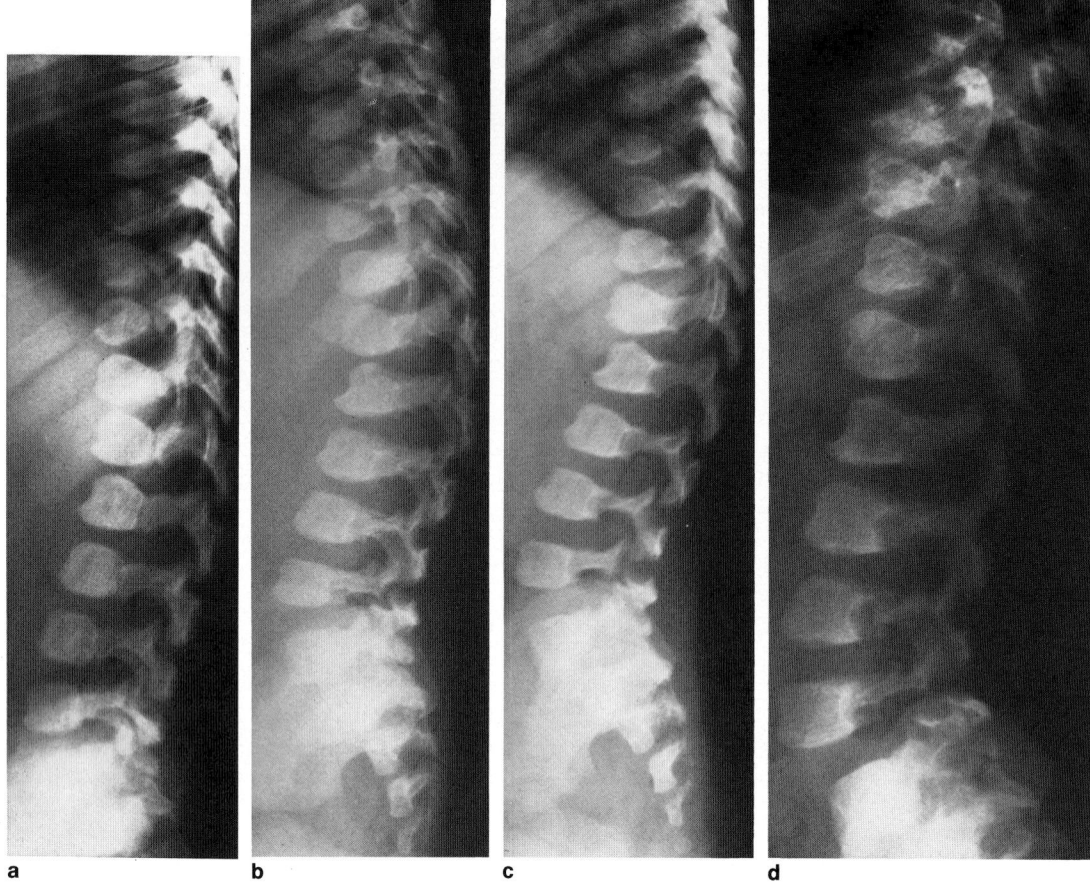

Abb. 4a–d Morbus Hurler (MPS I-H). Mangelhaftes Wachstum und ovoide Form der Wirbelkörper (vor allem thorakal). Hakenartige Deformierung (besonders L 2). Zunächst Kyphose, später Lendenwirbelsäule fast gerade und Spondylolisthesis L 5 (**a** $^{11}/_{12}$ J., **b** $2^1/_2$ J., **c** $3^4/_{12}$ J., **d** $7^8/_{12}$ J.)

rakteristisch ist eine starke Progredienz der Befunde; für eine korrekte Beurteilung der Röntgenbilder ist somit die Angabe des Alters des Patienten unerläßlich.

Der *Schädel* ist im Säuglingsalter oft unauffällig, später abnorm groß und meist skaphozephal (Abb. 1) (häufig vorzeitiger Schluß der Sagittalnaht). Die Kalotte ist in der Regel normal dick oder dünn, das Os frontale prominent und der Hinterkopf vielfach abgeflacht. Hirndruckzeichen sind selten und die Impressiones digitatae im allgemeinen eher schwach ausgebildet. Die Schädelbasis und die Orbitaldächer sind verdickt. Starke frontale Gefäßzeichnung, kraterartige Ausbuchtung der Fontanelle und höckerige Unebenheiten entlang der Nähte sind inkonstante Befunde.

Die *Sella* zeigt deutlich progrediente und besonders charakteristische, jedoch nicht pathognomonische Veränderungen (Abb. 1 u. 2): Sie erscheint im Seitenbild J- (Abflachung des Tuberculum sellae) (BURROWS 1964) oder omegaförmig (Vergrößerung und Exkavation des Sulcus chiasmaticus). Diese Konfiguration kann jedoch leicht mit einem ähnlichen, häufig anzutreffenden, normalen Aspekt der kindlichen Sella verwechselt werden (KIER 1968, 1969). Juxtaselläre Arachnoidalzysten können zu einer Unterdrückung des Planum sphenoidale und des Sulcus chiasmaticus sowie zu einer starken Erosion der Processus clinoidei anteriores und manchmal des Korpus und der kleinen Alae des Os sphenoidale führen (NEUHAUSER u. Mitarb. 1968). Dabei wird gelegentlich eine Nahtsprengung beobachtet.

Fehlende *Sinus* frontale, kleine Sinus sphenoidales und kompaktes Mastoid sind Ausdruck der allgemein verminderten Pneumatisation. Die *Mandibula* ist kurz und breit, und der Kondylus ist häufig abgeflacht oder sogar konkav (Abb. 2) (HORRIGAN u. BAKER 1961, WORTH 1966). Im Unter- und weniger häufig im Oberkiefer finden sich manchmal auf der Höhe der Molaren zystenähnliche Knochendefekte (CAWSON 1962, WORTH 1966), welche im allgemeinen mit 3 Jahren oder später deutlich sichtbar werden. Eine Verkalkung und Verdickung des Lig. stylohyoideum wurde von ÖSTREICH (1985) in der seitlichen Halsaufnahme bei 8 von 9 Patienten, aber nur in 25% von 200 1½–15jährigen gesunden Kindern beobachtet.

Abb. 5a u. b Morbus Hurler (MPS I-H)
a Becken im ganzen etwas plump, Alae etwas ausladend ($^{11}/_{12}$ J.)
b Rundliche Alae; seitliche Einbuchtung zwischen Ala und Korpus. Femurkopf medial abgeflacht und vom Azetabulum nicht vollkommen überdeckt. Coxa valga ($7^8/_{12}$ J.)

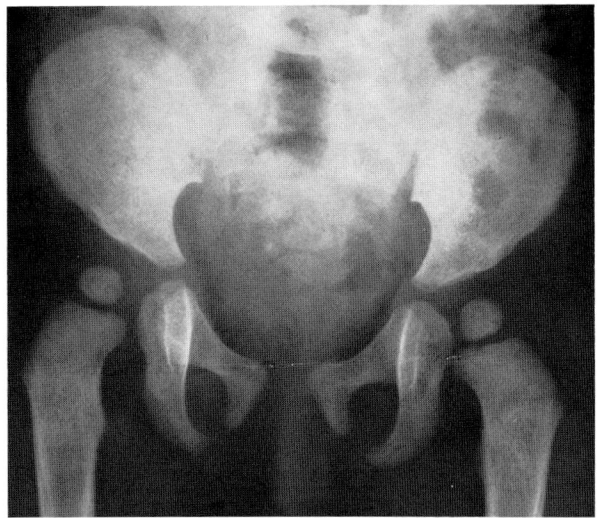

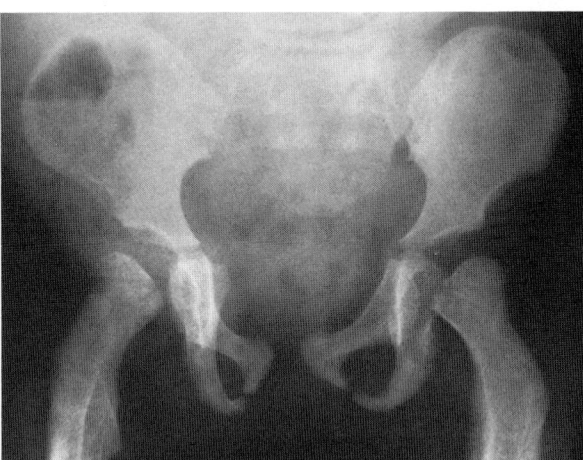

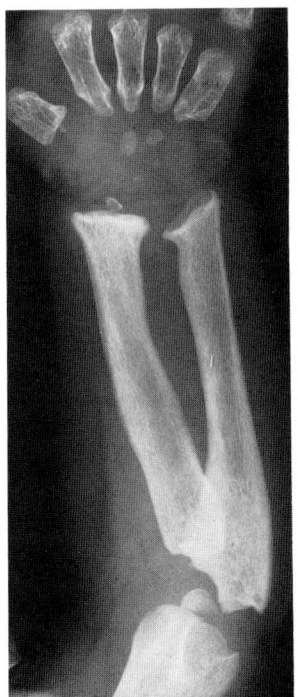
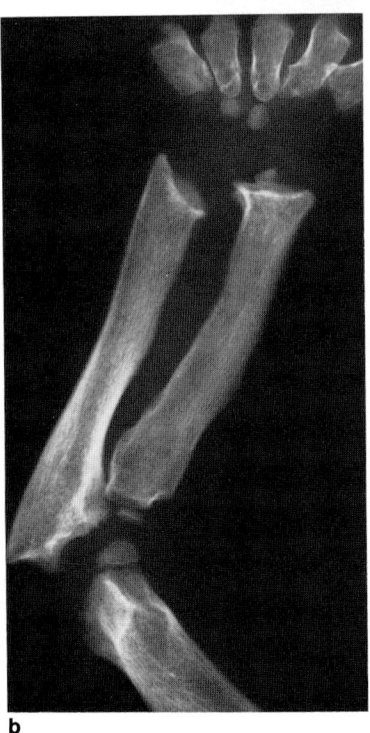

Abb. 6a u. b Morbus Hurler (MPS I-H). Vorderarmknochen plump und kurz mit abgeschrägten distalen Enden. Mangelhafte Entwicklung der Epiphysen (**a** $3^4/_{12}$ J., **b** $6^1/_{12}$ J.)

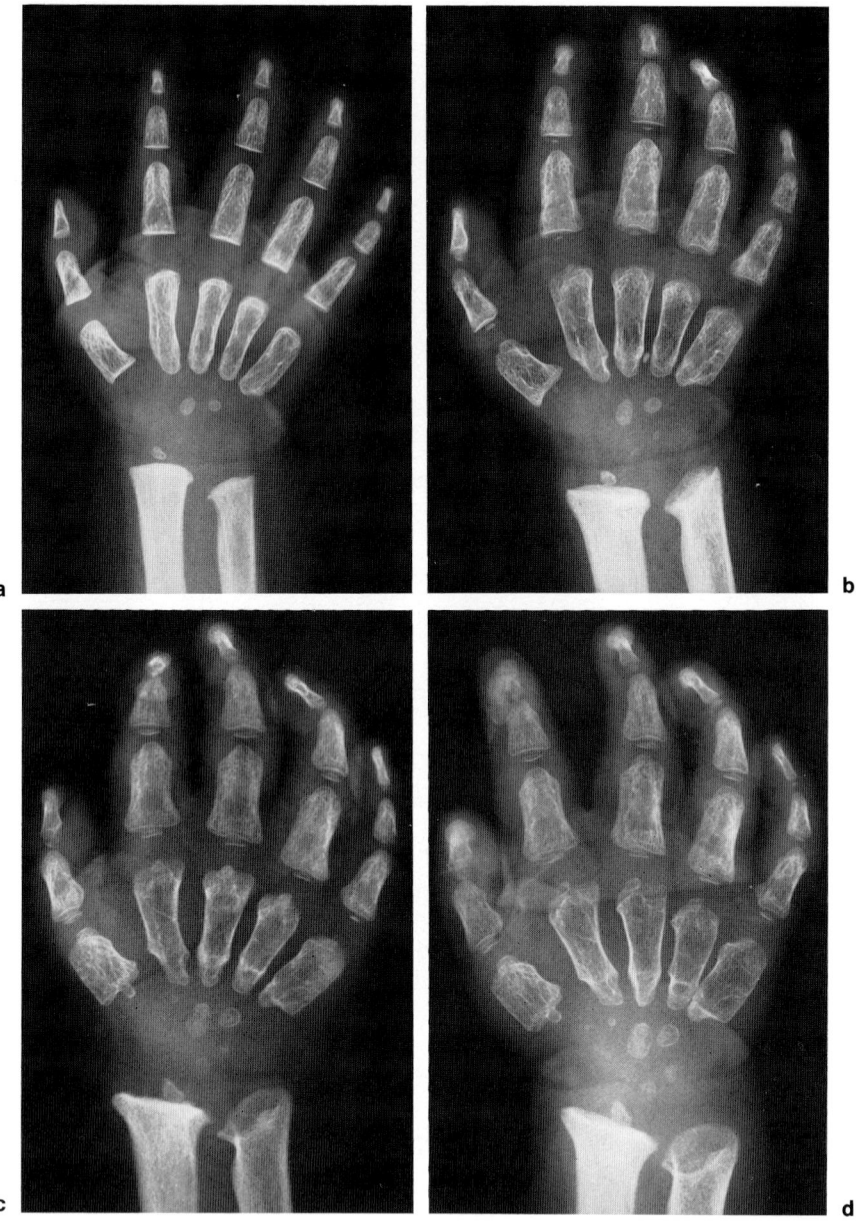

Abb. 7a–d
Morbus Hurler
(MPS I-H).
Progrediente Veränderungen am Handskelett (s. Text). Zunehmende Kontrakturen der Finger und Rückstand im Knochenalter
(**a** $^{11}/_{12}$ J., **b** $2^{1}/_{2}$ J., **c** $6^{5}/_{12}$ J., **d** $7^{4}/_{12}$ J.)

Die *Klavikulae* sind kurz, breit und übermäßig gekrümmt, die Skapulae plump (Abb. 3). Die *Rippen* sind in ihren distalen zwei Dritteln ruderblattförmig verbreitert und verlaufen manchmal horizontal oder sind sogar nach oben konkav geschwungen; ihr proximaler Anteil ist aber eng (Abb. 3). Die *Wirbelkörper* sind im Säuglingsalter normal, ihr Wachstum ist aber später stark verzögert, und ihre Form bleibt ovoid, vor allem an den thorakalen Abschnitten; die hinteren Flächen sind jedoch meist leicht konkav (Abb. 4). Charakteristisch ist eine mit dem Alter zunehmende, durch einen ventrokranialen Defekt bedingte keilförmige Deformierung des ventrokaudalen Abschnittes von L 2, weniger häufig L 1, L 3 oder Th 12 (Angelhakenwirbel) (Abb. 4). Diese Deformierung ist meist nur an einem Wirbelkörper stark ausgeprägt, der zudem etwas hypoplastisch und oft leicht dorsal verschoben erscheint. Ein konstantes Symptom im Kleinkindesalter ist die lumbale oder dorsolumbale Kyphose, die später weniger schwer werden kann. Bei älteren Kindern haben wir häufig eine Spondylolisthesis L 5 beobachtet (Abb. 4). Die Zwischenwirbelräume sind normal oder etwas verbreitert.

Das *Becken* ist im Säuglingsalter oft etwas plump mit leicht verbreiterten Darmbeinschaufeln; die laterokaudale Kontur der Alae geht fast gerade oder breitbogig in diejenige des Korpus und des Azetabulums über (Abb. 5a). Später entwickelt sich vielfach eine Einengung am Übergang von der Ala zum Korpus: Die Ala rundet sich auf, und das

Abb. 8 Morbus Hurler (MPS I-H). ♀, $7^{8}/_{12}$ J. Auftreibung der distalen Enden der Endphalangen mit radiärer Anordnung der Knochentrabekeln

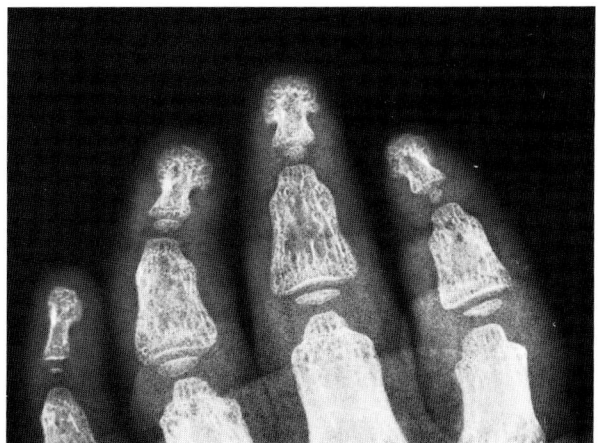

Korpus bleibt schlank (kartenherzförmiges Becken) (Abb. 5b). Das Azetabulum ist meistens leicht verbreitert, abgeflacht und unregelmäßig abgegrenzt. Der Femurkopf ist in der Regel etwas klein und medial abgeflacht, der Hals eher lang und in Valgusstellung.

Die *langen Röhrenknochen* der oberen Extremitäten erscheinen allgemein plump, verkürzt und wenig modelliert mit mangelhafter diaphysärer Verschmälerung (Abb. 6). Am proximalen Ende des Humerus findet sich häufig eine mediale hakenartige Ausziehung mit starkem Varismus des Kopfes (Handbeilform). Die Ulna ist gelegentlich etwas stärker verkürzt als der Radius. Die distalen Abschlußplatten des Radius und besonders der Ulna sind häufig etwas einander zugewendet (Abb. 6). Der Humeruskopf ist manchmal abgeflacht.

Die Veränderungen des *Handskelettes* zeigen eine eindrückliche Progredienz (Abb. 7). Die Metakarpalia weisen eine Verminderung der diaphysären Verschmälerung auf, mit zunehmender proximaler Zuspitzung und Verbreiterung des distalen Endes (Zuckerhut- oder Suppositorienform). Schließlich sind sie extrem verkürzt, leicht keilförmig, viereckig (V. Metakarpale) oder fast quadratisch (I. Metakarpale). Ihre Epiphysen treten mit Verspätung auf, bleiben klein und sind manchmal dreieckig. Die Grund- und z. T. die Mittelphalangen sind ähnlich, aber weniger stark verändert; die Zuspitzung ist hier distal und die Verbreiterung proximal. Am distalen Ende der Endphalangen beobachtet man eine radiäre Anordnung schmaler Knochentrabekeln mit Bildung einer gänseblumenartigen Figur (Abb. 8). Weitmaschige Spongiosa, unregel-

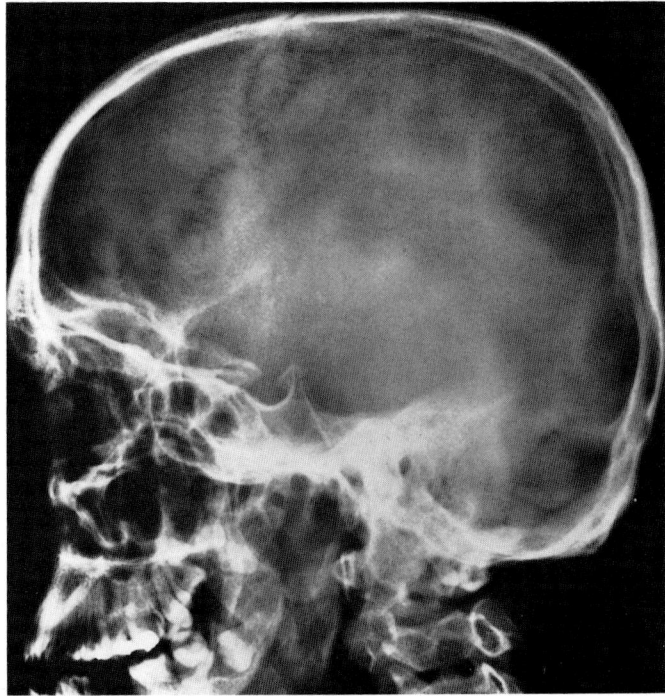

Abb. 9 Morbus Scheie (MPS I-S). ♂, $22^{4}/_{12}$ J. Leicht verdickte Schädelkalotte, J-Sella (Abflachung des Tuberculum sellae). Etwas verminderte Pneumatisation und kleiner Sinus frontalis. Hinterkopf flach

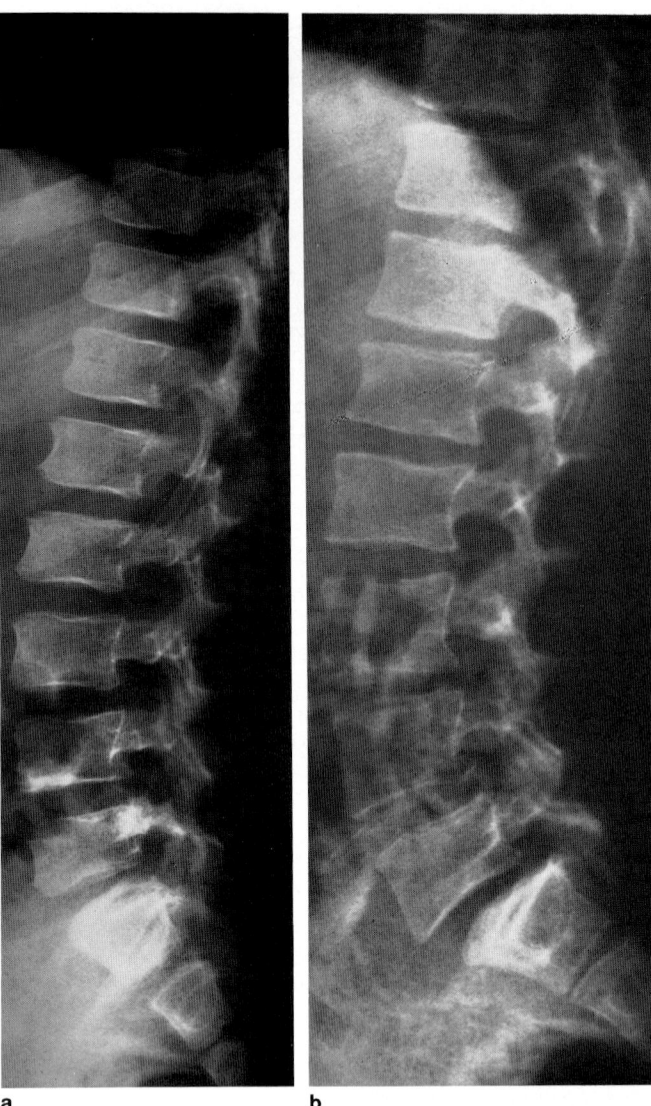

Abb. 10a u. b Morbus Scheie (MPS I-S). ♂, **a** $12^{2}/_{12}$ J., **b** $22^{4}/_{12}$ J. Wirbelkörper etwas niedrig mit leicht konkaven vorderen und hinteren Konturen. Mit $22^{4}/_{12}$ J. Spondylolisthesis L5

a b

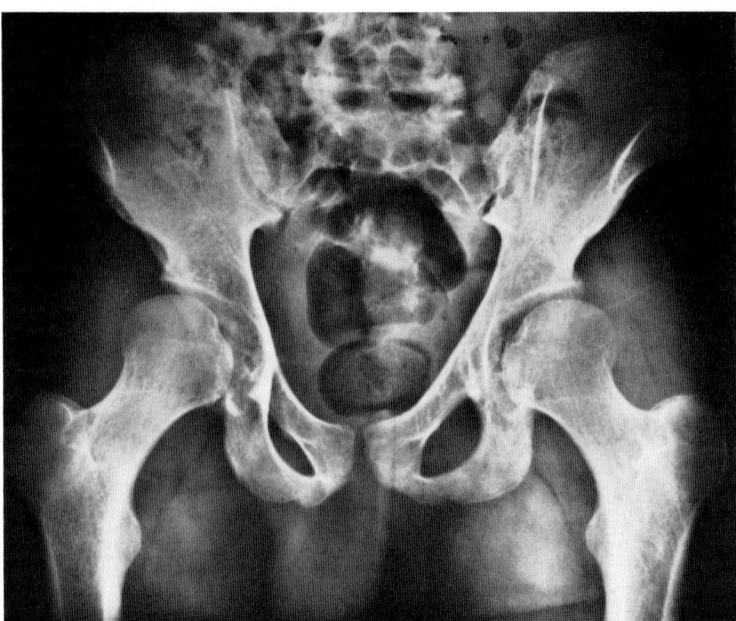

Abb. 11 Morbus Scheie (MPS I-S). ♂, $22^{4}/_{12}$ J. Becken schlank und etwas quer verengt. Femurkopf vom Azetabulum nicht vollkommen überdeckt. Coxa valga. Kleine zystenartige Aufhellungen in der rechten Pfanne

Abb. **12a** u. **b** Morbus Scheie (MPS I-S). ♂, **a** 12²/₁₂ J., **b** 22⁴/₁₂ J. Metakarpalia und Phalangen kurz und plump; die mittlere diaphysäre Verschmälerung ist aber nicht vollkommen verstrichen. Mit 22⁴/₁₂ J. Luxation des I. Metakarpale. Zunehmende Fingerkontrakturen

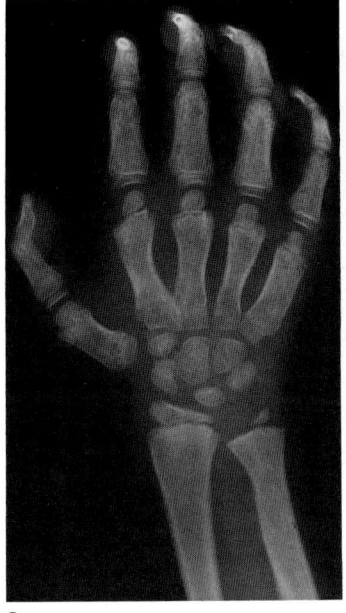
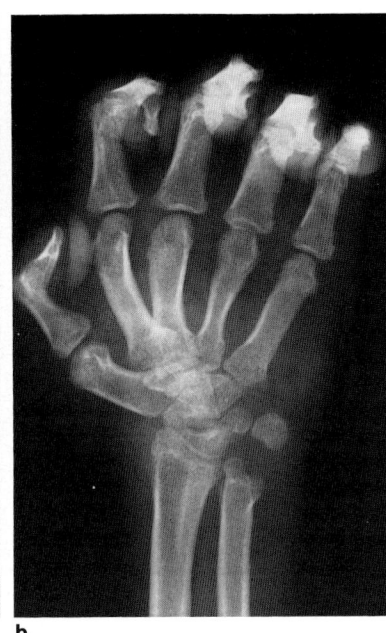

a   b

mäßige Trabekulierung, Osteoporose und dünne Kortikalis werden an allen Handknochen beobachtet. Die Karpalia sind meist verkleinert und ihre Ossifizierung verzögert. An den unteren Extremitäten lassen sich ähnliche, aber viel weniger ausgeprägte Veränderungen nachweisen.

Morbus Scheie (MPS I-S) und Morbus Hurler-Scheie (MPS I-H/S)

Klinik

Die allgemein milden klinischen Symptome der MPS I-S weisen eine sehr langsame Progredienz auf, so daß fast ausschließlich Erwachsene beschrieben wurden (SCHINZ u. FURTWAENGLER 1928, ULLRICH 1943, SCHEIE u. Mitarb. 1962, MAROTEAUX 1966, RAMPINI 1969). Der Körperbau ist leicht gedrungen, das Körperwachstum fast normal, und die Gesichtszüge weisen keine oder eine nur leichte Vergröberung auf (nicht gargoylartig). Die Hornhaut ist trüb. Eine Lendenkyphose fehlt: manchmal besteht eine mäßige dorsale Kyphose. Die Hauptbefunde an den Extremitäten sind ausgeprägte Fingerkontrakturen, häufig Karpaltunnelsyndrom mit Kompression des N. medianus, und kurze und plumpe Füße mit starken Zehenkontrakturen. Gelegentlich Hepatomegalie, Splenomegalie selten. Auffallend häufig ist ein Aortenvitium. Die Intelligenz ist fast immer normal.
Einzelne Fälle (MCKUSICK u. Mitarb. 1972, KAIBARA u. Mitarb. 1979, 1983, GOLDBERG u. GRÜTZNER 1985) zeigen klinische Symptome, die schwerer sind als die oben beschriebenen, aber leichter als diejenigen des Morbus Hurler. Es wird angenommen, daß diese Patienten ein Scheie- und ein Hurler-Gen haben (Morbus Hurler-Scheie; MPS I-H/S).

Röntgendiagnostik

Die radiologischen Veränderungen des Morbus Scheie sind insgesamt geringgradig. Der *Schädel* (Abb. **9**) ist in der Regel normal (selten Platybasie und leichtere Veränderungen der Sella). Die Rippen sind immer etwas breit, die Klavikulae gelegentlich kurz und plump. Die *Wirbelsäule* (Abb. **10**) zeigt keine charakteristische Veränderungen; bisweilen erniedrigte Höhe der Wirbelkörper mit leicht konkaven vorderen oder hinteren Konturen, zarte Wirbelbögen, Spondylolisthesis L 5, Skoliose. Das *Becken* (Abb. **11**) ist im ganzen quer verengt mit eher schlanken Alae. Femurkopf manchmal etwas flach; meistens Coxa valga.
Die Diaphysen der langen Röhrenknochen sind etwas plump. Meistens sind die *Metakarpalia* (Abb. **12**) kurz, plump und gelegentlich etwas gekrümmt. Die mittlere diaphysäre Verschmälerung ist aber im allgemeinen nicht vollkommen aufgehoben. Phalangen nur leicht abnorm. *Karpalia* häufig unvollständig, klein, deformiert und zusammengedrängt (Abb. **12**). Die *Metatarsalia* sind kurz mit häufig aufgetriebenen Enden und sub- oder vollkomen luxierten proximalen Phalangen. Die *Tarsalia* zeigen oft Stellungsanomalien sowie eine unregelmäßige Form und sind hypoplastisch. Ziemlich charakteristisch sind kleine zystenartige Aufhellungen an verschiedenen Knochen (Metakarpalia, Karpalia, proximale Radiusmetaphyse, Humeruskopf, Klavikula, Becken, Talus); größere

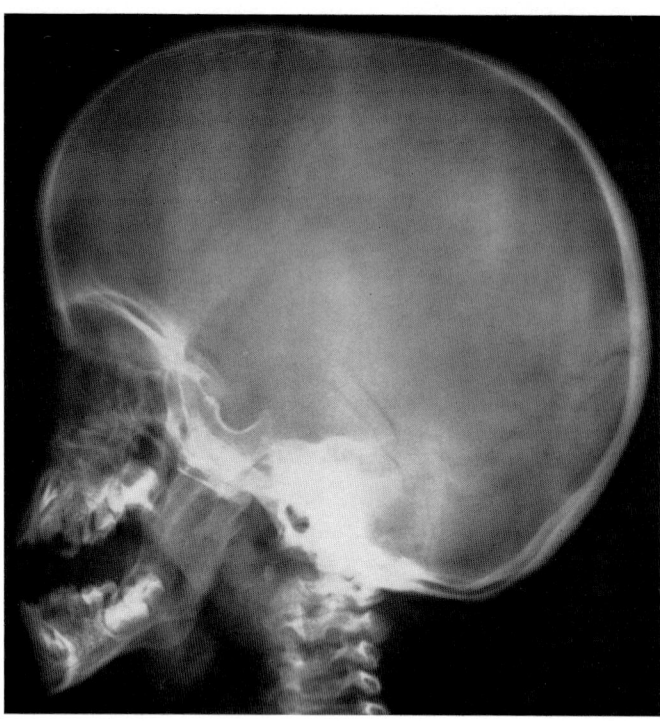

Abb. 13 Morbus Hunter, schwere Form (MPS II-A). ♂, $2^{1}/_{12}$ J. Schädel etwas vergrößert aber normal konfiguriert; Pneumatisation vermindert. Sella etwas erweitert

Zysten am Femurkopf und -hals – mit einer pathologischen Fraktur – wurden in einem Fall beschrieben (LAMON u. Mitarb. 1980).

Die röntgenologischen Symptome der MPS I-H/S sind – wie die klinischen – etwas ausgeprägter als beim Morbus Scheie, aber nicht so schwer wie bei der MPS I-H. Die Sella turcica ist oft leicht ausgeweitet; die Rippen sind plump, und die Wirbelkörper, vor allem der LWS, weisen fast immer leicht konkave Konturen, aber keine hakenartige Deformierung auf. Etwas enge Azetabula, schlanke Femurhälse und Coxa valga werden fast regelmäßig beobachtet. Die Befunde an den Extremitäten sind nur etwas stärker als beim Morbus Scheie. Bei einigen klinisch nicht eindeutig klassifizierbaren Fällen mit L-Iduronidase-Mangel waren die Symptome der Dysostosis multiplex unterschiedlichen Schweregrades (ROUBICEK u. Mitarb. 1985).

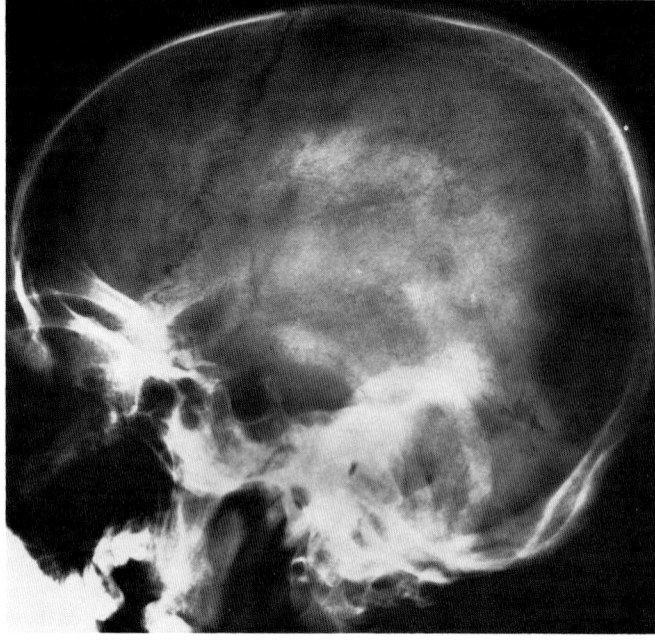

Abb. 14 Morbus Hunter, milde Form (MBS II-B). ♂, $16^{3}/_{12}$ J. Schädel etwas vergrößert und dolichozephal. Kleiner Sinus frontalis vorhanden, im übrigen verminderte Pneumatisation. Ausweitung der Fossa pituitaria

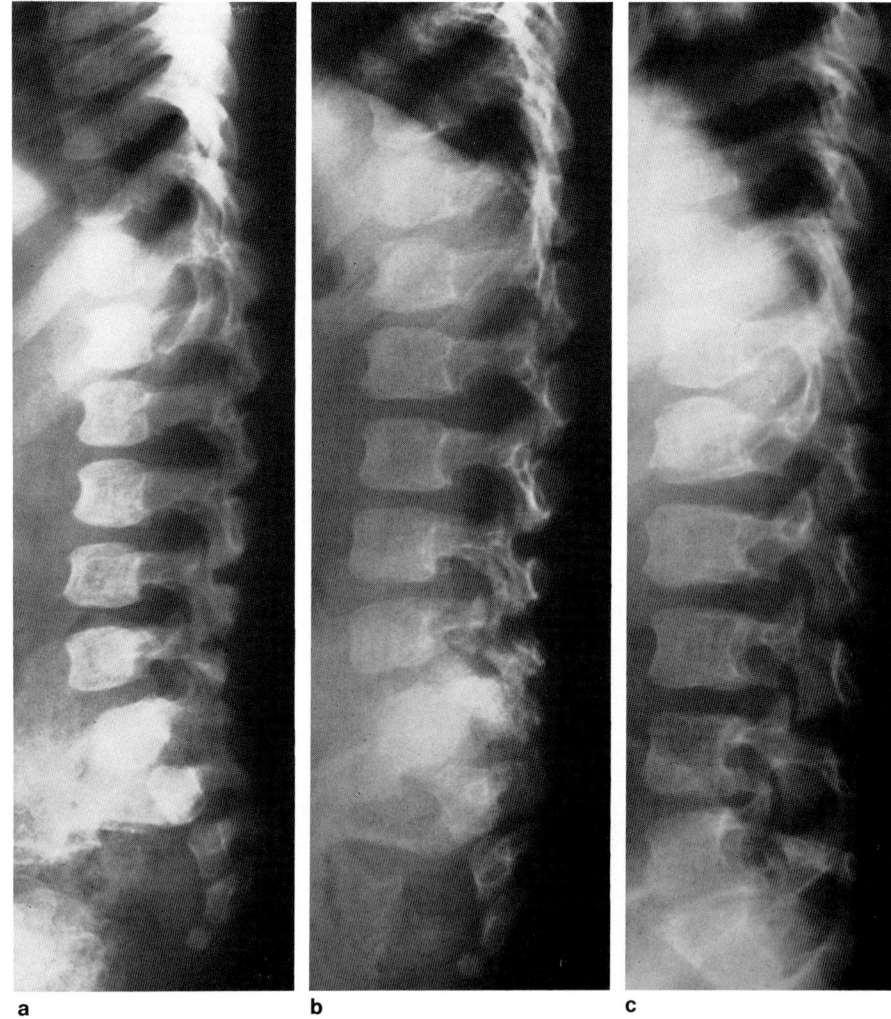

a b c
Abb. 15a–c Morbus Hunter, schwere Form (MPS II-A). Minimale dorsolumbale Kyphose, leicht bikonvexe Wirbelkörper mit etwas konkaven vorderen und hinteren Konturen. Hakenform von L1 und L2. Keine deutliche Progredienz der Veränderungen (a $2^1/_{12}$ J., b $5^1/_2$ J., c 11 J.)

Morbus Hunter (MPS II-A und MPS II-B)

Klinik

Der Morbus Hunter (HUNTER 1917) ist die einzige MPS, die X-chromosomal-rezessiv vererbt wird (NJÅ 1946). Neuerdings wurde aber die Frage einer viel selteneren autosomal-rezessiven Form aufgeworfen.
Die klinischen Symptome sind in ihren Grundzügen mit denjenigen der MPS I-H identisch, aber im ganzen weniger schwer. Das auffallendste differentialdiagnostische Merkmal ist das Fehlen der Korneatrübungen, die jedoch neuerdings in ganz seltenen Fällen beobachtet werden konnten (SPRANGER u. Mitarb. 1978). Bei der milden Form (MPS II-B) (BEEBE u. FORMEL 1954, DI FERRANTE u. NICHOLS 1972, LICHTENSTEIN u. Mitarb. 1972, WIESMANN u. Rampini 1974, YOUNG u. HARPER 1982) besteht außerdem kein oder nur ein geringgradiger Intelligenzdefekt, die Evolution ist langsam und die Lebenserwartung bedeutend größer (mehrere Erwachsene beschrieben). Die schwere Form (MPS II-A) ist dagegen durch einen raschen Abbau der psychischen Funktionen, vielfach durch neurologische Manifestationen und frühzeitigen Tod gekennzeichnet (YOUNG u. HARPER 1983).
Der Körperbau ist plump, aber weniger gedrungen als bei der MPS I-H. Alle Patienten erreichen eine Größe von 105–125 cm mit 10–11 Jahren und diejenigen mit der milden Form eine Größe von 125–150 cm im Erwachsenenalter. Der Kopfumfang ist groß, die Umformung der Gesichtszüge weniger ausgeprägt als bei der MPS I-H, aber progredient, und das Abdomen ist leicht aufgetrieben. Nabel- und Leistenhernien werden oft beobachtet. Die Kyphose ist immer leichteren oder mäßigen Gra-

842 Skelettmanifestationen von Stoffwechselerkrankungen

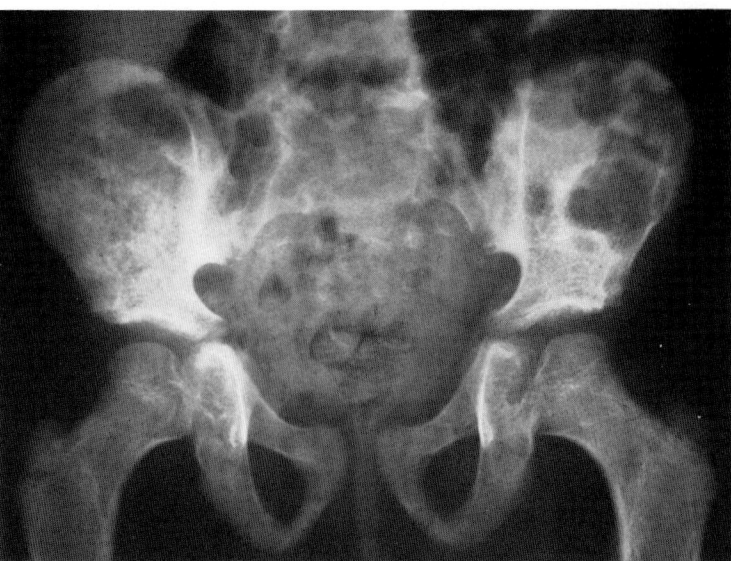

Abb. 17 Morbus Hunter, schwere Form (MPS II-A). ♂, 11 J. Geringgradige Veränderungen am Becken (Azetabulum etwas unregelmäßig; kleiner und medial abgeflachter Femurkopf)

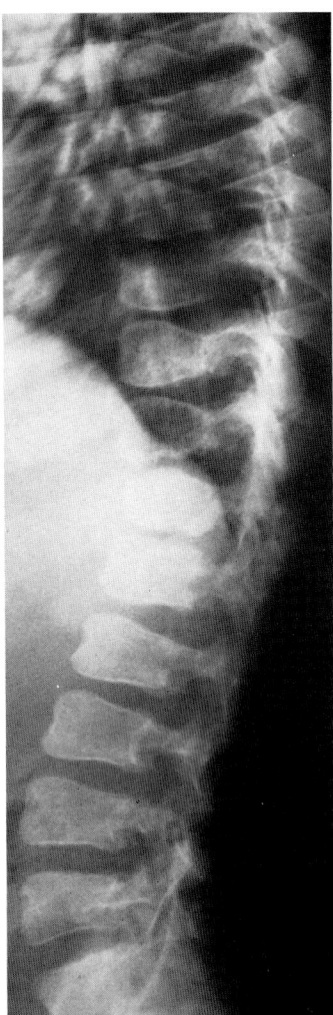

Abb. 16 Morbus Hunter, milde Form (MPS II-B). ♂, 16³/12 J. Mäßige dorsolumbale Kyphose. Etwas birnenförmige thorakale und leicht abgeflachte lumbale Wirbel

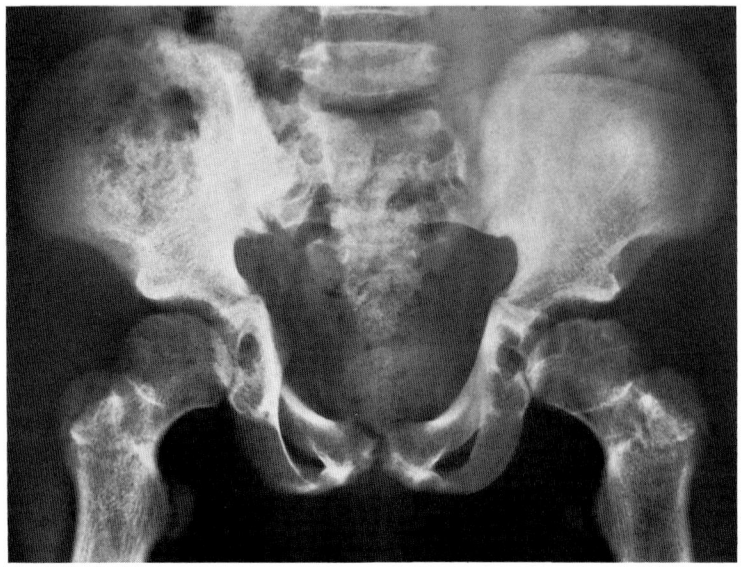

Abb. 18 Morbus Hunter, milde Form (MPS II-B). ♂, 16³/12 J. Ausladende Alae, plumpes und kurzes Korpus des Os ilium; abgeflachter Femurkopf

des, und Kontrakturen sind konstant. Charakteristisch sind etwas blasse, derbe, glatte Papeln oder Noduli an der Haut der hinteren Fläche der Schultern, der Pektoralisgegend und am Oberarm („peau d'orange"). Leber und Milz sind in der Regel vergrößert. Eine Mitbeteiligung der Herzklappen und des Myokards stellt die häufigste Todesursache dar. Die meisten Patienten leiden an Schwerhörigkeit.

Röntgendiagnostik

Die radiologischen Veränderungen der MPS II entsprechen denjenigen der MPS I-H; die Knochenumformung ist aber viel leichteren Grades, und vor allem wird keine oder nur eine geringgradie Progredienz der Läsionen beobachtet.
Der *Schädel* ist groß, meistens aber normal konfiguriert. Die Kalotte ist normal oder leicht verdickt, die Sella oft leicht vergrößert und J-förmig, aber kaum so schwer verändert wie bei der MPS I-H (Abb. 13). Bei der milden Form (MPS II-B) können die Sinus frontales vorhanden sein (Abb. 14). Die Rippen sind etwas verbreitert und die Klavikulae manchmal etwas plump. Die *Wirbelkörper* weisen meist eine ovoide Form auf oder ihre Abschlußplatten sind etwas konvex; L1 und/oder L2 zeigen eine nur leichte Hakendeformierung. Ihre vorderen und hinteren Konturen sind leicht konkav (Abb. 15 u. 16). Eine Kyphose ist häufig, aber in der Regel geringgradig. Ein ausgeprägter ventrokranialer Defekt von L1 und ein stärkerer dorsolumbaler Gibbus wurden von BENSON u. Mitarb. (1979) beobachtet.

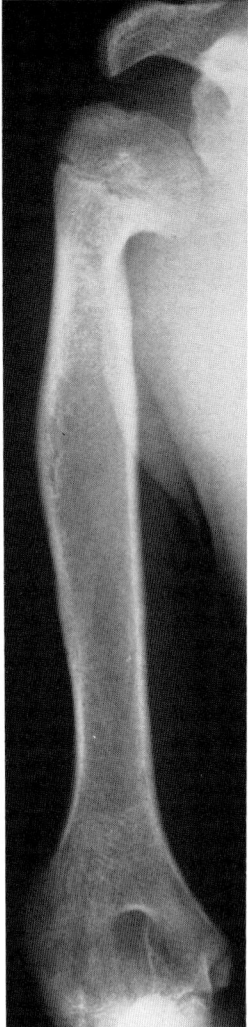
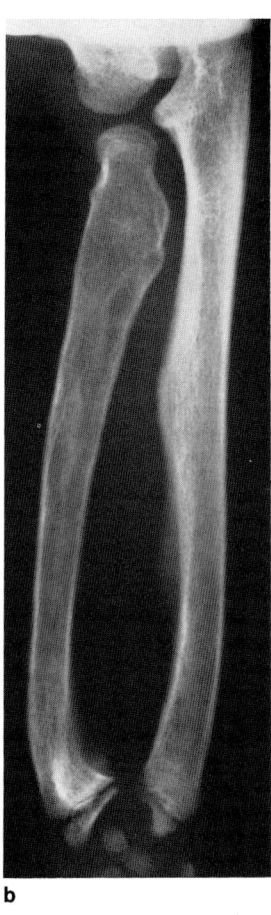

a
Abb. **19a** u. **b** Morbus Hunter, milde Form (MPS II-B). ♂, 16³/₁₂ J. Plumpe, z. T. gebogene Röhrenknochen der oberen Extremität

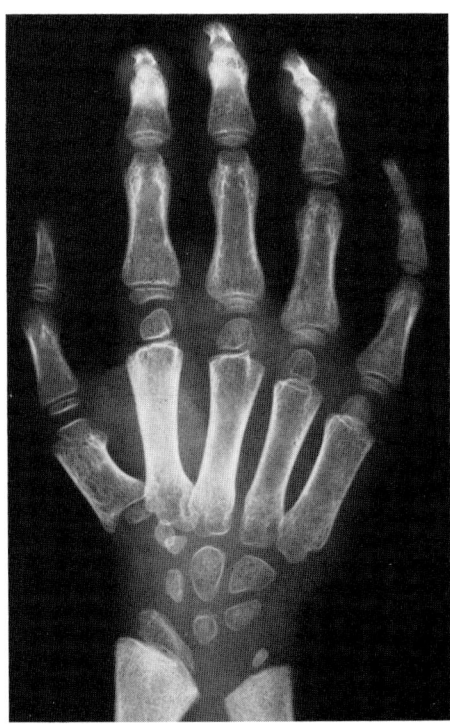

Abb. **20** Morbus Hunter, schwere Form (MPS II-A). ♂, 11 J. Leichte Veränderungen des Handskelettes: Metakarpalia etwas plump (mittlere diaphysäre Verschmälerung leicht vermindert), Phalangen unauffällig, Rückstand des Knochenalters, Dysplasie der Enden der Vorderarmknochen, Fingerkontrakturen

844 Skelettmanifestationen von Stoffwechselerkrankungen

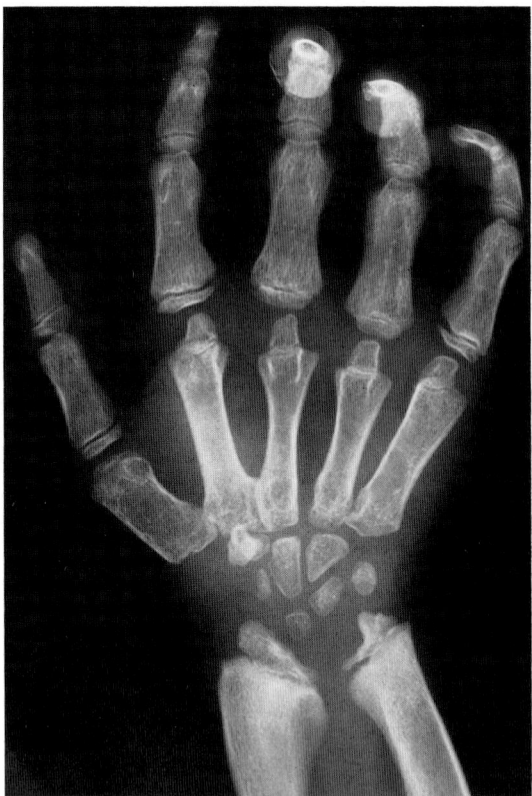

Abb. 21 Morbus Hunter, milde Form (MPS II-B). ♂, 16³/₁₂ J. Verkürzte Metakarpalia (diaphysäre Verschmälerung an den drei mittleren jedoch erhalten), plumpe Phalangen, kleine und unregelmäßige Karpalia. V-förmige Abschrägung der distalen Enden von Radius und Ulna. Starke Fingerkontrakturen

Das *Becken* zeigt bei der schweren Form nur inkonstante Veränderungen, wie etwas ausladende Alae, mangelhafte Ausbildung der normalen Verschmälerung zwischen Ala und Korpus und leichte Abflachung des Azetabulums (Abb. 17). Coxa valga ist häufig, und der Femurkopf ist manchmal etwas klein. Bei unserem Patienten mit der milden Form fielen besonders die ausladende Alae, das plumpe Korpus des Os ilium und der flache Femurkopf auf (Abb. 18). Bei einem 31jährigen Mann bestand eine Subluxation der stark abgeflachten und unregelmäßigen Femurköpfe (YOUNG u. HARPER 1979). Möglicherweise nehmen die Veränderungen am Hüftgelenk mit dem Alter zu.

Die langen Röhrenknochen der *oberen Extremitäten* sind etwas plump; diese Veränderungen können bei der milden Form mit zunehmendem Alter deutlicher werden (Abb. **19**). Die Metakarpalia sind bei der schweren Form leicht verkürzt und plump mit ungenügender Ausbildung der diaphysären Verschmälerung, dünner Kortikalis und grobmaschiger Spongiosa (Abb. **20**). Im Gegensatz zur MPS I-H sind diese Veränderungen immer geringgradig und nicht progredient. Unser 16¼jähriger Patient mit der milden Form zeigte vor allem verkürzte Metakarpalia, plumpe Phalangen und kleine, unregelmäßige Karpalia (Abb. **21**). Das Knochenalter ist bei älteren Kindern leicht verzögert. An den unteren Extremitäten werden nur geringgradige Veränderungen beobachtet. Im allgemeinen werden die Befunde bei der milden Form mit zunehmendem Alter etwas deutlicher.

Morbus Sanfilippo
(MPS III-A, III-B, III-C und III-D)

Klinik

Biochemische Untersuchungen haben gezeigt, daß dem Morbus Sanfilippo (MPS III) (HARRIS 1961, SANFILIPPO u. Mitarb. 1963) verschiedene Enzymdefekte zugrunde liegen können. Diese Erkenntnisse führten zu einer Unterteilung der MPS III in vier Formen: III-A (der zuerst beschriebene Typ), III-B (FARRIAUX u. Mitarb. 1974), III-C (BARTSOCAS u. Mitarb. 1979, ARVIDSSON u. Mitarb. 1983) und III-D (GATTI u. Mitarb. 1982, COPPA u. Mitarb. 1983) (vgl. Tab. 1).
Wegen der großen Variabilität der Ausprägung der Symptome innerhalb der einzelnen Formen ist aber eine zuverlässige klinische und röntgenologische Differenzierung nicht möglich. Der Verlauf ist im allgemeinen schwerer beim Typ A als beim Typ B. Patienten mit dem Typ C weisen ein intermediäres klinisches Bild auf; die niedrige Zahl der Fälle mit dem Typ D erlaubt noch keine Beurteilung.
Charakteristisch für die MPS III und wesentliches Unterscheidungsmerkmal gegenüber anderen MPS ist der schwere geistige Verfall bei relativ geringfügigen morphologischen Veränderungen, die noch mehr als bei der MPS II in den Hintergrund treten (Übersichtsarbeiten: MAROTEAUX u. LAMY 1964, SPRANGER u. Mitarb. 1967, RAMPINI 1969, VAN DE KAMP u. Mitarb. 1981). Die Patienten entwickeln sich normal bis zum Alter von 1½ – 3, selten sogar 8 Jahren; später tritt ein Stillstand der psychomotorischen Entwicklung auf, und nach relativ kurzer Zeit entsteht das Bild einer erethischen Oligophrenie.
Der Körperbau ist etwas plump, das Längenwachstum bis zum Alter von 10 – 12 Jahren normal; die zunächst normalen Gesichtszüge vergröbern sich im Kleinkindes- oder im Schulalter. Korneatrübungen fehlen fast immer; nur in 4 von 73 Fällen fanden sich feine, diffuse, punktförmige Einlagerungen (VAN DE KAMP u. Mitarb. 1981). Thorax und Abdomen sind in der Regel unauffällig. Eine leichte Kyphose, Skoliose oder Lordose wird nur selten beobachtet (BARTSOCAS u. Mitarb. 1979, VAN DE KAMP u. Mitarb. 1981, GATTI u. Mitarb. 1981). Die Extremitäten bleiben meist schlank, und Kontrakturen treten nicht oder nur

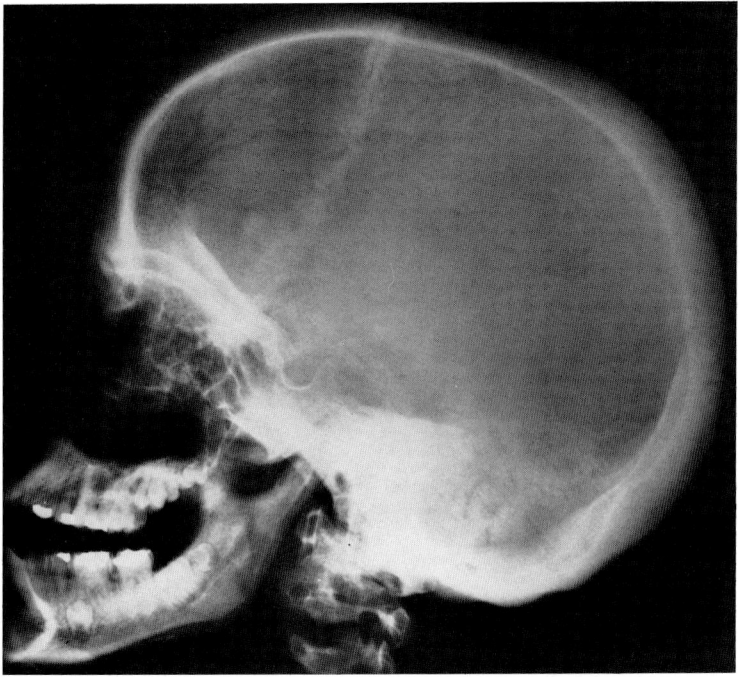

Abb. 22 Morbus Sanfilippo (MPS III). ♀, 16⁵/₁₂ J. Schädelkalotte besonders dick und dicht. Pneumatisation stark vermindert, Sinus nicht sichtbar. Sella im Bereich der Norm

in geringem Grade auf, vor allem an den Ellenbogen, Knien und Hüften. Eine Hepatomegalie wird in ca. ⅔ der Fälle gefunden, besonders bei Patienten unter 12 Jahren und eine Splenomegalie ist viel seltener.

Röntgendiagnostik

Bei der MPS III sind die Manifestationen der Dysostosis multiplex noch weniger ausgeprägt als bei der MPS II, und die Differentialdiagnose muß häufig in erster Linie gegenüber dem Normalen gestellt werden (LANGER 1964). Außerdem weisen die röntgenologischen Befunde keine Progredienz auf, und in einzelnen Fällen bilden sie sich sogar mit zunehmendem Alter teilweise zurück.

Charakteristisch ist die Verdickung und Verdichtung der *Schädelkalotte* (Abb. 22). Die Schädelkonfiguration und die Sella sind in der Regel unauffällig. Nebenhöhlen wenig oder gar nicht ausgebildet; gelegentlich Abflachung des Condylus mandibulae. Rippen und Klavikula wie bei der MPS II (Abb. 23). Ein wichtiges Zeichen ist das Fortbestehen der infantilen Eiform – vor allem der unteren *Brustwirbelkörper* – über das 2. Lebensjahr hinaus (Abb. 24). L 1 und L 2 sind manchmal angedeutet hakenförmig. Selten werden unregelmäßige Abschlußplatten oder kleine Wirbelkörper erwähnt. Eine Patientin mit dem Typ III-D wies eine leichte Hypoplasie des Dens epistrophei auf (GATTI u. Mitarb. 1982). Am Becken (Abb. 25)

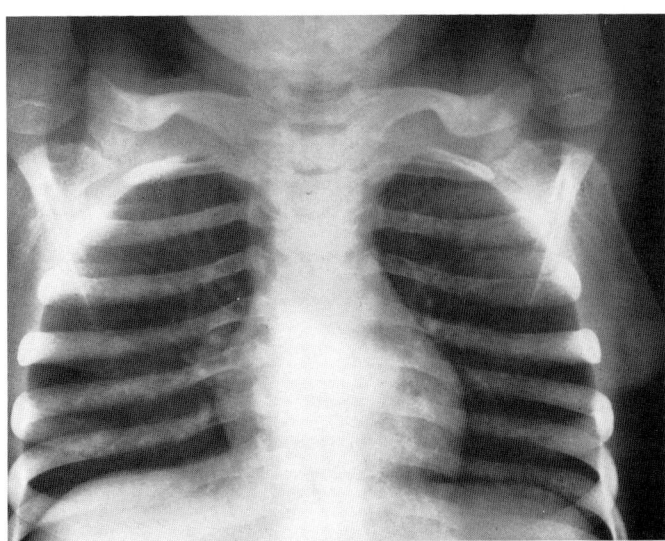

Abb. 23 Morbus Sanfilippo (MPS III). ♀, 6¹/₁₂ J. Klavikulae und Skapulae etwas plump. Rippen fast horizontal verlaufend mit Verbreiterung ihrer vorderen Anteile

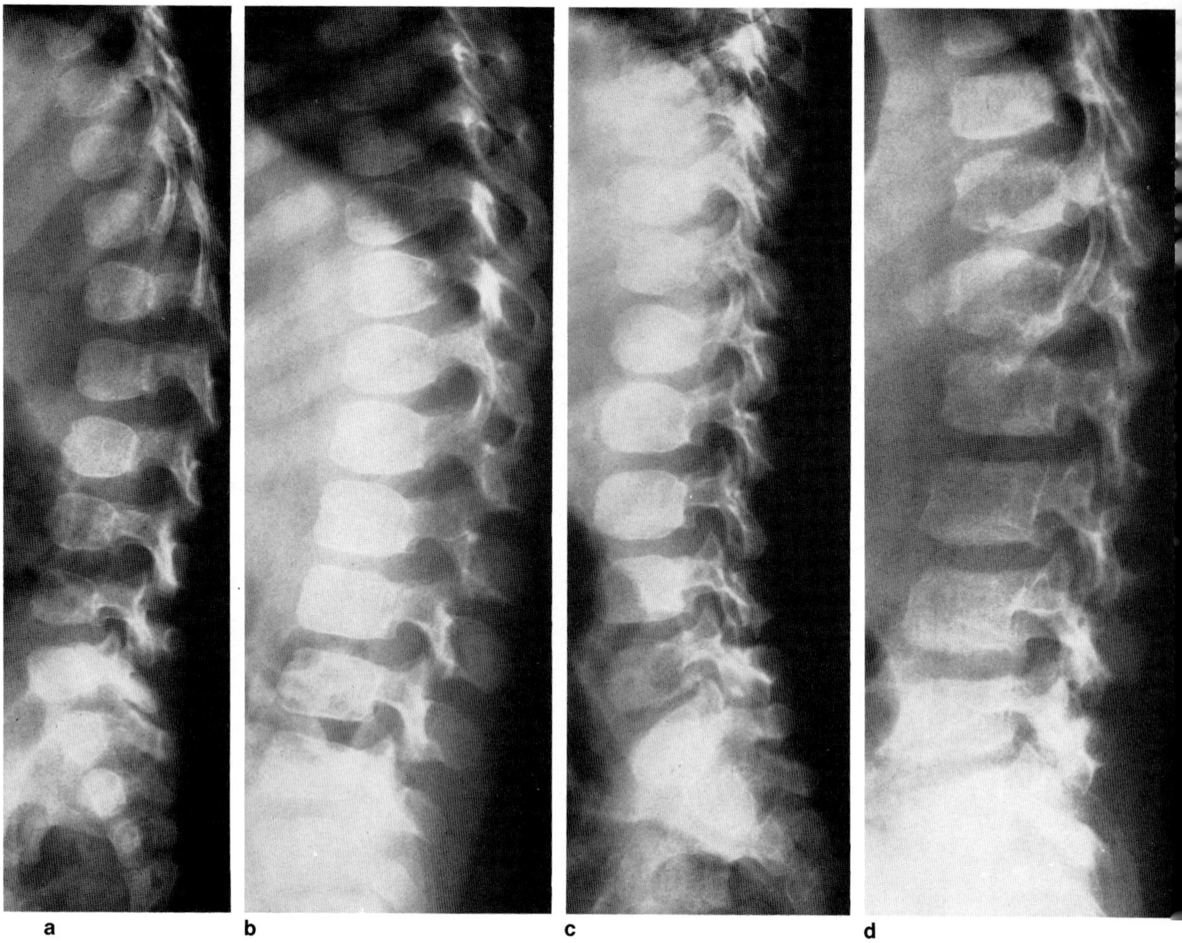

Abb. 24 a–d Morbus Sanfilippo (MPS III). Bei den jüngeren Patienten (**a** 2¹/₂ J., **b** 5 J., **c** 5⁸/₁₂ J.) ovoide Wirbelkörper, vor allem thorakal, und keine eindeutigen Hakenwirbel. Beim älteren Patienten (**d** 16¹/₂ J.) grob viereckige Lendenwirbel mit etwas unregelmäßigen Konturen. Keine nennenswerte Progredienz der Veränderungen

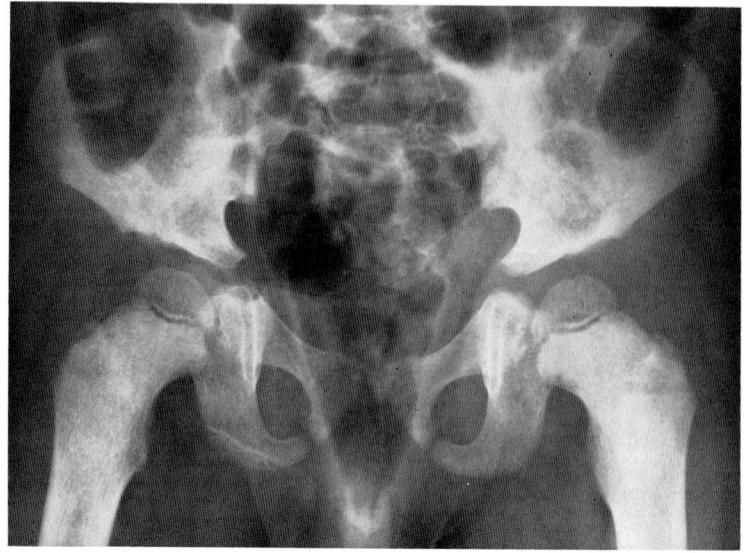

Abb. 25 Morbus Sanfilippo (MPS III). ♂, 5⁸/₁₂ J. Charakteristische, stark ausladende und eher niedrige Alae. Korpus kurz. Azetabulum flach. Femurkopf etwas klein. Coxa valga

Abb. **26a** u. **b** Morbus Sanfilippo (MPS III). Die Veränderungen am Handskelett sind nur angedeutet und weisen keine Progredienz auf. Keine Fingerkontraktur (**a** $8^{1}/_{12}$ J., **b** $16^{11}/_{12}$ J.)

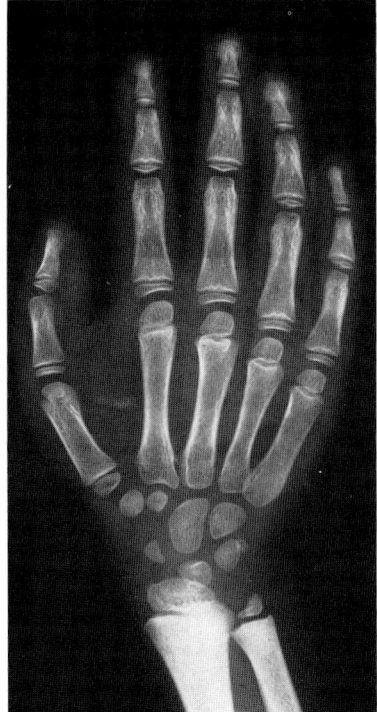
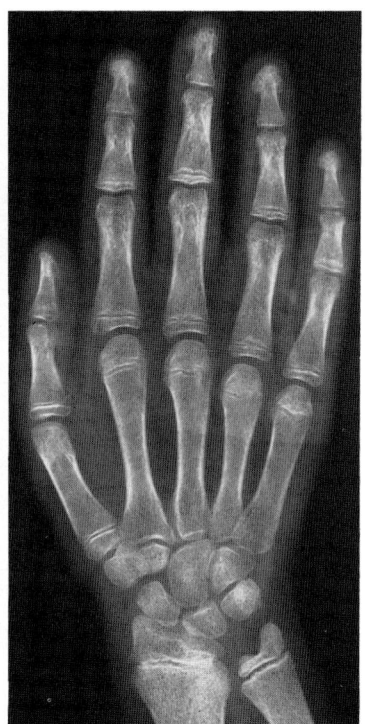

a   b

finden sich niedrige und vermehrt ausladende Alae mit verstrichener Verschmälerung des Überganges zum Corpus ossis ilium. Das Azetabulum ist leicht abgeflacht und seine lateralen Abschnitte oft hypoplastisch. Femurkopf etwas klein und flach, besonders medial. Gelegentlich ist das Becken unauffällig.

Die langen Röhrenknochen der oberen Extremitäten können etwas plump sein. Die *Metakarpalia* sind manchmal normal oder fast normal (Abb. 26); häufig erscheinen sie aber etwas plump. Ähnliche, aber noch weniger deutliche Befunde an den Phalangen. Ein Rückgang der abnormen Handbefunde ist auch beobachtet worden. Die Veränderungen an den unteren Extremitäten sind sehr gering. Bei zwei Schwestern mit Typ III-C fanden sich keine röntgenologischen Veränderungen (UVEBRANT 1985).

Morbus Morquio (MPS IV-A, IV-B und IV-C)

Klinik

Der Morbus Morquio (MORQUIO 1929, 1935, BRAILSFORD 1929, 1952) weist besondere klinische und röntgenologische Merkmale auf und muß differentialdiagnostisch vor allem gegenüber den Knochendysplasien mit Platy- oder Anisospondylie abgegrenzt werden (SPRANGER u. SCHUSTER 1969). Biochemisch und z.T. auch klinisch lassen sich heute drei Formen unterscheiden (Tab. **1**):
1. die klassische, seit langem bekannte Form (MPS IV-A), welche – mit wenigen Ausnahmen (BECK u. Mitarb. 1986) – durch einen schweren Verlauf charakterisiert ist;
2. eine erst vor 10 Jahren beschriebene, seltenere und mildere Form (MPS IV-B) (O'BRIEN u. Mitarb. 1976, SPRANGER 1977, TROJAK u. Mitarb. 1980, HOLZGREVE u. Mitarb. 1981, GUIBAUD u. Mitarb. 1983, VAN GEMUND u. Mitarb. 1983);
3. einige Einzelfälle, bei welchen bis jetzt kein Enzymmangel nachgewiesen werden konnte (MPS IV-C) (MAROTEAUX u. Mitarb. 1982).

Bei der klassischen Form (MPS IV-A) werden deutliche Abnormitäten im allgemeinen erst im 2. Lebensjahr manifest. Die Patienten erreichen in der Regel das Erwachsenenalter, und ihre geistige Entwicklung ist meist normal.

Bei voll ausgebildetem klinischem Bild ist der Aspekt der Patienten recht charakteristisch: Hyperextension des Kopfes, verstärkte Entwicklung der unteren Gesichtshälfte mit mäßiger Protrusion der Mandibula (keine gargoylartige Physiognomie), kleine Zähne mit Schmelzdefekten, feine Korneatrübungen, verkürzter Hals, Protrusion des Sternums, Wirbelsäulenkleinwuchs, starke, meist rundbogige Kyphose an den unteren dorsalen oder dorsolumbalen Abschnitten, leichte Neigung des Rumpfes nach vorn, mäßige Flexion der Hüften und der Knie. Die Erwachsenengröße beträgt 95 – 105 cm. Die Extremitäten sind relativ lang; die Ellenbogen, Handgelenke, oft auch die Knie- und Sprunggelenke sind aufgetrieben. Hände kurz und

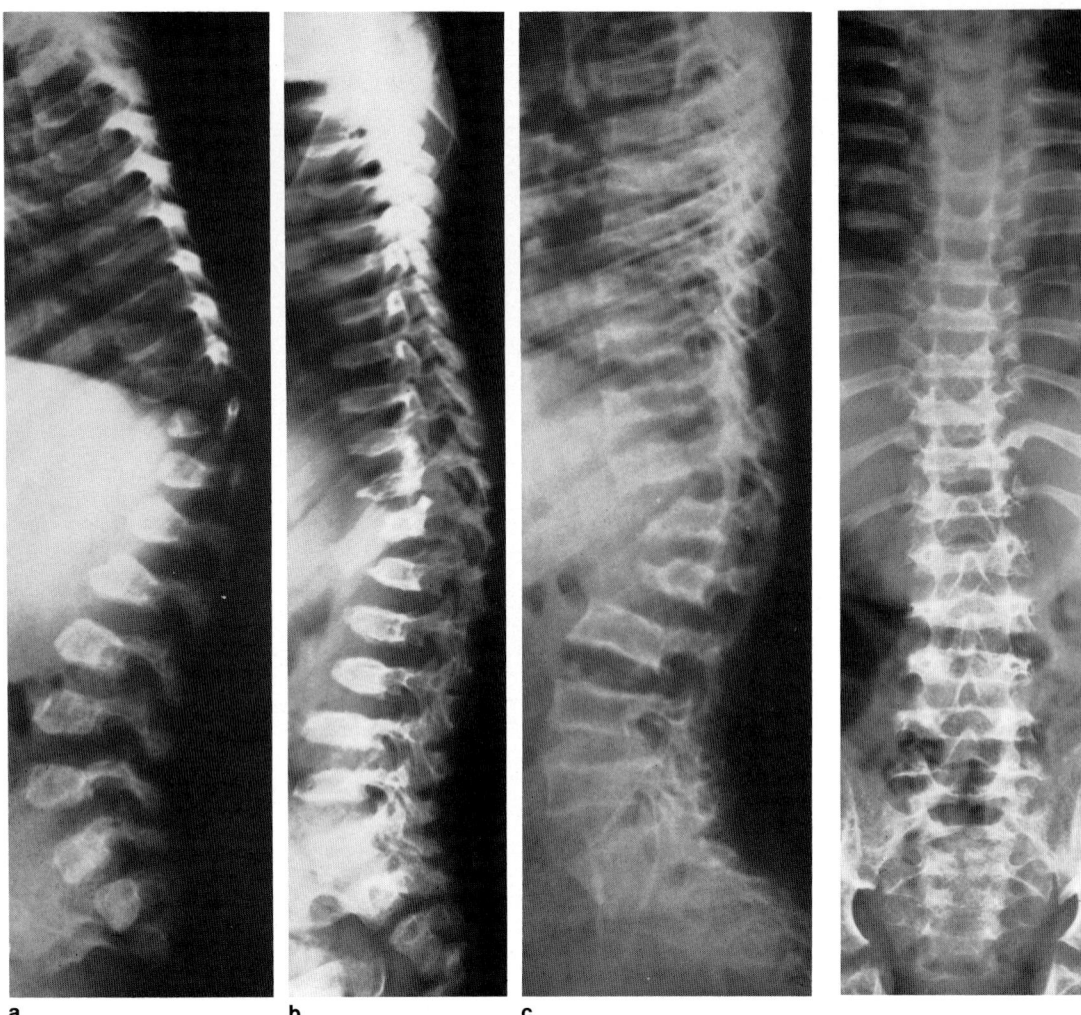

Abb. 27 a–c Morbus Morquio (MPS IV-A). Beim jüngeren Patienten (**a** 2 J.) z. T. noch ovoide Form der Wirbelkörper, später Platyspondylie und verbreiterte Zwischenwirbelräume. Mit 7 Jahren (**b**) vordere zentrale zungenartige Deformierung mehrerer Wirbel. Persistierender ventrokranialer Ossifikationsdefekt, Hypoplasie und Dorsalverschiebung einzelner Wirbelkörper (**b** 7 J. u. **c** 16 J.)

Abb. 28 Morbus Morquio (MPS IV-A). ♂, 7 J. Die Platyspondylie ist besonders deutlich in der a.-p. Aufnahme

plump, manchmal ulnarwärts geneigt und bajonettartig verschoben. Schwere Genua valga; oft watschelnder Gang. Die Schultern, Hüften und Knie zeigen eine leichtere Einschränkung ihrer Beweglichkeit, die anderen Gelenke dagegen eine ausgesprochene Schlaffheit mit Hypermobilität. Eine Aorteninsuffizienz scheint häufig vorzukommen. Gelegentlich Hepatomegalie, Splenomegalie seltener. In zahlreichen Fällen entwickelte sich eine kompressive Myelopathie (s. S. 863).

Die milde Form (MPS IV-B) – soweit aufgrund der wenigen bis jetzt bekanntgewordenen Fälle beurteilbar – ist im allgemeinen durch einen späteren Beginn der Symptome und durch ein insgesamt leichteres klinisches Bild charakterisiert. Allerdings begegnet man einzelnen Patienten mit deutlichen Symptomen an der Wirbelsäule oder an den Hüften (VAN GEMUND u. Mitarb. 1983). Die 2 Fälle mit MPS IV-C weisen mäßig ausgeprägte Symptome auf.

Röntgendiagnostik

Das röntgenologische Bild der MPS IV wurde 1963 von MAROTEAUX u. Mitarb. und 1966 von LANGER u. CAREY umfassend dargestellt. Im Vordergrund stehen spondyloepiphysäre Veränderungen, während Befunde vom Typ der Dysostosis multiplex nur an einzelnen Skeletteilen oder bei jüngeren Patienten erkennbar sind.

Schädel, Klavikula und *Skapula* sind in der Regel unauffällig. Die Rippen sind in ihren vorderen zwei Dritteln ruderblattförmig und stehen abnorm dicht. Das Sternum zeigt eine progressive Protrusion und Verdickung.

Abb. 29a–d Morbus Morquio (MPS IV-A). Röntgenbilder von verschiedenen Patienten. Die zunächst etwas rundlichen und ausladenden Alae werden später fast quadratisch. Das Azetabulum ist mangelhaft ausgebildet, flach und unregelmäßig abgegrenzt. Progrediente Zersplitterung der Femurköpfe bis zum vollkommenen Schwinden. Coxa valga (**a** 2 J., **b** 4 J., **c** 7 J., **d** 11 J.)

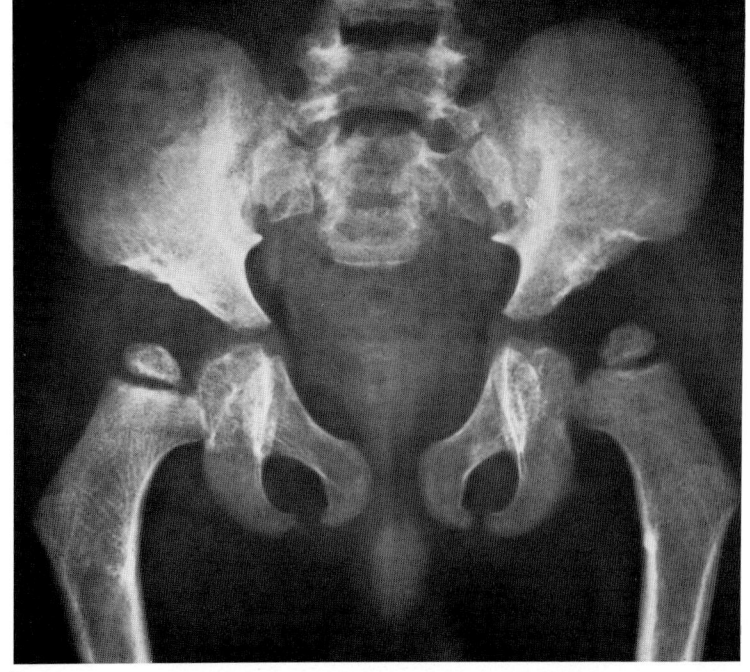

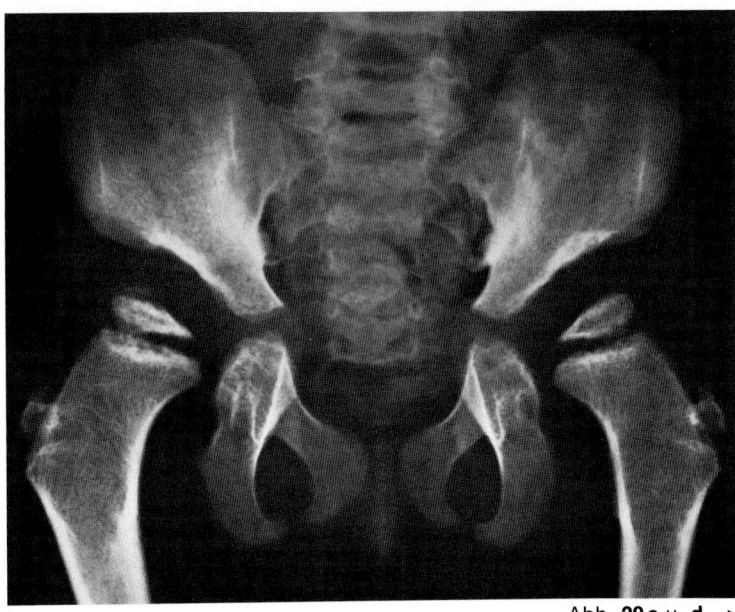

Abb. 29c u. d ▶

Die Befunde am Atlas und am Dens epistrophei werden später beschrieben (vgl. kompressive Myelopathie, S. 863). Während der ersten 2 Lebensjahre gleichen die Veränderungen der *Wirbelkörper* denjenigen der MPS I-H. Sie sind ovoid und zeigen vor allem am dorsolumbalen Übergang einen ventrokranialen Ossifikationsdefekt auf (Abb. 27). Einer dieser Wirbel erscheint zudem hypoplastisch und leicht dorsal verschoben. Später entwickelt sich die charakteristische, jedoch nicht pathognomonische *Platyspondylie* (Vertebra plana), die an der thorakalen Wirbelsäule besonders ausgeprägt ist (Abb. 27 u. 28). Die befallenen Wirbelkörper zeigen eine vordere zentrale zungenartige Deformierung; wegen der starken Verzögerung der Ossifikation des epiphysären Randes (SCHORR u. LEGUM 1977) bleibt die Hakenform am dorsolumbalen Übergang noch erhalten, und es entwickelt sich eine starke Kyphose. Die Zwischenwirbelräume werden auffallend hoch. Beim Erwachsenen nehmen die Wirbelkörper die Form eines stark abgeflachten Viereckes an.

Die Befunde am *Becken* verändern sich in charakteristischer Weise mit zunehmendem Alter

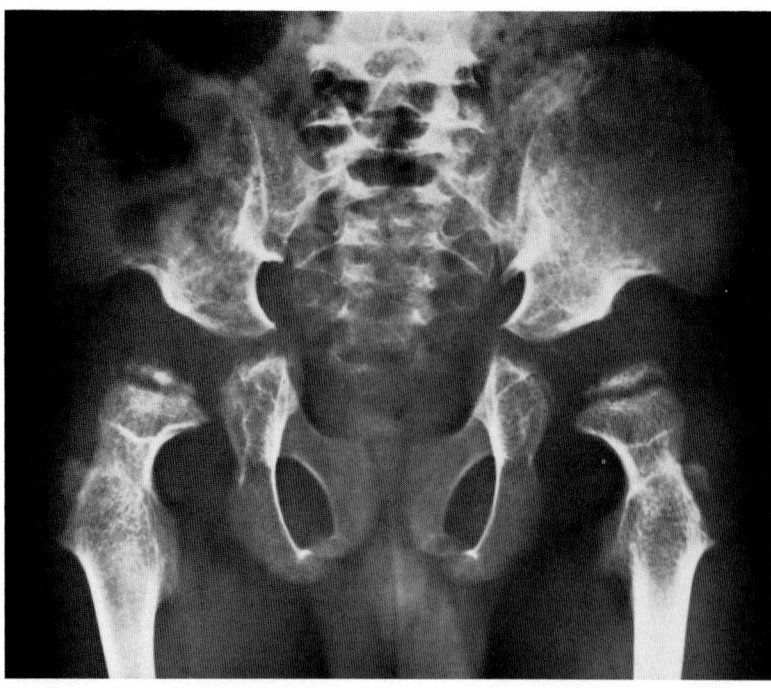

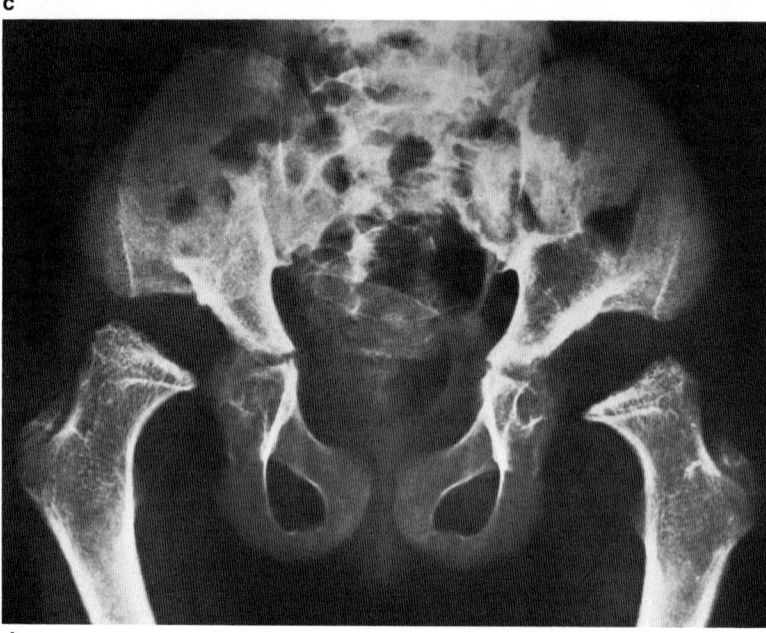

Abb. 29c u. d

(Abb. 29). Die Alae sind etwas ausladend, und ihre laterale Begrenzung verläuft beim älteren Kind fast parallel zur Körperachse (im Röntgenbild erscheint sie fast vertikal), um bei der Spina iliaca anterior fast horizontal in die laterale Kontur des hypoplastischen, schmalen und eher langen Korpus und häufig dann breitbogig direkt in das abgeflachte Azetabulum überzugehen. Der Ilium- und der Azetabulumwinkel sind vergrößert. Die Konturen des langgezogenen und verengten kleinen Beckens wurden mit denjenigen eines Weinglases verglichen (RUBIN 1964). Das Azetabulum ist breit, unregelmäßig ossifiziert und seine laterale Abgrenzung unscharf. Der zunächst normale *Femurkopf* flacht sich schon im frühen Kleinkindesalter medial ab, versplittert sich mit 3½–6 Jahren (LANGER U. CAREY 1966) und verschwindet später vollkommen. Progrediente Coxa valga mit Verkürzung und Verbreiterung des Femurhalses sind ein konstantes Merkmal; seltener Subluxation und Bildung eines Neoazetabulums (MAROTEAUX u. Mitarb. 1963).

Die *langen Röhrenknochen* der oberen Extremitäten sind etwas plump, mangelhaft tubuliert, und ihre Epiphysen unregelmäßig und deformiert (Abb. 30). Der Humerushals winkelt sich progredient nach dorsal ab. Ein wichtiges Symptom ist die starke Abschrägung der distalen Enden der Vorderarmknochen (Abb. 30). Die Ulna ist stärker verkürzt als der Radius; die proximalen Enden beider Knochen sind verbreitert.

Die Veränderungen am *Handskelett* sind charakteristisch (Abb. 31). Die diaphysäre Verschmälerung der Metakarpalia ist beim Kleinkind etwas verstrichen, später jedoch gut ausgebildet oder normal. Die Verkürzung dieser Knochen ist hochgradig und stärker als bei den anderen MPS. Die proximalen Enden spitzen sich zu, und die distalen verbreitern sich; ihre Epiphysen erscheinen klein, quadratisch oder trapezoid. Auch die Phalangen sind etwas verkürzt. Die Karpalia treten anfänglich altersgerecht auf, zeigen später einen immer stärkeren Rückstand an Zahl und Größe und bleiben klein, deformiert und unregelmäßig begrenzt. Die Veränderungen an den unteren Extremitäten sind leichteren Grades. Die knienahen Femur- und Tibiametaphysen sind beim älteren Kind breit. Das Höhenwachstum der lateralen Abschnitte der distalen Femurepiphysen ist mangelhaft, und die Epiphysenfugen sind etwas abgeschrägt. Die Gelenkspalten der Schulter, Knie und Hüften sind verbreitert.

Bei einem Patienten mit zusätzlichem Neuraminidasemangel fanden sich identische röntgenologische Befunde (GLÖSSL u. Mitarb. 1984).

Die röntgenologischen Veränderungen der MPS IV-B entsprechen denjenigen der MPS IV-A, sind aber in der Regel leichteren Grades (HOLZGREVE u. Mitarb. 1981, GUIBAUD u. Mitarb. 1983). Bei einigen Patienten mit MPS IV-B (TROJAK u. Mitarb. 1980, VAN GEMUND u. Mitarb. 1983, FASCHINGER U. SCHMIDBERGER 1985), wie auch bei den 2 Kindern mit MPS IV-C (MAROTEAUX u. Mitarb. 1982), waren die radiologischen Befunde nicht an allen Skelettsegmenten gleich stark ausgeprägt.

Morbus Maroteaux-Lamy (MPS VI-A und MPS VI-B)

Klinik

Das klinische Bild des Morbus Maroteaux-Lamy (MARIE u. Mitarb. 1961, MAROTEAUX u. Mitarb. 1963) ist demjenigen der MPS I-H sehr ähnlich. Die wichtigsten Unterscheidungsmerkmale sind: normale oder annähernd normale Intelligenz, langsamere Progredienz und günstigere Prognose quo ad vitam. Die Kranken erreichen oft das Erwachsenenalter; der Tod ist fast immer auf eine progressive Herzinsuffizienz oder eine Pneumonie zurückzuführen. Bei den Patienten mit MPS VI finden sich ziemlich starke Unterschiede in der

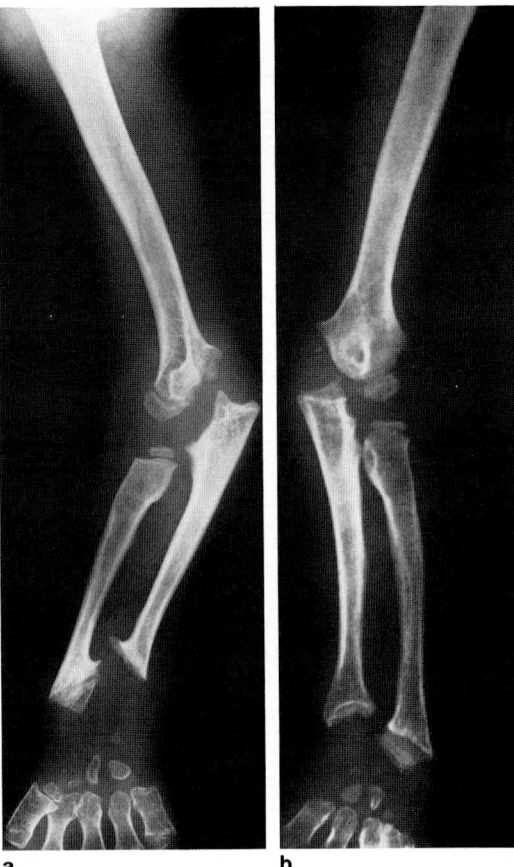

a **b**
Abb. 30 a u. b Morbus Morquio (MPS IV-A). Vorderarmknochen verkürzt und plump (vor allem Humerus). Ulna kürzer als der Radius. Starke V-förmige Dysplasie der distalen Enden der Unterarmknochen (a 7 J., b 8 J.). (Diese Abbildung und z. T. die Abb. **27, 29** u. **31** verdanke ich Dr. *P. Maroteaux*, Paris)

Ausprägung der klinischen und röntgenologischen Symptome (RAMPINI u. MAROTEAUX 1966), was die Unterteilung der MPS VI in eine schwere (MPS VI-A) und in eine milde Form (MPS VI-B) veranlaßte (SPRANGER u. Mitarb. 1970, DI FERRANTE u. Mitarb. 1974, QUIGLEY u. KENYON 1974). Eine weitere Form (intermedia) wurde auch vermutet (McKUSICK 1978 – vgl. Übersichtsarbeiten).

Junge Patienten mit der milden Form (MPS VI-B) sind oft schlank, und eine Verplumpung des Körperbaues kann erst nach der Pubertät auftreten. Die Größe beträgt 100–110 cm mit 14–18 Jahren bei der schweren Form (MPS VI-A) und 120–140 cm oder mehr bei Erwachsenen mit der milden Form. Die Physiognomie ist im Kleinkindesalter und Schulalter nur leicht verändert; mit der Zeit treten aber meist schwere gargoylartige Veränderungen der Gesichtszüge auf. Korneatrübungen finden sich immer und sind progredient. Eine Kyphose ist weniger konstant als bei der MPS I-H, häufiger bei der schweren als bei der milden Form,

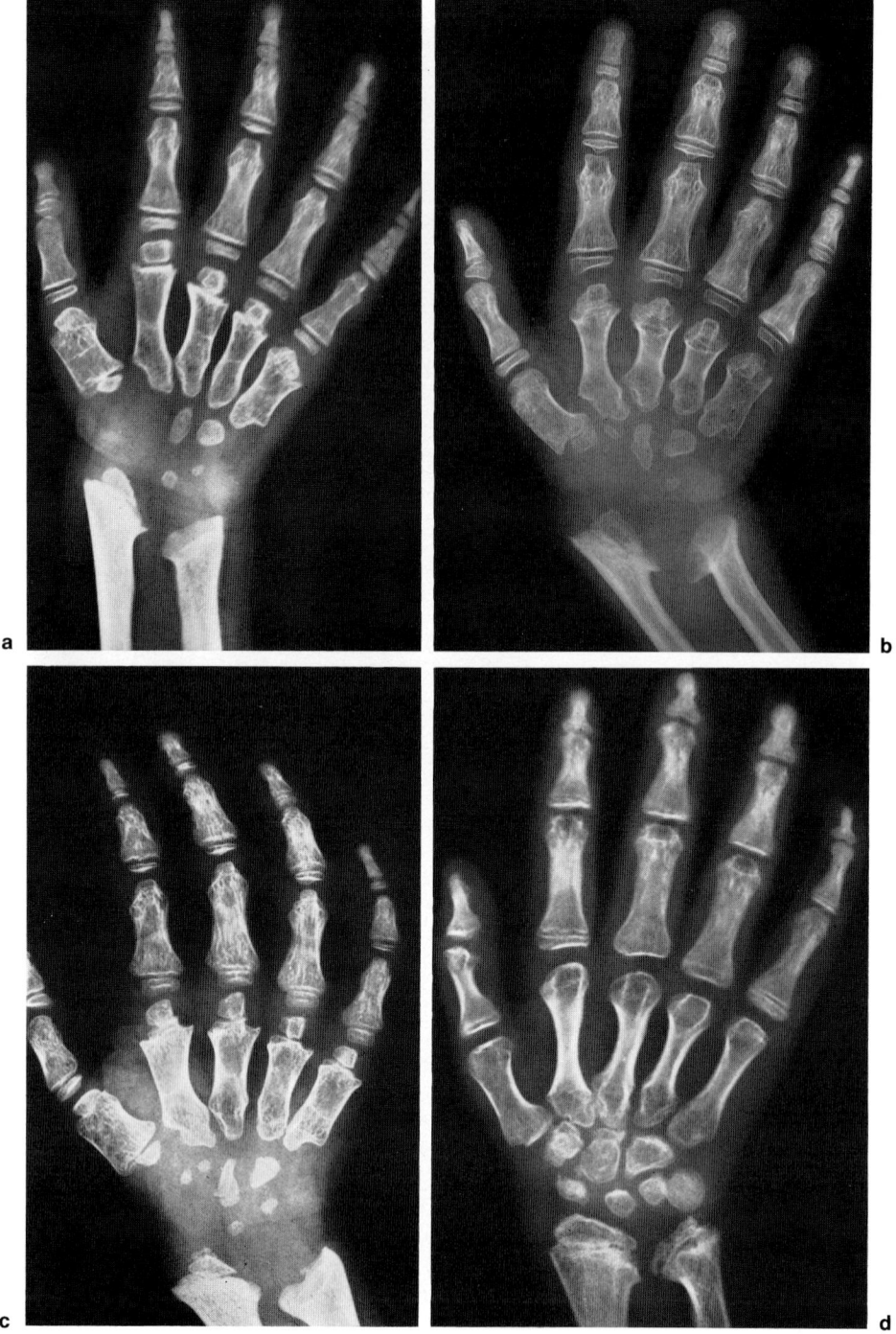

Abb. 31 a–d   Morbus Morquio (MPS IV-A). Röntgenbilder verschiedener Patienten. Verkürzte Metakarpalia mit erhaltener diaphysärer Verschmälerung, proximaler Zuspitzung, distaler Verbreiterung und kleinen Epiphysen. Karpalia klein und unregelmäßig. Dysplasie der distalen Enden des Radius und der Ulna (**a** 5 J., **b** 7 J., **c** 8 J., **d** 16 J.)

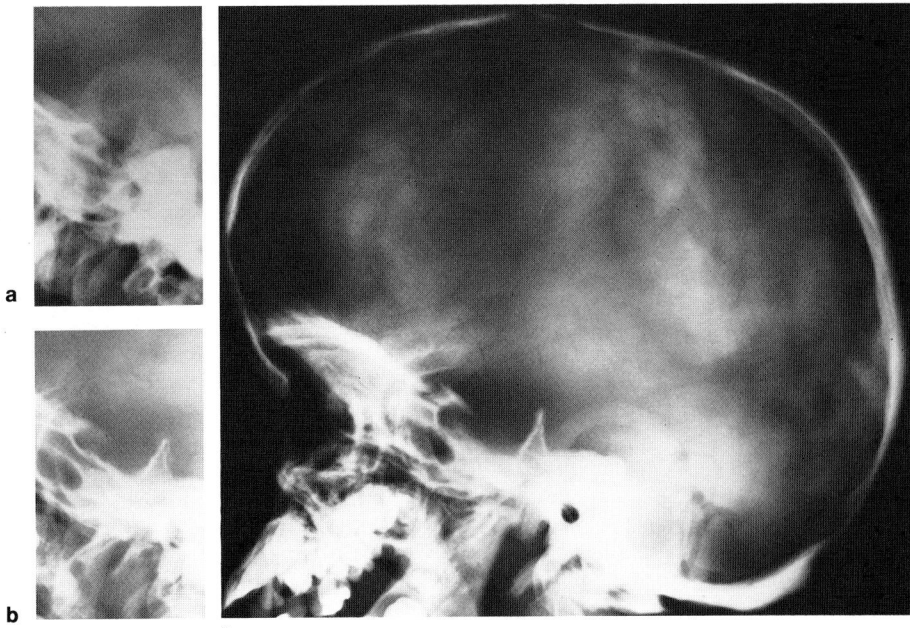

Abb. 32a–c Morbus Maroteaux-Lamy, schwere Form (MPS VI-A). Großer skaphozephaler Schädel, Kalotte unauffällig. Pneumatisation vermindert, progrediente Abflachung des Tuberculum sellae und Vergrößerung des Sulcus chiasmaticus. Im wesentlichen Befunde wie bei der MPS I-H (**a** $6^{10}/_{12}$ J., **b** $7^{1}/_{2}$ J., **c** $9^{2}/_{12}$ J.)

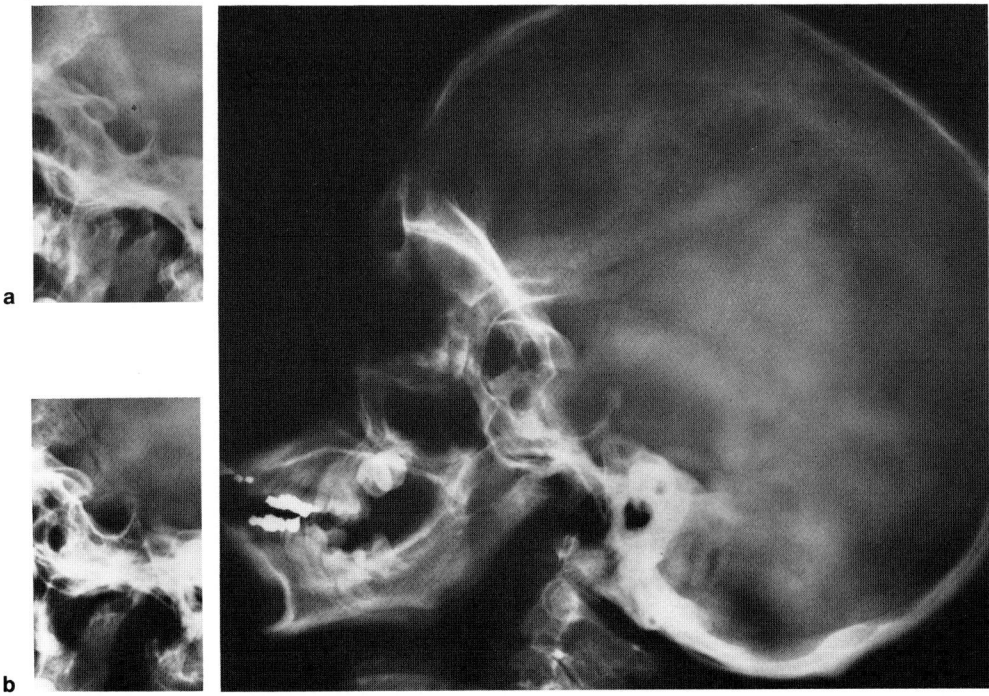

Abb. 33a–c Morbus Maroteaux-Lamy, milde Form (MPS VI-B). Großer, normal konfigurierter Kopf, Kalotte eher dünn. Sinus frontalis sichtbar, im Gegensatz zur schweren Form. Progrediente Ausweitung der Fossa pituitaria. Abflachung des Condylus mandibulae (**a** $9^{1}/_{12}$ J., **b** $13^{8}/_{12}$ J., **c** $23^{8}/_{12}$ J.)

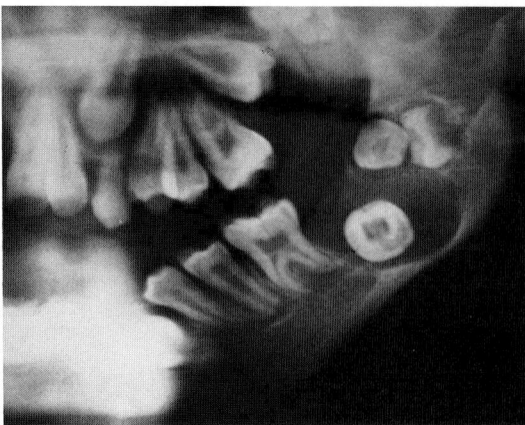

Abb. 34 Morbus Maroteaux-Lamy, schwere Form (MPS VI-A). ♀, 11¹/₁₂ J. Zahnfollikelzyste (Diese Abbildung verdanke ich der kieferchirurgischen Station des zahnärztlichen Institutes der Universität Zürich). Erfolgreiche Operation

Röntgendiagnostik

Die radiologischen Befunde sind bei der schweren Form (MPS VI-A) denjenigen der MPS I-H sehr ähnlich oder identisch und bei der milden Form (MPS VI-B) viel weniger ausgeprägt. Man begegnet aber zahlreichen Fällen, welche Veränderungen unterschiedlichen Schweregrades an den verschiedenen Skelettabschnitten aufweisen.

Der *Schädel* ist nur in wenigen Fällen mäßig vergrößert (Abb. 32); die Kalotte ist meistens normal dick. Manchmal frühzeitige Synostose der Sagittalnaht und verstärkte Impressiones digitatae. Die Pneumatisation ist vermindert; bei der milden Form findet sich aber gelegentlich ein kleiner Sinus frontalis (Abb. 33). Die Sella zeigt bei allen Fällen, nach den ersten Lebensjahren, schwere und stark progrediente Veränderungen (wie bei der MPS I-H), was die Bildung von Arachnoidalzysten vermuten läßt (Abb. 32 u. 33). Eine in der Pneumoenzephalographie mit Luft gut gefüllte, weite, leere Sella wurde von MÜHLENDAHL u. BRADAČ 1975 beschrieben. Prognathie, Zahnfollikelzysten (Abb. 34), (ROBERTS u. Mitarb 1984). Hypoplasie des R. und des Condylus mandibulae sind inkonstante Befunde. Die *Klavikulae* sind plump, die Skapulae klein (selten zystenartige Aufhellungen), die distalen zwei Drittel der Rippen regelmäßig verbreitert.

meistens nur mäßig ausgeprägt und kann mit der Zeit an Schwere abnehmen. Die Veränderungen an den Extremitäten entsprechen denjenigen der MPS I-H. Meist Hepatosplenomegalie (besonders bei der schweren Form) und häufig Herzgeräusche.

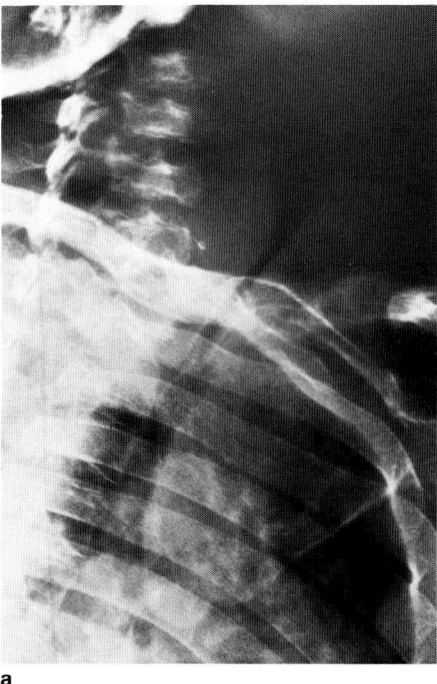
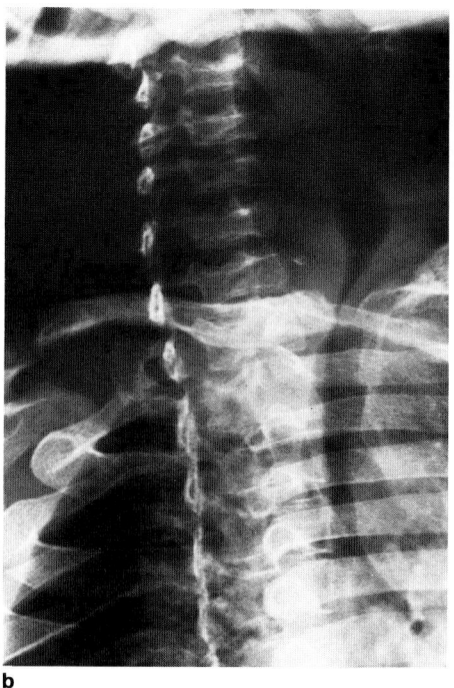

a b
Abb. 35a u. b   Morbus Maroteaux-Lamy, schwere Form (MPS VI-A). ♂, 26 J. Rechte vordere Schrägprojektion des Thorax
a In Extension des Kopfes ausgeprägte Einengung der Trachea auf der Höhe von C7 bis mindestens Th 2
b Bei gerader HWS (stärkere Flexion des Kopfes nicht möglich) Trachea noch stärker eingeengt, filiform, vor allem auf der Höhe von C7

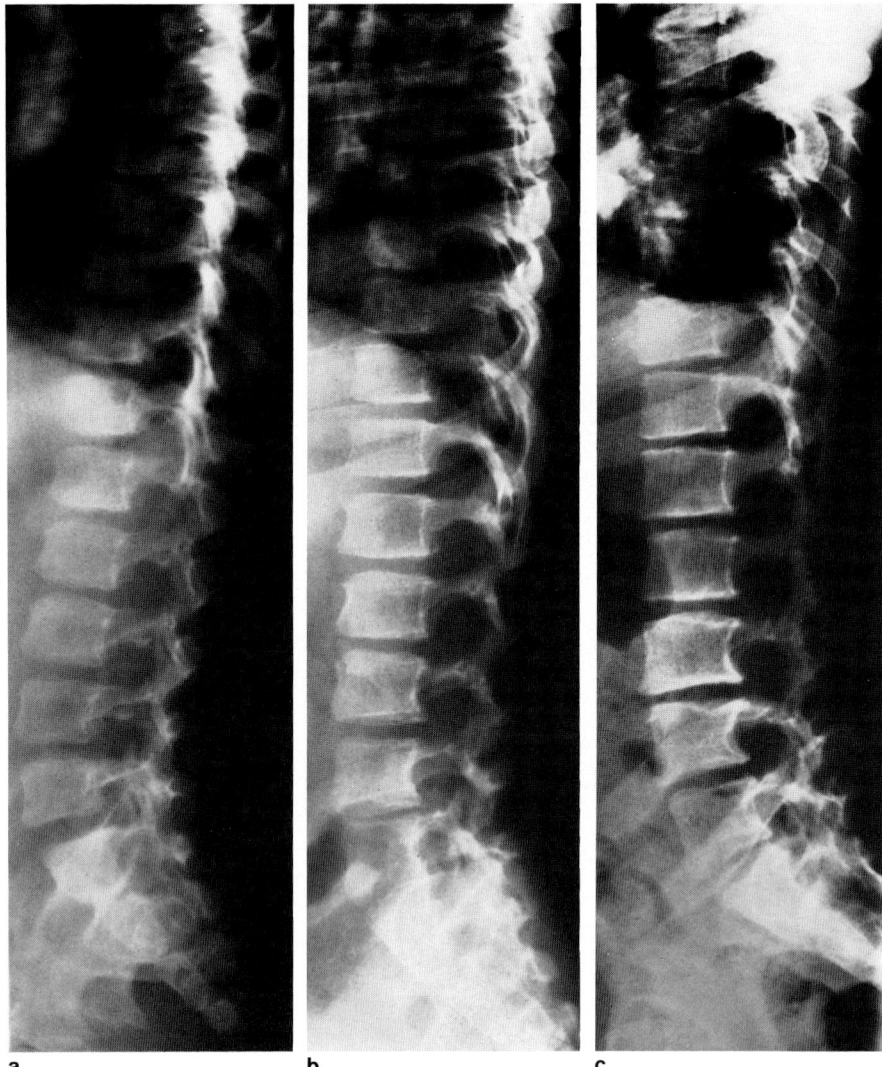

a b c
Abb. 36a-c Morbus Maroteaux-Lamy, milde Form (MPS VI-B). Insgesamt nur sehr leichte Veränderungen: Wirbelkörper etwas klein und flach, hintere Kontur der letzten Lendenwirbel konkav. Fehlen der physiologischen Lendenlordose, keine Kyphose. Keine Progredienz (**a** $9^{1}/_{12}$ J., **b** $13^{8}/_{12}$ J., **c** $26^{11}/_{12}$ J.)

Bei älteren Patienten kann das Lumen der Trachea durch progrediente, speicherungsbedingte Veränderungen der Wand beträchtlich eingeengt werden. Einer unserer Patienten wies eine langgezogene, schwere Trachealstenose auf (Abb. **35**), welche einen inspiratorischen und exspiratorischen Stridor und bei der Flexion des Kopfes auch eine Dyspnoe verursachte. Ähnliche Befunde wurden bei anderen Fällen mit verschiedenen MPS beschrieben und können die Intubation erschweren oder sogar verunmöglichen (Lit. in RAMPINI u. Mitarb. 1986). Die meisten Patienten mit der milden Form weisen keine oder nur geringgradige, mit der Zeit kaum zunehmende Veränderungen an der *Wirbelsäule* auf (Abb. **36**).

Gelegentlich zeigen die zervikalen Wirbelkörper eine leichte ventrale Zuspitzung, die thorakalen eine ähnliche Deformierung oder eine ovoide Kontur und die lumbalen eine mäßige Platyspondylie (PATERSON u. Mitarb. 1982). Dagegen sind die Befunde bei der schweren Form in der Regel eindeutig, stark progredient und grundsätzlich vom Hurler-Typ (Abb. **37**). Nur selten finden sich etwas abgeflachte Wirbelkörper, eine stärkere Hypoplasie und Dorsalverschiebung einzelner Wirbel sowie leicht vergrößerte Zwischenwirbelscheiben. Eine manchmal außerordentlich ausgeprägte hakenförmige Dysplasie von L1 oder L2 ist ein praktisch konstanter Befund.

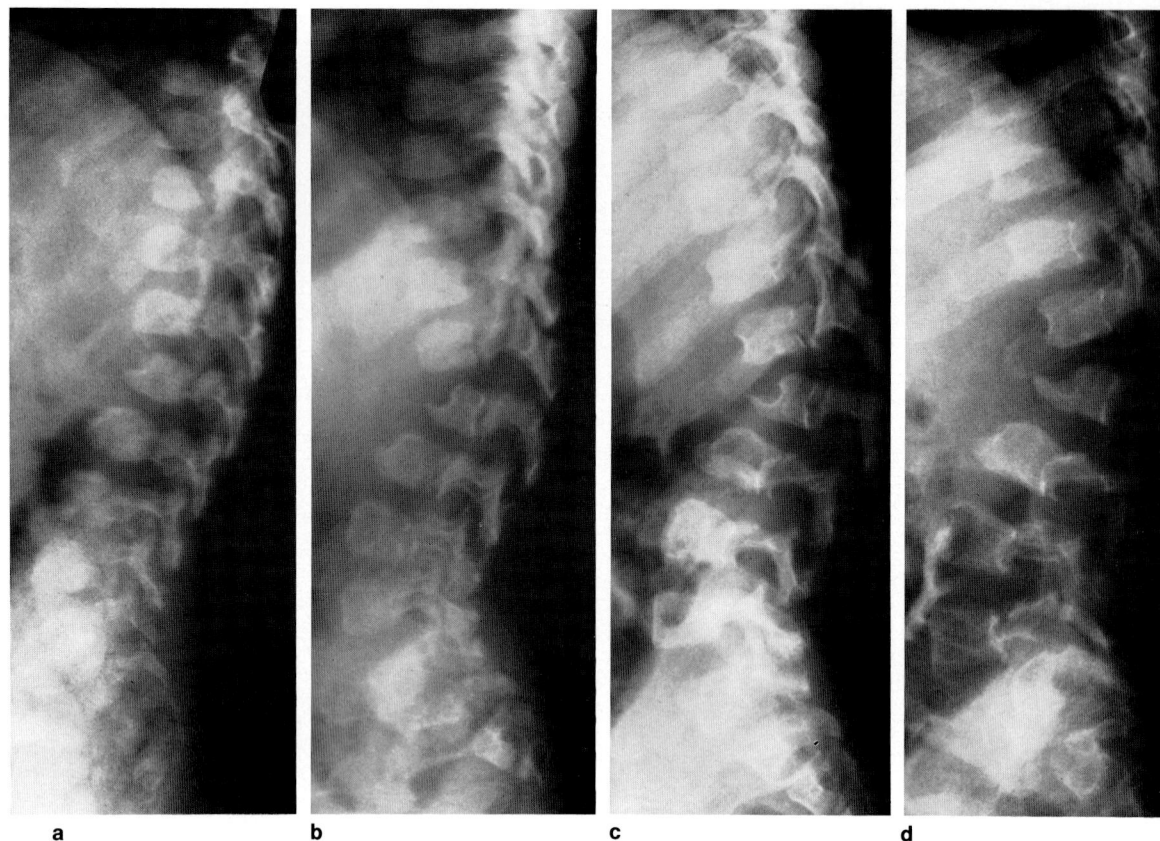

Abb. 37 a–d Morbus Maroteaux-Lamy, schwere Form (MPS VI-A). Deutliche lumbale Kyphose. Schwere Deformierung von L2 und weniger von L3. Eindrückliche Progredienz der Veränderungen. Insgesamt Befunde vom klassischen Hurler-Typ (**a** $1^{1}/_{12}$ J., **b** $3^{2}/_{12}$ J., **c** $6^{7}/_{12}$ J., **d** $12^{1}/_{12}$ J.)

Abb. 38 bis 42 ▶

Bei der schweren Form finden sich am *Becken* (Abb. 38) fast immer ausladende, eher niedrige und fast quadratische Alae. Wie bei der MPS I-H mit der Zeit zunehmende Einengung am Übergang von der Ala zum Korpus, das auffallend schlank werden kann. Azetabulum meist abgeflacht und deutlich verengt mit unvollkommener Überdeckung des *Femurkopfes*. Dieser ist im ganzen klein, abgeflacht und weist in vielen Fällen Veränderungen auf, die einerseits an die Perthes-Krankheit, andererseits an den Morbus Morquio erinnern (gelegentlich vollkommenes Schwinden oder pilzförmige Deformierung). Coxa valga sind konstant. Bei der milden Form (Abb. 39) fanden wir weniger ausgeprägte Veränderungen an den Alae und eine progrediente Verschmälerung des Os pubis und des Schenkelhalses. Eine Versplitterung der Femurköpfe wird selten beobachtet (PATERSON u. Mitarb. 1982).
Die langen *Röhrenknochen* der oberen Extremitäten sind, vor allem bei der schweren Form, schlecht tubuliert, plump und verkürzt (Abb. 40). Häufig findet sich eine Verbiegung des Humerushalses medialwärts mit Varismus des konstant deformierten Kopfes. Das distale Ende des Radius ist ebenfalls oft gebogen. Bei der milden Form können die langen Röhrenknochen relativ schlank bleiben. Die Befunde am *Handskelett* sind bei der milden Form (Abb. 41) fast immer leichteren Grades und nur geringgradig progredient. Bei der schweren Form (Abb. 42) sind sie dagegen ausgeprägt und vom klassischen Hurler-Typ. Die röntgenologischen Veränderungen an den unteren Extremitäten sind insgesamt weniger schwer. Weitere inkonstante Befunde sind unregelmäßige, vertikal verlaufende Verdichtungen und Aufhellungen an den Metaphysen der langen Röhrenknochen sowie z. T. zystenartige Knochendefekte am Femurhals, an der Schädelkalotte und an anderen Knochen.

(Text weiter S. 861)

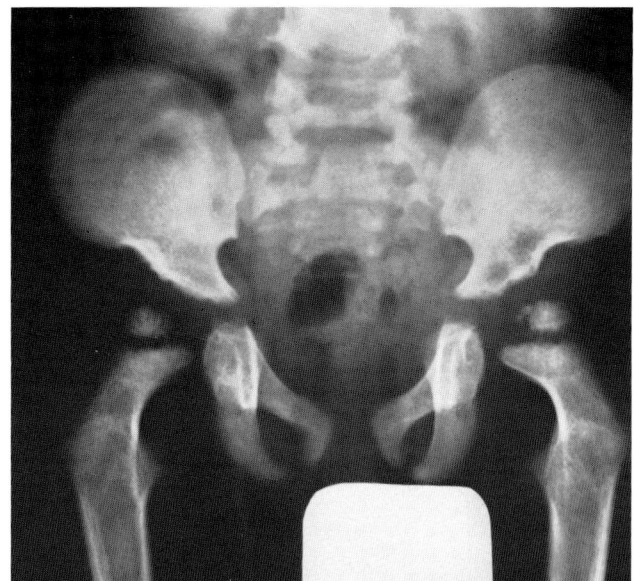

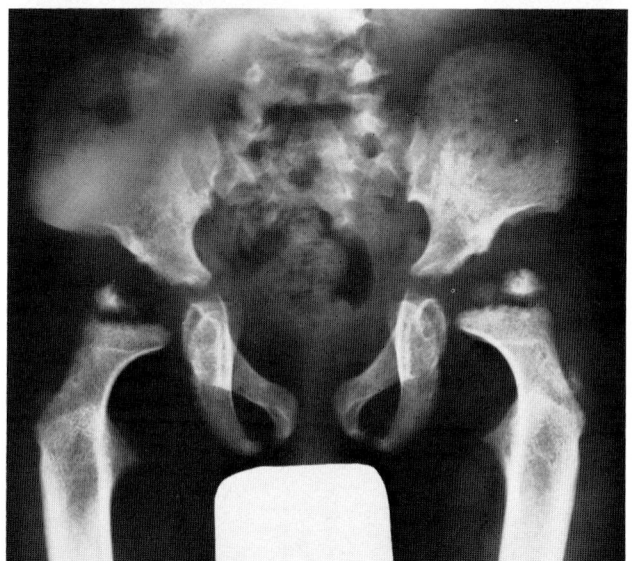

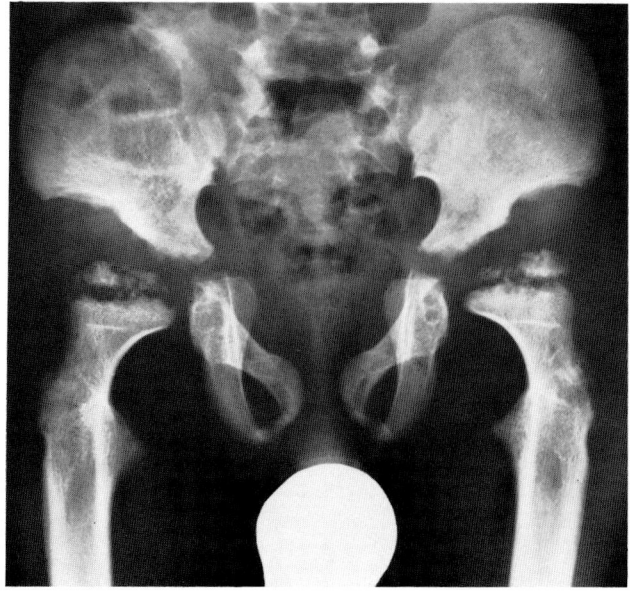

Abb. **38a–c** Morbus Maroteaux-Lamy schwere Form (MPS VI-A). Die zunächst etwas rundlichen Alae werden später fast quadratisch. Korpus eher klein. Azetabulum flach mit undeutlicher lateraler Abgrenzung besonders rechts. Perthes-ähnliche Veränderungen mit Subluxation. Coxa valga. (**a** $3^{2}/_{12}$ J., **b** $6^{7}/_{12}$ J., **c** 9 J.)

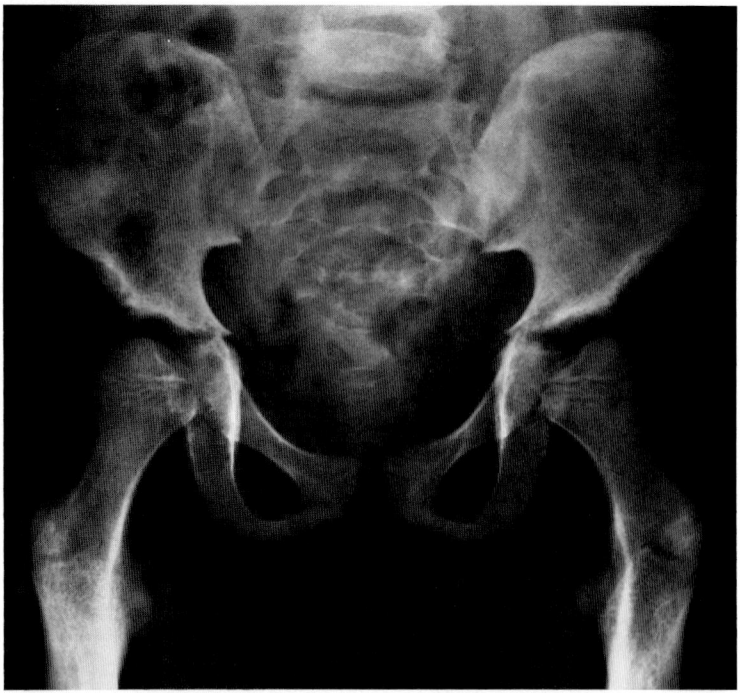

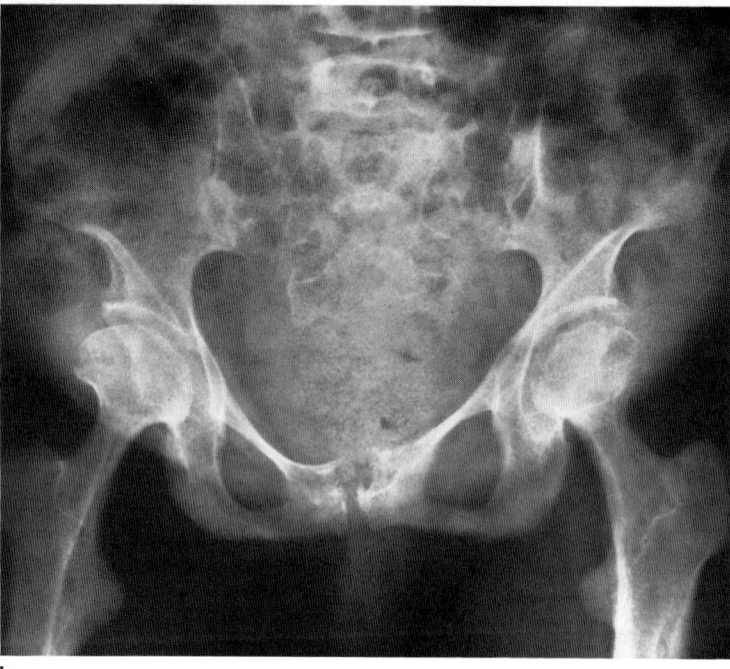

Abb. 39a u. b Morbus Maroteaux-Lamy, milde Form (MPS VI-B). Etwas ausladende Alae. Progrediente Verschmälerung des Corpus ossis ilii und des Os pubis; Schenkelhals immer schlanker. Coxa valga. Insgesamt weniger ausgeprägte Veränderungen als bei der schweren Form (MPS VI-A) (a $9^1/_{12}$ J., b 27 J.)

Abb. **40 a** u. **b** Morbus Maroteaux-Lamy, schwere Form (MPS VI-A). Diaphyse des Humerus plump. Einkerbung an der medialen Kontur der proximalen Metaphyse mit hakenartiger Ausziehung. Varismus des Kopfes (**a** R. M. $10^{9}/_{12}$ J., **b** R. V. $9^{2}/_{12}$ J.)

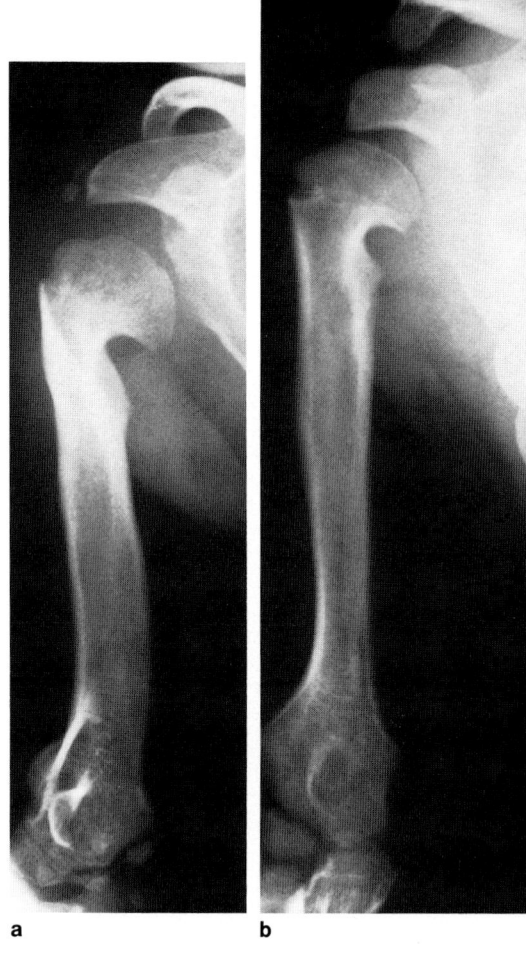

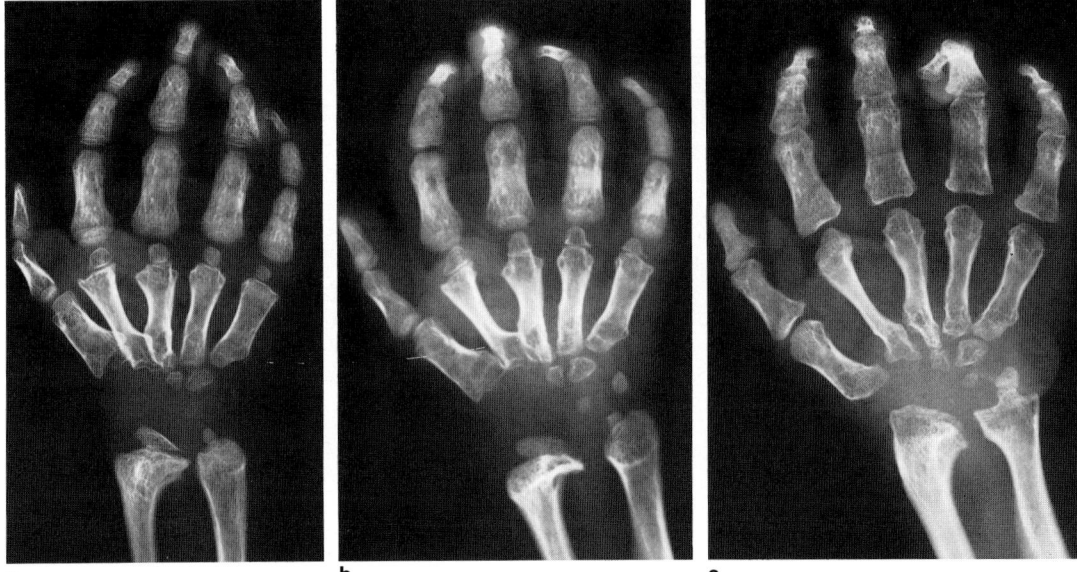

Abb. **41 a–c** Morbus Maroteaux-Lamy, milde Form (MPS VI-B). Die diaphysäre Verschmälerung der verkürzten und eigenartig deformierten Metakarpalia ist erhalten. Phalangen plump. Schwerer Rückstand der Entwicklung der Karpalia. Dysplasie der distalen Enden der Vorderarmknochen. Zunehmende Kontrakturen (**a** $9^{1}/_{12}$ J., **b** $13^{8}/_{12}$ J., **c** $23^{8}/_{12}$ J.)

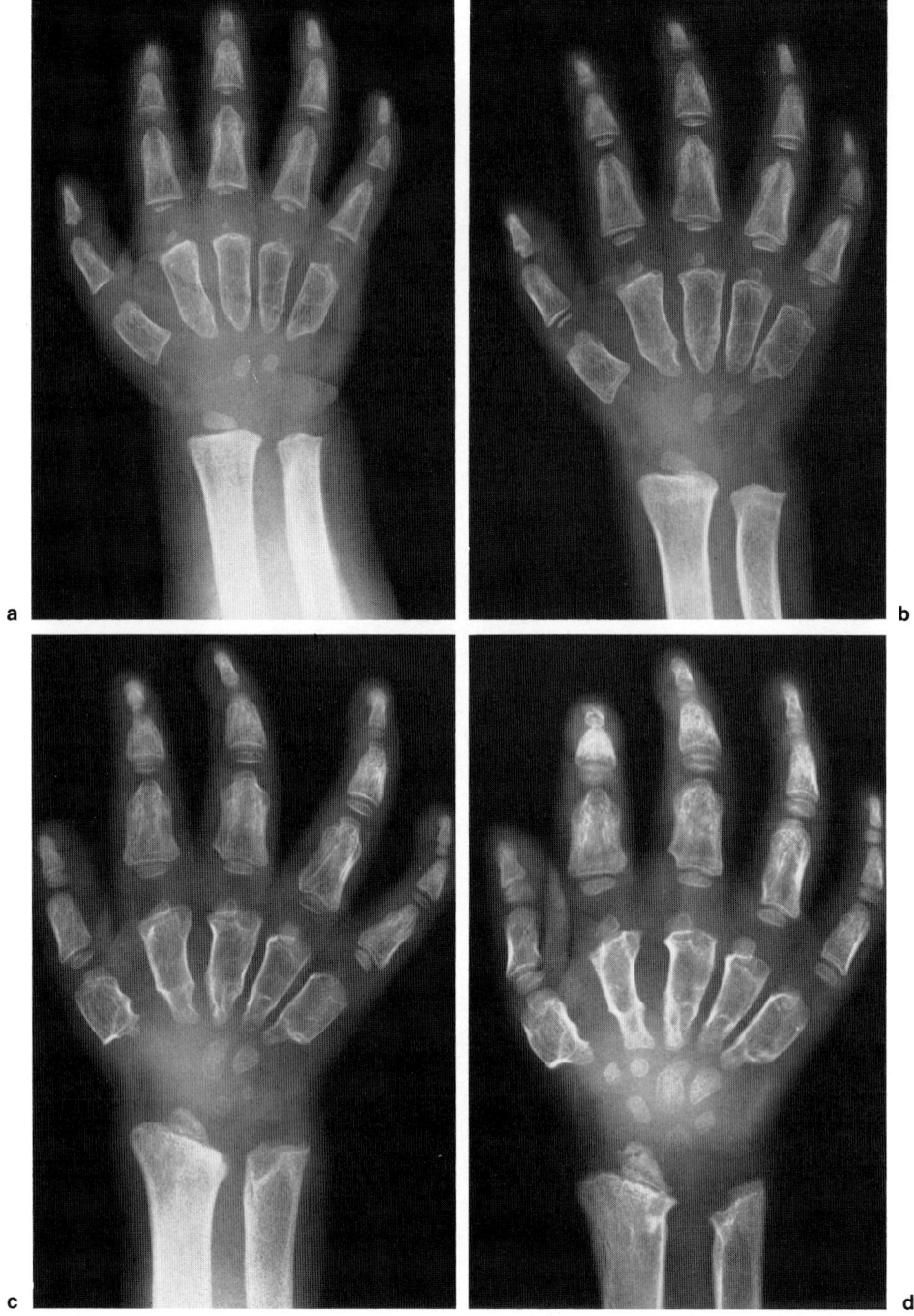

Abb. **42a–d** Morbus Maroteaux-Lamy, schwere Form (MPS VI-A). Die deutlich progredienten Veränderungen des Handskelettes entsprechen im wesentlichen denjenigen der MPS I-H (**a** 1⁷/₁₂ J., **b** 3²/₁₂ J., **c** 7 J., **d** 12 J.)

β-Glukuronidase-Mangel (MPS VII)

Klinik

Wegen der großen Heterogenität des klinischen Bildes wurden die Patienten mit MPS VII in drei Gruppen unterteilt (SEWELL u. Mitarb. 1982). Die 6 Fälle der ersten Gruppe (BEAUDET u. Mitarb. 1972, 1975, Fall 1, TEYSSIER u. Mitarb. 1981, NELSON u. Mitarb. 1982, CAPDEVILLE u. Mitarb. 1983, SHEETS LEE u. Mitarb. 1985) wiesen die ersten Symptome schon im Neugeborenenalter auf. Alle Patienten hatten grobe Gesichtszüge, 4 zudem einzelne Dysmorphien, 2 einen engen Thorax und Klumpfüße, 5 eine Hepatosplenomegalie und Hernien und je 1 Patient eine Splenomegalie bzw. einen Aszites. Im weiteren, relativ rasch progredienten Verlauf zeigten 3 Patienten (BEAUDET u. Mitarb. 1972, 1975, SHEETS LEE u. Mitarb. 1985) Korneatrübungen und später einen deutlichen Entwicklungsrückstand. 2 Kinder verstarben im Alter von 27–30 Tagen und 2 mit 6–30 Monaten.

Das klinische Bild ist bei den Fällen der zweiten Gruppe (SLY u. QUINTON 1971, 1973, GEHLER u. Mitarb. 1974, GUIBAUD u. Mitarb. 1979, HOYME u. Mitarb. 1981, SEWELL u. Mitarb. 1982, Fall 1) weniger stark ausgeprägt und bei den 13–19jährigen der dritten Gruppe (DANES u. DEGNAN 1974, BEAUDET u. Mitarb. 1975, Fall 2, PFEIFFER u. Mit-

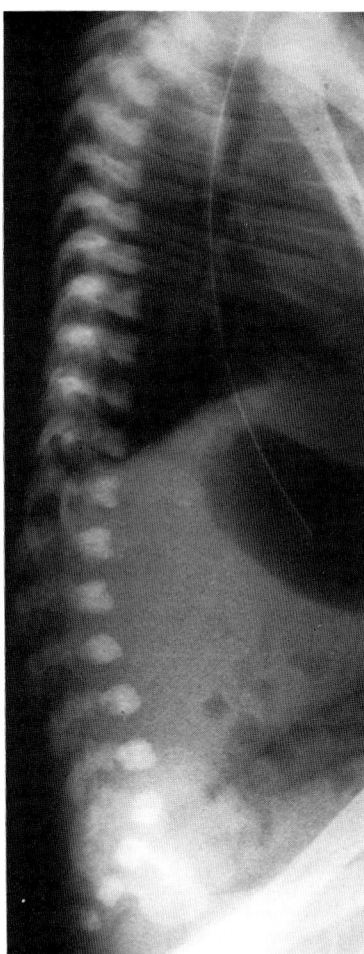

Abb. 43 β-Glukuronidase-Defekt (MPS VII). Neugeborenes. Sagittaler Durchmesser und interpedunkuläre Abstände der Wirbelkörper vermindert. Angedeutete hakenartige Deformierung von L2–L3. Leichte dorsolumbale Kyphose. Verbreiterte Rippen. (Die Abb. 43 u. 44 verdanke ich Dr. R. Capdeville, Hôpital Internationale de l'Université de Paris, Paris)

arb. 1977, GITZELMANN u. Mitarb. 1978) noch milder: geistige Entwicklung normal oder nur leichter Intelligenzdefekt, Größe normal oder angedeuteter Minderwuchs, mäßige Kyphose oder Kyphoskoliose. Manchmal etwas grobe Gesichtszüge (vor allem bei jüngeren Patienten), selten Makrozephalie, feine Korneatrübungen und Hyperplasie der Gingiven, gelegentlich Herzvitium. Aldersche Granulationsanomalien werden bei allen Gruppen beobachtet.

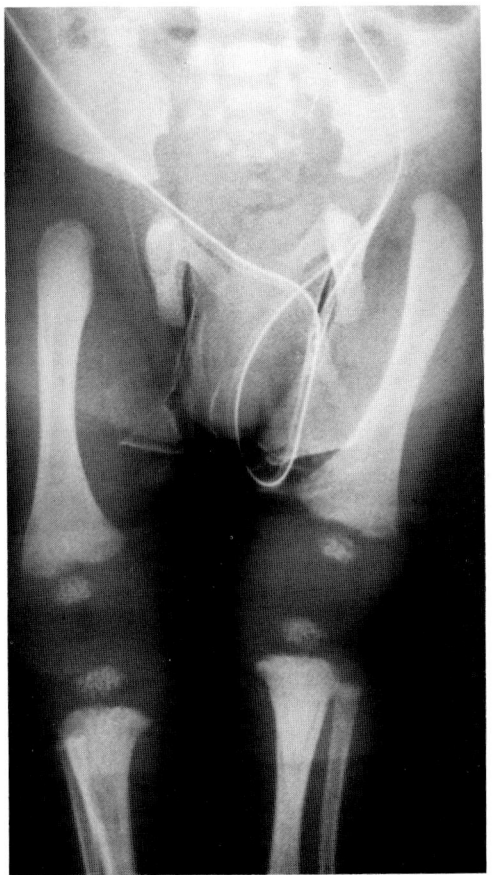

◄ Abb. 44 β-Glukuronidase-Defekt (MPS VII). Neugeborenes. Ausladende Alae, mangelhafte Ausbildung des Azetabulums. Subluxation des Femurs bds. Etwas plumpe lange Röhrenknochen mit verbreiterten Metaphysen des Femurs und der Tibia. Inhomogene Struktur der Epiphysen, z. T. auch der Metaphysen, mit kleinen Aufhellungszonen

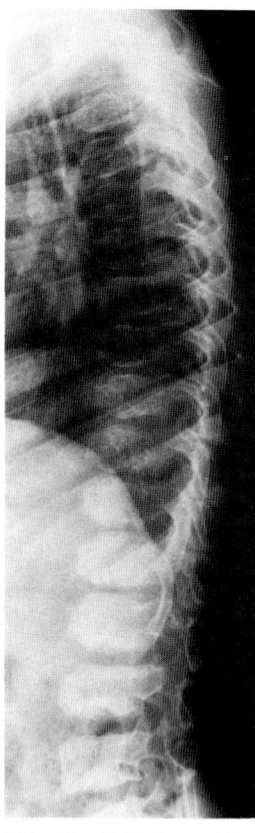
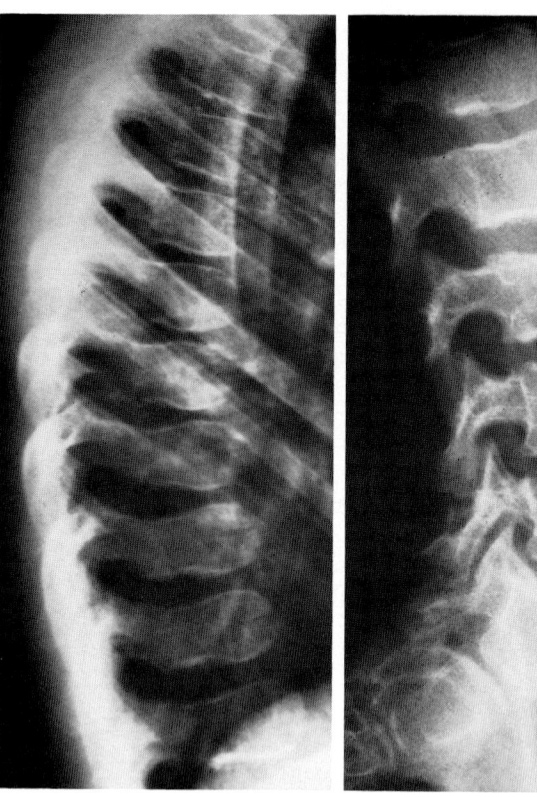

Abb. 45 β-Glukuronidase-Defekt (MPS VII). ♀, 6 J. Thorakale Wirbelkörper leicht ovoid und z. T. mit vorderem viereckigem Vorsprung. (Diese Abb. verdanke ich Dr. A. C. Sewell, Universitäts-Kinderklinik, Mainz)

Abb. 46a u. b β-Glukuronidasedefekt (MPS VII). ♂, 11⁸/₁₂ J. Mäßige dorsale Kyphose. Thorakale Wirbelkörper etwas birnenförmig, Abschlußplatten der Lendenwirbel leicht konkav. (Die Abb. 46 u. 47 verdanke ich Prof. R. Gitzelmann u. Mitarb., Universitäts-Kinderklinik, Zürich)

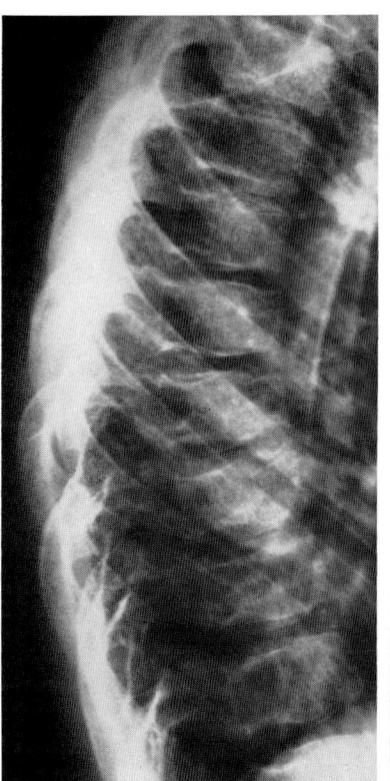
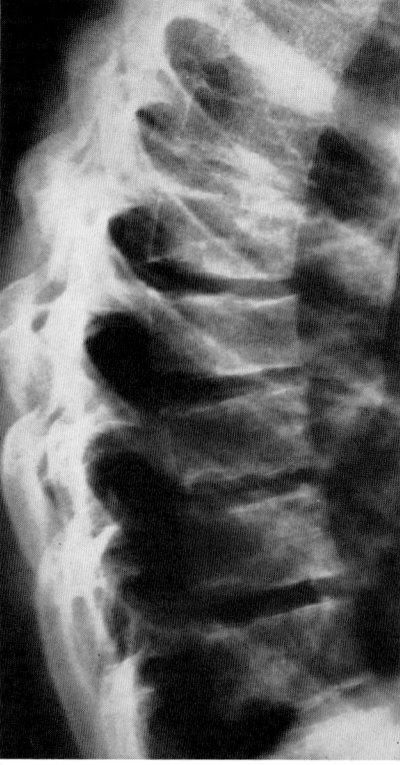

Abb. 47a u. b β-Glukoronidasedefekt (MPS VII). Bruder vom Patienten der Abb. 46. Mäßige Kyphose. Progrediente Abflachung der thorakalen Wirbelkörper und unregelmäßige Abschlußplatten (a 15¹/₁₂ J., b 17¹/₂ J.)

Röntgendiagnostik

Die Patienten der Gruppe 1 weisen oft schon im Neugeborenenalter mäßig stark ausgeprägte, aber deutliche Veränderungen vom Typ der Dysostosis multiplex auf, vor allem am Schädel, der Wirbelsäule (Abb. **43**) und am Becken (Abb. **44**). Die Metaphysen der langen Röhrenknochen (Abb. **44**) waren beim Patienten von CAPDEVILLE u. Mitarb. (1983) verbreitert und zeigten – wie auch die zersplitterten Epiphysen – zahlreiche kleine Aufhellungszonen. Punktförmige Verkalkungen am Kalkaneus und an der HWS wurden bei 1 Fall beobachtet (GUIBAUD u. Mitarb. 1979).

Bei den Patienten der Gruppe 2 sind die Befunde im allgemeinen weniger stark ausgeprägt. Am Schädel fand sich in 1 Fall (SEWELL u. Mitarb. 1982) eine normal große Sella, aber ein breites und hohes Dorsum sellae. Der vordere Anteil der Rippen war verbreitert, die thorakalen Wirbelkörper leicht birnenförmig (Abb. **45**), die Alae ossis ilii etwas ausladend, die Azetabula und die Femurköpfe abgeflacht und das Handskelett nur wenig verändert.

Bei den Patienten der Gruppe 3 sind die Veränderungen fast ausschließlich auf die Wirbelsäule beschränkt. Die Wirbelkörper (Abb. **46** u. **47**) sind manchmal leicht birnenförmig und im späteren Alter meist abgeflacht und/oder unregelmäßig abgegrenzt; selten wird ein kleiner ventrokranialer Defekt beobachtet (keine Hakenform). Etwas verbreiterte Rippen, ausladende Alae und unregelmäßige Azetabula sind gelegentliche Befunde.

Kompressive Myelopathie bei den Mukopolysaccharidosen

Die Kompression des Rückenmarkes ist eine schwerwiegende Komplikation verschiedener MPS, vor allem der MPS IV und VI, und kann durch folgende Faktoren verursacht werden:
1. atlantoaxiale Instabilität/Dislokation,
2. Dysplasie des Atlas,
3. Verengung des Spinalkanals,
4. Verdickung der Meningen,
5. Kyphose.

Atlantoaxiale Instabilität/Dislokation

Die Stabilität des atlantoaxialen Gelenkes wird im wesentlichen durch die einzigartige Lage des Dens epistrophei zwischen dem vorderen Bogen des Atlas (ventral), dem Lig. transversum (dorsal) und den Massae laterales des Atlas sichergestellt; weitere wichtige Faktoren sind die Lig. alaria (zwischen Dens und Condylus occipitalis) und das Lig. apicale (zwischen der Spitze des Dens und dem vorderen Rand des Foramen magnum).

Patienten mit MPS IV-A weisen oft eine Schlaffheit dieser Ligamente (vor allem des Lig. transversum) und immer eine mit dem Alter zunehmende Dysplasie des Dens oder ein Ossiculum terminale auf (MAROTEAUX u. Mitarb. 1963, LANGER u. CAREY 1966, BLAW u. LANGER 1969, GILLES u. DEUEL 1971, KOPITS u. Mitarb. 1972, 1976, LIPSON 1977, HOLZGREVE u. Mitarb. 1981, POULIQUEN u. Mitarb. 1982, ROACH u. Mitarb. 1984). Ähnliche Befunde werden manchmal auch bei der MPS IV-B (TROJAK u. Mitarb. 1980, HOLZGREVE u. Mitarb. 1981, GUIBAUD u. Mitarb. 1983) und bei nicht näher definierten MPS (BETHEM u. Mitarb. 1981) erhoben.

Diese Veränderungen können zu einer Instabilität oder Dislokation des atlantoaxialen Gelenkes – vor allem bei der Flexion des Kopfes – und in einzelnen Fällen zu einer Kompression des Rückenmarkes führen. Neurologische Symptome treten besonders bei der MPS IV-A und meist schon im Kleinkindes- oder im Schulalter auf. In einigen Fällen entwickelte sich, nicht selten nach einem geringfügigen Trauma, eine Tetraplegie (GILLES u. DEUEL 1971, BEIGHTON u. CRAIG 1973, KOPITS u. Mitarb. 1976, LIPSON 1977, EDWARDS u. Mitarb. 1982), eine Paraplegie (BLAW u. LANGER 1969) oder eine Hemiparese (EDWARDS u. Mitarb. 1982). In der Familienanamnese einiger Patienten mit MPS IV-A werden plötzliche Todesfälle erwähnt (GILLES u. DEUEL 1971, LIPSON 1977, POULIQUEN u. Mitarb. 1982).

Viel seltener finden sich neurologische Symptome bei der MPS IV-B (GUIBAUD u. Mitarb. 1983), I-H (BRILL u. Mitarb. 1978, THOMAS u. Mitarb. 1985) und bei nicht näher definierten MPS-Formen (BETHEM u. Mitarb. 1981).

Tabelle 2 Atlantodentale Distanz bei Kindern

Autor	n	Alter (Jahre)	Atlantodentale Distanz (mm)
Jackson (1950)	20		max. 3*
Cattell u. *Filtzer* (1965)	70	1–7	56: <3 14: ≥3
	90	8–16	max. 3
Locke u. Mitarb. (1966)	200	3–15	max. 4**
Markuske (1978)	80	3–10	F: 2,8±0,5 MS: 2,7±0,5 E: 2,5±0,5
	40	11–14	F: 2,5±0,5 MS: 2,4±0,5 E: 2,2±0,5
Pennecot u. Mitarb. (1984)	23 ♂, 17 ♀		3 ±0,7 max: 5 (bei 5 Kindern)

* bei einem gesunden 6jährigen Knaben 4,5 mm (in Flexion)
** bei einem einzigen gesunden Kind 5 mm
E = Kopf in Extension, F = Kopf in Flexion, MS = Kopf in Mittelstellung

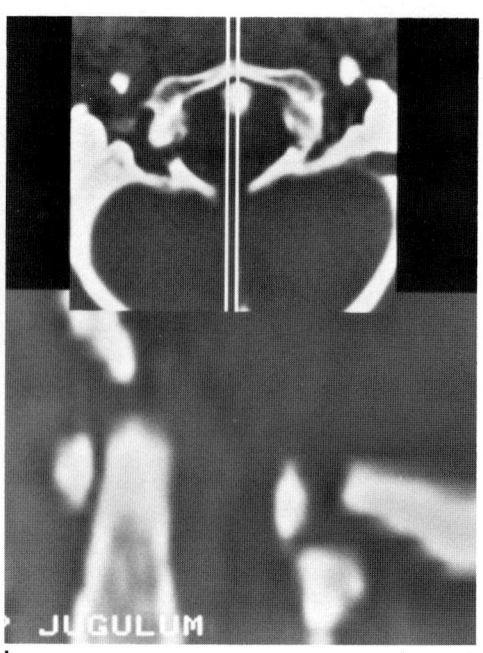
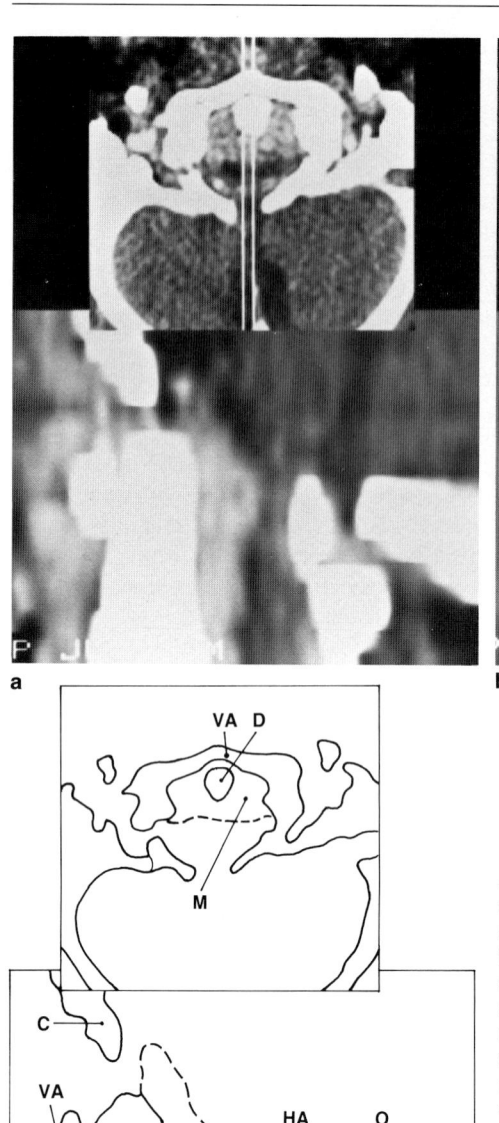

Abb. 48 a–c Morbus Maroteaux-Lamy, schwere Form (MPS VI-A). ♂, 25½ J.
a u. b Kraniozervikaler Übergang mit sagittalen Rekonstruktionen. Keine Zeichen einer atlantoaxialen Dislokation. Hinterer Bogen des Atlas in die hinteren Abschnitte des Foramen magnum verlagert mit der Folge einer deutlichen Verengung des ossären Spinalkanals (sagittaler Durchmeser 15 mm). Dieser wird auf der Höhe von C1 und C2 durch eine sehr starke Verdickung der ventral gelegenen epiduralen Weichteile zusätzlich eingeengt. Deutliche Verbreiterung des prävertebralen Raumes des Epi- und Mesopharynx
c Skizze. C = Klivus, D = Dens epistrophei, M = epiduraler Raum und Meningen, O = Okziput, HA = hinterer Bogen des Atlas, VA = vorderer Bogen des Atlas

Bei einem Knaben mit Morbus Morquio und Tetraparese schienen im Computertomogramm der Dens und das Lig. transversum durch eine wuchernde fibrotische Struktur ersetzt zu sein (BURGUET u. Mitarb. 1985). In einzelnen Fällen wurde eine Hypertrophie der Ligamente zwischen der Schädelbasis und dem Dens als Ursache einer kompressiven Myelopathie vermutet (KOPITS u. Mitarb. 1972).

Für die Beurteilung der Stabilität des atlantoaxialen Gelenkes muß der Abstand zwischen dem posteroinferioren Rand des vorderen Bogens des Atlas und der vorderen Fläche des Dens (atlantodentale

Tabelle 3 Atlantodentale Distanz bei Erwachsenen

Autor	n; Geschlecht	Alter (Jahre)	Atlantodentale Distanz (mm)
Jackson (1950)	50		2,5 (F und E)
Hinck u. Hopkins (1960)	25; m	30–80	2,05–0,02 A* ±1
	25; w	20–80	1,24–0,0074 A* ±0,9

* A = Alter in Jahren
E = Kopf in Extension, F = Kopf in Flexion

Tabelle 4
Sagittaler Durchmesser des Spinalkanals zwischen Dens und hinterem Atlasbogen (obere und untere Grenze)

Alter		3 Jahre (mm)	18 Jahre (mm)	Erwachsene (mm)
Hinck u. Mitarb. (1962)	Knaben	15,2–23,8	17 –25,6	
	Mädchen	12,9–20,7	15,8–23,6	
Greenberg (1968)	Männer			20 –26
	Frauen			19 –25
Wolf u. Mitarb. (1956)				16 –30
Wackenheim (1985)				16,9–23,7

Distanz) mit seitlichen Aufnahmen bzw. Tomographien der oberen Halswirbelsäule in Flexion und Extension des Halses gemessen werden. Die Tab. 2 und 3 geben die von einigen Autoren erhobenen Normalwerte wieder. Neuerdings hat sich die Computertomographie als die beste Untersuchungsmethode erwiesen (ROACH u. Mitarb. 1984) (Abb. 48).

Meistens wird ein Abstand bis 3 (−4) mm bei Kindern und bis 3 mm bei Erwachsenen als oberer Grenzwert betrachtet. Nach EPSTEIN u. Mitarb. (1977) wäre jedoch ein maximaler Wert von 4 mm bei Erwachsenen mit dem Kopf in Flexionsstellung noch normal.

Dysplasie des Atlas

Der hintere Bogen des Atlas ist oft dysplastisch – vor allem bei der MPS IV – und kann dann in die hinteren Abschnitte des Foramen magnum eindringen und somit den Eingang des Spinalkanals verengen.

Diese Anomalie, isoliert (POULIQUEN u. Mitarb. 1982) oder zusammen mit der Verdickung des Lig. transversum (KENNEDY u. Mitarb. 1973) oder der Meningen auf der Höhe von C1–C4 (EINHORN u. Mitarb. 1946, KAUFMAN u. Mitarb. 1982, RAMPINI u. Mitarb. 1986) und gelegentlich kombiniert mit einer atlantoaxialen Subluxation (GILLES u. DEUEL 1971, EDWARDS u. Mitarb. 1982), verursacht manchmal schon im Kindesalter eine kompressive Myelopathie.

Die Verschiebung des hinteren Bogens des Atlas kann röntgenologisch eine Platybasie simulieren. Sie wurde oft mit der Gas- bzw. Metrizamidmyelographie mit befriedigenden Resultaten gesucht (HIBRI u. Mitarb. 1981), läßt sich jedoch am besten mit der Computertomographie nachweisen (Abb. 48).

Verengung des Zervikalkanals

Der Zervikalkanal kann durch die atlantoaxiale Dislokation und/oder die Dysplasie des hinteren Bogens des Atlas verengt werden (Abb. 48). Einige mittels seitlicher Wirbelsäulenaufnahmen bestimmten normale Extremwerte des sagittalen Durchmessers des oberen Zervikalkanals sind in der Tab. 4 eingetragen. Nach GREENBERG (1968) trete eine Rückenmarkskompression im Erwachsenenalter immer auf, wenn der Sagittaldurchmesser 15 mm unterschreitet, und sei bei einem Wert von 15–17 mm möglich.

Allerdings fand LIPSON (1977) bei 9 von 11 Patienten mit MPS IV (2 Erwachsene und 9 Kinder) Werte von 10–14 mm, aber nur 6 dieser 9 Fälle wiesen neurologische Symptome auf; dagegen lag der sagittale Durchmesser bei 2 von 5 Patienten mit Tetraparese an oder über der erwähnten kritischen Grenze. Diese Befunde zeigen, daß andere Faktoren – vor allem eine Verdickung der Weichteile des Spinalkanals – für die Entstehung einer kompressiven Myelopathie entscheidend sein können. Zur Klärung dieser Frage wurde oft eine Myelographie angefertigt, manchmal mit gleichzeitiger Tomographie (KOPITS u. Mitarb. 1972, 1976, KENNEDY u. Mitarb. 1973, PAULSON u. Mitarb. 1974, EPSTEIN u. Mitarb. 1977, BETHEM u. Mitarb. 1981, POULIQUEN u. Mitarb. 1982).

Verdickung der Weichteile im Zervikalkanal

Eine Verdickung der Meningen auf der Höhe von C1–C4 wurde pathologisch-anatomisch erstmals 1946 von EINHORN u. Mitarb. bei einem Knaben mit MPS IV und Paraplegie beschrieben. In den letzten 14 Jahren wurden 12 Fälle mit ähnlichen, intra vitam bewiesenen Veränderungen im Zervikalkanal und kompressiver Myelopathie veröffentlicht (Tab. 5). Bei 3 dieser Fälle (KENNEDY u. Mitarb. 1973, KAUFMAN u. Mitarb. 1982, RAMPINI u. Mitarb. 1986) – wie auch beim erwähnten Patienten von EINHORN u. Mitarb. – war zudem der hintere Bogen des Atlas teilweise in das Foramen magnum disloziert (Abb. 48), was möglicherweise die Kompression des Rückenmarkes begünstigt hat. 11 Patienten litten an einer MPS mit langsamer klinischer Progredienz, nämlich 5 an MPS I-S oder I-H/S, 5 an MPS IV und 1 and MPS II (Tab. 5). Der Patient von EDWARDS u. Mitarb. (1982) mit MPS IV, der schon mit 14 Jahren operiert werden mußte, stellt eine Ausnahme dar.

Tabelle 5 Patienten mit zervikaler kompressiver Myelopathie durch Verdickung der Weichteile

Autor	MPS-Typ	m/w Höhe (cm)	Alter (Jahre) beim Beginn der Symptome; beim Bericht	Hauptsymptome	Untersuchungen: Myelographie (M); andere	Operation: Laminektomie (L); andere	Zustand nach der Operation
Kennedy u. Mitarb. (1973), Fall 1	I-H/S	w 140	ca. 15$^{9/12}$; 16	Schwäche und Spastizität untere Extremität, Hyperreflexie obere Extremität	M: Block C5–C6	L: C1–C5; Exzision Dura	Besserung
Paulson u. Mitarb. (1974)	I-S	w 152	46; 55	Schwäche und Spastizität untere Extremität	M: Verengung C1–C7	L: C1–C6	Besserung
Peterson u. Mitarb. (1975)*	VI	w 138	ca. 1½ J. vor Op.; 25	Tetraspastizität, Paraplegie, Sensibilitätsstörungen	M: Verengung C1–C5	L: C1–C5	partielle Besserung
Sostrin u. Mitarb. (1977), Fall 2	I-H/S	m	18; 22	Schwäche und leichte Tetraspastizität, Sensibilitätsstörungen	M: Verengung zervikal	Exitus (s. Text)	
Pilz u. Mitarb. (1979) F. 1	VI-B	m 168	31; 40	Schwäche und leichte Tetraspastizität	„Verengung des Spinalkanals"	keine	
F. 2	VI-B	m 161	33; 38	leichte Tetraspastizität	„Verengung des Spinalkanals"	▲	
Ballenger u. Mitarb. (1980)	II	m 151	ca. 6 Monate vor Op.; 24	Tetraspastizität re > li	M: Block C2; M+CT	L: C1–C7; subokzipitale Kraniektomie	Besserung
Young u. Mitarb. (1980) = Case Records (1983)	VI	w 141	25; 41	Tetraspastizität li > re, Sensibilitätsstörungen, später Gehunfähigkeit	M: Verengung Foramen magnum–C3 (–Th3)	L: C1–Th1; ventrikuloatrialer Shunt (35 Jahre)	deutliche Besserung
Watts u. Mitarb. (1981), Fall 10**	I-S oder I-H/S	m 143	42; 20$^{10/12}$	vor allem Gehschwierigkeiten	M: Verengung zervikal bis C5–C6	keine	
Kaufman u. Mitarb. (1982)	I-H/S	w 136,1	ca. 2 Monate vor Op.; 24	Tetraspastizität, Gehschwierigkeiten	M: allgemeine Verengung, besonders zervikal; CT	L: C1–Th1	Besserung
Edwards u. Mitarb. (1982), Fall 2	IV	m	?; 14	progrediente Tetraplegie	M+CT: Verdickung zervikal	L: zervikal T, Dekompression Fossa posterior ■	fragliche leichte Besserung
Rampini u. Mitarb. (1986)	VI-A	m 114,5	ca. 25; 27	Anosmie, Hyperreflexie	CT: Verengung C1–C2 (–C3)	ventrikuloperitonealer Shunt	Hyperreflexie unverändert

* Dieser Patient wurde auch von Sostrin u. Mitarb. (1977, Fall 1) und von Bacchus u. Peterson (1980) beschrieben
** Bei einem weiteren Patienten (Fall 8, 6½jähriges Mädchen, 102 cm) mit MPS I-H/S wurde eine beginnende, zervikale kompressive Myelopathie in Betracht gezogen
▲ Die lumbale Myelographie zeigte eine Diskushernie L5–S1 und S1–S2, welche operiert wurden

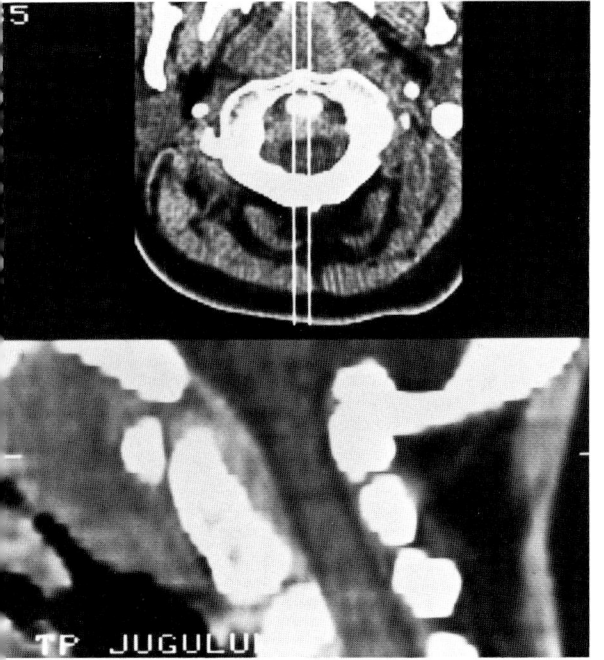

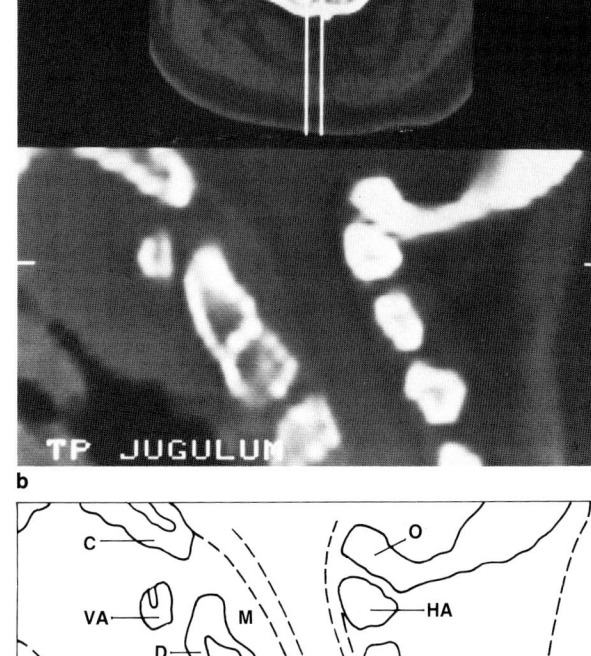

Abb. 49a–c Morbus Hunter, schwere Form (MPS II-A). ♂, 7⁸/₁₂ J.
a u. **b** Kraniozervikaler Übergang mit sagittalen Rekonstruktionen. Vorderer Atlasbogen etwas hochstehend. Deutliche Verdickung des ventralen Anteiles der Dura (ca. 6 mm). Sagittaler Durchmesser des Spinalkanals zwischen den vorderen und hinteren epiduralen Weichteilen auf Höhe des Dens nur ca. 11 mm
c Skizze. C = Klivus, D = Dens epistrophei, M = epiduraler Raum und Meningen, O = Okziput, HA = hinterer Bogen des Atlas, VA = vorderer Bogen des Atlas

Klinik

Die ersten Symptome manifestierten sich im Alter von 14–46 Jahren. Zunächst klagen die Patienten über eine verminderte Ausdauer beim Gehen und oft über Schmerzen bei Anstrengungen, Steifigkeitsgefühl und Parästhesien an den Beinen. Neurologisch finden sich in diesem Stadium Zeichen einer leichten spastischen Parese. Erst später können ähnliche, aber fast immer weniger ausgeprägte Symptome an den oberen Extremitäten auftreten. Der weitere Verlauf ist in der Regel langsam progredient; zum Zeitpunkt der Beschreibung bestanden die Symptome in einigen Fällen seit 5–15 Jahren. Bei 2 Patienten trat eine Verschlechterung während der Schwangerschaft auf, bei 2 eine Paraplegie (Peterson u. Mitarb. 1975, Young u. Mitarb. 1980) und bei 1 eine Tetraplegie (Edwards u. Mitarb. 1982) auf. In 7 Fällen wurde eine zervikale Laminektomie durchgeführt.

Röntgendiagnostik

Zum Nachweis der Verdickung der Weichteile im Spinalkanal wurde meist die Kontrastmittelmyelographie angewandt. Die axiale Nativcomputertomographie mit sagittalen Rekonstruktionen kann in vielen Fällen – wie bei unseren Patienten (Abb. **48–50**) – genügend zuverlässige Informationen liefern, ist aber nicht in der Lage, die einzelnen Strukturen innerhalb des Spinalkanals klar zu trennen. Die Kombination dieser Methode mit der Myelographie ermöglicht eine genaue Abgrenzung der epiduralen und subarachnoidalen Räume und des Rückenmarkes. Allerdings stellt die Myelographie für ein Kind eine relativ invasive Untersuchung dar, welche u. U. eine Narkose notwendig macht.

Die Kernspintomographie mit ihrem besseren Auflösungsvermögen für Kontrastunterschiede und der Möglichkeit, direkte sagittale Schichtaufnahmen anzufertigen, könnte sich als Untersuchungsmethode der Wahl erweisen.

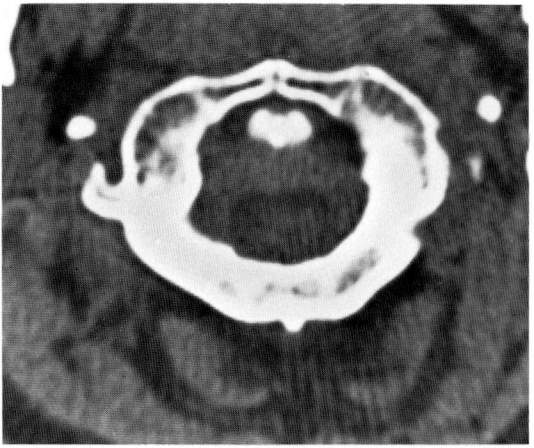

Abb. 50 Morbus Hunter, schwere Form (MPS II-A). ♂, 7⁸/₁₂ J. Axiale Aufnahme des kraniozervikalen Überganges. Vorderer Atlasbogen gespalten. Der Dens epistrophei ist noch nicht vollkommen verschmolzen. Dura deutlich verdickt

Kyphose

Eine kompressive Myelopathie kann gelegentlich auch durch eine ausgeprägte Kyphose verursacht werden. Die Rückenmarkskompression wird in diesen Fällen durch die starke Angulation der Wirbelsäule auf der Höhe des Gibbus und oft auch durch eine gleichzeitig vorhandene Dorsalverschiebung eines Wirbelkörpers hervorgerufen. Die Verdickung der Meningen spielt bei diesen Patienten keine oder lediglich eine untergeordnete Rolle. In der Literatur wird über Fälle von kompressiver Myelopathie bei thorakolumbaler (BLAW u. LANGER 1969, BETHEM u. Mitarb. 1981, WALD u. SCHMIDEK 1984) oder lumbosakraler (PILZ u. Mitarb. 1979) Kyphose berichtet.

Neurologische Symptome – gelegentlich bis zur Paraplegie – können schon im Kindesalter (BETHEM u. Mitarb. 1981, WALD u. SCHMIDEK 1984) oder erst beim Erwachsenen auftreten (BLAW u. LANGER 1969, PILZ u. Mitarb. 1979).

Es ist anzunehmen, daß die bis jetzt zum Nachweis dieser Komplikation angewandte Myelographie durch die Computertomographie vervollkommnet oder durch die Kernspintomographie ersetzt werden wird.

Mukolipidosen und Oligosaccharidosen

Die *Mukolipidosen* (Übersichtsarbeiten: SPRANGER u. WIEDEMANN 1970, SPRANGER u. Mitarb. 1974) werden autosomal-rezessiv vererbt und sind durch die Inaktivität oder das Fehlen von Enzymen hervorgerufen, welche für den Abbau von Mukopolysacchariden und Sphingolipiden verantwortlich sind (Tab. 6). Der Enzymmangel führt zur Anhäufung dieser Stoffe in verschiedenen Organen. Klinisch sind die Mukolipidosen vor allem durch das

Tabelle 6 Mukolipidosen und Oligosaccharidosen, Einteilung und Enzymdefekte

Krankheit	Synonyma	Enzymdefekte
Mukolipidosen		
Mukolipidose II	I-cell disease	UDP-N-Az-Glukosamin-1-P-Transferase
Mukolipidose III	Hurler-Pseudopolydystrophie	
Mukolipidose IV	Berman-Syndrom	gangliosidspezifische Neuraminidase
Mukosulfatidose	multipler Sulfatasemangel, juvenile Sulfatidose Typ Austin	Arylsulfatase A, B, C und andere Sulfatasen
Oligosaccharidosen		
Sialidosen		
– Nephrosialidose	infantile (dysmorphe) Sialidose	
– dysmorphe Sialidose	spätinfantile Sialidose; Mukolipidose I; Lipomukopolysaccharidose	α-N-Neuraminidase (Glykoproteinsialidase)
– normosomatische Sialidose	juvenile Sialidose; CRSM-Syndrom*	
– Galaktosialidose		idem + β-Galaktosidase
Fukosidose		α-L-Fukosidase
Mannosidose		α-D-Mannosidase
Aspartylglukosaminurie		Aspartylglukosaminidase

* „cherry red spot-myoclonus syndrome"

Zusammentreffen einiger Symptome der Mukopolysaccharidosen mit anderen der Sphingolipidosen charakterisiert (Tab. 7). Fast bei allen Formen finden sich Vakuolen in den Lymphozyten des peripheren Blutes und/oder Speicherzellen im Knochenmark; Einschlüsse in den Lymphozyten oder Granulozyten werden nur bei einzelnen Krankheiten beobachtet. Die Harnausscheidung der Mukopolysaccharide ist normal außer bei dem multiplen Sulfatasemangel.

Die röntgenologische Untersuchung zeigt vielfach die charakteristischen Befunde der Dysostosis multiplex (vgl. Mukopolysaccharidosen); ihre Ausprägung ist aber bei den einzelnen Leiden sehr verschieden (Tab. 7). Bei einigen Krankheiten dieser Gruppe finden sich radiologische Veränderungen, die an eine spondyloepiphysäre Dysplasie erinnern.

Krankheit	Beginn; Progredienz	Veränderungen der Physiognomie*	Besondere Symptome	Geistige Entwicklung	Exitus	„Dysostosis multiplex"
Mukolipidosen						
Mukolipidose II	1. Monat; rasch	schwer (Säugling)	Hepatomegalie, Kontrakturen, oft Korneatrübungen	progrediente Demenz	2–8 Jahre	schwer (Säugling)
Mukolipidose III	Kleinkind; im allgemeinen langsam	keine/leicht	Skelettdeformitäten, Kleinwuchs, leichte Korneatrübungen	normal/leichte Oligophrenie	Erwachsene beschrieben	besondere Skelettdysplasie
Mukolipidose IV	Säugling; rasch	kaum	frühzeitige Korneatrübungen	schwere Oligophrenie	?	keine
Mukosulfatidose	Ende 1. Jahr; ziemlich rasch	leicht	neurologischer Verfall, Blindheit, Ichthyosis	fortschreitende Demenz	4–12 Jahre	leicht
Oligosaccharidosen						
Sialidosen						
– Nephrosialidose	Säugling; rasch	mittelschwer	glomeruläre Nephropathie, Hepatosplenomegalie, feine Linsentrübungen (kirschroter Fleck)	schwere Oligophrenie	3–5 Jahre	wie bei der dysmorphen Sialidose
– dysmorphe Sialidose	Kleinkind; langsam	mäßig	Hypotonie, Ataxie, Myoklonien, kirschroter Fleck, evtl. feine Korneatrübungen	mittelschwere Oligophrenie	unter 20 Jahre	leicht/mittel
– normosomatische Sialidose	Schulalter?; sehr langsam	keine/kaum	Linsentrübungen, evtl. leichte neurologische Befunde	normal	Erwachsene beschrieben	mild/keine
– Galaktosialidose	Schulalter; langsam	keine/leicht	wie dysmorphe Sialidose, aber leicht	langsame Verschlechterung	Erwachsene beschrieben	leicht
Fukosidose, Typ I	Ende 1. Jahr; rasch	minimal	progrediente Dezerebration	progrediente Demenz	unter 10 Jahre	minimal
Fukosidose, Typ II	Kleinkind; langsam	mäßig/deutlich	Angiokeratoma corporis, Kleinwuchs; Skelettanomalien, Spastik	progrediente Oligophrenie	Erwachsene beschrieben	spondyloepiphysäre Dysplasie
Mannosidose	1–2 Jahre; langsam	im allgemeinen leicht	somatische Symptome leicht	zunehmende Oligophrenie	Erwachsene beschrieben	mittel (unterschiedlich)
Aspartylglukosaminurie	Kleinkind/Schulalter	mittel/schwer	Sprachretardierung; Kyphose	progrediente Oligophrenie	Erwachsene beschrieben	leicht/mäßig

* im allgemeinen von Hurler-Typ (gargoylartige Gesichtszüge)

Die *Oligosaccharidosen* (Tab. 6) entstehen durch hereditäre Störungen des Stoffwechsels der Glykoproteine und werden deswegen auch Glykoproteinosen genannt. Vom klinischen Gesichtspunkt aus stehen eine häufig anzutreffende und mit dem Alter meist zunehmende Oligophrenie, unterschiedlich ausgeprägte Veränderungen der Physiognomie und im allgemeinen eher geringe röntgenologische Knochenveränderungen im Vordergrund (Tab. 7) (Übersichtsarbeiten: MAROTEAUX u. HUMBEL 1976, LEROY 1982).

Sialidosen

Die Sialidosen bilden eine klinisch und genetisch heterogene Gruppe, und es lassen sich heute mindestens vier Formen unterscheiden (Tab. 6 u. 7). Drei Formen werden durch einen α-N-Neuraminidase-Mangel hervorgerufen (STRECKER u. Mitarb. 1977, CANTZ u. Mitarb. 1977, DURAND u. Mitarb. 1977, O'BRIEN 1977, MAROTEAUX u. Mitarb. 1978, THOMAS u. Mitarb. 1978). Eine ausführliche Übersicht über die Sialidosen wurde von LOWDEN u. O'BRIEN (1979) veröffentlicht.

Klinik

1. Die *dysmorphe Sialidose (Lipomukopolysaccharidose, Mukolipidose 1)* manifestiert sich gelegentlich mit einem Hydramnion der Mutter und einem fetalen und neonatalen Aszites (BECK u. Mitarb. 1984, GUIBAUD u. Mitarb. 1985). Bei den meisten Patienten (SPRANGER u. Mitarb. 1968, 1977, BERARD u. Mitarb. 1968, LOEB u. Mitarb. 1969, KELLY u. Mitarb. 1981, LOUIS u. Mitarb. 1983, STAALMAN u. BAKKER 1984) macht sich aber erst gegen Ende des 1. Lebensjahres eine Verlangsamung der psychomotorischen Entwicklung bemerkbar. Im Kleinkindesalter Auftreten von leichteren gargoylartigen Veränderungen der Gesichtszüge und von mäßigen Gelenkskontrakturen. Hepatosplenomegalie und Hernien sind häufig. Frakturen nach geringgradigen Traumata wurden in einem Fall beobachtet (SPRANGER u. Mitarb. 1977).

Im Schulalter leichte Verzögerung des Wachstums und in der Regel langsam progrediente neurologische Veränderungen mit Muskelhypotonie, Ataxie, später Spastizität, Myoklonien, Krämpfen und oft kirschrotem Makulafleck; manchmal leichtere Korneatrübungen. Es entsteht eine mittelschwere Oligophrenie.

2. Die *normosomatische Sialidose* wurde 1977 von DURAND u. Mitarb. anhand von zwei Geschwistern beschrieben. Die 2 Patienten ($13^{8}/_{12}$ bzw. 22 Jahre alt) wiesen ein milderes klinisches Bild auf: unauffälliger Körperbau, Wachstum und Intelligenz normal, Verminderung des Sehvermögens, Grün- oder Rot-grün-Blindheit, kirschroter Makulafleck, punktförmige Linsentrübungen, inkonstante geringgradige neurologische Befunde (Feinmotorikstörungen, Hyperreflexie, Vertigo) und bei 1 Fall leichte Hepatomegalie. Weitere Fälle wur-

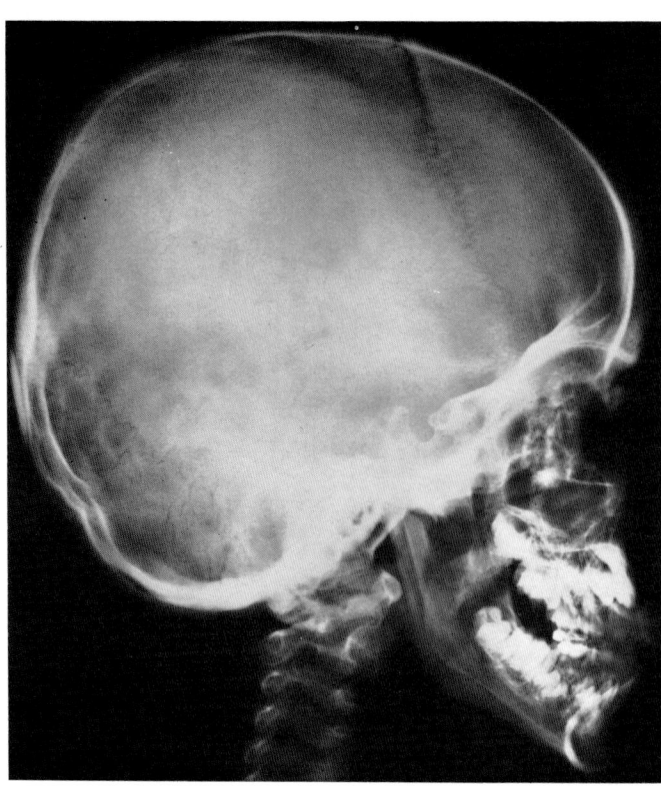

Abb. **51** Dysmorphe Sialidose (Mukolipidose I). ♂, 6 J. Verminderte Pneumatisation, im übrigen keine wesentlichen Veränderungen. (Die Abb. **51, 52, 54, 56, 65–68, 77, 78** u. **80** verdanke ich Dr. *P. Maroteaux*, Hôpital des enfants malades, Paris.)

den von RAPIN u. Mitarb. (1978) und THOMAS u. Mitarb. (1978) veröffentlicht.

3. Die *Nephrosialidose* ist durch einen frühzeitigen Beginn und einen raschen, schweren Verlauf sowie durch eine progrediente Nephropathie charakterisiert (MAROTEAUX u. Mitarb. 1978, AYLSWORTH u. Mitarb. 1980).

4. Das klinische Bild der *Galaktosialidose* (KOBAYASHI u. Mitarb. 1979, LOONEN u. Mitarb. 1984) ist demjenigen der dysmorphen Sialidose ähnlich, aber mit einem späteren Beginn und einer langsameren Progredienz.

Röntgendiagnostik

Das radiologische Bild der *dysmorphen Sialidose* entspricht demjenigen einer milden Form von Dysostosis multiplex. Während der ersten Lebensjahre findet man nur minimale Veränderungen. Später erscheint die Schädelkalotte etwas dick; die Pneumatisation ist vermindert (Abb. 51), und die Impressiones digitatae sind gelegentlich verstärkt. Die Patientin von STAALMAN U. BAKKER (1984) wies eine besonders starke Verdickung des Os frontale und der Schädelbasis auf. Die Rippen sind etwas verbreitert.

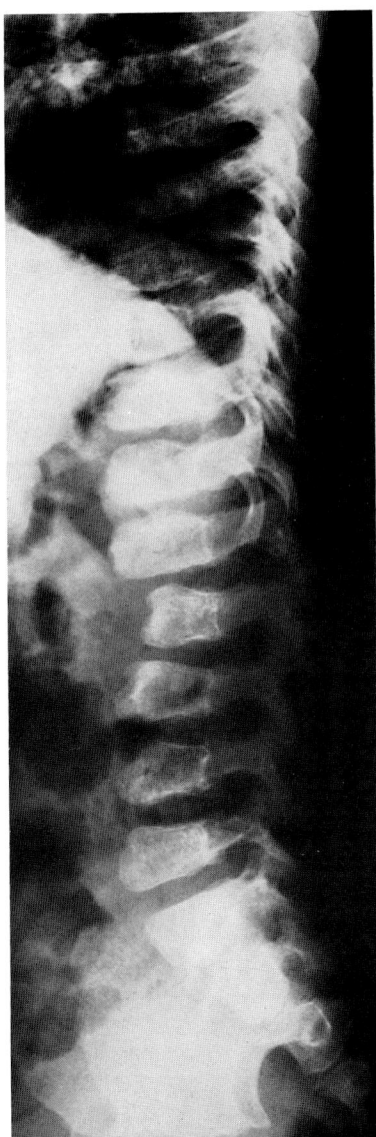

Abb. **52** Dysmorphe Sialidose (Mukolipidose I). ♂, 6 J. Unregelmäßige Form und Größe der Wirbelkörper. L 1 besonders stark hypoplastisch. Unterschiedlich ausgeprägte ventrokaudale Deformierung an den lumbalen Wirbelkörpern

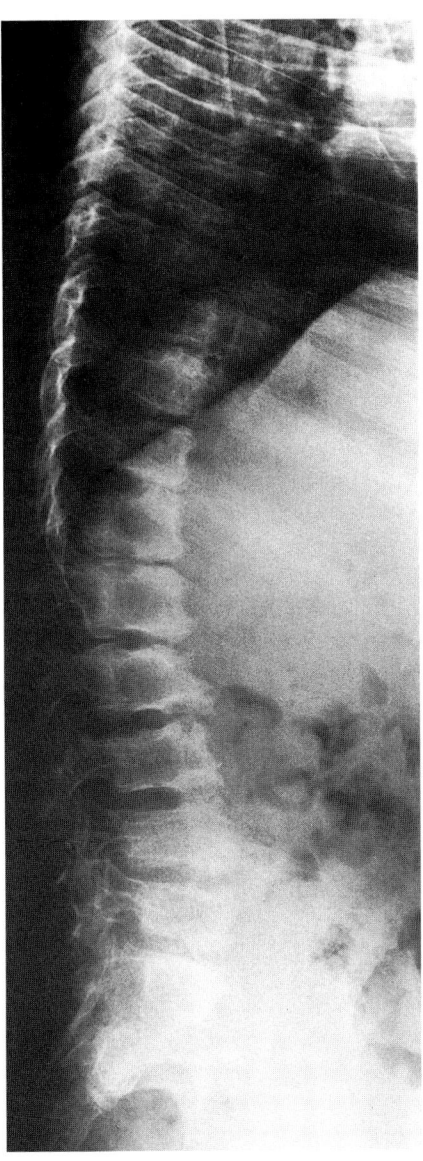

Abb. **53** Dysmorphe Sialidose (Mukolipidose I.). ♂, 12 J. Wirbelkörper abgeflacht mit konkaver hinterer Kontur und unregelmäßigen Deckplatten. Mäßig ausgeprägte Hakenform von Th 12 und L 1 (Die Abb. **53** u. **55** verdanke ich Prof. *J. Spranger*, Universitäts-Kinderklinik, Mainz)

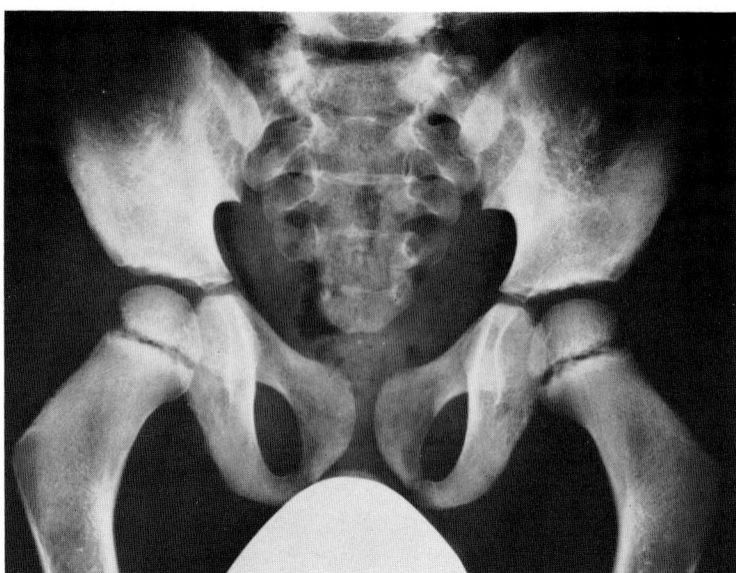

Abb. 54 Dysmorphe Sialidose (Mukolipidose I). ♂, 6 J. Am Becken finden sich nur geringgradige Veränderungen

Die Wirbelkörper (Abb. 52 u. 53) können leicht ovoid oder abgeflacht sein, und Th 12–L 1 sind manchmal etwas hypoplastisch mit inkonstanter angedeuteter hakenartiger Deformierung. Weitere seltene Befunde sind eine leichte Hypoplasie des Dens epistrophei, eine mäßige Platyspondylie und eine thorakolumbale Skoliose (SPRANGER u. Mitarb. 1977, KELLY u. Mitarb. 1981, LOUIS u. Mitarb. 1983).

Die Darmbeinschaufeln sind etwas ausladend, das Azetabulum leicht hypoplastisch mit vergrößertem Winkel und die Femurköpfe klein (Abb. 54 u. 55). Gelegentlich Coxa valga und Hüftgelenksluxation. Die Metakarpalia (Abb. 56) sind etwas plump,

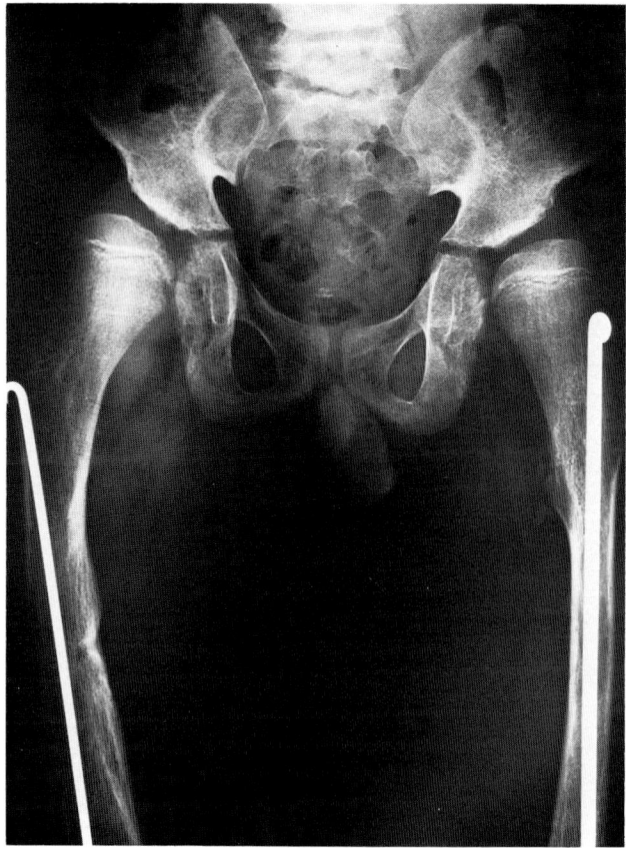

Abb. 55 Dysmorphe Sialidose (Mukolipidose I). ♂, 12 J. Alae etwas niedrig und ausladend, Azetabulumwinkel breit. Das Azetabulum ist flach und überdacht nur den medialen Anteil der deformierten Femurköpfe. Coxa valga. Leichte Osteoporose, grobe Trabekulierung und beidseitige Femurfraktur

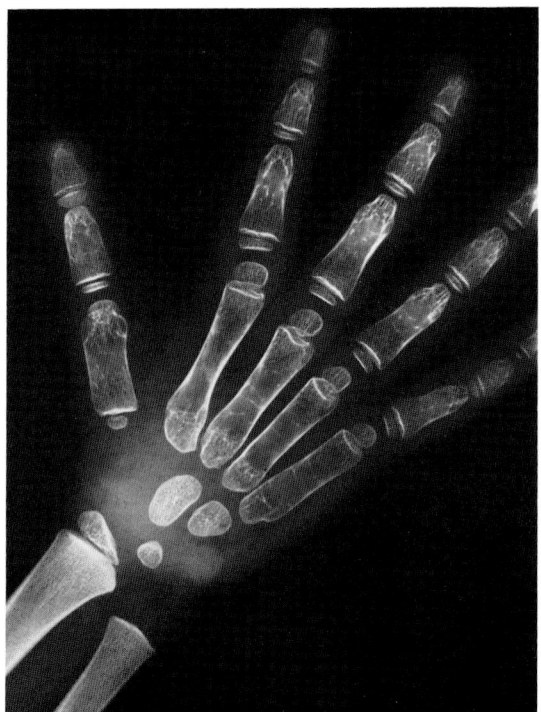

Abb. 56 Dysmorphe Sialidose (Mukolipidose I). ♂, 6 J. Weitmaschige Spongiosastruktur, Osteoporose, dünne Kortikalis

manchmal proximal zugespitzt, und ihre Trabekulierung ist grob. Eine nach dem Alter von $9^{10}/_{12}$ Jahren zunehmende Luxation des I. Metakarpale (STAALMAN u. BAKKER 1984) und ein Calcaneus bifidus (KELLY u. Mitarb. 1981) wurden bei je einem Patienten beobachtet.
Die röntgenologischen Befunde der *Nephrosialidose* und der *Galaktosialidose* sind ähnlich; dagegen zeigen Patienten mit der *normosomatischen Sialidose* keine Skelettveränderungen.

Mukolipidose II (I-cell disease)

Klinik

Die Mukolipidose II wurde 1967 von LEROY u. DE MARS erkannt und später mehrfach beschrieben (MAROTEAUX u. Mitarb. 1970, LEROY u. Mitarb. 1971, TONDEUR u. Mitarb. 1971, TABER u. Mitarb. 1973, GILBERT u. Mitarb. 1973, JOANNARD u. Mitarb. 1974, RAPOLA u. Mitarb. 1974, WIESMANN u. Mitarb. 1974, PATRIQUIN u. Mitarb. 1977, REITHER u. Mitarb. 1977, OKADA u. Mitarb. 1985).
Bei den meisten Patienten fallen schon während der ersten Lebenswochen grobe Gesichtszüge und manchmal Hüftgelenksluxationen, Leistenhernien, Thoraxdeformitäten und Muskelhypotonie auf. Im Laufe der ersten 2 Lebensjahre entwickeln sich progrediente gargoylartige Gesichtsveränderungen mit starker Hyperplasie der Gingiven und der Zunge, und die psychomotorische und körperliche Entwicklung verzögern sich allmählich. Ungewöhnlich dicke Haut, zunehmende Gelenkskontrakturen, manchmal Kyphoskoliose, Hepatomegalie (gelegentlich Splenomegalie) und oft Korneatrübungen vervollkommnen das klinische Bild. Herzgeräusche werden in vielen Berichten erwähnt. Die Kinder werden zwischen 1 und 3 Jahren kleinwüchsig und lernen selten Gehen und Sprechen. In vielen Fällen rezidivierende Infekte

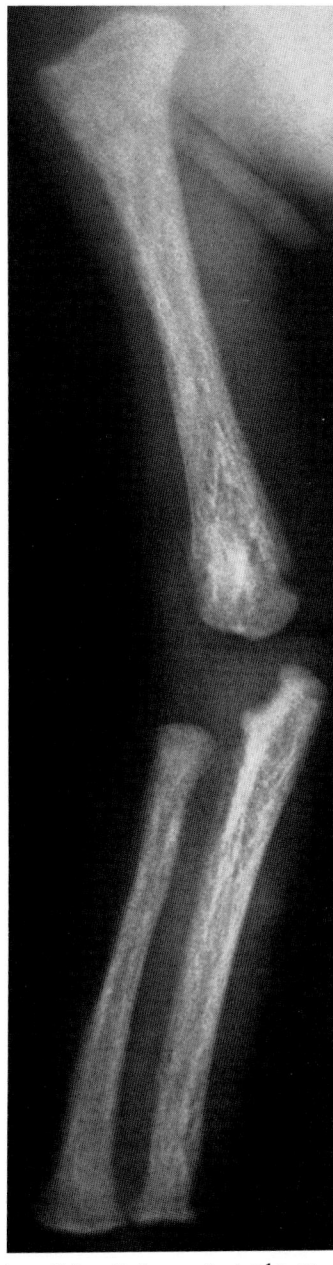

Abb. 57 Mukolipidose II (I-cell disease). ♂, 3¹/₂ Wochen. Röhrenknochen plump. Deutliche Arrosionen der Kortikalis, die in einzelnen Abschnitten kaum erkennbar ist; z. T. periostale Auflagerungen. Metaphysen besonders stark befallen

GM$_1$-Gangliosidose Typ I ähnelt. Charakteristisch sind eine starke, generalisierte *Osteoporose* und eine unregelmäßige, primitive, fibrilläre Trabekulierung; die Spongiosastruktur ist grobmaschig, die Kortikalis dünn und die Abgrenzung zwischen der Kortikalis und den Markräumen unscharf. Besonders auffällig sind die plumpen, schlecht tubulierten und manchmal gebogenen *langen Röhrenknochen,* deren diaphysäre Verschmälerung mangelhaft entwickelt ist. Vor allem am Humerus und am Femur findet sich eine ausgedehnte periostale Knochenneubildung mit Doppelkonturen (Abb. 57–59), gleichzeitig aber auch Zeichen von subperiostaler Resorption mit Erosionen der Kortikalis. Pathologische Frakturen (SPRITZ u. Mitarb. 1978), manchmal konnatal und mit Pseudoarthrosen (MICHELS u. Mitarb. 1982), werden gelegentlich beobachtet. Die Metaphysen sind oft verbreitert und weisen Verdichtungs- und Aufhellungsbänder sowie manchmal seitliche Ausziehungen an ihren Enden auf. Das *Handskelett* (Abb. 60) zeigt schon eine diskrete Brachyphalan-

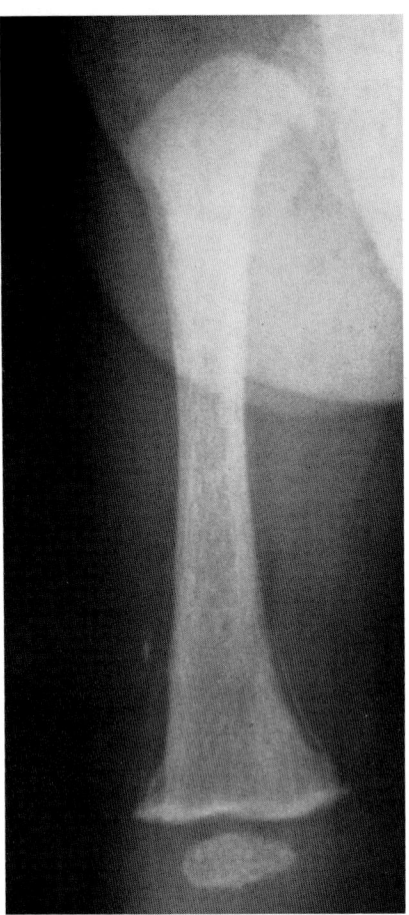

Abb. **58** Mukolipidose II (I-cell disease). ♂, 6^1/$_2$ Wochen. Beachte vor allem die Doppelkonturen am distalen Ende des Femurs

der Atemwege. Exitus mit 2–8 Jahren, meistens wegen kardiorespiratorischer Insuffizienz.

In einigen Fällen treten die somatischen und röntgenologischen Veränderungen später auf und sind weniger schwer; es wurde deswegen eine Heterogenität dieses Leidens (maligne infantile und benigne juvenile Form) angenommen (GILBERT u. Mitarb. 1973).

Röntgendiagnostik

Die röntgenologischen Aspekte der Mukolipidose II wurden besonders in einigen Arbeiten berücksichtigt (TABER u. Mitarb. 1973, PATRIQUIN u. Mitarb. 1977, REITHER u. Mitarb. 1977, LEMAITRE u. Mitarb. 1978).

Die radiologischen Veränderungen lassen eine erste Entwicklungsphase erkennen, welche von der Geburt bis zum 2. Monat dauert, ein intermediäres Stadium und eine spätere Phase, die nach den ersten 4 Lebensmonaten beginnt (LEMAITRE u. Mitarb. 1978).

In der *Frühphase* finden sich Zeichen einer ausgedehnten Demineralisation, die derjenigen der

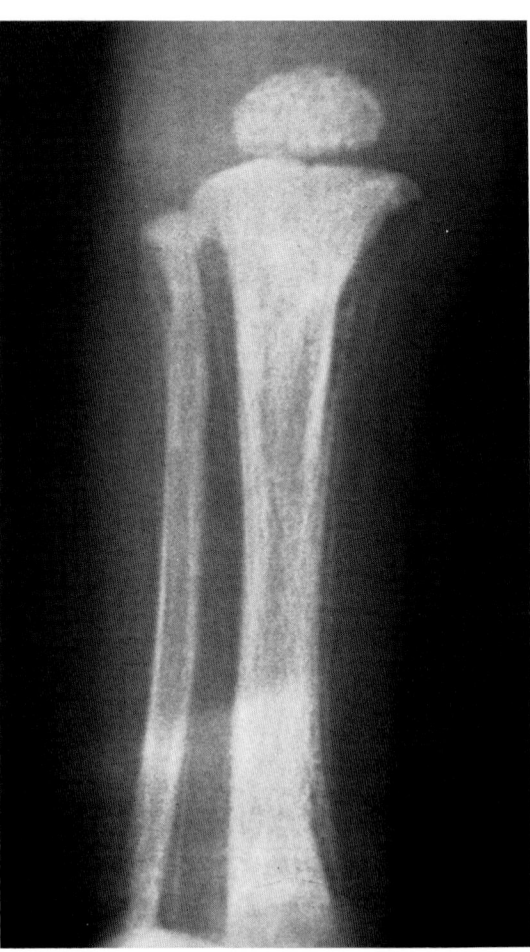

Abb. **59** Mukolipidose II (I-cell disease). ♂, 6^1/$_2$ Wochen. Plumpe Röhrenknochen mit Doppelkonturen und z. T. Arrosionen der Kortikalis

gie und kurze, etwas plumpe, proximal leicht zugespitzte Metakarpalia II–V.
Der *Schädel* ist oft brachyzephal konfiguriert; der Boden der vorderen Grube war in 1 Fall steil (BRUBAKK u. Mitarb. 1982). Die leicht ovoiden *Wirbelkörper* weisen keine oder nur eine geringgradige ventrokraniale Hypoplasie auf. Das etwas ausladende *Becken* (selten Hüftluxation) und die *Rippen* zeigen eine beginnende Dysplasie. Kalkspritzerartige Einlagerungen innerhalb der knorpelig präformierten Skelettanlagen, vor allem am Kalkaneus, aber auch am Trochanter major, an den Knieepiphysen und in der lumbalen oder sakrokokzygealen Region stellen einen besonderen, jedoch nicht konstanten Befund dar (LEMAITRE u. Mitarb. 1978, BRUBAKK u. Mitarb. 1982, WHELAN u. Mitarb. 1983). Die Lamina dura fehlt.

In der radiologischen Differentialdiagnose müssen verschiedene Krankheiten in Betracht gezogen werden: Hyperparathyreoidismus, Osteomyelitis (vor allem Lues congenita), Osteogenes imperfecta (WHELAN u. Mitarb. 1983), Skorbut, multiple Knochentraumata (PATRIQUIN u. Mitarb. 1977), infantile kortikale Hyperostose, GM_1-Gangliosidose Typ I, evtl. auch Leukämie und Rachitis (CIPOLLONI u. Mitarb. 1980).

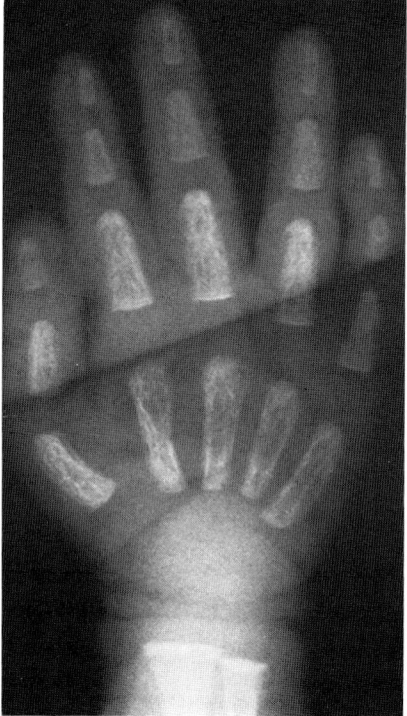

Abb. **60** Mukolipidose II (I-cell disease). ♂, 3^1/$_2$ Wochen. Metakarpalia und Phalangen schon plump. Grobmaschige Knochenstruktur. Kortikalis unregelmäßig abgegrenzt und an den Phalangen kaum erkennbar. Arrosionen und z.T. Knochenneubildung

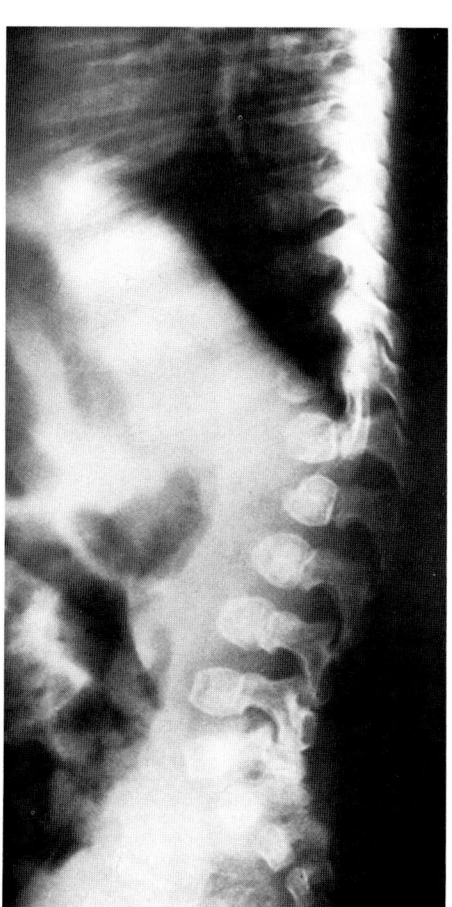

Bei einem Fetus in der 19. Schwangerschaftswoche waren die röntgenologischen Befunde im wesentlichen denjenigen eines Neugeborenen gleich, aber im ganzen weniger ausgeprägt. Abnorme Mineralisationsherde fanden sich auch in den verzögert ossifizierten Wirbelkörpern (BABCOCK u. Mitarb. 1986).

Nach dem Alter von 3–4 Monaten entwickeln sich im allgemeinen eindeutige und progrediente Veränderungen vom Typ der Dysostosis multiplex. Der *Schädel* ist, im Gegensatz zur MPS I, fast immer brachyzephal; gelegentlich frühzeitige Synostose der Koronar- und Sagittalnaht. Die Kalotte ist manchmal dick und die Sella normal, selten etwas ausgeweitet. Die zwei distalen Drittel der *Rippen* sind leicht ruderblattförmig und die Skapulae hypoplastisch. Die *Wirbelkörper* (Abb. **61**) sind in ihrem a.-p. Durchmesser verkürzt und etwas rundlich, ovoid oder dorsal leicht birnenförmig abgeflacht. Eine hakenförmige Deformierung von

Abb. **61** Mukolipidose II (I-cell disease). ♀, 1^1/$_2$ J. z.T. ovoide Wirbelkörper; deutliche Angelhakendeformierung L 2. Dorsolumbale Kyphose. Breite Rippen. (Die Abb. **61–64** u. **73–76** verdanke ich Prof. *P. Durand* und Prof. *A. Pelizza*, Istituto G. Gaslini, Genua.)

Skelettmanifestationen von Stoffwechselerkrankungen

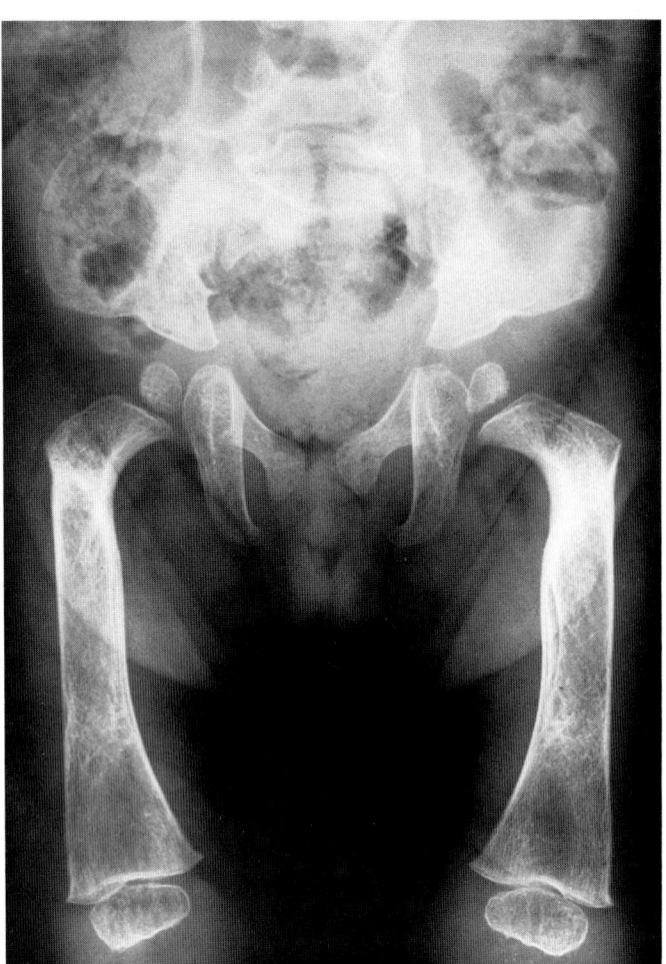

Abb. 62 Mukolipidose II (I-cell disease). ♀, 1¹/₂ J. Ausladende, fast quadratische Alae; Azetabulum stark abgeflacht. Auffallend plumpe Femura

Abb. 63
Mukolipidose II (I-cell disease). ♀, 1¹/₂ J. Die langen Röhrenknochen der oberen Extremität sind grob modelliert. Unregelmäßige Knochenstruktur ▼

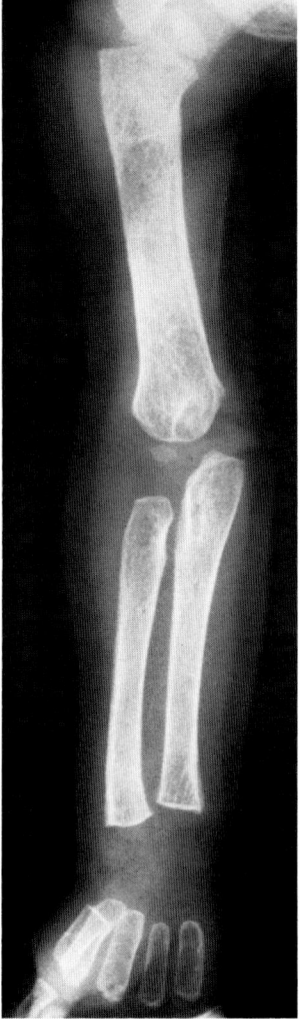

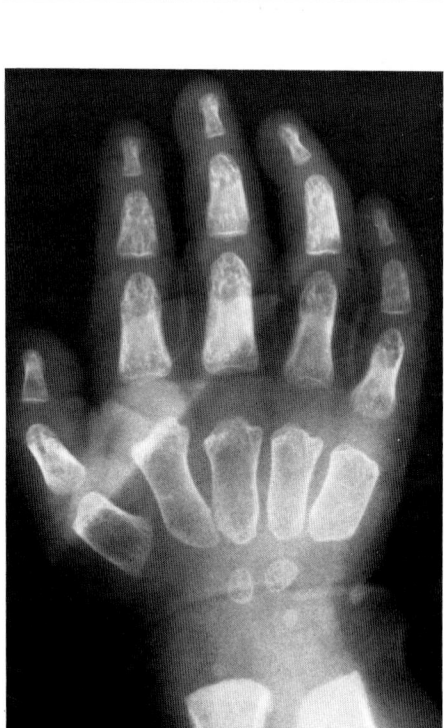

◄ Abb. 64 Mukolipidose II (I-cell disease). ♀, 1¹/₂ J. Kurze, plumpe Metakarpalia und Phalangen; dünne Kortikalis. Osteoporose

Th 12 – L 1 mit leichtem Gibbus ist häufig anzutreffen. Am *Becken* (Abb. **62**) finden sich niedrige, ausladende Alae und eine supraazetabuläre Verengung. Das Azetabulum ist hypoplastisch (manchmal Hüftluxation und Pseudoazetabulum), der Azetabulumwinkel flach und die Ossa ischii und pubis elongiert. Oft Coxa valga.
Dank einer weitgehenden Integrierung der früheren periostalen Auflagerungen erscheinen die *langen Röhrenknochen* (Abb. **62** u. **63**) kurz und plump; sie weisen eine dichtere Spongiosastruktur und vielfach submetaphysäre Einschnürungen auf. Die distalen Enden des Radius und der Ulna sind oft abgeschrägt. Die *Metakarpalia* (Abb. **64**) werden grob, viereckig, proximal zugespitzt und zeigen eine grobe Trabekulierung. Phalangen kurz und trapezoid. Die *Karpalia* sind klein und unregelmäßig, und das Knochenalter ist verzögert. Die Veränderungen an den unteren Extremitäten sind ähnlich, aber meistens leichteren Grades.

Mukolipidose III
(Hurler-Pseudopolydystrophie)

Klinik

In der Literatur finden sich mehrere klinische und röntgenologische Berichte über die ursprünglich als Hurler-Pseudopolydystrophie (MAROTEAUX u. LAMY 1966) beschriebene Mukolipidose III (MCKUSICK u. Mitarb. 1965, STEINBACH u. Mitarb. 1968, KOZLOWSKI u. RYBAK 1971, MELHEM u. Mitarb. 1973, AVIAD u. Mitarb. 1974, KELLY u. Mitarb. 1975, HERD u. Mitarb. 1978).
Die ersten Symptome – Gelenkskontrakturen – treten im Kleinkindesalter auf und sind an den Fingern besonders ausgeprägt. Charakteristisch sind tatzenartige Hände und eine derbe Hautverdickung. Die Gesichtszüge sind normal oder etwas grob, aber nur vage gargoylartig. Oft mäßige Protrusion der unteren Gesichtshälfte. Mit zunehmendem Alter deutlicher werdender Wirbelsäulenkleinwuchs (Erwachsenengröße 130–140 cm), häufig Hyperlordose oder Kyphoskoliose und auffallend kurzer Hals. Feine Korneatrübungen sind konstant; oft Aorten- oder Mitralvitium, gelegentlich mäßige Konduktionsschwerhörigkeit, Hernien und Hepatomegalie; eine Splenomegalie ist selten. Der Aspekt der Patienten erinnert etwas an den Morbus Morquio.
Die geistige Entwicklung ist normal im Kleinkindesalter, vielfach manifestiert sich aber später ein leichter bis mäßiger Intelligenzdefekt. Das klinische Bild – wie auch das röntgenologische – weist aber eine große Heterogenität auf. Bei einzelnen Patienten sind der Verlauf rasch progredient, die somatischen Symptome stark ausgeprägt, und es kommt zu einem schweren Abbau der geistigen Funktionen. Dagegen weisen andere Patienten eine normale Intelligenz auf, und die somatischen Symptome sind nur angedeutet (GEHLER 1981).

Röntgendiagnostik

Ziemlich charakteristisch ist eine starke Variabilität der röntgenologischen Befunde, die oft auch bei befallenen Geschwistern angetroffen wird (MELHEM u. Mitarb. 1973). Zum Teil ist aber diese Variabilität durch die Progredienz der Läsionen bedingt. Die radiologischen Befunde erinnern einerseits an den Morbus Morquio, andererseits an die polyepiphysären Dysplasien (MAROTEAUX u. LAMY 1966).
Der *Schädel* zeigt meist eine normale Größe und Konfiguration (selten Makro- und Dolichozephalie); trotzdem oft teilweise oder vollkommene frühzeitige Synostose der Koronar- und Sagittalnaht. Kalotte eher dünn und Sella meist unauffällig (selten J-förmig). Der Condylus mandibulae kann abgeflacht oder konkav sein, die Klavikulae etwas kurz und plump und die distalen Abschnitte der Rippen leicht verbreitert.
Die *Wirbelkörper* (Abb. **65** u. **66**) zeigen oft eine leicht verminderte Höhe (mäßige Platyspondylie) (LACHMANN 1979) mit unregelmäßigen Abschlußplatten oder sind grob ovoid; manchmal Hypoplasie der hinteren Abschnitte thorakal und der vorderen Anteile lumbal mit unterschiedlich ausgeprägter Hakenbildung. Skoliose (Abb. **66**), dorso-

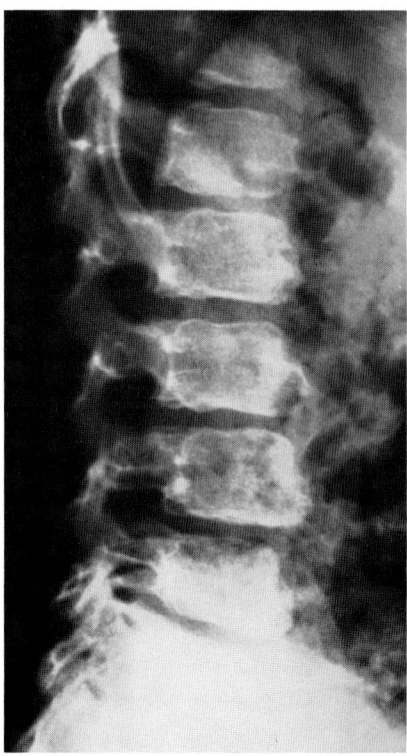

Abb. **65** Mukolipidose III.
♂, 7 J. Wirbelkörper mit unregelmäßigen Abschlußplatten und z.T. mit ventrokaudalem Vorsprung

878 Skelettmanifestationen von Stoffwechselerkrankungen

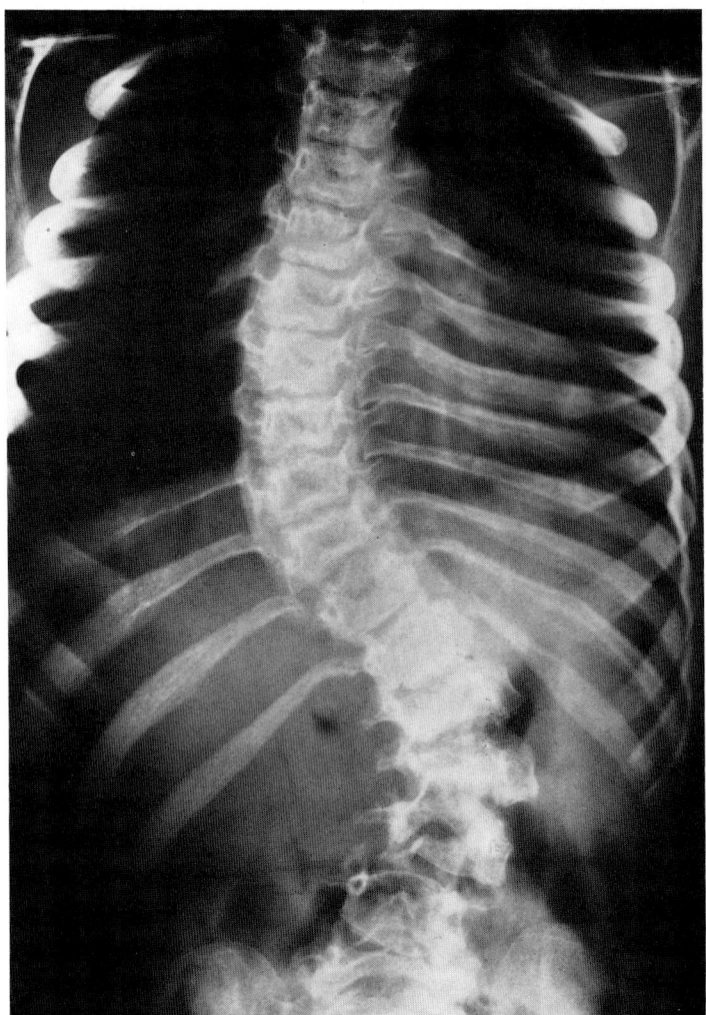

Abb. 66 Mukolipidose III.
♀, 9 J. Schwere thorakolumbale Skoliose mit ausgeprägten Veränderungen der Wirbelkörper

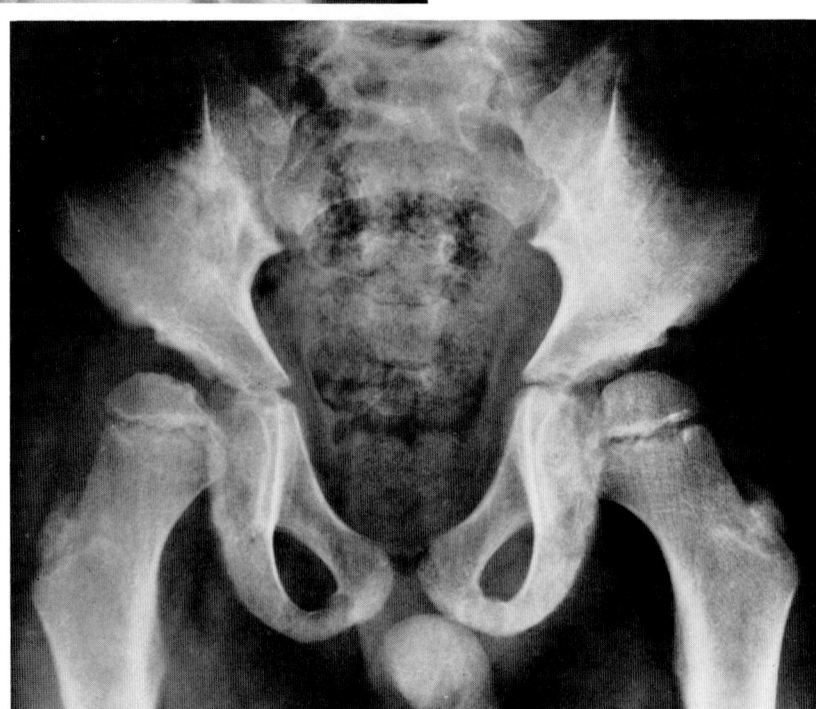

Abb. 67
Mukolipidose III.
♂, 7 J. Schmales Korpus, schlecht abgegrenztes Azetabulum, Coxa valga. Femurkopf rechts klein und medial abgeflacht

Abb. **68** Mukolipidose III.
♀, 9 J. Metakarpalia verkürzt mit proximaler Zuspitzung; normale diaphysäre Verschmälerung. Mäßige Fingerkontrakturen

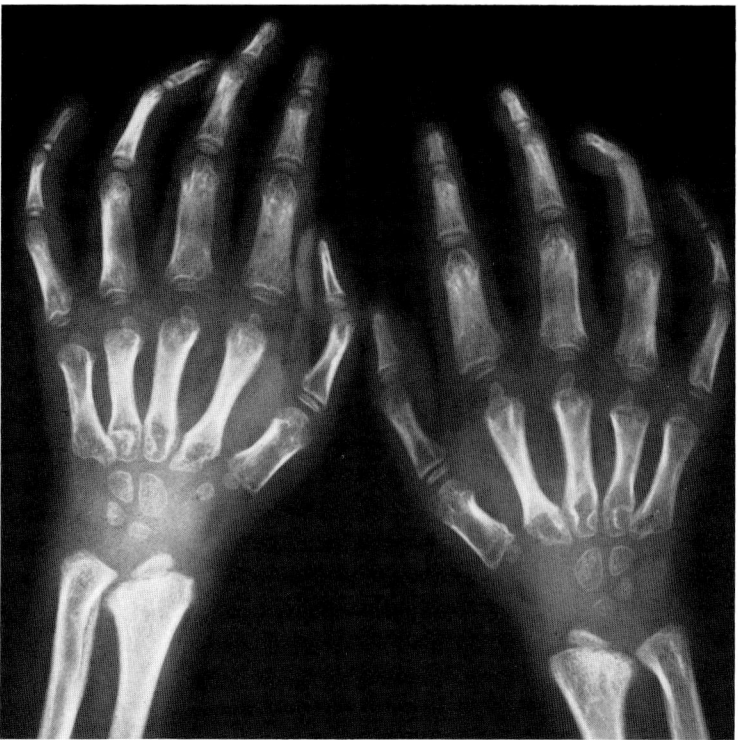

lumbale Kyphose mit einem hypoplastischen, dorsal verschobenen Wirbelkörper, Verkalkungen einzelner Zwischenwirbelscheiben, leichte Hypoplasie des Dens epistrophei und Spondylolisthesis L 5 sind inkonstante Befunde.
Das *Becken* (Abb. **67**) erinnert oft an den Morbus Morquio: niedrige und ausladende Alae, enges Korpus, hypoplastisches Os ischii, breites Azetabulum, bisweilen mit Subluxation des häufig versplitterten Kopfes, Coxa valga. Die *langen Röhrenknochen* sind nur etwas kurz und plump, der Radius manchmal etwas gebogen, die distalen Enden der Vorderarmknochen leicht abgeschrägt, die Metaphysen etwas breit und unregelmäßig (gele-

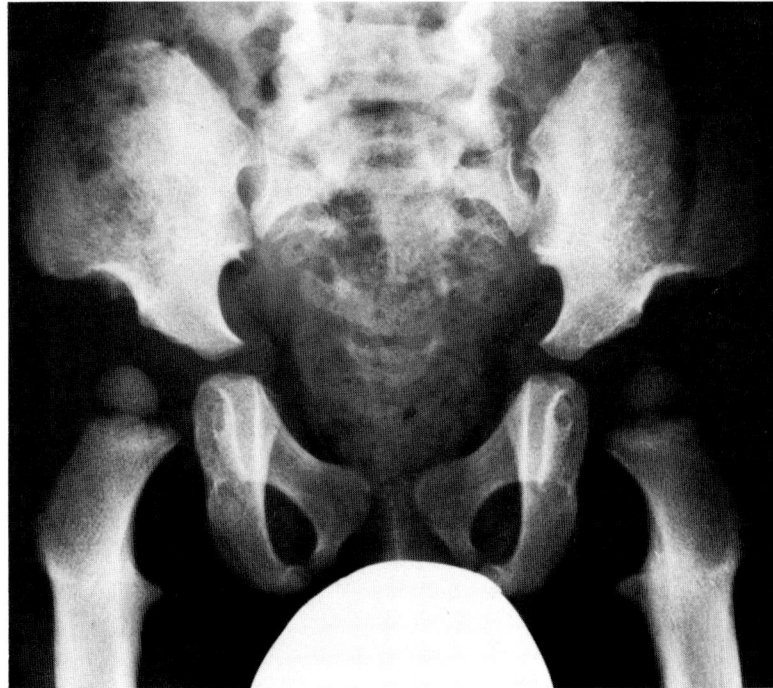

Abb. **69** Mukolipidose III.
♂, 3 J. Plumpe Alae mit fast vertikaler lateraler Abgrenzung; starke seitliche Einbuchtung zwischen Ala und Korpus. Femurkopf klein und vom abgeflachten Azetabulum nur teilweise überdacht. (Die Abb. **69** u. **70** verdanke ich Dr. *J. Gehler,* Universitäts-Kinderklinik, Mainz)

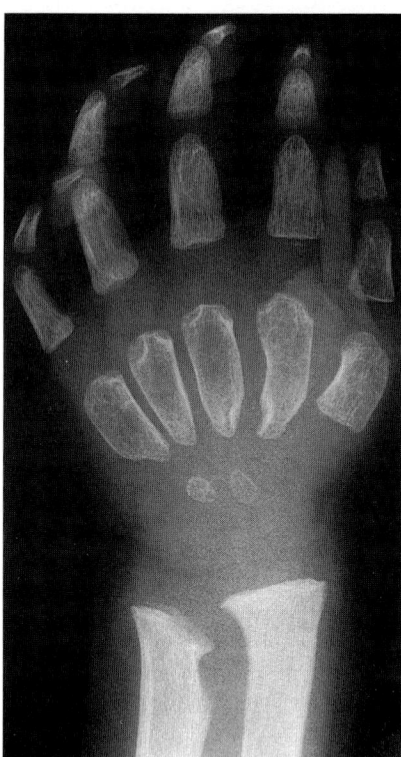

Abb. 70 Mukolipidose III. ♂, 3 J. Metakarpalia und Phalangen außerordentlich plump und mit grobmaschiger Struktur. Distale Enden der Vorderarmknochen etwas einander zugewendet

gentlich Aufhellungsbänder) mit lateralen Ausziehungen und die Epiphysen klein und flach. In einem Fall Dauerfraktur des Femurhalses (KÖNIG u. Mitarb. 1984). Die *Metakarpalia* (Abb. **68**) sind manchmal verkürzt und ihr proximales Ende leicht zugespitzt; die mittlere diaphysäre Verschmälerung bleibt aber erhalten, außer wenigen Ausnahmen (HERD u. Mitarb. 1978). Phalangen weniger verändert. Die Karpalia können spät auftreten und sind klein. Knochenalter häufig verzögert.
Bei den 2 von AVIAD u. Mitarb. (1974) beschriebenen Erwachsenen fanden sich insgesamt ähnliche Veränderungen wie bei den jüngeren Patienten. Von besonderem Interesse sind folgende Befunde: Progenie, z. T. Fehlen der Lamina dura, vollkommenes Schwinden des Dens epistrophei (mit Subluxation des Atlas in 1 Fall), unregelmäßige Abschlußplatten der Wirbelkörper, zystische Aufhellungen an verschiedenen Knochen und fehlende Verschmelzung des Processus styloides mit der Radiusdiaphyse.
Einige Patienten – wie schon erwähnt – weisen dagegen deutlichere Symptome der Dysostosis multiplex auf und erinnern zum Teil an einen Morbus Hurler. Der in einer Arbeit von GEHLER (1981) erwähnte Patient stellt eine solche Beobachtung dar. Die Befunde sind an der Wirbelsäule, dem Becken (Abb. **69**) und vor allem an der Hand (Abb. **70**) besonders eindrücklich.

Mukolipidose IV

Nach der ersten Mitteilung von BERMAN u. Mitarb. (1974) wurden über 1 Dutzend Fälle von Mukolipidose IV veröffentlicht (KOHN u. Mitarb. 1977, GOUTIÈRES u. Mitarb. 1979, BACH u. Mitarb. 1979, CRANDALL u. Mitarb. 1982, ZWAAN u. KENYON 1982, LAKE u. Mitarb. 1982).
Charakteristisch sind Korneatrübungen, welche – mit wenigen Ausnahmen – schon im Alter von 3 Wochen–18 Monaten ausgeprägt sind. In der 2. Hälfte des 1. Lebensjahres manifestiert sich ein immer deutlicher werdender psychomotorischer Entwicklungsrückstand. Neurologisch finden sich gesteigerte Reflexe, leichte extrapyramidale Störungen und oft eine Muskelhypotonie. Die Gesichtszüge sind höchstens etwas grob, aber nicht gargoylartig; abnorme Befunde an den inneren Organen wurden nicht beobachtet.
Röntgenologische Veränderungen wurden auch bei erwachsenen Patienten nicht festgestellt.

Fukosidose (Typen I und II)

Klinik

Die erstmals von DURAND u. Mitarb. (1967, 1969) und später von anderen Autoren (LOEB u. Mitarb. 1969, BORRONE u. Mitarb. 1974, BERATIS u. Mitarb. 1975) beschriebene Krankheit weist eine deutliche klinische Heterogenität auf (KOUSSEFF u. Mitarb. 1976, DURAND u. Mitarb. 1976) und wird heute in eine schwere (Typ I) und eine milde Form (Typ II) unterteilt.
Beim Typ I tritt gegen Ende des 1. Lebensjahres ein progredienter neurologischer und psychomotorischer Verfall auf, mit Hypotonie, später Spastizität und Dezerebration. Die körperliche Entwicklung ist verzögert; gelegentlich leichtere Hepatosplenomegalie, häufig Krämpfe und Atemwegsinfekte. Schweißelektrolyten in der Regel erhöht. Exitus meist mit 4–6 Jahren.
Beim Typ II wird das Nervensystem später befallen. Im allgemeinen leicht gargoylartige Vergrößerung der Gesichtszüge und Angiokeratoma corporis diffusum (diagnostisch wichtiges Symptom). Keine Hepatomegalie; gelegentlich feine Korneatrübungen. Häufige Entzündungen der Atemwege. Der Verlauf ist langsamer als beim Typ I, und einige Patienten erreichen das Erwachsenenalter.

Röntgendiagnostik

Bei der Fukosidose finden sich meist nur leichtere röntgenologische Veränderungen vom Typ der Dysostosis multiplex. Grundsätzlich sind die Befunde bei beiden Typen identisch, aber beim Typ II können sie z. T. an das Bild einer spondyloepiphysären Dysplasie erinnern (BRILL u. Mitarb. 1975).

Der *Schädel* ist normal oder etwas groß und weist – vor allem frontal und supraorbital – eine mäßige, leicht progrediente Verdickung der Kalotte auf. Die Sella ist unauffällig. In 3 der 5 Fälle von LEE u. Mitarb. (1977) entwickelte sich eine vorzeitige Synostose einer oder mehrerer Nähte. Die Sinus frontales und sphenoidales fehlen oft oder sind – wie die Sinus maxillares – hypoplastisch. Die Abstände zwischen den Zähnen können groß sein.

Die *Klavikulae* und die *Rippen* sind manchmal etwas verbreitert. Der *Dens epistrophei* ist hypoplastisch, und die zervikalen *Wirbelkörper* sind häufig mangelhaft entwickelt und abgeflacht (Abb. 71). Die unteren dorsalen und die lumbalen Wirbelkörper sind bei jüngeren Patienten meist etwas ovoid und zeigen eine unterschiedlich stark ausgebildete ventrokaudale Ausziehung (Abb. 72 u. 73); bei älteren Patienten mit Typ II sind sie dagegen eher abgeflacht, unregelmäßig abgegrenzt und können am unteren thorakalen Segment eine vordere zen-

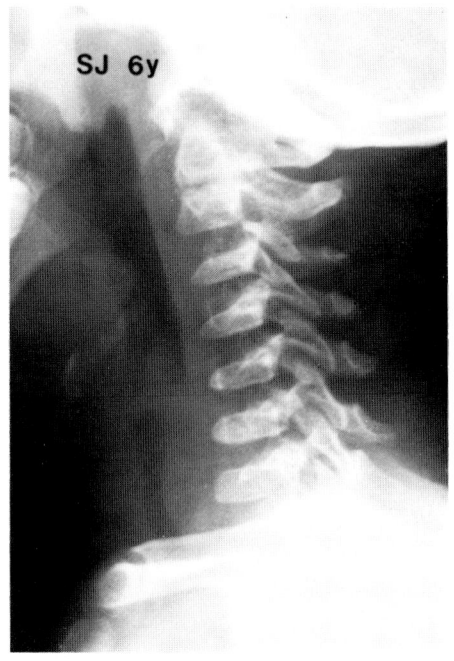

Abb. 71 Fukosidose. 6 J. Dens epitrophei kurz; zervikale Wirbelkörper klein und abgeflacht. (Die Abb. 71 u. 72 verdanke ich Dr. F. A. Lee, Huntington Memorial Hospital, Pasadena)

Abb. 72a–d Fukosidose. Lumbale Wirbelkörper bei jüngeren Patienten etwas ovoid und z. T. hakenartig, bei älteren eher abgeflacht und mit vorderer zentraler Deformierung. Wirbelkörper des Sakrums plump. Bei einem Patienten dünne, lineare Luftansammlungen an vier Zwischenwirbelscheiben (d). (**a** 2 J.; **b** 4 J.; **c** 10 J.; **d** 17 J.) ▼

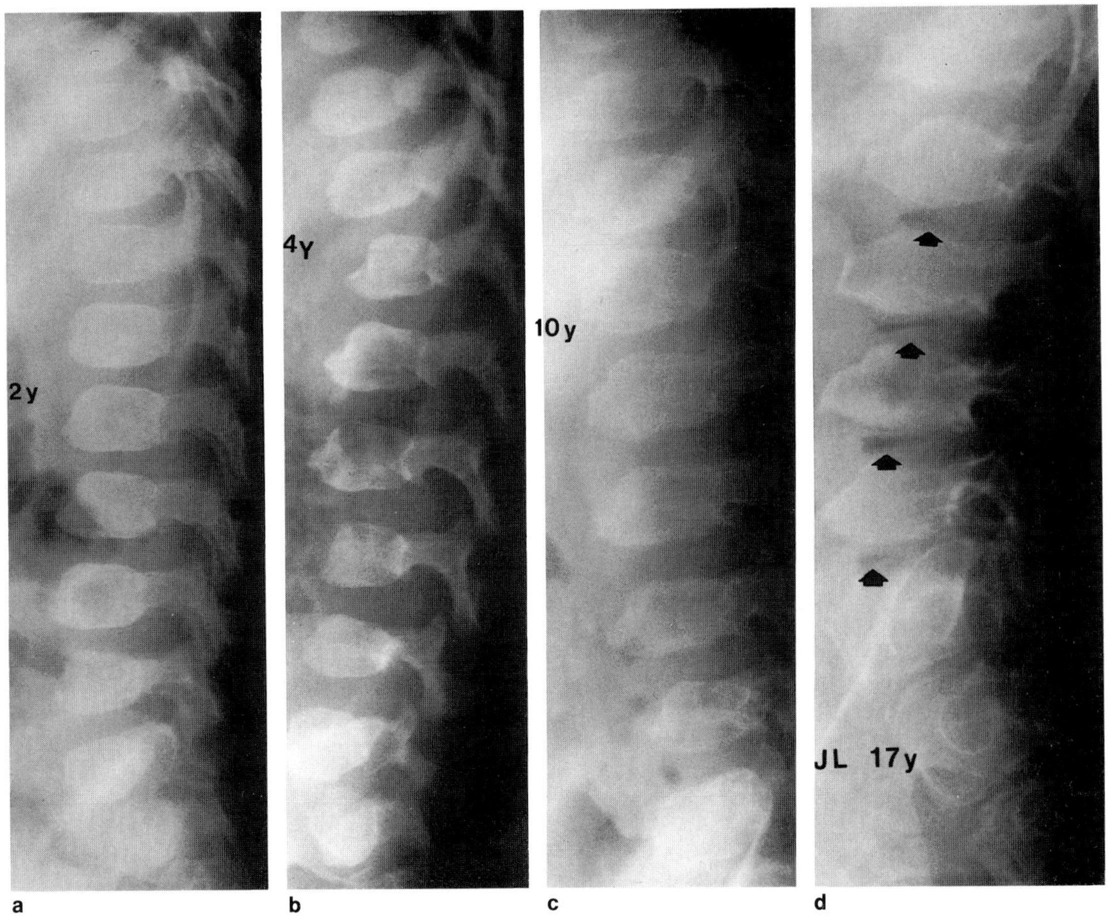

a b c d

882 Skelettmanifestationen von Stoffwechselerkrankungen

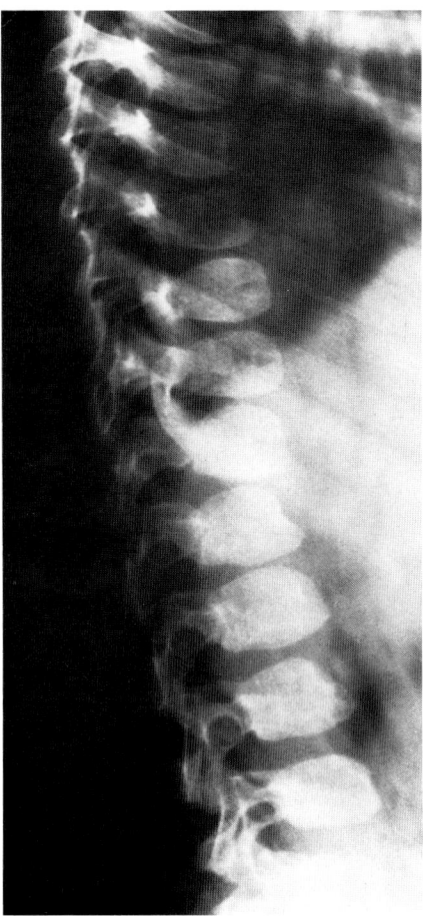

Abb. 73 Fukosidose Typ II. ♂, 4 J. Ovoide Wirbelkörper, vor allem thorakal. An einzelnen Wirbelkörpern hakenartige ventrokaudale Deformierung

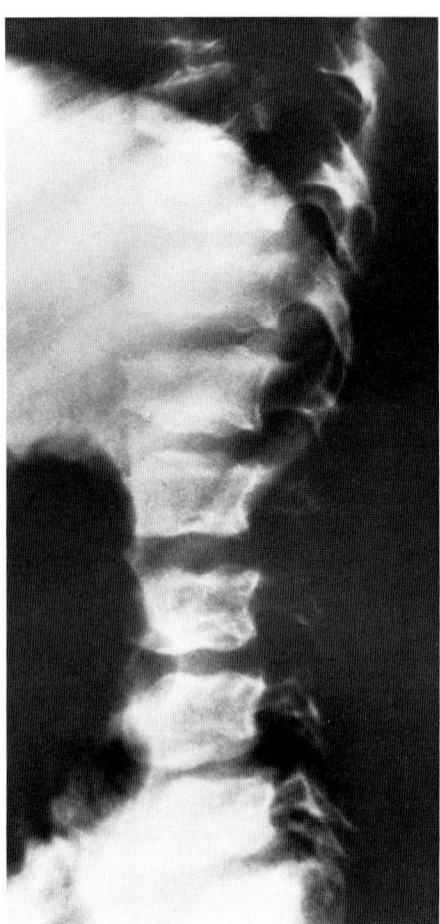

Abb. 74 Fukosidose Typ II. ♂, 17 J. Unregelmäßige Konturen der etwas abgeflachten Wirbelkörper. Verkalkung der Zwischenwirbelscheibe Th 11 – Th 12

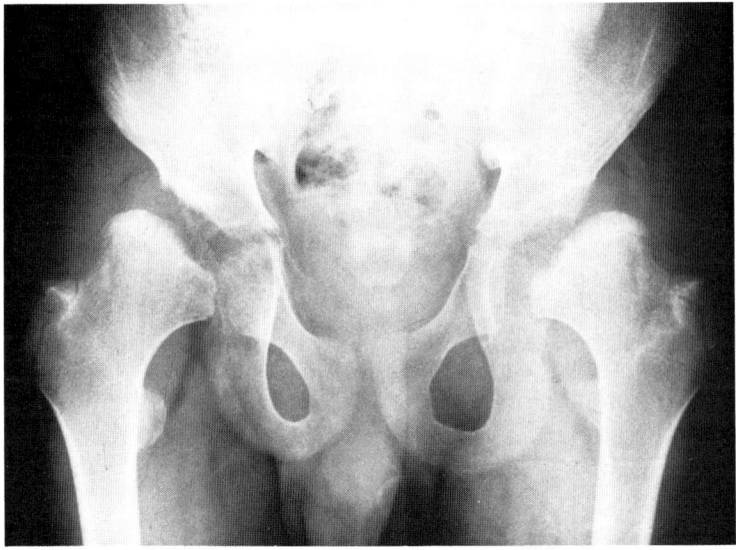

Abb. 75 Fukosidose Typ II. ♂, 17 J. Becken insgesamt verengt, Azetabula abgeflacht, schmal und mit sklerotischen Rändern. Subluxation der schwer deformierten Femurköpfe: Femurhals kurz und breit

trale Deformierung aufweisen (Abb. **72c, d** u. **74**). Das *Sakrum* ist verkürzt mit quadratischen Wirbelkörpern, und das Os coccygis kann fehlen oder rudimentär angelegt sein. Gelegentlich *Kyphose* des thorakolumbalen Überganges. Der Schweregrad der Wirbelsäulenveränderungen nimmt manchmal mit dem Alter zu und kann selbst bei Geschwistern unterschiedlich sein. Bei einem 17jährigen Knaben fand sich eine umschriebene Gasansammlung an vier lumbalen Zwischenwirbelscheiben (Abb. **72 d**) und bei einem gleichaltrigen Knaben eine Verkalkung zwischen Th 11 und Th 12 (Abb. **74**) (BORRONE u. Mitarb. 1974).

Die Befunde am *Becken* (Abb. **75** u. **76**) sind meist leichteren Grades, können aber bei älteren Patienten deutlicher werden: kleine, verengte, aber auch etwas ausladende Alae (Typ II) mit unregelmäßiger Mineralisation, abgeflachtes Azetabulum, deformierte Femurköpfe (vor allem bei Typ II) und Coxa valga.

In einigen Fällen mit dem Typ II sind die *langen Röhrenknochen* etwas plump und abnorm tubuliert (Abb. **76**) und die distalen Abschlußplatten des Radius und der Ulna einander zugewendet. Beidseitige Kerben an der Basis der Metakarpalia II–V und den distalen Enden der proximalen Phalangen II–V wurden auch beschrieben. Das Knochenalter ist manchmal verzögert. LEE u. Mitarb. (1977) fanden eine leichte Verdickung der Schleimhaut des Ösophagus.

Mannosidose

Klinik

Einige Patienten mit Mannosidose wurden im Säuglings- oder Kleinkindesalter beschrieben (ÖCKERMAN 1967, 1969, KJELLMAN u. Mitarb. 1969, NORDÉN u. ÖCKERMAN 1973, TSAY u. Mitarb. 1974, AYLSWORTH u. Mitarb. 1976). Bei diesen Kindern finden sich im 1. oder erst im 2. Lebensjahr etwas grobe, ausdrucksarme, im allgemeinen nicht eindeutig gargoylartige Gesichtszüge. Die Veränderungen der Physiognomie können stationär bleiben; in einigen Fällen werden sie aber mit zunehmendem Alter schwerer. Die psychomotorische Entwicklung ist in der Regel zunächst mäßig, später jedoch stark verzögert. Schwerhörigkeit und Hepatomegalie nahezu konstant; manchmal Splenomegalie, selten Kyphoskoliose, Katarakt oder leichte Korneatrübungen. Infekte der Luftwege sind häufig (gelegentlich Hypogammaglobulinämie). Das klinische Bild erinnert an die Mukopolysaccharidose III; die Patienten zeigen aber keinen Erethismus.

In den letzten Jahren wurden einige Fälle im Alter von 13–26 Jahren beschrieben (FARRIAUX u. Mitarb. 1975, BOOTH u. Mitarb. 1976). Diese Patienten weisen eine geistige Retardierung auf, und ihre

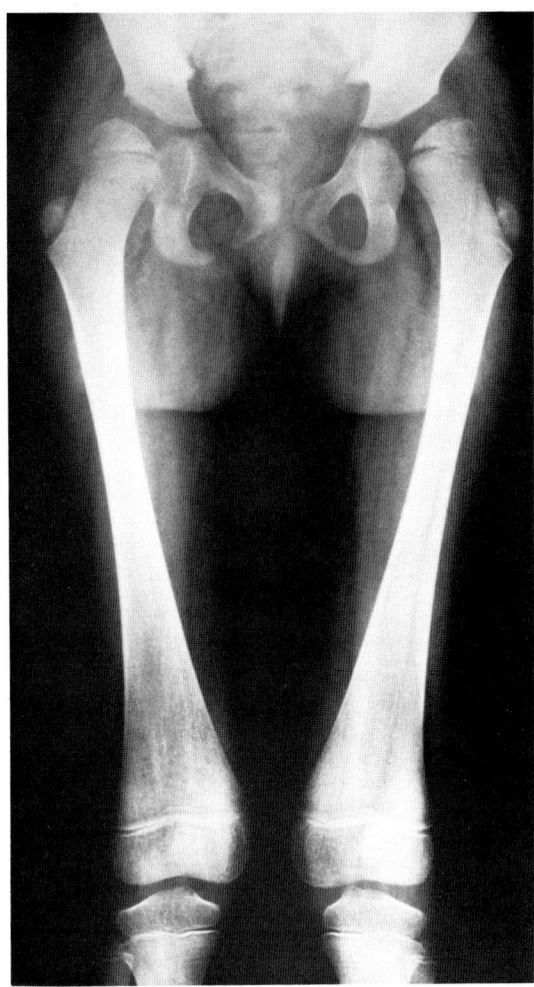

Abb. **76** Fukosidose Typ II. Schwester des Patienten in Abb. **74** u. **75**, 5 J. Leicht dysplastisches Becken mit mangelhafter Ausbildung der Azetabula. Femurköpfe medial abgeflacht und von der Pfanne unvollkommen überdeckt. Coxa valga mäßigen Grades. Auftreibung des unteren Drittels der Femura

Gesichtszüge sind etwas grob, aber nicht charakteristisch (etwa wie bei vielen Fällen mit Oligophrenie unklarer Genese). Sie sind normal groß, oft schwerhörig und haben keine Hepatosplenomegalie und keine Kyphose; die Hände sind lang und schmal und die Gelenke eher schlaff. Die Unterschiede in der Ausprägung des klinischen Bildes lassen vermuten, daß auch diese Mukolipidose genetisch heterogen ist.

Röntgendiagnostik

Insgesamt sind die röntgenologischen Veränderungen eher geringgradig, vor allem bei den älteren Patienten.

Der *Schädel* (Abb. **77**) ist normal oder weist eine etwas dicke Kalotte mit schlechter Pneumatisation auf; Sella normal, selten Kraniosynostose. Die

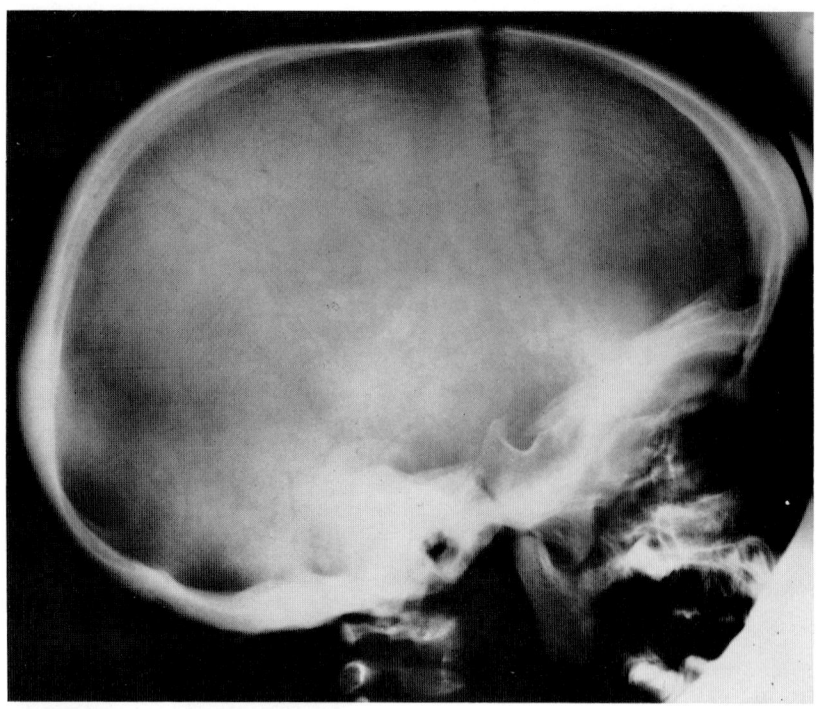

Abb. 77 Mannosidose. ♂, 2¹/₂ J. Dolichozephaler Schädel; unregelmäßig verdickte Kalotte, mangelhafte Pneumatisation; Sella normal

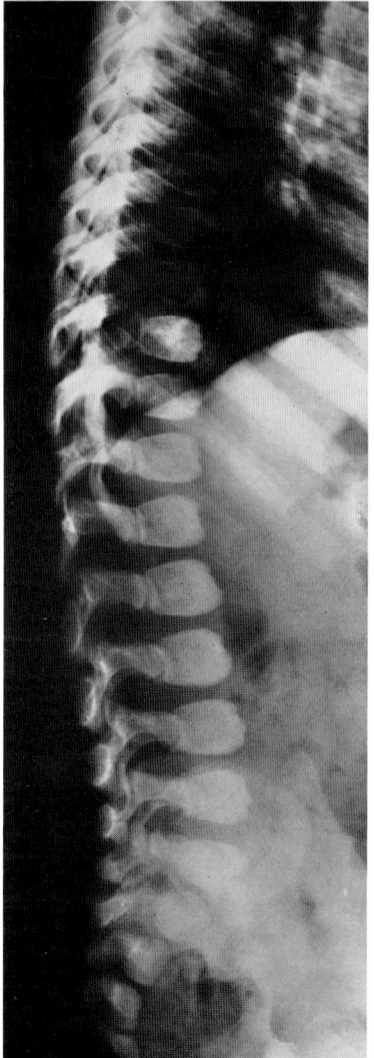

Abb. 78 Mannosidose. ♂, 2 J. Halbavoide Wirbelkörper; angedeutete Hakenform L2–L3

Rippen und die Klavikulae sind etwas plump. *Wirbelkörper* (Abb. 78) unauffällig oder nur geringgradig verändert (manchmal etwas ovoid, angedeutete Hakenform [L 2], Kyphoskoliose). *Becken* in der Regel unauffällig (bisweilen Coxa valga). (Abb. 79). Die *langen Röhrenknochen* zeigen im allgemeinen nur eine leichte Verplumpung mit etwas grober Trabekulierung, dünner Kortikalis und leicht verbreiterten Metaphysen. Ähnliche, aber

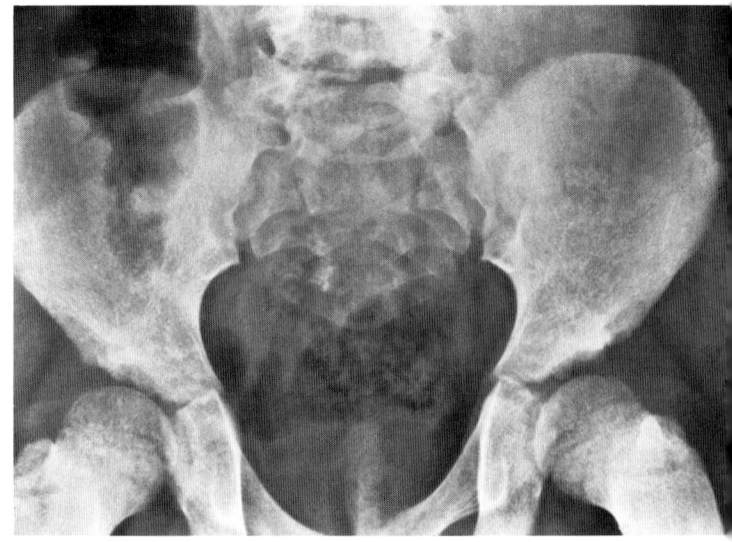

Abb. 79 Mannosidose. ♀, 5³/₁₂ J. Ausladende Alae und hypoplastisches Korpus des Os ilium. Azetabulum unregelmäßig begrenzt. Femurköpfe flach

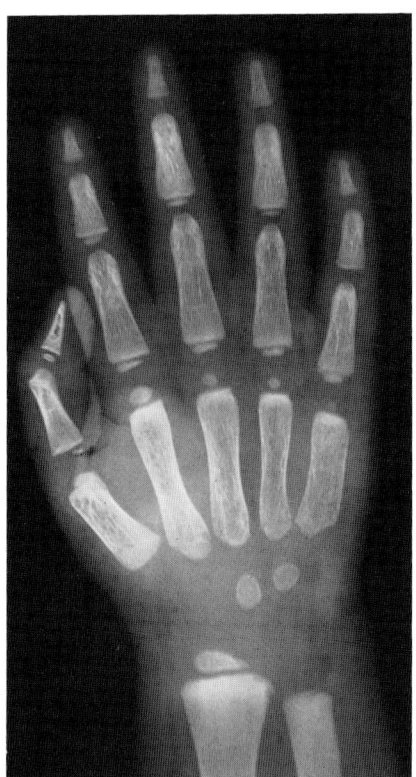

Abb. 80 Mannosidose.
♂, 2¹/₂ J. Leichte Verminderung der mittleren diaphysären Verschmälerung an einigen Metakarpalia, im übrigen unauffälliger Befund

Burk u. Mitarb. (1984), keine Kontrakturen und keine Korneatrübungen auf. Häufig glockenförmiger Thorax und Hepatosplenomegalie. In einem einzigen Fall, der im Alter von 3½ Monaten ad Exitum kam, wurden schon in den ersten Lebenswochen deutliche Symptome vom Hurler-Typ beobachtet (Perlmutter-Cremer u. Mitarb. 1981). Vielfach vollständige Aldersche Granulationsanomalie der Leukozyten. Das Liquoreiweiß ist meistens erhöht, die Nervenleitgeschwindigkeit verlangsamt, und in der Nervenbiopsie finden sich metachromatische Substanzen in den Schwann-Zellen.

etwas stärkere Veränderungen werden an den *Metakarpalia* beobachtet (Abb. 80).

Mukosulfatidose (multipler Sulfatasemangel)

Klinik

Biochemische Untersuchungen waren für die Abgrenzung dieses Leidens wegleitend (Austin 1957, Bischel u. Mitarb. 1966); später wurden einige weitere Fälle beschrieben (Thieffry u. Mitarb. 1966, 1967, Rampini u. Mitarb. 1970, Couchot u. Mitarb. 1974, Perlmutter-Cremer u. Mitarb. 1981, Burk u. Mitarb. 1984, Nevsimalova u. Mitarb. 1984). Die Krankheit beginnt meistens gegen das Ende des 1. Lebensjahres mit Verzögerung der psychomotorischen Entwicklung. Im 3. Jahr deutlicher, rasch progredienter Abbau der statomotorischen und psychischen Funktionen bis zur schwersten Demenz, häufig mit Blindheit und Taubheit. Eine Ichthyosis vulgaris ist häufig. Das Wachstum verlangsamt sich zunehmend. Exitus im Alter von 4–12 Jahren.

Die Patienten weisen keine oder nur leichte Gesichtsdysmorphien und, mit Ausnahme der Fälle von Perlmutter-Cremer u. Mitarb. (1981) und

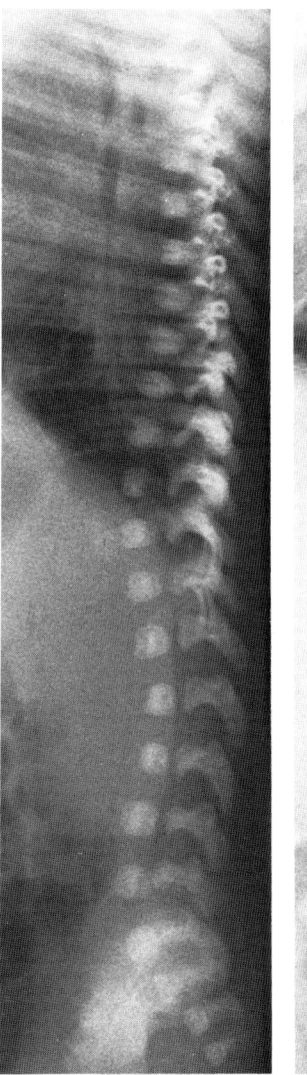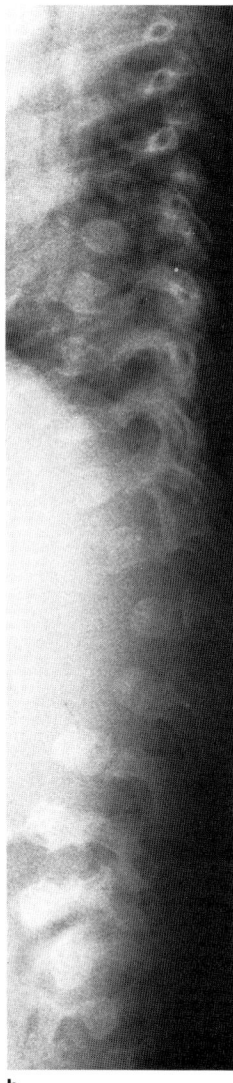

a b
Abb. 81a u. b Mukosulfatidose (multipler Sulfatasedefekt). ♂. Progrediente Lendenkyphose und Hypoplasie von L2 und L3. Osteoporose. Breite Rippen (a 5 Tage; b 10 Wochen). (Die Abb. 81 u. 82 verdanke ich Prof. *N. Perlmutter,* Université Libre de Bruxelles, Bruxelles)

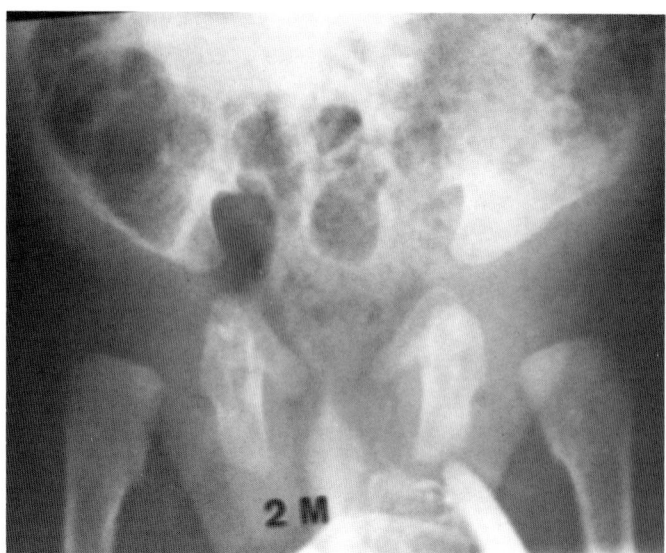

Abb. 82 Mukosulfatidose (multipler Sulfatasedefekt). ♂, 10 Wochen. Alae etwas ausladend, Azetabulum flach und schlecht abgegrenzt. Incisura ischiadica major schmal

Röntgendiagnostik

PERLMUTTER-CREMER u. Mitarb. beschrieben 1981 einen Patienten mit ungewöhnlich starken röntgenologischen Befunden schon im Neugeborenenalter (Abb. 81 u. 82). Im allgemeinen finden sich aber keine deutlichen oder nur geringgradige Veränderungen vom Typ der Dysostosis multiplex. Am Schädel (Abb. 83) manchmal etwas dicke Kalotte, mäßige Ausweitung der Sella und verminderte Pneumatisation. Die Befunde an der *Wirbelsäule* sind leicht und inkonstant: verdickter Dens epistrophei, Abflachung der vorderen Abschnitte einiger zervikaler Wirbelkörper, etwas ovoide Form der lumbalen Wirbelkörper (Abb. 84), z. T. mit leichter, anterosuperiorer Hypoplasie und unregelmäßigen Abschlußplatten.

Das Becken (Abb. 85) ist im allgemeinen normal; gelegentlich kleiner und abgeflachter Femurkopf, breiter Femurhals, Coxa valga. An den *langen Röhrenknochen* werden nur inkonstant leichtere Veränderungen beobachtet. Die *Metakarpalia* sind manchmal etwas plump, ihre Kortikalis dünn und ihre Struktur grobmaschig; die Phalangen sind weniger befallen (Abb. 86). Beim Patienten von PERLMUTTER-CREMER u. Mitarb. (1981) fanden sich fragmentierte Epiphysen. Eine unregelmäßige Mi-

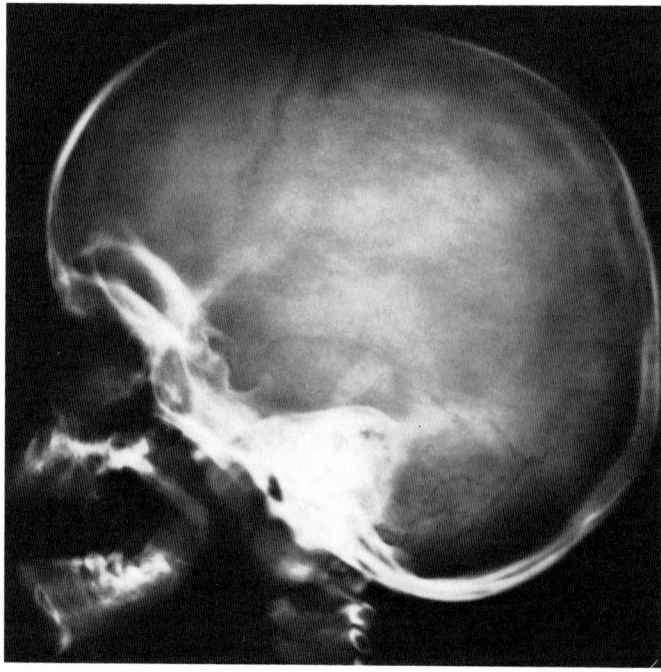

Abb. 83 Mukosulfatidose (multipler Sulfatasedefekt). ♀, 2³/₁₂ J. Sella mäßig erweitert, dichtes Mastoid

Abb. 84a u. b Mukosulfatidose (multipler Sulfatasedefekt). a ♂, 2³/₁₂ J.; b ♀, 6 J. Halbovoide Wirbelkörper, thorakal (a) und thorakolumbal (a u. b). Spaltförmige Gefäßkanäle (a). Thorakolumbale Kyphose (b)

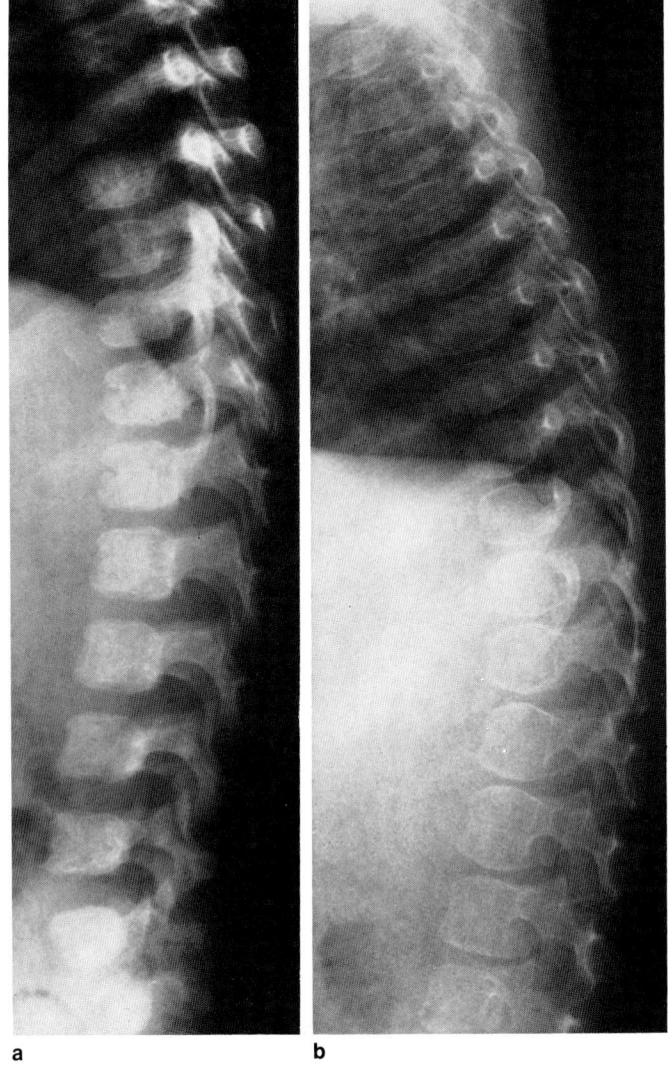

a   b

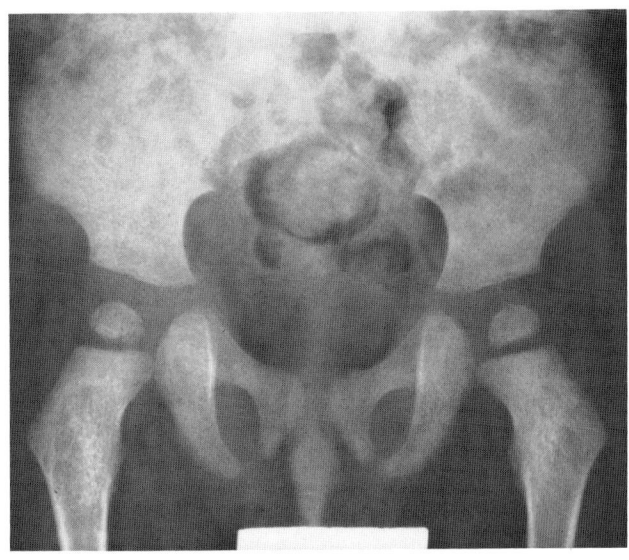

Abb. 85 Mukosulfatidose (multipler Sulfatasedefekt). ♂, 2³/₁₂ J. Etwas ausladende Alae, kleiner Femurkopf, mäßige Coxa valga

888 Skelettmanifestationen von Stoffwechselerkrankungen

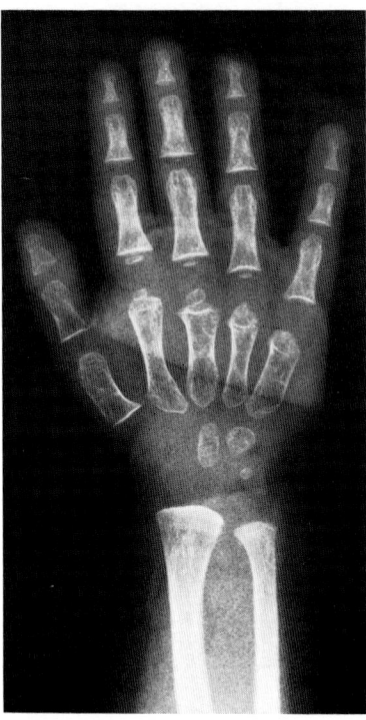

Abb. 86 Mukosulfatidose (multipler Sulfatasedefekt). ♂, 2³/₁₂ J. Metakarpalia etwas verkürzt mit dünner Kortikalis und grobmaschiger Struktur. Osteoporose

neralisation, besonders am Handskelett, ist ein praktisch konstanter Befund. Oft keine Darstellung der Gallenblase im Cholezystogramm.

Aspartylglukosaminurie

Nach der ursprünglichen Mitteilung von POLLITT u. Mitarb. (1968) wurden zahlreiche Fälle von Aspartylglukosaminurie beschrieben, darunter mehrere Erwachsene, vor allem in Finnland und in Norwegen (AUTIO u. Mitarb. 1974, ISENBERG u. SHARP 1975, BORUD u. Mitarb. 1978, GEHLER u. Mitarb. 1981).

Klinik

Im Säuglings- und im frühen Kleinkindesalter weisen die Patienten keine oder nur milde Symptome auf. Später werden die Gesichtszüge etwas grob und vage gargoylartig und die Haut weniger elastisch. Hernien, Kyphose oder Skoliose, Hypermobilität der Gelenke und systolische Herzgeräusche sind häufig; dagegen wird eine Hepatosplenomegalie selten beobachtet. Das Wachstum verlangsamt sich erst nach dem Alter von 12–14 Jahren. Eine verzögerte Sprachentwicklung war oft das erste auffallende Symptom. Die geistige Retardierung macht sich schon zu Beginn des Schulalters bemerkbar und wird dann immer eindeutiger.

Röntgendiagnostik

Die radiologischen Befunde der Aspartylglukosaminurie sind insgesamt mild und erst im Alter von 7–10 Jahren deutlich erkennbar. Die Schädelkalotte ist etwas verdickt; die Sinus frontales sind manchmal mangelhaft entwickelt und die Rippen etwas breit. Die Wirbelkörper zeigen unregelmäßige Abschlußplatten. Die Kortikalis der langen Röhrenknochen ist dünn, das distale Ende der Ulna oft kürzer als dasjenige des Radius, und die Metakarpalia sind etwas plump. Kleine, zystenartige Aufhellungen werden an verschiedenen Knochen gefunden. Die Pneumoenzephalographie wies eine Hirnatrophie in 4 Fällen auf und war unauffällig bei 1 weiteren Patienten.

Schädelcomputertomographie bei den Heteroglykanosen

Die Schädelcomputertomographie wurde in den letzten Jahren auch bei den Heteroglykanosen relativ häufig angewandt. Sie gibt vor allem Aufschluß über das Bestehen eines Hydrozephalus und über Veränderungen der Dichte der weißen Substanz.

Mukopolysaccharidosen

Hydrozephalus

Bei verschiedenen MPS wurde früher ein Hydrozephalus vermutet, aber nur in vereinzelten Patienten pneumoenzephalographisch oder autoptisch nachgewiesen. Mit der Computertomographie ist es heute möglich, in schonender Weise nach ihm zu suchen und seine Evolution zu verfolgen, was – zusammen mit der Klinik – für die Operationsindikation von entscheidender Bedeutung sein kann. WATTS u. Mitarb. (1981) und WENDE u. Mitarb. (1984) berichteten über die Resultate ausgedehnter Untersuchungen bei mehreren Patienten und zahlreiche Autoren (KINGSLEY u. KENDALL 1981, YOUNG u. HARPER 1982, SEWELL u. Mitarb. 1982, JOHNSON u. Mitarb. 1984, WALD u. SCHMIDEK 1984, ROBERTS u. Mitarb. 1984) über die Befunde bei einzelnen Fällen mit den Mukopolysaccharidosen I-H, II-B, VI und VII. Mit wenigen Ausnahmen (WATTS u. Mitarb. 1981, SEWELL u. Mitarb. 1982) fand sich bei allen Patienten ein mehr oder weniger stark ausgeprägter Hydrozephalus. Die Abb. 87 u. 88 zeigen die Befunde bei einem Patienten mit MPS VI-A bzw. II-A. Der Hydrozephalus ist fast immer symmetrisch und communicans und befällt sämtliche Ventrikel. Sein Schweregrad nimmt oft mit dem Alter des Patienten zu. Auch die Fissura interhemispherica, die Scissura Silvii, die Sulci und die Zysternae weisen häufig eine Erweiterung auf.
Der Hydrozephalus wird z.T. durch eine Hirnatrophie, oft aber auch durch eine Störung der

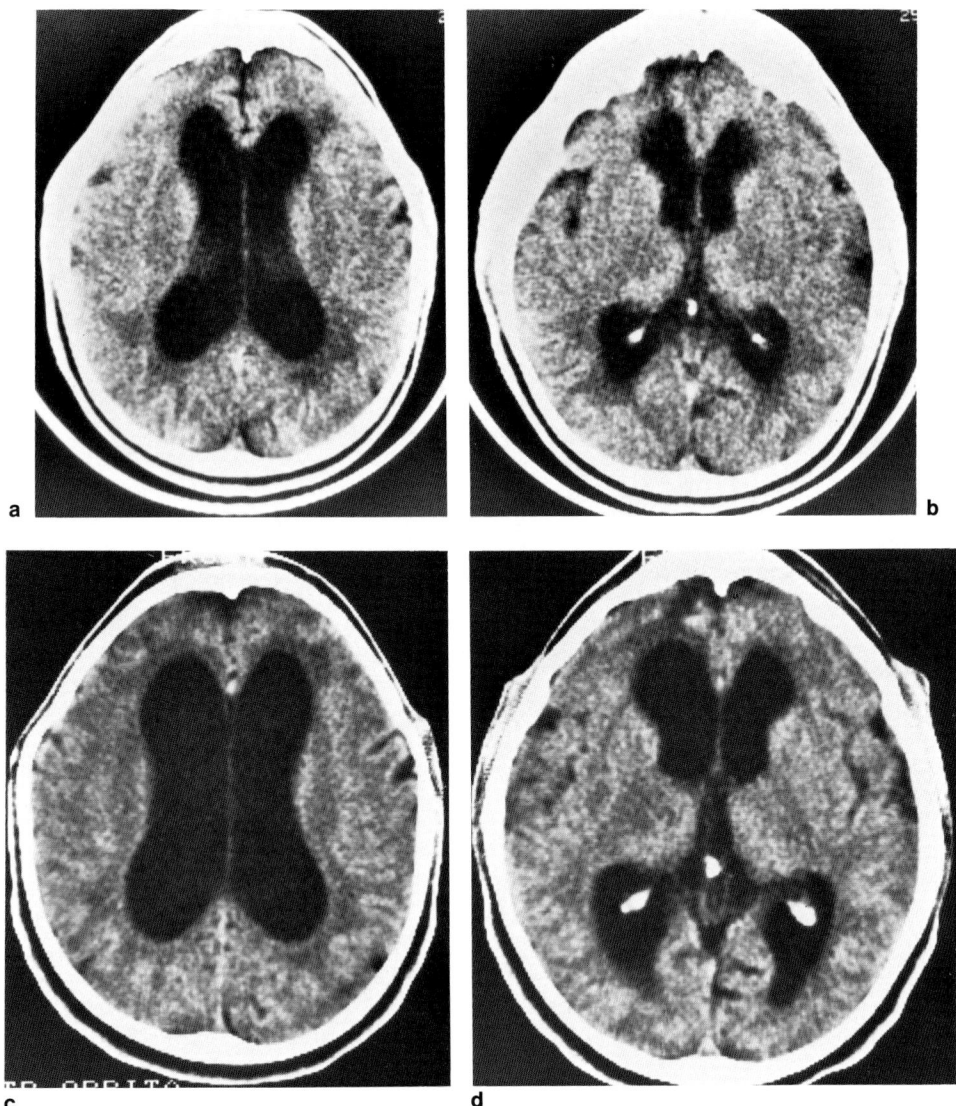

Abb. 87a–d Morbus Maroteaux-Lamy, schwere Form (MPS VI-A)
a u. b ♂, 25^{4}/$_{12}$ J. Normale Dichte der weißen Substanz. Mäßig ausgeprägter Hydrocephalus internus und externus. Evans-Index (max. Breite der Vorderhörner/max. Breite zwischen den Tabulae internae): 0,38
c u. d Gleicher Patient, 26 J. Verdacht auf Hydrocephalus occlusivus mit eindeutiger Progredienz des Hydrocephalus internus und Abnahme des Hydrocephalus externus gegenüber der Untersuchung vor 8 Monaten. Evans-Index 0,45. Ein ventrikuloperitonealer Shunt mußte notfallmäßig angelegt werden

Liquorzirkulation bedingt, die mit der Verdickung der Meningen und manchmal mit Veränderungen am kraniozervikalen Übergang im Zusammenhang steht.

In einigen Fällen wurde eine Drainage angelegt (WATTS u. Mitarb. 1981, VAN AERDE u. Mitarb. 1981, HOYME u. Mitarb. 1981, ROUSSEY u. Mitarb. 1983); 2 Kinder mit MPS I-H (SHINNAR u. Mitarb. 1982) und ein 26jähriger Mann mit MPS VI-A (RAMPINI u. Mitarb. 1986) (Abb. **87**) mußten wegen einer akuten Hirndrucksteigerung notfallmäßig operiert werden.

Veränderungen der Dichte und andere Befunde

In einigen Arbeiten finden sich Angaben über die Dichte der weißen und der grauen Substanz (WATTS u. Mitarb. 1981, KINGSLEY u. KENDALL 1981, WENDE u. Mitarb. 1984). Eine Dichteminderung der weißen Substanz ist ein nahezu konstanter Befund bei der MPS I und wurde auch bei 2 Patienten mit MPS I-H/S, aber nicht bei einem mit MPS I-S nachgewiesen. Die wenigen darauf untersuchten Fälle mit MPS II (Abb. **89**), III und VI zeigten unterschiedliche Befunde. Veränderungen

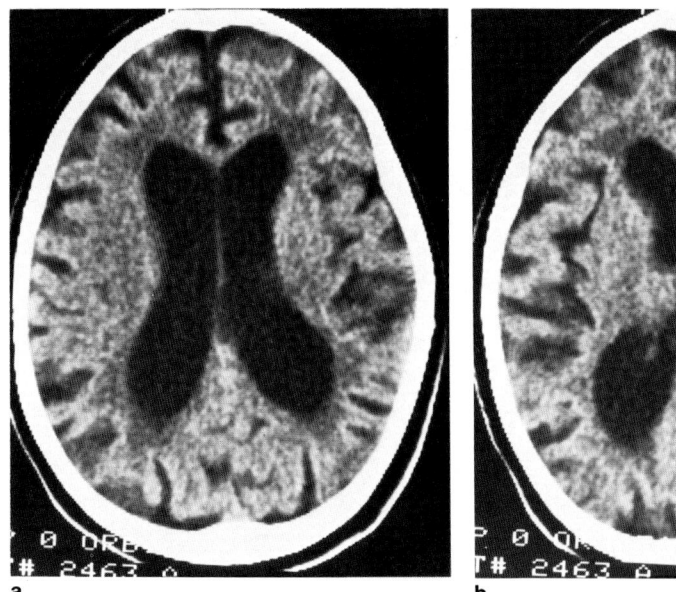

a b
Abb. 88 a u. b   Morbus Hunter, schwere Form (MPS II-A). ♂, 7⁸/₁₂ J. Verminderte Dichte der weißen Substanz. Deutliche Erweiterung der Seitenventrikel und der subarachnoidalen Räume (Sulci) und der Scissura Silvii

der Dichte der grauen Substanz wurden nicht festgestellt.

Bei unserem Patienten mit MPS VI-A fand sich eine als infiltrierend imponierende Masse am linken Sinus maxillaris, an den Sinus ethmoidalis und im Nasen-Rachen-Raum; es war ferner eine massive Auftreibung der intraorbitalen Sehnerven sichtbar (Abb. **89**). Diese Veränderungen werden am ehesten durch eine starke speicherungsbedingte Verdickung der Optikusscheiden hervorgerufen.

Nicht selten ist auch der Nachweis von subarachnoidalen Zysten.

Mukolipidosen und Oligosaccharidosen

Computertomographische Untersuchungen wurden bis jetzt nur bei sehr wenigen Patienten mit Krankheiten dieser Gruppe durchgeführt. Normale Befunde wurden bei der Asparylglukosaminurie (WENDE u. Mitarb. 1984) und der normosomatischen Sialidose (THOMAS u. Mitarb. 1978,

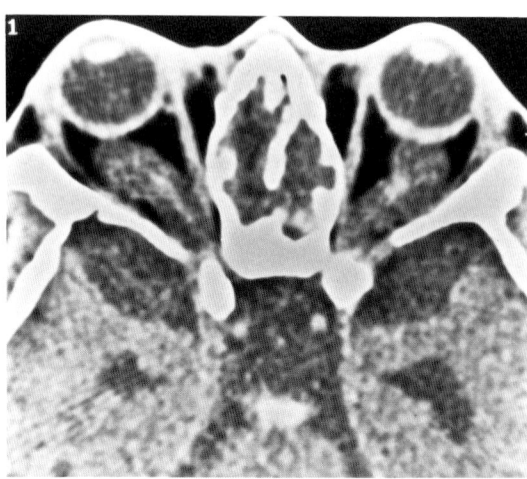
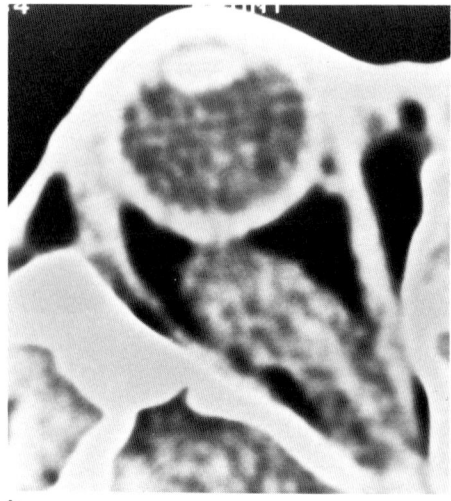

a
Abb. **89 a** u. **b**   Morbus Maroteaux-Lamy, schwere Form (MPS VI-A). ♂, 25¹/₂ J. Beidseitige, spindelförmige Auftreibung der intraorbitalen Optikusscheiden; Durchmesser bds. max. über 1 cm. Foramina optica unauffällig

b

FRANCESCHETTI u. Mitarb. 1980) erhoben; dagegen wurde eine Erweiterung der Ventrikel mit oder ohne Dichteverminderung der weißen Substanz bei vereinzelten Patienten mit I-cell disease (WENDE u. Mitarb. 1984, OKADA u. Mitarb. 1985), der Mannosidose, der GM_1-Gangliosidose (WENDE u. Mitarb. 1984) und der Mukosulfatidose (PERLMUTTER-CREMER u. Mitarb. 1981) nachgewiesen.

Bei einem Kind mit Fukosidose war das Computertomogramm im Alter von 4 Jahren unauffällig, zeigte aber mit 6½ Jahren hypodense Zonen; bei einem 17½jährigen Knaben fanden sich ein Hydrozephalus sowie eine Dichteverminderung entlang der Fissura interhemispherica und im Kleinhirn rechts (KESSLER u. Mitarb. 1981).

Literatur

Mukopolysaccharidosen

Arvidsson, J., M.A. Chester, H. Hecht: The first case of the Sanfilippo type C syndrome in Scandinavia. Case report. Acta paediat. scand. 72 (1983) 313–316

Bacchus, H., D.I. Peterson: Pregnancy complicated by myelopathy due to Maroteaux-Lamy syndrome. Amer. J. Obstet. Gynecol. (St. Louis) 136 (1980) 259–260

Ballenger, C.E., T.R. Swift, R.T. Leshner, T.A. El Gammal, T.F. McDonald: Myelopathy in mucopolysaccharidosis type II (Hunter syndrome). Ann. Neurol. 7 (1980) 382–385

Bartsocas, C., H. Gröbe, J.J.P. van de Kamp, K. von Figura, H. Kresse, U. Klein, M.A.H. Giesberts: Sanfilippo type C disease: clinical findings in four patients with a new variant of mucopolysaccharidosis III. Europ. J. Pediat. 130 (1979) 251–258

Beaudet, A.L., N.M. DiFerrante, B. Nichols, G.D. Ferry: β-Glucuronidase deficiency: altered enzyme substrate recognition. Amer. J. hum. Genet. 24 (1972) 25a

Beaudet, A.L., N.M. DiFerrante, G.D. Ferry, B.L. Nichols, C.E. Mullins: Variation in the phenotypic expression of β-glucuronidase deficiency. J. Pediat. (St. Louis) 86 (1975) 388–394

Beck, M., J. Glössl, A. Grubisic, J. Spranger: Heterogeneity of Morquio disease. Clin. Genet. 29 (1986) 325–331

Beebe, R.T., P.F. Formel: Gargoylism: sex-linked transmission in nine males. Trans. Amer. clin. climatol. Ass. 66 (1954) 199–207

Beighton, P., J. Craig: Atlanto-axial subluxation in the Morquio syndrome. Report of a case. J. Bone Jt Surg. B-55 (1973) 478–481

Benson, P.F., L.R. Button, A.H. Fensom, M.F. Dean: Lumbar kyphosis in Hunter's disease (MPS II). Clin. Genet. 16 (1979) 317–322

Bethem, D., R.B. Winter, L. Lutter, J.H. Moe, D.S. Bradford, J.E. Lonstein, L.O. Langer: Spinal disorders of dwarfism. Review of the literature and report of eighty cases. J. Bone Jt Surg. A-63 (1981) 1412–1425

Blaw, M.E., L.O. Langer: Spinal cord compression in Morquio-Brailsford's disease. J. Pediat. (St. Louis) 74 (1969) 593–600

Brailsford, J.F.: Chondro-osteo-dystrophy. Roentgenographic and clinical features of a child with dislocation of vertebrae. Amer. J. Surg. 7 (1929) 404–410

Brailsford, J.F.: Chondro-osteo-dystrophy. J. Bone Jt Surg. B-34 (1952) 53–63

Brill, C.B., J.S. Rose, L. Godmilow, S. Sklower, J. Willner, K. Hirschhorn: Spastic quadriparesis due to C_1-C_2 subluxation in Hurler syndrome. J. Pediat. (St. Louis) 92 (1978) 441–443

Burguet, J.L., H. Sick, Y. Dirheimer, A. Wackenheim: CT of the main ligaments of the cervico-occipital hinge. Neuroradiology 27 (1985) 112–118

Burrows, E.H.: The so-called J-sella. Brit. J. Radiol. 37 (1964) 661–669

Capdeville, R., G. Boissinot, D. Graveleau, P. Maroteaux: Un nouveau cas de mucopolysaccharidose de type VII avec importantes anomalies squelettiques. Ann. Pédiat. 30 (1983) 689–692

Case records of the Massachusetts general hospital. Weekly clinico-pathological exercises: A 41-year-old woman with spastic tetraparesis and short stature. New Engl. J. Med. 309 (1983) 1109–1117

Cattell, H.S., D.L. Filtzer: Pseudosubluxation and other normal variations in the cervical spine in children. A study of one hundred and sixty children. J. Bone Jt Surg. A-47 (1965) 1295–1309

Cawson, R.A.: The oral changes in gargoylism. Proc. roy. Soc. Med. 55 (1962) 1066–1070

Coppa, G.V., P.L. Giorgi, L. Felici, O. Gabrielli, E. Donti, S. Bernasconi, H. Kresse, E. Paschke, C. Mastropaolo: Clinical heterogeneity in Sanfilippo disease (mucopolysaccharidosis III) type D: presentation of two new cases. Europ. J. Pediat. 140 (1983) 130–133

Danes, B.S., M. Degnan: Different clinical biochemical phenotypes associated with β-glucuronidase deficiency. Birth Defects 10 (1974) 251

DiFerrante, N., B.L. Nichols: A case of Hunter syndrome with progeny. Johns Hopk. med. J. 130 (1972) 325–328

DiFerrante, N., B.H. Hyman, W. Klish, P.V. Donnelly, B.L. Nichols, R.V. Dutton: Mucopolysaccharidosis VI (Maroteaux-Lamy disease). Clinical and biochemical study of a mild variant case. Johns Hopk. med. J. 135 (1974) 42–54

Edwards, M.K., D.C. Harwood-Nash, C.R. Fitz, S.H. Chuang: CT metrizamide myelography of the cervical spine in Morquio syndrome. Amer. J. Neuroradiol. 3 (1982) 666–669

Eichhorn, N.H., J.R. Moore, L.G. Rowntree: Osteochondrodystrophia deformas (Morquio's disease). Observations at autopsy in one case. Amer. J. Dis. Child. 72 (1946) 536–544

Epstein, B.S., J.A. Epstein, M.D. Jones: Cervical spinal stenosis. Radiol. Clin. N. Amer. 15 (1977) 215–226

Farriaux, J.P., J.L. Dhondt, B. Blanckaert, G. Fontaine, E. Tondeur, E. Vamos, F. van Hoof, K. von Figura: Etude comparative des aspects cliniques, radiologiques, biochimiques et génétiques de la maladie de Sanfilippo de type A et de type B. A propos de 6 observations. Helv. paediat. Acta 29 (1974) 349–370

Faschinger, Chr., H. Schmidberger: Ophthalmologische und röntgenologische Befunde bei einem seltenen Fall von Mucopolysaccharidose IV B. Klin. Mbl. Augenheilk. 187 (1985) 408–410

Gatti, R., C. Borrone, P. Durand, S. De Virgilis, G. Sanna, A. Cao, K. von Figura, H. Kresse, E. Paschke: Sanfilippo type D disease: clinical findings in two patients with a new variant of mucopolysaccharidosis III. Europ. J. Pediat. 138 (1982) 168–171

Gehler, J.: Phänotyp bei Heteroglykanosen und Sphingolipidosen. Mschr. Kinderheilk. 129 (1981) 610–620

Gehler, J., M. Cantz, M. Tolksdorf, J. Spranger: Mucopolysaccharidosis VII: β-Glucuronidase deficiency. Hum. Genet. 23 (1974) 149–158

van Gemund, J.J., M.A.H. Giesberts, R.F. Eerdmans, W. Blom, W.J. Kleijer: Morquio-B disease, spondyloepiphyseal dysplasia associated with acid β-galactosidase deficiency. Report of three cases in one family. Hum. Genet. 64 (1983) 50–54

Gilles, F.H., R.K. Deuel: Neuronal cytoplasmic globules in the brain in Morquio's syndrome. Arch. Neurol. 25 (1971) 393–403

Gitzelmann, R., U.N. Wiesmann, M.A. Spycher, N. Herschkowitz, A. Giedion: Unusually mild course of β-glucuronidase deficiency in two brothers. Helv. paediat. Acta 33 (1978) 413–428

Glossl, J., H. Kresse, K. Mendla, M. Cantz, W. Rosenkranz: Partial deficiency of glycoprotein neuraminidase in some patients with Morquio disease type A. Pediat. Res. 18 (1984) 302–305

Goldberg, G., P. Grützner: Morbus Hurler-Scheie-Compound bei drei Geschwistern. Klin. Mbl. Augenheilk. 187 (1985) 120–123

Greenberg, A. D.: Atlanto-axial dislocations. Brain 91 (1968) 655–684

Grossman, H., J. P. Dorst: The mucopolysaccharidoses and mucolipidoses. In Kaufmann, H. J.: Progress Pediatric Radiology, Bd. IV. Karger, Basel (1973) (S. 495–544)

Guibaud, P., I. Maire, R. Goddon, G. Teyssier, M. T. Zabot, G. Mandon: Mucopolysaccharidose type VII par deficit en β-glucuronidase. Etude d'une famille. J. Génét. hum. 27 (1979) 29–43

Guibaud, P., I. Maire, M. T. Zabot, J. J. Louis, R. Rousson, J. F. Metais: Syndrome de Morquio maderé par déficit en bêta-galactosidase. Mucopolysaccharidose (type IV B) ou oligosaccharidose. Ann. Pédiat. 30 (1983) 681–686

Harris, R. C.: Mucopolysaccharide disorder: a possible new genotype of Hurler's syndrome. Amer. J. Dis. Child. 102 (1961) 741–742

Hibri, N. S., G. Y. El-Khoury, A. H. Menezes, K. D. Dolan, S. H. Cornell: Gas und metrizamide myelography in abnormalities of the craniovertebral junction. Skelet. Radiol. 6 (1981) 85–93

Hinck, V. C., C. E. Hopkins: Measurement of the atlanto-dental interval in the adult. Amer. J. Roentgenol. 84 (1960) 945–951

Hinck, V. C., C. E. Hopkins, B. S. Savara: Sagittal diameter of the cervical spinal canal in children. Radiology (N.Y.) 79 (1962) 97–108

Holzgreve, W., H. Gröbe, K. von Figura, H. Kresse, H. Beck, J. F. Mattei: Morquio syndrome: clinical findings in 11 patienten with MPS IV A and 2 patients with MPS IV B. Hum. Genet. 57 (1981) 360–365

Horrigan, W. D., D. H. Baker: Gargoylism: a review of the roentgen skull changes with a description of a new finding. Amer. J. Roentgenol. 86 (1961) 473–477

Hoyme, H. E., K. L. Jones, M. C. Higginbottom, J. S. O'Brien: Presentation of Mucopolysaccharidosis VII (β-glucuronidase deficiency) in infancy. J. med. Genet. 18 (1981) 237–239

Hunter, C.: A rare disease in two brothers. Proc. roy. Soc. Med. 10 (1917) 104–116

Hurler, G.: Über einen Typ multipler Abartungen, vorwiegend am Skelettsystem. Z. Kinderheilk. 24 (1919) 220–234

Jackson, H.: The diagnosis of minimal atlanto-axial subluxation. Brit. J. Radiol. 23 (1950) 672–674

Kaibara, N., M. Eguchi, K. Shibata, K. Takagishi: Hurler-Scheie phenotype: a report of two pairs of inbred sibs. Hum. Genet. 53 (1979) 37–41

Kaibara, N., I. Katsuki, T. Hotokebuchi, K. Takagishi, T. Kure: Hurler-Scheie phenotype with parental consanguinity. Clin. Orthop. 175 (1983) 233–236

Kaufman, H. H., H. S. Rosenberg, Ch. I. Scott, Y. Y. Lee, J. L. Pruessner, I. J. Butler: Cervical myelopathy due to dural compression in mucopolysaccharidosis. Surg. Neurol. 17 (1982) 404–410

Kennedy, P., M. Swash, M. F. Dean: Cervical cord compression in mucopolysaccharidosis. Develop. Med. Child Neurol. 15 (1973) 194–199

Kier, E. L.: The infantile sella turcica. New roentgenologic and anatomic concepts based on a developmental study of the sphenoid bone. Amer. J. Roentgenol. 102 (1968) 747–767

Kier, E. L.: ‚J' and ‚omega' shape of sella turcica. Anatomic clarification of radiologic misconceptions. Acta radiol. 9 (1969) 91–94

Kopits, S. E.: Orthopedic complications of dwarfism. Clin. Orthop. 114 (1976) 153–179

Kopits, S. E., M. N. Perovic, V. McKusick, R. A. Robinson, J. A. Bailey: Congenital atlantoaxial dislocations in various forms of dwarfism. J. Bone Jt Surg. A54 (1972) 1349–1350

Lamon, J. M., J. E. Trojak, M. H. Abbott: Bone cysts in mucopolysaccharidosis I S (Scheie syndrome). Johns Hopk. med. J. 146 (1980) 73–75

Langer, L. O.: The radiographic manifestations of the HS-mucopolysaccharidosis of Sanfilippo. Ann. Radiol. 7 (1964) 315–325

Langer, L. O., L. S. Carey: The roentgenographic features of the KS mucopolysaccharidosis of Morquio (Morquio-Brailsford's disease). Amer. J. Roentgenol. 97 (1966) 1–20

Lichtenstein, J. R., G. L. Bilbrey, V. A. McKusick: Clinical and probable genetic heterogeneity within mucopolysaccharidosis II. Report of a family with a mild form. Johns Hopk. med. J. 131 (1972) 425–435

Lipson, S. J.: Dysplasia of the odontoid process in Morquio's syndrome causing quadriparesis. J. Bone Jt Surg. A-59 (1977) 340–344

Locke, G. R., J. I. Gardner, E. F. van Epps: Atlas-Dens interval (ADI) in children. A survey based on 200 normal cervical spines. Amer. J. Roentgenol. 97 (1966) 135–140

McKusick, V. A.: The William Allan memorial award lecture: Genetic nosology: three approaches. Amer. J. hum. Genet. 30 (1978) 105–122

McKusick, V. A., D. Kaplan, D. Wise, W. B. Hanley, S. B. Suddarth, M. E. Sevick, A. E. Maumanee: The genetic mucopolysaccharidoses. Medicine 44 (1965) 445–483

McKusick, V. A., R. R. Howell, I. E. Hussels, E. F. Neufeld, R. E. Stevenson: Allelism, non-allelism, and genetic compounds among the mucopolysaccharidoses. Lancet 1972/I 993–996

Marie, J., B. Lévêque, J. P. Massin, F. Chapuis-Perrin: Maladie de Hurler avec présence de granulations de Alder dans les leucocytes. Ann. Pédiat. 37 (1961) 495–503

Markuske, H.: Der Atlas-Dens-Abstand und seine klinische Bedeutung. Dtsch. Gesundh.-Wes. 33 (1978) 998–1000

Maroteaux, P: Zum Problem des Spät-Hurlers. In Wiedemann, H.-R.: Dysostosen. Fischer, Stuttgart (1966) (S. 25–30)

Maroteaux, P., M. Lamy: L'oligophrénie polydystrophique (Mucopolysaccharidose H.-S.). Presse méd. 72 (1964) 2991–2996

Maroteaux, P., M. Lamy, M. Foucher: La maladie de Morquio. Étude clinique, radiologique et biologique. Presse méd. 71 (1963a) 2091–2094

Maroteaux, P., B. Levêque, J. Marie, M. Lamy: Une nouvelle dysostose avec élimination urinaire de chondroitine-sulfate B. Presse méd. 71 (1963b) 1849–1852

Maroteaux, P., V. Stanescu, R. Stanescu, H. Kresse, M. C. Hors-Cayla: Hétérogénéité des formes frustes de la maladie de Morquio. Arch. franc. Pédiat. 39 (1982) 761–765

Morquio, L.: Sur une forme de dystrophie osseuse familiale. Bull. Soc. Pédiat. Paris 27 (1929) 145–152

Morquio, L.: Sur une forme de dystrophie osseuse familiale. Arch. Méd. Enf. 38 (1935) 5–24

von Mühlendahl, K. E., G. B. Bradač: Empty sella syndrome in a boy with mucopolysaccharidosis type VI (Maroteaux-Lamy). Helv. paediat. Acta 30 (1975) 185–190

Nelson, A., L. A. Peterson, B. Frampton, W. S. Sly: Mucopolysaccharidosis VII (β-glucuronidase deficiency) presenting as nonimmune hydrops fetalis. J. Pediat. (St. Louis) 101 (1982) 574–576

Neuhauser, E. B. D., N. T. Griscom, F. H. Gilles, A. C. Crocker: Arachnoid cysts in the Hurler-Hunter syndrome. Ann. Radiol. 11 (1968) 453–469

Njå, A.: A sex-linked type of gargoylism. Acta paediat. (Uppsala) 33 (1946) 267–286

O'Brien, J. S., E. Gugler, A. Giedion, U. Wiessmann, N. Herschkowitz, C. Meier, J. Leroy: Spondyloepiphyseal dysplasia, corneal clouding, normal intelligence and acid β-galactosidase deficiency. Clin. Genet. 9 (1976) 495–504

Östreich, A. E.: The stylohyoid ligament in Hurler syndrome and related conditions: comparison with normal children. Radiology 154 (1985) 665–666

Paterson, D. E., M. Rad, G. Harper, H. J. Weston, J. Mattingley: Maroteaux-Lamy syndrome, mild form – MPS VI B. Brit. J. Radiol. 55 (1982) 805–812

Paulson, G. W., J. N. Meagher, J. Burkhard: Spinal pachymeningitis secondary to mucopolysaccharidosis. J. Neurosurg. (Chic.) 41 (1974) 618–621

Pennecot, G. F., D. Gouraud, J. R. Hardy, J. C. Pouliquen: Roentgenographical study of the stability of the cervical spine in children. J. pediat. Orthop. 4 (1984) 346–352

Peterson, D. I., H. Bacchus, L. Seaich, T. E. Kelly: Myelopathy associated with Maroteaux-Lamy syndrome. Arch. Neurol. 32 (1975) 127–129

von Pfaundler, M.: Demonstration über einen Typus kindlicher Dysostose. Münch. med. Wschr. 66 (1919) 1011

Pfeiffer, R. A., H. Kresse, N. Bäumer, E. Sattinger: Beta-Glucuronidase deficiency in a girl with unusual clinical features. Europ. J. Pediat. 126 (1977) 155–161

Pilz, H., K. von Figura, H. H. Goebel: Deficiency of arylsulfatase B in 2 brothers aged 40 and 38 years (Maroteaux-Lamy Syndrome, Type B). Ann. Neurol. 6 (1979) 315–325

Pouliquen, J. C., G. F. Pennecot, J. Beneux, F. Chadoutaud, P. Lacert, G. Duval-Beaupère, J. Durand: Charnière craniorachidienne et maladie de Morquio. A propos de 6 observations. Chir. pediat. 23 (1982) 247–255

Quigley, H. A., K. R. Kenyon: Ultrastructural and histochemical studies of a newly recognized form of systemic mucopolysaccharidosis (Maroteaux-Lamy syndrome, mild phenotype). Amer. J. Ophthalmol. 77 (1974) 809–818

Quinton, B. A., W. S. Sly, W. H. McAlister, D. L. Rimoin, C. W. Hall, E. F. Neufeld: β-Glucuronidase deficiency: a new mucopolysaccharide storage disease. Society for Pediatric Research, Atlantic City/N.J. 1971 (p. 198)

Rampini, S.: Das Sanfilippo-Syndrom (polydystrophe Oligophrenie, HS-Mukopolysaccharidose). Bericht über 8 Fälle und Literaturübersicht. Helv. paediat. Acta 24 (1969 a) 55–91

Rampini, S.: Der Spät-Hurler. Ullrich-Scheie-Syndrom, Mukopolysaccharidose V. Schweiz. med. Wschr. 99 (1969 b) 1769–1778

Rampini, S.: Klinik der Mukopolysaccharidosen. Enke, Stuttgart 1976

Rampini, S., P. Maroteaux: Ein ungewöhnlicher Phänotyp des Hurler-Syndroms. Helv. paediat. Acta 21 (1966) 376–386

Rampini, S., W. Grauer, H. G. Imhof, R. Gitzelmann: Mukopolysaccharidose VI-A (Morbus Maroteaux-Lamy, schwere Form): Beginnende kompressive Myelopathie, Liquorfistel und Trachealstenose bei einem erwachsenen Patienten. Helv. paediat. Acta 41 (1986) 515–530

Roach, J. W., D. Duncan, D. R. Wenger, A. Maravilla, K. Maravilla: Atlanto-axial instability and spinal cord compression in children – Diagnosis by computerized tomography. J. Bone Jt Surg A-66 (1984) 708–714

Roberts, M. W., N. W. Barton, G. Constantopoulos, D. P. Butler, A. H. Donahue: Occurrence of multiple dentigenous cysts in a patient with the Maroteaux-Lamy syndrome (Mucopolysaccharidosis, type VI). Oral Surg. 58 (1984) 169–175

Roubicek, M., J. Gehler, J. Spranger: The clinical spectrum of α-L-iduronidase deficiency. Amer. J. med. Genet. 20 (1985) 471–481

Rubin, P.: Dynamic Classification of Bone Dysplasias. Year Book Medical Publishers, Chicago 1964 (p. 365–394)

Sanfilippo, S. J., R. Podosin, L. Langer, R. A. Good: Mental retardation associated with acid mucopolysacchariduria (heparitin sulfate type). J. Pediat. (St. Louis) 63 (1963) 837–838

Scheie, H. G., G. W. Hambrick jr., L. A. Barness: A newly recognized forme fruste of Hurler's disease (gargoylism). Amer. J. Ophthalmol. 53 (1962) 753–769

Schinz, H. R., A. Furtwaengler: Zur Kenntnis einer hereditären Osteo-Arthropathie mit rezessivem Erbgang. Dtsch. Z. Chir. 207 (1928) 398–416

Schorr, S., C. Legum: Radiological aspects of the vertebral components of osteochondrodysplasias. Brit. J. Radiol. 50 (1977) 302–311

Sewell, A. C., J. Gehler, G. Mittermaier, E. Meyer: Mucopolysaccharidosis type VII (β-glucuronidase deficiency): a report of a new case and a survey of those in the literature. Clin. Genet. 21 (1982) 366–373

Sheets Lee, J. E., R. E. Falk, W. G. Ng, G. N. Donnell: Betaglucuronidase-deficiency. A heterogeneous Mucopolysaccharidosis. Amer. J. Dis. Child. 139 (1985) 57–59

Sly, W. S., B. A. Quinton, W. H. McAlister, D. L. Rimoin: Beta glucuronidase deficiency: report of clinical, radiologic, and biochemical features of a new mucopolysaccharidosis. J. Pediat. (St. Louis) 82 (1973) 249–257

Sostrin, R. D., A. N. Hasso, D. I. Peterson, J. R. Thompson: Myelographic features of mucopolysaccharidoses: A new sign. Radiology (N.Y.) 125 (1977) 421–424

Spranger, J. W.: The systemic mucopolysaccharidoses. Ergebn. inn. Med. Kinderheilk. 32 (1972) 165–265

Spranger, J. W.: Beta galactosidase and the Morquio syndrome. Amer. J. med. Genet. 1 (1977) 207–209

Spranger, J. W., W. Schuster: Diagnose und Differentialdiagnose der Morquioschen Krankheit. Mschr. Kinderheilk. 117 (1969) 272–278

Spranger, J. W., W. Teller, W. Kosenow, J. Murken, E. Eckert-Husemann: Die HS-Mucopolysaccharidose von Sanfilippo (Polydystrophe Oligophrenie). Z. Kinderheilk. 101 (1967) 71–84

Spranger, J. W., F. Koch, V. A. McKusick, J. Natzschka, H.-R. Wiedemann, H. Zellweger: Mucopolysaccharidosis VI (Maroteaux-Lamy's disease). Helv. paediat. Acta 25 (1970) 337–362

Spranger, J. W., L. O. Langer, H.-R. Wiedemann: Bone Dysplasias. An Atlas of Constitutional Disorders of Skeletal Development. Fischer, Stuttgart 1974

Spranger, J. W., M. Cantz, J. Gehler, I. Liebaers, W. Theiss: Mucopolysaccharidosis II (Hunter Disease) with corneal opacities. Report on two patients at the extremes of a wide clinical spectrum. Europ. J. Pediat. 129 (1978) 11–16

Teyssier, G., I. Maire, G. Damon, S. Boyer, B. Lauras, F. Freycon: Mucopolysaccharidose de type VII à révélation néonatale. Arch. franc. Pédiat. 38 (1981) 603–604

Thomas, S. L., M. H. Childress, B. Quinton: Hypoplasia of the odontoid with atlanto-axial subluxation in Hurler's syndrome. Pediat. Radiol. 15 (1985) 353–354

Trojak, J. E., Ch.-K. Ho, R. A. Roesel, L. S. Levin, S. E. Kopits, G. H. Thomas, S. Toma: Morquio-like syndrome (MPS IV B) associated with deficiency of a β-galactosidase. Johns Hopk. med. J. 146 (1980) 75–79

Ullrich, O.: Die Pfaundler-Hurlersche Krankheit. Ein Beitrag zum Problem pleiotroper Genwirkung in der Erbpathologie des Menschen. Ergebn. inn. Med. Kinderheilk. 63 (1943) 929–1000

Uvebrant, P.: Sanfilippo type C syndrome in two sisters. Acta paediat. scand. 74 (1985) 137–139

van de Kamp, J. J. P., M. F. Niermeijer, K. von Figura, M. A. H. Giesberts: Genetic heterogeneity and clinical variability in the Sanfilippo syndrome (types A, B, and C). Clin. Genet. 20 (1981) 152–160

Wackenheim, A.: Schädel-Hals-Übergang (RX, CT). Springer, Berlin (1985) (S. 145)

Wald, S. L., H. H. Schmidek: Compressive myelopathy associated with Type VI Mucopolysaccharidosis (Maroteaux-Lamy syndrome). Neurosurgery 14 (1984) 83–88

Watts, R. W. E., E. Spellacy, B. E. Kendall, G. du Boulay, D. A. Gibbs: Computed tomography studies on patients with mucopolysaccharidoses. Neuroradiology 21 (1981) 9–23

Wiesmann, U. N., S. Rampini: Mild form of the Hunter syndrome; identity of the biochemical defect with the severe type. Helv. paediat. Acta 29 (1974) 73–78

Wolf, B. S., M. Khilnani, L. Malis: The sagittal diameter of the bony cervical spinal canal and its significance in cervical spondylosis. J. Mt Sinai Hosp. 23 (1956) 283–292

Worth, H. M.: Hurler's syndrome. A study of radiologic appearances in the jaws. Oral Surg. 22 (1966) 21–35

Young, I. D., P. S. Harper: Long-term complications in Hunter's syndrome. Clin. Genet. 16 (1979) 125–132

Young, I. D., P. S. Harper: Mild form of Hunter's syndrome: Clinical delineation based on 31 cases. Arch. Dis. Child 57 (1982) 828–836

Young, I. D., P. S. Harper: The natural history of the severe form of Hunter's syndrome: a study based on 52 cases. Develop. Med. Child Neurol. 25 (1983) 481–489

Young, R., G. Kleinman, R. G. Ojemann, E. Kolodny, K. Davis, J. Halperin, E. Zalneraitis, G. R. DeLong: Compressive myelopathy in Maroteaux-Lamy syndrome: Clinical and pathological findings. Ann. Neurol. 8 (1980) 336–340

Mukolipidosen und Oligosaccharidosen

Austin, J. H.: Metachromatic form of diffuse cerebral sclerosis. I. Diagnosis during life by urine sediment examination. Neurology (Minneap.) 7 (1957) 415–426

Autio, S., J. Palo, J. Perheentupa: Aspartylglycosaminuria: A gargoyle-like syndrome with autosomal recessive inheritance. Birth Defects 10 (1974) 193–200

Aviad, I., H. Stein, Y. Zilberman: Roentgen findings of Pseudo-Hurler polydystrophy in the adult, with a note on cephalometric changes. Amer. J. Roentgenol. 122 (1974) 56–66

Aylsworth, A. S., H. A. Taylor, C. M. Stuart, G. H. Thomas: Mannosidosis: phenotype of a severely affected child and characterization of α-mannosidase activity in cultured fibroblasts from the patient and his parents. J. Pediat. (St. Louis) 88 (1976) 814–818

Aylsworth, A. S., G. H. Thomas, J. L. Hood, N. Malouf, J. Libert: A severe infantile sialidosis: clinical, biochemical, and microscopic features. J. Pediat. (St. Louis) 96 (1980) 662–668

Babcock, D. S., K. E. Bove, G. Hug, P. S. J. Dignan, S. Soukup, N. S. Warren: Fetal Mucolipidosis II (I-cell disease): radiologic and pathologic correlation. Pediat. Radiol. 16 (1986) 32–39

Bach, G., M. Zeigler, T. Schaap, G. Kohn: Mucolipidosis Type IV: Ganglioside sialidase deficiency. Biochem. biophys. Res. Commun. 90 (1979) 1341–1347

Beck, M., S. W. Bender, H.-L. Reiter, W. Otto, R. Bässler, H. Dancygier, J. Gehler: Neuraminidase deficiency presenting as non-immune hydrops fetalis. Europ. J. Pediat. 143 (1984) 135–139

Berard, M., M. Toga, R. Bernard, D. Dubois, R. Mariani, J. Hassoun: Pathological findings in one case of neuronal and mesenchymal storage disease. Its relationship to lipidoses and to mucopolysaccharidoses. Pathol. europ. 3 (1968) 172–183

Beratis, N. G., B. M. Turner, K. Hirschhorn: Fucosidosis: detection of the carrier state in peripheral blood leukocytes. J. Pediat. (St. Louis 87 (1975) 1193–1198

Berman, E. R., N. Livni, E. Shapira, S. Merin, I. S. Levij: Congenital corneal clouding with abnormal systemic storage bodies: a new variant of mucolipidosis. J. Pediat. (St. Louis) 84 (1974) 519–526

Bischel, M., J. Austin, M. Kemeny: Metachromatic leukodystrophy (MLD). VII. Elevated sulfated acid polysaccharide levels in urine and postmortem tissues. Arch. Neurol. (Chic.) 15 (1966) 13–28

Booth, C. W., K. K. Chen, H. L. Nadler: Mannosidosis: clinical and biochemical studies in a family of affected adolescents and adults. J. Pediat. (St. Louis) 88 (1976) 821–824

Borrone, C., R. Gatti, X. Trias, P. Durand: Fucosidosis: clinical, biochemical, immunologic, and genetic studies in two new cases. J. Pediat. (St. Louis) 84 (1974) 727–730

Borud, O., J. H. Strömme, S. O. Lie, K. H. Torp: Aspartylglycosaminuria in northern Norway in eight patients: clinical heterogeneity and variations with the diet. J. inherit. metab. Dis. 1 (1978) 95–97

Brill, P. W., N. G. Beratis, B. G. Kousseff, K. Hirschhorn: Roentgenographic findings in fucosidosis type 2. Amer. J. Roentgenol. 124 (1975) 75–82

Brubakk, A. M., P. H. Cambier, L. A. Ginsel, J. J. P. van de Kamp, K. O. Liem, J. M. Vossen, P. J. van Wiechen: New findings in a patient with I-cell disease. T Kindergeneesk. 50 (1982) 130–144

Burk, R. D., D. Valle, G. H. Thomas, C. Miller, A. Moser, H. Moser, K. N. Rosenbaum: Early manifestations of multiple sulfatase deficiency. J. Pediat. (St. Louis) 104 (1984) 574–578

Cantz, M., J. Gehler, J. Spranger: Mucolipidosis I: Increased sialic acid content and deficiency of an α-N-acetylneuraminidase in cultured fibroblasts. Biochem. biophys. Res. Commun. 74 (1977) 732–738

Cipolloni, C., A. Boldrini, E. Donti, A. Maiorana, G. V. Coppa: Neonatal mucolipidosis II (I-cell disease): Clinical, radiological and biochemical studies in a case. Helv. paediat. Acta 35 (1980) 85–95

Couchot, J., M. Pluot, M.-A. Schmauch, F. Pennaforte, M. Fandre: La mucosulfatidose. Etude de trois cas familiaux. Arch. franc. Pédiat. 31 (1974) 775–795

Crandall, B. F., M. Philippart, W. J. Brown, D. A. Bluestone: Review article: Mucolipidosis IV. Amer. J. med. Genet. 12 (1982) 301–308

Durand, P., M. Philippart, C. Borrone, G. Della Cella, O. Bugiani: Una nuova malattia da accumulo di glicolipidi. Minerva pediat. 19 (1967) 2187–2196

Durand, P., C. Borrone, G. Della Cella: Fucosidosis. J. Pediat. (St. Louis) 75 (1969) 665–674

Durand, P., C. Borrone, R. Gatti: On genetic variants in fucosidosis. J. Pediat. (St. Louis) 89 (1976) 688–690

Durand, P., R. Gatti, S. Cavalieri, C. Borrone, M. Tondeur, J.-C. Michalski, G. Strecker: Sialidosis (Mucolipidosis I). Helv. paediat. Acta 32 (1977) 391–400

Farriaux, J. P., I. Legouis, R. Humbel, J. L. Dhondt, P. Richard, G. Strecker, A. Fourmaintraux, J. Ringel, G. Fontaine: La mannosidose. A propos de 5 observations. Nouv. Presse méd. 4 (1975) 1867–1870

Gehler, J.: Phänotyp bei Heteroglykanosen und Sphingolipidosen. Mschr. Kinderheilk. 129 (1981) 610–620

Gehler, J., A. C. Sewell, C. Becker, J. Hartmann, J. Spranger: Clinical and biochemical delineation of aspartyl-glycosaminuria as observed in two members of an italian family. Helv. paediat. Acta 36 (1981) 179–189

Gilbert, E. F., C. G. Dawson, G. M. zu Rhein, J. M. Opitz, J. W. Spranger: I-cell disease, mucolipidosis II. Pathological, histochemical, ultrastructural, and microscopic observations in four cases. Z. Kinderheilk. 114 (1973) 259–292

Goutières, F., M.-L. Arsenio-Nunes, J. Aicardi: Mucolipidosis IV. Neuropädiatrie 10 (1979) 321–331

Guibaud, P., X. Cottin, I. Maire, S. Boyer, S. Guibaud, C. Coicaud, C. Bellon-Azzouzi, J. P. Duvernois: Ascite foetale révélatrice d'une sialidose infantile. Intérêt de l'étude des oligosaccharides du liquide amniotique. J. Génét. hum. 33 (1985) 317–324

Herd, J. K., A. D. Dvorak, H. E. Wiltse, J. D. Eisen, B. C. Kress, A. L. Miller: Mucolipidosis Type III. Multiple elevated serum and urine enzyme activities. Amer. J. Dis. Child. 132 (1978) 1181–1186

Isenberg, J. N., H. L. Sharp: Aspartylglucosaminuria: Psychomotor retardation masquerading as a Mucopolysaccharidosis. J. Pediatr. (St. Louis) 86 (1975) 713–717

Joannard, A., M. Bost, J. Pont, M. Dieterlen, P. Frappat, A. Beaudoing: La mucolipidose type II. Etude de deux observations familiales. Aspects cliniques et biochimiques. Pédiatrie 29 (1974) 825–841

Kelly, T. E., G. H. Thomas, H. A. Taylor, V. A. McKusick, W. S. Sly, J. H. Glaser, M. Robinow, L. Luzzatti, C. Espiritu, M. Feingold, M. J. Bull. E. M. Ashenhurst, E. J. Ives: Mucolipidosis III (Pseudo-Hurler polydystrophy): clinical and laboratory studies in a series of 12 patients. Bull. Johns Hopk. Hosp. 137 (1975) 156–175

Kelly, T. E., L. Bartoshesky, D. J. Harris, R. G. K. McCauley, M. Feingold, G. Schott: Mucolipidosis I (Acid neuraminidase deficiency). Three cases and delineation of the variability of the phenotype. Amer. J. Dis. Child. 135 (1981) 703–708

Kjellman, B., I. Gamstorp, A. Brun, P.-A. Oeckerman, B. Palmgren: Mannosidosis: a clinical and histopathologic study. J. Pediat. (St. Louis) 75 (1969) 366–373

Kobayashi, R., M. Ohta, I. Goto, Y. Tanaka, Y. Kuroiwa: Adult type Mucolipidosis with β-galactosidase and sialidase deficiency. Histological and biochemical studies. J. Neurol. 221 (1979) 137–149

Kohn, G., N. Livni, A. Ornoy, E. Sekeles, Y. Beyth, C. Legum, G. Bach, M. M. Cohen: Prenatal diagnosis of mucolipidosis IV by electron microscopy. J. Pediat. (St. Louis) 90 (1977) 62–66

König, H., K. J. Wolf, D. Veihelmann, P. Reifferscheid: Röntgendiagnostik statikbedingter Dauerfrakturen. Röntgen-Bl. 37 (1984) 269–272

Kousseff, B. G., N. G. Beratis, L. Strauss, P. W. Brill, R. E. Rosenfield, B. Kaplan, K. Hirschhorn: Fucosidosis Type 2. Pediatrics (Springfield) 57 (1976) 205–213

Kozlowski, K., M. Rybak: „Dysostosis multiplex" without mucopoly saccharinuria. Brit. J. Radiol. 44 (1971) 464–467

Lachman, R.: Radiology of pediatric syndromes. Curr. Probl. Pediat. 9 (1979) 1–52

Lake, B. D., P. J. Milla, D. S. I. Taylor, E. P. Young: A mild variant of mucolipidosis type 4 (ML4). Birth Defects 18 (1982) 391–404

Lee, F. A., G. N. Donnell, J. L. Gwinn: Radiographic features of fucosidosis. Pediat. Radiol. 5 (1977) 204–208

Lemaitre, L., J. Remy, J. P. Farriaux, J. L. Dhondt, R. Walbaum: Radiological signs of mucolipidosis II or I-cell disease. A study of nine cases. Pediat. Radiol. 7 (1978) 97–105

Leroy, J. G.: The oligosaccharidoses: Proposal of a new name and a new classification for the mucolipidoses. Birth Defects 18 (1982) 3–12

Leroy, J. G., R. I. DeMars: Mutant enzymatic and cytological phenotypes in cultured human fibroblasts. Science 157 (1967) 804–806

Leroy, J.G., J.W. Spranger, M. Feingold, J.M. Opitz, A.C. Crocker: I-cell disease: a clinical picture. J. Pediat. (St. Louis) 79 (1971) 360–365

Loeb, H., M. Tondeur, M. Toppet, N. Cremer: Clinical, biochemical, and ultrastructural studies of an atypical form of mucopolysaccharidosis. Acta paediat. scand. 58 (1969) 220–228

Loeb, H., M. Tondeur, G. Jonniaux, S. Mockel-Pohl, E. Vamos-Hurwitz: Biochemical and ultrastructural studies in a case of mucopolysaccharidosis „F" (Fucosidosis). Helv. paediat. Acta 24 (1969) 519–537

Loonen, M.C.B., A.J.J. Reuser, P. Visser, W.F.M. Arts: Combined sialidase (neuraminidase) and β-galactosidase deficiency. Clinical, morphological and enzymological observations in a patient. Clin. Genet. 26 (1984) 139–149

Louis, J.J., I. Maire, M. Hermier, A. Nicolas, P. Guibaud: Une observation de mucolipidose de type I par deficit primaire en alpha-d-neuraminidase. J. Génét. hum. 31 (1983) 79–91

Lowden, J.A., J.S. O'Brien: Sialidosis: A review of human neuraminidase deficiency. Amer. J. hum. Genet. 31 (1979) 1–18

McKusick, V.A., D. Kaplan, D. Wise, W.B. Hanley, S.B. Suddarth, M.E. Sevick, A.E. Maumanee: The genetic mucopolysaccharidoses, Medicine 44 (1965) 445–483

Maroteaux, P., R. Humbel: Les oligosaccharidoses. Arch. franc. Pédiat. 33 (1976) 641–643

Maroteaux, P., M. Lamy: La pseudo-polydystrophie de Hurler, Presse méd. 74 (1966) 2889–2892

Maroteaux, P., M.-C. Hors-Cayla, J. Pont: La mucolipidose de type II. Presse méd. 78 (1970) 179–181

Maroteaux, P., R. Humbel, G. Strecker, J.-C. Michalski, R. Mande: Un nouveau type de sialidose avec attente renale: la nephrosialidose. Arch. franc. Pédiat. 35 (1978) 819–829

Melhem, R., J.P. Dorst, C.I. Scott, V.A. McKusick: Roentgen findings in mucolipidosis III (Pseudo-Hurler polydystrophy). Radiology (N.Y.) 106 (1973) 153–160

Michels, V.V., R.V. Dutton, C.T. Caskey: Mucolipidosis II: unusual presentation with a congenital angulated fracture. Clin. Genet. 21 (1982) 225–227

Nevsimalova, S., M. Elleder, F. Smid, M. Zemankova: Multiple sulphatase deficiency in homozygotic twins. J. inherit. metab. Dis. 7 (1984) 38–40

Nordén, N.E., P.-A. Oeckerman, L. Szabó: Urinary mannose in mannosidosis. J. Pediat. (St. Louis) 82 (1973) 686–688

O'Brien, J.S.: Neuraminidase deficiency in the cherry red spot-myoclonus syndrome. Biochem. biophys. Res. Commun. 79 (1977) 1136–1141

Oeckerman, P.A.: A generalized storage disorder resembling Hurler's syndrome. Lancet 1967/II 239–241

Oeckerman, P.-A.: Mannosidosis: isolation of oligosaccharide storage material from brain. J. Pediat. (St. Louis) 75 (1969) 360–365

Okada, S., M. Owada, T. Sakiyama, T. Yutaka, M. Ogawa: I-cell disease: clinical studies of 21 Japanese cases. Clin. Genet. 28 (1985) 207–215

Patriquin, H.B., P. Kaplan, H.-P. Kind, A. Giedion: Neonatal mucolipidosis II (I-cell disease): clinical and radiologic features in three cases. Amer. J. Roentgenol. 129 (1977) 37–43

Perlmutter-Cremer, N., J. Libert, E. Vamos, M. Spehl, I. Liebaers: Unusual early manifestation of multiple sulfatase deficiency. Ann. RAdiol. 24 (1981) 43–48

Pollitt, R.J., F.A. Jenner, H. Merskey: Aspartylglycosaminuria. An inborn error of metabolism associated with mental defect. Lancet 1968/II, 253–255

Rampini, S., W. Isler, K. Baerlocher, A. Bischoff, J. Ulrich, H.J. Plüss: Die Kombination von metachromatischer Leukodystrophie und Mukopolysaccharidose als selbständiges Krankheitsbild (Mukosulfatidose). Helv. paediat. Acta 25 (1970) 436–461

Rapin, I., S. Goldfischer, R. Katzman, J. Engel, J.S. O'Brien: The cherry-red spot-myoclonus syndrome. Ann. Neurol. 3 (1978) 234–242

Rapola, J., S. Autio, P. Aula, V. Nanto: Lymphocytic inclusions in I-cell disease. J. Pediat. (St. Louis) 85 (1974) 88–90

Reither, M., G. Zimmermann, J. Gehler, H. Gathmann, H. Tulusan: Mukolipidose II. Klinischer und röntgenologischer Verlauf der Erkrankung im Säuglingsalter. Pädiat. Prax. 18 (1977) 601–608

Spranger, J.W., H.-R. Wiedemann: The genetic mucolipidoses. Diagnosis and differential diagnosis. Humangenetik 9 (1970) 113–139

Spranger, J.W., H.-R. Wiedemann, M. Tolksdorf, E. Graucob, R. Caesar: Lipomucopolysaccharidose. Eine neue Speicherkrankheit. Z. Kinderheilk. 103 (1968) 285–306

Spranger, J.W., L.O. Langer, H.-R. Wiedemann: Bone Dysplasias. An Atlas of Constitutional Disorders of Skeletal Development. Fischer, Stuttgart 1974

Spranger, J.W., J. Gehler, M. Cantz: Mucolipidosis I – A sialidosis. Amer. J. med. Genet. 1 (1977) 21–29

Spritz, R.A., R.A. Doughty, T.J. Spackman, M.J. Murnane, P.M. Coates, O. Koldovský, E.H. Zackai: Neonatal presentation of I-cell disease. J. Pediat. (St. Louis) 93 (1978) 954–958

Staalman, C.R., H.D. Bakker: Mucolipidosis I. Roentgenographic follow-up. Skelet. Radiol. 12 (1984) 153–161

Steinbach, H.L., L. Preger, H.E. Williams, P. Cohen: The Hurler syndrome without abnormal mucopolysacchariduria. Radiology (N.Y.) 90 (1968) 472–478

Strecker, G., M.-C. Peers, J.-C. Michalski, T. Hondi-Assah, B. Fournet, G. Spik, J. Montreuil, J.-P. Parriaux, P. Maroteaux, P. Durand: Structure of nine sialyl-oligosaccharides accumulated in urine of eleven patients with three different types of sialidosis. Mucolipidosis II and two new types of mucolipidosis. Europ. J. Biochem. 75 (1977) 391–403

Taber, P., M.T. Gyepes, M. Philippart, S. Ling: Roentgenographic manifestations of Leroy's I-cell disease. Amer. J. Roentgenol. 118 (1973) 213–221

Thieffry, S., G. Lyon, P. Maroteaux: Leucodystrophie métachromatique (Sulfatidose) et mucopolysaccharidose associées chez un même malade, Rev. neurol. 114 (1966) 193–200

Thieffry, S., G. Lyon, P. Maroteaux: Encephalopathie métabolique associant une mucopolysaccharidose et une sulfatidose. Arch. franc. Pédiat. 24 (1967) 425–432

Thomas, G.H., R.E. Tipton, L.T. Ch'Ien, L.W. Reynolds, C.S. Miller: Sialidase (Alpha-N-acetyl neuraminidase) deficiency: the enzyme defect in an adult with macular cherry-red spots and myoclonus without dementia. Clin. Genet. 13 (1978) 369–379

Tondeur, M., E. Vamos-Hurwitz, S. Mockel-Pohl, J.P. Dereume, N. Cremer, H. Loeb: Clinical, biochemical, and ultrastructural studies in a case of chondrodystrophy presenting the I-cell phenotype in tissue culture. J. Pediat. (St. Louis) 79 (1971) 366–378

Tsay, G.C., G. Dawson, R. Matalon: Excretion of mannose-rich complex carbohydrates by a patient with α-mannosidase deficiency (mannosidosis). J. Pediat. (St. Louis) 84 (1974) 865–868

Whelan, D.T., P.L. Chang, P.W. Cockshott: Mucolipidosis II. The clinical, radiological and biochemical features in three cases. Clin. Genet. 24 (1983) 90–96

Wiesmann, U.N., F. Vassella, N.N. Herschkowitz: Mucolipidosis II (I-cell disease). A clinical and biochemical study. Acta paediat. scand. 63 (1974) 9–16

Zwaan, J., Ph D. Kenyon, K.R. Kenyon: Two brothers with presumed mucolipidosis IV. Birth Defects 18 (1982) 381–390

Schädel-Computertomographie bei den Heteroglykanosen

Van Aerde, J., C. Plets, L. Van der Hauwärt: Hydrocephalus in Hunter syndrome. Acta paediat. belg. 34 (1981) 93–96

Franceschetti, S., G. Uziel, S. Di Donato, L. Caimi, G. Avanzini: Cherry-red spot myoclonus syndrome and alpha-neuraminidase deficiency: neurophysiological, pharmacological and biochemical study in an adult. J. Neurol. Neurosurg. Psychiat. 43 (1980) 934–940

Hoyme, H.E., K.L. Jones, M.C. Higginbottom, J.S. O'Brien: Presentation of mucopolysaccharidosis VII (β-glucuronidase deficiency) in infancy. J. med. Genet. 18 (1981) 237–239

Johnson, M.A., S. Desai, K. Hugh-Jones, F. Starer: Magnetic resonance imaging of the brain in Hurler syndrome. Amer. J. Neuroradiol. 5 (1984) 816–819

Kessler, R.M., D.H. Altman, R. Martin-Jimenez: Cranial CT in fucosidosis. Amer. J. Neuroradiol. 2 (1981) 591–592

Kingsley, D. P. E., B. E. Kendall: Demyelinating and neuro-degenerative disease in childhood. CT appearances and their differential diagnosis. J. Neuroradiol. 8 (1981) 243–255
Okada, S., M. Owada, T. Sakiyama, T. Yutaka, M. Ogawa: I-cell disease: clinical studies of 21 Japanese cases. Clin. Genet. 28 (1985) 207–215
Perlmutter-Cremer, N., J. Libert, E. Vamos, M. Spehl, I. Liebaers: Unusual early manifestation of multiple sulfatase deficiency. Ann. Radiol. 24 (1981) 43–48
Rampini, S., W. Grauer, H. G. Imhof, R. Gitzelmann: Mukopolysaccharidose VI-A (Morbus Maroteaux-Lamy, schwere Form): Beginnende kompressive Myelopathie, Liquorfistel und Trachealstenose bei einem erwachsenen Patienten. Helv. paediat. Acta 41 (1986) 515–530
Roberts, M. W., N. W. Barton, G. Constantopoulos, D. P. Butler, A. H. Donahue: Occurrence of multiple dentigenous cysts in a patient with the Maroteaux-Lamy syndrome (Mucopolysaccharidosis, type VI). Oral Surg. 58 (1984) 169–175
Roussey, M., B. Le Marec, J. Faivre, Y. Gandon, J.-Y. Le Gall, J. Senecal: Une observation d'hydrocephalie précoce dans une Mucopolysaccharidose Type I. Pédiatrie 38 (1983) 243–248
Sewell, A. C., J. Gehler, G. Mittermaier, E. Meyer: Mucopolysaccharidosis type VII (β-glucuronidase deficiency): a report of a new case and a survey of those in the literature. Clin. Genet. 21 (1982) 366–373
Shinnar, S., H. S. Singer, D. Valle: Acute hydrocephalus in Hurler's syndrome. Amer. J. Dis. Child. 136 (1982) 556–557
Thomas, G. H., R. E. Tipton, L. T. Ch'Ien, L. W. Reynolds, C. S. Miller: Sialidase (Alpha-N-acetyl neuraminidase) deficiency: the enzyme defect in an adult with macular cherry-red spots and myoclonus without dementia. Clin. Genet 13 (1978) 369–379
Wald, S. L., H. H. Schmidek: Compressive myelopathy associated with Type VI mucopolysaccharidosis (Maroteaux-Lamy syndrome). Neurosurgery 14 (1984) 83–88
Watts, R. W. E., E. Spellacy, B. E. Kendall, G. du Boulay, D. A. Gibbs: Computed tomography studies on patients with mucopolysaccharidoses. Neuroradiology 21 (1981) 9–23
Wende, S., B. Ludwig, T. Kishikawa, M. Rochel, J. Gehler: The value of CT in diagnosis and prognosis of different inborn neurodegenerative disorders in childhood. J. Neurol. 231 (1984) 57–70
Young, I. D., P. S. Harper: Mild form of Hunter's syndrome: Clinical delineation based on 31 cases. Arch. Dis. Childh. 57 (1982) 828–836

Gangliosidosen

S. Rampini

GM_1-Gangliosidose Typ I (β-Galaktosidase-Defekt Typ I)

Klinik

Die ersten Symptome des β-Galaktosidase-Defektes Typ I (LANDING u. Mitarb. 1964, SERINGE u. Mitarb. 1968, O'BRIEN 1969, HUBAIN u. Mitarb. 1969) manifestieren sich schon bei oder kurz nach der Geburt. Die Patienten weisen frühzeitig Ernährungsschwierigkeiten und eine starke Verzögerung des Wachstums und der psychomotorischen Entwicklung auf. Zunehmende, meist gargoylartige Vergröberung der Gesichtszüge, kurze und plumpe Hände, dorsolumbale Kyphose oder Kyphoskoliose, Gelenkskontrakturen und Hepatosplenomegalie charakterisieren das klinische Bild. Ein kirschroter Makulafleck findet sich bei ca. 50% der Patienten; Korneatrübungen sind selten.

Ein rascher neurologischer und psychischer Abbau mit Verlust der Umweltbeziehungen, Schluckstörungen, Krämpfen, Blindheit und Taubheit tritt nach dem 1. Lebensjahr auf. Exitus meistens mit ca. 2 Jahren.

Röntgendiagnostik

Die radiologischen Befunde sind in ihrem Schweregrad recht unterschiedlich und schwanken von leichten Veränderungen bis zum klassischen Bild der Dysostosis multiplex.

Bei *jüngeren Säuglingen* finden sich Veränderungen, die denjenigen der Mukolipidose II sehr ähnlich sind. Im Vordergrund steht meistens eine pe-

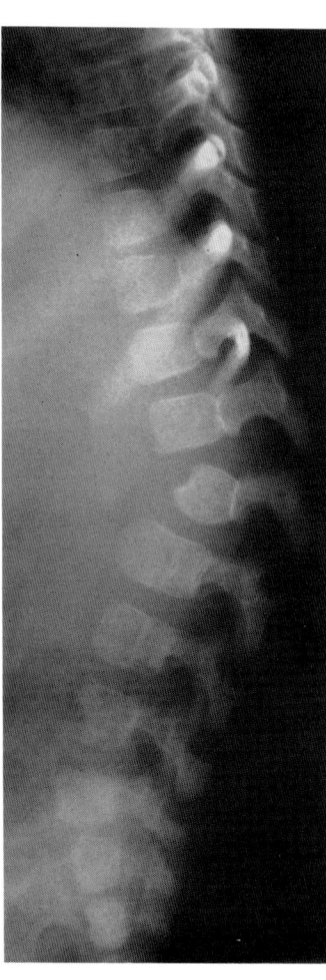

Abb. 90 β-Galaktosidase-Defekt Typ I (GM_1-Gangliosidose Typ I). Knabe, 11 Monate. Die Wirbelsäulenveränderungen entsprechen denjenigen eines Morbus Hurler in fortgeschrittenem Stadium

Abb. 91 β-Galaktosidase-Defekt Typ I (GM₁-Gangliosidose Typ I). Knabe, 11 Monate. Ausladende Alae, verkürztes Korpus des Os ilium, flaches Azetabulum, Coxa valga

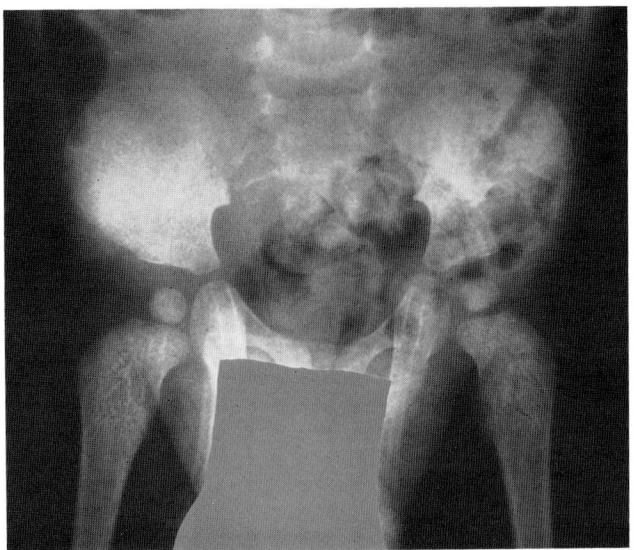

riostale Knochenneubildung mit Doppelkonturen an den langen Röhrenknochen und an den Rippen. Zusammen mit queren metaphysären Aufhellungsbändern und Osteoporose erinnern diese Befunde an die Lues congenita. Durch Erweiterung der Markräume wird die Kortikalis dünn.
Im Laufe der Monate entsteht dann ein röntgenologisches Bild vom typischen Hurler-Typ. Der *Schädel* ist insgesamt wenig verändert; die Sella kann etwas elongiert sein. Die Rippen sind ruderblattförmig. Die zunächst häufig unauffälligen *Wirbelkörper* werden ovoid; oft hakenförmige Deformierung von L1–L2 sowie lumbale Kyphose (Abb. 90). Am *Becken* ausladende Alae, häufig supraazetabuläre Verengung und Coxa valga (Abb. 91). Die *langen Röhrenknochen* sind etwas plump, die distalen Enden des Radius und der Ulna oft einander zugewendet und die *Metakarpalia* verkürzt und breit. Manchmal sind aber die Veränderungen am Handskelett geringgradig (Abb. 92). Die Befunde an den langen Röhrenknochen können sich mit der Zeit etwas zurückbilden.

Literatur

Hubain, P., E. Adam, A. Dewelle, G. Druez, J.-P. Farriaux, A. Dupont: Etude d'une observation de gangliosidose à GM₁. Helv. paediat. Acta 24 (1969) 337–351
Landing, B. H., F. N. Silverman, J. M. Craig, M. D. Jacoby, M. E. Lahey, D. L. Chadwick: Familial neurovisceral lipidosis. Amer. J. Dis. Child. 108 (1964) 503–522
O'Brien, J.: Generalized gangliosidosis. J. Pediat. 75 (1969) 167–186
Seringe, P., B. Plainfosse, F. Lautmann, J. Lorilloux, G. Calamy, J.-P. Berry, J.-M. Watchi: Gangliosidose généralisée, du type Norman-Landing, à GM₁. Etude à propos d'un cas diagnostiqué du vivant du malade. Ann. Pédiat. 44 (1968) 165–184

GM₁-Gangliosidose Typen II und III
(β-Galaktosidase-Defekt Typen II und III)

Klinik

Der β-Galaktosidase-Defekt Typ II (GONATAS u. GONATAS 1965, SUZUKI u. Mitarb. 1969, WOLFE u. Mitarb. 1970, CALLAHAN u. Mitarb. 1970) manifestiert sich meistens im Laufe des 2. Lebensjahres mit dem Bild eines langsam progredienten neurologischen und psychischen Abbaues (Muskelhypotonie, Ataxie, später spastische Tetraplegie, Krämpfe, Dezerebration, gelegentlich Blindheit; Tod zwischen 8 und 10 Jahren). Physiognomie,

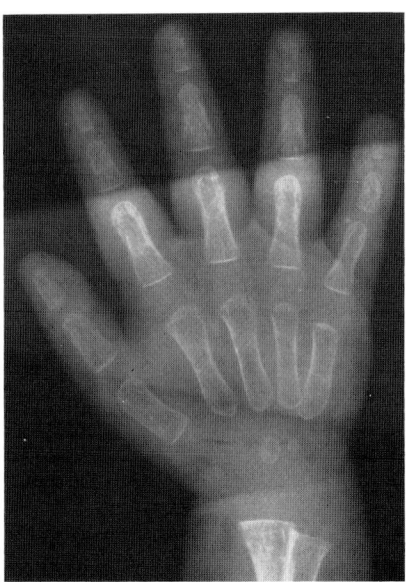

Abb. 92 β-Galaktosidase-Defekt Typ I (GM₁-Gangliosidose Typ I). Knabe, 11 Monate. Generalisierte Osteoporose, sehr dünne Kortikalis. Nur angedeutete Umformung der Metakarpalia

innere Organe und Gelenke unauffällig oder nur geringgradig befallen; keine Korneatrübungen. Die β-Galaktosidase hat mehrere Isoenzyme und verschiedene Substrate. Neuerdings wurden erwachsene Patienten beschrieben, bei welchen einzelne Teilaktivitäten dieses Enzyms mangelhaft waren (β-Galaktosidase-Defekt Typ III) (O'BRIEN u. NORDEN 1977). Bei diesen Patienten treten die ersten Symptome mit 4–8 Jahren auf, und das klinische Bild ist sehr unterschiedlich. So steht bei einigen Fällen ein dysproportionierter Kleinwuchs im Vordergrund, während andere normal groß sind; neurologische Ausfälle sind inkonstant, und die Intelligenz kann normal, aber auch stark vermindert sein.

Röntgendiagnostik

Bei mehreren Patienten finden sich milde Veränderungen vom Typ der Dysostosis multiplex, die viel geringgradiger sind als beim β-Galaktoidase-Defekt Typ I. Vor allem werden ein leichterer ventrokranialer Defekt von L 1, hypoplastische Alae ossis ilium und eine diffuse Osteoporose erwähnt. Einige Patienten mit β-Galaktosidase-Defekt weisen das Bild einer besonderen spondyloepiphysären Dysplasie auf; sie stellen eine gut umschriebene Dysostose dar, welche meist als milde Form des Morbus Morquio betrachtet wird (s. MPS IV-B, S. 847).

Literatur

Callahan, J.W., L. Pinsky, L.S. Wolfe: GM$_1$-gangliosidosis (Type II): studies on a fibroblast cell strain. Biochem. Med. 4 (1970) 295–316

Gonatas, N.K., J. Gonatas: Ultrastructural and biochemical observations on a case of systemic late infantile lipidosis and its relationship to Tay-Sachs disease and gargoylism. J. Neuropath. exp. Neurol. 24 (1965) 318–340

O'Brien, J.S., A.G.W. Norden: Nature of the mutation in adult β-galactosidase deficient patients. Amer. J. hum. Genet. 29 (1977) 184–190

Suzuki, K., K. Suzuki, S. Kamoshita: Chemical pathology of GM$_1$-gangliosidosis (generalized gangliosidosis). J. Neuropath. exp. Neurol. 28 (1969) 25–73

Wolfe, L.S., J. Callahan, J.S. Fawcett, F. Andermann, C.R. Scriver: GM$_1$-gangliosidosis without chondrodystrophy or visceromegaly. β-galactosidase deficency with gangliosidosis and the excessive excretion of a keratan sulfate. Neurology (Minneap.) 20 (1970) 23–44

Lipidosen

A. Giedion

Gauchersche Krankheit (GK)

Synonyme:
Betaglucosidasemangel, Zerebrosidose.

Unter der Bezeichnung GK verstehen wir eine heterogene Gruppe von *autosomal rezessiv vererbten* Stoffwechselstörungen, charakterisiert durch eine verminderte Aktivität der Glukosylceramid-Beta-Glucosidase, einer sauren lyosomalen Hydrolase. Der enzymatische Block im Abbau der Sphingoglykolipide führt zur Speicherung des schwerlöslichen Glucocerebrosids in den retikuloendothelialen Zellen, nun „Gaucher-Zellen" genannt. Die drei Haupttypen sind durch klinische, nicht aber primär biologische Unterschiede definiert (DREBORG u. Mitarb. 1980).

Typ 1:
„adulte", chronische, nicht neurale Form;

Typ 2:
infantile akut neuropathische Form, ein neurodegeneratives Leiden mit Überlebenschancen von etwa 1 Jahr. Die Skelettveränderungen sind unwesentlich;

Typ 3:
juvenile subakute neuropathische Form mit Hepatosplenomegalie in den ersten Lebensjahren, neurologischen und Skelettbefunden in der Adoleszenz. Letztere entsprechen dem Typ 1. Nach der gleichnamigen nordschwedischen Provinz wird eine dort gehäuft auftretende Form als Norrbottnian Typ III bezeichnet (DREBORG u. Mitarb. 1980, ERIKSON 1986).

Laborbefunde

Bei allen Formen wird die Diagnose durch die Bestimmung der Betaglucosidaseaktivität aus den Lymphozyten des peripheren Blutes, evtl. durch Fibroblastenkulturen aus der Haut gestellt (BEUTLER 1988).

Gauchersche Krankheit Typ 1   McK 23090

Synonym:
adulte, chronische, nicht neurale Form der GK.

Die GK Typ 1 ist bei Juden osteuropäischer Abstammung (Ashkenazy) sehr häufig (1:250, Genträger 4,6%, MATOTH u. Mitarb. 1987), wird aber auch panethnisch, allerdings 30mal seltener, angetroffen. Die Mutation wurde auf das Chromosom 1 lokalisiert (McKUSICK 1988), wobei mindestens zwei verschiedene Allele für die weiteren drei Subtypen verantwortlich gemacht werden (ZLOTOGORA u. Mitarb. 1986). Diese Heterogenität, aber auch eine „echte" variable Expressivität der mu-

Abb. 93 a u. b Gauchersche Krankheit Typ 1 mit frühem Beginn, ♀, 6 Monate
a Thorakolumbalwirbelsäule seitlich: Osteoporose, Knickbildung (Gibbus) am thorakolumbalen Übergang, strukturell nicht erklärt. Leichte „Angelhaken"-Deformität der Wirbelkörper L_1 (L_2) (→)
b Linkes Bein. Osteoporose. Angedeutete Untertubulierung der distalen Femur- und Tibiametaphyse. Auffällig breiter Canalis a. nutritiae (→)

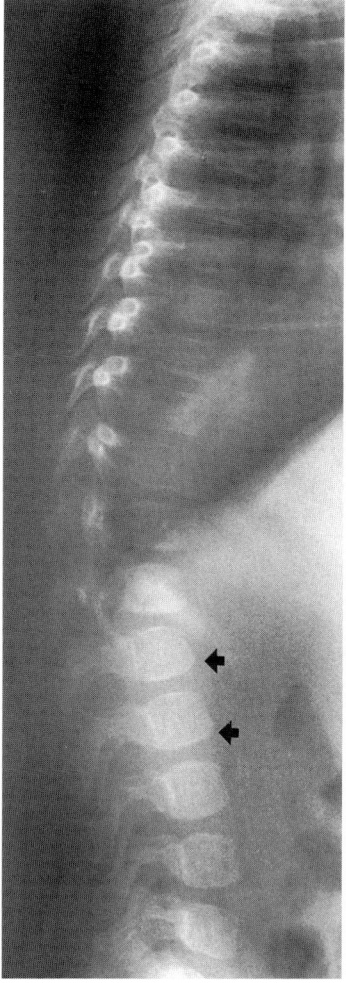
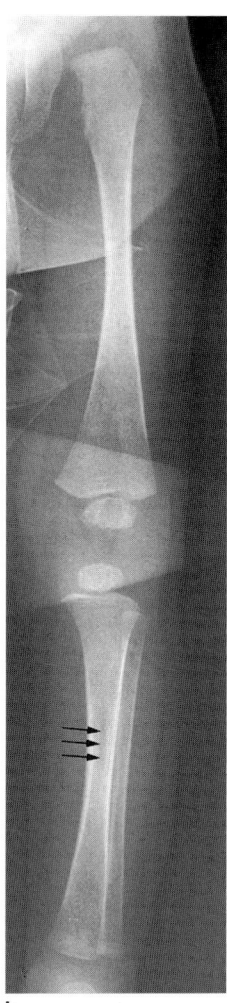

a b

tierten Allele (CHOY 1988) erklärt die enorme klinische und radiologische Variabilität der GK Typ 1.

Klinik

Die GK Typ 1 kann in jedem Lebensabschnitt manifest werden, wobei die Symptome in der 2. und 3. Lebensdekade oft zunehmen. Das Nervensystem bleibt verschont. Hepato-, vor allem aber Splenomegalie mit sekundärer Thrombopenie, Anämie als Folge des Knochenmarksbefalles, seltener Ateminsuffizienz als Folge der Shuntbildung bei Leberaffektion oder auch durch direkte Infiltration mit Gaucher-Zellen sind neben den Osteopathien die wesentlichen Befunde (BEUTLER). Letztere sind jedoch in erster Linie für die subjektiven Beschwerden, Funktionsausfälle und Invalidität der Patienten verantwortlich. Drei Formen von „Skelettschmerzen" werden unterschieden (STOWENS u. Mitarb. 1985):
1. die akuten, auch klinisch an die Sichelzellkrisen (s. S. 247) erinnernden Zustände oder Krisen, die vermutlich durch Knocheninfarkte bedingt sind,
2. chronische unspezifische, an Arthritis oder Wachstumsschmerzen erinnernde Zustände,
3. sekundäre, durch orthopädische Deformität (aseptische Nekrosen, Wirbelkollaps, pathologische Frakturen etc.) hervorgerufene Schmerzen.

Röntgenbefunde und ihre Pathogenese

Sämtliche 327 Patienten der NIH-Studie (STOWENS u. Mitarb. 1985) zeigten radiologisch erfaßbare, als Folge der GK angesehene Skelettveränderungen, die aber, auch wenn ausgeprägt, nicht immer zu entsprechenden klinischen Beschwerden führen. Topographisch sind die Veränderungen vor allem an den Femora, Wirbelkörpern und Humeri anzutreffen, aber auch an den Rippen, Radius, Ulna, Mandibeln, Tarsalia, Karpalia, Metakarpalia, Becken und Phalangen (STOWENS u. Mitarb.). Der Schwerpunkt liegt vorwiegend im Markraum und an der endostalen Oberfläche. Die Ausdehnung der Knochenmarksinfiltration mit Gaucher-Zellen kann heute mit der MRI-Untersuchung (Signalabschwächung in den T 1 und T 2 Bildern) bei

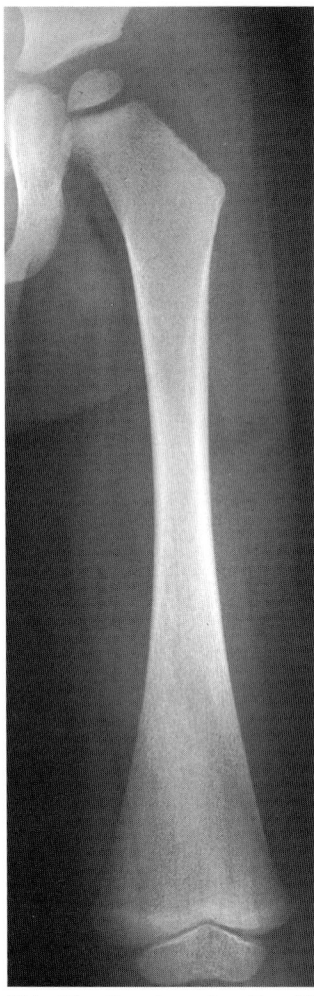

Abb. **94** Gauchersche Krankheit Typ 1, ♂, $2^{5}/_{12}$ Jahre. Linkes Femur. Leicht vergröberte Trabekelstruktur. Untertubulierung von Femurhals und distaler Femurmetaphyse. Die Epiphysen sind auch absolut eher klein

relativer Verschonung der Epiphysen festgehalten werden (ROSENTHAL u. Mitarb. 1986).

1. *Modellierungsstörungen der langen Röhrenknochen:* Die an einen Erlenmeyer-Kolben erinnernde Untermodellierung der Metaphysen, besonders am distalen Femur, unter Verlust der normalen, nach innen konkaven Kontur, zusammen mit der Verdünnung der Kortikalis und der Osteoporose sind wohl die typischsten, aber nicht pathognomonischen Röntgenbefunde der GK. Diese Deformierung wird meist auf die Raumforderung durch die Gaucher-Zellen im Knochenmark erklärt, während STOWERS u. Mitarb. eine indirekt durch die Gaucher-Zellen induzierte abnorme Osteoklastentätigkeit im Periost annehmen.

2. *Dichteänderungen des Skelettes:* Die Transparenzverminderung wird einerseits durch eine generalisierte Osteoporose, andererseits durch vorwiegend im Markraum und endostalen Gebiet der Röhrenknochen lokalisierte Osteolyse mit grober Trabekelstruktur hervorgerufen. Der Kortex kann endostal arrodiert sein. Sklerosierte „Knochen-im-Knochen"-Bilder finden sich als Folge von größeren Infarkten (PASTAKIA u. Mitarb. 1986).

3. *Spontanfrakturen:* Die mechanisch besonders belasteten Skelettabschnitte (Femur mit späterer Coxa vara, Vertebrae) zeigen häufig pathologische Frakturen. Die als charakteristisch für die Sichelzellanämie angesehene zentrale Dellenbildung in der Deckplatte der Wirbelkörper („H-Vertebra", s. S. 249), Schmorlsche Bandscheibeneinbrüche und eigentliche Kompressionsfrakturen werden ebenfalls angetroffen. Eine Kompression des Rückenmarkes, evtl. auch als Folge von epiduraler Gaucher-Zellansammlungen ohne Fraktur kann mittels MRI nachgewiesen werden (HERMANN u. Mitarb. 1989). In den Röhrenknochen scheinen die pathologischen Frakturen vor allem nach Knocheninfarkten aufzutreten und zeigen eine verlängerte Heilungsphase (KATZ u. Mitarb. 1987).

4. *Epiphysäre Veränderungen:* Sie sind, ein oder beidseitig, als aseptische Nekrosen am Femur- und Humeruskopf sowie am Tibiaplateau anzutreffen. In der Hüfte gleichen die Befunde denjenigen eines Morbus Perthes. Ihre Ursache wird in einer Zirkulationsstörung durch die Kompression der intraossären Sinusoide und Gefäßlumina durch die Gaucher-Zellen, aber auch durch deren direkten toxischen Effekt erklärt (STOWENS u. Mitarb.).

5. *Periostale und subperiostale Veränderungen:* Diese werden einerseits als „Periostitis" um größere Nekrosezonen von Mark und Kortikalis oder als Reaktion auf pathologische Frakturen angetroffen (STOWENS u. Mitarb.). Eine subperiostale Knochenresorption findet sich selten an der medialen proximalen Tibiametaphyse (PASTAKIA u. Mitarb.) sowie – identisch mit den bekannten Kortikalisdefekten – gehäuft an der medialen Kante der proximalen Humerusmetaphyse (LI u. Mitarb. 1988).

6. *Gelenkveränderungen:* Diese sind in der Regel Folgen des benachbarten Knochenbefalls. Selten erinnert der Befall der Interphalangealgelenke an eine primär chronische Polyarthritis (WEIZMANN u. Mitarb. 1982).

7. *Knochenkrisen und ihre Differentialdiagnose zur Osteomyelitis:* Die sich überschneidenden klinischen und radiologischen Befunde (Osteolyse, chronisch-destruktive und sklerotische Läsionen, periostale Reaktion) erschweren die Differentialdiagnose zwischen den Knochenkrisen und den gehäuft auftretenden Osteomyelitiden. Knochenbiopsien bei Krisen führen jedoch gern zu sekun-

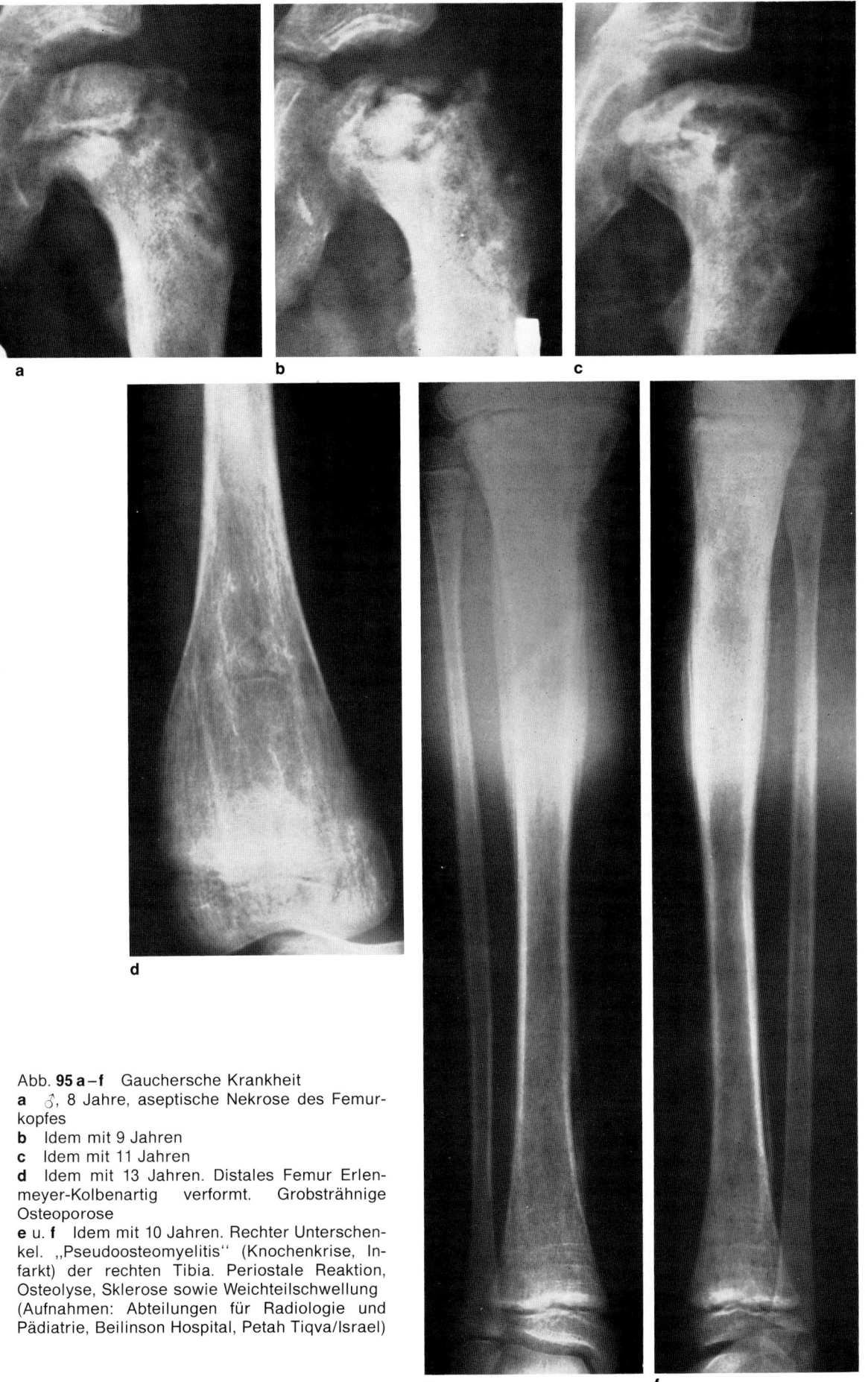

Abb. **95 a–f** Gauchersche Krankheit
a ♂, 8 Jahre, aseptische Nekrose des Femurkopfes
b Idem mit 9 Jahren
c Idem mit 11 Jahren
d Idem mit 13 Jahren. Distales Femur Erlenmeyer-Kolbenartig verformt. Grobsträhnige Osteoporose
e u. **f** Idem mit 10 Jahren. Rechter Unterschenkel. „Pseudoosteomyelitis" (Knochenkrise, Infarkt) der rechten Tibia. Periostale Reaktion, Osteolyse, Sklerose sowie Weichteilschwellung
(Aufnahmen: Abteilungen für Radiologie und Pädiatrie, Beilinson Hospital, Petah Tiqva/Israel)

dären, oft gravierenden Osteomyelitiden und sollten, wenn möglich, vermieden werden (BELL u. Mitarb. 1986). Deshalb werden Szintigraphien (verminderte Anreicherung von ^{99m}TcMDP in der Frühphase der Krisen, vermehrte Gallium-67-Anreicherung bei der Osteomyelitis) empfohlen. Auch das MRI bringt ein relativ charakteristisches Infarktbild mit Vermehrung des primär abgeschwächten Knochenmarksignales zur Darstellung. Es fehlen jedoch noch systematische Vergleichsuntersuchungen zur Osteomyelitis (MILLER u. Mitarb. 1981, ISRAEL u. Mitarb. 1986, LANIR u. Mitarb. 1986).

8. *Verbreiterte Foramina nutricia:* Verbreiterte Foramina nutricia der Phalangen (obere Grenze des Normaldurchmessers beim Erwachsenen 1 mm) wurden bei 10/15 Patienten mit GK angetroffen (FINK u. Mitarb. 1984). Identische Befunde werden auch bei der Thalassämie und bei der Glykogenspeicherkrankheit beobachtet.

9. *Einfluß der Knochenmarkstransplantation auf die Skelettbefunde:* Nach einer erfolgreichen Knochenmarkstransplantation wurden eine Normalisierung der Knochenmarksdichte im CT sowie eine Rückbildung der Erlenmeyer-Kolbendeformität der Femora beoachtet (STARER u. Mitarb. 1987).

Radiologische Diagnose und Differentialdiagnose

Die GK gehört zu den radiologischen „Imitatoren" anderer Krankheiten, ähnlich wie die Neurofibromatose. Keines der Röntgenzeichen ist pathognomonisch. Verschiedene Überschneidungen mit der Niemann-Pickschen Krankheit (s. S. 902), der fibrösen Dysplasie, dem nichtossifizierenden Fibrom, der Myelofibrose, dem eosinophilen Granulom, der Thalassämie oder dem Osteosarkom (PASTAKIA u. Mitarb.) liegen vor. Von den zahlreichen Krankheiten mit Erlenmeyer-Kolbendeformität der Femora sind die wichtigsten die kraniometaphysäre Dysplasie (s. S. 784), die chronisch hämolytischen Anämien, die fibröse Dysplasie, die Niemann-Picksche Krankheit, die Osteopetrose und die Pylesche Dysplasie (s. S. 786).

Literatur

Bell, R. S., H. J. Mankin, S. H. Doppelt: Osteomyelitis in Gaucher disease. J. Bone Jt. Surg. A 68 (1986) 1380–1388
Beutler, E.: Gaucher disease. Blood Reviews 2 (1988) 59–70
Choy, F. Y. M.: Intrafamilial clinical variability of type 1 Gaucher disease in a French-Canadian family. J. med. Genet. 25 (1988) 322–325
Dreborg, S., A. Erikson, B. Hagberg: Gaucher disease – Norrbottnian type: I. General clinical description. Europ. J. Pediat. 133 (1980) 107–118
Erikson, A.: Gaucher disease – Norrbottnian type (III). Acta paediat. scand. Suppl. (1986) 326
Fink, I. J., B. Pastakia, J. A. Barranger: Enlarged phalangeal nutrient foramina in Gaucher disease and beta-thalassemia major. Amer. J. Roentgenol. 143 (1984) 647–649
Hermann, G., J. Goldblatt, R. N. Levy, S. J. Goldsmith, R. J. Desnick, G. A. Grabowski: Gaucher's disease type 1: assessment of bone involvement by CT and scintigraphy. Amer. J. Roentgenol. 147 (1986) 943–948
Israel, O., J. Jerushalmi, D. Front: Scintigraphic findings in Gaucher's disease. J. nucl. Med. 27 (1986) 1557–1563
Katz, K., I. J. Cohen, N. Ziv, M. Grunebaum, R. Zaizov, Z. Yosipovitch: Fractures in children who have Gaucher disease. J. Bone Jt. Surg. A 69 (1987) 1361–1370
Lanir, A., H. Hadar, I. Cohen, Y. Tal, J. Benmair, R. Schreiber, M. E. Clouse: Gaucher disease: assessment with MR imaging. Radiology 161 (1986) 239–244
Li, J. K. W., P. D. Birch, A. M. Davies: Proximal humeral defects in Gaucher's disease. Brit. J. Radiol. 61 (1988) 579–583
Matoth, Y., S. Chazan, A. Cnaan, I. Gelernter, C. Klibansky: Frequency of carriers of chronic (type I) Gaucher disease in Ashkenazi jews. Amer. J. med. Genet 27 (1987) 561–565
McKusick, V. A.: Mendelian Inheritance in Man, 8th ed. The Johns Hopkins Univ. Press, Baltimore-London (1988)
Miller, J. H., J. A. Ortega, M. A. Heisel: Juvenile Gaucher disease simulating osteomyelitis. Amer. J. Roentgenol. 137 (1981) 880–882
Pastakia, B., A. C. Brower, V. H. Chang, J. A. Barranger: Skeletal manifestations of Gaucher's disease. Semin. Roentgenol. XXI (1986) 264–274
Rosenthal, D. I., J. A. Scott, J. Barranger, H. J. Mankin, S. Saini, T. J. Brady, L. K. Osier, S. Doppelt: Evaluation of Gaucher disease using magnetic resonance imaging. J. Bone Jt. Surg. A 68 (1986) 802–808
Starer, F., J. D. Sargent, J. R. Hobbs: Regression of the radiological changes of Gaucher's disease following bone marrow transplantation. Brit. J. Radiol. 60 (1987) 1189–1195
Stowens, D. W., S. L. Teitelbaum, A. J. Kahn, J. A. Barranger: Skeletal complications of Gaucher disease. Medicine 64 (1985) 310–322
Weizman, Z., A. Tennenbaum, S. Yatziv: Interphalangeal joint involvement in Gaucher's disease, type I, resembling juvenile rheumatoid arthritis. Arthr. and Rheum. 25 (1982) 706–707
Zlotogora, J., R. Zaizov, C. Klibansky, Y. Matoth, G. Bach, T. Cohen: Genetic heterogeneity in Gaucher disease. J. med. Genet. 23 (1986) 319–322

Niemann-Picksche Krankheit (NPK)
A. Giedion

Synonyme: Sphingomyelinspeicherkrankheit, Sphingomyelinasemangelkrankheit (gilt nur für Typen A und B).

Unter der Bezeichnung NPK wird eine heterogene Gruppe von rezessiv vererbten Störungen des Lipidstoffwechsels mit Speicherung von Sphingomyelin in verschiedenen Organen und Körperabschnitten verstanden, die klinisch meist durch eine Hepatosplenomegalie sowie bei den Typen A, C, D durch einen zusätzlichen Befall des Zentralnervensystems, verantwortlich für den tödlichen Ausgang der Krankheit, gekennzeichnet sind (Tab. **8**).
Bei den Typen A und B ist eine in Leukozyten- und Fibroblastenkulturen nachweisbare mäßige bis massive Verminderung der Sphingomyelinaseaktivität der Primärdefekt. Die Meßwerte bei den Gruppen A und B sind jedoch vergleichbar (GALL u. Mitarb. 1980), so daß ihr unterschiedliches Verteilungsmuster der Sphingomyelinspeicherung noch nicht verstanden wird. Die Typen C und D sind vermutlich identisch. Der Zuname „Nova

Tabelle 8   Klinik und Radiologie von 4 NP-Typen (28 Fälle) (nach *Lachman* u. Mitarb.)

Typ	A Klassisch, akut neuropathisch	B Chronisch, nicht neuropathisch	C Subakut- juvenil*	D „Nova Scotia"*
McK-Nr.	25720	25720	25722	25725
nachgewiesener Enzymdefekt	Sphingomyelinase (Allele?)		Cholesterolesterase	
klinischer Beginn des ZNS-Befalles	frühes Säug- lingsalter	∅	spätes Säug- lingsalter	frühe bis mitt- lere Kindheit
Alter (Jahre) bei †	1–2	...	3–7	12–20
Hepatosplenomegalie	8/8	4/4	7/7	3/3
retikolonoduläre Lungeninfiltrate	8/8	4/4	6/9	0/7
Osteoporose und Coxa valga	5/8	1/4	9/9	0/7
Markraum der langen Röhren- knochen erweitert, Modellierungs- defekte	1/8	2/4	0/9	0/7
Metakarpalia aufgetrieben	1/8	2/4	4/7	0/7

* Die klinischen Unterschiede zwischen C und D wurden seither von anderen Autoren nicht bestätigt

Scotia" bezieht sich auf die geographische Herkunft der Patientengruppe von einem genetischen Isolat in Nova Scotia (Kanada). Hier ist als vorläufig wichtigster biochemischer Befund eine Störung der intrazellulären Cholesterinhomeostase mit fehlerhafter Veresterung des Cholesterins nachgewiesen worden (Brady u. Mitarb. 1989, Vanier u. Mitarb. 1988). Das nicht veresterte Cholesterin sammelt sich in toxischen Mengen in den betroffenen Organen an und verursacht Zellschäden. Allerdings kommt es auch hier, wenn auch in geringerem Ausmaße, zu einer Speicherung von Sphingomyelin und z. T. auch zu einer verminderten Sphingomyelinaseaktivität.

Als Typ E wird eine noch unklare Form des Erwachsenen mit ausschließlich viszeraler Beteiligung und fraglichem Sphingomyelinasemangel bezeichnet.

Die wichtigsten klinischen und radiologischen Befunde sind in der Tab. 8 angeführt. Bei den längere Zeit überlebenden Patienten führt die Knochenmarksinfiltration durch mit Lipid überladenen „Schaumzellen" zu Osteoporose (Abb. 97), Modellierungsstörungen, aber auch Kortikalisdefekten am proximalen Humerus, die an die Gauchersche Krankheit erinnern. Weitere seltene ossäre Defekte sind Angelhakenform der Wirbelkörper (Abb. 97) (Swischuk 1970) und punktierte Epiphysen (Lachman u. Mitarb. 1973). Es fehlen jedoch die für die Gauchersche Krankheit typischen Krisen und Knocheninfarkte (Ausnahme Oezsoylu 1988). Die im Gegensatz zur Gauscherschen Krankheit recht häufigen retikulonodulären interstitiellen Lungenveränderungen (Abb. 96) sind weitgehend stationär und ohne Pleurabeteiligung. Selten werden auch pulmonale Verkalkungen beobachtet (Lachman u. Mitarb.).

Klinisch-radiologische Differentialdiagnose

Die Überschneidung mit der Gauscherschen Krankheit (häufig bei Patienten jüdischer Abstammung, ähnliche Pathogenese, Klinik, radiologische Lungen- und Knochenbefunde) sind zahlreich. Es fehlen jedoch radiologische Zeichen der Osteonekrose und Osteolyse, Sklerose und periostale Reaktion. Hepatosplenomegalie und Lungenmuster lassen auch an eine Retikuloendotheliose denken.

Literatur

Brady, R.O., M.R. Filling-Katz, N.W. Barton, P.G. Pentchev: Niemann-Pick disease Types C and D. Neurol. Clin. 7 (1989) 75–88

Greenfield, G.B.: Miscellaneous diseases related to the hematologic system. Semin. Roentgenol. 9 (1974) 241–249

Lachmann, R., A. Crocker, J. Schulman, R. Strand: Radiological findings in Niemann-Pick disease. Radiology 108 (1973) 659–664

Oezsoylu, S., N, Koçak, A. Aksoy: Pseudo-osteomyelitis in Niemann-Pick disease. Clin. Pediat. 27 (1988) 394–395

Swischuk, L.E.: The beaked, notched, or hooked vertebra. Its significance in infants and young children. Radiology 95 (1970) 661–664

Vanier, M.T., D.A. Wenger, M.E. Comly, R. Rousson, R.O. Brady, P.G. Pentchev: Niemann-Pick disease group C: clinical variability and diagnosis based on defective cholesterol esterification. Clin. Genet. 33 (1988) 331–348

Vellodi, A., J.R. Hobbs, N.M. O'Donnell, B.S. Coulter, K. Hugh-Jones: Treatment of Niemann-Pick disease type B by allogenic bone marrow transplantation. Brit. med. J. 295 (1987) 1375–1376

s. Abb. 96 u. 97 ▶

904 Skelettmanifestationen von Stoffwechselerkrankungen

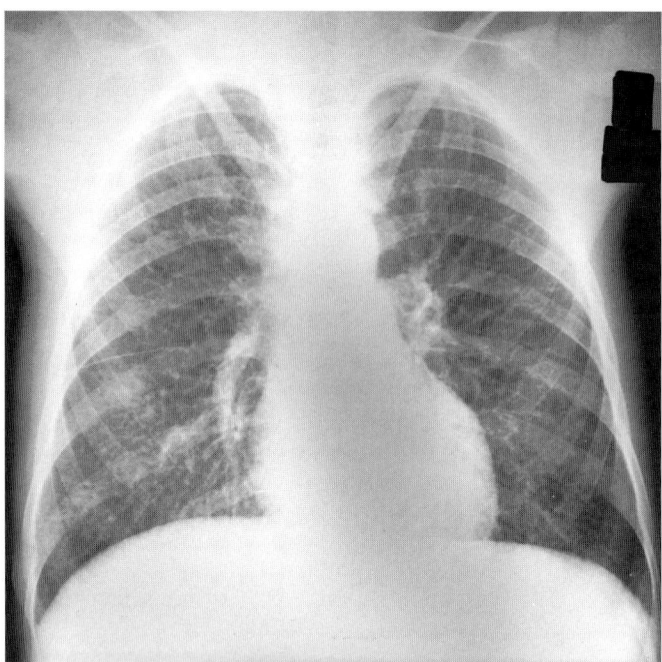

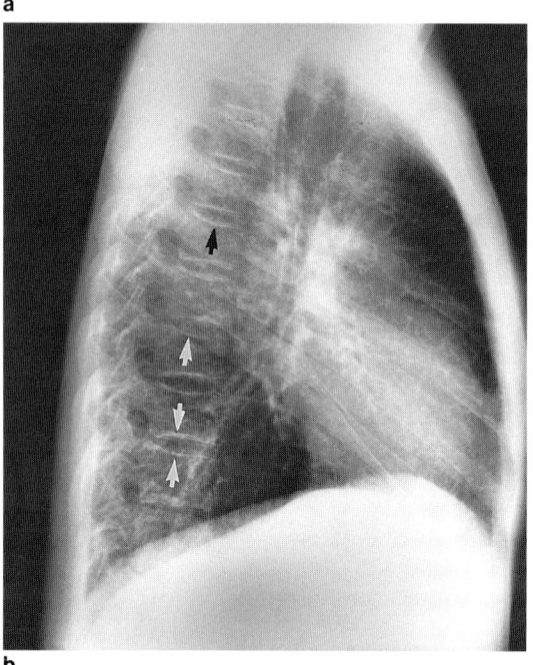

Abb. 96 a u. b Niemann-Picksche Krankheit, Typ B. ♀, 14 Jahre. Thorax p.-a. und seitlich: retikuläres Lungenmuster. Im seitlichen Bild Osteoporose. Vereinzelte Eindellungen der Wirbelkörperdeckplatten (→)

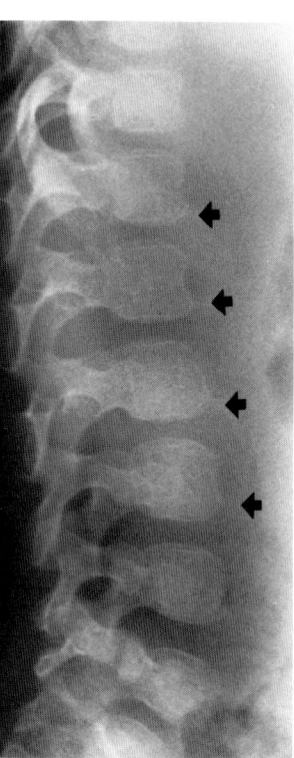

Abb. 97 Niemann-Picksche Krankheit, Typ A. LWS seitlich: leichte Osteoporose. Diskrete „Angelhaken"-Deformität der Wirbelkörper L_1, L_2 (L_3, L_4) (→)

Homozystinurie (HCU)

A. Giedion

Der Begriff der HCU umfaßt mindestens 4 biochemisch verschiedene, *autosomal rezessiv vererbte Störungen des Methioninstoffwechsels* (McKUSICK 1988). Die HCU wurde 1962 von CARSON u. NEILL sowie von GERRITSEN u. Mitarb. entdeckt. Die weitaus häufigste Form (McK 23620) wird durch einen Mangel an Cystathionin-Beta-Synthetase (CSM) verursacht. Daraus resultiert eine verminderte oder fehlende Synthese von Homocystin und L-Serin zu Cystathionin (Abb. **98**). Aber auch bei dieser Untergruppe liegt eine ausgesprochene Heterogenie vor, was die Streubreite der klinischen und radiologischen Befunde erklärt. Heute können zwei Formen von CSM nach ihrem Ansprechen auf Pyridoxin (Vitamin B_6) unterschieden werden: Je 231/629 Patienten mit HCU aus der Studie von MUDD u. Mitarb. (1985) gehörten der einen oder anderen Gruppe an.

In der Folge berücksichtigen wir nur die HCU mit CSM, wobei die Befunde bei den auf Vitamin B_6

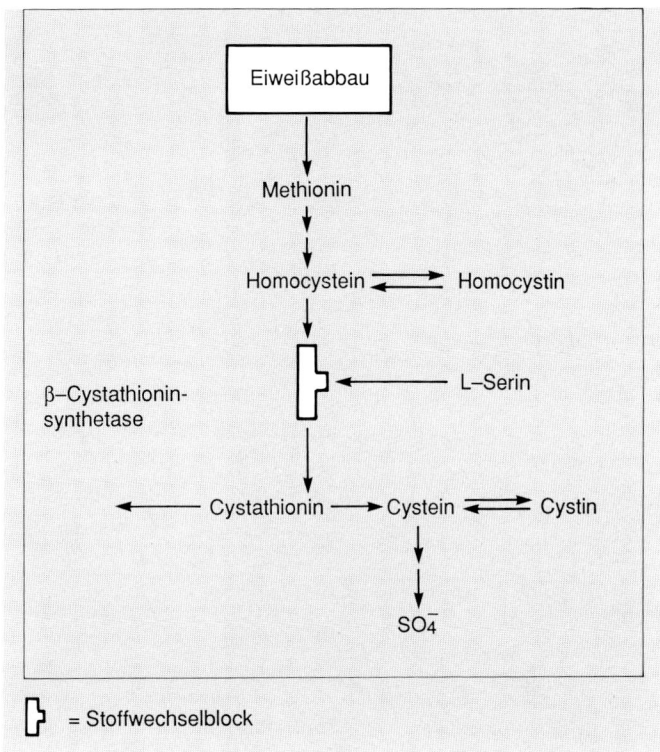

Abb. 98 Schema der Methioninstoffwechselstörung durch Cystathioninsynthetasemangel

reagierenden Formen ganz allgemein weniger ausgeprägt sind (MUDD u. Mitarb.). Den interessierten Leser verweisen wir auf die umfassenden Monographien von PRZYREMBEL (1982), SKOVBY (1985) sowie MUDD u. Mitarb.
Die Häufigkeit der HCU wird auf 1:200 000, in Irland und Nordirland auf 1:35 000 resp. 1:44 000, diejenige der Genträger auf 1:50–1:100 geschätzt (PRZYREMBEL). Die *Pathogenese* der verschiedenen Symptome und Befunde ist nicht voll geklärt. Einerseits wird eine Kollagensynthesestörung angenommen, wobei der hohe Homocystinspiegel mit der Quervernetzung der Kollagenmakromoleküle interferieren soll (KANG u. TRELSTAD 1973, u. a.). Damit ist auch die molekulare Brücke zum Marfan-Syndrom geschlagen (s. S. 909). Die daraus folgenden Gefäßwandveränderungen (zystische Medianekrose, aber *alle* elastischen Arterien betreffend, im Gegensatz zum Marfan-Syndrom) und die noch ungeklärte Aggregationstendenz der Blutplättchen erklären die häufigen, für den frühen Tod der Patienten verantwortlichen Gefäßverschlüsse. Die Pathogenese des geistigen Entwicklungsrückstandes, der Krämpfe und der seltenen Schizophrenie ist noch umstritten (Cystathioninmangel im Gehirn, toxische Phänomene, vaskuläre Schäden etc.).

Klinik
Nach der Studie von MUDD u. Mitarb. über 472 nicht durch das Neugeborenenscreening erfaßte Patienten führten vor allem folgende klinische Probleme zur Abklärung: ophthalmologische Probleme (Ectopia lentis) 86,7%, geistiger Entwicklungsrückstand 55,7%, verzögerte Entwicklung 22,5%, frühe thrombembolische Ereignisse 16%, marfanähnlicher Habitus 36,9%, Skelettabnormitäten 23,5%.
Mit Ausnahme der bisweilen schon bei der Geburt erfaßten Linsenluxation sind die Patienten zuerst unauffällig. Der geistige Entwicklungsrückstand entwickelt sich im Verlauf der ersten Lebensmonate oder nach dem 1. Jahr langsam progressiv, ja eine Regression in motorischen und sprachlichen Funktionen wird beobachtet. In neueren Serien weisen jedoch ca. 50% der Patienten eine mindestens durchschnittliche Intelligenz auf (PRZYREMBEL). Die oft lebensbedrohlichen arteriellen und venösen Gefäßverschlüsse finden sich auf der arteriellen Seite im Bereich der mittelgroßen Gefäße (koronar, renal, Karotiden und anderen Hauptästen der Aorta, venös vor allem im Bereich der Mesenterialvenen, der Kava und Iliaka sowie Lungenvenen). Ein marfanoider Habitus mit Dolichostenomelie, oft extremer Körperlänge etc. wird bei ca. 30% der Patienten angetroffen (PRZYREMBEL). Die Mortalität wird in der umfassenden Studie von MUDD u. Mitarb. auf 11% bei 20 Jahren, 18% bei 30 Jahren (behandelt und unbehandelt) angenommen.

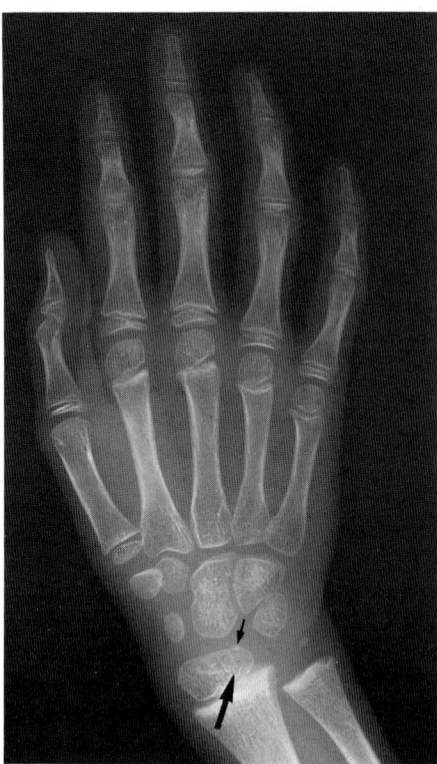

Abb. 99 Homozystinurie, ♀, $6^{9}/_{12}$ Jahre (Nr. 82707). Rechte Hand: Osteoporose. Knochenalter nach *Greulich* u. *Pyle* im Bereich der Röhrenknochen einem Standard von $6^{10}/_{12}$ Jahre entsprechend, im Bereich der Handwurzel jedoch stark dissoziiert: Während das Multangulum minus, das Kapitatum und das Hamatum mit $7^{10}/_{12}$ Jahren dem chronologischen Alter vorauseilen, ist das Lunatum (→) knapp erkennbar (Knochenalter $2^{6}/_{12}$ bis 3 Jahre). Große Radiusepiphyse (→)

Labordiagnose

Das Homocystin wird im Urin mittels der Nitroprussidreaktion (Brandsche Probe), der eigentliche Enzymdefekt mittels Fibroblastenkultur nachgewiesen.

Radiologische Befunde

Häufigkeit, Ausmaß und Art der Röntgenbefunde sind altersabhängig und sehr variabel. Die *Osteoporose*, der wichtigste Röntgenbefund der HCU, wird am besten in der seitlichen Ansicht der Wirbelkörper erfaßt, in der Studie von MUDD u. Mitarb. (364 Fälle) zwischen 4 und 8 Jahren bei 10%, mit 30 Jahren um 80%, in einer pädiatrischen Serie von 24 Fällen (SCHEDEWIE u. Mitarb. 1973) in 100% der Fälle. Die Osteoporose ist für eine Reihe von weiteren „typischen" Befunden verantwortlich: für die verschiedenen Spielarten des *Wirbelkörperkollaps*, vom leichten Keilwirbel bis zum Fischwirbel, einzeln oder generalisiert, für die daraus folgenden Wirbelsäulenverkrümmungen (meist eine nach rechts thorakale, nach links lumbale Skoliose oder Kyphoskoliose), die in 27–50% der Fälle beobachtet wird (PRZYREMBEL), die seltenen pathologischen Extremitätenfrakturen (MORREELS u. Mitarb. 1968), die metaphysären Eindellungen durch die Epiphysen mit angedeuteter Zapfenbildung (SCHEDEWIE u. Mitarb.) sowie die Spondylolisthesis (MORREELS u. Mitarb.). Am *Achsenskelett* finden sich am Schädel bisweilen eine vermehrte Pneumatisation der Nebenhöhlen sowie eine Prognathie. Pectus excavatum oder carinatum werden ebenfalls angetroffen (¾ der Fälle von BRENTON u. Mitarb. 1972). Die marfanoide Konstitution der Patienten kann sich im *Extremitätenskelett* als Dolichostenomelie der langen Röhrenknochen und in einer mäßigen Langfingrigkeit (Arachnodaktylie) bemerkbar machen. Eine Reihe von lokalen Veränderungen werden in sehr verschiedener Häufigkeit angegeben: Breite Metaphysen und große Epiphysen, besonders am Knie, weniger am Handgelenk (Ellenbogen und Sprunggelenk) sind nach BRENTON u. Mitarb. ein wichtiger Befund bei der HCU. Auch die Humerus- und Femurköpfe (10/23 BRENTON u. Mitarb.) können vergrößert sein. Eine Varusdeformität des Humerushalses wurde bei 9/21 Patienten (MORREELS u. Mitarb.) beobachtet. Häufig werden auch multiple metaphysäre „Wachstumslinien" angetroffen. An der *Hand* fällt neben der Arachnodaktylie (nur in 4/24 Fällen SCHEDEWIE u. Mitarb., 8/18 Fällen MORREELS u. Mitarb.) oft eine dissoziierte Reifung der Handwurzelknochen auf. Beim allgemein eher vorauseilenden Knochenalter und bei mehr als der Hälfte der Fälle abnorm großem Kapitatum und Hamatum erscheint das Lunatum in ca. der Hälfte der Fälle abnorm spät oder ist zu klein (GFELLER u. BUDLIGER 1966, SCHEDEWIE u. Mitarb.). Ein abnorm kurzes Metakarpale IV (positives Metakarpalzeichen) wurde in 4/11 Fällen gesehen (TAMBURRINI u. Mitarb. 1985). Die sog. Spikulae, kleine, lineare oder punktförmige Verkalkungen in der Wachstumsfuge am distalen Radius (16/18 Fällen MORREELS u. Mitarb., 7/12 Fällen TAMBURRINI u. Mitarb. 1984) sind unspezifisch und werden auch bei der behandelten Phenylketonurie sowie als Normalbefund angetroffen. Immerhin ist ihre Häufung bei der HCU bemerkenswert.

Radiologische Diagnose und Differentialdiagnose

Die insgesamt unspezifischen Röntgenbefunde können höchstens einen Hinweis zur Diagnose einer HCU geben, z. B. bei der Knochenalterbestimmung eines Kindes mit geistigem Entwicklungsrückstand, Skoliose, Großwuchs etc.

Die Differentialdiagnose muß vor allem gegenüber dem Marfan-Syndrom gestellt werden, bei dem Osteoporose und damit der Wirbelkörperkollaps ebenso wie die Dissoziation der Handwurzelreifung fehlen. Auch die übrigen, mit Osteoporose einhergehenden Krankheiten müssen grundsätzlich in Betracht gezogen werden (s. Differentialdiagnose Osteogenesis imperfecta, S. 743).

Literatur

Brenton, D. P., C. J. Dow, J. I. P. James, R. L. Hay, R. Wynne-Davies: Homocystinuria and Marfan's syndrome. A comparison. J. Bone Jt. Surg 54 B (1972) 277–298

Brill, P. W., H. A. Mitty, G. E. Gaull: Homocystinuria due to cyystathionine synthase deficiency: Clinical-roentgenologic correlation. Amer. J. Roentgenol. 121 (1974) 45–54

Carson, N. A. J., D. W. Neill: zit. bei Skovby 1962

Gerritsen, T., J. G. Caughan, H. A. Waisman: zit. bei Skovby 1962

Gfeller, J., H. Budliger: Homocystinuria and os lunatum. Lancet 1966/II, 548

Kang, A. H., R. L. Trelstad: A collagen defect in homocystinuria. J. clin. Invest. 52 (1973) 2571–2578

McKusick, V. A.: Mendelian Inheritance in Man, 8th ed. The Johns Hopkins University Press, Baltimore-London 1988

Morreels, C. L., B. D. Fletcher, R. G. Weilbaecher, J. P. Dorst: The roentgenographic features of homocystinuria. Radiology 90 (1968) 1150–1158

Mudd, S. H., F. Skovby, H. L. Levy, K. D. Pettigrew, B. Wilcken, R. E. Pyeritz, G. Andria, G. H. Boers, I. L. Bromberg, R. Cerone et al.: The natural history of homocystinuria due to cystathionine beta-synthase deficiency. Amer. J. hum. Genet. 37 (1985) 1–31

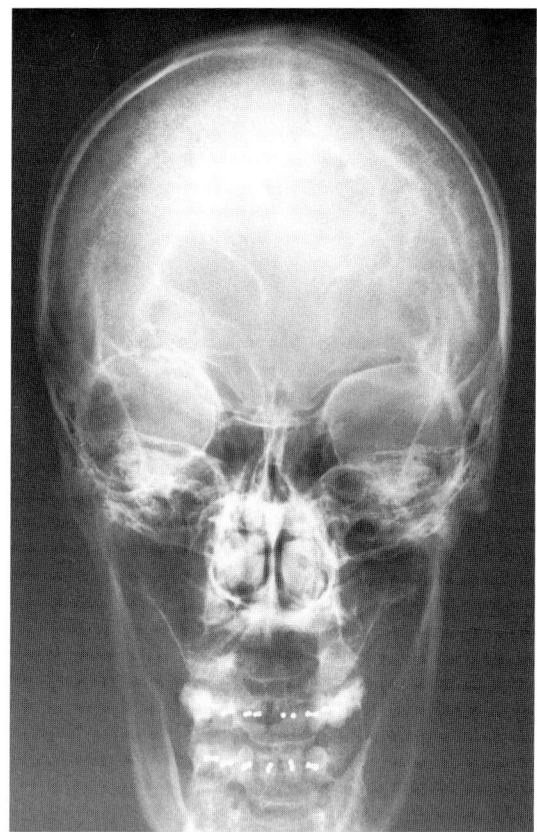

a

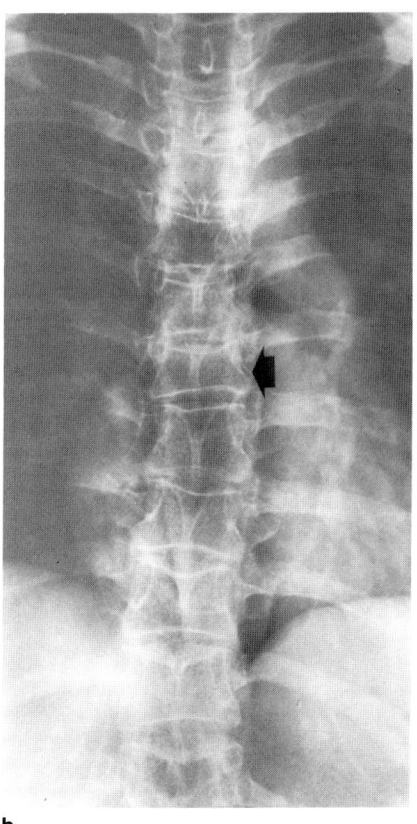

b

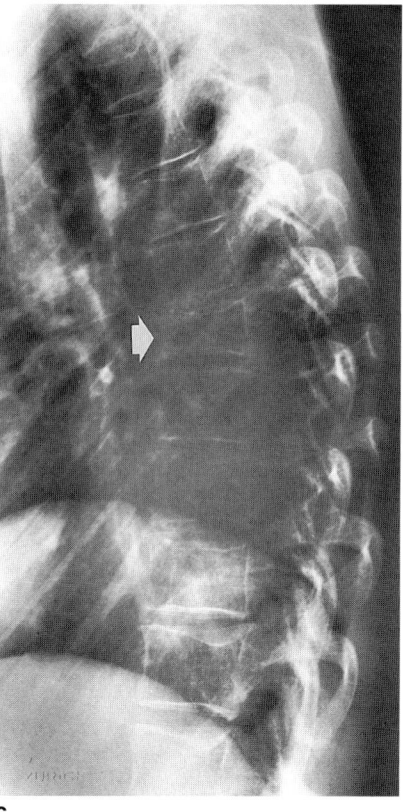

c

Abb. 100 a–c Homozystinurie, ♀, 19 Jahre (Nr. 86 860)
a Schädel a.-p.: übermäßige Pneumatisation der Nebenhöhlen
b u. **c** thorakal Wirbelsäule a.-p. und seitlich: Osteoporose. Multiple, meist posteriore Deckplatteneindellungen. Wirbelkörper Th 7 komprimiert (→)

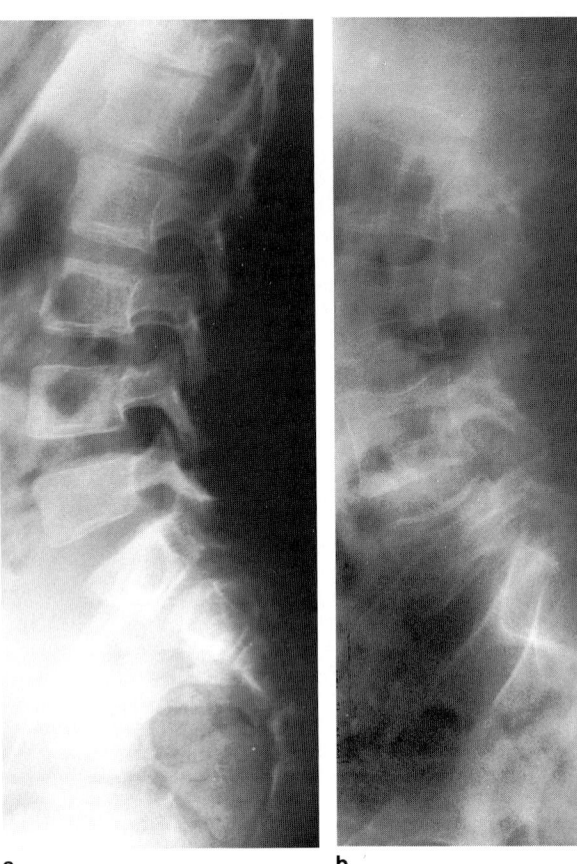

Abb. 101 a u. b   Homozystinurie, ♂ (Nr. 84760)
a 7 Jahre. LWS seitlich. Vermehrte dorsale (und ventrale) Exkavation der Wirbelkörper, an das Marfan-Syndrom erinnernd
b 24 Jahre. Fischwirbel. Wirbel-in-Wirbel-Muster

a   b

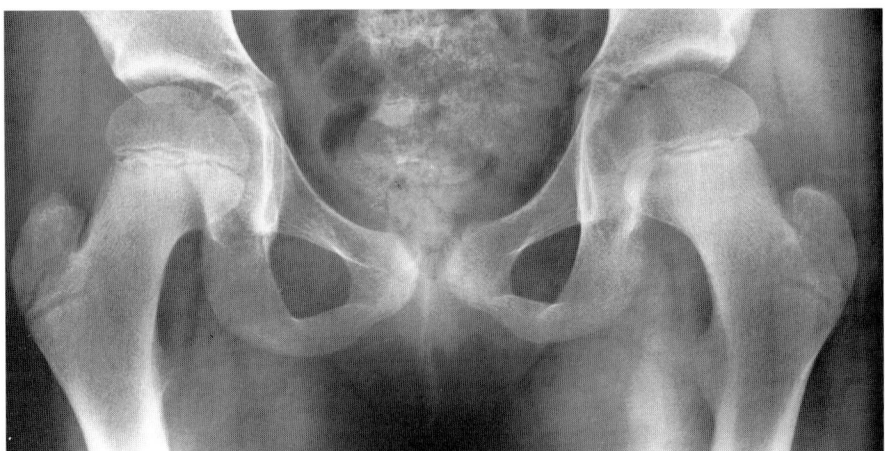

Abb. **102**   Homozystinurie, ♂, 8 Jahre (Nr. 77861). Azetabula und proximales Femur: auffällig große Femurköpfe

Przyrembel, H.: Homocystinuria. Ergeb. inn. Med. Kinderheilk. 49 (1982) 77–135

Schedewie, H., E. Willich, H. Gröbe, H. Schmidt, K. M. Müller: Skeletal findings in homocystinuria: A collaborative study. Pediat. Radiol. 1 (1973) 12–23

Skovby, F.: Homocystinuria. Clinical, biochemical and genetic aspects of cystathionine beta-synthase and its deficiency in man. Acta paediat. scand. Suppl. 321 (1985) 1–21

Tamburrini, O., A. Bartolomeo-De-Iuri, G. Andria, P. Strisciuglio, E. Del Giudice, P. Palescandolo, R. Sartorio: Le alterazioni scheletriche dell'omocistinuria in eta pediatrica. Radiol. med. 70 (1984) 937–942

Tamburrini, O., A. Bartolomeo-De-Iuri, G. Andria, P. Strisciuglio, E. Del Giudice: Short fourth metacarpal in homocystinuria. Pediat. Radiol. 15 (1985) 209–210

Primäre Wachstumsstörungen

Primordialer Großwuchs
A. Giedion

Neben dem konstitutionellen, meist familiären, sowie dem endokrin bedingten (hypophysär, Pubertas praecox etc.) Großwuchs gibt es eine weitere, in ihrer Pathogenese noch unklare Gruppe von Großwuchssyndromen und Krankheiten, die als „primordial" bezeichnet wird.

Davon ist das Marfan-Syndrom, obschon nur die Hälfte der Patienten einen Großwuchs aufweisen, der wichtigste Vertreter. Auf die seltenen, ebenfalls mit primordialem Großwuchs einhergehenden Syndrome, wie das Sotos-Syndrom (zerebraler Gigantismus), die durch Vorauseilen des Knochenalters charakterisierten Syndrome von Marshall und Smith sowie von Weaver, das EMG-Syndrom (Exomphalos-Makroglossie-Gigantismus-Syndrom Wiedemann-Beckwith) und eine Reihe von anderen Erbkrankheiten mit fakultativem Großwuchs (Ehler-Danlos-Syndrom, Stickler-Syndrom, s. S. 679) u.a.m. kann hier nicht eingegangen werden.

Marfan-Syndrom (MFS)   McK 15470

Das nach MARFAN (1896) benannte – er selber beschrieb möglicherweise das „andere" CCA-Syndrom (s. unten, BEIGHTON 1989) – autosomal dominant, mit hoher Penetranz, aber großer Variabilität (CADLE 1989) vererbte und pleiotrope Syndrom ist relativ häufig ($4-6/10^5$, PYERITZ u. MCKUSICK 1979). *Die Ursache* des MFS ist noch unklar. HOLLISTER u. Mitarb. (1989) wiesen bei 88% der Fälle (23/26) einen verminderten Gehalt von Mikrofibrillen in Haut und/oder Fibroblastenkulturen nach. Linkage-Studien mit Restriktionsendonukleasen haben die 6 für die Codierung der Procollagene Typ I, II, III und IV verantwortlichen Chromosomenloci als Mutationsstellen in verschiedenen MFS-Familien ausgeschlossen (FRANCOMANO u. Mitarb. 1989, DALGLEISH 1989, HUTTUNEN u. Mitarb. 1989).

Klinik

Als angeborene Bindegewebserkrankung betrifft das MFS vor allem folgende drei Organsysteme:
1. Die Augen: Linsensubluxation (50–80%) (PYERITZ u. MCKUSICK 1979), Myopie, Netzhautablösung.
2. Das kardiovaskuläre System: vor allem die Aortenwurzel (Tunica media), Aortenaneurismata (Abb. 2b), Klappeninsuffizienz und Prolaps. Diese Veränderungen sind für die verminderte Lebenserwartung beim MFS verantwortlich.
3. Das muskuloskeletale System: charakteristischer Habitus, Dolichostenomelie mit „El Greco"-ähnlichen Proportionen, langfingrige Madonnenhände sowie einem bereits bei der Geburt vorhandenen (ROJ u. Mitarb. 1983) dysproportioniertem Extremitätengroßwuchs (Länge allerdings nur in 47% >97%, CADLE u. Mitarb. 1989), vermindertes Verhältnis Oberlänge zur Unterlänge, evtl. durch Skoliose verstärkt, Trichter- oder Hühnerbrust (35/50) (PYERITZ u. MCKUSICK 1979), lockere Gelenke.

Selten, aber klinisch wichtig sind die pulmonalen Befunde (4,4% der Patienten >12 Jahre, HALL u. Mitarb. 1984), bullöses Emphysem mit *Spontanpneumothorax*, Bronchiektasen, rezidivierenden Infekten (WOOD u. Mitarb. 1984) und ausnahmsweise Emphysem des Neugeborenen (DAY u. BURKE 1986).

Radiologie

Den entscheidenden, evtl. lebensrettenden Beitrag beim MFS leisten die bildgebenden Methoden (US, CT, MRI) vor allem in der (Früh-)Erfassung der kardiovaskulären Komplikationen (KERSTING-SOMMERHOFF u. Mitarb. 1987, SOULEN u. Mitarb. 1987).

Obschon bestimmend für den Gesamthabitus, *„sind die primären Röntgenbefunde am Skelett insgesamt wenig ergiebig* oder mit Ausnahme der festzustellenden Dolichostenomelie gar pathognomonisch" (VERSÉ 1959).

Relativ typisch sind die grazilen Röhrenknochen mit dünner Kortikalis (Dolichostenomelie), die zur „Madonnenhand" (Abb. 1a u. 2a) führen. Die von ACHARD eingeführte Bezeichnung der Arachnodaktylie (Spinnenfingrigkeit, identisch jedoch mit Kamptodaktylie) bezieht sich auf die häufigen Kontrakturen an Fingern und Zehen, die jedoch auch an anderen Gelenken auftreten können. Sie sind für das CCA-Syndrom (s. S. 912) obligat. Im heutigen Sprachgebrauch, auch im Duden medizinischer Fachausdrücke und insbesondere in der angelsächsischen Literatur wird allgemein unter Arachnodaktylie die Langfingrigkeit schlechthin verstanden. SINCLAIR u. Mitarb. (1960) beschrieben einen „Metakarpalindex" (aufaddierte Länge der Metakarpalia II–V, dividiert durch die aufaddierte Breite genau in der Mitte dieser Knochen). Die Normalwerte bei 100 Erwachsenen variieren zwischen 5,4 und 7,9, 80% zwischen 7,0 und 7,9. Bei 20 Fällen vom Marfan-Syndrom lagen die Werte zwischen 8,4 und 10,4, 70% zwischen 8,4 und 9,4. PARISH (1960) berechnete zusätzlich einen phalangealen Index (Länge der Grundphalanx des

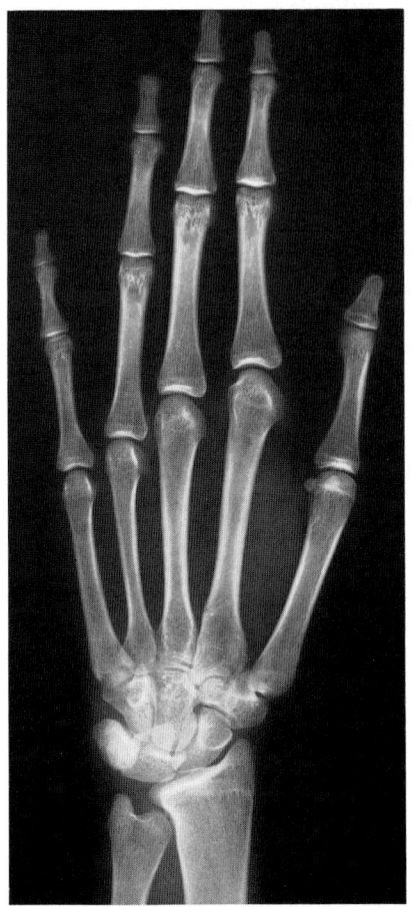 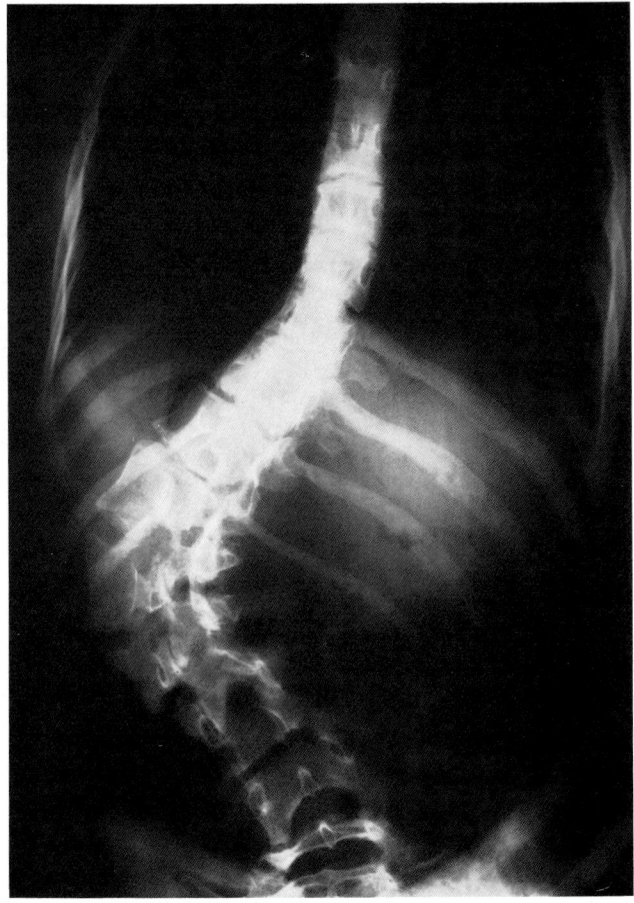

a b
Abb. 1a u. b Marfan-Syndrom ♀, 13 Jahre
a Ausgesprochene „Madonnenhand"
b Hochgradige Kyphoskoliose
(Beobachtung: Prof. A. Schreiber, Zürich)

Ringfingers, dividiert durch den Minimaldurchmesser des gleichen Gliedes), der für Männer 3,6–4,6, für Frauen 4,0–5,6 beträgt. Die Werte beim Marfan-Syndrom sollen entsprechend höher liegen. Das knöcherne Endglied des Daumens, der bei geschlossener Faust von den übrigen Fingern umfaßt wird, projiziert sich im p.-a. Röntgenbild normalerweise nicht ulnar des V. Metakarpales, wohl aber beim Marfan-Syndrom („thumbsign" oder Daumenzeichen von Steinberg), an sich ein klinischer Befund. Die häufige Kyphoskoliose (Abb. 1b) – vorwiegend eine Doppelkurve nach rechts thorakal, links lumbal oder auch nur nach rechts thorakal (ROBINS u. Mitarb. 1975) – zeigt bisweilen scheuermannähnliche Strukturveränderungen der Deckplatten. Auch symptomatische Formen von Spondylolisthesis wurden beobachtet (TAYLOR 1987).

CT-Untersuchungen belegten die Häufigkeit (36/57 Fällen; 63%, PYERITZ u. Mitarb. 1988, FISHMAN u. Mitarb. 1983, SOULEN u. Mitarb. 1987) der meist *asymptomatischen Erweiterung des Lumbosakralraumes beim MFS*, die sich im seitlichen Röntgenbild als *„dorsale Exkavation"* der Wirbelkörper zeigt. Bei den radiologisch milden Fällen, meist auf Höhe von L5 und S1, sind die Bogenwurzeln und Laminae verdünnt, die Nn. foramina erodiert. 13/36 Fällen mit Duralsackektasie waren anatomisch schwerer betroffen; 11 davon, auch mit vorderen Meningozelen, waren asymptomatisch. Nur 2/13 zeigten radikuläre Schmerzen oder Zeichen von Wurzelkompression (PYERITZ u. Mitarb. 1988), ähnlich wie der Patient von STERN (1988). Bei 10/25 Fällen (45%) fanden KUHLMAN u. Mitarb. (1987) eine zur Häfte mono, zur Hälfte bilaterale *Protrusio acetabuli*, die in 90% zusammen mit einer Skoliose auftrat.

Daneben werden weitere, keineswegs diagnostische Skelettveränderungen wie Dolichozephalie, Makro- und Mikrogenie, Mikrodontie, Dysgnathien, Zahnstellungsanomalien, Kieferzysten (NALLY 1966, SMITH 1968), „Rippenarrosionen", die aber *nicht* vaskulär bedingt sind (LEAK 1966; Abb. 3) Fußdeformierungen (Klump- oder Hakenfuß, Hammerzehen) u. a. m. angetroffen (GÖTT 1968).

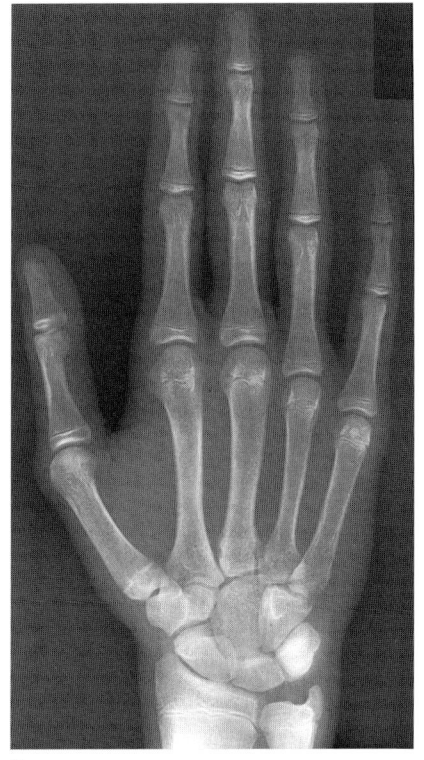
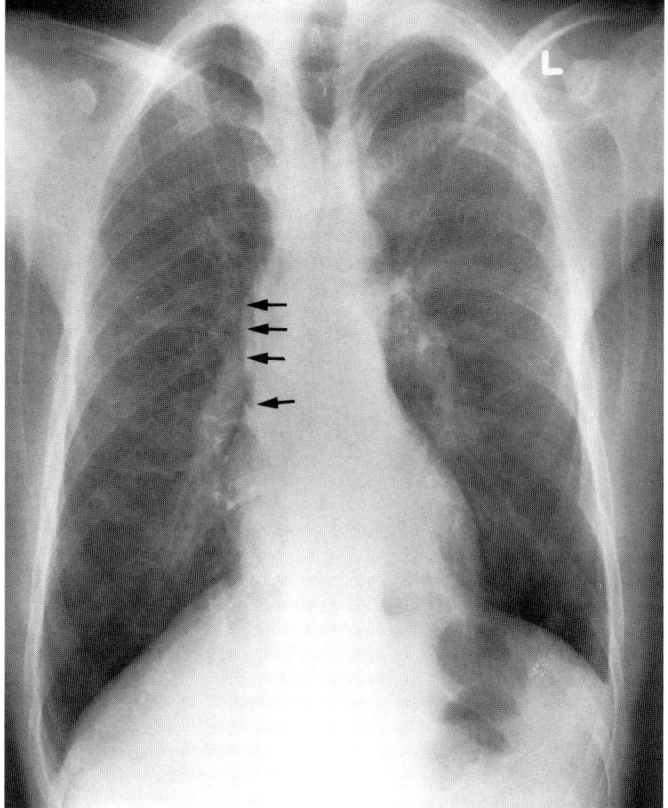
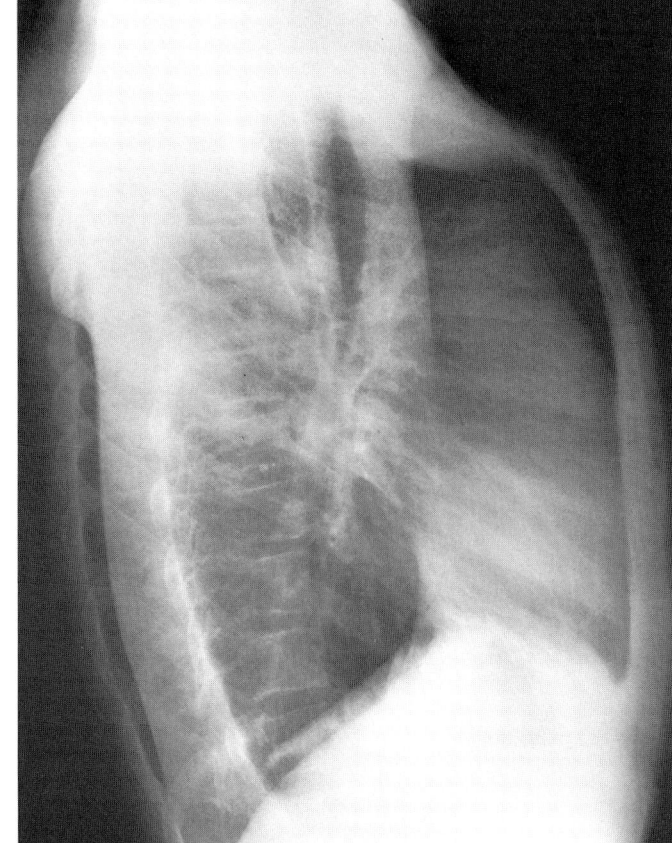

Abb. 2a–c Marfan-Syndrom
♂ (Nr. 154 323), 16 Jahre. 214 cm groß, 78 kg schwer
a Große, langfingrige Hand, aber weniger ausgeprägt als in Abb. 1a
b u. c Schmaler Thorax, lange Skapulae. Pectus carinatum, klinisch ebenfalls sehr ausgeprägt. Weit ausladende Aorta ascendens (→). Patient starb später an den Folgen einer Aortenruptur

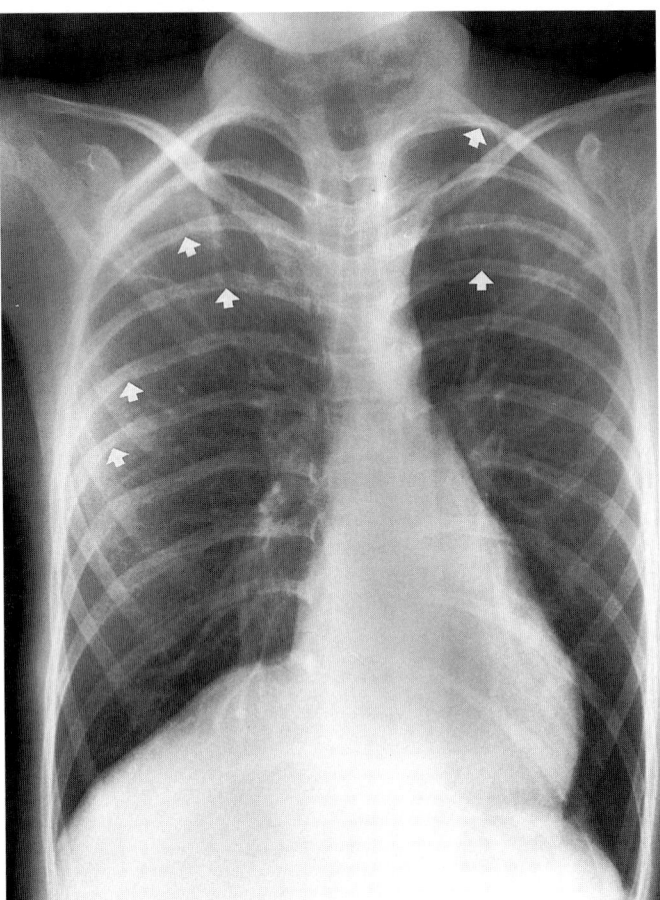

Abb. **3** Marfan-Syndrom ♀ (Nr. 84092), 12 Jahre. Grazile Rippen mit multiplen, relativ breiten Zonen von exzentrischer Verschmälerung (→) und Knickbildungen, die etwas an Arrosionen oder Usuren erinnern. Leichte thorakolumbale Skoliose

Kongenitale Arachnodaktylie mit Kontrakturen   McK 12105

Synonyme: „congenital contractual arachnodactyly"-Syndrom (CCA-S), Beals-Hecht-Syndrom.

Das *autosomal dominant vererbte,* von BEALS u. HECHT (1971) als eigenständiges Krankheitsbild erkannte und 1965 anhand von 64 Fällen durch RAMOS-ARROYA u. Mitarb. (1985) umfassend dargestellte CCA-S wurde früher dem MFS (Marfan-Syndrom) zugeordnet. Dolichostenomelie, Arachnodaktylie und Erbgang würden klinisch dazu passen, nicht aber die übrigen Befunde und der weitere Verlauf. Es fehlen zudem Linsenluxation und die typischen kardiovaskulären Veränderungen (s. oben) des MFS. Die bei 14,7% (RAMOS-ARROYA u. Mitarb. 1985) angetroffenen Herzfehler (VSD, ASD etc.) sind eigentliche Septumdefekte. Nur die Sippe von ANDERSON u. Mitarb. (1984) zeigte in 6/7 Fällen einen Mitralklappenprolaps, der auch beim MFS vorkommt.

Die bei der Geburt vorhandenen Kontrakturen (MFS: lockere Gelenke!), vor allem am Ellenbogen (84,4%), Knie (79,0%) und der Hüfte (29,0%) (RAMOS-ARROYA u. Mitarb.) bilden sich meist im Laufe der Jahre zurück. Dazu kann auch die Kamptodaktylie (89,1%) gezählt werden sowie der Klumpfuß (37,3%) (RAMOS-ARROYA u. Mitarb.). Bei 50% der Fälle entwickelt sich im Verlauf des Säuglings- oder Kindesalters eine Skoliose oder Kyphoskoliose verschiedenen Schweregrades. Weitere Befunde sind die dysplastisch-zerknitterten („crumpled") Ohren (65,6%) und die hypotrophe Muskulatur (60%) (RAMOS-ARROYA u. Mitarb.). Die Prognose ist im allgemeinen ausgezeichnet. Die von CURRARINO u. FRIEDMAN (1986) beschriebenen, im Neugeborenen- resp. Säuglingsalter verstorbenen 2 Fälle, einer davon mit multiplen Mißbildungen, gehören wohl nicht zum klassischen CCA-S.

Radiologie

Neben den auch klinisch erfaßbaren Röntgenbefunden (Arachnodaktylie, Kamptodaktylie, Kontrakturen, Skoliose, Muskelhypoplasie) wurde eine Verbiegung der grazilen, elongierten Röhrenknochen in 25%, eine Osteoporose in 5,7% (RAMOS-ARROYA u. Mitarb.) beobachtet.

Die detaillierte radiologische Dokumentation ist noch spärlich. Die Befunde der von EPSTEIN u.

Mitarb. (1988) beschriebenen Familie erinnern z. T. (Osteoporose, blaue Skleren, vermehrte Wormsche Knochen) an eine Osteogenesis Typ I. Möglicherweise liegt hier ein besonderes Krankheitsbild vor.

Weitere, MFS-ähnliche Syndrome

Beim *marfanoiden Kraniostenosesyndrom* (McK 15474) (4 Einzelfälle, FURLONG u. Mitarb. 1987, MCKUSICK 1988) fehlt die Linsenluxation. neben anderen, nicht für das MFS typischen Befunden steht die Kraniostenose im Vordergrund.

Das *marfanoide Hypermobilitätsyndrom* (McK 15475) mit ausgeprägter Überdehnbarkeit der Gelenke und überdehnbarer Haut erinnert sehr an das Ehlers-Danlos-Syndrom (WALKER u. Mitarb. 1969, MCKUSICK 1988).

Ein *AR Marfanoid-Entwicklungsrückstandssyndrom* (McK 24877) wurde bei 4 Geschwistern durch FRAGORO u. CANTU (1984), ein *X-chromosomal vererbtes Entwicklungsrückstandssyndrom* (McK 30952) durch LUJAN u. Mitarb. (1984) (Lit. s. FRYNS u. BUTTIENS 1987) beschrieben.

Radiologische Differentialdiagnose des MFS

Die Differentialdiagnose des MFS liegt vorwiegend auf klinischer Ebene. Neben den oben erwähnten Sonderformen und dem CCA-S muß auch die Homozystinurie (s. S. 904, Langfingrigkeit, Dolichostenomelie, Skoliose, Thoraxdeformierung) mit der beim MFS fehlenden Osteoporose erwähnt werden (MORREELS u. Mitarb. 1968). Verschiedene Aberrationen der Geschlechtschromosome führen ebenfalls zu einem bisweilen marfanoiden Habitus (Klinefelter-Syndrom [XXY], XYY, KANEMARU u. Mitarb. 1988, XYYY). Endlich können Langfingrigkeit und Dolichostenomelie, besonders bei einzelnen Negerrassen, auch als normale Konstitutionsvarianten auftreten (MCKUSICK 1972).

Literatur

Anderson, R. A., S. Koch, R. D. Camerini-Otero: Cardiovascular findings in congenital contractural arachnodactyly: Report of an affected kindred. Amer. J. med. Genet. 18 (1984) 256–271
Beals, R. K., F. Hecht: Congenital contractual arachnodactyly. J. Bone Jt. Surg. A 53 (1971) 987–993
Beighton, P.: Did Marfan delineate his syndrome? Abstract. First International Symposium on the Marfan-Syndrome. Amer. J. med. Genet. 32 (1989) 250
Cadle, R. G., B. D. Hall, R. E. Pyeritz: Marfan syndrome. A study of clinical variability in the largest known Marfan kindred. Abstract. First International Symposium on the Marfan-Syndrome. Amer. J. med. Genet 32 (1989) 239
Currarino, G., J. M. Friedman: A severe form of congenital contractural arachnodactyly in two newborn infants. Amer. J. med. Genet. 25 (1986) 763–773
Dalgleish, R.: Markers for linkages analysis in the Marfan syndrome. Abstract. First International Symposium on the Marfan-Syndrome. Amer. J. med. Genet. 32 (1989) 243–244
Day, D. L., B. A. Burke: Pulmonary emphysema in a neonate with Marfan syndrome. Pediat. Radiol. 16 (1986) 518–521

Duden Wörterbuch medizinischer Fachausdrücke, Hrsg. K. H. Ahlheim, 3. Aufl. Thieme, Stuttgart 1979
Epstein, C. J., C. B. Graham, W. E. Hodgkin, F. Hecht, A. G. Motulsky: Hereditary dysplasia of bone with kyphoscoliosis, contractures and abnormally shaped ears. J. Pediat. 73 (1968) 379–386
Fishman, E. K., S. J. Zinreich, A. J. Kumar, A. E. Rosenbaum, S. S. Siegelman, H. Russell: Sacral abnormalities in Marfan syndrome. J. Comput. assist. Tomogr. 7 (1983) 851–856
Fragoro, R., J. M. Cantu: A new psychomotor retardation syndrome with peculiar facies and marfanoid habitus. Clin. Genet. 25 (1984) 187–190
Francomano, C. A., M. L. Chu, R. Timpl, P. K. Killen, Y. Yamada, H. K. Hong, R. E. Pyeritz: Molecular genetic linkage studies in the Marfan syndrome. Abstract. First International Symposium on the Marfan syndrome. Amer. J. med. Genet. 32 (1989) 244
Fryns, J. P., M. Buttiens: X-linked mental retardation with marfanoid habitus. Amer. J. med. Genet. 28 (1987) 267–274
Furlong, J., T. W. Kurczynski, J. R. Hennessy: New Marfanoid syndrome with craniosynostosis. Amer. J. med. Genet. 26 (1987) 599–604
Gött, H.: Marfan-Syndrom. In: Handbuch der medizinischen Radiologie, Bd. V/3. Springer, Berlin 1968 (S. 654–660)
Hall, J. R., R. E. Pyeritz, D. L. Dudgeon, J. A. Haller jr.: Pneumothorax in the Marfan syndrome: prevalence and therapy. Ann. thorac. Surg. 37 (1984) 500–504
Hollister, D. W., M. P. Godfrey, D. R. Keene, L. Y. Sakai, R. E. Pyeritz: Marfan syndrome: Abnormalities of the microfibrillar fiber array detected by immunohistopathologic studies. Abstract. First Inter. Symp. on the Marfan-Syndrome. Amer. J. med. Genet. 32 (1989) 244
Huttunen, K., I. Kaitila, A. Savolainen, A. Palotie, L. Peltonen: The linkage analyses with RFLP markers of elastin and type III collagen genes in Finnish Marfan families. Abstract. First International Symposium on the Marfan-Syndrome. Amer. J. med. Genet. 32 (1989) 244
Kanemaru, K., S. Ohkawa, K. Kuboki, K. Chida, M. Sakai, K. Ueda, Y. Toyokura: The Marfan syndrome with an XYY chromosome pattern. Jap. J. Med. 27 (1988) 74–78
Kersting-Sommerhoff, B. A., U. P. Sechtem, N. B. Schiller, M. J. Lipton, C. B. Higgins: MR imaging of the thoracic aorta in Marfan patients. J. Comput. assist. Tomogr. 11 (1987) 633–639
Kuhlman, J. E., W. W. Scott jr., E. K. Fishman, R. E. Pyeritz, S. S. Siegelman, H. Russell: Acetabular protrusion in the Marfan syndrome. Radiology 164 (1987) 415–417
Leak, D.: Rib notching in Marfan's syndrome. Amer. Heart 71 (1966) 387–389
Lujan, J. E., M. E. Carlis, H. A. Lubs: A form of X-linked mental retardation with marfanoid habitus. Amer. J. med. Genet. 17 (1984) 311–322
Marfan, A. B.: Un cas de déformation congénital des quatre membres plus prononcée aux extremités, caractérisée par l'allongement des os avec un certain degré d'amincissement (dolichosténomélie). Bull. Soc. méd. Hôp. Paris 13 (1896) 220–226
McKusick, V. A.: The Marfan syndrome. In: Heritable Disorders of Connective Tissue, 4th ed. Mosby, St. Louis 1972 (pp. 61–223)
McKusick, V. A.: Mendelian Inheritance in Man, 8th ed. The Johns Hopkins University Press, Baltimore and London 1988
Morreels, C. L., B. D. Fletcher, R. W. Weilbaecher, J. P. Dorst: The roentgenographic features of homocystinuria. Radiology 90 (1968) 1150–1158
Nally, F. F.: The Marfan syndrome. Report of two cases. Oral Surg. 22 (1966) 715–724
Nelson, J. D.: The Marfan syndrome with special reference to congenital enlargement of the spinal canal. Brit. J. Radiol. 31 (1958) 561–564
Parish, J. G.: Heritable disorders of connective tissue. Skeletal syndromes associated with arachnodactyly. Proc. roy. Soc. Med. 53 (1960) 515–518
Philip, N., P. Garcia-Meric, F. Wernert: Syndrome de Beals-Hecht (congenital contractural arachnodactyly) à révélation néonatale. Pédiatrie 43 (1988) 609–612

Pyeritz, R. E., V. A. McKusick: The Marfan syndrome: diagnosis and management. New Engl. J. Med. 300 (1979) 772–777

Pyeritz, R. E., E. K. Fishman, B. A. Bernhardt, S. S. Siegelman: Dural ectasia is a common feature of the Marfan syndrome. Amer. J. hum. Genet. 43 (1988) 726–732

Ramos-Arroyo, M. A., D. D. Weaver, R. K. Beals: Congenital contractural arachnodactyly. Report of four additional families and review of literature. Clin. Genet. 27 (1985) 570–581

Robins, P. R., J. H. Moe, R. B. Winter: Scoliosis in Marfan's syndrome. J. Bone Jt Surg. A 57 (1975) 358–368

Roy, C., F. Renault, M. Gourmelen, J. P. Harpey, B. Caille: Etude longitudinale de la croissance dans le syndrome de Marfan pendant la première enfance. Ann. Pediat. (Paris) 30 (1983) 665–670

Sinclair, R. J. G., A. H. Kitchin, R. W. D. Turner: The Marfan syndrome. Quart. J. Med. 29 (1960) 19–47

Smith, N. H. H.: Multiple dentigerous cysts associated with arachnodactyly and other skeletal defects. Oral Surg. 25 (1968) 99–107

Soulen, R. L., E. K. Fishman, R. E. Pyeritz, E. A. Zerhouni, M. L. Pessar: Marfan syndrome: evaluation with MR imaging versus CT. Radiology 165 (1987) 697–701

Steinberg, I.: A simple screening test for the Marfan syndrome. Amer. J. Roentgenol. 97 (1966) 118–124

Stern, W. E.: Dural ectasia and the Marfan syndrome. J. Neurosurg. 69 (1988) 221–227

Taylor, L. J.: Severe spondylolisthesis and scoliosis in association with Marfan's syndrome. Case report and review of the literature. Clin. Orthop. 221 (1987) 207–211

Versé, H.: Das „Marfan-Syndrom" (Dystrophia mesodermalis congenita Typ Marfan: Arachnodaktylie). Ergebn. inn. Med. Kinderheilk. 11 (1959) 141–205

Walker, B. A., P. H. Beighton, J. L. Murdoch: The Marfanoid hypermobility syndrome. Ann. intern. med. 71 (1969) 349–352

Wood, J. R., D. Bellamy, A. H. Child, K. M. Citron: Pulmonary disease in patients with Marfan syndrome. Thorax 39 (1984) 780–784

Tabelle 1
Formen des intrauterinen Minderwuchses

Syndrom	Ätiologie
1. IUGR mit relativer Makrozephalie	
Silver-Russell-Syndrom	unbekannt sporadisch
3-M-Syndrom	autosomal rezessiv
Mulibrey-Minderwuchs	autosomal rezessiv
2. IUGR mit Mikrozephalie oder Normozephalie	
Seckel-Syndrom	autosomal rezessiv
osteodysplastischer primordialer Minderwuchs, Typ I–III	autosomal rezessiv
Bloom-Syndrom	autosomal rezessiv
Dubowitz-Syndrom	autosomal rezessiv
Alkoholembryopathie	exogen
Brachmann-de-Lange-Syndrom	unbekannt sporadisch
Fanconi-Anämie	autosomal rezessiv
Trisomie 18	Chromosomenanomalie
Leprechaunismus	autosomal rezessiv
De-Barsy-Syndrom	autosomal rezessiv
Rubinstein-Taybi-Syndrom	sporadisch
Baller-Gerold-Syndrom	autosomal rezessiv
Neu-Laxova-Syndrom	autosomal rezessiv
Pena-Shokeir-Syndrom	autosomal rezessiv
cerebro-okulo-fazio-skeletales Syndrom	autosomal rezessiv
Wiedemann-Rautenstrauch-Syndrom	autosomal rezessiv?

Intrauteriner Minderwuchs

F. Majewski

Die heterogene Gruppe des intrauterinen (oder primordialen) Minderwuchses ist gekennzeichnet durch eine ausgeprägte, bereits intrauterine Wachstumsverzögerung. Bei allen Formen sind die Kinder bei Geburt hypotroph, d. h. entsprechend der Schwangerschaftsdauer untergewichtig und zu klein. Sie bleiben auch postnatal minderwüchsig. Die englischsprachige Bezeichnung „intrauterine growth retardation" soll in ihrer Abkürzung IUGR hier übernommen werden. Fast alle Formen der IUGR sind sehr selten. Die Diagnose wird aufgrund des Aspektes gestellt, die röntgenologischen Veränderungen sind meist unspezifisch. Aus diesen Gründen werden die einzelnen Formen hier nur sehr kurz besprochen. Differentialdiagnostisch erleichternd lassen sich die Formen des intrauterinen Minderwuchses in zwei Hauptgruppen einteilen:

1. intrauteriner Minderwuchs mit relativer Makrozephalie und
2. intrauteriner Minderwuchs mit Normo- bis Mikrozephalie.

Die Tab. 1 gibt einen Überblick. Außer den in dieser Tabelle enthaltenen Syndromen können einige andere mit IUGR einhergehen, wie z. B. die Progerie, das Smith-Lemli-Opitz-Syndrom, die Rötelnembryopathie, das Hallermann-Streiff-Syndrom etc. Sie sind hier nicht besprochen, da bei diesen IUGR kein konstantes Merkmal ist. Die Progerie und auch das Cockayne-Syndrom gehen in der Regel mit normalem Geburtsgewicht einher, erst später setzt eine Wachstumsretardierung ein. Fast alle numerischen und strukturellen Chromosomenanomalien gehen mit IUGR und Mikrozephalie einher. Stellvertretend für eine Vielzahl ist hier nur die Trisomie 18 angeführt.

Silver-Russell-Syndrom

Synonyme: Silver-Syndrom, Russell-Zwergwuchs. Obwohl selten, ist das Silver-Russel-Syndrom die bekannteste Form des intrauterinen Minderwuchses. Über 200 Fälle wurden bisher beschrieben. Erstbeschreibung durch SILVER u. Mitarb. (1953) und RUSSEL (1954). SILVER betonte die Asymmetrie, RUSSELL die kraniofaziale Dysmorphie.

Symptomatik: Das Geburtsgewicht zum Termin geborener Kinder liegt meist zwischen 1500 und 2000 g (TANNER u. Mitarb. 1975). Sie fallen durch ihre relative Makrozephalie auf; das Hirnwachstum ist bei diesen Patienten intrauterin am wenigsten beeinträchtigt.

Das Gesicht wirkt dreieckig mit spitzem Kinn und herabhängenden Mundwinkeln. Das subkutane

Fettpolster ist spärlich; es besteht Untergewicht auch in Relation zur retardierten Größe. An der Haut finden sich Café-au-lait-Flecken. MARKS u. BERGESON (1977) stellten die Symptomatik von 148 publizierten Fällen zusammen. Sie wiesen darauf hin, daß das Genitale der Patienten mit Silver-Russell-Syndrom fehlgebildet sein kann (in 3 Fällen Pseudohermaphroditismus masculinus, in etwa 40% Kryptorchismus, Hypospadie bei 20%). Gelegentlich wurden eine frühzeitige Pubertät und erhöhte Gonadotrophinausscheidung beschrieben. Relativ häufig treten im 1.–3. Lebensjahr eine Hyperhidrosis und eine Neigung zu Hypoglykämie auf.

Das Wachstum erfolgt etwa entlang der 3. Perzentile, die Erwachsenengröße beträgt etwa 150 cm (ca. 80–90% der mittleren Elterngröße, ANGEHRN u. Mitarb. 1979). Die Intelligenz ist meist normal; nur etwa 10% der Patienten sind leicht retardiert.

Röntgenologisch findet sich ein großer Hirnschädel mit lange offener, großer Fontanelle, aber ohne Druckzeichen. Computertomogramme sind stets normal. Die Kleinfinger zeigen häufig eine Brachymesophalangie und eine Klinodaktylie. Die karpale Knochenreifung ist bei jüngeren Patienten mit Silver-Russell-Syndrom deutlich retardiert; bei der meist altersgerecht eintretenden Pubertät hat sie jedoch fast immer aufgeholt zur Altersnorm (TANNER u. Mitarb. 1975). Die Asymmetrie des Körpers, die sich in mehr als ⅔ der bisher beschriebenen Fälle fand, ist meist am deutlichsten im Bereich der unteren Extremitäten nachweisbar. Bedingt durch diese Asymmetrie ist eine mehr oder minder stark ausgeprägte Skoliose. Röntgenaufnahmen des Beckens und beider Beine können geringfügige Hemihypertrophien aufdecken. HERMAN u. Mitarb. (1987) analysierten die Röntgenaufnahmen der Hände von 15 Patienten mit Silver-Russell-Syndrom. Sie fanden kein einzelnes pathognomonisches Symptom. Die karpale Ossifikation ist jedoch im Alter von 2–8 Jahren retardiert. Ferner finden sich eine Klinodaktylie und Brachymesophalangie der Kleinfinger sowie sklerosierte Epiphysen und eine Pseudoepiphyse des II. Metakarpales. WILLEMS u. Mitarb. (1988) nahmen Stoffwechseluntersuchungen bei je einem Patienten mit Silver-Russell-Syndrom und Brachmann-de-Lange-Syndrom vor. Nach 20stündigem Fasten fand sich bei beiden eine ungewöhnliche Aktivierung der Fettsäureoxydation; bei beiden waren sowohl im Blut als auch im Urin β-Hydroxybutyrat und Acetoacetat massiv erhöht.

Ätiologie: Bis auf wenige fragliche Ausnahmen waren alle Fälle sporadisch. Die Ätiologie ist unbekannt. Das Wiederholungsrisiko dürfte sehr niedrig bis vernachlässigenswert sein.

3-M-Syndrom

Synonym: 3-M slender boned nanism.

Die Bezeichnung dieses offenbar seltenen Syndroms geht auf die Erstbeschreiber MILLER, MCKUSICK und MALVAUX zurück. Sie beschrieben 1975 zwei Geschwisterpaare mit intrauterinem Minderwuchs, relativer Makrozephalie, hypoplastischem Mittelgesicht, vollen prominenten Lippen und spitzem Kinn. Der Nacken war kurz mit prominentem M. trapezius, der Thorax breit und kurz mit auffälligen transversen Einsenkungen im unteren Bereich. Scapulae alatae. Rektusdiastase und verkürzte Kleinfinger waren weitere Symptome dieser Patienten. Der Minderwuchs war proportioniert; der Hirnschädel blieb relativ groß. Die Intelligenz schien normal zu sein.

Inzwischen sind 19 weitere Fälle publiziert worden (Übersicht bei HENNEKAM u. Mitarb. 1987). MAJEWSKI u. Mitarb. (1980) sahen einen sporadischen Fall mit Symptomen des 3-M-Syndroms:

Kasuistik: J. W., männlich, geboren 25. 3. 1966: Geburtsgewicht 2400 g, auffallend großer Hirnschädel. Kleiner Nabelbruch und Rektusdiastase. Normale statomotorische und geistige Entwicklung. Im Alter von 12½ Jahren Körpergröße mit 132 cm deutlich unterhalb der 3. Perzentile, Kopfumfang 75. Perzentile, Ausladendes Hinterhaupt. Schmale Fazies mit scharfer Nase, antimongoloiden Lidachsen, prominenten Lippen und Retrogenie. Angedeutete Trichterbrust, Rektusdiastase, Scapulae alatae, breiter Hals mit prominentem M. trapezius. Brachydaktylie beider Kleinfinger.

Die *röntgenologischen* Veränderungen sind nur wenig spezifisch. Das karpale Skelettalter ist retardiert. Relativ großer Hirnschädel, relativ schmales Becken, grazile Röhrenknochen mit schlanken Diaphysen, im a.-p. Durchmesser mäßig verschmälerte Wirbelkörper.

Ätiologie: Das 3-M-Syndrom ist autosomal rezessiv erblich. Bisher wurden 10 Geschwisterpaare beschrieben, deren Eltern nicht minderwüchsig waren. 3 Elternpaare waren blutsverwandt. Ob Heterozygote radiologisch erkennbar sind, können nur weitere Beobachtungen erweisen.

Mulibrey-Minderwuchs

Fast alle Patienten mit diesem Syndrom wurden bisher in Finnland beobachtet. Bisher wurden 34 Patienten beschrieben. Die Bezeichnung summiert die betroffenen Organe: *mu*scle, *li*ver, *br*ain, *ey*e (PERHEENTUPA u. Mitarb. 1973).

Erstbeschreibung durch PERHEENTUPA u. Mitarb. (1970). VOORHEES u. Mitarb. (1976) beschrieben einen Fall in den USA, dessen Eltern blutsverwandt waren. SIMILA u. Mitarb. (1980) untersuchten ein Kind mit diesem Syndrom, das zusätzlich einen Wilms-Tumor aufwies.

Symptomatik: Der Minderwuchs setzt bereits intrauterin ein, mittleres Geburtsgewicht termingerecht geborener Kinder etwa 2500 g. Postnatal bleiben die Patienten in ihrer Größe etwa 5 Standardabweichungen unter der Altersnorm; die Erwachsenengröße beträgt für Frauen etwa 140 cm, für Männer 150 cm. Die geistige Entwicklung ist normal bis mäßig retardiert. Die Fazies ist dreieckig mit breiter, gewölbter Stirn, eingesunkener Nasenwurzel und spitzem Kinn. Das Hinterhaupt ist ausladend. Die Extremitäten sind grazil und leicht verkürzt; die Muskulatur ist hypoton. Die Leber ist bei fast allen Patienten infolge einer Einflußstauung vergrößert. Ursache hierfür ist eine Perikardverdickung und -verklebung, für die sich in $^9/_{10}$ echokardiographisch untersuchten Fällen Hinweise fanden. Wegen manifester Herzinsuffizienz wurde in 4 Fällen eine Perikardektomie vorgenommen (TUUTERI u. Mitarb. 1974). Der Hirnschädel erscheint groß; bei allen mit PEG oder CT untersuchten Fällen fand sich eine mäßige Erweiterung der Ventrikel und der basalen Zisternen. Bei fast allen Fällen bestanden charakteristische Veränderungen des Augenhintergrundes in Form von scholliger Pigmentation und punktförmigen gelblichen Einlagerungen. Weitere Befunde sind eine rauhe hohe Stimme und Naevi flammei der Extremitäten.

Röntgenologisch erscheint der Hirnschädel groß mit ausladendem Hinterhaupt und langer, flacher Sella. Die Röhrenknochen sind schlank mit z.T. verdickte Kortikalis. Bei etwa ⅓ der Fälle fanden sich multiple Tibiazysten aufgrund einer fibrösen Dysplasie. Trotz manifester Herzinsuffizienz (Lebervergrößerung, Aszites, Ödeme) war in allen Fällen die Herzgröße im oberen Normbereich, die Beweglichkeit deutlich eingeschränkt. In 2 Fällen waren Verkalkungen des Perikards sichtbar. Bei fast allen Patienten war die Lungengefäßzeichnung vermehrt.

Ätiologie: Die Eltern waren stets merkmalsfrei, einmal bestand Blutsverwandtschaft. 3 Geschwisterpaare waren betroffen. Der Mulibrey-Minderwuchs wurde in beiden Geschlechtern gleich häufig beobachtet. Ein autosomal rezessiver Erbgang ist sehr wahrscheinlich.

Seckel-Syndrom

Synonyme: Vogelkopfzwergwuchs, Bird headed dwarfism.

Dieses gut bekannte Syndrom ist extrem selten, die Diagnose wird zu häufig gestellt: Von den mehr als 40 publizierten Fällen lassen sich nur 16 dem Seckel-Zwergwuchs zuordnen (MAJEWSKI u. Mitarb. 1982). Ursache für die Unsicherheit der Zuordnung scheint uns die grundlegende Monographie von SECKEL selbst zu sein, in der er 2 eigene Patienten und 13 Zwerge der Literatur der letzten 200 Jahre zusammenfaßte (SECKEL 1962). SECKEL gab folgende Definition: extremer intrauteriner und postnataler Minderwuchs, ausgeprägte Mikrozephalie, vogelkopfähnliches Profil mit fliehender Stirn, schnabelförmig vorspringender Nase und fliehendem Kinn, zusätzlich weitere Fehlbildungen, insbesondere Hüftdysplasie. Zu dieser Definition passen jedoch nur SECKELs 1. Fall und 15 Fälle der Literatur. Die übrigen Fällen waren entweder zu groß oder wiesen abweichende Fehlbildungen auf.

Symptomatik: Bei allen Patienten bestand echter Zwergwuchs; im Mittel betrug das Wachstumsdefizit 7 Standardabweichungen. Die Erwachsenengröße dürfte nur etwa 90–130 cm betragen. Das mittlere Geburtsgewicht der zum Termin geborenen Patienten betrug 1508 g. Fast alle waren sie imbezill mit einem IQ unter 50 Punkten. Alle waren erheblich mikrozephal und hatten die typische Facies mit fliehender Stirn, großer vorspringender Nase und ausgeprägter Retrogenie. Die Augen erschienen bei 7 Fällen unproportioniert groß. Zahnschmelzhypoplasien oder Karies bestand bei mehr als der Hälfte der Patienten. Weitere Symptome sind Klinodaktylie des Kleinfingers und Kryptorchismus. Eine Gaumenspalte hatten 2 Patienten.

Röntgenologisch fielen bei 7 von 10 daraufhin untersuchten Patienten eine sekundäre prämature Nahtsynostose und bei $^7/_{11}$ eine Dysplasie im Bereich der Hüftgelenke auf.

Bei 6 von 11 der Patienten der Literatur fiel eine Dislokation des Radiusköpfchens auf; bei $^8/_9$ war die Ossifikation disharmonisch retardiert. POZNANSKI u. Mitarb. (1983) analysierten die radiologischen Veränderungen der Hand eines Patienten. Dieser von BOSCHERINI u. Mitarb. (1981) beschriebene Patient hatte jedoch ein vom Seckel-Syndrom unterschiedliches Syndrom (osteodysplastischer primordialer Minderwuchs Typ IV, MAJEWSKI u. Mitarb. 1988).

Ätiologie: In den von HARPER u. Mitarb. (1967) und SAUK u. Mitarb. (1973) beschriebenen Familien waren Geschwister betroffen; die Eltern waren merkmalsfrei. Ein autosomal rezessiver Erbgang kann für das Seckel-Syndrom angenommen werden. Laborchemische Abweichungen fanden sich bisher bei keinem Patienten, insbesondere kein Mangel des Wachstumshormons.

Osteodysplastische primordiale Minderwuchsformen

Vom Seckel-Syndrom abgrenzen läßt sich der erst in 2 sporadischen Fällen beobachtete osteodysplastische primordiale Minderwuchs Typ I (MAJEWSKI u. SPRANGER 1976). Zwar stimmen extrem niedriges Geburtsgewicht, Mikrozephalie und die Anomalien der Fazies mit dem Seckel-Syndrom überein, abweichend besteht jedoch eine

Osteodysplasie. Das Becken ist breit und niedrig mit fehlender Ausbildung eines Azetabulums. Humerus und Femur sind verkürzt, verplumpt und gekrümmt. Die Ätiologie dieses Syndroms ist noch unbekannt. Die Blutsverwandtschaft der Eltern unseres Patienten weist möglicherweise auf einen rezessiven Erbgang hin.

Der in der Abb. 4 abgebildete Patient hat viele Symptome mit dem Seckel-Syndrom gemeinsam. Abweichende Symptome sind jedoch disproportionierter Minderwuchs, Brachymetakarpie I, V-förmige Metaphysen und dreieckige Epiphysen, besonders des distalen Femurs sowie ein hohes schmales Becken und Epiphyseolysis des Femurkopfes (Abb. 4b). Gleichförmige radiologische Anomalien hatten 2 weitere eigene Patienten und 2 Fälle der Literatur (MAJEWSKI u. Mitarb. 1982). Diese Fälle differieren röntgenologisch vom Seckel-Syndrom; wir schlugen die Bezeichnung osteodysplastischer Typ II des primordialen Minderwuchses vor. Inzwischen sind 2 weitere Fälle beschrieben worden (WILLEMS u. Mitarb. 1987, VERLOES u. Mitarb. 1987). Ein betroffenes Geschwisterpaar (VERLOES u. Mitarb. 1987) deutet auf autosomal rezessiven Erbgang hin.

Ob ein weiterer Typ III (MAJEWSKI u. Mitarb. 1982) des osteodysplastischen primordialen Minderwuchses abgegrenzt werden muß, ist umstritten. WINTER u. Mitarb. (1985) sowie HAAN u. Mitarb. (1989) beobachteten je einen sporadischen Fall, der Zeichen sowohl des Typs I (= brachymeler primordialer Minderwuchs), als auch des Typs III aufwiesen. Wahrscheinlich gehören die beiden von TAYBI u. LINDER (1967) und THOMAS u. NEVIN (1976) beschriebenen Geschwisterpaare sowie der sporadische Fall von LAVOLLAY u. Mitarb. (1984) ebenfalls hierher. Die Geschwisterpaare weisen auf einen autosomal rezessiven Erbgang hin. Der Typ III wurde anhand der Symptome eines einzigen sporadischen Falles abgegrenzt, der abweichend vom Typ I eine Platyspondylie und einen medialen Sporn des Os ileum aufwies sowie eine Verbreiterung des Femurkopfes. Da die Fälle von WIEDEMANN u. Mitarb. (1982), WINTER u. Mitarb. (1985)

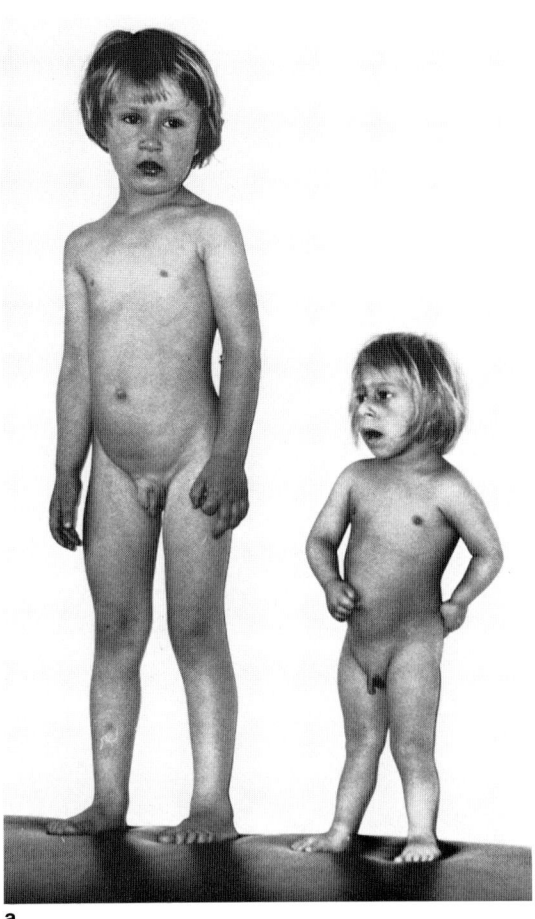

a

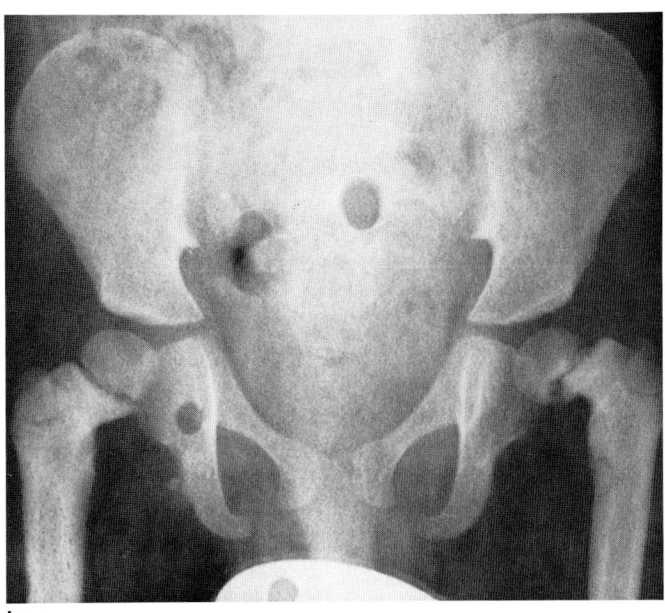

b

Abb. 4a u. b Patient T. Z. mit Typ II des osteodysplastischen primordialen Minderwuchses im Alter von 3½ Jahren: dysproportionierter Minderwuchs, Mikrozephalie, große vorspringende Nase, Retrogenie. Geburtsgewicht zum Termin 1280 g, Größe mit 3½ Jahren 65 cm, Gewicht 5880 g. Kopfumfang 37,5 cm, links ein gleich-altriger gesunder Junge (a)
b Beckenübersicht des Patienten T. Z. mit Typ II des osteodysplastischen primordialen Minderwuchses (Alter 5 Jahre): Coxa vara bds., Hüftkopfabrutsch links, flache Pfannendächer, dysplastisches Becken

und HAAN u. Mitarb. (1989) radiologische Symptome beider Typen aufwiesen, ist es wahrscheinlich, daß beide Typen Variationen des gleichen Syndromes sind.

Bloom-Syndrom

Synonym: Minderwuchs mit teleangiektatischem Erythem.

Über 100 Patienten mit diesem seltenen Syndrom wurden beschrieben, Erstbeschreibung durch BLOOM (1954). Die Mehrzahl der Eltern betroffener Kinder waren Askenazijuden, deren Vorfahren aus Osteuropa stammten (GERMAN u. Mitarb. 1984). Es gibt jedoch auch Berichte aus Japan, Europa, Kleinasien und Australien; auch bei einem Schwarzen wurde die Diagnose Bloom-Syndrom gestellt.

Symptomatik: Bei der termingerechten Geburt sind die Kinder mit Bloom-Syndrom stark hypotroph; die Geburtsgewichte betrugen im Mittel nur 2000 g. Auch postnatal bleiben der Minderwuchs und das Untergewicht bestehen. Die Erwachsenengröße von 5 Männern mit Bloom-Syndrom betrug im Mittel 148 cm; eine 23jährige Frau war 134 cm groß. Bis auf wenige Ausnahmen bleibt der Hirnschädel mikrozephal, auch in Relation zur reduzierten Größe. Die Intelligenz ist meist jedoch normal, die Stimme oft hoch, die Fazies schmal, ebenso die Nase.

Charakteristisch ist ein teleangiektatisches Erythem, welches sich in Abhängigkeit vom Sonnenlicht etwa ab dem 1. Lebensjahr schmetterlingsförmig über Lippen und Wangen ausbreitet. Auch Handrücken und Unterarme können betroffen sein. Bei mehr als der Hälfte der Patienten finden sich Café-au-lait-Flecken. Inkonstante Befunde sind Klinodaktylie der Kleinfinger, Syndaktylie, Kryptorchismus, Hypotrophie der Hoden, Steißbeingrübchen und Verminderung von IgA und IgM. Charakteristisch ist eine abnorme Chromosomenbrüchigkeit; sie ist jedoch nicht spezifisch; unter anderem findet sie sich in stärkerem Ausmaß auch bei der Fanconi-Anämie (SCHROEDER u. GERMAN 1974). Die erhöhte Schwesterchromatidaustauschrate (SCE) kann bereits pränatal nachgewiesen werden. Sie ist bei Heterozygoten jedoch nicht erhöht (GERMAN u. Mitarb. 1977). Möglicherweise steht damit im Zusammenhang die erhöhte Rate an malignen Erkrankungen (insbesondere Leukämie und Karzinome des Magen-Darm-Traktes), die bei 25 von 100 Patienten auftraten. Vorwiegend litten die Patienten unter Leukämien und Lymphomen; in 10 Fällen traten Karzinome auf. 5 Patienten litten unter Zweittumoren, der 38jährige Patient von TAKEMIYA u. Mitarb. (1987) unter multiplen Karzinomen der Haut, der Lunge und des Kolons. Das mittlere Alter aller 1983 bekannten 80 lebenden Patienten betrug 18,2 Jahre (4–37 Jahre, GERMAN u. Mitarb. 1984). Der älteste bekannte Patient mit Bloom-Syndrom starb im Alter von 48 Jahren an einem Ösophaguskarzinom.

Röntgenologisch sind keine spezifischen Abweichungen bekannt, jedoch fanden sich gelegentlich kleinere Anomalien des Skelettes, wie Klinodaktylie des Kleinfingers, Daumenverdoppelung, Brachydaktylie, Hüftgelenksluxation etc.

Ätiologie: Stets waren die Eltern merkmalsfrei, häufig blutsverwandt. Geschwister beider Geschlechter sind betroffen, Jungen häufiger als Mädchen. Ein autosomal-rezessiver Erbgang ist für das Bloom-Syndrom sehr wahrscheinlich. MULCAHY u. Mitarb. (1981) berichten über eine betroffene junge Frau, die ein gesundes Kind gebar. CHAN u. Mitarb. (1987) fanden eine verminderte Aktivität der DNA-Ligase I, die wahrscheinlich ursächlich ist für die erhöhte Chromosomenbruchrate und auch für die Malignome.

Dubowitz-Syndrom

Wegen des Minderwuchses und eines Erythems an den Wangen brachte DUBOWITZ (1965) seine Patientin zunächst in Zusammenhang mit dem Bloom-Syndrom. Von diesem läßt sich das Dubowitz-Syndrom jedoch durch die auffällige Fazies, die geistige Retardierung und das Fehlen einer erhöhten Chromosomenbruchrate klar abgrenzen. Dieses Syndrom ist selten, bis 1988 wurden nur 42 Patienten beschrieben (WILROY u. Mitarb. 1978, MAJEWSKI 1981, MAJEWSKI u. KÜSTER 1988, BELOHRADSKY u. Mitarb. 1988).

Symptomatik: Die intrauterine Hypotrophie ist nicht so stark ausgeprägt wie beim Bloom-Syndrom. Das mittlere Geburtsgewicht von 27 termingerecht geborenen Kindern mit Dubowitz-Syndrom betrug 2308 g, mittlere Länge 44,4 cm. Bis auf 5 Fälle blieben alle Patienten auch postnatal minderwüchsig und untergewichtig. Mikrozephalie ist ein fast konstanter Befund; dennoch erschien in den meisten Fällen die geistige Entwicklung nur mäßig verzögert. In 19 von 66 Fällen war eine erhebliche Hyperaktivität und Unruhe ausgeprägt. Typisch sind die Anomalien der Fazies: schütteres Haupthaar, Epikanthus und Telekanthus, Ptosis der Oberlider, breite Nasenwurzel und -spitze, dysplastische Ohren, Retrogenie und ein sonnenlichtunabhängiges Ekzem an Wangen und Kinn wurde sehr einheitlich beobachtet. In mehr als der Hälfte der Fälle bestand ein atopisches Ekzem im Bereich der Fazies und in Ellen- und Kniebeugen. ⅓ der Patienten litten unter Ernährungsstörungen und Erbrechen. Mehrere Kinder verstarben früh (eines an Pseudokrupp, 5 an verschiedenen malignen Erkrankungen). Bei 11 Patienten wurden die Immunglobuline untersucht. Bei 4 Kindern waren sie normal, 4 hatten niedrige Gammaglobulinspiegel, 2 einen IgA-Mangel (BELOHRADSKY u. Mitarb. 1988). Die älteste Patientin mit Dubowitz-Syndrom war 18 Jahre alt (MOLLER u. GORLIN 1985). Innere Fehlbildungen scheinen nicht zum Syndrom zu gehören. Inkonstante Befunde sind Klinodaktylie der Kleinfinger, Syndaktylie der Zehen II und III, Steißbeingrübchen, Kryptorchismus und Überwiegen von ulnaren Schleifen an den Fingerbeeren.

Röntgenologisch sind keine spezifischen Befunde bekannt, jedoch treten gelegentlich kleinere Anomalien wie Klinodaktylie V, Doppeldaumen und Senkfüße auf. Das karpale Skelettalter ist meist deutlich retardiert.

Ätiologie: Die Eltern waren stets merkmalsfrei; ein Paar war blutsverwandt. 10 Geschwister waren betroffen, Jungen gleich häufig wie Mädchen. In einer Familie waren monozygote Zwillinge betroffen. Diese Daten machen einen autosomal rezessiven Erbgang für das Dubowitz-Syndrom sehr wahrscheinlich.

1980 beobachteten wir 2 Schwestern mit intrauterinem Minderwuchs, Mikrozephalie, statomotorischer Retardierung, Muskelhypotonie und einer dem Dubowitz-Syndrom sehr ähnlichen Fazies. Abweichend von diesem Syndrom bestanden bei beiden Kindern jedoch ein Hydrocephalus occlusus bzw. internus e vacuo, eine Hüftgelenksluxation und eine Syndaktylie der IV. und V. Zehen. Beide Kinder verstarben früh. Eines hatte eine rektovaginale Fistel, eine partielle Steißbeinagenesie, eine beidseitige Hypoplasie von Radius und Ulna und eine Daumenhypoplasie/Aplasie. Wegen dieser abweichenden Befunde nehmen wir ein eigenständiges Minderwuchssyndrom an (BARTRAM u. Mitarb. 1980).

Alkoholembryopathie

Synonym: fetal alcohol syndrome.

Von allen in diesem Kapitel behandelten Syndromen mit intrauterinem Minderwuchs ist die Alkoholembryopathie (AE) mit Abstand die häufigste Form. SAMAILLE u. Mitarb. (1976) fanden in Frankreich unter Neugeborenen eine Häufigkeit von 1–3‰; damit ist die AE heute häufiger als der Morbus Down. Erstbeschreibung durch LEMOINE u. Mitarb. (1968) in Frankreich und ohne Kenntnis dieser Publikation durch JONES u. Mitarb. (1973) in den USA. Bis 1988 wurden mindestens 500 Patienten beschrieben, 176 davon durch MAJEWSKI (1988).

Symptomatik: Die Ausprägung der AE ist sehr variabel. Das Spektrum reicht von schwerstgeschädigten Patienten mit dem Vollbild der AE bis zu solchen, die nur durch Minderwuchs und Mikrozephalie auffallen.
Nach Ausmaß der kraniofazialen Dysmorphie und der Zerebralschädigung nahmen wir eine Einteilung in die Schädigungsgrade AE I–III, leicht,

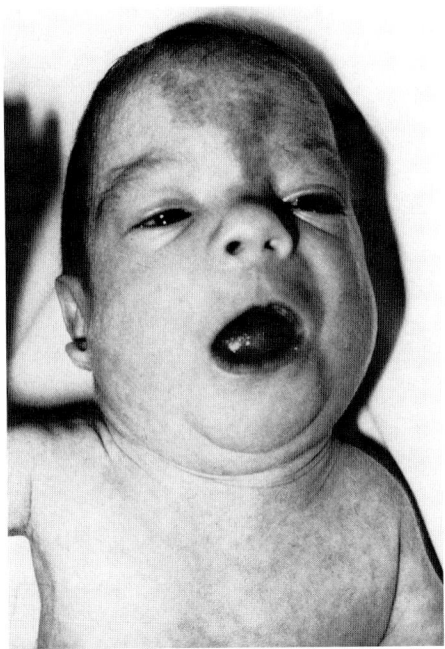

Abb. 5 Fazies eines Patienten mit AE Grad III im Alter von 6 Wochen: Mikrozephalus, antimongoloide Lidachsen, Naevus flammeus, verkürzter Nasenrükken, schmales Lippenrot und Retrogenie machen eine Blickdiagnose möglich

mittel und stark geschädigt, vor (MAJEWSKI u. Mitarb. 1976). Die intrauterine Hypotrophie ist ausgeprägt; das mittlere Geburtsgewicht von 96 zum Termin geborenen Kindern betrug 2348 g. Postnatal bleiben Größe und Gewicht meist deutlich unterhalb der 3. Perzentile. Bei Geburt besteht meist noch keine Mikrozephalie; diese wird mit zunehmendem Alter jedoch immer krasser. In Anbetracht der Mikrozephalie und des bei 40% der echoenzephalographisch von uns untersuchten Patienten nachgewiesenen mäßiggradigen Hydrocephalus internus e vacuo ist es nicht verwunderlich, daß fast alle Kinder mit AE statomotorisch und geistig retardiert sind. Der mittlere IQ von 5 testpsychologisch untersuchten Kindern mit AE III betrug 66 Punkte. Ähnlich wie beim Dubowitz-Syndrom bestanden bei ⅔ unserer 176 Patienten eine ausgeprägte Hyperaktivität und Hyperexzitabilität. Diese Symptomatik schwächt sich spontan ab dem 2.–3. Lebensjahr ab. Bei Kindern mit AE III sind die Anomalien der Fazies charakteristisch: eine niedrige, runde Stirn, Epikanthus, Ptosis, Blepharophimose, eingesunkene Nasenwurzel, verkürzter Nasenrücken, nach vorn weisende Nasenlöcher, schmales Lippenrot, flaches Philtrum, Retrogenie und verstärkte Nasolabialfalten machen oft eine Blickdiagnose möglich (Abb. 5). Bei 27% unserer Patienten bestand ein Vitium cordis; vornehmlich handelte es sich um Scheidewandde-

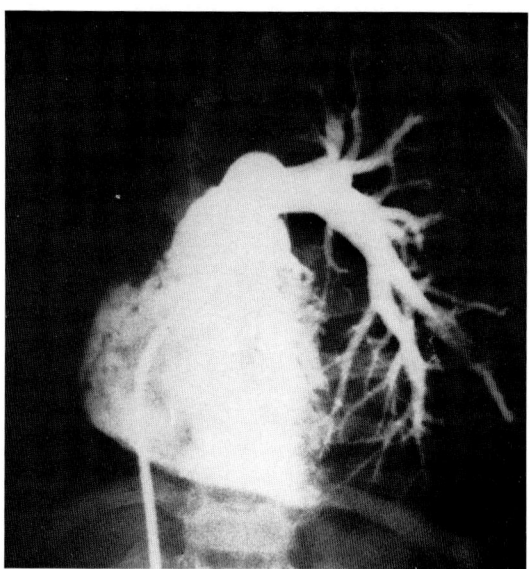

Abb. 6 Aplasie der rechten Lungenarterie und Hypoplasie der rechten Lunge bei einem Patienten mit AE II

fekte; es kamen jedoch auch kompliziertere Vitien wie Fallotsche Pentalogie oder Aplasie einer Lungenarterie vor (LÖSER u. MAJEWSKI 1977) (Abb. 6). Anomalien der Genitalien (Kryptorchismus, Klitorishypertrophie, jedoch auch Hypospadie und Pseudohermaphroditismus femininus) fanden sich in fast der Hälfte unserer Patienten. Die Häufigkeit von Fehlbildungen der Nieren und ableitenden Harnwege läßt sich mit etwa 7% einschätzen (Doppelniere, Nierenhypoplasie, Ureter duplex, Megaureter, Hydronephrose, Blasendivertikel). An den Extremitäten bestehen häufig kleinere Anomalien, wie Brachy- oder Klinodaktylie der Kleinfinger und Kamptodaktylie. Supinationshemmung im Ellenbogengelenk sowie Anomalien der Handfurchen. Überzufällig häufig wurden weiterhin beobachtet Hernien, Steißbeingrübchen, Hämangiome, Gaumenspalten und Trichterbrust. Die Prognose quoad vitam ist durch Herzfehler, ZNS-Fehlbildungen und Harnwegsfehlbildungen bei einem Teil der Patienten eingeschränkt. Darüber hinaus sind in den ersten Lebensjahren Ernährungsstörungen, rezidivierende Bronchitiden und Pneumonien häufig.

Röntgenologische Symptome: Die Ossifikation ist selten retardiert, Brachymesophalangie V recht häufig. Bei ⅓ der Patienten röntgenologische Hinweise für ein Vitium cordis. Hüftgelenksluxation bei etwa 10%. Wegen der hohen Rate von Harnwegsfehlbildungen sollten bereits nach dem ersten Harnwegsinfekt ein IVP und MCU angefertigt werden.

Ätiologie: Voraussetzung für das Entstehen einer AE sind erheblicher mütterlicher Alkoholabusus während der Schwangerschaft und ein fortgeschrittenes Stadium der mütterlichen Alkoholkrankheit (MAJEWSKI 1979). Sowohl der Schweregrad der kindlichen Schädigung als auch die Häufigkeit der AE unter den Nachkommen nehmen mit fortschreitender mütterlicher Alkoholkrankheit zu. In der prodromalen Phase haben 6%, in der kritischen Phase 21% und in der chronischen Phase 41% der Nachkommen alkoholkranker Frauen eine AE (SOKOLOWSKI u. Mitarb. 1988). Die Pathogenese ist jedoch noch nicht klar; möglicherweise spielt ein verzögerter Abbau von Azetaldehyd eine Rolle. Ein Zusammenhang zwischen väterlichem Alkoholabusus und kindlichen Anomalien und Fehlbildungen konnte bisher nicht nachgewiesen werden.

Brachmann-de-Lange-Syndrom

Synonyme: Typus degenerativus Amstelodamensis, Cornelia-de-Lange-Syndrom.

Unter den verschiedenen Formen des intrauterinen Minderwuchses ist das Brachmann-de-Lange-Syndrom eine relativ häufige Form. Namensgebende Beschreibung zweier Kinder durch CORNELIA DE LANGE (1933) unter dem Synonym „Typus Amstelodamensis". Allerdings beschrieb BRACHMANN schon 1916 einen Patienten mit diesem Syndrom. Mehr als 250 Patienten wurden bisher beschrieben, ausführliche Literaturüberblicke gaben VISCHER (1965) und BERG u. Mitarb. (1970). BECK (1976) schätzte die Häufigkeit in Dänemark auf 6:1 Million Geburten. PREUS u. REX (1983) entwickelten einen Diagnosescore, der es gestattete, 21 Patienten mit diesem Syndrom von 25 Patienten mit anderen Syndromen zu trennen. Von 207 Symptomen wählten die Autoren 30 charakteristische Symptome aus, mit deren Hilfe eine Diagnosegenauigkeit von über 99% erreicht wurde. HAWLEY u. Mitarb. (1985) werteten die Fragebögen von 64 Patienten mit diesem Syndrom aus und fanden, daß Patienten mit einem Geburtsgewicht unter 2268 g (5 pounds) einen stärker ausgeprägten Phänotyp hatten als Patienten mit einem Geburtsgewicht über 2268 g. Insbesondere wiesen die Patienten der leichteren Gruppe schwerere Extremitätenfehlbildungen auf und waren geistig stärker behindert. In der leichteren Gruppe überwogen die Mädchen. Die Autoren fanden keinen Wiederholungsfall in 64 Familien.

Symptomatik: Kinder mit Brachmann-de-Lange-Syndrom sind in aller Regel bei Geburt stark hypotroph mit Geburtsgewichten meist unter 2000 g. Der Schädel ist mikrobrachyzephal. Die Säuglinge sind meist hyperton und zeigen eine ausgeprägte Trinkschwäche. Aspirationen und Pneumonien

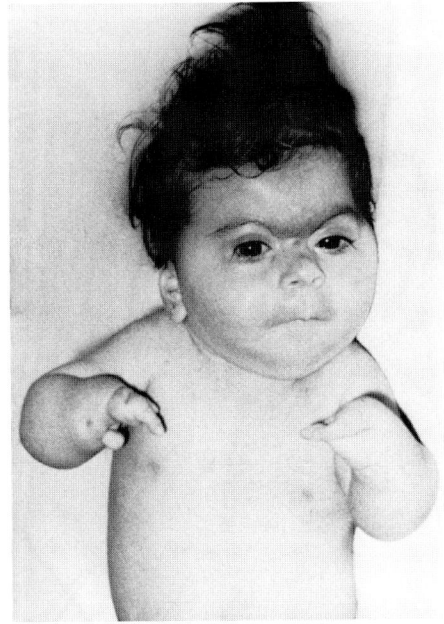 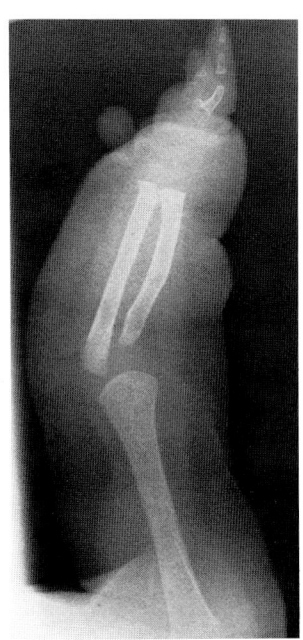

Abb. 7 a u. b Patientin mit Brachmann-de-Lange-Syndrom im Alter von 3 Monaten: niedriges Geburtsgewicht (2060 g), Mikrozephalie. Typische Fazies mit Synophris, kurzer Nase, schmalem Lippenrot und langem Philtrum. Oligodaktylie beider Hände (a)
b Röntgenaufnahme des rechten Armes der Patientin. Verkürzung von Radius und Ulna, Oligodaktylie

führen oft schon in früher Kindheit ad exitum. Der Minderwuchs bleibt postnatal ausgeprägt; fast alle Kinder zeigen eine erhebliche statomotorische und geistige Entwicklungsverzögerung. Der IQ liegt nur selten über 50 Punkte. Etwa 20% entwickeln ein Krampfleiden. Häufig besteht ein Hirsutismus. Charakteristisch sind die Anomalien der Fazies (Abb. 7): Die buschigen Augenbrauen wachsen in der Mitte zusammen (Synophris) und sind lang. Die Nase ist klein mit verkürztem Nasenrücken und nach vorn weisenden Narinen. Das Philtrum erscheint verlängert, das Lippenrot sehr schmal. Die Mundwinkel hängen. Typisch ist eine mediane Prominenz der Oberlippe mit korrespondierender Einkerbung der Unterlippe. Die Mandibula ist häufig hypoplastisch. Das Haupthaar ist dicht mit tiefem Haaransatz im Bereich der Stirn und des Nackens. Herzfehler bestehen bei etwa 17%, vornehmlich ein VSD.
Auch unabhängig davon haben ca. ⅔ der Säuglinge eine Cutis marmorata. Der Thorax ist zylindrisch mit kurzem Sternum. Weitere überzufällig häufige Fehlbildungen sind Gaumenspalten. Anomalien der Augen (Kolobome, Optikusatrophie, Mikrophthalmus). Hernien und Kryptorchismus. Neben den Anomalien der Fazies sind Reduktionsfehlbildungen der Extremitäten charakteristisch.

Röntgenologisch findet sich als typisches Symptom eine Verkürzung und Verplumpung des I. Metakarpale; dadurch ist der Daumen tief angesetzt. Häufig besteht eine Klino- und Brachymesophalangie der Kleinfinger. Das karpale Skelettalter ist bei der Hälfte der Fälle retardiert. Eine generelle Mikromelie zeigen etwa ⅔ der Fälle; ⅓ haben eine Phokomelie der oberen Extremitäten oder eine Oligodaktylie bis hin zur Monodaktylie (Abb. 4b). Die fast regelmäßig zu beobachtende Streckhemmung im Ellenbogenbereich erklärt sich durch fehlgebildete und dyslozierte Radiusköpfchen. An den kleinen Füßen besteht sehr häufig eine häutige Syndaktylie der II. u. III. Zehen. Weitere Einzelheiten der Fehlbildungen der Extremitäten siehe S. 935 ff. dieses Bandes.

Die Ätiologie ist unbekannt. Die überwiegende Mehrzahl der Fälle trat sporadisch auf; ein allen Schwangerschaften einheitliches teratogenes Agens konnte nicht eruiert werden. In mindestens 11 Familien waren Geschwister bei normalen Eltern betroffen (Übersicht bei BECK 1974 und FRYNS u. Mitarb. 1987). Betroffene Cousins beschrieben PREUS u. REX (1983) und OPITZ (1985). NAGUIB u. Mitarb. (1987) nahmen einen autosomal rezessiven Erbgang an, da die Eltern der von ihnen beschriebenen betroffenen Kinder blutsverwandt waren. BANKIER u. Mitarb. (1986) dagegen nehmen einen autosomal dominanten Erbgang an. Sie zitieren 4 Berichte, in denen das Syndrom von einer Generation auf die nächste weitergegeben wurde, und fügen eine weitere entsprechende Familienbeobachtung hinzu. Strukturelle Chromosomenanomalien, insbesondere eine partielle Duplikation des langen Arms von Chromosom Nr. 3, wurden gelegentlich gefunden (Übersicht bei WILSON u. Mitarb. 1978 und BECK u. MICKELSEN 1981). Letztere untersuchten 45 Fälle mit Brachmann-de-Lange-Syndrom klinisch und zytogenetisch. Bei 31 Fällen wurden Prometaphasechromosomen untersucht; bei keinem fand sich eine Chromosomenanomalie; insbesondere fand sich keine partielle Trisomie 3q, die sich phänotypisch dem Brachmann-de-Lange-Syndrom recht ähnlich manifestieren kann (WILSON u. Mitarb. 1978, BRESLAU u. Mitarb. 1981). Das empirische Wiederholungsrisiko wurde auf 2–5% geschätzt (PASHAYAN u. Mitarb. 1969).

Fanconi-Anämie

Synonym: Fanconi-Panzytopenie
Dieses Syndrom, welches Veränderungen des Knochenmarkes, des Skelettes, der Pigmentierung, der Nieren und des Wachstums sowie der Chromosomen beschreibt, ist selten. Seit der Erstbeschreibung durch FANÇONI (1927) bei 3 Brüdern, sind bis 1976 über 200 Fälle mitgeteilt worden (SCHROEDER u. Mitarb. 1976). ROSENDORFF u. Mitarb. (1987) errechneten für die Afrikaans sprechende weiße Bevölkerung Südafrikas eine Häufigkeit von 1:22 000 und demzufolge eine Heterozygotenfrequenz von 1:75. Diese ungewöhnliche Häufigkeit des Gens führen sie auf den Gründereffekt zurück. SCHROEDER u. Mitarb. (1964) wiesen erstmalig auf vermehrte Chromosomenbrüchigkeit bei Fanconi-Anämie hin. Diese spontan erhöhte Chromosomenbruchrate kann durch Diepoxybutan, INH oder Mitomycin C induziert werden, nicht jedoch durch ionisierende Strahlen. ZAKRZEWSKI u. SPERLING (1980) zeigten durch Hybridisierungsversuche, daß es zwei klinisch und genetisch unterschiedliche Formen der Fanconi-Anämie gibt, eine mit mehr oder minder stark ausgeprägten Fehlbildungen und frühem Einsetzen der hämatologischen Symptomatik und eine zweite milde Form ohne Fehlbildungen und mit Beginn des Knochenmarksschwundes mit ca. 20 Jahren. Auch MOUSTACCHI u. Mitarb. (1987) konnten in einem anderen Experiment zeigen, daß es zwei unterschiedliche Fanconi-Anämie-Zellinien gibt.

Symptomatik: Die Symptomatik ist selbst bei Geschwistern außerordentlich variabel (SCHROEDER-KURTH 1984). GLANZ u. FRASER (1982) untersuchten 44 betroffene Geschwister von 94 Probanden. Wie zu erwarten, waren alle Anomalien bei den Geschwistern deutlich seltener als bei den Probanden. Nur zwei Symptome waren konstant: die erhöhte Chromosomenbruchrate und die Panzytopenie. Bei 25% der Geschwister bestanden darüber hinaus überhaupt keine weiteren Symptome.
Das Wachstumsdefizit setzt bereits intrauterin ein; das mittlere Geburtsgewicht von 36 meist termingerecht geborenen Patienten betrug 2520 g (GMYREK u. SYLLM-RAPOPORT 1964). Postnatal wird das Wachstumsdefizit von der Hälfte der Patienten nicht aufgeholt, die Erwachsenengröße beträgt etwa 150 cm (SCHROEDER u. Mitarb. 1979). Mikrozephalie besteht bei etwa ¼ der Patienten.
Geistige Retardierung und eine ursächlich noch nicht geklärte Hyperreflexie fanden sich bei mehr als 20%. Häufig ist eine diffuse Hyperpigmentation der Haut mit Bevorzugung von Hals, Thorax und Genitalbereich. Sie beruht auf vermehrter Melanineinlagerung. Fehlbildungen der Nieren und ableitenden Harnwege (einseitige Aplasie, Hufeisenniere, Spaltbecken, Doppelureter, Hydronephrose) fanden sich nur bei ¼ der betroffenen Geschwister (GLANZ u. FRASER 1982). Ein Hypogenitalismus oder Kryptorchismus bestand bei ¼ der betroffenen Jungen. Fehlbildungen der oberen Extremitäten sind relativ häufig (40%). Insbesondere ist der radiale Strahl betroffen. Es finden sich alle Übergänge von dreigliedrigen Daumen über hypoplastische oder fehlende Daumen bis hin zur Aplasie von Radius und Daumen. Gelegentlich wurde auch eine Polydaktylie des 1. Strahles beobachtet. In $^1/_5$ der Fälle besteht eine Brachymesophalangie V. Seltenere Symptome sind Visusstörungen, Mikrophthalmie, Schwerhörigkeit, Syndaktylie der Zehen II und III und Hüftgelenksluxation. Leitsymptom ist eine progrediente Insuffizienz des Knochenmarkes, die zu einer Panzytopenie führt. Meist treten die ersten Symptome zwischen dem 5. und 9. Lebensjahr auf.
Die intrafamiliäre Variabilität des Erkrankungsalters ist geringer als die interfamiliäre. Es gibt zwei verschiedene Typen, einen mit frühem Einsetzen der hämatologischen Symptome, rasch progredientem Verlauf und zahlreichen Fehlbildungen, einen zweiten mit wenigen bis keinen Fehlbildungen, benignerem Verlauf und später auftretender Panmyelopathie (SCHROEDER u. Mitarb. 1979, ZAKRZEWSKI u. SPERLING 1980). Die Panzytopenie erfordert häufige Bluttransfusionen. Anabolika und Kortikoide können die Markinsuffizienz kaum bessern. Meist versterben die Patienten als Kinder oder Jugendliche infolge von Hämorrhagien oder Infektionen. Etwa 10% entwickeln eine akute Leukämie oder andere Malignome. Die einzige kausale Therapie ist eine Knochenmarkstransplantation. Die Überlebensrate ist jedoch gering; 9 von 10 Patienten verstarben kurz nach der Transplantation an einer Host-versus-graft-Reaktion (VOSSEN 1984). SWIFT u. Mitarb. (1974) fanden, daß heterozygote Verwandte von Patienten mit Fanconi-Anämie ein 2,6–3,4mal höheres Risiko haben, an einem Malignom zu erkranken, als die Durchschnittsbevölkerung. Diese hohe Malignitätsrate steht wahrscheinlich im Zusammenhang mit einem konstanten Symptom, der erhöhten Chromosomenbrüchigkeit. Dieses Symptom ist bereits im prämorbiden Stadium, sogar an kultivierten embryonalen Fibroblasten nachweisbar. Dadurch ist eine Pränataldiagnose möglich (AUER-

BACH u. Mitarb. 1985). SCHROEDER u. GERMAN (1974) konnten zeigen, daß die strukturellen Chromosomenaberrationen bei der Fanconi-Anämie häufiger sind als beim Bloom-Syndrom. Beim Bloom-Snydrom traten Austauschaberrationen und Reunionsfiguren häufiger zwischen homologen, bei der Fanconi-Anämie häufiger zwischen nichthomologen Chromosomen auf. HIRSCH-KAUFFMANN u. Mitarb. (1978) fanden eine niedrige Aktivität der DNA-Ligase bei einem Patienten und seiner heterozygoten Mutter. WUNDER (1984) fand eine relativ hohe Konzentration der zytoplasmatischen DNA-Topoisomerase I in Fanconi-Plazenta und -Fibroblasten. DIATLOFF-ZITO u. Mitarb. (1986) zeigten, daß durch Transfektion von normaler DNA in Fanconi-Fibroblasten eine Resistenz gegen Mitomycin C erzielt werden konnte. Eine eigenständige Anämie vom Typ Estren-Dameshek muß nicht angenommen werden. LI u. POTTER (1978) beobachteten eine typische Fanconi-Panzytopenie bei einem nahen Verwandten der von ESTREN u. DAMESHEK (1947) beschriebenen 5 Geschwister, welche nur eine Panzytopenie, jedoch keine Fehlbildungen aufgewiesen hatten.

Röntgenologisch lassen sich bei nur 36% der Fälle die verschiedenen Reduktionsfehlbildungen des radialen Strahles sowie inkonstant eine Brachymesophalangie V nachweisen. In seltenen Fällen besteht ein triphalangiger Daumen oder eine präaxiale Polydaktylie (diese Fehlbildungen sind jedoch nicht spezifisch, Differentialdiagnose s. S. 984ff. dieses Bandes). Fehlbildungen der Rippen und der Thorakalwirbel wurden gelegentlich beobachtet. Wegen der häufigen Fehlbildungen der Nieren und ableitenden Harnwege sollte bei jedem Patienten mit Fanconi-Anämie eine Sonographie oder ein IVP angefertigt werden.

Ätiologie: In einer Segregationsanalyse an 90 Familien konnten SCHROEDER u. Mitarb. (1976) nachweisen, daß die Fanconi-Anämie autosomal rezessiv übertragen wird. Jungen sind deutlich häufiger betroffen als Mädchen (1,43:1, GLANZ u. FRASER 1982). Genetische Heterogenität ist nachgewiesen (ZAKRZEWSKI u. SPERLING 1980).

Trisomie 18

Synonym: Edwards-Syndrom.
Fast alle autosomalen Chromosomenanomalien gehen mit einer mehr oder minder stark ausgeprägten intrauterinen Wachstumsretardierung einher. Mäßig stark ist sie beim Turner-Syndrom oder Down-Syndrom, stärker z.B. beim 4 p-Syndrom ausgeprägt. Am deutlichsten wird diese Retardierung bei der Trisomie 18, die als Pars pro toto an dieser Stelle besprochen werden soll. Nach dem Morbus Down ist sie mit einer Häufigkeit von 1:6800 Neugeborenen die zweithäufigste der autosomalen Chromosomenaberrationen (GOLDSTEIN u. NIELSEN 1988, Häufigkeit unter allen Lebend- und Totgeborenen in Dänemark 1977–1986). Mädchen sind dreimal häufiger betroffen als Jungen. EDWARDS (1960) war der erste, der die zytogenetischen Veränderungen bei Trisomie 18 erkannte.

Symptomatik: Über 130 verschiedene Anomalien und Fehlbildungen sind bei dieser Trisomie beobachtet worden; hier seien nur die häufigsten Symptome erwähnt: Stets ist das Geburtsgewicht erniedrigt. TAYLOR (1968) errechnete das mittlere Geburtsgewicht von 153 Fällen mit 2243 g bei einer durchschnittlichen Tragzeit von 42,2 Schwangerschaftswochen. Bei Geburt besteht meist noch keine Mikrozephalie; das Hinterhaupt ist ausladend, die Stirn schmal. Die Augenöffnungen sind klein (Blepharophimose); nur gelegentlich besteht eine Mikrophthalmie. Die Mundöffnung ist klein, das Kinn zurückweichend; die Ohren sind klein, dysplastisch, häufig dreieckig und tief angesetzt. Das Sternum ist verkürzt. Nabel- und Leistenhernien sind häufig. Die Finger sind eingeschlagen; charakteristischerweise bestehen eine Kamptodaktylie und ein Überkreuzen des II. Fingers über den III. und des V. über den IV. Die Nägel sind schmal und hyperkonvex. Weniger häufig weichen die Finger nach ulnar ab, der Daumen kann hypoplastisch sein oder auch fehlen. Variable Reduktionsfehlbildungen bis hin zur Phokomelie wurden beschrieben (SCHINZEL u. SCHMIDT 1971). Typischerweise ist die Großzehe verkürzt und dorsal flektiert. Das Becken ist schmal; oft besteht eine ausgeprägte Abspreizhemmung. In weniger als der Hälfte der Fälle bestehen Lippen-Kiefer-Gaumen-Spalten. Urogenitalfehlbildungen. Herzfehler und Omphalozelen.
RAMIREZ-CASTRO u. BERSU (1978) berichteten über Aplasien oder überzählige Muskeln der Extremitäten sowie über Anomalien der Fingerextensorsehnen bei 8 sezierten Patienten. FOX u. Mitarb. (1988) beobachteten bei einem Totgeborenen mit Trisomie 18 eine Cantrellsche Pentalogie.
Die Prognose quoad vitam ist schlecht; die meisten Kinder mit Trisomie 18 versterben in den ersten Lebenstagen; nur 2,5% überleben 6 Monate; die mittlere Überlebenszeit beträgt 6 Tage (GOLDSTEIN u. NIELSEN 1988). Die Überlebenden sind nicht bildungsfähig und zeigen einen zerebralen Defektzustand, wie z.B. die 15jährige Patientin von SURANA u. Mitarb. (1972).

Röntgenologisch sind keine spezifischen Abweichungen bekannt. Die Rippen sind jedoch fast immer sehr dünn und grazil. Bei älteren Patienten ist eine Hüftgelenksluxation relativ häufig; das Becken ist schmal. Gelegentlich wurden Anomalien der Halswirbel, Skoliose und Aplasie des Radius beschrieben. Die Ossifikation ist stets erheblich retardiert. Das IVP ist häufig anomal (SCHINZEL 1984).

Ätiologie: Nondisjunktion, meist freie Trisomie von Chromosom Nr. 18. Häufigkeitszunahme mit ansteigendem mütterlichem Alter. Translokationstrisomien, Mosaizismus und doppelte Aneuploidien wurden jedoch relativ häufig beobachtet.

Leprechaunismus

Synonym: Donohue-Syndrom.

Dieses eigentümliche Syndrom scheint selten zu sein; erst 49 Fälle wurden seit der Erstbeschreibung durch DONOHUE (1948) publiziert (CANTANI u. Mitarb. 1987). Davon erscheinen einige fraglich, wie z. B. der Fall von PATTERSON u. WATKINS (1962), der nicht minderwüchsig war und wegen seiner epimetaphysären Veränderungen von SPRANGER (1977) als Pseudoleprechaunismus klassifiziert wurde. CANTANI u. Mitarb. (1987) analysierten die Symptome von 49 publizierten Fällen der Literatur.

Symptomatik: Die typischen Fälle mit Leprechaunismus waren bei Geburt erheblich hypotroph mit Gewichten zwischen 1450 und 2050 g. Die Säuglinge zeigten eine erhebliche Trinkschwäche und große Infektanfälligkeit; nur wenige überlebten bisher das 1. Lebensjahr. Die statomotorische und geistige Entwicklung war bei einem 2½jährigen Mädchen erheblich retardiert (KUHLKAMP u. HELWIG 1970). Der Gesamtaspekt mit faltiger Haut, schmalem Gesicht, mangelndem subkutanem Fettpolster und aufgetriebenem Abdomen erinnert an Marasmus.

Mikrozephalie scheint kein Symptom des Leprechaunismus zu sein. Die Fazies ist sehr auffällig durch Hirsutismus an Stirn und Wangen, große, weitstehende Augen, breite Nase, auffallend dicke Lippen und große Ohren. Die Haut am Körper ist faltig, auch hier genereller Hirsutismus. Bei Mädchen bestehen eine Brustdrüsenschwellung und eine Klitorishypertrophie, bei Jungen ein vergrößerter Penis und eine verstärkte genitale Pigmentation. Hände und Füße erscheinen unproportioniert groß. Die endokrinologischen Störungen sind noch nicht vollständig geklärt. Wiederholt wurden eine diabetische Stoffwechsellage und pathologische Glukosetoleranztests beobachtet, obwohl sich bei einigen Fällen stark erhöhte Insulinspiegel fanden. SCHILLING u. Mitarb. (1979) fanden einen Defekt der Insulinrezeptoren bei einem kanadischen Indianerjungen, dessen Eltern blutsverwandt waren. Das Kind verstarb im Alter von 7 Wochen. Histologisch fand sich eine ausgeprägte Hypertrophie der β-Zellen des Pankreas. Auch TAYLOR u. Mitarb. (1981) fanden eine gestörte Insulinrezeptorbindung in kultivierten Fibroblasten. ELSAS u. Mitarb. (1985) vermuten in einer Familie mit einem betroffenen Kind zwei verschiedene Störungen der Insulinrezeptorbindung. Ihre Patientin war ein achtjähriges schwarzes Mädchen. Im Gegensatz dazu verstarben die meisten Patienten mit diesem Syndrom innerhalb des 1. Lebensjahres. ENDO u. Mitarb. (1987) demonstrierten ebenfalls zwei verschiedene Rezeptorstörungen durch Untersuchungen an 3 nicht verwandten Kindern. GEFFNER u. Mitarb. (1987) untersuchten ein Mädchen mit sehr hohem Insulinspiegel, aber verminderter Insulinaktivität. Histologisch wurden wiederholt eine Hyperplasie der Langhansschen Inseln und ein Überwiegen der Betazellen des Pankreas gefunden (TSUJINO u. YOSHINAGA 1975). Letztere fanden auch eine Atrophie der exkretorischen Pankreasanteile. Die Ovarien sind zystisch vergrößert mit zahlreichen reifen Follikeln, die Leydig-Zellen können hyperplastisch sein. Übereinstimmende Störungen des Steroidmetabolismus fanden sich bisher nicht, obwohl einige Autoren eine erhöhte 17-Ketosteroidausscheidung im Urin beobachteten.

Röntgenologisch sind keine spezifischen Veränderungen bekannt. Die Ossifikation wurde meist als retardiert beschrieben. Ausschluß der Diagnose Leprechaunismus bei Vorliegen von dysplastischen Veränderungen des Skelettes. In wenigstens 2 Fällen wurden Kalkablagerungen in den Nieren beobachtet (DONOHUE u. UCHIDA 1954, TSUJINO u. YOSHINAGA 1975).

Ätiologie: Der Leprechanismus ist ein autosomal rezessives Leiden. Stets waren die Eltern merkmalsfrei; mehrfach wurde Blutsverwandtschaft beschrieben (z. B. DER KALOUSTIAN u. Mitarb. 1971). Geschwister beiderlei Geschlechts waren betroffen, wenn auch Mädchen häufiger als Jungen.

De-Barsy-Syndrom

Synonym: De Barsy-Moens-Dierckx-Syndrom.

Dieses offenbar sehr seltene Syndrom wurde 1968 von DE BARSY bei einem Mächen beschrieben, welches als Hauptsymptome intrauterinen und postnatalen Minderwuchs, psychomotorische Retardierung, Hornhauttrübung, Cutis laxa und eine eigenartige Fazies aufwies. Bis 1986 sind nur 15 Patienten mit diesem Syndrom beobachtet worden (Übersichten durch GOECKE u. Mitarb. 1980, KUNZE u. Mitarb. 1985, PONTZ u. Mitarb. 1986).

Symptomatik: Mit Ausnahme der von RIEBEL (1976) und KUNZE u. Mitarb. (1985) beschriebenen 4 Geschwister wiesen alle Patienten eine ausgeprägte intrauterine Hypotrophie auf; das mittlere Geburtsgewicht von 4 termingerecht geborenen Patienten betrug 2217 g, die mittlere Länge 45,5 cm. Der Minderwuchs bleibt postnatal bestehen, der älteste Patient (Patient Nr. 5 von KUNZE u. Mitarb.) hatte im Alter von 23 Jahren eine Endgröße von 148 cm. Bei allen Patienten fielen lange offene große Fontanellen und klaffende Schädelnähte auf. RIEBEL (1976) und WIEDEMANN (1969) fanden bei ihren Patienten ein erweitertes Ventrikelsystem. Obwohl der Hirnschädel mit breiter prominenter Stirn hydrozephaloid wirkt, entwickelt sich mit zunehmendem Lebensalter eher ein Brachy-Mikrozephalus. Die Fazies wirkt progeroid mit Hypotelorismus, schmaler Nase und schmalem Lippenrot. Die Ohren sind groß, nicht jedoch dysplastisch. Bei 9 von 14 Patienten bestand eine Hornhauttrübung, bei unserem Patienten ein beidseitiger Polstar. In allen Fällen war die psychomotorische Entwicklung retardiert; in fast allen Fällen fielen athetoide Bewegungsmuster der Hände, ein eigentümliches Grimassieren, eine Muskelhypotonie sowie gesteigerte Sehnenreflexe auf. In allen Fällen bestand eine Cutis laxa, bei unserem Patienten am auffälligsten im Bereich der Hände und der Streckseiten der Ellenbogengelenke. Histologisch fand BURCK (1974) eine Degeneration der elastischen Fasern; bei den Fällen von DE BARSY u. Mitarb. (1968), RIEBEL (1976) und GOECKE u. Mitarb. (1980) bestand eine Degeneration elastischer und kollagener Fasern. PONTZ u. Mitarb. (1985) untersuchten die Haut und Fibroblasten eines Säuglings histologisch, elektromikroskopisch und biochemisch. Sie fanden eine Reduktion der elastischen Fasern in Dichte und Anzahl. Die Kollagenstruktur war jedoch normal. Der Aminosäuregehalt des Kollagens und die Kollagenbestandteile waren elektrophoretisch normal. Die chemotaktische Wanderung des Kollagens war jedoch verlangsamt. Die Granulozytenfunktion war gestört. Weitere inkonstante Symptome sind Pectus excavatum, überstreckbare Gelenke und Hüftgelenksluxation.

Röntgenologisch sind keine spezifischen Abweichungen bekannt. Bei Verdacht auf De-Barsy-Syndrom sollten die Hüften geröntgt werden, da sich in 3 Fällen bisher eine Hüftgelenksluxation fand.

Ätiologie: Autosomal rezessiv. Die Eltern waren stets merkmalsfrei; in keinem Fall bestand bisher Blutsverwandtschaft. RIEBEL (1976) und WIEDEMANN (1969) beschrieben erkrankte Geschwister, ebenso KUNZE u. Mitarb. (1985).

Rubinstein-Taybi-Syndrom

Synonym: Rubinstein-Syndrom.
RUBINSTEIN u. TAYBI (1963) beobachteten bei 7 Kindern übereinstimmend eine prä- und postnatale Wachstumsverzögerung, breite Daumen und Großzehen, Mikrozephalie, geistige Retardierung und eine charakteristische Fazies: antimongoloide Lidachsen, schmale, prominente und gebogene Nase, herabgezogene Kolumella sowie eine kurze Oberlippe. 1968 konnte RUBINSTEIN bereits 114 Fälle aus der Literatur zusammenstellen. BERRY (1987) schätzt die Häufigkeit auf 1:300 000, bzw. 1:300 Anstaltspatienten.

Symptomatik: Die Intelligenz ist meist deutlich vermindert (IQ 20–80, im Mittel 50 bei Kindern und 30 bei Erwachsenen). Körpergröße und Kopfumfang liegen meist unter der 3. Percentile, die Geburtsmaße sind jedoch nicht konstant vermindert. Diagnostische Leitsymptome sind die typische Fazies und die breiten Daumen und Großzehen (s. oben). Die Daumen sind häufig radial abgewinkelt. Der Gaumen ist eng und hoch. Kryptorchismus kommt häufig vor. Die Muskulatur ist hypoton, die Gelenke überstreckbar. Kinder mit diesem Syndrom leiden gehäuft unter Atemwegsinfekten; nach Verletzungen bilden sich häufig Keloide. Mit Ausnahme von Herzfehlern sind innere Fehlbildungen selten. Krampfanfälle sind jedoch gehäuft.

Röntgenologie: Die karpale Skelettreifung ist retardiert. Die Endphalangen von Daumen und Großzehen sind spatelförmig verbreitert und verkürzt; charakteristisch ist die Radialdeviation der Daumen, bedingt durch eine trapezförmige Grundphalange. Gelegentlich sind die Endphalangen der ersten Strahlen auch verdoppelt. Luxation von Radiusköpfchen und Patella sind typische Befunde. Das Foramen occipitale magnum ist vergrößert; Anomalien der Halswirbelsäule inklusive Spondilolisthesis sind häufig. Gelegentlich sind die ersten beiden Rippen miteinander verwachsen (Übersicht bei ROBSON u. Mitarb. 1980).

Ätiologie: In der Regel sind die Fälle sporadisch; die Ätiologie ist noch unbekannt. Die Geschlechter sind gleich häufig betroffen. Zahlreiche, aber nicht übereinstimmende Chromosomenanomalien wurden beschrieben. Es wird eine strukturelle Chromosomenaberration, z. B. eine winzige Deletion, angenommen (BERRY 1987). WULFSBERG u. Mitarb. (1983) untersuchten bei 8 Fällen lange Prometaphasechromosomen mit High-resolution-Technik, konnten jedoch keine Deletion nachweisen. Es wurden diskordant (PFEIFFER 1968, KAJII u. Mitarb. 1981) und konkordant betroffene monozygote Zwillinge (BARAITSER u. PREESE 1983) beobachtet. Betroffene Geschwister bei unauffälligen oder blutsverwandten Eltern (DER KALOUSTIAN u. Mitarb. 1972) ließen den Verdacht auf rezessiven, 9 fraglich Betroffene in 3 aufeinanderfolgenden Generationen (COTSIRILOS u. Mitarb. 1987) den Verdacht auf dominanten Erbgang aufkommen. Das Wiederholungsrisiko kann mit ca. 1 % angegeben werden (BERRY 1987).

Baller-Gerold-Syndrom

Synonym:
Kraniosynostose-Radiusaplasie-Syndrom.
BALLER beschrieb 1950 eine minderwüchsige Frau mit Brachyturrizephalus und asymmetrischer Radiushypo- und -aplasie. Die Eltern waren entfernt blutsverwandt. GEROLD (1959) beobachtete eine Radiusaplasie bei Bruder und Schwester. Der Bruder hatte einen Turmschädel, die im Säuglingsalter verstorbene Schwester (noch) nicht. COHEN (1979) schlug den Terminus Baller-Gerold-Syndrom vor. MAJEWSKI u. Mitarb. (1984) stellten den 10. Fall mit diesem seltenen Syndrom vor.

Symptomatik: Fast alle Patienten wiesen einen ausgeprägten intrauterinen und postnatalen Minderwuchs auf. Das mittlere Geburtsgewicht von 4 termingerecht geborenen Patienten betrug 1940 g. BALLERS Patientin hatte eine Endgröße von 141,6 cm; GEROLDS Patient war mit 16 Jahren jedoch 158 cm groß. Der Patient von MAJEWSKI u. Mitarb. war mit 11 ¼ Jahren 114 cm groß; seine wahrscheinliche Endgröße läßt sich mit 140 cm einschätzen. Eine prämature Nahtsynostose lag bei allen Patienten in variabler Ausprägung vor. Die Variabilität reichte von Synostose der Sutura metopica bis hin zur prämaturen Nahtsynostose aller Nähte mit Turmschädelbildung und gesteigertem intrakraniellem Druck. Die Fazies ist mit Ausnahme des Exophthalmus bei 2 Patienten unauffällig. Variable Hypoplasien des radialen Strahls wiesen alle Patienten auf, reichend von rudimentärem Daumen und normalen Radii (MAJEWSKI u. Mitarb. 1984) über fehlende Radii mit normalen (?) Daumen (GEROLD 1959) bis hin zur Radiusaplasie mit 2- oder 3fingrigen Händen (GREITZER u. Mitarb. 1974). Die Ulnae können verkürzt und verkrümmt sein, ebenso der Humerus. Die Patellae sind gelegentlich hypoplastisch oder fehlend. Wenn kein Hirndruck besteht oder rechtzeitig eine Nahtektomie durchgeführt wird, ist die geistige Entwicklung normal. Ob weitere Symptome wie Herzfehler, Analatresie oder Gaumenspalte häufig sind, läßt sich noch nicht sagen. Der Fall von ANYANE-YEBOA u. Mitarb (1980) hatte jedoch so viele abweichende Symptome, daß er diesem Syndrom wahrscheinlich nicht zuzuordnen ist.

Röntgenaufnahme: hypoplastische oder fehlende Daumen und/oder Radii, Brachymesophalangie II und V, kurze, gekrümmte Ulnae, selten hypoplastischer Humerus. Hypoplastische oder fehlende Patellae, variable Nahtsynostosen, Turmschädel (Abb. **8**).

Ätiologie: GEROLD (1959) beschrieb 2 betroffene Geschwister; die Eltern der Patientin von BALLER

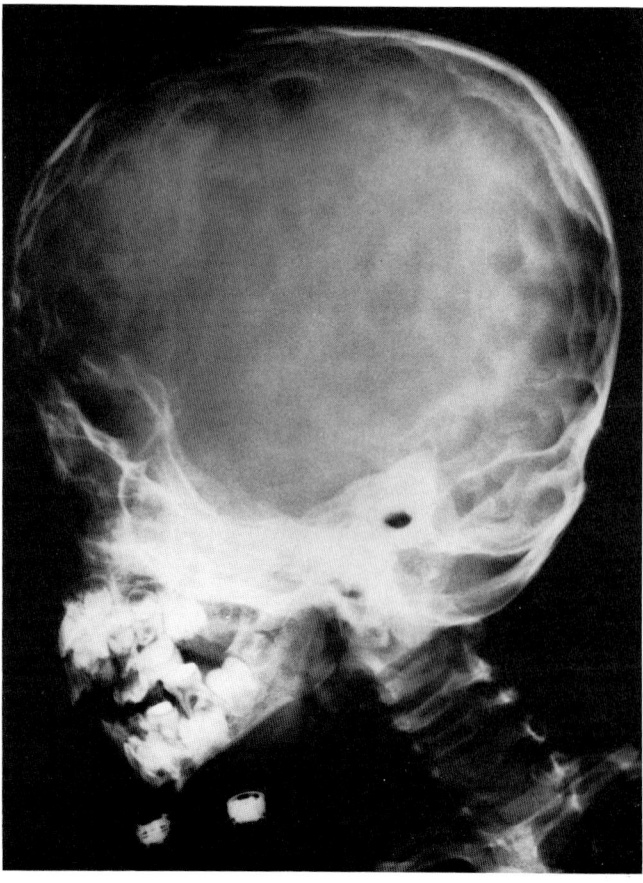

Abb. **8** 6jähriger Patient mit Baller-Gerold-Syndrom. Turrizephalus, prämature Nahtsynostose fast aller Nähte, gesteigerter Schädelinnendruck

waren, wenn auch entfernt, blutsverwandt. Obwohl alle anderen Fälle sporadisch waren, kann ein autosomal rezessiver Erbgang angenommen werden.

Neu-Laxova-Syndrom

Synonyma: keine.
Das Neu-Laxova-Syndrom ist ein seltenes letales Fehlbildungssyndrom mit den Hauptsymptomen ausgeprägter intrauteriner Minderwuchs, Ichthyose, Ödeme, Mikrozephalie, Mikroenzephalie, kurzer Hals, Gelenkkontrakturen und Syndaktylien. Die Erstbeschreibung erfolgte durch NEU u. Mitarb. 1971. Die Autoren beschrieben 3 betroffene Geschwister. Auch LAXOVA u. Mitarb. (1972), POVÝŠILOVÁ u. Mitarb. (1976) und SCOTT u. Mitarb. (1981) sahen je 3 betroffene Geschwister. Die Eltern der Patienten von LAXOVA u. Mitarb. und zahlreichen weiteren Patienten waren blutsverwandt. Bis 1988 waren 23 Fälle bekannt (KARIMI-NEJAD u. Mitarb. 1987, OSTROVSKAYA u. LAZJUK 1988). MULLER u. Mitarb. (1987) diagnostizierten einen sporadischen Fall anhand der Mikrozephalie, der Wachstumsverzögerung und des Ödems bereits pränatal durch Ultraschall.

Symptomatik: In der Schwangerschaft besteht oft ein Hydramnion; die Plazenta ist klein. Das mittlere Geburtsgewicht von 17 zum Termin geborenen Kindern betrug 1353 g, die Länge 36 cm. Der Hirnschädel ist ausgeprägt mikrozephal. LAZJUK u. Mitarb. (1979) berichten über ein in der 39. Schwangerschaftswoche geborenes Mädchen mit einem Kopfumfang von nur 26 cm (Länge 44 cm), das ein Gehirngewicht von nur 19,8 g hatte. Die Augenlider sind kaum angelegt, dadurch wirken die Augen vergrößert. Die Nase ist hypoplastisch; der Mund steht offen, volle Lippen. Die Ohren sind dysplastisch und tief angesetzt; selten wird eine Lippen- oder Gaumenspalte angegeben. Der Hals ist deutlich verkürzt. Die Extremitäten sind kurz und kontrakt. Es bestehen häufig eine generelle Ichthyose mit tiefen Hauteinrissen sowie ein generalisiertes Ödem (dieses ist wahrscheinlich bedingt durch Eiweißverlust durch die tiefen Hauteinrisse). Hände und Füße sind so ödematös, daß sie wie aufgeblasen wirken; Zehen oder Finger sind kaum noch zu erkennen; die Zwischenfingerräume sind verstrichen (sekundäre Syndaktylie). Die Sektion deckt stets eine hochgradige Hypoplasie und Lissenzephalie des Großhirns auf; Kleinhirn und Hirnstamm sind unauffällig. Einen ausführlichen neuropathologischen Bericht gaben OSTROVSKAYA u. LAZJUK (1988). Die Histologie der Haut macht eine myxödematöse Schwellung deutlich. Innere Fehlbildungen sind selten; dennoch versterben alle Kinder perinatal. Es bestehen Ähnlichkeiten zum COFS-Syndrom (WINTER u. Mitarb. 1981, s. unten). Ichthyose, generalisiertes Ödem, kurzer Hals, Syndaktylien und perinataler Tod sind jedoch keine Symptome des COFS-Syndroms.

Röntgenologie: Außer der erheblichen Mikrozephalie gibt es keine typischen Befunde.

Ätiologie: autosomal rezessiv erblich. Beide Geschlechter sind gleich häufig und schwer betroffen, die Eltern stets merkmalsfrei. Mehrere Autoren berichten über Blutsverwandtschaft der Eltern (z. B. KARIMI-NEJAD u. Mitarb. 1987).

Pena-Shokeir-Syndrom

Synonyme: Pena-Shokeir-Syndrom I, fetale Akinesiesequenz, Pena-Shokeir-Phänotyp.
PENA u. SHOKEIR beschrieben 1974 2 und 1976 3 Geschwister mit einem letalen Syndrom mit intrauterinem Minderwuchs, charakteristischen Anomalien der Fazies, multiplen Gelenkkontrakturen und Lungenhypoplasie. Die Eltern der 3 Geschwister waren blutsverwandt; fast alle Mütter litten unter Hydramnion. MOERMANN u. Mitarb. (1983) untersuchten 2 perinatal verstorbene Fälle. Sie fanden eine Reduktion der Vorderhornzellen und eine diffuse Muskelatrophie. Die Lungenhypoplasie ist wahrscheinlich bedingt durch Hypoplasie der Interkostalmuskulatur. LINDHOUT u. Mitarb. (1985) berichteten über 9 Fälle in 7 Geschwisterschaften. Bis auf ein Elternpaar waren alle blutsverwandt. HALL (1986) analysierte 59 publizierte Fälle. Sie kam zu dem Schluß, daß die Ätiologie des Pena-Shokeir-Phänotyps unterschiedlich sein könne, die Pathogenese aber gleich sei. Die Hauptsymptome seien bedingt durch eine fetale Akinesie oder Hypokinesie. Dies war bereits von MOESSINGER (1983) im Tierexperiment mit unter Curare gesetzten Ratten gezeigt worden. Durch Curare konnte er folgende Symptome induzieren: intrauteriner Minderwuchs, kraniofaziale Anomalien, Gelenkkontrakturen, Lungenhypoplasie, kurze Nabelschnur und Hydramnion. Dies war früher bereits durch DRACHMAN u. COULOMBRE (1962) an curarisierten Hühnerembryonen nachgewiesen worden. HALL schlägt vor, von einem Pena-Shokeir-Phänotyp zu sprechen (besser erscheint die Bezeichnung Sequenz). Durch morphologische Analyse publizierter Familienbeobachtungen kommt sie zu 6 verschiedenen Typen des Pena-Shokeir-Phänotyps. Auch HAGEMANN u. Mitarb. (1987) sprechen von einer fetalen „Akinesiedeformationssequenz". OHLSSON u. Mitarb. (1988) stellten die Diagnose bei einem blutsverwandten Paar bereits pränatal durch Ultraschall. Sie stellen die bisher beobachteten Pränatalbefunde zusammen. DAVIS u. KALOUSEK (1988) beschrieben morphologische Befunde bei 16 Feten mit dieser Sequenz.

Symptomatik: Fast alle Kinder mit diesem Syndrom werden entweder totgeboren oder sterben kurz nach der Geburt. Die Schwangerschaft ist kompliziert durch Hydramnion und Anomalien der Plazenta. Alle Patienten weisen einen primordialen Minderwuchs auf. Die typischen kraniofazialen Anomalien sind Hypertelorismus, breite Nasenwurzel und -spitze, Retrogenie, tief angesetzte, dysplastische Ohren und hoher Gaumen/Gaumenspalte. Der Hals ist oft kurz. Klumpfüße, Ankylosen der großen Gelenke und Kamptodaktylie sind charakteristische Befunde. Fast alle Jungen wiesen einen Kryptorchismus auf. Bei über 80% findet sich eine deutliche Lungenhypoplasie. Die neuropathologischen Befunde sind nicht einheitlich. Bei einem Teil der Fälle finden sich eine neuronale Degeneration des Groß- und Kleinhirns sowie eine Verminderung der Vorderhornzellen mit konsekutiver Muskelatrophie. Differentialdiagnostisch muß das Pena-Shokeir-II-Syndrom abgegrenzt werden, welches ebenfalls 1974 bei 10 Kindern beschrieben wurde (PENA u. SHOKEIR 1974). Diese Bezeichnung hat viel Verwirrung gestiftet; deshalb sollte die ursprüngliche Bezeichnung COFS-(*c*erebro-*o*kulo-*f*azio-*s*keletales)Syndrom beibehalten werden (s. unten). Gemeinsame Symptome sind IUGR, Ankylosen und Kamptodaktylie; unterschiedlich sind Mikrozephalie, prominente Nasenwurzel, Blepharophimose, Katarakte, keine Lungenhypoplasie und längere Überlebenszeit. Stets sollte eine Trisomie 18 ausgeschlossen werden, da diese recht ähnliche Symptome haben kann. Auch das letale Syndrom der multiplen Pterygien muß differentialdiagnostisch erwogen werden (CHEN u. Mitarb. 1983, HALL 1986).

Röntgenologie: Die langen Röhrenknochen sind grazil, ebenso die Rippen. Hypoplasie der Mandibel, multiple Gelenksdislokationen, Subluxation der Fingergelenke (CHEN u. Mitarb. 1983).

Ätiologie: autosomal rezessiv erblich. HALL (1986) stellte 13 Familien zusammen, in denen 2 oder mehr Kinder betroffen waren. Beide Geschlechter sind gleich häufig und stark betroffen. Mehrfach waren die merkmalsfreien Eltern blutsverwandt.

Cerebro-okulo-fazio-skeletales (COFS) Syndrom

Synonyme: Pena-Shokeir-Syndrom II, Neu-COFS-Syndrom, Conradi-Bowen-Syndrom.
PENA u. SHOKEIR (1974) beschrieben 10 Kinder mit einem neuen Syndrom, für das sie die Bezeichnung COFS-Syndrom vorschlugen. Hauptsymptome dieses Syndroms sind intrauteriner Minderwuchs, Mikrozephalie, Muskelhypotonie, Mikrophthalmie, Katarakte, Blepharophimose, große Ohren, prominente Nasenwurzel, Retrogenie, Kontrakturen in den Ellenbogen- und Kniegelenken, Kamptodaktylie und prominente Hacken. Wegen Trinkschwäche und gehäufter Atemwegsinfekte sterben die Patienten in den ersten Lebensjahren. Nur ein Fall war sporadisch; die übrigen kamen in 2 Familien vor, 7 davon in einer großen blutsverwandten Sippe. LURIE u. Mitarb. (1976) sahen ebenfalls betroffene Geschwister. Je einen sporadischen Fall beschrieben PREUS u. FRASER (1974) und SURANA u. Mitarb. (1978). PENA u. Mitarb. (1978) konnten 4 Jahre nach der Erstpublikation 3 Kinder aus der großen Indianersippe nachuntersuchen und fanden bei allen Patienten einen progredienten hirndegenerativen Prozeß, der zu Kachexie und frühem Tod führte. SCOTT-EMUAKPOR u. Mitarb. (1977) beschrieben 4 weitere Kinder.
SHOKEIR (1982) u. a. Autoren schlugen die verwirrende Bezeichnung Pena-Shokeir-Syndrom II vor. SILENGO u. Mitarb. (1977) beobachteten einen typischen Fall, bei dem sie auch Symptome des Neu-Laxova-Syndroms (s. oben) annahmen. Sie schlugen die ebenfalls verwirrende Bezeichnung Neu-COFS-Syndrom vor. HUNTER u. Mitarb. (1979) untersuchten 6 Kinder einer großen blutsverwandten Sippe mit diesem Syndrom und schlugen die Bezeichnung Bowen-Conradi-Syndrom vor. Neuere Autoren (LERMAN-SAGIE u. Mitarb. 1987) beendeten die Konfusion mit Beibehaltung der ursprünglichen Bezeichnung COFS-Syndrom.

Symptomatik: Das mittlere Geburtsgewicht der 10 von PENA u. SHOKEIR (1974) beschriebenen Patienten betrug 2578 g. Nur ein Fall hatte ein normales Geburtsgewicht. Die von HUNTER u. Mitarb. beschriebenen 6 Fälle waren mit einem mittleren Geburtsgewicht von 2175 g und einer Länge von 44,5 cm etwas kleiner. Mit einem mittleren Kopfumfang von 30,5 cm waren sie deutlich mikrozephal, wie auch die meisten anderen Patienten mit COFS-Syndrom. Die Stirn ist fliehend; häufig bestehen eine Mikrophthalmie und Blepharophimose, bei etwa der Hälfte der Patienten auch Katarakte. Die Nasenwurzel ist prominent; die Oberlippe überragt die Unterlippe. Das Kinn ist deutlich fliehend, und die Ohren sind groß. Weitere Symptome sind: weiter Mamillenabstand, Skoliose, Hüftgelenksdysplasie, Wiegekufenfüße, Kontrakturen in Ellenbogen- und Kniegelenken sowie Kamptodaktylie. Alle Kinder zeigen Trinkschwäche und versterben an Atemwegsinfekten und Kachexie im Alter zwischen 6 und 30 Monaten (PENA u. SHOKEIR 1974). Die Patienten von HUNTER u. Mitarb. (1979) verstarben im Mittel mit 4 Monaten. Dies und die weniger häufige Mikrophthalmie erlauben jedoch keine sichere Abgrenzung.
Die Hirnsektion deckte eine Degeneration der Großhirnrinde auf. Innere Fehlbildungen sind selten.

Röntgenologie: Mikrozephalie, Hypoplasie der Mandibel, generalisierte Osteoporose, prominenter Kalkaneus, Hüftgelenksdysplasie, Kamptodaktylie.

Ätiologie: autosomal rezessiv erblich. Die Eltern betroffener Kinder sind merkmalsfrei, häufig blutsverwandt. Beide Geschlechter sind gleich häufig und gleich schwer betroffen.

Wiedemann-Rautenstrauch-Syndrom

Synonym: neonatales Progeroidsyndrom.
Dieses sehr seltene Progeroidsyndrom wurde von WIEDEMANN (1979) abgegrenzt. Er hatte 2 nicht verwandte Jungen mit sehr ähnlicher Symptomatik beobachtet, wie sie die beiden von RAUTENSTRAUCH u. Mitarb. (1977) unter der Diagnose Progerie publizierten beiden Schwestern aufgewiesen hatten. WIEDEMANN hatte einen seiner Patienten bereits 1969 beschrieben. DEVOS u. Mitarb. (1981) sahen ein 4jähriges Mädchen mit dem gleichen Syndrom, dessen Eltern enge Blutsverwandte waren. SNIGULA u. RAUTENSTRAUCH (1981) gaben eine Verlaufsbeobachtung eines ihrer Patienten, nun im Alter von 4 Jahren. MARTIN u. Mitarb. (1984) berichteten über die Autopsie der im Alter von 5½ Jahren verstorbenen Patientin von DEVOS u. Mitarb. (1981). Sie interpretierten die neuropathologischen Veränderungen als sudanophile Leukodystrophie. MAJEWSKI (1989) beobachtete einen sporadischen Fall.

Symptomatik: Alle Kinder waren bei Geburt deutlich hypotroph und blieben mehrheitlich auch postnatal minderwüchsig. Die Geburtsgewichte der termingerecht geborenen Kinder betrugen 1200–1500 g. Der Hirnschädel wirkt groß mit prominenter Venenzeichnung, prominenter breiter Stirn und weit offener großer Fontanelle. Der Kopfumfang entspricht jedoch der Körpergröße; ein Hydrozephalus liegt nicht vor. Das Haupthaar bleibt dürftig. Von Geburt an wirken die Fazies und der Körper wegen des mangelnden subkutanen Fettpolsters progeroid. Die Mundwinkel hängen; das Kinn ist spitz. Obwohl die Kinder mit Inzisivi geboren werden, ist die Dentition verzögert. Die großen Ohren sind tief angesetzt. Hände und Füße wirken groß. Die Muskulatur der Extremitäten ist sehr dürftig. Die statomotorische und die geistige Entwicklung sind in der Regel deutlich retardiert; ein Patient von WIEDEMANN (1979) hatte sich im Alter von 1½ Jahren jedoch statomotorisch normal entwickelt.
Die Prognose quoad vitam ist wahrscheinlich eingeschränkt. MARTIN u. Mitarb. (1984) berichteten über eine mit 5½ Jahren verstorbenen Patienten mit Zeichen einer Leukodystrophie.

Röntgenologie: Die Fontanellen sind weit offen; die Kalotte ist untermineralisiert.

Ätiologie: Betroffene Geschwister und blutsverwandte gesunde Eltern weisen auf einen autosomal rezessiven Erbgang hin.

Literatur

Silver-Russell-Syndrom

Angehrn, V., M. Zachmann, A. Prader: Silver-Russell-Syndrome. Observation in 20 patients. Helv. paediat. Acta 34 (1979) 297–308

Herman, T.E., I.D. Crawford, R.H. Cleveland, D.C. Kushner: Hand radiographs in Russell-Silver syndrome. Pediatrics 79 (1987) 743–744

Marks, L.J., P.S. Bergeson: The Silver-Russell-Syndrome. Amer. J. Dis. Child. 131 (1977) 447–451

Russell, A.: A syndrome of "intrauterine" dwarfism recognizable at birth with craniofacial dysostosis, disproportionately short arms and other anomalies. Proc. roy. Soc. Med. 47 (1954) 1040–1044

Silver, H.K., N. Kiyasu, J. George, W.C. Deamer: Syndrome of congenital hemihypertrophy, shortness of stature and elevated urinary gonadotrophins. Pediatrics (Springfield) 12 (1953) 368–376

Tanner, J.M., H. Lehiarraga, N. Cameron: The natural history of the silver-Russel-Syndrome: A longitudinal study of thirty-nine cases. Pediat. Res. 9 (1975) 611–623

Willems, P., I. Dijkstra, H.H. Schierbeek, R. Berger, G.P.A. Smit: Activation of fatty acid oxydation in the Silver-Russell syndrome and the Brachmann-de Lange syndrome. Amer. J. med. Genet. 30 (1988) 865–873

3-M-Syndrom

Cantú, J.M., D. Garcia-Cruz, J. Sánchez-Corona, R. Fragoso, A. Hernández, A. Nazará-Cozorla: 3-M slender boned nanism. A distinct autosomal recessive intrauterine growth retardation syndrome. Amer. J. Dis. Child. 135 (1981) 95–98

Fuhrmann, W., E. Nägele, R. Gugler, E. Adili: Familiärer Minderwuchs mit unproportioniert hohen Wirbeln. Hum. Genet. 16 (1972) 271–282

Garcia-Cruz, D., J.M. Cantú: Heterozygous expression in 3-M slender-boned nanism. Hum. Genet. 52 (1979) 221–226

Hennekam, R.C.M., J.B. Bijlsma, J. Spranger: Further delineation of the 3-M syndrome. Amer. J. med. Genet. 28 (1987) 195–209

Mayewski, F., T. Goecke, A. Fuchs: Das 3-M-Syndrom, eine seltene Form des intrauterinen Minderwuchses mit relativer Makrozephalie. In Spranger, J., M.E. Tolksdorf: Klinische Genetik in der Pädiatrie. Thieme, Stuttgart 1980 (S. 128–133)

Miller, J.D., V.A. McKusick, P. Malvaux, S.A. Temtany, C. Salinas: The 3-M-syndrome: a heritable low birth-weight dwarfism. Birth Defects (1975) 39–47

Spranger, J., J.M. Opitz, A. Nourmand: A new familial intrauterine growth retardation syndrome. The 3-M-syndrome. Europ. J. Pediat. 123 (1976) 115–124

Winter, R.M., M. Baraitser, D.B. Grant, M.A. Preece, C.M. Hall: The 3-M Syndrome. J. med. Genet. 21 (1984) 124–128

Mulibrey-Minderwuchs

Perheentupa, J., S. Antio, S. Leisti, C. Raitta: Mulibrey-nanism, dwarfism with muscle, liver, brain and eye involvement. Acta paediat. scand., Suppl. 206 (1970) 74–75

Perheentupa, J., S. Antio, S. Leisti, C. Raitta, L. Tuuteri: Mulibrey-nanism, an autosomal recessive syndrome with pericardial constriction. Lancet 1973/II, 351–355

Simila, S., M. Timonen, E. Heikkinen: A case of mulibrey nanism with associated Wilm's tumor. Clin. Genet. 17 (1980) 29–30

Tuuteri, L., J. Perheentupa, J. Rapola: The cardiopathy of mulibrey nanism, a new inherited syndrome. Chest 65 (1974) 628–631

Voorhees, M.L., G.S. Husson, M.S. Blackman: Growth failure with pericardial constriction: the syndrome of mulibrey nanism. Amer. J. Dis. Child. 130 (1976) 1146–1148

Seckel-Syndrom und osteodysplastische primordiale Minderwuchsformen

Boscherini, B., G. Jannacone, C. La Lanza, G. Manusco, G. Finocchi, F. Girotti, A. M. Pasquino: Intrauterine growth retardation: A report of two cases with bird-headed appearance, skeletal changes, and peripheral GH resistance. Europ. J. Pediat. 137 (1981) 237–242

Haan, E. A., M. E. Furness, S. Knowles, L. L. Morris, G. Scott, J. M. Svigos, R. Vigneswaren: Osteodysplastic primordial dwarfism: Report of a further case with feature similar to those of types I and III. Amer. J. med. Genet. In press

Harper, R. G., E. Orti, R. K. Baker: Bird-headed dwarfs (Seckel's syndrome): familial pattern of developmental, dental, skeletal, genital and central nervous system anomalies. J. Pediat. 70 (1967) 799–804

Lavollay, B., C. Faure, G. Filipe, G. Branca, Y. Huet de Barochez: Nanisme familial congénital avec dysplasie céphalo-squelettique (syndrome de Taybi-Linder). Arch. franç. Pédiat. 41 (1984) 57–60

Majewski, F., T. Goecke: Studies of microcephalic primordial dwarfism I: Approach to a delineation of the Seckel syndrome. Amer. J. med. Genet. 12 (1982) 7–21

Majewski, F., J. Spranger: Über einen neuen Typ des primordialen Minderwuchses: der brachymele primordiale Minderwuchs. Mschr. Kinderheilk. 124 (1976) 499–503

Majewski, F., M. Ranke, A. Schinzel: Studies of microcephalic primordial dwarfism II. The osteodysplastic type II of primordial dwarfism. Amer. J. med. Genet. 12 (1982a) 23–35

Majewski, F., M. Stoeckenius, H. Kemperdick: Studies of microcephalic primordial dwarfism III: An intrauterine dwarf with platyspondyly and anomalies of pelvis and clavicles: osteodysplastic primordial dwarfism type III. Amer. J. med. Genet. 12 (1982b) 37–42

Majewski, F., K. Müller, B. Majewski: Über primordialen mikrozephalen Minderwuchs. Mschr. Kinderheilk. 136 (1988) 486

Müller, W., H. Frisch, J. Gassner, J. Kofler: Seckel-Syndrom. Mschr. Kinderheilk. 126 (1978) 454–456

Poznanski, A. K., G. Jannaccone, A. M. Pasquino, B. Boscherini: Radiological findings in the hand in Seckel syndrome (bird headed dwarfism). Petriat. Radiol. 13 (1983) 19–24

Sauck, J. J., R. Litt, C. E. Espiritu, I. R. Delaney: Familial bird-headed dwarfism (Seckel's Syndrome). J. med. Genet. 10 (1973) 196–198

Seckel, H. P. G.: Bird-headed Dwarfs. Karger, Basel 1960

Taybi, H., D. Linder: Congenital familial dwarfism with cephaloskeletal dysplasia. Radiology (N.Y.) 89 (1967) 275–281

Thomas, P. S., N. C. Nevin: Congenital familial dwarfism with cephalo-skeletal dysplasia (Taybi-Linder Syndrome). Ann. Radiol. 19 (1976) 187–192

Verloes, A., L. Lambrechts, J. Senterre, C. Lambotte: Microcephalic osteodysplastic dwarfism (Type II-like) in siblings. Amer. J. med. Genet. 32 (1987) 88–94

Wiedemann, H. R., K. P. Grosse, H. Dibbern: An Atlas of Characteristic Syndromes. A Visual Aid to Diagnosis. Wolfe Med. Publ., London 1982 (p. 110)

Willems, P. J., C. Rouwé, P. A. Smit: A new case of the osteodysplastic primordial dwarfism type II. Amer. J. med. Genet. 26 (1987) 819–824

Winter, R. M., J. Wigglesworth, B. N. Harding: Osteodysplastic primordial dwarfism: Report of a further patient with manifestations similar to those seen in patients with types I and III. Amer. J. med. Genet. 21 (1985) 569–574

Bloom-Syndrom

Bloom, D.: Congenital teleangiectatic erythema resembling lupus erythematosus in dwarfs. Amer. J. Dis. Child. 88 (1954) 754–758

Chan, J. Y. H., F. F. Becker, J. German, J. H. Ray: Altered DNA ligase I activity in Bloom's syndrome cells. Nature 325 (1987) 357–359

German, J.: Bloom's syndrome I. Genetical and clinical observations in the first twenty-seven patients. Amer. J. hum. Genet. 21 (1969) 196–227

German, J., S. Schonberg, E. Louie, R. S. K. Chaganti: Bloom's syndrome. IV. Sister-chromatid exchanges in lymphocytes. Amer. J. hum. Genet. 29 (1977) 248–255

German, J., D. Bloom, E. Passarge: Bloom's syndrome XI. Progress report for 1983. Clin. Genet. 25 (1984) 166–174

Mulcahy, M. T., M. French: Pregnancy in Bloom's syndrome. Clin. Genet. 19 (1981) 156–158

Schroeder, T. M., J. B. German: Bloom's syndrome and Fanconi's anemia: demonstration of two distinctive patterns of chromosome disruption and rearrangement. Hum. Genet. 25 (1974) 299–306

Takemiya, M., S. Shiraishi, T. Teramoto, Y. Miki: Bloom's syndrome with porokeratosis of Mibelli and multiple cancers of the skin, lung and colon. Clin. Genet. 31 (1987) 35–44

Dubowitz-Syndrom

Bartram, C. R., F. Majewski, P. Thomas, T. Goecke: A possibly new IUGR-syndrome in two sisters. In Spranger, J., M. Tolksdorf: Klinische Genetik in der Pädiatrie. Thieme, Stuttgart 1980 (S. 134–139)

Belohradsky, B. H., J. Egger, M. Meisswinkel, M. Knoop, M. Weiss, O. Sauer: Das Dubowitz Syndrom. Ergebn inn. Med. Kinderheilk. 57 (1988) 145–184

Dubowitz, V.: Familial low birth weight dwarfism with an unusual facies and a skin eruption. J. med. Genet. 2 (1965) 12–17

Küster, W., F. Majewski: The Dubowitz-Syndrome. Europ. J. Pediat. 144 (1986) 574–578

Majewski, F.: Dubowitz-Syndrome. In Vinken, P., G. Bruyn: Handbook of Clinical Neurology, vol. XLIII. North-Holland Publishing Co., Amsterdam 1981

Moller, K. T., R. J. Gorlin: The Dubowitz syndrome: a retrospective study. J. craniofac. Genet. develop. Biol. 1 (1985) 283–286

Opitz, J. M., R. A. Pfeiffer, J. P. R. Hermann, T. Kushnick: Studies of malformation syndromes in man XXIVB: The Dubowitz syndrome: further observations. Z. Kinderheilk. 116 (1973) 1–12

Wilroy, R. S., R. E. Tipton, R. L. Summitt: The Dubowitz-Syndrome. Amer. J. med. Genet. 2 (1978) 275–284

Alkoholembryopathie

Jones, K. L., D. W. Smith, Ch. Ulleland, A. P. Streissguth: Pattern of malformation in offspring of chronic alcoholic mothers. Lancet 1973/I, 1267–1271

Lemoine, P., J. P. Harousseau, J. P. Borteyru, J. C. Menuet: Les enfants des parents alcooliques. Anomalies observées, à propos de 127 cas. Quest. méd. 25 (1968) 477–482

Löser, H., F. Majewski: Type and frequency of cardiac defects in embryofetal alcohol syndrome. Report of 16 cases. Brit. Heart J. 39 (1977) 1374–1379

Majewski, F.: Die Alkoholembryopathie: Fakten und Hypothesen. Ergeb. inn. Med. Kinderheilk. 43 (1979) 1–55

Majewski, F.: Teratogene Schäden durch Alkohol. In Kisker, K. P., J.-E. Meyer, C. Müller, E. Strömgren: Psychiatrie der Gegenwart, Bd. III. Springer, Berlin 1987 (S. 243–272)

Majewski, F., B. Majewski: Alcohol embryopathy: Symptoms, auxological data, frequency among the offspring and pathogenesis. In Kuriyama, K., A. Takama, H. Ishii: Biomedical and Social Aspects of Alcohol and Alcoholism. Elsevier Science Publ., Amsterdam 1988 (pp. 837–844)

Majewski, F., J. R. Bierich, H. Löser, R. Michaelis, B. Leiber, F. Bettecken: Zur Klinik und Pathogenese der Alkoholembryopathie (Bericht über 68 Patienten). Münch. med. Wschr. 118 (1976) 1635–1642

Samaille-Villette, C., P. P. Samaille: Le syndrome d'alcoolisme foetal à propos de 47 observations. Thèse Médicine, Lille 1976

Sokolowski, F., A. Sokolowski, F. Majewski: Risiken für die Nachkommen alkoholkranker Frauen. Gynäkol. Prax. 12 (1988) 635–649

Brachmann-de-Lange-Syndrom

Bankier, A., E. Haan, R. Birrell: Familial occurrence of Brachmann-de Lange syndrome. (Letter) Amer. J. med. Genet. 25 (1986) 163–165

Beck, B.: Familial occurence of Cornelia de Lange's syndrome. Acta paediat. scand. 63 (1974) 225–231

Beck, B.: Epidemiology of Cornelia de Lange's syndrome. Acta paediat. scand. 65 (1976) 631–638

Beck, B., M. Mickelsen: Chromosomes in the Cornelia de Lange syndrome. Hum. Genet. 59 (1981) 271–276

Berg, J. M., B. D. McCreary, M. A. C. Ridler, G. F. Smith: The de Lange Syndrome. Pergamon Press, Oxford 1970

Brachmann, W.: Ein Fall von symmetrischer Monodaktylie durch Ulnadefekt, mit symmetrischer Flughautbildung in den Ellenbeugen sowie anderen Abnormitäten. Jb. Kinderheilk. 84 (1916) 225–235

Breslau, E. J., C. Disteche, J. G. Hall, H. Thuline, P. Cooper: Prometaphase chromosomes in five patients with the Brachman-de Lange syndrome. Amer. J. med. Genet. 10 (1981) 179–186

Fryns, J. P., A. M. Dereymaekers, M. Hoefnagels, F. D'Hondt, G. Mertens, H. van den Berghe: The Brachmann-de Lange syndrome in two siblings of normal parents. Clin. Genet. 31 (1987) 413–415

Hawley, P. P., L. G. Jackson, D. M. Kurnit: Sixty-four patients with Brachmann-de Lange syndrome: A Survey. Amer. J. med. Genet. 20 (1985) 453–459

De Lange, C.: Sur un type nouveau de dégénération (typus Amstelodamensis). Arch. Méd. Enf. 36 (1933) 713–719

Naguib, K. K., A. S. Teebi, S. A. Al-Awadi, M. J. Marafie: Brachmann-de Lange syndrome in sibs. J. med. Genet. 24 (1987) 627–631

Opitz, J. M.: The Brachmann-de Lange syndrome. Amer. J. med. Genet. 22 (1985) 89–102

Pashayan, H., D. Whelan, S. Guttmann, F. C. Fraser: Variability of the de Lange syndrome. Report of 3 cases and genetic analysis of 54 families. J. Pediat. 75 (1969) 853–858

Preus, M., A. P. Rex: Definition and diagnosis of the Brachmann-de Lange syndrome. Amer. J. med. Genet. 16 (1983) 301–312

Vischer, D.: Typus degenerative Amstelodamensis (Cornelia de Lange-Syndrom). Helv. paediat. Acta 20 (1965) 415–445

Wilson, G. M., V. C. Hieber, R. D. Schmickel: The association of chromosome 3 duplication and the Cornelia de Lange Syndrome. J. Pediat. 93 (1978) 783–788

Fanconi-Anämie

Auerbach, A. D., M. Sagi, B. Adler: Fanconi anemia: prenatal diagnosis in 30 fetuses at risk. Pediatrics (Springfield) 76 (1985) 794–800

Diatloff-Zito, C., D. Papadopoulo, D. Averbeck, F. Moustacchi: Abnormal response to DNA crosslinking agents of Fanconi anemia fibroblasts can be corrected by transfection with normal human DNA. Proc. nat. Acad. Sci. 83 (1986) 7034–7038

Estren, S., W. Dameshek: Familial hypoplastic anemia of childhood: report of eight cases in two families with beneficial effect of splenectomy in one case. Amer. J. Dis. Child. 73 (1947) 671–687

Fanconi, G.: Familiäre infantile perniziosaartige Anämie (perniziöses Blutbild und Konstitution) Jb. Kinderheilk. 117 (1927) 257–280

Glanz, A., C. Fraser: Spectrum of anomalies in Fanconi anaemia. J. med. Genet. 19 (1982) 412–416

Gmyrek, D., J. Syllm-Rapoport: Zur Fanconi-Anämie (FA). Analyse von 129 beschriebenen Fällen. Z. Kinderheilk. 91 (1964) 297–337

Hirsch-Kauffmann, M., M. Schweiger, E. F. Wagner, K. Sperling: Deficiency of DNA ligase activity in Fanconi's anemia. Hum. Genet. 45 (1978) 25–32

Li, F. P., N. U. Potter: Classical Fanconi anemia in a family with hypoplastic anemia. J. Pediat. 92 (1978) 943–944

Moustacchi, E., D. Papadopoulo, C. Diatloff-Zito, M. Buchwald: Two complimentation groups of Fanconi's anemia differ in their phenotypic response to a DNA-crosslinking treatment. Hum. Genet. 75 (1987) 45–47

Rosendorff, J., R. Bernstein, L. Macdougall, F. Jenkins: Fanconi anemia: another disease of unusually high prevalence in the Afrikaans population of South Africa. Amer. J. med. Genet. 27 (1987) 793–797

Schroeder, T. M., J. German: Bloom's syndrome and Fanconi's anemia: demonstration of two distinctive patterns of chromosome disruption an rearrangement. Hum. Gen. 25 (1975) 299–306

Schroeder, T. M., F. Anschütz, A. Knopp: Spontane Chromosomenaberrationen bei familiärer Panmyelopathie. Hum. Gen. 1 (1964) 194–196

Schroeder, T. M., D. Tilgen, J. Krüger, F. Vogel: Formal genetics of Fanconi's anemia. Hum. Genet. 32 (1976) 257–288

Schroeder, T. M., E. Pöhler, H. D. Hufnagl, C. Stahl-Maugé: Fanconi's anemia: terminal leukemia and „Forme fruste" in one family. Clin. Genet. 16 (1979) 260–268

Schroeder-Kurth, T. M.: What is Fanconi's anemia? Clin. Genet. 25 (1984) 208

Swift, M., J. Cohen, R. Pinkham: A maximum-likelihood method for estimating the disease predisposition of heterozygotes. Amer. J. hum. Genet. 26 (1974) 304–317

Vossen, J. M. J. J.: Experience with bone marrow transplantation in Fanconi's anemia. Clin. Genet. 25 (1984) 209

Wunder, E.: Further studies on compartmentalisation of DNA-topoisomerase I in Fanconi anemia tissue. Hum. Genet. 68 (1984) 276–281

Zakrzewski, S., K. Sperling: Genetic heterogeneity of Fanconi's anemia demonstrated by somatic cell hybrids. Hum. Genet. 56 (1980) 81–84

Trisomie 18

Edwards, J. H., D. J. Harnden, A. H. Cameron, K. M. Crosse, O. H. Wolff: A new trisomic syndrome. Lancet 1960/I, 787–790

Fox, J. E., E. S. Gloster, R. Mirchandani: Trisomy 18 with Cantrell pentalogy in a stillborn infant. Amer. J. med. Genet. 31 (1988) 391–394

Goldstein, H., K. G. Nielsen: Rates and survival of individuals with trisomy 13 and 18. Clin. Genet. 34 (1988) 366–372

Ramirez-Castro, J. L., E. T. Bersu: Anatomical analysis of the developmental effects of aneuploidy in man. – The 18-Trisomy syndrome: II. Anomalies of the upper and lower limbs. Amer. J. med. Genet. 2 (1978) 285–306

Schinzel, A.: Catalogue of unbalanced chromosome aberrations in man. de Gruyter, Berlin 1984

Schinzel, A., W. Schmidt. Trisomie 18. Bericht über 15 neue Fälle unter spezieller Berücksichtigung von Schwangerschaft, klinischem Verlauf und autoptischem Befund. Helv. paediat. Acta 26 (1971) 673–685

Surana, R. B., H. W. Bain, P. E. Conen: 18-Trisomy in a 15-year-old girl. Amer. J. Dis. Child. 123 (1972) 75–77

Taylor, A. J.: Autosomal trisomy syndromes: a detailed study of 27 cases of Edwards' syndrome and 27 cases of Patau's syndrome. J. med. Genet. 5 (1968) 227–241

Leprechaunismus

Cantami, A., M. G. Zirnlo, M. L. Tacconi: A rare polydysmorphic syndrome: leprechaunism-review of fourty-nine cases reported in the literature. Ann. Génét. 30 (1987) 221–227

Der Kaloustian, V. M., N. M. Kronfol, R. J. Takla, A. Habasch, A. Khazin, S. S. Najjar: Leprechaunism a report of two new cases. Amer. J. Dis. Child. 122 (1971) 442–445

Donohue, W. L.: Dysendocrinism. J. Pediat. 32 (1948) 739

Donohue, W. L., J. Uchida: Leprechanismus. An euphuism for a rare familial disorder. J. Pediat. 45 (1954) 505–519

Elsas, L. J., F. Endo, E. Strumlauf, J. Elders, J. H. Priest: Leprechaunism: an inherited defect in a high-affinity insulin receptor. Amer. J. hum. Genet. 37 (1985) 73–88

Endo, F., N. Nagata, J. H. Priest, N. Longo, L. J. Elsas: Structural analysis of normal and mutant insulin receptors in fibroblasts cultured from families with leprechaunism. Amer. J. hum. Genet. 41 (1987) 402–417

Geffner, M. E., S. A. Kaplan, N. Bersch, B. M. Lippe, W. G. Smith, R. A. Nagel, T. V. Santulli, C. H. Li, D. W. Golde: Leprechaunism: in vitro insulin action despite genetic insulin resistance. Pediat. Res. (Baltimore) 22 (1987) 286–291

Kuhlkamp, F., H. Helwig: Das Krankheitsbild des kongenitalen Dysendokrinismus oder Leprechaunismus. Z. Kinderheilk. 109 (1970) 50–63

Pattersen, J. H., W. L. Watkins: Leprechaunism in a male infant. J. Pediat. 60 (1962) 730–739

Schilling, E. E., M. M. Rechler, C. Grunfeld, A. M. Rosenberg: Primary defect of insulin receptors in skin fibroblasts cultured from an infant with leprechaunism and insulin-resistance. Proc. nat. Acad. Sci. 76 (1979) 5877–5881

Spranger, J.: "New" dwarfing syndromes. Birth Defects 13/3b (1977) 11–29

Taylor, S. I., J. Roth, R. M. Blizzard, M. J. Elders: Qualitative abnormalities in insulin binding in a patient with extreme insulin resistance: decreased sensitivity to alterations in temperature and pH. Proc. nat. Acad. Sci. 78 (1981) 7157–7161

Tsujino, G., T. Yoshinaga: A case of leprechaunism and an analysis of some clinical manifestations of this syndrome. Z. Kinderheilk. 118 (1976) 347–460

De Barsy-Syndrom

de Barsy, A. M., E. Moens, L. Dierckx: Dwarfism, oligophrenia and degeneration of the elastic tissue in skin and cornea. A new syndrome? Helv. paediat. Acta 23 (1968) 305–313

Bartsocas, C. S., J. Dimitriou, A. Kavadias, D. Kyrzopoulos: De Barsy syndrome. In Papadatos, C. J., C. S. Bartsocas: Skeletal Dysplasia. Liss, New York 1982 (pp. 157–160)

Burck, U.: de Barsy-Syndrom – eine weitere Beobachtung. Klin. Pädiat. 186 (1974) 441–444

Goecke, T., R. Kiekens, F. Majewski, R. Pothmann: Cutis laxa, Hornhauttrübung und geistige Retardierung: Das de Barsy Syndrom. Ein Fallbericht. In Spranger, J., M. Tolksdorf: Klinische Genetik in der Pädiatrie. Thieme, Stuttgart 1980 (S. 139–143)

Hoefnagel, D., J. Pomeroy, D. Wurster, A. Saxon: Congenital athetosis, mental deficiency, dwarfism and laxity of skin and ligaments. Helv. paediat. Acta 26 (1971) 397–402

Kunze, J., F. Majewski, P. Montgomery, A. Hockey, I. Karkut, T. Riebel: De Barsy syndrome – an autosomal recessive progeroid syndrome. Europ. J. Pediat. 144 (1985) 348–354

Pontz, B. F., F. Zepp, H. Stöß: Biochemical, morphological and immunological findings in a patient with a cutis laxa-associated inborn disorder (de Barsy syndrome). Europ. J. Pediat. 145 (1986) 428–434

Riebel, T.: de Barsy-Moens-Dierckx-Syndrom: Beobachtung bei Geschwistern. Mschr. Kinderheilk. 124 (1976) 96–98

Wiedemann, H. R.: Über einige progeroide Krankheitsbilder und deren diagnostische Einordnung. Z. Kinderheilk. 107 (1969) 91–106

Rubinstein-Taybi-Syndrom

Baraitser, M., M. A. Preece: The Rubinstein-Taybi syndrome: occurrence in two sets of identical twins. Clin. Genet. 23 (1983) 318–320

Berry, A. C.: Rubinstein-Taybi syndrome. J. med. Genet. 24 (1987) 562–566

Cotsirilos, R., J. E. C. Taylor, R. Metalon: Dominant inheritance of syndrome similar to Rubinstein-Taybi. Amer. J. med. Genet. 26 (1987) 85–93

Der Kaloustian, V. M., A. K. Affi, A. A. Sinno, J. Mire: The Rubinstein-Taybi syndrome. A clinical and muscle electron microscopic study. Amer. J Dis. Child. 124 (1972) 897–902

Kajii, T., K. Hagiwara, M. Tsukahara, H. Nakajima, Y. Fukuda: Monocygotic twins discordant for Rubinstein-Taybi syndrome. J. med. Genet. 18 (1981) 312–314

Pfeiffer, R. A.: Rubinstein-Taybi Syndrom bei wahrscheinlich eineiigen Zwillingen. Hum. Genet. 6 (1968) 84–87

Robson, M. J., W. J. W. Sharrard, L. M. Brown: Cervical spondylolisthesis and other skeletal abnormalities in Rubinstein-Taybi syndrome. J. Bone Jt Surg. B. 63 (1980) 297–299

Rubinstein, J. H.: The broad thumbs syndrome. Progress report 1968. Birth Defects 5/2 (1969) 25–41

Rubinstein, J. H., H. Taybi: Broad thumbs and toes and facial abnormalities. Amer. J. Dis. Child 105 (1963) 588–608

Wulfsberg, E. A., I. J. Klisak, R. S. Sparkes: High resulution chromosome banding in the Rubinstein-Taybi syndrome. Clin. Genet. 23 (1983) 35–37

Baller-Gerold-Syndrom

Anyane-Yeboa, K., L. Gunning, A. D. Bloom: Baller-Gerold syndrome. Clin. Genet. 17 (1980) 161–166

Baller, F.: Radiusaplasie und Inzucht. Z. menschl. Vererb.- u. Konstit.-L. 29 (1950) 782–790

Cohen, M. M.: Craniosynostosis and syndromes with craniosynostosis: Incidence, genetics, penetrance, variability, and new syndrome updating. Birth Defects 15/5B (1979) 13–63

Gerold, M.: Frakturheilung bei einem seltenen Fall kongenitaler Anomalie der oberen Gliedmaßen. Zbl. Chir. 84 (1959) 831–834

Greitzer, L. J., K. L. Jones, B. S. Schnall, D. W. Smith: Craniosynostosis-radial aplasia syndrome. J. Pediat. 84 (1974) 723–724

Majewski, F., W. Küster, T. Goecke: Baller-Gerold-Syndrom. pais 3 (1984) 35–39

Pelias, M. Z., D. W. Superneau, T. F. Thurmon: A sixth report (eighth case) of craniosynostosis-radial aplasia (Baller-Gerold) syndrome. Amer. J. med. Genet. 10 (1981) 133–139

Neu-Laxova-Syndrom

Karimi-Nejad, M. H., H. Khajavi, M. J. Gharavi, R. Karimi-Nejad: Neu-Laxova syndrome: Report of a case and comments. Amer. J. med. Genet. 28 (1987) 17–23

Lazjuk, G. I., L. W. Lurie, T. I. Ostrovskaya, E. D. Cherstvoy, I. A. Kirillova, N. K. Nedsved, S. S. Usoev: The Neu-Laxova syndrome – a distinct entity. Amer. J. med. Genet. 3 (1979) 261–267

Muller, L. M., G. de Jong, S. C. E. Monton, M. J. Greeff, P. Kirby, R. Hewlett, H. F. Jordaan: A case of the Neu-Laxova syndrome: Prenatal ultrasonographic monitoring in the third trimester and the histopathological findings. Amer. J. med. Genet. 26 (1987) 421–429

Neu, R. L., T. Kajii, L. I. Gardner, S. F. Nagyfy, S. King: A lethal syndrome of microcephaly with multiple congenital anomalies in three siblings. Pediatrics (Springfield) 47 (1971) 610–612

Ostrovskaya, T. I., G. I. Lazjuk: Cerebral abnormalities in the Neu-Laxova syndrome. Amer. J. med. Genet. 30 (1988) 747–756

Povýšilová, V., M. Macek, J. Salichová, E. Seemanová: Letální syndrom mnohočetných malformaci u tři sourozenců. Čes. Pediat. 31 (1976) 190–194

Scott, Ch., J. M. Lauro, K. M. Laurence, M. Tolarová, J. G. Hall, S. Reed, C. J. R. Curry: Letter to the Editor: Comments on the Neu-Laxova syndrome and CAD complex. Amer. J. med. Genet. 9 (1981) 165–175

Winter, R. M., D. Donnai, M. d'A. Crawfurd: Syndromes of microcephaly, microphthalmia, cataracts, and joint contractures. Amer. J. med. Genet. 18 (1981) 129–133

Pena-Shokeir-Syndrom

Chen, H., B. Blumberg, L. Immken, R. Lachmann, D. Rightmire, M. Fowler, R. Bachmann, F. A. Beemer: The Pena-Shokeir syndrome: Report of five cases and further delineation of the syndromes. Amer. J. med. Genet. 16 (1983) 213–224

Davis, J. E., D. K. Kalousek: Fetal akinesia deformation sequence in previable fetuses. Amer. J. med. Genet. 29 (1988) 77–87

Drachmann, D. B., A. J. Coulombre: Experimental clubfoot and arthrogryposis multiplex congenita. Lancet 1962/II, 523–526

Hageman, G., J. Willemse, B. A. van Ketel, P. G. Barth, D. Lindhout: The heterogeneity of the Pena-Shokeir syndrome. Neuropediatrics 18 (1987) 45–50

Hall, J. G.: Analysis of Pena-Shokeir phenotype. Amer. J. med. Genet. 25 (1986) 99–117

Lindhout, D., G. Hageman, F. A. Beemer, P. F. Ippel, L. Breslau-Siderius, J. Willemse: The Pena-Shokeir syndrome: report of nine Dutch cases. Amer. J. med. Genet. 21 (1985) 655–668

Moerman, P., J. P. Fryns, P. Goddeeris, M. Lauwerys: Multiple ankyloses, facial anomalies, and pulmonary hypoplasia associated with severe antenatal spinal muscular atrophy. J. Pediat. 103 (1983) 238–241

Moessinger, A. C.: Fetal akinesia deformation sequence: an animal model. Pediatrics (Springfield) 72 (1983) 857–863

Ohlsson, A., K. W. Fong, T. H. Rose, D. C. Moore: Prenatal sonographic diagnosis of Pena-Shokeir syndrome type I, or fetal akinesia deformation sequence. Amer. J. med. Genet. 29 (1988) 59–65

Pena, S. D. J., M. H. K. Shokeir: Syndrome of camptodactyly, multiple ankyloses, facial anomalies and pulmonary hypoplasia: A lethal condition. J. Pediat. 85 (1974) 373–375

Pena, S. D. J., M. H. K. Shokeir: Syndrome of camptodactyly, multiple ankyloses, facial anomalies and pulmonary hypoplasia – further delineation and evidence for autosomal recessive inheritance. Birth Defects 12/5 (1976) 201–208

Cerebro-okulo-fazio-skeletales Syndrom

Hunter, A. G. W., S. J. Woerner, L. D. C. Montalvo-Hicks, S. B. Fowlow, R. H. A. Haslam, P. J. Metcalf, R. B. Lowry: The Bowen-Conradi syndrome – a highly lethal autosomal recessive syndrome of microcephaly, micrognathia, low birth weight, and joint deformities. Amer. J. med. Genet. 3 (1979) 269–279

Lerman-Sagie, T., Y. Levi, D. Kidron, M. Grunebaum, M. Nitzan: Syndrome of osteopetrosis and muscular degeneration associated with cerebro-oculo-facio-skeletal changes. Amer. J. med. Genet. 28 (1987) 137–142

Lurie, I. W., E. D. Cherstvoy, G. I. Lazjuk, M. J. Nedzved, S. S. Usoev: Further evidence for the autosomal-recessive inheritance of the COFS syndrome. Clin. Genet. 10 (1976) 343–346

Pena, S. D. J., M. H. K. Shokeir: Autosomal recessive cerebro-oculo-facio-skeletal (COFS) syndrome. Clin. Genet. 5 (1974) 285–293

Pena, S. D. J., J. Evans, A. G. W. Hunter: COFS syndrome revisted. Birth Defects 14/6B (1978) 205–213

Preus, M., F. C. Fraser: The cerebro-oculo-facio-skeletal syndrome. Clin. Genet. 5 (1974) 294–297

Scott-Emuakpor, A., J. Heffelfinger, J. V. Higgins 1977: A syndrome of microcephaly and cataracts in four siblings. A new genetic syndrome? Amer. J. Dis. Child. 131 (1977) 167

Shokeir, M. H. K.: Cerebro-oculo-facio-skeletal (COFS) syndrome (Pena-Shokeir syndrome). In Vinken, P. J., G. W. Bruyn: Handbook of Clinical Neurology, vol. XLV/2. North-Holland Publishing Co., Amsterdam 1982 (pp. 341–343)

Silengo, M. C., G. Davi, R. Bianco, M. Biagioli, P. Franceschini, M. Cavallo, G. Bussi: The Neu-COFS (cerebro-oculo-facio-skeletal) syndrome: report of a case. Clin. Genet. 25 (1984) 201–204

Surana, R. B., J. R. Fraga, S. M. Sinkford: The cerebro-oculo-facio-skeletal syndrome. Clin. Genet. 13 (1978): 486–488

Wiedemann-Rautenstrauch-Syndrom

Devos, E. A., J. G. Leroy, J. P. Fryns, H. van den Berghe: The Wiedemann-Rautenstrauch or neonatal progeroid syndrome: report of a patient with consanguineous parents. Europ. J. Pediat. 136 (1981) 245–248

Majewski, F.: Symptomatic Similarities in Three Syndromes. Amer. J. Med. Genet. 34 (1989) 611

Martin, J. J., C. M. Centerick, J. G. Leroy, E. A. Devos, J. G. Roelens: The Wiedemann-Rautenstrauch or neonatal progeroid syndrome: neuropathological study of a case. Neuropediatrics 15 (1981) 43–48

Rautenstrauch, T., F. Snigula, T. Krieg, S. Gay, P. K. Muller: Progeria: a cell culture study and clinical report of familial incidence. Europ. J. Pediat. 124 (1977) 101–111

Snigula, F., T. Rautenstrauch: A new neonatal progeroid syndrome. Europ. J. Pediat. 136 (1981) 325

Wiedemann, H.-R.: Über einige progeroide Krankheitsbilder und deren diagnostische Einordnung. Z. Kinderheilk. 107 (1969) 91–106

Wiedemann, H.-R.: An unidentified progeroid syndrome: follow-up report. Europ. J. Pediat. 130 (1979) 65–70

Fehlbildungen der Gliedmaßen

W. Lenz und F. Majewski

Grundlagen der Klassifikation

Gliedmaßenfehlbildungen lassen sich teils morphologisch, teils ätiologisch klassifizieren. Eine streng morphologische Klassifikation hat den Vorteil, daß sie rein phänomenologisch vorgeht und keine Hypothesen benötigt, den Nachteil, daß sie Zusammengehöriges trennen, Nichtzusammengehöriges zusammenwerfen kann. Eine doppelseitige Amelie als schwerster Thalidomidschaden der Arme ist morphologisch extrem verschieden von einer thalidomidbedingten Triphalangie der Daumen; trotzdem gehören beide in dieselbe ätiologische Gruppe, sind aber von morphologisch ähnlichen doppelseitigen oder einseitigen Amelien der Femur-Fibula-Ulna-Assoziation und von dominant erblichen Triphalangien der Daumen abzutrennen. Ähnlich gehört eine Syndaktylie des III. und IV. Fingers bei einem Genträger für das dominante Spalthand-Spaltfuß-Syndrom zu diesem und ist von einer einfachen dominanten Syndaktylie III und IV abzutrennen. Sie kann auch ein Symptom anderer Syndrome sein (Trisomie 18, Triploidie, Smith-Lemli-Opitz-Syndrom). Bei Gliedmaßenfehlbildungen mit bekannter Ätiologie, wie der Thalidomidembryopathie und den Fehlbildungen mit monogenem Erbgang, ist eine ätiologische Klassifikation möglich und wenig problematisch; schwierig ist sie dagegen bei den häufigeren Gliedmaßenfehlbildungen, die weder familiär gehäuft sind noch auf bekannte äußere Ursachen zurückgeführt werden können, wie den amniogenen Defekten, den Peromelien, dem Pektoralis-Hand-Syndrom, dem Ankyloglosson-Aglossie-Syndrom, den meisten Defekten von Femur, Fibula und Ulna, den meisten peripheren Hypoplasien. Auch hier ist es jedoch möglich, zusammengehörige Fehlbildungen zusammenzufassen und Grenzen zwischen den Gruppen zu ziehen, wenn man ein ähnliches Prinzip anwendet, wie es der Klassifikation monogener Fehlbildungen zugrunde liegt. Bei monogenem Erbgang rechnen wir die Fehlbildungen zum gleichen Typ, die bei den Blutsverwandten 1. Grades (Eltern, Geschwister, Kinder) der Probanden mit einer bestimmten Fehlbildung in einer Häufung vorkommen, die dem autosomal-dominanten oder -rezessiven und dem X-gekoppelten Erbgang entspricht, die also meist 25 oder 50% beträgt und damit gewöhnlich über tausendmal höher als die Häufigkeit in der Bevölkerung liegt. Praktisch wertlos dagegen ist meist die Suche nach Fehlbildungen unter entfernten Verwandten. Alle Gliedmaßenfehlbildungen zusammen sind so häufig, daß man bei Erfassung eines größeren Verwandtenkreises häufig rein zufällig die eine oder andere Fehlbildung findet, die dann nichts mit derjenigen des Probanden zu tun hat. Bei Gliedmaßenfehlbildungen, die in der Regel sporadisch auftreten, können wir von der Fehlbildung an einer Gliedmaße ausgehen und die Fehlbildungen, die bei den Probanden gehäuft an anderen Gliedmaßen auftreten, zum gleichen Typ rechnen. So finden wir, wenn wir von Femurdefekten ausgehen, auf der Gegenseite gehäuft Femur- und Fibuladefekte, oft mit Fehlen der V. oder der IV. und V. Zehe, und an den oberen Gliedmaßen Amelie, Peromelie des Humerus, humeroradiale Synostose, Ulnadefekte und Fehlen des IV. und V. Fingers, manchmal auch Syndaktylien der ulnaren Strahlen. Solche gehäuft zusammen vorkommenden Fehlbildungen sind keine zufälligen Kombinationen der häufigsten Gliedmaßendefekte, sondern eine enge Auswahl aus den zahllosen morphologischen Typen. Sie bilden aber kein Syndrom, wenn man fordert, daß ein Syndrom eine Mindestzahl konstanter Kriterien haben sollte, sondern eher eine Kette miteinander verbundener Syndrome. Andere Fehlbildungen, wie die Unterarmperomelie, die Acheirie mit Fingerknospen oder das Pektoralis-Hand-Syndrom, sind nicht mit Fehlbildungen an den übrigen Gliedmaßen korreliert und sollten nicht mit morphologisch ähnlichen, aber beiderseitigen Fehlbildungen zusammengeworfen werden.

Die Extremitätenfehlbildungen lassen sich in die folgenden sechs Hauptgruppen einteilen:

1. Brachydaktylien,
2. Syndaktylien,
3. Polydaktylien,
4. Oligodaktylien (Strahlendefekte),
5. Peromelien (periphere Defekte),
6. Synostosen.

Obwohl Kombinationsfehlbildungen nicht selten sind, deren Symptome in zwei oder mehr dieser Hauptgruppen gehören, werden die einzelnen Gliedmaßenbildungen hier diesen Hauptgruppen zugeordnet, wobei die Symptome, die am regelmäßigsten vorkommen oder klinisch im Vordergrund stehen, die Zuordnung bestimmen.

Brachydaktylien

Brachydaktylien ohne weitere Fehlbildung

Unter Brachydaktylie versteht man eine auffallende Verkürzung von Fingern oder Zehen. Sie kommt entweder „isoliert" oder in Verbindung mit weiteren Anomalien vor. Bei den verschiedenen Typen sind jeweils bestimmte Phalangen oder Metakarpalia bevorzugt betroffen. Die meisten Brachydaktylietypen sind dominant erblich. Dabei stimmen die betroffenen Mitglieder einer Familie im Typ der Brachydaktylie überein, doch können sie individuell verschiedene Ausprägungen zeigen. Durch eine Verknüpfung morphologischer – vor allem röntgenologischer – Untersuchungen mit Familienuntersuchungen brachten DRINKWATER (1914, 1916), BELL (1951) und TEMTAMY (1966) Ordnung und Übersicht in die Vielfalt der Formen. Die Einteilung in die Typen A bis E geht auf BELL (1951) zurück.

A_1-Brachydaktylie: Brachymesophalangie II–V

Synonyme: Brachydaktylie Typ Farabee, Typ Drinkwater.

Literaturübersicht: FARABEE (1903) hat an diesem Brachydaktylietyp zum erstenmal den dominanten Erbgang beim Menschen demonstriert. DRINKWATER (1908) beschrieb eine Familie mit fehlenden oder hypoplastischen, mit den Endphalangen synostosierten Mittelphalangen sowie zwei weitere Sippen (1912 und 1914) mit geringerer Ausprägung der Brachydaktylie („minor brachydactyly"). Alle Mittelphalangen waren vorhanden, jedoch verkürzt.

Morphologie: Die Finger sind stark verkürzt. Bei fehlenden Mittelphalangen hat jeder Finger nur zwei Beugefurchen; bei verkürzten Mittelphalangen sind distale und mittlere Beugefurchen angenähert (LEJEUNE u. Mitarb. 1958). Die Nägel sind

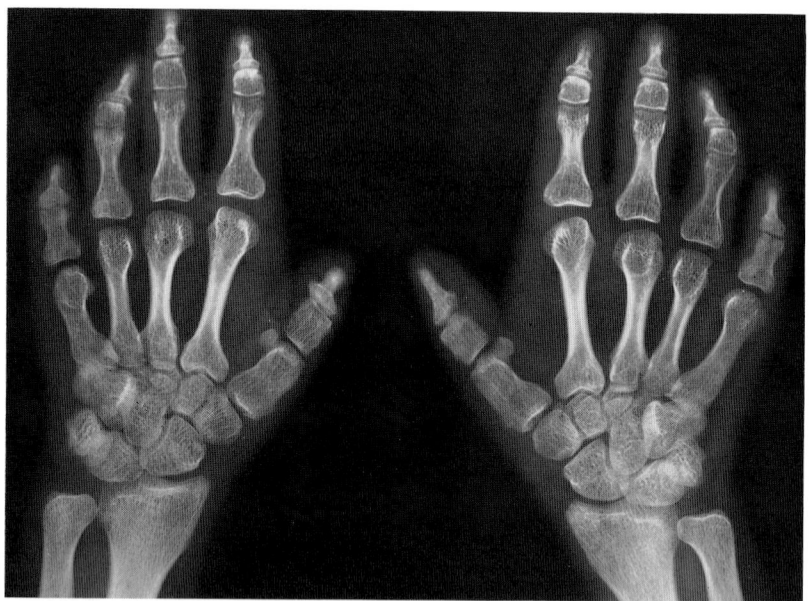

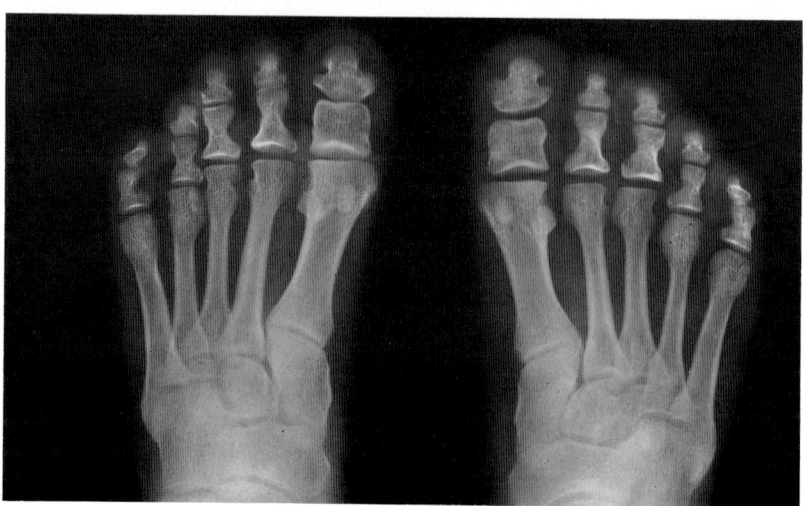

Abb. 1a u. b
Brachydaktylie A_1

normal ausgebildet. Im Röntgenbild erscheinen die Mittelphalangen verkürzt und rundlich, meist ohne Epiphysen, oder sie fehlen ganz. Die Grundphalanx I ist stark verkürzt (Abb. 1a). An den Zehen fehlen meist die Mittelphalangen II–V; die Grundphalanx I ist kurz und plump (Abb. 1b). Im Erwachsenenalter sind die Mittelphalangen meist mit den Endphalangen verschmolzen („Assimilationshypophalangie"). Personen mit diesem Brachydaktylietyp sind in der Regel kleinwüchsig. Männliche Patienten waren nach FARABEE im Durchschnitt 20 cm, weibliche 12 cm kleiner als ihre nicht betroffenen Geschwister. Leicht verkürzt sind meist auch die übrigen Phalangen, Metakarpi und Metatarsi. Typisch ist ferner eine Abschrägung der distalen Enden von Radius und Tibia und ein Fehlen des Processus styloideus ulnae (HAWS u. MCKUSICK 1963). DRINKWATER (1914) und andere Autoren nahmen zwei verschiedene Typen an, einen mit fehlenden Mittelphalangen (Typ Farabee) und einen mit hypoplastischen Mittelphalangen („minor brachydactyly", Typ Drinkwater). In der Sippe von FARABEE, welche von HAWS u. MCKUSICK 1963 nachuntersucht wurde, traten jedoch beide Varianten auf.

Genetik: Das Merkmal wird regelmäßig autosomal-dominant weitergegeben. HAWS u. MCKUSICK (1963) fanden unter den Nachkommen Erkrankter in 7 Generationen 43 Kranke und 44 Gesunde.

A_2-Brachydaktylie: Brachymesophalangie II u. V

Synonyme: Brachyphalangie der Zeigefinger, Brachydaktylie Typ Mohr und Wriedt.

Literaturübersicht: Diese seltene Brachydaktylieform ist nur in 6 Sippen beobachtet worden (ZIEGNER 1903, MOHR u. WRIEDT 1919, HANHART 1940, TEMTAMY 1966, EDELSON 1972, FREIRE-MAIA u. Mitarb. 1980). Berühmt ist die von MOHR u. WRIEDT publizierte Sippe, in der eine Brachymesophalangie II bei 32 Heterozygoten in 6 Generationen auftrat. Aus der Verbindung zweier Betroffener ist der erste bekannte Fall, bei dem ein dominantes Gen im homozygoten Zustand vorlag, hervorgegangen.

Morphologie: Die Mittelphalanx des Zeigefingers ist mehr oder weniger verkürzt und dreieckig („Deltaphalanx") oder zweiteilig, so daß die Endphalanx nach radial abweicht, manchmal auch ulnar. Nicht selten findet sich eine Brachymesophalangie mit Klinodaktylie der Kleinfinger (MOHR u. WRIEDT 1919, TEMTAMY 1966), gelegentlich Syndaktylie zwischen Daumen und Zeigefinger. In ZIEGNERS Fällen war auch die Grundphalanx der Großzehen verkürzt und dreieckig mit fibularer Abweichung der Großzehen. Die übrigen Zehen waren nach tibial gekrümmt, bedingt durch unregelmäßig verkürzte Mittelphalangen. TEMTAMY beobachtete verkürzte und breite Großzehen und recht konstant verkürzte und dreieckige Mittelphalangen der II. Zehen mit Tibialdeviation der Endphalanx. EDELSON fand die Zehen bei Mutter und Sohn normal ausgebildet. Weitere Fehlbildungen oder verminderte Körperhöhe werden beim A_2-Typ nicht erwähnt.

MCKUSICK (1983) nahm die Kombination von Brachydaktylie A_2 mit Brachymesophalangie V als selbständigen Brachydaktylie Typ A_4 an. Nach den Röntgenbildern der Sippe von MOHR u. WRIEDT hatten jedoch mindestens 3 Personen mit Brachymesophalangie II zusätzlich Brachymesophalangie und Klinodaktylie V. Demnach scheint die Brachymesophalangie V nur ein weiteres variables Merkmal der Brachydaktylie A_2 zu sein.

Genetik: In allen Sippen wurde die Anomalie autosomal-dominant vererbt.

A_3-Brachydaktylie: Brachymesophalangie V

Synonyme: Klinodaktylie, Krümmung des Kleinfingers, „crooked little fingers", Dubois-Zeichen.

Literatur: BAUER (1907) berichtete über gekrümmte und verkürzte Kleinfinger bei 20 Angehörigen einer Sippe in 4 Generationen. BELL (1951) stellte aus der Literatur 9 Sippen zusammen und klassifizierte diese harmlose Anomalie als Brachydaktylietyp A_3. Unter amerikanischen Schulkindern fanden F. DE MARINIS u. M. R. DE MARINIS (1955) 11% Betroffene (Jungen 15%, Mädchen 8%), SAITO (1963) unter japanischen 14%. JÜRGENS (1960) fand bei Kieler Schulkindern in 20 bis 25% Klinodaktylie der Kleinfinger, wenn er nur Fälle mit einem Krümmungswinkel von mindestens 15° zählte. Dabei war das Merkmal bei Mädchen etwas häufiger als bei Knaben, bei Hilfsschulkindern deutlich häufiger als bei Mittelschülern.

Morphologie: Die Mittelphalanx des Kleinfingers ist an der radialen Seite stärker verkürzt als an der ulnaren, so daß die distale Gelenkfläche schräg steht und die Endphalanx radial abweicht. HEWITT (1963) fand an 23 betroffenen Schulkindern auch andere Knochen der Hand geringfügig verkürzt. Zweijährige Kinder mit A_3-Brachydaktylie waren durchschnittlich 2,5 cm kleiner als Vergleichskinder.

Genetik: HERSH u. Mitarb. (1953) untersuchten 5 Sippen mit dieser Anomalie, die ebenso wie 9 von BELL (1951) zusammengestellte autosomal-dominanten Erbgang mit unvollständiger Penetranz zeigten. Aufgrund der Familienuntersuchungen bei 69 nicht auf familiäres Vorkommen ausgelesenen Merkmalsträgern schätzte SAITO (1963) die Penetranz auf 50–60%.

A_4-Brachydaktylie: Dystelephalangie V

Von der Brachydaktylie A_3 zu trennen ist eine weitere Form von Klinodaktylie des Kleinfingers, die Dystelephalangie, die auch nach der ersten Beschreibung (KIRNER 1927) „Kirner's deformity" genannt wird. SUGIURA u. Mitarb. (1961a) fanden in der Weltliteratur 19 Fälle und fügten 9 weitere hinzu.

Morphologie: Äußerlich läßt sich die Dystelephalangie V unschwer an der verkürzten und krallenartig nach radial und volar gekrümmten Endphalanx erkennen. Sie ist gleich häufig ein- wie beidseitig. Im Röntgenbild ist die Epiphyse der Endphalanx im Kindesalter unauffällig, der Epiphysenspalt jedoch auf das Doppelte verbreitert. Die Metaphyse erscheint verdichtet, die Diaphyse nach radial und volar gekrümmt. Bei Erwachsenen ist die Strahlendichte von Meta- und Diaphyse unauffällig; die Krümmung der Diaphyse thenarwärts bleibt unverändert bestehen. Auffällig wird diese Anomalie erst mit dem 8.–12. Lebensjahr. TAYBI (1963) meinte, die Kirnersche Deformität sei das Endresultat einer Osteolyse (Osteochondrose?) zwischen Diaphyse und Epiphyse der Endphalanx der V. Finger, die zumeist äußerlich als schmerzlose symmetrische Schwellung erkennbar sei, im Laufe einiger Monate aber abheile.

Genetik: In den von WILSON (1952), BRAILSFORD (1953) und BLANK u. GIRDANY (1965) beschriebenen Familien war die Vererbung autosomal-dominant. SUGIURA u. Mitarb. (1961b) fanden unter 6295 japanischen Schulkindern eine Häufigkeit von 0,15%; ein Geschlechtsunterschied bestand nicht.

B-Brachydaktylie: Brachydaktylie mit Anonychie II–V

Synonyme: erbliches Fehlen von Fingern (CRAGG u. DRINKWATER 1916), apikale Dystrophie (MACARTHUR u. MCCULLOUGH 1932), Perodaktylie (DEGENHARD u. GEIPEL 1954).

Literaturübersicht: KELLIE berichtete 1808 über eine Mutter und zwei Kinder mit fehlenden End- und Mittelphalangen. In der Familie war diese Anomalie seit 9 Generationen aufgetreten. MACKINDER (1857) berichtet über 17 betroffene Personen in 6 Generationen.
Weitere Familienbeobachtungen wurden mitgeteilt von CRAGG u. DRINKWATER (1916), WELLS u. PLATT (1947), DEGENHARDT u. GEIPEL (1954) und in jüngerer Zeit von BASS (1968) und CUEVAS-SOSA u. GARCIA-SEGUR (1971).

Morphologie: Die Finger II–V sind extrem kurz, da die Mittel- und Endphalangen ganz oder weitgehend fehlen. Die Fingernägel fehlen oder sind hypoplastisch. Gelegentlich sind rudimentäre Phalangen vorhanden, die nicht immer eindeutig als Mittel- oder Endphalangen zu diagnostizieren sind (Abb. 2a u. c). MCKUSICK (1983) hat die Brachydaktylie der von BASS (1968) beschriebenen Familie als Brachydaktylie A5 von Typ B abgetrennt, doch erscheint das nicht zwingend. Die Übereinstimmung mit den Fällen von MACARTHUR u. MCCULLOUGH (1932) oder MALLOCH (1957) erscheint vielmehr überzeugend. BASS (1968) glaubte, daß bei seinen Fällen die Mittelphalangen fehlen, doch lassen seine Röntgenbilder kaum entscheiden, ob nicht die Endphalangen fehlen und die Mittelphalangen dysplastisch sind. Vielleicht ist die Frage auch falsch gestellt. Die abnormen rudimentären Phalangen könnten aus nicht weiter differenziertem Blastem für End- und Mittelphalangen hervorgegangen sein. Hierfür läßt sich anführen, daß in einigen Fällen Synostosen zwischen rudimentären End- und Mittelphalangen vorkommen (DEGENHARD u. GEIPEL 1954, TEMTAMY 1966). Die Nägel fehlen fast immer. Ausgenommen sind die Daumen, die entweder normal angelegt sind oder verdoppelte Endphalangen mit verbreiterten oder doppelten Daumennägeln zeigen. In der Sippe CRAGG u. DRINKWATER hatten alle betroffenen Eltern oder Kinder der 6 Personen mit Bifurkation der Daumenendphalanx normale Daumen. Dasselbe Gen zeigt also in der Wirkung auf die Ausbildung des Daumens große Manifestationsschwankungen. An den Zehen sind die Anomalien inkonstant: Fehlen der Endphalangen, gelegentlich auch der Mittelphalangen II–V, Nagelaplasien (DEGENHARDT u. GEIPEL 1954) (Abb. 2b u. d). In der Sippe von MALLOCH (1957) hatten 3 betroffene Personen Syndaktylien der verkürzten Finger oder Zehen III–IV. Auch MACARTHUR u. MCCULLOUGH sahen in 3 Fällen partielle Syndaktylien von Fingern oder Zehen. Die Körpergröße ist normal. Anomalien außerhalb der Finger wurden nicht beobachtet.

Differentialdiagnostisch kommen Symphalangiesyndrome mit Aplasien von terminalen Phalangen (s. S. 1012), dominante Enddefekte (s. S. 1012f.) und amniogene Defekte in Betracht.

Genetik: In allen bisher bekannten Sippen wurde der Defekt autosomal-dominant vererbt. BELL (1951) fand bei 13 Familien aus der Literatur und unter den Nachkommen erkrankter Personen 57% Erkrankte; beide Geschlechter waren gleich häufig betroffen.

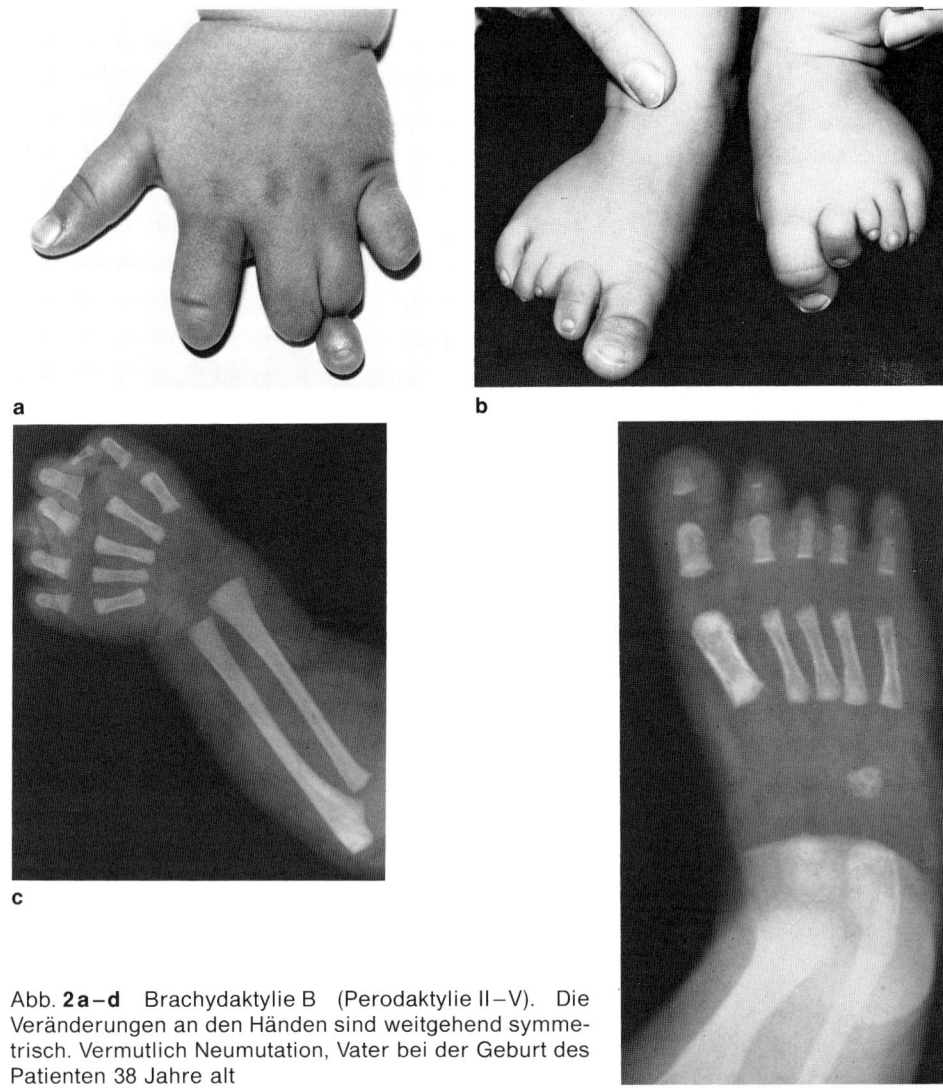

Abb. 2a–d Brachydaktylie B (Perodaktylie II–V). Die Veränderungen an den Händen sind weitgehend symmetrisch. Vermutlich Neumutation, Vater bei der Geburt des Patienten 38 Jahre alt

C-Brachydaktylie: Brachydaktylie mit verkürztem Metakarpale I und Hyperphalangie II–III

Synonyme: Brachydaktylie mit Hyperphalangie, Brachydaktylie Typ Vidal.

Literaturübersicht: LEBOUCQ (1896) hat einen typischen Fall beschrieben, in dem der II. und der III. Finger beiderseits verkürzt waren, eine kurze Mittelphalanx und eine zusätzliche Grundphalanx hatten. JOACHIMSTHAL hat 1898 und 1906 je eine Familie beschrieben. MOHR (1921) begründete einen Vaterschaftsnachweis mit der gleichen Anomalie bei Tochter und Vater. VIDAL (1910) untersuchte eine Sippe mit zahlreichen Betroffenen in 6 Generationen. Neben 12 Personen mit deutlich ausgeprägter Brachydaktylie von Zeige- und Mittelfinger fand er einige, bei denen nur die Kleinfinger verkürzt und gekrümmt waren. DRINKWATER (1916) beschrieb 16 Fälle mit abnormer Segmentierung der Zeige- und Mittelfinger in 4 Generationen.

Morphologie: Die Brachydaktylie C kann bei verschiedenen Mitgliedern einer Sippe sehr verschieden ausgeprägt sein. Bei voll ausgeprägten Fällen sind die Ringfinger die längsten, da die Mittelphalangen der Zeige-, Mittel- und Kleinfinger verkürzt sind (Abb. 3b). Die Endphalangen sind meist normal, ihre Flexion ist jedoch eingeschränkt (RIMOIN u. Mitarb. 1974). Die Grundphalangen II und III sind oft in zwei Abschnitte (Hyperphalangie) getrennt; sie erscheinen verkürzt, normal lang oder – in seltenen Fällen – sogar verlängert. Eine Abschrägung des proximalen Endes der Grundphalangen kann Zeige- und Mittelfinger nach ulnar abweichen lassen. Der IV. Finger und die Phalangen des Daumens sind meist unauffällig. Wie bei

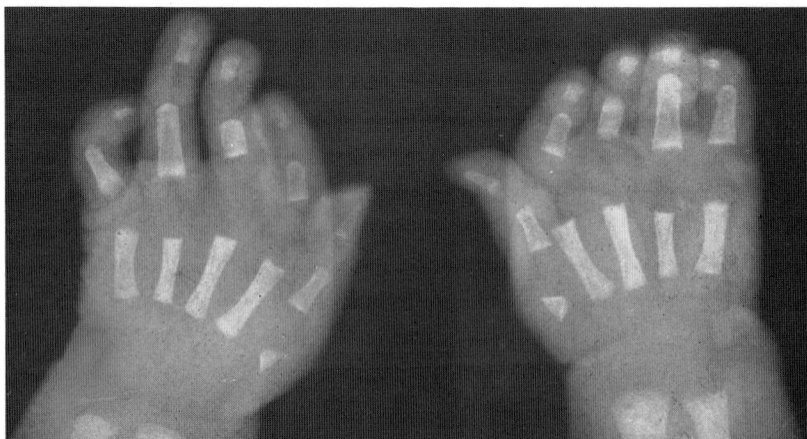

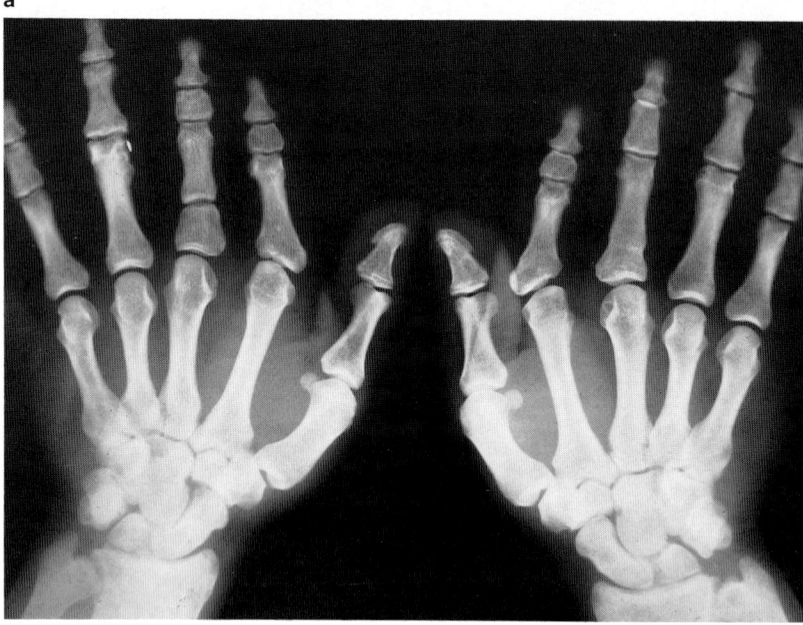

Abb. 3a u. b
Brachydaktylie Typ C
a Im Neugeborenenalter
b Vater von Patient in Abb. **a**. Links persistierende Hyperphalangie, rechts Verschmelzungslinie zwischen den beiden Elementen der Basalphalanx III noch sichtbar

der Brachydaktylie A_3 ist der Kleinfinger nach radial gekrümmt. Das Metakarpale I ist häufig verkürzt (Abb. 3a). Die Zehen sind weniger betroffen.

Wenn nur die Mittelphalangen II, III und V verkürzt sind, ist die Abgrenzung von Brachydaktylie A_1 schwierig. In BEHRs Fall (1931), der sonst dem Typ A_1 entsprach, wies das verkürzte Metakarpale I auf den Typ C hin. Sichere Genträger können auch isolierte Brachymesophalangie II, ähnlich wie beim Typ A_2 aufweisen (W. LENZ, unveröffentlicht). Die Ossifikation der Handwurzelknochen und einzelner Phalangen von Fingern und Zehen kann hochgradig verzögert sein.

McNUTT (1946) sah neben der Verkürzung des Metakarpale I verkürzte Metakarpalia IV bei Vater und zwei Söhnen, daneben eine Synostose des Metakarpale V mit dem Os hamatum und Fehlen des Processus styloideus ulnae. Möglicherweise handelt es sich um einen speziellen Typ, vielleicht auch um die Kombination zweier Erbleiden. ROBINSON u. Mitarb. (1968) fanden bei 3 betroffenen Personen in einer Familie eine Perthessche Erkrankung des Hüftgelenkes. FITCH u. Mitarb. (1979) sahen eine Familie mit Betroffenen in 4 Generationen. Als mildeste Ausprägung der Brachydaktylie C beobachteten sie eine Klinodaktylie V. Einige Genträger waren kleinwüchsig.

Genetik: BELL (1951) stellte 13 Stammbäume mit 120 Merkmalsträgern aus der Literatur zusammen, die autosomal-dominanten Erbgang aufwiesen. HAWS (1963) sah in einer großen Sippe mit Brachydaktylie C unter den Nachkommen von Merkmalsträgern 84 Kranke und 83 Gesunde. 50 Erkrankte waren männlich, 34 weiblich. Die phänotypische Äußerung des Gens war sehr variabel. Gelegentlich zeigen Personen, die nach dem Stammbaum sicher Genträger sind, überhaupt keine auffallenden Fingeranomalien (BECKER 1939, CLOHERTY 1969, HAWS 1963).

D-Brachydaktylie: Brachytelephalangie I

Synonyme: Kolbendaumen, Brachymegalodaktylie, „potters" thumbs, „murderer" thumbs, hereditäre Verkürzung der Daumen.

Literaturübersicht: BREITENBECHER (1923) beschrieb kurze Daumenendphalangen mit kurzen Nägeln bei 13 Angehörigen einer Sippe in 5 Generationen. Die meisten veröffentlichten Stammbäume sind klein, oft werden ein oder zwei Generationen übersprungen (HOFFMANN 1924, 1928, THOMSEN 1928, NEURATH 1932).

Häufigkeit: STECHER (1957) fand unter 9838 amerikanischen Schulkindern 34 (0,35%) mit Brachytelephalangie I. Bei Schwarzen war die Anomalie seltener (0,1%) als bei Weißen (0,41%). In Japan war in der Stadt die Häufigkeit mit fast 2% höher als in einem dörflichen Isolat mit 1,4% (SAITO 1963). GOODMAN u. Mitarb. (1965) fanden in Israel 1,6% unter Juden, 3% unter Arabern. Die Häufigkeit ist größer im weiblichen Geschlecht (Tab. 1).

Tabelle 1 Geschlechtsverteilung bei Brachytelephalangie D in Prozent

	männlich	weiblich
Stecher (1957)	0,17	0,66
Saito (1963)	1,63	2,87
Goodman u. Mitarb. (1965)	1,61	3,15

Morphologie: Die Daumenendglieder sind auf $\frac{2}{3}$ bis $\frac{1}{2}$ der normalen Länge verkürzt; die Nägel sind kurz und breit. Die Basis der Endphalanx ist breiter als das distale Ende der Grundphalanx. Die Anomalie tritt etwa gleich häufig ein- wie beidseitig auf (STECHER, GOODMAN u. Mitarb.). Ein- und beidseitiges Auftreten kommen nebeneinander in derselben Sippe vor. Wenn mehrere Familienmitglieder einseitig betroffen sind, dann fast immer an der gleichen Seite (THOMSON 1928, SAYLES u. JAILER 1934, GOODMAN u. Mitarb. 1965). THOMSEN (1928) beobachtete bei 2 Mädchen mit einseitiger Anomalie, daß die Epiphysenfuge an der verkürzten Daumenphalanx früher geschlossen war als an der normalen. STECHER fand, daß der Epiphysenschluß bei der Brachytelephalangie etwa um 2 Jahre verfrüht ist. Vielleicht hängt die häufigere Manifestierung im weiblichen Geschlecht damit zusammen, daß Mädchen in der Ossifikation der Hand im Alter von 9–13 Jahren Jungen 1–2 Jahre voraus sind.

Weitere Fehlbildungen sind selten: kurze Endphalangen der Großzehen (NEURATH 1932, STECHER 1957, GOODMAN u. Mitarb. 1965, TEMTAMY 1966). GOODMAN u. Mitarb. fanden Wirbelmuster an den verkürzten Daumen häufiger. In einer von BURROWS (1938) beschriebenen Familie hatten 6 Mitglieder kurze Daumenendglieder; bei einem davon waren auch die Endphalangen der II. und III. Finger und der Großzehen abnorm kurz. Gelegentlich findet sich Kleinwuchs. Über die Kombination mit verkürzten Endphalangen der Mittelfinger, verkürzten Metakarpalia IV und Metatarsalia IV (STECHER, GOODMAN u Mitarb.) s. Brachydaktylie E, s. u.).

Genetik: Die meisten Autoren nehmen autosomal-dominanten Erbgang an (THOMSEN 1928, SAYLES u. JAILER 1934, BELL 1951, WILDERVANCK 1955; SAITO 1963, GOODMAN u. Mitarb. 1965). SAITO (1963) schätzte die Penetranz auf 30–40%. In einer ausleseflreien Serie fand STECHER bei 76 Probanden 24mal einen Elternteil betroffen; zweimal war eine Generation übersprungen. Nur zweimal waren Geschwister der Eltern betroffen. Bei 50 Probanden trat die Anomalie sporadisch auf.

E-Brachydaktylie: Brachymetapodie (Abb. 4)

Synonyme: Brachymetakarpie, Brachymetatarsie.

Abgrenzung: Unter der Bezeichnung Brachymetapodie werden Verkürzungen der Metakarpalia und der Metatarsalia zusammengefaßt. Brachymetapodie kommt als Teilerscheinung verschiedener Syndrome vor (s. S. 945 f.), aber auch als isolierte Anomalie, häufig begleitet von Brachytelephalangie I. Einstweilen ist ungeklärt, ob die isolierte Brachymetapodie (Brachydaktylie E), die innerhalb einer Familie in sehr variabler Lokalisation und Ausprägung auftreten kann, nur eine Teilerscheinung des ebenfalls variablen Pseudohypoparathyreoidismus bzw. Pseudopseudohypoparathyreoidismus ist. Die morphologische Übereinstimmung der Hand- und Fußanomalien zwischen den als Pseudohypoparathyreoidismus und den als Brachydaktylie E beschriebenen Fällen ist jedenfalls groß (POZNANSKI u. Mitarb. 1977). Die Kombination mit Brachyphalangie I ist häufig an Röntgenbildern oder Fotografien zu erkennen, auch wenn sie nicht eigens erwähnt wird.

Morphologie und Variabilität innerhalb einer Familie: Am häufigsten sind die IV. Metakarpalia, seltener die IV. Metatarsalia ein- oder beidseitig verkürzt, daneben auch die Metakarpalia III und V, seltener I und II. An den beiden Händen einer Person können verschiedene Metakarpi betroffen sein. Bei den betroffenen Mitgliedern derselben Familie kommen verschiedene Lokalisationen und Schweregrade in wechselnder Kombination vor. KLIPPEL u. RABAUD (1900) berichteten über 5 Kinder, die wie ihr Vater beiderseits kurze Metakarpalia IV hatten. BOORSTEIN (1926) fand bei einer Patientin doppelseitige Verkürzung der IV. Metakarpi und der IV. Metatarsi. 2 Schwestern, ein

Onkel, eine Tante, die Großmutter und 4 weitere Familienmitglieder sollen genau die gleiche Fehlbildung gehabt haben. In einer zweiten Familie fand BOORSTEIN bei der Probandin beiderseits verkürzte Metakarpi III, IV und V sowie verkürzte Metatarsi (rechts IV, links III und IV). Der Vater hatte verkürzte Metakarpi IV, eine Schwester hatte rechts verkürzte Metakarpi IV und V, links nur V, und verkürzte Metatarsi III und IV beiderseits.

Über 2 Personen mit linksseitiger und 3 mit doppelseitiger Brachymetakarpie IV hat STILES (1939) berichtet. Die Metatarsi waren anscheinend normal. Betroffen waren 3 Geschwister, eine Halbschwester und eine Nichte. 10 Kinder der betroffenen Personen hatten das Merkmal nicht. In GILLETTES (1931) Sippe wurden kurze Metakarpi (IV, III, IV, V), einmal auch Metatarsus IV durch drei Generationen dominant vererbt. 5 weibliche und 1 männliches Familienmitglied waren betroffen.

TEMTAMY u. MCKUSICK (1969) beschrieben bei 19 Personen in 4 Generationen regelmäßig autosomal-dominanten Erbgang von Brachymetakarpie variablen Ausmaßes (IV, IV+V, V, I+IV+V, I+III+IV+V, I+II+III+IV+V) gleichzeitig mit variabler Brachytelephalangie I, II, III, IV oder V und Brachymesophalangie II, V, seltener auch III und IV. Die Patienten waren minderwüchsig.

Die Brachytelephalangie scheint nur ein variables Merkmal der Brachydaktylie E darzustellen und keinen speziellen Typ begründen zu lassen. BIRKENFELD (1928) sah bei 11 Angehörigen einer Sippe in variabler Ausprägung die Metakarpi II, III, IV verkürzt. Zusätzlich traten Brachytelephalangie I (2 Fälle), Brachytelephalangie III (1 Fall) und Brachymesophalangie II, III, IV oder V in wechselnder Kombination auf (3 Fälle). GNAMEY u. Mitarb. (1975) sahen bei 8 Personen in 3 Generationen einer Familie Brachymetakarpie (I, III, IV, V) und Brachymetatarsie wechselnden Ausmaßes, teils mit, teils ohne Telebrachyphalangie I, III und IV, sowie Syndaktylie der Zehen II und III. Die Körperhöhe war vermindert, die geistige Entwicklung unterdurchschnittlich.

BIEMOND (1934) hat über eine Frau mit doppelseitiger Verkürzung der IV. Metatarsalia, der Daumenendphalangen und der Mittelphalangen der Kleinfinger sowie Verkürzung des III. Strahls des linken Fußes berichtet, deren Bruder beiderseits kurze Metakarpi IV und deren eine Schwester rechts ein verkürztes Metakarpale IV hatte. Die Eltern sowie 5 Kinder der betroffenen Personen hatten normale Finger und Zehen (die zerebellare Ataxie bei der Patientin und ihrem Bruder war vermutlich eine zufällige Kombination, kein Bestandteil eines Syndroms).

In der von BURRAGI u. PEDOJA (1969) beschriebenen Familie hatte der Vater nur eine rechtsseitige Brachymetatarsie IV, eine Tochter eine doppelseitige Brachymetakarpie IV und V sowie rechts Brachymetatarsie IV und V, links Brachymetatarsie IV, eine weitere Tochter nur eine beidseitige Metakarpie IV und V. Beide Töchter waren minderwüchsig (147 und 142 cm) und amenorrhoisch. Eine weitere Tochter soll nur verkürzte Metatarsi gehabt haben.

Familiäre Brachymetatarsie? Obwohl die Hände bei Brachymetapodie häufiger betroffen sind, wurden einzelne Familien beschrieben, bei denen die Brachymetapodie bei allen Mitgliedern nur die Füße betraf. STEGGERDA (1942) beobachtete beiderseits verkürzte Metatarsalia IV bei Bruder und Schwester. Ein Bruder der Mutter soll gleiche Veränderungen gehabt haben. 12 Kinder der betroffenen Geschwister waren frei von dem Merkmal. KNOTE (1924) hat einseitige Brachymetatarsie IV bei einem Mann und dessen Großvater mütterlicherseits beschrieben. HOOKER (1945) sah kurze Daumenendglieder und verkürzte Metatarsi IV bei einem minderwüchsigen Mann und dessen Mutter und in einer weiteren Familie einen Patienten mit rechtsseitiger Brachymetatarsie IV, dessen Großmutter mütterlicherseits und deren Schwester dieselbe einseitige Anomalie gehabt haben sollen.

Vererbung: Der Brachymetapodie scheint ein autosomal-dominantes Gen zugrunde zu liegen, das sich sehr variabel äußert und anscheinend häufig keine auffallenden Fehlbildungen bedingt. Ob bei den Familienmitgliedern mit fehlender Penetranz des Gens, die durchweg nicht sorgfältig untersucht worden zu sein scheinen, Röntgenbilder und Messungen der Metakarpi und Metatarsi leichte Abweichungen zeigen würden, muß durch Familienuntersuchungen geklärt werden.

Die zahlreichen sporadischen Fälle können entweder auf Neumutationen oder auf fehlender Penetranz des Gens bei einem Elternteil beruhen. Auch Familien, in denen nur in einer Geschwisterreihe mehrere Fälle beobachtet wurden (BIEMOND 1934, POGGI u. VILLA 1970: eine Schwester Brachymetakarpie IV rechts, eine Schwester Brachymetakarpie IV rechts, ein Bruder Brachymetakarpie rechts und Brachymetatasie links), sind mit dominanter Vererbung bei reduzierter Penetranz vereinbar.

Seltene Brachymetapodie-Typen

Brachymetakarpie II. Extreme Verkürzung und Querteilung des Metakarpale II sahen HOLMES u. REMENSNYDER (1972) bei Mutter (rechts) und Tochter (beidseits). CHRISTIAN u. Mitarb. (1975) beschrieben asymmetrische Verkürzung von Metakarpale II, Metatarsale II, IV und V, Syndaktylie, Fusion von Karpalia und Tarsalia bei Mutter und Tochter.

Brachymetapodie I. BEERS u. CLARKE (1942) fanden 10 Personen mit kurzen Metatarsi I in einer Sippe mit dominantem Erbgang. Die 8 Fälle von CHRISTIAN u. Mitarb. (1972) mit kurzen Metakarpi I und Metatarsi I, kurzen Endphalangen, Hallux varus, Minderwuchs und geistiger Retardierung erinnern an das otopalatodigitale Syndrom. Auch in dieser Familie kann der Erbgang durch 4 Generationen X-gekoppelt dominant sein. CHRISTIAN u. Mitarb. (1972) beobachteten eine Familie, in der in 4 Generationen die Daumen und Großzehen verkürzt und abduziert waren. Insbesondere waren die Metakarpalia und -tarsalia I und die Daumenendphalanx verkürzt.

Brachymetakarpie mit Polydaktylie IV. MATHEW (1908): Bei 12 Angehörigen in 5 Generationen waren die Metakarpalia III, IV und V gekürzt. Die Mittelphalanx der Ringfinger war distal gegabelt, die Endphalanx verdoppelt. Die Fingerkuppen der IV. Finger waren breit, die Nägel angedeutet verdoppelt. Die Endphalangen waren in 11 Fällen bilateral, in einem Fall einseitig verdoppelt. Die Zehen waren unauffällig.

Extreme Brachydaktylie, Dysplasie der Metakarpi (vor allem I) der Phalangen und des Metatarsus I, ein autosomal-rezessives Erbleiden. SUGARMAN u. Mitarb. (1974) haben eine einzigartige extreme Brachydaktylie bei 8 Personen einer Sippe beobachtet, von denen 4 aus 2 Verwandtenehen stammten. Bei einem näher beschriebenen 5jährigen Jungen waren vor allem die Grund- und Mittelphalangen sowie Metakarpale I und Metarsale I extrem verkürzt und deformiert. Die Großzehen schienen hinter und über den II. Zehen zu stehen. Ein ovaler zusätzlicher Knochen zwischen Metatarsale I und II wurde anscheinend als Verdoppelung der Anlage der Großzehen angesprochen. Vermutlich gehört eine von WALBAUM u. Mitarb. (1976) beschriebene Patientin, die aus einer Vetter-Basen-Ehe stammte und einen gleichartig betroffenen Bruder hatte, ebenfalls hierher. Diese Patientin hatte im Alter von 70 Jahren zusätzlich zu den geschilderten Merkmalen Synostosen zwischen den Daumenphalangen sowie Grund- und Mittelphalangen der Finger (III, V) und Zehen (II–V), dabei auch einzelne besonders stark verkürzte Metakarpi (III, IV) und Metatarsi (IV).
Ein sporadischer, von HUNTER u. THOMPSON (1976) beschriebener Fall von „akromesomelem Zwergwuchs" gleicht mit extrem kurzen Zehen und Fingern sowie Hochstellung der Großzehen dem Fall von SUGARMAN u. Mitarb., weist ferner extreme Brachymetakarpie I sowie III und IV und Brachymetatarsie I, IV und V auf, darüber hinaus Hüftluxation und subtotale Fibuladefekte.

„Kamptobrachydaktylie". EDWARDS u. GALE (1972): autosomal-dominante kongenitale Kontrakturen der Interphalangealgelenke bei 18 Fällen einer Sippe, kombiniert mit Brachyphalangie und Brachymetapodie, Syndaktylie, Verdoppelung von Metakarpalia, Metatarsalia und Phalangen, Harninkontinenz und Vaginae septatae. Zweimal heirateten betroffene Vettern und Basen; in einer Ehe traten 5 Fehlgeburten auf; in der anderen wurden zwei vermutlich homozygote Kinder mit sechsfingrigen Händen, extrem kurzen Mittel- und Endphalangen, Brachymetakarpie I–VI und Syndaktylie sowie rudimentären, miteinander verwachsenen Zehen II–V geboren.

NIEVERGELT (1944): 9 Angehörige einer Sippe in 3 Generationen hatten in wechselndem Ausmaß Kamptodaktylie der III.–V. Finger, Brachymetakarpie III und IV, Brachybasophalangie und Brachymesophalangie IV, Syndaktylie III u. IV und Doppelung des Metakarpale III sowie der Mittel- und Endphalangen der III. und IV. Finger.

Brachydaktylie als Teil von Syndromen

Brachydaktylie bei einigen generalisierten Skelettdysplasien und Syndromen

1. Achondroplasie;
2. Achondrogenesis (extrem kurze, fast kugelige Finger. Röntgenologisch keine Darstellung der Metakarpi und Phalangen), bei Typ II quadratische Darstellung der Grundphalangen, Mittelphalangen breiter als lang. Autosomal-rezessiv;
3. Grebe-Chondrodysplasie (nichtletale „Achondrogenesis", s. S. 978);
4. thanatophorer Zwergwuchs (extrem kurze Metakarpi und Phalangen, die im Röntgenbild breiter als lang sind, verzögerte Verknöcherung);
5. asphyxierende thorakale Dystrophie;
6. Ellis-van-Creveld-Syndrom;
7. diastrophischer Zwergwuchs (manchmal dreieckige „Delta"-Grundphalangen);
8. Kniest-Syndrom (kurze, breite Phalangen, zusätzliche distale Ossifikationsherde der Mittelphalangen II–V);
9. Chondrodysplasia punctata, rhizomeler, autosomal-rezessiver Typ: geringe Brachydaktylie;
10. Pseudoachondroplasietyp III, Metakarpi und Phalangen verkürzt, konkave Metaphysen, unregelmäßige unterentwickelte Epiphysen, kurze breite Fingernägel;
11. Knorpel-Haar-Zwergwuchs;
12. Akrodysostose mit Nasenhypoplasie und Zwergwuchs, konkave Metaphysen der Phalangen (dabei beschleunigte Ossifikation vor allem der Karpalia);
13. autosomal-rezessive Akrodysostose;
14. akromesomeler Zwergwuchs (MAROTEAUX u. Mitarb. 1971);

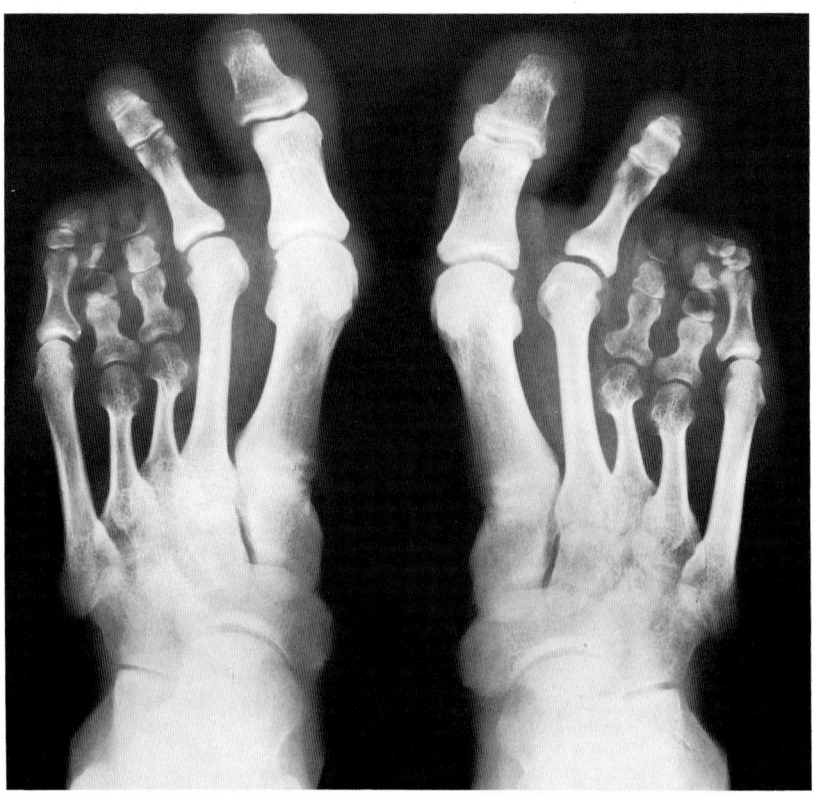

Abb. 4
Ausgeprägte Brachymetatarsie III und IV beidseits

15. spondyloperiphere Dysplasie (KELLY u. Mitarb. 1977),
16. Mukopolysaccharidosen: besonders Typ Morquio; Mukolipidosen (Typen II und III);
17. Weil-Marchesani-Syndrom;
18. Pyknodysostose (besonders Endphalangen kurz und breit, osteolytisch, Brachymesophalangie der Kleinfinger, gelegentlich Brachymetatarsie);
19. Lenz-Majewski-Syndrom;
20. Osteodysplastia praecox, autosomal-rezessiv (extrem kurze Finger und Zehen mit fehlender Ossifikation der Phalangen, DANKS u. Mitarb. 1974);
21. Multiple epiphysäre Dysplasie, autosomal-rezessiver Typ (JUBERG u. HOLT 1968): kurze Metakarpi (besonders I und IV) und Phalangen (besonders Endphalanx I);
22. Opsismodysplasie, autosomal-rezessiv (MAROTEAUX u. Mitarb. 1984). Geburtslänge 40–45 cm. Extrem kurze Metakarpi, Metatarsi und Phalangen, konkave Metaphysen, sehr schmale Wirbelkörper. Vermehrung von Typ-I-Kollagen im hypertrophierten Knorpel, Bindegewebssepten, unregelmäßige provisorische Verkalkung, Gefäßinvasion;
23. mesomeler Minderwuchs mit hypoplastischen Mittelphalangen (OSEBOLD 1985);
24. Aarskog-Syndrom, X-gekoppelt-rezessiv. Kurze Finger, leichte Syndaktylie, Klinodaktylie der V. Finger. Hypoplasie der Mittel- und Endphalangen von Fingern und Zehen. Hypertelorismus. Minderwuchs;
25. Bardet-Biedl-Syndrom (manchmal Brachydaktylie ohne postaxiale Hexadaktylie);
26. Robin-Trias (Gaumenspalte, Glossoptose, Retrogenie) mit Hypophalangie II (GEWITZ u. Mitarb. 1979);
27. Spiegler-Tumoren mit Brachydaktylie (TSAMBAOS u. Mitarb. 1979);
28. Brachydaktylie und Hypertension. Autosomal-dominant (BILGINTURAN u. Mitarb. 1973);
29. Brachydaktylie mit Dysplasie von Ellenbogen- und Handgelenk, autosomal-dominant (LIEBENBERG 1973);
30. Brachydaktylie mit langen Daumen und Reizleitungsstörungen, autosomal dominant (HOLLISTER u. HOLLISTER 1981);
31. Brachydaktylie-Symphalangie-Syndrom: A1-Brachydaktylie mit distalem Symphalangismus. Autosomal-dominant. (Beim Symphalangie-Brachydaktylie-Syndrom ist der Symphalangismus proximal, s. S. 1012 f.).

Familiäre Brachydaktylie der Typen A₂ und A₃ mit multiplen Fehlbildungen

FRIAS u. Mitarb. (1975): Mesobrachyphalangie II – V mit ulnarer Abweichung der Endphalangen der II. Finger, Hallux valgus, kurzen Zehen, vermehrtem Lidwinkelabstand, Ptosis, gemuschelten Ohren bei Mutter und Sohn.

GORLIN u. Mitarb. (1975) haben einen Fall mit ähnlichen Ohrmuscheln, breiter Nasenwurzel und Vierfingerfurchen beschrieben. Die Endglieder der Zeigefinger, die rudimentäre Mittelphalangen hatten, wichen hier wie bei A₂-Brachydaktylie nach radial ab.

MORILLO-CUCCI u. Mitarb. (1975): 2 Brüder mit Schwachsinn, Hypertelorismus, Ptosis, Epikanthus, nach außen abfallenden Lidspalten, Hypospadie, Vierfingerfurchen, Klinodaktylie der Kleinfinger.

DRAYER u. Mitarb. (1977): Bruder und Schwester mit Aplasie der Mittelphalangen II und V, kurzen Zehen III – V mit Aplasie der Mittelphalangen, Mikrozephalie, Hypertelorismus, Strabismus divergens, Schwachsinn.

Wir haben mehrere Kinder mit Mesobrachyphalangie II und V oder V gesehen, die gleichzeitig verschiedenartige leichte Anomalien der Ohren, der Augen und des Gesichts boten und sich verzögert entwickelten, ohne daß eine sichere diagnostische Zuordnung möglich ist.

Brachydaktylie A₃ als Teil von Syndromen

1. Mongolismus;
2. Russel-Silver-Syndrom;
3. Holt-Oram-Syndrom;
4. Dysostosis cleido-cranialis;
5. Aarskog-Syndrom:
   a) X-gekoppelt rezessiver Typ (AARSKOG 1971, SCOTT 1971): Minderwuchs, breite Stirn, vermehrter Lidwinkelabstand, Ptosis, breite, kurze Nase, tiefsitzende Ohrmuscheln, Vierfingerfurche, kurze Finger, Genu recurvatum, überstreckbare Finger, Skrotumfalten, die die Basis des Penis umfassen;
   b) autosomal-dominanter Typ: Minderwuchs, Hypertelorismus, im Oberteil verdickte, verkürzte Ohrmuscheln, leiche Trichterbrust, Kryptorchismus, Leistenbruch (FURUKAWA u. Mitarb. 1972);
6. Noonan-Syndrom;
7. Alkoholembryopathie;
8. Bänderschwäche, Tarsalsynostosen, Talussporn, autosomal-dominant? (DIAMOND 1974);
9. okulodigitodentales Syndrom;
10. kranioektodermale Dysplasie: Minderwuchs, Dolichozephalie, Epikanthus, Hypertelorismus, kleine Zähne, kurze Fibulae, Brachymesophalangie, vor allem der V. Finger, autosomal-rezessiv (GELLIS u. FEINGOLD 1979);
11. Keipert-Syndrom: Innenohrschwerhörigkeit, breite Terminalphalangen, breite hohe Nasenwurzel, kurze V. Finger mit Klinodaktylie;
12. Zwergwuchs mit niedrigem Geburtsgewicht (1800 g), Oligophrenie, überstreckbaren Gelenken, Brachydaktylie, Vierfingerfurchen, Dysgammaglobulinämie, Infektionsneigung. Rudimentäre Mittelphalangen der Kleinfinger (CHRISTIAN u. Mitarb. 1971);
13. De-Lange-Syndrom. Niedriges Geburtsgewicht, Minderwuchs, Schwachsinn, bogenförmige zusammengewachsene Brauen, lanuginäre Hypertrichose. Kurzes Metakarpale I;
14. Bowen-Hutteriten-Syndrom (McKusick 21 118). Autosomal rezessiv. Niedriges Geburtsgewicht, Mikrozephalie, Mikrognathie, Tod in den ersten Monaten;
15. Dubowitz-Syndrom: prä- und postnataler Minderwuchs, Mikrozephalie, typische Fazies, Klinodaktylie V. Autosomal-rezessiv (s. S. 918);
16. Kamptodaktylie. Autosomal-dominant. Kamptodaktylie und Syndaktylie verschiedener Finger. Kurze Kleinzehen (LENZ, unveröffentlichte Beobachtung in 4 Generationen);
17. Neu-Laxova-Syndrom. Extreme Mikrozephalie, Aplasie des Corpus callosum, Hypertelorismus, häutige Syndaktylie, hypoplastische Daumen (SHVED u. Mitarb. 1985);
18. Prä- und postnataler Minderwuchs, Fallotsche Tetralogie, Klinodaktylie V, präaurikuläre Fisteln. Autosomal-dominant (JONES u. WALDMANN 1985);
19. SHORT-Syndrom (*s*hort stature, *h*yperextensibility of joints (or inguinal hernia), *o*cular depression, *R*ieger anomaly. and delayed *t*eething (TORIELLO u. Mitarb. 1985);
20. ankylosierte Zähne und Klinodaktylie V (PELIAS u. KINNEBREW 1985).

Brachydaktylie D als Teil von Syndromen

1. Taybi-Rubinstein-Syndrom;
2. Tabatznik-Syndrom (Herz-Hand-Syndrom III);
3. „Herz-Hand-Ohr-Syndrom" (KEUTEL u. Mitarb.);
4. otopalatodigitales Syndrom;
5. präaxiale Brachydaktylie mit Abduktion von Daumen und Großzehe (CHRISTIAN u. Mitarb. 1972).

Brachydaktylie E als Teil von Syndromen

1. Pseudohypoparathyreoidismus und Pseudopseudohypoparathyreoidismus Albright, vielleicht nur vollständigere Manifestation des Gens für Brachydaktylie E;

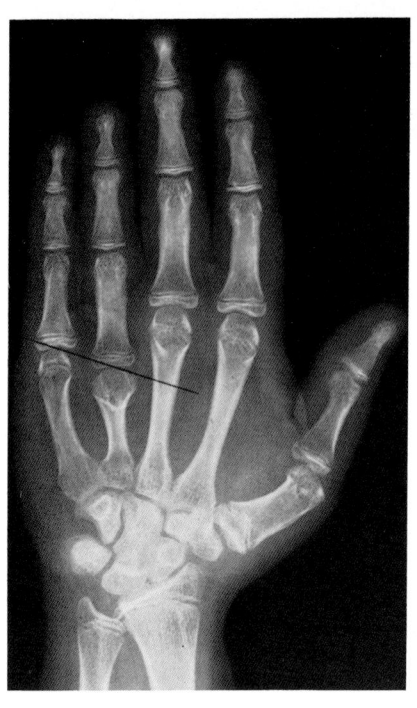

2. Kryptodontiebrachymetakarpie, autosomal-dominant (GORLIN u. SEDANO 1971), möglicherweise identisch mit Pseudopseudohypoparathyreoidismus und Brachydaktylie E ohne weitere Anomalien;
3. Basalzellnävussyndrom: Kieferzysten, Gabelrippen, ektopische Verkalkungen, gelegentlich Syndaktylie des II. und III. Fingers, Polydaktylie. Autosomal-dominant;
4. Trichorhinophalangealsyndrom. Autosomal-dominant;
5. Langer-Giedion-Syndrom;
6. Pyknodysostose;
7. Turner-Syndrom (Abb. 5) (45, X; 46, X, i [Xq]; 46, XX p$^-$): Verkürzung der Metakarpi III–V kommt auch vor, wenn nur die Hälfte des kurzen Armes des X-Chromosoms fehlt (GIRAUD u. Mitarb. 1974).

Abb. 5 Turner-Syndrom (Karyotyp 45, X). Brachymetakarpie IV

Tabelle 2 **Syndrome mit Telebrachyphalangie**

Syndrom	Finger/Zehen	Ätiologie	Weitere Symptome
Keutel-Syndrom (Keutel u. Mitarb. 1972)	Finger I–IV vorzeitiger Epiphysenschluß der Terminalphalangen	autosomal-rezessiv	verkalkte Ohrmuscheln, Rippenknorpel, Trachea und Nasenknorpel, periphere Pulmonalstenosen, Schwerhörigkeit
Murray-Puretic-Drescher-Syndrom (Ishikawa u. Mori 1973)	Osteolyse der Terminalphalangen	autosomal-rezessiv	multiple hyaline Fibrome von Kopfhaut, Rücken, Fingern und Beinen. Gelenkkontrakturen. Osteoporose, Skoliose, Minderwuchs, verzögerte Pubertätsentwicklung, Poikilodermie, Sklerodermie
Pyknodysostose	partielle Agenesie der Endphalangen, Basis erhalten, Kopf osteolytisch oder fragmentiert	autosomal-rezessiv	Zwergwuchs (134–152 cm), Osteopetrose, Persistenz der Fontanellen und Schädelnähte, Hypoplasie des Mandibulawinkels, Trichterbrust
Akroosteolyse	Endphalangen von Fingern und Zehen verkürzt und verdickt, Lyse der Terminalphalangen	autosomal-dominant	Minderwuchs, vorzeitiger Zahnverlust; überstreckbare Interphalangealgelenke; Impressio basilaris, Dolichozephalie, Vorspringen der Hinterhauptsschuppe, verbreiterte Schädelnähte mit Knocheninseln; Fehlen der Sinus frontales; Sella turcica vergrößert mit dünnen Klinoidfortsätzen; Osteoporose, Kyphose; Fusion der Dornfortsätze der Halswirbel; Leitungsschwerhörigkeit
kraniomandibuläre Dermatodysostose (Danks u. Mitarb. 1974)	kurze Endphalangen mit Osteolyse	Ursache unbekannt	hypoplastischer Unterkiefer, verzögerter Schluß der Schädelnähte, Knocheninseln, schmale Schultern, Gelenksteifheit, Minderwuchs; Haut der Hände und Füße atrophisch
Warfarin-Embryopathie (Pettifor u. Benson 1975)	Hypoplasie der Endphalangen, kleinfleckige Verkalkung	Antikoagulationstherapie zu Beginn der Schwangerschaft (Phänokopie der Chondrodysplasia punctata)	Hypoplasie des Nasenbeins, kurzer Hals, Brachydaktylie mit radialer Abweichung der Zeigefinger, vorspringender Hinterkopf, Schwachsinn, Optikusatrophie; kleinfleckige Verkalkung der Karpalia, Wirbelkörper, Femurkopf, Kalkaneus, Kuboid

Tabelle 2 (Fortsetzung)

Syndrom	Finger/Zehen	Ätiologie	Weitere Symptome
Hydantoin-Barbiturat-Embryopathie (*Majewski* u. Mitarb. 1981)	Hypoplasie der Endphalangen, Zunahme der Bogenmuster der Fingerbeeren	Diphenyl-hydantoineinnahme in der Schwangerschaft	Minderwuchs, niedriges Geburtsgewicht; Schwachsinn; vorspringende metopische Naht, tiefer Haaransatz im Nacken, breite Nasenwurzel, Epikanthus, Ptosis, Strabismus, weite große Fontanelle, Leistenhernien. Hirsutismus
Trisomie 9 p	hypoplastische Endphalangen	Chromosomenmutation oder Übertragung durch Träger einer balancierten Translokation	partielle Syndaktylien von Fingern und Zehen, Brachymesophalangie der V. Finger
mesomeler Zwergwuchs	dünne kurze Fingerendphalangen, winzige Zehenendphalangen	autosomal-rezessiv (homozygoter Zustand des Gens für Dyschondrosteose)	stark verkürzte Ulnae und Fibulae, gekrümmter Radius
zerebroarthrodigitales Syndrom (*Spranger* u. Mitarb. 1980)	rundliche Finger- und Zehenrudimente	unklar	Agenesie des Sakrums, Muskelhypoplasie, Hydrozephalus, Mikrozephalus
Ellis-van-Creveld-Syndrom	ulnare und fibulare Hexadaktylie, kurze Mittelphalangen mit Zapfenepiphysen, kleine, dysplastische Endphalangen	autosomal-rezessiv	Anonychie, Zahndefekte, Vorhofseptumdefekt, Genu valgum, Minderwuchs
arteriohepatische Dysplasie (Alagille-Syndrom) (*Rosenfield* u. Mitarb. 1980)	kurze Endphalangen	autosomal-dominant	Leberzirrhose, intrahepatische Cholestase, Form- und Segmentierungsstörungen der Wirbelkörper
Osteogenesis-imperfecta-Oligophrenie und Amaurose (*Heide* 1981)	kurze Endphalangen I–IV	autosomal-rezessiv	Schaltknochen, Makrozephalus, Pigmentdegeneration der Retina
Hyperkeratose, Hornhautveränderung und Minderwuchs (*Stern* u. Mitarb. 1984)	kurze Endphalangen, schmale Metakarpalköpfchen, Brachymetakarpie IV	autosomal-dominant	knotige Veränderungen des Hornhautepithels, palmoplantare Hyperkeratose, leichter Minderwuchs
Coffin-Siris-Syndrom (*Coffin* u. *Siris* 1970)	fehlende Endphalangen V, kurze Endphalangen I–IV	autosomal-rezessiv?	Minderwuchs, geistige Retardierung, typische Fazies
Lymphödem, Hypoparathyreoidismus, Nephropathie und Brachytelephalangie (*Dahlberg* u. Mitarb. 1983)	kurze Endphalangen	rezessiv? (2 Brüder betroffen)	angeborene Lymphödeme. Hypoparathyreoidismus, Nephropathie, Mitralklappenprolaps, Hypertelorismus
Akrozephalie, Minderwuchs und Brachytelephalangie (*Goecke* u. Mitarb. 1982)	Brachytelephalangie I–V, Brachymesophalangie II–V, Brachymetatarsie IV	autosomal-dominant	Brachymikroturrizephalus, Mittelgesichtshypoplasie, geistige Retardierung, Minderwuchs
digitorenozerebrales Syndrom (*Eronen* u. Mitarb. 1985)	fehlende Endphalangen aller Finger und der V. Zehen	autosomal-rezessiv?	geistige Retardierung, Ventrikelerweiterung, polyzystische Nieren, Herzfehler

TOUMAALA u. HAAPANEN (1968): 3 Geschwister: Brachymetapodie II–V, Brachydaktylie II–V, Anodontie, Maxillahypoplasie, Hypotrichose, Katarakte, Myopie, Nystagmus, Strabismus, Minderwuchs.

Syndaktylie

Von Syndaktylie spricht man, wenn benachbarte Finger oder Zehen nicht oder nur unvollkommen voneinander getrennt sind. Syndaktylien können geringfügige Anomalien („Schwimmhaut") darstellen oder als vollständige, manchmal auch ossäre Verschmelzungen funktionell und kosmetisch sehr störend sein. Periphere Syndaktylien (Hautbrücken) bei sichtbaren oder sondierbaren proximalen Lücken sind charakteristisch für „amniogene" Fehlbildungen.

Um eine anatomische Einteilung der Syndaktylien machte sich vor allem MÜLLER (1937) verdient. BELL (1951) und TEMTAMY (1978) haben ihre Klassifizierung gleichzeitig genetisch und anatomisch begründet. Im folgenden gehen wir von der Einteilung TEMTAMYS aus, die wir um die Typen 1a, 6 und 7 erweiterten. CASTILLA u. Mitarb. (1980) fanden eine Häufigkeit der isolierten Syndaktylie von 133/599 199 Geburten, entsprechend ca. 1:5000.

Syndaktylie ohne weitere Fehlbildungen

Syndaktylietypen:
1. Syndaktylie der III. und IV. Finger und der II. und III. Zehen („Zygodaktylie");
   1a. Syndaktylietyp Lueken;
2. Sympolydaktylie; Syn- und Polydaktylie der III. und IV. Finger, Syndaktylie der IV. und V. Zehen;
3. Syndaktylie der Ring- und Kleinfinger;
4. Syndaktylietyp Haas: komplette Syndaktylie aller Finger mit Polydaktylie;
5. Syndaktylie mit Metakarpal-(-tarsal-)synostose.
6. Syndaktylietyp Cenani; totale Syndaktylie mit Metakarpalsynostose;
7. Symbrachydaktylie mit Oligodaktylie.

1. Syndaktylie der III. und IV. Finger und der II. und III. Zehen („Zygodaktylie")

Literaturübersicht: Die Bezeichnung Zygodaktylie geht auf WEIDENREICH (1923) zurück. Er verstand darunter häutige Syndaktylie der II. und III. Zehen bis zur Mittelphalanx. Dieser Form stellte er als zweiten Typ die vollständige Syndaktylie der II. und III. Zehen gegenüber. STRAUS (1925) behielt den Begriff bei, verwandte ihn aber gleichermaßen für komplette und inkomplette Syndaktylie der II. und III. Zehen. Der Zygodaktylie entspricht in der Klassifikation BELLS (1951) der Typ A_1. TEMTAMY (1966) erkannte, daß die Syndaktylie der II. und III. Zehen häufig zusammen mit Syndaktylie der

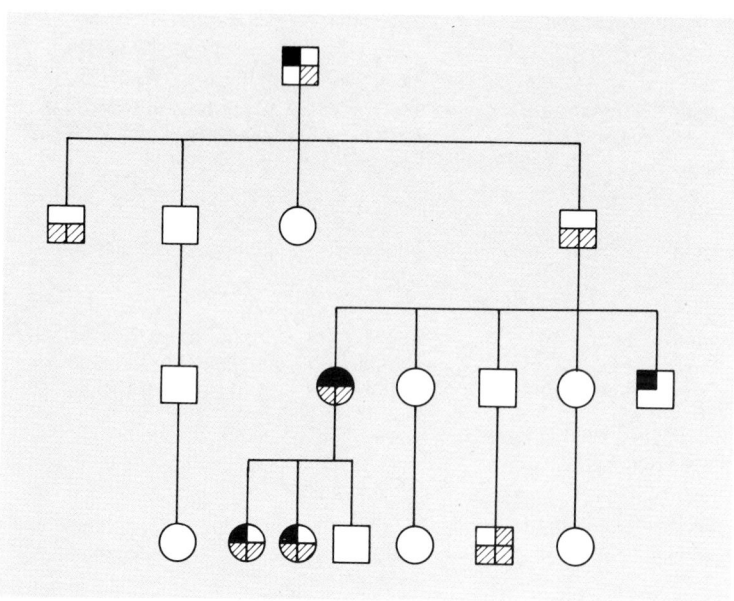

Abb. 6 Sippentafel mit Syndaktylie (nach *Feller*, *Pick* u. *Enders*)

 Syndaktylie der Finger III u. IV re., Endphalangen ossär verschmolzen

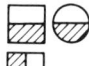 Syndaktylie der Zehen II u. III

häutige Syndaktylie der Finger III u. IV

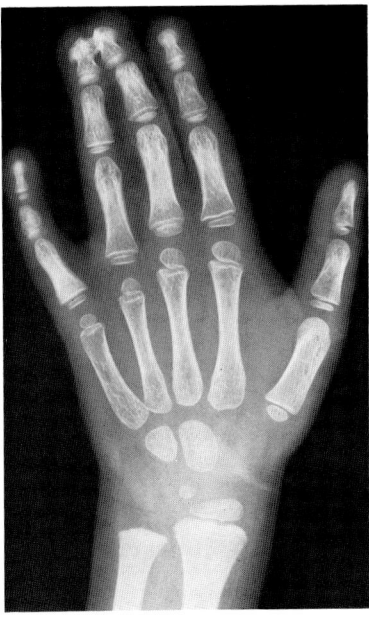 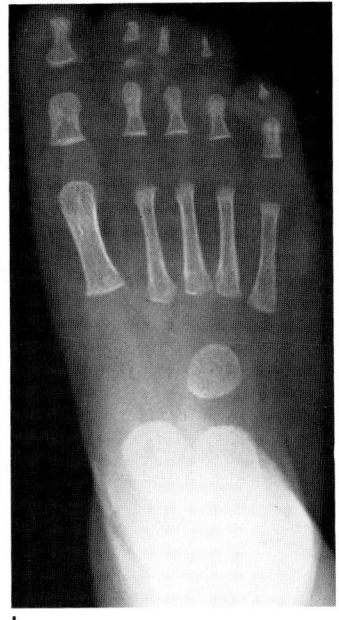 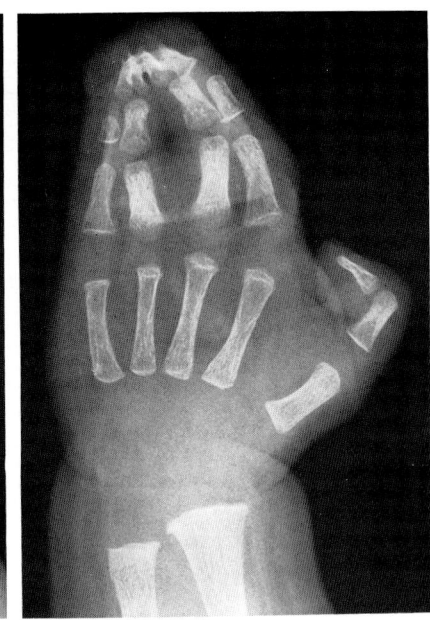

Abb. 7a–c   Syndaktylie 1a (Typ Lueken). **a** u. **b** sind Brüder

III. und IV. Finger auftritt und nannte auch diese Kombination Zygodaktylie.

Morphologie: Die Manifestation ist inter- und intrafamiliär variabel. Neben angedeuteter Schwimmhautbildung (HESTON 1932) und/oder kompletter Verwachsung der II. und III. Zehe bis zu den Nägeln (PIPKIN u. PIPKIN 1945) werden Syndaktylien der III. und IV. Finger angetroffen (WOLFF 1921, BELL 1931, FELLER u. Mitarb. 1981) (vgl. Stammbaum Abb. **6**). Synostosen der Endphalangen der III. und IV. Finger wurden nicht selten beobachtet (COCCHI 1952). Dieser Syndaktylietyp ist manchmal nur einseitig oder asymmetrisch ausgebildet. Häufig sind nur die Füße betroffen (HESTON 1932, KOENNER 1933), seltener nur die Hände (NEWSHOLME 1910, BELL 1931). Gelegentlich können auch weitere Finger oder Zehen betroffen sein. TEMTAMY (1966) fand in einer sonst mit typischer Zygodaktylie betroffenen Sippe 2 Fälle, die Syndaktylie der III. bis V. Finger zeigten. BÉRIGNY (1863) beobachtete in vier Generationen Syndaktylien der III. und IV. Zehen und III. und IV. Finger.

Genetik: Die Zygodaktylie wurde in allen angeführten Sippen autosomal-dominant mit variabler Manifestation vererbt. Nicht ganz selten wird eine Generation übersprungen (fehlende Penetranz) (BÉRIGNY 1863, MONTAGU 1953, FELLER u. Mitarb. 1981) (Abb. **6**). So war die Tochter einer Merkmalsträgerin und Mutter von identisch betroffenen Zwillingen völlig merkmalsfrei; auch die Dermatoglyphen, die häufig die Verdachtsdiagnose stellen lassen (CUMMINS u. MILDO 1961) ließen keine Anlage zur Syndaktylie erkennen (TEMTAMY 1966). Aus der Ehe zweier Merkmalsträger gingen 7 betroffene Kinder hervor, von denen sehr wahrscheinlich eines homozygot war, jedoch keine Unterschiede zu den übrigen Geschwistern zeigte (NEWSHOLME 1910). Das männliche Geschlecht ist häufiger betroffen als das weibliche. In einer Zusammenstellung von 32 Stammbäumen fand TEMTAMY (1966) 169 Betroffene im männlichen gegenüber 142 im weiblichen Geschlecht. Fehlende Penetranz war in beiden Geschlechtern gleich häufig (je 8 Fälle). SCHOFIELD (1921) nahm ein Y-chromosomales Gen an, da er in seiner eigenen Familie in 4 Generationen 14 männliche Betroffene fand, aber keine weiblichen. Allerdings beruhten seine Angaben lediglich auf Hörensagen.

Häufigkeit: Dieser Syndaktylietyp ist weitaus häufiger als alle anderen. Nach TEMTAMY (1973) beträgt die Häufigkeit in den USA 1:3000 Lebendgeborene.

1a. Syndaktylietyp Lueken

LUEKEN (1938) hat eine Familie beschrieben, die zur Zygodaktylie gerechnet wurde, aber so bemerkenswerte Besonderheiten zeigt, daß ein genetisch eigenständiger Typ angenommen werden kann. LUEKEN beobachtete in 6 Generationen alle Übergänge von Schwimmhautbildung zwischen den II. und III. Zehen bis zur kompletten Syndaktylie der II. bis V. Finger und Zehen. In Abb. **7** sind die Röntgenbilder der Hände zweier Geschwister (7. Generation) wiedergegeben, die 1942 angefertigt wurden. Die Syndaktylie des jüngeren Bruders (**a**) mit Synostose der Endphalangen aller Finger ist dem von TEMTAMY (1966) unter „Miscellaneous Types of Syndactyly" angeführten Fall sowie einem weiteren in BUNNELS „Surgery of the Hand" ähnlich.

2. Sympolydaktylie

Synonyme: Poly- und Syndaktylie.

Literaturübersicht: BELL hat 14 Sippen mit Sympolydaktylie zusammengestellt (Literatur bei CROSS u. Mitarb. 1968). Die erste Beschreibung gaben SMITH u. NORWELL (1894). JOACHIMSTHAL (1898) publizierte Röntgenbilder eines sporadischen Falles. THOMSEN (1927) fand 42 Merkmalsträger in 7 Generationen („Vordingborg-Typ").

Morphologie: An den Händen sind die III. und IV. Finger in der Regel vollständig verwachsen. Eine partielle oder komplette Verdoppelung des III. oder IV. Fingers ist manchmal nur im Röntgenbild erkennbar. Oft sind die Endphalangen, gelegentlich auch die Mittelphalangen der III. und IV. Finger, synostosiert. Der zusätzliche III. oder IV. Finger hat meist 2 oder 3 unterentwickelte Phalangen. Die Kleinfinger zeigen ausgeprägte Mesobrachyphalangie. Gelegentlich sind schmächtige Extrafinger in voller Länge mit drei Phalangen und Nägeln ausgebildet; sie artikulieren dann mit einem gegabelten III. oder IV. Metakarpale oder einem rudimentär zwischen dem III. und IV. angelegten. In seltenen Fällen ist auch der Kleinfinger in die Syndaktylie miteinbezogen. Auch kann ein zusätzliches Metakarpale vom distalen Ende des Metakarpale IV zum proximalen Ende des Metakarpale V verlaufen. Nicht selten findet sich Mesobrachyphalangie der V. Finger, anscheinend auch als einzige Manifestation des Gens (GREBE 1939). Die Sympolydaktylie der Hände ist häufiger ein- als beidseitig.

In etwa der Hälfte der Fälle (CROSS u. Mitarb. 1968) sind auch die Zehen betroffen. Die IV. und V. Zehen sind bis zu den Nägeln verwachsen; oft ist die V. Zehe partiell oder komplett verdoppelt und in die Syndaktylie einbezogen, so daß die Verdoppelung nur im Röntgenbild erkennbar ist. Häufig ist das Metakarpale V gegabelt.

Genetik: In allen bekannten Sippen wurde die Anomalie autosomal-dominant mit variabler Expressivität weitergegeben (Abb. **8**). Übersprungene Generationen fanden JACOBSOHN (1909), BARSKY (1951), CROSS u. Mitarb. (1968) u.a. In den 16 Sippen waren unter den Nachkommen Erkrankter 249 Gesunde und 233 Erkrankte.

3. Syndaktylie des Ring- und Kleinfingers

Literaturübersicht: Nur drei Sippenbeobachtungen mit diesem seltenen Syndaktylietyp sind in der Literatur bekannt (BELL 1951, COLETTE 1954, JOHNSTON u. KIRBY 1955). WERTHEMANN (1952) und TEMTAMY (1966) beobachteten je einen sporadischen Fall mit dieser Anomalie. Bei den älteren Berichten ist ein okulodigitodentales Syndrom, für das eine Syndaktylie IV – V typisch ist, nicht ausgeschlossen.

Morphologie: Die IV. und V. Finger sind in ihrer ganzen Länge häufig verbunden mit meist verwachsenen Nägeln. Der Kleinfinger ist durch Brachymesophalangie (BELL 1951) oder fehlende Mittelphalangen (TEMTAMY 1966) verkürzt; der IV. Finger ist meist im 1. Interphalangealgelenk flektiert und abduziert, so daß er kaum länger als der Kleinfinger erscheint. Gelegentlich sind die Endphalangen des IV. und V. Fingers synostosiert (BELL 1931). Die Zehen scheinen nicht betroffen zu sein.

Genetik: In allen vier Sippen wurde das Gen autosomal-dominant mit voller Penetranz weitergegeben. Die Manifestation war relativ uniform.

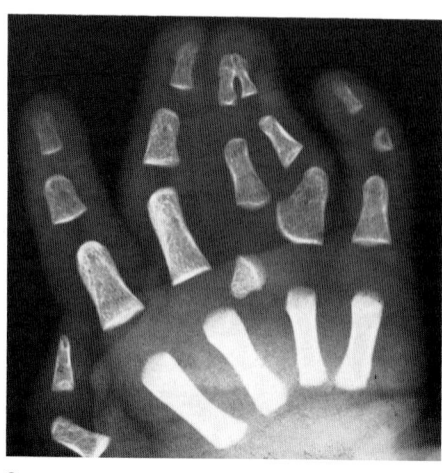
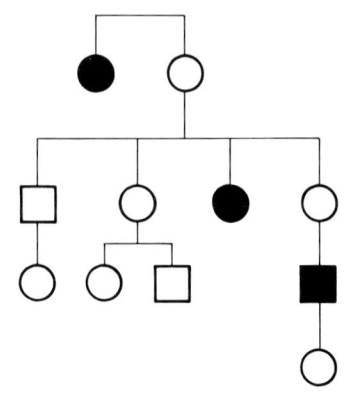

Abb. **8 a** u. **b**
a Sympolydaktylie
b Stammbaum mit unregelmäßig dominanter Vererbung

4. Komplette Syndaktylie aller Finger, mit Polydaktylie (Typ Haas)

Literaturübersicht: Diese Syndaktylie-Form wurde von HAAS (1940) bei einer Mutter und 2 Kindern gesehen. Die Beobachtungen von PERKOFF (1928) bei 5 Mitgliedern einer Sippe und von RASCH (1897) bei einem sporadischen Fall sind ebenfalls hierher zu rechnen.

Morphologie: Alle Finger beider Hände, einschließlich des Daumens, sind häutig total verwachsen; die Nägel sind kaum getrennt. Beiderseits sind 6 Metakarpalia angelegt; im Röntgenbild lassen sich die Anlagen von mindestens 6 Fingern erkennen. In einem Fall zählte HAAS sogar 8 Fingernägel. Die Füße und das übrige Skelettsystem sind frei von Fehlbildungen. Nur PERKOFF (1928) beschrieb bei einer Patientin eine Großzehenverdoppelung.

Genetik: Nach den wenigen bisher bekannten Beobachtungen scheint es sich um ein autosomaldominantes Leiden zu handeln.

5. Syndaktylie III + IV mit Metakarpalsynostose IV+V, Metatarsalsynostosen und Polydaktylie (Kemp u. Ravn 1932)

Morphologie: Bei diesem autosomal-dominanten Erbleiden finden sich in wechselnder Kombination:

1. Komplette meist beidseitige Syndaktylie III + IV, oft mit Synostose der Endphalangen. Gelegentlich auch Syndaktylie II und III oder IV und V, in 2 Fällen II, III, IV und V. Syndaktylie der Zehen II + III war selten.

2. Synostosen der Metakarpalia IV und V, meist in den proximalen Abschnitten, seltener III und IV. Die Synostose der IV. und V. Metakarpalia bedingt eine Dislokation des Kleinfingers, der je nach Ausmaß der Synostose abduziert oder quer über die Handinnenfläche geschlagen ist. Gelegentlich Synostosen der III. und IV. oder IV. und V. Metatarsalia.

3. Polydaktylie: 8 von 41 Merkmalsträgern der Sippe von KEMP u. RAVN hatten eine syndaktyle Verdoppelung des Zeigefingers, die meist nur terminale Phalangen einschließlich der Nägel betraf, in 2 Fällen waren die Kleinfinger verdoppelt.

Genetik: In der von KEMP u. RAVN untersuchten Sippe (41 Merkmalsträger in 6 Generationen) wurde die Anomalie regelmäßig autosomal-dominant mit variabler Expressivität weitergegeben. In der von TEMTAMY u. MCKUSICK (1969) beschriebenen Sippe waren 11 Personen in 3 Generationen in variabler Weise von unvollständiger häutiger Syndaktylie der Finger II und III sowie IV und V und der Zehen III, IV und V, von Metakarpalsynostose IV und V und Metatarsalsynostose III und IV betroffen. Polydaktylie wurde nicht beobachtet. ROBINOW (1982) beobachteten diese Anomalie in variabler Ausprägung bei einer Mutter und 3 ihrer 4 Kinder.

6. Totale Syndaktylie mit radioulnarer Synostose (Typ Cenani)

Literaturübersicht: CENANI u. LENZ (1967) beschrieben 2 Brüder mit totaler Syndaktylie der Hände und radioulnärer Synostose. 1984 unter-

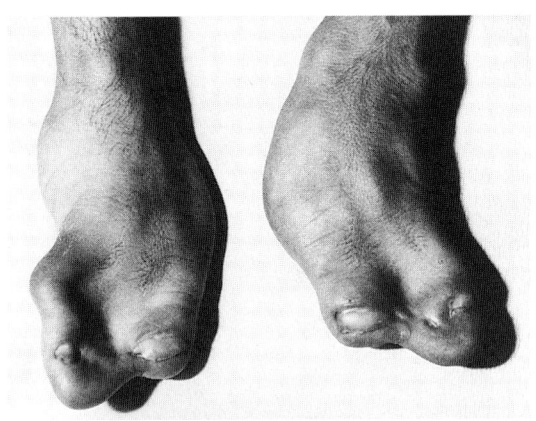

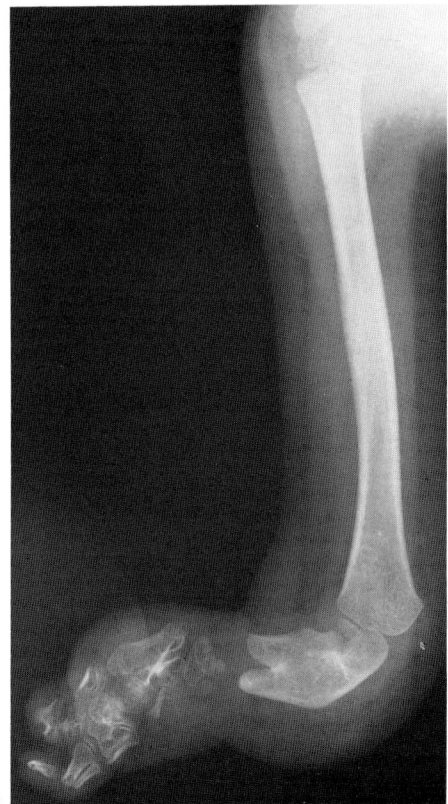

Abb. **9a** u. **b** Cenani-Syndaktylie. Disorganisation **a** des Fußes und **b** der Hand

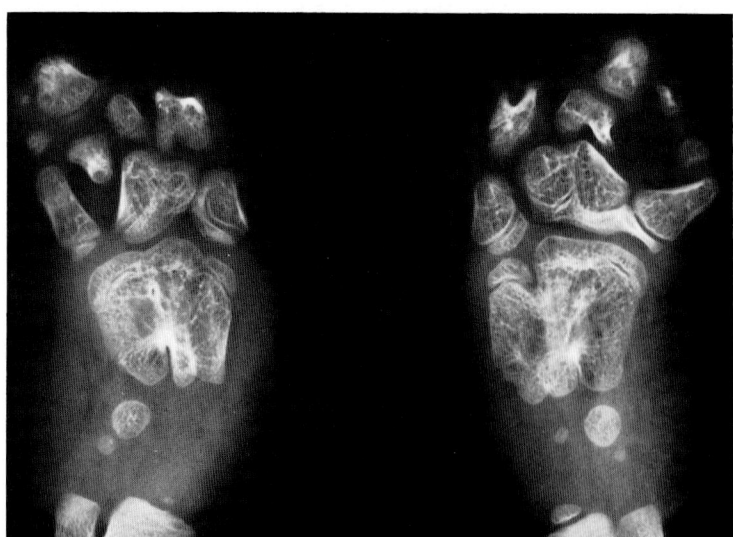

Abb. 10 Cenani-Syndaktylie

suchten wir den älteren Bruder nach. Er berichtete, daß nach ihm noch eine gesunde Schwester und ein gesunder Bruder sowie ein gleichförmig betroffener Bruder geboren wurden. Gleichartige Beobachtungen hatten LIEBENAM (1938), BARSKY (1958) und YELTON (1962), DROHM u. Mitarb. (1976, Fall 1) und VERMA (1976) publiziert. HOPF (1959), ROSELLI u. GULIENETTI (1960), DODINVAL (1979), DROHM u. Mitarb. (1976, Fall 2) sowie PFEIFFER u. MEISEL-STOSIEK (1982) beschreiben Fälle mit Oligosyndaktylie, die untereinander sehr ähnlich sind und sich von der Cenani-Syndaktylie durch geringere Ausprägung der Metacarpalsynostose unterscheiden.

Morphologie: Die Karpalia und Metakarpalia sind blockartig verschmolzen, so daß einzelne Elemente kaum differenzierbar sind; einzelne Fingerstrahlen lassen sich in dem Konglomerat synostosierter und deformierter Phalangenrudimente kaum ausmachen. Radius und Ulna sind verkürzt und bis auf wenige Zentimeter oberhalb des Handgelenkes synostosiert (Abb. 9 u. 10). An den Füßen fanden CENANI u. LENZ außer einer Syndaktylie der III. und IV. Zehe keine Veränderungen. Bei den Fällen von LIEBENAM (1938) und YELTON (1962) erstreckte sich die totale Syndaktylie auf Hände und Füße. In 2 Fällen waren nur je 4 Zehen angelegt. Die oben erwähnten Fälle von HOPF sowie ROSELLI u. GULIENETTI etc. weisen insgesamt eine schwächere Ausprägung der Metakarpalsynostose auf; auch sind im Gegensatz zu den Fällen von CENANI u. LENZ Fingerrudimente ausgeprägt; die Verkürzung und die Synostosierung von Radius und Ulna sind schwächer ausgeprägt oder fehlen ganz, wie in den Fällen von PFEIFFER u. MEISEL-STOSIEK (1982). Das unterschiedlich stark betroffene Geschwisterpaar von DODINVAL (1979) weist jedoch darauf hin, daß es Übergänge zwischen stärker und leichter betroffenen Fällen gibt. Bei beiden Geschwistern ist die Metakarpalsynostose ähnlich blockartig wie bei den Fällen von CENANI u. LENZ; die Fingerrudimente sind jedoch ähnlich allen übrigen leichter betroffenen Fällen. Bei beiden Geschwistern waren Radius und Ulna verkürzt, eine radioulnäre Synostose bestand jedoch nur beim Mädchen. Beim Fall 2 von DROHM u. Mitarb. (1976) waren zwar Fingerrudimente und Metakarpalia differenziert, es bestand jedoch eine komplette radioulnäre Synostose. Der Fall von LIEBENAM (1938) wies eine extreme Verkürzung der nicht synostosierten Radii und Ulnae auf; alle Metakarpalia waren nicht voneinander differenzierbar synostosiert; es waren jedoch einzelne Fingerrudimente differenziert ähnlich den leichter betroffenen Fällen von z. B. PFEIFFER u. MEISEL-STOSIEK (1982).

Genetik: Die Fälle von CENANI u. LENZ waren Kinder nichtverwandter, merkmalsfreier Eltern. YELTONS Fälle waren zweieiige Zwillinge (o, □), die weitere Familie war merkmalsfrei. Die Beobachtung zweier schwedischer Geschwister von blutsverwandten Eltern macht einen autosomal-rezessiven Erbgang wahrscheinlich, ebenso die Geschwisterbeobachtungen von DODINVAL (1979) und PFEIFFER u. MEISEL-STOSIEK (1982)

7. Symbrachydaktylie mit Oligodaktylie

Der Terminus „Symbrachydaktylie" geht auf POL (1921) zurück. Er bezeichnete damit ein gleichzeitiges Vorkommen von Syn- und Brachydaktylie. Bei den von ihm angeführten Fällen war die Symbrachydaktylie stets einseitig; alle Fälle waren sporadisch. POL bemerkte die häufige Kombination der Symbrachydaktylie mit Brustwanddefekten. Die meisten Fälle von einseitiger Symbrachydaktylie lassen sich heute dem Poland-Syndrom oder verschiedenen Typen von Spalthand zuordnen. Einzigartig ist die Beobachtung von hereditärer Symbrachydaktylie und Oligodaktylie durch LEHMANN (1953).

Morphologie: 5 Angehörige einer Sippe wiesen in drei Generationen relativ uniform hochgradige Syn- und Brachydaktylie an Händen und Füßen auf. Bis auf eine Ausnahme (rechte Hand von IIc) waren stets nur 4 Metakarpalia und -tarsalia ausgebildet. Welcher Strahl fehlte, ließ sich nicht entscheiden, vermutlich ein Binnenstrahl. Bei relativ normalen Grundphalangen waren die fast vollständig syndaktylen Finger meist nur zweiphalangig. Wenn Endphalangen angelegt waren, waren sie mit den Mittelphalangen synostosiert. Die II. oder III. Mittel- oder Endphalangen waren z. T. gabelförmig verdoppelt.

Genetik: Diese Anomalie trat durch drei Generationen nur bei weiblichen Mitgliedern auf. Möglicherweise handelt es sich um ein X-chromosomaldominantes Gen mit Letalwirkung im männlichen Geschlecht, doch kann die Beschränkung auf das weibliche Geschlecht in dieser Sippe auch zufällig sein.

Syndrome mit Syndaktylie

Syndaktylien kommen nicht nur isoliert, sondern auch als Symptom verschiedener Syndrome vor, von denen einige im Folgenden aufgeführt werden.

Apert-Syndrom
(Akrozephalosyndaktylietyp I)

APERT erkannte 1906 die Gleichförmigkeit der Fehlbildungen des Schädels und der Extremitäten bei 8 Fällen der Literatur und einem eigenen und prägte den Terminus Akrozephalosyndaktylie (ACS). BLANCK schätzte 1960 die Zahl der publizierten Fälle auf über 150. Er untersuchte 34 englische Patienten und unterschied typische ACS und atypische ACS. Die in der zweiten Gruppe enthaltenen Fälle wichen von der typischen ACS mehr oder minder ab und waren auch untereinander nicht ähnlich. PFEIFFER (1969) und TEMTAMY u. MCKUSICK (1969) beschränken die Bezeichnung Apert-Syndrom auf Fälle, die dem Apertschen Fall ähnlich sind. LÖBBECKE (1973) analysierte anhand von 306 Fällen der Literatur und 13 eigenen Patienten die Extremitätenveränderungen bei der ACS.

Symptome: Der Hirnschädel ist abnorm hoch und breit, der Hinterkopf abgeplattet (Akrobrachyzephalus). Häufig wird eine prämature Synostose der Koronarnaht, seltener auch der Sagittalnaht beobachtet. Die Schädelbasis ist steilgestellt, die vordere Schädelgrube verkürzt. Deutliche Impressiones digitatae, Stauungspapille und Optikusatrophie weisen auf erhöhten Hirndruck hin. – Der Gesichtsschädel ist verändert durch Hypoplasie der Maxilla und dadurch bedingte relative Progenie. Der Gaumen ist hoch und eng, nicht selten gespalten. Die Oberkieferhypoplasie bedingt Zahnstellungsanomalien. Die flachen Orbitae verursachen einen unterschiedlich stark ausgeprägten Exophthalmus. Die Lidspalten fallen nach außen ab, Hypertelorismus und eine breite, eingezogene Nasenwurzel tragen zu dem entstellenden Eindruck bei.

Gliedmaßen: Meist sind die Finger II–V, bei stärkster Ausprägung auch alle Finger, kutan und ossär miteinander verschmolzen mit einem einzigen, durchgehenden Fingernagel. Häufig ist nur der Daumen frei von Syndaktylie; nächsthäufig ist auch der Kleinfinger mehr oder minder frei. Synostosen zwischen den IV. und V. Metakarpalia stellen sich häufig erst mit zunehmendem Alter ein, Synostosen anderer Metakarpalia sind selten. Verschmelzungen zwischen Grund- und Mittelphalangen sind häufig. Die Endphalangen konvergieren und bilden im Extremfall einen distalen Knochenbogen. Brachymesophalangie aller Finger ist ein konstantes Merkmal des Apert-Syndroms. Die Daumenendphalanx ist verkürzt und verbreitert, die Grundphalanx hypoplastisch. Oft weicht der Daumenstrahl nach ulnar ab, der Nagel ist verbreitert. Besonders charakteristisch für das Apert-Syndrom sind die Vergröberung und die trapezförmige Deformierung der Großzehenendphalangen mit fibularer Abweichung der hypoplastischen Grundphalanx. Die Zehen II–V haben nur 2 Phalangen. Wie an der Hand, ist die Syndaktylie der Zehen II–V oft vollständig mit einem einzigen Nagel (Abb. **11**).

Mit zunehmendem Alter nehmen die Synostosen der Phalangen zu (SCHAUERTE u. ST. AUBIN 1966), am I. Strahl verschmelzen Grund- und Endphalanx. Vermutlich abhängig vom Ausmaß des Hirndrucks, sind Patienten mit Apert-Syndrom oft mehr oder minder oligophren.

Ätiologie: Fast alle Fälle mit Apert-Syndrom sind sporadisch. Dennoch läßt sich ursächlich die Mutation eines autosomal-dominanten Gens annehmen. WEECH (1927) berichtet über das Syndrom bei Mutter und Tochter, WAARDENBURG (1961) bei Mutter und Sohn, ROBERTS u. HALL (1971) bei Mutter und Tochter. LEONARD u. Mitarb. (1982) berichteten über eine junge Frau mit Apert-Syndrom und normaler Intelligenz, die einen Fetus spontan und einen durch Interruptio verlor; beide Feten wiesen das Apert-Syndrom auf.

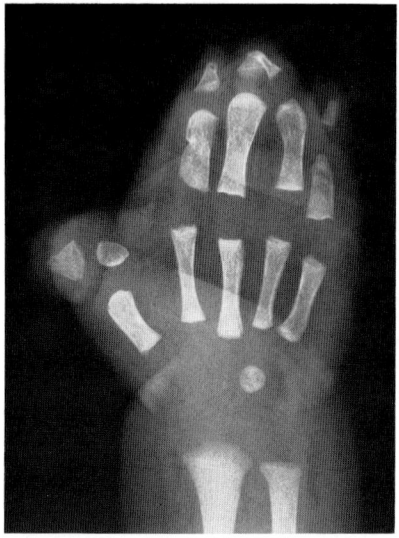
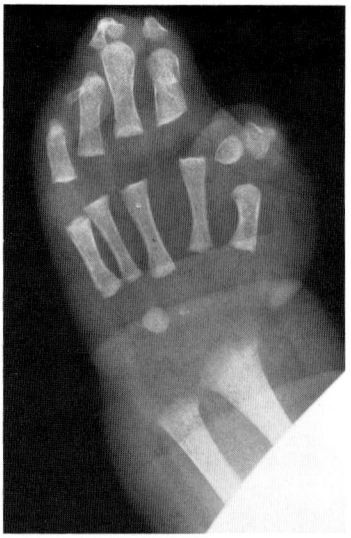

Abb. **11a** u. **b**
Apert-Syndrom. Alter des Vaters bei der Geburt des Patienten 55 Jahre

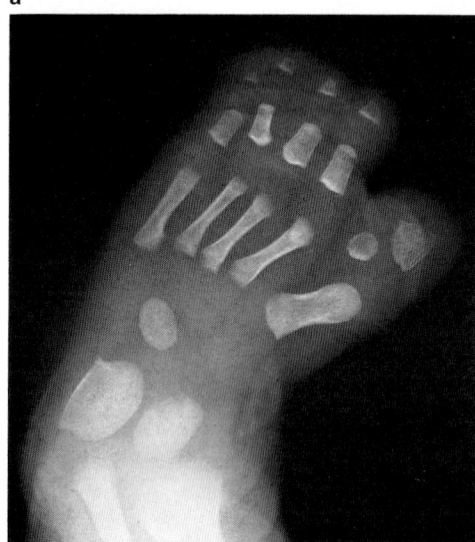
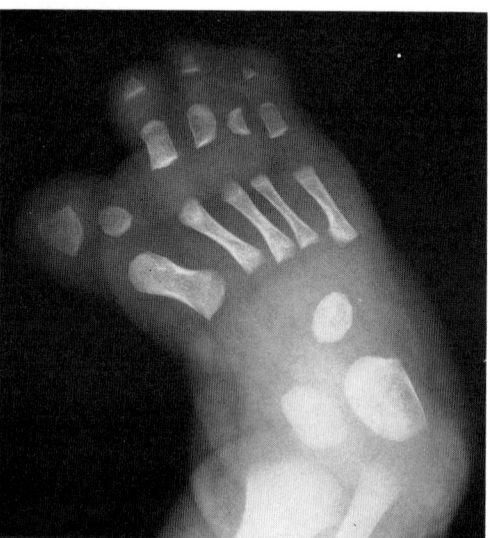

Die Seltenheit familiären Vorkommens läßt sich dadurch erklären, daß Apert-Patienten wegen ihres häufigen Schwachsinnes und ihrer hochgradigen Entstellung gewöhnlich nicht zur Fortpflanzung gelangen. Für die Annahme der Entstehung des Apert-Syndromes durch Spontanmutation eines dominanten Gens spricht, daß die von BLANCK (1960) und TÜNTE u. LENZ (1967) geschätzte Mutationsrate des Gens in der Größenordnung der meisten dominanten Gene liegt und daß das Alter der Väter von Kindern mit Apert-Syndrom in demselben Ausmaß erhöht ist, wie es von anderen dominanten Neumutationen (Achondroplasie, Myositis ossificans progressiva, Marfan-Syndrom) bekannt ist.

Pfeiffer-Syndrom (Akrozephalosyndaktylietyp II)

PFEIFFER (1964) hat bei 8 Mitgliedern in 3 Generationen einer Sippe Akrozephalie, kombiniert mit leichten kutanen Syndaktylien und breiten Daumen und Großzehen, gesehen und als Schwachform der ACS aufgefaßt. Die intrafamiliäre Variabilität war gering. Fälle mit typischem Apert-Syndrom traten in dieser Sippe nicht auf. Ähnliche Anomalien beobachteten ZIPPEL u. SCHÜLER (1969) bei 5 Mitgliedern einer Sippe und MARTSOLT u. Mitarb. (1971) bei einer Mutter und 2 Söhnen. Wahrscheinlich gehören die Fälle von NOACK (1959), SALDINO (1972), NAVEH u. FRIEDMANN (1976), SANCHEZ u. NEGROTTI (1981) sowie YOUNG u. HARPER (1982) ebenfalls hierher. Diese Form der ACS, der noch die sporadischen Fälle von JEWESBURY u. SPENCE (1921/22), CUTHBERT (1954),

LENZ (1957), CORRENO u. Mitarb. (1968) und ASNES u. MOREHEAD (1969) zugehören, wird nach TEMTAMY u. MCKUSICK (1969) als Pfeiffer-Syndrom bezeichnet.

Symptome: Merkmale des Schädels sind Brachyzephalus, Hypertelorismus, Exophthalmus und hoher Gaumen.

Gliedmaßen: Daumen und Großzehen sind kurz und breit; die Daumengrundphalanx ist dreieckig oder trapezoid; die Endphalanx ist breit, gelegentlich angedeutet gespalten.
Die Mittelphalangen vornehmlich der Zeige- und Kleinfinger sind verkürzt. Die Syndaktylie ist nur kutan, meist sind der II. und III. Finger betroffen. Die Großzehen und das Metatarsale I sind verbreitet; die Grundphalanx ist rudimentär dreieckig oder fehlt ganz. Die Syndaktylien der Zehen II–V sind ebenfalls nur kutan. Während in PFEIFFERS Familie die Symptomatik recht konstant war, zeigen die Familienbeobachtungen von SANCHEZ u. NEGROTTI (1981) daß Daumen und Großzehen nicht in jedem Fall betroffen sein müssen; in der von NAVEH u. FRIEDMANN (1976) publizierten Sippe wies keiner der 5 Betroffenen eine Beteiligung der Hände auf; dies war auch in der Familie von YOUNG u. HARPER (1982) der Fall. VANEK u. LOSAN (1982) publizierten 2 Familien, bei denen die Veränderungen der Extremitäten in fast allen Fällen nur minimal waren. Im Gegensatz zum Apert-Syndrom ist die geistige Entwicklung normal.

Ätiologie: In allen bisher bekannten Sippen wurde diese Anomalie autosomal-dominant mit geringen Expressivitätsschwankungen weitergegeben. Die sporadischen Fälle sind als Neumutationen aufzufassen; sie scheinen in gleicher Weise wie das Apert-Syndrom vom Alter des Vaters abzuhängen.

Syndaktylie bei seltenen Fehlbildungssyndromen der Extremitäten und des Schädels

TEMTAMY u. MCKUSICK (1969) unterteilten die ACS weiter in die Typen II–V, wobei Typ V dem Pfeiffer-Syndrom entspricht.
Typ II wird durch die Beobachtung von VOGT repräsentiert („Vogt's cephalodactyly"). Die beiden Fälle von VOGT (1933) hatten für das Apert-Syndrom typische Extremitätenveränderungen, der Schädel soll wie beim Morbus Crouzon verändert gewesen sein. Da die Schädelveränderungen beim Apert-Syndrom fließende Übergänge zu denen des Morbus Crouzon zeigen, können beide Fälle von VOGT als Apert-Syndrom klassifiziert werden.
Typ III (Typ Chotzen-Saethre) hat wenig mit dem Apert-Syndrom gemeinsam. SAETHRE (1931) beschrieb mäßige Akrozephalie und Asymmetrie des Schädels in Kombination mit Schwimmhäuten zwischen den II. und III. Fingern und III. und IV. Zehen bei einer Mutter und 2 Töchtern. CHOTZEN (1932) fand ähnliche Veränderungen bei einem Vater und 2 Söhnen. Weitere Familienbeobachtungen machten BARTSOCAS u. Mitarb. 1970 (3 Generationen) und KREIBORG u. Mitarb. 1972 (4 Generationen). Darüberhinaus wurde noch eine ACS vom Typ Robinow-Sorauf abgegrenzt (ROBINOW u. SORAUF 1975, CARTER u. Mitarb. 1982). JACKSON u. Mitarb. (1976) konnten in einer großen Amish-Sippe mit 88 Betroffenen jedoch zeigen, daß es in ein und dergleichen Familie alle möglichen Varianten gibt. Auch YOUNG u. HARPER (1982) wollen sich nicht festlegen, ob ihre Fälle der ACS vom Typ Pfeiffer oder Robinow-Sorauf zugehören. SCHINZEL u. Mitarb. (1983) kommen nach Untersuchung von 25 Nicht-Apert-ACS (20 Fälle aus 4 Familien, 5 sporadische Fälle) zur Auffassung, daß die intrafamiliäre Variabilität bei der milden Form der ACS so groß ist, daß es nicht gerechtfertigt erscheint, die milde (Nicht-Apert-ACS) in weitere Untergruppen zu unterteilen.
Deutlich von den bisher besprochenen abweichende Fälle von Akrozephalie mit Syndaktylie publizierten CHIBA (1965) und SUMMIT (1969), wieder einen anderen Typ HERMANN u. OPITZ (1969).

Poland-Syndrom

Die Kombination von einseitiger Symbrachydaktylie (Brachydaktylie und Syndaktylie) der Hand mit gleichseitiger Aplasie von Teilen des Musculus pectoralis major wurde erstmals von POLAND (1841) beschrieben. POL stellte 1921 bereits 20 Fälle der Literatur zusammen und wies auf die große Variabilität der Defekte hin. DÜWEL (1975) analysierte 82 Fallbeschreibungen der Literatur und 16 eigene Patienten.

Symptome: Die Verkürzung der Phalangen der Hand in Kombination mit Syndaktylie (Symbrachydaktylie) tritt stets einseitig auf. Betroffen sind bevorzugt die Mittelphalangen; sie können ganz fehlen oder mit den oft schmächtigen Endphalangen verschmelzen (Abb. 12). Die Finger können auch ganz fehlen (SUTOR u. Mitarb. 1974). Häufig ist der betroffene Arm schmächtiger und kürzer. Nur selten ist der Daumen betroffen. Die Fingernägel sind meist vorhanden, oft jedoch hypoplastisch. Die Syndaktylie ist partiell oder vollständig; am häufigsten tritt sie zwischen Zeige- und Ringfinger auf; sie betrifft stets nur die Weichteile. Die Aplasie des sternalen Anteiles des M. pectoralis major findet sich immer auf der gleichen Seite wie der Handdefekt. Der klavikulare Anteil des Muskels ist meist vorhanden, nicht selten ist er hypertrophiert. Auch andere Muskeln, wie Pectoralis minor, Rectus abdominis, Latissimus dorsi, Serratus anterior und Interkostalmuskeln, können be-

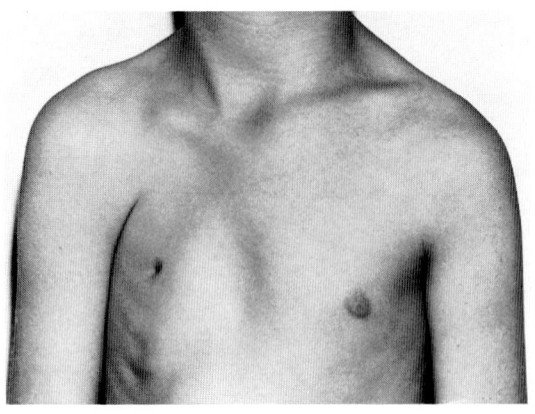

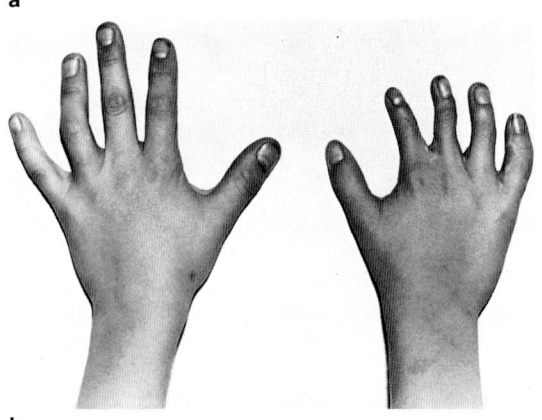

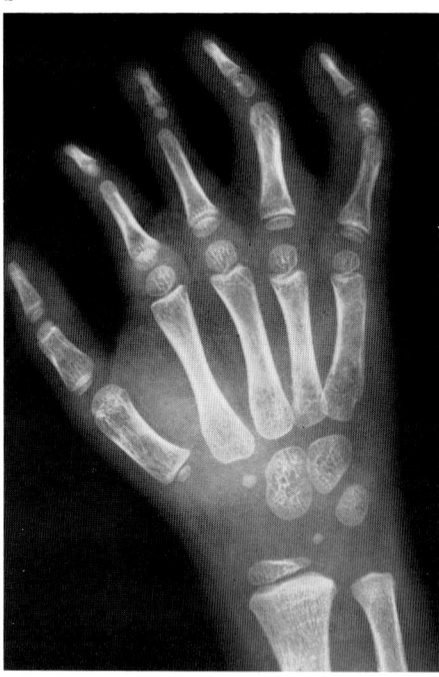

Abb. **12a–c** Pektoralis-Hand-Syndrom. Syndaktylien operativ behandelt. Strabismus. Zunge wird ungleichmäßig mit Muskelwogen vorgestreckt (Möbius-Syndrom)

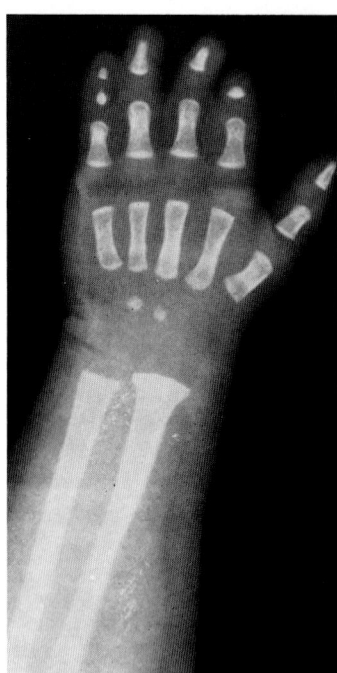

Abb. **13** 2 Monate alt. Männlicher Säugling. Rechtsseitige Symbrachydaktylie bei Möbius-Syndrom. Fazialisparese rechts. Gaumensegellähmung. Abweichen der Zunge nach links. Epikanthus beiderseits

troffen sein. Nicht selten sind Mamma und Mamille der gleichen Seite hypoplastisch; selten fehlen sie ganz („Amazonensyndrom"). Häufig bleibt die Achselbehaarung im thorakalen Bereich aus. Bemerkenswert ist, daß in ¾ der Fälle der rechte Arm betroffen ist (DEGENHARDT u. KLEINEBRECHT 1972). Eine ähnliche Symbrachydaktylie kommt beim Moebius-Syndrom vor (HARRISON u. PARKER 1960, ELSAHY 1973) (Abb. **13**). Einzelne kombinierte Fälle von Moebius-Syndrom und Poland-Syndrom lassen daran denken, daß beide dieselbe Ätiologie haben können. KÖNIG u. LENZ (1983) stellten anhand von 66 eigenen Beobachtungen die große Variabilität der Poland-Syndaktylie dar.

Ätiologie: Ätiologie und Pathogenese des Poland-Syndroms sind unklar. Typische Fälle sind nie mehrfach in einer Familie beobachtet worden. FUHRMANN u. Mitarb. (1971) vermuteten dominante Vererbung, da sie bei einem Mann Aplasie der Pars sternalis des M. pectoralis major und geringfügige Brachydaktylie, jedoch ohne Syndaktylie, bei seiner Tochter eine einseitige Mammahypoplasie und bei seinem Sohn eine Größendifferenz der Hände beobachteten. Bei beiden Kindern war der M. pectoralis major seitengleich vollständig ausgebildet. Es ist zweifelhaft, ob diese Fälle mit der Poland-Syndaktylie zusammengebracht werden können. Mit autosomal-dominanter Vererbung ist die Seltenheit typischer familiärer Fälle unvereinbar. Das von SUJANSKY u. Mitarb. (1977) beschriebene „familiäre" Vorkommen bei einem Probanden (Teilaplasie des M. pectoralis, Symbrachydaktylie) und der Tochter ihres Großonkels (Fehlen des M. pectoralis major, Hypoplasie der 2. und 3. Rippe, Hypoplasie der Brust, leichte Hypoplasie der Hand) kann natürlich zufällig sein. Eine stark verminderte Penetranz eines dominanten Gens ist so lange eine unbefriedigende Erklärung, wie bei den Verwandten 1. Grades keine statistisch nachweisbare Häufung bekannt ist. Die von LIEBENAM (1938) beschriebene Diskordanz des Merkmals bei eineiigen Zwillingen ebenso wie die regelmäßige Einseitigkeit spricht gegen Erblichkeit. SUGIURA (1976) schätzte die Häufigkeit des Poland-Syndroms in Japan auf 1:20 000–30 000. MACGILLIVRAY u. LOWRY (1977) beobachteten in Kanada eine Häufigkeit von 1:32 000. DAVID vermutete 1972 einen Zusammenhang mit Abtreibungsversuchen durch Ergonovin-Maleat (Mutterkornalkaloid), doch ist schlecht vorstellbar, wie eine chemische Noxe immer einseitig wirken soll. Auffallend ist das Überwiegen des männlichen Geschlechtes beim Poland-Syndrom.

GOLDBERG u. MAZZEI (1977) haben die Befunde von 15 eigenen Fällen mit den Stadien der embryonalen Entwicklung der oberen Gliedmaße verglichen und sind zu dem Ergebnis gekommen, daß eine primäre Schädigung der Nervenwurzeln als Ursache auszuschließen sei. Die Nachbarschaft von Hand, Brustmuskeln und Brustdrüse in der frühen embryonalen Entwicklung macht einen lokalisierten Schaden wahrscheinlich.

Okulodentodigitales Syndrom (ODD)

Siehe auch „Konstitutionell-genetische Skeletterkrankungen", S. 575 ff. Hauptsymptome sind Mikrokornea, enge Lidspalten, schmale Nasenflügel, kleine Zähne. Syndaktylie der IV. u. V. Finger (selten auch III u. IV), mit knöcherner Verschmelzung von Endphalangen und Hypoplasie oder Fehlen der Mittelphalanx V, Syndaktylie der III. u. IV. Zehen. Seltener werden auch Leitungsschwerhörigkeit, Gaumenspalte, Mikrodontie und Osteopetrose beobachtet. Das ODD-Syndrom wird autosomal-dominant vererbt. Die Neumutationsrate steigt mit zunehmendem Alter des Vaters an (PATTON u. LAURENCE 1985).

Sklerosteose

(HANSEN 1967, SUGIURA u. YASUHARA 1975, BEIGHTON u. Mitarb. 1977)
Bei diesem autosomal-rezessiven Erbleiden treten variable Syndaktylien zwischen den II. und III., gelegentlich auch III. und IV. Fingern zusammen mit radialer Abweichung der Endphalangen, Nageldysplasien oder -aplasien der betroffenen Finger in Verbindung mit hyperostotischen Veränderungen von Schädel, Unterkiefer, Schlüsselbeinen, Becken, langen Röhrenknochen und Mittelhandknochen, wie sie ähnlich bei kraniodiaphysärer oder kraniotubulärer Dysplasie gefunden werden. Das typische Gesicht mit hoher steiler Stirn, der weite Augenabstand, die flache Nasenwurzel und der breite eckige, vorspringende Unterkiefer fallen schon in den ersten Lebensjahren auf. Die Körperhöhe ist meist überdurchschnittlich. Im 2. Lebensjahrzehnt kommt es meist zu Fazialislähmung, Schwerhörigkeit und Kopfschmerzen infolge erhöhten intrakraniellen Drucks. In der älteren Literatur wurden gleichartige Fälle als generalisierte Osteosklerose, Osteopetrose, Marmorknochenkrankheit und generalisierte Ostitis fibrosa beschrieben. Heterozygote Träger der Anlage weisen meist isolierte Sklerose und Verdickung des Schädeldaches, gelegentlich Nageldysplasien auf.

Orofaziodigitales Syndrom (OFD-Syndrom)

Synonyme: Papillon-Léage-Psaume-Syndrom, orodigitofaziale Dysostose, Grob-Syndrom.
Unter der Bezeichnung „Dysmorphie des freins buccaux" beschrieben PAPILLON-LÉAGE u. PSAUME 1954 bei 8 weiblichen Patienten ein Syndrom mit Zungenlappung, hyperplastischen Frenula der Mundvorhöfe, Spalten der Alveolarkämme und des Gaumens und weiteren Fehlbildungen der Fazies und der Gliedmaßen. Nach Bekanntwerden des Syndroms wurden zahlreiche frühere Beschreibungen entdeckt; der früheste Bericht stammt von BROTHERS (1888). GORLIN u. PSAUME (1962) stellten 22 eigene Betrachtungen zusammen und schlugen die Bezeichnung „orodigitofacial dysostosis" vor. Bis 1972 waren 157 Fälle mit diesem Syndrom beschrieben worden, für das sich die Bezeichnung orofaziodigitales Syndrom (=OFD) eingebürgert hat (Literaturübersichten bei FELGENHAUER u. MITORS 1972 und MAJEWSKI u. Mitarb. 1972, ANNEREN u. Mitarb. 1984).

Symptome: Das OFD-Syndrom ist charakterisiert durch Fehlbildungen im oralen, fazialen und digitalen Bereich.

Mundhöhle: Konstant sind Zungenlappen, abnorm inserierende hyperplastische Lippenfrenula und Kerben im oberen und unteren Alveolarkamm mit den dadurch bedingten Anomalien der Front- und Seitenzähne. Typisch sind auch weißliche, manchmal gestielte benigne Fibrome oder Papillome der Zunge und der Gingiva. In über 80% der Fälle ist der Gaumen paramedian gespalten oder hoch und eng. Zusammen mit den Kerben des oberen Alveolarkammes ergibt sich in der Aufsicht eine charakteristische Y-förmige Figur.

958 Fehlbildungen der Gliedmaßen

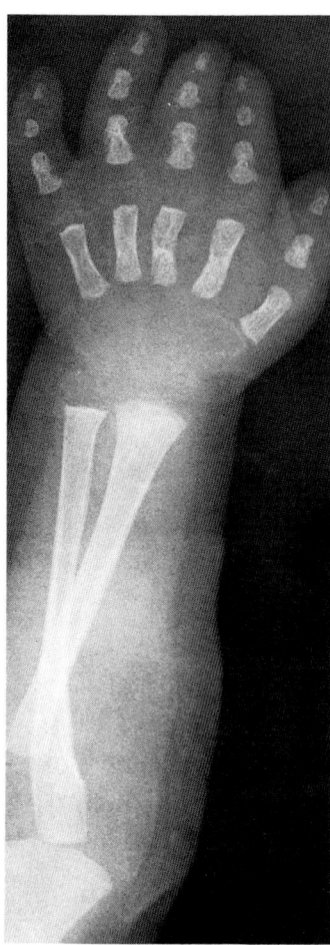

Abb. 14 OFD-Syndrom. Syndaktylie II und III der Finger und Zehen beiderseits. Zungenspitze gespalten. Gaumenspalte. Spärliches Kopfhaar. Mikrognathie, Tod mit 5 Monaten

Fazies: Nasenwurzel und -spitze sind verbreitert; oft ist die abgeflachte Nasenspitze doppelhöckrig mit hypoplastischen Nasenflügeln. Bei der Hälfte der Fälle ist die Oberlippe median unvollständig gespalten. Der Augenabstand ist weit, häufig mit Epikanthus vergesellschaftet. Die Gesichtshaut ist übersät von zahlreichen Milien; das Haupthaar ist dünn und spröde. In 50% wird eine Retrogenie deutlich.

Gliedmaßen: Fast alle Patienten weisen Syn-, Klino- und Brachydaktylie der Hände auf (Abb. 14). Die Syndaktylien sind stets inkomplett und häutig. Gleichsinnige Veränderungen an den Füßen sind selten und auch weniger auffallend. Postaxiale Hexadaktylie der Hände wurde nur in einem Fall beobachtet. Dagegen trat einseitige Polysyndaktylie der Großzehen, welche als differentialdiagnostisches Kriterium für das Mohr-Syndrom gilt, in ⅙ der Fälle auf. MAJEWSKI u. Mitarb. (1972) wiesen auf weitere, die Prognose verschlech-

ternde Fehlbildungen hin: In ⅕ der Fälle liegen Fehlbildungen des ZNS vor, über die Hälfte der Patienten sind geistig retardiert. Polyzystische Nieren fanden sich bei 5 von 7 sezierten Fällen. Wahrscheinlich aufgrund dieser Fehlbildungen verstarben ⅓ der Patienten im frühen Kindesalter. Die wahre Sterblichkeit dürfte noch wesentlich höher liegen, weil länger überlebende Patienten eher publiziert werden.

Skelett: SCHWARZ u. FISH (1960) beschrieben dysostotische Veränderungen der kurzen Röhrenknochen der Hände und Füße. Die Phalangen, Metakarpi und Metatarsi sind unregelmäßig konfiguriert, verkürzt und plump und weisen unregelmäßige netzartige Aufhellungsgebiete in Dia- und Epiphysen auf. Auf dieses Symptom machten erneut ANNERÉN u. Mitarb. 1984) aufmerksam. Es erlaubt eine radiologische Abgrenzung von klinisch ähnlichem Mohr-Syndrom. Darüber hinaus wurden gelegentlich Minderwuchs und verzögerte Skelettreifung sowie Hüftgelenksluxation beschrieben. Am oft durch eine vorgewölbte Stirn makrozephal wirkenden Schädel fällt besonders die steilgestellte vordere Schädelbasis, eine Hypoplasie des Jochbeins und der Mandibula, auf.

Ätiologie: Die Übertragung ist X-chromosomaldominant mit Letalität im männlichen Geschlecht. Mit der Ausnahme eines Jungen mit Klinefelter-Syndrom (47,XXY) und OFD-Syndrom (WAHRMANN u. Mitarb. 1966) waren alle Patienten weiblich. DOEGE u. Mitarb. (1964) und THULINE (1969) untersuchten eine große Sippe, in der das OFD-Syndrom in weiblicher Linie durch 5 Generationen vererbt wurde. Die betroffenen Patientinnen haben auffallend viele Spontanaborte, vermutlich eine Folge des hemizygoten Zustands des Gens im männlichen Geschlecht.

Kryptophthalmus-Syndrom

Synonyme: Kryptophthalmus-Syndaktylie-Syndrom, Fraser-Syndrom.

Dieses seltene Syndrom wurde erstmals von ZEHENDER u. Mitarb. (1872) bei einem Säugling gesehen. Es bestanden beidseitiger Kryptophthalmus (Nichtanlage oder Nichttrennung der Lidspalten mit Mikrophthalmie), Meningoenzephalozele, Nabelbruch, Genitalhypoplasie, Atresia ani und Syndaktylien an Händen und Füßen. Eine erste größere Übersicht gab AVIZONIS (1928), der 37 Fälle aus der Literatur zusammenstellte. FRASER (1962) beobachtete das Syndrom bei 2 Geschwisterpaaren, jeweils 1 Kind wurde tot geboren, das andere überlebte. FRANCOIS (1969) beschrieb ähnliche Fehlbildungen bei Bruder und Schwester und gab eine umfassende Literaturübersicht. Über 50 Fälle mit Kryptophthalmus-Syndrom sind bekannt geworden. Neuere Arbeiten stammen von

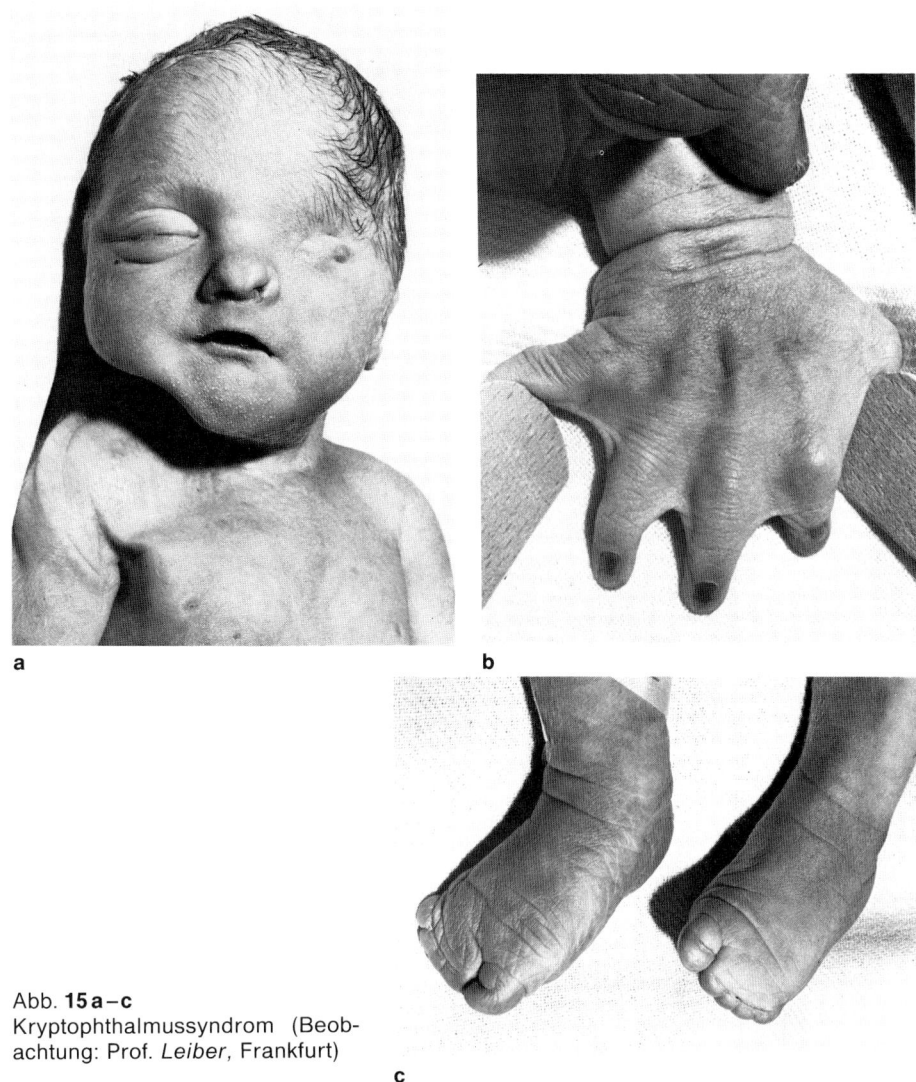

Abb. 15a–c
Kryptophthalmussyndrom (Beobachtung: Prof. *Leiber*, Frankfurt)

LURIE u. CHERSTROY (1984) und KÖNIG u. SPRANGER (1986).

Symptome: Im Vordergrund steht der Kryptophthalmus. Die Haut geht von der Stirn ohne Andeutung von Augenbrauen, Lidspalte oder Wimpern in die Wangenhaut über. Die Augenhöhle erscheint eingesunken. Der Kryptophthalmus trat etwa gleich häufig einseitig wie beidseitig auf. Das darunterliegende, oft noch aktiv bewegliche Auge ist immer hypoplastisch und fehlgebildet, wobei die vorderen Augenabschnitte stärker als die hinteren betroffen sind. Der von ILDE u. WOLLSCHLAEGER mitgeteilte Junge konnte allerdings mit 13 Jahren noch mit einem Auge Farben wahrnehmen. Die Kryptophthalmie kann allerdings fehlen, so daß die Diagnose schwierig sein kann, wenn nicht Geschwister mit Kryptophthalmus einen Hinweis geben (BURN u. MARWOOD 1982, KÖNIG u. SPRANGER 1986).

Syndaktylien sind das nächsthäufige Symptom. Sie sind stets kutan und an den Händen schwächer als an den Füßen ausgeprägt (Abb. **15**). An den Händen finden sich variabel inkomplette Syndaktylien, die im Falle von ILDE u. WOLLSCHLAEGER alle Zehen betreffen. SUGAR (1968) schlug die Bezeichnung Kryptophthalmus-Syndaktylie-Syndrom vor. In variabler Ausprägung kommen noch zahlreiche Anomalien vor: kleine, dysplastische Ohren mit stenotischen oder atretischen Gehörgängen verbreiterte Nasenwurzel und abgeflachte Nasenspitze; auf der Kryptophthalmusseite ist der Nasenflügel häufig eingekerbt und verzogen. Häufig sind Zahnstellungsanomalien und hoher Gaumen, seltener Gaumen- oder Lippenspalten. Genitalfehlbildungen bei diesem Syndrom reichen von der Hypospadie bis zum pseudohermaphroditischen Genitale. Eine einseitige Nierenaplasie ist in mehreren Fällen bekannt geworden (LURIE u. CHER-

STROY 1984). FRASER (1966) und ILDE u. WOLLSCHLAEGER weisen auf einen weiten Symphysenabstand hin. Als weitere Fehlbildungen können auftreten: Nabelhernien, Spina bifida, Atresie oder Hypoplasie des Larynx und Analatresie.

Ätiologie: Der Erbgang ist autosomal-rezessiv. In 15% der Fälle waren die merkmalsfreien Eltern blutsverwandt. Fast die Hälfte der Fälle waren Geschwister; beide Geschlechter sind etwa gleich häufig betroffen.

Fokale dermale Hypoplasie

Synonyme:
Goltz-Syndrom, Goltz-Gorlin-Syndrom.
Obwohl dieser seltene Komplex ekto- und mesodermaler Störungen bereits mehrfach früher beschrieben wurde (Literaturübersicht bei GOLTZ 1970), erkannten erst GOLTZ u. Mitarb. sie als einheitliches Syndrom bei 3 nicht verwandten Mädchen. Da in den von GOLTZ untersuchten Familien nur weibliche Vorfahren betroffen waren, äußerte er den Verdacht auf ein X-chromosomal-dominantes Erbleiden mit Letalität im männlichen Geschlecht. Über 100 Fälle mit fokaler dermaler Hypoplasie sind bekanntgeworden (Übersicht bei WETTKE-SCHÄFER u. KANTNER 1983).

Symptome: Hernien von subkutanem Fettgewebe in den meist linear über den ganzen Körper angeordneten Bezirken dermaler Hypoplasie neben Bezirken von Hyper- und Hypopigmentation, Teleangiektasien und Papillome an Lippen, Anus und Vulva sind charakteristisch.
Finger- und Zehennägel können fehlen oder dystrophisch sein. Das Haupthaar ist dünn oder fehlt an zirkumskripten Arealen völlig. Weiter werden beschrieben: Minderwuchs, Mikrozephalus, asymmetrische Entwicklung von Fazies, Stamm und Extremitäten. Kyphoskoliose, weiter Symphysenabstand, Aplasie der Ulna und Radiusdeformierung. Hände und Füße sind häufig fehlgebildet.
Variable Hypoplasie oder Aplasie meist lateraler Finger oder Zehen bis hin zur Einfingrigkeit, aber auch Spalthand und -fußbildung, gelegentlich prä- oder postaxiale Polydaktylie. Häufig fanden sich Syndaktylien der III. oder IV. Finger und Zehen. Diese Fehlbildungen sind meist einseitig oder asymmetrisch (s. auch KUNZE u. Mitarb. 1975).
Augenfehlbildungen sind relativ häufig; meist werden Kolobome der Iris, Chorioidea oder Retina beschrieben, weiterhin Mikrophthalmie, Anophthalmie, Strabismus und Nystagmus.
Die Zähne sind klein, dysplastisch und wegen Schmelzhypoplasie kariös. Die geistige Entwicklung verläuft meist normal; nur gelegentlich wird über Retardierung berichtet.
Röntgenologisch ist eine Osteopathia striata (Längsstreifung) der Metaphysenregionen der langen Röhrenknochen neben den oben beschriebenen Reduktionsfehlbildungen charakteristisch (KNOCKAERT u. DEQUEKER 1979).

Ätiologie: Ein X-chromosomal-dominanter Erbgang mit Letalität im männlichen Geschlecht ist wahrscheinlich. Mit wenigen Ausnahmen (JESSNER 1928, HOOK 1968, WALBAUM u. Mitarb. 1970, GOLTZ u. Mitarb. 1970, FERRARA 1972, RUIZ-MALDONADO u. Mitarb. 1974, TORO-SOLA u. Mitarb. 1975) war das weibliche Geschlecht betroffen. In mehreren Familien wurde das Leiden von der Mutter auf die Tochter übertragen. GOLTZ (1962) berichtete über 4 weibliche Patienten in 4 Generationen. Fehl- oder Totgeburten sind relativ häufig. Da nur in wenigen Publikationen Stammbäume mitgeteilt werden, ist der X-chromosomale Erbgang noch nicht gesichert. Wenn sich der X-gekoppelte Erbgang bestätigen sollte, so können sporadische Fälle im männlichen Geschlecht als Folge einer Single-strand-Mutation aufgefaßt werden, die zwischen der letzten Replikation der DNS und der Meiose nur in einem Strang der Doppelhelix eine Veränderung (Basenaustausch?) gesetzt hat, so daß bei der ersten postmeiotischen Teilung ein Mosaik von normalen Zellen und Zellmutanten entstehen müßte, das dem funktionellen Mosaik weiblicher Heterozygoter für X-gekoppelte Gene (Lyon-Effekt) phänotypisch genau entsprechen würde.

Smith-Lemli-Opitz-Syndrom

SMITH u. Mitarb. beschrieben 1964 bei 3 nicht verwandten Kindern einen Symptomenkomplex von Mikrozephalie, geistiger Retardierung, Hypotonie der Muskulatur, Hypospadie, auffallender Fazies mit Ptosis. Inzwischen sind über 120 Fälle mit diesem Syndrom publiziert worden (Literaturübersicht bei OPITZ u. Mitarb. 1987).

Symptome: Da weder Chromosomenanomalien noch Stoffwechselstörungen oder spezifische Röntgenveränderungen bekannt sind, kann die Diagnose nur nach klinisch-morphologischen Kriterien gestellt werden. Folgende Symptome gelten als charakteristisch: niedriges Geburtsgewicht, Wachstumsverzögerung nach der Geburt, Mikrozephalie, erhebliche statomotorische und geistige Retardierung, Hypotonie der Muskulatur, auffallende Fazies mit Epikanthus, Ptosis, Strabismus, nach vorn gerichtete Nasenlöcher, hoher Gaumen/Gaumenspalte, breiter oberer Alveolarkamm und Retrogenie, bei Jungen variable Fehlbildungen des Genitales bis zur perineoskrotalen Hypospadie. BIALER u. Mitarb. (1987) berichten über einen genetisch männlichen Patienten (46,XY) mit normalem weiblichem äußerem und zwittrigem inneren Genitale. Die Autoren analysierten 122 Fälle der Literatur und fanden 6 ähnliche Beobachtungen.

wurde von CARLISLE (1814) publiziert, das erste Röntgenbild von WILSON (1896). MALTZAN (1872) hat von dem südarabischen Herrschergeschlecht der Foldi berichtet, wo Sechsfingrigkeit als Zeichen adligen Blutes galt; Abkömmlinge mit nur 5 Fingern seien nicht zur Herrschaft gelangt. In einer von ODIORNE (1943) beschriebenen weitverzweigten Familie, die auf einen vor 1644 nach Amerika ausgewanderten Engländer zurückging, war nach der Familienchronik die Polydaktylie seit dem 14. Jahrhundert bekannt.

Morphologie: In manchen Familien haben die betroffenen Mitglieder meist 6 Finger an beiden Händen und 6 Zehen an beiden Füßen, gelegentlich ist eine Hand oder ein Fuß normal, oder es sind nur die Füße oder nur die linke Körperseite oder nur eine Hand betroffen (ODIORNE 1943). Die zusätzlichen Finger oder Zehen können dabei normalen V. Fingern oder Zehen weitgehend gleichen und eigene Metakarpi oder Metatarsi haben, oder sie können nur kleine Weichteilanhängsel ohne Knochen sein; dazwischen kommen alle Übergänge vor.

Literaturübersicht: ODIORNE (1943) erforschte eine Familie mit mindestens 90 Polydaktylien in 10 Generationen. Zahlreiche Autoren (LEWIS 1909, SVERDRUP 1922, NEILLIES 1928, BELL 1930, TEMTAMY 1966, MOHAN 1969) nahmen zwei anatomisch und genetisch verschiedene Typen der postaxialen Polydaktylie an: einen mit relativ gut entwickeltem Extrafinger (Typ A) und einen mit rudimentärem Anhängsel (Typ B, Pedunculated postminimus).

Morphologie: Es können beide Hände und Füße, nur die Hände oder nur die Füße betroffen sein oder eine Hand und beide Füße usw. BARRER (1947) berichtet über Polydaktylie nur der linken Hand in 5 Generationen einer Sippe. Rudimentäre Postminimi setzen häufig gestielt am ulnaren Rand der Kleinfingergrundphalangen an. Sie können 1 oder 2 knöcherne Phalangen enthalten. Als geringste morphologische Variante ist nicht selten an dieser Stelle nur ein warzenförmiger häutiger Vorsprung ausgebildet. Es finden sich alle Übergänge vom gestielten Postminimus bis zum voll mit 3 Phalangen ausgebildeten VI. Finger. Dieser artikuliert entweder mit einem distal verbreiterten, einem gegabelten oder doppelt angelegten V. Metakarpale.

In der großen Sippe SVERDRUPS (1922) war das zusätzliche Metakarpale proximal zugespitzt und zwischen das IV. und V. eingeschoben. Ein Angehöriger dieser Sippe hatte ein gegabeltes IV. Metakarpale, so daß man eine Verdoppelung des IV. Fingers annehmen kann. In der von PIPKIN u. PIPKIN 1946) untersuchten Sippe trat eine Gabelung des IV. Metatarsale auf. An den Füßen sind rudimentäre Postminimi seltener als an den Händen. Meist ist eine VI. Zehe voll ausgebildet und artikuliert mit einem gegabelten oder verdoppelten V. Metatarsale.

Genetik: In zahlreichen Sippen wird postaxiale Hexadaktylie einfach autosomal-dominant weitergegeben (CARLISLE 1814, DEHNS u. SNYDER 1932, POKORNY 1933, SOBBOTA u. DEMARINIS 1957). In anderen (BRANDEIS 1915, KOEHLER 1924, SNYDER 1929, WALKER 1961) wurden Generationen übersprungen. In einer auslesefreien Serie fanden WOOLF u. WOOLF (1970) dominante Vererbung in 37% der über Probanden erfaßten Familien. In einzelnen Sippen (MOHAN 1969), in denen kein Elternteil betroffen war, könnte rezessive Vererbung, wie sie SNYDER (1929) annahm, vorliegen. SNYDERS Befunde in einer großen Negersippe sind allerdings auch mit dominantem Erbgang mit unvollständiger Penetranz vereinbar. Einen Stammbaum mit unvollständiger Penetranz und variabler Expressivität, dabei bevorzugtem Befall der Füße, veröffentlichte PFITZNER (1898). Dabei gingen der V. und der VI. Zeh teils von einem gemeinsamen Metatarsale, teils von einem Y-förmig gegabelten Metatarsale aus. Ähnlich fand STRUTHERS (1863) nur eine fibulare Hexadaktykie bei der Mutter, bei ihren beiden Söhnen aber relativ kräftig ausgebildete VI. Finger und VI. Zehen, jeweils von distal gegabelten V. Metakarpi und V. Metatarsi ausgehend.

Heterogenie: SVERDRUP (1922) nahm einen genetischen Unterschied zwischen den Typen A und B der postaxialen Polydaktylie an. Zwar beobachtete er beide Typen in einer großen norwegischen Familie, doch fand er den Typ A nur in der einen, den Typ B nur in einer anderen Linie dieser Familie. Er nahm an, daß Personen mit Typ A Kinder mit Typ A oder B haben könnten, Personen mit Typ B jedoch nur solche mit Typ B. Bei den Nachkommen von Personen mit Typ A fand er mehr Betroffene als Gesunde (16:8), während es bei den Nachkommen von Personen mit Typ B umgekehrt war (8:14). Neben Familien, in denen nur Typ A (BARRER 1947, SOBBOTA u. DEMARINIS 1957) oder Typ B (WALKER 1961) vorkam, wurden auch einige beschrieben, in denen beide Typen auftraten und bei denen der Typ A bei Nachkommen von Personen mit Typ B einwandfrei diagnostiziert wurde (POKORNY 1933, WOOLF u. WOOLF 1970). LEHMANN u. WITTELER (1935) beschrieben ein eineiiges Zwillingspaar mit ungleicher Ausprägung der Polydaktylie:

Paarling I: rechte Hand: 5 Finger, warzenförmiges Anhängsel am Kleinfinger; linke Hand: 5 Finger, zusätzlich rudimentärer gestielter Postminimus. Füße beiderseits 6 Zehen.

Paarling II: rechte Hand: 5 Finger, warzenförmiges Anhängsel am Kleinfinger; linke Hand: VI.

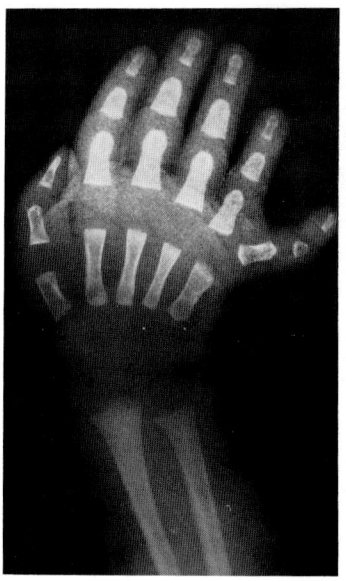
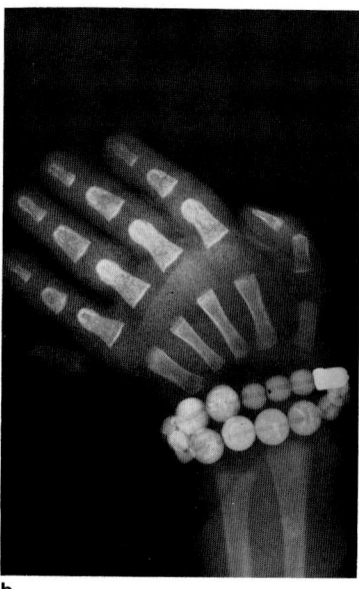

Abb. 16a u. b
Asymmetrische Ausprägung ulnarer Hexadaktylie (Aufnahmen: Univ.-Kinderklinik Tübingen)

a b

Finger vollständig 3phalangig ausgebildet. Füße: 6 Zehen links, 5 rechts.

In der Abb. **16** ist der Befund eines Neugeborenen wiedergegeben, bei dem sich an der linken Hand ein rudimentärer Postminimus, an der anderen ein voll ausgebildeter Extrafinger befindet, also Typen A und B bei derselben Person. Ähnliche Fälle beobachteten WILSON (1896), MILLES (1928), SVERDRUP (1922) und REFIOR (1968). Offenbar können die Typen A und B unterschiedliche Manifestationen desselben Gens sein. Zur gleichen Auffassung kommen VENTRUTO u. Mitarb. 1980 anläßlich einer Familienbeobachtung.

Autosomal-rezessive postaxiale Hexadaktylie? Bei den 4 betroffenen Kindern eines normalen, aber blutsverwandten mexikanischen Ehepaares fand sich Typ A neben Typ B, an den Füßen dagegen eine regelmäßigere doppelseitige Hexadaktylie, ausgehend von einem gegabelten oder gespaltenen Metatarsale V (CANTU u. Mitarb. 1974).

Verdoppelung der Endphalanx V (A_2)

Eine Verdoppelung nur der Endphalanx der Kleinfinger, wie sie SHEVKENEK u. THOMPSON (1935) für eine Sippe beschrieben, trat in keiner der bisher zitierten Beobachtungen auf. Sehr wahrscheinlich handelt es sich hier um einen genetisch eigenständigen rezessiven Typ.

Radiale Polydaktylie (B_1)
Polydaktylie des Daumens

Synonyme: Präaxiale Polydaktylie.

Literaturübersicht: Nur wenige Sippen mit dieser Anomalie wurden bisher beschrieben. Den frühesten Bericht gab DIGBY (1645). POTT (1884) beschrieb 11 Betroffene in 3 Generationen. 5 Personen, die von POTT als Merkmalsträger angesehen wurden, wiesen lediglich eine Radialdeviation des Daumenendgliedes auf. In der Sippe von RUDERT (1938) mit 13 Merkmalsträgern war gelegentlich der Daumen vollständig verdoppelt, häufiger nur die Endphalanx, am häufigsten aber wich die Endphalanx nur nach ulnar ab, wobei an der radialen Seite zwischen Grund- und Endphalanx ein unregelmäßiger, dreieckiger oder halbkreisähnlicher Knochen eingeschaltet war. SOBBOTA u. DEMARINIS (1957) fanden bei der Mutter eines Kindes mit beidseitiger Verdoppelung der Daumenendphalanx eine Klinodaktylie der Daumenendphalanx. In den meisten anderen Berichten trat die Anomalie sporadisch auf (JOACHIMSTHAL 1900, GRÄFENBERG 1920, HANDFORTH 1950, HUFFSTADT u. BORGHOUTS 1965). HANDFORTH (1950) und BARSKY (1958) beobachteten radiale Polydaktylie häufiger als ulnare. WOOLF u. WOOLF (1970) fanden in ihrer Studie 33 Fälle mit präaxialer und 19 Fälle mit postaxialer Polydaktylie.

Morphologie: Es können alle Übergänge von der mildesten bis zur schwersten Form beobachtet werden. Die geringste – und wahrscheinlich oft übersehene – Manifestation scheint die von POTT (1884), RUDERT (1934) u. a. beobachtete Radialdeviation des Daumenendgliedes zu sein. Eindeutig ist die Verdoppelung oder auch nur Bifurkation der Endphalanx. Bei der ausgeprägtesten Form ist ein kompletter überzähliger 2phalangiger Daumen an der Radialseite des normalen Daumens angelegt. Der überzählige ist meist kleiner als der normale Daumen. Beide Daumen artikulieren oft zusammen mit einem nicht veränderten I. Metakarpale; der überzählige Daumen kann auch mit diesem synostosiert sein (JOACHIMSTHAL 1900). Meist tritt die Daumenverdoppelung einseitig, nur gelegentlich beidseitig auf.

Genetik: In den wenigen bisher beschriebenen Sippen mit Daumenverdoppelung (SOBOTTA u. DE-MARINIS 1957) wurde die Anomalie autosomal-dominant weitergegeben. In GINKAS (1918) Familie wurde eine Generation übersprungen. Die meisten Fälle sind jedoch sporadisch. WOOLF u. WOOLF (1970) fanden bei 32 Probanden mit dieser Anomalie nur in 2 Familien weitere betroffene Angehörige.

Tibiale Hexadaktylie der Füße: Tibiale Polydaktylie, die nur die Füße betrifft, ist mehrfach mit dominantem Erbgang beobachtet worden (Abb. 17). In einer Familie fanden wir gleichzeitig Brachymetakarpie IV und Daumendysplasien (Abb. 18). Tibiale Polydaktylie der Füße kommt ferner zusammen mit Tibiaaplasie und dreigliedrigen Daumen sowohl als spezieller genetischer Typ als auch als thalidomidbedingte „Phänokopie" vor (s. S. 986). MURAKAMI u. Mitarb. (1984) haben rechtsseitige tibiale Polydaktylie, Polysyndaktylie der V. und VI. Zehe und Syndaktylie der linken II. und III. Zehe bei einem Jungen gesehen, in dessen Familie 9 Mitglieder in 4 Generationen ähnliche Fußfehlbildungen hatten.

Eine eigentümliche *„Polydaktylie des Metatarsale II",* das sich nach distal gabelförmig spaltete und an seinem tibialen Anteil einen endphalanxähnlichen Knochen trug, ohne daß ein zusätzlicher Zeh äußerlich sichtbar wurde, haben NEEL u. RUSK (1963) bei 3 Personen in 2 Generationen einer Familie gesehen. Äußerlich waren eine relativ lange Großzehe in Valgusstellung, ein Hochstand der verkürzten II. und der Kleinzehe auffällig.

Eine ähnliche verlaufende Knochenspange zwischen Metatarsale II und I fand LIEBENAM (1938) bei einer Frau, deren linke Großzehe eine verdoppelte Endphalanx trug, deren Tochter, die außerdem eine fibulare Hexadaktylie der Füße und ein verkürztes linkes Metatarsale V hatte, einem Sohn, der außerdem zwischen Metatarsale IV und V eine Knochenspange, daneben verdoppelte Großzehen hatte. Ein weiterer Sohn hatte doppelte Großzehen.

MERLOB u. Mitarb. (1985) haben bei 5 Personen in 5 Generationen doppelte Großzehen, von einem gemeinsamen Metatarsale I ausgehend, in Kombination mit opponierbaren dreigliedrigen Daumen beschrieben. Ein Mädchen hatte nur dreigliedrige Daumen. Die Tibiae waren in keinem Fall betroffen.

Einen speziellen Typ präaxialer Hexadaktylie der Hände und Füße hat JOHANNES (1927) bei 17 Personen in 3 Generationen beschrieben. Hier glich der radialste Strahl einem normalen Daumen, der folgende einem Zeigefinger, teilweise mit verkürzter Mittelphalanx und ulnarer Abweichung. Auch die Füße zeigten einen etwa normalen I. Strahl, daneben 5 Strahlen, die ganz wie normale Strahlen II–V aussahen. Formal könnte man den Zustand als Verdoppelung der Zeigefinger und der II. Zehen bezeichnen. Da der II. Finger aber zusammen mit dem Daumen bewegt wurde, muß er wohl als dreigliedriger zusätzlicher Daumen aufgefaßt werden. Zwischen II., III. und IV. Fingern hatten einzelne Patienten weitgehende Verwachsungen.

Überzählige dreigliedrige Daumen (B₂)
(Abb. 19)

Historisches: FARGE (1866) berichtet über einfache oder verdoppelte dreigliedrige Daumen bei 8 Personen in 3 Generationen. RÜDINGER (1875) sah beidseitige Verdoppelung von dreigliedrigen Daumen bei Vater und Tochter. HILGENREINER (1910) schilderte einen sporadischen Fall mit dreigliedrigen Daumen links und verdoppeltem dreigliedrigem Daumen mit gemeinsamen Metakarpale I rechts sowie eine Sippe, in der in einem Fall Doppeldaumen in 3 weiteren verlängerte Daumen mit

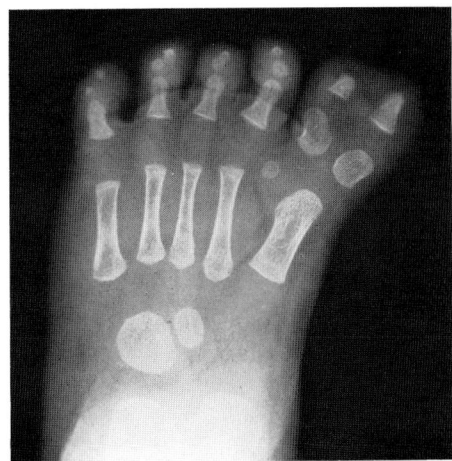
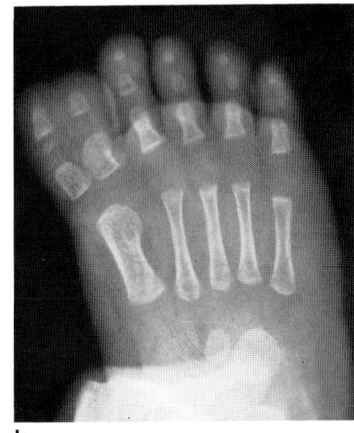

Abb. 17a u. b Tibiale Hexadaktylie der Füße bei Bruder und Schwester. Mutter war gleichartig betroffen

a   b

Abb. **18a–d** Tibiale Polydaktylie der Füße mit dysplastischen Daumen
a u. **b** Vater, **c** u. **d** Sohn
(Beobachtung: Dr. *Zeise*, Essen)

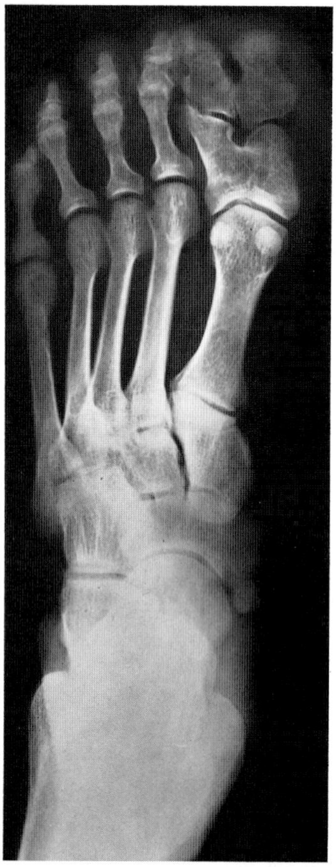

verlängertem Endglied und zusätzlicher Beugefalte („angedeutete Hyperphalangie") auftraten. In einer von OTTENDORFF (1906) und MANHOLD (1909) publizierten Familie hatten der Vater und 2 Töchter dreigliedrige Daumen, die beim Vater röntgenologisch und funktionell typische Daumen waren. Bei den Töchtern waren 5 Langfinger vorhanden. Alle 3 Patienten hatten doppelte Großzehen.

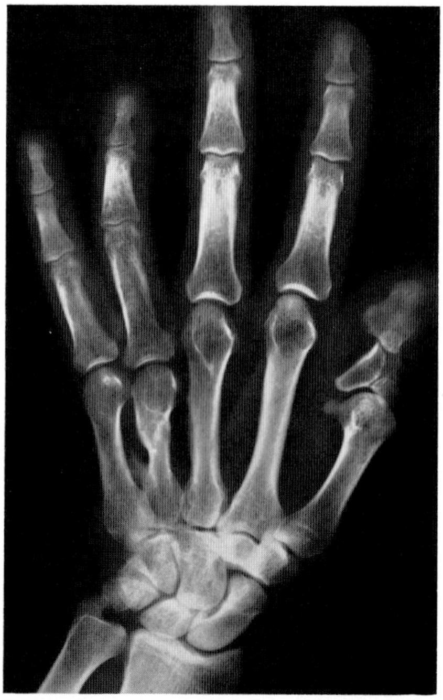

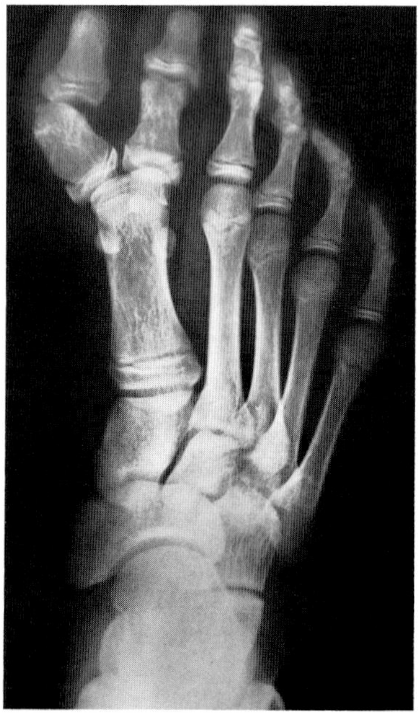

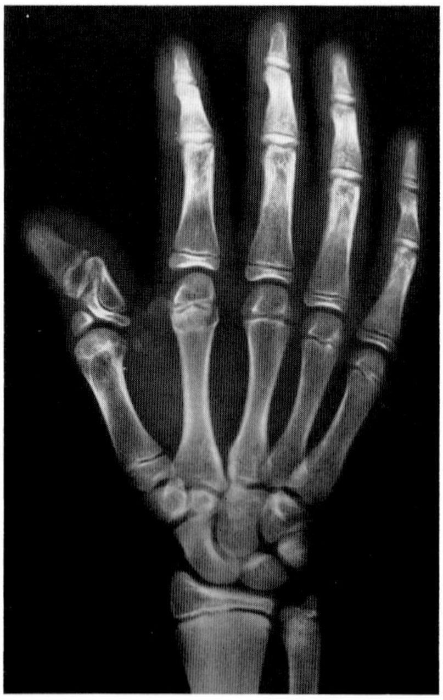

Doppelte dreigliedrige Daumen beeinträchtigen

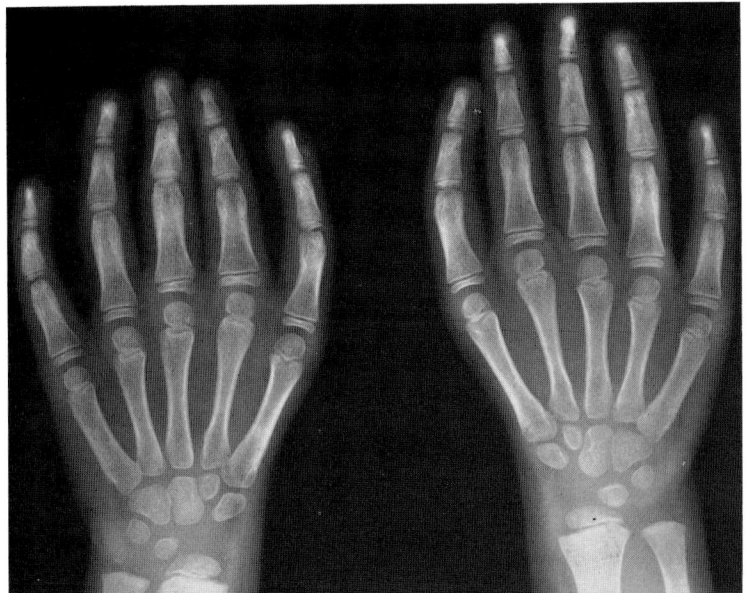
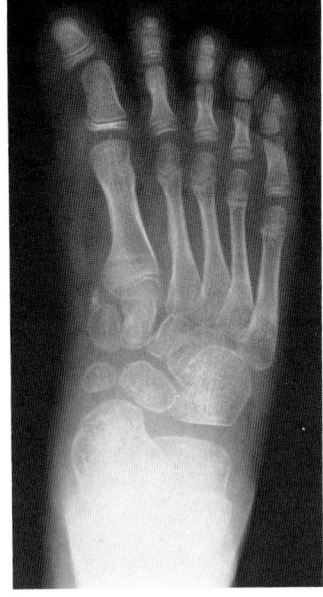
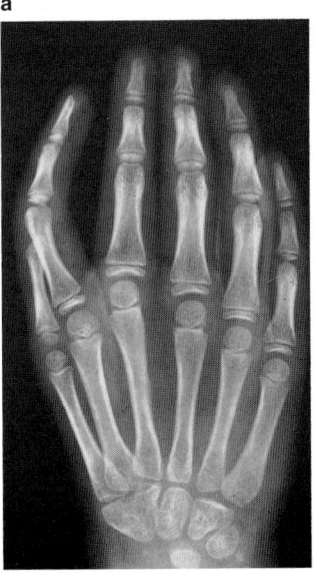
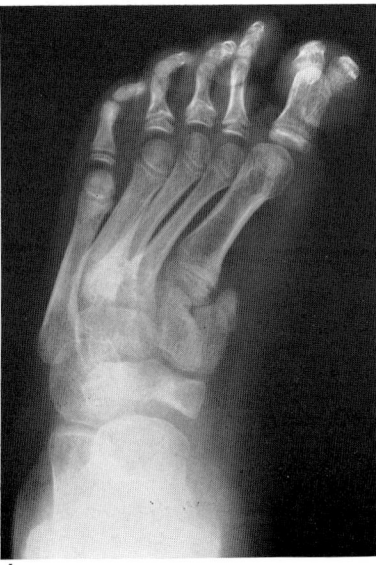

Abb. 19 a–d
a u. b Beiderseits dreigliedrige Daumen, links rudimentäres zusätzliches Endglied. Beiderseits 6 Metatarsi und je 8 Zehen. Links Syndaktylie zwischen den verdoppelten Großzehen.
c u. d Postoperativ: Schwester von Patient in **a** u. **b**). Doppelter dreigliedriger Daumen beiderseits, beiderseits 6 Metatarsi, links verdoppeltes Endglied des Großzehs. Der Vater der beiden Geschwister hat beiderseits doppelte dreigliedrige Daumen und zusätzliche Großzehen sowie Syndaktylie der IV. und V. Finger bis zur Basis der Endglieder

die Funktion der Hand wenig. So schilderte DUSCHL (1917) einen Berufsmusikanten mit doppelten dreigliedrigen Daumen und doppelten Großzehen, der Violine und Posaune spielen konnte.

Häufigkeit: LAPIDUS u. Mitarb. (1973) fanden unter 7500 Wehrpflichtigen 3 mit dreigliedrigen Daumen. WOOD (1978) hat unter 1269 Patienten mit Fehlbildungen der oberen Gliedmaßen 42 mit Triphalangie der Daumen, darunter 21 mit gleichzeitiger Polydaktylie gesehen. 10 von 21 Patienten hatten eine Familienanamnese von gleichartigen Fehlbildungen bei nahen Verwandten (9 männlich, 12 weiblich, 15 doppelseitig, 5 rechtsseitig, 1 linksseitig). 2 Patienten hatten gleichzeitig eine tibiale Polydaktylie.

Morphologie: Die Daumenlänge ist innerhalb einer Sippe, noch mehr von Sippe zu Sippe variabel. Von Daumen mit rudimentären, meist trapezoiden Mittelphalangen bis zur fingerähnlichen Triphalangie des Daumens (RÜDINGER 1876, DUSCHL 1917) gibt es alle Übergänge. Da die Länge der zusätzlichen Mittelphalanx des Daumens in derselben Familie (OTTENDORF 1906, HILGENREINER 1910, HEFNER 1940) und sogar an beiden Händen einer Person (JOACHIMSTHAL 1900, KOMAI u. Mitarb. 1953, Fall IV, 18) unterschiedlich sein kann, gilt die von COCCHI (1952) und GREBE (1964) vorgeschlagene Trennung in die verschiedenen „Erbtypen" der Dolichophalangie und der Brachymesophalangie des triphalangigen Daumens jedenfalls nicht für alle Familien. Wenn die Mittelphalanx kurz und trapezoid ist, ist das Endglied meist nach ulnar, seltener nach radial abgewinkelt. Das Metakarpale kann normal lang oder bis zur Länge des Metakarpale II verlängert sein.

Bei doppelten Daumen ist häufig der radiale Daumen schmächtiger als der ulnare; nicht selten ist nur der radiale Daumen dreigliedrig. Zusätzliche rudimentäre Daumen an der Radial- oder Ulnarseite von dreigliedrigen Doppeldaumen sind nicht selten. Die Oppositionsfähigkeit der Daumen scheint mit der Ausprägung der Triphalangie korreliert zu sein. Bei langem Mittelglied ist der Daumen oft fingerförmig, ohne Thenarmuskulatur; bei rudimentärer Mittelphalanx ist der Thenar mehr oder minder gut ausgebildet.

Die Großzehen sind häufig ebenfalls verdoppelt, aber nicht dreigliedrig. Die von LE MAREC u. COUTEL (1970) mitgeteilte Sippe zeigt die Variabilität der Ausprägung. Von 13 Merkmalsträgern hatten 6 verdoppelte Großzehen ohne Daumenanomalie, 4 verdoppelte Großzehen und dreigliedrige Daumen, 2 verdoppelte Großzehen und Doppeldaumen und einer nur dreigliedrige Daumen.

Genetik: In allen mitgeteilten Sippen wird die Anomalie autosomal-dominant weitergegeben. In der Sippe von HEFNER (1940) wurden 6 Personen mit langen, schmalen, dreigliedrigen Daumen beobachtet, von denen eine 2 Kinder mit doppelten dreigliedrigen Daumen und doppelten Großzehen hatte. In 3 Sippen wurden die Eltern betroffener Kinder als merkmalsfrei bezeichnet (DEMARINIS u. WILDERVANCK 1960, Familie II, und TEMTAMY 1966, Familie 2 und 3), doch wurde hier auf geringfügige Anomalien anscheinend nicht geachtet, so daß Freibleiben der Anlageträger nicht gesichert ist. Einfache dreigliedrige Daumen kommen isoliert als dominantes Merkmal vor (COTTA u. JÄGER 1965) oder im Rahmen von Syndromen (Tab. 5).

Tabelle 5 Syndrome, bei denen triphalangige Daumen auftreten können

Aase-Smith-Syndrom (*van Weel-Sipmann* u. Mitarb. 1977)	hypoplastische Anämie, triphalangige Daumen, selten Herzfehler, Kleinwuchs	AR
DOOR-Syndrom (*Quazi* u. *Nangin* 1984)	Schwerhörigkeit, Onychodystrophie, triphalangige Daumen, Krämpfe, Minderbegabung	AR
Eaton-McKusick-Syndrom (*Canun* u. Mitarb. 1984)	Tibiahypo(-a)plasie, tibiale und fibulare Polysyndaktylie, triphalangige Daumen	AD
Fanconi-Panzytopenie (*Gebhard* u. Mitarb. 1985)	intrauteriner Minderwuchs, Mikrozephalus, Hyperpigmentierung, variable innere Fehlbildungen, Defekte des radialen Strahls, progredienter Knochenmarksschwund, erhöhte Chromosomenbrüchigkeit	AR
Holt-Oram-Syndrom (*Gladstone* u. *Sybert* 1982)	Herzfehler (meist Scheidewanddefekte), Defekte des radialen Strahls	AD
IVIC-Syndrom (*Sammito* u. Mitarb. 1988)	variable radiale Hypoplasie, Ophthalmoplegie, Schwerhörigkeit, Thrombozytopenie	AD
LADD-(Lacrimo-auricular-dento-digital-)Syndrom (*Thompson* u. Mitarb. 1985)	triphalangige Daumen, Tränengangshypoplasie, Hörstörung, dysplastische Ohren, Zahnanomalien, Nierenhypoplasie	AD
Townes-Brocks-Syndrom (*deVries-v. d. Weerd* u. Mitarb. 1988)	Analatresie, triphalangige Daumen, präaurikuläre Anhängsel, Innenohrschwerhörigkeit, Nierenanomalien	AD
Thalidomid Embryopathie (s. S. 986)	Anotie-Mikrotie, Augenmuskellähmungen, Defekte des radialen Strahls, Phokomelie (triphalangige Daumen), Herzfehler, Beinfehlbildungen	exogen
triphalangige Daumen-Hypospadie (*Schmitt* u. Mitarb. 1982)	triphalangige Daumen, Radiushypoplasie, Diastema des Oberkiefers, Hypospadie	AD
triphalangige Daumen-Ektrodaktylie (*Majewski* u. Mitarb. 1981)	Ektrodaktylie (Fehlen von Strahlen), hypoplastische II. Fingernägel, triphalangige Daumen	AD
Trisomie 9, Trisomie 18, einige strukturelle Chromosomenaberrationen	geistige und statomotorische Entwicklungsverzögerung, Minderwuchs, variable Fehlbildungen, Defekte des radialen Strahls	Chromosomenanomalie

AD = autosomal dominant, AR = autosomal rezessiv

Verdoppelung der terminalen Phalangen dreigliedriger Daumen (B_3)

Die partielle Verdoppelung von dreigliedrigen Daumen scheint ein gesonderter Typ zu sein (LENZ 1973). Die Ausprägung ist variabel von Verdoppelung nur der Endphalanx (WILDERVANCK 1960, Fall 4) bis zur Verdoppelung aller 3 Phalangen (MILCH 1951, Fall 1, und ECKE 1962, s. Abb. 4). Charakteristisch ist die Konfiguration der proximalen gedoppelten Phalangen. In der von WILDERVANCK (1960) beobachteten Sippe hatten 6 weitere Mitglieder dreigliedrige Daumen, ECKES Patient hatte eine Tochter mit dreigliedrigen Daumen; sein Vater soll eine ähnliche Fehlbildung wie der Patient gehabt haben.

Präaxiale Polydaktylie Typ Nylander (B_4)

NYLANDER (1904 u. 1931) untersuchte eine schwedische Sippe mit 41 Merkmalsträgern in 5 Generationen. Leider konnte er weder Röntgenaufnahmen noch Fotos anfertigen, doch sprechen die wiedergegebenen schematischen Zeichnungen und die Beschreibung dafür, daß es sich hier um einen gesonderten Typ mit exzessiver Polydaktylie zwei- oder dreigliedriger Daumen handelt. Die Anzahl der Daumen einer Hand variierte von 2 bis zu 5. Häufig waren die überzähligen Daumen syndaktyl miteinander verbunden. Es waren 1 oder 2 Metakarpalia I ausgebildet.

Der Typ Nylander scheint identisch mit der radialen Polydaktylie zu sein, die in dem spanischen Bergdorf Cervera de Buitrago bei der Mehrzahl der Bewohner vorkommen soll und bei der 6–9 Finger vorhanden sind, wobei die vervielfachten Daumen teils dreigliedrig und syndaktyl miteinander verbunden sind.

Polysyndaktylie Typ I (B_5)

Definition: Bei der Polysyndaktylie tritt die Verdoppelung des I. und V. Strahls an Händen und Füßen auch ohne Syndaktylie auf, jedoch nie Syndaktylie ohne Polydaktylie. Dagegen ist bei der Sympolydaktylie die Syndaktylie der III. und IV. Finger und der IV. und V. Zehen mit überzähligen Strahlen („Sympolydaktylie") nicht immer von Polydaktylie begleitet.

Historisches: LENGLEN (1877) beschrieb doppelte Daumen und Großzehen mit Syndaktylie der III. und IV. Finger in regelmäßig dominantem Erbgang in 6 Generationen einer Sippe. PFITZNER (1898) sah eine Sippe mit doppelten Daumen und Großzehen, postaxialer Polydaktylie der Hände, Syndaktylie der I. und II., II. und III., IV. und V. Finger und der I. und II. sowie der II. und III. Zehen. In den von THOMSEN (1927) und MCCLINTIC (1938) beschriebenen 2 großen Sippen waren zusätzlich die Kleinzehen verdoppelt. In einigen Familien kommt präaxiale Polydaktylie der Füße zusammen mit postaxialer Polydaktylie der Hände bei normalen Daumen mit Syndaktylie vorwiegend zwischen der Doppelzehe I und der II. Zehe vor (GOLDBERG u. PASHAYAN 1976).

Die Daumen können in ganzer Länge verdoppelt sein oder nur eine distale Einkerbung der Endphalanx zeigen (TEMTAMY 1966; Abb. 20a). Der zusätzliche Finger ist meist als rudimentärer, häufig gestielter Postminimus ausgebildet (OPITZ 1961, GOODMAN 1965). Fehlbildungen der Hände kön-

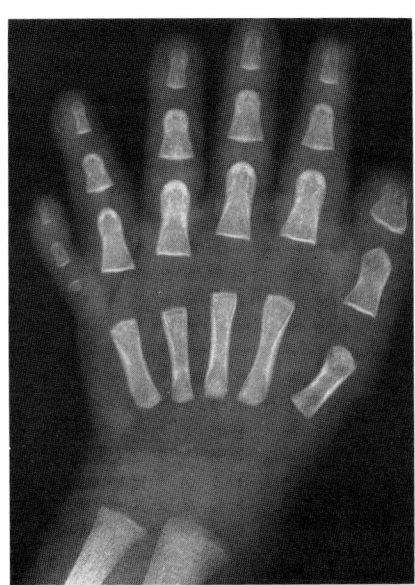
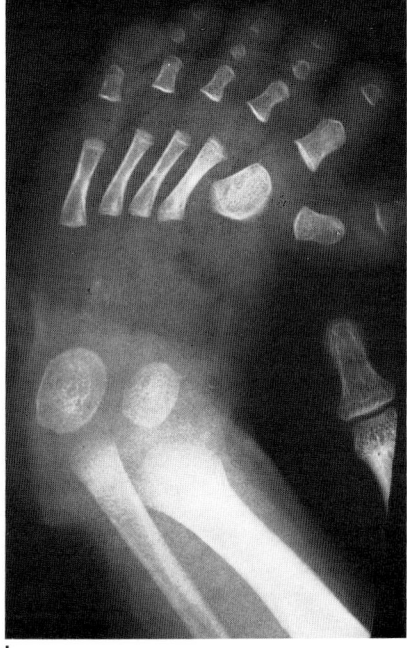

Abb. 20a u. b Dominante Polysyndaktylie. Bei der Mutter analoge Fehlbildungen

a b

nen auch fehlen (OPITZ 1961, TEMTAMY 1966). Möglicherweise gehört eine von LIEBENAM (1938) beschriebene Familie hierher, bei der in je einem Fall Verdoppelung der Großzehenphalangen, doppelte Kleinzehen und Bifurkation der Großzehenendphalanx links auftraten. Die Hände waren in allen Fällen unauffällig.

Die Anomalien des Fußes sind relativ konstant. Die Großzehe ist stets verdoppelt, entweder als Ganzes mit 2 Metatarsalia oder nur verbreitert durch Einkerbung der Endphalanx. Nicht selten weicht die tibiale Großzehe in Varusstellung ab (Abb. **20 b**).

An den Händen findet sich oft eine Syndaktylie der III. und IV., seltener auch anderer Finger.

An den Füßen ist konstant eine Syndaktylie fast aller Zehen (GOODMANN 1965), im geringsten Fall der II. und III. Zehen ausgeprägt. Da die Füße nur selten geröntgt wurden, ist nicht zu entscheiden, ob die von HENCKEL u. BRANDT (1953) in einer sonst typischen Sippe beobachteten proximalen Synostosen der IV. und V. Metatarsalia und eine distale Gabelung der III. Metatarsalia hierhergehören.

Genetik: Die Polysyndaktylien traten in allen mitgeteilten Sippen autosomal-dominant mit nur geringen Expressivitätsschwankungen auf. Zwischen verschiedenen Familien bestehen aber beträchtliche Unterschiede. LENGLEN (1877) beschrieb die Weitergabe über 6 Generationen. THOMSEN (1927) fand 15 Merkmalsträger (10 Männer, 5 Frauen) in 5 Generationen. BELL (1930), 16 Merkmalsträger in 5 Generationen (9 Männer, 7 Frauen); TEMTAMY (1966) beschrieb 10 betroffene Männer gegenüber 6 Frauen in 5 Generationen. Weitere Beobachtungen familiärer Fälle publizierten TEMTAMY u. LOULFY (1974), ANDERSON u. Mitarb. (1987) und REYNOLDS u. Mitarb. (1984). Die Polysyndaktylie wurde in allen Sippen mit voller Penetranz weitergegeben.

Polydaktylie und Syndaktylie dreigliedriger Daumen (B$_6$)

Einleitung: TEMTAMY (1966) berücksichtigt nur den beschriebenen Polysyndaktylietyp I. Drei von STAPFF (1926), STRÖER (1935) und SCHADE (1937) sowie GREBE (1940) untersuchte Sippen mit insgesamt 36 Merkmalsträgern zeigen jedoch untereinander so große Ähnlichkeit und gegenüber dem Polysyndaktylietyp I so regelmäßige Unterschiede, daß hier offensichtlich ein weiterer, genetisch eigenständiger Polysyndaktylie-Typ vorliegt.

Morphologie: Ähnlich der „mirrorhand" bei Ulnaverdoppelung ist bei dieser Anomalie der Zeigefinger der zentrale Finger. Radial und ulnar des Zeigefingers sind die meist um je einen Strahl vermehrten Finger miteinander verschmolzen. STAPFF (1926) beschrieb 4 Merkmalsträger einer Sippe, die radiale und ulnare Polydaktylien sowie Syndaktylien der Hände aufweisen. Nur ein Patient hatte Syndaktylie von Zehen. 8 weitere Angehörige dieser Sippe sollen ähnliche Anomalien gehabt haben. Als Beispiel sei sein Fall 1 kurz geschildert:

Daumen dreigliedrig und syndaktyl verdoppelt. Schwimmhautbildung zwischen Daumen und Zeigefinger. Komplette Syndaktylie der III.–V. Finger. Ulnar ein rudimentärer mit dem V. verschmolzener VI. Finger. Beugekontrakturen fast aller Finger. Frei beweglich und am wenigsten syndaktyl war der Zeigefinger.

STRÖER (1935) schildert eine ähnliche Anomalie bei 17 Merkmalsträgern in 5 Generationen. Im Hinblick auf die von STAPFF veröffentlichte Sippe schreibt er: „Bei 3 von den 4 untersuchten Individuen lag eine Deformierung vor, die in jeder Hinsicht dem von uns beschriebenen Fall III gleicht". Die Daumen waren dreigliedrig und syndaktyl verdoppelt, in einigen Fällen sogar dreifach angelegt. Die III.–V. oder IV.–V. Finger zeigten komplette häutige und ossäre Spitzensyndaktylie. Wiederum war der Zeigefinger bei allen Patienten fast frei von Syndaktylie. An den Füßen beobachtete STRÖER nie Polydaktylie, doch hatten 4 Patienten kutane oder ossäre Syndaktylien der III.–IV. oder III.–V. Zehen. Die Fehlbildungen der von SCHADE (1937, Sippentafel 2), und ausführlich von GREBE (1940) publizierten Sippe mit 7 Merkmalsträgern in 3 Generationen sind den beiden oben beschriebenen so ähnlich, daß sie dazugerechnet werden müssen. Mutmaßlich zeigten 14 Angehörige einer von KAUL u. BHANDARI (1959) publizierten Sippe ebenfalls den Typ II der Polysyndaktylie.

Genetik: In allen angeführten Sippen wird diese Anomalie autosomal-dominant mit voller Penetranz und relativ einheitlicher Expressivität weitergegeben.

Anhang: Einen bisher einzigartigen Typ von komplexer Polysyndaktylie bei Mutter und Tochter beschrieben COTTA u. JÄGER (1965). Bei dem freien Finger schien es sich um den Zeigefinger zu handeln. Radial davon befanden sich 3–4, ulnar 4 mehr oder minder syndaktyle Strahlen. Auffällig und bisher bei Polysyndaktylie nicht beschrieben, waren die unregelmäßig und rudimentär gestalteten Metakarpalia. An den Füßen fanden sich kaum normal angelegte Phalangen und Metakarpalia, dazu eine komplette Syndaktylie der Strahlen I–IV. Die Großzehen erschienen angedeutet verdoppelt.

Extremitätenverdoppelungen höheren Grades

Die Anomalien dieses Abschnittes sind bis auf wenige Ausnahmen nicht familiär gehäuft. Ihre Ursachen sind unbekannt. Die Klassifizierung beruht daher allein auf anatomischen Merkmalen. Die rein morphologische Klassifizierung von Fehlbildungen, die durch kein unabhängiges Kriterium gestützt wird, bleibt immer willkürlich, weil rein morphologisch nicht zu begründen ist, bei welchem Grad von Ähnlichkeit ein einziger Typ und bei welchem Grad von Unähnlichkeit zwei oder mehr Typen anzunehmen sind. Gemeinsam ist den hier aufgeführten Typen eine mehr oder minder ausgeprägte Verdoppelung einer Hand oder eines Fußes; meist sind auch die langen Knochen von Unterarm oder Unterschenkel betroffen.

Ulnaverdoppelung

Synonyme: Diplocheirie, „mirror hand".
Definition: Spiegelbildlich verdoppelte Hand bei Radiusaplasie und Ulnaverdoppelung.
Literaturübersicht: In der deutschen Literatur (WEIL 1924, PRINZ 1968) wird diese Form häufig als Diplocheirie benannt, obwohl die Hand nicht vollständig verdoppelt ist. Der Begriff Spiegelhand („mirror hand") erscheint treffender. Wir behalten die Bezeichnungen Diplocheirie und Diplopodie den echten Verdoppelungen (s. S. 974) vor.
BRUCE (1868) schilderte als erste einen Mann mit 8 Fingern an der rechten Hand und Ulnaverdoppelung. Anstelle des Daumens fanden sich 3 dreigliedrige Finger. Der Zeigefinger erschien syndaktyl verdoppelt. Da Pronation und Supination stark eingeschränkt waren, nahm BRUCE eine Verdoppelung der Ulna bei fehlendem Radius an. JOLLY (1891) wies bei einem siebenfingerigen Fall durch elektrische Reizung Verdoppelung der ulnaren Muskeln und Verdoppelung des N. ulnaris nach. Bei der Sektion eines Falles mit 7 Fingern, Radiusaplasie und Ulnaverdoppelung fand DWIGHT (1893) 2 Nn. ulnares und 2 Aa. ulnares. Durch neuere Publikationen (TÜNTE u. KERSTING 1967, PRINZ 1968) erhöht sich die Zahl der uns bekanntgewordenen Fälle auf 17.
Häufigkeit: Die geringe Zahl publizierter Fälle läßt auf große Seltenheit der Anomalie schließen. TÜNTE u. KERSTING fanden unter 63 147 Krankenblättern der Orthopädischen Universitätsklinik Münster nur einen Fall.
Morphologie: Alle Fälle von Ulnaverdoppelung waren einseitig. Stets fehlt der Daumen; an seiner Stelle finden sich 3 nichtsyndaktyle dreigliedrige Finger. Bei der meist siebenfingerigen Hand sind die Finger III–V spiegelbildlich zu beiden Seiten des zentralen Zeigefingers verdoppelt (V – IV – III – II – III' – IV' – V'). Bei der selteneren achtfingerigen Hand (BRUCE 1868, MAN 1921/22, MUKERJI 1956) ist auch der Zeigefinger verdoppelt. Nach Ansicht BUETTNERS und anderen Autoren steht er unabhängig zwischen ulnarem und radialem Handterritorium. FISCHER (1912) und RESTEMEIER (1920) beschrieben je eine fünffingerige Hand. Es waren 7 Metakarpalia ausgebildet; offensichtlich lag in beiden Fällen eine Defektbildung der Finger III und III' vor. Eine sechsfingerige Hand mit 6 Metakarpalia beschrieb NITSCHE (1931). Wahrscheinlich war hier der Zeigefinger nicht angelegt (V – IV – III – III' – IV – V). Die Karpalia waren häufig auf 9–10 vermehrt. Immer fehlte bei Ulnaverdoppelung der Radius. In mindestens 5 Fällen war die Trochlea humeri verdoppelt (DWIGHT 1893, MAN 1921, NITSCHE 1931, BUETTNER 1939, HARRISON u. Mitarb. 1960). Da die beiden Ulnae ebenso wie die Trochleae in einem Winkel zueinander stehen, sind Streckung und Beugung meist stark behindert. Durch das Fehlen des Radius sind die Pronation und Supination deutlich eingeschränkt.
Ätiologie: Die Ätiologie ist nicht bekannt. BUETTNER (1939) fand bei der Mutter seines Probanden eine kongenitale Luxation des Radiusköpfchens. Da er darin eine Minimalausprägung der Anomalie sah, vermutete er eine genetische Ätiologie. Gegen die genetische Natur der Anomalie spricht jedoch ihr immer einseitiges und sporadisches Auftreten. PRZIBAM (1921) nahm eine Keimschädigung mit nachfolgender Regeneration an, ohne dies begründen zu können.

Nur ein Fall von Radiusverdoppelung wurde bekannt. Es handelt sich um einen von CARRE 1838 (zitiert nach STRÖER 1938) untersuchten Patienten, der einseitig 2 Radien und 1 Ulna gehabt haben soll. An der siebenfingerigen Hand waren Daumen und Zeigefinger verdoppelt.

Fibulaverdoppelung

Synonyme: Diplopodie, „mirror foot".
Definition: Spiegelbildlich verdoppelter Fuß, Tibiaaplasie und Fibulaverdoppelung.
PFEIFFER u. ROESKAU (1971) sahen bei einem Frühgeborenen beiderseitige Agenesie der Tibia, Verdoppelung der Fibula und 8 Zehen, rechts 8 und links 7 Metatarsalia. Großzehen fehlten (V – IV – III – II – II' – III' – IV' – V'). Die Mutter wies ähnliche Fehlbildungen auf. Der linke Unterschenkel war in Beugestellung fixiert, bei Agenesie der Tibia fanden sich 2 Fibulae, 6 Metatarsalia und 8 spiegelbildliche Zehen ohne Großzehe. Rechts fand sich neben einer gekrümmten Fibula eine nach unten schmächtiger werdende Tibia. Der Fuß wies 7 Metatarsalia und 7 Zehen auf. Links war eine Zehe zweigliedrig, prähallukal fanden sich 2 dreigliedrige Zehen (III' – II' – I – II – III – IV – V). Die lateralen II. und III Zehen waren syndaktyl. Einen ähnlichen Fall zeigt die Abb. **21**. Familiäres Vorkommen von Tibiaagenesie, Fibulaverdoppelung und spiegelbildlicher Ausbildung des Fußes scheint sonst nicht beobachtet worden zu sein.
WELL (1924) fand bei einem männlichen Neugeborenen rechts eine doppelte Fibula bei Agenesie der Tibia, 7 Metatarsalia und 8 Zehen. In der Familie waren keine Fehlbildungen bekannt. Bei Tibiahy-

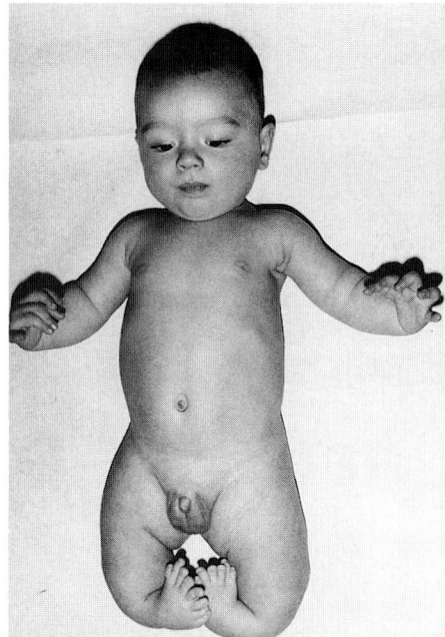
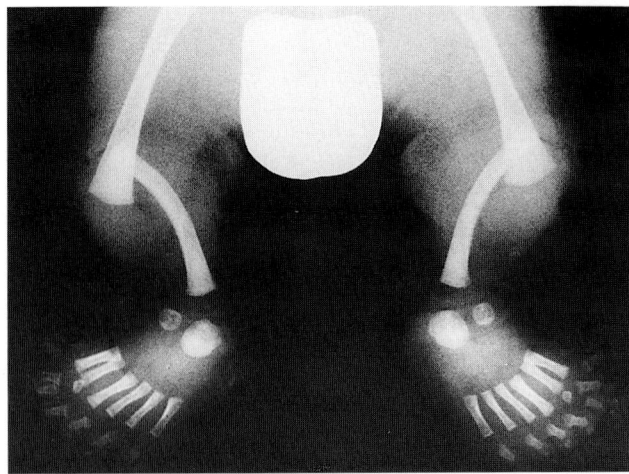
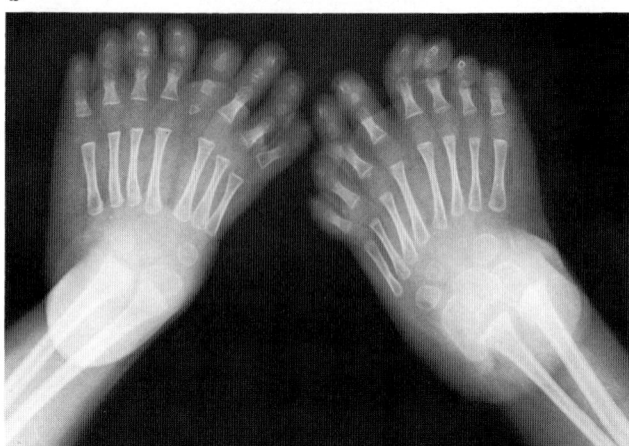

Abb. 21 a–c Junge mit bds. triphalangigen Daumen, Tibiaaplasie und tibialer Polydaktylie bds. Sporadischer Fall

poplasie mit präaxialer Polydaktylie kann die hypoplastische Tibia mehr oder weniger einer Fibula gleichen, so daß nicht immer leicht zu entscheiden ist, um welchen der beiden Knochen es sich handelt. Wenn man eine teratologische Reihe Tibiaaplasie – Tibiahypoplasie – Fibulaverdoppelung annimmt, dann läßt sich der Fall von PFEIFFER u. ROESKAU der dominanten Tibiaaplasie mit präaxialer Polydaktylie zuordnen. Ähnliche Fälle mit dreigliedrigen, verdoppelten Daumen (?) und bis zu 8 Fußstrahlen mit Tibiadefekt oder verdoppelter Fibula haben wir zweimal gesehen; einen wohl gleichartigen Fall hat KUHNT (1872) beschrieben. Diese Fälle sind nicht sicher von dem autosomal-dominanten Syndrom mit Tibiaaplasie, präaxialer Polydaktylie der Füße und Triphalangie der Daumen abzugrenzen, das auch innerhalb einer Familie sehr variabel ist (s. S. 973 f.).

Beidseitige Spiegelhand und Spiegelfuß

LAURIN u. Mitarb. (1964) untersuchten ein Neugeborenes, welches durch eine beidseitige Ausprägung von „mirror hand" und „mirror foot" auf eine gemeinsame Ätiologie dieser sonst getrennt vorkommenden Formen hinweist. An beiden Unterarmen fehlten die Radii; die Ulnae waren verdoppelt und teilweise synostosiert. An den Händen waren keine Daumen angelegt. Auf den Röntgenbildern lassen sich rechts 5, links 6 Metakarpalia und Finger erkennen. Fast alle Finger waren syndaktyl miteinander verbunden. An beiden Unterschenkeln fehlten die Tibiae, die Fibulae waren doppelt angelegt, ebenso die Kalkanei. Beiderseits lassen sich 8 größtenteils syndaktyle Zehen erkennen. Die Hände weichen in diesem Fall durch fast komplette Syndaktylie von der „typischen mirror hand" ab.

Polydaktylie der Großzehen, Tibiadefekte und dreigliedrige Daumen

Literaturübersicht: EATON u. MCKUSICK (1969) beschrieben „a seemingly unique polydactyly-syndactyly syndrome" bei 4 Personen in 3 Generationen einer Sippe. In 3 Fällen (2 Schwestern, 1 Tochter) traten hochgradige Tibiahypoplasie, Verdickung und Krümmung der Fibulae, hochgradige

Polydaktylie der Füße und dreigliedrige Daumen auf. Die Tochter hatte beiderseits 6 dreigliedrige Finger; rechts war ein zusätzlicher Postminimus angelegt. 3 ulnare Finger waren häutig verbunden. Medial von der Großzehe befanden sich beiderseits 3 zusätzliche dreigliedrige Zehen (Gesamtzahl an jedem Fuß 8). Bei der Mutter bestanden 9 Zehen links, 8 rechts und 6 dreigliedrige Finger beiderseits. Deren Schwester hatte 7 Zehen beiderseits und 5 dreigliedrige Finger; links waren der III. und IV. sowie der IV. und V. Finger syndaktyl. Der Großvater hatte ebenfalls dreigliedrige Daumen beiderseits und eine tibiale Polydaktylie. Die Tibien waren anscheinend nicht hypoplastisch. CANUN u. Mitarb. (1984) beschrieben dieses Syndrom in variabler Manifestation bei 15 Merkmalsträgern in 4 Generationen. Wahrscheinlich gehört auch die Familienbeobachtung von PASHAYAN u. Mitarb. (1971) hierher.

REBER (1967/68) beschrieb einen 8jährigen Probanden mit Triphalangie beider Daumen. Agenesie der Tibiae und 7 Zehen beiderseits. An der linken Hand befand sich ein zusätzlicher rudimentärer Daumen. Der Vater hatte dreigliedrige Daumen beiderseits. Ähnliche Veränderungen fanden YUJNOVSKY u. Mitarb. 1973 bei 4 Mitgliedern in 3 Generationen einer Sippe.

Mindestens 6 weitere sporadische Fälle mit ähnlichen Fehlbildungen lassen sich hier einordnen (MELDE 1892, KÜMMEL 1895, Fall VII, DAVIDSON 1918, HERZOG 1946, WERTHEMANN 1952, SALZER 1960, Fall 1). BADGER (1969) bildete ein Mädchen mit beidseitiger Tibiahypoplasie, verdickten und gekrümmten Fibulae, 9 Zehen rechts und 7 links ab. Auf den Fotos sind fünffingerige Hände ohne Daumen zu erkennen.

Morphologie: Die Daumen sind stets dreigliedrig und häufig doppelt angelegt (REBER 1967, WERTHEMANN 1952, MELDE 1892). Bei den Fällen von EATON u. MCKUSICK (1968) ist nicht sicher zu entscheiden, ob es sich um Verdoppelung von radialen oder ulnaren Fingern handelt. Fall 4 zeigt mit einem Postminimus der rechten Hand sicher ulnare Polydaktylie. Auch die Fälle von KÜMMEL (1895) und YUJNOVSKY (1973, Fall Z) zeigten Verdoppelung des Kleinfingers. Über Anomalien von Radius und Ulna wurde von keinem Autor berichtet. An den Füßen sind 6–9 Zehen angelegt; die überzähligen Zehen befinden sich medial von den stets angelegten Großzehen. Syndaktylie von Zehen oder Fingern ist häufig. Die Tibien sind hochgradig hypoplastisch (WERTHEMANN 1952, EATON u. MCKUSICK 1968, YUJNOVSKY 1973) oder überhaupt nicht angelegt (MELDE 1892, KÜMMEL 1895, DAVIDSON 1918, HERZOG 1946, SALZER 1960, REBER 1967, PASHAYAN u. Mitarb. 1971, CANUN u. Mitarb. 1984). KUHNT (1892) berichtet über einen jungen Mann mit dreigliedrigen Daumen (rechts Doppeldaumen) und 7 Zehen beiderseits; wiederum waren die überzähligen Zehen prähallukal. Die Tibien scheinen nicht hypoplastisch gewesen zu sein. Über sehr ähnliche Anomalien berichtet TREIGER (1919/21) bei Vater und Sohn. BALLANTYNE (1892) beschrieb ein 4jähriges Mädchen mit dreigliedrigen Daumen und 7 Zehen, von denen 2 prähallukal standen. 2 Schwestern hatten doppelte Großzehen, die Mutter 7 Zehen und der Großvater ein doppeltes Großzehenendglied. Auch in dieser Sippe scheinen die Tibien nicht hypoplastisch gewesen zu sein. Daß dieses Syndrom nicht konstant mit einer Tibiahypo- oder -aplasie einhergehen muß, zeigen die Sippen von EATON u. MCKUSICK (1968), REBER (1967/68) und CANUN u. Mitarb. 1984. In diesen Sippen hatten die Eltern lediglich dreigliedrige Daumen mit oder ohne tibiale Polydaktylie. Vermutlich sind auch die Fälle von BALLANTYNE (1893), KUHNT (1892) und TREIGER (1919/21) hier einzuordnen. Schwierig wird die Diagnose, wenn lediglich dreigliedrige Daumen ausgeprägt sind und weitere Fälle in der Familie fehlen. Genauere Untersuchung der Tibia solcher Fälle könnte evtl. weiterhelfen.

Genetik: Die Familienbeobachtungen von EATON u. MCKUSICK (1968), REBER (1967/68), YUJNOVSKY (1973), PASHAYAN u. Mitarb. (1971), CANUN u. Mitarb. (1984) evtl. BALLANTYNE (1893) und TREIGER (1919/21) zeigen autosomal-dominanten Erbgang. X-gekoppelter Erbgang ist durch Übertragung vom Vater auf den Sohn (REBER 1967/68) ausgeschlossen.

Präaxiale Polydaktylie dreigliedriger Daumen mit Patellaluxation

SAY u. Mitarb. (1976) sahen bei Mutter und 3 Töchtern präaxiale Hexadaktylie der Hände mit dreigliedrigen Daumen, Brachydaktylie, Kamptodaktylie und Klinodaktylie der Kleinfinger, präaxiale Polydaktylie (7 und 8) der Zehen, Minderwuchs (146–150 cm), Patellaluxation und niedrige Intelligenzquotienten (77–85). Die Kniebeschwerden waren so ausgesprochen – in einem Fall mit Aplasie des rechten M. tibialis anterior –, daß das Syndrom vielleicht zur Tibiaaplasie mit Polydaktylie und dreigliedrigen Daumen (s. S. 972f.) gerechnet werden muß. Dazu paßt auch, daß keine richtigen Großzehen zu erkennen waren und daß die beiden mittleren Zehen von einem gemeinsamen Metatarsale ausgingen.

Tibiaaplasie (-hypoplasie) mit Polydaktylie

SALZER (1960) stellte 190 Fälle von Tibiaaplasie oder -hypoplasie zusammen (181 Fälle aus der Literatur, 9 eigene), 55 Fälle (32,2%) waren mit Defektbildungen am Fußskelett, 35 (22,4%) mit Polydaktylie der Füße kombiniert. SALZER teilte 4 eigene Fälle mit partiellem oder totalem Tibiadefekt und Polydaktylie mit. Sein Fall 1 gehört jedoch nicht hierher; bei den übrigen fand er einseitig Tibiahypoplasie und prähallukale Polydaktylie. 2 Patienten hatten je 6, ein weiterer 8 Zehen an einem Fuß. MEDINI (1888) beschrieb einen weiblichen Säugling mit Tibiaaplasie links und 8 Zehen, von denen 3 prähallukal standen. HELBING (1902) fand Tibiaaplasie und 8 Zehen bei einem männlichen Säugling. BÖTTICHER (1904) untersuchte einen Zwilling mit 6 Zehen beiderseits und Tibiaagenesie. OLLERENSHAW (1925) beschrieb konkordante Zwillinge mit Tibiaagenesie und Polydaktylie. Über familiäres Vorkommen berichtete auch VONNEGUT (1926), leider so knapp, daß nicht auszuschließen ist, daß es sich um das Syndrom mit Triphalangie der Daumen handelt. Ein Vater und seine 5 Töchter hatten Polydaktylie, 3 Töchter zusätzlich einen „Schienbeindefekt".

Morphologie: Die Tibia kann fehlen oder hypoplastisch sein. Die Fibula ist stets verdickt und gekrümmt. Sie ist oft seitlich und nach oben luxiert. Die Unterschenkel erscheinen stark verkürzt. Meist tritt diese Anomalie nur einseitig auf. Am Fuß stehen die überzähligen Zehen stets prähallukal; es wurden 6–9 Zehen beschrieben. Oft imponieren die prähallukalen Zehen als spiegelbildliche Verdoppelung posthallukaler Strahlen. Analog finden sich 5–8 Metatarsalia; auch die Tarsalia sind häufig vermehrt.

Ätiologie: Die Ätiologie ist unklar. Fast alle publizierten Fälle waren sporadisch. Nur die Zwillingsbeobachtung von OLLERENSHAW und der Sippenbefund von VONNEGUT lassen eine genetische Ursache vermuten. Für autosomal-rezessive Vererbung könnte ein Fall von OREL (1931/1932) sprechen: doppelseitiger totaler Tibiadefekt, flacher Knick in der Mitte des linken Femurs, doppelseitige Verdoppelung der Großzehen bei beiderseits 5 Metatarsi bei einem Knaben, der aus einer Vetternehe 2. Grades stammte.

Tibiadefekt und tibiale Hexadaktylie bei Thalidomidembryopathie

Eine Verdoppelung der Großzehen findet sich auch bei der Thalidomidembryopathie, meist, aber keineswegs immer, gleichzeitig mit Aplasie der Tibia oder hypoplastischer, dünner Tibia. Dabei kann auch das Metatarsale I verdoppelt sein, oder von einem halbkreisförmigen Metatarsale gehen zwei Großzehen aus. Beides kommt einseitig vor.

Diplocheirie, Diplopodie, Mehrfachbildung ganzer Extremitäten

Synonym: Mehrfachbildungen höchsten Grades. In dieser Gruppe werden Fälle mit nahezu vollständiger Verdoppelung eines Gliedmaßenabschnittes zusammengefaßt.

Diplocheirie ohne Verdoppelung des Unterarmes beschrieb MURRAY (1863). Im Karpalbereich der linke Hand einer Frau setzte eine zusätzliche Hand an, die schmächtiger als die normale linke war. Der Daumen war rudimentär; die Finger III und IV waren syndaktyl, die Handflächen einander zugekehrt. APPELRATH (1922) sah eine radial verschmolzene achtfingerige Hand, Radius und Ulna waren ebenfalls verdoppelt. SCHWALBE (1906) beschrieb eine zehnfingerige Doppelhand, bei der sich die beiden Daumen medial berührten. Es waren zwei Radii und zwei Ulnae ausgebildet, und der Humerus erschien verdickt.

FALTIN (1904) beobachtete bei einem Jungen einen am Oberarm ansetzenden rudimentären zusätzlichen Arm mit Ulna, 3 Karpalia, 2 Metakarpalia und 2 Fingern.

Die höchsten Grade von Mehrfachbildung publizierten STEIN u. BETTMAN (1940) und PETERFFY u. JONA (1942). Im Fall von PETERFFY u. JONA waren links 3 Arme ausgebildet, ein unterer, gelähmter mit normalen Knochen und ein oberer, in sich verdoppelter. Die vergrößerte linke Skapula hatte 2 Gelenkpfannen; im oberen Unterarm waren 2 Radii und eine Ulna angelegt. Die am ulnaren Rand verschmolzene achtfingerige Doppelhand besaß 2 Daumen.

Einen Fall mit voneinander getrennten und unabhängig beweglichen 3 Händen an einem unvollständig in sich verdreifachten Arm beobachteten STEIN u. BETTMAN (1940), bei einer 52jährigen Frau, die links 2 Humeri hatte, die in 2 Gelenkpfannen mit einer großen Skapula artikulierten. Am Unterarm fanden sich 2 Radii und 3 Ulnae. Die 3 Hände besaßen 16 Finger (auf der Abbildung sind nur 14 erkennbar). Die drei Handflächen waren einander zugekehrt; neben einer fünffingerigen Hand bestand eine spiegelbildlich verdoppelte Hand mit gemeinsamem Daumen.

Diplopodien: In BALLS Fall von Diplopodie gingen die verdoppelten Füße links aus einer gemeinsamen Fußwurzel hervor; die Fußsohlen waren einander zugekehrt. Im Fall von MAYER u. SASHIN (1930) waren die Doppelfüße nebeneinander angeordnet, der mediale Fuß besaß 4, der laterale 5 Zehen. Die Kalkanei waren verdoppelt, so daß der laterale Fuß ohne Funktionseinbuße amputiert werden konnte.

Eine inkomplette Verdoppelung eines ganzen Beines fand NITSCHE (1931) bei einem jungen Mädchen. Die Hüftpfannen waren verdoppelt, der Femur nur partiell verdoppelt. Im Unterschenkel fanden sich zwei Fibulae und eine Tibia; der Fuß war mit 7 Zehen nur unvollständig mit fibularem Zusammenhang verdoppelt.

GREUER (1890) beschrieb einen überzähligen vierstrahligen Fuß, der am Oberschenkel des sonst normalen Beins ansetzte. Über partielle oder komplette Verdoppelung eines Beines wurde insgesamt in 11 Fällen berichtet (Übersicht bei WEISSELBERG u. Mitarb. 1988).

In drei Fällen (TANIGUCHI u. Mitarb. 1975, BILLETT u. BEAR 1978, WEISSELBERG u. Mitarb. 1988) waren nur Unterschenkel und Fuß einseitig teilweise überzählig; auf der gleichen Seite war die Niere aplastisch. Im Falle von WEISSELBERG u. Mitarb. bestanden auf der anderen Seite eine Hydronephrose und eine generelle Muskelhypotonie.

Ätiologie: Alle aufgeführten Fälle waren sporadisch. Anhaltspunkte für exogene Faktoren fehlten ebenso wie Hinweise auf Erblichkeit. Diplocheirie und Diplopodie kommen bei verschiedenen Formen unfreier Doppelbildungen vor („siamesische Zwillinge"), deren Ätiologie ebenfalls unbekannt ist. Man hat auch in Doppelbildungen, die auf eine Gliedmaße beschränkt waren, eine partielle Zwillingsbildung sehen wollen.

Syndrome mit ulnarer Polydaktylie
Bardet-Biedl-Syndrom

Synonym:
„Laurence-Moon-Bardet-Biedl-Syndrom".
Dieses nach BARDET (1920) und BIEDL (1922) benannte Syndrom ist charakterisiert durch Retinitis pigmentosa, postaxiale Polydaktylie, Adipositas, Hypogenitalismus und Schwachsinn. Auch bei Geschwistern (Übersichten bei BELL 1958, BLUMEL u. KNIKER 1959, AMMANN 1970) können die Symptome variabel sein. Die Fälle von LAURENCE u. MOON (1866) gehören nicht hierher, da keines der 4 Geschwister Adipositas oder Polydaktylie aufwies.

Symptome: Bei 48 von AMMANN untersuchten Patienten mit Bardet-Biedl-Syndrom trat Adipositas in 96%, Retinopathia pigmentosa in 92%, Schwachsinn in 79%, Hexadaktylie und Hypogenitalismus in jeweils 69% der Fälle auf. Bei $^1/_5$ dieser Patienten waren an allen 4 Gliedmaßen meist rudimentäre VI. Strahlen ausgebildet, nicht selten fand sich eine kutane Syndaktylie der II. und III. Zehen (Abb. 22). Die Finger sind meist auffallend kurz. Viele Patienten sind minderwüchsig. Wenn Retinitis pigmentosa und Polydaktylie fehlen, ist keine sichere Diagnose möglich. Differentialdiagnostisch muß an das Alström-Hallgren-Syndrom (atypische Degeneration der Retina, Adipositas, Hypogenitalismus, Innenohrschwerhörigkeit, Diabetes mellitus, erhöhte Gonadotropinausscheidung im Urin) gedacht werden.

Ätiologie und Häufigkeit: Die häufige Blutsverwandtschaft der Eltern (AMMANN fand in ihrer

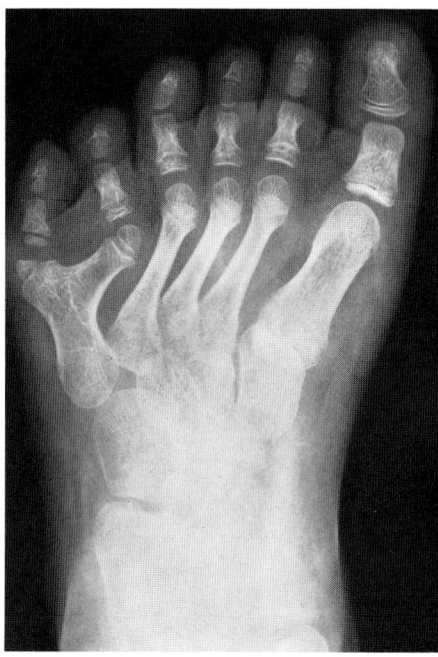

Abb. **22** Bardet-Biedl-Syndrom. Fettleibigkeit, Schwachsinn, Retinitis pigmentosa mit ausgelöschtem Elektroretinogramm. Hexadaktylie nur am linken Fuß

Schweizer Serie 52%) und die Häufigkeit unter den Geschwistern der Probanden sind nur mit autosomal-rezessivem Erbgang zu erklären. AMMANN fand in der Schweiz eine Häufigkeit von 1 : 160 000.

Als Variante des Bardet-Biedl-Syndroms wird gelegentlich ein sog. Biemond-Syndrom II aufgeführt. Die von BIEMOND 1934 publizierten beiden Geschwister, welche aus einer Blutsverwandtenehe stammten, haben jedoch nur wenig mit dem Bardet-Biedl-Syndrom gemeinsam. Bei beiden Patienten bestand Minderwuchs, eine kleine Sella (bei der Schwester wurde eine kleine Hypophyse gefunden), und der Bruder wies Kryptorchismus und Iriskolobom rechts auf, während die Schwester ein infantiles inneres Genitale und einen Doppeldaumen rechts hatte (präaxiale Polydaktylie!). Beide hatten weder Retinitis pigmentosa noch Adipositas. Weitere Fälle, die als Biemond-Syndrom bezeichnet worden sind, stimmen mit den Biemondschen Fällen und untereinander so wenig überein, daß man von einem Biemond-Syndrom II nicht mehr sprechen sollte.

Trisomie 13 (Patau-Syndrom)

PATAU u. Mitarb. fanden 1960 bei einem fehlgebildeten Kind eine Trisomie eines großen akrozentrischen Chromosomes. Durch autoradiographische Untersuchungen konnte nachgewiesen werden, daß das trisome Chromosom Nr. 13 entsprach. Neben dieser „freien" Trisomie des Chromosoms 13 wurden Translokationstrisomien beschrieben (vor allem 13/14), die sporadisch oder familiär auftreten können und den gleichen Phänotyp bedingen (GUSTAVSON u. Mitarb. 1968 usw.).

Symptome: Die Diagnose einer Trisomie 13 läßt sich häufig nach dem Aspekt stellen. Mikrozephalie, Mikrophthalmie und andere Augenfehlbildungen, Lippen-Kiefer-Gaumen-Spalte, tiefsitzende dysplastische Ohren, postaxiale rudimentäre Hexadaktylie der Hände, Fingerkontrakturen, schmale, in Querrichtung stark gewölbte Fingernägel, meist vollständige Hexadaktylie der Füße, dorsal flektierte Großzehen und prominente Kalkanei treten bei über der Hälfte der Fälle auf. An inneren Fehlbildungen finden sich häufig Arhinenzephalie, Herzfehler, Mesenterium commune, Omphalozelen und Urogenitalfehlbildungen. Kinder mit Trisomie 13 kommen meist schon in den ersten Lebenswochen ad exitum; nur in Ausnahmefällen überleben sie das 1. Lebensjahr. Die Häufigkeit beträgt etwa 1:7600 Lebendgeborene (TAYLOR 1968). Wie bei den anderen Trisomien nimmt die relative Häufigkeit mit steigendem Alter der Mutter zu (LENZ u. Mitarb. 1968).

Partielle Trisomie 13

Polydaktylie kommt auch bei partieller Trisomie 13 vor. ROGERS (1984) analysierte 35 Fälle der Literatur und kam zu dem Schluß, daß Polydaktylie bei der distalen partiellen Trisomie 13 vorkommt, nicht jedoch bei der proximalen. Offensichtlich muß die Bande 13q31 dreifach vorhanden sein, damit eine Polydaktylie induziert wird.

Meckel-Syndrom

Synonyme: Meckel-Gruber-Syndrom, Dysencephalia splanchnocystica (Gruber).

MECKEL (1822) beschrieb 2 Geschwister mit okzipitaler Enzephalozele, Mikrozephalie, Gaumenspalte, polyzystischen Nieren, lateraler Polydaktylie und Syndaktylien an Händen und Füßen. Bis 1983 sind über 100 Fälle bekanntgeworden (MAJEWSKI u. Mitarb. 1983). Die Häufigkeit des Meckel-Syndroms wurde in Finnland auf 1:9000 Neugeborene geschätzt; dem entspricht eine Häufigkeit der heterozygoten Anlageträger von rund 2% (SALONEN u. NORIO 1984). In Massachusetts fanden HOLMES u. Mitarb. (1976) 8 Fälle unter 106 000 Geburten (1:13 250). Wie auch bei anderen rezessiven Erbleiden kann die Häufigkeit von einer zur anderen Bevölkerung stark schwanken.

Symptome: Neugeborene mit Meckel-Syndrom wiegen im Durchschnitt 2200 g; sie kommen nach wenigen Stunden oder Tagen ad exitum. Die Hauptsymptome sind okzipitale Enzephalozele, Lippen- oder Gaumenspalte, große polyzystische

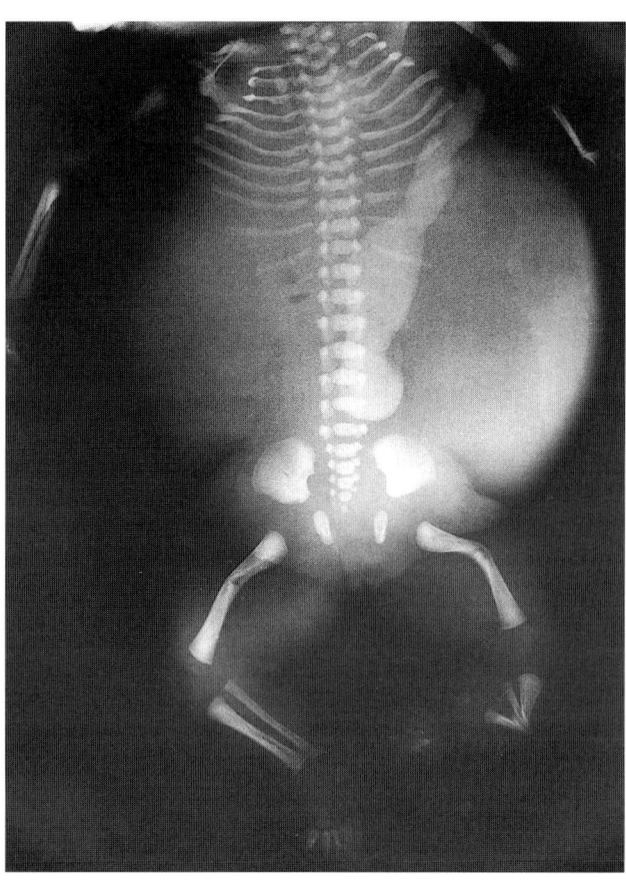

Abb. 23 Neugeborenes mit Meckel-Syndrom und Kampomelie der Ober- und Unterschenkel

Nieren, seltener auch Leberzysten, Genitalfehlbildungen und vollständige oder rudimentäre postaxiale Hexadaktylie an Händen und Füßen, auch kutane Syndaktylien der II. und III. Zehen oder mehrerer Zehen. Weitere Symptome sind Mikrozephalie, Mikrophthalmus, Herzfehler und Klumpfüße. Manche Fälle von polyzystischen Nieren mit Hexadaktylie, aber ohne Enzephalozele gehören hierher, da in derselben Familie Fälle mit und ohne Enzephalozele nebeneinander vorkommen. Auch die Polydaktylie kann fehlen, selten auch polyzystische Nieren. MAJEWSKI u. Mitarb. (1983) fanden bei 4 Fällen eine variable Kampomelie der Ober- und Unterschenkel. 2 ihrer Fälle wiesen auch eine mediale Polydaktylie auf. Kampomelie tritt wahrscheinlich bei $1/5$ der Fälle mit Meckel-Syndrom auf (Abb. 23).

SALONEN u. Mitarb. (1981) fanden in Finnland Fälle mit Meckel-Symptomatik, normalen Nieren und Hydrozephalus. Sie nehmen ein eigenständiges Hydrolethalussyndrom an. Wir konnten in einer Geschwisterschaft typische Fälle mit und ohne polyzystische Nieren beobachten. Ein Hydrozephalus ist beim Meckel-Syndrom kein ungewöhnlicher Befund. Wahrscheinlich ist die Abgrenzung eines eigenständigen Hydrolethalussyndroms nicht notwendig.

Ätiologie: MECKE u. PASSARGE (1971) konnten durch statistische Analyse der Häufung bei Geschwistern autosomal-rezessiven Erbgang wahrscheinlich machen. Pränatale Diagnose durch Bestimmung des α-Fetoproteins ist möglich, auch wenn keine Enzephalozele besteht (SELLER 1975, CHEMKE u. Mitarb. 1977).

Smith-Lemli-Opitz-Syndrom

(s. Syndrome mit Syndaktylie S. 960f.).

Syndrome mit kurzen Rippen und Polydaktylie

(s. auch „Konstitutionell-genetische Skeletterkrankungen", S. 575 ff.).

Ellis-van-Creveld-Syndrom

Hauptsymptome sind ein disproportionierter mesomeler Minderwuchs, Genua valga, enger, schmaler Thorax, fast konstante laterale Polydaktylie der Hände, seltener der Füße, und Herzfehler in etwa der Hälfte der Fälle. Ektodermale Störungen sind hypoplastische Nägel, partielle Anodontie, konische Zähne, Verschmelzung zwischen Oberlippe und Gingiva, multiple Frenula in den Mundvorhöfen und schütteres Haupthaar. Mäßige geistige Minderbegabung ist selten. Röntgenologische Hauptsymptome sind enger Thorax, dysplastisches Becken mit niedrigem Os Ileum und einem medialen kaudalen Sporn. Die langen Röhrenknochen sind verkürzt, am deutlichsten im Bereich von Unterarmen und Unterschenkeln. Die Metaphysen sind breit; die proximale mediale Tibiametaphyse ist fibular abfallend. Dies führt zu oft behandlungsbedürftigen Genua vara.

Ätiologie: Das Ellis-van-Creveld-Syndrom wird autosomal-rezessiv vererbt.

Jeune-Syndrom (asphyxierende thorakale Dysplasie)

Hauptsymptome sind disproportioniert verkürzte Extremitäten, schmaler, enger Thorax, kurze Finger und laterale Polydaktylie in ca. 1/5 der Fälle. Zirka 50% sterben in der Säuglingszeit an Atemstörungen und Pneumonien. Bei den Überlebenden nimmt die Weite des Thorax zu. Bei der Mehrzahl der Patienten kommt es jedoch später zu Nierenversagen infolge chronischer Nephritis und interstitieller Fibrose. Anomalien des Ektoderms gehören nicht zum Jeune-Syndrom.

Röntgenaufnahme: Die Rippen sind kurz und horizontal gestellt. Der Thorax ist lang und schmal. Das Becken ist sehr ähnlich dysplastisch wie beim Ellis-van-Creveld-Syndrom. Alle langen Röhrenknochen sind verkürzt mit unregelmäßig verbreiterten Metaphysen. Die Mittel- und Endphalangen sind verkürzt; typisch sind Zapfenepiphysen.

Ätiologie: Das Jeune-Syndrom wird autosomal-rezessiv vererbt.

Kurzrippen-Polydaktyliesyndrom Typ Saldino-Noonan

Sattelnase, vorspringende Stirn, extrem kurze Rippen mit schmalem Thorax, Mikromelie mit gezackten Metaphysen der langen Röhrenknochen, hypoplastischem Wirbelkörper mit unregelmäßigen Rändern, viertelkreisförmigen Beckenschaufeln, Einkerbung über dem Pfannendach, kurzer Schädelbasis, postaxialer Hexadaktylie an Händen oder Händen und Füßen, Hydrops, Herzfehler bei ½, polyzystischen Nieren bei ⅓, Anomalien des Genitale bei ½, Analatresie bei 1/5. Tod kurz nach der Geburt. Autosomal-rezessive Vererbung (NAUMOFF u. Mitarb. 1977, SILLENCE 1980).

Kurzrippen-Polydaktyliesyndrom Typ Majewski

(s. Syndrome mit medialer Polydaktylie S. 982)

C-Syndrom Trigonozephaliesyndrom

OPITZ u. Mitarb. (1969) haben bei Bruder und Schwester Brachydaktylie, Syndaktylie und variable postaxiale Hexadaktylie der Finger und Zehen mit Hepatosplenomegalie, Pankreasfibrose und multiplen Anomalien an Schädel, Gesicht, Rippen und Sternum gesehen. PREUS u. Mitarb.

978 Fehlbildungen der Gliedmaßen

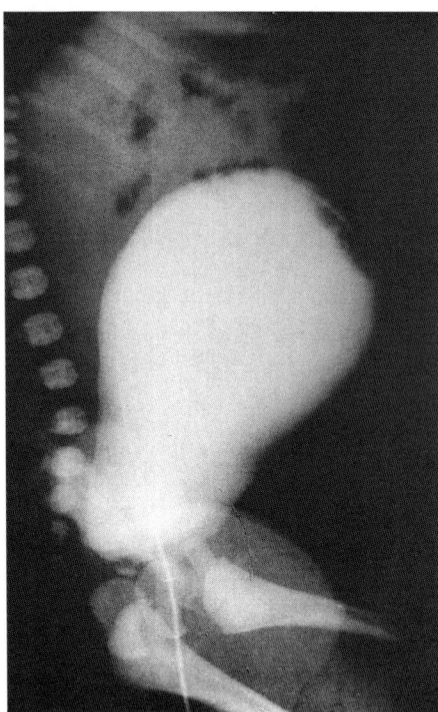

Abb. 24 Neu geborenes Mädchen mit McKusick-Kaufman-Syndrom und erheblich ausgeweiteter Vagina (Hydrometrokolpos)

(1975) haben 2 z. T. ähnliche Fälle, von denen einer eine ausgeprägtere Hexadaktylie beider Hände mit 6 Metakarpi, Mikrozephalie und Schwachsinn hatte, zum C-Syndrom gerechnet. ANTLEY u. Mitarb. (1981) stellten 6 weitere Patienten vor. Charakteristisch sind eine Trigonozephalie (prominente Sutura metopica), breite, flache Nasenwurzel, Epikanthus, mongoloide Lidachsenstellung, kurze Nase und breiter oberer Alveolarkamm. Herzfehler sind häufig; Polysyndaktylie kann fehlen.

Ätiologie: Die Vererbung ist autosomal-rezessiv (SARGENT u. Mitarb. 1985).

Grebesche Chondrodysplasie

Dieses autosomal-rezessive Erbleiden mit extremer Verkürzung der Unterarme, besonders der Ulnae, der Unterschenkel, Finger und Zehen, geht nicht selten mit ulnarer Hexadaktylie einher (ROMEO u. Mitarb. 1977).

Weyers-Syndrom (akrodentales Syndrom)

Knöcherner Spalt der Unterkiefersymphyse, konische Zähne, Hypodontie, ulnare Hexadaktylie mit partieller oder vollständiger Synostose der Metakarpalia V und VI, ulnare Hexadaktylie der Zehen. ROUBICEK u. SPRANGER (1984) beobachteten dieses Syndrom bei 6 Patienten in 4 Generationen. Sie machten darauf aufmerksam, daß Nageldys-

plasien und Kleinwuchs weitere Symptome sein können. CURRY u. HALL (1979) beobachteten die gleichen Anomalien in einer großen mexikanischen Familie. Eine Abgrenzung eines „Curry-Hall-Syndroms" erscheint nicht notwendig (ROUBICEK u. SPRANGER 1985).

Ätiologie: Die Vererbung ist autosomal-dominant.

McKusick-Kaufman-Syndrom

Die Kombination von ulnarer Hexadaktylie mit Vaginalatresie und Hydrometrokolpos im Säuglingsalter wurde in 6 Familien beschrieben. Häufig waren die Eltern miteinander verwandt. GOECKE u. Mitarb. (1981) berichteten über 9 Fälle (4 Jungen und 6 Mädchen) aus 4 Familien. Hydrometrokolpos kann bei Mädchen isoliert vorkommen, aber auch fehlen. Herzfehler gehören zu diesem Krankheitsbild, ebenso Hypospadie und Skrotalraphe im männlichen Geschlecht. Durch die prall gefüllte Vagina kann das Abdomen stark aufgetrieben sein, so daß Atembeschwerden entstehen (FRYNS u. MOERMAN 1987, eigener Fall in der Abb. 24). In einer Familie von MCKUSICK u. Mitarb. (1964) hatten von 4 betroffenen Schwestern 2 nur Polydaktylie, eine Polydaktylie und Hydrometrokolpos und eine nur Hydrometrokolpos. Ureterstenosen wurden bei 2 Fällen beobachtet (DUNGY u. Mitarb. 1971, STOJIMIROVIC 1956).

Ätiologie: Die Vererbung ist autosomal-rezessiv.

Schinzel-Giedeon-Syndrom

SCHINZEL u. GIEDEON (1978) beschrieben 2 Geschwister mit Mittelgesichtshypoplasie, Herzfehler, Hydronephrose, Klumpfüßen, Hypertrichose, Minderwuchs und erheblicher Entwicklungsverzögerung. Das Mädchen wies eine einseitige ulnare Hexadaktylie auf. Röntgenologisch fielen verdichtete Schädelbasis, eine Synchondrose der kaudalen Okzipitalschuppe, weite Nähte und Fontanellen, hypoplastische Endphalangen sowie eine Verbiegung von Tibia und Fibula auf. SCHINZEL (1982) waren darüber hinaus 8 weitere sporadische Fälle bekannt; 2 Elternpaare waren blutsverwandt; dies deutet auf einen autosomal-rezessiven Erbgang hin.

Simpson-Golabi-Behmel-Syndrom

Synonym: Golabi-Rosen-Syndrom. Dieses wahrscheinlich X-chromosomal erbliche Syndrom betrifft Jungen ausgeprägter als Mädchen. Symptome sind prä- und postnataler Großwuchs, kurze Nase, mediane Kerbe des unteren Alveolarkammes und der Unterlippe, Hypodontie, Scapulae alate, Pectus excavatum, Hepatosplenomegalie, kurze, breite Hände mit hypoplastischen Zeigefingernägeln und ulnarer Hexadaktylie. Ein Teil der Patienten litt unter Herzfehlern. Ob dies die Ursache für die erhöhte Säuglingssterblichkeit ist, ist noch unklar. Erstbeschreibung durch SIMPSON (1975); GOLABI u. ROSEN (1984) publizierten eine weitere Familie. BEHMEL u. Mitarb. (1988) fassen die Literatur zusammen und berichten über 16 betroffene Jungen einer Familie. Die geistige Entwicklung war in dieser Familie meist normal; die Erwachsenengröße betrug 192–210 cm. OPITZ u. Mitarb. (1988) berichteten über einen geistig behinderten Jungen, der dennoch wahrscheinlich unter diesem Syndrom litt. NERI u. Mitarb. (1988) beobachteten eine weitere Familie mit 3 betroffenen Jungen, die nur mäßig minderbegabt waren.

Kopfhautdefekte und Polydaktylie

FRYNS u. VAN DEN BERGHE (1979) beschrieben eine Familie, in der 8 Personen in 3 Generationen in variabler Manifestation ulnare Hexadaktylie und Kopfhautdefekte aufwiesen. Diese Anomalien traten isoliert oder in Kombination auf. Eine Frau mit isolierter Polydaktylie hatte eine Tochter mit isoliertem Kopfhautdefekt. Ein sicherer Genträger hatte keine Symptome. Der Erbgang ist autosomal-dominant mit reduzierter Penetranz und variabler Expression. BUTTIENS u. Mitarb. (1985) berichteten über einen weiteren sporadischen Fall.

Pallister-Hall-Syndrom

HALL u. Mitarb. (1980) beschrieben bei 6 sporadischen Fällen ein letales Syndrom mit ulnarer Polydaktylie, Analatresie und einem Hamartom im Hypothalamus. Konstant traten multiple bukkale Frenula, Spalten des Larynx, anomale Lungenlappung, Herzfehler, Nierenagenesie oder -dysplasie, Nebennierenrindeninsuffizienz, Mikropenis und Nagelhypoplasie auf. GRAHAM u. Mitarb. (1983) sahen ein neonatal verstorbenes Kind mit Hamartom des Hypothalamus, Polydaktylie und weiteren Anomalien. Eine Schwester der Mutter des Kindes war an der gleichen Störung verstorben.
CULLER u. JONES (1984) berichteten über 4 sporadische Fälle mit Hypophyseninsuffizienz und lateraler Polydaktylie. Einer dieser Patienten hatte ein Hamartom im Bereich des Hypothalamus und weitere Anomalien ähnlich dem Pallister-Hall-Syndrom. Er verstarb mit 19 Monaten. Die Ätiologie dieses Syndroms ist noch unklar. DONNAI u. Mitarb. (1987) diskutieren, ob das Pallister-Hall-Syndrom identisch sei mit dem Smith-Lemli-Opitz-Syndrom II (schwer ausgeprägte, letale Form des SLO-Syndroms).

Akrozephalopolydaktyle Dysplasie

ELEJALDE u. Mitarb. (1977) haben Bruder und Schwester aus einer Verwandtenehe beschrieben, die monströsen Riesenwuchs mit allgemeiner Bindegewebshyperplasie, Nierenzysten, eine Kraniosynostose bei der Geburt, rudimentäre Ohrmuscheln, kurze Gliedmaßen, und – der Bruder – beiderseits 6 extrem kurze Finger hatten. Ein Bruder des Vaters, der eine Kusine der Mutter geheiratet hatte, hatte ein Kind mit dem gleichen Syndrom. Darüber hinaus gibt es noch zahlreiche Einzelkasuistiken und auch Geschwisterbeobachtungen mit noch nicht abgegrenzten oder einzuordnenden Syndromen mit ulnarer Polydaktylie, die wegen ihrer Seltenheit hier nicht weiter abgehandelt werden (z. B. HERNANDEZ u. Mitarb. 1985).

Syndrome mit intermediärer Polydaktylie

Bisher gibt es nur 3 Kasuistiken, in denen Patienten mit intermediärer Polydaktylie und weiteren Fehlbildungen beschrieben wurden. HOLZGREVE u. Mitarb. (1984) beschrieben einen Fetus mit beidseitiger Nierenagenesie, Lungenhypoplasie, Herzfehler, Gaumenspalte, Ankyloglosson superius, intermediärer Hexadaktylie links (wahrscheinlich ist der II. oder III. Strahl verdoppelt) und Metakarpalsynostose $^4/_5$ rechts. Der Fall war sporadisch; einen ähnlichen Fall beschreiben möglicherweise LEGIUS u. Mitarb. (1988). GROTE u. Mitarb. (1984) beschrieben einen Fetus, dessen Fehlbildungen pränatal diagnostiziert worden waren. Es bestanden ein ausgeprägter Hydrozephalus, eine Holoprosenzephalie, Balkenmangel, Mikrophthalmie, Hypotelorismus, rudimentäre Nase, mediane Oberlippenspalte, Choanalatresie, Retrogenie und dorsal rotierte Ohren. An allen 4 Extremitäten waren 8 Strahlen ausgebildet (laterale, mediale und intermediäre Polydaktylie); an der linken Hand bestand eine intermediäre Y-förmige Verdopplung eines Metakarpales. Beide Tibien fehlten. Darüber hinaus bestanden ein AV-Kanal, eine Malrotation und eine einseitige Nierenhypoplasie. Der Thorax war nicht eng, die Extremitäten nicht verkürzt, dies im Unterschied zu dem sonst ähnlichen Majewski-Syndrom. Die Chromosomen waren normal. Die Eltern waren blutsverwandt; eine Schwester wurde mit einer linksseitigen Perodaktylie geboren. Einen möglicherweise ähnlichen Fall eines Totgeborenen beschreiben YOUNG u. MADDERS (1987). Dieses Kind wies jedoch nur eine beidseitige ulnare Hexadaktylie auf.
Beim *Mohr-Claussen-Syndrom* kommt intermediäre Polydaktylie der Hände vor (ANNERÉN u. Mitarb. 1984). Da dieses Syndrom aber auch mit Polysyndaktylie der Großzehen einhergeht, wird es auf S. 981 f. abgehandelt. Auch beim *Majewski-Syndrom* kommt intermediäre Polydaktylie der Hände vor (vgl. Abb. **27**); auch dieses Syndrom wird in der Reihe der Syndrome mit medialer Polydaktylie beschrieben (s. S. 982).
MARTINEZ u. Mitarb. (1981) beschrieben Bruder und Schwester mit einem neuen Syndrom: Der

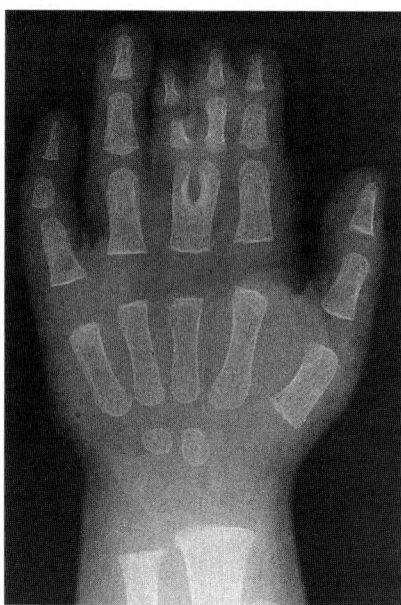

Abb. 25 Sporadischer Fall mit intermediärer Polysyndaktylie, Herzfehler etc. (s. Text)

17jährige Bruder war bei Geburt untermaßig und hatte angeborene Zähne. Die geistige und körperliche Entwicklung war verzögert. Die Fazies sah auffällig aus durch Hypertelorismus und flaches Mittelgesicht, prominente Nase mit Grübchen an den Nasenflügeln, kurzes Philtrum, Diastema. Der Hals war kurz; es bestand ein komplexer Herzfehler. Das Genitale war hypoplastisch; beidseits war eine intermediäre Hexadaktylie ausgebildet (IV. Finger verdoppelt, links Duplikation des IV. Metakarpale) sowie Polysyndaktylie der rechten Großzehe. Sein IQ betrug 57 Punkte. Eine seiner Schwestern verstarb kurz nach der Geburt. Es hatten wahrscheinlich vermindertes Geburtsgewicht und ein Herzfehler vorgelegen; beidseits waren die III. Finger distal verdoppelt. Wir haben einen ähnlichen sporadischen Fall beobachtet (Abb. **25**): sporadischer männlicher Fall, Geburtsgewicht vermindert. Herzfehler (VSD), Muskelhypertonie, statomotorische Entwicklungsverzögerung. Brachyzephalus, dysplastische Ohren, Kryptorchismus rechts. Linke Hand unauffällig. Rechte Hand: III. Strahl distal gedoppelt mit gegabelter Grundphalange, kutane Syndaktylie der Strahlen III, III' und IV. Rechter Fuß; komplette Syndaktylie der Strahlen I und II, der Strahlen III und IV. Linker Fuß: 25% kutane Syndaktylie der Zehen I und II.

Syndrome mit medialer Polydaktylie (Polysyndaktylie)

Carpenter-Syndrom (Akrozephalopolysyndaktylie)

CARPENTER beschrieb 1901 und 1909 3 Geschwister mit Akrozephalie, auffälliger Fazies, Syndaktylie von Fingern und Zehen und präaxialer Polydaktylie der Füße. Ähnliche Fälle wurden später als atypisches „Laurence-Moon-Bardet-Biedl-Syndrom" oder als atypische Akrozephalosyndaktylie beschrieben. TEMTAMY erkannte 1966 die Eigenständigkeit dieses Syndroms anhand von 12 Fällen der Literatur, denen sie einen eigenen hinzufügte. Bis 1987 sind 38 Fälle mit Carpenter-Syndrom bekanntgeworden (COHEN u. Mitarb. 1987).

Symptome: Akrozephalie, auffällige Fazies mit Epikanthus, antimongoide Lidachsenstellung, eingezogene Nasenwurzel und volle Wangen, Adipositas, Hypogenitalismus bei Knaben, kutane Syndaktylie vorwiegend der III. und IV. Finger, Brachymesophalangie der Finger, breite Daumen, nicht selten mit angedeutet verdoppelten Endphalangen, präaxiale Polysyndaktylie der Füße, Herzfehler, Omphalozele, Coxa valga und Pes varus. Meistens besteht Kleinwuchs, aber auch normale Größe wurde beobachtet. Viele Patienten sind minderbegabt, normale Intelligenz wurde jedoch auch beschrieben (IQ zwischen 52 und 104). Die Variabilität der Manifestation ist erheblich, sogar unter Geschwistern. So war z. B. Fall 1 von COHEN u. Mitarb. (1987) minderbegabt; es bestand ein Herzfehler, aber keine Polysyndaktylie der Großzehen. Die Schwester war normal begabt, herzgesund und hatte die typische Polysyndaktylie der Großzehen. Mit Ausnahme der Kraniosynostose kann jedes Einzelmerkmal fehlen. SCHÖNENBERG u. SCHEIDHAUER (1966) nahmen bei 2 unterschiedlich betroffenen Geschwistern sogar zwei verschiedene Syndrome an (!). COHEN u. Mitarb. (1987) geben einen ausführlichen Literaturüberblick. Sie kommen, wie auch andere Autoren, zu der Ansicht, daß im Hinblick auf die große Variabilität des Carpenter-Syndroms es nicht gerechtfertigt erscheint, ein separates „Goodman-Syndrom" (GOODMAN u. Mitarb. 1979) oder „Summit-Syndrom" (SUMMIT 1969) anzunehmen.

Ätiologie: Autosomal-rezessive Vererbung. 20 Patienten waren Geschwister; beide Geschlechter waren gleich häufig betroffen. Stets waren die Eltern merkmalsfrei; in den von RUDERT (1938 und DER KALOUSTIAN u. Mitarb. 1972) mitgeteilten Sippe ist Blutsverwandtschaft wahrscheinlich.

MCKUSICK (1971) bezeichnet das Carpenter-Syndrom als Typ II der Akrozephalopolysyndaktylie und differenziert davon das sog. Noack-Syndrom. Durch Nachuntersuchung der von NOACK 1959 publizierten Sippe (PFEIFFER 1969) wurde wahrscheinlich, daß hier nicht ein eigenständiges Syndrom, sondern eine Sonderform der Akrozephalosyndaktylie vorliegt (s. S. 953).

Greig-Temtamy-Syndrom (Polysyndaktylie und großer Schädel)

35 gut dokumentierte Fälle mit diesem eigenständigen Syndrom sind bisher bekannt; weitere 38

ebenfalls betroffene Verwandte wurden erwähnt (Erstbeschreibung durch GREIG 1926, Literaturüberblick bei GOLLOP u. FONTES 1985).

Symptome: Der Schädel erscheint groß, mit hoher Stirn. Die Intelligenz war stets normal. An den Händen fand sich eine kutane Syndaktylie der III. und IV. Finger, in 26/39 Fällen waren rudimentäre Postminimi vorhanden. Die Daumen waren breit, z.T. mit angedeutet verdoppelter Endphalanx. An den Füßen fanden sich bei 29/39 Fällen eine syndaktyle Verdoppelung der Großzehen und eine fast vollständige kutane Syndaktylie aller übrigen Zehen, Nahtsynostosen oder ein Turmschädel lagen in keinem Falle vor, die Syndaktylie war stets nur kutan. Gelegentlich bestand auch fibulare Polydaktylie (in 5/39 Fällen).

Ätiologie: In der von TEMTAMY beschriebenen Sippe waren in 4 Generationen 10 Individuen betroffen. BARAITSER u. Mitarb. (1983) beschrieben 13 Betroffene in 3 Familien; in einer Familie waren 3 Generationen betroffen.
Der Erbgang ist autosomal-dominant mit voller Penetranz, aber variabler Expressivität. TOMMERUP u. NIELSEN (1983) beobachteten eine Familie mit 10 Betroffenen in 4 Generationen. Alle 6 Betroffenen, die zytogenetisch untersucht werden konnten, wiesen eine balancierte Translokation 3p/7p auf, nicht dagegen 10 nicht betroffene Verwandte. Dies weist darauf hin, daß der Genort entweder auf 3p oder 7p liegt.

Mohr-Claussen-Syndrom

MOHR (1941) und CLAUSSEN (1946) beschrieben bei 4 Brüdern und einem Vetter ein „erbliches, sublethales Syndrom", dessen wesentliche Kennzeichen Kerben der Zunge und der Alveolarkämme, mediane Oberlippenkerben oder -spalten und Polysyndaktylie an Händen und Füßen sind. RIMOIN u. EDGERTON (1967) trennten dieses Syndrom als orofaziodigitales Syndrom II aufgrund des andersartigen Erbganges und der unterschiedlichen Hand- und Fußfehlbildungen vom ähnlichen OFD-Syndrom I ab (s. S. 957 f.). Über 30 Fälle mit Mohr-Claussen-Syndrom sind bekanntgeworden (PFEIFFER u. Mitarb. 1973, HAUMONT u. PELC 1983, ANNERÉN u. Mitarb. 1984, IACCARINO u. Mitarb. 1985). VARADI u. Mitarb. (1980) beschrieben 2 Geschwister und einen betroffenen Verwandten; obwohl sie ein neues Syndrom annehmen, sind die Übereinstimmungen zum Mohr-Syndrom so groß, daß diese Annahme wohl nicht zutrifft.

Symptome: In der *Mundhöhle* finden sich konstant eine unregelmäßige gelappte oder gekerbte Zunge und benigne Zungentumoren. Die Frenula der Mundvorhöfe sind hyperplastisch, die Alveolarkämme im vorderen Bereich unregelmäßig gekerbt. Die *Fazies* ist auffällig durch mediane Oberlippenkerben oder -spalten, verbreiterte Nasenwurzel, Epikanthus, gelegentlich Retrogenie. Diagnostische Leitsymptome sind die Veränderungen der Finger und Zehen: An den Händen besteht eine vollständige oder rudimentäre ulnare oder intermediäre Hexa- oder Heptadaktylie und variable inkomplette kutane Syndaktylien. Wenn vorhanden, erlaubt die intermediäre Polydaktylie eine Differentialdiagnose zum OFD-I-Syndrom. In diesen Fällen ist das III. Metakarpale V-förmig partiell verdoppelt (ANNERÉN u. Mitarb. 1984, eigener, unpublizierter Fall, in der Abb. 26). An den Füßen sind die Großzehen syndaktyl verdoppelt und nach medial abgeknickt. Das Metatarsale I ist

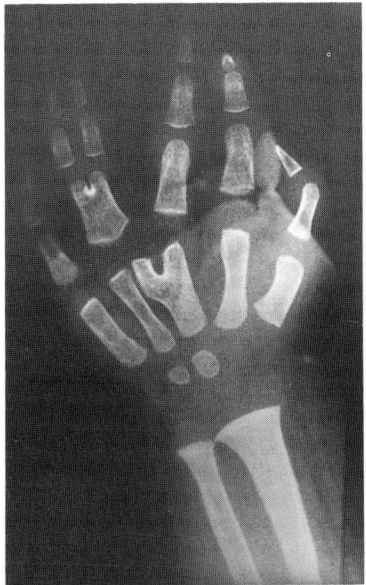
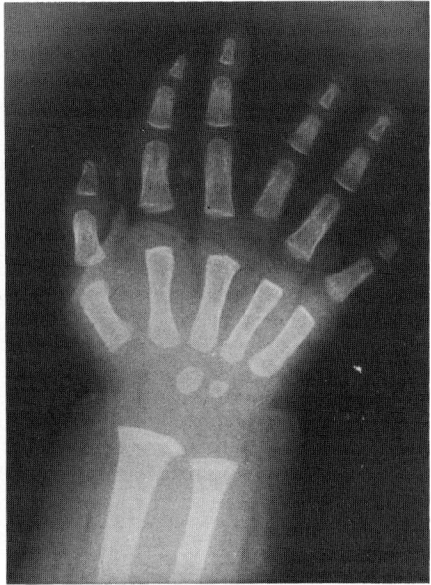

Abb. 26
Intermediäre Polydaktylie bei einem Patienten mit Mohr-Syndrom

a   b

Fehlbildungen der Gliedmaßen

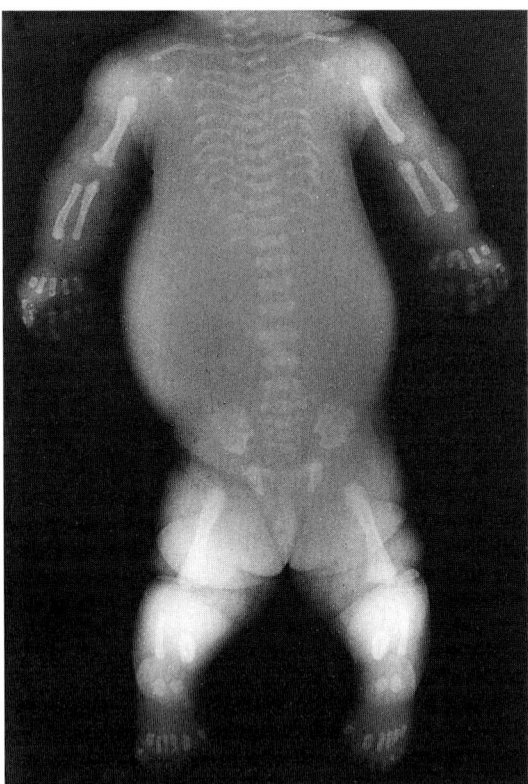

Abb. 27 Neugeborenes mit Kurzrippen-Polydaktyliesyndrom Typ Majewski. Beachte die intermediäre Polydaktylie der Hände!

meist einfach ausgebildet, jedoch stets verbreitert. ¼ der Fälle wies zusätzlich Heptadaktylie durch Verdoppelung der Kleinzehen auf. Der von einigen Autoren beobachtete Minderwuchs scheint durch geringfügige Verkürzung und Verplumpung der langen Röhrenknochen bedingt zu sein (CLAUSSEN 1946, GUSTAVSON u. Mitarb. 1972). Mindestens ⅕ der Fälle waren statomotorisch und geistig erheblich retardiert. ⅓ der Fälle mit Mohr-Syndrom verstarb im Säuglingsalter, meist infolge von bronchopulmonalen Erkrankungen oder Fehlbildungen des ZNS. Herzfehler kommen beim Mohr-Syndrom selten vor (IACCARINO u. Mitarb. 1985, unpubl. eigene Beobachtung).

Ätiologie: Autosomal-rezessive Vererbung: 18 von 27 Patienten waren Geschwister; beide Geschlechter sind betroffen. Stets waren die Eltern merkmalsfrei. In 2 Familien (CLAUSSEN 1946, PFEIFFER u. Mitarb. 1973) waren die Eltern verwandt.

Kurzrippen-Polydaktyliesyndrom, Typ Majewski

(s. „Konstitutionell-genetische Skeletterkrankungen", S. 575ff.).

Knapp 15 Fälle sind bekanntgeworden. Alle Kinder verstarben perinatal. Sie sind hydropisch und weisen sehr kurze Rippen und Extremitäten auf. Fast konstant ist eine mediane Oberlippenspalte; etwa die Hälfte hatte eine Gaumenspalte oder nur Spalten/Papillome der Zunge. Herzfehler sind selten. Polyzystische Nieren und fehlgebildete Genitalien kommen bei ca. der Hälfte der Fälle vor. Fast alle Kinder wiesen eine hochgradige mediale oder laterale Polysyndaktylie auf (7–9 Finger oder Zehen bds.). Ähnlich wie beim Mohr-Syndrom kann auch intermediäre Polydaktylie der Hände auftreten (Abb. 27, Fall 1 aus MAJEWSKI u. Mitarb. 1971).

Röntgenaufnahme: Die Rippen sind extrem kurz; der Thorax ist sehr eng und fast rechteckig geformt. Wirbelsäule und Becken sind unauffällig. Die Röhrenknochen sind zwar verkürzt, die Metaphysen jedoch glatt. Die Tibien sind ovoid geformt (WALLEY u. Mitarb. 1983). Hauptunterschiede zum Saldino-Noonan-Syndrom sind mediane Oberlippenspalte, Arhinenzephalie, mediane Polydaktylie sowie normale Wirbelsäule und normales Becken sowie glatt begrenzte Metaphysen. Analatresie wurde bisher nur beim Saldino-Noonan-Syndrom beobachtet. SILLENCE (1980) und auch BERNSTEIN u. Mitarb. (1985) sind der Auffassung, daß eine Abgrenzung des Typs Verma-Naumoff oder sogar weiterer Typen der Kurzrippen-Polydaktyliesyndrome nicht notwendig sind. Der Fall von GEMBRUCH u. Mitarb. (1985) zeigt sowohl Symptome des Saldino-Noonan-Syndroms (Platyspondylie, medialer Sporn des Os ileum) als auch des Majewski-Syndroms (glatte Metaphysen, mediane Oberlippenspalte, mediane und laterale Polysyndaktylie).

Ätiologie: autosomal-rezessive Vererbung.

Majewski-Mohr-Compound?

TEMTAMY u. MCKUSICK (1978) beschrieben einen sporadischen Fall, der stärker als das Mohr-Syndrom, aber schwächer als das Majewski-Syndrom betroffen war. Ähnliche Beobachtungen machten SILENGO u. Mitarb. (1987) und GILLEROT (1988). Wir selbst sahen konsiliarisch einen gleichartigen Fall. Diese Kinder haben kurze Rippen, aber nicht so kurz wie Fälle mit Majewski-Syndrom. Die Tibien sind ganz ähnlich verkürzt; es bestehen eine mediale Oberlippenspalte und eine mediale und laterale Polysyndaktylie. Die Prognose quoad vitam ist eingeschränkt, nicht jedoch so schlecht wie beim Majewski-Syndrom.

Es ist noch nicht klar, ob es sich bei diesen Übergangsformen um unterschiedliche Expression des gleichen rezessiven Gens handelt oder um ein Compound verschiedener isoalleler Mutationen (wie z. B. das Hurler-Scheie-Compound).

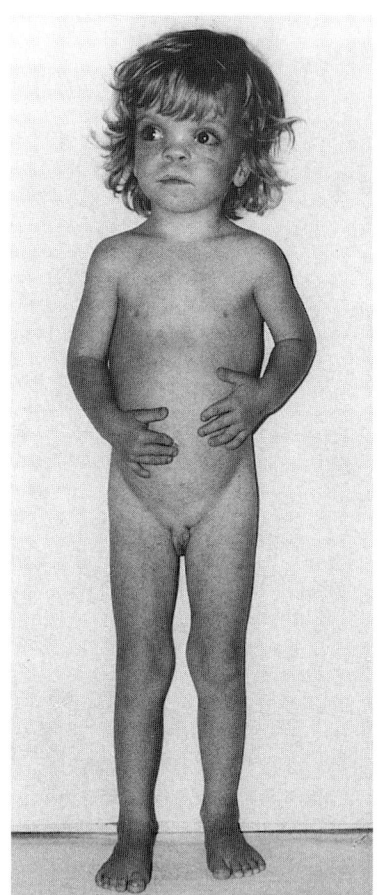

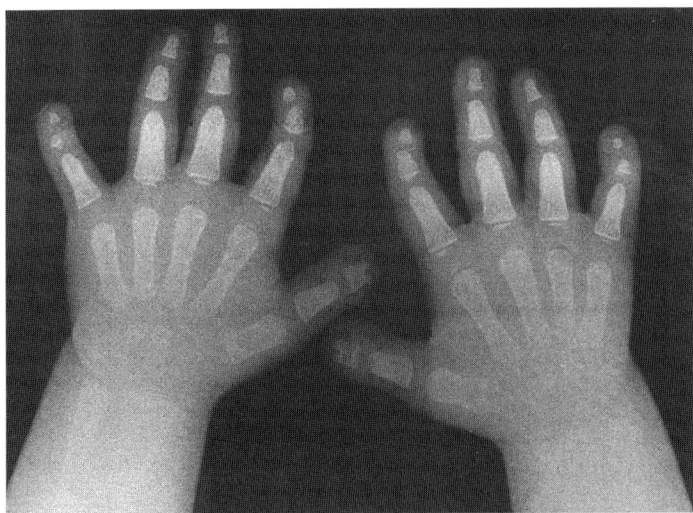

b
Abb. 28a u. b   Aspekt und Hände eines Patienten mit Robinow-Syndrom (Fall Nr. 2 von *Pfeiffer* u. *Müller* 1971). Beachte die partiell verdoppelten Daumenendphalangen!

Akrokallosales Syndrom

SCHINZEL beschrieb 1979 ein, 1980 ein zweites Kind (SCHINZEL u. SCHMID 1980) mit einem neuen Syndrom mit medianer und lateraler Polydaktylie. Bis 1986 sind weitere 4 sporadische Fälle und eine Beobachtung bei 2 Schwestern publiziert worden (SCHINZEL u. KAUFMANN 1986). Den Autoren waren darüber hinaus mehr als 12 unpublizierte sporadische Fälle anderer Untersucher bekannt. Hauptsymptome waren Makrozephalus, prominente Stirn, Hypertelorismus, Agenesie oder Hypoplasie des Corpus callosum, erhebliche geistige Retardierung, Minderwuchs, ulnare Hexadaktylie der Hände und tibiale oder seltener fibulare Polydaktylie der Füße. Weder tibiale noch laterale Polydaktylie sind konstant. Bei $1/5$ der Patienten wurden auch gedoppelte Endphalangen der Daumen beobachtet. Weniger häufig traten präaurikuläre Anhängsel, Lippen-Kiefer-Gaumen-Spalten und Hernien auf. Die Geschwisterbeobachtung und die Blutsverwandtschaft zweier Eltern weisen auf einen autosomal-rezessiven Erbgang hin.

Präaxiale Hexadaktylie mit Analatresie

LIHARZIK (1858): Großvater, Vater und Enkel hatten einen doppelten Daumen an der rechten Hand. Bei allen dreien bestand Atresia ani. Dieses vermutlich unregelmäßig autosomal-dominante Syndrom mit variabler Manifestation, zu dem auch Halbwirbel, überzählige Rippen, Nierenaplasie, Hydronephrose und Hypoplasie des Daumens gehören, ist in den letzten Jahren wieder mehr beachtet worden (SAY u. Mitarb. 1971).

Endphalangenverdoppelung der Daumen (und Zeigefinger) bei Genitalhypoplasie und „fetalem Gesicht"

Mesomele Kurzgliedrigkeit, großer Kopfumfang mit vorgewölbter Stirn, weit auseinanderstehenden Augen, Epikanthus, kurze Nase, Makroglossie, Gingivahyperplasie, zurückweichender Unterkiefer, Hepatosplenomegalie, kurze Finger mit Klinodaktylie der II. und V. Finger, Verdoppelung der Endphalanx der Daumen bei normaler geistiger Entwicklung sind in 3 Fällen beobachtet worden, die bis auf die Daumenverdoppelung weitgehend mit dem Robinow-Syndrom von Genitalhypoplasie, Zwergwuchs und „fetalem Gesicht" übereinstimmen (PFEIFFER u. MÜLLER 1971, LEE u. Mitarb. 1982). Während das Robinow-Syndrom bei einer Mutter und ihren 3 Kindern und auch bei Geschwistern, deren Eltern normal waren, beobachtet wurde, waren alle 3 Fälle mit Endphalangenverdoppelung der Daumen sporadisch (Abb. 28).

Polydaktylie bei Thalidomidembryopathie

Radiale und tibiale Polydaktylie kommen gelegentlich bei der Thalidomidembryopathie vor, wobei die Verdopplung des Daumens vor dem 40. Tag, die Verdopplung des Großzehs meist zusammen mit dem Tibiadefekt um den 46. Tag nach der letzten Regel entsteht. Seltener sind andere Strahlen ganz oder in den Endphalangen verdoppelt oder gespalten.

Sonderformen

„Robinow-Sorauf Syndrom": Kraniostenose, Telekanthus, Gesichtsasymmetrie, syndaktyl verdoppelte Großzehenendphalanx (ROBINOW u. SORAUFF 1975, CARTER u. Mitarb. 1982). Wie auf S. 955 dargelegt, ist die Akrozephalosyndaktylie vom Typ Saethre-Chotzen so außerordentlich variabel, daß eine Abgrenzung eines eigenständigen „Robinow-Sorauf-Syndroms" nicht notwendig erscheint.

„Hootnick-Holmes Syndrom" (HOOTNICK u. HOLMES 1972) und „frontodigitales Syndrom" (MARSHALL u. SMITH 1980): Auch die Variabilität des Greig-Temtamy-Syndroms ist so groß, daß sich beide Familien zwanglos diesem Syndrom zuordnen lassen.

Neben den hier dargestellten Syndromen mit lateraler Polydaktylie und denen mit medialer Polysyndaktylie verbleiben zahlreiche Einzelbeobachtungen, die sich nicht präzise einordnen lassen.

Für unklare Fälle mit lateraler Polydaktylie seien als Beispiele die Publikation von MOSZKOWICZ (1934), WEYERS (1959), FERRIER u. Mitarb. (1964) sowie SAY u. GERALD (1968) genannt. Als Beispiele für unklare Fälle mit Polysyndaktylie seien zitiert die Publikationen von DE CASTRO (1934), VILLAUD u. Mitarb. (1968) OPITZ u. Mitarb. (1969), SUGARMAN u. Mitarb. (1971) sowie ENGELHARD u. YATZIV (1979).

Oligodaktylien (Strahlendefekte)

Radiale Defekte

Definition: Unter radialen Defekten werden hier Aplasien von Radius und/oder Daumen mit partiellen Defekten und Hypoplasien zusammengefaßt. Eine Trennung von Aplasien und Hypoplasien würde ätiologisch Zusammengehöriges auseinanderreißen. Radiale Defekte umfassen nicht ganz selten auch den II. Strahl, und sie können beim gleichen Syndrom alternierend mit Triphalangie des Daumens auftreten. Radioulnäre Synostosen und Defekte des Humerus sind weitere häufige Begleitfehlbildungen radialer Defekte.

Genetik: Radiale Defekte können autosomal-dominant oder autosomal-rezessiv erblich sein, und sie kommen bei verschiedenen chromosomalen Aberrationen vor, treten aber überwiegend sporadisch auf.

BIRCH-JENSEN (1949) fand 5 Familien mit dominanter Vererbung unter 73 Fällen von Hypoplasie oder Aplasie des Radius. Wenn beide Eltern des Probanden normal waren, betrug das Wiederholungsrisiko für Geschwister der Probanden weniger als 1% (2:227). HEIKEL (1959) sah unter 64 Fällen von Radiushypoplasie oder -aplasie doppelseitige Radiusaplasie einmal bei 2 Geschwistern und einmal bei Mutter und Kind. Diese familiären Fälle hatten keine Rippen- und/oder Wirbelsäulenfehlbildungen, wie HEIKEL sie bei der Mehrzahl der sporadischen Fälle in Gestalt von Hemivertebrae oder Blockwirbeln nachweisen konnte. 24 Fälle von Kombination radialer Defekte mit Wirbelsäulenfehlbildungen des Institutes für Humangenetik in Münster ebenso wie 95 Fälle aus der Literatur waren sporadisch. Dies gilt auch für die Kombination von Klippel-Feil-Syndrom mit radialen Defekten. CZEIZEL u. Mitarb. (1983) sahen unter 19 Geschwistern von Probanden mit radialen Defekten keinen weiteren Fall; in einem Fall hatte der Vater eines Probanden mit Aplasie des rechten und Hypoplasie des linken Daumens eine doppelseitige Aplasie von Daumen und Radius (Holt-Oram-Syndrom).

Autosomal-dominante radiale Defekte

Holt-Oram-Syndrom. Bei diesem Erbleiden können in einer Familie verschieden schwere Manifestationen vorkommen, wie Hypoplasie von Thenar und Daumen, dreigliedrige Daumen, Aplasie von Radius und Daumen, radioulnäre Synostose, proximaler Humerusdefekt. Aplasie von Daumen und Zeigefinger („3-Finger-Phokomelie") (Abb. 29). Herzfehler, meist Vorhofseptumdefekt, auch Reizleitungsstörungen, sind häufig. Trichterbrust und Klinodaktylie der V. Finger sind nicht selten. Zwischen den Karpalknochen finden sich verschiedene, oft ausgedehnte Synostosen (KAUFMAN u. Mitarb. 1974). Anscheinend bleiben einzelne Träger des Gens erscheinungsfrei oder zeigen nur minimale Symptome wie Klinodaktylie.

Das Holt-Oram-Syndrom wurde ursprünglich rein morphologisch definiert als Kombination radialer Fehlbildungen mit Herzfehlern. Da die Verwandten der derart definierten Probanden häufig nur radiale Fehlbildungen haben und da eine Kombination von radialen Defekten und Herzfehlern häufiger zum Vacterl-Komplex als zum Holt-Oram-Syndrom zu rechnen ist, sollte die Bezeichnung Holt-Oram-Syndrom auf dominant erbliche Fälle radialer Defekte mit und ohne Herzfehler, aber ohne weitere Fehlbildungen an Ohren, Wirbelsäule oder Nieren begrenzt werden. Damit ge-

Abb. 29 Holt-Oram-Syndrom. Mutter des Patienten hat Daumenaplasie beiderseit (Orthopädische Universitätsklinik Heidelberg)

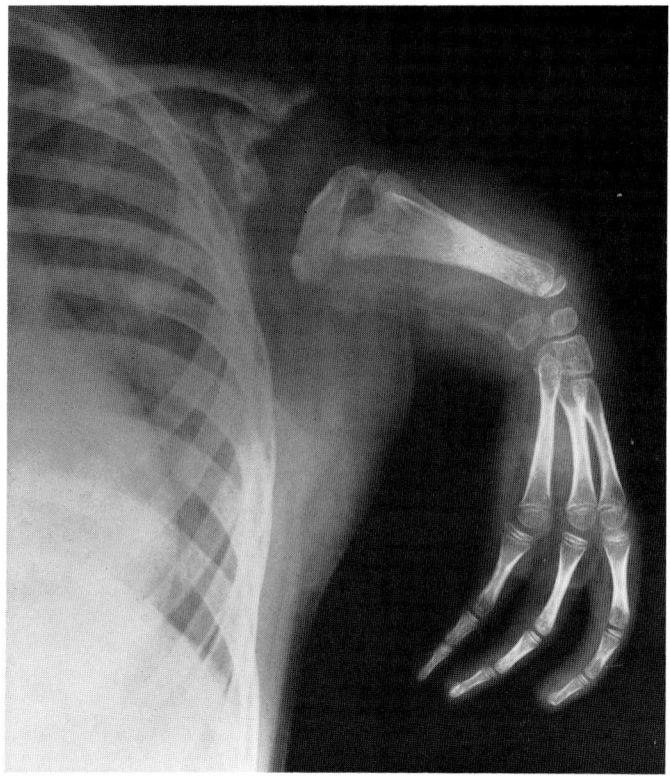

hören hierher auch Fälle wie die von HOLMES u. BORDEN (1974).
Alle Symptome des Holt-Oram-Syndroms kommen auch bei der Thalidomidembryopathie vor; lediglich die Mesobrachyphalangie der Kleinfinger, die beim Holt-Oram-Syndrom häufig ist, kommt bei Thalidomidschäden nicht gehäuft vor. Da es sich aber um ein insgesamt häufiges Merkmal handelt (s. S. 937), das zufällig mit Thalidomidschäden verbunden sein kann, kommt ihm keine entscheidende diagnostische Bedeutung zu. In je einem Fall in Belgien (VAN REGEMORTER u. Mitarb. 1982), England und Paraguay hatte ein Kind von Patienten mit Holt-Oram-Syndrom, bei denen irrtümlich ein Thalidomidschaden angenommen worden war, ein Holt-Oram-Syndrom.

IVIC-Syndrom: autosomal-dominante radiale Defekte mit Schwerhörigkeit, Augenmuskellähmung und Thrombozytopenie. ARIAS u. Mitarb. (1980) haben bei 24 Mitgliedern einer Familie in 5 Generationen variable Fehlbildungen des I. Strahls (Aplasie, Hypoplasie, Triphalangie oder Verdoppelung des Daumens, Aplasie des Radius, Hypoplasie des Humerus, radiounläre Synostose), Schwerhörigkeit, Augenmuskellähmung und Analatresie mit regelmäßig dominantem Erbgang beschrieben. Sie nannten das Syndrom nach dem *I*nstituto *V*enezolano de *I*nvestigaciones *C*ientificas: IVIC.

Syndrom von STOLL: Phokomelie mit Schwerhörigkeit, Ohrmuscheldysplasie und Sinusarrhythmie. In einer von STOLL u. Mitarb. (1974) beschriebenen Familie hatten Vater und Sohn verkürzte Humeri, doppelseitige Radiusaplasie und 2 oder 3 Finger bei 3 Metakarpi, kleine, dysplastische Ohrmuscheln, Schwerhörigkeit und eine Sinusarrhythmie. Von dem IVIC-Syndrom unterscheiden sich diese Fälle durch die Ohrmuschelfehlbildung.

Lakrimo-aurikulo-dento-digitales Syndrom (LADD-Syndrom), autosomal-dominant. Hypoplastische, im Endglied verdoppelte oder dreigliedrige Daumen sind ein häufiges Merkmal (6 von 14 Fällen) des LADD-Syndroms, zu dem Fehlen oder Hypoplasie der Tränendrüsen und Tränengänge mit chronischer Konjunktivitis, Hypoplasie oder Aplasie der Speicheldrüsen, Zahnhypoplasien und Hypodontie, Schwerhörigkeit und kleine tassenähnliche Ohren gehören (WIEDEMANN u. DRESCHER 1986).

Akrorenalokuläres Syndrom. Hypoplasie der Daumen, Duane-Anomalie und Schwerhörigkeit: Okihiro-Syndrom, autosomal-dominant. Hypoplastische oder verdoppelte Daumen, aufgehobene Abduktion des Augapfels, Retraktion des Bulbus beim Adduktionsversuch („Duane-Anomalie"), Schwerhörigkeit, gelegentlich Fusion von Halswirbelkörpern, Mikrotien, Nieren- und Herzfehlbil-

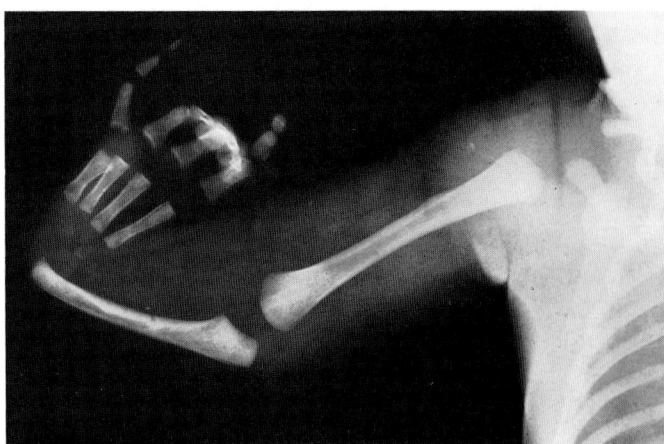

Abb. 30 Thalidomideinnahme am 28. und 32. Tag post conceptionem

dungen sind in mehreren Familien mit autosomal-dominantem Erbgang, sehr variabler Manifestation und unvollständiger Penetranz beschrieben worden (HALAL u. Mitarb. 1984, HAYES u. Mitarb. 1985). MACDERMOT u. WINTER (1987) haben bei einer Frau und 2 von ihren 3 Kindern radiale Defekte mit 2–4 Fingern, Radiusaplasie, radioulnärer Synostose und verkürzten Humeri gesehen. Beide Kinder hatten eine Duane-Anomalie; eine Analstenose fand sich nur bei der Tochter. In der Schwere der Armfehlbildungen gleichen diese Fälle eher dem IVIC-Syndrom als den anderen Fällen von Duane-Syndrom bei radialem Defekt.

Radiusaplasie mit Nierenfehlbildungen und Ohrmuscheldysplasie: autosomal-dominant (SOFER u. Mitarb. 1983). Doppelseitige Aplasie von Radius und Daumen mit Hypoplasie des oberen Ohrmuschelteils, gekreuzter Ektopie der linken Niere (Sohn) bzw. linker Solitärniere (Vater) wurde in einer jüdisch-marokkanischen Familie beobachtet. Der Vater war 155 cm groß, der Sohn mit 2½ Jahren in Größe und Gewicht unter der 3. Perzentile.

Aplasie oder Hypoplasie der Daumen, ulnare Defekte und Mikrognathie mit Gaumenspalte: autosomal-dominant. ROBINOW u. Mitarb. (1986) haben eine Frau mit Gaumenspalte, hypoplastischem Unterkiefer, Aplasie der Daumen und Metakarpalsynostose IV und V links mit hypoplastischem Kleinfinger beschrieben, deren Sohn ebenfalls eine Gaumenspalte mit ausgeprägter Mikrognathie („Robin-Sequenz") hatte sowie beiderseits hypoplastische Daumen, rechts mit distalem Metakarpalrudiment, links Aplasie des V. Strahls, rechts einen rudimentären V. Finger, der an einem breiten Metakarpale IV ansetzte. Beide Füße hatten hypoplastische V. Strahlen.

Eine eindeutige Klassifikation der angeführten dominanten Syndrome ist noch nicht möglich. In der Mehrzahl der beschriebenen Familie waren nur wenige Mitglieder betroffen, und diese zeigten gewöhnlich eine vergleichbare Variabilität der Symptome, wie sie auch zwischen Familien gefunden wird, die verschiedenen Syndromen zugerechnet wurden.

Thalidomidembryopathie. Phänokopie der dominanten radialen Defekte: Ein Teil der Schäden, die durch Thalidomideinnahme zwischen dem 42. und 48. Schwangerschaftstag post menstruationem verursacht werden, sind morphologisch nicht von den autosomal-dominanten radialen Defekten zu unterscheiden, die sie in allen Einzelheiten von der 3-Finger-Phokomelie bis zu den dreigliedrigen Daumen phänokopieren können (Abb. 30). Viele Fälle von Thalidomidembryopathie haben jedoch zusätzliche Schäden an Ohren (Anotie, Entstehung um den 35.–36. Tag post menstruationem), Augen (Iris- und Chorioideakolobom, Mikrophthalmie) und inneren Organen (Herzfehler, Uterusfehlbildungen, Gallenblasenaplasie, Duodenalstenose, Analatresie und -stenose, Aplasie der Appendix, Nierenaplasie), die bei den Erbleiden nicht vorkommen. Auch können bei Thalidomidembryopathie die unteren Gliedmaßen betroffen sein (proximale Femurdefekte, Tibiaaplasie, doppelte Großzehen, Hüftluxation), die bei den dominanten radialen Defekten frei bleiben. Schließlich scheinen die schwersten Armschäden durch Thalidomid (Amelie, 1-Finger-Phokomelie) bei dem dominanten Erbleiden nicht vorzukommen.

Autosomal-rezessive Syndrome mit radialen Defekten

Fanconi-Panmyelopathie. Hypoplasie oder Aplasie von Radius und Daumen oder Daumen allein, seltener präaxiale Polydaktylie, Mesobrachyphalangie der Kleinfinger, gelegentlich Triphalangie der Daumen kommen bei der Fanconi-Panmyelopathie („Fanconi-Anämie") vor.

Abb. 31
Thrombozytopenie-Radiusaplasie.
Humerushypoplasie, Radiusaplasie.
Brachydaktylie V, Karpalsynostosen
(Univ.-Kinderklinik, Bonn)

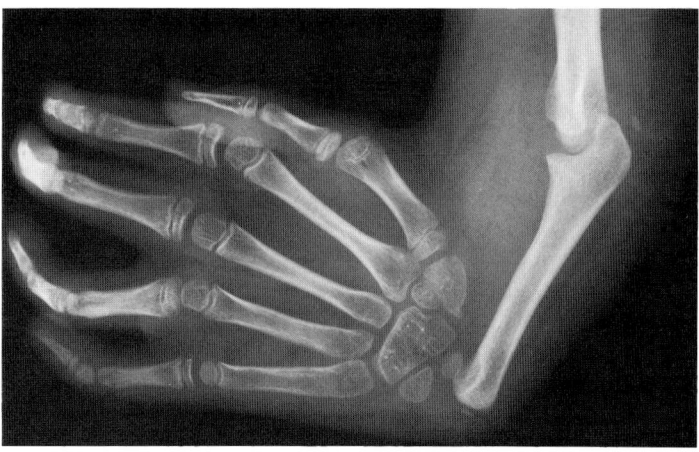

Niedriges Geburtsgewicht, Minderwuchs, braune, teils fleckige, teils mehr diffuse Pigmentierung vorwiegend in der Achsel- und Leistengegend, daneben vitiligoartige pigmentlose Stellen, Neigung zu Leukämie und anderen bösartigen Geschwülsten, Schwerhörigkeit, Strabismus, Nierenaplasie, Herzfehler, Uterus bicornis und Duodenal-, Anal- oder Ösophagusatresie können das Bild komplizieren. Manchmal zeigen sich Anomalien an den Rippen und der Hals- und Brustwirbelsäule. Thrombozytopenie, Anämie und Leukopenie führen meist im 1. oder 2. Lebensjahrzehnt zum Tode. Die Chromosomen zeigen vermehrt Brüche und Reunionsfiguren. Hiermit hängt wohl die Häufung der Tumoren zusammen.

Radiusaplasie-Thrombozytopenie-Syndrom. Die konstanten röntgenologischen Merkmale dieses Syndroms sind sehr charakteristisch: doppelseitige Aplasie des Radius bei weitgehend normalen Daumen, Klinodaktylie der V. Finger (Abb. 31). Dazu können Defekte von Humerus und Ulna, Hüftluxation, Innendrehung der Tibiae mit O-Beinen, hochstehende V. Zehen kommen. Im Neugeborenenalter bestehen meist eine hochgradige Leukozytose bis zu 100 000/mm^3 und darüber sowie eine Thrombozytopenie mit Petechien und Blutstühlen, die eine hohe Frühsterblichkeit bedingt. In späteren Jahren ist die Thrombozytenzahl meist weniger vermindert, es kommt aber nicht mehr zu Blutungen. Im Gegensatz zur Fanconischen Panmyelopathie ist die Prognose quoad vitam daher gut, wenn die Patienten die ersten Lebensjahre hinter sich haben. Herzfehler und Uterusfehlbildungen kommen wie bei der Fanconi-Panmyelopathie vor (HAARMANN u. Mitarb. 1975).

Radiusaplasie mit Poikilodermie (Thomson-Syndrom). Bei der seltenen autosomal-rezessiven Poikilodermie (THOMSON 1936), die meist mit Minderwuchs und Brachytelephalangie einhergeht, können Radius und Daumen oder die Daumen allein fehlen; auch gibt es Fälle mit hypoplastischen Daumen. Daumenhypoplasie kann einseitig auftreten. Die Hauterscheinungen – Atrophie, Teleangiektasien, Hypo- und Hyperpigmentierung an Gesicht, Händen, Armen und Beinen – kommen häufiger ohne Skelettfehlbildungen vor, auch bei Patienten, deren Geschwister radiale Defekte aufweisen (CASTEL u. Mitarb. 1967).

Umstritten ist, ob das Thomson-Syndrom mit dem Rothmund-Syndrom identisch ist, zu dem eine zwischen 3 und 7 Jahren beginnende Katarakt, aber in den von ROTHMUND untersuchten Fällen keine Radiusdefekte gehören. In einer von REBAUD u. Mitarb. (1985) beschriebenen tunesischen Familie mit blutsverwandten Eltern hatten anscheinend die 5 betroffenen Geschwister alle radiale Defekte. Bei 3 von 130 publizierten Fällen war ein Osteosarkom aufgetreten. Außer den radialen Defekten wurden Fusion von Halswirbeln, Fehlen der Patellae, Synostose von Talus und Kalkaneus sowie von Talus und Navikulare und Subluxation der Tibiae nach hinten beschrieben (HALL u. Mitarb. 1980). SHOKEIR (1978) hat in 5 Familien, von denen 2 miteinander verwandt waren und 3 blutsverwandte Eltern hatten, 9 minderwüchsige Patienten (als Erwachsene 130–140 cm) mit beidseitiger Daumenaplasie bei vorhandenem Radius mit Hautveränderungen beschrieben, die mindestens sehr an das Thomson-Syndrom erinnern.

Aplasie von Daumen und Großzehen mit Defekten der Fingerendphalangen, autosomal-rezessiv. YUNIS u. VARON (1980) haben in 3 venezolanischen Familien 5 Fälle eines Syndroms beobachtet, bei dem die Metakarpi I, die Daumen und die distalen Phalangen der übrigen Finger sowie die Mittelphalangen der Zeigefinger fehlten, die Metatarsi I und die Grundphalangen der Zehen rudimentär, die Finger- und Zehennägel 2–5 hypoplastisch waren. Bei der Geburt lag das Gewicht zwischen 2100 und 2650 g, die Länge zwischen 43 und 48 cm; die Klavikulae fehlten oder waren unterentwickelt; die Fontanelle war weit; die Schädelnähte klafften. Es bestand eine ausgeprägte Mikrognathie. In 2 Familien waren die Eltern miteinander verwandt.

Letales Kniepterygiumsyndrom mit Aplasie der Daumen und totaler Syndaktylie (Bartsocas-Papas-Syndrom), autosomal-rezessiv. Bei einem letalen Kniepterygiumsyndrom fehlen die Daumen (?). Es sind nur 4 Metakarpi vorhanden. Die Finger und die rudimentären Zehen sind total miteinander verschmolzen. Die kurzen synostotischen Phalangen sind schwer identifizierbar. Die Metatarsi sind miteinander verschmolzen; es fehlen fibulare Strahlen. Das Geburtsgewicht ist vermindert (1650 bis 2800 g). Regelmäßig finden sich Ankyloblepharon, fadenförmige Bänder zwischen Ober- und Unterkiefer, Lippen-Kiefer-Gaumen-Spalte, starke Lanugobehaarung, hypoplastische Nägel, Kniepterygium und Genitalanomalien. Der extremen Seltenheit des Syndroms entsprechend waren die Eltern bei 5 von 6 Fällen miteinander verwandt (PAPADIA u. Mitarb. 1984).

Kniepterygiumsyndrom mit radialem Strahlendefekt, Lippen-Kiefer-Gaumen-Spalte und ektodermaler Dysplasie, autosomal-rezessiv. ROSSELLI u. GULIENETTI (1961) haben bei Bruder und Schwester aus einer Verwandtenehe hochgradige Hypoplasie bzw. Aplasie des Daumens zusammen mit kurzem, dünnem, wolligem Haar, Nageldystrophie und Hypoplasie des Skrotums bzw. der großen Labien beschrieben. Beide hatten Unterlippenfistel und Kniepterygien, wie sie für das dominante Kniepterygiumsyndrom charakteristisch sind.

Faziokardiomele Dysplasie, autosomal-rezessiv (CANTU u. Mitarb. 1975). In einer mexikanischen Familie hatten 3 von 13 Geschwistern, deren Eltern Vetter und Kusine 2. Grades waren, hypoplastische Daumen, radiale Klumphand, Geburtsgewichte bis zu 2420 g, extreme Mikroretrognathie, Klinodaktylie der Kleinfinger und schwere Herzfehler.

Hypoplasie der Daumen, Lippen-Kiefer-Gaumen-Spalte und Mikrozephalie: Juberg-Hayward-Syndrom, autosomal-rezessiv. JUBERG u. HAYWARD (1969) haben bei 2 Brüdern die in der Überschrift genannten Fehlbildungen beschrieben. 3 Schwestern hatten Mikrozephalie, steife Daumen oder angedeutete Lippenspalten.
Die Kombination von LKG-Spalte und radialen Defekten ist auch sonst nicht ganz selten, tritt meist jedoch sporadisch auf, gelegentlich mit Merkmalen der Vacterl-Assoziation.

Aplasie der Daumen mit Ulnaaplasia (?), humeroradialer (?) Synostose und hypoplastischen oder fehlenden Kleinfingern bei intrauterinem Minderwuchs, **autosomal-rezessiv.** IVES u. HOUSTON (1980) haben bei einem kanadischen Indianerstamm mit hochgradiger Inzucht 14 Fälle eines Syndroms mit folgenden Merkmalen beschrieben: Daumenaplasie, Geburtsgewicht 450–1390 g, Totgeburt oder Tod in der 1. Lebenswoche, Mikrozephalie (Kopfumfang durchschnittlich 26,5 cm), Mikrognathie, Mikrosomie, Ankylose des Ellenbogens, Hände mit 3 oder 4 Fingern, Metakarpalsynostose IV und V, Hypoplasie oder Fehlen der IV. und V. Zehen und der Fibula, Kraniostenose und Agenesie des Corpus callosum. Es war nicht in allen Fällen klar, ob der Radius oder die Ulna fehlten, und es erscheint nicht ausgeschlossen, daß der kurze gebogene Unterarmknochen, der am medialen Kondylus des Humerus ansetzte, der Ulna oder einem undifferenzierten Synostoseknochen aus beiden entspricht.

Baller-Gerold-Syndrom: Radiusaplasie und Turmschädel, autosomal-rezessiv. Aplasie oder Hypoplasie von Radius und Daumen, manchmal auch weiterer Finger, Kontraktur der Ellenbogengelenke, Turmschädel durch frühzeitige Synostose der Schädelnähte, vorwiegend der Koronarnaht, aber auch der Lambda- und der metopischen Naht, Kleinwuchs, niedriges Geburtsgewicht, Anomalien der Ohrmuschel, Herzfehler und Urogenitalfehlbildungen wurden bei einer Reihe von Einzelfällen und bei Geschwistern, zweimal bei Blutsverwandtschaft der Eltern, beschrieben (PELIAS u. Mitarb. 1981, MAJEWSKI u. Mitarb. 1984).
WOON u. Mitarb. (1980) haben bei einem Zwillingspaar Aplasie der Daumen und einiger Mittelphalangen, Kraniosynostose, Gaumenspalte, Kontrakturen der Ellenbogen- und Kniegelenke und Analatresie beobachtet.

Pseudothalidomidsyndrom, autosomal-rezessiv. *Synonyme:* SC-Phokomelie, Roberts-Syndrom. Die Bezeichnung „Pseudothalidomidsyndrom" ist insofern irreführend, als trotz oberflächlicher Ähnlichkeit in jedem Fall eine klare Differentialdiagnose zur Thalidomidembryopathie ohne weiteres möglich ist. Wahrscheinlich gehören die als Roberts-Syndrom bezeichneten Fälle mit Lippen-Kiefer-Gaumen-Spalte und schwereren Beinfehlbildungen zu dem variablen Pseudothalidomidsyndrom (RÖMKE 1987). Aplasie von Daumen und Radius findet sich fast immer, häufig gleichzeitig Aplasie der Ulna sowie Metakarpalsynostose IV und V. Regelmäßig sind auch die Beine betroffen, meist durch Aplasie der Fibula und der Tibia. Das Geburtsgewicht liegt in der Mehrzahl der Fälle unter 2500 g. Mikrozephalie und Schwachsinn sind häufig. Synostosen zwischen Humerus und Radius oder Ulna, besonders aber zwischen Femur und Tibia sind häufig (Abb. **32**). Das Gesicht fällt durch Mikrophthalmie, eine breite Nasenwurzel,

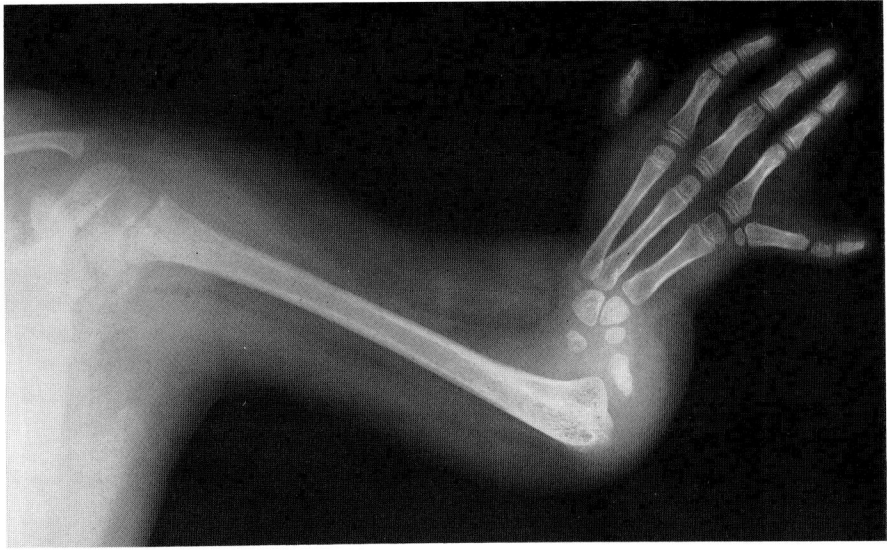

Abb. 32 „Pseudothalidomidsyndrom". Reduktion des radialen und ulnaren Randstrahls, femorotibiale Synostose, Fibulaaplasie

unterentwickelte Nasenflügel und einen zurückweichenden Unterkiefer auf. In Chromosomenpräparaten zeigt sich bei den meisten Fällen von SC-Phokomelie wie von Roberts-Syndrom ein vorzeitiges Auseinanderweichen der Zentromere (PARRY u. Mitarb. 1986).

Phokomelie mit Gesichtsspalten und Mikrotie, autosomal-rezessiv? KAWIRA (1984) haben ein Kind aus einer Verwandtenehe beschrieben, dem die Radii, Ulnae, Femora, Tibiae und Fibulae fehlten. Beiderseits fehlten der Daumen und ein weiterer Finger. Die Füße, die am Becken saßen, hatten rechts 4 und links 3 Zehen. Das Kind hatte seitliche Gesichtsspalten, Lidkolobome, Mikrognathie und Mikrotie. Ein zweites Kind mit einer sehr ähnlichen Kombination von Fehlbildungen hatte eine unauffällige Familienanamnese. Ein von BOUCHARD (1673) abgebildetes Kind hatte vermutlich dasselbe Syndrom.

Akrofaziale Dysostose Typ Nager – Ein selbständiges Syndrom? Fälle von Hypoplasie oder Aplasie von Daumen und Radius, radioulnärer Synostose, Verdoppelung des Daumens oder des Zeigefingers von der Mittelphalanx an, kombiniert mit Hypoplasie des Unterkiefers, nach außen abfallenden Lidspalten, kleinen Ohrmuscheln, engen Gehörgängen und Leitungsschwerhörigkeit werden als Nagersyndrom bezeichnet (HALAL u. Mitarb. 1983). Die Vermutung, es liege meist eine dominante Neumutation zugrunde, basiert auf dem relativ hohen Alter des Vaters in einzelnen Fällen. Die meisten Fälle sind sporadisch. WEINBAUM u. Mitarb. (1981) sahen einen Patienten mit hypoplastischen Daumen und Kleinfingern, leichter Mikrotie, Kolobom des rechten Unterlids, seitlich abfallenden Lidspalten. Leichtere Fehlbildungen an Daumen, Lidern und Ohrmuscheln fanden sich bei 5 Familienmitgliedern in 4 Generationen. NEIDHART (1968) hat Bruder und Schwester mit „Dysostosis mandibulofacialis", kleinen, deformierten Ohren, Gehörgangsatresie, hypoplastischen, dreigliedrigen Daumen und radioulnärer Synostose beschrieben. Die Eltern waren frei von ähnlichen Fehlbildungen. HECHT u. Mitarb. (1987) sahen 2 Schwestern mit schwerer Mikrognathie, Gaumenspalte, Gehörgangsatresie, Daumen- und Radiusaplasie, radioulnärer Synostose, Syndaktylie I und II, proximaler Metakarpalsynostose IV und V. WALKER (1974) hat bei 2 Schwestern eine mandibulofaziale Dysostose, Gaumenspalte, Ohrmuscheldysplasie mit Gehörgangsatresie, Daumenaplasie, Syndaktylie II und III und radioulnäre Synostose gesehen. Die veröffentlichten Fälle von „Nagersyndrom" sind morphologisch und vermutlich auch ätiologisch uneinheitlich.

KEUTEL u. Mitarb. (1970) haben bei 2 Brüdern aus einer Verwandtenehe variable humeroradiale Synostosen beschrieben, einer hatte rechts eine Radiusaplasie.

Radiusdefekte mit Wirbelsäulenfehlbildungen

Einseitige Radius- und Daumendefekte verschiedenen Grades sind häufig mit Hemivertebrae, Blockwirbeln und Rippenanomalien verbunden (Abb. 33). Damit sind oft weitere Fehlbildungen (Ohrmuscheldefekte, Ösophagusatresie, Analatresie, Nierenfehlbildungen) kombiniert. So fand MESCHEDE (1985) bei kombinierten radialen und vertebralen Fehlbildungen (95 Fälle aus der Literatur, 26 eigene) die folgenden weiteren Fehlbildungen:

Analatresie 27
Ösophagusatresie 15

Nierenfehlbildungen 25
LKG-Spalte 4

Die radialen Fehlbildungen sind dabei sehr variabel. Sie gehen von Daumen- oder Thenarhypoplasie oder verdoppelten Daumen über Radius- und Daumenaplasie bis zu phokomelieartiger Gliedmaßenverkürzung. Relativ charakteristisch, d.h. bei anderen Syndromen mit radialen Defekten höchst selten, ist das Fehlen der Strahlen I und II oder I und II und III bei verhältnismäßig wenig verkürztem Arm.

Vacterl-Komplex

Zunächst wurde das Akronym Vater für die folgende Assoziation gewählt:
V = vertebral
a = anal atresia
t = tracheo-
e = esophageal atresia
r = renal malformations

Nachdem sich herausgestellt hatte, daß kardiale und Gliedmaßenfehlbildungen ebenfalls dabei gehäuft sind, wurden die Buchstaben c=cardial und l=limb zugefügt, auch wurde eine Häufung von Genitalfehlbildungen festgestellt. Die Vacterl-Assoziation ist beim Radiusdefekt recht häufig (Tab. 6).

CZEIZEL u. LUDÁNYI (1985) haben in Ungarn von 1973–1987 bei systematischer Erfassung aller Fehlbildungen 43 Fälle von Vacterl-Assoziation (1:20833 Geburten) festgestellt, darunter 18 mit Gliedmaßenbeteiligung. Unter 148 Blutsverwandten I. Grades fand sich kein weiterer Fall. Bei weiteren 33 Fällen, die neben mindestens 3 Symptomen der Vacterl-Assoziation weitere Fehlbildungen aufwiesen, waren die Eltern frei von gleichartigen Fehlbildungen, doch war von 50 Geschwistern eine Schwester ähnlich betroffen.

Die Kombination zwischen Fehlbildungen der Wirbelsäule (Ver), Analatresie (An), Tracheoösophagealfistel (TE), renalen (Ren) und radialen (Rad) Fehlbildungen gilt etwa in gleicher Weise, wenn man Fälle mit mindestens 3 (Abb. 34a) und

Tabelle 6 Radiusdefekte, assoziierte Fehlbildungen. *Carroll u. Louis (1974), **Kucera (persönliche Mitteilung)

	**CSR 1961–1976 Sektionen n=62	*USA 1970–1973 Orthopädische Patienten n=53
Ventrikelseptumdefekt	19	2
Nierenaplasie	10	8
Hydrozephalus	9	–
Ösophagusatresie	8	5
Herzfehler ohne VSD	7	8
Nierenfehlbildungen	7	11
Lungenhypoplasie	6	–
LKG-Spalte	5	–
Analatresie	4	6
Ohrmuschelanomalien	4	7

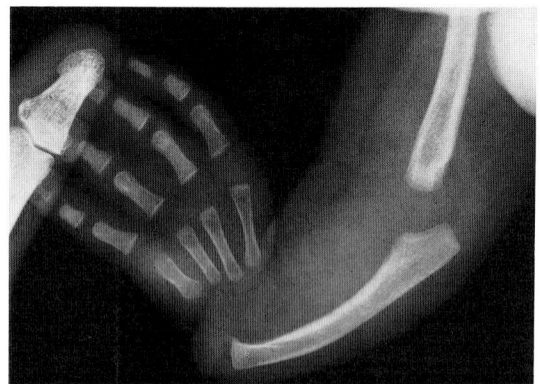

a

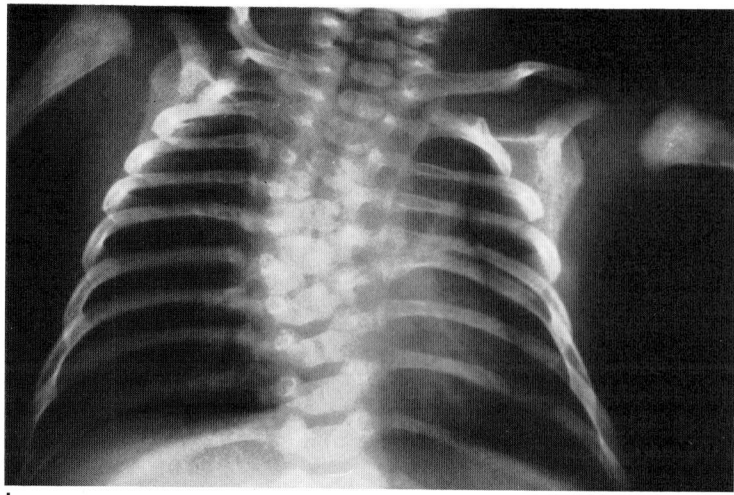

b

Abb. 33a u. b Radiusaplasie rechts. Lippen-Kiefer-Gaumen-Spalte rechts. Rechte Ohrmuschel deformiert. Kostovertebrale Dysplasie

solche mit nur 2 derartigen Fehlbildungen vergleicht. Eine logische Notwendigkeit besteht weder dafür, beide Gruppen zu trennen, noch dafür, Fälle mit nur einer dieser Fehlbildungen oder Fälle mit zusätzlichen Fehlbildungen, wie Lippen-Kiefer-Gaumen-Spalte, Ohrfehlbildungen oder Genitalfehlbildungen, abzutrennen. Eine „Assoziation" ist keine Diagnose für einen Einzelfall, sondern eine Aussage über Korrelationen zwischen einzelnen Fehlbildungen (Abb. **34**). Auch wenn man von einer der Einzelfehlbildungen der Assoziation ausgeht, findet man dieselben Kombinationen. So ist einseitige Nierenaplasie nicht ganz selten mit Daumenaplasie, Hemivertebrae, Anal-, Duodenal- oder Ösophagusatresie vergesellschaftet (EMANUEL u. Mitarb. 1974). Agenesie der Trachea ist oft mit radialen Defekten, Duodenal- oder Analatresie, Herzfehlern, Nierenfehlbildungen und Defekten von Wirbelsäule und Rippen sowie Fehlen einer Nabelarterie verbunden. Von 31 Fällen von Trachealagenesie hatten 5 radiale Defekte, von 28 Fällen von tracheoösophagealer Fistel 6 (EVANS u. Mitarb. 1985).

Radiale Defekte bei Sirenomelie

Sirenomelie, bei der die Beine miteinander verschmolzen sind, geht nicht selten mit Aplasie von Radius und Daumen, auch mit verdoppelten Daumen, einher. Sirenomelie mit oder ohne radiale Defekte kommt gelegentlich bei einem Partner eines monozygoten Zwillingspaares vor. Die inneren Fehlbildungen sind dabei ähnlich wie bei der Vacterl-Assoziation. PFEIFFER (1986) haben ein monoamniotisches Zwillingspaar beschrieben, dessen einer Partner Kraniorachischisis, linksseitige LKG-Spalte, Radiusaplasie und Analatresie aufwies, während der zweite eine Merozephalie mit zervikothorakaler Meningomyelozele, eine beidseitige LKG-Spalte, Aplasie der Radii, Vorhofseptumdefekt, Sirenomelie und Agenesie der Nieren hatte. Für die Übereinstimmung der Fehlbildungen dürfte hier eher die späte Teilung des Keimes als gemeinsame Erbanlagen verantwortlich sein.

Radiale Fehlbildungen bei Akardiern

Akardier kommen nur als unvollständige Zwillinge neben einem normalen Zwilling vor. Häufig fehlen die Arme und die seitlichen Zehen. Wenn Arme vorhanden sind, zeigen sie verschiedene Reduktionsfehlbildungen, am häufigsten Fehlen von Radius und Daumen (LOESCHCKE 1948).

Radiale Defekte bei Chromosomenaberrationen

Die eigentümliche Tatsache, daß bei einem Ringchromosomen 4, das durch die Vereinigung von zwei Brüchen am kurzen und am langen Arm des

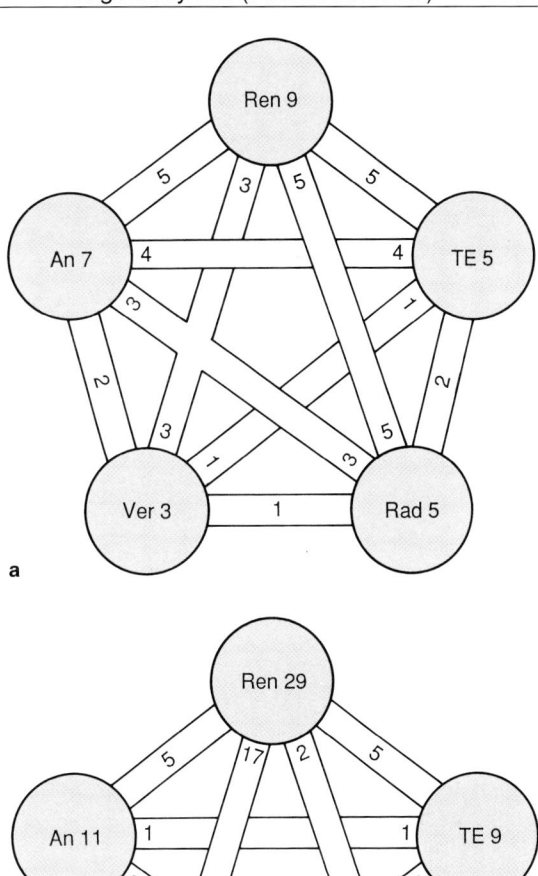

Abb. **34a** u. **b** Kombinationen von Merkmalen des Vater-Komplexes (Ren = Niere, Te = Tracheoösophagealfistel, Rad = radiale Defekte, Ver = Wirbelsäulenfehlbildung, An = Analatresie) unter 4906 Sektionen von Totgeborenen und Kindern bis zu 6 Monaten
(Institut für Pathologie, Universität Münster)
a Fälle mit mindestens 3 Merkmalen
b Fälle mit 2 Merkmalen (*Groeben* 1981)

Chromosoms entsteht, bei dem also terminale Stücke von beiden Armen verlorengegangen sind, in 9 von 17 Fällen radiale Defekte beobachtet wurden, die weder zum Bild einer terminalen Deletion des kurzen Arms noch des langen gehören, erklärt KOSZTOLANYI (1985) damit, daß Ringchromosomen zu einem Verlust lebensfähiger Zellen führen. Dazu paßt, daß auch andere Ringchromosomen mit radialen Defekten einhergehen (Tab. **7**).

Tabelle 7 Radiale Defekte bei Chromosomenaberrationen (*Dulitzky* 1981, *Schinzel* 1984, *Pfeiffer* u. *Müller* 1984)

Radiusaplasie oder Hypoplasie	dup (2) (q31 →qter) r (4) Trisomie-8-Mosaik r (9) r (15) dup (18) (q12 →qter) Trisomie 18 Trisomie-22-Mosaik
Daumenaplasie oder Hypoplasie	r (4) dup (4) (q25 →qter) Trisomie 9 del (13) (q22 →qter) r (13) dup (16p) dup (5) (q31 →q34) Trisomie 18 dup (11) (p14 →p12)

Tabelle 8 Tibiadefekt

	Fälle	Davon familiär
mit Spalthand	67	29
mit Triphalangie	23	15
ohne Handfehlbildungen	194	0

Tibiadefekt

In einer Übersicht über 284 Fälle von nichtthalidomidbedingtem Tibiadefekt (davon 60 des Instituts für Humangenetik in Münster) fand LORKE (1985) familiäres Vorkommen nur bei den Fällen, die mit Handfehlbildungen kombiniert waren (Tab. **8**).

Tibiaaplasie ohne Handfehlbildungen, autosomal-dominant. CLARK (1975) hat eine Familie beschrieben, in der in 3 Generationen bei 4 Personen doppelseitige Tibiaaplasie, z.T. partiell, bei 5 Personen rechtsseitige Tibiaaplasie ohne Handfehlbildungen vorkam. Dabei fehlte einmal der I. Fußstrahl; einmal hatte ein Fuß nur 3 Zehen. In der ersten betroffenen Generation waren 6 von 13 Geschwistern betroffen, deren Eltern nicht betroffen waren, so daß eine Gonadenmutation angenommen wurde. Eine einfachere Erklärung ist fehlende Penetranz, mit der bei einer Fehlbildung, die häufig nur einseitig ist, gerechnet werden kann.

Tibiadefekt mit Triphalangie der Daumen und doppelten Großzehen, autosomal-dominant. Totaler oder subtotaler Tibiadefekt kommt gelegentlich als besonders schwere Manifestation eines dominanten Erbleidens vor, das sich bei den meisten betroffenen Mitgliedern nur in dreigliedrigen Daumen mit oder ohne Verdoppelung der Großzehen zeigt (s. S. 972 f.). In einer von CANUN u. Mitarb. (1984) beschriebenen Familie hatten allerdings 4 von 15 betroffenen Mitgliedern in 4 Generationen eine doppelseitige Tibiaaplasie, 5 nur dreigliedrige Daumen, 4 dreigliedrige Daumen und verdoppelte Zehen. Tibiadefekte in Verbindung mit dominant erblicher Spalthand – Spaltfuß werden auf S. 1003 besprochen.

Tibiaaplasie, autosomal-rezessiv? MCKAY u.a. (1984) haben bei einem Mädchen einen rechtsseitigen distalen Tibiadefekt, bei ihrer Schwester rechts einen partiellen, links einen totalen Tibiadefekt beschrieben. Autosomal-rezessive Vererbung erscheint möglich, unvollständig dominante Vererbung ist aber nicht ausgeschlossen. Die Fälle könnten zu dem dominanten Syndrom von Spalthand mit Ulna- und/oder Tibiadefekt gehören. Doppelseitige Tibiaaplasie, z.T. mit Fibulahypoplasie und Strahldefekten der Füße, wurde von EMAMI-AHARI u. MAHLOUDJI (1974) bei 2 Brüdern und einer Schwester beschrieben, deren Eltern keine Fehlbildungen aufwiesen, aber miteinander verwandt werden.

FRIED u. Mitarb. (1977): 2 Brüder hatten schwere Fehlbildungen vorwiegend des rechten Fußes, niedrige Geburtsgewichte und Hypospadie. Während bei dem ersten eine Oligosyndaktylie mit verkürztem erstem Strahl und Fehlen des zweiten vorlag, hatte der zweite Bruder einen subtotalen distalen Tibiadefekt und nur einen Zeh. Die Eltern waren gesund, Verwandtschaft zwischen ihnen war nicht bekannt, doch stammten beide aus derselben jüdischen Isolatbevölkerung in Indien.

Tibiadefekt mit Wirbelsäulen- und anderen Fehlbildungen: Tibiaaplasie, meist einseitig, tritt gelegentlich mit ähnlichen Fehlbildungen der Wirbelsäule und innerer Organe kombiniert auf, wie sie als Vacterl-Assoziation bekannt sind. Diese Fälle waen immer sporadisch.

Tibiadefekt bei Bauchwanddefekt. Ausgedehnte Defekte der Bauchwand mit Eventration gehen manchmal mit völligem Fehlen eines Beines einher, manchmal auch mit einem unterentwickelten Bein mit Tibiaaplasie. Auch diese Fälle sind nur sporadisch beobachtet worden.

Ulnare Defekte

Die überwiegende Mehrzahl der ulnaren Defekte tritt sporadisch auf. Im Gegensatz zu den radialen Defekten ist eine Kombination mit inneren Fehlbildungen anscheinend nicht überzufällig häufig; dagegen finden sich mit Ulnadefekten oft gleichartige oder andersartige Fehlbildungen der Gegenseite – Abrachie, Peromelie des Oberarms, Syndaktylie der lateralen Finger – und Femur- sowie Fibuladefekte vergesellschaftet. Die meisten Ulnadefekte sind Teilerscheinung des Femur-Fibula-Ulna-Komplexes.

Bei Strahldefekten der ulnaren oder der fibularen Seite sind die vorhandenen Strahlen nicht immer eindeutig zu identifizieren, so daß strittig erscheint, ob der II. und der V. Strahl oder der IV. und V. Strahl fehlen, weil die Länge des III. Strahls reduziert ist, so daß die vorhandenen Strahlen I, II und III ihren Längenverhältnissen nach wie I, III und IV aussehen. Bei Defekt des V. Strahls spricht eine genaue anatomische Untersuchung zuweilen dafür, daß aus dem Blastem des IV. und V. Strahls nur ein einziger Strahl gebildet worden ist, so daß der Streit, ob der IV. oder der V. Strahl fehlt, gegenstandslos ist (POELCHAU 1891). Überhaupt sollte man daher solche Zuordnungen mit Vorsicht betrachten. Wenn die Entwicklungsstörung vor der Differenzierung in einzelne Strahlen eingesetzt hat, ist eine Bezeichnung, die eigentlich voraussetzt, daß bereits eine Differenzierung erfolgt war, nicht sinnvoll.

Femur-Fibula-Ulna-Komplex. Wenn man von Fällen mit proximalem Femurdefekt und Fibulaaplasie ausgeht, die gleichzeitige Armfehlbildungen haben, so sind diese nicht eine zufällige Auswahl aus allen bekannten Armfehlbildungen, sondern es finden sich ganz bestimmte Typen, die, obwohl sie zunächst ganz verschiedenartig zu sein scheinen, durch eine Serie von Zwischenstufen untereinander verbunden sind, und zwar:

– *Amelie,* meist mit deutlichem Weichteilpolster in der Gegend des Armansatzes, dies im Gegensatz zur thalidomidbedingten Amelie;
– *proximales Humerusrudiment* (beim Thalidomidschaden fehlt bevorzugt der proximale Teil, wenn ein Rudiment vorhanden ist, so ist dieses immer distal),
– *Peromelie,* in Höhe des Ellenbogengelenks (nie die sonst wesentlich häufigere Peromelie des Unterarms). Diese Peromelie kann ein mehr oder weniger glattes Stumpfende tragen, manchmal aber auch insofern atypisch sein, als sie 1 oder 2 Finger trägt. Auch kann das Röntgenbild einen spornartigen Fortsatz des distalen Endes nach medial, angedeutete Gabel- oder Dreizackbildung zeigen, Übergangsstufen zur
– *humeroradialen Synostose* mit partiellem oder totalem Ulnadefekt und hypoplastischem oder rudimentärem Radius,
– *Aplasie des IV. und V. Strahls,*
– *Syndaktylie oder Hypoplasie des IV. und V. Strahls.*

Dasselbe Spektrum von Fehlbildungen findet sich, wenn man von Ulnaaplasie oder humeroradialer Synostose auf der einen Seite ausgeht und die Fehlbildungen der Gegenseite verzeichnet (Tab. 9 u. 10). Auffallend ist, wie häufig bei Ulnadefekten der andere Arm ganz normal oder in stark abweichender Weise fehlgebildet ist. Die Häufigkeit einseitigen Befalles spricht für eine gewisse Regellosigkeit der Wirkung der zugrundeliegenden unbekannten Ursache. Dabei ist zu erwarten, daß auch beide Arme frei bleiben können. Tatsächlich gibt es nicht wenige Fälle, in denen die charakteristischerweise mit Amelie, Oberarmperomelie, humeroradialer Synostose und verschiedenen Fehlbildungen des ulnaren Strahls vergesellschafteten Fehlbildungen von Femur und Fibula nicht mit Defekten der oberen Gliedmaßen einhergehen. Auch diese Fälle sind typischerweise sporadisch, oft einseitig oder asymmetrisch und in der Regel nicht mit inneren Mißbildungen vergesellschaftet.

Tabelle 9 Fehlbildungen der Gegenseite bei 91 Fällen von humeroradialer Synostose (*Alterhoff* 1972)

Amelie	4
Peromelie des Oberarms	9
humeroradiale Synostose	18
Fingerdefekte	5

Tabelle 10 Fehlbildungen der Beine bei 91 Fällen von humeroradialer Synostose

Amelie	1
Femur- und Fibuladefekt	7
nur Femurdefekt	3
nur Fibuladefekt	2

Der Femur-Fibula-Ulna-Komplex scheint in allen Ländern etwa mit gleicher Häufigkeit vorzukommen, auch gibt es keinen Hinweis auf zeitliche Häufigkeitsschwankungen. Das Alter der Eltern weicht nicht von dem für die Gesamtbevölkerung ab, Verwandtenehen sind nicht gehäuft, Chromosomenanomalien sind nicht mit Fehlbildungen dieser Art korreliert, kurz, es gibt keinerlei Hinweise auf die möglichen Ursachen.

Im Material des Skelettregisters des Humangenetischen Instituts in Münster kamen 89 männliche auf 58 weibliche Patienten. Der linke Arm und das rechte Bein scheinen etwas häufiger als die jeweilige Gegenseite betroffen zu sein. Wenn Arm und Bein gleichzeitig, aber nur einseitig betroffen sind, dann ist dies jedoch häufiger auf derselben Seite der Fall.

Ulnadefekt beim Cornelia-de-Lange-Syndrom (Typ Amstelodamensis). Mehr oder weniger schwere ulnare Defekte kommen nicht selten beim Cornelia-de-Lange-Syndrom vor, dabei aber nicht mit humeroradialer Synostose, wie die häufigeren andersartigen Ulnadefekte, sondern eher mit spitzwinkliger, durch Pterygien fixierter Fehlstellung von Humerus und Radius. Derartige doppelseitige Ulnadefekte mit Monodaktylie und ähnlichem spitzem Winkel zwischen Humerus und Radius kommen auch unabhängig vom Cornelia-de-

Lange-Syndrom vor. Vielleicht repräsentieren sie eine Teilmanifestation des variablen, unregelmäßig dominanten Syndroms von Spalthand mit Tibia- und/oder Ulnadefekt. Jedenfalls ist diese Form von Ulnaaplasie ganz ungewöhnlich beim Femur-Fibula-Ulna-Komplex.

Das Cornelia-de-Lange-Syndrom tritt meist sporadisch auf, jedoch besteht ein Wiederholungsrisiko für Geschwister von 2 – 5%. Konkordanz bei eineiigen Zwillingen wurde fünfmal beobachtet, dabei auch mit unterschiedlich schwerem Gliedmaßenbefall (einseitige Acheirie, ulnarer Defekt) (OPITZ 1985).

In 3 Familien wurde das Cornelia-de-Lange-Syndrom bei Mutter und Kind beobachtet (BANKIER u. Mitarb. 1986). Es ist sehr wohl möglich, daß die meisten Fälle auf autosomal-dominanten Neumutationen beruhen, die einfach deshalb nicht häufiger zu familiären Auftreten führen, weil die hochgradig schwachsinnigen Patienten fast nie zur Fortpflanzung gelangen. Die Geschwisterfälle bei gesunden Eltern sind freilich so nicht zu erklären. Zum Teil mögen sie auf einer Duplikation des langen Arms von Chromosom 3 (dup 3q [3q21 →qter]) beruhen, die einen ähnlichen Phänotyp bedingt.

Mesomele Mikromelie mit distalem Ulnadefekt, rudimentärer Fibula und Mikrodaktylie (Grebes „Achondrogenesis", brasilianischer Typ der „Achondrogenesis"). Bei diesem offenbar äußerst seltenen autosomal-rezessiven Erbleiden, von dem nur wenige Fälle in Ägypten, Brasilien, Deutschland, Indien und den USA beobachtet wurden, sind vor allem die Beine sehr stark verkürzt. An Händen und Füßen sitzen Finger bzw. Zehen als kleine kugel- bis eiförmige Gebilde, manchmal mit postaxialer Hexadaktylie. Im Röntgenbild sind distale Ulnadefekte, Krümmung und Luxation des Radius, extreme Verkürzung der Tibia, rudimentäre Fibula, hochgradig verzögerte Ossifikation der Metakarpalia, Karpalia und Phalangen charakteristisch. Das Fehlen aller röntgenologisch darstellbaren Knochenkerne der Hand in den ersten Lebensjahren hat dazu geführt, das Syndrom mit einer „Achondrogenesis" zusammenzuwerfen, die jedoch regelmäßig zum Tod im Neugeborenenalter führt und auch sonst wenig Ähnlichkeit mit diesem Mikromelietyp hat.

Weitere genetisch bedingte Defekte des V. Strahls. Bei einzelnen Fällen von Cenani-Syndaktylie (radioulnäre Synostose, Synostose und Disorganisation von Karpal- und Metakarpalknochen und Phalangen), einem weiteren autosomal-rezessiven Erbleiden, fehlt der V. Strahl an den Füßen, oder er ist mehr oder weniger rudimentär, dabei durch Metatarsalsynostose mit dem IV. Strahl verbunden. Auch können der IV. und V. Strahl fehlen (DODINVAL 1979). Einseitiger Defekt des IV. und V. Fingers ist auch bei der X-gekoppelt dominanten fokalen dermalen Hypoplasie beobachtet worden.

Pektoralis-Hand-Syndrom mit Aplasie des V. Strahls. Bei dem nichterblichen, immer einseitigen Pektoralis-Hand-Syndrom kann neben den häufigen Mittelstrahldefekten („atypische Spalthand") auch der V. Strahl fehlen.

Aplasie des V. Strahls bei Naevus comedonicus. Von theoretischem Interesse ist die Beobachtung einer rechtsseitigen Aplasie des V. Strahls in Verbindung mit einem linearen Naevus comedonicus im Bereich des N. medianus derselben Seite (SCHNEIDER 1975).

Dominante Aplasie des V. Strahls an Händen und Füßen mit Syndaktylien. LEHMANN (1953) hat bei 5 weiblichen Familienmitgliedern in 3 Generationen Brachydaktylie, Syndaktylie, Hypophalangie sowie Mittelgliedverdoppelung der Finger und Syndaktylien vorwiegend der Zehen I und II sowie III und IV beobachtet. Die Zahl der Metakarpi und Metatarsi war bis auf die rechte Hand einer Person regelmäßig auf 4 reduziert, anscheinend infolge Aplasie des V. Strahls.

Autosomal-dominante ulnare Defekte mit Genitalfehlbildungen (Abb. 36)
Die folgenden Beobachtungen gehören möglicherweise zu einem und demselben Syndrom mit großer Variabilität ulnarer Defekte von steifen, hypoplastischen Kleinfingern und ulnarer Hexadaktylie bis zu Ulnaaplasie mit einem Finger sowie Fehlbildungen der Genitalorgane.

ROBERTS (1886): Patient mit Aplasie der Ulna und des III. – V. Strahls rechts, links Spalthand mit Syndaktylie. In der Familie mehrere Mitglieder mit steifen Kleinfingern und ulnaren Defekten.

KLAUSSNER (1905): Junge mit Aplasie der Ulna und des II. – V. Strahls rechts, angedeuteter Dichotomie der Daumenphalanx. Eine Schwester hatte rechts einen auswärtsstehenden Kleinfinger; einem Bruder fehlte beiderseits der V. Finger.

RENVALL (1908): finnische Familie, bei 5 Mitgliedern gekrümmte, im proximalen Interphalangealgelenk vermindert bewegliche Kleinfinger, einmal mit ulnarer Hexadaktylie kombiniert, bei einem weiteren Mitglied rechts ein gekrümmter Kleinfinger, links ein Defekt der Ulna und der Finger III – V, bei noch einem weiteren Mitglied ein krummer, teilversteifter Kleinfinger, eine knöcherne Syndaktylie der Finger II und III bei hypoplastischem Metakarpale IV und Fehlen des IV. Fingers sowie Hypospadie (Abb. 35).

LEHMANN u. WITTELER (1935): kleine zierliche V. Finger bei einer Frau, ihrer Mutter, einer Schwester und einer Tochter. Ein eineiiges Zwillingspaar

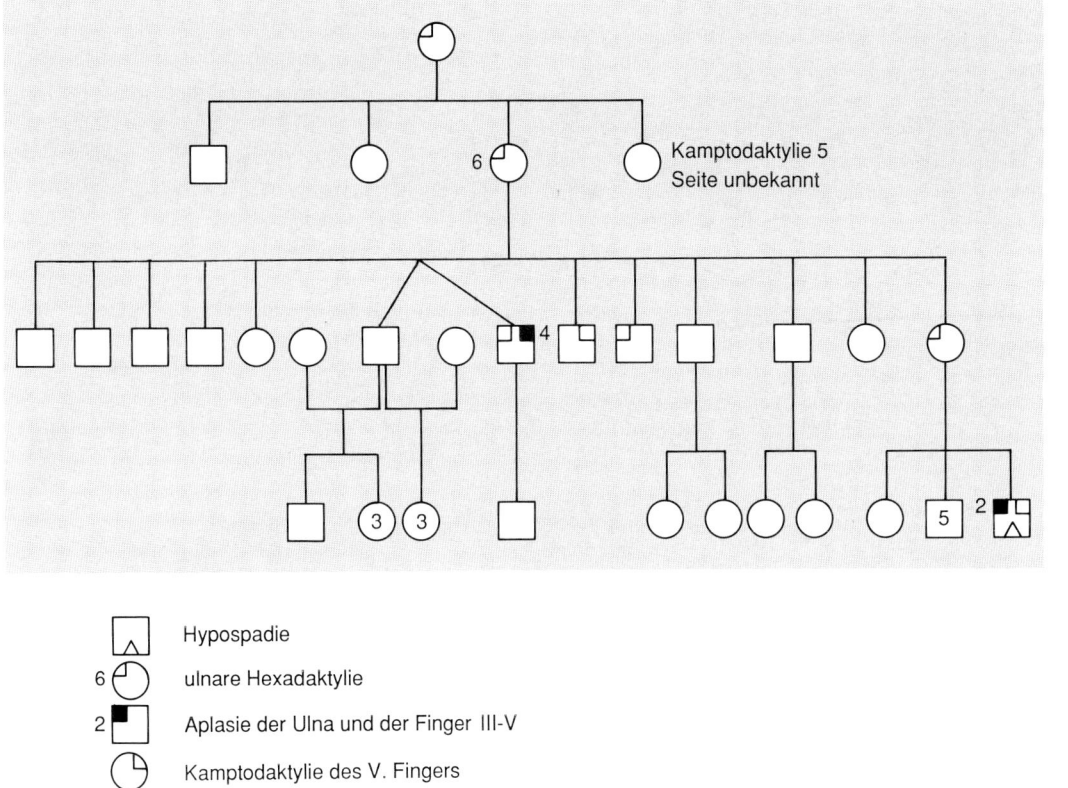

◻︎△	Hypospadie
6 ◐	ulnare Hexadaktylie
2 ◼︎	Aplasie der Ulna und der Finger III-V
◔	Kamptodaktylie des V. Fingers
III₉	Fehlen des IV. Fingers links, Syndaktylie II u. III

Abb. 35 Ulnaaplasie (*Renvall* 1908)

der Frau hatte ulnare und fibulare Hexadaktylie, die bei beiden Zwillingen und auch auf beiden Seiten recht verschieden ausgebildet war von einem nahezu normalen Finger mit 3 Phalangen bis zu einem winzigen warzenähnlichen Anhängsel.
BIRCH-JENSEN (1949) hat bei 19 Patienten mit Aplasie oder Hypoplasie ulnarer Strahlen keine weiteren gleichartigen Fälle in den Familien gefunden, in 2 Fällen (Nr. 172: Aplasie des IV. und V. Strahls links mit distalem Ulnadefekt, Nr. 181: doppelseitige Aplasie des V. Strahls) jedoch steife distale Gelenke der V. Finger bei weiteren Familienangehörigen (Nr. 172: Vater, Großmutter, Urgroßmutter, 2 Brüder, Nr. 181: ein Bruder steife distale Interphalangealgelenke der V. Finger, ein weiterer Bruder fehlende Metakarpophalangealgelenke).
PALLISTER u. Mitarb. (1976): Patientin mit hypoplastischer linker Ulna, Aplasie des IV. und V. Strahls, ulnarer Hexadaktylie rechts, Unterentwicklung von Schweiß-, Talg- und Brustdrüsen, hohem Gaumen, Hymenalatresie. Ihr Vater hatte Kamptodaktylie des rechten V. Fingers und späte Pubertät, eine Schwester des Vaters Aplasie der V. Finger, Hymenalatresie, hypoplastische Brustdrüsen, deren Bruder fast gelenklose V. Finger und späte Pubertät nach dem 20. Lebensjahr, die Mutter der beiden letzteren steife und gekrümmte Kleinfinger; ein Onkel soll ähnlich betroffen gewesen sein.
GONZALES u. Mitarb. (1976): Patientin mit rudimentärer ulnarer Hexadaktylie links, Nierenaplasie rechts, fehlender Brustentwicklung, hypoplastischen Endphalangen der V. Finger, Klinodaktylie links. Ihr Sohn hatte rechts eine Aplasie der Ulna sowie des IV. und V. Strahls, links ulnare Hexadaktylie mit hypoplastischen Fingern V und VI, die von einer Metakarpalsynostose V und VI ausgingen.
SCHINZEL (zit. nach TEMTAMY u. MCKUSICK 1978): kleinwüchsiger, fettleibiger Patient mit Pylorusstenose, Analstenose, Kryptorchismus, kleinem Penis, Pubertät mit 22 Jahren, Aplasie des V. linken und IV. und V. rechten Strahls, Fehlen des Pisiforme, Synostose von Triquetrum und Lunatum links, Kapitatum und Hamatum beiderseits. Der Vater hatte Analstenose, Larynxstenose, kurze Endphalangen der V. Finger, Kryptorchismus und kleinen Penis, ein Bruder steife V. Finger mit kurzen Endphalangen, Hodenhochstand, Pubertät mit 21 Jahren. Ein Sohn dieses Bruders hatte kurze Endphalangen der V. Finger, die steif waren, und Hodenhochstand.
HECHT u. SCOTT (1984): Mädchen mit Aplasie des

996 Fehlbildungen der Gliedmaßen

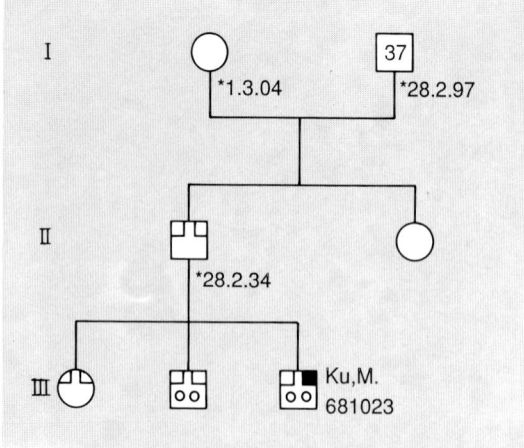

postaxiale Hexadaktylie

Aplasie von Ulna und
IV. und V. Finger links

II$_1$: linker V. Finger steif
III$_1$: linker V. Finger steif
III$_2$: rechter V. Finger steif, Kryptorchismus
III$_3$: rechter V. Finger steif, Kryptorchismus

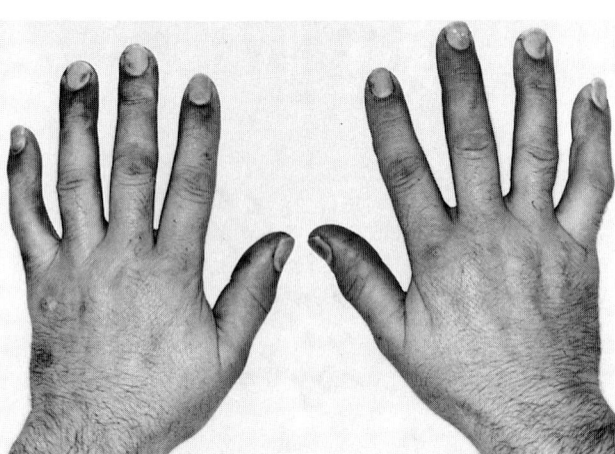

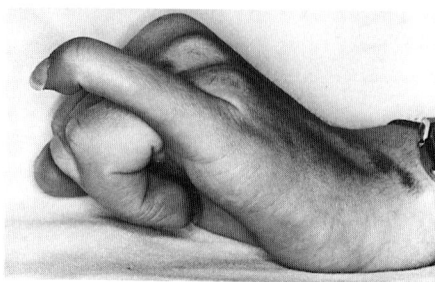

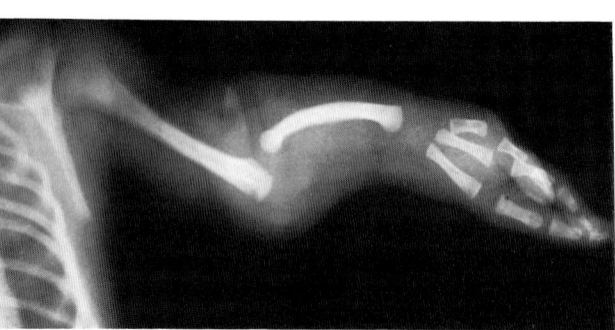

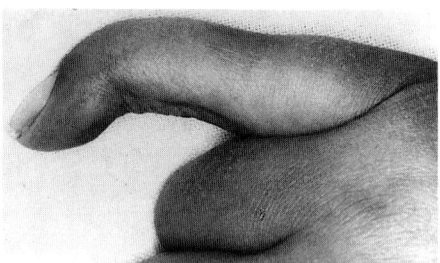

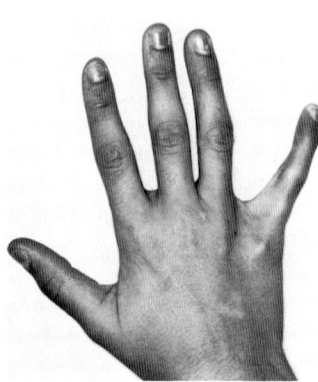

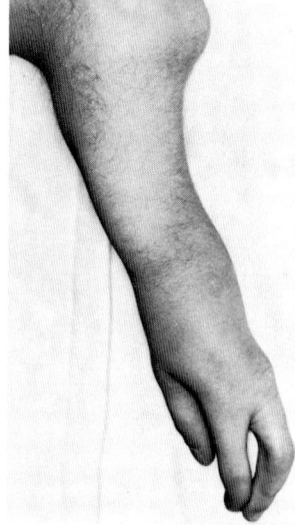

Abb. **36 a–g** Ulnaaplasie als schwerste Manifestation eines autosomal-dominanten Syndroms mit rudimentärer ulnarer Hexadaktylie und steifen Kleinfingern (Schinzel-Syndrom)
a Stammbaum
b KW 32 09 05 = II,1
c KC 63 10 24 = III,1
d III,2 = KW 66 07 05
e–g III,3 = KM 68 10 23

III.–V. Strahls der rechten Hand, Ulnaaplasie, Aplasie des V. Strahls links, Pylorusstenose, doppelseitigem Leistenbruch. Die Mutter hatte hypoplastische V. Metakarpi und hypoplastische, dünne und steife Kleinfinger ohne Beugefurchen.
HALAL (1986): Patient mit Mikropenis und ulnarer Hexadaktylie rechts. Die Mutter hatte normale Hände, aber eine Vagina septata und einen Uterus didelphys, die Großmutter hatte die gleiche Genitalfehlbildung und eine doppelseitige Ulnaaplasie, rechts mit 2, links mit einem Finger. Ein Bruder der Mutter hatte eine doppelseitige Ulnaaplasie, rechts 2, links einen Finger, eine Schwester der Großmutter rechts einen Defekt des IV. und V. Strahls sowie eine Vagina septata.
WALTER u. EIBACH (1978) haben einen Patienten beschrieben, dem rechts die Ulna und die III.–V. Strahlen der Hand fehlten. Ihre Mutter hatte einen Uterus bicornis, aber keine Handfehlbildungen.

Aplasie, Hypoplasie oder Versteifung der Kleinfinger bei Deletion des langen Arms von Chromosom 4
MITCHELL u. Mitarb. (1981) haben bei einem Mädchen mit Deletion 4q31.5→qter links einen steifen Kleinfinger, rechts Fehlen des IV. Metakarpale und des zugehörigen Fingers beschrieben. Wahrscheinlicher erscheint in Analogie zu anderen ulnaren Defekten, daß ein hypoplastischer IV. Finger so verlagert war, daß er für einen Kleinfinger gehalten wurde und daß tatsächlich der Kleinfinger fehlte.
SANDIG u. Mitarb. (1982) haben bei einem Jungen mit Deletion 4q31→qter beiderseits hypoplastische steife Kleinfinger sowie linksseitige ulnare Hexadaktylie gesehen, YOUNG u. Mitarb. (1982) bei einem Mädchen mit Deletion 4q31→qter links ein Fehlen des IV. und V. Fingers, rechts einen steifen, hypoplastischen Kleinfinger und hypoplastische, hochstehende Kleinzehen.
CHUDLEY u. Mitarb. (1982) haben bei einem männlichen Neugeborenen mit Deletion 4q31→qter ebenfalls einen steifen linken Kleinfinger gesehen. Bei 10 von 12 publizierten Fällen von del (4)q(31) wurde ein Fehlen der Beugefurchen der V. Finger notiert. Offenbar ist diese leichteste Manifestation hier häufiger als ausgeprägte Hypoplasie oder Aplasie.
Möglicherweise liegen den oben beschriebenen dominanten Syndromen mit ulnarer Aplasie Deletionen verschiedenen Ausmaßes des langen Arms von Chromosom 4 zugrunde. Die wechselnden Kombinationen mit Fehlbildungen könnten dann mit davon abhängen, auf welche Genloci sich die Deletion erstreckt.

Ulnaaplasie mit humeroradialer Synostose, Aplasie der Daumen und Kleinfinger bei intrauterinem Minderwuchs, autosomal-rezessiv
IVES u. HOUSTON (1980) haben bei einem kanadischen Indianerstamm mit hochgradiger Inzucht 14 Fälle eines Syndroms mit folgenden Merkmalen beschrieben: Geburtsgewicht 450–1390 g, Totgeburt oder Tod in der 1. Lebenswoche, Mikrozephalie (Kopfumfang durchschnittlich 26,5 cm), Mikrognathie, Mikrostomie, Ankylose des Ellenbogens, Hände mit 3 (4) Fingern, Metakarpalsynostose IV und V, Daumenaplasie, Hypoplasie oder Fehlen der IV. und V. Zehen und der Fibula, Kraniostenose, Agenesie des Corpus callosum. Es war nicht in allen Fällen klar, ob der Radius oder die Ulna fehlten, und es erscheint nicht ausgeschlossen, daß der kurze, gebogene Unterarmknochen, der am medialen Kondylus des Humerus ansetzte, einem undifferenzierten Synostoseknochen aus beiden entspricht.
Für Radiusmangel könnte sprechen, daß allen Fällen bis auf einen die Daumen fehlten, die IV. und V. Finger aber oft vorhanden waren. Die Kombination von Radius- und Daumenaplasie mit Metakarpalsynostose IV und V ist vom r(13)-Syndrom bekannt. Andererseits kommen auch bei Ulnadefekten im Rahmen des FFU-Syndroms Daumenaplasie und Metakarpalsynostose IV und V vor.

Aplasie der V. Finger und Zehen mit mandibulofacialer Dysostose, autosomal-rezessiv
Synonym: Syndrom der postaxialen akrofazialen Dysostose (POADS).
Bei diesem sehr seltenen Syndrom fehlen die V. Strahlen an Händen und Füßen; gleichzeitig kommen hypoplastische Daumen, Gaumenspalte, Hypognathie, hypoplastische Jochbögen und dysplastische Ohrmuscheln vor (OPITZ u. STICKLER 1987, MEINECKE u. WIEDEMANN 1987). Diese Fälle sollten nicht mit dem dominanten Syndrom von Aplasie oder Hypoplasie der Daumen mit Gaumenspalte, Mikrognathie und hypoplastischen V. Strahlen verwechselt werden (s. S. 986).

Fibuladefekt

Unter 493 Fällen von Fibuladefekt aus 8 zwischen 1896 und 1979 publizierten Serien waren 71,6% einseitig, davon 62,4% rechtsseitig; 55,7% der Fälle waren männlich (LEWIN u. OPITZ 1896). Oft fehlen gleichzeitig laterale Zehen; die Tibia ist oft nach vorn gebogen; der Femurkopf und das Azetabulum sind oft unterentwickelt. Meist tritt der Fibuladefekt sporadisch auf.

Syndrome mit Fibuladefekt

Atelosteogenesis (MAROTEAUX u. Mitarb. 1982, SILLENCE u. Mitarb. 1982).
Synonym: spondylohumerofemorale Hypoplasie, Riesenzellchondrodysplasie.
Bei diesem frühletalen Syndrom mit Mikromelie und Neugeborenenlänge meist unter 40 cm sind

die Fibulae röntgenologisch nicht darstellbar. In einem Fall fehlten auch die Tibiae (Abb. 37). Besonders charakteristisch sind die sehr kurzen, halbmondförmigen Humeri sowie die fehlende Ossifikation der Metakarpi, Basal- und Mittelphalangen, Wirbelkörperspalten und Rippenhypoplasie. Gelegentlich findet sich eine Gaumenspalte. Ellenbogen- und Kniegelenke sind meist luxiert; es besteht Klumpfuß. Das Syndrom scheint extrem selten zu sein. Alle beobachteten Fälle waren sporadisch, so daß als Ursache eine dominante Spontanmutation angenommen werden kann. Ein ähnliches letales Syndrom mit mangelhafter Ossifikation von Wirbelkörpern, Metakarpi und Phalangen und extrem kurzen, dreieckigen Ulnae und Fibulae haben DE LA CHAPELLE u. Mitarb. (1972) bei Bruder und Schwester aus einer Verwandtenehe beschrieben (MCKUSICK Nr. 25 605).

Bumerangdysplasie. Als Bumerangdysplasie wird eine im Neugeborenenalter letale Skelettdysplasie beschrieben, bei der die Tibiae bumerangförmige winklige Gebilde sind, die Fibulae, manchmal auch Femora, Humeri, Radii und Ulnae fehlen und Metakarpi, Grund- und Mittelphalangen nicht ossifiziert sind. Die histologischen Veränderungen mit Riesenzelltransformation gleichen denen der Atelosteogenesis (KOZLOWSKI u. Mitarb. 1985). Die 3 bisher beobachteten Fälle waren sporadisch.

Femur-Fibula-Ulna-Syndrom, autosomal-rezessiv. AL-AWADI u. Mitarb. (1985): Bruder und Schwester aus einer Vettern-Basen-Ehe, denen 1–3 ulnare Finger, die Ulnae, die Fibulae und die seitlichen III.–IV. Zehen fehlten. ZLOTOGORA u. Mitarb. (1983) haben ein Mädchen mit Fehlen des IV. und V. Fingers der linken Hand, Syndaktylie der II. und III. Finger, linksseitigem proximalen Femurdefekt und Aplasie der Fibula und des V. Zehs gesehen, dessen Bruder mit beidseitiger Peromelie der Oberarme und hochgradig verkürzten Beinen, links mit 2, rechts mit 3 Zehen in der 14. Schwangerschaftswoche als Fehlgeburt zur Welt kam.

Ulnare Hexadaktylie, Metakarpalsynostose IV und V, Nageldefekte und Fibuladefekte, autosomal-rezessiv. FUHRMANN u. Mitarb. (1980) haben 2 Brüder und eine Schweseter aus einer türkischen Familie beschrieben, die variable Fehlbildungen der Hände und Füße aufwiesen, vor allem totalen oder subtotalen beiderseitigen Fibuladefekt und Fehlen der seitlichen Strahlen der Füße. Bei einem Kind waren mit 3 Jahren die Fibulae röntgenologisch nicht darstellbar; mit $8^{9}/_{12}$ Jahren war ein distales Fibularudiment zu erkennen.

Fibuladefekt beim Roberts-Syndrom. Bei dem autosomal-rezessiv erblichen Roberts-Syndrom findet sich neben einer LKG-Spalte, Aplasie von Radius oder von Radius und Ulna, Metakarpalsynostose IV und V oder hochgradiger Verkürzung der Gliedmaßen (Phokomelie, Pseudothalidomidsyndrom) meist eine doppelseitige Aplasie der Fibula (STRÖER 1939, TEMTAMY u. MCKUSICK 1978).

Fibuladefekt beim Thrombozytopenie-Radiusaplasie-Syndrom. Beim TAR-Syndrom sind die Beine gewöhnlich bis auf hochstehende V. Zehen und innenrotierte Tibiae normal, doch wurde bei einem Fall eine linksseitige Fibulaaplasie beschrieben (RAY u. Mitarb. 1980).

Fibulaaplasie bei otopalatodigitalem Syndrom II, X-gekoppelt rezessiv. Beim otopalatodigitalen Syndrom Typ II, einem X-gekoppelten Erbleiden mit voller Manifestation im männlichen Geschlecht und leichten Zeichen wie Hypertelorismus, gewölbte Stirn, Gaumenspalte und Mittelgesichtshypoplasie bei weiblichen Heterozygoten, ist Aplasie oder Hypoplasie beider Fibulae häufig (FITCH u. Mitarb. 1983, BREWSTER u. Mitarb. 1985).

Volkmann-Syndrom, autosomal-dominanter subtotaler Fibuladefekt. Bei diesem extrem seltenen Syndrom fehlen die Fibulae bis auf distale Rudimente; die Tibiae sind kurz; es bestehen Genu valgum und fibulare Abknickung des Fußes im oberen Sprunggelenk. In einem Fall war gleichzeitig ein proximaler Femurdefekt vorhanden (LENZ 1979). Das erbliche Volkmann-Syndrom ist nicht identisch mit der ätiologisch uneinheitlichen Volkmannschen Sprunggelenksdeformation (Abb. 38).

Brachydaktylie mit extrem verzögerter, anarchischer Ossifikation von Metakarpi und Phalangen, Aplasie oder Hypoplasie der Fibula, autosomal-rezessiv (Abb. 39). EIKEN u. Mitarb. (1984) haben bei 3 Brüdern, deren Eltern Vetter und Kusine 1. Grades waren, Brachydaktylie mit extremer Verzögerung der Ossifikation und eigentümlich abgerundeten Phalangen beschrieben. Verzögert war die Ossifikation auch an Becken und Wirbelsäule. Die Fibulae waren verkürzt. Dies erinnert an Beobachtungen von GREBE (1955), einmal 2 Brüder, ebenfalls aus einer Verwandtenehe, mit atypischer Brachydaktylie, Fibulaaplasie, verkürzten Ulnae, Minderwuchs, verzögerter Ossifikation und hochgradig abnorm geformten Metakarpi und Phalangen sowie Bruder und Schwester aus einer Verwandtenehe, beide mit Fibuladefekt und Verkürzung vorwiegend der Finger I, II, III und V sowie radialer Abwinkelung der Zeigefinger und verkürzten Zehen I, II und V. Vielleicht gehören hierher die beiden Fälle von TEEBI u. Mitarb. (1986: Fall 1 mit rechtsseitiger Fibulaaplasie und anarchischer Ossifikation von Metakarpi und Phalangen stammte aus einer Vettern-Basen-Ehe) und der Fall von MARTIN DU PAN (1924: doppelseitiger Fibulaaplasie, Daumen und Metakarpale I sehr

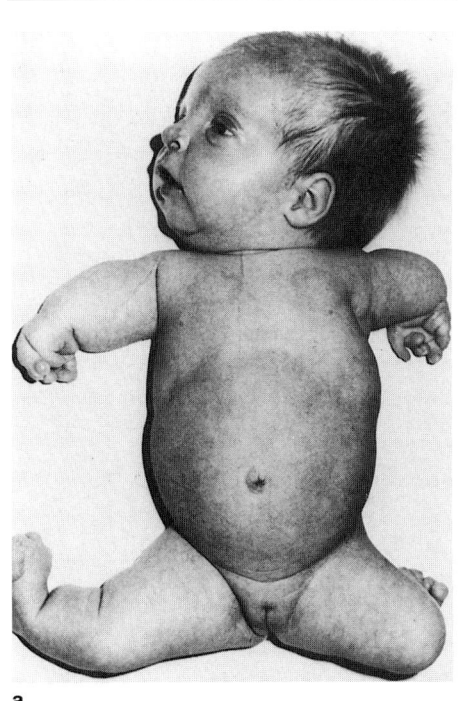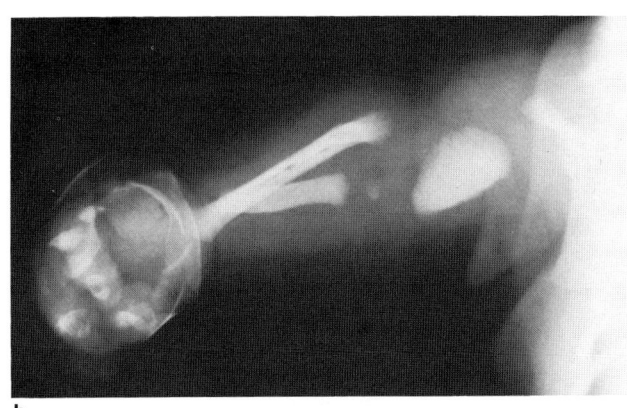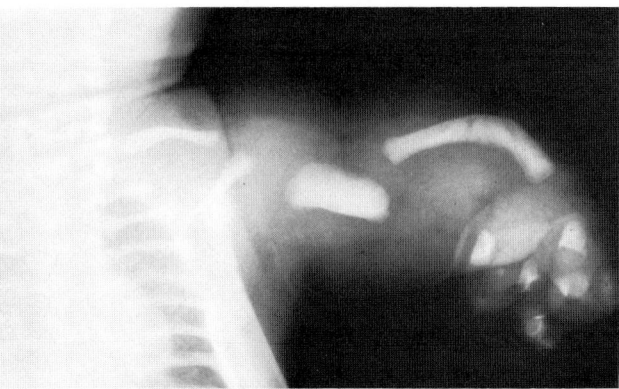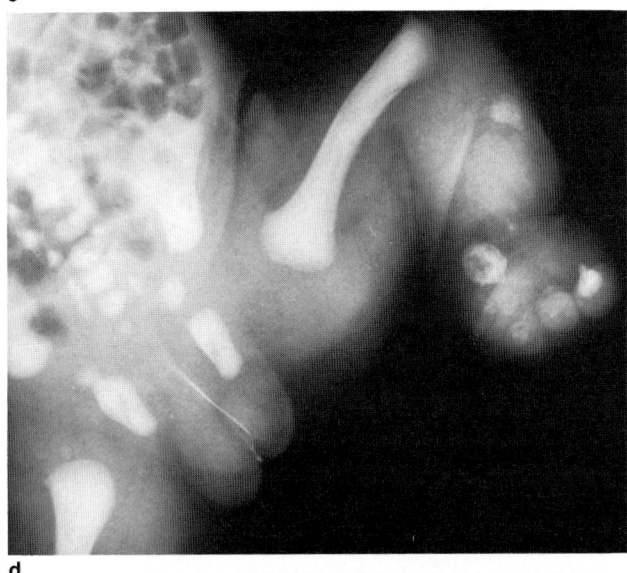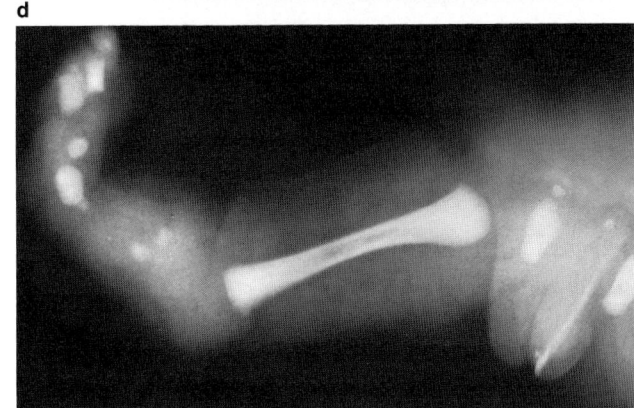

Abb. **37 a–e** Atelosteogenesis

1000 Fehlbildungen der Gliedmaßen

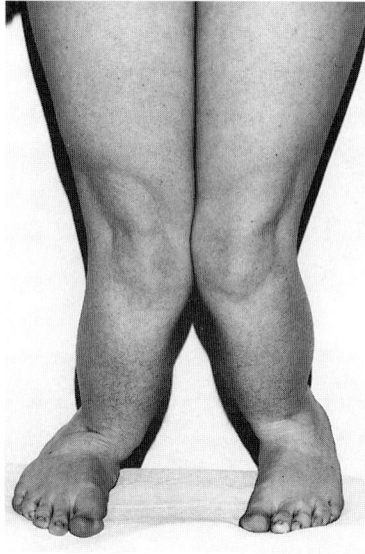

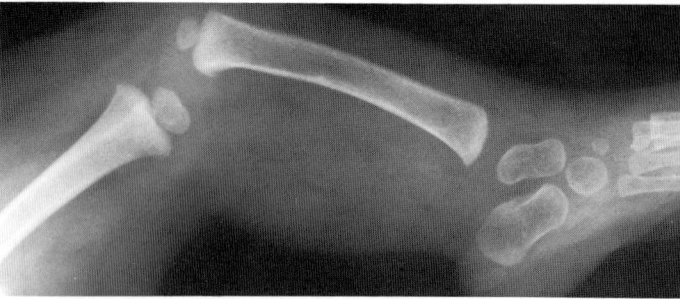

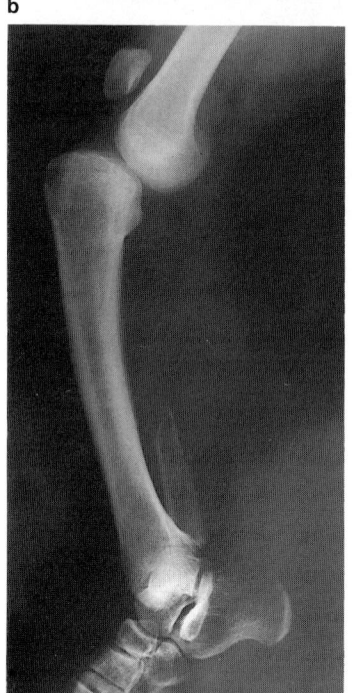

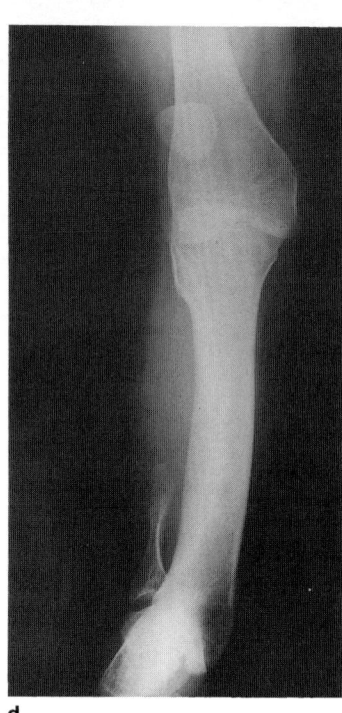

Abb. 38a–d Volkmann-Syndrom
a Sprunggelenksdeformation
b Röntgenaufnahme mit 1³/₁₂ Jahren. Ossifikation des unteren Fibulaendes eben angedeutet
c u. d Röntgenaufnahmen des rechten Unterschenkels nach Abschluß des Wachstums

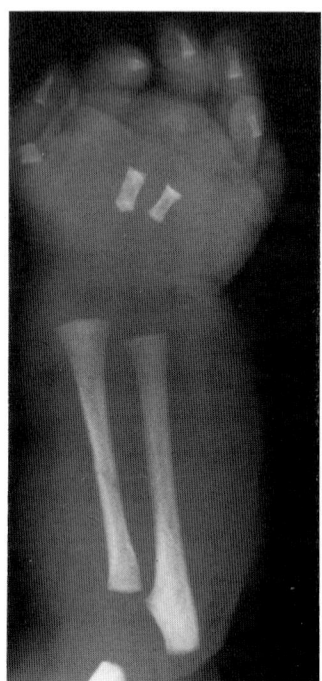

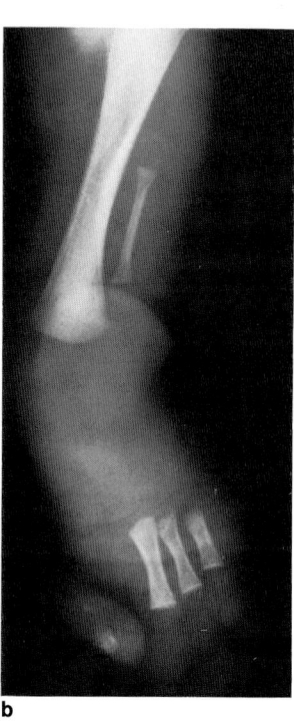

Abb. 39a u. b Brachydaktylie mit extrem verzögerter Ossifikation und Fibulahypoplasie. Kind aus Vetternehe 2. Grades
(Aufnahmen: Dr. *Ter Haar*, Nijmegen)

Monodaktylie oder Syndaktylie III und IV kommen in wechselnder Kombination mit Lippen-Kiefer-Gaumen-Spalte, Aplasie der Tränengänge, Hypodontie, Nageldystrophie und mangelhafter Entwicklung von Kopfhaar und Wimpern vor (Abb. **43**). Die Zähne sind oft abnorm klein und haben hypoplastischen Schmelz (PRIES u. Mitarb. 1974). Eine frühe Schilderung gibt KÖSTER (1936): Ein Mädchen hatte beiderseits nur Daumen und syndaktyle Finger IV und V, Spaltfüße mit Syndaktylie I und II sowie III, IV und V, weiße, leicht ausfallende Haare und mehrere fehlende Zähne. Das autosomal-dominant erbliche Syndrom zeigt große Variabilität auch innerhalb derselben Familie. Bei Trägern des Gens können ein, zwei oder alle drei Symptome fehlen („fehlende Penetranz"), so daß im Einzelfall die Diagnose schwierig oder unmöglich sein kann (KÜSTER u. Mitarb. 1985). Die Gliedmaßenfehlbildungen können auch einseitig sein. Für die genetische Beratung ist eine sorgfältige Untersuchung der Patienten und ihrer Verwandten 1. Grades auf Teilmanifestationen wichtig. Die „akrodentale Dysplasie" (WEYERS 1974), bei der Spalthand, seltener Spaltfuß, mit Hypodontie und Hypotrichose vergesellschaftet sind, läßt sich nicht von dem variablen EEC-Syndrom abgrenzen. Beiderseitiger Spaltfuß mit LKG-Spalte bei einer Deletion im langen Arm von Chromosom 2 (del 2, q31q 33) wurde von BENSON u. Mitarb. (1986) beobachtet.

Spalthand – Spaltfuß mit Anonychie, autosomal dominant. LEES (1957–1988) haben eine Familie beschrieben, in der in 6 Generationen 60 Personen mit verschieden stark ausgeprägten Spalthänden und Spaltfüßen sowie Fehlen der Nägel von Daumen, Zeige- und Mittelfinger und der entsprechenden Zehen einen regelmäßig dominanten Erbgang folgend vorkamen. Es waren 3–5 Metakarpi und 2–5 Finger, 4 oder 5 Metatarsi und 2–5, teilweise miteinander verwachsene Zehen vorhanden.

Spalthand und -fuß mit ektodermaler Dysplasie und Makuladystrophie, autosomal-rezessiv. Verschiedene Grade von Spalthand und -fuß, kombiniert mit Makuladystrophie, spärlichem Kopfhaar, Brauen und Wimpern und partieller Anodontie wurden in mehreren Familien mit blutsverwandten Eltern beschrieben. Dabei kamen Syndaktylien von Fingern und Zehen, Kamptodaktylie sowie Verdoppelung der Mittel- und Endphalanx der II. Zehe vor. Am häufigsten war der II. Strahl betroffen. Bei der schwersten Ausprägung waren nur der I. und V. Strahl normal entwickelt (OHDO u. Mitarb. 1983).

Akrorenal-mandibuläres Syndrom, autosomal-rezessiv? HALAL u. Mitarb. (1980) haben 2 Schwestern aus einer Verwandtenehe beschrieben, denen eine extreme Unterentwicklung des Unterkiefers und schwere, monodaktyle Spaltfüße mit je einem Metatarsale gemeinsam waren. Eine hatte polyzystische Nieren und eine Aplasie des linken Metakarpale V, die andere eine Nierenagenesie und eine rechtsseitige Aplasie der Ulna (?: als Radiusaplasie beschrieben), dabei nur ein Metakarpale, von dem 2 hypoplastische Finger ausgingen.

X-gekoppelte Vererbung von Spalthand – Spaltfuß. In einer in Pakistan beobachteten Familie wurde Spalthand mit einem oder 2 Fingern und 2 Zehen bei 33 männlichen und 3 weiblichen Mitgliedern in 7 Generationen beobachtet. Außerdem hatten 11 weibliche Träger des Gens leichtere Veränderungen, wie proximale Symphalangie, Aplasie oder Hypoplasie einzelner Phalangen, oft asymmetrisch und an den Händen ausgeprägter als an den Füßen. Außerdem hatten 27 obligate weibliche Genträger keine Gliedmaßenfehlbildungen (AHMAD u. Mitarb. 1987).

Vorwiegend syndaktyle Spaltfüße, autosomal-dominant. Auf der anderen Seite wurden Familien beobachtet, in denen Spalthand – Spaltfuß bei zahlreichen Mitgliedern mit unregelmäßig dominanter Vererbung, aber nie bis zum Grade der Monodaktylie auftrat, so in der von KHOSROVANI (1959) beschriebenen Sippe mit 25 betroffenen Mitgliedern und 3 symptomfreien Überträgern. Hier waren vorwiegend die Füße betroffen, relativ selten mit Defekten der Metatarsi, häufiger mit Syndaktylie I und II oder III und IV, während die Hände meist normal waren und nur vereinzelt Nagelaplasie der Zeigefinger, Syndaktylien II und III oder III und IV, aber keine Metakarpaldefekte aufwiesen. Man könnte von vorwiegend syndaktylem Spaltfuß sprechen. Auch bei den 4 betroffenen Personen in 3 Generationen, die FONTAINE u. Mitarb. (1974) beschrieben haben, fanden sich vorwiegend Syndaktylien der Zehen (III und IV, I und II) bei Fehlen der II. oder III. Zehen, aber keine Handfehlbildungen, dagegen unterentwickelte Unterkiefer und Ohrmuscheln.

Triphalangie der Daumen bei Spalthand – Spaltfuß. Triphalangie der Daumen wurde in 24 Familien mit Spalthand – Spaltfuß beschrieben, bei 14 Patienten als einzige Fehlbildung der Hände. In diesen Familien ist die Triphalangie jedoch ein inkonstantes Merkmal, das zwar in manchen Familien auffallend häufig ist (GROTE 1924), während es in anderen immer fehlt, das aber noch nicht gestattet, einen speziellen Typ abzugrenzen. BIRCH-JENSEN (1949) sah unter 36 Spalthandfällen 2 mit Triphalangie der Daumen, und zwar bei Schwestern, deren Eltern normale Gliedmaßen hatten. Die Schwestern hatten beidseitig Spaltfüße. Einer Schwester fehlte der rechte Daumen; die andere hatte beiderseits dreigliedrige Daumen, aber nur rechts eine Spalthand.

Peromelien (transversale Defekte)

Amelie: Vollständiges Fehlen einer oder mehrerer Gliedmaßen wird als Amelie bezeichnet. Amelie der Arme kommt als Folge von Thalidomideinnahme um den 40. Tag nach der letzten Regel und als Teilerscheinung des Femur-Fibula-Ulna-Komplexes vor. Seltener findet sich dabei Amelie der Beine. Amelie der Arme ist häufig bei Akardiern, bei denen Kopf, Herz, Lunge und andere innere Organe fehlen und die nur bei eineiigen Zwillings- oder Drillingsschwangerschaften neben normalen Partnern vorkommen. Oft fehlen bei Arkadiern auch die V. Zehen. Bei großen Defekten der Bauchwand mit Eventration fehlt gelegentlich ein Bein, seltener beide Beine (EVA-Komplex: *E*ventration-*A*melie). Familiäres Vorkommen von Amelie der Arme, der Beine und Fehlen der Beckenknochen mit Hydrozephalus, teils auch mit Analatresie, Fehlen der Brustwarzen, Kolobom und Agenesie des Corpus callosum, der Nn. olfactorii und optici ist bei 6 männlichen Kindern in 3 untereinander verwandten Familien von ZIMMER u. Mitarb. (1985) beschrieben worden. In 2 Familien war Blutsverwandtschaft der Eltern bekannt. Da alle Patienten über gesunde Frauen miteinander verwandt waren, kommt außer autosomal-rezessiver auch X-gekoppelte Vererbung in Betracht.

Terminale transversale Defekte

Terminale transversale Gliedmaßendefekte sind die häufigste Kategorie (1,1 auf 10 000) unter den Reduktionsfehlbildungen der Gliedmaßen (4,9 auf 10 000). Unter 170 Verwandten 1. Grades von 63 Patienten mit terminalen transversalen Defekten fand sich kein weiterer Fall (CZEIZEL u. Mitarb. 1983). Die einseitige Peromelie des Unterarms mit oder ohne Fingerknospen tritt häufiger links als rechts und häufiger bei Mädchen als bei Jungen auf (Tab. 11). MARQUARDT (1985) fand unter 523 Geschwistern von Probanden mit einseitiger Peromelie keinen weiteren gleichartigen Fall, einmal jedoch eine atypische Spalthand.

Tabelle 11
Peromelie des Unterarms (*Marquardt* 1985)

	Rechts	Links
männlich	96	170
weiblich	110	205

Beim Pektoralis-Hand-Defekt, der in schweren Fällen bis zur amputationsartigen Peromelie in Höhe des Handgelenks gehen kann, überwiegen dagegen die rechte Seite und das männliche Geschlecht, ebenso wie beim Pektoralisdefekt ohne Handbeteiligung. Das spricht dafür, daß die Fälle mit und ohne Handbeteiligung zusammengehören, daß sie aber von den einseitigen Peromeliefällen des Unterarms ohne Pektoralisdefekt abgetrennt werden müssen (Tab. 12).

Tabelle 12
Pectoralis-Hand-Defekt (*König* u. *Lenz* 1983)

	Rechts	Links
männlich	182	112
weiblich	57	41

PAULI u. Mitarb. (1985) haben eigene Fälle mit zweimaligem Auftreten terminaler transversaler Defekte eines Armes in einer Familie mit Fällen aus der Literatur (1936–1985) zusammengestellt. Diese Fälle stammen aus mehreren Jahrzehnten in 5 Ländern mit einer Gesamtbevölkerung von über 200 Millionen. Nur in 3 Familien waren Verwandte 1. Grades betroffen. Eine solche Fallsammlung gestattet kein Urteil darüber, ob es sich um zufälliges Zusammentreffen oder überzufällige Häufung handelt. Da in keiner der 16 Familien mehr als 2 Fälle beobachtet wurden, erscheint es unwahrscheinlich, daß diese Fälle einzelne Familien mit hohem Wiederholungsrisiko, etwa durch autosomal-dominante oder rezessive Vererbung, repräsentieren. Falls eine echte Häufung vorliegen sollte, so kann diese durch gemeinsame Erbanlagen oder durch gemeinsame Umwelteinflüsse bedingt sein. Da in 8 von 16 Familien Verwandte 4. oder höheren Grades betroffen waren, die $1/16$ oder weniger der Erbanlagen gemeinsam haben, ist eine genetische Deutung wenig plausibel. Daran ändert auch die komplizierte Berechnung von PAULI u. Mitarb. nichts, die auf unüberprüfbaren Annahmen beruht. Einseitige Fingerrudimente I–V sahen SHIONO u. OGINO (1980) bei einem Partner eines eineiigen Zwillingspaares.

Peromelie

Unter Peromelie und Perodaktylien sollen hier periphere Defekte mit amputationsartigen Stümpfen verstanden werden, und zwar auch dann, wenn das Stumpfende keine narbige Einziehung trägt, die auf eine Abschnürung oder Nekrose hinweisen

Tabelle 13

Syndrom	Peromelie
Femur-Fibula-Ulna-Komplex	Oberarm, ein- oder beidseitig
Spalthand – Spaltfuß	Perodaktylie Peromelien (selten) Acheirie (selten)
Pektoralis-Hand-Syndrom	„Acheirie"

Abb. 44a u. b Amniogene Defekte: bevorzugt Finger II–IV, Zehen I und II. Konvergierende, peripher zugespitzte Grundphalangen, rudimentäre Mittel- und Endphalangen

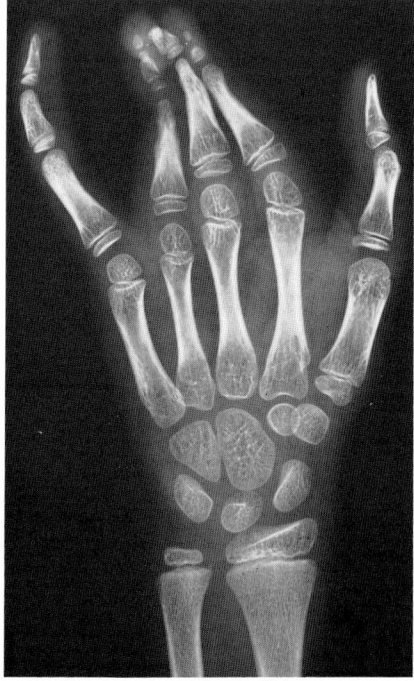
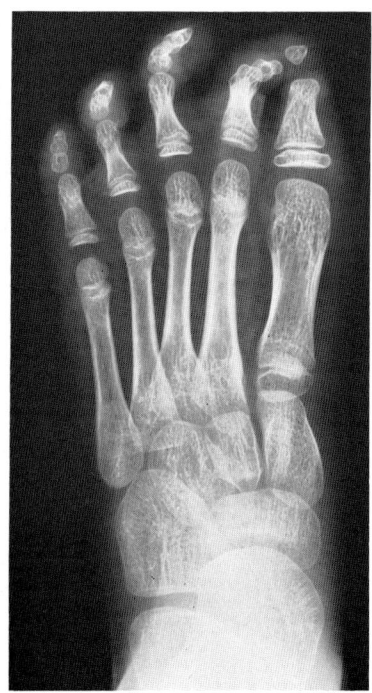

a	b

kann, sondern rudimentäre Fingerknospen oder Haut mit Papillarmustern, die für Entstehung durch periphere Hypoplasie sprechen. Die Peromelien und Perodaktylien in diesem Sinne bilden eine uneinheitliche Gruppe.

Bei mehreren bereits besprochenen Syndromen (Tab. 13) kommen Peromelien vor.

Die meisten peripheren Defekte sind sporadisch und einseitig oder asymmetrisch. Sie betreffen vorwiegend den Unterarm, die Hand und die Finger II–V. Genetisch bedingte Peromelien sind ausgesprochen selten.

Acheiropodie. Bei diesem autosomal-rezessiven Erbleiden laufen Arme und Beine in konischen Stümpfen spitz zu. Die Epikondylen des Humerus sind nicht ausgebildet. Bei einigen Fällen findet sich ein senkrecht zum Humerus stehender Finger auf jeder Seite. Radius und Ulna fehlen, ebenso die Fibula. Die Tibia endet im unteren Drittel (TOLEDO u. SALDANHA 1969).

Die geringe Körperhöhe – 125–130 cm im Erwachsenenalter – kann nicht allein durch das Fehlen der Füße erklärt werden. Patienten mit Acheiropodie wurden bisher nur in Brasilien beobachtet, und zwar in 22 Familien 28 männliche und 25 weibliche Patienten. Blutsverwandtschaft der Eltern war in 82% bekannt. Auch sporadische Peromelien können alle Gliedmaßen betreffen, doch sind dann die Enden meist abgerundet, und die Länge der Stümpfe ist weniger symmetrisch.

Aplasie der distalen Phalangen von Fingern und Zehen, Zystische Nierendysplasie und Epilepsie: autosomal-rezessives digitorenozerebrales Syndrom. ERONEN u. Mitarb. (1985) haben einen männlichen Patienten mit den in der Überschrift genannten Symptomen beschrieben, der 2 Kusinen mit dem gleichen Syndrom hatte. Die Mütter der Patienten waren Schwestern, die Väter Brüder; sie stammten aus einer abgelegenen Gegend in Finnland. Bei einer Kusine fehlten die V. Zehen ganz. Bei allen Patienten fehlten die Finger- und Zehennägel.

Tetramele periphere Defekte mit ektodermaler Dysplasie. FREIRE-MAIA (1970) hat ein autosomal-rezessives Syndrom mit schweren, unregelmäßigen Defekten der peripheren Gliedmaßen (Hände mit 1 oder 2 Strahlen, Acheirie, Peromelie der Unterschenkel oder der Füße), Hypotrichose, Hypodontie, Nagelhypoplasie, Minderwuchs, Schwachsinn und Hypogonadismus beschrieben. Röntgenbefunde liegen bisher nicht vor.

Amniogene Fehlbildungen. Charakteristisch für amniogene Fehlbildungen sind Fäden oder Fetzen von Amnion, die man bei Neugeborenen an den betroffenen Fingern oder Zehen findet, sowie periphere Syndaktylien mit sondierbaren Fenstern, Schnürfurchen, distal davon rundliche Auftreibungen, Enddefekte und verschiedenartige Deformationen (Klumpfuß) in wechselnden Kombinationen (Abb. **44**). An den Händen sind vorwiegend die Finger II–IV, an den Füßen die Großzehe betroffen. Schnürfurchen sind außer an Fingern und Zehen häufig auch an den Unterschenkeln erkennbar. Meist sind die Fehlbildungen asymmetrisch, doch kommen auch weitgehend symmetrische amniogene Defekte vor. Nicht selten bestehen gleichzeitig amniotische Verwachsungen zwischen Plazenta und Gesichts- und Nasenspalten sowie ausgedehnten Defekten des Schädeldaches, manchmal nur eine Asymmetrie der Lidspalten oder eine turmschädelartige Deformation. Auch Hautdefekte und Bauchwandbruch kommen vor. Genetische Faktoren scheinen keine Rolle zu spielen. Die eigentliche Ursache ist unbekannt. Der Entstehungsmechanismus ist nicht geklärt. Vermutlich sind bereits die Abfaltung des Amnions vom Embryo und die Bildung der Amnionhöhle gestört. Die mechanische Abschnürung von Gliedmaßenenden durch Amnionfäden ist nur eine späte Teilerscheinung der grundlegenden amniogenen Störung.

Bei einer Analyse von 65 Patienten mit amniogenen Defekten waren 53mal die Finger, 39mal die Zehen, 37mal Finger und Zehen betroffen. Von den Fingern in absteigender Häufigkeit III, IV, II, V und I, von den Zehen I, III, II, IV und V. Die Tab. 14 zeigt, daß die Defekte relativ asymmetrisch und nicht ganz selten einseitig sind.

Tabelle 14
Amniogene Defekte: Zahl der betroffenen Finger

Linke Hand	Rechte Hand						
	0	1	2	3	4	5	0–5
0	4	–	–	–	2	1	7
1	–	1	1	–	–	1	3
2	2	1	2	4	1	1	11
3	4	1	2	5	2	3	17
4	3	1	1	3	3	–	11
5	1	–	4	2	2	6	15
0–5	14	4	10	14	10	12	64

Eineiige Zwillinge mit amniogenen Defekten sind überwiegend diskordant betroffen. Bei einem monochorischen, diamniotischen weiblichen Paar hatte allerdings ein Partner eine Amputation in Höhe des linken Handgelenks und einen Konstriktionsring 2 cm proximal vom rechten Handgelenk, während die Zwillingsschwester nur einen flachen Konstriktionsring 2 cm proximal vom rechten Fußknöchel hatte. Die fetale Seite beider Plazentaanteile zeigte multiple amniotische Bänder (ZIONTS u. Mitarb. 1984).

Hypoglossie-Hypodaktylie-Komplex
(Tab. 15, Abb. 45 u. 46).
Synonyme: Aglossie-Adaktylie-Syndrom, Hanhart-Syndrome, Ankyloglossum-Syndrom, „oromandibular-limb syndrome".

Tabelle 15 Terminale transverse Defekte bei Aglossie, Mikroglossie oder Ankyloglosson (*Schlotmann* 1986)

Füße betroffen	Hände betroffen				
	0	re.	li.	re.+li.	insgesamt
0	–	1	1	14	16
re.	1	1	2	9	13
li.	1	–	–	7	8
re.+li.	3	–	6	41	50
insgesamt	5	2	9	71	87

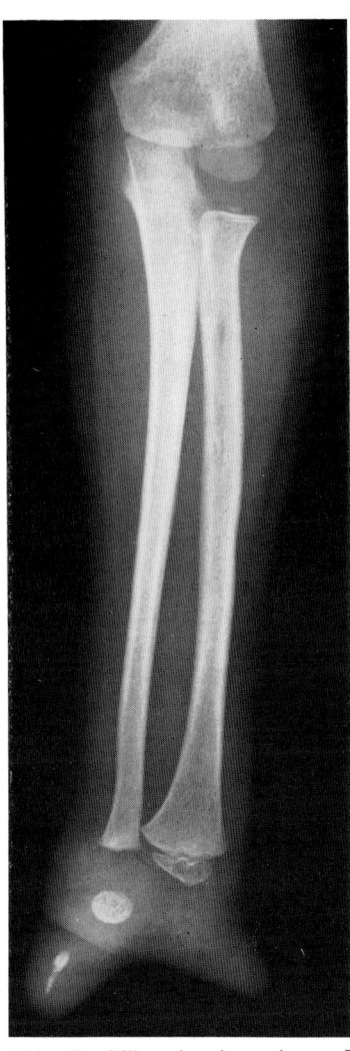

Abb. 45 Mikroglossiesyndrom. Peromelie rechter Oberarm. Acheirie mit Andeutung einer atypischen Spalthand. Aplasie der Zungenspitze, Zunge breit mit Alveolarfortsatz verwachsen

Terminale transverse Defekte von Fingern und Zehen, des Vorfußes oder größerer Gliedmaßenabschnitte finden sich häufig bei Unterentwicklung der Zunge und des Unterkiefers, oft mit Verwachsung von Zunge und Mundboden. Im Gegensatz

Abb. **46**
Mikroglossiesyndrom

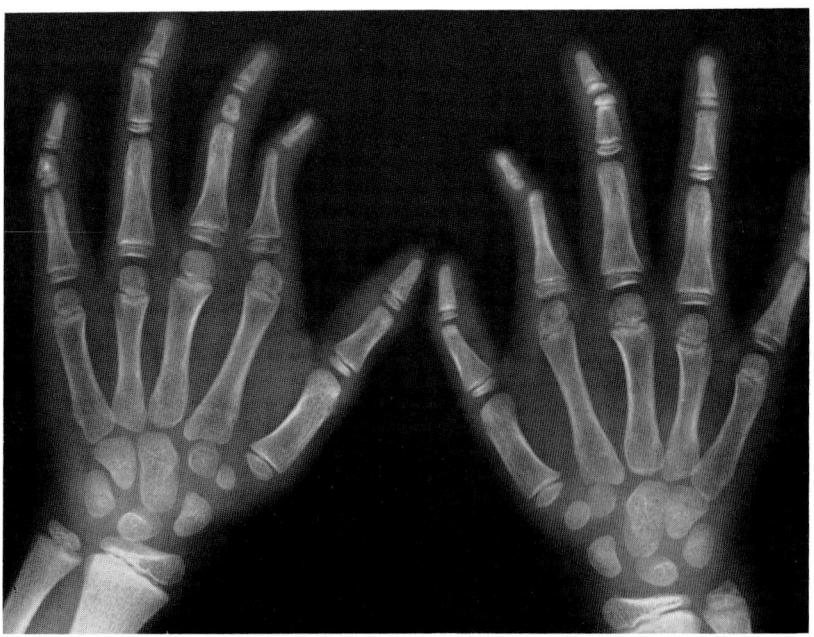

zu anderen terminalen transversen Defekten sind häufig beide Seiten und obere sowie untere Gliedmaßen betroffen. Einige Fälle gehen mit „Möbius-Syndrom" einher (Aplasie von Gesichts-, Augen-, Zungen- und Gaumenmuskulatur). Auch beim Möbius-Syndrom ohne Zungenfehlbildungen kommen Brachydaktylie, Syndaktylie, auch ein- oder doppelseitiges Fehlen der Hand, Klumpfuß und Hüftluxation nicht selten vor. Die Ursache des Hypoglossie-Hypodaktylie-Syndroms ebenso wie des Möbius-Syndroms ist unbekannt. Gleichartige Gliedmaßenfehlbildungen ohne Zungenbeteiligung sind auf die Geschlechter, auf Hände und Füße, auf rechts und links ganz ähnlich verteilt, so daß man annehmen kann, daß bei dem Komplex nicht nur jede Gliedmaße, sondern auch Zunge und Unterkiefer frei von Fehlbildungen sein können.

Transversale Gliedmaßendefekte bei splenogonadaler Fusion. Peromelie der Oberarme oder Oberschenkel, auch Amelie eines oder beider Beine sowie verschiedene Defekte der Zehen, kommen zusammen mit splenogonadaler Fusion vor, manchmal gleichzeitig mit ausgeprägter Mikrognathie. Das Verhältnis von männlich zu weiblich unter Fällen von splenogonadaler Fusion (PUTSCHAR u. MANION 1956) liegt bei 9:1. Die Ursache ist unbekannt. Ein familiäres Wiederholungsrisiko besteht anscheinend nicht. Die Übereinstimmung mit den Symptomen des Mikroglossiesyndroms läßt an die Möglichkeit denken, daß die splenogonadale Fusion mit Gliedmaßendefekten nur eine spezielle Form dieses variablen Symptomenkomplexes ist.

Terminale transversale Defekte beim Prune-belly-Syndrom. Bei 11 von über 300 Fällen von Muskelhypoplasie der Bauchdecken, Hydronephrose und Kryptorchismus fanden sich transversale Defekte eines Beins, meist des rechten, die von Amelie über Defekte unterhalb des Knies bis zu Nageldefekten der Zehen gingen (CAREY u. Mitarb. 1982). Der Name des Syndroms leitet sich von einem Vergleich der faltigen Bauchhaut mit einer gedörrten Zwetschge ab. Pathogenetisch liegt eine Verlegung der Urethra mit extremer Blasenerweiterung vor, die vermutlich durch Abdrücken eines Beckengefäßes zu einer gefäßbedingten Gliedmaßenfehlbildung führen kann. Das Prune-belly-Syndrom tritt meist sporadisch auf, ohne daß ein Hinweis auf genetische Ursachen besteht.

Pierre-Robin-Syndrom. Die Kombination von Mikrognathie, Glossoptose und Gaumenspalte wird als Pierre-Robin-Syndrom bezeichnet. Die Ätiologie ist unklar. Verschiedene Gliedmaßenfehlbildungen von Amelie bis zu Fingerdefekten, atypischer Spalthand und Syndaktylien kommen dabei offenbar gehäuft vor (SMITH u. Mitarb. 1960, SMITH u. STOWE 1961, WOOD u. SANDLIN 1983).

Pektoralis-Hand-Defekt. Neben der typischen Symbrachydaktylie kommen mit gleichseitigem Pektoralisdefekt vergesellschaftete schwere Fehlbildungen wie Fingerdefekte, atypische Spalthand und Acheirie vor (KÖNIG u. LENZ 1983). Gleichzeitig kann ein Möbius-Syndrom oder ein Pierre-Robin-Syndrom vorliegen (WOOD u. SANDLIN 1983).

Coffin-Siris-Syndrom. COFFIN u. SIRIS (1970) haben 3 Mädchen, alle Einzelfälle in der Familie, beschrieben, die hochgradigen Schwachsinn, Minderwuchs und Brachydaktylie durch Fehlen der Endphalanx der V. Finger mit Fehlen der Nägel, kleine Endphalangen II–IV sowie analoge Veränderungen der Zehen zeigten. MATTEI u. Mitarb. (1981) haben 2 schwachsinnige Schwestern mit fehlenden Endphalangen und Nägeln der Kleinfinger sowie hypoplastischen Endphalangen der übrigen Finger unter der irrtümlichen Bezeichnung Coffin-Lowry-Syndrom – dabei handelt es sich um ein X-gekoppeltes Syndrom mit Schwachsinn, breiten Händen und weitem Lidwinkelabstand – beschrieben.

Periphere Hypoplasie als Zeichen der Hydantoinembryopathie. Hypoplasie oder Aplasie der Endphalangen, vor allem der IV. und V. Finger, findet sich manchmal bei Kindern, deren Mütter während der Schwangerschaft Phenylhydantoin zur Behandlung einer Epilepsie genommen haben (AASE 1974).

Acheirie mit Fingerknospen. Bei manchen Fällen von einseitiger Peromelie des Unterarms oder der Hand sitzen am Stumpfende eine Reihe von bis zu 5 rudimentären rundlichen Fortsätzen von Stecknadelkopf- bis Erbsgröße. Auch das Röntgenbild läßt dabei oft erkennen, daß der Unterarm nicht „spontanamputiert" ist, sondern durch einen Stopp in seinem peripheren Wachstum gehemmt wurde. Die Rudimente von Radius und Ulna zeigen nämlich noch angedeutet normale Form ihrer distalen Enden. Die Fehlbildung ist immer sporadisch und praktisch immer auf einen Unterarm beschränkt. Die Ursache ist unbekannt. Ausnahmsweise kann ein amniogener Schnürring um den Unterarm ein ähnliches Bild peripherer Wachstumshemmung hervorrufen.

Hemidysplasie mit Psoriasis (ichthyosiformer Erythrodermie). Einseitige Amelie, Peromelie oder Hypoplasie langer Röhrenknochen und Aplasie von Fingern und Zehen kommt bei den seltenen Fällen von angeborener Hemidysplasie mit halbseitiger „ichthyosiformer Erythrodermie" oder „Psoriasis" vor, gewöhnlich zusammen mit Fehlbildungen an Herz, Nieren, Wirbelsäule und Nervensystem. Punktförmige Epiphysenverkalkungen im Neugeborenenalter wurden in 5 Fällen beobachtet. Das Syndrom ist bisher bei 19 Mädchen und einem Knaben (HAPPLE u. Mitarb. 1980) beobachtet worden, darunter bei 2 Schwestern (FALEK u. Mitarb. 1968). HAPPLE u. Mitarb. nehmen ein X-gekoppeltes dominantes Gen mit Letalwirkung bei männlichen Embryonen an. Der mosaikartige Befall, der den Blaschko-Linien und da-

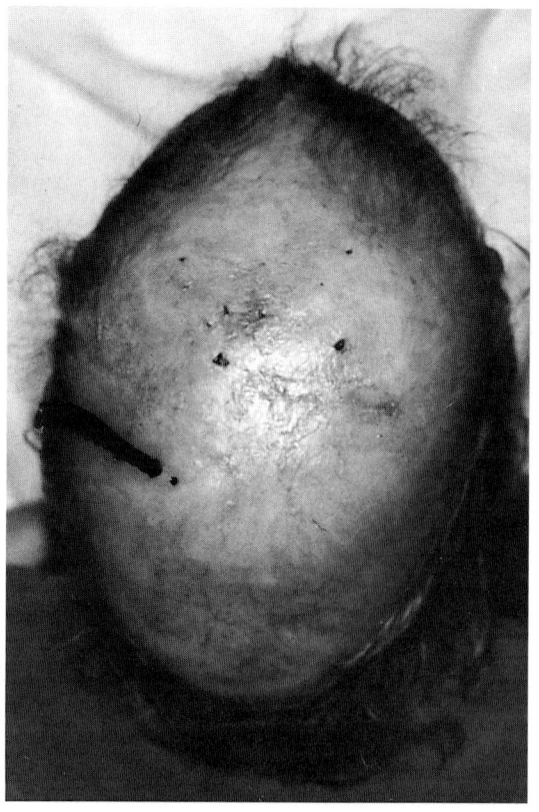
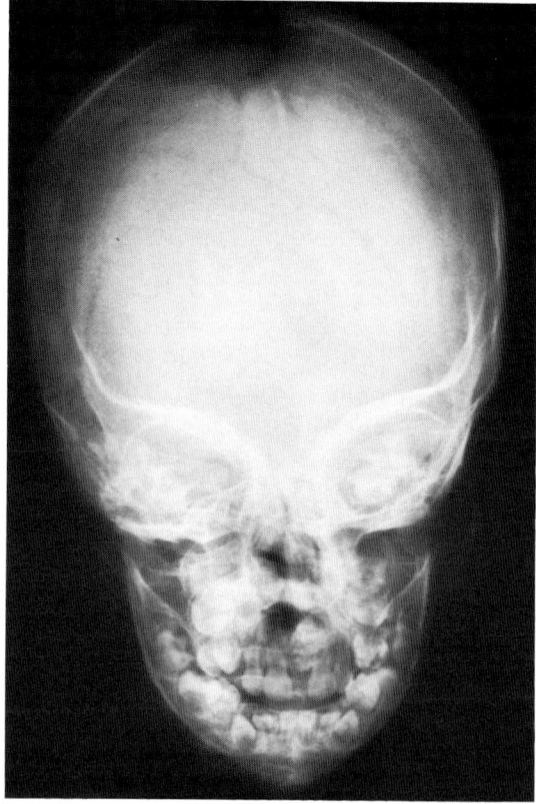

a **b**
Abb. 47 a u. b   Kopfhautdefekt mit peripherer Hypoplasie

Oligodaktylien (Strahlendefekte)

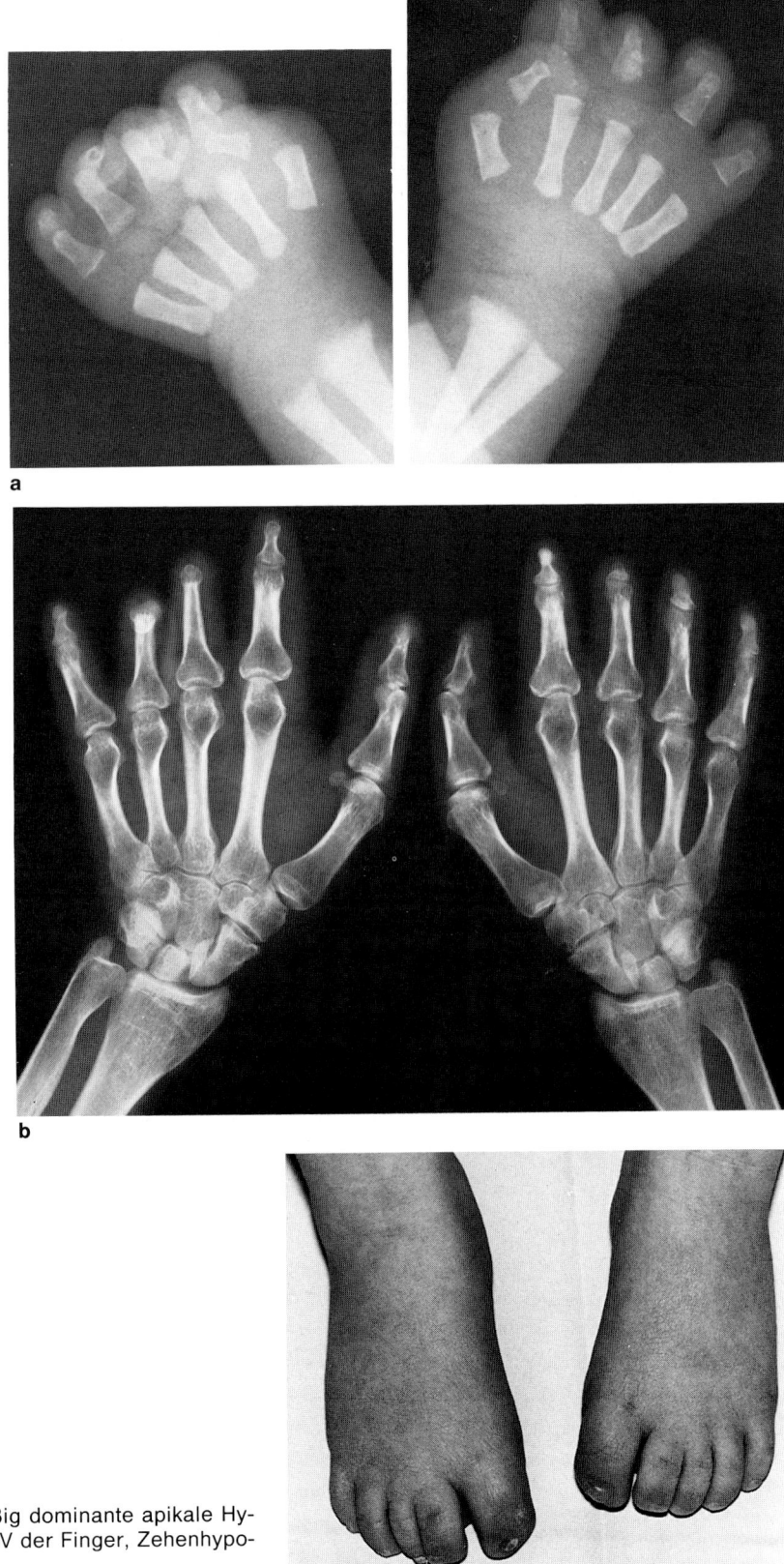

Abb. **48a–c** Unregelmäßig dominante apikale Hypoplasie (Perodaktylie II–V der Finger, Zehenhypoplasien)

Fehlbildungen der Gliedmaßen

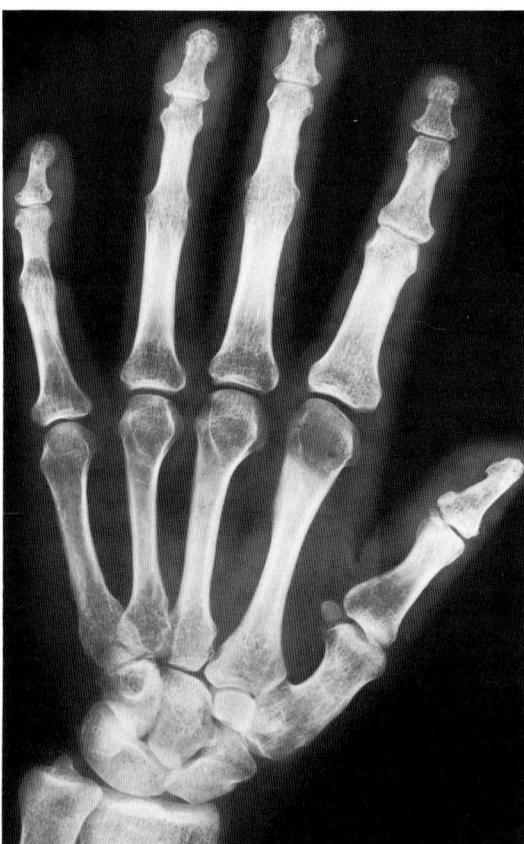

Abb. 49 Proximale Symphalangie

mit den Mustern der Inaktivierung des einen oder des anderen X-Chromosoms bei der Frau folgt, spricht für diese Deutung.

Dominante Enddefekte der Gliedmaßen mit Defekt der Kopfhaut (Abb. 47 u. 48). ADAMS u. OLIVER (1945) haben eine Familie beschrieben, in der in 3 Generationen 8 Personen in wechselnder Ausprägung Kopfhautdefekte und Enddefekte der Gliedmaßen hatten: Peromelie der Unterschenkel, Fehlen von Fingern und einigen Metakarpi, Fehlen der Zehen II–V, kurze Endphalangen der Finger.

Die Kombination von Kopfhautdefekten mit variablen terminalen transversen Defekten von Händen und/oder Zehen ist seither mehrfach beschrieben worden (WILSON u. HARCUS 1982). Der Erbgang ist autosomal-dominant mit unvollständiger Penetranz und variabler Expressivität.

Da die Zehen manchmal nur hypoplastisch sind ohne Enddefekte zu zeigen, da Kopfhautdefekte ohne Gliedmaßendefekte in derselben Familie vorkommen und da Kopfhautdefekte fehlen können, ist die Diagnose im Einzelfall oft nicht mit Sicherheit zu stellen (BURTON u. Mitarb. 1976, FRYNS u. Mitarb. 1977).

Vielleicht gehört auch eine von ETCHES u. Mitarb. (1982) beschriebene Familie hierher: männliches Kind mit angeborener Amputation der I. und II. Zehe, Mutter: Amputation der ersten 3 Zehen rechts, Großtante der Mutter: II., III. und IV. Finger durch kurze nagel- und gelenklose Stümpfe ersetzt, Vetter: mittlerer Zeh eines Fußes fast völlig fehlend.

Synostosen

Symphalangien (Gelenkaplasien)

Als Symptom von Brachydaktylien: Verschmelzung der distalen und mittleren Phalangen ist typisch für die Brachydaktylie vom Typ Farabee, doch steht hier die Kurzfingrigkeit ganz im Vordergrund, so daß die Anomalie nicht zu den Symphalangien gerechnet wird. Distale Symphalangien kommen gelegentlich bei Brachydaktylie B (Typ mit Anonychie II–V) vor, in der man einen Übergangstyp zu den Symphalangien sehen kann, die mit Enddefekten und Nagellosigkeit einzelner Finger kombiniert sind. Schließlich ist proximale Symphalangie häufig beim Apert-Syndrom.

Bei anderen Fällen, die durchweg dominant erblich sind, stehen Symphalangien und andere Gelenkaplasien, vorwiegend der Ellenbogengelenke und der Hand- und Fußwurzelknochen, im Vordergrund. Genetisch lassen sich vorwiegend distale Symphalangien von vorwiegend proximalen unterscheiden. Sie kommen nicht gehäuft zusammen in derselben Familie vor.

Distale Symphalangien
Typ Cole: II. Finger (Zehen IV und V), doppel- oder einseitig, unregelmäßig dominant
Typ Inman: II. und V. Finger
Typ Steinberg und Reynold: II.–V. Finger
Typ Schwarz und Rivellini: IV. Finger
Typ Drey: II., III. und V. Finger, Endphalanxdefekt der Finger III und IV.
Typ Wolf: V. Finger
Typ Rehmann: Daumen, II. und V. Finger, sämtliche Zehen, dabei häufig Humeroradial- und Humeroulnarsynostose, Karpal- und Tarsalsynostosen, kurze Daumen- und Großzehengrundphalangen, gelegentlich Blockwirbelbildung, Radiusluxation. Im Kindesalter ist die Kürze der Daumengrundphalanx und der Mittelphalangen II und V typisch, eine knöcherne Verschmelzung der Phalangen besteht noch nicht, doch weist das Fehlen von Hautfurchen über den distalen Fingergelenken auf die Gelenkaplasie hin.

Proximale Symphalangien: Typ Cushing (WL-Symphalangie-Brachydaktylie-Syndrom, Typ Kirmisson): Hier ist die Haut über den proximalen Interphalangealgelenken faltenlos. Humeroradiale Synostosen, Radiusluxation, Fusion von Karpal- und Tarsalknochen sind nicht selten. Oft besteht

Abb. 50
Proximale Symphalangie, Typ Cushing

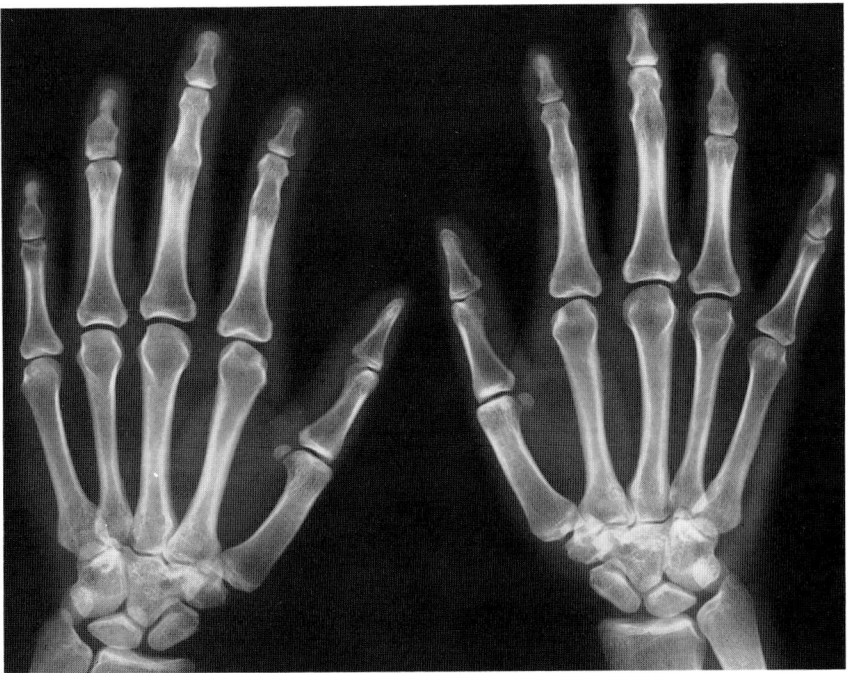

eine Leitungsschwerhörigkeit. Charakteristisch ist ein verkürztes Metakarpale I. Endglieddefekte der IV. Finger kommen vor (Abb. **49** u. **50**). Die Vererbung ist autosomal-dominant. HERRMANN (1974) hat bei 6 Mitgliedern einer Familie einen Typ von Symphalangie mit autosomal-dominantem Erbgang beschrieben, der proximale Symphalangien, Karpalsynostosen, kurzes Metakarpale I und Hörminderung mit dem Cushing-Typ gemeinsam hat, darüber hinaus aber kürzere oder fehlende Mittelphalangen, erweiterte Markräume der Phalangen und der langen Röhrenknochen und häufige Syndaktylien aufweist („WL-Symphalangie-Brachydaktylie-Syndrom").

HERRMANN unterscheidet daneben noch einen Typ Kirmisson, der sich vom Cushing-Typ im wesentlichen durch das Vorkommen von Defekten der Nägel und der End- und Mittelphalangen unterscheiden soll. Wenn man die intrafamiliäre Variabilität der proximalen Symphalangien vor Augen hat, ist die Berechtigung der Abgrenzung des WL- und des Kirmisson-Typs zweifelhaft.

Metakarpophalangealsynostose. PEARLMAN u. Mitarb. (1964): Mutter und Tochter hatten auffallend kurze Finger mit nur je 2 Phalangen sowie ungewöhnlich lange Metakarpi (fehlende Mittelphalangen? Metakarpi aus Blastem von Metakarpi und Grundphalangen hervorgegangen?), Synostosen zwischen Metakarpale I und Daumengrundphalanx sowie Metakarpale IV und V und den anschließenden Phalangen. Außerdem bestanden ausgedehnte Fusionen zwischen benachbarten Karpalia und Tarsalia sowie Radiusköpfchenluxation.

Symphalangie als Symptom anderer Gliedmaßenfehlbildungen. Außer bei den hier speziell angeführten Syndromen mit Symphalangie, deren Symptome z.T. weit über die „Symphalangie" hinausgehen, kommen Symphalangien bei den in der Tab. **16** genannten Syndromen vor.

Tabelle **16** Vorkommen von Symphalangien

Syndrom	Lokalisation
Brachydaktylie A₁	distal
Brachydaktylie B	proximal
Brachymetapodie	proximal
apikale Dystrophie (Sorsby 1935)	proximal
Pektoralis-Hand-Syndrom (Poland)	distal
diastrophischer Zwergwuchs	proximal II–IV
Apert-Syndrom	proximal II–V
Lenz-Majewski-Syndrom	proximal II–V (Abb. **51**)
amniogene Defekte	selten (unregelmäßig)

Metakarpalsynostose IV + V

Metakarpalsynostose IV + V kommt bei verschiedenen Skelettanomalien vor, wie Pseudothalidomidsyndrom, Thrombozytopenie-Radiusaplasie-Syndrom, Ringchromosom 13 oder Deletion 13q-Apert-Syndrom und einem Typ von Sympolydaktylie.

X-gekoppelt-rezessiver Typ. HOLMES u. Mitarb. (1972) haben eine Familie beschrieben, in der 11

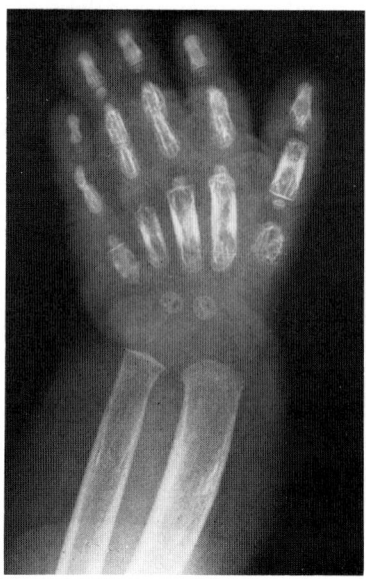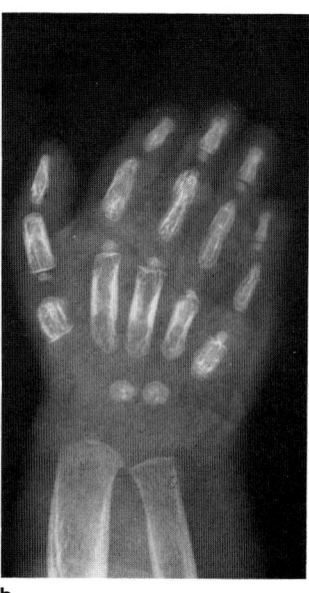

Abb. 51 Lenz-Majewski-Syndrom. Kraniodiaphysäre Hypostose mit Brachydaktylie, Symphalangie, Choanalatresie und Progerie

betroffene männliche Mitglieder über 6 normale Genträgerinnen miteinander verwandt waren. BEADNELL (1924) und OREL (1928) haben ebenfalls X-gekoppelte Vererbung bei Metakarpalsynostose IV + V beobachtet.

Autosomal-dominanter Typ. Vererbung vom Vater auf den Sohn und betroffene weibliche Familienmitglieder wurden von LERCH (1948) und HABIGHORST u. ALBERS (1965) beschrieben, so daß Heterogenie der Metakarpalsynostose IV + V anzunehmen ist.

Typ mit multiplen Mißbildungen. Die Kombination mit Ptose, weitem Lidwinkelabstand, Daumenhypoplasie, verkürzten V. Zehen und Pes adductus wurde von RUVALCABA u. Mitarb. (1968) beschrieben. Wir sahen weitgehend gleichartige Fehlbildungen bei einem Mädchen, das außerdem eine schwere Hüftgelenksdysplasie hatte (Abb. 52).

Ausgedehnte Metakarpalsynostosen mit Syndaktylie und Basodysphalangie

Blockartige Synostosen aller Metakarpi sind für den Cenani-Typ der totalen Syndaktylie typisch (s. S. 951 f.). Synostosen der Metakarpi I und II sowie IV und V mit radioulnärer Synostose und Dysplasie der Grundphalangen sind in der Abb. 53 dargestellt. Ähnliche Fälle haben HOPF (1959) sowie ROSSELLI u. GULIENETTI (1960) abgebildet.
PFEIFFER u. MEISEL-STOSIEK (1982) haben anscheinend dasselbe Syndrom bei 2 Brüdern beobachtet. Bei diesen Fällen ist der Unterarm nicht so stark verkürzt wie bei der Cenani-Syndaktylie, und die Füße sind weniger schwer betroffen. DODINVAL (1979) hat einen ähnlichen Patienten beschrieben, dessen Schwester eine blockartige Synostose aller Metakarpi und eine totale radioulnäre Synostose, mehr dem Typ Cenani gleichend, hatte. Vielleicht gehören doch alle diese Fälle zum gleichen autosomal-rezessiven Erbleiden mit erheblicher Variabilität.

Abb. 52 Metakarpalsynostose IV + V mit multiplen Fehlbildungen (Univ.-Kinderklinik, Hamburg)

Abb. 53 Synostose von Radius und Ulna, Karpal- und Metakarpalknochen. Dysphalangien (*Drohm* u. Mitarb. 1976)

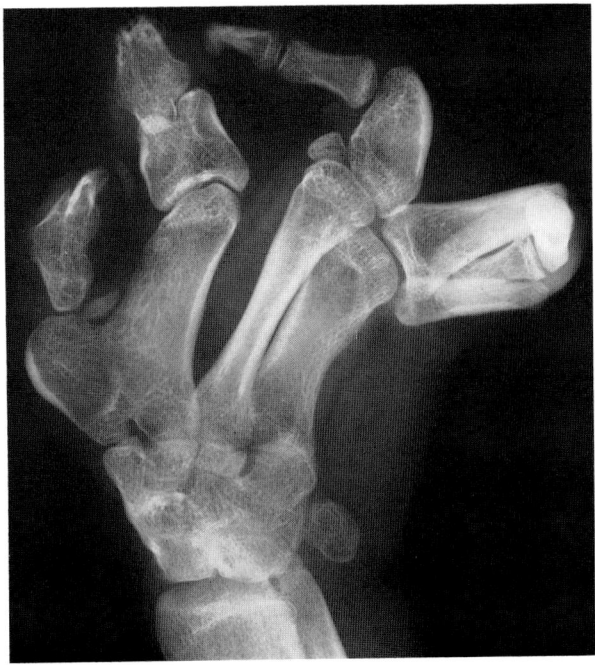

Metatarsalsynostosen bei Akropektorovertebraldysplasie

Vorwiegend proximale Synostosen der Metatarsi IV und V (auch III, IV und V) und totale Metatarsalsynostose I und II sind für die akropektorovertebrale Dysplasie charakteristisch, ein autosomaldominantes Erbleiden mit Syndaktylie der Finger I und II, Verkürzung von Metakarpale I, unregelmäßiger Verkürzung, Verbreiterung und Verformung der Daumenphalangen, radialer Abweichung der Daumen sowie Karpal- und Tarsalsynostosen (GROSSE u. Mitarb. 1969).

Dominante Tarsalsynostose

BERSANI u. SAMILSON (1957) haben bei Mutter, Sohn und Tochter einer Familie beiderseitige Synostosen von Talus, Navikulare, Kuboid, mittlerem und seitlichem Kuneiforme und dem II., III. und IV. Metatarsale beobachtet. Die Patienten klagen über Fußschmerzen und Ermüdbarkeit. Der Vorfuß war in Supinationsstellung. Multiple tarsale (Kuboid mit Kalkaneus, II. Kuneiforme und II. Metatarsus, III. Kuneiforme und Kuboid) und Karpale Synostosen (Navikulare und Triquetrum, Multangulum minus und II. Metakarpale) mit Platyspondylie, Syndaktylien und Verkürzung von Metakarpale II und Metatarsale II haben CHRISTIAN u. Mitarb. (1975) bei Mutter und Tochter beschrieben.

Dominante Vererbung einer Synostose von Kalkaneus und Navikulare haben auch WRAY u. HERNDON (1963) beobachtet.

DIAMOND (1974a) hat Brachymesophalangie und Klinodaktylie der Kleinfinger, überstreckbare Gelenke und Synostosen zwischen Talus und Navikulare sowie zwischen Kalkaneus und Kuboid als variables dominantes Erbleiden bei 8 Personen in 3 Generationen beschrieben. Ferner hat sie (1974b) über Knochenbrücken zwischen Talus und Kalkaneus bei Mutter, 2 Söhnen und einer Tochter berichtet.

FRIAS u. Mitarb. (1973) haben ein autosomaldominantes Syndrom von multiplen Pterygien, Ptosis, Wirbelkörperanomalien mit Skoliose und Synostose von Tarsalknochen beschrieben.

Tabelle 17
Tarsal- und Karpalsynostosen (*Albrecht* 1968)

amniogene Defekte	Navikulare und Lunatum, Kalkaneus und Kuboid
Daumentriphalangie	Multangulum majus und minus
radiale Defekte (Holt-Oram-Syndrom, Thrombozytopenie-Radius-Aplasie-Syndrom)	Lunatum und Triquetrum, Lunatum, Triquetrum und Navikulare
Spalthand	Triquetrum und Pisiforme, Capitatum und Hamatum
ulnare und fibulare Defekte	Navikulare und Lunatum, Multangulum majus und minus

Kniepterygiumsyndrom, autosomal-dominant
Knöcherne Syndaktylien von Grundphalangen der Zehen, Synostose von Talus und Kalkaneus (SHVED u. Mitarb. 1983).

Ventruto-Syndrom, autosomal-dominant

Karpale und tarsale Synostosen finden sich beim Ventruto-Syndrom zusammen mit Kraniosynostose, Brachydaktylie mit Fehlen von distalen oder Mittelphalangen, Nagelaplasie oder -hypoplasie und Symphalangie (VENTRUTO u. Mitarb. 1976). Die Abgrenzung dieses Syndroms vom Typ Cushing der proximalen Symphalangie, zu dem ebenfalls karpale und tarsale Synostosen gehören, ist unsicher (s. S. 1012f.). Häufig sind Karpalsynostosen auch beim Holt-Oram-Syndrom (s. S. 984f.). Beim Typ V des Ehlers-Danlos-Syndroms, einem X-gekoppelt-rezessiven Erbleiden, dem ein Mangel an Lysyloxidase zugrunde liegt, finden sich neben überdehnbarer, leicht verletzlicher Haut und überstreckbaren Gelenken Knochenveränderungen wie Okzipitalhörner, abnorm geformte Ellenbogengelenke und Fusion von Karpalknochen (MAROTEAUX u. Mitarb. 1986).

Humeroradiale Synostosen mit autosomal-rezessivem Erbgang

Die meisten Fälle von humeroradialer Synostose gehören zum Femur-Fibula-Ulna-Komplex, der anscheinend nicht familiär gehäuft auftritt. Daneben sind aber einige familiäre Fälle beobachtet worden.
ROTH (1926): 3 von 5 Geschwistern hatten rechtwinklige Synostosen von Humerus, Radius und Ulna, Fehlen des oberen Endes der Fibula und der Patella.
FROSTAD (1940): rechtwinklige Synostosen beider Humeri mit Radius und Speiche bei 3 von 6 Kindern einer Familie und bei 2 von 7 Kindern einer zweiten, dabei normale Karpalknochen und Phalangen.
SCHRÖDER (1932): 5 von 10 Kindern aus einer Verwandtenehe hatten dysplastische Ohrmuscheln, Beugekontrakturen der Kleinfinger, teilweie Radiusköpfchenluxation, Ulnahypoplasie, Halswirbelsynostosen, Subluxation der Hüftgelenke, der Tibiae und der Humeri; ein Mädchen hatte beiderseits eine Humeroradialsynostose.
BIRCH-JENSEN (1949, Nr. 195): Kind aus einer Vettern-Basen-Ehe mit Ankylose beider Ellenbogengelenke, hypoplastischen Unterarmen und Daumen, hypoplastischen linkem Humerus und Kontraktur beider Kniegelenke.
LACHERETZ u. Mitarb. (1974): Sohn aus Verwandtenehe, beidseitige rechtwinklige Humeroradialsynostose, Akrozephalie mit vorzeitigem Schluß von Koronar- und Sagittalnaht, Karpalsynostosen, Schwerhörigkeit durch Ankylose zwischen Steigbügel und ovalem Fenster (vgl. 2 ähnliche sporadische Fälle von DE LOZIER u. Mitarb. 1980).

Antley-Bixler-Syndrom

Insgesamt 5 sporadische Fälle mit spitzwinkliger humeroradialer Synostose, Gelenkkontrakturen, ausgeprägter winkeliger Biegung der Femora, Kraniosynostose, Brachyzephalie, Hypoplasie des Mittelgesichts, extrem eingezogener Nasenwurzel, dysplastischen Ohrmuscheln und Choanalatresie sind unter dem Namen Antley-Bixler-Syndrom publiziert worden (ROBINSON u. Mitarb. 1982).

Kleeblattschädel mit Ellenbogenankylosen

Das Kleeblattschädelsyndrom wird von GATHMANN u. MEYER (1977) in drei Typen eingeteilt.
Typ I mit allgemeinem Minderwuchs, meist thanatophorer Dysplasie,
Typ II mit knöchernen Ankylosen der Ellenbogen und knorpeligen Ankylosen der Kniegelenke,
Typ III ohne weitere Skelettveränderungen.

Von Typ II wurden seit der ersten Beschreibung durch LOSCHGE (1795) 12 weitere durchweg sporadische Fälle bekannt.

Humeroulnare Synostosen

Humeroradiale und humeroulnare Synostose mit dominanter Vererbung wurde von SIWON (1928) beschrieben. Die Finger sollen dabei normal gewesen sein, doch wurden nur die Ellenbogengelenke röntgenologisch untersucht, so daß unsicher ist, ob nicht Symphalangien bestanden und die Fälle damit zur Gruppe der Symphalangien mit Ellenbogenankylose gehören (s. S. 1012f.).
Humeroulnare und humeroradiale Synostosen kommen als inkonstantes Merkmal sowohl bei proximalen Symphalangien als auch bei der distalen Symphalangie Typ Rehmann vor.
Bei einem auf die Ellenbeugen beschränkten dominant erblichen Pterygiumsyndrom findet sich neben Synostosen von Karpalknochen eine Dysplasie von Kondylen und Trochlea und eine humeroulnare Synostose (MEAD 1963).

Radioulnäre Synostose

Radioulnäre Synostosen kommen beim autosomal-dominanten Holt-Oram-Syndrom nicht selten vor (s. S. 984f.).
Auch bei der Thalidomidembryopathie sind proximale radioulnäre Synostosen oder totale Synostosen hypoplastischer Radii und Ulnae nicht selten. Daneben gibt es autosomal-dominante radioulnäre Synostosen (DAVENPORT u. Mitarb. 1924, HANSEN u. ANDERSEN 1970). Die dominant erbliche radioulnäre Synostose tritt vorwiegend dop-

pelseitig auf, nach WALTER (1978) bei 39 von 46 Patienten, während sporadische Fälle etwa gleich häufig einseitig (28 Fälle) wie doppelseitig sind. WALTER sah freilich in einer Familie mit regelmäßig dominanter Übertragung durch 3 Generationen nur einseitige – 2 rechts, 2 links – Fälle. Wenn bei dominanter Vererbung einmal die linke, einmal die rechte Seite nicht betroffen ist, so wird man erwarten, daß es auch Genträger gibt, bei denen beide Seiten frei bleiben, doch wurde solche fehlende Penetranz nur vereinzelt beschrieben (ABBOT 1892, VOGELER 1925). ABRUZZO u. ERICKSON (1977) haben rechtsseitige radioulnäre Synostosen bei Onkel und Neffen beobachtet. Beide, ebenso wie ein Bruder des Neffen, hatten ferner Hypospadie, Schwerhörigkeit und Minderwuchs, die beiden Brüder außerdem Gaumenspalte und Iriskolobom, der Onkel eine Uvula bifida. Es könnte sich um ein X-gekoppelt-rezessives Syndrom handeln. X-gekoppelt-erbliche Fälle könnten daran beteiligt sein, daß unter 127 publizierten Fällen 61% männlichen, 39% weiblichen Geschlechts waren (WALTER 1978). PAYET (1975) hat eine auf der Insel Reunion nicht seltene Variante des Larsen-Syndroms (?) beschrieben, bei der sich neben überstreckbaren Gelenken, Minderwuchs, multiplen Luxationen und Gesichtsdysmorphie häufig radioulnäre Synostosen und gelegentlich verdoppelte Daumen fanden.

Einzelne oder mehrfache knöcherne Brückenbildungen zwischen den Diaphysen von Radius und Ulna ebenso wie zwischen benachbarten Rippen können sich bei der infantilen kortikalen Hyperostose entwickeln (SCOTT 1963). Radioulnäre Synostosen kommen bei verschiedenen numerischen Aberrationen der Geschlechtschromosomen gehäuft vor, vor allem bei 49, XXXXY, aber auch bei 48, XXXX, 48, XXXY, 48, XXYY, 47, XXY und 47, XYY (JANCU 1971), auch bei partieller Trisomie für den langen Arm von Chromosom 11.

Literatur

Brachydaktylie A_1

Bell, J.: On hereditary digital anomalies, Part I. On brachydactyly and symphalangism. Treas. hum. Inherit. 5 (1951) 1–31
Drinkwater, H.: An account of a brachydactylous family. Proc. roy. Soc. Edinb. B 28 (1907/08) 25–57
Drinkwater, H.: Account of a family showing minor brachydactyly. J. Genet. 2 (1912) 21–40
Drinkwater, H.: Minor brachydactyly: Nr. 2. J. Genet. 3 (1913/14) 217–220
Drinkwater, H.: A second brachydactylous family. J. Genet. 4 (1915) 323–339
Farabee, W. C.: Hereditary and Sexual Influence in Meristic Variation. A Study of Digital Malformation in Man. Diss., Cambridge (Mass.) 1903
Haws, D. V., V. A. McKusick: Farabee's brachydactylous kindred revisited. Bull. Johns Hopk. Hosp. 113 (1963) 20–30
Hoefnagel, D., P. S. Gerald: Hereditary brachydactyly. Ann. hum. Genet. 29 (1966) 377–382
Komai, T.: Three Japanese pedigrees of typical brachydactyly. J. Hered. 44 (1953) 79–85
Lejeune, J., E. Margolis, R. Turpin: Diagnostic dermatoglyphique de la brachy-mesophalangie. Acta genet. 8 (1958) 197
Temtamy, S. A., V. A. McKusick: The genetics of hand malformations. Birth Defects 14/3 (1978) 1–619

Brachydaktylie A_2

Edelson, P. J.: Brachydactyly type A_2 in an American negro family. Clin Genet. 3 (1972) 59
Hanhart, E.: Die Entstehung und Ausbreitung von Mutationen beim Menschen. In Just, G.: Handbuch der Erbbiologie des Menschen, Bd. I. Springer, Berlin 1940 (S. 304)
McKusick, V. A.: Mendelian Inheritance in Man. 6. Aufl. Johns Hopkins Press, Baltimore 1983 (p. 25)
Mohr, O. L., Chr. Wriedt: A new type of hereditary brachyphalangy. Carnegie Inst. Wash. Publ. 295 (1919)
Temtamy, S. A.: Genetic Factors in Hand Malformations. Diss., Baltimore 1966 (p. 172)
Ziegner, H.: Kasuistischer Beitrag zu den symmetrischen Mißbildungen der Extremitäten. München. med. Wschr. 50 (1903) 1386

Brachydaktylie A_3

Bauer, B.: Eine sicher nicht beobachtete kongenitale, hereditäre Anomalie des Fingerskelettes. Dtsch. Z. Chir. 86 (1907) 252
De Marinis, F., M. R. De Marinis: Frequency of clinodactyly in children between the ages of 5 and 12. Acta Genet. med. 4 (1955) 192
Hersh, A., F. De Marinis, R. M. Stecher: On the inheritance and development of clinodactyly. Amer. J. hum. Genet. 5 (1953) 257
Hewitt, D.: Pattern of correlations in the skeleton of the growing hand. Ann. hum. Genet. 27 (1963) 157
Jürgens, H. W.: Zur Problematik der Klinodaktylie. Ärztl. Jugendk. 52 (1960) 341
Saito, T.: A genetic study on the abnormal shortenings of the finger. Jap. J. hum. Genet. 8 (1963) 177
Wegelin, C.: Über eine erbliche Mißbildung des kleinen Fingers. Berl. klin. Wschr. 12 (1917) 283

Brachydaktylie A_4

Blank, E., B. R. Girdany: Symmetric bowing of the terminal phalanges of the fifth fingers in a family (Kirner's deformity). Amer. J. Roentgenol. 93 (1965) 367
Brailsford, J. F.: The Radiology of Bones and Joints. Churchill, London 1953 (p. 64)
Kirner, I.: Doppelseitige Verkrümmungen des Kleinfingerendgliedes als selbständiges Krankheitsbild. Fortschr. Röntgenstr. 36 (1927) 804
Sugiura, Y., T. Ueda, K. Umezawa, Y. Tajima, J. Sugiura: Dystelephalangy of the fifth finger. J. Jap. orthop. Ass. 34 (1961 a) 12
Sugiura, Y. et al.: Nippon Seikeigeka Gakkai Zasshi. 34 (1961 b) 1082
Taybi, H.: Bilateral incurving of the terminal phalanges of the fifth fingers (osteochondrosis?). J Pediat. (St. Louis) 62 (1963) 431
Wilson, J. N.: Dystrophy of fifth finger: report of four cases. J. Bone Jt Surg. B 34 (1952) 236

Brachydaktylie B

Bass, H. N.: Familial absence of middle phalanges with nail dysplasia: a new syndrome. Pediatrics (Springfield) 42 (1968) 318
Birch-Jensen, A.: Congenital Deformities of the Upper Extremities. (Opera ex domo Biologiae Hereditariae Humanae Universitatis Hafniensis, Bd. 19.) Munksgaard, Kopenhagen 1949 (p. 186)
Clarke, D. S.: Congenital hereditary absence of some of the digital phalanges. Brit. med. J. 1915/II, 255
Cragg, E., H. Drinkwater: Hereditary absence of phalanges through five generations. J. Genet. 5 (1915/16) 81
Cuevas-Sosa, A., F. Garcia-Segur: Brachydactyly with absence of middle phalanges and hypoplastic nails. J. Bone Jt Surg. B 53 (1971) 101
Degenhardt, K.-H., G. Geipel: Dominant erbliche Perodaktylien in 4 Generationen einer Sippe. Z. menschl. Vererb.- u. Konstit.-L. 32 (1954) 277
Kellie: Letter Mr. L. to Dr. Kellie. Edinb. med. J. 4 (1808) 252
MacArthur, J. W., E. McCullough: Apical dystrophy, an inherited defect of hands and feet. Hum. Biol. 4 (1932) 179
MacKinder, D.: Deficiency of fingers transmitted through six generations. Brit. med. J. 41 (1857) 845
Malloch, I. D.: Brachydactyly and symbrachydactyly. Ann. hum. Genet. 22 (1957) 36
Wells, N. H., M. Platt: Hereditary phalangeal agenesis showing dominant mendelian characteristics. Arch. Dis. Childh. 12 (1947) 251

Brachydaktylie C

Becker, P. E.: Unterschiedliche phänotypische Ausprägung der Anlage zur Brachymesophalangie in einer Sippe. Z. menschl. Vererb.- u. Konstit.-L. 23 (1939) 235
Behr, F.: Über familiäre Kurzfingerigkeit, Brachydaktylie, Klinodaktylie. Fortschr. Roentgenstr. 44 (1931) 516
Cloherty, J. P.: Brachydactyly type C of Bell. Birth Defects 5/3 (1969) 78
Drinkwater, H.: Hereditary abnormal segmentation of the index and middle fingers. J. Anat. Physiol. 50 (1916) 177
Fitch, N., S. Jequier, B. Costom: Brachydactyly C, short stature, and hip dysplasia. Amer. J. med. Genet. 4 (1979) 157
Haws, V.: Inherited brachydactyly and hypoplasia of the bones of the extremities. Ann. hum. Genet. 26 (1963) 201
Joachimsthal, G.: Über Brachydaktylie und Hyperphalangie. Virchows Arch. pathol. Anat. 151 (1898) 429–438
Joachimsthal, G.: Weitere Mitteilungen über Hyperphalangie. Z. orthop. Chir. 17 (1906) 462–472
Leboucq, N. N.: De la Brachydactylie et de l'Hyperphalangie chez l'Homme. Bull. Acad. roy. Méd. Belg. 10 (1896) 544
McNutt, C. W.: Variability in the expression of the gene for brachydactyly. J. Hered. 37 (1946) 359–364
Mohr, O. L.: Case of hereditary brachyphalangy utilized as evidence in forensic medicine. Hereditas 2 (1921) 290–298
Rimoin, D. L., D. W. Hollister, R. S. Lachman: Type C brachydactyly with limited flexion of distal interphalangeal joints. Birth Defects 10/5 (1974) 9–15
Robinson, G. C., B. J. Wood, J. R. Miller, J. Baillie: Hereditary brachydactyly and hip disease. Unusual radiological and dermatoglyphic findings in a kindred. J. Pediat. (St. Louis) 72 (1968) 539–543
Vidal, M. E.: Brachydactylie symétrique et autres anomalies osseuses héréditaires de plusieures générations Bull. Acad. Méd. 63 (1910) 632–647

Brachydaktylie D

Breitenbecher, J. K.: Hereditary shortness of the thumbs. J. Hered. 14 (1923) 15
Burrows, H. J.: Developmental abbreviation of terminal phalanges. Brit. J. Radiol. 11 (1938) 165
Goodman, R. M., A. Adam, C. Sheba: A genetic study of stub thumbs among various ethnic groups in Israel. J. med. Genet. 2 (1965) 116
Hoffmann, H.: Über hereditäre Kolbendaumen. Klin. Wschr. 3 (1924) 324
Hoffmann, H.: Zur Brachyphalangie des Daumens. Klin. Wschr. 7 (1928) 2155
Knote, H.: Über Brachyphalangie. Fortschr. Röntgenstr. 23 (1924) 436
Neurath, R.: Über hereditäre Kolbendaumen (Brachyphalangie). Wien. klin. Wschr. 45 (1932) 1210
Saito, T.: A genetic study on the abnormal shortenings of the finger. Jap. J. hum. Genet. 8 (1963) 177
Sayles, L. P., J. W. Jailer: Four generations of short thumbs. J. Hered. 25 (1934) 377
Stecher, R. M.: The physical characteristics and heredity of short thumbs. Acta genet. 7 (1957) 217
Thomsen, O.: Hereditary growth anomaly of the thumb. Hereditas 10 (1928) 261
Wildervanck, L. S.: Erfelijke Brachyphalangie van de Eindkootjes der Duimen in twee Families; in een dier Families tevens hereditaire Valgusstand van de Kleine Tenen. Ned. T. Geneesk. 99 (1955) 2137

Brachydaktylie E

Biemond, A.: Brachydaktylie, nystagmus en cerebellaire ataxie als familiar syndrom. Ned. T. Geneesk. 78 (1934) 1423–1431
Birkenfeld, W.: Über die Erblichkeit der Brachyphalangie. Arch. klin. Chir. 151 (1928) 611–631
Boorstein, S. W.: Symmetrical congenital brachydactylia. Surg. Gynecol. Obstet. 43 (1926) 654–658
Burragi, G. L., G. Pedoja: La brachymetapodia. Radiol. med. 47 (1969) 814–830
Gillette, C. P.: An inheritable defect of the human hand. J. Hered. 22 (1931) 189–190
Gnamey, D., R. Walbaum, P. Fossati, J.-M. Prouvost: Brachydactylie héréditaire de type E. A propos d'une observation familiale, Pédiatrie 30 (1975) 153–169
Hooker, D. H.: Brachymetapodie. Bull. Johns Hopk. Hosp. 77 (1945) 329–337
Klippel, M., E. Rabaud: Anomalie symétrique héréditaire des deux mains (brièveté d'un métacarpien). Gaz. hebd. Méd. Chir. (Paris) 5 (1900) 349
Knote, H.: Über Brachyphalangie. Fortschr. Röntgenstr. 32 (1924) 436–438
Poggi, U., P. Villa: Brachimetapodia familiare. Minerva Ortop. 21 (1970) 331–334
Poznanski, A. K., E. A. Werder, A. Giedion: The pattern of shortening of the bones of the hand in PHP and PPHP. A comparison with brachydacty E, Turner Syndrome, and acrodysostosis. Radiology (N.Y.) 123 (1977) 707–718
Steggerda, M.: Inheritance of short metatarsals. J. Hered. 33 (1942) 233–234
Stiles, K. A.: The inheritance of brachymetapody. J. Hered. 30 (1939) 87–91

Seltene Brachymetapodie-Typen

Beers, C. V., L. A. Clarke: Tumors and short-toe. A dihybrid pedigree. J. Hered. 33 (1942) 366
Christian, J. C., K. S. Cho, A. Franken, B. H. Thompson: Dominant preaxial brachydactyly with hallux varus and thumb abduction. Amer. J. hum. Genet. 24 (1972) 696–701
Christian, J. C., E. A. Franken, J. P. Lindemann, R. E. Lindseth, T. Reed, C. I. Scott: A dominant syndrome of metacarpal and metatarsal asymmetry with tarsal and carpal fusions, syndactyly, articular dysplasia and platyspondyly. Clin. Genet. 8 (1975) 75
Holmes, L. B., J. P. Remensnyder: Hypoplasia of the second metacarpal in mother and daughter. J. Pediat. (St. Louis) 81 (1972) 1165–1167
Hunter, A. G., M. W. Thompson: Acromesomelic dwarfism: Description of a patient and comparison with previously reported cases. Hum. Genet. 34 (1976) 107–113
Mathew, P. W.: A case of hereditary brachydactyly. Brit. med. J. 1908/II, 69
Sugarman, G. I., D. Hager, W. Kulik: A new syndrome of brachydactyly of the hands and feet with duplication of the first toes. Birth Defects 10/5 (1974) 1–8
Walbaum, R., C. Hazard, R. Cordier: Brachydactylia with symphalangism, probably autosomal recessive. Hum. Genet. 33 (1976) 189–192

Einzelbeobachtungen

Edwards, J. A., R. P. Gale: Camptobrachydactyly: a new autosomal dominant trait with two probable homozygotes. Amer. J. hum. Genet. 24 (1972) 464

Frias, J. L., E. G. Guttery, A. H. Felman: Growth deficiency, facial dysmorphogenesis and brachydactyly: a new syndrome. Birth Defects 11/2 (1975) 30–33

Gorlin, R., J. Cervenka, K. Moller, M. Horrobin, C. J. Witkop: Type A$_2$ brachydactyly syndrome. Birth Defects 11/2 (1975) 39–50

Margolis, E., A. Schwartz, R. Falk: Brachytelephalangy and brachymesophalangy in the same family. J. Hered. 48 (1957) 21

Morillo-Cucci, G., E. Passarge, J. L. Simpson, R. S. K. Changanti, S. German: Two male sibs with a previously unrecognized syndrome: facial dysmorphia, hyperextensibility of joints, clinodactyly, growth retardation and mental retardation. Birth Defects 11/2 (1975) 380–383

Nievergelt, K.: Ungewöhnliches, familiäres Mißbildungssyndrom beider Hände. Arch. Klaus-Stift. Vererb.-Forsch. 19 (1944) 157

Pippow, G.: Über das Zusammentreffen von Wirbelgelenksaplasien und Brachydaktylie in einer Sippe. Erbarzt 10 (1942) 226–236

Sorsby, A.: Congenital coloboma of the macula, together with an account of the familial occurence of bilateral macular coloboma in association with atypical dystrophy of the hands and feet. Brit. J. Ophthalmol. 19 (1935) 65

Brachydaktylie als Teil von Syndromen

Aarskog, D.: A familial syndrome of short stature associated with facial dysplasia and genital anomalies. Birth Defects 7/6 (1971) 235–239

Andersen, D. E., W. B. Taylor, H. F. Falis, R. T. Davidson: The nevoid basal cell carcinoma syndrome. Amer. J. hum. Genet. 19 (1967) 12–22

Berman, P., C. Desjardins, F. C. Fraser: The inheritance of the Aarskog facial-digital-genital syndrome. Pediatrics 86 (1975) 885–891

Biemond, A.: Het syndrom van Laurence-Biedl en een aanverwant nieuw syndrom Ned. T. Geneesk. 78 (1934) 1801–1809

Bilginturan, N., S. Zileli, S. Karacaday, T. Pirnar: Hereditary brachydactyly associated with hypertension. J. med. Genet. 10 (1973) 253

Christian, J. C., V. P. Johnson, A. A. Biegel, E. Gresham, G. J. Rosenberg: Sisters with low birth weight, dwarfism, congenital anomalies, and dysgammaglobulinemia. Amer. J. Dis. Child. 122 (1971) 529

Coffin, G. S., E. Siris: Mental retardation with absent fifth fingernail and terminal phalanx. Amer. J. Dis. Child. 119 (1970) 433

Dahlberg, Ph. J., W. Z. Borer, K. L. Newcomer, W. R. Yutuc: Autosomal or X-linked recessive syndrome of congenital lymphoedema, hypoparathyreoidism, nephropathy, prolapsing mitral valve, and brachytelephalangy. Amer. J. med. Genet. 16 (1983) 99

Danks, D. M., V. Mayne, K. Kozlowski: A precocious, autosomal recessive type of osteodysplasty. Birth Defects 10/12 (1974a) 124–127

Danks, D. M., V. Mayer, H. N. B. Wetterhall, R. K. Hall: Craniomandibular dermatodysostosis. Birth Defects 10/12 (1974b) 99–105

Diamond, L. S.: A possible new syndrome – clinodactyly, voluntary shoulder dislocation and massive tarsal coalition. Birth Defects 10/12 (1974) 527–530

Dudding, B., R. J. Gorlin, C. Langer: The otopalatodigital syndrome: a new symptom-complex consisting of deafness, dwarfism, cleft palate, characteristic facies, and a generalized bone dysplasia. Amer. J. Dis. Child. 113 (1967) 214

Eronen, M., M. Somer, B. Gustafsson, C. Holmberg: New syndrome: a digito-reno-cerebral syndrome. Amer. J. med. Genet. 22 (1985) 281

Furukawa, C. T., B. D. Hall, D. W. Smith: The Aarskog syndrome. J. Pediat. (St. Louis) 81 (1972) 1117–1122

Gall, J. C., A. M. Stern, M. M. Cohen, M. S. Adams, R. T. Davidson: Holt-Oram-Syndrome. Clinical and genetical study of a large family. Amer. J. hum. Genet. 18 (1966) 183–200

Gellis, S. S., M. Feingold: Cranioectodermal dysplasia. Amer. J. Dis. Child. 133 (1979) 1275

Gewitz, M., R. Dinwiddie, T. Yuille, E. Hill, C. O. Carter: Cleft palate and accessory metacarpal of index finger syndrome, possible familial occurence. J. med. Genet. 16 (1979) 162

Giraud, F., M. Hartung, J. F. Mattei, Y. Bachelet, M. G. Mattei: Deletion partielle du bras court d'un chromosome X. Arch. franç. Pédiat. 31 (1974) 717–724

Goecke, T., F. Majewski, G. Esser, U. Sterzel: Geistige Retardierung, Akrozephalie, Mittelgesichtshypoplasie, Schwerhörigkeit, Minderwuchs und Brachydaktylie: ein neues dominant erbliches Syndrom? Klinische Genetik in der Pädiatrie, 3. Symp. Kiel. Milupa, Friedrichsdorf 1982

Gorlin, R. J., H. O. Sedano: Cryptodontic brachymetacarpalia. Birth Defects 7/7 (1971) 200–203

Hanson, J. W., D. W. Smith: The fetal hydantoin syndrome. J. Pediat. (St. Louis) 87 (1975) 285–290

Heide, T.: Ein Syndrom bestehend aus Osteogenesis imperfecta, Makrozephalus mit Schaltknochen und prominenten Stirnhöckern, Brachytelephalangie, Gelenküberstreckbarkeit, kongenitaler Amaurose und Oligophrenie bei drei Geschwistern. Klin. Pädiatr. 193 (1981) 334

Hill, R. M., W. M. Verlaud, M. G. Horning, L. B. McGulley, N. F. Morgan: Infants exposed in utero to antiepileptic drugs. Amer. J. Dis. Child. 127 (1974) 645–653

Hollister, D. W., W. G. Hollister: The "long-thumb" brachydactyly syndrome. Amer. J. med. Genet. 8 (1981) 5

Ishikawa, H., S. Mori: Systemic hyalinosis or fibromatosis multiplex juvenilis as a congenital syndrome. Acta derm.-venerol. 53 (1973) 185–191

Jones, M. C., J. D. Waldman: An autosomal dominant syndrome of characteristic facial appearance, preauricular pits, fifth finger clinodactyly, and teratology of Fallot. Amer. J. med. Genet. 22 (1985) 135–141

Juberg, R. C., J. F. Holt: Inheritance of multiple epiphyseal dysplasia tarda. Amer. J. hum. Genet. 20 (1968) 549–563

Kalliala, E., P. J. Taskinen: Cleidocranial dysostosis. Report of six typical cases and one atypical case. Oral Surg. 15 (1962) 808–822

Kelly, E., R. Lichtenstein, J. P. Dorst: An unusual familial spondyloepiphyseal dysplasia: "Spondyloperipheral dysplasia" Birth Defects 13/36 (1977) 149–165

Keutel, J., G. Jörgensen, P. Gabriel: Ein neues autosomal rezessiv vererbbares Syndrom. Dtsch. med. Wschr. 96 (1972) 1–7

Liebenberg, F.: A pedigree with unusual anomalies of the elbows, wrists and hands in five generations. S. Afr. med. J. 47 (1973) 745

Majewski, F.: Die Alkoholembryopathie. Fakten und Hypothesen. Ergebn. inn. Med. Kinderheilk. 43 (1979) 1

Majewski, F., M. Steger, B. Richter, J. Gill, F. Rabe: The teratogenicity of hydantoins and barbiturates in humans, with considerations on the etiology of malformations and cerebral disturbances in the children of epileptic parents. Int. J. Biol. Res. Pregnancy 2 (1981) 11

Maroteaux, P., V. Stanescu, R. Stanescu, B. Le Marec, C. Moraine, H. LeJarraga: Opsismodysplasia: A new type of chondrodysplasia with predominant involvement of the bones of the hand and the vertebrae. Amer. J. med. Genet. 19 (1984) 171

Migeon, B. R., D. Whitehouse: Familial occurence of the somatic phenotype of Turner's syndrome. Johns Hopk. med. J. 120 (1967) 78–80

Mollica, F., S. Li Volti, B. Guarneri: New syndrome: Exostoses, anetodermia, brachydactyly. Amer. J. med. Genet. 19 (1984) 665

Osebold, W. R., D. J. Remondini, E. L. Lester, J. W. Spranger, J. M. Opitz: An autosomal dominant syndrome of short stature with mesomelic shortness of limbs, abnormal carpal and tarsal bones, hypoplastic middle phalanges, and bipartite calcanei. Amer. J. med. Genet. 22 (1985) 791

Pelias, M. Z., C. T. Kinnebrew: Autosomal dominant transmission of ankylosed teeth, abnormalities of the jaws, and clinodactyly. Clin. Genet. 27 (1985) 496

Pettifor, J. M., R. Benson: Congenital malformations associated with the administration of oral anticoagulants during pregnancy. J. Pediat. (St. Louis) 86 (1975) 459–462

Robinow, M., A. J. Johanson, T. H. Smith: The Lenz-Majewski hyperostotic dwarfism. J. Pediat. (St. Louis) 91 (1977) 417–421

Rosenfield, N. S., M. J. Kelley, P. S. Jensen, E. Cotlier, A. T. Rosenfield, C. A. Riely: Arteriohepatic dysplasia: Radiologic features of a new syndrome. Amer. J. Roentgeol. 135 (1980) 1217

Rubinstein, J. H., H. Taybi: Broad thumbs and toes and facial abnormalities. Amer. J. Dis. Child. 105 (1963) 588–608

Scott, C. I.: Unusual facies, joint hypermobility, genital anomaly and short stature: a new dysmorphic syndrome. Birth Defects 7/6 (1971) 240–246

Shved, I. A., G. I. Lazjuk, E. D. Cherstvoy: Elaboration of the phenotypic changes of the upper limbs in the Neu-Laxova syndrome. Amer. J. med. Genet. 20 (1985) 1–11

Sillence, D. O.: Brachydactyly, distal symphalangism, scoliosis, tall stature, and club feet: a new syndrome. J. med. Genet. 15 (1978) 208

Silver, H. K., W. Kiyasu, J. George, W. C. Deamer: Syndrome of congenital hemihypertrophy, shortness of stature and elevated urinary gonadotropins. Pediatrics (Springfield) 12 (1953) 368–376

Spranger, J. W., A. Schinzel, T. Myers, J. Ryan, A. Giedion, J. M. Opitz: Cerebroarthrodigital syndrome: A newly recognized formal genesis syndrome in three patients with apparent arthromyodysplasia and sacral agenesis, brain malformation and digital hypoplasia. Amer. J. med. Genet. 5 (1980) 13

Stern, J. K., M. S. Lubinsky, D. S. Durrie, J. R. Luckasen: Corneal changes, hyperkeratosis, short stature, brachydactyly, and premature birth: A new autosomal dominant syndrome. Amer. J. med. Genet. 18 (1984) 67

Toriello, H. V., S. Wakefield, K. Komar, J. V. Higgins, D. F. Waterman: Brief clinical report: Report of a case and further delineation of the SHORT syndrome. Amer. J. med. Genet. 22 (1985) 311

Tsambaos, D., A. Greither, C. E. Orfanos: Multiple malignant Spiegler tumors with brachydactyly and racket-nails. J. cutan. Pathol. 6 (1979) 31

Syndaktylie Typ I

Bell, J.: Three further cases of hereditary digital anomaly seen in the out-patient department of Great Ormond Street Hospital for sick children. Ann. Eugen. 4 (1931) 233

Bérigny: Sur des cas de palmidactylisme se reproduisant dans une méme famille pendant plusieurs générations. C. R. Acad. Sci. 57 (1863) 743

Bunnell's Surgery of the Hand, 4. Aufl. Hrsg. von Boyes, J. H. Lippincott, Philadelphia 1964 (p. 87)

Castilla, E. E., J. E. Paz, I. M. Orioli-Parreiras: Syndactyly. Frequency of specific types. Amer. J. med. Genet. 5 (1980) 357–364

Cocchi, U.: Erbschäden mit Knochenveränderungen. In Schinz, H. R., W. E. Baensch, E. Friedl, E. Uehlinger: Lehrbuch der Röntgendiagnostik, 5. Aufl., Bd. I. Thieme, Stuttgart 1952 (S. 744)

Cummins, H., C. Mildo: Finger Prints, Palms and Soles. Dover, New York 1961

Feller, A-M., C.-F. Pick, H. Enders: Ätiopathogenetische und therapeutische Gesichtspunkte zur Syndaktylie der Hand. Z. Kinderchir. 33 (1981) 166–174

Hestan, W. E.: Inheritance of "Webbed toes". J. Hered. 23 (1932) 399

Koenner, D.: Ein Beitrag zur Syndaktylie und ihrer Vererbung. Mitt. anthrop. Ges. Wien 63 (1933) 84

Lueken, K. G.: Über eine Familie mit Syndaktylie. Z. menschl. Vererb.- u. Konstit.-L. 22 (1938) 510

Montagu, M. F. A.: A pedigree of syndactylism of the middle and ring fingers. Hum. Genet. 5 (1953) 70

Müller, W.: Die angeborenen Fehlbildungen der menschlichen Hand. Thieme, Leipzig 1937

Newsholme, H. P.: A pedigree showing bi-parental inheritance of webbed toes. Lancet 1910/II, 1690

Pipkin, A. C., S. B. Pipkin: Two new pedigrees of zygodactyly. J. Hered. 36 (1945) 313

Schofield, R.: Inheritance of webbed toes. J. Hered. 12 (1921) 400

Straus, W. L.: The nature and inheritance of webbed toes in man. J. Morphol. 40 (1925) 427

Temtamy, S. A.: Syndactyly. In Bergsma, D.: Birth Defects: Atlas and Compendium. Williams & Wilkins, Baltimore 1973 (p. 772)

Weidenreich, F.: Die Zygodaktylie und ihre Vererbung. Z. Abstamm. Vererb. 32 (1923) 304

Werthemann, A.: Die Entwicklungsstörungen der Extremitäten. In Lubarsch, O., F. Henke, R. Rössle: Handbuch der speziellen pathologischen Anatomie und Histologie. Bd. IX/6. Springer, Berlin 1952

Wolff, F.: Ein Fall dominanter Vererbung von Syndaktylie. Arch. Rassenbiol. 13 (1921) 74

Syndaktylie Typ 2

Barsky, A. J.: Congenital anomalies of the hand. J. Bone Jt Surg. A 33 (1951) 35

Cross, H. E., D. B. Lerberg, V. A. McKusick: Type II syndactyly. Amer. J. hum. Genet. 20 (1968) 368

Grebe, H.: Positive Feststellung der Vaterschaft durch ein seltenes Erbmerkmal. Erbarzt 3 (1939) 37–39

Jacobsohn, E.: Über kombinierte Syn- und Polydaktylie. Beitr. klin. Chir. 61 (1909) 332

Joachimsthal, G.: Eine ungewöhnliche Form von Syndaktylie. Langenbecks Arch. klin. Chir. 56 (1898) 332

Smith, W. R., J. S. Norwell: Hereditary malformations of the hands and feet. Brit. med. J. 1894/II, 8

Thomsen, O.: Einige Eigentümlichkeiten der Poly- und Syndaktylie beim Menschen. Acta med. scand. 65 (1927) 609

Syndaktylie Typ 3

Bell, J.: Three further cases of hereditary digital anomaly. Ann. Eugen. 4 (1931) 233

Colette, A. T.: A case of syndactylism of the ring and little finger. Amer. J. hum. Genet. 6 (1954) 241

Johnston, O., V. V. Kirby: Syndactyly of the ring and little finger. Amer. J. hum. Genet. 7 (1955) 80

Werthemann, A.: Die Entwicklungsstörungen der Extremitäten. In Lubarsch, O., F. Henke, R. Rössle: Handbuch der speziellen pathologischen Anatomie und Histologie, Bd. IX/6. Springer, Berlin 1952 (Abb. 228)

Syndaktylie Typ 4

Haas, S. L.: Bilateral complete syndactylism of all fingers. Amer. J. Surg. 50 (1940) 363

Perkoff, D.: Syndactylism in four generations. Brit. med. J. 1928/II, 341

Rasch, H.: Ein Fall von kongenitaler kompletter Syndaktylie und Polydaktylie. Brun's Beitr. klin. Chir. 18 (1897) 537

Syndaktylie Typ 5

Barsky, A. J.: Cleft hand: classification, incidence and treatment. J. Bone Jt Surg. A 46 (1964) 1707

Bircher, E.: Die Gabelhand, zugleich ein Beitrag zur Theorie der Mißbildungen. Brun's Beitr. klin. Chir. 111 (1918) 187

Dowd, C. N.: Cleft hand: a report of a case successfully treated by the use of periosteal flaps. Ann. Surg. 24 (1896) 211

Kemp, T., J. Ravn: Über erbliche Hand- und Fußdeformitäten in einem 140köpfigen Geschlecht, nebst einigen Bemerkungen über Poly- und Syndaktylien beim Menschen. Acta psychiat. neurol. 7 (1932) 275

Robinow, M., F. Johnson, G. J. Brock: Syndactyly type V. Amer. J. med. Genet. 11 (1982) 475–482

Syndaktylie Typ 6

Barsky, A. J.: Congenital Anomalies of the Hand and Their Surgical Treatment. Thomas, Springfield/III. 1958 (p. 135)

Cenani, A., W. Lenz: Totale Syndaktylie und totale radioulnare Synostose bei zwei Brüdern. Z. Kinderheilk. 101 (1967) 181

Dodinval, P.: Oligodactyly and multiple synostoses of the extremities: Two cases in sibs. A variant of Cenani-Lenz syndactyly. Hum. Genet. 48 (1979) 183–189

Drohm, D., W. Lenz, T. S. Yang: Totale Syndaktylie mit mesomeler Armverkürzung, radioulnären und metacarpalen Synostosen mit Disorganisation der Phalangen („Cenani-Syndaktylie"). Klin. Pädiat. 188 (1976) 359–365

Hopf, A.: Die angeborenen Veränderungen des Unterarms und der Hand. In Hohmann, G., M. Hackenbroch, K. Lindemann: Handbuch der Orthopädie, Bd. III. Thieme, Stuttgart 1959 (S. 443)

Liebenam, L.: Über gleichzeitiges Vorkommen von Gliedmaßenenddefekten und osteosklerotischer Systemerkrankung. Z. menschl. Vererb.- u. Konstit-L. 21 (1938) 697

Pfeiffer, R. A., M. Meisel-Stosiek: Present nosology of the Cenani-Lenz type of syndactyly. Clin. Genet. 21 (1982) 74–79

Roselli, D., R. Gulienetti: Le Malformationi associate. Collana Monografica di Chirurgia plastica. Ed. Minerva Medica, Torino 1960

Verma, I. C., R. Joseph, S. Bhargava, S. Meta: Split-hand and split-foot deformity inherited as an autosomal recessive trait. Clin. Genet. 9 (1976) 8–14

Yelton, C. L.: Certain congenital limb deficiencies occuring in twins and half-siblings. Inter-Clinic Inform. Bull. (New York, 1 (1962) 1

Syndaktylie Typ 7

Lehmann, W.: Über eine Familie mit multiplen Mißbildungen an Händen und Füßen. Acta Genet. med. 2 (1953) 87

Pol, R.: Brachydaktylie – Klinodaktylie – Hyperphalangie und ihre Grundlagen: Form und Entstehung der meist unter dem Bild der Brachydaktylie auftretenden Varietäten und Anomalien der Hand und des Fußes. Virchows Arch. pathol. Anat. 229 (1921) 388

Apert-Syndrom

Apert, M. E.: De l'acrocephalosyndactylie. Bull. Soc. méd. Hôp. Paris 23 (1906) 1310

Blanck, C. E.: Apert's Syndrome (a type of acrocephalosyndactyly): observation on a British series of thirtynine cases. Ann. hum. Genet. 24 (1960) 151

Lenz, W.: Zur Diagnose und Ätiologie der Akrocephalosyndaktylie. Z. Kinderheilk. 79 (1957) 546

Leonard, C. O., M. H. Daikoku, K. Winn: Prenatal fetoscopic diagnosis of the Apert syndrome. Amer. J. med. Genet. 11 (1982) 5–9

Löbbecke, H.: Die Morphologie der Extremitäten bei der Akrocephalosyndaktylie unter besonderer Berücksichtigung des ersten Strahls an Hand und Fuß. Diss., Münster 1973

Lycosthenes, C.: Prodigiorum ac ostentatorum chronicon. Basel 1557

Pfeiffer, R. A.: Associated deformities of the head and hands. Birth Defects 5/3 (1969) 18–34

Roberts, K. B., J. G. Hall: Apert's acrocephalosyndactyly in mother and daughter: Cleft palate in the mother. Birth Defects 7/7 (1971) 262

Schauerte, E. W., P. M. St. Aubin: Progressive synostosis in Apert's syndrome. With a description of roentgenographic changes in the feet. Amer. J. Roentgenol. 97 (1966) 67–73

Tünte, W., W. Lenz: Zur Häufigkeit und Mutationsrate des Apert-Syndroms. Hum. Genet. 4 (1967) 104–111

Waardenburg, P. J., A. Franceschetti, D. Klein: Genetics and Ophthalmology. Thomas. Springfield/III. 1961 (S. 312)

Weech, A. A.: Combined acrocephaly and syndactylism occuring in mother and daughter. A case report. Bull. Johns Hopk. Hosp. 40 (1927) 73

Pfeiffer-Syndrom

Asnes, R. S., C. D. Morehead: Pfeiffer Syndrome (case report). Birth Defects 5/3 (1969) 198–203

Cuthbert, R.: Acrocephalosyndactyly with case report. Glasg. med. J. 35 (1954) 349–356

Jewesbury, R. C., J. C. Spence: Two cases of oxycephaly and acrocephaly with other congenital deformities. Proc. roy. Soc. Med. 14 (1921/22) 27–35

Martsolt, J. T., J. B. Cracco, G. G. Carpenter, A. E. O'Hara: Pfeiffer Syndrome. An unusual type of acrocephalosyndactyly with broad thumbs and great toes. Amer. J. Dis. Child. 121 (1971) 257–262

Naveh, Y., A. Friedmann: Pfeiffer syndrome: Report of a family and review of the literature. J. med. Genet. 13 (1976) 277–280

Noack, M.: Ein Beitrag zum Krankheitsbild der Akrocephalosyndaktylie (Apert). Arch. Kinderheilk. 160 (1959) 168–171

Pfeiffer, R. A.: Dominant erbliche Akrocephalosyndaktylie. Z Kinderheilk. 90 (1964) 301–320

Saldino, R. M., H. L. Steinbach, C. J. Epstein: Familial acrocephalosyndactyly (Pfeiffer syndrome). Amer. J. Roentgenol. 116 (1972) 609–622

Sanchez, J. M., T. C. de Negrotti: Variable expression in Pfeiffer syndrome. J. med. Genet. 18 (1981) 73–75

Vanek, J., F. Losan: Pfeiffer's type of acrocephalosyndactyly in two families. J. med. Genet. 19 (1982) 189–292

Young, I. D., P. S. Harper: An unusual form of familial acrocephalosyndactyly. J. med. Genet. 19 (1982) 286–288

Zippel, H., K. H. Schüler: Dominant vererbte Akrocephalosyndaktylie (Acs). Fortschr. Roentgenstr. 110 (1969) 234–245

Sonderformen

Bartsocas, C. S., A. L. Weber, J. D. Crawford: Acrocephalosyndactyly Type III, Chotzen's Syndrome. J. Pediat. (St. Louis) 77 (1970) 267–272

Carter, C. O., K. Till, V. Fraser, R. Coffey: A family study of craniosynostosis, with probable recognition of a distinct syndrome. J. med. Genet. 19 (1982) 280–285

Chiba, T.: Ein Fall von Akrocephalosyndaktylie mit Syndaktylie aller Finger und Zehen. (japanisch). Ao Ken Byo Shi 10 (1965) 250–253

Chotzen, F.: Eine eigenartige familiäre Entwicklungsstörung (Akrocephalosyndaktylie, Dysostosis craniofacialis und Hypertelorismus). Mschr. Kinderheilk. 55 (1932) 97–122

Hermann, J., J. M. Opitz: An unusual form of acrocephalosyndactyly. Birth Defects 5/3 (1969) 39–47

Jackson, Ch. E., L. Weiss, W. A. Reynolds, T. Torman, J. A. Petersen: Craniosynostosis, midfacial hypoplasia, and foot abnormalities: an autosomal dominant phenotype in a large Amish kindred. J. Pediat. (St. Louis) 88 (1976) 963–967

Kreiborg, S., S. Pruzansky, H. Pashayan: The Saethre-Chotzen Syndrome. Teratology 6 (1972) 287–294

Robinow, M., T. J. Sorauf: Acrocephalosyndactyly, type Noack, in a large kindred. Birth Defects 11/5 (1975) 99–106

Saethre, M.: Ein Beitrag zum Turmschädelproblem (Pathogenese, Erblichkeit und Symptomatologie). Dtsch. Z. Nervenheilk. 119 (1931) 535–555

Schinzel, A., M. Woodtlie, U. Burck: Acrocephalosyndaktylie-Syndrome. Wieviele Typen gibt es? 4. Symp. Klin. Genetik Pädiatrie, 15.07.–17.07.1983.

Summit, R. L.: Recessive acrocephalosyndactyly with normal intelligence. Birth Defects 5/3 (1969) 35–38

Vogt, A.: Dyskephalie und eine neuartige Kombination dieser Krankheit mit Syndaktylie der 4 Extremitäten (Dyskephalodaktylie). Klin. Mbl. Augenheilk. 90 (1933) 441–454

Waardenburg, P. J.: Eine merkwürdige Kombination von angeborenen Mißbildungen, doppelseitiger Hydrophthalmus verbunden mit Akrocephalosyndaktylie, Herzfehler, Pseudohermaphroditismus und anderen Abweichungen. Klin. Mbl. Augenheilk. 92 (1934) 29–44

Waardenburg, P. J., A. Franceschetti, D. Klein: Genetics and Ophthalmology, Part I. Thomas, Springfield/III. 1961

Woodtli, M. D.: Zur Klassifikation der Acrocephalosyndaktylien. Diss., Zürich 1984

Poland-Syndrom

Clarkson, P.: Poland's syndactyly. Guy's Hosp. Rep. 111 (1962) 335

David, T. J.: Nature and etiology of the Poland anomaly. New. Eng. J. Med. 287 (1972) 487–489

Degenhardt, K. H., J. Kleinebrecht: Poland-Syndrom durch Secale-Alkaloide? Dtsch. Ärztebl. 52 (1972) 3413–3415

Düwel, H.-J.: Der Pectoralis-Hand-Defekt (Poland-Syndaktylie). Eine Übersicht über die Literatur sowie Beschreibung und Analyse von 16 eigenen Fällen. Diss., Münster 1975

Elsahy, N. I.: Moebius Syndrome associated with the mother taking thalidomide during gestation. Plast. reconstr. Surg. 51 (1973) 93–95

Fuhrmann, W., U. Mösseler, H. Neuß: Zur Klinik und Genetik des Poland-Syndroms. Dtsch. med. Wschr. 96 (1971) 1076–1078

Goldberg, M. J., R. J. Mazzei 1977: Poland Syndrome: a concept of pathogenesis based on limb bud embryology. Birth defects 12/3 D (1977) 103-115
Harrison, M., N. Parker: Congenital facial diplegia. Med. J. Aust. 1960/II, 650-653
König, R., W. Lenz: Pectoralis-Handdefekte (Poland-Syndaktylie). Z. Orthop. 121 (1983) 244-254
Liebenam, L.: Zwillingspathologische Untersuchungen aus dem Gebiet der Anomalien der Körperform. Z. menschl. Vererb.- u. Konstit-L. 22 (1938) 384
McGillivray, B. C., R. B. Lowry: Poland syndrome in British Columbia: Incidende and reproductive experience of affected persons. Amer. J. med. Genet. 1 (1977) 65-74
Patton, M. A., R. M. Laurence: Three new cases of oculodentodigital (ODD) syndrome: development of the facial phenotype. J. med. Genet. 22 (1985) 386-389
Pol, R.: Brachydaktylie-Klinodaktylie-Hyperphalangie und ihre Grundlagen. Virchows Arch. pathol. Anat. 229 (1921) 388
Poland, A.: Deficiency of the pectoralis muscles. Guy's Hosp. Rep. 6 (1841) 191
Sugiura, Y.: Poland's syndrome. Clinico-roentgenographic study on 45 cases. Congen. Anomal. 16 (1976) 17-28
Sujansky, E., V. M. Riccardi, A. L. Matthew: The familial occurrence of Poland syndrome. Birth Defects 13/3 A (1977) 117-121
Sutor, A. H., K. Roß, H. Reinwein: Poland-Syndrom beim Neugeborenen. Klin. Pädiat. 186 (1974) 174-177

Sklerosteose

Beighton, P., J. Davidson, L. Durr, H. Hamersma: Sclerostosis - an autosomal recessive disorder. Clin. Genet. 11 (1977) 1-7
Hansen, H. G.: Sklerosteose. In Opitz, H., Fr. Schmid: Handbuch der Kinderheilkunde, Bd. VI. Springer, Berlin (1967) (S. 351-355)
Sugiura, Y., T. Yasuhara: Sclerosteosis. A case report. J. Bone Jt Surg. A 57 (1975) 273-276

Oro-fazio-digitales Syndrom

Anneren, G., B. Arwidson, K.-H. Gustavson, H. Jorulf, G. Carlsson: Oro-facio-digital syndromes I and II: radiological methods for diagnosis and the clinical variations. Clin. Genet. 26 (1984) 178-186
Brothers, A.: Cleft tongue. Med. Rec. (N.Y.) 33 (1888) 109
Doege, T. C., H. C. Thuline, J. H. Priest, D. E. Norby, J. S. Bryant: Studies of a family with the oral-facial-digital syndrome. New Engl. J. Med. 271 (1964) 1073
Felgenhauer, W. R., M. Farquet, P. E. Ferrier: Syndrome orofacio-digital de Papillon-Léage et Psaume. Arch. Genet. 45 (1972) 65-87
Gorlin, R. J., J. Psaume: Oro-digito-facial dysostosis - a new syndrome. A study of 22 cases. J Pediat. (St. Louis) 61 (1962) 520
Majewski, F., W. Lenz, R. A. Pfeiffer, W. Tünte: Das orofaciodigitale Syndrom. Z. Kinderheilk. 112 (1972) 89-112
Papillon-Léage, E., J. Psaume: Dysmorphie des freins buccaux. Actualités odonto-stomatol. 8 (1954) 7
Schwarz, E., A. Fish: Roentgenographic features of a new congenital dysplasia. Amer. J. Roentgenol. 84 (1960) 511
Thuline, H. C.: Current status of a family previously reported with the oral-facial-digital syndrome. Birth Defects 5/2 (1969) 102
Wahrmann, J., M. Berant, J. Jacobs, I. Aviad, N. Ben-Hur: The oral-facial-digital syndrome: a male-lethal condition in a boy with 47/XXY chromosomes. Pediatrics (Springfield) 37 (1966) 812

Kryptophthalmus-Syndrom

Ashley, L. M.: Bilateral anophthalmus in a brother and sister. J. Hered. 38 (1947) 174
Avizonis, P.: Über Kryptophthalmus congenitus. Z. Augenheilk. 64 (1928) 240
Burn, J., R. P. Marwood: Fraser syndrome presenting as bilateral renal agenesis in three sibs. J. med. Genet. 19 (1982) 360-361
Francois, J.: Syndrome malformatif avec cryptophthalmie. Acta Genet. med. 18 (1969) 18
Fraser, G. R.: Our genetical "load". Ann. hum. Genet. 25 (1962) 387
Fraser, G. R.: XX Chromosomes and renal agenesis. Lancet 1966/I, 1427
Gupta, S. P., R. C. Saxema: Cryptophthalmos. Brit. J. Ophthalmol. 46 (1962) 629-632
Ilde, C. A., P. B. Wollschlaeger: Multiple congenital abnormalities associated with cryptophthalmia. Arch. Ophthalmol. (Chic.) 81 (1969) 638-644
König, R., J. Spranger: Cryptophthalmos-syndactyly syndrome without cryptophthalmos. Clin. Genet. 29 (1986) 413-416
Lurie, I. W., E. D. Cherstvoy: Renal agenesis as a diagnostic feature of the cryptophthalmos-syndactyly syndrome. Clin. genet. 25 (1984) 528-532
Schönenberg, H.: Kryptophthalmus-Syndrom. Klin. Pädiat. 185 (1973) 165-172
Sugar, S.: The Cryptophthalmos-Syndactyly Syndrome. Amer. J. Ophthalmol. 66 (1968) 897
Zehender, W.: Eine Mißbildung mit hautüberwachsenen Augen oder Kryptophthalmus. Klin. Mbl. Augenheilk. 10 (1872) 225-234

Fokale dermale Hypoplasie

Fazekas, A., L. Gzegö, L. Vigváry, M. Nagy: Goltz'sches Syndrom. Osteo-, okulo-, dermale Dysplasie. Z. Haut- u. Geschl.-Kr. 48 (1973) 307-315
Ferrara, A.: Goltz's syndrome: Amer. J. Dis. Child. 123 (1972) 263
Goltz, R. W., W. C. Peterson, H. G. Ravits: Focal dermal hypoplasia. Arch. Dermatol. 86 (1962) 708-717
Goltz, R. W., R. R. Henderson, J. M. Hitch, J. F. Ott: Focal dermal hypoplasia syndrome. A review of the literature and report of two cases. Arch. Dermatol. 101 (1970) 1-11
Gorlin, R. J., L. H. Meskin, W. C. Peterson, R. W. Goltz: Focal dermal hypoplasia syndrome. Acta derm.-venereol. 43 (1963) 421-440
Gottlieb, S. K., B. K. Fisher, G. A. Violin: Focal dermal hypoplasia. Arch. Dermatol. 108 (1973) 551-553
Holden, J. D., W. A. Akers: Goltz's syndrome: focal dermal hypoplasia. Amer. J. Dis. Child. 114 (1967) 292-300
Hook, E. B.: Asymmetric manifestations of an apparently new syndrome: depressed and pitted skin, facial tumor, syndactyly and other congenital defects. J. Pediat. (St. Louis) 73 (1968) 913
Jessner, M.: Naeviforme poikilodermieartige Hautveränderungen mit Mißbildungen (Schwimmhautbildung an den Fingern. Papillae am Anus). Zbl. Hautkr. 27 (1928) 468
Knockaert, D., J. Dequeker: Osteopathia striata and focal dermal hypoplasia. Skelet. Radiol. 4 (1979) 223-227
Kunze, J., K. Heyne, H.-R. Wiedemann: Diaphragmatic hernia in a female newborn with focal dermal hypoplasia and marked asymmetric malformations (Goltz-Gorlin syndrome). Europ. J. Pediat. 131 (1979), 213-218
Ruiz-Maldonardo, R., A. Carnevale, L. Tamayo, E. Milonas de Moutiel: Focal dermal hypoplasia. Clin. Genet. 6 (1974) 36-45
Toro-Sola, M. A., M. L. Kistenmacher, H. H. Punett, A. M. Di George: Focal dermal hypoplasia syndrome in a male. Clin. Genet. 7 (1975) 325-327
Walbaum, R., G. Samaille, P. Dehaene: Syndrome de Goltz chez un garçon. Pediatric 15 (1970) 911-920
Wettke-Schäfer, R., G. Kantner: X-linked dominant inherited diseases with lethality in hemizygous males. Hum. Genet. 64 (1983) 1-23
Zergollern, L., N. Laktić, L. Schumtzer, S. Puretic: Focal dermal hypoplasia. Dermatologica 148 (1974) 240-246

Smith-Lemli-Opitz-Syndrom

Belmont, J. W., E. Hawkins, J. F. Hejtmancik, F. Greenberg: Two cases of severe lethal Smith-Lemli-Opitz syndrome. Amer. J. med. Genet. 26 (1987) 65-67
Bialer, M. G., V. B. Penchaszadeh, E. Kahn, R. Libes, G. Krigsman, M. L. Lesser: Female external genitalia and Müllerian duct derivatives in a 46, XY infant with the Smith-Lemli-Opitz syndrome. Amer. J. med. Genetics 28 (1987) 723-731

Bundey, S., H.G. Smyth: Three sisters with the Smith-Lemli-Opitz syndrome. J. ment. Defic. Res. (Sevenoaks) 18 (1974) 61–61

Charkanovskis, J.E., G.R. Sutherland: The Smith-Lemli-Opitz syndrome in a profoundly retarded epileptic boy. J. ment. Defic. Res. (Sevenoaks) 15 (1971) 153–162

Curry, C.J.R., J.C. Carey, J.S. Holland, D. Chopra, R. Fineman, M. Golabi, S. Sherman, R.A. Pagon, J. Allanson, S. Shulman, M. Barr, V. Mc Gravey, C. Dabiri, N. Schimke, E. Ives, B.D. Hall: Smith-Lemli-Opitz syndrome-type II: Multiple congenital anomalies with male pseudohermaphroditism and frequent early lethality. Amer. J. med. Genet. 26 (1987) 45–57

Dallaire, L.: Syndrome of retardation with urogenital and skeletal anomalies (Smith-Lemli-Opitz syndrome). J. med. Genet. 6 (1969) 113

Johnson, V.P.: Smith-Lemli-Opitz syndrome: Review and report of two affected siblings. Z. Kinderheilk. 119 (1975) 221–234

Nevo, S., A. Benderly, J. Levy, B.M. Katznelson: Smith-Lemli-Opitz syndrome in an inbred family. Amer. J. Dis. Child. 124 (1972) 431

Opitz, J.M., V.B. Penchaszadeh, M.C. Holt, L.M. Spane: Smith-Lemli-Opitz (RSH) syndrome bibliography. Amer. J. med. Genet. 28 (1987) 745–750

Penchaszadeh, V.B.: The nosology of the Smith-Lemli-Opitz syndrome. Amer. J. med. Genet. 28 (1987) 719–721

Smith, D.W., L. Lemli, J.M. Opitz: A newly recognized syndrome of multiple congenital abnormalities. J. Pediat. (St. Louis) 64 (1964) 210

Sršeú, S.: Smith-Lemli-Opitz syndrome: report of a new case and review of the literature. Acta paediat. Acad. Sci. hung. 13 (1972) 301–308

Ankyloblepharon, ektodermale Defekte und Lippen-Kiefer-Gaumen-Spalte

Greene, S.L., V.V. Michels, J.A. Doyle: Variable expression in ankyloblepharon-ectodermal defects-cleft lip and palate syndrome. Amer. J. med. Genet. 27 (1987) 207–212

Hay, R.J., R.S. Wells: The syndrome of ankyloblepharon, ectodermal defects and cleft lip and palate: an autosomal dominant condition. Brit. J. Dermatol. (Lond.) 94 (1976) 277–289

Spiegel, J., A. Colton: AEC syndrome. Ankyloblepharon, ectodermal defects, and cleft lip and palate. J. Amer. Acad. Dermatol. 12 (1985) 810–815

Kniepterygium-Syndrom

Bartsocas, C.S., C.V. Papas: Popliteal pterygium syndrome: evidence for a severe autosomal recessive form. J. med. Genet. 9 (1972) 222–226

Bixler, D., C. Poland, W.E. Nance: Popliteal pterygium syndrome in monozygous twins. Birth Defects 10/5 (1974) 167–175

Chapion, R., J.C.R. Cregan: Congenital popliteal webbing in siblings. J. Bone Jt Surg. B41 (1959) 355–357

Di Stephano, G., M.G. Romeo: La syndrome dello pterigio poplitio (Contributo statistico). Riv. pediat. Sci. 29 (1974) 54–75

Gorlin, R.J., H.O. Sedano, J. Cervenka: Popliteal pterygium syndrome: syndrome comprising cleft-lip-palate, popliteal and intercrural pterygia, digital and genital anomalies. Pediatrics (St. Louis) 41 (1968) 503–509

Hall, J.G., S.D. Reed, K.N. Rosenbaum, J. Gershanik, H. Chen, K.M. Wilson: Limb pterygium syndromes: A review and report of eleven patients. Amer J. med. Genet. 12 (1982) 377–409

Hecht, F., J.M. Jarvinen: Heritable dysmorphic syndrome with normal intelligence. J. Pediat. (St. Louis) 70 (1967) 927–935

Kind, H.P.: Popliteales Pterygiumsyndrom. Helv. paediat. Acta 25 (1970) 508–516

Klein, D.: Un curieux syndrome héréditaire: cheilopalatoschisis avec fistules de la lévre inférieur associé à une syndactylie, une onychodysplasie particulière, un ptérygion poplité unilatéral et des pieds varus équins. J. Génét. hum. 11 (1962) 65–71

Lewis, E.: Congenital webbing of the lower limbs. Proc. roy. Soc. Med. 41 (1948) 864

Papadia, F., F. Zimbalatti, C.G. La Rosa: The Bartsocas-Papas syndrome. Autosomal recessive form of popliteal pterygium syndrome in a male infant. Amer. J. med. Genet. 17 (1984) 841–847

Pfeiffer, R.A., W. Tünte, M. Reincken: Das Kniepterygium-Syndrom. Z. Kinderheilk. 108 (1970) 103–116

Rosselli, D., R. Gulienetti: Ectodermal dysplasia. Brit. J. plast. Surg. 14 (1961) 190–204

Shved, I.A., G.I. Lazjuk, T.I. Ostrovskaya, E.D. Cherstvoy: The popliteal perygium syndrome (A condition of the main anatomical structures of the lower limbs). Folia morphol. 31 (1983) 258–262

Wolff, J.: Über einen Fall von angeborener Flughautbildung. Arch. klin. Chir. 38 (1889) 66–73

Syndaktylien bei Chromosomenaberrationen

Pfeiffer, R.A., R. Santelmann: Limb anomalies in chromosomal aberrations. In Bergsma, D., W. Lenz: Morphogenesis and malformation of the limb. Birth Defects 13 (1977) 319–337

Schinzel, A.: Catalogue of unbalanced chromosome aberrations. de Gruyter, Berlin 1984

Polydaktylie, Allgemeines

Bingle, G.J., J.D. Niswander: Polydactyly in the American Indian. Amer. J. hum. Genet. 27 (1975) 91–99

Brehme, H.: Über rudimentäre Polydaktylie bei Bantu-Negern. Hum. Genet. 15 (1972) 81–83

Mellin, G.W.: The frequency of birth defects. In Fishbein, M.: Birth Defects. Lippincott, Philadelphia 1963

Stevenson, A.C., H.A. Johnston, M.I.P. Stewart, D.R. Golding: Congenital malformations. Bull. Wld Hlth Org. 34 (1966) Suppl. 1–127

Temtamy, S.A.: Genetic Factors in Hand Malformations. Diss., Baltimore 1966

Woolf, C.M., N.C. Myrianthopoulos: Polydactyly in American negroes and whites. Amer. J. hum. Genet. 25 (1973) 397–404

Ulnare Polydaktylie, Typ A und B

Barrer, L.A.: Unilateral hexadactyly in man. J. Hered. 38 (1947) 345

Bell, J.: Some new pedigrees of hereditary disease. A. Polydactylism and syndactylism. B. Blue sclerotics and fragility of bone. Ann. Eugen. 4 (1930) 41

Brandeis, J.W.: Polydactylism as a hereditary character. J. Amer. med. Ass. 64 (1915) 1640

Carlisle, A.: An account of a family having hands and feet with supernumerary fingers and toes. Phil. Trans. B84 (1814)

Chung, C.S., N.C. Myrianthopoulos: Racial and prenatal factors in major congenital malformations. Amer. J. hum. Genet. 20 (1968) 44

Dehns, D., L.H. Snyder: Dominance in man, with especial reference to polydactylism. Ohio J. Sci. 32 (1932) 232

Frazier, T.M.: A note on race-specific congenital malformation rates. Amer. J. Obstet. Gynecol. (St. Louis) 80 (1960) 184

Koehler, O.: Über die Vererbung der Vielfingerigkeit beim Menschen. Biol. Zbl. 43 (1924) 646

Lehmann, W., E.A. Witteler: Zwillingsbeobachtung zur Erbpathologie der Polydaktylie. Zbl. Chir. 62 (1935) 2844

Lewis, Th.: Hereditary malformations of the hands and feet, III a polydactylism. In: Treasury of Human Inheritance, vol. I. Cambridge University Press, London 1912

Maltzan, H. v.: Die Sechsfingerdynastie. Westermanns Monatsh. 32 (1872) 514

Milles, B.L.: The inheritance of human skeletal anomalies. J. Hered. 19 (1928) 28

Mohan, J.: Postaxial polydactyly in three Indian families. J. med. Genet. 6 (1969) 196

Odiorne, J.M.: Polydactylism in related New England families. J. Hered. 34 (1943) 45

Pfitzner, W.: Beiträge zur Kenntnis der Mißbildungen des menschlichen Extremitätenskeletts. Morphol. Arb. 8 (1898) 304–322

Pipkin, S.B., A.C. Pipkin: Variation of expression of polydactyly. J. Hered. 37 (1946) 93

Pokorny, L.: Zur Klinik und Ätiologie der Polydaktylie. Med. Klin. 44 (1933) 1486
Refior, H. J.: Beitrag zur postaxialen familiären Polydaktylie. Arch. orthop. Unfall-Chir. 63 (1968) 293
Shevkenek, W., W. P. Thompson: A case of recessive polydactylism. Trans. roy. Soc. Can., Sect. V 27 (1933) 169
Snyder, L. H.: A recessive factor for polydactylism in man. J. Hered. 20 (1929) 73
Sobbota, A., F. DeMarinis: On the inheritance and development of preaxial and postaxial types of polydactylism. Acta Genet. med. 6 (1957) 85
Struthers, J.: On variation in the number of fingers and toes, and in the number of phalanges, in man. Edinb. new phil. J., N.S. 18 (1863) 83–85
Sverdrup, A.: Postaxial polydactylism in six generations of a Norwegian family. J. Genet. 12 (1922) 214
Ventruto, V., G. Theo, A. Celona, G. Fioretti, L. Pagano, M. Stabile, M. L. Cavaliere: A and B postaxial polydactyly in two members of the same family. Clin. Genet. 18 (1980) 342
Walker, J. T.: A pedigree of extra-digit-V polydactyly in a Batusi family. Ann. hum. Genet. 25 (1961) 65
Wilson, G.: Hereditary polydactylism. J. Anat. (Lond.) 30 (1896) 437
Woolf, Ch. M., R. M. Woolf: A genetic study of polydactyly in Utah. Amer. J. hum. Genet. 22 (1970) 75

Radiale Polydaktylie: Polydaktylie des Daumens

Barsky, A. J.: Congenital Anomalies of the Hand and Their Surgical Treatment. Thomas, Springfield/Ill. 1958
Digby, K.: The Immortality of Reasonable Souls. Second Treatise of Digby's Nature of Bodies. Williams, London 1645
Gräfenberg, E.: Die entwicklungsgeschichtliche Bedeutung der Hyperdaktylie menschlicher Gliedmaßen. In Meyer, R.: Studien zur Pathologie der Entwicklung, Bd. II. Schwalbe, Jena 1920 (S. 565)
Handforth, J. R.: Polydactylism of hand in southern Chinese. Anat. Rec. 106 (1950) 119
Huffstadt, A. J. C., J. M. H. M. Borghouts: Chirurgische Behandlung von Daumenverdoppelung. Ned. T. Geneesk. 109 (1965) 2386
Joachimsthal, G.: Die angeborenen Verbildungen der oberen Extremitäten. (Fortschr. Röntgenstr., Erg.-Bd. 2) Gräfe u. Sillem, Hamburg (jetzt Thieme, Stuttgart 1900)
Johannes, R. A.: Über eine Familie mit erblicher Hyperdaktylie (Syndaktylie, Hyperphalangie). Diss., München 1927
Liebenam, L.: Verdoppelungstendenz der medialen und lateralen Strahlen des Fußskelettes in einer Familie. Erbarzt 5 (1938) 61–63
Merlob, P., M. Grunebaum, S. H. Reisner: Familial opposable triphalangeal thumbs associated with duplication of the big toes. J. med. Genet. 22 (1985) 78–80
Murakami, T., H. Okada, S. Muraoka, S. Watari, K. Tsuge: One pedigree of congenital anomaly of the feet over four generations. Teratology 30 (1984) 12 A
Neel, J. V., M. L. Rusk: Polydactyly of the second metatarsal with associated defects of the feet: A new, simply inherited skeletal deformity. Amer. J. hum. Genet. 15 (1963) 288–291
Pott, R.: Ein Beitrag zu den symmetrischen Mißbildungen der Finger und Zehen. Jb. Kinderheilk. 21 (1884) 392
Rudert, J.: Über die Vererblichkeit der präaxialen Polydaktylie. Diss., Göttingen 1938
Sinha, S.: Polydactylism and tooth color. J. Hered. 9 (1918) 96

Einfache und überzählige dreigliedrige Daumen, Syndrome mit dreigliedrigen Daumen

Cotta, H., M. Jäger: Die familiäre Triphalangie des Daumens und ihre operative Behandlung. Arch. orthop. Unfall-Chir. 58 (1965) 282–290
DeMarinis, F., L. S. Wildervanck: Pre-axiale polydactylie (verdubbelde duim) en trifalangie. Ned. T. Geneesk. 104 (1960) 2169
DeVries-van der Weerd, M.-A. C. S., P. J. Willems, H. M. Mandema, L. P. ten Kate: A new family with the Townes-Brocks syndrome. Clin. Genet. 34 (1988) 195–200
Duschl, J.: Eine seltene Form von Polydaktylie. Münch. med. Wschr. 64 (1917) 827
Eaton, G. O., V. A. McKusick: A seemingly unique polydactyly-syndactyly syndrome in four persons in three generations. Birth Defects 5/3 (1969) 221–225
Farge: Polydactylie. Ectrodactylie concomitante. Gaz. hebd. Méd. Chir. 4 (1866) 61
Gebhart, E., D. Kysela, H. Matthee, M. Nikol: Cytogenetic analyses utilizing various clastogens in two sibs with Fanconi anemia, their relatives, and control individuals. Hum. Genet. 69 (1985) 309–315
Gladstone, J., V. P. Sybert: Holt-Oram syndrome: penetrance of the gene and lack of maternal effect. Clin. Genet. 21 (1982) 98–103
Grebe, H.: Mißbildungen der Gliedmaßen. In Becker, P. E.: Humangenetik, Bd. II. Thieme, Stuttgart (1964) (S. 209)
Hefner, R. A.: Hereditary polydactyly. J. Hered. 31 (1940) 25
Hilgenreiner, H.: Neues zur Hyperphalangie des Daumens. Brun's Beitr. klin. Chir. 67 (1910) 196
Joachimsthal, G.: Verdoppelung des linken Zeigefingers und Dreigliederung des Daumens. Berl. klin. Wschr. 37 (1900) 835
Komai, T., Y. Ozaki, W. Imokuma: A Japanese kindred of hyperphalangism of thumbs and duplication of thumbs and big toes. Folia hered. pathol. 2 (1953) 308
Lapidus, P. W., F. P. Guidotti, C. J. Coletti: Triphalangeal thumb. Surg. Gynecol. Obstet. 77 (1973) 178
Le Marec, B., Y. Coutel: La polydactylie, maladie ou symptôme? Pédiatrie 25 (1970) 735
Majewski, F., H. Kemperdick, T. Goecke: Triphalangeal thumbs-ectrodactyly in a sporadic case. Clin. Genet. 20 (1981) 310–314
Manhold, E.: Hereditäre Polydaktylie. Z. orthop. Chir. 23 (1909) 587
Ottendorff, Dr.: Zur Frage des dreigliedrigen Daumens. Z. orthop. Chir. 17 (1906) 507
Quazi, Q. H., B. S. Nangia: Abnormal distal phalanges and nails, deafness, mental retardation, and seizure disorder: a new familial syndrome. J. Pediat. (St. Louis) 104 (1984) 391–394
Rüdinger: Beiträge zur Anatomie des Gehörganges, der venösen Blutbahnen der Schädelhöhle sowie der überzähligen Finger. Riedel, München 1876
Schmitt, E., J. Y. Gillenwater, Th. E. Kelly: An autosomal dominant syndrome of radial hypoplasia, triphalangial thumbs, hypospadias, and maxillary diastema. Amer. J. med. Genet. 13 (1982) 63–69
Thompson, E., M. Pembrey, J. M. Graham: Phenotypic variation in LADD syndrome. J. med. Genet. 22 (1985) 382–385
Townes, P. L., E. R. Brocks: Hereditary syndrome of imperforate anus with hand, foot, and ear anomalies. J. Pediat. (St. Louis) 81 (1972) 321–326
Van Weel-Sipman, M., J. J. P. van der Kamp, J. de Koning: A female patient with Aase syndrome. J. Pediat. (St. Louis) 91 (1977) 753
Wood, V. E.: Polydactyly and the triphalangeal thumb. J. Hand Surg. 3 (1978) 436–444

Verdoppelung der terminalen Phalangen dreigliedriger Daumen

Ecke, H.: Beiträge zu den Doppelmißbildungen im Bereich der Finger. Brun's Beitr. klin. Chir. 205 (1962) 463
Lenz, W.: Phenocopies. Med. Genet. 10 (1973) 34
Milch, H.: Triphalangeal thumb. J. Bone Jt Surg. A 33 (1951) 692
Wildervanck, L. S.: Drie erfelijke afwijkingen van de bovenste extremiteiten. Ned. T. Geneesk. 98 (1960) 1681

Mediale Polydaktylie Typ Nylander

Nylander, E. S.: Bidrag till lären om ärftlig polydaktyli. Hygiea 1904
Nylander, E. S.: Präaxiale Polydatylie in fünf Generationen einer schwedischen Sippe. Upsala Läk.-Fören. Förh. 36 (1931) 276

Polysyndaktylie Typ I

Anderson, C. E., P. M. Fernhoff, L. Quan: Dominant polysyndactyly: a report of two families. J. Pediat. (St. Louis) 90 (1977) 961

Bell, J.: Some new pedigrees of hereditary disease. A. Polydactylism and syndactylism. B. Blue sclerotics and fragility of bone. Ann. Eugen. 4 (1930) 41

Goldberg, M. J., H. M. Pashayan: Hallux syndactyly – ulnar polydactyly – abnormal ear lobes: A new syndrome. Birth Defects 12/5 (1976) 255–266

Goodmann, R. M.: A family with polysyndactyly and other anomalies. J. Hered. 56 (1965) 37

Hagenbach, E.: Zur Casuistik der angeborenen Mißbildungen von Finger und Zehen. Jb. Kinderheilk. 13 (1879) 234

Henckel, H., W. Brandt: Besonderheiten in einer polysyndaktylen Sippe. Fortschr. Röntgenstr. 78 (1953) 460

Lenglen, S.: Zur la polydactylie hereditaire. Bull. Acad. Méd. 6 (1877) 1312

Liebenam, L.: Verdoppelungstendenz der medialen und lateralen Strahlen des Fußskelettes in einer Familie. Erbarzt 5 (1938) 61

McClintic, B. S.: Five generations of polydactylism. J. Hered. 26 (1935) 141

Opitz, J. M.: An introduction to medical genetics. J. Iowa St. med. Soc. (1961) 393–406

Pfitzner, W.: Beiträge zur Kenntnis der Mißbildungen des menschlichen Extremitätenskelets. Morphol. Arb. 8 (1898) 304

Refior, H. J.. Die menschliche Variation des Fußes. Arch. orthop. Unfall-Chir. 63 (1968) 225

Reynolds, J. F., A. Sommer, Th. E. Kelly: Preaxial polydactyly type 4: Variability in a large kindred. Clin. Genet. 25 (1984) 267–272

Sommer: Bemerkungen zu einem Fall von vererbter Sechsfingerigkeit. Klinik psych. nerv. Krankh. 5 (1910) 297

Stoppel: Über einen seltenen Fall von Mißbildungen der Zehen an beiden Füßen (Syndaktylie und 13 Zehen). Fortschr. Röntgenstr. 26 (1918/19) 270

Temtamy, S. A., A. H. Loulfy: Polydactyly in an Egyptian family. Birth Defects 10/5 (1974) 204–215

Thomsen, O.: Einige Eigentümlichkeiten der erblichen Poly- und Syndaktylie bei Menschen. Acta med. scand. 65 (1927) 609

Polydaktylie und Syndaktylie dreigliedriger Daumen

Cotta, H., M. Jäger: Hochgradige numerische Variation der Fingerstrahlen und Störungen der Längendifferenzierung beider Hände und ihre operative Behandlung. Arch. orthop. Unfall-Chir. 58 (1965) 1

Grebe, H.: Untersuchungen über Papillarlinienveränderungen bei Syndaktylie und Polydaktylie. Z. Morphol. Anthropol. 39 (1940) 62

Kaul, K. K., N. R. Bhandari: Polydactylo-syndactylism in seven generations. Indian. J. Pediat. 26 (1959) 18

Schade, H.: Zur endogenen Entstehung von Gliedmaßendefekten. Z. Morphol. Anthropol. 36 (1937) 375

Stapff, R.: Über eine Familie mit erblicher Syn- und Polydaktylie (Hyperphalangia pollicis). Fortschr. Röntgenstr. 34 (1926) 531

Ströer, F. H.: Familiäres Auftreten von Hand- und Fußabweichungen in fünf Generationen. Genetica 17 (1935) 299

Extremitätenverdoppelung höheren Grades: Ulnaverdoppelung, Fibulaverdoppelung

Bruce, A.: Remarkable malformation of the left hand. Trans. pathol. Soc. Lond. 19 (1868) 452

Buettner, G.: Ulnare Polydaktylie bei Ulnaverdoppelung und Radiusdefekt. Z. mensch. Vererb.- u. Konstit.-L. 22 (1939) 428

Dwight, Th.: Fusion of hands. Anat. Anz. 8 (1893) 60

Entin, M. A.: Reconstruction of congenital abnormalities of upper extremities. J. Bone Jt Surg. A 41 (1959) 681

Fischer, H.: Diss., Bonn 1912 zit. nach Buettner, G. 1939

Harrison, R. G., M. A. Pearson, R. Roaf: Ulnar Dimelia. J. Bone Jt Surg. B 42 (1960) 549

Jolly, F.: Über Polydaktylie mit Mißbildung des Armes. Intern. Beitr. wiss. Med. Hirschwald, Berlin 1891

Kuhnt: Eigentümliche Doppelbildungen an Händen und Füßen. Virchows Arch. pathol. Anat. 56 (1872) 268–269

Lange, B.: Diss., Breslau 1924 zit. nach Buettner, G. 1939

Man, C.: Ein weiterer Fall von Doppelbildung der Ulna bei fehlendem Radius. Z. orthop. Chir. 42 (1921/22) 355

Mukerji, M.: Congenital anomaly of hand „mirror hand". Brit. J. plast. Surg. 9 (1956) 222

Nitsche, F.: Über lokalisierte Doppelmißbildungen und ihre Genese. Z. orthop. Chir. 55 (1931) 601

Pfeiffer, R. A., M. Roeskau: Agenesie der Tibia. Fibulaverdoppelung und spiegelbildliche Polydaktylie (Diplopodie) bei Mutter und Kind. Z. Kinderheilk. 111 (1971) 38

Prinz, P.: Diplocheirie. Pädiat. Prax. 7 (1968) 121

Przibam, H.: Die Bruch-Dreifachbildung im Tierreich. Arch. Entwickl.-Mech. Org. 48 (1921) 205

Restemeier: Eine Mißbildung der Hand und des Unterarmes infolge Doppelbildung der Ulna bei fehlendem Radius. Dtsch. Z. Chir. 155 (1920) 120

Ströer, W. F. H.: Die Extremitätenmißbildungen und ihre Beziehungen zum Bauplan der Extremitäten. Z. Anat. Entwickl.-Gesch. 108 (1938) 136

Tünte, W., D. Kersting: Spiegelbildliche Verdoppelung von Ulna und ulnarem Handanteil bei fehlendem Radius („mirrorhand"). Z. Orthop. 103 (1967) 490

Weil, S.: Diplocheirie und Diplopodie. Z. orthop. Chir. 43 (1924) 595

Spiegelhand und Spiegelfuß

Laurin, C. A., J. C. Faurea, P. Labelle: Bilateral absence of the radius and tibia with bilateral duplication of the ulna and fibula. A case report. J. Bone Jt Surg. 46A (1964) 137

Tibiadefekt und dreigliedrige Daumen

Badger, V. M.: Evaluation of foot conversions for congenital anomalies: Syme, Boyd and Chopart. Inter-Clinic Information Bull. 8 (1969) 7–11.

Ballantyne, J. W.: An infant with a bifid hand. Edinb. med. J. 38 (1893) 623

Canun, S., R. M., Lomeli, R. Martinez, A. Carnevale: Absent tibiae, triphalangeal thumbs and polydactyly: description of a family and prenatal diagnosis. Clin. Genet. 25 (1984) 182–186

Davidson, A. J.: A case of congenital deformity of the hands, supernumerary toes, and absence of tibiae. Amer. J. Roentgenol. 5 (1918) 434

Eaton, G. O., V. A. McKusick: A seemingly unique polydactyly-syndactyly syndrome in four persons in three generations. Birth Defects 5/3 (1969) 321

Herzog, R. H.: Tibiaaplasie. Diss., Zürich 1946

Kuhnt: Eigentümliche Doppelbildungen an Händen und Füßen. Virchows Arch. pathol. Anat. 56 (1872) 268

Kümmel, W.: Die Mißbildungen der Extremitäten durch Defekt, Verwachsung und Überzahl. Fischer, Kassel 1895

Melde, R.: Anatomische Untersuchung eines Kindes mit beiderseitigem Defekt der Tibia und Polydaktylie an Händen und Füßen. Diss., Marburg 1892

Pashayan, H., F. C. Fraser, J. M. McIntire, J. S. Dunbar: Bilateral aplasia of the tibiae, polydactyly and absent thumb in father and daughter. J. Bone Jt Surg. 53 B (1971) 495

Reber, M.: Le syndrome osseux peu commun associant une heptadactylie et une aplasie des tibias. J. Génét. hum 16 (1967/68) 15

Salzer, M.: Über kongenitalen Tibiadefekt. Zbl. Chir. 85 (1960) 673

Say, B., E. Feild, J. G. Goldwell, L. Warnberg, M. Atasu: Polydactyly with triphalangeal thumbs, brachydactyly, camptodactyly, congenital dislocation of the patellas, short stature and borderline intelligence. Birth Defects 12/15 (1976) 279–286

Treiger, J.: Ein Fall von Polydaktylie. Fortschr. Röntgenstr. 27 (1919/21) 419–422

Werthemann, A.: Die Entwicklungsstörungen der Extremitäten. In Lubarsch, O., F. Henke, R. Rössle: Handbuch der speziellen pathologischen Anatomie und Histologie. Bd. IX/6. Springer, Berlin 1952 (S. 99)

Yujnovsky, O., D. Ayala, A. Vincitorio, H. Viale, N. Sakati, W. L. Nyhan: A syndrome of polydactyly-syndactyly and triphalangeal thumbs in three generations. Clin. Genet 6 (1974) 51–59

Tibiaaplasie mit Polydaktylie

Aletter, C.: Über die angeborenen Defekte der Tibia. Frankfurt. Z. Pathol. 43 (1932) 196

Billett, D. M., J. N. Bear: Partial duplication of the lower limb. J. Bone Jt Surg. A 60 (1978) 1143–1145

Bötticher: Medizinische Gesellschaft in Gießen, Sitzg. 7. Juni 1904. Dtsch. med. Wschr. 30 (1904) 1594

Helbing, C.: Ein Fall von totalem Defekt der Tibia. Berl. klin. Wschr. 39 (1902) 316

Johnson, A. A.: Case of polydactylism in which nine toes existed on one foot. Trans. pathol. Soc. Lond. 9 (1958) 427

Medini, L.: Un caso di mancanza congenita della tibia. Boll. Sci. med. 22 (1888) 145

Nutt, J. J., E. E. Smith: Total congenital absence of the tibia. Amer. J. Roentgenol. 46 (1941) 841

Ollerenshaw, R.: Congenital defects of the long bones of the lower limb. J. Bone Jt Surg. 23 (1925) 528

O'Rahilly, R.: Morphological patterns in limb deficiencies and duplications. Amer. J. Anat. 89 (1951) 135

Vonnegut, F. A.: Die eugenetische Indikation zur Schwangerschaftsunterbrechung und Sterilisation bei erblichen Mißbildungen. Zbl. Gynäkol. 50 (1926) 2197

Diplocheirie, Diplopodie

Appelrath: Zur Kenntnis der Doppelbildung einzelner Gliedmaßen. Fortschr. Röntgenstr. 29 (1922) 57

Bull, G. J.: A case of bifurcated foot with eleven toes. Boston med. surg. J. 93 (1875) 292

Faltin, R.: Ein Fall von Mißbildung der oberen Extremität durch Überzahl. Arch. Anat. Physiol., anat. Abt. (1904) 350

Greuer, F.: Über die Bildung von überzähligen unteren Extremitäten im Anschluß an einen klinisch beobachteten Fall von Tripodie. Diss., Bonn. 1890

Mayer, L., D. Sashin: Report of a case of supernumerary foot. J. Bone Jt Surg. 12 (1930) 649

Murray, J.: Case of a woman with three hands. Med. Chir. Trans. 46 (1863) 29

Nitsche, F.: Doppelmißbildung der unteren Extremitäten mit fibularem Zusammenhang. Z. orthop. Chir. 55 (1931) 384

Peterffy, P., St. Jona: Seltene Anomalie der Oberarmentwicklung. Zbl. Chir. 69 (1942) 878

Schwalbe, E.: Über Extremitätenmißbildungen (Spalthand, Spaltfuß, Syndaktylie, Adaktylie, Polydaktylie). Münch. med. Wschr. 53 (1906) 493

Stein, H. C., E. H. Bettman: Rare malformation of the arm. Double humerus with three hands and sixteen fingers. Amer. J. Surg. 50 (1940) 336

Taniguchi, K., Y. Aoki, H. Kurimoto, T. Okamura: Baby with a third leg. J. pediat. Surg. 10 (1975) 143–144

Weisselberg, B., T. Ben-Ami, R. M. Goodman: Partial duplication of the lower limb with agenesis of ipsilateral kidney – a new syndrome: report of a case and review of the literature. Clin. Genet. 33 (1988) 234–239

Syndrome mit postaxialer Polydaktylie: Bardet-Biedl-Syndrom

Alström, C. H., B. Hallgren, L. B. Nilsson, H. Åsander: Retinal degeneration combined with obesity diabetes mellitus and neurogenous deafness: a specific syndrome (not hitherto described) distinct from the Laurence-Moon-Bardet-Biedl syndrome: a clinical, endocrinological and genetic examination based on a large pedigree. Acta psychiat. scand. 34, Suppl. 129 (1959) 1–35

Amman, F.: Investigations cliniques et génétiques sur le syndrome de Bardet-Biedl en Suisse. J. Génét. hum., Suppl. 18 (1970) 1–310

Bardet, G.: Sur un syndrome d'obésité infantile avec polydactylie et retinite pigmentaire. Diss., Paris 1920

Bell, J.: The Laurence-Moon syndrome. In: The Treasury of Human Inheritance, Bd. V/3. Cambridge University Press, London

Biedl, A.: Ein Geschwisterpaar mit adiposo-genitaler Dystrophie. Dtsch. med. Wschr. 48 (1922) 1630

Blumel, J., W. T. Kniker: Laurence-Moon-Bardet-Biedl-Syndrome. Tex. Rep. Biol. Med. 17 (1959) 391–410

Franceschetti, A., D. Klein, S. Forni, J. Babel: Bardet-Biedl syndrome. Acta XVIth Concil, Ophthalm. Britain 1 (1950) 190–193

Laurence, J. C., R. C. Moon: Four cases of „retinitis pigmentosa" occuring in the same family and accompanied by general imperfections of development. Ophthal. Rev. 2 (1866) 32–41

Prader, A., A. Labhart, H. Willi: Ein Syndrom von Adipositas. Kleinwuchs, Kryptorchismus und Oligophrenie nach myatonieartigem Zustand im Neugeborenenalter. Schweiz. med. Wschr. 86 (1956) 1260–1261

„Biemond-Syndrom"

Biemond, A.: Het syndrom van Laurence-Biedl en een aanverwant, nieuw syndrom. Ned. T. Geneesk 78 (1934) 1801–1809

van Bogaert, L., A. Delhaye: Observation d'un syndrome familial nouveau (Biemond) proche de la maladie de Laurence-Moon-Bardet. Bull. Soc. méd. Hôp. Paris 52 (1936) 683–691

Grebe, H.: Contribution ou diagnostic differentiel du syndrome de Bardet-Biedl. J. Génét. hum. 2 (1953) 127–144

Kissel, P., J. Cordier, P. Tridon, M. Thiriet: Le syndrome de Biemond (étude de 2 cas). Comptes rendus du Congrès International de Neuro-Ophtalmologie et Neuro-Génétique, Albi 1965

Trisomie 13

Bartholinus, Th.: Historiarum anatomicarum rariorum. Centuriam III et. IV; Eiusdem causa acessere observationes anatomicae cl. viri Petri Pawi Hafniae. Sumptibus Petri Hanbold Bibl. 1657 (S. 95)

Gustavson, K.-H., S. Johanson, L. Wranne: Immunglobulins in 13–15 trisomy syndrome due to a translocation. Acta paediat. scand. 57 (1968) 436

Lenz, W., R. A. Pfeiffer, W. Tünte: Chromosomenanomalien durch Überzahl (Trisomien) und Alter der Mutter. Dtsch. med. Wschr. 91 (1966) 1262

Patau, K., W. W. Smith, E. Therman, S. L. Inhorn, H. P. Wagner: Multiple congenital anomaly caused by an extra autosome. Lancet 1960/I, 790

Rogers, F.: Clinical delineation of proximal and distal partial 13q trisomy. Clin. Genet. 25 (1984) 221–229

Taylor, A. I.: Autosomal trisomy syndrome: a detailed study of 27 cases of Edward's syndrome and 27 cases of Patau's syndrome. J. med. Genet. 5 (1968) 227

Meckel-Syndrom

Altmann, P., P. Wagenbichler, A. Schaller: A casuistic report on the Gruber or Meckel syndrome. Hum. Genet. 38 (1977) 357–362

Chemke, J., A. Miskin, Z. Rav-Acha, A. Porath, M. Sagiv, Z. Katz: Prenatal diagnosis of Meckel syndrome: alpha-feto-protein and beta-trace protein in amniotic fluid. Clin. Genet. 11 (1977) 285–289

Gruber, G. B.: Beiträge zur Frage „gekoppelter" Mißbildungen. Beitr. pathol. Anat. 93 (1934) 459–476

Holmes, L. B., S. G. Driscoll, L. Atkins: Etiologic heterogeneity of neural-tube defects. New Engl. J. Med. 294 (1976) 265–269

Kemperdick, H., M. Ammermann, F. Janssen, H. Lange, P. Monbayed: Zur Differentialdiagnose des Meckel-Syndroms und des Ellis-van-Creveld-Syndroms mit Encephalocele. Klin. Pädiat. 187 (1975) 87–93

Lauras, B., J. Fraisse, F. Faugeroux, A. La Selve, J. M. Robert, F. Freycon: Syndrome de Meckel. Pédiatrie 31 (1976) 435–445

Majewski, F., H. Stöß, T. Goecke, H. Kemperdick: Are bowing of long tubular bones and preaxial polydactyly signs of the Meckel syndrome? Hum. Genet. 65 (1983) 125–133

Mecke, S., E. Passarge: Encephalocele, polycystic kidneys and polydactyly as an autosomal recessive trait simulating certain other disorders: the Meckel syndrome. Ann. Génét. 14 (1971) 97–103

Meckel, J. F.: Beschreibung zweier durch sehr ähnliche Bildungsabweichungen entstellter Geschwister. Dtsch. Arch. Physiol. 7 (1822) 99–172

Naffah, J., G. Ghosn, N. Charios: A propos de trois nouveaux cas dans une même fratrie du syndrome de Meckel ou dysencephalie splancho-kystique de Gruber. Arch. franc. Pédiat. 29 (1972) 1069

Salonen, R., R. Norio: The Meckel syndrome in Finland: Epidemiologic and genetic aspects. Amer. J. med. Genet. 18 (1984) 691–698

Salonen, R., R. Herva, R. Norio: The hydrolethalus syndrome: Delineation of a „new", lethal malformation syndrome based on 28 patients. Clin. Genet. 19 (1981) 321–330

Seller, M.J.: Prenatal diagnosis of a neurotube defect: Meckel syndrome. J. med. Genet. 12 (1975) 109

Weitere Syndrome mit lateraler Polydaktylie

Antley, R.M., D.S. Hwang, W. Theopold, R.J. Gorlin, T. Steeper, D. Pitt, D.M. Danks, E. McPhearson, H. Bartels, H.-R. Wiedemann, J.M. Opitz: Further delineation of the C trigonocephaly syndrome. Amer. J. med. Genet. 9 (1981) 147–163

Behmel, A., E. Plöchl, W. Rosenkranz: A new X-linked dysplasia gigantism syndrome: Follow up in the first family and report on a second Austrian family. Amer. J. med. Genet. 30 (1988) 275–285

Buttiens, M., J.P. Fryns, P. Jonckheere, K. Brouckmans-Buttiens, H. van den Berghe: Scalp defects associated with postaxial polydactyly: Confirmation of a distinct entity with autosomal dominant inheritance. Hum. Genet. 71 (1985) 86–88

Culler, F., K.L. Jones: Hypopituitarism in association with postaxial polydactyly. J. Pediat. (St. Louis) 104 (1984) 881–884

Curry, C.J.R., B.D. Hall: Polydactyly, conical teeth, nail dysplasia, and short limbs: A new autosomal dominant malformation syndrome. Birth Defects 15/5B (1979) 253–263

Donnai, D., J. Burn, H. Hughes: Letter to the editor: Smith-Lemli-Opitz syndromes: Do they include the Pallister-Hall syndrome? Amer. J. med. Genet. 28 (1987) 741–743

Dungy, C.I., R.G. Aptekar, H.M. Cann: Hereditary hydrometrocolpos with polydactyly in infancy. Pediatrics (Springfield) 47 (1971) 138–141

Elejalde, B.R., C. Giraldo, R. Jimenes, E.F. Gilbert: Acrocephalopolydactylous dysplasia. Birth Defects 13/36 (1977) 53–67

Fryns, J.P., H. van den Berghe: Congenital scalp defects associated with postaxial polydactyly. Hum. Genet. 49 (1979) 217–219

Fryns, J.P., Ph. Moerman: Letter to the editor: Abdominal distension in Kaufman-McKusick syndrome. Amer. J. med. Genet. 27 (1987) 735–736

Goecke, T., R. Dopfer, R. Huenges, W. Conzelmann, H. Feller, F. Majewski: Hydrometrocolpos, postaxial polydactyly, congenital heart disease, and anomalies of the gastrointestinal and genitourinary tracts: A rare autosomal recessive syndrome. Europ. J. Pediat. 136 (1981) 297–305

Golabi, M., L. Rosen: A new X-linked mental retardation-overgrowth syndrome. Amer. J. med. Genet. 17 (1984) 345–358

Graham, J.M., D. Perl, T. O'Keefe, E. Rawnsley, G.A. Little: Apparent familial recurrence of hypothalamic hamartoblastoma syndrome. Proc. Greenwood Genet. Center 2 (1983) 117–118

Hall, J.G., P.D. Pallister, S.K. Clarren, J.B. Beckwith, F.W. Wighlesworth, F.C. Fraser, S. Cho, P.J. Benke, S.D. Reed: Congenital hypothalamic hamartoblastoma, hypopituitarism, imperforate anus, and post-axial polydactyly – a new syndrome? Amer. J. med. Genet. 7 (1980) 47–74

Hernandez, A., L. Garcia-Esquivel, M.C. Reynoso, R. Fragoso, M.A. Enriquez-Guerra, Z. Nazara, M.B. Anzar, J.M. Cantu: Cortical blindness, growth and psychomotor retardation and postaxial polydactyly: A probable distinct autosomal recessice syndrome. Clin. Genet. 28 (1985) 251–254

McKusick, V.A., R.L. Bauer, C.E. Koop, R.B. Scott: Hydrometrocolpos as a simply inherited malformation. J. Amer. med. Ass. 189 (1964) 813

Naumoff, P., L.W. Young, J. Mazer, A.J. Amortegui: Short rib-polydactyly syndrome 3. Radiology (N.Y.) 122 (1977) 443–447

Neri, G., R. Marini, M. Cappa, P. Borrelli, J.M. Opitz: Simpson-Golabi-Behmel syndrome: An X-linked encephalo-trophoschisis syndrome. Amer. J. med. Genet. 30 (1988) 287–299

Opitz, J.M., R.C. Johnson, S.R. McCreadie, D.W. Smith: The C syndrome of multiple congenital anomalies. Birth Defects Bd. 5/2 (1969) 161–166

Opitz, J.M., J. Herrmann, E.F. Gilbert, R. Matalon: Simpson-Golabi-Behmel syndrome: Follow-up of the Michigan family. Amer. J. med. Genet. 30 (1988) 301–308

Preis, M., W.J. Alexander, F.C. Fraser: The C syndrome. Birth Defects. 11/2 (1975) 58–62

Romeo, G., J. Zonana, R.S. Lachman, J.M. Opitz, C.I. Scott, S.W. Spranger, D.L. Rimoin: Grebe chondrodysplasia and similar forms of severe short-limbed dwarfism. Birth Defects 13/3c (1977) 109–115

Martinez y Martinez, R., E. Corona-Rivera, M. Jimenez-Martinez, R. Ocampo-Campos, S. Garcia-Maravilla, J.M. Cantu: A new probably autosomal recessive cardiomelic dysplasia with mesoaxial hexadactyly. J. med. Genet. 18 (1981) 151–154

Young, I.D., D.J. Madders: Unknown syndrome: holoprosencephaly, congenital heart defects, and polydactyly. J. med. Genet. 24 (1987) 714–716

Syndrome mit medialer Polydaktylie: Carpenter-Syndrom

Baldi, U., L. Brunelli: Considerazioni su due osservazioni di malattia di Apert (acrocefalosindattilia). Minerva pediat. 17 (1965) 1705

Balsamo, V., D. Corso, L. Giuffrè: Un caso di sindrome di Carpenter (acrocefalopolisyndattilia). Pediatria 76 (1968) 407–424

Carpenter, G.: Two sisters showing malformations of the skull and other congenital abnormalities. Rep. Soc. Study Dis. Child. Lond. I (1901) 110

Carpenter, G.: Case of acrocephaly with other congenital malformations. Proc. roy. Soc. Med. 2 (1909) 45

Cohen, D.M., J.G. Green, J. Miller, R.J. Gorlin, J.A. Reed: Acrocephalopolysyndactyly type II – Carpenter syndrome: Clinical spectrum and an attempt at unification with Goodman and Summit syndromes. Amer. J. med. Genet. 28 (1987) 311–324

Der Kaloustian, V.M., A.A. Sinno, S.I. Nassar: Acrocephalopolysyndactyly type II (Carpenter syndrome). Amer. J. Dis. Child. 124 (1972) 716–718

Goodman, R.M., M. Sternberg, Y. Shem-Tov, M.B.-M. Katznelson, M. Hertz, Y. Rotem: Acrocephalopolysyndactyly type IV: A new genetic syndrome in 3 sibs. Clin. Genet. 15 (1979) 209–214

Roubicek, M., J. Spranger: Weyers acrodental dysostosis in a family. Clin. Genet. 26 (1984) 587–580

Roubicek, M., J. Spranger: Letter to the editor: Syndrome of polydactyly, conical teeth and nail dysplasia. Amer. J. med. Genet. 20 (1985) 205–206

Sargent, C., J. Burn, M. Baraitser, M.E. Pembrey: Trigonocephaly and the Opitz syndrome. J. med. Genet. 22 (1985) 39–45

Schinzel, H.: A syndrome of midface retraction, multiple radiological anomalies, renal malformations and hypertrichosis (Letter). Hum. Genet. 62 (1982) 382

Schinzel, A., A. Giedeon: A syndrome of severe midface retraction, multiple skull anomalies, clubfeet, and cardiac and renal malformations in sibs. Amer. J. med. Genet. 1 (1978) 361–375

Sillence, D.O.: Non-Majewski short rib-polydactyly syndrome. Amer. J. med. Genet. 7 (1980) 223–229

Simpson, J.L., S. Landey, M. New, J. German: A previously unrecognized X-linked syndrome of dysmorphia. Birth Defects 11/2 (1975) 18–24

Stojimirovic, I.: Hidrometrokolpos novordencita. Acta chir. iugosl. 3 (1956) 175

Syndrome mit intermediärer Polydaktylie

Grote, W., H. Rehder, D. Weisner, H.-R. Wiedemann: Prenatal diagnosis of a probable hereditary syndrome with holoprosencephaly, hydrocephaly, octodactyly, and cardiac malformations. Europ. J. Pediat. 143 (1984) 155–157

Holzgreve, W., H. Wagner, H. Rehder: Bilateral renal agenesis with Potter phenotype, cleft palate, anomalies of the cardiovascular system, skeletal anomalies including hexadactyly and bifid metacarpal. A new syndrome? Amer. J. med. Genet. 18 (1984) 177–182

Legins, E., Ph. Moerman, J.P. Fryns, K. Vandenberghe, E. Eggermont: Holzgreve-Wagner-Rehder syndrome: Potter sequence associated with persistent buccopharyngeal membrane. A second observation. Amer. J. med. Genet. 31 (1988) 269–272

Noack, M.: Ein Beitrag zum Krankheitsbild der Akrocephalosyndaktylie (Apert). Arch. Kinderheilk. 160 (1959) 168–171

Palacios, E., R.N. Schimke: Craniosynostosis-Syndactylism. Amer. J. Roentgenol. 6 (1969) 144–155

Pfeiffer, R.A.: Associated deformitis of the head and hands. Birth Defects. 5/3 (1969) 18–34

Rudert, I.: Über die Vererblichkeit der präaxialen Polydaktylie. Diss., Göttingen 1938

Schönenberg, H., E. Scheidhauer: Über 2 ungewöhnliche Dyscranio-Dysphalangien bei Geschwistern (atypische Akrocephalosyndaktylie und fragliche Dysencephalia splanchnocystica). Mschr. Kinderheilk. 114 (1966) 322

Summit, R.L.: Recessive acrocephalopolysyndactyly with normal intelligence. Birth Defects 5/3 (1969) 35–38

Sunderhaus, E., J.R. Wolter: Acrocephalosyndactylism. J. pediat. Ophthalmol. Strab. 5 (1968) 118–120

Temtamy, S.A.. Carpenter's syndrome: Acrocephalopolysyndactyly. An autosomal recessive syndrome. J. Pediat. (St. Louis) 69 (1966) 111–120

Greig-Temtamy-Syndrom

Baraitser, M., R.M. Winter, E.M. Brett: Greig cephalopolysyndactyly: report of 13 affected individuals in three families. Clin. Genet. 24 (1983) 257–265

Gollop, Th.R., L.R. Fontes: The Greig cephalopolysyndactyly syndrome: Report of a family and review of the literature. Amer. J. med. Genet. 22 (1985) 59–68

Greig, D.M.: Oxycephaly. Edinb. med. J. 33 (1926) 189

Korting, G.W., H. Ruther: Ichthyosis und akro-faciale Dysostose. Arch. Derm. Syph. 197 (1954) 91

Temtamy, S.A.: Carpenter's syndrome: acrocephalo-polysyndactyly. An autosomal recessive syndrome. J. Pediat. (St. Louis) 69 (1966) 111–120

Tommerup, N., F. Nielsen: A familial reciprocal translocation t(3;7) (p21.1;p13) associated with the Greig polysyndactyly-craniofacial anomalies syndrome. Amer. J. med. Genet. 16 (1983) 313–321

Mohr-Claussen-Syndrom

Anneren, G., B. Arvidson, K.-H. Gustavson, H. Jorulf, G. Carlsson: Oro-facio-digital syndromes I and II: radiological methods for diagnosis and the clinical variations. Clin. Genet. 26 (1984) 178–186

Claussen, O.: Et arvelig syndrom omfattende tungemisdannelse og polydaktylie. Nord. Med. 30 (1946) 1147

Gustavson, K.-H., A. Kreuger, P.O. Petersen: Syndrome characterized by lingual malformation, polydactyly, tachypnea and psychomotor retardation (Mohr-Syndrome). Clin. Genet. 2 (1971) 261

Haumont, D., S. Pelc: The Mohr syndrome: are there two variants? Clin. Genet. 24 (1983) 41–46

Iaccarino, M., F. Lonardo, M. Giugliano, M. della Bruna: Prenatal diagnosis of Mohr syndrome by ultrasonography. Prenatal, Diagn. 5 (1985) 415–418

Mohr, O.L.: An hereditary sublethal syndrome in man. Avhandl. Norske Videnskaps-Akademi Oslo, I. math. naturwiss. Klasse 14 (1941) 1

Pfeiffer, R.A., F. Majewski, H. Mannkopf: Das Syndrom von Mohr u. Claussen. Klin. Pädiat. 185 (1973) 224–229

Rimoin, D.L., M.T. Edgerton: Genetic and clinical heterogeneity in the oral-facial-digital syndromes. J. Pediat. (St. Louis) 71 (1967) 9–102

Varadi, V., L. Szabo, Z. Papp: Syndrome of polydactyly, cleft lip/palate or lingual lump, and psychomotor retardation in endogamic gypsies. J. med. Genet. 17 (1980) 119–122

Majewski-Syndrom

Gembruch, U., M. Hansmann, H.J. Födisch: Early prenatal diagnosis of short rib-polydactyly (SRP) syndrome type I (Majewski) in a case at risk. Prenatal Diagn. 5 (1985) 357–362

Gillerot, Y.: Oro-facial-digital syndrome II. Clin. Genet. 33 (1988) 141–142

Majewski, F., R.A. Pfeiffer, W. Lenz, R. Müller, G. Feil, R. Seiler: Polysyndaktylie, verkürzte Gliedmaßen und Genitalfehlbildungen: Kennzeichen eines selbständigen Syndroms? Z. Kinderheilk. 111 (1971) 118–138

Silengo, M.L., G.L. Bell, M. Biagioli, P. Franceschini: Orofacial digital syndrome II. Transitional type between the Mohr and the Majewski syndromes: report of two new cases. Clin. Genet. 31 (1987) 331–336

Sillence, D.O.: Non-Majewski short rib-polydactyly syndrome. Amer. J. med. Genet. 7 (1980) 223–229

Temtamy, S., V.A. McKusick: The genetics of hand malformations. Birth Defects 14 (1978) 413–437

Walley, V.M., C.F. Coates, J.J. Gilbert, G.H. Valentine, E.M. Davies: Short rib-polydactyly syndrome, Majewski type. Amer. J. med. Genet. 14 (1983) 445–452

Acrocallosales Syndrom

Schinzel, A.: Postaxial polydactyly, hallux duplication, absence of the corpus callosum, macrocephaly and severe mental retardation: a new syndrome? Helv. paediat. Acta 34 (1979) 141–146

Schinzel, A., U. Kaufmann: The acrocallosal syndrome in sisters. Clin. Genet. 30 (1986) 394–405

Schinzel, A., W. Schmid: Hallux duplication, postaxial polydactyly, absence of the corpus callosum, severe mental retardation, and additional anomalies in two unrelated patients: A new syndrome? Amer. J. med. Genet. 6 (1980) 241–249

Robinow-Syndrom

Lee, P.A., C.J. Migeon, T.R. Brown, M. Robinow: Robinow's syndrome: partial primary hypogonadism in pubertal boys, with persistence of micropenis. Amer. J. Dis. Child. 136 (1982) 327–330

Pfeiffer, R.A., H. Müller: Ein Komplex multipler Mißbildungen bei zwei nicht verwandten Kindern. Pädiat. u. Pädol. 6 (1971) 262–267

Robinow, M., F.N. Silverman, H.D. Smith: A newly recognized dwarfing syndrome. Amer. J. Dis. Child. 117 (1969) 645–651

Mediale Hexadaktylie mit Analatresie

Liharzik, F.: Das Gesetz des menschlichen Wachstums und der unter der Norm zurückgebliebene Brustkorb als die erste und wichtigste Ursache der Rhachitis. Scrophulose und Tuberculose. Gerold. Wien 1858

Say, B., S. Balci, T. Pirnar, A. Hicsönmez: Imperforate anus/polydactyly/vertebral anomalies syndrome: a hereditary trait? Pediat. (St. Louis) 79 (1971) 1033–0134

Sonderformen

Carter, C.O., K. Till, V. Fraser, R. Coffey: A family study of cranio-synostosis, with probable recognition of a distinct syndrome. J. med. Genet. 19 (1982) 280–285

De Castro, A.: Oxycephalo-syndactylie. Rev. neurol. 1 (1934) 359–367

Engelhard, D., S. Yatziv: Pre and post axial polysyndactyly, microcephaly and ptosis. Europ. J. Pediat. 130 (1979) 47–51

Ferrier, P., S. Widgren, S. Ferrier: Non-specific pseudohermaphroditism, report on two cases with cytogenetic investigations. Helv. paediat. Acta 19 (1964) 1–12

Hootnick, D., L.B. Holmes: Familial polysyndactyly and craniofacial anomalies. Clin. Genet. 3 (1972) 128–134

Marshall, R.F., D.W. Smith: Frontodigital syndrome: a dominantly inherited disorder with normal intelligence. J. Pediat. (St. Louis) 77 (1970) 129–133

Moszkowicz, L.: Zur Genese der Mißbildungen. Virchows Arch. pathol. Anat. 293 (1934) 78–96

Opitz, J. M., R. C. Johnson, S. R. McCreadie, D. W. Smith: The C syndrome of multiple congenital anomalies. Birth Defects 5/2 (1969) 161–166
Pfeiffer, R. A., H. Müller: Ein Komplex multipler Mißbildungen bei zwei nicht verwandten Kindern. Pädiat. u. Pädol. 6 (1971) 262–267
Robinow, M., T. J. Sorauf: Acrocephalopolysyndactyly, type Noack in a kindred. Birth Defects 11/5 (1975) 99–106
Say, B., P. S. Gerald: A new polydactyly-imperforate-anus-vertebral-anomalies syndrome. Lancet 1968/II, 688
Schinzel, A., H. Zellweger, A. Grella, A. Prader: Fetal face syndrome with acral dysostosis. Helv. paediat. Acta 29 (1974) 55–60
Sugarman, G. I., M. Katakia, J. Menkes: See-saw winking in a familial oral-facial-digital syndrome. Clin. Genet. 2 (1971) 248
Villaud, J. C., J. Martin, G. Szepetowski, J. M. Robert: Le syndrome oro-facio-digital. Etude clinique et génétique à propos de 10 cas observés dans une même famille. Rev. Pédiat. 4 (1968) 383
Weyers, H.: Die Dyscraniopygophalangie als Merkmalsbild embryopathischer Dysplasie. Med. Bild 1 (1959) 24–30

Reduktionsfehlbildungen

Aase, J. M.: Anticonvulsant drugs and congenital abnormalities. Amer. J. Dis. Child. 127 (1974) 758
Abbott, F. C.: Hereditary congenital dislocations of the radius. Trans. pathol. Soc. Lond. 43 (1892) 129–139
Abruzzo, M. A., R. P. Erickson: A new syndrome of cleft palate associated with coloboma, hypospadias, deafness, short stature, and radial synostosis. J. med. Genet. 14 (1977) 76–80
Adams, F. H., C. P. Oliver: Hereditary deformities in man. Due to arrested development. J. Hered. 36 (1945) 3–7
Ahmad, M., H. Abbas, S. Haque, G. Flatz: X-Chromosomally inherited split-hand/split-foot anomaly in a Pakistani kindred. Hum. Genet. 75 (1987) 169–173
Al-Awadi, A., A. S. Teebi, T. I. Farag, K. M. Naguib, M. Y. El-Khalifa: Profound limb deficiency, thoracic dystrophy, unusual facies, and normal intelligence: A new syndrome. J. med. Genet. 22 (1985) 36–38
Albrecht, R.: Beitrag zum Vorkommen der Synostosen am Hand- und Fußwurzelskelett. Z. Orthop. 105 (1968) 215–235
Alterhoff, G.: Die Humeroradialsynostose. Diss., Münster 1972
Arias, S., V. B. Penchaszadeh, J. Pinto Costernas, S. Larrauri: The IVIC syndrome: A new autosomal dominant complex pleiotropic syndrome with radial ray hypoplasia, hearing impairment, external ophthalmoplegia, and thrombocytopenia. Amer. J. med. Genet. 6 (1980) 25–59
Bankier, A., E. Haan, R. Birrell: Letter to the editor: Familial occurence of Brachmann-de Lange syndrome. Amer. J. med. Genet. 25 (1986) 163–165
Beadnell, C. M.: Congenital malformation of hands. Lancet 1924/II, 800
Benson, K., M. Gordon, E. R. Wassmann, Chung TSI: Interstitial deletion of the long arm of chromosome 2 in a malformed infant with karyotype 46,XX, del (2) (q31q33). Amer. J. med. Genet. 25 (1986) 405–411
Bersani, F. A., R. L. Samilson: Massive familial tarsal synostosis. J. Bone Jt Surg. A39 (1957) 1187
Bouchard, D. F.: Observatio XIII de infante monstroso Lugduni in viam publicam di V, Martii A. MDCLXXI exposito. Med. Phys. Acad. Nat. Curiosorum Ephemer Med. Phys. German. 3 (1673) 17–19
Brewster, T. G., R. S. Lachman, D. C. Kushner, L. B. Holmes, R. J. Isler, D. L. Rimoin: Oto-palato-digital syndrome, type II. An X-linked skeletal dysplasia. Amer. J. med. Genet. 20 (1985) 249–254
Bujdoso, G., W. Lenz: Monodactylous splithand-splitfoot. A malformation occuring in three distinct genetic types. Europ. J. Pediat. 133 (1980) 207–215
Burton, B. K., L. Hauser, L. J. Nadler: Congenital scalp defects with distal limb anomalies. Report of a family. J. med. Genet. 13 (1976) 466–468
Cantu, J.-M., A. Hern'Andez, J. Rami Rez, M. Bernal, G. Rubio, J. Urrusti, S. Franco-V'Azquez: Lethal faciocardiomelic dysplasia – A new autosomal recessive disorder. Birth Defects 11/5 (1975) 91–98

Canun, S., R. M. Lomelt, R. Martinez, A. Carnevale: Absent tibia, triphalangeal thumbs and polydactyly: description of a family and prenatal diagnosis. Clin. Genet. 25 (1984) 182–186
Carey, J. C., L. Eggert, C. J. R. Currey: Lower limb deficiency and the urethral obstruction sequence. Birth Defects 18/3B (1982) 19–28
Carroll, R. E., D. S. Louis: Anomalies associated with radial dysplasia. J. Pediat. 84 (1974) 409–411
Castel, Y., R. Masse, J. Roche, J. Mollaret: Sur un cas de poikilodermie congénitale de Thomson. Ouest méd. 20 (1967) 890–896
Christian, J. C., E. A. Franken, J. P. Lindeman, R. E. Lindseth, T. Reed, C. I. Scott: A dominant syndrome of metacarpal and metatarsal asymmetry with tarsal and carpal fusions, syndactyly, articular dysplasia and platyspondyly. Clin. Genet. 8 (1975) 75–80
Chudley, A. E., P. D. Pabello, W. Bingham, N. Goluboff: Letter to the editor: del (4) (q31) Syndrome. Amer. J. med. Gen. 13 (1982) 341–343
Clark, M. W.: Autosomal dominant inheritance of tibial meromelia. Report of a kindred. J. Bone Jt Surg. A 57 (1975) 262–264
Coffin, G. S., E. Siris: Mental retardation with absent fifth fingernail and terminal phalanx. Amer. J. Dis. Child. 119 (1970) 433–439
Cole, A. E.: Inheritance of a fused joint in the index finger. Ankylosis of the distal interphalangeal joint of the index finger. J. Hered. 36 (1935) 225–228
Cushing, H.: Hereditary ankylosis of the proximal interphalangeal joints. Genetics 1 (1916) 90–106
Czeizel, A., I. Ludanyi: An aetiological study of the Vacterl-association. Europ. J. Pediat. 144 (1985) 331–337
Czeizel, A., M. Bod, W. Lenz: Family study of congenital limb reduction abnormalities in Hungary 1975–1977. Hum. Genet. 65 (1983) 34–45
Davenport, C. B., H. L. Taylor, L. A. Nelson: Radio-ulnar synostosis. Arch. Surg. 8 (1924) 705–762
De la Chapelle, A., P. Maroteaux, N. Havu, G. Granroth: Une rare dysplasie osseuse lethale de transmission recessive autosomique. Arch. franç, Pédiat. 29 (1972) 759–770
De Lozier, C. D., R. M. Antley, R. Williams, N. Green, R. M. Heller, D. Bixler, E. Engel: The syndrome of multisynostotic osteodysgenesis with long-bone fractures. Amer. J. med. Genet. 7 (1980) 391–403
Deragna, S., V. Zucco, E. Ferrante: Trasmissione ereditaria di aplasia del perone e di ectrodattilia. Studio di una famiglia. Quad. Clin. ostet. ginecol. 21 (1966) 1295–1308
Diamond, S. Liebe: RR. Inherited talocalcaneal coalition. Birth Defects 10/12 (1974a) 531–534
Diamond, S. Liebe: QQ. A possible new syndrome-clinodactyly, voluntary shoulder dislocation and massive tarsal coalition. Birth Defects. 10/12 (1974b) 527–530
Dodinval, P.: Oligodactyly and multiple synostoses of the extremities: Two cases in sibs. A variant of Cenani-Lenz syndactyly. Hum. Genet. 48 (1979) 183–189
Drey, J.: Hereditäre Brachydaktylie, kombiniert mit Ankylose einzelner Fingergelenke. Z. Kinderheilk. 4 (1912) 553–561
Drohm, D., W. Lenz, T. S. Yang: Totale Syndaktylie mit mesomeler Armverkürzung, radioulnären und metacarpalen Synostosen und Disorganisation der Phalangen („Cenani-Syndaktylie"). Klin. Pädiat. 188 (1976) 359–365
Dulitzky, F., F. Shabtal, J. Zlotogora, I. Halbrecht, E. Elian: Unilateral radial aplasia and trisomy 22 mosaicism. J. med. Genet. 18 (1981) 473–476
Eiken, M., J. Prag, K. E. Petersen, H. J. Kaufmann: A new familial skeletal dysplasia with severely retarded ossification and abnormal modeling of bone especially of the epiphysis the hands, and feet. Europ. J. Pediat. 141 (1984) 231–235
Emami-Ahari, Z., M. Mahloudji: Bilateral absence of the tibias in three sibs. Birth Defects 10/5 (1974) 197–200
Emanuel, B., R. Nachman, N. Aronson, H. Weiss: Congenital solitary kidney. A review of 74 cases. Amer. J. Dis. Child. 127 (1974) 17–19
Eronen, M., M. Somer, B. Gustafsson, C. Holmberg: New syndrome: A digito-reno-cerebral syndrome. Amer. J. med. Genet. 22 (1985) 281–285

Etches, P. C., A. R. Stewart, E. J. Ives: Familial congenital amputations. J. Pediat. 101 (1982) 448–449
Evans, J. A., J. Reggin, C: Greenberg: Tracheal agenesis and associated malformations: a comparison with tracheoesophageal fistula and the VACTERL association. Amer. J. med. Genet. 21 (1985) 21–34
Falek, A., C. W. Health, A. J. Ebbin jr., W. R. McLean: Unilateral limb and skin deformities with congenital heart disease in two siblings: a lethal syndrome. J. Pediat. (St. Louis) 73 (1968) 910
Fetscher, R.: Ein Stammbaum mit Spalthand. Arch. Rassenbiol. 14 (1922) 176–177
Fitch, N., S. Jequier, R. Gorlin: The oto-palato-digital syndrome, proposed type II. Amer. J. med. Genet. 15 (1983) 655–664
Fontaine, G., J. P. Farriaux, P. Delattre, Z. Gidlecki, B. Poupard, G. Durieux, J. J. Piquet: Une observation familiale du syndrome ectrodactylie et dysostose mandibulo-faciale. J. Génét. hum. 22 (1974) 289–307
Frias, J. L.: An autosomal dominant syndrome of multiple pterygium, ptosis and skeletal abnormalities. In Holahan, J. R., A. L. Rosenbloom, A. H. Felman: Excerpta Medica International Congr. Ser. Nr. 297, 4th Int. Conference on Birth Defects, Vienna, Austria Sept. 2–8, 1973 (p. 41)
Fried, K., M. D. Goldberg, J. Mundel, R. Reif: Severe lower limb malformation associated with other deformities and death in infancy in two brothers. J. med. Genet. 14 (1977) 352–354
Frostad, H.: Congenital ankylosis of the elbow-joint. Acta orthop. scand. 2 (1940) 296–306
Fryns, J. P., L. Corbeel, H. Van den Berghe: Congenital scalp defects with distal limb reduction anomalies. Europ. J. Pediat. 126 (1977) 289–295
Fuhrmann, W., A. Fuhrmann-Rieger, F. De Sousa: Poly-, syn-, and oligodactyly, aplasia or hypoplasia of fibula, hypoplasia of pelvis and bowing of femora in three sibs-A new autosomal recessive syndrome. Europ. J. Pediat. 133 (1980) 123–129
Gathmann, H. A., R. D. Meyer: Der Kleeblattschädel. Ein Beitrag zur Morphogenese. Springer, Berlin 1977
Goll, H., D. M. Kahlich-Koenner: Akrocephalosyndaktylie mit Spalthand bei einem Partner eines eineiigen Zwillingspaares. Z. menschl. Vererb.- u. Konstit.-L. 24 (1940) 516–532
Gonzales, C. L., J. Herrmann, J. M. Opitz: Mother and son affected with the ulnar-mammary syndrome. Europ. J. Pediat. 123 (1976) 225–235
Grebe, H.: Chondrodysplasie. Analecta Genetica. Instituto Gregorio Mendel, Rom 1955
Grebe, H.: Spalthand-Spaltfuß-Ektrodaktylie. Split-hand (foot), clef-hand (foot), pincers, claw, Krabben- oder Krebsscheren, cray-fish-claw, crab-claw, lobster claw. In Schwalbe, E., G. B. Gruber: Morphologie der Mißbildungen des Menschen und der Tiere, Teil III, 1. Kap. VII., VEB Fischer, Jena 1958
Grebe, H.: Mißbildungen der Gliedmaßen. In Becker, P. E.: Humangenetik Bd. II. Thieme, Stuttgart 1964 (S. 179–343)
Groeben, K.: Das „Vater-Syndrom" in einem Sektionsgut – ein kritischer Beitrag. Diss., Münster 1981
Grosse, F. R., J. Herrmann, J. M. Opitz: The F-form of acropectoro-vertebral dysplasia: the F-syndrome. Birth Defects 5/3 (1969) 48–63
Grote, L. R.: Über vererbliche Polydaktylie. Z. menschl. Vererb.- u. Konstit.-L. 9 (1923) 47–59
Habighorst, L. V., P. Albers: Familiäre Synostosis Metacarpi IV und V. Z. Orthop. 100 (1965) 512–525
Haarmann, M., W. Lenz, D. Petersen: Radiusaplasie mit Thrombocytopenie. Ergebn. inn. Med. Kinderheilk. 37 (1975) 57–106
Halal, F.: A new syndrom of severe upper limb hypoplasia and Müllerian duct anomalies. Amer. J. med. Genet. 24 (1986) 119–126
Halal, F., M.-F. Desgranges, B. Leduc, G. Theoret, P. Bettez: Acro-renal-mandibular syndrome. Amer. J. med. Genet. 5 (1980) 277–284
Halal, F., J. Herrmann, P. D. Pallister, J. M. Opitz, M.-F. Desgranges, G. Grenier: Differential diagnosis of Nager acrofacial dysostosis syndrome: Report of four patients with Nager syndrome and discussion of other related syndromes. Amer. J. med. Genet. 14 (1983) 209–224

Halal, F., M. Homsy, G. Perreault: Acro-renal-ocular syndrome: autosomal dominant thumb hypoplasia, renal ectopia, and eye defect. Amer. J. med. Genet. 17 (1984) 753–762
Hall, J. G., A. Pagon, K. M. Wilson: Rothmund-Thomson syndrome with severe dwarfism. Amer. J. Dis. Child. 134 (1980) 165–169
Hanhart, E.: Stark unregelmäßige Dominanz einer Anlage zu Spalthand auf Grund eines schwachen, entwicklungslabilen Gens. Arch. Julius Klaus-Stiftung 20 (1945) 96–118
Hansen, O. H., N. O. Andersen: Congenital radio-ulnar synostosis. Report of 37 cases. Acta orthop. scand. 41 (1970) 225–230
Happle, R., H. Koch, W. Lenz: The CHILD syndrome. Congenital hemidysplasia with ichthyosiform erythroderma and limb defects. Europ. J. Pediat. 134 (1980) 27–33
Hayes, A., T. Costa, C. Polomeno: The Okihiro syndrome of Duane anomaly, radial ray abnormalities, and deafness. Amer. J. med. Genet. 22 (1985) 273–280
Hecht, J. T., C. I. Scott: The Schinzel syndrome in a mother and daughter. Clin. Genet. 25 (1984) 63–67
Hecht, J. T., LaDonna L. Immken, L. F. Harris, S. Malini, Ch. I. Scott jr.: Brief clinical report: The Nager syndrome. Amer. J. med. Genet. 27 (1987) 965–969
Heikel, H. V. A.: Aplasia and hypoplasia of the radius. Acta orthop. scand., Suppl. 39 (1959)
Hermann, J.: Symphalangism and brachydactyly syndrome: report of the WL symphalangism brachydactyly syndrome: review of literature and classification. Birth Defects 10/5 (1974) 23–53
Holmes, L. B., S. Borden: Phocomelia, flexion deformities and absent thumbs: A new hereditary upper limb malformation. Pediatrics (Springfield) 54 (1974) 461–465
Holmes, L. B., E. Wolf, O. S. Miettinen: Metacarpal 4–5 fusion with X-linked recessive inheritance. Amer. J. hum. Genet. 24 (1972) 562–568
Hopf, A.: Die angeborenen Veränderungen des Unterarmes und der Hand. In Hohmann, G., M. Hackenbroch, K. Lindemann: Handbuch der Orthopädie, Bd. III. Thieme, Stuttgart 1959 (S. 428–433)
Inman, O. L.: Four generations of symphalangism. J. Hered. 15 (1924) 329–334
Ives, E. J., C. St. Houston: Autosomal recessive microcephaly and micromelia in Cree Indians. Amer. J. med. Genet. 7 (1980) 351–360
Jancu, J.: Radioulnar synostosis. A common occurrence in sex chromosomal abnormalities. Amer. J. Dis. Child. 122 (1971) 10–11
Juberg, R. C., J. R. Hayward: A new familial syndrome of oral, cranial, and digital anomalies. J. Pediat. (St. Louis) 74 (1969) 755–762
Kaufman, R. L., D. L. Rimoin, W. H. McAlister, A. F. Hartmann: Variable expression of the Holt-Oram-syndrome. Amer. J. Dis. Child. 127 (1974) 21–25
Kawira, E. L., D. D. Weaver, H. A. Bender: Acrofacial dysostosis with severe facial clefting and limb reduction. Amer. J. med. Genet. 17 (1984) 641–647
Keutel, J., I. Kindermann, H. Möckel: Eine wahrscheinlich autosomal recessiv vererbte Skelettmißbildung mit Humeroradialsynostose. Hum. Genet. 9 (1970) 43–53
Khosrovani, H.: Malformations des mains et des pieds (ectrodactyly) à travers 5 générations successives dans une grande famille vaudoise. J. Géneét. hum. 8 (1959) 1
Kirmisson, E.: Double pied bot varus par malformation osseuse primitive associée à des ankyloses congénitales des doigts et des orteils schez quatre membre d'une même famille. Rev. Orthop. 9 (1898) 392–398
Klaussner, F.: Über Mißbildungen der menschlichen Gliedmaßen. Bergmann, Wiesbaden 1905
König, R., W. Lenz: Pektoralis-Handdefekte (Poland-Syndaktylie). Z. Orthop. 121 (1983) 244–254
Köster, H.: Zur Frage der Zahn- und Haaranomalien bei syndaktyler Spalthand- und Spaltfußbildung. Diss., Göttingen 1936
Kosztolanyi, G.: Does "ring syndrome" exit? An analysis of 207 case reports on patients with a ring autosome. Hum. Genet. 75 (1987) 174–179
Kozlowski, K., D. Sillence, R. Cortis-Jones, R. Osborn: Case reports, boomerang dysplasia. Brit. J. Radiol. 58 (1985) 369–371

Küster, W., F. Majewski, P. Meinecke: EEC syndrome without ectrodactyly? Report of 8 cases. Clin. Genet. 28 (1985) 130–135

Lacheretz, M., R. Walbaum, C. H. Tourgis: L'acrocéphalosynankie. A propos d'une observation avec synostoses multiples. Pédiatrie 29 (1974) 169–177

Lees, D. H., S. D. Lawler, J. H. Renwick, J. M. Thoday: Anonychia with ectrodactyly: clinical and linkage data. Ann. hum. Genet. 22 (1957) 69–73

Lehmann, W.: Über eine Familie mit multiplen Mißbildungen an Händen und Füßen. Hochgradige Syndaktylie, Fehlen eines Binnenstrahles, Verdopplungstendenz und Brachydaktylie. Acta Genet. med. 2 (1953) 87–102

Lehmann, W., E. A. Witteler: Zwillingsbeobachtung zur Erbpathologie der Polydaktylie. Zbl. Chir. 62 (1935) 2844–2852

Lenz, W.: Genetic counseling in limb malformations 399–415. In Papadatos, C. J., C. S. Bartsocas: The Management of Genetic Disorders. A. R. Liss, New York 1979

Lenz, W., F. Majewski: A generalized disorder of the connective tissues with progeria, choanal atresia, symphalangism, hypoplasia of dentine and craniodiaphyseal hypostosis. Birth Defects 10/12 (1974) 133–136

Lerch, H.: Erbliche Synostosen der Ossa metacarpalia IV und V. Z. Orthop. 78 (1948) 13–16

Lewin, S. O., J. M. Opitz: Fibular A/hypoplasia: Review and documentation of the fibular developmental field. Amer. J. med. Genet., Suppl. 2 (1986) 215–238, 425–448

Loeschcke, H.: Die Acardie, eine durch Anoxybiose und Nährstoffmangel verursachte Hemmungsbildung. Virchows Arch. pathol. Anat. 315 (1948) 499–533

Lorke, C. B.: Ein Beitrag zur Klassifikation und Genetik des angeborenen Tibiadefekts. Diss., Münster 1985

Loschge, F. H.: Beschreibungen einiger Mißbildungen an dem Kopfe und den Zungenbeinen eines Kindes, Beiträge für die Zergliederungskunst. Leipzig 1800 (S. 313–337)

Lowry, R. B.: Congenital absence of the fibula and craniosynostosis in sibs. J. med. Genet. 9 (1972) 227–229

Lurie, I. W., H. G. Ilyina: Letter to the editor: Gollop-Wolfgang complex in a 3-month-old girl. Amer. J. med. Genet., Suppl. 2 (1986) 191–194, 401–404

MacDermot, K. D., R. M. Winter: Radial ray defect and Duane anomaly: Report of a family with autosomal dominant transmission. Amer. J. med. Genet. 27 (1987) 313–319

McKay, M., St. K. Clarren, R. Zorn: Isolated tibial hemimelia in sibs: An autosomal-recessive disorder? Amer. J. med. Genet. 17 (1984) 603–607

Mahloudji, M., H. Farpour: An unusual limb deformity in an inbred community. Birth Defects 10/5 (1974) 75–80

Majewski, F., W. Küster, T. Goecke: Baller-Gerold-Syndrom. Kraniosynostose, radiale Defekte und Minderwuchs. Pais 3 (1984) 35–39

Majewski, F., W. Küster, B. terHaar, T. Goecke: Aplasia of the tibia with split-hand/split-foot deformity. Report of six families with 35 cases and consideration about variability and penetrance. Hum. Genet. 70 (1985) 136–147

Maroteaux, P., J. Frezal, L. Cohen-Solal: The differential symptomatology of errors of collagen metabolism: A tentative classification. Amer. J. med. Genet. 24 (1986) 219–230

Maroteaux, P., J. Spranger, V. Stanescu, B. Le Marec, R. A. Pfeiffer, P. Beighton, J. F. Mattei: Atelosteogenesis. Amer. J. med. Genet. 13 (1982) 15–25

Marquardt, M.: 582 Fälle von Peromelie. Diss., Münster 1985

Martin du Pan, Ch.: Absence congénitale du péroné sans déformation du tibia; curieuses déformations congénitales des mains. Rev. Orthop. 3 (1924) 227–234

Mattei, J. F., R. Laframboise, F. Rouault, G. Giraud: Brief clinical report: Coffin-Lowry syndrome in sibs. Amer. J. med. Genet. 8 (1981) 315–319

Mead, C., M. Martin: Aplasia of the trochlea – an original mutation. J. Bone Jt Surg. A 45 (1963) 379–382

Meera-Khan, P., A. Khan: Grebe chondrodysplasia in three generations of an Andhra family in India. In Papadatos, C. J., C. S. Bartsocas: Skeletal Dysplasias. Liss, New York 1982

Meinecke, P., H. R. Wiedemann: Letter to the editor: Robin sequence and oligodactyly in mother and son. – Probably a further example of the postaxial acrofacial dysostosis syndrome. Amer. J. med. Genet. 27 (1987) 953–956

Meschede, U. E.: Kombinierte Fehlbildungen von Radius und Wirbelsäule. Diss., Münster 1986

Mitchell, J. A., S. Packman, W. D. Loughman, R. M. Fineman, E. Zackai, S. R. Patil, B. Emanuel, J. A. Bartley, J. W. Hanson: Deletions of different segments of the long arm of chromosome 4. Amer. J. med. Genet. 8 (1981) 73–89

Neidhart, E.: Die Dysostosis mandibulo-facialis (Franceschetti-Zwahlen-Klein-Syndrom) in Kombination mit Mißbildungen der oberen Extremitäten. Diss., Zürich 1968

Ohdo, S., K. Hirayama, T. Terawaki: Association of ectodermal dysplasia, ectrodactyly, and macular dystrophy: the EEM syndrome. J. med. Genet. 20 (1983) 52–57

Opitz, J. M.: Editorial comment: The Brachmann-de Lange syndrome. Amer. J. med. Genet. 22 (1985) 89–102

Opitz, J. M., G. B. Stickler: Letter to the editor: The Genée-Wiedemann syndrome, an acrofacial dysostosis, Further observation. Amer. J. med. Genet. 27 (1987) 971–976

Orel, H.: Kleine Beiträge zur Vererbungswissenschaft. Z. ges. Anat. 14 (1928) 244–252

Pallister, P. D., J. Herrmann, J. M. Opitz: A pleiotropie dominant mutation affecting skeletal, sexual and apocrine mammary development. Birth Defects 12/5 (1976) 247–254

Papadia, F., F. Zimbalatti, C. Gentile Ja Rosa: The Bartsocas-Papas syndrome: autosomal recessive form of popliteal pterygium syndrome in a male infant. Amer. J. med. Genet. 17 (1984) 841–847

Parry, D. M., J. J. Mulvihill, S. Tsai, M. I. Kaiser-Kupfer, J. M. Cowan: SC phocomelia syndrome, premature centromere separation, and congenital cranial nerve paralysis in two sisters, one with malignant melanoma. Amer. J. med. Genet. 24 (1986) 653–672

Pauli, R., R. M. Lebovitz, R. D. Meyer: Familial recurrence of terminal transverse defects of the arm. Clin. Genet. 27 (1985) 555–563

Pearlman, H. S., R. E. Edkin, R. F. Warren: Familial tarsal and carpal synostosis with radial-head subluxation (Nievergelt's syndrome). J. Bone Jt Surg A 46 (1964) 585–592

Pelias, M. Z., D. W. Superneau, T. F. Thurmon: A sixth report (eight cases) of craniosynostosis-radial aplasia (Baller-Gerold) syndrome. Amer. J. med. Genet. 10 (1981) 133–139

Pfeiffer, R. A., M. Meisel-Stosiek: Present nosology of the Cenani-Lenz type of syndactyly. Clin. Genet. 21 (1982) 74–79

Pfeiffer, R. A., W. Knevelkamp, E. Wagner-Thiessen: Neuralrohrdefekte und Sirenomelie. S. 78. 5. Tagg. Arbeitsgemeinschaft Klin. Genet. der Ges. f. Anthropol. u. Humangenetik. 8.–10. 05. 86 Erlangen. Mikrofilmservice Selisch. Langen-Sendelbach

Poelchau, G.: Ein Fall von Perodaktylie. Diss., Königsberg 1891

Pries, C., D. Mittelman, M. Miller, L. M. Solomon, H. M. Pashayan, S. Pruzansky: The EEC syndrome. Amer. J. Dis. Child. 127 (1974) 840–844

Putschar, W. G., W. C. Manion: Splenic-gonadal fusion. Amer. J. Pathol. 32 (1956) 15–33

Ray, R. K.: Another case of split-foot mutation in two sibs. J. Hered. 61 (1970) 169–170

Ray, R., E. Zorn, T. Kelly, J. G. Hall, A. Sommer: Lower limb anomalies in the thrombocytopenia absent radius (TAR) syndrome. Amer. J. med. Genet. 7 (1980) 523–528

Rebaud, Ph., L. David, H. Plauchu, P. Chatelain, G. Moulin, R. Francois: Observation familiale de syndrome de Rothmund-Thomson. Pédiatrie 40 (1985) 461–468

Renvall, G.: Zur Kenntnis der kongenitalen, familiär auftretenden Extremitätenmißbildungen. Arch. Anat. Physiol. 32 (1908) 39–55

Reynolds, J. F., H. E. Wyandt, T. E. Kelly: De novo 21q interstitial deletion in a retarded boy with ulno-fibular dysostosis. Amer. J. med. Genet. 20 (1985) 173–180

Richieri-Costa, A.: Brief clinical report: Tibial hemimelia-cleft lip/palate in a Brazilian child born to consanguineous parents. Amer. J. med. Genet. 28 (1987) 325–330

Richieri-Costa, A., I. Ferrareto, D. Masiero, C. R. M. Da Silva: Tibial hemimelia: Report on 37 cases, clinical and genetic considerations. Amer. J. med. Genet. 27 (1987) 867–884

Roberts, A. S.: A case of deformity of the fore-arm and hands, with an unusual history of congenital deficiency. Ann. Surg. 3 (1886) 135–139

Robinow, M., G. F. Johnson, J. Apesos: Robin sequence and oligodactyly in mother and son. Amer. J. med. Genet. 25 (1986) 293–297

Robinson, L. K., N. G. Powers, P. Dunklee, S. Sherman, K. L. Jones: The Antley-Bixler syndrome. J. Pediat. (St. Louis) 101 (1982) 201–205

Römke, Chr., U. Froster-Iskenius, K. Heyne, W. Höhn, M. Hof, G. Grejczyk, R. Rauskolb, H. Rehder, E. Schwinger: Roberts syndrome and SC phocomelia. A single genetic entity. Clin. Genet. 31 (1987) 170–177

Rosselli, D., R. Gulienetti: Le malformazioni associate. Minerva Medica, Turin 1960

Rosselli, D., R. Gulienetti: Ectodermal dysplasia. Brit. J. plast. Surg. 14 (1961) 190–204

Roth, B. P.: Congenital synostosis of humerus and radius occurring in three children of one family. Proc. roy. Soc. Med. 19 (1926) 51–52

Rothmund, A.: Über Cataracte in Verbindung mit einer eigentümlichen Hautdegeneration. Graefes Arch. clin. exp. Ophthalmol. 14 (1868) 159–182

Ruvalcaba, R. H. A., A. Reichert, D. W. Smith: Smith-Lemli-Opitz syndrome. Arch. Dis. Childh. 43 (1968) 620–623

Sandig, K. R., J. Mücke, U. Trautmann: The partial 4q monosomy. Report of a 5-year-old boy with deletion 4q31.3→4qter. Europ. J. Pediat. 138 (1982) 254–257

Schinzel, A.: Catalogue of unbalanced chromosome aberrations in man. de Gruyter, Berlin 1984

Schlotmann, Th.: Der Hypoglossie-Hypodaktylie-Komplex. Fehlbildungen an Zunge und Gliedmaßen. Diss., Münster 1986

Schröder, C. H.: Familiäre kongenitale Luxationen. Z. orthop. Unfall-Chir. 57 (1932) 580–596

Schwarz, E., G. Rivellini: Symphalangism. Amer. J. Roentgenol. 89 (1963) 1256–1259

Scott, E. P.: Infantile cortical hyperostosis. Report of an unusual complication. J. Pediat. (St. Louis) 62 (1963) 782–784

Shiono, H., T. Ogino: A discordant case of monozygotic twins with symbrachydactyly. Acta Genet. med. 29 (1980) 241–245

Shokeir, M. H. K.: Short stature, absent thumbs, flat facies, anosmia and combined immune deficiency (CID). Birth Defects 14/6A (1978) 103–116

Shved, I. A., G. I. Lazjuk, T. I. Ostrovskaya, E. D. Cherstvoy: The popliteal pterygium syndrome. (A condition of the main anatomical structures of the lower limbs.) Folia Morphologica, 31 (1983) 258–262

Sillence, D. O., R. S. Lachman, T. Jenkins, V. M. Riccardi, D. L. Rimoin: Spondylohumerofemoral hypoplasia (giant cell chondrodysplasia): A neonatally lethal short-limb skeletal dysplasia. Amer. J. med. Genet. 13 (1982) 7–14

Siwon, P.: Kongenitale hereditäre, doppelseitige Ankylosen der Ellenbogengelenke. Dtsch. Z. Chir. 209 (1928) 338–349

Smith, J. L., F. R. Stowe: The Pierre Robin syndrome (glossoptosis, micrognathia, cleft palate), a review of 39 cases with emphasis on associated ocular lesions. Pediatrics (Springfield) 27 (1961) 128–133

Smith, J. L., J. J. A. Cavanaugh, F. C. Stowe: Ocular manifestations of the Pierre Robin syndrome. Arch. Ophthalmol. (Chic.) 63 (1960) 984–992

Sofer, S., J. Bar-Ziv, D. Abeliovich: Radial ray aplasia and renal anomalies in father and son: A new syndrome. Amer. J. med. Genet. 14 (1983) 151–157

Sorsby, A.: Congenital coloboma of the macula, together with an account of the familial occurrence of bilateral macular coloboma in association with apical dystrophy of hands and feet. Brit. J. Ophthalmol. 19 (1935) 65–90

Steinberg, A. G., E. L. Reynolds: Further data on symphalangism. J. Hered. 39 (1948) 23–27

Stoll, C., J.-M. Levy, J.-J. Francfort, R. Roos, A. Rohmer: L'association phocomelie-ectrodactylie malformations des oreilles avex surdite, arythmie sinusale. Arch. franç. Pédiat. 31 (1974) 669–680

Ströer, W. F. H.: Über das Zusammentreffen von Hasenscharte mit ernsten Extremitätenmißbildungen. Erbarzt 7 (1939) 101–104

Teebi, A. S., S. A. Al-Awadi, J. M. Opitz, J. Spranger: Severe short-limb dwarfism resembling Grebe chondrodysplasia. Hum. Genet. 74 (1986) 386–390

Temtamy, S., V. McKusick: The genetics of hand malformations. Birth Defects. 14/3 (1978) 1–619

Thomson, M. S.: Poikiloderma congenitale. Brit. J. Dermatol. (Lond.) 48 (1936) 221–234

Toledo, S. P. A., P. H. Saldanha: A radiological and genetic investigation of acheiropody in a kindred including six cases. J. Génét. hum. 17 (1969) 81–94

van den Berghe, H., J. Dequeker, J. P. Fryns, G. David: Familial occurrence of severe ulnar aplasia and lobster claw feet: a new syndrome. Hum. Genet. 42 (1978) 109–113

Van Regemorter, N., D. Haumont, C. Kirkpatrick, P. Viseur, Ph. Jeanty, J. Dodion, J. Milaire, M. Rooze, F. Rodesch: Holt Oram syndrome mistaken for thalidomide embryopathy-embryological considerations. Europ. J. Pediat. 138 (1982) 77–80

Ventruto, V., R. DiGirolamo, B. Festas, A. Romano, G. Sebastio, L. Sebastio: Family study of inherited syndrome with multiple congenital deformities: symphalangism, carpal and tarsal fusion, brachydactyly, craniosynostosis, strabismus, hip osteochondritis. J. med. Genet. 13 (1976) 394–398

Vogel, F.: Verzögerte Mutation beim Menschen? Einige kritische Bemerkungen zu Ch. Auerbachs Arbeit (1956). Ann. hum. Genet. 22 (1958) 132

Vogeler, K.: Die radio-ulnare Synostose, Arch. Klin. Chir. 136 (1925) 422–426

Walker, F. A.: Apparent autosomal recessive inheritance of the Treacher-Collins syndrome. Birth Defects 10/8 (1974) 135–139

Walter, E.: Die familiäre kongenitale radio-ulnare Synostose. Fortschr. Röntgenstr. 129 (1978) 241–245

Walter, E., E. Eibach: Die Ulnaaplasie. Fortschr. Röntgenstr. 129 (1978) 55–57

Weinbaum, M., L. Russell, D. Bixler: Autosomal dominant transmission of Nager acrofacial dysostosis. Amer. J. hum. Genet. 33 (1981) 93A

Weyers, H.: Eine neue Variante acro-dentaler Dysplasie. Dtsch. zahnärztl. Z. 29 (1974) 954–958)

Wiedemann, H.-R., J. Drescher: LADD syndrome: report of new cases and review of the clinical spectrum. Europ. J. Pediat. 144 (1986) 579–582

Wilson, A. G., S. J. Harcus: Variable expression of a congenital scalp defects/limb malformations syndrome in three generations. Birth Defects 18 (1982) 123–128

Wood, V. E., C. Sandlin: The hand in the Pierre Robin syndrome. J. Hand Surg. 8 (1983) 273–276

Woon, K. C., V. G. Kokich, S. K. Clarren, M. M. Cohen jr.: Craniosynostosis with associated cranial base anomalies: a morphologic and histologic study of affected like-sexed twins. Teratology 22 (1980) 23–35

Wray, J. B., C. N. Herndon: Hereditary transmission of congenital coalition of the calcaneus to the navicular. J. Bone Jt Surg. 45A (1963) 365–372

Yunis, E., H. Varon: Cleidocranial dysostosis, severe micrognathism, bilateral absence of thumbs and first metatarsal bone, and distal aphalangia. Amer. J. Dis. Child. 134 (1980) 649–653

Zimmer, E. Z., E. Taub, Y. Sova, M. Y. Divon, M. Pery, B. A. Peretz: Tetra-amelia with multiple malformations in six male fetuses of one kindred. Europ. J. Pediat. 14 (1985) 412–412

Zionts, L. E., J. A. Osterkamp, T. O. Crawford, J. P. Harvey: Congenital annular bands in identical twins. J. Bone Jt Surg. 66A (1984) 450–453

Zlotogora, J., E. Rosenmann, M. Menashe, G. C. Robin, T. Cohen: The femur, fibula, ulna (FFU) complex in siblings. Clin. Genetics 24 (1983) 449–452

Lokalisierte Dysmorphien des Skeletts

P. Gerhardt und C. J. Wirth

Nach SCHÖNBAUER u. Mitarb. (1979) sind die kongenitalen Skelettanomalien Ausdruck einer fehlerhaften Anlage und Entwicklungspotenz der Knorpel- und Knochenzellen. Sie werden in Dysplasien, Dysostosen, Hypo- und Hyperplasien unterteilt. Eine exakte Klassifizierung erscheint wegen der Vielgestaltigkeit der Veränderungen außerordentlich schwierig.

Die hier zu besprechenden lokalen Dysmorphien des Skeletts gehören zu den Dysostosen, also vornehmlich zu Entwicklungsstörungen einzelner Knochen.

Bei SCHÖNBAUER u. Mitarb. werden die Dysostosen in Akrozephalosyndaktylie, Segmentationsstörungen der Wirbelsäule, angeborene Verbiegungen der langen Röhrenknochen, Defektbildungen der langen Röhrenknochen und hochgradige Defektbildungen der Extremitäten (Dysmelien) unterteilt. Zu letzteren gehören die Amelie (vollständiges Fehlen der gesamten Extremität), die Promelie (Spontanamputation), die Phokomelie (Anlage von Hand und Fuß am Stamm) und die Ektromelie (Defektbildungen einzelner Röhrenknochen, evtl. kombiniert mit Fehlstellungen und Kontrakturen).

Die zu besprechenden genetisch entstandenen Fehlbildungen, wie z. B. die Hüftdysplasie oder der Klumpfuß, sind abzugrenzen von denjenigen, die durch exogene Ursachen, wie durch Sauerstoffmangel während der Schwangerschaft, chemische Substanzen oder durch mechanische intrauterine Faktoren bedingt sind.

Diese Abweichungen von der Norm können lediglich als Varianten auftreten oder aber erhebliche Auswirkungen auf die körperlichen Funktionen haben. Deformitäten des Skeletts können isoliert oder in Kombination mit verschiedenen Dysmorphien auftreten. Besonders an der Hand und am Fuß mit den zahlreichen charakteristisch geformten Knochen sind Fehlbildungen möglich, die nach heutiger Anschauung häufiger als Erbleiden denn als Folge exogener Ursachen anzusehen sind.

Eine Empfehlung der Internationalen Gesellschaft für Prothesen und Orthosen zur Einteilung konstitutioneller Knochenschäden beruht auf der Pariser Nomenklatur von 1969. Danach sind die Schäden wie folgt eingeteilt:

1. Dysostosen, z. B. Entwicklungsfehler einzelner Knochen
2. Osteochondrodysplasien als generalisierte Defekte der chondralen Ossifikation
3. idiopathische Osteolysen
4. chromosomale Aberrationen
5. primär stoffwechselbedingte Knochenerkrankungen.

Zu den in diesem Kapitel erörterten Dysmorphien gehören also ausschließlich Formveränderungen oder Fehlanlagen des Skeletts, deren Ursache nicht immer eindeutig geklärt ist.

Auch wenn die Vielfalt der großen Zahl der verschiedenen Entwicklungsstörungen in diesem Kapitel nicht berücksichtigt wird, werden einzelne inhaltliche Überschneidungen mit anderen Beiträgen nicht auszuschließen sein.

Schultergürtel

Schultergelenk

Dysplasie, Subluxation und Luxation

Bei der Dysplasie des Schultergelenkes ist die Gelenkpfanne am häufigsten betroffen. Die knöcherne Pfanne ist verschmälert; die Pfannenränder sind ungenügend angelegt; das Labrum glenoidale ist hypoplastisch (WEIL 1982). Da der Schulterblatthals unterentwickelt oder gar nicht ausgebildet sein kann, scheint ggf. die flache Gelenkpfanne dem Schulterblatt direkt aufzusitzen.

Ätiologisch wird die Fehlstellung der Gelenkpfanne durch eine unvollkommene Entwicklung des Vorknorpels erklärt, der die Vorstufe zu den drei die Schulterpfanne bildenden Knochenkernen darstellt. Diese Fehlentwicklung dürfte sich etwa in der 4.–5. Woche der Embryonalentwicklung manifestieren.

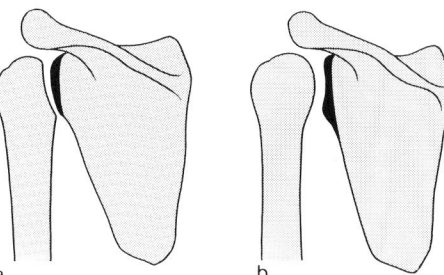

Abb. 1a u. b Dysplasie des Schultergelenkes mit konkaver Gelenkfläche des Humeruskopfes und entsprechender Konvexität der Fossa glenoidalis scapulae (a). Neben der Hypoplasie der Gelenkpfanne kann eine Unterentwicklung des Collum scapulae vorliegen (b)
(aus A. Köhler, E. A. Zimmer: Grenzen des Normalen und Anfänge des Pathologischen im Röntgenbild des Skeletts, 12. Aufl. Thieme, Stuttgart 1982)

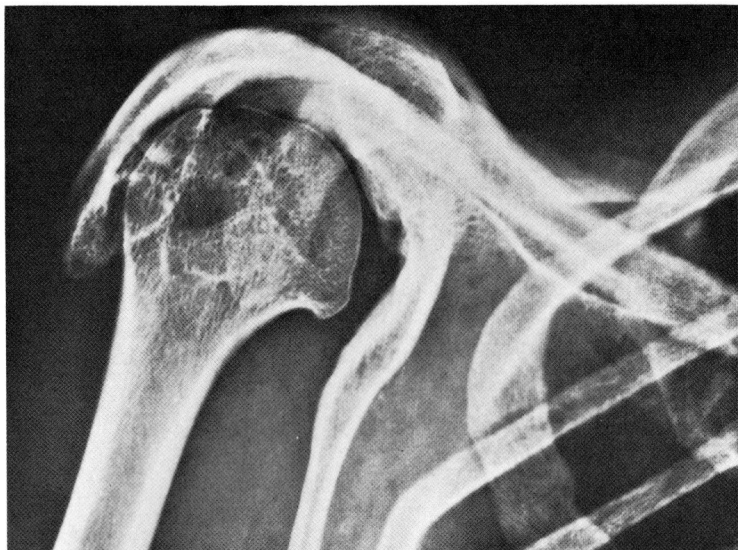

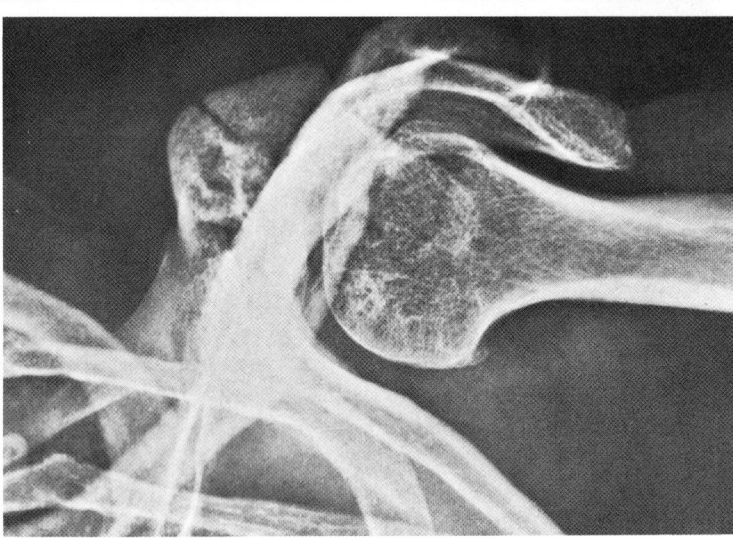

Abb. 2a u. b Stark deformiertes Schultergelenk mit Dysplasie der Pfanne. Der Humeruskopf wird von der Gelenkpfanne und den übrigen, das Gelenk bildenden Knochen so weit überdeckt, daß die Abduktion deutlich vermindert ist. Das Schultereckgelenk fehlt
(aus *A. Köhler, E. A. Zimmer:* Grenzen des Normalen und Anfänge des Pathologischen im Röntgenbild des Skeletts, 12. Aufl. Thieme, Stuttgart 1982)

Schulterdysplasien können ein- oder doppelseitig auftreten. Der Humeruskopf kann wohl als sekundäre Anpassung normal geformt, abgeplattet oder hypoplastisch sein und steht häufig in Varusstellung. Die Dysplasie des Schultergelenkes wird isoliert oder auch in Verbindung mit Osteochondrodysplasien, Mukopolysaccharidosen und anderen Dysplasien (s. dort) gesehen.

Klinisch wird über eine mehr oder minder ausgeprägte Lockerheit und Unsicherheit im Schultergelenk bis hin zur Schulterluxation geklagt. Die Mobilität des Schultergelenkes kann eingeschränkt sein. Uncharakteristische Schmerzen und eine Schulterschwäche bei Belastung können bestehen. Die klinische Symptomatologie allein kann in der Regel wenig Hinweise auf das Vorliegen einer Dysplasie des Schultergelenkes geben (Abb. **1** u. **2**).

Die **Therapie** besteht, wenn nötig, in muskelkräftigenden Maßnahmen.

Ausgehend von der Schultergelenkdysplasie besteht ein fließender Übergang zur angeborenen *Subluxation* und *Luxation* des Schultergelenkes. Dabei sind als angeborene Subluxationen und Luxationen des Schultergelenkes nur die zu bezeichnen, die nicht geburtstraumatisch entstanden sind und die radiologisch eine fehlende oder gering ausgebildete Gelenkpfanne, eine Verkürzung des Schulterblatthalses und Veränderung des Oberarmkopfes, u. U. auch des Schlüsselbeines, des Korakoids oder Akromions aufweisen. Diese Zustände sind selten, wenn man die genannten Kriterien zugrunde legt. Wesentlich häufiger sind Geburtstraumen, wie die Plexuslähmung oder Epiphysenlösung am Humeruskopf, die zu einer den

Abb. 3 a–c Schematische Darstellung des Mechanismus der Schulterluxation
a In Neutralstellung befindet sich die Hill-Sachs-Deformität (HD) dorsal der Pfanne
b Bei Außenrotation liegt der Defekt am vorderen Pfannenrand
c Bei nachfolgender Innenrotation kann der Defekt am vorderen Pfannenrand einrasten, so daß der Humeruskopf nach ventral luxiert. B = Bankart-Läsion
(aus K. Glas, K. Mayerhofer, N. Obletter: Röntgenpraxis 41 [1988] 117)

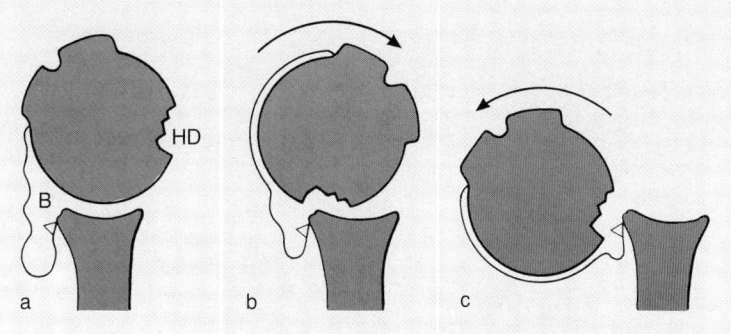

Abb. 4 a u. b ♀ 23 J. CT-Arthrographie des linken Schultergelenkes mit Subluxation des Humeruskopfes bei Außenrotation und sichtbarer Abflachung des dorsalen Labrum glenoidale (b) im Vergleich zur Neutralhaltung (a)

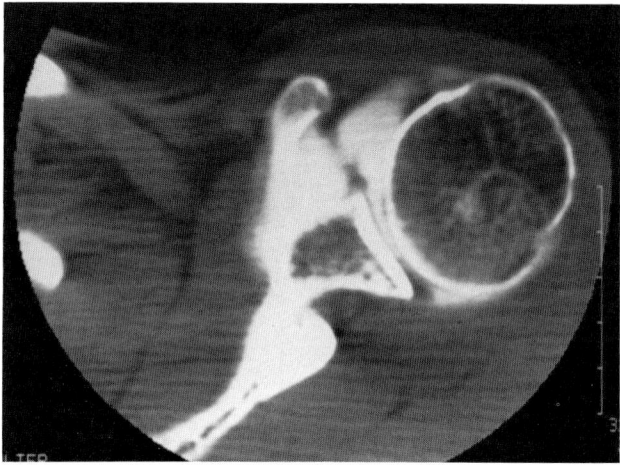
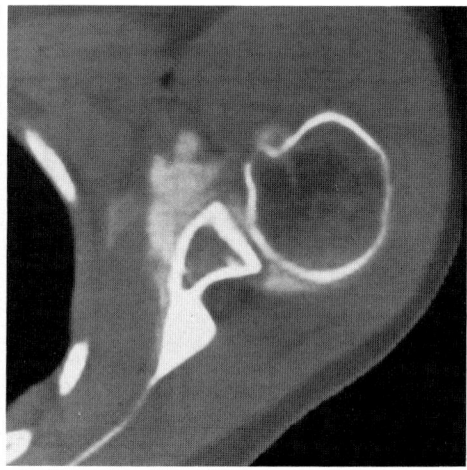

a
b

angeborenen Luxationen ähnlichen Erscheinungsform führen (LICHTBLAU 1977).

Das **klinische Erscheinungsbild** ist durch eine Abweichung und Verdrehung der Oberarmachse nach hinten geprägt, wobei der Kopf dorsal tastbar ist, und ventral der Raum unter dem Akromion nicht ausgefüllt erscheint. Die typische Luxationsrichtung bei der angeborenen Schulterluxation weist also nach hinten. Da die Übergänge von der angeborenen Subluxation zur Luxation in Abhängigkeit vom Ausprägungsgrad der Schulterdysplasie fließend sind, wird eine bestehende Schulterluxation nicht immer bereits bei der Geburt entdeckt, sondern kann sich erst später bemerkbar machen. Dazu kommt, daß die Beweglichkeit des Schultergelenkes häufig normal oder sogar übersteigert ist und nur bei der vollständigen Luxation manchmal eine Einschränkung erfährt. Eine Kraftlosigkeit, wie bei der Schultergelenkdysplasie ohne Luxation, kann einziges Symptom sein.

Die **Therapie** der angeborenen Schulterluxation besteht beim Neugeborenen in der Einrenkung des luxierten Gelenkes mit nachfolgender Gipsimmobilisation. Das Repositionsergebnis ist aber aufgrund der Gelenkveränderungen und des zusätzlichen Immobilisationsschadens der Muskulatur in der Regel nicht zu halten, und Reluxationen stellen sich ein. Deshalb sind nach offenen Repositionen stabilisierende Maßnahmen entsprechend den Operationstechniken bei der Schulterluxation des Erwachsenen sowie Drehosteotomien zur verbesserten Humeruskopfeinstellung unerläßlich.

Differentialdiagnostisch sind die angeborene Subluxation und die Luxation gegen die habituelle Schultergelenkluxation abzugrenzen, deren Ursache nur in einem geringfügigem Trauma besteht. Auch bei diesen Verrenkungen ist eine anlagebedingte Dysplasiekomponente anzunehmen, die durch eine allgemeine Bindegewebsschwäche ergänzt wird, was zu der in 90% der Fälle zu beobachtenden Luxation nach vorn in den subkorakoidalen und subglenoidalen Raum führt.

Zur Beurteilung des Typus und der Dislokation sind spezielle Röntgenaufnahmen, insbesondere

1036 Lokalisierte Dysmorphien des Skeletts

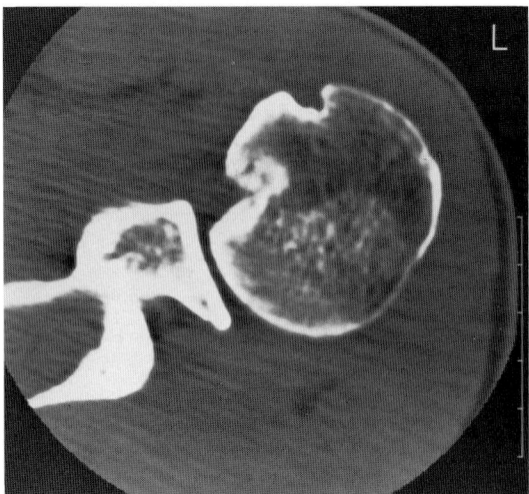

Abb. 5 ♂ 28 J. CT des linken Schultergelenkes mit Impression an der medialen Zirkumferenz des Humeruskopfes bei geringer Abflachung der Gelenkpfanne

die Computertomographie, erforderlich, um z. B. die Bankart-Läsion, die flache Glenoidpfanne, die Pfannendysplasie und den fehlerhaften Torsionswinkel des Humerusschaftes nachzuweisen. In einer schematischen Darstellung ist der Mechanismus der Schulterluxation bei der Hill-Sachs-Deformität erklärt (Abb. 3). Das Vorliegen einer Bankart-Läsion begünstigt diesen Mechanismus.

Ein Beispiel einer Insuffizienz des Labrum glenoidale ist in der Abb. 4 dargestellt. Bei Außenrotation wird der Humeruskopf subluxiert und das Labrum im Vergleich zur Neutralhaltung plattgedrückt (Abb. 4).

Eine seltene Humeruskopfimpression an der medialen Zirkumferenz bei wiederholter habitueller dorsaler Luxation haben wir bei einem Patienten beobachtet, dessen Gelenkpfanne lediglich eine minimale Abflachung erkennen läßt (Abb. 5).

Zur **Röntgenuntersuchung** gehören a.-p. und axiale Aufnahmen, insbesondere Vergleichsaufnahmen mit der gesunden Seite, um das Ausmaß der Dysplasie genau beurteilen zu können.

Auf Aufnahmen im axialen Strahlengang lassen sich die Neigung der Schulterblattpfanne und eine etwaige Ablösung oder Ruptur des Labrum glenoidale inferius (Bankart-Läsion) indirekt durch die Abrundung oder den Abbruch des knöchernen anterokaudalen Pfannenrandes besonders gut nachweisen.

Der Einbruch am dorsolateralen Humeruskopfanteil (Hill-Sachs-Läsion) kann auf der a.-p. Aufnahme bei maximaler Innenrotation und entsprechend großem Defekt erkennbar sein.

Humerus varus

Als Humerus varus wird in Analogie zur Coxa vara eine Verkleinerung des Winkels zwischen Humerusschaft und Kopf-Hals-Segment bezeichnet. Dieser Winkel beträgt normalerweise 130–140°. Während am Hüftgelenk dieser Winkel (CCD-Winkel) eindeutig meßbar ist, ist dies am Humerus nur bedingt möglich. FRANCILLON (1966) hat vorgeschlagen, den Winkel zu messen, den die Schaftachse mit einer Tangente bildet, die die Spitze des Tuberculum majus und den oberen Kopfpol berührt. Dieser Winkel beträgt meist etwa 130°. Ist er kleiner als 120°, kann man mit Sicherheit von einem Humerus varus sprechen.

Man unterscheidet den Humerus varus symptomaticus, den Humerus varus congenitus und den Humerus varus adolescentium.

Wie schon der Name sagt, liegt dem Humerus varus symptomaticus eine Reihe von Ursachen zugrunde, wie z. B. Verletzungen (Geburtstraumen, Epiphysenlösungen, Humerusfrakturen), Entzündungen wie Osteomyelitis oder Arthritis, Systemerkrankungen wie Chondrodystrophie oder Kretinismus und neurologische Erkrankungen (z. B. spastische Kontrakturen und Erbsche Muskeldystrophie (Abb. 6). Im Gegensatz zum relativ häufigen Humerus varus symptomaticus ist der *kongenitale Humerus varus* äußerst selten. Über seine Ätiologie ist nichts bekannt. Er kann doppelseitig oder in Verbindung mit anderen angeborenen Ge-

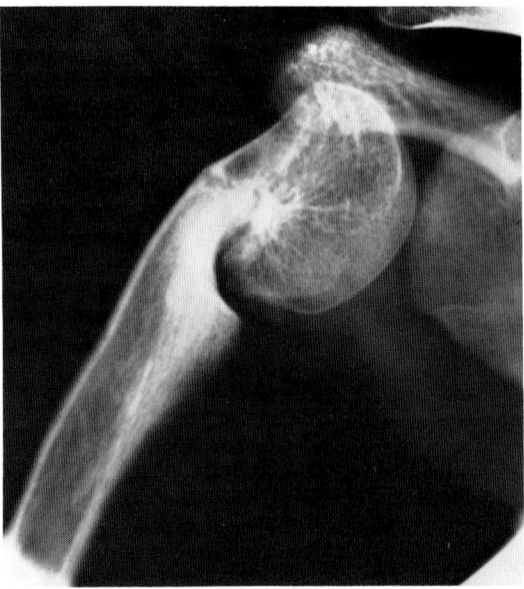

Abb. 6 ♂ 12 J. Humerus varus, geburtstraumatisch bedingt. Auf Aufnahmen im Alter von 10 Monaten waren Kortikalisabhebungen unterhalb des Tuberculum majus nachweisbar. Jetzt Abduktion und Innenrotation im Vergleich zur gesunden Seite deutlich eingeschränkt. Typische Spaltbildung zwischen Humeruskopf und -schaft und Sklerosierung des medialen proximalen Schaftes als Zeichen der Stützfunktion
(Aufnahme: Prof. Dr. *Francillon*, Zürich)

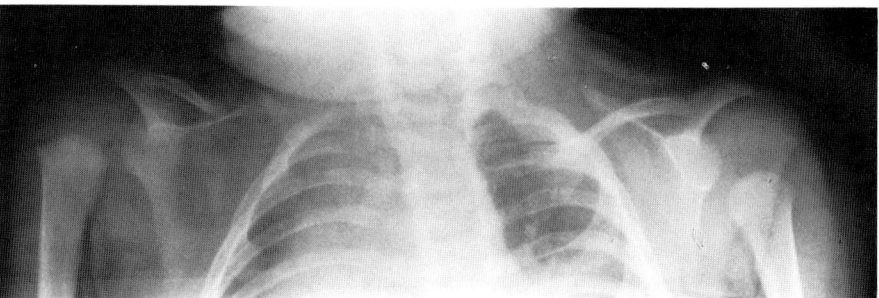

Abb. 7
♀ 4 Mo. Linke Klavikula unauffällig, rechts kongenitale Pseudarthrose mit breitem Spalt und Dislokation bei dysplastischem lateralem Klavikulaende

lenkveränderungen auftreten. So erscheint es gerechtfertigt, den angeborenen Humerus varus bei der Achondroplasie zu diesem Krankheitsbild hinzuzurechnen und nicht als eigenständige Fehlbildung anzusehen.

Die Bezeichnung *Humerus varus adolescentium* stammt von FRANCILLON (1966). Diese Form wird regelmäßig im Adoleszentenalter beobachtet und ist ätiologisch ebenfalls nicht geklärt. Der Oberarm ist verkürzt, und das Vor- und Seitheben sind wegen der Abknickung des Humeruskopfes im Varussinne endgradig eingeschränkt. Geklagt werden belastungsabhängige Schulterbeschwerden. Auch für diese Form des Humerus varus wird von FRANCILLON (1966) und ODGEN u. Mitarb. (1976) ein Geburtstrauma als Ursache angenommen.

Röntgenologisch wird die Messung des Varuswinkels zwischen Humeruskopf und Humerushalsachse auf einer a.-p. Aufnahme der Schulter bei Außenrotation des Humerus durchgeführt. Die vom oberen Pol des Tuberculum majus zum oberen Pol des Humeruskopfes gezogene Tangente bildet normalerweise mit der durch die Humerusschaftachse gezogenen Linie einen nach medial offenen Winkel um 130°.

Als **Therapie** der Wahl gilt bei starken Beschwerden und erheblichen Funktionsstörungen die subkapitale Umstellungsosteotomie.

Schlüsselbein und Schlüsselbeingelenke

Das Schlüsselbein fungiert als Führungsstange für den Schultergürtel und verbindet über das Akromioklavikular- und das Sternoklavikulargelenk das Schulterblatt mit dem Rumpf. Beide Gelenke haben über jeweils eingeschaltete Disken drei Grade der Bewegungsfreiheit. Bis zu einer Seithebung von 90° besteht lediglich eine Bewegung im Sternoklavikulargelenk, wobei das Schlüsselbein bis zu 30° angehoben wird. Die weitere Seithebung bis 120° bewirkt zusätzlich eine Rotation des Schlüsselbeines um seine Längsachse. Am Vorheben des Armes ist vornehmlich das Akromioklavikulargelenk beteiligt.

Schlüsselbeindefekte

Ätiopathogenetisch werden die Defekte des Schlüsselbeines von der Hypoplasie über die Segmentaplasie, Teilaplasie bis zur vollständigen Aplasie als eine Kette zunehmender Formveränderungen verstanden. Das Schlüsselbein entsteht aus zwei Ossifikationszentren, die miteinander verschmelzen. Das Wachstum des Schlüsselbeines geschieht an den knorpelig vorgebildeten Enden mit zunehmender peri- und enchondraler Verknöcherung. Beim Ausbleiben der akromialen Ossifikation fehlt der akromiale Klavikulaanteil, beim Ausbleiben der sternalen Ossifikation der sternale Klavikulaanteil (segmentale Aplasie, Teilaplasie). Fusionieren die beiden primären Ossifikationszentren nicht, entsteht ein zentraler Klavikuladefekt. Besteht der Defekt lediglich in Form einer Spaltbildung, spricht man von einer kongenitalen Klavikulapseudarthrose, die vorwiegend auf der rechten Seite auftritt (Abb. 7). Die Aplasie bzw. Hypoplasie des akromialen Klavikulaanteiles und die zentrale Klavikulapseudarthrose sind am häufigsten. Der Schlüsselbeindefekt wird als dominantes Erbleiden mit absoluter Penetranz, aber variabler Expressivität angesehen. LLOYD-ROBERTS u. Mitarb. (1975) diskutieren aber auch einen Kompressionsdruck der A. subclavia bei Raumbeengung durch eine Halsrippe oder eine hochstehende I. Rippe als Entstehungsursache.

KITE (1968) unterscheidet zwei Typen der kongenitalen Pseudarthrose: Typ I ist verursacht durch die fehlende knöcherne Vereinigung der akromialen und sternalen primären Ossifikationszentren. Bei Typ II besteht primär eine Hypoplasie des Schlüsselbeines, und die Pseudarthrose entwickelt sich erst nach einem inadäquaten Trauma.

Die **Klinik** der Schlüsselbeindefekte ist unterschiedlich und abhängig vom Ausmaß des Defektes. Während die Klavikulapseudarthrose Beschwerden verursacht, sind die Teilaplasie und die Aplasie des Schlüsselbeines durch eine vermehrte Beweglichkeit des Schultergürtels gekennzeichnet, wobei sich beim Fehlen beider Schlüsselbeine die Schultern vor der Brust berühren können. Viele

Lokalisierte Dysmorphien des Skeletts

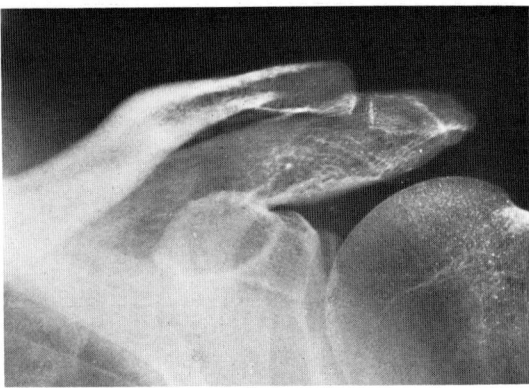

Abb. 8 A.-p. Aufnahme des linken Schultergelenkes mit Stufenbildung am Akromioklavikulargelenk bei Subluxation. Der Gelenkspalt ist normal weit (aus *D. v. Torklus, G. Türk, J. Zippel:* Angeborene Fehlbildungen und Dysmelien. In *Witt, A. N., H. Rettig, K. F. Schlegel:* Orthopädie in Praxis und Klinik, 2. Aufl., Bd. VI/2, Thieme, Stuttgart 1982)

Fälle sind aber auch asymptomatisch, so daß der Schlüsselbeindefekt erst später auffällt.
Neben Fehlbildungen kann auf dem Röntgenbild eine Verplumpung der Knochenenden im Pseudarthrosenbereich nachweisbar sein.
Größere Schlüsselbeindefekte und die Aplasie des Schlüsselbeines bedürfen in der Regel keiner **Therapie.** Störende vorstehende Schlüsselbeinanteile bei der Teilaplasie müssen u. U. reseziert oder exstirpiert werden.
Kongenitale Klavikulapseudarthrosen werden durch autologe kortikospongiöse Spanüberbrückung und Plattenosteosynthese operativ behandelt, wobei es aber nicht immer zur knöchernen Überbrückung kommt (OWEN 1970).

Dysplasie, Subluxation und Luxatation des Akromioklavikulargelenkes und des Sternoklavikulargelenkes

Veränderungen an den Schlüsselbeingelenken im Sinne der Minderentwicklung, der Subluxation oder Luxation sind äußerst selten; lediglich die akromioklavikulare Subluxation ist mehrfach beschrieben (GRIEVE 1942).
Klinische Bedeutung erlangt diese Subluxation bezüglich der Abgrenzung gegen eine traumatische Genese (Typ Tossy II).

Klinisch fällt lediglich die meist bilaterale Prominenz des akromialen Klavikulaendes auf. Beschwerden bestehen meistens nicht.

Radiologisch ist eine Subluxation des ansonsten unauffälligen Gelenkes bis nahe halbe Schaftbreite erkennbar. Sind schmerzhafte Arthrosen vorhanden, kann die Resektion der akromialen Klavikula in Betracht gezogen werden (Abb. **8**).

Korakoklavikuläre Synostose

Normalerweise besteht zwischen Klavikula und Korakoid eine Bandverbindung. Bei niedrigen Vertebraten sind dagegen Schlüsselbein und Rabenschnabelfortsatz knöchern miteinander verbunden. Äußerst selten (ca. 1%) bestehen beim Menschen derartige Brücken oder auch breitbasige Annäherungen des Schlüsselbeines und des Korakoids im Sinne einer Nearthrose, also eines Korakoklavikulargelenkes (WERTHHEIMER 1948, V. TORKLUS u. Mitarb. 1982).

Klinisch ist bei diesen Fehlbildungen die endgradige Seithebung wegen der eingeschränkten oder aufgehobenen Rotationsmöglichkeit des Schlüsselbeines erschwert. Beschwerden resultieren aus frühzeitigen Abnutzungserscheinungen des Akromioklavikulargelenkes, das vergleichsweise zu gesunden Gelenken stärker belastet wird. Unter Umständen können neurovaskuläre Erscheinungen bei Abduktion des Armes durch Erzeugung eines Engpasses, ähnlich dem Kostoklavikularsyndrom oder dem Hyperabduktionssyndrom, hervorgerufen werden.

Auf dem **Röntgenbild** ist die Synostose zwischen lateraler Klavikula und Korakoid nachweisbar. Bei bestehender Nearthrose ist ein entsprechender gelenktypischer Abschliff der artikulierenden Skelettelemente zu erkennen.

Therapeutisch kommt bei schmerzhafter Arthrose des Akromioklavikulargelenkes die akromiale Klavikularesektion in Frage, bei einem Engpaßsyndrom die Entfernung der kostoklavikulären Synostose oder Nearthrose.

Schulterblatt

Angeborener Schulterblatthochstand

Das klinisch augenfällige Symptom des Schulterblatthochstandes ist lediglich das Leitsymptom für einen Fehlbildungskomplex mit Entwicklungsstörungen der Wirbelsäule (Wirbelsynostosen, Keilwirbelbildungen), der Rippen (Rippenaplasien, Rippensynostosen), der Muskulatur (Aplasien, z. B. des Pectoralis major, des Trapezius) oder innerer Organe.

Obwohl bereits 1863 durch EULENBERG und 1880 und 1883 durch WILLERT u. WALSHAM beschrieben, wird der Schulterblatthochstand als Sprengelsche Deformität bezeichnet. SPRENGEL veröffentlichte 1891 vier derartige Fälle.

Pathogenetisch unterbleibt der kaudalwärts gerichtete Deszensus der Schulterblattanlage in der 12. Woche.

Die **Ätiologie** der Sprengelschen Deformität ist nach wie vor unklar. Wahrscheinlich handelt es sich um ein familiär erbliches Leiden. Auch exo-

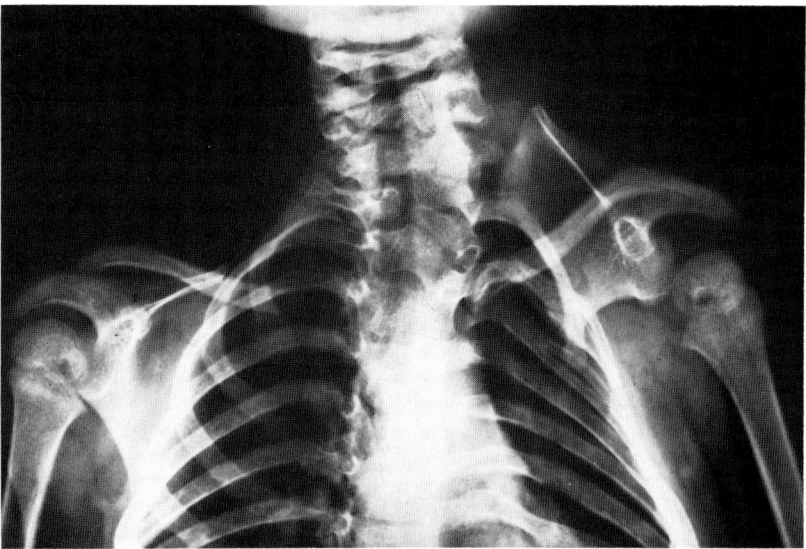

Abb. 9 ♀ 2 J. Kongenitaler Schulterhochstand links. Anteduktion und Abduktion des Armes nur um je 100° möglich. Erhebliche Anomalien am zervikothorakalen Übergang (Aufnahme: Prof. Dr. *Francillon*, Zürich)

gene Noxen im Sinne der Embryopathie werden diskutiert.
Die Deformität hat, bezogen allein auf das Schulterblatt als zentrale Veränderung, verschiedene Ausprägungsgrade in Lage und Form; das Schulterblatt ist meist einseitig hochstehend und vermehrt außenrotiert, wodurch die Schulterpfanne nach vorn weist. Daraus erklärt sich die funktionelle Behinderung. Das Schulterblatt ist verkleinert und verplumpt. Der obere, innere Schulterblattwinkel kann hakenförmig nach ventral umgebogen und mit der Halswirbelsäule in Höhe C4–C7 fibrös, knorpelig oder knöchern verbunden sein (Os omovertebrale).

Die **klinischen Erscheinungen** sind einerseits durch den kosmetisch störenden Schulterblatthochstand, andererseits durch Bewegungseinschränkungen des betroffenen Armes bei Abduktion und Außenrotation geprägt. Neurologische Störungen, wie Brachialgien, Parästhesien oder Paresen können vorkommen. Das klinische Bild wird durch Randsymptome, wie Wirbelsäulenmißbildungen und Flügelfellbildungen bei Doppelseitigkeit (Klippel-Feil-Syndrom) verstärkt. Es sind verschiedene Klassifizierungen der „Sprengelschen Deformität" vorgenommen worden, so z.B. von CAVENDISH (1972) für klinische Belange. Eine Einteilung, die auch die radiologischen Gesichtspunkte mitberücksichtigt, stammt von RIGAULT u. Mitarb. (1976). Dabei wird der sog. Angulus medialis – das ist der Schnittpunkt der Spina scapulae mit der Margo medialis scapulae – in Bezug gesetzt zu dem jeweils auf gleicher Höhe liegenden Wirbelkörperquerfortsatz:

Grad I:
diskreter Hochstand. Der Angulus medialis steht auf Höhe von Th 2–4.

Grad II:
mittlerer Hochstand. Der Angulus medialis steht auf Höhe von C5–Th2.

Grad III:
schwerer Hochstand. Der Angulus medialis steht höher als der 5. Halswirbel (Abb. 9).

Röntgenologisch sind neben dem Schulterblatthochstand mit zu kurzer Klavikula die verschiedensten Deformierungen des Skeletts zu beobachten. Zu diesen gehören Wirbelsynostosen, Keilwirbelbildungen, Rippenaplasien und Synostosen.

Nur die *operative* **Therapie,** frühzeitig etwa im 3. Lebensjahr durchgeführt, kann ein Fortschreiten der kosmetisch störenden Deformierung verhindern und eine Anpassung der Muskulatur an die normale Schulterblattposition gewährleisten. Durchgeführt wird eine Kaudalverlagerung der Skapula unter Abtragung der omovertebralen Verbindung nach KÖNIG (1913) oder WOODWARD (1961). Ein sekundärer Schulterhochstand kann entstehen, wenn bei Kindern eine Klavikulafraktur mit Verkürzung des Knochens verheilt.

Os acromiale

Zwei bis drei Apophysenkerne treten im 15.–18. Lebensjahr auf und verschmelzen miteinander. Um das 20. Lebensjahr gewinnen sie knöchernen Anschluß an das Akromion. Bleibt dieser knöcherne Schluß der Apophysenfuge über das 25. Lebensjahr hinaus aus, spricht man von einem Os acromiale, das in etwa 7–15% aller Untersuchten vorkommt (KÖHLER u. ZIMMER 1982).
Das Os acromiale ist häufig doppelseitig ausgebildet. Form und Größe schwanken sehr.

Klinisch bestehen meist keine Symptome, es sei denn, daß arthrotische Veränderungen vorliegen.

Lokalisierte Dysmorphien des Skeletts

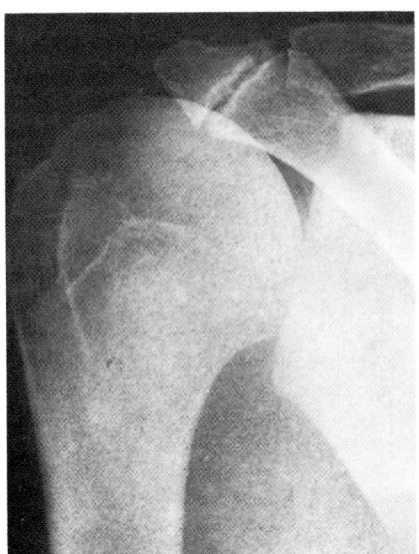

Abb. 10 A.-p. Aufnahme des rechten Schultergelenkes. Os acromiale, persistierender Apophysenkern, mit der Klavikula artikulierend
(aus *A. Köhler, E. A. Zimmer:* Grenzen des Normalen und Anfänge des Pathologischen im Röntgenbild des Skeletts, 12. Aufl. Thieme, Stuttgart 1982)

Eine Kontusion kann Beschwerden bei Vor- und Seitheben des Armes über die Horizontale am Akromion vor allem dann verursachen, wenn das Os acromiale gelenkig mit dem Akromionrest verbunden ist. Funktionelle Einbußen bestehen beim Vorliegen eines Os acromiale nicht, und eine aktive **Therapie** ist nicht erforderlich.

Röntgenologisch findet man den persistierenden Apophysenkern in verschiedener Form mit der Klavikula artikulierend (Abb. 10). Die laterale Begrenzung kann sehr unregelmäßig gestaltet sein. Differentialdiagnostisch muß eine Akromionfraktur bzw. eine Pseudarthrose nach Trauma ausgeschlossen werden. Dies ist dann problemlos, wenn das Os acromiale, wie in der Regel, beidseitig nachweisbar ist.

Ellenbogengelenk

Das Ellenbogengelenk, Articulatio cubiti, ist ein zusammengesetztes Gelenk. Drei verschiedene Gelenkverbindungen, umschlossen von einer Gelenkkapsel, werden unterschieden:

Die *Articulatio humeroulnaris* stellt ein Scharniergelenk dar, bei dem die Incisura trochlearis ulnae auf der Trochlea humeri um eine quer durch die Mitte der Trochlea und das Capitulum humeri ziehende Flexionsachse gleitet.

Die *Articulatio humeroradialis* bildet mit dem kugeligen Humerusköpfchen und der tellerartigen Radiuspfanne ein Kugelgelenk, wobei die volle Bewegungsfreiheit in diesem Gelenk durch das Lig. anulare radii eingeschränkt ist.

Die *Articulatio radioulnaris proximalis* ist ein Radgelenk, wobei das Radiusköpfchen mit seiner Circumferentia articularis radii in der Incisura radialis ulnae schleift.

Humerussporn

Etwa 6 cm proximal vom Ellenbogengelenk ist bei rund 1% der Europäer ein bis zu 7 mm langer Knochensporn an der ventroulnaren Kante des Humerus nachweisbar. Dieser Humerussporn (Processus supracondylaris humeri, Tuberculum supratrochleare) ist keine Exostose, sondern eine atavistische Anomalie des Canalis supracondylicus bei Reptilien und verschiedenen Säugern. Der Sporn zeigt mit der Spitze nach kaudal. Von diesem Sporn oder direkt vom medialen distalen Humerus zieht ein fibröser Strang als Rest des früheren Kanals zum Epicondylus ulnaris. Unter diesem Band verlaufen der N. medianus und die A. brachialis.

Familiäres Vorkommen des Humerussporns wurde beschrieben.

Klinisch können Schmerzen, Parästhesien und Paresen im Medianusbereich vorkommen, gelegentlich auch im Ulnarisbereich, wenn der am fibrösen Band entspringende M. epitrochleo-anconeus eine Kompression des N. ulnaris verursacht. Auch Pulslosigkeit bei voller Streckung oder Überstreckung des Armes kann bestehen.

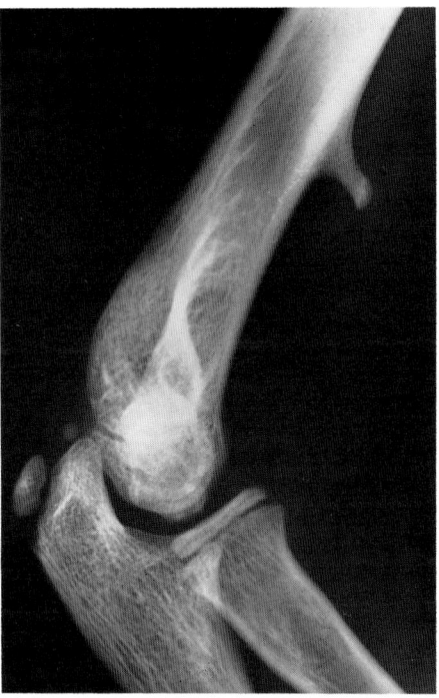

Abb. 11 ♂ 13 J. Processus supracondylaris humeri mit nach kaudal zeigender Spitze
(Aufnahme: Prof. Dr. *Francillon*, Zürich)

Der **Röntgenbefund** läßt auf der Seitenaufnahme wegen der typischen Lokalisation des Sporns keine diagnostischen Zweifel zu (Abb. **11** u. **12**). In der Umgebung des Sporns können Verkalkungen nachweisbar sein, die Teilverknöcherungen entsprechen (KÖHLER u. ZIMMER 1982). Frakturen des Sporns wurden bei entsprechenden Traumen beschrieben (GANZ 1937).

Bei vorhandenen Symptomen, wie z. B. Parästhesien und Zuckungen in der Palmarfläche der Hand und am IV. Finger, besteht die **Therapie** in der operativen Entfernung des Sporns und/oder in der Durchtrennung des fibrösen Bandes.

Dysplasie, Cubitus varus und valgus

Eine vollständige und systematische Definition des dysplastischen Ellenbogengelenkes fehlt bis heute. Einteilungsversuche scheitern insbesondere daran, daß häufig fließende Übergänge oder Kombinationen zwischen Ellenbogengelenkaplasien und -dysplasien, angeborenen Ellenbogengelenkverrenkungen, Verrenkungen des Radiusköpfchens und radioulnaren Synostosen bestehen.

Unter den Begriff der Dysplasie des Ellenbogengelenkes fallen knöcherne und weichteilige Fehl- und Unterentwicklungen: der Cubitus valgus und varus als Vermehrung oder Verminderung der physiologischen Valgusstellung im Ellenbogen, die Abflachung der Incisura semiulnaris, die Überstreckbarkeit des Ellenbogengelenkes im Rahmen oder neben der Bindegewebsschwäche der Gelenkkapsel.

Ätiologisch sehen für den seltenen angeborenen Cubitus valgus und varus BAUGHMAN u. Mitarb. (1974) eine Abhängigkeit zu Anomalien der Geschlechtschromosomen. In einer Reihe von Fällen fanden sie einen maximalen Cubitus valgus bei

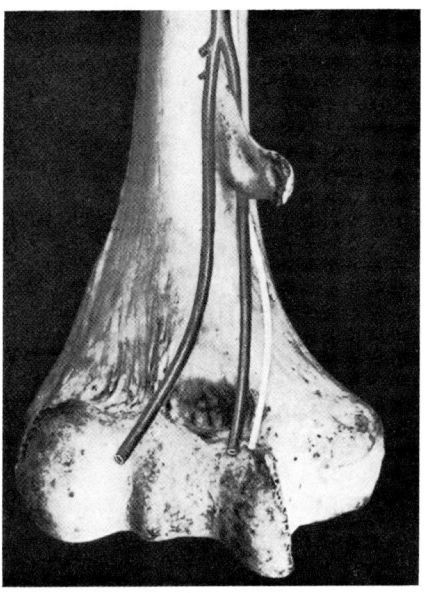

Abb. **12** Distaler Humerus mit Processus supracondylaris humeri, medial verlaufendem N. medianus und sich teilende A. brachialis
(aus *A. Köhler, E. A. Zimmer:* Grenzen des Normalen und Anfänge des Pathologischen im Röntgenbild des Skeletts, 12. Aufl. Thieme, Stuttgart 1982)

XO-Phenotypen als ein Extrem, einen abgeschwächten Cubitus valgus zwischen 10 und 15° bei XX und XY, eine gerade Armachse bei einem überzähligen X oder Y und einen Cubitus varus zusammen mit einer radioulnaren Synostose und einer Radiusköpfchenluxation, wenn multiple überzählige Geschlechtschromosomen vorhanden waren.

Klinisch ist die Beweglichkeit des Ellenbogengelenkes meist frei. Lediglich bei einer zusätzlich beste-

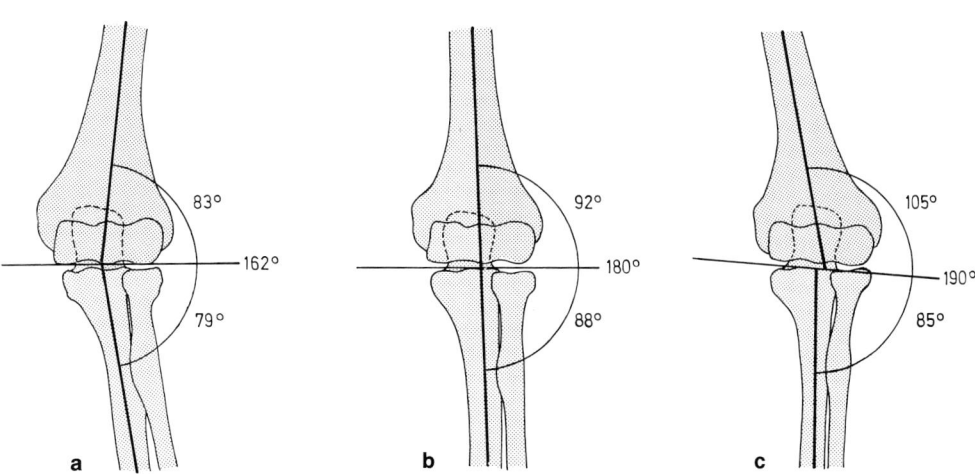

Abb. **13a–c** Skizze eines Cubitus valgus (**a**), Cubitus rectus (**b**) und Cubitus varus (**c**). Der Cubitus valgus ist beim Erwachsenen physiologisch; der Cubitus rectus besteht meist nur vor der Pubertät; der Cubitus varus ist immer pathologisch
(Abbildungen: Prof. Dr. *Francillon,* Zürich)

henden radioulnaren Synostose findet sich eine Aufhebung der Pro- und Supination. Das Gelenk ist überstreckbar.

Normalerweise besteht bei gestrecktem und supiniert gehaltenem Arm eine Valgusstellung. Diese reduziert sich in leichter Beugestellung. Beim dysplastischen Ellenbogengelenk ist meist die Valguskomponente vermehrt; seltener besteht eine Varusstellung.

Der **Röntgenbefund** ist durch die Winkelmessung leicht zu erheben, vorausgesetzt, die Aufnahme wurde in Supinationsstellung angefertigt. Beim erwachsenen Mann beträgt der von den Achsen des Humerus und der Ulna gebildete und nach außen offene Winkel bis 170°, bei der Frau bis 160° (Abb. **13**).

Die Dysplasie des Ellenbogengelenkes ist dann **therapiebedürftig,** wenn Funktionsstörungen bestehen, wie die habituelle Ellenbogenluxation durch Abflachung der Incisura semiulnaris und den lockeren Kapsel-Band-Apparat im Rahmen der allgemeinen Bindegewebsschwäche, die Aufhebung der Umwendbewegungen durch eine radioulnare Synostose oder ein Cubitus valgus oder varus mit einer Achsenabweichung von mehr als 20°.

Therapie der Wahl bei Valgus- oder Varusdeformitäten ist die suprakondyläre Korrekturosteotomie.

Angeborene Ellenbogengelenkluxation

Sie besteht meist als posteriore Ellenbogenverrenkung bei der Geburt. Als alleinige Deformität ist sie ausgesprochen selten.

Die **Ätiologie** ist ungeklärt. Diskutiert werden Anomalien der Geschlechtschromosomen, ähnlich wie beim Cubitus valgus oder varus.

Pathogenetisch für die Ellenbogendislokation sind am häufigsten Deformierungen der gelenkbildenden Knochen. Die inkomplette Konfiguration des distalen Humerus oder der proximalen Ulna führt zu einem instabilen oder dislozierten Ellenbogen.

Klinisch ist die Ellenbogenbeugung begrenzt, wenn es sich um eine posteriore Dislokation handelt. Im Gegensatz zur traumatischen Dislokation des Ellenbogengelenkes ist die angeborene Verrenkung gewöhnlich nicht schmerzhaft.

Röntgenologisch ist die Verlagerung der Ulna nach dorsal in bezug zum Humerus neben Deformierungen der das Gelenk bildenden Knochen nachweisbar.

Die **Therapie** hat die Reposition des Gelenkes zum Ziel. Wird die Dislokation bei der Geburt entdeckt, kann gewöhnlich eine sofortige Reposition gelingen und im Gipsverband gehalten werden. Ansonsten muß durch häufige Gipswechsel nach und nach eine Reposition erreicht werden, wobei das Ellenbogengelenk immer mehr in Beugung und in eine zunehmend normale Artikulation zwischen Humerus und Ulna gebracht wird.

Angeborene Luxation des Radiusköpfchens

Es handelt sich um eine permanente streckseitige, beugeseitige oder seitliche Luxation des Radiusköpfchens. Diese ist eine relativ seltene angeborene Anomalie. Auf die enge Beziehung zur Dysplasie des Ellenbogengelenkes wurde hingewiesen. Das Radiusköpfchen kann luxiert oder subluxiert sein. Das in Fehlform angelegte Capitulum humeri führt zu einer Fehlentwicklung des Radiusköpfchens. Die Auskehlung fehlt; das Köpfchen ist abgerundet. In 65% liegen dorsale, in 25% ventrale Luxationen vor (FRANCILLON 1966). Die seitliche Dislokation ist mit 10% relativ selten. 40% dieser von ALMQUIST u. Mitarb. 1969 gesammelten Fälle waren bilateral. Das Erbleiden wird häufiger beim männlichen als beim weiblichen Geschlecht beobachtet.

Die Radiusköpfchenluxation ist nicht selten Leitsymptom kleinerer oder größerer Mißbildungskomplexe, wie der Brachydaktylie, der Hemimelie, des Klinefelter-Syndroms, des Ehlers-Danlos-Syndroms, der Osteochondrosis dissecans, der Arthrogryposis, der Dysostosis cleidocranialis, des Apert-Syndroms, des Marfan-Syndroms u. a. (WEIL 1959). Somit ist es unwahrscheinlich, daß eine isolierte, einseitige Radiusköpfchenluxation kongenital bedingt ist.

Die **Diagnostik** der beugeseitigen Luxation des Radiusköpfchens ist erschwert, da diese Luxationsform bei der Geburt nicht sichtbar ist. Im Gegensatz dazu verursacht die streckseitige und seitliche Luxation eine Prominenz am Ellenbogen und wird demzufolge früher erkannt. Im Verlauf kommt es zu einer zunehmenden Valgusstellung des Ellenbogengelenkes, wobei sich der Vorderarm in leichter Pronationsstellung befindet. In Abhängigkeit von der Luxationsrichtung des Radiusköpfchens besteht eine Einschränkung der Beugung oder Streckung des Ellenbogengelenkes. Gewöhnlich ist auch die Rotation behindert, insbesondere die Supination. Die angeborene Radiusköpfchenluxation ist nicht schmerzhaft.

Auf dem **Röntgenbild** ist die beuge- oder streckseitige oder Lateralverlagerung des Radiusköpfchens nachweisbar (Abb. **14** u. **15**). Typischerweise ist das Capitulum humeri hypoplastisch, oder es fehlt. Der Epicondylus ulnaris kann vergrößert und das Radiusköpfchen bogenförmig gestaltet sein.

Eine **Therapie** erübrigt sich während des Wachstumsalters wegen fehlender Beschwerden. Wenn die Radiusköpfchenluxation bei Geburt oder kurz danach erkannt wird, kann eine geschlossene Re-

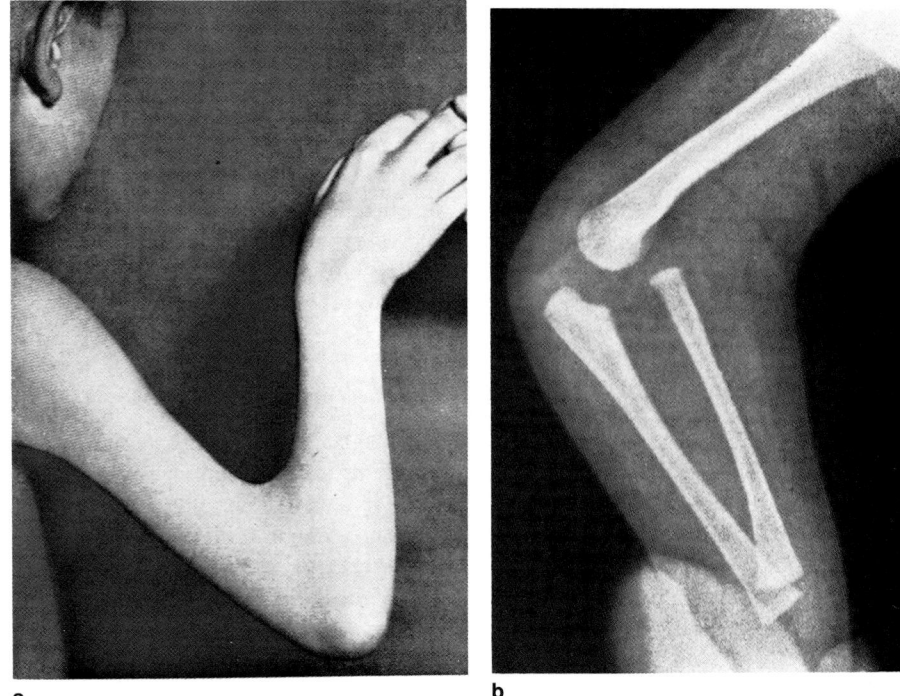

Abb. 14 a u. b
Vordere Luxation des Radiusköpfchens (**b**) bei gleichzeitig bestehendem Pterygium (**a**)
(aus *U. H. Weil:* Angeborene Fehlbildungen ohne Dysmelien. In *Witt, A. N., H. Rettig, K. F. Schlegel:* Orthopädie in Praxis und Klinik, 2. Aufl., Bd. VI/2, Thieme, Stuttgart 1982)

position versucht werden. Diese ist jedoch wegen der Fehlform des Radiusköpfchens und der Abflachung des Capitulum humeri erschwert. Nach Wachstumsabschluß kann bei bestehender Bewegungseinschränkung und ausgeprägtem Cubitus valgus eine suprakondyläre Korrekturosteotomie zusammen mit der Resektion des Radiusköpfchens durchgeführt werden.

Synostosen und Aplasien des Ellenbogengelenkes

Bei den Synostosen handelt es sich um eine seltene knöcherne Verbindung zwischen den Gelenkanteilen, am häufigsten zwischen Radius und Ulna. Diese *radioulnare Synostose,* fast ausschließlich im proximalen Drittel des Vorderarmes unter Einschluß des proximalen Radioulnargelenkes, bedingt eine völlige Drehsperre. Der Unterarm steht gewöhnlich in Pronation. Meist fehlt der M. supinator. Der M. pronator teres und der M. pronator quadratus sind unterentwickelt. In einigen Fällen besteht eine anteriore bzw. posteriore Ellenbogenluxation, oder das Speichenköpfchen ist beugeseits luxiert. Bei weniger ausgeprägter Fehlstellung handelt es sich in der Regel um Zufallsbefunde. Die radioulnare Synostose wird häufiger beim männlichen als beim weiblichen Geschlecht, in 50–80% der Fälle beidseitig, gefunden.

Die *radiohumerale Synostose,* eine Verknöcherung zwischen Radius und Humerus, ist als isolierte Deformität äußerst selten. Häufiger fehlt zusätzlich die Ulna teilweise oder ganz. Die distale Humerusepiphyse und die proximale Radiusepiphyse sind

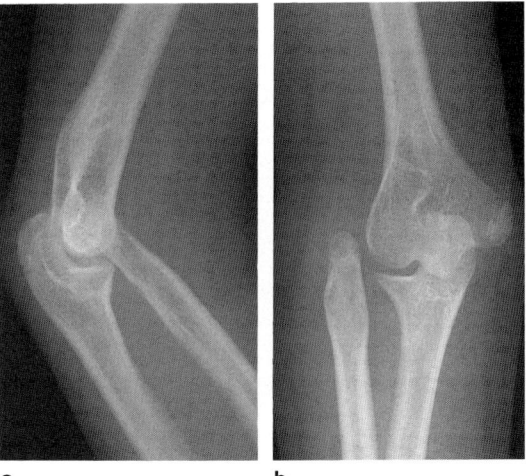

Abb. 15a u. b Angeborene hintere Luxation des Radiusköpfchens mit Verlagerung der Ulna nach radial
(aus *F. Endler, K. Fochem, U. H. Weil:* Orthopädische Röntgendiagnostik. Thieme, Stuttgart 1984)

1044 Lokalisierte Dysmorphien des Skeletts

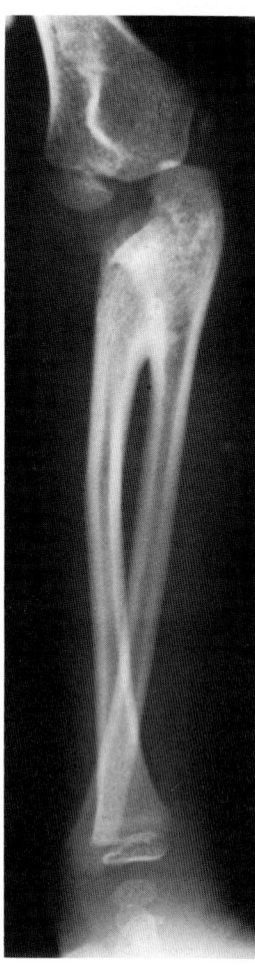

Abb. 16
♀ 5 J. Proximale radioulnare Synostose mit Pronationsstellung des Unterarmes und deutlicher Dysplasie des Ellenbogengelenkes (Typ I)

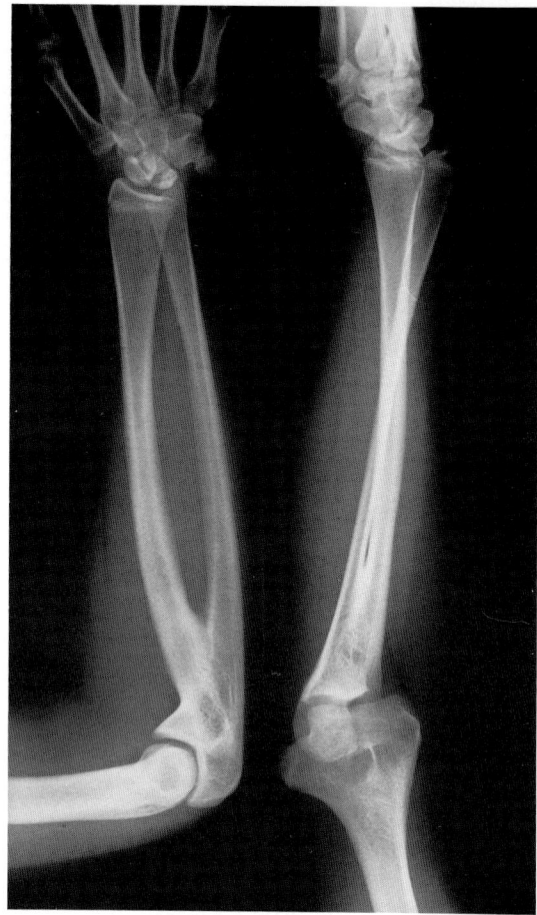

Abb. 17 ♀ 14 J. Proximale radioulnare Synostose rechts. Geringe Dysplasie des Radiusköpfchens (Typ I). Typische Verbiegung des Radius nach volar

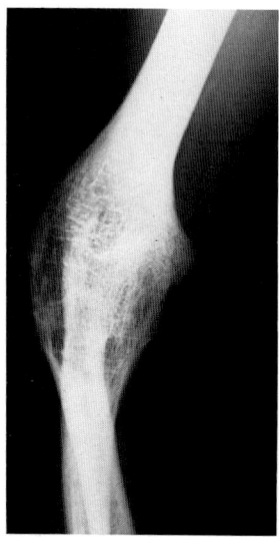 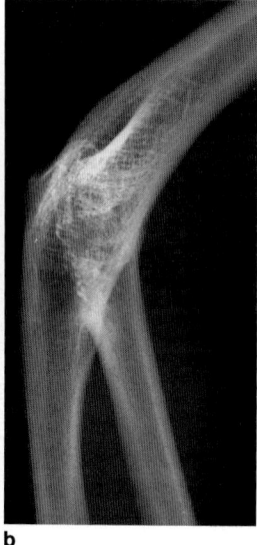

a b
Abb. 18a u. b Aplasie des Ellenbogengelenkes mit kongenitaler Differenzierungsstörung zwischen den drei das Gelenk bildenden Knochen
(aus *F. Endler, K. Fochem, U. H. Weil:* Orthopädische Röntgendiagnostik. Thieme, Stuttgart 1984)

nicht angelegt. Die Ellenbogenbeuger und Rotatoren des Vorderarmes sind unterentwickelt oder fehlen ganz. Entsprechend wird eine *ulnohumerale* Synostose in Rechtwinkelstellung des Ellenbogens bei inkomplettem oder komplettem Fehlen des Radius beobachtet.

Etwas häufiger als die ulnohumerale Synostose ist die Verschmelzung aller drei Gelenkpartner, also die *Aplasie des* Ellenbogengelenkes, oder eine humeroulnare oder humeroradiale Gelenkagenesie. In der Hälfte der mitgeteilten Fälle ist die Aplasie doppelseitig. Diese geht häufig mit Entwicklungsstörungen anderer Skeletteile einher.

Das **klinische Bild** der Ellenbogensynostose ist abhängig von dem Gelenkanteil, der verknöchert ist. Allgemein heben Synostosen des Ellenbogengelenkes die Beugestreckmöglichkeit auf. Meist besteht eine Rechtwinkelstellung im Gelenk. Bei der kongenitalen radioulnaren Synostose ist die fehlende Rotationsmöglichkeit das einzige Symptom beim Neugeborenen oder Kleinkind, da Röntgenaufnahmen im 1. Lebensjahr meist noch keine Verknöcherung der Brückenbildung zwischen Radius und Ulna zeigen. Eine zusätzliche beugeseitige Radiusköpfchenluxation verursacht neben der Drehsperre auch eine Beugebehinderung.

Im **Röntgenbild** können bei verschiedenem Ausmaß der Dysplasie des Gelenkes zwei Typen unterschieden werden (Abb. 16 u. 17):
Typ I
hat ein nicht voll entwickeltes Radiusköpfchen, welches mit der Ulna verwachsen ist. Bei
Typ II
ist das Radiusköpfchen disloziert, die Verknöcherung liegt in der Tuberositas und ist kürzer als bei Typ I (ENDLER 1984).
Die röntgenologische Differenzierung der Aplasie ist durch pathologische Torsion erschwert (Abb. 18).

Zur **Therapie** ist eine Trennung der knöchernen Brücken oft versucht worden, ein funktionsbedeutendes Ausmaß von Beweglichkeit wurde jedoch nie erreicht. Wenn die Winkelstellung der Synostose im Ellenbogengelenk für den Alltagsgebrauch ungünstig ist, kann eine Korrekturosteotomie am distalen Humerus den Ellenbogen in eine funktionsgünstige, leicht spitzwinklige Position bringen. Eine Wiederherstellung der Ellenbogenbeweglichkeit durch Arthroplastik oder Alloarthroplastik hat wenig Sinn, da die muskulären Voraussetzungen für die aktive Bewegung im Ellenbogengelenk fehlen.

Ist die radioulnare Synostose bilateral und sind beide Hände in Pronationsstellung, kann eine Drehosteotomie der nicht führenden Hand in Supinationsstellung die Funktionstüchtigkeit beider Hände im täglichen Leben verbessern. Die Führungshand sollte in Pronationsstellung verbleiben, da diese die funktionellere Stellung für Schreiben, Körperhygiene und das Öffnen und Schließen von Türen ist.

Handgelenk

Aus der Fülle von Fehlbildungen an Unterarm und Hand, die in eigenen Kapiteln eingehend abgehandelt werden, soll hier lediglich auf die praktisch wichtigen Dysmorphien des Handgelenkes eingegangen werden, nämlich auf die Madelungsche Deformität, die Minus- oder Plusvariante der Ulna, den kongenitalen Radius- und Ulnadefekt, die angeborene distale Radioulnardislokation, die Synostosen und Akzessoria.

Madelungsche Deformität

Diese genetisch bedingte Deformität mit unregel-

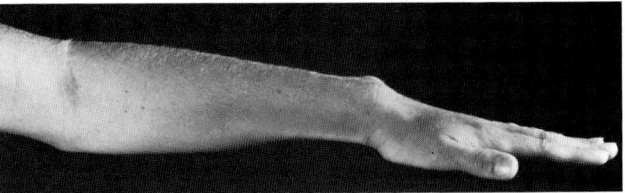
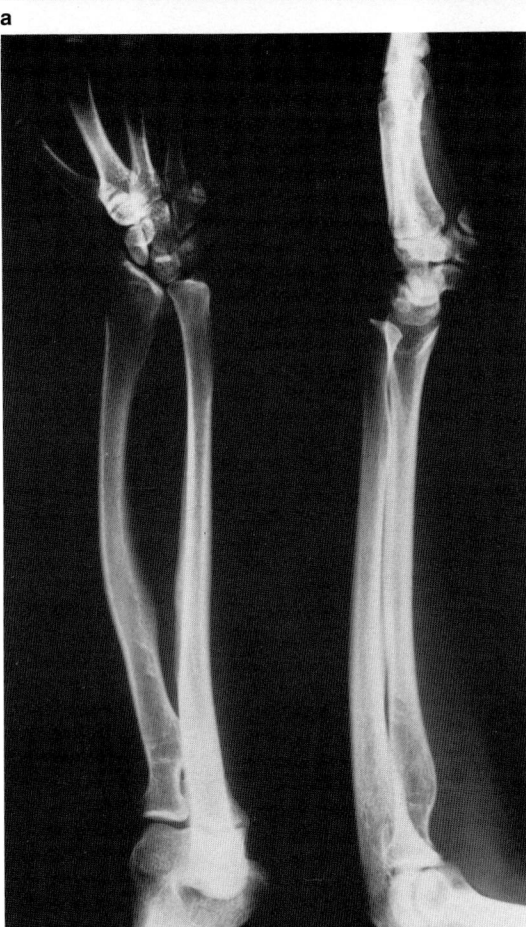

Abb. **19 a** u. **b** ♂ 22 J. Madelungsche Deformität mit Bajonettstellung und relativ gering ausgeprägter Subluxation der Hand nach volar bei hervorspringendem Ulnaköpfchen zur Streckseite (**a**)
b Röntgenaufnahme mit Verbiegung des Radius nach ulnar und dorsovolare Neigung der Radiusgelenkfläche, Verlagerung der proximalen Handwurzelreihe in das Gelenk. Auf der Seitenaufnahme Dorsalverlagerung des Ulnaköpfchens bei Subluxation der Hand nach volar

mäßig dominantem Erbgang und familiärer Häufung ist bestimmt durch eine volare Subluxation der Hand mit gleichzeitiger ulnarer Abduktion. Sie tritt meistens zwischen dem 9. und 16. Lebensjahr auf, vorwiegend bei Mädchen und ist in zwei Drittel der Fälle bilateral.

Lokalisierte Dysmorphien des Skeletts

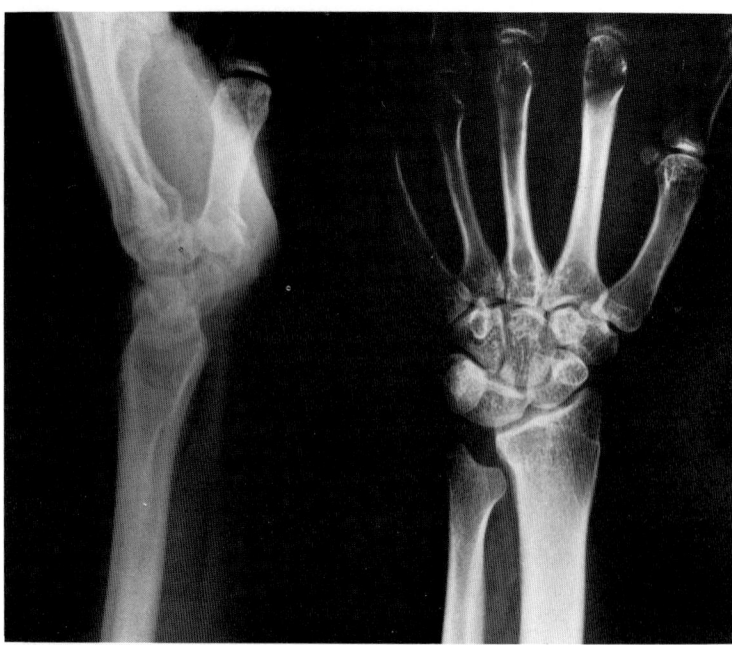

Abb. 20a u. b ♀ 16 J. Röntgenaufnahme des Handgelenkes dorsovolar und seitlich bei „unechter" Madelungscher Deformität. Verkürzung der Ulna, Neigung der Radiusgelenkfläche, keine Subluxation der Hand nach volar (a)
b Arthrographie. Der Discus articularis ist defekt; es fehlt die typische Dreieckform

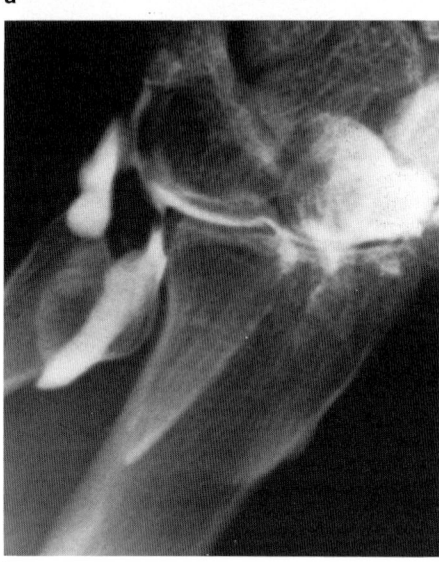

Ätiologisch hatte schon MADELUNG 1879 die Deformität zu den Wachstumsstörungen der Gelenke gerechnet. Heute besteht die einhellige Meinung, daß eine Wachstumsstörung im ulnaren Teil der distalen Radiusepiphysenfuge vorliegt.

Pathologisch-anatomisch entstehen eine Manus valga, ein Radius curvatus und ein Carpus curvatus. Die Verbiegung des Radius nach volar-ulnar ist ein wesentliches Merkmal zur Abgrenzung von „echter" und „unechter" Madelungscher Deformität. Auch ein „Typus inversus" der Madelungschen Deformität kommt, wenn auch selten, vor. Dabei ist die distale Radiusgelenkfläche nach dorsal abgekippt; der distale Radius weist eine Konvexität nach volar auf, und die Handwurzel ist nach dorsal verlagert, wobei das Ellenköpfchen in die Handgelenksbeuge gerät.

Klinisch zeigt das Handgelenk eine Bajonettstellung durch Subluxation der Hand nach volar. Das Ulnaköpfchen ist streckseitig prominent. Bereits MADELUNG (1879) hat eine sehr eindrückliche Zeichnung dieser Fehlstellung publiziert. Eine Abweichung der Hand, sowohl nach radial wie nach ulnar, ist möglich. Die funktionelle Behinderung besteht in einer Einschränkung der Dorsalflexion und der radialen Abduktion. Die Umwendbewegungen des Vorderarmes sind in der Regel unbehindert.

Differentialdiagnostisch sind entsprechende Deformitäten nach traumatischer Schädigung der distalen Radiusepiphysenfuge („Pseudo-Madelung") und die sog. federnde Elle, eine Subluxation des Ellenköpfchens nach dorsal bei allgemeiner Bandschwäche („Abortiv-Madelung") abzugrenzen.

Röntgenologisch sind bei der „echten" Madelungschen Deformität folgende Veränderungen nachweisbar: Neigung der distalen Gelenkfläche des Radius nach volar und ulnar, Subluxation des Caput ulnae nach dorsal, Verlagerung der proximalen Reihe der Ossa carpalia in das keilförmig deformierte Handgelenk und des Os lunatum nach proximal (Abb. 19). Fehlt die Verbiegung des Radius, wird von „unechter" Madelungscher Deformität gesprochen (Abb. 20).

Therapeutisch kommt lediglich bei Schmerzen und höhergradigen Funktionsstörungen die Korrekturosteotomie der Radiusbasis nach dem Wachstumsende in Frage, evtl. mit Verkürzung der Ulna.

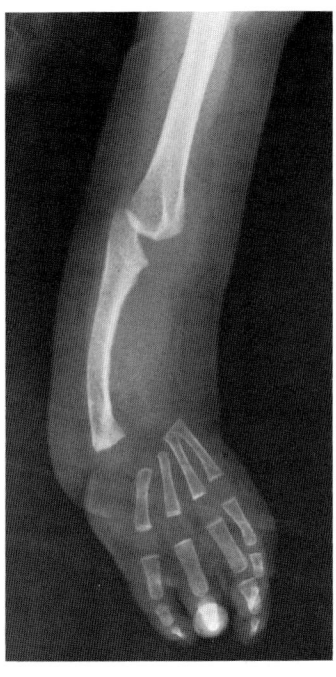

◂ Abb. 21 ♂ 7 Mo. Radiusaplasie mit Verplumpung der verkürzten Ulna. Der I. Strahl fehlt. Entwicklungsrückstand, da noch keine Handwurzelknochen und Epiphysen nachweisbar sind. Fehlbildung kombiniert mit Rektumatresie, dystopem Ureter rechts, Hypospadie und Hodenhochstand rechts (Kinderklinik Schwabing der TU München)

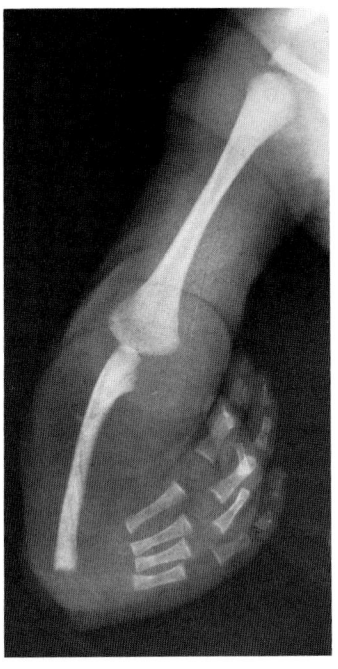

Abb. 22 ♀ 1 Tag, Frühgeborenes. ▸ Radiale Klumphand mit Aplasie des Radius, Verkürzung der Ulna, Fehlen des I. Strahles. Die Hand steht in Kontrakturstellung (Kinderklinik Schwabing der TU München)

Plus- und Minusvarianten nach Hultén

Von HULTÉN (1928) wurden sog. abortive Erscheinungsformen der Madelungschen Deformität beschrieben. Diese werden in Plus- und Minusvarianten unterschieden, je nach vermehrtem oder vermindertem Längenwachstum der Ulna im Vergleich zum Radius. Bei der Minusvariante ist die radiale Gelenkfläche schräg verlaufend, die Ulna verkürzt und die proximale Handwurzelreihe nur gering verlagert. Bei der Plusvariante überragt die Ulna den Radius; die Gelenkfläche des distalen Radius ist nicht verändert.

Radiale Klumphand

Die Klumphand ist in ihren verschiedenen Ausprägungsgraden sichtbarstes Zeichen einer radialen Fehlentwicklung bis hin zur Radiusaplasie (sekundäre Klumphand). Zu unterscheiden hiervon ist die angeborene Kontraktur ohne Skelettveränderungen (primäre Klumphand).

Ätiologisch wurden neben exogenen Faktoren, wie Thalidomid, dominante Erbgänge bei gewissen Kombinationsformen mit anderen Fehlbildungen nachgewiesen.

Klinisch weicht die Hand nach radial und oft auch zusätzlich beugeseitig ab. Die Elle ist gekrümmt und der Oberarm verkürzt. Der radiale Teil der Handwurzel kann fehlen; der Daumen kann hypoplastisch sein oder ebenfalls vollständig fehlen. Auch die Weichteile sind nicht normal angelegt, wobei die Muskeln Varianten zeigen und hypoplastisch sind und N. und A. radialis oft bereits am Ellenbogen enden.

Die funktionelle Behinderung besteht in einer Störung der Umwendbewegungen, in einer aktiven und passiven Aufhebung der ulnaren Abduktion und häufig auch in einer Einschränkung der Beweglichkeit des Ellenbogengelenkes. Auf letztgenannte Einschränkung ist zu achten, da dann die Hand den Mund nur in Klumphandstellung erreichen kann und sich eine operative Korrektur verbietet. Im übrigen kommen die Betroffenen mit der Klumphand häufig sehr gut zurecht.

Auf dem **Röntgenbild** ist die Elle verkürzt und nach radial abweichend und die Hand in radialer Klumpstellung dargestellt. Häufig sind weitere Mißbildungen an der Extremität mit Aplasie einzelner Karpal- und Metakarpalknochen nachweisbar. Einseitigkeit dieser Fehlbildungen überwiegt (Abb. 21 u. 22).

Therapeutisch kommt eine operative Korrektur nur dann in Betracht, wenn das Ellenbogengelenk nicht wesentlich in seiner Beugung eingeschränkt und in Klumphandstellung passiv weitgehend ausgleichbar ist (BLAUTH u. SCHNEIDER-SICKERT 1976, WITT u. Mitarb. 1966). Durchgeführt werden Korrekturosteotomien der Ulna.

Kongenitaler Ulnadefekt

Entsprechend der Aplasie des Radius wird über Hypoplasie und Aplasie der Ulna berichtet (LAUSECKER 1954). Dieser Defekt ist offensichtlich wesentlich seltener als der des Radius.

Zahlreiche weitere Fehlbildungen sind in der Regel auch mit der Ulnaaplasie vergesellschaftet, so daß eine Einordnung bisher nicht erfolgte.

Klinisch findet man eine Verkürzung des Unterarmes, häufig eine Verbiegung desselben nach dorsoradial und die Stellung der Hand in Valguskontraktur (ENDLER 1984).

Röntgenologisch sind eine Verkürzung des Radius und eine Dysplasie des Radiusköpfchens, das häufig disloziert ist, nachweisbar.

Die chirurgische **Therapie** erfolgt bei Streckkontraktur im Ellenbogengelenk oder bei fixierter Supination des Unterarmes, wenn das Radiusköpfchen luxiert ist (BLAUTH u. SCHNEIDER-SICKERT 1976).

Distale radioulnare Luxation

Diese angeborene Fehlbildung wird bei Frauen häufiger als bei Männern beobachtet. Die Verlagerung der distalen Ulna erfolgt nach volar.

Klinisch kann diese Fehlbildung mit Kraftlosigkeit in der Hand einhergehen.

Röntgenologisch ist die Volarverlagerung der Ulna auf dem Seitenbild des Handgelenkes nachweisbar. Besonders eindrucksvoll wird dieser Befund in der Computertomographie (Abb. **23**).

Synostosen

Die häufigsten angeborenen Synostosen des Handgelenkes findet man zwischen Mondbein und Dreiecksbein (Os lunatotriquetrum). Es handelt sich hierbei weniger um eine Vereinigung als vielmehr um eine ausgebliebene Differenzierung zwischen den beiden Handwurzelknochen. Daraus erklärt sich auch die Möglichkeit, daß beide Knochen durch einen unregelmäßigen pseudarthroseähnlichen Spalt getrennt sein können, mit den damit verbundenen Schwierigkeiten in der differentialdiagnostischen Abgrenzung gegen eine traumatische Genese. Funktionsbehinderungen bestehen nicht.

Die Tendenz der Handwurzelknochen zur Synostosierung in querer Richtung ist etwa dreimal größer als in der Längsrichtung. So erfolgten Einzelveröffentlichungen über Synostosen praktisch zwischen allen Handwurzelknochen, wobei Synostosen zwischen zwei Handwurzelknochen relativ häufig, zwischen drei und mehr relativ selten sind (ALBRECHT 1969). Auch Verschmelzungen zwischen Handwurzelknochen und Mittelhandknochen oder dem Radius sind bekannt.

Röntgenologisch sind die Verschmelzungen entsprechend der Lokalisation nachweisbar. Neben partiellen Fusionen sind komplette Synostosen bei erhaltener Knochenform oder Synostosen ohne Differenzierungsmöglichkeit einzelner Knochen beschrieben (Abb. **24**).

Akzessoria

Die überzähligen Handwurzelknochen werden im allgemeinen nicht als Überschußbildung, sondern als Störungen der Ossifikation interpretiert.
Die akzessorischen Handwurzelknochen können im totalen knöchernen Verbund mit obligaten Handwurzel- oder Mittelhandknochen sein oder völlig getrennt von ihnen liegen.

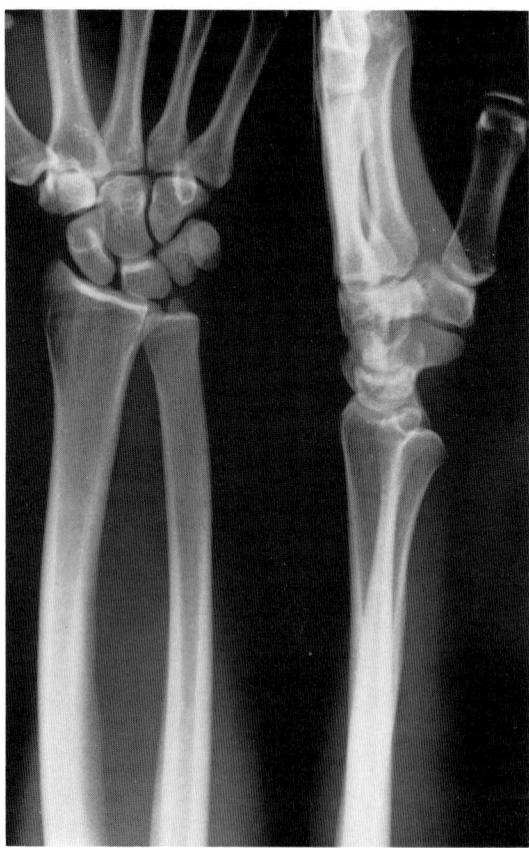

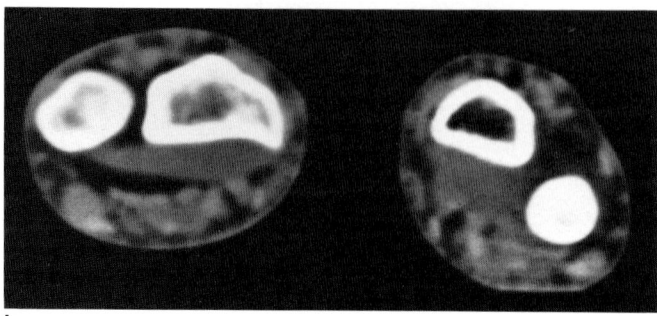

Abb. **23a** u. **b** ♂ 27 J.
a Angeborene distale radioulnare Dislokation rechts nach volar
b In der CT ist die Dislokation im Vergleich zur unauffälligen Gegenseite besonders anschaulich

Handgelenk 1049

Abb. 24 Schematische Darstellung der möglichen ▶
Synosthosen im Bereich der Handwurzel
(aus *A. Köhler, E. A. Zimmer:* Grenzen des Normalen
und Anfänge des Pathologischen im Röntgenbild des
Skeletts, 12. Aufl. Thieme, Stuttgart 1982)

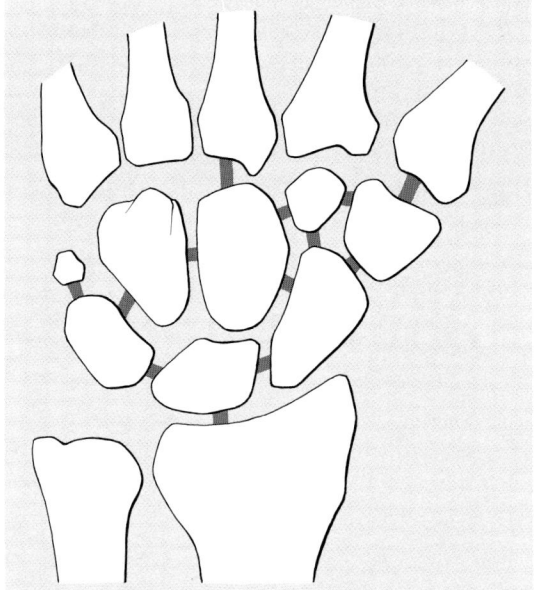

Abb. 25a u. b Schematische Zeichnung der Handwurzelknochen und der akzessorischen Handwurzelknochen. **a** dorsal, **b** volar
(aus *A. N. Witt, H. Cotta, M. Jäger:* Die angeborenen
Fehlbildungen der Hand. Thieme, Stuttgart 1966) ▼

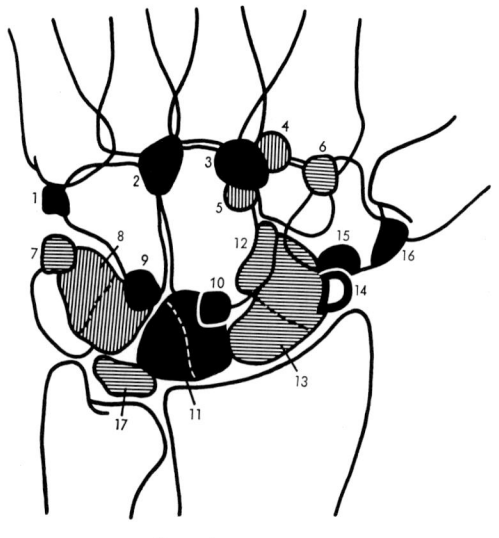

Dorsal   Volar

Es kommen nur folgende Kombinationen vor:

■ Selten/röntgenol./anatom. = schwarz
(1, 2, 3, 9, 10, 11, 15, 16, 18, 19, 20)

▮▮▮ Selten/anatom. = senkrecht schraffiert
(4, 5, 8, 22, 23)

≡ Häufig/röntgenol./anatom. = waagerecht
schraffiert (6, 7, 12, 13, 17, 21)

□ Häufig/röntgenol. = schwarz umrandet
(14)

1 Os vesalianum
2 Os capitatum secundarium
3 Os styloideum
4 Parastyloid
5 Metastyloid

6 Os multangulum minus (trapezoides) secundarium
7 Os ulnare externum
8 Os triquetrum bipartitum
9 Os epipyramis
10 Os epilunatum
11 Os lunatum bipartitum
12 Os centrale (bipartitum)
13 Os naviculare bipartitum
14 Os rad. externum (Parascaphoid)
15 Os epitrapezium
16 Os paratrapezium
17 Os triangulare (intermedium antebrachi, triquetrum secundarium)
18 Os praetrapezium
19 Os hamuli proprium
20 Os hypolunatum
21 Os pisiforme secundarium
22 Os siculum Gruberi
23 Os hamulare basale

1050 Lokalisierte Dysmorphien des Skeletts

Die Zahl der Handwurzelknochen kann auch dadurch erhöht sein, daß durch eine getrennte Ossifikation eines obligaten Handwurzelknochens eine Zweiteilung entsteht (Os naviculare bipartitum, seltener Os triquetrum bipartitum, Os lunatum bipartitum).

Differentialdiagnostisch sind Frakturen oder Pseudarthrosen nach Frakturen abzugrenzen.

Radiologisch fehlt der frischen Fraktur die sklerosierte Abgrenzung und der Pseudarthrose die Rundung an den Enden wie bei zweigeteilten Handwurzelknochen. Auch die Szintigraphie hilft differentialdiagnostisch weiter.

Eine **Therapie** ist kaum jemals notwendig.

Die zahlreichen akzessorischen Handwurzelknochen sind röntgenologisch bei verschiedenen Projektionen gut zu differenzieren (Abb. 25).

Becken

Primäre Deformitäten des Beckenringes sind relativ selten. Sekundäre Verformungen infolge verschiedener kongenitaler oder erworbener Affektionen im Beckenbereich sind dagegen häufiger.

Das Luxationsbecken wird in Verbindung mit der angeborenen Hüftluxation beobachtet. Es handelt sich in der Regel um eine primäre Hypoplasie der Beckenhälfte, auf deren Seite die Luxation vorliegt. Ohne Behandlung der Luxation kann eine zunehmende Deformierung des Beckens eintreten.

Formabweichungen des Beckens werden bei System- und Erbkrankheiten des Skeletts beobachtet. Belastungseinflüsse bei Rachitis oder bei Osteomalazie können zur Abplattung des Beckenringes oder zum Einsinken des Promontoriums führen.

Die Protrusio acetabuli kann primär, also genuin oder idiopathisch erfolgen oder sekundär infolge von Traumen oder Entzündungszeichen auftreten. Die primäre Protrusio acetabuli ist fast immer symmetrisch ausgeprägt; der Hüftpfannenboden ist dünn; er wölbt sich in das Becken hinein.

Die ersten *klinischen Symptome* der primären Protrusio acetabuli werden im jugendlichen Alter mit geringen Bewegungseinschränkungen beobachtet. Erhebliche Beschwerden treten meistens in höherem Lebensalter dann auf, wenn zur Protrusio eine Arthrosis deformans hinzukommt. Wieweit hormonelle Faktoren im Pubertätsalter für die Entwicklung der primären Protrusio acetabuli verantwortlich sind, kann nicht mit Sicherheit gesagt werden. Ein anlagebedingter Faktor ist offensichtlich nicht auszuschließen.

Der **Röntgenbefund** ist auf der Beckenübersichtsaufnahme eindeutig zu erheben (Abb. 26).

Hüftgelenk

Die Hüftgelenke sind häufiger Sitz von Formveränderungen. Ihre klinische Bedeutung, die Diagnostik, die therapeutischen Konsequenzen und Möglichkeiten sind Gegenstand zahlreicher Veröffentlichungen.

Beim Erwachsenen entspricht die Hüftpfanne einer Halbkugel. Zusammen mit dem faserknorpeli-

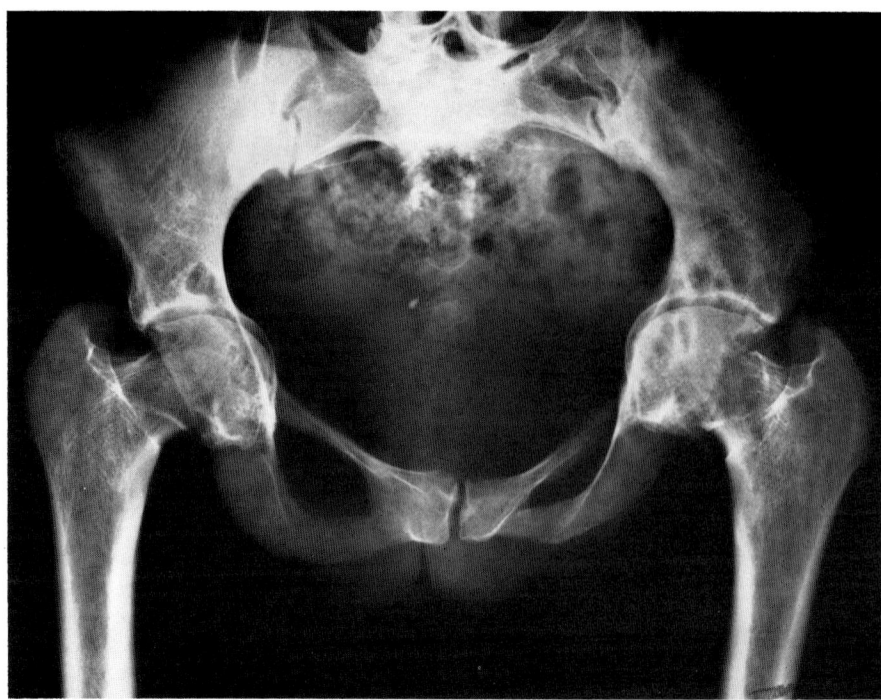

Abb. 26
♀ 60 J. Bilaterale primäre Protrusio acetabuli. Abduktionseinschränkung erstmalig mit 31 Jahren. Hüftgelenke für Rotation blockiert (Aufnahme: Prof. Dr. *Francillon*, Zürich)

gen Limbus umfaßt die Pfanne etwas mehr als die Hälfte des Hüftkopfes. Der Gelenkknorpel überzieht die Pfanne nur in Form einer Sichel (Facies lunata), so daß im Zentrum eine Pfannenvertiefung resultiert (Fossa acetabuli). Die Hüftpfanne öffnet sich nach kaudal-lateral. Die Pfanneneingangsebene hat zur Körperlängsachse beim Erwachsenen einen durchschnittlichen Neigungswinkel von 42°, beim Neugeborenen von 31°.

Der Hüftkopf stellt ⅔ einer Kugel dar mit einem Durchmesser von etwa 5 cm. Die Fovea capitis ist der Einstrahlpunkt für das Lig. capitis femoris. Sie liegt in Neutralstellung der Fossa acetabuli gegenüber.

Der Schenkelhals weist gegenüber dem Schenkelschaft einen Neigungswinkel (Schenkelhalswinkel oder Centrum-Collum-Diaphysen-Winkel = CCD-Winkel) von 124–126° beim Erwachsenen auf, beim Neugeborenen ca. 150°, bei Beginn der Belastung ca. 140° und im Alter von 15 Jahren ca. 133°. Mit zunehmendem Alter und bei Osteoporose verringert er sich bis auf 120°.

Der Schenkelhals zeigt gegenüber der Kniekondylenachse außerdem eine Drehung nach vorn. Dieser Antetorsionswinkel (AT-Winkel) beträgt beim Erwachsenen durchschnittlich etwa 12°, beim Neugeborenen etwa 31°.

Die Hüftgelenkspfanne wird schon in frühester Embryonalzeit angelegt. Im Alter von 7 Wochen vereinigen sich die knorpeligen Vorstufen des Os ilium, Os ischii und Os pubis und bilden die erste Hüftgelenkanlage mit einem kreisrunden, nur kaudal offenen Pfannendachknorpel, der direkt in die sternförmige Knorpelzone der Y-Fuge zwischen den drei Beckenknochen übergeht. Das Wachstum der Y-Fuge führt zur Erweiterung und Vergrößerung der Pfanne, während der Pfannenerker in lateral-kaudaler Richtung weiterwächst. Die Tiefe der Hüftpfanne und ihre kugelige Form werden durch diesen sphärischen Hüftkopf entscheidend geprägt. Soll die Entwicklung des Hüftgelenkes normal verlaufen, müssen alle wachsenden Anteile, nämlich die Y-Fuge, die Pfannenabschnitte, der wachsende Hüftkopf und der Schenkelhals, genau aufeinander abgestimmt sein und einer normalen Gelenkfunktion und Belastung unterliegen.

Der Hüftkopfepiphysenkern erscheint im 2.–8. Lebensmonat, der des Trochanter major zwischen dem 2. und 7. Lebensjahr, der des Trochanter minor zwischen dem 6. und 11. Lebensjahr. Die Knochenkerne am Pfannenrand erscheinen im Alter von 8–9 Jahren. Die Verschmelzung der Y-Fuge geschieht bei Mädchen zwischen dem 13. und 16. Lebensjahr, bei Jungen zwischen dem 15. und 18. Lebensjahr. Der Epiphysenfugenschluß des Hüftkopfes tritt beim männlichen Geschlecht zwischen dem 15. und 21., beim weiblichen Geschlecht zwischen dem 14. und 19. Lebensjahr ein.

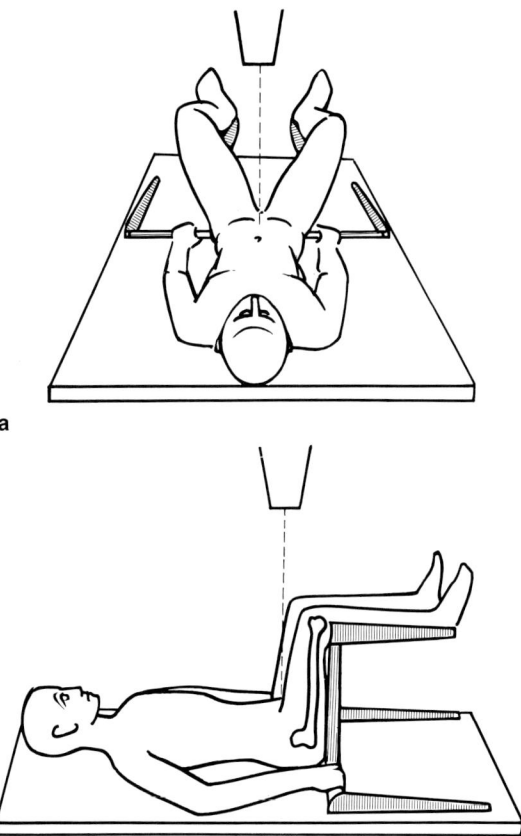

Abb. 27 a u. b Lagerung zur Antetorsionsaufnahme nach Rippstein. Beugung der Hüft- und Kniegelenke 90° und Abduktion der Femura um 20°
(aus *M. E. Müller:* Die hüftnahen Femurosteotomien. Thieme, Stuttgart 1971)

Allgemeine Röntgendiagnostik

Die erste brauchbare Röntgenaufnahme ist erst im Alter von 3 Monaten bei genügender Skelettreifung zu erzielen. Zur ausreichenden Röntgendiagnostik des kindlichen Hüftgelenkes sind eine Beckenübersicht im a.-p. Strahlengang zur Beurteilung des seitlichen Pfannendaches und eine axiale Aufnahme beider Hüftgelenke zur Bestimmung der Antetorsion nach RIPPSTEIN (1955) erforderlich. Voraussetzung für die optimale Auswertbarkeit der Röntgenaufnahmen ist die exakte Lagerung des Beckens und der unteren Extremitäten.

Zur *Beckenübersicht* des Kleinkindes hält die Begleitperson unter entsprechendem Bleischutz die Kniegelenke des Kindes mit beiden Händen umschlossen und genau a.-p. Die Hüftgelenke werden gering gebeugt. Die Zentrierung der Aufnahme liegt in einem Punkt etwas oberhalb der Symphyse.

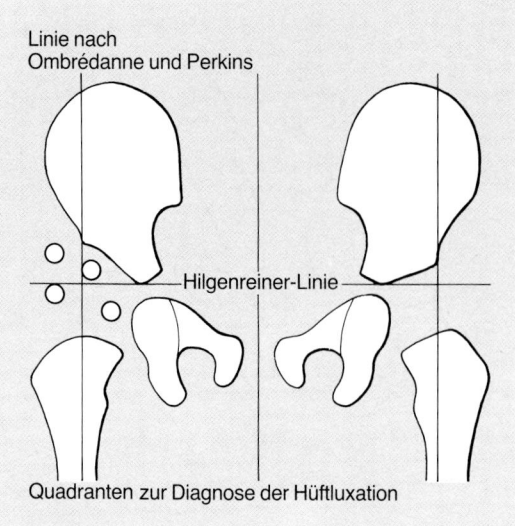

Abb. 28 Linien nach Hilgenreiner und Ombrédanne und Perkins zur Orientierung über die Lage des koxalen Femurendes. Die Kopfkerne liegen in den verschiedenen Quadranten
(aus D. Tönnis: Die angeborene Hüftdysplasie und Hüftluxation im Kindes- und Erwachsenenalter. Springer, Berlin 1984)

Es ist eine Streitfrage, ob die Unterschenkel zur Beckenaufnahme über die Tischkante herabhängen sollen, um ein Rotieren der Schenkelhälse zu vermeiden. Nachteilig ist hierbei eine stärkere Beckenkippung, so daß eine Vermessung der Pfannendächer erschwert wird. Günstiger erscheint deshalb nach wie vor die Beckenaufnahme bei gestreckt liegenden Beinen, wobei die Kniegelenke genau a.-p. gelagert werden müssen, um eine Fehlprojektion der Schenkelhälse zu vermeiden.

Für die *axiale Aufnahme* der Hüftgelenke bedient man sich des speziellen Lagerungsgerätes nach RIPPSTEIN. Hüft- und Kniegelenke sind 90° gebeugt. Die Unterschenkel müssen parallel zur Tischkante liegen. Die Oberschenkel sind in senkrechter Position. Die Abduktion des Hüftgelenkes beträgt 20° (Abb. 27).

Meßwerte zur Diagnose der Hüftluxation bei Neugeborenen und Kleinkindern

Nur die wichtigsten Meß- und Einteilungslinien sollen hier aufgeführt werden.

Linie nach Hilgenreiner: Die Linie verbindet die beiden Y-Fugen an den untersten Knochenpunkten der Beckenschaufeln (Abb. 28).

Linie nach Ombrédanne und Perkins: Diese Linie wird vom seitlichsten Punkt des Pfannendaches als Lot auf die Hilgenreiner-Linie herabgezogen und überkreuzt diese. Dadurch entstehen vier Quadranten. Im Normalfall liegt der Kopfkern im unteren inneren Quadranten, bei Subluxationen mehr im oberen inneren Quadranten, bei Luxationen im unteren äußeren Quadranten und bei hohen Luxationen im oberen äußeren Quadranten (Abb. 28).

Ménard-Shentonsche Linie: Normalerweise bildet die Verlängerung der medialen Schenkelhalskontur mit der kranialen Umrandung des Foramen obturatum einen glatten Bogen. Eine Stufenbildung durch Höhertreten des Schenkelhalses deutet auf eine Luxation hin. Beckenkippung und Außendrehfehlstellungen des Schenkelhalses verändern den Bogen und schränken die Aussagekraft ein (Abb. 29).

Calvésche Linie: Entsprechend der Ménard-Shentonschen Linie bildet die äußere Begrenzung der Beckenschaufel und des Schenkelhalses ebenfalls

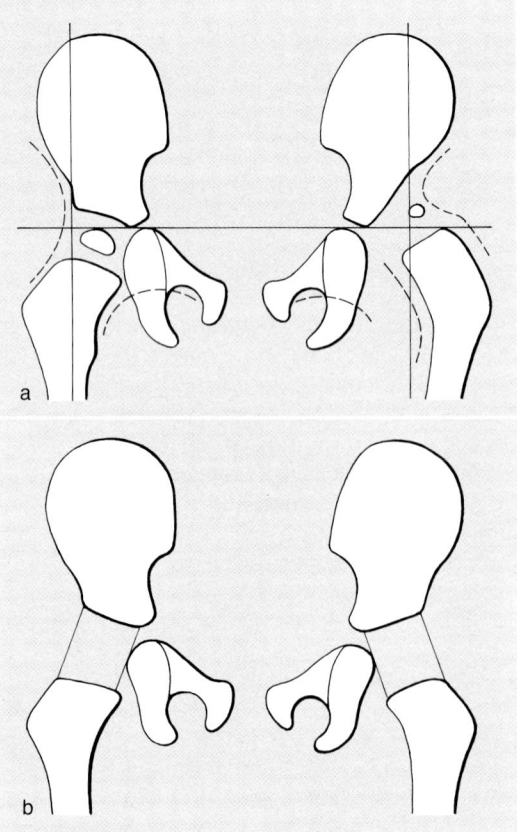

◄ Abb. 29 a u. b Hilfslinien nach Ménard und Shenton, zur Frühdiagnose von Subluxation sehr zuverlässig, und Linie nach Calvé, ebenfalls bei Unterbrechung auf Luxation hinweisend (a)

b Parallelogramm nach Kopits. Kopfkern liegt normalerweise in der Mitte. Verlagerung spricht für Subluxation oder Luxation
(aus D. Tönnis: Die angeborene Hüftdysplasie und Hüftluxation im Kindes- und Erwachsenenalter. Springer, Berlin 1984)

Tabelle 1 Mittelwerte der Pfannendachwinkel von normalen und fraglich pathologischen Gelenken in verschiedenen Altersstufen mit Angabe der einfachen Standardabweichung (aus D. Tönnis: Die angeborene Hüftdysplasie und Hüftluxation im Kindes- und Erwachsenenalter. Springer, Berlin 1984)

Alter (Jahre/Monate)	Anzahl	Mädchen		Anzahl	Jungen	
		rechts	links		rechts	links
0/1 +0/2	25	30,0 ± 5,8	30,6 ± 5,5	13	23,6 ± 4,1	27,2 ± 4,0
0/3 +0/4	90	26,5 ± 4,9	27,7 ± 5,5	54	23,4 ± 4,5	24,5 ± 4,6
0/5 +0/6	96	22,8 ± 4,5	24,5 ± 4,8	62	19,4 ± 4,8	22,0 ± 4,8
0/7 −0/9	143	21,2 ± 4,1	22,7 ± 4,2	65	20,3 ± 4,3	21,3 ± 4,1
0/10 −1/0	84	20,8 ± 3,9	22,8 ± 4,3	42	19,4 ± 3,8	21,3 ± 3,9
1/1 −1/3	62	20,2 ± 4,4	22,1 ± 4,8	26	18,7 ± 4,4	20,3 ± 3,7
1/4 −1/6	44	20,7 ± 4,3	21,8 ± 4,3	28	19,5 ± 4,3	21,6 ± 4,2
1/7 −2/0	59	19,8 ± 4,3	22,0 ± 4,4	33	16,8 ± 3,8	19,1 ± 4,1
2/1 −3/0	59	18,0 ± 3,8	19,5 ± 3,8	46	16,7 ± 4,3	18,5 ± 4,2
3/1 −5/0	33	14,5 ± 3,4	16,6 ± 4,6	36	14,9 ± 4,3	15,8 ± 4,0
5/1 −7/0	24	15,2 ± 4,1	15,8 ± 4,0	23	12,7 ± 4,1	15,4 ± 3,9

einen Bogen, dessen Unterbrechung auf eine Luxation hinweist (Abb. 29).

Parallelogramm nach Kopits: Die knöcherne Begrenzung des Pfannendaches und des proximalen Femurendes bildet normalerweise ein Rechteck. Jede Änderung in Richtung auf ein Parallelogramm spricht für eine Hüftluxation.

Meßwerte zur Bestimmung der Hüftdysplasie

Pfannendachwinkel nach Hilgenreiner (AC-Winkel): Der Pfannendachwinkel wird gebildet durch die Hilgenreiner-Linie und eine zweite Linie, die durch den Fußpunkt der Y-Fuge und den seitlichen Pfannenerker verläuft (Abb. 30). Der normale Pfannendachwinkel beträgt bei der Geburt 23–30° und verringert sich im Laufe des Wachstums (Tab. 1). Dabei geben Pfannendachwinkel, die im Grenzbereich zwischen einfacher und doppelter Standardabweichung liegen, Hinweise auf leicht dysplastische Pfannen mit der Möglichkeit der Pfannenentwicklung zum Normalen wie auch Pathologischen, während außerhalb der zweifachen Standardabweichung liegende Pfannendachwinkel eine schwere Pfannendysplasie anzeigen.

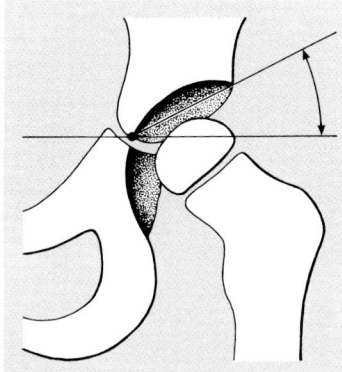

Abb. 30 Schematische Zeichnung des Pfannendachwinkels (AC-Winkel nach Hilgenreiner. Beschreibung s. Text)
(aus D. Tönnis: Die angeborene Hüftdysplasie und Hüftluxation im Kindes- und Erwachsenenalter. Springer, Berlin 1984)

Pfannendachwinkel nach Idelberger und Frank (ACM-Winkel): Dieser Winkel ist ein Maß für die Ausbildung der Hüftgelenkspfanne. Seine Konstruktion benützt als Punkt A den Pfannenerker, als Punkt B den untersten Punkt des Pfannenrandes, an den die Incisura acetabuli heranreicht, und als Scheitelpunkt C den Ort, wo die in M errichtete Mittelsenkrechte auf die Strecke AB den Pfannenboden trifft (Abb. 31). Der AC-Winkel für normale Hüftgelenke liegt zwischen 40 und 50°. Dysplastische Pfannen erkennt man bei Jugendlichen unter 16 Jahren durch einen ACM-Winkel >53°, bei Personen zwischen 17 und 20 Jahren >52° und bei Erwachsenen >49°.

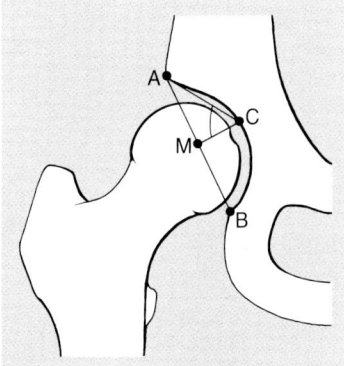

Abb. 31 Pfannendachwinkel nach Idelberger und Frank (ACM-Winkel, Erläuterungen s. Text)
(aus D. Tönnis: Die angeborene Hüftdysplasie und Hüftluxation im Kindes- und Erwachsenenalter. Springer, Berlin 1984)

1054 Lokalisierte Dysmorphien des Skeletts

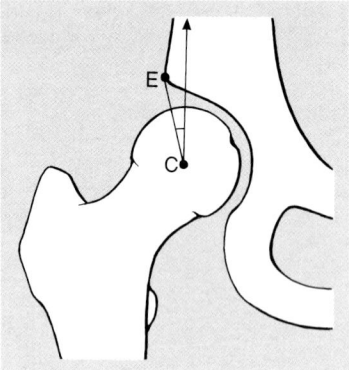

Abb. 32 Zentrum-Ecken-Winkel (CE-Winkel nach Wiberg, Erläuterungen s. Text)
(aus *D. Tönnis:* Die angeborene Hüftdysplasie und Hüftluxation im Kindes- und Erwachsenenalter. Springer, Berlin 1984)

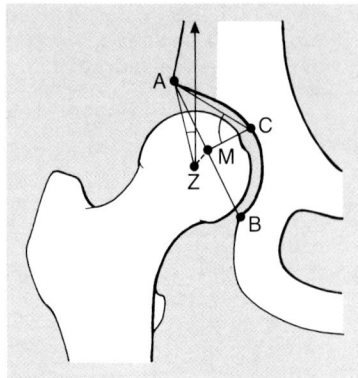

Abb. 33 Darstellung der Meßlinien für die Ermittlung des Hüftwertes.
1. ACM-Winkel nach Idelberger und Frank
2. CE-Winkel nach Wiberg, hier durch die Punkte ZA und durch die Vertikale bestimmt, da C und A durch den ACM-Winkel bereits festgelegt waren
3. Entfernung zwischen MZ, als sog. Dezentrierungsstrecke d (Erläuterungen s. Text)
(aus *D. Tönnis:* Die angeborene Hüftdysplasie und Hüftluxation im Kindes- und Erwachsenenalter. Springer, Berlin 1984)

Zentrum-Ecken-Winkel nach Wiberg (CE-Winkel): Der CE-Winkel ist ein Maß für die ausreichende bzw. nicht ausreichende Überdachung des Hüftkopfes. Er wird gemessen zwischen der Parallelen zur Körperlängsachse durch das Hüftkopfzentrum und der Verbindungslinie zwischen Hüftkopfzentrum und Pfannenerker (Abb. 32). Bis zur Pubertät sind CE-Winkel über 20° normal und unter 15° sicher pathologisch und nach der Pubertät Winkel über 25° normal und unter 20° sicher pathologisch im Sinne der Hüftdysplasie.

Kombinationsbeurteilung des Hüftgelenkes nach Busse, Brückl und Tönnis (Hüftwert): Der Hüftwert ist eine zusammengesetzte rechnerische

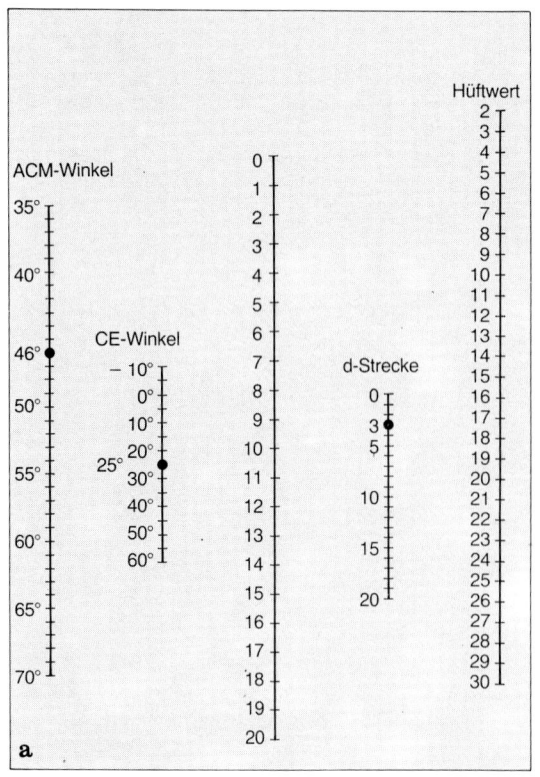
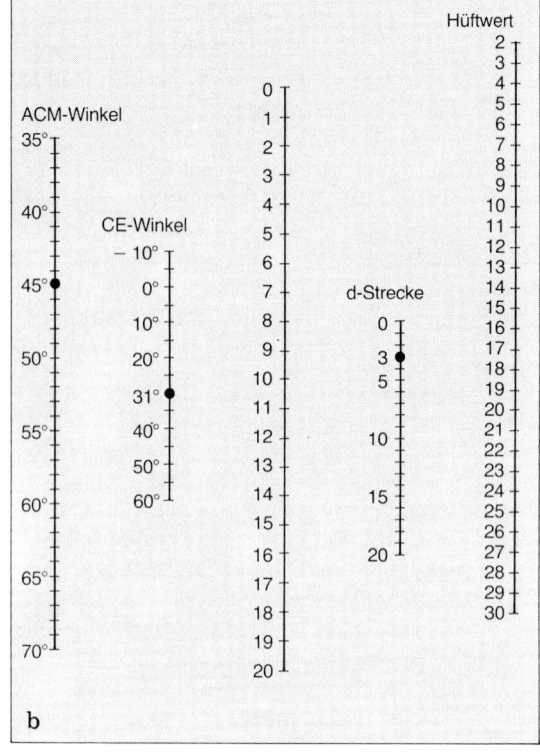

Abb. **34 a** u. **b**

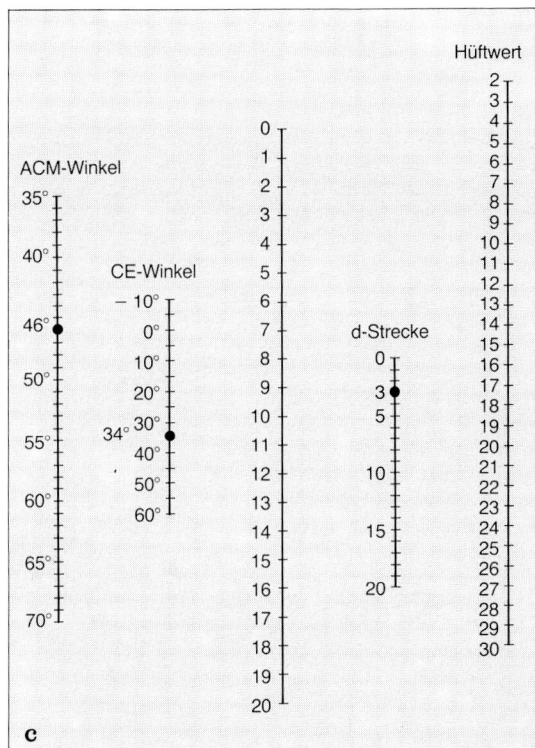
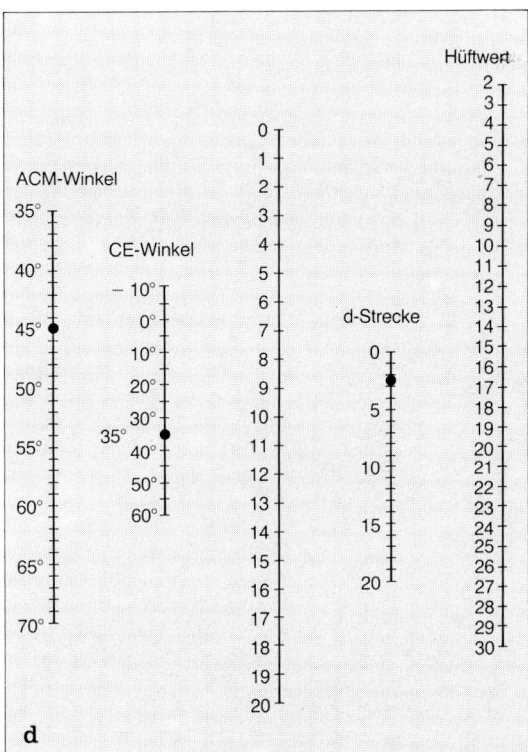

Abb. 34 a–e Normogramme zur Ermittlung des Hüftwerts für fünf verschiedene Altersstufen:
a 5–8 Jahre, **b** 9–12 Jahre, **c** 13–16 Jahre, **d** 17–20 Jahre, **e** 21–60 Jahre.
Die Verbindungsgerade der gefundenen Werte für den ACM-Winkel und den CE-Winkel schneidet die mittlere Skala. Dieser Schnittpunkt wird mit dem Wert für die Dezentrierungsstrecke d verbunden. Die resultierende Gerade schneidet im weiteren Verlauf die Hüftwertskala und gestattet ein sofortiges Ablesen des Hüftwertes. Die Mittelwerte der normalen Meßwerte für die drei Einzeldaten pro Altersstufe sind mit schwarzen Punkten auf den Skalen gekennzeichnet
(aus R. Brückl, M. Jäger: Hüftdysplasie und Hüftgelenkluxation. In M. Jäger, C. J. Wirth: Praxis der Orthopädie. Thieme, Stuttgart 1986)

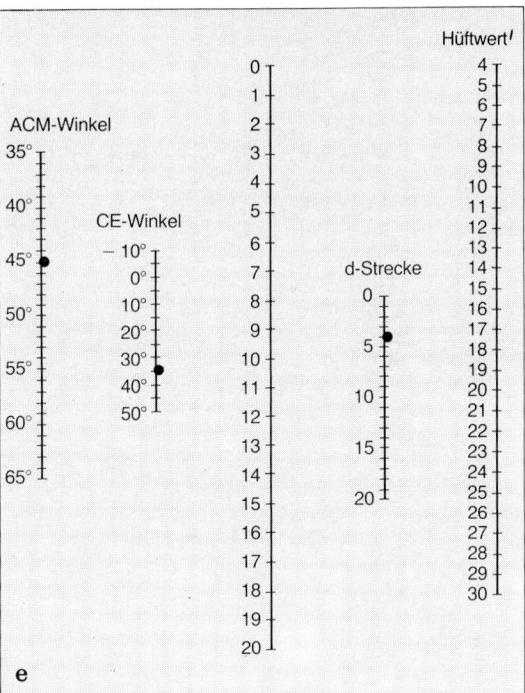

Größe aus den jeweiligen Einzeldaten des ACM-Winkels, des CE-Winkels und der sog. Dezentrierungsstrecke „d" zwischen planimetrischem Kopf und Pfannenzentrum (Abb. **33**). Es wird eine Beurteilung der gesamten Hüftgelenkskonfiguration möglich, da sowohl Ausbildung und Ausnutzung der Hüftgelenkspfanne wie auch die Stellung des Kopfes zur Pfanne als Hüftwert erfaßt werden. Ein Hüftwert >14 bedeutet ein dysplastisches Hüftgelenk, wobei Hüftwerte von 22–31 als mittelgradig pathologisch und der Bereich ab 32 als extrem pathologisch klassifiziert werden können.
Der Hüftwert kann an Normogrammen der verschiedenen Altersstufen abgelesen werden (Abb. **34**).

Winkel am Schenkelhals

Neben den Pfannenveränderungen kommt es bei der Hüftdysplasie auch zu Schenkelhalsfehlstellungen im Sinne einer vermehrten Valgität und Antetorsion sowie zu Lageveränderungen der Hüftkopfepiphyse.

Tabelle 2 Korrigierte Umrechnungstabelle zur Bestimmung des reellen Antetorsions- und CCD-Winkels (aus *S. Grunert, R. Brückl, B. Rosemeyer:* Radiologe 26 [1986] 293). Die obere Zahl eines Feldes entspricht dem reellen Antetorsionswinkel, die untere dem reellen Schenkelhals-Schaft-Winkel

		Projizierter Antetorsionswinkel (pAT) in Grad														
		5	10	15	20	25	30	35	40	45	50	55	60	65	70	75	80
projizierter Schenkelhals-Schaft-Winkel (pCCD) in Grad	100	5/100	10/100	15/100	20/99	25/99	30/99	35/98	40/98	45/97	50/96	55/96	60/95	65/94	70/93	75/93	80/92
	105	5/105	10/105	15/104	21/104	26/104	31/103	36/102	41/101	46/101	51/100	56/99	61/97	66/96	71/95	75/94	80/93
	110	5/110	11/110	16/109	21/109	26/108	32/107	37/106	42/105	47/104	52/103	57/101	62/100	66/98	71/97	76/95	81/93
	115	5/115	11/115	16/114	22/113	27/113	32/111	38/110	43/109	48/107	53/106	57/104	62/102	67/100	72/98	76/96	81/94
	120	6/120	11/120	17/119	22/118	28/117	33/116	39/114	44/113	49/111	54/109	58/107	63/105	68/102	72/100	77/98	81/95
	125	6/125	12/124	18/124	23/123	29/122	34/120	40/118	45/116	50/114	55/112	59/110	64/107	68/104	73/102	77/99	81/96
	130	6/130	12/129	18/129	24/127	30/126	35/124	41/122	46/120	51/118	56/115	60/113	65/110	69/107	73/103	78/100	82/97
	135	6/135	13/134	19/133	25/132	31/131	36/129	42/127	47/124	52/122	57/119	61/116	66/112	70/109	74/105	78/102	82/98
	140	7/140	13/139	20/138	26/137	32/135	38/133	43/131	49/128	53/125	58/122	63/119	67/115	71/111	75/107	79/103	83/99
	145	7/145	14/144	21/143	27/142	34/140	40/138	45/135	50/132	55/129	60/126	64/122	68/118	72/114	76/109	79/105	83/100
	150	8/150	15/149	22/148	29/147	36/145	42/142	47/140	52/137	57/133	61/130	65/126	69/121	73/117	77/112	80/107	83/101
	155	8/155	16/154	24/153	31/151	38/149	44/147	50/144	55/141	59/138	63/134	67/130	71/125	74/120	78/115	81/109	84/103
	160	9/160	18/159	27/158	34/156	41/154	47/152	53/149	58/146	62/142	66/138	70/134	73/129	76/123	79/118	82/111	85/104
	165	11/165	21/164	31/163	39/161	46/159	52/156	57/154	62/151	66/147	69/143	72/138	75/133	78/128	81/121	83/114	85/106
	170	14/170	27/169	38/167	46/166	53/164	59/161	64/158	68/155	71/152	74/148	76/143	79/138	81/132	83/125	85/118	87/109

Schenkelhals-Schaft-Winkel nach M. E. Müller (CCD-Winkel = Centrum-Collum-Diaphysen-Winkel): Die Schenkelhalsachse wird durch die Verbindungslinie zwischen Kopfzentrum und Mittelpunkt des Schenkelhalses gebildet, die Oberschenkelschaftachse durch die Mittellinie zwischen den Schaftkonturen (Abb. **35**). Der abzulesende CCD-Winkel ist aber durch die Antetorsion des Schenkelhalses „projiziert" und höher als der „reelle" Winkel. Der reelle CCD-Winkel kann in Verbindung mit dem projizierten AT-Winkel aus einer von MÜLLER 1957 angegebenen Tabelle abgelesen werden (Tab. **2**).

Antetorsionswinkel nach Dunn, Rippstein, Müller (AT-Winkel): Die radiologische Darstellung der Antetorsion des Schenkelhalses gegenüber der Kniekondylenquerachse geschieht heute über das Lagerungsgestell von RIPPSTEIN (1955). Das auf

Abb. 35a u. b Darstellung der Meßlinien des Schenkelhals-Schaft-Winkels als Centrum-Collum-Diaphysenwinkel (**a**) (CCD-Winkel nach M. E. Müller, Beschreibung s. Text)
b Schematische Zeichnung der CCD-Entwicklung 3 Wochen nach der Geburt bis zum Greisenalter unter Berücksichtigung des Epiphysenwachstums und der Verknöcherung
(**a** aus *D. Tönnis:* Die angeborene Hüftdysplasie und Hüftluxation im Kindes- und Erwachsenenalter. Springer, Berlin 1984)
(**b** aus *T. v. Lanz, W. Wachsmuth:* Praktische Anatomie, Bd. I/4. Springer, Berlin 1982)

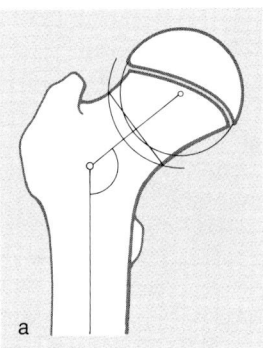

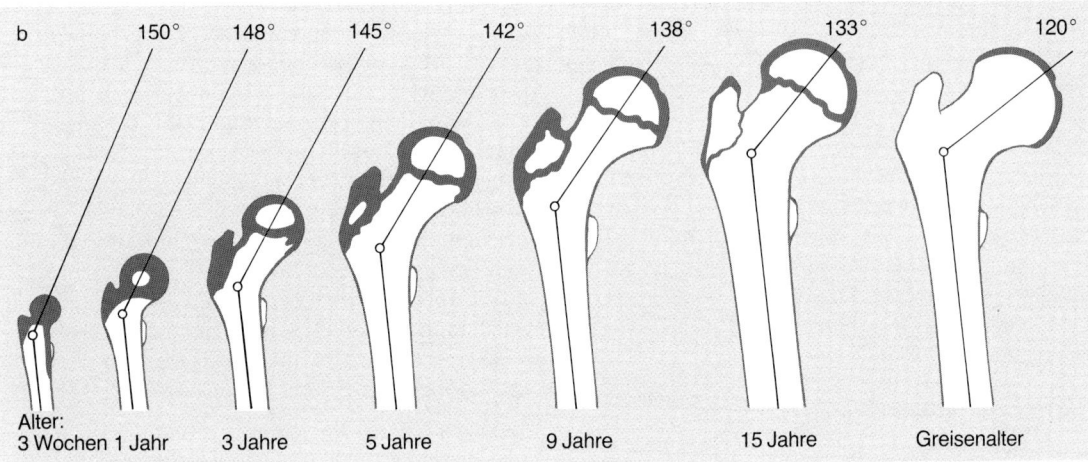

Abb. 36 Zeichnung des AT-Winkels nach Dunn, Rippstein und Müller. Seine Schenkel sind die Schenkelhalsachse und der Rand des Lagerungsgestells nach Rippstein. Die im Röntgenbild sichtbare Metallstütze muß sich in ihrer Ebene mit der Kondylenebene des Kniegelenkes decken, da der Winkel als Torsion zwischen Kondylenachse und Schenkelhalsachse in der Aufsicht definiert wird (Erläuterungen s. Text)
(aus *D. Tönnis:* Die angeborene Hüftdysplasie und Hüftluxation im Kindes- und Erwachsenenalter. Springer, Berlin 1984)

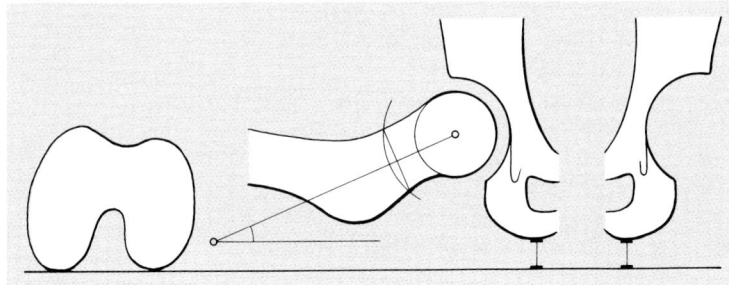

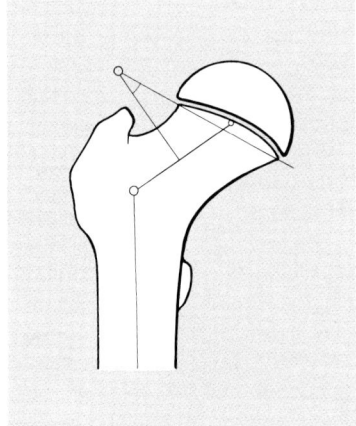

Abb. 37 Darstellung des Kopfepiphysen-Schenkelhals-Winkels (KE-Winkel nach Jäger/Refior). Dieser Winkel bezeichnet die Stellung der Epiphyse zum Schenkelhals, während der EY-Winkel die Stellung der Epiphyse im Raum und damit auch zum Pfannendach angibt (Meßmethode s. Text)
(aus *D. Tönnis:* Die angeborene Hüftdysplasie und Hüftluxation im Kindes- und Erwachsenenalter. Springer, Berlin 1984)

dem Röntgenbild abgebildete Metallgestell bildet den einen Schenkel, die Schenkelhalsachse den anderen Schenkel für den Antetorsionswinkel (Abb. 36). Es handelt sich wiederum um einen „projizierten" Winkel, der über die bereits genannte Umrechnungstabelle korrigiert werden muß.
CCD-Winkel und AT-Winkel ändern sich mit dem Lebensalter. Beide Winkel werden zunehmend kleiner. Die normale Schwankungsbreite ist außerordentlich groß. Der Mittelwert des CCD-Winkels beträgt in den ersten 3 Lebensjahren 140°, im Vorschulalter 135°, bis zur Pubertät 130° und im Erwachsenenalter 128°. Der Mittelwert des Antetorsionswinkels sinkt in den gleichen Zeitabschnitten von 45 bis auf 15° ab.
Kopfepiphysen-Schenkelhals-Winkel nach Jäger und Refior (KE-Winkel): Dieser Winkel beschreibt die Neigung der Epiphysenfuge zum Schenkelhals und kennzeichnet damit die „Kopf-im-Nacken-Lage" als mögliche Behandlungsfolge nach längerfristiger Abspreizposition (Abb. 37). Die Normalwerte des KE-Winkels bewegen sich in Abhängigkeit vom aufsteigenden Alter zwischen 9–19° und 13–23°.

Ultraschalldiagnostik

Zwischen der Geburt und dem 3. Lebensmonat konnten Hüftreifungsstörungen bislang nur durch die klinische Untersuchung erkannt werden, da Röntgenbilder in der Regel erst nach Sichtbarwerden der Hüftkopfkerne um den 3. Lebensmonat aussagekräftig sind.
Die Sonographie der Säuglingshüfte ermöglicht dagegen bereits nach der Geburt die Erkennung von Hüftreifungsstörungen, d. h. die Diagnose von Pfannenwachstumsstörungen, von Dezentrierungen oder von kompletten Luxationen. Dabei wird der hyaline Knorpel von der Ultraschallwelle gut durchdrungen, ebenso wie der Faserknorpel, Muskeln, Faszien oder die Hüftgelenkskapsel, nicht aber der Knochen. Da die Säuglingshüfte weitgehend knorpelig präformiert ist, ist gerade deshalb im Gegensatz zur Erwachsenenhüfte eine Darstellung der Säuglingshüfte durch Ultraschallwellen möglich. Mit dem Real-time-Verfahren, bei dem ein mechanisch bewegter Schallkopf von 7,5 MHz eine schnelle Bildfolge ermöglicht, können die Hüftgelenke unter Schallbeobachtung durchbewegt und beurteilt werden. Für die Prognose und die Therapie der Hüftdysplasie lassen sich hierdurch wichtige Hinweise erhalten.
Durch die Ultraschalldiagnostik können am koxalen Femurende der schallarme *hyaline Hüftkopf,* die echoreiche Knorpel-Knochen-Grenze des *Schenkelhalses,* die *Hüftgelenkskapsel* als starke Echozone und insbesondere der Erkerbereich des *Azetabulums* differenziert werden. Daneben sind die Hüftmuskulatur, das Os ileum und die Y-Fuge gut erkennbar. Dem Pfannenerkerbereich, der auch mit seiner Wachstumszone für Hüftreifungsstörungen verantwortlich ist, kommt besondere Bedeutung zu. Während auf dem Röntgennativbild lediglich der knöcherne Pfannenerker sichtbar ist, zeigt das Ultraschallbild zusätzlich den breitbasig aufsitzenden, echoarmen, knorpeligen Erker und echoreicher das faserknorpelige Labrum acetabulare. Somit lassen sich die wahren Überdachungsverhältnisse des Hüftkopfes routinemäßig darstellen, wie es sonst nur die invasive Arthrographie vermag.
Da der knorpelige und meist auch knöcherne Pfannenerker an den verschiedengradigen Veränderungen bei der Hüftdysplasie teilnehmen, kann diese mit Hilfe der Ultraschalldiagnostik beurteilt und die Situation am Pfannenerker in vier Grundtypen eingeteilt werden (GRAF 1982, 1985). Dabei können über die Schnittpunkte der Basislinie entlang dem Os ileum, der Ausstellungslinie des Limbus und der Pfannendachlinie die Winkel α und β gebildet werden, wobei der Winkel α als Maß für die Ausbildung des knöchernen Erkers und der Winkel β („Ausstellungswinkel") als Maß für die Form des knorpeligen Erkers gelten (Abb. 38, Tab. 3).

Tabelle 3 Daten für Alpha und Beta in den einzelnen Typen. Der Pfeil gibt physiologische Übergangsvarianten an (aus R. Graf, J. Heuberer: Z. Orthop. 123 [1985] 127–135)

	α	β
Typ I	60° und größer	55° und kleiner
Typ II	43°–60°	55°–77°
Typ III/IV	43° und kleiner	77° und größer

Typ I:
Normaltyp. Der Hüftkopf steht gut in der Pfanne und wird ausreichend durch den zipfelig nach unten ausgezogenen knorpeligen Erker umfaßt (Abb. 39).

Typ II:
Verknöcherungsverzögerung. Der knöcherne Erker ist schlecht ausgebildet (röntgenologisch dysplastisch). Die Gesamtüberdachung wird aber durch einen breiten, gut ausgebildeten, noch nicht verknöcherten knorpeligen Erker sichergestellt. Diese Situation ist vor dem 3. Lebensmonat physiologisch (Typ II a) und nach dem 3. Lebensmonat kontrollbedürftig (Typ II b) (Abb. 40).

Typ III:
Dezentrierung. Der Hüftkopf beginnt die Hüftpfanne zu verlassen und drückt den knorpeligen Pfannenerker nach oben. Die histologische Struktur des hyalinen Knorpels ist noch normal (Typ III a). Bei weiterer Dezentrierung des Hüftkopfes werden regellose Kollagenfasern in den hyalinen

Abb. 38 a–d
Sonographische Typisierung von Hüftreifungsstörungen
a Typ I
Normaltyp,
b Typ II
Verknöcherungsverzögerung,
c Typ III a
Dezentrierung ohne histologischen Umbau des knorpeligen Erkers,
d Typ III b
Dezentrierung mit histologischem Umbau des knorpeligen Erkers,
1 = Grundlinie
2 = Ausstellungslinie
3 = Pfannendachlinie
α = Knochenerkerwinkel
β = Ausstellungwinkel
(nach *Graf*)

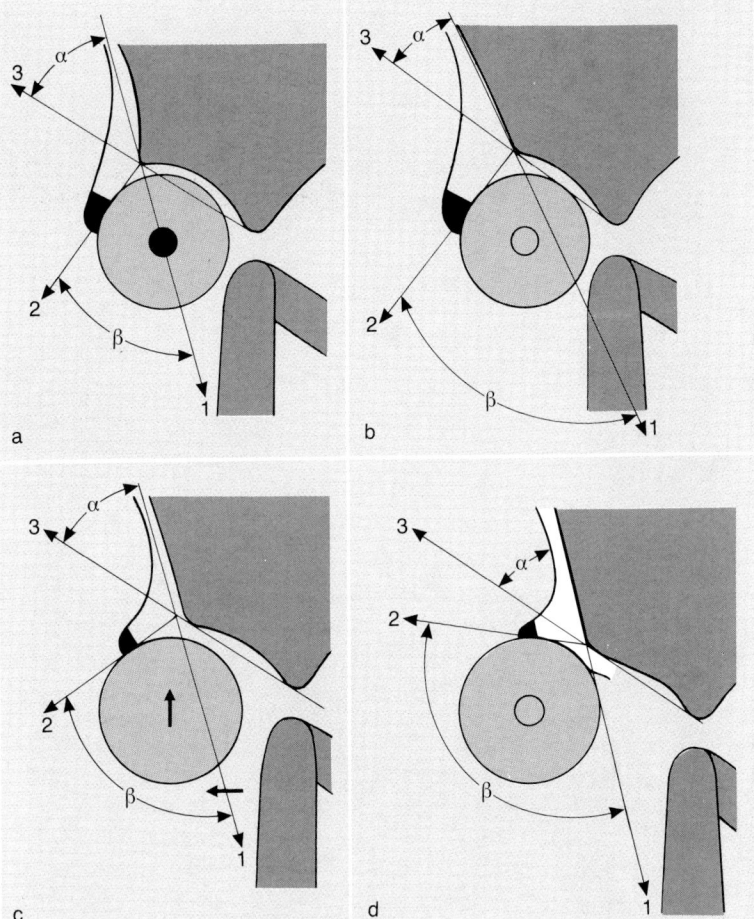

Knorpel eingelagert; der Knorpel wird sonographisch „dicht" (Typ III b) (Abb. **41**)

Typ IV:
Vollständige Luxation. Der Hüftkopf kann in den Weichteilen liegend lokalisiert werden; das Azetabulum ist leer (Abb. **42**)

Die Untersuchung ist nicht invasiv, erfolgt ohne Strahlenanwendung und ist daher jederzeit wiederholbar. Die Ultraschalldiagnostik ist jedoch ein dynamisches bildgebendes Verfahren und verlangt die manuelle Hüftuntersuchung auch während der Sonographie. Die Ultraschalldiagnostik muß

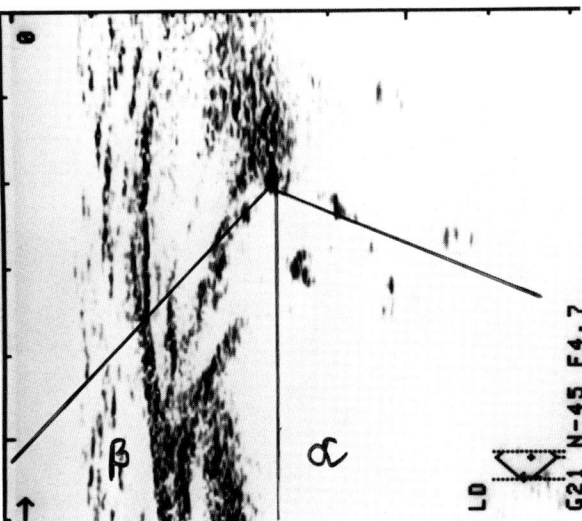

Abb. **39** ♂ 5 Mo. Unauffälliges Sonogramm einer Ia-Hüfte. Knöcherner Erker eckig. α: 70°, β: 45°
(Aufnahme: Dr. *K. Heizer*, München)

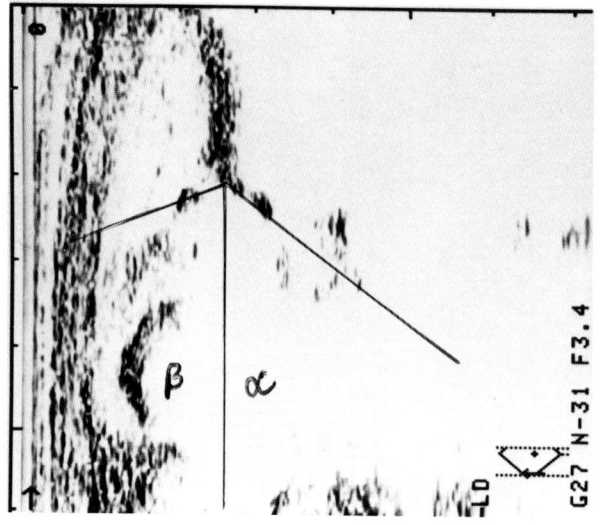

Abb. 40 ♂ 3 Mo. Sonographie einer IIa-Hüfte. Knöcherner Erker rund, breit übergreifender knorpeliger Erker. α: 53°, β: 70°
(Aufnahme: Dr. K. Heizer, München)

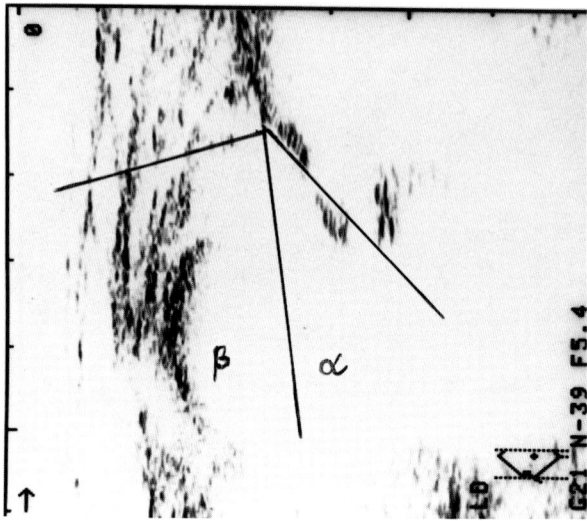

Abb. 41 ♀ 2 Mo. Sonographie einer IIIa-Hüfte. Knöcherner Erker flach, knöcherne Formgebung schlecht und knorpeliger Erker verdrängt. α: 40°, β: 80°
(Aufnahme: Dr. K. Heizer, München)

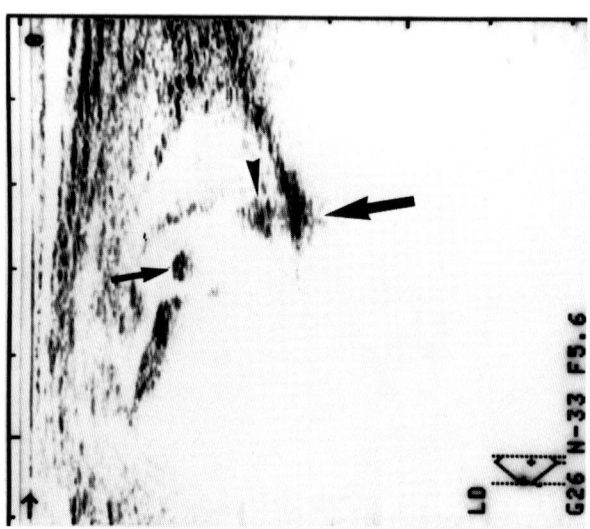

Abb. 42 Sonographie einer Hüftluxation Typ IV. Knöcherner Erker flach, knöcherne Formgebung schlecht und Pfannenknorpel verdrängt. Großer Pfeil: knöcherner Erker, Pfeilspitze: verdrängter knorpeliger Pfannenanteil, kleiner Pfeil: Hüftkern
(Aufnahme: Dr. K. Heizer, München)

gründlich erlernt werden. Folgenschwere Fehlinterpretationen sind anfänglich nicht nur möglich, sondern dann wahrscheinlich, wenn nicht ein erfahrener Arzt das Untersuchungsergebnis kontrolliert. Deshalb sollte die Ultraschalluntersuchung immer in Verbindung mit der klinischen Untersuchung der Säuglingshüfte erfolgen.

Arthrographie

Hauptindikation zur Arthrographie ist die luxierte kindliche Hüfte. Mit der Arthrographie können die weichteiligen Repositionshindernisse, wie ein eingeschlagener Limbus, ein zu enger Kapselschlauch oder die bindegewebige Auffüllung der Hüftpfanne, sichtbar gemacht werden. Gleichzeitig kann unter Bildwandlerkontrolle die schonende und dem Einzelfall angepaßte Hüftreposition vorgenommen und unter arthrographischer Kontrolle die günstige Repositionsstellung des Hüftkopfes gefunden und durch äußere Fixation (z. B. Sitz-Hock-Gips) gehalten werden.

Es wird ein wasserlösliches positives 60%iges Kontrastmittel verwendet. Kleinste Mengen von 1–2 cm^3 genügen für eine gute und aussagekräftige Dokumentation. Üblich ist der Zugang von ventral und kaudal. Das Kind ist narkotisiert. Das Einbringen des Kontrastmittels erfolgt unter Bildwandlerkontrolle.

Auf zwei Röntgenbildern, die erste Aufnahme in Mittelstellung zur Dokumentation des Luxationsgrades, die zweite in Abspreizung von 45° und Hüftbeugung von ca. 110° in Repositionsstellung, wird der Befund dargestellt.

Im *normalen Arthrogramm* sind typische bandförmige Kontrastmittelaussparungen, bedingt durch den ventralen und dorsalen knorpeligen Pfannenlimbus, eine dreieckförmige Knorpelaussparung am oberen Pfannenrand, entsprechend dem kranialen Limbusanteil, und von kaudal her das Lig. capitis femoris und Lig. transversum zu erkennen (Abb. **43**).

Das *pathologische Arthrogramm* ergibt in Abhängigkeit vom Verrenkungsgrad des Hüftkopfes zunächst eine Verziehung des Limbus nach kranial, und – bei vollständiger Luxation – eine Verdrängung des Limbus und des hyalinen Pfannendachknorpels nach kaudal. Außerdem verengt die verzogene Hüftkapsel den Pfannendacheingang. Sie ist als kontrastmittelgefüllter enger Kapselschlauch erkennbar. Auch das Lig. transversum und der kaudale Limbusanteil sind zur Hüftpfanne hin verzogen.

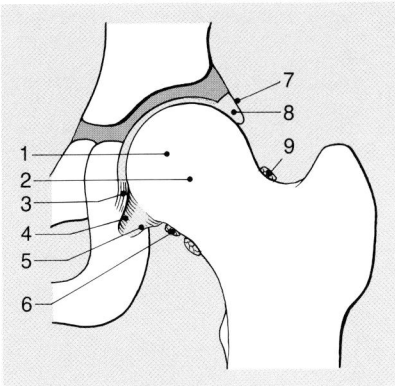

Abb. **43** Schematische Darstellung eines normalen Hüftarthrogramms im Kindesalter (nach *Tönnis*)
1 = Kontrastmittelaussparung durch den ventralen Limbus, 2 = Kontrastmittelaussparung durch den dorsalen Limbus, 3 = Lig. capitis femoris, 4 = Fossa acetabuli, 5 = Lig. transversum und unterer Limbus, 6 = Recessus articularis inferior, 7 = Recessus articularis superior, 8 = oberer Limbus articularis, 9 = Zona orbicularis

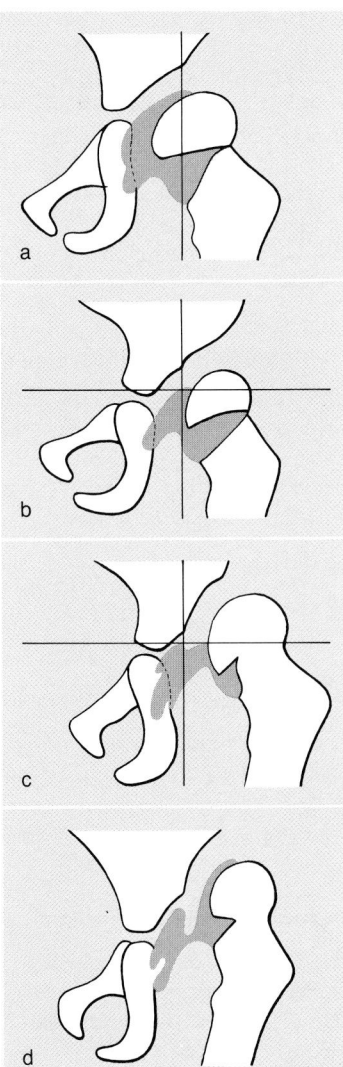

Abb. **44 a–d** Arthrographische Verrenkungsgrade ▶ (nach *Tönnis*) (Erläuterung s. Text)
a Grad 1, **b** Grad 2, **c** Grad 3, **d** Grad 4

So sind im pathologischen Arthrogramm folgende Befunde zu beachten (TÖNNIS 1984):
- Stellung des Hüftkopfes zur Pfanne und zu ihrer Begrenzung,
- Form und Lage des oberen Limbus,
- Form und Lage des unteren Limbus und des Lig. transversum,
- Größe und Ausdehnung des Kontrastmittelsees zur Beurteilung des Pfannenraumes und der Weite der Gelenköffnung für eine Hüfteinstellung.

Einteilungen in Luxationsgrade nach arthrographischen Gesichtspunkten stammen von LEVEUF u. BERTRAND (1937), GUILLEMINET u. Mitarb. (1952), HOWORT (1960), MITCHELL (1963), DÖRR (1968), PEIĆ (1971), DUNN (1976) und SCHWETLICK (1976). TÖNNIS (1984) hat die veränderte Limbusform und die Hüftkopfstellung für die Einteilung der arthrographischen Verrenkungsgrade herangezogen:
Bei den Graden 1 und 2 ist der Hüftkopf, bezogen auf den knöchernen Pfannenerker, um weniger bzw. mehr als ⅔ seiner Breite lateralisiert, aber noch von dem ausgezogenen Limbus bedeckt.
Bei den Graden 3 und 4 ist der Femurkopf höher verschoben bzw. voll verrenkt, und der Limbus ist mehr oder weniger stark eingeschlagen (Abb. **44**).
Mit Hilfe der Arthrographie wird die Indikationsstellung zur konservativen oder operativen Hüftkopfeinstellung und damit zur Beschreitung des für den Hüftkopf schonendsten Repositionsmanövers erleichtert.

Computertomographie

Die Computertomographie des Hüftgelenkes bringt zum konventionellen Röntgenbild des Beckens die zweite, transversale Ebene in mehreren Schichten. Damit können für die Hüftdysplasie wichtige zusätzliche Informationen erhalten werden:
- ventraler Pfannenöffnungswinkel,
- Antetorsionswinkel des Schenkelhalses,
- Ausprägungsgrad der Hüftüberdachung,
- Tiefe der Hüftpfanne,
- Kongruenz von Hüftpfanne und Hüftkopf.

Die Computertomographie steht aber erst an letzter Stelle der diagnostischen Möglichkeiten und ist dann indiziert, wenn durch andere Verfahren keine Klärung anstehender Probleme erreicht werden kann.

Dysplasie, Subluxation und Luxation

Die Dysplasie des Hüftgelenkes gehört zu den häufigsten angeborenen Fehlbildungen des Skelettsystems. Sie wird in Deutschland bei 2–4% aller Geburten beobachtet. Dies entspricht bei 700 000 Geburten in der Bundesrepublik jährlich etwa 30 000 Hüftdysplasien. Die Dunkelziffer liegt jedoch wesentlich höher. Vielfach wird die Erkrankung erst im Kindes- und Jugendalter evident, häufig aber auch verspätet als Dysplasiekoxarthrose im Erwachsenenalter erkannt.
Die Hüftluxation ist bis auf wenige Ausnahmen bei der Geburt noch nicht vorhanden und entwickelt sich meist erst postnatal. Deshalb spricht man von der sog. angeborenen Hüftgelenksluxation. Nur etwa 20% aller pathologisch veränderten Hüftgelenke sind subluxiert, nur etwa 10% vollständig disloziert. HILGENREINER war 1939 der Ansicht, daß die Pfannendysplasie die Voraussetzung zur Luxation sei und die Luxation nur die Folgeerscheinung. Heute muß man wohl davon ausgehen, daß auch die Pfannendysplasie nicht das wirklich Primäre ist, sondern nur eine Folge exzentrischen Drucks des Hüftkopfes während der letzten Schwangerschaftsmonate. Sie ist aber entscheidend für den weiteren Verlauf zur spontanen Heilung und Subluxation und zum Übergang in eine volle Luxation. Deshalb sollte unter der Hüftdysplasie lediglich die Pfannendysplasie verstanden werden (TÖNNIS 1984).

Ätiologie. Im wesentlichen gibt es zwei Theorien für die Entstehung der angeborenen Hüftluxation. Eine beinhaltet als Ursache mechanische prä- und postnatale Faktoren, die andere endogene Faktoren, wie z. B. eine primäre Entwicklungshemmung des Hüftgelenkes.
Die reinen Steißlagen, bei denen die Hüften stark gebeugt und außenrotiert sind, begünstigen die Hüftluxation (CARTER u. WILKINSON 1964, WILKINSON 1972, FETTWEIS 1973). Während in der Durchschnittsbevölkerung auf 100 Geburten 2–4 Beckenlagen kommen, beträgt der Prozentsatz dieser ungünstigen Beckenlage bei Hüftluxationen über 15%. Nach DUNN (1976) kommen dem Fruchtwassermangel sowie raumbeengenden Faktoren eine entscheidende Bedeutung für die Entstehung der Hüftluxation zu.
Daneben muß ein unregelmäßig dominantes Erbleiden mit geschlechtsverschiedener Genmanifestation angenommen werden. Das weibliche Geschlecht ist 5–6mal so häufig betroffen wie das männliche. Die Vererbung muß als multifaktoriell angesehen werden (ZIPPEL 1971), da für die Normalentwicklung der Hüftgelenke mehrere in verschiedenen Chromosomen befindliche Genloci verantwortlich sind. Man glaubt heute, daß die angeborene Gelenkinstabilität, die Hüftdysplasie und die Hüftluxation verschiedene Ursachen haben, da sich zwei Gruppen herauskristallisieren lassen.
Die *erste Gruppe* von Kindern zeigt eine allgemeine Gelenkmobilität und bei Geburt eine Instabilität des Hüftgelenkes. Da vorwiegend Mädchen betroffen sind, scheinen auch hormonelle Einflüsse neben erblichen und konstitutionellen Faktoren eine Rolle zu spielen.

Bei der *zweiten Gruppe* ist die Hüftluxation häufiger mit anderen Deformitäten kombiniert, und die Flachpfanne soll familiär vorkommen. Sowohl die Vererbung über ein multifaktorielles Gensystem wie auch mechanische Einflüsse dürften vordergründig sein.

Vererbt werden wahrscheinlich nur die konstitutionellen und hormonellen Faktoren, die zur Raumbeengung im Uterus führen, zum Fruchtwassermangel und zu Schwierigkeiten der normalen Anfaltung der Beine des Fetus (TÖNNIS 1984). Sie wirken sich sekundär auf die kindlichen Hüftgelenke aus. Die Verschiebung des Hüftkopfes führt letztlich zur Pfannenentrundung und zur zusätzlichen Kapsellockerung.

Pathogenese. Beim leichtesten Grad I der Hüftluxation liegt lediglich ein instabiles Gelenk mit überdehnter Kapsel ohne Luxierbarkeit des Hüftkopfes vor. Die Pfanne ist meist nur leicht oval entrundet. Der obere Limbus ist nach dorsokranial verzogen. Dieses instabile Hüftgelenk kann sich entweder durch Muskelkräftigung und Kapselschrumpfung verfestigen oder in Richtung auf Grad II in die Subluxationsstellung verschlechtern.

Beim Grad II der Hüftluxation steht der Hüftkopf in Subluxationsstellung und drückt auf den verformten Limbus und Knorpel am seitlichen Pfannenrand. Die Kapsel ist entsprechend verzogen. Der Anbau des Pfannenerkers wird verhindert. Der Pfannenboden füllt sich mit Fettgewebe. Die Kapsel verengt sich. Eine spontane Reposition des Kopfes in die Pfanne ist in der Regel nicht mehr möglich.

Beim Grad III der Hüftluxation ist der Hüftkopf über den Limbus hinaus nach kranial ausgetreten. Der Limbus kann nach medial zurückgedrückt und damit eingeschlagen sein oder ebenfalls in kranialer Richtung mitgezogen werden und läuft dünn und spitz aus. Zum Teil wird eine Sekundärpfanne kranial der Urpfanne gebildet. Die Urpfanne verödet langsam. Die Kapsel ist schlauchförmig ausgezogen, ebenfalls das Lig. capitis femoris.

CCD-Winkel und Antetorsionswinkel vergrößern sich sekundär. Der Hüftkopf bleibt in seinem Größenwachstum zurück und wird verformt (abgeplattet, Dogenhutform). Die Verkalkung des Hüftkernes ist verzögert. Auch die Muskulatur verändert sich. Es kommt zu einer Insuffizienz der Abduktoren und zu einem funktionellen Überwiegen der Adduktoren.

Eine Einteilung der Luxationsgrade des Hüftgelenkes, die unabhängig von arthrographischen Befunden ist, wurde von dem Arbeitskreis für Hüftdysplasie der Deutschen Gesellschaft für Orthopädie und Traumatologie (DGOT) entwickelt (TÖNNIS 1978) (Abb. **45**):

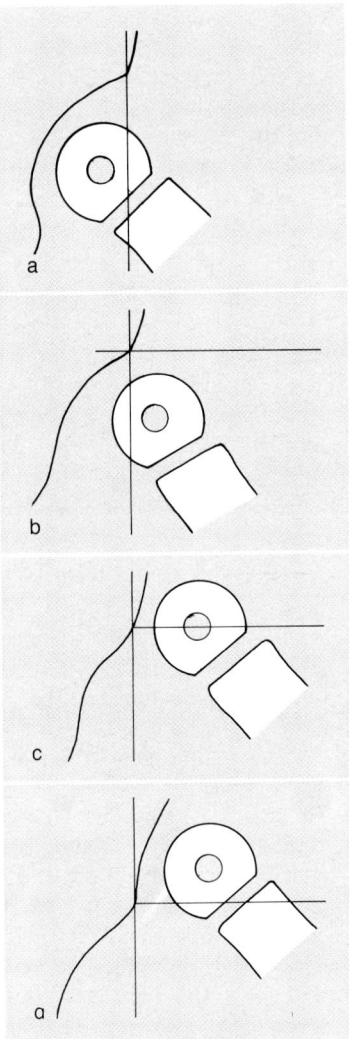

Abb. **45 a – d** Einteilung der Luxationsgrade des Arbeitskreises für Hüftdysplasie (nach *Tönnis*) (Erläuterungen s. Text)
a Gad 1, **b** Grad 2, **c** Grad 3, **d** Grad 4

Grad I:
Kopfkern innerhalb der durch den Pfannenerker gezogenen Senkrechten

Grad II:
Kopfkern außerhalb der Senkrechten und unterhalb des Pfannenerkers

Grad III:
Kopfkern auf Höhe des Pfannenerkers

Grad IV:
Kopfkern deutlich oberhalb des Pfannenerkers.

Klinik. Als sichere Luxationszeichen gelten:
- Glissement nach Dupuytren: Der Hüftkopf kann gegen die Beckenschaufel außerhalb der Hüftpfanne bewegt werden.
- Spannungsprüfung nach Ludloff: Bei rechtwinkeliger Oberschenkelbeugung und maximaler

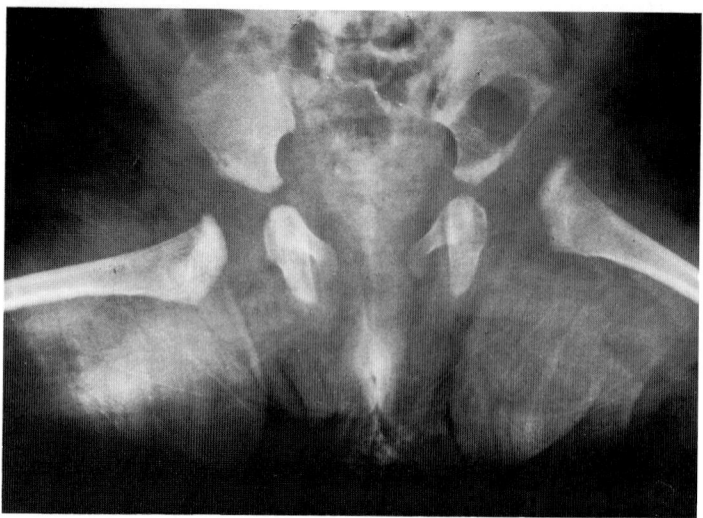

Abb. 46 ♂ 4 Mo.
Hüftluxation links mit Pfannendysplasie

Abspreizung ist die volle Kniestreckung möglich.
- Abduktionsdelle: In Rückenlage des Kindes bei gestreckten Oberschenkeln ist in der Leiste eine deutliche Eindellung sichtbar.
- Leere Hüftpfanne: Der Hüftkopf wird nicht in der Hüftpfanne, sondern an anderer Stelle getastet.
- Ab dem 2. Lebensjahr, nach Gehbeginn, gelten zusätzlich folgende Befunde: Das Bein auf der Luxationsseite ist kürzer und dünner; der Trochanter major springt vor. Es besteht ein Insuffizienzhinken bzw. ein Watschelgang. Ein Beckenschiefstand mit statischer Skoliose ist feststellbar. Als Folge der Beinverkürzung entwickelt sich ein Spitzfuß.

Röntgenologisch werden für die Beurteilung einer Hüftdysplasie die weiter oben beschriebenen Aufnahmen mit den dazugehörigen Hilfs- und Orientierungslinien genutzt, von denen sich die von HILGENREINER (1925) und OMBREDANNE (1923) angegebenen Maßsysteme besonders bewährt haben (vgl. Abb. **28**).

Die Stellung des Kopfes zur Hüftpfanne und deren Morphologie geben Aufschluß über den Grad der Dysplasie, sei es eine Luxationsanlage, eine Subluxation oder eine Luxation (Abb. **45–47**).

Die **Therapie** der Dysplasie, Subluxation oder Luxation des Hüftgelenkes soll nur bezüglich der Grundprinzipien erörtert werden.

Prinzipiell wird eine optimale Zentrierung des Hüftkopfes in das Pfannenzentrum angestrebt, wobei bei der Hüftluxation zunächst Bandagen zur sukzessiven und schonenden Reposition angewandt werden müssen, wie die Bandage nach Pavlik oder die Overhead-Extension. Die Zentrierung des Hüftkopfes in die Pfanne wird erhalten durch Orthesen wie z.B. die Spreizhose, die Hoffmann-

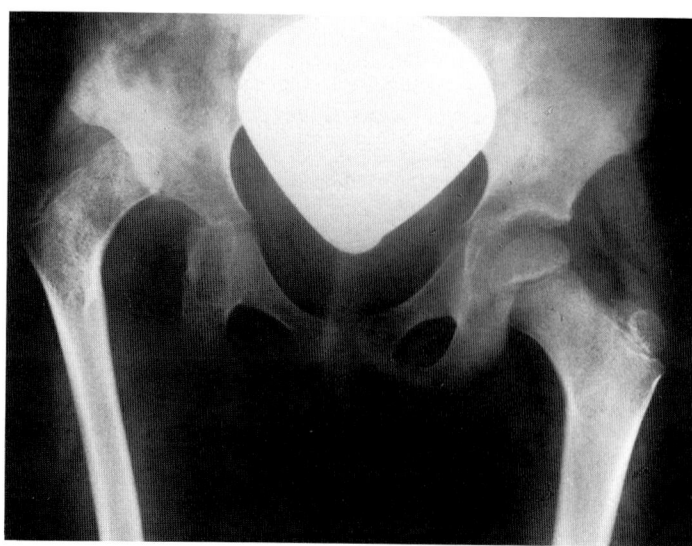

Abb. **47** ♀ 5 J.
Hohe Hüftluxation rechts mit schmächtigem Femur

Abb. 48 a u. b ♂ 22 J.
Coxa vara epiphysaria
a Bds. Verkleinerung des Schenkelhals-Schaft-Winkels, minimale Verschmälerung des Hüftgelenkspaltes und Sklerosierung der Hüftpfanne
b Im Alter von 27 Jahren mit erheblicher Koxarthrose und Kapselverkalkungen

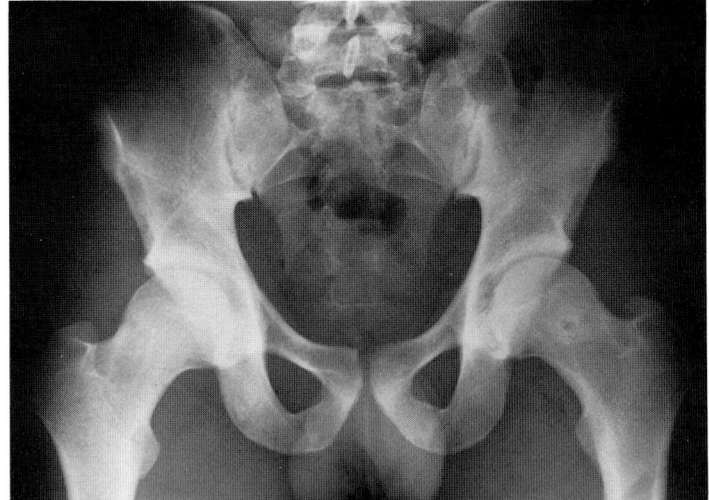
a

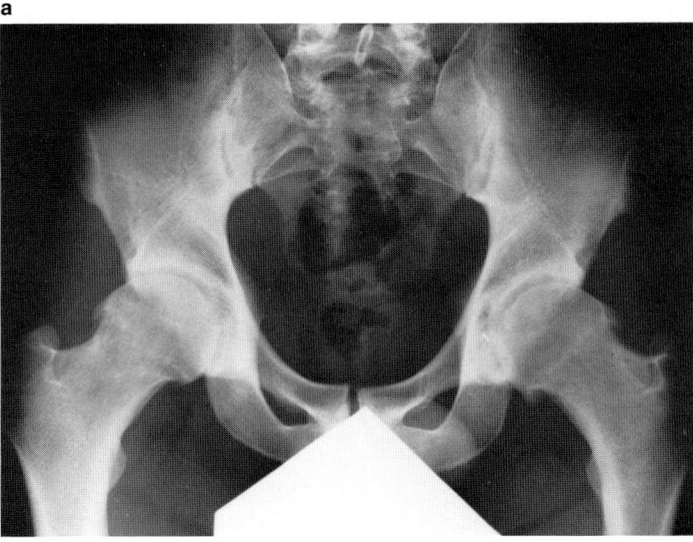
b

Daimler-Schiene oder durch Gipse in günstigen Hüftgelenkeinstellungen, wie z. B. den Fettweis-Gips mit ca. 100° Hüftbeugung, ca. 45° Abduktion und geringer Innenrotation beidseits. Jede Orthese und der Gips haben ihre eigene Indikation in Abhängigkeit vom Kindesalter und der Hüftgelenksituation. Später kann das Schede-Laufrad zur Gymnastik benutzt werden.
Wenn die konservative Reposition nicht möglich ist, ist die operative Reposition bis zum Kindesalter von 3 Jahren angezeigt. Außerdem ist im Anschluß häufig zumindest noch ein pfannenverbessernder Eingriff zur Vermeidung einer Reluxation notwendig.
Die radiologischen Kontrollen dienen zum einen der Überprüfung der zentrierten Kopfeinstellung in die Hüftpfanne, zum anderen der Erkennung möglicher Komplikationen während der konservativen oder operativen Therapie, insbesondere der Hüftkopfumbaustörung.

Coxa vara epiphysaria

Diese häufige Affektion des Hüftgelenkes führt unbehandelt zur Arthrosis deformans und ist damit wohl eine der wichtigsten Ursachen dieser degenerativen Erkrankung.
Offensichtlich führen hormonale Störungen während der Pubertät zur Epiphysiolyse. Dies macht verständlich, daß das Leiden vornehmlich beidseits auftritt. Eine vermehrte Belastung der Hüftgelenke fördert das Abgleiten der Femurepiphyse.

Röntgenologisch findet man im Frühstadium eine Auflockerung der Epiphysenfuge, wobei der Befund gelegentlich nur auf der axialen Aufnahme zu erkennen sein kann. Weiterhin sind eine geringe Atrophie im Schenkelhals-Kopf-Bereich und proximalen Femur, eine relativ scharfe Begrenzung der zur Epiphyse gerichteten Kopfbegrenzung und eine geringe tropfenförmige Deformierung des Hüftkopfes nachweisbar (Abb. **48**).

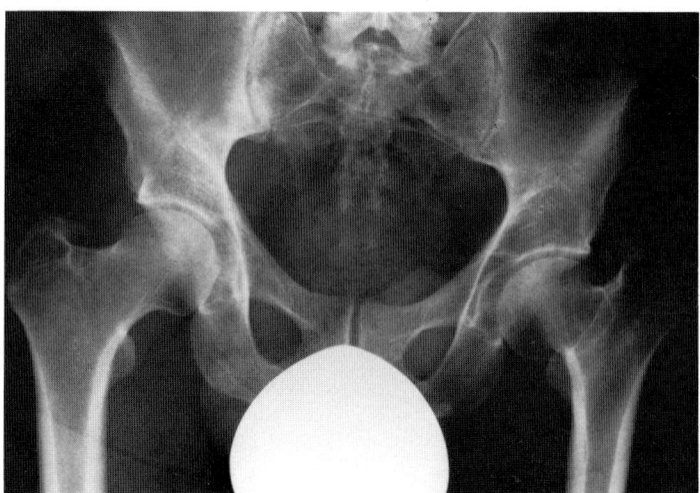

Abb. 49 ♂ 45 J.
Coxa vara congenita beidseits mit Verkleinerung des Schenkelhals-Schaft-Winkels und vermehrter Sklerosierung der medialen Kortikalis am Adam-Bogen rechts. Links starke Verformung des Schenkelhalses

Therapeutisch werden die unblutige Reposition im Frühstadium und die Retention mit verschiedenen stabilisierenden Fixationsmethoden durchgeführt.

Coxa vara congenita

Bei der Coxa vara congenita wird der altersphysiologische Mittelwert des CCD-Winkels zwischen 145° beim Neugeborenen und 126° beim Erwachsenen unterschritten, verkleinert sich im Laufe des Wachstums und führt zu einer Schenkelhalspseudarthrose mit Femurhypoplasie. Die Deformität ist verhältnismäßig selten.

Ätiopathogenetisch werden verschiedene Möglichkeiten diskutiert, wie die intrauterine Druckschädigung (EXNER 1950) und u.a. eine echte angeborene Verbiegung des Schenkelhalses (HOFFA 1925). Generell wird aber eine ante partum entstandene, endogen-hypoplastische Mißbildung angenommen, die die mildeste Form des angeborenen Femurdefektes darstellen soll (PAUWELS 1965, LINDEMANN 1949, BLAUTH 1965 u.a.).

Die **Klinik** beinhaltet bei einseitiger Coxa vara congenita Zeichen der stärkergradigen Beinverkürzung, wie Vorspringen und Hochstehen des Trochanter major mit Trendelenburg-Hinken und eingeschränkter Abduktion und Innenrotation. Bei doppelseitigem Befall resultiert ein Watschelgang und durch die verstärkte Beckenkippung eine Hyperlordosierung der Lendenwirbelsäule.

Auf dem **Röntgenbild** erkennt man auf der Beckenübersichts- und der axialen Aufnahme eine Verbreiterung der Kortikalis im Bereich des Adam-Bogens und, bei noch vorhandener Epiphysenfuge, eine Richtungsänderung derselben zur Vertikalen (Abb. **49** u. **50**).

Die **Therapie** ist operativ und beinhaltet nach den Pauwelschen Gesetzen die Umwandlung der durch die Deformierung entstandenen Zugbeanspruchung in Druck. Dies wird durch eine intertrochantäre Valgisierungs- und Umstellungsosteotomie erreicht.

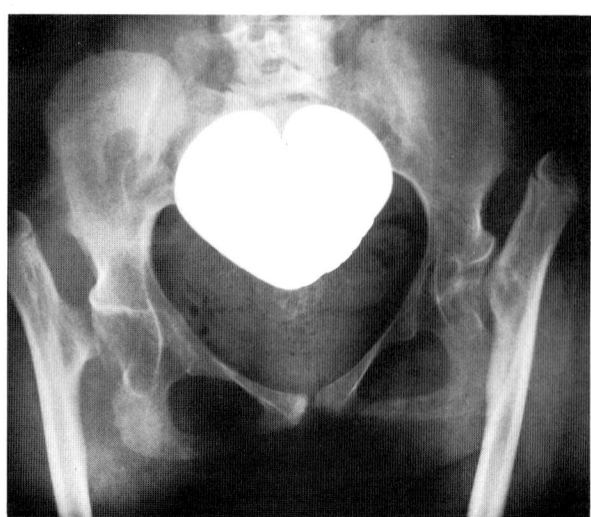

Abb. **50** ♀ 12 J. Bilaterale Hüftluxation mit kongenitalem Femurdefekt in der proximalen Femurhälfte

Differentialdiagnostisch ist die Coxa vara symptomatica als Folge von Systemerkrankungen wie Rachitis, Osteomalazie, fibröse Dysplasie usw. oder als Folge lokaler Schädigung, wie Epiphyseolysis capitis femoris, Morbus Perthes oder angeborener Hüftgelenksluxation, abzugrenzen.

Coxa valga congenita

Eine Coxa valga congenita besteht dann, wenn der altersphysiologische Mittelwert des CCD-Winkels überschritten wird. Dieser Winkel beträgt beim Neugeborenen um 150°, reduziert sich im Alter zwischen 5 und 9 Jahren auf 142–138°, zwischen 15 und 17 Jahren auf 133–128° und beträgt beim Erwachsenen 126°. Die Coxa valga congenita ohne Dysplasiezeichen der Hüftpfanne und ohne vermehrte Antetorsion ist *ätiologisch* nicht geklärt. Diskutiert wird unter anderem ein Stehenbleiben auf einer embryonalen Stufe (FRANCILLON 1937). Wesentlich häufiger ist die Coxa valga mit vermehrter Antetorsion als Zustand nach erfolgreicher konservativer Hüftdysplasiebehandlung zu sehen.

Differentialdiagnostisch ist die Coxa valga durch Unterfunktion (Entlastung des Beines, Muskelinsuffizienz, Bettlägerigkeit), durch Wachstumsstörungen (Traumen, Operationen, Tumore, Entzündung) und durch hormonelle Störungen (Epiphysiolysis capitis femoris) zu berücksichtigen.

Die **Klinik** ist zunächst stumm. Im Verlauf kann es aber zu einer rascheren Ermüdbarkeit, zum Hinken, zu Schmerzen an den Trochanteren (Insertionstendopathie der Mm. glutaei) und schließlich zu Leistenschmerzen kommen. Bei vermehrter Antetorsion zeigt sich zusätzlich ein Gangbild mit einwärtsdrehenden Knien und bei der klinischen Untersuchung die vermehrte Innenrotationsfähigkeit der Hüftgelenke.

Der **Röntgenbefund** ist durch die Steilstellung des Schenkelhalses bei vermehrter Antetorsion gekennzeichnet (Abb. 51). Verkürzungen des Schenkelhalses und Deformierungen des Femurkopfes sind häufig zu beobachten.

Eine **Therapiebedürftigkeit** besteht nur bei zusätzlicher Pfannendysplasie im Sinne der intertrochanteren Varisierungsosteotomie, evtl. verbunden mit einem pfannenverbessernden Eingriff und dem Ausgleich einer vermehrten Antetorsion. Die Coxa valga allein ist bei guter Pfannenüberdachung keine präarthrotische Deformität und muß deshalb nicht zwangsläufig operativ behandelt werden.

Kniegelenk

Deformitäten des Kniegelenkes haben ihren Ursprung im epiphysären und metaphysären Bereich. Es resultieren Achsenabweichungen mit ästhetischen und funktionellen Gesichtspunkten und vor allem nachfolgenden arthrotischen Deformierungen.

Funktionell besteht das Kniegelenk aus zwei Gelenkanteilen, dem Femorotibialgelenk und dem Femoropatellargelenk. Beide Gelenkanteile gehen ineinander über. Zur radiologischen Darstellung beider Gelenke sind neben den Standardprojektionen im a.-p. und seitlichen Strahlengang tangentiale Funktionsaufnahmen des Femoropatellargelenkes in 30, 60 und 90° Kniebeugestellung notwendig.

Aus statischer Sicht sind die Beinachsen von Bedeutung, da Abweichungen von der physiologischen Traglinie als präarthrotische Deformitäten insbesondere des Kniegelenkes aufzufassen sind. Am geraden Bein trifft die Traglinie – dies ist die Verbindungslinie zwischen Femurkopfzentrum

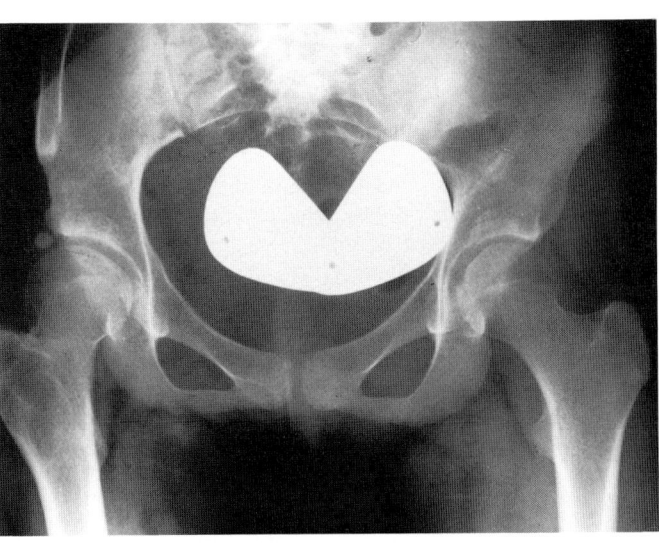

Abb. 51 Coxa valga rechts mit Steilstellung des Schenkelhalses, Deformierung des Hüftkopfes, Dysplasie der rechten Hüftpfanne und Verdrehung des Beckens. Als Nebenbefund Os acetabuli rechts

Lokalisierte Dysmorphien des Skeletts

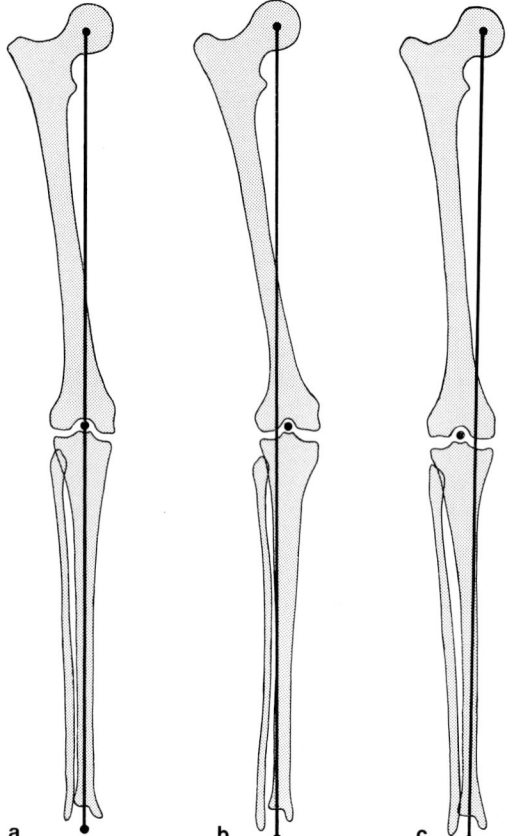

Abb. 52a–c Traglinie (Verbindung von Femurkopfzentrum zur Mitte des oberen Sprunggelenkes)
a Traglinie durch Kniemitte, Normalbefund
b Traglinie lateral der Kniemitte bei Genu valgum
c Traglinie medial der Kniemitte bei Genu varum
(aus *R. Bouillet, P. van Graver:* Acta orthop. belg. 27 [1981] 5)

und Mitte des oberen Sprunggelenkes – die Mitte des Kniegelenkes (Abb. **52**). Beim Genu valgum verläuft sie lateral der Kniemitte, beim Genu varum medial der Kniemitte, und beim Genu recurvatum ist sie streckseitig verlagert. Zur Messung der Beinachsen in der Frontalebene sind lange Aufnahmen beider Beine, am besten im Stehen, erforderlich. Normalerweise treffen sich beim Erwachsenen die Femur- und Tibiaachse im Kniegelenk unter einem nach außen offenen Winkel von 184°. Bei Neugeborenen besteht ein Genu varum mit einem nach innen offenen Winkel von 174°. Beim 2jährigen kommt es zu einer zunehmenden Valgisierung mit einem nach außen offenen Winkel von 177°, bei 5jährigen von 170° und beim 10jährigen von 175°.

Angeborenes Genu valgum

X-Beine bei einem Neugeborenen sind pathologisch. Besteht zusätzlich eine Überstreckbarkeit, so ist an eine Kniegelenksluxation zu denken. Knöcherne Fehlformen im Rahmen von Hemmungsmißbildungen mit X-Bein sind radiologisch differenzierbar. Das X-Bein im Rahmen einer allgemeinen Bindegewebsschwäche zeigt sich erst in der Gehphase des Kleinkindes. Ist das angeborene X-Bein einseitig, muß an das gleichzeitige Bestehen einer angeborenen Hüftluxation gedacht werden.

Zur **Ätiologie** kann vermutet werden, daß eine pathologische Steigerung der im Wachstumsverlauf sich zeigenden Valgität verantwortlich ist. Eindeutig ist ursächlich eine Schädigung der lateralen Anteile der Epiphysenfuge der Tibia oder des Femurs (Trauma, Entzündung).

Bei der **klinischen** Untersuchung ist also zusätzlich auf das gleichseitige Hüftgelenk zu achten und die Beugefähigkeit des betroffenen Kniegelenkes zu überprüfen. Zu beachten ist weiterhin, daß die O-Beine des Neugeborenen nach 1 Jahr bei 8%, nach 3 Jahren bereits bei 66% der Kinder ohnehin in eine X-Stellung übergehen.

Röntgenbefund. Die Abweichung von der Norm wird an Hand von Röntgenaufnahmen mit entsprechenden Meßlinien und -punkten nachgewiesen. Hierfür ist es erforderlich, Ganzaufnahmen der unteren Extremität anzufertigen, um die Achsen- und Längendifferenzen messen zu können (Abb. **53**).

Das Ausmaß der Valgisierung kann sehr unterschiedlich sein (Abb. **54**). Bei unbehandeltem Genu valgum sind mit zunehmendem Alter arthrotische Veränderungen im Kniegelenk nachweisbar (Abb. **55**).

Die **Therapie** ist wie beim Genu varum zunächst konservativ. Sie besteht in einer Einlagenversorgung mit Supinationskeil und korrigierenden Nachtschienen. Ist die Ursache für das angeborene X-Bein bekannt (Hemmungsmißbildung, enchondrale Dysostose, Hüftluxation), steht die Behandlung dieser Erkrankung therapeutisch im Vordergrund.

Angeborenes Genu varum

Das Genu varum als angeborene O-Bein-Stellung im Kniegelenk ist seltener als das Genu valgum. Während das Genu varum des Neugeborenen physiologisch ist, ist die persistierende O-Bein-Stellung über das 2. Lebensjahr hinaus als pathologisch anzusehen.

Ätiologisch wird eine nicht näher geklärte Ossifikationsstörung der innenseitigen kniegelenksnahen Metaphysen- und Epiphysenfugen vermutet.

Die **Klinik** zeigt meist beide Beine im Varussinne verbogen. Im weiteren Verlauf des Wachstums kommt eine Innenrotationsfehlstellung des Unter-

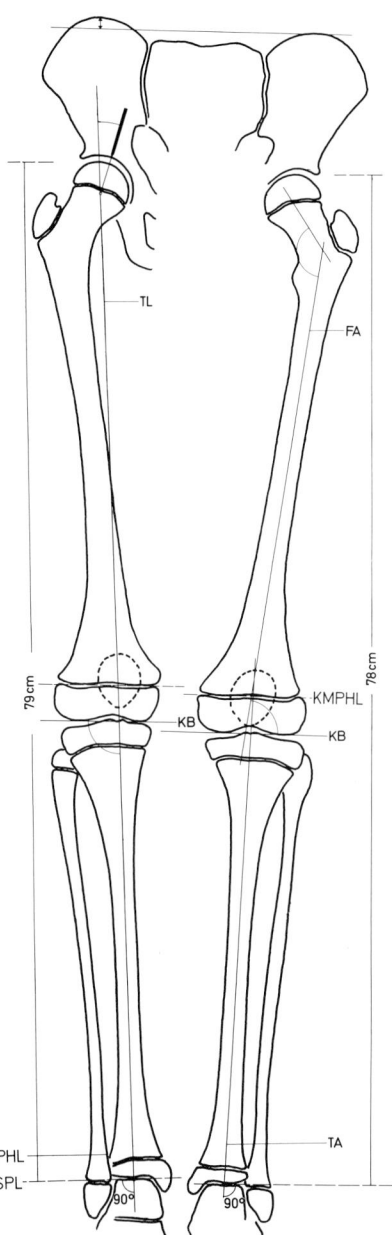

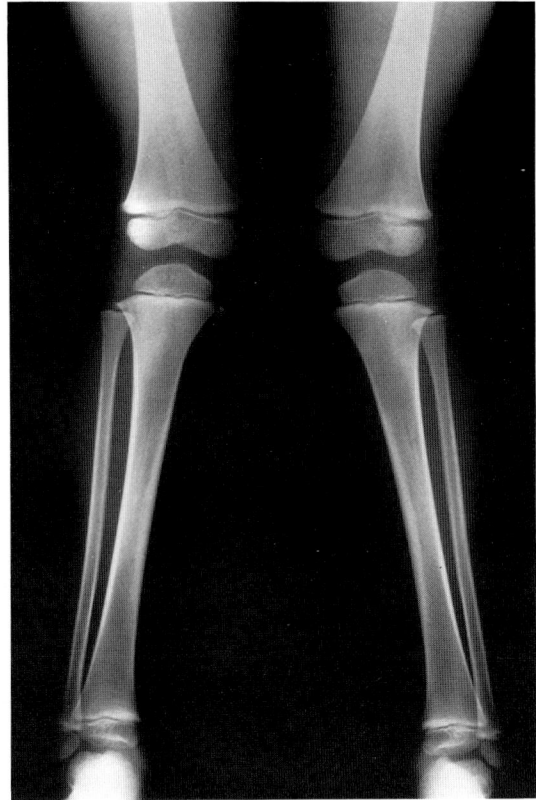

Abb. 54

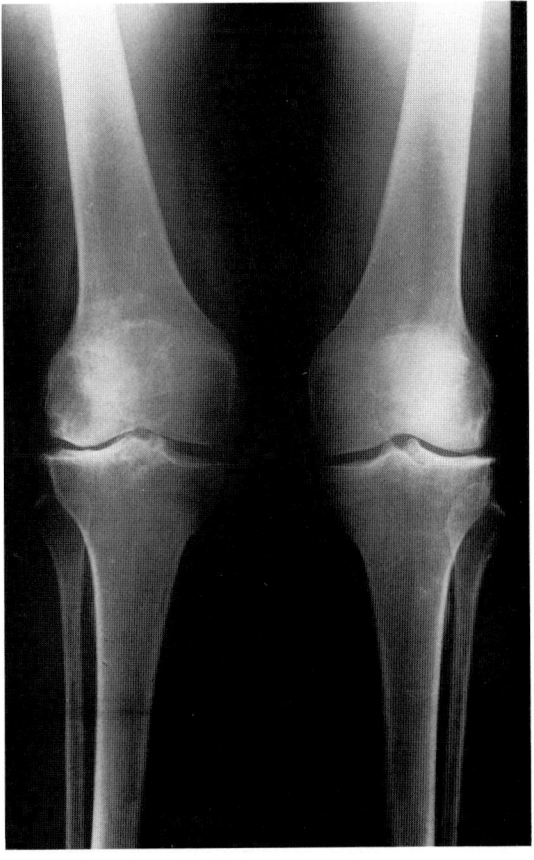

Abb. 53 Schematische Zeichnung einer Ganzaufnahme der unteren Extremitäten mit Meßlinien für die Beurteilung von Achsen- und Längenabweichung von der Norm: TL = Traglinie, FA = Femurschaftachse, TA = Tibiaachse, KB = Kniebasislinie, KMPHL = Kniemetaphysenlinie, TMPHL = Tibiametaphysenlinie distal, OSPL = obere Sprunggelenklinie
(aus F. Endler, K. Fochem, U. H. Weil: Orthopädische Röntgendiagnostik. Thieme, Stuttgart 1984)

Abb. 54 ♂ 44 Mo. Genu valgum beidseits mit Verlagerung der Traglinie aus der Kniemitte nach medial, links > rechts

Abb. 55 ♂ 45 J. Genu valgum beidseits mit schwerer Arthrosis deformans bei unbehandelter Fehlstellung der Beine

1070 Lokalisierte Dysmorphien des Skeletts

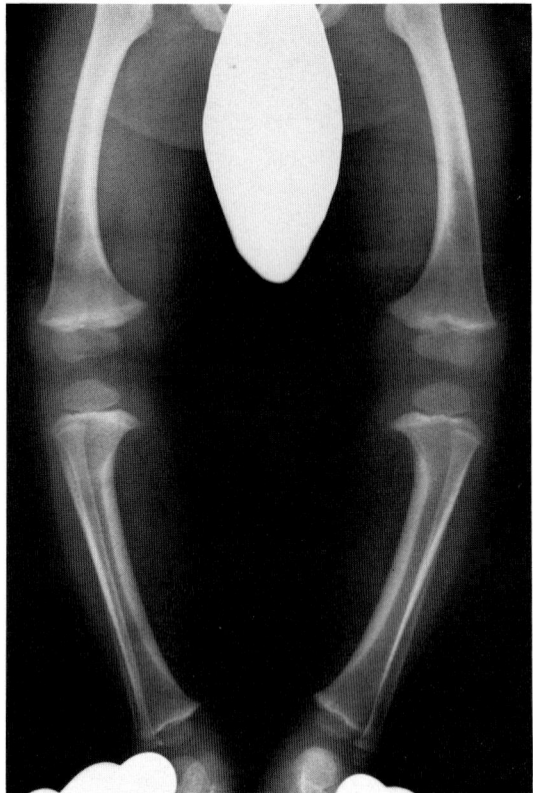

Abb. 56 ♀ 22 Mo. Ganzaufnahme beider Beine mit ausgeprägter Varusstellung der Femurschäfte und der Tibiae. Kortikalis im medialen Bereich deutlich verdickt. Epiphysenenden der distalen Femora und der proximalen Tibiae medial deutlich ausgezogen und Epiphysenlinien gering sklerosiert (Kinderkrankenhaus Schwabing der TU München)

schenkels mit kompensatorischen Knick-Senk-Füßen hinzu.

Auf dem **Röntgenbild** (Ganzaufnahme der Beine) ist die Fehlbildung in Form der Varusstellung von Femur und Tibia mehr oder weniger deutlich nachweisbar, ohne daß sonstige pathologische Skelettbefunde vorhanden sind (Abb. 56).

Die **Therapie** der O-Beine beginnt erst bei Persistenz über das 2. Lebensjahr hinaus. Sie ist konservativ mit korrigierenden Nachtschienen und einer Schuhaußenranderhöhung. Operative Korrekturmaßnahmen können notwendig werden.

Angeborenes Genu recurvatum

Das angeborene Genu recurvatum, das überstreckbare Kniegelenk als Vorstufe der Gelenksubluxation und -luxation, ist selten (Abb. 57). Häufiger findet sich das konstitutionelle Genu recurvatum bei allgemeiner Bindegewebsschwäche. In der Gehphase des Kleinkindes kommt es zu einer Überlastung der ventralen Tibiakopfepiphyse und im Verlauf zu einem Fehlwachstum mit Abdachung des Tibiaplateaus nach vorn.

Klinisch besteht eine Überstreckbarkeit des Kniegelenkes, jedoch im Unterschied zur Subluxation oder Luxation ist die Beugefähigkeit nicht behindert.

Der **Röntgenbefund** beinhaltet den Minderwuchs oder die Aplasie der Patella, eine Unterentwicklung der vier Kondylen und die Abschrägung des Tibiaplateaus (Abb. 58).

Die **Therapie** beschränkt sich beim Säugling und Kleinkind auf Schienen und Schienenapparate, die die Überstreckung im Kniegelenk verhindern. Die Kniebeuger werden zur Kräftigung krankengymnastisch trainiert.

Angeborene Kniegelenksluxation

Bei der angeborenen Kniegelenksluxation handelt es sich um eine seltene einseitige oder doppelseitige Luxation oder Subluxation der Tibia im Kniegelenk nach vorn. Das angeborene Genu recurvatum gilt in den meisten Fällen als Vorstufe.

Ätiopathogenetisch werden Entwicklungsstörungen oder Lageanomalien in utero vermutet. Die Kombination mit anderen Mißbildungen des ganzen Bindegewebeapparates in 60% aller Fälle spricht ebenso für eine Entwicklungsstörung wie der beidseitige Befall, der dreimal so häufig ist wie

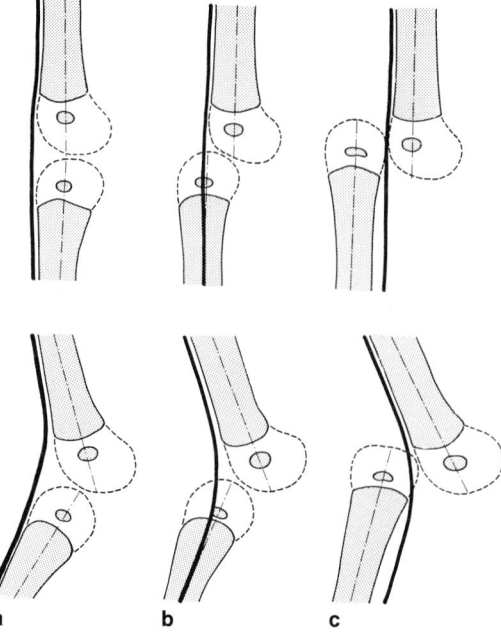

a b c

Abb. 57 a–c Schematische Darstellung von Genu recurvatum (a), Subluxatio genus congenita (b) und von Luxatio genus congenita (c)
(Abbildungen: Prof. Dr. *Francillon*, Zürich)

Abb. 58 a u. b
a Röntgenaufnahme bei Genu recurvatum mit Minderausbildung der Tibiakondylen und des lateralen Femurkondylus und Abschrägung des Tibiaplateaus
b Fotografie zu a der in den Kniegelenken vermehrt überstreckbaren Beine

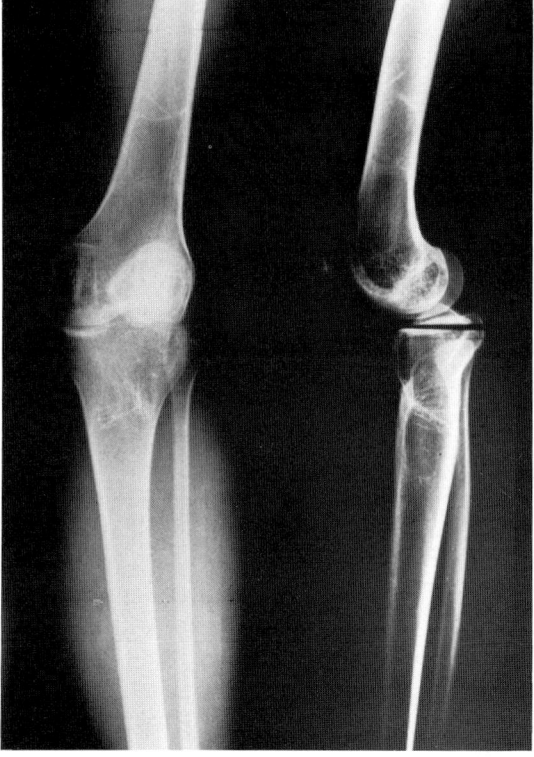
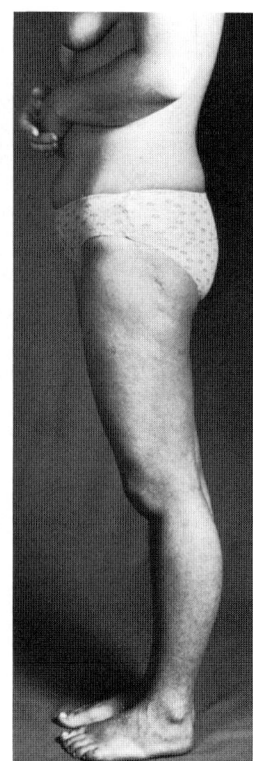

a   b

der einseitige. Bei intrauterinen Lageanomalien sind zusätzliche Deformitäten auf die Beine beschränkt. Auffällig ist meist eine Verkürzung des M. quadriceps femoris infolge einer Fibrose, wobei gleichzeitig eine Luxation der Kniescheibe nach lateral besteht.

Klinisch ist das Kniegelenk gestreckt bis überstreckt, und die Kniebeugung ist eingeschränkt bis unmöglich. Die Femurkondylen sind in der Kniekehle tastbar. Bei kombinierten Mißbildungen finden sich diese an Hüftgelenk, Fuß, Ellenbogen, den Fingern oder als Spaltbildungen im Gesicht.

Das **Röntgenbild** läßt dann eine Luxation vermuten, wenn die proximalen Anteile von Tibia und Fibula nach ventral verlagert sind.

Die **Therapie** besteht in der sukzessiven Beugung des Kniegelenkes durch Quengelgipse, beginnend gleich nach der Geburt, wobei eine komplette Kniegelenksluxation zunächst durch Längsextension in eine Subluxation überführt werden muß. Selten ist eine operative Verlängerung des Kniestreckapparates notwendig.

Fehlbildungen und Fehlstellungen der Patella

Es handelt sich um ein angeborenes Fehlen, eine Unterentwicklung oder Teilung der Kniescheibe sowie um den Kniescheibenhoch- oder -tiefstand.

Ätiopathogenetisch werden Fehlbildungen der Patella als Hemmungsmißbildung mit familiärer Häufung gedeutet. Dabei kann die *Aplasie* der Kniescheibe einseitig oder doppelseitig sein mit zusätzlichen anderen Entwicklungsstörungen. *Hypoplasien* der Kniescheibe werden bei Systemerkrankungen des Mesenchyms, des Mesoderms und des Ektoderms gesehen (Turner-Kieser-Syndrom, Status Bonnevie-Ullrich, Arthromyodysplasia congenita Rossi).

Die *Patella partita* entsteht durch eine unvollständige Verschmelzung von Knochenkernen. Fünf Formen der Patella partita sind bis heute gesammelt worden, der äußere obere Kniescheibenquadrant ist dabei weitaus am häufigsten betroffen. Fehlstellungen der Patella werden als Patella alta (Kranialverlagerung) bei der habituellen Patellaluxation, bei neuromuskulären Systemerkrankungen oder bei Mongoloiden gesehen. Die Patella baja, der ausgeprägte Tiefstand, zeigt sich beim Genu recurvatum und bei angeborenen Beuge- und Streckkontrakturen, außerdem auch bei Systemerkrankungen wie der Achondrodysplasie oder der Poliomyelitis.

Klinisch ist das Fehlen der Kniescheibe beim Kleinkind nur in Kniebeugestellung durch Hervortreten der Oberschenkelkondylen erkennbar.

Die **radiologische Differenzierung** der Aplasie, Hypoplasie oder Teilungsformen der Kniescheibe ist durch die späte Entwicklung der Kniescheibe verzögert.

Eine **Therapie** der Fehlbildungen und Fehlstellungen der Patella erübrigt sich in den meisten Fällen.

Angeborene und habituelle Patellaluxation

Im Gegensatz zu diesen Dystopien haben die Verschiebungen der Patella in mediolateraler Richtung eine klinische Bedeutung. Es handelt sich um eine entweder bereits bei der Geburt vorhandene oder später wiederholt auftretende Verrenkung der Kniescheibe, in der Regel nach lateral. Die Luxation ist meist nur traumatisch bedingt.

Die **Ursache** der angeborenen Patellaluxation ist ein Entwicklungsfehler des M. vastus lateralis und des Tractus iliotibialis. Durch starke Anspannung dieser Gebilde wird die Kniescheibe aus dem Gleitlager gezogen und verharrt in Luxationsstellung. Das Gleitlager ist häufig dysplastisch. Ähnliches gilt für die Ursache der habituellen Patellaluxation, wobei als luxationsfördernde Formabweichungen der Hochstand der Kniescheibe, die Dysplasie des Gleitlagers, Formveränderungen der Kniescheibe, ein vermehrtes Genu valgum, eine Auswärtsdrehung des Schienbeines bei Einwärtsdrehung der distalen Femurepiphyse oder eine angeborene Bindegewebsschwäche zu nennen sind.

Klinisch ist die bereits bei der Geburt vorhandene Verrenkung der Kniescheibe durch den Tastbefund erkennbar. Die Kniegelenke sind gebeugt; meistens bestehen X-Beine. Erfolgt keine Behandlung, persistiert die Kniebeugestellung auch im Gehalter, da die Kniestreckung mit der Folge einer schmerzhaften Patellareposition vermieden wird. Es kommt so zu Kniegelenkskontrakturen.

Bei der habituellen Patellaluxation fällt die abnorme Querverschieblichkeit der Patella auf. Bei Kniebeugung kann eine zunehmende Lateralisation der Patella beobachtet werden, u. U. die Luxation über den lateralen Femurkondylus hinweg.

Für die **röntgenologische Beurteilung** der Patelladysplasie sind die Konfiguration der Femurkondylen, die Entwicklungsstufe der Patella und ihre Lagebeziehung zur femoralen Gleitfläche von Bedeutung. Aufnahmen des Kniegelenkes in zwei Ebenen, tangentiale und axiale Projektionen, letztere zur Beurteilung der Patellaform und Gelenkfacette, sowie die Computertomographie, evtl. nach Einbringung eines Kontrastmittels, ermöglichen eine exakte Analyse (Abb. 59 u. 60).

Von WIBERG (1941) wurden verschiedene Formtypen beschrieben:

Typus I:
Beide Patellafacetten sind annähernd gleich groß und konkav; der First liegt in der Mitte.
Typus II:
Die tibiale Facette ist kleiner; beide Facetten sind konkav.
Typus III:
Die tibiale Facette ist verkleinert und konvex.

Die **Therapie** der angeborenen Luxation der Kniescheibe nach lateral ist in der Regel operativ. Die konservative Reposition gelingt wegen der Kontraktur des M. vastus lateralis und des Tractus iliotibialis nicht. Das laterale Retinakulum muß durchtrennt werden. Auch die habituelle Patellaluxation ist fast ausschließlich operativ zu korrigieren, wobei in Abhängigkeit von den vorherrschenden Formveränderungen eine Vielzahl von Methoden entwickelt wurde.

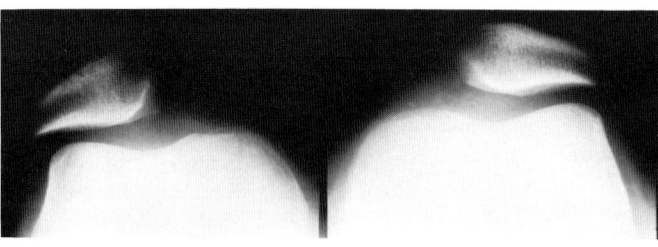

a

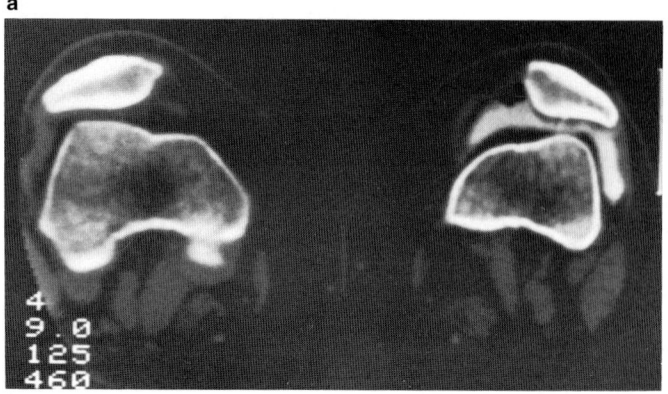

b

Abb. **59 a** u. **b**   ♂ 18 J.
a Axiale Aufnahmen beider Patellae bei 45° Beugung bei Patelladysplasie und Hypoplasie des Kondylus femoris medialis
b CT-Arthrographie links mit Darstellung der luxierten Patella. Gute Erkennung der Dysplasie der Patella nach Wiberg Typ II

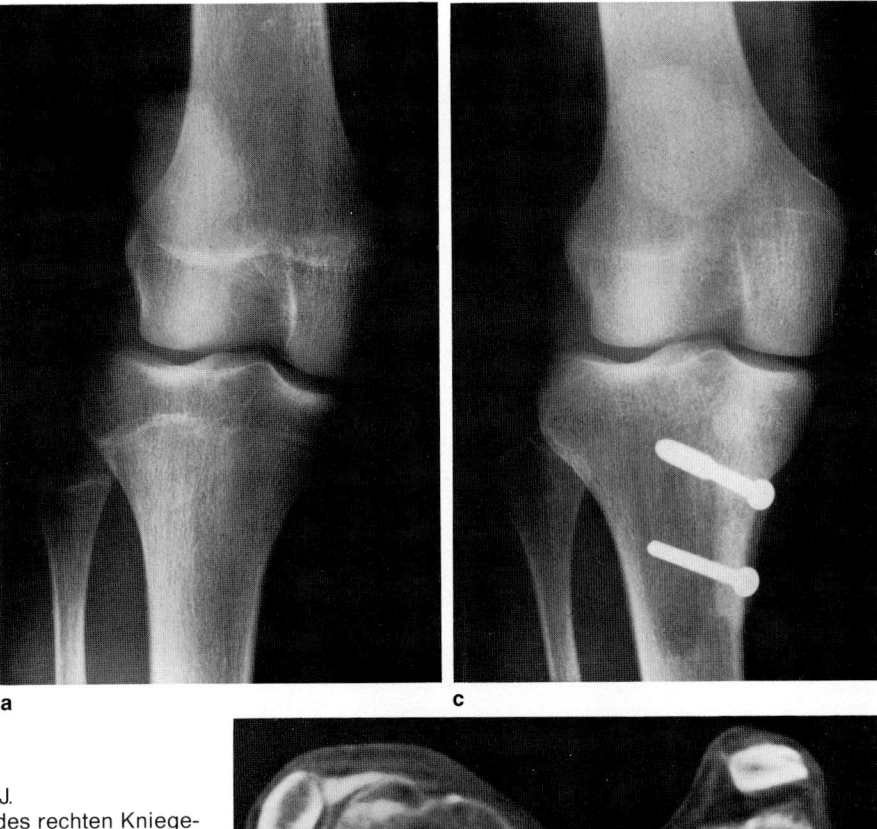

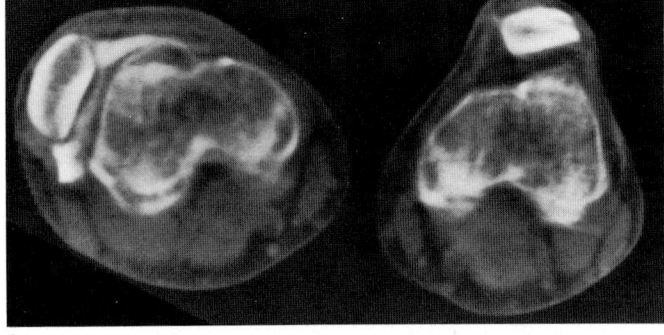

Abb. 60 a–c ♂ 15 J.
a a.-p Aufnahme des rechten Kniegelenkes mit Nachweis der nach lateral verlagerten Patella
b CT-Arthrographie zu **a**. Luxation der rechten Patella nach lateral, Typ III nach Wiberg
c a.-p. Aufnahme des rechten Kniegelenkes. Zustand nach OP nach Blauth. Verlagerung der Patella nach medial (s. Abb. **60a**)

Unterschenkel

Die angeborenen Formabweichungen des Unterschenkels sind sehr vielfältig. LINDEMANN (1961) hat diese Deformitäten mit dem „Crus curvatum congenitum" zusammengefaßt. Zu ihnen gehören das Crus varum und das Crus valgum congenitum, die fast immer mit einem Crus ante- oder recurvatum kombiniert sind.

Tibia vara

Die Tibia vara (Osteochondrosis deformans tibiae, Blount, Blount's disease) beruht auf einer einseitigen Wachstumsstörung der medialen Hälfte der proximalen Tibiaepi- und -metaphyse.
BLOUNT selbst hat 1937 ätiopathogenetisch die Tibia vara als eine Osteochondrose ähnlich der Coxa plana und der Madelungschen Deformität beschrieben, lokalisiert an der Innenseite der proximalen Tibiaepiphyse. Die Tibia vara wird zu den enchondralen Dysostosen gerechnet, aber auch als avaskuläre Nekrose des medialen Anteiles der proximalen Tibiametaphyse angesehen.
Zwei Typen der Tibia vara werden unterschieden:
Die *infantile Form* mit Manifestation zwischen dem 2. und 4. Lebensjahr und
die *juvenile Form* mit Manifestation nach dem 8. Lebensjahr.
Die juvenile Form ist weit weniger ausgeprägt als die infantile Form und neigt zur Spontanaufrichtung.
Die Störung der medialen proximalen Wachstumsfuge der Tibia bedingt eine ausbleibende Verknöcherung des medialen Gelenkknorpels mit zunehmendem Absinken der posteromedialen Gelenkfläche der Tibia. Eine kompensatorische Hypertrophie des Innenmeniskus wird bei schweren Deformitäten beobachtet.
Durch die verzögerte Verknöcherungstendenz der medialen Tibia-Epimetaphyse neigt sich die me-

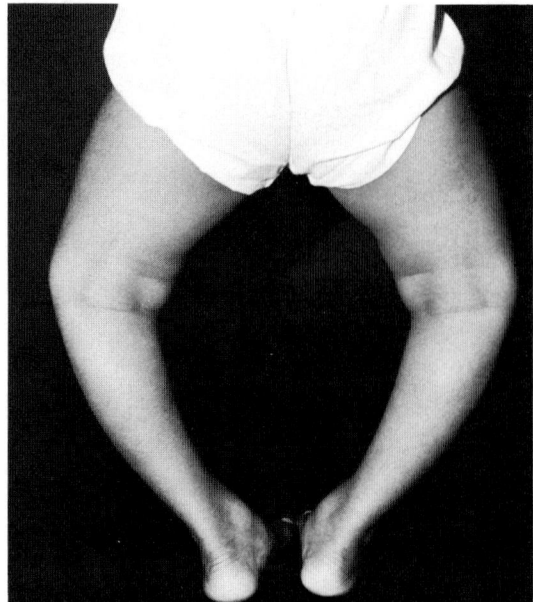

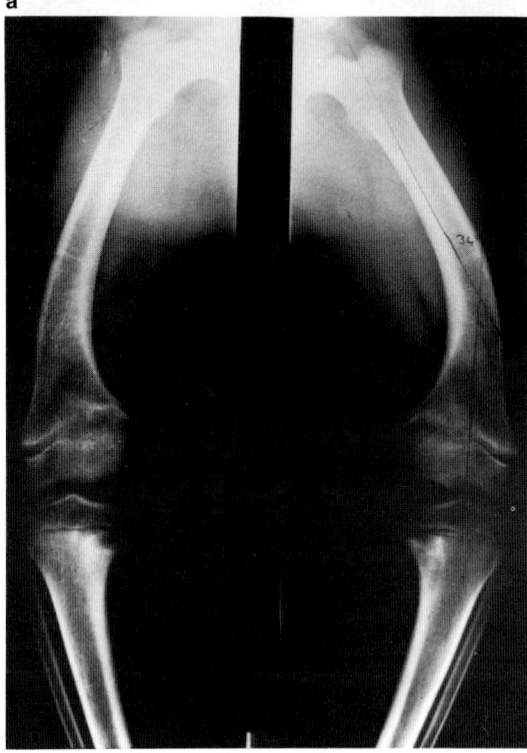

Abb. **61a** u. **b**   ♀ 8 J. Crus varum congenitum
a Fotografie der Beine von dorsal
b a.-p. Röntgenaufnahme der Beine. Verbiegung des Femurs im mittleren Drittel, Sklerosierung der Kortikalis auf der Hohlseite der Krümmung. Unregelmäßige Epiphyse des Femurs. Tibia vara mit Scheitelpunkt der Krümmung im proximalen Drittel. Epimetaphysäre Wachstumsstörung auch im Bereich der medialen Tibiaepiphyse

diale Wachstumsfuge zunehmend, so daß im Verlauf die mediale Epiphyse in einem um 90° bodenwärts gerichteten Winkel mit der Metaphyse verknöchert und die Varusverbiegung dann definitiv ist.

Klinisch zeigt sich meist eine einseitige Varusverbiegung. Der Biegungsscheitel ist kniegelenksnah. Bei der infantilen Form kommt es zur Verkürzung des Unterschenkels, seltener bei der juvenilen Form. Ein Innendrehfehler der Tibia kann hinzukommen, ebenso ein Genu recurvatum.

Differentialdiagnostisch ist die Tibia vara gegen die rachitischen O-Beine, die immer doppelseitig sind, gegen das Crus varum congenitum mit Krümmungsscheitel im unteren Drittel der Diaphyse und häufiger Antekurvation der Tibia und gegen die O-Beine bei der Chondrodystrophie abzugrenzen.

Der **Röntgenbefund** ist typisch. Im Bereich der Tibia ist die Markhöhle verengt. Die Fibula kann hypoplastisch sein (Abb. **61**). Die mediale Metaphyse kann einen schnabelförmigen Auswuchs entwickeln.

Die **Therapie** der infantilen Tibia vara ist zunächst konservativ mit korrigierenden orthopädischen Hilfsmitteln. Ausgeprägte Deformitäten können bereits ab dem 4. Lebensjahr behandelt werden. Die juvenilen Formen bedürfen nur selten einer Therapie.

Crus curvatum congenitum (Crus varum, Crus valgum)

Es handelt sich um eine angeborene Verbiegung des Unterschenkels im unteren Anteil des mittleren Unterschenkeldrittels, meist im Sinne eines Varus, seltener Valgus. Eine Ante- oder Rekurvation kann kombiniert sein.

Die **Ätiologie** der Erkrankung ist ungeklärt. Die Einordnung erfolgt im Sinne einer lokalisierten enchondralen Dysostose. Der Zusammenhang mit der Neurofibromatose Recklinghausen wird diskutiert, da histologisch neurofibromatöses Bindegewebe nachgewiesen werden kann. Auch eine umschriebene Kollagenstörung als residuale Vermehrung des Kollagentyps III gegenüber einem verminderten Ersatz durch Kollagentyp I kommt in Frage.

Pathogenetisch sind begleitende hypoplastische und hyperplastische Fehlbildungen selten. Gelegentlich fehlt der V. Zehenstrahl. Syndaktylien der Zehen, hypoplastische Mißbildungen im Bereich des Unterarmes, Polydaktylien, Femurhypoplasien und Mißbildungen im Bereich der Mundhöhle werden beobachtet.

Im Verlauf des Wachstums und der zunehmenden Belastung kann sich die sog. *kongenitale Unter-*

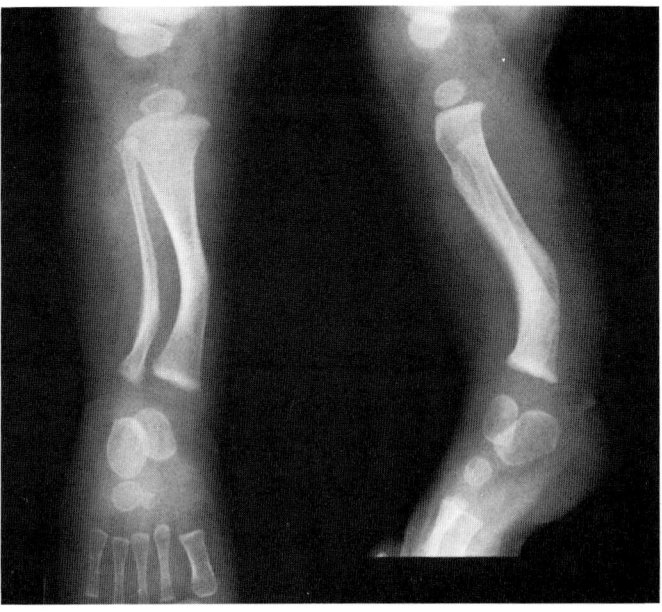

Abb. 62 ♂ 5 Mo. Crus curvatum congenitum mit starker Rekurvationskomponente des rechten Unterschenkels mit Valgusstellung. Deutliche Einengung des Markraumes im Bereich der Krümmung und Sklerosierung der Kortikalis auf der Hohlseite der Krümmung. Kongenitale Kyphoskoliose (Kinderkrankenhaus Schwabing der TU München)

schenkelpseudarthrose auf dem Boden einer pathologischen Fraktur (Ermüdungsbruch) entwickeln. Es entsteht zunächst eine straffe Pseudarthrose. Der Unterschenkel wird zunehmend belastungsunfähig. Die pseudarthrosennahen Fragmentenden atrophieren und laufen spitz zu. Der Unterschenkel verkrümmt und verkürzt sich zunehmend. Die Valgusverbiegung des Unterschenkels neigt weniger zu einer Pseudarthrosenbildung.

Klinisch zeigt sich am häufigsten eine Varusdeformität, kombiniert mit einer Antekurvation. Die Valgus- und Rekurvationsfehlstellung ist seltener. Meist ist die Verbiegung bei der Geburt vorhanden oder entwickelt sich in den ersten Lebenstagen. Der Unterschenkel ist verkürzt. Es besteht eine Klumpfußstellung. Im Verlauf zeigt sich eine Inaktivitätsatrophie des betroffenen Beines mit Verkleinerung des Fußes.

Differentialdiagnostisch sind die physiologischen Unterschenkelkrümmungen des Säuglings abzugrenzen, ebenso wie Verkrümmungen durch die Osteogenesis imperfecta und die rachitischen Verformungen, wobei jeweils die bekannten Begleitveränderungen die Unterscheidung ermöglichen. Auch die Lues connata kann Unterschenkelverbiegungen bewirken.

Die **Röntgenbefunde** sind gekennzeichnet durch eine Einengung des Markraumes im Bereich der Krümmung, die häufig am Übergang vom mittleren zum distalen Drittel nachweisbar ist. Diese kongenitale „Kyphoscoliosis tibiae" (BADGLEY u. Mitarb. 1952) kann mit Ante- oder Rekurvation kombiniert sein (Abb. 62).

Die **Therapie** des Crus curvatum congenitum ist konservativ. Sie besteht in Wuchslenkung, während des Wachstums durch Apparateversorgung. Bei der angeborenen oder eingetretenen Unterschenkelpseudarthrose sind die Operationserfolge wegen der Minderwertigkeit des knöchernen und weichteiligen Gewebes unsicher. Immer wiederkehrende Pseudarthrosen können zur Unterschenkelamputation bei Wachstumsabschluß zwingen.

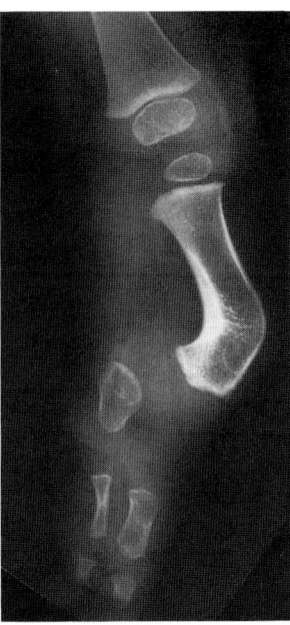

Abb. 63 ♂ 11,5 Mo. Fibulaaplasie mit Tibiafehlstellung des rechten Unterschenkels. Die Tibia ist verkürzt und verdickt mit erheblicher Sklerosierung der Kortikalis im Bereich der Biegung. Es sind nur ein Fußwurzelknochen und zwei Metatarsalknochen angelegt (Kinderkrankenhaus Schwabing der TU München)

Hypo- und Aplasie der Unterschenkelknochen

Diese Fehlbildungen können ein- oder beidseitig vorkommen und unterschiedlich stark ausgeprägt und mit anderen Mißbildungen kombiniert sein. Die *Tibiadefekte* haben wegen des Fehlens der knöchernen Stütze zwischen Femur und Fuß eine besondere Bedeutung. Die häufigste Entwicklungsstörung der langen Röhrenknochen ist die *Hypo- oder Aplasie der Fibula*. Es gibt zahlreiche Variationsformen, die von der leichten Hypoplasie bis zur Aplasie mit schweren Deformierungen der Tibia oder anderer angrenzender Knochen ausgeprägt sein können (Abb. **63**).

Fuß

Für das Verständnis und die Genese der hier zu besprechenden angeborenen Fußdeformitäten sind weniger die Bewegungen des Fußes als vielmehr die Bewegungen *im* Fuß wichtig.
So bewegt sich der Knochenkomplex Kalkaneus-Kuboid-Navikulare mit dem Fußrest im unteren Sprunggelenk um den Talus. Der Rückfuß, bestehend aus Kalkaneus und Talus, bewegt sich im Chopart-Gelenk um den Mittelfuß, bestehend aus Navikulare, Kuboid und Kuneiforme I–III. Der Mittelfuß wiederum ist über das Lisfranc-Gelenk mit dem Vorfuß, den Metatarsalia und Zehen verbunden.

Angeborener Klumpfuß

Beim angeborenen Klumpfuß (idiopathischer Klumpfuß, Pes equinovarus congenitus, Pes equinovarus adductus supinatus) sind die Spitzfuß- und Varuskomponente am Rückfuß und die Supinations- und Adduktionsfehlstellung am Mittel- und Vorfuß lokalisiert. Von DEBRUNNER (1936) wird eine genuine unkomplizierte Form mit normal angelegten einzelnen Skelettelementen von der teratogenen komplizierten Form mit Skelettdefekten und myelodysplastischen Veränderungen unterschieden.

Die **Ätiologie** dieser neben der Hüftdysplasie häufigsten angeborenen Mißbildung ist nicht eindeutig geklärt. Ein polygenes Erbleiden mit einem latent rezessiven Erbgang mit erhöhter Penetranz beim männlichen Geschlecht wird angenommen. Zusätzlich werden exogene Einflüsse auf die Fehlanlage mit der Folge einer definitiven Formabweichung diskutiert, wie raumbeengende Prozesse im Uterus als mechanische Ursache (Drucktheorie), primäre Störungen des Muskelgleichgewichtes mit Überwiegen der Supinatoren des Fußes (neuromyopathische Theorie) oder das Stehenbleiben der Entwicklung des Fußskelettes auf einer embryonalen Durchgangsstufe (Theorie der Hemmungsmißbildung).

Pathologisch-anatomisch werden ossäre und weichteilige Veränderungen gesehen. Das Fersenbein ist adduziert, supiniert, und der Tuber steht hoch. Die Gelenkfläche zum Kuboid ist nach medial verschoben. Das Sprungbein ist plantar flektiert und der Sprungbeinhals nach medial und plantar abgewinkelt. Das Kahnbein ist nach medialwärts gekippt und bringt über den I. Mittelfußknochen den gesamten Vorfuß in Adduktion und starke Plantarflexion.
Ursächlich für oder bedingt durch die Fehlform des Fußskelettes sind Weichteilveränderungen, wie die Verkürzung der Supinatoren, Kontrakturen der Plantarfaszie und der Bänder an der Medialseite des Fußes und Variationen der Band- und Sehnenverläufe vorhanden.
Es resultieren ein Pes equinus mit Steilstellung des Fußes und hochstehendem Fersenbein, ein Pes varus mit Supinationsstellung des Fußes und verstärkter Varusstellung des Rückfußes, ein Pes adductus durch Adduktion des Vorfußes gegen den Rückfuß und ein Pes excavatus durch vermehrte Plantarflexion des Vorfußes gegen den Rückfuß. Ferner zeigt sich eine unterschiedlich ausgeprägte Innendrehung der Tibia und nach einem Rückstand der Ossifikation, besonders des Os naviculare, später eine unterschiedlich ausgebildete Deformierung der Fußknochen.

Klinisch ist die mehr oder minder ausgeprägte abnorme Fußstellung eindeutig. Die Wadenmuskulatur ist meist schon zum Zeitpunkt der Geburt deutlich atrophisch (sog. Klumpfußwade). Manuell kann die Ferse meist nicht vollkommen nach distal gezogen und die Varusstellung im Rückfuß und Adduktionsstellung im Vorfuß nicht vollständig ausgeglichen werden.
Der unbehandelte Klumpfuß führt über die Fehlbelastung des äußeren Fußrandes zur Schwielenbildung und Entstehung von schmerzhaften Schleimbeuteln. Das Gangbild ist beeinträchtigt. Ein Genu valgum entwickelt sich, Arthrosen im Knie- und Fußgelenk sind die Folge.

Der **Röntgenbefund** auf Aufnahmen in rein seitlicher Projektion und dorsoplantarer Projektion bei maximaler Spitzfußstellung ist für die Therapieplanung unverzichtbar.
Für die Beurteilung sind das Entwicklungsstadium der einzelnen Skelettelemente, der Verlauf der Längsachsen von Talus und Kalkaneus und der durch sie gebildete Winkel in beiden Aufnahmeebenen sowie der Verlauf der Längsachsen der Metatarsalia entscheidend (ENDLER u. Mitarb. 1984) (Abb. **64–66**).

Die **Therapie** des angeborenen Klumpfußes beginnt sofort nach der Geburt. Sie ist für den Vor-

Abb. 64 ♂ 1 Tag. Klumpfuß vom genuinen Typ mit normal angelegtem Talus und Kalkaneus. Os cuboideum fehlt beidseits noch. Kontraktur und Verkürzung des medialen Weichteilmantels (Kinderkrankenhaus Schwabing der TU München)

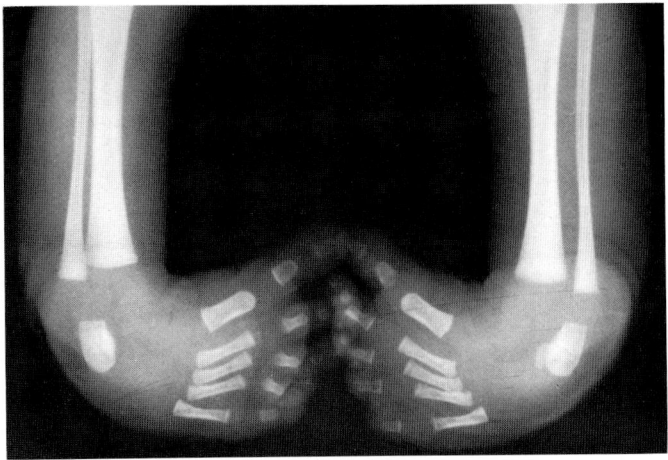

fuß konservativ mit redressierenden Gipsen und für den Rückfuß operativ in Form der Achillessehnenverlängerung und hinteren Kapseldiszision zur Kaudalverlagerung des Fersenbeines.
Grundsätzlich sind bis zum Abschluß des Wachstums Weichteileingriffe, nach Abschluß des Wachstums knöcherne Eingriffe zur Korrektur des Klumpfußes angezeigt.

Angeborener Plattfuß

Der angeborene Plattfuß (Pes planus, Pes planovalgus, Knickfuß, Knick-Platt-Fuß, Knick-Senk-Fuß) ist eine Pronationsdeformität des Fußes. Dabei beinhaltet der Plattfuß im engeren Sinne eine Abflachung des Längsgewölbes mit Abduktion des Vorfußes, aber ohne Valgusstellung im Rückfuß. Bei extremer Ausprägung spricht man vom *Schaukelfuß*. Beim *Knick-Platt-Fuß* besteht zusätzlich eine Valgusstellung des Rückfußes. Die Vorstufe ist der *Knick-Senk-Fuß*.

Ätiologisch werden eine Fehlhaltung in utero, knöcherne Dystopien, Neuropathien, Hemmungsmißbildungen oder endogene Faktoren diskutiert. Häufig zeigt sich der angeborene Plattfuß zusam-

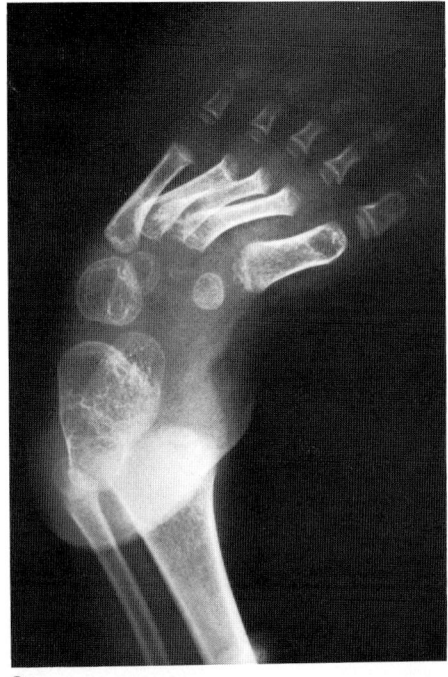

a

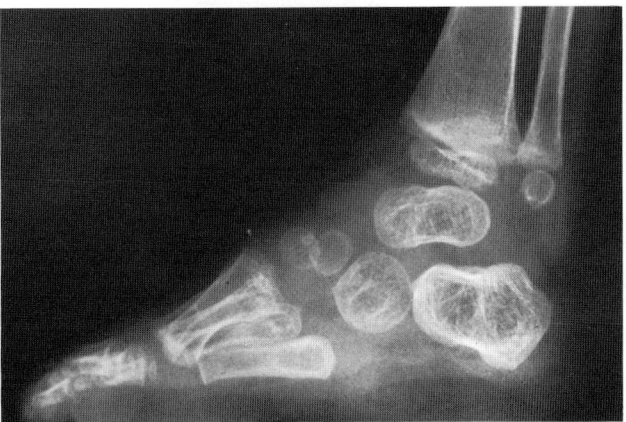

b

Abb. 65 a u. b Teratogener Klumpfuß
a Dorsoplantare Aufnahme: Supinationsstellung des Vorfußes; Achsen von Kalkaneus und Talus koinzidieren nicht mit denen der Ossa metatarsalia IV bzw. I
b Seitliche Aufnahme: Verplumpung und Verkürzung der Ferse, Retroposition der Fibula; Längsachse des Talus koinzidiert nicht mit der des Schaftes des Os metatarsale I

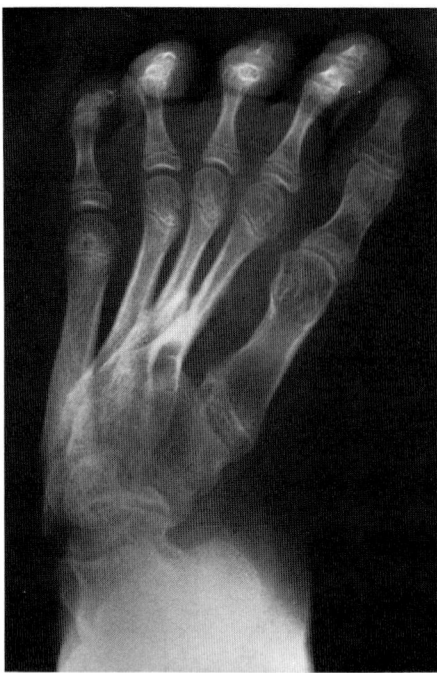

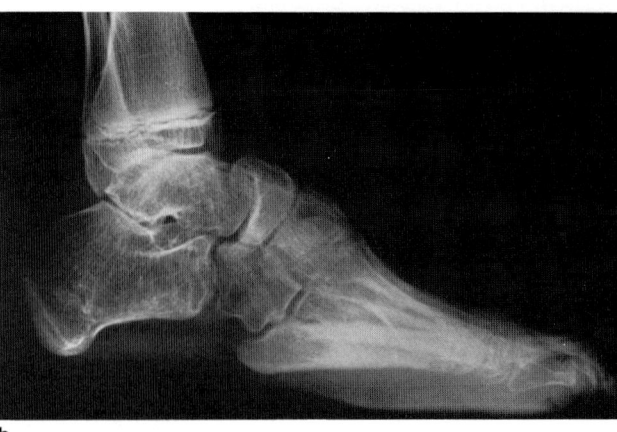

Abb. 66a u. b ♀ 12 J. Teratogener Klumpfuß
a Dorsoplantare Aufnahme: Die Achsen von Talus und Kalkaneus koinzidieren nicht mit denen der Ossa metatarsalia I bzw. IV; Sichelfußstellung, Mißbildung des Mittelfußes und der Ossa metatarsalia
b Seitliche Aufnahme: Verplumpung der Ferse, Entwicklungsstörung des Talus und des Mittelfußes; Achsen von Talus und Kalkaneus verlaufen annährend parallel

men mit anderen Fehlbildungen wie Syndaktylie, Defektbildungen an Fingern oder Zehen und Hüftluxation.

Pathologisch-anatomisch ist der Talus plantarwärts flektiert und der Talokalkanearwinkel steiler als 45° (Talus verticalis). Das Talonavikulargelenk ist subluxiert oder luxiert mit der Konsequenz einer konvexen Fußsohle. Der Fersenauftrittswinkel beträgt weniger als 30°.

Als Ursache des angeborenen Plattfußes wird heute eine muskuläre Imbalance durch Kontraktur des M. triceps surae, der Fußstrecker und der Mm. peronaei angenommen, und die Veränderungen am Skelett und am Kapsel-Band-Apparat sind damit sekundär.

Klinisch finden sich typischerweise eine Pronation der Ferse und eine Pronation und Abduktion des Vorfußes. Durch die Vertikalstellung des Talus ist der Fuß im Chopartschen Gelenk aufgebogen. Die Außenkante des Fußes wirkt zusammengestaucht. Die Beweglichkeit in der Fußwurzel ist eingeschränkt bis aufgehoben. Das Gangbild zeigt ein Abrollen um die Querachse und ist unbeholfen. Zu Belastungsschmerzen kommt es erst im späteren Wachstum.

Röntgenologisch ist durch die Pronationsstellung des Rückfußes eine Valgisierung des Kalkaneus nachweisbar, wodurch eine Pronation des Vorfußes bedingt ist. Diese wiederum verursacht die Abflachung des medialen Längsgewölbes, die auf Seitenaufnahmen erkennbar ist (Abb. **67** u. **68**).

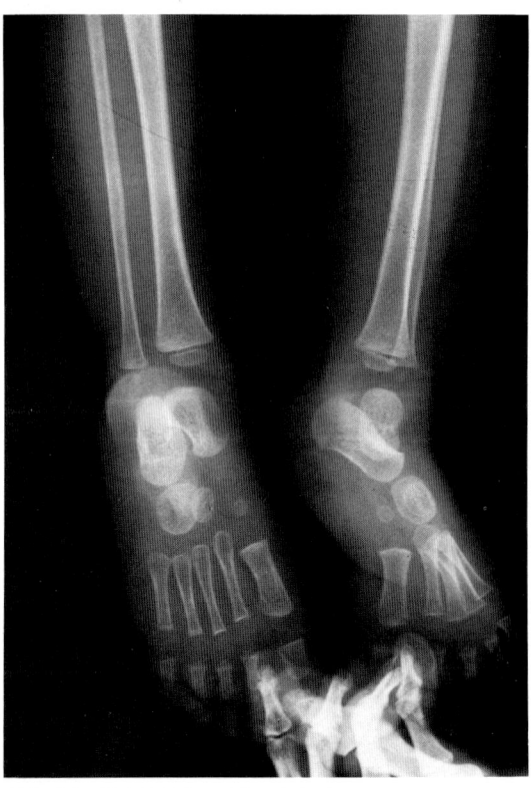

Abb. 67 ♀ 1 J. Echter Plattfuß. Pronation des Rückfußes und weitgehende Vertikalstellung des Talus

Abb. 68 ♂ 66 J. Pes Planus, geringe Abduktion des Vor- und Mittelfußes im Chopart-Gelenk

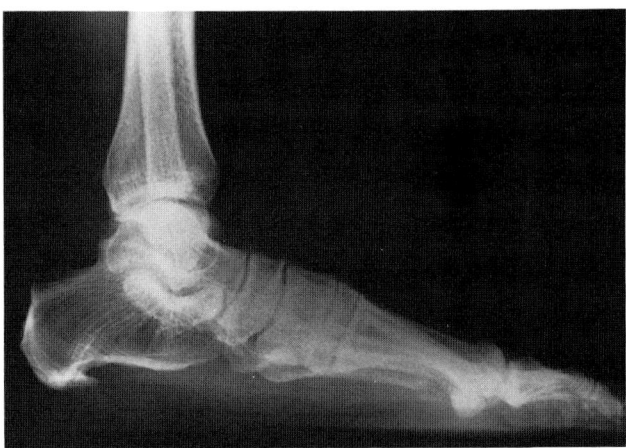

Die **Therapie** wird zwar konservativ durch redressierende Gipse direkt postpartal begonnen, kann aber die Fehlstellung des Talus nicht beeinflussen. So werden im Vorschulalter Operationen notwendig, die die Anhebung von Talus und Os naviculare zum Ziel haben. Nach Wachstumsabschluß wird die Plattfußkorrektur knöchern durch eine subtalare Arthrodese mit Knochenkeilentnahme vorgenommen.

Angeborener Hackenfuß

Der angeborene Hackenfuß (Pes calcaneus congenitus) ist gekennzeichnet durch eine extreme Dorsalflexion im oberen Sprunggelenk, so daß der Fußrücken der Tibia anliegt und die Ferse den tiefsten Fußpunkt darstellt.

Auch beim Hackenfuß ist die **Ätiologie** ungeklärt. Wie beim Plattfuß werden intrauterine Lagerungsschäden ebenso diskutiert wie eine dominant erbliche Mißbildung, wenn weitere Fehlbildungen wie andere Fußdeformitäten, eine Spina bifida oder eine Anenzephalie ebenfalls bestehen. Im letzteren Fall ist eine neuromuskuläre Genese offenkundig durch Imbalance der Fußheber- und Fußsenkermuskulatur.

Pathologisch-anatomisch steht der Calcaneus verticalis im Vordergrund; das Fußlängsgewölbe ist abgeflacht und der Vorfuß proniert.

Klinisch besteht eine ausgeprägte Dorsalflexion des Fußes, wobei der Fußrücken Kontakt mit dem streckseitigen Unterschenkel bekommen kann. Diese Position ist durch Schrumpfung der dorsalen Fußweichteile kontrakt, so daß keine passive Ausgleichsmöglichkeit gegeben ist. Dies unterscheidet den angeborenen Hackenfuß vom harmlosen Hakenfuß des Neugeborenen und Säuglings, bei dem die Plantarflexion passiv frei ist.

Der **Röntgenbefund** ist durch die Dorsalflexion im oberen Sprunggelenk und der damit einhergehenden Vertikalstellung des Kalkaneus geprägt.

Die **Therapie** ist in der Regel konservativ und beginnt mit redressierenden Übungen sofort nach der Geburt. Später kann auf korrigierende Oberschenkelgipse übergegangen werden.

Angeborener Sichelfuß

Beim angeborenen Sichelfuß (Pes adductus, Metatarsus varus, Pes varus congenitus) sind der Vorfuß adduziert, das Längsgewölbe abgeflacht und der Rückfuß leicht valgisiert. Leichte Fälle zeigen nur eine Varusabweichung der Großzehe.

Auch hier ist die **Ätiologie** nicht bekannt; sowohl endogene wie exogene Faktoren oder auch Gendefekte werden diskutiert. Die Kombination mit anderen Skelettmißbildungen des Fußes wurde beobachtet (EXNER 1979).

Pathogenetisch wird die primäre Veränderung im Metatarsus (CRAMER 1925), in der Störung der Knochenentwicklung des Os cuneiforme I (KAUFMANN 1929) oder im Rückfuß angenommen.

Pathologisch-anatomisch kann eine Adduktionsfehlstellung des Vorfußes einmal im Kuneiforme-Metatarsal-Gelenk und zum anderen in der Basis der Metatarsalia gesehen werden. Die Adduktionsfehlstellung verstärkt sich an den einzelnen Mittelfußstrahlen von lateral nach medial. Später wird eine vermehrte Wölbung des Fußrückens im Mittelfuß gesehen.

Das **klinische Bild** wird durch die Adduktionsabweichung des Vorfußes mit Abspreizung der Großzehe nach medial beherrscht. Das Längsgewölbe ist abgeflacht, so daß eine Ähnlichkeit mit dem Plattfuß besteht. Die Doppelseitigkeit ist häufig. Gelegentlich ist der Sichelfuß mit einem Klumpfuß der anderen Seite kombiniert.

Auf dem dorsoplantaren **Röntgenbild** des Fußes ist die Adduktion des Vorfußes nachweisbar, nicht selten mit anderen Normabweichungen kombiniert (Abb. **69**).

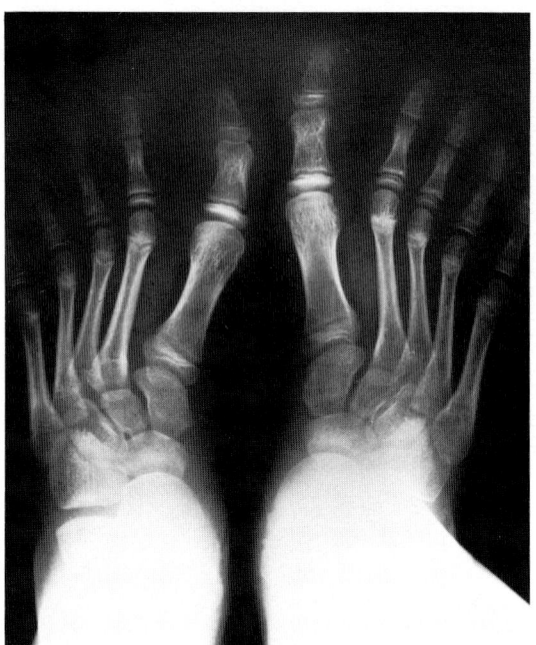

Abb. 69 ♀ 6 J. Pes adductus, links deutlicher ausgeprägt als rechts. Typische Abweichung der Mittelfußknochen I–IV des linken Fußes nach medial

Die **Therapie** ist konservativ und beinhaltet die manuelle Redression im Säuglingsalter und später redressierende Gipse. Bei Versagen der konservativen Therapie kann die basisnahe Osteotomie aller Mittelfußknochen notwendig sein.

Angeborener Hohlfuß

Der Hohlfuß (Pes cavus, Pes excavatus) ist selten angeboren. Der Fuß ist kurz und das Längsgewölbe überhöht. Man bezeichnet den Hohlfuß als Spiegelbild des Plattfußes.

Die **Ätiologie** beim selten angeborenen Hohlfuß ist nicht bekannt.

Pathogenetisch ist der Hohlfuß als eine dynamische Deformität durch eine Störung des Muskelgleichgewichtes zu bezeichnen. Dabei sind die Mm. interossei und der M. tibialis anterior geschwächt oder gelähmt, und der M. tibialis posterior oder M. peronaeus longus überwiegt. Das Fersenbein ist steil gestellt und meist supiniert. Der Fersenauftrittswinkel liegt über 30°. Der Talus ist nach außen oben verdreht mit dadurch bedingter schräger Einstellung in der Malleolengabel und Abweichen des Außenknöchels nach hinten unten. Der Vorfuß wird nach plantar verzogen und proniert, insbesondere der I. Mittelfußknochen.

Klinisch ist auch unter Belastung das Längsgewölbe deutlich angehoben, und die Belastung des Fußes erfolgt über die Außenkante mit entsprechender Fußsohlenbeschwielung. Die Dorsalflexion ist eingeschränkt. Der Haltungsfehler wird häufig erst im Vorschulalter augenfällig, und Beschwerden wie rasche Ermüdbarkeit und schmerzhafte Muskelkontrakturen treten erst im Erwachsenenalter auf.

Der **Röntgenbefund** ist durch eine unterschiedlich stark ausgeprägte Steilstellung des Kalkaneus gekennzeichnet (Abb. **70**).

Die konservative **Therapie** mit redressierenden Verbänden führt in der Regel zum Erfolg.

Synostosen, Segmentationen und Akzessoria der Fußwurzelknochen

Angeborene Synostosen

Synostosen von Fußwurzelknochen sind selten. Sie treten bei 0,4–1% der Population auf. Am häufigsten sind die kalkaneonavikulare und die talokalkaneare Synostose.

Ätiopathogenetisch wird die Knochenkernverschmelzung oder die ausbleibende Segmentation des primitiven Mesenchyms vermutet.

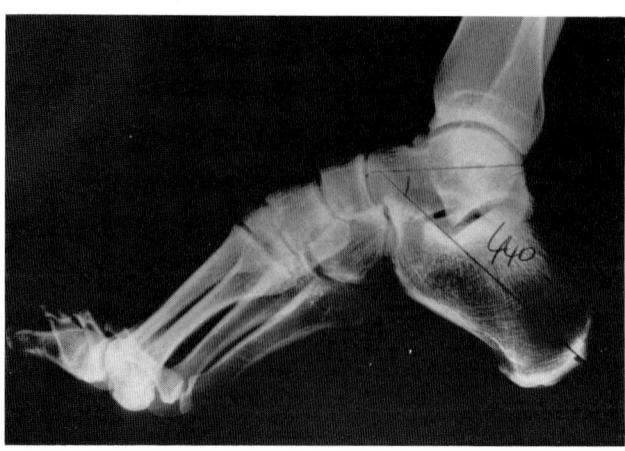

Abb. **70** ♀ 27 J. Pes excavatus mit typischer Hohlfußstellung bei steilgestelltem Kalkaneus

Coalitio calcaneonavicularis

Der Processus anterior calcanei ist schnabelartig verlängert und knöchern mit dem Os naviculare verbunden. In Einzelfällen besteht ein mehr oder weniger breiter Spalt, der von einer Syndesmose überbrückt ist. Die knöcherne Verbindung zwischen Kalkaneus und Navikulare führt zu einer Aufhebung der Beweglichkeit des unteren Sprunggelenkes und zu einer Fußfehlform im Sinne des Knick-Platt-Fußes. Beschwerden treten erst dann auf, wenn die angrenzenden Gelenke dekompensieren und sich arthrotisch verändern und somit der Funktionsausfall vom Betroffenen bemerkt wird.

Therapie. Die ausgiebige Resektion der Knochenbrücke kann bei Beschwerden erwogen werden.

Coalitio talonaviculare

Die Verschmelzung von Talus und Navikulare ist sehr selten. Die starke Valgusfehlstellung im Rückfuß fällt auf. Das untere Sprunggelenk ist eingesteift. Die Überlastung des Gelenkes zwischen Os naviculare und Os cuneiforme I führt zur Arthrose und zu entsprechenden Beschwerden.

Bei *therapieresistenten* Beschwerden genügt die Arthrodese zwischen Os naviculare und Os cuneiforme I nicht. Das untere Sprunggelenk muß unter Miteinbeziehung des Kuboids ebenfalls versteift werden.

Coalitio talocalcaneare

Die knöcherne Verbindung zwischen Talus und Kalkaneus kann das gesamte untere Sprunggelenk betreffen, aber auch nur das vordere oder hintere Sprunggelenk. Die Verbindung kann knorpelig oder knöchern sein. Die Beweglichkeit des unteren Sprunggelenkes ist aufgehoben, der Rückfuß steht in Valgusstellung. Beschwerden resultieren nur bei knorpeliger Überbrückung.

Bei Beschwerden müssen die knöcherne Überbrückung und der Ausgleich der Valgusfehlstellung operativ angestrebt werden.

Angeborene Segmentationen

Os naviculare bipartitum

Das Os naviculare bipartitum des Kindes resultiert aus zwei Ossifikationszentren, die bald nach Ossifikationsbeginn häufig beobachtet werden. Die Ossifikationskerne liegen meist übereinander in einer sagittalen Ebene und verschmelzen im weiteren Wachstum. Beschwerden resultieren nicht.

Os cuneiforme bipartitum

Auch hier bestehen zwei Ossifikationszentren, von denen eines dorsal und das andere plantarseitig gelegen ist. In der Regel kommt es zur totalen Verschmelzung im weiteren Wachstum; nur selten resultiert aus einer partiellen Verschmelzung ein zweigeteiltes I. Keilbein.

Angeborene Akzessoria

Bis heute sind etwa 30 akzessorische Fußwurzelknochen beschrieben worden, die als atavistische Restknochenkerne gedeutet werden und denen in der Regel keine Bedeutung für die Form und Funktion des Fußes zukommt. Die drei wichtigsten akzessorischen Elemente seien erwähnt:

Os metatarsale

Dieses akzessorische Knöchelchen kann dorsal zwischen dem Os metatarsale I und dem Os cuneiforme I liegen und wie eine Exostose zu Beschwerden durch Schuhdruck führen. In Einzelfällen liegt das Os metatarsale zwischen dem I. und II. Mittelfußknochen.

Os trigonum tali

Es wird mit etwa 8% am häufigsten vorgefunden, entsteht aus dem embryonalen Knorpel des Talus durch Ausbildung eines eigenen Knochenkerns, liegt dorsal des Processus posterior tali und kann sekundär mit ihm verschmelzen. Differentialdiagnostisch ist eine traumatische Absprengung des Processus posterior tali abzugrenzen. Die Exzision kann bei Beschwerden durch Extrembewegungen im oberen Sprunggelenk notwendig werden.

Os tibiale externum

Es handelt sich um einen genetisch bedingten akzessorischen Knochenkern dorsomedial der Tuberositas ossis navicularis. Meist doppelseitig auftretend, ist es in die Sehne des M. tibialis posterior eingescheidet und wird deshalb auch als Sesambein bezeichnet. Es wird bei etwa 11% der weißen Rasse beobachtet. Vereinigt sich der Knochenkern des Os tibiale mit dem Os naviculare, entsteht ein Os naviculare cornutum mit Beschwerden und Druckschwielenbildung durch Schuhdruck. Differentialdiagnostisch ist die Fraktur des Os naviculare abzugrenzen.

Literatur

Albrecht, R.: Beitrag zum Vorkommen der Synostosen am Hand- und Fußwurzelskelett. Z. Orthop. 105 (1969) 215

Almquist, E. E., L. H. Gordon, A. J. Blue: Congenital dislocation of the head of the radius. J. Bone Jt Surg. A51 (1969) 1118

Badgley, C. E., S. J. O'Connor, D. F. Kudner: Congenital kyphoscoliotic tibia. J. Bone Jt Surg A34 (1952) 349

Baughman, F. A., J. V. Higgins, T. G. Wadsworth, M. J. Demaray: The carrying angle in sex chromosome anomalies. J. Amer. med. Ass. 230 (1974) 718

Bechtol, C. O.: Biomechanics of the shoulder. Clin. Orthop. 146 (1980) 37

Blauth, W.: Zur Morphologie und Pathogenese der primären Coxa vara congenita. Z. Orthop. 100 (1965) 271

Blauth, W.: Der kongenitale Femurdefekt. Z. Orthop. 103 (1978) Beilageheft

Blauth, W., F. Schneider-Sickert: Handfehlbildungen. Atlas ihrer operativen Behandlung. Springer, Berlin 1976

Blount, W. P.: Tibia vara: Osteochondrosis deformans tibiae. J. Bone Jt Surg. 19 (1937) 1

Bozdech, Z.: Humerus varus idiopaticus, Z. Orthop. 101 (1966) 97

Bragard, K.: Das Genu valgum. Z. orthop. Chir. 57 (1932) Beilageheft

Brückl, W., R. Hepp, D. Tönnis: Die Abgrenzung normaler und dysplastischer Hüftgelenke durch den Hüftwert. Arch. orthop. traum. Surg. 74 (1972) 13

Buck-Gramcko, A.: Angeborene Fehlbildungen der Hand. In Nigst, H., D. Buck-Gramcko, H. Millesi: Handchirurgie, Bd. I. Thieme, Stuttgart 1981

Busse, J., W. Gasteiger, D. Tönnis: Eine neue Methode zur röntgenologischen Beurteilung eines Hüftgelenkes – Der Hüftwert. Arch. orthop. traum. Surg. 72 (1972) 1

Carter, C. O., J. A. Wilkinson: Genetic and environmental factors in the etiology of congenital dislocation of the hip. Clin. Orthop. 33 (1964) 119

Cavendish, M. E.: Congenital elevation of the scapula. J. Bone Jt Surg. B 54 (1972) 395

Conway, J. J., H. R. Cowell: Tarsal coalition: clinical significance and roentgenographic demonstration. Radiology (N. Y.) 92 (1969) 799

Coventry, M. B., E. W. Johnson: Congenital absence of the fibula. J. Bone Jt Surg. A 34 (1952) 941

Cramer, K.: Der Plattfuß. Enke, Stuttgart 1925

De Cuveland, E.: Zur Ossifikation des I. Keilbeines. Z. Orthop. 89 (1957) 266

Debrunner, H.: Der angeborene Klumpfuß. Enke, Stuttgart 1936

Dennemann, H.: Möglichkeiten der röntgenologischen Diagnostik von Fußformen und Fußdeformitäten. Verh dtsch. orthop. Ges. 48 (1941) 291

Dörr, W. M.: Makroskopisch anatomische, osteologische und röntgenologische Untersuchungen an frühkindlichen Hüftluxationspräparaten. Habil., Aachen 1968

Dunn, P. M.: Perinatal observations on the etiology of congenital dislocation of the hip. Clin. Orthop. 119 (1976) 11

Dupuytren, B.: (1826) Mémoire sur un déplacement originel ou congénital de la tête des fémurs. Rep. Gen. Anat. Physiol. Pathol. Clin. Chir. (Paris) 2 (1826) 82

Endler, F., K. Fochem, U. H. Weil: Orthopädische Röntgendiagnostik, Thieme, Stuttgart 1984

Eulenburg, M. M.: Hochgradige Dislocation der Scapula, bedingt durch Retraction des M. levator anguli, und des oberen Teiles des M. cucullaris. Heilung mittels subcutaner Durchschneidung beider Muskeln und entsprechender Nachbehandlung. Arch. klin. Chir. 4 (1863) 304

Exner, G.: Vergleichende Untersuchungen über das Verhalten des proximalen Femurendes bei angeborenem Femurdefekt und Coxa vara congenita. Z. Orthop. 79 (1950) 624

Exner, G.: Angeborener Hackenfuß. In Imhäuser, G.: Der Fuß. Vordruckverlag, Bruchsal 1979 a

Exner, G.: Der Sichelfuß. In Imhäuser, G.: Der Fuß. Vordruckverlag, Bruchsal 1979 b

Fettweis, E.: Das Hüftluxationsleiden bei in Beckenendlage geborenen Kindern. Z. Orthop. 111 (1973) 168

Ficat, R. P., D. S. Hungerford: Disorders of the patello-femoral Joint. Masson, Paris 1977

Francillion, M. R.: Beitrag zur Kenntnis der angeborenen Hüftgelenks-Verrenkung. Z. Orthop. 66 (1937) Beiheft

Francillon, M. R.: Zur Ätiologie des Humerus varus adolescentium. Med. Klin. 61 (1966) 489

Graf, R.: Die anatomischen Strukturen der Säuglingshüfte und ihre Darstellung. Morphol. med. 2 (1982) 29

Graf, R.: Hüftsonographie im Säuglingsalter. Vorgehen und klinische Bedeutung. Fortschr. Med. (Gauting) 103 (1985) 62

Grieve, J.: Bilateral subluxation of acromioclavicular joint. Lancet 1942/II, 424

Griffin, P. P.: The lower limb. In Lovell, W. W., R. B. Winter: Pediatric Orthopaedics. Lippincott, Philadelphia 1978

Guilleminet, M., P. Stagnara, R. Faysse, L. Bertrand: Le traitment orthopédique des luxations congénitales de la hanche controlé par l'arthrographie. Rev. Orthop. 38 (1952) 476

Güntz, E.: Traumatische Veränderungen oder akzessorischer Knochen zwischen Cuneiforme II und Metatarsale II. Röntgenpraxis (Lpz.) 7 (1935) 463

Hark, F. W.: Congenital anomalies of the tarsal bones. Clin. Orthop. 16 (1960) 21

Harrold, A. J.: The problem of congenital vertical talus. Chir. orthop. 97 (1973) 133

Henkel, H. L.: Die Behandlung des angeborenen Klumpfußes im Säuglings- und Kindesalter. Enke, Stuttgart 1974

Hilgenreiner, H.: Zur Frühdiagnose der angeborenen Hüftgelenksverrenkung. Med. Klin. 21 (1925) 1385

Hilgenreiner, H.: Ein sicheres Verfahren zur Diagnose der angeborenen Hüftverrenkung (Bemerkungen zur gleichnamigen Mitteilung Kopits). Z. Orthop. 69 (1939) 488

Hoffa, A.: Lehrbuch der orthopädischen Chirurgie, 7. Aufl. Enke, Stuttgart 1925

Hohmann, G.: Hand und Arm. Bergmann, München 1949

Hohmann, G.: Fuß und Bein. Bergmann, München 1951

Howorth, M. B.: Congenital dislocation of the hip is not a primary dysplasia of the acetabulum. Soc. Int. Chir. Orthop. 8. Kongr. New York (1960) Abstr. 150

Hultén, O.: Anatomische Variationen der Handgelenksknochen. Acta radiol. 9 (1928) 1

Idelberger, K., A. Frank: Über eine neue Methode zur Bestimmung des Pfannendachwinkels bei Jugendlichen und Erwachsenen. Z. Orthop. 82 (1952) 571

Imhäuser, G.: Die Entwicklung des Kinderfußes unter pathologischen Bedingungen, Konsequenzen für die Behandlung. In Imhäuser, G., E. Hopf, H. Rössler: Vorsorge in der Orthopädie. Vordruckverlag, Bruchsal 1973

Jäger, M., H. J. Refior: Der Kopfepiphysenwinkel. Orthop. Prax. 10 (1974) 32

Kauffmann, H. G.: Der Pes adductus congenitus. Ergebn. Chir. Orthop. 22 (1929) 463

Kite, H. H.: Congenital pseudarthrosis of the clavicle. Sth. med. J. 61 (1968) 703

Kite, J. H.: Congenital metatarsus varus. J. Bone Jt Surg. 32 (1950) 500

Köhler, A., E. A. Zimmer: Grenzen des Normalen und Anfänge des Pathologischen im Röntgenbild des Skeletts, 12 Aufl. Thieme, Stuttgart 1982

König, F.: Operationsverfahren bei angeborenem Schulterblatthochstand. Zbl. Chir. 40 (1913) 1186

Kopits, E.: Ein sicheres Verfahren zur Frühdiagnose der angeborenen Hüftverrenkung. Z. Orthop. 69 (1939) 167

Lange, M.: Lehrbuch der Orthopädie und Traumatologie, Bd. II/2. Enke, Stuttgart 1965

Lausecker, E.: Der angeborene Defekt der Ulna. Virchows Arch. pathol. Anat. 325 (1954) 211

Leveuf, J., P. Bertrand: L'arthrographie dans la luxation congenitale de la hanche. Presse méd. 45 (1937) 437

Lichtblau, P. D.: Shoulder dislocation in the infant. J. Fla med. Ass. 64 (1977) 313

Lindemann, K.: Zur Morphologie der Coxa vara cong. Z. Orthop. 78 (1949) 47

Lindemann, K.: Die angeborenen Deformitäten des Unterschenkels. In Hohmann, G., J. Hackenbroch, K. Lindemann: Handbuch Orthopädie, Bd. IV/2. Thieme, Stuttgart 1961

Lloyd-Roberts, G. C., A. G. Apley, R. Owen: Reflections upon the aetiology of congenital pseudarthrosis of the clavicle. J. Bone Jt. Surg. B57 (1975) 24

Lovell, W. W., R. B. Winter: Pediatric Orthopaedics. vol. II. Lippincott, Philadelphia 1978

Ludloff, K.: Zur Pathogenese und Therapie der angeborenen Hüftgelenksluxation. Fischer, Jena 1902

McFarland, G. B.: Congenital vertical talus. J. Bone Jt Surg. B39 (1957) 580

Madelung, O.: Die spontane Subluxation der Hand nach vorne. Langenbecks Arch. klin. Chir. 23 (1879) 395

Mitchell, G. P.: Arthrography in congenital displacement of the hip. J. Bone Jt Surg. B45 (1963) 88

Müller, M. E.: Die hüftnahen Femurosteotomien. Thieme, Stuttgart 1957; 2. Aufl. 1970

Müller, W.: Die angeborenen Fehlbildungen der menschlichen Hand. Thieme, Leipzig 1937

Niederecker, K.: Der Plattfuß. Enke, Stuttgart 1959

Odgen, J. A., U. H. Weil, R. F. Hempton: Developmental humerus varus. Clin. Orthop. 116 (1976) 158

Ombrédanne, L.: Precis clinique et operatoire de chirurgie infantile. Masson, Paris 1923

Owen, R.: Congenital pseudarthrosis of the clavicle. J. Bone Jt Surg. B52 (1970) 644

Pauwels, F.: Gesammelte Abhandlungen zur funktionellen Anatomie des Bewegungsapparates. Springer, Berlin 1965

Pavlik, A.: Die funktionelle Behandlungsmethode mittels Riemenbügel als Prinzip der konservativen Therapie bei angeborener Hüftgelenksverrenkung der Säuglinge. Z. Orthop. 89 (1957) 341

Peiċ, S.: Die Köhlersche Tränenfigur und ihre Bedeutung in der Röntgendiagnostik. Fortschr. Röntgenstr. 114 (1971) 305

Pfitzer, W.: Beiträge zur Kenntnis des menschlichen Extremitäten-Skelettes. VII. Die Variationen im Aufbau des Fußskelettes. In Schwalbe, G.: Morphologische Arbeiten, vol. VI. Fischer, Jena 1896

Pick, C. K., F. Chicote-Campos: Der angeborene Plattfuß mit Talus verticalis. Enke, Stuttgart 1979

Rigault, P., J. C. Pouliquen, G. Guyonvarch, J. Zujovic: Congenital elevation of the scapula in children. Anatomopathologic and therapeutic study of 27 cases. Rev. Chir. orthop. 62 (1976) 5

Rippstein, J.: Zur Bestimmung der Antetorsion des Schenkelhalses mittels zweier Röntgenaufnahmen. Z. Orthop. 86 (1955) 345

Robbins, H.: Congenital vertical talus and arthrogryposis. In Jahss, W. B.: Disorders of the foot. Saunders, Philadelphia 1982

Rütt, A.: Surgery of the Lower Leg and Foot. Thieme, Stuttgart 1980

Samilson, R. L.: Congenital and developmental anomalies of the shoulder girdle. Orthop. Clin. N. Amer. 11 (1980) 219

Saupe, E.: Beitrag zur Patella bipartita. Fortschr. Röntgenstr. 28 (1921/22) 37

Schaer, H. S.: Die Patella partita. Ergebn. Chir. Orthop. 27 (1934) 1

Schöllner, D.: Die Klumphand bei Radiusaplasie. Thieme, Stuttgart 1972

Schönbauer, H. R., E. Polt, F. Grill: Orthopädie. Springer, Wien 1979

Schwetlick, W.: Die kindliche Luxationshüfte. Arthrographisch-röntgenkinematographische Untersuchung. Enke, Stuttgart 1976

Sprengel, O.: Die angeborene Verschiebung des Schulterblattes nach oben. Arch. klin. Chir. 42 (1891) 545

Steinhäuser, J.: Angeborene und erworbene Synostosen im Fußbereich und ihre klinische Bedeutung. In Imhäuser, G.: Der Fuß. Vordruckverlag, Bruchsal 1979

Tönnis, D.: Hüftluxation und Hüftkopfnekrose. Eine Sammelstatistik des Arbeitskreises für Hüftdysplasie der Dtsch. Ges. Orthop. Traumatol. Enke, Stuttgart 1978

Tönnis, D.: Die angeborene Hüftdysplasie und Hüftluxation im Kindes- und Erwachsenenalter. Springer, Berlin 1984

von Torklus, D., G. Türk, J. Zippel: Fehlbildungen der Klavikula. In Witt, A. N., H. Rettig, K. F. Schlegel: Orthopädie in Praxis und Klinik, 2. Aufl. Bd. VI/2. Thieme, Stuttgart 1982

Viladot, A.: The Metatarsus. In Jahss, M. H.: Disorders of the Foot. Saunders, Philadelphia 1982

Wadsworth, T. G.: The Elbow. Churchill-Livingstone, Edinburgh 1982

Weil, S.: Die angeborenen Mißbildungen des Ellenbogengelenkes. In Hohmann, G., M. Hackenbroch, K. Lindemann: Handbuch der Orthopädie, Bd. III. Thieme, Stuttgart 1959 (S. 325–340)

Weil, U. H.: Angeborene Fehlbildungen des Schultergelenkes und Oberarmes. In Witt, A. N., H. Rettig, K. F. Schlegel: Orthopädie in Praxis und Klinik, 2. Aufl., Bd. VI/2. Thieme, Stuttgart 1982

Wertheimer, L. G.: Coracoclavicular joint. Surgical treatment of a painful syndrome caused by an anomalous joint. J Bone Jt Surg. A30 (1948) 570

Wiberg, G.: Studies on dysplasic acetabulum and congenital subluxation of the hip joint with special reference to the complication of osteoarthritis. Acta chir. scand. 83 Suppl. 58 (1939)

Wiberg, G.: Roentgenographic and anatomic studies on femoropatellar joint. Acta orthop. scand. 12 (1941) 319

Wilkinson, J. A.: A post-natal survey for congenital displacement of the hip. J. Bone Jt Surg. 54 (1972) 40

Willert, A., W. J. Walsham: An account of the dissection of the parts removed after death from the body of a woman the subject of congenital malformation of the spinal column, bony thorax and left scapular arch. Med. Chir. Trans. 45 (1880) 257

Willert, A., W. J. Walsham: A second case of malformation of the left shoulder-girdle. Brit. med. J. 1883/I, 513

Willert, H.-G., H.-L. Henkel: Klinik und Pathologie der Dysmelie. (Experimentelle Medizin, Pathologie und Klinik, Bd. 26). Springer, Berlin 1969

Willert, H.-G., H.-L. Henkel: Pathologisch – anatomische Prinzipien bei Extremitätenfehlbildungen, dargestellt am Beispiel der Finger. Z. Orthop. 107 (1970) 663

Wirth, C. J., M. Jäger: Die operative Behandlung des angeborenen Schulterblatthochstandes. Z. Orthop. 122 (1984) 31

Witt, A. N., H. Cotta, M. Jäger: Die angeborenen Fehlbildungen der Hand und ihre operative Behandlung. Thieme, Stuttgart 1966

Woodward, J. W.: Congenital elevation of the scapula. Correction by release and transplantation of muscle origins. J. Bone Jt Surg. A43 (1961) 219

Zippel, H.: Untersuchungen zur Normalentwicklung der Formelemente am Hüftgelenk im Wachstumsalter. Beitr. Orthop. Traumatol. 18 (1971) 255

Wachstums- und Reifungsstörungen des Skeletts

G. Bargon und J. Merk

Die Wachstums- und Reifungsvorgänge des Skeletts werden von genetischen, hormonellen, metabolischen, mechanisch-funktionellen, nervalen, blutzirkulatorischen und exogenen Faktoren bestimmt. Das Zusammenwirken dieser zahlreichen Faktoren in einer bestimmten zeitlichen Abfolge ist erforderlich, um ein normales Wachstum und eine physiologische Reifung des Skelettsystems zu gewährleisten. Ausfall, Verminderung oder Steigerung eines oder mehrerer Faktoren können diesen biologischen Prozeß der Skelettentwicklung stören. Bei zeitlich begrenzten Störeinflüssen oder Beeinträchtigung von Faktoren geringer Penetranz können diese Störungen durch körpereigene Steuermechanismen häufig wieder ausgeglichen werden. Abweichungen der Skelettentwicklung von der Norm manifestieren sich in der Regel im Röntgenbild. Die Röntgensymptome können zur Analyse der Wachstums- und Reifungsstörung herangezogen werden. Die Differenzierung und Erkennung der Störfaktoren, die den röntgenologisch-manifesten Skelettveränderungen zugrunde liegen, ist aber nur durch laborchemische, biochemische, histologische und erbbiologische Untersuchungen möglich.

Klinische und röntgenologische Symptome gestatten aber die Einordnung der Entwicklungsstörungen in die Hauptgruppen:

Klein- oder Zwergwuchs,
Hoch- und Riesenwuchs,
Pubertas praecox,
Pubertas tarda
Lokalisierte Mißwuchsformen bzw. Reifungshemmungen.

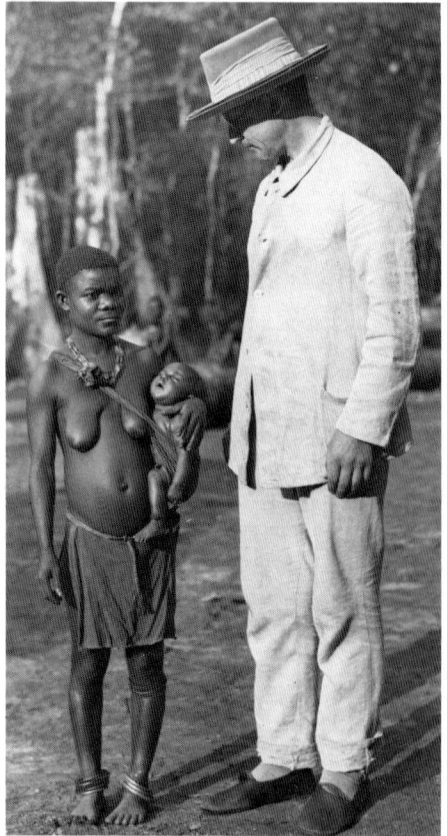

Abb. 1 122 cm große Pygmäenfrau neben einem mittelgroßen Europäer (Prof. Dr. M. Gusinde). Die Frau war Mutter von zwei gesunden Kindern (aus *M. Gusinde*: Urwaldmenschen am Ituri. Springer, Wien 1948)

Klein- und Zwergwuchs

Unter den verschiedenen Formen des Klein-, Zwerg- oder Minderwuchses sind die genetischen und hormonalbedingten Störungen des Wachstums von besonderer Bedeutung. Die auf Ernährungs-, Stoffwechselstörungen oder chronischen Krankheiten basierenden Wachstums- und Reifestörungen sind demgegenüber weniger stark ausgeprägt. Sie werden an anderer Stelle des Gesamtwerkes behandelt.

Genetisch bedingter Klein- und Zwergwuchs

Primordialer Klein- und Zwergwuchs (Nanosomia primordialis)

Diese Form des Kleinwuchses tritt in ganzen Populationen (Lappländer, Pygmäen, Negritos, Wedda), familiär oder aber auch sporadisch auf. Sie ist dominant oder rezessiv erblich mit intrafamiliären Schwankungen. Schon bei der Geburt fällt die deutlich abnorme Kleinheit des Individuums auf. Dabei bestehen physiologische Proportionen. Bis zur Beendigung der normalen Wachstumsphase erreichen Männer eine Größe von 143–150 cm und Frauen 130–138 cm. Die körperliche, geistige und sexuelle Entwicklung gleicht denen normaler Menschen. Die Fortpflanzungsfähigkeit ist nicht gestört. Der klinische Befund entspricht dem eines gesunden normalen Menschen mit weit unter der Bevölkerungsnorm liegenden Kleinheit des gesamten Körpers.

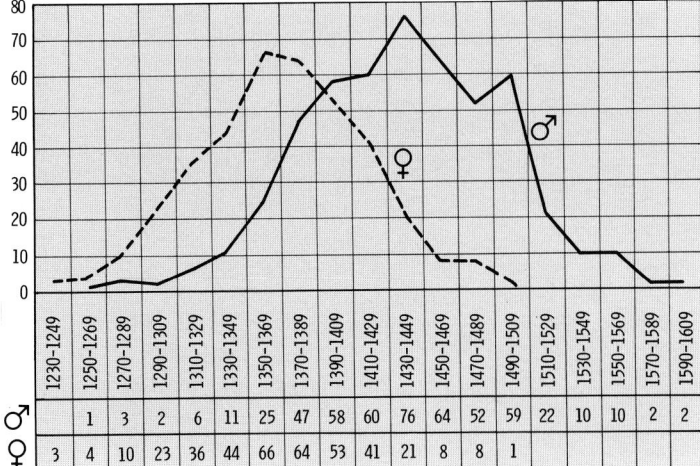

Abb. 2 Häufigkeitsverteilung der individuellen Körperlänge bei einer Pygmäenpopulation von rund 900 Menschen (aus *M. Gusinde*: Urwaldmenschen am Ituri. Springer, Wien 1948)

Röntgensymptome

Normales, jedoch graziles kleines Skelett, das wie eine „Miniatur" des Normalskelettes wirkt. Zeitgerechtes Auftreten von Knochenkernen und Epiphysenfugenschluß unterstreichen das normale Wachstumsverhalten. Die Knochenstruktur ist zart mit normalem Verhältnis von Spongiosa und Kompakta. GUSINDE hat 1948 an Populationen mit primordialem Zwergwuchs im Urwald von Ituri ausführliche Untersuchungen vorgenommen (Abb. 1 u. 2).

Heredodegenerativer Zwergwuchs (Hanhart-Syndrom I)

Dieser Zwergwuchs wird in Inzuchtsippen angetroffen. Bei der Geburt ist das Individuum von normaler Größe. Eine Wachstumsverzögerung tritt erst im Verlauf des 2. Lebensjahres ein und endet mit einem Zwergwuchs. Dabei ist das Wachstum erst zum 4. Lebensjahrzehnt beendet. Der Körperbau ist proportioniert. Der Zwergwuchs wird von einer Dystrophia adiposogenitalis begleitet. Es besteht außerdem ein sexueller Infantilismus ohne Fortpflanzungsfähigkeit. Der Gesichtsausdruck nimmt früh greisenhafte, überalterte Züge an. Die Lebenserwartung ist nicht verkürzt; die Lebensaktivität und -vitalität sind gut. Eltern und Geschwister sind normal.

Röntgensymptome

Es besteht eine proportionale Mindermaßigkeit des Skeletts; das Längenwachstum bleibt sehr stark hinter den mittleren Körpergrößen der Normalbevölkerung zurück. Häufig ist eine Mikrognathie mit verspäteter Dentition und deformierten Zähnen zu beobachten. Peromelien an einzelnen oder mehreren Extremitäten wurden von MARTIUS u. WALTER (1954) beschrieben. Die Ossifikation ist erheblich retardiert. Der Epiphysenschluß erfolgt um das 40. Lebensjahr (Abb. 3). Eine röntgenologische Abgrenzung gegenüber einem hypophysären Zwergwuchs ist erst im Verlauf des weiteren Lebens möglich. Bei hypophysärem Zwergwuchs bleiben die Epiphysenfugen bis in das späte Lebensalter offen, und das gesamte Skelett und Gebiß bleiben unreif.

Infantilistischer Zwergwuchs

An dieser Form des Zwergwuchses erkrankten Individuen wurden landläufig als Liliputaner bezeichnet. Das häufigere Vorkommen in einer Sippe führte zu der Annahme eines genetisch verursachten Minderwuchses, bei dem sehr frühzeitig ein Panhypopituitarismus eintritt und das klinische Bild sowie das Wachstumsgeschehen bestimmt. Bei der Geburt besteht eine normale Größe. Das Wachstum verläuft in den ersten 2–3 Jahren kontinuierlich ohne Abweichung von der Norm. In den folgenden Jahren verzögert sich die Wachstumsgeschwindigkeit zunehmend und kommt schließlich mit einem Entwicklungsstand eines 10jährigen Kindes zum Stillstand. Der proportionierte Zwerg

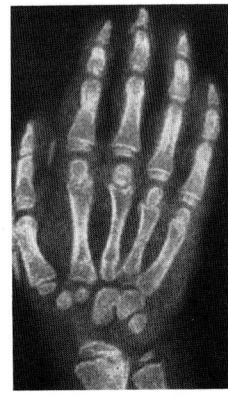

Abb. 3 Hand einer 9jährigen heredodegenerativen Zwergin. Geringer Ossifikationsrückstand, jedoch starkes Zurückbleiben des Längenwachstums. Handlänge 9 cm (Aufnahme: Prof. Dr. *Jesserer*)

1086 Wachstums- und Reifungsstörungen des Skeletts

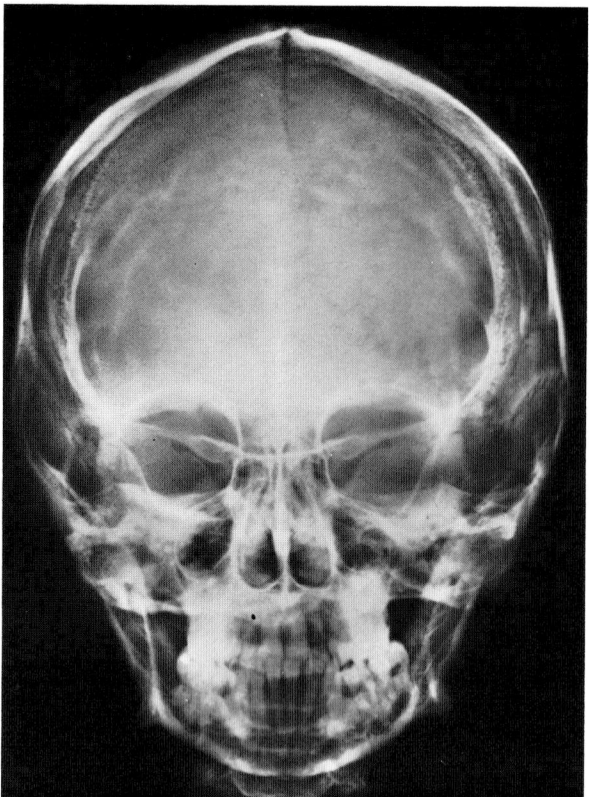

Abb. 4 Schädel eines 32jährigen infantilistischen Zwerges. Kindliche Proportionen, unvollständig verschlossene Schädelnähte, mangelhafte Ausbildung der Nasennebenhöhlen (Aufnahme: Prof. Dr. *Jesserer*)

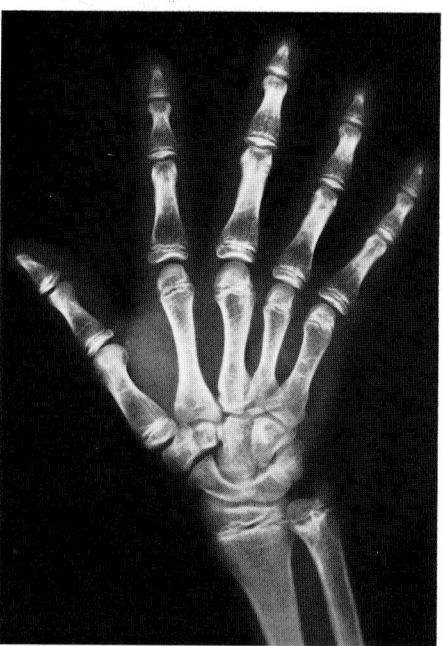

Abb. 5 Hand eines 32jährigen infantilistischen Zwerges. Das um das 10. Lebensjahr röntgenologisch erkennbar werdende Os pisiforme fehlt (Aufnahme: Prof. Dr. *Jesserer*)

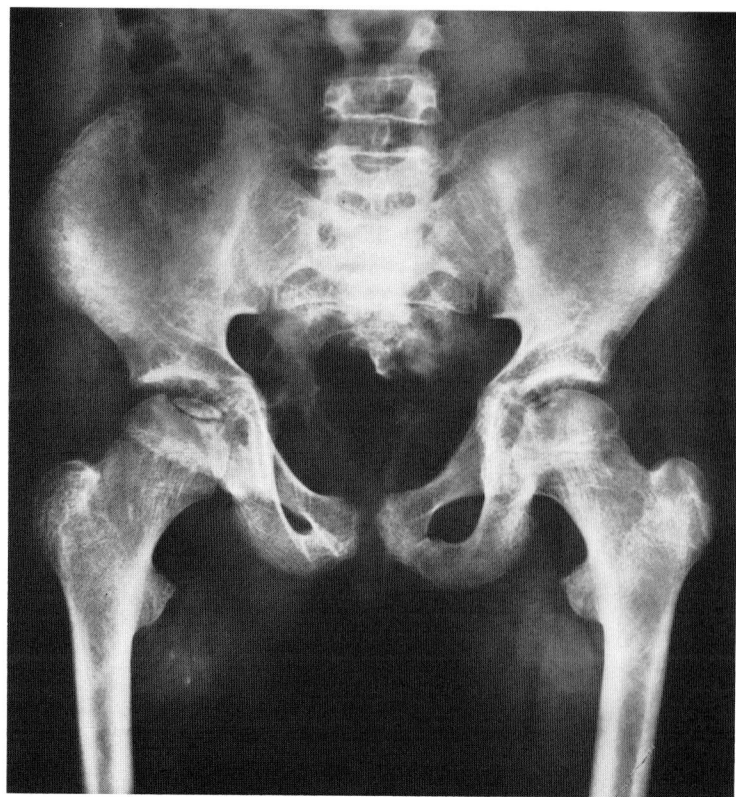

Abb. 6 Osteochondrotische Veränderungen an den Hüftgelenken eines 32jährigen infantilistischen Zwerges (Aufnahme: Prof. Dr. *Jesserer*)

hat ein Gesicht mit kindlichen Zügen, das jenseits der 3. Lebensdekade durch den Elastizitätsverlust der Haut faltig wird. Die sekundären Geschlechtsmerkmale sind kaum entwickelt, und es besteht eine Fortpflanzungsunfähigkeit. Die Intelligenz ist normal oder sogar überdurchschnittlich. Vitalität und Lebensaktivität sind ebenfalls normal. Als Ursache dieser Wachstumsstörung wird ein Ausfall des hypophysären Wachstumshormones Somatotropin und durch das Fehlen der stimulierenden Hypophysenhormone auch ein Mangel an Schilddrüsenhormon, Sexualhormon und androgenen Nebennierenhormonen seit früher Kindheit angenommen (Root u. Mitarb. 1971).

Röntgensymptome

Die Epiphysenfugen bleiben bis zum späten Erwachsenenalter offen. Die Nasennebenhöhlen sind hypoplastisch; die Sella turcica ist klein. An den Femurköpfen treten Veränderungen im Sinne einer Osteochondrosis dissecans oder einer aseptischen Femurkopfnekrose auf (Abb. 4-6).

Seniler Zwergwuchs (Progerie)

Diese Wachstumsstörung tritt äußerst selten auf. Als Ursache wird eine rezessive Heredopathie angenommen. Ein familiäres Auftreten wurde bei Kindern aus Verwandtenehen beobachtet. Die Diagnose wird bereits bei der klinischen Inspektion gestellt. Die Erkrankung ist durch die Kombination Zwergwuchs und vorzeitige Alterung mit greisenhaftem Gesichtsausdruck charakterisiert. Bei der Geburt sind Gewicht, Körpergröße und Aussehen normal. Die weitere Entwicklung ist bis zum Ende des 1. Lebensjahres normal; dann sistieren Wachstum und Körpergewicht und steigen nur noch sehr stark verzögert im weiteren Verlauf des Lebens an. Am Ende der 1. Lebensdekade haben diese Individuen die Größe und den körperlichen Entwicklungsstand eines 3jährigen Kindes (De Busk 1972). Die geistige Entwicklung schwankt; sie ist meist normal, öfter sogar überdurchschnittlich. Die Skeletreifung ist normal; der Tod tritt zwischen der 1. und 2. Lebensdekade an den Folgen einer Koronarsklerose ein (Gabr u. Mitarb. 1960). Erreichen diese Personen das Erwachsenenalter, so überschreitet die Körpergröße selten 115 cm.

Röntgensymptome

Die langen Röhrenknochen sind stärker verkürzt, in Schaftmitte eingeschnürt und an den Enden aufgetrieben. Das Schädeldach ist dünn und verhältnismäßig groß. Der Diploeraum fehlt oder ist sehr schmal. Die Fontanellen und Schädelnähte schließen sich stark verzögert. Der Gesichtsschädel ist klein mit disproportionierter kleiner Mandibula (Mikrognathie). Hypoplasie der Schlüsselbeine

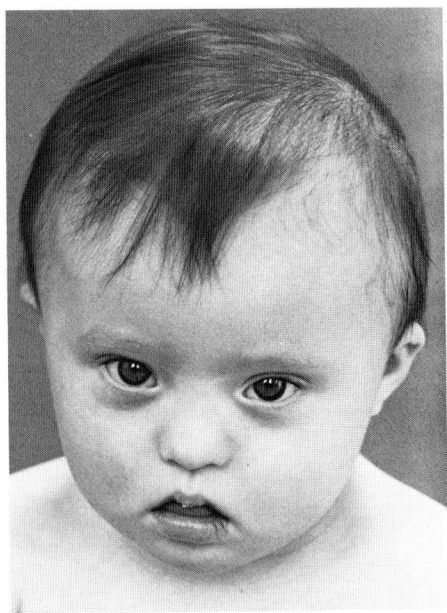

Abb. 7 1jähriger Knabe mit Mongolismus (Trisomie 21) (Bildarchiv der Univ.-Kinderklinik Wien)

und Schulterblätter, der Diaphysen der Endphalangen an Händen und Füßen sind weitere röntgenologische Zeichen dieser Wachstumsstörung. Während des Kindesalters können die Schlüsselbeine teilweise oder ganz fibrotisch umgewandelt werden. Auch die hinteren Rippenabschnitte der oberen vier Rippen auf beiden Seiten können eine fibrotische Umwandlung erfahren und deshalb röntgenologisch nicht mehr sichtbar sein (Ozonoff u. Clemett 1967). Bei allen Patienten sind stark ausgeprägte Coxae valgae und Genua antecurvata vorhanden.

Mongolismus (Down-Syndrom, Trisomie 21)

Das Mongolismussyndrom besteht aus einer Vielzahl von Einzelsymptomen. Obwohl das Krankheitsbild uniform erscheint, ist das Symptomenmosaik so vielfältig und variiert von Individuum zu Individuum so stark, daß schließlich durch diese Vielzahl der Veränderungen und ihrer unterschiedlichsten Kombinationen der Einzelsymptome kein Fall dem anderen gleicht. Habitus und Physiognomie lassen bereits bei der klinischen Inspektion die Diagnose Mongolismus stellen. Die besonders auffälligen Symptome sind: Minderwuchs (Nanismie mongolien), Akromikrie, Brachymelie, Brachykarpie, Brachymikrozephalie, Specknacken, hohes, flaches, breites Gesicht, Hypoplasie der Oberkiefer, Hypertelorismus, eingesunkene Nasenwurzel, Knopfnase (Abb. 7), Schrägstellung der Lidachsen von oben temporal nach unten nasal, Makroglossie, Karpfenmaul, Dauerröte der Wangen und des Kinns, atypische

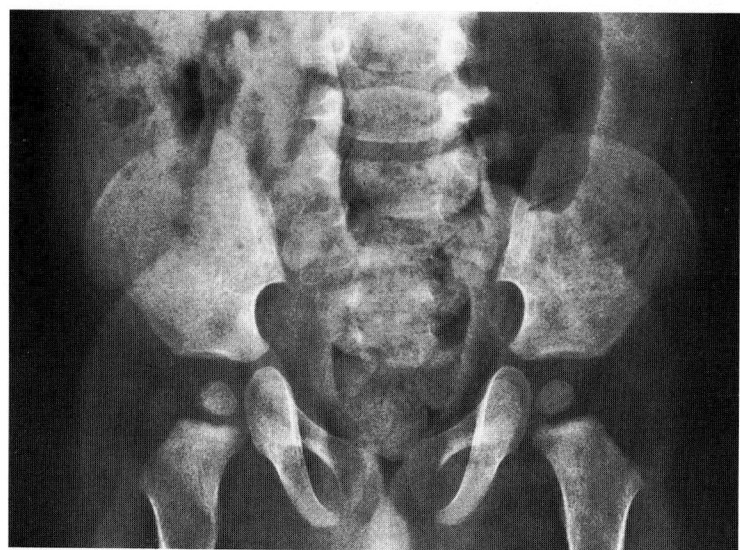

Abb. **8** Becken eines 1jährigen Knaben mit Mongolismus: breit ausladende Beckenschaufeln (sog. Elefantenohren), verkürzter kraniokaudaler und verbreiterter lateraler Durchmesser des Os ilium, tief sitzende Spina iliaca ventralis, abgeflachte, fast horizontale Pfannendächer, Coxa valga

Fältelung des Lippenrotes, sog. Cheilitis scrotalis, Ohrenmißbildungen (ZELLWEGER 1965). Sind aber nur einzelne Stigmata des Mongolismus vorhanden, so kann die Diagnose schwierig sein.

Röntgensymptome

Es besteht ein disproportionierter Zwergwuchs mit Brachy-Mikrozephalie (Prognathie, Hypognathie, hoher Gaumen), Zahnanomalien (Oligodentie, stiftförmige Zähne, mehrzinkige Schneidezähne), verzögerter oder mangelhafter Pneumatisation der Kiefer- und Keilbeinhöhlen, Fehlen der Stirnhöhle, Trichterbrust, mongolidem Becken (80%) mit breitausladenden Beckenschaufeln sog. Elefantenohren, verkürztem kraniokaudalen und verbreitertem lateralen Durchmesser des Os ileum. Am Becken fallen weiterhin ein tiefer Sitz der Spina ilica ventralis, abgeflachte bis horizontale Pfannendächer, ein erniedrigter Pfannendach- und Os-ilium-Winkel, Coxa valga und Hüftgelenksluxationen auf (Abb. 8). An den Händen und Füßen treten Akromikrie, Mikrodaktylie, Brachymesophalangie des V. Fingers, Klinodaktylie, Abduktion der Großzehe, Syndaktylie, Oligodaktylie, Synostosen, Exostosen in Erscheinung. Osteoporose und Osteosklerose sind Zeichen der Mineralstoffwechselstörungen bei diesem Krankheitsbild. Es finden sich frühzeitig Ossifikationsanomalien: Handwurzelossifikationen bis zum 7. Lebensjahr meistens retardiert, Änderung der Reihenfolge des Auftretens einzelner Knochenkerne und ihrer weiteren Verknöcherung. Zwei übereinanderliegende longitudinale Ossifikationszentren im Manubrium sterni sowie zwei Ossifikationszentren im Kalkaneus weisen auf die gestörte Ossifikation hin. Am Schädel sind die Schaltknochen vermehrt und der Fontanellenschluß verzögert. Bei der Geburt ist das Nasenbein oft nicht verknöchert, und das XII. Rippenpaar fehlt (SCHMID 1973, CAFFEY 1978).

Dyschondroplastischer Mißwuchs

Unter diesem Oberbegriff werden Wachstumsstörungen zusammengefaßt, denen pathogenetisch eine Störung der knorpeligen Matrix des Knochenskeletts zugrunde liegt. Charakteristisch für diese Mißwuchsformen sind die Dysproportionen. Die verschiedenen klinisch und erbbiologisch unterscheidbaren Arten dieser mit Kleinwuchs einhergehenden Knochendysplasien sind sehr zahlreich. Hier sollen aber nur die Krankheitsbilder beschrieben werden, die für den Radiologen von besonderer Bedeutung sind.

Achondroplasie

Diese Wachstumsstörung basiert auf einer genetisch fixierten, generalisierten, symmetrischen Störung der enchondralen Ossifikation, die lokale graduelle Unterschiede aufweist. Alte Eltern, insbesondere alte Väter, haben relativ häufig Kinder mit den Zeichen der Achondroplasie. Der Erbgang ist dominant, und nur in Ausnahmefällen kommt ein rezessiver Erbgang vor. Dieser Erkrankung liegt ein hereditärer Enzymdefekt der Knorpelmatrix zugrunde. Bereits im 2.–3. Embryonalmonat ist die Knorpelproliferation durch mangelhafte Bildung des Säulenknorpels gestört. Hierdurch ist die enchondrale Ossifikation verzögert und unregelmäßig. Die Verkalkungszone ist irregulär, und das Längenwachstum, insbesondere der langen Röhrenknochen, bleibt deutlich hinter den Durchschnittswerten zurück (Abb. 9). Schon bei der Geburt fallen eine Mikromelie, ein großer Kopf mit eingezogener Nasenwurzel und ein Längendefizit des Säuglingskörpers auf. Das Längendefizit be-

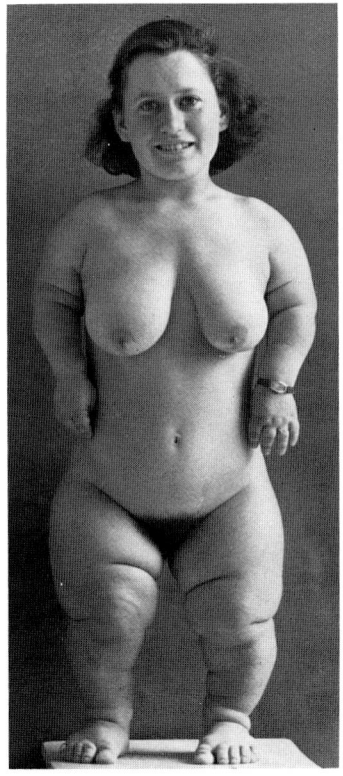

Abb. 9 20jährige chondrodystrophische Zwergin (Körperlänge 130 cm). Beachte die für die Mikromelie charakteristischen Hautfalten! (Aufnahme: Prof. Dr. *Jesserer*)

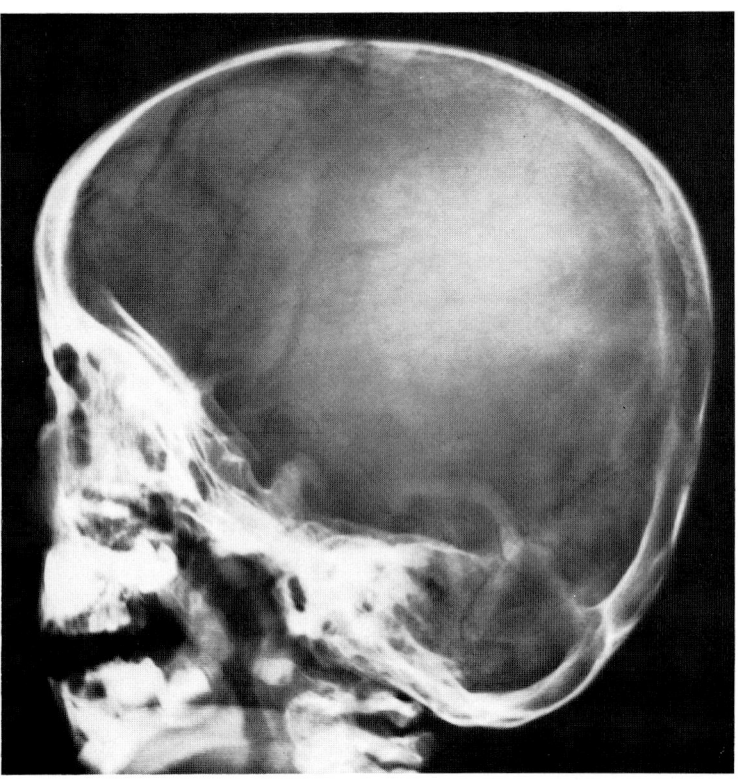

Abb. 10 Schädel eines 3½jährigen Knaben mit Chondrodystrophie (Achondroplasie). Beachte die Steilstellung der Schädelbasis sowie das Mißverhältnis zwischen Hirn- und Gesichtsschädel! (Aufnahme: Prof. Dr. *Jesserer*)

trägt bis zu 15%. Achondroplastische Kinder sterben häufig sehr früh. Dabei spielen respiratorische Komplikationen eine entscheidende Rolle (STOKES u. Mitarb. 1983). Es erreichen aber auch achondroplastische Individuen ein höheres Erwachsenenalter. Ihre Intelligenz ist normal bis überdurchschnittlich; die Organfunktionen sind nicht gestört. Weil die Entwicklung der Epiphysen ungestört ist, bleiben die Gelenke im weiteren Lebensablauf intakt (LANGER u. Mitarb. 1967, WIEDEMANN u. Mitarb. 1974).

Röntgensymptome

In Abhängigkeit von Wachstumsgeschwindigkeit und statischer Belastung sind die Verkalkungszonen der enchondralen Ossifikation unterschiedlich stark gestört. Klassische Zeichen der Achondroplasie sind großer Schädel mit verhältnismäßig zu kurzer Schädelbasis, verlängerter vorderer Schädelgrube (Abb. **10**), eingezogener Nasenwurzel, erniedrigte Wirbelkörper und weite Zwischenwirbelräume. Des weiteren finden sich Skoliose, Kyphose, verstärkte Lendenlordose (CAFFEY 1958), plumpe kurze Extremitätenknochen mit pilzförmig aufgetriebenen Metaphysen und teilweise verdickter Schaftkortikalis, Achsenverkrümmung, Brachykarpie, Brachyphalangie (HALL u. SPRANGER 1979), Brachypodie, die sog. „Dreizackhand". Das Becken ist um seine Querachse nach vorn geneigt; unterhalb der Spina iliaca ventralis findet sich eine spitzwinklige Einkerbung; die Becken-

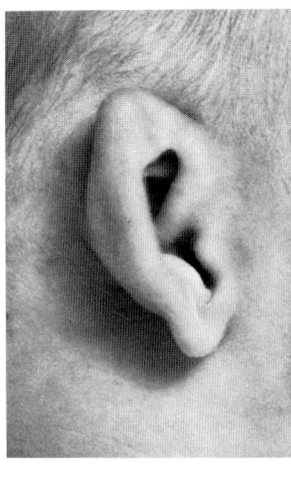

Abb. 11 Mißbildung der Ohrmuschel bei diastrophischem Zwergwuchs (Beobachtung von W. *Swoboda*, Wien)

schaufeln sind klein und niedrig; die Hüftgelenkspfannen sind hypoplastisch. Die Schenkelhälse sind deutlich verkürzt und verplumpt (PONSETI 1970). An den Wirbelkörpern sind die Deckplatten unregelmäßig gestaltet und oftmals ventral abgeschliffen. Der Interpedikularabstand im Bereich der Lendenwirbelsäule vermindert sich fortschreitend kaudalwärts. Er ist im Bereich des 5. LWK am kleinsten (NELSON 1972).

Diastrophischer Zwergwuchs

Dieses Krankheitsbild ist autosomal-rezessiv erblich und bereits bei der Geburt manifest. Am Neugeborenen fallen die kurzen Extremitäten, die Ohrmuschelanomalien (Abb. 11), die Klumpfüße und abgespreizten Daumen und Großzehen auf. Neben dem dysostotischen Zwergwuchs treten als Begleitsymptome verschieden häufig Gaumenspalten, Mikroretrognathie, Glossoptose, Hyperelastizität der Haut, Pterygienbildung und eingeschränkte Beweglichkeit der Gelenke hinzu (LANGER 1965, WALKER u. Mitarb. 1972). Die Körpergröße im Erwachsenenalter beträgt 110–120 cm. Die Unterarme und Unterschenkel sind häufig stärker verkürzt als die Oberarme und Oberschenkel. Frühzeitig entwickelt sich eine Skoliose der Brust- und Lendenwirbelsäule (LAMY u. MAROTEAUX 1960, SPRANGER u. GERKEN 1967).

Röntgensymptome

Die langen Röhrenknochen sind verplumpt und verkürzt. Die Metaphysen sind aufgetrieben. Die Epiphysenkerne verknöchern verspätet. Sie sind deformiert und ragen oftmals zapfenförmig in die unregelmäßig gestalteten Verkalkungszonen hinein (TAYBI 1963). Die Phalangen und Metakarpalia werden metaphysär zunehmend aufgetrieben und fleckig aufgehellt. Die Deformierungen der Epiphysen haben schwere Gelenkveränderungen zur Folge. Die Finger I–III sind gespreizt. An der Halswirbelsäule können die Wirbelkörper C2–C4 keilförmig deformiert sein. Eine schwere Kyphoskoliose der Stammwirbelsäule tritt schon im 1. Lebensdezenium auf.

Metatrophischer Zwergwuchs

Dieser Mißwuchs wird autosomal-rezessiv vererbt. Bei der Geburt sind die langen Röhrenknochen verkürzt und in der Höhe der Metaphysen aufgetrieben. Der Thorax ist eng. Der kurzgliedrige Zwerg mit relativ langem Rumpf verwandelt sich nach den ersten Lebensmonaten in einen Zwerg mit relativ langen Gliedern und einem kyphoskoliotisch verkürzten Rumpf. Der Intellekt dieser Individuen ist normal.

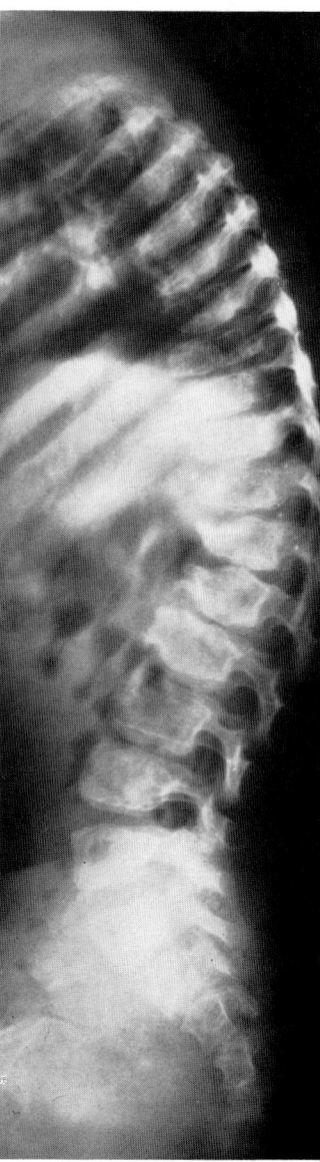

Abb. 12 Wirbelsäule eines 4jährigen Knaben mit metatropischem Zwergwuchs (Aufnahme: Prof. Dr. *Jesserer*)

Röntgensymptome

Die Ossifikationszentren der Wirbelkörper haben eine mehr transversale streifenförmige Kalkdichte, die zwischen den stark strahlentransparenten Zwischenwirbelräumen liegen (Abb. 12). Der Spinalkanal ist nicht nach kaudal hin enger wie bei der Achondroplasie. Die Beckenschaufeln sind verkürzt und basal hypoplastisch mit zunehmend scharfem Darmbeinkamm. Deformierungen der Femurepiphysen und Hyperplasie der proximalen Femurmetaphysen bestimmen das Bild der Hüftgelenke. Der Schädel ist normal. Mit fortschreitendem Alter wachsen die langen Röhrenknochen etwas schneller, als es bei der Achondroplasie der Fall ist. Die Kyphose nimmt zu. Es entstehen eine Platyspondylie und ventrale Keilwirbelbildung, häufig mit höckerförmigen Knochenanbauten an den zentralen und dorsalen Abschnitten der Wirbelkörperendplatten im Bereich des unteren thorakalen und des oberen lumbalen Wirbelsäulenabschnittes (JENKINS u. Mitarb. 1970, GEFFERTH 1973, MCALISTER 1973). Über dem Os sacrum liegt häufig ein schwanzähnlicher Anhang. Die Skelettreifung ist normal oder leicht verzögert. Die Endgröße im Erwachsenenalter beträgt 110–120 cm.

Chondrodystrophia calcificans congenita
(Morbus Conradi-Hünermann)

Diese Erkrankung wird autosomal-dominant mit beträchtlicher Variation des Ausdrucks vererbt. Die klinischen Hauptsymptome sind: plattes Gesicht mit eingesunkener Nasenbrücke, asymmetrische Verkürzung der Extremitäten, bereits im 1. Lebensjahr sich entwickelnde Skoliose, ichthyosiforme Hautveränderungen, Alopezia, Katarakt, Muskelfibrose mit Gelenkkontrakturen (FRITSCH u. Mitarb. 1963). Die Lebenserwartung und der Intelligenzgrad sind normal (SILENGO u. Mitarb. 1980). Die Körperendgröße liegt im Erwachsenenalter bei 130 cm.

Röntgensymptome

Die röntgenologischen Veränderungen sind in den verschiedenen Altersstufen unterschiedlich ausgeprägt. Im Kindesalter dominieren einseitige, seltener doppelseitige Verkürzungen der langen Röhrenknochen, irreguläre Deformierungen der Wirbelkörper und punktförmige Verkalkungen in den Enden der langen Röhrenknochen, der Karpalia und Tarsalia, des Prozessus vertebrae sowie im Bereich der Sitz- und Schambeine. Bei Jugendlichen und Erwachsenen finden sich neben den Verkürzungen der langen Röhrenknochen auch Verkürzungen der Metakarpalia mit Epiphysendysplasie (SPRANGER u. Mitarb. 1970, MASON u. Mitarb. 1973). Die Epiphysendysplasie ist in den Abschnitten lokalisiert, die im Kindesalter punktförmige Kalzifikationen aufgewiesen hatten. Die Skoliose und Wirbelkörperdeformierungen sind stärker ausgebildet, aber inkonstant. Atlantoaxiale Dislokationen sind von AFSHANI u. GIRDANY (1972) beschrieben worden.

Thanatophorer Zwergwuchs
(Morbus Langer)

Dieser Zwergwuchs beruht nach LENZ u. Mitarb. (1971) auf einer dominanten Neumutation, die vorwiegend das männliche Geschlecht betrifft. Die von LANGER u. Mitarb. (1969) beschriebenen 4 Fälle von thanatophorem Zwergwuchs hatten alle normale Elternteile.
Die Skelettveränderungen können durch Ultraschall bereits intrauterin diagnostiziert werden. Bei der Geburt fällt die Disproportion des Körpers auf. Nach der Geburt entwickelt sich eine Atemnotsyndrom mit rasch eintretender respiratorischer Azidose, an der nach wenigen Stunden bis zu Tagen die Kinder versterben. Die bisher längste Überlebenszeit wird mit 7 Monaten angegeben (SPRANGER u. Mitarb. 1974).

Klinische Symptome

Die klinischen Symptome sind sehr eindrucksvoll. Der Rumpf ist fast normal groß, die Extremitäten sind stark verkürzt, die Haut, das subkutane Gewebe und die Muskulatur hypoton. Die Hände haben kurze, plumpe Finger, eine sog. „Tatzenhand" (KEMPERDICK u. LEMBURG 1973). Der Kopf ist groß mit kleinem Gesicht, abgeflachtem Nasenrücken und dysplastischen Ohrmuscheln. Die Fontanellen sind groß; sie reichen bis in das Os frontale hinein. Der Brustkorb ist kurz und schmal. Die Bewegung der Kinder ist deutlich vermindert; ihr Schreien ist schwächlich. Atemnot mit Zyanose sind die Zeichen kardiovaskulärer Störungen, die schon kurz nach der Geburt auftreten.

Röntgensymptome

Ähnlichkeit mit der Achondroplasie. Der Unterschied ist nicht qualitativer, sondern quantitativer Art. Im Vordergrund der Veränderungen stehen die sehr kurzen und gekrümmten langen Röhrenknochen mit den unregelmäßig aufgetriebenen Metaphysen. Der Hirnschädel ist auffallend groß, die Schädelbasis kurz, die Stirne vorgewölbt und der Gesichtsschädel klein. Der Körperstamm ist lang und schlank; der Thorax ist in der anteriorposterioren Ausdehnung abgeflacht; in der seitlichen Projektion des Thorax sieht man verkürzte, aber breite Rippen. Die Wirbelkörper sind extrem flach mit Eindellungen der Deck- und Grundplatten und hierdurch bedingter stark verminderter Höhe der Wirbelkörpermitte. Sie haben in der a.-p. Projektion das Aussehen eines großen U oder H (KEMPERDICK u. LEMBURG 1973). Die Zwischenwirbelräume erscheinen hoch. Der Spinalkanal ist eng (MAROTEAUX u. Mitarb. 1967, LANGER u. Mitarb. 1969). Die Darmbeinschaufeln sind hypoplastisch und rundlich mit flachem Azetabularwinkel und sehr steilem Iliakalwinkel. Os pubis und Os ischiadicum sind breit und plump. Die Symphyse ist verbreitert (BRANDNER u. BRINER 1973). Beiderseits findet sich eine ausgeprägte Incisura sacroischiadica. Die Metakarpalia, Metatarsalia und Phalangen sind kurz und plump. Der Weichteilmantel, insbesondere im Bereich der Extremitäten, ist durch eine Vermehrung des subkutanen Gewebes auffallend breit (Abb. 13).

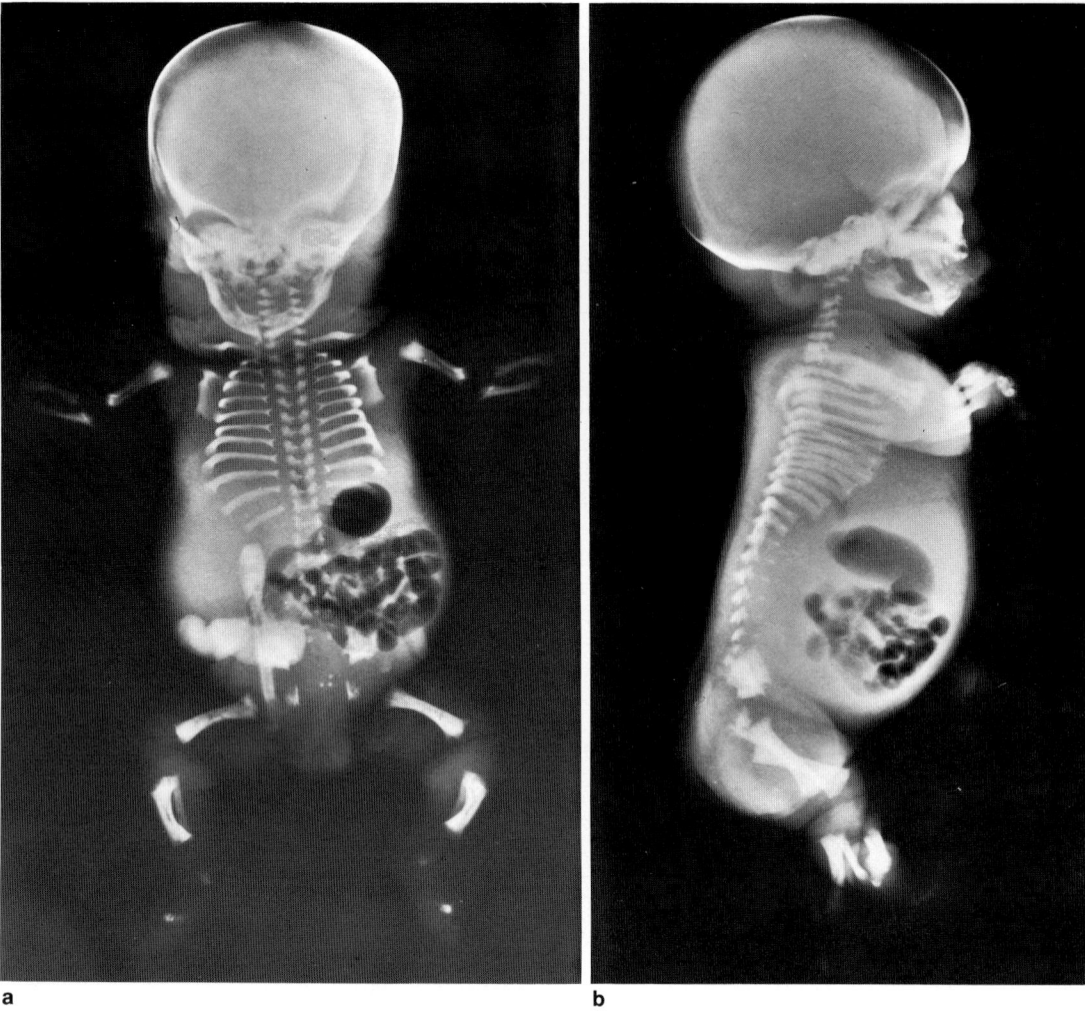

a b

Abb. **13a** u. **b** Neugeborenes Mädchen mit thanatophorem Zwergwuchs: großer Hirnschädel, sehr kurze Extremitätenknochen mit aufgetriebenen Metaphysen, fehlende Knochenkerne in den Kniegelenken. H-förmige Wirbelkörper, kurze Rippen mit Auftreibungen ventral, kleine, deformierte Schulterblätter

Hormonell bedingter Zwergwuchs

Hypophysärer Kleinwuchs

Der Ausfall der Hormonproduktion des Hypophysenvorderlappens beeinträchtigt das Wachstum des Skeletts einerseits durch den Mangel an Somatotropin und andererseits durch den Mangel an glandotropen Hypophysenhormonen (Gonadotropin, adrenokortikotropes Hormon, thyreotropes Hormon). Der Mangel an stimulierenden Hypophysenhormonen löst eine Unterfunktion der Keimdrüsen, der Nebennierenrinde und der Schilddrüse aus, die ihrerseits das Wachstum des Skeletts beeinflussen. Von Bedeutung für die Wuchs- und Reifestörung des Skeletts sind der Zeitpunkt des Auftretens dieses Hormonmangels (ODELL 1966) und teilweise auch das Geschlecht des Individuums. Tritt die Hypophysenvorderlappeninsuffizienz vor der Geschlechtsreife auf, so verzögert sich das weitere Wachstum, und es kann bei dem bisher unauffälligen Kind zu einem Wachstumsstillstand mit Hypogonadismus, Hypokortizismus und Hypothyreose kommen (JORES 1968). Der Schweregrad der Entwicklungsstörung ist abhängig von dem Ausmaß der glandulären Insuffizienz der Hypophyse. Die vorwiegend hypophysär gesteuerte Wachstumsphase reicht vom 3. bis zum 9.–10. Lebensjahr. Er schließt sich die gonadale Phase an, während der die Keimdrüsenhormone Wachstum und Reifung wesentlich beeinflussen. Eine Hypophysenstörung muß dementsprechend in der Zeit vom 3.–10. Lebensjahr die stärksten Einflüsse auf die Skelettentwicklung ausüben (BIERICH 1965).

Klinische Symptome

Starke Wachstumsverlangsamung oder Stillstand (Abb. 14), verzögertes Auftreten der Knochenkerne, lange Zeit offene Epiphysenfugen, die sogar noch bis weit in das Erwachsenenalter hin offenbleiben. Die kindlichen Körperproportionen und der Gesichtsausdruck bleiben erhalten. Durch gleichzeitige Störung des gonadalen Hormonsystems verspätet sich auch das gonadale Wachstum, oder es tritt überhaupt nicht ein. Dementsprechend sind die sekundären Geschlechtsmerkmale unterentwickelt. In der 2. und 3. Lebensdekade verliert die Haut ihre normale Elastizität, und es kommt zu Runzeln und Faltenbildung, so daß der Gesichtsausdruck dem eines „betagten Jugendlichen" entspricht. Es können die Zeichen einer Hypothyreose hinzutreten. Der Intellekt dieser Kinder ist normal entwickelt. Die Körperendgröße liegt zwischen 100 und 140 cm. Die Abgrenzung dieser hypophysär bedingten Wachstums- und Reifestörung gegenüber dem infantilistischen Zwergwuchs (Pseudohypopituitarismus) ist radiologisch nicht immer möglich. Die Unterscheidung ist aber wegen der therapeutischen Konsequenzen bei dem hypophysären Minderwuchs durch den Einsatz aller diagnostischen Möglichkeiten zu erzwingen.

Röntgensymptome

Im Vordergrund steht die Ossifikationsstörung, die nach Abschluß der genetisch terminierten Wachstumsphase jenseits des 2.–3. Lebensjahres auftritt. Die Knochenkerne erscheinen stark verzögert (Abb. 15). Die Knochen selbst sind grazil. Die Spongiosa und die Kortikalis sind dünn. Hände und Füße sind kurz; die Endphalangen sind häufig spitz zulaufend und klein. Die Schädelmaße bleiben hinter der Altersnorm zurück und zeigen die Proportionen eines Kleinkindes mit großem Hirnschädel und kleinem Gesichtsschädel, Hypoplasie des Unterkiefers und normal großer Sella turcica (CAFFEY 1978). Die Schädelnähte schließen sich verzögert. Die Zahnentwicklung und der Zahnwechsel sind ebenfalls retardiert. Bei unbehandelten Patienten sind die Epiphysenfugen noch weit über das 20. Lebensjahr hinaus offen; sie erlauben ein langsames kontinuierliches Wachstum auch über das 20. Lebensjahr hinaus.

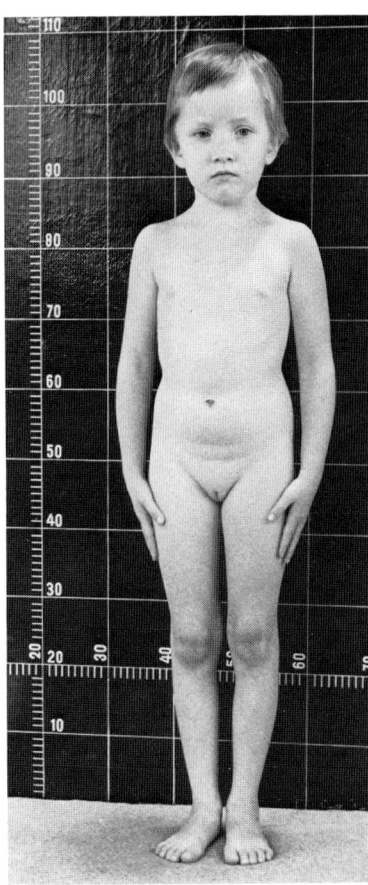

Abb. 14 11jähriges Mädchen mit hypophysärem Minderwuchs. Körperlänge 108 cm (Bildarchiv der Univ.-Kinderklinik Wien)

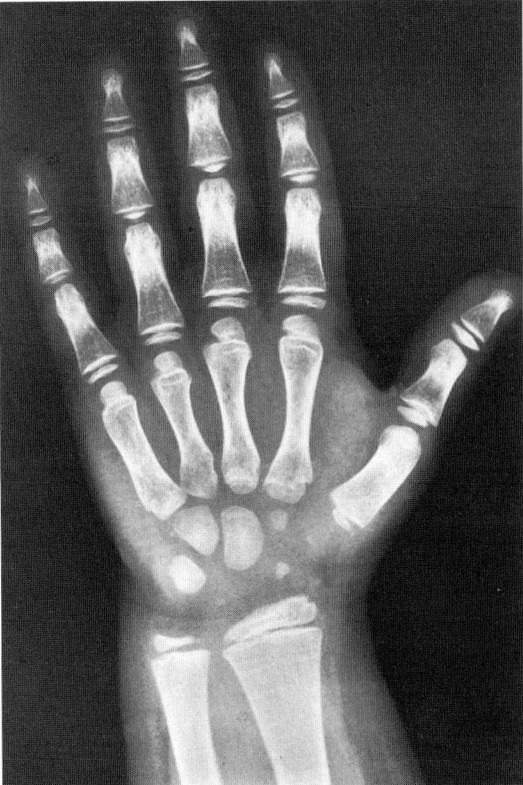

Abb. 15 Hand eines 12½jährigen Mädchens mit hypophysärem Zwergwuchs: dissoziierte Retardierung der Knochenkern- und Epiphysenentwicklung. Knochenalter der Karpalia 4 Jahre, Phalangen 3½ Jahre, distale Radiusepiphyse 8 Jahre. Kurze Metakarpalia und Phalangen

Thyreogener Kleinwuchs

Die Wachstumsstörung und das klinische Bild des Schilddrüsenhormonmangels hängen wesentlich von dem Schweregrad der Insuffizienz der Schilddrüse und der damit verbundenen verminderten oder fehlenden Hormonproduktion ab. Der totale Ausfall der Schilddrüsenfunktion wird als Athyreose bezeichnet; sie ist angeboren. Eine Insuffizienz der Schilddrüsenfunktion wird unter dem Begriff einer Hypothyreose zusammengefaßt. Ursache und Pathogene dieser Funktionsstörung sind unterschiedlich. SCHMID (1973) hat die verschiedenen Formen der Schilddrüsenunterfunktionen übersichtlich zusammengestellt:

1. Endemischer Kretinismus
2. Athyreose
3. Hypothyreose:
   a) bei anatomischer Anomalie
   b) bei Hypoplasie der Schilddrüse
   c) bei Schilddrüsendystopie
4. Anomalien der Schilddrüsenhormonsynthese
5. Erworbene Hypothyreosen:
   a) unbekannter Ätiologien
   b) Thyreoiditisfolge
   c) medikamentös bedingt
6. Sekundäre Hypothyreose (Thyreotropinmangel):
   a) bei Mikrenzephalie
   b) bei Hypothalamus-Zwischenhirn-Störungen
   c) bei hypophysärem Minderwuchs mit TSH-Mangel.

Der Mangel an Schilddrüsenhormon verursacht eine Verzögerung des Wachstums und der Reifung.

Kretinismus und Athyreose

Besteht der Mangel an Schilddrüsenhormon schon in der intrauterinen Entwicklungsphase, weil die Mutter während der Schwangerschaft an einer Hypothyreose leidet, so treten bereits im Uterus Störungen des Wachstums und der Reifung ein. Diese schwerste Form der thyreogenen Wachstumsstörung wird als **Kretinismus** bezeichnet. Bei der Geburt bestehen eine stark verminderte Körperlänge (ZACK 1981), ein mißgestalteter Habitus; das Geburtsgewicht ist überhöht, und der neonatale Ikterus bildet sich stark verzögert zurück. Eine eingezogene Nasenwurzel, ein breiter Nasenrücken und ein kurzer Hals mit ausgeprägten, supraklavikulären Fettpolstern, ein großer Bauch (Abb. 16) mit Nabelhernie bestimmen das abnorme Aussehen des Kretins. Die geistige Entwicklung ist verzögert. Weitere klinische Symptome sind: Blässe, trockene, teigige Haut, glanzloses, struppiges, trockenes Haar, Appetitmangel, Verstopfung, Apathie und Bewegungsarmut, erniedrigte Temperaturen, Makroglossie, rauhe Stimme. Diese klinischen Zeichen sind die augenfälligsten Symptome des kongenitalen Myxödems.

Röntgensymptome

Bei der Geburt besteht schon ein Ossifikationsrückstand. Der distale Epiphysenkern des Femurs und der proximale Epiphysenkern der Tibia, die bei Neugeborenen normalerweise bei 89–95% vorhanden sind, fehlen oder sind sehr klein angelegt. Anstelle eines Epiphysenkernes finden sich in den proximalen Epiphysen der Oberschenkel und Oberarmknochen mehrere kleine, bizarr gestaltete Verkalkungsherde, die später konfluieren und stark verspätet zu einem knöchernen Femurkopf oder Humeruskopf werden. Die gestörte Entwicklung sowie die statischen und mechanischen Belastungsschäden an den Oberschenkelköpfen rufen das Bild der kretinen Hüfte hervor. Die Röhrenknochen weisen eine verbreiterte Kortikalis und eine Einengung des Markraumes auf.

Bei der **Athyreose** wird ein normales Kind geboren, weil die intrauterine Skelettentwicklung trotz Fehlens der kindlichen Schilddrüse durch das mütterliche Schilddrüsenhormon normal verlaufen ist. In wenigen Wochen treten dann aber sich mehr und

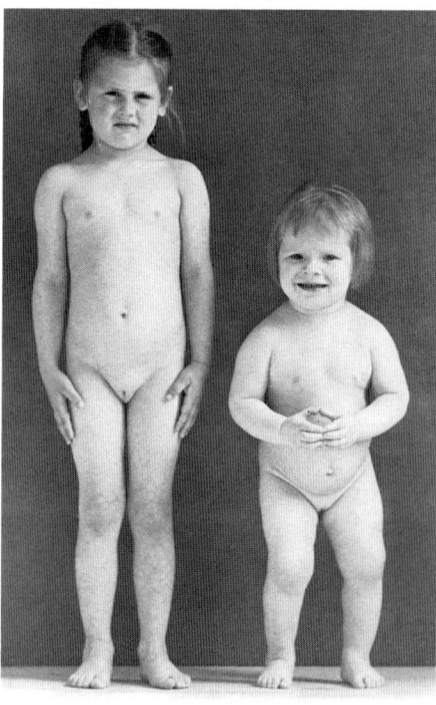

Abb. **16** 4½jähriges Mädchen mit thyreogenem Minderwuchs neben einem gleichaltrigen Kind. Beachte die für eine Hypothyreose charakteristische Physiognomie und Körperproportion! (Beobachtung von *W. Swoboda*, Wien)

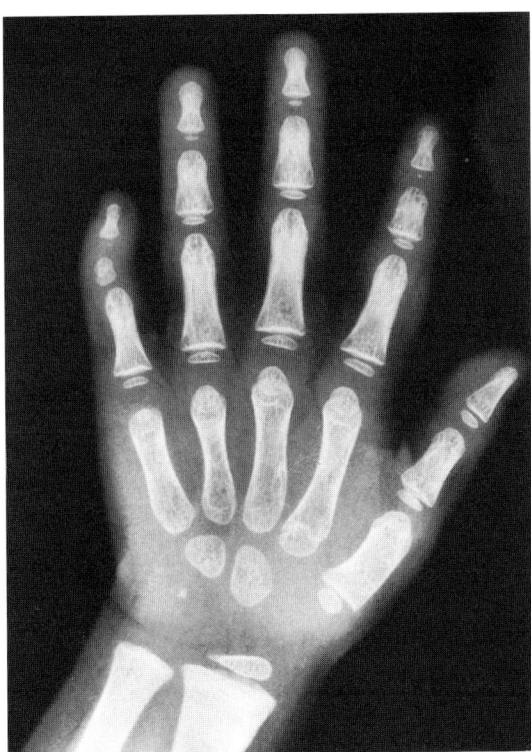

Abb. 17 Hand eines 4jährigen Mädchens mit Athyreose: Verzögerte Knochenkernentwicklung. Knochenalter 2 Jahre, Klinodyktylie und Brachymesophalangie des V. Fingers, Brachydaktylie der II.–IV. Mittelphalangen

Abb. 18 Persistierende Plattwirbel an der Halswirbelsäule eines 38jährigen Mannes mit kongenitaler Athyreose (Beobachtung von *E. Klein,* Bielefeld)

mehr verstärkend die klinischen Zeichen eines kongenitalen Myxödems auf. Diese klinischen Zeichen wurden bereits beim Kretinismus beschrieben.

Röntgensymptome

Stark verzögertes Auftreten unregelmäßig gestalteter und häufig mehrmals unterteilter Epiphysenkerne besonders in den proximalen Epiphysen der Tibia. Verspätete Ossifikation der Handwurzelknochen und Verzögerung des Epiphysenschlusses. Die Phalangen der Hände und Füße sind verplumpt und verkürzt (Abb. 17). Die Epiphysen weisen unregelmäßige Ossifikationen und die Metaphysen eine irreguläre, häufig auch verstärkte Mineralisation auf. MAROTEAUX (1974) fand häufig Pseudoepiphysen an den Mittelhandknochen. Am Schädel sind die Schädelkalotte verdickt, die großen Fontanellen offen, die Schädelbasis steil abfallend und verkürzt, das Nasenbein kurz und eingesunken, die Sella turcica erweitert und oftmals mit einer Sellabrücke versehen. Die Nasenne-

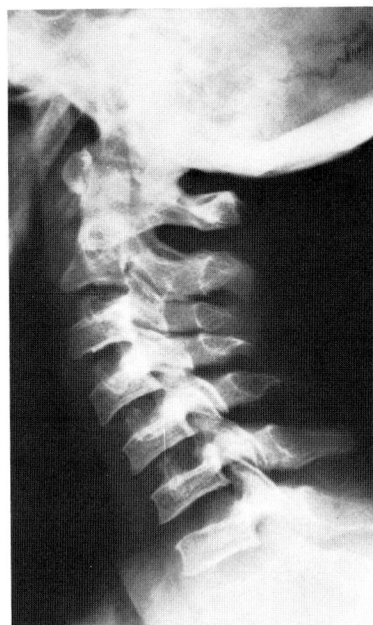

Abb. 18 ▶

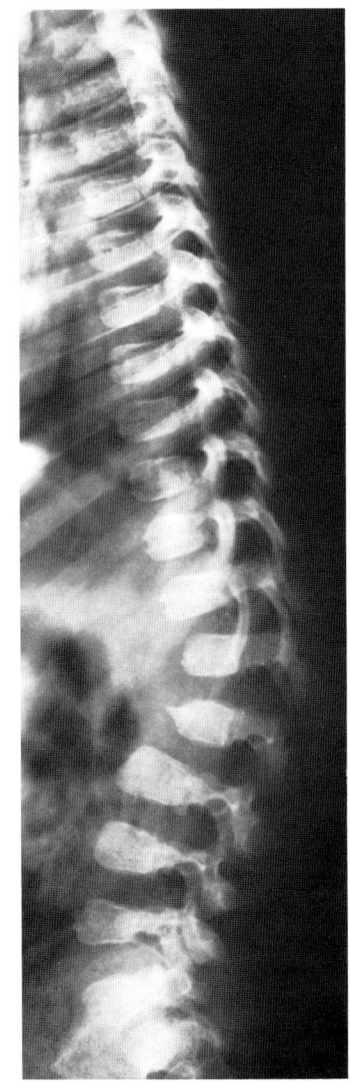

Abb. 19 Typische Wirbelsäulenveränderung bei einem 2jährigen Knaben mit kongenitaler Athyreose. Beachte den Knick im dorsolumbalen Übergangsbereich, der oft auch schon bei der klinischen Untersuchung auffällt! (Univ.-Kinderklinik Wien)

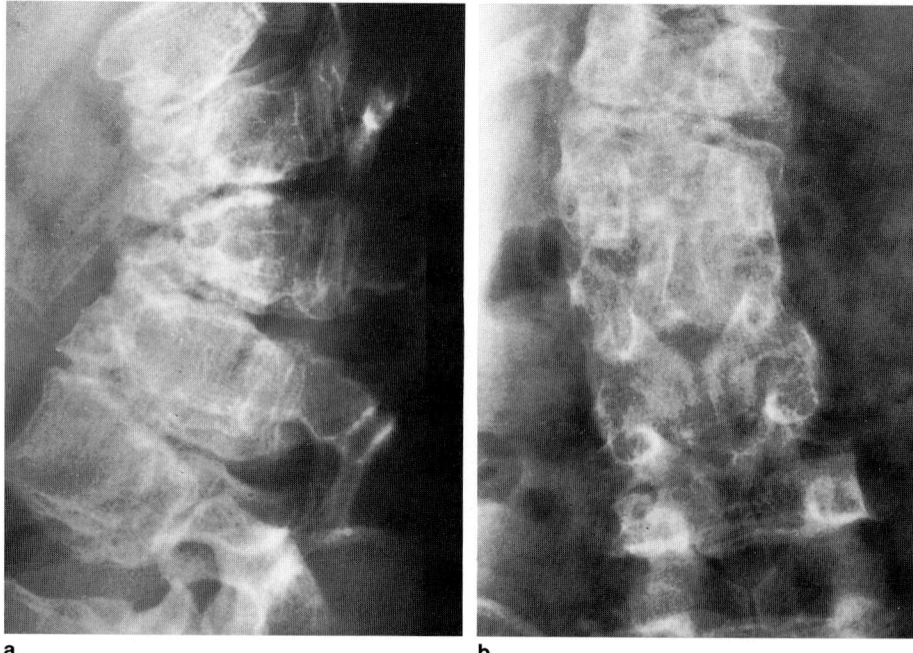

Abb. 20a u. b Brust-Lendenwirbelsäulen-Übergang bei einem 12jährigen Mädchen mit Athyreose: ausgeprägte apophysäre Reifungsstörung an den Wirbelkörpern Th 1–L 4 mit kurzbogiger Kyphose und rechtskonvexer Skoliose

benhöhlen sind klein oder fehlen vollständig. Der Zahnwechsel ist verzögert. An der Wirbelsäule sind die Wirbelkörper flach und breit; sie sind nur weniger höher als die Zwischenwirbelräume (Abb. 18 u. 19). Die Verschmelzung der Wirbelbogenhälften ist verzögert; die mediane Spalte bleibt lange Zeit erhalten. Am thorakolumbalen Übergang entwickelt sich durch die apophysäre Reifungsstörung eine kurzbogige Kyphose (Abb. 20). Die Wirbelkörper LW 1 und LW 2 weisen eine isolierte Höhenminderung des ventralen Wirbelkörperabschnittes bei normaler Höhe des mittleren und hinteren Wirbelkörperabschnittes auf. Die Deformierung des Beckens ist uneinheitlich; sie entspricht dem eines unkoordinierten Wachstums der einzelnen Knochenabschnitte des Beckens. Es entsteht die Kretinenhüfte (Abb. 21). Die knorplige Apophyse oder auch die Apophysenfuge der Darmbeinschaufeln persistieren bis in das Erwachsenenalter hinein.

Die **Hypothyreose** tritt im Säuglingsalter, Kindesalter oder Schulalter auf. Der Zeitpunkt des Eintritts dieser thyreogenen Wachstums- und Reifungsstörung bestimmt die Symptomatik. Die normale Entwicklung des Kindes wird durch den einsetzenden Mangel an Schilddrüsenhormon beendet (HALL 1979). Das epiphysäre Wachstum wird gestört. Die vorher schon entstandenen Epiphysenkerne wachsen stark verzögert, und neue Epiphysenkerne treten nicht mehr auf. Die Kalkeinlagerung und die Verknöcherung der knorplig angelegten Epiphysen bleiben entweder ganz aus, oder es entstehen unregelmäßige oft multizentrisch angelegte Knochenkerne und Knochenherde. Auch die metaphysären Verkalkungszonen sind unregelmäßig und vermehrt mineralisiert. Die statische und die mechanische Belastung dieser in ihrer Reifung gestörten Knochenabschnitte (Hüftgelenk, Kniegelenk) schädigen die Knochenstruktur; es kommt zur Zusammensinterung und zur Entstehung von aseptischen Nekrosen wie beim Morbus Perthes. Im Gegensatz zur sog. Perthes-Hüfte sind die Veränderungen an den Hüftgelenken bei Hypothyreose immer doppelseitig und symmetrisch ausgebildet (LASSRICH u. Mitarb. 1955, GREINACHER 1971). Die frühzeitige und ausreichende Behandlung der Hypothyreose mit Substitution von Schilddrüsenhormon kann die Wachstums- und Reifungsstörung des Skeletts beheben und den weiteren Ablauf der Wachstumsphase wieder normalisieren.

Parathyreogener Kleinwuchs

Der Ausfall des Parathormons im Säuglingsalter führt zu den klinischen Leitsymptomen Tetanie, Hypokalzämie, Hyperphosphatämie, Hyperkalziurie, Hypophosphaturie. Zerebrale Krampfanfälle, gesteigerte neuromuskuläre Erregbarkeit, Intelligenzdefekte und psychische Störungen sind die psychoneurologischen Symptome dieser Erkrankung. Subkapsuläre Linsentrübung, allgemeiner

Minderwuchs, Wachstumsstörungen an den Extremitäten, der Haare und Fingernägel, Kalkablagerungen in den Stammganglien und Zahnschmelzdefekte sind die morphologischen Veränderungen dieses Mangels an Parathormon.

Röntgensymtome

Im Vordergrund stehen Störungen des Knochenlängswachstums und des Mineralstoffwechsels. Ein verzögertes Wachstum ist besonders an den Metakarpalia, Metatarsalia und Phalangen festzustellen, das zur Brachydaktylie und Brachykarpie führt. Hyperostosen und Osteoporosen sind vorwiegend an Femur, Humerus und Tibia (ROYER 1961, FANCONI 1967) anzutreffen. Die Wirbelspongiosa ist rarefiziert, und gleichzeitig sind die verbliebenen Trabekeln verdickt (hypertrophe Atrophie). Die Schädelkalotte ist verdickt, und Knochenappositionen treten an den Knorpelrändern auf. Kapsel- und Sehnenansätze verkalken und ektopische Weichteilverkalkungen werden beobachtet (DANEMAN 1982). Die Dentition kann ausbleiben oder stark verzögert einsetzen (JENSEN u. Mitarb. 1981).

Nicht selten ist mit dem Ausfall des Parathormons auch gleichzeitig eine Nebennierenrindeninsuffizienz und Hypothyreose verbunden. Diese pluriglanduläre Hormoninsuffizienz führt dann zu einem Symptomenbild, daß durch den pluriglandulären Hormonausfall bestimmt wird.

Eine Sonderform des Hypoparathyreoidismus ist der **Pseudohypoparathyreoidismus.** Dieser Erkrankung liegt keine verminderte Hormonproduktion, sondern ein Nichtansprechen des Organismus auf das Parathormon zugrunde. Die Abgrenzung dieser Sonderform erfolgt durch den Ellsworth-Howard-Test. Die auf eine Applikation von Parathormon erfolgende Phosphaturie bleibt in diesem Falle aus. Die klinische Symptomatik gleicht weitgehend der eines Hypoparathyreoidismus, zu dem noch eine Oligophrenie hinzutritt.

Die *Röntgensymptome* entsprechen denen des Hypoparathyreoidismus. Zusätzlich werden aber noch Exostosen und Verkrümmungen des Radius, Hüftgelenksdysplasien und stärkere Verkürzungen der Metakarpalia I, IV und V an beiden Händen angetroffen. Zapfenepiphysen beschrieben GIEDION (1967) und POZNANSKI u. Mitarb. (1977). KOLB u. STEINBACH (1962) beobachteten bei Pseudohypoparathyreoidismus und sekundärem Hyperparathyreoidismus pathologische Demineralisationen und subperiostale Knochenresorption.

Adrenokortikaler Kleinwuchs

Bei diesem auf Störungen der Nebennierenrindenfunktion beruhenden Zwergwuchs muß zwischen dem angeborenen und dem erworbenen adrenogenitalen Syndrom unterschieden werden. Dem *angeborenen adrenogenitalen Syndrom* liegt ein autosomal-rezessiv vererbter oder durch Genmutation

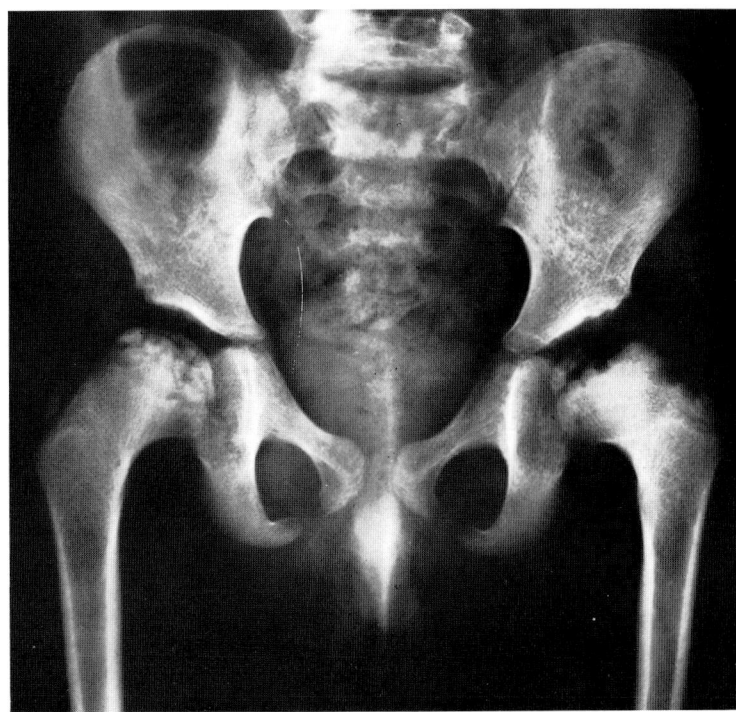

Abb. 21 Hypothyreotische Knochenveränderungen mit mangelhafter Ossifikation der Knochenkerne im Bereich der Hüftgelenke bei einem 7jährigen Knaben (Kretinenhüfte)
(Aufnahme: Prof. Dr. *Jesserer*)

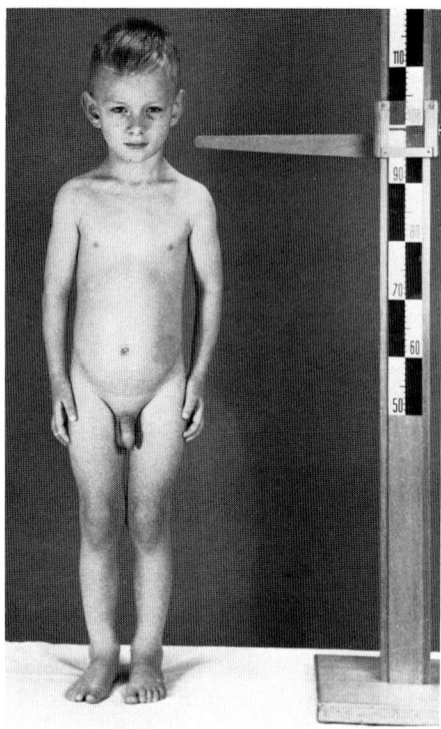

Abb. 22 3½jähriger Knabe mit angeborenem adrenogenitalem Syndrom. Beachte den Wachstumsvorsprung, der gleichwohl mit einem Kleinwuchs endet! (Beobachtung von W. Swoboda, Wien)

entstandener Enzymdefekt vor. Durch den Enzymdefekt wird die Biosynthese der Kortikosteroide gestört und die Bildung des Kortisols vermindert. Es kommt somit zum sog. Aufstau der Steroide. Dieser Aufstau löst eine vermehrte Sekretion des ACTH der Hypophyse aus. Dieses Hormon der Hypophyse intensiviert quantitativ die Synthese der Kortikosteroide (Bausteine des Kortisols), wodurch der Aufstau vor den Enzymengpässen verstärkt wird und die Androgenproduktion eine weitere Steigerung erfährt.

Klinischer Befund

Durch die Androgenwirkung wird das Längenwachstum bis zum Grundschulalter gesteigert, so daß die Kinder in diesem Alter ungewöhnlich groß sind (Abb. 22). Das Knochenalter eilt dem Lebensalter voraus, und mit ca. 12–13 Jahren tritt ein beschleunigter Epiphysenschluß ein. Damit ist das weitere Längenwachstum beendet, und die Individuen bleiben hinter dem Längenwachstum der Altersgenossen deutlich zurück. Bei Kindern und Frauen tritt eine Virilisierung ein. Bei Mädchen werden gleichzeitig Entwicklungsstörungen des äußeren Genitales (weiblicher Pseudohermaphrodit) und eine Amenorrhoe beobachtet. Bei Knaben ist der Penis anfänglich normal, wird aber in den ersten Lebensjahren ungewöhnlich groß. Die Hoden sind anfangs normal groß; die puberale Größenzunahme unterbleibt jedoch. Beide Geschlechter bieten das Bild einer Pseudopubertas praecox mit Entwicklung der sekundären Geschlechtsmerkmale im 2. Lebensjahr (Abb. 30) (Schambehaarung, Axiallar- und Extremitätenbehaarung, beginnender männlicher Bartwuchs). Häufig treten Akne und Hautpigmentierungen hinzu. Pathognomonisch ist der Labornachweis einer Vermehrung des 17-Hydroxypregnanolon und seiner Abbauprodukte Pregnantriol und 11-Ketopregnantriol (GEYER 1977).

Röntgensymptome

Ausdruck einer beschleunigten Skelettreifung sind die vorzeitige Pneumatisation der Nasennebenhöhlen und des Mastoids, frühzeitige Kalzifizierung der Rippenknorpel und des Kehlkopfgerüstes, vorzeitige Dentition, frühe Entwicklung der Knochenvorsprünge und Ausbildung einer Schädeldiploe, früher Epiphysenfugenschluß. Vergrößerung der Nebennierenrinden (CT-Befund), strahlentransparente Lungenfelder und ein kleines Herz sind weitere Röntgensymptome (KURLANDER 1965).

Erworbenes adrenogenitales Syndrom

Es entsteht durch einen Nebennierenrindentumor (Adenom oder Karzinom) der endokrin aktiv ist. Hierbei kann der Tumor entweder nur Androgene oder Androgene und Kortisol gleichzeitig produzieren.

Das klinische Bild wird entsprechend der gebildeten Hormone entweder nur eine Virilisierung (Androgenproduktion) oder eine Virilisierung und die Symptomatik eines Morbus Cushing (Androgene- und Kortisolproduktion) aufweisen. Die Auswirkungen der vermehrten Androgenproduktion sind bei Mädchen stärker ausgeprägt. Es treten Virilisierung mit Behaarung der Axillae, der Brust, median und periareolär, und der Arme und Beine, eine männliche Schambehaarung, bis zum Bauchnabel reichend, und ein Bartwuchs auf. Ein Haarausfall, besonders im Bereich der Stirn, und eine vermehrte Talgdrüsensekretion werden häufig beobachtet. Das Genitale ist stärker behaart und die Klitoris vergrößert. Bei der Kombination von vermehrter Androgen- und Kortisolproduktion treten zusätzlich noch die Zeichen eines Morbus Cushing mit Mondgesicht, Körperstammfettsucht, Büffelnacken, breite livide Striae distensae der Haut, besonders am Abdomen und den Nates, sowie ein leicht livid-rötliches Hautkolorit mit Teleangiektasien und petechialen Blutungen auf.

Röntgensymptome

Die Nebennierentumoren sind bei einer Größe von über 0,5 cm im Computertomogramm sichtbar. Die angiographische Darstellung ist nur in Sonderfällen erforderlich. Tritt der hormonproduzierende Nebennierentumor im Kindesalter auf, so sind die Zeichen der verfrühten Skeletreifung mit daraus resultierendem Minderwuchs vorhanden. Bei zusätzlicher Kortisolproduktion des Tumors bilden sich die Röntgenzeichen des Morbus Cushing aus. Im Vordergrund stehen schwere Osteoporose des Stammskeletts mit Verformung der Wirbelsäule im Sinne von Fischwirbeln, Loosersche Umbauzonen, Ermüdungsbrüche (Becken, Rippen, Fußknochen), aseptische Knochennekrosen an den Femur-, Humerus- und Tibiaköpfen. Die Skeletreifung retardiert oder kommt sogar zum Stillstand (STRICKLAND u. Mitarb. 1972, MAROTEAUX 1974).

Hypogonadaler Kleinwuchs

Ursache dieser Wachstumsstörung ist der Ausfall der Hormonproduktion der Keimdrüsen. Beim männlichen Individuum sind dies Anorchie, Hodendysgenesie, Eunuchoidismus mit Anosmie (DeMorsier-Kullmann-Syndrom), idiopathischer Eunuchoidismus und Klinefelter-Syndrom. Bei weiblichen Individuen beruht die Unterfunktion der Keimdrüsen auf Gonadendysgenesie (Ullrich-Turner-Syndrom), Ovarialhypoplasie und polyzystischer Ovarienmißbildung (Stein-Leventhal-Syndrom).

Klinische Symptome

Beim Mann: Überlänge der Extremitäten bei kurzem Rumpf, fehlender Bartwuchs und geringfügige Körperbehaarung, verminderte Hautpigmentierung (Alabasterhaut) mit vorzeitiger Faltenbildung, hohe Stimme, infantiles Genitale (kleiner Penis, kleine Testes, Prostata und Samenblase), unterentwickelte Muskulatur mit verminderter körperlicher Leistungsfähigkeit und Ausdauer.

Bei der Frau: generalisierte Osteoporose mit allgemeiner Wachstumshemmung und Minderwuchs, Fehlen der sekundären Geschlechtsmerkmale, Sphynxgesicht, Stammfettsucht, Pterygium (Abb. 23).

Röntgensymptome

Bei Männern besteht kein Minderwuchs. Die Extremitäten zeigen Überlänge. Die Skeletreifung ist

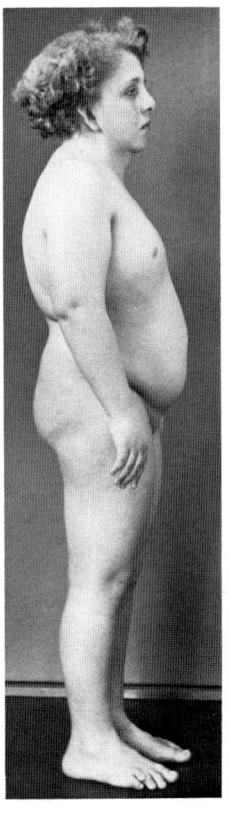

Abb. 23 16jähriges Individuum mit „Turner-Syndrom". Körperlänge 134 cm. Keine Menarche, keine sekundären Geschlechtsmerkmale. Pterygium im 6. Lebensjahr operiert. Chromosomales Geschlecht männlich (!) (Beobachtung von *W. Swoboda*, Wien)

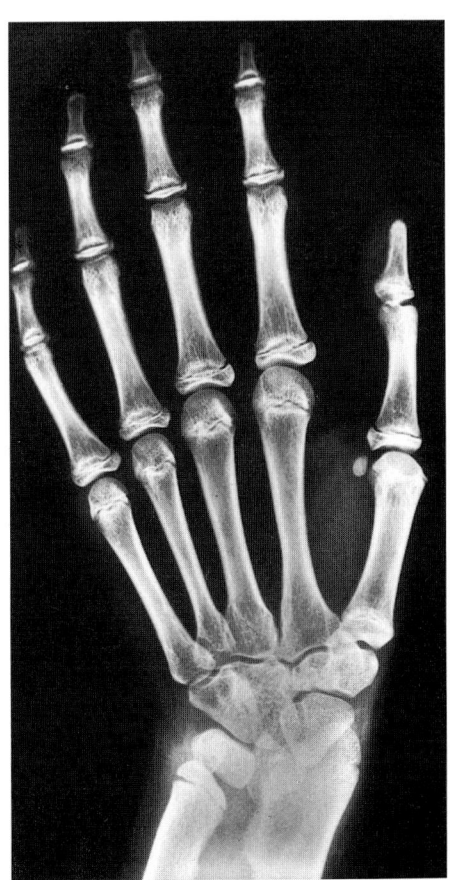

Abb. 24 Hand eines 15jährigen Jungen mit Gonadendysgenesie: Madelungsche Deformität des Unterarmes, Knochenalter 13 Jahre, breit offene Epiphysenfugen

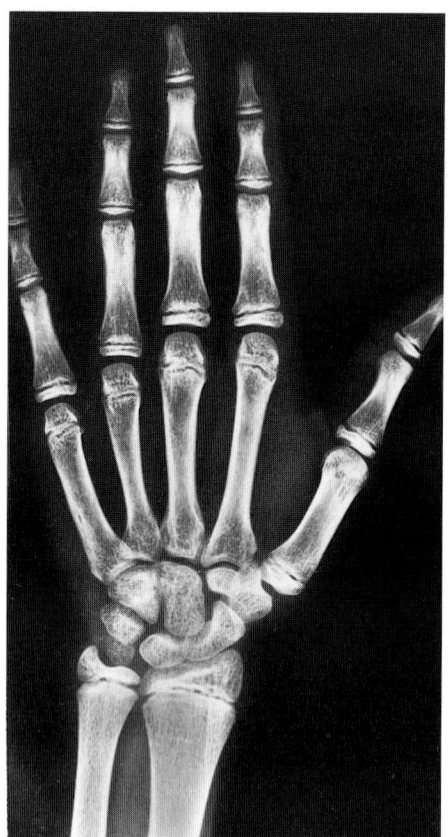

Abb. 25 Hand einer 22jährigen Frau mit Gonadendysgenesie: Alle Epiphysenfugen sind noch offen, Knochenalter 10 Jahre

verzögert. Die Epiphysenfugen bleiben lange Zeit offen, schließen sich aber schließlich doch noch, weil die androgenen Hormone der Nebennierenrinde wirksam werden. An den Unterarmen werden häufig eine Madelungsche Deformität der Ulna und eine Deformierung der medialen Tibiakondyle (KOSOWICZ 1960) beobachtet (Abb. 24). Beim Klinefelter-Syndrom ist die Skelettreifung jedoch normal. Bei Frauen stehen die generalisierte Osteoporose (BROWN u. Mitarb. 1974) und der Minderwuchs im Vordergrund. Im Bereich der Hand sind Knochenstrukturveränderungen in Form retikulärer Auflockerungen der Spongiosa zu beobachten. Eine Verkürzung des III. und IV. Metakarpale wurde sowohl bei Frauen (Abb. 25) als auch bei Männern (Abb. 26) bei Gonadendysgenesie beobachtet (CAFFEY 1978). Auf dem Boden der schweren Osteoporose der Wirbelsäule entstehen Wirbelkompressions- und Ermüdungsbrüche, die zu einer Kyphose der Brust-Lenden-Wirbelsäule führen.

Dyszerebraler Minderwuchs

Unter diesem Sammelbegriff der Wachstumsstörung durch Dysregulationen des Zwischenhirns und Hypothalamus werden folgende Krankheitsbilder eingeordnet:

Dyszerebraler Minderwuchs
mit und ohne Fettsucht,
hypothalamischer Minderwuchs,
Dystrophia adiposo-genitalis (Morbus Fröhlich),
Laurence-Moon-Biedel-Bardet-Syndrom,
Cushing-Syndrom,
zerebrale Frühreife.

Klinische Symptome

Die klinischen Symptome der Zwischenhirn- und Hypothalamusstörungen sind vielfältig. Sie treten in individuell unterschiedlichen Kombinationen auf. Im Rahmen dieses röntgendiagnostischen Lehrbuches kann auf die einzelnen Krankheitsbilder nicht näher eingegangen werden. Als klinische Symptome werden folgende Befunde erhoben: Minderwuchs, Brachykarpie, Brachytarsie mit Akromikrie, Fettsucht, oft als Stammfettsucht, Pubertas praecox, Hypogenitalismus, psychische Störungen, zerebrale Krampfanfälle, Somnolenz, Intelligenzdefekt, Inkontinenz, Heißhunger oder Anorexie, Elektrolyt-Stoffwechselstörungen, Diabetes insipidus, Thermodysregulation, Dyshidrosis, Hypertrichosis.

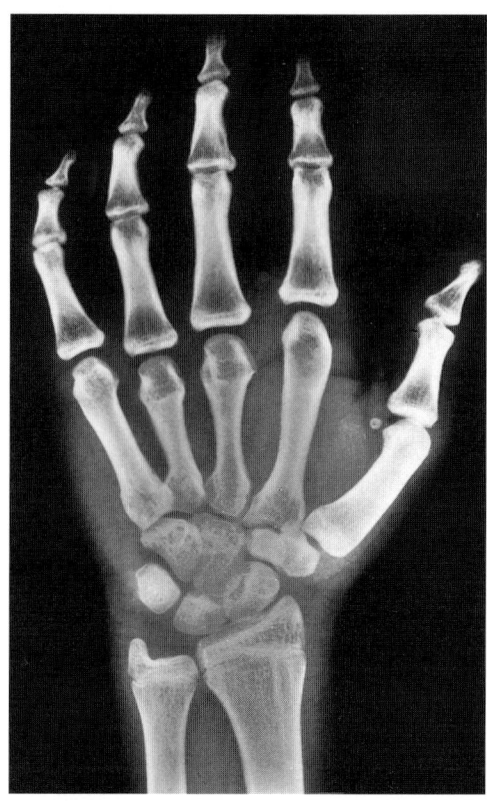

Abb. 26 Hand eines 22jährigen Mannes mit Hypogonadismus: Verkürzung der Metakarpalia III und IV, noch offene Epiphysenfugen am distalen Ende von Ulna und Radius

Röntgensymptome

Die relativ konstanten röntgenologischen Veränderungen sind Ossifikationsstörungen, die sich in beschleunigter Epiphysenkernentwicklung, Störung der zeitlichen Reihenfolge der Knochenkernentwicklung und Asymmetrie manifestieren. Das Auftreten des Knochenkernes im Os lunatum wird durch Zwischenhirnerkrankungen beeinflußt. Die Brachykarpie, Brachytarsie und Akromikrie sind häufige Röntgensymptome der Zwischenhirnstörungen. Eine Osteopenie und graziler Knochenbau sind in dieser Krankheitsgruppe oft anzutreffen. Diskrete bis stärker ausgeprägte Mikrozephalie, Platyzephalie oder Stenozephalie begleiten die Zwischenhirn-Hypothalamus-Störung.

Die klinischen und radiologischen Symptome genügen nicht, um eine nosologische Einordnung der Krankheit vorzunehmen. Hierzu sind laborchemische und neurophysiologische Untersuchungsmethoden erforderlich.

Riesenwuchs und eunuchoider Hochwuchs

Im Gegensatz zum Minderwuchs gibt es keinen genetisch bedingten Riesenwuchs. Die Körpergröße ist zwar genetisch terminiert, jedoch ist bisher keine Wachstumsbeschleunigung bekannt, die ihre Ursache in einem genetischen Defekt hat. In Mitteleuropa ist in den letzten 50 Jahren eine langsame Akzeleration der Körpergrößen der Bevölkerung nachgewiesen worden. Diese dabei erzielten Körpergrößen bis 1,90 m und 2 m sind noch Normvarianten einer normalen Population. Von Hochwuchs kann man erst sprechen, wenn die Körpergröße bei 2 m und mehr liegt. Die Bezeichnung Riesenwuchs erfordert jedoch eine Körpergröße, die wesentlich über der 2-m-Marke liegt (Abb. 27). Der Riesenwuchs und der Hochwuchs entstehen nur, wenn durch Einwirkung von Hormonen die Wachstumsgeschwindigkeit beschleunigt oder die Wachstumszeit verlängert wird.

Hypophysärer Riesenwuchs (Gigantismus)

Vermehrte Hormonproduktion des Hypophysenvorderlappens (eosinophiles Adenom, diffuse Hyperplasie der eosinophilen Zellen) führt zur Erhöhung des Somatotropins. Diese Überproduktion von Wachstumshormonen stimuliert vor allem das enchondrale Wachstum des Knochens. Je früher diese pathologische Wachstumsstimulation einsetzt, desto stärker ausgeprägt wird das Längenwachstum des Individuums. Eine Verminderung der Gonadotropinproduktion der Hypophyse verstärkt das Längenwachstum durch die

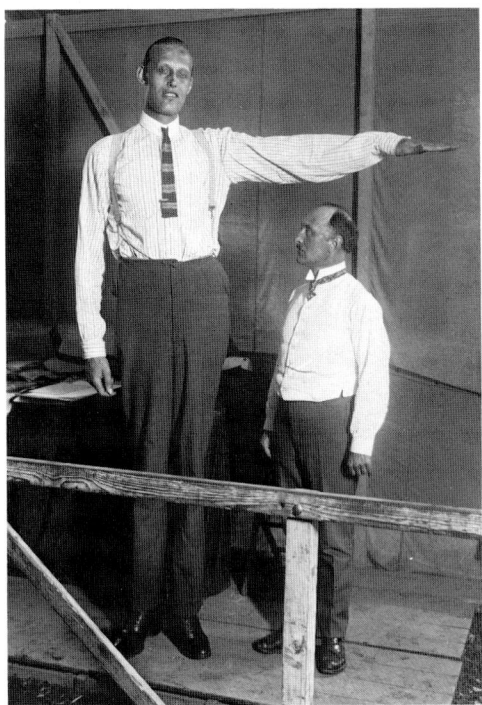

Abb. 27 Der Riese Van Albert im Alter von 26 Jahren mit seinem Beschreiber Prof. Dr. *O. Schlaginhaufen* (Zürich). Mit einer Körperlänge von etwa 254 cm einer der größten bisher beobachteten Menschen (aus O. Schlaginhaufen: Bull. Schweiz. Ges. Anthropol. Ethnolog. 35 [1958] 23)

mangelhafte Stimulation zur Skelettreifung. Wachstumshormone-produzierende Hypophysentumoren treten selten vor dem 3.–4. Lebensjahr auf. Deshalb werden die Wachstumsbeschleunigung und die rasche Größenzunahme erst im Vorschulalter, Grundschulalter oder im präpuberalen Lebensabschnitt beobachtet. In der Säuglingszeit und Kleinkinderperiode verläuft das Wachstum normal. Erst nach Auftreten eines eosinophilen Hypophysenadenoms oder einer diffusen Hyperplasie der eosinophilen Zellen in der Hypophyse, meistens am Ende der 1. Lebensdekade, entwickelt sich eine Wachstumsbeschleunigung, die schließlich zu einem exzessiven Wachstum in der präpuberalen Phase führt.

Klinische Symptome

Klinische Symptome dieses Gigantismus sind Körperlängen, die weit über der Altersnorm liegen, ungewöhnlich lange Extremitäten mit Neigung zu X-Beinen und Knick-Senk-Füßen, besonders große Hände und Füße. Der Kopf erscheint bei der bestehenden Körperlänge etwas klein. Akromegale Züge treten erst auf, wenn die Epiphysenfugen geschlossen sind und kein enchondrales Wachstum

1102 Wachstums- und Reifungsstörungen des Skeletts

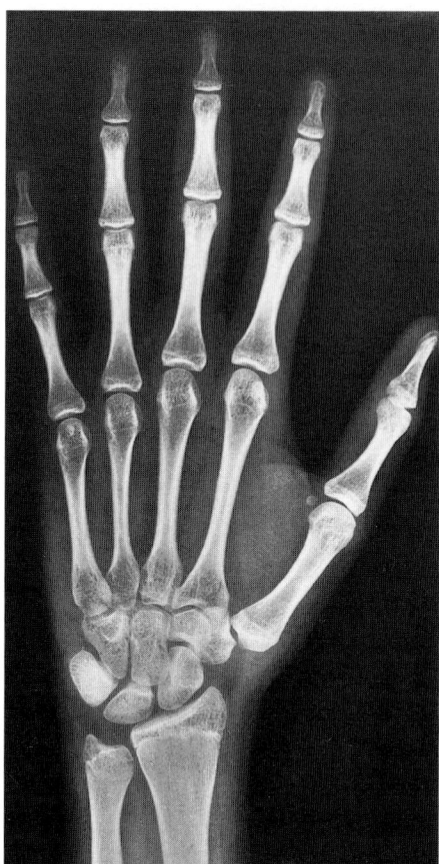

Abb. 28 Hand eines 14jährigen Mädchens mit eunuchoidem Hochwuchs. Körpergröße 186 cm, schmale lange Metakarpalia und Phalangen. Epiphysenschluß durch Hormontherapie erzwungen

mehr stattfindet. Durch periostale Knochengewebsneubildung unter Stimulation des Wachstumshormons bilden sich die typischen akromegalen Veränderungen aus, die im Beitrag „hormonelle Osteopathie" beschrieben sind.

Röntgensymptome

Eine vergrößerte Sella turcica mit Aufweitung ist bei Vorliegen eines Hypophysenadenoms anzutreffen. Sie fehlt meist bei einer diffusen eosinophilen Hyperplasie der Hypophyse. Extremitätenknochen, Phalangen, Metakarpalia und Metatarsalia überschreiten die Längenausdehnung der Altersnorm. Das Knochenalter stimmt meist mit dem Lebensalter überein. Tritt die Wachstumsbeschleunigung erst in einem Lebensalter auf, in welchem ein Teil der Epiphysenfugen schon geschlossen sind, so sind ein dysproportioniertes Wachstum und akromegale Knochenneubildungen zu beobachten.

Eunuchoider Hochwuchs

Der Ausfall des Gonadotropins der Hypophyse oder Mangel an Keimdrüsenhormon verzögert die Skelettreifung. Die Epiphysenfugen bleiben offen, und die Wachstumszeit verlängert sich. Das Längenwachstum der Extremitäten, aber auch der Metakarpalia, Metatarsalia und Phalangen nimmt kontinuierlich zu. Die Wachstumsphase wird nicht zeitgerecht beendet. Es entsteht schließlich ein disproportionierter Hochwuchs. Der Körperstamm ist gegenüber den Längen der Extremitäten kurz; der Kopf erscheint zu klein und das Gesicht disproportioniert groß. Ist der Mangel an gonadalem Hormon stark ausgeprägt, so ist die Sexualentwicklung mangelhaft. Sekundäre Geschlechtsmerkmale sind unterentwickelt. Die Übergänge zwischen hypogonadalem Hochwuchs mit normaler Gonadenfunktion und eunuchoidem Hochwuchs mit gestörter Sexualentwicklung sind fließend. Klinisch unterscheidet sich der eunuchoide Hochwuchs vom Gigantismus durch das nicht so stark ausgeprägte Längenwachstum und das Fehlen akromegaler Komponenten. Auch beim Gigantismus kann die Sexualentwicklung gestört sein, wenn die Gonadotropinproduktion der Hypophyse vermindert ist.

Röntgensymptome

Neben der Größenzunahme der Extremitäten, Hände und Füße gegenüber der Altersnorm sind die Zeichen der Reifestörung an dem Entwicklungsrückstand der Karpalia, Metakarpalia und Phalangen im Röntgenbild der Hand hervorzuheben (Abb. **28**). Der Kopf erscheint gegenüber dem großen Gesichtsschädel etwas klein. Es besteht eine generalisierte Hypostose.

Pubertas praecox

Diese auch als sexuelle Frühreife bezeichnete Entwicklungsstörung kommt bei Knaben und Mädchen vor. Bei Mädchen ist die Symptomatik eindrucksvoller, und die Erkrankung tritt doppelt so häufig auf wie bei Knaben. Bisher ist eine Ursache für diese Geschlechtsunterschiede noch nicht bekannt. Man unterscheidet zwischen isosexueller und heterosexueller Pubertas praecox. Die normale *isosexuelle Pubertas praecox* entsteht durch vorzeitige Gonadotropinproduktion, die bei 85% der Patientinnen idiopathisch auftritt, d.h., daß keine pathologischen Prozesse nachweisbar sind. Nur selten wird ein gonadotropinproduzierender Tumor (Leber, Ovar) gefunden. Bei Mädchen setzt die sexuelle Frühreife in der 2. Hälfte der 1. Lebensdekade ein. In zeitlicher Reihenfolge werden vor dem 8. Lebensjahr folgende **klinische Sym-**

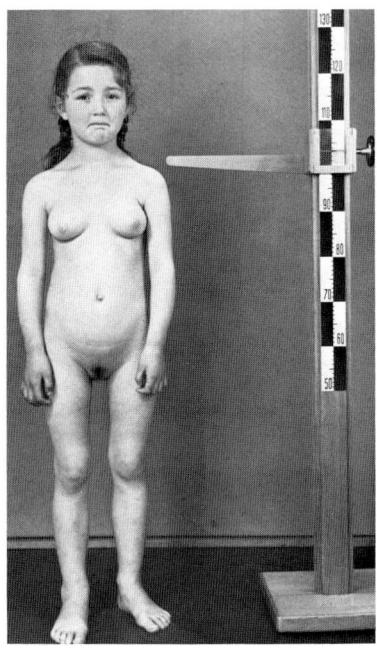

Abb. 29 4½jähriges Mädchen mit idiopathischer Pubertas praecox (Beobachtung von W. Swoboda, Wien)

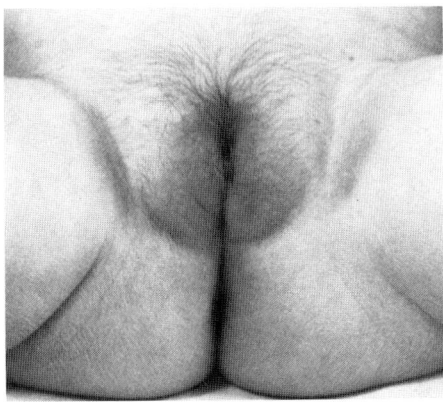

Abb. 30 Pseudopubertas praecox bei einem 14 Monate alten Mädchen mit Nebennierenrindentumor (Aufnahme: Prof. Dr. *Jesserer*)

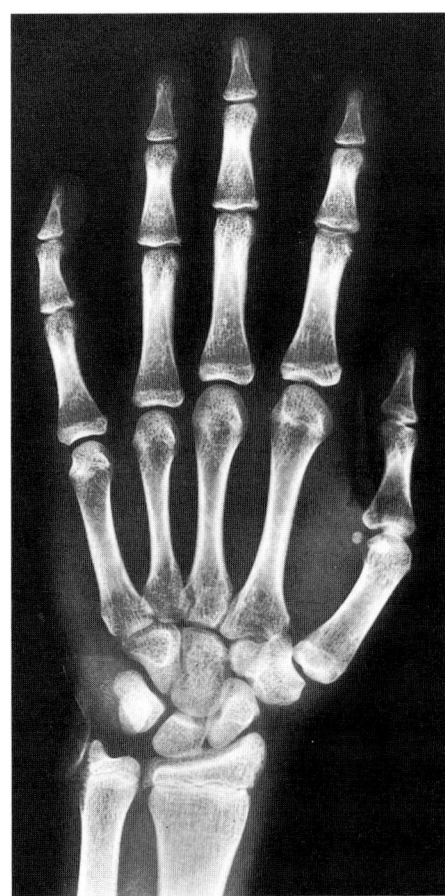

Abb. 31 Hand eines 10jährigen Mädchens mit Pubertas praecox. Die Epiphysenfugen der Metakarpalia und Phalangen sind schon geschlossen. Epiphysenfugen von Ulna und Radius sind sehr schmal

ptome beobachtet: Ausbildung der weiblichen Fettverteilung, Entwicklung der weiblichen Brüste (Telarche), Auftreten der weiblichen Scham- und Achselbehaarung (Adrenarche), Eintreten der Menses (Menarche) (Abb. 29).

Bei Knaben liegt der Beginn der Frühreife um das 9.–10. Lebensjahr. Die vorzeitige Entwicklung der Testes und des Penis, der männlichen Schambehaarung, eines männlichen Habitus mit Muskelentwicklung und eines vorzeitigen Stimmbruches sind die **klinischen Symptome** der männlichen Pubertas praecox.

Die *heterosexuelle Pubertas praecox* führt bei Mädchen zu einer männlichen Entwicklung. Die **klinischen Symptome** sind dann Klitorishyperplasie, männliche Schambehaarung, tiefe Stimme, männlicher Körperbau. Die genitalen Blutungen und die weibliche Brustentwicklung bleiben aus. Als Ursache dieser heterosexuellen Pubertas praecox wird eine Vermehrung der Androgene angesehen. Die vermehrten Androgene können exogen zugeführt worden sein; es können ein androgenproduzierender Nebennierenrindentumor oder Ovarialtumor sowie ein adrenogenitales Syndrom in Frage kommen (Abb. 30).

Röntgensymptome

Die Ossifikation ist um 2–10 Jahre beschleunigt. Schon bei 2- bis 5jährigen Kindern können sämtliche Knochenkerne angelegt sein. Durch eine vergleichende Beurteilung der im Röntgenbild nachweisbaren Knochenkerne mit den der Altersnorm in entsprechenden Ossifikationstabellen (Abb. 32) läßt sich eine Aussage über den Grad der Frühreife machen. Die Epiphysenfugen schließen sich verfrüht, und dadurch tritt ein vorzeitiger

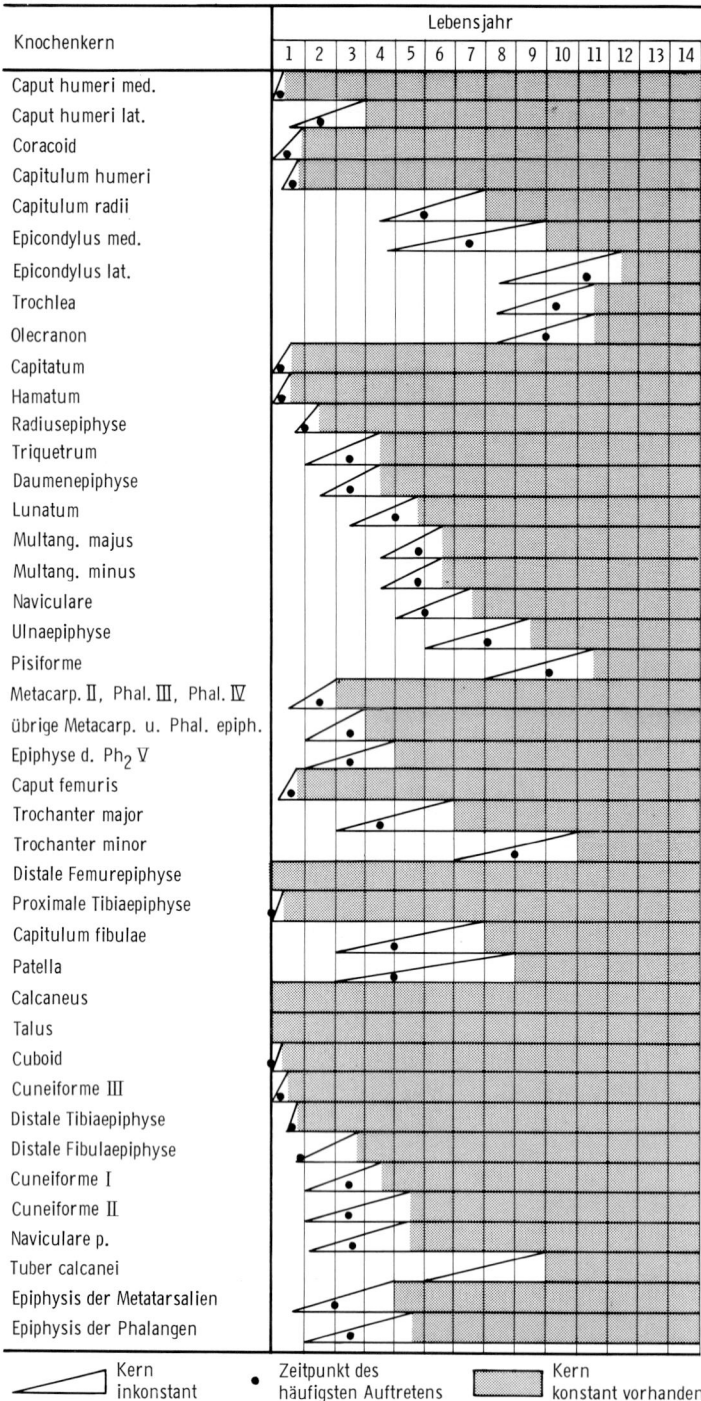

Abb. 32 Übersicht des Auftretens der Extremitätenknochenkerne (nach *Schmid* u. *Halden*)

Wachstumsstillstand ein (Abb. 31). Die Individuen mit Pubertas praecox bleiben klein.

Eine Sonderform der Pubertas praecox ist die *Pseudopubertas praecox*. Diesem Krankheitsgeschehen liegt eine Aktivierung der Gonadenfunktion zugrunde. Diese Aktivierung wird durch hormonaktive Tumoren oder durch eine Hyperplasie der Nebennieren, durch einen östrogenproduzierenden Granulosa-Theka-Zelltumor des Ovars ausgelöst. Im Gegensatz zur idiopathischen Pubertas praecox tritt keine zyklische Ovarialfunktion ein. Es fehlt die Menses. Auch östrogenhaltige Medikamente, die verabreicht werden, können eine Pseudopubertas praecox auslösen. Eine Kombination von Puberts praecox mit fibröser Dysplasie des Knochens und Hautpigmentierungen wird als McCune-Albright-Syndrom bezeichnet. Dieses Syndrom tritt aber nur sehr selten auf.

Pubertas tarda

Die große zeitliche Variationsbreite der sexuellen Entwicklungs- und Reifungszeit erschwert die frühzeitige Erkennung einer Pubertas tarda und die Abgrenzung gegenüber den verschiedenen Wachstums- und Reifestörungen. Wenn die Entwicklung der sekundären Geschlechtsmerkmale nicht bis zum 18. Lebensjahr abgeschlossen ist, andererseits doch erste Zeichen einer gonadalen Hormonwirkung vorhanden sind, kann von einer Pubertas tarda gesprochen werden. Sie muß von präpuberalen Hormonstörungen der Hypophyse und der Keimdrüse abgegrenzt werden. Während bei Hypopituitarismus, Hypogonadismus, Gonadendysplasie und -dysgenesie die mangelhafte Entwicklung der sekundären Geschlechtsmerkmale auf diese Hormonstörung zurückzuführen ist und unter dem Sammelbegriff Infantilismus zusammengefaßt wird, bleibt die Ursache der Pubertas tarda bisher unbekannt. Bemerkenswert ist ferner, daß die Skelettentwicklung und das Wachstum bei der Pubertas tarda nicht gestört sind. Fettsucht und verzögerte Entwicklung der sekundären Geschlechtsmerkmale sind ihre klinischen Leitsymptome. Diese Störung der Pubertätsentwicklung tritt bei Mädchen und Jungen auf. Bei Knaben entsteht, wegen der häufig damit verbundenen Pubertätsverzögerung, ein geringgradiger eunuchoider Hochwuchs. Wegen der Fettsucht, die diese verzögerte Pubertät begleitet, wird das Krankheitsbild auch Präpubertäts- oder Pubertätsfettsucht genannt.

Klinische Symptome

Vermehrter Fettansatz aller Körperregionen, besonders aber Brustpartie und Gesäßregion. Rote Striae distensae an Hüften, Oberschenkeln, Mammae und Oberarmen und bei Mädchen eine Entwicklung voluminöser Mammae, bei Knaben kleine Hoden und kleiner Penis vervollständigen das klinische Bild. Die geistige Entwicklung und die Intelligenz sind normal. Eine Abgrenzung gegenüber der Dystrophia adiposogenitalis (Morbus Fröhlich) ist klinisch möglich, denn bei der Pubertas tarda besteht weder eine hypothalamische Störung noch ein Tumor im Hypophysenbereich, und beim Morbus Fröhlich liegt keine wirkliche Fettsucht vor.

Röntgensymptome

Die Skelettentwicklung und die Reifung sind normal. Das Auftreten der Knochenkerne erfolgt zeitgerecht. Die Epiphysenfugen können sich etwas später schließen. Der Zeitpunkt des Epiphysenschlusses liegt aber noch im oberen Normbereich einer normalen Population. Die Fettsucht bedingt den Zwerchfellhochstand auf der Thoraxaufnahme. Typische Röntgenzeichen einer Puberta tarda fehlen.

Literatur

Afshani, E., B. R. Girdany: Atlanto-axial dislocation in chondrodysplasia punctata. Report of the findings in two brothers. Radiology 102 (1972) 399–401

Beighton, P., J. Craig: Atlanto-axial subluxation in the Morquio's syndrome. J. Bone Jt Surg. 55 (1973) 478–481

Bierich, J. R.: Ätiopathogenese und klinisches Bild hypothalamischer und hypophysärer Wachstumsstörungen. Mschr. Kinderheilk. 113 (1965) 269–278

Brander, M., J. Briner: Neugeborene mit diatrophem, thanatophorem Zwergwuchs und pränataler Verbiegung der langen Röhrenknochen. Fortschr. Röntgenstr. 119 (1973) 451–456

Brown, D. M., J. Jowsey, D. S. Bradford: Osteoporosis in ovarian dysgenesis. J. Pediat. (St. Louis) 84 (1974) 816–820

Caffey, J.: Achondroplasia of pelvis and lumbosacral spine. Some roentgenographic features. Amer. J. Roentgenol. 80 (1958) 449–457

Caffey, J.: Pediatric X-ray Diagnosis, Bd. II. Year Book Medical Publishers, Chicago 1978

Daneman, D., S. W. Kooh, D. Fraser: Hypoparathyroidism and pseudohypoparathyroidism in childhood. Clin. Endocrinol. Metabol. 11 (1982) 211–231

De Busk, F. L.: The Hutchinson-Gilford Progeria syndrome: Report of 4 cases and review of the literature. J. Pediat. (St. Louis) 80 (1972) 697–724

Fritsch, H., H. Manske: Beitrag zur Chondrodystrophia calcificans connata (Conradi-Hünermann-Syndrom). Arch. Kinderheilk. 169 (1963) 235–254

Gabr, M., H. Hashem, M. Hashem, A. Fahmi, M. Safouh: Progeria: A pathologic study. J. Pediat. (St. Louis) 52 (1960) 70–77

Gardner, D. G.: The oral manifestations of Hurler's Syndrome. Oral Surg. 32 (1971) 46–57

Gefferth, K.: Metatropic dwarfism. In Kaufmann, H. J.: Progress in Pediatric Radiology, Bd. IV. Karger, Basel 1973

Geyer, G.: Krankheiten der Nebennierenrinde in Zusammenhang mit Glucocorticosteroiden und Androgenen. In Hornbostel, H., W. Kaufmann, W. Siegenthaler: Innere Medizin in Praxis und Klinik, Bd. I. Thieme, Stuttgart 1977; 3. Aufl. 1984

Giedion, A.: Cone-shaped epiphyses of the hands and their diagnostic value. The tricho-rhino-phalangeal syndrome. Ann. Radiol. 10 (1967) 322–329

Greinacher, J.: Pseudoperthes. Radiologe 11 (1971) 300–302

Gusinde, M.: Urwaldmenschen am Ituri. Springer, Wien 1948

Hall, B. D., M. F. Scanlon: Hypothyroidism: Clinical features and complications. Clin. Endocrinol. Metabol. 8 (1979) 29–38

Hall, B. D., J. W. Spranger: Hyperchondroplasia: Clinical and radiological aspects in 39 cases. Radiology (N.Y.) 133 (1979) 95–100

Hanhart, E.: Über heredodegenerativen Zwergwuchs mit Dystrophia adiposogenitalis. Habil., Zürich 1925

Hanhart, E.: Die Rolle der Erbfaktoren bei Störungen des Wachstums. Schweiz. med. Wschr. 83 (1953) 198–203

Jenkins, P., M. B. Smith, J. S. McKinnell: Metatropic dwarfism. Brit. J. Radiol. 43 (1970) 561–565

Jensen, S. B., F. Illum, E. Dupont: Nature and frequency of dental changes in idiopathic hypoparathyroidism and pseudohypoparathyroidism. Scand. J. dent. Res. 89 (1981) 26–37

Jores, A.: Krankheiten der Hypophyse. In Jores, A., H. Nowakowski: Praktische Endokrinologie. Thieme, Stuttgart 1968; 4. Aufl. 1976

Kemperdick, H., P. Lemburg: Der thanatophore Zwergwuchs. Fortschr. Röntgenstr. 118 (1973) 553–558

Kolb, F. O., H. L. Steinbach: Pseudohypoparathyroidism with secondary hyperparathyroidism and osteitis fibrosa. J. clin Endocrinol. (Springfield) 22 (1962) 59–69

Kosowicz, J.: The deformity of the medial tibia condyle in 19 cases of gonadal dysgenesis. J. Bone Jt Surg. 42 (1960) 600–604

Kurlander, G. J.: Roentgenology of the congenital adrenogenital syndrome. Amer. J. Roentgenol. 93 (1965) 189–199

Lamy, M., P. Maroteaux: Le nanisme diastrophique. Presse méd. 68 (1960) 1977–1980

Langer jr., L. O.: Diastrophic dwarfism in early infancy. Amer. J. Roentgenol. 93 (1965) 399–404

Langer jr., L. O., P. A. Baumann, R. J. Gorlin: Achondroplasia. Amer. J. Roentgenol. 100 (1967) 12–26

Langer jr., L. O., J. W. Spranger, J. Greinacher, R. C. Herdman: Thanatophoric dwarfism. Radiology (N.Y.). 92 (1969) 285–294

Lassrich, M. A., R. Prèvòt, K. H. Schäfer: Pädiatrischer Röntgenatlas. Thieme, Stuttgart 1955

Lenz, W., G. Weissenbacher, E. Zweymüller: Thanatophorer Zwergwuchs. Z. Kinderheilk. 111 (1971) 162–174

McAlister, W. H.: Metatropic dwarfism. Semin. Roentgenol. 8 (1973) 154–158

Maroteaux, P.: Maladies osseuses de l'enfant. Flammarion, Paris 1974

Maroteaux, P., M. Lamy, I. M. Robert: Le nanisme thanatophore. Presse méd . 75 (1967) 2519–2524

Martius, G., S. Walter: Peromelie und Mikrognathie als Mißbildungskombination (Hanhart'sches Syndrom). Geburtsh. und Frauenheilk. 14 (1954) 558–563

Mason, R. C., K. Koslowski: Chondrodysplasia punctata. Radiology (Easton) 109 (1973) 145–150

Nelson, M. A.: Spinal stenosis in achondroplasia. Proc. roy. Soc. Med. 65 (1972) 1628–1629

Odell, W. D.: Isolated deficiences of anterior pituitary hormones. J. Amer. med. Ass. 197 (1966) 1006–1016

Ozonoff, M. B., A. R. Clemett: Progressive osteolysis in progeria. Amer. J. Roentgenol. 100 (1967) 75–79

Ponseti, J. V.: Skeletal growth in achondroplasia. J. Bone Jt Surg. 52 (1970) 701–716

Poznanski, A. K., E. A. Werder, A. Giedion: The pattern of shortening of the bones of the hand in PHP and PPHP. A comparison with brachydactyly E, Turner syndrome and acrodysostosis. Radiology (Easton) 123 (1977) 707–718

Root, A. W., A. M. Bongiovanni, W. R. Eberlein: Diagnosis and management of growth retardation with special reference to the problem of hypopituitarism. J. Pediat. (St. Louis) 78 (1971) 737–753

Schmid, F.: Pädiatrische Radiologie, Bd. I. Springer, Berlin 1973

Silengo, M., L. Luzzatti, F. Silverman: Clinical and genetic aspects of Conradi-Hünermann disease. J. Pediat. (St. Louis) 97 (1980) 911–917

Spranger, J. W., H. Gerken: Diastrophischer Zwergwuchs. Z. Kinderheilk. 98 (1967) 227–234

Spranger, J. W., U. Bidder, C. Voelz: Chondrodysplasia punctata (Chondrodystrophia calcificans) I, Typ Conradi-Hünermann. Fortschr. Röntgenstr. 113 (1970) 717–727

Spranger, J. W., L. O. Langer jr., H.-R. Wiedemann: Bone Dysplasias Fischer, Stuttgart 1974

Stokes, D. C., J. A. Phillips, C. O. Leonard, I. R. Dorst, S. E. Kopits, J. E. Trojak, D. L. Brown: Respiratory complications of achondroplasia. J. Pediat. (St. Louis) 102 (1983) 534–541

Strickland, A. L., L. E. Underwood, S. J. Voina, F. S. French, I. I. van Wick: Growth retardation in Cushing's syndrome. Amer. J. Dis. Child. 123 (1972) 207–213

Taybi, H.: Diastrophic dwarfism. Radiology (N.Y.) 80 (1963) 1–10

Walker, B. A., C. I. Scott, J. D. Hall: Diastrophic dwarfism. Medicine 51 (1972) 41–59

Wiedemann, H. R., W. Remagen, H. A. Hienz, R. J. Gorlin, P. Maroteaux: Achondrogenesis within the scope of connately manifested generalize skeletal dysplasia. Z. Kinderheilk. 116 (1974) 223–251

Zack, B. G.: Hypothyroidism in childhood. Postgrad. Med. 70 (1981) 177–184

Zellweger, H.: Mongolismus. Down's Syndrom. Ergebn. inn. Med. Kinderheilk. 22 (1965) 268–271

Erkrankungen der Weichteile

Haut, Unterhaut, Faszien, Sehnen, Muskulatur

O. Pohlenz und D. Bartelt

Bei Untersuchungen mit bildgebenden Verfahren werden Veränderungen an den Weichteilen häufig als Zufallsbefund entdeckt. Die Indikation zur Untersuchung wird in vielen solcher Fälle nicht wegen eines klinisch vermuteten Weichteilprozesses gestellt. Daher kann der (zufällig) erhobene Befund
- klinisch ohne wesentliche Bedeutung und ohne Krankheitswert sein,
- mit der Grundkrankheit des Patienten in Zusammenhang stehen oder
- morphologischer Ausdruck eines anderen pathophysiologischen Prozesses („Zweitkrankheit") sein.

Darüber hinaus sind zahlreiche Erkrankungen und Syndrome bekannt, die mit z.T. typischen oder krankheitsspezifischen Weichteilveränderungen einhergehen. In diesen Fällen kommt der bildgebenden Diagnostik die Aufgabe zu, gezielt zu fahnden, zu identifizieren und zusätzliche differentialdiagnostische Bausteine für die Klinik zu liefern.

Unter den heute bekannten bildgebenden Verfahren haben diejenigen, welche mit ionisierenden Strahlen arbeiten, für die Weichteildiagnostik immer noch große Bedeutung.

Die Bildphänomene sind zu beschreiben als
- Aufhellungen
- Verdichtungen
- Verknöcherungen
- Verschattungen durch Fremdkörper

Durch Schwächungsunterschiede gegenüber Röntgenstrahlen heben sie sich von den normalen Weichteilen ab. Die Weichteile bestehen aus Haut, Unterhaut, Fettgewebe, Faszien, Bändern, Sehnen, Muskeln, Nerven, Gefäßen, Lymphknoten, Synovialgewebe, Knorpel und Periost. Im einfachen Röntgenbild sind diese anatomischen Strukturen z.T. nicht oder nur durch sehr geringe Kontrastunterschiede voneinander zu trennen (Abb. 1). Krankhafte Veränderungen heben sich von der Umgebung ab durch

- Zu- bzw. Abnahme an Masse oder Dicke,
- Zu- bzw. Abnahme an Dichte oder
- den Gehalt an Elementen mit anderen Ordnungszahlen

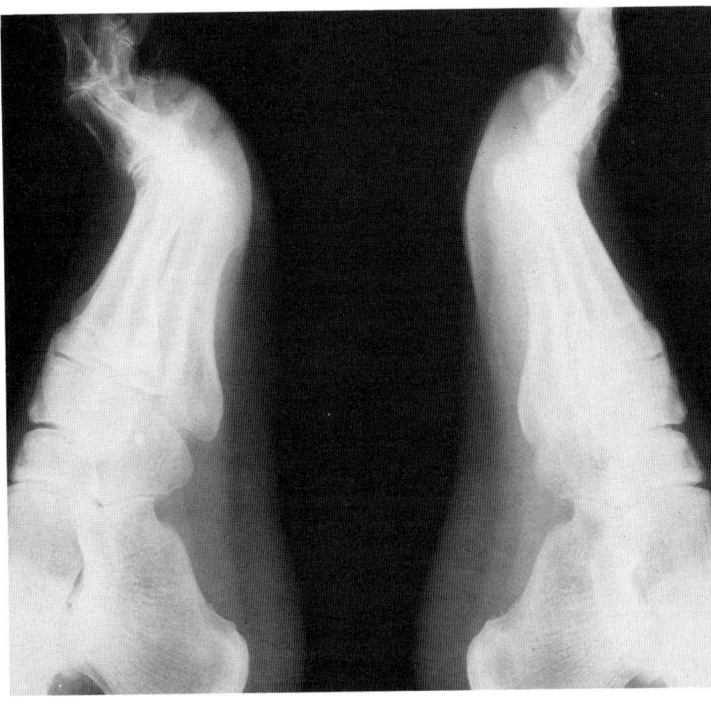

Abb. 1 Normalbefund. Beide Füße seitlich in typischer Technik: Simultanaufnahme, FF 0,3 mm, 44 kV, 12 mAs, feinstzeichnende Folie, 1,35 m FFA. Gute Erkennbarkeit von Kutis, Subkutis, Fett, Bindegewebe und Muskeln

Der Kontrastumfang eines Röntgenbildes ist besonders in der Weichteildiagnostik von großer Bedeutung. Er wird von der Strahlenqualität (Röhrenspannung) und bestimmten Parametern des Abbildungsmediums wesentlich beeinflußt. Silbergehalt und Gradation des Röntgenfilms, Kanteneffekt im Xeroradiogramm (NESSI u. Mitarb. 1980, PETERS u. Mitarb. 1983, SCHERTEL u. Mitarb. 1976, THIJN 1976) oder rechnergesteuerte Kontrastanhebung im digitalisierten Bild sind hierbei die wesentlichen Techniken.

In der konventionellen Röntgentechnik sind besonders an Körperpartien mit erheblichen Dickenunterschieden die Überstrahlungen der Randgebiete oft problematisch. An Ausgleichsmedien und an die Bedeutung guter Lichtquellen bei der Auswertung muß immer wieder erinnert werden, wobei die Medien so beschaffen sein müssen, daß sie nicht durch Artefakte Fehlbeurteilungen hervorrufen (BUCHWALD u. SEVERIN 1968, FISCHER 1974, 1982, 1984, 1985, GAJEWSKI u. REISS 1974, LEMKE 1968, 1974, SARTORIS 1984).

Feinere Unterschiede können am Computertomogramm durch sog. Dichtemessungen in Hounsfield-Einheiten, durch Doppel-Energiestudien und durch Bestimmung des Enhancementverhaltens herausgearbeitet werden (BUCK u. Mitarb. 1983, BULCKE u. BAERT 1982, GENANT u. Mitarb. 1981, HUNTER u. Mitarb. 1979, KÖNIG u. Mitarb. 1985, PETERS u. Mitarb. 1983, WEEKES u. Mitarb. 1985, WILSON u. Mitarb. 1978).

Die Kernspintomographie (MRI) hat in den wenigen Jahren seit ihrer Einführung auch bei der Weichteildiagnostik die Palette der Möglichkeiten erheblich erweitert. Von der MR-Spektroskopie erwartet man weitere Auskünfte, die über das Morphologische hinausgehen und Gewebsanalysen wie Funktionsstudien möglich machen (GRODD u. Mitarb. 1983, HUDSON u. Mitarb. 1985, PETTERSON u. Mitarb. 1985, REISER u. Mitarb. 1983, RODIEK u. Mitarb. 1986, SCOTT u. Mitarb. 1984, EL YOUSEF u. Mitarb. 1984).

Die z.Z. bekannten bildgebenden Verfahren haben für die Erkennung und Beurteilung von Weichteilprozessen eine wechselnde Bedeutung und einen unterschiedlichen Stellenwert. Es stehen heute zur Verfügung:
- konventionelle Röntgenuntersuchung
  a) Hartstrahltechnik,
  b) Weichstrahltechnik,
  c) Xerographie,
  d) Tomographie,
  e) digitale Bildverarbeitung;
- Kontrastmittelverfahren;
- Thermographie;
- Sonographie;
- Computertomographie;
- Radionuklidverfahren
  a) konventionelle Techniken,
  b) SPECT (Single Photon Emission Computertomography),
  c) PET (Positronen-Emissions-Tomographie).
- Magnetresonanzverfahren (Kernspintomographie).

Unter diesen Methoden ist die konventionelle Röntgenologie am weitesten verbreitet und findet auch heute noch überwiegend Anwendung. Computertomographie und Sonographie sind aber ebenfalls von großer diagnostischer Bedeutung. Mit Ultraschall kann im Einzelfall durch Echomustererkennung eine Gewebebestimmung erfolgen. Auch dieses Verfahren ist in der klinischen Anwendung noch nicht voll entwickelt (BUTCH u. Mitarb. 1985, FIEGLER 1983, KRAMER u. Mitarb. 1979, KUHN u. Mitarb. 1983, O'LEARY 1985, PETERS u. Mitarb. 1983, WALTER 1985, WITTICH u. Mitarb. 1985). Die nuklearmedizinische Diagnostik bei Weichteilerkrankungen ist wegen ihrer Sensitivität bei fehlender Spezifität zu nennen (BEKIER 1984, INOUE u. Mitarb. 1982, JANIK u. VOGEL 1981, McAFFEE u. Mitarb. 1985).

Interdisziplinäre Kooperation, gegenseitige Information und ausreichende Fachkenntnisse sind für den rationellen Einsatz der oben genannten bildgebenden Verfahren maßgebend. Dabei müssen die Aussagekraft der einzelnen Methoden, ihre Wirtschaftlichkeit, ihre Verfügbarkeit, das jeweilige Patientenrisiko und die zu erwartende klinische Relevanz gegeneinander abgewogen werden.

Um Überschneidungen mit anderen Kapiteln dieses Lehrbuches zu vermeiden werden folgende Themen nicht näher abgehandelt:
- die Erkrankungen der Mamma,
- die Weichteilveränderungen der viszeralen Organe in den großen Körperhöhlen (Schädel, Thorax, Abdomen, Retroperitoneum),
- die Erkrankungen des Gelenkapparates.

Nur wenn ihre Erwähnung aus differentialdiagnostischen Überlegungen notwendig ist, wird dies mit entsprechenden Hinweisen geschehen.

Pathologische Aufhellungen

Aufhellungen sind Folge von Gaseinlagerungen oder Fettansammlungen, die durch eine verminderte Strahlenschwächung zur Erkennbarkeit im Röntgenbild führen.

Gaseinlagerungen

Durch Gaseinlagerungen entsteht das Bild des Weichteilemphysems, wobei die chemische Zusammensetzung des Gases anhand des Bildes nicht bestimmt werden kann. Als Ursachen für Gaseinlagerungen kommen in Frage:

1. Trauma,
2. Verletzung gasführender Organe,
3. Entzündung mit gasbildenden Erregern,
4. aseptische Gewebsnekrose
5. iatrogene Gaseinbringung,
6. Verlagerung von gasführenden Organen in die Weichteile (Hernien), *kein* Weichteilemphysem!

Traumatisches Weichteilemphysem

Bei Zerreißungen der Körperoberfläche kann Gas in die Weichteile eindringen. Meistens handelt es sich hierbei um Luft im Bereich großer Fleischwunden, die innerhalb weniger Tage resorbiert wird. Anamnese, klinischer Befund und Verlauf sind in den meisten Fällen eindeutig (Abb. 2). Den Begriff des Pseudogasbrandes benutzt LEHNER (1985) für ein traumatisches Weichteilemphysem nach Sportunfall.

Weichteilemphysem nach Verletzung innerer Organe

– Pneumothorax,
– Pneumomediastinum,
– Pneumoperitoneum,
– Pneumoretroperitoneum

sind häufig die Ursachen eines Weichteilemphysems. Jedes für sich allein kann die Gas-Austrittsstelle sein, jedes kann mit einem der anderen

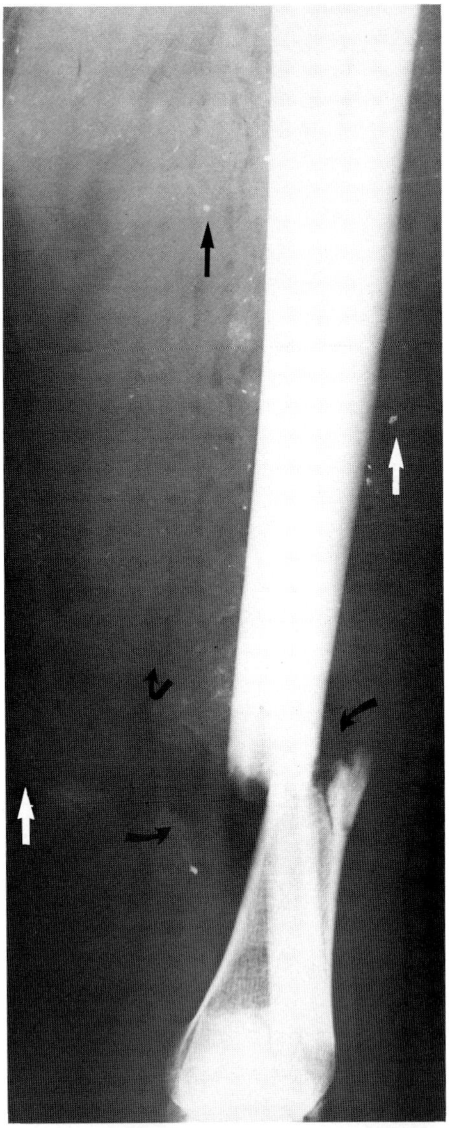

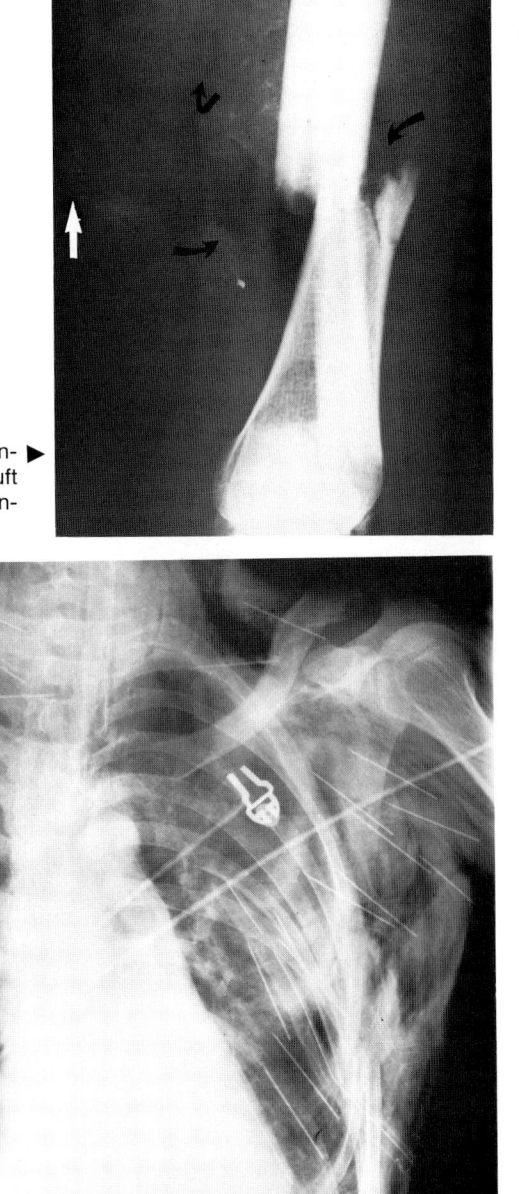

Abb. 2 Traumatisches Weichteilemphysem am Unterschenkel. Motorradunfall mit Zerreißung der Weichteile, in die Luft eingedrungen ist (gekrümmte Pfeile) und zusätzlicher Verunreinigung durch Straßenschotter (gerade Pfeile)

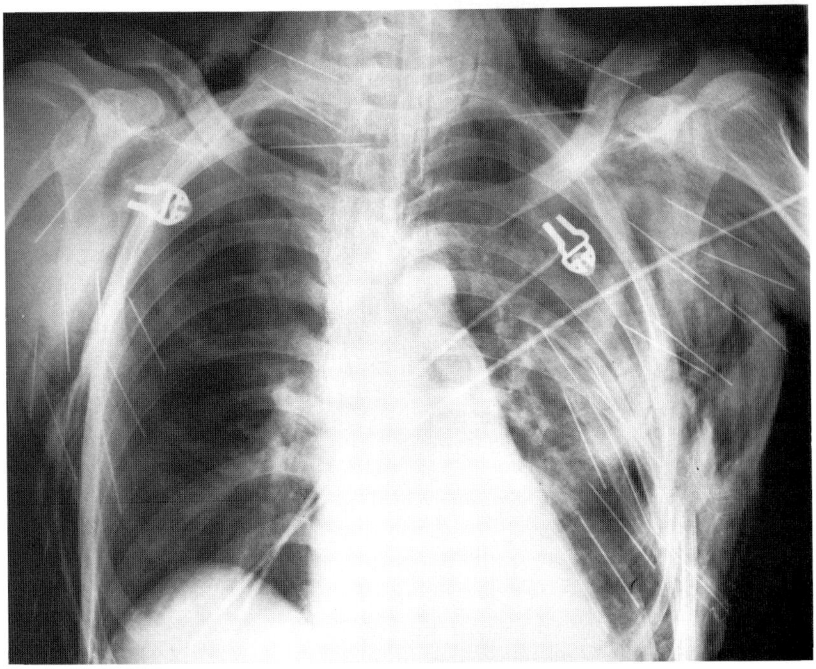

Abb. 3 Massives Weichteilemphysem bei Trauma mit Rippenserienfrakturen, Pneumothorax, Pneumomediastinum und Unterlappenatelektase; Überdruckbeatmung. Kanülen in den Weichteilen zur Entlastung

1110　Erkrankungen der Weichteile

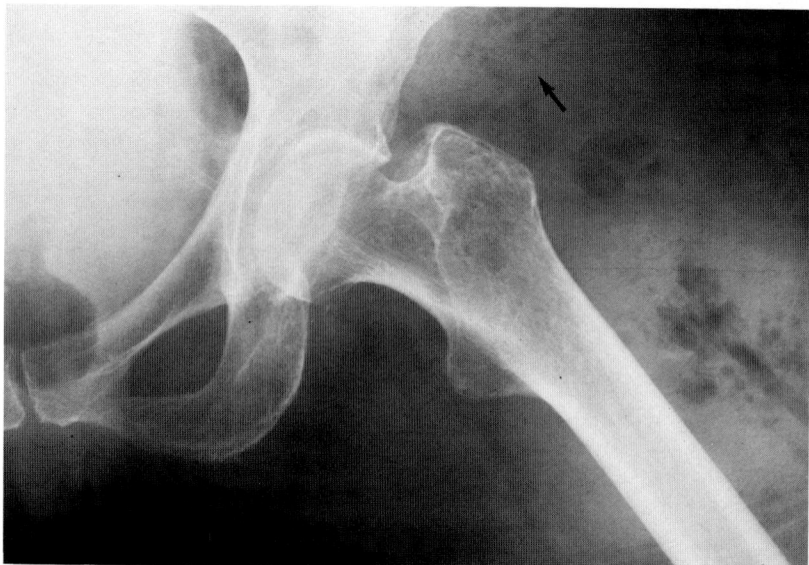

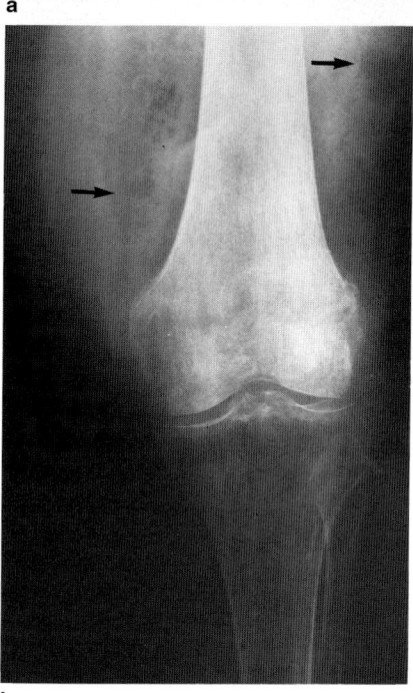

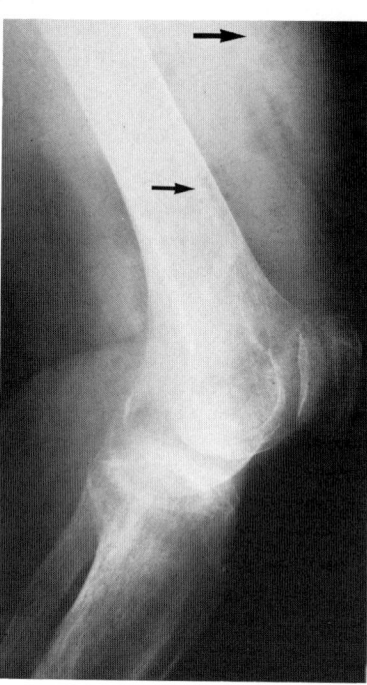

Abb. **4a–c** Gasabszeß in einem Amputationsstumpf bei einem Diabetiker. Gasansammlungen (Pfeile) am Knie, am Oberschenkel und im Bereich der Hüfte. Diskreter arteriosklerotischer Gefäßwandkalk (**c**)

vergesellschaftet sein, sie alle können gleichzeitig nebeneinander bestehen und einer einzigen Quelle entspringen.

Verletzungen der Luftwege (Nasennebenhöhlen bis hin zur Lungenperipherie mit der Pleura) oder Läsionen des Magen-Darm-Kanals (Mundhöhle bis Anus) kommen als Ursprungsort für ein Weichteilemphysem in Frage.

Die Veränderungen werden in erster Linie durch Neoplasien mit Organzerstörungen, perforierende Verletzungen, heftiges Erbrechen (Boerhaave-Syndrom), heftigen Husten, schwere Druckbelastungen, Kompression, Akzeleration, Dezeleration oder Infektion verursacht (Abb. 3).

Das im Inneren des Körpers ausgetretene Gas breitet sich zunächst im betroffenen Kompartment (z. B. Mediastinum) aus. Erst nach Überschreitung der Kapazität wandert es über die anatomischen Spalten und Verbindungswege in benachbarte Räume und an die Körperoberfläche, um am Hals, an der Brust- und Bauchwand als subkutanes Emphysem sichtbar zu werden. Das Mißverhältnis zwischen austretender Gasmenge und Resorptionsgeschwindigkeit ist für den Grad der Ausprägung letztlich entscheidend.

Entzündungen mit Gasbildnern

Infektionen und Entzündungen mit gasbildenden Erregern (bestimmte Anaerobier) führen zum Bild des Gasabszesses, der Gasgangrän, der Gasphlegmone, des Gasbrandes.
Synonyme: malignes Ödem, Emphysema malignum, Emphysema septicum).
Die klinischen Zeichen dieser Erkrankung sind meistens bedrohlich und diagnostisch hinweisend. Die im Bild erkennbare Gasverteilung kann völlig diffus sein. Orientiert sich die Gasverteilung an den Gewebsspalten und Muskelfasern, sieht man streifenförmige, gefiederte Aufhellungen. In Abszeßräumen ist eine bläschenförmige Anordnung, oft in Kombination mit einem Flüssigkeitsspiegel, möglich. Bei Infektionen mit sporenbildenden, anaeroben, toxinbildenden Erregern (Clostridien) entsteht das Bild des typischen Gasbrandes. Der Gasentstehung geht ein Weichteilödem voraus; die Krankheit verläuft rasch progredient, oft dramatisch (Stunden bis Tage); sie zeigt eine ausgeprägte klinische und röntgenologische Symptomatik. Im Einzelfall können kurzfristige Kontrollaufnahmen differentialdiagnostische Bedeutung haben (RAMIREZ u. Mitarb. 1983, VARGAS u. Mitarb. 1985) (Abb. 4 u. 37).

Iatrogenes Weichteilemphysem

Nach Einbringung von Gasen aus diagnostischen oder therapeutischen Gründen kann sich Gas in den Weichteilen für längere Zeit halten. Diese Form der Gasansammlung ist fast immer anamnestisch abzuklären und häufig klinisch irrelevant. Je nach Menge und Art des Gases bleibt es Stunden (N_2O, CO_2) oder Tage (Luft) nachweisbar. Die wichtigsten Untersuchungsarten, die mit Gasinsufflationen einhergehen, sind:
- Arthrographie,
- Pneumokolon,
- Zystenpunktionen mit anschließender Luftfüllung,
- diagnostischer Pneumothorax.

Heute selten oder gar nicht mehr angewandt werden:
- Pneumenzephalographie,
- Gasmyelographie,
- Pneumomediastinum,
- Pneumoretroperitoneum,
- Pneumoperitoneum,
- Peripneumozystographie,
- arterielle Ozoninjektion.

Das insufflierte Gas kann am Ort der beabsichtigten Insufflation oder aber auch in den umgebenden Geweben (Fehlinjektion) erkennbar sein.

Organverlagerungen (Hernien)

Gasbedingte Aufhellungen in den Weichteilen durch Verlagerung gashaltiger Organe findet man in erster Linie durch Hernien an den typischen Bruchpforten (Leiste, Schenkel, Skrotum) (Abb. 5 u. 58), an der Bauch- und Thoraxwand. Diese Befunde sind durch die klinische Anamnese und Untersuchung, in Einzelfällen durch Herniogra-

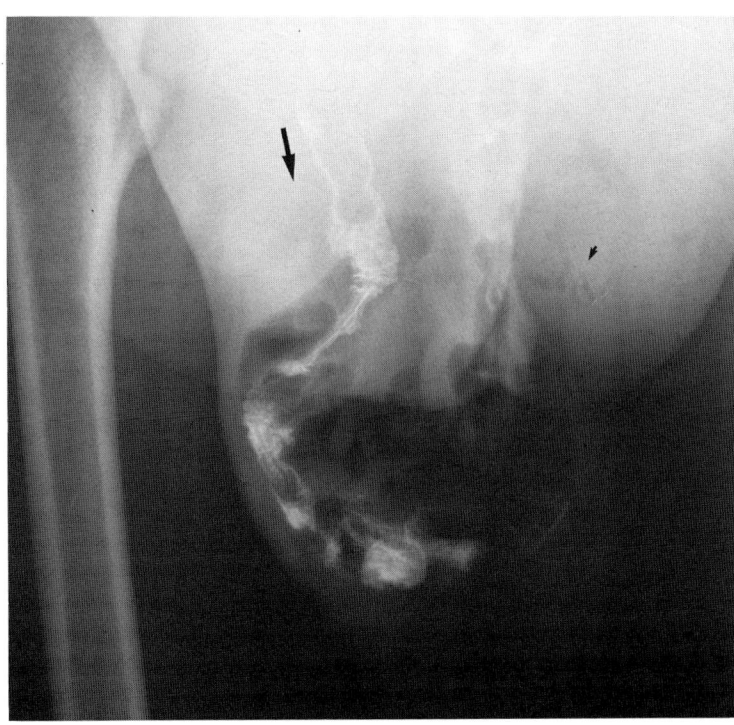

Abb. 5 Große Skrotalhernie, in der eine Dünndarmschlinge liegt. Darstellung im Rahmen einer Magen-Darm-Passage. Pfeile bezeichnen den durch Gasinhalt erkennbaren Darm an der Bruchpforte und im Bruchsack

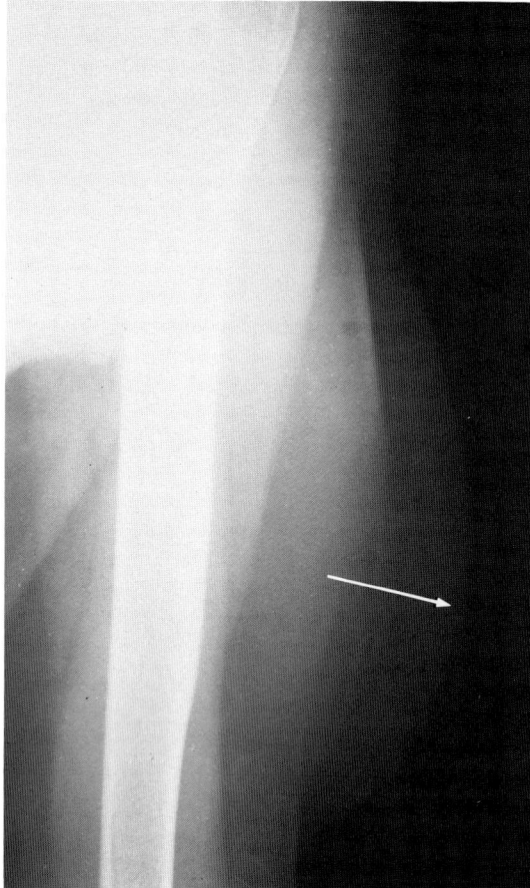

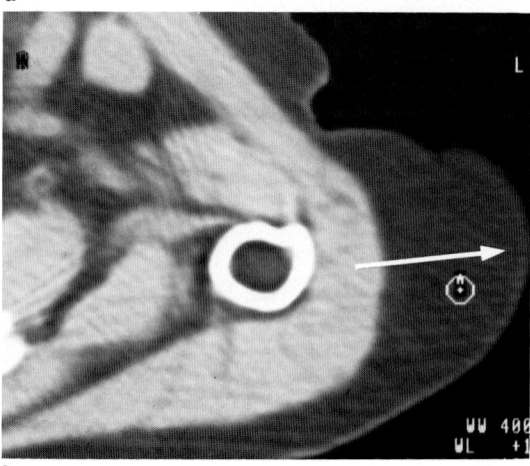

Abb. 6 a u. b Lipom am Oberarm. **a** Scharf abgegrenzte, subkutane Strahlentransparenz im Röntgenbild, entsprechende Hypodensität (Fett) im Computertomogramm (**b**). Die Außenkontur des Lipoms mit der Haut ist im CT weit besser erkennbar (Pfeile)

phie und Funktionsuntersuchung abzuklären (EKBERG 1981, FENN u. Mitarb. 1982).

Aufhellungen durch Fetteinlagerungen

Adipositas

Vermehrte, *diffus* am Körper verteilte Fettablagerungen bei ernährungsbedingter Adipositas, bei Stoffwechselstörungen, auf konstitutioneller Basis oder durch Kortikosteroide (iatrogen oder neoplastisch) sind in Verbindung mit klinischen Angaben und/oder durch die Inspektion und Anamnese des Patienten abzuklären.

Lokal umschriebenes Fett

Bei *umschriebenen* Fettansammlungen in einer eigenen Kapsel mit glatter Grenze zur Umgebung handelt es sich meistens um Lipome, Fibrolipome, Dermoidzysten oder Teratome mit fettigem Inhalt (Abb. 6). Bei der Dercumschen Erkrankung (Lipodystrophia dolorosa) finden sich bilateral-symmetrische, subkutane, schmerzhafte Fettablagerungen in den Extremitäten und am Stamm. Eine noch seltenere Form ist die kongenitale (aggressive) Lipomatosis (LACHMANN u. Mitarb. 1983), die mit fetthaltigen, tumorösen Raumforderungen an der Thoraxwand einhergeht. GARVER u. Mitarb. (1982) erwähnen bei der Melorheostose begleitende Fibrolipome. Weichteiltumoren mit Zonen vermehrter Transparenz beschreiben JAVROS u. Mitarb. (1978) beim Elastofibrom.

Für die Beurteilung fetthaltiger Raumforderungen hat die Xerographie besonders dann Bedeutung, wenn scharf begrenzte Schwächungsunterschiede durch das Kantenphänomen hervorgehoben werden können (NESSI u. Mitarb. 1980, PETERS u. Mitarb. 1983, SCHERTEL u. Mitarb. 1976, SCHNEPPER u. Mitarb. 1977, THIJN 1976). Einfache Lipome sind vermehrt strahlentransparent, Angiolipome und Liposarkome sind deutlich dichter. Sie sind im konventionellen Nativbild und auch xerographisch nicht sicher zu differenzieren. Auf die große Bedeutung der Computertomographie und der Kernspintomographie (auch der Spektroskopie) – in Einzelfällen auch immer noch der Angiographie mit digitaler Bildnachverarbeitung – für die Erkennung und Zuordnung fetthaltiger Tumoren sei hingewiesen (BEABOUT u. Mitarb. 1977, BUCK u. Mitarb. 1983, CRONE-MÜNZEBROCK u. Mitarb. 1986, DIMMROCK u. Mitarb. 1985, HUNTER u. Mitarb. 1979, KÖNIG u. Mitarb. 1985, LINDAHL u. Mitarb. 1985, PETASNICK u. Mitarb. 1986, PETERS u. Mitarb. 1983, SCHULTZ u. Mitarb. 1986). Siehe hierzu auch BOHNDORF u. FRIEDMANN im Anschluß an dieses Kapitel in diesem Band.

Fett in Gelenken

Bei Verletzungen in Gelenknähe kann fettiges Knochenmark in den Gelenkraum übertreten, wodurch es zum Nachweis eines Fett-Flüssigkeits-Spiegels bei horizontalem Strahlengang (Niveauaufnahme des Kniegelenkes, Holmgrensches Zeichen) kommt. Bei gelenknahen Verletzungen und Raumforderungen ist die periartikuläre Fettverlagerung bzw. Verformung röntgenologisches Leitsymptom (GOODMAN 1977, HARRIS 1981, SAN DRETTO 1983, WESTON 1977). Es sei auch auf das Kapitel „Gelenkverletzungen" im Bd. VI/1 hingewiesen.

Strukturierte Fettansammlungen

Wabige Aufhellungen in der Subkutis, vorwiegend an der Vorderseite der Unterschenkel, findet man bei der Necrobiosis lipoidica diabeticorum (BOHNDORF 1965) (Abb. 7). Fettgewebsnekrosen finden sich besonders in den Oberschenkeln und in der Glutäalmuskulatur nach Insulininjektionen. Sie können als umschriebene Fettansammlung in Form einer Aufhellung, aber auch als dichteres Gewebe bis hin zur Verkalkung imponieren.

Ersatz von höherwertigem Gewebe durch Fett- und/oder Bindegewebe

Auf die Vorgänge bei der sog. Fett-Vacat-Wucherung im Rahmen eines degenerativen Organabbaus, wie z. B. bei der peripelvinen Fettablagerung an der Niere, sei in diesem Zusammenhang nur hingewiesen.

Neuromuskuläre Erkrankungen

Eine Erkrankung oder eine Veränderung der Skelettmuskulatur bedeutet immer eine Störung der neuromuskulären Funktionseinheit. Dabei sind zu unterscheiden:

1. *neurogene Myopathien,* bei denen die Störung im Zentralnervensystem oder in den die Muskelgruppe versorgenden peripheren Nerven liegt;

2. *myasthenische Erkrankungen,* bei denen als Ursache eine Schädigung der Synapse (neuromuskuläre Verbindung) in Frage kommt. In diese Gruppe gehört z. B. auch die Infektion mit dem Botulismuserreger, dessen Toxin die Synapse schädigt;

3. *Myopathien* als Muskelerkrankungen im eigentlichen Sinn. Bei diesem Formenkreis ist die Muskelzelle selbst betroffen, meistens infolge einer Stoffwechselstörung oder Entzündung;

4. *sekundäre Myopathien* als Folge langzeitiger Inaktivität oder Immobilisation, die zu einer sekundären Myopathie im Sinne einer Atrophie führen.

In allen Fällen antwortet der Muskelapparat mit einem Schwund der betroffenen Region. BULCKE u. BAERT (1982) haben die neuromuskulären Erkrankungen klinisch, elektromyographisch und

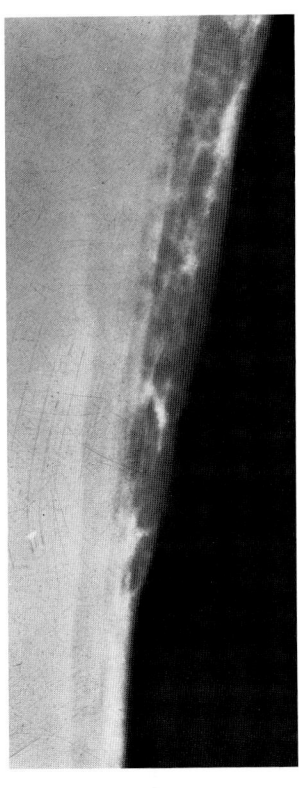

Abb. 7
Necrobiosis lipoidica diabeticorum. Wabige Aufhellungen in der Subkutis mit verbreiterten Gefäßen (aus *Bohndorf, W.:* Radiologe 5 [1965] 39–43)

radiologisch untersucht und ihre Ergebnisse in einer Monographie zusammengestellt, auf die in diesem Zusammenhang hingewiesen sei.

Im konventionellen Röntgenbild sind ausgeprägte Verfettungen als fischfleischartiges Aussehen der Muskulatur erkennbar. Besondere Weichstrahltechnik und die Xeroradiographie verbessern die Aussage. Über die Möglichkeiten und Grenzen bei der Beurteilung der Muskulatur nur mit konventionellen Techniken berichtet PALVÖLGYI (1978, 1979, 1980). Lediglich ausgeprägte Formen einer sog. Pseudohypertrophie (starker Muskelschwund mit Ersatz durch Fett) können sicher erkannt werden (Abb. 8). Entscheidende Mehrinformationen und differentialdiagnostische Hilfen liefern Computertomographie und Kernspintomographie (BULCKE u. BAERT 1982, BULCKE u. Mitarb. 1979, 1981, 1982, 1983, CALÒ u. Mitarb. 1986, GENANT u. Mitarb. 1981, LISAK u. Mitarb. 1979, NEUNDÖRFER 1979, REICHMANN u. Mitarb. 1988, RODIEK u. Mitarb. 1985, 1986, vd. VLIETH u. Mitarb. 1988, WEEKES u. Mitarb. 1985, WILSON u. Mitarb. 1978). Die Bedeutung der konventionellen Röntgentechnik tritt zunehmend gegenüber den neueren Verfahren in den Hintergrund. (Siehe auch BOHNDORF u. FRIEDMANN im Anschluß an dieses Kapitel in diesem Band.)

Die Monographie von BULCKE u. BAERT (1982) gibt Standardverfahren zur Muskeldiagnostik an und enthält Fahrpläne („flow-charts") für das diagnostische Vorgehen bei Myopathien.

1114 Erkrankungen der Weichteile

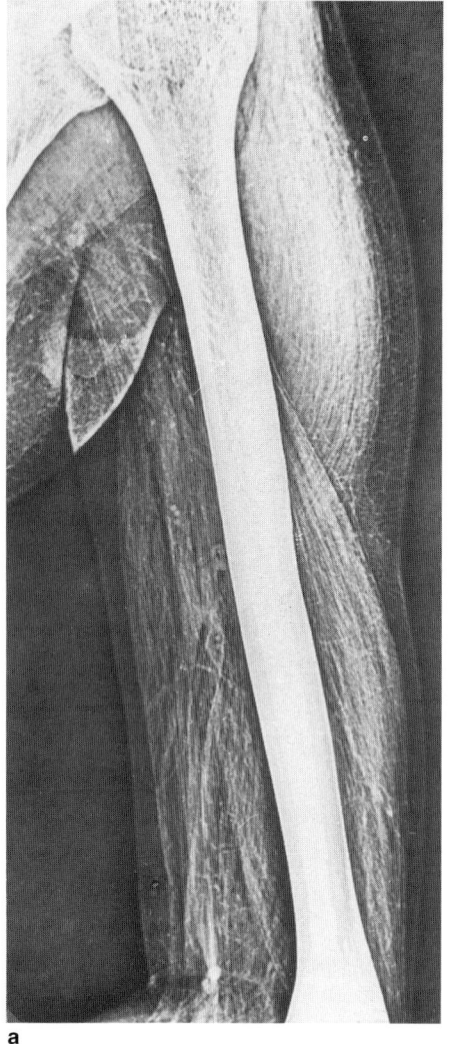 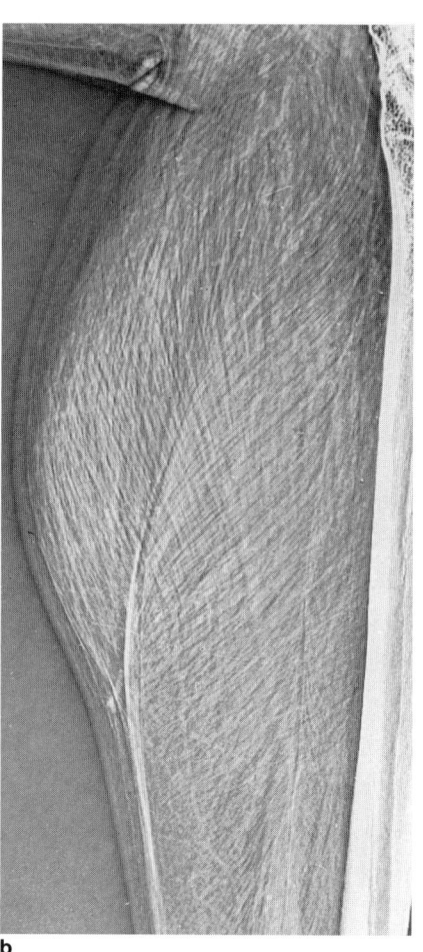

a b

Abb. 8a u. b
a Xeroradiogramm vom Oberarm eines Patienten mit progressiver Muskeldystrophie. Der M. biceps ist stark betroffen, weniger der M. triceps, während der M. deltoideus nur eine feine streifige Aufhellung zeigt
b Xeroradiogramm vom Oberschenkel eines Patienten mit (pseudohypertrophischer) progressiver Muskeldystrophie. Feine streifige Durchsetzung der Muskulatur (Fett) bei unverändertem Gesamtvolumen
(aus *Bulcke, J. A. L., A. L. Baert:* Clinical and radiological aspects of myopathies. Springer, Berlin 1982)

Verlust an Muskelmasse, Art und Grad des Muskelersatzes durch Fett und Bindegewebe mit einem bestimmten Befallmuster sind die wichtigsten diagnostischen Kriterien dieses Symptomenkomplexes. Im Initialstadium aller neuromuskulären Erkrankungen finden sich kleine, disseminierte, vakuolenartige Hypodensitäten oder Änderungen des Signals, die der Muskulatur im Querschnittsbild ein „angenagtes" Aussehen verleihen. Das Computertomogramm ist in dieser Phase der Erkrankung noch uncharakteristisch und allein Ausdruck der Myopathie, die sich lediglich dadurch kennzeichnet, daß Muskelzellen von Bindegewebe oder Fett ersetzt wurden. Auf dem Boden dieses Initialstadiums können drei unterschiedliche Verlaufsformen beobachtet werden:

1. Ein allgemeiner muskulärer Verfall („breakdown"), bei dem die fleckigen Hypodensitäten sich vermehren und schließlich miteinander konfluieren, bis kaum noch muskeldichtes Gewebe sichtbar bleibt. Die betroffene Region erscheint im Bild grauwolkig. Am Ende liegen spärliche Muskelreste in großen Bindegewebshüllen mit entspre-

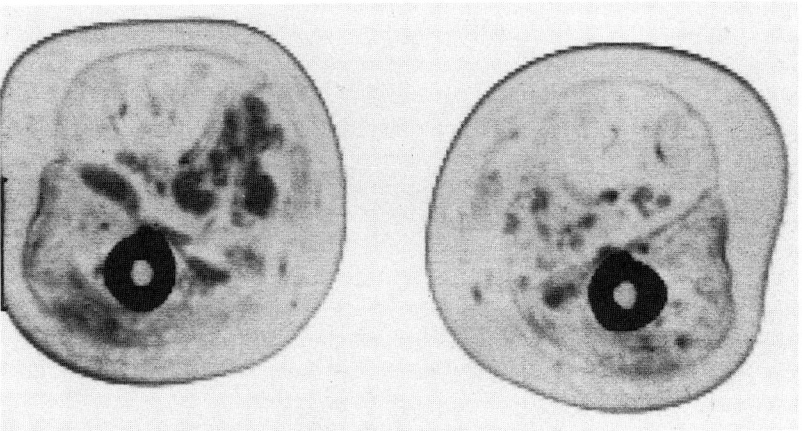

Abb. 9 Computertomographie beider Oberschenkel bei einem Patienten mit spinaler Muskelatrophie. Weitgehender Untergang aller Muskeln. Spärliche Muskelreste liegen in Fett- und Bindegewebshüllen
(aus *Bulcke, J. A. L., A. L. Baert:* Clinical and radiological aspects of myopathies. Springer, Berlin 1982)

chender Hypodensität. Diese Form des Verlaufes ist typisch für spinale Muskelatrophien (neurogene Myopathien).

2. Bei dystrophischen Muskelprozessen (den eigentlichen Myopathien) geht ebenfalls Muskelgewebe zugrunde, wobei aber andere Muskelgruppen intakt bleiben oder sogar eine kompensatorische Hypertrophie aufweisen. Dieser Verlauf erzeugt das Bild des „gemischten Musters". Einige Muskeln sind im Endstadium völlig durch Bindegewebe ersetzt; andere machen den Eindruck, als ob sie unbeeinträchtigt geblieben seien. Der eigentliche, pathophysiologische Mechanismus für diesen Ablauf ist unbekannt.

3. Die dritte Art der Verlaufsmöglichkeit besteht im vollkommenen Ersatz der gesamten Muskelmasse durch Fett (lipomatöse Transformation). Klinisch und radiologisch ist äußerlich der Gesamtumfang der Region unverändert; anstelle der Muskulatur finden sich jedoch Fettgewebe ohne Muskelreste. Diese Form ist z. B. charakteristisch für die amyotrophe Lateralsklerose.

Neben diesen drei, in der Bildmorphologie unterschiedlichen Verlaufsformen lassen sich bei den durch eine Autoimmunerkrankung gesteuerten Prozessen (Polymyositis und Myasthenia gravis) die initialen, fettbedingten Hypodensitäten als mehr linear angeordnet und schärfer markiert er-

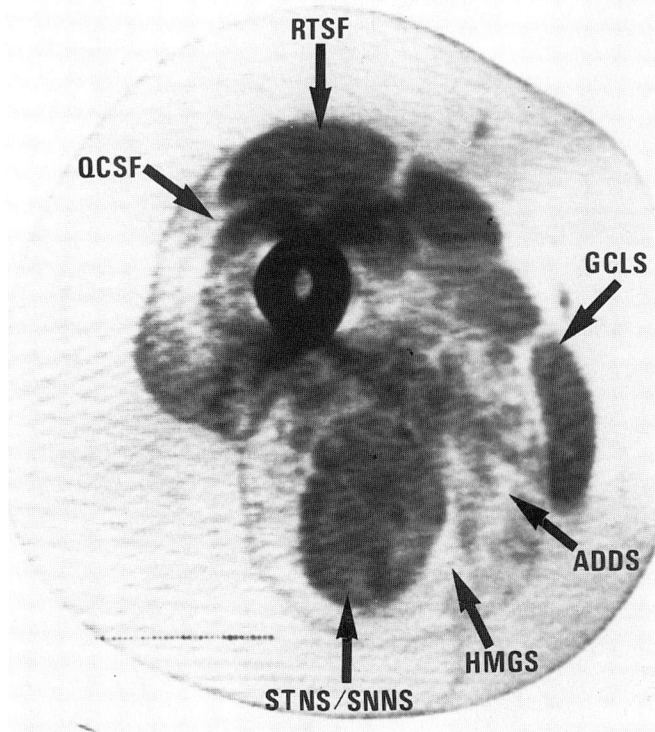

Abb. 10 Myopathie ungeklärter Genese mit Untergang einiger Gruppen und kompensatorischer Hypertrophie anderer Muskeln.
QCSF: m. quadriceps femoris
RTSF: m. rectus femoris
GCLS: m. gracilis
ADDS: mm. adductores
STNS: m. semitendinosus
SNNS: m. semimembranaceus
HMGS: m. popliteus ("hamstring")
(aus *Bulcke, J. A. L., A. L. Baert:* Clinical and radiological aspects of myopathies. Springer, Berlin 1982)

1116 Erkrankungen der Weichteile

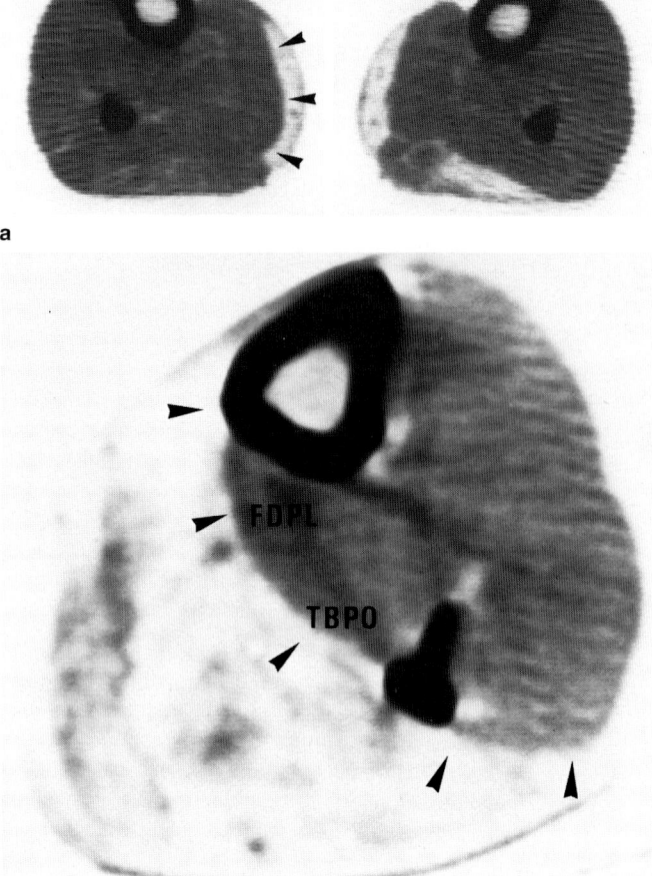

Abb. 11a u. b
Muskeldystrophie Typ Becker
a Computertomographie des Unterschenkels in der Anfangsphase. Die Muskeln werden vom Rand her durch Fett ersetzt
b Der Prozeß hat auch die tiefen Muskeln des Unterschenkels erreicht. Die Muskeln sind durch Fett ersetzt. Die Pfeile weisen in die Richtung, in der der Prozeß fortschreitet (von außen nach innen)
FDPL: m. flexor dig. longus
TBPO: m. tibialis posterior
(aus *Bulcke, J. A. L., A. L. Baert:* Clinical and radiological aspects of myopathies. Springer, Berlin 1982)

kennen. Sie führen aber auch wie bei den anderen Erkrankungen zu einem weitgehenden Muskelschwund, jedoch ohne kompensatorische Hypertrophie anderer Gruppen.

Röntgenbild, Computertomogramm oder auch das Kernspintomogramm sind als alleinige Informationsträger nicht in der Lage, die klinische Diagnose zu liefern. Bei einigen Patienten ist das Schnittbild aber für die Früherkennung, in vielen Fällen für die morphologische Verlaufskontrolle von Bedeutung. Bei der Ortsbestimmung für die Muskelbiopsie oder elektromyographische Studien haben diese Abbildungsverfahren inzwischen einen festen Platz eingenommen (Abb. **9–11**).

Kompartmentsyndrom

Eine in den letzten Jahren unter der Bezeichnung *Kompartmentsyndrom* beschriebene Erkrankung stellt eine Sonderform der Muskelerkrankung dar, die auch radiologisch erkannt werden kann. Das Krankheitsbild wurde klinisch erstmals von BARDENHEUER (1839–1913) (s. VOLKMANN 1881) beschrieben. Nach MADSEN (1975) kommt das Kompartmentsyndrom durch erhöhten Gewebedruck zustande, der nach Fraktur, Blutung, Quetschung oder Kompression (zu enge Verbände!),

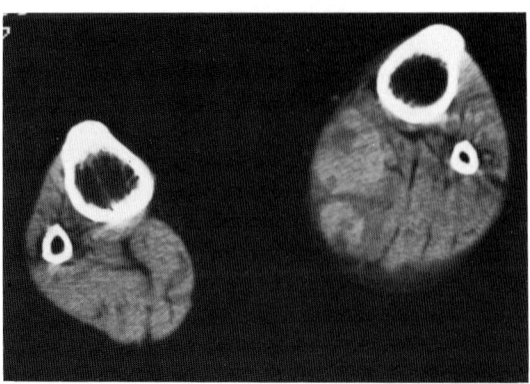

Abb. **12** Kompartmentsyndrom. Frische Blutung in der Muskulatur des Unterschenkels 5–6 Std. nach klinischem Beginn. 49jähriger Patient unter Antikoagulantien nach einer trainingsbedingten Überlastung. Sofortige Fasziotomie und Hämatomausräumung

Pathologische Aufhellungen 1117

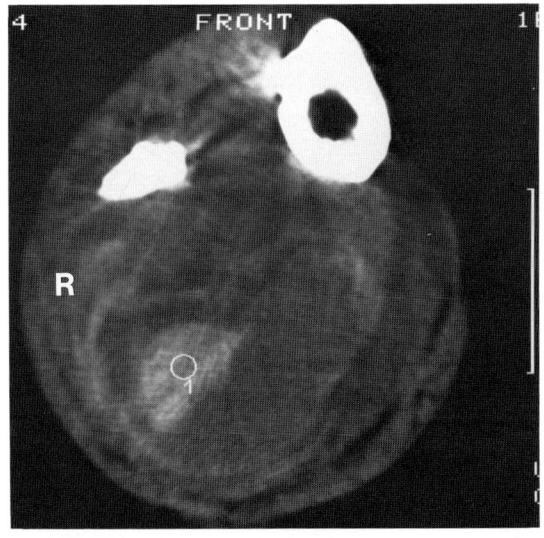

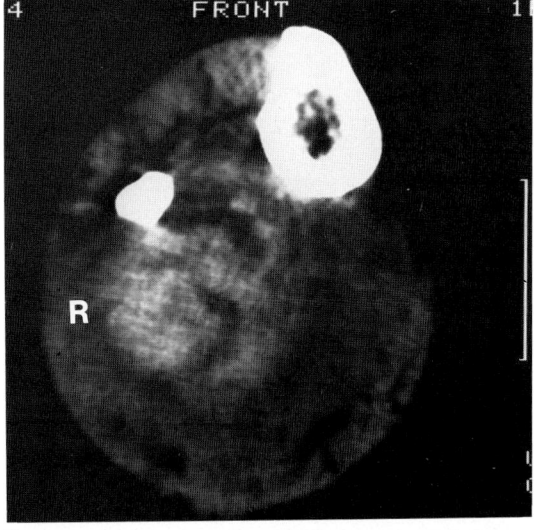

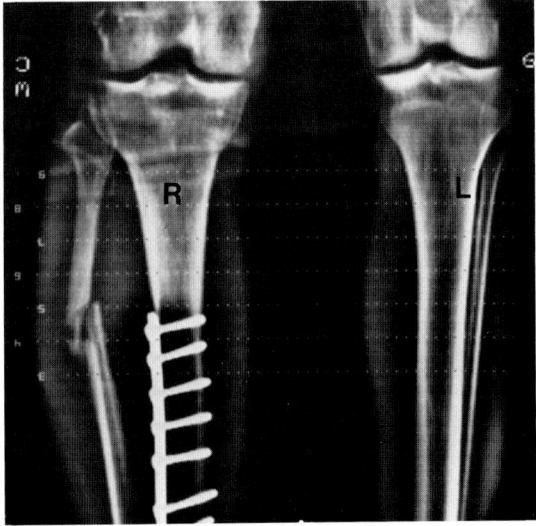

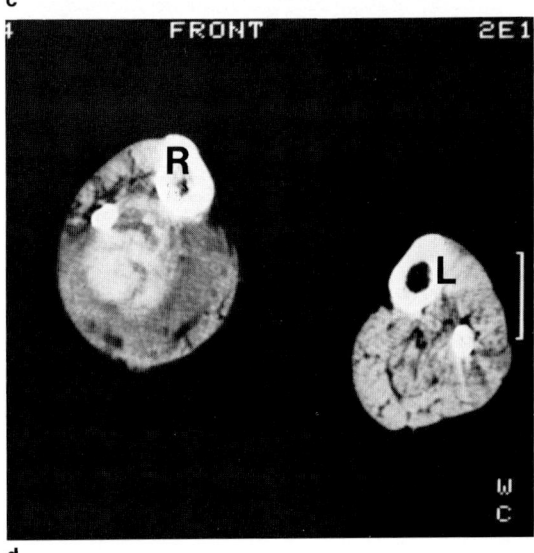

Abb. 13a–d Kompartmentsyndrom. Etwas ältere Blutung in der Unterschenkelmuskulatur eines 46jährigen Patienten unmittelbar nach chirurgischer Versorgung einer Fraktur (s. digitales Radiogramm). Sofortige Fasziotomie führte zur Entlastung. 1 ○: Dichtemessung im Bereich der Blutung

Verbrennung oder nach chirurgischem Eingriff auftreten kann. Innerhalb der von Knochen und Faszien umschlossenen Räume wird die Mikrozirkulation der Muskelkapillaren gestört, woraus eine irreversible Gewebsschädigung entstehen kann. Das gleiche Bild kann auch ohne Trauma bei Rhabdomyolyse durch Intoxikation (Alkohol, Rauschgift, Medikamente) entstehen. Die begleitende Myoglobinurie führt zur Nierenfunktionsstörung bis hin zum Nierenversagen.

Abb. **14** Kompartmentsyndrom. 39jährige Patientin, die vor 1 Jahr eine Ruptur des M. tibialis anterior erlitt. Nach chirurgischer Versorgung entwickelte sich ein Kompartmentsyndrom in der Tibialis-anterior-Loge. Die verspätete Faszienspaltung führte nicht mehr zu einer Besserung. Jetzt Kontraktur des M. tibialis anterior und Parese des N. peroneus brevis. Man erkennt das Gebiet, in dem Muskulatur durch „minderwertigeres" Gewebe ersetzt wurde (Pfeil)

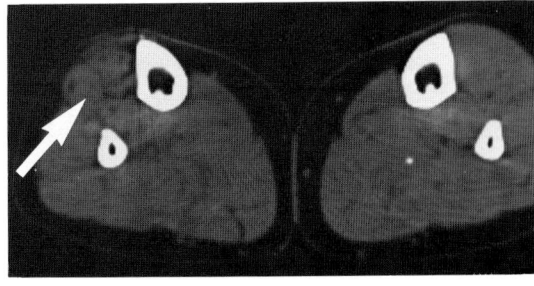

Klinisch kommt es wenige Stunden nach Beeinträchtigung der Mikrozirkulation zur funktionellen Muskelstörung, die schon 12–18 Std. nach Beginn der Erkrankung irreversibel sein kann, was sich in einer bindegewebigen Degeneration der Muskulatur zeigt. Bei der klinischen Untersuchung finden sich eine harte, druckschmerzhafte Schwellung und Rötung, oft eine Überwärmung der betroffenen Region mit Muskelschwäche und unterschiedlichen Sensibilitätsstörungen. Die peripheren arteriellen Pulse sind dabei tastbar. Bevorzugt befallen wird die untere Extremität (Unterschenkel), seltener der Oberschenkel oder der Arm. Eine Verwechslung der Krankheit mit der tiefen Beinvenenthrombose, einem Erysipel, einer Thrombophlebitis oder Reflexdystrophie ist nicht selten. Die Patienten kommen fast immer aus dem Bereich der Traumatologie, der Extremitätenchirurgie oder aus einer Hämodialyseabteilung, oft ein beachtenswerter Hinweis auf die korrekte Diagnose. Die rechtzeitige Entlastung des Muskels durch eine Fasziotomie kann die Entstehung des irreversiblen Endstadiums mit dem Bild der Volkmannschen Kontraktur verhindern (KNOCHEL 1981, KOFFLER u. Mitarb. 1976, KREISEL u. Mitarb. 1984, MANGANO u. Mitarb. 1985, MATSEN 1976, SZYSZKOWITZ u. Mitarb. 1982, VOLKMANN 1881, YÜCEL 1987) (Abb. 12–14).

Verdichtungen der Weichteile

Der Eindruck einer Verdichtung kann durch Massenzunahme (Hypertrophie, Hyperplasie) oder durch Einlagerung von bestimmten Stoffen mit höherer Ordnungszahl entstehen. Die Verdichtungen können diffus oder umschrieben, unscharf oder scharf begrenzt angeordnet sein. Sie können sich an anatomisch vorgegebene Strukturen halten und raumfordernden Charakter haben. Bei der Betrachtung des Bildes teilt man diese Weichteilveränderungen in drei Gruppen auf:
1. mit der Dichte von Wasser,
2. mit der Dichte von Muskulatur,
3. deutlich dichter als Muskeln und Sehnen.

Wasserähnliche Verdichtungen

Eine Weichteilveränderung, die röntgenmologisch dem Wasser gleich oder ähnlich ist, kommt hauptsächlich durch Flüssigkeitsansammlung (Ödem) in den Geweben zustande. Diese kann
- entzündlich,
- traumatisch,
- kardial/vaskulär,
- metabolisch/renal,
- iatrogen,
- neoplastisch,
- idiopathisch

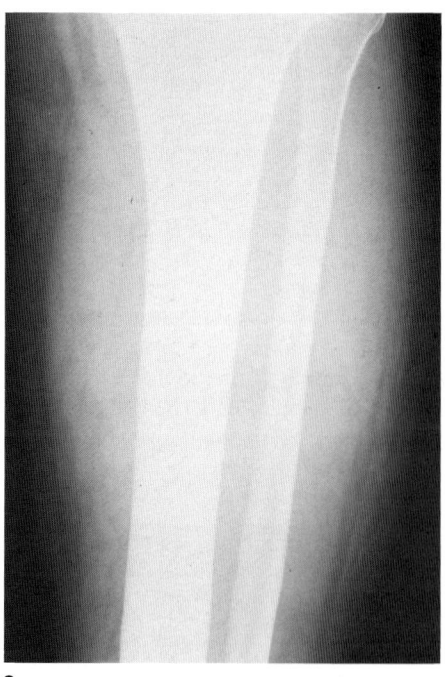 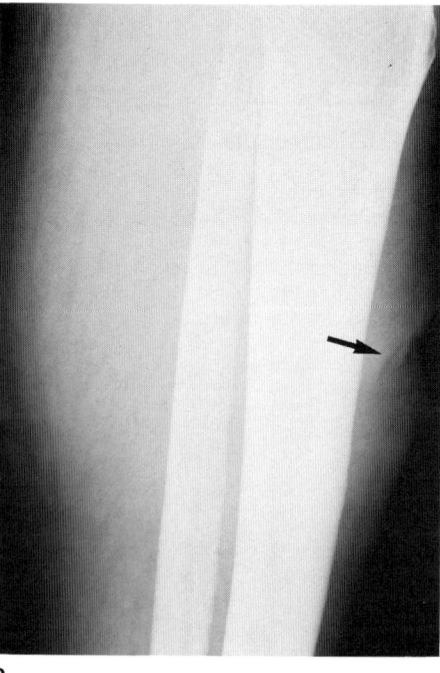

a b
Abb. 15a u. b Ausgeprägtes Ödem der Haut- und Weichteilschichten bei einem 56jährigen Landstreicher (sog. Marschbeine). Schnürfurche durch den oberen Stiefelrand (Pfeil). Röntgenmorphologisch entspricht oder ähnelt das Bild einer Entzündung, einer Stauung oder einer Lymphangiosis

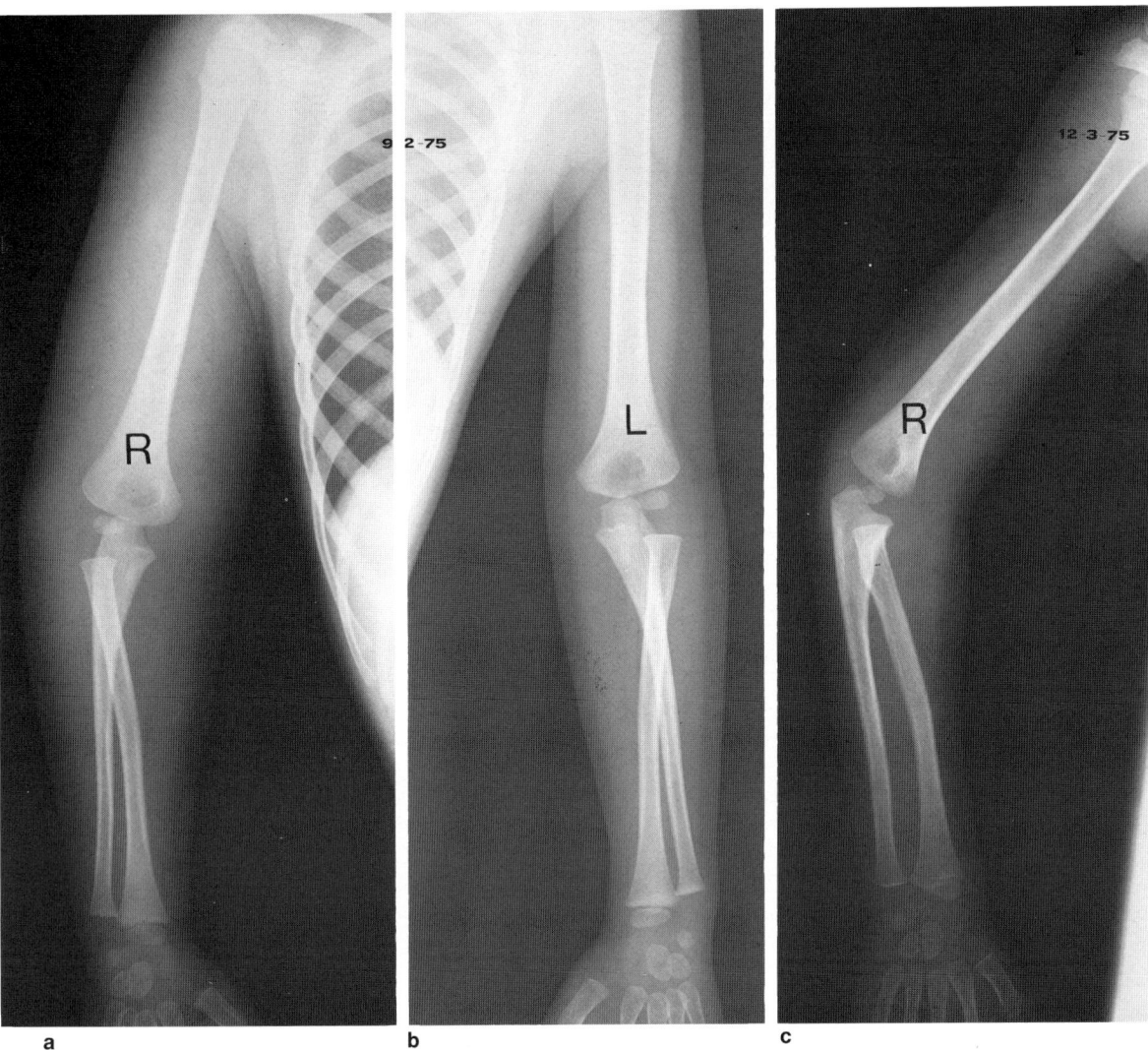

Abb. 16a–c 4jähriger Knabe. Seit Tagen hohes Fieber, schmerzhafter, geschwollener rechter Arm. Im Röntgenbild ausgedehntes Ödem aller Weichteilschichten mit verwaschenen Grenzen. Rein bildmorphologisch vieldeutiger Befund („Zellgewebsentzündung"). Hier im Rahmen einer Osteomyelitis mit Ödem
a u. b Erkrankter und gesunder Arm zum Zeitpunkt der Erkrankung
c 1 Monat später nach antibiotischer Behandlung, beachte auch die Inaktivitätsatrophie der Muskulatur nach Behandlung

entstanden sein und ist im radiologischen Erscheinungsbild, ohne klinische Angaben, vieldeutig. Die physiologischen Grenzen der einzelnen Weichteilschichten werden unscharf und deshalb unerkennbar. Besonders das Fettgewebe wird infolge der Flüssigkeitsdurchtränkung dichter – wasseräquivalent –, die Breite der Kutis (normal 1–1,5 Bildmillimeter) nimmt zu, und ihre Grenze zur Subkutis wird unscharf (Abb. 15).

Ausgeprägte Formen von Weichteilverdichtung bietet die Lymphangiosis carcinomatosa der Haut, die besonders bei Tumoren der Mamma, der Haut oder bei Hautmetastasen zu beobachten ist. Zu ähnlichen Erscheinungsbildern führen die Hautreaktion nach Bestrahlung sowie der Zustand nach subkutaner oder intramuskulärer Flüssigkeitsabgabe bei Injektionen oder Infusionen. Das im Rahmen einer Ostitis oder Osteomyelitis bekannte Weichteilzeichen (GIEDION 1960) sieht im Röntgenbild ähnlich aus und gilt als frühes Leitsymptom. Es wird durch das entzündliche Zellgewebsödem hervorgerufen und tritt schon 10–14 Tage vor der radiologisch erkennbaren Skelettveränderung in Erscheinung (Abb. 16). Infektionen jeglicher Art in den Weichteilen selbst beginnen mit dem Bild der vieldeutigen, zunächst unspezifischen Zellgewebsentzündung, bis dann entweder klinisch und/oder bildmorphologisch spezifische Parameter hinzukommen wie bei der Elephantiasis bei Filariasis Bancrofti mit späteren Verkalkungen oder dem Gasbrand mit späteren Gaseinschlüssen.

Erkrankungen der Weichteile

Auch Weichteilzeichen nach Trauma sind bildmorphologisch ähnlich. Liegt ein größeres Hämatom vor, so imponiert die Flüssigkeitsansammlung infolge des Hämoglobingehaltes als Dichtezunahme (Abb. **17**). Die Computertomographie ermöglicht mit der Dichtemessung gegenüber den konventionellen Techniken exaktere Aussagen (Abb. **18**). Die Vieldeutigkeit dieser nahezu unimorphen Bildkriterien zeigt nochmals auf, wie wichtig bei der Bildanalyse die Anamnese, der klinische Untersuchungsbefund, Laborergebnisse, die röntgenologische Verlaufskontrolle und der Einsatz spezieller bildgebender Verfahren (Weichstrahltechnik, Xerographie, Computertomographie, Ultraschall usw.) sein können.

Muskelähnliche Verdichtungen

Sind Prozesse dieser Art umschrieben und erkennbar auf den Muskel (die Muskelgruppe) be-

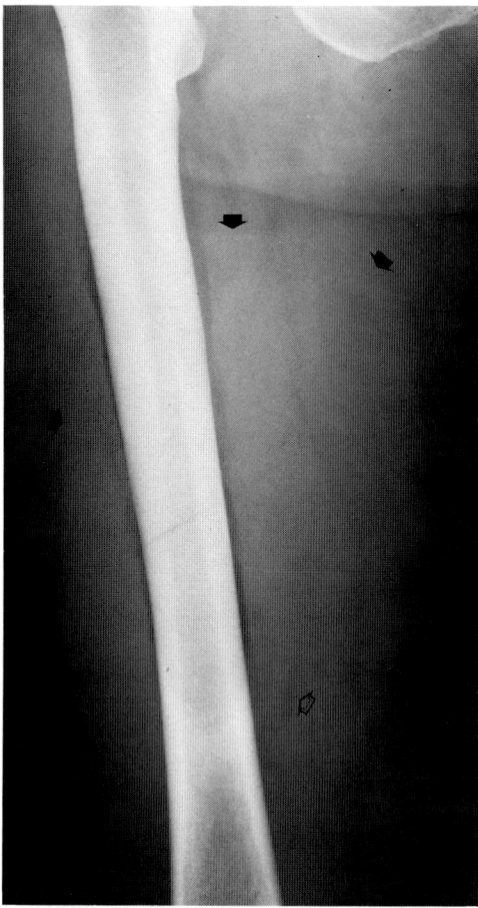

Abb. **17** Hämatom am rechten Oberschenkel eines 66jährigen Patienten unter Antikoagulantientherapie. Die diffuse, mehr unscharf begrenzte Weichteilverdichtung (Pfeile) ist ohne klinische Information vieldeutig

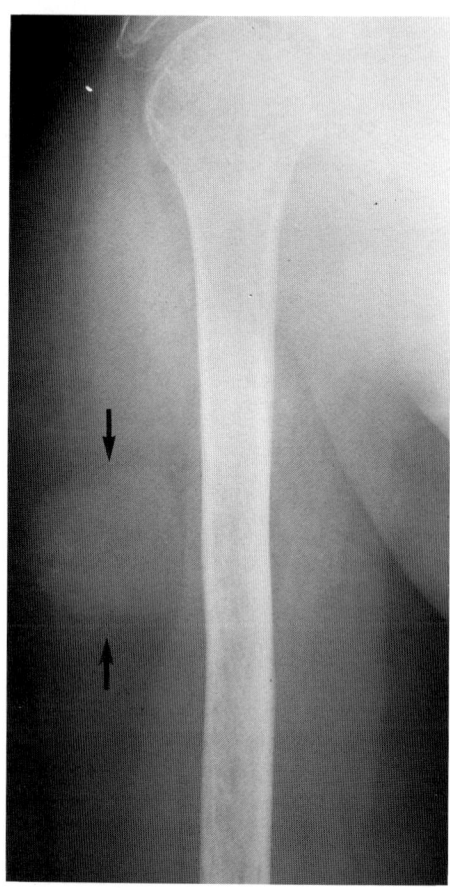

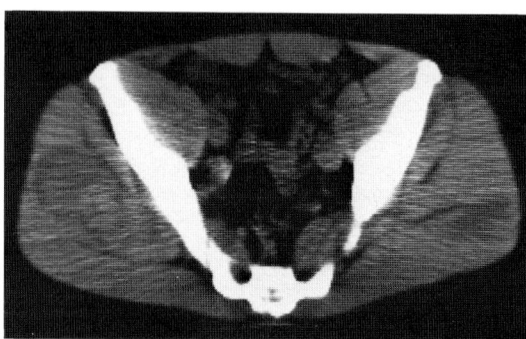

Abb. **18** Computertomographie der Beckenweichteile eines 26jährigen Fußballers nach kräftigem Trauma in der rechten Glutäalregion. Großes, teilweise schon in Resorption befindliches Hämatom in der Muskulatur

Abb. **19** 71jährige Patientin, Zustand nach Mammaamputation wegen Karzinoms. Umschriebene, gut tastbare, weichteildichte Raumforderung in den Weichteilen des Oberarms mit unscharfen Grenzen und Unterbrechung der physiologischen Weichteilkonturen (Pfeile). Geringes Weichteilödem. Besonders bei Kenntnis des Grundleidens spricht dieser Befund für einen malignen, infiltrativ wachsenden, raumfordernden Prozeß. Histologisch: Metastase

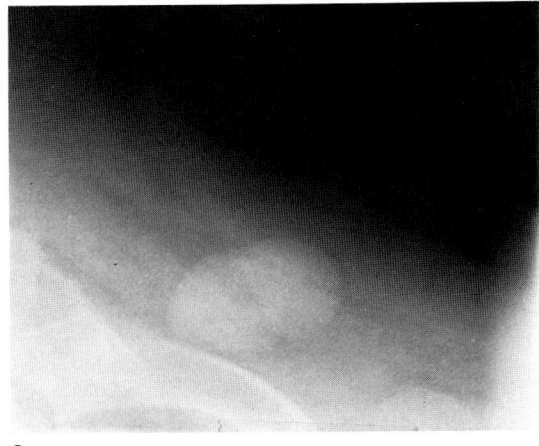
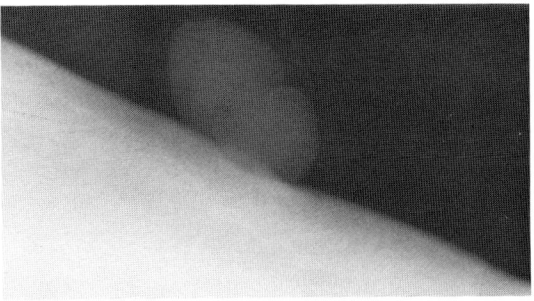

Abb. 20a u. b Zwei sehr ähnliche, glatt begrenzte, weichteildichte Raumforderungen an der Schulter (2 Pat.!)
a subkutanes Fibrom mit glatten Grenzen zur Umgebung
b gestieltes Fibrom der Haut

schränkt, so kann es sich um eine einfache Massenzunahme (Hypertrophie) handeln. Dichtezunahmen gleicher Art, z. T. mit charakteristischer Form und Grenze, werden durch Lymphknoten, Rheumaknoten, Xanthome, Metastasen (Abb. 19) oder Tumoren hervorgerufen. Als Ursprung für diese Tumoren kommen differentialdiagnostisch in Frage:

1. das Nervengewebe: Neurinome, Ganglioneurome, Neuroblastome, Neurofibrome, Neuroepitheliome, Neurilemmome;

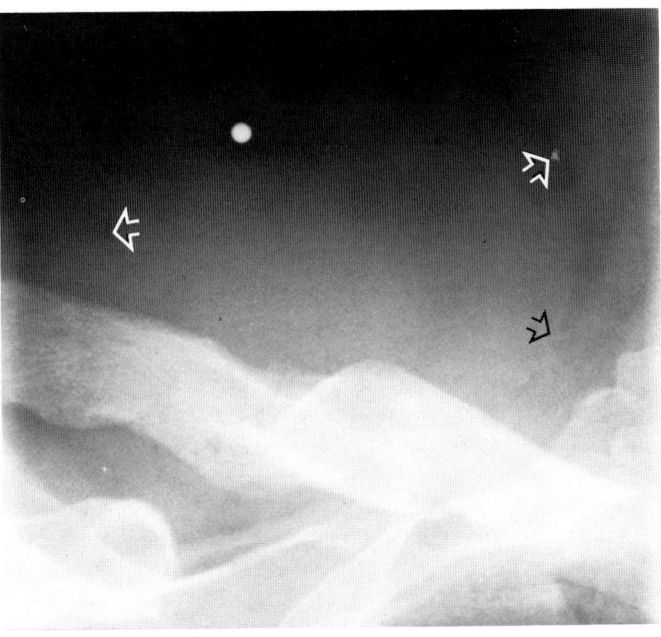
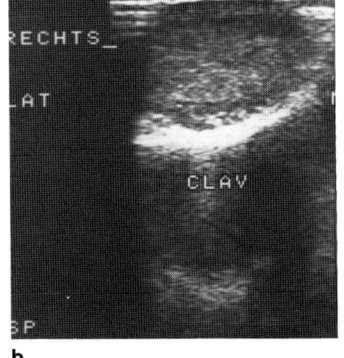
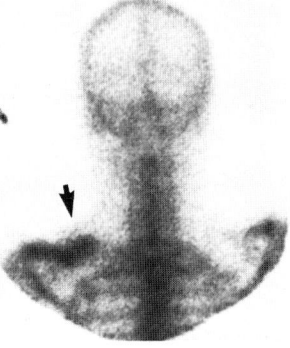

Abb. **21a–c** 77jähriger Patient, vor 2 Jahren Klavikulafraktur, die wegen schlechter Stellung verzögert heilte. Jetzt seit 4 Monaten zunehmende indolente Schwellung supraklavikulär. Die umfangreiche Mehrbelegung im Szintigramm (s. Pfeil in **c**) wird als ossärer Prozeß gedeutet und könnte im Zusammenhang mit der Vorgeschichte stehen. Sonographisch läßt sich die Raumforderung erkennen und von der Klavikula trennen. Röntgenologisch sieht man lediglich den Weichteiltumor und die Verformung der Klavikula. Operation: Weichteiltumor supraklavikulär, der sich von der Klavikula lösen läßt.
Histologisch: Rhabdomyosarkom. Die Pfeile in **a** bezeichnen die Tumorgrenze in den Weichteilen, die Bleikugel markiert den tastbaren Tumor bei der Röntgenaufnahme

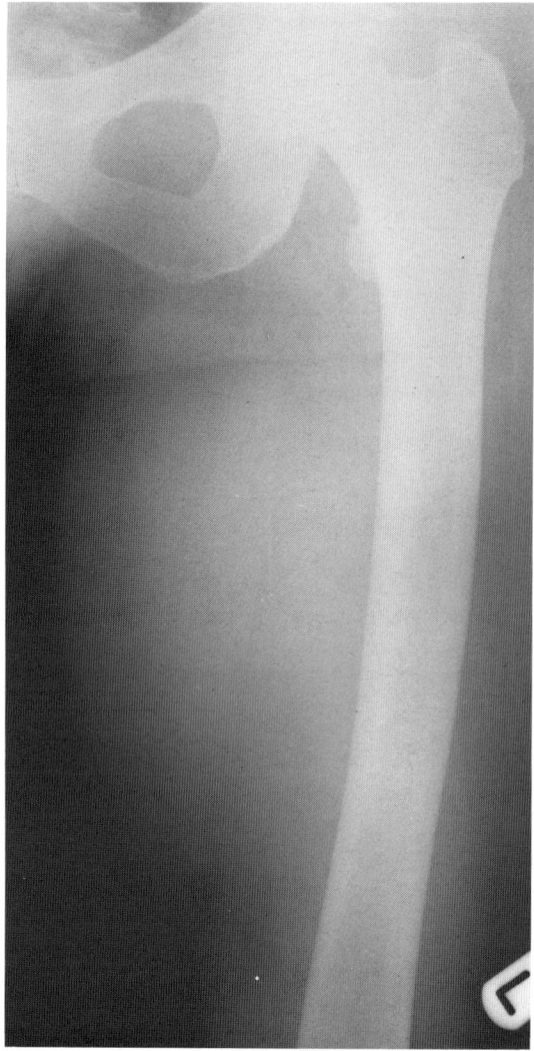

a

Abb. 22 a–c 50jährige Patientin mit zunehmender Schwellung des linken Oberschenkels
◂ a Röntgenologisch homogene, weichteildichte Raumforderung, die im Angiogramm keine pathologischen Gefäße aufweist
b Im Sonogramm zahlreiche echoarme Kammern, die durch Septen getrennt sind ▸
c Im Computertomogramm Nachweis einer grossen intramuskulären Raumforderung mit hypodensen Arealen ohne besonderes Kontrastmittelenhancement. ▸
Histologie: malignes Synovialom

2. das Gefäßsystem: Hämangiome, Lymphangiome, Hämangioperizytome, Varixknoten. In ihren venösen Anteilen enthalten diese Gefäßtumoren häufig Phlebolithen (Abb. **39**);
3. andere mesenchymale Gewebe: Myome, Fibrome, Lipome, Mesenchymome, Ganglien (Abb. **20**);
4. primäre Tumoren (benigner und maligner Natur) aller drei Keimblätter und ihre Metastasen. Sie können als weichteildichte, muskelähnliche Verschattungen des Röntgenbildes imponieren und ohne andere bildgebende Verfahren oder weitere klinische Angaben vieldeutig sein (Abb. **21–25**).

In diesem Zusammenhang muß an das Kast-Mafucci-Syndrom (Dyschondroplasie mit multipler Angiomatose und Phlebolithen), die Angiomatosis Kaposi (PALMER 1963) und das Steward-Trewes-Syndrom (BRUNNER 1963) erinnert werden. Die Fasziitis nodularis, die proliferative Myositis, die Tendovaginitis und die Myogelosen sind nur in seltenen Fällen Objekte der bildgebenden Diagnostik. Sie werden meistens klinisch diagnostiziert (ENZINGER 1965, 1967, HEDINGER 1948, MARANTA 1981).

Beim Gardner-Syndrom finden sich Hauttumoren unterschiedlicher Dichte (PETERS u. Mitarb. 1982, RÖDL 1979). Ist die verdichtete Weichteilstruktur insgesamt diffus und unscharf begrenzt, so kommen indurative Hautprozesse wie Entzündungen (BOHAN u. Mitarb. 1975) ohne oder mit Infektion, z. B. bei Aktinomykose (LONGMAID 1981), in Frage.

Die im Röntgenbild erkennbaren Verdichtungen dieser Art sind diagnostisch immer nur hinweisend. Das Bild ersetzt die feingewebliche Untersuchung nicht. Eine differentialdiagnostische Auflistung der malignen Weichteiltumoren, geordnet nach der Häufigkeit ihres Vorkommens, findet sich bei DONHUIJSEN u. Mitarb. (1983) (s. auch BORM u. Mitarb. 1983).

Die Bedeutung der Schnittbildverfahren (CT, MRI) für die Diagnostik von Weichteiltumoren wächst ständig. Die konventionelle Röntgenuntersuchung, die Nuklearmedizin und der Ultraschall sind immer nur in der Lage, hinweisende und lokalisierende Befunde zu liefern; die genaue Abgrenzung, Dichtebestimmung, Messung der Signale und Aussage zur Durchblutung erfolgen mit der Computertomographie und Kernspintomographie. Nur in Einzelfällen muß zusätzlich die Angiographie eingesetzt werden. (S. auch Abb. **21–25** und BOHNDORF u. FRIEDMANN im nächsten Kapitel dieses Bandes.)

Deutlich kräftigere Verdichtungen

Sind die Verdichtungen in den Weichteilen deutlich dichter als die Muskulatur, aber weniger dicht als Kalk, finden sich als Ursache meistens Stoffwechselprodukte, die sich in den Weichteilen abgelagert haben. Gichttophi und Xanthome mit ihrem zellulären und/oder kristallinen Inhalt besonders an den Streckseiten der Extremitäten sind hier hauptsächlich zu nennen. Vorgetäuscht werden Verdichtungen gelegentlich durch Falten- und Wulstbildungen der Weichteile, besonders wenn aufgrund

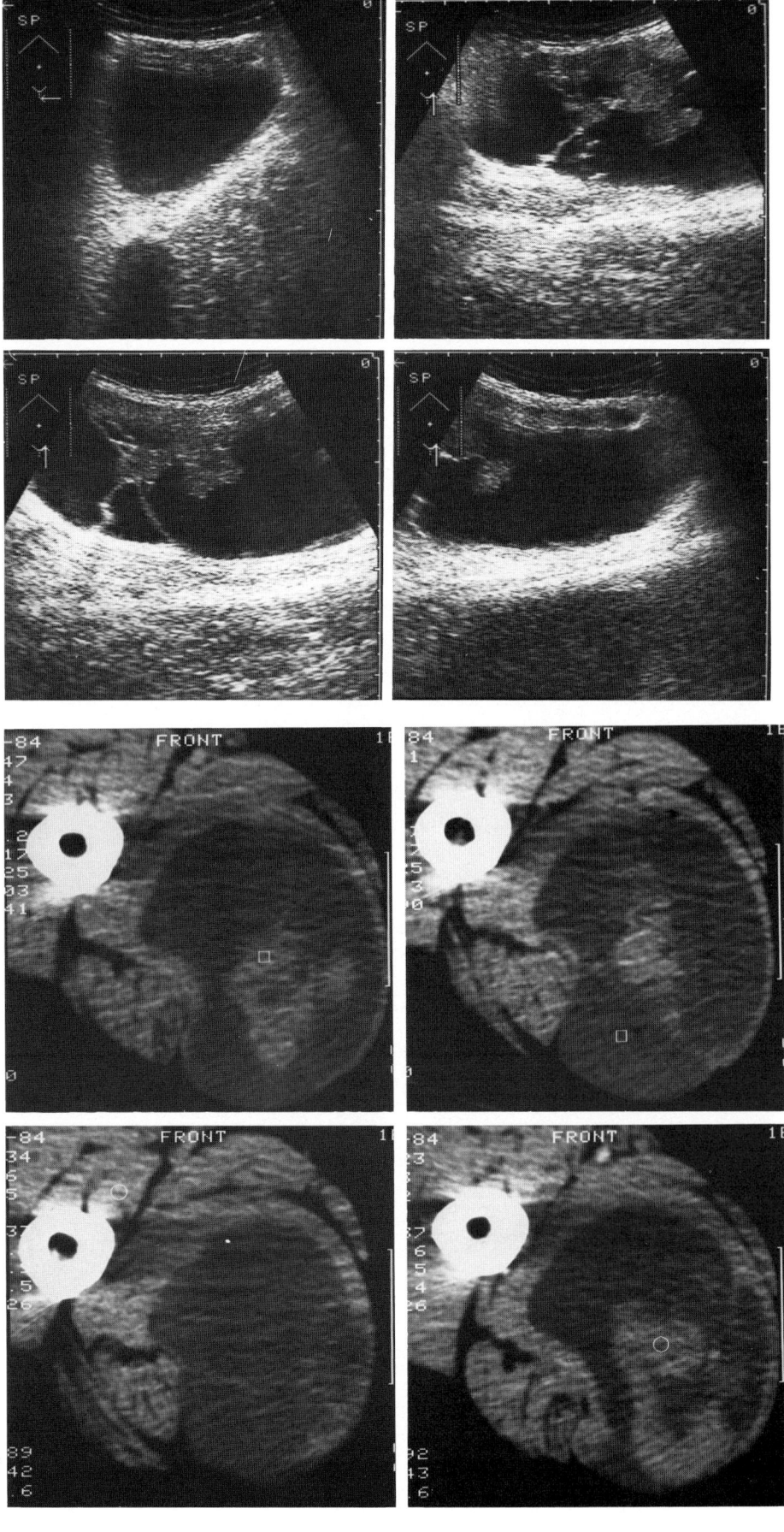

Abb. **22 b** u. **c**

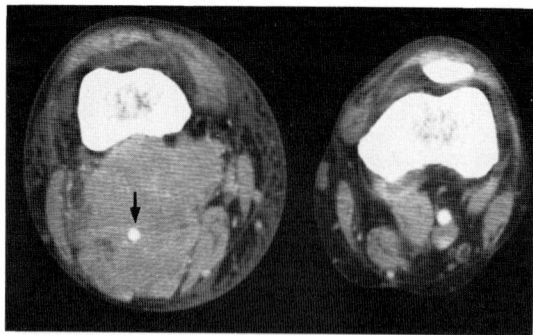

Abb. 23 62jähriger Patient mit bekanntem malignem Lymphom. Seit einigen Wochen rasch wachsender Tumor der linken Kniekehle und am Oberschenkel. Beachte die Verlagerung der kontrastierten A. poplitea (Pfeil)
Histologisch: malignes Lymphom

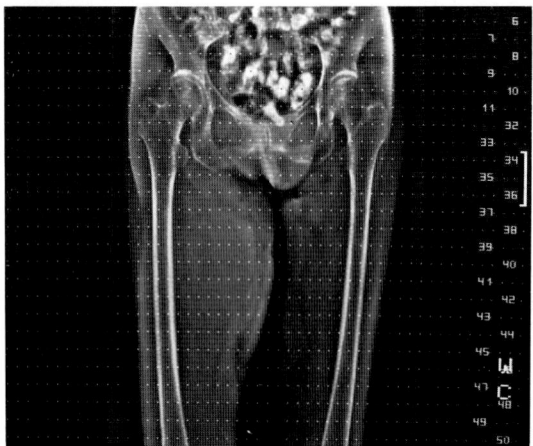

a

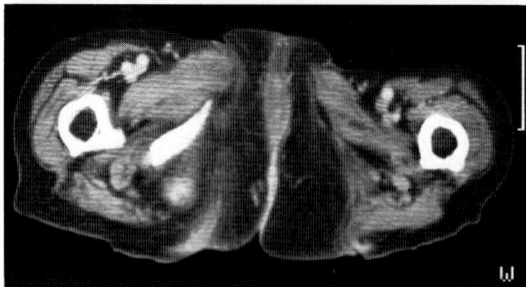

b

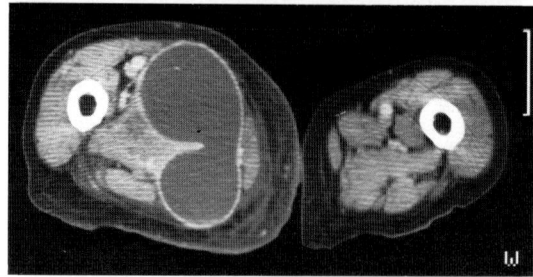

c

Abb. 24a-c 80jährige Patientin mit histologisch gesichertem Fibrosarkom am rechten Oberschenkel. Auffällig glatt begrenzte Raumforderung, die im Zentrum hypodens ist und eine Kapsel mit Enhancement aufweist

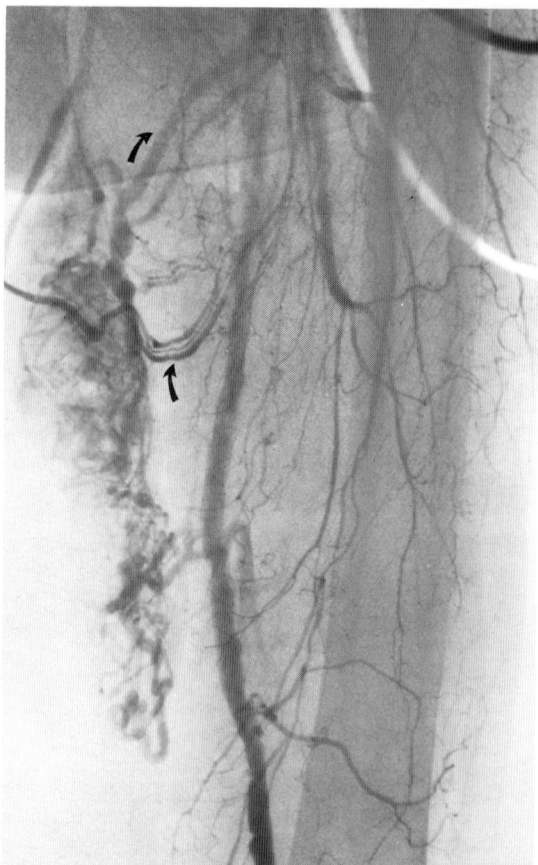

Abb. 25 82jähriger Patient mit großem Tumor am linken Oberschenkel. Angiographisch typische Tumorgefäße und Nachweis einer frühen venösen Phase (Pfeile), beides als Hinweis auf Malignität.
Histologie: Fibromyosarkom

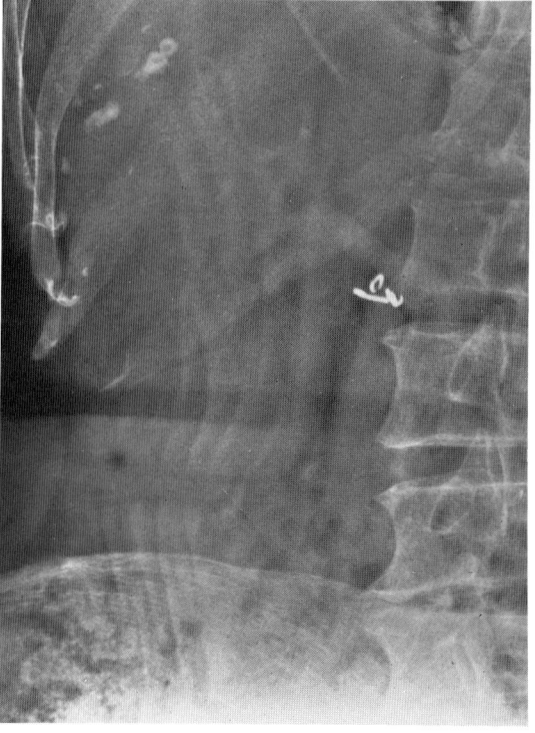

Abb. 26 Hautfalten. Streifige, parallel verlaufende Verdichtungen paravertebral rechts. Kachexie bei metastasierendem Magenkarzinom. 72jährige Frau. (Aufnahme: Dr. *Maranta*)

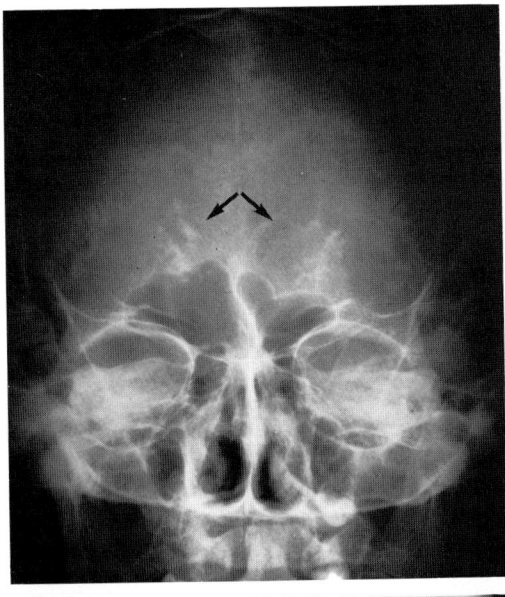
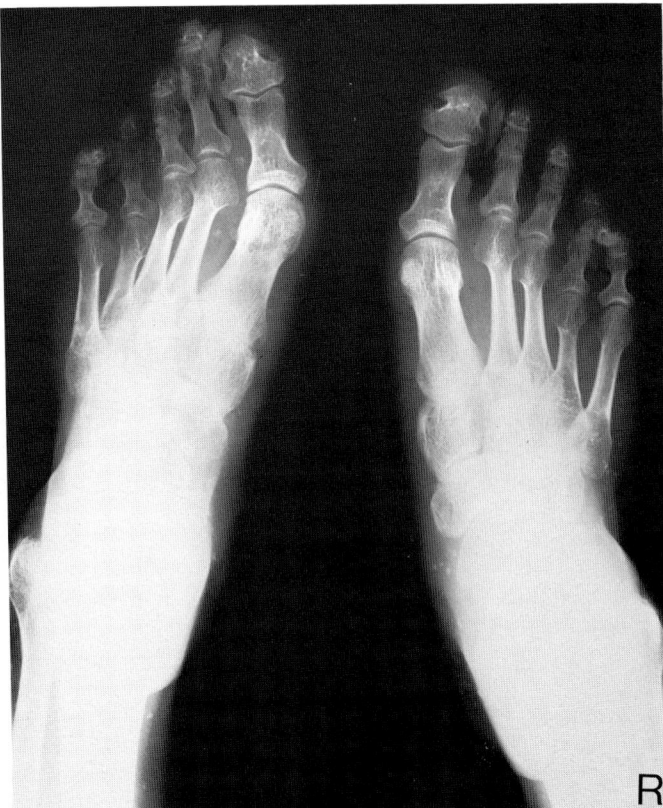

Abb. 27a–c Pseudohyperparathyreoidismus. Verkalkungen (Pfeile) subkutan am Hals (b) an den Füßen (c) und an den Stammganglien (a). Typische kurze Metatarsalia IV beidseits

einer Osteolyse der knöcherne Stützapparat fehlt oder wenn große, schlaffe Weichteilmassen einander überlagern und so eine Dichtezunahme hervorrufen (Abb. 26).

Vor Fehlinterpretationen muß gewarnt werden, wenn durch Medien aus der Nachbarschaft, besonders bei Bettaufnahmen (Bettlaken, Matratzen, Polster), durch Kleidungsstücke oder durch Stabilisierungsvorrichtungen (Reismehlbeutel oder Sandsäcke) Verschattungen hervorgerufen werden. Diese Bildeffekte werden durch Feuchtigkeit an der Körperoberfläche (z. B. Schweiß, Blut) verstärkt.

Verkalkungen

Verkalkungen entstehen durch Ablagerungen von Kalziumsalzen (Kalziumphosphaten, Kalziumkarbonaten) in den Geweben. Physiologisch kommen Verkalkungen nur im Knochen vor. Krankhafterweise lagert sich Kalk bei Gewebsstörungen wie Dystrophie, Degeneration und Nekrose, bei Veränderungen des pH-Wertes oder bei Hyperkalzämie ab. Der jeweilige Gehalt an Kalziumsalzen ist für die bildwirksame Strahlenschwächung und/oder das sonographisch erkennbare Echomuster verantwortlich. Die nachweisbaren Verkalkungen können lokalisiert in einer bestimmten Körperregion oder generalisiert auftreten. Sie können entweder völlig ungeordnet, amorph und regellos oder an anatomischen Strukturen orientiert und geordnet nachgewiesen werden. In bestimmten Fällen ist die Verkalkung Vorstufe einer späteren Verknöcherung. Dieser Vorgang wird radiologisch durch den Nachweis einer eindeutigen Knochentextur mit Trabekelbildungen bewiesen. Im Einzelfall, besonders bei ossifizierenden Tumoren, kann die Erkennung erster Verknöcherungen sehr schwierig sein und bedarf besonderer Techniken wie der Feinfokus-Zielaufnahme und/oder der Tomographie.

Eine Einteilung nach pathogenetischen Gesichtspunkten allein (CONNOR 1983) stößt bald an Grenzen, was durch die große Gruppe der idiopathischen Verkalkungen (ungeklärter Genese) verdeutlicht wird.

Deshalb wird in diesem Abschnitt eine 2. Einteilung der Verkalkungen nach anatomischen und bildmorphologischen Kriterien erfolgen. Sie ist nach römischen Zahlen (I–V) gegliedert (s. S. 1132).

Erkrankungen der Weichteile

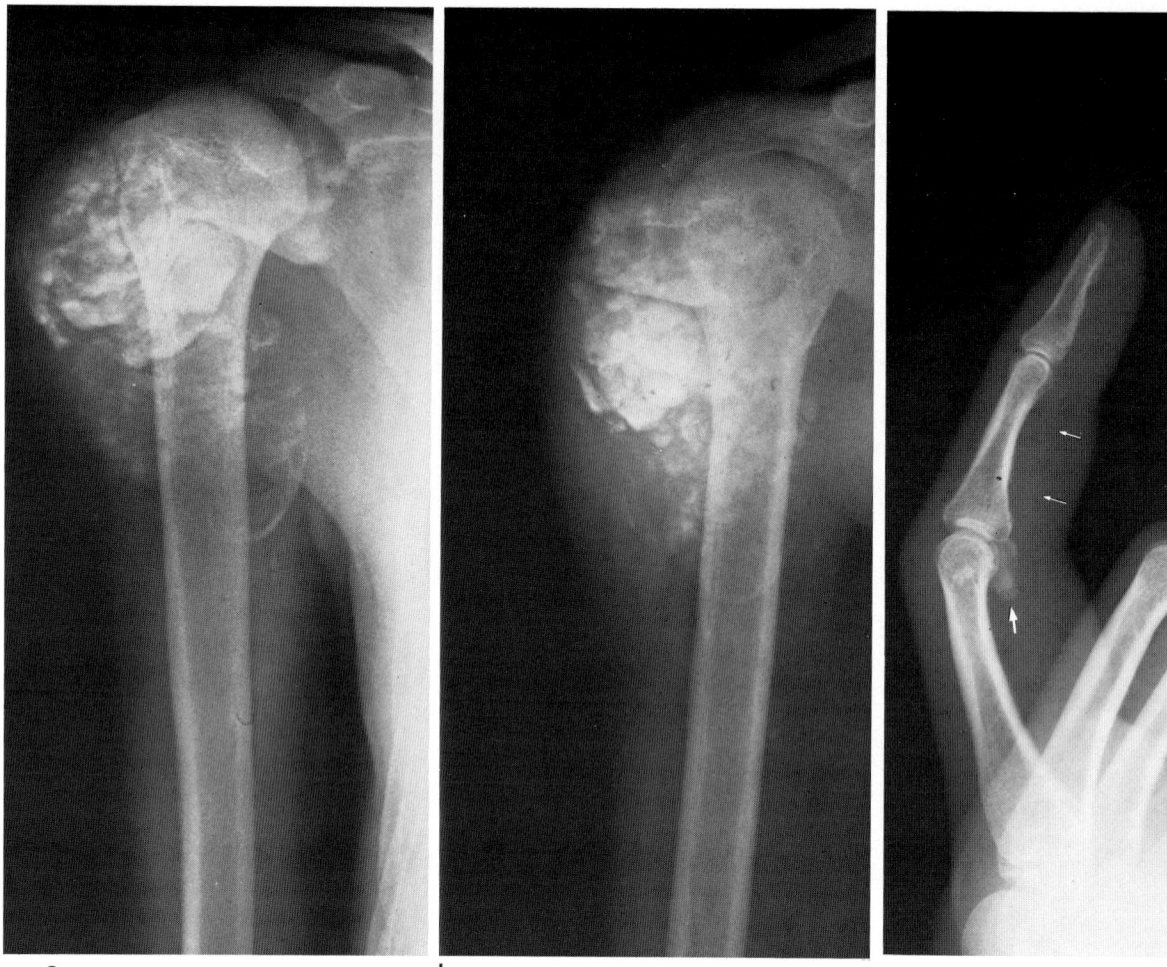

Abb. 28 a–c
a u. b Ausgedehnte paraartikuläre Verkalkungen am Schultergelenk
c Dialysepatientin, 30 Jahre alt. Sehr diskrete Verkalkungen am Fingergelenk und in der A. digitalis (Aufnahme a u. b: Dr. *Maranta*)

Einteilung nach pathogenetischen Gesichtspunkten

Metabolisch-metastatische Verkalkungen

Bei den metabolisch-metastatischen Kalkablagerungen drückt der Begriff „metastatisch" lediglich den pathophysiologischen Vorgang des Kalziumtransportes von einem Ort zum anderen aus. Diese Form von Verkalkungen findet sich bei:

1. Hyperkalzämie,
2. Hyperphosphatämie,
3. Alkaptonurie (Ochronosis alkaptonurica),
4. Homozystinurie.

Als Ursachen für eine *Hyperkalzämie* kommen in Frage:

– Hyperparathyreoidismus (autonom oder regulativ) (Abb. **27**),
– Sarkoidose,
– Osteolysen, Knochenmetastasen,
– Malignom ohne Metastasen (paraneoplastisches Syndrom),
– Vitamin-D-Intoxikation,
– Milch-Alkali-Syndrom (Burnett-Syndrom),
– Morbus Paget (Osteodystrophia deformans),
– idiopathische Hyperkalzämie.

Eine *Hyperphosphatämie* entsteht bei:

– chronischer Niereninsuffizienz (Abb. **28**),
– Hypoparathyreoidismus,
– tumoröser Kalzinose (ALLGAYER u. Mitarb. 1983, BISHOP u. Mitarb. 1982, CLARKE u. Mitarb. 1984, FERNBACH u. Mitarb. 1989, FRÜHWALD u. Mitarb. 1983, GAYLOR u. Mitarb. 1965, WILBER u. Mitarb. 1968).

Dystrophische Verkalkungen

Bei den dystrophischen Verkalkungsformen unterscheidet man zwischen erblichen und erworbenen Formen.

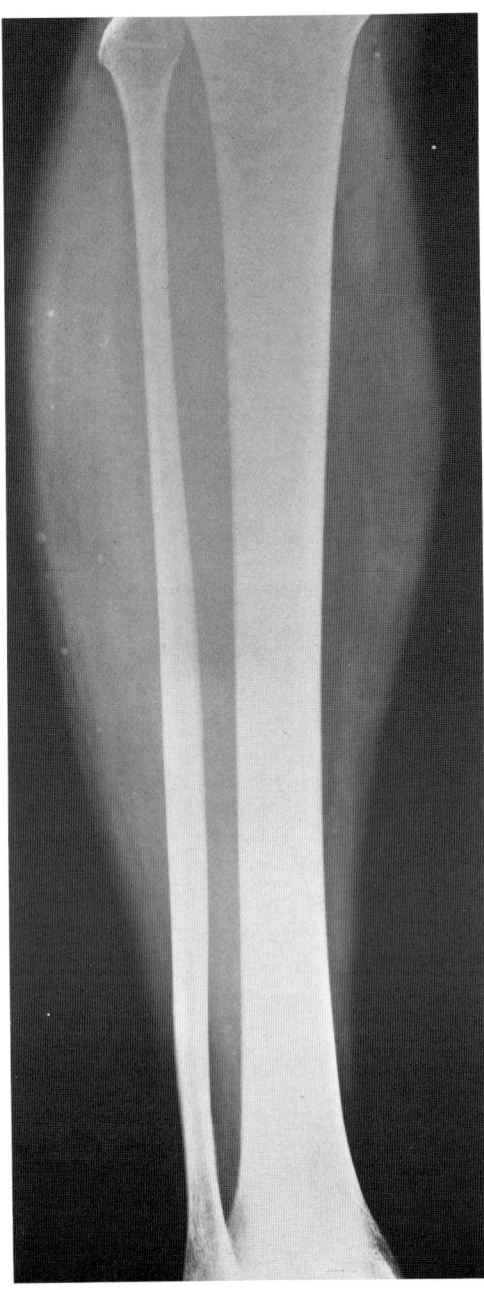

Abb. 29 Ehlers-Danlos-Syndrom. Multiple, rundliche, verkalkte Hämatome in der Subkutis des Unterschenkels. 24jährige Frau (Aufnahme: Dr. *Maranta*)

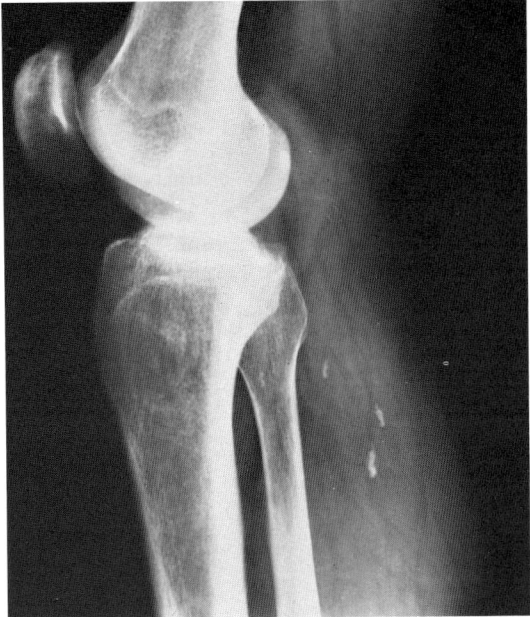

Abb. 30 Verkalkte Zystizerken in der Muskulatur des Unterschenkels. 39jähriger Mann (Aufnahme: Dr. *Maranta*)

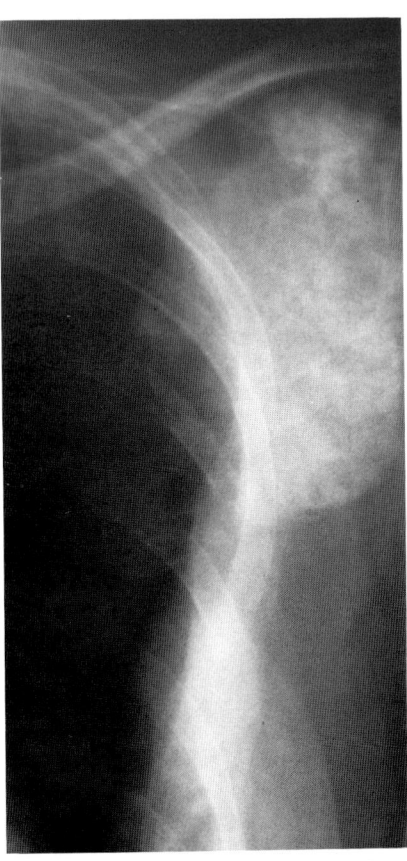

Abb. 31 Verkalkende Mammakarzinommetastase an der linken Brustwand. Zusätzlich osteolytische Metastasen der Rippen

1. *Erbliche dystrophische Verkalkungen:*
a) Ehlers-Danlos-Syndrom (HAMM u. Mitarb. 1984) (Abb. **29**)
b) Pseudoxanthoma elasticum,
c) Alkaptonurie,
d) Homozystinurie,
e) Rothmund-Syndrom,
f) Werner-Syndrom.

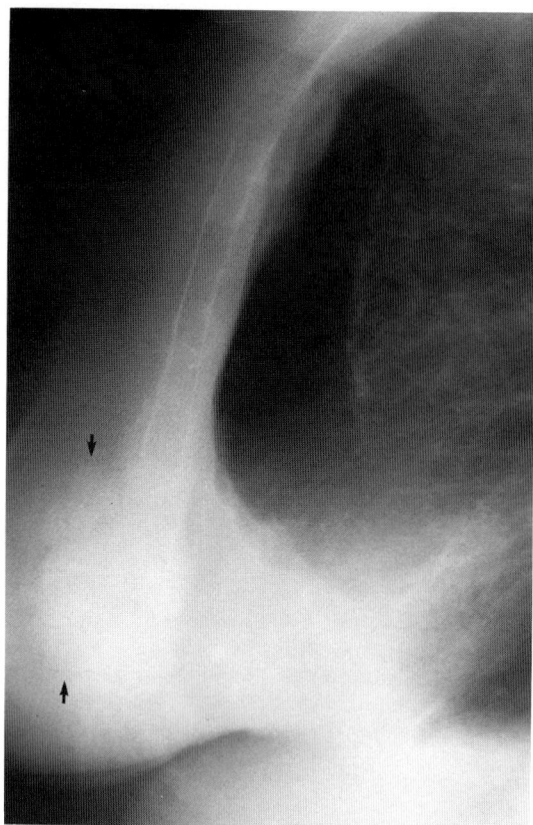

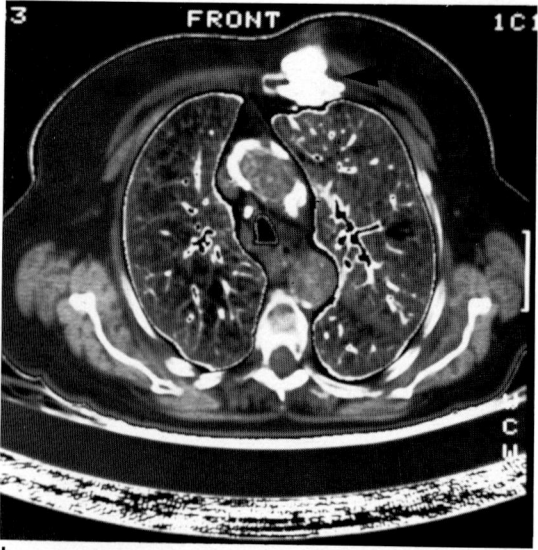

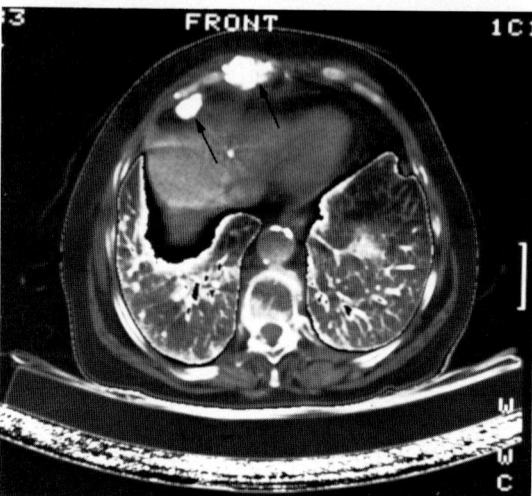

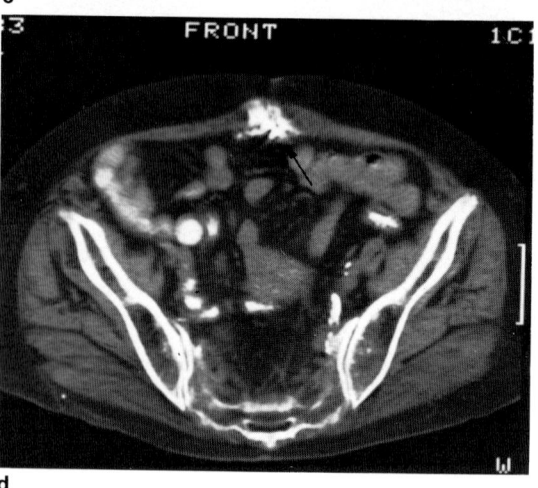

Abb. 32 a–d 62jährige Patientin. 1974 Totaloperation wegen eines zystisch-papillären Ovarialkarzinoms von Kindskopfgröße, in dem histologisch Psammom-Körperchen nachgewiesen wurden. 1983 multiple, verkalkende Metastasen: an der vorderen Thoraxwand mit Destruktion des Sternum (große Pfeile im Röntgenbild und Computertomogramm), intrathorakal an der Thoraxwand und in der Bauchdecke im Verlauf der Operationsnarbe (kleine Pfeile im CT-Bild)

2. Als mögliche Ursachen *erworbener dystrophischer Verkalkungen* kommen in Frage:

a) Trauma (mechanisch, thermisch, elektrisch, radiogen, iatrogen) (Abb. **40, 42** u. **60**);

b) Infestationen, Parasitosen (Gaylor u. Mitarb. 1965, Gospos 1980):
Zystizerkose (Abb. **30**),
Drakunkulose, Filariose (Bancroft),
Loa-Loa-Wurm, Echinokokkose,
Lepra (Mycobakterium leprae),
Trichinose, Armillifer (Zungenwurm);

c) Kollagenosen (s. auch Magid u. Mitarb. 1985, Sewell u. Mitarb. 1978):
progressive Sklerodermie, CREST-Syndrom,
Thibierge-Weissenbach-Syndrom,
Lupus erythematodes disseminatus,
Dermatomyositis,
Polyarteriitis nodosa,
rheumatoide Arthritis,
Raynaud-Syndrom;

Verkalkungen 1129

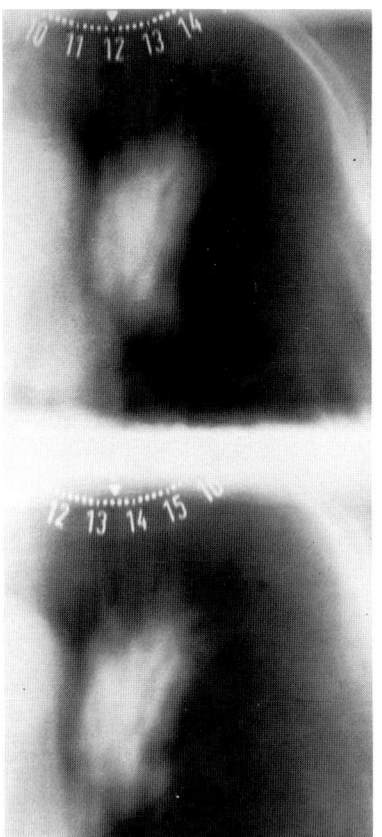
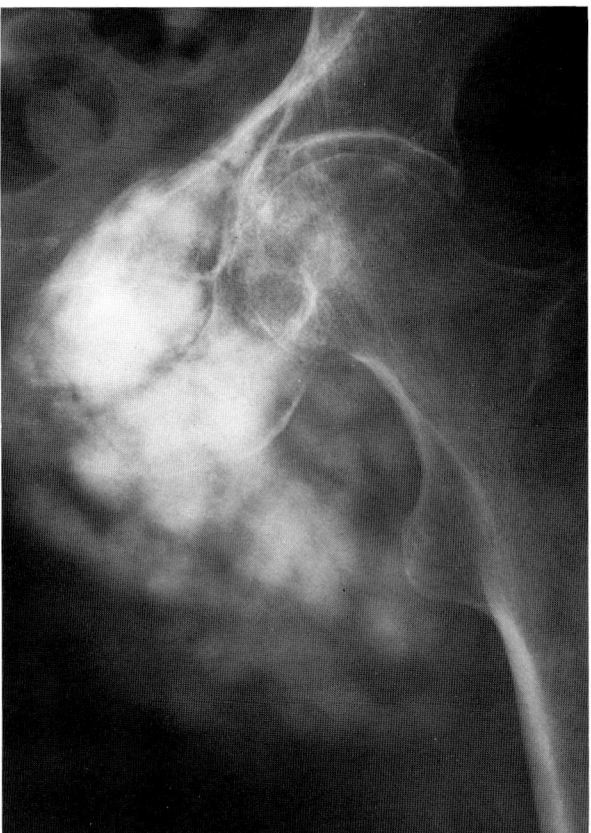
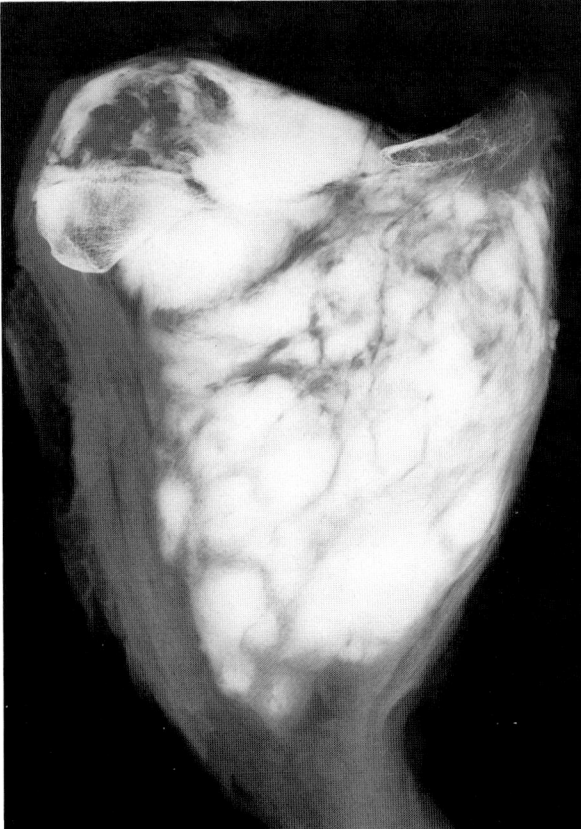

Abb. 33 a–c Malignes Schwannom einer 80jährigen Patientin, das primär an der rechten Schulter operativ entfernt wurde. Jetzt verkalkende Metastasen am linken Hilus (a) und an der linken Hüfte (b). Im Röntgenbild sowie im Radiogramm des Resektionspräparates (c) wurden keine Knochentrabekel im Tumor gesehen. Histologie (Prof. Seifert, Pathologisches Institut der Universität Hamburg): eindeutige Knochenneubildung in Form von gitterförmigen Trabekeln. Die nichtknochenbildenden Tumoranteile zeigen einen Aufbau wie bei einem neurogenen Tumor

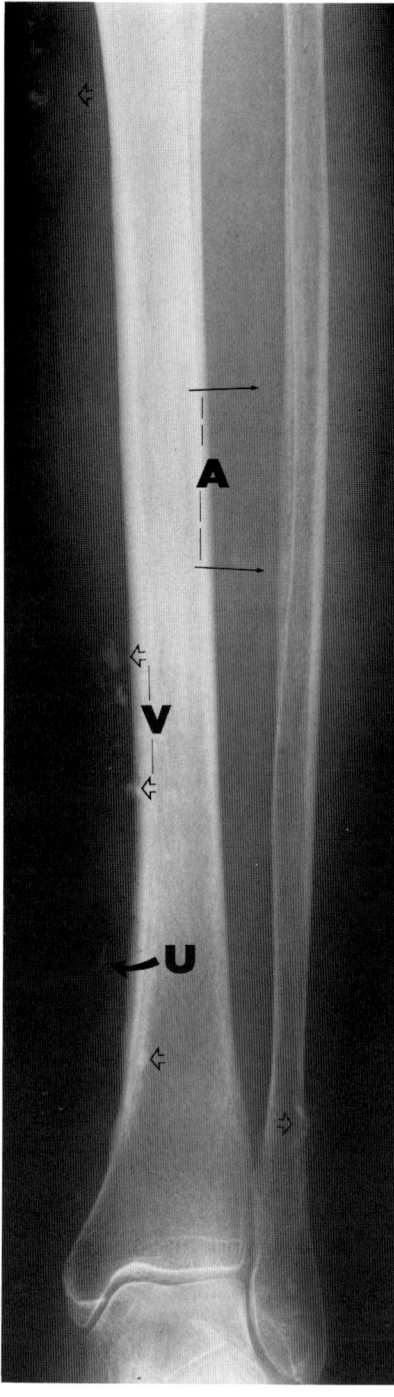

◄ Abb. 34 85jährige Patientin mit langjähriger, chronisch-venöser Insuffizienz. Ulcus cruris. Verkalkungen im Ulkusgrund (U=geschwungener Pfeil), in Venen (V=offene Pfeile) und in Arterien (A=dünne Pfeile)

d) Sarkoidose;

e) Atherosklerose, Arteriosklerose (Abb. **4, 34, 55** u. **58**) und Venenverkalkungen (seltener);

f) Kalk in Tumoren und Metastasen; bei Neoplasien des Magen-Darm-Traktes, der Lungen, der Mamma, der Schilddrüse, der Niere, des Ovars und vor allem des Skeletts, der Muskeln und der Gelenke (Abb. **31** u. **32**) (COONEY u. Mit-

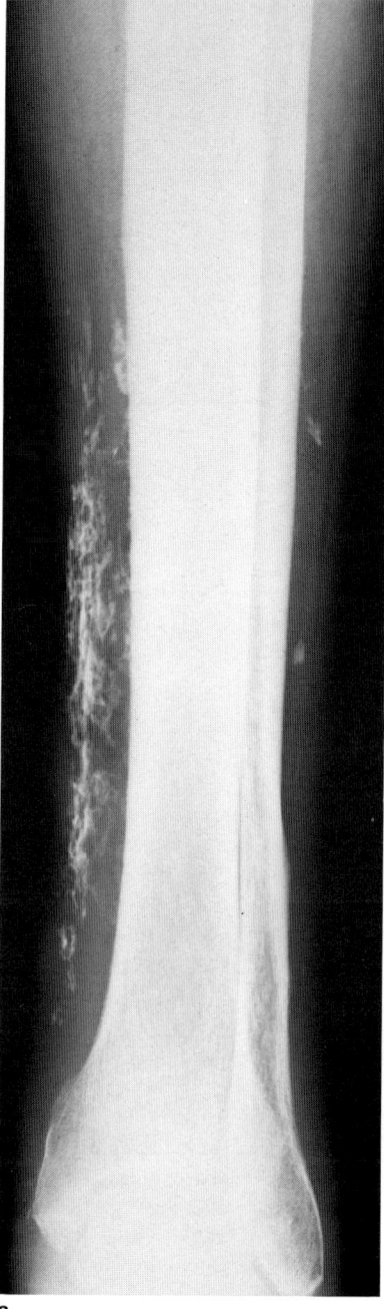
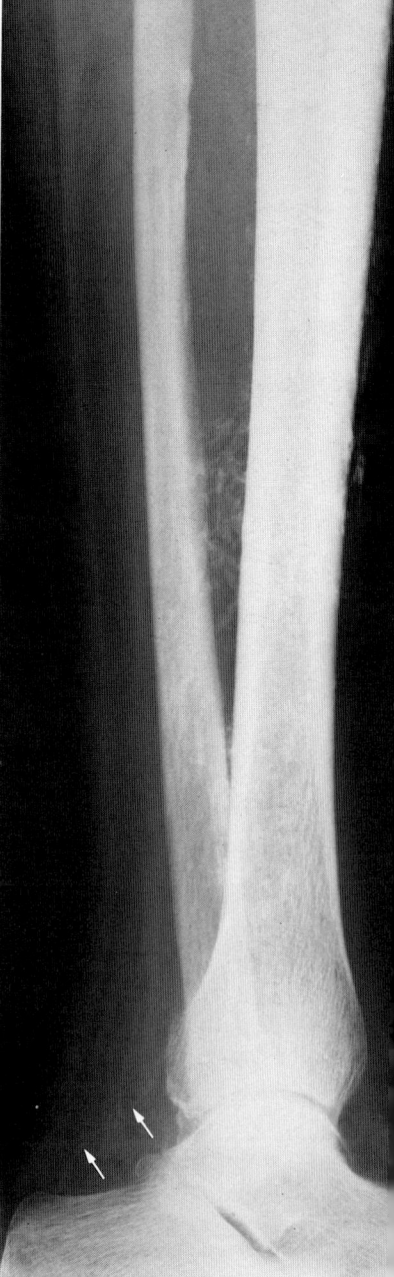

Abb. **35a u. b**
80jähriger Patient mit langjähriger Ulcus-cruris-Anamnese bei chronisch-venöser Insuffizienz. Ausgeprägte Weichteilverkalkung, eine beginnende Ossifikation ist radiologisch noch nicht zu beweisen, aber auch nicht auszuschließen. Trabekelbildungen sind (noch?) nicht erkannbar

a b

arb. 1979, DUKES, 1938, HÖRMANN u. Mitarb. 1985, RHONE u. Mitarb. 1976);
Eine sehr seltene Form verkalkender (und verknöchernder) Tumormetastasen in der Lunge und in den Weichteilen der Adduktoren fand sich bei einem malignen Schwannom (neurogener Tumor) als eigene Beobachtung (Abb. 33);

g) Fehl- und/oder Mangelversorgung des Gewebes;
neurogen (Paraosteoarthropathie bei Plegie, Reflexdystrophie) (Abb. 46 u. 47),
vaskuläre (arterielle und venöse) Insuffizienz (Abb. 34 u. 35);

h) Zellgewebsentzündungen (unterschiedlichster Ursache (Abb. 34–36);
auch bei entzündlich-rheumatischer Erkrankung bei nichttraumatischer Rhabdomyolyse, z. B. nach längerem Koma (auch der Endzustand des Kompartmentsyndroms kann mit Verkalkungen einhergehen) (s. S. 1116);

i) arterielle und venöse Thromben (SINGLETON 1961);

k) längere Immobilisation.

Bei chronisch venöser Insuffizienz kommen Verkalkungen in den Gefäßen, in den paravasalen Geweben und vor allem auch in den damit verbundenen Ulcera cruris vor. Die Kalkmenge und die Dichte können sehr unterschiedlich ausgebildet sein. Übergänge zur Verknöcherung sind fließend (ELLERBROEK u. Mitarb. 1971, LIPPMANN 1971, MAY u. Mitarb. 1972) (vgl. Abb. 34 u. 35).

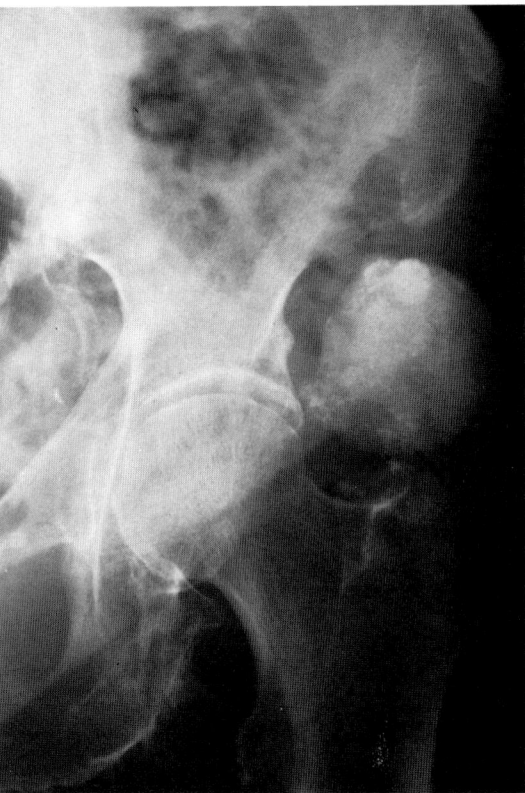

Abb. 36 87jährige Patientin. Anamnese: Spritzenabszeß vor vielen Jahren, der nicht chirurgisch behandelt wurde. Große kugelige Verkalkung nach Entzündung. In der Nachbarschaft zahlreiche kleinere Verkalkungen, vermutlich gleicher Genese

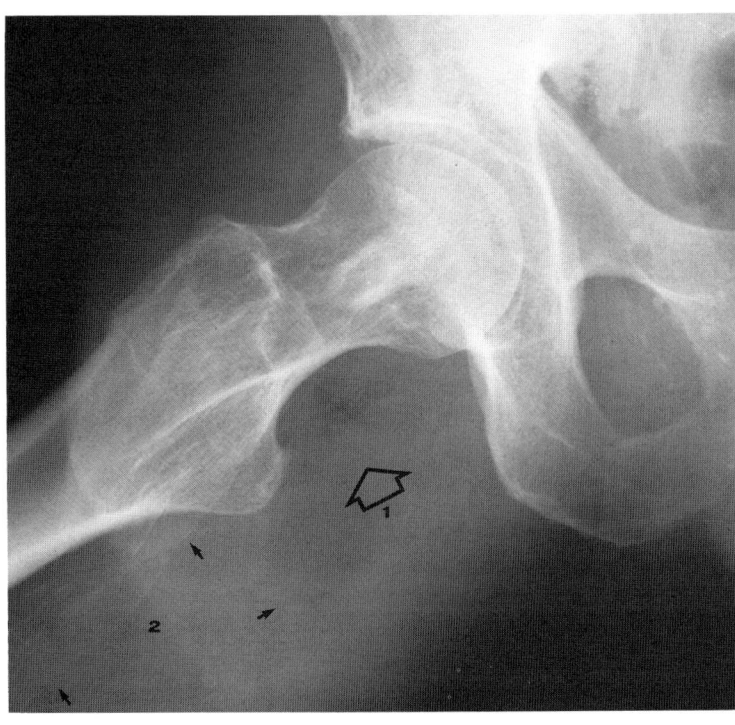

Abb. 37 Sehr diskrete Mönckebergsche Mediasklerose (kleine Pfeile, 2) eines 60jährigen Patienten. Röntgenaufnahme bei Zustand nach perforierter Appendizitis und Psoasabszeß mit gasbildenden Erregern, der als Senkungsabszeß auch im Bereich der Hüfte (großer Pfeil, 1) sichtbar wird

Verkalkungen ungeklärter Genese (idiopathische)

kalzifizierende Periarthropathie,
kalzifizierende Bursitis,
Chondrokalzinose,
Calcinosis interstitialis
(circumscripta oder universalis),
Mönckebergsche Mediasklerose (Abb. **37**),
Phlebolithenbildungen (Abb. **55**).

Kalzinosen sind als primäre Mesenchymerkrankungen ungeklärter Ätiologie aufzufassen, jedoch in jedem Fall auch als Begleitbefunde zu erwägen, z. B. bei den klassischen Kollagenosen. Die Calcinosis universalis geht mit z. T. erheblichen, äußerlich erkennbaren Veränderungen großer Körperoberflächen einher, sie tritt schon in der Jugend auf. Die Calcinosis circumscripta ist überwiegend eine Erkrankung des weiblichen Geschlechts und des hohen Alters. Sie geht mit derben kalkhaltigen Knötchen im Unterhautgewebe an der oberen Extremität und in der Nähe der Patellae einher (BUCHWALD u. SEVERIN 1968, KARNAHL 1979).

Über eine extreme Arterienverkalkung bei einem jungen Menschen berichteten ADJONANI u. Mitarb. (1979). SEEMANN u. Mitarb. (1984) beschäftigen sich eingehend mit der Differentialdiagnose peripherer Gefäßverkalkungen.

Die als Mönckebergsche Erkrankung bekannte Mediasklerose der Arterien unterscheidet sich im Röntgenbild von der typischen Atherosklerose (Arteriosklerose) durch die zarte, kontinuierliche Kalkablagerung im Gefäßverlauf mit feiner Querriffelung („Gänsegurgel"). In allen Fällen der arteriellen Verkalkungen ist das Ausmaß der Kalzifizierung nicht Gradmesser einer etwaigen arteriellen Durchblutungsstörung.

Phlebolithen sind in der Röntgendiagnostik ein häufiger (Neben-)Befund. Sie kommen besonders im kleinen Becken und an den unteren Extremitäten vor. Eine Varikosis scheint ihre Entstehung zu begünstigen. Die Ätiologie ist ungeklärt. Als Ursache werden verkalkte Venenthromben oder unspezifische Venenwandentzündungen angenommen (DIHLMANN u. Mitarb. 1963, MARQUIS 1977). Phlebolithen in Hämangiomen sind oft ein wichtiger differentialdiagnostischer Hinweis auf die venösen Tumoranteile im Nativbild (BUCHWALD u. SEVERIN 1968, McGAHAN u. Mitarb. 1981, LANGER u. Mitarb. 1982, YAGHMAI 1978).

Phlebolithen in angiomatösen Dysplasien beschreiben LEIPNER u. Mitarb. (1982).

Ordnung der Verkalkungen nach topographisch-anatomischen und bildmorphologischen Gesichtspunkten (I–V)

Da eine alleinige nosologische Ordnung der Kalzifizierung vielfach an Grenzen stößt (s. o.), sind anatomische, topographische oder rein bildmorphologische Kriterien für eine nähere Erörterung oft von Nutzen. Aber auch diese Betrachtungsweise ist auf die Anamnese, die klinischen Angaben, die Laborwerte und den Untersuchungsbefund nachgewiesen.

Zur Differentialdiagnose der Verkalkungen an den Extremitäten s. auch MATHIAS u. BAUMEISTER (1978).

I. Verkalkungen in Raumforderungen

1. Benigne Raumforderungen:

Verkalkungen kommen in Fibromen, Lipomen, Myomen, Chondromen und gemischten Tumoren (Teratomen) vor. Parasitosen (Infestationen) verkalken häufig, oft auch in krankheitstypischer Weise. Ebenso findet sich Kalk in Granulomen nach Entzündungen und Injektionen. Hauptvertreter dieser Gruppe sind die Lymphknotenverkalkungen bei Tuberkulose (auch nach BCG-Impfung) und die Injektionsgranulome in der Muskulatur (Abb. **55**).

Frühe Stadien einer Verknöcherung (s. S. 1136 ff.) und die Dermatomyositis imponieren oft als Tumoren und beginnen mit z. T. diskreten Verkalkungen, in denen die ersten Ossifikationen röntgenologisch sehr schwer zu erkennen sind (Abb. **45**).

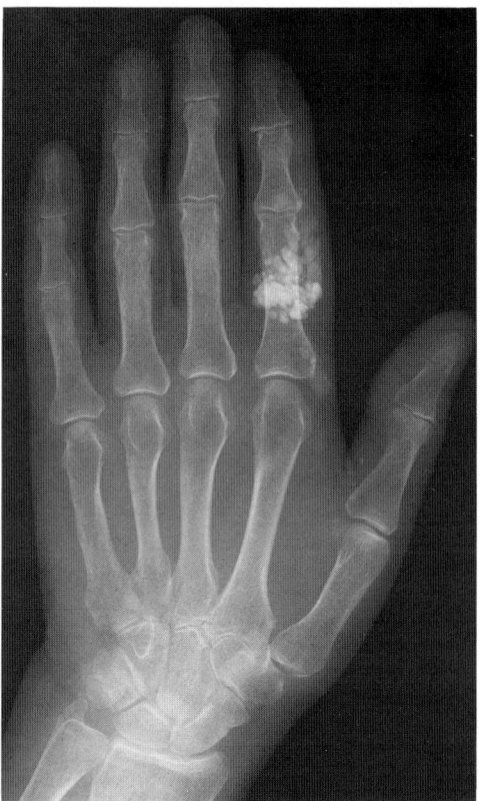

Abb. **38** 70jährige Patientin, bei der seit Jahren eine „Schwellung" mit wechselndem Volumen am Zeigefinger bekannt ist. Die scholligen Verkalkungen sind vieldeutig. Es handelte sich um ein verkalktes Hämangiom (operative Bestätigung)

Hämangiome verkalken gelegentlich (KAIBARA u. Mitarb. 1982). Sie enthalten häufig Phlebolithen (Abb. **38** u. **39**).
Aneurysmen enthalten Kalk in den veränderten Gefäßwänden und/oder in den Abscheidungsthromben. Ihre Zugehörigkeit zum Gefäßsystem wird meist erst durch ergänzende Untersuchungen (Ultraschall, Computertomographie, Angiographie) deutlich.
Hämatome in Weichteilen haben oft raumfordernden Charakter und können erhebliche Kalzifizierungen aufweisen.

2. *Maligne Raumforderungen,*
in denen Verkalkungen vorkommen:
Sarkome (Osteo-, Chondro-, Fibro-, Lipo-, Myo-, Hämangiosarkome (GRABBE u. Mitarb. 1979),
Hämangioperizytom,
malignes Synovialom,
Karzinom der Schweißdrüsen,
Mammakarzinom,
Gallertkarzinom des Intestinaltraktes,
Tumormetastasen (Mamma, Intestinaltrakt, Niere, Knochen, Ovar, Schilddrüse, Karzinoide) (Abb. **31** u. **32**).
Der maligne Charakter läßt sich im Nativbild nur vermuten. Klinischer Befund und Verlauf, angiographisches Gefäßbild und Enhancementverhalten im Computertomogramm, manchmal auch das auffällige Echomuster im Sonogramm zeigen die wahre Ausdehnung und den malignen Charakter solcher Raumforderungen.

II. Verkalkungen der Haut und ihrer Anhangsorgane (ohne raumfordernden Charakter)

Die Zugehörigkeit zu ganz bestimmten anatomischen Strukturen der Haut ist im Bild oft erkennbar (GAYLOR u. Mitarb. 1965).

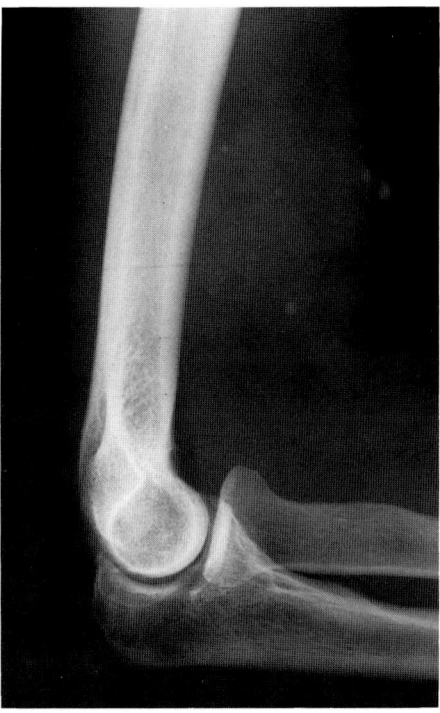

Abb. **39** 67jähriger Patient mit einem histologisch nachgewiesenen Angiolipom. Auf die angiomatösen Anteile weisen die zahlreichen Phlebolithen hin

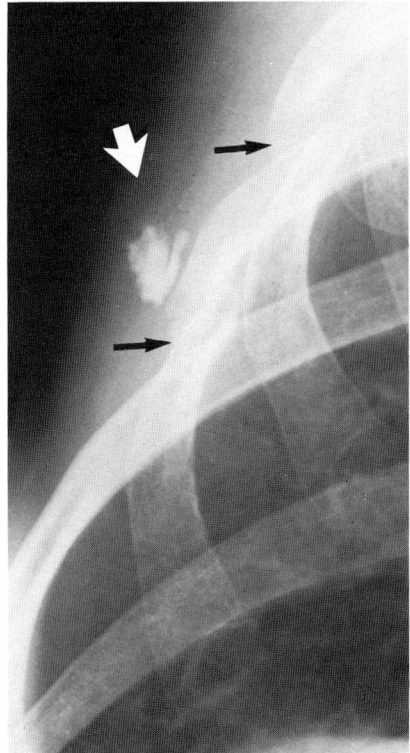
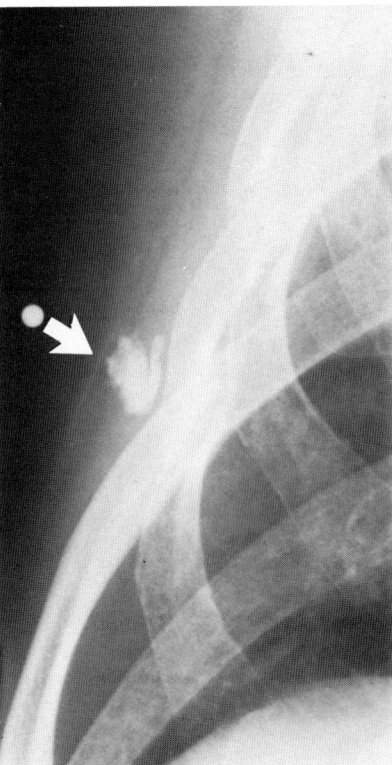

Abb. **40 a** u. **b**
Zustand nach Bestrahlung der Thoraxwand wegen Mammakarzinoms. Kalk in den Weichteilen (großer Pfeil). Rippenfrakturen (kleine Pfeile) als Folge einer Osteoradionekrose

a   b

1. *Häufige Verkalkungen der Haut* finden sich bei:
Dermatomyositis-Polymyositis,
progressiver Sklerodermie,
CREST-Syndrom, Thibierge-Weißenbach-Syndrom,
Traumafolgen (nach Verbrennung, Erfrierung, Starkstromschaden, Operationen, Injektionen, Einfluß ionisierender Strahlen) (Abb. **40**),
chronischer Veneninsuffizienz,
metabolisch-metastatischen Prozessen,
Fettnekrosen (z. B. bei Pankreatitis),
Hämatomen,
Hyperparathyreoidismus,
Calcinosis interstitialis (localisata et universalis),
Milch-Alkali-Syndrom (Burnett-Syndrom),
Gicht.

2. *Seltenere Erkrankungen mit Verkalkungen der Haut:*
Lupus erythematodes disseminatus,
rheumatoide Arthritis,
Acne vulgaris,
Pseudoxanthoma elasticum,
Ehlers-Danlos-Syndrom („cutis laxa"),
Morbus Waldenström,
Mukoviszidose,
Lipom,
Rothmund-Werner-Syndrom,
Epidermolysis bullosa,
Sarkoidose,
Panniculitis granularis (Pfeifer-Weber-Christian),
Amyloidose,
Basalzellnävus,
Fluorose,
Homozystinurie,
Hypervitaminosis A und D,
Hypoparathyreoidismus.

III. Verkalkungen in Sehnen und Muskeln

1. *Häufigere Formen:*
verkalkende Tendinitis/-ose (Abb. **53**),
posttraumatische Verkalkung,
neurogene Verkalkung,
Dermatomyositis,
Parasitosen,
Injektionsfolgen.

2. *Seltenere Formen:*
pseudomaligne Myositis,
Fibrodysplasia ossificans progressiva (s. S. 1140),
Myositis nach Sepsis, CO-Vergiftung, längerem Koma,
bei Drogenabusus,
Hämangiome der Muskulatur (mit typischen Phlebolithen),
Hämophilie,
Osteosarkom der Weichteile (frühe Formen) und das juxtakortikale (paraossale) Osteosarkom,
Metastasen,
(über seltene Muskel- und Sehnenverkalkungen berichten auch NIDECKER u. Mitarb. 1983 und WEPFER u. Mitarb. 1983).

IV. Verkalkungen in oder an Gelenken

Für diese, eindeutig auf den Gelenkapparat bezogene Kalzifizierung wird in erster Linie auf die Kapitel über „Osteopathien – Osteoarthropathien" hingewiesen. Der Vollständigkeit halber sind diese Veränderungen hier (tabellarisch) aufgelistet.

1. *Häufigere Formen:*
nach Traumen (sog. Myositis ossificans traumatica, atraumatica),
bei Chondrokalzinose,
bei den klassischen Kollagenosen (progressive Sklerodermie, CREST-Syndrom, Dermatomyositis),
bei Störungen des Kalzium- oder Phosphorstoffwechsels (als metastatisch-metabolische Form),
bei Störungen der zentralen oder peripheren Innervation (s. auch neurogene Paraosteoarthropathie, s. S. 1138),
„Zysten" der Kniekehle (Popliteuszysten, Baker-Zysten) (KARNAHL 1979, KATTAPURAM 1982, LEE u. Mitarb. 1983).

2. *Seltenere Formen* von Gelenkverkalkungen finden sich bei:
Synovialsarkom, malignem Synovialom,
synovialer Chondromatose,
Fibrodysplasia ossificans progressiva,
Alkaptonurie (Ochronose),
Melorheostose,
Gicht,
Tuberkulose,
Hypervitaminosis A,
Fluorose (endemisch, toxisch, berufsbedingt),
nach pyogener Arthritis,
Hypophosphatämie (erblich).

3. Liegt die Verkalkung *eindeutig im Knorpel,* so ist darüber hinaus zu denken an:
Chondrokalzinose (Pseudogicht, Pyrophosphatarthropathie), gewöhnlich als Oberbegriff für die meisten nachstehenden Knorpelverkalkungen benutzt,
Gicht,
idiopathische Hämochromatose,
Diabetes mellitus,
Akromegalie,
Hyperparathyreoidismus,
Hypophosphatämie,
Hypomagnesiämie,
Alkaptonurie (Ochronose),
Oxalose,
Morbus Wilson,
idiopathische Formen, z. B Nucleus-pulposus-Verkalkung.

Je eher man diese Knorpelverkalkungen ätiologisch abklärt, um so größer ist die Chance einer möglichen Therapie zur Verhinderung einer späteren Arthrose. Frei im Gelenkraum (bewegliche) Verkalkungen können auch Knochenfragmenten nach Trauma oder Infektion oder Chondromen entsprechen.

V. Verkalkungen anderer Art und/oder Lokalisation

1. *Vaskuläre Verkalkungen:*
Gefäßwand-Verkalkungen unterschiedlichster Ausprägung kommen vor bei
Arteriosklerose/Atherosklerose
Diabetes mellitus
gestörtem Ca-P-Stoffwechsel (metabol.-metastat.)
Mönckebergscher Mediasklerose
Homozystinurie
Venenverkalkung.

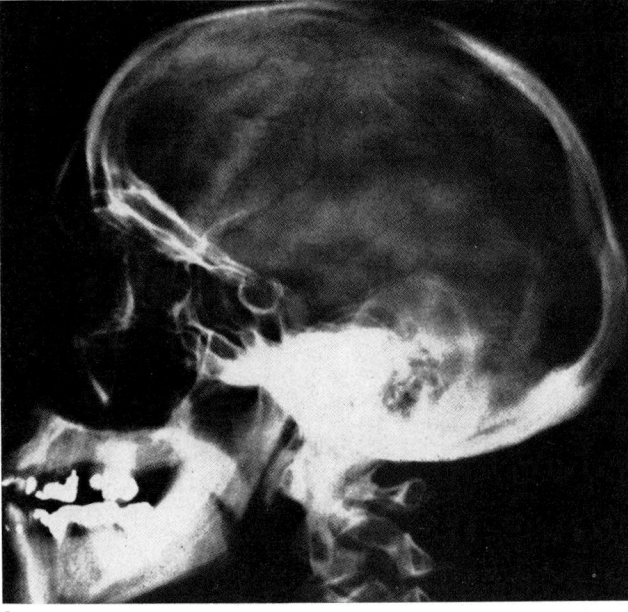 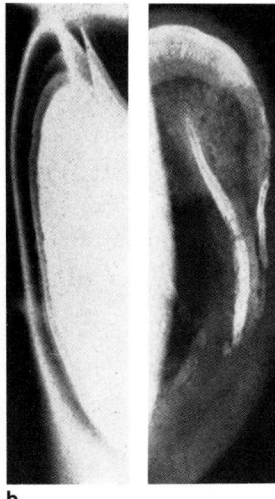

Abb. 41 a u. b Verkalkung der Ohrknorpel bei tuberkulösem Morbus Addison
a Schädelseitenaufnahme. Die verkalkten Ohrknorpel erscheinen als feingezogene Ringschatten um die pneumatisierte Felsenbeinpyramide
b Spezialaufnahme des Ohrläppchens. Der verkalkte Ohrknorpel erscheint als doppelkonturierte Randlinie mit radiären Spitzen. 47jähriger Mann (aus *J. Hein, H. Kleinschmidt, E. Uehlinger:* Handbuch der Tuberkulose, Bd. IV. Thieme, Stuttgart 1964)

Liegen diese Verkalkungen im Gefäßlumen, ist an eine verkalkte Thrombose (Thrombembolus) zu denken. Die in Venen bekannten Phlebolithen sind ebenfalls hier zu erwähnen. Sie haben eine rundliche Kalkschale und oft ein strahlentransparentes Zentrum (Kokardenform). Phlebolithen an typischer Stelle (kleines Becken) sind ohne Krankheitswert; ihre Genese ist unklar (s. oben). In Hämangiomen oder Varizen ist die Venensteinbildung vermutlich Folge und Ausdruck der Zirkulationsstörung oder der Entzündung. Sie kann im Nativbild von differentialdiagnostischer Bedeutung sein. Verkalkungen der Venenwand sind selten. Verkalkte venöse Thromben wurden von SINGLETON u. Mitarb. (1961) beschrieben.

2. *Verkalkungen der Nerven* sind selten. Sie kommen vor bei Neurofibromatose (v. Recklinghausensche Krankheit) und bei Lepra. Eine Verwechslung mit Gefäßkalk ist möglich.

3. *Verkalkungen in Lymphknoten* beobachtet man oft. Die Tuberkuloseinfektion (auch die BCG-Impfung) ist wohl die häufigste Ursache, gefolgt von Histoplasmose, Kokzidioidomykose und Filariose (Bancroft). Andere Ursachen sind Tumormetastasen, maligne Lymphome, Lymphome nach Radio- oder Chemotherapie sowie die Silikose und die Sarkoidose.

4. *Verkalkungen der Ohrmuschel* werden meistens als Nebenbefund auf Schädelaufnahmen entdeckt (s. auch YEH u. Mitarb. 1979). Als Hauptursachen kommen in Frage:

Erfrierung oder mechanisches Trauma,
Morbus Addison (Abb. 41),
Akromegalie,
Diabetes mellitus,
Störungen des Kalzium-Phosphat-Stoffwechsels (metabolisch-metastatisch),
Lues (Perichondritis),
Alkaptonurie,
Chondromalazie,
Sarkoidose,
Hyperthyreose,
Hyperpituitarismus,
Senium.

5. *Andere akrale Verkalkungen* beobachtet man bei:
klassischen Kollagenosen,
Rothmund-Syndrom,
Sarkoidose,
Hyperparathyreoidismus,
Hypervitaminosis D,
Calcinosis interstitialis localisata,
Erfrierungen und nach mechanischen Traumen.

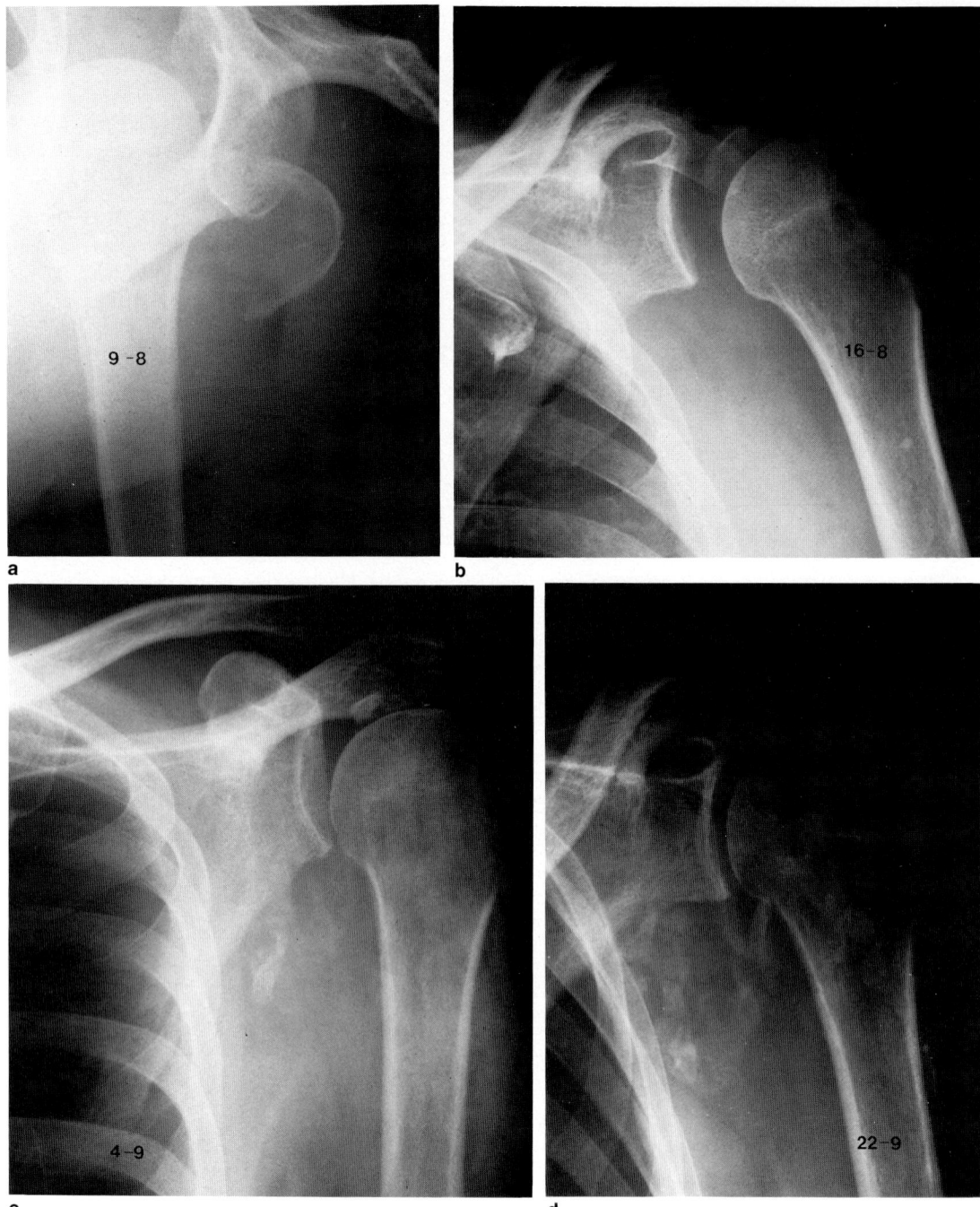

Abb. **42a–d** Ungewöhnlich schneller Verlauf einer Ossifikation nach Luxation mit Abriß des Tuberculum majus des linken Oberarms (9. 8.). Deutliche Verkalkung mit Beginn der Verknöcherung am 4. 9., volle Ausprägung der Ossifikation bereits am 22. 9. (6 Wochen!)

Verknöcherungen

Eine Ossifikation ist radiologisch eindeutig zu diagnostizieren, wenn in den Kalkanteilen einer Weichteilverdichtung Knochentrabekel zu erkennen sind. In den Initialstadien kann diese Knochenmatrix so spärlich ausgeprägt sein (z. B. bei ossifizierenden Neoplasmen), daß eine ausschließlich bildmorphologische Abgrenzung zur einfachen Verkalkung schwer oder unmöglich ist. Bis heute fehlt eine eindeutige Erklärung für die Entstehung dystoper Ossifikationen. Es ist nicht klar, warum der eine Patient unter bestimmten Voraussetzungen Knochen in den Weichteilen bildet, während ein anderer unter gleichen Bedingungen und Einflüssen – soweit bekannt – nicht gleichartig reagiert.

Einige Autoren (URIST u. Mitarb. 1969–1981) vermuten ein „*B*one *m*orphogenetic *p*rotein", welches bestimmte Gewebe (Muskel, Haut, Hirn, Auge, Hoden, Pankreas, Ovar) zur Knochenproduktion anregen kann.
FRIEDENSTEIN u. Mitarb. (1966–1976) nehmen das Vorliegen knochenbildender Vorläuferzellen („osteogenetic precursor cells", OPC) an, die entweder determiniert (DOPC) oder induzierbar (IOPC) sind. Die DOPC haben ein knochenbildendes Potential und werden nur im Knochenmark gefunden. Die IOPC sind in zahlreichen Geweben und im Blut anzutreffen. Sie können nur Knochen bilden, wenn ein induzierender Stimulus oder ein induzierendes Agens vorliegen. Dieser Stimulus kann in einem Trauma mechanischer, thermischer, chemischer oder physikalischer Art bestehen, durch welches das BMP freigesetzt wird. Die Untersuchungen zu diesen pathophysiologischen Vorgängen sind noch nicht abgeschlossen; einige Aussagen müssen noch als hypothetisch aufgefaßt werden.
In seiner Monographie zum Thema der Weichteilverknöcherungen berichtet CONNOR (1983) ausführlich über mögliche Entstehungsursachen, über experimentelle Untersuchungen zu dieser Frage und die heute daraus abzuleitenden klinischen Konsequenzen. Bevorzugte Lokali-

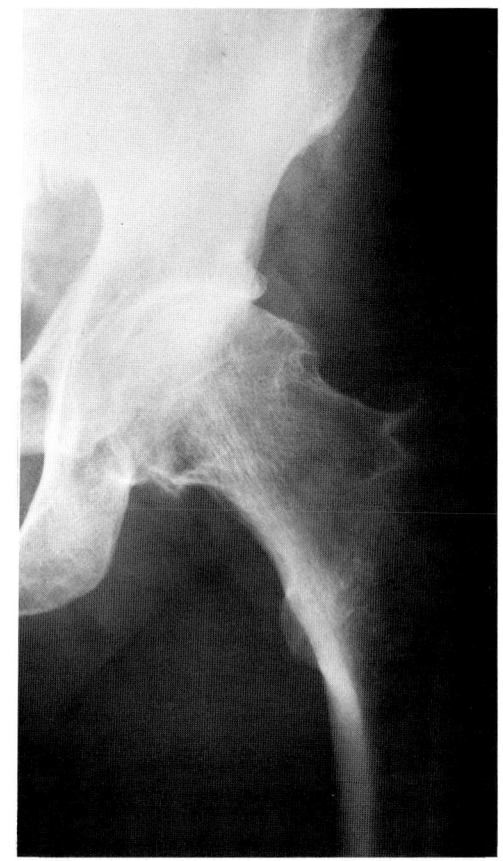

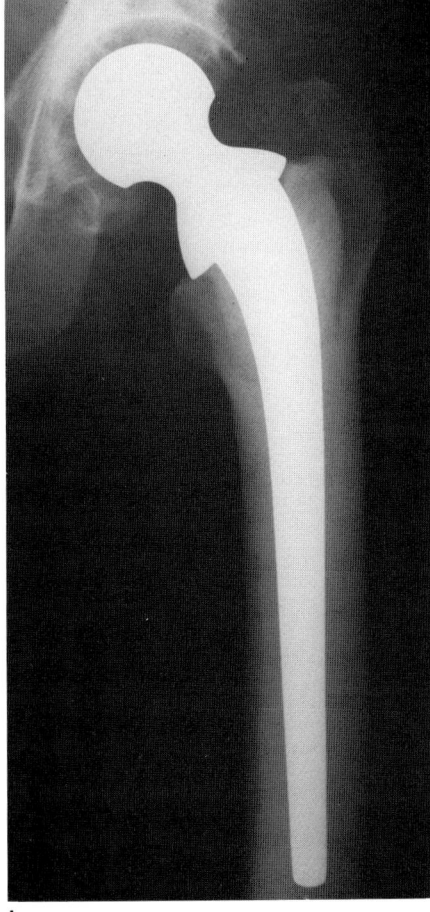

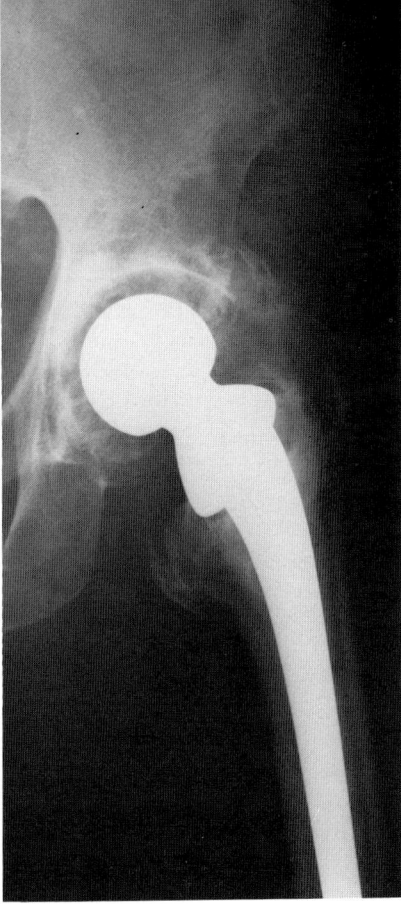

Abb. **43 a–c**
Typische Ossifikationen nach Versorgung der Hüfte mit einer Totalendoprothese wegen Koxarthrose, Okt., 1983 (**a**); postoperativ, Februar 1984 (**b**) und im Frühjahr 1985 (**c**)

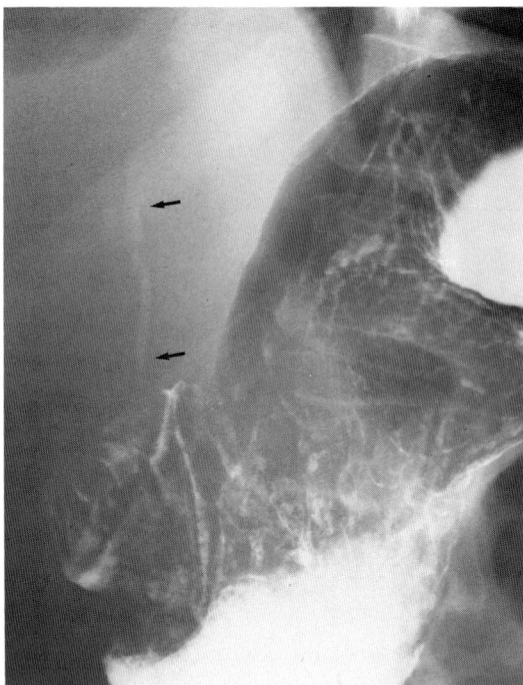

Abb. 44 Typische längliche Verknöcherung exakt im Verlauf einer Laparatomienarbe (Narbenknochen) (Pfeile)

sationen, auch bei unterschiedlicher Pathogenese, sind die rumpfnahen Extremitäten in der Umgebung großer Gelenke sowie die paraspinale Muskulatur und die Massetermuskeln (s. auch ANDERSON u. Mitarb. 1967, 1976).

Obwohl die pathophysiologischen Zusammenhänge nicht aufgeklärt sind, ist eine *Ordnung der Verknöcherungen nach möglichen* (häufigsten) *Ursachen* sinnvoll:

1. Verknöcherung nach Trauma,
2. Tumorverknöcherung,
3. Fibrodysplasia ossificans progressiva (FOP),
4. Ossifikationen bei gestörter Innervation (Trophik),
5. andere Ursachen der Verknöcherung („idiopathische").

Verknöcherungen nach Trauma

Die Entstehung einer Verknöcherung kann auf verschiedene Traumen zurückgehen:

1. einmaliges, besonders heftiges Trauma (Makrotrauma),
2. wiederholte Mikrotraumen,
3. Folge einer traumatischen Hämatombildung,
4. Operation (Gelenkoperation), vor allem Totalendoprothese [TEP]),
5. Verbrennung, Stromverletzung, ionisierende Strahlen,
6. schwere Muskelkrämpfe (z. B. Tetanus),
7. chirurgische Eingriffe überhaupt (Narbenknochen).

Alte, heute eher ungebräuchliche Synonyme für diese Veränderungen sind:
Myositis ossificans traumatica sive atraumatica, traumatische ossifizierende Myositis,
Myoosteosis,
extraossäre, nichtneoplastische Knochenformationen, heterotope Knochenbildung.

Bei eindeutig traumatisch bedingten Verknöcherungen ist die Knochenbildung nach etwa 2 Monaten röntgenologisch erkennbar und setzt sich nach etwa 12 Monaten nicht weiter fort (CONNOR 1983). Beginnend mit einer tastbaren und schmerzhaften Weichteilschwellung kurz nach dem Trauma entwickelt sich zunächst eine Zone kalkdichter, flokkiger Muskelverdichtungen, die im Röntgenbild das Aussehen von „Zuckerwatte" hat und innerhalb der ersten 3–6 Wochen erkennbar wird. Erste Knochenstrukturen zeigen sich in der Regel frühestens nach 6–8 Wochen. Das voll entwickelte Bild der Verknöcherung liegt nach 5–6 Monaten vor. Schnellere Verläufe sind möglich (Abb. **42, 43** u. **60**). Wiederholte Mikrotraumen in derselben Körperregion können das gleiche Bild hervorrufen wie ein einmaliges Makrotrauma. Beispiele hierfür sind die Reiterknochen in den Adduktoren, die sog. Exerzierknochen im M. pectoralis und M. deltoideus, die Organistenknochen am Becken, Fechterknochen am Unterarm, Schusterknochen an den Oberschenkeln und Verknöcherungen in der Wade bei Ballettänzern. Blutergüsse als Ursache einer Verkalkung sind geläufig (s. S. 1128 u. 1134). Die hämatombedingte Verknöcherung ist dagegen ein seltener Befund. Bestimmte Ossifikationen an Bändern und Sehnen gehören vermutlich in diesen Formenkreis wie die Ossifikation der Achillessehne, der Quadrizepssehne, des Lig. nuchae, der Stieda-Pellegrini-Schatten am Knie.

Über die Ursache der Verknöcherung des Lig. stylohyoideum (Eagle-Syndrom) (MUELLER u. Mitarb. 1983, LARSSON u. Mitarb. 1982, LORMAN u. Mitarb. 1982) gibt es hinsichtlich der Entstehung unterschiedliche Auffassungen (Abb. **49**).

VAS u. Mitarb. (1981) fanden in 9 von 60 Blutern ektopische Knochenformationen, die wahrscheinlich auf dem Boden der Hämatome entstanden waren.

Verknöcherungen nach Gelenkoperation und Gelenkersatz (TEP, Abb. **43**) besonders im Bereich der Hüfte sind in der chirurgischen und radiologischen Literatur bekannt. Die Angaben über die Häufigkeit schwanken beträchtlich (zwischen 8 und 90%!, s. bei CONNOR 1983). Die Ursachen der Verknöcherung sind unbekannt; eine Reihe angenommener Risikofaktoren (Bevorzugung des männlichen Geschlechtes, bestimmte Operationstechniken, bestimmte Grundkrankheiten) lassen sich nicht mit Sicherheit reproduzieren. Mit zunehmender Endoprothetik werden auch an anderen Gelenken Ossifikationen gesehen. Die Hüftregion zeigt offenbar eine besondere Affinität zu dieser Veränderung (BLANE u. Mitarb. 1981, BUNDRICK u. Mitarb. 1985).

Nach Verbrennungen und nach Tetanus werden gelegentlich Verknöcherungen gesehen. Laut EVANS (1966, 1978) soll die frühe Mobilisation dieser Patienten die Inzidenz und Ausprägung der Knochenbildung verringern.

In Narben und nach operativen Eingriffen kommt es manchmal zu Verknöcherungen (Narbenknochen). WHITE u. Mitarb. (1980) fanden bei 4 von 54 Patienten nach Thorakotomie Narbenknochen, FISHER (1982) beschreibt je 1 Fall von Ossifikation nach Neck-dissection und nach Mastektomie, REINHARTZ u. Mitarb. (1985) erwähnen einen Fall von entsprechenden Veränderungen am Kinn. Verhältnismäßig selten sind auch die rippenförmigen Verknöcherungen an Bauchwandnarben (LOHELA u. Mitarb. 1983) (Abb. **44**).

Verknöcherungen in Tumoren der Weichteile

Sie finden sich besonders in
1. Osteosarkomen (paraossal, juxtakortikal) und ihren Metastasen (GREEN u. Mitarb. 1984),
2. seltener in Tumoren des übrigen Mesenchyms (Hämangiome, Lipome, Mesenchymome, Teratome) (ENGELSTAD u. Mitarb. 1980),
3. Tumoren des Ektoderms (Haut und Anhangsorgane), neurogene Tumoren (vgl. Abb. **33**),
4. Tumoren des Entoderms (viszerale Tumoren) und ihre Metastasen (CHRISTIE 1951, COONEY u. Mitarb. 1979, DUKES 1938, PANG 1958, RHONE u. Mitarb. 1976);
5. In diesen Formenkreis gehört (bedingt) die sog. pseudomaligne Myositis ossificans (OGILVIE-HARRIS u. FORNASIER 1980).

Sarkome der Weichteile

Für die nähere Erörterung der ossifizierenden Weichteiltumoren wird auf das Kapitel „Skeletttumoren" hingewiesen. Hauptsächlicher Vertreter dieser Gruppe ist das juxtakortikale bzw. paraossäre Osteosarkom. Junge Erwachsene (bis 3. Dezennium) ohne Dominanz eines Geschlechts werden bevorzugt befallen. Diese Weichteilsarkome finden sich vorwiegend in den Geweben der rumpfnahen Extremitäten (GREEN u. Mitarb. 1984). Die Tumoren entstehen entweder am Knochen selbst und entwickeln sich von dort aus als paraossäres Osteosarkom in die Weichteile hinein, oder aber der Entstehungsort liegt in den Weichteilen selbst (Weichteilosteosarkom). Beide Arten unterscheiden sich voneinander durch das Bestehen bzw. das Fehlen einer knöchernen Brücke zwischen Tumor und Knochen, die durch Zielaufnahmen, konventionelle Tomographie oder Computertomographie nachgewiesen oder ausgeschlossen werden kann.

Mesenchymale und Mischtumoren

Die übrigen Tumoren des Mesenchyms können benigne oder maligne sein. Die häufigsten Vertreter sind Lipome, bei denen Verkalkungen und Verknöcherungen möglich, insgesamt jedoch selten sind. Hämangiome verknöchern manchmal (ENGELSTAD u. Mitarb. 1980). Sie liegen meistens in der Muskulatur der Extremitäten. Schwellungen, Volumenänderungen durch artifiziellen Aufstau, der Nachweis von Phlebolithen und gelegentliche Periostreaktionen sind diagnostische Hinweise. Mesenchymome sind seltene Tumoren, die im Retroperitoneum, Mediastinum, Vertebralkanal, in der Leber und an der Brustwand sowie an den Extremitäten vorkommen können. In etwa 25% der Fälle besteht bei ihnen eine Tendenz zur teilweisen Ossifikation. Tumoren mit gemischten Gewebeanteilen (Fett, Muskel, Gefäße, Bindegewebe) können Knocheneinlagerungen unterschiedlichen Ausmaßes aufweisen. Sieht man im Röntgenbild Phlebolithen, so weist dieses meistens auf den angiomatösen Teil des Tumors hin (HUDSON u. Mitarb. 1985).

Teratome sind embryonale Mischgeschwülste, in denen Knochenanlagen und/oder sekundäre Verknöcherungen erkennbar sein können. Das jugendliche Alter der Patienten (Kinder), gewisse Prädelektionsstellen (Mediastinum, Retroperitoneum, Nähe zum Achsenskelett) sowie der gemischte Aufbau können diagnostische Hinweise sein.

Tumoren der Haut

Tumoren der Haut und Anhangsorgane verknöchern in etwa 20%. Differentialdiagnostisch sind das Pilotrixoma, Mischtumoren mit Haut- und Drüsenanteilen sowie Hautnävi und Basalzellkarzinome zu nennen.

Entodermale Tumoren der Weichteile

Unter den zur Verknöcherung neigenden entodermalen Tumoren seien die schleimbildenden Adenokarzinome des Intestinaltraktes sowie Plattenepithelkarzinome und Karzinoide des Bronchialsystems als wichtigste Vertreter genannt. Die Knochenanteile sind oft spärlich und im konventionellen Röntgenbild kaum zu erkennen. Umfangreiche Angaben hierzu finden sich bei CONNOR (1983). Selten sind Verknöcherungen im Übergangsepithelkarzinom der Harnblase. Diese Tumoren ossifizieren entweder am Ort ihrer Entstehung und/oder in ihren Metastasen (PANG 1958).

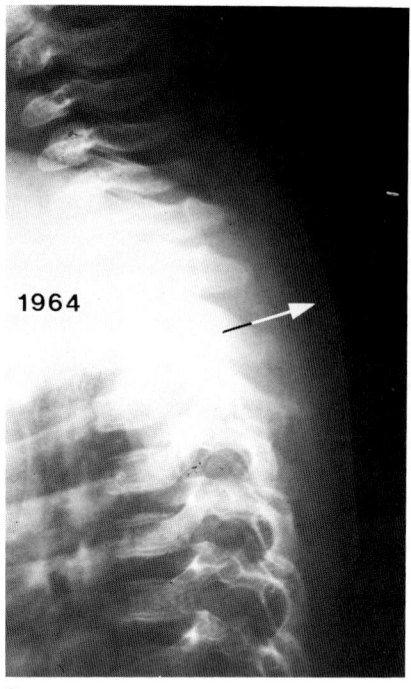
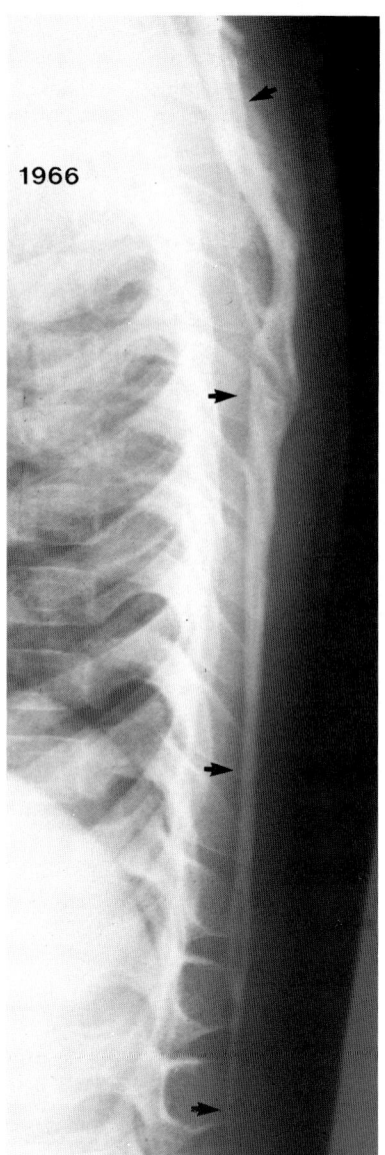

Abb. 45a u. b Fibrodysplasia ossificans progressiva (FOP)
a 8 Monate altes Kind mit rasch zunehmender Weichteilschwellung am Rücken (Pfeil), die nach Probeexzision als „unreifes Fibrosarkom" diagnostiziert wurde. Familienanamnese, klinische und andere radiologische Befunde weisen auf eine FOP hin, keinerlei Therapie!
b Verlaufsbeobachtung nach 2 Jahren: starke, typische Ossifikation in den Rückenweichteilen (Pfeile)

Myositis ossificans pseudomaligna

Die pseudomaligne Myositis ossificans ist eine Erkrankung ungeklärter Ätiologie, die mit einer umschriebenen Ossifikation ohne erkennbare äußere Einflüsse auftritt. Wegen ihres äußerlichen Tumorcharakters wird häufig an eine (maligne) Raumforderung gedacht. Bei angiographischer Untersuchung stellt sich ein starker arteriell-venöser Gefäßreichtum („blush") dar, ohne daß sich typische pathologische Gefäßformationen zeigen. In späteren Stadien verschwindet diese Eigenschaft. Eine knochenfreie Zone zwischen Knochen und Muskel beweist den intramuskulären Entstehungsort und erschwert manchmal die Differentialdiagnose gegenüber einem Weichteilosteosarkom (OGILVIE-HARRIS u. FORNASIER 1980).

Fibrodysplasia ossificans progressiva (FOP)

Die FOP wurde ursprünglich als Münchmeyersche Erkrankung beschrieben. Zahlreiche andere Autorennamen (s. bei CONNOR 1983) sind mit dieser autosomal-dominanten Erbkrankheit des Bindegewebes verbunden. Die früher gebrauchte Bezeichnung Myositis ossificans progressiva ist irreführend, da die massiven Knochenbildungen im Bindegewebe entlang der Faszien liegen und den Muskel nicht betreffen (CONNOR u. Mitarb. 1982, VAN CREVELD u. Mitarb. 1941, GREVAL u. Mitarb. 1953, MÜNCHMEYER 1869). In der Mehrzahl der Veröffentlichungen handelt es sich um Einzelfalldarstellungen, oder kleine Patientengruppen (YOUNG u. Mitarb. 1985, REINIG u. Mitarb. 1986). Typische klinische Befunde und der Verlauf mit

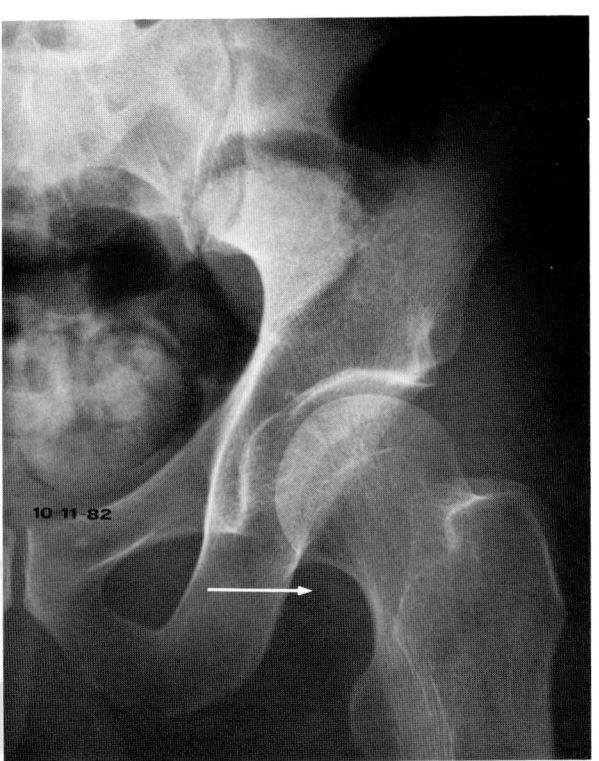
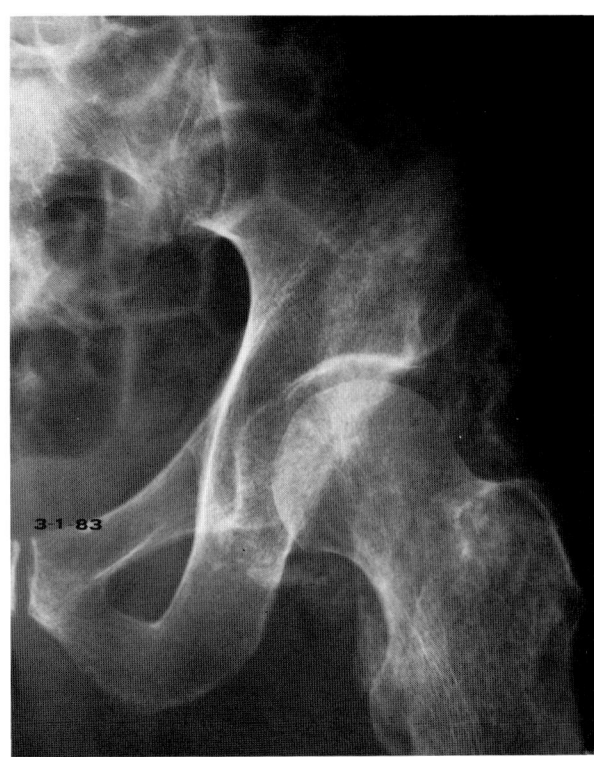

Abb. 46 a u. b 45jähriger Patient. Apoplektischer Insult vor 4 Monaten, Hemiparese links
a Diskrete beginnende Verkalkung in Hüftgelenksnähe 2 Monate nach Insult (Pfeil)
b 2 Monate später deutliche Verknöcherungen

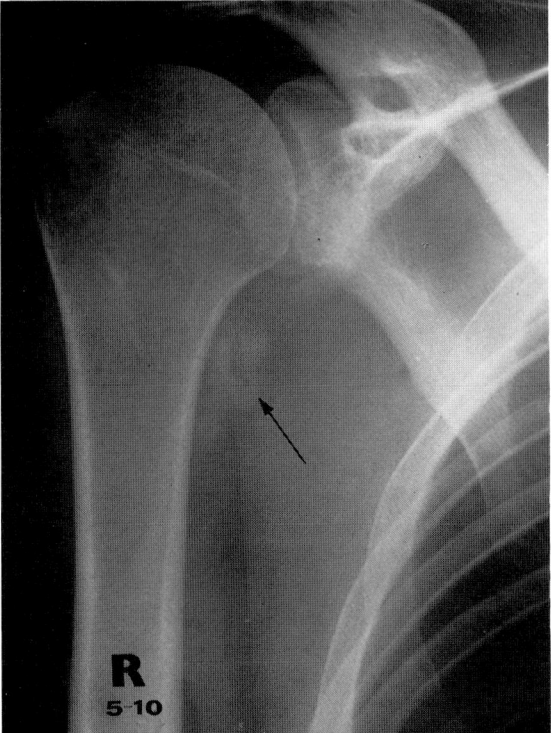
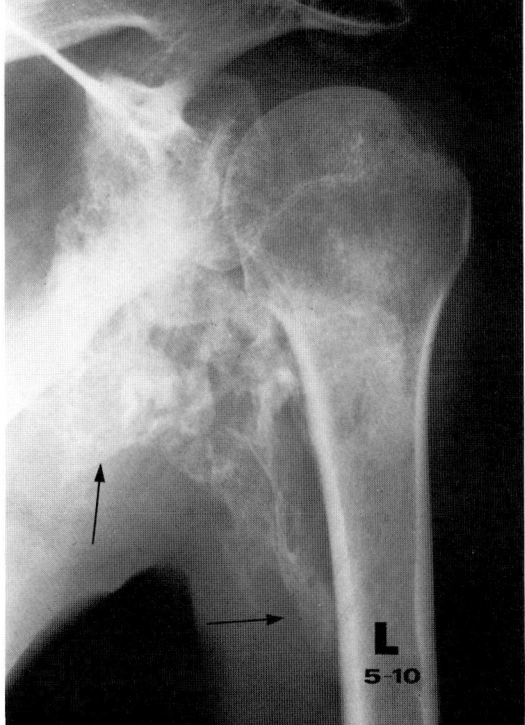

Abb. 47 a u. b 37jähriger Patient mit posttraumatischer, zervikaler Myopathie und Querschnittslähmung in Höhe HWK 5/6
a Diskrete Verkalkung mit beginnender Verknöcherung an der rechten Schulter
b Massive Ossifikation an der linken Schulter zum gleichen Zeitpunkt 5 Monate nach Krankheitsbeginn

Erkrankungen der Weichteile

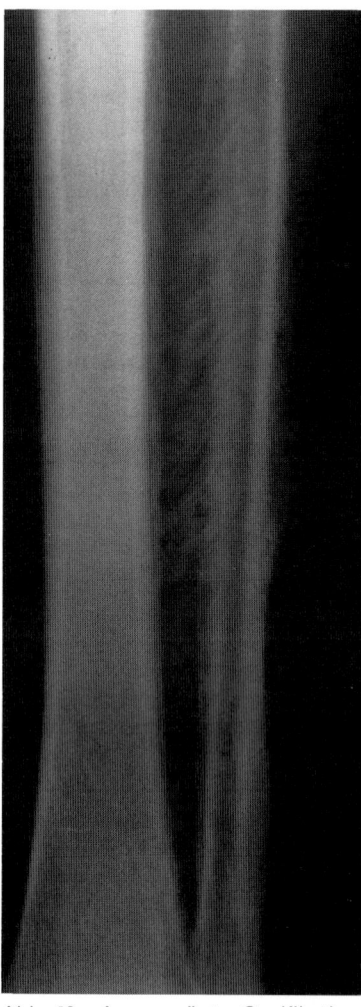

Abb. 48 Ausgeprägte Ossifikationen, die vermutlich vom Periost ausgehen bei einem Patienten mit langjähriger schwerer Veneninsuffizienz und Ulcus cruris

entsprechender Anamnese sind diagnostisch hinweisend. Die Krankheit zeichnet sich durch ausgeprägte Knochenneuformationen in den Weichteilen des Stammes aus. Gleichzeitig finden sich Anomalien der Großzehen (z. B. Monophalanx) und der Finger. Radiologisch gehen ausgeprägte ektopische Knochenneubildungen am Rumpf mit den beschriebenen Skelettmalformationen einher. Neben dem Symptom der Monophalanx I am Fuß und der Klinodaktylie zeigen sich verformte Wirbelkörper, ein breiter Femurhals, flache Hüftpfannen und kurze Gelenkfortsätze der Mandibula (Abb. 45).

Ossifikationen bei gestörter Innervation

Auch für diesen Formenkreis der Verknöcherung finden sich sehr unterschiedliche prozentuale Angaben bei den einzelnen Autoren. Für Paraplegien und Quadriplegien liegen sie zwischen 4 und 61% der Patienten, für andere neurologische Erkrankungen zwischen 0,5 und 50% (s. hierzu umfangreiche Literatur bei CONNOR 1983).
Die durch die neurologischen Ausfälle hervorgerufene Funktionsstörung ist offenbar der auslösende Faktor in Verbindung mit einer individuellen Disposition (BLANE u. Mitarb. 1981, HUKUDA u. Mitab. 1983). Etwa 20% der gelähmten Patienten entwickeln Verknöcherungen überwiegend im Bereich der Hüfte. Ossifikationen des posterioren, longitudinalen Ligamentes der Wirbelsäule bei zervikalen Myelopathien werden einerseits beschrieben, andererseits kommen Verknöcherungen dieses Bandes als Ursachen der zervikalen Myelopathien in Frage. Die Tendenz zur Verknöcherung scheint um so größer zu sein, je zentraler die neurologische Schädigung liegt, wobei meistens über Pa-

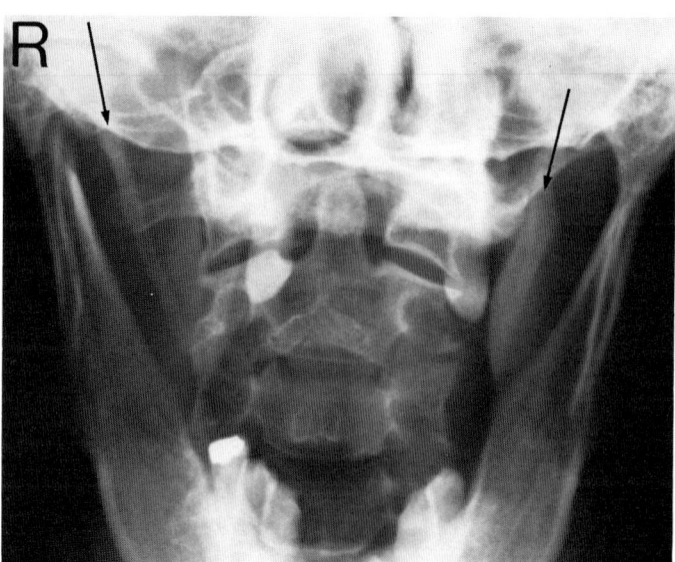
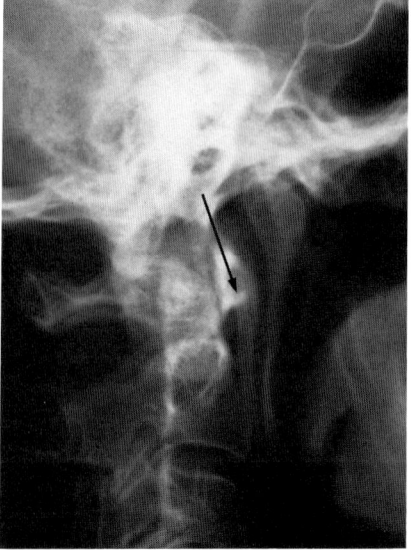

Abb. 49a u. b Ossifikationen der Ligg. stylohyoidea auf beiden Seiten (Eagle-Syndrom)

tienten mit Plegien (Hemi-, Para-, Tetraplegie) berichtet wird. Diese Lähmungen traten als Folge von Traumen, Blutungen, Enzephalitis, Meningitis, multipler Sklerose, Vergiftungen oder Tumorleiden auf. Auch ein prolongiertes Koma kommt ursächlich für eine ektope Ossifikation in Frage. Früheste Knochenbildungen auf dem Boden der gestörten Innervation sieht man nach 1–4 Monaten. Nach etwa 1 Jahr kommt es kaum noch zu weiteren Veränderungen, falls die neurologische Grundkrankheit unverändert fortbesteht (s. auch CONNOR 1983) (Abb. **46** u. **47**).

Andere Ursachen einer Weichteilverknöcherung

1. Iatrogene Ossifikationen sind meistens anamnestisch und/oder durch den klinischen Untersuchungsbefund zu klären. Im Wesentlichen sind hier die Narbenknochen (s. S. 1138 u. Abb. **44**) zu nennen.

2. Ossifikationen bei chronischer Veneninsuffizienz finden sich in den Schichten der Kutis und Subkutis. Das klinische Bild, der Röntgenbefund und die Anamnese sind diagnostisch hinweisend. Die Verknöcherungen können erhebliche Ausbreitungen und Formen annehmen (Abb. **48**). Die Pathogenese ist auch hier unklar. Die Mehrzahl der Autoren sieht in der veränderten Stoffwechsellage, im chronisch erhöhten venösen Druck des Gewebes und in einer individuellen Disposition den pathogenetischen Schlüssel dieser Art zu Weichteilverknöcherungen (s. ELLERBROEK u. Mitarb. 1971, MAY u. Mitarb. 1972, LIPPMANN u. Mitarb. 1971) (Abb. **34, 35** u. **48**).

3. Störungen des Kalziumstoffwechsels können in seltenen Fällen über eine metabolisch-metastatische Verkalkung (s. S. 1126) zu Verknöcherungen der Haut, der Sehnen und Bänder führen (NIDEKKER u. Mitarb. 1983, WEPFER u. Mitarb. 1983).

4. Zu den seltenen Erkrankungen, die mit Verknöcherungen einhergehen, zählen die erbliche Hypophosphatämie (sog. Vitamin-D-resistente Rachitis) mit Verkalkungen bzw. Verknöcherungen an Bändern und Sehnen. Auch das primäre Osteoma cutis ungeklärter Genese ist hier zu erwähnen, dessen hauptsächliches Auftreten im Gebiet der Wangen, der Stirn und am Kinn beobachtet wird. Paraossäre Verknöcherungen bei Melorheostose kommen vor, sind aber selten. In diesen Zusammenhang seien auch das XYY-Syndrom und das Stiff-Man-Syndrom erwähnt.

5. Eine besondere Form der Verknöcherung findet sich im Gebiet der Ligg. stylohyoidea (Eagle-Syndrom) (Abb. **49**). Bei oberflächlicher Betrachtung kann das typische Röntgenbild differentialdiagnostische Schwierigkeiten bereiten (Gefäßkalk?). Klinisch können die Verknöcherungen Mißempfindung hervorrufen und Einfluß auf den Verlauf der großen Gefäße und ihrer Zirkulation nehmen

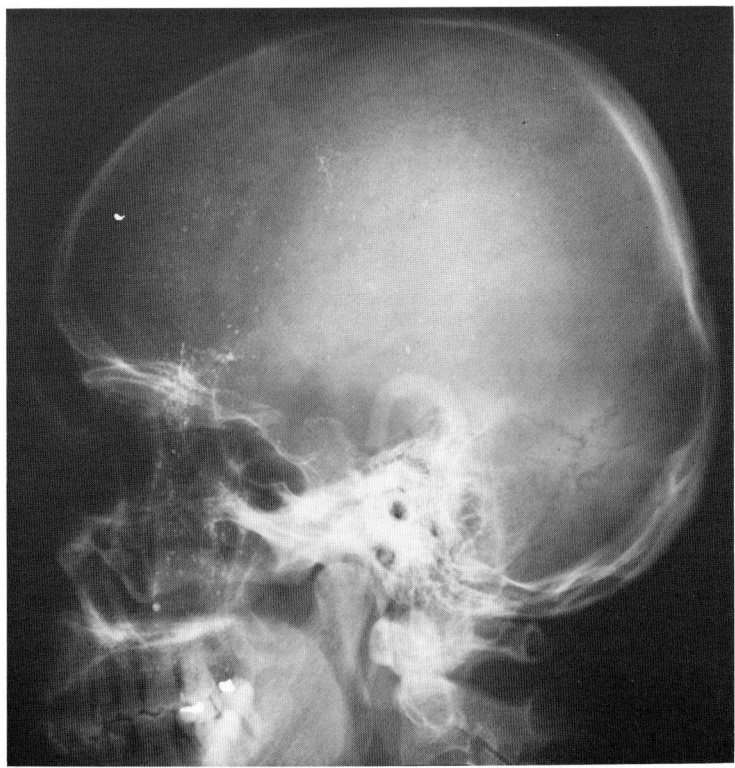

Abb. **50** Zustand nach Verkehrsunfall mit umfangreichen Gesichtsverletzungen. Zahlreiche Fremdkörperschatten in den Weichteilen, durch Straßenschotter verursacht

1144 Erkrankungen der Weichteile

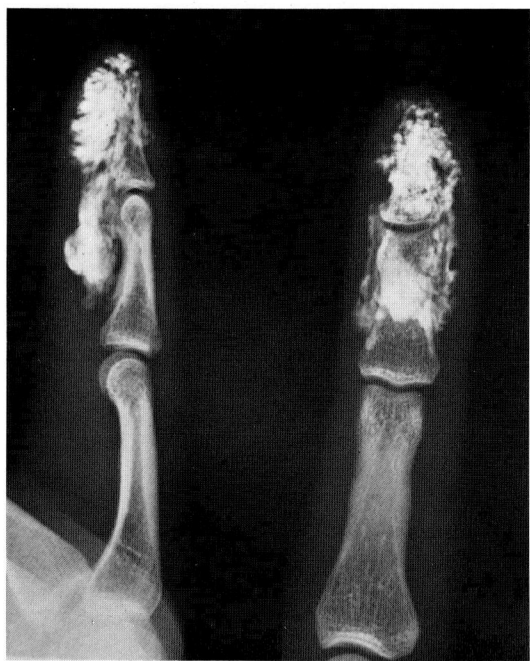

Abb. 51 Unfall mit Hochdruckspritzpistole, bleihaltige Farbe am linken Zeigefinger. 26jähriger Mann (Aufnahme: Dr. *Maranta*)

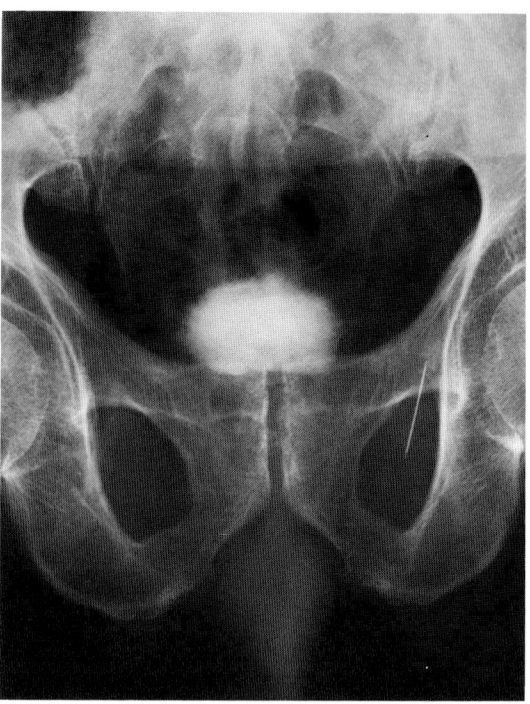

Abb. 53 71jähriger Patient mit einer Nähnadel (typische Fremdkörperform) im Gesäß links. Vom Patienten *niemals* bemerkt. Zusätzlich finden sich Verknöcherung des Lig. sacro-tuberosum auf der rechten Seite und fibroostotische Sehnenansatzossifikationen im vorderen Beckenring beidseits

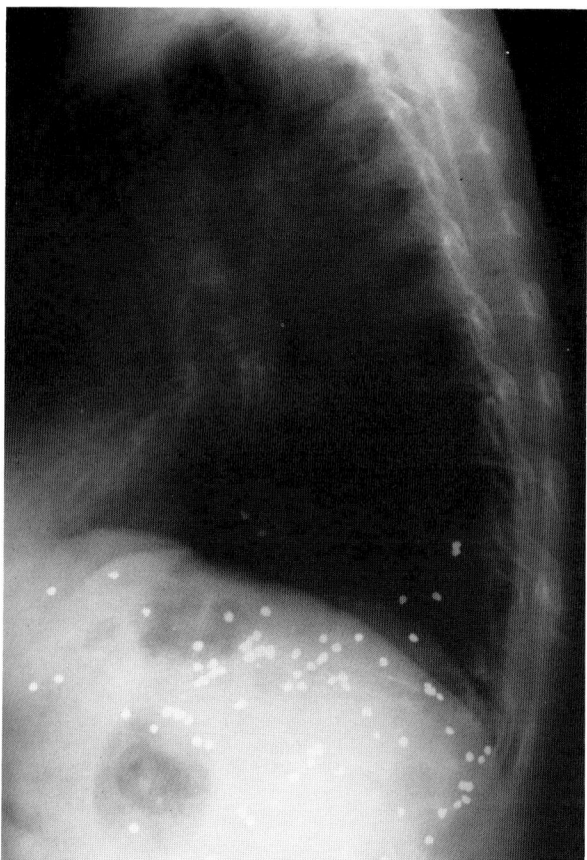

Abb. 52 Jagdunfall. Multiple Schrotkugeln in den Weichteilen des Körperstammes

(EAGLE 1949, LARSSON u. Mitarb. 1982, LORMAN u. Mitarb. 1983, MUELLER u. Mitarb. 1983).

Fremdkörper

Folgt man der in der Einteilung festgelegten Gliederung, so müssen auch Dichteunterschiede im Röntgenbild erörtert werden, die durch Fremdkörper verursacht werden. Glas, Porzellan, Holz, pflanzliche und tierische Betandteile, Textilien, Mineralien, Kunststoffe, Farben und Metalle sind die wesentlichen Materialien, aus denen Fremdkörper bestehen. Im Zeitalter moderner Werkstoffe, vor allem aber auch im Zusammenhang mit aggressiv-invasiver ärztlicher Diagnostik und Therapie, erweitert sich diese Palette um die Sonden, Katheter, Drains und Verbände, die alloplastischen Materialien wie Drähte, Platten, Schrauben, Klammern, Spangen, Clips, Nahtmaterial sowie die chirurgischen Implantate und Prothesen. Hinzu kommen Medikamente und Salben sowie die Kontrastmittel, die kurzzeitig (resorbierbar), über lange Zeit oder permanent (nicht resorbierbar) nachweisbar sind.

Fremdkörper gelangen durch Trauma oder iatrogene Maßnahmen, die in letzter Konsequenz eben-

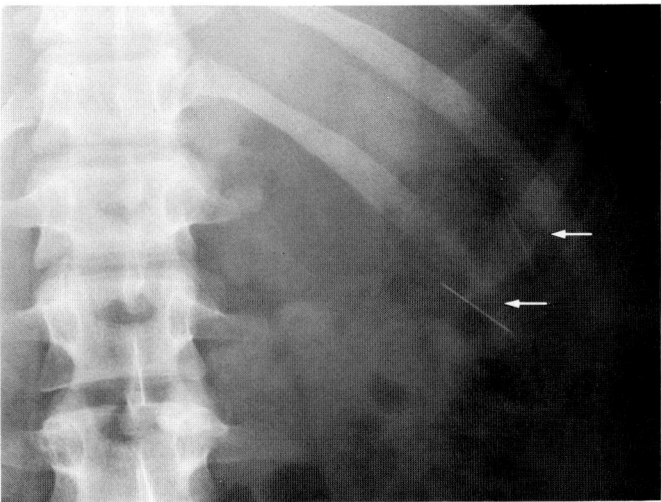

Abb. 54 Zwei Nadeln in der linken Flanke (Pfeile). Es handelt sich um abgebrochene Kanülen bei einem 21jährigen Drogenabhängigen

falls als Traumen aufzufassen sind, in den menschlichen Körper.

Fragt man nach der Entstehungsgeschichte eines Fremdkörpers, so kann man feststellen, daß er:

1. absichtlich oder unabsichtlich,
2. versehentlich, fahrlässig oder vorsätzlich,
3. vermeidbar oder unvermeidbar in den Körper gelangte.

Die iatrogenen Fremdkörper müssen darüber hinaus noch klassifiziert werden nach:

4. medizinisch indiziert, eine Krankheit lindernd,
5. medizinisch nicht (mehr) indiziert, eine Krankheit verursachend,
6. medizinisch nicht (mehr) indiziert, dem Körper gegenüber indifferent.

Dicke, Dichte und Ordnungszahl sind die wesentlichen physikalischen Größen, die zur Schwächung der Röntgenstrahlung unterschiedlichen Grades führen und je nach Beschaffenheit der Umgebung und Lage des Fremdkörpers seine Erkennbarkeit (Kontrast) und Lokalisation möglich machen.

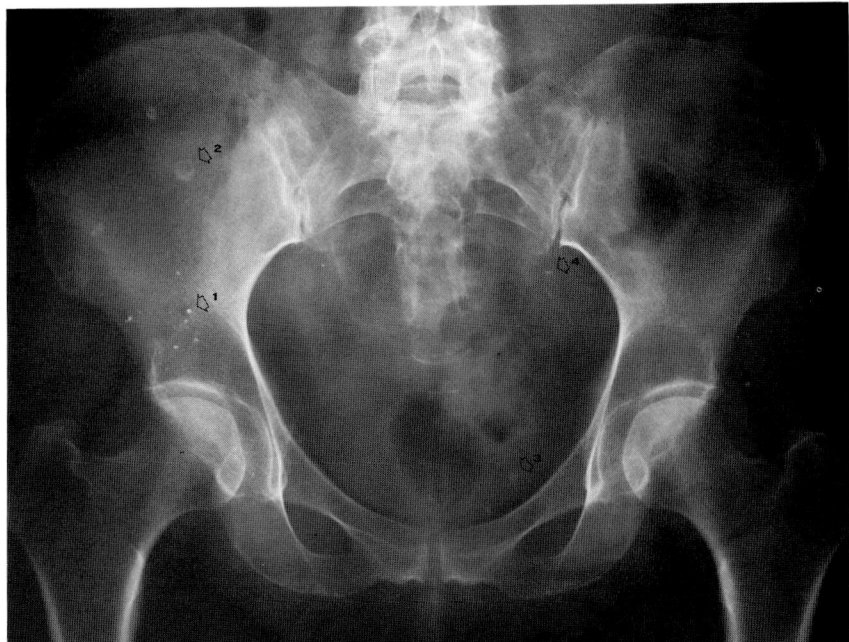

Abb. 55 Beckenübersicht einer 55jährigen Patientin. 1 = punktförmige Metallschatten nach i.m.-Injektion von metallhaltigen Medikamenten (Gold? Wismut?), 2 = kalkhaltige, ringförmige intramuskuläre Verschattungen nach Medikamenteninjektionen als typische, verkalkte Fremdkörpergranulome, 3 = Phlebolithen an typischer Stelle, 4 = Gefäßwandkalk in den Beckenarterien

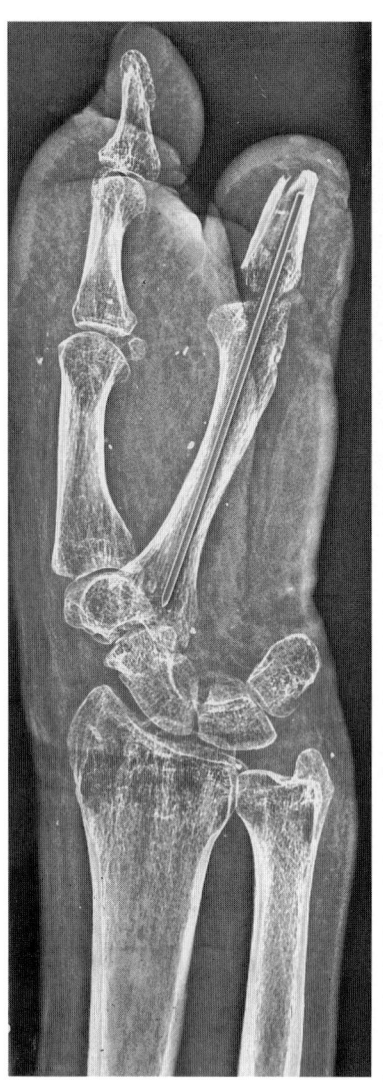
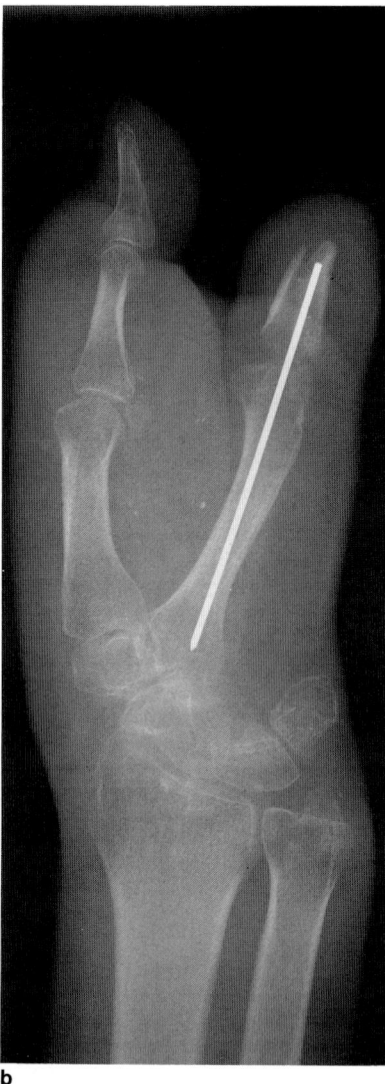

Abb. 56a u. b Zustand nach traumatischer Amputation von großen Teilen der linken Hand und nach chirurgischer Versorgung (Rushpin im Rest des II. Strahles). Der Vorteil der Xerographie gegenüber dem konventionellen Röntgenbild zeigt sich in der besseren Erkennbarkeit der gleichzeitigen Weichteilfremdkörper

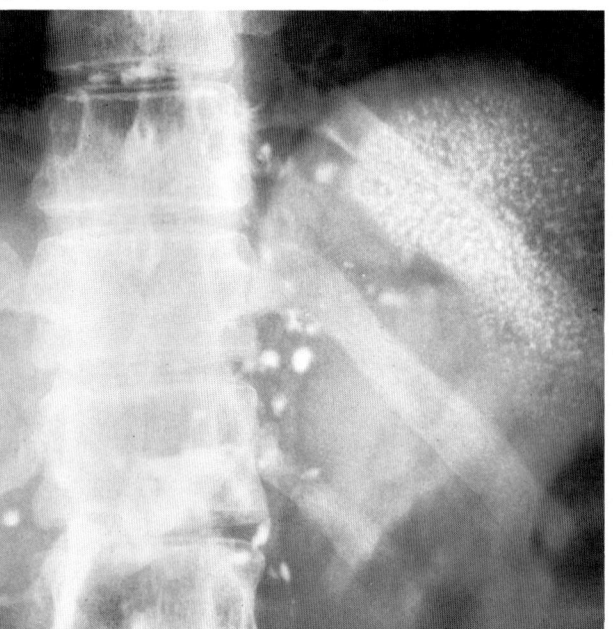
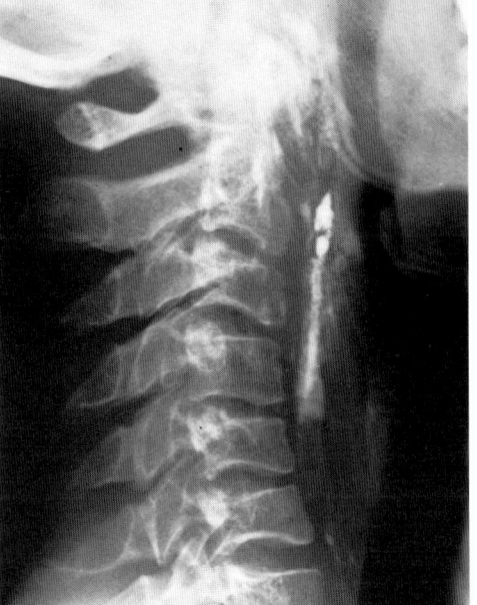

Abb. 57a u. b Zustand nach Karotisarteriographie (Direktpunktion) mit Thorotrast. Kontrastmittelextravasat am Hals. Konsekutive Thorotrastose der Milz. Röntgenbefund über 40 Jahre nach der Angiographie

Abb. 58 Verschluckter Zahnbohrer (kleiner Pfeil), der bei einer Behandlung abbrach. Der Fremdkörper liegt im Darm einer Leistenhernie (s. sehr kleine Gasansammlung – großer Pfeil). Nebenbefunde: Hüftendoprothese rechts und Bariumreste nach Untersuchung des Magen-Darm-Kanals. Arterieller Gefäßwandkalk

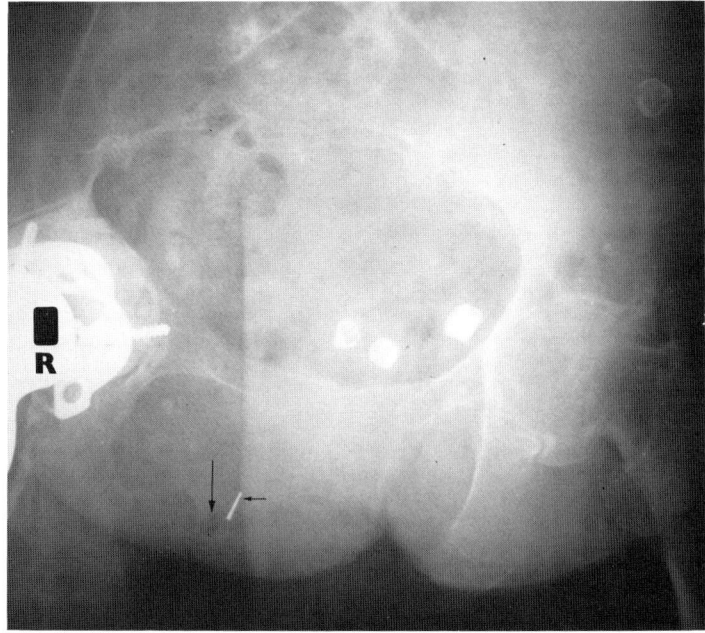

Weichstrahlaufnahmen, Xeroradiographie und konventionelle Tomographie erleichtern im Einzelfall die Identifikation und Lagebestimmung. Aufnahmen mit folienlosen Filmen, die heute fast nur noch im Bereich der Mammographie benutzt werden, bieten bei sorgfältiger Verarbeitung des Filmmaterials den Vorteil, frei von Folienfehlern zu sein. Gelegentlich müssen solche folienlosen Filme bei der Fremdkörpersuche im Bereich des Auges eingesetzt werden. Ihr Nachteil liegt aber in der verhältnismäßig hohen Strahlenexposition des Organs. Bei der Erkennung von gläsernen Fremdkörpern ist der Metallgehalt des Glases entscheidend. Autoglas zeichnet sich weit besser ab als anderes Fensterglas.

Eine Fremdkörper-Lokalisation erfolgt mit den Methoden der konventionellen Radiologie und besonders mit der Computertomographie. Unter Beachtung der einleitenden Abgrenzung sollen in diesem Abschnitt überwiegend Fremdkörper erörtert werden, die in den äußeren Weichteilen liegen, nicht aber solche, die in die großen Körperhöhlen eingedrungen sind.

Metalle sind je nach ihrer Ordnungszahl im allgemeinen gut, Kunststoffe, Textilien und Mineralien (Abb. 2 u. 50), Glas und Holz oft gar nicht oder nur schwer vom umgebenden Gewebe zu unterscheiden. Computertomographisch wird nicht nur

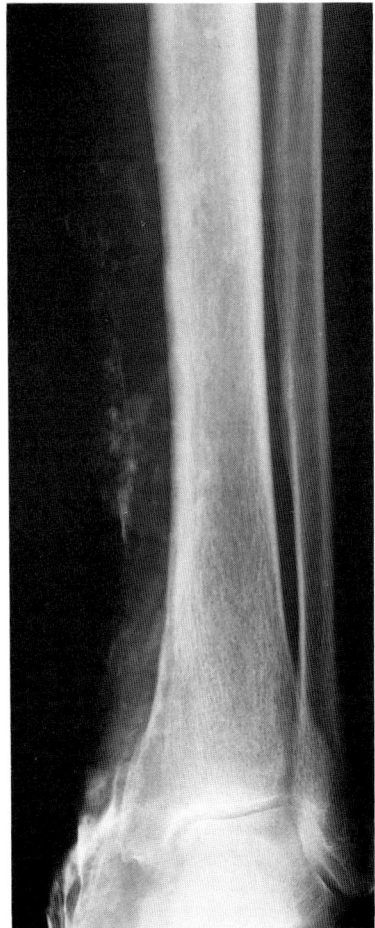

Abb. 59 Ausgeprägte Varikosis und Ulcus cruris. Wolkige Weichteilverdichtungen und Verkalkungen neben sehr dichten Verschattungen, die in diesem Fall Salbenresten entsprechen. Cave: Verwechslungsmöglichkeiten mit Kalkdeposition im Gewebe!

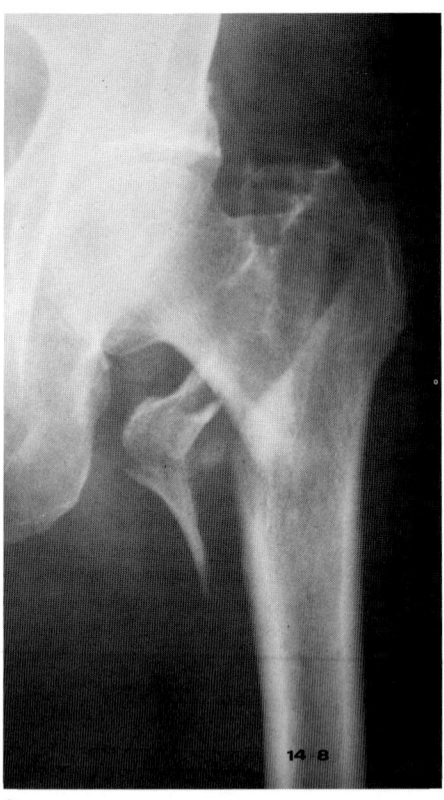

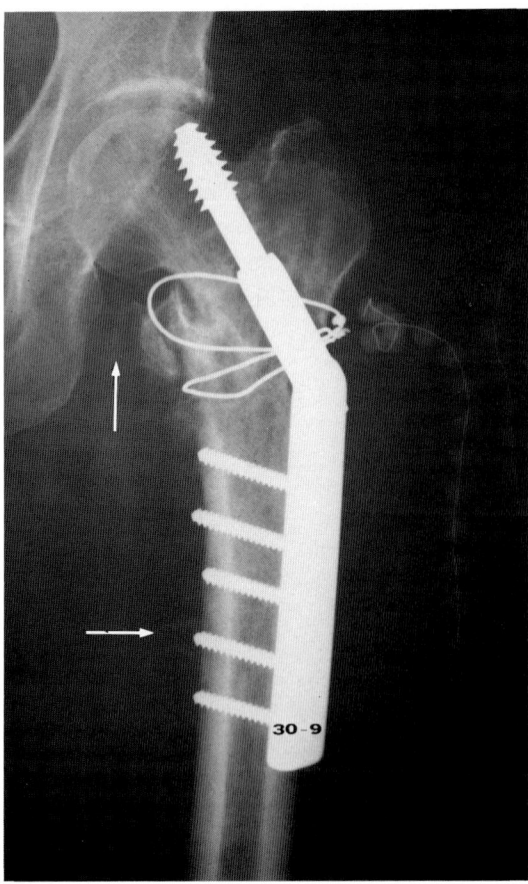

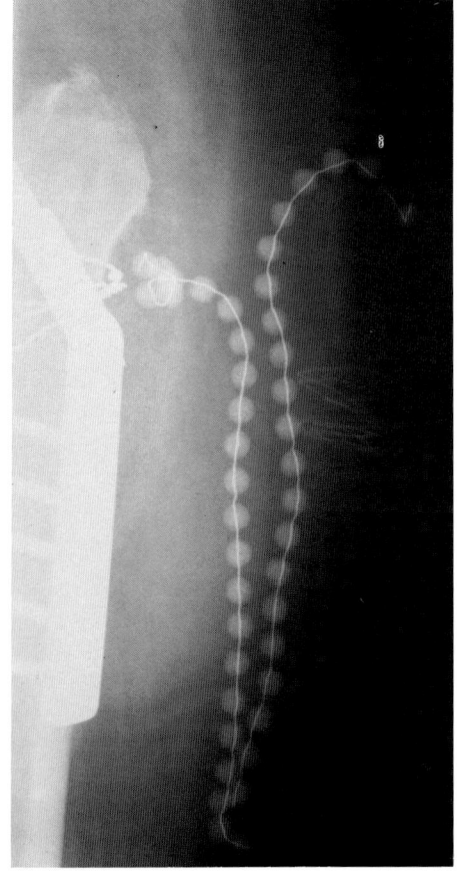

Abb. 60a–c   66jährige Patientin
a u. **b** Schenkelhalsfraktur am 14. 8., die mit Laschenschraube und Drahtcerclagen versorgt wurde (siehe metalldichtes, alloplastisches Material). Beginnende Verkalkung und Verknöcherung (Pfeile) 6 Wochen nach der Verletzung und Operation
c Wegen einer Sekundärinfektion Einlegung einer Antibiotikakette in die Weichteile. Siehe auch Verbandsmaterial mit (opaken) Metallfäden

die Diskriminierung dieser Fremdkörper, sondern auch ihre topographisch-anatomische Zuordnung wesentlich verbessert. Materialien, die im Rahmen der operativen oder invasiven Medizin benutzt werden und die permanent oder temporär in den Körper eingebracht werden müssen, sind heute in den meisten Fällen so konfektioniert, daß ihre Identifikation und Lagebestimmung auch mit einfachen radiologischen Verfahren möglich ist: Ernährungssonden, Katheter und Drains, Palacos (Knochenzement), Tupfer, Bauchtücher und Verbandsmull sind entweder röntgenschattengebend oder mit Metallfäden durchwirkt. Schrittmacher und ihre Sonden, Schrauben, Nägel, Platten, Drähte u. ä. geben sich durch ihren Metallgehalt zu erkennen. Ähnliches gilt für das frühere Kontrastmittel Thorotrast (Thoriumdioxyd) und die modernen Kontrastmittel (Jod, Barium).

Wenn man sich über den Fremdkörper, der im Rahmen eines Traumas in den Körper gelangt und sein Verhalten gegenüber Röntgenstrahlen zunächst nicht klar ist, kann man sich ggf. zusätzliche Kenntnisse erwerben, indem man ein vergleichbares „Stück" oder eine entsprechende „Menge" mit einem der Körperregion vergleichbaren Phantom unter ähnlichen Bedingungen abbildet. Gleiches gilt auch besonders in der Pädiatrie, wenn bestimmte Gegenstände (Spielzeug) inkorporiert wurden.

Um diesen Teil des Kapitels zwar kurz, aber dennoch anschaulich zu machen, sollen einige der typischen Fremdkörperbefunde in den Weichteilen als erläuternde Beispiele bildlich dargestellt werden (Abb. **50–60**).

Literatur

Adjodani, B., M. Martin, L. Schmidt: Extreme Arterienverkalkung bei einemm jungen Erwachsenen. Fortschr. Röntgenstr. 130 (1979) 117–119

Allgayer, B., M. Reiser, J. Jäger: CT-Befunde bei verkalkten Pseudotumoren bei Hämodialysepatienten. Fortschr. Röntgenstr. 138, 6 (1983) 732–735

Anderson, H. C.: Electron microscopic studies of induced cartilage development and calcification. J. Cell Biol. 35 (1967) 81–102

Anderson, H. C.: Osteogenic epithelial-mesenchymal cell interactions. Clin. Orthop. 119 (1976) 211–224

Anderson, H. C., P. R. Coulter: Bone formation induced in mouse thigh by cultured human cells. J. Cell Biol. 33 (1967) 165–177

Beabout, J., D. J. Pritchard: Low grade liposarcoma. Skelet. Radiol. 1 (1977) 179–180

Bekier, A.: Calcinosis interstitialis localisata im szintigraphischen Bild. Fortschr. Röntgenstr. 140, 6 (1984) 742–743

Bishop, A. F., J. M. Destouet, W. A. Murphy, L. A. Gilula: Tumoral calcinosis: case report and review. Skeletal Radiol. 8 (1982) 269–274

Blane, C. E., I. Perkasch: True Heterotopic bone in the paralysed patient. Skelet. Radiol 7 (1981) 21–25

Boerhaave, H.: Actrocis, nec descripti prius, morbi historia: Secundum medicae artis leges conscripta Boutestenia. 1724

Bohan, A., J. B. Peter: Polymyositis and Dermatomyositis. New Engl. J. Med. 292 (1975) 344–347, 403–407

Bohndorf, W.: (1975) Über die Röntgendiagnostik der Hautkrankheiten. Radiologe 5 (1965) 39–42

Borm, D., B. Fleischer: Maligne Weichteilgeschwülste-Heilungschance durch Radikaloperation. Klinikarzt 12 (1983) 917–920

Brunner, U.: Über das angioplastische Sarkom bei chronischem Lymphoedem (Stewart-Treves-Syndrom). Schweiz. med. Wschr. 93 (1963) 949–957

Buchwald, W., G. Severin: Röntgendiagnostik der Muskeln, Sehnen, Bänder. In Diethelm, L., F. Heuck, O. Olsson, H. Vieten, A. Zuppinger: Handbuch der medizinischen Radiologie, Bd. VIII. Springer, Berlin 1968 (S. 20–123)

Buck, J., F. H. W. Heuck, W. Reichardt, D. Ulbricht: Benigne Erkrankungen der Weichteile im CT. Radiologe 23 (1983) 485–490

Bulcke, J. A. L., A. L. Baert: Clinical and Radiological Aspects of Myopathies-CT-Scanning, EMG, Radioisotopes. Springer, Berlin 1982

Bulcke, J. A. L., V. Herpels: Diagnostic value of CT in neuromuscular diseases. Radiologe 23 (1983) 523–528

Bulcke, J. A. L., J. I. Termote, Y. Palmers, D. Crolla: Computed tomography of the human skeletal muscular system. Neuroradiology 17 (1979) 127–136

Bulcke, J. A. L., D. Crolla, J. I. Termote, A. L. Baert, Y. Palmers, R. van den Bergh: Computed tomography of muscle. Muscle and Nerve 4 (1981) 67–72

Bundrick, T. J., D. E. Cook, C. S. Resnick: Heterotopic bone formation in patients with diffuse idiopathic skeletal hyperostosis (DISH). Radiology 155 (1985) 595–597

Butch, R. J., J. F. Simeone, P. R. Mueller: Thyroid and parathyroid ultrasonography. Radiol. Clin. N. Amer. 23 (1985) 57–71

Calò, M. G. Crisi, C. Martinelli, A. Colombo, R. Schoenhuber, M. Gibertoni: CT and the diagnosis of myopathies. Neuroradiol. 28 (1986) 53–57

Christie, A. C.: Ossification in intestinal neoplasms. J. Pathol. Bacteriol. 63 (1951) 338–343

Clarke, E., L. E. Swischuk, C. K. Hayden, Jr.: Tumoral calcinosis, diaphysitis, and hyperphosphatemia. Radiology 151 (1984) 643–646

Connor, J. M.: Soft Tissue Ossification. Springer, Berlin 1983

Connor, J. M., D. A. P. Evans: Fibrodysplasia ossificans progressiva. The clinical features and natural history of 34 patients. J. Bone Jt Surg. 64-B (1982) 76–83

Connor, J. M., R. Smith: The cervical spine in fibrodyplasia ossificans progressiva. Brit. J. Radiol 55 (1982) 492–496

Cooney, T., E. C. Sweeny, D. Luke: Pulmonary carcinoid tumors. J. clin. Pathol 32 (1979) 1100–1109

van Creveld, S., J. M. Soeters: Fibrodysplasia ossificans progressiva. Amer. J. Dis. Child 62 (1941) 1000

Crone-Münzebrock, W., S. Baake, H. Denkhaus, G. Thoma: Computertomographie bei Weichteiltumoren der Extremitäten. Fortschr. Röntgenstr. 144, 1 (1986) 83–88

Dihlmann, W., E. Peter: Zur Differentialdiagnose von Kalkschatten in den Weichteilen auf LWS- und Beckenaufnahmen. Fortschr. Röntgenstr. 99 (1963) 838

Dimmrock, S. A., D. G. Shaw, J. R. Pincott: Lipoma of the chest wall. Skelet. Radiol. 14 (1985) 141–143

Donhuijsen, K., L. D. Leder: Pathologie der häufigsten malignen Weichteiltumoren. Radiologe 23 (1983) 491–501

Dukes, C. E.: Ossification in a rectal cancer. Proc. roy. Soc. Med. 32 (1938) 1489–1494

Eagle, W. W.: Symptomatic elongated styloid process. Arch. Otolaryngol 49 (194)) 490–503

Ekberg, O.: Inguinal herniography in adults. Radiology 138 (1981) 31–36

Ellerbroek, U., H. Trede: Röntgenologische Veränderungen am Unterschenkel bei chronischen Beinleiden. Fortschr. Röntgenstr. 115 (1971) 590–595

El Yousef, S. J., R. H. Duchesneau: MRI of the human brest. A phase I trial. Radiol. Clin. N. Amer. 22 (1984) 859–868

Engelstad, B. L., L. A. Gilula, M. Kyriakos: Ossified skeletal muscle hemangioma: radiologic and pathologic features. Skelet. Radiol. 5 (1980) 35–40

Enzinger, F. M.: Tumors of Bone and Soft Tissue. Year Book Medical Publishers, Chicago 1965

Enzinger, F. M., F. Dulcey: Proliferative myositis. Report of 33 cases. Cancer (Philad.) 20 (1967) 2213–2223

Evans, E. B.: Orthopedic measures in the treatment of severe burns. J. Bone Jt Surg. 48-A (1966) 643–669

Evans, E. B.: Musculoskeletal changes complicating burns. In: Epps jr., Ch.: Complications in Ortopedic Surgery. Lippincott, Philadelphia 1978

Fenn, K., G. Keller, R. Kühn: Peritoneographie. Radiologe 22 (1982) 166–169

Fernbach, S. K., M. D. Gore, A. K. Poznanski: Pediatric case of the day. Radiographics 9 (1989) 774–776

Fiegler, W.: Artefakte in der Ultraschalldiagnostik. Fortschr. Röntgenstr. 138 (1983) 340–347

Fischer, E.: Weichteildiagnostik an den peripheren Extremitäten mittels Weichstrahltechnik I–III. Radiologe 14 (1974) 454–456, 457–467, 468–469

Fischer, E.: Steroideinfluß auf die Entstehung von Weichteilverkalkungen am Rand der Tuberositas phalangis distalis der Finger. Radiologe 25 (1985) 93–94

Fisher, M.S.: Ossified scars in soft tissues. Skelet. Radiol. 7 (1982) 277–278

Frank, N., J. Nakano, C. Baldini: The milk-alkali-syndrome (Burnett). Amer. J. Gastroenterol. 28 (640–652) 1957

Friedenstein, A.J., II. Piatetzki-Shapiro, K.V. Petrakova: Osteogenesis in transplants of bone marrow cells. J. Embryol. exp. Morphol. 16 (1966) 381–390

Friedenstein, A.J.: Induction of bone tissue by transitional epithelium. Clin. Orthop. 59 (1968) 21–37

Friedenstein, A.J.: Determined and inducible osteogenic precursor cells. In: Hard Tissue Growth, Repair and Remineralization. Ciba Foundation Symposium II. Elsevier, Amsterdam 1973 (pp. 169–181)

Friedenstein, A.J.: Precursor cells and mechanocytes. Int. Rev. Cytol. 47 (1976) 327–359

Friedenstein, A.J., K.S. Lalykina: Lymphoid cell populations are competent systems for induced osteogenesis. Calcif. Tiss. Res., Suppl 4 (1970) 105–106

Friedenstein, A.J., K.S. Lalykina: Thymus cells are inducible to osteogenesis. Europ. J. Immunol. 2 (1972) 602–603

Friedenstein, A.J., K.S. Lalykina, A.A. Tolmacheva: Osteogenic activity of peritoneal fluid cells induced by transitional epithelium. Acta anat. (Basel) 68 (1967) 532–549

Frühwald, F., J. Kovarik, A. Neuhold, G. Seidl: Tumorartige Schleimbeutelverkalkungen infolge unkontrollierbarer Hyperphosphataemie bei chronischer Haemodialyse. Radiologe 23 (1983) 529–531

Gajewski, H., K.H. Reiß: Physik und Technik der Weichteildiagnostik. Radiologe 14 (1974) 438–446

Garver, P., D. Resnik, P. Haghighi, J. Guerra: Melorheostosis of the axial skeleton with associated fibrolipomatous lesions. Skelet. Radiol. 9 (1982) 41–44

Gaylor, B.W., B.G. Brogdon: Soft tissue calcification in the extremities in systemic disease. Amer. J. med. Sci. 249 (1965) 130–145

Genant, H., C.E. Cann, N.I. Chafetz, C.A. Helms: Advances in CT of the musculoskeletal system. Radiol. Clin. N. Amer. 19 (1981) 645–674

Giedion, A.: Weichteilveränderungen und radiologische Frühdiagnose der akuten Osteomyelitis im Kindesalter. Fortschr. Röntgenstr. 93 (1960) 455–466

Goodman, L.R., I.D. Shanser: The pre-achilles fat pad: an aid to early diagnosis of local or systemic disease. Skelet. Radiol. 2 (1977) 81–86

Gospos, Ch.: Dracunculus medinensis, eine seltene Verkalkung. Radiologe 20 (1980) 38–39

Grabbe, E., M. Heller, W. Böcker: Computertomographie bei Weichteilsarkomen. Fortschr. Röntgenstr. 131 (1979) 372–378

Green, P.W.B., C.F. Ilardi, J.J. Bitter, R.D. Dee: Parasosteal Osteosarcoma of the pubis. Skelet. Radiol. 11 (1984) 141–143

Grewal, K.S., N. Das: Myositis ossificans progressiva. J. Bone Jt Surg. 35-B (1953) 244–246

Grodd, W., W.G.H. Schmitt: Protonenrelaxationsverhalten menschlicher und tierischer Gewebe in vitro. Änderung bei Autolyse und Fixierung. Fortschr. Röntgenstr. 139 (1983) 233–240

Hamm, B., R. Sörensen, M. Friedrich, H.U. Kroll: Intravenöse Subtraktionsangiographie bei Ehlers-Danlos-Syndrom mit rezidivierendem Carotisaneurysma. Fortschr. Röntgenstr. 140 (1984) 343–345

Harris jr., J.H.: The importance of soft tissues in certain traumatic lesions. Radiol. Clin. N. Amer. 19 (1981) 601–624

Harris jr., J.H., W.H. Harris: The Radiology of Emergency Medicine. Williams & Wilkins, Baltimore 1981

Hedinger, Ch.: Zur Pathologie der Skelettmuskulatur. Schweiz. med. Wschr. 7 (1948) 145–151

Hörmann, M., A. Hackl, G. Schneider: Medulläres Schilddrüsen-Ca mit Verkalkungen in Metastasen. Fortschr. Röntgenstr. 143 (1985) 118–120

Hudson, T.M., D.J. Hamlin, F.W. Enneking, H. Petterson: MRI of bone and soft tissue tumors: early experience in 31 patients compared with CT. Skelet. Radiol. 13 (1985) 134–146

Hudson, T.M., F. Bertoni, F.W. Enneking: Computer tomography of a benign mesenchymoma of soft tissue. J. Comput. assist. Tomogr. 9 (1985) 205–208

Hukuda, S., T. Mochizuki, M. Ogata, K. Shichikawa: The pattern of spinal hyperostosis in patients with ossification of the posterior longitudinal ligament and the ligamentum flavum causing myelopathy. Skelet. Radiol. 10 (1983) 79–85

Hunter, J.C., W.H. Johnston, H.K. Genant: CT-evaluation of fatty tumors of the somatic soft tissues: clinical utility and radiologic-pathologic correlation. Skelet. Radiol. 4 (1979) 79–91

Inoue, Y., Y. Shichijo, Y. Wanibuchi, T. Nishi, H. Suzuki: Abnorme Anreicherung von 99-m-Tc-Phosphat-Komplex im Mammakarzinom und deren Zusammenhang mit Tumorgröße, Mikrokalzifikationen und Hypervaskularisation auf dem Mammogramm. Fortschr. Röntgenstr. 137 (1982) 195–200

Janik, I., P. Vogel: Extraossäre Anreicherung von 99-m-Tc-Methylen-Diphosphonat bei der Dermatomyositis. Fortschr. Röntgenstr. 135 (1981) 616–618

Javors, B.R., M. Katz, S. Kwon: Elastofibroma of the thigh. Skelet. Radiol. 3 (1978) 183–185

Kaibara, N., M. Mitsuyasu, J. Katsuki, T. Hotokebuchi, K. Takagishi: Generalized enchondromatosis with unusual complications of calcifications and hemangiomas. Skelet. Radiol. 8 (1982) 43–46

Karnahl, H.M.: Cysten der Kniekehle. Radiologe 19 (1979a) 230–233

Karnahl, H.M.: Calcinosis interstitialis localisata. Radiologe 19 (1979b) 451–453

Kattapuram, S.V.: Calcified popliteal cyst. Skelet. Radiol. 7 (1982) 279–281

Knochel, J.P.: Rhabdomyolysis and Myoglobinuria. Seminars in Nephrology. Greene & Stratton, Orlando 1981 (pp. 36–75)

König, H., B. Kurtz: CT-Diagnostik der Liposarkome. Fortschr. Röntgenstr. 142 (1985) 260–263

Koffler, A., R.M. Fiedler, S.G. Massry: Acute renal failure due to nontraumatic rhabdomyolysis. Ann. intern. Med. 85 (1976) 23–28

Kramer, F.L., A.B. Kurtz, C. Rubin, B.B. Goldberg: Ultrasound appearance of myositis ossificans. Skelet. Radiol. 4 (1979) 19–20

Kreisel, Ch., N. Graben: Kompartmentsyndrom und atraumatische Rhabdomyolyse. Diagn. u. Intensivmed. 9 (1984) 6–11

Kuhn, F.P., M. Mika, H. Schild, K. Klose: Spektrum der Sonographie von lateralen Kopf- und Halsweichteilen. Fortschr. Röntgenstr. 138 (1983) 435–439

Lachmann, F.S., J. Finkelstein, C.H. Mehringer, R. Maenza: Congenital aggressive lipomatosis. Skelet. Radiol. 9 (1983) 248–254

Langer, M., R. Langer: Radiologisch erfaßbare Veränderungen bei Angiodysplasien Typ Klippel-Trenaunay und Typ Servell-Martorell. Fortschr. Röntgenstr. 136 (1982) 577–582

Larsson, S.G., A. Mancuso, W. Hanafee: Computed tomography of the tongue and floor of the mouth. Radiology 143 (1982) 493–500

Lee, K.R., S.C. Tines, H.J. Price, H.A. DeSmet, J.R. Neff: The CT-findings of popliteal cysts. Skelet. Radiol. 10 (1983) 26–29

Lehner, K.: Pseudo-Gasbrand der Extremität durch posttraumatische Luftinsufflation beim Skisport. Fortschr. Röntgenstr. 142 (1985) 474–475

Leipner, N., R. Janson, J. Kühr: Angiomatöse Dysplasie Typ E.P. Weber. Fortschr. Röntgenstr. 137 (1982) 73–77

Lemke, G.: Röntgendiagnostik der Hauterkrankungen. In Diethelm, L., F. Heuck, O. Olsson, H. Vieten, A. Zuppinger: Handbuch der medizinischen Radiologie, Bd. VIII. Springer, Berlin 1968 (S. 124–1978)

Lemke, G.: Möglichkeiten und Grenzen der Röntgen-Weichteildiagnostik von Hautkrankheiten. Radiologe 14 (1974) 447–453

Lindahl, S., G. Markhede, Ö. Berlin: Computed tomography of lipomatous and myxoid tumors. Acta Radiol. Diagnosis 26 (1985) 6, 709–713

Lippmann, H.J.: Unterhautverknöcherungen als metaplastische Manifestationsform der chronisch-venösen Insuffizienz. Forum Medici 14 (1971) 42–47

Lippmann, H.J., R.R. Goldin: Subcutaneous ossification of the leg in chronic venous insufficiency. Radiology 74 (1960) 279

Lisak, R. P., R. L. Barchi: Myasthenia Gravis. Saunders, Philadelphia 1979

Lohela, P., S. Orava, A. Leinonen: Heterotopic bone formation in abdominal midline scars. Fortschr. Röntgenstr. 139 (1983) 412–415

Longmaid, H. E., J. D. Kennedy: Primary actomycosis of the right flank. Skelet. Radiol. 6 (1981) 282–285

Lorman, J. G., J. R. Biggs: The eagle syndrome. 140 (1983) 881–882

McAffee, J. G., A. Samin: In-111 labeled leucocytes: a review of problems in image interpretation. Radiology 155 (1985) 221–229

McGahan, J. P., S. K. Hansen, E. S. Palmer: Hemangiopericytoma of the soft tissues in the area of the left scapula. Skelet. Radiol. 7 (1981) 66–69

Magid, D., E. K. Fishman, S. S. Siegelman: Dermatomyositis with calcinosis cutis. Skelet. Radiol. 14 (1985) 126–131

Mangano, F., M. Zaontz, J. J. Pahira, L. R. Clark, M. H. Jaffe, P. L. Choyke, R. K. Zeman: Computed tomography of acute renal failure secondary to rhabdomyolysis. J Comput. assist. Tomogr. 9 (1985) 777–779

Maranta, E.: Erkrankungen der Weichteile. Schinz, H. R., W. E. Baensch, W. Frommhold, I. R. Glauner, E. Uehlinger, J. Wellauer: Lehrbuch der Röntgendiagnostik, 6. Aufl., Bd. II/2. Thieme, Stuttgart (1981) 933–968

Marquis, J. R.: The incidence of pelvic phleboliths in pediatric patients. Pediat. Radiol. 5 (1977) 211–212

Mathias, K., L. Baumeister: Röntgenologische Differentialdiagnose von Extremitäten-Verkalkungen. Radiologe 18 (1978) 129–137

Matsen, F. A.: Compartmental syndrome. Clin. Orthop. 113 (1975) 8

May, R., R. Nißl: Primäre essentielle Phleboklerose, Perivenöse Kalzinose, Manschettenförmige venöse Stauungsossifikation. – Ein Versuch einer neuen Klassifizierung der Phleboklerose. Fortschr. Röntgenstr. 116 (1972) 789–794

Mueller, N., S. Hamilton, G. D. Reid: Ossification of both stylohyoid ligaments, considerably larger on the left (developmental anomaly). Skelet. Radiol. 10 (1983) 273–275

Münchmeyer, E.: Über Myositis ossificans progressiva. Z. rationelle Med. 24 (1869) 9–41

Nessi, R., F. Gattoni, R. Mazzoni, G. Coopmans de Yoldi: Lipoblastic tumours of somatic soft tissues: a xerographic evaluation of 67 cases. Skelet. Radiol. 5 (1980) 137–143

Neundorfer, B.: Differentialdiagnose und Therapie der Myopathien im Erwachsenenalter. Krankenhausarzt 56 (1983) 630–646

Nicols, J., J. Tehranzadeh: Benign neurilemmoma in the posterior soft tissues of the right thigh. Skelet. Radiol. 14 (1985) 136–140

Nidecker, A., H. Hartweg: Seltene Lokalisationen verkalkender Tendopathien. Fortschr. Röntgenstr. 139 (1983) 658–662

Ogilvie-Harris, D. J., V. L. Fornasier: Pseudomalignant myositis ossificans. J. Bone Jt Surg. 62-A (1980) 1274–1283

O'Leary, D. H.: Vascular Ultrasonography. Radiol. Clin. N. Amer. 23 (1985) 39–56

Palmer, P. E. S.: The radiological changes of Kaposi-Sarcoma. In Ackermann, L. V., J. F. Morray: Symposium on Kaposi-Sarcoma. Karger, Basel 1963 (pp. 87–99)

Pálvölgyi, R.: Über die Röntgenmorphologie der Veränderungen der Extremitätenmuskulatur. Radiologe 18 (1978) 469–474

Pálvölgyi, R.: Roentgenmorphological muscle changes in anterior horn cell lesions. Fortschr. Röntgenstr. 130 (1979) 338–341

Pálvölgyi, R.: Use of X-ray techniques to demonstrate electively increased damage to certain muscles in patients suffering from muscle disease. Fortschr. Röntgenstr. 133 (1980) 58–62

Pang, L. S.: Bony and cartilaginous tumors of the urinary bladder. J. Pathol. Bacteriol. 76 (1958) 357–377

Petasnick, J. P., D. A. Turner, J. R. Charters, S. Gitelis, C. E. Zacharias: Soft tissue masses of the locomotor system: comparison of MR-imaging with CT. Radiology 160 (1986) 125–133

Peters, P. E., G. Friedmann: Radiologische Diagnostik maligner peripherer Weichteiltumoren. Radiologe 23 (1983) 502–511

Peters, P. E., Gäbler, J., B. Lingemann, W. Ritter: Röntgendiagnostik des Gardner-Syndroms. Fortschr. Röntgenstr. 136 (1982) 133–137

Petterson, H., D. J. Hamlin, A. Manusco, K. N. Scott: MRI of the musculoskeletal system. Acta Radiol. 26 (1985a) 225

Petterson, H., D. J. Hamlin, A. Manusco, K. N. Scott: MRI of Musculoskeletal Tumors. 4th ann. MRI Meeting London. Soc. of Magnetic Resonance in Medicine. Berkeley, Cal. 1985

Ramirez, H., J. D. Brown, J. W. Evans: Myonecrosis of left leg (stimulating gas) due to Gram-negative organisms. Skelet. Radiol. 9 (1983) 223–225

Reichmann, H., H. G. Mertens: Moderne Diagnostik von Myopathien. Dt. Ärzteblatt 85, 47 (1988) 44–48

Reinhartz, H., G. Meissner: Verkalkungen im Narbenkeloid. Radiologe 25 (1985) 275–276

Reinig, J. W., S. C. Hill, M. Fang, J. Marini, M. A. Zasloff: Fibrodysplasia ossificans progressiva: CT-appearance. Radiology 159 (1986) 153–157

Reiser, M., N. Rupp, E. Stetter: Erfahrungen bei der NMR-Tomographie des Skelettsystems. Fortschr. Röntgenstr. 139 (1983) 365–372

Rhone, D. P., R. N. Horowitz: Heterotopic bone ossification in the pulmonary metastases of gastric adenocarcinoma. Cancer 38 (1976) 1773–1780

Rodieck, S. O., G. Küther: CT der Skelettmuskulatur bei neuromuskulären Erkrankungen. Fortschr. Röntgenstr. 142 (1985); 663–669; Fortschr. Röntgenstr. 143 (1985) 24–28

Rodieck, S. O., G. Küther, H. P. Juretschke, D. Hoepfel, N. Schuff: MR-Tomographie und -Spektroskopie der Skelettmuskulatur bei hohen Magnetfeldstärken. Fortschr. Röntgenstr. 144, 1 (1986) 89–94

Rödl, W.: Das Gardner-Syndrom: drei eigene Beobachtungen mit unterschiedlicher Organmanifestation. Fortschr. Röntgenstr. 130 (1979) 558–563

SanDretto, M. A., G. F. Carrera: The double fat-fluid-level: lipohemarthrosis of the knee associated with suprapatellar plica synovialis. Skelet. Radiol. 10 (1983) 30–33

Sartoris, D. J., F. G. Sommer: Digital film processing: Application to the musculoskeletal system. Skelet. Radiol. 11 (1984) 274–281

Schertl, I., D. Puppe, E. Schnepper, H. Witt, K. z. Winkel: Atlas der Xeroradiographie. Urban & Schwarzenberg, München-Wien-Baltimore 1976

Schnepper, E., J. Schütz, M. Wannenmacher: Xeroradiographie. Med. Klin. 72 (1977) 1091–1097

Schultz, S. R., R. L. Bree, R. E. Schwab, G. Raiss: CT detection of skeletal muscle metastases. J. Comput. Tomogr. 10, 1 (1986) 81–83

Scott, J. A., D. J. Rosenthal, T. J. Brady: The evaluation of musculoskeletal disease with MRI. Radiol. Clin. N. Amer. 22 (1984) 917–924

Seemann, W. R., P. Billmann: Zur Differentialdiagnose peripherer Gefäßverkalkungen. Radiologe 24 (1984) 199–200

Sewell, J. R., B. Liyanage, B. M. Ansell: Calcinosis in juvenile dermatomyositis. Skelet. Radiol. 3 (1978) 137–143

Singleton, E. B., H. S. Rosenberg: Intraluminal calcification of the inferor vena cava. Amer. J Roentgenol. 86 (1961) 556–560

Szyskowitz, R., R. Reschauer: Ätiologie, Pathophysiologie und Lokalisation des Kompartment-Syndroms. Unfallheilkunde 85 (1982) 126

Thijn, C. J. P.: Xeroradiographie. Boehringer, Mannheim 1976

Urist, M. R., B. S. Strates: Bone morphogenetic protein. J. Dent Res. 50, [Suppl. 6] (1971) 1392–1406

Urist, M. R., P. H. Hay, F. Dubuc, K. Buring: Osteogenic competence. Clin. Orthop. 64 (1969) 194–220

Urist, M. R., J. M. Jurist, F. L. Dubuc, B. S. Strates: Quantitation of new bone formation in intramuscular implants of bone matrix in rabbits. Clin. Orthop. 68 (1970) 279–293

Urist, M. R., A. J. Mikulski, M. Nakagawa, K. Yen: A bone matrix calcification-initiator noncollagenous protein. Amer. J. Physiol. 232 (1977) 115–127

Urist, M. R., M. Nakagawa, N. Nakata, H. Nogami: Experimental myositis ossificans. Cartilage and bone formation in muscle in response to diffusible bone matrix derived morphogen. Arch. Pathol. Lab. Med. 102 (1978) 312–316

Urist, M. R., R. Granstein, H. Nogami, L. Svenson, R. Murphy: Transmembrane bone morphogenesis across multiple walled diffusion chambers. New evidence for a diffusible bone morphogenetic property. Arch. Surg. 112 (1979) 612–619

Urist, M. R., M. A. Conover, A. Lietze, J. T. Triffitt, R. Delange: Partial purification and characterization of bone morphogenetic protein. In Cohen, D. V., R. V. Talmage, J. L. Mathews: Proceedings of the 7th Int. Conference on Calcium Regulating Hormones. Excerpta Medica Foundation, Amsterdam 1981 (pp. 307–314)

Vargas, F. C., W. Vas, B. Carlin, L. Morris, Z. Salimi: Radiographic and CT-demonstration of mammary emphysema. J. Comput. assist. Tomogr. 9 (1985) 560–562

Vas, W., P. Cockshott, R. F. Martin, M. K. Pai, J. Walker: Myositis ossificans in hemophilia. Skelet. Radiol. 7 (1981) 21–31

vd Vlieth, A. M., H. O. M. Thijssen, E. Joosten, J. L. Merx: CT in neuromuscular disorders: a comparison of CT and histology. Neuroradiol. 30 (1988) 421–425

Volkman, R.: Die ischämische Muskellähmung und Kontrakturen. Zbl. Chir. 8 (1881) 801

Walter, J. P.: Physics of high-resolution ultrasound. Radiol. Clin. N. Amer. 23 (1985) 3–11

Weekes, R. G., R. A. McLeod, H. M. Reiman, D. J. Pitchard: CT of soft tissue neoplasms. Amer. J. Roentgenol. 144 (1985) 355–360

Wepfer, J. F., J. G. Reed, G. M. Cullen, W. P. McDevitt: Calcific tendinitis of gluteus maximus tendon. Skelet. Radiol. 9 (1983) 198–200

Weston, W. J.: The extrasynovial and capsular fat pads on the posterior aspect of the knee joint. Skelet. Radiol. 2 (1977) 87–93

White, S. J., R. J. Hernandes: Ossification of the soft tissues of the chest after thoracotomy. Skelet. Radiol. 5 (1980) 109–110

Wilber, J. F., E. Slatopolsky: Hyperphosphatemia and tumoral calcinosis. Ann. Intern. Med. 68 (1968) 1043–1049

Wilson, J. S., M. Korobkin, H. K. Genant, E. G. Borill: CT of musculoskeletal disorders. Amer. J. Roentgenol. 131 (1978) 55

Wissing, H., K. P. Schmidt-Neuerburg: Diagnose und Differentialdiagnose des Kompartment-Syndroms. Unfallheilkunde 85 (1982) 133

Wittich, G. R., W. F. Scheible, P. C. Hajek: Ultrasonography of the salivary glands. Radiol. Clin. N. Amer. 23 (1985) 29–37

Yaghmai, J.: Angiographic features of fibromas and fibrosarcomas. Radiology 124 (1977) 57–64

Yaghmai, I.: Angiographic manifestations of soft tissue and osseous hemangiopericytomas. Radiology 126 (1978) 653–659

Yeh, C. W., K. F. Chan: Pinnal calcification secondary to frostbite. Skelet. Radiol. 4 (1979) 49–50

Young, J. W. R., P. J. Haney: Juvenile dermatomyositis with changes of the hallux typical of fibrodysplasia (myositis) ossificans progressiva. Skelet. Radiol. 13 (1985) 318–321

Yücel, M.: Kompartmentsyndrome nach Verletzungen der unteren Extremitäten. Krankenhausarzt 60, 7 (1987) 497–504

Kernspintomographie peripherer Weichteile
(einschließlich periartikulärer Weichteile)

K. Bohndorf und G. Friedmann

Mit der Veröffentlichung der ersten Bilder mittels Magnetresonanztomographie (MRT) des Handskelettes und des Unterarmes durch HINSHAW u. Mitarb. (1979) verknüpfte sich die Erwartung, daß die MRT auch eine Rolle bei der Beurteilung von Erkrankungen des Muskel- und Skelettsystems erlangen würde. Die bisherigen klinischen Erfahrungen haben dies bestätigt (BOHNDORF u. Mitarb. 1987, HUDSON u. Mitarb. 1985, EHMANN u. Mitarb. 1988, MURPHY u. TOTTY 1986).

Technische Faktoren und Untersuchungsgang

In Abhängigkeit von der klinisch vermuteten Diagnose und der Lokalisation des Prozesses sind folgende Entscheidungen vor der Datenaquisition zu treffen:
- Auswahl der passenden Spule: Körper-, Kopf-, Oberflächenspule
- Auswahl der Bildebenen: transversal, frontal, sagittal, schräg
- Schichtdicke: 3–8 mm
- Pulssequenz: Spinechotechnik (SE), Gradientenechoverfahren
- Einsatz eines Kontrastmittels notwendig?

Für verschiedene anatomische Regionen – Becken, Hüfte oder ausgedehnte Prozesse am Bein – wird in der Regel die Körperspule verwandt. Dies führt zu einer übersichtlichen Darstellung der Anatomie und Pathologie, ermöglicht den Vergleich mit symmetrischen normalen Strukturen und zeigt bei Tumoren der Weichteile deren longitudinale Ausdehnung. Aufgrund eines nur mäßigen Signal-Rausch-Verhältnisses der Körperspule wird die bildliche Darstellung kleiner Strukturen eingeschränkt, so daß, wenn möglich, der Einsatz von Oberflächenspulen angestrebt werden sollte.

Optimaler Kontrast ist abhängig von der Wahl der Pulssequenz und der Variation der Meßparameter. Die *Spin-Echo-Sequenz* in Verbindung mit verschiedenen Repetitions- (TR) und Echozeiten (TE) hat sich hierzu am besten bewährt, da so die Einflüsse von T 1, T 2 und der Protonendichte des normalen und pathologisch veränderten Gewebes im Bild sehr gut hervorgehoben werden können.

„T 1-gewichtete Bilder" mit kurzem TR (300–500 ms) und kurzem TE (20–30 ms)
„T 2-gewichtete Bilder" mit langem TR (1800–2200 ms) und langem TE (ca. 80–100 ms)
„protonengewichtete Bilder" mit langem TR (1500–2200 ms) und kurzem TE (20–30 ms)

Eine gute Beurteilbarkeit der Gewebehomogenität und eine kontrastreiche Darstellung von Tumoren, Zysten und Abszessen gelingen auch mit *Gradientenechosequenzen* (z. B. FLASH, TR 200–400 ms, TE 22 ms, Flipwinkel 40 Grad).

Der Einsatz des *Gadolinium-DTPA* ist von großer Bedeutung bei Weichteilprozessen, sofern native T2-gewichtete SE-Bilder durch Bewegungsartefakte in ihrer Aussagekraft eingeschränkt sind (z. B. Halsregion, Schultergürtel, Rumpf und Bauchmuskulatur). Gegenüber der Muskulatur führt die i.v. Applikation von Gadolinium-DTPA (Magnevist, Fa. Schering) durchschnittlich zu einem etwa drei- bis viermal höheren Kontrast-Rausch-Verhältnis von Weichteiltumoren gegenüber der Muskulatur bei den T 1-gewichteten SE-Bildern. Doch sind schlecht vaskularisierte und chondrogene Tumoren nach Gabe von i.v. Gadolinium DTPA von der Muskulatur nur mäßig abgrenzbar.

MRT normaler Gewebestrukturen

Ein relativ hoher Anteil an Protonen, eine kurze T 1- und eine lange T 2-Relaxationszeit führen im kernspintomographischen Bild zur Identifizierung des *Fetts* als sehr signalreicher Gewebestruktur. Subkutan zeigt das Fett ein relativ homogenes Signalverhalten; es ist jedoch partiell von Bindegewebssträngen durchzogen. Alter, Geschlecht und Ernährungszustand sind ohne signifikanten Einfluß auf T 1 und T 2 (DOOMS u. Mitarb. 1986).

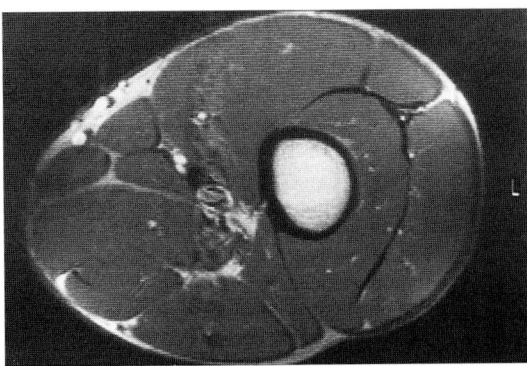

Abb. 1 Querschnitt Oberschenkel. Normalbefund. Oberflächenspule (SE, TR 750 ms, TE 30 ms)

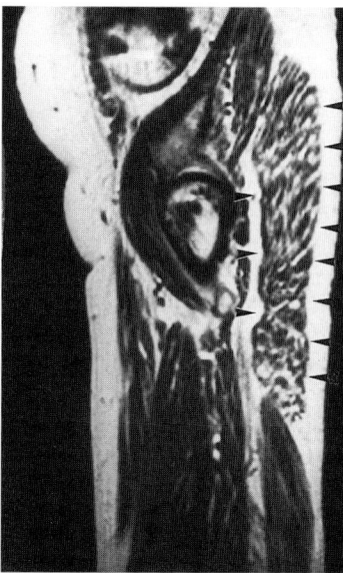

Abb. 2 Avaskuläre Femurkopfnekrose. Sagittalschnitt durch Oberschenkel und Becken. Fettige Atrophie der Glutäalmuskulatur (Pfeilköpfe) im Vergleich zur Oberschenkelmuskulatur und dem M. iliacus (SE, TR 500 ms, TE 30 ms)

Die Kernspintomographie der *Skelettmuskulatur* verbindet den Vorteil einer hervorragenden Weichteildifferenzierung mit gutem räumlichen Auflösungsvermögen. Auch feine Bindegewebsstrukturen, wie intermuskuläre Septen und interossäre Membranen, sowie kleine Gefäße können sichtbar gemacht werden (Abb. 1).

Betrachtet man die Signalintensitäten der großen Muskelbündel, so ist vor allem bei jungen Menschen ein relativ konstantes Signalverhalten auffällig. Die Muskulatur ist durch lange T1- und kurze T2-Zeiten charakterisiert. Dies führt im T2-gewichteten Bild zur signalarmen Darstellung der Muskulatur. Die Messungen von T1 und T2 der Skelettmuskulatur zeigen allerdings eine hohe Streubreite von 15–25% sowohl für die longitudinale als auch für die Querrelaxation (KAISER u. Mitarb. 1986). Dies ist auf den unterschiedlichen Gehalt an Bindegewebe und Fett der Muskulatur zurückzuführen (Abb. 2). Die kernspintomographische Darstellung des *Binde- und Stützgewebes* ist abhängig vom Verhältnis freien zu gebundenen Wassers. Nicht nur die mengenmäßige Verteilung dieser Komponenten, sondern auch der unterschiedliche histologische und histochemische Aufbau ist dabei von Bedeutung. *Sehnen* zeigen sowohl im T1- als auch T2-gewichteten SE-Bild kein Signal und sind sehr kontrastreich abzubilden, sofern sie von Fett umgeben sind. Im *Knochen* ist Kalziumapatit eingelagert; der Wassergehalt ist niedrig, so daß kein Signal zu gewinnen ist.

MRT von Weichteiltumoren

Nach der Definition der WHO werden *innere* (Mediastinum, Mesenterium, Retroperitoneum, Orbita) und *periphere* Weichteile unterschieden (ENZINGER u. Mitarb. 1969). Letztere nehmen ihren Ausgang vom Korium, dem subkutanen Fettgewebe, den Faszien, den Muskeln und Aponeurosen, vom periartikulären Gewebe und von peripheren Nerven.

Während benigne Neoplasien wie Lipome und Fibrome häufig sind, wird die Inzidenz der malignen Weichteiltumoren auf ca. 1% aller malignen Tumoren geschätzt (JOST u. Mitarb. 1980).

Radiologische Methoden bestätigen den klinischen Verdacht bzw. schließen einen Weichteiltumor aus, im Einzelfall geben sie wertvolle Hinweise zur Dignität des Prozesses (PETERS u. FRIEDMANN 1983).

Die Bestimmung der Ausdehnung des Tumors und dessen Beziehung zu benachbarten Strukturen sind für die genaue Stadieneinteilung und Therapieplanung notwendig (ENNEKING 1985).

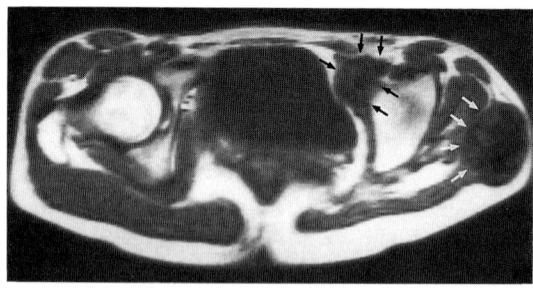

Abb. 3a u. b Aggressive Fibromatose. Zustand nach Oberschenkelamputation links
a Signalarme Tumorknoten links glutäal (Pfeile) und inguinal (Pfeile) (SE, TR 500 ms, TE 30 ms)
b Nach 0,1 mmol Gadolinium-DTPA/pro kg KG: periphere Tumoranfärbung. Zentrale, fibröse Tumoranteile nehmen kein Kontrastmittel auf (SE, TR 500 ms, TE 30 ms)

Morphologie, Signal- und Relaxationsverhalten von Weichteiltumoren

Die überwiegende Mehrzahl der Tumoren und tumorähnlichen Prozesse folgt einem einheitlichen Signalmuster. Im T1-gewichteten Bild sind die so-

MRT von Weichteiltumoren 1155

liden, nichtmineralisierten Tumoranteile als Zonen geringerer Signalintensität gegenüber Knochenmark und Fettgewebe zu erkennen (Abb. 3a). Dagegen besteht gegenüber der Muskulatur nur ein ungenügender Kontrast. Im protonen- und insbesondere im T2-gewichteten Bild markieren sich die Tumoren als unterschiedlich signalintensive Zonen von der Muskulatur (Abb. 4 u. 5a).

Dies gilt in gleichem Maße nach Applikation von 0,1 mmol Gadolinium-DTPA pro kg Körpergewicht und Anfertigung T1-gewichteter Bilder (Abb. 3b u. 5b). Zystische Strukturen und nekrotische Bezirke nehmen kein Gd-DTPA auf (Abb. 5a u. 7). Verkalkungen und protonenarme fibröse Tumoranteile bleiben sowohl im T1- als

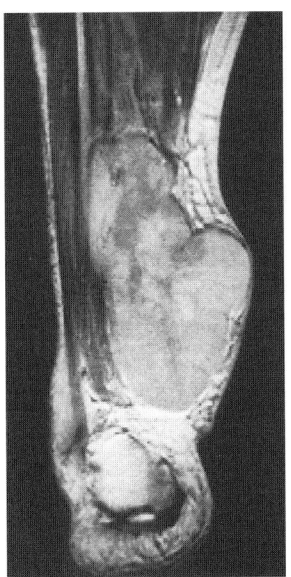

Abb. 4 Leiomyosarkom des Unterschenkels. Koronare Schnittführung. Höhere Signalintensität des gelappten Tumors im Vergleich zur Muskulatur (SE, TR 1300 ms, TE 50 ms)

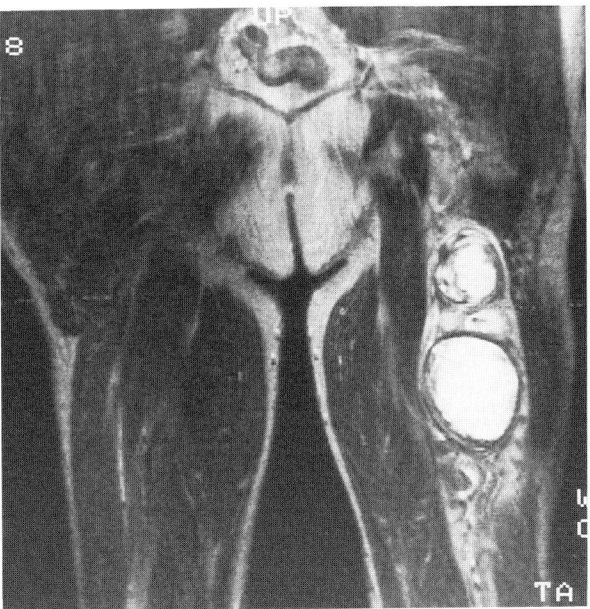

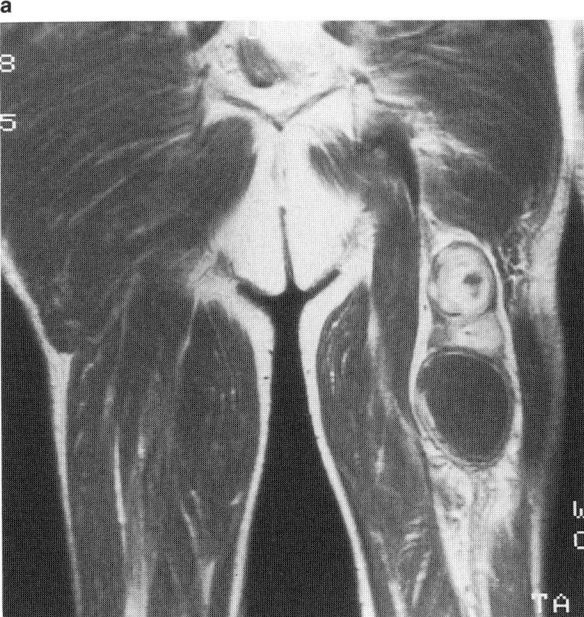

Abb. 5a u. b Zystisches Neurinom
a Scharf begrenzte, gelappte signalreiche Läsion im Oberschenkel. Keine Trennung zwischen vitalem und zystisch degeneriertem Tumorgewebe im T2-gewichteten Bild möglich (SE, TR 2000 ms, TE 90 ms)
b Im T1-gewichteten Bild ist nach Gabe von 0,1 mmol Gadolinium-DTPA/pro kg KG eine gute Abgrenzung der zystischen Tumoranteile möglich (SE, TR 500 ms, TE 30 ms)

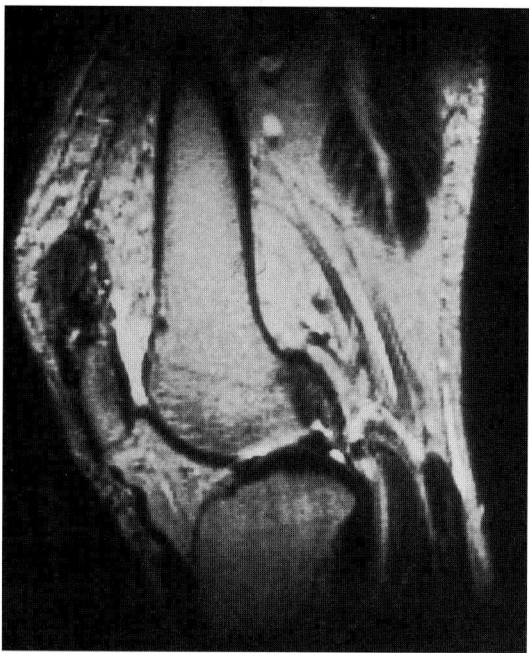

Abb. 6 Desmoid. Der stark fibröse Tumor oberhalb der Patella bleibt auch im T2-gewichteten Bild signalarm (SE, TR 2200 ms, TE 90 ms)

auch T2-gewichteten Bild signalarm (Abb. 6). Lipomatöse Strukturen sind durch kurze T1- und relativ lange T2-Zeiten charakterisiert. Nekrosen und zystische Veränderungen sind in den T1-gewichteten Bildern signalarm und sehr signalreich im T2-gewichteten Bild. In der Umgebung maligner Weichteiltumoren ist teilweise eine peritumorale ödematöse Reaktionszone nachweisbar. Da Tumor und Ödem selbst unter Variation der Meßsequenzen gleich oder ähnlich signalreich zur Abbildung kommen können, gelingt es im Einzelfall bei malignen Tumoren nicht, Tumor und peritumorales Ödem voneinander zu trennen (BOHNDORF u. Mitarb. 1987).

Die der bildgebenden Diagnostik zugänglichen Kriterien zur Trennung benigner von malignen Tumoren beruhen auf der Analyse der Morphologie: Scharfe, klar abgrenzbare Läsionen sind eher benignen Prozessen zuzuordnen, im Gegensatz zu den irregulären, malignomverdächtigen Läsionen. Infiltrationen umgebender Fettstrukturen, peritumorales Ödem, Ausdehnung auf mehrere Muskelgruppen oder Kompartimente und Beteiligung von Gefäßen und Knochen sind Kriterien für eine Malignität, ohne daß sich hieraus spezifische Unterscheidungsmerkmale ergeben, da alle beschriebenen Befunde sowohl bei benignen als auch malignen Tumoren auftreten können. Sowohl benigne als auch maligne Geschwülste können MR-tomographisch ein inhomogenes Signal zeigen, wobei jedoch bei malignen Tumoren dieser Befund häufiger zu erheben ist.

Gelenktumoren

Pigmentierte villonoduläre Synovitis (PVNS)

Sowohl im T1- als auch T2-gewichteten Bild findet sich eine Verdickung der Synovialis, die raumfordernden Charakter annehmen kann. Auch im T2-gewichteten Bild ist die Veränderung eher signalarm oder von mittlerer Signalintensität. Dies ist durch einen unterschiedlichen Gehalt an Eisen bedingt. Es liegt nicht selten gleichzeitig ein – im T2-gewichteten Bild signalreicher – Gelenkerguß vor, der die PVNS demarkiert. Die PVNS nimmt Gd-DTPA auf. Die Abgrenzung zur ebenfalls eisenspeichernden, chronischen, reaktiven Synovitis gelingt kernspintomographisch nicht.

Synoviales Sarkom (Synovialom)

Dieser Tumor geht häufig von den Gelenken aus, jedoch hat er manchmal auch seinen Ursprung in den Sehnenscheiden. Im T2-gewichteten Bild liegt ein signalreicher, relativ homogen strukturierter Tumor vor. Die Tumorgrenzen sind in der Regel scharf, ohne den Nachweis eines peritumoralen Ödems. Dies gilt gleichermaßen für das sehr seltene, langsam wachsende benigne Synovialom, welches auch nekrotisch-zystische Anteile enthalten kann (Abb. 7).

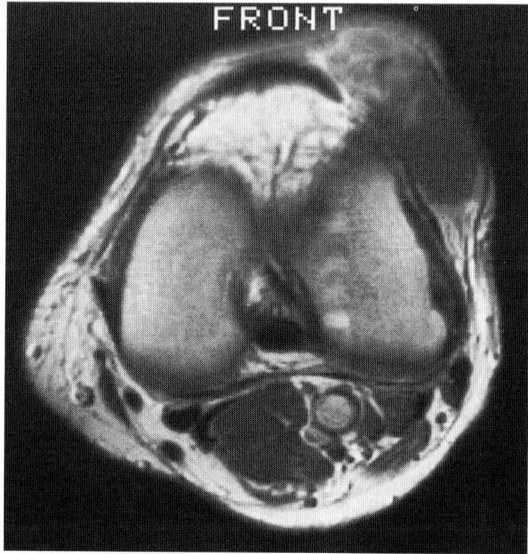

Abb. 7 Synovialom (benigne). Große Teile des zystisch-nekrotischen Tumors nehmen kein Gadolinium-DTPA auf. Klinisch bestand der Verdacht auf ein Meniskusganglion (SE, TR 600 ms, TE 22 ms)

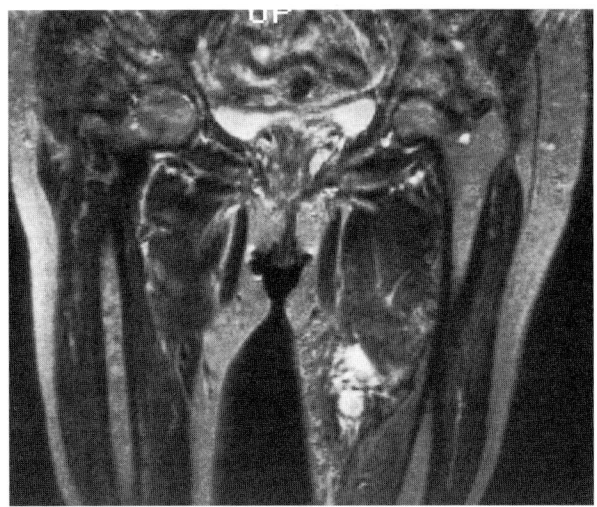

Abb. 8 Leiomyosarkom. 5 Monate nach Strahlentherapie (45 Gy). Signalreiches, inhomogenes Areal. Ob allein nekrotisches Gewebe oder noch vitale Tumoranteile vorliegen, ist im T2-gewichteten Bild nicht zu entscheiden (SE, TR 2000 ms, TE 90 ms)

Verlaufskontrolle und Rezidivdiagnostik mittels MRT

Die Verlaufskontrolle und die Rezidivdiagnostik peripherer Weichteiltumoren mit bildgebenden Methoden gestalten sich nicht selten schwieriger als die Primärdiagnostik. Nach Operationen oder auch nur Biopsie eines Weichteiltumors ist die Aussagekraft der MR-Untersuchung etwa 3–6 Monate eingeschränkt, da ödematöse Schwellungen, Hämatome, Narbenstränge sowie die veränderte Anatomie den sicheren Nachweis von Resttumorgewebe erschwert.

VANEL u. Mitarb. (1987) haben die MRT als Verlaufskontrollmethode bei 42 Patienten mit Zustand nach Operation oder Strahlentherapie eines peripheren Weichteiltumors eingesetzt. Sie konnten im T2-gewichteten Bild signalarme und signalreichere Bezirke im ehemaligen Tumorgebiet unterscheiden. Bei den Patienten mit einer signalarmen Läsion lag in 96% der Fälle kein Tumor vor; es handelte sich in allen (bis auf einen) Fällen um narbige Residuen. Alle Patienten nach Operation eines Weichteiltumors und dem MRT-Nachweis einer signalreichen Veränderung in der Verlaufskontrolle hatten ein Tumorrezidiv.

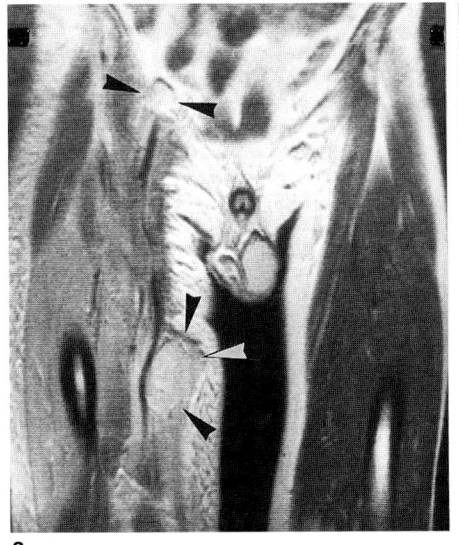 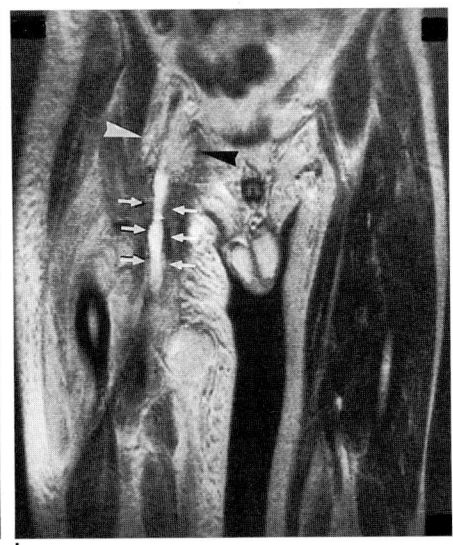

a b
Abb. 9a u. b   Rezidiv eines malignen Schwannoms
a   Zwei Tumorknoten sind in direktem Kontakt zur A. femoralis und zur A. femoralis superficialis zu erkennen (Pfeilköpfe). Signalarme Darstellung der Arterien aufgrund des schnellen Blutflusses (SE, TR 1350 ms, TE 50 ms)
b   Ein inguinaler Tumorknoten (Pfeilköpfe) komprimiert die V. femoralis (Pfeile). Helles Signal der Vene bei langsamen Blutfluß (SE, TR 1350 ms, TE 100 ms)

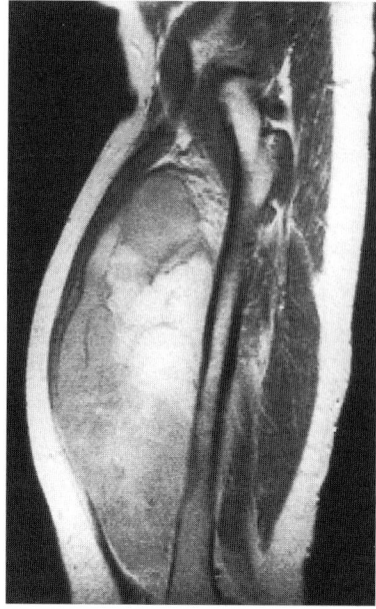

Abb. 10 Rezidiv eines Liposarkoms am Oberschenkel. Die diffusen Einblutungen kommen als signalreiche Zonen intratumoral zur Abbildung. Wellig konturierte, verdünnte Kortikalis (SE, TR 750 ms, TE 50 ms)

Bei Patienten mit alleiniger Strahlentherapie eines Weichteiltumors und dem Nachweis einer signalreichen Läsion gelingt nach den Erfahrungen der Autoren keine sichere Differenzierung zwischen Tumor und radiatiobedingten, ödematös-entzündlichen oder nekrotisierenden Veränderungen (Abb. **8**).

Nach operativer Entfernung von Weichteiltumoren und tumorähnlichen Läsionen können kleine Lymphzysten und erweiterte Lymphgefäße über Jahre bestehenbleiben. Dies ist gerade bei der Differentialdiagnose zum subkutanen Hämangiomrezidiv zu beachten.

Staging von Weichteiltumoren mittels MRT

Der Erfolg gliedmaßenerhaltender Operationen ist in hohem Maße abhängig von einer exakten präoperativen anatomischen Lokalisation der Weichteiltumoren, da nur so eine korrekte Operationsplanung ermöglicht und Veränderungen der operativen Taktik während des Eingriffs vermieden werden. Präoperativ muß geklärt werden, ob die Läsion anatomischen Grenzen (Kompartimenten) zugeordnet werden kann oder ob sie in extrafasziale Räume einbricht oder von diesen ausgeht. Vorteil der MRT ist der hohe Kontrast zwischen normalem und pathologischem Gewebe, der gerade bei der Beurteilung primär in den Weichteilen lokalisierter Prozesse zum Tragen kommt. Es gelingt eine hervorragende Darstellung der Anatomie der Muskelbündel und der extrafaszialen Strukturen. Die Möglichkeit der genauen topographischen Zuordnung erleichtert die Planung der Tumorextirpation. Die MRT erlaubt in der Mehrzahl der Fälle eine zuverlässige Beurteilung der Beziehung zwischen Tumor und großen Gefäßen (Abb. **9**).

Die Frage einer Trennschicht zwischen Tumor und Knochen bzw. eines direkten Kontaktes zwischen Tumor und Knochen beantwortet die Kernspintomographie zuverlässig (Abb. **10**). Kortikale Erosionen und periostale Reaktionen, bedingt durch den Weichteiltumor, sind jedoch mittels der MRT

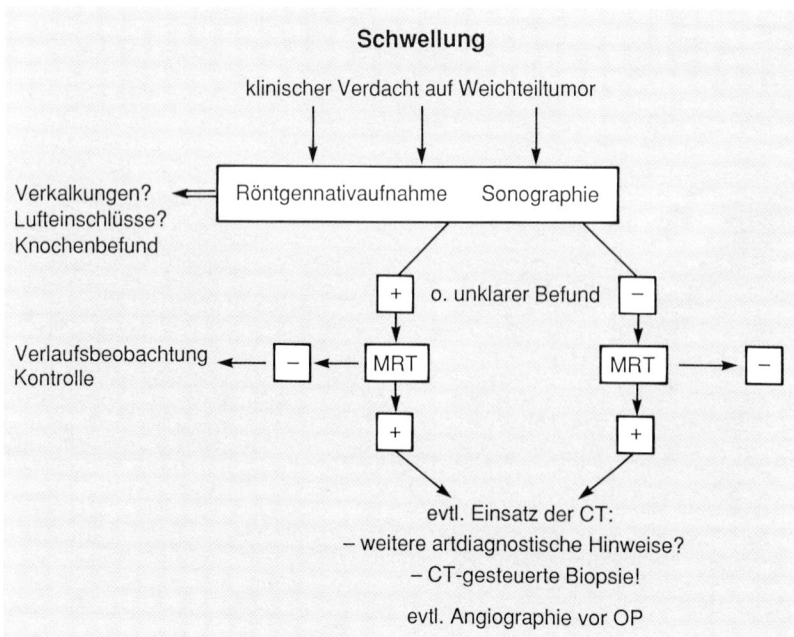

Abb. 11 Einsatz bildgebender Methoden bei klinischem Verdacht auf einen peripheren Weichteiltumor

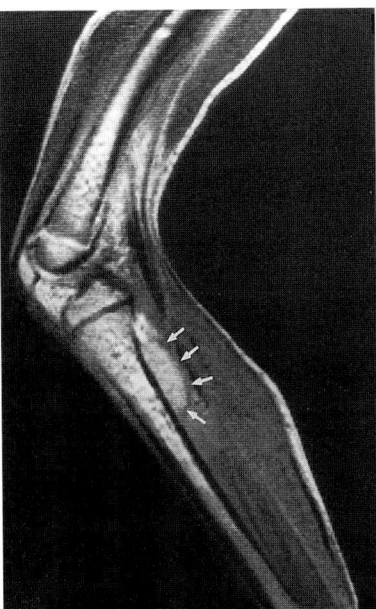

Abb. 12 Weichteilabszeß im proximalen Unterschenkel, hämatogene Osteomyelitis: signalreicher, scharf begrenzter Prozeß (Pfeile) ohne Hinweis auf eine Kortikalisbeteiligung. Angedeutet ist im unteren Anteil der Läsion ein signalarmer Saum zu erkennen. Die Knochenmarkbeteiligung ist in diesem eher protonengewichteten Bild (SE, TR 1300 ms, TE 50 ms) nicht eindeutig zu verifizieren

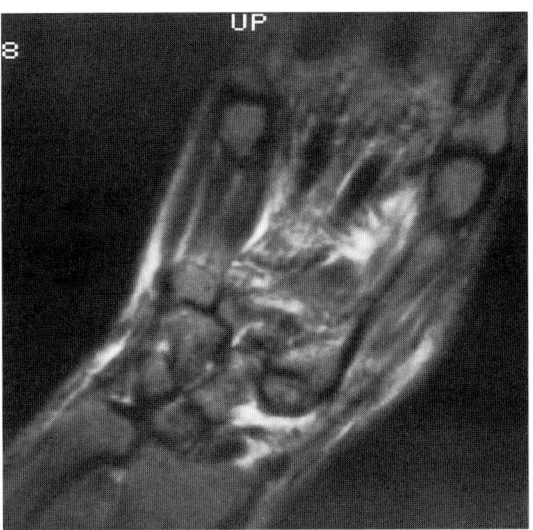

Abb. 14 Infektarthritis am Handgelenk. Signalreiche Flüssigkeit zwischen den Handwurzelknochen. Die periartikulären Weichteile zeigen eine diffuse, inhomogene Signalanhebung, entsprechend einer ödematösen Mitbeteiligung (SE, TR 2000 ms, TE 90 ms)

ohne Anwendung hochauflösender Oberflächenspulen manchmal nur unzureichend oder gar nicht darzustellen.

Insgesamt hat sich die MRT als hochsensitive Methode zum Nachweis von Weichteiltumoren erwiesen. Sie ist hierin den eingeführten Methoden – Sonographie, CT und Angiographie – überlegen (PETASNICK u. Mitarb. 1986, THERANZADEH u. Mitarb. 1989, TOTTY u. Mitarb. 1986).

Die Möglichkeit der multiplanaren Schichtwahl, fehlende knochenbedingte Aufhärtungsartefakte und die Darstellung vaskulärer Strukturen ohne Kontrastmittel machen die MRT zur Methode der primären Wahl, sowohl zur definitiven Abklärung klinischer und sonographischer Befunde an den peripheren Weichteilen als auch zur Operationsplanung (Abb. 11).

Entzündung der Weichteile

Abszeß und Empyem

Umschriebene *Weichteilabszesse* sind rundlich, oval oder polymorph konfiguriert und folgen dem üblichen Muster einer signalarmen im T1- und signalreichen Läsion im protonen- und T2-gewichteten Bild (Abb. 12). Die Abszesse sind in der überwiegenden Zahl der Fälle von einem signalarmen Saum umgeben, so daß eine Abgrenzung zum perifokalen Ödem gegeben ist. Der signalarme Saum ist histologisch einer fibrozytären Reaktionszone zuzuordnen (BELTRAN u. Mitarb. 1987b). Weichteilabszesse treten selten isoliert auf, so daß häufig gleichzeitig eine Osteomyelitis bzw. ein Ödem im Markraum zu beobachten ist. Die ödematöse Mitreaktion in der Umgebung von Abszessen, die auch nach einer Abszeßdrainage noch längere Zeit verbleibt, ist als Signalanhebung im T2-gewichteten Bild insbesondere in der Muskulatur, aber auch perifaszial und im Fettgewebe nachzuweisen. Die gleichen Signalcharakteristika

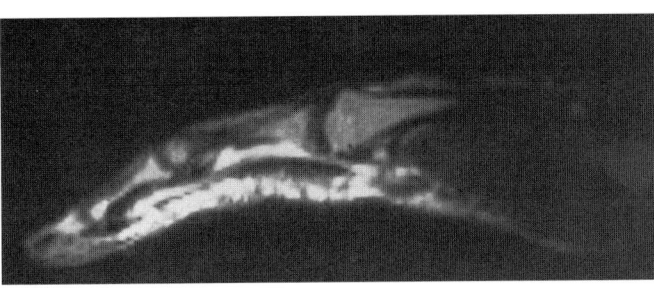

Abb. 13 Tendovaginitis. Signalreiche Flüssigkeit entlang der signallosen tiefen Beugesehne. Das subkutane Fettgewebe ist ödematös verbreitert (SE, TR 2000 ms, TE 90 ms)

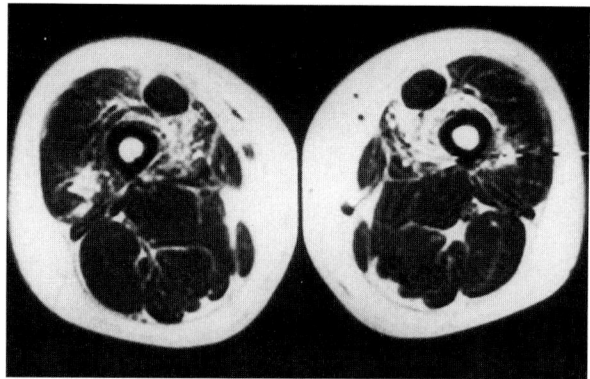
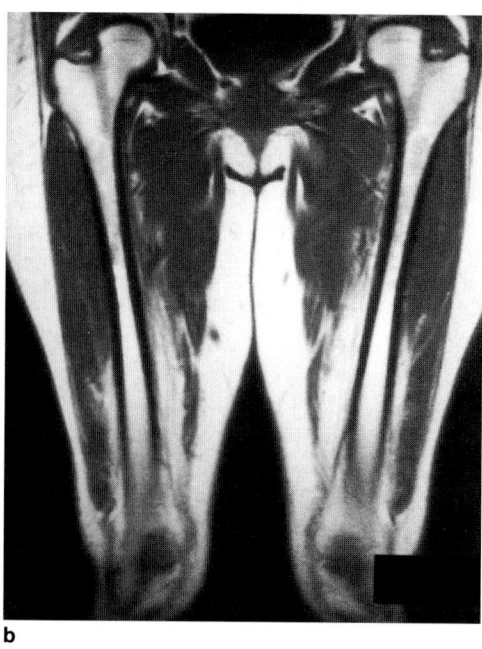

Abb. 15a u. b   Zentrale Muskeldystrophie
a Die axiale Schnittführung zeigt die asymmetrische, fettige Atrophie der Mm. vastus mediales und intermedius, links > rechts (SE, TR 500 ms, TE 30 ms)
b Die koronare Schichtebene bestätigt die Asymmetrie der Muskeldystrophie mit Betonung der linken Seite (SE, TR 500 ms, TE 30 ms)

wie für Abszesse gelten für *Gelenkempyeme,* die mit oder ohne begleitende Osteomyelitis vorkommen können. Zu beachten ist, daß Gelenkergüsse entzündlicher Genese nicht von steriler Flüssigkeit im Gelenk unterschieden werden können. Die bisherigen Erfahrungen mit der MRT belegen, daß die MRT die derzeit sensitivste Methode zum Nachweis von Entzündungen der Weichteile zu sein scheint. Einschränkend muß jedoch darauf hingewiesen werden, daß ein umfangreiches Untersuchungsgut noch nicht vorliegt. Die MR-Diagnostik verbessert die anatomische Zuordnung der Entzündung; insbesondere erlaubt sie die exakte Beurteilung, ob es sich um einen Weichteil- oder Knochenprozeß handelt bzw. ob eine Kombination von beiden vorliegt. Umschriebene Abszesse können von diffusen Weichteilentzündungen sicher unterschieden werden (BELTRAN u. Mitarb. 1988). Artefakte durch Osteosynthesematerial beeinträchtigen in der Mehrzahl der Fälle die Diagnostik nicht. Die beschriebenen MR-Befunde bei Entzündungen der Weichteile bedürfen jedoch der sorgfältigen Korrelation mit klinischen und laborchemischen Daten, um eine korrekte Interpretation zu gewährleisten.

Periartikuläre Weichteilveränderungen

GILKESON u. Mitarb. (1988) konnten zeigen, daß mittels der MRT schon im Frühstadium der pcP regelmäßig periartikuläre Weichteilveränderungen nachzuweisen sind, die der radiographischen Darstellung entgehen. Es handelt sich um Tendosynovitiden, die im T2-gewichteten Bild an einer signalreichen Zone entlang der (signalarmen) Sehne zu erkennen sind. Dieser Befund ist auch bei unspezifischen Tendosynovitiden zu erkennen (Abb. 13). Bei der Infektarthritis findet sich nicht nur vermehrte Gelenkflüssigkeit, sondern auch eine ödematöse Durchsetzung der periartikulären Weichteile (Abb. 14).

Muskelerkrankungen

Myopathien sind eine vielfältige Krankheitsgruppe. Es sind neuromuskuläre Erkrankungen, Myositiden, Ischämien und systemische Effekte auf die Muskulatur zu unterscheiden.
Die relativ monotone Reaktion auf die Störung der *neuromuskulären Funktionseinheit* beruht auf dem Einsatz der Muskelmasse durch Fettgewebe. Aufgrund der unterschiedlichen Relaxationszeiten von Fett und Muskulatur gelingt es der Kernspintomographie:

- umschriebene Fetteinlagerungen kontrastreich abzubilden (Abb. **15**).
- eine diffuse, vakuolenartige fettige Durchsetzung von größeren Muskelgruppen anhand der Relaxationszeiten bzw. Signalintensitäten zu erfassen.
- das Ausmaß des Ersatzes der Muskulatur durch Fett zu quantifizieren und damit eine Verlaufskontrolle zu ermöglichen.
- intakte oder kompensatorisch hypertrophierte Muskeln (Muskelgruppen) zu identifizieren und von lipomatös transformierten zu unterscheiden. Damit gelingt es, bestimmte Befallsmuster den einzelnen Erkrankungstypen zuzuordnen.
- Schließlich kann die krankengymnastische Übungsbehandlung selektiver Muskelgruppen gezielt geplant werden.

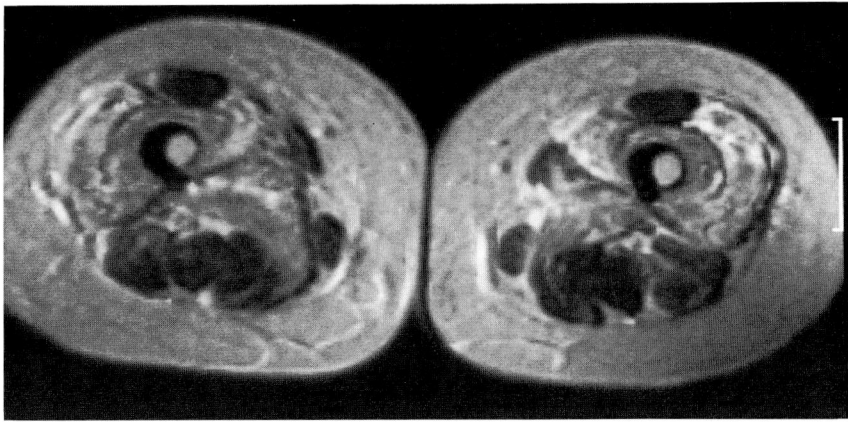

Abb. 16 Myositis. Akuter Schub im Rahmen eines Sharp-Syndroms. Es handelt sich um ein Mischbild fettiger Atrophie einzelner Muskeln (M. vastus lateralis, intermedialis, medialis, M. adductor magnus), die zudem von ödematösen, signalreichen Zonen (insbesondere M. vastus lateralis links) durchsetzt sind

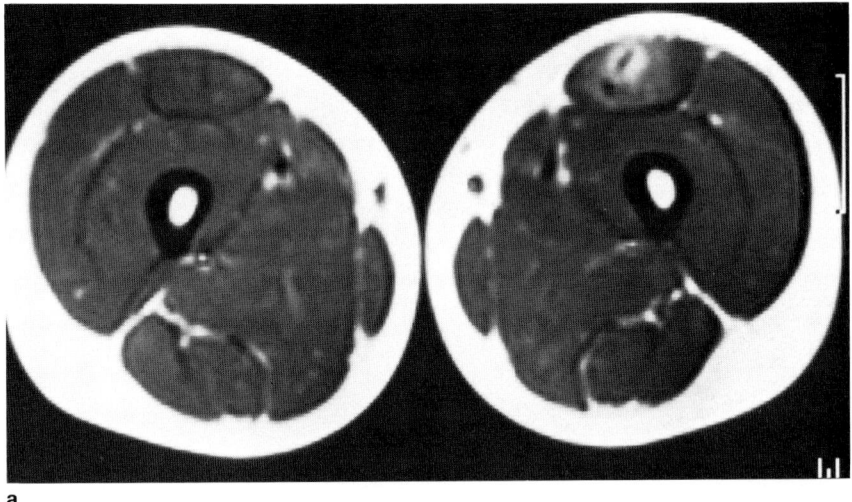

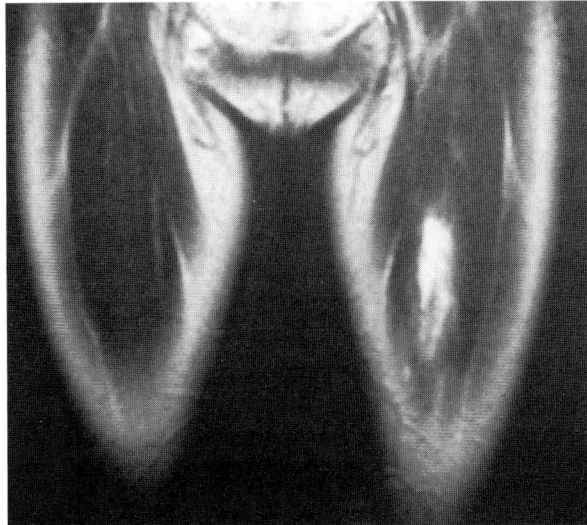

Abb. 17a u. b Hämatom im M. rectus femoris links bei Verdacht auf Muskelfaserriß. Leistungssportlerin. Keine Ausheilung der Verletzung durch zu frühen Trainingsbeginn
a Signalreiches Areal mit zentralem, signallosem Kern (Hämosiderin!?) in axialer Schnittführung (SE, TR 1650 ms, TE 28 ms)
b Die Läsion ist stark signalreich im T2-gewichteten Bild. Koronare Schnittführung (SE, TR 1650 ms, TE 80 ms)

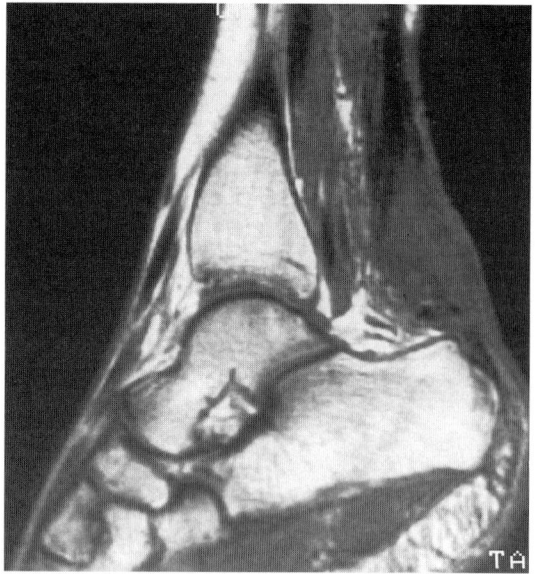

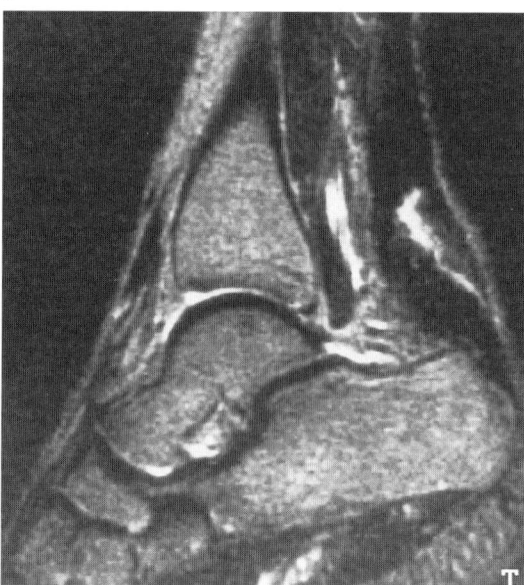

Abb. 18 a u. b Zustand nach Operation eines Achillessehnenrisses. Jetzt nach Trainingsaufnahme wieder Verdickung der Achillessehne
a Deutliche Auftreibung und Signalanhebung der Achillessehne. Eine signallose, bandförmige Struktur ist im T1-gewichteten Bild nicht abgrenzbar (SE, TR 600 ms, TE 22 ms)
b Im T2-gewichteten Bild ist die Sehne inhomogen, aber als verdicktes, sehr signalarmes Band abgrenzbar. Um die Achillessehne liegt signalreiche Flüssigkeit (SE, TR 2000 ms, TE 90 ms)

Der MRT kann eine komplementäre Rolle in der Beurteilung von neuromuskulären Erkrankungen zugesprochen werden. Ihr Einsatz ist vor allem zur Verlaufsbeobachtung und bei der Biopsieplanung von Bedeutung.
Myositiden mit kurzer Krankheitsdauer (3–5 Monate) zeigen eine feingliedrige, signalreiche Auffaserung entlang der Muskelsepten im T1-gewichteten Bild. Im T2-gewichteten Bild sind diffuse Signalerhöhungen, aber auch konfluierende, sehr signalreiche, von der Muskulatur abzugrenzende Areale nachzuweisen. Myositiden mit langer Krankheitsdauer (über 1 Jahr) zeigen ein unterschiedliches Ausmaß an Fettgewebssubstitution bestimmter Muskelgruppen (KAISER u. Mitarb. 1986).
Zusätzlich können Mischformen, in denen sowohl die fettige Atrophie als auch akut entzündliche Veränderungen vorliegen, beobachtet werden (Abb. **16**).

Sportbedingte oder traumatische Weichteilverletzungen

Muskelverletzungen

Es liegen nur wenige Erfahrungen mit der Anwendung der MRT bei akuten Muskelverletzungen vor. Potentiell ist das Verfahren wie keine andere bildgebende Methode in der Lage, Muskelzerrungen und insbesondere den Muskelriß darzustellen. Sowohl T1- als auch T2-gewichtete Bilder sind anzufertigen. Kennzeichen des akuten Muskelrisses bzw. chronisch rezidivierender Muskelverletzungen sind sich diffus ausbreitendes Ödem und Blut (Abb. **17**).
In schwerwiegenden Fällen ist eine Dehiszenz des Muskels bzw. der Muskelgruppe quer, schräg oder bogig zur Muskelfaserrichtung verlaufend zu erkennen. Ob mit Hilfe der MRT die sichere Differenzierung zwischen Muskelriß und -zerrung gelingt, bleibt abzuwarten und bedarf weiterer Untersuchungen.

Ligamentäre Verletzungen

Akute Verletzungen der Sehnen und Bänder sind MR-tomographisch relativ einfach zu erfassen (BELTRAN u. Mitarb. 1987a). Obwohl es sich in der Regel um klinisch zu stellende Diagnosen handelt, kann die MR-Tomographie im Einzelfall zur Lokalisation des Risses, zum Zustand des Bandes und der umgebenden Weichteile Zusatzinformationen erbringen (MARCUS u. Mitarb. 1989). Zur Beurteilung empfehlen sich T1- und insbesondere jedoch stark T2-gewichtete Bilder.
Die Schichtebenen müssen der Anatomie angepaßt werden. Der Vergleich mit der Gegenseite ist wichtiger als ein hohes Signal-Rausch-Verhältnis durch kleine Oberflächenspulen. Bei akuten Rupturen sind Ödem, diffuse oder umschriebene Blutungen periligamentär sowie eine signalreiche, irreguläre Kontinuitätsunterbrechung des Ligaments kernspintomographisch nachzuweisen. In Fällen ohne

Kontinuitätsunterbrechung können im Ligament fokale Signalanhebungen im T 2-gewichteten Bild beobachtet werden, die spontan nach der Ruhigstellung verschwinden. In Fällen sog. „chronischer Einrisse" im Bereich von Bändern und Sehnen sind fokale Signalanhebungen im T 2-gewichteten Bild in einer insgesamt verdickten Sehne nachzuweisen. Histologisch handelt es sich um Regionen mit Hyperplasie der Synovialis, Fibrinablagerungen und Entzündungszellen (BODNE u. Mitarb. 1988).
Beim Zustand nach OP ist die Sehne häufig verdickt und inhomogen (Abb. **18**).

Literatur

Beltran, J., A. M. Noto, L. J. Hermann, L. M. Lubbers: Tendons: High field strength, surface coil MR imaging, Radiology 162 (1987 a) 735

Beltran, J., A. M. Noto, R. B. McGhee et al.: Infections of the musculoskeletal system: High field strength MR imaging. Radiology 164 (1987 b) 449

Bodne, D., S. F. Quinn, W. T. Murray et al.: Magnetic resonance images of chronic patellar tendinitis. Skelet. Radiol. 17 (1988) 24

Bohndorf, K., M. Reiser, G. Friedmann et al.: Wert der Kernspintomographie vor chirurgischer Therapie und Radiatio peripherer Weichteiltumoren. Fortschr. Röntgenstr. 146 (1987) 130

Dooms, G. C., H. Hricak, A. Margulis, A. deGreer: MR imaging of fat. Radiology 158 (1986) 51

Ehman, R. L., T. H. Berquist, R. A. McLeod: MR imaging of the musculoskeletal system: A 5 year appraisal. Radiology 166 (1988) 313

Enneking, W. F.: Staging of musculoskeletal neoplasms. Skelet. Radiol. 13 (1985) 183

Enzinger, F. M., R. Lattes, H. Torloni: Histological Typing of Soft Tissue Tumors. International Histological Classification. WHO, Geneva 1969

Gilkeson, G., R. Polisson, H. Sinclair et al.: Early detection of carpal erosions in patients with rheumatoid arthritis: a pilot study of Magnetic Resonance Imaging. J. Rheumatol. 15 (1988) 1361

Hinshaw, W. S., E. R. Andrew, P. A. Bottomley: An in-vivo study of the forearm and hand by thin section NMR imaging. Brit. J. Radiol. 52 (1979) 36

Hudson, T. M., D. J. Hamlin, W. F. Enneking, H. Petterson: Magnetic resonance imaging of bone and soft tissue tumors: Early experience in 31 patients compared with computed tomography. Skelet. Radiol. 13 (1985) 134

Jost, J. O., H. Bünt, E. Senftleben et al.: Periphere Weichteiltumoren. Dtsch. med. Wschr. 105 (1980) 341

Kaiser, W. A., B. C. G. Schalke, R. Rohkamm: Kernspintomographie in der Diagnostik von Muskelerkrankungen. Fortschr. Röntgenstr. 145 (1986) 195

Marcus, D. S., M. A. Reicher, L. E. Kellerhouse: Achilles tendon injuries: The role of MR imaging. J. Comp. Ass. Tomogr. 13 (1989) 480

Murphy, W. A., W. G. Totty: Musculoskeletal magnetic resonance imaging. In Kressel, H. Y.: Magnetic Resonance Annual. Raven New York 1986

Petasnick, J. P., D. A. Turner, J. R. Carters et al.: Soft tissue masses of the locomotor system: Comparison of MR imaging with CT. Radiology 160 (1986) 125

Peters, P. E., G. Friedmann: Radiologische Diagnostik maligner peripherer Weichteiltumoren. Radiologe 23 (1983) 502

Theranzadeh, J., W. Mnaymzeh, C. Gharam et al.: Comparison of CT and MR imaging in musculoskeletal neoplasms. J. Comp. Ass. Tumor. 13 (1989) 466

Totty, W. G., W. A. Murphy, J. K. T. Lee: Soft tissue tumors: MR imaging. Radiology 160 (1986) 135

Vanel, D., M. J. Lacombe, Couanet et al.: Musculoskeletal tumors: Follow up with MR imaging after treatment with surgery and radiation therapy. Radiology 164 (1987) 243

Sachverzeichnis

I: Seitenzahlen aus Teil 1; II: Seitenzahlen aus Teil 2

A

Aarskog-Syndrom II:944f.
Aase-Smith-Syndrom II:968
Abduktionsdelle II:1064
Abgeschlagenheit, Hyperkalzämiesyndrom, knochenmetastasenbedingtes I:653
Abortiv-Madelung II:1046
A_1-Brachydaktylie II:936f., 940, 1012
A_2-Brachydaktylie II:937, 940
– familiäre, mit multiplen Fehlbildungen II:945
A_3-Brachydaktylie (s. auch Klinodaktylie) II:937, 915, 920, 950
– Brachmann-de-Lange-Syndrom II:921
– familiäre, mit multiplen Fehlbildungen II:945
– Fanconi-Anämie II:922
– Syndrome II:945
A_4-Brachydaktylie II:938
Abscherfraktur, osteochondrale, Talus, lateraler I:347
Absorptionsdensitometrie I:170
Abszeß, Kernspintomographie II:1159f.
– posttraumatischer I:735
– subperiostaler I:704
– Szintigraphie mit Indium-111–markierten Leukozyten I:421
– tuberkulöser, paravertebraler I:759f., 773ff.
– – – Computertomographie I:775
– – – lumbaler I:774f.
– – – thorakaler I:774f.
– – – zervikaler I:759
– – retropharyngeale Ausbreitung I:759, 776
Abszeßherd, osteomyelitischer I:703
Abszeßverkalkung II:1131
Abt-Letterer-Siwe-Krankheit I:414; II:278, 283, 293
Acheirie II:1006f.
– Fingerknospen II:1010
– Mikroglossiesyndrom II:1008
– Pektoralis-Hand-Syndrom II:1009
Acheiropodie II:1007
Achillessehne, Ansatzossifikation I:123, 128
Achillessehnenriß, Kernspintomographie, postoperative II:1162
Achillobursitisdefekt, szintigraphischer I:910
Achondrodystrophie s. Achondroplasie

Achondrogenese I A II:583ff.
– B II:583ff.
– Heterogenität II:585
Achondrogenese II II:583, 586f., 943
– Übergangsform s. Hypochondrogenese
Achondroplasie II:576, 583, 608ff., 658, 684, 943, 1088ff.
– Beckenkonfiguration II:609, 612, 615, 1089f.
– Bogenwurzelindex II:613
– Diagnose, pränatale II:611
– – radiologische II:615
– Differentialdiagnose, radiologische II:615
– Erbgang II:609, 1088
– Extremität, obere II:614f.
– – untere II:612, 615
– Handröntgenbild II:614
– Häufigkeit II:609
– homozygote II:584, 615
– Kernspintomographie II:613, 615
– Kindstod, plötzlicher II:611
– Klinik II:609
– Knochenalter II:615
– Komplikation, neurologische II:613
– Mutationsrate II:609
– Myelographie II:615
– Radiologie II:611ff., 1089
– Schädel II:613, 1089
– Schädelbasis II:613f., 1089
– Thorax II:615
– Verlauf II:609, 611
– Wachstumskurve II:609
– Wirbelsäule II:609ff., 613, 615, 1089f.
Achondroplasie-Hypoplasie-Komplex II:615
Achsenfehlstellung, frakturbedingte II:99
Achsenkorrekturosteotomie II:108
Achsenskelett, Ossifikationsablauf I:76
ACM-Winkel s. Idelberger-Frank-Pfannendachwinkel
Acne fulminans I:887
– – Arthritis I:886f.
Acrodermatitis chronica atrophicans I:887
– – – Arthritis I:887
ACTH II:367
ACTH-Produktion, ektopische II:345
ACTH-Therapie II:345
AC-Winkel s. Hilgenreiner-Pfannendachwinkel

Adamantinom I:270
– der langen Röhrenknochen I:601ff; II:520
– – – Altersprädilektion I:601
– – – Binnenstruktur I:603
– – – Definition I:601
– – – Differentialdiagnose I:602ff.
– – – intrakortikales I:602
– – – intramedulläres I:602
– – – Lokalisation I:601
– – – Röntgenbild I:602ff.
– – – Vorkommen I:601
Addison-Krankheit, weiße II:372
Adenoameloblastom s. Adamantinom der langen Röhrenknochen
Adenoma sebaceum II:821
Adenome, endokrine, multiple II:379
Adipositas, Bardet-Biedl-Syndrom II:975
– Carpenter-Syndrom II:980
– Minderwuchs, dyszerebraler II:1100
– Pubertas tarda II:1105
– Röntgenbild II:1112
Adoleszentenkyphose s. Scheuermannsche Erkrankung
Adrenogenitales Syndrom, angeborenes II:1097f.
– – – Röntgensymptome II:1098
– – erworbenes II:1098f.
– – – Röntgensymptome II:1099
Adrenokortikotropes Hormon s. ACTH
AEC-Syndrom II:961
Agammaglobulinämie, X-chromosomale II:678
Agentien, granulominduzierende I:790
– knochendarstellende, Aufnahme, 5–Compartment-Modell I:397
Aglossie-Adaktylie-Syndrom II:1008f.
Ahlbäck-Krankheit s. Kniegelenk, Osteonekrose, spontane
Ainhum-Syndrom II:321
Akardier, Strahldefekt, radialer II:991
Akinesiesequenz, fetale s. Pena-Shokeir-Syndrom
Akrobrachyzephalus II:953
Akrodentales Syndrom s. Weyers-Syndrom
Akrodysostose II:671, 706, 943
– autosomal-rezessive II:943
Akrodysplasie II:700ff.
– Minderwuchs, mesomeler II:639

Akrodysplasie
– mit Retinitis pigmentosa und Nephropathie II:707 f.
Akrokallosales Syndrom II:983
Akromegalie I:230 ff., 442; II:368 ff.
– Beckenkammbiopsie II:368
– bei fibröser Knochendysplasie II:520, 523
– Gelenkveränderungen II:368 ff.
– Handskelett I:154; II:369
– Histologie II:368
– Klinik II:371
– Knochenmorphometrie I:230 f.
– Knorpel-Knochen-Grenze, kostale, Histologie I:231
– Laborbefund II:371
– Osteoporose II:368
– Pachydermoperiostose II:777
– Riesenwuchs, hypophysärer II:1101
– Röhrenknochenveränderungen II:368, 370
– Röntgenbild I:231 f; II:368 ff.
– Röntgenmorphologie I:154
– Skelettszintigraphie I:442
– Wirbelsäulenveränderungen II:368, 370
Akromesomelie II:646
Akromikrie, Akrodysostose II:705 f.
– Dysplasie, thanatophore II:589
– Hypopituitarismus II:371
– Minderwuchs, dyszerebraler II:1100
– Mongolismus II:1087 f.
– Thoraxdysplasie, asphyxierende II:627 f.
Akromioklavikulararthritis, rheumatoide I:857
– Weichteilröntgenzeichen I:819
Akromioklavikulargelenk II:1037
– Arthrographie I:339
– Arthrosis deformans I:957 f.
– Diskusverkalkung I:930
– Dysplasie II:1038
– Kapselknochen I:115
– Mutilation, arthritische I:857
– Pseudoerweiterung II:362, 380, 382
– Subluxation II:1038
– Tossy-III-Verletzung II:115
– Tuberkulose I:781
– Verformung, osteophytische I:919
– Zuggurtungsosteosynthese II:130
Akromioklavikulargelenksprengung II:129
Akromioklavikulargelenkverletzung, Tossy-Klassifikation II:129 f.
Akromion, Osteonekrose, aseptische II:434
– Spätapophyse I:82
Akroosteolyse I:265; II:415, 946
– beruflich bedingte II:321
– Differentialdiagnose II:825, 828 ff.

Akroosteolyse
– Endphalangen II:363, 379
– nach Erfrierung II:483
– Hyperparathyreoidismus, primärer II:383 f.
– Klavikula, laterale II:362 f.
– Kombinationskollagenose I:894
– Osteopathie, renale II:362
– Pachydermoperiostose II:777
– Sarkoidose I:797, 799
– Sklerodermie, progressive I:890 f.
Akropachie, thyreohypophysäre II:373
Akrorenal-mandibuläres Syndrom II:1005
– – Spaltfuß II:1005
Akrozephalie II:947, 954 f.
– Carpenter-Syndrom II:980
Akrozephalopolysyndaktylie s. Carpenter-Syndrom
Akrozephalosyndaktylie, Typ I s. Apert-Syndrom
– Typ II s. Pfeiffer-Syndrom
– Typ III s. Chotzen-Saethre-Syndrom
Aktinomykose, Osteomyelitis I:750
Akustikusneurinom, Neurofibromatose I II:813 f.
Alarmreaktion nach thermischer Verletzung II:479
Alarmsyndrom II:422
Albers-Schönberg-Krankheit s. Osteopetrose
Albright-Syndrom II:513, 517 f., 520 f., 1104
– Lokalisationen der polyostotischen fibrösen Dysplasie II:520 f.
– Skelettszintigraphie II:525
Aldersche Leukozytengranulationsanomalie II:861, 885
Alè-Calò-Syndrom s. Dysplasie, trichorhinophalangeale II
Algodystrophie s. Osteoporose, regionale, wandernde
– transitorische, der Hüfte II:416 f.
Algodystrophisches Syndrom s. Sudeck-Syndrom
Alkaptonurie II:227 f.
Alkoholembryopathie II:919 f., 945
– Ätiologie II:920
– Fazies II:919
– Häufigkeit II:919
– Prognose II:920
– Schweregrade II:919
– Symptome, klinische II:919
– – röntgenologische II:920
Alkoholismus, Osteomalazie II:358 f.
Allmann-Klassifikation der Sternoklavikulargelenksprengung II:131
Alloarthroplastik (s. auch Gelenkendoprothese) II:124, 141 ff.

Alloarthroplastik
– Ellenbogengelenk II:150 f.
– fehlgeschlagene II:172
– Geschichte II:141
– Handgelenk II:152 ff.
– Hüftgelenk II:141 ff., 157 ff.
– Indikationsstellung II:124
– Kniegelenk II:159 ff.
– Knochenanpassung II:142
– Knochenzement II:141 f.
– Komplikation II:144 ff.
– Lockerung, septische II:172
– Ossifikation, paraartikuläre II:146
– Schultergelenk II:148 f.
– Versagen II:144
– Zementzerrüttung II:142
Alopezie, AEC-Syndrom II:961
– narbige, umschriebene II:605
Alphathalassämie II:252
Alström-Hallgren-Syndrom II:975
Alter des Vaters II:954
Alterskyphose I:140; II:343
Altersosteoporose I:37, 228 ff., 256; II:343 f.
– Beckenaufnahme I:256
– Brustwirbelaufnahme I:255
– Densitometrie, Aluminiumreferenzsystem I:174
– Femurkompaktaveränderung I:229
– Histologie I:228 f.
– Mikroradiogramm I:229
– physiologische I:137, 204
– – Makroskopie I:138
– – Mikroskopie I:138
– Rippenspongiosaveränderung I:228
– Röntgenbild I:239; II:343 f.
– Skelettszintigraphie I:442
– Wirbelspongiosaveränderung I:228
Aluminiumintoxikation II:506
Aluminiumreferenzsystem, Densitometrie I:172, 174 f.
Alveolarkammkerben II:957, 981
Amaurose s. Blindheit
Amazonensyndrom II:956
Amelie II:935, 993, 1006, 1033
– Fusion, splenogonadale II:1009
– Hemidysplasie mit Psoriasis II:1010
– Prune-belly-Syndrom II:1009
Amphiarthrose s. Gelenk, straffes
Amputation nach Erfrierung II:483
– Knochensequester I:737 f.
Amputationsstumpf, Szintigraphie I:416
Amyloid II:330
Amyloidarthropathie II:330 f.
Amyloidose bei chronischer Osteomyelitis I:724
– familiäre II:330
– Gelenkkapselbeteiligung I:286
– bei Langzeitdialyse II:334
– osteoartikuläre II:330 ff.
– bei Paraproteinämie II:330

Amyloidose
- primäre II:330
- sekundäre II:330
- senile II:330
- tumorförmige II:330
- – des Skeletts II:333f.
Amyloidosteoarthropathie II:330ff.
Amyloidosteopathie II:330f.
Amyloidtumor II:332ff.
Anaemia leucoerythropoetica II:240
Analatresie II:989f.
- Hexadaktylie, präaxiale II:983
- Kryptophthalmussyndrom II:958
- Pallister-Hall-Syndrom II:979
Analgesie, angeborene II:313
Anämie, aplastische II:260
- erythroplastische II:260
- hämolytische, Gicht II:210
- – kongenitale II:257, 259
- – Osteoporose II:350
- hyperplastische, kongenitale s. Fanconi-Anämie
- Knochenmetastasen I:652
- Lues connata I:748
- Myelom, multiples I:566f.
- myelophthise II:755
- Osteomyelosklerose II:239
- Osteopathie II:246ff.
- perniziöse, Osteoporose II:350
Androgen, Einfluß auf Knochenwachstum I:31
Anetoderma II:788
Aneurysma, verkalktes II:1133
Angelhakenwirbel, Gauchersche Krankheit, Typ 1 II:899
- lumbaler II:834, 836
- Mukolipidose II II:875
- Niemann-Picksche Krankheit II:904
Angioblastom, malignes s. Adamantinom der langen Röhrenknochen
Angiodysplasie, kongenitale, mit arteriovenösen Kurzschlüssen II:520, 523
Angiokeratom II:281
Angiokeratoma corporis diffusum II:869, 880
Angiolipom II:1112
Angiomatose, Osteolyse II:321
- regionale s. Osteolyse, massive
- zystische s. Hämangiomatose
Angiomatosis Kaposi II:1122
Angiopathie, Osteoarthropathie II:305
Angiosarkom I:270
- Metastase, subperiostale, Knochenusur I:266
Angiotensinkonvertierendes Enzym, Sarkoidose I:791
Anisospondylie II:584, 637
Ankyloblepharon II:961
Ankyloglossum-Syndrom II:1008
Ankylose, fibröse I:828
- – arthritisbedingte I:843

Ankylose, fibröse
- – Tuberkulose I:767f., 770
- karpoantebrachiale, Arthritis, rheumatoide I:856
- knöcherne I:724, 827f.
- – Arthritis psoriatica I:872
- – arthritisbedingte I:843
- – Differentialdiagnose I:837
- – femorotibiale I:827
- – Gicht II:217f.
- – bei Hämophilie II:270, 275
- – der Hand I:858
- – induzierte II:172
- – Interphalangealarthrose, erosive I:965
- – sakroiliakale I:866
- ossäre, nach Verbrennung II:481
- Paget-Krankheit II:567
- progressive, Chondrodysplasie, pseudorheumatoide, progressive II:687
- Retikulohistiozytose, multizentrische I:894
Ankylosierung nach Alloarthroplastik II:144
Anonychie II:800
- AEC-Syndrom II:961
- Hypoplasie, dermale, fokale II:960
- Spaltfuß II:1005
- Spalthand II:1005
Anonychie II-V bei Brachydaktylie s. B-Brachydaktylie
Anorchie II:1099
Anosmie II:1099
Antiepileptika II:509f.
Antiepileptikatherapie, Osteomalazie II:360, 400
Antikörper, antimitochondriale I:894
- antinukleäre I:893f.
- schilddrüsenstimulierende II:373
Antikörpermangelsyndrom, Arthritis I:864
- sekundäres I:568
Antinuklearfaktoren I:893
Antistreptolysin-O-Titer I:848
Anti-Zentromer-Antikörper I:893
Antley-Bixler-Syndrom II:1016
Anulus fibrosus, Verkalkung II:225
AO s. Arbeitsgemeinschaft für Osteosynthesefragen
AOP s. Arthroophthalmopathie
Aortenaneurysma II:909, 911
Aortenvitium II:839
AO-Schrauben, Schenkelhalsosteosynthese II:72
Apallisches Syndrom, Osteoarthropathie II:319
Apatitkristallit I:13
Apatitwert s. Hydroxylapatit-Volumenwert
Apert-Syndrom II:953ff.
- Alter des Vaters II:954
- Ätiologie II:953

Apert-Syndrom
- Symphalangie II:1012
- Symptome II:953
- Syndaktylie II:953
Aplasie des V. Strahls II:993f.
- – dominante II:994
A_1-Polydaktylie s. Polydaktylie, ulnare
A_2-Polydaktylie s. Kleinfingerendphalanx, Verdoppelung
Apophyse, vertebrale, persistierende I:104f.
Apophysenhypertrophie, Chondrodysplasie, pseudorheumatoide, progressive II:688
Apophysenkernanlage, multizentrische I:78
Apophysenkerne der Röhrenknochen I:83
Apophysennekrose II:405
- aseptische II:423ff.
- Tuberositas tibiae s. Osgood-Schlatter-Krankheit
Apophysenossifikation, Geschlechtsunterschied I:64
- multizentrische I:83
Apophysenverknöcherung, multinukleäre I:78
Apophysitis, Metatarsale-V-Basis II:456, 458
- olecrani II:428
Arachnodaktylie, Definition II:909
- kongenitale, mit Kontrakturen II:909, 912f.
- – – Radiologie II:912
Arachnoidalzyste, juxtaselläre II:834
Arbeitsgemeinschaft für Osteosynthesefragen II:42, 48
Armabduktionsschwäche, pseudoparetische I:918
Armaußenwinkel II:96
Armkonstruktionsachse II:96
Armmehrfachbildung II:974
Armskelett, Achsen II:96
- Winkel II:96
Armwinkel I:66
Arsentherapie, Knochenveränderung II:508
Arteria(-ae) capitis femoris II:69f.
- – – obliterierte II:69f.
- circumflexa femoris II:69ff.
- – – lateralis II:70
- – – medialis II:70
- femoralis II:70
- meningea media, Knochenkanal I:28
- nutritia I:25; II:401
- thoracica interna, Arteriographie, selektive II:384
- thyreoidea inferior, Arteriographie, selektive II:384
Arterie, epiphysäre I:25
- metaphysäre I:25
Arterienverkalkung II:1132
- bei Steroidosteoporose II:347

Arterienverschluß, akuter, Knochennekose II:415
Arteriole, periostale I:25
Arteriosklerose II:415, 1132
Arthralgie (s. auch Gelenkschmerzen; s. auch Polyarthralgie) I:848
– Dermatomyositis I:890
– Lupus erythematodes disseminatus I:893
– Lyme-Krankheit I:888
– Mittelmeerfieber, familiäres I:887
– mukokutanes Syndrom I:887
– Polyarteriitis I:890
– Polymyalgia rheumatica I:889
– Reiter-Syndrom I:877
– nach rheumatischem Fieber I:849
Arthritis I:814ff.
– aseptische I:841
– bakterielle, unspezifische s. Arthritis, unspezifisch-bakterielle
– Begleitzyste I:828
– chronische, Gicht II:211
– juvenile I:865ff.
– – Augenbeteiligung I:865
– – Halswirbelsäulenbeteiligung I:866
– – Histokompatibilitätsantigene I:865
– – Sakroiliakalgelenkbeteiligung I:866
– – Synovialmembranveränderung I:283
– – systemischer Beginn I:865
– – Wachstumsstörung I:868f.
– – periphere, Spondylitis ankylosans I:879ff.
– – Sarkoidose I:795
– destruierende II:172
– Destruktion I:830f.
– – Differentialdiagnose I:839
– Deviation I:831, 833f.
– Direktzeichen, röntgenologische I:824ff., 857
– Dissektion I:831f.
– dysostotische, ankylosierende I:838
– eitrige s. Arthritis, unspezifisch-bakterielle
– enteropathische I:884ff.
– Entkalkung, gelenknahe I:824
– – Differentialdiagnose I:835
– Erosion I:829f.
– – Differentialdiagnose I:839
– fremdkörperbedingte I:287
– Gelenkbefalluster, manuelles I:857
– – am Vorfuß I:857
– Gelenkerguß I:834
– Gelenkfehlstellung I:833f.
– – Differentialdiagnose I:840
– Gelenkspaltverbreiterung I:834
– gonorrhoische I:843f.
– – Röntgenbefund I:844
– Grenzlamelle, subchondrale, Schwund, Differentialdiagnose I:836f.

Arthritis
– nach intraartikulärer Kortikosteroidinjektion I:841
– bei Kandidasepsis I:751
– Knochenneubildung, periostale I:832f.
– – Differentialdiagnose I:840
– Knochenumbaustörung, gelenknahe I:822f.
– Kollateralphänomen I:770, 777, 781f., 822ff., 843, 857
– kristallinduzierte I:841
– lymphoplasmazelluläre I:842
– metatarsophalangeale, Ausbreitungstendenz, lateromediale I:862
– – – mediolaterale I:862
– Mutilation I:830ff.
– – Differentialdiagnose I:840
– osteochondrodysplastische, ankylosierende I:838
– palindrome s. Rheumatismus palindromicus
– paraneoplastische I:815, 841
– passagere, Sarkoidose I:795
– Periostreaktion I:832ff.
– – Differentialdiagnose I:840
– bei Psoriasis s. Arthritis psoriatica
– psoriatica I:869 ff; II:283
– – Ankylose, knöcherne I:872
– – Axialtyp I:862, 871
– – Destruktion I:872
– – Fibroostitis I:906, 908
– – Gelenkbefallmuster I:862, 871
– – – manuelles I:860
– – Geschlechtsverteilung I:871
– – Klinik I:870f.
– – Knochenabbau I:871f.
– – Knochenanbau I:871f.
– – Knochenusur I:265
– – Mutilation I:831, 872
– – Periostreaktion I:872
– – Röntgendirektzeichen I:862, 871ff.
– – Sakroiliitis I:872, 874
– – – Verlaufsformen I:874
– – sine psoriase I:870
– – Synovialmembranveränderung I:283
– – Transversaltyp I:862, 871
– reaktive I:802, 814, 848, 876, 888
– – bei Gonorrhoe I:844
– – Konstitutionsfaktor I:849
– – bei Virusinfektion I:844
– rheumatoide I:385ff., 802, 815, 851 ff; II:433
– – Amyloidose, sekundäre II:333
– – Arthrographie I:385ff.
– – ätiologisches Konzept I:815
– – Begleitzyste, Röntgenbild I:459
– – Ellenbogengelenk I:387
– – Endstadium am Handskelett I:858

Arthritis, rheumatoide
– – Erstbeschwerden, Lokalisation I:860
– – Frühdiagnose I:857
– – Frühstadium, Röntgenanalyse I:861
– – Gelenkbefallmuster, manuelles I:860
– – Gelenkrandusur I:265f.
– – Geschlechtsverteilung I:871
– – Handgelenk I:386, 389
– – Handszintigramm I:435
– – Kniegelenk I:385
– – Komplikation, pulmonale I:855f.
– – Kortikosteroidtherapie, Gelenkinfektion I:841f.
– – Lochdefekt II:216
– – Lungenfibrose I:855f.
– – Lymphgefäßdarstellung bei Arthrographie I:293f.
– – Mutilation I:832
– – Röntgenmorphologie I:815ff., 851ff.
– – Sakroiliakalgelenkbeteiligung I:858
– – Sakroiliitis I:437
– – Schultergelenk I:385f., 389
– – seropositive I:851
– – Skelettszintigraphie I:435
– – Sprunggelenk I:387
– – Synovialmembranveränderung I:283f.
– – Tendovaginitis s. Tendovaginitis, rheumatische
– – Weichteilveränderung, periartikuläre, Kernspintomographie II:1160
– – Weichteilzeichen I:855
– – Wirbelsäulenbeteiligung I:855f.
– Röntgenbild, destruktives I:862
– Röntgenmorphologie I:815ff.
– Röntgenweichteilzeichen I:816, 857
– Röntgenzeichen, Differentialdiagnose I:835ff.
– Sarkoidose I:795f.
– septische s. Arthritis, unspezifisch-bakterielle
– Signalzyste I:827f.
– Spätveränderung, röntgenologische I:824ff.
– Spongiosaeröffnung I:825f.
– Spongiosasklerose I:833f.
– sterile I:842
– strahlenbedingte II:486
– sympathische I:842
– – Komplikation I:842
– – bei plasmazellulärer Osteomyelitis I:730
– tuberkulöse I:761
– – nach BCG-Impfung I:785
– – Diagnostik, radiologische I:770
– – Morphologie I:765, 767f.
– unspezifisch-bakterielle I:814, 841 ff.

Arthritis, unspezifisch-bakterielle
– – 3-Phasen-Szintigraphie I:432, 846
– – begünstigende Faktoren I:841
– – chronisch-rezidivierende I:843
– – Erreger I:841
– – Folgezustand I:843
– – Gallium-67-Szintigraphie I:432
– – Gelenkrandusur I:265
– – iatrogene I:841
– – karpale, Verlaufsbeobachtung I:845
– – Lokalisation I:841
– – Pathogenese I:842
– – polytope I:841
– – Röntgenbefund I:843
– – Synovialmembranveränderung I:286 ff.
– – nach Verbrennung II:481
– – im Wachstumsalter I:843, 848
– virale s. Virusarthritis
– im Wachstumsalter I:866
– Weichteilröntgenzeichen I:816, 843
– Zyste, subchondrale, Differentialdiagnose I:837 f.
Arthritische Reaktion, paraneoplastische I:689
Arthrochalasis multiplex II:655
Arthrodentoosteodysplasie II:826
Arthrodese II:124, 140, 172 ff.
– Definition II:172
– Ellenbogengelenk II:181
– Handgelenk II:182 f.
– Hüftgelenk II:184 f.
– Indikation II:172
– interkarpale II:183 f.
– Kniegelenk II:186 ff.
– nach Kniegelenkendoprothese II:159
– posttraumatische II:173
– Schultergelenk II:180 f.
– Sprunggelenk, oberes II:166, 189 ff.
– – unteres II:189 ff.
– Vorteile II:172
– Wirbelsäule s. Wirbelsäule, Arthrodeseoperation
Arthrographie I:291 ff.
– computertomographische s. CT-Arthrographie
– Doppelkontrastmethode I:291
– – Computertomographie I:292
– Gegenindikation I:293
– Komplikation I:293
– Kontrastmittel I:291
– Kontrastverfahren, negatives I:291
– – positives I:291
– Lymphgefäßdarstellung I:293 f., 385, 389
– Monokontrast I:291
– Strahlenbelastung I:293
Arthrogrypose II:619, 655, 765

Arthrolyse, Definition II:139
Arthroonychodysplasie s. Osteoonychodysostose
Arthroophthalmopathie II:623, 679 f.
– Augenkomplex II:679 f.
– Symptomenkomplex, orofazialer II:680
– – des Stütz-und-Bewegungsapparates II:680
Arthro-osteo-Onycho-Dysplasie s. Osteoonychodysostose
Arthropathia tabica II:307 f.
Arthropathie, degenerative, nach epiphysärem Infarkt II:403
– hämophile II:268 ff.
– – Gelenkscore II:271
– – Häufigkeitsverteilung II:273 f.
– – Kernspintomographie II:270
– – Lokalisation II:274 ff.
– – Stadieneinteilung II:270 f.
– – kältebedingte II:483
– ochronotische I:289
Arthroplastik II:139 ff.
– allogene s. Alloarthroplastik
– Definition II:139
– Indikation II:139
Arthrose, aktivierte I:287, 923 f., 930; II:221
– Differentialdiagnose zur Osteoarthropathia ochronotica II:235
– erosive I:287, 963, 965; II:483
– Frühdiagnose I:857
– Gelenkinfektion I:841
– bei Gicht II:212
– bei Hämophilie II:275
– Hämosiderose II:325 ff.
– latente I:923
– Pathogenese I:924 f.
– postarthritische I:724, 849, 888
– posttraumatische II:44, 124
– – Alloarthroplastik II:124
– – – Indikationsstellung II:124
– rapid destruktive I:965
– Röntgenbild, deformiertes I:862
– Skelettszintigraphie I:438
– nach sympathischer Athritis I:842
– Synovialchondrome, metaplastische I:693
– Synovialflüssigkeitsveränderung I:925
– systemische, symmetrische II:507
– Zyste, subchondrale I:837 f.
Arthroseosteophyt I:927
– Entstehung I:927
– Form I:927
– Größe I:927
Arthrosis deformans I:922 ff.
– – Detritussynovitis I:287 ff.
– – Differentialdiagnose I:935
– – Druckabfallkrankheit II:496
– – bei Gicht II:214, 220
– – – Röntgenzeichen II:218
– – intertarsale I:954 f.

Arthrosis deformans
– – postarthritische I:843
– – posttraumatische II:99 f., 119
– – Röntgenzeichen I:926 ff.
– – subtalare, Gicht II:220
– – vibrationsbedingte II:493
Arthroskopie I:291 f.
– posttraumatische II:119
Arthrosonographie I:293
Arthrotomographie I:291
Arthrozele I:385
Articulatio humeroradialis II:1040
– humeroulnaris II:1040
– mediocarpea s. Handgelenk, distales
– radiocarpea s. Handgelenk, proximales
– radioulnaris distalis s. Radioulnargelenk, distales
– – proximalis II:1040
– talocalcanearis I:340
– talocalcaneonavicularis I:340
– talocruralis I:340
– triquetropisiformis s. Erbsenbeingelenk
Artikulationsumkehr bei Schultergelenkendoprothese II:148 f.
Arylsulfatase B II:694
Ascorbinsäure s. Vitamin C
Aspartylglukosaminurie II:869, 888
– Enzymdefekt II:868
– Röntgendiagnostik II:888
– Symptome, klinische II:869, 888
Aspergillose I:751
Asplenie, funktionelle II:251
Assimilationshypophalangie II:937
Asteriskzeichen I:62; II:409
A-Streptokokken, Antigene I:849
– β-hämolytische I:848
Astronaut, Mineralverlust der Kalkaneusspongiosa I:176
Astronautenosteoporose I:258; II:478
Aszites, fetaler II:870
Ataxie, GM_1-Gangliosidose, Typ II II:897
ATD s. Thoraxdysplasie, asphyxierende
Atelosteogenesis II:592 f., 997 ff.
Ateminsuffizienz, neonatale, Thoraxdysplasie, asphyxierende II:628
– – zerebrokostomandibuläres Syndrom II:801
– – Zwergwuchs, thanatophorer II:1091
Äthyleninhalation II:506
Athyreose II:1094 ff.
– angeborene II:374 f.
– Röntgensymptome II:1095 f.
Atlantoaxialgelenk, Instabilität s. Instabilität, atlantoaxiale
– Stabilität II:863

Atlantodentale Distanz beim Erwachsenen II:864f.
– – beim Kind II:863, 865
– – Messung II:865
Atlantookzipitalregion, Tuberkulose I:776
Atlas, Entwicklungsstadien I:103
– Knochenkerne I:103
Atlasdysplasie II:865
Atrophoderma II:605
AT-Winkel s. Femurhals, Antetorsionswinkel
Aufhellungsband, metaphysäres II:261 f., 264
Aufklappbruch, pertrochantärer s. Eversionsfraktur, pertrochantäre
Aufschließungsblastem, metaphysäres I:67
– osteomedulläres I:67
Augenbrauenwulst, Entwicklung, Geschlechtsunterschied I:64
Augenfehlbildung, Dysplasie, okulodentoossäre II:791
– Hypoplasie, dermale, fokale II:960
– Trisomie 13 II:976
Augenhintergrundpigmentation, schollige II:916
Augenlinsenluxation II:905
Augenlinsensubluxation II:909
Augenmuskellähmung, IVIC-Syndrom II:985
Augenstellung, antimongoloide, Alkoholembryopathie II:919
– – Dysplasie, frontometaphysäre II:782
– – otopalatodigitales Syndrom Typ I II:651
– – Rubinstein-Taybi-Syndrom II:925
Außenknöchelbruch, Röntgenaufnahme, gehaltene II:27
Ausstellungswinkel II:1058f.
Austin-Sulfatidose, juvenile s. Mukosulfatidose
Autoimmunerkrankung, Muskelschwund II:1115f.
Avulsionstendinitis der Tuberositas tibiae I:274f.
Azetabulum I:347
– Metastase, zystisch-expansive I:658
– Y-Fuge I:354
Azetabulumdachsklerose, pathologische I:945
– physiologische I:945
Azetabulumfraktur II:135, 138
Azetabulumsklerose bei Koxarthrose I:805
Azidose bei Niereninsuffizienz II:361
– tubuläre, bei Osteopetrose s. Osteopetrose, rezessive, mit tubulärer Azidose

B
Bajonettstellung, karpoantebrachiale I:834; II:715, 1045f.

Baker-Zyste I:296, 323, 821f.
– Doppelkontrastarthrogramm I:388
– Entstehung I:821f.
– Ruptur I:385, 388
– Ultraschalldiagnostik I:293
Bakteriämie, Osteomyelitis I:701, 717
– Typhus abdominalis I:744
Balanitis circinata I:877
Baller-Gerold-Syndrom II:926, 988
Bandansatz I:904
Bandansatzossifikation, Arthritis psoriatica I:872
Bandansatzsporn I:904
Bandausrißfraktur II:114
Bänderschwäche II:945
Bandriß II:113f.
Bandscheibe s. Zwischenwirbelscheibe
Bandschlaffheit II:652
– bei Osteogenesis imperfecta II:737
Bandverknöcherung, Fluorose II:500f.
– Pachydermoperiostose II:777
Bandverletzung, Kernspintomographie II:1162f.
Bankart-Läsion I:336; II:1035f.
Bardet-Biedl-Syndrom II:944, 975, 1100
– Polydaktylie, ulnare II:975
Barnett-Nordin-Index I:157, 161
Barotrauma II:494ff.
Bartsocas-Papas-Syndrom II:988
Basalzellnävussyndrom II:809f., 946
Basedow-Krankheit (s. auch Hyperthyreose) II:373
Basodysphalangie, Metakarpalsynostose II:1014
Bathrozephalie II:826
Batsonsche vertebrale Venenplexus I:650
Baty-Vogt-Linien II:261 f.
Bauchdecken-Muskelhypoplasie II:1009
Bauchwanddefekt, Tibiadefekt II:992
Bauer-Kienböck-Herd II:232, 235
B-Brachydaktylie II:938, 1012
BCG-Impfung, Arthritis, tuberkulöse I:785
– Osteomyelitis, tuberkulöse I:785
Becken, Achondroplasie II:609, 612, 615, 1089f.
– Athyreose II:1096
– Chondrodysplasie, myotone II:699
– – pseudorheumatoide, progressive II:689
– Dessert-Cup-Konfiguration II:634
– Dyggve-Melchior-Clausen-Dysplasie II:693f.

Becken
– Dysplasie, chondroektodermale II:582, 626
– – frontometaphysäre II:782f.
– – kleidokraniale II:649f.
– – osteoglophonische II:726
– – otospondylomega-epiphysäre II:697f.
– – spondyloepi-metaphysäre, mit schlaffen Gelenken II:696
– – spondyloepiphysäre, Tardaform, X-chromosomale II:685f.
– – spondylomega-epiphysäre-metaphysäre II:695
– – spondylometaphysäre, Typ Kozlowski II:672ff.
– Fibrodysplasia ossificans progressiva II:803
– Formabweichung II:1050
– Fukosidose II:882f.
– β-Glukuronidase-Mangel II:861, 863
– Homozystinurie II:908
– Hunter-Krankheit II:842, 844
– Hurler-Krankheit II:835f.
– Hypochondroplasie II:658
– Kniest-Dysplasie II:632ff.
– Maroteaux-Lamy-Krankheit II:856ff.
– Mongolismus II:1088
– Morquio-Krankheit II:849f.
– Mukolipidose II, Spätphase II:876f.
– Mukolipidose III II:878f.
– Mukosulfatidose II:886
– Ossifikation I:90ff.
– Osteodysplastie II:781
– Osteogenesis imperfecta II:737, 741f.
– Osteoonychodysostose II:799f.
– Osteopathia striata II:762f.
– Osteopetrose II:748
– Osteoradiodystrophie II:485
– Ostitis deformans II:556ff.
– Pachydermoperiostose II:778
– Pseudoachondroplasie II:682, 684
– querverengtes II:838f.
– Röntgenbefund bei Niereninsuffizienz II:363
– Sanfilippo-Krankheit II:845ff.
– Scheie-Krankheit II:838f.
– schmales, hohes II:685f.
– Sialidose, dysmorphe II:872
– tuberöse Sklerose II:822
– Zwergwuchs, infantilistischer II:1086
– – metatrophischer II:1090
– – thanatophorer II:1091
Beckenchondrom, epiexostotisches I:533
Beckendeformierung, einseitige II:558
Beckenfraktur, Letournel-Einteilung II:134, 138
– pathologische, Knochendysplasie, fibröse II:516

Beckengranulom, eosinophiles, Radiologie II:287, 289f.
Beckenhörner II:798ff.
- Vorkommen II:801
Beckenhörner-Nagel-Patella-Syndrom s. Osteoonychodysostose
Beckenkamm, Apophyse, nicht verschmolzene I:121
- Apophysenossifikation, multizentrische I:94
- Knochentransplantatentnahme II:195, 198
- spitzensaumartiger II:693f.
Beckenkammspan, muskelgestielter, Hüftarthrodese II:184f.
Beckenkammtransplantation, freie, gestielte II:206
- - mikrovaskuläre II:206
Beckenknochennekrose, aseptische II:437ff.
Beckenlordose, Achondroplasie II:615
Beckenosteochondrom I:532
Beckenosteoporose, Hungerzustand II:360
- präsenile II:340f.
Beckenosteosklerose II:758f.
- Lamina-terminalis-Bereich II:556f.
Beckenosteotomie II:101f.
Beckenpfeiler, hinterer, Bruch II:134
- vorderer, Bruch II:134, 138
Beckenringbruch, vorderer II:135
Beckenringdeformität II:1050
Beckenschaufelbruch, Typ Duverney II:135
- vertikaler II:135
Beckenschaufeltrümmerbruch II:135
Beckenskelett, Altersosteoporose, physiologische I:143
- Geschlechtsunterschied I:66
- Hodgkin-Lymphom I:560
- Knöchelchen, akzessorische I:121f.
- Knochenmetastasen, osteoplastische I:663
- Osteolyse, massive I:274f.
- Sarkoidose I:800
- - sklerosierende I:795
- Tuberkulose I:779f.
Beckentransversalbruch II:134
Beckenübersichtsaufnahme beim Kleinkind II:1051f.
Beckenverformung, Osteoporose, idiopathische juvenile II:355
Beckenvertikalbruch II:135
Beckenzerreißung II:135
Becker-Muskeldystrophie, Computertomographie II:1116
Becksche Bohrungen II:87
Begleitosteoporose, diffuse I:258
- Osteonekrose I:274
Begleitzyste, arthritische II:217
Begleitzysten, arthritische I:859
Behçet-Syndrom, Arthritis I:886f.
Behçet-Trias I:886

Bein, Traglinie II:97
Beinachse II:1067f.
Beinfehlstellung, frakturbedingte II:99
Beinlängendifferenz, posttraumatische, passagere, beim Kind II:99
Beinskelett, Achsen II:97
- Winkel II:97
Beinverdoppelung II:975
- inkomplette II:974
Beinverkürzung II:1066
- nach Osteomyelitis I:720
Bence-Jones-Eiweißkörper I:568
Bence-Jones-Plasmozytom I:569
Berman-Syndrom s. Mukolipidose IV
Berstungsbruch II:5, 24
Berylliose II:507
Beryllium II:507
Bestrahlung, externe, beim Erwachsenen II:486
- - Wachstumsperiode II:486ff.
Betaglukosidasemangel s. Gauchersche Krankheit
Betathalassaemia major II:252
- minor II:256
Betathalassämie II:252
Bewegungselement, spinales II:173
Bewegungsmuster, athetoides II:925
Bewegungsschiene II:37, 40
Bewegungstherapie, Frakturbehandlung, konservative II:36
Biegungsbruch II:3, 24
- Knochen, wachsender II:7
- Krafteinwirkung II:4
- subtrochantärer II:78
Biegungskeil II:5, 24
- unvollständiger II:40
Biemond-Syndrom II II:975
Bindegewebe, Kernspintomographie II:1154
Bindegewebsmetaplasie, knöcherne II:498
Bioelektrik I:49
Bizepssehne, lange I:327
- - Degeneration I:336ff.
- - - Doppelkontrastarthrogramm I:337f.
- - - Nativbild I:336
- - Luxation, hintere I:338
- - - vordere I:338f.
- - - Arthrogramm I:338f.
- - Ruptur, Arthrogramm I:337, 339
- - Schädigung durch Humeruskopfbewegung I:326
- - Verlauf I:325
Blasenknorpel I:234
Blauth-Kniegelenkendoprothese II:159, 162f.
Bleilinien II:498
Bleispeicherung II:498
Bleivergiftung, akute II:498
- chronische II:498ff.

Bleivergiftung, chronische
- - berufsbedingte II:498
- - beim Kind II:498
Blepharophimose, Alkoholembryopathie II:919
- cerebro-okulo-fazio-skeletales Syndrom II:928
- Chondrodysplasie, myotone II:699
- Trisomie 18 II:923
Blindheit, Dysosteosklerose II:788
- GM_1-Gangliosidose, Typ I II:896
- Mukosulfatidose II:869, 885
- bei Osteogenesis imperfecta II:947
Blockwirbel, kongenitale II:797f.
- mit Radiusdefekt II:989
- Robinow-Syndrom II:643
- Wirbelsäulentuberkulose I:764f., 777
Bloom-Syndrom II:918
Blountsche Krankheit II:452f., 1073
- - adoleszente II:452
- - infantile II:452
Blutbildung, extramedulläre, Osteomyelosklerose II:239f., 242
- - Thalassämie II:246, 254f.
Blutergelenk II:421
Blutgerinnungsstörung, angeborene, Osteoarthropathie II:267ff.
Blutkreislauf, akraler, Überlastung II:469
Blutung II:420ff.
- hämophile, Nervenschädigung II:273
- intraartikuläre s. Gelenkblutung
- intramedulläre II:261
- intratumorale I:498
- spontane, im Zentralnervensystem I:268
- subperiostale, Möller-Barlowsche Krankheit II:392
- - Neurofibromatose I II:819
- - Periostverdickung I:249
- - Verkalkung II:392
- - Verknöcherung II:392
Blutungsherd, Sonogramm II:273
Blutzellenumsatz, erhöhter, Gicht II:210
BMP s. Bone Morphogenic Protein
Boeck-Krankheit s. Sarkoidose
Bogen, schmerzhafter I:915, 918
Bone islands s. Osteom, medulläres
- Morphogenic Protein II:193, 1137
- within a bone I:245, 247
Bouchard-Osteophyten I:961, 963
Bourneville-Pringle-Krankheit s. Tuberöse Sklerose
Bowen-Hutteriten-Syndrom II:945
Boxergesicht II:651
B_1-Polydaktylie s. Polydaktylie, radiale

B$_2$-Polydaktylie s. Daumen, dreigliedriger, überzähliger
B$_3$-Polydaktylie s. Daumen, dreigliedriger, Endphalangenverdoppelung
B$_4$-Polydaktylie s. Daumen, Polydaktylie, Typ Nylander
B$_5$-Polydaktylie s. Polysyndaktylie Typ I
Braces II:37
Brachmann-de-Lange-Syndrom II:920 ff., 945
– Ätiologie II:921
– Diagnosescore II:920
– Fazies II:921
– Symptomatik, klinische II:920 f.
– – röntgenologische II:921
– Ulnadefekt II:993 f.
– Wiederholungsrisiko II:994
Brachydaktylie II:373, 936 ff.
– mit Anonychie II-V s. B-Brachydaktylie
– Coffin-Siris-Syndrom II:1010
– Dysplasie, metaphysäre II:786
– extreme II:943
– bei familiärem hämolytischem Ikterus II:260
– Fibuladefekt II:998, 1000
– Grebesche Chondrodysplasie, heterozygote II:587
– mit Hyperphalangie s. C-Brachydaktylie
– mit Hypertension II:944
– Kleinfinger II:915
– Metakarpale I, verkürztes, Hyperphalangie II-III s. C-Brachydaktylie
– orofaziodigitales Syndrom II:958
– präaxiale II:945
– Symphalangie II:1012
– Syndrome II:943 f.
– Ventruto-Syndrom II:1016
– Zwergwuchs, parathyreogener II:1097
Brachydaktylie-Symphalangie-Syndrom II:944
Brachykarpie, Achondroplasie II:1089
– Akrodysostose II:705
– Minderwuchs, dyszerebraler II:1100
– Mongolismus II:1087
– Zwergwuchs, parathyreogener II:1097
Brachymegalodaktylie I s. D-Brachydaktylie
Brachymelie, mesomele, Robinow-Syndrom II:642 f.
– Mongolismus II:1087
Brachymesophalangie, Apert-Syndrom II:953
– Carpenter-Syndrom II:980
– Chondrodysplasie, metaphysäre, Typ McKusick II:669
– Mongolismus II:1088
– orofaziodigitales Syndrom II:644

Brachymesophalangie
– Robinow-Syndrom II:643
Brachymesophalangie II+V s. A$_2$-Brachydaktylie
Brachymesophalangie II-V s. A$_1$-Brachydaktylie
Brachymesophalangie V s. A$_3$-Brachydaktylie
Brachymetakarpie (s. auch E-Brachydaktylie) II:387
– Achondroplasie II:614
– Akrodysostose II:705 f.
– Dysplasie, chondroektodermale II:626
– – spondylomega-epiphysäre-metaphysäre II:695
– – spondylometaphysäre, Typ Koslowski II:672
– – trichorhinophalangeale I II:704
– Exostosen, kartilaginäre, multiple II:712
– mit Polydaktylie IV II:943
– Thoraxdysplasie, asphyxierende II:627
Brachymetakarpie I II:943
Brachymetakarpie II II:942
Brachymetapodie s. E-Brachydaktylie
Brachymetatarsie s. auch E-Brachydaktylie
– Akrodysostose II:706
– familiäre II:942
Brachymetatarsie I II:943
Brachymikrozephalie, De-Barsy-Syndrom II:925
– Mongolismus II:1087 f.
Brachyolmie II:691 f.
– autosomal-dominante II:692
– autosomal-rezessive II:692
– Typ Hobaek II:692
– Typ Maroteaux II:692
Brachyphalangie, Achondroplasie II:614, 1089
– Akrodysostose II:705 f.
– Dysplasie, chondroektodermale II:624 ff.
– – spondylometaphysäre, Typ Koslowski II:672
– – trichorhinophalangeale I II:704
– Mukolipidose II II:874 f.
– Robinow-Syndrom II:643
– Thoraxdysplasie, asphyxierende II:627
– der Zeigefinger s. A$_2$-Brachydaktylie
Brachyphalangie I bei Brachymetapodie II:941
Brachypodie, Achondroplasie II:1089
Brachytarsie, Minderwuchs, dyszerebraler II:1100
Brachytelephalangie bei E-Brachydaktylie II:942
– Syndrome II:946 f.
Brachytelephalangie I s. D-Brachydaktylie

Brachyturrizephalus II:926
Brachyzephalie, Antley-Bixler-Syndrom II:1016
– Chondrodysplasie, metaphysäre, Typ McKusick II:668
– Pfeiffer-Syndrom II:955
Brailsford-Krankheit s. Morquio-Krankheit
Brannon-Klein-Platzhalter II:154
Brim sign II:556 f.
Brodie-Abszeß I:270 f., 707, 728 f.
– Differenzierung vom Osteoblastom I:496
– Histologie I:728
– Röntgenbefund I:419 f.
– Röntgenbild I:728
– Skelettszintigraphie I:419 ff.
– Sklerosewall I:728 f.
Bronchialkarzinom II:474 ff.
– Ganzkörperszintigramm II:475
– Knochenmetastasen, Häufigkeit I:652
– – Patientenbeobachtung I:675
– Metastase, periostale I:667
– Metastasierung, hämatogene I:648
– Metastasierungsmuster I:662 ff.
– Osteoarthropathie, hypertrophe I:444 f., 662; II:474 ff.
– Produktion parathormonähnlicher Substanzen I:221
– Skelettszintigraphie I:408
Bronchialknorpelhyperplasie II:620
Brucellose I:743 f.
Bruchregion II:18
Brückenbildung, knöcherne, radioulnare II:1017
Brustbein s. Sternum
Brustwanddefekt II:953
Brustwandtuberkulose I:784
Brustwirbel, Osteoidosteom I:494
Brustwirbelsäule, Abszeß, tuberkulöser, paravertebraler I:759
– Metastasen, osteoplastische I:666
– Schmerzen, Myelom, multiples I:566
van-Buchem-Hyperostose s. Hyperostose, endostale, van Buchem
Buchholz-Engelbrecht-Sprunggelenkendoprothese II:165
Buchholz-Hüftendoprothese II:158
Buchholz-Kniegelenkendoprothese II:162
Buckelwirbel, lumbale II:684 f.
Bumerangdysplasie II:598, 608, 998
Bündelnagelung II:56 f.
Burns-Müller-Syndrom II:429
Bursa I:296
– akzessorische I:385
– poplitea I:296, 304
– – vergrößerte I:323
– semimembranosogastrocnemica I:296

Bursa semimembranosogastrocnemica
– – Beteiligung bei Gelenkkapselriß I:316
– – Erguß I:821
– – gekammerte I:303
– – Überlagerung des medialen Meniskushinterhorns I:296, 312
– – vergrößerte I:296, 323
– subacromialis, Kontrastmittelübertritt I:918
– subacromialis-subdeltoidea I:325
– – Bursographie I:333
– subcoracoidea I:325
– subdeltoidea, Kristallsynovialitis II:221 f.
– subscapularis I:327
– – Kontrastmittelaustritt I:326
– suprapatellaris s. Recessus suprapatellaris
Bursitis calcarea I:912
– olecrani, Gicht II:213
– tuberkulöse I:768 f.
Bürstenschädel I:250; II:246, 259 f.
– Leukämie II:262
Buschke-Ollendorf-Syndrom II:760
Butyleninhalation II:506
Bypassarthropathie s. Arthritis, enteropathische

C
Café-au-lait-Flecken, Bloom-Syndrom II:918
– Neurofibromatose II:811
– Silver-Russell-Syndrom II:915
– tuberöse Sklerose II:821
Caffey-Silverman-Krankheit s. Hyperostose, kortikale, infantile
Caffey-Syndrom II:779
Caffinière-Daumensattelgelenkendoprothese II:154
Caissonkrankheit II:494
– Osteochondronekrose II:463
Calcabloc THP-cl, Ossifikation, heteroptope II:146
Calcaneus s. auch Kalkaneus
– secundarius I:123, 126, 128
Calcinosis circumscripta II:1132
– universalis II:1132
Calcitonin s. Kalzitonin
Calcium-45 I:395
Calcium-47 I:395
Calnan-Nicolle-Platzhalter II:154
Calvé-Legg-Perthes-Krankheit s. Femurkopfnekrose, aseptische, beim Kind
Calvésche Linie II:1052
Calvéscher Plattwirbel s. Vertebra plana osteonecrotica
Calvé-Syndrom II:424
Campailla-Marinelli-Syndrom II:638 f.
Camurati-Engelmannsche Krankheit s. Dysplasie, diaphysäre
Canalis nutricius I:27

Capitulum humeri, Osteochondrosis dissecans II:459 f.
– – Osteonekrose, aseptische II:424, 427 f.
– radii, Osteonekrose, aseptische II:428
Caplan-Syndrom I:855
Capsulitis adhaesiva I:338
Caput femoris s. Femurkopf
– membranaceum II:741
Carbanhydrase-II-Mangel II:749
Caries sicca I:780
Carotin II:389
Carpenter-Syndrom II:980
– Polydaktylie, mediale II:980
Carraro-Syndrom II:639
Catel-Schwartz-Jampel-Syndrom s. Chondrodysplasie, myotone
Cathepsine I:35
Cavendish-Schultergelenkendoprothese II:149
C-Brachydaktylie II:939 f.
CBS-Mukopolysaccharidose s. Maroteaux-Lamy-Krankheit
CCA-Syndrom s. Arachnodaktylie, kongenitale, mit Kontrakturen
CCD-Winkel s. Kollodiaphysenwinkel
CED s. Dysplasie, chondroektodermale
Cenani-Syndaktylie II:948, 951 f., 994, 1014
Centrum-Collum-Diaphysen-Winkel s. Kollodiaphysenwinkel
Cephalhaematoma externum II:421
– internum II:421
Cerebro-okulo-fazio-skeletales Syndrom II:928
CE-Winkel s. Zentrum-Ecken-Winkel
De-la-Chapelle-Skelettdysplasie II:608
Charcot-Gelenk II:305, 333
Charlouis-Krankheit s. Framboesie
Charnley-Hüftendoprothese II:140 f.
Cheilitis scrotalis II:1088
Chemieabsorption I:397
Chemotherapie, Chondrosarkomentstehung I:541
– radiologisch erkennbare Reaktion I:671
Cherubismus II:513, 539, 727 f.
– Differentialdiagnose zur fibrösen Knochendysplasie II:539
– Erbgang II:727
– Genträger, asymptomatischer II:728
Chiari-Beckenosteotomie II:101
Chipmunk-Gesicht II:599, 601
Chips, kortikospongiöse, autologe, Einheilung II:202 f.
– – – Indikation II:202 f.
– – Entnahmeort II:198
Chlorom II:261
Choanalatresie, Antley-Bixler-Syndrom II:1016

Cholangitis, Osteomalazie II:358
Cholekalziferol I:30, 34, 234; II:361, 378, 393
– Hydroxylierung I:34
Cholesterinkristalle in der Synovialflüssigkeit I:286
Cholesterinspeicherung II:278, 281, 295
Cholesterinveresterungsstörung II:903
Chondroblasten I:21 ff.
Chondroblastom I:269 f., 520 ff.
– Altersprädilektion I:481 f., 484, 520
– apophysäres I:523
– Definition I:520
– Differentialdiagnose I:521
– – zum Chondrosarkom I:549
– – zum Riesenzelltumor I:600
– epi-metaphysäres I:521
– epiphysäres I:522
– Gelenkeinbruch I:522
– Geschlechtsprädilektion I:520
– Klinik I:520
– Lodwick-Destruktionsgrad I:471, 484
– Lokalisation I:520
– Osteolysemuster I:475
– Prädilektionssitz I:455, 484
– Röntgenbefund I:484
– Röntgenbild I:459, 521 ff.
– Skelettszintigraphie I:412
– Vorkommen I:520
Chondrocalcinosis articularis s. Chondrokalzinose
Chondrodysplasia calcificans, metaphysäre s. Enchondromatose, generalisierte
– – punctata s. Chondrodysplasia punctata
– punctata II:598 ff., 678, 943
– – autosomal dominante II:599, 601 ff., 605, 1091
– – – Erwachsenenlänge II:603
– – – frühletale II:603
– – – Röntgenbefund II:1091
– – Diagnose, pränatale II:601
– – idiopathische II:598 ff.
– – rezessive s. Chondrodysplasia punctata, rhizomele
– – rhizomele II:599 ff.
– – Typ Conradi-Hünermann s. Chondrodysplasia punctata, autosomal dominante
– – Typ Sheffield II:599, 605
– – Vorkommen II:601
– – X-chromosomal dominante II:599, 605
– – – rezessive II:605
Chondrodysplasie, metaphysäre II:663 ff.
– – Differentialdiagnose II:663 f.
– – mit exokriner Pankreasinsuffizienz und zyklischer Neutropenie II:663 f., 670 f.
– – Gestaltwechsel, altersabhängiger II:663

Chondrodysplasie, metaphysäre
– – Jansensche Form s. Jansensche metaphysäre Chondrodysplasie
– – Klinik II:661
– – kongenitale, letale, Sedaghatian II:661
– – pathologische Anatomie II:661
– – Schmidsche Form s. Schmidsche metaphysäre Chondrodysplasie
– – Strukturwechsel, altersabhängiger II:663
– – Typ McKusick II:664, 667 ff.
– – – – Erbgang II:667
– – – – Erwachsenenlänge II:667
– – – – Klinik II:667 f.
– – – – Röntgenbefund II:668 f.
– – Typ Peña II:664, 671
– – Typ Spahr II:664
– – Typ Vaandrager II:664, 671
– myotone II:699 f.
– pseudorheumatoide, progressive II:687 ff.
– – – Differentialdiagnose II:689
– – – Erbgang II:687
– – – Klinik II:687
– – – Radiologie II:688
Chondrodystrophia calcificans congenita s. Chondrodysplasia punctata, autosomal dominante
Chondrogenesis imperfecta II:588
Chondrohypodysplasie s. Hypochondroplasie
Chondrohypoplasie s. Hypochondroplasie
Chondroidsarkom s. Chondrosarkom
Chondroitinschwefelsäure I:23, 925
Chondrokalzin I:14
Chondrokalzinose I:286, 912; II:221 ff., 382
– destruierende II:224 f.
– Differentialdiagnose zur Osteoarthropathia ochronotica II:237
– bei Hämosiderose II:327 ff.
– hereditäre Grundlage II:223
– Lokalisation II:224
– metakarpophalangeale II:224, 327
– Pathogenese II:224
– sporadische II:223
– symptomatische II:223 f.
– Synovialmembranveränderung I:284, 286
– Wilsonsche Krankheit II:336
Chondrom I:383, 532 ff.
– aggressives I:534
– Aktivitätsbeurteilung I:383
– Altersprädilektion I:533
– Definition I:532
– Diagnostik, Aufgabe des Radiologen I:458
– Differentialdiagnose I:536 f.
– – zum Chondrosarkom I:549
– – – Grad I I:541

Chondrom, Differentialdiagnose
– – zur fibrösen Knochendysplasie II:538
– epiexostotisches s. Osteochondrom
– Geschlechtsprädilektion I:533
– Klinik I:534
– Lokalisation I:533
– maligne Entartung I:534
– periostales I:533, 539 f.
– – Differentialdiagnose I:540
– – Lokalisation I:539
– – Matrixkalzifizierung I:540
– – Röntgenbild I:539 f.
– – Vorkommen I:539
– Röntgenbild I:534 ff.
– ruhendes I:414
– synoviales I:685
– – Prädilektionsalter I:685
– Verkalkung I:272, 383, 540
– Vorkommen I:533
Chondromalacia patellae I:940
– – Direktzeichen, röntgenologische I:940
– – Dispositionszeichen, röntgenologische I:941
Chondromatose, synoviale I:284, 349, 383, 691 ff.
– – Arthrographie I:383
– – biartikuläre I:693
– – Ellenbogengelenk I:361, 364, 386
– – extraartikuläre I:383
– – Geschlechtsprädilektion I:693
– – Hüftgelenk I:349, 352, 384
– – Klinik I:693
– – Lokalisation I:693
– – makronoduläre I:693 ff.
– – maligne Entartung I:693
– – metaplastische I:693
– – mikronoduläre I:692 ff.
– – pathologische Anatomie I:691
– – Prädilektionsalter I:693
– – Sekundärarthrose I:935
– – Szintigraphie I:383 f.
– – Verkalkung I:695
– – Vorzugslokalisation I:383
Chondromyxoidfibrom I:511, 522 ff.
– Altersprädilektion I:481 f., 484, 523
– Definition I:522
– Differentialdiagnose I:525
– – zum Chondrosarkom I:550
– exzentrischer Auswuchs I:524
– gelenknahes I:524
– Geschlechtsprädilektion I:523
– Klinik I:524
– Kortikalisausbeulung I:525
– Lodwick-Destruktionsgrad I:484
– Lokalisation I:523 f.
– Osteolysemuster I:475
– Prädilektionssitz I:484
– Röntgenbefund I:484
– Röntgenbild I:524

Chondromyxoidfibrom
– Schmerzanamnese I:524
– Vorkommen I:522
Chondromyxosarkom s. Chondrosarkom
Chondron I:23
Chondroosteonekrose s. Osteonekrose, aseptische
Chondropathia patellae I:318, 321 f., 939 f; II:420
– – Arthrographie I:318, 321 f.
– – – Aufnahmetechnik I:321
– – Arthroskopie I:321
– – Computertomographie I:940
– – CT-Arthrographie I:321 f.
– – Nativaufnahme I:318
– – Röntgencomputertomographie I:292
Chondropathie, ochronotische II:229
– Paget-Krankheit II:566
Chondrosarkom I:254, 270, 508 f., 540 ff; II:519, 715
– Altersprädilektion I:481 f., 485, 541
– Angiographie I:465 f.
– nach Chemotherapie andersartiger Tumoren I:541
– Computertomographie I:532
– Definition I:540
– Diagnostik, Aufgabe des Radiologen I:458
– Differentialdiagnose I:549 f.
– – zum Chondroblastom I:549
– – zum Chondrom I:549
– – zum Chondromyxoidfibrom I:550
– – zum Chordom I:608
– – zum Osteosarkom I:508 f.
– differenziertes I:540
– epiexostotisches I:532, 547
– exostotisches I:547
– exzentrisches I:540, 545 ff.
– – breit gestieltes I:546
– – Stiel I:547
– bei fibröser Knochendysplasie I:541
– Gefäßbild I:537
– Geschlechtsprädilektion I:541
– Grad I I:540
– – Differentialdiagnose zum atypischen Knochenmarkinfarkt I:537
– – – zum Chondrom I:541
– – – zum Enchondrom I:536 f.
– – Häufigkeit I:541
– Grad II I:540
– – Häufigkeit I:541
– Grad III I:540, 548
– – Anamnesendauer I:542
– – Häufigkeit I:541
– – Kriterien im Röntgenbild I:548
– – Matrixmineralisationsdichte I:548
– Graduierung, histologische, nach dem Röntgenbild I:547 f.

Chondrosarkom
- Histologie I:540
- hochmalignes s. Chondrosarkom, Grad III
- juxtakortikales s. Chondrosarkom, subperiostales
- Klinik I:542
- klinisches Verhalten, Beziehung zum Zellbild I:540
- Lodwick-Destruktionsgrad I:471, 485
- Lokalisation I:542
- Makroskopie I:540
- Matrixmineralisation, Beziehung zum Malignitätsgrad I:548
- mesenchymales I:540, 550
- – extraskelettales I:550
- niedrigmalignes, Kriterien im Röntgenbild I:549
- – Matrixmineralisationsdichte I:548
- Ostitis deformans II:570
- Prädilektionssitz I:485
- primäres I:540f.
- Röntgenbefund I:485
- Röntgenbild I:542ff.
- sekundäres I:540
- – bei Chondrom I:534
- – bei Exostosenkrankheit I:530, 532
- – bei Osteochondrom I:545
- Skelettszintigraphie I:409
- subperiostales I:540, 547
- – Differenzierung vom periostalen Osteosarkom I:513
- bei synovialer Chondromatose I:693
- synoviales I:688
- Verkalkung, endotumorale I:543, 546
- Vorkommen I:541
- Xeroradiogramm I:545
- zentrales I:540, 542ff., 550
- – Kompaktapenetration I:544
Chondrosis intervertebralis I:777
Chondrozyten I:22f.
Chopart-Gelenk II:1076
- Arthrodese II:191
Chordagewebe, ektopes I:605
Chordochondrosarkom I:540
Chordom I:604ff.
- Altersprädilektion I:605
- Definition I:604
- Differentialdiagnose I:608
- Geschlechtsprädilektion I:605
- intrakranielles I:605
- Klinik I:605
- kraniales I:605
- Lokalisation I:605
- lumbales I:606
- nasopharyngeales I:605
- Röntgenbild I:605ff.
- sakrokokzygeales I:605
- – Röntgenbefund I:607
- sphenookzipitales I:605
- Verkalkung I:605
- vertebrales I:605
- – Myelographie I:607

Chordom, vertebrales
- – paravertebrale Ausbreitung I:606f.
- – Röntgenbefund I:606
- Vorkommen I:604
- zervikales I:605f.
Chotzen-Saethre-Syndrom II:955
Chromosom 4, Deletion des langen Arms, Kleinfingerfehlbildungen II:997
Chromosom 8 II:712
- Karte II:703
Chromosom 21, Deletion am langen Arm, Fibuladefekt II:1001
Chromosomenaberration, Daumen, triphalangiger II:968
- Minderwuchs, intrauteriner II:914
- Strahldefekt, radialer II:991f.
- Syndaktylie II:962
Chromosomenbrüchigkeit, Bloom-Syndrom II:918
- Fanconi-Anämie II:922
Chromosomenstörung, nicht balancierte, Chondrodysplasia punctata II:601
Chromvergiftung II:506
CI Femur s. Femoral cylinder index
Clutton-Gelenke I:748
Coalitio calcaneonavicularis II:1081
- talocalcaneare II:1081
- talonaviculare II:1081
Cockayne-Syndrom II:914
COD s. Osteodysplasie, karzinomatöse
Codman-Dreieck I:250f., 476f., 479
- Chondrosarkom I:547, 549
- Ewing-Sarkom I:553ff.
- Hämangioendotheliom I:591, 593
- Liposarkom I:577
- Osteosarkom I:498, 502, 504
- Vorkommen I:479
Codman-Tumor s. Chondroblastom
Coffin-Lowry-Syndrom II:1010
Coffin-Siris-Syndrom II:947
- Gliedmaßendefekt, transversaler II:1010
COFS-Syndrom s. Cerebro-okulo-fazio-skeletales Syndrom
Cole-Symphalangie II:1012
Colitis ulcerosa s. Kolitis, ulzeröse
Collum anatomicum II:96
- radii, Fraktur s. Radiusfraktur, subkapitale
- scapulae, Retikulumzellsarkom, primäres, des Knochens I:564
- – unterentwickeltes II:1033
Common variable immunodeficiency II:678
5-Compartment-Modell I:397
Comptonstreukoeffizient I:166
Compton-Streuung I:166, 205

Computertomographie, hochauflösende I:461
- – bei Karzinom mit hoher Skelettmetastasierungsrate I:677f.
- quantitative I:205
- – Isotopenstrahlenquelle I:203f.
- – Referenzsystem I:172
Condylus humeri radialis, Osteochondrosis dissecans I:382
- mandibulae, Abflachung II:832, 834, 853f.
Conradi-Bowen-Syndrom s. Cerebro-okulo-fazio-skeletales Syndrom
Conradi-Hünermann-Syndrom s. Chondrodysplasia punctata, autosomal dominante
Contiguous gene syndrome II:605, 704, 707, 803
Cooley-Anämie s. Betathalassaemia major
Coonrad-Ellenbogengelenkendoprothese II:150
Cornelia-de-Lange-Syndrom s. Brachmann-de-Lange-Syndrom
Corner sign II:392
Corpus adiposum infrapatellare I:294
- pineale, Verkalkung I:112
- sterni, Tuberkulose I:784
Cortical irregularity-syndrome s. Desmoid, periostales
Cortisoltherapie, Osteoporoseentstehung II:345f.
Cortisonarthropathie II:346
Cortisongabe, intraartikuläre II:346
Cortisontherapie, Osteoporoseentstehung II:345f.
- Skelettveränderung II:509
Coventry-Kniegelenkendoprothese II:160
Covesdem-Syndrom II:639
Coxa plana s. auch Femurkopfnekrose, aseptische, beim Kind
- – Chondrodysplasie, pseudorheumatoide, progressive II:689
- – Dysplasie, trichorhinophalangeale I II:705
- valga I:949
- – antetorta, Varisierungsosteotomie I:102f.
- – congenita II:1067
- – Coxitis tuberculosa I:778
- – Fukosidose II:883
- – GM_1-Gangliosidose, Typ I II:897
- – Hunter-Krankheit II:844
- – Hurler-Scheie-Krankheit II:840
- – Maroteaux-Lamy-Krankheit II:856ff.
- – Mongolismus II:1088
- – Morquio-Krankheit II:849f.
- – Mukolipidose III II:878f.

Coxa valga
– – Pyknodysostose II:758
– – Sanfilippo-Krankheit II:846
– – Scheie-Krankheit II:838 f.
– – Ursache II:1067
– – Zwergwuchs, seniler II:1087
– vara I:947; II:443
– – beidseitige, Ribbingsche multiple epiphysäre Dysplasien II:674
– – Chondrodysplasie, metaphysäre, Typ McKusick II:669
– – congenita I:949; II:1066 f.
– – – Abduktionsosteotomie II:110
– – – Therapie II:1066
– – Coxitis tuberculosa I:778
– – Dysplasie, spondyloepiphysäre, kongenitale II:629, 631
– – – trichorhinophalangeale I II:705
– – epiphysaria II:1065
– – Fairbanksche multiple epiphysäre Dysplasien II:675
– – Gelenkspaltverschmälerung I:947
– – Hypogonadismus II:372
– – idiopathica II:444, 446 ff.
– – bei metaphysärer Chondrodysplasie mit exokriner Pankreasinsuffizienz II:670 f.
– – Pseudoachondroplasie II:684
– – Schmidsche metaphysäre Chondrodysplasie II:667
– – symptomatica I:949; II:1067
– – Valgisierungsosteotomie II:102
Coxarthrosis s. auch Koxarthrose
– cretinoidea I:949, 951
– deformans I:941 ff.
– – aktivierte I:923
– – Computertomogramm I:928
– – Entwicklung I:924
– – Femurkopfbefund I:943
– – fortgeschrittene I:926
– – paraarthritische I:953
– – Pfannensuperzilium, arthrotisches I:943 ff.
– – postarthritische I:953 f.
– – Pseudofrakturlinie I:947
– – Röntgenzeichen I:941
– – sekundäre I:929
– – Verlauf I:924
Coxitis s. auch Koxarthritis; s. auch Koxitis
– fugax s. Koxitis, flüchtige
– tuberculosa I:771, 777 ff.
– – Computertomographie I:777
– – Differentialdiagnose, röntgenologische I:778
– – Klinik I:777
– – Kollateralphänomen, arthritisches I:777
– – Lymphknotenbiopsie I:771
– – primär ossäre I:777
– – – synoviale I:777
– – Röntgenbild I:777 f.
– – im Wachstumsalter I:778

Crash-Fraktur II:8
CREST-Syndrom I:893
Crista iliaca, spitzensaumartige II:694
– interossei radii, flossenartige II:660 f.
Crohn-Krankheit, Arthritis s. Arthritis, enteropathische
CRSM-Syndrom s. Sialidose, normosomatische
CRST-Syndrom I:893
Crura rhomboidea II:641 f.
Crus curvatum congenitum II:1074 f.
– – – Differentialdiagnose II:1075
– – – Klinik II:1075
– – – Röntgenbefund II:1075
– valgum congenitum II:1074 f.
– – Dysplasie, spondylometaphysäre, Typ Koslowski II:672
– varum congenitum II:816, 1074 f.
– – Chondrodysplasie, metaphysäre, Typ McKusick II:668
C-Syndrom II:977 f.
CT-Arthrographie I:46 f.
Cubitus rectus II:1041
– valgus II:1041
– – angeborener II:1041
– – physiologischer II:1041
– – – Geschlechtsunterschied I:64 f.
– varus II:1041
– – angeborener II:1041
Curry-Hall-Syndrom II:978
Cushing-Krankheit II:345, 1098
– bei fibröser Knochendysplasie II:520, 523
– Knochenmikrostruktur I:226 ff.
– Osteoporose I:257 f.; II:344 ff.
– – Histologie I:239
– – Klinik II:349
– – Manifestationsorte II:346
– – Pathophysiologie II:345 f.
– – Röntgenbefund II:346 ff.
– – Wirbelsäulenveränderung II:346
– Röntgenbild I:226
– Skelettszintigraphie I:442
Cushing-Symphalangie II:1012 f.
Cushing-Syndrom II:1100
– endogenes II:345
– – Klinik II:349
– exogenes II:345
– – Klinik II:349
– Knocheninfarkt II:410
– medikamentenbedingtes II:345
Cutis laxa, De-Barsy-Syndrom II:924 f.
– – Dysplasie, trichorhinophalangeale II II:716
– verticis gyrata II:777
Cystathionin-β-Synthetase, Mangel II:904 f.

D
Dactylolysis spontanea II:321
Dakryosialopolyarthritis I:864
Darmbein s. Os ilium
Darmbeinschaufel, Hellebardenform II:620 ff.
– quadratische II:697
– steile II:582, 649 f.
– – Dysplasie, spondylomegaepiphysäre-metaphysäre II:695
Darmerkrankung, chronisch-entzündliche II:469, 472
Daumen, abgespreizter, Zwergwuchs, diastrophischer II:1090
– breiter II:925, 954 f.
– – Carpenter-Syndrom II:980
– – dreigliedriger II:935, 965, 972 f.
– – Endphalangenverdoppelung II:969
– – Fanconi-Anämie II:986
– – Holt-Oram-Syndrom II:984
– – Polydaktylie II:970
– – mit Polydaktylie und Patellaluxation II:973
– – Spalthand-Spaltfuß II:1005
– – Syndaktylie II:970
– – Thalidomidembryopathie II:986
– – mit Tibiadefekt II:992
– – überzähliger II:965 ff.
– – – Häufigkeit II:967
– – – Morphologie II:967
– – – Verdoppelung II:969
– – – Vorkommen II:968
– Endphalangenverdoppelung, Genitalhypoplasie II:983
– Hyperphalangie, angedeutete II:966
– lange, bei Brachydaktylie II:944
– Polydaktylie II:964 f.
– – Typ Nylander II:969
– Radialdeviation II:925
– rudimentärer, Baller-Gerold-Syndrom II:926
Daumenaplasie II:984, 986
– Baller-Gerold-Syndrom II:988
– Bartsocas-Papas-Syndrom II:988
– Chromosomenaberration II:992
– Dysostose, akrofaziale, Typ Nager II:989
– Fanconi-Anämie II:986
– Fingerendphalangendefekt II:987
– Holt-Oram-Syndrom II:984 f.
– Minderwuchs, intrauteriner II:997
– Pseudothalidomidsyndrom II:988
– mit Ulnaaplasie II:988
Daumenendphalanx, Radialdeviation II:964
– Verdoppelung II:964
– verkürzte, verbreiterte II:953
Daumenfehlbildung, Fanconi-Anämie II:922
– Trisomie 18 II:923

Daumengrundphalanx, hypoplastische II:953
– trapezoide II:955
Daumenhypoplasie II:986
– akrorenalokuläres Syndrom II:985
– Chromosomenaberration II:992
– Dysplasie, faziokardiomele II:988
– Juberg-Hayward-Syndrom II:988
Daumensattelgelenk s. Karpometakarpalgelenk I
Daumensattelgelenkarthrose s. Karpometakarpalarthrose I
Daumenstrahl, Ulnarabweichung II:953
Daumentriphalangie s. Daumen, dreigliedriger
Daumenverdoppelung II:964f.
– mit Analatresie II:983
– Dysostose, akrofaziale, Typ Nager II:989
– Thalidomidembryopathie II:984
Daumenverkürzung, hereditäre s. D-Brachydaktylie
Daumenzeichen II:910
D-Brachydaktylie II:941
– Syndrome II:945
3D-Computertomographie I:44
De-Barsy-Moens-Dierckx-Syndrom s. De-Barsy-Syndrom
De-Barsy-Syndrom II:924f.
– Ätiologie II:925
– Symptomatik II:924f.
Defekt, amniogener, Spalthand II:1001
– fibröser metaphysärer I:608ff.
– – – Alterspräidilektion I:482, 609
– – – Diagnosekriterien I:610f.
– – – Differentialdiagnose I:610f., 616
– – – – zum intraossären Ganglion I:616
– – – – zur juvenilen Knochenzyste I:616
– – – – zum ossifizierenden Knochenfibrom I:616
– – – – zur Osteomyelitis I:616
– – – Geschlechtsprädilektion I:609
– – – Klinik I:610
– – – Lodwick-Grad I:610
– – – Lokalisation I:609f.
– – – Osteolysemuster I:475
– – – Röntgenbild I:610ff.
– – – Skelettszintigraphie I:616
– – – Ursache I:609
– – – Verlaufsbeobachtung I:612ff.
– – – Vorkommen I:609
Defektbruch II:25
– Knochentransplantatanlagerung II:202
– bei Osteomyelitis I:720
Defektpseudarthrose II:86

Deformität, präarthrotische I:922f.
– – posttraumatische II:99f., 124
Degeneration, chorioretinale II:679
– hepatolentikuläre s. Wilsonsche Krankheit
DEH s. Dysplasia epiphysealis hemimelica
Dekompressionszwischenfall II:494
De-Lange-Syndrom s. Brachmann-de-Lange-Syndrom
Deltamuskelansatz, Darstellung I:920
Deltaphalanx II:937
Demenz, progrediente, Fukosidose II:869
– – Mukolipidose II II:869
– – Mukosulfatidose II:869, 885
– – bei polyzystischer lipomembranöser Osteodysplasie II:824
Demineralisation, periosteozytäre I:19
– subchondrale II:362
DeMorsier-Kullmann-Syndrom II:1099
Dens epistrophei, Abstand zum hinteren Atlasbogen II:865
Densdysplasie, Morquio-Krankheit II:863
Densfraktur II:178, 180
– pathologische, Amyloidosteopathie II:331
Denshypertrophie II:634
Denshypoplasie II:631, 677
– Dyggve-Melchior-Clausen-Dysplasie II:692f.
– Fukosidose II:881
Densitometrie I:156, 165ff.
– Aluminiumreferenzsystem I:172, 174ff.
– computergesteuerte I:175f.
– Elfenbein-Vergleichskörper I:176
– Fehlerquellen I:171
– Fettfehler I:173, 181
– Hydroxylapatit-Methylmetakrylat-Referenzsystem I:176
– Kaliumhydrogenphosphat-Referenzsystem I:178
– Kalziumsulfattreppe I:176
– klinischer Einsatz I:170ff.
– kombinierter Einsatz verschiedener Methoden I:198f.
– Meßergebnis, Definition I:169
– – Knochenstruktureinfluß I:168
– Meßfehler I:170
– Meßkalibrierung I:181ff.
– – Cann-Genant-Methode I:182
– – Hydroxylapatit-Referenzsystem I:182f.
– Meßortwahl I:184ff.
– Meßzonen des Skeletts I:167f.
– Plexiglas-Aluminium-Referenzsystem I:175

Densitometrie
– Referenzsystem I:172f.
– – knochenähnliches I:176
– – Röntgencomputertomographie I:180f., 277
– mit Röntgenstrahlung I:165
– mit γ-Strahlen von Isotopen I:166
– Substanzanalyse, zerstörungsfreie I:166f.
– theoretisch-physikalische Grundlagen I:165
– Transmissionsmessung, direkte I:193
– – – mit ionisierenden Strahlen I:179f.
– – – mit zwei unterschiedlichen Strahlenqualitäten I:179f.
– – mit Isotopen I:193ff.
– – – Ergebnisse I:196ff.
– vergleichende, Referenzsystem aus knochenähnlicher chemischer Verbindung I:178
– Standardknochen I:173f.
– Vergleichskörper I:172f.
– Verlaufskontrolle I:169
– Weichteilüberlagerung, Standardisierung I:177
Denspseudarthrose II:178, 180
Densspitzenosteomyelitis, Kernspintomographie I:717
Dentinogenesis imperfecta II:731, 736, 741
Dentition, vorzeitige II:1098
Dercumsche Erkrankung II:1112
Dermatansulfaturie s. Maroteaux-Lamy-Krankheit
Dermatodysostose, kraniomandibuläre II:650, 946
Dermatomyositis, Arthritis I:890
Dermatomyositis-Polymyositis I:889f.
Dermatopathie bei Osteopathia striata und weißer Stirnlocke II:763
Desbuquois-Syndrom II:652, 654
– Diagnose, pränatale II:654
Desmoid, Kernspintomographie II:1156
– periostales I:579f.
Destruktion, Arthritis psoriatica I:872
– arthritische I:830f.
– – Differentialdiagnose I:839
Destruktionsluxation I:820, 847
Detensor II:59
Detritus I:925
Detritussynovitis I:287ff., 925
– Tuberkulose I:768
Deviation, arthritisbedingte I:831, 833f.
Dezerebration, GM_1-Gangliosidose, Typ II II:897
– progrediente II:869, 880
Diabetes insipidus, Hand-Schüller-Christian-Krankheit II:293
– mellitus bei fibröser Knochendysplasie II:520, 523

Diabetes mellitus
– – frühkindlicher II:679
– – Osteoarthropathie s. Osteoarthropathie, diabetische
Dialyseosteopathie II:364 f.
Diamant-Wirbelkörper II:584, 620 f.
Diaphyse I:37
Diaphysenchondrom, zentrales I:533
Diaphysenenchondrom, ossifizierendes, Differentialdiagnose zum atypischen Knochenmarkinfarkt I:537 f.
Diaphysenkompakta I:37 f.
– Gefäßverlauf I:27
– Knochensubstanzverlust, alterungsbedingter I:162
– Mikroradiogramm I:6
– Röntgenmorphometrie, Meßzonen I:158
– Strukturveränderung I:153
Diaphysenmodellierungsdefekt II:772
Diaphysentuberkulose I:783
– symmetrische I:783
Diaphysenverbreiterung, spindelförmige II:770
Diaphysenzähnelung II:362
Diarthrose I:56
Diathese, osteoplastische II:317 f.
Dicarboxypropandiphosphonatsäure I:396
Dickdarmpolypose II:793, 795
Dickenwachstum I:66, 83
– periostales, Enthemmung II:788
– – genetische Faktoren I:136
Dietrichsche Krankheit II:424, 432 f.
Digitorenozerebrales Syndrom II:947, 1007
1,25–Dihydrocholecalciferol I:30
Dihydroretinol II:389
Diphenylhydantoin II:510
Diplocheirie II:971, 974
Diploe I:37
Diploeraumverbreiterung II:246, 532
Diploesklerosierung II:822
Diploespongiosa, Strukturauflockerung, altersbedingte I:141
Diploevene, Knochenkanal I:28
Diplopodie II:971, 974
Disappearing bone disease s. Osteolyse, massive
Discitis calcificans I:919 f.
Discus articularis radioulnaris, Chondrokalzinose II:327
– intervertebralis s. Zwischenwirbelscheibe
DISH s. Skeletthyperostose, diffuse, idiopathische
Diskus I:56, 59
Diskushernie, Kernspintomographie I:277
Dislocatio ad axim II:30 ff.
– ad latus II:30 ff.

Dislocatio
– ad longitudinem cum contractione II:30 ff.
– – cum distractione II:30 ff.
Dislokation, atlantoaxiale II:631
– – Mukopolysaccharidose II:863 ff.
Disproportion, tibiofibulare II:661
Dissektion, arthritische I:831 f.
Distanz, akromiohumerale I:918
– atlantodentale, beim Erwachsenen II:864 f.
– – beim Kind II:863, 865
– – Messung II:865
Distensionsluxation I:820
Distorsion s. Verstauchung
Distraktion nach Verlängerungsosteotomie II:102
DMCD s. Dyggve-Melchior-Clausen-Dysplasie
Dolichostenomelie, Arachnodaktylie, kongenitale, mit Kontrakturen II:912
– Homozystinurie II:905 f.
– Konstitutionsvariante II:913
– Marfan-Syndrom II:909
Dolichozephalie II:826
– Enchondromatose, generalisierte II:719
Donohue-Syndrom s. Leprechaunismus
DOOR-Syndrom II:968
Doppeldrahtextension II:41
Doppelfuß s. Diplopodie
Doppelhand s. Diplocheirie
Doppelkontrastarthrographie s. Arthrographie, Doppelkontrastmethode
Doppelphotonenabsorptiometrie I:255
Doppelstreifenzeichen II:777
Doppel-T-Träger-Klingenprofil, Schenkelhalsosteosynthese II:72
Dornfortsatzermüdungsbruch II:12
Dornfortsatzosteolyse bei rheumatoider Arthritis I:855 f.
Dornfortsatzosteomyelitis, hämatogene I:721
– Weichteilabszeß I:721
Dorsum sellae, Destruktion, chordombedingte I:605 f.
Doughnut sign I:404
Down-Syndrom s. Mongolismus
DPD s. Dicarboxypropandiphosphonatsäure
DPH s. Diphenylhydantoin
Drahtcerclage II:44, 46
Drahtnaht II:44, 46
Drehbruch II:24
– subtrochantärer II:78
Drehspreiznagel II:56 f.
Dreilamellennagel II:42
– längsdurchbohrter II:65
– Schenkelhalsosteosynthese II:72
Dreiphasenskelettszintigraphie s. 3-Phasen-Skelettszintigraphie

Dreizackhand II:611, 614 f., 1089
Drepanocythaemia magna s. Sichelzellanämie, homozygote
– minor s. Sichelzellanämie, heterozygote
Drepanozytose s. Sichelzellanämie
Drey-Symphalangie II:1012
Drikwater-Brachydaktylie s. A_1-Brachydaktylie
Drittelrohrplatte II:51
Druckabfallkrankheit II:494 ff.
Druckplattenosteosynthese, Prinzip II:50
Druckschädel bei Vitamin-D-Mangelrachitis II:396
Drucksteigerung, intrakranielle, Hyperkalzämie, idiopathische II:508
– intraossäre, Osteomyelitis I:704
Drucktrabekel I:48, 155
– sekundäre I:155
DSD s. Dysplasie, dyssegmentale
Duane-Anomalie II:985 f.
Dubois-Zeichen s. A_3-Brachydaktylie
Dubowitz-Syndrom II:918 f., 945
Dünndarmresektion, Osteomalazie II:358
Duo-Condylar-Kniegelenkendoprothese II:160
Duodenumausschaltung, Osteomalazie II:358
Duo-Endoprothese II:158 f.
Duraverdickung, zervikale II:867
Durchblutungsstörung, arterielle, Femurkopfnekrose, ischämische, idiopathische II:415
– – Knochenveränderungen II:413 ff.
– – Osteoporose II:413
– – Periostose II:413 f.
– Knochenveränderung II:401
– luxationsbedingte II:114
– Osteoarthropathie II:305
Duverney-Beckenschaufelbruch II:135
Dyggve-Melchior-Clausen-Dysplasie II:692 ff.
– Differentialdiagnose II:694
– Erwachsenenlänge II:692
– Klinik II:694
– Laborbefund II:694
– Radiologie II:693 f.
– Typ I II:692
– Typ II II:692
– Typ Smith-McCort s. Dyggve-Melchior-Clausen-Dysplasie, Typ II
Dysautonomie, familiäre II:313 f.
– – Osteoarthropathie II:313
– – Osteonekrose, aseptische II:424
Dysbarismus II:494
Dyschondroplasia
Dyschondroplasie s. Achondroplasie; s. Enchondromatose; s. Knochenenchondromatose

Dyschondrosteose II:638f., 641, 659ff.
- Diagnose, radiologische II:662
- Differentialdiagnose, radiologische II:662
- Erbgang II:659
- Häufigkeit II:659
- homozygote s. Langer-Syndrom
- Klinik II:659f.
Dysencephalia splanchnocystica s. Meckel-Syndrom
Dysgammaglobulinämie II:945
Dysgenesie, epiphysäre II:446
Dysmelie II:1033
Dysmorphie, kraniofaziale, Alkoholembryopathie II:919
- - Silver-Russell-Syndrom II:914
Dysodontie, Dysplasie, kleidokraniale II:649
Dysosteosklerose II:767, 788
- Befundwechsel II:788
Dysostose II:579f., 797ff., 1033
- Achsenskelettbefall, vorwiegender II:579f.
- akrofaziale, postaxiale II:997
- - Typ Nager II:989
- Diagnose II:575
- Diagnoseschritte II:576
- Einteilung II:1033
- enchondrale II:433
- Extremitätenbefall, vorwiegender II:580
- kraniofaziale II:579, 797
- - mit diaphysärer Hyperplasie s. Osteosklerose, dominante
- - mit fibrösen metaphysären Defekten s. Dysplasie, osteoglophonische
- metaphysäre s. Chondrodysplasie, metaphysäre
- - partielle s. Chondrodysplasie, metaphysäre, Typ McKusick
- orodigitofaziale s. Orofaziodigitales Syndrom
- periphere II:703
- spondylokostale II:637, 797f.
- - autosomal dominante II:797
- - - rezessive II:797
- - Diagnose, pränatale II:798
- - Differentialdiagnose II:798
- - milde II:767
- - schwere II:797
- spondylothorakale II:584
- thorakale II:628
- thorakopelvine II:628
Dysostosesyndrom, peripheres s. Dysplasie, trichorhinophalangeale II
Dysostosis cleidocranialis s. Dysplasie, kleidokraniale
- cleidocraniodigitalis s. Dysplasie, kleidokraniale
- cleidocraniopelvina s. Dysplasie, kleidokraniale
- mandibulofacialis II:989
- multiplex II:833ff., 868
- - Mukolipidose II:868f.

Dysostosis multiplex
- - Oligosaccharidose II:868f.
Dysostotisch konstitutioneller Faktor II:405, 423
Dysplasia congenita, spondyloepiphysäre II:588
- epiphysealis capitis femoris II:678
- - hemimelica II:709ff.
- - - Differentialdiagnose II:712
- - - generalisierte II:711
- - - Klinik II:709
- - - monoartikuläre II:711
- - - multiartikuläre II:711
- - - Radiologie II:710f.
- - - Vorzugslokalisation II:709
- epiphysialis multiplex s. Dysplasien, epiphysäre, multiple
Dysplasie(n) s. auch Knochendysplasie; s. auch Skelettdysplasie
- akrodentale II:1006
- akromesomele II:638f., 645ff.
- - Erbgang II:645
- - Erwachsenenlänge II:646
- - Klinik II:645f.
- - Typ Fasanelli II:639
- akropektorovertebrale, Metatarsalsynostose II:1015
- akrozephalopolydaktyle II:979
- arteriohepatische II:947
- chondrale s. Knochenenchondromatose
- chondroektodermale II:615, 624ff., 638f., 641, 943, 947, 977
- - Beckenkonfiguration II:582, 626
- - Differentialdiagnose II:626
- - Erbgang II:624
- - Erwachsenenlänge II:624
- - Klinik II:624
- - Knochenalter II:626
- - Prognose II:624
- - Radiologie II:624ff.
- - Rippen, kurze II:977
- - Ultraschalldiagnose, pränatale II:624
- diaphysäre II:768, 770f., 779
- - mit Anämie II:771
- - Differentialdiagnose II:771
- - Ribbingsche Sonderform II:770f.
- - Röntgenbefund II:770
- - Schädel-Computertomographie II:770
- - Szintigraphie II:771
- diastrophische II:616ff., 943, 1090
- - Babygramm II:617
- - Begleitsymptome II:1090
- - Diagnose, pränatale II:618
- - Differentialdiagnose II:619
- - Erbgang II:616
- - Erwachsenenlänge II:616
- - Expressivität, variable II:619
- - Extremitäten II:618f.
- - Geburtslänge II:616
- - Kernspintomographie II:618
- - Klinik II:616

Dysplasie, diastrophische
- - Knochenalter II:617
- - letale II:616, 619
- - Röntgenbefund II:616ff.
- - Schädel II:618
- - Wirbelsäule II:618
- dyssegmentale II:584, 636f.
- - Diagnose, pränatale II:636
- - Typ Rolland-Desbuquois II:636
- - Typ Silverman-Handmaker II:636f.
- ektodermale II:988
- - Gliedmaßendefekt, tetrameler, peripherer II:1007
- - Spalthand-Spaltfuß II:1004f.
- epiphysäre II:605
- - multiple II:605
- epiphysäre, multiple II:674ff., 944
- - - Chondrodysplasia punctata II:601
- - - Differentialdiagnose II:678
- - - mit frühkindlichem Diabetes II:679
- - - Häufigkeit II:674
- - - Typ Fairbank s. Fairbanksche multiple epiphysäre Dysplasien
- - - Typ Ribbing s. Ribbingsche multiple epiphysäre Dysplasien
- faziokardiomele II:988
- fibroossäre s. Fibrom, ossifizierendes
- fibröse s. Knochendysplasie, fibröse
- frontometaphysäre II:767, 782f.
- - Differentialdiagnose II:781f.
- - Erbmodus II:782
- - Klinik II:782
- - Radiologie II:782f.
- hämatische II:259
- kampomele II:583f., 606ff.
- - akampomele II:606
- - Beckenkonfiguration II:582, 606f.
- kleidokraniale II:647ff., 945
- - Diagnose, radiologische II:650
- - Differentialdiagnose, radiologische II:650
- - Erbgang II:649
- - Häufigkeit II:649
- - Klinik II:649f.
- - Radiologie II:647ff.
- kniestählniche II:623, 637
- - frühletale II:632
- - kostovertebrale s. Dysostose, spondylokostale
- kraniodiaphysäre II:767, 771f.
- - Kalzitonintherapie II:772
- - Radiologie II:772
- kranioektodermale II:945
- kraniometaphysäre II:767, 772, 784ff.
- - autosomal dominante II:784

Dysplasie, kraniometaphysäre, autosomal
– – – rezessive II:784
– – mit Osteopathia striata II:786
– kraniotubuläre II:767 ff., 792
– kyphomele II:608
– mesomele II:587
– metaphysäre II:628, 767, 786 f.
– – autosomal dominante II:787
– – – rezessive II:786 f.
– – Maxillenhypoplasie II:786
– – spondylomega-epiphysäre II:650
– metatropische II:619 ff., 635, 1090 f.
– – Babygramm II:620
– – Differentialdiagnose II:623
– – Erbgang II:619
– – Erwachsenenlänge II:620
– – Gestaltwandel II:619 f.
– – letale II:583 f., 619
– – nichtletale II:619
– – Radiologie II:620 ff.
– – Todesursache II:620
– okulodentodigitale s. Dysplasie, okulodentoossäre
– okulodentoossäre II:767, 790 ff., 945, 957
– osteoglophonische II:726 f.
– otopalatodigitale, Differentialdiagnose II:652
– – Erbmodus II:651 f.
– otospondylomegaepiphysäre II:623, 635, 689, 696 ff.
– – Radiologie II:697 ff.
– parastremmatische II:700
– pseudodiastrophische II:619
– sponastrime II:722 ff., 763
– spondyloepimetaphysäre II:601, 621, 623, 631, 655, 695 f., 726
– – dominante II:629
– – Irapa-Typ II:695
– – Kniest-Dysplasie II:632
– – mit Myotonie s. Chondrodysplasie, myotone
– – rezessive II:629
– – mit schlaffen Gelenken II:696
– – Strudwick-Typ II:695 f.
– – Vorkommen II:695
– spondyloepiphysäre, Differentialdiagnose II:690
– – kongenitale II:629 ff.
– – – biochemische Modifikationen II:631
– – – mit Coxa vara II:629, 631
– – – Differentialdiagnose II:631
– – – rezessive II:629
– – – Verlauf II:629
– – mit metabolischem Defekt II:690
– – mit Ophthalmopathie II:690
– – mit progressiver Arthropathie s. Chondrodysplasie, pseudorheumatoide, progressive
– – pseudoachondroplastische s. Pseudoachondroplasie

Dysplasie, spondyloepiphysäre
– – Tardaform, X-chromosomale II:684 f.
– spondylohumerofemorale s. Atelosteogenesis
– spondylokostale s. Dysostose, spondylokostale
– spondylomega-epiphysäre-metaphysäre II:695 f.
– spondylometa-epiphysäre II:700
– spondylometaphysäre II:652, 672 ff.
– – common type s. Dysplasie, spondylometaphysäre, Typ Koslowski
– – corner fracture type II:674
– – mit minimaler metaphysärer Beteiligung II:691
– – Typ Koslowski II:623, 672 ff.
– – – – Differentialdiagnose II:674
– – – – Erwachsenenlänge II:672
– spondyloperiphere II:639, 944
– spondylothorakale s. Dysostose, spondylokostale
– thanatophore II:583 f., 589 ff., 626
– – Erbgang II:589
– – mit Kleeblattschädel II:590 f.
– – Klinik II:589
– – Röntgenbefund II:589 ff.
– – thick bone type II:608
– – thin bone type II:607
– – thorakale, asphyxierende s. Thoraxdysplasie, asphyxierende
– thorakolaryngopelvine II:628
– trichorhinophalangeale I II:703 ff.
– – Differentialdiagnose II:705
– – Klinik II:704
– trichorhinophalangeale II II:704, 716, 946
– vitreoretinale II:746
Dysplasiekoxarthrose II:201
Dysprosium-157 I:395
Dysrhaphie II:309, 311
– Osteoarthropathie II:314
Dystelephalangie V s. A$_4$-Brachydaktylie
Dystrophia adiposogenitalis II:1100, 1105
– – Zwergwuchs, heredodegenerativer II:1085
Dystrophie, apikale s. B-Brachydaktylie
– chorioidale, areoläre, zentrale II:681

E
Eagle-Syndrom II:1138, 1142 f.
Eaton-McKusick-Syndrom II:968
E-Brachydaktylie (s. auch Brachymetakarpie; s. auch Brachymetatarsie) II:375, 941 ff.
– Syndrome II:945 f.
– Vererbung II:942

E-Brachydaktylie
– Verteilung II:941
Eburnisation II:554
Echinokokkenarthritis, Synovialmembranveränderung I:289
Echinokokkus des Knochens I:751 ff.
– – Lokalisation I:752
– – pathologische Anatomie I:752
– – Röntgenbefund I:752
Ectopia lentis, Homozystinurie II:905
Edwards-Syndrom s. Trisomie 18
EEC-Syndrom II:961, 1004 f.
Ehlers-Danlos-Syndrom II:655
– Hämatomverkalkung II:1127
– Knochenveränderungen II:1016
Eierbecherphänomen I:432
Ein-Energie-Computertomographie, quantitative I:192 f.
Ein-Energie-Photonenabsorptionsmessung I:193 ff., 205
– Einfluß des Fettgewebsanteils des Knochens I:195 f.
– Genauigkeit I:195
– Reproduzierbarkeit I:195
– Schema I:195
Einschlußtumor I:604
Einstauchungsbruch, pertrochantärer s. Inversionsfraktur, pertrochantäre
Einwirbelkrankheit, tuberkulöse I:759
Eisenablagerung, Skelettszintigraphie I:448
Eisenbindungskapazität II:326
Eisenmangelanämie II:246, 260
Eisenserumspiegel II:326
Eisenüberladung II:325
Eiweißmangelosteoporose I:137
Ekchondrom s. Osteochondrom
Ektodermale Defekte II:961
Ektrodaktylie II:968
Ektromelie II:1033
Ekzem, faziales, Dubowitz-Syndrom II:918
Elefantenfußpseudarthrose II:87
Elektrischer Strom, Unfall II:490 ff.
– – Wirkung im Gewebe II:490
Elektrophorese, M-Zacke I:567
Elektroschockbehandlung, Krampffraktur II:7
Elephantiasis II:1119
– Neurofibromatose I II:818 f.
Elfenbeinexostose s. Osteom, konventionelles, klassisches
Elfenbein-Vergleichskörper, Densitometrie I:176
Elfenbeinwirbel I:243 f., 810; II:552, 554
Elle s. Ulna
Ellenbeugenpterygiumsyndrom II:1016
Ellenbogenankylose II:988, 997
– Kleeblattschädelsyndrom II:1016

Ellenbogenarthrose, Hämophilie II:275
Ellenbogengelenk I:360 ff; II:1040 ff.
- Alloarthroplastik II:150 f.
- Anatomie, funktionelle I:360
- Arthritis, chronische, juvenile, Wachstumsstörung I:869
- - rheumatoide I:857
- Arthrodese II:181
- Arthrographie I:360 ff.
- - Aufnahmetechnik I:362
- - Doppelkontrastmethode I:363
- - Füllungstechnik I:360
- - Indikation I:364 ff.
- - Normalbefund I:361 ff.
- - Punktionstechnik I:360
- - Tomographie I:362
- Arthropathie, hämophile II:275
- Arthrosis deformans I:959
- Arthroskopie I:291 f.
- Beweglichkeit, Geschlechtsunterschied I:64, 66
- Bewegungseinschränkung bei radialer Klumphand II:1047
- - schmerzhafte, posttraumatische I:366
- Chondromatose, synoviale I:695
- Doppelkontrastarthrographie, Indikation I:360
- Dysplasie II:641
- Endoprothese II:150 f.
- - intrakondyläre II:150
- Erguß I:817, 819
- Erosion, subchondrale I:782
- Fettpolsterzeichen I:817, 819
- Flexionskontraktur II:800
- Fraktur, extraartikuläre II:122
- - intraartikuläre II:122
- - kindliche II:128
- - osteochondrale, primär übersehene I:364
- Gelenkkörper, freier I:959 f.
- Gelenkspaltbreite, röntgenologische I:57
- Kapsel-Band-Läsion I:364
- Knochenfragment, intrartikuläres I:362, 364
- Luxationsfraktur II:126
- Monokontrastarthrographie, Indikation I:360
- Mutilation, Arthritis, rheumatoide I:832
- - arthritische I:857
- Osteochondrosis dissecans I:382; II:458 ff.
- - - Arthrographie I:361
- - - Röntgensymptomatik II:459 ff.
- Osteoidosteom, subartikuläres I:492
- Osteonekrose, aseptische II:427 f.
- Polyarthritis, chronische I:387
- Preßluftschaden I:959 f.

Ellenbogengelenk
- Restbeschwerden, posttraumatische, Arthrographie I:364 f.
- Rezessus I:360, 363
- Rollenprothese II:150
- Schwellung, spindelförmige I:782
- Skelettelemente, akzessorische I:116, 118
- Synostose II:1043 ff.
- - Klinik II:1044 f.
- - Röntgenbild II:1044 f.
- - Therapie II:1045
- Synovialchondromatose, neoplastische I:386
- - - Arthrographie I:361, 364
- Totalendoprothese, Indikation II:151
- Trauma, frisches, Arthrographie I:364
- Tuberkulose I:782
- Valgusstellung II:275
- Verkalkung, paraartikuläre I:364 f.
- Verknöcherung, paraartikuläre I:364
- Vibrationsschaden II:494
- Volumenvermehrung I:819
- Winkelmessung II:1042
Ellenbogengelenkachse II:96
Ellenbogengelenkaplasie II:1044 f.
Ellenbogengelenkdysplasie II:800 f., 1041 f., 1044 f.
- bei Brachydaktylie II:944
- Ehlers-Danlos-Syndrom II:1016
- therapiebedürftige II:1042
Ellenbogengelenkkapsel I:360
- Insertion I:360
- Schrumpfung, posttraumatische I:366
- Zerreißung, Weichteilverknöcherung II:95
Ellenbogengelenkluxation, angeborene II:1042
- Arthrographie I:362, 364
- Dysplasie, pseudodiastrophische II:619
- habituelle II:1042
- Kirschner-Draht, transartikulärer II:47
Ellenbogenhypoplasie II:798
Ellenbogenkontraktur, cerebrookulo-fazio-skeletales Syndrom II:928
- kongenitale II:912
- Osteoonychodysostose II:800
- Pseudoachondroplasie II:681
Ellenbogenluxationsfraktur II:122
Ellenbogenstreckhemmung, Brachmann-de-Lange-Syndrom II:921
Ellis-van-Creveld-Syndrom s. Dysplasie, chondroektodermale
Ellsworth-Howard-Test II:1097
Embryopathie, alkoholbedingte s. Alkoholembryopathie
- Chondrodysplasia punctata II:601

EMG-Syndrom II:906
Eminentia intercondylica, Ausrißfraktur II:134
Emissionscomputertomoszintigraphie, transaxiale I:400
Emissionstomographie, computerassistierte I:398
Empfindungsstörung, dissoziierte II:311
Emphysema malignum II:1111
Empyem, Kernspintomographie II:1159 f.
Enamelogenesis imperfecta II:767
Enchondrom I:270, 532 ff., 799
- Angiographie I:536 f.
- Definition I:532
- Differentialdiagnose I:536 f.
- - zum Chondromyxoidfibrom I:525
- - histologische, zum Chondrosarkom Grad I I:536 f.
- Entstehung II:717
- Klinik I:534
- Knochendestruktion, ausgedehnte I:272 f.
- Lodwick-Graduierung I:471, 473, 534
- maligne Entartung I:414; II:717, 719
- - bei Maffucci-Syndrom II:718 f.
- Matrixverkalkung I:534
- metaphysäres II:696
- Osteolysemuster I:475
- Röntgenbild I:534 ff.
- ruhendes I:414
- Skelettszintigraphie I:414, 467
Enchondroma protuberans I:533
Enchondromatose I:538, 837; II:717 ff.
- Akroform II:717 f.
- Differentialdiagnose zur fibrösen Knochendysplasie II:538
- generalisierte II:664, 719, 763
- Halbseitenform II:717
- mit Hämangiomen I:538; II:717 ff.
- - Röntgenbefund II:719 f.
- Häufigkeit II:717
- Klinik II:717
- oligotope II:717
- Radiologie II:718 ff.
- Strahlenform II:717
- unilateral betonte I:535
- mit unregelmäßigen Wirbelläsionen II:719
- Unterklassifikation II:719
- Verteilungstypen II:717 f.
- Vollform II:717
Enchondromausräumung, Fraktur II:18
Endoknochen II:749, 752 f.
Endokrine Störung, Epiphyseolysis capitis femoris juvenilis II:447
- - bei fibröser Knochendysplasie II:520
Endosteom s. Osteom, medulläres

Endostose I:245 ff.
- tuberöse Sklerose II:823
Endphalangenhypoplasie, Hydantoinembryopathie II:1010
Endphalangenosteolyse, isiopathische s. Osteolyse, idiopathische, phalangeale
Endphalanx s. Phalanx, distale
Engelbrecht-Ellenbogengelenkendoprothese II:150
Engelbrecht-Kniegelenkendoprothese II:160, 164
Engelbrecht-Schultergelenkendoprothese II:149
Engelmannsche Krankheit, Skelettszintigraphie I:444
Engelsfigur-Osteoporose II:695
Enostom s. Osteom, medulläres
Enteritis regionalis, Arthritis s. Arthritis, enteropathische
Enthesiopathie I:230, 904 ff.
- Fabry-Krankheit II:281, 283
- Röntgenmorphologie I:904 ff.
Entkalkung, bandartige, gelenknahe I:824
- diffuse, gelenknahe, Arthritis I:824
- gelenknahe, Differentialdiagnose I:835
Entwicklungsrückstand, geistiger, akrokallosales Syndrom II:983
- - Aspartylglukosaminurie II:888
- - Dysplasie, trichorhinophalangeale II II:716
- - β-Glukuronidase-Mangel II:861
- - Homozystinurie II:905
- - Hurler-Krankheit II:833
- - Leprechaunismus II:924
- - Mannosidose II:883
- - Osteoporose mit Pseudogliom II:745 f.
- - Smith-Lemli-Opitz-Syndrom II:960
- - zerebrokostomandibuläres Syndrom II:801
- psychomotorischer, De-Barsy-Syndrom II:924
- - Dyggve-Melchior-Clausen-Dysplasie II:692
- - Mukolipidose IV II:880
- statomotorischer, Leprechaunismus II:924
Entwicklungsrückstandssyndrom, marfanoides II:913
Entwicklungsstillstand, psychomotorischer II:844
Entwicklungsverzögerung, geistige, Brachmann-de-Lange-Syndrom II:921
- - Fanconi-Anämie II:922
- psychomotorische, GM$_1$-Gangliosidose, Typ I II:896
- - Mukosulfatidose II:885
- statomotorische, Brachmannnde-Lange-Syndrom II:921

Entzündung durch Gasbildner II:1111
- periartikuläre, Differentialdiagnose II:211
Entzündungserreger, gasbildende II:1111
Entzündungskallus II:2
Enzephalozele II:636
- okzipitale II:976 f.
Enzym, angiotensinkonvertierendes, Sarkoidose I:791
Enzyme des Knochengewebes I:34
Eosinophiles Knochengranulom s. Knochengranulom, eosinophiles
Ephelidien II:811
Epicondylus ulnaris, Abriß II:127
Epidermoidzyste, Differentialdiagnose zum Hämangiom I:589
Epiduralabszeß bei Sinusitis I:742
Epikanthus, Alkoholembryopathie II:919
- Carpenter-Syndrom II:980
- Dubowitz-Syndrom II:918
- Dysplasie, okulodentoossäre II:792
- bei familiärer Brachydaktylie II:945
- orofaziodigitales Syndrom II:958
- Smith-Lemli-Opitz-Syndrom II:960
Epikondylitis I:904
Epikondylusabrißfraktur beim Kind II:128
Epilepsie II:1007
Epiphyse I:37
- distale, Wachstum I:71
- große, Dysplasie, kleidokraniale II:650
- - - otospondylomega-epiphysäre II:697 ff.
- - - spondylomega-epiphysäremetaphysäre II:695 f.
- - Kniest-Dysplasie II:632
- Kalkeinlagerung, fleckig-wolkige II:700
- proximale, Wachstum I:71
- punktierte, Niemann-Picksche Krankheit II:903
Epiphysendeformierung, luxationsbedingte II:654
Epiphysendysplasie, Chondrodystrophia calcificans congenita II:1091
- Dysplasie, osteoglophonische II:727
Epiphysenentwicklung, dissoziiert retardierte II:1093
Epiphysenfuge, Entwicklung I:70
- des Jugendlichen, Radioaktivitätsablagerung I:403
Epiphysenfugenschluß, enzentrischer, bei Thalassämie II:254
- Geschlechtsunterschied I:64, 66
- individueller Unterschied I:66
- verspäteter, Kleinwuchs, hypophysärer II:1093

Epiphysenfugenschluß, verspäteter
- - Zwergwuchs, heredodegenerativer II:1085
- - - infantilistischer II:1087
- verzögerter II:367, 371 f.
- - Athyreose II:1095
- vorzeitiger II:1098
- - Achondroplasie II:615
- - Dysplasie, chondroektodermale II:626
- - Hämophilie II:270
- - posttraumatischer II:9
Epiphysenfugenschluß-Zeit, Osteonekrose, aseptische II:424
Epiphysenfugenverletzung II:7 ff.
- Aitken-Einteilung II:8
- Luxationsfraktur II:122
Epiphysenhypertrophie, Chondrodysplasie, pseudorheumatoide, progressive II:688
Epiphysenkern, akzessorischer I:83
- Anzahl I:78, 80
- Auftreten, Geschlechtsunterschied I:64, 66
- - individueller Unterschied I:66
- bei der Geburt vorhandener I:70
Epiphysenkernentwicklung, beschleunigte II:1101
Epiphysenkernmineralisation, verzögerte II:395
Epiphysenknorpel, Veränderung bei Hypophosphatasie I:233 f.
Epiphysenlösung s. Epiphyseolyse; s. Epiphyseolysis
Epiphysennarbe I:83, 133
Epiphysennekrose II:405
- aseptische II:423 ff.
- - Gauchersche Krankheit, Typ 1 II:900
- - genuine, Entstehungsfaktoren II:423 f.
- - mittelphalangeale II:706
- - phalangeale II:433
- - des Caput femoris s. Femurkopfnekrose
- - dysostotische s. Epiphysennekrose, aseptische, genuine
Epiphysenossifikation I:78
- multinukleäre I:78
Epiphysenossifikationsdefekt I:838
Epiphysensklerose II:752
Epiphysenstörungen, multiple, hereditäre s. Dysplasien, epiphysäre, multiple
Epiphyseolyse, Leukämie II:264
- radiogene II:489
- Unfall durch elektrischen Strom II:492
Epiphyseolysis acuta II:447
- capitis femoris juvenilis I:952; II:372, 447 f., 1065
- - - Ätiologie II:447 f.
- - - Differentialdiagnose II:448

Epiphyseolysis capitis femoris juvenile
– – – – Röntgensymptomatik II:447 f.
– completa II:447
– incompleta II:447
– lenta II:447
Episternalknochen I:107 f.
Epistropheus, Entwicklungsstadien I:103
– Knochenkerne I:103
– Ostitis deformans II:571
Epithelkörperchen s. Nebenschilddrüse
Epitheloidsarkom, synoviales I:688
Epitheloidzellen I:757
Epitheloidzellgranulom I:757 f.
– atypisches, bei BCG-Sepsis I:785
– nichtverkäsendes I:790
– – synoviales I:796
– ruhendes I:793 f.
– Sarkoidose I:789 f.
– tuberkulöses I:757 f., 769
– – synoviales I:287 ff., 765, 767, 769
Erbium-171 I:395
Erblindung s. auch Blindheit
– Osteoporose mit Pseudogliom II:745 f.
Erbsenbeingelenk I:366
Erdheim-Chester-Krankheit s. Lipoidgranulomatose
Erfrierung II:483
– Knochenumbau II:483
– Sudeck-Syndrom II:483
Ergosterin s. Vitamin D_2
Erlenmeyer-Kolben-Metaphyse, Dysplasie, frontometaphysäre II:782
– – kraniotubuläre II:767, 769
– – metaphysäre II:786 f.
– Femur, distaler II:280
– Gauchersche Krankheit II:900
– Osteopetrose II:750
Ermüdungsbruch I:424 ff., 512; II:2, 11 ff.
– Durchblutung I:425
– Entstehung I:424
– Gelenkendoprothese II:146
– Lokalisation I:424
– Osteoporose II:338
– Röntgenzeichen I:424
– Skelettszintigraphie I:425 ff.
Erosion, arthritische I:829 f.
– – Differentialdiagnose I:839
– – Entstehung I:830
– juxtaartikuläre I:894 f.
Erythem, teleangiektatisches, bei Minderwuchs s. Bloom-Syndrom
Erythema anulare rheumaticum I:849
– multiforme exsudativum s. Stevens-Johnson-Syndrom
– nodosum I:791
Erythrodermie, ichthyosiforme II:605, 1010

Erythrozytopathie, hereditäre II:246 ff.
Eunuchoidismus II:1099
Eversionsfraktur, pertrochantäre II:78 f.
– – einfache II:78
– – – Osteosynthese II:78, 81
– – – Fragmentverschiebung II:78
– – mit hinterer Trümmerzone II:78
– – Weichteilbeteiligung II:78
Ewing-Sarkom I:552 ff; II:292 f.
– Altersprädilektion I:481 f., 485, 552
– Anamnesendauer I:555
– Angiographie I:553, 555, 557
– Ausbreitung, parossale I:553
– Begleitsymptome I:555
– Computertomographie I:555 f.
– Definition I:552
– Destruktionsmuster I:553, 555
– Differentialdiagnose I:558 f.
– – zum eosinophilen Granulom I:558
– – zur Osteomyelitis I:555, 558
– – zum Retikulumzellsarkom I:558 f.
– Erstuntersuchung, röntgenologische I:555
– Fraktur, pathologische I:483
– Geschlechtsprädilektion I:552
– Klinik I:553, 555
– Knochenapposition, periostale I:250 f.
– Knochendestruktion, ausgedehnte I:272
– Kompaktadestruktion I:555
– kostales, endothorakale Ausbreitung I:556
– Lodwick-Destruktionsgrad I:485, 553 f.
– Lokalisation I:485, 552 f.
– Mischform, osteolytisch-osteosklerotische I:558
– Osteolysemuster I:475
– Periostreaktion I:554 f.
– – lamelläre I:478
– im platten Knochen I:556
– Prognose I:552
– Röntgenbefund I:485
– Röntgenbild I:553 ff.
– Schmerzcharakter I:553
– Skelettszintigraphie I:409, 411
– Sklerosierungsprozeß I:553, 556
– Spikulabildung I:477, 555
– Verlaufsbeobachtung I:557
– Vorkommen I:552
– Vortäuschung eines Osteosarkoms I:508 f.
– Weichteilschwellung I:553, 555
Exanthem, luisches I:748
Exomphalos-Makroglossie-Gigantismus-Syndrom s. EMG-Syndrom
Exophthalmus, Akropachie, thyreohypophysäre II:373
– Apert-Syndrom II:953

Exophthalmus
– Hand-Schüller-Christian-Krankheit II:294
– Knochendysplasie, fibröse II:517, 533, 537
– Knochengranulom, eosinophiles II:286 f.
– Osteodysplastie II:781
– Osteolyse, idiopathische II:825
– Pfeiffer-Syndrom II:955
– pulsierender, bei Neurofibromatose I II:812
Exostose I:251, 253 f; II:696
– ausgebrannte I:254
– benigne, strahlenbedingte II:489
– Fibrodysplasia ossificans progressiva II:803 ff.
– intraspinale II:713
– kartilaginäre s. Osteochondrom
– Knorpelkappe II:712
– maligne Entartung II:713, 715
– – – Knochenszintigraphie II:715
– Pseudohypoparathyreoidismus II:1097
– tuberöse Sklerose II:823
– Vorkommen II:715
Exostosen, kartilaginäre, multiple I:528 f., 531 f; II:712 ff.
– – – Chondrosarkom, sekundäres I:530, 532
– – – Computertomographie II:715
– – – Differentialdiagnose II:715
– – – Dysplasie, trichorhinophalangeale II:716
– – – familiäre Häufung I:530 ff.
– – – Häufigkeit II:712
– – – Kernspintomographie II:715
– – – Klinik II:712 f.
– – – maligne Entartung, Häufigkeit I:532
– – – Röntgenbefund II:713 ff.
– – – topographische Verteilung II:713
Exostosenkrankheit s. Exostosen, kartilaginäre, multiple
Exostosenkuppe I:254
Exostosis, multiple, hereditäre I:251
Extensionsbehandlung bei Fraktur II:38, 40 f.
Extensionsbügel II:38
Extensionszug II:38
Exton-Smith-Index I:157
– Grundglied des III. Fingers I:161
Extremität, obere, Achondroplasie II:614 f.
– – Dysplasie, diastrophische II:618
– – Fehlbildung, Fanconi-Anämie II:922
– – Knochennekrose, aseptische, genuine II:427 ff.

Extremität, obere
- – Kompaktadicke, kombinierte I:158
- – Normvarianten I:115 ff.
- – Ossifikation I:83 ff.
- – – diaphysäre I:83
- – – epiphysäre I:83
- – Ossifikationsablauf I:74
- Ostitis deformans II:561 ff.
- untere, Achondroplasie II:612, 615
- – Dysplasie, diastrophische II:617 ff.
- – Ganzaufnahme, Meßlinien II:1069
- – Knochenkerne, bei Geburt vorhandene I:92
- – Kompaktadicke, kombinierte I:158
- – Mesomelie II:595
- – Normvarianten I:121 ff.
- – Ossifikation I:75, 90 ff.
- – Osteonekrose, aseptische II:438 ff.
- – Verbiegung II:700
- – Wachstumsgeschwindigkeit, unterschiedliche I:132
- – Wachstumsstörung bei Durchblutungsstörung II:415

Extremitätenfehlbildung II:935 ff.
- Klassifikation II:935 ff.
- – ätiologische II:935
- – morphologische II:935
- – kombinierte II:935

Extremitätengroßwuchs, dysproportionierter II:909

Extremitätenhemihypertrophie, Dysplasia epiphysealis hemimelica II:709

Extremitätenknochenkerne, Zeitpunkt ihres Auftretens II:1104

Extremitätenknospe I:67

Extremitätenlängendifferenz, Ausgleich durch Distraktion I:55

Extremitätenmehrfachbildung II:974

Extremitätenminderwuchs, Exostosen, kartilaginäre, multiple II:713
- Pyknodysostose II:755
- Spondyloenchondroplasie II:722

Extremitätenmuskulatur, Einfluß auf die Blutzirkulation im Knochen I:27, 29

Extremitätenskelett, Entwicklung, embryonale I:66, 68

Extremitätenverbiegung II:517

Extremitätenverdoppelung II:970 ff.

Extremitätenvergrößerung, einseitige I II:819

Extremitätenverkürzung, asymmetrische II:603, 605
- bei Thalassämie II:254
- Verlängerungsosteotomie II:102

Extremitätenzwergwuchs, Achondrogenese I II:585

Extremitätenzwergwuchs
- Achondrogenese II II:587
- Hypochondrogenese II:588

Exzerzierknochen II:1138

F

Fabella I:92, 123, 133
- arthrotisch deformierte I:932 f.
- Strukturveränderung II:451

Fabry-Krankheit II:281 ff.
- Differentialdiagnose II:283
- Handskelettveränderung II:282
- Radiologie II:283
- Rheumasymptomatik II:281
- Symptome, klinische II:281 ff.

Facies glenoidalis, Fraktur II:128 f.

Fahrradstangenklavikula II:597, 627

Fairbanksche multiple epiphysäre Dysplasien II:676 ff.
- – – – Radiologie II:675 ff.

Fallotsche Tetralogie II:945

Falschgelenk s. Pseudarthrose

Falx cerebri, Verkalkung II:394, 809 f.

Falxknochen I:112

Fanconi-Anämie II:260, 922 f.
- Ätiologie II:923
- Diagnose, pränatale II:922
- Skelettanomalien II:260, 922 f.
- Strahldefekt, radialer II:986 f.
- Symptomatik, klinische II:922 f.
- – röntgenologische II:923
- Wachstumsdefizit II:922

Farabee-Brachydaktylie s. A$_1$-Brachydaktylie

Fascia subdeltoidea I:325

Faserknochenbälkchen, Osteoblastenrandsaum, fehlender II:515

Faserknorpel I:20, 23
- plastischer I:63

Faserknorpelzellen I:23

Faßthorax II:368

Fazialisparese II:774

Fazies, progeroide II:925

Faziogenitopopliteales Syndrom s. Kniepterygiumsyndrom, autosomal-dominantes

Fasziotomie II:1118

Fehlbildung, amniogene II:948, 1007 ff.

Fehlbildungen, multiple, bei familiärer A$_2$-Brachydaktylie II:945
- – bei familiärer A$_3$-Brachydaktylie II:945

Fehlstellung, frakturbedingte II:99

Felsenbein, Röntgenbefund bei Osteogenesis imperfecta II:741

Felty-Syndrom I:863 f.

Femoral cylinder index II:585
- hypoplasia unusual facies syndrome II:608

Femoropatellararthrose I:932, 939 f.

Femoropatellargelenk II:1067
- Arthroskopie I:321

Femoropatellargelenk
- Computertomographie, axiale I:322

Femorotibialgelenk II:1067

Femur, Bananenkonfiguration II:583, 595 f.
- CI s. Femoral cylinder index
- distales, Defekt, fibröser metaphysärer I:610 f.
- – Densitometrie mit Röntgencomputertomographie, Ergebnisse I:192
- – Erlenmeyer-Kolben-Metaphyse, Gauchersche Krankheit, Typ 1 II:900
- – Ewing-Sarkom I:555
- – Kortikalis I:39
- – Metastase, expansiv-zystische I:670
- – – osteolytische I:654, 656
- – Ossifikation I:94 f.
- – Osteosarkom I:252, 500
- – parossäres I:253
- – Plasmozytom I:570
- – Riesenzelltumor I:269, 595 ff.
- – Röntgenbefund I:597
- – Skelettszintigraphie I:415
- – Wachstumslinie I:133
- Dysplasie, kraniotubuläre II:767
- embryonales, Mikroradiogramm I:69
- Fibrodysplasia ossificans progressiva II:803
- Gelenkfläche, distale I:294
- Hantelform II:620, 680, 697
- Hirtenstabdeformität I:262, 949 f.; II:513, 516, 521, 530
- – Osteogenesis imperfecta II:738
- – Ostitis deformans II:563 f., 566
- Knochenzyste, juvenile, subtrochantäre, Skelettszintigraphie I:416
- Kompaktaindex I:163
- Längenwachstum I:71
- Osteomyelitis, iatrogene I:738
- Osteosarkom, periostales I:506
- Ostitis deformans II:558 ff., 563 f.
- proximales, Bauelemente I:5
- – Beteiligungshäufigkeit bei fibröser Knochendysplasie II:528 f.
- – Chondroblastom, epi-metaphysäres I:521
- – Drucklinien I:48
- – Drucktrabekel I:155
- – – sekundäre I:155
- – Gefäßversorgung I:26
- – Kompaktamikroradiogramm I:10
- – Kraftfeld I:48
- – Küntscher-Nagelung, Koxarthritis, pyogene I:847
- – Lipom I:551
- – Metaphysenfraktur II:355

Femur, proximales
- – Osteochondrom, dia-metaphysäres I:527
- – Spongiosa I:41
- – Spongiosaarchitektur I:155
- – – Normvarianten I:62
- – Spongiosaschwund, Gradeinteilung I:155f.
- – Spongiosastrukturauflockerung, altersbedingte I:141
- – Spongiosatransformation nach Ankylose I:50
- – Verkrümmung, fibröse Dysplasie I:262f.
- – – Ostitis deformans I:261 f.
- – Zuglinien I:48
- – Zugspannungstrabekel I:155
- – – sekundäre I:155
- – Röntgenmorphometrie I:163
- – Spongiosazüge I:48f., 155
- – Telefonhörerform II:583, 589, 591
- – Torpedoform II:583
Femurabduktionsosteotomie II:110
Femurachse II:97
Femurachsenfehlstellung, Osteotomie II:107
Femurachsen-Kniegelenkachsen-Winkel II:97
Femurachsen-Schenkelhalsachsen-Winkel s. Kollodiaphysenwinkel
Femurachsen-Traglinien-Abduktionswinkel II:97
Femurantekurvation II:97
– Dysplasie, kampomele II:606
Femuraplasie II:989
Femurdefekt II:935, 1066
Femurdiaphyse, Alterungsprozeß I:15
– Chondrosarkom, zentrales I:544
– distale, Enchondrom I:536
– – Fibrosarkom I:582
– – Hämangioendotheliom I:593
– – Metastase, periostale I:667f.
– Mikroradiogramm I:11
– Osteoidosteom I:492f.
– Osteomyelitis, akute hämatogene I:722
– proximale, Fibrosarkom I:582
– Spontanfraktur, metastasenbedingte I:656
– Weichteiltumor, pulsierender I:665
Femurdiaphysenfraktur s. Femurschaftfraktur
Femurdorsalluxation, distale, konnatale II:652f.
Femurepiphyse, distale, Dysplasia epiphysealis hemimelica II:709
– – Fraktur II:10
– – Knochenkern I:94
– – – fehlender, beim Neugeborenen II:375, 1094
– – Morgensternform I:869
– – Osteophytenbildung II:368
– proximale s. Femurkopfepiphyse

Femurepiphysenfuge, distale, mediale, Verbreiterung II:398
– proximale, Perthes-Befall II:446
Femurepiphysenlösung, distale, Möller-Barlowsche Krankheit II:392
Femurepiphysenschluß, partieller, posttraumatischer II:10
Femurermüdungsbruch II:12
Femurerosion, vordere, distale I:936f.
Femur-Fibula-Ulna-Komplex II:993, 998
– Peromelie II:1006
– Spalthand II:1001
Femurfraktur, diatrochantäre II:78
– distale, Plattenosteosynthese II:51
– kindliche, Heilung in Verkürzung II:99
– Lokalisation II:22
– Muskelverkalkung II:94
– perkondyläre II:22
– pertrochantäre II:22, 75ff.
– – Eversionsfraktur II:78
– – Inversionsfraktur II:78
– – Osteosynthese II:81
– – stabile II:78, 81
– – proximale II:69ff.
– – Altersverteilung II:69
– – Behandlung, konservative II:69
– – Frühmobilisierung II:69
– – Letalität II:69
– – Plattenosteosynthese II:51
– – Schenkelhalsspongiosa, Rarefizierung II:81
– subtrochantäre II:22, 30f., 77
– – Biegungsbruch II:78
– – Drehbruch II:78
– – Spontanheilung II:96
– suprakondyläre II:22
– – tabische II:306
– trochantäre II:75f.
Femurhals II:1051
– Antetorsion II:97
– – vermehrte II:1055
– Antetorsionswinkel II:1051, 1056f.
– Aufhellungszone, quere, konnatale II:615
– Blutversorgung II:69ff.
– Densitometrie I:167
– – Hydroxylapatit-Methylmetakrylat-Referenzsystem I:176
– Gefäßversorgung I:26
– Hammerform II:620ff.
– Inaktivitätsatrophie II:463
– Knochendysplasie, fibröse II:529
– Knochenzyste, aneurysmatische I:621
– Kompaktainsel, solitäre I:132
– Osteomyelitis, Begleitabszeß I:715
– – Computertomographie I:715

Femurhals
– Pseudozyste I:134
– Sarkoidose I:801
– Spongiosa, Densitometrie mit Röntgencomputertomographie, Ergebnisse I:192
– Streßfraktur, Röntgenbild I:426
– – Szintigramm I:426
– Valgität, vermehrte II:1055
– Valgusdeformität, Dysplasie, spondylomega-epiphysäre-metaphysäre II:695
– varisierter, Dysplasie, diastrophische II:619
– Winkel II:1055ff.
Femurhalsfehlstellung II:1055ff.
Femurhals-Femurschaft-Winkel s. Kollodiaphysenwinkel
Femurhalsfissur II:1
Femurhalsfraktur s. Schenkelhalsfraktur
Femurhalspseudarthrose s. Schenkelhalspseudarthrose
Femurhalsspongiosa, Apatitwert, Verlaufskurve I:178
Femurhalsvorderfläche, Plaquezeichen I:943ff.
Femurhypoplasie II:1066
– asymmetrische II:608
Femurinkurvation II:584
Femurkeilentnahme, suprakondyläre II:108
Femurkondylendysplasie I:318
Femurkondylenprothese II:147
Femurkondylus, Knorpeldefekt I:931
– medialer, Entrundung II:448
– – Keilentnahme II:108
– – Knocheninfarkt, epiphysärer, Dissektat I:382
– – Osteonekrose, aseptische, Szintigramm II:426
– – Schrägosteotomie II:108
– Osteochondrosis dissecans I:382, 941
Femurkondylusabbruch II:134
Femurkondylusbruch, einseitiger II:134
Femurkopf I:347; II:1051
– abgeflachter, Hurler-Krankheit II:835, 837
– Alterungsprozeß I:15
– arthrotisch umgebauter I:926, 929, 943
– Asteriskzeichen I:62
– Begleitzysten I:859
– Blutversorgung II:69ff.
– Dezentrierung I:949
– – Sonographiebefund II:1058f.
– Dezentrierungszeichen s. Wiberg-Zeichen
– Dogenhutform II:1063
– dysplastischer I:946
– Epiphysenfugenauflockerung II:1065
– Epiphysenkern II:1051
– – fragmentierter II:442

Femurkopf
– Epiphysennarbe I:83
– Gelenkknorpelüberzug I:21
– Gelenkknorpelulzera, regressive, Größe I:944
– – – Häufigkeit I:944
– Glockendeformität I:850f., 883
– Histiozytom, fibröses, malignes, Knochendestruktion I:470
– Infarkt, epiphysärer II:403
– Knochenglatze I:925
– Kugelform II:441, 443
– Mikrospongiosklerose II:240
– nicht ossifizierter II:635, 631
– Ossifikationsrückstand II:612
– Osteoarthropathia ochronotica II:228
– Osteochondrosis dissecans I:275, 951f.
– – – Zwergwuchs, infantilistischer II:1086f.
– Ostephytenlokalisation I:949
– phrygische Mütze II:674
– Pilzform II:441, 443f., 689
– Pingpongball-Impressionsfraktur II:123
– Randosteophyt I:943
– röntgenologischer Normalbefund I:943
– des Säuglings I:355
– Spongiosascheibengewinnung II:195
– Subluxation, Exostosen, kartilaginäre, multiple II:712
– Überdachung, mangelhafte I:358
– walzenförmiger I:949
Femurkopfabkippung, Osteoporose, idiopathische, juvenile II:355
Femurkopfepiphyse, Infarkt, dreieckiger II:495
– Infarkte, multiple I:431
– Lageveränderung II:1055
– Mikroradiogramm I:21
– Verknöcherung, multizentrische II:375
– Verletzung II:72
Femurkopfepiphysenlösung s. Epiphyseolysis capitis femoris
Femurkopfepiphysen-Schenkelhals-Winkel II:1057f.
Femurkopf-Hals-Segmentsequester II:70
Femurkopfkontur, Abplattung II:406
– Stufenbildung II:406
Femurkopfluxationsfraktur II:138
Femurkopfnekrose, aseptische, des Erwachsenen s. Femurkopfnekrose, ischämische, idiopathische
– – Gauchersche Krankheit, Typ 1 II:900f.
– – Kernspintomographie II:1154
– – beim Kind I:431, 951 ff; II:678

Femurkopfnekrose, aseptische, beim Kind
– – – Arthrographie I:357
– – – Computertomographie II:447
– – – Differentialdiagnose II:447
– – – Endausgang II:443f.
– – – Femurkopf-Formveränderung II:441f.
– – – Frühsymptom, röntgenologisches II:440
– – – Kernspintomographie II:447
– – – Prognose II:447
– – – Restitutionsphase II:443
– – – Röntgensymptomatik II:440ff.
– – – Szintigraphie II:425f., 447
– – Koxarthrose I:951ff.
– – Reparationsstadium I:951
– – steroidbedingte I:346, 348f.
– – – Spongiosklerose, bandförmige II:349
– – – Stadien II:348f.
– – Szintigraphie I:431
– avaskuläre s. Femurkopfnekrose, ischämische
– Coxitis tuberculosa I:778
– Dreiphasenszintigraphie I:431
– nach Femurhalsfraktur I:431; II:70, 73, 463
– Frühstadium, Spongiosastruktur I:62
– bei Gicht II:211
– Hämophilie II:275
– Hüftarthrodese II:184f.
– idiopathische I:275, 952
– – Synovitis I:289
– – Szintigramm I:431f.
– nach intrakapsulärer Schenkelhalsfraktur II:70, 73
– ischämische, Fabry-Krankheit II:281, 283
– – Gaucher-Krankheit II:279f.
– – Hämoglobinopathie SC II:252
– – idiopathische I:952; II:405ff.
– – – beidseitige II:408, 410
– – – Computertomographie II:409f.
– – – – hochauflösende II:409f.
– – – Durchblutungsstörung, arterielle II:415
– – – Frühveränderungen, computertomographische II:409
– – – – kernspintomographische II:410ff.
– – – kegelförmige II:407
– – – Kernspintomographie II:409ff.
– – – – hochauflösende II:410
– – – Lauenstein-Aufnahme II:407
– – – bei Lymphgranulom II:408
– – – Röntgensymptomatik II:406
– – – Sternzeichen II:409

Femurkopfnekrose, ischämische, idiopathische
– – – ^{99m}Tc-MDB-Szintigraphie II:409
– – – Vorbedingungen II:405f.
– – Leukämie II:264
– – Lupus erythematodes disseminatus I:893
– – Ochronose II:235
– postinfektiöse I:778
– posttraumatische I:275
– Radionuklidangiographie I:431
– Restitutionsvorgänge I:276
– Röntgenbild I:430
– Spätszintigramm I:431
– symptomatische I:952
– Szintigraphie I:430ff.
Femurkopfosteophyt I:928, 949
Femurkopfprothese, Bruchfläche II:75
– Ermüdungsbruch II:74f.
– Markhöhlenabdeckelung II:74f.
– primäre, nach medialer Schenkelhalsfraktur II:73
– Protrusion II:73
Femurkopfresektion nach intrakapsulärer Schenkelhalsfraktur II:70
Femurkopfsklerose II:442
Femurkopfteil, kraniolateraler, Verdichtung II:406
– kranioventraler, Strukturunschärfe II:406
Femurkopfteilnekrose, posttraumatische II:124
Femurkopfverformung, luxationsbedingte II:1063
Femurkopfzersplitterung II:849f.
Femurmetaphyse, distale, ausladende II:615
– – Chondrosarkom I:508
– – – exzentrisches I:545
– – – Erlenmeyerkolben-Deformität II:280
– – Metastase, osteolytische I:654
– – Osteosarkom, paraossales I:516ff.
– – – periostales I:507
– – – Periostreaktion, fibroplastische I:617
– – – trompetenförmige II:621
– – proximale, Knochenzyste, aneurysmatische I:621
– – – Osteonekrose, aseptische II:444
– – Perthes-Befall II:446
Femurnagelung II:96, 98
Femurosteotomie, distale II:108
– proximale II:102f., 105
Femurpseudarthrose, kongenitale II:650
Femurrotationsfehler, Osteotomie II:106f.
Femurschaftachse II:1068f.
Femurschaftfraktur II:22
– distal des Prothesenstieles II:146

Femurschaftfraktur
- Knochentransplantation, autologe II:202

Femurschaftgranulom, eosinophiles II:291 f.

Femurschrägfraktur, proximale, bei liegender Moore-Prothese II:74

Femurstückbruch, subtrochantärer, Plattenosteosynthese II:53
- Verriegelungsnagelung II:63

Femurteilersatz mit Hüftgelenkendoprothese II:168

Femurtrümmerfratur, suprakondyläre, Plattenosteosynthese II:52

Femurtumor, kniegelenksnaher, Umkehrplastik II:187

Femurvalgisierungsosteotomie II:102

Femurvarisierungsosteotomie II:105
- mit Derotation II:102
- mit medialem Keil II:102

Femurverkrümmung, Rachitis, Vitamin-D-refraktäre, genuine II:398

Femurverkürzungsosteotomie II:105 f.

Femurverriegelungsnagelung II:59

Femur-Y-Fraktur, distale II:134

Fenster, ovales, Einengung II:741

Ferritinserumspiegel II:326

Fersenbeinhöcker s. Tuber calcanei

Fersenschmerz I:906; II:458

Fersensporn, Ultraschallbehandlung II:493

Fetalgesicht-Syndrom s. Robinow-Syndrom

Fetographie, konventionelle II:581

Fett, intraartikuläres II:1113

Fettansammlung, strukturierte II:1113

Fetteinlagerung, lokal umschriebene II:1112
- Röntgenbefund II:1112 f.

Fett-Flüssigkeits-Spiegel, intraartikulärer II:1113

Fettgewebe, Kernspintomographie, Normalbefund II:1153
- nekrotisches, Ossifikation I:480
- - Osteomyelitis I:703

Fettgewebsnekrose II:1113

Fettkörper, infrapatellarer s. Hoffascher Fettkörper

Fettmark, gelbes, Konversion zu rotem Knochenmark I:652

Fettpolsterzeichen II:275

Fettsäuren-Synoviorthese, Folgen I:287

Fettsucht s. Adipositas

Fett-Vacat-Wucherung II:1113

Fettverlagerung, periartikuläre II:1113

Fibrochondrogenese II:588 f., 635

Fibrochondroplasie II:515

Fibrodysplasia ossificans progressiva II:520, 802 ff., 1140, 1142

Fibrodysplasia ossificans progressiva
- - - Computertomographie II:805 f.
- - - Differentialdiagnose II:807 f.
- - - Gelenkveränderungen II:806 f.
- - - Großzehentypen II:804
- - - Klink II:803 f.
- - - Radiologie II:804 ff.
- - - Skelettveränderungen II:804 f.
- - - Weichteilbefunde II:805 f.
- - - Weichteilverkalkungen, Verteilung II:805

Fibrom, desmoplastisches I:577 ff.
- - Definition I:577
- - Differentialdiagnose I:579
- - Lodwick-Grad I:578
- - Lokalisation I:578
- - Periostreaktion I:578
- - Vorkommen I:577
- nichtossifizierendes I:269 f., 608 ff; II:538
- - Altersprädilektion I:481, 484
- - Differentialdiagnose zur fibrösen Knochendysplasie II:538
- - Lodwick-Destruktionsgrad I:471, 473, 484
- - Prädilektionssitz I:455, 484
- - Röntgenbefund I:484, 610, 612 ff.
- - Skelettszintigraphie I:412
- ossifizierendes II:532
- - Differentialdiagnose zur fibrösen Knochendysplasie II:538 f.
- subunguales II:821
- synoviales I:685

Fibromatose, aggressive, Kernspintomographie II:1154
- kongenital generalisierte II:818

Fibromyosarkom II:1124

Fibroosteoklasie II:338, 362
- dissezierende I:221 f., 224, 238, 241, 263
- - Bleiintoxikation II:498
- - Hauptmerkmale, röntgenologische I:242

Fibroostitis I:906 ff.
- Arthritis psoriatica I:872, 875
- calcanei I:906 ff.
- entzündlich-rheumatische I:907, 909
- Prädilektionsstellen I:907
- rarefizierende I:580, 908
- Sklerosezone, perifokale I:908
- Szintigraphie I:909
- trochanterica, entzündlich-rheumatische I:909

Fibroostose I:905; II:368, 386
- Fluorose II:501
- plantare I:905
- Szintigraphie I:909
- vibrationsbedingte II:494

Fibroostose-Fibroostitis-Komplex s. Enthesiopathie

Fibrosarkom I:270, 580 ff; II:1124
- Altersprädilektion I:481 f., 485, 581
- Definition I:580
- Destruktionsmuster I:581
- Differentialdiagnose I:583
- - zum desmoplastischen Fibrom I:579
- bei fibröser Knochendysplasie II:519
- Größe I:583
- Histologie, Korrelation mit Malignitätsgrad I:580
- Kernspintomographie I:583
- Klinik I:581
- Knochenschale, mehrfache I:477
- Kompaktaausbeulung I:582
- Lodwick-Destruktionsgrad I:471, 485, 581
- Lokalisation I:581
- Malignitätsgrad I:580
- multizentrisches I:583
- Osteolysemuster I:475
- bei Paget-Krankheit I:411
- parossale Ausbreitung I:582
- periostales I:580
- Prädilektionssitz I:485
- Prognose I:580
- Röntgenbefund I:485
- Röntgenbild I:581 ff.
- sekundäres I:580
- Skelettszintigraphie I:409
- zentrales I:580

Fibröse Dysplasia s. Knochendysplasie, fibröse

Fibröser metaphysärer Defekt s. Defekt, fibröser metaphysärer

Fibula, Chondrosarkom, zentrales, epimetaphysäres I:543
- fehlende II:652
- hypoplastische II:583
- Längenwachstum I:71
- Osteosarkom, periostales I:505
- proximale, Ewing-Sarkom I:554
- - Knochenzyste, aneurysmatische I:622
- - Kortikalisdefekt, fibröser I:612
- rudimentäre, Grebes Achondrogenesis II:994
- Verlängerung, relative II:658, 660

Fibulaaplasie II:989, 1075 f.
- Brachydaktylie II:998
- Bumerangdysplasie II:998
- Kraniosynostose II:1001
- otopalatodigitales Syndrom Typ II II:998
- Roberts-Syndrom II:998

Fibuladefekt II:997 ff.
- Atelosteogenesis II:997 ff.
- Brachydaktylie II:998
- Bumerangdysplasie II:998
- Chromosom-21 – Veränderung II:1001

Fibuladefekt
- Roberts-Syndrom II:998
- Thrombozytopenie-Radiusaplasie-Syndrom II:998
- Volkmann-Syndrom II:998, 1000

Fibuladiametaphyse, Osteochondrom I:526

Fibuladiaphyse, Fibrosarkom I:583

Fibuladiaphysenfraktur s. Fibulaschaftfraktur

Fibulafraktur, distale, Hemicerclage II:46
- in Höhe der tibiofibularen Syndesmose II:27 ff.
- proximal der tibiofibularen Syndesmose II:27, 30

Fibulahypoplasie II:992, 1076
- bei akromesomeler Dysplasie II:648
- Brachydaktylie II:998, 1000

Fibulaköpfchenersatz II:156
Fibulaköpfchenfraktur II:22
Fibulakopffraktur I:941
Fibula-pro-Tibia-Operation II:2
Fibula-pro-Tibia-Spongiosaplastik II:199
Fibulaschaftfraktur II:9
Fibulatransplantation, freie, mikrovaskuläre II:199
– – – Indikation II:206
Fibulaverdoppelung II:971 f.
Fibulaverkürzung II:626
Fieber, rheumatisches s. Gelenkrheumatismus, akuter
- unklarer Ursache, Skelettszintigraphie I:448 f.

Filling-in metastasis I:672
Finger, Periarthropathia calcificans I:915 f.
- Spaltbildung II:642 f.
- überkreuzende II:923
III. Finger, zusätzlicher II:950
IV. Finger, zusätzlicher II:950
VI. Finger II:626
Fingerarthrodese II:183 f.
Fingerauftreibung, keulenförmige II:373
Fingerdeviation, ulnare I:833 f., 851
Fingerendphalangenabweichung, ulnare II:945
Fingerendphalangendefekt, Daumenaplasie II:987
- Großzehenaplasie II:987
Fingerendphalangensynostose II:949 f.
Fingerendphalanx, Osteolyse, bandförmige II:506 f.
- Usurierung I:265
Fingerfehlstellung, Arthritis, rheumatoide I:833 f., 850 f.
- Lupus erythematodes disseminatus I:850 f.
- Parkinson-Syndrom I:840
Fingerflexionskontraktur, Hurler-Krankheit II:833, 836

Fingergelenkendoprothese, Kontraktur II:146
Fingergrundgelenk s. Metakarpophalangealgelenk
Fingergrundphalanx I, verkürzte II:937
Fingergrundphalanxbasis, Nørgaard-Erosion I:852
Fingerknospen II:1010
Fingerkontraktur, Arachnodaktylie, kongenitale II:912
- Trisomie 13 II:976
Fingerlenk, Platzhalter II:152, 154
Fingerlenkendoprothese II:152, 154
Fingermittelgelenk s. Interphalangealgelenk, proximales
Fingernekrose, Knochenrotz I:749
Fingerphalangenfrakturen, multiple I:793
Fingerphalanx, Enchondrom I:270
- Epiphyseonekrose, aseptische II:433
- Röntgenmorphometrie I:161 f.
- Verknöcherungsrückstand bei Hypophosphatasie I:234
3-Finger-Phokomelie, Holt-Oram-Syndrom II:984
- Thalidomidembryopathie II:986
Fingerpolyarthrose I:860
- Pfropfarthritis I:863, 965
Fingersehnenscheide, Synovialitis villosa pigmentosa I:383
Fingersteife, Sarkoidose, osteoartikuläre I:792
Fingersyndaktylie, komplette, Apert-Syndrom II:953
– – mit Polydaktylie II:951
Fingersyndaktylie II + III II:957
Fingersyndaktylie III + IV II:948 f., 951
– – Knieptterygiumsyndrom, autosomal-dominantes II:961
– – Polysyndaktylie Typ I II:970
Fingersyndaktylie IV + V II:950
Fingerverkürzung, teleskopähnliche II:825
Fingerweichteilschwellung, spindelförmige I:815 f.
Fischwirbel, Alterosteoporose I:140
- Cushing-Krankheit I:257
- Homozystinurie II:906, 908
- Hungerosteoporose II:360
- Hypogonadismus II:350
- lumbale II:354
- Osteogenesis imperfecta II:734, 737, 741
- Osteomalazie II:357
- Osteoporose I:255
– – präsenile II:339 f., 342
- Ostoporose I:230
- Sichelzellanämie II:249 f.
- Steroidosteoporose II:346

Fischwirbelkrankheit s. Osteoporose, idiopathische juvenile
Fissur II:5
- Definition II:3
Fissura orbitalis superior, fehlende II:812
Fistel, osteomyelitische I:723 f.
– – kutane I:711, 713
– – – chronische, Tumorentstehung I:724
- präaurikuläre II:945
- tuberkulöse, Brustwandtuberkulose I:784
– – Darmbeintuberkulose I:781
– – Ellenbogengelenktuberkulose I:782
– – Fußtuberkulose I:782
– – Kniegelenktuberkulose I:779
– – kutane I:770
– – Schädeltuberkulose I:785
– – Schultergelenktuberkulose I:781
Fixateur externe II:41 f., 65 ff.
– – dreidimensionaler II:66 f.
– – Ellenbogenarthrodese II:181
– – Indikation II:67
– – Kniearthrodese II:186 ff.
– – Prinzip II:65
– – Rahmenkonstruktion II:66 f.
– – Röntgenkontrolle II:68
– – Spondylodese II:173
– – Sprunggelenkarthrodese II:189 f.
– – Tripel-Arthrodese II:191
- interne, Spondylodese II:175, 177
Flachpatella I:938
Flachschädel, Osteogenesis imperfecta II:741
Flake fractures II:131
Fledermausohren II:716
Flexionskontraktur, Dysplasie, diastrophische II:618
- Hurler-Krankheit II:833
Fluor II:499
Fluor-18 I:395
Fluorapatit II:499
Fluorgehalt im Trinkwasser II:499
Fluorose II:499 ff.
- chronische, endemische, Fibroostose I:905
- Differentialdiagnose II:501
- Schwachzeichen II:501
- Stadien, röntgenologische II:500 f.
Flush II:300
Flüssigkeitsansammlung II:1118 ff.
FMD s. Defekt, fibröser metaphysärer
Follikelstimulierendes Hormon II:367
Fongsches Syndrom s. Osteoonychodysostose
Fontanella mastoidea, Schluß I:110
- sphenoidalis, Schluß I:110

Fontanelle I:109f.
- große, offen bleibende II:756
- - Schluß I:110
- kleine, Schluß I:110
- offene, persistierende, Dysplasie, kleidokraniale II:649
- weite II:374
Fontanellenknochen I:109
Fontanellenschluß, verspäteter II:396
- - De-Barsy-Syndrom II:925
- - Osteoarthropathie, hypertrophe, primäre II:779
- - Osteodysplastie II:781
- - Stenose, tubuläre II:775ff.
- - Wiedemann-Rautenstrauch-Syndrom II:929
Foramen magnum, verkleinertes II:613
- nervi optici, kreisrundes II:813
- obturatum, Geschlechtsunterschied I:66
- supratrochleare I:116ff; II:428
Foramina nutricia I:27
- - phalangeale, verbreiterte II:902
Fossa acetabuli II:1051
- coronoidea I:360
- costoclavicularis I:115
- intercondylaris, Vertiefung II:274
- olecrani I:360
- - vertiefte II:275
- poplitea, Osteom I:686
- radialis I:360
Fovea capitis II:1051
- femoris I:347
- - - Randosteophyt I:942
Fragilitas ossium hereditaria s. Osteogenesis imperfecta
Fraktur II:1ff.
- Abräumreaktion II:22
- Alarmsyndrom II:422
- bei Altersosteoporose I:141
- Behandlung II:35ff.
- - funktionelle II:36f.
- - konservative II:36ff.
- - - Pseudarthrosenentstehung II:87
- - operative II:41ff.
- - - Geschichte II:41f.
- - - Ziel II:41
- Behandlungsziel II:35
- Belastungsstabilität II:44
- Bewegungstherapie II:36
- Biegungskeil II:5, 24
- Bruchregion II:18
- Computertomographie II:21
- Dislocatio ad axim II:30ff.
- - ad latus II:30ff.
- - ad longitudinem cum contractione II:30ff.
- - - cum distractione II:30f.
- Doppeldrahtextension II:41
- Drahtcerclage II:44, 46
- Drahtnaht II:44, 46
- Dreiphasenskelettszintigraphie I:424

Fraktur
- Dysosteosklerose II:788
- Einrichtung, unvollständige II:98
- Erscheinungsbild, röntgenologisches II:18ff.
- Extensionsbehandlung II:38, 40f.
- Fehlstellung II:98f.
- - Kallusformation II:34
- Fehlstellungswinkel II:29
- Fernwirkung II:1
- Fixateur externe II:65ff.
- Fragmentdislokationsrichtung II:28f.
- Fragmentreposition II:35
- Gauchersche Krankheit, Typ 1 II:900
- gelenknahe II:22
- - Dislokationsbeschreibung II:32
- - Plattenosteosynthese II:50
- geschlossene, Weichteilquetschung II:66
- Gewebsdurchblutungsstörung II:82
- Heilphase I:421, 423
- Heilung in Distraktionsstellung II:99
- - in Verkürzung II:99
- Heilungsverzögerung, Definition II:85
- Heilungszustand, Darstellung I:47
- Infektion I:422, 424f.
- Infektionsgefährdung II:66
- intraartikuläre II:117
- intrauterine, Osteopetrose, letale, autosomal dominante II:747
- kindliche II:7
- - Epiphysenfugenbeteiligung II:7ff.
- Knochen, gesunder II:3ff.
- - kranker s. Fraktur, pathologische
- - wachsender II:7ff.
- Knochengewebsdefekt II:25
- Knocheninfektion II:82ff.
- Knochennekrose, aseptische II:81f.
- Knochentransplantat, homologes II:195
- Knochentransplantation II:195, 202
- Knochenumbau II:81
- bei Knochenzyste I:268
- Kompaktabreite II:28
- Krafteinwirkung II:3f.
- - direkte II:4
- - dynamische II:3
- - indirekte II:4
- - statische II:3
- Meßaufnahme II:30, 32
- metaphysäre, Osteoporose, idiopathische juvenile II:355
- multiple I:423
- - Sarkoidose I:799
- Muskelkontraktion II:4, 6

Fraktur
- Nagelungsosteosynthese II:44
- nicht heilende II:816
- offene, Infektion II:82
- - Ostitis I:701, 734
- osteochondrale, primär übersehene, Ellenbogengelenk I:364
- Osteoektasie mit Hyperphosphatasie II:790
- Osteogenesis imperfecta II:731, 740
- osteomyelitisbedingte I:724
- Osteoporose, distale I:29
- osteoporosebedingte I:255f; II:338
- Osteosynthese s. Osteosynthese
- Ostitis II:82f.
- - deformans II:564
- pathologische, Amyloidosteopathie II:331
- - Enchondromatose II:717
- - Gaucher-Krankheit II:279
- - Homozystinurie II:906
- - Knochendysplasie, fibröse II:515ff., 527, 529
- - Knochenzyste, juvenile, einkammerige I:618
- - Leukämie II:262, 264
- - Möller-Barlowsche Krankheit II:392
- - Mukolipidose II, Frühphase II:874
- - Osteoarthropathie, neurogene II:305
- - Osteolyse, idiopathische, phalangeale II:826
- - Osteomalazie II:356
- - Osteopetrose II:750
- - Riesenzelltumor II:599
- - tumorbedingte I:483
- - Ursache II:17
- - Verbundosteosynthese II:69
- Phase, akute I:421f.
- - subakute I:421
- Plattenosteosynthese II:50ff.
- pseudarthrosegefährdete II:86
- Pyknodysostose II:755
- radiogene II:485f.
- Reparaturzonenumbau II:1f.
- Röntgenaufnahmetechnik II:20
- Röntgenbefund II:22f.
- Röntgenbildinterpretation II:2f.
- Röntgendiagnostik in zwei Schritten II:22
- Rotationsfehlstellung II:29, 99
- Schaftbreite II:28f.
- Schienenverband II:37f.
- - endgültiger II:38
- - provisorischer II:37f.
- Schraubenosteosynthese II:48f.
- gegen sekundäre Fragmentverschiebung geschützte II:36
- Spickdrahtosteosynthese II:45ff.
- splitterfreie II:564
- Steroidosteoporose II:346
- Szintigraphie I:421ff.

Fraktur
- tabische II:306f.
- Tomographie, konventionelle II:21
- Torsionsstabilität II:50
- Tracerablagerung I:397, 422ff.
- traumatische II:3
- Übungsstabilität II:44, 49
- Unfall durch elektrischen Strom II:491f.
- unvollständige II:3
- Verband, zirkulärer, ruhigstellender II:38
- Verbundosteosynthese II:68f.
- verschobene II:20
- vollständige, Definition II:3
- Weichteilinterposition I:422
- Weichteilzeichen II:6
- Zuggurtungsosteosynthese II:47f.

Frakturbehandlung, postoperative II:2
Frakturendenreposition, anatomische II:34
Frakturfläche, große II:35
Frakturhämatom II:33
Frakturheilung s. Knochenheilung
Frakturkrankheit II:1
Frakturlinie II:20
- spiralförmige II:24
Frakturlinienverlauf II:23
Frakturmechanik II:3ff.
- multifaktorielle II:4
Frakturspalt, klaffender I:422
Framboesie I:749
Françoissche idiopathische karpotarsale Osteolyse II:827
Fraser-Syndrom s. Kryptophthalmus-Syndrom
Freckling II:811
Freeman-Swanson-Kniegelenkendoprothese II:160
Freiberg-Syndrom s. Metakarpalköpfchen II, Nekrose, aseptische
Fremdkörper II:1144ff.
- Bindegewebsreaktion II:146, 152
- Lokalisierung II:1147
- medizinisch indizierter II:1148
- Xeroradiographie II:1147
Fremdkörpergranulom, verkalktes II:1145
Friedrich-Krankheit s. Klavikulaende, sternales, aseptische Nekrose
Fröhlich-Krankheit s. Dystrophia adiposogenitalis
Frontalhirnsyndrom II:824
Frontalhöcker II:642
Frontalnahtschluß I:110
Frontodigitales Syndrom II:984
Froschstellung II:731
Frozen shoulder I:338
Fruchtwassermangel, Hüftgelenkluxation, kongenitale II:1062
Frühreife, sexuelle s. Pubertas praecox
- zerebrale II:1100

FSH s. Follikelstimulierendes Hormon
F-Typ-Synoviozyten I:283
Fukosidose II:880ff.
- Beckenveränderungen II:882f.
- Enzymdefekt II:868
- Hydrozephalus II:891
- Röhrenknochenveränderungen II:883
- Röntgendiagnostik II:880ff.
- Schädelveränderungen II:881
- Typ I II:869
- - Symptome, klinische II:869, 880
- Typ II II:869
- - Symptome, klinische II:869, 880
- Wirbelsäulenveränderungen II:881f.
Fungus cubiti I:782
- tuberkulöser, Kniegelenk I:778
Fusion, kostovertebrale II:584
- splenogonadale, Gliedmaßendefekt, transversaler II:1009
Fusionsoperation, atlantookzipitale II:180
Fuß II:1076ff.
- Arthropathie, hämophile II:275
- Cenani-Syndaktylie II:951f.
- Dysplasia epiphysealis hemimelica II:710f.
- präarthrotische Deformität I:956
- struppiger II:218, 221
- Valgusdeformität II:275
Fußgelenkachse II:97
Fußosteoarthropathie, diabetische II:314f.
Fußskelett, Dysplasie, okulodentoossäre II:792
- Knöchelchen, akzessorische I:123, 126ff.
- Ossifikationsablauf I:101
- Ossifikationsanomalien I:101
- Ossifikationszentren, sekundäre I:100
- Ostitis deformans II:564
- Röntgen-Computertomographie I:42
- - hochauflösende I:42f.
- Sesambein I:128, 131
- Sudeck-Dystrophie II:416ff.
Fußulkus, trophisches II:312f.
Fußverdoppelung, spiegelbildliche s. Spiegelfuß
Fußverstümmelung II:312f.
Fußwurzel, Blockbildung II:778
Fußwurzelarthrose, posttraumatische II:131
Fußwurzeldeformität, posttraumatische II:131
Fußwurzelgelenk, Röntgencomputertomographie I:62
Fußwurzelknochen, Akzessoria, angeborene II:1081
- Destruktion, osteomyelitische I:272

Fußwurzelknochen
- Fraktur, Skelettszintigraphie I:423
- Ossifikation I:92
- Segmentation, angeborene II:1081
- Synostose I:123, 127; II:1080f.
Fußwurzelknochennekrose, aseptische II:424
Fußwurzelluxationsfraktur II:131
Fußwurzeltuberkulose, zystoide I:783

G
Gabelrippe I:107; II:809
Gadolinium-DTPA II:1153, 1155f.
Galaktosialidose II:869, 871
- Enzymdefekt II:868
β-Galaktosidase, saure II:576
β-Galaktosidase-Defekt s. GM_1-Gangliosidose
Galeazzi-Fraktur II:25f., 127
Gallenblasenkarzinom, Knochenmetastase, zystisch-expansive I:659
Gallenwegserkrankung, Osteomalazie II:358
Gallenwegskarzinom, Metastasierungsmuster I:671
Gallium-67-Citrat I:396
Gallium-67-Szintigraphie bei akuter hämatogener Osteomyelitis I:723
- bei Knochentumor I:417, 467
- bei Osteomyelitis I:421, 711, 723
- bei Sarkoidose I:796
- bei septischer Arthritis I:432
- Strahlenbelastung I:399
- Technik I:399
Gallium-67-Transferrin I:396
Gamma-Absorptionsdensitometrie mit mehreren Isotopen I:199f.
Gammaglobuline, monoklonale I:567
Gammakamera I:399
Gammastrahlen-Computertomographie, quantitative I:203f.
Gammastrahlentransmissionsmessung I:193ff.
Ganglion I:689ff.
- extraartikuläres I:689
- Handgelenk I:374
- intraossäres I:616, 689, 838
- - arthritisches I:827f.
- - arthrotisches I:837f., 926f.
- - Differentialdiagnose I:837f.
- - - zum fibrösen metaphysären Defekt I:616
- - posttraumatisches I:689
Gangstörung, Dysplasie, diaphysäre II:770
Gänsslensches Erbsyndrom s. Ikterus, hämolytischer, familiärer
Ganzkörper-Skelettszintigraphie I:278, 399

Gardner-Syndrom I:490;
  II:793ff., 1122
– dentomaxillare Stigmata II:795
– Differentialdiagnose II:795
– Ophthalmoskopie II:795
– Orthopantomographie II:794f.
– Osteomverteilung II:793, 795
– Skelettveränderungen II:795
– Symptome, gastrointestinale
  II:793, 795
– Tumor, extraintestinaler II:795
Gargoylismus s. Hurler-Krankheit
Gas, intraossäres I:713
Gasabszeß II:1110f.
Gasbrand II:1111, 1119
Gaseinlagerung II:1108ff.
Gasgangrän II:1111
Gasinsufflation II:1111
Gasphlegmone II:1111
Gastrektomie, Osteomalazie
  II:357f.
Gauchersche Krankheit II:278ff.,
  296, 898ff., 903
– – adulte, chronische, nicht-
  neurale s. Gauchersche Krank-
  heit Typ 1
– – akute II:279
– – chronische II:279
– – Differentialdiagnose II:280
– – infantile akut neuropathische
  s. Gauchersche Krankheit
  Typ 2
– – juvenile subakute neuropa-
  thische s. Gauchersche Krank-
  heit Typ 3
– – Laborbefund II:898
– – Norrbottnian Typ III II:898
– – Radiologie II:279f.
– – Typ 1 II:898ff.
– – – Differentialdiagnose II:902
– – – Epiphysennekrose, asep-
    tische II:902
– – – Foramina-nutricia-Verbreite-
    rung II:902
– – – Gelenkveränderungen
    II:900
– – – Kernspintomographie
    II:899
– – – Klinik II:899
– – – Knochenkrise II:899f.
– – – – Differenzierung von der
      Osteomyelitis II:900, 902
– – – – Kernspintomographie
      II:902
– – – – Szintigraphie II:902
– – – Knochenmarktransplanta-
    tion II:902
– – – Knochenresorption, sub-
    periostale II:900
– – – Periostitis II:900
– – – Röhrenknochenmodellie-
    rungsstörung II:900
– – – Röntgenbefund II:899ff.
– – – Rückenmarkkompression
    II:900
– – – Skelettdichteänderung
    II:900
– – – Skelettschmerzen II:899

Gauchersche Krankheit, Typ 1
– – – Spontanfraktur II:900
– – Typ 2 II:898
– – Typ 3 II:898
Gaucher-Zellen II:278f., 898f.
– Ansammlung, epidurale, intraspi-
  nale II:900
– Knochenmarkinfiltration II:899
Gaumenmißbildung, zerebrokosto-
  mandibuläres Syndrom II:801
Gaumenspalte, Apert-Syndrom
  II:953
– Arthroophthalmopathie II:680
– Dysplasie, diastrophische
  II:616
– – kampomele II:606
– – otospondylomega-epiphysäre
  II:696
– – spondyloepiphysäre, kongeni-
  tale II:631
– Kniest-Dysplasie II:632
– Larsen-Syndrom II:652
– Meckel-Syndrom II:976
– orofaziodigitales Syndrom
  II:957
– Osteopathia striata mit Makro-
  zephalie und Schädelsklerose
  II:763
– otopalatodigitales Syndrom
  II:651
– Pena-Shokeir-Syndrom II:928
– Pierre-Robin-Syndrom II:1009
– Smith-Lemli-Opitz-Syndrom
  II:960
– Smith-Lemli-Opitz-II-Syndrom
  II:961
– Strahldefekt, radio-ulnarer
  II:986
Gebißanomalie, Pyknodysostose
  II:757
Gefäßkanalentwicklung im Röh-
  renknochen I:70
Gefäßnetz, synoviales I:27
Gefäßverkalkung II:1134f.
– periphere II:1132
Geflechtknochen I:25, 63; II:34
Gehirnschädel, großer II:613
Gehörknöchelchen, sklerosierte
  II:651
Geisterzapfen II:671
Gelenk I:56ff.
– des alten Menschen I:922
– atlantoaxiales, Instabilität s. In-
  stabilität, atlantoaxiale
– – Stabilität II:863
– aufklappbares II:113
– Belastung-Belastbarkeit-Mißver-
  hältnis I:922
– Entwicklung, embryonale I:56
– großes, Auftreibung II:632
– Nekrose, thermisch bedingte,
  beim Kind II:481
– Kernspintomographie I:62ff.
– Knorpel-Knochen-Grenze I:57,
  59
– Reizzustand, algogener I:925
– Röntgencomputertomographie
  I:61f.

Gelenk
– straffes, Arthritis, rheumatoide,
  Röntgenbefund I:857
– – Gelenkspalterweiterung durch
  Randerodierung I:829f.
– – Synostose, angeborene I:837
– traumatisiertes, Lymphgefäßdar-
  stellung bei Arthrographie
  I:294
– Weichstrahlradiographie I:59ff.
Gelenkaplasie II:1012f.
Gelenkband, Ansatzausriß II:114
Gelenkbandverletzung II:113f.
– Röntgenaufnahme, gehaltene
  II:113
Gelenkbewegungseinschränkung,
  schmerzhafte I:918
Gelenkblockade, chondromatosebe-
  dingte I:693
Gelenkblutung I:286; II:268ff.
– akute, bei Hämophilie II:268ff.
– Gelenkkontusion II:113
– Verstauchung II:113
Gelenkbruch s. Gelenkfraktur
Gelenkchondromatose s. Chondro-
  matose, synoviale
– neoplastische s. Chondromatose,
  synoviale
Gelenkchondrome, multiple I:691
Gelenkdestruktion, Arthrodese
  II:172
– Sarkoidose I:796
Gelenkdruck I:922
Gelenkempyem I:841
– gonorrhoisches I:844, 847
– Kernspintomographie II:1160
– bei Osteomyelitis I:724
Gelenkendoprothese s. auch Al-
  loarthroplastik
– Aufhellungssaum II:142, 144
– Bindegewebsreaktion II:146
– Ermüdungsbruch II:146
– Implantatverlagerung II:144f.
– Infektion I:428; II:82, 144
– Integration, knöcherne II:143f.
– isoelastische II:144
– Knochenzement II:141f.
– Knochenzementversagen II:143
– Komplikation II:144ff.
– Körpergewebedeckung II:144
– Kraftübertragung II:141
– Lockerung I:428; II:142f.,
  144ff.
– – aseptische II:144f.
– – Diagnostik II:145
– – septische II:144f.
– Low-friction-Prinzip II:141,
  151
– Materialbiokompatibilität
  II:143
– Oberflächenbeschichtung II:143
– Oberflächengestaltung II:143
– Ossifikation, paraartikuläre
  II:146
– Reibungskoeffizient II:141
– Sitz, formschlüssiger II:143
– Skelettszintigraphie I:428

Gelenkendoprothese
- Verankerung, kraftschlüssige II:144
- – zementfreie II:143 ff.
- zementierte, Radionuklideinlagerung II:145 f.
- Zuggurtungsprinzip II:144

Gelenkentzündung s. Arthritis
Gelenkerguß I:59, 816
- nach Arthrographie I:293
- Arthrose, aktivierte I:925
- entzündlicher I:283 f.
- Granulozyten, neutrophile I:283 f.
- hämorrhagischer s. Hämarthrose
- Kontusion II:113
- Osteoarthropathie, neurogene II:306
- – bei Syringomyelie II:311
- rezidivierender II:459
- Riesenzelltumor I:599
- Röntgenzeichen I:834
- seröser, Arthritis, sympathische I:842
- therapieresistenter I:689
- bei transitorischer Osteoporose I:836
- tuberkulöser I:761
- Verstauchung II:113

Gelenkerkrankung, Skelettszintigraphie I:432 ff.
Gelenkersatz, Synovialmembranveränderung I:287 ff.
Gelenkfehlstellung, arthritisbedingte I:833 f.
- – Differentialdiagnose I:840
- arthrosebedingte I:929 f.
- Arthroseentstehung I:923, 925 f., 929 f.
- Lupus erythematodes disseminatus I:850 f.

Gelenkfibrom I:685
Gelenkfläche, Knorpel-Knochen-Absprengung I:381
- nackte Zone I:830
Gelenkflächenerosion, Hämophilie II:270, 275
Gelenkflächeninkongruenz I:56
- frakturbedingte II:99
Gelenkflächenkongruenz I:56, 59
Gelenkflächenstufe, fraturbedingte II:99
Gelenkfraktur II:6, 22, 117 ff.
- Definition II:117
- dislozierte II:117
- Heilung mit Gelenkflächenstufe II:99
- Knorpelschaden II:99
- Osteosynthese II:44, 123
- Plattenosteosynthese II:50
- Weichteilverknöcherung II:93

Gelenkfunktion, Komponente, biologische I:922
- – mechanische I:922
Gelenkganglion, intraossäres I:689 f.
Gelenkgeschwulst s. Gelenktumor

Gelenkinfektion bei Arthrographie I:293
- begünstigende Faktoren I:841
- bei Kortikosteroidtherapie I:841 f.
Gelenkkapsel (s. auch Kapsel) I:57
- arthrotische Veränderung I:927, 930
- Gefäßdurchtritt I:27
Gelenkkapselansatz, Kortikaliserosion I:802
Gelenkkapselganglion I:312
Gelenkkapselhypertrophie II:368
Gelenkkapselknochen I:115
Gelenkkapselödem I:816
Gelenkkapselriß II:114
Gelenkkapselschrumpfung, Arthritis, rheumatoide I:385
- arthritisbedingte I:833
- bei Arthrose I:930
- posttraumatische, Sprunggelenk I:347
Gelenkkapselschwellung, Weichstrahlradiographie I:60
Gelenkkapselverknöcherung II:93
Gelenkknorpel (s. auch Knorpel) I:22, 56
- Blutversorgung II:117
- Brutkapseln I:925
- Chondroitinsulfatverarmung I:925
- chondromalazischer I:940
- Destruktion, Arthritis, rheumatoide I:385
- – Arthrose I:923 f.
- – pannöse I:284, 825
- – tuberkulöse I:765, 768
- Dickenabnahme, Ursachen I:825, 828
- Direktdarstellung I:20
- Ernährung I:23
- hyaliner I:22
- Inaktivitätsatrophie I:828, 837
- Nekrose, tuberkulöse I:765, 768
- Oberflächenstruktur I:23
- Ossifikation I:828
- Schichten I:56 f.
- Traumatisierung I:828
- unverkalkter I:56 f.
- Usur, Arthritis, septische I:432
- verkalkter I:23, 57
- Verschmälerung I:59
- Wucherung I:230 ff.
- Zerstörung durch Pannusgewebe I:284
- Zusammensetzung I:924 f.
Gelenkknorpelablösung II:119
Gelenkknorpelabscherung II:119
Gelenkknorpelbildung, abnorme II:368
Gelenkknorpelfraktur II:117, 119
Gelenkknorpelschaden, blutungsbedingter II:268 f.
- frakturbedingter II:99
- infektionsbedingter II:99

Gelenkknorpelzerstörung II:172
- durch Teilendoprothese II:147
Gelenkkontusion II:113
Gelenkkörper, freier I:930; II:458 ff.
- – abgelöste Exostose II:710
- – Chondromatose, synoviale I:692 f.
- – Darstellung, röntgenologische I:380 f.
- – Dissektion, arthritische I:831
- – Ellenbogengelenk I:382; II:458 ff.
- – Entstehung I:930; II:459
- – Hüftgelenk I:380; II:235, 458 f.
- – Kniegelenk II:235, 458, 461 f.
- – Ochronose II:235
- – posttraumatischer II:122
- – Sprunggelenk, oberes II:458 f., 461
- – Synovialchondromatose, neoplastische I:383
- – zerbröckelter I:381 f.
Gelenklinie I:57
- hervortretende II:418
Gelenkluxation s. Luxation
Gelenkmaus s. Gelenkkörper, freier
Gelenkosteom I:685 ff.
- Differentialdiagnose I:687
- Histologie I:687
- Röntgenbefund I:687
Gelenkphlegmone, gonorrhoische I:844
Gelenkprellung s. Gelenkkontusion
Gelenkpunktat, blutiges, Metastase, synoviale I:689
- – Synovialitis, villonoduläre I:697
- xanthochromes I:697
Gelenkrandusur I:265
Gelenkraum, unregelmäßig begrenzter I:385
Gelenkrezessus, erweiterter, Arthritis, rheumatoide I:385
Gelenkrheumatismus, akuter I:848 ff.
- – Altersprädilektion I:849
- – Hautveränderungen I:849
- – Herzbeteiligung I:849
- – larvierter I:849
- – Organbeteiligung I:849
- – Restarthralgie I:849
- chronischer, entzündlicher, Synovialmembranveränderung I:283 ff.
Gelenksarkoidose, akute I:801
- chronische I:801 f.
- – Diagnose I:791
- – Synovialbiopsie I:796
- – Differentialdiagnose I:802
- – Pathogenese I:795
- – Röntgendiagnostik I:801 f.
Gelenkschlaffheit II:652
- Dysplasie, spondyloepi-metaphysäre II:696
Gelenkschmerzen s. auch Arthralgie; s. auch Polyarthralgie

Gelenkschmerzen
- Chondroblastom I:520
- Ewing-Sarkom I:553
- beim Kind, Röntgenuntersuchung, konventionelle I:460
- Knochentumor I:483
- Osteoarthropathia hypertrophicans II:471
- Osteopathie, renale II:364
- Skelettszintigraphie I:448 f.
- Vitamin-A-Hypervitaminose II:390

Gelenkschmiere s. Synovialflüssigkeit

Gelenkschwellung, Osteoarthropathia hypertrophicans II:469, 471
- Osteoarthropathie, hypertrophe, primäre II:778
- beim Tumorpatienten I:689

Gelenkscore II:271

Gelenkspalt, anatomischer I:56
- interkarpaler, Erweiterung I:852
- interphalangealer, Erweiterung I:872
- Pseudoerweiterung II:380, 382
- Verbreiterung I:59
- – ergußbedingte I:834
- Verschmälerung, Arthrosis deformans I:923 f., 926
- – Differentialdiagnose I:837
- – Gelenksarkoidose I:802
- – Hämophilie II:270 f.
- – konzentrische I:825 f., 837
- – Paget-Krankheit II:567
- – posttraumatische II:99
- – ungleichmäßige I:926, 947

Gelenkspaltbreite, röntgenologische I:57
- – Kindesalter I:58
- – Normalwerte I:57

Gelenksteife nach Alloarthroplastik II:146

Gelenktrauma, Hämangiombildung I:682 f.

Gelenktuberkulose, Biopsie I:771
- Diagnostik, radiologische I:770
- fungöse I:767
- Morphologie I:765, 767 f.
- Pathogenese I:760 f.
- serofibrinöse I:767

Gelenktumor I:383, 682 ff.
- Arthrographie I:383
- – Aufgaben I:383
- Kernspintomographie II:1156
- sekundärer I:688 ff.

Gelenküberstreckbarkeit, Hypermobilitätssyndrom, marfanoides II:913
- Rubinstein-Taybi-Syndrom II:925
- Zwergwuchs II:945

Gelenkveränderung, strombedingte II:490 f.

Gelenkverkalkung II:1134

Gelenkverletzung II:113 ff.

Gelenkweichteile, Darstellung, kernspintomographische I:62 ff.

Gelenkweichteile, Darstellung
- – röntgencomputertomographische I:61 f.
- – weichstrahlradiographische I:59 ff.
- Verdickung, Akromegalie I:154

Gelenkweichteilverletzung II:113 f.
- scharfe II:113

Gelenkzerstörung, entzündungsbedingte I:284

Gelenkzwischenscheibe s. Diskus

Generallamellen I:8 f.

Genitale, hypoplastisches, Robinow-Syndrom II:643 f.
- intersexuelles, Smith-Lemli-Opitz-Syndrom II:960
- – Smith-Lemli-Opitz-II-Syndrom II:961

Genitalfehlbildung, Alkoholembryopathie II:920
- Silver-Russell-Syndrom II:915
- Strahldefekt, ulnarer II:994 ff.

Genitalhypoplasie, Kryptophthalmus-Syndrom II:958 f.

Genu antecurvatum, Zwergwuchs, seniler II:1087
- recurvatum II:1074
- – angeborenes II:1070 f.
- – bilaterales II:655
- – konnatales II:652
- – konstitutionelles II:1070
- valgum, angeborenes II:1068 f.
- – – Röntgenbefund II:1068
- – – Therapie II:1068
- – arthroticum I:935
- – Dysplasia epiphysealis hemimelica II:709
- – Dysplasie, chondroektodermale II:626
- – – metaphysäre II:786
- – Fairbanksche multiple epiphysäre Dysplasien II:677
- – Hypogonadismus II:372
- – Osteotomie II:108
- – – vertikale II:108
- – Schmidtsche metaphysäre Chondrodysplasie II:667
- – Spongiosatransformation I:51
- – Traglinienverlauf II:1068
- – Volkmann-Syndrom II:998, 1000
- varum, angeborenes II:1068, 1070
- – – Röntgenbild II:1070
- – – Therapie II:1070
- – arthroticum I:934, 937
- – Dysplasia epiphysealis hemimelica II:709
- – Blountsche Krankheit II:452 f.
- – Fairbanksche multiple epiphysäre Dysplasien II:677
- – Pseudoachondroplasie II:681
- – Schmidtsche metaphysäre Chondrodysplasie II:667
- – Traglinienverlauf II:1068

Geode I:828, 926

Geometric-Kniegelenkendoprothese II:160

Geröllzyste I:827, 926 f; II:407
- Faserknochenbildung, reparative I:927

Geschlechtschromosomenaberration, Synostose, radioulnare II:1017

Gesicht, fetales II:983

Gesichtsdysmorphie, β-Glukuronidase-Mangel II:861
- Mukosulfatidose II:885
- Opsimodysplasie II:655
- Silver-Russell-Syndrom II:914

Gesichtsekzem, Dubowitz-Syndrom II:918

Gesichtsschädel, großer II:642
- hypoplastischer II:606, 613
- – Dysplasie, kleidokraniale II:647, 650
- – Korrekturosteotomie II:101
- – Ostitis deformans II:552

Gesichtsschädelhyperplasie II:252, 254

Gesichtsschädelhypoplasie II:680

Gesichtsspalte II:989

Gesichtszüge, grobe, β-Glukuronidase-Mangel II:861
- – GM_1-Gangliosidose, Typ I II:896

Gewebedetritus, Phagozytose I:283

Gewebemastzellen II:297

Giant osteoid-osteoma s. Osteoblastom

Gibbus I:760 f.
- Gaucher-Krankheit II:280, 899
- Pathogenese I:761
- Wirbelsäulentuberkulose I:760, 764, 769, 774 f.

Gicht I:286; II:209 ff.
- Arthrosis deformans II:212, 214, 220
- – – Röntgenzeichen II:218
- Begleiterkrankungen II:209
- chronische II:210
- Differentialdiagnose II:211
- destruktive Vorgänge II:214
- Diagnoseverschleppung II:211
- Femurkopfnekrose II:211
- bei Glykogenspeicherkrankheit II:283
- Hallux-rigidus-Arthrose II:212
- Karpalarthritis II:219
- Knochenusur I:265 f.
- Lochdefekt II:214 f.
- Lymphgefäßdarstellung bei Arthrographie I:294
- osteoplastische Reaktion II:214 ff.
- primär chronische II:211
- primäre II:209
- – Erbfaktor II:209
- – Manifestationsfaktoren, alimentäre II:209
- Röntgenbild II:210 ff.
- sekundäre II:210

Gicht
– Synovialmembranveränderung I:284, 286
Gichtanfall II:210f., 218
– Auslösung II:209
– Lokalisation II:210
– monartikulärer, Differentialdiagnose II:211
Gichtarthropathie I:802
Gichterker II:217
Gichtmutilation, becherförmige II:214f.
Gichtniere II:209
Giedion-Langer-Syndrom s. Dysplasie, trichorhinophalangeale II
Gigantismus (s. auch Riesenwuchs, hypophysärer) I:230; II:367
– bei fibröser Knochendysplasie II:520, 523
– zerebraler II:809, 909
Gipsschienenverband II:38
Glasknochen II:414, 418, 479
Glasknochenkrankheit s. Osteogenesis imperfecta
Glaskörperdegeneration II:679
Glatzköpfigkeit, Fibrodysplasia ossificans progressiva II:804
Gleitlaschenschraube II:72
Gleitprothese, bikondyläre II:161
– Kniegelenk II:159ff.
– monokondyläre II:161
– Sprunggelenk, oberes II:165f.
Gliederschmerzen, Dysplasie, diaphysäre II:770
Gliedmaßenabriß sub partu II:731, 742
Gliedmaßendefekt, amniogener II:1007f.
– tetrameler, peripherer, Dysplasie, ektodermale II:1007
– transversaler II:1006ff.
– – Coffin-Siris-Syndrom II:1010
– – Fusion, splenogonadale II:1009
– – Hypoglossie-Hypodaktylie-Komplex II:1008f.
– – Pektoralis-Hand-Syndrom II:1009
– – Pierre-Robin-Syndrom II:1009
– – terminaler II:1006
– – – dominanter, Kopfhautdefekt II:1010, 1012
– – – Prune-belly-Syndrom II:1009
Glissement nach Dupuytren II:1063
Glockenthorax II:357, 380
– Dysplasie, kampomele II:607
– Mukosulfatidose II:885
– Thoraxdysplasie, asphyxierende II:627f.
– Vitamin-D-Mangelrachitis II:395
Glomangiom s. Glomustumor
Glomerulonephritis, chronische II:825

Glomerulosklerose, segmentale, fokale II:827
Glomustumor I:590
– extraossaler I:590
Glossoptose, Pierre-Robin-Syndrom II:1009
– zerebrokostomandibuläres Syndrom II:801
Glucosidase I:35
Glukokortikoidwirkung auf den Knochenumbau II:346
– auf das Knochenwachstum I:31
β-Glukosidase-Mangel s. Gauchersche Krankheit
Glukozerebrosidspeicherung II:278
β-Glukuronidase-Mangel II:861ff.
– Harnmukopolysacharide II:831
– Röntgendiagnostik II:863
Glutäalmuskulaturatrophie, fettige, Kernspintomographie II:1154
Glykogenspeicherkrankheit II:283
Glykoproteinose s. Oligosaccharidose
GM$_1$-Gangliosidose II:896ff.
– Hirnventrikelerweiterung II:891
– Typ I II:896f.
– – Klinik II:896
– – Röntgenbefund II:896f.
– Typ II II:897f.
– Typ III II:898
Golabi-Rosen-Syndrom s. Simpson-Golabi-Behmel-Syndrom
Goldtherapie, Knochenveränderung II:508
Goltz-Gorlin-Syndrom s. Hypoplasie, dermale, fokale
Gonadendysgenesie II:1099, 1105
Gonadendysplasie II:1105
Gonadotropinsekretion II:367f.
Gonarthritis, chronische, juvenile I:869
– gonorrhoische I:843, 847
– Mittelmeerfieber, familiäres I:888
– pyogene I:843
– rheumatoide I:385, 859
– – Alloarthroplastik II:163
– – Spondylitis ankylosans I:879f.
– – tuberculosa I:768, 771f., 778f.
– – Abszeßbildung I:779
– – Differentialdiagnose, röntgenologische I:779
– – Ergußpunktion I:779
– – Fistelbildung I:779
– – Gelenkkapselbiopsie I:779
– – Knochensubstanzdefekt I:779
– – Lymphknotenbiopsie I:771
– – Patellabeteiligung I:779
– – primär ossäre I:778
– – – synoviale I:778
– – unspezifisch-bakterielle I:843
– – Röntgenbild I:433
– – Skelettszintigraphie I:433
– nach Verbrennung II:480
– Weichteilröntgenzeichen I:820ff.

Gonarthrose, Alloarthroplastik II:165
– Arthrodese II:187
– bei Gicht II:212
– Hämophilie II:275
– monokondyläre, Tibiakopfkeilosteotomie II:110
– posttraumatische I:941; II:124
– Synovialitis, unspezifische I:323
– unilaterale, Tibiakopfosteotomie II:205
Gonarthrosis deformans I:929ff; II:222
– – Achsenfehlstellung I:931, 934f.
– – aktivierte I:932
– – Femurerosion, vordere, distale I:936f.
– – Frühzeichen, röntgenologisches I:931
– – Knorpeldegeneration, Lokalisation I:931
– – posttraumatische I:934
– – Randwulstbildung I:931f.
Gonitis s. Gonarthritis
Gorhamsche Krankheit s. Osteolyse, massive
– Osteolyse II:830
Gradientenechosequenz II:1153
Granula meningea s. Pacchionische Granulationen
Granulationsgewebe, tuberkulöses I:757, 764
– – Biopsie I:771
– – intraartikuläres I:761, 778
– – im Knochenmarkraum I:765f.
– – mikrobiologische Untersuchung I:770f.
Granulom, eosinophiles, Altersprädilektion I:481f.
– – Destruktionsmuster I:558
– – Differentialdiagnose zum Ewing-Sarkom I:558
– – – zur fibrösen Knochendysplasie I:538
– – – zum Hämangiom I:588f.
– – des Knochens s. Knochengranulom, eosinophiles
– – multifokales I:416
– – Organbefall II:284
– – Periostreaktion, lamelläre I:478
– – Skelettszintigraphie I:414, 416
– gummöses I:747
– Pathogenese I:790
– ruhendes I:793f.
– tuberkulöses I:757f.
Granulozyten, Indium-111-markierte s. Leukozyten, Indium-111-markierte
– neutrophile, in der Synovialflüssigkeit I:283
Grazilisfibroostose I:906
Grazilissyndrom II:438
Grebesche Chondrodysplasie II:587, 639, 943

Grebesche Chondrodysplasie
– – Hexadaktylie, ulnare II:978
– – Strahldefekt, fibularer II:994
– – – ulnarer II:978, 994
Greig-Temtamy-Syndrom II:980 f.
– Symptome II:981
Grenzlamelle, subchondrale I:825
– – patellare, Alteration I:940
– – Schwund I:824 ff.
– – – Differentialdiagnose I:836 f.
Griffelfortsatz, ulnarer s. Processus styloideus ulnae
Gristan-Webb-Schultergelenkendoprothese II:149
Grob-Syndrom s. Orofaziodigitales Syndrom
Grommet II:152 ff.
Große-Zehen-und-Daumen-Syndrom II:652
Großfragment-T-Platte II:51
Großwuchs, Arachnodaktylie, kongenitale, mit Kontrakturen II:912 f.
– Entwicklungsrückstandssyndrom, marfanoides II:913
– Hypermobilitätssyndrom, marfanoides II:913
– Kraniostenosesyndrom, marfanoides II:913
– Marfan-Syndrom II:909 ff.
– primordialer II:909 ff.
– Simpson-Golabi-Behmel-Syndrom II:978
Großzehe, abgespreizte, Zwergwuchs, diastrophischer II:1090
– abnorm kurze, valgusdeformierte II:803 ff.
– breite II:925 954 f.
– Monophalangie II:804
– Polydaktylie II:972 f.
– Sesambein, mediales I:131
– verkürzte, dorsal flektierte II:923
Großzehenaplasie, Fingerendphalangendefekt II:987
Großzehenbeugesehne, Sesambein I:131
Großzehenendphalanx, trapezförmige II:953
Großzehengrundgelenk, Arthritis, eitrige I:844
– – Reiter-Syndrom I:877
– Arthrose, Hämosiderose II:325
– Arthrosis deformans I:931, 954 f.
– Flexionskontraktur I:955
– Gichtanfall II:210 f.
– Verrenkungsbruch II:134
Großzehengrundphalanx, Fibularabweichung II:953
– hypoplastische II:953
Großzeheninterphalangealgelenk, Arthritis psoriatica I:872
Großzehenpolysyndaktylie, einseitige II:958
Großzehentyp bei Fibrodysplasia ossificans progressiva II:804

Großzehenverdoppelung II:966 ff., 970
– Thalidomidembryopathie II:984
– mit Tibiadefekt II:992
Grünholzfraktur II:7 f., 395 f.
GSB-Ellenbogengelenkendoprothese II:150
GSB-Handgelenkendoprothese II:152
GSB-Kniegelenkendoprothese II:162
Gschwendt-Scheier-Bähler-Handgelenkendoprothese II:152
Guépar-Kniegelenkendoprothese II:162
Gunston-Kniegelenkendoprothese II:160
Gynäkomastie bei fibröser Knochendysplasie II:520, 523

H
HA-Äquivalent s. Hydroxylapatit-Äquivalent
Haarrisse, Bruchregion II:18
Haas-Syndaktylie II:948
Habitus, marfanoider II:680, 905
– – Geschlechtschromosomenaberration II:913
Hacken, prominente II:928
Hackenfuß, angeborener II:1079
HA-Flächenwert s. Hydroxylapatit-Flächenwert
Haglung-Syndrom II:458
Haglund-Syndrom I II:423
Hahnsche Spalte I:28
Hajdu-Cheney-Syndrom II:826
HA-Längenwert s. Hydroxylapatit-Längenwert
Halbbecken, deformiertes II:558
Halbgelenk s. Synarthrose
Halbmondfigur am Metakarpuskopf I:829
Halbrohrplatte II:51
Hallux rigidus I:954 f.
– valgus I:955 f.
Hallux-rigidus-Arthrose bei Gicht II:212
Halsrippe II:809
Halswirbel, abnorme II:606
– Knochenzyste, aneurysmatische I:622
– Ossifikation I:103
– Osteomyelitis, Röntgen-Computertomographie I:47
1. Halswirbel s. Atlas
2. Halswirbel s. Epistropheus
7. Halswirbel, Dornfortsatzapophyse, persistierende I:106
Halswirbelbogenbruch II:39
– rettender II:39
Halswirbelbruch, Extensionsbehandlung II:40
– – vorbereitende II:40
Halswirbelgranulom, eosinophiles II:286
– – Radiologie II:291

Halswirbelkörper, Trümmerbruch II:38
Halswirbelsäule, Abszeß, tuberkulöser, paravertebraler I:759
– Arthrodeseoperation II:178 f.
– Dyggve-Melchior-Clausen-Dysplasie II:692 ff.
– Instabilität II:178
– – Dysplasie, metatropische II:620
– Spondylodese s. Spondylodese, zervikale
Hämangioendotheliom I:590 ff.
– Anamnesendauer I:591
– Differentialdiagnose I:591 f.
– Lokalisation I:591
– Randbegrenzung I:591
– Röntgenbild I:591 f.
– Vorkommen I:591
Hämangiom I:585 ff; II:717 ff.
– Altersprädilektion I:586
– Definition I:585
– Differentialdiagnose I:588 f.
– extraossales I:588
– intraartikuläres I:284
– kapilläres I:585
– kavernöses I:585
– Klinik I:586
– Lokalisation I:586
– im Röhrenknochen, Differentialdiagnose I:589
– synoviales I:682 ff.
– – Angiogramm I:684
– – Computertomogramm I:683
– – Differentialdiagnose I:684
– – Klinik I:682, 684
– – Röntgenbefund I:683 f.
– venöses I:585
– verkalktes II:1132 f.
– vertebrales s. Wirbelhämangiom
– Vorkommen I:585 f.
– zystisches I:587
Hämangiomatose I:589 f.
– Differentialdiagnose I:589 f.
Hämangiomwirbel I:587 f.
Hämangioperizytom I:270, 590, 592 ff.
– Altersprädilektion I:593
– Differentialdiagnose I:594
– Lokalisation I:593
– Metastasierung I:593
– Röntgenbild I:593
– Vorkommen I:593
Hämangiosarkom I:590 ff.
Hämarthros s. Gelenkblutung
Hämatom, Computertomogramm II:1120
– epidurales, intrakranielles, bei Ostitis deformans II:552
– intraossäres, Hämophilie II:272
– intramuskuläres, Kernspintomographie II:273 f., 1161
– retrosternales II:6
– Röntgenbild II:1120
– subperiostales, Hämophilie II:272
– verkalktes II:1127, 1133
– Verknöcherung II:1138

Hämatopoese, extramedulläre II:755
Hämaturie bei Osteoonychodysostose II:800
Hämoblastose, paraproteinämische II:267
Hämochromatose II:325 ff.
– Diagnose II:326
– idiopathische II:325
– – Synovialmembranveränderung I:286
– perinatale, idiopathische II:325 ff.
– sekundäre II:325
Hämochromatosearthropathie, Prädilektionsstellen, manuelle I:860
Hämochromatoseosteoarthropathie II:325 ff.
Hämochromatosesyndrom II:325
Hämodialyse, Kalziumverlust II:361
– Osteopathie s. Dialyseosteopathie
Hämoglobinopathie AS s. Sichelzellanämie, heterozygote
Hämoglobinopathie S s. Sichelzellanämie
Hämoglobinopathie SC II:252
Hämoglobinopathie SS s. Sichelzellanämie, homozygote
Hämolymphangiomatose s. Hämangiomatose
Hämolytische Konstitution II:259
Hämophilie, Arthropathie, chronische II:270 ff.
– Gelenkblutung, akute II:268 ff.
– Knochenblutung II:420 f.
– Muskelhämatom II:273
– Osteoporose II:350
– Pseudotumor II:272
– Schweregradeinteilung II:268
– Synovialmembranveränderung I:286, 289
Hämophilie A II:268
Hämophilie B II:268
Hämophilie C II:268
Hämosiderose II:325
– synoviale I:696 f.
Hand, Cenani-Syndaktylie II:951 f.
– Hämochromatoseosteoarthropathie II:326 ff.
– Radioaktivitätsanreicherung bei chronischer Polyarthritis I:435
– – bei Polyarthrose I:437
– rheumatische II:152
– Röntgenbild bei Akromegalie II:369
– – bei Dialyseosteopathie II:365
– – bei Niereninsuffizienz II:362 ff.
– siebenfingrige II:971
– Weichstrahlradiographie I:60
Handabduktion, ulnare II:1045
Hand-and-foot-Syndrom I:247, 249

Handgelenk I:366 ff.
– Alloarthroplastik II:152 ff.
– Anatomie, funktionelle I:366 f.
– Arthrodeseoperation II:182 f.
– Arthrographie, Aufnahmetechnik I:368
– – Füllungstechnik I:368
– – Indikation I:371 ff.
– – Normalbefund I:368 f.
– – Punktionstechnik I:368
– Arthropathie, hämophile II:271
– Arthrose, posttraumatische I:182
– Arthroskopie I:292
– Bajonettstellung II:715, 834, 1045 f.
– Discus articularis I:366 ff.
– – – Riß I:373
– – – Spaltbildung I:371
– – – Verletzung I:371
– – – – Typ I I:371
– – – – Typ II I:373
– – – – Typ III I:373
– – – zerstörter I:371, 373
– – Arthrographie, primäre I:368, 373
– – Kontrastmittelfüllung I:372
– Distorsion I:373
– – Arthrographie I:370 f.
– Ganglion I:374
– – Arthrographie I:374
– Ganglionrezidiv I:374
– Gelenkverbindungen I:367 f.
– Kapsel-Band-Läsion I:373
– Kapselschrumpfung, posttraumatische I:373
– Periarthropathia calcificans I:916
– Polyarthritis, chronische I:386, 389
– proximales I:366 f.
– Rezessus I:371
– Synostose II:1048
– Totalendoprothese II:152 f.
– Trauma, akutes, Arthrographie I:371 ff.
– – chronisches I:373
Handgelenkdysmorphie II:1045 ff.
Handgelenkdysplasie bei Brachydaktylie II:944
Handgelenkkapsel, Erweiterung, zystische, radiovolare I:386
Handindex I:160 f.
Handknochen, verkürzte II:668 f.
Handpolyarthrose I:962 f.
Handröntgenbild, Densitometrie, computergesteuerte I:175 f.
Hand-Schüller-Christian-Krankheit I:414; II:278, 284, 293 f.
– Organbefall II:293
– Röntgenbefund II:294
– Schädelcomputertomogramm II:294
Handskelett, Achondroplasie II:614
– Akrodysostose II:705 f.
– Ankylose, knöcherne I:858

Handskelett
– Arthritis, rheumatoide I:858
– Athyreose II:1095
– Chondrodysplasie, pseudorheumatoide, progressive II:688
– Densitometrie, Elfenbein-Vergleichskörper I:176
– Dyggve-Melchior-Clausen-Dysplasie II:693 f.
– Dysplasie, frontometaphysäre II:782
– – kleidokraniale II:648, 650
– – metaphysäre II:787
– – okulodentoossäre II:792
– – otopalatodigitale II:651
– – otospondylomega-epiphysäre II:697
– – spondylomega-epiphysäre-metaphysäre II:695
– – trichorhinophalangeale I II:704
– – trichorhinophalangeale II II:716
– Enchondromatose II:718
– Endoknochen II:749
– Fairbanksche multiple epiphysäre Dysplasien II:677
– GM_1-Gangliosidose, Typ I II:897
– Hochwuchs, eunuchoider II:1102
– Homozystinurie II:906
– Hunter-Krankheit II:844
– Hurler-Krankheit II:836 f.
– Hyperparathyreoidismus, primärer II:379, 382 ff.
– Hypochondroplasie II:657
– Hypothyreose II:375 ff.
– Kleinwuchs, hypogonadaler II:1099 f.
– – hypophysärer II:1093
– Mannosidose II:885
– Marfan-Syndrom II:909 ff.
– Mikroradioskopie II:152 f.
– Morquio-Krankheit II:851 f.
– Mukolipidose II, Frühphase II:874 f.
– – Spätphase II:876 f.
– Mukolipidose III II:879 f.
– multiples Myelom I:571
– Mutilation, arthritische I:858
– Ossifikation I:85 ff.
– Ossifikationszentren, sekundäre I:88 f.
– Osteoarthropathie, hypertrophe, primäre II:779
– Osteoektasie mit Hyperphosphatasie II:789 f.
– Osteolyse, idiopathische, phalangeale II:826
– Osteopetrose II:749, 753
– Osteoporose, Sudeck-Syndrom I:259
– Ostitis deformans II:564, 566 f.
– Pseudohypoparathyreoidismus II:387
– Pubertas praecox II:1103
– Pyknodysostose II:756 f.

Handskelett
- Röntgenbild bei Vitamin-D-Mangelrachitis I:237
- Röntgen-Computertomographie, hochauflösende I:43
- Sanfilippo-Krankheit II:847
- Scheie-Krankheit II:839
- Sesambeine I:121
- Sialidose, dysmorphe II:872f.
- Skelettelemente, akzessorische I:117ff.
- Spongiosararefizierung I:152
- Sudeck-Syndrom II:420f.
- Thiemannsches Syndrom II:706
- Tuberkulose I:781f.
- Veränderung bei progressiver Sklerodermie I:892
- Zapfenepiphyse, phalangeale II:702f.
- – – diagnostische Bedeutung II:702
- Zwergwuchs, diastrophischer II:1090
- – – infantilistischer II:1086

Handsubluxation, volare II:1045
Handverdoppelung, spiegelbildliche s. Spiegelhand
Handwurzel, Arthritis s. Karpalarthritis
- Pyramidalisierung II:660f.
- Skelettelemente, akzessorische I:117, 120
- Tuberkulose I:781
- – Osteoporose, gelenknahe I:781

Handwurzelarthropathie, degenerative, nach Lunatummalazie II:430
- hämophile II:276

Handwurzelarthrose II:183
- vibrationsbedingte II:494

Handwurzelknochen, akzessorischer II:1048f.
- Dislokation I:852
- Doppelbildung I:120
- Fraktur, Skelettszintigraphie I:423
- Instabilität, posttraumatische I:373
- Ossifikationsfolge, genetische Faktoren I:136
- Pseudozyste I:134
- Reifung, dissoziierte II:906
- Synostose I:118; II:1048f.
- Überzahl II:653
- Zweiteilung II:1050
- Zystenbildung, traumatisch bedingte I:373

V. Handwurzelknochen der distalen Reihe II:626
Handwurzelknochenersatz II:154, 156
Handwurzelknochenfusion II:1012
Handwurzelknochennekrose, aseptische II:424, 432
Handwurzelknochenverschmelzung II:276

Handwurzelknochenzyste II:494
Hanhart-Syndrom II:1008
Hanhart-Syndrom I s. Zwergwuchs, heredodegenerativer
Happle-Chondrodysplasia-punctata s. Chondrodysplasia punctata, X-chromosomal dominantes
Hard palate sign II:728
Harnblase, Radioaktivitätsablagerung bei ^{99m}Tc-Skelettszintigraphie I:403
Harnblasenkarzinom, Knochenmetastase, periostale I:669
Harnsäurespiegel im Serum, Normalwert II:209
Harrington-Stab II:175
Harris-Hüftendoprothese II:158
Harris-lines II:270
Haßsche Epiphyseonekrose s. Humeruskopfnekrose, aseptische
Haut, überdehnbare II:913
- Verkalkung II:1133f.
Hautfistel, chronische, Tumorentstehung I:724
Hauttumor II:1122
- Verknöcherung II:1139
Haverssches System s. Osteon
HA-Volumenwert s. Hydroxylapatit-Volumenwert
Heberden-Knoten I:960f.
Heberden-Polyarthrose I:961, 965
- Gelenkbefallmuster, manuelles I:860
Hedley-Hungerford-Hüftendoprothese II:158
Heerford-Syndrom I:791
Heipertz-Mittelmeier-Hüftendoprothese II:158
Hemicerclage II:46
Hemidysplasie mit Psoriasis II:1010
Hemihypertrophie II:915
Hemilaminektomie II:173
Hemiparese bei Morquio-Krankheit II:863
Hemiplegie, Osteoarthropathie II:319
- Wirbelsäulenbandverknöcherung II:1143
Hemivertebrae, Dysostose, spondylokostale II:798
- Dysplasie, spondylomega-epiphysäre-metaphysäre II:695
- mit Radiusdefekt II:989
- Robinow-Syndrom II:643
Henkelfraktur II:667
Heparin II:297, 299
Heparitinurie s. Sanfilippo-Krankheit
Hepatolentikuläre Degeneration s. Wilsonsche Krankheit
Hepatomegalie, Gaucher-Krankheit II:279
- Mannosidose II:883
- Mukolipidose II II:869, 873
- Mulibrey-Minderwuchs II:916
Hepatosplenomegalie, Abt-Letterer-Siwe-Krankheit II:293

Hepatosplenomegalie
- Gauchersche Krankheit, Typ 1 II:89
- β-Glukuronidase-Mangel II:861
- Hunter-Krankheit II:843
- Hurler-Krankheit II:833
- Maroteaux-Lamy-Krankheit II:854
- Mukosulfatidose II:885
- Niemann-Picksche Krankheit II:902f.

Hernie II:1111
Herzfehler, kongenitaler, Alkoholembryopathie II:919f.
- – Brachmann-de-Lange-Syndrom II:921
- – Dysplasie, chondroektodermale II:624
- – Holt-Oram-Syndrom II:984
- – Larsen-Syndrom II:652
- – zyanotischer II:246
- – Osteoarthropathia hypertrophicans II:472
Herz-Hand-Ohr-Syndrom II:945
Herz-Hand-Syndrom III s. Tabatznik-Syndrom
Herzklappenfehler II:469
Herzklappeninsuffizienz II:909
Herzrhythmusstörung, Hyperkalzämiesyndrom, knochenmetastasenbedingtes I:653
Herzseptumdefekt, Alkoholembryopathie II:919
- Arachnodaktylie, kongenitale, mit Kontrakturen II:912
Heteroglykanose II:831ff.
- Schädelcomputertomographie II:888ff.
Hexadaktylie, C-Syndrom II:978
- intermdiäre, Mohr-Claussen-Syndrom II:981
- postaxiale II:958
- – Kurzrippen-Polydaktylie-Syndrom, Typ Saldino-Noonan II:977
- – Smith-Lemli-Opitz-II-Syndrom II:961
- – Trisomie 13 II:976
- präaxiale, mit Analatresie II:983
- tibiale II:965
- – mit Tibiadefekt, Thalidomid-Embryopathie II:974
- ulnare II:962ff.
- – autosomal-dominante II:963
- – autosomal-rezessive II:964
- – Fibuladefekt II:998
- – Genetik II:963
- – Genitalfehlbildung II:994f.
- – Grebesche Chondrodysplasie II:978
- – Heterogenie II:963
- – Kopfhautdefekt II:979
- – McKusick-Kaufman-Syndrom II:978
- – Morphologie II:963
- – rudimentäre II:995f.

Hexadaktylie, ulnare
– – Schinzel-Giedeon-Syndrom II:978
– – Simpson-Golabi-Behmel-Syndrom II:978 f.
– – Weyers-Syndrom II:978
HH-Kniegelenkendoprothese II:164
High-grade surface osteosarcoma s. Oberflächenosteosarkom
High-turnover-Osteoporose I:228, 442
– Mikroradiogramm I:229
– regionale I:442
Hilgenreiner-Linie II:1052
Hilgenreiner-Pfannendachwinkel II:1053
Hill-Sachs-Defekt I:336 f; II:1035 f.
Hiluslymphknotenvergrößerung I:791
von-Hippel-Lindausche Krankheit II:821
Hirnabszeß I:742
Hirnatrophie, Mukopolysaccharidose II:888
Hirndruckzeichen, Dysplasie, kraniodiaphysäre II:771
Hirnnervenkompression, Dysplasie, kraniometaphysäre II:785
– Knochendysplasie, fibröse II:517, 537
– Osteopetrose II:750
– – letale, intermediär rezessive II:747
– Ostitis deformans II:552, 570
Hirnschädel, großer, Dysplasie, akromesomele II:646
– – – kleidokraniale II:650
Hirnschädigung, Alkoholembryopathie II:919
Hirnsklerose, tuberöse s. Tuberöse Sklerose
Hirnstammkompression, Achondroplasie II:611
Hirnsubstanz, weiße, Dichteminderung II:889
Hirnsubstanzdichte, computertomographische, bei Mukopolysaccharidose II:889 f.
Hirntumor, Neurofibromatose I II:813
Hirnventrikelerweiterung, GM_1-Gangliosidose II:891
– Mannosidose II:891
– Mukolipidose II II:891
– Mukosulfatidose II:891
Hirnverletzung, Muskelverknöcherung II:98
Hirsutismus, Brachmann-de-Lange-Syndrom II:921
– Leprechaunismus II:924
Hirtenstabdeformität s. Femur, Hirtenstabdeformität
Histamin II:297
Histaminfreisetzung, schubweise II:300

Histiozytom, fibröses, synoviales s. Synovialitis, noduläre, lokalisierte
– malignes fibröses I:580 ff.
– – – Destruktionsmuster I:581
– – – Histologie I:580
– – – Knochendestruktion I:470
– – – Knochenusur I:267
– – – Lodwick-Graduierung I:581
– – – Lokalisation I:581
– – – Röntgenbild I:581, 584 f.
– – – Verlaufsbeobachtung I:583
– – ossäres, Altersprädilektion I:482
– – Skelettszintigraphie I:409
Histiozytose, akut disseminierte II:284
– fokale, chronische II:284
Histiozytose X I:414; II:278, 283 ff., 520
– disseminierte, akute s. Abt-Letterer-Siwe-Krankheit
– – chronische s. Hand-Schüller-Christian-Krankheit
– extraossäre Manifestation II:284
– Knochendestruktion, ausgedehnte I:272
– lokalisierte s. Knochengranulom, eosinophiles
– maligne II:287
Hitch-hiker-Daumen II:584, 617, 619
HLA-B8 I:789
HLA-B27 I:814 f., 865, 876
HLA-DR4 I:851
HMDP s. Hydroxymethylendiphosphonatsäure
Hobaek-Brachyolmie II:692
Hochwuchs II:372
– Definition II:1101
– dysproportionierter II:1102
– eunuchoider II:1102
Hodendysgenesie II:1099
Hodenkarzinom, Metastasierungsmuster I:671
Hodgkin-Lymphom I:559
– Beckenschaufelosteolyse I:270 f.
– histologischer Typ, Korrelat mit röntgenologischem Knochenbefallmuster I:559
– Knochenbeteiligung I:559
– – Differentialdiagnose I:559
– – Klinik I:559
– Skelettszintigraphie I:559
– Skelettveränderung, röntgenologische I:559 f.
– synoviale Infiltration I:689
Hoffasche Krankheit I:323 f.
– – Arthrogramm I:324
Hoffascher Fettkörper I:294 f., 301, 323
– – Blutung I:324
– – Hypertrophie I:685
– – Überprojektion I:301
– – Vergrößerung I:323

Hoffascher Fettkörper
– – Zotteneinklemmung, intermittierende I:324
Hohlfuß, angeborener II:1080
Holt-Oram-Syndrom II:945, 968, 984 f.
– Karpalsynostose II:1016
– Synostose, radioulnare II:1016
Homogentisinsäureoxydasemangel II:227
Homozystinurie II:680, 904 ff., 913
– Differentialdiagnose II:906 f.
– Labordiagnose II:906
– radiologische Befunde II:906
Hootnick-Holmes-Syndrom II:984
Hormon(e), adrenokortikotropes s. ACTH
– follikelstimulierendes II:367
– kalziumregulierende I:30
– melanophoronstimulierendes II:367
– somatotropes s. Wachstumshormon
Hormoninsuffizienz, pluriglanduläre II:1092, 1097
Hornhauttrübung s. Korneatrübung
Hounsfield-Skala I:47, 180
Howshipsche Lakune I:9, 11, 227, 229
HS-Mukopolysaccharidose s. Sanfilippo-Krankheit
Hüftarthrographie(-gramm) I:349 ff., 355 f; II:1061 f.
– Aufnahmetechnik I:349 f.
– Füllungstechnik I:349
– Indikation I:352 f.
– Kontrastmittelmenge I:349
– Normalbefund I:350 ff.
– beim Kind II:1061
– pathologisches, beim Kind II:1061 f.
– Punktionstechnik I:349
Hüftdysplasie II:372, 446, 1062 ff.
– Arthrographie I:355 f.
– Computertomographie II:1062
– bei Coxa valga congenita II:1067
– Dysplasie, trichorhinophalangeale I II:704 f.
– Hämophilie II:275
– kongenitale I:949 f.
– – Arthrographie I:355 f.
– – beidseitige I:946
– – Coxarthrosis deformans I:925
– Meßwerte II:1053 ff.
– Pseudohypoparathyreoidismus II:1097
– Röntgendiagnostik II:1064
– Seckel-Syndrom II:916
– Therapie II:1064
– Typisierung, sonographische II:1058 f.
Hüfte, Algodystrophie, transitorische II:416 f.

Hüfte
- irritable s. Koxitis, flüchtige
- schmerzhafte, instabile II:417

Hüftendoprothetik, Knochentransplantat, homologes II:195

Hüftgelenk I:347, 349 ff; II:1050 ff.
- Alloarthroplastik II:141 ff., 157 ff.
- Amyloidarthropathie II:330 f.
- Anatomie, funktionelle I:347
- Arthritis s. auch Coxitis; Koxarthritis; s. auch Koxitis
- – chronische juvenile, Ischämietendenz I:868
- – rheumatoide I:858 f.
- Arthrodese II:51, 184 f.
- – Indikation II:184
- Arthropathie, degenerative, nach Epiphyseolysis capitis femoris juvenilis II:447
- – – nach Femurkopfnekrose II:444
- – hämophile II:275 f.
- – tabische II:309
- Arthrose s. Coxarthrosis; s. Koxarthrose
- Bewegungseinschränkung, Fairbanksche multiple epiphysäre Dysplasien II:677
- – schmerzhafte I:352
- Chondrodysplasie, myotone II:699
- Computertomographie II:1062
- Destruktionsluxation I:820
- – arthritisbedingte I:847
- Distensionsluxation, arthritische I:818, 820
- Duokopfprothese II:158 f.
- Dysplasie s. Hüftdysplasie
- Entwicklung II:1051
- Erguß, Computertomographie I:819 f.
- – beim Säugling (Kleinkind) I:818 f.
- Fettstreifen I:820, 842
- Früharthrose, Ribbingsche multiple epiphysäre Dysplasien II:674
- Gelenkknorpeldicke im gewichttragenden Bereich I:59
- Gelenkkörper, freier I:380; II:235, 458 f.
- Gelenkspaltbreite, röntgenologische I:57
- – – Kindesalter I:58
- Hämarthros II:138
- bei Hypothyreose II:1096
- Kapsulitis, adhäsive I:352
- Knochensubstanzdefekt, marginaler, Tuberkulose I:777
- – subchondraler, Tuberkulose I:777
- Knochenwinkel I:357 f.
- Knorpelausstellwinkel I:357 f.
- Kombinationsbeurteilung II:1054 f.
- Normaltyp II:1058

Hüftgelenk
- Nuklearmedizin, diagnostische I:353
- Ödem, periartikuläres I:820
- Osteoarthropathia ochronotica II:235 f.
- Osteochondrose, Zwergwuchs, infantilistischer II:1086
- Osteochondrosis dissecans I:349, 352, 380
- – – Röntgensymptomatik II:459, 462 f.
- Osteoidosteom, subartikuläres I:492 f.
- Osteoporose, gelenknahe I:777 f.
- – regionale, wandernde, Röntgenbild I:444
- – – – Skelettszintigraphie I:444
- Pannus I:826
- Paraosteoarthropathie, neurogene II:319
- Periarthropathia calcificans I:916 ff.
- Pfannendachlinie s. Pfannendachlinie
- Röntgenaufnahme, axiale II:1052
- Röntgencomputertomographie I:292
- – – hochauflösende I:62
- Röntgendiagnostik II:1051 ff.
- des Säuglings (Kleinkindes) I:354 ff.
- – Anatomie, funktionelle I:354
- – Arthrographie I:354 ff.
- – – Aufnahmetechnik I:355
- – – Füllungstechnik I:354 f.
- – – Indikation I:355 ff.
- – – Kontrastmittelmenge I:354
- – – Normalbefund I:354 f.
- – – Punktionstechnik I:354
- – – Typ I I:358
- – – Typ II I:358
- – – Typ III I:359
- – – Typ IV I:359
- – Ultraschalluntersuchung I:293, 357 ff.
- – – Normalbefund I:357 f.
- Streptokokkenrheumatismus, chronischer I:850
- Synovialchondromatose, neoplastische I:349, 352, 694
- – – Szintigraphie I:384
- Synovialitis, villonoduläre I:697
- – villosa pigmentosa I:352
- Szintigraphie I:353
- Teilendoprothese II:140, 147
- Totalendoprothese (s. auch Hüftgelenkendoprothese) II:140 ff., 157 ff.
- – Arthrographie I:293
- – Geschichte II:157
- – Implantatverlagerung II:144
- – Implantatversagen II:74
- – nach intrakapsulärer Schenkelhalsfraktur II:70
- – isoelastische II:144, 158 f.

Hüftgelenk, Totalendoprothese
- – Lockerung I:428
- – Low-friction-Prinzip II:157
- – Lymphgefäßdarstellung bei Arthrographie I:294
- – nach medialer Schenkelhalsfraktur II:73
- – Pfannenbruch II:201
- – Reibungskoeffizient II:141
- – Skelettszintigraphie I:428
- – Verankerung, zementfreie II:143 ff.
- – Wechsellasten II:157
- – Weichteilverknöcherung II:1137 ff.
- – zementierte II:157 ff.
- – nach zentraler Hüftluxation II:138
- Tuberkulose s. Coxitis tuberculosa
- Ultraschalldiagnostik I:293, 357 ff; II:1058 ff.
- Verknöcherungsverzögerung II:1058
- – Sonogramm II:1060
- Weichteilschattenhomogenisierung I:842

Hüftgelenkankylose, knöcherne, Spondylitis ankylosans I:883
- Spongiosatransformation I:50

Hüftgelenkendoprothese (s. auch Hüftgelenk, Totalendoprothese) II:140 ff.
- Arthrographie, Aufnahmetechnik I:349
- – Indikation I:352 f.
- – Normalbefund I:352
- – Punktionstechnik I:349
- – Spülfunktion bei Infektion I:353
- – Subtraktionstechnik I:350, 353
- Dislokation I:349
- Femurschaftbruch II:146
- Femurteilersatz II:168
- Infektion I:349
- – blande I:353
- isoelastische II:144, 158 f.
- Keramikschraubpfanne II:159
- Knochenzementversagen II:143
- Kopfdurchmesser, verkleinerter II:159
- Körpergewebedeckung II:144
- Lockerung I:349, 353
- – Arthrographie I:351
- – aseptische I:353; II:142 f.
- – Diagnostik II:145
- – Szintigramm I:353
- Materialauswahl II:159
- Ossifikation, heterotope II:146
- Pfannenverankerung, zementlose II:158 f.
- Prothesenschaftfraktur II:145
- Pseudokapselbildung I:352
- SP-II-Modell II:157 f.
- Steckkopf, auswechselbarer II:159

Hüftgelenkendoprothese
- Stielformung, seitendifferente II:158f.
- Tragrippen II:159
- Verankerung, zementfreie II:143ff.
- zementfreie II:159
- zementierte II:157ff.
- – Resorptionssaum II:142
- – Sklerosierungssaum II:142
- – Zuggurtungsprinzip II:140, 144, 158f.

Hüftgelenkhemiprothese, intermediäre II:159

Hüftgelenkinstabilität, angeborene II:1062

Hüftgelenkkapsel I:347
- Verknöcherung I:929

Hüftgelenkluxation II:115, 138
- Arthrographie I:355f.
- – Indikation I:356
- – Punktionstechnik I:355
- Behandlung, funktionelle I:355
- bialterale II:1066
- De-Barsy-Syndrom II:925
- Dysplasie, diastrophische II:619
- bei Fibrodysplasia ossificans progressiva II:807
- Gradeinteilung, arthrographische II:1062
- kindliche, Arthrographie II:1061
- kongenitale I:56, 949f; II:260, 1062
- – Abduktionsdelle II:1064
- – mit anderen Deformitäten II:1063
- – Ätiologie II:1062f.
- – Coxarthrosis deformans I:929
- – Dysplasie, kampomele II:606
- – Glissement nach Dupuytren II:1063
- – Klinik II:1063f.
- – Pathogenese II:1063
- – Pfannendachverbreiterung II:101
- – Pfannensuperzilium, pathologisches I:947
- – Reposition, konservative II:1064f.
- – – operative II:1065
- – Spannungsprüfung nach Ludloff II:1063
- – Therapie II:1064f.
- – Vererbung II:1062
- – Zeichen, sichere II:1063f.
- – Meßwerte II:1052
- – Minderwuchssyndrom II:919
- – Mongolismus II:1088
- – Reposition, geschlossene I:355
- – – offene, primäre, Indikation I:356
- – Schweregrade II:1063
- – Sonogramm I:359; II:1058, 1060
- – Trisomie 18 II:923
- zentrale II:138

Hüftgelenkluxationsfraktur II:122, 138

Hüftgelenkpfanne s. Hüftpfanne

Hüftgelenkspalt, Erweiterung II:440
- Verschmälerung I:777
- – Beginn unten medial I:947
- – – zentraler I:947
- – konzentrische I:826

Hüftgelenksubluxation II:1063
- Frühdiagnose II:1052
- Fukosidose II:882
- kongenitale I:949f.

Hüftgelenkzerstörung, traumatisch bedingte II:184

Hüftkontraktur, kongenitale II:912
- Melorheostose II:764

Hüftkopf s. Femurkopf

Hüftluxation s. Hüftgelenkluxation

Hüftosteoporose, transitorische II:416f.
- Differentialdiagnose I:835
- in der Schwangerschaft II:417

Hüftpanne (s. auch Pfanne) I:347; II:1050ff.
- Entwicklung II:1051
- Formunregelmäßigkeit I:62
- Gruben, akzessorische I:62
- Knorpelfuge I:90
- Konturunregelmäßigkeit I:62
- leere II:1064

Hüftpfannendach s. Pfannendach

Hüftpfannendysplasie II:1062

Hüftpfanneneingangsebene II:1051

Hüftpfannenfraktur, Röntgen-Computertomographie I:47

Hüftpfannenknorpel II:1051

Hüftreifungsstörung II:1058

Hüftsekundärpfanne I:950

Hüftsubluxation s. Hüftgelenksubluxation

Hüft-Sudeck I:835

Hüftwert II:1054f.
- Meßlinien II:1054
- Normogramm II:1055

Hühnerbrust, Basalzellnävussyndrom II:809
- Marfan-Syndrom II:909, 911
- Neurofibromatose I II:820

Humerus, distaler, Osteoblastom I:497
- Längenwachstum I:71
- Ostitis deformans II:561f.
- proximaler, Ewing-Sarkom I:508
- – Fibrom, desmoplastisches I:578
- – Handbeilform II:684, 837
- – Knochenzyste, juvenile, einkammerige I:618
- – Metastase, zystisch-expansive I:659
- – Osteosarkom I:501
- – Retikulumzellsarkom, primäres, des Knochens I:562

Humerus, proximaler
- – Riesenzelltumor I:598
- – Röntgenmorphometrie I:162f.
- – varus II:427, 1036f.
- – – adolescentium II:1037
- – – congenitus II:1036
- – – symptomaticus II:1036
- – – Winkelmessung II:1037

Humerusaplasie II:987

Humerusdiaphyse, Chondrosarkom, zentrales I:544
- Kompaktadicke, kombinierte, altersabhängige I:163
- proximale, Fibrosarkom I:582

Humerusdiaphysenfraktur s. Humerusschaftfraktur

Humerusepiphyse, distale, Ossifikation I:81
- proximale, Knochenkerne I:80f.
- – Ossifikation I:81
- – – multizentrische II:375

Humerusfraktur II:22
- am Collum anatomicum II:22
- am Collum chirurgicum II:22
- distale II:122
- – Gelenkbeteiligung II:128
- – Semiarthroplastik II:139
- Lokalisation II:22
- Nagelungsosteosynthese II:44
- pathologische II:17f.
- perkondyläre II:22, 119, 126
- proximale, Dislokationsbeschreibung II:32
- – Verriegelungsnagelung II:65
- subkapitale, dislozierte II:46
- – eingestauchte II:36, 99
- – – Bewegungstherapie II:37
- – osteoporosebedingte I:256
- – Spickdrahtosteosynthese, perkutane II:46
- suprakondyläre II:22
- – Diagnose II:122
- – Verkürzungsfehlstellung II:99
- – Vertikalextension II:40

Humerusgelenkfläche, distale, Beugungswinkel zur Humerusachse II:96

Humerushals, Axtform II:684, 837
- Varusdeformität II:681, 684

Humerushalsverbiegung, Maroteaux-Lamy-Krankheit II:856, 859

Humeruskopf, Erosion, arthritische, an der Knorpel-Knochen-Grenze I:828
- – Tuberkulose I:780
- Hochstand I:327, 918
- hypoplastischer II:1034
- Luxation I:325
- Metastase, osteolytische I:656
- – osteoplastische I:663
- Randwulst I:956
- Varusstellung II:661
- Zusammensinterung, Tuberkulose I:781

Humeruskopfepiphyse s. Humerusepiphyse, proximale
Humeruskopffraktur II:6, 117 f.
– Dislokation II:118
– subkapitale II:22
Humeruskopfimpression II:1036
Humeruskopfimpressionsfraktur bei Luxation II:122, 129
Humeruskopfnekrose, aseptische II:427
– – Differentialdiagnose II:427
– – Gauchersche Krankheit, Typ 1 II:900
– – Lupus erythematodes disseminatus I:893
– – Sekundärarthrose I:957
– – steroidbedingte II:348
– – posttraumatische, Reparationsstadium II:312
Humeruskopfprothese II:148
Humeruskopfresorption, Syringomyelie II:312
Humerusmetaphyse, proximale, Chondrosarkom, exzentrisches I:546
– – Knocheninfarkt I:274
– – Kortikalisdefekt, Gauchersche Krankheit, Typ 1 II:900
Humeruspseudarthrose II:85
– Szintigraphie I:424
Humerusrudiment, proximales II:993
Humerusschaftachse II:96
Humerusschaftfraktur II:22
Humerusschaftgranulom, eosinophiles II:292
Humerussporn I:116 ff; II:1040 f.
Humerusstückbruch, Heilungsstörung II:85
– Verriegelungsnagelung, dynamische II:66
Humerus-T-Fraktur, perkondyläre, Kirschner-Draht-Osteosynthese II:45
Humerustrümmerfraktur, subkapitale, Infektion II:84
Humerus-Ulna-Winkel I:66
Humerusvalgisierungsosteotomie II:104
Humerusvarisierungsosteotomie II:104
Humerus-Y-Fraktur, perkondyläre II:127
Humps-Höcker I:23
Hungerosteopathie s. Hungerosteoporose
Hungerosteoporose II:360
– Röntgenbefund II:360
Hunter-Krankheit II:841 ff.
– Beckenveränderungen II:842, 844
– Enzymdefekt II:831
– Handskelett II:844
– Harnmukopolysaccharide II:831
– Hydrozephalus, Computertomographie II:890

Hunter-Krankheit
– Röhrenknochenveränderungen II:843 f.
– Röntgendiagnostik II:843 f.
– Schädelveränderungen II:840, 843
– Spinalkanal, zervikaler, Verengung II:867
– Wirbelform II:842 f.
Hurler-Krankheit II:832 ff.
– Beckenveränderungen II:835 f.
– Enzymdefekt II:831
– Handskelettveränderungen II:836 f.
– Harnmukopolysaccharide II:831
– Klinik II:833
– Körpergröße II:833
– Rippenform II:833, 836
– Schädelaufnahme, seitliche II:832
– Schädelveränderungen II:832, 834
– Sellaveränderungen II:832, 834
– Wirbelkörperform II:834, 836
Hurler-Pseudopolydystrophie s. Mukolipidose III
Hurler-Scheie-Krankheit II:839
– Enzymdefekt II:831
– Harnmukopolysaccharide II:831
– Symptome, röntgenologische II:840
Hustenfraktur der Rippen II:346
H-Vertebra II:900
Hyaluronsäure I:23
– Produktion, synoviale I:283
Hydantoin-Barbiturat-Embryopathie II:947
Hydantoinembryopathie, Hypoplasie, periphere II:1010
Hydralazinsyndrom I:894
Hydramnion II:870, 927
Hydrocephalus s. auch Hydrozephalus
– internus communicans, Mukopolysaccharidose II:888 ff.
– – occlusus II:919
– – e vacuo II:919
Hydrometrokolpos II:978
Hydronephrose II:1009
Hydrops articulorum intermittens I:887
Hydroxylapatit I:4, 13
Hydroxylapatitablagerung I:912; II:221
Hydroxylapatit-Äquivalent I:169, 179
Hydroxylapatit-Endoprothesenbeschichtung II:143 f.
Hydroxylapatit-Flächenwert I:169
Hydroxylapatitkristall I:7 f., 233
Hydroxylapatit-Längenwert I:169, 197
Hydroxylapatit-Methylmetakrylat-Referenzsystem, Densitometrie I:176

Hydroxylapatit-Referenzsystem, Densitometrie mit Röntgencomputertomographie I:182 f.
Hydroxylapatitrheumatismus I:912
Hydroxylapatitsynovitis I:289
Hydroxylapatittreppe I:172 f.
Hydroxylapatit-Volumenwert I:168 f., 172, 180 f.
25-Hydroxylase-Defekt II:358
Hydroxymethylendiphosphonatsäure I:396
Hydrozephalus s. auch Hydrocephalus
– Alkoholembryopathie II:919
– Fukosidose II:891
– Minderwuchssyndrom II:919
– Mukopolysaccharidose II:888 f.
– Osteogenesis imperfecta II:743
– Osteopetrose, letale, autosomal dominante II:747
Hypalbuminämie II:358
Hyperaktivität, Alkoholembryopathie II:919
– Dubowitz-Syndrom II:918
Hyperaminoazidurie II:398
Hypercholesterinämie I:286
Hyperchondrogenese s. Dysplasie, metatropische
Hyperexzitabilität, Alkoholembryopathie II:919
Hyperhidrosis II:778
– Silver-Russell-Syndrom II:915
Hyperkalzämie I:221
– Hyperparathyreoidismus, primärer II:378, 384
– idiopathische II:508
– Jansensche metaphysäre Chondrodysplasie II:664
– Kalzitoninproduktion I:33
– bei Malignom I:408
– Sarkoidose I:791
– Ursache II:1126
– Vitamin-D_3-Hypervitaminose I:235; II:394, 508
Hyperkalzämiesyndrom, akutes, inaktivitätsbedingtes II:352
– Knochenmetastasen I:652 f.
– Myelom, multiples I:569
– Symptome I:653
Hyperkalziurie II:1096
Hyperkeratose, palmoplantare II:947
– – AEC-Syndrom II:961
– subunguale I:870
Hyperkortizismus, endogener II:344 f.
– Humeruskopfnekrose II:427
– iatrogener, Knochenmikrostruktur I:226 ff.
– Osteonekrose s. Osteonekrose, aseptische steroidbedingte
Hyperkyphose, thorakale, Altersosteoporose I:255
Hyperlordose, lumbale II:684
– – Dyggve-Melchior-Clausen-Dysplasie II:692
– – kompensatorische II:340
– – Mukolipidose III II:877

Hypermobilitätssyndrom, marfanoides II:913
Hypernephrommetastase, osteolytische I:268
Hyperostose I:232, 243
– diaphysäre, progressive s. Dysplasie, diaphysäre
– endostale II:773 ff.
– – autosomal dominante II:773
– – rezessive s. Hyperostose, endostale, van Buchem
– – Leukämie II:261
– – Sklerosteose II:774 f.
– – Typ Worth s. Hyperostose, endostale, autosomal dominante
– – van Buchem, Radiologie II:772, 774
– Fluorose II:500 f.
– frontale II:767
– frontonasale II:767
– frontookzipitale II:767
– generalisierte, erbliche, mit Pachydermie I:247
– Hyperparathyreoidismus, primärer II:379, 381 f.
– Hypoparathyreoidismus II:386
– intoxikationsbedingte II:498
– bei Knochenhyperämie II:401
– kortikale II:728
– – generalisierte I:247
– – infantile I:247; II:792, 1017
– – mit Syndaktylie II:775
– kraniale, diffuse II:548 ff.
– – – Computertomographie II:549
– – – Kalottenumbau II:550
– kraniotubuläre II:767, 769 f.
– bei Osteomyelosklerose II:240
– Osteopathie, renale II:362
– parossale, reaktive I:24
– sternokostoklavikuläre I:245, 810 ff; II:434
– – Ätiologie I:813
– – Diagnose-Kreisschema I:813
– – Histomorphologie I:810
– – Klinik I:810
– – Röntgendifferentialdiagnose I:810
– – Röntgenmorphologie I:810 ff.
– supraorbitale, Dysplasie, frontometaphysäre II:782 f.
– tuberöse Sklerose II:822 f.
– Zwergwuchs, parathyreogener II:1097
Hyperostosesyndrom, akquiriertes s. Hyperostose, sternokostoklavikuläre
Hyperostosis corticalis deformans juvenilis s. Osteoektasie mit Hyperphosphatasie
– – generalisata s. Hyperostose, endostale, van Buchem
– frontalis interna I:245 f.
– – – diffusa II:368
– – – nodosa II:368
– – generalisata s. Hyperostose, endostale, autosomal dominante

Hyperostosis generalisata
– – mit Pachydermie s. Pachydermoperiostose
– triangularis ilii I:243 f., 805 ff.
– – – adult-generative I:805
– – – Computertomogramm I:806 f.
– – – Differentialdiagnose, röntgenologische I:805, 809
– – – Häufigkeitsgipfel I:805, 808
– – – senil-degenerative I:805, 808
– – – Tomogramm, konventionelles I:807
Hyperöstrogenismus II:520
Hyperparathyreoidismus I:138; II:378 ff.
– Chondrokalzinose II:223 f.
– Demineralisation, periosteozytäre I:19
– bei fibröser Knochendysplasie II:520, 523
– Handskelett-Mikroradioskopie I:153 f.
– Hauptmerkmale, röntgenologische I:242
– Knochenusurierung I:267
– Magnesiumverlust I:31
– Osteodystrophie I:263
– paraneoplastischer I:221
– primärer I:221, 438; II:378
– – Akroosteolyse II:383 f.
– – Ätiologie II:378 f.
– – Differentialdiagnose zur fibrösen Knochendysplasie II:538
– – Epithelkörperchenadenom-Suche II:384
– – Handröntgenbild II:379, 382 ff.
– – Klinik II:384 f.
– – Knochenhistologie II:379
– – Knochenmakrostruktur I:238, 241
– – Knochenmikroradiogramm I:222 f; II:379
– – Knochenmikrostruktur I:221 f., 238, 241
– – Osteoporose, Differentialdiagnose zur Myelomatose I:574
– – bei Ostitis deformans II:571
– – Pathomorphologie II:379
– – Röhrenknochenveränderung II:380 ff.
– – Röntgenbefund I:223; II:379 ff.
– – Röntgenkontrolle, postoperative II:385
– – Röntgenuntersuchung, Sensitivität II:442
– – Röntgenzeichen, allgemeine II:382
– – – an den Händen II:382
– – Schädelveränderung II:380 ff.
– – Skelettszintigraphie I:438 ff; II:384
– – – Befund I:438 ff.
– – – Sensitivität I:442

Hyperparathyreoidismus, primärer
– – Therapie II:385
– – Wirbelsäulenveränderung II:380
– quartärer II:378
– quintärer II:378
– sekundärer I:221, 224 f., 261, 438 f; II:361, 378, 385
– – bei Kalziummangel II:338
– – bei Langzeitdialyse II:365
– – Röntgenbefund I:224 f.
– – Röntgenbild I:263
– – Ursache I:221, 439
– – Vitamin-D-Intoxikation II:394
– – Vitamin-D-Mangel I:234 f.
– tertiärer I:221; II:378, 385
– – bei Langzeitdialyse II:365
Hyperphalangie II-III, Metakarpale I, verkürztes, bei Brachydaktylie s. C-Brachydaktylie
Hyperphosphatämie II:1096
– transitorische, bei Niereninsuffizienz II:361
– Ursache II:1126
Hyperphosphatasämie, kongenitale, chronische, idiopathische s. Osteoektasie mit Hyperphosphatasie
Hyperphosphatasie, hereditäre, Osteodystrophie I:263
– Osteoektasie II:788 ff.
– Tardaform s. Hyperostose, endostale, van Buchem
Hyperpigmentation, Fanconi-Anämie II:922
Hyperpituitarismus II:367 ff.
– Erwachsenenalter II:368 ff.
– beim Jugendlichen II:367
– Kindesalter II:367
Hyperreflexie, Fanconi-Anämie II:922
Hypertelorismus, Aarskog-Syndrom II:944 f.
– akrokallosales Syndrom II:983
– Apert-Syndrom II:953
– Dysplasie, frontometaphysäre II:782
– – kleidokraniale II:647, 650
– – otospondylomega-epiphysäre II:696 f.
– Mongolismus II:1087
– Neurofibromatose I II:812
– orofaziodigitales Syndrom II:958
– otopalatodigitales Syndrom II:651
– Pena-Shokeir-Syndrom II:928
– Pfeiffer-Syndrom II:955
– Robinow-Syndrom II:642
– Thalassämie II:254
Hyperthermie, maligne II:699
Hyperthyreose II:372 ff.
– angeborene II:372
– bei fibröser Knochendysplasie II:520, 523
– Handskelett-Mikroradioskopie I:153

Hyperthyreose
- im Kindesalter II:372f.
- Knochenmakrostruktur I:264
- Knochenumbausteigerung I:225
- Metakarpale-II-Veränderungen II:373
- Osteoporose I:256 f; II:372
- Schädelveränderungen II:373
- Skelettszintigraphie I:442
- TSI-bedingte II:373
- Wirbelsäulenveränderung II:373

Hypertransfusion II:246, 254
Hyperurikämie, asymptomatische II:209
- – bei Glykogenspeicherkrankheit II:283
- Femurkopfnekrose II:211
- hereditäre, chronische II:209
Hyperviskositätssyndrom I:567
Hypervitaminose II:389ff.
Hypochondrogenese II:588, 629
Hypochondroplasie II:576, 657ff.
- Bogenwurzelindex II:658
- Diagnose, pränatale II:657
- – radiologische II:658
- Differentialdiagnose, radiologische II:658f.
- Erbgang II:657
- Erwachsenenmaß II:658
- Geburtslänge II:658
- Klinik II:657f.
- Röntgenbefund II:658
- Wachstumskurve II:658
Hypodontie II:978
- Simpson-Golabi-Behmel-Syndrom II:978
Hypogenitalismus, Bardet-Biedl-Syndrom II:975
- Minderwuchs, dyszerebraler II:1100
Hypoglossie-Hypodaktylie-Komplex II:1008f.
Hypognathie, Arthroophthalmopathie II:680
- Jansensche metaphysäre Chondrodysplasie II:664
- Osteodysplastie II:781
- Osteolyse, idiopathische, phalangeale II:826
Hypogonadismus II:372, 1092, 1105
- bei der Frau II:349
- hypophysärer II:372
- im Kindesalter II:372
- Knochenwachstum I:31
- beim Mann II:349
- Osteoporose I:256; II:349f.
- – Klinik II:350
- – Manifestationsorte II:350
- – Pathophysiologie II:349
- – Röntgenbefund II:350
- präpuberaler II:350
- primärer II:372
- sekundärer II:371
Hypokalzämie I:221; II:1096
- Pseudomangelrachitis II:398
Hypokinesie, fetale II:927

Hypokortizismus II:1092
Hypomagnesiämie I:31
Hypomelie, Achondrogenese II:585ff.
- Grebesche Chondrodysplasie II:587
Hypoparathyreoidismus II:385f., 947
- idiopathischer II:385
- – tubuläre Stenose II:775ff.
- Knochenstruktur I:232
- Osteodystrophie I:263
- Röntgenbefund II:386
- sekundärer II:385
- Symptome II:1096
- – röntgenologische II:1097
Hypophosphatämie I:261
- erbliche, Ossifikation, ektopische II:1143
- Hyperparathyreoidismus, primärer II:378, 384
Hypophosphatasie I:233 f; II:608, 663f.
- Epiphysenknorpelveränderung I:233f.
- Fingerphalangen, Verknöcherungsrückstand I:234
- Histologie I:233f.
- juvenile II:667
- letale II:584
- Röntgenbild I:234
Hypophosphaturie II:1096
Hypophysenadenom, Wachstumshormon-Produktion I:230f.
Hypophyseninsuffizienz II:371
- tertiäre II:371
Hypophysenvorderlappen II:367
- Überfunktion s. Hyperpituitarismus
- Unterfunktion s. Hypopituitarismus
Hypophysenvorderlappenadenom II:1101
Hypopituitarismus II:371 ff., 1092f., 1105
- Manifestationsalter II:371
- Ursache II:371
Hypoplasie, dermale, fokale II:763, 960
- – Spalthand II:1001
- – Strahldefekt, ulnarer II:994
- fibulo-ulnare, mit Nierenmißbildung II:639
- phalangeale, distale II:605
- spondylohumerofemorale s. Atelosteogenesis
Hypopyoniritis I:886
Hyporeflexie, Hyperkalzämiesyndrom, knochenmetastasenbedingtes I:653
Hypospadie II:968
- Ulnaaplasie II:995
Hypotelorismus, De-Barsy-Syndrom II:925
Hypothalamus II:367
Hypothalamushamartom II:979

Hypothalamusstörung II:1100
Hypothyreose II:374ff., 1092, 1094
- Handröntgenbild II:375
- beim Kind II:1096
- im Kindesalter, Röntgenbefund II:374ff.
- – – beim Erwachsenen II:377f.
- Knochenstruktur I:232
- mütterliche II:1094
- Perthes-Krankheit II:446
- primäre II:374
- Röntgenbefund II:377f.
- Schädelveränderungen II:374f.
- sekundäre II:374
- Wirbelsäulenveränderungen II:375f.
Hypotonie, muskuläre II:305
Hypotrophie, intrauterine s. Minderwuchs, intrauteriner
Hypovitaminose II:389ff.

I

I-cell disease s. Mukolipidose II
Ichthyose II:927
Idelberger-Frank-Pfannendachwinkel II:1053
Idiotie, dysostotische s. Hurler-Krankheit
Ikterus, hämolytischer, familiärer II:259f.
- – – Mißbildungen II:260
- – – Röntgenbild II:259f.
Iliosakralgelenk s. Sakroiliakalgelenk
Ilium, Deltafliegerform II:585, 593
- hypoplastisches II:585, 587ff.
- quadratisches II:612, 615
- Schneckenkopf II:592f.
Imbezillität, Seckel-Syndrom II:916
Immobilisationsgelenk I:868f., 890
Immobilisationskniegelenk I:870
Immobilität, Chondrodysplasie, pseudorheumatoide, progressive II:687
Immundefekt, kombinierter II:671
Immunologie, Knochentransplantation II:194
Immunozytom I:561
Immunreaktion, zellvermittelte, verminderte I:789
Immunschwäche, zelluläre II:668
Immunvaskulitis I:893
Implantat, allogenes, Arthrodese II:173
- Arthroplastik s. Alloarthroplastik
Impression, basiläre II:357, 380
- – Meßlinien II:551
- – Osteogenesis imperfecta II:741
- – Osteolyse, idiopathische, phalangeale II:826f.
- – Ostitis deformans II:550f., 570

Impression, basiläre
– – radiologische Kriterien II:551
Impressiones digitatae, verstärkte II:953
– – – bei Bleiintoxikation II:498
Inaktivitätsatrophie des Knochens s. Inaktivitätsosteoporose
Inaktivitätsosteoporose I:37, 51 f., 137; II:351 ff., 419, 478 f.
– Erholungsfähigkeit II:353
– generalisierte I:258
– im Kindesalter II:33.0
– Klinik II:352 f.
– Knochenstrukturveränderung, dystrophische I:264
– Lokalisation II:352
– Pathogenese II:352
– Röntgenbefund II:352
– bei subartikulärem Osteoidosteom I:492 f.
– Skelettszintigraphie I:442
– umschriebene I:258
Incisura ischiadica major, enge II:612, 615
Index, phalangealer II:909 f.
Indium-111, Leukozytenmarkierung s. Leukozyten, Indium-111-markierte
Infantilismus II:1105
– sexueller, Zwergwuchs, heredodegenerativer II:1085
Infektarthritis s. Arthritis, unspezifisch-bakterielle
Infektion bei Arthrographie I:293
Infraktion I:138
– Definition I:3
– Osteonekrose, aseptische I:430
Injektion, intraartikuläre, Synovialmembranveränderung I:287
Inkabein s. Fontanellenknochen
Inman-Symphalangie II:1012
Innenknöchel, Bandausrißfraktur II:131
Innenknöchelabbruch II:30
Innenknöchelfraktur II:28, 130
Innenohrschwerhörigkeit, Dysplasie, otospondylomega-epiphysäre I:696
Innensäge II:102 f.
Innervationsstörung, Ossifikation, ektopische II:1142 f.
Innominate-Osteotomie II:101 f.
Insall-Ranavat-Kniegelenkendoprothese II:160
Insertionsdystrophie I:908
Insertionstendopathie I:904; II:438
Instabilität, atlantoaxiale, Mukopolysaccharidose II:863 ff.
– atlantookzipitale, Dyggve-Melchior-Clausen-Dysplasie II:694
– – Kniest-Dysplasie II:632
Insuffizienz, venöse, chronische, Ossifikation, periostale II:1142 f.
– – – Weichteilverkalkung II:1130 f.

Insulin, Einfluß auf das Knochenwachstum I:30
Intelligenzdefekt, Alkoholembryopathie II:919
Interkarpalfalten, unregelmäßig kontrastmittelgefüllte I:373
Interphalangealarthritis, rheumatoide I:860
– Weichteilröntgenzeichen I:816
Interphalangealarthrose I:860, 929
– distale I:960 f.
– erosive I:963, 965
– Pfropfarthritis I:863, 965
– proximale I:961
Interphalangealgelenk, Auftreibung, beim Kind II:703 ff.
– Chondromatose, synoviale I:695
– distales, Arthritis psoriatica I:870 ff.
– – Protuberanz I:873
– Gelenkspalterweiterung I:872
– Kontraktur, kongenitale II:943
– proximales, Endoprothese II:152, 154
Interphalangealgelenkaplasie s. Symphalangie
Interphalangealpolyarthrose I:860
Interstitiallamellen s. Schaltlamellen
Intoxikation, chronische II:498 ff.
Inversionsfraktur, pertrochantäre II:78
Involucrum I:703, 705, 707
Involutionsosteoporose, Mikroradioskopie I:153
– senile s. Altersosteoporose
Irapa-SEMD II:695
Iridozyklitis, akute, Arthritis, chronische, juvenile I:865
– chronische, Arthritis, chronische, juvenile I:865
– Sarkoidose, akute I:791
Irishamartom II:811
Iselin-Krankheit II:456, 458
Isotop, Ein-Energie-Photonenabsorptionsmessung I:193
– γ-Spektrum I:166
Isotopen-Absorptions-Densitometrie I:170, 193, 205
IVIC-Syndrom II:985

J

Jaccoud-Arthritis s. Streptokokkenrheumatismus, chronischer
Jaffé-Campanacci-Syndrom II:818
Jägerhutpatella I:938
Jahresring II:504 f.
Jansensche metaphysäre Chondrodysplasie II:663 ff.
– – – Differentialdiagnose II:664 f.
– – – Erbgang II:663 f.
– – – Erwachsenengröße II:664
– – – Klinik II:664
– – – Röntgenbefund II:664

Jansensche metaphysäre Chondrodysplasie
– – – Strukturwechsel, altersabhängiger II:663
Jarcho-Levin-Syndrom s. Dysostose, spondylokostale
Jeune-Syndrom s. Thoraxdysplasie, asphyxierende
JMCD s. Jansensche metaphysäre Chondrodysplasie
^{125}J-Profilscanner I:195
Juberg-Hayward-Syndrom II:988
Judet-Hüftendoprothese II:158

K

Kadmiumvergiftung II:506
Kaeßmann-Kompressionsnagel II:64
Kaeßmann-Laschenschraube II:54, 71
Kahler-Krankheit s. Plasmozytom
Kahlersche Krankheit s. Myelom, multiples
Kahnbein des Fußes s. Os naviculare
– der Hand s. Skaphoid
Kaliumhydrogenphosphat-Referenzsystem, Densitometrie I:178
– – mit Röntgencomputertomographie I:182
Kalkaneodynie, Ultraschallbehandlung II:493
Kalkaneus s. auch Calcaneus
– Densitometrie I:167
– – Aluminiumreferenzsystem I:175
– – Elfenbein-Vergleichskörper I:176
– – Hydroxylapatit-Methylmetakrylat-Referenzsystem I:176
– – beim Raumfahrer I:176
– – Weichteilüberlagerung, Standardisierung I:177
– Drucklinien I:48
– Fibroostitis I:906 ff.
– Knochenkern I:92
– Knochenzyste I:551
– – aneurysmatische I:623
– Kompaktainsel, solitäre I:132
– Kraftfeld I:48
– Lipom I:551
– Makrostruktur I:43
– Metastase, osteolytische I:657
– Ossifikationsstadien I:98
– Ossifikationszentren, separate II:654
– Spongiosadefekt I:43
– Tuberkulose I:782
– Zuglinien I:48
Kalkaneusapophyse, Ossifikationsstörung II:423
Kalkaneusbursitis I:909 f.
Kalkaneusdysplasie, fibröse II:530
Kalkaneusfraktur II:131 f.
Kalkaneuskörperfraktur II:132
Kalkaneus-Kuboid-Synostose, dominante II:1015

Kalkaneus-Mittelfuß-Synostose II:641
Kalkaneus-Navikulare-Synostose, dominante II:1015
Kalkaneusspongiosa, Apatitwert, Verlaufskurve I:177
– Mineralgehalt, altersabhängiger I:197
Kalkaneussporn I:123
Kalkaneusstückbruch II:131f.
Kalkknorpel I:20
Kalkperle II:514f.
Kallus II:33ff., 527
– endostaler II:35, 73, 125
– entzündungsbedingter s. Entzündungskallus
– fibrokartilaginärer II:33
– – Umwandlungsstörung II:86
– ohne Fraktur II:84
– Kraftlinienverlauf II:34
– Mineralsalzeinlagerung II:1
– ossärer II:34
– periostaler I:24, 55; II:34
– – bei posttraumatischer Knocheninfektion II:84
Kallusbildung, intraspongiöse II:357
– überschießende II:306f., 346f.
– verzögerte II:307
Kallusformation II:34
– asymmetrische II:34
Kallusgewebe, mineralhaltiges II:33
Kallusgewebeentwicklung II:33f.
– Störung II:34
Kallushütchen II:96, 98
Kallusspindel II:34f.
Kalotte s. Schädelkalotte
Kälte, feuchte II:483
Kälteagglutinin-Krankheit II:267
Kälteeinwirkung II:483f.
Kalvaria s. Schädelkalotte
Kalzifikation, retropharyngeale, akute I:920
Kalzinose II:1132
– interstitielle I:892
Kalzitonin I:30, 33; II:571, 772, 788
– Serumspiegel, erhöhter II:361
– – erniedrigter, postmenopausischer I:139
– Wirkung I:33
Kalzitriol s. Cholekalziferol
Kalzium, Fraktion, ionisierte I:7
– Körpergesamtgemenge I:7
– Mobilisierung aus altem Knochen I:234
– Plasmaspiegel, Kalzitoninwirkung I:33
– – Regulation I:31
– Resorption, intestinale I:234
– – Störung I:235
– Serumspiegel I:7
– – erhöhter, postmenopausischer I:139
– – erniedrigter I:221
Kalziumaufnahme, intestinale, verminderte II:355, 357ff., 361

Kalziumaufnahmestörung II:378
Kalziumausscheidung II:361
– erhöhte II:355, 361ff.
Kalziumbelastungstest, intravenöser II:384
Kalziumdepot I:6f.
Kalziumfluorid II:499
Kalziumhomöostase I:31
– gestörte I:217
Kalzium-Hydroxylapatit-Kristallniederschalg II:221
Kalziummangel II:355
– Hyperparathyreoidismus, sekundärer II:338
– Osteoporose I:137
– – präsenile II:339
Kalziumphosphat, amorphes I:14
– – Transformation zu Hydroxylapatit I:15
Kalzium-Phosphat-Homöostase II:378
Kalzium-Phosphor-Ionenprodukt I:235
Kalziumpyrophosphatablagerung II:221
Kalziumpyrophosphat-Arthropathie s. Chondrokalzinose
Kalziumpyrophosphatkristall II:223
Kalziumresorptionsstörung II:378, 385
Kalziumstoffwechsel I:3, 31
– Vitamin-D-Einfluß II:393
Kalziumstoffwechselstörung II:775
– Ossifikation, ektopische II:1143
Kalziumsulfattreppe, Densitometrie I:176
Kalziumverlust, hämodialysebedingter II:361
Kampomeles Syndrom s. Dysplasie, kampomele
Kampomelie, Meckel-Syndrom II:977
– Minderwuchs, mesomeler II:639
Kamptobrachydaktylie II:943
Kamptodaktylie II:945
– Arachnodaktylie, kongenitale, mit Kontrakturen II:912
– cerebro-okulo-fazio-skeletales Syndrom II:928
– Pena-Shokeir-Syndrom II:928
– Trisomie 18 II:923
Kamptomeles Syndrom s. Dysplasie, kampomele
Kandidasepsis I:751
Kapitatum s. Os capitatum
Kapitatum-Hamatum-Fusion II:626
Kaposi-Angiomatosis II:1122
Kaposi-Libman-Sacks-Syndrom s. Lupus erythematodes disseminatus
Kapsel s. auch Gelenkkapsel
Kapsel-Band-Apparat, akromioklavikularer, Teilzerreißung II:129
– – Zerreißung II:129

Kapsel-Band-Apparat, akromioklavikularer, Zerreißung
– – – mit Ligamentum-coracoclaviculare-Riß II:129f.
Kapsel-Band-Schwäche, Osteoarthropathie, neurogene II:306
Kapselchondrom I:930, 937, 959f.
Kapselhernie I:838
Kapselmetaplasie, knöcherne I:932
Kapselosteom I:929f., 937, 959, 961
Kapselphlegmone I:841
Kapsulitis, adhäsive I:352
Kariesprophylaxe II:499
Karpalarthritis I:816
– ankylosierende, Streptokokkenrheumatismus, chronischer I:849
– enteropathische I:885f.
– Gicht II:219
– pyogene, 3-Phasen-Szintigraphie I:846
– – Verlaufsbeobachtung I:845
– rheumatoide I:832, 852f., 860; II:219
Karpalknochen s. Handwurzelknochen
Karpalmutilation, Arthritis, rheumatoide I:832
Karpalsynostose II:952, 994, 1048f.
– Ehlers-Danlos-Syndrom II:1016
– Holt-Oram-Syndrom II:1016
– Ventruto-Syndrom II:1016
– Vorkommen II:1015
Karpaltunnelsyndrom, Akromegalie II:368
– Amyloidose II:333
– Scheie-Krankheit II:839
– Tuberkulose I:768
Karpalzyste II:824
Karpometakarpalarthrose, erosive II:220
Karpometakarpalarthrose I I:962ff.
– Alloarthroplastik II:154
Karpometakarpalgelenk I:366f.
– Endoprothese II:155
Karpometakarpalgelenk I I:366f.
– Endoprothese II:152, 154f.
– Erguß, Nachweis I:816f.
Karporadialarthritis, enteropathische I:885
Karporadialarthrose I:960
Karporadialgelenk, Gelenkspaltbreite, radiologische I:57
Kartenherzbecken, Hurler-Krankheit II:837
– Hyperparathyreoidismus, primärer II:381
– Knochendysplasie, fibröse II:530
– Osteogenesis imperfecta II:737, 742
– Osteomalazie II:357
– Osteoporose, idipathische II:355

Kartenherzbecken
- Ostitis deformans II:558 f.
- Vitamin-D-Mangelrachitis II:395
Karzinom bei Bloom-Syndrom II:918
- gastrointestinales, Metastasierung, hämatogene I:650
- - Metastasierungsmuster I:665, 668
- - mit hoher Skelettmetastasierungsrate, Computertomographie, hochauflösende I:678 f.
- - - Knochenmarkbiopsie I:677
- - - Knochenmarkszintigraphie I:677
- - - Patientenbeobachtung I:673, 675 ff.
- - - Skelettszintigraphie I:675 ff.
- - - - vor Primärtumortherapie I:677
- hypernephroides, Knochenmetastase, expansiv-zystische I:670
- - - osteolytische I:656
- - - zystisch-expansive I:658
- kolorektales, Skelettmetastasierung I:408
Kashin-Becksche Erkrankung II:507
Kast-Mafucci-Syndrom II:1122
Katarakt, cerebro-okulo-fazio-skeletales Syndrom II:928
- Chondrodysplasia punctata, autosomal dominante II:603, 1091
- - - rhizomele II:601
- - einseitige II:605
- Smith-Lemli-Opitz-Syndrom II:960
Kayser-Fleischer-Kornealring II:336
Keilbeindysplasie II:811 f.
Keilbeingranulom, eosinophiles II:287
Keilbeinmeningeom, Differentialdiagnose zur fibrösen Knochendysplasie II:539
Keilwirbel, Achondroplasie II:615
- Altersosteoporose I:140, 159
- Brachyolmie II:692
- dorsoventraler, Osteoporose, präsenile II:339 f., 342
- Homozystinurie II:906
- Hyperthyreose II:373
- kongenitale II:797 f.
- Neurofibromatose I II:813, 815
- Osteodysplastie II:781
- Osteomalazie II:357
- Osteoporose I:257
- Ostoporose I:230
- Robinow-Syndrom II:643
- Spongiosaumbau I:53
- Steroidosteoporose II:346
- ventrodorsaler, Hypogonadismus II:350
- nach Wirbelsäulenbestrahlung II:489

Keilwirbel
- Zwergwuchs, metatrophischer II:1090
Keimdrüsenhormone, Einfluß auf Knochenwachstum I:31
Keipert-Syndrom II:945
Keloidbildung II:925
Kenny-Caffey-Syndrom s. Stenose, tubuläre
Keramikmaterial als Implantat II:201
Keratansulfaturie s. Morquio-Krankheit
Keratoconjunctivitis sicca I:864
Keratosis blennorrhagica I:877
Keratozyste, odontogene II:809 f.
Kernspintomgraphie, Exostosen, kartilaginäre, multiple II:715
Kernspintomographie I:3 f., 277, 292 f.
- Abszeß II:1159 f.
- Achillessehnenriß II:1162
- Achondroplasie II:613, 615
- Akustikusneurinom II:813 f.
- Arthropathie, hämophile II:270
- Bandverletzung II:1162 f.
- Bild, protonengewichtetes II:1153
- - T_1-gewichtetes II:1153
- - T_2-gewichtetes II:1153
- Bindegewebe II:1154
- Densspitzenosteomyelitis I:717
- Desmoid II:1156
- Diskushernie I:277
- Dysplasie, diastrophische II:618
- Empyem II:1159 f.
- Femurkopfnekrose, aseptische II:409 ff., 1154
- Fettgewebe, Normalbefund II:1153
- Fibromatose, aggressive II:1154
- Fibrosarkom I:583
- Gadolinium-DTPA-Einsatz II:1155 f.
- Gauchersche Krankheit, Typ 1 II:899, 902
- Gelenkdiagnostik I:62 ff., 292 f.; II:270
- Gelenktumor II:1156
- Glutäalmuskulaturatrophie, fettige II:1154
- Gradientenechosequenz II:1153
- Kiefergelenk I:293, 379 f.
- Knochen II:1154
- Knochenkrise bei Gauchersche Krankheit Typ 2 II:902
- Knochentumor I:461 f.
- Leiomyosarkom II:1155
- - nach Strahlentherapie II:1157
- Liposarkom, Rezidiv II:1158
- Muskeldystrophie, zentrale II:1160
- Muskelerkrankung II:1160 ff.
- Muskelhämatom II:273 f., 1161
- Muskelverletzung II:1162

Kernspintomographie
- Myelopathie, kompressive II:867
- Myositis II:1160 ff.
- Neurinom, zystisches II:1155
- Neurofibromatose I II:813 f.
- neuromuskuläre Erkrankung II:1113
- Orbita, leere II:812
- Osteomyelitis I:713, 715 ff.
- Osteopetrose II:753
- Sakroiliitis I:713, 715 ff.
- sarkomatös entartete Ostitis deformans II:571
- Schichtebenenwahl I:62
- Schultergelenk I:63
- Schwannom, malignes, Rezidiv II:1157
- Sehne II:1154
- Sehnenverletzung II:1162 f.
- Skelettmuskulatur, Normalbefund II:1154
- Skelettuberkulose I:770
- Spinalkanalstenose I:277
- Spondylitis I:713, 716 f.
- - tuberculosa I:773 ff.
- Spondylodiszitis I:717
- Stützgewebe II:1154
- Synovialom II:1156
- Synovitis, villonoduläre, pigmentierte II:1156
- Tendovaginitis II:1159 f.
- Tumor, fetthaltiger II:1112
- Tumorrezidivdiagnostik II:1157 f.
- Tumorverlaufskontrolle II:1157 f.
- Weichteildiagnostik II:1108
- Weichteile, periphere II:1153 ff.
- Weichteilentzündung II:1159 f.
- Weichteiltumor II:1154 ff.
- Weichteilveränderung, periartikuläre II:1160
Keutel-Syndrom II:946
KE-Winkel s. Kopfepiphysen-Schenkelhals-Winkel
Kieferfibrose, pseudozystische, erbliche II:513
Kiefergelenk I:374 ff.
- Anatomie, funktionelle I:375
- Arthrographie I:374 ff.
- - Aufnahmetechnik I:377
- - Doppelkontrastarthrotomographie I:376
- - Entwicklung I:374 f.
- - Füllungstechnik I:375
- - Gefahren I:376 f.
- - Gegenindikation I:377
- - Indikation I:377 ff.
- - Kontrastmittelmenge I:376
- - Normalbefund I:376 f.
- - Punktionstechnik I:376
- - Tomographie I:375 f.
- Arthroskopie I:379
- Computertomographie I:379
- Discus articularis I:375 ff.
- - - Perforation I:379

Kiefergelenk, Discus articularis
– – – Verlagerung, anteriore
   I:377f.
– – – – Arthrogramm I:377ff.
– – – – Computertomogramm
   I:379
– – – – komplette I:379
– – – – partielle I:378
– – – – Rückverlagerung I:378
– – – – ohne Rückverlagerung
   I:378f.
– Doppelkontrastarthrographie
   I:375f.
– – Normalbefund I:376
– Kernspintomographie I:293,
   379f.
– Röntgencomputertomographie
   I:292
Kiefergelenkknacken I:376
– Entstehung I:378
– reziprokes I:377f.
Kiefergelenkraum, kaudaler I:375
– kranialer I:375
Kieferhöhlenobliteration, Knochendysplasie, fibröse, sklerosierende II:533
Kieferhöhlenosteom II:533
Kiefernekrose, phosphorbedingte
   II:505
Kieferosteom II:794f.
Kieferschwellung, schmerzlose, progressive II:727
Kieferverbreiterung II:552
Kieferwinkel, gestreckter II:756
Kieferzyste II:809f.
Kielbrust II:631
Kieler Span II:194, 201
Kienböck-Krankheit s. Lunatummalazie
Kindsmißhandlung, Skelettszintigraphie I:424
Kindstod, plötzlicher II:611
Kirmisson-Symphalangie
   II:1012f.
Kirner's deformity s. A₄-Brachydaktylie
Kirschner-Draht II:44
– Einsatzmöglichkeiten II:46
– Extensionsbehandlung II:38, 41
– Schenkelhalsosteosynthese II:72
– Spickdrahtosteosynthese s.
   Spickdrahtosteosynthese
– transartikulärer II:47
– Zuggurtungsosteosynthese s.
   Zuggurtungsosteosynthese
Kirschroter Fleck s. Makulafleck,
   kirschroter
Kissing sequestrae I:779
Klarzellchondrosarkom I:540,
   550
– Differentialdiagnose I:550
– Lokalisation I:550
Klarzellsarkom I:284
– synoviales I:688
– – Lokalisation I:688
Klavikula, Auftreibung, spindelförmige I:810, 812
– Bandgrube I:115

Klavikula
– Entwicklung, embryonale I:68
– Epiphyse, mediale I:106
– fehlende II:650
– Histiozytom, malignes fibröses
   I:584
– Kompaktadicke, einfache I:158
– – – altersabhängige I:164
– laterale, Akroosteolyse II:362f.
– Modellierungsfehler II:650
– Ossifikation I:85
– Ossifikationsstörung II:648,
   650
– Ostitis deformans II:568
– Rautengrube II:433
– Röntgenmorphometrie I:163f.
– – Meßzonen I:164
Klavikulaaplasie II:1037
– segmentale II:1037
Klavikuladefekt II:1037f.
– zentraler II:1037
Klavikuladysplasie II:650
Klavikulaende, sternales, aseptische
   Nekrose I:959; II:424, 433f.
– – – – Röntgensymptomatik
   II:433f.
– – Luxation II:131
– – – retrosternale II:131
– – Luxationsfraktur II:131
– – Ossifikationskern I:84f.
Klavikulafraktur, Lokalisation
   II:24
– pathologische, metastasenbedingte II:16
Klavikulahypoplasie II:1037
– Pyknodysostose II:757
Klavikulapseudarthrose, autosomal
   dominante II:650
– Knochentransplantation, autologe II:206
– kongenitale II:1037
– – Therapie II:1038
Klavikularesektion, akromiale
   II:1038
Klavikulasklerose, Hyperostose,
   endostale, van Buchem II:772,
   774
Klavikulastückbruch II:24
Klavikulosternalgelenk, Entzündung II:434
Kleeblattprofil-Tibianagel II:58
Kleeblattschädel II:590f.
Kleeblattschädelsyndrom, Ellenbogenankylose II:1016
Kleesalz II:507
Kleinfinger, Brachydaktylie
   II:915
– Brachymesophalangie s. A₃-Brachydaktylie
– hypoplastischer II:986
– – Chromosom-4-Veränderung
   II:997
– steifer, Genitalfehlbildung
   II:994f.
Kleinfingeraplasie, Chromosom-4-
   Veränderung II:997
– Minderwuchs, intrauteriner
   II:997

Kleinfingeraplasie
– Syndrom der postaxialen akrofazialen Dysostose II:997
Kleinfingerendphalanx, Verdoppelung II:964
Kleinfingerhypoplasie, Chromosom-4-Veränderung II:997
Kleinfingerkrümmung s. A₃-Brachydaktylie; s. Klinodaktylie
Kleinfingermesobrachyphalangie,
   Holt-Oram-Syndrom II:985
Kleinfingerversteifung, Chromosom-4-Veränderung II:997
Kleinfragment-T-Platte II:51
Kleinwuchs (s. auch Minderwuchs;
   s. auch Zwergwuchs) II:1084ff.
– adrenokortikaler II:1097f.
– – Klinik II:1098
– – Röntgensymptome II:1098
– dysproportionierter, GM₁-Gangliosidose, Typ II II:898
– genetisch bedingter II:1084ff.
– hypogonadaler II:1099f.
– – Symptome, klinische, bei der
   Frau II:1099
– – – beim Mann II:1099
– – – röntgenologische, bei der
   Frau II:1100
– – – – beim Mann II:1099f.
– hypophysärer II:1092f.
– – Symptome, klinische II:1093
– – – röntgenologische II:1093
– parathyreogener II:1096f.
– primordialer II:1084ff.
– – Röntgenbefund II:1085
– thyreogener II:1094
Kleinzehenaplasie, Syndrom der
   postaxialen akrofazialen Dysostose II:997
Kleinzehenverdoppelung II:970
Klinefelter-Syndrom II:913,
   1099f.
Klinodaktylie (s. auch A₃-Brachydaktylie) II:915, 937f., 945
– Brachmann-de-Lange-Syndrom
   II:921
– Erbgang II:937
– orofaziodigitales Syndrom
   II:958
– Radiusaplasie-Thrombozytopenie-Syndrom II:987
– Smith-Lemli-Opitz-Syndrom
   II:961
Klippel-Feil-Syndrom I:867;
   II:1039
Klippel-Trenaunay-Weber-Syndrom II:415
Klumpfuß II:1007
– angeborener II:1076f.
– komplizierter II:1076
– – ossäre Veränderungen
   II:1076
– – pathologische Anatomie
   II:1076
– – Röntgenbefund II:1076ff.
– – teratogener II:1076ff.
– – unkomplizierter II:1076

Klumpfuß, angeborener
- – Weichteilveränderungen II:1076
- Arachnodaktylie, kongenitale, mit Kontrakturen II:912
- atypischer II:642
- Dysplasie, diastrophische II:616f.
- β-Glukuronidase-Mangel II:861
- Larsen-Syndrom II:652f.
- Meckel-Syndrom II:977
- Nievergelt-Syndrom II:642
- Pena-Shokeir-Syndrom II:928
- Zwergwuchs, diastrophischer II:1090

Klumpfußwade II:1076
Klumphand, primäre II:1047
- radiale II:1047
- – Dysplasie, faziokardiomele II:988
- sekundäre II:1047
Knick-Platt-Fuß II:1077
Knick-Senk-Fuß II:1077
- kompensatorischer II:1070
Kniebasislinie II:1069
Kniegelenk II:1067ff.
- Alloarthroplastik II:159ff.
- Anatomie, funktionelle I:294ff.
- Ankylose, fibröse I:768
- – knöcherne I:827
- Arthritis s. Gonarthritis
- Arthrodese II:186ff.
- – nach Alloarthroplastik II:159
- – Indikation II:187
- – Kompressionsverfahren II:186f.
- Arthrographie I:294ff.
- – Aufnahmetechnik, Fehler I:313
- – – Kreuzbänderdarstellung I:316
- – – Meniskendarstellung I:297ff.
- – – Patellagelenkflächendarstellung I:318, 321
- – nach Bandläsion I:316
- – Füllungstechnik I:296f.
- – nach Kapselläsion I:316
- – Kontrastmittel I:297
- – Kreuzbanddiagnostik I:316ff.
- – Meniskusdiagnostik I:297ff.
- – Normalbefund I:298ff.
- – Punktionstechnik I:296
- – Tunnelaufnahme I:308
- – Universalarbeitsplatz I:297
- Arthropathie, hämophile II:269f., 272, 274f.
- – ochronotische II:229
- – tabische II:307f.
- Arthrosis deformans s. Gonarthrosis deformans
- Arthroskopie I:291
- – Kreuzbanddiagnostik I:318
- – Meniskusdiagnostik I:313f.
- – Patelladiagnostik I:321
- Aufhellungsband, metaphysäres II:261f., 264

Kniegelenk
- Binnenverletzung, kombinierte I:315f.
- Bursa, akzessorische, bei Osteochondrom I:526
- Bursen I:296
- Chondrokalzinose II:221f.
- Chondromatose, synoviale I:694
- – – mikronoduläre I:692f.
- Computertomographie, Kreuzbanddiagnostik I:318
- – Patelladiagnostik I:321
- CT-Arthrographie, Kreuzbanddiagnostik I:318
- Detritussynovitis, Kollateralphänomen I:940
- Dysplasia epiphysealis hemimelica II:709
- Dysplasie, otospondylomega-epiphysäre I:697
- Entwicklungsstörung der artikulierenden Knochen I:936
- Erosion, marginale I:779
- Fehlstellung I:51, 935, 937
- – Arthroseentstehung I:930
- – bei Tuberkulose I:779
- Fettkörper, hinterer I:295f.
- – infrapatellarer s. Hoffascher Fettkörper
- – vorderer I:295
- Gelenkkörper, freier II:235, 458, 461f.
- Gelenkspaltbreite, röntgenologische I:57
- – – Kindesalter I:61
- Gleitprothese II:159ff.
- Hämangiom, synoviales I:682f.
- – – Angiogramm I:684
- – – Computertomogramm I:683
- Kapselverletzung I:314ff.
- – Arthrographie I:314ff.
- Kernspintomographie I:64f., 293
- Knochendestruktion, subchondrale, Tuberkulose I:779
- Kreuzband s. Kreuzband
- Lipohämarthros I:821
- Lipom, synoviales I:685
- Lipomatose, diffuse I:696
- Normvarianten I:123
- Osteoarthropathia ochronotica II:235f.
- Osteochondromatosis articularis, Arthrogramm I:385
- Osteochondrosis dissecans I:380, 382
- – – Röntgensymptomatik I:459, 461f.
- Osteomyelitis, akute, Skelettszintigraphie I:417
- Osteonekrose, aseptische II:448ff.
- – spontane I:937; II:448ff.
- – – Differentialdiagnose II:450
- – – Klinik II:448

Kniegelenk, Osteonekrose, spontane
- – – Röntgensymptomatik II:448ff.
- Osteopathia striata II:762f.
- Paraosteoarthropathie, neurogene II:319
- präarthrotische Zustände I:930
- Resektions-Kompressionsarthrodese II:187
- Rezessus I:296
- Röntgencomputertomographie I:292
- – nach Doppelkontrastarthrographie I:292
- Röntgenuntersuchung II:1067
- Rotation-Flexion-Extension-Trauma I:304
- Rotationsprothese II:161, 164f.
- Sarkom, synoviales, Röntgenbefund I:688
- Scharnierprothese II:159, 162
- Schlottergelenk, posttraumatisches I:934
- Seitenbandriß I:314, 316
- Seitenbandverletzung I:314ff.
- – Arthrographie I:314, 316
- – gehaltene Aufnahme I:314
- – mediale, alte I:314
- – Nativbild I:314
- statische Störung I:930
- Synovialfalten I:295f., 302f.
- Synovialitis I:323
- – Arthroskopie I:323
- – hypertrophe I:323
- – villosa pigmentosa I:383, 697
- – – Arthrographie I:383, 387
- – – Leeraufnahme I:383
- Synovialmembran I:295f.
- Teilendoprothese II:147
- Tophus, verkalkter II:220
- Tuberkulose s. Gonarthritis tuberculosa
- überstreckbares, angeborenes II:1070
- Viergelenk-Alloarthroplastik II:159
- Vitamin-D-Mangelrachitis I:237
- Volumenzunahme I:820ff.
- Zapfenepiphysen II:706
Kniegelenkachse II:97
Kniegelenkarthrose s. Gonarthrose
Kniegelenkblutung, akute II:274
- rezidivierende, bei Hämophilie II:269
Kniegelenkbruch II:134
Kniegelenkempyem, gonorrhoisches I:847
Kniegelenkendoprothese II:159ff.
- Belastungen II:159
- Gelenkachse, wandernde II:159, 162
- Körpergewebedeckung II:144
- Low-friction-Prinzip II:162, 164
- zementfreie II:159
- zementierte II:159

Kniegelenkerguß I:323
- Abpunktion I:296
- chronischer I:323
- Fettzeichen II:134, 138
- intermittierender I:887
- Punktion I:779
- Reiter-Syndrom I:877
Kniegelenkkapsel I:295
- Osteom I:686
Kniegelenkkontraktur, cerebro-okulo-fazio-skeletales Syndrom II:928
- kongenitale II:912
- Osteoonychodysostose II:800
- Pendelosteotomie, suprakondyläre II:108
Kniegelenkluxation, angeborene II:1068, 1070 f.
- - Mißbildungen, kombinierte II:1071
- nach dorsal II:114
Kniegelenkluxationsfraktur II:134
Kniegelenkspalt, Verschmälerung, arthritisbedingte I:843, 847, 859
- - arthrosebedingte I:929 ff.
Kniegelenksubluxation, angeborene II:1070
- bei Hämophilie II:269
Kniekehle, Schwellung, Arthrogramm I:323
- - Ultraschalldiagnostik I:323
Kniemetaphysenlinie II:1069
Knieosteoporose, transitorische I:835 f.
Kniepterygiumsyndrom II:961 f.
- autosomal-dominantes II:961
- autosomal-rezessives II:961 f.
- letales, Daumenaplasie II:988
- mit radialen Defekten s. Kniepterygiumsyndrom, autosomal-rezessives
- Strahldefekt, radialer II:988
- Symptome II:961 f.
- Talus-Kalkaneus-Synostose II:1016
Kniest-Dysplasie II:623, 632 ff.
- Beckenkonfiguration II:632 ff.
Kniest-Syndrom II:943
Knöchelgabel, Luxationsfraktur, Beziehung zur tibiofibularen Syndesmose II:27 ff.
- - Einteilung II:26 ff.
Knöchelgabelfraktur II:26
Knochen, akromegaler, Morphometrie I:230 f.
- Alterungsprozeß I:13, 15, 137 ff.
- anorganische Substanz, Anteil I:15
- Anpassung an Belastung I:50 ff.
- artikulierender, Fragmentationsneigung II:337
- Bauelemente I:8
- Belastung, fehlende II:2
- - unphysiologisch hohe, längerdauernde II:2
- Bioelektrik I:49
- Blutzirkulationsdynamik I:27

Knochen
- Dickenwachstum I:83
- - periostales I:455
- Diffusionsstrecke, maximale I:27
- Druckspannung II:4
- Eiweißverbindung, nichtkollagene I:12
- ektopischer II:805
- entkalkter, Röntgenbild I:6, 8
- Entzündungsreaktion II:2
- Gefäße I:25 ff.
- gelenkbildender, Deformierung, Paget-Krankheit II:566
- gesunder, Fraktur II:3 ff.
- greiser II:2
- Grundsubstanz, organische I:11 f.
- - - Anteil I:15
- Hartgewebe s. Tela ossea
- Hypervaskularisation II:545 f.
- jugendlicher II:2
- Kalksalzkonzentration I:4 ff.
- - Messung I:167
- Kalziumgehalt, Bestimmung I:255
- Kalziumverlust, röntgenologisch erkennbarer I:255
- Kernspintomographie II:1154
- kleiner, Osteonekrose, aseptische II:423 ff.
- Kollagenfasern I:8, 12, 233
- Kollagengehalt I:15
- kompakter s. Kompakta
- Konfiguration, Darstellung I:43
- kranker, Fraktur s. Fraktur, pathologische
- Lamelle I:8
- Lamellensysteme I:4, 8
- Lymphgefäßnetz I:29
- mazerierter I:5
- - Röntgenbild I:6, 8
- Medikamentenwirkung II:508 ff.
- Mineraldepot I:6 f.
- Mineralgehalt, Analyse, radiologische, quantitative I:151 ff.
- - densitometrisch bestimmter I:171
- Mineralgehaltverminderung s. Knochendemineralisierung
- Parathormonresistenz II:361, 387
- platter I:37
- - Knochendysplasie, fibröse II:530
- Randkontur, Darstellung I:43
- Reaktion, periostale I:25
- Regeneration I:53 ff.
- Reizantwort II:2
- Röntgenbild, Normalbefund I:4 ff.
- spezifisches Gewicht I:165
- spongiöser s. auch Spongiosa
- - Strahlenschwächung I:168
- - Zusammensinterung I:138
- Stoffaustausch, Regulation I:31 ff.

Knochen
- Strahlenabsorption I:4, 151
- - Messung, direkte I:179
- Strahlenschaden, Szintigramm I:432
- Strahlenwirkung II:484 ff.
- - Stadien II:486
- Strukturanalyse, vergleichende I:156
- Substanzanalyse, radiologische, zerstörungsfreie I:166 f.
- Subtraktionsangiographie, digitale I:29
- ^{99m}Tc-Phosphatkomplex-Aufnahme I:396 f.
- - extraossäre Faktoren I:396 f.
- Tetrazyklinmarkierung I:35 f.
- Transformation, beschleunigte I:10
- - Beurteilung I:152
- Umwandlungsgeschwindigkeit, hohe II:355
- - niedrige II:355
- Veränderung, biochemische, altersabhängige I:15
- wachsender, Fraktur II:7 ff.
- Wassergehalt I:15
- Zugspannung II:4
Knochenabbau (s. auch Knochenresorption) I:10, 15, 35, 218
- funktionelle Reize II:478
- Gaucher-Krankheit II:279
- Hyperparathyreoidismus, primärer II:379
- metastasenbedingter I:645 f.
- Osteoarthropathie, diabetische II:316
- neurogene II:305
- subtendinöser II:379
- überwiegender II:338
- vermehrter, Knochenanbau, verminderter I:226 ff.
- - Knochenanbauvermehrung, reaktive I:221 ff.
- verminderter I:243
- - Knochenanbau, verminderter I:232
Knochenabszeß I:728
- Unterkiefer I:741
Knochenalter, vorauseilendes II:521, 909
- - Homozystinurie II:906
Knochenanbau (s. auch Knochenneubildung) I:10, 15, 35, 218
- funktionelle Reize II:478
- Gaucher-Krankheit II:279
- Hyperparathyreoidismus, primärer II:379
- überwiegender I:218
- vermehrter I:243
- - Knochenabbauvermehrung, reaktive I:230 ff.
- verminderter, Knochenabbau, vermehrter I:228 ff.
- - - verminderter I:232
Knochenanbaurate I:35
Knochenapatit I:13

Knochenapposition, periostale s. Knochenneubildung, periostale
Knochenareal, Mineralgehalt, globaler I:171 f.
Knochenatrophie, hypertrophe I:35, 52, 138 f., 230, 258 f., 890
– – strahlenbedingte II:486
– – Sudeck-Syndrom II:418
– hypertrophische II:239, 260
– juxtaartikuläre, Sarkoidose I:802
– osteomyelitisbedingte I:724
– röntgenologisch erkennbare I:151
– sklerosierende II:777
Knochenauflösung, reaktionslose II:306
Knochenauftreibung, Ostitis deformans II:546
– spindelige II:516
Knochenbälkchen, Osteoidsaum I:224
– plumpe I:231; II:546
– rarefizierte, verdickte II:546
– Tunnelierung I:222
– verbreiterte, dicht gelagerte I:243
– – Regenerationsphase der Osteoporose I:258
– Verdünnung I:255
Knochenbank II:195
– Richtlinien II:197
Knochenbelegzellen I:17
Knochenbildung, apophysäre I:73
– diaphysäre I:73
– epiphysäre I:73
– genetische Faktoren I:136 f.
– parasternale I:108
Knochenblock, kortikospongiöser, autologer II:198
Knochenblutung II:420 ff.
– gelenknahe, rezidivierende II:421
– Osteochondromabriß I:526
Knochenbohrmehl, Röntgenbild II:58
Knochenbruch s. Fraktur
Knochenbrüchigkeit, Osteogenesis imperfecta II:729
– Osteoporose I:230
– – mit Pseudogliom II:745 f.
– Ostitis deformans II:564
Knochenbrücke, extraartikuläre, Arthrodese II:172
Knochendeformierung s. Knochenverformung
Knochendeformität, Ermüdungsbruch II:12
Knochendemineralisierung, bruchferne II:81
– entzündungsbedingte II:2
– frakturbedingte II:1 f.
Knochendestruktion, ausgedehnte I:272 ff.
– osteomyelitische I:272, 708
– permeative I:646
– tumorbedingte I:272 f.
– zystenähnliche, bei villonodulärer Synovialitis I:697 f.

Knochendichteanomalie II:728 ff.
Knochendreieck, reaktives I:479
Knochendysplasie s. auch Dysplasie; s. auch Skelettdysplasie
– Differenzierung vom Osteoblastom I:496
– fibrokartilaginäre II:515, 519, 525
– – Differenzierung vom Chondrosarkom I:519
– – Oberkiefer II:533
– fibröse I:262 f., 444, 799; II:513 ff., 718 f., 728
– – assoziierte Anomalien II:513, 520 ff.
– – Ätiologie II:513
– – Chondrosarkom I:541; II:519
– – Computertomographie II:524, 538
– – Definition II:513
– – Differentialdiagnose II:517, 537 ff.
– – – zum Adamantinom der langen Röhrenknochen I:602 f.
– – – zum Chondromyxoidfibrom I:525
– – – zum Tumor II:524 f.
– – mit endokrinen Störungen II:520
– – Epidemiologie II:513 ff.
– – Epiphysenbeteiligung II:529
– – Histologie II:514 f.
– – mit hyperphosphatämischer Osteomalazie II:522 f.
– – Kallusbildung, reaktive, nach Fraktur II:527
– – Klinik II:517 ff.
– – Knochendestruktion, ausgedehnte I:272
– – kraniofaziale II:517, 532 ff.
– – – Häufigkeit II:532
– – – Klinik II:536 f.
– – – pagetoide II:532 ff.
– – – pseudozystische II:532, 536
– – – pseudozystisch-sklerosierende II:532
– – – sklerosierende II:532 ff.
– – – Verteilung II:532
– – Krankheitsschub nach der Pubertät II:517
– – Laborbefunde II:518
– – lokale II:727
– – Makroskopie II:515
– – maligne Entartung II:518 f.
– – – Diagnose II:519
– – – Röntgenbild II:519
– – Manifestationsalter II:517
– – monostotische II:513 ff.
– – – Alterspräedilektion I:481
– – – Differentialdiagnose II:538
– – – – zum desmoplastischen Fibrom I:579
– – – Lokalisation II:527 f.
– – – Osteolysemuster I:475
– – – Osteosarkom II:519
– – – Ostesarkom I:507

Knochendysplasie, fibröse
– – paraneoplastischer Effekt II:523
– – Pathogenese II:513
– – pathologische Anatomie II:515 ff.
– – platter Knochen II:530
– – polyostotische II:513 ff., 818
– – – Klinik II:517
– – – Lokalisation II:527 f.
– – – Prognose II:519
– – – Progredienzphase II:517
– – – pseudotumoröse, maxilläre II:536
– – mit Pubertas praecox s. Albright-Syndrom
– – Rippe II:530
– – Röhrenknochen, kurzer II:530
– – – langer II:529 f.
– – Röntgenaufnahme, native II:523
– – Röntgenbestrahlung II:519
– – Röntgenbild I:444, 446; II:516 ff., 523 ff.
– – – Variabilität II:525
– – Schichtaufnahme, konventionelle II:523
– – Skelettszintigraphie I:444, 446; II:525, 538
– – Thermogramm II:538
– – Topographie der Läsionen II:527 f.
– – Untersuchungstechnik, radiologische II:523 ff.
– – Verknöcherung, metaplastische I:480
– genetische, mit Sklerose II:754
– kraniofaziale, zystoide s. Knochendysplasie, fibröse, kraniofaziale, pseudozystische
– kraniotubuläre s. Dysplasie, kraniotubuläre
Knocheneburnisierung II:501
Knochenechinokokkose s. Echinokokkus des Knochens
Knochenelastizität II:3
Knochenenchondromatose I:537 ff.
– Akroform I:539
– Halbseitenform I:539
– oligotope I:539
– Strahlform I:539
– unilateral betonte I:535, 538
– Vollform I:539
Knochenentwicklungsstörung II:513 ff., 517
Knochenentzündung s. Osteomyelitis
– posttraumatische s. Ostitis, posttraumatische
Knochenerkerwinkel II:1058 f.
Knochenfibrom, nichtossifizierendes I:269 f., 608 ff.
– – Alterspräedilektion I:481, 484
– – Excholeation I:615
– – Lodwick-Grad I:471, 473, 484

Knochenfibrom, nichtossifizierendes
– – Prädilektionssitz I:455, 484
– – Röntgenbefund I:484, 610, 612 ff.
– – Skelettszintigraphie I:412
– – Verlaufsbeobachtung I:614
– ossifizierendes, Differentialdiagnose I:616
Knochenfibrome, nichtossifizierende, multiple II:816 ff.
– – – Differentialdiagnose II:817 f.
– – – Lokalisation II:817
Knochenfluorose II:499 ff.
– Schwachzeichen II:501 f.
– Stadien, röntgenologische II:500 f.
Knochenform, Adaptation, funktionelle I:48
Knochenfragment, ischämisches I:274
– – Szintigramm I:422 f.
Knochengefäße II:401
Knochengewebe I:3 f., 8 ff.
– Differenzierung, embryonale I:68
– Entkalkung, röntgenologisch erkennbare I:151
– Enzyme I:34 f.
– Grundsubstanz, organische I:4
– Kalzitoninwirkung I:33
– Mineralisation I:13 f.
– Mineralsubstanzen I:4
– Molekularstruktur I:8
– Parathormonwirkung I:32 f.
– Regenerationsfähigkeit I:55
– Resorption I:33
– Transformation bei Wachstum I:72 f.
– Vitamin-A-Wirkung I:34
– Vitamin-D-Metaboliten I:34
Knochengewebsbilanz, funktionelle Reize II:478
Knochengranulom, eosinophiles II:284 ff.
– – akutes II:287
– – Allgemeinbefinden II:287
– – Altersverteilung II:285
– – Ausheilungsphase II:287
– – Diagnose, histologische II:293
– – Differentialdiagnose II:292 f.
– – fibröse Phase II:285
– – Geschlechtsverteilung II:285
– – granulomatöse Phase II:285
– – Häufigkeit II:285
– – Klinik II:286
– – Lokalisation II:284 ff.
– – – seltene II:292
– – Makroskopie II:284
– – Markraumdurchsetzung beim Kind II:288
– – Mikroskopie II:284
– – multiples II:286
– – – Allgemeinbefinden II:287
– – Periostreaktion II:290
– – Prognose II:287
– – proliferative Phase II:284

Knochengranulom, eosinophiles
– – Radiologie II:287 ff.
– – solitäres II:286
– – Weichgewebeveränderung, paraossale II:290
– – xanthomatöse Phase II:285
Knochenhaut s. Periost
Knochenheilung II:32 ff.
– in Fehlstellung II:98 f.
– über Kallus s. Knochenheilung, sekundäre
– primäre II:32 f.
– – Festigkeitsbeurteilung II:85
– – bei Schraubenosteosynthese II:33, 48
– sekundäre II:33 ff.
– verzögerte II:34
Knochenheilungsstörung II:81 ff.
Knochenheilungsverzögerung II:84 f.
– Definition II:85
– Ursache II:85
Knochenhyperämie II:401 f.
Knochenhypertrophie s. Osteosklerose
Knochen-im-Knochen-Bild, Gauchersche Krankheit, Typ 1 II:900
Knocheninfarkt I:274; II:402 f.
– barotraumabedingter II:495 f.
– – Stadien, röntgenologische II:495 f.
– diaphysärer II:403, 495 f.
– Differenzierung vom Enchondrom I:467
– epiphysärer II:403, 410 f., 495
– – Dissekat I:382
– Gaucher-Krankheit II:279, 900
– bei Hyperkortizismus II:410
– Lupus erythematodes disseminatus I:893
– medullärer II:496
– metaphysärer II:402 f.
– primärer II:402
– – Ursache II:402
– Röhrenknochen, kurzer II:247 f.
– – langer II:248 f.
– Röntgensymptomatik II:403
– sekundärer II:402
– – Ursache II:403
– Szintigraphie I:467
– Vorkommen I:537
Knocheninfektion, postoperative II:44
Knocheninfiltrat, leukämisches II:261
Knochenischämie I:274; II:402 ff.
– Kernspintomographie I:277
– lokale, bei Osteomyelitis I:418
– 3–Phasen-Szintigraphie I:398
– pränekrotische Anbauphase I:274
– Revaskularisation I:430
Knochenkarzinom, epidermoides, primäres s. Adamantinom der langen Röhrenknochen
Knochenkaverne I:765

Knochenkern, Frühossifikationszeit, Osteonekrose, aseptische II:424
Knochenkernakzeleration II:373
Knochenkernentwicklung, verzögerte, Athyreose II:1095
– – Zwergwuchs, hypophysärer II:1093
Knochenkrise, Gauchersche Krankheit, Typ 1 II:899 f.
Knochenläsion, tumorähnliche s. Tumorähnliche Läsion
– zystoide I:268
Knochenmakrostruktur, Veränderung, elementäre I:243 ff.
Knochenmanschette, periostale II:250
Knochenmark I:25
– Durchsetzung, neoplastische I:263
– Einschmelzung, eitrige I:701
– Gaucher-Zellen II:279, 899
– Granulationsgewebe, syphilitisches I:747
– Granulom, gummöses I:747
– – Sarkoidose I:793
– Lipidspeicherung II:293
– Mastzellenhyperplasie, generalisierte II:299 f.
– Nekrose, Osteomyelitis, tuberkulöse, exsudative I:764, 766
– Prostatakarzinomzellen, Szintigraphie I:405
– rotes I:25, 650
– – Blutversorgung I:650
– – Tumorzellenbesiedlung, Fettmarkkonversion I:652
– – Verteilung, altersabhängige I:650 f.
– – – beim Erwachsenen I:651
– Schaumzellen II:903
– Speicherzellen II:868
Knochenmarkabszeß I:728
– osteomyelitischer I:703 f.
– Ostitis nach Panaritium I:738
Knochenmarkatrophie II:260
Knochenmarkbiopsie bei Karzinom mit hoher Skelettmetastasierungsrate I:677
Knochenmarkerkrankung, primäre, Osteoporose II:350 f.
Knochenmarkfibrose II:239 ff.
– fortschreitende II:239
– bei Knochenhyperämie II:401
– bei Osteomyelitis I:723 f.
Knochenmarkfunktion, Knochenumbau II:238
Knochenmarkgewebe I:4
– Beurteilung, Computertomographie I:43, 47
Knochenmarkhämatom II:420
Knochenmarkhyperplasie, Skelettveränderungen II:246
Knochenmarkinfarkt II:248
– atypischer, Differenzierung vom ossifizierenden Diaphysenenchondrom I:537 f.
– typischer I:537 f.

Knochenmarkinsuffizienz II:240
Knochenmarknekrose II:402 f.
Knochenmarkszintigraphie I:432, 467; II:252
– bei Karzinom mit hoher Skelettmetastasierungsrate I:677
Knochenmarktophus II:216
Knochenmarktransplantation bei Fanconi-Anämie II:922
– bei Gauchersche Krankheit Typ 1 II:902
Knochenmatrix s. Matrix
Knochenmetastase(n) (s. auch Skelettmetastasierung) I:645 ff.
– Ausbreitungsweg I:647 ff.
– Diagnostik I:676
– Differentialdiagnose zur Knochenbeteiligung bei Non-Hodgkin-Lymphom I:565
– – zum primären Retikulumzellsarkom des Knochens I:563 f.
– diffuse I:655
– Erscheinungsform, röntgenologische I:653
– Fraktur II:16 f.
– Frühdiagnose, szintigraphische I:467
– gemischtförmige I:661 f., 666 f.
– – Differentialdiagnose I:680
– – Radioaktivitätsablagerung I:403
– generalisierte s. Skelettmetastasierung
– grob-expansive, hochvaskularisierte I:665
– Häufigkeit I:652
– Hyperkalzämiesyndrom I:652 f.
– Klinik I:652 f.
– kortikale I:655
– Laborbefunde I:652
– Lokalisation I:650 ff.
– – im Knochen I:655
– oligotope I:655
– osteolytische I:268, 270, 272, 653 ff.
– – Destruktionsmuster, geographisches I:655
– – – mottenfraßähnliches I:656 ff.
– – Differentialdiagnose I:680
– – multizentrische I:654
– – Randsaum, sklerotischer I:270, 272
– – Reaktion bei Chemotherapie I:672, 674 f.
– osteolytisch-osteoplastische s. Knochenmetastase, gemischtförmige
– osteoplastische I:661
– – Differentialdiagnose I:680
– – – zu Enostomen I:489
– – Endostose I:245
– – Radioaktivitätsablagerung I:403
– – Spongiosasklerose I:243 f.
– periostale I:655, 662, 667 f.
– Periostveränderung, reaktive I:662, 668

Knochenmetastase(n)
– Radioaktivitätsanreicherung, verminderte, bei Therapie I:405
– – verstärkte, bei Therapie I:405
– Reaktion, ossäre I:404
– – – fehlende I:404
– – ungleichmäßige, auf Chemotherapie I:673
– Röntgenbild I:653 ff.
– röntgenologisch okkulte, Szintigramm I:404 f.
– Skelettszintigramm, falsch-negatives I:677
– – falsch-positives I:677
– solitäre I:655
– – mit parossalem Geschwulstanteil I:659 f.
– – – Computertomographie I:659 f.
– Verlaufsbeobachtung I:671 ff.
– Verteilung I:652
– zentrale I:655
– zystisch-expansive I:658 ff.
– – solitäre I:658 f.
Knochenminerale, Altersabhängigkeit I:14
Knochenmineralisation, Phosphatase, alkalische I:233 f.
– Störung I:233 ff.
– Vitamin D I:234 ff; II:508
Knochennekrose s. auch Osteonekrose
– Bruchregion II:20
– epiphysäre, ischämische, Lupus erythematodes disseminatus I:893
– nach Erfrierung II:483
– bei Gicht II:214
– osteomyelitisbedingte I:724
Knochenneubildung,
– chondrale, diaphysäre I:68
– embryonale I:66 ff.
– Knochentransplantat, autologes II:193
– – heterologes II:194
– – homologes II:193 f.
– Lipoidgranulomatose II:296
– Lues, erworbene I:748
– Osteoarthropathie, diabetische II:316 f.
– – neurogene II:305 f.
– osteoidale I:475
– periartikuläre II:306
– periostale I:25, 68, 250
– – Akromegalie I:154
– – arthritische I:832 f.
– – diaphysäre I:469 ff.
– – – Mukolipidose II, Frühphase II:874
– – exzessive II:368
– – Fibrosarkom I:583
– – Fluorose II:500 f.
– – gelenknahe, Vorkommen I:840
– – GM$_1$-Gangliosidose, Typ I II:897
– – Hämangioendotheliom I:593

Knochenneubildung, periostale
– – bei Knochentumor I:472 f., 476 ff.
– – Melorheostose II:764 ff.
– – metastasenbedingte I:647, 662
– – Neurofibromatose I II:819
– – Osteoarthropathia hypertrophicans II:469 ff.
– – Osteomyelitis I:708
– – Osteosarkom I:250 f., 500
– – Ostitis deformans II:563
– – Pachydermoperiostose II:777
– – bei posttraumatischer Ostitis I:736
– – schalenartige II:563
– – spikuläre I:832
– – tumorbedingte I:472, 476 ff.
– – bei ulzeröser Kolitis I:886
– – Vitamin-A-Hypervitaminose II:508
– – zwiebelschalenförmige I:250 f.
– – – Arthritis I:832
– – – Ewing-Sarkom I:250 f., 555
– – – Osteomyelitis I:708
– – – Osteosarkom I:498
– – – Retikulosarkom I:250
– pseudotumoröse II:379
– reaktive, bei Knochentumor I:470, 472
– stimulierte, Akromegalie II:368
– tuberöse Sklerose II:823
Knochenoperation, Szintigraphie I:428 f.
Knochenperle II:490 f.
Knochenpräparat, frisches, Röntgenbild I:6, 8
Knochenreduktion, modellierende I:455
Knochenreifung, verzögerte, Cushing-Krankheit I:226
Knochenresektion, tumorchirurgische II:167
Knochenresorption s. auch Knochenabbau
– Endoprothese, zementierte II:142
– endostale I:153
– gesteigerte, Akromegalie II:368
– intrakortikale I:153
– osteoklastäre II:379
– periostale I:25, 153, 225, 267
– – Hyperparathyreoidismus, primärer I:223
– Sklerodermie, progressive I:890
– subperiostale, Dialyseosteopathie II:365
– – diaphysäre, Mukolipidose II, Frühphase II:874
– – Gauchersche Krankheit, Typ 1 II:900
– – Hyperparathyreoidismus, sekundärer II:362 f.
– subtendinöse II:385
Knochenresorptionszyste I:430
Knochenrotz I:749

Knochensägemehl, Röntgenbild
 II:59
Knochensarkoidose I:838
– destruktive Veränderung
 I:797 ff.
– Differentialdiagnsoe, radiologische I:799
– Markinfiltration, diffuse I:798 f.
– Nachweis, Radionuklidverfahren I:796
– Pathogenese I:793
– permeative Veränderung I:798 f.
– polyzystische I:799
– Röhrenknochen, kleine, Detailröntgenbefunde I:797 ff.
– sklerosierende I:793, 795
– Spongiosaveränderung, diffuse
 I:797 ff.
– zirkumskripte zystenähnliche Läsion I:797 ff.
Knochensarkom, radiogenes
 II:486 f.
– – im Kindesalter II:489
Knochenschale I:495, 497
– ausgebeulte, Knochenzyste, juvenile, einkammerige I:619
– – tumorbedingte I:469, 473
– einfache I:476
– mehrfache I:476 f.
– Osteomyelitis I:476 f.
– scharf begrenzte I:476, 478
– unscharf begrenzte I:476, 478
Knochenschatten I:7
Knochenschmerzen (s. auch Skelettschmerzen) I:483
– Ansprechen auf Salizylattherapie I:483, 491
– dumpfe I:542
– Glomustumor I:590
– Hämangioendotheliom I:591
– Hyperparathyreoidismus, primärer II:384
– Knochendysplasie, fibröse
 II:517 f.
– Krise, nächtliche I:652
– Leukämie II:261
– lokale I:483, 495, 500
– – Adamantinom der langen Röhrenknochen I:602
– – Brodie-Abszeß I:728
– – Fibrosarkom I:581
– – Myelom, solitäres I:574
– – Osteomyelitis I:706
– – Retikulumzellsarkom, primäres, des Knochens I:561
– – Riesenzelltumor I:595
– bei Malignom I:408
– metastasenbedingte I:652
– bei Methotrexattherapie II:509
– Myelom, multiples I:566
– nächtliche I:483, 490
– bei Nichtgebrauch II:478
– Skelettszintigraphie I:448 f.
– vibrationsbedingte II:493
– Vitamin-A-Hypervitaminose
 II:390, 508
– Vitamin-D-Intoxikation II:395
– wandernde II:261

Knochenschwächung, lokale II:17
Knochensequester II:2
Knochenspaltung, strombedingte
 II:492
Knochenspan, Vitalitätsbestimmung, szintigraphische I:430
Knochenspanplastik bei Schenkelhalsosteosynthese II:72
Knochenspanqualität II:193
Knochensporn, entzündlicher s. Fibroostitis; s. Fibroostose
– periostaler II:214
Knochenstoffwechseleinheit I:218
Knochenstruktur I:276
– Adaptation, funktionelle I:48
– Analyse, radiologische, quantitative I:151 ff.
– Auflockerung I:37
– Computertomographie I:42
– Durchstrahlungsbild I:41
– Einfluß auf das Densitometrie-Ergebnis I:168
– gestörte I:261
– krankheitsspezifische I:40 f.
– Milchglasbild I:260 f.
– mosaikförmige I:220
– verdichtete I:243
– Vergrößerungsaufnahme, direkte I:40
Knochenstrukturaufhellung, zystische, phalangeale II:822
Knochenstrukturdefekt I:267 ff.
– Ätiologie I:267
– Lokalisation I:267
– Reaktion des benachbarten Knochengewebes I:267
Knochensynovialom s. Adamantinom der langen Röhrenknochen
Knochenszintigraphie II:252
Knochenteil, gelenktragender, Umbau, arthrotischer I:927
Knochenteilersatz II:167 f.
Knochentophus II:210
Knochentorsion II:5
Knochentotalersatz II:167
Knochentransplantat, Anlagerung
 II:201 f.
– Arthrodese II:173
– autologes II:193 ff.
– – Entnahmeort II:195, 198
– – – Defektauffüllung II:195
– Einheilung II:202 ff.
– heterologes II:193 f., 201
– homologes II:193, 195, 197
– – Antigenität II:194
– Osteogenese II:193 f.
– osteogenetische Potenz II:194
– tiefgefrorenes II:195
Knochentransplantation II:193 ff.
– Handgelenkarthrodese II:182
– Immunantwort II:194
– Immunologie II:194
– Indikation II:193
– Osteosynthese II:201
– bei Tibiakopftrümmerbruch
 II:134
– nach Verlängerungsosteotomie
 II:102

Knochentransplantation
– Wirbelsäulenarthrodese
 II:173 ff.
Knochentransplantatlager II:193, 195
– ersatzschwaches II:195
– ersatzstarkes II:195
– ersatzunfähiges II:195
– Qualität II:193
Knochentransplantatstruktur
 II:194 f.
Knochentrauma, Szintigraphie
 I:421 ff.
Knochentuberkulose, Biopsie
 I:771
– mikroskopisches Erscheinungsbild I:764 f.
– Morphologie I:764 f.
Knochentumor, Aktivitätsbeurteilung I:467
– Altersprädilektion I:481 f.
– Anamnesedauer I:483
– Angiographie I:463 ff.
– Ausbreitung in Richtung Kompakta I:479
– – Typeneinteilung I:277
– AV-Shunt I:464
– Begrenzung I:469
– Begrenzungsmuster I:471
– benigner I:456 f.
– – Angiographie I:486
– – Arthritis, sympathische I:842
– – Ausdehnung I:486
– – Computertomographie I:486
– – osteoidbildender I:497
– – Röntgenbild I:486
– – Skelettszintigraphie I:411 ff.
– – Stadieneinteilung I:486
– – Verlauf I:486
– bindegewebiger I:577 ff.
– – bösartiger I:580 ff.
– – gutartiger I:577 ff.
– biologische Aktivität, Lodwick-System I:469 ff.
– Biopsielokalisation mit Angiogramm I:465 f.
– Blutpoolszintigraphie I:412, 417
– Computertomographie I:277, 461
– – hochauflösende I:461
– – Kontrastmittelanwendung
 I:461
– Destruktion, geographische
 I:469 ff.
– – mottenfraßähnliche I:469 ff., 474 f.
– – permeative I:469, 471 f.
– Destruktionstyp I:469 ff.
– Lodwick-System I:469 ff.
– Diagnoseverzögerung I:483
– Diagnostik, Aufgabe des Radiologen I:458 ff.
– Vorgehen I:414, 416 f., 468
– Dignitätsbestimmung I:465
– Dreiphasenskelettszintigraphie
 I:417

Knochentumor
- Durchblutungsverhältnisse, Abklärung I:417
- Einbruch in das Weichgewebe I:466
- - in Gefäße I:464
- extrem langsam wachsender I:470
- - schnell wachsender I:469
- Fehleinschätzung, histologische I:458
- - radiologische I:459
- Gallium-67-Szintigraphie I:417, 467
- gefäßarmer I:463
- Gefäßkaliber I:464
- gefäßreicher I:463
- Gefäßsee I:464
- Gefäßverlauf I:464
- Häufigkeit I:482
- infiltrativ wachsender I:479
- Isomorphie, radiologische I:459
- Kernspintomographie I:277, 461 f., 469
- knochenbildender I:457, 486 ff.
- - benigner I:486 ff.
- - maligner I:498 ff.
- Knochengewebereaktion I:467 f.
- Knochenneubildung, periostale I:472, 476 ff.
- - reaktive I:470, 472
- Knochenzyste, aneurysmatische, sekundäre I:619
- knorpelbildender I:457, 520 ff.
- - bösartiger I:540 ff.
- - Größenzunahme I:549
- - gutartiger I:520 ff.
- - Kernspintomographie I:461
- - rumpfnaher I:542
- - schmerzhafter I:549
- Knorpelmineralisationsmuster I:480
- Kompaktaausbeulung, schalenartige I:469, 473
- Kompaktapenetration I:469, 474
- Lodwick-Kategorien I:469 ff.
- Lokalisation I:481
- maligner I:456 f.
- - Angiographie I:486
- - Ausdehnung I:486
- - Computertomographie I:486
- - Gefäßbild I:464 ff.
- - Lodwick-Grad I:486
- - osteoidbildender I:498
- - osteolytischer I:270
- - Prädilektionsort I:455
- - Prognose I:466
- - Skelettszintigraphie I:409 ff., 486
- - Stadieneinteilung I:486
- - Therapieplanung I:466
- - Verlauf I:486
- - Markrauminfiltration I:461
- - Szintigraphie I:467
- - Matrixkalzifikation I:461
- - Matrixossifikation I:479 ff.

Knochentumor
- myelogener I:456 f., 551 ff.
- - bösartiger I:552 ff.
- - gutartiger I:551 f.
- - Kernspintomographie I:462
- notochordaler Herkunft I:604 ff.
- Osteoidmineralisationsmuster I:480
- Osteolysemuster I:475
- Osteomalazie I:261
- parossaler Anteil, Darstellung I:461
- Periostreaktion I:250, 469, 476 ff.
- potentiell maligner I:456 ff.
- primärer I:455 ff.
- - Differentialdiagnose I:421
- - Durchblutungsuntersuchung I:421
- - Entstehung I:456 ff.
- - Klassifikation I:456
- - - histologische I:457
- - maligner I:455 f.
- - potentiell maligner I:455 f.
- - Prädilektionsort I:456
- - Skelettszintigraphie I:409 ff.
- Pseudokompakta I:469
- radiogener II:486
- - im Kindesalter II:489 f.
- Radionuklidangiographie I:412, 417
- Röntgenaufnahme, gezielte, unter Durchleuchtung I:460
- Röntgendiagnostik, konventionelle I:277
- Röntgensymptomatik I:467 ff.
- Röntgenuntersuchung I:414
- - konventionelle I:460
- - - Aufnahmetechnik I:460
- Schmerzen I:483
- sekundärer, Skelettszintigraphie s. Metastasenszintigraphie
- semimaligner I:534
- Sequenzszintigraphie I:467
- Skelettbiopsie I:416
- Skelettszintigraphie I:466 f.
- - Indikation I:414 f.
- - Therapieüberwachung I:416
- Sklerosesaum I:470 ff.
- Spektroskopie I:462
- Staging I:461, 483, 486 f.
- Symptomatik, klinische I:482 f.
- Tomographie, konventionelle I:460
- Uniformität, radiologische I:459
- vaskulärer I:456 f., 585 ff.
- - bösartiger I:590 ff.
- - gutartiger I:585 ff.
- Vaskularisationsgrad I:463
- Venenanfärbung, frühe I:464
- Verlaufsbeobachtung, Angiographie I:466
- - Computertomographie I:461
- - Kernspintomographie I:462
- - vorgetäuschter I:458

Knochentumor
- Wachstumsgeschwindigkeit I:468 f.
- - Lodwick-Graduierung I:469 f.
- zystischer, subchondraler I:838
Knochenumbau I:29 ff.
- Bilanzveränderung I:217 f.
- Durchblutungseinfluß II:401
- endostaler I:218
- - Geschlechtsunterschied I:158
- nach Erfrierung II:483
- fleckiger II:418 ff.
- - Differentialdiagnose II:419 f.
- Folgen I:218
- Frakturbereich II:81
- Glukokortikoidwirkung II:346
- Hormoneinfluß II:367
- Knochenmarkfunktion II:238
- meta-epiphysärer, strahleninduzierter II:487
- bei Methotrexattherapie II:509
- osteosynthesebedingter I:428
- pagetoider, posttraumatischer II:15
- Potentiale, elektrische I:29
- stark verminderter I:232
- überstürzter II:545
- verlangsamter II:385
- verminderter I:228
- verstärkter I:137 f., 218 ff.
- - Sarkoidose I:793
- - Vitamin-A-Hypervitaminose II:390
Knochenumbaueinheit I:218
Knochenumbaurate, erhöhte I:137 f.
- - Skelettbilanz, positive I:222
Knochenusur I:265 ff.
- Definition I:265
- metastasenbedingte I:266
- subperiostale I:267
- Tumor, neurogener II:818 f.
Knochenveränderung, entzündlich-nekrotische, nach Verbrennung II:479 ff.
- leukämische II:261 ff.
- strombedingte II:490 ff.
- - direkte II:492
- - indirekte II:492
- durch Ultraschall II:493
- vibrationsbedingte II:493 f.
- zirkulatorische II:401 ff.
Knochenverbiegung, Knochendysplasie, fibröse I:262
- Osteogenesis imperfecta II:740 f.
- Osteomalazie I:261; II:357
- Ostitis deformans I:262; II:550 562 f.
Knochenverdichtung, milchglasartige, Gewebedichte, computertomographische II:526
- - Knochendysplasie, fibröse II:526
Knochenverdickung, schmerzlose, progrediente II:517

Knochenverformung, Hyperparathyreoidismus, primärer II:380
– plastische II:9
– Vitamin-D-Mangelrachitis II:395
Knochenverkrümmung, Ermüdungsbruch II:12 f.
Knochenwachstum I:29 ff., 66 ff.
– appositionelles I:24
– Einflußfaktoren, endogene I:30
– einseitiges, nach Epiphysenverletzung II:9
– Hyperämieeinfluß II:401
– Knochengewebetransformation I:72 f.
– Phasen I:70 ff.
– Steuerung I:29 f.
– Umbauprozesse, formerhaltende I:72
– verzögertes, Cushing-Krankheit I:226
– Vitamin-A-Wirkung I:34
Knochenzellen I:12, 15 ff.
– destruktive I:15
– Entstehung I:15
– – Vitamin-D-Einfluß I:235
– konstruktive I:15
– Stoffwechselstörung II:339
– Veränderungen I:217 ff.
Knochenzement II:142
– Arthrodese II:173
– Endoprothesenimplantation II:141 f.
Knochenzement-Kugelkette, antibiotikafreisetzende II:84
Knochenzementversagen II:143
Knochenzerfall, bröckeliger II:306
Knochenzyste, aneurysmatische I:269 f., 272, 619 ff.
– – Altersprädilektion I:481 f., 484, 620
– – Computertomographie I:624
– – Definition I:619
– – Dichte, computertomographische I:620
– – Differentialdiagnose I:621
– – – zur fibrösen Knochendysplasie II:538
– – – zum Riesenzelltumor I:599 f., 621
– – – zur einkammerigen juvenilen Knochzyste I:621
– – Dreieck, reaktives I:479
– – Klinik I:620
– – der langen Röhrenknochen I:620 ff.
– – Lodwick-Graduierung I:473, 484
– – Lokalisation I:620
– – bei Osteoblastom I:496
– – im platten Knochen I:620 f., 623
– – Prädilektionssitz I:484
– – primäre I:619
– – Röntgenbefund I:484, 620 ff.
– – Röntgendichte II:538
– – sekundäre I:619, 624

Knochenzyste, aneurysmatische
– – Skelettszintigraphie I:414
– – symptomatische s. Knochenzyste, aneurysmatische, sekundäre
– – vertebrale I:620
– – Vorkommen I:620
– bilaterale, symmetrische II:824
– Computertomographie, Kontrastmittelanwendung I:461
– Definition I:265
– einfache s. Knochenzyste, juvenile, einkammerige
– einkammerige, Differenzierung vom zystoiden Osteosarkom I:509, 511
– gelenknahe I:266
– Hyperparathyreoidismus, primärer I:222 f.
– juvenile I:268, 272
– – Differentialdiagnose zur fibrösen Knochendysplasie II:538
– – – zum fibrösen metaphysären Defekt I:616
– – einkammerige I:617 ff.
– – – Altersprädilektion I:617
– – – Definition I:617
– – – Differentialdiagnose I:619
– – – – zur aneurysmatischen Knochenzyste I:621
– – – – zum desmoplastischen Fibrom I:579
– – – Geschlechtsprädilektion I:617
– – – Infraktion I:618 f.
– – – Lodwick-Graduierung I:471, 473, 619
– – – Lokalisation I:617 f.
– – – Röntgenbild I:618 f.
– – – Vorkommen I:617
– – Rippenspanplastik, autologe II:195 f.
– – Röntgendichte II:538
– – Skelettszintigraphie I:414, 416
– juxtaartikuläre, Sarkoidose I:838
– mehrkammerige I:268
– solitäre, Altersprädilektion I:481 f., 484
– – Lodwick-Grad I:484
– – Prädilektionssitz I:455, 484
– – Röntgenbefund I:484
– Vorkommen I:268
Knochenzystizerkose I:754
Knorpel s. auch Gelenkknorpel
– Direktdarstellung I:20
– elastischer I:20, 23
– hyaliner I:21 ff.
– – Elektronenmikroskopie I:23
– – Interzellularsubstanz I:22
– – kollagenfaseriger s. Faserknorpel
– mesenchymaler I:21
– Wachstum I:22
– Zusammensetzung I:924 f.
Knorpeldegeneration I:318
– Ochronose II:229

Knorpelgewebe I:4, 20 ff.
– Differenzierung, embryonale I:68
– Platzhalterfunktion I:68
– Vitamin-A-Wirkung I:34
Knorpel-Haar-Hypoplasie s. Chondrodysplasie, metaphysäre, Typ McKusick
Knorpel-Haar-Zwergwuchs II:943
Knorpelhaut s. Perichondrium
Knorpelhyperplasie II:620, 623
Knorpelinsel I:515
Knorpel-Knochen-Fragment, intrartikuläres II:122
Knorpel-Knochen-Grenze des Gelenks s. Gelenk, Knorpel-Knochen-Grenze
– Gewebszerklüftung II:423
– kostale, Auftreibung II:392
– parasternale, Synchondrose II:423
Knorpel-Knochenmark-Extrakt I:925
Knorpelproliferation, anarchische II:709 ff.
Knorpelverkalkung II:382
Knorpelwachstum, genetische Faktoren I:136
Knorpelzellen, reife s. Chondrozyten
Koagulationsnekrose, strombedingte II:492
Koagulopathie, Osteoarthropathie II:267 ff.
Köhler-II-Freiberg-Krankheit s. Metatarsalköpfchennekrose, aseptische
Köhler-I-Krankheit II:424, 455 f.
– Röntgensymptomatik II:455 f.
Kokardenosteon I:11
Kokzidioidomykose I:751
Kölbel-Friedebold-Schultergelenkendoprothese II:148 f.
Kolbendaumen s. D-Brachydaktylie
Kolbenphalanx I:832 f; II:217
– Arthritis psoriatica I:871
– – rheumatoide I:833
– – bei Sjögren-Syndrom I:864
Kolitis, ulzeröse, Arthritis s. Arthritis, enteropathische
Kollagen I:12
– Mineralisierung I:13 f.
– Typ I I:12; II:730
– – Molekulardefekt bei Osteogenesis imperfecta II:729 f.
– Typ II I:12
– Typ III I:12
– Zusammensetzung I:12
Kollagenase I:35
Kollagenfaserbündel, Apatitkristallit I:13
Kollagenfasern I:12, 233
Kollagenfibrille I:12
– Bauelemente I:12
Kollagenmatrix I:14
Kollagenmolekül, abnormes II:729

Kollagenose I:889 ff.
- Arthritis, Gelenkbefallmuster I:862
- Definition I:889
- Skelettveränderung II:415
Kollagenreifung II:729
Kollagenstruktur, Vitamin-E-Wirkung I:34
Kollagensubfibrille I:12
Kollagensynthese II:729
- Enzyme I:34
- verminderte I:226
- Vitamin-C-Wirkung I:34
Kollagensynthesestörung II:392, 588, 632, 905
- genetisch bedingte II:576
Kollateralphänomen, arthritisches s. Arthritis, Kollateralphänomen
Kollimator I:399
Kollodiaphysenwinkel I:947; II:97, 1051, 1056
- Geschlechtsunterschied I:66
Kolonkarzinom, Knochenmetastasen, Häufigkeit I:652
- Metastasierung, hämatogene I:650
- Metastasierungsmuster I:668
- Wirbelmetastase, osteolytische I:655
Kolumnotomie II:101
Kombinationskollagenose I:894
Kompakta (s. auch Kortikalis) I:4 ff.
- I:8 ff., 37 f.
- Aufbau I:9
- Aufblätterung I:153, 255, 261; II:356
- - Hyperthyreose II:373
- - Osteopathie, renale I:263
- - Osteoporose, senile II:343, 345
- - Paget-Krankheit II:549, 561 ff.
- - pinselartige I:37 f.
- - Sarkoidose I:798 f.
- - Sudeck-Syndrom II:418
- diaphysäre I:37
- Mikroradiogramm I:6
- Spongiosierung I:153, 220, 222 ff., 229, 255, 825; II:338
- - Osteopathie, renale I:263
- - osteosynthesebedingte II:81
- - Ostitis deformans II:546
- Strukturauflockerung, osteoporotische I:153
- im Szintigramm I:400
- Tunnelierung II:362, 380, 383
- - Hyperthyreose II:373
- verdickte I:243; II:368
- Verdickung, Hypoparathyreoidismus II:385
- Verdünnung II:380
- - Möller-Barlowsche Krankheit II:392
- - Vitamin-D-Mangelrachitis II:395
- Wellung, enossale I:534, 536, 572

Kompaktabreite, Bruchhöhe II:28
Kompaktadefekt, schüsselförmiger I:496
Kompaktadestruktion, Chondrom, periostales I:539
- Chondrosarkom I:545
- diaphysäre, metastasenbedingte I:663
- Ewing-Sarkom I:555
- Fibrom, desmoplastisches I:578
- Knochengranulom, eosinophiles II:288
- Leukämie II:262 f.
- Liposarkom I:577
- metastasenbedingte I:658
- multiples Myelom I:572 f.
- Osteosarkom I:498
- Retikulumzellsarkom, primäres, des Knochens I:561 ff.
- Riesenzelltumor I:596 f.
Kompaktadicke, einfache I:157
- kombinierte I:157 f.
Kompaktafläche, prozentuale I:157
Kompaktaindex I:157
- peripherer I:157
- zentraler I:157
Kompaktainsel s. Osteom, medulläres
Kompaktaprozeß, Röntgenaufnahme, gezielte, unter Durchleuchtung I:460
Kompaktaquerschnitt, Fläche I:157
Kompaktasequester II:84
Kompaktasklerose, Strontiumvergiftung II:506
Kompakta-Spongiosa-Verteilung I:8
Kompaktaumbau, spongiöse, bei fehlender Belastung II:2
Kompartmentsyndrom II:1116 f.
- Differentialdiagnose II:1118
- Pathogenese II:1116 f.
Kompressionsplatte II:50
Kompressions-Schenkelhals-Laschenschraube II:54
Kondylenplatte II:53
Konjunktivitis, mukopurulente I:876
Konorenales Syndrom II:628, 707 f.
- - Topologie II:708
Konstitution, hämolytische II:259
Kontraktur, Antley-Bixler-Syndrom II:1016
- Arachnodaktylie, kongenitale II:912
- cerebro-okulo-fazio-skeletales Syndrom II:928
- Chondrodysplasia punctata, autosomal dominante II:603, 1091
- Chondrodysplasie, myotone II:699
- desmogene II:146
- Dysplasie, diastrophische II:616 ff.

Kontraktur, Dysplasie
- - frontometaphysäre II:782
- - parastremmatische II:700
- Hämophilie II:273
- Hunter-Krankheit II:843
- Hurler-Krankheit II:833
- interphalangeale, kongenitale II:943
- Kniest-Dysplasie II:632
- Melorheostose II:764 ff.
- Mukolipidose II:869
- Mukolipidose II II:873
- Neu-Laxova-Syndrom II:927
- Pena-Shokeir-Syndrom II:927
- Pseudoachondroplasie II:681
- Scheie-Krankheit II:839
- Winchester-Syndrom II:827
Kontrastmittelallergie I:293
Kontrastmittelinjektion, paraartikuläre I:293
Konvexobasie II:380
Kopfabriß sub partu II:731, 742
Kopfepiphysen-Schenkelhals-Winkel II:1057 f.
Kopfhaut, Hypoplasie, periphere II:1010, 1012
Kopfhautdefekt mit Polydaktylie II:979
Kopfhyperextension II:847, 854
Kopf-Pfannen-Adaptation I:922
Kopfwachstum, entstellendes II:771
Kopits-Parallelogramm II:1052 f.
Korakoid, Epiphysenkern I:80
- Spätapophyse I:82
Korakoiditis I:904
Korakoklavikulargelenk I:115 f; II:1038
Korneatrübung, De-Barsy-Syndrom II:924 f.
- β-Glukuronidase-Mangel II:861
- Hurler-Krankheit II:833
- Maroteaux-Lamy-Krankheit II:851
- Morquio-Krankheit II:847
- Mukolipidose II:869
- Mukolipidose II II:873
- Mukolipidose III II:869, 877
- Mukolipidose IV II:869, 880
- Scheie-Krankheit II:839
Koronarnahtsynostose I:110
- prämature II:953
- - Fibulaaplasie II:1001
Koronarsklerose, Zwergwuchs, seniler II:1087
Körperasymmetrie, Silver-Russell-Syndrom II:915
Körperdysproportion II:372
Körpergröße, Akzeleration II:1101
- verminderte II:340, 343, 355
Körpergrößenverlust II:229
Körperhälftenasymmetrie II:517, 529
Körperlänge, extreme, Homozystinurie II:905
Körperstammverlängerung beim Raumfahrer II:478

Korrekturosteotomie nach frakturbedingter Fehlstellung II:99
Kortikalis (s. auch Kompakta) I:4ff., 8, 39
- Aufblätterung I:255
- - Sarkoidose I:798f.
- Aufsplitterung, Ostitis deformans II:546, 549
- Neukonstruktion im Matallager I:55
- Spongiosierung I:255
- - Ostitis deformans II:546
- Strukturanomalie II:728ff.
- verdickte I:243; II:368
- Verdünnung I:255; II:379
- - bei arterieller Durchblutungsstörung II:414
- - Gauchersche Krankheit, Typ 1 II:900
- - GM$_1$-Gangliosidose, Typ I II:897
- - Hypopituitarismus II:371
- - Knochenmarkhyperplasie I:257ff.
- - Osteoporose II:338ff.
Kortikalisdefekt, fibröser I:579f., 608ff.
- - Differentialdiagnose zum periostalen Chondrom I:540
- - Röntgenbild I:610ff.
- - Verlaufsbeobachtung I:613
- höckeriger, der distalen Femurmetaphyse I:617
Kortikalisdesmoid, Lokalisation I:414
- Skelettszintigraphie I:414
Kortikalisdestruktion, Enchondrom II:718, 720
- bei Endoprothese II:144
- Sarkoidose I:797ff.
Kortikalisdicke, einfache I:157
Kortikalisfissur I:424
Kortikalislücke, passagere, metaphysäre, am wachsenden Röhrenknochen I:617
Kortikalisosteoid I:249f.
Kortikalisschraube II:48
Kortikalisspan, periostgedeckter, autologer II:195
Kortikalistransplantat, autologes, Gewinnung II:195
- Revaskularisation II:195
Kortikalisverdickung, Dysplasie, diaphysäre II:770
Kortikalisverschraubung II:48
Kortikosteroidinjektion, intraartikuläre, Arthritis, aseptische I:841
- - Nekrose, synoviale I:287
Kortikosteroidosteonekrose s. Osteonekrose, aseptische, steroidbedingte
Kortikosteroidosteoporose I:258; II:344ff.
- Histologie I:239
- Klinik II:349
- Knochenmikrostruktur I:226f.
- Manifestationsorte II:346

Kortikosteroidosteoporose
- Pathophysiologie II:345f.
- Röntgenbefund I:226; II:346ff.
- Skelettszintigraphie I:442
- Wirbelsäulenveränderungen II:346
Kortikosteroidpsathyrose II:346, 348
Kortikosteroidtherapie, Gelenkinfektion I:841f.
Kortisonosteoarthropathie II:509
Kostotransversalgelenk, Tuberkulose, Wirbelquerfortsatzbeteiligung I:776
Kostovertebralgelenk, Tuberkulose, Wirbelquerfortsatzbeteiligung I:776
Koxarthritis s. auch Coxitis; s. auch Koxitis
- chronische, bei rheumatoider Arthritis I:858
- Computertomographie I:777
- destruktive I:883
- konstruktive I:883
- Mittelmeerfieber, familiäres I:888
- nichtdestruktive I:883
- Ödem, perikoxales I:842
- pyogene, Ostitis pubis I:844
- - Punktion, frühzeitige I:357
- - Verlaufsbeobachtung I:847
- Spondylitis ankylosans I:882f.
- Weichteilröntgenzeichen I:818ff.
Koxarthrose s. auch Coxarthrosis
- Abduktionsosteotomie II:110
- nach Azetabulumfraktur II:138
- Azetabulumsklerose I:805
- bei chronischem Streptokokkenrheumatismus I:850
- nach Epiphyseolysis capitis femoris juvenilis II:447
- Exostosen, kartilaginäre, multiple II:712
- nach Femurkopfnekrose II:406, 444
- bei Gelenkchondromatose I:694
- Ochronose II:234f.
- ossale II:407
- Ostitis deformans II:559
- nach Perthesscher Erkrankung I:951f.
- postarthritische I:882
- posttraumatische I:953f; II:124
- Totalendoprothese II:157
- überlastungsbedingte, bei Spondylitis ankylosans I:882
Koxitis s. auch Coxitis; s. auch Koxarthritis
- Arthrographie I:352
- flüchtige I:842
- - Weichteilschattenhomogenisierung I:842
- tuberkulöse s. Coxitis tuberculosa

Koxopathie, Ostitis deformans II:558ff., 565
- - - Computertomographie II:560f.
- - - Skelettszintigraphie II:561
Kramer-Schiene II:38
Krampfanfall, zerebraler, Wirbelkompressionsbruch II:6
Krämpfe, Brachmann-de-Lange-Syndrom II:921
- GM$_1$-Gangliosidose, Typ II II:897
- tetanische II:387
Krampffraktur II:6
Kraniostenose, Hyperkalzämie, idiopathische II:508
Kraniostenosesyndrom, marfanoides II:913
Kraniosynostose II:373
- Antley-Bixler-Syndrom II:1016
- Dysplasie, osteoglophonische II:726
- Fibulaaplasie II:1001
- Ventruto-Syndrom II:1016
Kraniosynostose-Radiusaplasie-Syndrom s. Baller-Gerold-Syndrom
Kraniotabes II:396
Kraniotomie, druckentlastende II:101
Kreislauffunktionsstörung, intraossäre II:339
Kretinhüfte II:375f., 1094, 1096f.
Kretinismus II:378, 1094
- Koxarthrose I:949, 951
- Röntgensymptome II:1094
Kreuzband, hinteres I:295
- - Ansatzsporn, degenerativer I:929
- - Arthrogramm, normales I:316f.
- - Ruptur, Arthrogramm I:316
- - Verletzung, CT-Arthrographie I:318, 320
- vorderes I:295
- - Arthrogramm, normales I:316f.
- - Ausriß, Arthrogramm I:316
- - Läsion, Klassifikation im Computertomogramm I:318
- - Ruptur, Arthrogramm I:316
Kreuzbandplastik, Resultatüberprüfung, CT-Arthrographie I:318, 320
- vordere, Status I:320
Kreuzbandriß II:134
Kreuzbandverletzung I:316ff.
- Arthrographie I:316ff.
- - Aufnahmetechnik I:316
- Arthroskopie I:318
- CT-Arthrographie I:318
- Röntgencomputertomographie I:292
Kreuzbein s. Sakrum
1. Kreuzbeinwirbel I:91
Kreuzplatte, große II:51
Krise, hyperkalzämische II:384
Kristallbursosynovialitis II:221

Kristallsynovialitis II:212, 218, 221
– aseptische I:841
Kronensequester I:738
Krümelnägel I:870
Kryolit II:499
Kryptodontiebrachymetakarpie II:946
Kryptokokkose I:751
Kryptophthalmus-Syndaktylie-Syndrom s. Kryptophthalmus-Syndrom
Kryptophthalmus-Syndrom II:958 ff.
– Ätiologie II:960
KSED s. Dysplasie, spondyloepiphysäre, kongenitale
KST s. Kernspintomographie
Kubitalarthrose I:959
Kuchenwirbel II:554 f.
Kugelgelenk-Prothese II:152, 154
Kugelwirbel II:682 f.
Kugelzellanämie s. Sphärozytose, hereditäre
Kunststoffschienenverband II:38
Küntscher-Marknagelung II:42
Küntscher-Nagel II:56, 58 ff.
– Kniearthrodese II:186 f.
Küntscher-Nagelung, Indikation II:58
– Längsverklemmung II:58
– Prinzip II:58
– Querverklemmung II:58
Kupferstoffwechselstörung II:336
Kupferüberladung II:336
Kurzrippen-Polydaktylie-Syndrom, Typ Beemer II:597
Kurzrippen-Polydaktylie-Syndrom I s. Saldino-Noonan-Syndrom
Kurzrippen-Polydaktylie-Syndrom II s. Majewski-Syndrom
Kurzrippen-Polydaktylie-Syndrom III s. Verma-Naumoff-Syndrom
Kurzrippensyndrom, letales II:596
Kveim-Test I:791
Kyphose, Altersosteoporose I:138
– anguläre s. Gibbus
– dorsolumbale, Hurler-Krankheit II:836
– – Morquio-Krankheit II:847
– Dyggve-Melchior-Clausen-Dysplasie II:692
– Dysplasie, spondyloepiphysäre, Tardaform, X-chromosomale II:684
– β-Glukuronidase-Mangel II:861 f.
– Hyperthyreose II:373
– Hypothyreose II:375
– Kadmiumvergiftung II:506
– lumbale, Hurler-Krankheit II:833
– – progrediente, Mukosulfatidose II:885
– Maroteaux-Lamy-Krankheit II:851
– Mukosulfatidose II:887

Kyphose
– Osteodysplastie II:781
– Osteomalazie II:357
– Osteoporose I:140
– – idiopathische juvenile II:355
– – präsenile II:339, 343
– – senile II:343
– progrediente, Ochronose II:232
– Rückenmarkompression II:868
– Scheuermannsche Erkrankung II:437
– Steroidosteoporose II:346
– thorakale, Dysplasie, kampomele II:582
– thorakolumbale, Achondroplasie II:615
– zervikale, Dysplasie, diastrophische II:616 ff.
– – – kampomele II:582
– Zwergwuchs, metatrophischer II:1090
Kyphoskoliose, Arachnodaktylie, kongenitale, mit Kontrakturen II:912
– Arthrodeseoperation II:174
– Athyreose II:1096
– bei Basalzellnävussyndrom II:809
– Dysostose, spondylokostale II:797 f.
– Dysplasie, spondyloepiphysäre, kongenitale II:631
– β-Glukuronidase-Mangel II:861
– GM$_1$-Gangliosidose, Typ I II:896
– Homozystinurie II:906
– Kniest-Dysplasie II:635
– Marfan-Syndrom II:910
– Mukolipidose III II:877
– Neurofibromatose I II:813
– Osteogenesis imperfecta II:737, 741
– Osteoporose, präsenile II:339
– Steroidosteoporose II:346
– Syringomyelie II:311

L
Laboratoriumswerte, veränderte, Skelettszintigraphie I:448 f.
Labrum acetabulare I:347, 350
– – Aufbiegung I:359
– – des Säuglings I:355
– – Verknöcherung I:931
– glenoidale I:324
– – abgeflachtes I:336 f.
– – hypoplastisches II:1033
– – Insuffizienz II:1035 f.
LADD-Syndrom II:968, 985
– Strahldefekt, radialer II:985
Lageanomalie, intrauterine II:1070 f.
Lagerungsschine II:38
Lähmung, Knochenhypoplasie I:51 f.
– poliomyelitische, Osteoarthropathie II:319 f.
– – Osteoporose I:258
– – Weichteilverknöcherung II:1142 f.

Lakrimo-aurikular-dento-digital-Syndrom s. LADD-Syndrom
Laktosemalabsorption, Osteomalazie II:358
Lambdanaht, klaffende II:756
Lambdanahtdefekt, Neurofibromatose I II:812
Lambdanahtschluß I:110
Lamellenknochen II:34
Lamellennagel II:54
Lamina-terminalis-Bereich, Beckenosteosklerose II:556 f.
Laminektomie II:173
Lamy-Bienenfeld-Syndrom II:638 f.
Lamy-Maroteaux-Syndrom s. Dysplasie, diastrophische
Landkartenschädel II:287, 289, 294 f.
Längenwachstum I:66
– dysproportioniertes II:367
– vermehrtes II:367
– vermindertes II:371
Langer-Giedion-Syndrom s. Dysplasie, trichorhinophalangeale II
Langer-Krankheit s. Zwergwuchs, thanatophorer
Langer-Saladino-Syndrom s. Achondrogenese II
Langer-Syndrom II:638 f., 662 f.
Langfinger, fünf II:966
Langfingrigkeit, Homozystinurie II:906
– Konstitutionsvariante II:913
– Marfan-Syndrom II:909
Langhanssche Riesenzellen I:757
Längsfissur II:23, 44
Langzeitdialyse, Amyloidose II:334
– Hyperparathyreoidismus II:365
Langzeithämolyse, Aluminiumwirkung II:506
Laparotomienarbenverknöcherung II:1138
Lappen, myokutaner, mikrovaskulärer II:195
Larsen-Syndrom II:652 ff.
– Diagnose, radiologische II:654 f.
– Differentialdiagnose, radiologische II:654 f.
– Erbgang II:652
– Erwachsenengröße II:652
– Häufigkeit II:652
– Klinik II:652 ff.
– letales II:653
Larson-Syndrom II:619
Laschennagel II:54
Laschenschraube II:53 f.
– Prinzip II:54
Läsion, osteolytische I:267
– tumorähnliche s. Tumorähnliche Läsion
Lateralsklerose, amyotrophe II:1115
Lathyrusvergiftung II:507
LATS II:372
Laubfroschhand II:651

Lauenstein-II-Röntgenaufnahme I:942
Laurence-Moon-Bardet-Biedl-Syndrom s. Bardet-Biedl-Syndrom
Leber, Schwächungsmessung, computertomographische II:326
Lebererkrankung, Osteomalazie II:358
- Vitamin-D-Stoffwechselstörung I:235
Leberkarzinom, Metastasierungsmuster I:671
Lebertran, phosphorreicher II:504
Leberzirrhose II:239
- alkoholische, Osteomalazie II:358
- biliäre, Osteomalazie II:400
- cholangitische, Osteomalazie II:358
Legg-Perthes-Krankheit s. Femurkopfnekrose, aseptische
Leichtketten-Paraprotein I:568
Leiomyosarkom, Kernspintomographie II:1155
- - nach Strahlentherapie II:1157
Lendenkyphose s. Kyphose, lumbale
Lendenwirbel, Angelhakendeformität II:834, 836
- Apophysenkerne I:103
- Ewing-Sarkom, sklerotisches I:558
- Hakendeformität II:855
- Hydroxylapatit-Volumenwert, altersabhängiger I:179
- Ossifikationsstadien I:103
- Osteoblastom I:496
- Osteoidosteom I:494
- Processus transversus, Osteochondrom I:527
- Pseudogelenke II:340, 342
- Querfortsatzbruch II:6
Lendenwirbelabszeß, Szintigramm I:434
Lendenwirbelfraktur, Spondylodese II:177
- Stabilisierung II:177
Lendenwirbelhypoplasie, Mukosulfatidose II:885 f.
Lendenwirbelindex I:157
Lendenwirbelkörper, Densitometrie I:167 f.
- Endostose I:245 f.
- Fraktur, Behandlung, funktionelle II:37
- Hyperflexions-Kompressionsfraktur II:39
- Mastozytose II:299
- Spongiosasklerose, metastasenbedingte I:243
- zentral eingeschnürte II:590
Lendenwirbelsäule, Abszeß, tuberkulöser, paravertebraler I:759
- Densitometrie, Plexiglas-Aluminium-Referenzsystem I:175
- Schmerzen, Myelom, multiples I:566

Lendenwirbelsäule
- Versteifung, Ochronose II:229
Lenz-Majewski-Syndrom II:772, 944
Leontiasis ossea, Dysplasie, kraniodiaphysäre II:767, 771
- - Knochendysplasie, fibröse II:517, 536
- - Ostitis deformans II:552
Lepra I:750
- Osteoarthropathie II:321
Leprechaunismus II:924
Léri-Syndrom s. Melorheostose
Léri-Weilsche Krankheit s. Dyschondrosteose
Leroy-Syndrom II:638 f.
Lesch-Nyhan-Syndrom II:209 f.
Letournel-Einteilung der Beckenbrüche II:134, 138
Leukämie II:261 ff.
- akute, lymphatische II:262
- bei Bloom-Syndrom II:918
- chronische, lymphatische II:264
- - myeloische II:265 f.
- bei Fanconi-Anämie II:922
- Gicht II:210
- Knochenveränderungen II:261 ff.
- - Differentialdiagnose II:264 f.
- myeloische II:243, 245, 264
- Osteoporose II:350
- plasmazelluläre I:565
- Röntgenbefund II:261 ff.
- synoviale Infiltration I:689
Leukoenzephalopathie bei polyzystischer lipomembranöser Osteodysplasie II:824
Leukozyten, Gallium-67-markierte I:353
- Indium-111-markierte I:353, 396
- - Szintigraphie bei Hüftgelenkprothese I:429
- - - bei Osteomyelitis I:421
- - Szintigraphietechnik I:399
Levin-Syndrom II II:732, 741
Lexer-Span II:193, 195, 201
LH s. Luteinisierungshormon
Libinus-Hüftendoprothese II:158
Lidspaltenasymmetrie II:1008
Ligamentum(-a) anulare radii I:360
- arcuatum pubis, Ansatzdefekt I:884
- capitis femoris I:347, 350; II:69 f., 1051
- - - Arterien I:26
- clinopetrosum, Verknöcherung I:112
- collaterale fibulare I:295
- - radiale I:360
- - tibiale I:295
- - ulnare I:360
- coracoclaviculare, Sesambeinchen I:115
- coracohumerale I:325
- costoclaviculare II:433
- - Verknöcherung I:810, 812

Ligamentum(-a)
- cruciatum anterius s. Kreuzband, vorderes
- - posterius s. Kreuzband, hinteres
- deltoideum I:340 f.
- - Ruptur I:346
- - - Arthrogramm I:346 f.
- fibulocalcaneare I:340
- - Ruptur I:343; II:113 f.
- - - Arthrogramm I:343 f.
- fibulotalare anterius I:340
- - Riß II:113 f.
- - - Arthrogramm I:343 ff.
- - posterius I:340
- glenohumerale I:325
- intercarpea interossea, Risse I:373
- longitudinale posterius, Ossifikation II:1142
- nuchae, Fibroostose I:905
- - Verknöcherung II:805 f.
- patellae, Fibroostitis, rarefizierende I:909
- - Fibroostose I:906
- - Verkürzung II:454
- sacrotuberale, Verkalkung I:121 f.
- stylohyoideum, Verkalkung II:834
- - Verknöcherung II:1138, 1142 f.
- teres s. Ligamentum capitis femoris
- tibiofibulare anterius I:340
- - posterius I:340
- transversum, Schlaffheit II:863
- - Verdickung II:865
Limbus acetabulare s. Labrum acetabulare
Link-Ellenbogengelenkendoprothese II:150
Link-Hüftendoprothese II:157
Link-Kniegelenkendoprothese II:160
Linsentrübung, Hypoparathyreoidismus II:1096
- Sialidose II:869 f.
Lipidose II:898 ff.
Lipidspeicherkrankheit II:278 ff.
Lipidspeicherung II:293
Lipochondrodystrophie s. Hurler-Krankheit
Lipodystrophia dolorosa s. Dercumsche Erkrankung
Lipodystrophie, intestinale, Arthritis s. Arthritis, enteropathische
Lipofibrosarkom s. Liposarkom
Lipohämarthros I:821
Lipoiddermatoarthritis s. Retikulohistiozytose, multizentrische
Lipoidgranulomatose II:283, 294 ff.
- Achsenskelettbeteiligung II:296
- Differentialdiagnose II:296
- Häufigkeit II:296
- Klinik II:296
- Knochenszintigramm II:296

Lipoidgranulomatose
– Knochenveränderungen II:296
– Organbefall II:296
– pathologische Anatomie II:296
– Prognose II:296
– RaIdiologie II:296
Lipom I:551 f; II:1112
– Altersprädilektion I:551
– Computertomographie I:551 f.
– Definition I:551
– Differentialdiagnose I:552
– Geschlechtsprädilektion I:551
– intraossales I:551
– Lodwick-Graduierung I:551
– Lokalisation I:551
– parossales I:551
– – Klinik I:551
– – Röntgenbefund I:551
– Recessus suprapatellaris I:387
– Röntgenbild I:551
– synoviales I:684 f.
– – Computertomographie I:685
– Vorkommen I:551
Lipoma arborescens s. Lipomatose, diffuse
Lipomatose, diffuse I:696, 930
– – Computertomographie I:696
– – synoviale I:696
– kongenitale II:1112
Lipomukopolysaccharidose s. Sialidose, dysmorphe
Lipomyxosarkom s. Liposarkom
Liposarkom I:575 ff; II:1112
– Anamnesendauer I:577
– Definition I:575
– Differentialdiagnose I:577
– Klinik I:577
– Lokalisation I:576
– parossales I:577
– Periostreaktion I:577
– Rezidiv, Kernspintomographie II:1158
– Röntgenbild I:577
– Vorkommen I:575 f.
Lippenfrenulum, hyperplastisches II:957
Lippen-Kiefer-Gaumen-Spalte II:961
– Juberg-Hayward-Syndrom II:988
– bei Kniepterygiumsyndrom II:988
– REEDS-Syndrom II:1004 f.
– Spalthand-Spaltfuß II:1004 f.
– Trisomie 13 II:976
Lippenrot, schmales, Alkoholembryopathie II:919
– – Brachmann-de-Lange-Syndrom II:921
– – De-Barsy-Syndrom II:925
Liquordrainage bei Mukopolysaccharidose II:889
Liquordruck, intraventrikulärer, erhöhter, Achondroplasie II:613
Liquorzirkulationsstörung, Mukopolysaccharidose II:888 f.
Lischsche Knötchen II:811
Lisfranc-Gelenk II:1076

Litze, elektrische II:56
Liverpool-Schultergelenkendoprothese II:148
LL-Kniegelenkendoprothese II:164
Lobstein-Krankheit s. Osteogenesis imperfecta tarda
Lochdefekt I:838
– Arthritis, rheumatoide II:216
– Gicht II:214 ff.
Lodwick-System der biologischen Aktivität von Knochentumoren I:469 ff.
Löffelhand II:1002
Löfgren-Syndrom I:791
Long-acting-thyroid-stimulator s. LATS
Loosersche Umbauzone I:237 f., 260 f; II:13, 359 f., 380, 423, 438
– – Entstehung II:356
– – Fraktur II:17 f.
– – intoxikationsbedingte II:506
– – Kadmiumvergiftung II:506
– – Lokalisation II:356
– – bei Ostitis deformans II:564
– – Röntgenbild II:357
– – Szintigramm I:438, 441
– – Vitamin-D-Mangelrachitis II:395
Lord-Hüftendoprothese II:143, 158
Lotus-Kniegelenkendoprothese II:160
Low-density-Osteon I:10
Lowry-Wood-Syndrom II:678
Low-turnover-Osteoporose I:228, 232, 442
L-Platte II:51
LS-Barnes-Syndrom s. Dysplasie, thorakolaryngopelvine
Lueken-Syndaktylie II:948 f.
Lues I:745 ff.
– erworbene I:745, 748
– – Röntgenzeichen I:748
– fetale I:746
– frühkindliche, Röntgenzeichen I:748
– konnatale I:745
– – Formen I:746
– – Klinik I:748
– – pathologische Anatomie I:747
– – Periostose I:247
– – späte I:748
– – – Röntgenzeichen I:748
– tarda I:746
Luftwegverletzung, Weichteilemphysem II:1110
Lumbosakralraumerweiterung, asymptomatische II:910
Lunatum, Ossifikationskernanlage, doppelte I:90
– Pseudozyste I:134
Lunatumersatz II:154, 156
Lunatummalazie I:274, 373, 960; II:424, 429 ff.
– Arthrodese, interkarpale II:183 f.

Lunatummalazie
– Arthrogramm I:373
– familiäres Auftreten II:429
– Röntgensymptomatik II:429 f.
– vibrationsbedingte II:494
Lundholm-Syndrom II:423
Lungenarterienaplasie II:920
Lungenerkrankung, chronische II:469, 471 f.
Lungenfibrose bei rheumatoider Arthritis I:855 f.
Lungengranulom, eosinophiles II:287
Lungenhypoplasie, Pena-Shokeir-Syndrom II:927
Lungenkarzinom, Metastasierung, hämatogene I:648
– Skelettmetastasierung I:408
Lungenmetastasen, Entstehung I:648
– Osteosarkom I:499, 508
Lungentuberkulose I:762
Lungenveränderung, retikulonoduläre II:903 f.
Lupus erythematodes disseminatus I:815, 893 f.
– – – Arthritis I:893 f.
– – – Diagnose I:893
– – – Gelenkfehlstellungen I:850 f.
– – – Röntgenbefund I:851
– – – iatrogener I:894
Lupus-erythematodes-Zellen I:893
Luteinisierungshormon I:367
Luxatio axillaris II:116, 128
– coxae congenita s. Hüftgelenkluxation, kongenitale
– iliaca II:115
– ischiadica II:115
– obturatoria II:114 f.
– praeglenoidalis subclavicularis II:129
– – subcoracoidea II:116, 128 f.
– – typischer Defekt II:129
– pubica II:115
Luxation II:114 ff.
– angeborene I:56
– arthritisbedingte I:833 f.
– Durchblutungsstörung II:114
– Dysplasie, diastrophische II:616 ff.
– Einrenkung II:114
– multiple II:652 ff.
– – Vorkommen II:655
– radioulnare, distale II:1048
– subtalare II:117
– – veraltete II:131
– Unfall durch elektrischen Strom II:492
Luxationsbecken II:1050
Luxationsfraktur II:122 ff.
– kindliche II:122
– Knorpel-Knochen-Fragment II:122
– Osteosynthese II:123 f.
– Repositionsziel II:122
– subtalare, veraltete II:131
– talokrurale II:28

Luxations-Perthes I:951 f; II:446 f.
Lyme-Arthritis I:287, 815, 888
Lyme-Krankheit I:888
Lymphadenopathie, submaxilläre, chronische II:727
Lymphangiektasie I:29
Lymphangiom I:590
Lymphangiosis carcinomatosa II:1119
Lymphgefäßdarstellung bei Arthrographie I:293 f., 385, 389
Lymphgefäße I:29
Lymphknotensarkoidose, Ausheilungsstadium I:790
– Lichtmikroskopie I:789
Lymphknotenvergrößerung, bihiläre I:791
Lymphknotenverkalkung II:1135
Lymphödem II:947
Lymphom, malignes I:559 ff; 1124
– – immunoblastisches I:561
– – lymphoplasmozytoides s. Waldenström-Krankheit
– – lymphozytisches I:561
– – Osteolyse I:270 f.
– – mit plasmoblastischer Differenzierung I:565
– – mit plasmozytischer Differenzierung I:565
Lymphozytenvakuolen II:868
Lyon-Hypothese II:605

M
Maatz-Drehspreiznagel II:56 f.
Madelungsche Deformität II:638 f., 660, 1045 f.
– – Differentialdiagnose II:1046
– – einseitige II:662
– – Ergang II:1045
– – bei hypogonadalem Kleinwuchs II:1099 f.
– – Minusvariante II:1047
– – Plusvariante II:1047
– – radiologische Kriterien II:660 f.
– – Symptome, röntgenologische II:1046
– – unechte II:1046
Madonnenhand II:909 f.
Madurafuß I:751
Mafucci-Syndrom s. Enchondromatose mit Hämangiomen
Magen-Darm-Kanal, Parathormonwirkung I:33
Magenkarzinom, Knochenmetastasen, gemischtförmige I:661
– – Häufigkeit I:652
– – osteoplastische I:663
– Metastasierung, hämatogene I:650
– Metastasierungsmuster I:665, 668
Magenresektion, Osteomalazie II:357 f.
Magnesiumstoffwechsel I:31

Magnetresonanztomographie s. Kernspintomographie
Majewski-Mohr-Compound II:982
Majewski-Syndrom II:583, 592 ff., 982
– Polydaktylie, intermediäre II:979
Makroangiopathie, diabetische II:317
Makroenzephalie II:813
Makroglobulinämie s. Waldenström-Krankheit
Makroglossie II:375
– Mongolismus II:1087
Makrophagenwucherung II:278
Makrousur, subperiostale I:223
Makrozephalie, Achondrogenese I II:584 f.
– Achondrogenese II II:584, 587
– akrokallosales Syndrom II:983
– Dysplasie, kampomele II:606
– Greig-Temtamy-Syndrom II:980 f.
– – kraniometaphysäre II:786
– Neurofibromatose I II:813
– Osteopathia striata II:762
– relative II:914 f.
– Schneckenbeckendysplasie II:584
– Stenose, tubuläre II:775 f.
Makuladystrophie, Spalthand-Spaltfuß II:1005
Makulafleck, kirschroter II:869 f.
– – GM$_1$-Gangliosidose, Typ I II:896
Malabsorptionssyndrom, Hyperparathyreoidismus I:261
– Vitamin-D-Mangel I:235
Malazie, örtliche s. Osteonekrose, aseptische
Malgaigne-Fraktur II:136
Maligne Erkrankung bei Bloom-Syndrom II:918
– – bei Fanconi-Anämie II:922
– – Osteoarthropathia hypertrophicans II:469
Malignom s. auch Tumor, maligner
– osteolytisches I:270
– osteophiles, Skelettszintigraphie I:408
– osteophobes, Skelettszintigraphie I:408
– Produktion parathormonähnlicher Substanzen I:221
Malignomknick I:567
Malleolengabel I:340
Malleolus lateralis, Apophysenkern I:99
– – Fraktur I:343
– medialis, Ossifikation I:99
Malleus s. Knochenrotz
Malum perforans II:305, 313
– – Ostitis, chronische I:736 f.
– suboccipitale I:776
Mammakarzinom, Chemotherapie, radiologisch erkennbare Reaktion der Knochenmetastasen I:672 f.

Mammakarzinom
– Knochenmetastasen, gemischtförmige I:661
– – Häufigkeit I:652
– – osteolytische I:272
– – Patientenbeobachtung I:675 ff.
– Knochenmetastasenlokalisation I:664
– Metastasierung, hämatogene I:648
– Metastasierungsmuster I:664
– Skelettmetastasierung I:408
– Skelettszintigraphie, Indikation I:408
– Strahlentherapie, radiologisch erkennbare Reaktion der Knochenmetastasen I:672 f.
– Wirbelsäulenmetastasierung, gemischtförmige, generalisierte I:666
Mammakarzinommetastase, verkalkte II:1127
Mandibula s. Unterkiefer
Mannosidose II:869, 883 ff.
– Enzymdefekt II:868
– Handskelettveränderungen II:885
– Hirnventrikelerweiterung II:891
– Röhrenknochenveränderungen II:884
– Röntgendiagnostik II:883 ff.
– Symptome, klinische II:869, 883
– Wirbelveränderungen II:884
Manubriosternalgelenk, Synchondrose II:423
Manubrium sterni, Metastasen, osteoplastische I:661
– – Sklerosierung, pathologische I:810, 812
– – Tuberkulose I:784
Marfan-Syndrom II:680, 905, 907, 909 ff.
– Augenbeteiligung II:909
– Differentialdiagnose, radiologische II:913
– Erbmodus II:909
– Handskelett II:909 ff.
– kardiovaskuläre Veränderungen II:909
– Klinik II:909
– Metakarpalindex II:909
– muskuloskeletale Veränderungen II:909
– Organsystembeteiligungen II:909
– Radiologie II:909 ff.
– Wirbelveränderungen II:910
Marie-Bamberger-Krankheit s. Osteoarthropathia hypertrophicans
Marie-Saintonsche Krankheit s. Dysplasie, kleidokraniale
Markfibrose I:134
Markhöhlenabdeckelung bei Femurkopfprothese II:74 f.
Marknagel, zu dünner II:89

Marknagelbruch II:89
Marknagelung, Infektionsrisiko I:737
– Kallushütchen II:96, 98
– Ostitis I:740
Marknagelungsosteosynthese, Markphlegmone II:82
Markphlegmone bei Marknagelungsosteosynthese II:82
Markraumbolzen II:55
Markraumschienung, Prinzip II:55
Marmorhirnkrankheit II:749
Marmor-Kniegelenkendoprothese II:160
Marmorknochenkrankheit s. Osteopetrose
Maroteaux-Brachyolmie II:692
Maroteaux-Lamy-Krankheit II:674, 851, 853 ff.
– Beckenveränderungen II:856 ff.
– Enzymdefekt II:832
– Femurkopfveränderungen II:856 f.
– Handskelettveränderungen II:856, 859 f.
– Harnmukopolysaccharide II:832
– Hydrozephalus, Computertomographie II:889
– milde II:851, 854
– Optikusscheidenauftreibung II:890
– Röhrenknochenveränderungen II:856, 859
– Röntgendiagnostik II:854 ff.
– Schädelveränderungen II:853 f.
– schwere II:851, 854
– Spinalkanalenge, zervikale II:864
– Wirbelsäulenveränderungen II:855 f.
Maroteaux-Syndrom s. Dysplasie, thanatophore
Marschfraktur II:12
– Steroidosteoporose II:346
Marshall-Smith-Syndrom II:906
Martinscher Versuch II:2
Massa lateralis des Kreuzbeins, Apophyseonekrose II:437
Massenschwächungskoeffizient I:166 f.
Mastoidhypoplasie II:812
Mastozytom II:300
Mastozytosarkom II:300
Mastozytose II:265
– des Skeletts II:297 ff.
– – Differentialdiagnose II:302
– – Endostose I:247
– – Häufigkeit II:300
– – Klinik II:300
– – Prognose II:300
– – Radiologie II:300 ff.
– – Skelettszintigraphie I:444; II:301
Mastozytose-Syndrom s. Mastozytose des Skeletts
Mastzellen II:297
– Lokalisation II:297

Mastzellengranulom II:299
Mastzellenleukämie II:265
Mastzellenproliferation, pathologische II:299 f.
Mastzellenretikulose II:300
Mathys-Hüftendoprothese II:158
Matrix, Kristallisationszentren I:233
– Oberfläche I:14
Matrixabbau, Enzyme I:35
Matrixbildung, Vitamin-C-Mangel I:34
Matrixsynthese I:18
Mattglasphänomen II:362 f., 379
Matthes-Kniegelenkendoprothese II:164
Mausbett I:380 f., 930
– Sklerosesaum I:381
Maxilla s. Oberkiefer
Maxillahyperplasie II:254
Mazas-Ellenbogengelenkendoprothese II:150
McCune-Albright-Syndrom s. Albright-Syndrom
MCD s. Chondrodysplasie, metaphysäre
MCE s. Exostosen, kartilaginäre, multiple
McKee-Ellenbogengelenkendoprothese II:150
McKee-Farrar-Hüftgelenkendoprothese II:140
McKusick-Kaufman-Syndrom II:978
MCTD s. Kombinationskollagenose
MDP s. Methylendiphosphonatsäure
Meckel-Syndrom, Häufigkeit II:976
– Polydaktylie, ulnare II:976 f.
– Symptome II:976 f.
Mecron-Hüftendoprothese II:158
MED s. Dysplasie, epiphysäre, multiple
Medianekrose, zystische II:905
Mediastinalerkrankung, chronische II:469
Mediaverkalkung II:362
Mehrfragmentbruch, Extensionsbehandlung II:41
Mehr-Isotopen-Densitometrie I:199 ff., 205
Meißelbruch II:5, 124
Melanophorenstimulierendes Hormon II:367
Melnick-Needles-Syndrom s. Osteodysplastie
Melorheostose I:248 f; II:764 ff.
– Differentialdiagnose II:766
– – zum juxtakortikalen Osteom I:488
– maligne Entartung II:766
– bei Osteopathia striata mit Osteopoikilie II:763
– Skelettszintigraphie I:444
– Szintigraphie II:766
– Weichteilveränderungen II:765

Ménard-Shentonsche Linie II:1052
Meningenverdickung, zervikale II:865
Meningeom, Differentialdiagnose zur fibrösen Knochendysplasie II:539
Meningitis, eitrige, bei Sinusitis I:742
Meningoenzephalozele II:958
Meniscus lateralis I:294 f.
– – Arthrogramm, normales I:298
– – Darstellung, arthrographische I:300
– – Riß I:304
– medialis I:295
– – Arthrogramm, normales I:298, 301 f.
– – Darstellung, arthrographische I:300
– – Hinterhorn, Darstellung, arthrographische I:300 ff.
– – Riß I:304
– – Vorderhorn, Darstellung, arthrographische I:300 f.
Meniskektomie, Gonarthritis, pyogene I:843
– Status I:312
Meniskopathie, primäre I:310
Meniskus I:56
– Abplattung I:311
– anulärer I:309
– diskoider s. Scheibenmeniskus
– dysplastischer I:310
– Kalkeinlagerung I:311
– Kapselabriß I:304 ff.
– Knorpel I:23
– Kontur, unscharfe I:311
– Röntgencomputertomographie I:292
– Vaskularisation I:295
Meniskusaufnahme, technische Ausrüstung I:297
Meniskuschondrokalzinose II:221 f., 225
Meniskusdegeneration I:310 f.
– sekundäre I:311
– Ursache I:310 f.
– Zeichen, arthrographische I:311
– zystische I:311
– – Arthrogramm I:311
Meniskuseinriß I:305
– Arthrogramm I:305, 315
Meniskusentwicklungsstörung I:309 f.
Meniskusfehlbildung I:309
Meniskusganglion I:311, 690
– Arthrogramm I:311
Meniskus-Korbhenkelriß I:304 f., 307 f., 315
Meniskuslängsriß I:305 ff.
– Arthrogramm I:305 ff.
Meniskusläsion I:304 ff.
– Altersbestimmung I:308 f.
– Arthrographie I:304 ff.
– – Aufnahmetechnik I:297 ff.
– – – Fehler I:313

Meniskusläsion, Arthrographie
– – Aufsichtsbild I:304
– – primäre I:314
– – Quellen diagnostischer Irrtümer I:313
– – Querschnittsbild I:304
– – Treffsicherheit I:314
– Arthroskopie I:313f.
– – primäre I:314
– – Treffsicherheit I:314
Meniskusnaht I:312
Meniskusquerriß I:308f.
– Arthrogramm I:308f.
Meniskusregenerat I:312
Meniskusrest, Arthrogramm I:312
Meniskusriß I:304ff., 308f; II:134
– Arthrographie, Aufsichtsbild I:304
– – Querschnittsbild I:304
– kombinierter I:308f.
Meniskusspitze, ausgefranste I:311
Meniskusstumpf I:305, 308
Meniskusteil, verlagerter I:306, 308
Meniskusverkalkung I:930
Menopause, Osteoporoseentstehung I:139
Menschik-Kniegelenkendoprothese II:162
Mephistomaske II:751
Mesenchym, knochenbildendes, Fehldifferenzierung II:513
Mesoblastem I:67
Mesobrachyphalangie II-V mit multiplen Fehlbildungen II:945
Mesomelie II:638ff.
– Dysplasie, diastrophische II:618
– Majewski-Syndrom II:595
– Nephritis, hereditäre II:639
– Tibia-Femur-Verhältnis II:638
Meßaufnahme II:30, 32
Metachondromatose II:715, 721f.
– Verteilungsmuster II:722
Metakarpale, Enchondrom I:535
– Grenzlamelle, subchondrale, Schwund I:836
– Hämangioperizytom I:270
– Knochennekrose, aseptische II:432f.
– Suppositorienform II:837
– Osteoklastom I:270
– Osteomyelitis, akute hämatogene I:719
– Pseudoepiphyse I:80f., 118
– Röntgenmorphometrie I:159ff.
– – Meßstrecken I:157
Metakarpale I, Diaphyse, radial geschiente II:618f.
– Dysplasie bei extremer Brachydaktylie II:943
– ovoider II:619
– verkürztes, Hyperphalangie II-III bei Brachydaktylie s. C-Brachydaktylie
– Verplumpung II:921

Metakarpale II, Gelenklinie I:57
– Kompaktadicke, altersabhängige I:160
– Photonenabsorptionsmessung, Ergebnisse I:196
– Pseudoepiphyse II:648, 650f.
– Röntgenmorphometrie, Ergebnisse I:160
– Umbauprozeß, Erwachsenenphase I:160
– – initiale Phase I:160
– – Reifungsphase I:160
– Veränderungen bei Hyperthyreose II:373
Metakarpale III, Densitometrie, Aluminiumreferenzsystem I:175
– Epiphysennekrose, aseptische II:424
Metakarpale IV, Densitometrie, Kalziumsulfattreppe I:176
Metakarpale V, Luxation II:116
– Y-förmiges II:626
Metakarpaliadysplasie bei extremer Brachydaktylie II:943
Metakarpaliaverkürzung s. E-Brachdaktylie
Metakarpalindex II:909
Metakarpalköpfchen, Halbmondfigur I:829, 864
Metakarpalköpfchen II, Nekrose, aseptische I:274f.
Metakarpalköpfchennekrose, aseptische I:274f; II:432f.
Metakarpalossifikation, verzögerte II:998
Metakarpalsynostose II:948, 951f., 994, 997f., 1013ff.
– Basodysphalangie II:1014
– Syndaktylie II:1014
Metakarpalsynostose IV + V II:1013f.
– autosomal-dominante II:1014
– Fehlbildungen, multiple II:1014
– X-gekoppelt-rezessive II:1013f.
Metakarpophalangealarthritis, rheumatoide I:860
– Weichteilröntgenzeichen I:816
Metakarpophalangealarthrose I:963f.
– Hämosiderose II:326ff.
Metakarpophalangealchondrokalzinose II:327f.
Metakarpophalangealgelenk, Endoprothese II:152, 154
Metakarpophalangealpolyarthrose I:860
Metakarpophalangealsynostose II:1013
Metakarpuskopf-Distanz I:816
– seitendifferente I:816
Metaphyse I:37
– ausladende II:785f.
– becherförmige II:395f.
– – Jansensche metaphysäre Chondrodysplasie II:664
– – Verma-Naumoff-Syndrom II:595f.

Metaphyse
– Kalkeinlagerung, fleckig-wolkige II:700
– Knorpelrest II:709
– laterale Zone I:57
– Osteopathia striata II:762f.
– pilzförmige II:1089
– Spornbildung II:710
– trompetenförmige II:584, 621f., 657
– Wachstumslinie I:131ff.
– – Entstehung I:132
Metaphysenabschlußplatte, Ausfransung I:234
– Becherung I:234
Metaphysenabschlußzone, Spornbildung II:392
Metaphysenauftreibung II:616f.
– hantelförmige II:589
– – Kniest-Dysplasie II:632
Metaphysenmodellierung, Anomalie II:728ff.
Metaphysenverbreiterung, Dysplasie, kraniotubuläre II:767, 769
– Mukolipidose II, Frühphase II:874
– Thoraxdysplasie, asphyxierende II:628
Metastase, synoviale I:284, 688f.
– verkalkte II:1127ff.
Metastasenszintigraphie I:403ff.
– Resultate I:405ff.
– Sensitivität I:407
– Spezifität I:407
Metastasierung, hämatogene, kavale I:648
– – portale I:650
– – pulmonale I:648
– osteoplastische, generalisierte II:302
Metastyloid II:1049
Metatarsale, Ermüdungsbruch II:12
– Osteoidosteom I:491
– Osteolyse, Knochenrotz I:749
– Pseudoepiphyse I:81, 130
– Tuberkulose I:783
Metatarsale I, Dysplasie bei extremer Brachydaktylie II:943
Metatarsale II, Epiphysennekrose, aseptische II:424
– Polydaktylie II:965
Metatarsale V, Basis, Apophysitis II:456, 458
– Tuberositas, Apophyse I:102, 129
Metatarsaliaverkürzung s. E-Brachdaktylie
Metatarsalköpfchen I, Erosion, zentrale II:218, 221
– Pilzform II:217f.
Metatarsalköpfchennekrose, aseptische II:424, 456f.
– – Röntgensymtomatik II:456f.
Metatarsalsynostose II:642, 951
– Akropektorovertebraldysplasie II:1015
Metatarsophalangealarthritis, Ausbreitungstendenz, lateromediale I:862f.

Metatarsophalangealarthritis, Ausbreitungstendenz
– – mediolaterale I:862 f.
– Weichteilröntgenzeichen I:816
Metatarsophalangealgelenk I s. Großzehengrundgelenk
Metatarsophalangealregion, Sudeck-Dystrophie II:416
Metatarsuskopf-Distanz, pathologische I:816, 823
Metatarsussporn I:128, 130
Methioninstoffwechselstörung II:904 f.
Methotrexat II:509
Methotrexatosteopathie II:509
Methylendiphosphonatsäure I:396
Meuli-Handgelenkendoprothese II:152 f.
Meynetsches Knötchen I:849
MFH s. Histiozytom, malignes fibröses
Mieder, knöchernes II:804 ff.
Mikroangiopathie, diabetische II:317
Mikrobrachyzephalie II:920
Mikrodaktylie II:994
Mikrodontie II:767
Mikroenzephalie II:927
Mikrofraktur II:338
– Knochendysplasie, fibröse II:515
Mikroglossiesyndrom II:1008 f.
– Gliedmaßendefekt, transversaler, terminaler II:1008 f.
– Spalthand II:1001
Mikrognathie, Dysplasie, frontometaphysäre II:782
– – kampomele II:606
– Fusion, splenogonadale II:1009
– Osteolyse, idiopathische II:825
– Pierre-Robin-Syndrom II:1009
– Strahldefekt, radio-ulnarer II:986
– zerebrokostomandibuläres Syndrom II:801
– Zwergwuchs, heredodegenerativer II:1085
– – seniler II:1087
Mikroknochennekrose II:423
Mikrokolloide, ^{99m}Tc-markierte I:353, 467
Mikrokornea II:791
Mikromelie, Achondroplasie II:1088 f.
– Atelosteogenesis II:592, 997 ff.
– Brachmann-de-Lange-Syndrom II:921
– Dysplasie, chondroektodermale II:624
– – metatropische II:620
– – thanatophore II:589 ff.
– Hypochondroplasie II:657 f.
– mesomele, Grebes Achondrogenesis II:994
– rhizomele II:612
Mikromeniskus I:309
Mikrophthalmie, cerebro-okulo-fazio-skeletales Syndrom II:928

Mikrophthalmie
– Dysplasie, okulodentoossäre II:791
– Osteoporose mit Pseudogliom II:745 f.
– Stenose, tubuläre II:777
– Trisomie 13 II:976
Mikroradiographie I:4, 10
Mikroradioskopie I:152 ff.
Mikrostomie II:782
Mikrotie II:989
Mikrotrauma II:423
– chronisches, Osteonekrose I:274
– wiederholtes, Weichteilverknöcherung II:1138
Mikrousuren, subperiostale I:223
Mikrozephalie, Alkoholembryopathie II:919
– Bloom-Syndrom II:918
– cerebro-okulo-fazio-skeletales Syndrom II:928
– Chondrodysplasia punctata, rhizomele II:601
– Dubowitz-Syndrom II:918
– Dysplasie, trichorhinophalangeale II II:716
– Fanconi-Anämie II:922
– Hypoplasie, dermale, fokale II:960
– Juberg-Hayward-Syndrom II:988
– Meckel-Syndrom II:976 f.
– Neu-Laxova-Syndrom II:927
– Osteoporose mit Pseudogliom II:745 f.
– Seckel-Syndrom II:916
– Smith-Lemli-Opitz-Syndrom II:960
– strahldefekt, ulnarer II:997
– Trisomie 13 II:976
– zerebrokostomandibuläres Syndrom II:801
Milkman-Syndrom I:260 f.
Milwaukee-Schulter I:912
Milzinfarkte, multiple II:251
Milztumor s. Splenomegalie
Minderwuchs (s. auch Kleinwuchs; s. auch Zwergwuchs) II:947
– A_1-Brachydaktylie II:937
– akrokallosales Syndrom II:983
– Albright-Syndrom II:519
– Alkoholembryopathie II:919 f.
– – Zwergwuchs
– Beller-Gerold-Syndrom II:926
– Bloom-Syndrom II:918
– Brachmann-de-Lange-Syndrom II:920 ff.
– cerebro-okulo-fazio-skeletales Syndrom II:928 f.
– Coffin-Siris-Syndrom II:1010
– De-Barsy-Syndrom II:924 f.
– Dubowitz-Syndrom II:918 f.
– Dysosteosklerose II:788
– dyszerebraler II:1100 f.
– Fanconi-Anämie II:922 f.
– Hypoplasie, dermale, fokale II:960

Minderwuchs
– hypothalamischer II:1100
– intrauteriner II:260, 914 ff., 945
– – mit Makrozephalie II:914
– – mit Mikrozepahlie II:914
– – mit Normozephalie II:914
– – Strahldefekt, radialer II:988
– – – ulnarer II:997
– Leprechaunismus II:924
– mesomeler II:638 ff., 944
– – Akrodysplasie II:639
– – Dyschondrosteose II:659
– – Extremitätenmißbildung, zusätzliche II:638 f.
– – Kampomelie II:639
– – komplexe Syndrome II:639
– – Madelungsche Deformität II:638 f.
– – Wirbelsäulenmißbildung II:639
– Mongolismus II:1087
– 3-M-Syndrom II:915
– Mulibrey-Minderwuchs II:915 f.
– Neu-Laxova-Syndrom II:927
– Neurofibromatose I II:811
– Pena-Shokeir-Syndrom II:927 f.
– primordialer, brachymeler II:917
– – osteodysplastischer II:916 ff.
– – Typ II II:917
– – Typ III II:917
– Pseudohypoparathyreoidismus II:387
– rhizomeler, Kniest-Dysplasie II:632
– Rubinstein-Taybi-Syndrom II:925
– Seckel-Syndrom II:915
– Silver-Russell-Syndrom II:914 f.
– Stenose, tubuläre II:775
– mit teleangiektatischem Erythem s. Bloom-Syndrom
– Trisomie 18 II:923 f.
– Wiedemann-Rautenstrauch-Syndrom II:929
Mineralaustausch, periosteozytärer I:18
Mineraldepot I:3
Minimalosteosynthese bei medialer Schenkelhalsfraktur II:71
Minkowski-Chauffard-Krankheit s. Ikterus, hämolytischer, familiärer
Mirror foot s. Spiegelfuß
– hand s. Spiegelhand
Mischtumor, Verknöcherung II:1139
Mißwuchs, dyschondroplastischer II:1088 ff.
Mithramycin II:571 f.
Mitralklappenprolaps, Arachnodaktylie, kongenitale, mit Kontrakturen II:912
– Marfan-Syndrom II:909
Mittelfinger, Grundglied, Exton-Smith-Index I:161
Mittelfußosteolyse II:312
Mittelgesicht, hypoplastisches, Antley-Bixler-Syndrom II:1016
– – 3-M-Syndrom II:915

Mittelmeeranämie s. Betathalassaemia major
Mittelmeerfieber, familiäres I:887f.
– – Arthritis I:887
Mittelohrschwerhörigkeit II:651
Mittelphalangenaplasie II u. V II:945
Mittelphalanx, Epiphysennekrose, aseptische II:706
Mittelphalanxbasis, Vogelschwingenform I:868
Mixed connective tissue disease s. Kombinationskollagenose
– sclerosing bone dystrophies II:766
MNOKF s. Knochenfibrome, nichtossifizierende, multiple
Möbius-Syndrom II:956, 1009
Modular-Kniegelenkendoprothese II:160
Mohr-Claussen-Syndrom II:981f.
– Polydaktylie, intermediäre II:981
– – intermediäre II:979
Mohr-Syndrom II:958
Mohr-Wriedt-Brachydaktylie s. A_2-Brachydaktylie
Möller-Barlow-Krankheit I:34, 249; II:391 ff.
– – Klinik II:393
– – Röntgenbefund II:392
Molybdänvergiftung II:507
Monarthritis, Differentialdiagnose II:211
– tuberkulöse, Klinik I:769
Mönckebergsche Mediasklerose II:1131 f.
Mondbein s. Lunatum
Mongolismus II:945, 1087f.
– Röntgensymtome II:1088
Monodaktylie II:921
Monofixateur externe II:66f.
– – Dynamisierung II:67f.
Mononatriumuratmonohydrat II:209
Monteggia-Fraktur II:25, 127
Moore-Endoprothese, Gelenkspaltschwund II:147
Moore-Hüftendoprothese II:140
– Femurschrägfraktur, proximale II:74
Morbus s. Eigenname
Morgensternpatella I:869
Morphometrie, radiologische I:205
Morquio-Brailsford-Krankheit s. Morquio-Krankheit
Morquio-Krankheit II:623, 694, 847ff., 944
– Atlasdysplasie II:865
– Beckenveränderungen II:849f.
– Enzymdefekt II:831
– Erwachsenengröße II:847
– Handskelett II:851 f.
– Harnmukopolysaccharide II:831
– Instabilität, atlantoaxiale II:863

Morquio-Krankheit
– klassische II:847
– mildere II:847
– Myelopathie, kompressive II:863
– Röhrenknochenveränderungen II:851
– Röntgendiagnostik II:848ff.
– Spinalkanal, zervikaler, Verengung II:865
– Tod, plötzlicher II:863
Morquio-Ullrich-Krankheit s. Morquio-Krankheit
Morscher-Hüftendoprothese II:158
MR-Spektroskopie, Weichteildiagnostik II:1108
MRT s. Kernspintomographie
MSH s. Melanophorenstimulierendes Hormon
3–M-Syndrom II:915
M-Typ-Synoviozyten I:283
Mukokutanes Syndrom I:887
Mukolipidose II:868 ff.
– Entwicklung, geistige II:869
– Enzymdefekt II:868
– Erbmodus II:868
– Physiognomieveränderung II:869
– Schädelcomputertomographie II:890 f.
– Symptome, klinische II:869
Mukolipidose I s. Sialidose, dysmorphe
Mukolipidose II II:869
– Enzymdefekt II:868
– Handskelettveränderungen II:874ff.
– Hirnventrikelerweiterung II:891
– Rippenveränderungen II:875
– Röhrenknochenveränderungen II:874, 876 f.
– Röntgendiagnostik II:874ff.
– Schädelveränderungen II:875
– Symptome, klinische II:869, 873 f.
– – radiologische, Frühphase II:874
– – – – Differentialdiagnose II:875
– – röntgenologische, Spätphase II:875
– Wirbelkörperveränderungen II:875
Mukolipidose III II:869, 877ff.
– Beckenveränderungen II:878 f.
– Enzymdefekt II:868
– Erwachsenengröße II:877
– Handskelettveränderungen II:879 f.
– Röhrenknochenveränderungen II:879 f.
– Röntgendiagnostik II:877ff.
– Schädelveränderungen II:877
– Symptome, klinische II:877
– Wirbelsäulenveränderung II:877 f.

Mukolipidose IV II:869, 880
– Enzymdefekt II:868
– Symptome, klinische II:869, 880
Mukopolysaccharide, saure, Speicherung, viszerale II:831
Mukopolysaccharidose II:831ff.
– Atlasdysplasie II:865
– Dislokation, atlantoaxiale II:863ff.
– Einteilung II:831
– Enzymdefekt II:831
– Epiphysenossifikationsdefekt I:838
– Erbgang II:833
– Hirnsubstanzdichte, computertomographische II:889 f.
– Hydrozephalus II:888 f.
– Instabilität, atlantoaxiale II:863ff.
– Kyphose, Rückenmarkompression II:868
– Myelographie II:865, 867
– Myelopathie, kompressive II:863
– – – Computertomographie II:867
– – – Kernspintomographie II:867
– – – Röntgendiagnostik II:867
– Röntgenbefund II:833
– Schädelcomputertomographie II:888 ff.
– Spinalkanal, zervikaler, Verengung II:864 f.
– Symptome II:833
– Weichteilverdickung im Zervikalkanal II:864 ff.
– – – Klinik II:867
– – – Röntgendiagnostik II:867
Mukopolysaccharidose I-H s. Hurler-Krankheit
Mukopolysaccharidose I-H/S s. Hurler-Scheie-Krankheit
Mukopolysaccharidose I-S s. Scheie-Krankheit
Mukopolysaccharidose II s. Hunter-Krankheit
Mukopolysaccharidose III s. Sanfilippo-Krankheit
Mukopolysaccharidose IV s. Morquio-Krankheit
Mukopolysaccharidose V s. Scheie-Krankheit
Mukopolysaccharidose VI s. Maroteaux-Lamy-Krankheit
Mukopolysaccharidose VII s. β-Glukuronidase-Mangel
Mukopolysaccharidpräparat I:925
Mukoproteinsynthese I:34
Mukosulfatidose II:869, 885 ff.
– Beckenveränderungen II:886
– Enzymdefekt II:868
– Hirnventrikelerweiterung II:891
– Röntgendiagnostik II:886ff.
– Schädelveränderungen II:886
– Symptome, klinische II:869, 885
– Wirbelveränderungen II:885 ff.

Mukoviszidose II:473
Mukozele, osteombedingte I:488
Mulibrey-Minderwuchs II:915f.
Müller-Charnley-Hüftendoprothese II:140
Multiple endokrine Adenome II:379, 523
– kartilaginäre Exostosen s. Exostosen, kartilaginäre, multiple
Münchmeyersche Erkrankung s. Fibrodysplasia ossificans progressiva
Murray-Puretic-Drescher-Syndrom II:946
Musculus extensor carpi ulnaris, Tendovaginitis I:860ff.
– glutaeus maximus, Insertionszonenverkalkung I:917, 919
– – – Darstellung I:920
– iliopsoas, Blutung, hämophile II:273
– infraspinatus I:325
– pectoralis major, Aplasie, partielle II:955f.
– pronator quadratus, Fettstreifen s. Pronator-quadratus-Zeichen
– rectus femoris, Ansatzverknöcherung I:147
– – – Insertionszonenverkalkung I:918
– subscapularis I:325
– supraspinatus I:325
– – Sehnenschädigung I:326
– teres minor I:325
– triceps brachii I:325
Muskelatrophie, osteomyelitisbedingte I:724
– Pena-Shokeir-Syndrom II:927
– spinale, Computertomographie II:1115
Muskelblutung, hämophile, spontane II:273
Muskeldystrophie, progressive, Xeroradiogramm II:1114
– zentrale, Kernspintomographie II:1160
Muskelerkrankung, Kernspintomographie II:1160ff.
Muskelhämatom, Computertomographie II:273
– Hämophilie II:273
– Kernspintomographie II:273f., 1161
– Sonographie II:273
Muskelhypoplasie, Arachnodaktylie, kongenitale, mit Kontrakturen II:912
– Dysplasie, diaphysäre II:770
Muskelhypotonie II:916
– cerebro-okulo-fazio-skeletales Syndrom II:928
– De-Barsy-Syndrom II:925
– GM$_1$-Gangliosidose, Typ II II:897
– Osteoporose mit Pseudogliom II:746
– Rubinstein-Taybi-Syndrom II:925

Muskelhypotonie
– Smith-Lemli-Opitz-Syndrom II:960
Muskelkontraktion, Fraktur II:4, 6
– tetanische, durch elektrischen Strom II:491f.
Muskeln, skapulohumerale I:325
Muskelriß, Kernspintomographie II:1162
Muskelschwund II:699
– Autoimmunerkrankung II:1115f.
Muskeltonus, frakturverkürzender, Ausgleich II:38
Muskelverkalkung II:93
Muskelverknöcherung, Resektionszeitpunkt I:448
– Skelettszintigraphie I:447f.
Muskelverletzung, Kernspintomographie II:1162
Muskelzuckungen I:706
Muskulatur, Degeneration, bindegewebige II:1118
– dystrophischer Prozeß II:1115
– Fetteinlagerung II:1113
– lipomatöse Transformation II:1115
– Verfallsprozeß II:1114
– Verkalkung II:1134
Mutilation, Arthritis psoriatica I:872
– arthritische I:830ff.
– – Differentialdiagnose I:840
– Osteolyse, idiopathische II:825
– Retikulohistiozytose, multizentrische I:894
– Sarkoidose I:799
Myasthenische Erkrankung, Fetteinlagerung II:1113
Myelin II:278
Myelodysplasie, Osteoarthropathie II:314
Myelofibrose-Osteomyelosklerose-Syndrom s. Osteomyelosklerose
Myelom, multiples I:565ff.
– – Altersprädilektion I:566
– – Fraktur II:17
– – Geschlechtsprädilektion I:566
– – Hyperkalzämiesyndrom I:569
– – Immunelektrophorese I:567f.
– – Klinik I:566ff.
– – Knochendestruktion I:566, 570, 573
– – Knochenmarkverdrängung I:566
– – laborchemische Veränderungen I:567ff.
– – Lokalisation I:566
– – osteosklerotisches I:570
– – Röntgenbild I:569ff.
– – Röntgenuntersuchung, Sensitivität I:408
– – Skelettszintigraphie I:408
– – – Sensitivität I:408
– – Skelettverteilung I:566
– – Vorkommen I:566
– – solitäres I:574f.

Myelom, solitäres
– – Altersprädilektion I:574
– – Differentialdiagnose I:574f.
– – – zum Riesenzelltumor I:600
– – Geschlechtsprädilektion I:574
– – Klinik I:574
– – Lokalisation I:574
– – Röntgenbild I:574
– – Vorkommen I:574
Myelomatose (s. auch Plasmozytom) I:566ff.
– Differentialdiagnose I:574
– diffus entkalkende s. Myelomatose, disseminierte, nichtosteolytische
– diffuse, Knochenmarkstruktur I:262f.
– disseminierte, nichtosteolytische I:569
– Klinik I:566ff.
– Röntgenbild I:569ff.
Myelopathie, kompressive, bei Mukopolysaccharidose II:863ff.
– zervikale, Wirbelsäulenbandverknöcherung II:1142
Myoglobinurie II:1117
Myopathie, Fetteinlagerung II:1113
– neurogene, Fetteinlagerung II:1113
– sekundäre, Fetteinlagerung II:1113
Myopie II:679
– Marfan-Syndrom II:909
Myositis, Kernspintomographie II:1160ff.
– ossificans I:251, 513
– – Differenzierung vom Oberflächensarkom I:513
– – – vom paraossalen Osteosarkom I:516, 519
– – multiplex s. Fibrodysplasia ossificans progressiva
– – postoperative I:615
– – progressiva s. Fibrodysplasia ossificans progressiva
– – pseudomaligna II:1140
– – Skelettszintigraphie I:447f.
– – traumatica II:93f.
– – nach Verbrennung II:482
Myotonie II:699
Myxödem II:374, 378
Myzetoma pedis I:751

N

Naevus comedonicus, Aplasie des V. Strahls II:994
– sebaceus bei fibröser Knochendysplasie II:520, 523
Nägel, fehlende s. Anonychie
Nageldefekt II:998
Nageldysplasie II:775, 800
Nageldystrophie, AEC-Syndrom II:961
– Dysplasie, chondroektodermale II:624
Nagelfortsatzosteolyse I:892

Nagelgrübchen I:870
Nagelhypoplasie II:798
- Ventruto-Syndrom II:1016
Nagelosteosynthese, Kallushütchen II:96, 98
Nagel-Patella-Syndrom s. Osteoonychodysostose
Nagelungsosteosynthese II:44
Nager-Syndrom II:989
Nanosomia primordialis s. Kleinwuchs, primordialer; s. Zwergwuchs, primordialer
Narbenbildung um Fremdkörper II:146, 152
Narbenverknöcherung II:1138 f.
Nasennebenhöhle(n), abnorm große I:230 f.
- hypoplastische, Zwergwuchs, infantilistischer II:1086 f.
- Pneumatisation, vermehrte, Homozystinurie II:906 f.
- - - Hyperpituitarismus II:367 ff.
- - vorzeitige II:1098
- Pneumatisationsstörung, Athyreose II:1095 f.
- - Dysosteosklerose II:767
- - Dysplasie, otopalatodigitale II:651
- - Hurler-Krankheit II:834
- - Hypothyreose II:375
- - Mongolismus II:1088
- - Osteoektasie mit Hyperphosphatasie II:790
- - Thalassämie II:252
Nasennebenhöhlenentwicklung I:111, 113 f.
Nasennebenhöhlenentzündung s. Sinusitis
Nasennebenhöhlenosteomyelitis, Sarkomentstehung I:724
Nasenspitze, zusammengepreßte II:791
Natriumfluoridtherapie II:501 f.
Natriumuratablagerung II:214 f.
Navikulare s. Os naviculare
Nebennierenrindenkarzinom, Knochenmetastase, zystisch-expansive I:658
Nebennierenrindentumor, Diagnostik II:1099
- endokrin aktiver II:1098
Nebenschilddrüsenadenom II:378 f., 385
- Diagnostik II:384 f.
Nebenschilddrüsenhyperplasie II:378, 385
Nebenschilddrüsenverlust II:385
Van-Neck-Odelberg-Krankheit s. Osteochondritis ischiopubica
Necrobiosis lipoidica diabeticorum II:1113
Neer-Schultergelenkendoprothese II:149
Nekrose, käsige I:757 f.
- strombedingte I:492
- synoviale, nach Kortikosteroidinjektion I:287

Neoarthros II:116
Neoplasma, Tracerablagerung I:397
Nephritis, hereditäre, mit Mesomelie II:639
Nephrolithiasis II:384
Nephronophthise II:707
Nephropathie II:707 f., 947
- chronische, Osteolyse, idiopathische, karpotarsale II:827
Nephrosialidose II:869, 871
- Enzymdefekt II:868
Nephrotisches Syndrom I:567
Nervenschädigung bei hämophiler Blutung II:273
Nervenverkalkung II:1135
Nervenverletzung, Osteolyse II:321
Nervus opticus, Atrophie II:788
- ulnaris, Schädigung bei Kubitalarthrose I:959 f.
Nestflüchter, Ossifikation, intrauterine I:70
Nesthocker, Ossifikation, intrauterine I:70
Netzhautablösung II:679, 690
- Marfan-Syndrom II:909
Neu-COFS-Syndrom s. Cerebrookulo-fazio-skeletales Syndrom
Neugeborenenmortalität II:609
Neugeborenenschädel, weicher II:649
Neugeborenenthyreotoxikose, transitorische II:372
Neu-Laxova-Syndrom II:927, 945
Neurinom, zystisches, Kernspintomographie II:1155
Neurodystrophisches Syndrom II:416
Neurofibrom II:811
- periostales II:819
Neurofibromatose II:810 ff., 821
- Defekt, fibröser metaphysärer I:610
- Differentialdiagnose zur fibrösen Knochendysplasie II:538
- Knochenveränderungen, pseudozystische II:538
- Periostabhebung I:249
Neurofibromatose I II:810 ff.
- Akustikusneurinom II:813 f.
- Blutung, subperiostale II:819
- Diagnosekriterien II:811
- Erbgang II:810
- Extremitätenveränderungen, primäre II:816 ff.
- - sekundäre II:818 f.
- Extremitätenverbiegung II:816
- Extremitätenvergrößerung II:818 f.
- Keilbeindysplasie II:812
- Kernspintomographie, routinemäßige II:813 f.
- Knochenfibrome, nichtossifizierende, multiple II:816 f., 820
- Knochenusur, tumorbedingte II:818 f.
- Optikus-Chiasma-Gliom II:813

Neurofibromatose I
- Pseudarthrose II:816 ff.
- Rippenveränderungen II:820
- Schädelveränderungen, primäre II:812
- - sekundäre II:813
- - tumorbedingte II:813
- Skelettbefunde II:811 ff.
- Skoliose II:813, 815 f.
- - Ausdehnung II:816
- - milde frühkindliche II:813
- - schwere II:813 ff.
- Wirbelkörperexkavation II:816
- Wirbelsäulenveränderungen, primäre II:813, 815 f.
- - sekundäre II:816
- - tumorbedingte II:816
Neurofibromatose II II:810 f.
Neuromuskuläre Erkrankung II:1113
- - Kernspintomographie II:1160
Neuropathie, sensorische, hereditäre II:312 ff.
- - - Osteoarthropathie II:312 ff.
Neutropenie, zyklische II:671
Nidus I:411, 491 ff.
- Computertomographie I:462
- Größe I:492
- Kernspintomographie I:462
- medullärer I:492
- Nachweis I:491
- ossifizierter I:495
- Röntgenaufnahme, gezielte, unter Durchleuchtung I:460
- Sequenzszintigramm I:491
- Spätszintigramm I:491
- subartikulärer I:492
- subperiostaler I:492
- Subtraktionsangiographie I:491
Niederenergiekollimator I:399
Niemann-Picksche Krankheit II:281, 902 ff.
- - Lungenveränderung II:903 f.
- - Nova Scotia II:903
- - Typ A II:902 f.
- - Typ B II:902
- - Typ C II:902
- - Typ D II:902
- - Typ E II:903
Niere, Parathormonresistenz II:387
- Parathormonwirkung I:33
- polyzystische II:977
- Radioaktivitätsablagerung bei ^{99m}Tc-Skelettszintigraphie I:403
Nierenadenokarzinom, Knochenmetastasenlokalisation I:664
- Metastasierungsmuster I:664 f.
Nierendysplasie, zystische II:1007
Nierenfehlbildung, Radiusaplasie II:986
Niereninsuffizienz, Gicht II:210
- Hyperparathyreoidismus II:378, 385
- Osteopathie s. Osteopathie, renale

Nierenkarzinom, Knochenmetastasen, Häufigkeit I:652
Nierenleiden, chronisches, bei asphyxierender Thoraxdysplasie II:628
Nierenmißbildung mit fibulo-ulnarer Hypoplasie II:639
Nievergelt-Syndrom II:638 ff.
– Expressivität, wechselnde II:640
– Röntgenbefund II:641 f.
– Stammbaum II:640
– Wandel, morphologischer, altersbedingter II:641
Noack-Syndrom II:980
Non-Hodgkin-Lymphom I:559, 561
– Knochenbeteiligung I:559, 561, 564 f.
– – Destruktionsmuster I:565
– – Differentialdiagnose I:565
– – Lodwick-Graduierung I:565
– – Lokalisation I:565
– primäres, des Knochens I:559, 561
– synoviale Infiltration I:689
Noonan-Syndrom II:945
Nørgaard-Erosion I:852
Nucleus pulposus I:63
– – Verkalkung, Chondrokalzinose II:225
Nuklearmedizin, diagnostische, Hüftgelenk I:353

O

OAF s. Osteoklastenaktivierender Faktor
O-Beine des Neugeborenen II:1068
– persistierende II:1068
– Rachitis, Vitamin-D-refraktäre, genuine II:398
– Vitamin-D-Mangelrachitis II:395 f.
Oberarmkopf s. Humeruskopf
Oberflächenosteosarkom I:498, 507
– Angiographie I:507
Oberflächenpannus I:284
Oberflächensarkom I:251
– Differentialdiagnose I:513
– – zur Myositis ossificans I:513
– – Ossifikation I:513
Oberkiefer, Altersatrophie I:141
– Knochendysplasie, fibrokartilaginäre II:533
– – fibröse II:532
– – – Differentialdiagnose II:539
– – – pseudotumoröse II:536
– – – sklerosierende II:533
Oberkieferhypoplasie II:680
– Apert-Syndrom II:953
– Dysplasie, metaphysäre II:786
– – osteoglophonische II:726
Oberkieferkorrekturosteotomie II:101
Oberkieferosteomyelitis, dentogene I:741

Oberkieferschwellung, schmerzlose, progressive II:727
Oberlippenprominenz, mediane II:921
Oberlippenspalte II:958
Ochronose II:227 ff., 685
– Ätiologie II:227
– Differentialdiagnose II:235, 237
– Erkrankungsalter II:228
– Häufigkeit II:228
– klinisches Bild II:228 f.
– Röntgenbefund II:229 ff.
– – extraspinaler II:232, 234 f.
– – spinaler II:229 ff.
– Symphysenbeteiligung II:232, 234
– Synovitis I:289
– Vererbungsmodus II:228
Ödem, arthritisches, perikoxales I:820, 842
– malignes II:1111
– Neu-Laxova-Syndrom II:927
– periartikuläres I:816
Odontom II:795
OFD-Syndrom s. Orofaziodigitales Syndrom
Ohren, dysplastische, Antley-Bixler-Syndrom II:1016
– – Dubowitz-Syndrom II:918
– – Kryptophthalmus-Syndrom II:959
– – Pena-Shokeir-Syndrom II:928
– – Radiusaplasie II:986
– – Stoll-Syndrom II:985
– – Trisomie 13 II:976
– – Trisomie 18 II:923
– – dysplastisch-zerknitterte II:912
– – gemuschelte II:945
Ohrknorpelverfärbung II:229
Ohrknorpelverkalkung II:1135
Ohrmuschelanomalie, Zwergwuchs, diastrophischer II:1089 f.
Okihiro-Syndrom II:985
Okulodentodigitales Syndrom s. Dysplasie, okulodentoossäre
Okzipitalhörner II:1016
Okzipitalregion, prominente II:755
Okzipitalsporn I:905
Olekranon I:360
– Erosion, subchondrale I:782
– Ossifikation I:81
Olekranonfraktur II:124, 126, 128
– Osteosynthese II:128
– Zuggurtungsosteosynthese II:47 f.
Olekranonnekrose, aseptische II:428 f.
Olekranonsporn I:116, 118
– bei Vibrationsbelastung II:494
Olekranontrümmerfraktur II:4
Oligoarthralgie, Spondylitis ankylosans I:879
Oligodaktylie II:948, 984 ff.
– Brachmann-de-Lange-Syndrom II:921

Oligodaktylie
– Defekt, radialer II:984 ff.
– – – autosomal-dominanter II:984 ff.
– – – autosomal-rezessiver II:986 ff.
– bei Symbrachydaktylie II:952 f.
Oligophrenie II:945
– Apert-Syndrom II:953 f.
– Aspartylglukosaminurie II:869, 888
– Brachmann-de-Lange-Syndrom II:921
– eretische II:844
– Fukosidose II:869, 880
– Mannosidose II:869, 883
– Mukolipidose II:869
– bei Osteogenesis imperfecta II:947
– polydystrophe s. Sanfilippo-Krankheit
– Rubinstein-Taybi-Syndrom II:925
– Sialidose II:869 f.
– Trisomie 18 II:923
Oligosaccharidose II:868 ff.
– Einteilung II:868
– Entwicklung, geistige II:869
– Physiognomieveränderung II:869
– Schädelcomputertomographie II:890 f.
– Symptome, klinische II:869
Olliersche Krankheit s. Enchondromatose
Omarthritis, Dermatomyositis I:890
– Erosion an der Knorpel-Knochen-Grenze I:828
– rheumatoide I:385, 857
– Spondylitis ankylosans I:883 f.
– tuberkulöse I:780 f.
– – Differentialdiagnose, röntgenologische I:781
– – Weichteilröntgenzeichen I:818 f.
Omarthrosis deformans I:956 f.
Ombrédanne-Perkins-Linie II:1052
Onkose der Osteozyten I:19
OPD s. Dysplasie, otopalatodigitale
Opsimodysplasie II:655 ff., 944
Opsismosdysplasie s. Opsimodysplasie
Optikus-Chiasma-Gliom II:811, 813
Optikusgliom II:812 f.
Optikusscheidenverdickung, Mukopolysaccharidspeicherung II:890
Orbita, kleine II:533 ff., 537
– leere, Differentialdiagnose II:812
– – Neurofibromatose I II:812
Orbitalwulst, prominenter II:651, 664
Organverkalkung II:362
– Hyperparathyreoidismus, primärer II:382
– Vitamin-D-Intoxikation II:394

Organverlagerung, Röntgenbefund II:1111
Orofaziodigitales Syndrom II:639, 957f.
– – Ätiologie II:958
– – Fazies II:958
– – Gliedmaßen II:958
– – Mundhöhle II:957
– – Röntgenbild II:644
– – Skelett II:958
Orthopantomographie bei Gardner-Syndrom II:794f.
Orthoplant-Kniegelenkendoprothese II:164
Os acetabuli, Apophyse, nicht verschmolzene I:121
– – Entwicklung I:90, 92
– acromiale I:115f., 958; II:1039f.
– capitatum, Kerbe I:852f.
– – Pseudozyste I:134
– – secundarium II:1049
– carpale, arthritisches I:827, 849, 854
– centrale II:1049
– – carpi I:117, 120
– coxae quartum I:121f.
– cuneiforme bipartitum II:1081
– cuneiforme I dorsale I:129
– – Knochenkerne I:101, 129
– – plantare I:129
– epilunatum II:1049
– epipyramis II:1049
– epitrapezium II:1049
– frontale, Hämangiom, Röntgenbild I:587
– hamulare basale II:1049
– hamuli proprium II:1049
– hypolunatum II:1049
– ilium, Apophysenkern I:92
– – Chondrosarkom, exzentrisches I:548
– – Echinococcus cysticus I:753
– – Ewing-Sarkom, Verlaufsbeobachtung I:557
– – Hämangioendotheliom I:592
– – Hodgkin-Lymphom I:560
– – Hyperostose, reaktive I:805f.
– – Hyperostosezone, physiologische I:805f.
– – Metastase, zystisch-expansive I:658
– – Myelom, solitäres I:575
– – Osteochondrom I:528
– – Osteosarkom, chondrosarkomähnliches I:510
– – Pseudotumor, hämophiler II:272
– – Spongiosklerose, dreieckige s. Hyperostosis triangularis ilii
– – Tuberkulose I:780
– intermetatarseum I:126, 128, 130
– ischii s. auch Sitzbein
– – Apophysenkern I:92
– – Chondrosarkom, zentrales I:543
– – Desmoid, periostales I:579

Os ischii
– – Fibroostitis, rarefizierende I:908
– – Knochenzyste, aneurysmatische I:623
– – Tuberkulose I:780
– lunatotriquetrum II:1048
– lunatum s. auch Lunatum
– – bipartitum II:1049
– – Ossifikationskernanlage, doppelte I:90
– – Pseudozyste I:134
– metacarpale s. Metakarpale
– metatarsale II:1081
– multangulum minus secundarium II:1049
– naviculare I:126f.
– – Ausrißfraktur II:4
– – bipartitum I:118; II:1081
– – Osteonekrose, aseptische s. Köhler-I-Krankheit
– omovertebrale II:1039
– paratrapezium II:1049
– peronaeum I:92, 126ff., 130
– pisiforme secundarium II:1049
– praetrapezium II:1049
– pubis s. auch Schambein
– – Chondromyxoidfibrom I:524
– – Chondrosarkom, zentrales I:545
– – Fibrom, desmoplastisches I:578
– – Ossifikation, fehlende II:649f., 695
– – Ossifikationsrückstand II:631
– – Osteomyelitis, hämatogene I:712
– – Ostitis, exogene, nach Weichteilabszeß I:735
– – Verschmälerung, progrediente II:856, 858
– radiale externum II:1049
– sacrum s. Sakrum
– scaphoideum s. auch Skaphoid
– – bipartitum II:1049
– – siculum Gruberi II:1049
– styloides I:117, 120
– styloideum II:1049
– subfibulare I:126f.
– subtibiale I:126f.
– supranaviculare I:127ff.
– supratrochleare II:428
– tarsale, arthritisches I:827
– tibiale externum I:126, 128f; II:1081
– trapezium, Osteosarkom I:501
– trapezoideum, Osteoidosteom I:492
– triangulare II:1049
– – carpi I:120
– trigonum tali II:1081
– – tarsi I:123, 128
– triquetrum bipartitum II:1049
– ulnare externum II:1049
– vesalianum I:126f., 129; II:1049
Osebold-Remondini-Syndrom II:639

Osgood-Schlatter-Krankheit I:274f; II:423, 453ff.
– Ätiologie II:454
– beidseitige II:454
– Röntgensymptomatik II:455
– Thermographie II:455
OSMED s. Dysplasie, otospondylomegaepiphysäre
Osmiumsäure-Synoviorthese, Folgen I:287
Ösophagusatresie II:989f.
Ösophaguskarzinom II:472
Ossa parietalia, Atrophie, grubige I:142
Ossiculum terminale II:863
Ossifikation II:1136ff.
– anarchische II:998
– anepiphysäre I:78f.
– beschleunigte II:1103
– – Hyperthyreose II:373
– dystrophische I:480
– ektopische I:4; II:93ff., 1125, 1136ff.
– – bei chronisch-venöser Insuffizienz II:1142f.
– – iatrogene II:1143
– – bei Innervationsstörung II:1142f.
– – Skelettszintigraphie I:448
– – Sternokostoklavikularregion I:810
– – Steroidosteoporose II:347
– – traumatisch bedingte II:1138f.
– – Ursachen II:1138
– Elektronenmikroskopie I:16
– enchondrale I:78
– – genetische Faktoren I:136
– – Störung II:661
– – – Vitamin-D-Mangelrachitis I:235ff.
– genetische Faktoren I:136f.
– metaplastische I:480
– monoepiphysäre I:78f.
– multizentrische I:78
– paraartikuläre, Akromegalie II:370
– – Ellenbogengelenk I:364
– – bei Gelenkendoprothese II:146
– – posttraumatische, Sprunggelenk I:347
– – nach Verbrennung II:481f.
– paraossale, Differenzierung vom paraossalen Osteosarkom I:516
– paravertebrale, Sarkoidose I:800
– perichondrale, embryonale I:68
– periostale I:83
– polyepiphysäre I:78f.
– primäre I:455
– sternokostale I:810f.
– unvollständige II:592
– Variationen I:83
– Weichteiltumor II:1139
Ossifikationsanomalie, Mongolismus II:1088

Ossifikationsdefekt, epiphysärer I:838
Ossifikationsrückstand, fetaler II:581
Ossifikationsstörung, enchondrale II:1088
- nach Erfrierung II:484
- Kleinwuchs, hypophysärer II:1093
- Mukopolysaccharidose II:833
Ossifikationsstufe des Erwachsenen I:66
- intrauterine I:66, 68 ff.
- des Kleinkindes I:66
- der Pubertät I:66
Ossifikationsverzögerung II:998
Osteoarthropathia hypertrophicans I:662; II:469 ff.
- - akute II:471
- - chronische II:471
- - Differentialdiagnose II:476
- - Frühdiagnose II:475
- - Grundleiden II:469, 471 ff.
- - Handröntgenbild II:474 f.
- - Histologie II:470 f.
- - beim Kind II:473
- - - Differentialdiagnose II:476
- - Lokalisation II:469 f.
- - paraneoplastische II:469, 471
- - als paraneoplastisches Syndrom II:469, 471
- - Pathogenese II:469
- - Periostappositionen II:469 ff., 473
- - polysynovitische Phase II:475
- - Präparat-Röntgenbild I:24
- - primäre II:778 f.
- - pulmonale, Röntgenbild I:444 f.
- - - Skelettszintigraphie I:444 f.
- - Röntgenbild II:473 ff.
- - sekundäre II:777, 779
- - Szintigramm I:444 f; II:475 f.
- - toxica I:247
- - - Periostose I:247 f.
- - Vorkommen II:471 ff.
- ochronotica II:227 f.
- - Differentialdiagnose II:235, 237
- - - zur Arthrose II:235
- - entzündliche Phase II:227
- - Erkrankungsalter II:228
- - Röntgenzeichen II:229 ff.
Osteoarthropathie II:209 ff.
- Amyloidose II:330 ff.
- chronische, Druckabfallkrankheit II:495
- destruktive, Chondrokalzinose II:224 f.
- diabetische II:314 ff.
- - Heilungskriterien II:317
- - Initialläsion II:316
- - Pathogenese II:317
- - progressive, Röntgenzeichen II:316
- bei Dysraphie II:314
- Hämochromatose II:325 ff.
- hypertrophe s. Osteoarthropathia hypertrophicans

Osteoarthropathie
- neurogene II:305 ff.
- - Anfangsstadium II:305 f.
- - atrophische II:305
- - hereditäre II:312 ff.
- - bei hereditärer Amyloidose II:333
- - hypertrophische II:305
- - infektiöse II:321
- - lepromatöse II:321
- - Pathogenese II:305
- - - Theorie, neurotraumatische II:305
- - - - neurovaskuläre II:305
- - pseudophlegmonöses Bild II:306
- - Röntgenbild II:305
- - Stabilisierungsstadium II:306
- - Stadium, chondroosteonekrotisches II:306
- - - reaktives II:306
- bei Syringomyelie s. Syringomyelie, Osteoarthropathie
- bei Tabes dorsalis s. Tabes dorsalis, Osteoarthropathie
- bei Wilsonscher Krankheit II:336 f.
Osteoarthrosis interspinosa lumbalis II:340
Osteoblasten I:10 f., 15 f., 18, 218, 233, 455
- aktive, fehlende I:233
- Aktivierung bei Knochentumor I:468
- Aktivität, abnorme I:217
- - verminderte I:226
- - Vitamin-D-Einfluß I:235
- embryonale I:68
- Entstehung aus Osteoklasten I:20, 218
- Feinbau I:18
- Zahl, abnorme I:217
Osteoblastenosteoporose I:137 f., 254
Osteoblastenpool, vergrößerter I:218
- - bei Hyperparathyreoidismus I:221
- - verminderter I:232
Osteoblastenrandsaum, fehlender II:515
Osteoblastenstimulation, intoxikationsbedingte II:498
- phosphorbedingte II:504
Osteoblastom I:491 ff.
- aggressives I:498
- Altersprädilektion I:481 f., 484, 495
- Anamnesedauer I:495
- Angiographie I:496
- Computertomographie, dynamische I:497
- Differentialdiagnose I:496 ff.
- - zum Osteosarkom I:496
- Fraktur, pathologische, rekalzifizierte I:497
- Geschlechtsprädilektion I:495
- Histologie I:497

Osteoblastom
- Klinik I:495
- Lodwick-Grad I:484, 496
- Lokalisation I:495
- medulläres I:495
- parietookzipitales I:497
- Prädilektionssitz I:484
- Röntgenbefund I:484, 495 f.
- Sequenzszintigramm I:497
- Skelettszintigraphie I:411
- subperiostales I:496
- umschriebenes s. Osteoidosteom
- Vaskularisation I:496 f.
- vertebrales I:495 f.
- Vorkommen I:495
Osteochalasia desmalis familiaris s. Osteoektasie mit Hyperphosphatasie
Osteochondritis calcanei II:458
- Chondrodysplasie, pseudorheumatoide, progressive II:688
- dissecans s. Osteochondrosis dissecans
- ischiopubica II:438 f., 444
- - Differentialdiagnose II:438
- - Klinik II:438
- - Röntgensymptomatik II:438
- luische I:746 f.
Osteochondrodysplasie II:578 f.
- epiphysäre I:942
- - Koxarthrose I:949, 951
- Epiphysenossifikationsdefekt I:838
- Manifestation bei Geburt II:578, 581 ff.
- - im späteren Leben II:578 f., 657 ff.
Osteochondrodystrophie s. Morquio-Krankheit
Osteochondrom I:254, 383, 413, 525 ff., 533
- Abriß I:526
- Altersprädilektion I:481, 525
- Bursa, akzessorische I:526
- Chondrosarkom I:546
- - sekundäres I:530, 532
- Definition I:525
- Differentialdiagnose I:530
- - zum paraossalen Osteosarkom I:519
- Entwicklung I:525
- Geschlechtsprädilektion I:525
- gestieltes I:525 ff.
- Größe I:529 f.
- Kernspintomographie I:462
- Klinik I:526
- Knorpelkappe I:527, 529
- Knorpelsaum I:529
- Lokalisation I:526
- maligne Entartung I:526
- Matrixverkalkung I:529
- Prädilektionsort I:455
- Röntgenbild I:526 ff.
- sarkomatöse Entartung I:413
- sessiles I:525, 533
- Skelettszintigraphie I:412 ff.
- strahlenbedingtes II:489
- synoviales I:687

Osteochondrom
- Szintigrapie I:532
- Verkalkung I:413 f.
- Vorkommen I:525

Osteochondromatose s. Enchondromatose

Osteochondromatosis articularis s. Chondromatose, synoviale

Osteochondronekrose, beruflich bedingte II:463

Osteochondropathie, juvenile s. Osteonekrose, aseptische
- Tuber-calcanei-Apophyse II:458

Osteochondrosarkom s. Chondrosarkom

Osteochondrose, juvenile s. Osteonekrose, aseptische

Osteochondrosis coxae juvenilis s. Femurkopfnekrose, aseptische, beim Kind
- deformans tibiae s. Blountsche Krankheit
- dissecans I:274 f., 380 ff; II:122, 448, 458 ff.
- – Arthrographie I:381
- – Differentialdiagnose II:462
- – Ellenbogengelenk I:361, 382
- – Femurkondylus I:941
- – Femurkopf I:951 f.
- – Hüftgelenk I:349, 352, 380
- – bei Hypogonadismus II:372
- – Infarkt, epiphysärer II:403
- – Kniegelenk I:380, 382
- – Nativaufnahme I:380
- – okkulte I:381, 383
- – – Doppelkontrastarthrogramm I:383
- – Prädilektionsstellen II:458
- – Röntgensymptomatik II:459 ff.
- – Sprunggelenk I:381
- – Tomographie nach Luftfüllung I:380
- – Vorzugslokalisation I:380
- – Wilsonsche Krankheit II:336 f.

Osteodysplasie, karzinomatöse I:646
- – Matrix, osteogene I:647
- – Osteolyse I:646
- – Osteosklerose I:646 f.
- lipomembranöse, polyzystische, mit Leukoenzephalopathie II:824
- Minderwuchs, primordialer II:916 f.

Osteodysplastia praecox II:944

Osteodysplastie II:780 ff.
- Erbgang II:780
- Klinik II:780
- perinatal letale II:780 f.
- precocious type II:780 f.
- Röntgenbefund II:781

Osteodystrophia deformans s. Ostitis deformans
- fibrosa cystica generalisata II:383

Osteodystrophia fibrosa
- – generalisata I:221 f; II:538
- – – Histologie I:241
- – – Knochenmikrostruktur I:221 f.

Osteodystrophie I:261 ff.
- hereditäre II:386
- metabolisch bedingte I:263
- neoplastisch bedingte I:263
- renale I:439
- – Röntgenuntersuchung, Sensitivität I:442
- – Skelettszintigraphie, Sensitivität I:442

Osteoektasie, familiäre s. Osteoektasie mit Hyperphosphatasie
- mit Hyperphosphatasie II:788 ff.
- – Erwachsenenlänge II:790

Osteogenese s. Knochenneubildung

Osteogenesis imperfecta I:256; II:608, 728 ff.
- – Beratung, genetische II:732
- – congenita II:728
- – Definition II:729
- – Diagnose, pränatale II:733
- – – radiologische II:743
- – – sonographische II:743
- – Differentialdiagnose II:743
- – – altersabhängige II:743
- – Felsenbein-Röntgenbefund II:741
- – Fraktur, pathologische II:17, 19
- – Heterogenität, allelische II:730
- – Klassifikation II:731 f., 742
- – Klinik II:731 f.
- – Kollagen-Typ-I-Molekulardefekt II:729 f.
- – letalis s. Osteogenesis imperfecta congenita
- – mäßige II:731
- – milde II:731
- – Neumutation, dominante II:731
- – okuläre s. Osteoporose mit Pseudogliom
- – mit Oligophrenie und Amaurose II:947
- – Pathogenese II:730
- – perinatal letale II:731, 742
- – Prognose II:742
- – progressiv deformierende II:731, 742
- – Röhrenknochen, lange II:734, 738 f., 742
- – Röntgenbefund II:735 ff.
- – Schädel II:733, 736, 741
- – Schweregrad II:731
- – – Einflußfaktoren II:730
- – tarda II:729
- – Therapie II:732
- – Thorax II:734 ff., 742
- – Typ II II:576, 584
- – Variabilität, intrafamiliäre II:730
- – Vererbung II:731 f.

Osteogenesis imperfecta
- – Wachstumslinien I:132, 135
- – Wirbelsäule II:734, 737, 741
- – Zähne II:740 f.

Osteogenetic precursor cells II:1137

Osteoid I:4, 16, 233
- appositionelles I:646
- inaktives I:233
- Kollagensynthese I:12
- Mikroradiogramm I:6 f.
- Mineralisation I:233
- – sekundäre I:233
- nicht mineralisiertes I:234
- physiologisches I:12

Osteoidausräumung, Tibiaermüdungsbruch II:14

Osteoidbildung, periostale, überschießende II:396

Osteoidmineralisationsstörung II:355

Osteoidnidus I:249 f.

Osteoidosteom I:490 ff., 512
- Altersprädilektion I:481, 484, 490
- Anamnesedauer I:491
- Angiographie I:466
- Computertomographie I:462
- Definition I:490
- Differentialdiagnose I:466, 494
- zur Osteomyelitis I:467
- Geschlechtsprädilektion I:490
- Häufigkeit I:490
- Kernspintomographie I:462
- Klinik I:490 f.
- Knochensklerose, umgebende I:491
- Lodwick-Grad I:471, 484
- Lokalisation I:490
- Lokalisationsröntgenaufnahme, intraoperative I:494
- Nidus s. Nidus
- Prädilektionssitz I:484
- Röntgenaufnahme, gezielte, unter Durchleuchtung I:460
- Röntgenbefund I:484, 491 ff.
- Schmerzen I:483, 490 f.
- Skelettszintigraphie I:411 f.
- – Sensitivität I:411
- subartikuläres I:492
- – Diagnostik I:494
- Synovialitis, sympathische I:491 ff.
- vertebrales I:490 f., 494
- – Symptomatik I:491, 494

Osteoidosteozyten, Vitamin-D-Wirkung I:235

Osteoidsaum I:9, 16

Osteoidsäume, vermehrte II:356, 379

Osteoidsprossen I:646

Osteokalzin I:12, 14

Osteoklasie, Bleiintoxikation II:498
- Knochenmarkfunktion II:238

Osteoklasten I:10 f., 15, 19 f., 218, 455
- Aktivierung bei Knochentumor I:468

Osteoklasten
- Aktivität, abnorme I:217
- – Vitamin-D-Einfluß I:235
- Entstehung I:19, 218
- Feinbau I:19 f.
- Kalzitoninwirkung I:33
- Parathormonwirkung I:33
- Vitamin-A-Wirkung I:34
- Zahl, abnorme I:217

Osteoklastenaktivierender Faktor I:31, 645

Osteoklastenosteoporose I:137 f., 254

Osteoklastenpool I:218
- erhöhter I:218, 226
- verminderter I:232

Osteoklastenstimulation, intoxikationsbedingte II:498

Osteoklastom s. Riesenzelltumor

Osteolathyrismus II:507

Osteolyse I:265 ff.
- Adamantinom der langen Röhrenknochen I:602
- bandförmige, intoxikationsbedingte II:506 f.
- Brodie-Abszeß I:728
- Chondrosarkom I:542
- Chordom I:605
- eitrige, nach Bestrahlung II:486
- endostale, Gauchersche Krankheit, Typ 1 II:900
- Erkrankung des retikulohistiozytären Systems II:278
- essentielle I:274
- Ewing-Sarkom I:555, 558
- expansile, familiäre II:828 f.
- Fibrom, desmoplastisches I:578
- Fibrosarkom I:581
- Fragmentation I:646
- Gicht II:214
- Glomustumor I:590
- Hämangioendotheliom I:591 ff.
- Hämangiom I:586 f.
- Hämangioperizytom I:593
- Histiozytom, malignes, fibröses I:581
- Hodgkin-Lymphom I:559 f.
- idiopathische II:580, 825 ff.
- – Differentialdiagnose II:828 ff.
- – karpotarsale II:827 f.
- – – autosomale dominante II:827
- – – – rezessive II:827
- – multizentrische II:827 f.
- – phalangeale II:655 f., 825 ff.
- – – autosomal dominante II:826
- – – rezessive II:825 f.
- – – Klinik II:826 f.
- – Prognose II:825
- – Verlauf II:825
- Knochenbeteiligung bei Non-Hodgkin-Lymphom I:565
- Knochengranulom, eosinophiles II:285 ff.
- Knochenreaktion I:267
- – sklerotische I:270 f.

Osteolyse
- Knochenzyste, aneurysmatische I:620
- Knochenzystizerkose I:754
- mit Kompaktadurchbruch bei Ostitis deformans II:571
- kostale I:801
- lakunäre I:646
- Leukämie II:261
- Lipoidgranulomatose II:296 f.
- Lipom I:551
- massive I:273 f., 590; II:321, 830
- – Vorzugslokalisation I:590
- metastasenbedingte I:645 f.
- metatarsale, Knochenrotz I:749
- Myelom, multiples I:567 f.
- – solitäres I:574
- nach Nervenverletzung II:321
- Osteoarthropathie, neurogene II:305
- Osteoblastom I:495
- Osteodysplasie, karzinomatöse I:646
- Osteomyelitis I:701, 703, 707
- – akute hämatogene I:720 ff.
- – spezifische I:743
- Osteosarkom I:500
- – teleangiektatisches I:498
- Ostitis deformans II:545 ff., 549
- ovale II:287 ff.
- periosteozytäre I:222 f., 229
- platzhalterbedingte II:152, 155
- posttraumatische II:321
- progressive, kryptogenetische II:422
- – bei Progerie II:321
- Rarefizierung, uniforme I:646
- reaktionslose II:306
- – bei Arthritis psoriatica II:872
- Retikulumzellsarkom, primäres, des Knochens I:561 f., 564
- Sarkoidose I:793, 800 f.
- subchondrale II:215
- – Amyloidarthropathie II:330 f.
- Tuberkulose I:783
- tumorbedingte, Verbundosteosynthese II:69
- vertebrale I:800
- V-förmige I:562
- mit Weichteilmasse I:605
- zystische, gelenknahe, Differentialdiagnose I:838

Osteolysesyndrom II:321 f.

Osteom I:245, 487 ff; II:256
- Altersprädilektion I:487
- Definition I:487
- Geschlechtsprädilektion I:487
- gestieltes I:794
- juxtakortikales I:487 f.
- – Differenzierung von der Melorheostose I:488
- Klinik I:487 f.
- konventionelles, klassisches I:487 f.
- medulläres I:131 f., 245, 487, 489; II:761
- – Differentialdiagnose I:489

Osteom, medulläres, Differentialdiagnose
- – – zur osteoblastischen Metastase I:489
- – – Druckabfallkrankheit II:496
- – – multiples I:245 f.
- – – – Differenzierung von der Osteopoikilie I:489
- parossales s. Osteom, juxtakortikales
- Röntgenbild I:488 ff.
- Skelettszintigraphie I:412
- synoviales I:685 ff.
- Vorkommen I:487

Osteomalazie I:235 ff; II:338, 355 ff.
- antiepileptikabedingte II:360, 400, 509 f.
- Ätiologie I:235, 260
- bei biliärer Leberzirrhose II:400
- Densitometrie I:171
- Handskelettaufnahme II:357
- Hauptmerkmale, röntgenologische I:242
- Histologie I:235 f.
- Hyperparathyreoidismus I:221, 235
- hyperphosphatämische, bei fibröser Knochendysplasie II:522 f.
- Kalziumaufnahme, verminderte II:357 ff.
- Kalziumausscheidung, vermehrte II:361 f.
- Knochenmakrostruktur I:238, 240, 258, 260 f.
- Knochenmikrostruktur I:235 ff., 240
- Loosersche Umbauzone II:13
- Mikroradiographie I:236
- Neurofibromatose I II:811
- pathologische Anatomie II:356
- Phosphataufnahme, verminderte II:357 ff.
- Phosphatausscheidung, vermehrte II:361 f.
- bei renaler Osteopathie II:361 f.
- Röntgenbild I:260 f; II:357
- Röntgenuntersuchung, Sensitivität I:442
- Schmerzcharakter II:357
- Skelettszintigraphie I:438
- – Sensitivität I:442
- Tracerablagerung I:397
- Ursache I:438
- bei Vitamin-D-Mangel s. Vitamin-D-Mangel-Osteomalazie
- Wilsonsche Krankheit II:336

Osteome, multiple, Gardner-Syndrom II:793, 795

Osteomesopyknose II:758 f.
- Differentialdiagnose II:758

Osteomyelitis I:418 ff., 701 ff; II:2
- Abwehrkraft I:733
- Aktinomykose I:750
- akute I:418 f.
- – Dreiphasenskelettszintigraphie I:417, 419

Osteomyelitis, akute
– – eitrige, Histologie I:703
– – hämatogene I:701, 717ff.
– – – Altersverteilung I:702f.
– – – Ätiologie I:717
– – – Ausbreitungswege I:705
– – – Definition I:717
– – – Epidemiologie I:718f.
– – – Gallium-67-Szintigraphie I:723
– – – Klinik I:719
– – – Knochenveränderung I:707
– – – Lokalisation I:702
– – – Manifestationsort I:717f.
– – – Pathogenese I:717
– – – Pathologie I:719
– – – Pathophysiologie I:719
– – – Röntgenzeichen I:721 ff.
– – – Skelettszintigraphie I:723
– – – Weichteilveränderung I:706, 708
– – Skelettszintigraphie, kalte Läsion I:418
– – therapieresistente I:723
– albuminosa I:730
– nach Alloarthroplastik II:144
– Anamnesendauer I:555
– Arteriographie I:716f.
– Arthritis, sympathische I:842
– aseptische, chemisch induzierte II:2
– Aspergillose I:751
– Ätiologie I:701
– bakteriell bedingte II:2
– nach Bestrahlung II:485
– brucellosa I:743f.
– chronische I:419ff., 705, 720, 723ff.
– – Arteriographie I:726
– – Computertomographie I:713
– – Definition I:723
– – Differenzierung vom Osteosarkom I:508
– – Epidemiologie I:723
– – Fistelbildung I:723
– – Fistelfüllung I:725f.
– – Gallium-67–Szintigraphie I:726
– – Gelenkbeteiligung I:724
– – Klinik I:724
– – Komplikation I:724
– – Pathologie I:723
– – Pathophysiologie I:723f.
– – Periostreaktion I:726
– – Röntgenzeichen I:726
– – Skelettszintigraphie I:726
– – Spongiosasklerose I:245
– – Therapieresistenz, Ursache I:724
– – Verlaufsbeobachtung I:725
– – Wachstumsveränderung I:724
– chronisch-rezidivierende I:724
– Computertomographie I:713ff.
– Defektfraktur I:720
– Definition I:701
– dentogene I:701
– Diagnostik II:252
– – bildgebende Verfahren I:706

Osteomyelitis
– Differentialdiagnose I:421, 710
– – zum Ewing-Sarkom I:555, 558
– – zum fibrösen metaphysären Defekt I:616
– Durchblutungsuntersuchung I:421
– eitrig-granulierende I:705
– endogene I:701
– Epidemiologie I:701 ff.
– Erreger I:701
– Erregervirulenz I:733
– beim Erwachsenen, Klinik I:706
– – reparative Veränderungen I:705
– – Verlauf I:704f.
– exogene I:701, 734 ff; II:2
– Fisteldarstellung I:711, 713
– Fraktur, pathologische II:17
– nach Fraktur, Szintigraphie I:422, 425
– Gallium-67–Szintigraphie I:421
– Gelenkbeteiligung I:710
– Geschlechtsprädilektion I:701
– hämatogene II:2
– – akute II:293
– bei homozygoter Sichelzellanämie II:250ff.
– bei Hüftgelenkendoprothese, Szintigraphie I:429
– iatrogene I:701
– bei Kandidasepsis I:751
– Kernspintomographie I:713, 715ff.
– kindliche I:704
– – Gelenkbeteiligung I:704
– – Kernspintomographie I:716
– – Klinik I:706
– – Verlaufsbeobachtung I:710
– – Weichteilveränderung I:708
– Knochendestruktion I:708
– – ausgedehnte I:272
– Knochenneubildung, periostale I:476f., 708
– Knochenschale, einfache I:476
– – mehrfache I:477
– Kokzidioidomykose I:751
– Kryptokokkose I:751
– Lepra I:750
– luische I:701, 746
– metaphysäre, beim Kind, Gelenkinfektion I:842
– multifokale, rezidivierende, chronische II:667
– mykotische I:701, 750f.
– des Neugeborenen I:718
– – Erregerspektrum I:718
– Pathogenese I:701
– Pathologie I:703
– Pathophysiologie I:704
– Periostitis ossificans, reaktive I:704
– Periostreaktion I:476, 707
– – Differentialdiagnose I:726
– – zwiebelschalenartige I:476
– plasmazelluläre I:729ff.

Osteomyelitis, plasmazelluläre
– – Altersverteilung I:730
– – Differentialdiagnose I:732
– – Klinik I:730
– – Komplikation I:730
– – Lokalisation I:730
– – pathologische Anatomie I:729f.
– – Röntgenbefund I:730ff.
– posttraumatische I:701; II:2
– postvakzinöse I:749
– Probepunktion I:717
– Röntgen-Computertomographie I:47
– Röntgennativaufnahme I:707ff.
– Röntgenzeichen I:706ff.
– Röteln I:749f.
– beim Säugling I:704
– – destruktive Phase I:707
– – Endzustand I:707
– – Klinik I:706, 719
– – reparative Phase I:707
– – Röntgennativaufnahme I:707ff.
– – Weichteilveränderung I:708
– Skelettszintigraphie I:418ff., 711, 714
– sklerosierende I:732ff.
– – Residuen I:733
– – Röntgenbild I:733f.
– Sonographie I:711
– spezifische I:743ff.
– subakute I:729
– symmetrische, chronische II:667
– Szintigraphie mit Indium-111-markierten Leukozyten I:421
– Therapie, antibiotische, Erfolgskontrolle I:421
– tuberkulöse I:701, 761
– – nach BCG-Impfung I:785
– – exsudative I:764ff.
– – granulomatöse I:764ff.
– – der langen Röhrenknochen, im Wachstumsalter I:760
– – Mikroskopie I:764f.
– Typhus abdominalis I:744
– variolosa I:749, 848
– virale I:701, 749f.
– Weichteilzeichen II:1119
Osteomyelitis-Arthritis, pyogene, karpale, Verlaufsbeobachtung I:845
Osteomyelofibrose II:239
– Röntgensymptomatik II:245
Osteomyeloretikulose II:240
Osteomyelosklerose II:239ff., 261, 302
– Differentialdiagnose II:245
– Entartung II:243, 245
– exogene Faktoren II:239f.
– fibroosteoklastische Phase II:245
– Gicht II:210
– Knochenmarkpunktion II:239
– Knochenmarkszintigraphie II:245
– osteoidosteoplastische Phase II:245

Osteomyelosklerose
- osteosklerotische Phase II:245
- Röntgenbefund, atypischer II:245
- Röntgenbild II:240 ff.
- Typ Baumgarten-Assmann II:240
- Typ Heuck-Assmann II:240
- Typ Vaughan II:240
Osteon I:8 ff; II:32
- Aufbau I:35
- Mineralisation I:9
- ruhendes I:11
- Tetrazyklinmarkierung I:35 f.
Osteonecrosis capituli humeri II:424, 427 f.
- – radii II:428
- pubica posttraumatica II:438
Osteonekrose (s. auch Knochennekrose) I:274 ff.
- bei akutem Arterienverschluß II:415
- anämische II:423
- aseptische I:274, 430 ff; II:423 ff.
- – Bruchbereich II:81 f.
- – Computertomographie II:425
- – beim Erwachsenen II:424
- – Fabry-Krankheit II:281, 283
- – bei Hypothyreose II:1096
- – idiopathische I:430
- – kortikosteroidbedingte II:346
- – 3-Phasen-Skelettszintigraphie I:398, 432
- – Prädilektionsalter II:424
- – Röntgenmorphologie, Phasen II:425
- – Röntgenuntersuchung II:425
- – steroidbedingte II:348, 410 ff.
- – Szintigraphie I:430 ff; II:425
- – Thermographie II:426
- – Ursache I:430
- – Vorkommen I:430
- – Vorzugslokalisationen II:424
- exogene I:405
- bei fibröser Knochendysplasie II:515 f.
- genuine II:405
- bei Hyperkortizismus s. Osteonekrose, aseptische, steroidbedingte
- intoxikationsbedingte II:498
- ischämische II:403 ff.
- – Knochenumbau, reparatorischer II:403
- posttraumatische II:463
- spontane, Kniegelenk I:937; II:448 ff.
- symptomatische II:405
- ultraschallbedingte II:493
Osteonektin I:12, 14
Osteonenknochen I:455
- Umbau, physiologischer I:19
Osteoonychodysostose II:650, 798 ff.
- Differentialdiagnose II:801
- Nierenbeteiligung II:800
Osteopathia antiepileptica II:509 f.

Osteopathia
- condensans disseminata s. Osteopoikilie
- patellae, juvenile II:423, 451
- – – Klinik II:451
- striata I:245; II:762 f.
- – – mit Dermatopathie und weißer Stirnlocke II:763
- – – isolierte II:763
- – – bei kraniometaphysärer Dysplasie II:786
- – – mit Makrozephalie und Schädelsklerose II:762 f.
- – – metaphysäre, Hypoplasie, dermale, fokale II:960
- – – mit Osteopoikilie und Melorheostose II:763
- – – Radiologie II:762 f.
- – – Skelettszintigraphie I:444
Osteopathie II:209 ff.
- alkoholische II:359 f.
- bei Anämie II:246 ff.
- Demineralisation, periosteozytäre I:19
- Densitometrie I:171
- – – Aluminiumreferenzsystem I:174
- generalisierte II:436
- hepatogene II:358
- hormonale II:367 ff.
- – Mikroradioskopie I:153
- Hyperthyreose II:372 ff.
- hyperthyreotische II:373 f.
- Hypothyreose II:374 ff.
- intestinale I:221
- metabolische II:338 ff.
- durch Nichtgebrauch II:478
- ossipenische II:448
- paraneoplastische I:647
- pseudohypovitaminotische II:400
- rachitisartige I:235
- renale I:221, 224 f; II:361 ff.
- – Handröntgenbild II:362 ff.
- – Hyperparathyreoidismus I:261
- – Klinik II:364
- – Knochendystrophie I:263
- – Knochenmikrostruktur I:224 f.
- – Laborbefund II:364
- – Mineralisationsstörung II:362
- – pathologische Anatomie II:361 f.
- – Pathophysiologie II:361
- – Resorption, osteoklastäre, gesteigerte II:362
- – Röntgenbefund I:224; II:362 ff.
- – Röntgenmorphologie I:154
- – Trade-off-Hypothese II:361
- – Vitamin-D-Stoffwechselstörung I:235
- – Wirbelspongiosaveränderung I:185, 187
- toxische, exogene II:498 ff.
Osteopenie I:137 f., 192; II:343

Osteopenie
- Aluminiumintoxikation II:506
- Erkrankung des retikulohistiozytären Systems II:278
- Fluorose II:501
- intoxikationsbedingte II:498
- Mastoszytose II:299 f.
- Osteogenesis imperfecta II:735
Osteoperiostitis, Framboesie I:749
- ossificans toxica s. Osteoarthropathia hypertrophicans
- tuberkulöse I:771
Osteopetrose I:45; II:746 ff.
- autosomal dominante II:746 ff.
- – – Knochenmarktransplantation II:747
- benigne s. Osteopetrose, autosomal dominante
- Diagnose, pränatale II:754
- Differentialdiagnose II:754
- Endostose I:245 ff.
- Erbgang II:746
- früh manifeste, maligne s. Osteopetrose, letale, autosomal rezessive
- Häufigkeit II:746
- Kernspintomographie II:753
- Klinik II:746 ff.
- letale, autosomal rezessive II:746 f.
- – – intermediär rezessive II:746 f.
- – – rezessive mit tubulärer Azidose II:746, 749 f.
- myxödematöse II:375
- rezessive, mit tubulärer Azidose II:753
- Röntgenbefund II:750 ff.
- Skelettszintigraphie I:443
- Typen II:746
- Wirbelsäule I:45
Osteopetrosis acroosteolytica s. Pyknodysostose
Osteophthyse II:422
Osteophyt, marginaler I:923 f., 927
- subfovealer I:948 f.
Osteopoikilie I:131, 245 f; II:760 f.
- Differentialdiagnose II:761
- – zu Enostomen I:489
- bei Osteopathia striata mit Melorheostose II:763
- Röntgenbefund II:760 f.
- Skelettszintigraphie I:444
- Verteilungsschema II:760
Osteopoikilosis s. Osteopoikilie
Osteoporose I:37, 228 ff., 254 ff., 646; II:338 ff., 355
- bei Akromegalie II:368
- Alarmsyndrom II:422
- Anämie, aplastische II:260
- arsenbedingte II:508
- bei arterieller Durchblutungsstörung II:413
- Ausheilungsformen I:258
- Beckenaufnahme I:256

Osteoporose
- Beckenkammbiopsie I:229
- Brustwirbelaufnahme I:255
- Chondrodysplasie, pseudorheumatoide, progressive II:688
- Cushing-Krankheit II:344 ff.
- Densitometrie I:171
- Desbuquois-Syndrom II:654
- diabetische II:317
- diaphysäre, Tuberkulose I:783
- distal einer Fraktur I:29
- endokrin bedingte I:256 f.
- ernährungsbedingte I:258
- fleckige II:414
- Frühdiagnose I:255
- Gauchersche Krankheit, Typ 1 II:899 f.
- gelenknahe I:258
- – Arthritis I:824
- – Differentialdiagnose I:835 f.
- – Gelenktuberkulose I:770, 777 f.
- – Handwurzeltuberkulose I:781
- generalisierte I:256 ff; II:343, 349
- – cerebro-okulo-fazio-skeletales Syndrom II:929
- – Dermatomyositis I:890
- – idiopathische II:354
- – bei Leukämie II:265
- – Mukolipidose II, Frühphase II:874
- – Myelomatose, disseminierte, nichtosteolytische I:569 f.
- – Osteolyse, idiopathische, karpotarsale II:827
- – – – phalangeale II:827
- – Sklerodermie, progressive I:890
- – Winchester-Syndrom II:827
- Glykogenspeicherkrankheit II:283
- GM_1-Gangliosidose, Typ I II:897
- bei Hämophilie II:275 f.
- Hauptmerkmale, röntgenologische I:242
- Homozystinurie II:906
- hormonal bedingte I:137
- Hyperparathyreoidismus, primärer I:223
- Hyperthyreose I:256 f; II:372
- bei Hypogonadismus II:349 f.
- nach Hypophysenadenomentfernung bei Akromegalie II:368
- idiopathische II:353 ff.
- – juvenile II:353
- – – Rückbildung II:355
- – transitorische II:353
- Ikterus, hämolytischer, familiärer II:260
- immobilisationsbedingte s. Inaktivitätsosteoporose
- juvenile, idiopathische I:256
- kadmiumbedingte II:506
- Kleinwuchs, hypogonadaler II:1099 f.
- Kniest-Dysplasie II:632, 634

Osteoporose
- Knochenmakrostruktur I:238 f., 254 ff.
- Knochenmikrostruktur I:226 ff., 238 f.
- Knochenstrukturveränderung, dystrophische I:264
- kryptogenetische s. Osteoporose, idiopathische
- Leukämie II:264
- – akute, lymphatische II:262
- lokale, Osteolyse, idiopathische, karpotarsale II:828
- metaphysäre II:785
- metastasenbedingte I:655
- Myelom, multiples I:567
- Natriumfluoridtherapie II:501 f.
- Neurofibromatose I II:811
- Niemann-Picksche Krankheit II:903 f.
- Osteogenesis imperfecta II:735 f., 738
- Osteomyelitis I:703
- periartikuläre I:442
- – Hämophilie II:269
- physiologische I:37
- postmenopausische I:137
- – Entstehung I:139
- – Wirbelspongiosaveränderung I:186 f.
- präsenile I:137; II:339 ff., 371
- – Geschlechtsverhältnis II:339
- – Klinik II:342 f.
- – pathologische Anatomie II:339 f.
- – Röntgenbild II:341 f.
- – Wirbelkörperverformung II:339
- bei primärer Knochenmarkerkrankung II:350 f.
- mit Pseudogliom II:745 f.
- – Differentialdiagnose II:746
- – Röntgenbefund II:745 f.
- Regenerationsphase I:258
- regionale, wandernde I:442 f.
- – – Lokalisation I:443
- – – Skelettszintigraphie I:443 f.
- bei renaler Osteopathie II:362
- Röntgenbild I:230, 255 ff.
- senile s. Altersosteoporose
- Skelettszintigraphie I:442
- Skorbut II:392
- stammskelettbetonte II:339
- steroidbedingte I:226
- subchondrale I:258
- Thalassämie II:246, 252
- transitorische I:835
- umschriebene s. Osteoporosis circumscripta
- Ursache II:338 f.
- vertebrale, tuberkulosebedingte I:774
- Wilsonsche Krankheit II:336
- Wirbelmorphometrie I:159
- Zwei-Isotopen-Densitometrie I:201

Osteoporose-Pseudogliom-Syndrom s. Osteoporose mit Pseudogliom

Osteoporosis circumscripta I:258
- – cranii II:545 ff., 550
- – Ostitis deformans I:262
- – – Knochenszintigramm II:550
- – – Röntgenbild II:550
Osteoporosis-pseudoglioma-Syndrom II:732
Osteoprogenitorzellen I:19, 218; II:35 ff.
Osteopsathyrose s. Osteogenesis imperfecta tarda
Osteoradiodystrophie II:485
Osteoradionekrose II:486 f., 489, 1133
Osteosarkom I:475, 498 ff., 540; II:293
- Altersprädilektion I:481 f., 484, 499
- Angiographie I:466, 515
- Ausdehnung, intraossäre I:515
- Chemotherapie, Erfolgskriterien I:515
- – präoperative I:499
- – Tumorregression I:513 ff.
- – Verlaufsbeobachtung, röntgenologische I:513 ff.
- chondroblastisches I:410, 498
- Codman-Dreieck I:477, 479
- Computertomographie I:515
- Definition I:498
- Diagnostik, präoperative I:515
- Differentialdiagnose I:508 f.
- – zum Chondrosarkom I:550
- – zur chronischen Osteomyelitis I:508
- – zum Osteoblastom I:496
- fibroblastisches I:498
- – hypervaskularisiertes, Angiographie I:464
- bei fibröser Knochendysplasie I:507; II:519
- Gallium-67–Szintigraphie I:417
- gelenknahes I:500
- gemischtförmiges I:503 f.
- Geschlechtsprädilektion I:499
- Initialstadium I:512 f.
- – Differentialdiagnose I:512 f.
- bei Intoxiaktion II:507
- intrakortikales I:498
- juxtakortikales s. Osteosarkom, paraossales
- Klinik I:500
- Knochenneubildung, periostale I:250 f., 500, 504
- Knochenzerstörung I:500, 504
- Kompaktadestruktion I:498
- Kompaktaperforation I:498
- Lodwick-Grading I:471 f., 484
- Lokalisation I:499
- Manifestationstypen I:501
- medulläres I:251, 501 ff.
- bei Melorheostose II:766
- Metastasenszintigraphie I:409
- Metastasierung I:499
- multizentrisches I:502
- osteoblastisches I:498
- Osteolysemuster I:475

Osteosarkom
- osteolytisches I:270, 409, 502 f.
- – metaphysäres, Differentialdiagnose zum Riesenzelltumor I:600
- osteosklerotisches I:501 f.
- – Angiogramm I:508
- – Differentialdiagnose I:508
- bei Ostitis deformans I:411, 499 f., 507; II:543, 569 ff.
- paraossales I:251, 253, 498, 505, 516 ff.
- – Alterspräditektion I:485, 516
- – Anamnesendauer I:516
- – Angiographie I:519
- – Computertomographie I:518 f.
- – Definition I:516
- – Differentialdiagnose I:519
- – – zum Chondrosarkom I:550
- – – zur Myositis ossificans I:516, 519
- – – zum Osteochondrom I:519
- – Geschlechtsprädilektion I:516
- – Kernspintomogramm I:253
- – Klinik I:516
- – Lodwick-Grad I:485
- – Lokalisation I:516
- – Prädilektionssitz I:485
- – Rezidivneigung I:516
- – Röntgenbild I:485, 517 ff.
- – Stiel I:516, 519
- – Vorkommen I:516
- periostales I:251 f., 498, 505 ff.
- – Angiographie I:507
- – chondroblastisches I:507
- – Computertomographie I:507
- – Differentialdiagnose I:513
- – – zum periostalen Chondrom I:540
- – Prognose I:507
- – Szintigraphie I:507
- Periostperforation I:498
- Periostreaktion I:498, 500
- – im platten Knochen I:512
- – Prädilektionssitz I:455, 484
- – radiogenes II:486, 490
- – beim Kind II:490
- – Röntgenbefund I:484, 500 ff.
- – – initialer, prognostische Bedeutung bei Chemotherapie I:515
- sekundäres I:507 f.
- Skelettszintigraphie I:409 f., 515
- Spikula I:498, 504
- – – grobe I:476, 478
- Spikulabildung I:250 f.
- teleangiektatisches I:498, 503
- Therapieplanung I:466
- uncharakteristischer Typ I:505
- Verlaufsbeobachtung, Angiographie I:466
- Vorkommen I:499
- zentrales s. Osteosarkom, medulläres
- zystoides I:502 f.
- – Differentialdiagnose I:503, 509

Osteosarkommetastase, Röntgenbild I:459
Osteosklerose I:243 ff; II:239 f., 338
- autosomal dominante s. Hyperostose, endostale, autosomal dominante
- belastungsbedingte I:53
- Bleiintoxikation II:498
- dominante II:758
- Endoprothese, zementierte II:142
- Erkrankung des retikulohistiozytären Systems II:278
- Ewing-Sarkom I:553, 556, 558
- fleckige II:526
- generalisierte II:750 ff., 756
- geschichtete I:646
- Hodgkin-Lymphom I:559 f.
- Hyperkalzämie, idiopathische II:508
- Hypoparathyreoidismus II:386
- ischämiebedingte I:274
- Knochenbeteiligung bei Non-Hodgkin-Lymphom I:565
- Knochendysplasie, genetische II:754
- Knochenmarkfunktion II:238
- kostale II:301
- Lipoidgranulomatose II:296
- monomele II:765
- netzartige I:646
- Osteodysplasie, karzinomatöse I:646 f.
- Ostitis deformans II:549
- reaktive, bei Osteomyelitis I:701
- bei renaler Osteopathie II:362
- Retikulumzellsarkom, primäres, des Knochens I:561
- Sarkoidose I:793, 800 f.
- schwammartige I:646
- sproßartige I:646
- subchondrale, Arthrosis deformans I:926
- vertebrale I:800
- Vitamin-A-Hypervitaminose II:508
- Vitamin-D-Intoxikation II:394, 508
- zwiebelschalenähnliche I:646
Osteosynthese, Arthrodese II:172
- Belastunssstabilität II:44
- Geschichte II:42, 44
- Implantatmaterial II:44
- Implantatversager II:44
- Indikationsstellung II:44
- intramedulläre II:44, 54 ff.
- – Geschichte II:54 f.
- – Küntscher-Nagel II:56, 58 ff.
- – Markphlegmone II:82
- – Rohrnagel II:56
- – Vollmetallnagel II:54 ff.
- Knochenheilung, primäre II:32
- Knocheninfektion, postoperative II:82
- bei Knochentransplantation II:196 f., 199 ff.

Osteosynthese
- lagerungsstabile II:44
- Maßangaben II:32
- Torsionsstabilität II:50
- Übungsstabilität II:44, 49
- nach Verlängerungsosteotomie II:102
- Weichteilverknöcherung II:1148
- Wirbelsäulenarthrodese II:173
Osteosynthesematerial II:44
- allergische Sensibilisierung I:735
- Ostitis I:734, 737
- Szintigraphiebefund I:428
Osteosyntheseplatte II:50 ff.
Osteotomie II:101 ff.
- Knochentransplantat, autologes II:195
- – homologes II:200
- Knochentransplantatanlagerung II:202
- Knochentransplantation, autologe II:197, 207
- Szintigraphie I:428
Osteozyten I:15, 17 ff.
- Aktivität, Vitamin-D-Einfluß I:235
- Entstehung aus Osteoklasten I:20, 218
- Feinbau I:17
- Funktionsänderung I:217
- Funktionsschema I:17
- junge I:18
- onkotische I:19
- Osteogenese, embryonale I:68
- reife I:18
- Zellfortsätze, zytoplasmatische I:32
Osteozytenlakune I:9 ff., 18 f.
- Aufbau I:11
- Größenveränderung I:19
- Osteogenese, embryonale I:68 f.
Osteozytentod, intoxikationsbedingter II:498
Osteozytoklasten I:19
Ostitis, abakterielle I:735
- condensans claviculae I:810
- clavicularis II:434
- disseminata s. Osteopoikilie
- ilii s. Hyperostosis triangularis ilii
- Definition I:734
- deformans I:218 ff; II:543 ff., 789
- – Altersverteilung II:544
- – anatomische Verteilung II:544 f.
- – Ätiologie II:543
- – Becken II:556 ff.
- – Behandlung I:447
- – – Erfolgskontrolle, szintigraphische I:447
- – Chondrosarkom II:570
- – Computertomographie II:549
- – – quantitative II:548
- – – spinale II:555 f.
- – destruktive Phase I:262
- – destruktiv-reparative Phase I:262

Ostitis deformans
– – Differentialdiagnose I:421
– – – zur fibrösen Knochendysplasie II:538
– – – zu osteoplastischen Knochenmetastasen I:661, 664 f.
– – Dreiphasenskelettszintigraphie I:447
– – Durchblutungsuntersuchung I:421
– – Epidemiologie II:543
– – Ermüdungsbruch II:13
– – Extremitäten II:561 ff.
– – familiäres Auftreten II:543
– – Femur II:558 ff., 564
– – Femurverkrümmung I:261 f.
– – Fraktur II:564
– – Frühmanifestation II:550
– – Fußskelett II:564
– – Gehörknöchelchenbeteiligung II:570
– – Gelenkveränderungen II:565 ff.
– – geographische Verteilung II:544
– – Geschlechtsverteilung II:544
– – Gesichtsschädelbeteiligung II:552
– – Hämatom, epidurales, intrakranielles II:552
– – Handskelett II:564, 566 f.
– – Häufigkeit II:544
– – Histologie II:545
– – Hyperparathyreoidismus, primärer II:571
– – Impression, basiläre II:550 f., 570
– – Initialphase, osteolytische II:545
– – kardiovaskuläre Störung II:570
– – Klavikula II:568
– – klinische Manifestation II:571
– – Knochenmikrostrukturveränderung I:218 ff.
– – Knochenmorphologie, lakunär-erosive II:549
– – – noduläre II:549
– – – sklerotische II:549
– – – trabekuläre II:549
– – Komplikation II:570 f.
– – Koxopathie II:558 ff., 565
– – – Computertomographie II:560 f.
– – – Skelettszintigraphie II:561
– – Kreuzbein II:556 ff.
– – Laborparameter II:571
– – Loosersche Umbauzone II:13
– – – Fraktur II:17 f.
– – maligne Entartung II:570 f.
– – – Angiographie II:571
– – – Computertomographie II:571
– – – Häufigkeit II:570
– – – Magnetresonanztomographie II:571

Ostitis deformans, maligne Entartung
– – – Skelettszintigraphie I:411
– – – Symptome II:570 f.
– – – Szintigramm II:571
– – – Therapie II:572
– – Mikroradiogramm I:219 f.
– – Osteosarkom I:507; II:543, 569 ff.
– – Pathologie II:545 f.
– – Pathophysiologie II:445
– – Periostreaktion II:563
– – Phasen, histologische II:545
– – Photonenabsorptionsmessung II:548
– – polyostische, Osteosarkom I:499 f.
– – polyostotische II:554
– – Radius II:565
– – Röntgenaufnahme II:548
– – Röntgenbefund, Differenz zum Szintigramm I:447
– – Röntgenbild II:548 ff.
– – Schädel II:550 ff., 571
– – Skapula II:568
– – Skelettstatus II:548
– – Skelettszintigraphie I:445 ff; II:547 f., 567
– – sklerotische Phase I:262
– – Stabilisationsphase, sklerosierende II:545 f.
– – Steal-Syndrom II:570
– – Symptome, neurologische II:555, 570
– – Szintigraphie, dynamische II:565
– – – quantitative II:548
– – Therapie II:571 f.
– – Therapiekontrolle II:548
– – Thermographie II:548
– – Tibia II:561 ff.
– – Tomographie, konventionelle II:548
– – Umbauphase II:545
– – Untersuchung, radiologische II:546 f.
– – Vorzugslokalisation I:445
– – Wirbelarchitekturänderung II:552 ff.
– – Wirbelformänderung II:554 ff.
– – Wirbelsäule I:46; II:552 ff.
– – Wirbelveränderung, Differentialdiagnose zum Hämangiom I:588
– dentogene I:701, 741 f.
– nach Fraktur II:82 ff.
– iatrogene I:701, 737 f.
– infektiöse, Ruhestand, symptomfreier II:82
– multiplex cystoides I:838
– nach Panaritium I:738, 741
– der Perlmutterarbeiter I:507
– posttraumatische I:701, 734 ff; II:82 ff.
– – Ätiologie I:734
– – Ausbreitung I:734
– – chronische I:736

Ostitis, posttraumatische
– – Definition I:734
– – Entzündungsbegleitreaktion I:735
– – Epidemiologie I:734
– – Frakturheilungsstörung II:84
– – Klinik I:735 f.
– – Knochenneubildung, periostale I:736
– – Pathogenese I:734
– – Pathologie I:735
– – Pathophysiologie I:735
– – Periostreaktion II:84
– – Röntgenbefund II:82 ff.
– – Röntgenzeichen I:736 f.
– pubis I:243, 245, 844; II:437 f.
– – Röntgensymptomatik II:438
– rarefizierende I:728
– nach Sinusitis I:742 f.
– Weichteilzeichen II:1119
Östrogen, Einfluß auf Knochenwachstum I:31
– Serumspiegel, erniedrigter I:139
Otopalatodigitales Syndrom II:608, 651 f., 655, 782, 945
– – Typ I II:651 f.
– – Typ II II:651 f.
– – – Fibulaaplasie II:998
Otto-Chrobak-Becken s. Protrusio acetabuli, idiopathische
Outerbridge-Zacke I:322, 941
Ovarialhypoplasie II:1099
Ovarialkarzinom, Metastasierungsmuster I:671
Ovarialkarzinommetastase, verkalkte II:1128
Ovarienmißbildung, polyzystische II:1099
Oxalose, Kristallsynovialitis II:221
– primäre II:507
Oxalsäurevergiftung II:507
Oxyzephalus, Dysplasie, osteoglophonische II:726

P
PA s. Pseudoachondroplasie
Pacchionische Granulationen I:110, 112
Pachydermoperiostose II:777 ff.
– Erbgang II:777
– idiopathische, Fibroostose I:905
– Klinik II:777
– Radiologie II:777 ff.
– Szintigraphie II:777
Paget-Arthropathie II:565 ff.
Paget-Koxopathie II:558 ff., 565
– Computertomographie II:560 f.
– Skelettszintigraphie II:561
Paget-Krankheit s. Ostitis deformans
Paget-Osteosarkom II:569 ff.
Pallister-Hall-Syndrom II:979
Panaritium ossale et articulare I:741
– – – Röntgenbefund I:741

Panaritium ossale et articulare
– – Ostitis I:738, 741
– – Symptome I:741
Panarteriitis nodosa I:890
Panarthritis, ankylosierende I:881
– eitrige I:841
Panhypopituitarismus II:371, 1085f.
Pankreasfunktion, exkretorische, Osteomalazie II:359f.
Pankreasinsuffizienz, exokrine II:671
Pankreaskarzinom, Metastasierungsmuster I:671
– Skelettmetastasierung I:408
Pankreasverkalkung II:501, 503
Pankreatitis, akute II:359
Panner-Krankheit s. Osteonecrosis capituli humeri
Panner-Syndrom II:424
Pannus I:284, 385
– arthritischer I:830
– Arthrogramm I:385, 389
– Gelenktuberkulose I:765
– Hüftgelenk I:826
– subchondraler I:284
Pannusbildung, Paget-Arthropathie II:567
Panoramaaufnahme bei Gardner-Syndrom II:794f.
Panzytopenie II:922
Papillon-Léage-Psaume-Syndrom s. Orofaziodigitales Syndrom
Parallelogramm nach Kopits II:1052f.
Paraneoplastisches Syndrom II:469, 471
– – kutanes I:889
Paraosteoarthropathie, neurogene II:98, 319
Paraplegie, Exostose, intraspinale II:713
– bei Kyphose II:868
– bei Morquio-Krankheit II:863
– Ossifikation, ektopische II:1142
– Osteoarthropathie II:319
– Wirbelsäulenbandverknöcherung II:1143
– Wirbelsäulentuberkulose I:760
Paraproteinämie I:567f; II:267
Paraproteinose II:351
Parasitäre Erkrankung, Synovialmembranveränderung I:287
Parastyloid II:1049
Parasyndesmophyt I:874, 876
Parathormon I:30ff.
– Knochenresistenz II:387
– nicht wirksames II:775
– Nierenresistenz II:387
– Resistenz des Knochens II:361, 387
– Sekretion, erhöhte II:361
– – Stimulation I:221
– – Vitamin-D-Katabolismus I:234
– Wirkungsfelder I:32f.
Parathormonmangel II:385
Parathormonsekretion, gesteigerte II:378

Paravertebrallinie, Veränderung bei Brustwirbelsäulenabszeß I:775
Paresegelenk I:936, 945
Paresehüftgelenk I:945
Parkinson-Syndrom, Fingerfehlstellung I:840
Patau-Syndrom s. Trisomie 13
Patella I:92, 294
– alta I:941; II:1071
– baja II:1071
– Beteiligung bei Gonarthritis tuberculosa I:779
– bipartita I:123f.
– cubiti II:429
– Demineralisation, diffuse I:940
– fehlende besser Patellaaplasie
– Formavarianten I:935f.
– Formtypen nach Wiberg II:1072
– geschwänzte II:451
– Kastenform II:274
– Längsdurchmesser-Querdurchmesser-Quotient II:274
– Lateraldislokation I:938f.
– Metastase, zystisch-expansive I:659
– Morgensternform I:869
– Ossifikation I:94ff.
– partita II:1071
– Randosteophyt I:321
– Sklerose, subchondrale I:940
– tripartita I:125
– Typhusosteomyelitis I:744
Patellaaplasie II:798ff., 1071
Patella-Défilé-Röntgenaufnahme I:939
Patelladiagonalfraktur II:118
Patelladysplasie I:318, 938
– röntgenologische Beurteilung II:1072
Patellafehlstellung I:318, 938, 941 II:1071
Patellafraktur II:118
– Zuggurtung II:120
Patellagleitfläche, Ersatz II:162
– Teilprothese II:147
Patellahinterfläche, knöcherne Ausziehungen I:931
– Knorpeldefekt I:931
– Knorpelveränderungen I:932
Patellahochstand I:321; II:1071
Patellahypoplasie II:800, 1071
Patellaknorpel I:318
– Degeneration I:318
Patellalängsfraktur II:118
Patellaluxation, angeborene II:1072
– CT-Arthrographie II:1072f.
– Daumen, dreigliedriger, und Polydaktylie II:973
– habituelle II:1071f.
– bei Polydaktylie und dreigliedrigem Daumen II:973
– Röntgenuntersuchung II:1072f.
Patellamißbildung II:650
Patellanekrose, totale II:451
Patellaosteophyt, marginaler I:927

Patellapol, distaler, Abbruch II:119
Patellaquerfraktur II:118
– Zuggurtungsosteosynthese II:47f.
Patellaranomalie II:800
Patellarsehne, Verknöcherung I:123f.
Patellarsehnenansatz, Versetzung II:108f.
Patellaspitzenkern I:123f.
Patellasternfraktur II:118
Patellastückfraktur II:121
Patella-Sudeck II:420
Patellatiefstand II:1071
Patellatrümmerfraktur II:118
Pauwels-Femurvarisierungsosteomie II:105
Peau d'orange II:843
Pectus carinatum s. Hühnerbrust
– excavatum s. Trichterbrust
Pektoralis-Hand-Syndrom II:955ff.
– Gliedmaßendefekt, transversaler II:1009
– Spalthand II:1001
– Strahldefekt, ulnarer II:994
– Unterarmperomelie II:1006
Pemberton-Beckenosteotomie II:101
Pena-Shokeir-Syndrom II:927f.
Pendelosteotomie, suprakondyläre II:108
– Tibiakopf II:109
Pepper spot skull II:362f.
Periarthritis I:912
– humeroscapularis II:223
Periarthropathia calcificans I:912
– – Ätiologie I:913
– – calcanei I:920
– – Computertomographie I:920
– – degenerativ progrediente I:919f.
– – des Fingers I:915f.
– – Formationsphase, radiologische Kriterien I:919
– – generalisata I:912f.
– – Geschlechtsverteilung I:917
– – Häufigkeit I:916
– – Hüftgelenk I:916ff.
– – humeroradialis I:916
– – humeroscapularis I:333, 912ff.
– – – Formationsstadium I:914f.
– – – Resorptionsstadium I:914ff.
– – monoartikuläre I:912
– – multiple I:912
– – Pathogenese I:915
– – Pendantfälle I:920
– – symptomatische I:912
– – Vorfuß I:917
– humeroscapularis I:912ff.
– – Epidemiologie I:916f.
– – Pathogenese I:913ff.
– – Röntgenbefund I:918
– urica I:912

Periarthropathie I:912ff.
- Befallmuster, wanderndes I:916
- Definition I:912
- Epidemiologie I:916ff.
- Häufigkeit I:916
- Histologie I:916
- Klinik I:918ff.
Periarthrose I:912
Periblastem I:67
- persistierendes I:24
Perichondrium I:22f.
Perikardverdickung II:916
Periost I:23ff.
- Blastemcharakter I:24
- Cambiumschicht I:24
- Darstellung I:24
- fibröse Schicht I:24
- Knochentumordurchbruch I:250
- Lamellierung I:711
Periostabhebung, blutungsbedingte I:249
- Neurofibromatose I II:819
- Osteomyelitis I:704
Periostappositon, Osteoarthropathia hypertrophicans II:469ff.
Periostdehnungsschmerz I:524
Periostdysplasie bei Neurofibromatose II:816
Periostitis, Gauchersche Krankheit, Typ 1 II:900
- hyperplastica s. Osteoarthropathia hypertrophicans
- luische I:746, 748
- ossificans I:24, 248f.
- - bei Brodie-Abszeß I:728
- - bei plasmazellulärer Osteomyelitis I:730
- - reaktive, bei Osteomyelitis I:704
- ossifizierende I:24
- produktive, Vitamin-A-Hypervitaminose II:390
- reaktive, bei konnataler Lues I:747
- - bei Osteomyelitis I:701
- rezidivierende, der Perlmutterarbeiter II:507
- tuberculosa I:758
Periostose I:24, 247ff.
- bei arterieller Durchblutungsstörung II:413f.
- Fluorose II:500, 503
- generalisierte I:247f.
- karzinomatöse I:647
- Osteolathyrismus II:507
- rezidivierende, multifokale, des Kindes II:779
- tuberöse Sklerose II:823
- umschriebene, reaktive I:249
- bei venöser Durchblutungsstörung II:415f.
- wachstropfenartige I:248f.
Periostreaktion I:476 ff; II:779
- Akropachie, thyreohypophysäre II:373
- bei entzündlicher Knochenerkrankung, Differentialdiagnose I:726

Periostreaktion
- fibroplastische, der distalen Femurmetaphyse I:617
- Knochengranulom, eosinophiles II:290
- Leukämnie II:261, 264
- ossifizierende I:24, 248f.
- - Lepra I:750
- Osteoarthropathie, neurogene II:305
- Ostitis deformans II:563
- bei posttraumatischer Ostitis II:84
- zwiebelschalenförmige s. Knochenneubildung, periostale, zwiebelschalenförmige
Periostveränderung, tumoröse I:662
Periostverdickung II:470
- Dysplasie, diaphysäre II:770
Periostverknöcherung, Osteoarthropathie, hypertrophische I:662
- reaktive, Riesenzelltumor I:596
Peritendinitis calcarea I:912
Perlmutterarbeiter, Ostitis II:507
Perodaktylie II:1006f.
Perodaktylie II-V s. B-Brachydaktylie
Peromelie II:993, 1005ff., 1033
- Fusion, splenogonadale II:1009
- Hemidysplasie mit Psoriasis II:1010
- Mikroglossiesyndrom II:1008f.
- Zwergwuchs, heredodegenerativer II:1085
Perthes-Calvé-Legg-Waldenström-Krankheit s. Femurkopfnekrose, aseptische, beim Kind
Perthes-Syndrom II:424
Pes adductus s. Sichelfuß
- calcaneus congenitus s. Hackenfuß, angeborener
- cavus s. Hohlfuß
- equinovarus adductus supinatus s. Klumpfuß
- planus s. Plattfuß
Peutz-Jeghers-Syndrom II:520, 523
Pfannenbodenkontur, Doppelung I:948f.
Pfannenboden-Spongiosaplastik, homologe II:201
Pfannendach, knorpelig präformiertes I:357
Pfannendachgeröllzyste I:948
Pfannendachlinie I:357; II:1058f.
Pfannendachplastik II:101
Pfannendachsklerose I:924, 948
Pfannendachverbreiterung, Osteotomie II:101
Pfannendachwinkel II:1053
Pfannenerker, abgerundeter I:358
- knorpeliger II:1058
- Ultraschalldiagnsotik II:1058
- Winkel II:1058
Pfannenerkerhypoplasie I:945f., 950
Pfannenerkerosteophyt I:948

Pfannengrundbruch II:135
Pfannengrundosteophyt I:928
Pfannenkeilosteotomie II:101
Pfannen-Perthes II:438
Pfannenrand, hinterer, Abbruch II:134
Pfannenrandausbruch II:122
Pfannensuperzilium, arthrotisches I:943, 945, 947
- pathologisches I:950
- physiologisches I:945f.
Pfannenumstellung, Tripleosteotomie II:101
von-Pfaundler-Hurler-Krankheit s. Hurler-Krankheit
Pfeiffer-Syndrom II:954f.
Pflasterverband, Extensionsbehandlung II:38
Pfropfarthritis I:863, 965
Phakomatose II:810, 821, 824
- fünfte s. Basalzellnävussyndrom
Phalangendysplasie II:943
Phalangenossifikation, verzögerte II:998
Phalangenosteolyse, idiopathische s. Osteolyse, idiopathische, phalangeale
Phalangensarkoidose I:797ff.
Phalangenstrukturaufhellung, zystische II:822
Phalangenzyste, Sarkoidose I:799
Phalanx, bifide II:642f.
- distale, Aplasie II:1007
- - Glomustumor I:590
- - Metastase, osteolytische I:670
- - Panaritium nach Osteosynthese I:741
- - Veränderung bei Hurler-Krankheit II:837
- tuberöse Sklerose II:822f.
Phantomknochen s. Osteolyse, massive
3-Phasen-Skelettszintigraphie I:398, 417
- Osteomyelitisdiagnose I:421
Phemister I:276
Phlebolith I:538; II:719, 1132f., 1135, 1145
Phlegmone I:708
- posttraumatische I:735
Phokomelie II:989, 1033
- Brachmann-de-Lange-Syndrom II:921
- Holt-Oram-Syndrom II:984f.
- Roberts-Syndrom II:998
- Stoll-Syndrom II:985
- Trisomie 18 II:923
Phosphat, Plasmaspiegel, Kalzitoninwirkung I:33
Phosphatase, alkalische I:34
- - Aktivität, erhöhte I:225, 233
- - - verminderte I:233
- - Berylliumwirkung II:507
- - Epiphyseolysis capitis femoris juvenilis II:447
- - Fluorwirkung II:499
- - Hyperostose, endostale, van Buchem II:774

Phosphatase, alkalische
– – Knochendysplasie, fibröse II:518
– – Knochenmineralisation I:233 f.
– – Malignom I:408
– – Osteoarthropathia hypertrophicans, akute II:471
– – alkalische, Osteomalazie II:357
– – Ostitis deformans II:571
– – Vitamin-D-Intoxikation II:395
– – Vitamin-D-Mangelrachitis II:396
– saure I:34
Phosphataufnahme, verminderte II:355, 357 ff.
Phosphatausscheidung II:361
– erhöhte II:355, 361 ff., 378
Phosphatausscheidungsstörung II:378
Phosphatclearance, erhöhte I:261
Phosphatdiabetes s. Rachitis, Vitamin-D-refraktäre, genuine
Phosphatkomplex, ^{99m}Tc-markierter s. ^{99m}Tc-Phosphatkomplex
Phosphatstoffwechsel I:3, 31
– Vitamin-D-Einfluß II:393
Phosphattransportstörung II:397
Phosphor-32 I:395
Phosphordepot I:7
Phosphorlinien II:504 f.
Phosphornekrose II:505
Phosphorrückresorption, renal-tubuläre I:234
Phosphorsklerose II:504 f.
Phosphorvergiftung, akute II:504
Photoabsorptionskoeffizient I:166
Photodensitometrie, radiologische I:205
– vergleichende, mit verschiedenen Strahlenqualitäten I:179
Photometrie, visuelle I:152
Photonenabsorptiometrie I:255
Photonenabsorptionsmessung I:193 ff.
– Ergebnisse I:196 ff.
Phthisis bulbi II:746
Physiognomieveränderung, Mukolipidose II:869
– Oligosaccharidose II:869
Pick-Herxheimer-Krankheit s. Acrodermatitis chronica atrophicans
Pierre-Marie-Bamberger-Krankheit s. Osteoarthropathia hypertrophicans
Pierre-Robin-Syndrom II:680
– mit Chondrodysplasie II:696
Pigmentflecken II:513
– Albright-Syndrom II:517 f., 520
– Knochendysplasie, fibröse II:517 f.
Pilon tibiale, Fraktur II:131
Pilzinfektion, Synovialmembranveränderung I:286
Pilzosteomyelitis I:750 f.

Pilzschädel II:733, 741
Pingpongball-Impressionsfraktur II:123
Pinhole-Kollimator I:399
Pits-Grübchen I:23
Plantaraponeurosenansatz, Fibroostitis I:907
– – Szintigraphie I:910
– Fibroostose I:905
– Ossifikation I:123, 128
Plasmin I:35
Plasmozytom (s. auch Myelom, multiples; s. auch Myelomatose) I:270, 565 ff; II:267
– extraskelettäres I:565
– generalisiertes s. Myelom, multiples
– Knochenamyloidherd II:331
– Osteoporose II:350 f.
– osteosklerotisches I:570
– Röntgenuntersuchung, Sensitivität I:408
– Skelettszintigraphie I:408
– – Sensitivität I:408
– solitäres s. Myelom, solitäres
Plasmozytomniere I:567
Plattenosteosynthese II:50 ff.
– Ellenbogenarthrodese II:181
– falsch angebrachte, Pseudarthrosenentstehung II:87
– Handgelenkarthrodese II:182
– Hüftarthrodese II:184 f.
– Infektion II:82
– Kniearthrodese II:186 f.
– Schulterarthrodese II:181
– Spezialplatten II:50 f.
– Spondylodese II:173, 175 f.
– zervikale II:178 f.
– Torsionsstabilität II:50
– Zuggurtungsprinzip II:48
Plattfuß, angeborener II:1077 ff.
– – Röntgenbefund II:1078 f.
– – Therapie II:1079
– Neuropathie, sensorische, hereditäre II:312
– Osteoarthropathie, diabetische II:316
– tabischer II:309
– traumatischer II:132
Plattwirbel s. auch Platyspondylie; s. auch Vertebra plana
– Hyperthyreose II:373
– Hypothyreose II:375
– Leukämie II:264
– Osteomalazie II:357
– Osteoporose, präsenile II:339, 342
– Steroidosteoporose II:346
– zervikale II:375
Plattwirbelerkrankung II:434
Platyspondylie s. auch Plattwirbel; s. auch Vertebra plana
– Achondrogenese I II:285
– Brachyolmie II:691 f.
– Dysosteosklerose II:788
– Dysplasie, diastrophische II:617
– – dyssegmentale II:637

Platyspondylie, Dysplasie
– – osteoglophonische II:726
– – pseudodiastrophische II:619
– – spondyloepiphysäre, kongenitale II:631
– – spondylometaphysäre, Typ Koslowski II:672 ff.
– – thanatophore II:589 ff.
– Fibrochondrogenese II:589
– Kniest-Dysplasie II:632 ff.
– Morquio-Krankheit II:848 f.
– Opsimodysplasie II:655 f.
– Osteoektasie mit Hyperphosphatasie II:790
– Osteogenesis imperfecta II:740 f.
– Pseudoachondroplasie II:683
– Schneckenbeckendysplasie II:592
– Spondyloenchondroplasie II:722 f.
– Zwergwuchs, metatrophischer II:1090
Platzhalter, einsinkender II:152, 155
– Fingergelenk II:152, 154
Plexus chorioideus, Verkalkung I:112 f.
– praevertebralis I:650
– spinalis anterior I:649 f.
– – posterior I:650
Plica alaris s. Synovialfalte seitlich der Patella
– mediopatellaris I:318, 322
– synovialis s. Synovialfalte
Plummer-Nägel I:373
Pneumoarthrogramm II:113
Pneumoarthrographie I:291
Pneumomediastinum II:1109
Pneumoperitoneum II:1109
Pneumoretroperitoneum II:1109
Pneumothorax II:1109
Podagra II:211
– Differentialdiagnose II:212
POEMS-Syndrom I:571
Pohlsche Laschenschraube II:54, 71
– – Schenkelhalsosteosynthese II:72
Poikilodermie II:987
Poland-Syndrom s. Pektoralis-Hand-Syndrom
Poliomyelitis, Knochenhypoplasie I:51 f.
– Osteoporose I:258
Polizeiknüppel-Diaphyse II:772
Polyarteriitis I:890
– Polyarthritis I:890 f.
– Synovialmembranveränderung I:284
Polyarthralgie s. auch Arthralgie; s. auch Gelenkschmerzen
– Polymyalgia rheumatica I:889
– Spondylitis ankylosans I:879
Polyarthritis, akute I:849
– amyloidassoziierte II:331 f.
– chronische s. Arthritis, rheumatoide

Polyarthritis
– Lupus erythematodes disseminatus I:893
– migratorische I:795
– Polyarteriitis I:890f.
– postrheumatische, chronische I:849
– Retikulohistiozytose, multizentrische I:894
– Skelettdemineralisation, generalisierte I:824
– Spätstadium I:824
Polyarthrose der Hand, Gelenkbefallmuster I:862
– Handszintigramm I:437
– kältebedingte II:483
– der proximalen Interphalangealgelenke I:860
Polycentric-Kniegelenkendoprothese II:160
Polydaktylie II:260, 581, 948, 951, 962ff.
– akrokallosales Syndrom II:983
– Daumen, dreigliedriger, und Patellaluxation II:973
– Definition II:962
– Greig-Temtamy-Syndrom II:980f.
– intermediäre II:979f.
– – Kurzippen-Polydaktylie-Syndrom, Typ Majewski II:982
– – Mohr-Claussen-Syndrom II:981f.
– isolierte II:962
– bei kompletter Fingersyndaktylie II:951
– Kopfhautdefekt II:979
– mit kurzen Rippen II:977
– laterale II:984
– mediale II:980ff.
– – Carpenter-Syndrom II:980
– – Greig-Temtamy-Syndrom II:980f.
– – Kurzippen-Polydaktylie-Syndrom, Typ Majewski II:982
– orofaziodigitales Syndrom II:644
– postaxiale (s. auch Hexadaktylie, ulnare) II:595
– – Dysplasie, chondroektodermale II:624, 626
– – Smith-Lemli-Opitz-Syndrom II:961
– präaxiale s. auch Daumen, Polydaktylie
– – Fanconi-Anämie II:923
– radiale II:964ff.
– – Häufigkeit II:962
– mit Syndaktylie s. Sympolydaktylie
– Thalidomidembryopathie II:984
– bei Tibiaaplasie II:973f.
– bei Tibiahypoplasie II:973f.
– tibiale II:965
– ulnare II:975ff.
– – Bardet-Biedl-Syndrom II:975
– – C-Syndrom II:977f.

Polydaktylie, ulnare
– – Dysplasie, akrozephalopolydaktyle II:979
– – Grebesche Chondrodysplasie II:978
– – Häufigkeit II:962
– – McKusick-Kaufman-Syndrom II:978
– – Meckel-Syndrom II:976f.
– – Pallister-Hall-Syndrom II:979
– – Schinzel-Giedeon-Syndrom II:978
– – Simpson-Golabi-Behmel-Syndrom II:978f.
– – Trisomie 13 II:975f.
– – – partielle II:976
– – Weyers-Syndrom II:978
Polydaktylie IV bei Brachymetakarpie II:943
Polydaktyliesyndrom, letales II:592ff.
Polyhydramnion II:606
Polykarpalie II:626
Polymyalgia rheumatica I:889
Polypose, adenomatöse, familiäre II:793
– intestinale, III s. Gardner-Syndrom
Polyposis coli II:793, 795
– – maligne Entartung II:795
Polysyndaktylie, Definition II:969
– intermediäre II:980
– mediale II:980ff.
– Typ I II:969f.
– – Genetik II:970
Polytrauma, Skelettszintigraphie I:423
Polyurie, Hyperkalzämiesyndrom, knochenmetastasenbedingtes I:653
Polyzythämie II:261
– Gicht II:210
– Osteoporose II:350
Popkornepiphyse II:739, 742
Popliteazyste I:323
– Arthrogramm I:324
– Sonogramm I:324
Porometall-Hüftendoprothese II:158
Postmeniskektomiesyndrom, Arthrographie I:312f.
– Ursache I:312
Postthrombotisches Syndrom II:416
Potentialdifferenz im Knochen I:49
PPRC s. Chondrodysplasie, pseudorheumatoide, progressive
Präarthrose I:923
Präepiphyseolyse II:447
Präerosion I:824
Präpubertätsfettsucht II:1105
Preßluftarbeiter, Knochenschaden II:493
– Osteochondronekrose II:463
Preßluftschaden I:960
Primärherd, tuberkulöser I:757

Primärkomplex, tuberkulöser I:757
Primärtumor, osteophober, Skelettszintigraphie I:408
Processus alveolaris, Atrophie, altersbedingte I:141, 143
– coracoideus, Bandausrißfraktur II:129
– coronoideus I:360
– posterior tali I:123
– – – Abbruch II:21, 131
– styloideus radii, Fraktur II:124
– – ulnae, Abbruch II:123f.
– – – Abriß II:124
– – – Amputation bei rheumatoider Arthritis I:853f.
– – – Ausrißfraktur II:127
– – – Ballonierung I:854
– – – fehlender II:937
– – – Konvexerosion I:852f.
– – – Osteonekrose, aseptische II:429
– – – Resektion I:367
– supracondylaris humeri s. Humerussporn
– trochlearis calcanei I:123
– unguicularis, Tuberositasformen I:90
– – vergrößerter I:232
Progenie, Akromegalie II:368
– Apert-Syndrom II:953
Progerie (s. auch Zwergwuchs, seniler) II:914
– Osteolyse, progressive II:321
Progeroidsyndrom, neonatales s. Wiedemann-Rautenstrauch-Syndrom
Prognathie, Akromegalie I:230
– Dysplasie, osteoglophonische II:726
– Homozystinurie II:906
Pronator-quadratus-Zeichen I:816f., 845
Propyleninhalation II:506
Prostaglandin, Einfluß auf das Knochenwachstum I:31
– Funktion bei Skelettmetastasierung I:645f.
Prostaglandin D_2, Serumspiegel, erhöhter II:300
Prostaglandin E_2 I:645f.
Prostatakarzinom, Knochenmetastasen, Häufigkeit I:652
– – Lokalisation I:664
– – osteoplastische I:661, 663
– – Patientenbeobachtung I:675
– – Verteilungsmuster, szintigraphisches I:405
– Metastasierung, hämatogene I:648
– Metastasierungsmuster I:664
– Skelettmetastasierung I:408
– Wirbelsäulenmetastasierung, gemischtförmige, generalisierte I:666
Proteinase, neutrale I:35
– saure I:35

Proteinurie, Osteolyse, idiopathische, karpotarsale II:827
- bei Osteoonychodysostose II:800
Proteoglykan I:12, 22
Prothesenermüdungbruch II:146
Prothesenspitze II:146
Protrusio acetabuli II:1050
- - Hämophilie II:276
- - idiopathische I:952
- - Marfan-Syndrom II:910
- - Ostitis deformans II:558 ff.
- - primäre II:1050
- - sekundäre I:952 f; II:1050
- bulbi s. Exophthalmus
Provitamin II:389
Prune-belly-Syndrom, Gliedmaßendefekt, transversaler, terminaler II:1009
Pseudarthrose II:34, 86 ff.
- Ausheilung II:34 f.
- Becksche Bohrungen II:87
- Distraktor II:91
- nach Fraktur, Gallium-67-Citrat-Szintigraphie I:424
- gelenknahe II:87
- hypertrophe II:87
- infizierte II:84, 86
- Knochentransplantation, autologe II:195, 206 f.
- bei konservativer Frakturbehandlung II:87
- bei liegendem Marknagel II:87
- Marknagelung, statisch verriegelte II:91
- nach medialer Schenkelhalsfraktur II:73
- Mukolipidose II, Frühphase II:874
- Neurofibromatose I II:816 f.
- Osteosynthese II:87
- Szintigraphie I:422, 424
- Ursache II:86
Pseudarthroseresektion II:41
- offene II:90
Pseudoachondroplasie II:615, 680 ff.
- Becken II:682, 684
- Differentialdiagnose II:684
- Erbgang II:680
- Erwachsenengröße II:681
- Gestaltwechsel II:680 ff.
- Häufigkeit II:681
- Klinik II:681
- Radiologie II:681 ff.
- Typ III II:943
- Wirbelsäule II:682 f.
Pseudoameloblastom s. Adamantinom der langen Röhrenknochen
Pseudo-Charcot-Gelenk II:346
Pseudoepiphyse I:80 f., 118, 130; II:375, 634, 648, 650 f.
- Dysplasie, spondylomega-epiphysäre-metaphysäre II:695
Pseudoepiphysen, Athyreose II:1095
Pseudogelenk, interspinales, lumbales II:340, 342

Pseudogicht s. Chondrokalzinose
Pseudogliom bei Osteoporose II:745 f.
Pseudohermaphrodit, weiblicher II:1098
Pseudohyperparathyreoidismus II:1125
- myelogener II:265
Pseudohypoparathyreoidismus II:386 f., 945, 1097
- Brachymetapodie II:941
- Handröntgenbefund II:387
- Röntgensymptome II:1097
Pseudohypopituitarismus II:1093
Pseudo-Lupus-erythematodes I:894
Pseudo-Madelung II:1046
Pseudomangelrachitis I:235; II:398, 400
Pseudoosteolyse II:826
Pseudoosteomyelitis, Gauchersche Krankheit, Typ 1 II:901
Pseudopseudohypoparathyreoidismus II:387, 706, 945 f.
- Brachymetapodie II:941
Pseudo-Pubertas-praecox II:1098, 1103 f.
Pseudo-Schlatter II:454
Pseudothalidomidsyndrom II:988
- Fibulaaplasie II:998
Pseudotumor, hämophiler I:621; II:272, 421
- - intramuskulärer II:273
Pseudoxanthoma elasticum II:789
Pseudozyste I:134; II:538
- Hyperparathyreoidismus, sekundärer II:362
- Knochendysplasie, fibröse II:516, 518 f., 521, 524 ff.
- Randsklerose I:134
- subchondrale, arthritische I:828
- - arthrotische I:926
- - Hämophilie II:270 ff., 275 f.
- vielkammerige II:527, 529
Psoasabszeß, Computertomographie II:715
- tuberkulöser I:759 f., 775
Psoasschatten, verbreiterter I:775
- Verbreiterung II:273
Psoriasis I:870; II:1010
- spondylitica I:874
Psoriasisarthritis s. Arthritis psoriatica
Psoriasisspondylitis I:874, 876
4p-Syndrom II:923
Pterygien, multiple II:1015
Pterygium II:961
Pubertas praecox II:513, 517, 520 f., 1102 ff.
- - heterosexuelle II:1103
- - isosexuelle II:1102
- - Minderwuchs, dyszerebraler II:1100
- tarda II:1105
Pubertät, Wachstum, beschleunigtes I:72
Pubertätsfettsucht II:1105
Pulpitis, eitrige I:741

Pulsationsosteolyse II:152, 155
Punched-out-lesion II:287 f.
Puromycin II:508
Pustulosis palmaris et plantaris I:810
- palmoplantare I:245
Pyarthros mit Hüftkopfnekrose nach Verbrennung I:739
- bei Osteomyelitis beim Erwachsenen I:704
- bei Säuglingsosteomyelitis I:704
Pyknodysostose II:755 ff., 944, 946
- Differentialdiagnose II:758
- Erwachsenenlänge II:755
- Handskelett II:756 f.
- Klavikulahypoplasie II:650
- Schädel II:756 f.
- Wirbelsäule II:757 f.
Pyknodysostosis, Endostose I:245
Pyle-Syndrom s. Dysplasie, metaphysäre
Pylonplatte II:51 f.
Pyocyaneus, Ostitis, posttraumatische I:734 f.
Pyramidenbahnzeichen II:824

Q

Quadriplegie, Ossifikation, ektopische II:1142
Quadrizepsinsertion, patellare, Ausrißfraktur II:118
- - Zähnelung I:940
Querbruch II:5
- Kallusformation II:34 f.
- Küntscher-Nagelung II:58
Querfraktur II:23
Querschnittlähmung, Spondylitis tuberculosa I:775

R

Rachitis, antiepileptikabedingte II:509 f.
- Ermüdungsbruch II:13
- Hyperparathyreoidismus I:221
- hypophosphatämische, familiäre s. Rachitis, Vitamin-D-refraktäre, genuine
- - bei fibröser Knochendysplasie II:538
- bei letaler, autosomal rezessiver Osteopetrose II:747
- Loosersche Umbauzone II:13
- Skelettszintigraphie, Befund I:438
- Traceranlagerung I:397
- bei Vitamin-D-Mangel s. Vitamin-D-Mangelrachitis
- Vitamin-D-refraktäre, genuine I:235; II:397 f.
- - - Laborbefund II:398
- Vitamin-D-resistente, bei fibröser Knochendysplasie II:520, 523
- - Ossifikation, ektopische II:1143
Radialer Defekt s. Strahldefekt, radialer

Radioaktiver Stoff, Kontamination, innere II:490
– – osteotroper II:490
Radiogold-Synviorthese, Folgen I:287
Radiokarpalgelenk s. Karporadialgelenk
Radiopharmaka, osteotrope I:395 f; II:490
– – Aufnahme, 5-Compartmentmodell I:397
– – ^{99m}Tc-markierte I:395 f.
Radioulnargelenk, Belastungsschmerz II:127
– distales I:366 f.
– – Erguß, Nachweis I:816
– – Röntgencomputertomographie I:292
– Ulnasubluxation II:125
– Verletzung II:127
Radioulnarmutilation, Arthritis, rheumatoide I:832
Radioulnarsynostose s. Synostose, radioulnare
Radius, Densitometrie I:162
– distaler, Fraktur, osteoporosebedingte I:255
– – Photonenabsorptionsmessung, Ergebnisse I:196
– Ostitis deformans II:565
– Röntgenmorphometrie I:162
Radiusaplasie II:984, 989, 997
– Baller-Gerold-Syndrom II:926, 988
– Chromosomenaberration II:992
– Dysostose, akrofaziale, Typ Nager II:989
– Fanconi-Anämie II:986
– Klumphand II:1047
– Nierenfehlbildung II:986
– Ohren, dysplastische II:986
– mit Poikilodermie s. Thomson-Syndrom
– Pseudothalidomidsyndrom II:988
– Stoll-Syndrom II:985
– bei Ulnaverdoppelung II:971
Radiusaplasie-Thrombozytopenie-Syndrom II:987
– Fibulaaplasie II:998
Radiusdefekt, Vacterl-Komplex II:990 f.
– mit Wirbelsäulenfehlbildung II:989 f.
Radiusdiaphyse, Densitometrie, Aluminiumreferenzsystem I:175
– Grünholzfraktur II:8
– – Ulnaverbiegung II:11
– – Kompakta, Densitometrie, Kaliumhydrogenphosphat-Referenzsystem I:178
– – – mit Röntgencomputertomographie, Ergebn I:192
– – Mineralgehalt, Alterskurve I:198
– – proximale, Kompaktadicke, kombinierte, Altersgang I:162

Radiusepiphyse, distale, Crash-Fraktur II:8
– – dreieckig deformierte II:660 f.
– – Hämangioendotheliom I:592
– – Osteonekrose, aseptische II:429
Radiusepiphysenfuge, distale, Stauchungsbruch II:7
Radiusfraktur, distale II:123 ff., 127
– – intrartikuläre, Arthrogramm I:370 f.
– – Pronator-quadratus-Zeichen I:817
– – Wiederherstellung korrekter Längenverhältnisse II:127
– Radiusvorschub II:9
– Spickdrahtosteosynthese II:45
– subkapitale II:124, 126
– typische II:123 f.
– Ulnavorschub, Arthrogramm I:370 f.
Radiusgelenkfläche, distale, nach dorsal abgekippte II:1046
– Flexionsneigung II:96
– Neigungswinkel zur Radiusachse II:96
– Stückbruch II:127
Radiushalsfraktur s. Radiusfraktur, subkapitale
Radiushypoplasie II:651
– Chromosomenaberration II:992
Radiusinkurvation II:660
Radiusköpfchen, Meißelbruch II:5 f., 24, 124
– Ossifikation I:81
Radiusköpfchendysplasie II:1048
Radiusköpfchenersatz II:156
Radiusköpfchenfraktur, Arthrographie I:363
– primär übersehene I:366
Radiusköpfchenluxation II:25
– angeborene II:1042 f.
– – mit Cubitus varus II:1041
– Diagnose II:128
– dorsale II:25
– – mit proximaler Ulnafraktur II:127
– Dysplasie, akromesomele II:645, 648
– – otopalatodigitale II:651
– – spondyloepi-metaphysäre, mit schlaffen Gelenken II:696
– Exostosen, kartilaginäre, multiple II:712 f.
– volare II:25
– – mit proximaler Ulnafraktur II:127
Radiusköpfchenprothese II:151
Radiusköpfchenresektion, Ellenbogenarthrodese II:181
– Ellenbogengelenkpunktion I:361
Radiusköpfchensubluxation, angeborene II:1042
– – Diagnostik II:1042
– – Röntgenbild II:1042 f.
– – Vorkommen II:1042
– Nievergelt-Syndrom II:641

Radiusluxation, Grebes Achondrogenesis II:994
– Symphalangie II:1012
Radiusmetaphyse, Densitometrie, Hydroxylapatit-Methylmetakrylat-Referenzsystem I:176
– – Weichteilüberlagerung, Standardisierung I:177
– distale, Densitometrie I:167 f.
– Osteosarkom, gemischtförmiges I:504
– Spongiosa, Apatitwert, Verlaufskurve I:178
– – Densitometrie mit Röntgencomputertomographie, Ergebnisse I:192
Radiusschaftfraktur II:124 f.
– distale II:26
– – mit Ulnaluxation nach distal II:127
Radiusverbiegung, volar-ulnare II:1046
Radiusverdoppelung II:971
Radiusverkrümmung, Pseudohypoparathyreoidismus II:1097
Radiusvorschub nach Radiusfraktur II:9
Rahmenwirbel II:552 f.
– Osteopetrose II:750
Ranavat-Kniegelenkendoprothese II:160
Randapophyse I:103 f.
Randosteophyt II:368 f.
– patellarer I:321
Randsklerose I:134
Rasanztrauma II:25
– Luxationsfraktur II:122
Raubersches Zeichen I:307, 309
Raumfahrer s. Astronaut
Raumforderung, benigne, Verkalkung II:1132
– fetthaltige II:1112
– maligne, Verkalkung II:1133
Rautengrube der Klavikula II:433
Rayleigh-Streukoeffizient I:166
Rayleigh-Streuung I:166
Reaktion, hyperergische, Arthritis, reaktive I:849
Recessus s. auch Rezessus I:176
– axillaris I:325, 327 f.
– praestyloideus I:369, 371
– subscapularis I:325, 328
– suprapatellaris I:296, 303
– – Blutansammlung II:274
– – Erguß I:820 ff., 843
– – Lipom I:387
– – Osteochondrom I:385
– – Septum I:302 f.
– – Synovialproliferation, Röntgenzeichen I:820 f.
– tibiofibularis, hinterer I:340, 342
– – – Ausstülpung I:342
– – vorderer I:340, 342
von-Recklinghausen-Krankheit s. Neurofibromatose I; s. Osteodystrophia fibrosa generalisata
REEDS-Syndrom II:1004 f.

Referenzsystem, knochenähnliches, reproduzierbares I:172
Reflex sympathetic dystrophy syndrome s. Sudeck-Syndrom
Reflexdystrophie s. Sudeck-Syndrom
Regelkreis, hypothalamohypophysärer, Ausfall II:371
Regressionssyndrom, kaudales II:317f.
Rehmann-Symphalangie II:1012
Reichel-Krankheit s. Chondromatose, synoviale
Reimers-Schraube II:71f.
– Schenkelhalsosteosynthese II:71f.
Reinhardt-Pfeiffer-Syndrom II:638f.
Reiterknochen II:1138
Reiter-Spondylitis I:874
Reiter-Syndrom I:815, 876ff., 887
– beteiligte Gewebe I:876
– epidemisches I:876
– Fibroostitis I:906
– Fußszintigramm I:878
– idiopathisches I:876
– inkomplettes I:877
– Organbeteiligung I:876
– Sakroiliitis I:437, 823, 878
– sporadisches I:876
– Synovialmembranveränderung I:283
Reiter-Trias I:876
Reizleitungsstörung bei Brachydaktylie II:944
Reizzustand, algogener I:925
Rektumform, Geschlechtsunterschied I:66
Rektusdiastase II:915
Releasing-Hormone, Überproduktion II:523
Remodeling II:142
Resorptionslakune I:35
Resting-Line I:10 f.
Restmeniskektomie I:312
Restmeniskus, Arthrogramm I:312
Restmeniskusläsion I:312
Retikulohistiozytäres System, Erkrankung II:278 ff.
Retikulohistiozytose, multizentrische I:894 f.
Retikulumzellsarkom, Lodwick-Destruktionsgrad I:485
– primäres, des Knochens I:552, 559, 561 ff.
– – – Anamnesendauer I:561
– – – Definition I:561
– – – Destruktionsmuster I:561 ff.
– – – Differentialdiagnose I:564
– – – – zum Ewing-Sarkom I:558 f.
– – – – zur Metastase I:563 f.
– – – Geschlechtsprädilektion I:561
– – – Klinik I:561

Retikulumzellsarkom, primäres, des Knochens
– – – Knochenapposition, periostale I:250
– – – Osteolysemuster I:475
– – – Periostreaktion I:561 ff.
– – – Prognose I:561
– – – Röntgenbefund I:485, 561 ff.
– – – Spikula I:561
– – – Verlauf nach Bestrahlung I:562
Retinapigmentepithel, Hypertrophie II:795
Retinitis pigmentosa II:707 f.
– – Bardet-Biedl-Syndrom II:975
Retinol II:389
Retrogenie, Alkoholembryopathie II:919
– cerebro-okulo-fazio-skeletales Syndrom II:928
– Dubowitz-Syndrom II:918
– orofaziodigitales Syndrom II:958
– Pena-Shokeir-Syndrom II:928
– Seckel-Syndrom II:916
– Smith-Lemli-Opitz-Syndrom II:960
Retropatellarfläche s. Patellahinterfläche
Retropatellarschmerz I:940
Retrosternalstruma II:374
Reynolds-Index II:246
Rezessus (s. auch Recessus) I:296
– radiovolarer I:369, 371 f.
Rezidivsyphilis des Kleinkindes I:746
Rhabdomyolyse II:1117
Rhabdomyosarkom II:1121
Rheumafaktor I:851, 865
Rheumaknoten I:852 ff.
Rheumasymptomatik, Fabry-Krankheit II:281
Rheumatisches Fieber s. Gelenkrheumatismus, akuter
Rheumatismus, Definition I:848
– fibrosus I:849
– palindromicus I:887
Rheumatoide Arthritis s. Arthritis, rheumatoide
Rhinitis, luische I:748
Rhizarthrose s. Karpometakarpalarthrose I
Rhizomelie, Dysplasie, diastrophische II:618
– symmetrische II:601
Ribbingsche diaphysäre Dysplasie II:674, 770 f.
Richards-Nagel II:65
Riesenenchondrom I:273
Riesenwuchs II:367, 1101 f.
– Definition II:1101
– hypophysärer (s. auch Gigantismus) II:1101
– – Röntgensymptome II:1102
Riesenzellarteriitis I:889
Riesenzellchondrodysplasie s. Atelosteogenesis

Riesenzellen, mehrkernige I:458
– – Knochengranulom, eosinophiles II:284 f.
Riesenzellsynoviom, benignes s. Synovialitis, noduläre, lokalisierte
Riesenzelltumor I:269 f., 414, 456 f., 594 ff.
– Altersprädilektion I:481 f., 484, 595
– Anamnesendauer I:595
– Angiogramm I:597 f.
– Begrenzung I:596
– Binnenstruktur I:596
– Computertomographie I:596, 599
– Definition I:594
– Diagnostik, Aufgabe des Radiologen I:458
– Differentialdiagnose I:599 ff.
– – zur aneurysmatischen Knochenzyste I:599 f., 621
– – zum Chondroblastom I:600
– – zum Chondromyxoidfibrom I:525
– – zum Chordom I:608
– – zum desmoplastischen Fibrom I:579
– – histologische I:601
– – zum Osteosarkom I:600
– – zum solitären Myelom I:574, 600
– Disseminierung I:594
– extrem aggressiver I:474
– Gelenkeinbruch I:599
– Geschlechtsprädilektion I:595
– Gradeinteilung, histologische I:594
– Implantate, benigne I:594
– Klinik I:595
– Lodwick-Grad I:471, 484, 596
– Lokalisation I:595 f.
– Osteolysemuster I:475
– bei Ostitis deformans II:543
– parossale Ausbreitung I:596 ff.
– Periostreaktion I:596
– im platten Knochen I:599
– Prädilektionssitz I:455, 484
– Resektion I:595
– Röntgenbefund I:484
– Röntgenbild I:459
– Röntgensymptomatik I:595 ff.
– Skelettszintigraphie I:414 f.
– Verlaufsbeobachtung I:474
– Vorkommen I:595
Riley-Day-Syndrom s. Dysautonomie, familiäre
Ringchromosom 3, Syndaktylie II:962
Ringchromosom 4, Strahldefekt, radialer II:991 f.
Ringchromosom 22, Syndaktylie II:962
Ring-Hüftendoprothese II:140
Ring-Kniegelenkendoprothese II:160
Rippe(n), Alterungsprozeß I:15
– Brückenbildung, knöcherne II:1017

Rippe(n)
- Chondrosarkom, zentrales I:543
- Echinococcus cysticus I:753
- Ewing-Sarkom, endothorakale Ausbreitung I:556
- Granulom, eosinophiles, Skelettszintigraphie I:416
- Hämangiom, Röntgenbild I:587
- Knochendysplasie, fibröse II:530f.
- – – Differentialdiagnose II:539
- Knorpel-Knochen-Grenze, Auftreibung II:392
- – Histologie bei Akromegalie I:231
- – – bei Rachitis I:236
- Kompaktadicke, einfache I:158
- kurze, Opsimodysplasie II:655
- – mit Polydaktylie II:977
- Mikroradiogramm bei Cushing-Krankheit I:226
- Mukolipidose II, Frühphase II:875
- – Spätphase II:875
- Ossifikation I:105
- Osteodysplastie II:780f.
- Osteomyelitis, hämatogene I:721
- Röntgenmorphometrie I:164
- Sarkoidose I:801
- Segmentationsstörung II:797f.
- Spontanfraktur I:801
- Tuberkulose I:784
- – Wirbelquerfortsatzbeteiligung I:776
I. Rippe, Fraktur II:24
IV. Rippe, Kompaktadicke, einfache, altersabhängige I:164
V. Rippe, Kompaktadicke, einfache, altersabhängige I:164
Rippe-in-Rippe-Bild II:254
Rippenanomalie I:107
- mit Radiusdefekt II:989
Rippendefekt, zerebrokostomandibuläres Syndrom II:801
Rippenenchondrom, Verlaufsbeobachtung I:536
Rippenende, ventrales, löffelförmiges II:285
Rippenendenauftreibung II:396
Rippenerosion, korikale II:254
- obere I:855
Rippenfraktur II:5
- pathologische II:341, 343
- Osteoporose, präsenile II:341
- – senile II:343
- Steroidosteoporose II:346
Rippenfusion, kongenitale II:797f.
Rippengranulom, eosinophiles II:286f.
- – Radiologie II:292f.
Rippenhypoplasie, zerebrokostomandibuläres Syndrom II:801
Rippenknorpelverkalkung II:373
Rippenköpfchenenchondrom I:536

Rippenmißbildung II:643
Rippen-Osteom II:255
Rippenosteoporose II:255
- präsenile II:341
Rippenserienfraktur, Osteogenesis imperfecta II:740
Rippensklerose, Mastozytose II:301
Rippenspan, periostgedeckter, autologer, mit homologen Spongiosachips II:204f.
Rippenspanplastik II:195
Rippensynostose I:107; II:809
Rippenverbreiterung II:255
Rippenverschmälerung, exzentrische, Marfan-Syndrom II:910, 912
Rippenverschmelzung, Robinow-Syndrom II:643
Roberts-Syndrom s. Pseudothalidomidsyndrom
Robinow-Sorauf-Syndrom II:955, 984
Robinow-Syndrom II:638f., 641ff., 983
- Diagnose, radiologische II:643
- Differentialdiagnose, radiologische II:643f.
- Klinik II:642
- Wirbelsäulenmißbildung II:643
Robin-Sequenz II:986
Robin-Trias II:944
Rogersche Hilfslinie II:122, 128
Röhrenknochen, Apophysenkerne I:83
- Biegungsbeanspruchung II:4
- Blutversorgung II:401
- Drehbruch II:24
- Dysplasie, kraniotubuläre II:767
- Enchondromatose II:718
- Entwicklung, embryonale I:67f.
- Entwicklungsstörung II:657ff.
- Epiphysennekrose, aseptische, genuine II:424
- Epiphysenverknöcherung I:78
- Frakturlokalisation II:22
- Gefäßkanalentwicklung I:70
- Gefäßversorgung I:25f.
- Hantelform II:623
- Knorpelhyperplasie II:621
- kurzer, Epiphyse I:81
- – Fraktur, Spickdrahtosteosynthese II:47
- – Knochendysplasie, fibröse II:530
- – Knocheninfarkt II:247f.
- – Läsion, osteolytische I:270
- – Opsimodysplasie s. Osteolyse, idiopathische, phalangeale
- – Tumor, knochenharter II:722
- lange, Chondrodystrophia calcificans congenita II:1091
- – Dichtezunahme, diffuse II:296f.
- – Dysplasie, frontometaphysäre II:782f.
- – – metaphysäre II:786f.

Röhrenknochen, lange, Dysplasie
- – – osteoglophonische II:726
- – Exostosen, kartilaginäre, multiple II:713ff.
- – Fukosidose II:883
- – β-Glukuronidase-Mangel II:861, 863
- – hantelförmige II:621
- – – Vorkommen II:635
- – Homozystinurie II:906
- – Hunter-Krankheit II:843f.
- – Hurler-Krankheit II:837
- – Kniest-Dysplasie II:632f.
- – Knochendysplasie, fibröse II:529f.
- – Knocheninfarkt I:274; II:248f.
- – Kortexverdünnung II:811
- – Mannosidose II:884
- – Maroteaux-Lamy-Krankheit II:856, 859
- – Modellierungsstörung, Gauchersche Krankheit, Typ 1 II:900
- – Morquio-Krankheit II:851
- – Mukolipidose II, Frühphase II:874
- – – Spätphase II:876f.
- – Mukolipidose III II:879f.
- – Neurofibromatose I II:816
- – Osteodysplastie II:780f.
- – Osteoektasie mit Hyperphosphatasie II:789f.
- – Osteogenesis imperfecta II:734, 738ff., 742
- – Osteopathia striata II:762f.
- – Osteopetrose II:748, 750
- – Osteoporose II:392
- – Pseudarthrose II:87
- – Spornbildung II:684
- – Verbiegung II:608
- – – Dysplasie, kampomele II:606ff.
- – – – otopalatodigitale, Typ II II:652
- – – Knochendysplasie, fibröse II:527
- – – Neurofibromatose I II:816
- – – sekundäre II:608
- – – traumatische II:9
- – Verkürzung, teleskopähnliche II:825
- – Zapfenepiphysen II:671
- – Zwergwuchs, diastrophischer II:1090
- Längenwachstum I:71f.
- Ossifikation I:73, 78
- Ostitis deformans II:562ff.
- Röntgenbefund bei primärem Hyperparathyreoidismus II:380ff.
- Spongiosasklerose I:245
- Transformationsvorgänge, Druckwirkung I:49
- Verlängerung, osteomyelitisbedingte I:724
- Verplumpung II:368, 370, 777
- verschmälerte II:371

Röhrenknochen,
- wachsender, Kortikalislücke, passagere, metaphysäre I:617
- Wachstumsstörung II:657 ff.
Röhrenknochenfraktur, Behandlung, frühfunktionelle II:37
- Kallusbildung II:34 f.
- Küntscher-Nagelung II:58
Röhrenknochengranulom, eosinophiles II:286
- - Differentialdiagnose II:293
- - Radiologie II:288, 290 ff.
Röhrenknochenkompakta, Spongiosierung I:222 f.
Röhrenknochenläsion, aggressive, Differentialdiagnose II:293
Röhrenknochenschaft s. Diaphyse
Röhrenknochenveränderung, sklerosierende II:296
Röhrenknochenverkürzung, generalisierte II:658
Rohrnagel II:56, 65
Rollenprothese II:150
Röntgenaufnahme, gehaltene, bei Gelenkverletzung II:113
Röntgenbild, Densitometrie, Vorteil I:177
Röntgenbildanalyse I:205
- quantitative I:156 ff.
Röntgencomputertomographie I:3, 277
- Densitometrie I:180 f., 277
- - Einschichtuntersuchung I:187
- - Fettfehler I:173, 181
- - Mehrschichtuntersuchung I:187
- - Meßgenauigkeit I:181
- - Meßkalibrierung I:181 ff.
- - Meßortwahl I:184 ff.
- - Reproduzierbarkeit I:181
- - Strahlenbelastung I:181
- - Vergleichskörper I:180
- - Gelenkdarstellung I:61 f.
- - Gelenkdiagnostik I:292
- - Gewebedifferenzierung I:47
- - hochauflösende I:42 f., 61
- - Indikation I:277
- - Knochenstrukturanalyse I:42
- - quantitative, Fehlermöglichkeiten I:180
- - Sekundärschnittrekonstruktion I:47
Röntgendiagnostik I:276 f.
- mit Gasinsufflation II:1111
Röntgenfilm, Schwärzungsmessung, vergleichende I:173
Röntgenmorphometrie I:157 ff.
- Meßstrecken I:157
- Meßzonen I:158
Röntgen-Photo-Densitometrie I:170
- quantitative I:173
Röntgenstrahlbeugung I:166
Röntgenstrahlen, Schwächung, Gewebedicke I:5 f.
- Schwächungsdifferenzen, perikoxale I:820, 842

Röntgenstrahlung, monochromatische I:166
- polychromatische I:167
Röntgenvergrößerungstechnik, Bildqualität, physikalische Faktoren I:155
Rosenkranz, rachitischer II:396
Rossak-Brinkmann-Kniegelenkendoprothese II:164
Rotationsfehlstellung, frakturbedingte II:29, 99
Rotationsgelenkprothese, Kniegelenk II:161, 164 f.
Rotations-Hüfttotalendoprothese II:158
Rotatorenmanschette I:325
- Ansatzverkalkung I:913
- Degeneration I:327 ff.
- - Arthrographie I:327 ff.
- Insertionszonenreizung, schmerzhafte I:918
- Läsion, diagnostische Fehler I:333 f.
- - Leeraufnahme I:327
- - Ultraschalldiagnostik I:293
- Ruptur I:328 f., 918 f.
- - Arthrographie 328 f., 919
- - Arthroskopie I:919
- - inkomplette I:329, 333
- - komplette I:329, 331 ff., 386
- - kraniale, inkomplette, Bursographie I:333
- - - - Ultraschalldiagnostik I:333
- - Monokontrastarthrographie I:919
- - Nachweis I:918 f.
- - Röntgenzeichen I:918
- - Unterseite, Darstellung, arthrographische I:326
- - Verkalkung I:333
Röteln, Osteomyelitis I:749 f.
Rothmund-Syndrom II:987
Rubinstein-Taybi-Syndrom II:925
Rückenmark, Beteiligung bei Wirbelsäulentuberkulose I:760
Rückenmarkkompression, Gauchersche Krankheit, Typ 1 II:900
- Knochendysplasie, fibröse II:518
- Morquio-Krankheit II:863
- Ostitis deformans II:555
- Wirbelsäulentuberkulose I:764, 775
- zervikale, Achondroplasie II:613
- - Kniest-Dysplasie II:632
Rückenschmerzen, Hyperthyreose II:373
- Osteoporose, präsenile II:342
- Ostitis deformans II:555
Rückfuß II:1076
Rückfußosteoarthropathie, diabetische II:316
- tabische II:309 f.
Ruderblattrippen II:833, 836, 848

Rugger-jersey-Wirbel I:185, 187, 224, 238; II:363, 552 f., 555
Ruhigstellung, Knochenstrukturveränderung I:51 f.
Rumpf, abnorm langer II:620
Rumpfminderwuchs, Chondrodysplasie, pseudorheumatoide, progressive II:687
- Dysplasie, spondyloepiphysäre, Tardaform, X-chromosomale II:684
Rumpfskelett, Entwicklung, embryonale I:66, 68
Rumpfzwergwuchs, Achondrogenese I II:585
- Achondrogenese II II:587
- Dysplasie, spondyloepiphysäre, kongenitale II:631
- Hypochondrogenese II:588
Rundherdpneumokoniose mit rheumatoider Arthritis I:855
Rundzellsarkom, Osteolysemuster I:475
Rundzelltumor I:552
Rush-pin II:54 f.
Russell-Zwergwuchs s. Silver-Russell-Syndrom

S

Säbelscheidentibia I:748 f.
Sacroiliitis s. auch Sakroiliitis
- enteropathica I:885 f.
- tuberculosa I:779 f.
- - Infektionsweg I:779
Sagittalnaht, klaffende II:756
Sagittalnahtschluß I:110
- vorzeitiger II:834
Sakrallordose II:611 f.
- Achondroplasie II:615
Sakralwirbel I:91
1. Sakralwirbel I:91
Sakroiliakalarthrose I:805
Sakroiliakalbild, buntes I:805, 809, 815, 872 ff., 878 f.
- - Vorkommen I:879
Sakroiliakalgelenk I:805
- Ankylose, knöcherne I:866
- Arthrodese II:184
- Beteiligung bei juveniler chronischer Arthritis I:866
- Erosion, subchondrale I:779 f.
- Hyperostosezone, physiologische I:805
- Morphologie I:805
- Ochronose II:232
- Paget-Arthropathie II:567
- Pseudoerweiterung I:829; II:362 f., 381 f.
- Radioaktivitätsanreicherung, Impulsratenmessung I:437
- statische Aufgabe I:805
- Tuberkulose s. Sacroiliitis tuberculosa
- Verrenkungsbruch II:136
- Zerreißung II:135
Sakroiliitis s. auch Sacroiliitis
- Arthritis psoriatica I:872, 874
- - rheumatoide I:858

Sakroiliitis
- Grundkrankheit I:437
- HLA-B27-assoziierte I:805, 815
- Kernspintomographie I:715
- Kollateralphänomen, phlogistisches I:823
- Mittelmeerfieber, familiäres I:888
- Reiter-Syndrom I:437, 823, 878
- Röntgenbild I:436
- Skelettszintigraphie I:436f.
- Spondylitis ankylosans I:437, 805, 809

Sakrolisthesis I:779
Sakrum, Abknickung, rechtwinklige II:558f.
- Hyperostose I:808
- Massa lateralis, Apophyseonekrose II:437
- Ossifikation I:103
- Osteoblastom I:495
- Ostitis deformans II:556ff.
- – – Computertomogramm II:557
- Radioaktivitätsanreicherung, H-förmige I:423, 426
- Riesenzelltumor I:599

Sakrumfissur, Szintigramm I:423, 426
Sakrumfraktur II:135
- Skelettszintigraphie I:423
Sakrummetastase, osteolytische, Röntgenbild I:404
- – Szintigramm I:404
Sakrumosteoporose, präsenile II:340
Saldino-Mainzer-Syndrom s. Konorenales Syndrom
Saldino-Mainzer-Syndrom-Nephronophthise-Komplex II:707
Saldino-Noonan-Syndrom II:583, 594f., 626, 977
Salmonellose I:744f.
Salter-Beckenosteotomie II:101f.
Samarium-153 I:395
Sanduhrneurinom, zervikales I:265
Sandwich-Wirbel, Osteomesopyknose II:758f.
- Osteopetrose II:750, 752
Sanfilippo-Krankheit II:844ff.
- Beckenveränderungen II:846f.
- Enzymdefekt II:831
- Handskelett II:847
- Harnmukopolysaccharide II:831
- Röntgendiagnostik II:845ff.
- Schädelveränderungen II:845
- Typen II:844
- Wirbelform II:845f.
Sarkoendotheliom s. Sarkom, synoviales
Sarkoidose I:789ff.
- akute I:791
- Arthralgie, Lokalisation I:795
- Arthritis I:795f.
- – chronische I:795

Sarkoidose, Arthritis
- – passagere I:795
- Ätiologie I:789
- Beckenskelett I:800
- chronische I:791
- – Synovitis I:284
- Definition I:789
- Diagnostik, nichtradiologische I:791
- – pathologisch-anatomische I:791
- – radiologische I:796ff.
- Epidemiologie I:791
- Epitheloidzellgranulom I:789ff.
- familiäres Auftreten I:789
- Gallium-67-Szintigraphie I:796
- Gelenkdestruktion I:796
- klinischer Verlauf I:791
- Lokalisation I:792
- Manifestationsalter I:791
- Organmanifestation, Häufigkeit I:792
- osteoartikuläre I:789ff.
- – Häufigkeit I:792f.
- – Lokalisation I:792f.
- Osteolyse I:800f.
- Osteosklerose I:800f.
- Pathogenese I:789
- polyzystische I:799
- Prävalenz I:791
- Rippen I:801
- Röhrenknochen, kurze I:797ff.
- – lange I:801
- Schädel I:800
- Skelettszintigraphie I:796
- sklerosierende I:793, 795
- Wirbelkörper I:800
Sarkom, chondroblastisches s. Chondrosarkom
- bei fibröser Knochendysplasie II:519
- lipoblastisches s. Liposarkom
- nach Nasennebenhöhlenosteomyelitis I:724
- ossifizierendes, paraosteales s. Osteosarkom, paraossales
- osteogenes s. Osteosarkom
- osteolytisches, Differentialdiagnose zum Chondromyxoidfibrom I:525
- parossäres I:251
- synoviales I:284, 687f., 1122
- – Angiographie I:687
- – Computertomographie I:687
- – Differentialdiagnose I:687
- – Histologie I:687
- – Kernspintomographie II:1156
- – Klinik I:687
- – Lokalisation I:687
- – Prädilektionsalter I:687
- – Prognose I:687
- – Röntgenbefund I:687f.
- – Xeroradiographie I:687
- Verknöcherung II:1139
Sarkomesotheliom s. Sarkom, synoviales
Satoyoshi-Syndrom II:671

Sattelkaverne I:764
Sattelnase I:748; II:605, 613
- Dysplasie, frontometaphysäre II:782
- – sponastrime II:724
Säuglingshüfte, Sonographie I:293; II:1058
Säuglingsmortalität II:609
Säuglingsosteomyelitis s. Osteomyelitis beim Säugling
Säuglingssyphilis I:746
Scalloping s. Kompakta, Wellung, enossale
Scandium-47 I:395
Scapula s. auch Schulterblatt; s. auch Skapula
Scapulae alatae II:915
- – Simpson-Golabi-Behmel-Syndrom II:978
Schädel, Achondroplasie II:613, 1089
- Akromegalie I:231; II:368
- Alterungsprozeß I:15
- Amyloidtumor II:332
- Apert-Syndrom II:953
- Athyreose II:1095
- Bürstensaumbildung I:250
- Dysplasie, diaphysäre II:768, 770
- – diastrophische II:618
- – frontometaphysäre II:782f.
- – kleidokraniale II:647, 650
- – kraniotubuläre II:767
- – metaphysäre II:787
- – okulodentoossäre II:792
- – osteoglophonische II:726
- Fukosidose II:881
- Gardner-Syndrom II:793ff.
- Homozystinurie II:907
- Hunter-Krankheit II:840, 843
- Hurler-Krankheit II:832, 834
- Hyperparathyreoidismus, primärer II:379, 382
- Hyperthyreose II:373
- Hypothyreose II:374f.
- Jansensche metaphysäre Chondrodysplasie II:664
- Kernspintomographie bei Neurofibromatose II:813f.
- Kleinwuchs, hypophysärer II:1093
- Knochendysplasie, fibröse s. Knochendysplasie, fibröse, kraniofaziale
- Mannosidose II:883f.
- Maroteaux-Lamy-Krankheit II:853f.
- Mukolipidose II, Frühphase II:875
- – Spätphase II:875
- Mukolipidose III II:877
- Mukosulfatidose II:886
- Neurofibromatose I II:812f.
- Niereninsuffizienz II:362f.
- Osteoektasie mit Hyperphosphatasie II:789f.
- Osteogenesis imperfecta II:733, 736, 741

Schädel
– Osteolyse, idiopathische, phalangeale II:826
– Osteopetrose II:748
– Ostitis deformans II:550 ff.
– – – maligne Entartung II:571
– Periostwucherung I:250
– Pyknodysostose II:756
– Robinow-Syndrom II:643
– Sanfilippo-Krankheit II:845
– Sarkoidose I:800
– Scheie-Krankheit II:837, 839
– Sialidose, dysmorphe II:870 f.
– Tuberkulose I:784 f.
– tuberöse Sklerose II:822
– Wehrmachtshelm-Konfiguration II:783
– Zwergwuchs, infantilistischer II:1086
– – seniler II:1087
– – thanatophorer II:1091 f.
Schädelasymmetrie II:517, 529, 955
Schädelbasis, Achondroplasie II:613 f.
– Knorpelfugen I:109
– kurze II:609, 611, 613 f.
Schädelbasiseburnisation II:551
Schädelbasissklerose II:750 f.
– Dysosteosklerose II:788
– Dysplasie, diaphysäre II:768, 770
– – frontometaphysäre II:782
– – kraniotubuläre II:767
– Hyperostose, endostale, van Buchem II:772
– Jansensche metaphysäre Chondrodysplasie II:664
– Knochendysplasie, fibröse II:532 f.
– Osteodysplastie II:781
– Osteopathia striata mit Makrozephalie und Schädelsklerose II:762 f.
Schädelbasisverkürzung II:374
Schädelberstungsbruch II:5, 24
Schädelcomputertomographie bei Heteroglykanose II:888 ff.
Schädeldach, Knochendysplasie, fibröse, pagetoide II:532 ff.
– – – pseudozystische II:536
Schädeldachdefekt II:1008
Schädelfraktur beim Kind, Szintigraphie I:424
Schädelgranulom, eosinophiles II:286
– – Differentialdiagnose II:293
– – Hand-Schüller-Christian-Krankheit II:294
– – Radiologie II:287 ff.
Schädelgummen, Röntgenbild I:420
– Szintigramm I:420
Schädelinnendruck, erhöhter, Apert-Syndrom II:953
– – Baller-Gerold-Syndrom II:926
– – bei Bleiintoxikation II:498
– – Sklerosteose II:957

Schädelkalotte, Defekt, ausgestanzter I:567
– Epidermoidzyste, Differentialdiagnose zum Hämangiom I:589
– Granulom, eosinophiles, Differentialdiagnose zum Hämangiom I:588 f.
– Hämangiom, Röntgenbild I:586 f.
– Knochenatrophie, grobporige II:362 f.
– Knochendysplasie, fibröse, Differentialdiagnose II:539
– Mattglasphänomen II:362 f., 379
– Metastasen, osteoplastische I:665
– Osteoblastom I:497
– Osteolyse, Differentialdiagnose I:800
– Paget-Krankheit I:665; II:545 ff.
– Plasmozytom I:571
– verdickte I:230; II:368 f., 789 f.
– verdünnte II:379
– – Hyperthyreose II:373
Schädelkalottendestruktion, Leukämie II:262 f.
Schädelkalottenosteomalazie, granuläre II:399
Schädelkalottenosteoporose, Hypogonadismus II:350
– steroidbedingte II:346
Schädelkalottenwucherung, leukämische II:261
Schädelknochen, Atrophie, grubige I:142
– Gefäßkanäle I:111
– Ossifikation I:109 ff.
– – embryonale I:109
– Ossifikationsablauf I:77
– Pneumatisation I:110
– Strukturauflockerung, altersbedingte I:141
Schädelknochendefekt, Regeneration I:54 f.
Schädelknochenläsion, wie ausgestanzt wirkende II:287
Schädelknochenostitis I:742
Schädelnaht I:63
– klaffende II:374, 650, 756
– – De-Barsy-Syndrom II:925
– – beim Erwachsenen, Osteolyse, idiopathische, phalangeale II:826
Schädelnahtdefekt, Neurofibromatose I II:812
Schädelnahthyperostose II:368
Schädelnahtschluß I:110
– verzögerter II:396
– – Kleinwuchs, hypophysärer II:1093
Schädelnahtsynostose, prämature I:110; II:373
– – Baller-Gerold-Syndrom II:926
– – Seckel-Syndrom II:916

Schädelosteoporose, umschriebene I:262
Schädelskelett, Entwicklung, embryonale I:68
Schädelsklerose, Dysplasie, kraniometaphysäre II:786
– Hyperostose, endostale, van Buchem II:772, 774
– bei Osteopathia striata II:762
– Pachydermoperiostose II:777
Schädelwachstum I:72
Schaftbruch, Behandlung, frühfunktionelle II:37
Schalleitungsschwerhörigkeit, Osteogenesis imperfecta II:741
Schaltknochen I:90; II:647, 650
– Mongolismus II:1088
– Osteoarthropathie, hypertrophe, primäre II:779
– Osteogenesis imperfecta II:731 ff.
– Osteolyse, idiopathische, phalangeale II:826
– Pyknodysostose II:756 f.
– Vorkommen II:741
Schaltlamellen I:8 f.
– Mineralisation I:9
Schambein s. auch Os pubis
Schambein-Adduktoren-Syndrom II:438
Schambeinastverdickung II:556 f.
Schambeinbruch II:135
Schambeinfuge, klaffende II:650
Schambeinkörper, Spongiosasklerose s. Ostitis pubis
Schambeinsymphyse s. Symphysis pubica
Schambeinwinkel, Geschlechtsunterschied I:66
Schanzesche Schraube II:173
Scharniergelenkprothese, Ellenbogengelenk II:150 f.
– Fingergelenk II:152, 154
– Kniegelenk I:159, 162
Scharnierverband II:37
Schatten, kalkdichter I:5, 7
– knochendichter I:5, 7
– schmelzdichter I:5
– weichteildichter I:20 f., 59
Schaufelrippe II:809
Schaukelfuß II:1077
Schaumannsche Körperchen I:789 f.
Schaumzellen II:284, 903
Scheibenmeniskus I:309 f.
– Doppelkontrastarthrogram I:310
– Meniskusganglion I:690
Scheie-Krankheit II:838 ff.
– Beckenveränderungen II:838 f.
– Enzymdefekt II:831
– Handskelettveränderungen II:839
– Harnmukopolysaccharide II:831
– Schädelveränderungen II:837, 839
– Wirbelsäulenveränderungen II:838 f.

Scheitelbein, Amyloidtumor
 II:332f.
Schenkelhals s. auch Femurhals
Schenkelhalsabduktionsfraktur,
 subkapitale, eingestauchte II:71
Schenkelhalsachse II:97
Schenkelhalsadduktionsfraktur,
 subkapitale, eingestauchte II:71
Schenkelhalsfraktur II:6
– bei Altersosteoporose I:141
– eingestauchte II:36
– – Bewegungstherapie II:37
– – Femurkopfnekrose I:431
– intrakapsuläre II:69
– – Durchblutungsstörung II:70
– – eingestauchte II:99
– – Femurkopfresektion II:70
– – Hut-im-Nacken-Stellung
   II:99
– – Osteosynthese II:70
– – Pseudarthrosenentstehung II:86
– – Sequesterbildung II:70
– laterale II:22
– mediale II:22
– – Dislokationsbeschreibung
   II:32
– – Femurkopfnekrose II:463
– – Femurkopfprothese, primäre
   II:73
– – Femurkopfresektion II:73
– – Heilung, ausbleibende II:73
– – Heilungsbeurteilung II:72f.
– – Hut-im-Nacken-Stellung
   II:36
– – jugendliche II:72
– – Minimalosteosynthese II:71
– – nicht behandelte II:87
– – Osteosynthese II:71ff.
– – – Implantatposition II:72
– – – mit Knochenspanplastik
     II:72
– – Pauwels-Einteilung II:23
– – Pseudarthrosenrate II:73
– Neigungswinkel II:23ff.
– bei Osteoporose I:156, 255;
 II:343f.
– pathologische, Amyloidosteopa-
 thie II:331
– radiogene II:485
– bei seniler Osteoporose II:343f.
– Steroidosteoporose II:346
– subkapitale II:22
– – Dislokationsrichtung II:71
– – eingestauchte II:70f.
– Szintigraphie I:431
Schenkelhals-Laschenschraube
 II:53f.
Schenkelhalsnagel II:71
Schenkelhalsosteosynthese
 II:70ff.
Schenkelhals-Perthes II:446
Schenkelhalspseudarthrose
 II:87f., 1066
– Achsenkorrektur II:88
– Y-Osteotomie II:110
Schenkelhalsschraube II:71
Schenkelhalsspongiosa, Rarefizie-
 rung bei Femurfraktur II:81

Schenkelhalsumstellungsosteoto-
 mie II:102f.
– Indikationsstellung II:109
Schenkelkopf s. Femurkopf
Scheuermannsche Erkrankung
 I:777; II:436f.
– – lumbale II:437
– – Ursache II:437
Schienbeinkopf s. Tibiakopf
Schienenverband II:37f.
Schilddrüsendysplasie II:374
Schilddrüsenhämangioendotheliom,
 Knochenmetastase, osteoly-
 tische I:654
– – osteoplastische I:661
Schilddrüsenhormon, Einfluß auf
 Knochenwachstum I:31
Schilddrüsenkarzinom, Knochen-
 metastasen, Auftreten I:671
– – gemischtförmige I:661
– – Häufigkeit I:652
– – periostale I:668
– – Metastasierungsmuster I:665
Schilddrüsenüberfunktion s. Hyper-
 thyreose
Schinzel-Giedeon-Syndrom
 II:639, 978
– Polydaktylie, ulnare II:978
Schipperfraktur II:12
Schleimhautulzeration, Lues con-
 nata I:748
Schlifffläche, femoropatellare
 I:935, 937
Schlittenprothese s. Gleitprothese
Schlottergelenk, Osteoarthropathie,
 neurogene II:306
– Osteolyse, idiopathische, phalan-
 geale II:826
– postarthritisches I:843
– posttraumatisches I:934
– tabisches II:307
SchMCD s. Schmidsche metaphy-
 säre Chondrodysplasie
Schmerzempfindungsstörung
 II:305
Schmetterlingswirbel, kongenitale
 II:798
Schmidsche metaphysäre Chondro-
 dysplasie II:664f., 667
– – – Körpergröße II:665
– – – pathologische Anatomie
     II:663
– – – Radiologie II:665, 667f.
Schmidtsche metaphysäre Chon-
 drodysplasie II:667
Schmorlsche Bandscheibeneinbrü-
 che, Gauchersche Krankheit,
 Typ 1 II:900
Schmorlsches Knötchen, traumati-
 sches II:339
Schnabelbecken II:357
Schneckenbeckendysplasie
 II:583f., 589, 592
Schneekappe II:495
Schock, septischer, Osteomyelitis
 I:706
Schrägbruch II:23
– Kallusformation II:34f.

Schrägbruch
– kurzer II:5
– – Küntscher-Nagelung II:58
Schraube, resorbierbare II:49
– selbstschneidende II:48
Schraubenentfernung II:49
Schraubenfraktur II:23
Schraubenkanal II:48
Schraubenosteosynthese II:48f.
– Prinzip II:48
Schrotkugel II:1144
Schulterarthropathie, degenerative,
 nach Humeruskopfnekrose
 II:427
Schulterbeweglichkeit, abnorme
 II:649f.
Schulterblatt s. auch Scapula; s.
 auch Skapula
Schulterblatthochstand, angebore-
 ner II:1038f.
– – Klassifizierung II:1039
– – Therapie II:1039
– sekundärer II:1039
Schulterblattzeichen II:396
Schulterdach, Sehnenkompression
 I:915
Schulterdachraum I:915
– Enge I:915, 918
Schultereckgelenk s. Akromioklavi-
 kulargelenk
Schultergelenk I:324ff.
– Alloarthroplastik II:148f.
– – Indikation II:148
– – Anatomie, funktionelle I:324ff.
– Apophysenossifikation II:84f.
– Arthritis s. auch Omarthritis
– – rheumatoide I:385, 857
– – tuberkulöse I:780f.
– – – Differentialdiagnose, rönt-
     genologische I:781
– Arthrodese II:180f.
– – Indikation II:180
– Arthrographie, Aufnahmetech-
  nik I:326
– – Füllungstechnik I:326
– – Indikation I:327ff.
– – Normalbefund I:326f.
– – Punktionstechnik I:326
– – Tomographie I:326
– Arthropathie, hämophile II:276
– Arthrosis deformans s. Omar-
  throsis deformans
– Arthroskopie I:291
– Arthrotomographie, konventio-
  nelle I:292
– Außenrotation I:325
– Bursa, akzessorische, bei Osteo-
  chondrom I:526
– Chondromatose, synoviale
  I:694
– Elevation I:325
– Erguß beim Säugling (Klein-
  kind) I:819
– Ergußnachweis I:819
– Gelenkspaltbreite, röntgenolo-
  gische I:57
– Innenrotation I:325

Schultergelenk
- Kapselfettstreifen, dorsaler I:818 f.
- Kernspintomographie I:63
- Lockerheit II:1034
- Nebenkammern I:325
- Osteoarthropathia ochronotica II:235 f.
- Osteoarthropathie bei Syringomyelie II:311 f.
- Paraosteoarthropathie, neurogene II:320
- Periarthropathie s. Periarthropathie
- Pfannendysplasie II:1033 f.
- Pfannenfehlstellung II:1033
- Polyarthritis, chronische I:386, 389
- Präarthrose I:957
- Röntgenbefund bei Niereninsuffizienz II:362 f.
- Röntgencomputertomographie I:292
- – nach Doppelkontrastarthographie I:292
- Rotatorenläsion, Ultraschalldiagnostik I:293
- Schwachstellen I:325
- Stabilisierung I:325
- Teilendoprothese II:148 f.
- Totalendoprothese II:148 f.
- – Artikulationsumkehr II:148 f.

Schultergelenkchondrokalzinose II:224
Schultergelenkdysplasie II:1033
Schultergelenkendoprothese II:148 f.
- Artikulationsumkehr II:148 f.
- isoelastische II:149
Schultergelenkkapsel I:324 f.
- Riß I:325; II:129
- Schrumpfung I:338
- – Arthrographie, diagnostische I:338
- – – therapeutische I:338
- – – Nativaufnahme I:338
Schultergelenkluxation II:114, 116, 128
- angeborene II:1034
- – Differentialdiagnose II:1035 f.
- – hintere II:1035
- – Therapie II:1035
- Computertomographie II:1036
- CT-Arthrographie II:1035
- geburtstraumatische II:1034
- habituelle II:129, 1035
- – hintere I:336
- – mit Humeruskopfimpressionsfraktur II:122
- Klinik II:1035
- Mechanismus II:1035
- posteriore II:116
- Röntgenuntersuchung II:1036
- vordere I:336; II:1035
- – Arthrogramm I:336
- – habituelle I:336 f.
- – Leeraufnahme I:336

Schultergelenkpfanne I:324 f.
Schultergelenkreluxation II:1035
Schultergelenksubluxation, angeborene II:1034 f.
- – Differentialdiagnose II:1035 f.
Schultergürtel, Chondrom, epiexostotisches I:533
- Dysplasie, kleidokraniale II:648, 650
- Fibrodysplasia ossificans progressiva II:804
- Ossifikation I:82 ff.
- Osteochondrom I:532
- Skelettelemente, akzessorische I:115
Schulter-Hand-Syndrom I:442
Schulterluxation s. Schultergelenkluxation
Schulterluxationsfraktur II:129
- Behandlungserfolg II:124
- Tossy-Klassifikation II:129
Schulterschwäche II:1034
Schultersteife, schmerzhafte I:338
Schußbruch II:3
- Knochengewebsdefekt II:25 f.
Schwachsinn, Bardet-Biedl-Syndrom II:975
- Coffin-Siris-Syndrom II:1010
Schwächungsgleichwert I:172
Schwangerschaftstoxikose, Humeruskopfnekrose I:427
Schwannom, malignes, Metastase, verkalkte II:1129, 1131
- – Rezidiv, Kernspintomographie II:1157
Schwartz-Jampel-Syndrom s. Chondrodysplasie, myotone
Schwarz-Lélek-Syndrom II:767
Schwarz-Rivellini-Symphalangie II:1012
Schwere-Ketten-Krankheit II:267
Schwerhörigkeit, akrorenalokuläres Syndrom II:985
- Dysplasie, frontometaphysäre II:782
- – otopalatodigitale II:651
- – otospondylomega-epiphysäre II:696
- Fibrodysplasia ossificans progressiva II:804
- Hunter-Krankheit II:843
- Hyperostose, endostale, van Buchem II:774
- IVIC-Syndrom II:985
- LADD-Syndrom II:985
- Mannosidose II:883
- Osteoektasie mit Hyperphosphatasie II:790
- Osteogenesis imperfecta II:730 f., 741
- Osteolyse, expansile, familiäre II:828
- Osteopathia striata mit Makrozephalie und Schädelsklerose II:763
- Ostitis deformans II:570
- Stoll-Syndrom II:985

Schwimmhaut II:948, 955
SC-Syndrom s. Pseudothalidomidsyndrom
Seckel-Syndrom II:916
Sedaghatian kongenitale letale metaphysäre Chondrodysplasie II:661
Sehne, Kernspintomographie II:1154, 1162 f.
Sehnenansatz I:25, 904
- Ausrißbruch II:4
- Usurierung I:265
Sehnenansatzdefekt I:908
Sehnenansatzossifikation, Arthritis psoriatica I:872, 875
Sehnenansatzsporn I:904
Sehnendurchblutung, kritische Zone I:914
Sehnenossifikation II:1138
Sehnenruptur, Tuberkulose I:768
Sehnenscheidenentzündung s. Tendovaginitis
Sehnenscheidenosteochondrom I:384
Sehnenscheidentuberkulose I:768, 781
Sehnenscheidenverbreiterung, Weichstrahlradiographie I:60
Sehnenverkalkung II:1134
Sehnenverletzung, Kernspintomographie II:1162 f.
Sella turcica, aufgeweitete II:1102
- – Aufweitung I:230 f; II:374 f.
- – – bei Bleiintoxikation II:498
- – – Neurofibromatose I II:812
- – – ballonierte II:367 ff.
- – – Brückenbildung I:112
- – – kirschenförmige II:374
- – – schüsselförmige II:374
Sellabrücke II:810, 1095
Seltene Erden I:395
SEMD s. Dysplasie, spondyloepimetaphysäre
Semiarthroplastik II:139
Semiplastik II:147
- Gelenkknorpelzerstörung II:147
Senkungsabszeß, tuberkulöser, Ausbreitung I:759
Sensibilitätsstörung II:313
Sequenzszintigraphie, Gelenkendoprothese II:145
Sequester I:274, 703 ff., 707, 710, 723 f., 735; II:84
- nach Amputation I:737 f.
- Bruchbereich II:81 f.
- Demarkationsdauer I:724
- Knochentuberkulose I:770
- Röntgenbefund I:710, 726
- vertebraler I:776
Sequesterbildung II:403
- nach Bestrahlung II:486
- bei fibröser Knochendysplasie II:515, 527
Sesambein I:92
- Deformierung, arthrotische I:930 f.
Sharpeysche Fasern I:25

Sharp-Syndrom s. Kombinationskollagenose
Sheehan-Kniegelenkendoprothese II:164
Sheffield-Chondrodysplasia-punctata II:599, 605
Shiers-Kniegelenkendoprothese II:162
Shin-splint-Läsion I:427f.
Shoresche periphere Dysostose II:703, 706
Short-rib-polydactyly-syndrome s. Kurzrippen-Polydaktylie-Syndrom
SHORT-Syndrom II:945
Shunt, arteriovenöser, bei Knochentumor I:464
Shwachman-Syndrom s. Chondrodysplasie, metaphysäre, mit exokriner Pankreasinsuffizienz und zyklischer Neutropenie
Sialidose II:869ff.
– dysmorphe II:869f.
– – Enzymdefekt II:868
– – Röntgendiagnostik II:871ff.
– Enzymdefekt II:868
– infantile s. Nephrosialidose
– juvenile s. Sialidose, normosomatische
– normosomatische II:869f.
– – Enzymdefekt II:868
– spätinfantile s. Sialidose, dysmorphe
Sialoadenitis, atrophische I:864
Sialoprotein I:12
Sicca-Syndrom I:864
Sichelfuß, angeborener II:1079f.
Sichelzellanämie II:246ff.
– heterozygote II:252
– homozygote II:247ff.
– – Knocheninfarkt II:248ff.
– – Organveränderungen II:252
– – Osteomyelitis II:250ff.
– – – Diagnostik II:252
– Humeruskopfnekrose II:427
– Salmonelleninfektion I:744f.
Sichelzellvariante II:252
Sicherheitsgurtverletzung II:6
Sickle-celltrait s. Sichelzellanämie, heterozygote
Siderinpigmentablagerung, synoviale I:286
SIDS s. Kindstod, plötzlicher
Siebbeinzellen, Entwicklung I:111
Signalzyste, arthritische I:827f.
– – Differentialdiagnose I:837
Silastic-Platzhalter II:154
Silastik-Prothese, Knochenteilersatz II:154, 156
Silver-Russell-Syndrom II:914f., 945
– Erwachsenengröße II:915
– Genitalfehlbildung II:915
– Röntgenbefund II:915
Simpson-Golabi-Behmel-Syndrom, Polydaktylie, ulnare II:978f.
Sinding-Larsen-Johansson-Krankheit s. Osteopathia patellae, juvenile

Single Photon Emission Computed Tomography s. SPECT
Sinus frontalis, Entwicklung I:111
– – fehlender, Dysplasie, frontometaphysäre II:782
– – Osteom I:488; II:794
– maxillaris, Entwicklung I:111
– – Pneumatisation, verminderte II:254
– sphenoidalis, Entwicklung I:111
Sinus-cavernosus-Thrombose I:742
Sinusitis I:742
– ethmoidale, Komplikation I:742
– frontale, Komplikation I:742
– Ostitis I:742f.
Sinus-tarsi-Syndrom I:341
Sirenomelie II:991
Sitzbein s. auch Os ischii
Sitzbeinbruch II:135
Sitzbeinossifikation, fehlende II:650
Sitzbeinverdickung II:556f.
Sitzzwerg II:372
Siwash-Hüftendoprothese II:158
Sjögren-Syndrom I:864f.
Sjögren-Trias I:864
Skaphoid, Endoprothesenverankerung II:154
– Osteochondrosis dissecans II:463
– Pseudozyste I:134
– Spaltbildung I:118
Skaphoidaplasie I:118f.
Skaphoiderosion I:853
Skaphoidersatz II:154, 156
– osteoplastischer II:431
Skaphoidfraktur I:120; II:121
– Pseudarthrosenentstehung II:86
– Sudeck-Umbau II:421
Skaphoid-Kapitatum-Gelenkspalterweiterung I:852
Skaphoidosteonakrose, aseptische II:431f.
– Röntgensymptomatik II:432
Skaphoidpseudarthrose II:86f., 182, 184
– Arthrographie I:373
– Behandlung II:87
– vibrationsbedingte II:494
Skaphoidrotation I:852
Skaphozephalie, Dysplasie, osteoglophonische II:726
– Hurler-Krankheit II:832, 834
– Maroteaux-Lamy-Krankheit II:853
Skapula s. auch Scapula; s. auch Schulterblatt
– Amyloidtumor II:333f.
– hypoplastische II:606
– Metastase, zystisch-expansive I:658
– Ossifikation I:85
– Osteosarkom I:501
– – gemischtförmiges I:504
– Ostitis deformans II:568

Skapula
– Synovialzyste, subchondrale I:692
Skapulafraktur II:129
Skapulahalsfraktur II:128f.
Skapulapfanne, Randwulst I:956
Skapularranderosion, laterale I:855
SKD s. Dysostose, spondylokostale
SKD-VATER-Assoziation II:798
Skeletoblastem I:67
Skelett, Densitometrie-Meßzonen I:167f.
– Inaktivitätsatrophie, Skelettszintigraphie I:442
– Normvarianten I:115ff.
– Röntgenmorphometrie, Meßergebnisse I:158f.
– Unterschied, geschlechtsspezifischer I:64ff.
– Variationstendenz, Erblichkeit I:137
– Verknöcherung, embryonale I:68
– wachsendes I:35
Skelettalter s. Knochenalter
Skelettamyloidose, tumorförmige II:332ff.
Skelettbeteiligung bei extraossärer Erkrankung I:278
Skelettdemineralisation, generalisierte, bei Polyarthritis I:824
Skelettdichte, fetale II:581
Skelettdysmorphie, lokalisierte II:1033ff.
Skelettdysplasie s. auch Dysplasie; s. auch Knochendysplasie
– Analyse, horizontale II:576
– – radiologische II:576
– Diagnose II:575
– Diagnoseschritte II:576
– letale II:581ff.
– – Beckenkonfiguration II:582f.
– – Diagnose, pränatale II:581
– – Differentialdiagnose II:584
– – genetische Beratung II:581
– Longitudinalbetrachtung II:575f.
– Nomenklatur II:576, 578ff.
– Ordnungsprinzip II:576
– Subklassifizierung II:576
Skeletterkrankung, Beurteilungsprinzipien I:276ff.
– Computertomographie I:277
– Gesamtskelettuntersuchung I:278
– Herdanalyse, röntgenologische I:276
– hormonelle I:438ff.
– Szintigraphie I:438ff.
– Kernspintomographie I:277
– Knochenstruktur I:276
– konstitutionell-genetische II:575ff.
– – Diagnoseschritte II:576
– – Familienuntersuchung II:575
– – genetische Beratung II:576, 581

Skeletterkrankung, konstitutionell-genetische
- – Longitudinalbetrachtung, radiologische II:575
- Lokalisation, anatomische I:276
- Röntgenaufnahme I:277
- Tomographie, konventionelle I:277
- Untersuchungsfolge I:278f.
- Untersuchungsmethoden I:277f.

Skelettherde, radioaktive, multiple I:404
Skelettyperostose, diffuse, idiopathische I:905; II:317
Skelettkarzinose, osteoplastische I:661
Skelettmetastasierung (s. auch Knochenmetastase) I:645ff.
- I:655
- Allgemeinsymptome I:652
- destruktive Veränderung I:646
- Differentialdiagnose zur Myelomatose I:574
- diffuse, Szintigramm I:404
- generalisierte, Differentialdiagnose zur Myelomatose I:574
- hämatogene I:645
- – über das vertebrale Venensystem I:650
- – kavale I:648
- – portale I:650
- – pulmonale I:648
- Knochendichtezunahme I:646
- Knochenneubildung, periostale I:647
- ohne Organmetastasen I:650
- per continuitatem I:645
- Primärtumor I:408
- Primärtumorsitz I:647f.
- Prostaglandine I:645f.
- Röntgenuntersuchung, Resultat I:405
- – Sensitivität I:407
- – Spezifität I:407
- stumme I:645
- Szintigraphie s. Metastasenszintigraphie

Skelettmuskulatur, Kernspintomographie, Normalbefund II:1154
Skelettreifung I:66ff.
- beschleunigte II:1098
- genetische Faktoren I:136
- verfrühte II:372
- verspätet einsetzende II:372
- verzögerte, Glykogenspeicherkrankheit II:283
Skelettsarkoidose s. Sarkoidose, osteoartikuläre
Skelettschmerzen s. auch Knochenschmerzen
- Gauchersche Krankheit, Typ 1 II:899
- Osteopathie, renale II:364
Skelettsymptomatik, lokale, Untersuchungsfolge I:278f.
Skelettszintigraphie(-gramm) I:278, 395ff.

Skelettszintigraphie(-gramm)
- Aktivitätsanreicherung, lokale, metastasenvortäuschende I:404
- – Ursache, nichtmaligne I:676
- cold lesion I:404
- double density sign I:411
- – stripe sign I:444f.
- Durchführung I:408
- Impulsratenmessung I:404, 408
- Indikation I:448f.
- – klinische I:448f.
- – radiologische I:448f.
- Indikationsstellung I:408
- Instrumentation I:399f.
- bei Karzinom mit hoher Skelettmetastasierungsrate I:675ff.
- normales I:400ff.
- bei osteophobem Primärtumor I:408
- Qualitätskontrolle I:400
- – multiple Herde I:404
- – periartikuläre I:442
- Radiopharmaka I:395f.
- bei Sarkoidose I:796
- skip lesion I:467
- – lesions I:409
- Spätbild I:398, 409
- super bone scan I:404ff., 441
- Technik I:398f.
- zur Therapiekontrolle I:449f.
- Weichteilspeicherung I:447f.
Skelettuberkulose I:757ff.
- Altersverteilung I:762f.
- Angiographie I:770
- Ätiologie I:757
- begünstigende Faktoren I:758, 762
- Computertomographie I:770
- Diagnostik I:769ff.
- – klinische I:769f.
- – mikrobiologische I:770f.
- – morphologische I:770f.
- – radiologische I:770
- Epidemiologie I:761ff.
- Feinnadelbiopsie, perkutane I:771
- Fistelbildung I:770
- Frühsymptom, radiologisches I:770
- Herdlokalisation I:763
- Infektionsquelle, intrafamiliäre I:763
- isolierte, Häufigkeit I:762
- Kernspintomographie I:770
- Lokalisation I:771f.
- Pathogenese I:757ff.
- polyostische I:771
- – Schädelherde I:785
- polyzystische I:783
- – Differentialdiagnose I:783
- Reaktivierung I:762, 770
- Restherd I:765
Skelettverformung, osteoporosebedingte I:255
Sklerapigmentation II:228
Skleren, blaue II:730f.
Skleroblastem I:67

Sklerodermie, progressive I:890ff.
- – Akroosteolyse I:265
Sklerose, tuberöse s. Tuberöse Sklerose
Sklerosteose II:957
- Hyperostose, endostale, autosomal rezessive II:775
Skoliose, Achondroplasie II:1089
- Arachnodaktylie, kongenitale, mit Kontrakturen II:912
- Arthrodeseoperation II:173ff.
- Chondrodysplasia punctata, autosomal dominante II:603, 605, 1091
- Computertomographie, quantitative I:185
- Desbuquois-Syndrom II:654
- Dysplasie, diastrophische II:616
- – parastremmatische II:700
- Homozystinurie II:906
- Mukolipidose III II:877f.
- Neurofibromatose I II:813, 815f.
- Osteomalazie II:357
- Osteoporose, idiopathische juvenile II:355
- progressive, Dysplasie, diastrophische II:616, 618
- – – spondyloepi-metaphysäre, mit schlaffen Gelenken II:696
- Robinow-Syndrom II:643
- Scheuermannsche Erkrankung II:437
- schmerzhafte, beim Kind I:491, 494
- Silver-Russell-Syndrom II:915
- thorakolumbale, Dysplasie, kampomele II:606
- Wirbelosteoidosteom I:494
- nach Wirbelsäulenbestrahlung II:489
Skorbut II:391ff.
- Klinik II:393
- Röntgenbefund II:392f.
Slant-Zeichen II:677
Slow-virus-Infektion II:543
Small patella syndrome II:650, 801
Smith-Lemli-Opitz-Syndrom II:960f.
Smith-Lemli-Opitz-II-Syndrom II:961
Somatomedin I:30
Somatostatin s. Wachstumshormon
Somatotropes Hormon s. Wachstumshormon
Somatotropin, Ausfall II:1087
Sotos-Syndrom II:909
Spaltbildung, tetramonodaktyle II:1002
Spaltfuß II:1001ff.
- akrorenal-mandibuläres Syndrom II:1005
- Anonychie II:1005
- atypischer II:1001
- Daumen, dreigliedriger II:1005

Spaltfuß
- Dysplasie, ektodermale II:1004f.
- Lippen-Kiefer-Gaumen-Spalte II:1004f.
- Makuladystrophie II:1005
- Peromelie II:1006
- REEDS-Syndrom II:1004f.
- syndaktyler, autosomal-dominanter II:1005
- Tibiaaplasie II:1003f.
- typischer II:1001
- – Genetik II:1002
- – Zweischrittmutation II:1002
- Ulnaaplasie II:1003f.
- Vererbung, X-gekoppelte II:1005
Spalthand II:992, 1001 ff.
- Anonychie II:1005
- atypische II:994, 1001f.
- – Pierre-Robin-Syndrom II:1009
- – Vorkommen II:1001f.
- Daumen, dreigliedriger II:1005
- Dysplasie, ektodermale II:1004f.
- Lippen-Kiefer-Gaumen-Spalte II:1004f.
- Makuladystrophie II:1005
- Pektoralis-Hand-Syndrom II:1009
- Peromelie II:1006
- REEDS-Syndrom II:1004f.
- Tibiaaplasie II:1003f.
- Tibiadefekt, autosomal-rezessives Erbleiden II:1004
- typische II:1001
- – dominante II:1002
- – Genetik II:1002
- – unregelmäßig dominante II:1002
- – Zweischrittmutation II:1002
- Ulnaaplasie II:1003f.
- Vererbung, X-gekoppelte II:1005
Spanner, äußerer s. Fixateur externe
Spannungsprüfung nach Ludloff II:1063
Spät-Hurler s. Scheie-Krankheit
Spätosteomyelitis I:723, 725
Spätostitis nach Marknagelung I:740
SPECT I:398
Speicherzellen im Knochenmark II:868
Sphärozytose, hereditäre II:257, 259f.
- – Röntgenbild II:259f.
Spherocentric-Kniegelenkendoprothese II:164
Sphingolipide II:868
Sphingolipidose II:278
Sphingolipidspeicherung II:281
Sphingomyelin II:278
Sphingomyelinspeicherkrankheit s. Niemann-Picksche Krankheit

Spickdrahtosteosynthese II:45 ff.
- Indikation II:46
- perkutane II:46f.
- transartikuläre II:47
Spiegelfuß II:971f.
- beidseitiger II:972
Spiegelhand II:971f.
- beidseitige II:972
Spiegler-Tumoren mit Brachydaktylie II:944
Spikula I:250, 476f.
- Chondrosarkom I:544
- Entstehungsmechanismus I:476
- Ewing-Sarkom I:477, 555
- grobe I:476, 478
- Osteosarkom I:476, 478, 498, 504
- Retikulumzellsarkom, primäres, des Knochens I:561
Spina bifida II:798
- – occulta bei Basalzellnävussyndrom I:809
- – – Osteoarthropathie II:314
- iliaca anterior, dornförmige II:634
- – – inferior, Abbruch II:135
- – – – Abriß II:4
- – – – Apophyse, nicht verschmolzene I:121
- – – – Apophysenkern I:90, 92
- – – superior, Abbruch II:135
- ventosa I:771, 781, 783
- – Differentialdiagnose I:782
Spinalkanal, Durchmesser Denshinterer-Atalasbogen II:865
- Sagittaldurchmesser, verminderter II:658 f.
- Tuberkuloseausbreitung I:760
Spinalkanalstenose, Kernspintomographie I:277
- lumbale, Achondroplasie II:613
- zervikale, bei Maroteaux-Lamy-Krankheit II:864
- – Mukopolysaccharidose II:864f.
- – Weichteilverdickung II:864f.
Spinnenfingrigkeit s. Arachnodaktylie
Spitzgaumen II:259
Splenomegalie II:239f., 244
- Gaucher-Krankheit II:279, 899
- Sphärozytose, hereditäre II:257, 259
Spondarthritis, HLA-B27–assoziierte I:876
- seronegative I:876
Spondylarthrose, Dysplasie, spondyloepiphysäre, Tardaform, X-chromosomale II:685
Spondylitis I:705; II:434
- ankylosans I:815, 878ff.
- – Befall stammnaher Gelenke I:882ff.
- – Beginn mit Symptomen des rheumatischen Fiebers I:879f.
- – Fibrostitis I:906f.

Spondylitis ankylosans
- – Gelenkbefall, peripherer I:878f.
- – Gelenkbefallmuster I:859, 862
- – HLA-Antigen I:879
- – Hüftgelenkbeteiligung I:882f.
- – juvenile I:881
- – Kalkaneusbursitis I:909f.
- – Oligoarthralgie I:879
- – Polyarthralgie I:879
- – Sakroiliitis I:437, 805, 809
- – Schultergelenkbeteiligung I:883f.
- – Synovialmembranveränderung I:283
- – Tibiofibulararthritis, chronische I:859
- – bei ulzeröser Kolitis I:886
- – Vorfußveränderung, Differentialdiagnose I:839
- BCG-induziert I:785
- Brucellose I:743
- Computertomographie I:713, 715f.
- Kernspintomographie I:713, 715ff.
- migrans I:775
- posterior I:776
- psoriatica I:874
- Tomographie, konventionelle I:777
- tuberculosa (s. auch Wirbelsäulentuberkulose) I:759f., 771 ff.
- – Abszeßausbreitung I:773f.
- – Abszeßbildung I:774f.
- – Altersverteilung I:772
- – atypische I:776
- – Blockwirbelbildung I:777
- – Diagnostik, klinische I:772f.
- – Differentialdiagnose I:777
- – eines Wirbels I:776
- – Herdlokalisation im Wirbel I:773
- – Kernspintomographie I:773ff.
- – Klinik I:769
- – Lokalisation I:772f.
- – lumbale I:764
- – – Computertomogramm I:774
- – – Kernspintomogramm I:774
- – – Querschnittlähmung I:775
- – – reparative Prozesse I:776f.
- – thorakale I:764
- – – Querschnittsymptomatik I:775
- – zervikale, Abszeßausbreitung, retropharyngeale I:759, 776
- – – Kernspintomogramm I:773
- – – Übersichtsaufnahme I:773
- – Zwischenwirbelraum, Höhenabnahme I:759, 774
- unspezifisch-bakterielle, Differenzierung von Spondylitis tuberculosa I:777
Spondylodese II:173
- atlantoaxiale, dorsale II:178, 180

Spondylodese
- Fixateur interne II:177
- Indikation II:173
- okzipitozervikale II:178
- zervikale II:178 f.
- - ventrale II:178 f.
- - - Plattenosteosynthese II:178 f.

Spondylodiszitis, Kernspintomographie I:717
- Skelettszintigraphie I:432, 434

Spondyloenchondroplasie II:674, 722 ff., 763

Spondylolisthesis II:371
- Dysplasie, diastrophische II:618
- Homozystinurie II:906
- Hurler-Krankheit II:836
- bei Hypogonadismus II:372
- Marfan-Syndrom II:910
- Pyknodysostose II:757
- Scheie-Krankheit II:838 f.

Spondylolyse, Larsen-Syndrom II:654
- Pyknodysostose II:757

Spondylopathia tabica II:308, 310

Spondylopathie, ochronotische II:231 f.

Spondylophyten, Computertomographie I:46
- bei Ochronose II:230, 232

Spondyloretrolisthesis, zervikale II:38

Spondylose, Skelettszintigraphie I:438

Spondylosis hyperostotica II:317 f.
- - Fibroostose I:905 f.
- - bei Gicht II:209

Spondylosklerose, hemisphärische I:243

Spongioblastem I:67
Spongiograph I:195
Spongiosa I:4 ff., 39 ff.
- Aufbau I:11
- lamellosa I:40 f.
- laminosa I:40
- Makrostruktur I:39, 48
- Mikroradiogramm I:6
- Mineralkonzentration I:11 f.
- Nekrose, Osteomyelitis, tuberkulöse, exsudative I:764, 766
- pilosa I:40
- Rarefikation I:230, 255 f.
- Strahlenschwächung I:168
- Struktur, gelenknahe, verwaschene I:822 f.
- - ungeordnete I:219 f.
- Strukturanomalie I:131 ff.
- Strukturauflockerung I:134
- Strukturvariante I:131 ff.
- Strukturverdichtung I:131 ff.
- im Szintigramm I:400
- trabeculosa I:40 f.
- Transformationsvorgänge I:40
- tubulosa I:40 f.

Spongiosaatrophie, hypertrophische II:239

Spongiosabälkchen s. Knochenbälkchen

Spongiosabildindex I:156

Spongiosachips, homologe, Einheilung II:204
- - Gewinnung II:195, 204
- - Indikation II:204

Spongiosadefekt, Computertomographie I:42
- umschriebener I:268

Spongiosaeröffnung, arthritische I:825 f.

Spongiosa-Ganzgewindeschraube II:48 f.

Spongiosainfarkt s. Knocheninfarkt
Spongiosaplastik, autologe II:193
Spongiosascheibe, homologe, Einheilung II:205
- - Gewinnung II:195, 205
- - Indikation II:205

Spongiosaschraube II:49
Spongiosaschraubenlager, Randzonenveränderung I:55

Spongiosasklerose I:45, 185, 243 ff.
- Differentialdiagnose II:302
- diffuse, homogene I:243
- fleckige I:243 f.
- Fluorose II:500 ff.
- gelenknahe, Arthritis I:833 f.
- generalisierte I:243
- Hyperparathyreoidismus, primärer II:379
- Hypoparathyreoidismus II:385
- Leukämie II:261
- Mastoszytose II:299 ff.
- Osteoarthropathie, neurogene II:305
- Strontiumvergiftung II:506
- subchondrale, Arthrosis deformans I:926
- umschriebene I:243

Spongiosatrabekel I:40
Spongiosatrajektorien, unregelmäßig verlaufende I:261

Spongiosatransplantat, autologes, Mikroangiogramm II:193
- Revaskularisierung II:195

Spongiosaverdichtung, metaphysäre, bei Bleiintoxikation II:498

Spongiosaverschraubung II:48
Spongiosazeichnung, verwaschene II:379 f.

Spongiosazüge, belastungsabhängige I:48 f.
- Fortsetzung in die Kompakta I:49

Spontanarthrodese II:172
Spontanfraktur I:138; II:17
- Chondrom I:534
- Gauchersche Krankheit, Typ 1 II:900
- Hyperparathyreoidismus, primärer II:384
- Knochenbeteiligung bei Non-Hodgkin-Lymphom I:565
- Knochenzyste, juvenile, einkammerige I:618

Spontanfraktur
- metastasenbedingte I:652
- Myelom, multiples I:566, 572 f.
- - solitäres I:574
- Osteoporose, idiopathische, juvenile II:355
- Pseudotumor, hämophiler II:272
- Retikulumzellsarkom, primäres, des Knochens I:562
- Sarkoidose I:801
- tabische II:306
- Tumor, brauner II:381
- vertebrale I:138

Spontanpneumothorax, Lungengranulom, eosinophiles II:287

Sporotrichose I:751
Sprachentwicklung, verzögerte, Aspartylglukosaminurie II:869, 888

Spranger-Chondrodysplasia-punctata s. Chondrodysplasia punctata, autosomal dominante

Sprengelsche Deformität s. Schulterblatthochstand, angeborener

Sprunggelenk I:340 ff.
- Anatomie, funktionelle I:340 f.
- Arthritis, Spondylitis ankylosans I:879
- Arthrographie I:341 ff.
- - Aufnahmetechnik I:341
- - Doppelkontrastuntersuchung, Indikation I:341
- - Füllung lateraler Sehnenscheiden I:343
- - Füllungstechnik I:341
- - Indikation I:343 ff.
- - Kontrastmittelaustritt I:343
- - Monokontrastuntersuchung, Indikation I:341
- - Normalbefund I:342 f.
- - posttraumatische I:343
- - Punktionstechnik I:341
- Arthropathie, hämophile II:271, 275
- Bandlaxität, posttraumatische I:347
- Chondrodysplasie, pseudorheumatoide, progressive II:689
- Computertomographie I:46 f.
- Dysplasia epiphysealis hemimelica II:710 f.
- - - - Computertomographie II:711
- Dysplasie, otospondylomega-epiphysäre II:697
- Erguß I:822
- Gelenkspaltbreite, röntgenologische I:57
- Kapsel-Band-Läsion, frische I:343
- Kapselriß, isolierter I:342 f.
- - - Arthrogramm I:342 f.
- Kapselschrumpfung I:347
- Kapsel-Sehnenscheiden-Riß, persistierender I:347 f.
- Ligamente, laterale I:340
- - mediale I:340 f.

Sprunggelenk
- Muskelsehnen, gelenkschienende I:341
- oberes, Abduktionsfraktur II:26
- – Achsenvariationsbreite II:97
- – Adduktionsfraktur II:26
- – Alloarthroplastik II:165f.
- – Anatomie I:340f.
- – Arthrodese II:124, 166, 189ff.
- – Arthrose I:953
- – – posttraumatische II:28, 124, 131
- – Arthroskopie I:291
- – aufklappbares II:113
- – Chondrom, verkalktes I:384
- – Luxationsfraktur II:28f., 130f.
- – Osteonekrose, aseptische II:455
- – Pronations-Abduktions-Fraktur II:27
- – Pronations-Eversions-Fraktur II:27
- – Pronations-Inversions-Fraktur II:27
- – Pronationsverletzung II:26
- – Punktion hinter dem Malleolus externus I:341
- – – ventrolaterale I:341
- – Röntgencomputertomographie I:292
- – Supinations-Eversions-Fraktur II:27
- – Supinationsverletzung II:26
- – Totalendoprothese II:165f.
- – – Endo-Modell II:165f.
- Osteochondrosis dissecans I:381
- – – Röntgensymptomatik II:461f.
- Polyarthritis, chronische I:387
- Pronationstrauma I:341
- – Bandruptur I:346
- Restbeschwerden, posttraumatische I:347
- Röntgencomputertomographie I:62, 292
- Supinationstrauma I:341, 343
- – Arthrogramm I:342ff.
- – Bandruptur I:341, 343
- – mehrfaches I:348
- Synovialitis, villonoduläre I:697f.
- Tuberkulose I:782
- unteres II:1076
- – Arthrodese II:131, 189ff.
- – Arthrose I:954
- – – posttraumatische II:131
- Valgusstellung, Fairbanksche multiple epiphysäre Dysplasien II:677
- Verknöcherung, paraartikuläre I:347

Sprunggelenkdeformität, Volkmann-Syndrom II:998, 1000
Sprunggelenkkörper I:347
Sprunggelenklinie, obere II:1069
Sprunggelenkluxationsfraktur, Knochenfragment, intraartikuläres II:131
- Röntgenaufnahmetechnik II:131
- Weber-Klassifikation II:131
Stabilo-Condylar-Kniegelenkendoprothese II:164
Stachelbecken II:360
Stammganglienverkalkung I:232; II:386, 1125
Stammskelett, Densitometrie mit Röntgencomputertomographie, Ergebnisse I:187ff.
- Knochenresorption, osteoklastäre I:227
- Ossifikation I:103
Stammskelettosteoporose I:258; II:351
- Hungerzustand II:360
- Makroglobulinämie II:267
- präsenile II:339
- steroidbedingte I:227
- – Histologie I:239
Stammzelldifferenzierung, myeloische II:750
Standardknochen I:152
- Densitometrie, vergleichende I:173f.
Standardwirbel I:173
Stanescu-Osteosklerose II:758
Stanmore-Schultergelenkendoprothese II:148f.
Stanzdefekt I:838
Staphylococcus aureus haemolyticus, Osteomyelitis I:701, 718
- – Ostitis, posttraumatische I:734f.
Star, grüner II:792
Steal-Syndrom bei Ostitis deformans II:570
Stehriese II:372
Steinberg-Daumenzeichen II:910
Steinber-Reynold-Symphalangie II:1012
Stein-Leventhal-Syndrom II:1099
Steinmann-Nagel II:38
- Fixateur externe, Rahmenkonstruktion II:66f.
Steißlage, Hüftgelenkluxation, kongenitale II:1062
Stellbrink-Handgelenkendoprothese II:152
Stenose, kraniozervikale II:613
- tubuläre II:775ff.
- – metakarpale II:828
Sternalleiste I:105
Sternoklavikulargelenk II:1037
- Arthrosis deformans I:957f.
- Dysplasie II:1038
- Gelenkspaltbreite, röntgenologische I:57
- Tuberkulose I:784
Sternoklavikulargelenksprengung II:131
Sternoklavikularregion, Schwellung I:810

Sternum, Knochenkerne I:107f.
- Ossifikation I:105, 107f.
- Spaltbildung I:107
- Tuberkulose I:784
Sternumbruch, Weichteilzeichen II:6
Sternumosteotomie II:101
Sternumprotrusion II:847
Sternumsegmentbecherung II:250
Steroidmedikation, Skelettszintigraphie I:442
Stevens-Johnson-Syndrom I:886f.
- Arthritis I:886f.
Steward-Trewes-Syndrom II:1122
St.-Georg-Daumensattelgelenkendoprothese II:154
St.-Georg-Ellenbogengelenkendoprothese II:150
St.-Georg-Fingergrundgelenkprothese II:154
St.-Georg-Handgelenkendoprothese II:152
St.-Georg-Hüftendoprothese II:158
St.-Georg-Kniegelenkendoprothese II:160, 162
St.-Georg-Schultergelenkendoprothese II:148f.
St.-Georg-Sprunggelenkendoprothese II:165
STH s. Wachstumshormon
Stickler-Dysplasie, rezessive II:696
Stickler-Kniest-Familie II:679
Stickler-Syndrom s. Arthroophthalmopathie
Stieda-Peelegrini-Schatten
Stieda-Pellegrini-Schatten I:314; II:1138
Still-Syndrom I:865
Stirn, bombierte II:722
- prominente, akrokallosales Syndrom II:983
- – Basalzellnävussyndrom II:809
- – Pyknodysostose II:755
- – Stenose, tubuläre II:777
Stirnbeinschuppe, Knochendysplasie, fibröse, sklerosierende II:535
Stirnhöcker, Osteolyse, idiopathische II:825
Stirnhöhlenobliteration, Knochendysplasie, fibröse, sklerosierende II:533ff.
Stirnlocke, weiße II:763
Stirnwulst, Dysplasie, frontometaphysäre II:767, 782f.
Stoffwechselerkrankung II:831ff.
Stoll-Syndrom II:985
Stoßstangenverletzung II:3, 42
Strahldefekt, fibularer II:993
- radialer, Akardier II:991
- – akrorenalokuläres Syndrom II:985f.
- – autosomal-dominanter II:984ff.

Strahldefekt, radialer
- – autosomal-rezessiver II:986 ff.
- – Baller-Gerold-Syndrom II:988
- – Chromosomenaberration II:991 f.
- – Definition II:984
- – Dysplasie, faziokardiomele II:988
- – Fanconi-Panmyelopathie II:986 f.
- – Genetik II:984
- – Holt-Oram-Syndrom II:984 f.
- – IVIC-Syndrom II:985
- – Juberg-Hayward-Syndrom II:988
- – Kniepterygiumsyndrom II:988
- – – letales II:988
- – LADD-Syndrom II:985
- – Nager-Syndrom II:989
- – Pseudothalidomidsyndrom II:988 f.
- – Sirenomelie II:991
- – Stoll-Syndrom II:985
- – Thalidomidembryopathie II:986
- radio-ulnarer II:986
- ulnarer II:986, 992 ff.
- – Aplasie des IV.+V. Strahls II:993
- – Cenani-Syndaktylie II:994
- – Cornelia-de-Lange-Syndrom II:993 f.
- – einseitiger II:993
- – mit Genitalfehlbildung II:994 ff.
- – Grebes Achondrogenesis II:994
- – Hypoplasie des IV.+V. Strahls II:993
- – Minderwuchs, intrauteriner II:997
- – Naevus comedonicus II:994
- – Pektoralis-Hand-Syndrom II:994
- – Syndaktylie des IV.+V. Strahls II:993
- – Syndrom der postaxialen akrofazialen Dysostose II:997
Strahlen, ionisierende II:484 ff.
γ-Strahlen von Isotopen I:166
Strahlenabsorption I:4, 151
Strahlenschaden am Knochen, Szintigramm I:432
Strahlentherapie, radiologisch erkennbare Reaktion I:671
Strahlung, monochromatische I:166
- polychromatische I:167
Streptokokken, β-hämolytische, der Gruppe A I:848
Streptokokkenrheumatismus, chronischer I:849 ff.
- – Röntgenbefund I:849 ff.
Streptokokkensepsis, Osteomyelitis, sklerosierende I:733

Streptolysin O I:848
Streß, Gichtanafall II:209
Streßfraktur, Osteoarthropathie, neurogene II:305
Strontium, radioaktives II:506
Strontium-85 I:395
Strontium-87m I:395
Strontiumhyperostose II:506
Strudwick-SEMD II:695 f.
Strümpell-Bechterew-Marie-Krankheit s. Spondylitis ankylosans
Stückfraktur II:23
Sturge-Weber-Krankheit II:821
Stützgewebe, Kernspintomographie II:1154
Styloiditis I:904
Subduralabszeß bei Sinusitis I:742
Subluxation, arthritisbedingte I:833 f.
- arthrosebedingte I:929
- atlantoaxiale II:865
- Dysplasie, diastrophische II:618
- karpale, arthritisbedingte I:845
- radioulnare II:276
Subsepsis allergica I:865
Subtalargelenk, talokalkaneonavikulärer Anteil, Erguß I:822
Subtraktionsangiographie, digitale, Knochengefäßdarstellung I:29
Sudeck-Kienböcksche Knochendystrophie s. Sudeck-Syndrom
Sudeck-Persönlichkeit II:417
Sudeck-Syndrom I:258, 442; II:352 f., 414, 416 ff.
- akutes II:417 f.
- Atrophiezustand II:418
- chronisches II:417
- Differentialdiagnose, röntgenologische II:419
- Dreiphasenszintigramm II:420
- Entstehungstheorien II:417
- nach Erfrierung II:483
- Grundleiden II:417
- Handwurzelknochen II:431
- Klinik II:417
- Knochenstrukturveränderung, dystrophische I:264
- kontralaterales II:417
- Latenzzeit II:418 f.
- Röntgensymptome II:418 ff.
- Rückbildungsstadium II:418
- Skelettszintigraphie I:442 f.
- Stadien II:417 f.
- Technetiumszintigraphie II:420
- nach thermisch-mechanischer Gliedmaßenverletzung II:479
Sulcus chiasmaticus, Vergrößerung II:832, 834, 853
Sulfatasemangel, multipler s. Mukosulfatidose
Sulfatidose, juvenile, Typ Austin s. Mukosulfatidose
Super bone scan I:404 ff., 441
Suppressionsosteoporose II:265
Supraorbitalwulst, Dysplasie, frontometaphysäre II:767, 782 f.

Supraspinatussehne, Ansatz, avaskuläre Zone I:913 f.
- Ruptur I:328 f.
- – inkomplette I:329 f.
- – komplette I:329, 331 ff.
- Verkalkung I:334, 912
Supraspinatussyndrom I:327
- Verkalkung, subakromiale I:333
Sustentaculum tali, Abbruch II:132
Sutura frontalis I:109
- sphenooccipitalis, Synostose I:110
Swanson-Handgelenkendoprothese II:153
Swanson-Platzhalter II:154
Symbrachydaktylie II:948
- Definition II:952
- mit Oligodaktylie II:952 f.
- Poland-Syndrom II:955 ff.
Symphalangie II:1012 f.
- distale II:1012
- proximale II:1012 f.
- Ventruto-Syndrom II:1016
- Vorkommen II:1013
Symphalangie-Brachydaktylie-Syndrom II:944
Symphysenabstand, weiter, Hypoplasie, dermale, fokale II:960
- – Kryptophthalmussyndrom II:960
Symphysenchondrokalzinose II:222 f.
- Computertomogramm II:223
Symphysenlockerung, degenerative I:858
Symphysenruptur II:135 f.
Symphysis pubica I:63
- – Beteiligung bei Spondylitis ankylosans I:884
- – Knorpelaufbau I:23
- – Osteochondronekrose s. Ostitis pubis
- – Pseudoerweiterung II:362 f., 381 f.
- – Tuberkulose I:780
Sympolydaktylie II:948, 950
- Definition II:969
- Genetik II:950
- Morphologie II:950
Synarthrose I:56
Synchondrose I:63; II:405, 423
- Pseudoerweiterung II:362
- Röntgenbefund bei rheumatoider Arthritis I:857
Synchondrosis intersphenoidalis I:109
- ischiopubica II:423
- klaffende II:759
- Osteochondronekrose, aseptische s. Osteochondritis ischiopubica
- manubriosternalis, Arthritis, rheumatoide I:860
- – Beteiligung bei Spondylitis ankylosans I:884
- sphenooccipitalis I:109

Syndaktylie II:260, 774f., 935, 948ff.
- AEC-Syndrom II:961
- Apert-Syndrom II:953f.
- B-Brachydaktylie II:938
- Brachmann-de-Lange-Syndrom II:921
- Carpenter-Syndrom II:980
- Chromosomenaberration II:962
- Definition II:948
- bei dominanter Aplasie des V. Strahls II:994
- Dysplasie, okulodentoossäre II:791
- Finger s. Fingersyndaktylie
- Hypoplasie, dermale, fokale II:960
- isolierte II:948
- kutane, Greig-Temtamy-Syndrom II:981
- - Kryptophthalmus-Syndrom II:958f.
- - Pfeiffer-Syndrom II:954f.
- Meckel-Syndrom II:976f.
- Metakarpalsynostose II:1014
- Minderwuchssyndrom II:919
- Neu-Laxova-Syndrom II:927
- okulodentodigitales Syndrom II:957
- periphere II:948
- Pierre-Robin-Syndrom II:1009
- Poland-Syndrom II:955ff.
- Sklerosteose II:957
- Smith-Lemli-Opitz-Syndrom II:960f.
- totale, Bartsocas-Papas-Syndrom II:988
- - mit radioulnarer Synostose II:951f.
- Typen II:948
- Zehen s. Zehensyndaktylie
Syndaktylie I u. II II:937
Syndesmophyt I:874
Syndesmose I:56, 63
- tibiofibulare I:27ff.
- - hintere I:340
- - - Ruptur I:343
- - Riß II:131
- - vordere I:340
- - - Ruptur, Arthrogramm I:343, 345
- - - - Pronationstrauma I:346
- - - - Supinationstrauma I:343
Syndrom der exokrinen Pankreasinsuffizienz, Neutropenie, metaphysären Dysostose und Zwergwuchs II:671
- mit familiär instabilen Gelenken II:655
- der postaxialen akrofazialen Dysostose II:997
Synophris II:921
Synostose I:63; II:1012ff.
- angeborene I:837
- femorotibiale II:988f.
- humeroradiale II:988, 993, 1012, 1043
- - autosomal-rezessive II:1016

Synostose, humeroradiale
- - Fehlbildung, gegenseitige II:993
- - Minderwuchs, intrauteriner II:997
- humeroulnare II:988, 1016, 1044
- korakoklavikuläre II:1038
- phalangeale, Apert-Syndrom II:953
- radioulnare II:994, 1016f., 1043
- - autosomal-dominante II:1016
- - bilaterale, Therapie II:1045
- - mit Cubitus varus II:1041f.
- - Dysostose, akrofaziale, Typ Nager II:989
- - Geschlechtschromosomenaberration II:1017
- - Holt-Oram-Syndrom II:984, 1016
- - Nievergelt-Syndrom II:641
- - Thalidomidembryopathie II:1016
- - bei totaler Syndaktylie II:951f.
Synostosis ischiopubica I:90
- - Ossifikationsformen I:93
Synovektomie, Folgen I:287
Synovia s. Synovialflüssigkeit
Synovialchondromatose s. Chondromatose, synoviale
Synovialfalte, hintere, des Kniegelenks I:302
- - sagittale, des Kniegelenks I:296, 303
- infrapatellare I:295, 302, 316
- - Überprojektion I:301
- seitlich der Patella I:296
- suprapatellare I:295, 302
Synovialflüssigkeit I:23, 57, 925
- Cholesterinkristalle I:286
- Fehlzusammensetzung I:825
- Funktion I:59
- Granulozyten, neutrophile I:283
- Viskositätsabnahme I:825
Synovialis s. Synovialmembran
Synovialitis I:283ff., 814
- chondrodetritica I:925
- epitheloidzellige, granulomatöse, Sarkoidose, chronische I:284
- fremdkörperbedingte I:287
- granulomatöse I:795
- hyperplastische, Arthrographie I:385
- Infektion, bakterielle I:286f.
- nach intraartikulärer Injektion I:287
- bei ischämischer Knochennekrose I:289
- Lymphgefäßdarstellung bei Arthrographie I:294
- lymphoplasmazelluläre I:287
- lymphozytäre I:796
- Nekrose I:284
- nichtinfektiöse, Skelettszintigraphie I:432, 435

Synovialitis
- noduläre, lokalisierte I:684, 687, 696
- - - Lokalisation I:696
- bei Ochronose I:289
- pigmentierte, villonoduläre s. Synovialitis, villonoduläre
- septische, Skelettszintigraphie I:432
- sympathische, bei Osteoidosteom I:491ff.
- Synovialzellenproliferation I:283
- bei systemischer Erkrankung I:284
- tuberkulöse I:287ff., 761
- villonoduläre I:383, 684, 687, 696ff.
- - Angiogramm I:699
- - Arthrographie I:383
- - Computertomogramm I:699
- - Diagnose I:699
- - Differentialdiagnose I:699
- - - zum Riesenzelltumor I:600
- - Histologie I:696f.
- - Hüftgelenk I:352
- - intraossäre Manifestation I:698
- - Klinik I:697
- - Kniegelenk I:383, 387
- - Lokalisation I:696f.
- - pigmentierte I:284
- - - Kernspintomographie II:1156
- - Weichteilmanifestation I:697
- villosa pigmentosa s. Synovialitis, villonoduläre
Synovialmembran I:57, 283ff.
- Diagnostik, morphologische, Bedeutung I:289
- Entzündung s. Synovialitis
- Epitheloidzellgranulom I:287ff., 765, 767, 769
- Fibrinauflagerung, zottige I:283f.
- Fremdkörperreaktion I:286
- Geschwulst I:682
- geschwulstähnliche Läsion I:682
- Gewebsvermehrung I:59
- Granulozyten, neutrophile I:286
- Hyperplasie, villöse I:283f.
- - - bei Hämophilie II:268
- Infiltrat, lymphoplasmazelluläre I:287
- Knorpelfragmente I:765, 767
- Knorpelpartikel I:287ff.
- Reaktionsmuster I:283
- Veränderung, tumorähnliche I:284
- Verletzung bei Kontusion II:113
- Vernarbung I:289
Synovialom I:684
- Kernspintomographie II:1156
- malignes s. Sarkom, synoviales
- Skelettszintigraphie I:411

Synovialzellschicht, Verbreiterung
 I:283 f.
Synovialzyste, subchondrale s.
 Ganglion, intraossäres
Synoviom, benignes s. Synovialitis,
 noduläre, lokalisierte
- malignes s. Sarkom, synoviales
Synoviotheliom s. Sarkom, synoviales
Synovioatheliosarkom s. Sarkom, synoviales
Synoviozyten I:283
- fibroblastenähnliche s. F-Typ-Synoviozyten
- makrophagenähnliche s. M-Typ-Synoviozyten
- Proliferation I:283
- Reaktion mit Antikörpern I:283
Synovitis s. Synovialitis
Syphilis s. Lues
Syringomyelie II:309, 311, 650
- Osteoarthropathie II:309, 311 f.

T
Tabatznik-Syndrom II:945
Tabes dorsalis, Arthropathie s.
 Arthropathia tabica
- - Osteoarthropathie II:306 ff.
Talokruralarthrose, Hämosiderose II:325 f.
Talokruralgelenk, Erguß I:822
Talonavikulargelenk, subluxiertes II:1078
Talus, Abscherfraktur, osteochondrale, laterale I:347
- Knochenkern I:92
- Knochenzyste, aneurysmatische I:621
- Ossifikationsstadien I:98
- Osteochondrosis dissecans II:461
- Retikulumzellsarkom, primäres, des Knochens I:562
- Spongiosadefekt I:43
- Tuberkulose I:782
- verticalis II:1078
Talusfragment im Sprunggelenk II:131
Talusfraktur II:131
- offene II:190
Talusgelenkfläche, obere, Entwicklung II:97
Talushalsfraktur II:131
Taluskörperfraktur II:131
Talus-Navikulare-Synostose, dominante II:1015
Talusrolle, Chondroblastom I:269
Talussporn II:945
Taluszyste, bilaterale, symmetrische II:824
Tangentiallamellen I:8
Tarsalknochenfusion II:1012
Tarsalsynostose II:945, 1080 f.
- dominante II:1015 f.
- Nievergelt-Syndrom II:641 f.

Tarsalsynostose
- Ventruto-Syndrom II:1016
- Vorkommen II:1015
Tarzantyp II:684
Tatzenhand II:368 f.
Taubheit, GM_1-Gangliosidose, Typ I II:896
- Mukosulfatidose II:885
Taucherkrankheit II:494
Taybi-Rubinstein-Syndrom II:945
^{99m}Tc-DPD I:396, 398
^{99m}Tc-HDP I:398
^{99m}Tc-HEDP I:395
^{99m}Tc-HMDP I:396
^{99m}Tc-MDP I:395 f., 398
^{99m}Tc-MDP-Kinetik I:397 f.
^{99m}Tc-MDP-Knochenszintigraphie II:252
^{99m}Tc-Phosphatkomplex I:395 f.
- Ablagerung am Knochen I:397
- Ausscheidung, renale I:396
- Blutclearance I:397
- Herstellung I:396
- Knochenaufnahme I:396 f.
- - extraossäre Faktoren I:396 f.
- Szintigraphie bei Osteomyelitis I:711
- - Strahlenbelastung I:399
- - Technik I:398
- - Weichteilspeicherung I:447 f.
^{99m}Tc-Pyrophosphat I:395
^{99m}Tc-Schwefelkolloid-Knochenmarkszintigraphie I:432; II:252
- bei Osteomyelosklerose II:245
^{99m}Tc-Szintigraphie, Hüftgelenk I:353
^{99m}Tc-Tripolyphosphat I:395
Teilendoprothese II:139, 147
- Gelenkknorpelzerstörung II:147
Tela ossea I:4 f.
- - Grundsubstanz, organische I:11 f.
- - Kalksalzmosaik I:10
- - Knochenumbau I:29
- - Kollagenfasern I:12
- - Mineralablagerung, frühe I:13 f.
- - Mineraldepot I:6 f.
- - Mineralfraktion I:13
- - Mineralkeime I:13
- - Mineralkonzentration, ungleichmäßige I:220
- - Mineralsalzkonzentration I:11 f.
- - Nekrose II:402
- - Stoffaustausch I:32
- - Transformation I:137
- - - Beurteilung I:152
- - - Mikroströme I:49
- - - Transformationsdynamik I:11
- - Umbau, sekundärer I:35 ff.
- - Zusammensetzung I:11 ff.

Telebrachyphalangie, Syndrome II:946 f.
Telekanthus, Dubowitz-Syndrom II:918
Temporomandibulargelenk, Arthritis, rheumatoide I:857
Tendinitis calcificans I:912
- - retropharyngeale, akute I:917, 920
Tendoperiostose I:904
Tendovaginitis, Kernspintomographie II:1159 f.
- des Musculus extensor carpi ulnaris I:860 ff.
- rheumatische I:853
- tuberkulöse, epitheloidzellig-granulomatöse I:769
Tenosynovitis s. Tendovaginitis
Tentoriumverkalkung II:394
Tetanie II:1096
- hypokalzämische, Stenose, tubuläre II:777
Tetanus, Krampffraktur II:6
- Weichteilverknöcherung II:1139
Tetramonodaktylie II:1002
Tetraplegie, GM_1-Gangliosidose, Typ II II:897
- bei Morquio-Krankheit II:863
- Osteoarthropathie II:319
- Wirbelsäulenbandverknöcherung II:1143
Tetrazyklin I:509
Tetrazyklinmarkierung I:35 f.
T-Fraktur II:23
Thalassaemia major, Handröntgenbild I:257 f.
Thalassämie II:252 ff.
- Rippenveränderungen II:246, 254 ff.
- Stadieneinteilung II:255
- Röhrenknochenveränderung II:246, 253
- Schädelveränderung II:246, 251
α-Thalassämie s. Alphathalassämie
β-Thalassämie s. Betathalassämie
Thalidomidembryopathie II:935, 968, 985
- Humerusrudiment II:993
- Polydaktylie II:984
- Strahldefekt, radialer II:986
- Symptome II:986
- Synostose, radioulnare II:1016
- Tibiadefekt mit tibialer Hexadaktylie II:974
Thermographie II:426, 455
- Knochendysplasie, fibröse II:538
- Ostitis deformans II:548
Thibièrge-Weissenbach-Syndrom I:891 f; II:415
Thiemannsche Krankheit II:433, 706
Thiolproteinase I:35
Thompson-Hüftendoprothese II:140

Thompson-Sprunggelenkendoprothese II:165
Thomson-Syndrom II:987
Thorakalkyphose, Ochronose II:229
Thorax, Achondroplasie II:615
– enger II:627f., 636
– – β-Glukuronidase-Mangel II:861
– – Zwergwuchs, metatrophischer II:1090
– Osteogenesis imperfecta II:734ff., 742
– Osteolyse, massive I:274
Thoraxdysplasie, asphyxierende II:615, 626ff., 943, 977
– – Beckenkonfiguration II:582, 627f.
– – Diagnose, pränatale II:628
– – Differentialdiagnose, radiologische II:628
– – Erbgang II:628
– – Knochenalter II:627
– – latente II:628
– – bei metaphysärer Chondrodysplasie mit exokriner Pankreasinsuffizienz II:671
– – Radiologie II:628
Thoraxosteotomie II:101
Thoraxschmerz, gürtelförmiger II:342
Thorotrast II:1146
Thromboembolie, frühe, Homozystinurie II:905
Thrombozytopenie II:987
– IVIC-Syndrom II:985
Thrombozytopenie-Radiusaplasie-Syndrom s. Radiusaplasie-Thrombozytopenie-Syndrom
Thrombus, verkalkter II:1135
Thyreotoxikose s. Hyperthyreose
Thyreotropin II:367
Thyrotropin-releasing hormone II:374
Thyroxin, Einfluß auf das Knochenwachstum I:31
Thyroxinüberproduktion II:372
Tibia, aufgetriebene I:602f.
– bumerangförmige II:998
– Chondrosarkom, zentrales, epimetaphysäres I:543
– distale, Achsenkorrektur II:108
– – Fibrom, nicht ossifizierendes I:269
– – Knochenzyste, aneurysmatische I:623
– – Metastase, osteolytische I:657
– – Spontanfraktur, metastasenbedingte I:657
– fehlende II:595
– Gelenkfläche, proximale I:294
– Hyperostose, endostale, van Buchem II:773
– Knochenmetastasen, Periostveränderung, reaktive I:668f.
– Längenwachstum I:71

Tibia
– Osteoidosteom, Skelettszintigraphie I:412
– Ostitis deformans II:561ff.
– – – Umstellungsosteotomie II:572
– ovoide II:982
– proximale, Achsenkorrektur II:109
– – Brodie-Abszeß I:271
– – Chondromyxoidfibrom I:511
– – Densitometrie mit Röntgencomputertomographie, Ergebnisse I:192
– – Ewing-Sarkom I:553
– – Histiozytom, malignes fibröses I:584f.
– – Knochenfibrom, nichtossifizierendes I:612
– – Knochenfibrome, nichtossifizierende, multiple II:817, 820
– – Knochenzyste, aneurysmatische I:269f.
– – Liposarkom I:576f.
– – Osteosarkom, periostales I:252
– – Trümmerbruch I:941
– Röntgenbefund bei Niereninsuffizienz II:363
– Röntgenmorphometrie I:163
– Säbelscheidenform II:5563f.
– Umstellungsosteotomie II:572
– vara II:452f., 661, 1073f.
– – Differentialdiagnose II:1074
– – infantile II:1073
– – juvenile II:1073
– – Pseudoachondroplasie II:681
– – Röntgenbefund II:1074
– – Therapie II:1074
– verkürzte, ovoide II:595
Tibiaachse II:97, 1068f.
Tibiaachsen-Fußgelenkachsen-Winkel II:97
Tibiaachsen-Kniegelenkachsen-Winkel II:97
Tibiaaplasie II:965, 989
– Atelosteogenesis II:998f.
– autosomal-dominante II:992
– autosomal-rezessive II:992
– bei Fibulaverdoppelung II:971f.
– mit Polydaktylie II:973f.
– Spaltfuß II:1003f.
Tibiaapophyse, Ossifikationsstörung II:423
Tibiabiegungsbruch II:40
Tibiadefekt II:972f., 992, 1076
– Bauchwanddefekt II:992
– großer II:2
– Spalthand, autosomal-rezessives Erbleiden II:1004
– mit tibialer Hexadaktylie, Thalidomidembryopathie II:974
– mit Wirbelsäulenfehlbildung II:992

Tibiadeformierung, Ermüdungsbruch II:15
Tibiadiaphyse, Adamantinom I:601ff.
– Chondrosarkom I:509
– Kompaktadicke, kombinierte I:163
– Metastase, periostale I:667, 669
Tibiadiaphysenfraktur s. Tibiaschaftfraktur
Tibiadysplasie, fibröse II:525
Tibiaepiphyse, distale, Hämangioendotheliom I:592
– proximale, Bruch II:132
– – Chondroblastom I:522
– – Dysplasia epiphysealis hemimelica II:709
– – hypoplastische II:624ff.
– – Knochenkern I:94f.
– – – fehlender, beim Neugeborenen II:375, 1094
Tibiaepiphysenfraktur II:9
Tibiaermüdungsbruch II:14f.
Tibia-Femur-Verhältnis bei Mesomelie II:638
Tibiafibrom, ossifizierendes II:539
Tibiafraktur, Biegungskeil II:5
– – unvollständiger II:40
– distale, Knochenheilung, primäre II:33
– – Maatz-Spreiznagelung II:56f.
– – Osteosynthese II:33
– – Pseudarthrosenentstehung II:86
– Lokalisation II:22
– Nagelungsosteosynthese II:44
– offene, Verriegelungsnagelung II:62
– Osteomyelitis, chronische, Verlaufsbeobachtung I:725
– proximale, Plattenosteosynthese II:51
Tibiagelenkfläche, proximale, Rückneigungswinkel II:97
Tibiagelenkflächendepression, einseitige II:134
Tibiahypoplasie II:971f.
– mit Polydaktylie II:973f.
Tibiakondylus, medialer, Osteonekrose, aseptische s. Blountsche Krankheit
Tibiakopf, Depressionsfraktur II:121, 134
– Ganglion, intraossäres I:689ff.
– Knochentransplantatentnahme II:195
– Meißelbruch II:5f.
– Metastase, zystisch-expansive I:659
– Rückneigungsebene II:97
– Spaltbruch, monokondylärer II:134
– Trümmerbruch II:134
– Y-Fraktur II:134
Tibiakopffraktur II:22, 134, 200

Tibiakopfosteotomie II:109
- Keilentnahme II:109
- Knochentransplantatanlagerung II:202
- quere II:109
- valgisierende II:109, 207
- - Knochentransplantat, homologes II:200
- varisierende II:109
Tibiakopf-Pendelosteotomie II:109
Tibiakopfprothese II:147
Tibiakopfpseudarthrose II:205
- Knochentransplantation, autologe II:207
Tibiakopfrand, Erosion, kortikalisierte I:311
Tibiametaphyse, Abszeß I:728
- distale, Knochenzyste, juvenile, einkammerige I:618
- - Osteomyelitis, akute hämatogene I:722
- - - plasmazelluläre I:731
- - Osteosarkom, periostales I:506
- Osteosarkom, Chemotherapie, Verlaufsbeobachtung I:514
- proximale, Chondromyxoidfibrom I:524
- - Chondrosarkom, exzentrisches, breit gestieltes I:546
- - Konsole II:661 f.
- - Kortikalisdefekt, Gauchersche Krankheit, Typ 1 II:900
- - Osteomyelitis, plasmazelluläre I:731 f.
Tibiametaphysenlinie II:1069
Tibianagelung II:58
- Nagelbruch II:89
- Osteomyelitis II:82 f.
Tibiaosteolyse, V-förmige II:545, 562
Tibiaosteosarkom I:506
- Chemotherapie I:514
- bei Ostitis deformans II:569
Tibiaosteotomie, valgisierende, Knochentransplantation, autologe II:203
Tibiaplateau, Nekrose, aseptische, Gauchersche Krankheit, Typ 1 II:900
Tibiaplateauspaltung II:134
Tibiapseudarthrose bei zu dünnem Marknagel II:89
- Marknagelung II:87
Tibiaretroversion II:97
Tibiaschaftfraktur II:22
Tibiaschrägbruch II:125
Tibiaspanentnahme, Regeneration I:53, 55
Tibiaspiralfraktur, distale, Maatz-Spreiznagelung II:57
Tibiasubluxation, posteriore II:275
Tibiatrümmerfraktur II:3
Tibiaverformung, rachitische, Spongiosatransformation I:51

Tibiaverkürzung, Grebes Achondrogenesis II:994
- Volkmann-Syndrom II:998, 1000
Tibiaverriegelungsnagelung II:62
Tibiofibulararthritis, chronische, bei Spondylitis ankylosans I:859
- tuberkulöse I:859
- Weichteilröntgenzeichen I:820 f.
Tibiofibulararthrose I:936
Tidemark I:22
Tieftonschwerhörigkeit II:229
Tietze-Syndrom II:423, 434
- Klinik II:434
Titan-Grommet II:152, 154
Tomographie, konventionelle I:277
De-Toni-Debré-Fanconi-Syndrom I:235
Tophus I:265; II:210
- intraartikulärer II:215
- intraossärer II:210, 213
- Kalziumablagerung II:214
- subchondraler II:215
- subperiostaler II:214
Tophusstachel II:217
Tophusverkalkung II:218 ff.
Torsionsbruch II.5
Torsionsskoliose, lumbale II:340
Torus palatinus II:773
Tossy-Klassifikation der Schulterluxationsfraktur II:129
Totalarthroplastik II:139
Totenlade s. Involucrum
Totgeburt, Röntgenuntersuchung II:581, 589
Touraine-Solente-Golé-Syndrom s. Pachydermoperiostose
Touraine-Syndrom s. Osteoonychodysostose
Townes-Brocks-Syndrom II:968
T-Platte II:51
Trabekel, primäre I:48
- sekundäre I:48
Trabekelstruktur, verwaschene II:362
Trabekelzüge, Rarefikation I:255
Tracerkinetik I:397 f.
Trachealknorpelhyperplasie II:620
Trachealknorpelverkalkung II:373
Trachealstenose, Maroteaux-Lamy-Krankheit II:854 f.
Tracheomalazie II:606
- Larsen-Syndrom II:653
Traglinie des Beines II:97, 1067 ff.
Tränendrüsenhypoplasie II:985
Transfusionshämosiderose II:256
Transkalziferin I:34
Transplantat, osteochondrales II:195
Trauma X II:779
Trendelenburg-Hinken II:1066
Treponema pallidum I:746

Trevorsche Krankheit s. Dysplasia epiphysealis hemimelica
TRH s. Thyrotropin-releasing hormone
Trichorhinophalangeales Syndrom I s. Dysplasie, trichorhinophalangeale I
Trichterbrust, Basalzellnävussyndrom II:809
- Marfan-Syndrom II:909
- Neurofibromatose I II:820
- Simpson-Golabi-Behmel-Syndrom II:978
Trigonozephaliesyndrom II:977 f.
Trijodthyronin, Einfluß auf das Knochenwachstum I:31
Trijodthyroninüberproduktion II:372
Trinkwasser, Fluorgehalt II:499
Tripel-Arthrodese II:190 f.
Triploidie, Syndaktylie II:962
Trisomie 3q, partielle, Syndaktylie II:962
Trisomie 5p, Syndaktylie II:962
Trisomie 5q13–q31 II:642
Trisomie 7q, Syndaktylie II:962
Trisomie 9, Daumen, triphalangiger II:968
Trisomie 9p II:947
- partielle, Syndaktylie II:962
Trisomie 10p, Syndaktylie II:962
Trisomie 10q, partielle, Syndaktylie II:962
Trisomie 11q, Syndaktylie II:962
Trisomie 13 II:975 f.
- partielle, Polydaktylie II:976
- Polydaktylie, ulnare II:975 f.
- Symptome II:976
Trisomie 18 II:923 f.
- Ätiologie II:924
- Daumen, triphalangiger II:968
- Häufigkeit II:923
- Prognose II:923
- Syndaktylie II:962
Trisomie 21 s. Mongolismus
Trisomie-8-Mosaik II:650, 801
- Syndaktylie II:962
Trochanter major, Abrißfraktur II:76
- - Dysplasie, fibröse II:515
- - Epiphysennarbe I:83
- - Knochenkern I:92
- - Knochentransplantatentnahme II:195, 198
- minor, Apophyse, persistierende I:123
- - Apophysenkern I:92, 95
- - Hypertrophie II:621
Trochanterapophyse, Chondroblastom I:523
Trochantermassiv, Knochendysplasie, fibröse II:529
Trochanter-minor-Bruch II:22
Trochanternagelung II:76, 78 f., 81
Trochanterregion, Eversionsfraktur II:78
- Fraktur II:75 f.
- Inversionsfraktur II:78

Trommelschlegelfinger(-zehe) II:471, 777
Trophopathia pedis myelodysplastica II:314
TRPD I s. Dysplasie, trichorhinophalangeale I
Trümmerfeldzone II:392
Trümmerfraktur II:23
TSH s. Thyreotropin
TSI s. Thyroid stimulating immunglobulin
Tuber calcanei, Fraktur II:132
– – Längsdurchmesser II:97
– ischiadicum, Osteonekrose, aseptische II:438 ff.
Tuber-calcanei-Apophyse, Ossifikationsstadien I:102
– Osteochondropathie II:458
Tuber-calcanei-Spitze, Abbruch II:132
Tuberculum intercondylicum quartum I:929
– majus, Abbruch II:22
– – Abriß II:128 f.
– sellae, Abflachung II:832, 834, 853
Tuber-Gelenk-Winkel II:132
Tuberkulinreaktion I:770
Tuberkulose, atlantookzipitale I:776
– Fistelbildung I:770
– Häufigkeit I:763
– der langen Röhrenknochen, Pathogenese I:760
– nicht diagnostizierte I:763
– osteoartikuläre s. Skelettuberkulose
– Pathogenese I:757
– Restherd I:763
– Streuung, hämatogene I:758
– Sukzedanstreuung I:757
– Synovialmembranveränderung I:286 ff.
Tuberöse Sklerose I:799; II:821 ff.
– – Rudimentärzeichen, knöcherne II:823
– – Skelettveränderungen II:821 ff.
– – Symptome II:821
Tuberositas ossis navicularis, Apophysenkern I:123
– tibiae, Apophyse, persistierende I:123, 125
– – Apophysensklerosierung I:275
– – Apophyseonekrose s. Osgood-Schlatter-Krankheit
– – Avulsionstendinitis s. Osgood-Schlatter-Krankheit
– – Hypoplasie I:941
– – Ossifikation I:94 f., 97
– – schmerzhafte II:454
– unguicularis, Formvarianten I:121
Tularämie I:749
Tumor, ACTH-produzierender II:345

Tumor
– albus I:778
– angioglomoider s. Glomustumor
– Behandlungskontrolle, szintigraphische II:476
– brauner I:222 f; II:362, 379, 381 ff.
– – Lokalisation II:381
– – Szintigramm I:438, 440
– bei chronischer Hautfistel I:724
– entodermaler, Verknöcherung II:1139
– extraintestinaler, bei Gardner-Syndrom II:795
– fetthaltiger, Diagnostik II:1112
– intraartikulärer I:284
– kniegelenksnaher, Umkehrplastik II:187
– maligner s. auch Malignom
– – Arthritis I:841
– – extraossärer, Skelettszintigraphie I:448 f.
– mesenchymaler, Verknöcherung II:1139
– neurogener, Knochenusur II:818 f.
– Osteoarthropathia hypertrophicans II:469, 471
– synovialer I:682 ff.
– – benigner I:682 ff.
– – maligner I:687 f.
Tumorähnliche Läsion I:456 f., 608 ff; II:285
– – Definition I:458
– – synoviale I:682, 689 ff.
Tumorgefäßbild, anarchisches I:464 ff.
Tumorgefäße I:463 ff.
Tumorknorpelmineralisation I:480
Tumor-like lesion s. Tumorähnliche Läsion
Tumormasse, präsakrale I:605
Tumorosteoidverknöcherung I:476, 479 f.
Tumorprothese II:167 f.
Tumorregression, Graduierung I:513
Turmschädel II:259
– Baller-Gerold-Syndrom II:926, 988
Turner-Kieser-Syndrom s. Osteoonychodysostose
Turner-Syndrom II:662, 923, 946
Typhus abdominalis, Osteomyelitis I:744
Typhuszellen I:744
Typus degenerativus Amstelodamensis s. Brachmann-de-Lange-Syndrom

U
Übelkeit, Hyperkalzämiesyndrom, knochenmetastasenbedingtes I:653
Übergang, zervikothorakaler s. Zervikothorakaler Übergang
Überlastungsarthrose I:882

UCI-Kniegelenkendoprothese II:160
Uhrglasnägel II:469, 471, 777
Ulcus cruris, Knochenreaktion II:415 f.
Ulkusgrundverkalkung II:1130
Ullrich-Scheie-Krankheit s. Scheie-Krankheit
Ullrich-Turner-Syndrom II:1099
– Osteoporose II:349 f.
Ulna, distale, Densitometrie, Aluminiumreferenzsystem I:175
– – Dorsalverlagerung II:125, 1045
– – Knochenzyste, aneurysmatische I:622
– – Luxation, dorsale II:660 f.
– – Mineralgehaltbestimmung, Aluminiumreferenzsystem I:174
– – Photonenabsorptionsmessung, Ergebnisse I:196
– – Volarverlagerung II:1048
– fehlende II:608
– Längenwachstum I:71
– Metastase, osteolytische I:653
– Osteomyelitis, hämatogene I:721
– Osteosarkom, periostales I:506
– trianguläre II:608
Ulnaaplasie II:988 f.
– Fehlbildung, gegenseitige II:993
– Genitalfehlbildung II:994 ff.
– Hypospadie II:995
– kongenitale II:1047 f.
– Minderwuchs, intrauteriner II:997
– Spalthand II:1003 f.
Ulnadefekt II:992 ff.
– Cornelia-de-Lange-Syndrom II:993 f.
– distaler, Grebes Achondrogenesis II:994
– Fehlbildung, gegenseitige II:993
– kongenitaler II:1047 f.
Ulnadiaphyse, Densitometrie, Aluminiumreferenzsystem I:175
Ulnadiaphysenkompakta, Mineralgehalt, Alterskurve I:198
Ulnaepiphyse, distale, Osteonekrose, aseptische II:429
Ulnafraktur, proximale, Radiusköpfchenluxation II:25
– – – nach dorsal II:127
– – – nach volar II:127
Ulnahypoplasie, kongenitale II:1047 f.
Ulnaluxation nach distal II:26
Ulnametaphyse, distale, Osteochondrom I:527
Ulnaschaftachse II:96
Ulnasubluxation, posteriore, im Radioulnargelenk II:125
Ulnaverbiegung II:11
Ulnaverdopplung II:971
Ulrich-Platzhalter II:154
Ultraschall, Gelenkdiagnostik s. Arthrosonographie
– Knochenschädigung II:493

Ultraschallintensität, therapeutische II:493
Umstellungsosteotomie II:101 f.
– bei Ostitis deformans der Tibia II:572
Unfall durch elektrischen Strom II:490 ff.
Unruhekallus II:34
Unterarmbruch II:124
Unterarmdiagnonalachse II:96
Unterarmfraktur, Verkürzungsfehlstellung II:99
Unterarmknochen, Mineralgehalt, globaler, Bestimmung mit Gammastrahlung I:203
Unterarmperomelie II:1006
Unterarmschaftbruch II:124
Unterarmverrenkungsbruch II:25
Unterkiefer, Altersatrophie I:141, 143
– Hyperostose, endostale, autosomal dominante II:773
– Knochendysplasie, fibröse II:532
– – – Differentialdiagnose II:539
– – – pseudozystische II:536 f.
Unterkieferabszeß I:741
Unterkieferhypoplasie, Brachmann-de-Lange-Syndrom II:921
– Pyknodysostose II:756
– zerebrokostomandibuläres Syndrom II:801
Unterkieferkorrekturosteotomie II:101
Unterkiefernekrose, phosphorbedingte II:505
Unterkieferosteomyelitis, chronische, Panoramaaufnahme I:742
– dentogene I:741
Unterkieferschwellung, schmerzlose, progressive II:727
Unterschenkel, Mineralgehalt, globaler, Bestimmung mit Gammastrahlung I:203
Unterschenkelamputation, Fibulatransplantation II:206
Unterschenkelantekurvation, Dysplasie, kampomele II:606
Unterschenkeletagenfraktur, Kaeßmann-Kompressionsnagel II:64
– Kalkaneusdrahtextension II:64
Unterschenkelfraktur, Fragmentdrehung II:26
– offene, Infektion II:199
– Osteomyelitis, chronische, Verlaufsbeobachtung I:725
– pathologische II:1075
– proximale, offene II:42
Unterschenkelknochen, Normvarianten I:123
Unterschenkelknochenaplasie II:1076
Unterschenkelknochenhypoplasie II:1076
Unterschenkelluxation, Tabes dorsalis II:308

Unterschenkelpseudarthros, kongenitale II:1074 f.
Unterschenkelschaftbruch II:22
Unterschenkelschrägbruch, Behandlung, operative II:43
Unterschenkelspiralbruch, Drahtcerclage II:46
– Plattenosteosynthese II:52
Unterschenkeltrümmerfraktur, Fixateur externe II:68
Unterschenkelzyste I:323
Upingtonsche Krankheit II:719
U-Profilnagel, Schenkelhalsosteosynthese II:72
Uratgicht s. Gicht
Uratkristallablagerung, synoviale I:284
Uratpräzipitation, Mengen-Zeit-Quotient II:210, 212, 214
Urattophus s. Tophus
Urethritis, abakterielle I:876
Urethro-konjunktivo-synoviales Syndrom s. Reiter-Syndrom
Urin, Schwarzfärbung beim Stehenlassen II:227
Urist-Moore-Hüftendoprothese II:140
Urticaria pigmentosa II:265, 300
– – mit Skelettbeteiligung s. Mastozytose des Skeletts

V
Vacterl-Komplex II:798, 984, 990 f.
Vagina synovialis intertubercularis I:325
Vaginalatresie II:978
Vakuumphänomen II:230 ff.
Valgisierungsosteotomie, Femur II:102
– Humerus II:104
– Tibiakopf II:109
Van-der-Hoeve-Syndrom s. Osteogenesis imperfecta tarda
Variköser Symptomenkomplex, Periostose II:415 f.
Variolavirusarthritis I:848
Varisierungsosteotomie, Femur II:102
– Humerus II:104
– Tibiakopf II:109
Vaskulitis, nekrotisierende, synoviale I:284
Vegetative Störung, Syringomyelie II:311
Vena basivertebralis I:185
Venenplexus, vertebrale I:649 f.
Ventrikelseptumdefekt, Dysplasie, chondroektodermale II:624
Ventruto-Syndrom II:1016
Verankerungsschraube, transpedikuläre II:173
Verband, zirkulärer, ruhigstellender II:38
Verbrennung, Arthritis II:480 f.
– Knochenumbau II:478 f.
– Knochenveränderung, entzündlich-nekrotische II:479 ff.

Verbrennung
– Sudeck-Syndrom II:479
– Verkalkung, periartikuläre II:482
– Wachstumsstörung II:481 f.
– Weichteilverknöcherung II:1139
Verbrennungsnarbe, Tumor, maligner II:483
Verbrühung, Knochenumbau II:478 f.
Verbundosteosynthese II:68 f.
– Indikation II:69
Vergrößerungsaufnahme, direkte I:155 f.
Verkalkung II:1125 ff.
– akrale II:1135
– dystrophische II:1126 ff.
– – erbliche II:1127
– – erworbene II:1128, 1130 f.
– exostosennahe I:254
– Haut II:1133 f.
– heterotope II:93 ff., 362, 1125 ff.
– – bestrahlungsbedingte II:1133
– – bei chronisch venöser Insuffizienz II:1130 f.
– – Differentialdiagnose II:808
– – Einteilung, bildmorphologische II:1132 ff.
– – – pathogenetische II:1126 ff.
– – – topographisch-anatomische II:1132 ff.
– – Fluorose II:500 f.
– – idiopathische II:1132
– – Mafucci-Syndrom II:719
– – Melorheostose II:766
– – Pathogenese II:1125 f.
– – Radioaktivitätsanreicherung bei Skelettszintigraphie I:447 f.
– – Szintigraphie I:428, 438
– – Thibierge-Weißenbach-Syndrom I:891 f.
– – Vitamin-D_3-Hypervitaminose II:508
– intraartikuläre II:1134
– intrakranielle, physiologische I:111 ff.
– laryngotracheobronchiale II:603
– Lymphknoten II:1135
– Meniskus I:311
– metabolisch-metastatische II:1126
– Muskulatur II:1134
– Nerven II:1135
– Ohrmuschel II:1135
– im Osteolyseherd I:271
– parostale, Vitamin-D-Intoxikation II:394
– periartikuläre II:1134
– – Akromegalie II:370
– – Ellenbogengelenk I:364 f.
– – Hyperparathyreoidismus, primärer II:382
– – Kombinationskollagenose I:894

Verkalkung, periartikuläre
– – Osteoarthropathie, neurogene II:305
– – nach Verbrennung II:482
– in Raumforderungen II:1132f.
– Sehne II:1134
– subakromiale I:333
– subkutane II:1125
– vaskuläre II:1134f.
– zerebrale II:749, 753
Verknöcherung s. Ossifikation
Verkürzungsosteotomie II:103, 105ff.
Verlängerungsosteotomie II:102f.
– einzeitige II:102
– halboffene II:102
– offene II:102
– zweizeitige II:102
Verletzung, atlantoaxiale II:178
– thermische, Knochenumbau II:478f.
Verma-Naumoff-Syndrom II:583, 595f.
Vernarbung, synoviale I:289
Verrenkung s. Luxation
Verrenkungsbruch s. Luxationsfraktur
Verriegelungsnagelung II:59
– Dynamisierung II:63, 92
– Indikation II:59
Verschlußkrankheit, arterielle II:413ff.
Verschraubungsosteosynthese, Sprunggelenk II:189f.
Verstauchung II:113
Vertebra plana s. auch Plattwirbel; s. auch Platyspondylie
– – osteonecrotica II:434ff.
– – – Differentialdiagnose II:436
– – – Entstehungsfaktoren II:435
– – – mit Epiphyseonekrose II:436
– – – Klinik II:434
– – – Regeneration II:435
– – – Röntgensymptomatik II:435
Vibration II:493
– Adaptationsphänomene II:493
Vibrationsangiopathie II:493
Vidal-Brachydaktylie s. C-Brachydaktylie
Vierfingerfurche II:945
– Smith-Lemli-Opitz-Syndrom II:961
Vierlamellennagel, Schenkelhalsosteosynthese II:72
Vinylchlorid-Krankheit II:321
Virilisierung II:1098
Virusarthralgie I:844
Virusarthritis I:844, 848
Virusinfektion, Arthritis, reaktive I:844
Viruskrankheit, Synovialmembranveränderung I:286
Viszeromegalie II:367
Vitamin II:389
– fettlösliches II:389
– wasserlösliches II:389

Vitamin A II:389f.
– Hypervitaminose II:390, 508
– – akute II:508
– – chronische II:508
– Hypovitaminose II:389f.
– Wirkung auf das Knochenwachstum I:34
Vitamin C II:390ff.
– Hypovitaminose I:34, 249; II:391ff.
– – Blutung, subperiostale I:249
– – beim Kind s. Möller-Barlowsche Krankheit
– – Klinik II:393
– – Röntgenbefund II:392f.
– – Kollagensynthese I:34
– – Physiologie II:390f.
Vitamin D I:234, 438; II:393ff.
– Hauptaufgaben I:234
– Hypervitaminose II:394f., 508
– Hypovitaminose I:235ff., 260, 438; II:355, 395ff.
– Knochenmineralisation I:234ff.
– Physiologie II:393
– Provitamine II:393
– Überdosierung I:235
Vitamin D_2 II:393
Vitamin D_3 s. Cholekalziferol
Vitamin E, Kollagenstruktur I:34
Vitamin K, GLA-Protein-Biosynthese I:34
Vitamin-A-Intoxikation, Periostose I:247
1,25-$(OH)_2$-Vitamin-D_3 s. Cholekalziferol
Vitamin-D-Intoxikation II:394
Vitamin-D-Mangel-Osteomalazie II:395, 399f.
Vitamin-D-Mangelrachitis I:235ff., 260 f; II:395ff.
– Heilungsphase II:396
– Histologie I:235f.
– Knochenmakrostruktur I:261
– Knochenmikrostruktur I:235ff.
– pathologische Anatomie II:395
– Röntgenbild I:237; II:395f.
– Schulterblattzeichen II:396
Vitamin-D-Metabolit I:31, 34
Vitamin-D-Resistenz I:235
Vitamin-D-Resorptionsstörung I:221
Vitamin-D-Stoffwechselstörung I:221
– renal bedingte II:361
Vitaminmangel II:389
Vogelgesicht I:867
Vogelkopfzwergwuchs s. Seckel-Syndrom
Vogelschwingenform der Mittelphalanxbasis I:868
Volkmannscher Kanal I:9
Volkmann-Schiene II:38
Volkmann-Syndrom, Fibuladefekt II:998, 1000
Vollgelenk s. Diarthrose
Vollmetallnagel II:54ff.
Volz-Handgelenkendoprothese II:152

Vorderarm, Pachydermoperiostose II:778
Vorderarmdeformität, symmetrische II:659ff.
Vorfuß, Periarthropathia calcificans I:917
Vorfußarthritis, Kollateralphänomen, phlogistisches I:823
Vorfußdeformität, posttraumatische II:131
Vorfußluxationsfraktur II:131
Vorfußosteoarthropathie, neurogene, nach Poliomyelitis II:320
Vorfußosteolyse II:312f.
Vorhaupt, prominentes II:589
Vorhofseptumdefekt II:624
V-Profil-Nagel II:56
Vrolik-Krankheit s. Osteogenesis imperfecta congenita

W

Wabenlunge I:856
Wachstum, beschleunigtes, des Kleinkindes I:72
– – Pubertät I:72
– genetische Faktoren I:136
Wachstumsalterarthritis I:868f.
Wachstumsbeschleunigung, lokalisierte II:402
Wachstumsfaktor I:30
– insulinähnlicher I:30
– im Knochen produzierter I:31
Wachstumsfuge s. Epiphysenfuge
Wachstumsgeschwindigkeit, Phasen I:72
Wachstumshemmung I:132
– Hypothyreose II:374
– strahleninduzierte II:486ff.
– nach Unfall durch elektrischen Strom II:492
Wachstumshormon I:30; II:367
– Ausfall II:1087
– Produktion, vermehrte I:230; II:367f., 1101
Wachstumshormonmangel II:1092
Wachstumshormonspiegel II:367
Wachstumsknorpel, epiphysärer, Kälteschädigung II:484
Wachstumslinie I:131ff.
– Entstehung I:132
Wachstumsphase, gonadal gesteuerte II:1092
– hypophysär gesteuerte II:1092
– Radioaktivitätsablagerung in der Epiphysenfuge I:403
Wachstumsschmerz II:616
Wachstumsstillstand II:1092f.
Wachstumsstörung, Arthritis, chronische juvenile I:868f.
– enchondrale, genetisch bedingte II:575
– Hypopituitarismus II:371
– lokale, bei arterieller Durchblutungsstörung II:415
– primäre II:909ff.
– nach unspezifisch-bakterieller Arthritis I:843, 848
– nach Verbrennung II:481f.

Wachstumsstörung
- Vitamin-A-Mangel II:389
- Vitamin-C-Mangel II:392

Wachstumsveränderung bei chronischer Osteomyelitis I:724

Wachstumsverzögerung, fortschreitende II:1085
- GM_1-Gangliosidose, Typ I II:896

Wachstumzonenschädigung, strombedingte II:492

Wagner-Hüftendoprothese II:140

Wagner-Stickler-Syndrom s. Arthroophthalmopathie

Waldenström-Krankheit I:561, 565; II:267

Waldenström-Zeichen II:440

Walker-Kniegelenkendoprothese II:164

Walldius-Kniegelenkendoprothese II:162

Wardsches Dreieck I:48

Warfarin-Embryopathie II:601, 946

Wasser, festes I:182 f.

Wasserhaushaltsstörung, Hyperkalzämiesyndrom, knochenmetastasenbedingtes I:653

Waugh-Kniegelenkendoprothese II:160

Waugh-Sprunggelenkendoprothese II:165

Weaver-Syndrom II:906

Weber-Hüftendoprothese II:158

Weichgewebschondrom I:685
- Prädilektionsalter I:685

Weichstrahlimmersionstechnik I:61

Weichstrahlradiographie I:59 ff.

Weichstrahltechnik I:3

Weichteilabszeß bei Dornfortsatzosteomyelitis I:721
- orbitaler, Ostitis I:742
- Ostitisentstehung I:735

Weichteilaufhellung, pathologische II:1108 ff.

Weichteilauftreibung, Kniest-Dysplasie II:632

Weichteilblutung, Hämophilie II:268, 272

Weichteilchondrom, juxtaartikuläres I:535

Weichteildiagnostik II:1107 ff.
- Aufhellung, pathologische II:1108 ff.
- Bildphänomen, röntgenologische II:1107
- Computertomogramm, Dichtemessung II:1108
- Indikation II:1107
- Kernspintomographie II:1108, 1153 ff., 1159 f.
- MR-Spektroskopie II:1108
- Röntgenbild, Kontrastumfang II:1108
- Röntgentechnik, konventionelle II:1108
- Sonographie II:1108

Weichteildiagnostik
- Verdichtung II:1118 ff.
- Verfahren, bildgebende II:1108
- Weichteile, periphere, Kernspintomographie II:1153 ff.
- Radioaktivitätsanreicherung bei Skelettszintigraphie I:447 f.

Weichteilemphysem II:1108 f.
- iatrogenes II:1111
- traumatisches II:1109
- Verletzung innerer Organe II:1109 f.

Weichteilentzündung, Kernspintomographie II:1159 f.

Weichteilfibromyxom II:520

Weichteilmasse, parossale, bei Ostitis deformans II:571

Weichteilödem I:706

Weichteilosteosarkom II:1140

Weichteilröntgenzeichen, arthritische II:816, 855, 857

Weichteilschatten I:3

Weichteilschattenhomogenisierung, perikoxale I:820, 842

Weichteilschwellung, Ewing-Sarkom I:553, 555
- Knochenbeteiligung bei Non-Hodgkin-Lymphom I:565
- Knochensarkoidose I:799
- Liposarkom des Knochens I:577
- Osteomyelitis I:706
- paravertebrale I:713
- präpatelläre I:940
- Riesenzelltumor I:595
- Sarkoidose, osteoartikuläre I:792

Weichteiltophus II:210, 212

Weichteiltumor II:1121 f.
- Diagnostikverfahren, bildgebende II:1158
- Kernspintomographie II:1154 ff.
- – Gadolinium-DTPA-Einsatz II:1155 f.
- – Relaxationsverhalten II:1154 ff.
- – Signalverhalten II:1154 ff.
- maligner II:1122
- Morphologie, kernspintomographische II:1154 ff.
- Neurofibromatose I II:818
- Osteomalazie I:261
- paraspinaler, Sarkoidose I:800
- Rezidivdiagnostik, Kernspintomographie II:1157 f.
- Staging, Kernspintomographie II:1158 f.
- Verknöcherung II:1139
- Verlaufskontrolle, Kernspintomographie II:1157 f.

Weichteilveränderung, periartikuläre, Kernspintomographie II:1160

Weichteilverdichtung II:1118 ff.
- deutlich kräftigere II:1122, 1125
- Fehlinterpretation II:1125

Weichteilverdichtung
- fremdkörperbedingte II:1144 ff.
- muskelähnliche II:1120 ff.
- wasserähnliche II:1118 ff.

Weichteilverdickung, retrosternale I:810 f.
- im Zervikalkanal II:864 f.

Weichteilverkalkung s. Verkalkung, heterotope

Weichteilverknöcherung s. Ossifikation, ektopische

Weichteilzeichen, osteomyelitisches II:1119
- posttraumatische II:1120

Weil-Marchesani-Syndrom II:944

Weissenbacher-Zweymüller-Syndrom s. Dysplasie, otospondylomegaepiphysäre

Werner-Syndrom II:638 f.

Weyers-Syndrom, Polydaktylie, ulnare II:978

Wiberg-Zeichen I:928, 948 ff., 953

Wiberg-Zentrum-Ecken-Winkel II:1054

Wiedemann-Rautenstrauch-Syndrom II:929

Wilsonsche Krankheit II:336
- – Osteoarthropathie II:336 f.

Wimbergsche Ringe II:392

Winchester-Syndrom II:827

Winkelplatte II:51 f., 72

Wirbel, Apophyse, persistierende I:104
- Aufhellungsband II:262
- Dornfortsatzossifikation I:104
- Dysplasie, fibröse II:530
- Gelenkfortsatzossifikation I:104
- Knochendysplasie, fibröse, Differentialdiagnose II:539
- Querfortsatz, Apophysenossifikation I:104 ff.
- – Epiphysenossifikation I:106
- – Ossifikation I:104 ff.
- – Tuberkulose I:776

Wirbelbogen, Tuberkulose I:776

Wirbelbogengelenkentzündung, generalisierte, bei juveniler chronischer Arthritis I:867

Wirbelbogenhämangiom I:586

Wirbelbogenusur, Sanduhrneurinom I:265

Wirbelbogenwurzel, Echinococcus cysticus I:754
- thorakale, nicht ossifizierte II:606 f.

Wirbelbogenwurzelabstand, lumbaler, abnehmender II:611, 613

Wirbelbogenwurzelindex II:658

Wirbelform, Ostitis deformans II:554 ff.

Wirbelfraktur, osteoporotische, Skelettszintigraphie I:442
- pathologische I:35, 156
- – Amyloidosteopathie II:331
- Steroidosteoporose II:346

Wirbelfusionsoperation s. Spondylodese

Wirbelgelenk, Gelenkspaltbreite, röntgenologische I:57
Wirbelgranulom, eosinophiles II:286
– – paraspinale Ausbreitung II:288
– – Radiologie II:288, 290f.
Wirbelhämangiom I:585ff.
– Differentialdiagnose I:588
– – zur fibrösen Knochendysplasie II:539
– Röntgenbild I:586f.
Wirbelhyperostose I:810
Wirbelkanal s. Spinalkanal
Wirbelkantenabbruch II:37
Wirbelkompression, metastasenbedingte I:666
– Skorbut II:392
Wirbelkompressionsbruch II:4f., 24
– Gauchersche Krankheit, Typ 1 II:900
– Krampfanfall, zerebraler II:6
– metastasenbedingte I:655
– Osteoporose, idiopathische juvenile II:355
– Spondylodese II:175f.
– Unfall durch elektrischen Strom II:492
Wirbelkörper, Abschlußplatteninfraktion I:255
– – Osteoporose I:138, 230
– Abschlußplattenosteosklerose II:363f., 750, 752, 758
– Altersosteoporose, physiologische I:138
– Alterungsprozeß I:15
– Angelhakendeformierung s. Angelhakenwirbel
– Aspergillose I:751
– Bauelemente I:5
– Bikonkavität I:159
– Birnenform II:629ff.
– Deckplatteneindellung, zentrale II:249f., 900
– Deckplatteneinbruch II:37
– Deformierung, hakenförmige, Fukosidose II:881f.
– – GM$_1$-Gangliosidose, Typ I II:897
– Densitometrie mit Röntgencomputertomographie I:184ff.
– Destruktion, tuberkulöse I:774
– Diabolo-Konfiguration II:757f.
– doppelhöckrige II:694
– Doppelschnabelbildung II:781
– Dreischichtung II:357, 364, 380, 552f.
– Endplattendestruktion, Brucellose I:743
– Endplatteneinbruch, Hypogonadismus II:350
– – metastasenbedingter I:655
– – umschriebener II:339
– Exkavation, dorsal-ventrale II:757f.
– Form I:104
– Gefäßkanal I:28

Wirbelkörper
– Größe I:104
– halbovoide, Mannosidose II:884
– – Mukosulfatidose II:887
– – Höhenreduktion II:262f.
– – Gaucher-Krankheit II:280
– Hyperflexionsfraktur II:6
– – Behandlung, funktionelle II:37ff.
– Infraktion I:138, 230
– Kolumnisation II:668
– Koronalspalten II:584, 592, 594, 599, 601
– – Arthroophthalmopathie II:680
– – Dysplasie, otospondylomegaepiphysäre II:697
– – Kniest-Dysplasie II:632, 634
– – Kortikalis I:39
– – Längsdurchmesser, vergrößerter I:230
– – Mineralgehalt, Frakturrisikogrenze I:189
– – Osteogenesis imperfecta II:735
– – Ossifikationsdefekt, ventrokranialer II:848f.
– Osteomalazie, Histologie I:235f.
– Osteonekrose, aseptische II:424
– Osteoporose, senile I:228
– – umschriebene, Differentialdiagnose zum Hämangiom I:588
– ovoide II:674
– – Fukosidose II:881f.
– – GM$_1$-Gangliosidose, Typ I II:897
– – Hurler-Krankheit II:834, 836
– – Morquio-Krankheit II:848f.
– – Sanfilippo-Krankheit II:845f.
– Randapophyse I:103f.
– Röntgenmorphometrie I:159
– Sarkoidose I:800
– Spongiosa, grobsträhnige I:138f.
– Spongiosadichte I:188ff.
– – beim Kind I:189
– Spongiosainhomogenität I:185
– Spongiosasklerose, umschriebene I:243
– Spongiosastruktur, an die Endplatten grenzende I:185
– – zentrale I:185
– Spontanfraktur I:138
– Vergrößerung bei Akromegalie II:368
– Zungenbildung, ventrale II:683
– Zusammensinterung I:138, 185
– – Leukämie II:262f.
– – Ostitis deformans I:220
– Zuspitzung, ventrale II:693f.
Wirbelkörperexkavation, dorsale, Marfan-Syndrom II:910
– Osteodysplastie II:781
– Vorkommen II:816
– ventral-dorsale, Neurofibromatose I II:815f.

Wirbelkörperfraktur, Altersosteoporose I:138
– Szintigramm I:423
– traumatische II:6
Wirbelkörperfusion s. Spondylodese
Wirbelkörperhypoplasie II:606
– Achondroplasie II:615
– Dysplasie, diastrophische II:617
Wirbelkörperkollaps, Homozystinurie II:906
Wirbelkörperossifikation, fehlende II:585
Wirbelkörperosteolyse, Ostitis deformans II:545
Wirbelkörperverformung, Osteoporose, präsenile II:339
Wirbelkörperverformungen, multiple II:262
Wirbelkörperverschmälerung, bikonkave II:722
Wirbelmetastase, Entstehung I:650
Wirbelmetastase(-n), osteolytische I:655
– osteolytisch-osteoplastische, generalisierte I:666
– osteoplastische I:661f., 666
– – generalisierte I:662
– – pathologisch-anatomisches Präparat I:660
Wirbelosteomalazie, Hungerzustand II:360
Wirbelosteomyelitis, tuberkulöse I:776
Wirbelosteoporose, Hungerzustand II:360
– Hypogonadismus II:350
Wirbelquerfortsatzfraktur, multiple II:38
Wirbelsäule, Achondroplasie II:609ff., 613, 615
– Akromegalie II:368, 370
– Altersveränderung I:138, 140
– Arthritis, rheumatoide I:855f.
– Arthrodese, langstreckige II:175
– Arthrodeseoperation II:173ff.
– – Indikation II:173
– – Knochentransplantat II:173ff.
– – Osteosynthese II:173
– Athyreose II:1095f.
– Bambusstabbild II:232
– Bewegungselement II:173
– Chondrodysplasie, pseudorheumatoide, progressive II:688
– Chordom s. Chordom, vertebrales
– 3D-Computertomographie I:44
– Densitometrie mit Röntgencomputertomographie, Ergebnisse I:187ff.
– Dyggve-Melchior-Clausen-Dysplasie II:693f.
– Dysplasie, diastrophische II:618

Wirbelsäule, Dysplasie
- – frontometaphysäre II:782
- – kleidokraniale II:650
- – kraniotubuläre II:767
- – osteoglophonische II:726
- – otospondylomega-epiphysäre II:697f.
- – sponastrime II:723f.
- – spondylomega-epiphysäre-metaphysäre II:695
- Entkalkung, röntgenologisch erkennbare I:151
- Entwicklungsstörung II:657ff.
- Fairbanksche multiple epiphysäre Dysplasien II:677
- Fukosidose II:881f.
- β-Glukuronidase-Mangel II:861ff.
- GM$_1$-Gangliosidose, Typ I II:896f.
- Homozystinurie II:906ff.
- Hunter-Krankheit II:842f.
- Hurler-Krankheit II:834, 836
- Hyperparathyreoidismus, primärer II:380, 382
- Hyperthyreose II:373
- Hypochondroplasie II:658f.
- Hypothyreose II:375f.
- Knochenzyste, aneurysmatische I:620
- Knorpelhyperplasie II:620f.
- Längsbandossifikation II:555
- Mannosidose II:884
- Marfan-Syndrom II:910
- Maroteaux-Lamy-Krankheit II:855f.
- Morquio-Krankheit II:848f.
- Mukolipidose II, Frühphase II:875
- – Spätphase II:875
- Mukolipidose III II:877f.
- Mukosulfatidose II:885ff.
- Neurofibromatose I II:813, 815f.
- Niereninsuffizienz II:363f.
- Ossifikation I:103ff.
- Ossifikationsrückstand II:620f.
- Osteoblastom I:495f.
- Osteodysplastie II:781
- Osteoektasie mit Hyperphosphatasie II:790
- Osteogenesis imperfecta II:734, 737, 741
- Osteoidosteom I:490
- Osteolyse, massive I:274
- Osteomesopyknose II:758f.
- Osteopetrose II:748, 750, 752
- Osteoporose I:159, 774
- Ostitis deformans II:552ff.
- – – Computertomographie II:555f.
- – – Komplikation, neurologische II:555
- Pseudoachondroplasie II:682f.
- Pyknodysostose II:757f.
- Robinow-Syndrom II:643
- Röntgen-Computertomographie I:43ff.

Wirbelsäule
- Röntgendiagnostik, konventionelle I:43
- Scalopping II:816
- Scheie-Krankheit II:838f.
- Schmerz, lokaler I:772f.
- – Myelom, multiples I:566
- Segmentationsstörung II:636f., 797f.
- – Vorkommen II:798
- Sialidose, dysmorphe II:871f.
- Spondyloenchondroplasie II:722f.
- Stauchungsschmerz II:355
- Wachstumsstörung II:657ff.
- zervikothorakaler Übergang s. Zervikothorakaler Übergang
- Zwergwuchs, diastrophischer II:1090
- – metatrophischer II:1090
- – thanatophorer II:1091f.
Wirbelsäulenfehlbildung, Minderwuchs, mesomeler II:639
- mit Radiusdefekt II:989f.
- mit Tibiadefekt II:992
Wirbelsäuleninstabilität II:173
- Larsen-Syndrom II:652f.
- zervikale II:654
Wirbelsäulenkleinwuchs II:847
Wirbelsäulen-Korrekturosteotomie II:101
Wirbelsäulentrauma, Alarmsyndrom II:422
Wirbelsäulentuberkulose (s. auch Spondylitis tuberculosa) I:771ff.
- Ausbreitung, longitudinale I:760
- – posteriore I:760
- Blockwirbelbildung I:764f., 777
- Differentialdiagnose I:777
- Gibbusbildung I:760, 764, 769, 774f.
- Kernspintomographie I:773ff.
- Morphologie I:764
- Paraplegie I:760
- Pathogenese I:758ff.
- Rückenmarkbeteiligung I:760
- Stauchung, axiale I:774
- Verteilung I:772f.
Wirbelsäulenverkrümmung, Homozystinurie II:906
- Osteoporose, präsenile II:340, 342
Wirbelschmerz, lokaler I:491
Wirbelsklerose, bandscheibennahe II:241
- Pachydermoperiostose II:777
Wirbelsklerosierung, homogene s. Elfenbeinwirbel
Wirbelspongiosklerose, Differentialdiagnose II:302
- Mastozytose II:299f., 302
Wirbelvenenkanal I:27
Wirbel-im-Wirbel-Aspekt II:489
Wirbelzusammenbruch II:173
Wismutenzephalopathie II:505
Wismutlinien II:505

Wismutvergiftung, chronische II:505
Wissler-Fanconi-Syndrom s. Subsepsis allergica
WL-Symphalangie-Brachydaktylie-Syndrom II:1012f.
Wolf-Symphalangie II:1012
Wormsche Schaltknochen II:647, 650
- – Osteoarthropathie, hypertrophe, primäre II:779
- – Osteogenesis imperfecta II:731ff.
- – Osteolyse, idiopathische, phalangeale II:826
- – Pyknodysostose II:756f.
- – Vorkommen II:741
Woven bone I:276
Wunddebridement II:82
Wurstfinger I:873

X

Xanthogranulom, synoviales s. Synovialitis, noduläre, lokalisierte
Xanthom I:286
- fibröses, synoviales s. Synovialitis, noduläre, lokalisierte
X-Arm II:96
- nach Ellenbogenluxationsfraktur II:122
- Keilosteotomie II:104
X-Beine II:355, 367
- Osteodysplastie II:781
- pathologische II:1068
- Rachitis, Vitamin-D-refraktäre, genuine II:398
- Riesenwuchs, hypophysärer II:1101
Xerographie II:1112
Xerophthalmie I:864
Xerostomie I:864
XY-Gonadendysgenesie II:606

Y

Yaws s. Framboesie
Yersiniaosteomyelitis I:701
Y-Fraktur II:23
Y-Fuge, klaffende, Dysplasie, spondylomega-epiphysäre-metaphysäre II:695
Y-Knorpel, Ossifikation, verspätete II:682, 684
Y-Nagel II:80f.
Y-Osteotomie II:102
Young-Kniegelenkendoprothese II:162
Yunis-Varòn-Syndrom II:650
Y-Verriegelungsnagel II:80

Z

Zahndystrophie, Dysplasie, chondroektodermale II:624
Zähne, ankylosierte II:945
- deformierte, Zwergwuchs, heredodegenerativer II:1085
- dysplastische, Dysplasie, okulodentoossäre II:791f.
- gesprenkelte II:499f.

Zähne
- konische II:978
- mandibuläre, Ventralverschiebung II:728
- Mongolismus II:1088
- Osteogenesis imperfecta II:740 f.
- permanent retinierte II:795
- Pyknodysostose II:757
- überzählige II:795

Zahnfachkortikalis, Schwund II:379
Zahnfleischblutung II:393
Zahnfollikelzyste II:854
Zahnschmelz, Hartgewebe I:5
- Röntgenbild I:7

Zahnschmelzdefekt, Dysosteosklerose II:788
- Dysplasie, okulodentoossäre II:791
- Morquio-Krankheit II:847

Zahnschmelzhypoplasie, Seckel-Syndrom II:916
Zahnvereiterung I:741
Zahnverlust, früher, Osteolyse, expansile, familiäre II:828
- – idiopathische, phalangeale II:826 f.

Zahnwurzelgranulom I:741
Zapfenepiphyse II:249, 373, 433
- Chondrodysplasie, metaphysäre, Typ McKusick II:668 f.
- Dysplasie, akromesomele II:646
- – chondroektodermale II:624 f.
- – diastrophische II:619
- – kleidokraniale II:648, 650
- – osteoglophonische II:727
- – otopalatodigitale II:651
- Formen II:701
- phalangeale, der Hand II:702 f.
- – – diagnostische Bedeutung II:702
- – primäre II:702
- Pseudohypoparathyreoidismus II:1097
- Saldino-Mainzer-Syndrom-Nephronophthise-Komplex II:707 f.
- sekundäre II:702
- Thoraxdysplasie, asphyxierende II:627 f.

V. Zehe, verdoppelte II:950
Zehen, Spaltbildung II:642 f.
Zehenauftreibung, keulenförmige II:373
Zehendeviation, fibulare I:831
Zehengrundgelenk, Destruktion, arthritische I:831
Zehengrundphalanx I, verkürzte, dreieckige II:937
Zehenkontraktur II:839
Zehenluxation II:134
Zehenluxationsfraktur II:134
Zehennageldefekt II:1009
Zehennekrose II:414
- Knochenrotz I:749
Zehenphalanx, Epiphyseonekrose, aseptische II:433

Zehenspontanamputation I:749
Zehensyndaktylie II + III II:948 f.
- – AEC-Syndrom II:961
- – Smith-Lemli-Opitz-Syndrom II:961
Zehensyndaktylie II-V II:961
- Apert-Syndrom II:953
Zehensyndaktylie IV + V II:950
Zeigefingeraplasie II:984 f.
Zeigefingerbrachyphalangie s. A$_2$-Brachydaktylie
Zellgewebsentzündung II:1119
- Differenzierung von Osteomyelitis I:421
- Szintigraphie I:421
Zentralnervensystem, Blutung, spontane II:268
Zentrum-Ecken-Winkel II:1054
Zephalhämatom des Neugeborenen II:421
Zeramidspeicherung II:281
Zerebroarthrodigitales Syndrom II:947
Zerebrokostomandibuläres Syndrom II:584, 801 f.
- – Diagnose, pränatale II:802
Zerebro-okulo-fazio-skeletales Syndrom s. Cerebro-okulo-fazio-skeletales Syndrom
Zerebroside II:278
Zerebrosidose s. Gauchersche Krankheit
Zerumen, schwarzes II:229
Zervikalkanal s. Spinalkanal, zervikaler
Zervikalsynostose, juvenil-rheumatische I:868
Zervikobrachialsyndrom I:265
Zervikothorakaler Übergang, Fraktur, Skelettszintigraphie I:423
Zervixkarzinom, Knochenmetastase, zystisch-expansive I:660
- Metastasierungsmuster I:668
Zielke-Instrumentation II:178
ZKM-Syndrom s. Zerebrokostomandibuläres Syndrom
Zuckergußphänomen II:318
Zuggurtungsosteosynthese II:47 f.
- Prinzip II:47
Zugschraubentechnik II:48 f.
Zugspannungstrabekel I:155
Zugtrabekel I:48
- sekundäre I:155
Zungenbein I:114
- Entwicklung I:111
Zungenfehlbildung II:1008 f.
Zungenkerben II:981
Zungenlappung II:957
Zwei-Energie-Computertomographie, quantitative I:181, 192 f.
Zwei-Isotopen-Densitometrie I:200 ff., 205
Zweischrittmutation, Spaltfuß/-hand II:1002
Zwergwuchs (s. auch Kleinwuchs; s. auch Minderwuchs) II:945, 1084 ff.
- akromesomeler II:615, 943

Zwergwuchs
- dermatomyositischer I:890
- diastrophischer s. Dysplasie, diastrophische
- disproportionierter II:1088
- Dysostose, spondylokostale II:798
- Dysplasie, spondyloepi-metaphysäre, mit schlaffen Gelenken II:696
- dyssegmentaler s. Dysplasie, dyssegmentale
- genetisch bedingter II:1084 ff.
- heredodegenerativer II:1085
- hormonell bedingter II:1092 ff.
- hypophysärer II:1085
- infantilistischer II:1085 ff.
- kampomeler s. Dysplasie, kampomele
- mesomeler II:947
- bei metaphysärer Chondrodysplasie mit exokriner Pankreasinsuffizienz II:671
- metatropischer s. Dysplasie, metatropische
- mikromeler II:657
- osteoglophonischer s. Dysplasie, osteoglophonische
- parastremmatischer s. Dysplasie, parastremmatische
- polydystropher s. Maroteaux-Lamy-Krankheit
- primordialer II:1084 ff.
- Röntgenbefund II:1085
- proportionierter II:1085
- rhizomeler II:601
- – Achondroplasie II:609, 611 ff.
- Seckel-Syndrom II:916
- seniler II:1087
- thanatophorer II:943, 1091 f.
- – Diagnose, pränatale II:1091
- – Klinik II:1091
- – Röntgenbefund II:1091 f.

Zweymüller-Hüftendoprothese II:158
- Ossifikation, heteroptope II:146
Zwiebelschalenphänomen s. Knochenneubidung, periostale, zwiebelschalenförmige
Zwischengewebe, embryonales, erhaltenes, im Gelenk I:56
Zwischenhirnstörung II:1100
Zwischenwirbelraum, erweiterter II:368
- Höhenabnahme I:759, 774
- – Ochronose II:230
Zwischenwirbelscheibe I:63
- Alterung II:343
- Ballonierung I:257
- Beteiligung bei Paget-Krankheit II:554
- entzündlich veränderte, Dichte, computertomographische I:777
- Knorpelaufbau I:23
- Ossifikation, progressive II:230
- Schwarzfärbung II:229

Zwischenwirbelscheibe
– Verkalkung II:229 ff.
– – Differentialdiagnose II:235
– – doppelschichtige II:230 f.
– Verschmälerung II:692
– Zerstörung, chordombedingte I:606
– – tuberkulöse I:759, 764, 774

Zygodaktylie II:948 f.
– Genetik II:949
– Häufigkeit II:949
– Morphologie II:949

Zyste, Echinokokkus I:752
– ossäre s. Knochenzyste

Zyste
– subchondrale, Hyperparathyreoidismus, sekundärer II:362
– synoviale, subchondrale s. Ganglion, intraossäres
Zystinose, Kristallsynovialitis II:221
Zystizerke, verkalkte II:1127
Zystizerkose des Knochens I:754